The
5-Minute
Pediatric Consult
Standard

7th EDITION

儿科5分钟速查

主编　Michael D. Cabana

副主编　Paul Brakeman　　　　　Megan L. Curran

Linda A. DiMeglio　　　W. Christopher Golden

Robert E. Goldsby　　　Adam L. Hartman

Terry Kind　　　　　　Carlton K. K. Lee

Jenifer R. Lightdale　　Camille Sabella

Ronn E. Tanel

主译　黄国英

副主译　徐　虹　王　艺　周文浩

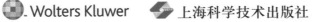

Wolters Kluwer　　　上海科学技术出版社

图书在版编目(CIP)数据

儿科5分钟速查 /（美）迈克尔·D·卡巴纳（Michael D. Cabana）
主编；黄国英主译. —上海：上海科学技术出版社，2017.4
（5分钟速查系列）
ISBN 978 - 7 - 5478 - 3181 - 6

Ⅰ.①儿…　Ⅱ.①迈…　②黄…　Ⅲ.①儿科学　Ⅳ.①R72

中国版本图书馆 CIP 数据核字（2016）第 171613 号

This is a translation of *The 5-Minute Pediatric Consult Standard*，*7th Edition*.
Co-Published by arrangement with Lippincott Williams & Wilkins/Wolters Kluwer Health，Inc.，USA
本书提供了药物的适应证、不良反应以及剂量用法的准确资料，但这些信息可能会发生变化，故强烈建
议读者查阅书中所提药物的制造商提供的产品说明书。本书力求提供准确的信息以及已被广泛接受的
技术和方法。但是，作者、编辑和出版者不保证书中的信息完全没有任何错误；对于因使用本书中的资
料而造成的直接或间接的损害也不负有任何责任。

儿科5分钟速查
主编　Micheal D. Cabana
主译　黄国英

上海世纪出版股份有限公司
上 海 科 学 技 术 出 版 社　出版
（上海钦州南路 71 号　邮政编码 200235）

上海世纪出版股份有限公司发行中心发行
200001　上海福建中路 193 号　www.ewen.co
浙江新华印刷技术有限公司印刷

开本 889×1194　1/16　印张 63.5　插页 4
字数：1800 千字
2017 年 4 月第 1 版　2017 年 4 月第 1 次印刷
ISBN 978 - 7 - 5478 - 3181 - 6/R·1192
定价：398.00 元

本书如有缺页、错装或坏损等严重质量问题，
请向工厂联系调换

内容提要

本书原著 *The 5-Minute Pediatric Consult Standard* 是 Wolters Kluwer 出版公司"5分钟速查"系列图书之一，是国外广受欢迎的儿科速查图书，现已更新至第七版。该版由500多位美国顶级儿科专家编写，主题涵盖 500 余种疾病及临床状况。编写颇具特色，每种疾病作为一个主题进行编写，涵盖了疾病的基础知识、诊断、治疗和随访护理，并附有常见问题和解答，篇幅控制在 2 页，能使读者在"5 分钟"内了解和掌握该疾病的全貌。读者既可以通过辞典式的词序来查阅，也可以根据所属亚专科进行查找，非常适合临床速查使用。

与国内现有的儿科临床查阅用书相比，《儿科 5 分钟速查》有以下特点。第一，全面：涵盖新生儿、婴幼儿、儿童、少年等各个年龄阶段的疾病与临床状况。第二，精要：精心组织知识要点，帮助读者快速掌握疾病。第三，查阅方便：目录采用多种编排方式，非常便于查阅。第四，权威、先进：反映了目前儿科临床实践的先进理念。

本书是为繁忙的儿科医师准备的一本大型速查类工具书，同时可以作为年轻住院医师及医学生学习用书。

献　辞

献给 Cewin、Alexandra、Abigail、Annie、Binko 和 Tarquin。

——MICHAEL D. CABANA, MD, MPH

献给我的父母 Donald J. Curran, DO 和 Victoria Renz,他们让我懂得了教育的价值;献给我的患者们,他们使我每日获教;献给 Adam,他无条件地给我支持。

——MEGAN L. CURRAN, MD

献给我的父母、同事、朋友和家长(尤其是 Bob、Richard、Luke 和 Max)他们使我的生命充满了意义和喜悦。

——LINDA A. DIMEGLIO, MD, MPH

献给我的 Golden 一家——Sherita、Andrew、Anne（母亲）、Stacey、G. Bernard 和 William(父亲),也献给我的老师、导师和患者。谢谢你们给予我的爱、支持和教育。

——W. CHRISTOPHER GOLDEN, MD

献给我的家人和所有患者,他们让我成为他们生活的一部分。

——ROBERT E. GOLDSBY, MD

献给我的家长、老师、同事和患者,感谢你们!

——ADAM L. HARTMAN, MD

献给我的儿科和医学教育的同事、我的患者和我的 Kind-Simon 一家,你们鼓舞着我。让我们共同成长。

——TERRY KIND, MD, MPH

献给 Wayne、Isobel 和 Nathan,以及 BCH 和 UMass 的每一位。

——JENIFER R. LIGHTDALE, MD, MPH

献给 Paula、Carmen、Julia、Annmarie 和我的父母,感谢他们给我的爱和支持。

——CAMILLE SABELLA, MD

献给 Sarah、Meghan 和 Lauren。

——RONN E. TANEL, MD

译者名单

主 译

黄国英

副主译

徐 虹　王 艺　周文浩

翻译委员会

（以姓氏笔画为序）

王 艺　王立波　王达辉　王建设　王晓川　王榴慧　毕允力　刘 芳　许政敏

孙 利　李 昊　杨 红　杨晨皓　沈 茜　陈红娟　罗飞宏　周水珍　周文浩

郑 珊　袁 琳　徐 秀　徐 虹　高鸿云　黄 瑛　黄国英　曹 云　董岿然

曾 玫　翟晓文

译 者

（以姓氏笔画为序）

丁一峰　丁艳华　万 柔　马晓静　王 元　王 凤　王 翔　王小娜　王中林

王文婕　王达辉　王宏胜　王佳颖　王建设　王相诗　王晓川　王能里　王培培

王新华　王榴慧　王燕娜　尤艺杰　毛鹏亮　邓英平　卢文敏　叶 莹　叶 蓉

叶孜清　史 雨　丘倚灵　代佳佳　冯海燕　冯菁菁　毕允力　朱大倩　朱晓华

朱燕凤　庄利恺　刘 芳　刘 腾　刘 颖　刘 靖　刘 静　刘丽娟　刘春雪

汤小山　汤梁峰　祁媛媛　许政敏　许晓丽　孙 玉　孙 利　孙 金　孙立波

孙成君　杜 钰　杨 红　杨 琳　杨晨皓　李 丽　李 昊　李 琪　李文辉

李西华　李春阳　李晓静　李晶晶　李慧萍　肖 颖　时艳艳　吴 霞　吴春星

何 岚　库尔班江　应文静　沈 军　沈 李　沈 茜　沈 剑　沈修姝　宋 君

宋　玮　张　娅　张　涛　张　敏　张　琰　张　斌　张　颖　张　璟　张文婷
张林妹　张明智　张凯峰　张晓波　张雪媛　张惠锋　张聪聪　张赟健　陆　炜
陆　泳　陆　怡　陆良生　陆国平　陆爱珍　陈　宏　陈　纲　陈　艳　陈红娟
范　宪　罗飞宏　金　姐　金婷婷　周水珍　周秉睿　周建国　周钦华　周晓红
周渊峰　郑　珊　郑一鸣　郑章乾　赵　璐　赵诸慧　赵鹏军　赵趣鸣　胡　姚
胡纯纯　胡超平　胡霄颖　胡黎园　柯燕蓉　钟海军　段　博　侯　佳　俞　懿
施惠宣　姚玮蕾　姚海丽　袁　琳　莫越强　夏　天　顾晓星　柴毅明　钱　甜
钱莉玲　钱晓文　倪锦文　徐　平　徐　琼　徐丹丹　殷　荣　奚　立　奚志敏
高　珊　高　路　高　燕　高鸿云　陶金好　黄　瑛　黄剑锋　曹　云　常　卓
常海岭　章哲环　章莉萍　章淼滢　梁雪村　葛艳玲　董　萍　董岿然　蒋思远
韩晶晶　景延辉　程若倩　储　晨　曾　玫　游晶玉　谢新宝　窦丽敏　蔡杰皓
蔡晓静　裴　舟　谭乐恬　翟晓文　黎佳琪　颜艳燕　戴　仪　魏仲秋

秘　书

袁　琳　钱玉萍

编写者名单

---------------- 主 编 ----------------

Michael D. Cabana, MD, MPH
Professor of Pediatrics, Epidemiology & Biostatistics
Chief, UCSF Division of General Pediatrics
University of California, San Francisco
UCSF Benioff Children's Hospital San Francisco
Philip R. Lee Institute for Health Policy Studies
San Francisco, California

---------------- 副主编 ----------------

Paul Brakeman, MD, PhD
Associate Professor of Pediatrics
Medical Director, Pediatric Dialysis Unit
UCSF Benioff Children's Hospital San Francisco
Department of Pediatrics
University of California, San Francisco
San Francisco, California

Megan L. Curran, MD
Assistant Professor of Pediatrics
Department of Pediatrics
Northwestern University Feinberg School of Medicine
Attending Physician
Division of Rheumatology
Ann & Robert H. Lurie Children's Hospital of Chicago
Chicago, Illinois

Linda A. DiMeglio, MD, MPH
Professor of Pediatrics
Department of Pediatrics, Section of Pediatric Endocrinology and Diabetology
Indiana University School of Medicine
Riley Hospital for Children at Indiana University Health
Indianapolis, Indiana

W. Christopher Golden, MD
Assistant Professor of Pediatrics
Eudowood Neonatal Pulmonary Division
The Johns Hopkins University School of Medicine

Neonatologist and Medical Director
Full-Term Nursery
The Johns Hopkins Hospital
Baltimore, Maryland

Robert E. Goldsby, MD
Professor of Clinical Pediatrics
Divisions of Pediatric Hematology/Oncology/BMT
UCSF Benioff Children's Hospital San Francisco
Department of Pediatrics
University of California, San Francisco
San Francisco, California

Adam L. Hartman, MD
Associate Professor
Department of Neurology & Pediatrics
The Johns Hopkins University School of Medicine
Attending Physician
Department of Neurology
The Johns Hopkins Hospital
Baltimore, Maryland

Terry Kind, MD, MPH
Associate Professor of Pediatrics
Assistant Dean for Clinical Education
The George Washington University
Children's National Health System
Washington, DC

Carlton K. K. Lee, PharmD, MPH
Clinical Pharmacy Specialist, Pediatrics

PGY-2 Pediatric Pharmacy Residency Program Director
Department of Pharmacy
The Johns Hopkins Hospital
Associate Professor, Pediatrics
The Johns Hopkins University School of Medicine
Baltimore, Maryland

Jenifer R. Lightdale, MD, MPH
Professor of Pediatrics
Department of Pediatrics
University of Massachusetts Medical School
Division Chief, Pediatric Gastroenterology, Hepatology and Nutrition
Chief Quality Officer
UMass Memorial Children's Medical Center
Worcester, Massachusetts

Camille Sabella, MD
Associate Professor of Pediatrics
Vice-Chair for Education, Pediatric Institute
Director, Center for Pediatric Infectious Diseases
Cleveland Clinic Children's
Cleveland, Ohio

Ronn E. Tanel, MD
Professor of Clinical Pediatrics
Director, Pediatric Arrhythmia Service
UCSF Benioff Children's Hospital San Francisco
Department of Pediatrics
University of California, San Francisco
San Francisco, California

编写者

Fizan Abdullah，MD，PhD
Associate Professor of International Health
Bloomberg School of Public Health
Associate Professor of Surgery
Division of General Pediatric Surgery
The Johns Hopkins Hospital
Baltimore，Maryland

Bethlehem Abebe-Wolpaw，MD
Assistant Clinical Professor of Pediatrics
Department of Pediatrics
University of California，San Francisco
UCSF Benioff Children's Hospital San Francisco
San Francisco，California

Erika Abramson，MD，MS
Assistant Professor
Pediatrics & Public Health
Weill Cornell Medical College
Attending Physician
Pediatrics
New York-Presbyterian Hospital
New York，New York

Jennifer A. Accardo，MD，MSCE
Assistant Professor
Department of Neurology and Pediatrics
The Johns Hopkins University School of Medicine
Director，Sleep Disorders Clinic and Laboratory
Department of Neurology and Developmental
    Medicine
Kennedy Krieger Institute Baltimore，Maryland

Dewesh Agrawal，MD
Associate Professor
Department of Pediatrics and Emergency Medicine
The George Washington University School of
    Medicine & Health Sciences
Director
Pediatric Residency Program
Children's National Medical Center
Washington，DC

Allison Agwu，MD，ScM
Associate Professor
Department of Pediatrics
Division of Infectious Diseases
The Johns Hopkins University School of Medicine
The Johns Hopkins Hospital
Baltimore，Maryland

Syed I. Ahmed，MD
Chief
Orthopedic Surgery Service
Landstuhl Regional Medical Center
Germany

Jeremy T. Aidlen，MD
Assistant Professor
Department of Surgery and Pediatrics
University of Massachusetts Medical School
Department of Surgery，Division of Pediatric
    Surgery
UMass Memorial Children's Medical Center
Worcester，Massachusetts

Akinyemi O. Ajayi，MD
Pediatric Pulmonologist
Winter Park，Florida

Stamatia Alexiou，MD
Pediatric Pulmonology Fellow
Department of Pulmonary Medicine

The Children's Hospital of Philadelphia
Philadelphia，Pennsylvania

Craig A. Alter，MD
Professor of Clinical Pediatrics
Division of Endocrinology and Diabetes
The Children's Hospital of Philadelphia
Philadelphia，Pennsylvania

Lusine Ambartsumyan，MD
Assistant Professor of Pediatrics
Director，Gastrointestinal Motility
Seattle Children's Hospital
Seattle，Washington

Mansi D. Amin，MD
Department of Pediatric Medicine and Emergency
    Medicine
Texas Children's Hospital
Houston，Texas

Prina P. Amin，MD
Assistant Professor
Department of Pediatrics
Weill Cornell Medical College
Attending Physician
Pediatrics
New York-Presbyterian Hospital
New York，New York

Evan J. Anderson，MD
Assistant Professor
Departments of Pediatrics and Medicine
Emory University School of Medicine
Children's Healthcare of Atlanta at Egleston
    Hospital
Atlanta，Georgia

John S. Andrews，MD
Associate Professor
Department of Pediatrics
Associate Dean
Graduate Medical Education
University of Minnesota
Minneapolis，Minnesota

Garrick A. Applebee，MD
Associate Professor
Department of Neurological Sciences
Department of Pediatrics
University of Vermont College of Medicine
Burlington，Vermont

Ravit Arav-Boger，MD
Associate Professor
Division of Pediatric Infectious Diseases
The Johns Hopkins Hospital
Johns Hopkins Children's Center
Baltimore，Maryland

John Arnold，MD
Assistant Professor
Department of Pediatrics
Uniformed Services University of the Health
    Sciences
Chairman
Department of Pediatrics
Naval Medical Center，San Diego
San Diego，California

Stephen S. Arnon，MD，MPH
Chief，Infant Botulism Treatment and Prevention
    Program

Division of Communicable Disease Control
California Department of Public Health
Richmond，California

Allison Ast，MD
Pediatrician
Gainesville，Florida

Darlene Atkins，PhD
Associate Clinical Professor of Pediatrics
Department of Pediatrics
The George Washington University School of
    Medicine & Health Sciences
Director，Eating Disorders Clinic
Adolescent and Young Adult Medicine
Children's National Medical Center
Washington，DC

Susan W. Aucott，MD
Associate Professor
Department of Pediatrics
The Johns Hopkins University School of Medicine
Medical Director，NICU
Department of Pediatrics
The Johns Hopkins Hospital
Baltimore，Maryland

J. Christopher Austin，MD
Associate Professor of Urology
Department of Pediatric Urology
Oregon Health & Science University
Portland，Oregon

Philippe F. Backeljauw，MD
Professor of Clinical Pediatrics
University of Cincinnati College of Medicine
Director，Pediatric Endocrinology Fellowship
    Program
Cincinnati Children's Hospital Medical Center
Cincinnati，Ohio

Oluwakemi B. Badaki-Makun，MD，CM
Assistant Professor
Department of Pediatrics
The Johns Hopkins University School of Medicine
Attending Physician
Division of Pediatric Emergency Medicine
Johns Hopkins Children's Center
Baltimore，Maryland

Charles Bailey，MD，PhD
Assistant Professor of Clinical Pediatrics
Department of Pediatrics
Perelman School of Medicine at the University of
    Pennsylvania
Attending Physician
Department of Pediatrics
The Children's Hospital of Philadelphia
Philadelphia，Pennsylvania

Fran Balamuth，MD，PhD
Assistant Professor
Department of Pediatrics
Perelman School of Medicine at the University of
    Pennsylvania
Attending Physician
Division of Emergency Medicine
The Children's Hospital of Philadelphia
Philadelphia，Pennsylvania

Christina Bales，MD
Assistant Professor of Clinical Pediatrics
Department of Pediatrics

Perelman School of Medicine at the University of
    Pennsylvania
Philadelphia, Pennsylvania

Kristin W. Barañano, MD, PhD
Clinical Associate
Department of Neurology
The Johns Hopkins University School of Medicine
Baltimore, Maryland

Jennifer M. Barker, MD
Associate Professor
Department of Pediatrics
University of Colorado School of Medicine
Program Director
Pediatric Director
Pediatric Endocrinology
Children's Hospital Colorado
Aurora, Colorado

Laurence Baskin, MD
Professor of Urology
Department of Urology
University of California, San Francisco
Chief of Pediatric Urology
UCSF Benioff Children's Hospital San Francisco
San Francisco, California

Anne S. Bassett, MD, FRCPC
Canada Research Chair in Schizophrenia Genetics
    and Genomic Disorders
Dalglish Chair in 22q11.2 Deletion Syndrome
Professor of Psychiatry, University of Toronto
Associate Staff, Division of Cardiology, University
    Health Network
Associate Member, Canadian College of Medical
    Geneticists
Director, Clinical Genetics Research Program
Centre for Addiction & Mental Health
Toronto, Ontario, Canada

Hamid Bassiri, MD, PhD
Assistant Professor of Pediatrics
Perelman School of Medicine at the University of
    Pennsylvania
Attending Physician
Division of Infectious Diseases
The Children's Hospital of Philadelphia
Philadelphia, Pennsylvania

Suzanne E. Beck, MD
Professor of Clinical Pediatrics
Department of Pediatrics
Division of Pulmonary Medicine and Cystic
    Fibrosis Center
Perelman School of Medicine at the University of
    Pennsylvania
Attending Physician
Department of Pediatrics
The Children's Hospital of Philadelphia
Philadelphia, Pennsylvania

David Becker, MD, MPH, MA
Associate Clinical Professor
Department of Pediatrics
University of California, San Francisco
San Francisco, California

Julia Belkowitz, MD
Assistant Professor
Department of Pediatrics
University of Miami Miller School of Medicine
Miami, Florida

Kelly A. Benedict, MD
Fellow
Department of Pediatrics, Division of Nephrology

University of California, San Francisco
San Francisco, California

Daniel K. Benjamin, Jr., MD, PhD, MPH
Professor
Department of Pediatrics
Duke Clinical Research Institute
Duke University
Durham, North Carolina

Amanda K. Berry, MSN, CRNP, PhD
Pediatric Nurse Practitioner
Division of Urology
The Children's Hospital of Philadelphia
Philadelphia, Pennsylvania

Anita Bhandari, MD
Associate Professor
Pediatrics
University of Connecticut School of Medicine
Farmington, Connecticut
Associate Professor
Pediatric Pulmonology
Connecticut Children's Medical Center
Hartford, Connecticut

Vineet Bhandari, MD, DM
Associate Professor
Pediatrics-Obstetrics, Gynecology and Reproductive
    Sciences
Yale University
Attending Neonatologist
Pediatrics
Yale-New Haven Children's Hospital
New Haven, Connecticut

Sumit Bhargava, MD
Clinical Associate Professor
Department of Pediatrics
Stanford University
Pediatric Pulmonologist & Sleep Medicine
Department of Pediatrics
Lucile Packard Children's Hospital Stanford
Palo Alto, California

Diana X. Bharucha-Goebel, MD
Neurophysiologist
Departments of Epilepsy, Neurophysiology, and
    Critical Care Neurology
Children's National Health System
Washington, DC

Cara L. Biddle, MD, MPH
Assistant Clinical Professor
Department of Pediatrics
The George Washington University
Medical Director, Children's Health Center
Department of General Pediatrics
Children's National Medical Center
Washington, DC

Mercedes M. Blackstone, MD
Assistant Professor of Clinical Pediatrics
Department of Pediatrics
Perelman School of Medicine at the University of
    Pennsylvania
Attending Physician
Division of Emergency Medicine
The Children's Hospital of Philadelphia
Philadelphia, Pennsylvania

Seth J. Bokser, MD, MPH
Associate Clinical Professor of Pediatrics
University of California, San Francisco
Pediatric Hospitalist
UCSF Benioff Children's Hospital San Francisco
San Francisco, California

Jeffrey Bolton, MD
Instructor
Department of Neurology
Harvard Medical School
Staff Physician
Department of Pediatric Neurology
Boston Children's Hospital, Harvard
Boston, Massachusetts

Emily C. Borman-Shoap, MD
Assistant Professor
Department of Pediatrics
University of Minnesota
Minneapolis, Minnesota

John Bower, MD
Associate Professor
Department of Pediatrics
Northeast Ohio Medical University
Rootstown, Ohio
Infectious Diseases
Department of Pediatrics
Akron Children's Hospital
Akron, Ohio

Alison M. Boyce, MD
Assistant Professor
Department of Pediatrics
The George Washington University School of
    Medicine & Health Sciences
Division of Endocrinology & Diabetes
Children's National Medical Center
Washington, DC

Paul Brakeman, MD, PhD
Associate Professor of Pediatrics
Medical Director, Pediatric Dialysis Unit
UCSF Benioff Children's Hospital San Francisco
Department of Pediatrics
University of California, San Francisco
San Francisco, California

Wendy J. Brickman, MD
Associate Professor
Department of Pediatrics
Northwestern University Feinberg School of
    Medicine
Attending Physician
Department of Pediatrics; Division of Pediatric
    Endocrinology
Ann & Robert H. Lurie Children's Hospital of
    Chicago
Chicago, Illinois

Lee J. Brooks, MD
Professor
Department of Pediatrics
Perelman School of Medicine at the University of
    Pennsylvania
Attending Physician
Pediatric Pulmonary Division
The Children's Hospital of Philadelphia
Philadelphia, Pennsylvania

Jeffrey P. Brosco, MD, PhD
Professor of Clinical Pediatrics
University of Miami Miller School of Medicine
Associate Director
Mailman Center for Child Development
Miami, Florida

Laura H. Brower, MD
Clinical Fellow
Hospital Medicine
Cincinnati Children's Hospital Medical Center
Cincinnati, Ohio

Valerie I. Brown, MD, PhD
Associate Professor
Division of Pediatric Hematology/Oncology
Department of Pediatrics
Penn State College of Medicine
Director of Experimental Therapeutics
Associate Professor
Division of Pediatrics Hematology/Oncology
Penn State Milton S. Hershey Medical Center
Hershey, Pennsylvania

Terri Brown-Whitehorn, MD
Associate Professor of Clinical Pediatrics
Department of Pediatrics
Perelman School of Medicine at the University of
　Pennsylvania
Attending Physician
Allergy & Immunology
The Children's Hospital of Philadelphia
Philadelphia, Pennsylvania

Ann B. Bruner, MD
Adolescent Medicine Physician
Mountain Manor Treatment Center
Baltimore, Maryland

Sara M. Buckelew, MD, MPH
Associate Professor of Pediatrics
Director, Eating Disorders Program
Department of Pediatrics
University of California, San Francisco
San Francisco, California

Jennifer C. Burnsed, MD, MS
Assistant Professor of Pediatrics
Division of Neonatology
University of Virginia School of Medicine
Charlottesville, Virginia

Melissa A. Buryk, MD
Assistant Professor
Department of Pediatrics
Uniformed Services University of the Health
　Sciences
Bethesda, Maryland
Pediatric Endocrinology Fellow
Departments of Pediatrics
Children's Hospital of Pittsburgh of UPMC
Pittsburgh, Pennsylvania

Amaya L. Bustinduy, MD, MPH
Clinical Research Fellow
Paediatric Infectious Diseases Research Group
Infection and Immunity Institute
St George's University of London
London, United Kingdom

Lavjay Butani, MD
Professor of Pediatrics
University of California, Davis
Sacramento, California

Francesca A. Byrne, MD
Pediatric Cardiologist
Department of Pediatrics
Miller Children's Hospital
Long Beach, California

Susanne M. Cabrera, MD
Assistant Professor
Department of Pediatrics
Medical College of Wisconsin
Faculty
Department of Pediatrics
Children's Hospital of Wisconsin
Milwaukee, Wisconsin

Mark P. Cain, MD
Department of Urology-Pediatric Urology
Indiana School of Medicine
Riley Hospital for Children
Indianapolis, Indiana

Andrew C. Calabria, MD
Assistant Professor
Department of Pediatrics
Perelman School of Medicine at the University of
　Pennsylvania
Attending Physician
Division of Endocrinology and Diabetes
The Children's Hospital of Philadelphia
Philadelphia, Pennsylvania

Robert Campbell, MD
Professor of Orthopaedic Surgery
University of Pennsylvania School of Medicine
Director, Center of Thoracic Insufficient Syndrome
Division of Orthopaedics
Children's Hospital of Philadelphia
Philadelphia, Pennsylvania

Joseph B. Cantey, MD
Fellow
Division of Pediatrics
University of Texas Southwestern Medical Center
Dallas, Texas

Vanessa S. Carlo, MD
Assistant Professor
Department of Pediatrics
Thomas Jefferson University
Philadelphia, Pennsylvania

Michael C. Carr, MD, PhD
Associate Professor of Urology in Surgery
Division of Urology
The Children's Hospital of Philadelphia
Philadelphia, Pennsylvania

Leslie Castelo-Soccio, MD, PhD
Assistant Professor
Department of Pediatrics & Dermatology
University of Pennsylvania School of Medicine
Attending Physician
Department of Pediatrics & Dermatology
The Children's Hospital of Philadelphia
Philadelphia, Pennsylvania

Elizabeth Candell Chalom, MD
Assistant Professor
Department of Pediatrics
University of Medicine and Dentistry of New
　Jersey
Newark, New Jersey
Director, Pediatric Rheumatology
Pediatrics
Saint Barnabas Medical Center
Livingston, New Jersey

Anthony Chan, MBBS
Division of Paediatric Hematology/Oncology
Department of Paediatrics
McMaster Children's Hospital, McMaster University
Hamilton, Ontario

Tiffany Chang, MD
Fellow
Department of Pediatric Oncology/ Hematology
University of California, San Francisco
San Francisco, California

Michael F. Chiang, MD
Knowles Professor
Department of Ophthalmology

Oregon Health & Science University
Portland, Oregon

Eric H. Chiou, MD
Assistant Professor
Department of Pediatrics
Baylor College of Medicine
Attending Faculty
Department of Pediatrics
Texas Children's Hospital
Houston, Texas

Peter Chira, MD, MS
Assistant Professor of Clinical Pediatrics
Department of Pediatrics, Section of Pediatric
　Rheumatology
Indiana University School of Medicine
Staff Pediatric Rheumatologist
Department of Pediatrics, Section of Pediatric
　Rheumatology
Riley Hospital for Children at Indiana University
　Health
Indianapolis, Indiana

Maribeth Chitkara, MD
Associate Professor of Pediatrics
Department of Pediatrics
Stony Brook Long Island Children's Hospital
Stony Brook, New York

Christine S. Cho, MD, MPH, MEd
Assistant Professor
Department of Emergency Medicine and Pediatrics
University of California, San Francisco
UCSF Benioff Children's Hospital San Francisco
San Francisco, California

Esther K. Chung, MD, MPH
Professor
Department of Pediatrics
Sidney Kimmel Medical College of Thomas
　Jefferson University
Jefferson Pediatrics/Nemours-Philadelphia
Philadelphia, Pennsylvania
Nemours Alfred I. duPont Hospital for Children
Wilmington, Delaware

Melissa G. Chung, MD
Assistant Professor
Department of Pediatrics
The Ohio State University
Director of Critical Care Neurology
Division of Neurology and Critical Care Medicine
Nationwide Children's Hospital
Columbus, Ohio

Gwynne D. Church, MD
Assistant Professor
Department of Pediatrics
University of California, San Francisco
UCSF Benioff Children's Hospital San Francisco
San Francisco, California

Danielle N. Clark, DO
Pediatric Rheumatology Fellow
Department of Pediatrics
Section of Pediatric Rheumatology
Indiana University School of Medicine
Riley Hospital for Children at Indiana University
　Health
Indianapolis, Indiana

Stephanie Clark, MD, MPH
Fellow Physician
Department of Pediatrics
University of Pennsylvania
Fellow Physician

Department of Nephrology
The Children's Hospital of Philadelphia
Philadelphia, Pennsylvania

Jessica P. Clarke-Pounder, MD
Assistant Professor
Department of Pediatrics
University of North Carolina, Charlotte
Neonatologist
Department of Pediatrics
Levine Children's Hospital
Charlotte, North Carolina

Meryl S. Cohen, MD
Professor of Pediatrics
University of Pennsylvania School of Medicine
Program Director, Cardiology Fellowship
Medical Director, Echocardiography Laboratory
The Children's Hospital of Philadelphia
Philadelphia, Pennsylvania

Ronald D. Cohn, MD, FACMG
Associate Professor
Department of Pediatrics and Molecular Genetics
University of Toronto
Chief, Clinical and Metabolic Genetics
Department of Pediatrics
The Hospital for Sick Children
Toronto, Ontario, Canada

Nailah Coleman, MD, FAAP, FACSM
Pediatrician
Pediatrics, Adolescent Medicine, and Obesity
    Institute
Children's National Medical Center
The George Washington University
Washington, DC

Kara J. Connelly, MD
Assistant Professor
Department of Pediatrics
Oregon Health & Science University
Pediatric Endocrinologist
Department of Pediatrics
Doernbecher Children's Hospital
Portland, Oregon

Stephen Contompasis, MD
Professor
Department of Pediatrics
University of Vermont College of Medicine
Burlington, Vermont

Hillary L. Copp, MD, MS
Assistant Professor
Pediatric Urologist
Department of Urology
University of California, San Francisco
San Francisco, California

Kelly M. Cordoro, MD
Associate Professor of Dermatology and Pediatrics
Department of Dermatology
University of California, San Francisco
UCSF Benioff Children's Hospital San Francisco
San Francisco, California

Thomas O. Crawford, MD
Professor of Neurology and Pediatrics
Division of Pediatric Neurology
The Johns Hopkins Hospital
Baltimore, Maryland

Randy Q. Cron, MD, PhD
Professor
Department of Pediatrics
University of Alabama at Birmingham

Director
Pediatric Rheumatology
Children's of Alabama
Birmingham, Alabama

Megan L. Curran, MD
Assistant Professor of Pediatrics
Department of Pediatrics
Northwestern University Feinberg School of
    Medicine
Attending Physician
Division of Rheumatology
Ann & Robert H. Lurie Children's Hospital of
    Chicago
Chicago, Illinois

Sandra Cuzzi, MD
Assistant Professor
Department of Pediatrics
The George Washington University School of
    Medicine & Health Sciences
Associate Residency Program Director
Hospitalist Division
Children's National Medical Center
Washington, DC

Aarti Dalal, DO
Fellow
Department of Pediatric Cardiology
Emory University
Fellow
Department of Cardiology
Children's Healthcare of Atlanta
Atlanta, Georgia

Richard S. Davidson, MD
Clinical Professor of Orthopaedic Surgery
Department of Orthopaedic Surgery
University of Pennsylvania School of Medicine
Staff Physician
Children's Orthopaedics, Department of Surgery
The Children's Hospital of Philadelphia
Philadelphia, Pennsylvania

Peter de Blank, MD, MSCE
Assistant Professor
Department of Pediatrics
Case Western Reserve University
Assistant Professor
Division of Pediatric Hematology/Oncology
Rainbow Babies & Children's Hospital
Cleveland, Ohio

Marissa Janel Defreitas, MD
Pediatric Nephrology Fellow
Department of Pediatric Nephrology
University of Miami/Holtz Children's Hospital
Miami, Florida

Diva D. De León, MD, MSCE
Associate Professor
Department of Pediatrics
Perelman School of Medicine at the University of
    Pennsylvania
Director, Congenital Hyperinsulinism Center
Division of Pediatric Endocrinology
The Children's Hospital of Philadelphia
Philadelphia, Pennsylvania

Jeannine Del Pizzo, MD
Assistant Professor of Clinical Pediatrics
Department of Pediatrics
Perelman School of Medicine at the University of
    Pennsylvania
Division of Emergency Medicine
The Children's Hospital of Philadelphia
Philadelphia, Pennsylvania

Sophia D. Delpe, MD
Resident
Department of Urology
Yale-New Haven Hospital
New Haven, Connecticut

Michelle Denburg, MD, MSCE
Professor of Pediatrics
Department of Pediatrics
Division of Nephrology
The Children's Hospital of Philadelphia
Philadelphia, Pennsylvania

Craig DeWolfe, MD, MEd
Assistant Professor
Department of Pediatrics
The George Washington University School of
    Medicine & Health Sciences
Medical Unit Director, Main Pediatric Hospitalist
    Division
Children's National Health System
Washington, DC

Katherine Deye, MD
Assistant Professor
Department of Pediatrics
The George Washington University School of
    Medicine & Health Sciences
Pediatrician
Freddie Mac Child and Adolescent Protection
    Center
Children's National Medical Center
Washington, DC

Jennifer DiPace, MD
Assistant Professor
Director, Pediatric Graduate Medical Education
Department of Pediatrics
New York-Presbyterian/Weill Cornell
New York, New York

Michael DiSandro, MD
Professor
Department of Urology
University of California, San Francisco
Staff
Department of Urology
UCSF Medical Center
San Francisco, California

Mark F. Ditmar, MD
Clinical Associate Professor of Pediatrics
Jefferson Medical College
Philadelphia, Pennsylvania
Department of Pediatrics
Southern Ocean Medical Center
Manahawkin, New Jersey

Stacy E. Dodt, MD
Pediatric Endocrinology Fellow
Division of Endocrinology and Diabetes
The Children's Hospital of Philadelphia
Philadelphia, Pennsylvania

John P. Dormans, MD
Professor
Department of Orthopaedic Surgery
Perelman School of Medicine at the University of
    Pennsylvania
Chief
Division of Orthopedic Surgery
The Children's Hospital of Philadelphia
Philadelphia, Pennsylvania

Morna J. Dorsey, MD, MMSc
Associate Professor
Department of Pediatrics

University of California, San Francisco
Clinical Director, Allergy & Immunology
Department of Pediatrics
UCSF Benioff Children's Hospital San Francisco
San Francisco, California

Monica D. Dowling, PhD
Assistant Professor of Clinical Pediatrics
Department of Pediatrics
University of Miami Miller School of Medicine
Miami, Florida

Colleen A. Hughes Driscoll, MD
Assistant Professor
Department of Pediatrics
University of Maryland School of Medicine
Baltimore, Maryland

Nancy Drucker, MD
Associate Professor
Department of Pediatrics
University of Vermont
Pediatric Cardiologist
Department of Pediatrics
Fletcher Allen Health Care
Burlington, Vermont

Steven G. DuBois, MD, MS
Associate Professor
Department of Pediatrics
University of California, San Francisco
Attending Physician
Department of Pediatrics
UCSF Benioff Children's Hospital San Francisco
San Francisco, California

Alcia Edwards-Richards, MD
Fellow
Department of Pediatric
Division of Pediatric Nephrology
University of Miami Miller School of Medicine
Miami, Florida

Deborah B. Ehrenthal, MD, MPH, FACP
Lifecourse Initiative for Healthy Families Endowed
    Chair
Visiting Associate Professor
Departments of Obstetrics & Gynecology,
    Population Health Sciences, and Medicine
School of Medicine and Public Health
University of Wisconsin-Madison
Madison, Wisconsin

Jorina Elbers, MD
Assistant Professor
Departments of Neurology and Neurological
    Sciences
Stanford University
Stanford, California
Assistant Professor
Child Neurology
Lucile Packard Children's Hospital Stanford
Palo Alto, California

Scott Elisofon, MD
Instructor
Department of Pediatrics
Harvard Medical School
Attending Physician
Division of Gastroenterology, Hepatology, and
    Nutrition
Boston Children's Hospital
Boston, Massachusetts

Gary A. Emmett, MD
Professor
Director of Hospital

Department of Pediatrics
Thomas Jefferson University Hospital
Philadelphia, Pennsylvania

Heidi Engel, DPT, PT
Assistant Clinical Professor
Department of Physical Health and Science
University of California, San Francisco
Physical Therapist
UCSF Rehabilitative Services
UCSF Medical Center
San Francisco, California

Jessica E. Ericson, MD
Pediatric Infectious Diseases Fellow
Department of Pediatrics
Duke University
Duke Children's Hospital
Durham, North Carolina

Erica A. Eugster, MD
Professor of Pediatrics
Department of Pediatrics
Indiana University School of Medicine
Director, Section of Pediatric Endocrinology
Riley Hospital for Children at Indiana University
    Health
Indianapolis, Indiana

Stephen J. Falchek, MD
Division Chief
Division of Pediatric Neurology
Department of Pediatrics
Nemours Alfred I. duPont Hospital for Children
Wilmington, Delaware

Marni J. Falk, MD
Assistant Professor of Pediatrics
Department of Pediatrics
The Children's Hospital of Philadelphia
Philadelphia, Pennsylvania

Rima Fawaz, MD
Instructor in Pediatrics
Harvard Medical School
Attending Physician
Medical Director, Intestine and Multivisceral
    Transplant
Division of Gastroenterology, Hepatology & Nutrition
Boston Children's Hospital
Boston, Massachusetts

Kristen A. Feemster, MD
Assistant Professor
Department of Pediatrics
Perelman School of Medicine at the University of
    Pennsylvania
Attending Physician
Division of Infectious diseases
The Children's Hospital of Philadelphia
Philadelphia, Pennsylvania

Daniel E. Felten, MD, MPH
Assistant Professor
Department of Pediatrics
Washington University Medical School
Pediatrician
Department of General Pediatrics
Children's National Medical Center
Washington, DC

James Feusner, MD
Medical Director, Oncology
Department of Hematology-Oncology
UCSF Benioff Children's Hospital Oakland
Oakland, California

Amy G. Filbrun, MD, MS
Associate Professor of Pediatrics
Department of Pediatrics, Pulmonary Division
University of Michigan
Attending Faculty
Pediatrics
C. S. Mott Children's Hospital
Ann Arbor, Michigan

Anna B. Fishbein, MD, MS
Assistant Professor
Department of Pediatrics
Northwestern University
Division of Allergy & Immunology
Ann & Robert H. Lurie Children's Hospital of
    Chicago
Chicago, Illinois

Michael J. Fisher, MD
Associate Professor
Department of Pediatrics
Perelman School of Medicine at the University of
    Pennsylvania
Attending Physician
Division of Oncology
The Children's Hospital of Philadelphia
Philadelphia, Pennsylvania

Laurie N. Fishman, MD
Assistant Professor
Department of Pediatrics
Harvard Medical School
Director of Medical Education
Department of Pediatric Gastroenterology
Boston Children's Hospital
Boston, Massachusetts

Jonathan Fleenor, MD
Assistant Professor
Department of Pediatrics
Eastern Virginia Medical School
Pediatric Cardiologist
Cardiology
Children's Hospital of King's Daughters
Norfolk, Virginia

Leah Fleming, MD
Medical Genetics Fellow
National Human Genome Research Institute
National Institutes of Health
Bethesda, Maryland

Jay Fong, MD
Assistant Professor of Pediatrics
Department of Pediatrics
University of Massachusetts Medical School
UMass Memorial Medical Center
Boston, Massachusetts

Michelle Forcier, MD, MPH
Associate Professor, Clinical
Department of Pediatrics
The Warren Alpert Medical School of Brown
    University
Adolescent, Young Adult
Pediatrics
Hasbro Children's Hospital
Providence, Rhode Island

Craig M. Forester, MD, PhD
Fellow
Department of Pediatric Hematology/Oncology
University of California, San Francisco
San Francisco, California

Sara F. Forman, MD
Assistant Professor

Department of Pediatrics
Harvard Medical School
Clinical Director
Division of Adolescent/Young Adult Medicine
Boston Children's Hospital
Boston, Massachusetts

Karen R. Fratantoni, MD, MPH
Children's National Medical Center
Washington, DC

Melissa B. Freizinger, PhD
Instructor
Department of Psychiatry
Harvard Medical School
Associate Director, Eating Order Program
Adolescent Medicine
Boston Children's Hospital
Boston, Massachusetts

Ilona Frieden, MD
Professor
Department of Dermatology
University of California, San Francisco
Chief, Pediatric Dermatology
Vice-Chair, Department of Dermatology
University of California, San Francisco
San Francisco, California

Joel Aaron Friedlander, DO, MA
Assistant Professor
Departments of Pediatrics, Pediatric Gastroen-
   terology
University of Colorado School of Medicine
Assistant Professor
Digestive Health Institute
Children's Hospital Colorado
Aurora, Colorado

Linda Fu, MD, MS
Assistant Professor of Pediatrics
Department of Pediatrics
The George Washington University
Pediatrician
Department of Pediatrics
Children's National Medical Center
Washington, DC

Ramsay L. Fuleihan, MD
Associate Professor of Pediatrics
Division of Allergy & Immunology
Department of Pediatrics
Northwestern University Feinberg School of
   Medicine
Attending Physician
Division of Allergy & Immunology
Department of Pediatrics
Ann & Robert H. Lurie Children's Hospital of
   Chicago
Chicago, Illinois

Nora M. Fullington, MD
Resident
Department of Surgery
University of Massachusetts Medical School
UMass Memorial Medical Center
Worchester, Massachusetts

John S. Fuqua, MD
Professor of Clinical Pediatrics
Section of Pediatric Endocrinology
Indiana University School of Medicine
Riley Hospital for Children at Indiana University
   Health
Indianapolis, Indiana

Susan L. Furth, MD, PhD
Professor
Departments of Pediatrics & Epidemiology
Perelman School of Medicine at the University of
   Pennsylvania
Chief, Division of Nephrology
Pediatrics
The Children's Hospital of Philadelphia
Philadelphia, Pennsylvania

Payal K. Gala, MD
Assistant Professor of Clinical Pediatrics
Department of Pediatrics
Perelman School of Medicine at the University of
   Pennsylvania
Attending Physician
Division of Emergency Medicine
The Children's Hospital of Philadelphia
Philadelphia, Pennsylvania

Theodore J. Ganley, MD
Associate Professor of Orthopaedic Surgery
Division of Orthopaedic Surgery
The Children's Hospital of Philadelphia
Philadelphia, Pennsylvania

Matthew Grady, MD
Assistant Professor
Department of Pediatrics
University of Pennsylvania School of Medicine
Primary Core Sports Medicine Fellowship Director
Department of Surgery, Division of Orthopedic
The Children's Hospital of Philadelphia
Philadelphia, Pennsylvania

George D. Gantsoudes, MD
Assistant Clinical Professor
Orthopaedic Surgery
Indiana University School of Medicine
Riley Hospital for Children at Indiana University
   Health
Indianapolis, Indiana

Ana Catarina Garnecho, MD
Pediatrician
Children's Hospital of Rhode Island
Pawtucket, Rhode Island

Jackie P-D. Garrett, MD
Attending Physician
Pediatrics
University of Pennsylvania
Attending Physician
Allergy and Immunology
Children's Hospital of Philadelphia
Philadelphia, Pennsylvania

Estelle B. Gauda, MD
Professor
Department of Pediatrics
Division of Neonatology
The Johns Hopkins University School of Medicine
Baltimore, Maryland

John P. Gearhart, MD
Robert D. Jeffs Professor of Pediatric Urology
The Johns Hopkins University School of Medicine
Director of Pediatric Urology
The Johns Hopkins Hospital
Baltimore, Maryland

Jeffrey S. Gerber, MD, PhD, MSCE
Assistant Professor of Pediatrics
Department of Pediatrics
The Children's Hospital of Philadelphia
Philadelphia, Pennsylvania

Saskia Gex, MD
Senior Clinical Associate
Chief Resident
Department of Pediatrics
New York-Presbyterian/Weill Cornell
New York, New York

Maureen M. Gilmore, MD
Assistant Professor
Department of Pediatrics
The Johns Hopkins University School of Medicine
Director of Neonatology
Pediatrics
Johns Hopkins Bayview Medical Center
Baltimore, Maryland

Janet Gingold, MD, MPH
Quality Improvement Coach
Goldberg Center for Community Pediatric Health
Children's National Medical Center
Washington, DC

Nicole S. Glaser, MD
Professor
Department of Pediatrics
University of California, Davis School of Medicine
Sacramento, California

Jenifer A. Glatz, MD
Assistant Professor
Department of Pediatrics
Dartmouth College
Lebanon, New Hampshire
Active Clinical Staff
Department of Pediatrics
Mary Hitchcock Memorial Hospital
Manchester, New Hampshire

W. Christopher Golden, MD
Assistant Professor of Pediatrics
Eudowood Neonatal Pulmonary Division
The Johns Hopkins University School of Medicine
Neonatologist and Medical Director
Full-Term Nursery
The Johns Hopkins Hospital
Baltimore, Maryland

Samuel B. Goldfarb, MD
Associate Professor of Clinical Pediatrics
Department of Pediatrics
University of Pennsylvania
Medical Director, Lung and Heart/Lung Transplant
   Programs
Department of Pediatrics
The Children's Hospital of Philadelphia
Philadelphia, Pennsylvania

Mitchell A. Goldstein, MD, MBA
Assistant Professor
Department of Pediatrics
The Johns Hopkins University School of Medicine
Child Protection Team Medical Director
Department of Pediatrics
Johns Hopkins Children's Center
Baltimore, Maryland

Stuart Goldstein, MD
Professor
Department of Pediatrics
University of Cincinnati College of Medicine
Director
Center for Acute Care Nephrology
Cincinnati Children's Hospital Medical Center
Cincinnati, Ohio

Esteban I. Gomez, MD
Hematology/Oncology Fellow

UCSF Benioff Children's Hospital-Oakland
Oakland，California

Blanca E. Gonzalez，MD
Assistant Professor
Center for Pediatric Infectious Diseases
Cleveland Clinic Lerner College of Medicine of
Case Western University
Cleveland Clinic Children's Hospital
Cleveland，Ohio

Zoe M. Gonzalez-Garcia，MD
Pediatric Endocrinology Fellow
Department of Endocrinology
Phoenix Children's Hospital
Phoenix，Arizona

Vani V. Gopalareddy，MD
Associate Professor
Division of Pediatric GI/Hepatology
Department of Pediatrics
Levine Children's Hospital
Charlotte，North Carolina

Marc H. Gorelick，MD，MSCE
President and CEO, Children's Specialty Group
Professor of Pediatrics, Emergency Medicine
Sr. Associate Dean for Clinical Affairs (CSG)
Executive VP, Children's Hospital and Health
System
The Medical College of Wisconsin
Children's Specialty Group, Children's Corporate
Center
Milwaukee，Wisconsin

Jayaprakash A. Gosalakkal，MD
Pediatrician
Children's Medical Center
St. Rita's Medical Center
Dayton，Ohio

Craig H. Gosdin，MD，MSHA
Assistant Professor of Pediatrics
Hospital Medicine
Cincinnati Children's Hospital Medical Center
Cincinnati，Ohio

Swathi Gowtham，MD
Pediatric Infectious Disease Specialist
Geisinger Health System
Janet Weis Children's Hospital
Danville，Pennsylvania

Rose C. Graham，MD，MSCE
Pediatric Gastroenterology
Durham，North Carolina

Cori Green，MD，MSc
Assistant Professor
General Academic Pediatrics
Weill Cornell Medical College
New York-Presbyterian
New York，New York

Adda Grimberg，MD
Associate Professor
Department of Pediatrics
Perelman School of Medicine at the University of
Pennsylvania
Scientific Director
Diagnostic and Research Growth Center
The Children's Hospital of Philadelphia
Philadelphia，Pennsylvania

Andrew B. Grossman，MD
Assistant Professor of Clinical Pediatrics
Perelman School of Medicine at the University of

Pennsylvania
Attending Physician
Co-Director, Center for Pediatric Inflammatory
Bowel Disease
The Children's Hospital of Philadelphia
Philadelphia，Pennsylvania

Amit S. Grover，MD
Clinical Fellow in Pediatrics
Department of Pediatrics
Harvard Medical School
Boston Children's Hospital
Boston，Massachusetts

Roberto Gugig，MD
Gastroenterologist
Department of Gastroenterology
Valley Children's Hospital
Madera，California

Deepti Gupta，MD
Pediatric Dermatology Fellow
Department of Dermatology
University of California，San Francisco
San Francisco，California

Natasha Gupta，BS
Medical Student
Department of Pediatrics
The Johns Hopkins University School of Medicine
Baltimore，Maryland

Blaze Robert Gusic，MD
Pediatrician
West Chester，Pennsylvania

Kathleen Gutierrez，MD
Associate Professor
Pediatrics
Stanford University School of Medicine
Physician
Pediatrics-Infectious Disease
Lucile Packard Children's Hospital，Stanford
University Hospital
Stanford，California

Maha N. Haddad，MD
Director of Pediatric Dialysis
Associate Professor
Pediatric Nephrologist
UC Davis Medical Center
University of California，Davis
Sacramento，California

Elizabeth J. Hait，MD，MPH
Instructor
Department of Pediatrics
Harvard Medical School
Attending Physician
Department of Gastroenterology and Nutrition
Boston Children's Hospital
Boston，Massachusetts

Chad R. Haldeman-Englert，MD
Assistant Professor
Department of Pediatrics-Genetics
Wake Forest School of Medicine
Winston-Salem，North Carolina

Mark E. Halstead，MD
Assistant Professor
Pediatrics and Orthopedics
Washington University School of Medicine
Assistant Professor
Pediatrics and Orthopedics
St. Louis Children's Hospital
St. Louis，Missouri

J. Nina Ham，MD
Assistant Professor
Department of Pediatrics
Emory University
Children's Healthcare of Atlanta
Atlanta，Georgia

Ada Hamosh，MD，MPH
Professor
Department of Pediatrics
McKusick-Nathans Institute of Genetic Medicine
Professor
Department of Epidemiology，Bloomberg School
of Public Health
The Johns Hopkins University School of Medicine
Baltimore，Maryland

Brian D. Hanna，MD，PhD
Clinical Professor of Pediatrics
University of Pennsylvania School of Medicine
Director, Section of Pulmonary Hypertension
The Children's Hospital of Philadelphia
Philadelphia，Pennsylvania

Zeev Harel，MD
Pediatrician
Division of Adolescent Medicine
Hasbro Children's Hospital
Providence，Rhode Island

Daphne M. Hasbani，MD，PhD
Clinical Neurophysiology and Epilepsy Fellow
Division of Neurology，Department of Pediatrics
The Children's Hospital of Philadelphia
Philadelphia，Pennsylvania

Caroline Hastings，MD
Fellowship Director
Pediatric Hematology/Oncology
Children's Hospital and Research Center Oakland
Oakland，California

Sarah Z. Hatab，MD
Pediatric Endocrinology Fellow
Department of Pediatric，Division of
Endocrinology & Metabolism
Emory University School of Medicine
Children's Healthcare of Atlanta
Atlanta，Georgia

David Hehir，MD，MS
Associate Professor
Department of Pediatrics
Sidney Kimmel Medical College of Thomas
Jefferson University
Philadelphia，Pennsylvania
Chief
Division of Cardiac Critical Care
Nemours Alfred I. duPont Hospital for Children
Wilmington，Delaware

Mayada A. Helal，MD
Fellow
Department of Pediatrics
The Hospital for Sick Children
Toronto，Ontario，Canada

Michelle L. Hermiston，MD，PhD
Associate Professor
Department of Pediatrics
University of California，San Francisco
UCSF Benioff Children's Hospital San Francisco
San Francisco，California

Eugene R. Hershorin，MD
Professor
Department of Pediatrics

University of Miami Miller School of Medicine
Miami, Florida

Kathryn Hillenbrand, MD, CCC-SLP
Master Clinical Specialist
Department of Speech Pathology and Audiology
Western Michigan University
Kalamazoo, Michigan

Bernadette A. Hillman, MD
Assistant Professor
Department of Pediatrics
University of Connecticut
Farmington, Connecticut
Attending Clinical Instructor
Department of Pediatrics
Yale University
New Haven, Connecticut
Neonatologist
Department of Pediatrics
The Hospital of Central Connecticut
New Britain, Connecticut

Tanya Hinds, MD, MS, FAAP
Assistant Professor
Department of Pediatrics
The George Washington University
Child Abuse Pediatrician
Child and Adolescent Protection Center
Children's National Medical Center
Washington, DC

Gurumurthy Hiremath, MD, MBBS
Pediatric Cardiology Fellow
Department of Pediatrics
University of California, San Francisco
UCSF Benioff Children's Hospital San Francisco
San Francisco, California

Michael P. Hirsh, MD
Professor of Surgery and Pediatrics
University of Massachusetts Medical School
Associate Director
Pediatric Intensive Care Unit
Worcester, Massachusetts

Hiwot Hiruy, MD
Postdoctoral Fellow
Department of Pediatrics
The Johns Hopkins University School of Medicine
Postdoctoral Fellow
Department of Pediatrics
The Johns Hopkins Hospital
Baltimore, Maryland

Adam B. Hittelman, MD, PhD
Assistant Professor
Department of Urology
Yale School of Medicine
Pediatric Urology
Department of Urology
Yale-New Haven Hospital
New Haven, Connecticut

Janice E. Hobbs, MD, MPH
Postdoctoral Fellow
Department of Pediatrics
The Johns Hopkins University School of Medicine
Neonatology Fellow
Pediatrics
The Johns Hopkins Hospital
Baltimore, Maryland

Robert J. Hoffman, MD, MS
Director, Clinical Toxicology
Emergency Medicine

Sidra Medical and Research Center
Doha, Qatar

Paul Hofman, MD
Professor Pediatric Endocrinology
Liggins Institute
University of Auckland
Auckland, New Zealand

David K. Hong, MD
Clinical Assistant Professor, Pediatrics-Infectious
  Disease
Department of Pediatrics
Stanford University
Palo Alto, California

Stefany B. Honigbaum, MD
Pediatric Gastroenterology and Nutrition Fellow
Department of Pediatrics
The Johns Hopkins University School of Medicine
Division of Pediatric Gastroenterology and Nutrition
Johns Hopkins Children's Center
Baltimore, Maryland

Biljana N. Horn, MD
Clinical Professor
Medical Director Pediatric BMT
Department of Pediatrics
UCSF Benioff Children's Hospital San Francisco
San Francisco, California

Arvind Hoskoppal, MD, MHS
Assistant Professor of Pediatrics and Internal
  Medicine
University of Utah
Salt Lake City, Utah

Renee Howard, MD
Associate Professor
Department of Dermatology
University of California, San Francisco
San Francisco, California

Jessica Howlett, MD
Neonatologist
Sunflower Neonatology Associates
Overland Park, Kansas

Michael H. Hsieh, MD, PhD
Assistant Professor
Department of Urology
Stanford University School of Medicine
Lucile Packard Children's Hospital Stanford
Stanford, California

Benjamin J. Huang, MD
Clinical Fellow
Department of Pediatrics
Division of Hematology/Oncology
University of California, San Francisco
Clinical Fellow
Department of Pediatrics
Division of Hematology/Oncology
UCSF Benioff Children's Hospital San Francisco
San Francisco, California

James N. Huang, MD
Professor
Department of Pediatrics
University of California, San Francisco
Director of Hematology
Department of Pediatrics
UCSF Benioff Children's Hospital San Francisco
San Francisco, California

Tannie Huang, MD
Assistant Adjunct Professor

Department of Pediatric Hematology Oncology
University of California, San Francisco
San Francisco, California

Jennifer Huffman, MD
Pediatric Neurologist
Department of Pediatrics
Randall Children's Hospital
Portland, Oregon

Erik A. Imel, MD
Assistant Professor of Medicine and Pediatrics
Department of Medicine & Department of
  Pediatrics
Indiana University School of Medicine
Department of Pediatrics, Section of Pediatric
  Endocrinology
Riley Hospital for Children at Indiana University
  Health
Indianapolis, Indiana

Allison M. Jackson, MD, MPH, FAAP
Associate Professor of Pediatrics
School of Medicine and Health Sciences
The George Washington University
Division Chief
The Freddie Mac Foundation Child and Adolescent
  Protection Center
Children's National Medical Center
Washington, DC

Oksana A. Jackson, MD
Assistant Professor
Division of Plastic Surgery
Perelman School of Medicine at the University of
  Pennsylvania
Attending Surgeon
Division of Plastic Surgery
The Children's Hospital of Philadelphia
Philadelphia, Pennsylvania

Shonul A. Jain, MD
Assistant Professor
Department of Pediatrics
University of California, San Francisco
Medical Director, Children's Health Center
Department of Pediatrics
San Francisco General Hospital
San Francisco, California

John L. Jefferies, MD, MPH, FACC
Associate Professor, Pediatric Cardiology and
  Adult Cardiovascular Diseases
The Heart Institute
Director, Advanced Heart Failure
Pediatrics
Cincinnati Children's Hospital Medical Center
Cincinnati, Ohio

Karen E. Jerardi, MD, MEd
Assistant Professor
Department of Pediatrics
University of Cincinnati School of Medicine
Attending Physician
Division of Hospital Medicine
Cincinnati Children's Hospital Medical Center
Cincinnati, Ohio

Chandy C. John, MD, MS
Professor
Departments of Pediatrics and Medicine
University of Minnesota
Director, Division of Global Pediatrics
Department of Pediatrics
University of Minnesota Amplatz Children's
  Hospital
Minneapolis, Minnesota

Ray J. Jurado, DDS
Pediatric Dentist
Ann & Robert H. Lurie Children's Hospital of
    Chicago
Chicago, Illinois

Dylan Kann, MD
Clinical Fellow
Department of Pediatrics
Stanford University School of Medicine
Clinical Fellow
Department of Pediatric Infectious Diseases
Lucile Packard Children's Hospital Stanford
Stanford, California

Chirag R. Kapadia, MD
Clinical Assistant Professor
Department of Pediatrics
University of Arizona College of Medicine Phoenix
Faculty
Endocrinology
Phoenix Children's Hospital
Phoenix, Arizona

Robert D. Karch, MD, MPH
Nutrition Section
Division of Gastroenterology, Hepatology and
    Nutrition
Nemours Children's Hospital
Assistant Professor of Pediatrics
University of Central Florida College of Medicine
Orlando, Florida

Erin E. Karski, MD
Clinical Instructor
Department of Pediatrics
UCSF Benioff Children's Hospital San Francisco
San Francisco, California

Himala Kashmiri, DO
Clinical Instructor, Fellow
Department of Pediatrics, Division of Endocrinology
Medical College of Wisconsin/Children's Hospital of
    Wisconsin
Milwaukee, Wisconsin

Jennifer C. Kelley, MD
Pediatric Endocrinology Fellow
Department of Pediatric Endocrinology
The Children's Hospital of Philadelphia
Philadelphia, Pennsylvania

Judith Kelsen, MD
Assistant Professor of Pediatrics
Perelman School of Medicine at the University of
    Pennsylvania
Pediatric Gastroenterologist
Division of Gastroenterology, Hepatology and
    Nutrition
The Children's Hospital of Philadelphia
Philadelphia, Pennsylvania

Shellie M. Kendall, MD, FAAP
Staff Pediatric Cardiologist
Department of the Navy
Naval Medical Center San Diego
San Diego, California

Sadiqa Edmonds Kendi, MD
Assistant Professor
Department of Emergency Medicine
The Warren Alpert Medical School Brown University
Hasbro Children's Hospital
Providence, Rhode Island

Kalpashri Kesavan, MBBS
Neonatologist

Mattel Children's Hospital UCLA
Los Angeles, California

Jessica M. Khouri, MD
Senior Medical Officer
Infant Botulism Treatment and Prevention Program
California Department of Public Health
Richmond, California

Monica Khurana, MD
Fellow
Department of Hematology, Oncology
Children's Hospital and Research Center Oakland
Oakland, California

Harry K. W. Kim, MD, MS
Associate Professor
Orthopaedic Surgery
University of Texas Southwestern Medical Center
Director
Center of Excellence in Hip Disorders
Texas Scottish Rite Hospital for Children
Dallas, Texas

Jason Y. Kim, MD, MSCE
Assistant Professor of Clinical Pediatrics
Department of Pediatrics
The Children's Hospital of Philadelphia
Philadelphia, Pennsylvania

Sivan Kinberg, MD, MS
Postdoctoral Fellow
Department of Pediatric Gastroenterology,
    Hepatology and Nutrition
Columbia University Medical Center
Morgan Stanley Children's Hospital of New
    York-Presbyterian
New York, New York

Terry Kind, MD, MPH
Associate Professor of Pediatrics
Assistant Dean for Clinical Education
The George Washington University
Children's National Health System
Washington, DC

Eric S. Kirkendall, MD, MBI
Assistant Professor
Department of Pediatrics
University of Cincinnati
Medical Director, Clinical Decision Support
Pediatrics, Division of Hospital Medicine
Cincinnati Children's Hospital Medical Center
Cincinnati, Ohio

Kirsten Kloepfer, MD, MS
Assistant Professor
Department of Pediatrics
Indiana University School of Medicine
Indianapolis, Indiana

Kelly G. Knupp, MD
Assistant Professor
Pediatrics and Neurology
University of Colorado
Division of Pediatric Neurology
Children's Hospital Colorado
Aurora, Colorado

Chawkaew Kongkanka, MD
Department of Pediatrics
Samitivej Srinakarin Hospital
Suanluang, Bangkok

Aaron E. Kornblith, MD
Associate Physician
Department of Emergency Medicine

University of California, San Francisco
Fellow Physician
Division of Pediatric Emergency Medicine
UCSF Benioff Children's Hospital Oakland
Oakland, California

Renee K. Kottenhahn, MD
Clinical Associate Professor of Pediatrics
Department of Pediatrics
Sidney Kimmel Medical College of Thomas Jefferson
    University
Philadelphia, Pennsylvania
Associate Director, Wilmington Hospital Pediatric
    Practice Program
Department of Pediatrics
Christiana Care Health System
Wilmington, Delaware

Courtney L. Kraus, MD
Instructor of Ophthalmology
Ophthalmology
Storm Eye Institute
Medical University of South Carolina
Charleston, South Carolina

Richard M. Kravitz, MD
Associate Professor of Pediatrics
Department of Pediatrics
Duke University Medical Center
Medical Director, Pediatric Sleep Lab
Department of Pediatrics
Duke Children's Hospital
Durham, North Carolina

Matthew P. Kronman, MD, MSCE
Assistant Professor
Department of Pediatrics
Division of Infectious Diseases
University of Washington
Seattle Children's Hospital
Seattle, Washington

Elaine Ku, MD
Clinical Fellow
Department of Pediatrics
University of California, San Francisco
San Francisco, California

Johnny I. Kuttab, DDS
Attending Physician
Division of Dentistry
Ann & Robert H. Lurie Children's Hospital of
    Chicago
Chicago, Illinois

Michele P. Lambert, MD, MTR
Assistant Professor
Department of Pediatrics
Perelman School of Medicine at the University of
    Pennsylvania
Attending Physician
Division of Hematology
The Children's Hospital of Philadelphia
Philadelphia, Pennsylvania

Judith Brylinski Larkin, MD
Instructor in Pediatrics
Department of Pediatrics
Sidney Kimmel Medical College of Thomas
    Jefferson University
Active Staff
Department of Pediatrics
Thomas Jefferson University Hospital
Philadelphia, Pennsylvania

Greggy D. Laroche, MD
Fellow

Division of Pediatric Gastroenterology, Hepatology,
and Nutrition
The Johns Hopkins Hospital
Johns Hopkins Children's Center
Baltimore, Maryland

Ilse A. Larson, MD
Assistant Clinical Professor
Department of Pediatrics
University of California, San Francisco
San Francisco, California

Howard M. Lederman, MD, PhD
Professor of Pediatrics, Medicine and Pathology
The Johns Hopkins University School of Medicine
Director, Immune Deficiency Clinic
Pediatrics
The Johns Hopkins Hospital
Baltimore, Maryland

Christine K. Lee, MD
Instructor in Pediatrics
Harvard Medical School
Boston Children's Hospital
Boston, Massachusetts

Lara Wine Lee, MD
Pediatrician
Charleston, South Carolina

Marsha Lee, MD
Assistant Clinical Professor
Department of Pediatrics, Division of Nephrology
University of California, San Francisco
UCSF Benioff Children's Hospital San Francisco
San Francisco, California

Paul R. Lee, MD, PhD
Clinical Fellow
National Institute of Neurological Disorders and
Stroke
National Institutes of Health
Bethesda, Maryland

Rebecca K. Lehman, MD
Assistant Professor
Department of Neurosciences
Medical University of South Carolina
Charleston, South Carolina

Kevin V. Lemley, MD, PhD
Professor of Pediatrics (Clinical Scholar)
Department of Pediatrics
Keck School of Medicine of USC
Division of Nephrology
Children's Hospital of Los Angeles
Los Angeles, California

Eric B. Levey, MD
Associate Professor
Pediatrics
The Johns Hopkins University School of Medicine
Medical Director, Feeding Disorders Program
Neurology and Developmental Medicine
Kennedy Krieger Institute
Baltimore, Maryland

Leonard J. Levine, MD
Associate Professor
Department of Pediatrics
Drexel University College of Medicine
Attending Physician
Division of Adolescent Medicine
St. Christopher's Hospital for Children
Philadelphia, Pennsylvania

Cara Lichtenstein, MD, MPH
Assistant Professor of Pediatrics
Department of Pediatrics
The George Washington University School of
Medicine & Health Sciences
Attending Pediatrician
General & Community Pediatrics
Children's National Medical Center
Washington, DC

Richard Lirio, MD
Assistant Professor
Department of Pediatrics
University of Massachusetts Medical School
Attending Physician
Department of Pediatric Gastroenterology,
Hepatology, and Nutrition
UMass Memorial Children's Medical Center
Worcester, Massachusetts

Robert Listernick, MD
Professor of Pediatrics
Northwestern University Feinberg School of
Medicine
Director, Diagnostic and Consultation Services
Ann & Robert H. Lurie Children's Hospital of
Chicago
Chicago, Illinois

Steven Liu, MD
Pediatric Gastroenterologist
GI Care for Kids
Atlanta, Georgia

Warren Lo, MD
Clinical Professor
Department of Pediatrics and Neurology
The Ohio State University
Pediatric Neurologist
Division of Neurology
Nationwide Children's Hospital
Columbus, Ohio

Tobias Loddenkemper, MD
Associate Professor of Neurology
Harvard Medical School
Epileptologist/Pediatric Neurologist
Department of Neurology, Division of Epilepsy
and Clinical Neurophysiology
Boston Children's Hospital
Boston, Massachusetts

Maya B. Lodish, MD, MHSCR
Clinical Investigator
Staff Clinician
Eunice Kennedy Shriver National Institute of
Child Health and Human Development
National Institutes of Health
Bethesda, Maryland

Richard Loffhagen, MD
Emergency Consultant
Program Director
Residency Training
Sheikh Khalifa Medical City
Abu Dhabi, United Arab Emirates

Melissa Long, MD
Assistant Clinical Professor
Department of Pediatrics
The George Washington University School of
Medicine & Health Sciences
Attending Physician
General Pediatrics and Community Health
Children's National Medical Center
Washington, DC

Sahira Long, MD, IBCLC
Assistant Professor
The George Washington University
Medical Director, Children's Health Centers of
SE
Goldberg Center for Community Pediatric Health
Children's National Health System
Washington, DC

Kathleen M. Loomes, MD
Associate Professor of Pediatrics
Perelman School of Medicine at the University of
Pennsylvania
Division of Gastroenterology, Hepatology and
Nutrition
The Children's Hospital of Philadelphia
Philadelphia, Pennsylvania

Katherine Lord, MD
Assistant Professor
Department of Pediatrics
Perelman School Medicine at the University of
Pennsylvania
Attending Physician
Department of Pediatrics
The Children's Hospital of Philadelphia
Philadelphia, Pennsylvania

Alexander Lowenthal, MD
Pediatric Cardiologist
Department of Pediatric Cardiology
Schneider Children's Medical Center of Israel
Petach Tikvah, Israel

Jeffrey R. Lukish, MD, FACS
Associate Professor
Department of Surgery
The Johns Hopkins University School of Medicine
Baltimore, Maryland

Kimberly M. Lumpkins, MD
Assistant Professor of Pediatric Surgery and
Urology
Department of Surgery
University of Maryland School of Medicine
Baltimore, Maryland

Sarah S. Lusman, MD, PhD
Assistant Professor of Pediatrics
Departments of Pediatric Gastroenterology,
Hepatology and Nutrition
Columbia University Medical Center
Assistant Attending Pediatrician
Pediatric Gastroenterology, Hepatology and
Nutrition
Morgan Stanley Children's Hospital of New
York-Presbyterian
New York, New York

Minnelly Luu, MD
Assistant Professor of Dermatology
Department of Dermatology
University of Southern California
Children's Hospital Los Angeles
Los Angeles, California

Ngoc P. Ly, MD, MPH
Associate Professor
Department of Pediatrics
University of California, San Francisco
Pediatric Pulmonologist
Pediatrics
UCSF Benioff Children's Hospital San Francisco
San Francisco, California

Brian M. Inouye, MD
Department of Urology

Division of Pediatric Urology
The Johns Hopkins University School of Medicine
The Johns Hopkins Hospital
Baltimore, Maryland

Sheela N. Magge, MD, MSCE
Assistant Professor of Pediatrics
Department of Pediatrics
The Children's Hospital of Philadelphia
Philadelphia, Pennsylvania

Melanie M. Makhija, MD, MS
Assistant Professor of Pediatrics Pediatrics
Northwestern University Feinberg School of
   Medicine
Attending Physician
Allergy & Immunology
Ann & Robert H Lurie Children's Hospital of
   Chicago
Chicago, Illinois

Michael A. Manfredi, MD
Instructor in Pediatrics
Harvard Medical School
Associate Director, Esophageal Atresia Treatment
   Program
Associate Director, Gastrointestinal Procedure Unit
Attending Physician
Division of Gastroenterology, Hepatology &
   Nutrition
Boston Children's Hospital
Boston, Massachusetts

Melissa L. Mannion, MD
Fellow, Pediatric Rheumatology
Department of Pediatrics
University of Alabama at Birmingham
Birmingham, Alabama

Bradley S. Marino, MD, MPP, MSCE
Associate Professor of Pediatrics
Department of Pediatrics
University of Cincinnati College of Medicine
Director, Heart Institute Research Core
Attending Cardiac Intensivist, Cardiac Intensive
   Care Unit
Divisions of Cardiology and Critical Care Medicine
Cincinnati Children's Hospital Medical Center
Cincinnati, Ohio

Fiona Marion, MB, BCh, BAO
Fellow
Division of Pediatric Pulmonary Medicine
UCSF Benioff Children's Hospital San Francisco
San Francisco, California

Jennifer A. Markowitz, MD
Instructor in Neurology
Department of Pediatric Neurology
Harvard Medical School
Attending in Neurology
Department of Pediatric Neurology
Boston Children's Hospital
Boston, Massachusetts

Andrea Marmor, MD
Associates Professor, Pediatrics
Department of Pediatrics
University of California, San Francisco
San Francisco General Hospital
San Francisco, California

Renée Marquardt, MD
Child & Adolescent Psychiatry
University of California, San Francisco
San Francisco, California

Anne M. Marsh, MD
Associate Hematologist-Oncologist
Department of Pediatric Hematology & Oncology
Children's Hospital & Research Center Oakland
Oakland, California

Holly H. Martin, MD
Assistant Professor
Department of Pediatrics
University of California, San Francisco
San Francisco, California

Zankhana Master, MD
Neonatology Fellow
Department of Pediatrics, Division of Neonatology
The Johns Hopkins University School of Medicine
Baltimore, Maryland

Lucy D. Mastrandrea
Assistant Professor
Department of Pediatrics
University at Buffalo, School of Medicine and
   Biomedical Sciences
Physician
Division of Pediatric Endocrinology
Women and Children's Hospital of Buffalo
Buffalo, New York

Erin Mathes, MD
Assistant Professor of Dermatology and Pediatrics
Department of Dermatology
University of California, San Francisco
San Francisco, California

Carol A. Mathews, MD
Langley Porter Psychiatric Institute
Associate Professor
Department of Psychiatry
University of California, San Francisco
San Francisco, California

Anubhav Mathur, MD, PhD
Assistant Clinical Professor
Department of Dermatology
University of California, San Francisco
UCSF Benioff Children's Hospital San Francisco
San Francisco, California

Alison T. Matsunaga, MD
Assistant Clinical Instructor
Department of Pediatric Hematology Oncology
University of California, San Francisco
Hematologist/Oncologist
Department of Hematology Oncology
Children's Hospital and Research Institute
   Oakland
Oakland, California

Oscar H. Mayer, MD
Associate Professor of Clinical Pediatrics
Department of Pediatrics
Perelman School of Medicine at the University of
   Pennsylvania
Division of Pulmonary Medicine
The Children's Hospital of Philadelphia
Philadelphia, Pennsylvania

Angela Mazur, MD
Department of Pediatric Medicine, Academic
   Medicine
Texas Children's Hospital
Houston, Texas

Donna M. McDonald-McGinn, MS, CGC
Division of Human Genetics
The Children's Hospital of Philadelphia
Philadelphia, Pennsylvania

Scott McKay, MD
Assistant Professor of Orthopedics
Baylor College of Medicine
Attending Physician
Department of Surgery, Orthopedics
Texas Children's Hospital
Houston, Texas

Tracey A. McLean, MD
Clinical Instructor
Departments of Obstetrics, Gynecology and
   Reproductive Sciences
University of California, San Francisco
San Francisco, California

Maureen C. McMahon, MD
Assistant Professor
Department of Pediatrics
Jefferson Medical College
Philadelphia, Pennsylvania
General Pediatrician
General Pediatrics
Nemours duPont Pediatrics, Lankenau
Wynnewood, Pennsylvania

Margaret M. McNamara, MD
Associate Clinical Professor of Pediatrics
Department of Pediatrics
Director of Preceptor Outreach, UCSF Office of
   Medical Education
Co-Director Foundations of Patient Care
University of California, San Francisco
San Francisco, California

Maireade E. McSweeney, MD, MPH
Instructor
Harvard Medical School
Attending Physician
Division of Gastroenterology, Hepatology &
   Nutrition
Boston Children's Hospital
Boston, Massachusetts

Heather L. Meluskey, CRNP – AC
Pediatric Nurse Practitioner
Section of Pulmonary Hypertension
Division of Cardiology
The Children's Hospital of Philadelphia
Philadelphia, Pennsylvania

Shina Menon, MD
Fellow
Center for Acute Care Nephrology
Cincinnati Children's Hospital Medical Center
Cincinnati, Ohio

Jondavid Menteer, MD
Assistant Professor
Department of Pediatrics
Keck School of Medicine of USC
Director
Heart Failure Program
Division of Cardiology
Children's Hospital Los Angeles
Los Angeles, California

Laura Mercer-Rosa, MD, MSCE
Assistant Professor
Department Pediatrics
University of Pennsylvania
Cardiologist
Pediatrics
The Children's Hospital of Philadelphia
Philadelphia, Pennsylvania

Dan Merenstein, MD
Director, Research Division

Georgetown University Medical Center
Washington，DC

Caitlin Messner，MD
Pediatrician
Cleveland，Ohio

Michele Mietus-Snyder，MD
Associate Professor
Department of Pediatrics
The George Washington University
Co-Director Children's National Obesity Institute
Department of Cardiology
Children's National Health System
Washington，DC

Jane E. Minturn，MD，PhD
Assistant Professor
Department of Pediatrics
Perelman School of Medicine at the University of
    Pennsylvania
Attending Physician
Division of Oncology
The Children's Hospital of Philadelphia
Philadelphia，Pennsylvania

Hussnain S. Mirza，MD
Assistant Professor
Pediatrics
University of Central Florida College of Medicine
Attending Neonatologist
Neonatal ICU/Pediatrics
Florida Hospital for Children
Orlando，Florida

Nazrat Mirza，MD，ScD
Associate Professor
Department of General Pediatrics and Adolescent
    Medicine
The George Washington University
Attending Physician
General Pediatrics and Adolescent Medicine
Children's National Medical Center
Washington，DC

Douglas B. Mogul，MD，MPH
Assistant Professor
Department of Pediatrics
The Johns Hopkins University School of Medicine
Baltimore，Maryland

Angela P. Mojica，MD
Pediatric Endocrinologist
Department of Pediatrics
Marshfield Clinic
Marshfield，Wisconsin

Kimberly Molina，MD
Assistant Professor
Department of Pediatrics
University of Utah
Salt Lake City，Utah

Bradley J. Monash，MD
Assistant Clinical Professor
Department of Medicine
Academic Hospitalist
Department of Medicine and Pediatrics
University of California，San Francisco
San Francisco，California

Rachel Moon，MD
Professor
Department of Pediatrics
The George Washington University School of
    Medicine & Health Sciences
Director of Academic Development

Goldberg Center for Community Pediatric Health
Children's National Medical Center
Washington，DC

Craig Munns，MBBS，PhD，FRACP
Associate Professor
Department of Pediatrics and Child Health
University of Sydney
Senior Staff Specialist
Department of Endocrinology and Diabetes
The Children's Hospital at Westmead
Sydney，Australia

Krupa R. Mysore，MD
Fellow
Division of Pediatric Gastroenterology and Hepatology
Texas Children's Hospital
Baylor College of Medicine
Houston，Texas

John R. Mytinger，MD
Assistant Professor
Department of Pediatrics
Division of Pediatric Neurology
Ohio State University
Nationwide Children's Hospital
Columbus，Ohio

Zeina M. Nabhan，MD
Associate Professor of Clinical Pediatrics
Department of Pediatric Endocrinology
Indiana University School of Medicine
Associate Professor
Department of Pediatrics
Riley Hospital for Children at Indiana University
    Health
Indianapolis，Indiana

Frances M. Nadel，MD，MSCE
Professor of Clinic Pediatrics
Department of Pediatrics
Perelman School of Medicine at the University of
    Pennsylvania
Attending Physician
Division of Emergency Medicine
Children's Hospital of Philadelphia
Philadelphia，Pennsylvania

Jessica Rose Nance，MD，MS
Assistant Professor
Department of Neurology
The Johns Hopkins University School of Medicine
The Johns Hopkins Hospital
Baltimore，Maryland

Jessica Nash，MD
Associate Professor
Department of Pediatrics
The George Washington University
General Pediatrics & Community Health
Children's National Medical Center
Washington，DC

Luz Natal-Hernandez，MD
Pediatric Cardiologist
Pediatric Specialties
Roseville Medical Center
Roseville，California

Avindra Nath，MD
Clinical Director
National Institute of Neurological Disorders and
    Stroke
National Institutes of Health
Bethesda，Maryland

Pradeep P. Nazarey，MD
Assistant Professor of Surgery
University of Massachusetts Medical School
UMass Memorial Medical Center
Boston，Massachusetts

Kelly L. Neale，RN，MS，CPNP
Pediatric Nurse Practitioner
Department of Pediatric Oncology/Hematology
University of California，San Francisco
San Francisco，California

Todd D. Nebesio，MD
Associate Professor of Clinical Pediatrics
Department of Pediatrics
Indiana University School of Medicine
Riley Hospital for Children at Indiana University
    Health
Indianapolis，Indiana

Bettina Neumann，PT，LLCC
Consultant
Department of Rehab Services
University of San Francisco
Physical Therapist，CEO
Outpatient Physical Therapy in Private Practice
Rising Sun Physical Therapy
San Francisco，California

Jason Newland，MD，MEd
Associate Professor
Department of Pediatrics
University of Missouri-Kansas City School of
    Medicine
Faculty
Department of Pediatrics
The Children's Mercy Hospital
Kansas City，Missouri

Jessica Newman，DO
Assistant Professor
Division of Infectious Diseases，Department of
    Internal Medicine
University of Kansas Medical Center
Kansas City，Kansas

Ross Newman，DO
Associate Program Director，Pediatrics
University of Missouri-Kansas City School of
    Medicine
Kansas City，Missouri

Peter D. Ngo，MD
Attending Gastroenterologist
Division of Gastroenterology，Hepatology &
    Nutrition
Boston Children's Hospital
Boston，Massachusetts

Stephanie Nguyen，MD，MAS
Assistant Professor
Department of Pediatrics
Division of Nephrology
University of California，Davis
Assistant Professor
Department of Pediatrics
UC Davis Medical Center
Sacramento，California

Julie M. Nogee，MD
Associate Physician
Department of Pediatrics
University of California，San Francisco
San Francisco，California

Lawrence M. Nogee，MD
Professor

Department of Pediatrics, Eudowood Neonatal Respiratory Division
The Johns Hopkins University School of Medicine
Attending Neonatologist
Department of Pediatrics
Johns Hopkins Children's Center
Baltimore, Maryland

Frances J. Northington, MD
Professor of Neonatal-Perinatal Medicine
The Johns Hopkins University School of Medicine
Department of Pediatrics
Johns Hopkins Children's Center
Baltimore, Maryland

D. David O'Banion, MD
Fellow in Developmental-Behavioral Pediatrics
Department of Pediatrics
University of Oklahoma Health Sciences Center
Oklahoma City, Oklahoma

Christopher B. Oakley, MD
Assistant Professor-Clinical Educator
Neurology
The Johns Hopkins University School of Medicine
The Johns Hopkins Hospital
Baltimore, Maryland

Julie O'Brien, MD, MS
Assistant Clinical Professor
Department of Pediatrics
University of California, San Francisco
San Francisco, California

Heather Olson, MD
Fellow in Epilepsy/Neurogenetics
Department of Neurology, Division of Epilepsy and Clinical Neurophysiology
Boston Children's Hospital
Boston, Massachusetts

Kent Olson, MD
Clinical Professor, Medicine & Pharmacy
University of California, San Francisco
Medical Director
San Francisco Division
California Poison Control System
Department of Clinical Pharmacy
University of California, San Francisco
San Francisco, California

Oluwakemi B. Badaki-Makun, MD, CM
Assistant Professor
Department of Pediatrics
The Johns Hopkins University School of Medicine
Attending Physician
Division of Pediatric Emergency Medicine
Johns Hopkins Children's Center
Baltimore, Maryland

Bruce A. Ong, MD, MPH
Pediatric Pulmonologist
Department of Pediatrics
Tripler Army Medical Center
Honolulu, Hawaii

Anna E. Ordóñez, MD
Assistant Professor
Department of Psychiatry
University of California, San Francisco
Medical Director
Infant Child and Adolescent Psychiatry
Department of Psychiatry
San Francisco General Hospital
San Francisco, California

Kevin C. Osterhoudt, MD, MS
Professor
Department of Pediatrics
Perelman School of Medicine at the University of Pennsylvania
Medical Director
The Poison Control Center
The Children's Hospital of Philadelphia
Philadelphia, Pennsylvania

Mary Ottolini, MPH
Professor of Pediatrics
Pediatrics
The George Washington University School of Medicine & Health Sciences
Vice-Chair of Education
Designated Institutional Official
Children's National Medical Center
Washington, DC

Vikash S. Oza, MD
Fellow
Department of Pediatric Dermatology
University of California, San Francisco
San Francisco, California

Erica S. Pan, MD, MPH, FAAP
Associate Clinical Professor
Department of Pediatrics, Division of Infectious Diseases
University of California, San Francisco
San Francisco, California
Deputy Health Officer
Director
Division of Communicable Disease Control & Prevention
Alameda County Public Health Department
Oakland, California

Rita Panoscha, MD
Pediatrician
Oregon Health & Sciences University
Portland, Oregon

Helen Pappa, MD
Assistant Professor of Pediatrics
Cardinal Glennon Children's Medical Center
St. Louis, Missouri

Carolyn A. Paris, MD
Associate Professor
Department of Emergency Medicine
Seattle Children's Hospital
Seattle, Washington

Hee-Jung Park, MD, MPH
Pediatric Ophthalmologist
Virginia Mason Hospital and Seattle Medical Center
Seattle, Washington

Kristen L. Park, MD
Assistant Professor
Departments of Pediatrics and Neurology
University of Colorado
Division of Pediatric Neurology
Children's Hospital Colorado
Aurora, Colorado

Michelle W. Parker, MD
Assistant Professor
University of Cincinnati Department of Pediatrics
Attending Physician
Division of Hospital Medicine
Cincinnati, Ohio

Kiran Patel, MD, MS
Allergy & Immunology Fellow

Department of Pediatrics
University of California, San Francisco
San Francisco Medical Center
San Francisco, California

Irina Pateva, MD
Fellow
Department of Pediatrics
Case Western Reserve University
Fellow
Division of Pediatrics Hematology/Oncology
Rainbow Babies & Children's Hospital
Cleveland, Ohio

Barry Pelz, MD
Allergy-Immunology Fellow
Northwestern University Feinberg School of Medicine
Chicago, Illinois

Elena Elizabeth Perez, MD, PhD
Associate Professor
Department of Pediatrics
University of Miami
Associate Professor
Department of Pediatrics
University of Miami, Jackson Memorial Hospital
Miami, Florida

Farzana Perwad, MD
Assistant Adjunct Professor of Pediatrics
University of California, San Francisco
Department of Nephrology
UCSF Benioff Children's Hospital San Francisco
San Francisco, California

Christopher Petit, MD
Assistant Professor of Pediatrics
Department of Pediatrics
Emory University School of Medicine
Attending Physician
Sibley Heart Center
Children's Healthcare of Atlanta
Atlanta, Georgia

Shabnam Peyvandi, MD
Assistant Professor of Clinical Pediatrics
Department of Pediatrics, Division of Cariology
University of California, San Francisco
UCSF Benioff Children's Hospital San Francisco
San Francisco, California

Joseph A. Picoraro, MD
Postdoctoral Fellow
Department of Pediatric Gastroenterology, Hepatology and Nutrition
Columbia University Medical Center
Morgan Stanley Children's Hospital of New York-Presbyterian
New York, New York

Nelangi Pinto, MD
Associate Professor
Division of Pediatric Cariology
Department of Pediatrics
University of Utah
Salt Lake City, Utah

Pisit Pitukcheewanont, MD
Assistant Professor of Clinical Pediatrics
Department of Pediatrics
Keck School of Medicine of USC
Los Angeles, California

Jonathan R. Pletcher, MD
Associate Professor
Department of Pediatrics

University of Pittsburgh School of Medicine
Clinical Director
Department of Adolescent Medicine
Children's Hospital of Pittsburgh of UPMC
Pittsburgh, Pennsylvania

Annapurna Poduri, MD, MPH
Assistant Professor
Department of Neurology
Harvard Medical School
Attending in Epilepsy
Director, Epilepsy Genetics
Department of Neurology
Boston Children's Hospital
Boston, Massachusetts

Charles A. Pohl, MD
Professor
Department of Pediatrics
Sidney Kimmel Medical Center
Department of Pediatrics
Thomas Jefferson University/Nemours
Philadelphia, Pennsylvania

Anthony A. Portale, MD
Professor in Residence, Pediatrics
Chief, Division of Pediatric Nephrology
Medical Director, Pediatric Renal Transplant Program
Program Director, Pediatric Nephrology Fellowship Training Program
Department of Pediatrics
University of California, San Francisco
San Francisco, California

Evelyn Porter, MD, MS
Assistant Professor
Departments of Emergency Medicine and Pediatrics
University of California, San Francisco
San Francisco, California

Jill C. Posner, MD, MSCE
Associate Professor of Clinical Practice
Department of Pediatrics, Division of Pediatric Emergency Medicine
Perelman School of Medicine at the University of Pennsylvania
Attending Physician
Department of Pediatrics, Division of Pediatric Emergency Medicine
The Children's Hospital of Philadelphia
Philadelphia, Pennsylvania

Madhura Pradhan, MD, DCH
Associate Professor of Clinical Pediatrics
Department of Pediatrics
Perelman School of Medicine at the University of Pennsylvania
The Children's Hospital of Philadelphia
Philadelphia, Pennsylvania

Victoria E. Price
Division of Hematology/Oncology
Department of Pediatrics
IWK Health Centre
Halifax, Nova Scotia, Canada

Benjamin T. Prince, MD
Fellow
Department of Pediatrics
Northwestern University Feinberg School of Medicine
Division of Allergy and Immunology
Ann & Robert H. Lurie Children's Hospital of Chicago
Chicago, Illinois

Manisha Punwani, MD
Director, Child and Adolescent Psychiatry Training
Associate Professor
Department of Psychiatry
University of California, San Francisco
San Francisco, California

Latika Puri, MD
Fellow
Pediatric Hematology/ Oncology
Children's Hospital and Research Center Oakland
Oakland, California

Katherine B. Püttgen, MD
Assistant Professor
Department of Dermatology, Division of Pediatric Dermatology
The Johns Hopkins University School of Medicine
Baltimore, Maryland

Nashmia Qamar, DO
Fellow
Department of Pediatrics, Division of Allergy & Immunology
Northwestern University Feinberg School of Medicine
Ann & Robert H. Lurie Children's Hospital of Chicago
Chicago, Illinois

Keith Quirolo, MD
Clinical Instructor
Department of Pediatrics
UCSF Benioff Children's Hospital San Francisco
San Francisco, California
Director, Apheresis
Hematology
UCSF Benioff Children's Hospital Oakland
Oakland, California

Christopher P. Raab, MD
Assistant Professor
Department of Pediatrics
Sidney Kimmel Medical College of Thomas Jefferson University
Philadelphia, Pennsylvania
Staff Pediatrician
Department of Pediatrics
Nemours Alfred I. duPont Hospital for Children
Wilmington, Delaware

Kacy A. Ramirez, MD
Assistant Professor
Department of Pediatrics
Wake Forest School of Medicine
Assistant Professor
Department of Pediatrics
Brenner Children's Hospital/Wake Forest Baptist Medical Center
Winston-Salem, North Carolina

Daniel Ranch, MD
Assistant Professor
Department of Pediatrics
University of Texas Health Science Center, San Antonio
San Antonio, Texas

Sergio E. Recuenco
Epidemiologist
NCEZID/HCPP/PRB/Rabies Program
U. S. Centers for Disease Control and Prevention
Atlanta, Georgia

Richard J. Redett, MD
Associate Professor

Department of Plastic and Reconstructive Surgery
The Johns Hopkins University School of Medicine
Baltimore, Maryland

Rebecca Reindel, MD
Pediatrician
Children's Memorial Hospital
Chicago, Illinois

Michael X. Repka, MD, MBA
Professor
Wilmer Eye Institute
The Johns Hopkins University School of Medicine
Active Staff
Wilmer Eye Institute
Baltimore, Maryland

David C. Rettew, MD
Associate Professor
Department of Psychiatry
Department of Pediatrics
The University of Vermont School of Medicine
Burlington, Vermont

Leah G. Reznick, MD
Assistant Professor
Department of Ophthalmology
Casey Eye Institute
Oregon Health & Sciences University
Portland, Oregon

Hope Rhodes, MD
General Pediatrician
Assistant Professor
Department of Pediatrics
The George Washington University School of Medicine & Health Sciences
General Pediatrician
General and Community Pediatrics
Children's National Medical Center
Washington, DC

Alisson Richards, MD
Child Psychiatrist
Department of Psychiatry
Department of Pediatrics
The University of Vermont Medical Center
Burlington, Vermont

Richard C. Rink, MD
Robert A. Garrett Professor of Pediatric Urologic Research
Professor
Indiana University School of Medicine
Department of Urology
Indianapolis, Indiana

Elizabeth Robbins, MD
Clinical Professor
Department of Pediatrics
University of California, San Francisco
Clinical Professor
Department of Pediatrics
UCSF Benioff Children's Hospital San Francisco
San Francisco, California

Laura Robertson, MD
Associate Clinical Professor
Department of Pediatrics
University of California, San Francisco
UCSF Benioff Children's Hospital San Francisco
San Francisco, California

Rachel G. Robison, MD
Assistant Professor
Department of Pediatrics
Northwestern University Feinberg School of

Medicine
Attending Physician
Pediatrics, Division of Allergy & Immunology
Ann & Robert H. Lurie Children's Hospital of
    Chicago
Chicago, Illinois

Rohini Coorg, MD
Fellow, Pediatric Epilepsy
Department of Neurology
Washington University School of Medicine
St. Louis Children's Hospital
St. Louis, Missouri

Kristina W. Rosbe, MD, FAAP, FACS
Professor
Departments of Otolaryngology and Pediatrics
University of California, San Francisco
Chief of Pediatric Otolaryngology
UCSF Benioff Children's Hospital San Francisco
San Francisco, California

Rebecca Ruebner, MD, MSCE
Assistant Professor
Department of Pediatrics
University of Pennsylvania
Assistant Professor
Department of Pediatrics, Division of Nephrology
The Children's Hospital of Philadelphia
Philadelphia, Pennsylvania

Matthew J. Ryan, MD
Assistant Professor of Pediatrics
Department of Pediatrics
Perelman School of Medicine at the University of
    Pennsylvania
Attending Physician
Pediatrics
The Children's Hospital of Philadelphia
Philadelphia, Pennsylvania

Thomas G. Saba, MD
Fellow
Department of Pediatrics, Pulmonary Division
University of Michigan
C.S. Mott Children's Hospital
Ann Arbor, Michigan

Camille Sabella, MD
Associate Professor of Pediatrics
Vice-Chair for Education, Pediatric Institute
Director, Center for Pediatric Infectious
Diseases
Cleveland Clinic Children's
Cleveland, Ohio

Sabina Sabharwal, MD, MPH
Instructor
Department of Pediatrics
Harvard Medical School
Attending Staff Physician
Department of Pediatric Gastroenterology and
    Nutrition
Boston Children's Hospital
Boston, Massachusetts

Amit J. Sabnis, MD
Instructor
Department of Hematology-Oncology
UCSF Benioff Children's Hospital San Francisco
San Francisco, California

Denise A. Salerno, MD
Professor of Clinical Pediatrics
Department of Pediatrics
Temple University School of Medicine
Philadelphia, Pennsylvania

Kara N. Saperston, MD
Pediatric Urology Clinical Fellow
Department of Urology
University of California, San Francisco
San Francisco, California

Julia Shaklee Sammons, MD, MSCE
Assistant Professor
Department of Pediatrics, Division of Infectious
    Diseases
Perelman School of Medicine at the University of
    Pennsylvania
Medical Director and Hospital Epidemiologist
Department of Infection Prevention and Control
The Children's Hospital of Philadelphia
Philadelphia, Pennsylvania

Pablo J. Sanchez, MD
Professor of Pediatrics
The Ohio State University College of Medicine
Director of Clinical and Translational Research
    in Neonatology
Nationwide Children's Hospital
Columbus, Ohio

Melissa T. Sanford, MD
Resident Physician
Department of Urology
University of California, San Francisco
San Francisco, California

Emily M. Schaaf, MD
Pediatric Infectious Disease Fellow
Department of Pediatric Infectious Disease
University of Minnesota Amplatz Children's Hospital
Minneapolis, Minnesota

Adrienne M. Scheich, MD
Health Systems Clinician
Department of Pediatrics
Northwestern University Feinberg School of
    Medicine
Attending Physician
Department of Pediatric Gastroenterology
Ann & Robert H. Lurie Children's Hospital of
    Chicago
Chicago, Illinois

Rebecca Schein, MD
Assistant Professor
Department of Pediatrics
Case Western Reserve University
Physician-Infectious Disease
Department of Pediatrics
MetroHealth Medical Center
Cleveland, Ohio

Angela Scheuerle, MD
Professor
Department of Pediatrics, Division of Genetics
    and Metabolism
University of Texas Southwestern Medical Center
Dallas, Texas

Jocelyn H. Schiller, MD
Associate Professor
Department of Pediatrics and Communicable
    Diseases
University of Michigan Medical School
Pediatric Hospitalist
Department of Pediatrics and Communicable diseases
University of Michigan Health System
Ann Arbor, Michigan

Amanda C. Schondelmeyer, MD
Division of Hospital Medicine
Cincinnati Children's Hospital Medical Center

Cincinnati, Ohio

Alan R. Schroeder, MD
Clinical Assistant Professor
Department of Pediatrics
Stanford University
Palo Alto, California
Director, PICU and Chief of Pediatric Impatient
    Services
Department of Pediatrics
Santa Clara Valley Medical Center
San Jose, California

Gordon E. Schutze, MD, FAAP
Professor of Pediatrics
Executive Vice-Chairman
Department of Pediatrics
Baylor College of Medicine
Martin I. Lorin, MD, Chair in Medical Education
Texas Children's Hospital
Houston, Texas

Kathleen B. Schwarz, MD
Professor
Department of Pediatric Gastroenterology
The Johns Hopkins University
Baltimore, Maryland

Steven M. Selbst, MD
Professor
Department of Pediatrics
Sidney Kimmel Medical Center
Philadelphia, Pennsylvania
Vice-Chair for Education, Residency
Program Director
Department of Pediatrics
Nemours Alfred I. duPont Hospital for Children
Wilmington, Delaware

Samir S. Shah, MS, MSCE
Professor
Department of Pediatrics
University of Cincinnati College of Medicine
Director and Cincinnati Children's Research
    Foundation Endowed Chair
Division of Hospital Medicine
Cincinnati Children's Hospital Medical Center
Cincinnati, Ohio

Sonal Shah, MD
Fellow
Department of Pediatric Dermatology
University of California at San Francisco
San Francisco, California

Pirouz Shamszad, MD
Assistant Professor of Pediatrics
Department of Pediatrics
University of Cincinnati College of Medicine
Assistant Professor of Pediatrics
The Heart Institute, Division of Cardiology
Cincinnati Children's Hospital Medical Center
Cincinnati, Ohio

Andi L. Shane, MD, MPH, MSc
Associate Professor
Department of Pediatrics
Division of Infectious Diseases
Emory University School of Medicine
Marcus Professor, Hospital Epidemiology and
    Infection Control
Children's Healthcare of Atlanta
Atlanta, Georgia

Hemant P. Sharma, MD
Associate Division Chief, Allergy and Immunology
Children's National Medical Center

Washington，DC

Helen M. Sharp，PhD，CCC - SLP
Associate Professor
Department of Speech Pathology and Audiology
Western Michigan University
Kalamazoo，Michigan

Erin E. Shaughnessy，MD
Assistant Professor
Department of Pediatrics
University of Cincinnati
Medical Director，Hospital Medicine Surgical Service
Division of Hospital Medicine
Cincinnati Children's Hospital Medical Center
Cincinnati，Ohio

David D. Sherry，MD
Professor
Department of Pediatrics
Perelman School of Medicine at The University of Pennsylvania
Chief，Rheumatology Section
Department of Pediatrics
The Children's Hospital of Philadelphia
Philadelphia，Pennsylvania

T. Matthew Shields，MD
Assistant Professor of Pediatrics
Division of Pediatric Gastroenterology
UMass Memorial Medical Center
Worcester，Massachusetts

Rhonique Shields-Harris，MD，MHA
Assistant Professor
Department of General Pediatrics
The George Washington University
Executive Director，Public Sector
Child Health Advocacy Institute
Children's National Medical Center
Washington，DC

Kristin A. Shimano，MD
Assistant Professor of Clinical Pediatrics
Department of Pediatrics
University of California，San Francisco
San Francisco，California

Timothy R. Shope，MD，MPH
Associate Professor
Department of Pediatrics
University of Pittsburgh School of Medicine
General Academic Pediatrics
Department of Pediatrics
Children's Hospital of Pittsburgh of UPMC
Pittsburgh，Pennsylvania

Stanford Shulman
Virginia Rogers Professor of Pediatric Infectious Diseases
Northwestern University Feinberg School of Medicine
Chief
Division of Infectious diseases（Pediatric）
Ann & Robert H. Lurie Children's Hospital of Chicago
Chicago，Illinois

Stephan Siebel，MD，PhD
Clinical Fellow
Eunice Kennedy Shriver National Institute of Child Health and Human Development
Bethesda，Maryland

Brooke I. Siegel，MD
Senior Clinical Associate

Chief Resident
Department of Pediatrics
New York-Presbyterian/Weill Cornell
New York，New York

Melissa A. Simon，MD
Fellow
Department of Pediatric Ophthalmology
Oregon Health & Science University Casey Eye Institute
Portland，Oregon

Anne Marie Singh，MD
Assistant Professor
Departments of Pediatrics-Allergy and Immunology，Medicine-Allergy-Immunology
Northwestern University Feinberg School of Medicine
Ann & Robert H. Lurie Children's Hospital of Chicago
Chicago，Illinois

William B. Slayton，MD
Division Chief
Department of Pediatric Hematology
University of Florida
Gainesville，Florida

Sabrina E. Smith，MD，PhD
Adjunct Assistant Professor
Department of Neurology
Perelman School of Medicine at the University of Pennsylvania
Philadelphia，Pennsylvania
Attending Physician
Department of Pediatrics，Division of Neurology
Kaiser Permanente Oakland Medical Center
Oakland，California

Michael J. Smith，MD，MSCE
Associate Professor
Department of Pediatrics
University of Louisville
Attending Physician
Kosair Children's Hospital
Louisville，Kentucky

Lauren G. Solan，MD
Hospital Medicine Attending
Division of Hospital Medicine
Cincinnati Children's Hospital Medical Center
Cincinnati，Ohio

Patrick B. Solari，MD
Clinical Assistant Professor
Department of Pediatrics
University of Washington
Attending Physician
Emergency Medicine
Seattle Children's Hospital
Seattle，Washington

Danielle Soranno，MD
Assistant Professor
Children's Hospital Colorado
Aurora，Colorado

Angela M. Statile，MD，MEd
Assistant Professor of Pediatrics
University of Cincinnati College of Medicine
University of Cincinnati
Cincinnati Children's Hospital Medical Center
Cincinnati，Ohio

Andrew A. Stec，MD
Assistant Professor
Department of Urology

Medical University of South Carolina
Director of Pediatric Urology
Department of Urology
Medical University of South Carolina
Charleston，South Carolina

Andrew P. Steenhoff，MBBCh，DCH （UK），FCPaed（SA），FAAP
Assistant Professor
Department of Pediatrics
Perelman School of Medicine at the University of Pennsylvania
Attending Physician
Division of Infectious Diseases
The Children's Hospital of Philadelphia
Philadelphia，Pennsylvania

Robert D. Steiner，MD
Executive Director
Marshfield Clinic Research Foundation
Marshfield，Wisconsin
Visiting Professor
Department of Pediatrics
University of Wisconsin School of Medicine and Public Health
Madison，Wisconsin

Julie W. Stern，MD
Clinical Associate Professor
Pediatrics，Division of Hematology & Oncology
Perelman School of Medicine at the University of Pennsylvania
Philadelphia，Pennsylvania

C. Matt Stewart，MD，PhD
Assistant Professor
Otolaryngology，Head and Neck Surgery
The Johns Hopkins University School of Medicine
Baltimore，Maryland

F. Dylan Stewart，MD
Assistant Professor
Director of Pediatric Trauma
Division of Pediatric Surgery
Director of Pediatric Burn Unit
Johns Hopkins Children's Center
The Johns Hopkins Hospital
Baltimore，Maryland

Paul Stewart，MD
Ophthalmologist
UCSF Medical Center
San Francisco，California

Rosalyn W. Stewart，MD，MS，MBA
Associate Professor
Internal Medicine and Pediatrics
The Johns Hopkins University School of Medicine
Baltimore，Maryland

John Stirling，MD
Director，Center for Child Protection
Santa Clara Valley Medical Center
San Jose，California

Constantine A. Stratakis，MD，DSc
Senior Investigator
Eunice Kennedy Shriver National Institute of Child Health and Human Development
National Institutes of Health
Bethesda，Maryland

Paul K. Sue，MD，CM
Assistant Professor of Pediatrics
Division of Pediatric Infectious Disease
University of Texas Southwestern Medical Center
Dallas，Texas

Kathleen E. Sullivan, MD, PhD
Professor of Pediatrics
Perelman School of Medicine at the University of
    Pennsylvania
Division of Allergy and Immunology
The Children's Hospital of Philadelphia
Philadelphia, Pennsylvania

John I. Takayama, MD, MPH
Professor of Clinical Pediatrics
Site Director, Pediatric Resident Continuity Clinic
Associate Director, General Pediatrics Fellowship
    Program
Department of Pediatrics
University of California, San Francisco
San Francisco, California

Jennifer A. Talarico, MS
Clinical Research Coordinator
Division of Orthopaedic Surgery
The Children's Hospital of Philadelphia
Philadelphia, Pennsylvania

Ronn E. Tanel, MD
Professor of Clinical Pediatrics
Director, Pediatric Arrhythmia Service
UCSF Benioff Children's Hospital San Francisco
Department of Pediatrics
University of California, San Francisco
San Francisco, California

Carl Tapia, MD
Assistant Professor
Division of Pediatrics
Baylor College of Medicine
Houston, Texas

Anupama R. Tate, DMD, MHP
Associate Professor
Department of Pediatrics
The George Washington University School of
    Medicine & Health Sciences
Director, Advocacy & Research
Division of Oral Care
Children's National Medical Center
Washington, DC

Danna Tauber, MD, MPH
Assistant Professor
Department of Pediatrics
Drexel University College of Medicine
Attending Physician
Section of Pulmonology
St. Christopher's Hospital for Children
Philadelphia, Pennsylvania

Jesse A. Taylor, MD
Assistant Professor
Department of Surgery
Perelman School of Medicine at the University of
    Pennsylvania
Plastic Surgeon
Department of Plastic Surgery
The Children's Hospital of Philadelphia
Philadelphia, Pennsylvania

David T. Teachey, MD
Assistant Professor
Department of Pediatrics
Perelman School of Medicine at the University of
    Pennsylvania
Attending Physician
Department of Pediatrics
The Children's Hospital of Philadelphia
Philadelphia, Pennsylvania

Peter J. Tebben, MD
Assistant Professor
Departments of Internal Medicine and Pediatrics
Mayo Clinic
Rochester, Minnesota

Jennifer A. F. Tender, MD, IBCLC
Assistant Professor
Department of General Pediatrics
The George Washington University School of
    Medicine & Health Services
Attending Physician
General Pediatrics
The Children's National Health System
Washington, DC

M. Elizabeth Tessier, MD
Pediatric GI, Hepatology & Nutrition Fellow
Division of Pediatrics
Baylor College of Medicine
Texas Children's Hospital
Houston, Texas

Sheila Thampi, MD
Clinical Fellow-Hematology & Oncology
Department of Pediatrics
University of California, San Francisco
San Francisco, California

Liu Lin Thio, MD, PhD
Associate Professor of Neurology, Pediatrics and
    Anatomy & Neurobiology
Director, Pediatric Epilepsy Center
Washington University School of Medicine
St. Louis Children's Hospital
St. Louis, Missouri

Joanna E. Thomson, MD
Attending Physician
Division of Hospital Medicine
Cincinnati Children's Hospital Medical Center
Cincinnati, Ohio

Shannon Thyne, MD
Professor of Clinical Pediatrics
Department of Pediatrics
University of California, San Francisco
Chief of Medical Staff
San Francisco General Hospital
San Francisco, California

John E. Tis, MD
Assistant Professor
Department of Orthopedic Surgery
The Johns Hopkins Hospital
Baltimore, Maryland

Laura L. Tosi, MD
Orthopaedic Surgeon
Children's National Health System
Washington, DC

James R. Treat, MD
Pediatric Dermatologist
Division of Dermatology
The Children's Hospital of Philadelphia
Philadelphia, Pennsylvania

Maria E. Trent, MD, MPH
Associate Professor
Department of Pediatrics
The Johns Hopkins University School of Medicine
Faculty
Pediatrics
Johns Hopkins Children's Center
Baltimore, Maryland

Nicholas Tsarouhas, MD
Professor of Clinical Pediatrics
Department of Pediatrics
Perelman School of Medicine at the University of
    Pennsylvania
Medical Director, Emergency Transport Team
Associate Medical Director, Emergency Department
Division of Emergency Medicine
The Children's Hospital of Philadelphia
Philadelphia, Pennsylvania

Shamir Tuchman, MD, MPH
Assistant Professor of Pediatrics
Division of Pediatric Nephrology
The George Washington University School of
    Medicine & Health Sciences
Attending Nephrologist
Division of Pediatric Nephrology
Children's National Medical Center
Washington, DC

Krishna K. Upadhya, MD, MPH
Assistant Professor
Department of Pediatrics
The Johns Hopkins University School of Medicine
Baltimore, Maryland

Susma Vaidya, MD, MPH
Assistant Professor of Pediatrics
Department of General Pediatrics
The George Washington University School of
    Medicine & Health Sciences
Children's National Medical Center
Washington, DC

Kristin L. Van Buren, MD
Assistant Professor of Pediatrics
Division of Pediatrics, Gastroenterology,
    Hepatology & Nutrition
Baylor College of Medicine
Assistant Professor of Pediatrics
Division of Pediatrics, Gastroenterology,
    Hepatology & Nutrition
Texas Children's Hospital
Houston, Texas

Gigi Veereman, MD, PhD
Professor
Department of Pediatrics
Free University of Brussels (VUB)
Consultant
Department of Pediatric Gastroenterology and
    Nutrition
University Hospital Brussels
Belgium

Hilary Vernon, MD, PhD
Assistant Professor
McKusick-Nathans Institute of Genetic Medicine
    and Department of Medicine
Division of Pediatrics
McKusick-Nathans Institute of Genetic Medicine
The Johns Hopkins University School of Medicine
Baltimore, Maryland

Elliott Vichinsky, MD
Medical Director, CHO Hematology/Oncology
    Programs
UCSF Benioff Children's Hospital Oakland
Oakland, California

Kieuhoa T. Vo, MD
Clinical Fellow
Department of Pediatrics
University of California, San Francisco
UCSF Benioff Children's Hospital San Francisco
San Francisco, California

Patricia Vuguin, MD, MSc
Associate Professor of Pediatrics
Department of Pediatrics
School of Medicine at Hofstra University
Hempstead, New York
Pediatric Endocrinology Fellowship Director
Pediatric Endocrinology
Cohen Children's Medical Center
New Hyde Park, New York

R. Paul Wadwa, MD
Associate Professor of Pediatrics
Barbara Davis Center for Childhood Diabetes
University of Colorado School of Medicine
Aurora, Colorado

Lars M. Wagner, MD
Professor of Pediatrics
Division of Pediatric Hematology/Oncology
University of Kentucky
Chief, Pediatric Hematology/Oncology
Department of Pediatrics
Kentucky Children's Hospital
Lexington, Kentucky

Waqar Waheed, MD
Assistant Professor
Department of Neurological Sciences
University of Vermont
Burlington, Vermont

Justin T. Wahlstrom, MD
Assistant Professor
Department of Pediatrics
University of California, San Francisco
UCSF Children's Hospital
San Francisco, California

Elizabeth M. Wallis, MD
Assistant Professor
Department of Pediatrics
Medical University of South Carolina
Charleston, South Carolina

Daniel Walmsley, DO
Clinical Assistant Professor of Pediatrics
Pediatric Clerkship Site Director
Jefferson Medical College/ Nemours
Pediatrician
Nemours Pediatrics, Thomas Jefferson University
    Hospital
Philadelphia, Pennsylvania

Ming-Hsien Wang, MD
Assistant Professor
Department of Urology
The Johns Hopkins University School of Medicine
Assistant Professor
Department of Pediatric Urology
The Johns Hopkins Hospital
Baltimore, Maryland

Dascha C. Weir, MD
Instructor in Pediatrics
Harvard Medical School
Associate Director
The Celiac Disease Program
Attending Physician
Division of Gastroenterology, Hepatology &
    Nutrition
Boston Children's Hospital
Boston, Massachusetts

Peter Weiser, MD
Assistant Professor
Division of Rheumatology, Department of Pediatrics
The University of Alabama at Birmingham
Children's of Alabama
Birmingham, Alabama

Marceé J. White, MD
Assistant Professor
Department of General Pediatrics
The George Washington University
Medical Director
Mobile Health Programs
Children's National Medical Center
Washington, DC

Benjamin M. Whittam, MD, MS
Assistant Professor
Department of Urology-Pediatric Urology
Indiana University School of Medicine
Riley Hospital for Children at Indiana University
    Health
Indianapolis, Indiana

M. Edward Wilson, MD
N. Edgar Miles Professor of Ophthalmology and
    Pediatrics
Department of Ophthalmology
Storm Eye Institute
Medical University of South Carolina
Charleston, South Carolina

Erica Winnicki, MD
Assistant Professor
Department of Pediatrics
Section of Nephrology
University of California, Davis
Department of Pediatrics,
Section of Nephrology
UC Davis Medical Center
Sacramento, California

Sarah E. Winters, MD
Clinical Assistant Professor of Pediatrics
Department of Pediatrics
Perelman School of Medicine at the University of
    Pennsylvania
Philadelphia, Pennsylvania

Elaine C. Wirrell, MD
Director of Pediatric Epilepsy
Consultant
Child and Adolescent Neurology and Epilepsy
Mayo Clinic
Rochester, Minnesota

Thomas E. Wiswell, MD
Professor
Department of Pediatrics
University of Central Florida
Attending Neonatologist
Department of Pediatrics
Florida Hospital for Children
Orlando, Florida

Selma Feldman Witchel, MD
Associate Professor of Pediatrics
Department of Pediatrics
University of Pittsburgh
Fellowship Director
Pediatrics
Children's Hospital of Pittsburgh of UPMC
Pittsburgh, Pennsylvania

Char Witmer, MD, MSCE
Assistant Professor
Department of Pediatrics
Perelman School of Medicine at the University of
    Pennsylvania
Philadelphia, Pennsylvania

Margaret Wolff, MD
Assistant Professor
Departments of Emergency Medicine and Pediatrics
University of Michigan
Faculty
Department of Emergency Medicine
University of Michigan, C. S. Mott Children's
    Hospital
Ann Arbor, Michigan

Mark Wolraich, MD
Shaun Walters Professor of Pediatrics
Chief of Section of Developmental and Behavioral
    Pediatrics
Department of Pediatrics
University of Oklahoma Health Sciences Center
Oklahoma City, Oklahoma

Lily C. Wong-Kisiel, MD
Assistant Professor
Department of Neurology
Mayo Clinic
Rochester, Minnesota

George Anthony Woodward, MD, MBA
Professor
Department of Pediatrics
University of Washington School of Medicine
Chief, Medical Director
Pediatric Emergency Medicine
Seattle Children's Hospital
Seattle, Washington

Hsi-Yang Wu, MD
Associate Professor
Department of Urology
Stanford University
Stanford, California
Fellowship Program Director
Pediatric Urology
Lucile Packard Children's Hospital Stanford
Palo Alto, California

Menno Verhave, MD
Lecturer
Harvard Medical School
Attending Physician
Clinical Director, Gastroenterology
Division of Gastroenterology, Hepatology &
    Nutrition
Boston Children's Hospital
Boston, Massachusetts

Desalegn Yacob, MD
Assistant Professor
Department of Pediatrics
The Ohio State University
Attending Pediatric Gastroenterologist
Pediatric Gastroenterology
Nationwide Children's Hospital
Columbus, Ohio

Jennifer Yang, MD
Assistant Professor
Department of Urology
University of California, Davis
Sacramento, California

Michael Yaron, MD
Professor of Emergency Medicine
Department of Emergency Medicine
University of Colorado School of Medicine
Attending Physician
Emergency Department
University of Colorado Hospital
Aurora, Colorado

Yvette E. Yatchmink, MD, PhD
Associate Professor (Clinical)
Division of Developmental Behavioral Pediatrics
The Warren Alpert Medical School of Brown University
Departmental-Behavioral Pediatrician
Children's NeuroDevelopment Center
Hasbro Children's, Rhode Island Hospital
Providence, Rhode Island

Robert F. Yellon, MD
Professor of Otolaryngology
Department of Otolaryngology
University of Pittsburgh School of Medicine
Director of Clinical Services, and Co-Director
Department of Pediatric Otolaryngology
Children's Hospital of Pittsburgh of UPMC
Pittsburgh, Pennsylvania

Elizabeth H. Yen, MD
Assistant Professor
UCSF Benioff Children's Hospital San Francisco
Department of Pediatrics
Division of Gastroenterology, Hepatology and Nutrition
San Francisco, California

M. Elizabeth M. Younger, CRND, PhD
Assistant Professor
Department of Pediatric Allergy & Immunology
The Johns Hopkins University School of Medicine
Program Coordinator
Department of Pediatric Immunology
The Johns Hopkins Hospital
Baltimore, Maryland

Jenny Yu, MD
Assistant Professor
Division of Neonatology
The Johns Hopkins University School of Medicine
Neonatologist
Department of Pediatrics
Johns Hopkins Children's Center
Baltimore, Maryland

Jonathan A. Zelken, MD
Resident
Department of Plastic and Reconstructive Surgery
The Johns Hopkins University School of Medicine
Baltimore, Maryland

Karen P. Zimmer, MD, MPH, FAAP
Assistant Professor
Department of Pediatrics
The Johns Hopkins University School of Medicine
Baltimore, Maryland
Attending Physician Pediatrics
Alfred I. duPont Hospital for Children
Wilmington, Delaware

Raezelle Zinman, MD
Clinical Professor
Department of Pediatrics
Perelman School of Medicine at the University of Pennsylvania
The Children's Hospital of Philadelphia
Philadelphia, Pennsylvania

Naamah Zitomersky, MD
Instructor in Pediatrics
Harvard Medical School
Staff Physician and Physician Scientist
Department of Pediatric Gastroenterology
Boston Children's Hospital
Boston, Massachusetts

致　谢

第七版主编和作者十分感谢下列为第六版做出贡献的作者：

Ali Al-Omari

Lindsay Abenberg

Robert Baldassano

Diane Barsky

Timothy Beukelman

James Boyd

Laura K. Brennan

Genevieve L. Buser

Carla Campbell

Joy L. Collins

Kristin E. D'Aco

Dennis J. Dlugos

Naomi Dreisinger

C. Pace Duckett

Joel A. Fein

Brian T. Fisher

Brian J. Forbes

David F. Friedman

Scott M. Goldstein

Andres J. Greco

Marleine Ishak

Douglas Jacobstein

Anne K. Jensen

Peter B. Kang

Andrea Kelly

Jeremy King

Matthew P. Kirschen

Thomas F. Kolon

Sanjeev V. Kothare

Wendy J. Kowalski

David R. Langdon

Jerry Larrabee

Javier J. Lasa

Petar Mamula

Maria R. Mascarenhas

Kiran P. Maski

Hugh J. McMillan

William G. McNett

Kevin E. C. Meyers

Monte D. Mills

Divya Moodalbail

Sogol Mostoufi-Moab

Jane Nathanson

Seth L. Ness

Thomas Nguyen

Cynthia F. Norris

Juliann M. Paolicchi

Nadja Peter

Virginia M. Pierce

Jennifer R. Reid

Anne F. Reilly

Michelle T. Rook

Ann Salerno

Matthew G. Sampson

Samantha A. Schrier

Mitchell R. M. Schwartz

Teena Sebastian

Daniel Shumer

Jessica Wen

Alexis Weymann

Albert Yan

Andrew F. Zigman

译者的话

当出版社和我初次讨论翻译原著时,我理解为就是翻译一本常规的儿科指南,而这对于我们来说再熟悉不过。此类图书,如国外的《尼尔森儿科学》,国内的各类儿科诊疗指南,对于儿科医生临床工作有很大的帮助。

但原著一翻开就令我耳目一新,这是一本可在普通儿科医生和专科儿科医生中广泛使用的临床参考书,内容覆盖面广,涵盖儿科 500 余种疾病,内容翔实丰富。原著名为"*The 5-Minute Pediatric Consult Standard*",我们把中文版书名翻译为《儿科 5 分钟速查》。顾名思义,其内容简明扼要,原著中一个疾病的内容排在 2 页内,可在 5 分钟内读完,由此就能知道疾病的概况。中文版参照原著编排方法,按疾病名称的拼音字母顺序排列,编排方式新颖,非常便于医生查询。每种疾病按照基础知识、诊断、治疗、后续治疗与护理、疾病编码、常见问题与解答等项目,每项内容仅以纲目式列出,简要鲜明,重点突出,令读者印象深刻,即使是非常重大的疾病也同样表述得言简意赅,条理清晰,非常实用。本书非常适合作为广大儿科医生的临床指导和参考用书。

因《儿科 5 分钟速查》涉及儿科学的方方面面,复旦大学附属儿科医院全部临床科室均参与了此书的翻译工作,编委近 30 人,均为儿科医院高级职称专家;翻译团队 100 余人,包括儿科各专科临床医生。按照出版社要求,在译书过程中遵循"信、达、雅"的翻译原则,在翻译过程中首先理解作者意图和内容,在文字上转换为我国儿科医师的常用表达,力求措辞准确、易于理解;经过审校专家的精雕细琢,文字更加流畅、准确,重点更加突出。同时,非常感谢上海科学技术出版社的信任和指导,为我院顺利翻译此书做了大量的基础工作。

由于时间有限,编译工作中不足之处在所难免,希望广大读者拨冗指正,以便在今后工作中更臻完善。

黄国英

复旦大学附属儿科医院

2016 年 9 月

英文版前言

第三年的医学生们上周五在加利福尼亚大学旧金山分校(UCSF)贝尼奥夫儿童医院的新生儿室轮转中,接到一项看似简单的任务,要求每位医学生任选一个关于新生儿的主题进行演讲,并限制演讲时间不超过 3 分钟。当然,有人认为简短的演讲准备起来更简单、快捷。但是,最后很多医学生发现,实际上在短短 3 分钟时间里要讲出一些实质性的内容是富有挑战性的。简短的演讲中,用以讨论疾病的关键概念、病理生理以及更重要的诊断和治疗问题的时间都十分有限。周五上午,医学生们只能从众多信息中选取最重要的部分来演讲。他们需要做出取舍,学习成为行家,用慧眼识别哪些临床问题值得演讲。这项任务说明了保持语言简洁的困难以及临床教学的艺术性和技巧性。虽然马克·吐温不是医学院的儿科医生,但是他曾有妙语"我没有时间写一封简短的信,所以只好写一封长信",我想他深谙有效沟通的讽刺意味。

我一直对我的那些老师和同事们印象颇深,他们可以在短暂的时间里简单高效地进行教学。这些同事们可以在查房中见缝插针地进行几分钟的精彩教学,而且他们的会诊意见永远最有价值。这本《儿科 5 分钟速查》囊括了所有见解深刻、高效的临床会诊意见。每位作者力求为繁忙的临床医师提供易于理解且使用高效的临床会诊意见。

《儿科 5 分钟速查》可以更新至第七版,这确是一件幸事。宾夕法尼亚大学佩雷尔曼医学院的 M. William Schwartz(MD)主编了本书第一版,为儿童卫生保健专业人员提供了全面的不可或缺的资源。第一版在 1997 年出版。在过去的 20 年里,《儿科 5 分钟速查》持续畅销是先前作者和编辑以及制作人员出色工作的见证。

第七版在先前版本基础上再度创新。在最新版中,Carlton K. K. Lee(PharmD,MPH)进行了药物校对。为许多主题增加了新的章节,包括儿童牙齿健康问题(如龋齿、牙齿健康和预防、牙齿感染)、精神疾病(如抑郁症、分离焦虑障碍、拔毛癖),并为一些其他疾病增加了新章节(如周期性呕吐综合征、舌系带缩短、2 型糖尿病)。许多章节进行了重组,反映出临床医师可能面对更多样的临床情况(如高钙血症、低钙血症、白细胞增多症),另外一些主题体现出临床医师可用的新的治疗手段(如益生元)。

一些新的主题大体上反映了儿童疾病和儿童保健的流行病学变化。随着儿童肿瘤治疗的逐步成功,目前罹患肿瘤的儿童有 4/5 已获得长期生存,但接近 2/3 的幸存者面临与其原发病及治疗相关的慢性健康问题,因此,我们为关注这些患儿的初级保健医师和亚专科医师增添了有关肿瘤治疗后遗症的主题。此外,早产儿的诊疗护理在儿科临床中相当常见,我们增添了胎粪吸入综合征、新生儿脑病、呼吸窘迫综合征及早产儿视网膜病等主题。虽然这些疾病临床上主要发生在新生儿重症监护治疗病房(NICU),但很多后续跟进 NICU 出院患儿的初级保健医师需要了解这些疾病预后、随访或持续护理的问题的临床精要信息。

最后,我们意识到很多使用本书的临床医师同样在临床教学和不同水平学员的培训中发挥着关键作用。鉴于此,Terry Kind(MD,MPH)在本书中创作并更新了"5 分钟教员"。这四个主题(带教、直接观察、反馈、临床推理)是由经验丰富的教育专家编写,他们为如何在繁忙的临床环境中成为一名更有效的临床教员提供高效、实用、易于接受的意见。

由于这些改变,目前这一版的主题超过 500 个,编写者既有新作者,也有以前版本的老作者。这些编者巧妙地从大量信息中针对临床问题提炼出简单易懂的 5 分钟梗概或会诊意见。虽然每个主题只有简短的 2 页,但每一主题都代表着多年的临床经验和长时间的研究、写作和编辑。

我非常荣幸拥有一支精彩多样、杰出、有才华的副主编团队来一起组织编写这本书,他们为每个主题征招了学识渊博的作者。Ronn E. Tanel(MD)才华横溢,担任本书以前版本的副主编,为本书提供了不同版本间的良好衔接。新的副主编有 Paul Brakeman,MD,PHD;Megan L. Curran,MD;Linda A. DiMeglio,MD,MPH;W. Christopher Golden,MD;Robert E. Goldsby,MD;Adam L. Hartman,MD;Terry Kind,MD,MPH;Carlton K.K. Lee,PharmD,MPH;Jenifer R. Lightdale,MD,MPH;Camille Sabella,MD。这是一个由临床医师、教育家、编辑和学者组成的"梦幻"团队。他们在对每个章节、每篇草稿编辑和校对中的每个评论,都让我获益良多。最后,我向 Absolute Service,Inc. 和 Wolters Kluwer 的工作人员表示感谢,包括 Rodel Fariñas,Rebecca Gaertner,Ashley Fischer 和 Jamie Elfrank,他们使这部作品得以完美呈现。

在《儿科 5 分钟速查》第六版的序言中,Schwarz 医生写道:"以很多种方式参与医学生教育⋯⋯并且参观许多家医院,我亲眼看到这本书是如何帮助学生、儿科初级保健医师和护士的,《儿科 5 分钟速查》实至名归。"

作为从先前《儿科 5 分钟速查》中获益的学员和儿科初级保健医师之一,我希望新版将继续成为临床工作者的良师益友,并继续帮助下一代致力于儿童健康的学生和医护人员。

MICHAEL D. CABANA,MD,MPH
San Francisco,2015

目录 1

目录 2

1 型糖尿病 Diabetes Mellitus, Type 1

R. Paul Wadwa　裴舟 译 / 罗飞宏 审校

基础知识

▪ 描述

1 型糖尿病是一种胰岛 β 细胞破坏导致的自身免疫性疾病。β 细胞的破坏导致胰岛素缺乏,进而产生高血糖,同时扰乱能量储存和能量代谢。严重的胰岛素缺乏会导致酮症、酸中毒、脱水、休克甚至死亡。

▪ 流行病学

- 儿童期最常见的内分泌疾患。
- 在北欧白种人后裔中更常见。

发病率

- 美国 10～19 岁青少年的年发病率约为 19/10 万。
- 1 型糖尿病的发病率正以每年 3% 的速度增长,年幼儿童中增长更快。

患病率

- 美国 0～19 岁儿童中 1 型糖尿病的患病率约为 2/1 000。

> **注意**
> 儿童期起病的糖尿病中约有 2% 为青少年的成人起病型糖尿病(MODY)或其他遗传性糖尿病。

▪ 危险因素

遗传学

- 6 号染色体上 HLA 区域多态性(MHC 抗原 DR3 和 DR4)可使患 1 型糖尿病风险增加 5～6 倍。
- MODY 是由于单基因突变导致的胰腺发育或胰岛素分泌缺陷,进而出现部分性胰岛素缺乏,常呈常染色体显性遗传。MODY 是小部分儿童期糖尿病的发病原因。

▪ 病理生理

- 胰岛 β 细胞的丢失导致胰岛素分泌缺乏,产生高血糖和分解代谢占优势。
- 高血糖可导致高渗透压、多尿以及小血管损伤。
- 分解代谢旺盛可产生酮症、体重减轻和代谢性酸中毒。

▪ 病因

- 1 型糖尿病。

- 环境因素(可能是病毒)刺激胰岛 β 细胞表面表达抗原。
- 细胞毒淋巴细胞募集。
- 生成抗胰岛素和抗胰岛细胞抗体(包括 GAD65、ICA512、ZnT8)。
- 进行性炎症、自身免疫性 β 细胞丢失导致胰岛素缺乏。
- β 细胞的自身免疫性破坏在遗传易感人群中更常见。

▪ 常见相关疾病

- 自身免疫性甲状腺疾病。
- 桥本病(甲状腺功能减退)多于 Graves 病(甲状腺功能亢进)。
- 乳糜泻。
- 合并其他自身免疫性疾病较罕见,如斑秃、类风湿性关节炎。
- 抑郁。
- 长期高血糖后会出现血管并发症。
- 小血管。
  - 肾脏病变。
  - 视网膜病变。
  - 神经病变。
  - (请于"患者监测"部分查看随访建议)。
- 大血管。
  - 外周血管病。
  - 心血管疾病。

诊断

▪ 病史

- 前驱症状时间长短有个体差异:学龄前儿童数日,青少年数月。
- 多尿、夜尿、遗尿和高血糖(>10 mmol/L)有关。
- 烦渴:由多尿、高渗继发引起。
- 多食:尿糖中可流失相当多的热量,进而引起多食,然而多食多不明显。
- 体重减轻:脱水加热量丢失。
- 酮症、酸中毒、电解质紊乱、高渗可引起精神不振、恶心、呕吐、腹痛、通气过度、乏力。
- MODY 通常无症状。

▪ 体格检查

- 体重减轻是新发 1 型糖尿病的常见表现。
- 念珠菌性阴道炎和龟头炎在 1 型糖尿病青少年中常见。

- 酮症酸中毒患者:脱水、过度通气。

▪ 诊断检查与说明

实验室检查

- 根据血糖水平诊断。
- 空腹血糖 ≥ 7 mmol/L,随机血糖 ≥ 11.1 mmol/L,或糖耐量试验(OGTT)2 h 血糖≥11.1 mmol/L,除外应激性高血糖。
- 无症状高血糖需要重复检查以明确。
- 尿糖可仅轻度升高。
- 尿酮于 1 型糖尿病或 2 型糖尿病中均可出现。
- 出现尿酮或酮症,应查血清碳酸氢根以除外糖尿病酮症酸中毒(DKA)。
- HbA1c 反应前 2～3 个月的血糖水平,通常在诊断时均明显上升。
- 谷氨酰脱羧酶抗体(GAI)、胰岛细胞、ZnT8 和(或)胰岛素抗体在大多数(80%～90%)新发 1 型糖尿病患者中可出现升高。
- 某些出现高血糖和酮症的患者并不能鉴别 1 型与 2 型糖尿病,需要可能长达数月的随访来明确。

▪ 鉴别诊断

- MODY。
- 2 型糖尿病(多发生在肥胖的青春期孩子中)。
- 尿路感染引起的多尿。
- 肾性糖尿。
- 应激导致的高血糖。
- 药物导致的高血糖(甾体类激素)。
- 心因性多饮。
- 肺炎(DKA 患者中可出现)。
- 败血症(DKA 患者中可出现)。
- 急腹症(DKA 患者中可出现)。

治疗

▪ 药物治疗

(胰岛素用法请于"一般措施"部分查看)
1 型糖尿病需胰岛素治疗。

- 胰岛素。
- 速效类似物。
  - 门冬胰岛素(诺和锐)、赖脯胰岛素(优泌乐)、赖谷胰岛素(艾倍得)。
  - 5～15 min 起效,峰值 60～90 min,持续

2～5 h。

- 短效。
  ○ 常规胰岛素用于 IV 给药,可皮下注射。
  ○ 皮下注射起效时间 30～60 min,峰值 2～3 h,持续 6～9 h。
- 中效。
  ○ NPH(优泌林 N、诺和灵 N)。
    ■ 起效时间 1～2 h,峰值时间 3～8 h,持续12～15 h。
    ■ 有长效制剂时应用较少。
- 长效类似物。
  ○ 地特胰岛素(诺和平),甘精胰岛素(来得时)。
  ○ 起效 3～4 h,无明显峰值,持续 20～24 h。
  ○ 其他长效类似物仍在研究中但均未获 FDA 批准,Degludec 已获欧盟准入。

其他治疗

一般措施

- 应定量灵活地使用胰岛素。
- TDD(胰岛素 24 h 总量)通常为 0.7～1.2 U/(kg·24 h);有酮症表现、肥胖以及青春期者应加量。
- 蜜月期用量可减少。
- 定时胰岛素用法可减少胰岛素注射次数,但应计划胰岛素注射及饮食配合。
- 历史上常用的定时胰岛素注射方法有:上午 2/3 TDD(1/3 短效,2/3 中效),晚上 1/3(1/2 短效,1/2 中效)于晚餐时或晚餐与睡前之间注射。
- 较灵活的胰岛素用法多为基础胰岛素加餐前(碳水化合物摄入前或高血糖时)大剂量速效胰岛素。
- 基础剂量。
- 40%～50% TDD 为一次注射的长效胰岛素,如甘精胰岛素(来得时)或地特胰岛素(诺和平)。
- 有时这些长效胰岛素也可分成两次间隔 12 h 注射。
- 进餐或点心时应根据碳水化合物量和 BG 注射大剂量速效胰岛素(赖脯胰岛素或门冬胰岛素)。
- 碳水化合物覆盖量(1 U 胰岛素可覆盖的碳水化合物克数)可用 TDD 除以 500 来计算。
- 高血糖覆盖量("纠正剂量")可通过 TDD 除以 1 800 来计算。
- 另一种灵活使用皮下胰岛素的方法是采用泵持续给入基础量。
- 患者手动在餐前或需要纠正血糖的时候泵入大剂量胰岛素。
- 剂量使用方法类似。

后续治疗与护理

▪ 患者监测

- 应每个 3 月到糖尿病专科医生处检查评估:
- 每次测量 HbA1c(儿童建议控制在 7.5% 以下)。
- 判断糖尿病是否影响到心理健康、家庭关系、学校考勤、体育运动或社会关系。
- 判断在家中的胰岛素使用是否减少因低血糖或 DKA 住院的风险,是否可察觉到低血糖出现,是否有胰高血糖素,进行酮体检测,以及电话是否可联系。
- 检查内容:生长速度、体重、血压、甲状腺是否肿大、肝脏大小、发育情况、胰岛素注射部位、足和皮肤病变。
- 定期/按需咨询营养师以调整饮食。
- 咨询心理医生或社工以改善心理问题。
- 定期随访检查是否存在远期并发症。
- 12 岁以上儿童,3～5 年糖尿病程者每年随访尿微量蛋白。
- 定期检查血脂,甲状腺功能筛查(T_4、TSH 或 TSH 及甲状腺抗体),乳糜泻筛查。
- 10 岁以上儿童,3～5 年糖尿病程者每年眼科随访检查。

▪ 饮食事项

- 1 型糖尿病饮食的教育应重点强调均衡饮食与胰岛素注射的配合。
- 建议热量分布:55% 碳水化合物(建议复合食物)、30% 脂肪、15% 蛋白质。
- 定时胰岛素注射需要在两餐间及睡前增加点心。
- 碳水化合物计算是胰岛素疗法的基础,有助于维持剂量稳定。
- 减少饱和脂肪酸、反式脂肪酸、快速消化的碳水化合物和盐的摄入对糖尿病有益。

▪ 患者教育

- 每天在家至少进行 6 次 BG 测量。多数患者需要更多的测量次数:餐前、有低血糖感觉或生病时。
- 更换部位进行胰岛素注射。
- 轻度低血糖需要进食碳水化合物,严重低血糖者需给予胰高血糖素 0.5～1 mg 肌注(20 kg 体重以下儿童可适当减量)。
- 运动。

- 运动增加可降低 BG、减少胰岛素用量。
- 1 型糖尿病患者运动时常需要额外的碳水化合物或减少胰岛素剂量以避免出现低血糖。
- 运动前后测量血糖以预防低血糖。
- 饮食:计算碳水化合物量。
- 预防:患儿高血糖或生病时查尿酮,出现酮体时胰岛素应加量。

▪ 并发症

- DKA:是儿童 1 型糖尿病最常见的住院原因和死亡原因。参见"糖尿病酮症酸中毒"。

> **注意**
> DKA 应急诊或住院治疗。DKA 出现脑水肿或其他并发症的可能性很高。

- 低血糖。
- 这是常见的急性并发症,应适当限制血糖目标。
- 严重低血糖可导致惊厥或昏迷。
- 加强血糖控制可减少糖尿病造成的以下长期危害。
- 肾病:微量白蛋白尿和高血压是成人前期最常见的表现。
- 视网膜病变:儿童期可出现血管变化,但通常不出现视力减退。
- 神经病变:常见神经传导速度降低,皮肤感觉异常通常最早出现。
- 血管病变:儿童期可出现大血管病变,但临床症状多在成人期出现。
- 糖尿病母亲对胎儿的影响:孕早期易发生出生缺陷,后期导致巨大儿。
- 生长停滞(Mauriac 综合征)和性成熟延迟。
- 抑郁,家庭压力,高离婚率。

疾病编码

ICD10

- E10.9 胰岛素依赖性糖尿病不伴有并发症。
- E10.8 胰岛素依赖性糖尿病伴有未特指的并发症。
- E10.21 胰岛素依赖性糖尿病伴糖尿病肾病。

常见问题与解答

- 问:1 型糖尿病患者的兄弟姐妹患 1 型糖

尿病的概率是多少?

• 答:一级亲属(兄弟姐妹、后代)患病率为 5%~10%,同卵双胞胎患病率为 40%~50%。

• 问:有哪些最新的控制血糖的装置?

• 答:动态血糖监测可了解患者一天的血糖变化、是否存在未知的高/低血糖和治疗效果,减少夜间严重低血糖的发生。根据血糖

水平输注胰岛素的泵("人工胰腺")目前在研制中。市面上目前已经有在低血糖时停止胰岛素输注的泵。

22q11.2 缺失综合征
(迪格奥尔格综合征,腭心面综合征)

22q11.2 Deletion Syndrome
(DiGeorge Syndrome, Velocardiofacial Syndrome)

Anne S. Bassett
Donna M. McDonald-McGinn
侯佳 译 / 王晓川 审校

 基础知识

描述

22q11.2 缺失综合征,以往称为迪格奥尔格(DiGeorge)综合征或腭心面综合征,是累及多系统的疾病,具有不同严重程度和不同数量的特征性表现,包括发育迟缓、学习困难、先天性心脏畸形、腭部异常,尤其是腭咽闭合不全、低钙血症,以及细微面部畸形。

• 罕见(≤1%),新生儿有严重 T 细胞免疫缺陷。

• 学习障碍通常为临界性;严重的罕见。

• 可治疗性精神疾病常见。

流行病学

患病率估计为 1/2 000 活产儿。

危险因素

遗传学

• 与半合子 22q11.2 微缺失相关。

• 多达 10% 的新诊断病例为遗传性。

• 患者每一次生育怀孕有 50% 再现风险。

病理生理

第 3 和第 4 咽弓发育畸形可能为部分发病机制。

 诊断

病史

• 该综合征在所有年龄不易辨认;因此,任何有多系统特征的儿童均应被怀疑。

• 多达 60% 的病例因甲状旁腺功能减退,发生新生儿期和迟发性低钙血症。

• 任何器官系统的先天性畸形,典型的心脏畸形,尤其是 B 型主动脉弓离断、间隔缺损、法洛四联症伴或不伴肺动脉闭锁、动脉单干

以及血管环。

• 生长迟缓、吞咽困难、胃食管反流病(GERD),偶见生长激素缺乏。

• 反复感染、自身免疫性疾病。

• 发育迟缓,尤其语言。

• 惊厥。

• 焦虑、强迫症和注意缺陷障碍、精神分裂症。

体格检查

细微面部畸形(如颧骨低平、眼睑赘皮、耳郭畸形、小嘴、小颌畸形;管形鼻、球形鼻尖伴鼻翼发育不全),在非高加索人中不容易被识别。

• 认知及行为异常。

• 说话鼻音重。

• 心脏杂音。

• 甲状腺功能减退;甲状腺功能亢进。

• 肾脏及泌尿生殖系统畸形。

• 脊柱侧凸;其他骨骼畸形,如多指趾畸形和蝶形椎骨。

• 反复中耳炎;听力损害。

• 血小板减少症;脾大。

• 幼年型类风湿关节炎。

• 牙釉质发育不全;慢性龋齿。

诊断检查与说明

实验室检查

• 全基因组微阵列,多重连接探针扩增(MLPA),或用特异探针的荧光原位杂交(FISH)(可能遗漏较小的缺失):

- 人类最常见的微缺失。

- 父母也需要检测缺失。

• 全血细胞计数及分类。

• 血钙和甲状旁腺激素(PTH)。

• 促甲状腺激素(TSH)。

• 新生儿:

- 流式细胞术。

• 9~12 个月龄(接种活疫苗前):

- 流式细胞术。

- 免疫球蛋白。

- T 细胞功能。

影像学检查

• 超声心动图。

• 肾脏超声。

• 颈椎 X 线片。

• 其他,依据病史和体征。

其他

• 听力评估。

• 眼科评估。

治疗

其他治疗

一般措施

• 检查心脏是否有主动脉根部扩张。

• 补充维生素 D(伴有低钙血症者需要补充 1,25 -羟维生素 D 和钙)。

• 标准治疗通常对每种相关病症有效。

• 根据患儿特征和表现,需要咨询和(或)随访:

- 神经科。

- 心脏科以明确主动脉弓解剖(位置和分支模式)。

- 口腔科、耳鼻喉科。

- 胃肠科或喂养组。

- 内分泌科。

- 婴儿刺激;教育咨询。

- 对说话和语言延迟进行语言和认知干预。

- 儿童精神科。

- 牙科。

- 免疫科以监测 T 细胞异常、反复感染、过敏、自身免疫性疾病。

- 重症免疫缺陷病者需要配对同胞骨髓移植或胸腺移植。

• 特别考虑外科、产科、急性损伤:
- 机体应激时低钙血症的风险。
• 对婴儿的特别考虑:
- 生后不接种活疫苗。
- 巨细胞病毒阴性的照射血制品。
- 流感疫苗。
- 预防呼吸道合胞病毒。
- 严重 T 细胞功能异常者避免活病毒疫苗。这些患儿可能需要免疫球蛋白替代治疗以避免感染。
- 多数 CD4 阳性细胞计数＞500/mm³ 的患儿接种活病毒疫苗是安全有效的。
- 对以下患儿考虑水痘免疫球蛋白:未知体液免疫状态或有明确的体液免疫缺陷及有水痘暴露史。如果患儿发生水痘并有严重 T 细胞缺陷,需要阿昔洛韦静脉治疗。

后续治疗与护理

■ 随访推荐

患者监测
• 主动脉根部扩张的心脏监测。
• 生长和发育监测。

• 听力监测。
• 出现内分泌、精神、自身免疫、骨骼和其他疾病的监测。
• 对青少年、转诊至成人科时进行遗传和生育咨询。

■ 预后

• 多数患者可存活至儿童期,伴有严重先天性心脏畸形或重症免疫缺陷者除外。
• 随着患者发育和进入成人期,出现可治性的精神疾病(如约 1/4 发展为精神分裂症)、自身免疫现象以及神经后遗症的风险增加。
• 成人期的功能与智力缺陷程度密切相关,其次与严重精神疾病的程度相关。与未患病的同胞相比,患者成人期的死亡率升高。

■ 并发症

• 在新生儿期,患者可出现低钙手足搐搦及惊厥、心脏畸形的表现、鼻反流、GERD、吞咽困难以及反复感染。
• 之后,患者常出现语言、神经、发育和(或)

行为问题。
• 患者发生多种迟发性疾病,包括自身免疫性疾病、肥胖以及精神疾病。

疾病编码

ICD10
• Q93.81 腭心面综合征。
• D82.1 迪格奥尔格综合征。

常见问题与解答

• 问:患者会有严重智力障碍吗?
• 答:多数 22q11.2 缺失综合征患者的智商(IQ)在临界范围,约 30% 降至轻度智力缺陷范围,少数患者在平均水平,极少数降至中至重度智力缺陷范围。许多儿童的语言与行为 IQ 相差＞10 分,因此整体 IQ 往往不能反映真实的功能性潜力,认知康复治疗方案应该根据每个患儿的相对强项和弱项制订。

---

2 型糖尿病 Diabetes Mellitus, Type 2

Wendy J. Brickman   裴舟 译 / 罗飞宏 审校

基础知识

■ 描述
满足糖尿病诊断标准,有胰岛素抵抗和胰岛素相对不足的表现。

■ 流行病学
• 近 30 年 2 型糖尿病(T2DM)发病率逐渐升高。
• 15%～86% 新发 T2DM 为 10～19 岁的青少年,不同人群差异较大。
• 发病率(0～19 岁儿童):
- 皮马印第安人:每年 5 100/10 万。
- 非裔美国人:每年 106/10 万。
- 西班牙人:每年 46/10 万。
- 非西班牙白种人:每年 18/10 万。

■ 危险因素
• 女性。
• 少数民族。

• 青少年(10～19 岁)。
• 青春期。
• 妊娠糖尿病女性患者的后代。
• 有 T2DM 家族史。
• 超重儿、宫内发育迟缓。
• 空腹血糖异常:空腹血糖 100～125 mg/dl(5.6～6.9 mmol/L)。
• 糖耐量受损:OGTT 2 h 血糖 140～199 mg/dl(7.8～11 mmol/L)。

■ 病理生理
• 特征性改变:胰岛素抵抗、β 细胞功能受损。
• 胰岛素抵抗:
- T2DM 患儿多有胰岛素抵抗。
- 由于胰岛素受体磷酸化异常,导致各器官组织对胰岛素敏感性下降(肌肉、肝脏、脂肪)。
- 为了维持血糖正常,胰岛素代偿性增加。
- β 细胞功能受损时,胰岛素分泌不足,导致血糖升高,进而导致糖尿病。

诊断

• T2DM 多有以下表现:
- 有 T2DM 家族史。
- 超重、肥胖(BMI≥第 85 百分位数)。
- 黑棘皮症。
- β 细胞有残余功能。
- 无自身免疫性糖尿病。

■ 病史
• 多无症状。
• 多尿。
• 多饮。
• 体重下降。
• 视物模糊。
• 夜尿增多。
• 黑棘皮症。
• T2DM 家族史。
• 母亲妊娠糖尿病。
• 可能导致血糖升高的药物:糖皮质激素、

生长激素、抗精神病药、他克莫司。

■ 体格检查

- 超重（第 85 百分位数≤BMI＜第 95 百分位数）或肥胖（BMI≥第 95 百分位数）。
- 高血压。
- 黑棘皮症。
- 阴道念珠菌病。

■ 诊断检查与说明

实验室检查

- 糖尿病的诊断。
- HbA1c≥6.5%。
- 使用美国国家糖化血红蛋白标准化计划（NGSP）标准化方法。
- 当血细胞更新增快时假阴性增加。
- 空腹血糖≥126 mg/dl（7 mmol/L）。
- OGTT 2 小时血糖≥200 mg/dl（11.1 mmol/L）。
- 初始时，5 min 内口服葡萄糖 1.75 g/kg（最大量 75 g）。
- 120 min 时测量血糖。
- 如果没有症状，可以重复 OGTT。
- 随机血糖大于 200 mg/dl，有糖尿病的症状。
- 辨别 1 型糖尿病、2 糖尿病。
- C 肽、胰岛素：
- T2DM 中，多正常或者升高。
- C 肽、胰岛素低不能排除 T2DM。
- 糖尿病抗体：
- 多阴性。
- 胰岛自身抗体、胰岛素、胰岛细胞、IA－2、GAD、ZnT8。
- 酮症酸中毒、糖尿病高渗状态。
- 尿酮。
- 如果尿酮（＋），进一步检查：
- 血气：pH＜7.30。
- HCO₃⁻＜15 mEq/L。
- 如果尿酮（－）或者较低，但是有临床症状，要考虑糖尿病高渗状态：
- 血糖＞600 mg/dl（33 mmol/L）。
- 血浆渗透压＞330 mOsm/kg。
- 血气 HCO₃⁻＞15 mEq/L[①]。

■ 鉴别诊断

- T1DM。
- 不典型糖尿病。
- 药物导致的糖尿病。
- 青少年的成人起病型糖尿病（MODY）。

- 单基因异常导致的血糖调节异常。
- B 细胞功能异常。
- 可以有超重、肥胖。
- 可以通过基因检测加以明确。
- 肾性尿糖。
- 应激性高血糖。

注意

可以采取与 T1DM 类似的胰岛素治疗方法治疗 T2DM，直到临床表现和实验室检查提示其他问题。

治疗

- 以下主要讲述无酮症酸中毒和糖尿病高渗状态的治疗。
- 治疗目标：①控制低血糖和高血糖；②控制和延缓并发症。

■ 药物治疗

胰岛素。

- 初始阶段可以采用胰岛素治疗，直至临床症状和实验室检查支持 T2DM 而不是 T1DM。
- 即使诊断为 T2DM，但是血糖＞250 mg/dl 或者 HbA1c≥9%，仍首选胰岛素治疗。
- 基础-大剂量胰岛素。
- 总剂量（TDD）0.5～1 U/(kg·d)。
- 睡前给予 40% 长效胰岛素。
- 根据摄入碳水化合物的量计算短效胰岛素的剂量。
- 1 U 胰岛素对应 500/TDD 碳水化合物（g）。
- 餐前高血糖者，根据敏感系数计算短效胰岛素剂量。
- 敏感系数（X）＝1 800/TDD。
- 调整血糖至 120～150 mg/dl。
- 上述胰岛素治疗方案增加了灵活性，减少了每天至少注射 4 次时发生低血糖的风险。
- 血糖控制且诊断倾向 T2DM 时，可以停止胰岛素治疗。

胰岛素治疗因人而异，也可选择其他降糖药联合治疗以减少胰岛素注射次数，但是需要严格控制饮食，密切监测血糖。
- 2 次注射：预混。
- 早餐前：2/3 量。
- 晚餐前：1/3 量。
- 3 次注射：

- 早餐前：2/3 量（2/3 中效，1/3 短效）。
- 晚餐前：1/9 量（短效）。
- 睡前：2/9 量（中效）。
- 胰岛素治疗常见的不良反应是低血糖，尤其在饮食减少、口服降糖药时，此时需要根据具体情况调整胰岛素剂量。

二甲双胍

- 唯一被 FDA 批准的适用于儿童 T2DM 的降糖药。
- 适用于随机血糖＜250 mg/dl、HbA1c＜9% 的 T2DM 患者。
- 初始剂量 500 mg/d，每 1～2 周增加 500 mg 直至最大剂量 2 000 mg/d。
- 不良反应。
- 短期：厌食、胃肠胀气、腹痛。
- 长期：乳酸酸中毒（需避免肾衰竭、缺氧、肝脏疾病）、维生素 B₁₂ 缺乏。
- 择期手术或增强造影前 48 h 停药。

■ 其他疗法

控制体重。

- 运动。
- 每天锻炼 60 min。
- 可以分次运动。
- 从少量逐渐增加。
- 治疗骨科、呼吸系统疾病。
- 避免静止不动。
- 减少静止不动的时间。
- 每天看电脑、电视最多 2 h。
- 卧室内不放电视。
- 营养。
- 健康饮食。
- 参照《营养学会循证营养实践指南——儿童体重管理》。
- 手术治疗。
- 如胃部切除术，但目前应用不多。

后续治疗与护理

■ 随访推荐

- 血糖监测。
- 使用胰岛素：餐前、睡前。
- 口服降糖药：空腹、睡前。
- 疾病、调整剂量时增加用量。
- 血糖平稳时减少用量。
- 每 3 个月复查 HbA1c。
- 当 HbA1c 小于 7% 时，调整治疗方案。

---

① 1 mEq/L＝1 mmol/L。

- 研究表明,单一二甲双胍控制血糖效果欠佳,需要增加其他降糖药物。
- 其他建议:
- 夜间使用长效胰岛素。
- 餐时使用短效胰岛素。
- 口服降糖药。
- 通过增加对治疗计划的依从性来避免发生酮症酸中毒和糖尿病高渗状态。
- 监测血糖,调整药物剂量减少低血糖的发生。
- 关于儿童 T2DM 发生发展的过程目前知之甚少。SEARCH 和 TODAY 研究增加了大家对微血管疾病的关注。
- T2DM 早期要关注患儿微血管病变情况。
- 针对微血管病变的相关建议。
- 视网膜病变。
- 明确诊断后,每年复查。
- 可采用激光光凝术干预。
- 尿微量蛋白。
- 明确诊断后,每年复查。
- 随机尿微量蛋白 30~200 mg/kg 时为异常。
- 收集隔夜尿液,20~199 μg/min 时为异常。
- 采用肾素-血管紧张素转化酶抑制剂(ACEI)治疗,直至检查结果恢复正常。
- 外周神经病变。
- 明确诊断后,每年复查。
- 主要表现为足、腿等部位的感觉改变。
- 自主神经病变。
- 明确诊断后,每年复查。
- 表现为心动过速、体位性低血压、胃轻瘫。
- 心血管系统。
- 治疗高血压、血脂异常、戒断综合征。

■ 转诊问题

- T2DM 多合并其他疾病,共同引起并发症。
- 包括:
- 高血压。
- 高血脂。
- 抑郁。

- 睡眠呼吸暂停综合征(OSAS)。
- 非酒精性脂肪肝。
- 股骨头滑脱症。
- 多囊卵巢综合征(PCOS)。
- 牙齿异常。

疾病编码

ICD10

- E11.9 非胰岛素依赖性糖尿病不伴有并发症。
- Z83.3 糖尿病家族史。
- E11.51 非胰岛素依赖性糖尿病伴有外周血管病变/糖尿病足。

常见问题与解答

- 问:T2DM 患儿随访治疗中有哪些挑战?
- 答:经济和时间限制,年龄,无高血糖、早期并发症症状,缺乏社会网络的支持以及 T2DM 的广泛性。

C1 酯酶抑制剂缺陷 C1 Esterase Inhibitor Deficiency

Judith Kelsen 孙金峤 译/王晓川 审校

基础知识

■ 描述

- 遗传性和获得性的反复血管性水肿,通常不伴有荨麻疹。
- 包括以下几种类型:
- 遗传性血管性水肿(HAE)Ⅰ型(常染色体显性遗传)。
- 遗传性血管性水肿(HAE)Ⅱ型(常染色体显性遗传)。
- 获得性血管性水肿(AAE)Ⅰ、Ⅱ、Ⅲ、Ⅳ型。
- HAE Ⅰ型。
- 占 C1 酯酶抑制剂缺陷的 85%,是由于遗传因素导致信使 RNA(mRNA)转录或翻译受损,从而使酶合成降低,导致 C1 酯酶抑制剂(C1-INH)蛋白水平不足。通常认为是数量缺陷。
- HAE Ⅱ型。
- 患者具有正常水平的 C1-INH,但功能降低。通常认为是质量缺陷。
- HAE Ⅲ型。

- 是一种雌激素依赖的形式,具有Ⅰ型的典型临床特征,C1-INH 水平和功能正常,C4 正常。
- 所有病例均为女性,显性遗传模式,机制未明。
- 获得性 C1-INH 缺陷者合成酶的能力正常,然而酶的代谢率增加。这种综合征常见于自身免疫性疾病或肿瘤患者,通常在 30 岁以后发生。
- AAE Ⅰ型。
- 是一种非常罕见的综合征,常与淋巴细胞(通常是 B 细胞)增殖性肿瘤、自身免疫性疾病和异型蛋白血症有关。由于其他的疾病进程,补体活化因子和独特型抗独特型复合物增加 C1-INH 的消耗。
- AAE Ⅱ型。
- 当产生抗 C1-INH 蛋白的自身抗体时发生。当这些自身抗体黏附于 C1-INH 分子,发生构象改变,导致功能下降或代谢增加。这种类型通常与自身免疫性疾病相关。
- AAE Ⅲ型。
- 与性激素有关(特别是孕激素)。

- AAE Ⅳ型。
- 药物诱导的 AAE,尤其与血管紧张素转换酶抑制剂或血管紧张素受体阻滞剂有关。
- AAE 应当与 HAE 鉴别,通过遗传性研究,血清学显著降低的 C1q、C1r 和 C1s 水平,以及 AAE 患者酶活性功能降低可鉴别。

■ 流行病学

发生率为 1/50 000。

■ 遗传学

HAE Ⅰ型和Ⅱ型为常染色体显性遗传。

■ 病理生理

- C1-INH 是一种单链多肽,相对分子质量 108 000,基因位于 11 号染色体(11q12-q13.1),参与血管渗透性的控制。
- C1-INH 是肝脏产生的丝氨酸蛋白酶抑制剂家族的一个成员。
- 这个蛋白通过抑制 C2 和 C4 的活化,抑制经典补体途径。在纤溶系统,C1-INH 抑制纤溶酶的形成、C1r 和 C1s 的活化和来自激肽原的缓激肽的形成。

- 这种酶的缺陷导致经典补体系统的活化和纤溶、激肽的形成,参与血管性水肿的发生。
- 已知激肽可以导致与组胺相同的组织损伤,但没有瘙痒。
- 补体活化导致 C2b(一种具有激肽样活性的物质)和缓激肽(一种血管活性肽)的产生,可能也参与血管性水肿的发生。

 诊断

■ 病史

- 临床表现:HAE 患者通常在 10 岁以后出现累及皮下组织的血管性水肿(绝大多数累及四肢)。
- 创伤、感染和怀孕可能诱导发生。
- 时间:
- 典型的临床表现是水肿在几小时逐渐发展,12~36 h 缓慢增加。
- 胃肠道反应:
- 在 25% 的患者中,为主要症状。
- 患者可能在发生时经历突然而严重的腹部症状,而没有可见的水肿。
- 累及胃肠道的血管性水肿可能导致严重的疼痛、呕吐、腹泻、腹水。
- 继发于暂时的小肠水肿,可能导致肠梗阻、腹水和血液浓缩。
- 呼吸系统并发症:2/3 的患者出现颜面部和喉头水肿。
- 皮疹:水肿的发生通常没有炎症证据,皮疹类似荨麻疹(然而,也有荨麻疹发作的记录)。
- 临床表现各种各样,甚至在有相同基因突变位点的患者中,临床表现也不相同,提示非遗传因素或其他基因可能是临床表现的调节因素。
- 呕吐。
- 腹泻。
- 由于过量血浆渗透到皮肤导致的低血压。
- 血液浓缩。
- 氮质血症。
- 中枢神经系统并发症,包括头痛、偏瘫、惊厥,可由创伤或应激触发。
- AAE 临床表现类似,通常在 30 岁以后发生,与家族史无关。

■ 体格检查

依赖于临床特征,血管性水肿导致苍白、分界清楚、张力性、非瘙痒性、单部位或多部位局限的肿胀。可能累及眶周组织、生殖器、面部、舌、唇、喉头、四肢和胃肠道。

■ 诊断检查与说明

实验室检查

- C1 - INH 浓度。
- C1 - INH 活性。
- C4 浓度:血清水平低。
- C4D:C4 裂解物在 C4 正常时也是低的。
- C1q 浓度:AAE 患者通常更低。

■ 鉴别诊断

- IgE 介导的。
- 偶发性血管性水肿。
- 对食物和药物的过敏反应。
- 运动诱发的血管性水肿。
- 低补体性 HAE。
- 特异性反应。
- 非甾体类消炎药物。
- 其他药物。
- 红斑狼疮。
- 特发性。

 治疗

■ 一般措施

- 在急性发作期,重点放在充分的呼吸支持、液体复苏和疼痛治疗。
- HAE 急性发作,可以静脉给予 C1 - INH 替代治疗,新鲜冰冻血浆可能有用。
- 最近的研究表明,用重组人 C1 - INH 治疗急性发作和预防有益。
- 一项最近的研究表明,对于评价 C1 - INH 疗法的疗效来说,症状缓解发生的时间是合适的终点时间。
- 就预防而言,雄激素(如达那唑、司坦唑醇)可用于青春期后的两种类型的 HAE 患者。这些雄激素可刺激 C1 - INH 的合成,虽然活性水平不能达到正常,但是对于临床效应的增加足够。
- 对青春期儿童,雄激素仅用于严重发作的患者。如果可能,纯化的 C1 - INH 可以使用。青春期儿童如果应用雄激素,应当使用抗纤溶药物。
- 患者应当避免使用雌激素、口服避孕药,或谨慎使用。

- 对不能耐受雄激素的患者,氨甲环酸或 ε-氨基己酸(抗纤溶抑制剂或纤溶酶活性)可以使用,尽管有增加显著不良反应的风险。
- 肾上腺素对 AAE Ⅰ 型患者缓解气道症状可能有效。
- AAE Ⅰ 型患者需要寻找是否存在肿瘤,尽管这种类型的 AAE 偶尔发生在出现肿瘤临床体征前。
- 雄激素对该综合征患者预防发作也有效。
- AAE Ⅱ 型需要给予免疫抑制剂,降低自身抗体的产生。
- 这些患者对 C1 - INH 浓缩物可能有效。
- 雄激素疗法还没有导致好的临床效果。
- 在牙齿或外科手术前预防:大剂量达那唑。
- 潜在的疗法:血浆激肽释放酶拮抗剂、缓激肽拮抗剂、丝氨酸蛋白酶抑制剂。
- 遗传咨询:常染色体显性遗传,家庭咨询非常重要。

■ 住院事项

初步治疗

治疗分为急性发作的管理、HAE 维持疗法、AAE 特异性的干预。

 疾病编码

ICD10

- D84.1 补体系统中的缺陷。

 常见问题与解答

- 问:血管性水肿的其他原因?
- 答:
- 对食物、药物的经典过敏反应。
- 运动诱导的血管性水肿。
- IgE 介导的偶发性血管性水肿。
- 对非甾类抗炎药物和其他药物的特异性反应。
- 红斑狼疮。
- 特发性原因。
- 问:常见的引起反应的因素有哪些?
- 答:反复发作的血管性水肿、腹痛、恶心、呕吐,在局部(尤其是上呼吸道)创伤、剧烈运动、情感应激、月经期以后或同时发生。

EB病毒感染(传染性单核细胞增多症) Epstein-Barr Virus(Infectious Mononucleosis)

Jessica Newman · Jason Newland 李丽 译 / 陆怡 审校

 基础知识

■ 描述

EB病毒(EBV)为双链DNA病毒,1968年首次被鉴定为一名患有传染性单核细胞增多症的实验室工作者的致病原。

- 一般预防。
- 临床无EBV疫苗提供。
- 标准预防被用于医院感染患者。
- 建议避免和免疫缺陷人群亲密接触。
- 已经确诊或疑似EBV感染患者不能献血或捐献器官。

■ 流行病学

- 全世界范围流行。
- 人类是目前已知的唯一宿主。
- 通过唾液传播,偶尔通过输血或实质器官移植传播。
- 潜伏期4~7周。
- EBV抗体普遍存在于成年人中。
- 人口密度大、低收入地区通常是3岁以内原发感染的高发因素。

发病率

在发展中国家,EBV发病率有两个高峰:

- 5岁以前是第一个发病高峰。
- 第二个高峰是青春期,这和青少年不断增加的密切口腔接触相一致。

患病率

90%~95%成年人都可测得EBV抗体。

■ 病理生理

- 该病毒首先在口腔上皮细胞复制。
- 选择性地感染B淋巴细胞。
- 传染性单核细胞增多症的临床症状由为扁桃体、淋巴结、脾脏内细胞增殖引起。
- 非特异性体液免疫反应包括异嗜性抗体和自身抗体形成。
- 针对EBV抗原产生特异性抗体。
- 尽管机体存在体液免疫反应,细胞免疫才是控制EBV感染的关键因素。
- 它可以终生潜伏在人体B淋巴细胞内。
- 潜伏的EBV可以在人体免疫力低下时重新激活。

■ 常见相关疾病

- 亚临床感染:
- 大部分儿童,甚至青少年EBV感染都是临床隐性感染。
- 轻度非特异性的症状包括卡他症状、腹泻,伴或不伴低热。
- 发生血清血清学转换。
- 传染性单核细胞增多(又名"腺热"):最常见于年龄较大的初次感染儿童,经典EBV感染的临床表现为:
- 疲乏。
- 烦躁。
- 发热。
- 渗出性扁桃体炎,渗出性咽峡炎。
- 淋巴结肿大,淋巴结炎。
- 脾肿大。
- 外周血可见增多的异形淋巴细胞。
- 少见的神经系统表现,包括以下症状:
- 吉兰-巴雷综合征。
- Bell麻痹(急性特发性周围性面神经麻痹)。
- 无菌性脑膜炎。
- 脑膜脑炎。
- 末梢神经炎或视神经炎。
- 被报道的EBV相关血液系统并发症有:
- 再生障碍性贫血。
- 溶血性贫血。
- 中性粒细胞缺乏症。
- 噬血症候群。
- 被报道的和EBV感染有关的其他疾病有:
- 溶血性尿毒症综合征。
- 肝炎。
- 胰腺炎。
- 心肌炎。
- 肠系膜淋巴结炎。
- 睾丸炎。
- 生殖器溃疡性疾病。
- 淋巴系统增殖紊乱:
- 伯基特(Burkitt)淋巴瘤。
- 鼻咽癌。
- 淋巴瘤和非霍奇金淋巴瘤。
- 淋巴瘤样肉芽肿病。
- 移植后淋巴组织增生紊乱(PTLD)。
- X连锁淋巴组织增生病(Duncan disease)。

 诊断

■ 病史

- 前驱症状:
- 一般持续3~5天。
- 疲乏、不适,伴或不伴发热。
- 在发病急性期,一般有以下症状:
- 发热,突然高热,持续1~2周。
- 疲劳。
- 烦躁。
- 厌食。
- 咽喉痛。
- 腺体肿胀。
- 皮疹,和氨苄青霉素样皮疹相似。
- 婴幼儿更易出现皮疹和腹痛。

■ 体格检查

- 扁桃体炎,咽喉炎:
- 一般是渗出性炎症,类似于链球菌感染导致渗出性炎症。
- 伴随上颚瘀点。
- 淋巴结病:
- 90%出现。
- 颈部成串排列。
- 可播散。
- 无触痛,无红肿,不连续。
- 肝脾大:
- 超过半数患者可出现脾大。
- 即使脾肿大不明显,通过超声波可诊断发现。
- 多出现在发病的第2~4周。
- 肝大相对脾大不常见。

■ 诊断检查与说明

- 血象异常:
- 白细胞数可达20 000/mm³。
- 淋巴细胞为主。
- 异常淋巴细胞数占白细胞总数10%以上。
- 血小板减少。
- 假阳性:异性淋巴细胞>10%,可见于巨细胞病毒和弓形虫感染病例中。
- 肝酶类:
- 轻度肝酶增高。
- 黄疸少见。
- 传染性单核细胞增多症检测试剂盒(单核

细胞增多症的嗜异性凝集抗体快速玻片凝集试验):

- 检测到嗜异性凝集抗体。
- 病初 2 周出现,通常在 6 个月后慢慢下降。
- 85% 的青少年或成人病例中阳性。
- 假阳性:较少见,嗜异性凝集抗体可出现于血清性和肿瘤性疾病中,在急性感染后持续数月,但是之后不再检测得到。

• EBV 血清学:
- 4 岁以下儿童的嗜异性凝集试验通常阴性,而临床持续提示 EBV 感染。
- 病毒抗体可通过间接免疫荧光反应检测,或通过酶链免疫吸附试验检测。
- 可区分急性和既往感染。
- EBV-IgM 提示急性期感染,而 EBV 核心抗体提示既往感染。

• 其他诊断检查:
- EBV 组织病毒培养很困难,不适合临床应用。
- 聚合酶链反应(PCR)可行 EBV 基因检测。
- 实时 PCR 技术可对 EBV 基因进行定量检测,这对 PTLD 患者是有用的。

> **注意**
> • 疾病早期嗜异性凝集抗体检测可能为阴性。
> • 多达 10% 急性 EBV 感染患者在病初 3 周内不出现嗜异性凝集反应。
> • 嗜异性凝集反应在婴儿和儿童中少见,因此不适用于 4 岁以下儿童。

▪ 鉴别诊断

• 感染:
- A 族溶血性链球菌感染。
- 腺病毒感染。
- 巨细胞病毒感染。
- 弓形体感染。
- 人类疱疹病毒-6 感染。
- 肺炎支原体感染。
- 人类免疫缺陷病毒感染。
- 风疹病毒感染。
- 白喉。
- 肝炎病毒(甲、乙、丙型)感染。
• 非感染:
- 白血病、淋巴瘤。

💉 治疗

▪ 药物治疗

• 对乙酰氨基酚或布洛芬可退热,缓解

疼痛。

• 类固醇激素[泼尼松 1 mg/(kg·d),口服,最大剂量 20 mg/d]有助于减轻淋巴组织肿大(见问题与解答):
- 适用于有气道梗阻的患者。
- 严重扁桃体咽炎需要静脉输液者。
- 可用于罕见致命性症状患者,如肝炎、再生障碍性贫血、中枢神经系统功能紊乱者。
- 使用 7 天后逐渐减量。

• 阿昔洛韦治疗的临床价值不大,但可用于急性 EBV 再活动的器官移植后状态。
• 移植后淋巴细胞增多性疾病(PTLD)患者免疫抑制剂减量。
• 建议避免碰撞性运动,直到症状缓解或脾脏不再肿大。

▪ 住院事项

入院指征
• 气道梗阻导致的呼吸困难。
• 严重的咽喉肿痛,或进食量减少导致脱水。

出院指征
• 解除气道梗阻。
• 进食良好。

转诊问题
• PTLD。
• 免疫抑制宿主的 EBV 感染。
• EBV 感染相关的淋巴组织增殖紊乱。
• 需要激素治疗的患者。

⚡ 后续治疗与护理

▪ 随访推荐

患者监测
• 免疫正常患者一般 1~4 周内可痊愈。
• 恢复过程会有反复,好转后会有症状加重。
• 原发感染的脾大可能会持续数周。
• 康复后还会有数月的疲劳。

▪ 预后

• 患者一般 1~4 周康复。
• 产生持久免疫。
• EBV 感染患者少见症状者的预后取决于受累组织器官和感染严重程度。
• 具有遗传或获得性免疫功能缺陷的人群发生并发症和肿瘤的概率比较大。

▪ 并发症

• 脱水:
- 严重的咽炎限制液体摄入。
- 住院的常见原因。
• 抗生素相关皮疹:
- 麻疹样皮疹。
- 通常出现在氨苄青霉素或羟氨苄青霉素治疗后。
- 较少出现在青霉素治疗后。
- 良性,通常停用阿莫西林药物后皮疹逐渐消退。
• 脾脏破裂:
- 发生率为 1/1 000。
- 男性多见。
- 50% 患者自发性脾脏破裂,50% 由钝挫伤导致。
• 气道梗阻症状,可能由大量淋巴组织增生和黏膜水肿导致。

疾病编码

ICD10
• B27.90 传染性单核细胞增多症,非特异性,无并发症。
• B27.99 传染性单核细胞增多症,非特异性,伴并发症。
• B27.91 传染性单核细胞增多症,非特异性,多神经系统疾病。

❓ 常见问题与解答

• 问:所有传染性单核细胞增多症患者都需要激素治疗吗?
• 答:不是。症状性传染性单核细胞增多症具有自限性。EBV 感染导致某些淋巴组织增殖紊乱和应用皮质类固醇调整宿主免疫反应在理论上的风险都被提了出来。
• 问:传染性单核细胞增多症患者多长时间可以恢复体育活动?
• 答:超过一半的患者可以有充血肿大的脾脏,脾易破裂。应限制体育活动一直到脾脏肿大的依据消失。该病痊愈后 4~6 周后才能参加碰撞性运动。专家建议在严重碰撞性运动前(如橄榄球、足球、曲棍球、冰球)行脾脏 B 超检查。

IgA 肾病 Immunoglobulin A Nephropathy

Maha N. Haddad · Lavjay Butani 汤小山 译 / 沈茜 审校

基础知识

■ 描述

IgA 肾病是原发性免疫复合物介导的肾小球肾炎。

■ 流行病学

- 全球范围内最常见的肾小球肾炎。
- 不同国家和地区的患病率不同,其中高加索人和亚洲人患病率高于非裔美国人。
- 报道的患病率均基于肾活检病理诊断而未纳入轻型或无症状病例,因此低估了真实的患病率。
- IgA 肾病占全美所有经肾活检确诊为肾小球肾炎的 2%～10%。
- 尚无确切的儿童人群流行病学数据。

■ 危险因素

- 散发病例。
- 具有能影响疾病易感性及严重程度的家族遗传背景。
- 具有产前 HIV 感染史的儿童。
- 成年患者合并腹腔疾病、肝硬化和 HIV 感染。

■ 病理生理

- 病因及发病机制仍未阐明。
- IgA 肾病患者肾移植后的可复发性证实其为全身免疫复合物病。
- 多项研究发现 IgA1 分子糖基化异常(半乳糖缺乏),进而提出以下假说:
  - 蛋白聚糖特异性 IgG 抗体与半乳糖缺乏 IgA1 形成免疫复合物。
  - 免疫复合物沉积在肾小球系膜。
  - 激活系膜区细胞增殖并分泌细胞外基质、细胞因子和化学因子,进而造成肾损害。
- 大多数 IgA 肾病患者血清中半乳糖缺乏的 IgA1 水平升高。

诊断

■ 病史

- 临床表现,包括体征、症状及其严重程度,具有异质性。
- IgA 肾病患者可无症状。
- 反复发作性肉眼血尿是儿童患者最常见的临床症状。

- 约半数患者是由急性上呼吸道感染诱发。
- 与感染后肾小球肾炎不同的是,IgA 肾病患者呼吸道感染与血尿几乎同时发生。
- 其他临床表现如下:
  - 尿常规分析发现镜下血尿。
  - 血尿(肉眼和镜下)和蛋白尿。
  - 急性肾炎综合征(血尿、蛋白尿、水肿、肾功能损害和高血压),少数患者可快速进展。
  - 肾病综合征:水肿、低蛋白血症和肾病范围的蛋白尿。
- 临床上可表现为不同水平蛋白尿。

■ 体格检查

- 高血压:轻型患者血压可正常,血压水平取决于疾病严重程度。
- 尿蛋白水平高的患者常有水肿。

■ 诊断检查与说明

实验室检查

- 尿液分析:红细胞、红细胞管型和蛋白。
- 随机尿蛋白/肌酐值或 24 h 尿总蛋白测定。
- 血生化全项。
  - 肾功能(血尿素氮、血肌酐)、血电解质和血白蛋白在轻型患者可正常。
  - 疾病严重程度不同患者的检测水平也不同。
- 临床上表现为急进性肾小球肾炎的患者应检测其补体水平、抗核抗体(ANA)、抗中性粒细胞胞质抗体(ANCA)和抗肾小球基底膜(GBM)抗体以排除其他疾病。
- 血清 IgA 水平因敏感性及特异性低而不推荐为常规检测项目。

影像学检查

肾脏超声检查结果无特异性,轻型或严重患者肾实质回声可增强。

诊断步骤与其他

- 确诊需要进行肾活检。
- 免疫荧光染色示以 IgA 为主的免疫复合物沉积于系膜区是诊断标志,在儿童患者可伴或不伴有 C3 沉积,而在成年患者可伴 IgM 和(或)IgG 沉积。
- 轻型患者(常不伴有蛋白尿)不需常规进行肾活检,因其不影响管理及预后。
- 肾活检的光镜结果多种多样。
- 多数表现为弥漫性或局灶性系膜细胞增

生及基质增多。

- 其他可表现为节段性或球性内皮细胞增生伴有节段性新月体形成及坏死。
- 疾病后期表现为肾小球硬化。
- 慢性病程患者肾脏肾小管间质常正常,可伴有不同程度萎缩及纤维化。
- 电镜检查可发现系膜区免疫复合物沉积。
- 现已形成几种形态学分级系统以期预测临床过程及预后、指导治疗。
  - 牛津分级系统根据系膜细胞增生、节段性肾小球硬化、肾小球内皮细胞增生和肾小管萎缩及纤维化等病理改变进行分级。

■ 鉴别诊断

- 以血尿为主要表现的轻型患者应与薄基底膜病、Alport 综合征或特发性高钙尿症鉴别。
- 急性起病患者应与其他类型肾小球肾炎相鉴别,包括:
  - 感染后肾小球肾炎。
  - 狼疮性肾炎。
  - 膜增生性肾小球肾炎(MPGN)。
  - 寡免疫复合物肾小球肾炎。
  - 其他血管炎。
- 紫癜性肾炎的病理改变与 IgA 肾病相似,但其同时伴有肾脏外表现,如皮疹、腹痛及关节周围炎等。

> **注意**
>
> 中重度 IgA 肾病患儿可进展为终末期肾病。如存在持续蛋白尿、肌酐增高、肉眼血尿或高血压应转诊至肾脏专科医生。

治疗

- 缺乏强有力的循证医学证据,大多数治疗方案为专家共识。
- 肾损害严重程度、蛋白尿水平以及临床病程是否呈急进性进展等因素决定不同治疗方案。持续大量蛋白尿与疾病进展风险增加相关。

■ 药物治疗

- 控制蛋白尿和高血压。
  - 尿蛋白排泄量 0.5～1 g/(1.73 m² · d):血管紧张素转换酶抑制剂(ACEI)或血管紧张素受体拮抗剂(ARB)可增加剂量而不出

现症状性低血压及高钾血症。

- 尿蛋白排泄量＞1 g/(1.73 m² · d)：即使血压控制正常，若同时应用 ACEI 或 ARB 以及肾小球滤过率（GFR）＞50 ml/(min · 1.73 m²)，亦建议隔天口服糖皮质激素 6 个月。

- 急进性肾小球肾炎和（或）肾活检有新月体形成：静脉糖皮质激素（后改为口服），可考虑联合免疫抑制剂（如环磷酰胺、硫唑嘌呤）治疗，但缺乏强有力的循证学依据。

■ 辅助治疗

- 若尿蛋白持续＞1 g/(1.73 m² · d)，建议补充鱼油。
- 霉酚酸酯：多项研究未达成一致结论。

■ 一般治疗

- 临床症状：治疗肾病综合征所致高胆固醇血症；去除可促进慢性肾脏病进展的因素，包括肥胖、吸烟、高血压。
- 控制血压至合适水平。

后续治疗与护理

■ 随访推荐

- IgA 肾病是一种可进展疾病，患儿应定期随访以下检查：
  - 肾功能检查。
  - 尿蛋白水平。

- 血压。
- 随访检查的数目及次数应根据疾病严重程度而定。以镜下血尿及微量蛋白尿为主要表现的患者应每 6 个月随访尿白蛋白水平以监测尿蛋白进展情况。

■ 预后

- 个体间具有差异性，取决于临床表现的严重程度及肾组织病理评分。
- 15％～40％成年 IgA 肾病患者逐渐进展为终末期肾病（ESRD）。
- 虽然有某些报道提示多数儿童患者表现为良性病程，预后较成人改善，但亦有其他报道称两类人群具有相似预后。
- 在一系列病例报告中，日本儿童患者肾脏 10 年存活率达 90％，20 年存活率达到 80％。
- 表现为镜下血尿及微量蛋白尿的患者预后较好。
- 表现为持续蛋白尿、高血压及肾功能损害均提示预后不佳。
- 尿蛋白量是最佳预测因子。
- 预后不佳的肾脏病理学特征包括：系膜细胞增生、肾小球内皮细胞增生、肾小管萎缩和肾小球新月体。

疾病编码

ICD10

- N02.8 复发性和持续性血尿，合并其他形

态学改变。
- N02.5 复发性和持续性血尿，合并弥漫性系膜毛细血管性肾小球肾炎。
- N02.2 复发性和持续性血尿，合并弥漫性膜性肾小球肾炎。

常见问题与解答

- 问：我的孩子患 IgA 肾病后是否会终身不愈？
- 答：不会。IgA 肾病的病因及发病机制尚未明确。IgA 肾病呈慢性病程，但有时可自发缓解。有报道称，59％轻度儿童患者发生自发缓解。较严重患者经治疗后亦可发生缓解。
- 问：我的孩子已进行肾移植治疗，IgA 肾病是否会复发？
- 答：会的。33％移植后患者会复发 IgA 肾病。根据所报道病例不同，复发率为 9％～66％。但即使复发，仍可经治疗控制及治愈。
- 问：我的孩子有镜下血尿和蛋白尿，但肾功能和血压正常。经肾活检检查确诊 IgA 肾病，对其预后最具预测意义的检查有哪些？
- 答：尿蛋白量。无或轻微蛋白尿儿童患者长期预后较好，而尿蛋白量大的患儿存在长期肾损害，预后不佳。

Perthes 病　Perthes Disease

Harry K. W. Kim　王达辉　吴春星 译 / 王达辉 审校

基础知识

■ 描述

病因不明的儿童股骨头坏死疾病，能破坏股骨头，在一些患者中会引起永久性的股骨头畸形，进而诱发早发性关节炎。

■ 流行病学

- 不同地区发病率各不相同，＜15 岁的儿童中，发病率为 0～15/10 万。
- 在美国和加拿大，大约为 5/10 万。
- 在非裔美国人中罕见。
- 大多发病于 4～8 岁。

- 男：女＝（3～5）：1。
- 10％～15％患儿双髋在不同时间段分别发病。

■ 病理生理

- 股骨头血供部分或全部阻断会引起股骨头部分或全部骨坏死。
  - 股骨头坏死范围越广，预后越差。
  - 骨坏死和随后的骨重建会损伤股骨头。
  - 负重会加重股骨头畸形。
- 慢性髋关节滑膜炎也会进展为疼痛和活动受限。
- 股骨头坏死经历 4 个阶段，持续约 3～5 年。

- 1 期：缺血坏死期。
  ○ 小部分股骨头骨骺出现密度增加。
- 2 期：碎裂期。
  ○ 坏死的骨骺出现碎裂。
  ○ 坏死骨被吸收，破坏股骨头。此期持续 1～2 年，大多数畸形发生于此期间。
- 3 期：再骨化期。
  ○ 新骨开始填充骨骺。
  ○ 时间最久，持续约 3 年。
- 4 期：恢复期。
  ○ 股骨头完全被骨化重建。
  ○ 并非所有股骨头恢复成圆形，畸形股骨头日后可能会导致关节炎。

■ 病因

- 病因不明。
- 似乎不具有遗传性,只有不足5%患儿存在家族史。
- 许多假说:
  - 多因素(遗传缺陷加上外界环境诱导)。
  - 活动过度和亚临床创伤。
  - Ⅱ型胶原蛋白。
  - 凝血倾向(Ⅴ因子)。
  - 吸烟暴露。

■ 常见相关疾病

- 骨发育延迟。
- 活动过度。
- 泌尿生殖系统异常(尿道下裂、隐睾、斜疝)。

诊断

■ 病史

- 发病年龄、位置、发病持续时间、患儿活动量、骨坏死的危险因素都很重要。
- <6岁儿童预后好于>6岁儿童。
- 最常见症状是跛行和疼痛。
  - 隐匿,相对较轻,能够行走(不同于化脓性关节炎)。
  - 常主诉膝盖或者大腿疼痛,而不是髋关节或者腹股沟疼痛,这可能会错误诱导医生,耽误诊断。
  - 数周至数月的病程,伴有疼痛与跛行时轻时重。
  - 在剧烈活动时或者剧烈活动后加重。
- 参加大运动量活动后,如跑跳后会产生较严重症状和滑膜炎。
- 必须排除以下会引起股骨头坏死的已知因素:
  - 曾有髋关节手术史。
  - 肾上腺皮质类激素使用史。
  - 镰状细胞贫血病。
  - 新生儿髋关节感染。
  - 凝血倾向。
  - 戈谢病。
- 家族史中有Perthes病、骨骼发育延迟、早发性关节炎。

■ 体格检查

- 因为疼痛可能不典型(例如膝关节或者大腿疼),需要仔细体检确定疼痛来源。
- 患儿躺下,轻柔地检查髋关节和膝关节被动活动范围:

  - 患儿髋关节内旋和外展受限,但膝关节活动正常。
  - 在疾病早期,髋关节活动受限比较轻微,在碎裂期时会加重。
  - 在严重病例中,可能会发现髋关节屈曲和外展挛缩。
- 检查跛行步态和川德伦堡步态:当患肢站立时,头部和躯干向患侧倾斜。
- 川德伦堡实验:
  - 患儿单腿负重站立。
  - 当正常髋关节一侧肢体负重时,骨盆会维持在水平状态。
  - 当患侧肢体负重时,因为患侧外展肌肌力减弱,骨盆会向患侧下降倾斜。
- 在病程后期,患侧大腿肌肉萎缩且伴有轻度短缩。
- 检查脸、手、足、胸、脊柱以判断是否有骨骼系统发育障碍。

■ 诊断检查与说明

实验室检查

- Perthes病不需要实验室检查。
- 如果考虑类似Perthes病的感染、炎症或者代谢性疾病,则行实验室检查。

影像学检查

- Perthes病的诊断需要影像学检查。
- 需要骨盆正位片和蛙式侧位片。
- X线检查可以帮助诊断疾病所在阶段。
  - 早期:股骨头骨骺变小,密度增加,股骨头骨骺和内侧髋臼间距较正常侧增宽。在一些患儿(30%)中可见软骨骨折和新月征。
  - 碎裂期:股骨头骨骺有不同程度扁平(侧位像最明显),股骨头出现透光的碎裂征表现(骨再吸收);侧向受压和半脱位。
- MRI特别是增强MRI,对于早期诊断有疑问时,更有助于明确诊断。

■ 鉴别诊断

Perthes病是一种排除性诊断,需要排除一些会引起股骨头缺血性坏死的疾病。

- 暂时性或者中毒性滑膜炎。
- 感染:
  - 化脓性关节炎。
  - 亚急性骨髓炎。
  - 髋关节结核。
- 软骨溶解症。
- 青少年风湿性关节炎。
- 髋关节骨折或者脱位后出现的创伤性骨坏死。
- 激素相关性骨坏死:治疗白血病或炎症性

疾病。
- 镰状细胞贫血病诱发的骨坏死。
- 医源性骨坏死:发育性髋关节发育不良手术治疗,髋关节内固定。
- 肿瘤或肿瘤样疾病影响股骨头骨骺或髋臼:
  - 骨样骨瘤。
  - 成软骨细胞瘤。
  - 骨囊肿。
  - 骨骼延迟发育。
  - 多发性骨骺发育不良。
  - 毛发-鼻-指(趾)综合征。
  - 脊柱骨骺发育不良。
  - 戈谢病。
  - 高凝状态。
  - 血友病。

治疗

- 治疗原则:
  - 重建和维持髋关节良好活动,特别是外展功能。
  - 阻止股骨头骨骺塌陷和扁平。
- 对于有症状的患者首选治疗包括:休息,限制活动,避免负重如使用拐杖、助步器、轮椅,适度范围关节锻炼,非甾体消炎药。
- 通常患儿应当在小儿骨科医生处定期随访,以评估、控制Perthes病。
- 早期诊断和治疗可能阻止或使股骨头畸形最小化。

■ 药物治疗

- 非甾体消炎药只可短时间使用(<1周),延长使用可能会阻止骨重建。
- 如果饮食缺乏或者阳光暴露不足,需要补充钙和维生素D。

■ 其他治疗

一般措施

- 取决于年龄,病程,股骨头包容程度。
- 6岁前采用非手术治疗:
  - 如果髋关节活动受限,需要卧床休息。
  - 如果病情严重,处于缺血坏死期和碎裂期时,患肢不可负重,可使用拐杖、助步器、轮椅等。
  - 髋关节练习适度活动。
  - 如无法做到以上要求,可采用Petrie石膏(木棒固定外展位长腿石膏)或者外展位支具。
- 对于大年龄患儿需要采用手术使髋臼包

容股骨头。

转诊问题

患儿应当在小儿骨科医生随访。

■ **手术与其他治疗**

• 对＞8 岁,股骨头累及＞50％的患儿,可采用包括股骨内翻截骨术或者骨盆截骨术的外科手术治疗。

• 对 6～8 岁患儿,手术是否有效目前还不明确。

■ **后续治疗与护理**

■ **随访推荐**

• 在疾病活跃期,患儿应当每 3～4 个月随访 1 次,评估疾病病程和治疗顺应性。

• 在进入再骨化期前,患儿仍需要限制活动和限制负重。

■ **患者监测**

检查以下项目。

• 跛行和疼痛加剧。

• 髋关节活动特别是外展受限。

• X 线改变:股骨头塌陷加剧,股骨头骨骺侧向挤压和半脱位。

■ **预后**

• 取决于以下因素:

- 发病年龄(6 岁前发病好于 6 岁后发病)。

- 股骨头受影响范围,如果＞50％股骨头受影响,预后差。

- X 线危象:股骨头骨骺外侧扁平(外侧柱 C 形),股骨头半脱位,股骨头发育不平衡,出现股骨颈短和宽大。长期预后取决于骨骼成熟时股骨头形状以及和髋臼的匹配度。

• 远期预后取决于股骨头骨骺成熟状况以及其与髋臼的契合程度。

■ **并发症**

• 下肢 1～2 cm 长度差距。

• 髋关节活动受限。

• 残余股骨头畸形。

• 大转子增高伴随撞击和外展受限。

• 股骨头和髋臼撞击。

• 早期骨性关节炎。

■ **疾病编码**

ICD10

• M91.10 青少年非特异性股骨头和股骨

骨性关节炎。

• M91.11 青少年右侧股骨头和股骨骨性关节炎。

• M91.12 青少年左侧股骨头和股骨骨性关节炎。

■ **常见问题与解答**

• 问:我何时需要拍 X 线片?

• 答:Perthes 病诊断需要 X 线摄片明确。当患儿出现数周的大腿、膝关节、腹股沟间断性疼痛,膝关节检查无特殊,但是髋关节活动受限时,需要拍摄骨盆正位和蛙式侧位片。

• 问:为什么 Perthes 病患儿会主诉膝关节或者大腿疼而非髋关节疼?

• 答:膝、大腿、髋关节共用感觉神经,起源于某处(如髋关节)的疼痛往往患儿感觉来源于另一处(如膝关节)。这就会混淆正确的疼痛定位,引起错误部位拍片,所以一些患儿在髋关节拍片前,会仅拍摄膝关节 X 线片和膝关节 MRI。如果孩子主诉仅仅膝关节疼痛时,一定要同时检查膝关节和髋关节。

抗胰蛋白酶缺陷病 Alpha-1 Antitrypsin Deficiency

Christine K. Lee 尤艺杰 译 / 王建设 审校

■ **基础知识**

■ **描述**

• α₁ 抗胰蛋白酶(AAT)是一种丝氨酸蛋白酶抑制剂,是分子量约 55 kDa 的糖蛋白,主要由肝脏合成并分泌至血中。

• AAT 是中性粒细胞蛋白酶类的主要抑制剂,而中性粒细胞蛋白酶可引起宿主组织损伤。

• AAT 缺陷病是一种常染色体共显性遗传病,可造成肺、肝脏、皮肤疾病。

• 经典型 PiZZ 型 AAT 缺陷的 AAT 等位基因为 Z 变异体基因纯合子。

• AAT 缺陷病的患者在 30 岁以后开始出现肺部疾病,并持续进展到肺气肿。

• 肝脏疾病在婴儿期可表现为黄疸,或在年长儿表现为肝酶升高、门静脉高压或肝硬化。

• 皮肤病变更加少见,在成人(发病的平均

年龄为 40 岁)表现为坏死性脂膜炎。

■ **流行病学**

儿童肝病和成人肺气肿最常见的基因缺陷。

发病率

• PiZZ 基因表型在北美、澳大利亚和欧洲的白人中发病率最高,特别是在斯堪的那维亚半岛、大不列颠群岛、法国北部和意大利的蒂罗尔地区。

• 在美国人群中,每 1 000 人有 14.5 人携带 PiZ 等位基因,在白人族群中频率更高,但亚洲人、黑人和西班牙人的族群中频率较低。

• 经典型 AAT 缺陷病(PiZZ)的发病率是 1 :(1 800～2 000)活产儿。

患病率

• 美国有 70 000～100 000 人患病。

• 存在基因缺陷人群中,估计不到 10％确诊 AAT 缺陷病。

• 美国约有 2 500 万人为突变等位基因携带者。

■ **危险因素**

遗传学

• AAT 是一种丝氨酸蛋白酶的抑制剂,由位于 14 号染色体长臂的 *SERPINA*1 基因编码。

• AAT 的正常表型称为 M,目前发现了超过 100 种等位基因变异。

• 经典 PiZZ 表型由 *SERPINA*1 基因点突变引起,导致 AAT 分子中第 342 位的谷氨酸突变为赖氨酸。

• S 型等位基因(第二常见突变)导致 AAT 分子中第 246 位的谷氨酸突变为缬氨酸。

• PiZZ 型患者血清 AAT 水平小于正常值的 15％。

• Z 型等位基因突变杂合子携带者占人群的 1.5％～3％。此杂合突变本身并不引起肝

病,但可能参与其他肝病的病理生理过程。

• PiMS、PiMZ、PiSS 表型与肝病也并不直接相关,尽管转诊中心数据显示慢性肝病患者 PiMZ 频率比预期的高。

• 和 PiZZ 型病例相同,当 S 型突变体与 Z 型突变体共同表达时将形成异常聚合物,进而引起肝病。

• 由于仅有约 10% PiZZ 或 PiSZ 型个体在临床上表现为明显的肝病,推测可能存在其他基因或环境因子,对 AAT 的修饰起到重要作用。

▪ 病理生理

• 肺部疾病:PiZZ 个体因 AAT 缺乏而无法保护肺免受破坏酶(例如弹性蛋白酶)的损害,导致早期肺气肿。吸烟和环境污染可加速肺部病变的进展。

• Z 型突变体在肝细胞中异常积聚,引起肝脏病变。

- 突变型 Z 等位基因转录、翻译,异常蛋白转位至肝细胞内质网(ER)积聚。

- 部分分子通过蛋白水解过程降解,其他则积聚形成大型蛋白质聚合物。聚合物极少分泌至肝外,而是滞留在肝细胞内引起血清低 AAT。

- Z 型突变体经 ER 相关的降解效率较野生型低,造成严重的肝脏蛋白质超载而引起肝损害。

- 自噬降解也是 AAT Z 型突变体降解的重要途径之一。

• 脂膜炎是皮下脂肪的炎症,导致结块硬化和斑块,可能由于中性粒细胞弹性蛋白酶对皮下脂肪过度破坏导致。

▪ 病因

SERPINA1 基因突变,无法充分抑制蛋白酶破坏活动,从而引发肺部疾病;AAT 蛋白突变体滞留在肝细胞内引发肝脏病变。

📋 诊断

▪ 病史

• 婴儿与幼儿期临床表现多变。

• 在临床上,大部分婴儿表现为胆汁淤积性黄疸、肝脾大、喂养困难、体重增长不满意。

• 黄疸通常在 1 岁左右消退,然后肝病可持续进展,发展至肝硬化,或肝功能恢复正常。

• 年长儿可表现为无症状慢性肝炎、喂养困难、生长迟缓、肝脾大、或门静脉高压、肝硬化等并发症。

• AAT 缺陷病患者患肝细胞肝癌的风险与是否存在肝硬化无关。

• 暴发性肝衰竭少见,但已有相关报道。

▪ 体格检查

可有黄疸、肝脾大、腹胀相关体征,以及慢性肝病的其他特征。

▪ 诊断检查与说明

实验室检查

• 总胆红素和结合胆红素升高、血清转氨酶升高、低白蛋白血症、凝血功能障碍。

• 金标准:通过蛋白电泳确定蛋白酶抑制剂(Pi)的表型。

• Pi 表型结果未知时,血清 AAT 浓度检测有助于病情的判断。

• 血清 AAT 水平:

- PiMM:80~200 mg/dl。

- PiZZ:≤20~45 mg/dl。

- 无蛋白型:0 mg/dl。

- 作为急相蛋白,在 AAT 缺陷病患者中 AAT 可能上升到正常范围,导致 AAT 水平检测可能为假阴性。

影像学检查

应用腹部多普勒超声可有效评估门静脉高压情况,和(或)对终末期肝病者进行移植前评估。

诊断步骤与其他

依据血清蛋白电泳的 AAT 表型做出诊断。肝活检并不是诊断必需的,但可以支持诊断。

病理

• 婴儿肝活检的病理表现多种多样,包括巨细胞样变、小叶肝炎、脂肪变性、纤维化、肝细胞坏死、胆管缺乏或胆管增生。

• 苏木精-伊红(H-E)染色可见部分肝细胞中存在球状嗜酸性包涵体,即附着突变蛋白聚合体并扩张的内质网。

• 淀粉酶消化后 PAS 染色标记糖蛋白,可突出显示球状包涵体。

• 这些病理表现也可出现在其他种类肝病中,且并非患者所有肝细胞中都可见;婴儿肝活检标本中甚至可能观察不到这些病理表现。

▪ 鉴别诊断

• 鉴别诊断根据患者年龄及临床表现而有所变化。

• 婴儿通常表现为黄疸。婴儿期患者的鉴别诊断包括:胆道闭锁,胆道结构异常,先天性感染,半乳糖血症,酪氨酸血症(详细信息

参考"新生儿胆汁淤积症"和"黄疸"部分)。

• 年长儿应该考虑病毒(肝炎病毒、EB 病毒、巨细胞病毒)、毒物(酒精、对乙酰氨基酚)、代谢因素(肝豆状核变性)以及其他梗阻性因素。

💉 治疗

• AAT 缺陷相关性肝病没有针对性的治疗方法。

• 支持治疗旨在预防慢性肝病并发症。

• 进展期肝病患者应避免酒精和其他肝毒性物质。

• 终末期肝病可考虑肝移植。肝移植后,植入肝可正常分泌 AAT,并且可以阻止肺部疾病继续进展。

• 由于此类患者肝细胞肝癌的发病风险增高,应考虑进行影像学检查和甲胎蛋白水平监测。

• 患者应该避免吸烟、二手烟雾及其他吸入性损伤。

• 酶替代疗法可阻止成人患者肺部疾病的进展,但对其肝脏疾病无改善。

• 注射甲肝和乙肝疫苗。

▪ 药物治疗

• 熊去氧胆酸(一种促进胆汁分泌的药物)可用于控制肝病患者的胆汁淤积和瘙痒。

• 补充治疗:

- 混合血浆来源的 AAT(α₁ 抗胰蛋白酶)是增加肺和循环中 AAT 最有效的方法。

- 研究表明,该治疗可以减缓 1 s 用力呼气量(FEV1)的减少速率,研究期间死亡率降低。

▪ 手术与其他治疗

• 除肝移植外,α₁ 抗胰蛋白酶缺陷病没有其他治疗性的外科干预措施。

• 自体肝脏手术患者可利用外科手术来治疗门脉高压的并发症。

• 终末期肝病患者可考虑原位肝移植。

• 肝移植后,血清 AAT 表型和水平与供肝者水平相同。移植后肺损害不会继续进展,但逆转也不太可能。

• 肺部疾病可考虑进行肺减容术或肺移植。

🔄 后续治疗与护理

▪ 随访推荐

患者监测

• 每年随访肝功能和肺功能。

- PiZZ 型患者应监测肝细胞癌的发生,但监测频率和监测手段尚缺乏一致意见。

■ **预后**

近 10% 的 PiZZ 和 PiSZ 个体在儿童时期即有明显的肝病表现;其他个体约 50% 出现转氨酶轻度升高,随着年龄增长可出现明显肝病表现。

■ **并发症**

- 有肝病表现的患者可出现慢性肝病的并发症,包括门静脉高压、肝硬化和(或)肝细胞肝癌。

- 肺部疾病可能进展为早期下叶肺气肿。

 疾病编码

ICD10

- E88.01 α₁ 抗胰蛋白酶缺陷病。

常见问题与解答

- 问:AAT 缺陷病疑似患者确诊需要肝活检吗?
- 答:不需要。肝活检并不是诊断必需的,但可以支持诊断。

- 问:肝活检发现 PAS 阳性、淀粉酶不能消化的球形体,能否做出 AAT 缺陷病的诊断?
- 答:不可以。依据血清蛋白电泳的 AAT 表型才能做出诊断,肝活检发现 PAS 阳性、淀粉酶不能消化的球形体可以支持诊断,但在 PiZZ 表型新生儿中可不出现此改变。
- 问:AAT 缺陷病进行肝移植对肺部疾病有效吗?
- 答:有效。AAT 缺陷病进行原位肝移植后,血清 AAT 水平恢复正常,可阻止肺部疾病进一步进展,但无法逆转之前造成的肺部损害。

阿米巴病 Amebiasis

Jason Y. Kim　王中林 译 / 曾玫 审校

基础知识

▪ 描述
溶组织阿米巴感染相关的临床综合征。

▪ 流行病学
- 粪-口传播。
- 通过污染的水和食物也可传播该病。
- 潜伏期通常为 1～3 周,也可短至几天或长至数月乃至数年。

发病率
- 阿米巴病可引起全球范围内 4 000 万～5 000 万的结肠炎病例。
- 年死亡病例达 4 万～11 万。

患病率
- 近期没有发达国家的血清流行病学调查数据,据估计全美的患病率约为 4%。
- 世界范围内估计患病率不低于 10%:
- 在热带地区,感染率高达 20%～50%。
- 在中美洲、南美洲、非洲及亚洲等发展中国家,疾病的病死率和致残率最高。

▪ 一般预防
- 饮水疗法。
- 洗手。
- 合理处理人类粪便。
- 使用安全套。
- 感染控制措施:对住院患者采用标准化隔离防护。

▪ 危险因素
- 有潜在免疫低下或营养不良的年幼儿童和老年人最容易罹患严重疾病。
- 有以下情况需要考虑到阿米巴病。
- 源于流行地区的移民及旅游者。
- 儿童有黏液血便。
- 儿童存在肝脏脓肿。
- 儿童发热伴右上腹痛及压痛、腹痛或腹部不适。
- 儿童不伴有黄疸的肝脏肿大。

▪ 病理生理
- 感染者的粪便中可排泄出阿米巴包囊及滋养体。
- 摄入人体的包囊不受胃酸影响,转化为滋养体后定植、侵入结肠。

- 阿米巴通过半乳糖、N-乙酰结合凝集素黏附于上皮细胞。
- 阿米巴通过诱导凋亡方式溶解或杀死黏膜上皮细胞。
- 释放的细胞因子和趋化因子吸引中性粒细胞、巨噬细胞及淋巴细胞。宿主强烈的免疫反应可显著地降低上皮细胞的融合。
- 阿米巴利用半胱氨酸蛋白酶吸附于细胞外基质蛋白,侵入黏膜下层。
- EhCPDH112 复合物与黏膜紧密结合蛋白相互作用,导致黏膜损伤。
- 在 10% 的患者中,阿米巴可以从肠道直接播散至肝脏,再从肝脏播散至肺、心、脑、脾脏等。

▪ 病原学
- 溶组织阿米巴为无鞭毛原生动物寄生虫。
- 阿米巴家族的其他种属不具有致病性,包括形态相同的迪斯帕内阿米巴。

诊断

▪ 病史
- 肠阿米巴病可以无症状或仅有轻微症状,如腹部不适、胃肠胀气、便秘,偶有腹泻。
- 表现为非痢疾性结肠炎,以间歇性腹泻和腹痛为特征。
- 也可表现为阿米巴结肠炎(痢疾型),患者有严重的黏液血便、腹痛和里急后重感。

▪ 体格检查
- 可有发热。
- 不同程度的腹部压痛、肌紧张和反跳痛。
- 肝脓肿患者右上腹压痛、黄疸。

▪ 诊断检查与说明
阿米巴病的诊断有赖于典型的临床症状和常规实验室检查。

实验室检查
- 典型病例常有外周白细胞升高。
- 常无转氨酶升高。
- 粪便潜血阳性。
- 粪便标本。
- 病原体分离及镜检:
  ○ 推荐粪便送检 3 次。
  ○ 在 1～2 h 内的新鲜粪便湿法送检,福尔马林和聚乙烯醇固定。

○ 由于包囊系间歇性排泄,因此有必要多次粪便送检。阿米巴结肠炎 3 次粪便检查阳性率达 70%,阿米巴肝脓肿 3 次粪便检查阳性率达 50%。
○ 避免尿液、水、钡剂、呕吐物、轻泻剂或抗生素污染粪便标本,原因在于这些物质可能破坏滋养体,干扰滋养体的检出。
○ 单次粪便标本镜检敏感度<60%,特异度 10%～50%。
- 相比实时 PCR,第 2 代粪便抗原检测试剂盒(已经商业化)具有很好的敏感度和特异度。
- 通过分子检测方法来鉴别溶组织阿米巴和非致病性阿米巴还处于研究阶段。
- 血清学检测。
- 血清抗阿米巴抗体可用作辅助诊断。
- 近 85% 阿米巴痢疾及 99% 阿米巴肝脓肿患者血清学结果阳性。

影像学检查
- 肝脏超声、CT 或 MRI 可发现肝脓肿。
- 阿米巴肝脓肿患者,腹部平片可显示右侧膈膨升。

诊断步骤与其他
- 提示:阿米巴不易在脓肿穿刺液中被发现,CT 或超声引导下穿刺的潜在风险包括出血、继发性阿米巴性腹膜炎及阿米巴囊肿破裂。
- 结肠镜。

病理发现
- 粪便中检出阿米巴滋养体或包囊。
- 结肠镜下,结肠或直肠黏膜存在溃疡,溃疡周围组织可检出阿米巴。

▪ 鉴别诊断
对于儿童患者,由于医生经常考虑不到该鉴别诊断,所以容易漏诊。因为阿米巴在美国并不常见,因此本病初容易被误诊为细菌性痢疾。鉴别诊断如下:
- 感染:
- 沙门菌。
- 志贺菌。
- 空肠弯曲菌。
- 耶尔森菌。
- 难辨梭状杆菌。
- 大肠杆菌(侵袭性大肠杆菌及肠出血性大肠杆菌)。
- 化脓性肝脓肿。

- 棘球蚴囊。
- 炎症性肠病：
- 克罗恩病。
- 溃疡性结肠炎。
- 缺血性肠炎。
- 憩室炎。
- 动静脉畸形。
- 肝肿瘤。

 ## 治疗

■ 药物治疗

一线用药

- 无症状性肠阿米巴：肠内抗阿米巴药。
- 双碘喹啉为首选药物，推荐剂量 30～40 mg/(kg · 24 h)（最大剂量 1 950 mg），分3次口服，共20天。
- 急性阿米巴结肠炎或肠外阿米巴病：
- 甲硝唑（组织内杀阿米巴药）：35～50 mg/(kg · 24 h)，分3次口服，共10天（最大剂量 2 250 mg/24 h），同时联合一个疗程的肠内抗阿米巴药（用法如前所述）。
- 单用甲硝唑治疗，近1/3的患者可能复发。

二线用药

- 无症状性肠阿米巴病：
- 糠酯酰胺（糠酰胺）：20 mg/(kg · 24 h)，分3次口服（最大剂量 1 500 mg/24 h）或巴龙霉素 25～35 mg/(kg · 24 h)，分3次口服，共7天。
- 急性阿米巴结肠炎或肠外阿米巴病：
- 有一项研究显示儿童患者使用硝唑尼特有效；但是研究样本量小，并且分析时没有将溶组织阿米巴和迪斯帕内阿米巴进行分层。

- 然而，体外试验显示硝唑尼特对溶组织阿米巴有良好的活性。

一般措施

- 治疗目标是根除侵入组织的阿米巴滋养体以及肠道包囊。
- 治疗方案的选择取决于临床表现。
- 针对溶组织阿米巴的药物分为两类：肠内抗阿米巴药；对肠外和侵袭性阿米巴病有活性的抗阿米巴药。

■ 手术与其他治疗

大型阿米巴肝脓肿或药物治疗失败的患者，应考虑手术治疗或经皮脓肿引流。

后续治疗与护理

■ 随访推荐

病情监测

- 随访粪便检查，以确保根除肠道阿米巴。
- 对药物治疗4～5天后无改善的阿米巴脓肿患者，应该考虑行脓肿切开引流。

■ 预后

开始治疗72 h后，临床症状会有所改善。

■ 并发症

- 阿米巴肝脓肿：
- 系阿米巴病第2位常见的发病形式，通常不伴有阿米巴痢疾。
- 阿米巴瘤：
- 腹部肿块提示结肠肉芽肿组织形成。
- 肠外阿米巴病推测由阿米巴肝脓肿直接播散所致，包括：

- 心包炎。
- 胸膜肺脓肿及脓胸。
- 支气管肝脏瘘管。
- 泌尿生殖道脓肿。
- 脑脓肿。
- 皮肤阿米巴病。
◦ 在儿童患者罕见，据文献报道有 6 510 个病例。
◦ 婴儿尿布区域显示表浅的痛性溃疡，通常与阿米巴肠炎及痢疾有关。
- 在阿米巴病高流行区的流行病学调查显示，阿米巴腹泻与生长发育迟滞有关。阿米巴腹泻对生长发育迟滞的影响远比贾氏鞭毛虫或隐孢子虫更为显著。

疾病编码

ICD10

- A06.9 未特指的阿米巴病。
- A06.0 急性阿米巴痢疾。
- A06.4 阿米巴肝脓肿。

常见问题与解答

- 问：肠道阿米巴病发生肝脓肿的概率多大？
- 答：大约10%的儿童肠道阿米巴病会发展为肝脓肿。
- 问：疑诊为阿米巴肝脓肿时，最好的诊断性检查是什么？
- 答：血清学检查是诊断阿米巴肝脓肿的最好方法。肝脓肿合并肠道阿米巴病时，粪便检查通常阴性，因此，粪便检查阳性率很低。

埃立克体病和无形体病 *Ehrlichiosis and Anaplasmosis*

Gordon E. Schutze 张雪媛 译 / 王建设 审校

 ## 基础知识

■ 描述

两种常见的临床感染：由查菲埃立克体感染引起的人单核细胞埃立克体病（HME）和由嗜吞噬细胞无形体感染引起的人粒细胞无形体病（HGA）。在美国埃立克体属的其他两种埃立克体：伊氏和鼠埃立克体均可造成人埃立克体病。

■ 流行病学

- HME 通常发生在美国中西部地区、中南部和东南部，分布与落基山斑点热（RMSF）类似。此外，该病在欧洲、南美、亚洲和非洲也有发现。
- HGA 通常发生在美国东北部和中北部、加利福尼亚北部，与莱姆病分布类似。大多数患者的感染发生在4月至9月之间，这也

是大部分蜱和人类户外活动的月份。
- HGA 发病的第二高峰值出现在10月下旬到12月。

■ 一般预防

- 避免至蜱出没的地方。
- 衣服应该覆盖胳膊和腿。
- 应用蜱驱除剂，但使用时需谨慎。
- 从蜱出没的地区归来后应彻底搜身。

− 如果发现一只蜱,该区域应使用消毒剂清洗,并立即清除该区域的蜱虫。

− 为了清除蜱,要用镊子尽可能靠近皮肤在原位置上抓蜱。

− 应平稳均匀施压慢慢地从皮肤上拉出,蜱清除后应用消毒剂清洁皮肤。

• 指导患儿父母只要出现症状就立即就医。

• 没有可预防应用的疫苗。

■ 病理生理

• 专性细胞内寄生,多形性,革兰阴性菌。

• 通过媒介蜱传播给人类。

• 潜伏期是 2～21 天。

• HME 感染单核细胞和巨噬细胞,而HGA 感染中性粒细胞。

• 病原体在循环白细胞胞质空泡内寄生驻留并分裂,称为桑椹胚。

• 过度的炎症和免疫反应导致疾病的临床表现,包括多器官系统受累。

■ 病因

• HME 由美洲钝眼蜱即一种美洲花蜱传播,白尾鹿是主要的宿主。

• HGA 由黑腿肩突硬蜱、鹿蜱,或西部黑腿蜱传播。小型哺乳动物,如白足鼠是主要的宿主。

• 先天性感染非常罕见,但已有病例报道。

诊断

典型表现:发热、头痛、肌痛,以及继发的进行性的白细胞减少、血小板减少和贫血。

■ 病史

• 具有蜱叮咬或去过蜱传染疾病流行的林区等病史有帮助,但并不一定都有暴露史。

• 发热,剧烈头痛,畏寒和肌痛。

• 有腹痛、呕吐、食欲减退、腹泻主诉。

• 咳嗽和咽痛也被经常描述。

■ 体格检查

• 所有的儿童均有发热。

• 在 HME 患儿多形性皮疹发生率达 66%。

− 皮疹可表现为斑疹、斑丘疹、瘀点、红斑、疱疹,或以上同时存在。

− 通常分布在躯干、四肢及手掌、足底及面部。

• 脑膜脑炎可有精神状态的改变。

• 心脏杂音(胸骨左下缘 2/6 级收缩期喷射性杂音)。

• 肝脾大。

• 结膜或咽喉充血。

■ 诊断检查与说明

实验室检查

• 全血细胞分类(涂片)。

− 血小板<150×10³/mm³(发病率 77%～92%)。

− HME 中 75% 有淋巴细胞减少,<1 500个/mm³。

− HGA 中 58%～68% 有中性粒细胞减少,<4 000/mm³。

− 30%～42% 患者有贫血,红细胞压积<30%。

− 20%～60% 白细胞胞质内有桑椹胚,而HGA 更常见。

• 电解质、尿素氮和肌酐:低钠血症(33%～65%)。

• 肝功能检查:谷丙转氨酶升高,>55 U/L(90%)。

• 凝血功能检查。

• 脑脊液。

− 白细胞增多,平均细胞数为 100 个/mm³。

− 淋巴细胞为主。

− 高蛋白和临界低糖(儿童中较少见,成人更常见)。

− 微生物培养阴性。

− 脑脊液涂片中可见白细胞胞质内微生物埃立克体(桑椹胚)。

• 血清研究。

− 间隔 2～4 周急性期和恢复期的埃立克体的抗体滴度(4 倍的上升或下降具有阳性意义)。

− 急性期抗体滴度≥1:128 有诊断意义。

− 聚合酶链反应对 HME 和 HGA 同样适用。

− 血液或骨髓的单核细胞或粒细胞胞质内埃立克体的菌落检测(桑椹胚)具有诊断价值,但非全部阳性。

■ 诊断步骤与其他

• 骨髓活检不是诊断埃立克体病所必需的,但可以协助诊断其他血液系统疾病。

• 骨髓象通常是细胞数增多,但也可发现正常细胞构成和细胞减少。

注意

• 未能考虑到埃立克体病诊断或在检验确定血清滴度期间延误治疗,增加发病率和死亡率。

• 根据病史、体格检查和初步的实验室数据,如怀疑此感染即开始治疗。

• 对于多西环素不能迅速改善的患儿,应考虑其他诊断。

• 已有同时感染 HGA 和莱姆病的记录。

■ 鉴别诊断

• 蜱感染。

− 落基山斑点热。

− 土拉菌病。

− 回归热。

− 莱姆病。

− 科罗拉多蜱传热。

− 巴贝虫病。

• 其他感染。

− 中毒性休克综合征。

− 川崎病。

− 脑膜炎球菌血症。

− 肾盂肾炎。

− 胃肠炎。

− 肝炎。

− 钩端螺旋体病。

− EB 病毒感染。

− 流感。

− 巨细胞病毒感染。

− 肠道病毒属感染。

− 链球菌属感染。

• 其他。

− 白血病。

− 特发性血小板减少性紫癜。

− 溶血性尿毒症综合征。

治疗

■ 药物治疗

一线药物

• 多西环素,口服或静脉。

• 对于严重感染的患儿药物选择可不考虑年龄。

• 剂量:4.4 mg/(kg·d)均分为 12 h 一次(最大剂量 200 mg,q12 h)。

• 疗程:至少 5～10 天,热退后继续应用 3～5 天,如果有中枢神经系统受累则更长。

二线药物

• 有报道对<8 岁、中毒症状较轻和感染人粒细胞无形体病(HGA)的儿童,利福平是有效的抗感染药物。

• 剂量:每日总量 20 mg/kg,q12 h,持续5～10 天。

• 这也是孕妇用药选择。

• 与莱姆病不同,无论阿莫西林还是头孢曲松钠,均已被证明对埃立克体病的治疗是无效的。

■ **其他治疗**

一般措施

- 必要时应用改善血容量和血压的药物。
- 呼吸衰竭时插管。
- 肾衰竭时透析。
- 血小板减少时补充血小板。
- 贫血补充红细胞。
- 弥散性血管内凝血（DIC）补充新鲜冰冻血浆、冷沉淀、维生素 K。
- 继发感染时应用抗真菌或抗生素。

后续治疗与护理

■ **预后**

- 60%以上的患者需住院。
- 病死率 HME 为 2%～5%；HGA 为 7%～10%。
- 血尿素氮和肌酐升高与病程更严重相关。
- 儿童预后良好：在开始抗生素治疗后 1～2 周血液、肾、肝脏情况异常改善。
- 已报道有认知和行为问题。
- 已描述的神经病。

■ **并发症**

- 神经系统：

- 已描述的剧烈头痛。
- 精神状态改变。
- 癫痫发作。
- 昏迷。
- 局灶性神经系统表现。
- 认知学习障碍。
- 血液：
- DIC。
- 血小板减少。
- 白细胞减少。
- 淋巴细胞减少。
- 贫血。
- 胃肠：
- 出血。
- 肝酶升高。
- 肝脾大。
- 呼吸系统：
- 肺出血。
- 间质性肺炎。
- 胸腔积液。
- 非心源性肺水肿。
- 感染：
- 真菌感染。
- 医院感染。
- 机会感染。

- 肾脏：
- 肾衰竭。
- 蛋白尿。
- 血尿。
- 心脏：
- 心脏扩大。
- 杂音。

疾病编码

ICD10

- A77.40 埃立克体病，未特指的。
- A77.41 查菲埃立克体病（E. chaffensis）。
- A77.49 其他埃立克体病。

常见问题与解答

- 问：如果我孩子已除去蜱，应开始用抗感染药物吗？
- 答：不，因预防使用抗感染药物不能阻止疾病的进展，如果一个孩子出现症状，抗感染应当开始。
- 问：儿童埃立克体病最常见的主诉是什么？
- 答：强烈的、持续的头痛和发热是最常见的特征。

癌症治疗晚期效应 Cancer Therapy Late Effects

Kelly L. Neale · Tiffany Chang　钱晓文 译／翟晓文 审校

基础知识

■ **描述**

大多数诊断癌症的儿童会存活到成年。儿童期癌症的生存者需要特定的医疗随访。晚期效应的发生与接受的治疗和癌症的类型及部位有关。本章节中的很多建议来自于儿童肿瘤协作组（COG）长期随访指南。

■ **流行病学**

- 近 80%诊断癌症的儿童长期生存至成人。
- 儿童期接受癌症治疗的成人中：
- 约 2/3 的生存者会出现 1 个以上的慢性健康问题。
- 约 1/3 的生存者会在成人期发生严重的或威胁生命的并发症。
- 在美国大约有 27 万儿童期癌症生存者。

- 新的癌症治疗手段的应用使更多的儿童获得生存，这些生存者的数量将持续增加。

■ **危险因素**

癌症治疗的晚期效应受肿瘤相关治疗和宿主相关因素的影响。

■ **病理生理**

脏器功能障碍的发生与癌症的原发部位和应用的治疗有关。随后的章节将介绍详细的系统评估。

诊断

■ **病史**

对于初级保健医生来说最基本的是要获得癌症治疗的病史摘要，包括以下内容：

- 诊断日期，诊断时年龄。

- 癌症类型，分期，组织病理学。
- 肿瘤原发部位和转移部位。
- 复发和复发日期。
- 治疗方式：
- 重要的外科手术。
- 治疗方案。
- 化疗：
○ 药物和累积剂量。
○ 首次使用蒽环类药物的年龄。
- 放疗（XRT）：
○ 类型。
○ 部位，剂量。
○ 总剂量，追加的剂量。
- 造血干细胞移植（HSCT）：
○ 类型和移植日期。
○ 来源：骨髓、脐血或外周血干细胞。
○ 预处理方案。

A

– 免疫治疗：类型、累积剂量。

■ 体格检查

每年全身体格检查并特别注意随后的章节列出的器官、系统。

■ 筛选检查与说明（危险器官、系统）

膀胱毒性

• 慢性感染：
– 危险因素：膀胱切除术。
• 出血性膀胱炎：
– 危险因素：≥30 Gy 脊柱、侧腹、腹部、骨盆、膀胱或全身（TBI）XRT。
• 膀胱纤维化和出血性膀胱炎：
– 危险因素：环磷酰胺，异环磷酰胺。
• 尿失禁或尿路梗阻：
– 危险因素：骨盆手术，子宫切除术。
• 每年尿液分析和记录排尿情况。

骨毒性

• 骨密度减低，骨质减少，骨坏死，易发生骨折：
– 危险因素：肾上腺皮质激素，甲氨蝶呤，≥40 Gy 任何范围 XRT 或 HSCT。
– DEXA 扫描评估骨密度。
• 脊柱侧凸或后凸：
– 危险因素：脊柱或胸廓手术，脊柱、胸部、肺或腹部 XRT。
– 每年脊柱检查直至发育完成。
• 骨生长迟缓：
– 危险因素：任何范围 XRT，特别是头颅、脊柱、躯干或 TBI。
– 每年测量身高、体重、坐高。

心血管毒性

• 心肌疾病、左室功能不全和心律失常：
– 危险因素：蒽环类药物（柔红霉素，多柔比星，表柔比星，伊达比星，米托蒽醌）和（或）胸部或腹部 XRT。
– 心脏超声（ECHO）/放射性核素心室造影（MUGA）的频率取决于蒽环类药物的累积剂量、首次使用年龄和 XRT 照射野（累及心脏）。
– 孕期考虑密切监测。
• 颈动脉或锁骨下动脉疾病：
– 危险因素：≥40 Gy 头部、颈部、胸部、肺 XRT 或 TBI。
– 检查颈动脉杂音或颈、臂、桡骨脉搏搏减弱。

注意

心、胸、肺、颈部的蒽环类药物，以及抗生素和放疗增加心血管疾病发生风险；存在风险的患者需要详细记录病史、体格检查和反复 ECHO，MUGA 随访。

• 以前留置中心静脉导管部位血栓：
– 局部疼痛，肿胀。
• 血脂异常：
– 危险因素：TBI。
– 每 2 年快速血脂检测筛查。
• 血管痉挛性发作（雷诺现象）：
– 危险因素：长春新碱或长春花碱。

皮肤毒性

• 皮肤癌，发育不良痣，纤维化，脱发，毛细血管扩张，指甲/色素沉着改变：
– 危险因素：任何 XRT、HSCT 后慢性移植物抗宿主病（cGVHD）。
– 鼓励每月自我皮肤检查。

内分泌毒性

• 甲状腺功能障碍，结节和癌症：
– 危险因素：颈部、头部、脊柱、纵隔 XRT，TBI 或放射性核素间碘苄胍全身治疗（MIBG）。
– 每年甲状腺检查和 TSH、FT_4 检查。
• 生长激素缺乏：
– 危险因素：头颅 XRT 或 TBI。
– 每 6 个月评估身高、体重、BMI、坦纳分期，成年后每年评估。
– 如存在风险：胰岛素样生长因子（IGF）-1、IGF-2 和 IGFBP-3。
• 中枢性肾上腺皮质功能不全：
– 危险因素：≥30 Gy 头颅 XRT、TBI。
– 筛查：每年内分泌科随访。
• 高催乳素血症：
– 危险因素：脑部手术，≥30 Gy 头颅 XRT、TBI。
– 实验室筛查：皮质醇、催乳素、睾酮、雌二醇、IGF-1、TSH、FSH、LH。
• 肥胖：
– 危险因素：头颅 XRT，脑部手术。
– 每年身高，体重，BMI，BP。

胃肠道毒性

• 食管狭窄：
– 危险因素：≥30 Gy 脊柱、颈部、胸部、肺、纵隔、腹部 XRT 或 TBI 或 HSCT 后 cGHVD。
• 胆石症：
– 危险因素：≥30 Gy 腹部、侧腹、肝脏、肾脏 XRT 或 TBI。
• 狭窄，瘘管，慢性结肠炎：
– 危险因素：≥30 Gy 颈部、胸部、脊柱、腹部、肝脏、肾脏、骨盆 XRT 或 TBI。
• 肠梗阻、粘连：
– 危险因素：剖腹手术或≥30 Gy 腹部、骨盆或脊柱 XRT。
• 大便失禁：

– 危险因素：骨盆或脊柱手术，膀胱切除术。

肝毒性

• 慢性丙肝：
– 危险因素：1993 年前血制品。
– 筛查丙肝抗体，如可能查 PCR。
• 肝功能障碍：
– 危险因素：甲氨蝶呤，巯嘌呤（6-MP），硫代鸟嘌呤（6-TG），HSCT。
• 静脉闭塞病。
– 危险因素：巯嘌呤或硫代鸟嘌呤
• 基线筛查：ALT、AST、胆红素；HSCT 后铁蛋白。

神经系统毒性

• 周围神经系统疾病：
– 危险因素：顺铂、卡铂、长春新碱或长春花碱。
• 脑血管并发症：
– 危险因素：≥18 Gy 头颅 XRT 或 TBI。
• 认知功能障碍：
– 危险因素：脑部手术，甲氨蝶呤，大剂量静注阿糖胞苷，头颅 XRT 或 TBI。
– 抽搐，感知障碍或脑部手术后脑积水。
– 甲氨蝶呤，大剂量静注阿糖胞苷，或头颅 XRT 或 TBI 后临床脑白质病。
– 截肢术后发生神经性疼痛风险。
– 脊柱手术后神经性的大小便失禁，性功能障碍。

眼毒性

• 白内障、眼部问题：
– 危险因素：肾上腺皮质激素，白消安，眼眶、眼、头颅 XRT 或 TBI。
– 每年检眼镜（眼底镜）和视敏度检查。
– 如有指征每年眼科检查。

耳毒性

• 听力丧失，眩晕或耳鸣：
– 危险因素：顺铂，卡铂：骨髓移植或任意剂量<1 年；≥30 Gy 耳，头颅 XRT 或 TBI。
– 基线听力图（如听力丧失每年检查）。
– 每年耳镜检查。

口腔毒性

• 牙釉质发育不良和根、牙齿发育不全，根细线化，缩短：
– 危险因素：任何化疗（特别是年幼时），头、颈部 XRT。
• 口腔干燥症或唾液腺功能障碍：
– 危险因素：头、颈部 XRT 或 cGVHD。
• 骨坏死：
– 危险因素：≥40 Gy 头部、颈部 XRT 或 TBI。
• 每年口腔检查；每 6 个月牙齿清洁和检查。

肺毒性

- 纤维化,呼吸困难,肺功能减低:
- 危险因素:博莱霉素,白消安,卡莫司汀,洛莫司汀,胸部或肺部 XRT 或 TBI。
- 如存在危险因素,依临床指征基线筛查肺功能。

心理障碍

- 神经认知,教育或职业困难:
- 危险因素:任何治疗,特别是甲氨蝶呤、大剂量阿糖胞苷、脑部手术或头部 XRT 或 TBI。
- 每年教育或职业能力评估。
- 依指征做正式的神经心理学评估。
- 创伤后应激,抑郁,焦虑,危险行为,身体意象障碍:
- 危险因素:任何癌症治疗。
- 每次临床随访时评估心理健康状况。

肾毒性

- 高血压或肾功能障碍:
- 危险因素:肾切除术或卡铂、顺铂、异环磷酰胺、甲氨蝶呤,或肝脏、肾脏、侧腹、腹部 XRT 或 TBI,或 HSCT。
- 肾盂积水,排尿障碍,膀胱输尿管反流:
- 危险因素:环磷酰胺,异环磷酰胺,≥30 Gy 腹部、侧腹或骨盆 XRT。
- 尿失禁或流出道梗阻:
- 危险因素:骨盆手术。
- 基线筛查:肌酐,尿素氮,电解质,镁,磷,钙。
- 如存在危险因素或肾切除术后每年检查尿液分析和血压。

生殖毒性

- 性腺功能障碍:不育,无精,少精,性腺功能减退,青春发育延迟或停滞,性功能障碍,早期绝经:
- 危险因素:脊柱手术,睾丸切除术,烷化剂(白消安,卡莫司汀,苯丁酸氮芥,环磷酰胺,异环磷酰胺,洛莫司汀,氮芥,美法仑,丙卡巴肼,噻替哌),卡铂,顺铂,达卡巴嗪,替莫唑胺,性腺、骨盆、腹部、头颅 XRT 或 TBI。
- 每年评估坦纳分期至成年。
- 男性:14 岁起或出现症状筛查 FSH、LH、睾酮,如有需要检查精液分析。
- 女性:13 岁起或出现青春期延迟、闭经、月经不规则,雌激素缺乏综合征筛查 FSH、LH、雌二醇。

后发性肿瘤

- 多种增加风险因素包括宿主因素、原发肿瘤治疗和环境暴露。
- 儿童癌症生存研究报告 30 年累积发病率 20.5%。
- 后发性肿瘤(SNs)发生风险在原发癌症诊断 30 年后仍需评估。
- 80% SNs 为实体瘤,并证实与电离辐射强烈相关。
- 血液肿瘤:急性淋巴细胞白血病(ALL)、急性髓系白血病(AML)和治疗相关骨髓增生异常综合征(t-MDS):
- 危险因素:烷化剂,蒽环类,卡铂,顺铂,达卡巴嗪,替莫唑胺。
- 拓扑异构酶 Ⅱ 抑制剂相关 AML 发生于暴露后 6 个月至 3 年。
- 烷化剂相关 t-MDS/AML 发生于暴露后 3～5 年。
- 治疗后 10 年每年筛查全血细胞计数和分类。
- 每次随访行皮肤检查瘀斑、紫癜和苍白。
- 膀胱癌:
- 危险因素:环磷酰胺,膀胱,前列腺,腹部,骨盆,阴道,侧腹,腹股沟区或骶骨、全脊柱 XRT。
- 每年记录排尿情况。
- 任意 XRT 区域的骨癌:
- 每年行 XRT 区域的骨、软组织、皮肤视诊与触诊检查。
- 脑瘤:
- 危险因素:头颅 XRT 或 TBI。
- 每年神经系统检查。
- 乳腺癌:
- 危险因素:胸部、肺部、纵隔、腋下 XRT 或 TBI。
- 青春期至 25 岁每年乳房检查;25 岁后每 6 个月检查。
- ≥20 Gy XRT:25 岁起或 XRT 后 8 年(取最晚的一个时间)每年乳房 X 线检查和乳房MRI;10～19 Gy XRT:考虑检查。
- 结直肠癌:
- 危险因素:≥30 Gy 脊柱、肝脏、肾脏、侧腹、腹部、骨盆 XRT 或 TBI。
- 35 岁或 XRT 后 10 年(取最晚的一个时间)每 5 年结肠镜检查。
- 对家族性腺瘤性息肉病(FAP),21 岁开始结肠镜检查;对遗传性非息肉性结直肠癌(HNPCC),青春期开始结肠镜检查。
- 皮肤癌:
- 危险因素:任何 XRT。
- XRT 区域每年皮肤检查。
- 鼓励每月自我皮肤检查。
- 甲状腺癌:
- 危险因素:头颅、颈部、脊柱、锁骨上、纵隔、胸部、肺 XRT 或 TBI。
- 每年甲状腺检查。

治疗

治疗依据不同的晚期效应;参照之前讨论的组织系统特异性随访治疗。

■ 后续治疗与护理

- 在原发病的治疗机构和肿瘤专科医生处常规检查或长期随访。
- 每 6 个月牙齿检查和清洁。
- 迅速评估 SNs 的症状和体征。
- 持续健康保险。
- 预防接种可能需要更新。

> **注意**
> • 在之前肿瘤专科医生和治疗中心参照疾病控制和预防中心(CDC)的指南实施化疗后再接种。
> • 每次临床随访时应进行心理评估。

疾病编码

ICD10

- T88.7XXS 药物或医疗的非特指不良效应,后遗症。
- Z85 恶性肿瘤个人史。
- Z92.21 抗肿瘤药物化疗个人史。

常见问题与解答

- 问:谁被称为癌症"生存者"?
- 答:从癌症诊断时直至生命终结的任何人。很多长期随访的临床机构特指癌症治疗后 2 年的患者。
- 问:哪里我能找到最新的儿童癌症生存者长期随访指南?
- 答:http://www.survivorshipguidelines.org/

巴贝虫病 Babesiosis

Oluwakemi B. Badaki-Makun · France M. Nadel 李晶晶 译／葛艳玲 审校

 基础知识

描述

• 人巴贝虫病是一种通过蜱传播的疟疾样寄生虫病，临床以发热、全身乏力和溶血为特点。

• 大部分感染者可无临床症状。

流行病学

• 人巴贝虫病是由红细胞内寄生的巴贝虫属原虫感染所致的原虫病。

- 美国病例多系微小巴贝虫感染。

- 欧洲病例多系分歧巴贝虫感染。

• 这种寄生虫以肩突硬蜱（鹿蜱）为传播媒介，与伯氏螺旋体（莱姆病的病原体）的传播媒介相同。

• 白足鼠（鹿鼠属）是巴贝虫的主要储存宿主。

• 美国大部分病例发生在其东北地区和中西部上部地区。

- 2012 年，96％的上报病例发生在康涅狄格州、马萨诸塞州、新泽西州、纽约、罗得岛州、明尼苏达州及威斯康星州。

• 人感染巴贝虫多发生于温暖的季节——春末到秋初。

发病率

• 2011 年 1 月，巴贝虫病成为一种由疾病控制和预防中心（CDC）监测的全国范围内须上报的疾病。

• 据 CDC 统计，2012 年美国报道了 937 例病例，超过了脑膜炎球菌病、链球菌中毒性休克综合征或肉毒杆菌中毒。

患病率

• 由于无症状感染者在流行地区很常见，故很难确定其患病率。例如，在美国罗得岛州的一些流行地区，其血清阳性率高达 9％。

危险因素

• 无脾（功能性或器质性）。

• 高龄，尤其是＞50 岁者。

• 人类免疫缺陷病毒与艾滋病（HIV/AIDS）。

• 免疫抑制剂。

• 恶性肿瘤。

• 原发免疫缺陷综合征。

遗传学

目前没有已知的遗传易感性。

一般预防

• 预防应始于避免蜱叮咬。

• 简单的预防措施包括在有蜱滋生的地区穿长袖、长裤，并将裤子塞入袜子内。

• 该病流行高峰期为 5 月到 9 月，在此期间应避免去流行地区。

• 亮色衣物使蜱更容易被发现。

• 户外活动期间使用含避蚊胺的驱虫剂。

• 在衣物上喷洒二氯苯醚菊酯蜱驱虫剂。

• 户外回来后，每天检查儿童和狗有无携带蜱虫。

• 被蜱叮咬后，不建议进行预防性治疗。

• 目前尚无可预防本病的疫苗。

• 目前还没有开展对血制品的普遍实验室筛查。

病理生理

• 巴贝虫感染红细胞后引起红细胞膜破坏、细胞溶解，促使其黏附于内皮细胞，最终导致微循环障碍。

• 该过程可致溶血性贫血。

• 脾脏可以产生抗体，并过滤感染后的异形红细胞，因此脾脏在减少机体原虫载量方面起着重要的作用。

病因

• 感染巴贝虫的蜱叮咬人后，可将巴贝原虫传播给人。

• 潜伏期：

- 蜱传播的巴贝虫病，潜伏期为 1～4 周。

- 输血相关的巴贝虫病，潜伏期为 1～9 周。

• 人与人之间仅限于通过接触受感染的血液传播：

- 输血传播是美国目前最常见的巴贝虫病感染方式。

- 也有报道，少数病例可经胎盘或者围生期感染传播。

常见相关疾病

• 11％～23％的患者可并发莱姆病。

- 蜱传播的共感染中，约 80％是共感染伯氏螺旋体。

 诊断

病史

• 少有患者能忆起蜱咬病史。

• 患者生活于或近期曾到过流行地区。

• 蜱咬后 1～4 周可出现初始症状，但不很明显。这些症状包括进行性疲劳、乏力、头痛和厌食，并伴有间歇性发热，体温可高达 40 ℃。

• 之后可能会出现寒战、肌肉疼痛、关节痛等症状。

• 咳嗽、咽痛、腹痛、情绪不稳等症状少见。

体格检查

• 通常仅可发现发热、心动过速。

• 偶见眼结膜轻度充血、咽部红肿。

• 轻度肝大和（或）脾大。

• 也可出现黄疸或血尿。

• 少数病例可有瘀点、瘀斑，但多见于有休克和（或）弥散性血管内凝血（DIC）的重症病例。

诊断检查与说明

实验室检查

• 厚和薄的血涂片进行吉姆萨或瑞氏染色，可见红细胞内环形小体：

- 该环形小体经常与疟疾病原体恶性疟虫相混淆。

- 少数情况下，在巴贝原虫的血涂片中可见特征性的马耳他十字形的小体。

- 由于初次血涂片可能出现假阴性，需多次进行血涂片检查。

• 间接免疫荧光试验：

- 可见微小巴贝虫的特异性抗原。

- 在流行地区，该试验的敏感度为 91％，特异度为 99％。

- 血涂片为阴性时，可用该试验进行检测。

- 一般情况下，血清学滴度为 1：64 时，提示感染。

- 血清学滴度为 1：256 时，提示急性期感染。

- 血清学滴度水平与疾病的严重程度关系不大。

- 在数月的恢复期内，免疫球蛋白水平会迅速下降。

• 聚合酶链反应具有高度敏感性和特异性。

• 其他试验：大部分的异常检测结果是由于

B

溶血所致。
- 尿分析:
 - 蛋白尿。
 - 血尿。
- 全细胞计数:
 - 白细胞计数正常或减少。
 - 血色素正常或正色素性贫血。
 - 血小板减少。
 - 异常淋巴细胞增多。
 - 网状红细胞增多。
- Coombs 试验可为阳性。
- 血沉增快。
- 肝功能检测:胆红素、乳酸脱氢酶、肝转氨酶升高。
- 血尿素氮和肌酐升高。
- 无症状患者,这些试验通常均正常。

注意
假阴性:
- 低水平原虫血症时,血涂片中可能检测不到原虫。
- 微小巴贝虫可能与其他类型的巴贝虫或疟原虫有交叉反应,而出现血清假阳性。

■ 鉴别诊断
- 埃里希体病。
- 流行性感冒。
- 莱姆病。
- 疟疾。
- 非特异性病毒综合征。

 治疗

■ 药物治疗
- 既往体健的无症状感染者通常无需治疗。
- 有症状的感染者,无论哪种治疗方案建议疗程 7～10 天,病情严重者可能需要长疗程治疗。

一线用药
- 克林霉素联合奎宁:
 - 是脾切除患者、免疫缺陷及重症患者的标准治疗方案。
- 儿童剂量:
 - 克林霉素:20～40 mg/(kg · d),静脉注射或口服q6～8 h(最大剂量为每次 600 mg)。
 - 奎宁:30 mg/(kg · d)口服,分 3 次服用。
- 成人剂量:
 - 克林霉素:每次 600 mg,口服,q8 h;或者

每次 300～600 mg,静脉注射,q6 h。
 - 奎宁:每次 650 mg,口服,q8 h。

二线用药
- 阿托伐醌联合阿奇霉素:
 - 与克林霉素联合奎宁对成人的疗效相似,但有副作用较少(如眩晕、耳鸣、肠胃不适)
 - 目前还没有在儿童使用阿托伐醌联合阿奇霉素的研究。对于有症状的儿童患者,建议克林霉素联合奎宁进行治疗。
- 儿童剂量:
 - 阿托伐醌:40 mg/(kg · d),口服,分 2 次服用(最大剂量:每次 750 mg,q12 h)。
 - 阿奇霉素:第 1 天为 10 mg/(kg · d),口服(最大剂量 500 mg);以后每天 5 mg/(kg · d),口服(最大剂量 250 mg)。
- 成人剂量:
 - 阿托伐醌:750 mg/次,口服,q12 h。
 - 阿奇霉素:第 1 天为 500～1 000 mg,口服,以后每天 250～1 000 mg,口服。
- 在莱姆病和埃里希体病的流行病区,可考虑在任一疗程加用强力霉素,直到实验室确诊巴贝虫感染的患者不再出现其中的任一症状。

■ 其他治疗

一般措施
轻症患者通常无需治疗即可恢复。

其他治疗
- 对危及生命的感染可用换血疗法,如严重原虫血症(≥10%)、严重溶血,或肝、肾、肺损害。
- 出现进行性呼吸窘迫则需机械通气治疗。

注意
- 需要进行监测的征象:
 - 呼吸窘迫,尤其是治疗后出现。
 - 全血细胞减少症和淋巴结肿大:可能提示会向嗜血细胞综合征进展。
- 误区:
 - 流行地区的儿童,如果出现急性发热性疾病,可能会被误诊为非特异性的病毒感染性疾病。
 - 对标准治疗反应不佳者,应怀疑是否共感染了莱姆病或埃里希体病。
 - 对于免疫缺陷患者,如果未及时发现该病,可能会危及生命。
 - 在流行地区,高危人群在输血后出现发热性疾病应考虑巴贝虫病。

 后续治疗与护理

■ 随访推荐
- 开始治疗后 24～48 h 内可出现一些临床症状的改善。
- 轻症患者通常数周后可恢复。
- 严重感染患者或免疫缺陷者,其恢复期可长达 18 个月。
- 未治疗的无症状患者,其原虫血症可能会持续数年之久。
- 长期并发症较少见。
- 可复发。

■ 并发症
- 在美国,该病很少致死。
- 可出现全血细胞减少和继发严重的细菌性败血症。
- 亦可见严重和暴发性并发症:
 - 通常在治疗开始后出现肺水肿和成人呼吸窘迫综合征。
 - 充血性心力衰竭。
 - 肾衰竭。
 - 嗜血细胞综合征、弥散性血管内凝血。
 - 惊厥、昏迷。
- 共感染莱姆病的患者更容易出现重症和并发症。

疾病编码

ICD10
- B60.0 巴贝虫病。

常见问题与解答

- 问:接触蜱多长时间后可发生感染?
- 答:一般来说,至少需要 24 h 的接触才可成功传播原虫。
- 问:怎样移除蜱?
- 答:应该用镊子尽可能靠近蜱的头部夹取并垂直向上牵拉。若有可能,应将其保存起来进行鉴定。
- 问:巴贝虫感染后可获得终身免疫吗?
- 答:可能会发生再次感染。

巴特综合征 Bartter Syndrome

Elaine Ku · Anthony A. Portale 汤小山 译 / 沈茜 审校

 基础知识

■ 描述

• 巴特综合征是以低钾血症、低氯性代谢性碱中毒和血压正常或轻度降低为特征的遗传性氯化钠重吸收缺陷的肾小管疾病。

• 遗传缺陷定位于髓襻升支粗段。

• 遗传缺陷的类型决定临床症状出现的时间及严重程度。

• 两种表现型：
- 胎儿型（Ⅰ、Ⅱ和Ⅳ型）。
◦ 常合并羊水过多和早产。
◦ 新生儿早期常有多尿和严重脱水症状或体征持续 4～6 周。
◦ 常合并高钙尿症和肾钙盐沉积。
◦ Ⅳ型伴有感音神经性耳聋。
- 经典型（Ⅲ型）。
◦ 临床症状开始于 2 岁而迟至儿童期或青春期被诊断。

■ 流行病学

• 巴特综合征是一种非常罕见的疾病。
- 患病率：1/100 万。
- 近亲婚姻普遍地区的患病率较高。

■ 病因

• 遗传方式：常染色体隐性遗传，Ⅴ型为常染色体显性遗传。

• 五种基因亚型及相关缺陷基因。
- Ⅰ型：$Na^+ - K^+ - Cl^-$ 协同转运子（NKCC）。
- Ⅱ型：钾离子通道（ROMK）。
- Ⅲ型：氯离子通道（CIC - Kb）。
- Ⅳ型：barttin 蛋白。
- Ⅴ型：钙敏感受体并发常染色体显性遗传性低钙血症。

■ 病理生理

• NKCC、ROMK、barttin 及 CIC - Kb 基因突变导致髓襻升支粗段中离子转运的分子通路异常，从而出现氯化钠重吸收障碍及低钾血症等巴特综合征的表型。

• 在髓襻升支粗段，25% 肾小球滤过的氯化钠通过 $Na^+ - K^+ - 2Cl^-$ 协同转运子（NKCC2）被重吸收，NKCC2 是呋塞米等襻利尿剂的作用靶点。

• K^+ 通过管腔侧钾离子通道（ROMK）分泌到管腔中并通过 NKCC2 重吸收，进而促进管腔中 NaCl 持续被重吸收。

• Cl^- 通过氯通道（CIC - Kb）进入血液，CIC - Kb 被辅助蛋白 barttin 锚定在细胞膜上。

• 位于血管基底侧的钙敏感受体被钙激活后抑制 ROMK 活性，进而影响 NKCC 的功能；钙敏感受体的功能获得突变所致的病理改变即 Ⅴ 型巴特综合征。

• 氯化钠跨 NKCC 转运造成的管腔阳性电位差使钙和镁在髓襻升支粗段通过细胞间通路被重吸收。
- 在盐丢失情况下，钙和镁经细胞间通路重吸收被抑制，从而形成高钙尿，有时伴高镁尿。

• 肾素和醛固酮水平显著增高（容量不足诱发），进而促进代谢性碱中毒及低钾血症形成。

• 巴特综合征患者前列腺素 E 水平显著增高。

 诊断

■ 病史

• 脱水。
• 呕吐。
• 腹泻。
• 反复发热。
• 发育停滞。
• 烦渴。
• 多尿。
• 生长迟缓。
• 厌食。
• 低钾血症的临床症状：
- 肌无力。
- 便秘。
• 认知发育延迟。
• 嗜盐。
• 惊厥。
• 肾结石（胎儿型巴特综合征）。
• 耳聋（胎儿型巴特综合征）。

■ 体格检查

• 体质性发育停滞。
• 头部：额头突出。
• 眼睛：大眼睛。
• 面部：三角脸。
• 神经：认知发育延迟。

• 皮肤：紧张度减低，毛细血管充盈延迟。

■ 诊断检查与说明

• 血电解质：
- 低氯性代谢性碱中毒与低钾血症。
- 血磷水平（可降低）。
- 血肌酐：评估肾小球滤过率。
• 尿电解质：
- 尿氯＞10 mEq/d（特征性表现）。
- 尿钠与尿钾升高。
• 尿液分析：
- 因浓缩功能异常导致低比重尿。
• 随机尿的尿钙/肌酐值：
- 发现高钙尿症。
- 正常值参考范围与年龄相关。
• 肾素（特征性升高）。
• 24 h 尿醛固酮排泄量（特征性升高）。

影像学检查

肾脏超声：确定有无肾脏钙盐沉积和肾结石。

■ 鉴别诊断

• 慢性或周期性呕吐。
• 失氯性腹泻。
• 幽门狭窄。
• 囊性纤维化。
• 滥用利尿剂。
• Gitelman 综合征。
• 盐皮质激素过多。

治疗

■ 药物治疗

• 补充氯化钠。
• 补充氯化钾。
• 非甾体消炎药（NSAID），如吲哚美辛。
• 保钾利尿剂以纠正低钾血症，如螺内酯。
• 血管紧张素转换酶抑制剂。
• 生长激素。

■ 辅助治疗

• 高盐、高钾饮食。
• 足量盐溶液摄入以补充经尿水盐丢失。

随访

■ 随访推荐

• 反复监测血电解质。

- 密切随访患儿的线性生长情况。
- 警惕肾结石征象。

■ 预后

可因低钾血症诱发的间质病变和长期应用 NSAID 药物而进展为慢性肾脏病和终末期肾脏病。

疾病编码

ICD10

- E26.81 巴特综合征。

常见问题与解答

- 问：肾移植能否用于治疗巴特综合征？

- 答：可以。肾移植用于纠正严重电解质紊乱、生长停滞或慢性肾脏病。
- 问：呕吐怎样与巴特综合征进行鉴别？
- 答：呕吐患者的尿氯排泄量<10 mEq/d，而巴特综合征患者尿氯水平显著增高，常>40 mEq/d。
- 问：巴特综合征怎样与 Gitelman 综合征进行区分？
- 答：Gitelman 综合征是由远曲小管上噻嗪类利尿剂敏感的 Na^+-Cl^- 协同转运子功能障碍引起的疾病。Gitelman 综合征患者亦表现为低钾性碱中毒，但同时伴有低尿钙，以与巴特综合征患者尿钙水平正常或增高相鉴别。Gitelman 综合征患者同时伴有典型的持续低镁血症和高尿镁排泄分数。此外，Gitelman 综合征患者对噻嗪类利尿剂反应不敏感（表现为应用噻嗪类利尿剂后尿氯排泄分数增加），而巴特综合征患者对噻嗪类利尿剂敏感。

- 问：巴特综合征怎样与滥用利尿剂相鉴别？
- 答：巴特综合征和滥用利尿剂均表现为相似的电解质紊乱和尿氯水平增高。确定滥用利尿剂的最佳方法是对尿液进行利尿剂检测。
- 问：基因检测在巴特综合征诊断中作用如何？
- 答：巴特综合征相关基因检测已被开发应用但价格昂贵，同时不能覆盖所有已知或尚未被认识的基因突变，这些均限制其在临床中的应用。

拔毛癖 Trichotillomania

IIse A. Larson, MD · Carol A. Mathews, MD　朱大倩 译/高鸿云 审校

基础知识

■ 描述

拔毛癖（trichotillomania, TTM）是指反复拔除自己的毛发并导致缺失。拔毛行为引发临床上显著的痛苦或功能缺失，伴随反复地努力克制，并且不是由于其他精神障碍或躯体疾病导致的。

- 拔毛可以涉及身体任何部位，但最常见的部位是：头发、睫毛和眉毛。其次为腋下、面部和会阴部位。部位可变。
- 拔毛行为可在一天里的某一时间段短暂暴发，也可持续存在。
- 患者可无意识地自动出现拔毛行为。
- 严重的拔毛行为与可识别的情感触发因素有关。
- 一些患者在情绪紧张，或试图克制后立即出现拔毛行为，而另一些则在拔毛时感到愉悦和放松。
- 患者可能会特别挑选某些性质的毛发进行拔除（例如，浓密的或短的毛发）。
- 一半以上的患者在丢弃毛发前会有一些"仪式"性动作。
- 拔毛癖不包含捻发习惯。

■ 流行病学

- 通常出现在儿童期或青少年期；常常和青春期发动重合。
- 青少年期男女比例相近。
- 成人期男女比例为 1∶10。

患病率

终身患病率为 1%～3%。

■ 危险因素

强迫障碍（obsessive compulsive disorder, OCD）患者以及他们的一级亲属更易患拔毛癖。

遗传学

- 针对 34 名双胞胎的研究显示，38% 的单卵双生子都有拔毛行为，而异卵双生子则无，这提示存在遗传的可能性
- 虽然有关于拔毛的动物模型，但尚未发现特定的相关基因。

■ 常见相关疾病

- 食毛癖（吃毛发）可导致毛粪石。5%～18% 的拔毛癖患者会吃自己的头发。
- 精神障碍多见（见于 1/3～2/3 TTM 患儿）包括儿童孤独症、广泛性发育障碍（pervasive developmental disorder, PDD）、焦虑情绪、注意缺陷、物质滥用和进食障碍。
- 患者也可合并存在咬指甲，剥皮，或其他病理性修饰行为。

诊断

■ 病史

患者主诉可包括毛发缺失或对拔毛行为的担忧。

■ 体格检查

- 部分毛发缺失，但并不完全秃；相反缺失部位可见不同长度的毛发、毛发断根和剩余的毛囊。其他部位的毛发密度正常。
- 部分患者拔毛范围很大，因此毛发缺失部位不容易辨认。
- 儿童患者中，优势手侧的毛发缺失更常见。

■ 诊断检查与说明

诊断步骤与其他

有一些临床可用的评估工具。麻省总院拔毛评定量表（The Massachusetts General Hospital Hairpulling Scale）常常被用来作为监测症状严重程度和疗效的工具。

■ 鉴别诊断

- 斑秃。
- 头癣。
- 皮肤病导致的瘙痒症；正常脱毛（如美容

所致)。

• 其他强迫障碍或相关障碍,拔毛是为了达到对称或具有其他仪式性意义。

• 躯体变形障碍。

 治疗

■ **药物治疗**

• 关于儿童或青少年的随机对照研究很少。

• N-乙酰半胱氨酸:

－一项样本为 50 名成年人的随机对照研究显示有效(治疗组 56% 有效,安慰剂组 16% 人有效)。

－一项包含 34 名儿童的类似研究显示药物治疗组和安慰剂组并无差异,两组临床症状均有统计学意义的中度改善。

• 奥氮平:

－在一个样本为 25 名成人的研究中显示有效(治疗组 85% 显效,安慰剂组 17% 显效)。

－但治疗组中不良反应发生率为 84%。

• SSRIs 虽然不能减轻拔毛行为,但对共患病有效,因此也被用于一些成年拔毛癖患者的治疗中。

■ **其他治疗**

• 对于轻症幼儿患者,奖励系统或使用帽子、创可贴等"家庭治疗"也可能有效。

• 行为矫正计划、习惯扭转训练法和认知行为治疗均可应用。

• 样本为 24 名儿童的 RCT 研究显示行为治疗具有持续的疗效(行为治疗组中 75% 显效,减少关注组中 0% 显效,并且疗效可持续至整个 8 周的观察期)。

一般措施

• 需要找到诱发因素,并强化压力管理策略以最小化其影响作用。

• 对拔毛癖及相关问题进行父母和家庭教育十分重要。

• 拔毛癖学习中心网站(The Trichotillomania Learning Center, www. trich. org)为患者、家长和医师提供了很多有价值的教育资料,包括对拔毛癖治疗有经验的精神科医师名单。

 后续治疗与护理

■ **随访推荐**

应该建议拔毛癖患者就诊于受过行为治疗培训的精神科医师,最好是有治疗拔毛癖经验的医师。

■ **预后**

拔毛癖病情常起伏,有压力或生活变化时症状重现。

■ **并发症**

• 拔毛癖会导致学业、社交和发育的明显落后:

－ 55% 的儿童表示拔毛癖导致他们无法学习,35% 表示拔毛会直接导致成绩下降。

－ 55% 患儿家长表示拔毛导致儿童回避社交场合。

－ 80% 家长感到儿童的拔毛行为会促进其他精神障碍。

• 因食毛癖导致的毛粪石会引发包括梗阻和穿孔在内的消化道合并症。

疾病编码

ICD10

• F63.3 拔毛狂。

• F50.8 其他进食障碍。

■ **常见问题与回答**

• 问:毛粪石的症状表现是什么?

• 答:患者出现腹痛、恶心、呕吐、体重减轻或消化道出血。X 线检查会发现典型的腹部包块,患者大便中可见毛发。

• 问:哪些有拔毛习惯的患者需要被转介接受评估和治疗?

• 答:有斑秃、因拔毛行为和斑秃感到痛苦或故意拔毛的患者需要转介。

• 问:我应该将疑似或已经诊断为拔毛癖的患者转介给谁?

• 答:最好转介给接受过行为治疗、认知行为治疗或暴露-反应管理治疗的精神科医师或相关精神卫生工作者。

白喉 *Diphtheria*   Michael J. Smith 姚玮蕾 译 / 曾玫 审校

 基础知识

■ **描述**

由白喉棒状杆菌感染引起的急性感染性疾病;首先影响上呼吸道黏膜并形成灰白色假膜。

■ **流行病学**

• 人类是白喉棒状杆菌的唯一宿主;通过接触患者或带菌者而传染该病。

• 流行季节为深秋以及冬季,易感者为 <15 岁的未免疫接种者。

• 最近的暴发感染大部分发生在前苏联国家,并证实该疾病发生在社会经济条件差且生活条件拥挤的人群。

发病率

• 虽然该病全球都有发病,但主要在非洲、亚洲以及南美洲的发展中地区流行。

• 在西方国家,在过去的 50～75 年间,由于第二次世界大战后白喉类毒素疫苗的普遍应用,白喉的发病率已经显著降低。

• 发病率已在稳定地降低,目前已经很少发生。

■ **一般预防**

主动接种白喉类毒素疫苗是以人群为基础预防的基石。最近的来自疾病预防控制中心(CDC)的免疫接种咨询委员会(ACIP)

的建议如下:

• 年龄为 2 月至 7 岁:5 剂白喉疫苗(联合破伤风类毒素和百日咳)。

－ 最初 3 剂自 2 月龄起,间隔 2 个月,予 DTaP 疫苗 0.5 ml 肌内注射。

－ 第四剂 DTaP 疫苗于 15～18 月龄接种。

－ 第五剂 DTaP 疫苗于 4～6 岁接种。

• 2005 年,2 种破伤风类毒素、减毒白喉类毒素以及无细胞百日咳疫苗(Tdap)被批准在 11～18 岁的青少年人群中使用。

• 所有 11～12 岁的青少年应该给予 Tdap 疫苗加强接种,只要他们已经完成儿童期接种的疫苗程序。接下来每 10 年给予一剂破伤风和白喉(Td)疫苗加强。

- 对于 7～10 岁初次接种的儿童,应用 Tdap 取代第一剂 Td。
- 白喉患者需隔离至连续两次感染部位细菌培养阴性为止。

病理生理

- 白喉杆菌首先通过空气飞沫进入人体,主要通过鼻部及口腔,偶尔通过眼睛、生殖器黏膜或先前存在的皮肤损伤处。
- 在入侵部位潜伏 2～4 天后,细菌产生毒素。
- 毒素在局部诱导黏膜组织的坏死凝固(假膜),伴基底组织水肿;接着可发生呼吸抑制。
- 外毒素也可以对心脏、神经系统以及肾脏有影响,导致心肌炎、脱髓鞘以及肾小管坏死。

病因

白喉棒状杆菌,一种革兰染色阳性的多形性芽胞杆菌。

诊断

- 呼吸道白喉:
- 鼻白喉起病时表现为轻微的流涕,逐步发展为流血性鼻涕、脓鼻涕,常常伴有恶臭;婴幼儿发病最常见。
- 咽及扁桃体白喉以厌食、萎靡、低热以及咽炎起病。
  - 1～2 天内形成假膜。
  - 可有严重的颈淋巴结炎以及颈部软组织水肿。
  - 由于毒素以及假膜的程度的不同病程有所不同。
  - 可发生呼吸和心血管功能衰竭。
- 喉白喉的发生通常代表咽部感染的进展。
  - 临床表现为典型的假膜性喉炎。
  - 可以发生急性气道梗阻。
  - 在严重的病例,假膜可以侵犯整个气管支气管树。
- 皮肤白喉见于温暖的热带地区。
  - 临床特点为慢性顽固性溃疡伴灰色假膜。
  - 在呼吸道白喉地方性流行地区可以作为细菌的"储存库"。
- 其他部位:少见,外阴、阴道、结膜,或以听觉的形式发病。

病史

- 不一定暴露于白喉患者就会感染该病,因为接触无症状带菌者可能是唯一的感染源。
- 潜伏期:
- 潜伏期为 1～6 天。

- 取决于感染的部位,呼吸道白喉可以仅仅以流涕或以咽炎伴轻度全身症状起病。
- 症状的进展见于之前的描述(见"诊断")。
- 既往白喉免疫接种史、白喉暴露史。

体格检查

- 典型表现:
- 流涕。
- 鼻部或咽部假膜。
- 与体温不成比例的心率。
- 呼吸困难。
- 喘鸣。
- 咳嗽。
- 声嘶。
- 腭麻痹。
- 颈部肿胀。
- 清除假膜可导致出血。
- 结膜白喉:睑结膜红肿,伴假膜出现。
- 耳白喉:外耳道炎症伴恶臭脓性分泌物排出。
- 皮肤白喉:见"诊断"。

诊断检查与说明

诊断应基于临床:延误治疗可增加发病率及病死率。

实验室检查

- 取假膜或假膜下分泌物行培养。因为需要特殊的培养基,实验室应被告知疑似白喉。
- 一旦分离到白喉杆菌菌株,需行动物中和试验或在组织培养中行中和试验(使用抗毒素)来检测是否有毒素产生。

鉴别诊断

- 鼻白喉:
- 普通感冒。
- 鼻腔异物。
- 鼻窦炎。
- 腺样体炎。
- 鼻塞(先天性梅毒)。
- 咽或扁桃体白喉:
- 链球菌咽炎。
- 传染性单核细胞增多症。
- 原发疱疹性扁桃体。
- 鹅口疮。
- 樊尚咽峡炎(奋森咽峡炎)。
- 扁桃体切除术后咽部膜。
- 弓形虫、巨细胞病毒、兔热病以及沙门菌感染引起的口咽部受累。
- 喉白喉:

- 假膜性喉炎。
- 急性会厌炎。
- 异物吸入。
- 咽周及咽后脓肿。
- 咽乳头状瘤。
- 其他包块。

治疗

药物治疗

抗菌治疗:作为白喉抗毒素(DAT)的辅助治疗,但不能替代 DAT 治疗。

- 呼吸道白喉:
- 青霉素:
  - 水结晶青霉素 10 万～15 万 U/(kg·24 h),分 4 剂,疗程 14 天。或者:
  - 普鲁卡因青霉素 1.5 万～5 万 U/(kg·24 h),分 2 剂,疗程 14 天。
- 红霉素 40～50 mg/kg(24 h 最大剂量 2 g)口服或者静脉,疗程 14 天。
- 皮肤白喉:需要使用肥皂和水对皮损进行局部护理,并使用抗菌药物 10 天。

住院事项

初始治疗

- DAT 抗血清,由马血清制备,必须尽早使用。DAT 可以从 CDC 获取(注意:对于马血清过敏的患者,需先做测试,若阳性,患者需行脱敏治疗)。
- 病程 48 h 内的咽白喉或喉白喉:2 万～4 万 U。
- 鼻咽部病损:4 万～6 万 U 静脉注射。
- 病程≥3 天的播散性疾病或者颈部的弥漫肿胀:8 万～12 万 U 静脉注射。

后续治疗与护理

随访推荐

- 轻症病例:假膜脱落后 7～10 天,恢复通常顺利。
- 更严重的病例:恢复较慢;可能发生严重的并发症。

预后

- 主要取决于宿主的免疫接种状态。未充分免疫接种者有更高的发病率及病死率。
- 治疗延迟也会增加病死率。
- 如果在病程第 1 天给予适当的治疗,病死率可以低至 1%。
- 如果治疗延迟至第 4 天,病死率高 20 倍或以上。

• 细菌毒力：产毒株与更严重的疾病相关，而且预后更差。

• 假膜的位置：喉白喉由于易发生气道梗阻病死率更高。

• 巨核细胞性血小板减少以及白细胞计数<25×10⁹/L 提示预后较差。

■ 并发症

• 心脏毒性：在发病的第 1 天至 6 周内的任何时间，因为毒素的产生可继发心肌炎。虽然可能发生心功能衰竭，但大部分病例为暂时性。

• 神经毒性继发于毒素产生，主要表现为双侧运动受累。

• 软腭麻痹最为常见，但是也可发生眼麻痹、膈肌麻痹、四肢的周围神经病变以及深部腱反射消失。

• 所有并发症（包括上面所罗列的）的发生频率随着症状出现与抗毒素使用时间间隔的增加而增加，也与假膜形成的程度相关。

疾病编码

ICD10

• A36.9 未特指的白喉。

• A36.1 鼻咽白喉。

• A36.3 皮肤白喉。

❓ 常见问题与解答

• 问：在美国，白喉的发病率是多少？

• 答：从 2003 年开始美国本地已无呼吸道白喉的报道。皮肤白喉仍有发生，但不是应上报的疾病。

• 问：目前世界上还有白喉成问题的地区吗？

• 答：有。1990 年白喉开始在俄罗斯流行，1991 年传播到乌克兰，1993—1994 年传播到其他独联体国家。其他流行地区包括中东、亚洲以及非洲、中美洲和南美洲的一些国家。前往这些地区去的游客应去疾病预防与控制中心（CDC）网站浏览最新的疾病信息。

• 问：游客去白喉暴发流行的地区时应采取哪些预防措施？

• 答：根据美国预防接种咨询委员会（ACIP）建议，到这些地区旅行的游客应该进行最新的白喉疫苗接种。婴儿去白喉呈地方性流行或流行的地区时，在旅行前最好接种 3 剂无细胞百白破疫苗（DTaP）。

白内障

M. Edward Wilson · Courtney L. Kraus 　章哲环 译 / 杨晨皓 审校

基础知识

■ 描述

任何眼内晶状体的混浊均称为白内障。

■ 流行病学

• 发达国家中，总人口中每百万人约有 4 名儿童出生时即患有双眼先天性白内障。

• 1 岁内的校正累积发病率为 2.49/100 万人，到 15 岁时增长到 3.46/100 万人。

■ 预防

• 目前尚不知如何预防先天性白内障。对于宫内感染及时的产前诊断和治疗可以预防包括白内障在内的相关的婴幼儿疾病。治疗潜在的代谢异常和尽量避免诱发因素同样可以降低发生率。

• 所有新生儿（以及所有儿童）都要接受健康机构的眼部筛查，这点非常重要。全世界大多数地区中，早期诊断和转诊都有利于患儿的最终视力预后。

■ 病理生理

• 晶状体核或周边皮质的晶体纤维的发育异常，混浊的部位常提示是先天性或早期获得性发病。

• 通常根据形态或病因分类。

• 中央致密的≥3 mm 的混浊会影响视物，可能导致患儿视力受损。

■ 病因

• 先天性或发育性：约 2/3 为特发性，剩下的可能是遗传性的或与系统性疾病相关。

• 遗传：双眼遗传性白内障中常染色体显性遗传占 75%。大多数患者并无其他疾病：

— 表现型完全相同的白内障可能是不同基因位点的突变，表现型不同的白内障也可能是来自同一家系。

— 多个相关的基因位点已被证实。

— 遗传致病的病例中很少出现白内障合并系统性疾病的综合征，后面讨论中会列举。

• 获得性：

— 中毒性：可能是长期使用激素或者放射线暴露导致。

— 外伤性：钝性或穿通性眼外伤。

— 炎症性：慢性葡萄膜炎。

• 眼部异常：白内障可能与原发性眼部异常相关，比如无虹膜、脉络膜缺损和小角膜。

■ 常见相关疾病

• 产前疾病：宫内感染、胎儿酒精综合征。

• 代谢性和内分泌性疾病：半乳糖血症、新生儿高血糖症、甲状旁腺功能减退症、糖尿病、高胱氨酸尿症、Fabry 病、Wilson 病、甘露糖贮积症。

• 染色体疾病：21 三体（Down 综合征）、18 或 13 或 15 三体、Turner 综合征。

• 皮肤疾病：先天性鱼鳞病、遗传性外胚层发育不良、婴儿皮肤异色症、Gorlin 综合征。

• 肾脏疾病：Lowe 综合征以及 Alport 综合征。

• 骨骼系统疾病：Marfan 综合征、Conradi 综合征、Albright 综合征、强直性肌营养不良。

• 风湿性疾病：幼年特发性关节炎，其他类型葡萄膜炎（银屑病、HLA-B27 相关等）。

• 其他：颅面和下颌骨综合征、神经纤维瘤病。

🔍 诊断

■ 病史

• 视物时固视和追随能力减弱？因为白内障会导致视力下降。

• 对阳光很敏感或者强光下斜视？因为白内障会导致眩光和光散射。

• 斜视（眼位不正）？可能暗示单眼视力丧失。

• 白瞳？白内障可能会表现为瞳孔区内的白点。

• 闪光摄影出现瞳孔对光反射（红光）不对称或异常？白内障会遮挡正常眼底红光反射。

• 眼球震颤（节奏性摆动）？可能预示着严重的视力下降（常为双眼）。

• 眼外伤？白内障可能是钝性或穿通性外伤导致。

• 发育延迟？尤其可能伴有双眼严重的先天性白内障。

• 详细的家族史和产前病史？先天性白内障可能是单独发病的遗传性疾病，宫内感染或酗酒也可能导致白内障。

• 阳性家族史或已知的相关的系统性疾病？

■ **体格检查**

• 视力下降：对于不能言语表达的儿童通过对比双眼注视和追随的能力进行评估。对于可以言语交流的儿童用图形视力表、HOTV 视标或字母视力表（Snellen 视力表）检查。

• 白瞳症：瞳孔发白。

• 红光反射：缺失、不对称或不规则。如何判断瞳孔区多少范围被遮挡？使用直接检眼镜在距离患者一臂的距离对比检查双眼底红光反射。

• 斜视：提示白内障患病时间很长而且可能存在弱视。

• 眼球震颤：如果自出生开始白内障就造成形觉剥夺，眼球震颤最早在 2～3 月龄即会出现。除非得到及时治疗，否则眼球震颤即预示着极低的视力恢复的可能性。

• 单双侧发病：如果双侧发病通常跟系统性疾病有关。

• 眼球大小：小眼球常提示先天性白内障的可能。

• 全面的检查：评估相关疾病。

■ **诊断检查与说明**

实验室检查

如果病因非常明确，则无需实验室检查。病因不明的单侧白内障应有选择性地进行检查以除外可能相关的系统性疾病。

• 血清学：病毒滴度检测以排除 TORCH 感染，血糖、血钙以及血磷检测以除外糖尿病、甲状旁腺功能减退症等代谢性疾病。

• 尿液检测：还原物质检测以排除半乳糖血症，蛋白、氨基酸以及 pH 检测以排除 Lowe 综合征。

• 红细胞酶学检测：半乳糖激酶以及半乳糖-1-磷酸尿苷转移酶是半乳糖血症的部

分检测指标。

• 核型：包括基因诊断、父母和同胞的眼部检查。

影像学检查

如果眼后节结构因为混浊的晶体而看不清，可以行眼部超声检查。

诊断步骤与其他

• 小儿眼科医生全面而及时的检查，包括裂隙灯显微镜下检查和散瞳眼底检查。

• 如果诊室中不能行全面检查，则可能需要麻醉下检查，必要时可同时行白内障摘除术。

■ **鉴别诊断**

• 儿童白内障常可以快速诊断出，而它也是白瞳症的病因之一。

• 白内障也提示系统性疾病的可能，基于患儿综合利益的考虑，系统性疾病也须诊断或排除。

• 白瞳症或微弱眼底红光反射的鉴别诊断：

- 视网膜母细胞瘤。

- 早产儿视网膜病变。

- 永存原始玻璃体增生症。

- 葡萄膜炎。

- 视网膜脱离。

- Coats 病。

- 犬弓蛔虫病。

🔧 **治疗**

■ **其他治疗**

一般措施

• 及时转诊的重要性：

- 先天性白内障可能在 4～6 周龄时即需要手术摘除以避免不可逆的形觉剥夺性弱视，所以尽快转诊至关重要。

- 7 岁前发生的儿童获得性白内障同样可能造成弱视。

• 保守治疗：

- 不遮挡视轴的局部白内障可以随访观察，可能需要药物散瞳和（或）弱视训练（遮盖对侧眼），根据情况决定是否需要戴眼镜治疗。

- 范围较小或局部的白内障可能会进展，需要密切随访。

■ **手术与其他治疗**

• 明显的白内障应行手术摘除，可以同时植入人工晶体（IOL）或等待患儿稍年长后二期植入。

• 体征明显的先天性白内障应尽早手术干预，后天出现或局部的白内障在出现进展时

也应尽早手术。

• 双眼白内障患者中为避免形觉剥夺性弱视，双侧白内障手术间隔时间通常在 1～2 周内，极少数情况下，比如麻醉风险大的患儿可以双眼同时手术。

• 术后护理。

- 常规：晶体摘除后患儿处于无晶体状态，术后使用接触镜、眼镜和（或）IOL 植入进行光学矫正，弱视训练对于视力预后很重要。

- 接触镜：＜1 岁的无晶体患儿的光学矫正通常使用接触镜或框架眼镜，有时会同时行 IOL 一期植入，但是更多见的是待患儿眼球发育后二期植入。

- IOL：对于＞1 岁的患儿，通常在白内障摘除术中同时植入 IOL，但 IOL 植入后可能还是需要佩戴眼镜。

- 弱视治疗：单侧白内障患者中，通常需要长时间遮盖健眼以重建患眼的视力，可能需要数年。

⚕ **后续治疗与护理**

■ **随访推荐**

• 明显的白内障如果不经治疗将导致视力逐渐丧失。出生时或生后早期出现的晶体混浊如果没有及时处理，患眼会迅速丧失视力且不可逆。

• 摘除白内障并开始光学矫正治疗后，患儿、父母以及眼科医生即进入长期密切的视力重建阶段，直至患儿视力发育成熟（约 7～10 岁）。之后，患儿应每年接受至少一次眼部检查。

• 视力残疾儿童或盲童的父母的宣教应该作为当地政府的服务内容，因为有些手术很成功的儿童最终并没有获得良好的视力。

> **注意**
> 误区包括：①早期诊断、转诊和治疗的缺失；②对不可逆的形觉剥夺性弱视的认识不足；③术后光学矫正和遮盖治疗的缺乏；④缺乏持续的长期随访，而随访有助于发现和治疗后续出现的青光眼或眼球发育过程中的屈光不正。

■ **预后**

• 早期手术以及术后尽早行光学矫正之后，单侧白内障术后的最佳矫正视力为 20/40～20/200，双侧白内障为 20/40 或以上，部分患者视力可达 20/20。

• 致密的单侧白内障，如果出生后 6 周内接

受手术可以获得良好的视力。6 周之后,由于形觉剥夺性弱视,视力恢复将越来越困难。

• 双眼先天性白内障的患儿只要在形觉剥夺发生眼球震颤之前接受治疗,其视力预后优于单眼患儿。

• 后天出现的、局部的、进展缓慢的白内障,预后较好。

• 家庭成员共同参与术后光学矫正以及弱视训练非常重要,并直接影响患儿长大后的最终视力。

■ 并发症

• 明显的白内障患儿错过手术最佳时机导致不可逆的形觉剥夺性弱视。

• 白内障摘除术后患儿自身的晶体被摘除,而晶体生理性的改变可以抵消眼球发育过程中屈光变化。尽管植入 IOL,术后常常仍

需戴眼镜,且需要根据眼球发育情况更换眼镜。白内障尤其是单侧白内障摘除术后,如果不坚持进行合适的光学矫正,可能发生屈光不正性弱视且不可逆。

• 先天性白内障患者房水外流通道(小梁网)常常发育不全,30％或以上的患者可能出现青光眼(白内障术后数年内),需要药物或手术控制眼压。

• 短期和长期并发症包括视轴区混浊、视网膜脱离,极少见情况下出现眼内炎(眼内感染)。以上并发症可能导致视力丧失乃至眼球摘除,因此需要长期的眼科随访。

疾病编码

ICD10

• H26.9 未特定类型的白内障。

• Q12.0 先天性白内障。

• H26.40 未特定类型的并发性白内障。

常见问题与解答

• 问:手术摘除白内障后即可视力治愈吗?

• 答:错。手术仅仅是治疗的开始,还需要行光学矫正和弱视治疗。

• 问:白内障一旦摘除后,就需要进行密切而长期的随访?

• 答:对。视力预后和术后治疗的依从性直接相关。

• 问:患儿年龄越大,白内障治疗越容易吗?

• 答:错。患儿年龄越大,形觉剥夺性弱视越不可逆,恢复正常视力越困难。新生儿中,白内障最好在 4～6 周龄左右手术摘除。

白细胞增多症 Leukocytosis

Monica Khurana · Caroline Hastings 钱晓文 译 / 翟晓文 审校

基础知识

■ 描述

白细胞增多症是外周血白细胞(WBC)总计数超过相应年龄的正常值。

■ 危险因素

• 极低出生体重儿。

• 免疫缺陷或免疫损伤状态。

• 炎症性疾病。

• 自身免疫性疾病。

> **注意**
> 21 三体综合征(唐氏综合征)儿童发生暂时性骨髓增生异常(TMD)或类白血病反应的风险增加。

■ 病理生理

白细胞增多症是骨髓增生、附壁减少、细胞生存延长和(或)对外界刺激反应,或不常见的非骨髓异常性疾病所导致。

诊断

■ 鉴别诊断

• 特应性:

- 变态反应。

- 哮喘。

- 湿疹。

- 银屑病。

• 先天性、基因缺陷:

- 唐氏综合征。

- 遗传性中性粒细胞增多症。

- 白细胞黏附缺陷(LAD)。

- 镰状细胞贫血。

• 溶血:

- 溶血性贫血。

- 输血反应。

• 感染:

- 细菌:

○ 布鲁杆菌属。

○ 巴尔通体属。

○ 百日咳博德特菌。

○ 难辨梭菌。

○ 土拉热弗朗西丝菌。

○ 嗜血菌属。

○ 分枝杆菌属。

○ 奈瑟球菌属。

○ 立克次体属。

○ 肺炎链球菌。

○ 金黄色葡萄球菌。

- 病毒:

○ 巨细胞病毒(CMV)。

○ EB 病毒(EBV)。

○ 汉坦病毒属(汉坦病毒肺炎综合征)。

○ 肝炎。

○ 呼吸道合胞病毒。

- 寄生虫:

○ 犬弓蛔线虫。

○ 弓形虫属。

○ 毛线虫属。

○ 疟原虫属。

- 真菌:

○ 球孢菌病。

- 螺旋体:

○ 苍白密螺旋体。

• 免疫性、炎症性、反应性:

- 阑尾炎。

- 肾上腺皮质功能减退。

- 无脾。

- 慢性肉芽肿病。

- 高嗜酸粒细胞综合征(HES)。

- 炎症性肠病(IBD)。

- 幼年型特发性关节炎(JIA)。

- 单纯性肺嗜酸细胞浸润症。

- 结节病。

- 吸烟。

- 甲状腺毒肿。

- 血管炎,包括川崎病。

- 恶性疾病：
- 急性白血病。
- 慢性白血病。
- 淋巴瘤。
- 实体瘤。
- 药物性：
- 抗惊厥药。
- β受体激动剂。
- 激素。
- 肾上腺素。
- 粒细胞或粒-单核细胞集落刺激因子。
- 肝素。
- 锂。
- 米诺环素。
- 前列腺素。
- 骨髓增生异常：
- 真性红细胞增多症。
- 特发性血小板减少。
- 骨髓纤维化（但更常与全血细胞减少相关）。
- 毒物：
- 铅。
- 应激：
- 麻醉。
- 焦虑。
- 情绪应激。
- 用力过度。
- 抽搐。
- 创伤：
- 急性出血。
- 严重烧伤。
- 非意外创伤。

■ **诊断检查与说明**

- 第一步：确认白细胞增多症。
- 假性白细胞增多病，因为全血细胞自动分析仪将有核或部分溶解的红细胞、冷球蛋白或冷纤维蛋白原、血小板团误认。
- 确认，包括病理科或血液科医师会诊复核外周血涂片。
- 第二步：获得白细胞计数的分类。
- 可能需要手工分类。
- 区分髓系和淋系或甚至前体细胞有助于鉴别正确的病因。
- 髓系白细胞增多包括：①中性粒细胞增多症，常为细菌感染所致；②单核细胞增多；③嗜酸细胞增多，常为反应性；④嗜碱粒细胞增多，罕见提示骨髓增生；⑤前体细胞增加，与潜在的骨髓异常疾病有关。
- 淋系白细胞增多由病毒感染所致。

注意

　　警惕单核或异型淋巴细胞百分比增高，注意是仪器测定还是手工分类。白血病前体细胞可能被误认为这些细胞。

- 第三步：区分反应性和克隆性。
- 反应性白细胞增多症是异源性的——多形、多克隆和（或）表现为大颗粒细胞。
- 肿瘤如白血病、淋巴瘤是同源性的。
- 可能需要用流式细胞行免疫分型和（或）细胞受体基因重排检测以除外恶性疾病，特别是淋巴细胞增殖性疾病。
- 第四步：评估其他细胞系。
- 并发贫血和（或）血小板减少表现提示潜在的骨髓异常疾病如白血病。
- 白细胞增多和血小板增多可能与缺铁性贫血、镰状细胞贫血、LADⅢ型和妊娠相关。
- 第五步：在临床中使用这些信息。

■ **病史**

- 评估病史或感染征象：
- 急性感染是白细胞增多症的最常见原因。
- 发热是非特异性的，可能与感染、炎症反应、风湿性或恶性疾病相关。
- 既往病史：
- 唐氏综合征：婴儿 TMD 患者约 10% 可在 1 月内自行好转，而 20%～30% 的患者可进展为 AML。如果存在心肺损害相关的脏器肿大，需要急诊处理。
- 遗传性中性粒细胞增多症：常染色体显性遗传病是染色体 1p34 上 *CSF3R* 基因遗传性突变所致。
- LAD：罕见的常染色体隐性遗传病以反复细菌感染为特征。
- 镰状细胞贫血：白细胞增多可能是慢性炎症反应，也增加血管闭塞发生的可能。
- 全身性的症状可能提示恶性疾病：
- B 症状包括发热、夜间盗汗和体重减轻≥10% 超过 6 个月。
- 持续骨痛提示白血病，初始可能被诊断为生长痛，或按骨髓炎或 JIA 治疗。
- 不要忘记旅行史或接触史：
- 痢疾性肠炎可发生于去卫生条件欠佳的地区旅行后，表现为白细胞增多甚至抽搐。
- 养老院居住者、狭窄空间居住人群和健康护理从业人员是发生和传播 TB 的高危人群。
- 爬行动物常携带沙门菌而啮齿类动物常携带汉坦病毒。
- 获得完整的家族史：
- 自身免疫病阳性家族史发生 IBD、JIA、

HES、甲状腺疾病、血管炎等的可能性增加。

■ **体格检查**

- 心肺：
- 仔细的肺部体检是必需的，因为肺炎是白细胞增多症的常见原因之一。
- 新出现的杂音或奔马律可能是细菌性心内膜炎的早期征象。
- 腹部、淋巴结：
- 如出现肝脾肿大和（或）淋巴结肿大，考虑急性病毒性肝炎、EB 病毒或巨细胞病毒引起的传染性单核细胞增多症、恶性疾病、疟疾或溶酶体贮积病。
- 肌肉骨骼、皮肤：
- 关节炎或关节痛和（或）皮疹可能是一组症候群的一部分，提示 JIA，类风湿热或莱姆病。

■ **影像学检查**

　　尽管肺炎球菌联合菌苗的全球接种已经降低了肺炎的发病率，在年幼患者中临床上仍应强烈建议进行胸部放射线摄影检查，特别是高热伴白细胞增多且无明确感染源者。

 治疗

■ **一般措施**

- 单纯白细胞增多可能仅需监测而不需要干预。
- 如出现病症，有经验性使用适合该年龄的抗生素的指征。
- 可能需其他亚专科医师会诊。
- 预后与诊断相关。

后续治疗与护理

　　细菌感染时适当的抗菌治疗 4 天内可使白细胞增多好转。

注意

　　如果需要鉴别恶性疾病，在应用激素前请血液科、肿瘤科医师会诊。

 疾病编码

ICD10

- D72.829 白细胞计数增高，非特异性。
- D72.0 白细胞的基因异常。
- D72.828 其他白细胞计数增高。

常见问题与解答

• 问:白细胞增高的程度是否与感染严重度正相关?

• 答:就像发热的程度不总是与感染严重度正相关,白细胞增高的程度与感染的关系与之一样。甚至正常的白细胞计数也并不能除外细菌感染。

• 问:什么是类白血病反应?

• 答:类白血病反应是一种对应激或感染的生理性反应,以白细胞≥$50×10^9$/L 并表现为外周血髓系各阶段成熟的前体细胞为特征,其不同于恶性疾病的某一种不成熟白细胞的克隆性增殖。

• 问:什么情况下白细胞增多是临床急诊?

• 答:当患者出现白细胞增多导致的临床症状时白细胞增多或高白细胞血症是一种临床急诊。高白细胞血症是白细胞计数≥$100×10^9$/L。临床表现典型者常发生于白细胞≥$200×10^9$/L 或≥$300×10^9$/L 的急性髓系或淋巴细胞白血病和慢性粒细胞白血病患者急诊;但白细胞<$50×10^9$/L 也可出现症状。可参考高白细胞血症章节以获得更多信息。

百日咳 Pertussis

Camille Sabella 王相诗 译 / 葛艳玲 审校

基础知识

■ 描述

经典意义上的百日咳(whooping cough)是由百日咳鲍特杆菌引起的,以痉挛性咳嗽和病程迁延为临床特征的疾病。

■ 流行病学

• 百日咳具有高度传染性,易感者近距离暴露于病原菌后,感染率约达100%。

• 人是百日咳鲍特杆菌的唯一宿主。

• 传播途径:通过雾化的呼吸道飞沫进行传播。

• 潜伏期5~21天。

• 疾病传播多发生在卡他期和咳嗽开始的头2周内。

• 百日咳发病有季节特征,夏末至秋季为发病高峰,每3~5年为一个流行周期。

• 青少年及成年人是主要的储存宿主,也是婴儿百日咳的传染源。

发病率

• 自20世纪80年代初以来,百日咳感染率稳步上升。

- 这与疫苗的不完美、免疫力的衰减、未完整进行疫苗接种、对婴儿胎传保护力的下降有关,也与检测水平的提高及报道增多有关。

• 2月龄以内婴儿的年龄相关发病率最高。

• 青少年感染率稳步上升,现已接近婴儿的感染率。

• 研究显示,青少年及年轻成人长期咳嗽患者中,约10%~30%为百日咳杆菌感染。

■ 预防

• 控制感染:

- 住院患者隔离:在开始针对性使用抗生素5天内需进行飞沫防护;在未使用抗生素的情况下,患者出现咳嗽症状3周内都应当进行飞沫防护。

- 暴露人群的管理:无论暴露个体(全部家庭内接触者、其他密切接触者、幼托机构的其他儿童)疫苗接种与否,都应当接受药物预防(具体药物及剂量同治疗方案,见下文所示),从而减少继发感染。对于未接种和已接种百日咳疫苗的儿童及未进行百日破疫苗强化免疫的青少年与成人,在暴露后都应当进行该疫苗的预防接种。

• 疫苗接种:

- 美国使用的百日咳疫苗是百日咳联合白喉及破伤风毒素的无细胞疫苗。

- 疾病预防控制中心(CDC)及美国儿科学会(AAP)指南推荐:应当在7岁以内所有儿童中推广接种百白破疫苗。

- 下列人群可接种1剂百白破疫苗,有助于控制婴幼儿的感染率,包括接种过百白破疫苗的7~10儿童、11~18岁青少年、19~64岁成人及65岁以上的老年人。

■ 病理生理

• 百日咳杆菌只能在呼吸道纤毛上皮细胞上定植复制。

• 百日咳毒素(PT)、丝状血凝素(FHA)、气管细胞毒素(TCT)、腺苷酸环化酶(AC)和百日咳杆菌黏附素(PRN)等在内的生物活性物质决定了百日咳杆菌的毒力,包括黏附、纤毛活动停滞、白细胞功能损伤、局部上皮受损。

■ 病因

• 百日咳鲍特杆菌为无动力的、革兰阴性短小杆菌,对生长条件要求严格,可引起典型的百日咳。

• 副百日咳杆菌引起的疾病咳嗽持续时间相对较短。

诊断

■ 病史

• 其他家庭成员的咳嗽病史是诊断百日咳的重要线索,包括哥哥姐姐、父母和祖父母。

• 3个临床阶段:

- 卡他期(1~2周):表现为上呼吸道感染症状。

- 痉咳期持续(≥2~4周):阵发性咳嗽并日益加重,在突然强有力的吸气时出现特征性的痉咳,该期常会出现咳嗽后呕吐。

- 恢复期:持续1~2周,但是咳嗽可持续数月。对于青少年或成人,持续2~3周的长期咳嗽是该病的标志性症状。大部分患者表现为阵发性咳嗽和暂时性缓解交替。

• <6月龄婴儿常有窒息表现,常没有特征性的痉咳。卡他期短、喘息和窒息是小婴儿的其他表现。

• 常常没有发热史。

■ 体格检查

• 阵咳发作间期体格检查正常也支持本病的诊断。

• 可出现眼结膜出血及上半身瘀点。

• 小婴儿痉咳期可出现发绀、窒息、心动过缓。

• 发热及下呼吸道感染体征并不常见。

■ 诊断检查与说明

实验室检查

• 白细胞:

- 在卡他期末及整个痉咳期,婴儿和儿童常常会出现白细胞增多(15 000～100 000/mm³),以淋巴细胞为主;而在青少年及成人并不常见。

- 百日咳鲍特杆菌培养:
- 使用藻酸钙或涤纶拭子取鼻咽部分泌物标本,接种于特定培养基(如 Regan-lowe 培养基),孵育 10 天。
- 卡他期或痉咳期早期鼻咽拭子标本阳性率更高,而病程 3 周以后的阳性率很低。
- 特异度 100%;总体的敏感度为 60%～70%,但对于既往接种百白破疫苗且已接受抗生素治疗或者病程超过 3 周的患者,该检测敏感度较低。
- 聚合酶链反应(PCR):
- 该检测方法应用得越来越多。从鼻咽样本中检测百日咳鲍特杆菌,PCR 比培养更加敏感和快速。
- FDA 未批准 PCR 检测技术使用于百日咳的临床检测,也没有标准化的实验方案和试剂。
- 在鼻咽样本中进行直接免疫荧光试验(DFA)已不推荐应用于百日咳的诊断。
- 血清学:
- 在病程后期有一定的帮助作用。
- FDA 未批准任何血清学检测方法用于商品化生产,该方法难以区分既往有疫苗接种的个体。
- 对于近期未接种疫苗的个体,在咳嗽 2 周后血清百日咳抗体 IgG 升高提示近期感染。百日咳杆菌抗体 IgG 滴度上升或单份血清滴度≥100 IU/ml 可帮助诊断百日咳。

影像学检查

胸片:可有肺门周围渗出、间质性肺水肿及肺不张。

■ 鉴别诊断

- 副百日咳鲍特菌感染。
- 腺病毒感染。
- 支原体肺炎。
- 沙眼衣原体感染。
- 细支气管炎。
- 细菌性肺炎。
- 囊性纤维化。
- 结核病。
- 异物吸入。
- 气道反应性疾病。

治疗

■ 药物治疗

- 阿奇霉素(口服)。

- ≥6 月龄婴儿:第 1 天 10 mg/kg,顿服;第 2～5 天,5 mg/(kg·d),顿服;疗程 5 天。
- <6 月龄婴儿:10 mg/(kg·d),疗程 5 天。
- 青少年及成人:第 1 天 500 mg;第 2～5 天,250 mg/d;疗程 5 天。
- 红霉素(口服):40 mg/(kg·d),分 4 次,疗程 14 天。
- 红霉素可引起 4 周龄以下婴儿肥厚性幽门狭窄。因此,建议选用阿奇霉素治疗和预防该年龄段婴儿的百日咳。
- 克拉霉素(口服):可用于治疗 1 月龄以上幼儿,15 mg/(kg·d),分 2 次口服,疗程 7 天。
- 复方磺胺甲噁唑:它的有效性并未得到证实,但是可作为 2 月龄以上幼儿的备选用药。

■ 一般措施

- 有较严重临床表现(如窒息、发绀和喂养困难)或存在其他并发症患者需要住院,进行相关支持治疗。
- 6 月龄以下婴儿可能因过度咳嗽继发疲劳而导致窒息。该年龄段患儿需要密切观察,最好住院观察。
- 只有在病初(卡他期)使用抗生素才有可能缩短病程;但是为了防止感染扩散,无论在何时都应该使用抗生素。

■ 住院事项

入院指征
- 存在窒息或过度咳嗽风险的小婴儿(6 月龄以下)。
- 存在严重临床表现或并发症的患者。

出院指征
- 心肺功能稳定。
- 阵发性咳嗽能够自行缓解。

后续治疗与护理

■ 随访推荐

- 痉咳期可持续 4 周,恢复期持续数月。

■ 预后

与患者年龄直接相关。
- 6 月龄以下婴儿死亡率最高,为 0.5%～1%。
- 年长儿预后佳。

■ 并发症

- 百日咳并发症更常见于 6 月龄以下婴儿。

- 窒息。
- 肺炎:发生率 13%～25%,包括原发于百日咳的肺炎以及继发于其他病毒(腺病毒、呼吸道合胞病毒)或细菌(肺炎链球菌、金黄色葡萄球菌)的肺炎;如果在咳嗽发作间期,患儿出现发热及呼吸道症状,则提示可能继发了细菌性肺炎。
- 其他肺部并发症包括肺不张、气胸、纵隔气肿和皮下气肿。
- 婴儿百日咳可合并惊厥(2%)和脑病(0.5%)。
- 青少年及成人百日咳并发症包括剧咳后晕厥、尿失禁、肋骨骨折及肺炎。

疾病编码

ICD10

- 37.90 百日咳,未特指,未合并肺炎。
- 37.00 百日咳,百日咳鲍特杆菌感染,未合并肺炎。
- 37.01 百日咳,百日咳鲍特杆菌感染,合并肺炎。

常见问题与解答

- 问:为什么百日咳在小婴儿中的传播很难控制?
- 答:青少年及成人感染百日咳后症状不典型,病情较轻,因此许多医生并不重视;很多医生认为儿时接种百白破疫苗能够保护成人不受感染,因此,医生往往考虑不到成人患有百日咳的可能,也导致成人患者接受抗生素治疗普遍滞后;最后,尽管百白破疫苗的保护效力有限,但是直到 2005 年才广泛推荐青少年及成人加强接种百日咳疫苗。很大程度上小婴儿及儿童百日咳是由青少年及成人患者传播所致。
- 问:诊断小婴儿百日咳最好的方法是什么?
- 答:高度怀疑时可确立临床诊断。如果小婴儿有严重咳嗽病史就需要考虑百日咳诊断。患儿就诊时常无明显异常表现,体检也正常。因此,需要通过父母认真了解患儿严重阵咳的病史,常伴随有恶心、咳嗽后呕吐和精神疲惫。

包茎和包皮嵌顿 Phimosis Paraphimosis

Kara N. Saperston · Micheal DiSandro   陈宏 译／毕允力 审校

🦴 基础知识

▪ 描述

• 包茎是指青春期后因包皮口狭窄导致的包皮不能上翻。
• 婴儿和青春期前的儿童极少是真性包茎，多数是正常的生理性包茎。
• 包皮嵌顿是指包皮上翻后无法下翻。

▪ 流行病学

• 包茎的发病率是每年 0.4/100 个男孩。
• 包茎会影响 0.6/100 例男孩直至 16 岁。

▪ 危险因素

• 包茎：
- 强行上翻包皮。
- 苔藓样硬化。
• 包皮嵌顿：
- 持续的包皮上翻。

▪ 病理生理

• 包茎：
- 当包茎导致的狭窄加重，尿液被困于包皮内导致包皮气球样鼓起。严重的病例，尿液充满整个包皮间隙并延伸至体部。
• 包皮嵌顿：
- 围绕龟头持续上翻的包皮，导致包皮和龟头水肿。水肿致使包皮更难复位，并导致儿童的剧烈疼痛。

▪ 一般预防

应教导男孩子在清洁包皮后下翻包皮覆盖龟头，预防包皮嵌顿。

📈 诊断

▪ 病史

• 包茎：
- 家长可能诉排尿时包皮气球样鼓起。
- 家长可能诉需要挤压包皮来排尽积蓄的尿液。
• 包皮嵌顿：
- 家长诉更换尿布清洁阴茎时，上翻包皮后无法下翻恢复至正常覆盖龟头的位置。
- 儿童可能自行上翻包皮后无法下翻恢复至正常位置。

▪ 体格检查

• 包茎：
- 轻柔地尝试上翻包皮，以评估包皮口的尺寸。
- 青春期开始时，仍无法上翻包皮的儿童患有包茎。
- 包皮局部干燥、有白色的斑块提示苔藓性硬化，可见于 50% 的包茎。
• 包皮嵌顿：
- 阴茎疼痛伴随着明显的包皮水肿。
- 龟头周围紧绷的项圈。
- 长时间上翻的皮肤会损害包皮和龟头的血供。
- 有包皮和龟头坏死的病例报道。
  ◦ 若出现坏死，考虑呼叫儿童保护服务。

▪ 诊断检查与说明

实验室检查
不需要。

影像学检查
不需要。

诊断步骤与其他
不需要。

▪ 鉴别诊断

• 生理性包茎：
- 没有经历过青春期的儿童是正常的生理性包茎。这种情况在接近青春期时改变，随着时间过去包皮会更容易上翻。
- 龟头下可能出现由未感染的脱落皮肤细胞形成的小团白色物质，缓慢地从包皮腔内自行排出。这些脱落的皮肤细胞有助于皮肤的分离。

> **注意**
> 在早期（青春期前）包皮能自然上翻前强行上翻包皮，可能导致包茎。

💉 治疗

▪ 药物治疗

• 包茎：
- 局部使用类固醇激素，每日 3 次，持续 6 周；使用一小珠子的剂量。
  ◦ 0.05% 氟替卡松丙酸酯。

◦ 0.1% 丙酸地塞米松。
◦ 氟烃氢化泼尼松霜：
- 同时可治疗苔藓性硬化。
◦ 局部使用他克莫司是苔藓性硬化的二线治疗。
• 包皮嵌顿：
- 应当被视为急诊。
- 镇静并通过按压龟头和包皮来使下翻复位。

▪ 其他治疗

• 包茎：
- 包皮环切。
  ◦ 药物治疗失败后实施。
• 包皮嵌顿：
- 按压复位失败后行背侧切开。
  ◦ 包皮背侧切口：镇静后。

▪ 一般措施

• 包茎：
- 患者药物治疗 2 个月失败后，应交由小儿泌尿外科医师。
• 包皮嵌顿：
- 非镇静条件下无法下翻包皮覆盖龟头，应立即交由小儿泌尿外科医师处理。
- 由于多数条件下镇静是必需的，将患儿留置于急诊室内。

🔋 后续治疗与护理

▪ 随访推荐

• 包茎：
- 使用类固醇激素后随访 2 个月。
• 包皮嵌顿：当包皮已恢复正常位置：
- 小儿泌尿外科医师处随访 2 周。
- 随访期间内不应再上翻包皮。
- 考虑局部使用类固醇激素，避免发展为严重的包茎。

▪ 预后

• 包茎：
- 使用类固醇激素当下的成功率为 70%～90%。
• 包皮嵌顿：
- 高危者发展为严重包茎。
- 将来或许需行包皮环切术。

疾病编码

ICD10

- N47.1 包茎。
- N47.2 包皮嵌顿。

常见问题与解答

- 问:新生儿可能患包茎吗?
- 答:生理性包茎(不能上翻包皮)在青春期

前儿童属正常情况。它是由于龟头和包皮内板间皮肤不完全分离造成的,这种情况不需要治疗。

暴发性紫癜 *Purpura Fulminans*

Victoria E. Price · Anthony Chan 孙利 译 / 审校

 基础知识

■ 描述

- 以皮肤出血坏死和弥散性血管内凝血(DIC)为特征的血液学急诊疾病。
- 与先天性或获得性蛋白 C 和(或)蛋白 S 缺陷有关。
- 可威胁生命,需要及时诊断和正确的替代治疗,以减少并发症和死亡率。

■ 流行病学

- 新生儿暴发性紫癜相关的蛋白 C 纯合缺陷:每(200~400)万出生儿童中有 1 个。
- 临床蛋白 C 缺陷:1/2 万。
- 蛋白 S 纯合缺陷是非常罕见的。
- 据预测,严重的蛋白 C 缺陷的发生率为 1/(4~25)万。实际生活中非常少见,可能由于相关的胎儿丢失和围生期死亡的发生率很高。

■ 危险因素

遗传学

- 蛋白 C 和蛋白 S 的缺陷是常染色体遗传,外显率变异性大。
- 蛋白 C 有超过 150 个不同的基因突变已被描述,这些突变可导致蛋白的定性与定量缺陷。
- 蛋白 C 和蛋白 S 纯合缺陷和复合杂合状态与严重的缺陷相关,小于正常水平的 1%。
- 新生儿暴发性紫癜与蛋白 C 和蛋白 S 的严重缺陷有关。
- 与其他血栓形成倾向共同遗传,可能增加发展为暴发性紫癜的风险。
- 蛋白 C 和蛋白 S 的杂合缺陷,与终身动、静脉血栓的风险增加相关。

■ 病理生理

- 获得性病因:

- 严重的急性细菌感染:脑膜炎奈瑟菌最为常见。
- 感染后暴发:最常见与水痘和链球菌感染相关。是由于 IgG 抗体的交叉反应,使循环中蛋白 S 的清除率增加所致。对于其他表现尚可的孩子而言,新发暴发性紫癜和 DIC 时需考虑此病。
- 华法林(香豆素)诱导的皮肤坏死。
- 弥散性血管内凝血(DIC)。
- 抗磷脂抗体。
- 心脏搭桥。
- 严重的肝功能异常。
- 半乳糖血症。
- 严重的先天性心脏病。
- 遗传性蛋白 C 途径的缺陷:
- 诱发抑制凝血酶形成的能力下降,因此出现高凝状态。
- 遗传性凝血缺陷,表现为新生儿暴发性紫癜:
- 蛋白 C 缓慢凝固级联反应有两步:活化的因子 V 和活化的因子 Ⅷ降解。
- 在炎症级联中作用。
- 蛋白 S 是蛋白 C 的辅助因子。

诊断

■ 病史

- 细菌性败血症:发热、虚弱、头晕、恶心、呕吐和瘀点发作。
- 最近发热性疾病的病史。
- 药物(如华法林)。
- 提示有高凝状态的家族史。
- 亲、血缘关系的病史。
- 年龄很小就发生血栓,比如休克、深静脉血栓和肺栓塞。
- 家族成员服用华法林(香豆素)或低分子量肝素,或其他抗凝药物。
- 之前有暴发性紫癜或高凝状态的患儿。

■ 体格检查

- 败血症的体征:
- 发热。
- 低血压。
- 心动过速。
- 灌注差。
- 四肢冰冷。
- 脉搏虚弱。
- 休克。
- 紫癜按之不褪。
- 肢端紫癜和坏死:检查手指、鼻、足趾和阴茎有无发黑。
- 皮肤损害开始时是深红色,然后变为紫黑色。皮损处可能被误认为是擦伤。
- 皮肤损害发生在之前创伤的部位(例如,静脉套管插入的部位)。
- 疼痛、缺血、四肢水肿、深静脉或动脉栓塞导致的内脏功能障碍,取决于部位和严重程度。
- 严重的蛋白 C 缺陷与颅内静脉血栓、玻璃体出血(称玻璃体积血)、视网膜脱离相关。这些并发症可在胎儿位于子宫内发生。
- 体格检查的诀窍:用玻片一侧按压紫癜区域,看是否褪色、发白。

■ 诊断检查与说明

实验室检查

筛查:

- 血常规:
- 血小板计数可减少。
- 血红蛋白可降低。
- 涂片检查:血小板减少,破碎红细胞(微血管内溶血的证据)。
- 凝血酶原时间(PT)和国际标准化比率(INR):在 DIC 中延长。
- 部分凝血活酶时间(PTT):在 DIC 中延长。

- 纤维蛋白原:消耗并减少,发生纤溶。
- D-二聚体:增加,DIC 时纤溶。

病因学检查:

- 在治疗开始前,采集加入柠檬酸盐的血浆样品进行功能活性的检测,作为精确的诊断。因结果可能有差异,确认需进行显色和功能检测。
- 在纯合子中,检测不到蛋白 C 和蛋白 S 的活性水平。
- 如果存在干扰因素(例如,莱顿第五因子突变、抗磷脂抗体、直接凝血酶抑制剂),检测抗原水平有帮助。
- 进行患儿和家庭成员的基因检测有助于确诊。不应等待报告结果出来才决定开始治疗。
- 检测患者、其父母和同胞的蛋白 C 水平。
- 检测患者、其父母和同胞的蛋白 S 抗原(总的和游离的)。
- 假阳性:由于在血栓发作期间消耗的缘故,蛋白 C 和 S 水平可降低,与潜在的先天性缺陷无关。检测出水平低往往需要在恢复后复测基线水平。蛋白 C 和 S 水平在健康婴儿出生开始 3~6 个月可以低于成人正常范围。需注意儿童参考范围。
- 检测抗磷脂抗体:通常检测狼疮抗凝物质或抗心磷脂抗体。
- 莱顿 V 因子突变检测。

影像学检查

目的是证明是否存在大血管栓塞及其程度,最为有用的影像学策略依赖于定位和临床情况。

- 超声检查,联合多普勒检测。
- CT 平扫。
- MRI:观察血管效果更好。
- 血管造影:侵入性检查,需要血管通路,可造成血管损伤。
- 影像学的潜在价值:
- 将血栓与其他病理改变区分开。
- 抗凝和溶栓治疗前明确血栓大小。

▌ 鉴别诊断

- 感染:
- 脑膜炎奈瑟菌是暴发性紫癜最为常见的感染病因。
- 链球菌。
- 流感嗜血杆菌。
- 金黄色葡萄球菌。
- 革兰阴性菌:大肠埃希菌、肺炎克雷伯菌、变形杆菌、阴沟肠杆菌。
- 立克次体感染:落基山斑点热。
- 水痘。

- 恶性疟疾。
- 环境因素:
- 华法林诱导的皮肤坏死:500~1 000 例接受华法林治疗者有 1 例发生皮下脂肪坏死。
- 在华法林效应的最初阶段,考虑因抗凝物质蛋白 C(一种维生素 K 依赖因子)相对耗尽所致。
- 恶性疾病:髓系白血病。
- 先天性:遗传性蛋白 C 和蛋白 S 的缺陷。
- 仅有严重的、纯合的或复合杂合的(活性小于 1%)蛋白 C 和 S 缺陷,与暴发性紫癜有关。
- 轻度蛋白 C 和 S 杂合缺陷和其他血栓形成缺陷一样,使机体处于高凝状态,但是通常不会发生新生儿暴发性紫癜。
- 患者存在血栓形成的一个或多个危险因素,很有可能在环境因素的刺激下发展为暴发性紫癜。
- 免疫介导的:肝素诱导的血小板减少:肝素血小板复合物抗体可导致血小板活化、血小板减少、包括皮肤静脉在内的微血栓。
- 感染后暴发性紫癜:自身免疫介导的蛋白 S 和 C 缺乏。
- 抗磷脂抗体综合征:血栓形成倾向可包括皮肤坏死。
- 其他:
- 血栓性血小板减少性紫癜。
- 阵发性血红蛋白尿。
- 过敏性紫癜。

💉 治疗

▌ 一般措施

- 如果出现典型的暴发性紫癜的临床表现,推荐立即开始紧急治疗。
- 治疗潜在的病因。
- 抗感染依赖于潜在的原因。
- 控制 DIC,基于临床和实验室检查的发现。

▌ 药物治疗

- 没有浓缩蛋白 S 可以获得。替代治疗用新鲜冰冻血浆 10~20 ml/kg,每 12 h 给予 1 次,或冷沉淀。
- 蛋白 C 替代治疗:新鲜冰冻血浆 10~20 ml/kg,每 6~12 h 给予 1 次,直到获得浓缩蛋白 C。1 ml/kg 的新鲜冰冻血浆可以提高蛋白 C 浓度约 1 U/dl。目标是蛋白 C 的谷浓度为 10 U/dl。
- 浓缩蛋白 C(人血浆来源):起始的剂量为 100 U/kg,然后每 6 h 给予 50 U/kg。目标是蛋白 C 的谷浓度为 50 U/dl。

- 不再提供重组活化蛋白 C。
- 抗凝治疗:
- 对严重的蛋白 C 或 S 缺陷的患者开始替代治疗。开始用普通肝素或低分子肝素。华法林仅用于开始普通肝素或低分子肝素数天后,重叠使用以避免华法林诱导的皮肤坏死。
- 先天性蛋白 C 或 S 缺陷的维持治疗:单用华法林(INR 靶目标为 2.5~3.5);或浓缩蛋白 C 30~50 U/kg,每 1~3 天 1 次,联合华法林(INR 靶目标为 1.5~2.5)预防。
- 低分子肝素已被用于维持抗凝治疗(抗 Ⅹa 的靶目标为 0.5~1.5 U/ml)。其他新型抗凝剂的作用还未被明确。
- 静脉通路具有挑战性。有长期给予蛋白 C 皮下使用的报道。

⊕ 后续治疗与护理

▌ 随访推荐

患者监测

- 期望何时改善:与暴发性紫癜的基础病因有关。
- 需要关注的症状:
- 紫癜蔓延。
- 低血压。
- 坏疽。
- 在急性期,需要持续给予治疗,直到所有病变缓解。
- 转诊至眼科医生处理,随访眼部病变。
- 在维持治疗期,每周随访 INR。
- D-二聚体可以作为替代治疗和抗凝治疗是否充分的标记。D-二聚体升高可能是暴发性紫癜反复的第一个征象。

▌ 饮食事项

服用华法林的患者,需要避免食用富含维生素 K 的食物,特别是华法林的剂量变化时,需要充分维持抗凝。

▌ 预后

- 与暴发性紫癜的潜在原因相关。
- 总之,蛋白 C 和 S 的纯合缺陷预后差。
- 有报道,蛋白 C 缺陷的患者肝移植后痊愈。

▌ 并发症

- 皮肤坏死和坏疽。
- 瘢痕。
- 肢端截肢,从手指、足趾的末端至整个肢体。

- 小血管和大血管栓塞。
- 死亡。

 疾病编码

ICD10

- D65 弥散性血管内凝血(DIC)。
- P54.5 新生儿皮肤出血。

常见问题与解答

- 问:第二个孩子患蛋白 C 或 S 缺陷的风险如何?
- 答:如果家庭基因诊断证实双方父母为缺陷携带者,那么先证患儿为纯合子,这样所生育的婴儿有 25% 的概率将患暴发性紫癜,

50% 的概率为携带者。然而,其他高凝状态也可能是暴发性紫癜的危险因素。

- 问:患有暴发性紫癜的患儿是否应该在专科医生处随访?
- 答:一般来说,应在儿科血液专科医生处随访,以协助紫癜的急性期处理、明确诊断和进行长期的抗凝治疗。

B

贝尔麻痹 Bell Palsy

Stephen J. Falchek　丁一峰 译 / 张林妹 审校

 基础知识

描述

- 贝尔麻痹为第Ⅶ对脑神经受累的表现:
  - 面部运动受限。
  - 味觉。
  - 肤觉。
  - 听敏度。
  - 流泪。
  - 流涎。
- 诊断和治疗贝尔麻痹最重要的是区分周围性和中枢性第Ⅶ对脑神经麻痹。

流行病学

发病率

- 每年发病率从小于 10 岁患儿的 3/10 万至成年人的 25/10 万。
- 只有 1% 的病例双侧受累。

病理生理

几乎所有真正的贝尔麻痹患者都有面神经的病毒感染,特别是膝状神经节。

病因

- 原发性:妊娠相关。
- 感染:
  - 单纯疱疹病毒 1 型。
  - 人类疱疹病毒 6 型。
  - 带状疱疹(无 Ramsay Hunt 综合征)。

常见相关疾病

- 区别于经典的贝尔麻痹和相关疾病引起或诱发的孤立的面部神经麻痹非常重要。
- 风疹。
- 莱姆病(伯氏疏螺旋体)。

- EB 病毒(EBV)。
- 巨细胞病毒。
- 流行性腮腺炎。
- 人类免疫缺陷病毒(HIV)。
- 肺炎支原体。
- 肉瘤样病。

诊断

病史

- 病变同侧的乳突或耳后疼痛(40%～50% 的患者)。
- 50% 患儿没有明显的前驱症状。
- 贝尔麻痹通常见于前驱感染性疾病,如病毒性上呼吸道感染(URI)症状、肺炎支原体感染、莱姆病或传染性单核细胞增多症。但是,明确的前驱疾病并非是诊断所必须。
- 几乎都是快速起病,发展到单侧麻痹或瘫痪的稳定状态常在几个小时至 2～3 天。
- 随着无力进展,患者(或家人)可能注意到以下症状:
  - 由于不能维持口腔闭合而导致的口腔运动任务(例如进食和饮水)的困难。
  - 无法完全闭上患侧的眼睛(有时由于与正常眼睑闭合和运动的对比,无经验的观察者会注意到正常侧眼睑的"下垂")。
  - 流泪和眼痒和灼热感减少。
  - 听觉过敏。
  - 患侧面部麻木(不太常见)。
  - 对食物的味觉失真(障碍)。
- 双侧症状(<1%)非常罕见,提示其他诊断,如吉兰-巴雷综合征或其他感染、炎症或代谢性疾病。

体格检查

- 患侧所有面部肌肉运动无力。

- 周围性面神经麻痹的典型特征是对称的上部(额)、中间(眼轮匝肌)、下部(口轮匝肌)主动和被动运动的肌肉无力或瘫痪。让患者抬额、皱眉、闭眼、露齿、微笑等,测试这些肌肉活动。
- 偶尔表现为患侧主动眨眼的减慢或缺失。
- 患侧的角膜反射应该减弱或消失,而健侧的交感反应存在。
- 通过检查前舌部的味知觉来检测脑神经Ⅶ感觉分离:
  - 这是应用浸泡在糖溶液和盐溶液中的拭子检查同侧舌头的前外侧表面,不让嘴巴闭合和物质分散到另一边。同侧味觉应该减退。
  - 尽管主诉耳后疼痛和单侧面部"麻木",但是典型皮肤感觉异常不是单纯通过脑神经Ⅶ检测来证实。如果确定感觉减退,应该注意其他脑神经受累的问题(例如脑神经Ⅴ)。
- 检查两侧外耳道是至关重要的:
  - 鼓膜的水疱表明带状疱疹面瘫(即 Ramsay Hunt 综合征)。
- 化脓性急性中耳炎或外伤应积极应用抗生素治疗,并进行可能的紧急外科亚专科评估及颞骨成像。

诊断检查与说明

影像学检查

- 对一个典型的贝尔麻痹应根据可靠的临床病史和体格检查来决定是否进行医学影像学检查。不典型的病例应作更深入和广泛的检查。
- 钆增强头颅磁共振成像:建议在不典型表现或进展情况下[例如,双侧受累,进展缓慢(>1 周),或其他脑神经调受累]进行。一些小型研究认为该检查发现脑神经Ⅶ受累可

预测恢复缓慢或欠佳。

■ 鉴别诊断

- 创伤:
- 产伤(尤其是侧面部由镊子施压造成的)。
- 先天性面瘫不应被视为贝尔麻痹而是其他原因引起的症状。
- 颞骨或颞骨岩部骨折。
- 深的伤口或腮腺区损伤。
- 感染:
- 化脓性急性中耳炎、乳突炎。
- 基底性脑膜炎。
- 颞骨岩部炎(格拉代尼戈综合征)。
- 水痘-带状疱疹病毒(VZV;Ramsay Hunt综合征)。
- 梅毒。
- 旋毛虫病。
- 结核病。
- 麻风病。
- 炎症:
- 肉瘤样病。
- 贝赫切特病。
- 巨细胞动脉炎。
- 吉兰-巴雷综合征。
- 梅-罗综合征:罕见的神经系统疾病,特点是反复发作的面瘫,脸和嘴唇肿胀(通常是上嘴唇),舌的褶皱和皱纹的加深。
- 肿瘤:
- 小脑脑桥角肿瘤,骨肉瘤,胆脂瘤,神经纤维瘤,淋巴瘤。
- 颅内骨质增生,骨硬化症。
- 代谢性:
- 糖尿病(神经缺血)。
- 甲状旁腺功能亢进。
- 甲状腺功能减退。
- 卟啉症。
- 先天性、遗传性:
- 降口角肌先天性缺如或发育不全。
- Mobius综合征。
- Chiari畸形。
- 延髓空洞症。

 治疗

识别第Ⅶ脑神经瘫痪可治疗的病因(如莱姆病和Ramsay Hunt综合征)对获得最佳预后和预防这些疾病的并发症是至关重要的。

■ 一般措施

- 眼部的保护和润滑:白天应用人工泪液至少3~4次,夜间应用润滑凝胶(如lacri-Lube)来避免角膜损伤。在主动活动和睡觉期间要根据剩余眼睑闭合程度来选择佩戴护目镜。
- 皮质类固醇:泼尼松只在出现症状的最初72 h建议使用。推荐剂量:1 mg/(kg·24 h)口服(最大80 mg),每天1次,用5天,接下来5天缓慢减量。
- 阿昔洛韦:明确用于Ramsay Hunt综合征治疗。虽然支持它作为皮质类固醇激素补充治疗的证据相对较弱,但也被用于贝尔麻痹的标准治疗(见下文的讨论)。推荐剂量:每次20 mg/kg,每天4次,口服10天;最大剂量每次400 mg。一般来说,在耳道或面部的水疱应及时用阿昔洛韦治疗,因为据报道VZV相关的麻痹一般预后更差。

■ 物理疗法

面部肌肉的物理疗法是否有益仍是有争议的。尽管有越来越多的研究,一些还没有对照,并有随后的荟萃分析,但结果仍有争议。目前对于面肌物理疗法是否有益尚无确切证据。在贝尔麻痹后进行物理疗法的决定是医生和家庭成员的个人喜好问题。

■ 药物治疗

- 皮质类固醇:最近大宗研究和荟萃分析表明,激素治疗在减少不完全恢复的风险方面有效;然而,这种治疗似乎仅在症状出现的最初48 h内才有效。此外,与安慰剂治疗比较的研究提示,糖皮质激素治疗仅对40岁以上患者疗效更显著,具有统计学意义。然而,对于所有患者,在病程48 h内使用激素治疗发生协同作用的概率较低。
- 抗病毒治疗:类似的研究提示如果单独使用阿昔洛韦或伐昔洛韦疗效甚小或无效,抗病毒治疗联合糖皮质激素治疗疗效无显著改善。对于特别重症的麻痹患者或疑似带状疱疹感染引起麻痹的患者,联合治疗疗效显著。
- 抗生素治疗:在莱姆病疫区,在血清学报告尚未明确时(IgM滴度在急性发病期尤其有用),临床上常常经验型使用抗生素治疗(见莱姆病章节)。

一线药物

- 泼尼松,1 mg/(kg·24 h),每天1次,口服5天,随后减量5天,总疗程为10天。为保证良好预后,务必在病程48 h内开始治疗。
- 阿莫西林:如果怀疑莱姆病,口服阿莫西林50 mg/(kg·24 h),分3次服用,连续21~28天。

二线药物

- 怀疑莱姆病:
- 患者年龄>8岁,口服强力霉素,100 mg,每天2次,连续21~28天。
- 所有年龄患者,头孢呋辛钠,30 mg/(kg·24 h),分2次口服,连续21~28天。
- 怀疑带状疱疹感染或病初表现为特别严重的面部麻痹:
- 伐昔洛韦,每次20 mg/kg(最大剂量每次1 g),分3次口服,连续服用5天(是否需要联用糖皮质激素,治疗指南尚未确立)。

■ 手术与其他治疗

外科减压术:当恢复延迟或者临床症状非常严重时,曾经推荐第Ⅶ对脑神经手术减压为可行的治疗。然而,临床实践并未证实该做法对患者有益。对于"其他"由于外界因素(如外生骨疣、肿瘤等)导致明确的神经受压综合征的面神经瘫痪病例更加推荐采用手术减压术。

■ 转诊问题

专业咨询:总体来说,如果患者恢复时间延长、病情复发或者偏离预期病程,均应该进行专业咨询。但是,如果涉及其他脑神经受损、近期创伤、脑膜炎症状或神经系统表现(例如眼球运动异常、急性偏瘫等),应高度重视并进行紧急护理评估。

后续治疗与护理

■ 饮食事项

贝尔麻痹饮食无特殊禁忌,饮食不会影响预后。

■ 患者教育

为降低面神经瘫痪同侧的角膜损伤的风险,减少对眼睛可能造成损伤或青肿的活动,或者在进行潜在危险活动(例如,沙滩活动或竞技类体育活动)时带上防护眼罩。尽量延长限制类活动时间,直到受损眼睑不会出现频繁眨眼。

■ 预后

- 孤立的第Ⅶ对脑神经麻痹60%~70%可痊愈。
- 功能恢复的临床征兆(总体改善模仿运动的控制)常常在病程第三周后才出现。
- 病程2~4天后出现继发性功能恶化,三周后无恢复迹象,或在MRI影像上出现受累面神经部位钆增强信号病灶等,这些都提示预后不良。

- 对于未痊愈患者,多数至少恢复部分正常功能,需要整形修复者在这组人群中差异较大。
- 因妊娠并发的特发性面神经麻痹预后不尽理想(0～55％痊愈)。
- 高达7％的患者将来在某个节点可能会出现二次复发。

■ 并发症

- 眼泪减少和闭眼困难而致角膜损伤。
- 一些后遗症,一般与受影响的终末器官异常神经支配相关,在贝尔麻痹发作后被观察到:

- 不同类型的协同性自主运动(异常的不自主运动伴随正常的自主运动),包括 Marin-Amat 现象(张嘴时无意识的闭眼动作,或闭眼时无意识的张嘴动作)。
- 眼睑痉挛,单侧面肌痉挛,面部挛缩。
- 由于流泪和分泌唾液的副交感神经受损,产生"鳄鱼泪"现象(进食引起同侧流泪)。

疾病编码

ICD10

- G51.0 贝尔麻痹。

常见问题与解答

- 问:如何区分周围性面神经麻痹和中枢神经系统病变?
- 答:诊断关键步骤是从中枢(上运动神经元)病变中区分出周围性病变。上运动神经元病变(第Ⅶ对脑神经核水平以上),首发症状为面部下方肌肉无力,有时出现刻意和不刻意的情感模仿动作的轻瘫。另一方面,脑干病变可能产生周围性病变的表现,但几乎常常伴发其他通路和脑神经核病变,如身体同侧的腹直肌瘫痪和对侧肢体偏瘫(Millard-Gubler 综合征)。

背痛 Back Pain

Danielle N. Clark · Peter Chira　王达辉　郑一鸣 译 / 王达辉 审校

基础知识

■ 描述

- 任何原因引起的胸、腰、骶部疼痛。

■ 流行病学

- 12 个月患病率:10％～20％的儿童。
- 终身患病率:12％～50％。

■ 危险因素

- 身体素质差或运动表现好。
- 关节活动过度。
- 与背包的重量和使用方式有一定关系。
- 与超重或肥胖的关系尚未确定。

■ 一般预防

- 背部肌肉强化训练和腘绳肌牵伸训练可能有帮助。
- 最大背包重量:10％～15％体重。
- 超重或肥胖儿童减肥或增加体育活动。

■ 病理生理

- 取决于潜在的原因。
- 在脊柱部分缺失(例如脊柱裂、脊柱滑脱)时,脊柱负荷旋转形成过伸。
- 在幼年性特发性关节炎或幼年型强直性脊柱炎中,为自身免疫性或自身炎症性过程。

■ 病因

- 50％的病例无法确认病因。

- 30％的慢性病例(背痛＞3 年)经检查无明确病因。

诊断

■ 病史

- 病史有助于阐明起病原因。
- 骨骼肌系统创伤:
- 直接创伤。
- 活动后疼痛加重。
- 重复运动导致微小损伤。
- 炎症:
- 晨僵(疼痛多变)。
- 活动后疼痛或僵硬改善。
- 风湿病家族史。
- 感染:
- 发热。
- 近期感染源或结核杆菌暴露。
- 恶性肿瘤:
- 夜间盗汗、发热、体重减轻、不适、夜间痛醒。
- 既往恶性肿瘤病史。
- 神经源性:
- 放射痛或足下垂。
- 尿、便功能障碍。
- 内分泌、代谢性疾病:
- 长期使用类固醇。
- 维生素 D 缺乏。
- 心理社会压力源(例如,家庭对疼痛和压力的应对机制和反应)。

■ 体格检查

- 发现:视诊:骶部皮肤凹陷、血管异常、姿势、脊柱弯曲度、髂前上棘高度、肢体不等长、足弓、下肢对齐、肋骨旋转。
- 意义:潜在问题;运动或肌肉骨骼系统问题。脊柱侧凸极少疼痛。＞40°的新增固定的脊柱后凸提示休门病。
- 发现:触诊:脊柱旁点状或局灶性肿胀;骶髂关节压痛。
- 意义:如为骨的问题,考虑骨折、椎体骨髓炎;如在椎旁,考虑肌肉扭伤;如为骶髂关节压痛,考虑脊椎炎。
- 发现:活动范围:脊柱伸展(引起脊柱前方组织拉伸)时疼痛。
- 意义:考虑脊椎滑脱(前向脊椎移位)、脊椎裂(脊椎缺损)、骨折、脊椎骨髓炎或肿瘤。
- 发现:活动范围:脊柱向前屈曲受限。
- 意义:如果合并疼痛,考虑椎间盘炎、脊椎骨髓炎、椎体肿瘤或椎间盘突出(放射痛)。
- 要点:腰骶部活动显著受限且扁平,考虑椎体炎。
- 发现:活动范围:脊柱活动受限伴疼痛(尤其在颈部背伸时)以及其他相关关节异常(肿胀或疼痛、压痛合并活动受限)。
- 意义:考虑幼年性特发性关节炎。
- 特殊试验:直腿抬高试验疼痛:考虑腘绳肌过紧、腰大肌损伤或椎间盘突出。
- 特殊试验:4 字试验疼痛或骶髂关节压痛:骶髂关节激惹或炎症。

- 特殊试验:评估反射、感觉、巴宾斯基征、疼痛和本体感觉;如有缺陷提示神经系统异常。
- 腹部和盆腔检查可能有帮助。

■ **诊断检查与说明**

实验室检查

- 白细胞分类计数、血沉、C反应蛋白、尿酸的全套代谢试验和乳酸脱氢酶。
  - 意义:恶性肿瘤、感染、炎症。
- 抗核抗体、类风湿因子、抗环瓜氨酸抗体和HLA B27仅在合并明显的关节异常时检查。
  - 意义:炎症性、自身免疫性异常。
- 培养、纯化蛋白衍生物(PPD)及其他结核杆菌检查。
  - 意义:感染。
- 25-羟基维生素D、甲状旁腺激素、钙、磷、碱性磷。
  - 意义:维生素D缺乏或骨质疏松。

影像学检查

- X线平片:
  - 正侧位;斜位或过伸过屈位(按需)。
  - 评估骨折、脊柱弯曲、骨髓炎及肿块。
  - L_4/L_5常见的关节内骨缺损提示脊柱裂。
  - 双侧骨缺损合并椎体移位提示脊柱滑脱。
- 骨扫描:
  - 隐蔽或微小的病灶、峡部裂、椎体滑脱。
- 脊柱CT:
  - 对骨扫描发现的病灶进行分类、椎关节僵硬、椎体滑脱。
- MRI:
  - 肿瘤、感染、椎间盘损伤、滑膜炎(包括渗出、糜烂)及神经系统疾病。

■ **鉴别诊断**

- 机械性损伤或创伤:
  - 过劳损伤。
  - 椎间盘突出。
- 直接创伤、挫伤:
  - 骨骺生长板闭合的儿童发生的肌肉骨骼系统扭伤。
  - 骨突环骨折。
- 结构性:
  - 隐裂:通常患者>10岁。
  - 峡部裂和椎体滑脱(前向移位、椎体滑移、双侧峡部裂进展)。
  - 休门病后凸:胸椎畸形伴椎体楔形变。
- 炎症性:
  - 幼年特发性关节炎。
  - 强直性脊柱炎。
  - 慢性多病灶型骨髓炎复发。

- 新生物:
  - 尤因肉瘤。
  - 淋巴瘤、白血病。
- 感染:
  - 骨髓炎。
  - 硬膜外脓肿。
  - 肾盂肾炎。
  - 椎间盘炎。
- 内分泌和代谢性疾病:
  - 骨质疏松。
  - 维生素D缺乏。
- 其他:
  - 疼痛放大综合征(纤维肌痛、筋膜疼痛)。
  - 镰状细胞危象、腹部疾病(胰腺炎、肾盂肾炎)。
- 年龄鉴别:
  - <10岁:椎间盘炎、肿瘤、硬膜外。
  - >10岁:隐裂、炎症。

注意

- 提示潜在严重病因的征象:
  - 低龄:<7岁。
  - 疼痛持续时间>4周。
  - 急性创伤。
  - 夜间痛、发热、体重减轻、不适。
  - 腹部包块。
  - 晨僵。
  - 肿瘤病史。
  - 结核杆菌暴露病史。
  - 跛行。
  - 长期不能正常活动(如上学、运动、玩耍)。
  - 姿势改变造成脊柱侧凸或后凸。
  - 其他相关关节异常(关节活动受限伴肿胀或疼痛、压痛)。

治疗

■ **药物治疗**

- 青少年过劳或扭伤及关节炎患者使用非甾体消炎药。
- 更多的药物需根据基础病因使用:抗生素——感染,化疗——恶性肿瘤,免疫抑制剂——炎症性病变或自身免疫疾病,补充维生素D及钙剂——维生素D缺乏或骨质疏松。

■ **其他治疗**

一般措施

- 如无警示征象,可使用保守治疗如非甾体消炎药、物理治疗及密切随访。
- 检查或病史异常或有局部症状进行影像学检查。

- 峡部裂或椎体滑脱:
  - 滑脱<50%:保守药物治疗。
  - 滑脱>50%或持续背痛:外科治疗。
- 椎间盘炎:使用抗葡萄球菌药物。
- 卧床休息和制动:成人患者随访数据不支持此项治疗。

■ **转诊问题**

- 休门病、峡部裂或椎体滑脱,建议转诊运动医学科或骨科医师。
- 考虑恶性肿瘤或长期炎症性病变如幼年性特发性关节炎或强直性脊柱炎,建议转诊血液科、肿瘤科、风湿科医师。
- 可疑骨质疏松建议转诊内分泌科医师。

■ **其他疗法**

- 过劳或静坐生活方式造成的背痛可进行针对性的肌肉力量和灵活性的物理治疗。
- 过劳损伤可制动后逐渐缓慢恢复活动。
- 休息、冰敷、非甾体消炎药及胸腰骶支具等治疗对结构性疾病如峡部裂、椎体滑脱及休门病有效。
- 对疼痛放大综合征进行物理治疗及认知行为治疗时可结合生理心理学治疗,着重于功能锻炼。

■ **补充与替代疗法**

- 瑜伽和普拉提可加强中枢肌肉力量和灵活性,在青少年中有效。
- Cochrane系统综述表明,按摩对成人急性或亚急性背痛有效。
- 针灸可能有效。

■ **外科手术**

- 适用于椎体滑脱滑移>50%。

后续治疗与护理

■ **随访推荐**

- 保守治疗患者需在2周内复查,如果疼痛症状好转,可延长随访间隔。
- 如果保守治疗症状无好转,依据不同检查结果,可根据前述方法治疗或转诊。

患者监测

- 无特异性实验室检查需要常规随访。

■ **患者教育**

- 告知患者及其家属,肌肉骨骼系统和结构性原因引起的疼痛需要数周时间治疗。
- 峡部裂和椎体滑脱的严重程度与疼痛程

度不一定相关。

• 患者应及时反馈症状的变化,尤其是警示症状。

■ **预后**

• 因病因不同而不同。

• 合适的诊断和治疗带来良好的愈合,无明显后遗症。

• 无法对峡部裂、椎体滑脱或休门病的预后进行预测。

■ **并发症**

- 挛缩和功能损失。

- 瘫痪、其他永久性神经肌肉损伤。

- 慢性背痛或疼痛放大综合征进展。

 疾病编码

ICD10

• M54.9 背痛,未特指。

• M54.6 胸椎疼痛。

• M54.5 下背痛。

常见问题与解答

• 问:哪些背痛儿童需要制动?

• 答:有脊柱或骨异常的儿童需避免过度牵伸和高强度运动。

• 问:患儿在急性背部损伤后何时可以或应该恢复活动?

• 答:如果神经系统检查正常,患儿可在耐受范围内进行活动和锻炼。

• 问:是否可以试用类固醇以排除炎症性背痛?

• 答:使用糖皮质激素后背痛好转,可能提示炎症性疾病但不能诊断。因其可能混淆临床判断且对部分非炎症性疼痛有时也有效果,不推荐对儿童使用类固醇进行试验性治疗。

B

鼻出血 ~~bleeds~~(Epistaxis)

Bethlehem Abebe-Wolpaw • Kristina W. Rosbe　俞懿 译 / 翟晓文 审校

基础知识

■ **描述**

• 鼻出血:鼻孔、鼻腔或鼻咽部出血。

• 分成前鼻孔流出或通过鼻咽部向后流出。

■ **流行病学**

• 超过50%的6～15岁儿童会经历鼻出血。

• 很少见于2岁以下儿童。

• 冬天湿度低,并且上呼吸道感染更多见,鼻出血发生更频繁。

■ **危险因素**

• 黏膜干燥(也称为干燥性鼻炎)及上呼吸道感染是鼻出血事件的常见前兆。

• 过敏性鼻炎的患儿更倾向于鼻出血。

■ **一般预防**

• 用加湿器和生理盐水鼻腔喷雾或软膏(如凡士林)保持鼻腔通道湿润,帮助减少黏膜刺激和干燥。

• 剪短指甲,不损伤鼻腔(如挖鼻、异物)。

• 采用适当的运动保护装置来避免外伤。

■ **病理生理**

• 鼻腔有丰富的血供吻合,来源于颈内和颈外动脉。

• 克氏静脉丛位于鼻中隔前下部,是最常见的出血部位。

• 鼻中隔黏膜表面很薄,鼻腔外侧壁脆弱,

容易发生炎症和干燥。

■ **病因**

• 大部分鼻出血是由于局部炎症和(或)外伤:

- 上呼吸道感染、过敏性鼻炎、鼻窦炎、鼻前庭炎、鼻腔金黄色葡萄球菌定植。

- 手指挖伤、面部创伤、药物、吸入剂或刺激物(鼻内激素、可卡因、海洛因)。

• 在儿童人群中,鼻出血有较小可能是全身性疾病的征象:

- 出血性疾病:血管性血友病、血友病、特发性血小板减少性紫癜、血液肿瘤。

- 继发于全身性感染的凝血障碍、肝脏疾病、肾功能衰竭、长期服用阿司匹林或非甾体消炎药。

• 局部结构、血管异常。

- 鼻中隔偏曲、干燥性鼻炎、骨突、鼻息肉。

- 毛细血管扩张(奥斯勒-韦伯-朗迪病)。

- 鼻部肿瘤:幼年血管纤维瘤、乳头状瘤、血管瘤。

■ **常见相关疾病**

• 经常与病毒性上呼吸道感染、过敏性鼻炎、挖鼻有关。

• 90%以上鼻出血儿童没有基础性全身疾病。

诊断

■ **病史**

• 频率和持续时间。

• 单侧鼻出血。

• 局部外伤(挖鼻、异物)。

• 上呼吸道感染。

• 过敏。

• 阻塞。

• 排出物。

• 药物治疗或用药史:

- 非甾体消炎药物、阿司匹林、抗凝剂、可卡因。

- 其他药物:大蒜、银杏、人参。

• 出血性疾病、容易瘀青、轻微外伤后明显出血、频繁或大量出血的个人或家族史。

• 如果适用,还有月经史。

■ **体格检查**

• 生命体征。

• 良好光线下进行鼻孔、鼻腔、鼻咽部和口咽部的显示和观察:

- 应用局部血管收缩剂和(或)麻醉药来辅助鼻部检查,便于看清楚并减慢当时的出血。

- 一般检查要特别注意皮肤(瘀斑、瘀点、紫癜、黄疸、苍白)、淋巴结、肝脏和脾脏。

■ **诊断检查与说明**

• 大部分鼻出血是轻微的,并不需要干预或健康评估。

• 如果病史和体格检查可靠,在健康儿童中,发生容易控制的前部鼻出血,不需要做诊断性检查。

B

- 如果病史或体格检查有可疑发现,或患儿有慢性反复鼻出血,要做实验室检查,包括有血小板计数的血常规和凝血功能全套。
- 研究表明5%～10%慢性反复鼻出血患儿,可能患轻度未诊断的血管性血友病,所以应考虑行进一步实验室检查,包括血浆血管性血友病因子(VWF)抗原、VWF 活性和凝血因子Ⅷ活性。
- 持续的单侧出血需要行鼻内镜来除外鼻部肿瘤。

■ 鉴别诊断

- 鼻出血在健康儿童中常常发生。详细的病史和体格检查有助于确定孩子是否有鼻出血的全身性病因,包括出血性疾病和恶性肿瘤。

 治疗

■ 急性出血治疗

- 抬高头部。
- 轻轻捏紧鼻孔,直接加压,通常对止住大多数鼻出血效果显著。
- 血管收缩剂(0.25%去氧肾上腺素、0.05%羟甲唑啉、1:1000 肾上腺素或1%～5%可卡因)会帮助减少出血及改善显示。
- 可吸收止血剂,如凝血酶凝胶、牛源性明胶基质,也可用于难治性出血。
- 使父母放心是治疗的重要方面,但常常被忽视。

■ 慢性出血治疗

- 积极保湿,包括生理盐水冲洗、棉签涂凡士林和睡觉时用湿化器,对于预防很重要。
- 避免外伤,如反复手指挖。
- 硝酸银烧灼可选择性用于前部鼻中隔重要脉管系统(克氏静脉丛)。只能用于单侧以避免鼻中隔穿孔。如果给予足够时间愈

合(大约 1 个月),可在对侧进行烧灼。
- 对于持续出血,尽管用了硝酸银烧灼,还可以进行更强的烧灼,如 Bovie 电灼术。这一手术通常不做全身麻醉的患者很难忍受。
- 很少病例对烧灼无反应,需要介入放射科医生行静脉栓塞或外科血管结扎。

■ 转诊问题

- 严重鼻出血或当需要后鼻孔填塞、骨折复位、外科手术或栓塞时,可能需要耳鼻喉科会诊。鼻内镜检查现在不是常规应用的。

 后续治疗与护理

■ 随访推荐

- 鼻出血易于控制且大多数情况下有自限性。
- 转诊至耳鼻喉科医生提示患者有特定的局部异常,如息肉、肿瘤或血管畸形,或严重鼻出血、反复鼻出血和(或)位于后部的鼻出血。
- 确诊全身性疾病可能要求转诊到合适的专家那里。

患者监测

- 应该清除鼻咽部的凝血块来加强显示。
- 出血源可能妨碍控制出血的措施,妨碍在鼻腔内检查鼻后部。
- 鼻腔填塞后,有必要检查口咽部来确定适当止血。
- 如果需要,在出血性疾病患者应该使用可吸收型填塞物。移除型填塞物有可能在移除时再出血。
- 注入抗生素软膏的鼻腔填塞物减少了中毒性休克综合征的风险。

■ 患者教育

- 应该给予家庭对鼻出血的基础急救指导,因为轻微的损害,如打喷嚏或过度挖鼻,可

能会引起鼻出血复发。

■ 预后

- 鼻出血常是自限性的或用简单急救方法可解决。
- 难治性或反复鼻出血可能要求耳鼻喉科医生采用更多专业方法来解决。

■ 并发症

- 通常无并发症。
- 少见的并发症:明显失血、气道阻塞、吸入和呕吐。

 疾病编码

ICD10

- R04.0 鼻出血。

❓ 常见问题与解答

- 问:我怎样告诉孩子来止住发生在家里的鼻出血?
- 答:孩子或父母应该加压,一起压迫鼻外侧单侧软骨表面至少 5 min。保持头部抬高很重要,但不要过度伸展以免吸入血液。可以腰部轻轻向前弯曲坐着或站着。避免躺下或头向后倾斜。5 min 后再检查出血是否止住。
- 问:什么时候我应该诊断检查患者来确保鼻出血没有基础性的全身性病因?
- 答:大多数孩子不需要实验室检查。如果病史或体格检查让人担心或有慢性反复鼻出血,进行初步的实验室评估,包括有血小板的血常规和凝血功能全套。此外,可考虑检查血管性血友病,因为有数据表明,高达5%～10%慢性反复鼻出血患儿可能患有该疾病的轻型。

鼻窦炎 Sinusitis   Esther K. Chung · Julia Belkowitz 谭乐恬 译 / 许政敏 审校

🩺 基础知识

■ 描述

- 鼻窦炎是指鼻窦内黏膜的炎症。
- 该术语最常用于描述细菌性鼻-鼻窦炎,

即对持续 10 天不能改善或 5～7 天后加重的上呼吸道疾病的临床诊断。诊断鼻窦炎需考虑症状持续的时间和程度。
- 根据病程长短分类:
- 急性:鼻及鼻窦症状持续 10～30 天;症状

缓解后出现加重或新发的流涕、日间咳嗽、发热;或在急性上呼吸道感染初期 3～4 天同时出现高热、脓涕。
- 亚急性:临床症状持续 30～90 天。
- 慢性:症状持续＞90 天。

－复发性:急性鼻窦炎完全改善后 10 天内再发;6 个月内 3 次发作,或 1 年内 4 次发作。

•根据病情程度分类:

－持续性:10～14 天或更长,但＜30 天;流涕和(或)日间咳嗽。

－重度:体温≥39 ℃(102.2 ℉)并伴有脓涕超过 3 天和(或)面部疼痛、头痛或眶周水肿。

■初级预防

•避免变应原暴露,如有过敏积极治疗。

•增加空气湿度以加强黏液纤毛系统的自净功能。

■病理生理

•鼻窦正常的功能依赖于鼻窦开口的通畅和黏液纤毛系统的功能。

•分泌物潴留源致鼻窦开口堵塞、纤毛系统功能减弱以及分泌物产生过多。

•病毒性上呼吸道感染和(或)变应性鼻炎常常是细菌感染的前奏。

■病因

•病毒(如鼻病毒、副流感病毒,可在呼吸道中分离出来,但其作用尚不明确)。

•大部分病程＜7 天的病例考虑为病毒感染,无需使用抗生素。

•慢性鼻窦炎常继发于变应性鼻炎、囊性纤维化、环境污染或胃食管反流。

•细菌:青霉素类耐药增加。

•最常见的致病菌:

－流感嗜血杆菌,未分型的。

－肺炎链球菌。

－卡他莫拉菌。

•其他致病菌:

－ A 组链球菌。

－ C 组链球菌。

－肠道链球菌。

－其他莫拉菌属。

－草绿色链球菌。

－金黄色葡萄球菌。

－厌氧菌。

－多种菌。

－真菌:曲霉菌。

诊断

■病史

•既往鼻窦炎病史,既往抗生素使用史,过敏,幼儿幼儿园出勤率。

•与上呼吸道感染鉴别要点:

－症状持续＞10 天或在症状改善后又加重。

－时有发热,持续 3～4 天,面部疼痛,流涕。

•以下症状部分或全部出现:

－流涕:持续性、非清涕。在较大儿童,流涕可能不是最主要的主诉,而同时存在鼻炎是常见特征。

－涕倒流,鼻塞。

－发热。

－近期上呼吸道感染史。

－鼻塞导致张口呼吸引起的咽喉疼痛。

－日间咳嗽,夜间加重。

－呼吸有臭味。

－嗅觉减退或消失。

－上颌牙痛。

－面部肿胀。

－耳闷。

－头痛及面部疼痛在小年龄患儿中不常见,在较大儿童及青少年中可见。

－疲劳。

－易激惹。

－闭塞性鼻音。

■体格检查

•可出现发热。

•可有鼻音重。

•可伴呼吸有臭味,但不是鼻窦炎的特异性症状。

•鼻腔黏膜可充血、苍白和(或)肥大,但不是特异性症状。

•额窦、上颌窦及筛窦区域可有压痛。

•头痛和(或)面部疼痛可随体位变化,前倾位时加重。

•透视对于诊断意义不大。

•眼球突出、水肿和外展运动受限表明眶内感染。

■诊断检查与说明

实验室检查

•金标准是鼻窦分泌物细菌培养,可通过直接吸引或鼻内镜下获得。对于急性、非复杂性鼻窦炎不适用。

•对慢性或复发性鼻窦炎:

－汗液中氯化物检测排除囊性纤维化。

－免疫球蛋白水平,IgG 亚群水平,补体水平及人免疫缺陷病毒检测。

－黏膜活检评估纤毛功能。

影像学检查

•非复杂性鼻窦炎不推荐进行影像学检查。

•鼻窦平片的价值有限,但华氏位片可识别

上颌窦炎:

－平片不能分辨筛窦炎。

－提示鼻窦炎的征象包括鼻窦完全不透光,黏膜增厚≥4 mm 以及液平。

•鼻窦增强 CT:对诊断复杂性、复发性以及慢性鼻窦炎和(或)鼻息肉有效。

•头部增强 CT:适用于鼻窦炎伴随颅内压增高、脑膜刺激征、眼球突出、全身毒性症状、眼球外展受限,或重要的脑神经功能障碍,或考虑接受手术的患儿。

•鼻窦 MR:对复杂病例及免疫缺陷患儿怀疑真菌感染的病例可用,可显示黏膜增厚和液平。

•头部增强 MR,作为增强 CT 的替代或补充,用于怀疑颅内并发症的病例。

•误区:

－无症状或急性上呼吸道感染的儿童鼻窦平片也可出现异常。

－研究表明,无症状儿童鼻窦 CT 出现异常的发生率相当高,尤其在＜12 个月的婴儿。这种现象原因尚不明。

－ 1/3 有症状的慢性鼻窦炎患儿 CT 可无异常。

■鉴别诊断

•感染性疾病:病毒性上呼吸道感染伴或不伴黏脓性鼻炎。

•环境因素:变应性鼻炎。

•药物性鼻炎。

•占位:

－鼻息肉。

－腺样体肥大。

－鼻腔新生物。

•外伤:异物(如珠子、棉絮、纸巾)。

•先天性疾病:

－鼻中隔偏曲。

－单侧后鼻孔闭锁。

－不动纤毛综合征。

•牙齿异常。

•其他:血管运动性鼻炎。

 治疗

■一般措施

•新的指南支持对症状持续的患儿在抗生素治疗前观察 3 天,但不包括症状恶化或重症患儿。

•如果病史和体格检查提示眶内或中枢神经系统感染,需要立即使用抗生素,并且行急诊 CT 检查。

- 误区：
  - 鼻窦炎诊断率升高可能导致过度治疗,因为约 50% 的病例可自行好转。
  - 随着抗生素的广泛使用,耐药菌增多。

■ 药物治疗

- 抗生素：
  - 合适的药物选择取决于局部耐药机制。
  - 高危儿童包括年龄 <2 岁、住院、3 个月内使用过抗生素以及幼托班儿童。
  - 一线治疗：阿莫西林 45 mg/(kg·d)；如果高危、当地肺炎球菌耐药率 >10%、重症或者有并发症,可用阿莫西林 80~90 mg/(kg·24 h),分两次用,每剂最大量 2 g。
  - 对非 I 型青霉素过敏(迟发或 72 h 后发生)或 ≥2 岁的 I 型过敏患者,可使用头孢地尼 14 mg/(kg·d),头孢泊肟 10 mg/(kg·d),或头孢呋辛酯 30 mg/(kg·24 h)分两次用。
  - 对青霉素过敏的患儿,<2 岁的儿童可联合使用克林霉素及头孢克肟以覆盖耐药菌。
  - 大环内酯类及磺胺类不推荐使用,因为耐药率高。
  - 疗程为 10~28 天,直到症状缓解后 7 天。
  - 如果治疗 3~5 天后症状无改善,需要考虑更换抗生素或进行细菌培养,尤其是对住院患者。
  - 复杂性鼻窦炎(侵犯中枢神经系统或眶内)或患儿有全身毒性症状,需住院治疗并静脉用抗生素;头孢曲松 100 mg/(kg·24 h)分为两次,或氨苄西林-舒巴坦 200~400 mg 氨苄西林成分/(kg·d)分为 4 次;头孢噻肟 100~200 mg/(kg·d),每 6 h 1 次,如果没有替代品,左氧氟沙星 10~20 mg/(kg·d),每 12~24 h 1 次。
  - 如果住院患儿静脉用以上抗生素无效,可考虑加用万古霉素 60 mg/(kg·24 h)分为 4 次以针对青霉素耐药的肺炎链球菌,加用甲硝唑 30 mg/(kg·24 h)分为 4 次以针对厌氧菌。
  - 慢性鼻窦炎：选用广谱抗生素如阿莫西林-克拉维酸钾 80~90 mg/(kg·24 h)分为 2 次,至少使用 3 周,并辅以盐水鼻腔冲洗或鼻用激素;若 1 周后无效,需进行细菌培养。

- 其他药物：
  - 不推荐使用减充血剂和抗组胺药物,因其副作用以及缺乏循证医学证据。
  - 黏液稀释剂,如愈创甘油醚,可改善黏膜自洁功能。
  - 局部鼻用激素：可减少和防止变应性鼻炎患儿黏膜水肿导致的窦口堵塞。

- 其他治疗：
  - 加湿器：可改善黏膜自洁功能。
  - 盐水冲洗：尽管没有证据支持其对急性鼻窦炎的作用,盐水冲洗或喷雾也能缓解症状,增加鼻腔湿度以及加强纤黏系统的转运功能,加强血管收缩和改善引流和通气。

■ 手术与其他治疗

- 上颌窦引流：如果联合抗生素治疗无效,面部疼痛明显,以及出现眶内或颅内并发症,需行此操作;需要耳鼻喉专科医生完成。
- 手术：作为最后使用的治疗手段,针对有眶内或颅内并发症的患儿。

后续治疗与护理

■ 预后

- 50% 的患儿可自愈。
- 通常抗生素治疗 72 h 内症状改善。
- 身体健康的儿童预后良好。

■ 并发症

- 眶周蜂窝织炎。
- 眶蜂窝织炎。
- 眼眶脓肿。
- 骨膜下脓肿。
- 脑膜炎。
- 颅内脓肿。
- 视神经炎。
- 乙状窦或矢状窦栓塞。
- 硬膜外、硬膜下及脑脓肿。
- 上颌骨骨髓炎。
- 额骨骨髓炎。

■ 患者监测

- 提示可能存在中枢神经系统症状、眶周水肿、视觉变化、面部肿胀、眼外肌受累或眼球突出时,应紧急转诊。
- 影像学上软组织的改变可持续 8 周,所以复查价值不大。
- 慢性病例,治疗无效、反复、复杂的病例,或伴有鼻息肉,应转诊至耳鼻喉专科医生。

疾病编码

ICD10

- J32.9 未特指的慢性鼻窦炎。
- J01.90 未特指的急性鼻窦炎。
- J01.10 未特指的急性额窦炎。

常见问题与解答

- 问：出生时所有鼻窦都已存在吗？
- 答：不是。上颌窦和筛窦在胚胎期第 3 至第 4 周时形成,出生时已存在,持续增大到 10 岁之前。蝶窦气化至 5 岁;孤立的蝶窦炎很少见。额窦在 7~8 岁时出现,直到青春后期才发育完全。
- 问：鼻窦炎时鼻腔分泌物一定是脓性和稠厚的吗？
- 答：不是。虽然在描述中经常是脓性和稠厚的,但是也可能是清涕、黏涕、稠厚的或稀薄的。多项研究表明,鼻腔分泌物颜色变化或持续存在并不是细菌感染的特异性征象。
- 问：X 线片有助于诊断鼻窦炎吗？
- 答：有证据表明 X 线平片对诊断鼻窦炎价值有限,不推荐使用在复杂的病例。黏膜增厚在病毒性急性上呼吸道感染和变应性鼻炎也可见。研究表明,X 线片诊断鼻窦炎与 CT 结果不一致。
- 问：可以仅凭 CT 就诊断鼻窦炎吗？
- 答：不行。因其他原因进行 CT 检查的患者中,有近 50% 可见鼻窦黏膜改变。黏膜增厚和浑浊可见于很多无症状的患者。这些现象更多见于 <12 个月的婴儿。由于 CT 的特异性不高,因此诊断鼻窦炎必须结合临床症状。

闭经 *Amenorrhea*

Renee K. Kottenhahn · Deborah B. Ehrenthal 奚立 译 / 罗飞宏 审校

 基础知识

描述

闭经是指月经未来潮。可分为两类:
- 原发性闭经是指其他青春期发育正常的16岁女孩或缺少第二性征的14岁女孩月经未来潮。无论任何年龄,Tanner Ⅳ级乳房发育的女孩在2年内月经未来潮的情况下也应该考虑该诊断。
- 继发性闭经是指原来已有正常规律月经周期的女孩和妇女3个周期或6个月内未来月经:
  - 在女孩月经初潮的2年之内,由于其规律的排卵周期尚未建立,月经周期难以预测,不适用于该诊断。

规律的月经周期是健康的标志。月经未来潮或已有的规律月经周期被打乱可以源自系统疾病、基因或解剖异常、生理或心理应激,以及可能未意识到的妊娠。评估的目的在于确定潜在的病因。

流行病学

当前缺少儿科人群闭经发生率的足够信息。
- 原发性闭经。
  - 在北美,约有5%的女孩在14.5岁未来月经初潮。
  - 常见的与原发性闭经相关的染色体异常是Turner综合征,每2 500个活产女婴中有1例发生。
- 继发性闭经。
  - 除妊娠外,无排卵是继发性闭经的最常见病因。
  - 在发展中国家,闭经相关的肥胖或多囊卵巢综合征(PCOS)正在成为青少年原发或继发性闭经的常见病因。

一般预防

- 健康的生活方式,避免过度的体重增加或减少。
- 避免过度的体育活动或锻炼。
- 处理情绪应激。
- 注重慢性疾病的管理(对糖尿病患者进行充分的血糖控制以及避免额外的心理应激源)。

病因

月经需要功能正常内生殖器、完整通畅的流出道以及下丘脑-垂体-卵巢轴对子宫内膜适度的刺激和调控。基因异常、解剖畸形或激素轴任何水平的干扰均可导致闭经。

诊断

一般步骤

推荐依据病史和体检引导的分步诊断:
- 第一步:通过尿液和血清β-hCG检查除外妊娠。
- 第二步:获得完整的月经史,区分原发性或继发性闭经,以帮助分析潜在病因。
- 第三步:进行直接的体格检查。
- 第四步:开始分步诊断试验来评估闭经的原因。

病史

- 患者年龄。
  - 较年轻的原发性闭经患者应该考虑基因变异。
  - 随患者年龄增加,卵巢功能早衰为更重要的考虑因素。
- 既往和当前病史。
  - 既往、当前、慢性疾病,包括自身免疫性疾病,肾脏、甲状腺或肝脏疾病,糖尿病或癌症(接受放疗或化疗),可能成为闭经的病因。
- 生活应激事件。
  - 应激可以导致闭经,但是应该考虑作为排除性诊断。
- 生长和体重改变。
  - 考虑内分泌疾病、遗传性疾病、PCOS、快速体重增长、进食障碍或其他慢性疾病。
- 行为性。
  - 进食障碍和(或)过度锻炼。
- 头痛。
  - 评估视野缺损、眩晕(提示垂体肿瘤或其他颅内病变)。
- 生育、月经史。
  - 月经初潮年龄。
  - 月经周期史:规律性、流量、持续时间、末次月经周期的特点(正常或异常)。
  - 性育史:性行为、以往妊娠情况、现在或既往避孕药物的使用情况(Depo-Provera、醋酸甲羟孕酮注射液能够导致长达18个月的闭经)。
  - 月经前或围月经期的不适症状(乳房胀痛、体液潴留、腹部绞痛)提示提前的排卵周期。

- 子宫瘢痕的危险因素,例如既往的妇产科手术。
- 溢乳。
  - 乳房自发乳性分泌物提示泌乳素水平升高、甲状腺功能异常,也可能由人为刺激、药物、垂体肿瘤或使用毒品药物(印度大麻、阿片、苯丙胺类)所致。
- 腹部或盆腔疼痛。
  - 周期性或间歇性严重的腹部或盆腔疼痛提示子宫畸形或梗阻。
- 皮肤和毛发。
  - 毛发过度生长(询问剃毛、拔毛或上蜡的情况)、痤疮、秃顶。黑棘皮病是雄激素过度分泌的症状,提示PCOS、先天性肾上腺增生或肿瘤(均罕见)。
  - 容易淤青或有色素沉着条纹提示库欣综合征。
- 药物。
  - 激素药物(例如醋酸甲羟孕酮注射液或激素避孕药物)、细胞毒性药物、违禁毒品、抗抑郁药物、抗精神病药物(例如利培酮)以及其他药物(包括阿片制剂)。

体格检查

- 整体外观,包括身高体重并计算体重指数(kg/m²)。
  - 肥胖者应怀疑PCOS或可能存在库欣综合征。
  - 热衷运动或体重过轻分别提示女运动员三联综合征或进食障碍。
  - Turner综合征的特征(身材矮小、颈蹼等)或其他遗传性综合征。
  - 异常生长发育模式提示内分泌疾病、饮食限制、慢性疾病或基因异常。
- 皮肤检查。
  - 痤疮、多毛症(面部毛发、胸骨和下腹部中线毛发增多)、黑棘皮病以及秃顶提示男性化或PCOS。
  - 淤青或色素沉着条纹提示库欣综合征。
- Tanner评分和乳房检查。
  - 与年龄对比异常的Tanner分级提示内分泌、代谢或基因异常。
  - 溢乳提示泌乳素或甲状腺的异常。
- 甲状腺结节或增大。
  - 检查是否存在甲状腺功能亢进或低下。
- 腹部肿块。

B

- 检查是否存在子宫梗阻、肿瘤。
• 外生殖器异常提示流出道畸形。
- 阴蒂肥大是男性化的征象，应警惕分泌雄激素的肿瘤或先天性肾上腺增生。
- 应该依据患者年龄、成熟度、妇科病史以及对检查的耐受度以决定是否进行盆腔指检或阴道窥器检查。原发性闭经应该使用B超评价是否伴随解剖学异常（详见随后的讨论）。评估继发性闭经时，作为实验室检查的辅助依据可能也需要B超。

■ **诊断检查与说明**

实验室检查
• 标准起始检查：妊娠检查、FSH/LH、雌二醇、促甲状腺素、游离 T_4、早 8:00 时的泌乳素。
• 原发性闭经包括基因检测，通过检查核型确定是否存在性染色体异常。
• 如果疑似 PCOS 或确定男性化，增加总体和游离的睾酮、硫酸脱氢表雄酮和 17 - α - 羟孕酮检查。
• 如果疑似库欣综合征，考虑进行过夜地塞米松抑制试验或 24 h 尿排泄游离皮质醇检查。

影像学检查
• 影像学检查应有选择地进行。
• 经阴道的或盆腔超声。
- 原发性闭经患者确认正常苗勒管结构（子宫和卵巢）的存在。
- 依据体检异常发现或实验室结果除外卵巢肿块和肾脏畸形。
• 如果出现神经系统症状、溢乳和（或）实验

室检查异常（泌乳素升高），有指征进行垂体 MRI 检查。

■ **鉴别诊断**

• 妊娠。
• 流出道畸形。
- 处女膜闭锁、阴道横隔、苗勒管发育不全和雄激素不敏感综合征。
• 卵巢功能衰竭。
- 染色体畸变以及其他遗传缺陷，例如 Turner 综合征和雄激素不敏感综合征。
- 放射或化疗诱导的卵巢功能衰竭、自身免疫性卵巢功能早衰、特发性卵巢功能早衰。
• 持续（慢性）无排卵。
- 雄激素过度分泌：多囊卵巢综合征（常见）、先天性肾上腺增生、卵巢或肾上腺肿瘤。
- 泌乳素水平升高：泌乳素瘤、药物、甲状腺功能减退、其他。注意应激可以导致血清泌乳素水平轻度升高，不属于病理情况。
- LH/FSH 水平正常或降低：慢性或系统疾病、进食障碍、极度肥胖、过度锻炼、心理应激、低钾血症。
- 甲状腺疾病。
- 皮质醇过度分泌：库欣综合征。
• 药物。
- 细胞毒性药物、激素避孕、阿片类、精神类药物以及其他。

💉 **治疗**

• 识别和处理潜在的疾病或异常。

• 雌激素或黄体酮激素疗法可以发挥作用，但应在完成全面评估后再开始。
• 过早使用激素治疗可能影响随后的检查结果。
• 必须除外激素治疗的禁忌证［参考国际卫生组织（WHO）医疗合格标准，网址是http://www. who. int/reproductivehealth/publications/family planning/en/］。

■ **其他治疗**

行为干预：可能需要多学科团队有效管理进食障碍、复杂行为问题或情绪症状。

🔲 **疾病编码**

ICD10
• N91.2 未特指的闭经。
• N91.0 原发性闭经。
• N91.1 继发性闭经。

❓ **常见问题与解答**

• 问：什么是评价青春期女孩正常发育的标志？
• 答：评价青春期女孩正常发育的标志：12～13 岁乳房发育，在乳房发育后 2 年左右月经初潮（到 14 岁）或 Tanner Ⅳ 级乳房发育 2 年之内月经初潮。
• 问：患者声称从未有过性生活的情况下也需要妊娠检查吗？
• 答：是的。

避孕 Contraception

Michelle Forcier　奚立 译 / 罗飞宏 审校

 基础知识

■ **描述**

• 避孕指采取各种科学手段使妇女暂时不受孕。理想的避孕措施应 100% 有效、无副作用，且不受孕是暂时的，对青少年来说容易使用。
• 关于有效性：
- 临床上，关于避孕有效性有两个核心内容。
  ○ 充分发挥避孕效果的能力。
  ○ 避孕方法的长期使用性。

- 长效避孕药（LARC）提高了避孕效果，例如宫内节育器，皮下埋置剂。长效避孕药避孕失败率＜1%，持续使用率大约 80%。
- 最有效的避孕药应该作为一线药物推荐给性活跃的青年人。

避孕方法：
• LARC。
- 依托孕烯埋置剂。
  ○ 单制剂皮下埋置剂含 68 mg 依托孕烯，可维持 3 年有效。
  ○ 优点：容易植入或取出，植入部位容易获得，如上臂。

○ 可以应用于暂时无性活动但考虑未来有者及严重痛经者。
- 左炔诺孕酮宫内节育器（LNG - IUD）。
  ○ 以聚乙烯作为 T 形支架，将左炔诺孕酮存储在纵管内。
  ○ 可抑制某些女性排卵，但这不是主要的避孕机制。当使用 52 mg 剂型时，45%～75% 女性可出现排卵，但是几乎所有女性使用的 LNG - IUD 黄体酮含量少于此剂量。
  ○ 对于某些女性来说，使用低剂量 LNG - IUD 时可出现排卵，这有利于改善闭经和

月经不调状况。

○ 曼月乐含 52 mg 左炔诺孕酮，每天释放 20 μg，FDA 认为可维持 5 年有效（事实上可长达 7 年有效）。可有效减少子宫出血、改善痛经。

○ Skylar IUD 体积更小，28 mm×30 mm，含 13.5 mg 左炔诺孕酮，每天释放 5～14 μg，3 年后下降为 5 μg/d。

- 含铜 T380 IUD。

○ 避孕有效性与子宫内游离铜的氧化有关。

○ FDA 认为可维持 10 年有效，但可能有 12 年之久。

○ 可以用作紧急避孕和长期避孕。

• 中效避孕药。

- 醋酸甲羟孕酮针（DMPA 或狄波普拉）。

○ 每 12 周肌注 1 次。

○ 避孕失败率<6%，青少年该概率可能较高。

○ 1 年持续使用率：所有年龄段平均为 56%，青少年中该数据可能较低。

○ 维持 14 周有效，剂量窗内的患者再次注射时无需额外验孕。

• 短效复方避孕药（EP）。

- 要点：

○ 通常是雌激素（减少撤退性子宫出血）、孕激素（抑制排卵）组成的复合制剂，孕激素成分各不相同。

○ 避孕失败率为 9%，但是在青少年中更高。持续使用率为 67%，青少年较低。

○ 一些 EP 替代物：复方口服避孕药（COC）、阴道避孕环可用于长期避孕。这类可长期用于痛经、经量过多、经期过长、贫血或经期推迟者。

- 复方口服避孕药（COC）。

○ 单相片含雌激素（炔雌醇）和孕激素。多相片中每一相雌、孕激素含量不同。单相片和多相片在实际临床应用中没有不同。

○ 如果正确服用，避孕有效率 99.9%，但在实际生活中，持续使用存在困难，因此降低了有效率。

○ 优点：使用超过 3 个月可降低子宫内膜癌、卵巢癌、盆腔炎、异位妊娠、良性乳腺疾病、痛经的发生率。

○ 适用于月经不调、经期情绪障碍、躯体不适、高雄激素血症、多囊卵巢综合征（月经不调、多毛症、痤疮），改善月经推迟患者的卫生状况。

- 避孕贴片。

○ 含炔雌醇、甲地孕酮，每周 1 片，连用 3 周，停用 1 周（每月共用 3 片）。

○ 不推荐用于长期避孕，研究显示该药血药浓度比其他雌、孕激素避孕药高 60%。

○ 是否增加静脉血栓形成的风险尚不明确。

- 阴道避孕环。

○ 柔软可变形的聚合环，含炔雌醇、孕激素。

○ FDA 认为应每 3 周 1 个，连用 3 周，月经期停用 1 周。

○ 可用于长期避孕，可能维持 4 周有效。

○ 优点：无一过性肝损害、降低激素剂量。

• 紧急避孕：事后避孕，晨起药片。

- 要点：

○ 安全，但是与激素或埋置避孕法相比避孕有效率较低，估计为 75%。

○ 无堕胎作用，但可抑制排卵，同激素或埋置避孕法。

○ 及时避孕提高了使用率，但并未降低怀孕率。

- 醋酸乌利司他，30 μg。

○ 1 次 1 片，用于 120 h（5 天）内无保护性性行为，期间持续有效。

○ 对于超重或肥胖女性，比孕激素避孕法有效。

○ 2015 年内，从药房、社区、医院还无法获得该药。

○ 若需服用该药，通常需要提前申请（不像单孕激素制剂），可能会延误服用。

- 单孕激素制剂。

○ 用于 72 h 内无保护性性行为，难以达到 5 天持续有效。

○ 左炔诺孕酮 1.5 mg qd，在美国是处方药或非处方药。

○ 应该向男性患者宣教如何紧急避孕，以及学会购买这类非处方药。

- 雌孕激素复方制剂。

○ 含 100 μg 炔雌醇、0.5 mg 左炔诺孕酮，1 片 q12 h。

○ 更易出现恶心、呕吐症状。

○ 通常紧急时刻使用。对于家中常备 COC 或者更倾向于使用这类更有效、副作用更少的制剂的女性来说，是方便、经济的。

• 其他避孕方法。

- 要点：

○ 常见但有效率较低。

○ 包括作为屏障阻碍精子进入阴道：避孕套、阴道套、子宫帽。

- 避孕套。

○ 避孕有效率达 88%，但青少年中失败率更高。

○ 阴道套、子宫帽避孕有效率分别为 79%、88%。

○ 正确使用避孕套可阻止性传播疾病的传播，如 HIV、HPV、HSV、梅毒、淋病、沙眼衣原体。

- 应向青少年宣教避孕套对于阻止性传播疾病是首选，但避孕有效率方面次于其他避孕方法。

- 杀精剂。

○ 包括：泡沫状、药膜、栓剂等，活性壬苯醇醚被广泛使用。

○ 避孕有效率仅 72%，若与避孕套结合使用，可减少沙眼衣原体、淋病等性传播疾病，有效率提高到 93%。

○ 对 N-9 过敏的高危人群，可增加 HIV 感染的概率。

○ 每次性交前必须使用，某些剂型需要 10～15 min 溶解后才能起效。大多数人有不愉快的体验。

- 单孕激素药丸（POP），又称小药丸。

○ 相比其他激素类避孕药，避孕有效率更低，而且需要保证正确使用。

○ 适用于产后（<6 个月）需避孕者、需哺乳者。

○ 对于多数青少年不适用。

- 禁欲。

○ 禁欲或限制阴交是最有效的避孕方法，同时可阻止性传播疾病的传播。逐渐成熟、学会理解伴侣和发展两性关系在青少年的成长过程中是必要的。

○ 心理咨询和建议应围绕 4 个方面以提高两性关系：个人成熟度和满意度、选择有思想和可沟通的伴侣、计划生育和避孕，以及性传播疾病的预防。

注意

• 建议青年人限制各种形式的身体接触在他们的心理发展中是不现实的，常会事与愿违。

• 每次随访应该强调只有 100% 使用避孕套才能阻止性传播疾病，但是对于控制出生率却不是最有效的手段。

• 所有避孕方法对出生率的控制并不相同，使用长效避孕药甚至绝育术相比其他避孕方法更加有效。

• 长效避孕药在青年人中耐受性、依从性好，应该作为一线药物推荐给青年人。

• 男性患者也应该参与关于使用避孕套和避孕药的讨论。

■ **一般预防**

• 鼓励坚持使用避孕套。

• 使用口服避孕药患者可能被建议减少烟

草的摄入,但是<35 岁的女性吸烟不会影响避孕效果。

■ 病理生理

- 复方雌孕激素制剂通过直接抑制 GnRH、FSH、LH 释放,从而抑制排卵。
- 孕激素使宫颈黏液黏稠度增加,子宫内膜变薄,减少输卵管运动。全身性应用更大剂量孕激素可抑制下丘脑-垂体-性腺轴,抑制排卵。
- 铜:铜离子阻碍精子运动,并有杀精、杀卵毒性,阻止受精卵形成。
- 紧急避孕药:抑制排卵,损伤子宫内膜以干扰着床,改变精子或卵子的正常运动。
- 杀精剂(N-9、O-9):破坏精子细胞膜。大多数杀精剂溶解在惰性状态基质中,如泡沫状、膏状、果冻状,作为屏障阻止精子进入阴道。

诊断

■ 病史

对计划生育和避孕方法咨询者一般考虑:
- 所有预期生育年龄指导、生殖健康随访均应包括关于家庭生育计划的开放式问题。
- 主要问题:"接下来 6 个月或 1 年内你想要怀孕吗?"这种开放式提问可能的回答包括:想要怀孕、关于是否怀孕存在矛盾、希望避孕、目前没有怀孕打算。
- 选择避孕方法时需考虑以下情况:既往用药史、避孕失败史、真实的避孕药副作用、关于计划生育的首要考虑和目标。
- 患者想要怀孕或为人父母吗?他或她的伴侣呢?这个青年人对于怀孕和做父母是否存在矛盾呢?
- 青年人性行为史。询问首次性行为、最近性伴侣、性伴侣人数、性伴侣的危险行为和性别、性行为的方式(可能是被动或主动的,阴交、肛交、口交、摄影、人造阴茎、其他物品等)。
- 性行为是无意识的还是有计划的、强迫的还是自愿的?对自己性生活是否满意?是否对性行为感到愉快、不适、焦虑?
- 青年人既往尝试过何种避孕方法?何种有效、何种无效及原因?患者认为自己对药物或屏障避孕法是否存在依赖,是否能了解其他避孕方案?
- 患者是否需要保护隐私和保密?在避孕和安全性行为方面青年人是否有家长或监护人指导?

- 患者对于使用避孕套或让伴侣使用避孕套是否舒适?
- 患者与伴侣之间是否有开放性谈话?伴侣是否尊重患者的决定?患者是否有安全感并被伴侣尊重?
- 对于接下来长期使用已经选择的避孕方法时是否有其他顾虑?患者对于目前避孕方法的有效性和副作用是否满意?

■ 体格检查

- 对于某些需要紧急避孕者查体并不必要。全面病史采集排除了已怀孕及对某种避孕方法存在禁忌证等情况,并且制订了随访计划后,某些人可在没有体检的情况下开始采用一种避孕方法。
- 查体包括基础体重、血压、皮肤红斑(多毛症、痤疮),激素类避孕方法对皮肤病变者是有益的。
- 对于初次使用激素避孕者,若无症状,妇科检查没有必要。对于无性生活史但要求避孕的未成年人,双合诊和窥器检查没有必要。
- 妇检可用于评估和诊断性传播疾病、估算已停经患者的孕期。
  - CDC 推荐首次性行为后进行性传播疾病的筛查,至少 1 年 1 次,直到 25 岁。
  - 首次性行为后且满 21 岁应开始宫颈刮片细胞学筛查。关于宫颈刮片细胞学筛查的相关指南最近几年有更新。

■ 确诊检查与说明

- 开始使用激素避孕前验孕。
  - 验尿对于诊断大部分妊娠是合适的。
  - 血清 β-HCG 可鉴别正常妊娠和异常妊娠(流产、异位妊娠)。
- 询问患者最后一次无保护性行为在何时,可以帮助确定目前验孕检查是否准确,不遗漏早期妊娠,以及制订未来 2～4 周可能需要进行的妊娠试验计划。

治疗

■ 一般措施

- 屏障作用:受过训练的人员可以培训如何正确使用避孕套和杀精剂。
- 在上次 DMPA 注射的 6 个月内处于排卵期者应该再次注射。
- 孕激素理置剂对于门诊患者可行,但是需要操作者有培训经历和操作资格。
- 放置宫内节育器对于具有妇检能力的主

治医师也是简单的门诊手术。放置 IUD 前应确定患者未怀孕,但是对于非自愿怀孕者不应该耽误宫内节育器的放置。
- 如果在月经期第 0～5 天,所有避孕方法都能立即避孕。停用避孕药后大多数人可迅速恢复排卵。

> **注意**
> - 可增强细胞色素 P450 酶活性的药物会降低激素避孕的有效性,包括:镇静剂、立痛定、扑米酮、利福平、灰黄霉素、HIV 蛋白酶抑制剂、四环素、多西环素。
> - 激素避孕可增加以下药物的血药浓度:苯妥英、苯二氮草类、抗抑郁剂、类固醇、β 受体阻断剂、茶碱、酒精。
> - 激素避孕可降低以下药物的药效:对乙酰氨基酚、抗凝剂、降糖药、甲基多巴。

后续治疗与护理

■ 随访推荐

患者监测
- 使用激素避孕者在最初的 6 周至 2 个月内应该估算药物充分性、持续使用率,治疗副作用。
- 持续监测血压、体重、性传播疾病。

■ 预后

- 复方口服避孕药的使用率随时间下降。
  - 3 个月使用率为 45%。
  - 1 年使用率为 33%。

■ 并发症

屏障作用避孕方法:
- 乳胶过敏:患者可以使用聚氨酯类代替乳胶避孕套。动物皮肤来源的避孕套会渗透病原体。
- 破损或渗透:油性润滑剂、大多数阴塞药物与乳胶避孕套同时使用会增加上述并发症的风险。

杀精剂:
- 急性过敏反应。
- 对于有高危因素性伴侣的青年人可能增加 HIV 感染机会。

雌孕激素避孕药:
- 复方口服避孕药禁忌证少见,包括妊娠、血栓栓塞史、器质性心脏病、乳腺癌、急性肝炎、伴先兆的偏头痛、长期制动、严重高血压。
- 以下人群慎用:流产<6 周、胆囊疾病、使

用肝毒性药物者。

• 轻度、自限性副作用：经期点滴出血、恶心、乳房改变、水钠潴留、白带增多、轻度头痛、抑郁。

• 口服雌激素避孕的患者中，非吸烟者血栓栓塞事件、肝毒性是极度罕见的。综合评估危险性是必要的。发生深静脉血栓可能风险如下：

- 基本风险：10/10 万妇女。
- 服用 COC 者风险：15/10 万妇女。
- 使用三代 COC 或避孕贴片者风险：30/10 万妇女。
- 妊娠者风险：60/100 万妇女。

• 使用雌二醇避孕的死亡率估计为每年 1/150 万。自行车、摩托车意外及其他原因导致的死亡率更高。15～19 岁人群中妇产科疾病死亡率为每年 7/10 万。如果没有生育控制措施，口服避孕药患者中，非吸烟者死亡率为每年 0.3/100 万，吸烟者死亡率为每年 2.2/100 万。

单孕激素避孕：

• 单孕激素避孕副作用包括体重增加、脱发、月经不调。

• DMPA 可减少骨密度，停用 DMPA 后可以恢复正常。由于青少年正处于增加骨量的高峰时期，青春期使用 DMPA 可能增加后期出现骨质缺乏或骨质疏松症的危险性。目前这一情况还未被证实。对于神经性厌食、长期使用激素治疗、慢性肾功能衰竭的青少年，长效避孕药更适用，且不会影响骨密度。

• 孕激素埋置剂最常见副作用：异常出血。出血部位没有特异性，而且对任何人都是不可预测的。

• 随访 90 天临床表现：33.3% 出现不频繁出血，21.4% 出现闭经，6.1% 出现频繁出血，16.9% 出现长期出血。

• 依托孕烯有轻微雄激素效应，可导致痤

疮，但体重增加发生率比其他孕激素少。

宫内节育器：

• 放置宫内节育器禁忌证：妊娠或可疑妊娠者、急性生殖道炎症、产后或流产后感染、生殖道肿瘤、子宫纵隔、对 IUD 的任何成分过敏、肝豆状核变性（仅针对含铜 IUD）。

• 放置 IUD 21 天内，性传播疾病风险性轻微增加，尤其是宫颈炎患者。放置 IUD 21 天后，性传播疾病风险性不会超过基本值。

• 年龄越小、子宫越小，放置 IUD 失败率越高，且不孕症发生率更高。

• 含铜 IUD 副反应：月经量增多、点滴出血，尤其是放置后 3～6 个月内。此外，一些妇女可能有下腹疼痛、使用期间严重出血。

紧急避孕：

• 恶心、呕吐常见于使用雌孕激素复方制剂者、口服避孕药剂量倍增者。

 疾病编码

ICD10

• Z30.9 非特指的避孕问题。
• Z30.09 其他通用避孕问题。
• Z30.8 其他避孕问题。

常见问题与解答

• 问：少部分患者要求我对其避孕进行保密，我可以答应吗？

• 答：可以。青少年可以从保密协议中获益。青少年有权要求对避孕、性传播疾病的治疗保密，即使在某些情况下没有专门的法律保障这些权益。在所有专业医疗社会的标准治疗中，支持对青少年避孕方案进行保密。青少年可能没有或有成年人在避孕方面进行指导，有成年人参与的治疗可能是父母的最大权益。哪个成年人参与或他如何参与应该与青少年协商。

• 问：我的青少年患者间断使用短效避孕药，我担心她有怀孕的风险，我应该怎样帮助她呢？

• 答：解决这个问题有以下几部分：

- 第一，以开放、支持的方式询问她是否想要怀孕、做父母或者推迟怀孕？

- 第二，如果她接下来 6～12 个月内没有怀孕打算，推荐使用长效避孕药。告知她这是药效很好的避孕药，让她安心服用。如果她一直很担心会怀孕，可以推荐长效避孕针代替较温和的避孕药。

- 当她约会时，给她注射 1 剂 DMPA 以避免意外怀孕，该药可以维持 12 周有效。

- 建议安全性行为。

- 如果她的性伴侣在一旁或愿意支持，让她的性伴侣参与讨论如何进行安全、满意、负责任的性行为。

• 问：我的一名患者让我给她提前开紧急避孕药，这是我应该做的吗？

• 答：是的！紧急避孕药现在是非处方药，但是如果患者能够获得安全剂量，可以增加使用率。研究清楚地表示紧急避孕药是安全的。事实上，单孕激素紧急避孕药没有绝对禁忌证。由于无保护性性行为经常发生在青少年无法获得健康咨询的时候，例如晚上、周末，因此提前备好对青少年有益。

• 问：如果我的患者漏服口服避孕药，我该如何告诉她？

• 答：如果她漏服 1 片，当她记起的时候，她应该立刻补上 1 片，然后在规定时间服用下一片。如果她漏服 2 片，当她记起的时候，她应该补上 2 片，然后第二天服用 2 片。在这个循环中，她需将量加倍，她应该采用倒推法。如果她漏服 3 片或更多，她很可能会来月经。扔掉上一包药，新开一包，然后在新周期开始后的第一个星期天开始服用。在这个循环以外的其他时间，她可能不受保护。

扁桃体周围脓肿

Nicholas Tsarouhas　李琪 译 / 许政敏 审校

基础知识

▪ 描述

扁桃体炎或咽炎并发扁桃体窝感染、化脓。也被称为"扁桃体周炎"。

▪ 流行病学

• 头颈部深部间隙常见感染。
• 青少年多见，偶见于幼童。

▪ 危险因素

• 扁桃体炎。
• 咽炎。

B

■ 一般预防

当感染处于蜂窝织炎阶段时就开始应用适当的抗生素治疗往往可以阻止脓肿形成。

■ 病理生理

• 感染性扁桃体咽炎从蜂窝织炎进展到脓肿。

• 感染开始于扁桃体隐窝,这是位于扁桃体上极和扁桃体之间的间隙,并最终扩展到整个扁桃体。

• 脓肿位于扁桃体包膜外,接近扁桃体上极,涉及软腭。

• 脓液通常聚集在一侧扁桃体窝内,但它可能是双侧发病的。

• 翼内肌受到脓液及炎症的刺激,从而导致张口受限的临床表现。

• 扁桃体和扁桃体周围水肿可导致上呼吸道阻塞。

■ 病因

• 大多数脓肿是多种微生物感染引起的。

• A组乙型溶血性链球菌。

• α溶血性链球菌。

• 金黄色葡萄球菌:耐甲氧西林金黄色葡萄球菌的感染率不断增加。

• 厌氧菌发挥重要作用:
– 普氏菌属。
– 卟啉单胞。
– 梭杆菌属。
– 消化链球菌属。

• 厌氧菌及A组乙型溶血性链球菌之间可能存在协同关系。

• 革兰阴性菌如流感嗜血杆菌:非常少,可分离出假单胞菌。

■ 常见相关疾病

• 扁周脓肿之前通常有扁桃体炎或咽炎病史。

• 扁桃体蜂窝织炎通常与传染性单核细胞相关。

诊断

■ 病史

• 发热及咽痛:
– 最常见主诉。

• 吞咽困难、张口疼痛(牙关紧闭)、声音低沉("hot potato"):

– 典型临床表现。

• 单侧颈部或耳部疼痛:
– 其他常见症状。

■ 体格检查

• 单侧扁桃体周围饱满或者扁桃体后、上极、软腭膨隆:
– 诊断性发现。

• 悬雍垂偏移:
– 经典的发现,虽然在较为少见双侧扁桃体周围脓肿时悬雍垂偏移可能不存在。

• 软腭肿胀可触及波动感:
– 需要紧急切开排脓。

• 咽部充血水肿,扁桃体肿大、渗出:
– 常见扁桃体炎、咽炎同时存在。

• 颈部淋巴结肿大:
– 常见。

• 流口水:
– 经常有。

• 斜颈:
– 有时有。

■ 诊断检查与说明

实验室检查

• 白细胞计数:
– 不是一个强制性的检查。
– 通常升高并有明显的核左移。

• 快速咽部拭子链球菌抗原的研究:
– 对于诊断A组乙型溶血性链球菌感染有帮助。

• 革兰染色和分泌物标本的培养:
– 明确致病微生物。

• 单滴或EB病毒抗体滴度:
– 不是必须做的项目。
– 与传染性单核细胞增多症需要鉴别诊断,在某些情况下,可以和扁桃体周围脓肿共存。

影像学检查

• 因为扁周脓肿是临床诊断,X线摄片检查很少需要。

• 口腔内超声检查或者CT(前后对比):
– 在临床上很难区分扁周蜂窝织炎和扁周脓肿时是有用的。
– 如果患者不能张口,或者张口受限,这时CT检查最有用。
– 如果怀疑脓肿向颈深部蔓延,CT扫描也很重要。

• MRI:
– MRI可能比CT在参与检查多个空间时更精确,当然,也没有辐射。

– 儿童MRI检查由于需要较长的图像采集时间、更需要患儿的配合,故应用有限。
– 在幼童,进行MRI检查时需要镇静,这带来了额外的后勤挑战和潜在的气道风险。

■ 鉴别诊断

• 扁周蜂窝织炎:
– 最常见的诊断考虑。
– 也被称为蜂窝织炎。
– 可通过缺少典型的扁周脓肿体格检查表现如扁周间隙膨隆、悬雍垂偏斜及张口受限来与之区分。

• 咽后脓肿:
– 最轻微的咽后脓肿没有扁桃体症状。
– 在颈部侧位X线片上表现为椎前间隙增宽。
– 这种危及气道的疾病通常发生在学龄前儿童,而不是青少年。

• 会厌炎:
– 这种危及生命的气道急症呈现出突然发烧、喘鸣、呼吸困难、流口水。
– 经常发生于3~7岁急性面容患儿。
– 自从B型流感嗜血杆菌疫苗应用以来,儿童较少患病。

• 其他引起重症扁桃体咽炎的感染性病因:
– EBV(传染性单核细胞增多)、柯萨奇病毒(疱疹性咽峡炎)、白喉棒状杆菌和淋病奈瑟菌。

 治疗

■ 药物治疗

一线药物

• 克林霉素或氨苄青霉素钠/舒巴坦钠是最常用的一线抗生素,因为它们对A组乙型溶血性链球菌、葡萄球菌和厌氧菌有效。

• 由于耐甲氧西林的金黄色葡萄球菌分离株的不断增加,克林霉素逐渐成为首选药物。

• 当链球菌抗原阳性或咽拭子培养阳性时,有些初始治疗采用高剂量青霉素Ⅳ。

二线药物

• 奈夫西林、苯唑西林、头孢唑林都是可以选择使用的抗生素。

• 甾族化合物:
– 一些专家建议使用甾族化合物(即类固醇),以减少肿胀、疼痛及张口困难。
– 大部分的证据来自成人而不是儿童的研究。
– 甲泼尼龙、地塞米松和泼尼松都已被使用。

■ 其他治疗

一般措施

适当的脓肿治疗应包括手术引流,否则可能有气道风险。

• 脓肿应尽快或急诊通过穿刺或手术切开引流排出。

• 如上抗生素治疗。

• 有人推荐类固醇治疗。

• 应确保在任何情况下适当地给予镇痛和充分水化。

■ 转诊问题

扁桃体周围脓肿:无论是急性还是慢性,必须到耳鼻喉科就诊。

■ 手术与其他治疗

• 如前所述,急性期成熟的脓肿必须通过穿刺或切开引流排脓。

• 目前大多数外科医生更倾向于应用抗生素和紧急引流术(穿刺或切开引流)控制急性感染后行扁桃体切除术。

• 注射抗生素 24～48 h 内没有疗效的儿童

可考虑行手术引流或扁桃体切除术。

• 一些人主张急性或热"扁桃体切除术"(也称为"扁桃体周脓肿扁桃体切除术")。

后续治疗与护理

■ 随访推荐

• 口服抗生素 10～14 天,无发热及扁桃体肿胀已经消退,患者可以出院。

• 严重或复发的扁桃体脓肿,可以考虑扁桃体切除术。

■ 预后

• 经过适当的治疗可完全康复。

• 脓肿可能会复发。

■ 并发症

• 上气道阻塞是最严重的并发症。

• 经口摄入减少而导致的脱水是最常见的并发症。

• 脓肿不及时治疗可自发破溃而流入咽部,导致误吸和肺炎。

• 其他严重的并发症包括咽旁脓肿、颈静脉

化脓性血栓性静脉炎(Lemierre 综合征)、海绵窦血栓、败血症、脑脓肿、脑膜炎和剥离至颈内动脉。

• 即使经过适当的引流,少数(10%～15%)患者可再次形成扁桃体周围脓肿。

疾病编码

ICD10

• J36 扁桃体周围脓肿。

常见问题与解答

• 问:诊断扁桃体周围脓肿有必要做 X 线摄片吗?

• 答:不需要,通过体格检查即可诊断。颈部侧位 X 线片、超声、CT 或 MRI 检查只有当诊断有问题,或者需要明确疾病或其他并发症的程度时应用。

• 问:扁桃体周围脓肿有必要外科会诊吗?

• 答:是的。耳鼻喉科会诊适用于急性和慢性扁桃体周围脓肿的治疗。

便秘 Constipation

Jay Fong   万柔 译 / 郑珊 审校

基础知识

■ 描述

便秘是指排便困难或延迟,排便次数减少(<2 次/周),导致腹痛、直肠出血以及大便污秽内裤,可能表明肠蠕动频率比正常情况下下降。

■ 一般预防措施

• 饮食方法:高纤维饮食,进食充足的水分、水果和蔬菜;避免大量咖啡因和牛奶(钙)的摄入。

• 常规体育活动。

■ 病理生理

• 结肠排出粪便延迟和(或)粪便淤积,使得粪便中混合的水分穿过细胞膜被吸收,粪便的直径增加,导致大便质地变硬。

• 下降的动力导致干燥的粪便堆积,排便疼痛,尔后进一步增加粪便堆积。

• 当乙状结肠因为粪便淤积而扩张,儿童感受直肠充盈感的能力下降,他可能就感受不到排便需求。

• 常常会有动力不足或者便秘的家族史。

■ 病因

• 大部分患者会有特发性或功能性便秘,而没有明确的病因。

• 便秘个人史可以追踪到一个急性事件(例如,大量疼痛的排便),接着是长期慢性的。

• 无论是有意的还是无意的粪便潴留都可以导致粪便坚硬、肛门痛和瘘,进一步加重便秘,会发生直肠扩张、排便感下降、肛管变短、肛门外括约肌张力下降以及大便失禁。

• 导致便秘的事件。

- 从母乳喂养改变至牛乳喂养。

- 大量牛奶摄入。

- 饮水不足。

- 拒绝在家以外的地方使用厕所。

- 不到位的如厕训练。

- 肛周链球菌感染。

- 食物过敏。

- 一过性病毒感染(腹泻之后便秘)。

• 便秘可以导致下消化道解剖结构异常、推进力下降、直肠感觉阈上升、功能性排出道梗阻(黏膜肛提肌痉挛或耻骨直肠肌放松障碍)。

• 神经系统病因。

- 肠神经丛异常。

- 小肠假性梗阻。

- 先天性无神经节细胞病(巨结肠)。

- 内脏神经病。

- 内脏肌病。

- 家族性自主神经异常。

• 脊髓损伤可以导致直肠张力丢失,肛门感觉下降,影响骶部反射中心(例如脊髓脊膜膨出、脊膜膨出、脊髓栓系)。

• 肛门和直肠的解剖结构异常(狭窄、包块、异位肛门、无肛、瘘)。

B

• 内分泌异常（甲状腺功能减退症）、药物、电解质紊乱。

 诊断

■ 病史

• 出生后粪便排出的时间如何评估？
– 如果在出生后 48 小时以后，考虑巨结肠。
• 儿童有可能不需要栓剂或者灌肠来完成一次排便吗？
– 如果排便需要直肠刺激，考虑巨结肠或者习惯于直肠刺激。
• 排便的正常频率、大小、质地是如何的？
– 1～3 条大便，无痛排便一般一天 1～3 次。粪便的粗细可反映出结肠口径的大小。
• 儿童会有尿频、尿床或尿路感染的问题吗？
– 慢性便秘常常和慢性尿路感染相连。
• 会发生粪便污秽内裤吗？
– 如果有粪便栓塞或者肛门神经损伤，则会发生。
• 直肠感觉正常吗？
– 长期便秘患者或者粪便潴留患者可能会发生直肠扩张且丧失直肠扩张的感觉。
• 会有排便疼痛或者直肠瘘的病史吗？
– 排便疼痛和（或）瘘可能导致由于害怕疼痛而进一步加重粪便潴留。
• 儿童有经历任何压力事件吗（例如，有新的兄弟姐妹出生、家族成员死亡）？
– 压力可能会导致粪便潴留。
• 有没有同时伴有不稳定步态？
– 这可能是神经肌肉问题。
• 孩子有如厕训练困难经历吗？
– 可能和大便失禁有关。

■ 体格检查

• 全身：寻找全身疾病的证据和警示信号，如体重下降、厌食、生长迟缓、胎粪排出延迟、小便失禁、血便（没有肛瘘）、发热、呕吐和稀便。
• 腹部：腹胀（表明存在粪块和胀气）、有粪便包块（大小和位置）、膀胱膨胀以及肠鸣音（肠道假性梗阻的时候会减少）。
• 直肠检查。
– 肛周污秽。
– 肛门的尺寸和位置（评估无肛、狭窄或者异位肛门的体征）。
– 皮肤褶皱和裂痕表现。
– 肛周或肛门红肿（链球菌感染）。
• 虐待儿童证据。

• 不建议用肛门指检来诊断功能性便秘。如果怀疑其他病因，可以检测肛门张力（在巨结肠中肛管又长又紧）、粪便量和质地、直肠尺寸（慢性便秘有扩张的直肠，巨结肠肛门紧而空）、便中带血。
• 没有肛门反射或者提睾肌反射的患者可能是神经系统异常。
• 神经系统检查：下肢腱反射减弱。
• 背部：检查有无骶部凹陷、毛发丛（潜在骶部异常）、臀部扁平以及肛门扩张。

> **注意**
> • 婴儿呼噜综合征：婴儿哭泣、尖叫并且排便的时候双腿蜷曲。对直肠扩张其反应是收缩盆腔壁。这不是便秘。
> • 排除器质性病因。
> • 不要忘记考虑药物因素。

■ 诊断检查与说明

实验室检查
　　检测潜在可能的甲状腺疾病和（或）乳糜泻。其他实验室检查没有常规进行的必要。

影像学检查
• 腹部影像学检查。
– 可能有粪便栓塞表现，也可没有。
– 不能作为检查功能性便秘的常规方法。
• 水溶性造影剂灌肠。
– 没有事先准备的检查用于检测巨结肠。
– 有准备的检查用于诊断狭窄。
– 大部分便秘的患者不需要检查，尤其是功能性便秘的患者。

检查步骤与其他
• 用不透辐射的标记方法检测腹部转运时间可以帮助区分有与没有临床便秘的儿童，但是没有证据支持将其作为常规使用的诊断方法。
• 肛门直肠测压：分析直肠感觉、休息和挤压时的压力以及盆腔壁协调困难（肛门挛缩）。

■ 鉴别诊断

• 乳糜泻（在年幼的儿童中更多见）。
• 甲状腺功能减退症、高钙血症、低钾血症。
• 糖尿病。
• 食物蛋白过敏。
• 药物、毒素：
– 阿片类、抗乙酰胆碱能药、抗抑郁药、化疗药和重金属（铅）。
• 维生素 D 中毒。

• 肉毒中毒。
• 囊性纤维病。
• 巨结肠。
• 肛门失迟缓。
• 结肠迟缓。
• 解剖结构异常（无肛、肛门狭窄）。
• 盆腔包块（骶尾部畸胎瘤）。
• 脊髓畸形、外伤、脊髓栓系。
• 异常腹部肌肉结构（皱眉综合征、腹部裂、唐氏综合征）。
• 假性梗阻。

🔧 治疗

■ 一般措施

• 治疗功能性便秘。
– 嵌塞解除法。
○ 使用聚乙二醇的同时使用或不使用口服电解质，建议 3～6 天，1～1.5 g/(kg・24 h)。这是粪便栓塞患者的首选治疗方法。
○ 如果患者不能耐受口服，可以用灌肠治疗。

> **注意**
> 　　多次磷酸盐灌肠会导致严重电解质紊乱（低钠血症、低钾血症、低钙血症、低镁血症）。

○ 2～3 岁及以上的儿童需要成人剂量的灌肠剂，但是年幼儿童使用儿童剂量。灌肠剂每天给予一次，维持 3～6 天。
– 排空。
○ 直肠嵌塞解除法以后，进一步排空可以通过聚乙二醇，口服或者鼻胃管维持 6～8 h，直到排出液体清澈。
– 维持使用粪便软化剂。
○ ≤6 个月的婴儿使用山梨醇或者含胶咖喱、乳果糖或者 Karo 糖浆。
○ >6 个月的儿童可使用乳果糖 0.7～2 g/(kg・24 h)[1～3 ml/(kg・24 h)]，最大剂量为 40 g/24 h（60 ml/24 h）；或者 MiraLAX 便秘冲剂 0.5～1 g/kg，最大剂量为 17 g/24 h。
○ 矿物油或 Kondremul（>15 个月的儿童 1～3 ml/24 h，>6 岁的儿童 10～25 ml/24 h）和润滑剂联合使用帮助排便，但是在<15 个月的儿童中是禁忌的，后者容易吞入。
• 救援性刺激性泻药。
– 比沙可啶或者番泻叶作为刺激性泻药用于短期治疗。长期使用会导致成年人结肠神经损伤。

- 饮食:均衡饮食包括全麦、水果和蔬菜。推荐正常的纤维饮食(幼儿 14 g/24 h,学龄儿童 17～25 g/24 h,青少年 25～31 g/24 h)。纤维应逐渐增加在饮食中,以防止胀气。咖啡因和大量牛奶制品摄入(＞16 oz①/24 h 牛奶)可以导致便秘。
- 补液:正常的液体量摄入是很重要的。
- 马桶训练:每天两次 10 min 马桶蹲坐,最好是饭后 15～20 min,是再次训练肠道功能的关键步骤。
- 日程:记录排便、意外、马桶蹲坐和药物使用以明确病因。
- 生物反馈方法对于传统治疗失败和肛门直肠测压异常的患者不是很有效。
- 转诊去心理科医师处对于便秘和行为异常的患者很有好处。

🔄 后续治疗与护理

■ 随访推荐

- 安排常规随访以完成某项治疗,当患者有所改善的时候可以降低频率。
- 当有新问题发生的时候家长应该打电话给医师。

- 依从性和良好的随访记录是成功的便秘治疗的关键。

■ 预后

对于功能性便秘,治疗的成功率不同(45%～90%)。有腹痛表现的时候密切随访,持续使用大便软化剂是良好预后的要素。污秽内裤的表现、使用刺激性泻药以及缺乏随访和治疗失败有关。

■ 并发症

- 肛瘘:坚硬的粪便会导致肛门黏膜撕裂,产生疼痛和粪便潴留。
- 大便失禁:慢性便秘导致直肠扩张进展和直肠感觉下降。粪便栓塞导致继发的内裤污秽或者大便失禁。
- 肠梗阻:表现为呕吐、腹痛和便秘。腹部影像学片表现出肠阻塞和大量粪便。
- 乙状结肠扭转:慢性便秘儿童可能有急腹症、发热、腹部压痛和可触及的包块等临床症状。腹部影像学检查表现出结肠梗阻。钡剂灌肠可以用于诊断和治疗。
- 并发症的治疗。
- 大便失禁:嵌塞解除法和灌肠很有必要,

然后建议治疗便秘(详见前述)。

- 粪块导致肠梗阻:表现为呕吐、腹痛和便秘。腹部影像学片表现出肠梗阻。
- 乙状结肠扭转:慢性便秘儿童出现急腹症、发热、腹部压痛、腹部包块等症状。腹部影像学检查有结肠梗阻表现。造影剂灌肠可以发现扭转,也能够减轻扭转程度。

疾病编码

ICD10

- k59.00 未特指的便秘。
- k59.09 其他便秘。
- k59.02 出口功能障碍便秘。

❓ 常见问题与解答

- 问:什么时候便秘可作为急诊?
- 答:肠梗阻、乙状结肠扭转或者巨结肠小肠结肠炎发生时属于急诊。
- 问:聚乙二醇-3350 口味很差吗?
- 答:聚乙二醇-3350 没有味道、气味,并且可以和液体混合。

屏气发作 Breath-Holding Spells

Nailah Coleman 朱大倩 译 / 高鸿云 审校

🔷 基本情况

■ 描述

- "屏气发作"是对幼儿因情感因素诱发的发作性症状的总称。这些发作可以从强烈情绪逐步进展至"屏气",再到感觉减弱、虚弱或僵硬,类似抽搐表现。
- 疾病要素:
- 由生气、疼痛或受挫诱发。
- 与用力呼吸有关。
- 导致肌张力降低。
- 可分为单纯型(短暂的,无意识丧失的)或严重型(长时间的,伴随意识丧失)。
- 亚型:
- 青紫型(80%):
○ 典型的屏气发作。

○ 通常与生气有关。
○ 从哭泣逐步进展到呼气、呼吸暂停和晕厥,至肌张力降低和摔倒。
○ 可伴随有全身性阵挛、角弓反张和心动过缓。
○ 发病年龄:6 个月起,2 岁高发,5 岁左右缓解。
- 苍白型(20%):
○ 通常与疼痛、受挫或受惊有关。
○ 从隐匿的呼吸暂停(在呼气后)逐步进展至晕厥、肌张力降低和摔倒。
○ 可伴随双手紧握、阵挛和心动过缓。

■ 流行病学

- 发病率:无报告。
- 患病率:4.6%(严重型)到 27%(单纯型)。

- 无性别差异。
- 20%～35%具有家族史。
- 年龄与发作频率。
- 起病年龄约在 6～12 个月。
- 典型表现在 1～5 岁,但也可至 7 岁起病。
- 通常至学龄期缓解。
- 频率:
○ 从每日数次到 1 年 1 次。
○ 发作频率最高的年龄在 1～2 岁。

■ 危险因素

- 潜在的自主神经调节障碍。
- 遗传:
- 20%～35%屏气发作患者具有家族史。
- 11%癫痫或其他慢性非神经性障碍患者有屏气发作家族史。

---

① 1 oz＝28.349 5 g。

– 80％严重型屏气发作并有阳性家族史患者中,受影响的家族成员主要在母系家族。

– 在一些患者中发现具有外显率降低的常染色体显性遗传特征。

▪ 预防

• 没有已知的方法、药物或治疗来预防屏气发作。

• 尽管"屏气发作"听上去与个体意志相关,但其发作时却是非自主和反射性的。

• 虽然在这个年龄段中,情绪爆发是所有诱因中最常见的,但并不鼓励家长采取让步的方式来预防发作,因为这样可能会导致儿童发展出其他类似的行为来促使家长退让。

▪ 病理生理

• 青紫型屏气发作:

– 瓦尔萨尔瓦动作导致胸腔压力增加,降低心脏血液回流和心排血量,引起大脑低灌注和意识丧失,从而晕厥。

• 苍白型屏气发作:

– 情绪刺激引起的迷走神经反射异常导致心动过缓和(或)心搏骤停,引起心排血量减少、脑缺血和意识丧失。

▪ 病因

通常由生气、疼痛或受挫诱发。

▪ 常见相关疾病

• 无确定的相关疾病。

• 有报道一些屏气发作患儿容易发生晕厥和(或)抽搐。

• 一些研究发现屏气发作患儿贫血的患病率增高,使用铁剂治疗后贫血和发作均有改善。虽然贫血改善与屏气发作缓解时间一致,但贫血可能会使得病情变得更为复杂。

诊断

▪ 病史

• 重要的病史采集:

– 生气、疼痛或受挫所致。

– 用力呼吸,反应降低,肌张力改变(无力或僵硬)。

– 非外伤导致。

– 不能自控。

▪ 体格检查

• 生命体征:正常;需测量直立位血压。

• 局部检查:无异常,心脏和神经系统检查

正常。

▪ 鉴别诊断

• 晕厥:通常不是由哭闹引发的;典型的肌张力改变常伴随努力避免跌倒的动作。

– 神经心源性(血管迷走神经性晕厥,昏厥):

◦ 伴随心动过缓、血管性低血压和(或)低血压引起的脑灌注降低。

◦ 常见于青少年。

– 心源性:

◦ 节律障碍:

➤ QT 延长综合征。

➤ 预激综合征。

➤ 完全性心脏传导阻滞。

◦ 结构性:

➤ 肥厚性心肌病。

➤ 严重的肺或大动脉硬化。

➤ 冠状动脉瘤。

➤ 左冠状动脉起源异常。

➤ 肺动脉高压。

➤ 黏液瘤。

– 直立位所致。

– 神经精神性:

◦ 惊恐发作或过度换气综合征。

◦ 良性阵发性眩晕。

◦ 猝倒。

◦ 癔症性晕厥。

– 咳嗽:

◦ 哮喘最常见。

◦ 咳嗽导致胸膜内压力增加,减少静脉回流,并最终减少心搏出量和脑灌注。

– 代谢性:低血糖。

• 癫痫或癫痫样障碍:肌张力改变前有面色改变;脑电图异常。

• 中枢性或阻塞性呼吸暂停:没有典型的哭闹相关病史;睡眠异常。

• 脑干疾病,例如肿瘤或畸形:病史和体检中发现相关异常情况。

• 家族性自主神经功能障碍:病史和体检中发现相关异常情况。

• Rett 综合征:病史和体检中发现相关异常情况。

▪ 诊断检查与说明

实验室检查

• 如果考虑合并贫血,应检查血常规。

• 急诊鉴别诊断怀疑低血糖时,应测血糖。

影像学检查

• 屏气发作本身无需影像学检查。但如果

需鉴别外伤、脑部疾病、心脏形态异常,则应进行下列检查:

– 头颅 CT。

– 脑 MRI。

– 心电图。

– 心脏 MRI。

– 胸部 X 线检查——评估哮喘导致的肺过度充气(不是诊断必需)。

诊断步骤与其他

• 为了诊断可能存在的心脏节律异常,应行以下检查:

– 心电图。

– 24 h 动态心电图。

– 电生理学研究。

– 应力试验。

• 为了诊断癫痫或其他神经电生理障碍,应行脑电图检查。

• 为了诊断呼吸暂停,应行睡眠检查。

治疗

▪ 药物治疗

• 目前未发现对预防和治疗屏气发作明确有效的药物。

• 值得注意的是,屏气发作可能与其他疾病共患,并表现为晕厥和抽搐。如果存在或怀疑存在其他疾病,则需要进行相关治疗。

• 有很多关于使用不同药物预防和(或)治疗屏气发作的研究,但由于样本量、研究效度和(或)统计学显著性等问题而导致解释力度不大。

– 铁剂治疗可能对屏气发作有效,特别是当患儿存在贫血和(或)缺铁时。

– 对于有严重心动过缓的患儿,可以用阿托品和心脏起搏器。

– 一个小样本的研究发现氟西汀能改善苍白型屏气发作。

▪ 其他治疗

安慰是基本治疗手段。

▪ 转诊问题

一般无需转诊,除非不能排除需鉴别的疾病,或发作的形式和(或)年龄不在通常范围内。

▪ 住院问题

• 作为良性疾病,屏气发作一般无需住院治疗。除非怀疑其他疾病,或患者需要复苏,或需要持续的支持性治疗。

• 当患者需要住院治疗时,应对其他可能的

疾病进行评估。

■ 其他处理

• 如果屏气发作时意识丧失,应该让儿童侧卧,防止气道堵塞。
• 考虑到肌张力改变和继发性损伤,家长应确保儿童周边环境的安全性。

后续治疗与护理

■ 患者教育

持续护理的基本目标是教育家长了解屏气发作。

■ 预后

• 作为良性疾病,单纯的屏气发作预后良好,无后遗症。
• 通常到学龄期后会缓解。

• 如果发作的过程和时间段与典型发作不同,应考虑是否存在其他疾病(这将影响预后)。

■ 并发症

尽管可能合并存在的晕厥、癫痫和神经发育障碍,但目前未发现明确的相关性。

疾病编码

ICD‐10

• R06.89 其他呼吸异常。

常见问题与解答

• 问:典型儿童屏气发作的年龄范围?
• 答:1～5 岁。
• 问:屏气发作最常见的诱因和病理生理?

• 答:最常见的为青紫型(80%)。通常由生气诱发。生气引起瓦尔萨尔瓦动作,导致胸腔压力增加、心脏血液回流和心搏出量降低,引起大脑低灌注和意识丧失,从而晕厥。
• 问:屏气发作有遗传性吗?
• 答:一些屏气发作患者中发现有常染色体显性遗传现象。
• 问:屏气发作的诊断中常见的诊断性工具有哪些?
• 答:屏气发作的诊断主要依靠病史和体检无异常而得出。仅仅在根据病史或体检结果异常后怀疑存在其他疾病时,才需要额外的诊断工具。
• 问:如何处理和预防屏气发作?
• 答:应该向家庭宣教紧急处理方法和疾病特点。目前尚无预防手段。

B

病毒性肝炎 Viral Hepatitis

Scott Elisofon 丘倚灵 译 / 王建设 审校

基础知识

■ 描述

• 病毒性肝炎定义为以肝损伤及肝功能异常为主要表现的全身性病毒感染。
• 主要由嗜肝病毒感染引起,包括甲型-戊型肝炎病毒。
• 10%的病例由其他病毒感染引起,包括EB病毒(EBV)、巨细胞病毒(CMV)、单纯疱疹病毒(HSV)、水痘-带状疱疹病毒(VZV)、风疹病毒、细小病毒、腺病毒、肠道病毒等。

■ 流行病学

发病率

• 甲型肝炎:美国每年约 1.7 万例新发病例。其中 8%发生于日托中心。
• 乙型肝炎:世界范围内每年有 14 万～32 万例新发感染。美国每年约 4 万例新发感染。
• 丙型肝炎:美国每年约 2 万例新发感染。
• 戊型肝炎:在不发达国家常见,在美国罕见。

患病率

• 乙型肝炎:美国患病率较低,不到 1%的人口感染 HBV;某些特定人群患病率较高,例

如来自高流行区的移民,同性恋者,肠外毒品使用者等。
• 丙型肝炎:美国有 1.8%的人口感染HCV,即约 390 万人(其中 85%为慢性感染者)。

■ 危险因素

• 甲型肝炎(传播途径为粪-口传播):
- 日托中心,家庭生活暴露,疫区旅行史,男同性恋性行为。
- 出现黄疸前 2 周的感染性最强。
• 乙型肝炎和丙型肝炎(传播途径为血液、体液、性接触传播):
- 接受全血或血制品输注治疗者。
- 静脉毒品使用者。
- 有多个性伴侣者。
- 男性同性恋者。
- 纹身或身体穿刺。
- HIV 阳性。
- 感染 HBV 或 HCV 母亲的婴儿。
- 与 HBV 或 HCV 感染者接触的家庭成员。

■ 一般预防

• 良好的环境卫生条件,疫苗预防接种,血液制品筛查,使用安全套,妥善处置丢弃针头。

• 甲型肝炎:
- 对所有 1～18 岁的儿童进行疫苗预防接种;尤其是到疫区旅行或自身患有肝病的儿童。
- 疫苗接种[贺福立适(Harvix),甲型肝炎灭活疫苗]或[维康特(Vaqta)甲型肝炎纯化灭活疫苗]:首次接种为 0.5 ml 肌内注射,6～12 个月后进行第二针接种。
- 在进入疫区旅游之前,小于 1 岁或存在免疫受损或肝病的儿童需接受甲肝免疫球蛋白,按 0.02 ml/kg 的剂量进行接种。
- 已感染患者在所有疾病症状消退 2 周内避免返回日托中心。
- 1 岁以上儿童的暴露后预防:甲型肝炎疫苗接种。
- 1 岁以下婴儿和免疫受损儿童的暴露后预防:甲肝免疫球蛋白按 0.02 ml/kg 的剂量肌内注射。
• 乙型肝炎:
- 所有妊娠期妇女都应进行筛查。
- 所有婴儿出生后即刻进行乙肝疫苗第一针接种;乙肝疫苗初次接种共需 3 针,每次 0.5 ml 肌内注射,需在 1 岁以前完成。
- 对于高危婴儿,应接受乙肝免疫球蛋白及乙肝疫苗接种。

- 有母婴传播史的母亲,需在下一次分娩前至少 3～6 个月咨询产科医生及乙肝专家。
- 丙型肝炎:
- 选择剖腹产并未减少母婴垂直传播。
- 阴道分娩过程中,避免使用胎儿头皮监测,避免破膜超过 8 h。
- 避免共用牙刷、指甲剪、剃刀等物。
- HCV 感染的母亲可以进行母乳喂养,除非存在乳头活动性出血。

■ **病理生理**

- 急性病毒性肝炎倾向于损伤肝实质,而慢性肝炎则主要累及汇管区及其周围组织。
- 慢性病毒性肝炎(慢性乙肝或慢性丙肝)的定义为:持续病毒复制及肝组织炎性反应超过 6 个月。
- 发生于汇管区之间不断加重的损伤导致广泛纤维化(汇管区桥样纤维化)、结节样改变,最终形成肝硬化。

🔍 诊断

■ **病史**

- 病史采集应重点询问病毒暴露相关危险因素,如是否存在感染者接触史、流行区旅行史或高危行为等。
- 家族肝病史或自身免疫性疾病史,也应注意药物史、酒精及毒品使用史。

■ **体格检查**

- 急性感染时患者可有或无黄疸、肝大、肝区压痛表现。
- 急性感染期的症状及体征:
- 发热。
- 身体不适、疲倦。
- 恶心、呕吐及厌食。
- 黄疸:甲型肝炎患者中,88% 的成人及65% 的儿童有黄疸表现。
- 肝大。
- 右上腹疼痛。
- 尿色变深,大便颜色灰白。
- 关节痛、关节炎。
- 绝大部分患者症状不明显或无症状,尤其是慢性感染者。

■ **诊断检查与说明**

实验室检查

- 肝脏检查:
- 急性感染时,谷丙转氨酶(ALT)及谷草转氨酶(AST)显著升高。

- 慢性感染患者,可仅表现为转氨酶轻度升高或正常。
- 胆红素升高程度可不同,从轻度升高至显著升高均有。
- 对于重症肝炎患者,需要监测 PT、INR、清蛋白、电解质、血糖及全血细胞计数。
- 用于不同病毒感染诊断、管理及监测的指标:
- 甲型肝炎:
  ○ HAV - IgM:近期感染指标。
  ○ 抗 HAV - IgG:检测是否曾被感染或获得免疫。
- 乙型肝炎:
  ○ 表面抗原(HBsAg):现症感染,急性或慢性。
  ○ 表面抗体(HBsAb):疫苗免疫,或感染已康复。
  ○ e 抗原(HBeAg):活动期病毒复制;有"感染性"。
  ○ e 抗体(HBeAb):病毒强传染期结束(前C 区变异病毒除外);常作为乙肝病毒感染的治疗及研究终点。
  ○ 核心抗原 IgM:急性感染的早期阶段,慢性感染阶段则无。
  ○ 总核心抗体:曾暴露于 HBV。
  ○ HBV - DNA:用于病毒载量定量的有效指标。
  ○ HBV 突变检测:检测病毒是否对现有治疗产生抵抗。
  ○ HBV 基因分型有时可以判断干扰素治疗是否对患者有效(D 型乙肝患者不适合应用干扰素治疗)。
- 丙型肝炎:
  ○ HCV - Ab:曾暴露于 HCV。
  ○ HCV - RNA:定量检测,用于病毒载量定量;定性检测,检测体内是否存在丙肝病毒。
  ○ HCV 基因分型:可以较为准确地判断疗程所需时长,以及患者的疗效。
- HDV(丁型肝炎):
  ○ HDV - Ab:是否曾暴露于 HDV。

诊断步骤与其他

常需要通过肝活检以明确肝脏损伤类型及程度。对于乙肝或丙肝患儿,肝活检通常在抗病毒治疗开始前进行。

病理

肝活检切片特征多样,包括炎症、坏死、纤维化等,与疾病严重程度及慢性程度相关。

■ **鉴别诊断**

- 许多疾病都可引起转氨酶升高,故需通过

病史询问、血清学检查、组织学检测以确定是否由病毒感染引起。

- 在基本确定病毒性肝炎但未分离出致病病毒的情况下,通常诊断为"非甲-戊型肝炎"。
- 其他可能原因包括药物、缺血、酒精、自身免疫性肝炎,以及肝豆状核变性或 α_1 抗胰蛋白酶缺乏症。

💉 治疗

■ **药物治疗**

- 甲型肝炎:
- 对于先前已感染或已有免疫力者,无需特别治疗。
- 对于下列人群推荐暴露后预防:无免疫力的家庭接触者,密切接触者,发生 HAV 感染暴发的托儿所、日托中心的儿童及员工。
- 对大于 1 岁的儿童接种甲肝疫苗。对小于 1 岁的儿童或存在免疫受限的个体,需接受甲肝免疫球蛋白肌内注射 1 次,剂量为0.02 ml/kg。
- 乙型肝炎:
- 暴露后预防的方式:乙肝疫苗及乙肝免疫球蛋白(HBIG)同时注射。需要进行暴露后预防的人群:母亲为乙肝病毒携带者的新生儿,与乙肝病毒携带者发生性接触且未进行乙肝疫苗接种者,以及偶然暴露于病毒污染血液制品者。
- 已进行乙肝疫苗接种,且抗体滴度大于10 mU/ml 者无需进行任何干预措施;已进行乙肝疫苗接种但抗体滴度低于上述数值者,只需进行乙肝疫苗加强接种一次。
- 急性乙型病毒性肝炎目前尚无治疗方法,尽管有研究表明拉米夫定对暴发性乙型肝炎有效。
- 处于免疫耐受状态的患者(ALT 正常,HBeAg 阳性,高乙肝病毒载量者),通常不建议治疗。
- HBV 感染儿童需每隔 6～12 个月检测ALT、HBeAg 及 HBeAb。当 ALT 升高时,应考虑转诊至肝病科开始治疗。
- 一些儿科研究提示,抗病毒治疗可加速HBeAg 的血清学转换,但并不会改变其转化率。
- 治疗慢性乙型肝炎的药物包括:干扰素、聚乙二醇干扰素、拉米夫定、阿德福韦、替诺福韦及恩替卡韦。
- 拉米夫定已不再作为慢性乙型肝炎常规治疗的推荐药物,因其在长期治疗过程中存

在很高的耐药率。

- 阿德福韦酯及替诺福韦批准用于 12 岁以上的儿童,恩替卡韦批准用于 16 岁以上的儿童。
- 在儿童慢性乙肝治疗过程中,治疗前 ALT 升高是最能够预测药物疗效的指标。
- 每年约有 5% 的患儿体内自发清除 HBeAg,通常这时疾病进入非活动期,但少数患者数年以后疾病可再次进入活动期。
• 丙型肝炎:
- 对于急性丙型肝炎,急性感染后 3 个月内进行的干扰素治疗在成人患者中被证实非常有效,应当推广至儿童患者。
- 慢性丙型肝炎患者,抗病毒治疗可开始于 3 岁以后的任何时间;适应证为疾病进展或疾病严重的患者。
- 大于 3 岁的慢性丙型肝炎患者,聚乙二醇干扰素及利巴韦林为目前常规的治疗选择。
- 疗程根据感染病毒的基因型决定:
○ 基因 1 型及 4 型:1 年(1 型在美国最常见)。
○ 2 型及 3 型:6 个月(该类型治疗更易起效)。
- 目前有一些蛋白酶抑制剂被批准联合聚乙二醇干扰素及利巴韦林进行慢性丙型肝炎的治疗,包括特拉匹韦及波西普韦。

▪ 一般措施

• 大多数急性肝炎患者无需住院治疗。
• 存在脱水、凝血功能异常者或重症患者需要住院治疗;需要监测并纠正凝血功能障碍、水电解质紊乱及酸碱不平衡。
• 急性感染病例应上报卫生署。
• 发生急性肝衰竭的患儿应转移至儿童肝移植中心。

后续治疗与护理

▪ 随访推荐

• 对于乙、丙型肝炎感染者或携带者,需定期随访 ALT/AST、病毒标志物、甲胎蛋白(AFP)及肝脏 B 超。
• 肝穿刺需在药物治疗前进行,并作为评估疾病进展情况的依据。

▪ 预后

• 甲型肝炎:
- 通常疾病较轻。
- 很少造成复发性、暴发性或胆汁淤积性肝炎。
- 不存在慢性感染。
- 死亡率小于 1%。
- 感染后产生保护性抗体,并持续终身。
• 乙型肝炎:
- 1%~2% 的患者发生急性重型肝炎。
- 死亡率 0.8%。
- 慢性感染转归:转为慢性感染的比例与感染年龄成反比,婴儿期感染 90% 转为慢性,1~5 岁儿童 25% 转为慢性,大于 5 岁儿童则 6%~10% 转为慢性;不到 5% 进展为肝硬化,应注意肝细胞肝癌。
• 丙型肝炎:
- 1% 的患者发生急性重型肝炎。
- 慢性感染转归:通过母婴垂直传播感染的患儿有 60%~80% 转为慢性感染。在儿童及青少年患者中,肝硬化并不常见,肝细胞肝癌罕见。若不治疗,HCV 会导致成年期进展性肝病。
- HCV 感染是成人肝移植最常见的指征。

▪ 并发症

• 进展性乙型肝炎或丙型肝炎的患者有发生肝硬化及门脉高压相关并发症的风险。
• 罹患慢性乙型肝炎者或丙型肝炎肝硬化患者,其罹患肝细胞肝癌的风险增高。
• 乙型肝炎:
- HDV 共感染:急性 HBV、HDV 感染同时发生。
- HDV 重叠感染:发生于 HBV 慢性携带者中的 HDV 急性感染。

妊娠期患者
戊型肝炎:20% 的死亡因为妊娠合并急性肝衰竭引起。

疾病编码

ICD10

• B19.9 非特异病毒性肝炎,不伴肝昏迷。
• B19.10 非特异乙型病毒性肝炎,不伴肝昏迷。
• B19.20 非特异丙型病毒性肝炎,不伴肝昏迷。

常见问题与解答

• 问:为何出生时即感染 HBV 的婴儿转为慢性感染的概率更高?
• 答:出生时尚不成熟的免疫系统使得这一群人感染 HBV 后更易转为慢性感染。
• 问:HCV 阳性的母亲可以进行母乳喂养吗?
• 答:HCV 病毒一般不会通过乳汁传播。

补体缺陷 Complement Deficiency

Melanie M. Makhija 孙金峤 译 / 王晓川 审校

基础知识

▪ 描述

• 补体是固有免疫的主要组成部分:
- 由调节三条级联酶促反应途径的血浆及膜蛋白组成。
- 补体途径的激活导致炎症和免疫反应。
• 补体缺陷可由酶促反应中的任何蛋白缺陷造成,可导致缺陷蛋白失活或功能缺失。
• 先天性补体成分缺陷可致机体容易发生感染和自身免疫性疾病。

• 继发性和获得性补体缺陷更常见,大部分是由于免疫复合物过度消耗补体所致。

补体缺陷的临床表现

缺陷	临床表现
C1q、r、s, C2	系统性红斑狼疮(SLE),细菌感染
C4	SLE,自身免疫功能紊乱
C3	严重包膜性细菌感染(如:流感嗜血杆菌),肾小球肾炎,免疫复合物疾病

(续表)

缺陷	临床表现
H、I因子	继发性 C3 缺陷,非典型溶血性尿毒症综合征
备解素	男性易合并发奈瑟菌及窦肺感染
D因子	奈瑟菌感染
MBL, MASP	包膜性细菌感染,SLE,风湿性关节炎
C5、6、7、8、9	弥散性奈瑟菌感染
C1 抑制剂	遗传性血管性水肿(HAE)

■ 流行病学

• 补体缺陷大约占所有原发性免疫缺陷病的 2%。
• 纯合型 C2 缺陷的发病率为 1/10 000。
• 边缘型 C4 缺陷在高加索人群中的发病率为 1%～3%。
• 日本人中的 C9 缺陷较常见。
• C6 缺陷在非裔美国人中更常见。
• 旁路激活途径缺陷(如备解素、D 因子)很少见。

■ 危险因素

遗传学

• 备解素缺陷是 X 连锁遗传。
• 其他补体缺陷大部分为常染色体隐性遗传。
• C1 抑制物缺陷是常染色体显性遗传。
• 杂合子的表型通常是正常的。

■ 病理生理

• IgM 抗体或者 IgG 抗体结合抗原可激活补体经典激活途径。
• 凝集素[如甘露糖结合的凝集素(MBL)]结合抗原后可激活凝集素途径。
• 旁路激活途径不依赖抗体或者凝集素。
• 3 条途径的目的均为将 C3b 片段沉积于目标抗原上,为免疫反应做标记。

■ 病因

• 原发性补体缺陷是遗传性疾病。
• 获得性缺陷:免疫复合物的加速消耗(最常见),肝脏生成减少(相对不常见),尿排出增多(少见)。

诊断

■ 病史

评估补体系统的指征:

• 反复化脓性感染,且白细胞数及免疫球蛋白水平均正常。
• 任何年龄的反复奈瑟菌感染(脑膜炎、脓毒症、淋病性关节炎)。
• 多个家庭成员有奈瑟菌感染。
• SLE,尤其是家族性红斑狼疮:应评估 C2 是否缺陷。
• 反复无风团的神经性水肿:应评估 C1 抑制物是否缺陷(HAE)。

■ 体格检查

• 取决于哪个成分缺陷。
• 评估自身免疫性疾病(如 SLE)、细菌感染以及相关后遗症的症状和体征。
• 生长发育迟缓。
• 反复无风团的神经性水肿:即 HAE(遗传性血管性水肿)。

■ 诊断检查与说明

诊断步骤与其他

• 初始实验室检测:
– 总补体溶血试验(CH50):筛查经典途径中的纯合型缺陷。正常的 CH50 C1～C9 均需要。
– 补体活性是不耐热的,室温下可快速减少。低水平补体多是由于样本处理不当所致。
– 任何成分的完全缺陷均可导致 CH50 无法检测。
– 杂合子可能有正常的 CH50。
• AH50:
– 评估旁路激活途径的完整性。
• 个体化补体检测:
– 基于临床表现及病史。
• HAE 患者可评估 C4、C1 酯酶抑制物水平和功能。

■ 鉴别诊断

• 抗体缺陷综合征。
• 继发性补体缺陷病。

> **注意**
> • 大部分补体水平低是由样本处理不当造成的。
> • 补体成分的消耗可造成继发性补体缺陷。

 治疗

■ 药物治疗

• 对于大部分补体缺陷病,目前仍没有特效治疗措施。
• 积极诊断及治疗感染。
• C1 抑制物缺陷的患者应积极预防和治疗 HAE。

■ 其他治疗

■ 一般措施

• 考虑预防性使用抗生素以阻止反复感染。
• 给患者以及家庭中的接触者注射链球菌性肺炎、奈瑟菌性脑膜炎联合流感嗜血杆菌疫苗。
• 可安全接种其他常规疫苗(包括活病毒疫苗)。
• 佩戴医用身份牌表明情况。
• 终身血浆输注是不切实际的,而且有产生抗缺陷成分抗体的风险。

■ 转诊问题

• 应该由免疫专科医师随访。
• 监测自身免疫性疾病,请风湿病专家治疗自身免疫性疾病。
• 为家庭成员进行遗传学咨询。

后续治疗与护理

■ 并发症

• 严重感染和后遗症,包括死亡。
• 免疫复合物疾病。
• 自身免疫性疾病。

疾病编码

ICD10

• D84.1 补体系统中的缺陷。

常见问题与解答

• 问:应该什么时候评估补体缺陷?
• 答:任何一个有反复窦肺感染或 1 次以上奈瑟菌感染的儿童均应评估补体系统缺陷。

哺乳动物咬伤 Mammalian Bite

Margaret Wolff · Jill C. Posner　万柔 译 / 郑珊 审校

 基础知识

▪ 描述

因被咬而引起的人类皮肤和（或）皮下组织损伤,局部的或者有些情况下系统性的影响。

▪ 流行病学

- 动物咬伤:
- 估计频率:
  - 犬:90%～95%。
  - 猫:3%～8%。
  - 啮齿类或兔子:1%。
  - 浣熊和其他动物:1%。
- 90%的伤人动物是受害者熟识的。
- 儿童是最常见的受害者。
  - 男孩比女孩高出2倍的可能性被犬咬伤。
  - 女孩更容易被猫咬伤。
- 人类咬伤:
- 在2～5岁的孩子中最常见。
- 在较大的儿童中,咬伤可能是在体育活动中意外发生,或者在争执或虐待的情况下故意为之。
- 意外:
- 在美国,每年发生大约45万的犬咬伤和40万的猫咬伤情况。
- 由于很少被报道,人类咬伤的发生率不知。

▪ 一般预防

- 确保儿童接受常规针对破伤风和肝炎的免疫治疗,并且确保家养动物注射狂犬病疫苗。
- 指导儿童避免和野生动物以及死亡动物接触。

▪ 病理生理

- 和咬伤类型相关的损伤:
- 犬:
  - 撞伤和撕裂伤。
  - 可能累及骨骼。
- 猫:
  - 刺伤。
  - 穿透更深并且有很高的感染风险。
- 人类:
  - 通常只侵犯皮肤。

然而,也可能发生穿透入关节和腱鞘空间的情况(尤其是掌指骨之间)。
- 感染:
- 感染率:
  - 犬咬:3%～18%。
  - 猫咬:28%～80%。
  - 人咬:15%～20%。
- 更近期的报道显示,犬和猫咬伤人类后,感染的情况接近2%～3%。
- 感染最常见的是多种微生物,同时包括需氧菌和厌氧菌。
- 感染的猫和犬咬伤:
  - 巴斯德菌是最常见的分离出来的菌种。
  - 犬:犬巴斯德菌。
  - 猫:多杀性巴氏杆菌和败血性巴斯德菌。
  - 常见的厌氧菌包括梭菌属、多形杆状菌、卟啉单胞菌属和普雷沃菌属。
- 感染的人类咬伤:
  - 咽峡炎链球菌。
  - 金黄色葡萄球菌。
  - 啮蚀艾肯菌。
  - 梭形杆菌属。
  - 普雷沃菌属。

 诊断

▪ 病史

- 动物咬伤
- 动物的种类。
- 动物的健康状况。
- 攻击的引发事端。
- 咬伤的位置。
- 动物能够进行观察的可行性(例如,这是各种情况已知的动物还是流浪的或野生的动物)。
- 动物的狂犬病免疫状态。
- 过去的病史
- 儿童的破伤风免疫状态。
- 儿童的乙型肝炎免疫状态。
- 儿童是否免疫系统受损或者无脾?

▪ 体格检查

- 仔细检查神经血管完整性。
- 咬伤的位置。
- 如果在关节上方,检查关节囊侵犯程度。
- 检查患者全身以确保所有的损伤都被明确且治疗全面。

- 陈旧的伤口。
- 检查感染体征,诸如发红、结节、化脓、区域淋巴结和体温升高。

▪ 诊断检查与说明

实验室检查

- 如果发热或系统性中毒表现,需要血培养。
- 感染伤口做有氧菌和厌氧菌的培养。

影像学检查

在骨骼或关节上方的穿透伤,考虑放射影像学来评估骨折、异物(如牙齿)和关节内空气的存在。

诊断步骤与其他

没有常规检查可以做。

 治疗

▪ 药物治疗

- 抗生素:数据通常是有争议的。总体而言:
- 所有的猫咬伤都应该预防性使用抗生素,针对高危多杀性巴氏杆菌感染可能。
- 阿莫西林/克拉维酸口服治疗是一种选择[阿莫西林50 mg/(kg·24 h),每日2次或3次,口服5天]。
- 所有人类咬伤都应使用抗生素预防治疗。阿莫西林/克拉维酸口服治疗是一种选择[阿莫西林50 mg/(kg·24 h),每日2次或3次,口服5天]。
- 替代疗法,青霉素过敏者可替代使用复方磺胺甲噁唑加克林霉素。
- 手、脸、深处刺伤和免疫受损患者的伤口需要经验性治疗。
- 皮肤和软组织感染需要住院。
  - 阿莫西林/舒巴坦静脉注射150 mg,阿莫西林/(kg·24 h)分4次剂量注射。
  - 对于青霉素过敏的患者,使用第三代头孢。
  - 对于巴斯德菌反应性较差的抗生素有青霉素酶抵抗性青霉素、克林霉素和氨基糖苷类抗生素。
- 如果有指征,需要预防破伤风感染。
- 如果有指征,需要预防狂犬病。
- 不清楚情况的猫或犬;犬或者猫不知道其免疫预防情况,并且无法观察10天。

B

- 野生动物诸如浣熊、蝙蝠、臭鼬、狐狸、草原狼造成的咬伤。
- 由于蝙蝠咬伤可能不易发现,尤其是睡熟的孩子,在暴露于有蝙蝠的封闭的空间后,建议给儿童进行狂犬病疫苗预防。
- 被打过狂犬病疫苗的犬、猫或其他宠物(例如仓鼠、豚鼠、沙鼠)咬伤的儿童,一般不可能获得狂犬病。
- 那些没有接受过疫苗注射的患者应该接受的治疗包括:人类狂犬病疫苗(一系列4针剂,分别在 0、3、7、14 天的肌内注射;免疫缺损患者应该在第 28 天接受第 5针);被动免疫治疗的狂犬病免疫球蛋白(20 U/kg),尽可能多地注射于伤口部位。疫苗注射和免疫球蛋白注射的位置需要远离。
  - HIV 暴露后的预防(PEP):
  ◦ 有一些病例报告了通过人咬传播的 HIV;然而,通过咬伤来传播的风险率至今未知。估计概率是非常小的。包含唾液而没有明显血液的咬伤并没有传播 HIV 病毒的风险,因此,不被认为是暴露于 HIV中的情况。
  ◦ HIV PEP 需要多种药物联合使用超过 28天,并且可能造成严重副作用。
  ◦ 是否开始 PEP 的决定最好经过当地专家的咨询或者联系国家 PEP 热线电话:888 - 448 - 4911。
  ◦ 乙型肝炎可以通过无血液的唾液传播。检查被咬者(或者必要时检查咬者)来考虑 PEP。没有注射疫苗的儿童应该进行一系列乙型肝炎疫苗注射。
  ◦ 丙型肝炎的传播率未知,没有关于 PEP同时发生丙型肝炎的惯例。

注意

　皮肤损伤的咬伤是低危的,如果被咬后皮肤完整无损,被认为是没有任何风险的。

▪ 一般措施

- 伤口护理
  - 大量生理盐水或者自来水冲洗,去除可见的伤口残留物。
  - 不要用抗生素溶液冲洗。
  - 清洁,但不要冲洗刺伤伤口。
- 掌骨部位(握紧拳头的损伤)的人类咬伤需要骨科会诊进行手术探查和冲洗。
- 清除坏死组织。
- 缝合潜在污染的伤口和感染风险上升有关,需要权衡不闭合的美容效果和感染风险来决定是否缝合:
  - 大型伤口或者面部明显的伤口的初级关闭是必要的,除非伤口是陈旧的或者有感染迹象。
  - 由于有很高的感染倾向,手部伤口是一个例外。

▪ 转诊问题

　地区管理规章规定需要向卫生部门报告动物咬伤案例。

后续治疗与护理

▪ 随访推荐

患者监测
- 感染的症状和体征。
- 所有有明显咬伤的患者都应该在咬伤后接受 48 h 的跟踪随访。

▪ 预后

　大部分动物咬伤不太要紧的,但可能发生感染,很少发生死亡,但由动物咬伤致死也是有的。

▪ 并发症

　人类掌骨部位咬伤(握拳)可能穿透腱鞘,造成感染,导致腱鞘炎。

疾病编码

ICD10
- S61.459A 手部开放性伤口,非特异性,首发。
- S01.85XA 头部其他部位开放性伤口,首发。
- S61.259A 手指开放性伤口,非特异性,未伤及指甲,首发。

常见问题与解答

- 问:巴氏杆菌感染的临床特点是什么?
- 答:巴氏杆菌感染的病程进展很快,通常只需 12~24 h,常以压痛和流脓为特征。快速进展的特点可以同其他病原体(如金黄色葡萄球菌)导致的伤口感染区分。
- 问:为什么猫咬伤要比犬咬伤严重?
- 答:猫咬伤的伤口常为贯穿伤,这类伤口更易感染巴氏杆菌,这要比其他病原菌的感染更严重。当然,犬咬伤也可能导致巴氏杆菌感染。

不明原因发热 Fever of Unknown Origin

Samir S. Shah 吴霞 译 / 谢新宝 审校

 基础知识

▪ 描述

　不明原因发热(FUO)即:
- 一种发热性疾病(不同时间测体温 38.3 ℃以上)。
- 持续超过 14 天。
- 虽经过仔细病史采集、体格检查、初步实验室检查后,仍未明确病因。

诊断

▪ 鉴别诊断

　不明原因发热多数是一种常见病的不典型表现,而非罕见病的常见表现,其可能原因包括如下:
- 常见的感染性病因:
  - 呼吸道感染(中耳炎、乳突炎、鼻窦炎、肺炎、咽炎及扁桃体或咽后脓肿)。
  - 全身性病毒综合征。
  - 传染性单核细胞增多症(EBV、CMV)。
  - 尿路感染。
  - 骨或关节感染。
  - 肠道感染(沙门菌、小肠结肠炎耶尔森菌、假结核耶尔森菌、空肠弯曲菌)。
  - 猫抓病。
- 相对少见的感染性病因:

B

- 结核病。
- 莱姆病。
- 立克次体病（落基山斑点热、埃立克体病、无形体病）。
- 疟疾。
- 中枢神经系统感染（细菌或病毒性脑膜脑炎、颅内脓肿）。
- 牙齿或牙周脓肿。
- 亚急性细菌性心内膜炎。
- HIV 感染。
- 急性风湿热。
• 其他感染性病因：
- Q 热。
- 布鲁菌病。
- 弓形虫病。
- 梅毒。
- 微小病毒 B19。
- 地方性真菌（组织胞浆菌病、芽生菌病、球孢子菌病）。
- 鹦鹉热。
- 伤寒（沙门菌）。
- 慢性脑膜炎球菌血症。
• 可能的非感染性病因：
- 胶原血管病〔全身幼年特发性关节炎（JIA）、系统性红斑狼疮、皮肌炎、结节病、血管炎综合征〕。
- 恶性肿瘤。
- 川崎病。
- 炎症性肠病（IBD）。
- 药物热。
- 甲状腺功能亢进。
- 假性热或孟乔森综合征。
- 中枢热。
- 周期性发热综合征。
- Kikuchi-Fujimoto 病（组织细胞坏死性淋巴结炎）。

■ 病因

已应用更加灵敏的医学检查手段（如MRI、PCR 等）帮助我们更早明确不明原因发热的病因。在不明病因发热的患儿中，40%～60% 的患儿症状消失，但未明确病因。

■ 诊断思路

找到发热的原因，并开始治疗潜在疾病。
• 第一步：
- 发热病史。
- 详尽的病史及全面的体格检查。
- 确定是否有全身症状（生长落后、发育停

滞等），提示存在严重的基础疾病。
- 构思范围较广的鉴别诊断。
- 开始初步实验室评估，同时评估患者疾病的严重程度。
• 第二步：
- 只有当临床需要时，才进行侵入性检查以寻找有无引起发热的罕见疾病，例如淋巴瘤、布氏杆菌病、亚急性细菌性心内膜炎等。
• 第三步：
- 再次评估患者，可行进一步相关检查，考虑有无全身性 JIA、结节病及假性发热等病因可能。

■ 病史

最初的检查应该包括血常规、肝功能、血培养、尿常规、尿培养、粪便培养以及粪便虫卵和寄生虫检测。
• 问题：体温及如何测量（耳内、口腔、腋下、直肠）？
• 要点：
- 在发热待查患儿中，多达50% 的患儿存在以下情况：有多个非关联感染；父母错误理解了正常的体温变化；或者评估时完全无发热。
- 父母有时会被告知要在所测腋温基础上增加 1～2 ℉，以便更接近身体核心温度，这种做法可能会干扰对发热患儿的评估。
• 问题：种族？
• 要点：某些遗传性周期性发热综合征有好发种族。例如家族性地中海热（亚美尼亚人、阿拉伯人、土耳其人、犹太人）、高 IgD 综合征（荷兰人、法国人）以及肿瘤坏死因子受体相关的周期性发热综合征（TRAPS）（爱尔兰人、苏格兰人）。
• 问题：接触动物？
• 要点：
- 家庭接触，如宠物和啮齿类动物。
- 娱乐活动接触（例如打猎）。
- 从事接触动物相关职业的家庭。
- 考虑到猫抓病、布氏杆菌病、兔热病、细螺旋体病、淋巴细胞性脉络丛脑膜炎（来自老鼠）。
• 问题：是否摄入生肉、鱼、未经高温消毒的牛奶？
• 要点：旋毛虫病、布鲁菌病。
• 问题：旅行史（包括过去的居住地）？
• 要点：疟疾，地方性真菌病（例如西南部的球孢子菌、东南亚部的芽生菌病、中西部的组织胞浆菌病），伤寒（印度次大陆），结核病。

• 问题：异食癖或摄入污垢？
• 要点：犬弓蛔虫或弓形虫感染。
• 问题：行为或活动改变？
• 要点：脑肿瘤、结核病、EBV 感染、落基山斑点热。
• 问题：发热的模式？
• 要点：可能与根本病因有关。与简单的回忆相比，父母或照料人所做的体温记录更真实反映患者发热的模式。
• 问题：药物（包括非处方药和滴眼液）？
• 要点：药物热，如阿托品可引起发热，哌醋甲酯及抗生素（尤其是青霉素、头孢菌素、磺胺类药物）也可引起发热。
• 问题：喝井水？
• 要点：贾第鞭毛虫病。

■ 体格检查

• 发现：体重增长或身高生长异常。
• 要点：胶原血管病，恶性肿瘤，炎症性肠病。
• 发现：中毒外貌？
• 要点：川崎病。
• 发现：结膜炎？
• 要点：川崎病、腺病毒感染、麻疹。
• 发现：眼科检查异常？
• 要点：视神经乳头水肿应考虑中枢神经系统占位；眼葡萄膜炎应考虑结核、系统性红斑狼疮、川崎病、肉状瘤病。
• 发现：鼻窦压痛、鼻腔内分泌物或口腔异味？
• 要点：鼻窦炎。
• 发现：咽峡炎？
• 要点：川崎病、EBV 感染、CMV 感染。
• 发现：呼吸急促？
• 要点：亚急性细菌性心内膜炎、肺炎。
• 发现：肺部啰音？
• 要点：组织胞浆菌病、肉状瘤病、球孢子菌病。
• 发现：心脏杂音、奔马律或摩擦音。
• 要点：亚急性细菌性心内膜炎、急性风湿热、心包炎。
• 发现：肝脾肿大？
• 要点：肝炎、EBV 感染、CMV 感染、埃立克体感染、边虫病。
• 发现：直肠异常？
• 要点：盆腔脓肿、炎症性肠病（IBD）。
• 发现：关节炎？
• 要点：全身幼年特发性关节炎（JIA）、炎症性肠病（IBD）、急性风湿热。
• 发现：骨压痛？

- 要点:全身幼年特发性关节炎(JIA)、白血病、骨髓炎。

■ 诊断检查与说明

对于发热待查患儿的实验室检查应是那些针对最可能诊断的检查。考虑如下初步检查:

- 检查:血常规、白细胞分类及形态。
- 要点:川崎病、循环中性粒细胞减少、恶性肿瘤、埃立克体病、边虫病(白细胞细胞质桑葚样改变)、巴贝西虫病。
- 检查:血沉、C反应蛋白、降钙素原。
- 要点:胶原血管病、炎症性肠病、隐匿性感染。药物热及中枢性发热时,血沉通常是正常的。
- 检查:血培养。
- 要点:心内膜炎、沙门菌病及其他血液感染。
- 检查:尿液分析及尿培养。
- 要点:尿路感染、川崎病(无菌性脓尿)。
- 检查:结核菌素皮肤试验(应用纯蛋白衍生物)。
- 要点:结核病。
- 检查:粪便细菌培养、虫卵及寄生虫的检测。
- 要点:沙门菌、贾第鞭毛虫感染。
- 检查:特异性抗体检测。

- 要点:根据临床怀疑的疾病,考虑如下:
- 首先考虑的疾病:链球菌感染(抗链球菌溶血素O、抗DNA酶B)、EBV、CMV、猫抓病、莱姆病、肝炎(甲型、乙型、丙型)、HIV感染。
- 其次考虑的疾病:落基山斑点热、埃立克体病、边虫病、弓形虫病、布鲁菌病、Q热病、钩端螺旋体病、兔热病、登革热。
- 检查:鼻咽拭子病毒检测。
- 要点:全身性病毒综合征(腺病毒)。
- 检查:免疫功能缺陷的检查。
- 要点:潜在易感因素。
- 检查:骨髓检查及培养。
- 要点:沙门菌感染、鸟型结核分枝杆菌复合体、组织胞浆菌病、布鲁菌病、恶性肿瘤。
- 检查:腰椎穿刺。
- 要点:中枢神经系统感染。

影像学检查

- 依据病史、体格检查、流行病学特点完善相关检查,滥用影像学检查可能无助于诊断。
- 鼻窦CT:鼻窦炎。
- 胸片:结核病、地方性真菌病、肺炎。
- 胸部和(或)腹部CT扫描:结核病、肝脓肿、肝脾型猫抓病。

- 骨盆或四肢MRI:骨髓炎、化脓性肌炎。
- 镓或骨扫描:骨髓炎、恶性肿瘤。

疾病编码

ICD10

- R50.9 发热,非特异性。

❓ 常见问题与解答

- 问:文中提到的所有检查均需要完善吗?
- 答:滥用实验室检查对临床诊断帮助较小,且可能会出现意料之外的异常结果(如假阳性),这就会导致多余的对患者具有潜在危害的侵入性检查。
- 问:发热待查患者需要住院诊断吗?
- 答:许多检查包括MRI可以在门诊完善,住院不是必需的。但是对于病情较重、病情进展或发热需要监测记录的患者应该考虑住院检查。
- 问:猫抓病如何诊断?
- 答:猫抓病是由韩瑟勒巴通菌引起的,可以通过猫的抓痕或舔舐获病。狗较少传播该病。如果家中未饲养猫,要记得询问有无接触猫的其他地点(例如在朋友家和学校等)。

苍白 Pallor

David T. Teachey 朱晓华 译 / 翟晓文 审校

基础知识

描述

- 苍白定义为肤色苍白,可能是贫血或外周血流灌注的反映。
- 血红蛋白正常范围因年龄而异。
- 贫血在功能上定义为血红蛋白不能满足细胞氧供要求。
- 父母通常不会注意到逐渐加重的苍白:
- 较少见到患儿的祖父母或其他人反而可能是第一个发现异常。

危险因素

- 6 个月至 3 岁儿童或成年女性:
- 高峰年龄包括铁缺乏期。
- 性别:
- 某些红细胞酶 X 连锁缺陷疾病,例如 G-6-PD 和磷酸甘油酶缺乏是性染色体连锁的。
- 种族:
- 非洲:血红蛋白 S 和 C,α 和 β 珠蛋白生成障碍性贫血,G-6-PD 缺乏。
- 东南亚:血红蛋白 E 和 α 珠蛋白生成障碍性贫血。
- 地中海地区:β 珠蛋白生成障碍性贫血和 G-6-PD 缺乏。

基因

家族史:某些先天性溶血性贫血疾病是常染色体显性遗传。

诊断

- 首先明确儿童是苍白而非皮肤白皙。第二,决定有无与循环衰竭相关的临床危急情况。如无以上情况,目标是查明病因并恰当干预。
- 1 期:评估休克征象。
- 如果存在,要求行初始紧急处理,如气道、呼吸和循环,以稳定患者。
- 2 期:如果患者稳定,询问病史,体格检查,行全血细胞计数检测包括网织红细胞计数,以明确发作时间、相关症状以及贫血水平。
- 3 期:根据 2 期发现建立特异性诊断检查。

表现与症状

- 苍白。
- 因病因而异的表现与症状。

病史

- 急性与慢性起病:
- 帮助鉴别诊断。
- 相关症状:体重减轻,发热,夜间盗汗,咳嗽和(或)骨痛:
- 提示潜在系统性疾病,例如白血病、感染或风湿性疾病。
- 黄疸、核黄疸、尿色加深:
- 提示溶血。
- <6 月龄年龄:
- 可能提示先天性贫血或异种免疫反应。
- 早产儿:
- 铁和维生素 E 缺乏风险增加。
- 增加的高胆红素血症可能提示同种免疫性溶血或其他先天性溶血性贫血。
- 异食癖:
- 通常与铅中毒或铁缺乏相关。
- 药物:
- 可导致骨髓抑制和(或)溶血。
- 牛奶摄入:
- 牛奶喂养的<12 月龄婴儿与铁缺乏相关。
- 幼儿大量摄入牛奶(每天>24oz)有铁缺乏风险。
- 近期创伤和(或)手术史:
- 失血导致铁缺乏。
- 近期感染:
- 可能与溶血或骨髓抑制相关。
- 儿童期轻度贫血最常见的类型。
- 家族史:
- 脾大家族史和(或)早期胆囊切除可能是之前未能诊断的溶血性贫血的线索之一。

体格检查

- 呼吸频率快,血液降低,脉搏微弱,毛细血管充盈减慢:
- 提示失代偿性贫血和(或)休克。
- 前额隆起,上颌骨和颧骨突出:
- 髓外红系造血。
- 脾脏肿大:
- 溶血性贫血,肿瘤,感染。
- 舌炎:
- 维生素 B_{12} 缺乏。
- 铁缺乏。
- 核黄疸或黄疸:

- 可提示溶血。
- 收缩期血流颤音:
- 贫血。
- 杂音:
- 提示血管畸形。
- 淤斑、淤伤:
- 提示相关血小板减少、凝血疾病或血管炎。
- 畸形表现:
- Diamond-Blackman 综合征、Fanconi 贫血与其他先天性缺陷相关,包括拇指畸形、身材矮小和先天性心脏病。

诊断检查与说明

实验室检查

- 外周血细胞计数和分类:
- 建立贫血诊断,区分红细胞大小:正常细胞、大细胞、小细胞。
- 网织红细胞计数:
- 区分红细胞产生减少和破坏增加。
- Coombs 实验和抗体检测:
- 明确免疫介导的红细胞破坏。
- 可能有假阳性和阴性结果。
- 外周血涂片:
- 特殊形态发现具有诊断意义。
- 铁检测:铁结合力,血清铁,铁蛋白,转铁蛋白。
- 缺铁性贫血或慢性病疾病。
- 血红蛋白电泳定量检测:
- 血红蛋白病。
- 铅检测:血清铅,游离红细胞朴啉。
- 铅中毒。
- 粪隐血检测:
- 隐性失血。
- 渗透脆性试验:
- 红细胞膜缺陷(球形红细胞增生症)。
- 任何球形红细胞性贫血可能阳性结果。
- 定量红细胞酶检测:
- 遗传性红细胞酶缺乏。
- 血清叶酸、红细胞叶酸、血清维生素 B_{12} 水平:
- 缺乏。

鉴别诊断

- 先天性:
- 血红蛋白病:镰状细胞综合征,珠蛋白生成障碍性贫血,其他不稳定的血红蛋白病。

- 红细胞膜缺陷:遗传性球形红细胞增多,椭圆形红细胞增多症,口形红细胞增多症,异形红细胞增多症,婴儿固缩细胞增多症。
- 红细胞酶缺陷:G-6-PD 缺乏,丙酮酸激酶缺乏。
- Diamond-Blackfan 贫血:先天性纯红细胞再障(罕见)。
- Fanconi 贫血:各种表现的血细胞减少症,多发性先天性畸形,骨髓染色体脆性异常。
• 感染性:
- 脓毒血症休克。
- 儿童轻度感染可致轻度贫血(炎症贫血)。
- 感染相关骨髓抑制:微小病毒 B19 感染。
- 感染相关溶血性贫血:EB 病毒,流感病毒,柯萨基病毒,水痘,巨细胞病毒,大肠杆菌,肺炎球菌,链球菌,沙门菌。
• 营养、毒素、药物:
- 缺铁性贫血:儿童贫血常见原因,特别是 <3 岁的儿童和女性成人。
- 异食癖:通常由于铁缺乏性贫血引起,由于高血铅导致的亚铁血红素合成异常。
- 维生素 B_{12} 和(或)叶酸缺乏:导致巨细胞性贫血。
- 药物诱导骨髓抑制:化疗、抗生素,特别是磺胺类。
- 药物相关性溶血性贫血:抗生素,抗癫痫药,咪唑嘌呤,异烟肼,非甾体类消炎药。
• 创伤:
- 急性失血。
• 肿瘤:
- 骨髓浸润白血病。
- 肿瘤转移骨髓浸润。
• 基因/代谢性:
- 代谢异常:严重电解质紊乱,pH 失衡,出生缺陷。
- Shwachman-Diamond 综合征:骨髓增生低下,伴胰酶分泌不足和生长落后。

• 其他:
- 儿童短暂红细胞减少:获得性纯红细胞再障。
- 再生障碍性贫血:骨髓衰竭综合征,伴三系血细胞至少两项受到影响。
- 系统性疾病:慢性病贫血,慢性肾病,尿毒症。
- 甲状腺功能减退症。
- 铁幼粒红细胞性贫血:红细胞发育过程中铁利用缺陷。
- 自身免疫和异种免疫溶血性贫血。
- 微血管溶血性贫血:血栓性血小板减少性紫癜(TTP),溶血性尿毒症综合征(HUS),弥散性血管内凝血(DIC)。
- 机械损伤:血管畸形,心脏瓣膜畸形或修复。

 治疗

▪ **初始治疗**

• 伴血流动力学不稳定的病因未明的严重贫血:
- 洗涤红细胞输注。
- 在自身溶血性贫血中,儿童有输血反应风险,获得交叉配血相合血制品可能延迟。
- 尽可能在输血前获得诊断检查所需血标本。
• 无贫血表现的循环衰竭:
- 要求在急诊部或重症监护室密切监测和监护。
- 需要液体复苏和(或)正性肌力药支持。
• 急性失血:
- 治疗循环衰竭。
- 需要输注洗涤红细胞、血小板和新鲜冰冻血浆。
• 肿瘤:
- 紧急情况下需要治疗可能与感染相关的

循环衰竭,快速诊断肿瘤并治疗。
- 尽快咨询肿瘤学专家。

▪ **一般治疗**

• 治疗潜在病因。
• 如严重贫血且在近期内不能恢复,应考虑输注洗涤红细胞。
• 如微血管溶血性贫血应考虑紧急血浆置换。
• 如自身免疫性溶血性贫血,应考虑免疫抑制剂[可的松、静脉用品种球蛋白(IVIG)]。
• 铁缺乏贫血:
- 元素铁治疗。

▪ **药物治疗**

铁缺乏患者予以元素铁治疗。
• 口服,24 h 4～6 mg/kg,分两次和 3 次。
• 与酸性饮料吸收最好,包括橙汁。奶制品减少铁吸收。
• 开始铁剂治疗后 72 h 网织红细胞上升,一周后血红蛋白增加。
• 铁剂治疗应持续至少 3 个月,以保证铁储存。

 后续治疗与护理

▪ **转诊问题**

• 严重的、不能解释的贫血。
• 除外饮食性铁缺乏或珠蛋白生成障碍性贫血的贫血。
• 复发性铁缺乏。
- 可能提示持续出血或铁吸收障碍。
• 所有骨髓衰竭或浸润过程。

 疾病编码

ICD10
• D23.1 苍白。

 长 QT 间期综合征 Long QT Syndrome

Ronn E. Tanel　赵趣鸣 译 / 刘芳 审校

基础知识

▪ **描述**

长 QT 间期综合征(LQTS)的特征是体表心电图(ECG)QT 间期延长、晕厥和因恶性室性心律失常导致的猝死。心脏离子通道

病引起的心室复极化异常是心电不稳定的原因。

▪ **流行病学**

患病率

LQTS 的患病率约为 1/2 500。

▪ **危险因素**

遗传学

• 常染色体显性遗传(Romano-Ward 综合征)。
• 常染色体隐性遗传,有时合并先天性神经性耳聋(Jervell 和 Lange-Nielsen 综合征)。

• 遗传连锁分析研究显示 13 个心脏离子通道基因的>400 个突变是几乎 3/4 LQTS 患者的病因。

• 基因型-表型研究确定了基因特征性心电图特征、基因特征性心律失常触发、基因靶向治疗策略和基因特征性危险分级。

■ 一般预防

• 预防措施的重点是筛查心电图异常,尤其是有该病风险的个体。

• 确诊的患者应建议避免暴露于刺激因素、已知的延长 QT 间期或引起室性心律失常药物,并避免暴露于可能加重心律失常或诱发尖端扭转型室速的环境中。

■ 病理生理

有两个假说被提出用以解释先天性 LQTS 综合征的发病机制。

• 心脏交感神经的异常或失衡,这解释了和本综合征有关的窦性心动过缓、复极化异常、肾上腺素能依赖性心律失常,以及对肾上腺素能拮抗药物有反应。

• 内源性心脏离子(钾和钠)通道缺陷可能是心脏复极化异常的机制。因为一些已知的导致先天性 LQTS 的基因突变位点也编码了心脏离子通道蛋白,离子通道功能不全被提出是引起异常复极化的内源性异常。

诊断

■ 病史

• 明显的表现包括:

– 心悸。

– 晕厥前兆。

– 晕厥。

• 这些症状可能与刺激有关,尤其是情绪或体力。使用任何会延长 QTc 间期的药物都应该注意。

• 最重要的是获取全面的家族史,例如心律失常、晕厥、癫痫发作或不明原因的猝死。

■ 体格检查

结果多正常,但可能会有心动过缓。

■ 诊断检查与说明

实验室检查

• Bazett 公式:QTc=QT/(RR 间期的平方根)。一般认为 QTc>480 ms 是异常,虽然一些临床医师认为<6 月龄的婴儿 QTc 可以轻度延长。

• 一些临床医生认为当心率<60 次/min 时,QTc 不应该被校正。测量应该在 Ⅱ 导联进行,且没有明显的窦性心律失常。

• 儿童经常有明显的 U 波。如果它超过 T 波的 1/2 振幅,在测量 QTc 时就应该包括 U 波。

• 单次测量 QTc 间期延长不能确定 LQTS 的诊断。

• 心电图记录到 T 波电交替具有诊断价值。

• 从 2004 年起,基因检测作为商业诊断测试就已经开始应用,但只能识别 3/4 遗传因素导致的 LQTS,因此可能产生假阴性结果。

• 临床评分系统基于症状、家族史和 ECG 发现,有助于将患者的诊断分为高、中、低可能性。

影像学检查

ECG:

• 在心率相对较快的婴儿心电图上可以发现房室传导阻滞,且 P 波出现在延长的心室不应期的复极间期(QT 间期)中。

超声心动图:

• 超声心动图多显示心脏结构和功能正常。

诊断步骤与其他

其他可以帮助确定诊断的检查包括:

• 24 h 动态心电图监测:

– 这种记录方式能显示无症状的室性异位心律或心律失常、T 波电交替或者 QTc 间期在一天内不同时段的变化。

• 运动负荷试验对发现室性心律失常或 QTc 间期延长可能也有帮助,尤其是在恢复期。

■ 鉴别诊断

• 先天性 LQTS 最常被误诊为迷走血管性晕厥或惊厥类疾病。所有晕厥发作或诊断为癫痫的患者都应该基线筛查 ECG。

• 婴儿猝死综合征(SIDS)可能与先天性 LQTS 有关。一些研究表明在 SIDS 患者中发现导致 LQTS 的离子通道蛋白变异。QT 间期延长可能不明显,0～10% 的患者常规 ECG 可能正常,0～40% 可能只是临界性 QT 间期延长。

• 获得性 LQTS 应该与先天性和遗传性鉴别。获得性 LQTS 可能有以下原因:

– 电解质异常:低钾血症、低钙血症、低镁血症和代谢性酸中毒。

– 毒物:有机磷。

– 中枢神经系统创伤。

– 营养不良:食欲减退。

– 原发性心肌疾病:心肌炎、缺血、心肌病。

– 药物:

• 心脏药物:奎尼丁,普鲁卡因胺,丙吡胺,索他洛尔和胺碘酮。

• 抗生素/抗真菌药物:红霉素,复方新诺明,潘他米丁,酮康唑和氟康唑。

• 精神调节药物:三环抗抑郁药,吩噻嗪类和氟哌啶醇。

• 抗组胺药:特非那定,阿司咪唑,苯海拉明。

• 胃肠道药物:西沙比利。

治疗

■ 药物治疗

• 主要治疗是 β 受体阻滞剂,最常用的是普萘洛尔或纳多洛尔。美托洛尔以及阿替洛尔对于 LQTS 疗效不及前两者。

• Ⅰb 类抗心律失常药物(如美西律)也用于先天性 LQTS,尤其是记录到室性心律失常的患者。

• 抗心律失常药物一般对获得性 LQTS 无帮助,但是注射硫酸镁可能有益。

■ 其他治疗

一般措施

常根据患者的症状和疾病的临床严重程度进行治疗。

其他疗法

植入式复律除颤器(ICD)常用于有明显症状、记录到室性心律失常或其他明显猝死危险因素的年长儿和青少年。

■ 手术与其他治疗

• 偶尔需要植入永久起搏器,用于快速心律失常(如尖端扭转型室速)发生在心动过缓和(或)停搏基础上的患者。极少情况,β 受体阻滞剂治疗导致的心率过慢需要植入起搏器。新生儿和婴儿如果具有非常长的 QT 间期、房室传导阻滞和慢的室性心率,需要起搏器治疗。

• ICD 建议用于具有发生室性心律失常的高风险患者。

• 左侧星状神经节切除能减少左侧交感神经节的过度激活,这被认为是室性心律失常的发生机制。但这种治疗方法没有被普遍接受。

■ 住院事项

初始治疗

多数临床医师用药物治疗无症状的确诊患儿,因为猝死作为首要症状的发生率很高。

后续治疗与护理

■ 随访推荐

患者监测

• 门诊患者随访要评估新的或复发的症状，包括心悸、接近晕厥或晕厥，以及药物治疗的有效性和副作用。

• ECG 可能显示 QTc 正常或延长。

• 随访 24 h 动态心电图监测和运动负荷试验可能有助于评估 β 受体阻滞剂治疗的充分性，并能发现室性心律失常。

• 患者的所有家庭成员都应该至少行 ECG 筛查。

■ 预后

• 儿童的猝死发生率高于成人，这可能反映了遗传偏差，因为成人患者已经度过了儿童期。青春期前男孩发生心脏事件的风险更高，而成人期则女性发生率更高。

• 儿童患者 QTc＞600 ms 发生猝死的风险最高。性别、环境因素、基因型和治疗方法是影响临床进程的其他因素。

• 一个特定的临床表型可能由不同的基因物质导致，而一个单独基因能通过不同的通路发挥作用以产生不同表型，即便是在同一个家族。

• 若不治疗，从发生第一次晕厥起 1 年内的死亡率为 21%。若治疗得当，15 年随访的死亡率约 1%。β 受体阻滞剂治疗能减少猝死的发生率。

• 目前研究针对离子通道缺陷的特异性靶向治疗。

■ 并发症

• 并发症，尤其是未经治疗的患者，包括以下方面：

- 室性心动过速，尤其是尖端扭转型室速。

- 晕厥。

- 猝死。

• 先天性和遗传性 LQTS 患者的无症状家庭成员可能也会受累。

疾病编码

ICD10

• I45.81 长 QT 间期综合征。

常见问题与解答

• 问：先天性 LQTS 的患者应该限制活动吗？

• 答：由于突然升高的血浆儿茶酚胺水平会导致症状发生，应该限制竞争性和剧烈运动。有症状的患者应该更加严格限制。记录合适的 β 受体阻滞剂剂量有帮助，即在随访运动负荷试验时，当最高运动等级时最快心率有所降低的剂量。

• 问：如果被诊断有 LQTS，是否家庭成员都应该接受评估？

• 答：是的，因为高度怀疑家庭成员也有相同疾病。由于大多数先天性 LQTS 是常染色体显性遗传，因此 LQTS 患者的孩子有 50% 可能性携带致病基因。这不能预测症状严重程度，但父母、所有同胞和患者子女都应该行 ECG、动态心电图和运动负荷试验检测。这些检查有助于发现可疑家庭成员的异常 QTc 间期。

肠梗阻 Intestinal Obstruction

Nora M. Fullington · Jeremy T. Aidlen　万柔 译 / 郑珊 审校

基础知识

■ 描述

• 正常通过肠道的空气和其他内容物受到阻碍。

- 可能是部分或者完全的、机械性或者功能性的。

- 可能来自肠道自身畸形（如胎粪性肠梗阻、肠道闭锁）或外源性畸形（如粘连、束带或肠扭转）。

- 可能由于胃肠道神经运动功能障碍（如低动力或者肠道麻痹）。

• 如果不治疗，梗阻会导致肠缺血。

■ 病理生理

• 取决于梗阻的机制。

• 功能性梗阻（麻痹性肠梗阻）：肠道运动功能障碍而没有机械性梗阻。

• 腹部手术后多发，其次是肠道的大量操作。

- 其他病因：感染（肺炎、胃肠炎、尿道感染、

腹膜炎、系统性败血症）、药物（如阿片类、洛哌丁胺、新长春碱）、代谢性异常（低钾血症、低镁血症、尿毒症、黏液瘤和糖尿病酮症酸中毒）。

• 机械性梗阻：

- 梗阻处近端肠道扩张，充盈满肠道内容物和空气。

- 肠道手术以及大量肠道操作后多见。

- 肠内容物堆积造成进一步腹胀、恶心和呕吐。

- 内部和外部丢失造成血容量低、少尿和氮质血症。

- 细菌在小肠内增生，内容物恶臭。

- "闭襻性"梗阻发生在内容物无法进入或排出肠道的情况下。

• 缺血性梗阻：

- 继发于肠供血障碍。

- 病因。

◦ 供血血管扭转。

◦ 肠胀气时内部压力上升，导致受累部位血液灌注下降。

- 进一步发展，可能发生坏疽、腹膜炎和穿孔。

- 正常肠壁破坏可能使细菌、细菌毒素和炎症介质进入血液循环，导致败血症。病因可能是先天性的（例如闭锁、重复畸形）、获得性的（例如肿瘤、炎症）或者医源性的（例如粘连、放射性狭窄）。

■ 病因

根据年龄不同而不同：

• 新生儿：

- 肠闭锁（新生儿中最常见的病因）。

- 梗阻性胎粪症（和囊性纤维症有关）。

◦ 胎粪性肠梗阻。

◦ 胎粪栓塞综合征。

◦ 胎粪性腹膜炎。

- 十二指肠闭锁（和唐氏综合征有关）。

- 环型胰腺。

- 肛门直肠畸形或肛门闭锁。

- 坏死性小肠结肠炎。

- 巨结肠。

• 婴儿：
- 幽门狭窄（年龄：1~2个月）。
- 肠套叠（年龄：2个月到2岁）。
- 手术后粘连。
- 嵌顿性腹股沟疝。
- 巨结肠。
- 重复畸形。
- 梅克尔憩室。
• 较年长的儿童：
- 术后或感染后肠粘连（例如穿孔性阑尾炎）。
- 炎症性肠病。
- 中肠扭转伴或不伴旋转不良。
- 环型胰腺。
- 梅克尔憩室。
- 肠系膜上动脉综合征。
- 腐蚀伤。
- 异物下吞。
- 幼年型息肉病和相关综合征。
- 远处肠梗阻综合征（囊性纤维症）。
- 蛔虫。
- 胃肠胃石。
- 继发于吞气和便秘的结肠扭转（在神经发育缺陷的儿童中更常见）。
- 癌症相关肠梗阻和放疗诱发的粘连。

诊断

临床表现可能是急性的、剧烈的或者慢性、迁延的。慢性或者间歇性梗阻对于诊断来说更具挑战性。仔细的病史询问、体格检查和考虑年龄相关病因往往能够明确特异性病因。

■ 病史

• 肠梗阻典型的症状包括呕吐、腹胀、腹部绞痛和无法排气及排便。"闭襻性"梗阻会有疼痛和干呕而没有呕吐物。
• 新生儿：
- 母亲羊水过多的病史和出生后吸出≥20 ml胃液的病史表明是高位肠梗阻。
- 出生后48 h内未能排出胎粪表明是远端梗阻。
• 较年长的儿童：
- 往往表现为难以定位的疼痛、内脏绞痛或腹膜刺痛。
- 恶心和呕吐：高位肠梗阻发生胆汁性呕吐；远端肠梗阻可能有恶臭的呕吐物。
- 每次排便都有血和黏液排出可能是肠缺血或黏膜脱落（例如，肠套叠和肠梗阻）的表现。

■ 体格检查

• 一般检查包括生命体征、脱水、败血症和营养不良体征。
• 触诊往往有腹胀，也可能发现疝气、粪块或者肠套叠。
• 压痛意味着炎症、大量胀气或者缺血，需要考虑肠道损害。腹部肌紧张和强直表明肠壁全层累及（或）穿孔、腹膜炎。
• 肠鸣音对于诊断不可靠。可能一开始由于梗阻肠段过度蠕动而增加，也可能减少甚至消失，肠梗阻往往都有肠鸣音消失。
• 肛门检查以排除肛门直肠畸形。直肠检查有时可以触及息肉或肠套叠以及血液（鲜血、隐血或果酱样，后者是肠套叠的典型症状）。
• 鼻胃管减压后仍有发热、心跳加速、腹膜炎体征和严重疼痛表明需要手术干预。

■ 诊断检查与说明

实验室检查

• 实验室检查没有诊断意义，但是全血细胞计数、电解质检查和血气分析能够帮助优化支持治疗。
• 检查是否有低氯、低钾性代谢性碱中毒。
• 肠梗塞可能导致明显的白细胞增多、血小板减少和代谢性酸中毒。
• 血浆淀粉酶和脂肪酶检测来排除胰腺炎（可能在肠梗阻时轻微升高）。

影像学检查

• 腹部X线平片：仰卧位和直立位或者俯卧位可以明确疾病特征：无气体的腹部或气液平以及膨胀的肠管。
- 小肠梗阻：扩张的小肠管、结肠中有气液平。
- 麻痹性肠梗阻：扩张的全段肠管。
- 十二指肠梗阻："双泡"征。
- 穿孔后气腹。
- 胎粪性腹膜炎发生腹膜钙化。
- 胎粪性肠梗阻右下腹毛玻璃样表现。
- 高位小肠梗阻或缺血性梗阻（中肠扭转）可能表现正常或接近正常的X线片表现。
• 超声检查：可以明确包块或蜂窝织炎（例如穿孔性阑尾炎）、幽门狭窄、旋转不良（血管定位）、肠套叠（"靶形征"或"甜甜圈征"）或者青少年中盆腔病理性改变。
• CT或者MRI检查：定位梗阻"过渡区域"；诊断缺血肠段，此段没有造影剂充盈；可能展现肠梗阻——没有过渡区域，克罗恩病——末端回肠炎或狭窄以及肿瘤。
• 造影剂灌肠：确诊和治疗肠套叠或者评估巨结肠；可能有"微型结肠"表现，这是新生儿小肠梗阻后废用的表现。
• 上消化道系列：针对有或无肠扭转的旋转不良。
• 建议使用高水溶性、低渗透压性物质（考虑穿孔风险）。应该尽可能减少辐射暴露。

■ 鉴别诊断

其他原因引起的腹痛和呕吐应该引起注意，并通过病史和体格检查排除：
• 阑尾炎。
• 睾丸或卵巢扭转。
• 低位肺叶肺炎。
• 胰腺炎。
• 镰状细胞危机。
• 过敏性紫癜。
• 胆绞痛。
• 铅中毒。
• 急性肾上腺功能不全。
• 糖尿病酮症酸中毒。
• 急性间歇性卟啉症。

治疗

■ 初始治疗

• 控制经口进食。
• 用鼻胃管进行胃肠减压。
• 进行静脉补液、纠正电解质紊乱并且保证足够的尿排出量。
• 败血症或穿孔、腹膜炎时，进行细菌培养和广谱抗生素（覆盖革兰阴性需氧菌和厌氧菌）治疗。
• 明确梗阻病因。

■ 一般措施

• 麻痹性肠梗阻往往有自限性，并且通过支持治疗就能够痊愈。
• 粘连患者最初只需要鼻胃管减压和补液。术后粘连性梗阻在1岁以下的儿童中不做手术很难痊愈。

C

• 在肠套叠情况下,静水压和空气灌肠减压在90%的病例中能够治疗成功。

• 抗炎药物、甾体类抗炎药用于治疗炎症性肠病引起的梗阻,持续的狭窄可能需要手术切除。

• 对于没有并发症的胎粪性肠梗阻,进行造影剂灌肠和直接在肠内放置N-乙酰半胱氨酸。

• 修补后,切除嵌顿性腹股沟疝的嵌顿肠段。

• 结肠扭转用内镜治疗减压,之后进行择期手术。

• 内镜移除异物特殊治疗。

• 非手术治疗包括鼻胃管减压和静脉补液,在以下情况中是一线治疗。

– 早期的术后、部分和反复发作的粘连性肠梗阻。

– 坏死性小肠结肠炎。

– 胎粪性肠梗阻。

– 十二指肠血肿。

– 上肠系膜动脉综合征。

– 克罗恩病。

▪ 手术与其他治疗

• 完全肠梗阻的患者需要手术。

• 在所有病例中,如果12～24 h没有改善,都建议手术。

• 另外,没有诊断出明确病因的肠梗阻需要手术。

• 手术方法需要根据特异性梗阻的类型、位置和解剖结构以及相关症状进行个性化手术。

• 腹腔镜手术用于诊断和修补选择性肠梗阻和粘连松解。

后续治疗与护理

▪ 预后

• 根据肠梗阻患儿年龄、病因以及相关症状的不同而不同。

• 大范围肠段切除或多处重复肠段切除可以导致短肠综合征,后者需要长期静脉肠外营养,会有很高的死亡率和残障率。

▪ 并发症

• 可能来自不及时的手术。

– 脱水、氮质血症、肾衰竭。

– 败血症和休克后的肠缺血。

– 肠穿孔和腹膜炎。

– 短肠综合征。

疾病编码

ICD10

• K56.60 未特指的肠梗阻。

• P76.0 胎粪阻塞综合征。

• Q41.9 小肠部位未特指的缺如、闭锁和狭窄。

常见问题与解答

• 问:我什么时候需要去看儿外科医师?

• 答:如果考虑肠梗阻,儿外科医师需尽早介入。在一些病例中,急诊手术是很有必要的,而其他时候,更适合先放置鼻胃管、静脉补液和监测临床症状和影像学检查以期自行缓解。

• 问:为什么在肠梗阻的治疗中使用鼻胃管?

• 答:鼻胃管可以减轻胃内压力,减缓恶心引起的症状。另外,其可以减少肠内梗阻的液体量,从而加速康复。鼻胃管引流的液体量可以帮助指导治疗。

• 问:我的孩子可能会有肠梗阻复发吗?

• 答:这取决于梗阻的病因。复发的情况包括肠套叠、炎症情况和术后粘连。

肠套叠 Intussusception

Pradeep P. Nazarey 万柔 译 / 郑珊 审校

基础知识

▪ 描述

• 近端肠管部分(套入部)内陷或者套叠进入远端肠管节段(鞘部)。

– 可以是不间断的(80%)或者片段的(20%)。

– 85%是回结肠的,回肠直肠的和结肠直肠的类型也会发生。

– 肠套叠发生在"引入点"——肠壁缺损或病灶的位置。

• 肠套叠导致静脉血流减少及肠壁水肿,引起缺血和梗阻。

– 随着时间推移,动脉血流被抑制,发生肠壁梗死,导致出血。

– 如果不治疗,可能会穿孔或死亡。

• 肠坏死可能发生在肠套叠发生的48～72 h内。

• 临床表现各不相同,常常包括以下:

– "阵发性疼痛":剧烈疼痛和缓解相交替。

– 胆汁性呕吐。

– "果酱样大便"为黏膜脱落表现。

▪ 流行病学

• 存活出生婴儿为1/1 000～4/1 000。

• 男性与女性比例为2:1。

• 常常发生在3个月至3岁的患儿中。

• 高峰年龄:5～10个月。

• 在冬季更常见。

• 童年早期最常见的急腹症,是便秘之后最常见的腹痛原因。

• 接受恒河猴重组疫苗的轮状病毒疫苗的儿童发病率更高。目前可得的疫苗(RotaTeq或Rotarix)没有表现出上升的风险。

▪ 病因

• 儿童<3岁:往往是特发的(95%)或者由

于增大的集合淋巴小结(来自病毒感染)。

• 儿童≥3岁:病理性引入点(4%)发病率更高:梅克尔憩室、息肉和淋巴瘤是最常见的。其他常见病因包括过敏性紫癜、PJ综合征、肠重复畸形、炎症性肠病和其他肿瘤。

• 手术后(1%):发生在手术移除大型腹膜后肿瘤的儿童中。

诊断

▪ 病史

• 常见的都有近期病毒性上呼吸道感染或者胃肠炎病史(前驱症状)。

• 典型的表现包括突然发生的严重性间断性腹绞痛,特征是大哭和将双腿蜷曲贴近腹部。

– 随后,24 h内反复发作的疼痛,在疼痛发作间隙,儿童会表现得没有症状。

– 典型的临床表现只在25%～30%的患儿中发生。

- 年幼的婴儿会有阶段性无精打采或嗜睡表现。
- 最初会发生无胆汁呕吐,随着梗阻进展,发生胆汁性呕吐。
- 果酱样大便(脱落的黏膜、血液和黏液)发生在一半的病例中。
- 间断性腹部绞痛伴有嗜睡。

■ 体格检查

- 可触及的腹部包块,常常在右上腹,管状或"香肠"形状。
- 丹斯征:右下腹没有肠内容物。
- 腹胀。
- 直肠检查:带血色的黏液或果冻样大便。
- 腹膜炎症状与体征。

■ 鉴别诊断

- 感染性。
- 胃肠炎。
- 小肠结肠炎。
- 寄生虫。
- 免疫性:过敏性紫癜。
- 胃肠道性。
- 胃食管反流或胃食管反流病。
- 食物过敏。
- 炎症性肠病。
- 乳糜泻。
- 其他。
- 阑尾炎。
- PJ 综合征。
- 梗阻。
- 粘连。
- 疝气。
- 肠扭转。
- 狭窄。
- 异物。
- 息肉。
- 肿瘤。

■ 诊断检查与说明

实验室检查
全血细胞计数、电解质检查。

影像学检查
- 腹部 X 线片。
- 可以表现出右下腹少量气体、气液平。
- "弯月面"征是结肠包块的指征(25%～45%)。
- 腹部超声。
- 初步诊断方法。
- 有经验的放射科医师操作时具有高度敏

感性和特异性。
- "靶样征"严重的向心性肠管环表现。
- 有时能明确病理引入点。
- 造影剂灌肠。
- 有诊断和治疗意义,通常能够减轻病情(95%)。
  - 空气灌肠(成功率高、穿孔率低)比钡剂灌肠(更有效但是穿孔风险更高)更受青睐。

> **注意**
> - 只有 25%～30% 的患者表现出典型的腹痛、呕吐和果酱样粪便症状,所以临床上高度怀疑肠套叠是有必要的。
> - 患者应该在影像学检查或者其他方法之前保持静脉通路并且进行液体复苏。

治疗

■ 一般措施

- 及时发现明确和缓解病情非常重要。
- 自发性的病情缓解发生在 5%～20% 的病例中。
- 一旦诊断明确,静脉通路、输液治疗和手术咨询都应进行。
- 如果怀疑穿孔、腹膜炎或由于受损的胃肠道黏膜而导致细菌转移位置,都应使用广谱抗生素。
- 放射学的空气灌肠复位是主流的治疗方法。
- 灌肠治疗的绝对禁忌证是:
- 腹膜炎。
- 休克。
- 穿孔。
- 如果最初的治疗失败或者治疗失败后患者转院去三级医院,其他各种办法都会被用来减缓病情。
- 复位过程中 <1% 的病例会发生穿孔,绝大多数在横结肠,如果发生这种情况,需要立即手术干预。

■ 手术与其他治疗

- 如果患者有腹膜炎和(或)穿孔体征,应该立即进入手术室。
- 空气灌肠复位失败。
- 开放手术包括把套入部分的肠管挤出鞘部,而很少会切除肠段。
- 腹腔镜手术由于其预后更好、伤口更美观和住院时间更短而更有吸引力。

后续治疗与护理

■ 随访推荐

- 一些中心可能会立刻让非手术复位患儿出院回家或者留院观察。
- 饮食可以很快恢复正常。

■ 患者教育

- 家长应该被告知,非手术复位治疗后 24 h 内有 10% 的复发风险。
- 复发可能需要再一次进行空气灌肠复位或最终需要手术干预。

■ 预后

- 及时的诊断预示着良好的预后,并不影响肠管情况。
- >3 岁复发或复位失败的儿童需要检查病理性引入点。

■ 并发症

- 继发于局部缺血的肠管坏死。
- 胃肠道出血。
- 肠管穿孔。
- 败血症、休克、死亡。

疾病编码

ICD10
- K56.1 肠套叠。

常见问题与解答

- 问:我的孩子会复发肠套叠吗?
- 答:如果你的孩子进行了非手术的空气(或钡剂)灌肠复位治疗,会复发,但是复发的风险很低(<10%)。如果手术移除了病理引入点,则不会复发。复发最可能发生在复位后 24 h 之内。
- 问:肠套叠最常见的是哪个年龄阶段?
- 答:最常见于 3 个月至 3 岁,但是它可以在任何年龄发生。肠套叠的发生作为某种潜在疾病的体征而发生的情况,随着年龄增加而增加。
- 问:会不会有婴儿已发生肠套叠,但是没有疼痛和哭闹症状?
- 答:会的。婴儿常常没有典型的肠套叠表现。任何有急性呕吐,尤其是胆汁性呕吐和嗜睡的婴儿,应高度怀疑肠套叠。

肠息肉 Polyps, Intestinal

Steven Liu 万柔 译 / 郑珊 审校

基础知识

■ 描述

• 肠息肉是肠黏膜生长突出到肠腔内的异常组织生长。
• 最常见的是独立的病变（幼年性息肉），但是也可能是多个的。
• 可能和多种息肉病综合征有关。
• 按照大体外形分类。
– 有蒂的：像蘑菇一样，有细柄附着在黏膜上。
– 无蒂的：突起的，病灶平而宽地附着在黏膜上。
• 息肉的类型
– 错构瘤。
– 腺瘤。
• 息肉病综合征
– 幼年性息肉病综合征（3～5 个及以上幼年性息肉）。
  ◦ 婴儿的幼年性息肉。
  ◦ 结肠幼年性息肉（只累及结肠）。
  ◦ 全身幼年性息肉。
– 黑斑息肉综合征。
– 家族性腺瘤性息肉病（FAP）。
– 其他息肉病综合征。

■ 流行病学

• 幼年性息肉是儿童息肉最常见的。
– 在儿童息肉中占＞90％。
– 1％～2％的无症状儿童估测是有幼年性息肉。
– 常常出现在 2～5 岁。
– 男孩比女孩多 2 倍。
– ＞5 个幼年性息肉应怀疑幼年性息肉病综合征。
• FAP 中，平均腺瘤性息肉发生年龄为 16 岁。

患病率

• 幼年息肉病综合征：100 000～160 000 个人中有 1 例。
• 黑斑息肉综合征：25 000～300 000 个人中有 1 例。
• FAP：5 000～17 000 个人中有 1 例。

■ 危险因素

息肉病综合征的家族史。

基因遗传

不同的息肉病综合征有不同的基因和遗传模式。
• 幼年性息肉病综合征：
– 常染色体显性遗传，有不同的外显率。
– SMAD4 和 BMPR1A 基因突变，包括转化生长因子-β 的信号转导。
• FAP：
– 常染色体显性遗传。
– 腺瘤性结肠息肉（APC）肿瘤抑制基因的突变。
• 黑斑息肉综合征：
– 常染色特显性。
– 和 STK11/LKB1 肿瘤抑制基因突变有关。
• 多发性错构瘤综合征和斑-赖-卢综合征（BRRS）：
– 常染色体显性遗传。
– 和 PTEN 基因突变有关病理生理肿瘤抑制基因可能导致细胞增殖和凋亡的失调而导致息肉病综合征。

■ 常见的相关疾病

• 幼年性息肉综合征、多发性错构瘤综合征以及斑-赖-卢综合征中，都有幼年性息肉表现。
• 黑斑息肉综合征的特征是胃肠道有蒂错构瘤息肉。
• FAP 和胶质瘤息肉病综合征的特征是多发的腺瘤性息肉。

诊断

■ 病史

• 获得息肉或息肉病综合征的家族史很重要。
• 粪便中有无血液及其量。
• 症状和体征：
– 常常无症状。
– 无痛直肠出血是典型表现。
– 缺铁性贫血。
– 脱垂直肠病损。
– 肠套叠来源的腹痛或梗阻。
– 腹泻。

■ 体格检查

• 直肠指检可以明确直肠息肉。

• 皮肤和黏膜色素染色考虑黑斑息肉综合征。
• 黏膜皮肤病损诸如面部毛鞘口腔纤维瘤以及肢端角化病可以在多发性错构瘤综合征中发现。
• 精神发育迟滞、大头、脂肪瘤、血管瘤和外生殖器着色在 BRRS 中可见。

■ 诊断性检查与说明

实验室检查

• 粪隐血试验可能阳性。
• 全血细胞计数可以估测贫血程度，也可以估测息肉切除前的血红蛋白基线。
• PT/PTT 应该在切除术前检测，避免出血风险。
• 如果怀疑息肉病综合征可以考虑基因检测。
• 尿液和组织基质金属蛋白酶（MMPs）左右生物标志检测息肉的存在是目前正在研究的内容。

影像学检查

放射学检查不是最有效的明确息肉的方法，但是可以用于：
• 钡剂灌肠明确结肠息肉。
• 上消化道小肠检查可以明确小肠息肉的位置。
• 在成人中主要使用 CT 和 MR。

诊断步骤与其他

• 直肠镜检。
• 全结肠镜检加切除是受到青睐的检查。
• 可屈性乙状结肠镜检查可能漏检近端直肠。
– 32％的年幼性息肉位置靠近脾曲。
– 12％的年幼性息肉只在脾有息肉。
• 视频胶囊内镜和气囊推进式小肠镜都能用于明确小肠息肉。

病理表现

• 息肉的病理不能靠肉眼观察决定，必须切除做组织学检查。
• 幼年性息肉：
– 错构瘤，但是偶尔有腺瘤性改变。
– 孤立的幼年性息肉恶变的潜能特别低，但是在幼年性息肉病综合征中恶变可能性增加。
• 黑斑息肉综合征：
– 错构瘤。

- 显微镜看到平滑基层增生,形成分支的树枝状的形态。
- 消化道恶性肿瘤的改变相对比较低,但是其他器官诸如乳腺、胰腺、卵巢、睾丸和子宫的恶变潜能增加。

• FAP:
- 腺瘤性息肉。
- 终身的结肠癌风险为100%。
- 肝母细胞瘤、壶腹周围癌和皮样瘤的发生率上升。

■ 鉴别诊断

• 由于幼年性息肉常常表现有直肠出血,下消化道出血的鉴别诊断应考虑:
- 肛门瘘。
- 梅克尔憩室。
- 感染性小肠结肠炎。
- 炎症性肠病。
- 肠套叠。
- 血管畸形。
- 痔。
- 溶血性尿毒症综合征。
- 过敏性紫癜。
- 直肠创伤。
- 肿瘤。

 ## 治疗

■ 药物治疗

非甾体消炎药物(NSAIDs)的使用,诸如舒林酸和塞来昔布,可能可以降低腺瘤性息肉的进展和数量。

■ 其他治疗

一般措施

全结肠镜合并息肉切除是重要的诊断和治疗方法。消化道息肉切除能够帮助控制症状和减少恶变的风险。

■ 转诊问题

怀疑有息肉或息肉病综合征的患儿应该转诊去胃肠道专家处进行评估。有息肉病综合征的患儿应该到三级护理中心进行基因咨询。

■ 手术与其他治疗

• 明确是腺瘤性息肉的时候,应考虑预防性结肠切除术。
• 结肠切除术也应在其他息肉数量很多或者有恶变前表现的息肉病综合征中考虑进行。
• 主要手术选择包括次全切结肠加回肠直肠吻合(IRA)或者直肠结肠切除术加回肠贮袋-肛管吻合术(IPAA)。

 ## 后续治疗与护理

■ 随访推荐

• 孤立的年幼性息肉在息肉切除术后6个月进行粪便隐血和全血细胞计数检查。如果有异常,重复进行结肠镜检查。
• 息肉病综合征的患者,根据综合征不同筛查建议不同:
- 根据表现,通常每1~3年时间进行直肠镜检监测。
- APC突变但是无症状的FAP儿童应该从10~12岁开始每年进行结肠镜检。
- 有针对不同的息肉病综合征患者的随访指南。

 ## 疾病编码

ICD10

• K63.89 其他斑痣性错构瘤,未归入其他类型的。
• D12.6 未特指的结肠良性肿瘤。

• Q85.8 髋的其他先天性变形。

常见问题与解答

• 问:从息肉转变成癌症的风险是怎么样的?
• 答:肿瘤的风险取决于息肉的类型:
- 孤立性的幼年性息肉患者一般没有上升的结肠癌患病风险。
- 有报道,幼年性息肉病综合征患者发生消化道癌症的可能高达65%,从20岁开始就有恶变的风险。
- 有报道,黑斑息肉综合征患者发展为小肠癌症或其他器官癌症的可能性大约为50%。
- FAP患者发生结肠直肠癌的风险为100%。
• 问:可屈曲性乙状结肠镜对检测息肉有效吗?
• 答:没有。幼年性息肉的患者大约37%有靠近脾曲的息肉,12%只有近端结肠息肉。可屈曲性乙状结肠镜不能明确这些息肉,需要全结肠镜才能发现。
• 问:对于有无痛结肠出血并且自愈的患者有没有治疗建议?
• 答:普遍认为,有蒂的息肉随着息肉增长会自行切断血供,然而没有客观证据支持这个说法。如果患者没有息肉病综合征的家族史,可以6个月内进行粪便隐血检查和全血细胞计数。如果有家族史,需要咨询胃肠道专家进行全结肠镜检。
• 问:一个患者能有多少息肉?
• 答:幼年性息肉病综合征患者常常有50~2 000个息肉分布在结肠。FAP的患者可能有一些甚至超过1 000个息肉在结肠。
• 问:FAP患儿通常在多大时开始内镜检查监测?
• 答:普遍建议APC突变的儿童从10~12岁起每年进行内镜检查监测。

肠系膜淋巴结炎 Mesenteric Lymphadenitis

Adrienne M. Scheich 叶孜清 译 / 黄瑛 审校

基础知识

■ 描述

定义为肠系膜淋巴结炎症。炎症累及的淋巴结聚集于右下腹(RLQ)小肠系膜或腰肌腹侧。

■ 流行病学

• 与年龄有关,最常见于15岁以下儿童。
• 男女间发病率无差异性。

• 近期咽痛史或上呼吸道感染史见于20%~30%患者。
• 青年及儿童中急性腹痛最常见的原因。
• 自限性病程。
• 淋巴结炎症最常见的病因(比结核多见)。

• 儿童期肠系膜淋巴结炎与成年后溃疡性结肠炎风险降低有关。

■ **病理生理**

• 受累淋巴结引流回盲瓣区。淋巴结吸收淤积的毒性物质或细菌产物。

• 淋巴结增大至 10 mm；单个、松软、呈粉红色，随着时间推移变得坚韧。钙化及化脓少见。

• 淋巴结培养阴性。

• 反应性增生：某些物质通过血液或淋巴系统，到达肠道后，在小肠被吸收，淋巴结对此产生反应发生炎症。

• 对于异种蛋白的高敏反应。

■ **病因**

• 病毒：

- 腺病毒，肠道病毒 1、14，柯萨奇病毒，EB 病毒（EBV），巨细胞病毒（CMV），人免疫缺陷病毒（HIV）。

• 细菌：

- 结核、链球菌、金黄色葡萄球菌、大肠杆菌、耶尔森肠炎菌、汉氏巴尔通体（猫抓病）。

诊断

临床表现可能较难与急性阑尾炎区分，许多患者需行剖腹探查方可确诊。

■ **病史**

• 腹痛：

- 由于系膜牵拉，可有钝痛及绞痛。

- 初期疼痛位于上腹部、右下腹或全腹弥漫性。

- 若初期为弥漫性疼痛，最终疼痛可能局限至右下腹。

- 患者难以定位腹痛最剧烈的位置，相反阑尾炎患者疼痛多局限于右下腹。

• 间歇性痉挛：发作间期患者感觉良好。

• 症状及体征：

- 腹痛（右下腹）。

- 食欲不振及疲乏常见。

- 腹痛前多有恶心、呕吐。

- 发热。

- 腹泻。

■ **体格检查**

• 体温多高于 38 ℃（100.4 ℉）。

• 可能伴有上呼吸道感染症状，如流涕、咽部红肿。

• 外周淋巴结病。

• 腹部体检：

- 右下腹压痛：相比于急性阑尾炎，疼痛位置可能更高、更靠近中线、疼痛程度更轻微。

- 不同时间进行体检，压痛最剧烈位置可能发生变化。

- 肌卫伴或不伴反跳痛、无腹肌紧张。

• 直肠压痛。

■ **诊断检查与说明**

• 肠系膜淋巴结炎是一种排除性诊断。

- 仅有腹腔镜或开腹探查可明确诊断。

- 超声或 CT 检查可见肿大的肠系膜淋巴结。

• 见"鉴别诊断"。

实验室检查

血象及 C 反应蛋白可能增高，但并非特异性。

影像学检查

• 腹部超声：

- 与急性阑尾炎、盆腔炎、卵巢疾病鉴别。

• 腹腔与盆腔 CT 增强可示增大的肠系膜淋巴结、回肠或回盲区肠壁增厚、阑尾形态正常。

• MRI。

诊断步骤与其他

• 腹腔镜手术。

• 开腹手术。

■ **鉴别诊断**

• 感染：

- 急性阑尾炎：以急性阑尾炎进行治疗的患者中 20% 为肠系膜淋巴结炎。

- 传染性单核细胞增多症：受累淋巴结更广泛。

- 伴随脾大：可检查 EBV 阳性滴度。

- 结核：若有肠道结核累及，结核菌素试验（PPD）阳性、血沉升高。

- 盆腔炎：对于性活跃的青少年，行妇科检查有助于诊断。

- 尿路感染、肾盂肾炎：尿液检查及尿培养有助于诊断。

- 脓肿：与未明确诊断的急性阑尾炎或炎症性肠病有关。

- 耶尔森肠炎菌感染：血便、关节表现、粪便培养可明确诊断。

- 盲肠炎：中性粒细胞减少、盲肠透壁性炎症。

• 肿瘤：

- 淋巴瘤：淋巴结累及更为广泛。

- 腹部 CT 和（或）开腹探查可确认诊断。

• 创伤：

- 腹壁和肠道血肿。

- 外伤史。

• 代谢性：

- 急性间歇性卟啉症。

- 急性腹痛与呕吐周期性发作。

- 代谢功能检查具有诊断价值。

• 先天性：

- 重复性囊肿：囊肿破裂、出血、囊肿处发生肠套叠或肠扭转而导致腹痛。

- Meckel 憩室：憩室炎或憩室处发生肠套叠。

• 其他：

- 克罗恩病：合并肠系膜淋巴结炎和肠道累及。

- 肠套叠：急性腹痛伴果酱色样便。钡剂或空气灌肠可进行诊断并治疗。

- 卵巢囊肿：需行腹部或盆腔超声进行鉴别诊断。

- 慢性肠系膜缺血。

 治疗

绝大多数患者无需特殊治疗便可自行痊愈。

后续治疗与护理

■ **随访推荐**

患者监测

注意以下事项：

• 腹痛程度是否加剧。

• 呕吐。

• 发热。

• 中毒性面容。

• 持续存在严重压痛。

• 肌卫。

• 腹肌紧张。

• 肠鸣音减弱。

■ **预后**

• 绝大多数患者无需特殊治疗便可自行痊愈。

• 症状何时改善：急性症状经数天后缓解。在病毒感染症状缓解后，腹部症状可持续数天。

■ **并发症**

• 化脓。

• 肠套叠（肿大的淋巴结可作为肠套叠的套

叠处)。
- 淋巴结破裂。
- 脓肿形成。
- 腹膜炎。
- 死亡(极罕见),由脓肿及腹膜炎所致。

 疾病编码

ICD10
- I88.0 未指明的肠系膜淋巴结炎。

常见问题与解答

- 问:从临床表现上能够区分急性阑尾炎与非特异性肠系膜淋巴结炎吗?
- 答:可以。但两种疾病差异十分细微。非特异性肠系膜淋巴结炎患者通常难以定位疼痛最剧烈的确切位置,而阑尾炎患者则可将疼痛定位至右下腹。进行腹部检查时,相比于急性阑尾炎,肠系膜淋巴结炎疼痛位置可能更高、更靠近中线、疼痛程度更轻微。

不同时间进行体检,压痛最严重位置可能发生变化。非特异性肠系膜淋巴结炎患者腹部体检时无腹肌紧张。但是,从临床表现上难以进行区分。

- 问:右下腹疼痛时进行什么检查具有诊断意义?
- 答:右下腹行超声或 CT 检查,可将急性阑尾炎、卵巢疾病与淋巴结疾病进行鉴别。上消化道及小肠造影或小肠磁共振对于炎症性肠病具有诊断意义。

肠系膜上动脉综合征 Superior Mesenteric Artery Syndrome

Eric H. Chiou · Kristin L. Van Buren 万柔 译/郑珊 审校

基础知识

■ 描述
- 肠系膜上动脉综合征是肠系膜上动脉(SMA)和主动脉之间的十二指肠第三部分受到外在压力而出现的疾病综合征。
- 又称 Wilkie 综合征、石膏管型综合征或者主动脉肠系膜十二指肠压迫综合征。
- 因为症状往往不与放射影像学结果相符合,也并不总是会随着治疗而好转,所以其诊断常是有争议的。

■ 流行病学
- 很罕见。
- 青少年更常见。
- 脊柱侧凸纠正手术之后的发生率是 0.5%~2.4%。

■ 病因
- SMA 从主动脉 L_1 脊椎椎体水平出发,形成一个迅速下降的解剖生理角度,常常是 35°~65°,一部分取决于肠系膜脂肪垫的多少。
- 十二指肠第三部分在主动脉肠系膜动脉角之内,角度缩小(<25°)能够导致十二指肠被 SMA 从前面以及 L_3 椎体从后面压迫。
- 任何能够缩小这个角度的因素都能造成十二指肠压迫。常见导致压迫的问题有:
- 严重体重下降会导致肠系膜脂肪垫脂肪的丢失:
  ○ 厌食症、恶性肿瘤、脊髓伤、创伤或烧伤。
  ○ 儿童中的快速线性生长。
  ○ 加大背部的脊柱前弯程度,诸如身体矫形

器的使用、脊柱侧弯手术或者长期仰卧在床。
- 身高相应体重百分比<5%是脊柱侧弯手术后发生 SMA 综合征的危险因素。
- 屈氏韧带变异:一个提升十二指肠第三或第四部分进入主动脉肠系膜动脉角的短韧带。
- 如果左肾静脉被压迫,可以导致显微镜下血尿,也称作胡桃夹综合征。

诊断

■ 病史
- 临床症状:可以是急性的或渐渐进展的慢性症状。
- 症状:往往和近端小肠梗阻有关,包括如下:
- 恶心。
- 呕吐(胆汁性和非胆汁性,餐后)。
- 胃食管反流。
- 上腹痛。
- 打嗝。
- 体重下降。
- 食欲缺乏。
- 脱水。
- 胀气。
- 生长发育迟缓。
- 当患者俯卧、左外侧躺或者膝胸卧位时症状可以缓解。

■ 体格检查
- 小肠梗阻的非特异性表现:
- 腹胀。

- 振水音。
- 高频肠鸣音。
- 没有能确诊疾病的症状或体征,但是体重下降的病史、行动不便或者背部手术后食欲缺乏、胀气以及饭后呕吐,都能明确诊断。

■ 诊断检查与说明

影像学检查
- 影像学检查应显示十二指肠梗阻、胃和近端十二指肠扩张、蠕动增加以及主动脉和 SMA 夹角变窄。
- 腹部放射片常常是初诊的检查。
- 表现可以是非特异性的,但是也可能显示梗阻,包括扩张的胃或扩张的近端十二指肠和第三部分十二指肠在 SMA 穿过的地方尖锐终止。
- 其他上消化道评估。
- 造影剂往往很迟缓地通过,停止在十二指肠第三部分。当患者俯卧位的时候造影剂能够通过,因为重力能够增加主动脉肠系膜动脉角度。
- CT 也能看到类似表现。
- 如果诊断还是不明确,其他影像学表现可能需要。
- 肠系膜上动脉造影检查和钡餐影像学检查显示 SMA 在十二指肠上方。
- CT 和 MR 血管影像现在替代了 SMA 血管造影。
- 主动脉肠系膜动脉角<25°是最有用的诊断标志,特别是当主动脉肠系膜距离<8 mm 时。
- 在严重的病例中明确主动脉肠系膜角度对手术的决定很有帮助。

鉴别诊断

• 小肠梗阻
- 管腔阻塞：异物。
- 内部阻塞：重复畸形囊肿、隔膜、肿瘤、胃石、狭窄。
- 壁外阻塞：肿瘤、环形胰腺、束带、粘连、肠扭转、肠套叠。
• 十二指肠蠕动障碍。
- 内源性神经元障碍。
- 肌肉无力(中空内脏肌病、糖尿病)。
- 纤维化(硬皮病、狼疮腹膜后纤维化)。
- 胶原血管病。
- 慢性特发性肠假性梗阻。
• 神经性厌食症、贪食症。

 ## 治疗

一般措施

• 纠正液体和电解质紊乱。
• 梗阻部位减压：插入胃肠管来做胃部和近端十二指肠减压。
• 根治治疗目标纠正引起症状的因素。
• 喂养来改善营养状况和增加体重。
- 俯卧喂养或者左侧卧位能够帮助患者减少疼痛感，但是可能需要一个空肠管来短路梗阻。
- 如果不能耐受肠道营养，可能需要完全的肠外营养。
• 如果患者有近期脊柱手术：
- 经常给使用身体矫形器的患者改变体位。
- 在某些患者中必要时取消背部手术。

手术

常常不必要。
• 只有支持治疗无效的时候才需要手术。
• 常常在有长期体重下降或明显十二指肠扩张的患者中发生。
• 手术选择包括十二指肠空肠吻合、胃空肠吻合或者 Strong 法(切断屈氏韧带使十二指肠活动)。
• 如果怀疑厌食症、贪食症，考虑心理评估。

后续治疗与护理

预后

• SMA 综合征诊断的延迟可以导致：
- 电解质紊乱。
- 脱水和营养不良。
- 在严重的病例中，可能出现胃肠道气肿、穿孔、形成十二指肠结石或死亡。
• 大部分患者不需要手术，可以只靠支持治疗就好转。

 ## 疾病编码

ICD10

• K55.1 肠慢性血管疾病。

常见问题与解答

• 问：当怀疑 SMA 综合征的时候，下一步处理是什么？
• 答：总体来说，明确诊断靠影像学，如上消化道造影，初始处理靠再喂养和活动等支持治疗。
• 问：以下几种治疗模式可有效治疗 SMA 综合征：什么也不做或者空肠管喂养、流质饮食、俯卧位进食或者完全肠外营养。哪一种更有效？
• 答：以上所有方法都可用于 SMA 综合征。体重增加还可以靠完全的肠外营养实现。
• 问：放射性检查或者喂养临床试验能够帮助确诊吗？
• 答：能。用 CT 或 MR 血管图像观察主动脉肠系膜动脉角来帮助确诊。另外，喂养的临床试验和体重增加常常变成确诊的规范。

肠易激综合征 Irritable Bowel Syndrome   Laurie N. Fishman 叶孜清 译／黄瑛 审校

 ## 基础知识

描述

• 肠易激综合征(IBS)是一种常见功能性消化道疾病，表现为排便习惯紊乱伴腹部不适。
• 以腹痛、腹胀、腹泻或便秘为特征。
• 肠易激综合征并非炎症、感染、代谢性因素或解剖因素所致。但是，肠易激综合征可合并其他疾病。
• 应激或特定食物(例如辛辣、油腻食物、咖啡因)可使症状加剧。

流行病学

• 人群中肠易激综合征占 10%～15%。
• 女性更多发。
• 由于多数患者不就医，估计患病率因社区或诊所各异。
• 发病率也因遵循的诊断标准不同而各异(Manning、Rome Ⅱ、Rome Ⅲ 标准)。
• 一项社区研究显示，中学生中肠易激综合征患病率为 6%，高中生为 14%。

危险因素

• 既往有细菌性肠炎史。
• 虐待或外伤病史。

病理生理

• 目前观点认为肠易激综合征是一种功能性疾病，其与肠道动力、感觉和(或)知觉有关。
• 目前最佳发病模型基于生物心理学观点，其指出在外周和中枢因素双向影响下，肠-脑稳态失调，导致肠易激综合征发生。
• 发病机制与多因素相关，包括下列：
- 肠动力异常。
- 遗传。
- 细菌过度生长。
- 内脏高敏感。
- 行为反应。
- 显微镜下炎症。
- 肠-脑轴功能失调。
- 吸收不良。

诊断

病史

• 肠易激综合征并非排除性诊断。
• 通过详细询问病史，特别注意疼痛特点、诱因、排便习惯，可做出诊断。
• 便秘型-肠易激综合征(IBS - C)症状

如下：
- 每周排便次数<3 次。
- 粪便坚硬或羊粪状。
- 排便费力。
• 腹泻型-肠易激综合征（IBS－D）症状
如下：
- 每日排便次数>3 次。
- 粪便为稀软便或水样便。
- 排便急迫。
• 所有类型肠易激综合征的共同症状：
- 排便不尽感。
- 黏液便。
- 腹胀。
• 除应激（如考试）外，积极体验亦可加剧症状（例如派对、游乐园游玩、约会、舞会）。

■ 诊断检查与说明

实验室检查

• 没有一项实验室检查可确诊肠易激综合征。进行实验室检查仅为排除其他情况。
• 选择性检查：
- 血常规、血沉、C 反应蛋白。
- 大便隐血。
- 粪便寄生虫（贾第鞭毛虫）。
- 总 IgA、组织转谷氨酰胺酶（IgA）。
- 粪乳铁蛋白或钙卫蛋白。
- 考虑血清蛋白检查。
- 考虑乳糖检查。
• 若出现下列报警症状，应进行更多检查：
- 体重下降（达 5～10 lb①）。
- 血便。
- 发热。
- 贫血。
- 炎症性肠病或消化道肿瘤家族史。

影像学检查

没有可用于确诊肠易激综合征的影像学检查，影像学检查仅用于排除其他疾病。

诊断步骤与其他

• 严重肠易激综合征伴体重下降、腹泻所致失禁或夜间排便，需行结肠镜检查以排除结肠炎。
• 若病史与经验性饮食限制无法明确病因，可进行乳糖呼气试验，对乳糖酶进行客观定量，以排除乳糖不耐受。

■ 鉴别诊断

• 贾第鞭毛虫感染。
• 乳糖不耐。

• 果糖不耐受。
• 乳糜泻。
• 炎症性肠病。
• 便秘伴粪便溢出。
• 子宫内膜异位。
• 药物作用。
• 精神疾病（尤其焦虑、抑郁、创伤后应激障碍、学校逃避）。

💉 治疗

• 肠易激综合征的治疗目标为：
- 促进健康感。
- 减轻特定症状。
• 需提醒患者治疗并不能治愈肠易激综合征，这一点十分重要。
• 综合治疗手段包括：
- 健康教育。
- 饮食调整。
- 纤维素。
- 益生菌、抗生素。
- 药物。
- 中草药及天然调理品。
- 补充技术。
- 心理治疗。
- 持续的医患支持。

■ 药物治疗

• 针对胀气、腹胀症状，可间断性使用抗生素：
- 新霉素、利福昔明（不吸收）。
- 甲硝唑、诺氟沙星（全身性）。
• 即使不存在肝脏或回肠疾病，胆汁酸吸收不良可能是腹泻型肠-易激综合征（IBS－D）的诱因。可使用药物为消胆胺、考来维仑。
• 腹泻的对症治疗：
- 考虑使用洛派丁胺（阿片 μ 受体激动剂）。
- 不良反应包括便秘。
• 便秘的对症治疗：
- 考虑使用镁剂、聚乙二醇、番泻叶或比沙可啶。但是上述药物应用于便秘对症治疗有关研究并不完善。
• 鲁比前列酮（lubiprostone）：
- 一般肠易激综合征不适症状 8 mcg bid；便秘症状 24 mcg bid。
- 恶心为常见不良反应。
• 卢那洛肽：
- 尿苷酸环化酶受体激动剂。

- 近期批准用于 18 岁以上便秘型-肠易激综合征（IBS－C）患者。
- 最轻微的不良反应是药物不能全身吸收。
• 解痉药（双环胺、莨菪碱）：
- 可常规使用或按需使用。
- 当患者知晓有需要时可使用药物，他们会比较安心。
• 颠茄或苯巴比妥亦有效，但在美国不可使用。
• 低剂量抗抑郁药（阿米替林、丙酚普兰）：
- 对于腹痛十分有效。
- 应当解释此时使用抗抑郁药的原因，以免患者认为肠易激综合征是一种精神疾病。
• 相关研究显示肠易激综合征安慰剂有效率常超过 40%。对于偏头痛患者有效的安慰剂，可能也有助于肠易激综合征患者。

■ 其他治疗

一般措施

• 对于症状轻微患者，处理主要包括安慰、教育及生活方式调整，即避免接触诱因。
• 若患者症状更加严重或情况复杂，则需要多学科团队治疗，联合药物治疗与心理社会干预。

■ 补充与替代疗法

• 益生菌：
- 目前文献报道的临床试验结果不一致。
- 可单用或联用益生菌菌株，包括双歧杆菌、乳杆菌、酵母菌。
- 服用 3～4 周即为足疗程试验性治疗。
• 中草药产品：
- 甘菊热茶有助于缓解痉挛。
- 薄荷，无论是茶或是薄荷油胶囊，可通过钙离子通道松弛平滑肌。但可能致烧心感。
- 朝鲜蓟、姜黄、白土的使用较少见报道。

■ 转诊问题

• 行为治疗及心理动力学疗法等心理治疗也有益：
- 学习行为治疗技巧有助减轻压力、缓解伴随的焦虑或抑郁，且效果持久。
- 催眠需由经过训练的治疗师进行，但其效果经证实可持续 6～12 个月。

■ 饮食事项

• 患者应全面认识典型的食物诱因：
- 辛辣食品。

---

① 1 lb＝454 g，5～10 lb 约为 2～4 kg（译者注）。

- 油腻或油炸食品。
- 高糖食品。
- 豆类。
- 无糖食品,包括口香糖、糖果、饮料。
- 乳糖。

• 由于部分患者存在非乳糜泻性麸质过敏,故在排除乳糜泻后,仍可尝试避免摄入麸质。

• 在营养师的配合下,尝试避免食入含"FODMAP"的食物:发酵寡糖、双糖、单糖、多元醇。

• 纤维素:
- 逐渐加量至目标剂量,成人:10 g;儿童:(年龄+5)g。
- 纤维素有助于缓解一般症状及便秘,但对于腹痛作用小。
- 可溶性纤维素(车前草、卵叶车前子、聚卡波非)有助于缓解症状,而非可溶性纤维素(麸、玉米)作用相反。
- 足疗程试验性治疗需至少持续服用 3~4

周,同时可能需尝试不同种类的纤维素。

后续治疗与护理

▪ 随访推荐

患者监测
• 医患关系是治疗的一个重要部分,后续随访有助于监控症状。
• 进行随访预约可使患者安心,帮助其预估可能的病情加剧,避免重复接受评估。

患者教育
• 树立积极的诊断:
- "医生知道他们患有肠易激综合征",而非"排除其他疾病,从而得到肠易激综合征的诊断",这对患者而言十分关键。
• 应当安慰患者,整体健康并不受影响。
• 解释有多种手段可以改善症状(饮食、药物、技巧),尽管不能使疾病痊愈。
• 安慰患者,作为医生并不会放弃他们,会一直为他们提供帮助。

▪ 并发症
• 中重度肠易激综合征患者生活质量低,且旷课旷工。
• 患者由于肠易激综合征而经常就医,进行不必要的检查,经济负担重。

疾病编码

ICD10
• K58.9 肠易激综合征不伴腹泻。
• K58.0 肠易激综合征伴腹泻。

常见问题与解答

• 问:FODMAP 饮食指什么?
• 答:FODMAP 饮食需要避免摄入发酵性食物,以及寡糖、双糖、单糖、多元醇。已证实遵循 FODMAP 饮食可缓解肠易激综合征症状。

常见变异型免疫缺陷病 Common Variable Immunodeficiency

Elena Elizabeth Perez   周钦华 译 / 王晓川 审校

基础知识

▪ 描述
• 常见变异型免疫缺陷病(CVID)是临床最常见的原发性免疫缺陷病,主要特征有:
- IgG、IgA 降低,伴或者不伴 IgM 减低。
- 反复的感染。
- 一系列的免疫功能异常,包括:自身免疫性疾病、炎症性状态以及出现淋巴瘤。
• 这一疾病的其他名称术语包括:
- 获得性低丙种球蛋白血症。
- 成年起病的低丙种球蛋白血症。
- 免疫球蛋白失调。
- 常见变异型低丙种球蛋白血症。
• 排他性诊断,需要 IgG 降低,以及不同程度的 IgA 减低,有或无 IgM 减低,特定抗体反应受损。

▪ 流行病学
• 普通人群中患病率估计从 1/66 000 到 1/25 000。
• 任何年龄都可能出现:
- 最常诊断于 20~40 岁。

- 多于反复感染(肺炎、鼻窦炎、中耳炎)后多年做出诊断。
• 在一组儿童中起病年龄常小于 5 岁。这组儿童表现为反复发作,并且容易合并自身免疫性疾病。
• 大约 20%~25% CVID 的儿童诊断时合并有一种或者多种自身免疫性疾病。
• 男女患病比例相同。

▪ 危险因素

遗传学
• 复杂的遗传方式,可能为多因素导致。
• 见于以下情况的罕见的隐性突变:
- 在一个家系中出现的 T 细胞可诱导协同刺激分子,<1%患者。
- 在少许不相关的家庭中 CD19 分子。
- B 细胞活化因子(BAFF)。
- CD20 和 CD81。
- 跨膜激活与 CAML 作用因子(TACI、TNFRSF13B)在 8%的患者中,和自身免疫疾病以及淋巴增殖有关,杂合突变比纯合突变多见,因为健康家庭成员中有相似突变,因而情形比较复杂。

• 罹患常见变异型免疫缺陷病父母的子女更加容易出现 IgA 缺乏。
• 常见变异性免疫缺陷患者家庭成员更容易罹患 IgA 缺乏、自身免疫性疾病以及恶性肿瘤。

▪ 病理生理
• 主要的特征为低丙种球蛋白血症。
• 尽管 B 细胞数量正常,但是免疫球蛋白产生及特异性抗体产生能力受影响。
• 不成熟 B 细胞的比例增加。
• 亚类转换的记忆性 B 细胞存在缺陷,与更加复杂的疾病相关(自身免疫性疾病、肉芽肿性疾病、脾功能亢进以及淋巴增殖现象)。
• B 细胞和 T 淋巴细胞功能受损都有描述。

▪ 病因
• 导致这一综合征的原发性免疫缺陷病因仍未知。
• 多种类的缺陷和常见变异型免疫缺陷病相关,包括如下一些情形:
- 可变区域基因缺乏体细胞突变。
- 缺乏记忆性 B 细胞。

- 抗原提呈细胞所致的成熟受损、IL-12分泌和共刺激分子的上调障碍,可影响T细胞的功能,而这对辅助B细胞产生抗体很重要。

- Toll样受体9应答以及在B细胞上表达受到影响,Toll样受体途径对常见变异型免疫缺陷病发病机制的影响正在研究中。

• 一些基因缺陷有被描述,但是不能解释绝大部分病例。

诊断

病史

• 反复的鼻窦、肺部感染,尤其是夹膜细菌所致的鼻窦炎和肺炎。

• 自身免疫性疾病,如自身免疫性溶血性贫血、特发性血小板减少性紫癜、甲状腺疾病以及慢性活动性肝炎。

• 局灶性或者系统性肉芽肿性疾病,可在发现IgG减低后数年才发现,肺部、脾脏以及淋巴结为最常见受累部位,可被误诊为结节病。

• 持续感染性腹泻(如蓝氏贾第鞭毛虫),或者非感染性病因。

• 在6%～10%患者中出现炎症性肠病样表现。

• 被描述成肉芽肿性淋巴细胞性间质性肺疾病(GLILD)的弥漫性非感染性肺部并发症,表现为肉芽肿及淋巴增殖组织模式[淋巴细胞性间质性肺炎(LIP)、滤泡性细支气管炎以及淋巴增殖性疾病]。

• 由单纯疱疹病毒、巨细胞病毒和水痘导致的严重或者不常见的病毒感染,如肺炎、肝炎或者脑炎。肠道病毒感染可导致慢性脑膜脑炎。

体格检查

• 评估应该着重于合并感染方面。

• 30%患者可出现淋巴结肿大和(或)脾脏增大。

诊断检查与说明

实验室检查

• IgG、IgA、IgM低于年龄匹配的正常值。

• 多分类血常规检查:血涂片检查是否有自身溶血性贫血的证据。

• 自身抗体筛查:抗核抗体、自身抗体组合检查。

• 大便细菌和OVA及寄生虫培养用于评估慢性腹泻。

• 血细胞凝集素以及针对细菌抗原的功能抗体滴度(如破伤风、白喉以及肺炎球菌)经常很低或者缺失。

• 峰流速仪对于慢性肺病的随访有一定帮助。

• 有丝分裂原或者抗原刺激实验对评估淋巴细胞功能有帮助。

• 流式细胞仪进行T、B淋巴细胞计数。

• B细胞分型越来越普及。

• 男性B细胞缺失提示X连锁无丙种球蛋白血症的诊断,而并非是常见变异型免疫缺陷病的诊断。

• 依据感染部位进行合适的培养。

影像学检查

胸部和鼻窦的X线检查及CT扫描可能需要,用于评估支气管扩张或者慢性疾病。

诊断性操作与其他

• 胃肠镜同时进行活检适用于非典型持续性腹泻。

• 淋巴结活检适用于疑似恶性疾病。

鉴别诊断

• 其他原发性抗体缺陷病:
X连锁无丙种球蛋白血症、婴儿暂时性低丙种球蛋白血症,以及选择性抗体缺陷病。

• 严重营养不良合并蛋白丢失性肠病。

• HIV感染。

• 慢性肺部疾病:囊性肺纤维化、不动纤毛综合征、α_1抗胰蛋白酶缺乏。

• 原发性自身免疫性疾病:免疫性血小板减少性紫癜、自身免疫性溶血性贫血、系统性红斑狼疮、甲状腺炎。

治疗

药物治疗

一线药物

• 丙种球蛋白替代治疗。

二线药物

• 抗生素用于感染时,或者作为丙种球蛋白替代治疗的辅助治疗以预防感染。

其他治疗

一般措施

• 每月进行静脉丙种球蛋白替代治疗:

- 初始剂量为400～600 mg/kg,以维持IgG在500 mg/dl;或者FDA核准制剂用于皮下注射,每周或者一周使用两次,在静脉丙种球蛋白剂量确定之后使用。

• 适当的抗生素治疗用于急性感染。

• 预防性抗生素治疗用于慢性或者反复的感染。

• 必要时激素可谨慎用于治疗胃肠道和自身免疫系统疾病。

转诊问题

• 自身免疫性表现。

• GI:慢性腹痛或者可能的淋巴增殖现象。

住院事项

护理

• IVIG使用时的监管。

• 监测治疗时的不良反应。

• 具备预防性用药。

后续治疗与护理

随访推荐

• 对于有严重、反复症状的患者需要进行密切随访,可以每月随访1次,根据症状决定。

• 有提示恶性的症状或者体征时(如无感染状态下持续的淋巴结增大、明显的体重减轻或腹部包块),需要做出迅速的反应。

• 腹痛可能提示感染或者淋巴增殖。

患者监测

• 包括血细胞分类的血常规检查、ALT、肌苷、IgG水平。

患者教育

有数个可供患者和家庭使用的网站:

• 免疫缺陷病基金:http://primaryimmune.org

• 原发性免疫缺陷国际患者组织:www.ipopi.org

• Jeffrey Modell基金:www.jmfworld.org

• 国家过敏和免疫研究所:www.niaid.nih.gov

预后

• 免疫球蛋白替代治疗、必要时预防性抗生素治疗以及免疫科密切随访大大地改善了患者的预后。

• 这一疾病的新挑战为发现和管理自身免疫性疾病,以及其他疾病相关的并发症。

• 依据记忆B细胞数量的表型分类将患儿分为两类:一类为IgG单独替代治疗后效果明显者,另一类为容易合并自身免疫性疾病以及肉芽肿性并发者。

并发症

• 20%常见变异性免疫缺陷患者合并有自

身免疫性疾病;最常见为自身免疫性溶血性贫血和特发性血小板减少性紫癜。
• 胃肠道并发症包括:慢性腹泻、吸收不良和体重减轻。炎症性肠病和幽门螺杆菌感染也被观察到。
• 肉芽肿性浸润可能和结节病类似。
• 淋巴增殖性疾病:总体的风险为 8%~10%。最常见为淋巴瘤,多数为非霍奇金淋巴瘤,分化良好,多为 EB 病毒阴性。
• 慢性鼻窦炎和肺部疾病,合并有肺功能检查的异常。
• T 淋巴细胞功能进行性下降。

疾病编码

ICD10
• D83.9 未特指的常见变异型免疫缺陷。

• D83.0 常见变异型免疫缺陷伴有显著 B 细胞数量和功能异常。
• D83.2 常见变异型免疫缺陷伴有对 B 或 T 细胞的自身抗体。

常见问题与解答

• 问:诊断为常见变异型免疫缺陷病患者的预期寿命有多长?
• 答:由于临床表现和症状各异,因此很难估计个体患者的预期寿命。免疫球蛋白替代治疗、抗生素治疗已经大大改善了这类患者的预后。但是尽管有充足的治疗,大部分常见变异型免疫缺陷病的患者免疫功能呈进行性的下降。主要发病和死亡是由于并发恶性疾病、慢性肺病和严重的自身免疫性疾病。在一项研究中,经过平均 7 年的随访

(0~25 岁)死亡率大约 23%~27%,男性患者诊断后 20 年生存率约为 64%,女性为 67%,而正常人群为 92% 和 94%。主要死亡原因为呼吸系统并发症、器官肉芽肿性疾病、肝脏疾病、胃肠道疾病导致的营养不良、未控制的自身免疫性疾病以及淋巴瘤。
• 问:常见变异型免疫缺陷病患者需要接种活病毒疫苗吗?
• 答:总体来讲,接受 IVIG 替代治疗的患者不需要接种任何疫苗,活病毒疫苗不宜用于这类患者,尤其当免疫功能进行性衰竭时。
• 问:常见变异型免疫缺陷病能够进行产前诊断吗?
• 答:因为目前基因遗传模式不清楚,尚无产前诊断方法。

成骨不全 Osteogenesis Imperfecta

Kara J. Connelly • Robert D. Steiner 郑一鸣 译 / 王达辉 审校

基础知识

■ 描述

成骨不全是一种影响到骨基质和软组织的遗传性结缔组织异常,特点是骨脆弱和易骨折。
• 临床严重程度大不相同,并取决于遗传病因。
• 典型症状包括反复骨折、骨和(或)脊柱畸形、矮小、蓝或灰色巩膜(约 80% 病例出现)、牙本质发育不全(约 40% 病例出现)、关节活动过度。

■ 流行病学

发病率
1/10 000 活产儿。

患病率
(6~7)/100 000 人群。

■ 危险因素

遗传学
• 大部分病例(0~85%)是由于编码 I 型胶原蛋白的常染色体显性变异,COL1A1 和 COL1A2。
• 传统上成骨不全按临床表现进行分类(由 Sillence 首先描述),但是近来新的因为数个

不同基因上的变异造成的显性和隐性形态被发现,改变了成骨不全的分类方法。改良分类方法如下:
- I 型(经典无形变的成骨不全,有蓝巩膜):通常身高正常,罕见骨折,青春期前发病。不伴长骨弯曲,蓝巩膜,通常早期听力减退。
- II 型(围生期致死型成骨不全):通常于围生期因肺发育不良死亡。常见宫内骨折、长骨短缩、蓝巩膜。
- III 型(进行性变形的成骨不全):严重矮小、长骨严重畸形、广泛的脊椎骨折、脊柱侧凸、胸廓畸形,特征是三角脸。
- IV 型(常见变异型成骨不全,巩膜正常):常见牙本质发育不全、矮小、长骨弯曲、椎体骨折、脊柱侧凸和关节松弛。患者通常能行走,巩膜颜色正常。
- 其他临床表型的成骨不全。
- 成骨不全伴骨间膜钙化(V 型):IFITM5 基因常染色体显性变异。患者长骨骨折后会形成增生的骨痂并造成环绕骨的疼痛、硬肿。蓝巩膜和牙本质发育不全不常见。
- VI 型:隐性成骨不全的一种罕见表型,因 SERPINF1 基因变异,造成严重的基质矿物质沉积障碍。无蓝巩膜,牙本质发育不全、缝间骨。肢体近端短小。

- VII 型:CRTAP 基因隐性变异,造成肢根短小、早期骨折和骨量减少。
- VIII 型:因 LEPRE1 基因变异造成的 3-脯氨酰羟化酶缺失或重度缺乏。
- IX 型:因 PPIB 基因缺陷造成的中到重度成骨不全。
- X 型和 XI 型:因 SERPINH1 或 FKBP10 基因变异导致分子伴侣缺失。XI 型因 FKBP10 变异可导致进行性变形成骨不全或 Bruck 综合征。

■ 病理生理

• COL1A1 或 COL1A2 的变异导致三螺旋胶原结构改变,形成异常的胶原纤维。
- 原骨胶原分子更易受蛋白水解影响。
- 胶原纤维紊乱。
- 异常的类骨质形成。
- 类骨质接缝减少。
• 隐性成骨不全因基因缺陷导致,这些基因的编码产物与 I 型胶原蛋白相互作用导致许多相同的细胞细节,但是精确的病理机制并未完全阐明。
• 成骨细胞:成骨细胞密度增加,但降低了分化细胞形成矿物基质的能力:
- 骨重塑过程中骨形成减少。
• 成骨细胞:成骨细胞数量增加以取代缺失

C

的基质。

• 生长迟缓：在快速生长期（如儿童、青春期）骨的形成和重吸收平衡被破坏的现象更显著。

■ 病因

• 前胶原蛋白向Ⅰ型胶原蛋白的转化失败，未能形成正常的胶原交叉链接。
• 胶原的产生和排列异常。

诊断

■ 病史

• 多变。可反复骨折，包括轻微或无创伤诱因造成的骨折。
• 可能有阳性家族史，尤其当疾病原因是常染色体显性遗传时。

■ 体格检查

• 严重的先天性表型：
- 宫内或围生期骨折。
- 肢体异常或短缩。
- 颅骨软。
- 肋骨畸形和肺发育不全导致呼吸功能不全。
• 轻到中度表型：
- 一般：矮小。
- 头：Ⅲ型成骨不全患者表现为三角脸。
- 眼：蓝色或灰色巩膜。
- 耳：听觉减退（通常在成年后出现）。
- 牙：0～50%的成骨不全患者；对乳牙的影响重于对恒牙的影响，牙釉质正常，牙齿易破损但不易增大形成空洞；咬合不正。
- 脊柱：脊柱后侧凸，常合并鸡胸或漏斗胸，桶状胸畸形常见。
- 骨盆：三叶草形骨盆，髋臼内陷。
- 肢体：长骨弯曲，髋内翻畸形，肘内翻，关节过度活动。

■ 诊断性检查与说明

实验室检查

• 血清钙和磷水平：
- 正常。
• 碱性磷酸酶：
- 骨折后可升高。
• Ⅰ型胶原蛋白 NTx/uCr 在Ⅲ型成骨不全患者中最高。
• 特征性诊断方法包括对外周血或培养的成纤维细胞进行成骨不全相关基因的 DNA 序列分析；对皮肤活检取得的皮肤成纤维细胞进行培养，对胶原的合成、结构和电泳迁移进行分析。

影像学检查

• 颅骨：
- 缝间骨：邻近的骨膜化骨的初级骨化中心的分离部分；其他疾病可见。
• 长干骨：
- 骨折：不同阶段的愈合。
- 骨量减少。
- 弯曲畸形。
- 干骺端：出现蜂巢样结构。
- 髋臼内陷。
- 爆米花样钙化。
• 脊柱：
- 侧凸。
- 因压缩性骨折形成的鳕鱼椎。
- 寰枢椎半脱位。
- 椎体滑脱。

诊断操作与其他

• 一旦确诊：
- 正式的听力评估。
- 评估是否有牙本质发育不全。
- 严重畸形患者使用 CT 或 MRI 筛查颅底凹陷。
- 骨密度测量可能有用。

■ 鉴别诊断

• 宫内：
- 低磷酸酯酶症。
- 致死性骨发育不全。
- 弯肢综合征。
- 软骨发育不全。
• 婴儿和儿童：
- 虐待。
- 青少年特发性骨质疏松症。
- 骨质疏松症-假神经胶质瘤综合征。
- Cole-carpenter 综合征。
- Hajdu-Cheney 综合征。
- Bruck 综合征。
- 低磷酸酯酶症。
- 白血病。
- 早产相关的骨量减少。
- 糖皮质激素导致的骨量减少。
- 库欣病。
- 高胱氨酸尿症。
- 制动。
- 抗癫痫治疗。
• Ⅴ型成骨不全患者增生的骨痂与成骨性肉瘤相混淆。

 治疗

■ 药物治疗

• 抑制骨质吸收（二膦酸盐）：
- 目前用于临床试验，近年来临床应用广泛。
- 可能改善骨矿物质密度、疼痛、活动。
- 可能降低骨折风险。
- 常见并发症：治疗初期全身倦怠；低钙血症；截骨处延迟愈合。
- 长期并发症未知。
- 理论上与非典型骨折及颌骨坏死相关。
• 摄入足量钙剂（依年龄不同）与维生素 D（400～1 000 U/d）。
• 促骨形成药物（生长激素、IGF-1、甲状旁腺激素）：不做常规治疗应用，注意甲状旁腺激素的儿童应用适应证存在黑框警告。
• 基因治疗：开发中，未投入应用。

■ 其他治疗

一般措施

• 髓内内固定同时进行或不进行截骨术：重症患者的主要治疗方法。
- 最早可在 18 月龄进行手术。
- 术后可尽早负重。
- 许多卧床患者截骨术后可行走。
• 脊柱畸形：
- 见于 0～90%患者。
- 支具不能阻止疾病进展。
- 治疗：脊柱融合或 HALO 环重力牵引和后路脊椎融合术。
• 骨折治疗。
• 骨折行固定后骨矿物质密度可进一步降低。
• 骨折后物理治疗很关键。

■ 住院事项

初始治疗

急诊处理：
• 不稳定骨折如股骨干骨折、脊柱不稳定。
• 依骨折位置和个体情况不同而不同。

后续治疗与护理

■ 随访推荐

患者监测

多学科方法：
• 儿童内分泌科医师或遗传学医师；

C

- 成骨不全的药物治疗。
• 儿童骨科医师：
- 骨折修复、内固定、截骨术、脊柱融合术。
• 物理治疗师：
- 术后复健、矫形、通过物理治疗提高骨的活动能力和稳定性和肌肉的力量。
• 心理医师、社会工作者：
- 调节和适应学校。
- 关于自尊的问题。

■ 患者教育

• 教给患者安全处理、保护性体位和安全移动的技巧。
• 在学校鼓励参加体育活动，但不应参与对抗性运动。根据成骨不全的严重程度制订个体化的活动方案。

■ 预后

• 主要取决于成骨不全的严重程度。
• 一般而言，越早发生骨折，疾病越严重。

• 青少年躯体发育完成后，改善趋势是相对减少骨丢失，降低骨折频次。
• 未来的治疗方法包括基因治疗，有希望提高治疗效果。

■ 并发症

• 病理性骨折。
• 脊柱侧凸。
• 心肺系统问题（合并严重脊柱侧后凸患者的限制性肺病、主动脉扩张、二尖瓣脱垂、主动脉反流）。
• 听力损失。
• 颅底凹陷：颅骨下降至颈椎；可能导致脑干受压或阻塞性脑积水。

📇 疾病编码

ICD10

• Q78.0 成骨不全。

❓ 常见问题与解答

• 问：典型成骨不全患者的预期寿命是多长？
• 答：患有围生期致死性（Ⅱ型）成骨不全的婴儿存活不超过围生期，通常在生后48 h内死亡。对于轻到中度成骨不全患者，预期寿命正常。重度（Ⅲ型）成骨不全患者预期寿命不定，可因为脊柱侧后凸导致的限制性肺病而缩短寿命。
• 问：成骨不全如何遗传？
• 答：成骨不全通常通过常染色体显性遗传。新发现的变异并不多见，且常被用于解释无家族史的致死性成骨不全病例。近来有报道常染色体隐性遗传的成骨不全（常为重度、致死性）。
• 问：成骨不全与儿童虐待如何鉴别？
• 答：成骨不全与儿童虐待可通过对病史、体格检查、影像学检查和家族史的仔细考量而非常容易鉴别。当然，在困难病例，基因学和（或）生物化学检查能提供帮助。

充血性心力衰竭 ive Heart Failure

Jondavid Menteer　王凤 译 / 刘芳 审校

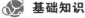 基础知识

■ 描述

心力衰竭（heart failure，HF）是指心脏无法泵出足够血量以满足机体代谢需求的病理生理状态。

■ 危险因素

• 宫内：
- 心律失常：室上性心动过速或室性心动过速，完全性心脏传导阻滞（CHB）。
- 容量超负荷：房室瓣反流或动静脉畸形（AVM）。
- 原发性心肌疾病：心肌病（扩张性、肥厚性），心肌炎。
- 贫血：Rh同族免疫病，珠蛋白生成障碍性贫血，胎-胎输血。
- 动脉导管过早关闭伴孤立性右心衰竭。
• 新生儿期：
- 心肌功能障碍：窒息，酸中毒，心肌炎，低血糖，心肌病（扩张性，肥厚性，心室肌致密化不全），缺血（左冠状动脉起源于肺动脉），代谢疾病，主动脉瓣狭窄，肺动脉高压或主

动脉缩窄引起的压力超负荷。
- 容量超负荷：大型房间隔缺损（ASD），大型室间隔缺损（VSD），中至大型动脉导管未闭（PDA），永存动脉干，主肺动脉窗，肺静脉异位回流，任何部位的AVM。
- 心律失常：室上性或室性心动过速，CHB。
- 左室流入道梗阻：二尖瓣狭窄，三房心，肺静脉梗阻。
- 注意：某些发绀型心脏病，如左室发育不良综合征，可表现为肺循环血流增多或体循环血流减少及轻度发绀。这些患儿可在生后第一天即因肺循环血流增多或动脉导管关闭而出现心力衰竭。
• 婴儿期：
- 心肌功能障碍：心肌病（扩张性，肥厚性，限制性，心室肌致密化不全），心内膜弹力纤维增生症，代谢性/线粒体病，心肌炎，川崎病，左冠状动脉起源于肺动脉，或继发于主动脉缩窄或主动脉狭窄的压力超负荷。
- 容量超负荷：ASD（大型），VSD，PDA，房室共道畸形，部分型肺静脉异位引流。
- 继发因素：肾脏疾病（容量超负荷，电解质紊乱），高血压，甲状腺功能减退症，脓毒症。

- 心律失常：室上性或室性心动过速，CHB。
- 心包积液：继发于幼年类风湿性关节炎（JRA），系统性红斑狼疮（SLE），其他炎症性疾病，或先天性心脏病（CHD）修补术后。
• 儿童及青少年期：
- 未治疗的CHD引发容量和（或）压力超负荷。
- CHD修补术后残余畸形引发容量和（或）压力超负荷。
- 后天性心脏病：心包炎，心肌炎，心内膜炎，急性风湿热。
- 肺心病（肺动脉高压，Eisenmenger综合征，慢性肺病）。
- 心肌病：原发性心肌病变（扩张性，肥厚性，限制性，心室致密化不全），化疗（蒽环类药物），放疗，镰状细胞贫血，珠蛋白生成障碍性贫血，神经肌肉疾病（如，Duchenne或Becker肌营养不良）。

■ 一般预防

• 限制肿瘤治疗中蒽环类药物的应用。
• 及早治疗链球菌感染性咽炎（发病10天内）以防止风湿热的发生。

• 预防亚急性细菌性心内膜炎（SBE）以阻止感染性心内膜炎的发生。

> **注意**
> • 对于继发于左向右分流的心衰患者,长时间的自发性心衰,临床好转伴杂音减轻可能提示肺血管疾病的形成（Eisenmenger 综合征）,最终导致发绀。
> • 未明确诊断的心脏病婴儿吸氧时必须注意。单心室生理的患儿（如左心发育不良综合征）可表现为心衰及轻度发绀（92%～98%）,这种情况下给氧将因肺血过多及体循环血流减少而引发休克。

病因

• 低心排性心衰（如所有心肌病、严重房室瓣反流）。
• 高心排性心衰：
  - 左向右分流（如 ASD、VSD、PDA）。
  - AVM。
• 严重贫血,脚气病及甲状腺功能亢进症。

诊断

病史

• 婴儿及新生儿：
  - 喂养时间延长伴有气促、吸凹或多汗。
  - 呕吐,热量摄入不足,喂养时烦躁,生长停滞。
  - 反复呼吸道感染。端坐呼吸："被宠坏的婴儿"（即一直需要抱着的婴儿）在仰卧位时会引起呼吸窘迫。
  - 心衰或意外猝死的家族史。
  - 多汗,尤其仰卧、睡眠时。
• 儿童及青少年期：
  - 运动不耐受伴劳力性呼吸困难。
  - 心悸或胸痛,尤其运动时。
  - 慢性咳嗽,喘息,呼吸困难,疲劳,虚弱,厌食,恶心及水肿。
  - 体重逐渐减轻（厌食,恶心及代谢需求增加）。
  - 体重突增（液体潴留）。
  - 心衰或意外死亡的家族史。
  - 多汗,尤其仰卧、睡眠时。

体格检查

• 婴儿及新生儿：
  - 心动过速。
  - 奔马律。
  - 杂音：流出道梗阻、血流增多、房室瓣反

流、VSD 或半月瓣关闭不全引起的杂音。
  - 收缩期喀啦音（半月瓣畸形）。
  - 异常第二心音（固定分裂,P2 增强）。
  - 气急,喘息,爆裂音,啰音。
  - 鼻翼煽动,呻吟,吸凹。
  - 腹部或颅部杂音。
  - 肝大、脾大。
  - 水肿（眶周）。
  - 肢端湿冷。
  - 毛细血管再充盈差或脉搏减弱。
• 儿童及青少年：
  - 心动过速。
  - 奔马律。
  - 杂音：流出道梗阻、血流增多、房室瓣反流、VSD 或半月瓣关闭不全引起的杂音。
  - 第二心音 P2 成分增强。
  - 心前区过度活跃,PMI 移位。
  - 心动过速,吸凹。
  - 喘息（心源性哮喘）或啰音。
  - 颈静脉怒张。
  - 肝大、脾大。
  - 水肿（眶周,外周）。
  - 交替脉,奇脉。
  - 肢端冷,脉搏弱,毛细血管再充盈差。
  - 川崎病、风湿热及感染性心内膜炎黏膜、皮肤、肢端部位的表现。

诊断检查与说明

诊断步骤与其他

• 胸部 X 线：
  - 心脏增大,肺血管纹理增多,过度充气,胸腔积液,Kerley B 线。
• 心电图：
  - 异常 P 波。
  - ST-T 改变（缺血、劳损、炎症、心肌炎）。
  - 心脏阻滞（Ⅰ度、Ⅱ度、Ⅲ度）或快速性心律失常。
  - 疾病特异性表现：左冠状动脉起源于肺动脉（Ⅰ和 aVL 导联 Q 波和倒置 T 波,左心室肥厚,右心室肥厚,缺血性改变）;限制性心肌病,心包炎图形（广泛 ST 段改变,低电压）;肥厚（心肌病,CHD,贮积症）。
• 超声心动图：
  - 除外 CHD,评估冠脉起源。
  - 心脏收缩及舒张功能评估。
• 心导管检查（选择病例）：
  - 心脏血流动力学及解剖学评估。
  - 心内膜活检有助于诊断心肌炎、贮积症或心肌病。
  - 电生理检查评估诱导的心律失常。

• 心脏 MRI 或 CT（选择病例）：
  - 描述复杂解剖关系。
  - 右心室。
• 其他实验室检查异常：
  - 血气：代谢性酸中毒伴乳酸增高。
  - 生化：肾前性低钠血症（稀释性）。
  - 血细胞计数：贫血,白细胞增多,或白细胞减少（如病毒性心肌炎）。
  - 血沉增快（如风湿热、川崎病）。
  - B 型尿钠肽升高（BNP 或 NT-BNP）。
  - 尿检：蛋白尿,尿比重升高,镜下血尿。
  - 引起心肌病的代谢性疾病评估,包括丙酮酸、氨基酸定量、尿有机酸、左旋肉碱、硒、酰肉碱全套及肝功能测定。
  - 病毒检测（腺病毒,科萨奇病毒,EB 病毒,巨细胞病毒,细小病毒,艾柯病毒）。

鉴别诊断

• 心动过速：
  - 发热。
  - 脱水。
  - 贫血。
  - 不伴心衰的室上性心动过速或室性心动过速。
  - 甲状腺功能亢进症。
  - 心包积液。
• 气促：
  - 呼吸道疾病或感染。
  - 肺静脉梗阻。
  - 酸中毒（代谢性疾病,中毒）。
  - 气胸,胸腔积液。
  - 一氧化碳中毒。
• 水肿：
  - 低蛋白血症。
  - 全身炎症反应、过敏。
  - 甲状腺功能减退症。
  - 脓毒症。
• 肝脏增大：
  - 肝病。
  - 贮积症。
  - 髓外造血。

治疗

一般处理

• 治疗基础病：
  - 手术缓解或纠治 CHD。
  - 心导管介入治疗（主动脉或肺动脉狭窄的球囊扩张,PDA 弹簧圈栓塞,ASD 堵闭,主动脉缩窄的扩张或支架植入）。

- 特异性心肌病的左旋肉碱,辅酶 Q10,维生素 B₂,抗氧化剂替代治疗。
- 心内膜炎,心肌炎,贫血,风湿热,川崎病或高血压的靶向治疗。
- 快速性心律失常的射频消融治疗。
- 快速性心律失常患儿或胎儿母亲的治疗。
- 心动过缓安装起搏器(如心脏阻滞)。
- 控制慢性炎症反应,如 SLE 或 JRA。
- 治疗:
- 评估病情严重程度。
- 若存在灌注不良或酸中毒,有指征入住 ICU 监护。
- 有必要住院进行治疗或准备手术(如冠状动脉异常、主动脉缩窄)。
- 许多门诊诊断 CHD 或心肌病的患儿可能不需要住院治疗,但需要即刻安排儿童心脏病医生进行会诊。
- 紧急处理:
- 一般措施:必要时限制活动,给氧(不用于肺血过多的患者)。
- 严重衰竭者给予鼻饲以维持生存,如果涉及内脏循环,给予肠外营养。
- 必要时心包积液引流。
- 正性肌力药物(难治性病例应用地高辛、米力农、多巴胺)。
- 心肌炎或川崎病应用静脉丙种球蛋白(IVIG)。
- 襻利尿剂(如呋塞米)。
- 尿钠肽(合成 BNP)治疗顽固性液体超负荷。
- 必要时机械通气或循环支持(呼吸机,体外膜肺,心室辅助设备)。
- 长期治疗:
- 地高辛。
- 液体超负荷、水肿者应用襻利尿剂(如,呋塞米)。
- 降低后负荷[如血管紧张转换酶抑制剂(ACEI)]。
- 活化的神经内分泌系统拮抗剂,ACEI 或血管紧张素受体拮抗剂,螺内酯,β 受体拮抗剂。
- 抗凝或抗血小板治疗(尤其是限制性及严重的扩张性心肌病者)。
- 部分病例双腔心室起搏、再同步治疗。
- 选择病例心脏及心、肺移植。

后续治疗与护理

■ 随访推荐

- 取决于心衰的病因及程度:
  通常来说,需加强心衰患者的初始随访,重点是评估治疗反应,初始随访通常每周一次,随着时间推移,可在儿科心脏病专家的指导下逐渐延长至每月 1 次或每季度 1 次。
- 根据心衰的病因及程度,评估心超、ECG、血生化、BNP 水平、INR、Holter 及胸片。

疾病编码

ICD10

- I50.9 心力衰竭,非特异性。

- P29.0 新生儿心力衰竭。
- Q23.4 左心发育不良综合征。

常见问题与解答

- 问:我的孩子患有大的 VSD,在应用地高辛和呋塞米。我应该让他无盐饮食么?
- 答:不用。过度限制食盐摄入可行性不高,也不需要。通常无额外添加食盐的饮食已足够。
- 问:心衰患者心动过速及心动过缓的重要性何在?
- 答:心动过速会限制舒张期充盈时间,可能导致心排血量下降。在心搏量相对固定患儿,其依赖心率来保持适当搏出,这些患者对心动过缓耐受性差。对慢性心衰患者心动过速和心动过缓都是问题。多数心衰患者心率变异差于健康人。
- 问:心衰患者死亡的主要原因是什么?
- 答:年幼儿可死于进行性心衰。室性心律失常是多数年长儿及成年心衰患者的死亡原因。其他致死原因包括感染和休克。
- 问:患者血压正常,但心脏科医生说有必要应用更多的 ACEI 药物。为什么?
- 答:血压是每次心搏时心肌必须克服的重力。尽可能降低血压(勿导致眩晕和晕厥)将减少心脏做功和心肌氧耗。降低体循环血压也可能减少 VSD、PDA 和主肺动脉窗的左向右分流量。

抽动障碍 Tics

Rebecca K. Lehman　张赟健 译 / 周水珍 审校

 基础知识

■ 描述

- 抽动障碍是突发性、反复性、刻板性、不自主性运动(如眨眼、做鬼脸)或发声(如清嗓子、吸鼻子)。抽动障碍可进一步分为简单性抽动(如吸鼻、喉中咕噜声)和复杂性抽动(如手势、跳动、模仿语言)。尽管抽动障碍每次发作有固定的表现,但其发作特点,如发作部位、频率、形式、复杂性及严重性等各方面存在变化。大部分患儿可短时间克制发作,部分患儿发作前伴有前驱感觉异常。抽动障碍可在入睡后缓解,但有些患儿可持续存在。

- DSM‐5 分类:
- Tourette 综合征(TS):存在≥2 种运动抽动以及≥1 种发声抽动,但不一定同时发生;首次发病后病程超过 1 年(与症状缓解期长短无关);起病年龄<18 岁。
- 持续性(慢性)运动性或发声抽动障碍:≥1 种运动抽动或发声抽动,但不同时存在;首次发病后病程超过 1 年;起病年龄<18 岁。
- 短暂性抽动障碍:≥1 种运动抽动和(或)发声抽动;首次发病后病程不超过 1 年;起病年龄<18 岁。
- 其他特定的抽动障碍:抽动导致明显的临床不适或异常,但尚未达到抽动障碍的诊断标准。必须指出不典型的特征,如"起病年龄超过 18 岁"。
- 未定型抽动障碍:患儿无上述特定的原因,且并非完全满足抽动条件(如尚无足够依据明确特定的诊断)。
- 如果存在器质性病因,则诊断为"其他特定的抽动障碍"。
- 儿童链球菌感染相关性自身免疫性神经精神疾病(PANDAS):这一有争议的概念于 1998 年首次被提出。事实上,一些患儿感染 A 组 β 溶血性链球菌(GABHS)可触发产生与基底节存在交叉反应的抗体,从而导致强

迫症状(OCD)和(或)抽动障碍。国家精神卫生研究所对 PANDAS 定义如下:

- 存在 OCD 症状和(或)抽动障碍。
- 青春前期发病。
- 突然暴发性发作伴戏剧性恶化或缓解进程。
- A 组 β 溶血性链球菌感染与颞叶症状及恶化相关。
- 症状恶化时伴神经功能异常(多动、舞蹈样动作、抽动)。
- 这些诊断标准不一定有助于鉴别 PANDAS 与抽动障碍。由于 GABHS 高感染率以及高无症状带菌率,明确 GABHS 感染与抽动症之间的关系比较困难。
- 有学者建议采用诊断标准限制较少的其他自身免疫性神经精神病命名,包括儿童急性发作性神经精神综合征(PANS)以及儿童急性神经精神症状(CANS)。

▪ 流行病学
- 所有种族人群均可发病。
- 男性发病率高于女性。
- 起病年龄多见于 5～7 岁。

患病率
- 学龄期儿童慢性抽动障碍以及 Tourette 综合征患病率分别为 3%～6% 以及 0.1%～1%。
- 20%～25% 儿童存在短暂性抽动障碍。

▪ 危险因素

遗传因素
抽动障碍可有阳性家族史,但尚未发现与抽动障碍或 Tourette 综合征相关的单基因突变。一级亲属有抽动障碍史的儿童患病率为普通儿童的 10 倍。

▪ 一般预防
抽动障碍不可被预防,但对患儿本身、家庭人员以及学校工作人员的教育可减轻抽动障碍的影响。积极治疗合并症可影响最终结果。

▪ 病理生理
抽动障碍以及 Tourette 综合征的病理生理机制尚未完全阐明,但可能与基底节多巴胺能神经递质功能失调有关,也发现与血清素、去甲肾上腺素以及乙酰胆碱系统功能失调有关。

▪ 病因
理论:环境以及内分泌激素异常触发遗传易感个体发生抽动障碍。

▪ 常见相关疾病
- 0～50% 慢性运动性抽动障碍或 Tourette 综合征患儿达到注意缺陷障碍(伴多动)(ADHD)诊断标准,并且 0～50% 患儿存在强迫症或相关特征。
- TS 患儿常伴发焦虑、学习困难、对立违抗性障碍、行为异常、冲动以及攻击行为。

诊断
抽动障碍主要靠临床诊断。体格检查以及辅助检查往往正常。

▪ 病史
- 既往以及目前抽动病史,包括起病年龄、形式、累及解剖部位、持续时间、发作次数、频率、复杂性、严重性以及加剧或缓解因素。
- 评估抽动症状对患儿的影响程度。
- 评估常见伴发疾病。
- 青春期前突发严重强迫症状(OCD)和(或)抽动障碍,应询问近期有无 A 组 β 溶血性链球菌感染。

▪ 体格检查
体格检查通常是正常的。体检时不一定正好抽动发作,因此病史非常重要。若患儿有有意重复发声或抽动发作,或家长可提供发作视频,则可与其他运动障碍疾病鉴别。

▪ 诊断检查与说明

实验室检查
临床怀疑链球菌感染相关性自身免疫性神经精神疾病的患儿不建议常规进行 A 组 β 溶血性链球菌检测。有咽炎表现的患儿应进行咽拭子培养。

诊断步骤与其他
诊断主要依靠病史,往往不需要诊断实验。心理量表评测主要用于共患病评估(如注意力缺陷多动障碍、严重强迫症状、学习障碍)。

▪ 鉴别诊断
- 简单抽动(眨眼、吸鼻、清嗓子)可被误诊为过敏症状,而复杂抽动可被误诊为有目的性的随意运动。
- 刻板运动为重复随意无目的性的节律性运动,运动形式及部位固定,不随时间变化。
- 舞蹈病为快速、随意、无目的性运动,常伴"舞蹈样"动作。与抽动不同,舞蹈病并非刻板性。
- 肌张力障碍特征为重复性、持续性肌肉收缩导致异常姿势及运动,常伴有躯体异常扭曲。肌张力障碍抽动可导致持续性姿势异常并与肌张力障碍鉴别困难,但前者常有前兆冲动。
- 肌阵挛是突发短暂、闪电样运动障碍。肌阵挛不可被抑制且不伴有前驱感觉异常。
- 自动症,可见于一些癫痫发作,与抽动障碍相似但自动症既无前驱感觉异常也不受自主控制。抽动症患儿脑电图正常,但惊厥发作患儿可能异常。
- 半侧面肌痉挛(HFS)是一种罕见疾病,表现为一侧面肌频繁不自地收缩。早期 HFS 病例难以与运动抽动鉴别,但 HFS 仅局限于一侧面部并且痉挛持续时间较长。

治疗
很多抽动并不影响患儿生活质量,因此不需要特殊治疗,对患儿及家庭进行健康教育即可。临床决策必须根据其共患病,并以最严重症状为首选靶向治疗。抽动的消长性质可干扰治疗,因此明确治疗疗效可能需要数周。

▪ 药物治疗
- 轻微抽动:不需要药物治疗。
- 中等至严重抽动:α₂ 受体激动剂或多巴胺拮抗剂可减轻抽动程度及频率。
- 伴严重强迫症状:选择性 5-羟色胺再摄取抑制剂可能有效。氟西汀、氟伏沙明以及舍曲林也同样有效。
- 伴注意力缺陷障碍(伴多动):α₂ 受体激动剂可缓解多动及冲动症状。如果症状持续或主要为注意力不集中可考虑加用兴奋剂。
- 儿童链球菌感染相关性自身免疫性神经精神疾病(PANDAS):没有足够的证据支持长期使用抗生素或免疫调节剂。

一线药物
- 可乐定与胍法辛为治疗抽动症的超说明书用药的一线药物,两者均可在急性期或缓解期使用。
- 可乐定:起始剂量睡前 0.05 mg。根据疗效或不良反应每周增加 0.05 mg,最大量每天 0.4 mg,均分为 3～4 次。现有片剂和贴剂两种剂型。
- 胍法辛:起始剂量睡前 0.5 mg。根据疗效或不良反应每周增加 0.5～1 mg,最大量每天 3 mg,均分为 2 次。
- 镇静与体位性低血压为起始常见不良反

应,可乐定较胍法辛更常见。

- 避免突然停药致反跳性高血压。

二线药物

- 抗精神病药为二线药物。所有抗精神病药常见不良反应为体重增加,但非典型抗精神病药物由于耐受性更好以及锥体外系不良反应较少而常被用作首选。
- 常用非典型抗精神病药物包括利培酮、阿立哌唑、齐拉西酮以及奥氮平。
- 典型抗精神病药物(氟哌啶醇、匹莫齐特)疗效好但伴有较严重的不良反应,因此仅用于难治性病例。常见不良反应:镇静、体重增加、代谢综合征以及溢乳。严重不良反应:锥体外系反应、抗精神病药物恶性症候群以及迟发性运动障碍。

注意

匹莫齐特由于代谢不佳可能增加 QT 间期延长及心律失常的风险,因此 FDA 推荐成人使用匹莫齐特剂量超过 4 mg 或儿童超过 0.05 mg/(kg·d)者均需进行 CYP2D6 基因分型。CYP2D6 基因分型为弱代谢者,使用匹莫齐特时不应于 14 天内过早加量。

■ **其他治疗**

一般措施

尚无证据表明改变生活方式或限制活动可影响抽动病程。

■ **其他疗法**

- 最近一项有关儿童与青少年 Tourette 综

合征与慢性抽动障碍的随机对照研究表明,包括认知训练、竞争反应训练、放松训练以及社会支持等的一系列综合行为干预,对抽动程度的改善比单独支持治疗或教育的疗效好。干预的效果与采用的不同疗法相关。

- 对局灶性运动或发声抽动者,尤其是肌张力障碍者,可对受累肌肉予肉毒杆菌毒素注射治疗。

■ **手术与其他治疗**

近来试验性研究资料表明,深部脑刺激可作为成人严重及难治性抽动症潜在的有效治疗方法。

后续治疗与护理

■ **饮食**

尚无证据表明饮食变化可改变抽动病程。

■ **患者教育**

抽动秽语综合征协会(www.tsa-usa.org)可提供重要的信息并有许多地方分会。

■ **预后**

抽动障碍虽然是常见病,但仅对少数患儿造成损害;最严重的时期在青春期前,大部分患儿到成人期时抽动部分或完全恢复。远期结局取决于伴发的合并症。

■ **并发症**

抽动障碍可导致情感精神障碍以及影响

社会适应能力。Tourette 综合征患儿由于复杂运动性抽动、强迫行为、冲动、注意力不集中以及其他因素导致的意外伤害较普通人群更常见。慢性、重复性以及强有力的抽动可导致肌肉骨骼问题(如颈椎关节炎、椎间盘突出症)或其他神经问题(如脊髓型颈椎病、继发于椎动脉夹层的卒中)。

疾病编码

ICD10

- F95.9 抽动障碍,未分类。
- F95.2 秽语症。
- F95.0 短暂性抽动障碍。

常见问题与解答

- 问:抽动障碍伴注意力缺陷多动症患儿是否可予兴奋性药物治疗?
- 答:虽然既往关注到兴奋性药物可能加重抽动,但尚无证据表明兴奋性药物可导致慢性抽动发作。另外,最近一些研究表明使用兴奋性药物治疗注意力缺陷障碍(伴多动)不仅不会加重抽动,反而可能改善抽动发作。
- 问:轻微抽动如果伴有挑逗行为是否需要治疗?
- 答:最好的办法是对患儿、家长及教师进行抽动症健康教育。可以教导孩子回应相关问题,比如"那仅仅是我抽动,我忍不住"。

出牙 teething

Karen R. Fratantoni · Anupama R. Tate 杜钰 译 / 陈红娟 审校

基础知识

■ **描述**

出牙是乳牙萌出的生理过程,也就是牙齿从牙槽骨内,突破牙龈,萌出到口腔内的过程。父母及监护人、内科医生、牙科医生经常把一些局部和全身的症状与出牙的过程相联系,如:做鬼脸及爱咬物、流口水、食欲改变、发热。

诊断

婴幼儿出现不适症状时可考虑出牙诊断

和评估:

- 仔细的病史询问和体格检查。
- 评估与出牙不相符合的症状和体征(体温超过 38.8 ℃,易激惹、腹泻),治疗可能的相关疾病。
- 如果排除了其他疾病,确认是出牙,那么应该给予父母及监护人相应的症状管理建议。

■ **病史**

出牙是正常的发育过程,在随访时可给予预先的指导。如果下列问题出现,那么应该考虑是否为其他疾病:

- 出牙是否发生在正常的年龄阶段?
- 第一颗牙齿在大约 6 个月的时候萌出,然而 1% 的孩子出第一颗牙齿发生在 4 个月之前,还有 1% 发生在 12 个月之后。
- 20 颗乳牙的完全萌出一般在 30 个月左右。
- 一般情况下,乳牙为成对萌出,下颌中切牙为最早萌出的牙齿。
- 规律:月龄－6＝平均牙齿数量(直到 24 个月)。
- 孩子有发热吗?
- 一般共识为体温 > 38.8 ℃,考虑为非出牙引起的。

一项前瞻性的纵向研究表明,轻微的鼓室温度升高(最高 36.8 ℉)和出牙存在相关性。

- 另外一项研究表明在 8 d 的出牙期会出现轻微的体温升高。

• 孩子有出现一个或多个出牙可能表现的症状吗?

- 父母一般认为的出牙症状为爱咬物、流涎、咬牙龈、易激惹、吮吸、易醒、摩擦耳朵、面部红疹、不爱吃固体食物。

- 一项前瞻性的研究表明,在牙齿萌出的前4天后3天如上症状出现的可能性增大,这8天被称为出牙的窗口期。

- 目前医学文献没有就出牙与如上轻微症状之间的关系达成共识。

• 孩子易激惹吗?

- 孩子易激惹并且很难被抚慰不应被视为出牙的症状。

注意

发热>38.8 ℃,易激惹、腹泻,不应视为出牙症状,应该仔细询问病史、体格检查,调查可能的病因,包括中耳炎、脑膜炎、严重的细菌或者病毒感染。

• 孩子睡眠规律是否改变?

- 出牙不会导致明显的睡眠紊乱。

- 孩子在6~12个月睡眠规律发生改变是很常见的事情,所以需要寻求更多的病史资料。

• 口腔内什么改变使父母认为孩子可能在出牙?

- 牙齿萌出前会出现牙龈肿胀。

- 萌出性囊肿表现为牙龈肿胀的同时伴有颜色改变,不需要治疗。

■ 鉴别诊断

• 感染性疾病:

- 导致疼痛和流涎的龈口炎。

- 导致疼痛、发热、易激惹和行为改变的病毒或者细菌性疾病。

• 导致唾液分泌增多的中毒。

• 口腔创伤或者灼伤。

• 正常的发育期习惯:流涎、摩擦牙龈、吮指符合典型的发育阶段。

■ 体格检查

• 通常检查没有相关发现。

• 牙龈肿胀和萌出性囊肿都是正常表现。

■ 诊断检查与说明

正在出牙的健康儿童没有实验室检查的阳性发现。

 治疗

■ 一般治疗

• 非药物治疗:

- 牙龈局部放置冷的或冰的物体产生血管收缩,降低炎症反应。

- 咬磨牙棒等物体可以通过向牙龈施加压力,从而减轻症状。

- 可用的物体包括磨牙棒、安抚奶嘴、冷汤匙、冰冻面包圈或者香蕉、冷毛巾。

○ 磨牙棒需要放置于冷藏室而不是冷冻室,因为温度太低会损伤塑料表面。

○ 不要使用 1998 年以前制造的磨牙棒,因为可能会含有邻苯二甲酸二异壬酯,这是一种塑化剂,具有毒性和可疑致癌性。

○ 不要把磨牙棒绑在孩子的脖子上,可能会导致窒息。

○ 不要把可能导致窒息的物体给孩子。

• 药物治疗:

- 如果有必要,可以应用对乙酰氨基酚(15 mg/kg,每4~6 h 口服一次)或者布洛芬(10 mg/kg,每6~8 h 口服一次)以减轻疼痛,但是不能全天使用,以避免掩盖发热症状。

- 非处方的萌牙辅助药物含有苯佐卡因,可能会导致高铁血红蛋白血症,所以不推荐。FDA 在 2011 年向公众发布了一个药品说明,提示此类药物可能存在致命的不良反应。

- 顺势治疗药物包括颠茄草、丁香油、橄榄油、茴香、绿洋葱、姜、香草、洋甘菊。根据孩子的体重来确定摄入的量,以避免可能的毒性。

- 过去使用现在不推荐的治疗包括酒精、蜂蜜、催吐药、泻药、牙龈切开术。

■ 转诊问题

• 孩子在 12 个月的时候应该建立牙科档案。

• 如果孩子在 15 个月的时候第一颗牙齿还没有萌出,那么应该考虑下列情形:无牙症、阻生牙、甲状腺功能低下、垂体功能减退、钙磷代谢紊乱、外胚层发育不良、戈谢病、骨硬化症、阿佩尔综合征、锁骨颅骨发育不全、唐氏综合征。

• 牙齿感染引起的萌出异常、多生牙、牙弓间隙缺乏、牙齿异位萌出,需要牙科就诊。

• 如果发现龋齿或者龋齿风险,也需要就诊。

• 新生儿牙松动有吸入风险,或者干扰母乳喂养,需要得到评估。

 疾病编码

ICD10

• K00.7 出牙综合征。

常见问题与解答

• 问:孩子什么时候需要去看牙医?

• 答:每一个孩子在 6 个月的时候应该接受初级保健医师的口腔健康检查,评估患龋齿或者其他口腔疾病的风险,对家长进行婴儿口腔健康宣教同时,评估是否需要氟化物补充剂。AAP 和 AAPD 推荐家长在孩子 1 岁建立牙科档案,如果存在患龋齿、创伤、牙齿色素沉淀,或者家族易患龋倾向,那么需要更早建立牙科档案。

• 问:怎样护理新萌出的牙齿?

• 答:家长应该早晚两次使用软毛和适合孩子年龄大小刷头的牙刷给孩子刷牙,以减少细菌增殖。不能含着奶瓶睡觉以减少低龄儿童龋齿的发生率。

• 问:吮指会影响孩子的牙齿吗?

• 答:婴儿常常吮吸拇指,但是如果持续到儿童早期,可能会造成咬殆紊乱。如果持续到 3 岁以后,那么牙科医生应该给家长提供解决方案帮助减少儿童吮指习惯。

• 问:什么症状的出现预示着牙齿将要萌出呢?

• 答:目前没有确切研究证据。

• 问:什么是诞生牙和新生期牙?

• 答:诞生牙是指婴儿出生时口腔内已有的牙齿,诞生牙一般是早萌的乳牙,也有的是多生牙。除非护理困难或者松动明显有吸入的风险,一般不予处理。新生期牙是指出生后 1 个月内萌出的牙齿,发生率约为 1:2 000。诞生牙和新生期牙通常是非病理性的,但是也有可能和某些综合征相关,如 Hallermann-Streiff 综合征、Ellis-van Creveld 综合征、颅面骨发育不全、先天性厚甲症、Pierre Robin 综合征、肾上腺综合征、Sotos 综合征。

川崎病 Kawasaki Disease

Rebecca Reindel · Stanford Shulman 何岚 译 / 刘芳 审校

 基础知识

■ 描述

• 川崎病(Kawasaki disease, KD)是一种儿童早期的中型血管炎,容易损伤冠状动脉,引起冠状动脉扩张、动脉瘤、血栓形成和狭窄。

• 没有诊断性检测,不完全性临床表现也较常见。及时的识别和治疗可以将冠状动脉损害的风险从 25% 降低到 5%。

■ 流行病学

• 全世界范围,日本高发。

• 每年的 12 月至次年 3 月为住院高峰。

• 76% 的 KD 患儿小于 5 岁。

发病率

• 美国 1997~2007 年住院数据显示 5 岁以下儿童的年发病率为(17.1~20.8)/10 万。

• KD 在男孩中更常见。2006 年,男孩的住院率为 24.2/10 万,高于女孩的 16.8/10 万。

• 亚洲及太平洋岛屿高发,日本的发生率最高:

- 美国不同的地理位置存在种族易感性差异,美国亚裔/太平洋岛小于 5 岁儿童发病率最高(30.3/10 万)。

- 黑人与西班牙裔儿童发病率高于白人儿童。

患病率

2006 年美国共报道了 5 523 例川崎病。

■ 危险因素

• 亚裔/太平洋岛民血统。

• 年龄小。

■ 遗传学

• 兄弟姐妹患 KD 风险高 10~30 倍。

• 全基因组连锁分析发现 *ITPKC* 基因的单核苷酸多态性与 KD 易感性有关。

■ 病理生理

• 广泛性血管炎,早期为中性粒细胞浸润,然后转变为淋巴细胞浸润,最后管腔内肌纤维母细胞增生。

• 少数病例可以造成内皮直至动脉外膜的破坏而导致动脉瘤和破裂。

■ 病因

• 病因不明。

• 以下提示感染可能为原因:

- 突发突止,没有反复。

- 群集和流行。

- 感染的年龄。

- 季节性。

- 在 KD 组织中发现寡克隆 IgA 浆细胞,与受累组织的胞质包涵体结合。

• 数据显示川崎病是由之前未被识别的、普遍存在的 RNA 病毒在免疫易感人群中引发的疾病:

- 没有证据支持以下多种推测的致病原:中毒性休克毒素、地毯清洁剂、逆转录病毒、冠状病毒、汞、EB 病毒/巨细胞病毒。

诊断

• 川崎病是一种临床诊断疾病。

• 目前的诊断标准:发热持续 5 天以上,具备以下 5 条里的 4 条临床表现,但不需要同时存在:

- 手足改变[手掌、足底红斑和(或)手足硬肿]。

- 多形红斑(通常会阴部早期出现脱皮)。

- 非渗出性双侧球结膜充血(边缘)。

- 黏膜改变(口唇和口咽黏膜发红,草莓舌,口唇皲裂/肿胀)。

- 单侧颈部淋巴结肿大(直径>1.5 cm)。

• 不完全性川崎病:

- 如果患者存在持续发热≥5 天和 2 或 3 条诊断标准,CRP≥3 和(或)血沉≥40,进行心超检查。如果患者存在 3 条以上实验室标准,按川崎病治疗。

- 不完全川崎的实验室支持诊断标准:白蛋白≥3,7 天后血小板≥450 000/μl,WBC≥15 000/μl,尿 WBC≥10/HP,贫血,ALT升高。

> **注意**
> 小婴儿川崎病临床表现常常很少,小婴儿持续性发热需高度怀疑川崎病。

■ 病史

• 高热常高于 39 ℃,可持续 3~4 周(平均 11 天)。

• 除了上述诊断标准外,也可见到以下表现:

- 易激惹。

- 腹痛、呕吐、腹泻。

- 拒绝活动或行走时疼痛。

- 食欲差。

■ 体格检查

• 肢端改变,表现为手掌、足底红斑和(或)手足硬肿:

- 发热后 2~3 周出现手足的膜状脱皮。

- 发热后 1~2 个月出现博氏线(指甲横向凹槽)。

• 多形性皮疹:

- 通常为弥漫性斑丘疹。

- 有时为会阴部红疹伴蜕皮。

- 亦可见多形红斑、红皮病、荨麻疹、猩红热样皮疹。

- 非小水疱或者大疱疹。

• 双侧球结膜充血:

- 球部,扩散至边缘。

- 无痛。

- 前色素层炎、虹膜睫状体炎可见。

• 黏膜改变:

- 口唇皲裂、红、肿。

- 草莓舌伴红斑,舌乳头突出。

- 峡、咽黏膜红斑。

> **注意**
> 当一个患者持续发热伴非化脓性淋巴结炎,足量抗生素治疗无效时,需考虑川崎病。

• 单侧颈部一个或多个淋巴结肿大直径>1.5 cm:

- 可能被误诊为细菌性淋巴结炎。

- 通常上面不伴有红斑。

- 是川崎病中最不常见表现。

• 其他临床表现:

- 心肌炎伴心动过速,奔马律,无害性血流杂音。

- 休克和低血压。

- 关节炎和关节痛(早期可以多个关节,后期多为负重关节)。

- 尿道炎,尿道口炎。

- 少见:暂时性听力丧失。

■ 诊断检查与说明

• 没有确定诊断的检查。

• 一些辅助实验室检查可以帮助诊断川崎病,且有助于确定不完全性川崎病。

实验室检查

ESR 和(或)CRP 升高。

> **注意**
> 血沉在应用 IVIG 后会人为升高,此时不能再用于诊断。

- 全血:
- 白细胞正常至升高伴左移。
- 贫血(正常细胞/正常色素)。
- 血小板通常在病程第一周正常,第 2～3 周升高,有时 >100 万/mm^3。
- 生化:
- 低蛋白血症。
- 低钠血症。
- 转氨酶和 GGT 升高。
- 高胆红素血症。
- 无菌性脑膜炎伴脑脊液细胞数增多。
- 无菌性脓尿。
- 滑膜液白细胞增多。
- 甘油三酯和 LDL 升高,HDL 低。

影像学检查

- 胸部 X 线片:
- 间质性肺炎。
- 超声心动图:
- 随时间推移出现冠状动脉瘤或冠状动脉扩张:
  ◦ 在儿童通过体表面积计算 Z 值来纠正变异。
  ◦ 大型动脉瘤存在栓塞和死亡的高风险。
- 心肌收缩力减弱。
- 二尖瓣或主动脉(少见)反流。
- 胸腔积液。
- 罕见,其他中型动脉的动脉瘤,包括髂动脉和腋动脉。
- 腹部超声:
- 胆囊水肿。

鉴别诊断

- 病毒感染:
- 麻疹,腺病毒,EB 病毒。
- 细菌感染:
- 猩红热。
- 链球菌或链球菌中毒性休克。
- 葡萄球菌烫伤样皮肤综合征。
- 螺旋体病。
- 落基山斑点热。
- 颈部淋巴结炎。
- 风湿性疾病:
- 幼年性特发性关节炎,特别是全身型。
- 药物反应:

- Stevens-Johnson 综合征。
- 汞高敏反应。

治疗

药物治疗

- IVIG 和阿司匹林联合治疗:
- 病程 10 天内给药可有效降低冠状动脉瘤发生。
- 病程 10 天后应用是否可以预防冠状动脉瘤不清楚,但对临床有益。
  - IVIG 剂量:2 g/kg 持续给药 10～12 h。
  - 阿司匹林剂量:80～100 mg/(kg·24 h) 口服,每 6 h 1 次,直到急性期反应物恢复正常和患者退烧,或者直到病程 14 天,减量至 3～5 mg/(kg·d)。
- 难治性川崎病的治疗:
- 5%～15% 的患者对首剂 IVIG 无反应。
- 70%～80% 的无反应患者对第二剂 IVIG 有反应。
- 对第二剂 IVIG 仍然无反应的患者,无足够证据给予一种推荐疗法,但再应用第三剂 IVIG、静滴皮质类固醇、英夫利昔单抗、环磷酰胺和甲氨蝶呤作为补救治疗均有报道。
- 皮质类固醇作为附加治疗:
- 初始联合皮质类固醇治疗在一组高风险的日本患儿中可降低冠脉病变发生率。
- 一些数据显示联合类固醇治疗 IVIG 耐药川崎病患者可降低冠状动脉病变风险。
- 尚未建立激素的最佳剂量、维持时间和剂型。
- 动脉瘤的抗血栓形成治疗:
- 抗血小板治疗或抗凝治疗根据动脉瘤的大小和长度咨询心脏科医生决定。

其他治疗

- 危及生命的动脉瘤手术治疗:
- 冠脉搭桥。
- 心脏移植(罕见)。

一般措施

- 快速诊断和治疗可以降低冠状动脉瘤风险。
- 发生动脉瘤患者出院后密切随访并监测。

住院事项

入院指征

持续发热和临床及实验室表现提示川崎病。

护理

- IVIG 使用期间监测生命体征。
- 患者教育。

出院指征

- IVIG 完成后 24 h 无发热。
- 临床症状改善。
- 出院前要完善心超检查并告知,如有指征给予补充治疗、监测并延长住院时间。

后续治疗与护理

随访推荐

- 小剂量阿司匹林直至出院后 2 周及 6～8 周复查心超均正常。
- 一些医疗中心在出院后 6～12 个月随访心超。
- 炎性反应指标和全血常规应随访至正常。
- 冠状动脉病变患儿需更经常随访和监测;建议观察呕吐、烦躁和心肌缺血的非特异性症状。

患者监测

- 无冠状动脉病变:完成心超检查后常规儿科护理。
- 6～8 周后恢复的短暂冠状动脉炎:小剂量阿司匹林服用至心超正常,每 3～5 年随访 1 次。
- 孤立的小型-中型(3～6 mm)冠状动脉瘤:小剂量阿司匹林服用直至每年心超随访恢复正常。每两年一次负荷实验或心肌灌注显像评估至 11 岁以上。如果出现狭窄或缺血建议造影检查。
- 一个或多个大型(>6 mm)或巨大(>8 mm)冠状动脉瘤、多个小型或复杂动脉瘤:长期抗血小板治疗或氯吡格雷治疗,联合华法林或皮下注射低分子肝素抗凝。每 6 个月复查心超和心电图,每年行负荷实验。诊断后 6～12 个月行造影检查,如果考虑心肌缺血则重复造影;避免剧烈运动,根据负荷实验结果另外限制活动量。
- 有狭窄或梗阻证据:紧急转心外科手术评估和溶栓治疗。

预后

- 动脉瘤的转归不完全清楚。造影显示动脉瘤消退后一些动脉腔的组织病理学改变仍持续存在。
- 小型动脉瘤比大型动脉瘤更容易恢复。
- 据报道 50%～67% 的血管瘤恢复(通过造影检查)。
- 1 岁以内患儿,远端梭形动脉瘤比囊状动脉瘤预后好。
- 巨大动脉瘤预后差:更易出现血栓形成和狭窄。

- 死亡原因多是血栓形成后心肌梗死。
- 远期心血管健康不清楚,即使没有动脉瘤形成。

■ 并发症

- 动脉瘤破裂(非常罕见)。

- 心肌梗死。
- 发病后数年冠状动脉狭窄。
- 极少数合并噬血细胞综合征。
- 复发率<1%,亚洲人群较高。

 疾病编码

ICD10

- M30.3 皮肤黏膜淋巴结综合征(川崎病)。

喘息 Wheezing

Samuel B. Goldfarb · Lee J. Brooks 祁媛媛 译 / 张晓波 审校

 基础知识

■ 描述

喘息是一种湍流通过阻塞的气道而产生的持续性声音。

- 通常被描述为高低音调不同的有音乐性的声音。
- 喘息是呼气相声响,喘鸣是吸气相。
- 喘息发生于胸腔内气道阻塞,而喘鸣是由胸腔外的气道阻塞而导致的。
- 如果在吸气和呼气相均听到,可能存在混合性阻塞或同时分别存在胸腔内外的气道损伤。

诊断

■ 鉴别诊断

胸腔外(通常导致喘鸣或鼾声而非喘息):
- 鼻部及鼻咽部:
- 急性:鼻甲水肿或分泌物、异物。
- 慢性:腺样体增大、鼻息肉、后鼻孔狭窄、面中部发育不全。
- 口咽:
- 急性:扁桃体周围脓肿,咽后壁脓肿,腭扁桃体炎。
- 慢性:腺样体和(或)扁桃体肥大、巨舌症、小下颌畸形。
- 喉咽部:
- 急性:急性鼻部、鼻咽部或口咽部阻塞。
- 慢性:后咽部张力低下、舌后坠、肥胖、肿瘤。
- 喉部:
- 急性:喉痉挛、喉气管支气管炎(哮吼)、会厌炎、异物(大而不规则的)。
- 慢性:喉软化、乳头状瘤、血管瘤、肉芽肿、先天性囊肿或喉蹼、喉囊肿。
- 声门:

- 急性:声带麻痹、声带炎症或息肉、心因性喘息。
- 慢性:声带矛盾运动(声带功能障碍)、心因性喘息、脑干压迫、迷走神经、舌咽神经、喉返神经损伤、乳头状瘤。
- 声门下及胸腔外气管:
- 急性:喉气管支气管炎(哮吼)、细菌感染、佝偻病、气管插管拔除后。
- 慢性:声门下狭窄(先天性或长期插管后)乳头状瘤。

胸腔内:
- 气管(外在压迫):
- 急性:少见。
- 慢性:
○ 血管性:血管环及吊带,异常肺动脉压迫。
○ 心脏:左主支气管压迫,喉返神经压迫"心声综合征"。
○ 前纵隔:淋巴瘤、胸腺瘤、畸胎瘤。
○ 中纵隔:淋巴瘤、淋巴结肿大(结核、真菌感染、结节病)。
○ 后纵隔:神经源性肿瘤、食管重复畸形或囊肿、支气管源性囊肿。
- 气管(管壁内损伤):
- 急性:少见。
- 慢性:气管软化。
○ 先天性:软骨缺损(威廉姆斯-坎贝尔综合征)、肌肉缺损(巨气管支气管征),气管食管瘘修补,外压及畸形,完全性气管环。
○ 获得性:慢性炎症(反复感染、胃食管反流、反复吸入),长时间正压通气,外源性压迫。
- 气管(管腔内损伤):
- 急性:异物吸入(不规则形状和细长的)、细菌性气管炎(慢性气管切开套管使用)。
- 慢性:气管肉芽肿、血管瘤、乳头状瘤、气管蹼。
- 支气管及细支气管:

- 急性:病毒性支气管炎、支气管肺炎、异物(小的、形状光滑的)、免疫缺陷(新生儿暂时性低丙种球蛋白血症最常见)、肉芽肿、肿瘤。
- 慢性:哮喘、支气管肺发育不良、气管软化、类癌、腺瘤。

■ 处置步骤

- 第一步:评估患者一般情况的严重度和呼吸窘迫的程度,并分类。
- 第二步:鉴别诊断。
- 第三步:开始适当的治疗。

■ 病史

- 问题:喘息的形式。
- 要点:
- 急性起病提示异物吸入或暴露后加重的哮喘。
- 慢性起病提示感染。
- 周期性再发性喘息提示哮喘。
- 夜间或清晨喘息或咳嗽可能存在胃食管反流、鼻窦炎,或常见卧室过敏原过敏。
- 饭后很快出现的喘息可能存在吞咽障碍、胃食管反流,或少见的如气管食管瘘。
- 哭吵时加重的喘息提示气管软化或支气管软化,或固定的气管腔内或腔外堵塞。
- 问题:喘息是否与劳累有关?
- 要点:提示运动诱发的哮喘。
- 问题:再发或慢性症状伴随多长急性发作?
- 要点:
- 反复的急性发作,发作间期正常,提示哮喘、囊性纤维化、纤毛运动障碍及支气管肺发育不良。
- 慢性或持续性的喘息在固定解剖畸形时更常见。
- 问题:常见触发因素?
- 要点:可能为
- 烟雾

- 灰尘。
- 动物毛屑。
- 湿度或温度改变。
- 季节变化(花粉、草、霉菌)。
- 运动。
- 感染(常为病毒)。
- 各种炎症。
- 饮食(吸入、胃食管反流、食管气管瘘)。
- 问题:家族史?
- 要点:喘息、哮喘、过敏性鼻炎或过敏的家族史提示哮喘的诊断。
- 问题:首次喘息发作前有窒息发作病史?
- 要点:提示异物吸入。

■ 体格检查

- 发现:患者的呼吸困难程度?
- 要点:
- 呼吸急促。
- 辅助呼吸肌做功:肋间肌、胸锁乳突肌和腹部肌肉做功提示呼气做功增加以克服气道阻塞。
- 鼻扇:随着吸气困难的增加,鼻孔将扩张以减少气流阻力。
- 发现:听诊:评估气流、附加音、吸呼比。喘息弥散还是固定?
- 要点:
- 通气:通气减少比喘息更严重,与通气的总量直接相关。通气下降时,喘息可能听不到。
- 吸气呼气比:胸内气道阻塞增加,呼出所需的时间增加,因为在呼气时气道内径缩小更明显。正常的比例是1:3。
- 局限性喘息可能提示异物。
- 发现:是否有鼻皱褶,过敏性敬礼征(如用手掌摩擦鼻子)、过敏性皮炎、沼泽鼻甲、鼻后有清分泌物、过敏性眼晕或丹妮线?
- 要点:提示过敏性鼻炎或过敏性疾病包括哮喘。
- 发现:患者首次、持续或典型发作?
- 要点:所有不是哮喘的喘息;尽管大多数的发作为病毒感染或哮喘,临床医师需注意其他的诊断。
- 发现:哮喘的3R?
- 要点:
- 再发性:症状可多次再发,在发作间期完全缓解。
- 反应性:症状可由暴露触发(极端温度、烟雾、灰尘、潮湿或干燥的空气、芳香物质等)。
- 可逆性:症状可通过支气管扩张剂治疗改善。

■ 诊断检查与说明

- 检查:支气管扩张剂反应。
- 要点:
- 支气管扩张剂应用后改善,提示可逆的过程如哮喘。
- 支气管扩张剂可能会使气道壁硬度异常的疾病,如支气管软化或气管软化的喘息加重。
- 在一些情况如气道异物、严重炎症(哮喘持续状态)或气道重塑导致的固定的气道阻塞时,支气管扩张剂应用无改变。
- 检查:肺功能检测(肺通气功能)。
- 要点:
- 肺通气功能仍是肺功能最标准和有用的检查。
- >6岁儿童的规范数据已被很好地描述。
- 肺通气功能正常不能排除哮喘。
- 乙酰甲胆碱激发试验是一项来评估哮喘的激发试验。
- 肺通气功能运动试验用来评估运动诱发的哮喘。
- 检查:脉搏氧饱和度检测。
- 要点:脉搏氧饱和度检测是喘息患者中重度呼吸困难的一项不敏感检测,但在严重异常时,氧合可<92%。
- 检查:动脉血气。
- 要点:
- 动脉血气提供了氧合(PaO_2)和通气($PaCO_2$)的直接检测,有助于评估严重度。
- 一个气促患者($PaCO_2$应该降低)血气$PaCO_2$正常或正常高值可能是即将呼吸衰竭的征象之一。

实验室检查

- 检查:微生物检测。
- 要点:
- 痰细菌培养阳性有助于指导抗生素治疗。革兰氏染色显示血小板或多核淋巴细胞增多及一个优势菌种有助于从多种正常菌群区分潜在可能的致病微生物。
- 阳性呼吸道病毒筛查或培养(通常在12 h内)可以防止不需要的抗生素治疗,并有助于预测疾病。
- 检查:结核皮肤试验。
- 要点:结核纯化蛋白衍生物试验。在接种BCG疫苗的患者可能会出现假阳性。在免疫受抑的患者可能会出现假阴性。
- 检查:全血细胞计数包括嗜酸性细胞计数、免疫球蛋白定量、IgE、补体、HIV检测,皮肤过敏测试。

- 要点:筛查免疫缺陷,过敏。

影像学

- 胸片(后前位和侧位):
- 在新发喘息或肺部体检不对称的患者中强烈建议检查。
- 可以显示提示气道阻塞的表现(过度通气、肺透亮度增加、横膈压低)。
- 右侧或左侧卧位片显示通气不均,提示在空气潴留部位存在异物或其他阻塞性损伤。

 治疗

■ 其他治疗

一般措施

- 支气管扩张剂试验性治疗(如沙丁胺醇),可能对可逆性气道阻塞如哮喘有治疗和诊断的作用。
- 对哮喘急性发作:口服或静脉糖皮质激素。
- 异丙托溴铵可能会有助于减少气道分泌物,减轻气道阻塞,但FDA不推荐用于治疗哮喘。可能对气道软化有作用,同氯贝胆碱。
- 吸入糖皮质激素,白三烯受体拮抗剂,较少用的甲基黄嘌呤(氨茶碱和茶碱)等可用来作为维持治疗的药物。
- 怀疑肺炎的患者需应用抗生素。
- 在急诊室,肾上腺素、特布他林和硫酸镁可与支持治疗如氧疗等同时应用。

> **注意**
>
> 提示呼吸系统急症的因素:
> - 轻中度呼吸困难的表现:气促,肋间肌和胸骨上窝吸凹,鼻扇,点头,耸肩呼吸,腹式呼吸,肋骨下凹陷(在婴儿可能是正常的,尤其是在快动眼睡眠时)。
> - 即将发生呼吸衰竭的表现:发绀,疲劳,无法说大于1~2个字的句子,精神状态改变(如意识模糊、激惹),呼吸做功降低,通气不足(气流减弱),听诊无哮鸣音,在呼吸急促或呼吸窘迫时$PaCO_2$正常偏高或升高。
> - 决定哪些患者需要辅助通气(如面罩通气,经鼻无创通气或气管插管)。
> - 对积极的支气管扩张治疗无反应,无哮喘或反复喘息病史,或双相的异常听诊音等应立即怀疑有无固定的损伤。

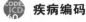 疾病编码

ICD10

- R06.2 喘息。

常见问题与解答

•问:反复喘息到学龄期缓解的比例有多少?

•答:>40%的3岁前喘息≥1次的儿童到6岁会缓解。

•问:第一次喘息的儿童是否应常规进行胸片检测?

•答:对一个新发的非对称的喘息,应进行胸片检查,胸片对于对称性喘息的儿童作用不大,应谨慎检查。

唇腭裂 Cleft Lip and Palate

Oksana A. Jackson · Jesse A. Taylor 万柔 译/郑珊 审校

基础知识

■ 描述

•唇裂
-上唇缺损,包括红色、皮肤、肌肉和黏膜以及下方牙龈和骨骼缺损。
-可以单侧或双侧。
-完全性裂口延伸到鼻。不完全裂口有完整的组织桥在口腔和鼻腔之间。

•腭裂
-可以累及牙龈、硬腭和(或)软腭。
-表现为看得见的口腔上腭分成两半,累及黏膜、肌肉,常常包含硬腭骨骼。
-黏膜下腭裂有完整的黏膜,但是其下的肌肉和骨骼至少会部分分离。

■ 流行病学

发病率

•无论有没有合并腭裂的唇裂的发病率是大约1/700出生婴儿。

•无论有没有合并腭裂的唇裂如果父母的年龄>30岁(尤其是父亲)时,随着年龄增加其发病率增加。有些发生在社会经济水平低的情况,所以认为本病与营养不足有关。

患病率

•种族异质性在唇腭裂中有记录(亚洲人为2.1/1 000出生婴儿,白人为1/1 000出生婴儿,黑人为0.41/1 000出生婴儿)。

•独立性腭裂发生在各种族中,1/2 000出生婴儿。

•性别异质性在白人中有记录[男性与女性比例:无论有没有合并腭裂的唇裂为(1.5~2)∶1,只有腭裂为0.7∶1]。

基因遗传

•1/3的唇裂和(或)腭裂的患者有阳性家族史。无论有没有合并腭裂的唇裂,有阳性家族史者比单独腭裂者高出2倍。

•如果一级亲属有唇裂,无论有没有合并腭裂的唇裂再次出现的风险是4%,如果有两个一级家属受影响,则风险是9%。

•某些包含唇腭裂的明确的畸形模式可能是由于致畸物质暴露造成的,但是单纯唇腭裂和致畸无暴露的关系证据几乎没有。

-例外包括苯妥英(在妊娠期使用,唇裂的发病率会高10倍)和异维A酸(大约26的相对危险度会有先天性畸形,包括腭裂)。

•唇裂的发病率在母亲妊娠期吸烟的婴儿中比母亲不吸烟的婴儿高2倍。

■ 病理生理

•分裂区域肌肉纤维萎缩和无规则。

•组织生化和肌电图检查发现,在分裂区域会发生线粒体异常。

■ 病因

•唇裂可能是内侧鼻和上颌角在子宫中联合失败或者可能是缺乏足够的间质细胞刺激,导致降解和分隔。

•腭裂由腭突没有融合导致。

•出生前的饮食补充剂,如叶酸和维生素B_6可以降低唇腭裂的发病率,并且还降低神经管缺陷。

•双侧唇裂和86%的腭裂病例有关。单侧唇裂和68%的腭裂病例有关。

•唇腭裂在左侧更常见,男孩中更多见。

■ 常见相关疾病

•大部分分裂都没有症状,可能是多因素造成的或者主要单基因位点突变的结果。

•超过400中基因综合征和面部裂有关。

•独立继发性腭裂的患者中,和染色体22q11.2微删除的综合征有关,且是最常见的综合征诊断。

-染色体22q11.2微删除的综合征包括皮埃尔·罗班综合征、先天性胸腺发育不全和腭心面综合征。

-遗传是常染色体显性的,但是有大量表型表达不同,包括面部畸形、发育迟缓、心血管异常、免疫系统异常、腭裂和腭咽功能异常。

•下一个最常见的和腭裂相关的综合征是进行性结缔组织病(Stickler综合征)。

-常染色体显性遗传,腭裂、内眦赘皮、扁平面容、关节反射增强、严重的近视、虹膜脱落和青光眼。

-是2型胶原基因(染色体12q)突变导致的。

•最常见的和唇腭裂相关的综合征是Van der Woude综合征(常染色体显性、低位唇凹、IRF6突变,1q32)。

•其他基因性综合征和唇裂和(或)腭裂有关的有:

-CHARGE综合征[眼缺损、心脏病、漏斗闭锁、生长和(或)发育障碍、生殖系统和(或)泌尿系统异常以及耳畸形和耳聋]是常染色体显性遗传,大部分患者有CHD7微删除或突变。

-EEC综合征(缺指畸形——外胚层发育异常、分裂)和p63基因突变有关。

-史-李-欧综合征(胆固醇合成障碍,DHCR7基因突变,7q34)。

-皮埃尔·罗班综合征常常是和宽大U形腭裂有关的疾病。

◦特征是小下颌、后移位置的舌和随后的上呼吸道梗阻。

◦可能发生在无论有没有基因性综合征的婴儿中(Stickler综合征最常见)。

诊断

■ 病史

•产前暴露于乙醇、烟草、苯妥英和异维A酸的情况。

•唇腭裂家族史。

•一级亲属有语言困难。

■ 体格检查

•不完全或完全的唇腭裂、牙槽和软硬腭裂

或悬雍垂裂。软腭和悬雍垂裂常常是中线的,而唇、牙槽和硬腭裂往往是单侧或双侧的。

- 裂成两半的唇或后硬腭的骨切迹可能是黏膜下裂。
- 小下颌和后位舌可能是气道阻塞的风险(皮埃尔·罗班综合征)。
- 寻找面部、心脏和四肢相关畸形,可能会发现综合征。
- 窍门
 - 检查患者的腭,将他的头放在检查者的大腿上,使用压舌板和手电筒。
 - 触诊后方硬腭,有可能会有骨分裂。
 - 触诊牙龈和下颌,有可能在鼻部有分裂。

■ 诊断检查与说明
- 听力检查。
- 完整的眼科检查,检查近视、青光眼和视网膜脱落,排除 Stickler 综合征。
- 当喂养的时候或者仰卧的时候检查脉搏氧饱和度。
- 多导睡眠描记法来鉴别阻塞性呼吸停止。血浆上升的 7-脱氢胆固醇和下降的胆固醇来排除史-李-欧综合征。
- 核型检查排除特异性基因性异常。
- 原位杂交荧光染色排除染色体 22q11.2 删除。
- 如有需要,进行心脏、肾脏超声和内分泌实验室检查。

影像学检查
- 产前超声诊断唇裂是可靠的,但对于腭裂是不可靠的。3-D超声改善了产前诊断的可靠性。
- 胎儿 MRI 检查提供了出色的软腭形态,当超声检查不确定的时候可用于诊断,或者能够更好地描绘裂的严重程度。
- 出生后,在分离性唇腭裂的患者中,不需要额外的影像学检查。

治疗

■ 一般措施
气道治疗
- 如果舌导致气道阻塞,用俯卧的姿势。
- 如果气道梗阻持续,进行整形外科和耳鼻喉科会诊。

牙齿正畸
术前牙齿正畸包括封闭装置来帮助喂食和说话、鼻牙槽突矫正器和唇胶带来缩小分

裂并且在唇修复前重塑鼻,骨骼重塑前扩张腭部,传统正畸包括牙套、下颌器械、义齿、牙托和下颌和(或)下颚牵来拉长中部或下部脸部。

■ 手术与其他治疗
- 新生儿时期严重的气道梗阻必须采用仰卧姿势,可能需要做舌-唇黏合、口腔上壁肌肉切割、下颌牵引或气管造口。
- 唇腭裂较宽的患者在 2~3 个月龄的时候,可以从鼻-腭-牙槽骨矫形或初步唇粘连得到好处。完全唇修补的时机从 2~6 个月不同。
- 腭修补大部分在＜1 岁的时候进行,可以降低说话和语言困难的程度。
- 中耳炎在腭裂中更常见,双侧鼓膜切开术置管可以在裂修补的时候插入。
- 继发性畸形修复包括如下:
 - 唇瘢痕修复。
 - 鼻部裂开畸形修复(新生儿直到成年)。
 - 牙槽骨种植(往往是当永久的虎牙突出的时候,6~10 岁)。
 - 咽成形术针对软腭咽部不完整(儿童到青少年)。
 - 腭瘘关闭。
 - 严重下颌畸形进行正颌手术(在面部生长停止以后)。

入院指征
新生儿中气道梗阻或严重喂养困难。

出院指征
- 气道情况稳定。
- 耐受喂养。

后续治疗与护理

■ 随访推荐
一直从婴儿期到青少年期,多学科团队进行常规随访:
- 儿科医师。
- 整形外科医师。
- 语言病理学专家。
- 正畸专家。
- 儿科口腔医师。
- 耳鼻喉科医师。
- 口腔外科医师。
- 心理专家。
- 社工。
- 人类学家(面部生长学专家)。
- 基因学专家。
- 支持小组。

■ 饮食事项
- 由于不能产生吞咽时必需的有效口腔内负压,唇腭裂的患者可能有严重的喂养问题。
- 开口增大的或对半切的早产儿奶嘴或者软塑料挤压奶瓶,可以辅助乳汁流出。
- 专门为唇腭裂患儿设计的奶瓶和奶嘴在市面上可以买到。
- 如果体重增长困难则必须要鼻胃管喂食。

■ 预后
非常好。大部分患儿生长发育正常。长期多学科随访和父母的支持护理对于理想的预后很关键。

■ 并发症
- 气道梗阻和喂养异常,常常和皮埃尔·罗班综合征有关。
- 慢性中耳炎。
- 说话困难,包括鼻音过多和错误发声。
- 相关畸形:大约 1/3 的腭裂患者有其他畸形,而单纯独立性腭裂是最常见的模式。中枢神经系统、心脏和泌尿道畸形以及畸形足和唇腭裂常常相关。
- 潜在问题。
 - 说话的时候有鼻音和鼻腔气体排放往往是有腭咽部不完全或腭瘘。8％～30％的患者可能需要在初次腭修补后进行额外腭或咽部手术。
 - 多次耳部感染可能需要长期使用鼓膜切开置管来预防听力障碍。听力图需要常规检查。
 - 说话和语言发育迟滞,可能需要详细评估、早期干预和语言治疗。
 - 长牙困难、咬殆问题、牙龈炎和牙列拥挤。
 - 学习能力障碍在唇腭裂的小孩中多见。
 - 行为障碍、心理社会调节障碍。
 - 大约 25％的受累个体会有下颌发育不良表现,需要进行下颌手术来纠正咬殆异常。

注意
- 在皮埃尔·罗班综合征的患者中,没有诊断出气道梗阻是很危险的,可以导致生长障碍或更严重的情况下,死亡。
- 如果不能诊断出相关其他的异常,则会漏掉相关综合征和基因异常。
- 黏膜下腭裂很容易被漏诊,直到患儿长大后,说话的时候鼻音重才发现。

醇类中毒 Toxic Alcohols　　　　　　Richard Loffhagen · Robert J. Hoffman　毛鹏亮 译 / 陆国平 审校

 疾病编码

ICD10

- Q37.9 未特指的腭裂伴单侧唇裂。
- Q36.9 单侧唇裂。
- Q35.9 未特指的腭裂。

常见问题与解答

- 问:手术后会有瘢痕吗?
- 答:所有唇裂修补术都会有一些永恒的瘢痕,可能会发生不对称,可以通过额外唇瘢痕修补或鼻部手术改善。
- 问:手术的目标是什么?
- 答:目标是唇形成术,使得口唇不受人不合理的注意。
- 问:手术最难的部分是什么?
- 答:由于软骨和皮肤轮廓的不对称,鼻部往往是最难修补的部分。
- 问:我的孩子能清楚地说话吗?
- 答:大部分儿童可以实现腭咽部最终完整并且说话正常,但是很多需要辅助语言治疗来达到目标。
- 问:腭裂会遗传吗?
- 答:
- 没有症状的唇裂,不论有没有合并腭裂:
  - 如果父母都没有唇腭裂,第二个孩子有唇腭裂的风险是4%。
  - 孩子的孩子有唇腭裂的风险是4%。
- 如果父母有两个唇腭裂的孩子,但是父母双方都正常,第三个孩子有唇腭裂的风险是9%。
- 如果父母有一方有唇腭裂,第二个孩子有唇腭裂的风险是17%。
- 没有症状的单纯腭裂
  - 如果父母没有唇腭裂,第二个孩子有唇腭裂的风险是2%。
  - 孩子的孩子有唇腭裂的风险是3%。
  - 如果父母有两个有唇腭裂的孩子,但是父母双方都正常,第三个孩子患病的风险是1%。
  - 如果父母有一方有唇腭裂,则第二个孩子患病的风险是15%。

基础知识

描述

- 这里讨论的有毒醇类包括乙二醇、异丙醇及甲醇。
- 乙二醇是一种有甜味、无臭、无色的液体,通常用作汽车防冻剂溶液以及用于其他用途。
- 异丙醇除用作外用酒精外,也用于液体肥皂和其他用途。
- 甲醇是在挡风玻璃清洗液、固体酒精等产品使用的木醇。

一般预防

毒药手册中给父母预防毒药的建议是防止有毒醇类暴露于孩子。

危险因素

婴儿或幼儿可经皮肤渗透吸收而中毒。

病理生理

所有的有毒醇类均具有麻醉的直接效用。更重要的是,乙二醇和甲醇的有毒代谢副产物可导致严重的发病率或死亡率。
- 有毒醇类均可产生精神状态改变或类似于酒精性昏迷的表现。中枢抑制可能会导致需要呼吸机支持的呼吸抑制。
- 乙二醇代谢成草酸和羟基乙酸,最终形成草酸盐晶体,其沉积于肾小管进而可引起肾衰竭。
- 甲醇代谢生成甲醛、甲酸,这可能会损伤视网膜而引起视力损害或失明。
- 乙二醇和甲醇转化为其毒性代谢物的过程可通过与任一甲吡唑或乙醇竞争性抑制醇脱氢酶来防止。
- 可通过抑制醇脱氢酶来治疗乙二醇和甲醇中毒。
- 异丙醇可代谢生成丙酮。
- 很少发生异丙醇吸入性中毒。

诊断

症状和体征

- 暴露后可有醉酒表现。
- 异丙醇可能会引起严重的胃肠道刺激或出血。

病史

- 典型表现,多有接触史;
- 如无明确接触史,阴离子渗透相关的代谢酸中毒可提示有毒醇类暴露。

体格检查

- 心动过速和低血压是最常见的体征。
- 气促等过度呼吸表现往往伴随代谢酸中毒。

- 心血管系统可表现为低血钙性 QT 间期延长和心肌炎。
- 神经系统异常可能包括共济失调、中枢神经系统抑制性昏迷、构音障碍、局灶性神经系统改变、反射减弱、肌张力降低、眼球震颤或惊厥发作。
- 胃肠道反应可能有胃炎性呕吐,呕血,腹痛或胰腺炎。
- 眼科方面可见视力模糊、复视、视野障碍或眼球震颤。
- 视野受限,充血性视神经盘视网膜水肿,暂时或永久性失明可因暴露于甲醇所致。
- 乙二醇常可致血尿,肾功能不全或肾功能衰竭。
- 乙二醇或甲醇所产生的酸碱和电解质失衡包括低血钾、低血钙、低血镁和阴离子间隙增大的代谢性酸中毒。
- 异丙醇摄入可导致丙酮血症。
- 低糖血症可与乙醇疗法等有毒醇类暴露相关。
- 异丙醇吸入或任何有毒的醇类摄入均可出现呼吸道刺激和呼吸抑制。

诊断检查与说明

- 检测血清电解质、BUN、肌酐和血糖水平:
- 代谢过程中,乙二醇或甲醇可增加阴离子间隙增大的代谢性酸中毒风险。
- 上述情况早期不明显。

- 阴离子间隙增大的代谢性酸中毒支持异丙醇和甲醇中毒诊断。
- 酸血症提示甲吡唑和乙醇中毒,同时也作为血液透析的一个潜在指标。
- 甲吡唑中毒的治疗不应拖延,以免其进展。
- 异丙醇不会导致阴离子间隙增大的代谢性酸中毒。
- 应用血气分析评价任何存在低碳酸氢盐血症患者的代谢性酸中毒情况:
- 可通过血气分析进行初始筛查。
- 发生酸血症后需每1~2 h复查血气分析。
- 检测血清乙二醇,异丙醇及甲醇水平:
- 乙二醇或甲醇水平高于20 mg/dl,表明甲吡唑或乙醇摄入。
- 乙二醇或甲醇水平高于50 mg/dl为血透指征。
- 血清钙离子浓度有助于诊断异丙醇中毒。
- 尿液显微镜检用于乙二醇暴露:
- 草酸盐晶体存在可证实乙二醇中毒。
- 缺乏晶体不能排除其中毒可能。
- 尿液荧光显像多不可靠,缺乏敏感性和特异性。
- 可有假性肌酐升高。
- 乙二醇或异丙醇暴露可存在蛋白尿和血尿。
- 如不能快速完成实验室定量,可通过渗透压预测血清乙二醇、异丙醇或甲醇水平。
- 血清醇类水平应同时被检测,以定量其对渗透压差的作用。
- 高渗透压差不能用于排除醇类中毒。
- 高渗透压差仅提示非测量溶质的存在,如乙醇、乙二醇、异丙醇或甲醇。
- 渗透压差的存在不能排除有毒醇类暴露的可能。
- 渗透压差的计算如下:渗透压差=血清渗透压的理论值-测量值
- 测量值由实验测定获得。
- 理论值计算公式如下:$2 \times (Na$ [单位:mEq/L])$+(BUN$ [单位:mg/dl]$/2.8)+$（葡萄糖 [单位:mg/dl]$/18)$。
- 正常渗透压差低于15 mEq/L。
- 任何高渗透压差患者均应考虑有毒醇类暴露可能。
- 除此之外,可通过心电图筛查心电传导异常,通过血清对乙酰氨基酚和水杨酸含量推测患者故意摄入或自我伤害的意图。
- 适当应用排除鉴别诊断的检测也是必要的。

■ 鉴别诊断

药品和疾病均可导致试验数据异常,如丙酮、二甘醇、乙醇、铁、异烟肼、乳酸酸中毒、甘露醇、甲醇、丙二醇、肾功能衰竭、水杨酸盐、甲苯和各种形式的酮病。

影像学检查

脑病除外的神经影像学检查很少有阳性结果。

治疗

■ 初始治疗

- 快速评估气道、呼吸、循环、血糖,以及心电图检测至关重要,即A、B、C、D、E五步法。
- 建议咨询医学毒理学家或毒物中心。

一般措施

支持治疗是最重要的基本原则。此类疾病需密切监护,以及时发现新的问题。
- 摄入1 h内,可尝试通过胃管清除胃内容物。
- 对于乙二醇或甲醇的处理应注意纠正酸碱平衡,并预防器官损害。
- 以下情况应考虑血液透析:
- 任何由乙二醇或甲醇引起的严重代谢性酸中毒患者。
- 任何存在终末器官损害证据,特别是代谢性酸中毒的患者。
- 任何由异丙醇中毒而产生的严重低血压或威胁生命的患儿。

护理
- 防止"醉"后跌倒。
- 治疗期间警惕低血糖发生。

静脉输液
- 用以维持血压。
- 不能口服时必须静脉输注。
- 输液有助于预防尿液草酸钙结晶。
- 如发生横纹肌溶解症,输液可预防肾损伤。
- 8.4%的碳酸氢钠可用于拮抗酸中毒,但需通过有效的中央静脉通路。

■ 药物治疗

- 乙二醇或甲醇中毒时(不包括异丙醇),甲吡唑或乙醇均可用于竞争性抑制醇脱氢酶。
- 甲吡唑更具优势,因为乙醇有很多严重的副作用。
- 甲吡唑或乙醇应用适应证如下:
- 血清乙二醇或甲醇水平高于20 mg/dl。
- 可检测出乙二醇或甲醇的代谢性酸中毒患者。

- 甲吡唑或乙醇会延长乙二醇和甲醇的半衰期:
- 未经治疗时,乙二醇半衰期为3~4 h,甲醇为14~20 h。
- 治疗后,乙二醇半衰期为12 h,甲醇为30~50 h。
- 一些医师认为必要的治疗超过数天时,可考虑血液透析。据报道,成功应用甲吡唑可避免血液透析。
- 存在药物过敏反应为甲吡唑应用禁忌。
- 在亚洲人中应慎用乙醇,因为醛脱氢酶缺乏可能会导致严重的疾病和低血压。
- 甲吡唑的负荷剂量为每次15 mg/kg,IV。
- 初始维持剂量10 mg/kg,q12 h,共4次;因甲吡唑诱导自身代谢,随后维持剂量增至15 mg/kg,q12 h。
- 每剂稀释于生理盐水或D5W(5%葡萄糖水溶液,<25 mg/ml),输注时间>30 min。
- 每次透析后,均应以负荷剂量重新给药。
- 推荐乙醇用D5W稀释为10%溶液,这需要大量水。
- 10%乙醇负荷剂量10 ml/kg(最大200 ml),输注时间>1 h。
- 10%乙醇维持剂量1~2 ml/kg。
- 乙醇目标血药浓度100~125 mg/dl。
- 治疗过程中应每小时监测一次患者血清乙醇和血糖水平。
- 如果不能建立静脉输液,患者适用于或意愿口服乙醇时,可口服给药。这在青少年中是可行的。
- 辅助治疗,如叶酸或亚叶酸针对甲醇,硫胺素和吡哆醇针对乙二醇:
- 这一过程持续至不能检测到甲醇或乙醇的水平。
- 叶酸和四氢叶酸(亚叶酸)可加速清除因甲醇暴露生成的甲酸。
- 亚叶酸1~2 mg/kg q6 h静脉输注。
- 吡哆醇和硫胺素加速清除乙二醇代谢物。

■ 随访推荐

- 检测不到乙二醇或甲醇水平,以及不存在代谢性酸中毒的无症状者可予出院。
- 未获得血药水平的异丙醇和甲醇暴露者应留观12~24 h,并监测代谢性酸中毒等其他症状的发生。
- 在医院,患者乙二醇或甲醇水平低于20 mg/dl,不存在阴离子间隙及代谢性酸中毒情况,具有稳定的肾功能和视力,可予出院。
- 异丙醇接触者如无症状或仅有轻度症状

时,观察 4～6 h 可予出院。

入院指征

• 任何需要甲吡唑、乙醇或血液透析治疗的患者。
• 任何存在肾功能损害、视力障碍或其他器官影响的患者。
• 任何疑似摄入乙二醇或甲醇,且血药浓度不明的患者。

出院指征

• 接受甲吡唑、乙醇或血液透析治疗的患者,在出院前 12～24 h 必须达到药物和代谢稳定。
• 乙二醇或甲醇暴露者,如 24 h 内未出现症状或代谢紊乱的可予出院。

 后续治疗与护理

■ **预后**

• 乙二醇和甲醇中毒者其预后取决于毒性的代谢水平以及是否妥善处理。
• 及时充分给予甲吡唑,乙醇,或血液透析治疗至关重要。
• 异丙醇暴露者其预后取决于中毒的程度和支持治疗的充分性。

■ **并发症**

可并发失明,昏迷,肝损伤,高血压或低血压,心肌炎,暂时或永久的神经损伤,胰腺炎,肾功能衰竭,呼吸抑制,横纹肌溶解症,癫痫发作等。

患者监测

有症状的乙二醇或甲醇暴露可予重症监护室留观。

疾病编码

ICD10

• T52.8X1A 有毒溶剂毒性效应,意外,初发。
• T51.2X1A 2‐丙醇毒性效应,意外,初发。
• T51.1X1A 甲醇毒性效应,意外,初发。

卒中 Stroke

Melissa G. Chung • Warren Lo 　王新华 译 / 周渊峰 审校

 基础知识

■ **描述**

• 急性神经系统损害,存在与血管分布区相关的神经损害的客观证据(比如影像学和病理表现),临床症状持续 24 h 或更长时间。卒中可以是缺血性的,由于动脉血流减少[急性缺血性卒中(AIS)]、静脉血栓形成[大脑静脉窦血栓形成(CVST)];或者出血性的。急性神经功能障碍持续小于 24 h,或没有脑损害的客观证据,称为短暂性脑缺血发作(TIA)。急性神经功能障碍持续小于 24 h 但伴有 MRI 弥散改变的,称为缺血性卒中。急性的轻微偏瘫、感觉缺失、失语、脑神经受累或意识改变(尤其是这些症状同时发生),应立即进行卒中评估,以免延误诊断。

■ **流行病学**

发病率

• 新生儿时期是儿科卒中发病率最高的阶段。新生儿卒中的发病率大概是 1/4 000 活产婴儿。
• 超过 1 月龄的儿童中 AIS 的发病率是 (1.2～7.9)/(10 万·年)。
• 儿童 CVST 的发病率是 0.67/(10 万·年)。

■ **危险因素**

基因

儿童卒中可继发于多种病因。有些疾病的高危因素与基因有关:

• 血红蛋白 SS(Hgb SS,镰状细胞病):常染色体隐性遗传(AR)。
• V 因子 Leiden 突变。
• 凝血酶 G20210A 基因突变。
• 典型高胱氨酸尿症:CBS 基因,AR。
• 线粒体脑肌病、乳酸酸中毒和卒中样发作综合征(MELAS):母系遗传。
• 伴随皮层下脑梗死和脑白质病的常染色体显性遗传的脑动脉病(CADISIL):NOTCH3,AD。
• Fabry 病:GLA 基因,X 连锁。
• Ehlers-Danlos Ⅳ 型:COL3A1 基因,AD。
• 马方综合征:FBN1 基因,AD。

■ **病因**

• 心脏疾病:
‐ 先天性心脏病。
‐ 心脏横纹肌细胞瘤或黏液瘤。
‐ 感染性心内膜炎。
‐ 风湿性心脏病。
‐ 人工瓣膜。
‐ 心肌病、心肌炎。
• 血管病:
‐ 先天性、基因性血管疾病,包括 Ehlers-Danlos 4 型、马方综合征、Sturge-Weber 综合征、PHACES,神经纤维瘤病Ⅰ型。
‐ 纤维肌性发育不良,烟雾病,放射性血管损伤,颅内血管瘤,动脉发育不良,外伤性血管损伤,短暂性脑动脉病,局灶性脑动脉病,动静脉畸形。
• 血管炎:
‐ 全身性:全身感染,水痘,狼疮,溶血尿毒症综合征,艾滋病,大动脉炎,药物滥用,贝赫切特综合征。
‐ 中枢神经系统原发性血管炎。
‐ 头颈部感染。
• 血液、凝血障碍:
‐ 严重贫血,红细胞增多症,血小板增多症。
‐ 血红蛋白病,尤其是 Hgb SS。
‐ 原发性血栓形成倾向:抗凝血酶Ⅲ缺乏,V 因子 Leiden 纯合突变,蛋白 S/C 缺乏,凝血酶 G20210A 纯合突变,血友病 A、B。
‐ 获得性血栓形成倾向:血管内凝固综合征,白血病或其他肿瘤,接受左旋天冬氨酸酶治疗,抗心磷脂、抗磷脂综合征,口服避孕药,肾病综合征,妊娠期或产后,炎症性肠病,血栓性血小板减少性紫癜,使用华法林或肝素。
• 外伤:
‐ 颈部或口腔钝器伤。
‐ 颈动脉结扎术[例如体外膜肺氧合(ECMO)]。
‐ 脂肪、空气、体外异物、羊水栓塞。
‐ 导管造影。
‐ 脊柱推拿。
• 代谢障碍:
‐ 同型半胱氨酸尿症。

C

– 线粒体疾病。

– Fabry 病。

• 其他因素：

– 偏头痛。

– 严重的低血压或高血压。

– 可逆性血管收缩综合征。

– 颈部血管受压。

诊断

■ 病史

• 症状持续时间和进展，包括患者最后清醒的时间。

• 病因和高危因素分析：询问外伤病史，近期药物使用史，心脏病史，感染史，急性、慢性皮肤损害，其他炎症性疾病的症状和体征，以及严重出凝血疾病的个人和家族史。

> **注意**
> 急性卒中早期可能只是表现为口吃，这种情况比以严重症状起病者更常见。

■ 体格检查

• 判断意识水平、生命体征、是否存在咳嗽或窒息、呼吸类型[观察有助于识别颅内压（ICP）升高]、是否需要呼吸支持或插管。

• 年龄相关的神经系统检查，尤其要关注精神状态，通过眼底镜检查有无视乳头水肿，注意脑神经异常、局灶性运动障碍，鼓励使用国家卫生研究院（NIH）儿童卒中评分表。

• 一般检查：仔细进行心脏查体以发现有无杂音或心律失常；评估有无神经皮肤综合征或结缔组织病。

■ 诊断检查与说明

实验室检查

• 血生化，血糖。

• 血常规，凝血功能。

• 快速血脂检测。

• 血栓形成倾向检测（最好请血液科会诊）：抗凝血酶Ⅲ，蛋白 C、S 水平，V 因子 Leiden 突变，凝血酶基因突变，抗磷脂检测。

• 特殊病例应根据患者情况做进一步检查，包括：

– 同型半胱氨酸。

– 线粒体疾病：血液和（或）脑脊液乳酸检测，基因检测，肌肉活检。

– 结缔组织病基因检测。

– 全身炎症性疾病检查（最好请风湿科会诊），比如血沉（ESR）、C 反应蛋白（CRP）、抗磷脂抗体、抗细胞核抗体等。

– 颅内感染：腰穿（影像学检查后进行）测压，脑脊液细胞计数，糖和蛋白质水平，病毒学检测及细菌培养；血培养。

– 毒物检测。

影像学检查

• 稳定后做进一步神经影像学检查：

– 常规头颅平扫可发现可能的出血。

– AIS 诊断的金标准是 MRI 弥散成像。

– 如果怀疑感染，应行增强影像学检查（CT 或 MR）。

– 头颅和颈部血管影像学检查（MR 或 CT）评估有无局部狭窄、血栓形成，解剖异常，血管病变，或先天畸形。

– 灌注成像（CT 或 MRI）有助于发现缺血半暗带，以评估是否需要血管内治疗。

• 对于诊断不明的病例，需进一步检查：

– ECG 评估有无心律失常。

– 心超。

– 常规导管造影。

> **注意**
> 非出血性卒中 24 h 内 CT 表现可能正常。

■ 鉴别诊断

与卒中相似的严重疾病：

• 低血糖。

• 复杂偏头痛（偏瘫，基底动脉型）。

• 癫痫发作后瘫痪（Todd 麻痹）。

• 儿童交替性偏瘫。

• 后部可逆性脑病综合征。

• 脑肿瘤。

• 转换性障碍①。

• 代谢性脑病。

• 中毒、毒素。

• 晕厥。

• 急性前庭功能障碍。

治疗

因儿童卒中的随机对照研究仅在镰状细

胞病的患者中进行，故治疗建议参考成人卒中文献和专家意见。

■ 药物治疗

• 组织型纤溶酶原激活剂在美国心脏协会（AHA）的指南中仅被推荐用作临床实验。

• CVST，头颈动脉夹层或心源性卒中，可考虑使用低分子肝素。

• 儿童卒中如果不是继发于镰状细胞病、动脉夹层及心源性卒中，则可以行抗血小板治疗，如阿司匹林 3～5 mg/(kg·d)。

■ 其他治疗

一般治疗

• 急性卒中患儿应收住入院，密切监测有无临床进展，并积极寻找潜在病因。

• 意识水平减弱或有波动的患者、大范围大脑半球卒中、颅后窝卒中的患者，可能需要在重症监护室中监护，以便监测有无呼吸减弱或 ICP 增高的表现。

• 多科会诊，包括神经科、血液科以及其他相关科室（比如风湿科、遗传科）。

> **注意**
> • 对于镰状细胞病和需要换血的 AIS 患儿，需要请血液科急会诊。
> • 大范围大脑半球卒中、颅内出血或颅后窝卒中需要紧急神经外科评估是否需要外科手术减压。

■ 住院事项

初始治疗

• 立即进行气道、呼吸及循环的管理，避免低氧血症和低血压可能引起的继发性脑损伤。

• 如果怀疑急性神经系统感染，应给予经验性抗生素治疗。

• CVST 患儿应保证充足的液体量。

• 避免低血糖。

• 积极处理发热以避免脑代谢需求增加。

• 积极处理惊厥。超过 25% 的急性卒中患儿存在惊厥（可能是首发表现）。

• 大范围卒中、口吃或 ICP 升高的患者，需卧床休息至少 24 h。

静脉补液

使用等张液，最好是 0.9% 生理盐水，以避免低钠血症和脑水肿。

---

① 转换性障碍是心理疾病，在潜意识中形成的神经系统症状，如无力、失明和偏瘫等，发病通常和心理社会应激事件有关（译者注）。

后续治疗与护理

■ 随访推荐

患者监护

- 随访一系列的神经系统检查。
- 尽早开始康复训练(物理疗法、作业疗法、语言训练)。
- 对于存在明显神经系统功能障碍的患者,考虑转至康复科住院治疗。

■ 饮食

对于面肌无力或脑神经受影响的患者,在经口进食前应进行吞咽训练。

■ 预后

- 超过一半的 AIS 患儿留有神经系统后遗症。
- 出血性卒中的不良预测因素包括:入院时格拉斯哥评分≤7 分,幕下脑出血,年龄<3 岁,或大量出血(见表Ⅳ-5、表Ⅳ-6)。

■ 并发症

- 急性期并发症包括 ICP 升高、脑水肿、惊厥、吞咽障碍导致误吸及呼吸衰竭。
- 据估计,AIS 死亡率大概是 5%~18%,出血性卒中死亡率大概是 7%~54%。

疾病编码

ICD10

- I63.9 未特指的脑梗死。
- I63.50 大脑动脉闭塞或狭窄引起脑梗死。
- I61.9 未特指的脑内出血。

常见问题与解答

- 问:我的小孩会再次发生卒中吗?
- 答:卒中再次复发的风险为 6.6%~25%,风险主要取决于卒中的病因。患有 Hgb SS 和先天性心脏病的儿童复发风险高。于新生儿期发生卒中且无明确的危险因素的儿童,一般不会再次发生卒中。
- 问:哪种治疗方案可能对孩子最有帮助?
- 答:关于儿童卒中后相关康复治疗是否有效的研究正在进行中,但目前尚未就最好的治疗方案达成统一的意见。约束诱导治疗可能有希望。治疗不能仅关注运动障碍,还需包括认知和行为障碍治疗。

脆性 X 综合征 Fragile X Syndrome

Chad R. Haldeman-Englert · Marni J. Falk 杨琳 译 / 罗飞宏 审校

基础知识

■ 描述

- 最常见的导致遗传性智力障碍(ID)的疾病。
- 病因是位于染色体 Xq27.3 的 FMR1 基因突变。

■ 流行病学

- 男性发病率为 1/6 000~1/4 000,女性发病率约为男性的 50%。
- 携带 FNR1 基因前突变的女性发病率为 1/382,中间等位基因为 1/143。

■ 危险因素

遗传学

- 病因是位于染色体 Xq27.3 的 FMR1 基因上导致功能障碍的突变。
- >99%的患者在 FMR1 基因 5'非翻译区内出现三碱基(CGG)重复序列的扩增(>200 个重复)。
- 重复数量的分类(根据美国医学遗传学会提供的指南)。
- 正常重复数量:5~44。
- 中间("灰色地带"):45~54。
- 前突变:55~200。
- 完全突变:>200。
- FMR1 基因的其他突变较罕见(<1%)。
- 脆性 X 综合征是 X 染色体连锁的遗传方式。
- 脆性 X 综合征是由于三碱基(CGG)序列重复导致的疾病,由于 CGG 的重复数量在后代的累加,临床表现会逐代加重。
- FMR1 基因三碱基(CGG)重复序列的扩增可能仅发生在携带前突变的母亲的生殖细胞。
- 重复序列的扩增并不总是在携带前突变母亲的后代中出现。总体上,CGG 重复数量越高(>50),越可能出现重复序列的扩增而导致完全突变的发生。
- 携带前突变的男性会 100%将该前突变遗传给女儿,而不会遗传给儿子。
- 具有完全突变的女性患者通常临床表现较男性患者轻,因为女性的第二个 FMR1 等位基因通常是正常的,假设 X 染色体随机失活,其编码产物脆性 X 智力障碍蛋白(FMRP)的量变化较大。
- 具有 FMR1 嵌合型完全突变的男性(一部分细胞为完全突变,一部分为前突变)通常也会比非嵌合型完全突变的男性症状表现轻(平均 IQ 为 60)。
- 具有包含 FMR1 基因及其邻近基因染色体大片段缺失的患者,通常临床表现较重。

■ 总体预防

- 对于高危妊娠,绒毛取样(10~12 孕周)或羊膜穿刺(16~20 孕周)进行产前诊断。
- 对于女性存在 FMR1 突变的高危夫妇,可以采用体外受精并在胚胎植入前遗传学诊断。

■ 病理生理

FMRP 蛋白质水平与脆性 X 综合征的临床严重程度直接相关。

- 缺乏 FMRP 导致典型的颅面部、神经和相关组织的异常。
- FMRP 水平降低通过特定的谷氨酸受体可导致海马突触传递的长期抑制,导致行为和神经的异常表现。

■ 常见伴随疾病

其他 FMR1 相关疾病包括脆性 X 相关震颤、共济失调综合征(FXTAS)和卵巢功能不全(POI)。

- FXTAS 可见于年长男性(年龄>50 岁)和携带前突变的女性。临床特征包括意向震颤、大脑共济失调和记忆力缺陷。
- POI 可见于携带前突变的女性(20%~

25%),40 岁前出现更年期。

诊断

■ 病史

- 出生/新生儿病史。
- 出生体重正常或过重。
- 出生时可能出现头围过大。
- 由于胃食管的松弛导致喂养困难、频繁呕吐,但随生长可逐渐改善。
- 感觉统合困难和触觉防御导致易激惹。
- 既往史。
- 40%患者可见斜视和远视。
- 60%患者频繁耳部感染:传导性耳聋。
- 二尖瓣脱垂(MVP)和主动脉根部扩张,常见于成年患者。
- 20%的患者儿童期发生惊厥,至青春期消失。
- 磁共振(MRI)可见脑室周围异位。
- 扁平足。
- 脊柱侧弯。
- 生长发育及行为。
- 肌张力低下导致运动发育落后。
- 语言从轻微的影响到完全丧失。
- 孤独症(男性完全突变患者中约 60%)。
- 男性严重智力低下(男性完全突变患者平均 IQ 为 41,范围为 30～55)。
- 女性完全突变患者中 50%为临界或轻度智力低下(IQ 在 70～85)。
- 2 岁左右出现脾气暴躁。
- 可出现严重活动过度。
- 强制性行为。
- 日常活动程序化。
- 社交焦虑:患者畏缩、在嘈杂环境中不知所措。
- 家族史。
- 脆性 X 综合征。
- 智力低下或孤独症,尤其男性患者,与母系遗传相关。
- >50 岁,出现震颤或共济失调。
- <40 岁女性,卵巢功能不全。
- 非男性-男性遗传模式。

■ 体格检查

- 发育指数。
- 身高、体重和头围。
- 主要面部特征。
- 头大、前额突出。
- 长脸。
- 大且突出的耳朵。

- 高腭弓。
- 下巴突出(青春期后)。
- 心脏杂音或收缩中期喀喇音(MVP)。
- 大睾丸(青春期后)。
- 关节过度活动、扁平足、脊柱侧弯。
- 皮肤柔软光滑。

■ 诊断检查与说明

实验室检查
初步检查
- 下述情况,考虑 FMR1 突变检测。
- 男性或女性具有孤独症、发育落后、智力低下表现。
- 男性或女性临床表现与脆性 X 综合征一致。
- 脆性 X 综合征家族史,反复出现智力低下或孤独症患者,尤其是与母系遗传相关。
- 男性或女性＞50 岁,出现震颤和(或)共济失调。
- 女性＜40 岁,出现卵巢功能不全。
- DNA 印迹(southern blot)和聚合酶链反应(PCR)是首选的遗传学检测方法,用以判断 FMR1 基因内是否存在 CGG 重复序列的扩增以及具体数量。

后续检查和特殊考虑
- 采用选择性作用于非甲基化 DNA 位点的限制性酶或甲基化敏感的 PCR 进行甲基化水平检测,对于完全突变的男性可以明确他们 FMR1 基因的甲基化水平。
- 常规核型分析不能检测到重复序列的扩增。
- 如果患者具有脆性 X 综合征的临床特征,而 Southern Blot 正常,需要考虑进行 FMR1 点突变及全部或部分缺失的分子检测。

诊断步骤与其他
- 当心脏查体提示 MVP 时(多数为成年患者),进行超声心动检查。
- 主动脉根部扩增可能可以看到,但是通常需要特殊的检查。
- 高血压的评估。
- 惊厥的评估。
- 发育水平的评估。
- 婴儿期喂养评估。
- 教育计划。
- 发音和语言。
- 听力评估。
- 职业物理治疗。
- 行为/神经心理检测。

■ 鉴别诊断

- 在儿童早期,脆性 X 综合征的症状经常不

典型。
- 其他与脆性 X 综合征临床表型有重复的遗传综合征包括:
- 脆性 XE 综合征(FRAXE):患者有轻度的智力低下,与典型脆性 X 综合征相比缺乏特征性的表型。位于 Xq28 的 FMR2 基因突变与 FRAXE 相关。
- Sotos 综合征:患者有过度生长(大头畸形)、智力低下、行为异常和心脏、肾脏的畸形。NSD1 基因突变或缺失为该疾病的致病基因。
- 15q11-q13 染色体印迹区域异常。
- 父源染色体异常:Prader-Willi 综合征——婴儿期肌张力低下、肥胖、食欲过盛、发育迟缓、认知缺陷和行为异常。
- 母源染色体异常:Angelman 综合征——严重的发育迟缓或智力低下、语言发育不同程度受累、共济失调步态和(或)肢体震颤、异常欢乐行为(包括经常大笑、微笑和兴奋)。
- 发现一系列基因可以导致综合征性孤独症和 X 连锁智力低下。PTEN 突变与大头畸形和孤独症相关。临床诊断可以逐个或选择基因 panel 进行。

 治疗

■ 药物治疗

- 没有特定的治疗药物。
- 一些药物用于治疗患者的特定症状。
- 治疗活动过度的药物(如哌醋甲酯、可乐定及其他)。
- 选择性 5-羟色胺重摄取抑制剂(如氟西汀)用于治疗强迫行为、社交焦虑、焦虑症和抑郁。
- 非典型抗精神病药物(如利培酮)用于治疗精神病或妄想症。
- 丙戊酸或卡马西平用于治疗惊厥和(或)稳定情绪。

■ 其他治疗

一般措施
- 治疗主要为对症支持。
- AAP 指南推荐,常规进行眼睛、耳鼻喉和骨骼神经系统异常的评估。必要时推荐至适当的专科。
- 早期发育的评估。
- 针对关节松弛及肌张力低下的物理治疗。
- 职业治疗。
- 语言治疗。

- 社会适应治疗。
• 部分患者通过适当的帮助在普通学校中表现良好,而部分患者需要在特殊学校接受教育。
• 行为治疗包括避免过度刺激和提供积极的加固措施。

■ **其他疗法**

• 实验性治疗。
- 谷氨酸受体拮抗剂、γ氨基丁酸(GABA)受体拮抗剂、米诺环素、肉毒碱、丙戊酸和洛伐他汀,可以部分改善神经和行为的症状。
• 外科或其他干预。
- 频繁耳部感染和(或)传导性耳聋可采用鼓膜切开术。
- 腹股沟疝修补术。
- 斜视矫正术。
- 屈光不正采用纠正视力镜片。

后续治疗与护理

■ **随访推荐**

患者监测

• 行为与发育儿科专科进行规律随访,如果有行为问题,推荐进行精神、心理专科随访。
• 脆性X综合征成人期患者可出现高血压。因此,需要每年进行一次血压监测和心脏检查。高血压可以采用常规药物进行治疗。如果治疗效果不佳,需要评估其他可能导致高血压的原因(如肾脏疾病)。

■ **饮食事项**

没有特殊的饮食要求。

■ **预后**

大部分患者生存寿命正常。

疾病编码

ICD10

• Q99.2 脆性X染色体。

常见问题与解答

问:为什么该病被称为脆性X综合征?
答:早期的细胞遗传学研究发现男性智力障碍患者的细胞在特定的培养技术下可以诱发"脆性"区域,其在X染色体上均有一个位点受限。
问:多少重复序列可以导致基因全突变,最终发生脆性X综合征?
答:超过200个重复序列。
问:脆性X综合征的典型面部特征有哪些?
答:突出的前额、长脸、突出的耳朵及下巴突出。
问:脆性X综合征患者通常在何时并发大睾丸?
答:青春期后。

痤疮 Acne

Deepti Gupta · Renee Howard　叶莹 译 / 王福慧 审校

基础知识

■ **描述**

寻常痤疮是儿童和青少年最常见的皮肤疾病之一。由毛囊皮脂腺异常所致。皮脂腺单位主要分布在面部、胸部、后背和上臂。痤疮表现为粉刺和炎症性皮损,可以导致凹陷性瘢痕或色素沉着。皮损表现、治疗方法和其他系统的相关表现与患儿年龄、发育状态以及痤疮严重程度有关。

• 按年龄划分:
- 新生儿期(出生至6周):20%的新生儿发病,新生儿痤疮又称新生儿头部脓疱病。皮损表现为丘疹、脓疱,主要分布在面部,与糠秕孢子菌定植有关。无需治疗。对于严重型新生儿痤疮外用2%酮康唑软膏。
- 婴儿期(6周至1岁):皮损表现为面部粉刺和炎症性皮损。有研究表明此型会转化为严重的青春期痤疮。一般无内分泌异常。此型可自愈,但对于严重病例应使用外用药物治疗。
- 学龄前期(1～6岁):此型不常见。皮损表现为面部粉刺和炎症性皮损。此型有潜在内分泌异常的可能。

- 青春期前(7～11岁):皮损表现为在面部中央"T字区"出现明显的粉刺。此型提示青春期发育开始。
- 青春期(12～19岁):常见,85%的青春期儿童发病。

■ **危险因素**

遗传因素

有家族史,但没有明确的遗传模式。

■ **一般预防**

• 有效及早期治疗可以避免瘢痕、炎症后色素沉着的发生,减少心理影响。
• 使用不引起粉刺的润肤露和防晒霜。

■ **病理生理**

痤疮的发病是多重因素导致的,主要有四个方面:

• 皮脂腺分泌过多:受雄激素水平升高的影响。儿童性腺功能在出生后第1年较活跃,之后直到青春期前再次活跃,在青春期达到顶峰,并在20多岁后性腺功能活跃度下降。
• 毛囊生长和分化的改变导致微粉刺的产生,微粉刺是炎症和粉刺发生的早期痤疮皮损表现。
• 丙酸痤疮杆菌属厌氧菌,是一种革兰阳性棒状杆菌,定植于毛囊内。此菌产生游离脂肪酸,可导致炎症发生。
• 此病的炎症发生和免疫应答是通过天然免疫系统调节的。

■ **病因**

• 雄激素分泌过多(生理性和病理性)。
• 药物诱导发生(糖皮质激素类药物、抗惊厥药物、锂剂等)。
• 毛囊口阻塞(外用含油脂的产品)。
• 运动头盔、护肩、下颏带或文胸肩带的摩擦可能加重痤疮。

■ **常见相关疾病**

• 多囊卵巢综合征(PCOS)。
• SAPHO综合征:滑膜炎、痤疮、脓疱病、骨肥厚和骨髓炎。
• 肾上腺或性腺肿瘤。
• 晚发型先天性肾上腺皮质增生症。

诊断

病史

- 发病年龄：早期或晚期发病可能与雄激素分泌过多有关。
- 药物与保健品的使用[包括避孕药、黄体酮植入、长效醋酸甲羟孕酮、激素（外用、吸入或口服）、抗惊厥药、锂剂、异烟肼、尼古丁物质]可能会加重痤疮。
- 月经史：经期前病情加重可能与激素黄体酮的激素作用有关。
- 雄激素水平过高（包括既往与现病史）。
  - 发育前：早期出现痤疮或者体味、身高增长加快、出现腋毛或阴毛、生殖器成熟、阴蒂增大。
  - 发育后：脱发、多毛、躯干性肥胖、黑棘皮病、经期不规则。
- 既往治疗史和治疗失败的原因（花费、依从性、耐受性、治疗方便程度）。

> **注意**
> 心理影响：询问患者的自我感受，是否有抑郁情绪和是否有自杀倾向。

体格检查

- 皮损。
  - 皮损的分布。
  - 皮损的类型：粉刺型（开放型：黑头，由皮脂的氧化导致，而非污垢；闭合型：白头），炎症型（红色丘疹、脓疱、结节、假囊肿）。
  - 瘢痕和色素沉着的情况。
- 痤疮严重度全面评估（皮损的数量、大小、面积和瘢痕）。
- 雄激素水平过高的体征（见"病史"）。
- 身高、体重、生长曲线。
- 血压。

诊断检查与说明

实验室检查/影像学检查
- 若患者有雄激素水平过高的体征或学龄前期出现痤疮以及对传统治疗无反应时，需进行检查。
  - 血清学检查（黄体生成素、卵泡生成素、总睾酮和游离睾酮、脱氢表雄酮、催乳素、黄体酮）。
  - 骨龄。
  - 儿童内分泌科会诊。
  - 肾上腺或性腺肿瘤。
- 当服用异维A酸时，需监测治疗前和治疗后（每月）全血细胞计数、转氨酶和妊娠试验。在治疗前，女性患者需要每月2次妊娠试验结果为阴性。

鉴别诊断

- 皮脂腺腺瘤（面部血管纤维瘤）。
- 毛周角化病。
- 扁平疣。
- 传染性软疣。
- 口周皮炎。
- 粟丘疹。
- 痱子。
- 汗管瘤。
- 蠕虫毛囊炎。
- 糠秕孢子菌性毛囊炎。
- 革兰阴性毛囊炎。
- 金葡菌性毛囊炎。
- 氯痤疮（接触氯代芳烃物质）。
- 结节病。

治疗

- 结合既往治疗情况、治疗预期花费、剂型的选择、综合治疗方案、是否有新生的瘢痕和患者的心理状况，选择合适的方案。
- 外用剂型的选择：
  - 软膏和乳液，不如凝胶和溶液干燥。
  - 软膏，对于过敏型皮肤或湿疹患者较好。
  - 凝胶和溶液对于油性或化过妆的皮肤较好。
- 评估患者的预期疗效。
- 治疗需要2～3个月的时间。
- 告知痤疮治疗期间病情易反复。
- 告知治疗的副作用。

一般措施

根据痤疮严重程度和患者年龄来分类。
- 轻度痤疮：粉刺、炎性皮损或两者皆有。
- 首选。
  - 外用单一药物：
    - 过氧化苯甲酰。
    - 维A酸类。
  - 联合外用药物：
    - 过氧化苯甲酰联合抗生素。
    - 维A酸类联合过氧化苯甲酰。
    - 维A酸类、过氧化苯甲酰联合抗生素。
  - 疗效不明显：
    - 评估依从性。
    - 增加外用药如过氧化苯甲酰或维A酸类。
    - 改变方案：

- 改变外用维A酸类的药物浓度、种类或者剂型。
- 改变联合外用药物的组合。
- 中度痤疮：粉刺、炎性皮损或两者皆有。
  - 首选：
    - 联合外用药物：
      - 维A酸类联合过氧化苯甲酰。
      - 维A酸类、过氧化苯甲酰联合抗生素。
    - 口服抗生素联合外用维A酸类和过氧化苯甲酰。
  - 疗效不明显：
    - 评估依从性。
    - 改变外用维A酸类的药物浓度、种类或者剂型。
    - 增加或改变口服抗生素。
    - 对于女性患者，可以考虑激素治疗。
    - 口服异维A酸。
    - 皮肤专科就诊。
- 重度痤疮：炎性皮损、混合型或结节型皮损，发病面积广泛会导致严重的瘢痕。
  - 首选：
    - 口服抗生素联合外用维A酸类和过氧化苯甲酰，还可联合外用抗生素。
    - 皮肤专科就诊。
  - 疗效不明显：
    - 评估医从性。
    - 改变外用维A酸类的药物浓度、种类或者剂型。
    - 改变口服抗生素的种类。
    - 对于女性患者，可以考虑激素治疗。
    - 口服异维A酸。
    - 控制炎症，预防瘢痕的产生。

药物治疗

- 外用药物。
  - 温和的清洁产品：
    - 使用不含皂角、中性的清洁产品进行日常清洁。
  - 过氧化苯甲酰：
    - 抗菌，减少粉刺和炎症的发生。
    - 减少抗生素耐药，提高联合外用维A酸类药物的疗效。
    - 剂型分为乳液、软膏、洗剂和凝胶，浓度在2.5%～10%之间。
    - 更高的药物浓度不能增进疗效，反而造成更大的刺激感。
    - 5%的浓度通常是有效的，若出现刺激，可先使用低浓度或减少使用频率。
    - 不良反应：皮肤干燥、皮肤发红、脱屑、刺激，极少有接触性皮炎。

注意:头发、衣物或床单接触药物后会被漂白，会增加皮肤光敏感的风险。虽然出现严重的致命过敏反应或刺激反应很罕见，但也有过类似的报道。

- 水杨酸：
  - 减少粉刺生成，会有皮肤干燥和刺激感。
  - 不如过氧化苯甲酰效果好。
- 硫化物：
  - 抗菌、角质剥脱疗效。
  - 耐受性好。
  - 有特殊的气味。

注意
　　避免过度清洁皮肤、过度使用可能会刺激皮肤的化妆水和收敛水。

- 处方外用药物。
- 外用抗生素（红霉素、克林霉素）：
  - 减少丙酸痤疮杆菌的浓度和炎症反应。
  - 可与其他成分作为复方制剂，增加疗效，但是其他成分费用高。
  - 联合外用过氧化苯甲酰，减少抗生素耐药。
  - 联合外用维 A 酸类可以更快产生疗效。
  - 不良反应:耐受性好但是可能会产生皮肤干燥或刺激。
- 外用维 A 酸类：
  - 预防微粉刺的产生，清除已产生的微粉刺，抗炎作用。
  - 有 3 种产品。
  - 阿达帕林。
    - 有软膏、凝胶、乳液剂型，有联合过氧化苯甲酰的复方制剂。
    - 妊娠级别 C（见附录 4，表Ⅳ-10）。
    - 一般无光敏感。
    - 比外用维 A 酸耐受性好。
  - 维 A 酸。
    - 有软膏、凝胶、不同浓度的软膏、凝胶和微凝胶。
    - 妊娠级别 C（见附录 4，表格 10）。
    - 涂在干燥的皮损部位。
    - 可能导致皮肤干燥和刺激。
    - 从 0.025% 的浓度开始使用，一周使用数次后，再增加药物浓度。
    - 日光照射会激活维 A 酸对皮肤的刺激，建议夜间使用。

注意
　　当两者合用时，过氧化苯甲酰可以激活维 A 酸。可白天使用过氧化苯甲酰，晚上使用维甲酸。

他扎罗汀。
- 有软膏和凝胶剂型。
- 妊娠级别 X，妊娠期禁用。
- 涂在干燥的皮损部位。
- 比其他维 A 酸类药物刺激性强。
- 日光可激活此药物，建议夜间使用。
- 作为大多数患者的一线治疗方案。
- 不良反应:红斑、皮肤干燥、刺激，早期皮损反复，光敏感（建议使用 SPF30＋的不产生粉刺的防晒霜，而且在涂药之前先使用面部保湿剂）。
- 由于日光可激活此药物，请在夜间使用。
- 整张脸使用豌豆大小的量。
- 从最低浓度开始使用，每周使用 3 次，逐步增加频率至每晚 1 次。但也有些患者可能无法耐受每晚使用。若患者皮肤持续油腻或有新发皮损，可以增加药物浓度。

- 外用壬二酸：
  - 减少粉刺发生，抗菌，减少色素沉着。
  - 浓度 15% 的凝胶或浓度 20% 的软膏，每天外涂 2 次。
  - 妊娠级别 B（见附录 4，表Ⅳ-10）。
  - 不良反应:皮肤瘙痒、灼热感、刺痛，出现红斑。
  - 适合于粉刺型痤疮、不适应维 A 酸的患者。

- 外用氨苯砜：
  - 合成的砜有抗菌抗炎的作用。
  - 5% 的凝胶，建议每天使用 2 次。
  - 主要对炎症性痤疮起作用。
  - 对于 G-6-PD 酶缺乏的患者或磺胺药物过敏的患者是安全的。
  - 联合外用维 A 酸类可提高疗效。
  - 不良反应:红斑、皮肤干燥。
  - 注意:与过氧化苯甲酰一起使用时，皮肤会一过性地呈现橘色。

注意
　　不要单一使用抗生素，不仅起效慢，而且会增加抗生素的耐药性。请与过氧化苯甲酰一起使用。

- 口服抗生素:减少丙酸痤疮杆菌的浓度和炎症反应。
  - 四环素类（多西环素、米诺环素、四环素）：妊娠级别 D，患者年龄必须超过 8 岁以防止牙齿产生色沉。
    - 多西环素和米诺环素:建议每天口服 1~2 次，药物会更好地渗透毛囊。

- 剂量:每次 50~100 mg，每天口服 1~2 次。
  - 四环素便宜，但效果最差。
  - 会增加抗生素耐药，建议控制疗程及使用非单一治疗，可联合外用过氧化苯甲酰或者维 A 酸类药物。
  - 治疗 12 周后，若患者没有新发皮损，治疗逐渐过渡到外用维 A 酸类药物。
  - 系统性不良反应及注意事项：
    - 多西环素:肠胃不适、念珠菌性阴道病、药物性食管炎、光敏感（光毒性反应）、良性颅内压升高。与食物和大量的水一起服用，服药后 1 h 内保持直立。可采取衣物全面遮盖的方式来防晒。
    - 米诺环素:急性前庭反应（眩晕、眼花）、念珠菌性阴道病、皮肤色素沉着、药物超敏反应综合征，服用药物 2~8 周后，出现狼疮样综合征、Stevens-Johnson 综合征、良性颅内压升高。
- 磺胺类（复方磺胺甲噁唑）：
  - 剂量:每次 160~800 mg，每天口服 2 次。
  - 对于顽固性痤疮可以考虑使用，但慎用。
  - 系统性不良反应:严重药物过敏反应（Stevens-Johnson 综合征、中毒性表皮坏死症、药物超敏反应综合征、固定性红斑）、骨髓抑制。
  - 治疗前查白细胞计数，定期复查。
- 头孢菌素类（头孢氨苄、头孢羟氨苄）：
  - 剂量:每次 500 mg，每天口服 2 次。
  - 耐受性好。
  - 系统性不良反应:胃肠道不适。
- 青霉素类（阿莫西林）：
  - 耐受性好。
  - 系统性不良反应:胃肠道不适。
- 大环内酯类（红霉素、阿奇霉素）：
  - 丙酸痤疮杆菌对红霉素耐药性较高。
  - 系统性不良反应:红霉素致胃肠道不适，药物相互作用。

- 口服维 A 酸类药物（异维 A 酸）:减少皮脂分泌、抗炎症反应、减少丙酸痤疮杆菌数量。
  - 可以作为单一治疗。
  - 治疗顽固性痤疮，或已有严重的瘢痕，应告知不良反应。
  - 剂量：
    - 前 4 周剂量为 0.5 mg/(kg·d)，后增加至 1 mg/(kg·d)。
    - 总累积治疗剂量为 120~150 mg/kg。
    - 对于严重炎症性痤疮的患者，初用低剂量治疗可以防止痤疮病情反复，或者联合口服糖皮质激素。

- 需要治疗前和每月实验室检查(见"实验室检查/影像学检查")。
- 不良反应:
  ◦ 常见:皮肤干燥、干眼、唇炎、肌肉疼痛。
  ◦ 致畸。
- 在服药期间,必须采取两种避孕措施。
- FDA 要求登记,此药需专业医师处方。
  ◦ 在服用异维 A 酸时,有抑郁和自杀的报道(虽然因果关系尚未被确认,但应当告知此风险)。
  ◦ 炎症性肠病:存在争议,可能存在关联但很罕见,并且有许多混杂因素存在。
  ◦ 骨骼影响:存在争议,可能增加骨折和骨软化的风险。骨肥厚或者提前骨骺端闭合是非常罕见的不良反应。
  ◦ 罕见、散发报道病例:严重的药物过敏反应包括多形红斑、Stevens-Johnson 综合征、中毒性表皮坏死症。

> **注意**
> 不要同时口服四环素类和维 A 酸类药物,这样会存在发生假性脑瘤的风险。

- 激素治疗:对于女性患者属于二线治疗。通常联合其他治疗方法。
- 口服避孕药:抑制卵巢雄激素的产生。
- 当外用维 A 酸类药物效果不好时,此治疗可作为中重度痤疮的辅助治疗。
- 3 种口服避孕药是受 FDA 批准用于治疗痤疮的:
  ◦ 乙炔雌二醇含量(35 μg)商品名:诺孕酯(15 岁以上使用)。
  ◦ 乙炔雌二醇含量(20-30-35 μg)商品名:炔诺酮(15 岁以上使用)。
  ◦ 乙炔雌二醇含量(30 μg)商品名:屈螺酮(14 岁以上使用)。
- 了解患者吸烟情况及家族静脉血栓病史。

- 提醒吸烟的女患者。
- 可能需要 3～6 个月观察疗效。
- 不良反应包括恶心、乳腺疼痛、头痛、体重增加、突发性经血、心肌梗死、缺血性卒中以及深部静脉血栓形成。
- 对于骨密度和骨骼生长的影响是有争议的,建议在初潮 1 年后开始治疗。
- 螺内酯(对于女性患者):阻断在皮脂腺的雄激素受体。
- 剂量:每天 50～150 mg。
- 在与口服避孕药联合使用时,可以超剂量使用。
- 为防致畸,需口服避孕药。

■ 补充与替代疗法

- 此类治疗缺乏有力的科学研究。
- 随机对照研究显示以下治疗效果不如 5% 的过氧化苯甲酰,但刺激性较小:
- 茶树油:一种萜烯和乙醇的混合物,具有抗菌和抗真菌的疗效,5% 的溶液对于粉刺和炎症型痤疮有效,可能会导致男性乳房增生症。
- 14% 的葡萄糖酸内酯溶液可能对于粉刺和炎症型痤疮有效。

后续治疗与护理

■ 患者教育

- http://www.aad.org/dermatology-a-to-z/disease-and-treatment/a-d/acne
- http://www.nlm.nlh.gov/medlineplus/acne.html(同时有西班牙语版本)。

■ 预后

- 永久性瘢痕。

- 色素沉着,在深肤色个体中更常见。经过数月至数年,可以自愈。
- 自尊心:严重的痤疮会引起社会问题,在青少年的社交活动中感到窘迫,缺乏愉悦感。
- 中至重度痤疮的患者会有临床上抑郁的表现,并且有自杀倾向的超过 5%,抑郁评分与痤疮治疗的疗效有关。

疾病编码

ICD10

- L70.9 未特指的痤疮,非特异性。
- L70.4 婴儿痤疮。
- L70.0 寻常痤疮。

常见问题与解答

- 问:能通过调整饮食来改善痤疮吗?
- 答:不能。特定的膳食模式是推荐的,但是关于低糖饮食改善痤疮方面的研究数据有限。
- 问:是不是卫生习惯差会导致痤疮的发生?
- 答:不是。使用刺激的收敛水、剥脱角质刷、强力清洁剂会加重痤疮,导致炎症和瘢痕。皮肤会变得更易受刺激、干燥、对痤疮治疗无法耐受。推荐日常使用温和的、不含皂角、pH 适宜的清洁剂,配合使用不产生粉刺的润肤露和防晒霜。
- 问:化妆会加重痤疮吗?
- 答:推荐使用不含油脂、不产生粉刺的化妆品,这些产品已被证明既不会耽误治疗,又不会加重痤疮。

打嗝(呃逆) Hiccups (Singultus)

Bradley J. Monash 叶孜清 译 / 黄瑛 审校

基础知识

■ 描述

- 当膈肌与肋间肌不自主收缩后,声门突然关闭,发出声响。此现象即为打嗝(呃逆),命名来源于发出声音的拟声词。
- 打嗝的医学术语是"呃逆",这个词源自拉丁语"singult",原先用于形容长时间气促后突然吸气的动作。
- 通常是良性,但反复发作带来困扰。
- 若长时间呃逆可能提示有潜在或严重疾病。

■ 流行病学

- 妊娠晚期胎儿呃逆十分常见,母亲可以感受到节律性的胎动。
- 新生儿可能有 2.5% 时间在呃逆,婴儿期时间会减少。
- 呃逆无明显季节、地理、种族、社会经济地位偏向性。
- 持续呃逆(超过 48 h)和顽固性呃逆(超过1个月)更常见于男性和成人。

■ 一般预防

避免诱因(例如,进食过快、含汽饮料、酒精、烟草)。

■ 病理生理

- 有关病理性呃逆的研究阐明了呃逆反射通路:
- 传入支:接收器位于食管远端、胃、膈肌腹侧。信号通过膈神经、迷走神经、交感神经($T_6 \sim T_{12}$)分支。
- 中央部分:中间肌背侧髓质、不涉及呼吸中枢、下丘脑、膈神经核。
- 传出支:膈神经至膈肌,副神经至肋间肌及斜角肌、声门、食管。
- 呃逆通常是单侧,累及左侧膈肌。

■ 病因

- 引起呃逆的原因多种,可归为环境因素、周围或中枢神经系统、中毒或代谢性、精神心理性、原因不明:
- 环境因素:
○ 外界温度或胃肠道温度改变、冷水澡、摄入冷热饮料。

- 外周神经系统(任何刺激或激动膈神经、迷走神经、传入效应器的过程):
○ 消化道:吞气、摄入大量食物或含气饮料、胃镜时充气过度、胃食管反流、食管炎、胃炎、消化性溃疡、消化道恶性肿瘤、胰腺炎、胆囊疾病、肝肾疾病、腹水、炎症性肠病、阑尾炎、腹腔内脓肿。
○ 胸腔:甲状腺肿、囊肿、食管裂孔疝、肺炎、支气管炎、哮喘、纵隔淋巴结病、肺癌。
○ 心血管系统:心包炎、心包积液、心肌梗死、中央静脉移位。
- 中枢神经系统(任何影响呃逆中枢的过程):
○ 视神经脊髓炎、脑积水脑室-腹腔分流、中风、动静脉畸形、中枢神经系统外伤、脑炎、脑膜炎、脑脓肿。
- 中毒或代谢性疾病:
○ 酒精、烟草。
○ 药物:麻醉剂、硬膜外注射、糖皮质激素、苯巴比妥、苯二氮䓬、抗生素、阿片类药物、化疗。
○ 代谢性:尿毒症、低血钙、低钠血症、低钾血症、高血糖。
○ 感染性:鹅口疮、脓毒症、流感、带状疱疹、疟疾、结核。
- 精神心理:
○ 兴奋、压力。
○ 转换障碍。
○ 神经性厌食。
○ 性格障碍。
○ 装病。

诊断

■ 病史

- 症状典型,显而易见。
- 确定发病时间、病程、任何不良后遗症。
- 询问完整内外科病史,进行详尽系统回顾。
- 询问处方药/非处方药服用史、烟草、酒精、违禁药物使用。
- 检查是否有焦虑、抑郁、其他精神疾病。
- 睡眠时持续呃逆提示存在器质性病因。

■ 体格检查

- 头颈部检查提示外伤、耳道异物、颈项强直、淋巴结病变或甲状腺肿大。

- 胸部检查是否有肺炎、支气管炎、心包炎依据。
- 腹部检查可提示炎症或肿块。
- 需进行详尽的神经系统检查,包括脑神经检查。

■ 诊断检查与说明

呃逆发作较为常见,不需要进行过多实验室检查。根据病史与体格检查,往往可知病因。

> **注意**
> 若呃逆持续或顽固,则需要进行全面检查。

实验室检查
- 血常规。
- 电解质(Na^+、K^+、Ca^{2+})。
- 血糖。
- 肾功能(BUN、Cr)。
- 肝功能、转氨酶、脂肪酶。
- 毒理学检查。

影像学检查
根据病史、体格检查、实验室检查结果决定后续检查:
- 行胸片检查是否存在肺部、心脏、纵隔异常。
- 进行胸部、腹部 B 超检查或其他影像学检查(例如,CT、MRI),评估隐性肿瘤、感染、其他病变。
- 行心电图检查心包炎、缺血。
- 若患者有吞咽困难或其他食管不适症状,进行上消化道内镜或食管测压。
- 头颅 MRI 和(或)腰椎穿刺,评估是否存在肿瘤、中枢神经系统占位、卒中、感染。

■ 鉴别诊断

呃逆的表现独特,通常不会与其他疾病混淆。

治疗

■ 药物治疗

- 对于患儿一般不推荐行药物干预,仅用于严重或难治性呃逆。
- 对于呃逆药物或治疗措施,高质量支持证据数量十分有限。多数治疗方法来源于病例系列或个案,主要对象为成年患者。最新

Cochrane 综述表明,尚无充分证据支持任何一种呃逆的治疗方法。

- 选择试验性治疗时,若可行,药物应针对病因。
- 氯丙嗪是唯一经 FDA 批准的药物,用于成人呃逆。可低剂量口服用药,若无反应则可静脉给药。
- 同时许多其他药物也被用于治疗呃逆。开始治疗前,需格外注意风险收益比:
 - 促动力药物:甲氧氯普胺。
 - 抗癫痫药物:加巴喷丁、苯妥英、丙戊酸、卡马西平。
 - 肌松剂:巴氯芬、环苯扎林。
 - 抗精神病药:氯丙嗪、氟哌啶醇、奥氮平。
 - 中枢神经系统激动剂:哌醋甲酯。
 - 抗心律失常药:硫酸奎宁。
 - 抗抑郁药:舍曲林、阿米替林。
 - 麻醉剂:利多卡因(雾化、口服、静脉注射)。
 - 抗高血压药:硝苯地平、尼莫地平、卡维地洛。
 - 其他:金刚烷胺。
- 对于难治性病例,可联合用药。

▪ 其他治疗

一般措施

- 若能明确,应对因治疗(例如,纠正电解质紊乱、停用造成呃逆的药物)。
- 首选治疗方案为手法治疗:
 - 尝试治疗方法前,应先考虑可能带来的危害。
 - 打断正常呼吸节奏:打喷嚏、咳嗽、屏气。
 - 阻断膈神经的传递:敲打 C5 处、冰敷膈神经支配区域皮肤。
 - 刺激鼻咽部或悬雍垂:牵拉舌头,使用棉签刺激咽部、使用汤匙提起悬雍垂、吮吸冰水、漱口、吞下一茶匙糖粒。
 - 增强迷走神经刺激:用一大袋冰冰敷面部、Valsalva 动作。
 - 亦有观点支持联用不同手法(紧紧塞住双侧耳朵,推住耳屏,同时一口用吸管喝下一杯水,不释放耳部压力)。

▪ 补充与替代疗法

- 针灸。
- 行为调整。
- 催眠。
- 枕骨下肌放松疗法。

▪ 手术与其他治疗

- 极少使用手术治疗。
- 膈神经阻滞、经皮膈神经刺激、迷走神经刺激、短期正压通气用于治疗呃逆,均有相关成功报道。但上述方法绝大多数运用于有潜在慢性疾病者及成年患者。

 后续治疗与护理

▪ 随访推荐

- 随访的频率取决于呃逆的病因。
- 试用任何药物时,都应当监测不良反应。
- 呃逆停止后第二天,即可停止干预。
- 若使用药物治疗 7～10 天后无效,则应当考虑其他治疗方法。

▪ 预后

- 通常自限性,症状在几小时内缓解。
- 持续性呃逆(大于 48 h)和顽固性呃逆(超过 1 个月)提示有潜在疾病,且可能导致并发症。

▪ 并发症

- 顽固性呃逆常见的不良反应:
 - 呕吐。
 - 营养不良及脱水。

 - 失眠。
 - 疲乏。
 - 心理压力。
- 罕见并发症:
 - 反流性食管炎。
 - 伤口裂开。
 - 肺水肿。
 - 心律失常。
 - 死亡。

疾病编码

ICD10

- R06.6 呃逆。
- F45.8 其他躯体形式障碍。

常见问题与解答

- 问:人类为什么会呃逆?
- 答:呃逆真正的生理功能目前仍未知。现有推断表明,年幼哺乳动物通过呃逆排出胃内气体。尽管呃逆需要多种呼吸肌参与,但是目前研究未表明呃逆具有呼吸功能。
- 问:支持呃逆治疗的证据质量如何?
- 答:多数治疗方法基于观察性研究、病例报道、小规模病例系列,且对象多为成年人。最新 Cochrane 综述表明,尚无充分证据支持任意一种特定的呃逆治疗方法。
- 问:用纸袋套住口鼻呼吸有效吗?
- 答:PCO_2 下降可增加呃逆的频率。纸袋套住呼气后,可使 PCO_2 上升,进而终止呃逆。但是该方法有造成低氧血症的风险。
- 问:呃逆会危害到孩子的健康吗?
- 答:呃逆一般无害,且在婴儿中十分常见。呃逆可因不同的刺激导致,包括吞咽空气或是暴露于寒冷环境中。如果呃逆持续、顽固、影响睡眠,则可能导致上述不良后果。

 大便失禁 Encopresis

Jay Fong 万柔 译 / 郑珊 审校

基础知识

▪ 描述

- 反复无意弄脏内裤:最常见的是功能性便秘引起的严重粪便淤积,和随后的排便失禁

有关,占 90%。

- 另一种较少见的类型是 4 岁以后仍旧在不合适的地方(常常是衣服或地板)排便,而没有便秘和结构或炎症性疾病,也称为功能性无淤积粪便性大便失禁(FNRFI)。

▪ 流行病学

- 报道的男女发病比例是 2:1～6:1。
- 男孩比女孩的 FNRFI 更多见:9:1。
- 和家庭大小、家庭位置、父母年龄或者经

济社会地位无关。

- ＞4 岁的儿童发病率报道是 1.5%～2.8%。
- 10%～30% 的大便失禁儿童有 FNRFI。

■ 危险因素

基因学

同卵双胞胎比异卵双胞胎的发病率高出 4 倍。

> **注意**
> - 大便失禁最常见的风险是便秘后直肠粪块堆积。
> - FNRFI 的儿童更可能有其他行为问题、自制力差。

■ 病理生理

慢性便秘导致的粪便嵌塞会发生溢出性大便失禁，以及由于直肠扩张而产生的感觉减弱。憋住粪便而产生上述情况有很多原因，如有瘘而产生疼痛的经历、厕所使用训练困难或者拒绝使用学校的卫生间。然而，病史往往不能发现诱发事件。

■ 病因

- 慢性便秘在一些患者中导致直肠扩张、直肠感觉下降、肛管变短以及肛门括约肌张力下降。
- 肛门直肠测压表现包括直肠感觉阈值升高，想要排便的时候肛门外括约肌反常性收缩（称为肛门痉挛）。
- FNRFI 发生在没有便秘的儿童中。内裤弄脏可能是情绪不佳的表现，可能和特定的诱发因素（人或地方）有关，也可能和无意识的发怒相关。患儿所有的相关检查都是正常的，包括肛门直肠测压正常以及直肠传输次数也正常。

■ 常见相关疾病

相比较便秘的儿童，在 FNRFI 的患者中遗尿更常见（45% 在白天，40% 在夜晚）。

℞ 诊断

■ 病史

- 使用厕所的习惯。
- 便秘：肠道活动的程度和频率（大便失禁伴功能性便秘的儿童通常排便较粗）。
- 大便很粗可以堵塞马桶和（或）可以通过灌肠等缓解的慢性腹痛。

- 保持体位：通过收缩盆腔壁、挤出粪便（双腿剪刀形、双腿交叉、足趾尖站立）来排出粪便。
- 激惹、腹部痉挛、食欲缺乏（粪便大量排出后症状会有好转）。
- 发生：发现诱导因素（肛周感染、饮食改变、如厕训练、拒绝使用学校的卫生间、性侵或者其他压力事件）。
- 遗尿（继发性白天遗尿可能由于巨直肠膀胱受到压迫）。
- 新生儿时期胎粪排出的时间，以及过去的手术室、病史和用药史，都可能与本病相关。
- 不稳定的或者笨拙的步态可能表明有神经肌肉异常。
- FNRFI 儿童不会有便秘史并且会有每天正常的肠蠕动。失禁多在白天，尤其是下午。

■ 体格检查

- 功能性便秘伴随大便失禁
- 在 40% 的患者中能够触及粪块，在肛周区域有大便污秽。
- 直肠扩张，肛门位置正常。
- 肛门指检不建议作为常规检查用于诊断粪便栓塞或 FNRFI。
- 肛门括约肌张力往往是正常的或者轻度下降，肛管往往较短。
- 坚硬的粪便或者大量糊状粪便存在于直肠穹隆。
- 无其他阳性的检查结果
- 没有可以触及的粪块。
- 直肠大小正常。
- 括约肌长度正常。
- 检查深部腱反射、肛门反射、直肠检查、腰骶脊柱检查来明确骶部凹陷，以及记录正常生长情况。
- 特别害怕肛门检查的患者，可进行肛周检查并且做腹部平片来明确粪便栓塞。

■ 诊断检查与说明

进一步检查需要咨询儿科胃肠道专科医师，包括肛门直肠测压，这些措施可能对标准治疗无效的患者有帮助。

实验室检查

如果病史和体格检查都符合功能性便秘以及大便失禁，则不需要进行实验室检查。如果患者的病史和体格检查不典型，需要怀疑系统性疾病，应该进一步做合适的诊断检查。

影像学检查

- 腹部影像学检查适用于拒绝直肠检查或

者在腹部触诊时不能够触及粪块的患者（如肥胖患者）。

- 水溶性造影剂进行灌肠可以帮助诊断狭窄部位，同时有清除的治疗作用。
- 脊柱 MRI 对于怀疑脊柱畸形的儿童有必要。神经系统检查正常的患者很少需要。
- 影像学不透明标志的结肠转运检查用来确诊或者检查慢动力。

诊断步骤与其他

- 直肠抽吸检查检测直肠黏膜中是否存在神经节细胞，来确诊巨结肠。
- 在需要的病例中进行肛门直肠测压来评估肛门直肠功能。主要通过肛门直肠抑制反射表现来排除巨结肠和超短段巨结肠。直肠感觉阈值可能升高，对于患者和家长都是很重要的信息。

■ 鉴别诊断

明确粪便漏出是否由于功能性便秘导致或者是潜在的解剖结构、代谢性或神经性异常导致。便秘可能是继发于腹泻或者缺损的神经肌肉控制，如儿童脊柱缺陷。

- 神经肌肉性
- 脊髓肿瘤。
- 脊髓拴系。
- 脊髓脊膜膨出。
- 肛门异常
- 前置肛门。
- 异位肛门。
- 炎症
- 直肠炎（感染性或溃疡性）。
- 继发于克罗恩病的瘘。
- 乳糜泻。
- 狭窄（坏死性小肠结肠炎或者炎症性肠病）。
- 腹部盆腔肿块（骶部畸胎瘤、脊髓脊膜膨出）。
- 低张力（大脑性麻痹、先天性肌张力不全、家族性内脏疾病）。
- 巨结肠（经常性便秘、很少会有大便失禁）或者超短段型巨结肠。
- 无肛修补术或者巨结肠术后。
- 内分泌问题。
- 甲状腺功能减退症。
- 全垂体功能下降。
- 糖尿病。
- 应用导致便秘的药物
- 阿片类。
- 钙补充剂。
- 精神类药物治疗药物。

治疗

■ 一般措施

- 刺激性泻药
  - 柠檬酸镁。
  - 比沙可啶。
  - 番泻叶。
- 口服粪便软化剂
  - 考虑到口味和使用途径简便，PEG-3350[0.75 mg/(kg·24 h)]很受青睐。
  - 乳果糖(婴儿 2.5~10 ml/24 h、儿童 40~90 ml/d)，如果 PEG-3350 不可得，乳果糖被认为是一线治疗药物。
  - 含有镁[0.5~1 ml/(kg·24 h)]的牛奶也是一种好选择。
  - 矿物油(分别剂量在 5~20 ml)在较年长的儿童中有效，这些孩子不会有误吞的风险。

■ 转诊问题

没有淤积粪便的便秘常常需要就诊专业精神科做进一步行为学干预。

■ 补充与替代疗法

- 行为修正疗法：降低家庭给予的压力。让儿童在马桶上坐满标准的时间(1 min/岁直到最大 10 min/岁)，每天 1~2 次(理想的是饭后，根据儿童年龄不同可调整)，试图让儿童憋气排便。让年幼儿童吹风车或者气球来帮助他们挤出粪便。
- 如果年龄合适，可以使用贴纸奖励表格。
- 如果儿童使用尿布则可以推迟厕所训练(减少压力)。

- 修正行为使用正强化方法。生物反馈在有些病例中有用。

■ 住院事项

稳定病情。
治疗方法包括药物、行为修正和饮食改变。

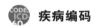
后续治疗与护理

■ 随访推荐

建议患者监测
- 第一次随访在 2 周左右进行，以明确并发症和初次治疗是否有效。
- 如果粪便栓塞被成功移除，要开始奖励机制。
- 患儿需要每隔 1 个月去强化行为修正以及获得支持和鼓励。
- 行为和饮食改善之前都需要使用粪便软化剂，直到直肠扩张消失。
- 药物需要使用 6 个月或更长。

注意
- 家长可能曲解排便行为的含义。
- 家长可能认为内裤的污秽是由于拉稀，而导致诊断和治疗推迟。
- 家长可能认为大便失禁是儿童故意的。有时候他们不能够理解儿童可能感受不到粪便排出。通常的排便迫切感是由于直肠壶腹部和肛门内括约肌的强烈拉伸，患儿往往不能够感受到。家长往往一看到患儿大便排出就停止大便软化剂的使用。如果治疗提早结束，患儿的便秘和大便失禁会立刻重演，这是

因为直肠张力仍旧是不佳的，也没有做出其他行为或饮食调整。

■ 饮食事项

- 常规纤维摄入。
- 足量液体摄入。

■ 并发症

- 社会问题。
- 尿道感染，尤其是在女孩。
- 腹部不适。
- 下降的食欲和体重。

疾病编码

ICD10
- R15.9 完整的大便失禁。
- F98.1 非器质性遗粪症。

常见问题与解答

- 问：我的孩子有可能对腹泻药物上瘾吗？
- 答：长期治疗应选择大便软化剂而不是导泻剂或者经直肠治疗，就是由于结肠对此不会产生依赖。
- 问：如果问题不解决，我的孩子会很虚弱吗？
- 答：大部分慢性便秘和大便失禁的儿童生长发育良好，不会有其他健康问题。主要的问题是社会问题，应该十分重视。社会自制力对于学龄期儿童很重要。

大动脉转位　Transposition of the Great Arteries

Bradley S. Marino · Pirouz Shamszad　陈纲 译 / 刘芳 审校

基础知识

■ 描述

在大动脉和心室水平异常的解剖连接关系，主动脉起源于解剖学上的右心室，肺动脉起源于解剖学上的左心室。

发病率
每 10 万个活产婴儿中 20~30 例，其中 60%~70% 为男性。

患病率
大动脉转位病例占所有先心病的 7%。

■ 病理生理

- 体循环和肺循环分离，功能上为平行关系。
- 氧饱和度不足的体静脉血从右心室射入主动脉，同时氧合的肺静脉血从左心室射入肺动脉。
- 低氧血症的严重程度取决于体肺循环间

血液混合量的多少[动脉导管未闭(PDA)、卵圆孔未闭(PFO)、室间隔缺损(VSD)]：
- 左向右分流是有效的体循环血流，同时右向左分流决定了肺循环血流的有效性。

■ 常见相关疾病

- PDA 和 PFO，室间隔完整(50%)。
- VSD(40%)。
- 后位对位不良的室间隔缺损合并左心室流出道梗阻(例如肺动脉瓣下狭窄、肺动脉

狭窄、肺动脉闭锁)(10%)。

• 前位对位不良的室间隔缺损合并右心室流出道梗阻(例如主动脉瓣下狭窄、主动脉缩窄或主动脉弓离断)(10%)。

• 心耳向左并列(5%)。

• 房室瓣骑跨。

诊断

■ 病史

• 婴儿出生体重正常或相对孕周体重偏大。

• 发绀。

• 呼吸急促,常常合并吸凹。

• 喂养困难。

■ 体格检查

• 全身:

– 中至重度发绀。

• 心血管系统:

– 心音:单一响亮 S_2 ,室间隔完整的婴儿多无杂音;合并室间隔缺损时多伴有柔和收缩期杂音;主动脉或肺动脉瓣或瓣下狭窄时可以闻及收缩期喷射性杂音。

• 呼吸系统:

– 通常,在不合并室间隔缺损的新生儿有呼吸困难或呼吸急促,但不伴有吸气凹陷;合并大型室间隔缺损和充血性心衰(CHF)时会有吸气凹陷。

• 腹部:

– 合并大型室间隔缺损和充血性心衰(CHF)时会有肝大。

■ 诊断检查与说明

实验室检查

动脉血气分析:

• 低氧血症(氧分压常低至 30 mmHg),吸入纯氧也不改善。循环交换不足的患儿氧分压多低于 25 mmHg,合并代谢性酸中毒。

影像学检查

• 胸部 X 线平片:

– 中度心影增大,心脏呈蛋型,上纵隔变窄(称之为悬挂的蛋),合并肺血增多。

• 心电图:

– 最初为正常,逐渐发展为右心室肥大和电轴右偏。

• 超声心动图:

– 二维心超和多普勒血流能提供治疗完全性大动脉转位(D-TGA)所需的完整的解剖和功能信息。检查需关注大血管的连接关系和其他合并畸形,特别是促进两个循环

间血液交换的缺损、是否合并左右心室流出道梗阻和冠状动脉的解剖。

病理学发现

• 完全性大动脉转位病例中,主动脉位于肺动脉的前右侧,起源于右心室,将血氧不饱和的血液灌注至全身。肺动脉多起源于后位的左心室,将氧饱和的血液注入肺动脉。肺动脉瓣和二尖瓣间有纤维连接;主动脉瓣下圆锥(漏斗隔)存在。正常的心脏主动脉起源于后位的左心室,将氧饱和的血液灌注至全身,在主动脉瓣和二尖瓣间有纤维连接,存在肺动脉瓣下圆锥。

• TGA 类型:

– 最常见的大动脉转位是完全性大动脉转位(D-TGA),此类疾病大动脉转位,合并 S.D.D 型的心脏节段诊断:心房和内脏正位(S),心室 D 襻(D),主动脉瓣环在肺动脉瓣环的右侧(D)。心房心室水平连接一致,而心室大动脉水平连接不一致。

– L-TGA 或称之为纠正型大动脉转位,心脏和大血管节段解剖诊断是 S.L.L 型:心耳和内脏正位(S),心室 L 襻(L),主动脉瓣环在肺动脉瓣环的左侧(L)。心房心室水平连接不一致,而心室大动脉水平连接不一致。

• 33%病例合并异常冠状动脉分支:

– 回旋支起源于右冠状动脉(16%),单支右冠状动脉(4%),单支左冠状动脉(2%)。

■ 鉴别诊断

新生儿大动脉转位主要与其他发绀新生儿疾病鉴别。

• 心脏疾病:

– 依赖动脉导管供应肺循环血流的病变:

◦ 三尖瓣闭锁合并正常位置的大血管。

◦ 法洛四联症。

◦ 法洛四联症合并肺动脉闭锁。

◦ 危重肺动脉瓣狭窄。

◦ 室间隔完整型肺动脉闭锁。

◦ Ebstein 畸形。

◦ 心脾综合征(大部分形式)。

– 依赖动脉导管维持肺循环和体循环互相沟通的病变:

◦ 完全性肺静脉异位连接不合并梗阻。

◦ 永存动脉干。

– 依赖动脉导管维持体循环的病变:

◦ 左心发育不良综合征。

◦ 主动脉弓离断。

◦ 危重主动脉弓缩窄。

◦ 危重主动脉瓣狭窄。

• 肺部疾病:

– 原发性肺病。

– 气道梗阻。

– 肺外部受压。

• 神经系统疾病:

– 中枢神经系统功能不全。

– 呼吸神经肌肉功能不全。

• 血液系统疾病:

– 高铁血红蛋白血症。

– 红细胞增多症。

治疗

■ 药物治疗

• 纠治代谢性酸中毒、低血糖和低钙,改善心肌功能。

• 前列腺素 E1(PGE1)用于严重发绀患儿,以促进动脉导管水平左(主动脉)向右(肺动脉)分流,以增加肺血流,充盈左心房,改善心房水平的血液混合。PGE1 的副作用包括呼吸暂停、发热和低血压。

■ 手术与其他治疗

• 心导管介入治疗:

– 球囊房间隔造口术(Rashkind 手术):用于严重低氧血症合并房间隔完整或房间交通受限的患儿,以促进患儿循环间心房水平血液混合,在根治或姑息手术前稳定患儿循环状态。

• 完全性大动脉转位的根治手术包括在心房、心室和大动脉水平改变肺静脉和体静脉回流:

– 心房调转手术包括将肺静脉血流通过板障回流入三尖瓣(体循环),同时将体静脉血流回流入二尖瓣(肺循环)。有 2 种心房调转手术,包括 Mustard 手术,即使用人工或心包构建板障引导血流和 Senning 手术。板障的构成是房间隔补片和右心房的游离壁。Senning 手术或 Mustard 手术多用于以下情况的婴儿:

◦ 室间隔完整型完全性大动脉转位,在出生后 1 个月内未接受手术。

◦ 新生儿室间隔完整型完全性大动脉转位合并严重肺动脉狭窄。大部分中心对此类患儿会考虑进行 Rastelli 手术(见下文)。

◦ 新生儿室间隔完整型完全性大动脉错位合并无法调转的冠状动脉解剖(<1%的患儿)。

– 心室水平调转:

- 完全性大动脉转位合并室间隔缺损、严重肺动脉狭窄：Rastelli 手术可以将血流在心室水平进行引导。此类手术中，近端主肺动脉被游离横断，左心室血流通过构建室间隔缺损和主动脉间的心内隧道板障流入主动脉。外管道被放置在右心室和肺动脉间将右心室血流引入肺动脉。
 - 大动脉水平转转：
 - 室间隔完整型完全性大动脉错位合并可调转的冠状动脉：大动脉调转术是将大动脉在各自半月瓣水平以上横断，然后调转，同时将冠状动脉重新移植到新的主动脉根部（原来的肺动脉根部）。
 - 完全性大动脉错位合并前位对位不良的室间隔缺损和严重主动脉瓣狭窄：大动脉调转、室间隔缺损修补术及右心室流出道跨瓣补片扩大。

 后续治疗与护理

■ 预后

- 不经过治疗，30% 的患儿在出生 1 周内死亡，50% 在 1 个月内死亡，70% 在出生 6 个月内，而 90% 在出生一年内死亡。

- 大部分心脏中心，完全性大动脉转位合并或不合并室间隔缺损行大动脉调转手术的死亡率均＜3%。增加死亡率的危险因素包括左冠状动脉为壁内型、左冠状动脉横跨肺动脉、复杂弓畸形、右心室发育不良、多发室间隔缺损、房室瓣骑跨。

■ 并发症

- 心房内手术的并发症包括失去窦性心律（＞50% 病例）、室上性心律失常（50%）、中重度右心功能减退（20%）、三尖瓣反流（5%～10%）、体静脉回流梗阻（5%）、肺静脉回流梗阻（＜2%）。随访研究建议每 12 个月检查心律变化、三尖瓣反流情况，或者右心室功能情况，后者往往在术后数年发生。心律失常包括窦房结功能不全（例如显著窦性心动过缓、异位房性心律、交界性心律或交界性心动过缓）和室性心动过速，尤其是房扑。
- Rastelli 术后的并发症包括左心室流出道梗阻、心外管道梗阻和完全性房室传导阻滞。随访建议每 12 个月复查心外管道梗阻和左心室流出道梗阻情况，以及是否发生传

导阻滞。
- 大动脉调转术后最常见的并发症是新主动脉根部扩张并发或不并发新主动脉瓣关闭不全。其他少见并发症包括吻合口处肺动脉瓣上狭窄（5%）、冠状动脉堵塞引起心肌缺血和梗死。这些并发症不常见且血流动力学影响不明显。死亡率取决于并发症评估的时间：
 - 早期死亡通常与冠状动脉移植至新主动脉后扭曲或阻塞、训练不足的左心室或缝线较多引起出血相关。
 - 晚期死亡（1%～2%）通常与心肌缺血、肺血管病变或瓣上狭窄再手术相关。
- 随访建议每 12 个月监测新主动脉根部扩张情况、新主动脉瓣是否有关闭不全、主动脉瓣上或肺动脉瓣上狭窄、冠状动脉缺血情况。

 疾病编码

ICD10

- Q20.3 心室大动脉连接不一致。
- Q20.5 心房心室连接不一致。

大脑性瘫痪 Cerebral Palsy

Stephen Contompasis 沈修姝 译 / 杨红 审校

基础知识

■ 描述

脑瘫是指一组由非进行性脑损伤所致的综合征，主要表现为运动障碍，姿势异常和活动受限。脑瘫的运动障碍常伴有感知觉障碍，认知障碍，交流障碍，行为异常或癫痫等。

痉挛型（锥体系受损为主，75%）：腱反射增强、持续性阵挛、肌张力亢进以及折刀反应。
 - 痉挛型双瘫：下肢受累。
 - 痉挛型偏瘫：一侧肢体受累。
 - 痉挛型四肢瘫：整个身体均受累，通常与肌张力障碍有关。
- 不随意运动型（10%）：波动的肌张力，全身明显受累。持续存在的原始反射模式（非对称紧张性颈反射，迷路反射）：
 - 手足徐动型：缓慢的扭动动作（或舞蹈样动作），快速的、随机的、不平稳的动作）。

 - 肌张力障碍型：头，躯干，四肢的姿势异常。
- 共济失调型（＜10%）：以小脑症状为特征（共济失调、辨距障碍、指点过位、震颤、眼球震颤）和随意运动异常。
- 混合型（10%）：两种或两种以上类型同时存在，最多见的是痉挛型和不随意运动型。
- 其他（10%）：符合脑瘫标准，但是具体亚型尚不能明确。
- 锥体外系：有时从整体来讲属于非痉挛型脑瘫。

■ 流行病学

- 约 50% 的病例与早产有关。
- 在一些研究中（并不是所有研究），同卵和异卵双胞胎之间一致性增高。
- 与对照组相比，脑瘫组儿童宫内发育迟缓（IUGR）更为常见，尤其是发生脑瘫的足月儿。
- 男性＞女性（1.3：1）。

- 孕妇年龄，社会经济地位，以及胎次之间的关系不一致。
- 与围生期或产后因素相比，产前因素与后期的脑瘫有更大的相关性；然而，针对个体儿童，个人风险因素难以预测儿童脑瘫。
- 围生期窒息仅引起约 9% 的脑瘫；诊断需要有缺血缺氧性损伤的证据、严重的脑病（如新生儿癫痫、严重的肌张力减退），并且与实验室、影像学检查结果一致。
- 多胎妊娠中增多（其中一项研究显示 10% 是双胞胎）。
- 患病率为 2‰～3‰。

■ 病因

- 在大多数病例中，病因并不明显。近期比较认可的一个围生期因素是绒毛膜羊膜炎；轻微的甚至是亚临床感染可能增加了与脑瘫的关联。
- 流行病学研究揭示了易导致脑瘫的 2 类

相关性因素：
- 早产：妊娠 28~32 周，脑室周白质的脆弱性导致脑室周白质软化。
- IUGR：胎儿生长迟缓的相关因素：中枢神经系统发育不全、非中枢神经系统畸形、致畸物质、生长缓慢、缺血缺氧性脑病。

■ **常见相关疾病**

• 感觉：
- 感音神经性和传导性听力损害。
- 视敏度受损。
- 眼球运动障碍。
- 斜视。
- 皮质性视觉损害。
- 躯体感觉受损。

• 认知、发育：
- 约 50% 有智力损伤，尤其是痉挛型四肢瘫患者。
- 孤独症和小儿多动症。
- 语言和学习障碍。
- 构音障碍。
- 睡眠和行为障碍。

• 神经病学：
- 癫痫。
- 脑积水。

• 肌肉骨骼：
- 挛缩。
- 髋关节半脱位或脱位。
- 脊柱侧弯。

• 心肺：
- 上呼吸道阻塞。
- 吸入性肺炎。
- 限制性肺部疾病及胸廓畸形。
- 反应性呼吸道疾病。

• 胃肠道及营养：
- 生长迟缓。
- 胃食管反流。
- 便秘。
- 口腔运动功能障碍或吞咽困难。

• 泌尿：神经源性膀胱功能障碍。

• 皮肤：褥疮性溃疡。

• 牙齿：
- 咬合不正。
- 龋齿。
- 牙龈增生。
- 牙釉质异常（先天性）。

℞ 诊断

■ **病史**

• 产前：

- 接触毒物或药物。
- 感染或发热。
- HIV 及 STD 风险。
- 阴道流血。
- 异常胎动。
- 先兆子痫（尤其是蛋白尿）。
- 臀位。
- 母亲体重增加差。
- 早产。
- 胎儿窘迫。
- 宫内发育迟缓。
- 产前检验。
- 胎盘异常。

• 围生期：
- 早产。
- 新生儿复苏。
- 低 Apgar 评分（5 分钟评分＜5）。
- 产伤。
- 新生儿脑病迹象（癫痫、嗜睡、肌张力减退）。
- 复杂的新生儿病程（脑室出血、长时间呼吸支持、脑膜炎、败血症、高胆红素血症）。

• 产后：
- 因严重感染或创伤住院治疗。
- 周期性或持续性功能退化（表明神经变性或代谢性疾病）。

• 发育：
- 严重推迟了运动里程碑及运动发育商（获得技能的年龄/获得年龄＜0.5），如 10 月龄不会翻身，12 月龄不会坐，24 月龄不会走路。
- 伴随持续存在的原始反射（如 1 岁时有显著的颈强直和迷路反射），保护性反应形成延迟或缺乏（如 7 月龄才会侧向支撑，13 月龄才有降落伞反应）。
- 伴随语言、玩耍、社交和适应行为延迟。

■ **体检**

• 一般观察：先天性畸形及皮肤色素改变和发育异常。

• 头围：评估小头畸形、巨头畸形、脑积水；生长的速率可以揭示大脑病变的时点。

• 斜视、白内障、虹膜或视网膜异常：眼科检查，脑神经损伤、肌肉不平衡、代谢性疾病、先天性感染。

• 肌肉骨骼：
- 挛缩使活动范围减小。
- 下肢不等长：髋关节脱位。
- 脊柱弯曲及脊柱侧弯。

• 神经学：

- 记录最佳的视觉运动水平和（或）操作技能（传递、抓握一只杯子）：关注运动损伤进程。
- 颅神经：斜视、言语和吞咽、视觉和听觉。
- 肌张力：痉挛状态、僵直和张力低下。
- 肌力：通常减弱。
- 深肌腱反射亢进和阵挛；巴宾斯基反射（刺激足底的伸肌反应）。
- 持续存在的原始反射。
- 保护性反应：头和躯干翻正反射、支撑反应、降落伞反应；小脑症状。
- 平衡，稳定。

> **注意**
> 误区：
> • 将痉挛性肌张力增高的早产儿过度诊断为脑瘫；肌张力及功能的正常化可能需要 2 年。
> • 对有严重构音障碍的儿童，会错误的或过早的推断有认知缺陷。可能会花数年时间通过增强性沟通训练，才能明确其真正的潜能。
> • 慢性进行性神经退变性疾病和小儿神经递质疾病可能会被误认成脑瘫。
> • 颈髓损伤可能会被误认成痉挛型四肢瘫。
> • 对于脑瘫患者，确定理想的体质量/热量需求是很复杂的；皮肤褶皱厚度测量＜第 10 百分位是提示营养不良最好的方式。
> • 疼痛是常见的问题，据报道半数以上的成人或儿童脑瘫将疼痛作为一个持续的备受关注的健康问题。

■ **诊断检查与说明**

实验室检查

• 遗传和代谢检测：病史或体格检查能否找出进行性或遗传性疾病。

• 血生化，肝功能检测，细胞计数：评估营养及代谢水平，抗惊厥药物水平。

影像学检查

• 脑部影像：怀疑脑积水时可用；能帮助明确病因。

• 影像学：应该常规应用于痉挛型双侧瘫排查髋关节脱位；注意脊柱侧凸。

• 放射性核素研究：用于评估胃食管反流、胃排空、呼气功能。

诊断步骤与其他

• 听力和视力：均在 1 岁内，常规随访测试。

• 听力学评估需要相应的指南。

• 尿动力学测试：伴有复发性膀胱炎或排尿功能障碍的痉挛性膀胱。

• 睡眠状况测试：在嗜睡或异常睡眠-觉醒周期的患者中，揭示可治疗的阻塞性睡眠呼吸暂停。

• 肺功能测试:记录进行性限制性肺功能障碍(如严重的脊柱侧凸)。

• 测试骨密度:易发生骨折的患者。

• 脑电波(EEG):怀疑有癫痫时。

■ 鉴别诊断

• 与脊髓、下运动神经元、周围神经、原发性肌病相关的运动综合征或进行性基底神经节病变(多巴反应性肌张力障碍)。

• 结缔组织病(原发和继发)导致肌肉骨骼异常(例如,多发性关节弯曲,骨骼发育不良)。

• 先天代谢病和脑瘫:各种临床表现包括不随意运动、共济失调、出生后生长不足、神经退化、反复呕吐。

 治疗

■ 其他治疗

一般措施

• 以家庭为中心的治疗旨在获得最佳活动和参与能力。

• 跨学科诊疗:由康复医师协调服务(内科、外科、康复治疗)。

• 更加常见的健康维护工作和协调性会议

均来自家庭医疗实践,有助于控制多发性慢性相关性健康状况。

• 支持用肉毒杆菌毒素肌内注射减轻痉挛状况。口服或鞘内注射巴氯芬逐渐增加,尽管关于长期功能改善的共识是可变的。

• 指导下的整形外科管理能减轻挛缩,改善姿势,并且证明能长期改善功能。

• 教育服务:近期强调包容融入主流,仍然需要更多特殊教育服务。

• 提供辅助交流,尤其是非语言或构音障碍的孩子。

• 运动疗法,作业疗法,言语/语言疗法。其他医疗保健人员在家里、学校和医院提供的治疗:主要用于改善运动、自理和交流;矫正支具。

• 给孩子提供咨询来应对慢性残障。

• 社会服务:在许多情况下提供帮助和协调。

• 职业指导和就业选择,帮助过渡到成人期,自我推荐,自我抉择。

• 过渡到成人保健系统。

 后续治疗与随访

■ 随访推荐

• 根据残疾和损伤程度不同,随访需求也不

同。跨学科诊所可能对严重脑瘫患儿更合适。

• 需要及早安排儿童整形外科医师,尤其是检查髋关节。

• 及早安排发育评估:需要早期干预来改善发育和提高家庭应对能力。

■ 饮食

对吞咽困难或发育差的儿童进行营养评估和支持(尤其是钙、维生素D摄取量)。

 疾病编码

ICD10

• G80.9 未特指的大脑性瘫痪(脑瘫)。

• G80.1 痉挛性双侧脑瘫。

• G80.2 痉挛性偏侧脑瘫。

 常见问题与解答

• 问:严重笨拙是脑瘫的一种吗?

• 答:轻度痉挛型脑瘫或偏瘫可出现这种情况,但是异常肌张力和明显功能受损可区别脑瘫和发育性协调障碍。

• 问:所有脑瘫儿童均有智力障碍吗?

• 答:只有约50%有智力障碍。

代理型孟乔森综合征（医疗环境中的被虐待儿童）

Munchausen Syndrome by Proxy
(Child Abuse in the Medical Setting)

John Stirling

施惠宣 译 / 陆国平 审校

基础知识

■ 描述

• 儿童疾病的症状是由照顾者夸大、捏造或诱发的。这些儿童通常无潜在的健康问题。

• 由于反复的就诊及不必要的检查、用药、手术对儿童受害者造成不良后果。

• 其他命名,包括:

- 小儿伪造疾病状态。

- 监护人捏造疾病。

- 儿童医学虐待。

- 代理者人为疾患。

• 所有相关伤害都是通过医疗人员在医疗环境中对儿童的处理造成的。

• 症状在儿童与肇事者隔离后减轻。

■ 流行病学

• 少见且无特殊表现。最常见描述症状包括窒息、抽搐、人为发热、喂养及肠道问题、生长发育不良、行为问题、出血及脓毒症。

• 表现症状可呈现从轻微到致命的不同严重程度。

• 大多受害者小于4岁,但大龄儿童也可能出现。

• 男女发病率无差别。

• 症状在人为病患识别及诊断前可能持续数年。

• 发病率是显著;有些病例可能致命的,特别是那些涉及私下予服用药物、毒物或诱发窒息。

■ 病因

• 父母最常为母亲,夸大、捏造或诱发该病。

• 代理型孟乔森综合征归因于照顾者以自我扩张愿望为动机的特殊情况。因此,它仅定义为人为病症中的一种。

• 医疗工作者应注重已造成的伤害及患者的安全,而不是照顾者的动机。

 诊断

■ 病史

伴病症在以下情况时应考虑:

• 症状及体征描述与患者的表现不一致或仅在照顾者陪同时出现。

• 诊断性试验不能确定该诊断。

• 常规药物治疗不能减轻症状。

• 照顾者似乎异常地了解及积极建议特殊医疗处理方式。

• "红旗"：

－ 频繁更换医院。

－ 同胞中有死亡或患有特殊疾病的。

－ 通过各种方式求得关注。

－ 不愿接受较轻程度的诊断。

■ 体格检查

• 检查通常无异常。

• 当症状被夸大时,检查发现往往低于期望值(例如轻度哮喘或过度活动的表现)。

• 当症状已被强加时,检查通常较医学所认定情况不典型。

• 生长发育不良或肥胖较为常见。

• 患者通常可有另外的受伤情况,如陈旧性骨折或疤痕。

■ 诊断检查与说明

诊断步骤与其他

• 根据存在的主诉进行病情检查:抽搐者行EEG检查,晕厥者可行心电监护,窒息者行呼吸描计图,等等。

• 当根据病情进行的相关检查持续正常而症状持续描述存在时,鉴别诊断应包括伴病症。

• 若出血为主要症状,应确认该血是否为患者的(不是肇事者的或动物的)。

• 毒物筛查可能有助于诊断中毒的一些特殊表现。

• 多次血或尿液培养出多种微生物生长提示标本或患者遭到故意污染。

• 特别注意防止照顾者篡改诊断性试验结果。

• 若将肇事者与患者隔离可使症状消失,则该"试验"结果提示诊断。

• 秘密视频监视患者的房间可能找到肇事者伤害患儿的证据。

■ 鉴别诊断

伴病症常假装成难以诊断的疾病:

• 窒息/出现危及生命的事件。

• 喘息。

• 抽搐。

• 间断性发热。

• 泌尿道或消化道出血。

• 难以解释的电解质紊乱。

• 喂养困难,慢性腹泻或呕吐。

• 尿液或血培养提示多种微生物生长的感染。

> **注意**
>
> 诊断常被延迟且可能费时数月,阻碍常存在。
>
> • 内科医生及护士常因个人与患儿家庭的关系不愿怀疑患儿父母。
>
> • 较难去承认患儿被出于好意却无必要的医疗处理或检查伤害。
>
> • 常常有必要去复习多家医疗机构数月或数年的病历记录。这些资料常无嫌疑点且获取困难。

 治疗

■ 一般措施

• 有效治疗需要医疗工作者与其他社会团体的专家密切合作,在收集信息的同时保护患者的安全。

• 儿童保护服务、心理健康服务及法律强制机构都要起到作用。评估应包括多学科。

• 不同的介入方法需根据症状的严重程度选择,从咨询到看护再到刑事检控。

后续治疗与护理

■ 随访推荐

• 长期随访对于受害者及照顾者都是有必要的。

• 注意原始症状是否重现,或特殊的新症状,特别注意儿童的自我形象。

■ 预后

• 若未被诊断,患病率及死亡率是显著的。

• 受害者从根本上被教导要生病,有时可能带来终身的不良后果。

• 因存在较多不同的说辞,缺乏可信的、特异的长期患病率数据。

疾病编码

ICD10

• F68.12 人为疾病并主要症状和体征。

• F68.13 人为疾病并心理联合躯体症状和体征。

• F68.11 人为疾病并心理主要症状及体征。

常见问题与解答

• 问:何时应该将人为疾病报告给虐待儿童管理机构?

• 答:当有合理怀疑儿童会遭到照顾者伤害(注:存在不确定性)时。当怀疑存在时,社会机构的调查是非常重要的。

• 问:使用视频监控或将儿童与父母隔离是合法的吗?

• 答:合法,若处理得当。当高度怀疑人为疾病而其他实验室检查为阴性时,明确诊断可能需要这些措施。应征询医院管理和(或)风险管理部门如何进行。治疗虐待儿童儿科医生也可提供帮助。

 代谢综合征 Metabolic Syndrome

Michele Mietus-Snyder · Sheela N. Nagge　程若倩 译 / 罗飞宏 审校

基础知识

■ 描述

• 为一种可与脂肪异常分布、免疫激活、胰岛素抵抗、高心血管疾病(CVD)风险、高2型糖尿病(T2DM)风险有关的系统性能量调控异常疾病。

• 表现为向心性肥胖、血脂异常、高血压及糖耐量异常。

• 代谢指标随着年龄、性别、种族及民族的不同而不同,因此儿童指标的正常范围目前尚未确定。

• 儿童诊断标准为至少满足以下五项中的三项(根据成人标准推导)。

－ 腰围＞90百分位(腰围：身高＞0.6)。

－ HDL-C降低(＜40 mg/dl)。

－ 高三酰甘油(TG)＞第90百分位(9岁以下＞90 mg/dl,9岁以上＞110 mg/dl)。

－高血压:收缩压及（或）舒张压＞同年龄、同身高、同性别儿童的第 95 百分位。

－空腹血糖升高（＞99 mg/dl）。

流行病学

患病率

- 正常体重患儿中不常见。
- 肥胖患儿中约有 60％的儿童满足代谢综合征诊断。
- 腹部或异常的脂肪分布和发病率有关。
- 西班牙裔人种＞非西班牙裔白种人及亚洲人＞非西班牙裔黑种人。
- 随年龄增大而升高,男性多于女性。

危险因素

- 围生期刺激因素。
- T2DM 或（和）CVD 家族史。
- 食物中高精加工食物、糖类添加剂、反式脂肪含量。
- 久坐不动式生活方式。
- 吸烟或二手烟。

遗传学

能量调控相关基因的突变及表观遗传修饰可能和疾病的进展有关。这些基因多为脂肪细胞分化、胰岛素信号转导、昼夜节律调控以及线粒体基因组中的重要基因。

病理生理

- 皮下脂肪丰富（可能随遗传、环境因素变化而变异度较大）。
- 非脂肪组织（内脏、肝、肌肉）中出现肥大脂肪细胞或脂肪沉积。
- 含甘油三酯脂肪细胞可触发 MHC Ⅱ类反应以及免疫活化。抗体呈递可由易位微生物产生的内毒素诱导。
- 异常脂肪组织的活化的单核细胞/巨噬细胞浸润分泌 TNF-α、IL-6 以及 MCP-1。
- 慢性轻度炎症。
- 线粒体功能异常及细胞内氧化应激。
- 胰岛素抵抗及相关系统表现。

病因

- 线粒体功能与年龄、体育活动量成反比。
- 过量的热量（精加工碳水化合物及反式脂肪）摄入。
- 基因及表观遗传易感性。

常见相关疾病

- 非酒精性脂肪肝（NAFLD）。
- 睡眠障碍伴或不伴阻塞性睡眠呼吸暂停。

- 多囊卵巢综合征（PCOS）。
- 低维生素 D。

🅓 诊断

病史

- 产前刺激。
- 早产或过期产。
- 妊娠期糖尿病或子痫。
- 母亲肥胖或妊娠相关肥胖。
- 体重增加加速病史。
- 体重增速起始的年龄（围青春期的生理性胰岛素抵抗是常见的诱因）。
- 减肥困难史（存在高胰岛素血症者很难减肥）。
- 社会心理压力:受歧视或有食物短缺史。
- 家族史:早发病 CVD 及 T2DM。
- 生活方式。
- 进食习惯。
  - 含糖饮料消耗量。
  - 精加工点心的种类和量。
  - 全粮谷物摄入减少。
  - 不良饮食结构（不吃早饭、食物不均衡）。
- 体育活动。
  - 屏幕时间增加。
  - 少参加体育运动。
- 不良的睡眠习惯。
- 家长责任。
  - 行为约束的能力。
  - 生活方式的榜样。
- 吸烟史或烟草暴露史。
- 表现和症状。
- 肥胖伴代谢综合征患者通常无症状但可有以下表现:
  - 容易出现快速体重增加。
  - 易饥、碳水化合物依赖。
  - 打鼾、睡时喘息（OSA）。
  - 易疲劳,对运动没有兴趣。
  - 头痛（可为 OSA 或颅底肿瘤的表现）。
  - 皮肤皱褶处增厚、发黑,常见于颈后、腋下（提示黑棘皮征）及皮赘形成。
  - 多饮多尿、夜尿（考虑是否存在糖尿病）。
  - 抑郁、受欺压或歧视。
  - 月经异常、男性模式毛发生长、痤疮（考虑是否存在 PCOS）。

体格检查

所有患者均应进行全面的体格检查。其中应重点检查以下内容:

- 身高、体重及 BMI。

- 腰围以及腰围/身高。
- 血压。
- 视神经乳头水肿。
- Tanner 分期。
- 腹部脂纹。
- 肝脏肿大。
- 黑棘皮征和皮赘。
- 多毛、痤疮。
- 性格和心情。

诊断检查与说明

实验室检查

- 应在所有肥胖患儿中进行代谢筛查（最好空腹）。
- 空腹血脂:TCH、HDL-C 以及 TG。代谢综合征是一种高甘油三酯但不伴胆固醇升高的疾病。LDL-C 通常无阳性发现,但是在高 TG 患者中通常 LDL 颗粒较小且清除较少,因此 LDL 数量可增多,而 HDL 颗粒会变小且不稳定,因此 HDL-C 通常降低。
- 非空腹血脂:HDL 多不升高。
- 空腹血糖及胰岛素:代偿性高胰岛素血症提示（并不一定是）胰岛素抵抗;胰岛素抵抗评估（HOMA-IR）＝（空腹胰岛素×FBG）/405;用于测量胰岛素抵抗。
- 糖化血红蛋白（HbA1c）:有助于提示慢性能量摄入过多,可用于糖尿病筛查。
- 肝功能（LFT）:用 ALT 和 AST 诊断 NAFLD 不敏感。
- 甲状腺功能:可发现轻度 TSH 增加伴 T$_4$正常。
- 25-羟基维生素 D:通常降低。
- 2 h OGTT:需在空腹血糖＞7 mmol/L、HbA1c 升高（＞5.6％或结合临床实际情况）,或经典糖尿病症状（多饮多尿夜尿）时进行,用于明确是否存在糖耐量异常或 T2DM。
- 异常结果的实验室检查应在尝试体重控制后重复。

影像学检查

- 所有存在高血压的患者均应行 ECG 以评估 LVH;动态血压监测同样有显著意义。
- ALT 或 AST 升高的患者（尤其 ALT）应进 B 超以评估肝脏脂肪沉积及 NAFLD。
- MRI 目前是易位/腹部脂肪分布评估的金标准。
- 是否存在睡眠障碍或严重打鼾情况,尤其应明确有无呼吸暂停,可能需要睡眠检查（多频道睡眠记录）。

D

■ 鉴别诊断

• 心血管-代谢症候群为此病特有,但一些个体特征可出现在其他情况之中。

• 遗传性联合血脂异常。

• 遗传性高甘油三酯血症。

• 高血压。

• 1 型糖尿病。

• 脂代谢异常。

治疗

■ 药物治疗

目前并没有针对代谢综合征的药物治疗。治疗方法通常为针对单独症状的治疗。

■ 一般措施

一线治疗为通过调整饮食、增加体育运动系统性地改变生活方式。这些治疗可减轻体重,缓解体脂及胰岛素抵抗,并可减少 CVD 风险(即使体重正常时重新分布脂肪或降低体脂率也可降低 CVD 风险)。

• 体育运动:每天进行≥60 min 的中度到重度体育运动(中间可进行短暂休息),体育运动的定义为出现明显的心率呼吸增快的运动。

• 饮食:增加碳水化合物和脂肪的质量。

− 避免/限制含糖饮料的摄入,尤其是果汁和碳酸饮料。鼓励饮水。

− 2～21 岁日常乳饮料:低脂或无脂无糖奶。

− 增加纤维素摄入。

○ 每日≥5 次完全水果和蔬菜摄入。

○ 食物中增加全谷物的摄入,减少精粮(纤维素偏少)的摄入。

− 减少高果糖食物的摄入,减少糖类添加剂的摄入,目标为糖类/纤维素值<5,最好<3。

− 脂肪。

○ 总脂肪应占每天理想能量需求(EER)的 25%～30%。

○ 饱和脂酸占 EER 的 8%～10%。

○ 避免反式脂肪酸。

○ 单不饱和脂肪酸和多不饱和脂肪酸(PUFA)应达到 EER 的 20%。

○ 建议 ω-3 PUFA。

○ 胆固醇<300 mg/d。

• 静坐/屏幕时间。

− 包括电视、电子游戏、打字或与学习无关的电脑使用。

− 2 岁以上儿童每天的静坐或屏幕时间应≤2 h(<2 岁儿童不应有以上活动)。

− 卧室不宜放置电视(上床后不得看电视)。

• 吸烟。

− 必须了解吸烟的危害,尽早戒烟。

− 避免二手烟吸入。

■ 其他疗法

用于治疗代谢综合征出现的各个组分。

• 血脂异常:≥10～12 岁。

− 在代谢综合征中 LDL-C 罕见超过 190 mg/dl。

− 在代谢综合征中 LDL-C>160 mg/dl 不常见,通常合并高胆固醇血症(参见"高血脂"章节)。

− LDL-C 130～159 mg/dl 加两个高危因素,或加一个高危因素及两个重危因素,或临床 CVD。

○ 危险因素计算有助于发现高 LDL 风险患者。

○ HMG-CoA 还原酶抑制剂(他汀类):常用普伐他汀或罗苏伐他汀。应注意副作用,需要监测。

− TG≥110～499,非 HDL-C≥145(mg/dl)。

○ 限制精加工碳水化合物摄入。

○ 考虑每天非处方鱼油摄入(约 400 mg DHA+EPA)。

− TG>500～700 mg/dl 且>10 岁

○ 考虑辅以贝特类药物(超药物说明书)

− TG≥1 000 mg/dl

一般不出现于单纯代谢综合征中,需除外高甘油三酯血症。

• 高血压:生活方式调整仍无法缓解的 1 期高血压患者或 2 期高血压患者。

除外继发肾脏疾病可能性(检测 U/A、BUN、肌酐、肾素)。

ACE 抑制剂、血管紧张素受体阻断剂、利尿剂,及血管扩张剂在儿童中常用,需注意有无药物副作用并进行监测。

• 2 型糖尿病。

• OGTT:空腹血糖>7.0 mmol/L 或 2 h 血糖>11.1 mmol/L 或 HbA1c>6.5%。

目前只有二甲双胍或二甲双胍缓释片被批准用于儿童 2 型糖尿病。

■ 应在 1 周内逐渐加量至 1 000 mg bid 随餐口服以减少消化道刺激。

■ 常见副作用:恶心、胀气、腹泻、排气增多,通常在 2 周内缓解。

■ 罕见副作用:乳酸中毒、大细胞性贫血,可每日服用多种维生素预防。

■ 监测肝功能、肌酐以及 Hb 或 Hct。

■ 使用造影剂或手术前 48 h 应停用。

■ 调整避孕方式。

○ 胰岛素注射应咨询内分泌专科。

• 前期糖尿病。

− 空腹血糖受损:5.6～7 mmol/L

○ 糖耐量异常:2 h OGTT 血糖 7.7～11.1 mmol/L。

○ HbA1c 为 5.7%～6.4%(是否等同于前期糖尿病仍存在争议)。

使用 OGTT 排除前期糖尿病和糖尿病。

二甲双胍在前期糖尿病中的应用仍然存在争议,但有资料显示有效。

■ 转诊问题

• LDL-c≥130 或 TG>200(mg/dl)需要咨询儿科脂代谢专科。

• 出现糖尿病、前期糖尿病或 PCOS 需咨询儿科内分泌专科。

• ALT 升高 2 倍以上需咨询消化科以明确是否存在 NAFLD。

• 1 期高血压生活方式调整仍无法缓解或 2 期高血压者需咨询儿童高血压专科。

• 考虑多学科减肥门诊咨询以强化生活方式调整。

■ 手术与其他疗法

减肥手术可为极度肥胖合并心血管代谢并发症的年长患儿减轻体重、增加胰岛素敏感性,但应咨询有经验的儿科减肥手术外科。

后续治疗与护理

■ 随访推荐

患者监测

• 持续体重检测。

• ≥10 岁儿童中 BMI 位于第 85 百分位～第 94 百分位者需每 2 年检查血脂;若同时存在其他危险因素,应额外增加血糖和肝功能检测。

• ≥10 岁儿童中 BMI 高于第 95 百分位者应每 2 年检查空腹血脂、血糖、AST/ALT 值及其他同时需要进行的检查。

■ 预后

多项研究已经证实,若不严格干预,心血管代谢危险因子在儿童时期和成人时期均能显著提高 T2DM 和 CVD 的患病风险。

疾病编码

ICD10

• E88.81 代谢综合征。

常见问题与解答

• 问:为什么诊断代谢综合征这么重要?

• 答:尽管肥胖能增加代谢风险,但是不是所有肥胖的人都会出现并发症,心血管代谢高危人群需要额外进行筛查以及干预。

• 问:代谢综合征患儿在成人期是否仍然会患病?

• 答:代谢综合征患儿若不进行饮食及运动

干预,他们依然会在成人期患病。

• 问:心血管疾病风险是否随着儿童的体重下降而降低?

• 答:是的,由于异常脂肪或腹部脂肪沉积的减少,体重减少 5%～10% 即可显著缓解 CVD 风险因素。

单纯疱疹病毒　Herpes Simplex Virus

Paul k. Sue　•　W. Christopher Golden　姚玮蕾 译/曾玫 审校

基础知识

■ 描述

单纯疱疹病毒(HSV)是一种有包膜的双链 DNA 病毒,有两种不同的亚型:HSV-1 和 HSV-2,可以引起多种疾病,包括单纯疱疹、生殖器疱疹至致命性脑炎。感染后终身潜伏,可以导致无症状间断排毒以及疾病复发。

■ 流行病学

• 在美国,40%～80% 的青年人群感染过 HSV-1,60%～85% 的 60 岁人群感染过 HSV-1。

• 在青少年及成年人群中,HSV-2 感染率在增加,美国 40 岁的成年人群中约 20%～35% 感染过 HSV-2。

• 在美国,每年约有 1 500 例新生儿(1:3 200 活产儿)感染 HSV,主要是 HSV-2。

• 新生儿期后,HSV-1 感染主要发生在儿童时期。

• HSV-1 和 HSV-2 感染的危险因素包括较大的年龄和低社会经济条件。HSV-2 感染的其他危险因素还包括多性伴侣以及女性。

■ 一般预防

• 围生期感染:

- 大部分的新生儿 HSV 感染(85%)是通过接触母亲产道排泄的 HSV 所致,少部分(5%)是通过宫内感染。

- 大部分感染婴儿的母亲(60%～80%)在分娩时并没有 HSV 感染的症状。

- 原发性生殖器 HSV 感染母亲所分娩的新生儿在分娩时有 HSV 感染的高风险

(～60%)。相反,复发性感染的母亲所分娩的新生儿感染 HSV 的风险显著较低(2%～5%)。

- 活动性生殖器疱疹(有病灶或疼痛)孕妇推荐剖腹产,最好在胎膜破裂 4 h 内。然而,即使行剖腹产以及羊膜完整,仍有可能发生 HSV 感染。

- 有生殖器 HSV 感染史但没有病灶或症状的母亲不推荐剖腹产。

- 怀疑生殖器 HSV 感染的母亲应该避免使用胎儿头皮监视器。

- 有生殖器 HSV 感染史的母亲在孕 36 周后使用抗病毒治疗(阿昔洛韦或伐昔洛韦)可以减小病毒的扩散以及生殖器病灶的再活化,虽然仍可能发生突破感染。

• 生后感染(新生儿和儿童):

- 活动性 HSV 感染病灶的分泌物有高度的传染性,且无症状排毒很常见。10% 的新生儿 HSV 感染是由于产后直接接触感染的体液而导致的。

- 标准化的常规预防方法对免疫正常人群的复发性、局灶性病变是适合的。

- 新生儿、有活动性病灶的免疫缺陷人群以及严重的原发性皮肤黏膜 HSV 感染的患者应该给予接触预防。

- 需避免接触生殖器、皮肤 HSV 病灶(如性行为、摔跤)直至病灶愈合。

■ 病理生理

• 典型的传播途径是接触破损的皮肤或黏膜。

• 原发性感染的潜伏期 2～12 天。

• 病毒复制开始于入侵门户(上皮细胞)并发生于感觉神经节内。迁移回到脑部位,随后发生上皮细胞的破坏。

• 初发感染后病毒仍潜伏在感觉神经节内并可以因为紫外线暴露、创伤、压力、激素改变或免疫抑制而再活化。

• 病毒传播最常见于新生儿、孕妇或免疫抑制的患者。

• HSV 抗体在血清型之间提供一定的交叉保护,既往感染了一种 HSV 血清型(如 HSV-1)可以降低感染另一种血清型(HSV-2)的严重性。

■ 常见相关疾病

• 龈口炎。

• 脑炎。

• 外伤性疱疹。

• 疱疹性甲沟炎。

• 疱疹性湿疹。

• 多形性红斑。

诊断

■ 病史

• 健康人群的大多数 HSV 原发性感染没有症状。

• HSV-1 通常感染"腰部以上",而 HSV-2 通常感染生殖器。两种血清型都可以感染生殖器和(或)皮肤黏膜。

• 复发性感染是由于潜伏的病毒再活化所导致的,一般病情比原发性感染轻。

• 新生儿感染:

- 新生儿可以表现为典型的皮肤病变或者没有特异性的症状而表现为易激惹、发热、体温不稳定以及胃纳减低,伴或不伴疱疹。

- 皮肤、眼、和(或)嘴(SEM)病(占新生儿 HSV 感染的 40%～45%)一般出现于生后 1～2 周,表现为皮疹、视网膜脉络膜炎或角膜炎。约85％的患者有明显的皮损。

－播散性新生儿HSV感染(占新生儿HSV感染的25％)出现于生后1～2周,表现为类败血症综合征,通常累及到肺、肝脏、肾上腺和中枢神经系统(CNS)。约60％有明显的皮损。

－中枢神经系统(CNS)疾病(占新生儿HSV感染的30％～35％)通常出现于生后2～3周,表现为抽搐、发热和(或)体温不稳定。

• 口咽感染:

－原发性感染的特点为发热、易激惹和严重的口腔黏膜疼痛与烧灼感,伴嘴唇上、齿龈和舌部水泡性或溃疡性病灶。

－咽炎在大孩子和青少年人群中较常见。

• 生殖器感染:

－感染的特点为生殖器疼痛和瘙痒、腹股沟淋巴结肿大、发热、萎靡及皮疹。

－病损起先为水泡,后发展为溃疡,2～3周结痂。

• 结膜角膜炎(眼感染):

－表现为单侧或双侧结膜炎伴耳前淋巴结肿大、眼睑水肿、畏光、流泪和(或)球结膜水肿。

• 脑炎(中枢神经系统感染):

－感染的特点为发热、头痛、意识改变、局灶性神经症状和抽搐。

• 播散性HSV感染:

－感染表现为发热或体温不稳定以及类败血症综合征伴终末器官受累(如肺、肝脏)。

－新生儿、孕妇、器官移植受体和其他的免疫缺陷人群发生播散性感染的危险性增高。

■ 体格检查

• "经典"的HSV皮疹为基底发红的水疱疹,随后形成溃疡,并易破易出血。

• 病灶不一定是显而易见的,特别是播散性疾病和中枢神经系统感染。

■ 诊断检查与说明

• 新生儿感染:

－大约生后24 h于结膜、口咽、鼻部以及直肠取样送病毒分离培养(若有疑似病损出现应该尽早取样)。

－疑似的水疱应该刺破并彻底刮擦其基底取样送病毒分离培养。

－脑脊液(CSF)应该行细胞计数、分类、生化和HSV-聚合酶链反应(PCR),此外还应评估细菌或其他病毒感染(血、尿及CSF标本)。

－HSV-PCR试验需要重复进行,因为在病程的早期可能有假阴性发生。

－疑似播散性HSV疾病者应行血清HSV-

PCR和肝功能检测[特别是丙氨酸转移酶(ALT)]。

－对播散性HSV疾病、CNS感染或眼部疾病者,推荐行其他检查[眼底检查、脑电图(EEG)、CNS影像学(MRI)以及胸片]。

－对于有生殖器病灶的母亲所分娩的无症状新生儿,母亲的血清学应被用于评估新生儿疱疹的危险,结合临床表现,指导下一步的检测和治疗。详见感染性疾病APP委员会与胎儿和新生儿委员会2013年临床报告。

• 咽部HSV感染通过病史以及临床检查进行诊断。对可疑病损推荐行病毒分离培养和直接免疫荧光抗原(DFA)检测。

• 生殖器疱疹的诊断应依靠于病毒分离培养和HSV-PCR,因为仅仅做病毒分离培养对生殖器溃疡以及反复性病变的敏感性低至27％。

• 脑炎:

－CSF-PCR是诊断性检测的选择,标本应送至一个假阳性率低的可靠的实验室。

－HSV脑炎的CSF分析表现为进行性的脑脊液细胞升高,淋巴细胞占优势(平均白细胞数为100/mm³),蛋白质升高(中位数为80 mg/dl),但早期有5％～10％的患者是正常的。

－EEG的典型表现为周期性单侧或双侧棘波模式。

－头颅MRI显示颞叶增强信号、深灰质受累以及缺血性改变。

• HSV角膜结膜炎:

－推荐眼科就诊。

－裂隙灯检查可观察到特征性树突状角膜溃疡形成伴线性分支。

－病毒分离培养以及HSV-PCR的敏感度较高,但一般并不需要。

• 播散性HSV疾病:

－血清HSV-PCR对播散性感染的病毒血症检测是有用的。

－高达70％的病例有CNS累及。

■ 鉴别诊断

• 新生儿HSV疾病应该与严重的肠道病毒以及细菌性败血症相鉴别,特别是生后4～6周。

• 新生儿表现为小头畸形、颅内钙化、脉络膜视网膜炎、肝脾肿大和(或)皮肤损害应考虑HSV宫内感染,并且需与其他的先天性病毒感染相鉴别[如巨细胞病毒(CMV)和风疹病毒]。

• 口咽部HSV感染需与肠道病毒(如柯萨

奇病毒)引起的疱疹性咽峡炎相鉴别。

• 生殖器HSV感染应与软下疳以及梅毒相鉴别。梅毒的损害一般是无痛性的硬化的溃疡。软下疳的损害是由杜克雷嗜血杆菌感染所致的疼痛性的脓性溃疡。

• 眼部HSV感染需与可以引起结膜炎的其他病原(腺病毒、流感嗜血杆菌、金黄色葡萄球菌、肺炎链球菌)、风湿病以及外伤性原因相鉴别。

 治疗

■ 药物治疗

• 新生儿疾病:

－静脉注射(IV)阿昔洛韦(每次20 mg/kg,每8 h一次)。推荐的最短疗程为14天(如果疾病局限在皮肤、眼和嘴)或21天(脑炎或播散性疾病)。

－眼部感染HSV的新生儿,除了肠道外治疗,也可接受外用的抗病毒治疗(1％三氟尿苷、3％阿糖腺苷或0.1％碘苷)。

－新生儿HSV感染的患者(没有其他可证实的疾病),首先给予阿昔洛韦静脉治疗(每次20 mg/kg,每8 h一次)10天(详见2013年APP临床指南报告)。

－初次治疗后给予阿昔洛韦预防6个月(每次300 mg/m²,每天3次口服)可以改善婴儿的神经发育结局,并能预防复发性皮肤感染。

• 口咽部疱疹:

－推荐解热镇痛剂对症治疗。有时对一些摄入减少的病例需要静脉补液治疗。

－在症状发生的72 h内开始阿昔洛韦口服治疗(每次15 mg/kg,每天5次,疗程7～10天;每次最大剂量200 mg)可以缩短病程。

• 生殖器疱疹:

－对于≥12岁的原发性生殖器HSV感染的患者,给予口服阿昔洛韦(每次400 mg,每天3次)、伐昔洛韦(每次1 g,每天2次)或泛昔洛韦(每次250 mg,每天3次)7～10天,或者直到皮损治愈,两者选疗程更长者。不推荐局部外用治疗。

－短疗程阿昔洛韦、伐昔洛韦、泛昔洛韦在早期治疗复发性疱疹病损(24 h内),可以减轻症状的严重程度并缩短病程。

－阿昔洛韦(每次400 mg,每天2次)或伐昔洛韦(500～1 000 mg,每天1次)抑制性口服治疗能减少生殖器HSV感染的复发。治疗后1年对患者再次评估以明确是否需要进行抑制性治疗。

－有生殖器疱疹病史的孕妇自孕 36 周至分娩应给予抑制性治疗[伐昔洛韦（每次 500 mg，每天 2 次）或阿昔洛韦（每次 400 mg，每天 3 次）]。

• 脑炎：

－治疗 HSV 脑炎推荐静脉阿昔洛韦[<12 岁者 15～20 mg/(kg·次)，每 8 h 一次，其他患者给予每次 10 mg/kg，每 8 h 一次]，疗程 14～21 天。

• HSV 角膜结膜炎：

－局部外用抗病毒治疗：1%三氟尿苷（清醒时每 2 h 一次）、0.15%更昔洛韦眼用凝胶（清醒时每 3 h 一次），或者 3%阿糖腺苷软膏（清醒时每 3 h 一次），疗程 7～14 天直至治愈。

－如果局部外用治疗不见效，可以考虑口服阿昔洛韦[每次 100～400 mg，每天 3 次；儿童最大剂量：80 mg/(kg·24 h)]治疗。口服抑制治疗可能对预防复发有效。

• 免疫抑制患者和严重的皮肤疾病（如疱疹性湿疹）：

－HSV 病损口服阿昔洛韦每次 200 mg，每天 5 次[>2 岁者；儿童最大剂量：80 mg/(kg·24 h)]治疗，或者阿昔洛韦静脉注射[750～1 500 mg/(m²·24 h)，每 8 h 一次]，疗程 7～14 天。

• 免疫缺陷的患者、严重疾病者（如疱疹性湿疹）或者不能耐受口服治疗者首先考虑阿昔洛韦静脉注射治疗。

> **注意**
> • 阿昔洛韦治疗或抑制剂量在婴儿可以引起中性粒细胞减少。推荐对患者进行中性粒细胞绝对计数（ANC）监测。
> • 儿童阿昔洛韦治疗的副作用一般包括腹泻、恶心以及头痛。阿昔洛韦治疗少见但严重的副反应包括急性肾衰竭、溶血-尿毒综合征以及血小板减少性紫癜。

后续治疗与护理

■ 预后

• 尽管抗病毒治疗，新生儿 HSV 播散性疾病的病死率约 30%。

• 新生儿脑炎治疗者的病死率约 5%，70%将有神经系统后遗症。

• 非新生儿期 HSV 脑炎未经治疗者病死率约 70%，治疗者病死率降至 19%，38%能恢复正常的神经系统功能。

• 单纯疱疹病毒角膜结膜炎常常复发，可导致角膜溃疡和永久性瘢痕形成。

■ 并发症

主要为脑损伤、抽搐以及失明。

疾病编码

ICD10

• B00.9 未特指的疱疹病毒感染。

• A60.00 未特指的泌尿生殖系统疱疹病毒感染。

• B00.1 疱疹病毒性水疱皮炎。

常见问题与解答

• 问：免疫低下的 HIV 患者和接受器官移植或干细胞移植患者什么情况下使用抑制疗法？

• 答：口服阿昔洛韦抑制治疗推荐用于有 HSV 感染史或者单纯疱疹病毒抗体滴度阳性的免疫抑制的移植患者，也可用于临床或血清学证实的 HSV-2 感染的 HIV 阳性的个体。

• 问：对于新生儿或单纯疱疹病毒（HSV）脑炎的患儿在治疗结束时有必要重复腰椎穿刺吗？

• 答：所有单纯疱疹病毒脑炎的患儿在结束治疗前需要重复 HSV PCR 检查。若检测到病毒，治疗应延长至脑脊液重复 PCR 检查呈阴性。

胆道闭锁 *Biliary Atresia*

Greggy D. Laroche · Douglas B. Mogul　万柔 译 / 郑珊 审校

基础知识

■ 描述

胆道闭锁是先天性疾病，特征是胆道系统纤维化、梗阻和闭锁，如果不干预往往会导致死亡。

■ 流行病学

• 胆道闭锁约占新生儿胆汁淤积病例的 30%。

• 胆道闭锁最常见的病因是婴儿和儿童持续胆汁淤积，是儿童肝移植最常见的指征。

• 1:18 000～1:8 000 的活产婴儿受到影响。

■ 危险因素

遗传学

• 单基因变异不是单一的胆道闭锁发病原因，该病没有明确的遗传模式。

• 影响形态建成的基因可能对发病的病理生理有影响。

■ 病理生理

• 胆道梗阻开始于出生时或者围生期，进展到早期婴儿时期，导致肝实质损伤，最终瘢痕化。

• 大约 20%的胆道闭锁患者有至少一个其他先天性异常（例如胚胎形成），包括脾脏畸形、下腔静脉畸形、中位肝、内脏转位、十二指肠前门静脉以及肠扭转不良。

• 更常见的形式是围生期形式，但不和其他畸形有关。

■ 病因

没有完全明确，但是很多不同的病因学机制被提出，包括：

• 围生期肝脏和胆道感染，可能的病原体是巨细胞病毒、轮状病毒和呼肠孤病毒。

• 免疫系统失调。

• 形态建成不全。

• 环境毒素。

• 血管功能不全。

诊断

■ 病史

• 新生儿出生时表现健康，发育良好。然而在 2 周生理性黄疸之后，皮肤和巩膜黄疸发生。瓷白色大便和深色尿液出现。

• 另外，胆道闭锁新生儿会有体重难以增加、出血（维生素 K 缺乏）和（或）排便频率增加的表现。

■ **体格检查**

• 黄疸可以在眼睛、皮肤或口腔黏膜看到。
• 婴儿可以有肝脾大。
• 直肠检查(包括直肠指检),可能发现瓷白色大便。

■ **筛查**

• 台湾使用婴儿大便比色卡区别瓷白色和正常大便颜色来缩短诊断胆道闭锁的时间,因而可以改善预后。
• 有胆道闭锁的婴儿出生24 h直接胆红素上升,可以作为血液筛查依据。

注意
• 最重要的决定胆道闭锁预后(包括生存率和是否需要移植)的因素是家长什么时候送孩子来检查。
• 60天龄之前诊断出来的儿童和90天龄以后诊断出来的儿童的10年生存率分别是73%和11%。

■ **诊断检查与说明**

实验室检查
• 高结合胆红素血症(定义为结合分数>2 mg/dl)或结合胆红素>20%的总胆红素可能在出生后最初24 h就升高。
• 其他实验室表现包括轻度到重度 AST、ALT和碱性磷酸酶升高,以及 γ-GGT显著升高。
• 其他诊断检查应该根据临床情况进行。
• 细菌培养(血、尿、粪便),病毒学检查[乙型肝炎病毒、丙型肝炎病毒、EB病毒、弓形虫和其他病毒、风疹、巨细胞病毒、疱疹病毒(TORCH)感染、HIV、腺病毒、肠病毒]。
• 代谢性问题(血浆氨基酸、尿液有机酸和尿液琥珀酰丙酮、乳酸/丙酮酸)。
• 血浆抗 α-1弹性酶水平和表型。
• 甲状腺功能。
• 尿液还原物质评估半乳糖血症(如果婴儿喝母乳或含乳糖的配方奶粉)。
• 全血细胞计数、凝血检查(PT/PTT/INR)、全蛋白、白蛋白和脂肪溶解性维生素。

影像学诊断
• 腹部超声检查
- 用于排除胆总管囊肿,但是敏感性和特异性不佳,除非看到"三角条索"表现(80%敏感性和98%特异性)。
- 可以帮助明确胚胎发育型和围生期型。

• 肝胆亚氨基二乙酸(HIDA)扫描/肝胆闪烁扫描法可以帮助评估胆道分泌。

其他检查
• 和儿科消化道医师讨论,获得持续胆汁淤积的证据。
• 肝脏活检:在胆道闭锁中,表现包括胆管增生、胆汁淤积、肝门周围炎症和肝门周围纤维化。
• 汗液氯测试(囊性纤维化病)。
• 眼科检查排除 Alagille综合征(角膜后胚胎环)以及先天性感染。
• 脊柱片评估 Alagille综合征蝴蝶脊椎。
• 心脏超声评估 Alagille综合征心脏畸形。
• 尿液胆酸分析。
• 术中胆管造影
- 诊断金标准,但是是有创性检查。
- 用于高度怀疑胆道闭锁的患儿。

■ **鉴别诊断**

• 肝内
- 感染:败血症、尿路感染、胃肠道炎、TORCH感染、HIV感染、病毒性肝炎、EB病毒感染、腺病毒、柯萨奇B病毒、埃可病毒、肠病毒。
- 系统性疾病:全垂体功能不全、先天性心力衰竭、缺血性肝病、外伤。
- 代谢性:半乳糖血症、酪氨酸血症、抗 α-1弹性酶、囊性纤维化、维生素P缺乏、呼吸链异常、遗传性乳糖不耐受、胆酸合成障碍、贮积病、先天性铁储存病。
- 基因遗传:Alagille综合征、Zellweger综合征、唐氏综合征、Turner综合征。
- 进展性家族性肝内胆汁淤积(例如,PFIC1,2,3)。
- 毒素和药物:全肠外营养、抗生素和其他药物。
- 其他:新生儿肝炎综合征、新生儿狼疮、先天性肝脏纤维化、Caroli综合征、浓缩胆汁综合征、组织细胞增多症X。
• 肝外
- 胆总管囊肿
- 胆总管结石
- 新生儿硬化性胆管炎。
- 肿瘤或肿块压迫。
- 自发性胆总管穿孔。

 治疗

■ **手术与其他治疗**

• 肝门肠吻合术(葛西手术)是除了肝移植

外唯一有效的治疗方法。葛西手术的方法是保留胆汁通路,使其从肝脏流入小肠。
• 尽管做了葛西手术,70%~80%的患者最终需要肝移植。
- 葛西手术后3个月,如果总胆红素<2 mg/dl,则2年内肝移植需求可能性比较低。
- 总胆红素≥6 mg/dl则表明胆汁排泄受阻,肝移植的可能性很大。
• 肝移植的指征如下:
- 肝功能衰竭。
- 门静脉高压的并发症,诸如威胁生命的出血、腹水和自发性细菌性腹膜炎。
- 持续胆汁淤积导致生活质量下降,难治性瘙痒。
- 反复的胆管炎。

注意
• 不用手术治疗,50%~80%的患者1岁前会死于肝硬化,90%~100%的患者3岁前死亡。
• 3个月龄之前诊断明确,可以有30%~80%的患者葛西手术治疗成功。

后续治疗与护理

随访建议和消化道医师一起,进行常规全血细胞计数、肝功能检查和GGT检查来明确疾病进程。还应监测脂溶性维生素和凝血因子来评估肝功能。

■ **饮食事项**

• 应该坚持持续测量患儿身高、体重等,评估患儿生长发育是否正常,是否有下降的脂肪储存和肌肉含量。
• 体重难以增加的患儿应使用富含中链脂肪酸的配方奶粉,这些脂肪不需要胆汁就可以吸收。
• 如果患儿通过经口喂养体重增加困难,可以强烈考虑放置肠喂养管提供营养。
• 由于胆酸分泌下降,有胆道闭锁的患儿脂溶性维生素(A、D、E、K)吸收障碍,很可能需要外源性补充。

■ **并发症**

• 上行性细菌性胆管炎:葛西手术后,由于没有了 Vater壶腹部患者很容易发生感染。表现有发热、肝功能检测指标升高、低色素粪便、瘙痒加重和(或)上升的GGT。反复的上行性胆管炎可以导致硬化和肝胆残余胆管丢失。抗生素预防很有效。
• 瘙痒:经常发生,这是由于上升的循环胆酸。胆烷酸、抗组胺药物、利福平、纳洛酮和考来烯胺(消胆胺)用于抑制瘙痒。

• 腹水:螺内酯、氯噻嗪和呋塞米是常用的利尿剂。然而,使用它们的时候需要密切监测以防止发生肝肾综合征。

• PHTN:同时监测肝触感、质地、范围和脾大很有帮助。进展性血小板减少意味着进一步会脾大。PHTN 可以表现有腹水、自发性细菌性腹膜炎、门静脉系统脑病、肝肺综合征或食管或胃静脉曲张导致消化道出血。

疾病编码

ICD10

• Q44.2 胆道闭锁。
• K83.1 胆管梗阻。
• R16.0 肝大不可归类在他处。

常见问题与解答

• 问:家长看到浅色粪便应该多快通知医师?
• 答:第一时间。
• 问:如果考虑婴儿是持续性黄疸,医师应该做什么?
• 答:获得完整病史,进行全面体格检查,测量总胆红素和直接胆红素。如果结合胆红素水平很高,应联系当地儿科医师,开始新生儿胆汁淤积的诊断检查。排除最致命的病因(包括潜在致命的代谢性疾病和感染)及常见的病因(如胆道闭锁)。

胆石症 Cholelithiasis

M. Elizabeth Tessier · Eric H. Chiou · Kristin L. Van Buren　万柔 译 / 郑珊 审校

基础知识

描述

胆石症的定义是胆固醇和(或)色素结石存在于胆囊中。儿童和婴儿中很少见,常常通过超声检查无意发现。儿童的危险因素包括肥胖、溶血性疾病、囊性纤维化(CF)、克罗恩病和长期完全的肠外营养(TPN)。

病因

• 胆石症在儿童和青少年中相对少见;然而,发病率在升高。
• 在子宫中就发现胆结石和婴儿胆结石有被报道过。
• 肥胖和儿童胆结石中 40% 的病例相关,大部分儿童没有潜在健康问题。肥胖大约提高儿童胆石症 5 倍的发病风险。
• 加拿大爱斯基摩人和非洲本地人发病风险低。
• 美国原住民、瑞典人、斯堪的纳维亚人和捷克人发病风险最高。
• 色素结石在青春期前的儿童更常见,而胆固醇结石在成年人和青少年中更多。

发病率

青春期前,发病率男女相同。青春期后,发病率在女性中较高。

患病率

• 儿童和青少年文献报道的发病率是 1.9%～4.0%。
• 肥胖儿童中,患病率是 2%。
• 镰状细胞病的儿童中,发病率是 17%～29%。

危险因素

• 急性肾衰竭。
• 解剖结构畸形(胆管狭窄、十二指肠憩室)。
• 囊性纤维病。
• 慢性溶血[镰状细胞病、珠蛋白生成障碍性贫血(地中海贫血)、球状红细胞、疟疾]。
• 慢性营养过剩,过剩的多糖、低纤维饮食。
• 唐氏综合征。
• 家族史。
• 女性(比男性>4 倍的发病率)。
• 肝胆疾病或肝硬化。
• 无效的红细胞生成(维生素 B_{12} 和叶酸缺乏)。
• 药物(雌激素、奥曲肽、氯贝丁酯、呋塞米、环孢素、头孢曲松、口服避孕药)。
• 坏死性小肠结肠炎。
• 肥胖。
• 妊娠或多胎。
• 早产。
• 长期空腹或低热量饮食或忽然体重下降(总体重下降至少≥10%)。
• 严重的回肠克罗恩和(或)回肠切除。
• 肠外营养。
• 外伤或腹部手术或减肥手术。
• 西班牙裔。

遗传学

• 编码磷脂酰胆碱 ABC 转运通道(三磷酸腺苷结合盒,亚家族 B),胆酸盐(ABCB11)或者胆固醇 7a-羟化酶(CYP7A1)、CCK-A 受体(CCKAR)以及 CF 基因(CFTR),这些基因的变异。
• ABCB4 也称为 MDR3(多种药物耐药 3

糖蛋白)。MDR3 是肝脏细胞膜上的磷酸酯转运体,参与胆道磷脂酰胆碱分泌。MDR3 缺乏导致严重的新生儿肝病,但是 MDR3 基因突变也和胆石症、妊娠期胆汁淤积和胆汁性肝硬化有关。

• ABCG8 和 UGT1A1 基因变异和胆汁酸代谢有关,Gilbert 综合征也是胆石症的危险因素。
• 其他基因多样性目前还在监测。

一般预防

锻炼和饮食调整可以降低胆结石的形成。

病理生理

• 胆汁是包含脂肪、胆酸盐、磷脂和胆固醇的水性溶液。胆汁中各成分的改变、晶核形成(胆固醇晶体聚集)、胆囊动力改变或者感染可以导致胆结石形成。
• 石头类型:色素、胆固醇、碳酸钙和混合型。
• 黑色色素结石和上升的非结合胆红素有关
- 溶血性疾病。
- 异常红细胞生成。
- 非结合胆红素的肝肠循环
○ 回肠切除、克罗恩病。
○ 囊性纤维化。
• 棕色色素结石和感染有关。
• 胆固醇在胆汁中的溶解依赖于胆酸盐和磷脂的浓度。胆固醇结石和以下情况有关:
- 胆酸盐储备减少。
- 胆酸盐合成减少。
- 胆固醇过度分泌进入胆汁。

D

- 胆汁淤积（减肥、妊娠、长期肠外营养）。
- 胆囊黏液分泌增加。
- 药物：呋塞米、头孢曲松、环孢素。

诊断

▪ 病史

- 胆结石在儿童中最常见的是超声检查意外发现。
- 应该排除胆绞痛、胰腺炎、梗阻性黄疸、胆管炎及其他并发症。
- 在儿童中很少有脂肪类食物不耐受的情况。
- 病史需要包括以下问题：
- 右上腹痛病史。
- 任何溶血的危险因素。
- 早产和坏死性小肠结肠炎病史。
- 家族胆结石病史。
- 营养情况。
- 药物使用情况。
- 手术史。
- 相关疾病（如短肠综合征、回肠疾病）。

▪ 体格检查

- 体格检查可能完全正常或者有胰腺炎急腹症。
- 墨菲征（右上腹在吸气的时候有压痛）在青少年中可以引发。
- 婴儿和儿童中会碰巧有无症状的胆结石。
- 上腹痛（墨菲征）是典型表现，呕吐在年龄较大的儿童和青少年中更常见。
- 较年轻的儿童没有特异性表现，有的表现包括梗阻性黄疸和转氨酶轻微升高。
- 发热在所有年龄组都不常见，如果发热则表明是少见的并发症发生了：
- 胆囊炎。
- 胆总管结石。
- 胆管炎。
- 胆囊穿孔
  ◦ 胰腺炎在 8% 的胆结石患者中发生，是最常见的并发症。
  ◦ 成年人的报道中，胰腺炎在快速体重下降的肥胖患者中更多见。

▪ 诊断检查与说明

实验室检查

- 实验室检查应该包括全血细胞计数、尿液分析、淀粉酶脂肪酶测定、胆红素测定、碱性磷酸酶测定，γ-GGT 和转氨酶水平测定。
- 结果往往是正常范围内的。
- 异常数值结果可能表明感染、梗阻或其他

疾病进程。

影像学检查

- 超声检查
- 重要诊断方法。
- 无创且敏感性、特异性很高。
- 腹部平片
- 由于大部分儿童胆结石不是不透光的，可能无法诊断。
- MRCP 用于明确肝胆疾病的解剖结构和明确胆石症。

诊断步骤与其他

- ERCP
- 诊断胆石症。
- 也用于移除结石、放置支架或胆道减压治疗。
- 有症状的患者考虑手术。

病理表现

　　黑色色素结石和溶血以及肝硬化有关。棕色色素结石成分往往是混杂的，而胆固醇结石可以是黄色、绿色或棕色。

▪ 鉴别诊断

- 无结石的胆囊疾病。
- 胆道运动障碍。
- 胆囊炎。
- 胆总管结石。
- 先天性胆道畸形。
- 胆囊积水（和川崎病有关）。

治疗

▪ 药物治疗

- 无症状儿童经常自愈，不需要药物治疗。
- 熊去氧胆酸（UDCA）抑制肝脏胆固醇合成和分泌，通过下降肌肉细胞膜内胆固醇成分改善胆囊肌肉收缩。

▪ 其他治疗

- 主要预防
- 高纤维、低饱和脂肪酸和坚果饮食，适度体育活动。
- 无症状的儿童只需要观察。
- 婴儿期，很有可能结石会自行分解，尤其是对于肠外营养相关结石。
- 依赖肠外营养的短肠综合征、假性梗阻、炎症性肠病或红细胞疾病的儿童，结石应该移除。
- 治疗潜在危险因素来预防结石形成（肠外营养外附加少量经肠喂养、CF 的患者早期补充胰腺酶、在高危人群中使用避孕药的替

代形式、控制有已知溶血性疾病的肥胖儿的体重）。

- 色素结石的形成随着年龄增加而增加。
- 镰状细胞病的患者应该发现结石后就移除。
- 这会降低胆囊炎和其他并发症的风险，也会帮助鉴别胆绞痛和镰状细胞病危象。
- 有胆囊炎病史的患者发生进一步发作的风险增加（69% 的患者在 2 年内会有胆绞痛，6% 的患者需要胆囊切除）。

▪ 手术与其他治疗

- 腹腔镜胆囊切除是有症状儿童的治疗选择。
- 用震荡波碎石在儿童中的使用还没有被认可。

后续治疗与护理

▪ 随访推荐

- 无症状患者：监测症状的发生；除非有症状出现，重复影像学或实验室检查没有意义。
- 有症状患者：考虑胆囊切除。

疾病编码

ICD10

- K80.20 胆囊结石伴或不伴胆囊炎，伴或不伴梗阻。
- K80.21 胆囊结石伴或不伴胆囊炎，伴梗阻。
- K80.01 胆囊结石伴急性胆囊炎，伴梗阻。

常见问题与解答

- 问：我的孩子有 CF，胆囊炎的患病风险会增加吗？
- 答：会的。CF 的儿童比正常儿童更常发生胆结石。就算有 UDCA 治疗也可能发生胆结石。
- 问：为什么患镰状细胞病的孩子有胆结石？
- 答：因为溶血过程包括血红蛋白降解，这一步产生胆红素，会加快色素结石的形成。
- 问：如果我的孩子反复出现右上腹痛，并且有胆结石，应该进行手术吗？哪一种手术？
- 答：应该进行手术。一般建议行腹腔镜胆囊切除术。
- 问：肥胖会增加孩子患胆结石的风险吗？
- 答：会。肥胖在观察到的有胆结石的儿童中的比例高达 40%。

蛋白尿 Proteinuria

Stephanie Nguyen 董焕 译 / 沈茜 审校

 基础知识

■ 描述

- 泌尿系统正常的患儿中也会发现蛋白尿。
- 蛋白尿用来表示人体尿中的蛋白质排泄量已超过了正常值的最高限。儿童 100 mg/$(m^2 \cdot d)$ 或 4 mg/$(m^2 \cdot h)$，成人 150 mg/d。
  - 肾病蛋白尿范围：>1 000 mg/$(m^2 \cdot d)$ 或 40 mg/$(m^2 \cdot h)$。
  - 肾病综合征：肾病蛋白尿范围伴有水肿和低白蛋白血症（<2.5 g/dl）。
- 微量蛋白尿：尿中蛋白质的排泄增加（白蛋白/肌酐比率 30～300 mg/g 或尿蛋白量达到 30～300 mg/d）。目前，微量蛋白尿仅用来提示糖尿病合并肾脏病变。
- 分类：
  - 持续蛋白尿：
    ○ 一周大于三个晨尿样本尿试纸显示≥1+。
    ○ 需要及时转诊肾脏病科。
  - 暂时性蛋白尿：
    ○ 后来的尿液检查中并未查到蛋白尿。
    ○ 通常与临床上重要的潜在的肾脏疾病无关。
    ○ 通常与高热、寒冷、脱水和大量的体力活动有关。
  - 直立或体位性蛋白尿：
    ○ 患者仰卧时蛋白尿值正常，但是直立时蛋白尿增多。
    ○ 是在儿童和青少年中引起持续性或短暂性蛋白尿的最常见原因。
    ○ 尿蛋白量很少超过 1 g/$(m^2 \cdot d)$。
    ○ 良性的。

■ 病理生理

- 通常，0～50% 尿中的蛋白质来源于组织蛋白和尿道上皮细胞的蛋白质（如 Tamm-Horsfall 蛋白）。
- 蛋白尿可来自肾小球源性蛋白尿和肾小管源性蛋白尿。
- 肾小球源性蛋白尿：
  - 肾小球对血浆蛋白的通透性增加。
  - 通常尿蛋白<1 mg/d 或>30 mg/d。
  - 大量肾小球源性蛋白尿通常会与水肿、低白蛋白血症一同出现（多见于肾病综合征）。
  - 如果存在高血压、异常的肾小球滤过率和血尿，也可能是肾炎。
- 肾小管源性蛋白尿：

  - 近端小管对小分子量蛋白质的重吸收降低。
  - 很少>1 g/d 且不伴有水肿。
  - 主要标志物是 β_2 微球蛋白。
  - 与其他近端小管的缺陷（如肾小管酸中毒[RTA]、糖尿、高磷酸尿、氨基酸尿）和肾小管间质病变相关。

诊断

美国儿科学会（AAP）不再推荐将尿分析作为无症状儿童的筛查方法。因为这种方法呈高度假阳性率，低成本效益，且可治疗的疾病较少。

■ 病史

- 问题：尿液哪些方面发生改变？
- 要点：泡沫或颜色（红色或茶色）。
- 问题：近期患过疾病吗？
- 要点：咽炎和上呼吸道感染。
- 问题：频繁发热吗？
- 要点：淋巴瘤，恶性肿瘤和血管炎。
- 问题：有过哪些药物治疗或中草药、偏方治疗？
- 要点：可能存在毒素。
- 问题：非法药物应用或成年人和青少年的 STD 发生的高风险？
- 要点：HIV，梅毒和肝炎。
- 问题：过去曾有过尿路感染吗？
- 要点：反流性肾病。
- 问题：有肾病，风湿病或听力损伤的家族史？
- 问题：有疲劳、全身不适、食欲减退吗？
- 问题：有体重变化吗？
- 问题：有颜面水肿（在清晨）和下肢水肿（在下午）吗？
- 问题：有与风湿病有关的症状（皮疹、关节疼痛、关节僵硬）吗？
- 问题：有咳嗽和呼吸困难的症状吗？

■ 体格检查

- 全身检查：
- 高血压。
- 生长发育。
- 五官检查：
- 眶周水肿。
- 颊部皮疹。

- 胸部检查：
- 心包或胸腔积液。
- 腹部检查：
- 腹水。
- 肝脾肿大。
- 腹部肿块/器官巨大症。
- 生殖器检查：
- 阴囊水肿。
- 假两性畸形（Denys-Drash 综合征）。
- 皮肤检查：
- 紫癜或瘀斑等皮疹（白血病、淋巴瘤）。
- 苍白（恶性肿瘤、慢性肾衰、溶血性尿毒症综合征[HUS]）。
- 血管角质瘤（Fabry 病）。
- 四肢检查：
- 凹陷性水肿。
- 关节痛/关节炎。
- 指甲发育营养不良。

■ 诊断检查与说明

- 试纸检查：
- 通常检测晨尿标本。
- 指导在睡前排尿并在醒来时未进行体力活动时尽早采集尿液。
- 在浓缩尿标本（比重>1.020）中阴性或微量蛋白的结果是正常的。
- 尿蛋白为 1+ 在更为浓缩（比重>1.030）的尿标本中也认为是正常的。
- 测尿蛋白和尿肌酐（尿蛋白/肌酐比值）：
- 通常检测晨尿标本。
- 是最简单的尿蛋白定量方法。
- 正常值：
  ○ >2 岁儿童尿蛋白<0.2 mg/mg。
  ○ 6～24 个月的儿童尿蛋白<0.5 mg/mg。
- 24 h 尿蛋白收集：
- 用以尿蛋白定量和明确诊断。
- 正常值：尿蛋白<100 mg/$(m^2 \cdot d)$ 或<4 mg/$(m^2 \cdot h)$。
- 血浆白蛋白：
- 用以评估低蛋白血症和肾病综合征。
- 血浆 BUN 和肌酐水平：
- 受损的肾功能提示过敏、感染或梗阻。
- 血浆电解质和血磷水平：
- 筛查 TRA 的方法。
- 肾小球肾炎的评估：
- 蛋白尿伴有水肿、血尿、高血压和（或）肾功受损。

- 链球菌血清学检查（ASO，链球菌酶）：急性感染后肾小球肾炎。

- 补体检查（C3，C4）：补体降低的 GN 免疫复合物介导的（狼疮型肾炎、感染后肾小球炎、膜增生性肾小球肾炎）。

- 抗核抗体水平或抗 DNA 双链抗体水平，低补体血症或全身性血管炎迹象：血管炎（狼疮）。

> **注意**
> • 大部分患者的蛋白尿是直立性蛋白尿，晨尿测尿蛋白是阴性的，而站立时测量则蛋白尿阳性。
> • 检查尿沉渣中的红细胞管型十分重要。红细胞管型提示疾病可能与肾小球有关，这时就需要更多的有关肾炎和慢性肾衰的检查。

■ 鉴别诊断

- 原发性肾病综合征：
- 微小病变肾病综合征。
- 系膜增生型。
- 局灶节段性肾小球硬化。
- 膜性肾病。
- 有遗传因素的肾病综合征：
- 芬兰型先天性肾病综合征。
- 家族性局灶节段性肾小球硬化。
- 弥漫性系膜硬化。
- Denys-Drash 综合征（肾病，Wilms 瘤和生殖器异常）。
- 慢性肾疾病。

- 获得性肾小球疾病：
- 特发性肾小球肾炎。
- 狼疮相关性肾炎。
- IgA 肾病。
- 系统性血管炎。
- 亚急性细菌性心内膜炎。
- 糖尿病。
- 高血压。
- HUS。
- 继发于肾单位减少的高滤过（伴或不伴有硬化）。
- 遗传疾病：
- 指甲髌骨综合征。
- Alport 综合征。
- Fabry 病。
- 糖原贮积病。
- 囊胞性纤维症。
- Hurler 综合征（黏多糖 1 型增多综合征）。
- α_1 抗胰蛋白酶。
- 肿瘤、血液病：
- 镰状细胞病。
- 肾静脉血栓形成。
- 白血病。
- 淋巴瘤。
- 感染：
- 链球菌感染后肾小球肾炎。
- HIV 相关肾病。
- 乙肝病毒和丙肝病毒感染。
- 疟疾。
- 梅毒（可表现为先天性肾病综合征）。
- 肾盂肾炎。

- 药物、毒素：
- 蜜蜂叮咬。
- 食物变应原。
- 抗生素引起的间质性肾炎。
- 青霉胺。
- 金盐类。
- NSAID。
- 重金属（如汞、铅）。
- 其他：
- 肾小管间质性肾炎。
- 急性肾小管坏死。
- 反流性肾病。
- 甲状腺功能减退。
- 先天性心功能衰竭。

疾病编码

ICD10

- R80.9 蛋白尿，非特指的。
- R80.2 体位性蛋白尿，非特指的。
- R80.1 持续性蛋白尿，非特指的。

常见问题与解答

- 问：何时需转诊至肾脏科？
- 答：患者出现以下任何一种情况：持续性蛋白尿，伴有高血压，伴有血尿，临床出现肾炎证据，伴有蛋白尿肾脏疾病家族史者。
- 问：何时行影像学检查？
- 答：患者出现异常肾功能、血尿或肾结石。首选肾脏和膀胱超声检查。

蛋白质-能量营养不良
Protein-Energy Malnutrition

Robert D. Karch 柯燕容 译／张颖 审校

基础知识

■ 描述

- 世界卫生组织（WHO）将营养不良定义为"细胞在供给机体用于确保生长、维持特定功能所需的营养与能量时的失衡。"
- 最近有人提出一种儿童营养不良的综合定义，包括其长期性、病因学和严重性，营养失调的致病机制、与炎症状态的关系，以及对生长、发育、神经认知、消瘦、肌力、免疫功能等功能性结果的影响。
- 这个儿童营养不良的新定义认为能量、蛋

白质、微量营养素失衡的病因要么是"疾病相关的营养不良"（继发于疾病或损伤），要么是"非疾病相关的营养不良"（继发于环境或行为因素）。营养不良也可分为急性（持续时间＜3 个月）和慢性（持续时间＞3 个月）。

- "蛋白质-能量营养不良"（PEM）的定义是处于营养低下和缺乏多种营养物质与能量的一般状态。
- 严重的 PEM 有三种临床表现：恶性营养不良、消瘦、消瘦性恶性营养不良。
- 恶性营养不良是在能量摄入足够的前提

下出现的相对性蛋白缺乏，特征是低蛋白血症、凹陷性水肿、不同程度的消瘦和生长迟缓、皮肤病、肝脏脂肪浸润。

- 消瘦是由于能量和蛋白质都缺乏，特征是消瘦、疲乏和淡漠。
- 消瘦性恶性营养不良是由于急性或慢性的蛋白质缺乏和慢性的能量缺乏，特征是水肿、消瘦、生长迟缓和轻度肝脏增大。
- 恶性营养不良和消瘦的区别经常被模糊，其实，许多儿童同时具有这两种疾病的特征。
- 严重的 PEM 的临床谱系很宽广，从明显

的恶性营养不良到机体蛋白质和能量需求都不能被满足时出现的严重消瘦。

• Cicely Wiliams 在 1935 年引进了"恶性营养不良"的定义，用于她对非洲黄金海岸边的 Ga 部落（现加纳）观察后的经典描述。

• "恶性营养不良"在 Ga 的语言中，可以被翻译为"当下一个孩子出生后，前一个孩子得不到哺乳而会患上的疾病"。

■ 危险因素

• 在发达国家，恶性营养不良的症状在慢性吸收不良的疾病中已有描述，例如囊性纤维病。

• 在美国，一些与慢性疾病无关的恶性营养不良的病例曾被描述过。

• 使用缺乏蛋白质的奶代替物、糖水或果汁，可能是由于喂养者营养知识匮乏，或者认为有牛奶或配方奶不耐受，或者由于当地的饮食风俗。

• 在美国已发现有慢性湿疹和牛奶不耐受后用低蛋白保健食品奶（如米浆）来代替的情况。

■ 流行病学

• 营养不良在全球儿童死亡率中占到了 55%。

• 恶性营养不良可能发生在任何年龄，但是最常见于 1～3 岁的儿童。

• 恶性营养不良少见于 1 岁以内。常见于 2 岁或超过 2 岁的儿童，当小孩完全断奶或者只有部分哺乳，并且饮食中只摄入少量蛋白质时。

■ 病理生理

• 温度调节被破坏，导致在寒冷环境中体温过低、在炎热环境中体温过高。

• 全身性的钠水平增高、钾水平降低。

• 低磷血症和营养不良有关，可能导致高致死率，尤其在再喂养的时候。

• 蛋白质合成减少，尤其是白蛋白、转铁蛋白、脂蛋白 B。脂肪运载能力降低，导致肝脏脂肪浸润。

• 糖异生减少，增加了感染时低血糖的风险。

• 心排血量降低，导致低血压、组织灌注不足、肾血流量减少和肾小球滤过率下降。

• 吸气压和呼气压下降，潮气量减少。

• 胃和胰腺的分泌减少。

• 肠蠕动减少。

• 肠黏膜萎缩，导致碳水化合物、脂类、水溶性和脂溶性维生素吸收不良。

• 血循环中的胰岛素水平降低。

• 生长激素分泌增加，而生长调节素活性降低。

- 胰高血糖素、肾上腺素、糖皮质激素水平上升。

- 血清 T3 和 T4 水平下降。

• 对于免疫系统：

- T 细胞功能降低，因此感染概率增高。

- 血清免疫球蛋白正常或增高，而人体免疫系统防御力降低。

- 伤口愈合延迟。

■ 病因

• 关于恶性营养不良的病因有两种主要的假说：蛋白质缺乏的经典假说和自由基损伤的新假说。

• 两种假说强调了环境作用的不同方面：经典假说为营养物，自由基假说为氧化应激。

• 经典的蛋白质缺乏假说，William 对于恶性营养不良的描述支持。这种病发生在断奶后吃淀粉稀粥的儿童身上，可以被牛奶治愈。

• 恶性营养不良的自由基假说则提出它是由毒性自由基的产生和安全清除失调引起的，饮食缺乏导致了抗氧化防御受损状态。

• 自由基假说试图通过广泛的营养不良及环境氧化应激来解释恶性营养不良临床表现的整个谱系特征。

- 重要的有害因素包括感染和外源性毒素，如黄曲霉素及其代谢物。

- 在患有恶性营养不良的患儿血清及尿中，来自黄曲霉菌的黄曲霉素的浓度比对照组的要高。

- PEM 的病因在不同层次上分别作用并相互影响：从食物缺乏、感染、吸收障碍、被忽视到贫困和社会劣势，以及干旱、战争或内乱。

• PEM 病因的多样性使其治疗和预防也需要多学科的方法。

诊断

■ 病史

• 饮食史：

- 现有疾病发病前的饮食。

- 蛋白质和总热量是否足够。

- 过去几天摄入的饮食。

- 评估父母及孩子是否坚持特殊饮食，或者摄入了保健牛奶替代食品（如米浆）。

• 确定呕吐或腹泻的持续时间和频率。

• 稀便伴吸收不良的证据是非常常见的，可有水样便或血便。

• 兄弟姐妹的死亡。

• 和婴幼儿及儿童喂养有关的文化信仰和习惯。

• 成长记录：和蛋白质摄入不足平行的生长速率下降。

■ 体格检查

• 体重和身长、身高：

- 一定范围的生长障碍。

- 消瘦仍很典型，尽管可能被水肿的存在掩盖。

• 上臂肌围（MAMC）既可作为机体消瘦的一个指标，也是体重调整中一个有效筛查工具。

• 三头肌皮褶厚度（TSF）可用来监控体脂的变化并对能量储备进行有效的评估。

• 低体温或高体温。

• 总体外观：

- 患儿通常冷淡、易激。

- 患儿通常严肃、不爱动。

• 在所有恶性营养不良的病例中都有不同程度的水肿：

- 外周性水肿通常起于足部并上升至腿部。

- 足踝上皮肤的凹陷有诊断意义。

- 手和脸可能有水肿。

- 脸部水肿呈现典型的"满月脸"。

- 头发失去光泽，颜色可变成棕色或红褐色。

- 易脱发。

- 头发条纹状脱色，代表营养不良的时期，被称为"旗帜征"。

- 易摩擦和受压的部位常发生皮肤病。

- 可出现色素脱失或沉着斑，随后片状脱皮，露出类似于烧伤的萎缩性溃疡。

• PEM 的其他临床体征：

- B 族维生素缺乏体征，如口周病变。

- A 族维生素缺乏体征，如干燥病和（或）眼球干燥症。

- 苍白、发冷和肢端发绀：由低蛋白浓度引起的低血容量。

- 由于肠蠕动不佳，导致胃和肠襻扩张，腹部常突出。

- 呼吸：注意肺炎或心力衰竭的体征。

- 可见肝大及黄疸。

■ 诊断检查与说明

实验室检查

• 血清蛋白。

• 前白蛋白和血清转铁蛋白可用于判断恶

性营养不良的严重程度。

- 视网膜结合蛋白可下降。
- 血红素和血细胞比容通常下降。
- 恶性营养不良中血浆非必需氨基酸和必需氨基酸的比率上升,在消瘦中通常正常。
- 血清中游离脂肪酸增高。
- 血和尿肉碱水平均下降。
- 粪便检查以排除慢性腹泻的感染性因素。
- 胸片和 PPD 试验以排除 TB。

■ 鉴别诊断

- 肾病综合征。
- 钩虫性贫血。
- 可只引起水肿,通常与恶性营养不良有关。
- 与恶性营养不良相关的皮肤表现无关。
- 慢性痢疾。
- 蛋白丢失性肠病。
- 糙皮病:
- 糙皮病和恶性营养不良的皮肤表现相似,然而,糙皮病的皮肤表现通常出现在暴露于阳光的部位,而不在恶性营养不良的常见部位,如腹股沟。
- 恶性营养不良的皮肤表现通常被描述为"片状着色"。

治疗

- WHO 指南
- 预防并治疗以下情况:
  ○ 低血糖。
  ○ 低体温。
  ○ 脱水。
  ○ 电解质紊乱。
  ○ 感染。
  ○ 微量营养素缺乏。
- 为下列情况提供特殊喂养:
  ○ 初始稳定治疗。
  ○ 处于追赶生长中。
  ○ 处于关爱和刺激中。

- 贯彻执行此指南的地区死亡率已下降至少一半。

■ 其他治疗

一般措施

- 患有营养不良的脱水患儿应尽可能通过口服或鼻胃管补液。
- 除非必要(如严重脱水和休克),应避免静脉输液。
- 治疗的头两天中低血糖是一个重要的致死因素。
- 怀疑有低血糖时,应给予口服或鼻饲口服补液盐(ORS)或 10% 的葡萄糖。
- 严重的营养不良儿童常有高钠低钾。标准的 WHO ORS 不能满足严重营养不良儿童对电解质的特殊需求。
- ReSoMal 是一种改良的 ORS,比标准的 WHO ORS 含有更少的钠和更多的钾,并且是严重营养不良儿童的推荐 ORS。

> **注意**
> 营养不良患者如接受了快速及不当的再喂养,可能导致再喂养综合征,表现为低磷血症,可合并低镁血症和低钾血症。快速补充营养带来的水电解质改变可引起心功能不全、水肿和神经病变,这都和再喂养综合征相关。

后续治疗与护理

■ 预后

- 治疗可纠正疾病的急性体征,但是身高的追赶性生长可能永远无法完成。
- 恶性营养不良的死亡率可以高达 40%,但是有效的治疗可以将其降至 <10%。
- 提示预后不良的因素有:
- 年龄 <6 个月。
- 感染。

- 脱水和电解质紊乱。
- 持续性心动过速,心力衰竭体征。
- 血清总蛋白 <3 g/100 ml。
- 血清胆红素升高。
- 严重贫血伴低氧血症。
- 低血糖和(或)低体温。

■ 并发症

多项纵向研究显示了儿童早期的生长迟缓与后期的认知功能及学业成绩相关。

 疾病编码

ICD10

- E46 非特指的蛋白质-能量营养不良。
- E40 夸希奥科病[恶性营养不良病]。
- E41 营养性消瘦。

常见问题与解答

- 问:恶性营养不良的症状和体征有哪些?其在严重蛋白质-能量营养不良从恶性营养不良演变至消瘦的临床过程中又是如何变化的?
- 答:恶性营养不良的症状和体征包括:
- 生长障碍,消瘦。
- 起源于外周并逐渐上升的水肿。
- 毛发的改变,包括颜色变化、"旗帜征"和易脱落;皮肤的"片状着色"病变。
- 除了早期的症状和体征,儿童可出现维生素 A 和 B 缺乏,外周循环血量减少,肠蠕动减少并扩张。也可有肝、脾肿大。患儿患其他疾病的风险增高,如肺炎或充血性心力衰竭。
- 问:在美国,有哪些常见因素可致严重营养不良表现为恶性营养不良?
- 答:慢性吸收不良性疾病(如囊性纤维化)和摄入缺乏蛋白质的牛奶替代物,如米浆、果汁等。

低丙种球蛋白血症 Hypogammaglobulinemia

Rachel G. Robison　王文婕 译 / 王晓川 审校

基础知识

■ 描述

- 是一组特征性表现为免疫球蛋白不足或

缺乏的体液免疫疾病,不能产生特异性抗体。
- 包括原发性免疫缺陷病和其他疾病导致的继发性缺陷(如肿瘤)。

■ 流行病学

发病率和流行率取决于潜在缺陷和病因。抗体缺陷综合征在原发性免疫缺陷病中占 70%。

■ **危险因素**

许多病例证实存在基因缺陷，在鉴别诊断中列举。

℞ 诊断

■ **病史**

- 反复上呼吸道和下呼吸道感染（中耳炎、肺炎和鼻窦炎）。
- 含荚膜细菌的感染，如肺炎链球菌和流感嗜血杆菌。
- 可能因贾地鞭毛虫感染出现腹泻。
- 可有慢性咳嗽和慢性鼻炎。

■ **体格检查**

- 没有感染时查体正常。
- 评估生长落后和生长迟缓情况。
- X 连锁无丙种球蛋白血症（XLA）患者扁桃体缺如或很小。
- 严重感染病例可能出现杵状指。

■ **诊断检查与说明**

实验室检查

- 外周血细胞分类计数：
- 排除贫血、血小板减少症和粒细胞缺乏。
- 免疫球蛋白定量 IgG、IgM、IgA 和 IgE：
- 寻找低或缺乏的类型。

注意
免疫球蛋白正常水平随年龄而异。

- 预防接种后对破伤风，B 型流感嗜血杆菌，肺炎链球菌进行特异性抗体定量：
- 预防接种后缺乏反应提示特异性抗体产生缺陷。
- 在未接种儿童中评估是否存在同族血细胞凝集素（主要是针对血型的 IgM 抗体）。
- 流式细胞仪评估 B 细胞数量。

影像学检查

- 胸部 X 线摄片，胸部和（或）鼻窦 CT。
- 评估急性疾病，如果有多部位感染病史，评估是否存在肺部慢性实质改变，如支气管扩张。

■ **鉴别诊断**

原发性抗体生成缺陷

- 选择性 IgA 缺乏：
- 低丙种球蛋白血症最常见病因。

- IgA 低至检测不到，其他免疫球蛋白水平正常。
- 在高加索人中发病率为 1/800～1/300。
- 绝大多数为无症状，一部分患者表现为反复感染（上、下呼吸道感染）、贾第鞭毛虫感染风险和消化道感染。
- 由于产生抗 IgA 抗体，可能对血制品发生过敏反应。

- 普通变异型免疫缺陷病：
- 低丙种球蛋白血症第二常见病因。
- 有 2 个发病高峰，分别是 10 岁以内和 20～30 岁。
- 没有性别差异，发病率为 1/100 000～1/20 000。
- 表现为 IgG 减少（低于同年龄平均值—2 个标准差），体液免疫方面对多糖类抗原的反应受损。
- 肿瘤风险增高，如非霍奇金淋巴瘤、胃癌。
- 25% 的患者有自身免疫性疾病表现（如类风湿关节炎、特发性血小板减少性紫癜、自身免疫性溶血性贫血）。
- 已经证实的基因缺陷：TACI、ICOS、BAFF-R 和 CD19，只有 10% 的患者有家族史。

- X 连锁无丙种球蛋白血症：
- X 连锁的 Bruton 酪氨酸激酶（Btk）基因突变导致 B 细胞成熟缺陷。
- 美国报道的发病率是 1/379 000 活产婴儿。
- 患儿常在母体 IgG 抗体减弱后，即生后 3 月龄以后出现感染。
- 实验室检查方面血清免疫球蛋白水平低，外周血 B 细胞<2%。
- 患者对肠道病毒易感。
- Btk 无突变的无丙种球蛋白血症患者中常染色隐性遗传占 15%，表型类似。

- 婴儿暂时性低丙种球蛋白血症：
- 婴儿"生理性"低丙种球蛋白血症时间延长，正常情况下生后 3～6 月龄生理性降低。
  ○ IgG 水平至少低于同年龄平均值—2 个标准差。
  ○ 典型病例 9～15 月龄恢复，2～4 岁免疫球蛋白水平正常。
  ○ 必须在免疫恢复后回顾性诊断，患者应连续随访免疫球蛋白水平。
- 病因未知。
- 对那些有严重感染的患儿可考虑抗生素预防和（或）免疫球蛋白替代治疗。

- 免疫球蛋白类别转换（Ig-CSR）疾病：
- CD40 配体突变：X 连锁高 IgM 综合征（HIGM）。

  ○ 通常也叫 HIGM1。
  ○ 预计发病率为 1/500 000 活产男婴。
  ○ CD40 配体基因突变。
  ○ IgM 水平增高或正常，IgG、IgA 和 IgE 水平低或缺乏。
  ○ 除了抗体生成缺陷，还影响 T 细胞启动和抗原特异性 T 细胞反应。
  ○ 表现为慢性腹泻和生长迟缓。
  ○ 另外，还表现为机会感染，特别是肺囊虫、隐孢子虫和组织胞浆菌。
  ○ 查体可有淋巴结肿大和肝脾肿大。
  ○ 治疗方法包括同种异体造血干细胞移植：
- 常染色体隐性遗传高 IgM 血症（AR-HIGM）
  ○ 包括以下突变类型：
  ○ CD40（HIGM3）。
  ■ 活化诱导的胞嘧啶腺苷脱氨酶（AID）（HIGM2）：最常见的 AR-HIGM，AID 也有常染色体显性遗传的报道。
  ■ 尿嘧啶-N-糖基化酶（UNG）（HIGM5）。
  ○ CD40 突变与 X 连锁的 HIGM 表现类似。
  ○ AID 和 UNG 突变患者机会感染和中性粒细胞减少的发生率较低，与淋巴结肿大有关。

继发性抗体生成缺陷

- 丢失增加：蛋白质通过肾脏、消化道、淋巴系统和皮肤丢失：
- 蛋白质丢失性肠病。
  ○ 小肠淋巴管扩张症是先天性的。
  ○ Fontan 术后导致的低丙种球蛋白血症。
- 肾病综合征。
- 生成减少：
- 肿瘤。
- 慢性淋巴细胞性白血病。
- 淋巴瘤。
- 多发骨髓瘤。
- 药物。
- 磺胺。
- 全身糖类激素。
- 苯妥英。
- 卡马西平。
- 雄激素替代治疗。

💉 治疗

■ **药物治疗**

- 一旦有感染征象立即采取合适的抗感染治疗，推荐迅速进行初始治疗。
- 预防性抗感染治疗可能对一些患者有利。
- 规律应用丙种球蛋白替代治疗，可通过静脉或者皮下途径。通常每次 300~600 mg/kg，每 3~4 周静脉输注 1 次或每 1~2 周皮下注射。

• 相比于既往推荐的谷浓度＞300 mg/dl，现在建议谷浓度维持在 700~800 mg/dl。

后续治疗与护理

▪ 患者监测

丙种球蛋白替代治疗的患者需要定期随访 IgG 的谷浓度和外周血细胞计数，从代谢角度识别溶血过程和观察替代治疗的不良反应。

▪ 预后

绝大多数病例(除了婴儿暂时性低丙种球蛋白血症)需要终身治疗。

疾病编码

ICD10

• D80.1 非家族性低丙球蛋白血症。
• D80.0 遗传性低丙球蛋白血症。
• D80.2 免疫球蛋白 A（IgA）的选择性缺乏。

常见问题与解答

• 问:我什么时候应该检查免疫球蛋白水平?
• 答:任何有反复窦肺感染病史的患者都应该行免疫球蛋白检测和对疫苗的抗体反应检查。
• 问:2 月龄的男婴患者,有 XLA 家族史,他的 IgG 水平正常,是否需要将来复查?
• 答:绝大多数 2 月龄的婴儿体内依然有来自母体的 IgG。婴儿在生后 3~4 月龄时来自母体的 IgG 会逐渐衰减,自己开始产生 IgG。推荐这个时间段之后再次复查。

D

低钙血症 Hypocalcemia

Pisit Pitukcheewanont · Chawkaew Kongkanka 李春阳 译 / 董萍 审校

基础知识

▪ 描述

• 严重程度不同,可能无症状也可能严重危及生命。
• 病因对恰当的治疗是重要的。
• 新生儿:
- 足月或早产儿>1 500 g:当血清蛋白在正常范围内时,总钙<8 mg/dl(2 mmol/L)(离子钙<1.1 mmol/L)。
- 早产儿 < 1 500 g:总钙 < 7 mg/dl(1.75 mmol/L);离子钙<0.8 mmol/L。
• 儿童:总血清钙<8.5 mg/dl(2.1 mmol/L)并且离子钙 < 4.5 mg/dl(离子钙 < 1.1 mmol/L)。

▪ 流行病学

• 许多正常新生儿在生后 3 周内由于短暂的生理性甲状旁腺功能低下会出现血清钙<8 mg/dl。
• 生后 3 天甲状旁腺(PTG)功能不成熟使得甲状旁腺素(PTH)分泌不足而导致钙离子浓度大幅下降。
• 高磷饮食时由于新生儿肾脏代谢磷的功能及 PTH 反应性相对不成熟,会导致迟发型新生儿低钙血症。
• 母亲有孕期维生素 D 缺乏的风险时,新生儿维生素 D 缺乏患病率为 52%~90%。
• 甲状腺全切术后,10% 发展为暂时性甲状旁腺功能减退,其中有 50% 会永久性保持甲状旁腺功能低下。

▪ 危险因素

• 新生儿:
- 孕期疾病:糖尿病,毒血症,子痫前期,甲状旁腺功能亢进,严重的维生素 D 缺乏。
- 孕期用药:抗惊厥药,摄入碱过多,硫酸镁制酸剂。
- 早产儿,低出生体重,宫内发育迟滞,围生期窒迫、窒息,脓毒血症。
- 高胆红素血症,光疗,使用枸橼酸盐血制品,换血疗法。
- 营养素与药物:输注脂肪乳,磷酸治疗,植酸,氨基糖苷类,碳酸氢根,髓襻利尿剂,糖皮质激素,抗惊厥药。
- Ⅱ型骨硬化病。
- 磷酸负荷:高磷酸饮食(如牛乳),磷酸灌肠,慢性肾功能不全。
- 低镁血症,罕见高镁血症。
- 维生素 D 缺乏:吸收不良,肾功能不全,肝脏疾病。
- 早产儿骨质减少。
• 甲状旁腺功能减退:
- 暂时性新生儿甲状旁腺功能减退。
- 甲状旁腺发育障碍、发育不全:
◦ 已明确的数个遗传因素包括:孤立性甲状旁腺功能减退(GCM2, PTH, SOX3)、迪格奥尔格综合征(DGS)(TBX1)、线粒体脂肪酸障碍[Kearns-Sayre, Pearson,线粒体脑病伴乳酸血症和卒中样发作(MELAS)]。

- 甲状旁腺素不敏感:
◦ Blomstrand 软骨发育不良(PTHR1)。
◦ ⅠA 型假性甲状旁腺功能减低症(PHP ⅠA)。
- 内分泌功能障碍。
- 自身免疫性甲状腺功能减退:
◦ Ⅰ型自身免疫性多腺体综合征(AIRE1)。
◦ 激活钙敏感受体(CaSR)的抗体。
- 获得性:
◦ 术后,PTG 辐射性破坏。
◦ PTG 浸润性疾病(过多铁或铜沉积,肉芽肿或肿瘤侵袭)。
- 酶缺乏:
◦ 25 -羟化酶缺乏(CYP2R1)。
◦ 25 -羟维生素 D₃-1 -羟化酶缺乏(CYP27B1)。
- 维生素 D 受体突变失活。
• 钙缺乏:
- 营养不足。
- 高尿钙症。
• 低镁血症:
- 吸收障碍。
- 高尿镁症:
◦ 原发性(CLDN16)。
◦ Ⅴ型 Bartter 综合征(CaSR)。
- 肾小管酸中毒。
- 急性肾衰竭。
- 慢性炎症性肠病,肠切除。
- 利尿剂。
• 高磷血症:
- 肾衰竭。

- 磷酸处理。
- 肿瘤溶解综合征。
- 横纹肌溶解。

■ **常见相关疾病**

- 低蛋白血症。
- 过度通气。
- 药物:呋塞米,二磷酸盐,降钙素,抗惊厥药,酮康唑,抗肿瘤药,枸橼酸盐血制品。
- "骨饥饿综合征"。
- 脓毒血症,急性胰腺炎,休克。
- 有机酸血症。

■ **病理生理**

- 钙是人体内含量最多的矿物质离子,99% 储存于骨骼中。血清钙有三种形态:蛋白结合(50%),与血清阴离子结合(5%),离子形态(45%)。
- 钙离子体内平衡受很多因素的调节:激素和它们的受体(甲状旁腺激素与甲状旁腺激素受体,维生素D与维生素D受体,降钙素),器官(骨骼,肾脏,PTGs,肠道和肝脏),CaSR(血清钙调定点)和其他因素如血清pH。
- 搐搦症是一种低钙血症患者神经肌肉兴奋性增高的临床表现。
- 低钙血症可能出现惊厥或其他不典型症状。

■ **病因**

- 激素反应异常:
- 甲状旁腺功能减退:
◦ PTH产生异常:PTG发育不良、功能障碍,获得性甲状旁腺功能减退,PTH分泌异常。
◦ 假性甲状旁腺功能减低症。
- 维生素D障碍:缺乏、抵抗。
- 钙离子调节器官的异常:
- 肾脏,骨骼,肠道。
- 钙敏感受体(CaSR)异常:
- CaSR基因功能突变。
- CaSR抗体。
- 其他引起低钙血症的原因:
- 磷酸负荷。
- 钙离子螯合或清除。
- 离子钙减少。

诊断

■ **病史**

- 对于新生儿和婴儿,包括相关的母亲的病史、早产史、营养史、宫内发育迟滞史、围产期疾病史。

- 其他非特异性的症状:呼吸暂停,不良喂养。
- 钙代谢紊乱家族史。
- 目前疾病和所用药物。
- 颈部手术史。
- 反复感染。
- 惊厥发作史。
- 肌肉痉挛。
- 感觉异常,口唇、手指和脚趾常出现刺痛。

■ **体格检查**

- 神经肌肉兴奋性增高:
- 手足抽搐,反射亢进:
◦ 面神经征(chvostek sign)(常发生在1月龄至2岁):轻敲外耳道前部的第7对脑神经孔处时出现口轮匝肌抽搐。
◦ 腓神经征(peroneal sign):轻敲膝盖之前的腓骨外侧面的腓神经处时出现足背屈和外展。
◦ 低钙束臂征(trousseau sign):使用血压计袖带给予超过收缩压20 mmHg的压力持续3 min时出现手足抽搐。
- 倦怠。
- 肌无力。
- 局灶性或全面性惊厥发作。
- 新生儿:喉痉挛,呼吸暂停,心动过缓、心动过速,低血压,发绀,呕吐。
- 长时间的低钙血症:
- 基底节钙化。
- 囊下白内障。
- 视神经乳头水肿(偶发)。
- 牙釉质发育不良,尤其是乳牙。
- 与遗传综合征、先天性低钙血症相关的特征:
- 畸形。
- 耳聋。
- 先天性心脏病。
- 佝偻病,脱发症的临床症状。
- 黏膜皮肤念珠菌病,外胚层发育不良症,白癜风。
- Albright遗传性骨营养不良症(AHO)。
- PHP IA有AHO的症状:身材矮小,体型强壮肥胖,第3~5掌骨及拇指远侧指骨缩短(指端短),2、3趾并趾,圆脸,鼻梁平坦,短颈,皮下钙化(异位骨化),白内障,一些患者有发育迟缓现象。

■ **诊断检查与说明**

初始实验室检查

- 血:总钙与离子钙,白蛋白,动脉血pH,磷酸,全段PTH,Mg,碱性磷酸酶,肌酐,25-

羟维生素D;考虑检查1,25-羟维生素D。
- 尿:钙,肌酐。
- 12导联心电图:
- 长QT间期与早期后除极及引发的节律障碍有关。
- 异常心电图常见但严重的节律障碍罕见。
- 如果存在低蛋白血症,用以下公式修正结果:钙离子测量值+0.8[4-白蛋白(mg/dl)]。
- 当血清pH增加时(碱中毒),Ca^{2+}与蛋白质结合。
- 磷酸是PTH活性的间接指标,磷酸水平降低或升高可能分别反映PTH活性的升高或降低。
- 甲状旁腺功能减退:排除低镁、高镁血症后,血清钙低于正常或为正常低值而血清磷升高,伴随血清全段PTH水平正常或不恰当地降低。
- 甲状旁腺激素不敏感:
- 在PHP IA中,血清钙降低,血清及尿磷升高,PTH升高。
- 使用重组人PTH1-34后血清钙、尿中环化腺苷酸或磷无升高(对外源性PTH无反应)。
- 低镁血症抑制PTH分泌及其活性。
- 高镁血症抑制PTH分泌并且减少肾小管对钙的重吸收。
- 尿钙/尿肌酐:正常值随收集标本时的年龄点的变化而不同。对于0~6、7~12及>24月龄的儿童分别为<0.8、<0.6和<0.21 mg/mg。
- 碱性磷酸酶:成骨标志。
- 血肌酐用来排除肾衰竭。
- 维生素D相关疾病:血清钙低或正常低值、血清磷低或正常,伴随继发性甲状旁腺功能亢进。维生素D缺乏时,血清25-羟维生素D<30 ng/ml。在严重的肾功能损害、甲状腺功能减退和25-羟维生素D_3-1-羟化酶缺乏的病例,血清1,25-羟维生素D_3出现不合理的低下。

治疗

■ **药物治疗**

新生儿低钙血症

- 无症状的新生儿低钙血症:
- 增加经口摄入的钙,在没有喂养不耐受的情况下,予葡萄糖酸钙、碳酸钙按元素钙50~100 mg/(kg·d),分成q4~6 h用(有坏死性小肠结肠炎风险的患者使用高渗透压的口服钙时应小心);或者予10%葡萄糖酸钙持续静脉输注48 h。葡萄糖酸钙对于新生儿是更好的选择。

- 当血清钙正常时可减少用量。
- 有症状的新生儿低钙血症：
- 在心电监测下静脉注射 10% 葡糖糖酸钙（元素钙 9.3 mg/ml）超过 10 min，每次元素钙 18.6 mg(2 ml)/kg（最大剂量 20 mg/kg），使用 5% 葡萄糖按 1∶1 稀释。
- 重度低钙血症伴心功能低下时，可通过中央静脉管给予氯化钙 20 mg/kg，10～30 min。
- 维持元素钙 50～100 mg/(kg·d)，持续静脉输注 48 h。
- 如血清钙在 48 h 时恢复正常，下一个 24 h 输注钙的剂量减少至 50%，然后根据病因停止或继续给予输注；在停止或继续治疗的前一天也可换为口服钙。
- 避免血管外渗。
- 特殊病因的治疗：
- 钙的剂量取决于患者需求及低钙血症的病因。
- 低镁血症：在心电监护下给予 50%（500 mg/ml）硫酸镁 50～100 mg/kg(0.1～0.2 ml/kg)，静脉注射或肌注，q12 h，共 2 剂。维持剂量 100 mg(0.2 ml)/(kg·d)，口服，共 3 天。
- 磷酸负荷：鼓励纯母乳喂养或使用低磷酸配方奶粉（雅培奶粉 PM 60/40，Ca∶P ＝ 1.6∶1）。磷酸结合凝胶不推荐。
- 甲状旁腺功能减低：补充 1,25-二羟维生素 D_3 或骨化三醇 20～60 ng/(kg·d) 或 0.5～1 mcg/d，口服。
- 维生素 D 缺乏：日常补充维生素 D_2 或 D_3（0～1 岁）2 000 U/d，共 6 周，以达到维生素 D 水平高于 30 ng/ml；然后维持 400～1 000 U/d 的治疗量。

儿童和青少年低钙血症
- 无症状的低钙血症：
- 可能已经存在很久；可能不需要立即治疗。

- 补充口服钙，按元素钙 25～100 mg/(kg·d)，q4～6 h。柠檬酸钙是较好的选择。
- 有症状的低钙血症：
- 在心电监护下给予 10%（100 mg/ml）葡萄糖酸钙每次 200 mg(2 ml)/kg，缓慢静脉注射超过 10 min，可 q6～8 h 重复给予。
- 维持剂量为元素钙 20～80 mg/(kg·d)，持续静脉输注 48 h。
- 如果低钙血症是由低镁血症引起的，在心电监护下给予 50%（500 mg/ml）硫酸镁 50～100 mg(0.1～0.2 ml)/kg，肌注。
- 严重的骨质脱钙（骨饥饿综合征）需要补充更高剂量的钙。
- 甲状旁腺功能减退：骨化三醇 20～60 ng/(kg·d)，口服；元素钙 30～75 mg/(kg·d)，q4～6 h。
- 额外药物：利尿剂［氢氯噻嗪 0.2 mg/(kg·d)］与低盐饮食联用可能增加肾小管对钙的重吸收和降低对骨化三醇的需要。
- 其他：成人可考虑人重组 PTH 治疗，但对于儿童为黑框警告。
- 在慢性低钙血症中，目标是控制症状和避免并发症。维持血清钙在正常水平的低值，钙磷乘积＜55（数值过高会导致磷酸钙沉积于肾脏、晶状体和基底节等软组织中），保持尿钙/肌酐＜0.2 以避免高钙血症、高钙尿症、肾钙质沉积和肾结石，尤其是对于甲状旁腺功能减退者。

后续治疗与护理

■ 随访推荐

患者监测
- 基础治疗和剂量调整时定期监测血清钙及尿钙，病情稳定时每隔 3～6 个月监测一次。
- 推荐每年行肾脏超声、裂隙灯检查和眼底镜检查。

■ 预后
- 取决于病因。

■ 并发症
软组织（如肾脏、晶状体和基底节）中钙-酸盐沉积，高钙血症，高尿钙症，肾钙质沉积，肾结石，肾功能不全。

疾病编码

ICD10
- E83.51 低钙血症。
- P71.1 其他新生儿低钙血症。
- P71.0 新生儿牛乳性低钙血症。

常见问题与解答
- 问：低钙血症中钙和磷的关系是什么？
- 答：这与激素调节异常和低钙血症的病因有关。

激素问题	血清钙	血清磷
甲状旁腺激素缺乏、抵抗	低	高
维生素 D 缺乏、抵抗	正常/低	正常/低

- 问：什么时候需要开始肠外或口服补充钙剂？
- 答：除急性有症状的低钙血症如惊厥发作，暂时禁止肠道喂养或有活动性吸收障碍的患者外，其他患者都可口服补充钙剂。
- 问：儿童低钙血症的治疗目标是什么？
- 答：维持血清钙水平在正常低值范围而无低钙血症的症状，以减少长期并发症尤其是肾钙质沉着症。

低磷血症 Hypophosphatemic Disorders

Erik A. Imel · Peter J. Tebben 张文婷 译 / 罗飞宏 审校

基础知识

■ 描述
低磷血症是指血清磷酸含量低于与年龄匹配的范围。

注意
- 婴儿和儿童的正常磷酸含量较成人高。
- 参考成人的磷酸含量标准易漏诊低磷血症。

■ 流行病学
急性低磷血症是医院，特别是重症监护室（ICU）中常见的实验室检查结果。

■ **病因**

• 慢性低磷血症是佝偻病常见病因。可由多种原因造成,包括:
 - 维生素 D 缺乏。
  最常见的佝偻病病因。
 - X 染色体连锁的低磷血症(XLH)所致的佝偻病。
  最常见的遗传性佝偻病病因(发病率1:20 000)。
  其他基因型的佝偻病少见。
• 单独的饮食性磷酸缺乏少见,磷酸缺乏往往伴有营养不良。

遗传学

基因型低磷血症较获得性低磷血症少见,由以下突变引起:
• PHEX(XLH 佝偻病)。
• FGF23[常染色体显性遗传低磷佝偻病(ADHR)]。
• DMP1[常染色体隐性遗传低磷佝偻病(ARHR)]。
• ENPP1[ARHR,婴儿动脉钙化(GACI)]。
• FAM20C(常染色体隐性低磷血症,雷恩综合征)。
• SCL34A3[NPT2c,遗传性低磷佝偻病伴高钙血症(HHRH)]。
• CYP27B1(1α-羟化酶缺乏)。
• VDR(维生素 D 受体)。
• GNAS(McCune-Albright 综合征,Gsα 激活突变,有时与低磷血症相关)。
• 其他。

■ **危险因素**

• 营养。
- 维生素 D 缺乏。
- 营养不良综合征。
- 慢性腹泻。
• 药物影响磷酸吸收。
- 抗酸剂。
- 司维拉姆。
- 碳酸镧。
- 过量钙盐。
• 基因。
- 原发性肾磷酸盐流失障碍(见"鉴别诊断")。
- 维生素 D 代谢障碍。
- 肾 Fanconi 综合征。
• 其他。
- 药物影响肾磷酸盐转运。
- 酮症酸中毒的治疗。
- 急性呼吸性碱中毒。

- 肾移植后。
- 甲状旁腺亢进中甲状旁腺切除术后的饥饿骨综合征。
 还会导致低钙血症。

■ **病理生理**

• 营养吸收少或吸收障碍。
• 磷酸盐从细胞外再分布到细胞内。
• 肾脏磷酸盐流失增多(药物、激素作用,或者原发性肾小管病)。

诊断

■ **病史**

• 低磷血症或佝偻病家族史。
• 药物使用。
• 已知的影响磷酸代谢的疾病(见"鉴别诊断")。
• 营养史。
- 维生素 D 摄入,磷酸盐来源。
- 厌食症或其他营养不良。
- 肠外或肠内营养配方。
- 症状持续时间(急性或慢性)。
- 牙齿异常。
- 牙脓肿与 XLH 相关。
- 胃肠道症状。
- 慢性腹泻。
• 心血管、呼吸或神经系统症状(通常在医院伴发急性低磷血症)。
• 肌痛或虚弱。
• 弓形腿,矮小身材。
• 骨痛或压力性骨折(伪性骨折)。
• 性早熟、咖啡牛奶斑、骨纤维结构发育不良——McCune-Albright 综合征。

■ **体格检查**

• 身高、生长速率。
• 佝偻病症状。
- 方颅。
- 囟门迟闭。
- 串珠肋。
- 哈里森沟。
- 手腕或脚踝宽。
- 足外翻、足内翻、腿部风吹畸形。
- 牙脓肿。
• 肌无力。
• 咖啡牛奶斑(McCune-Albright 综合征)。

■ **诊断检查与说明**

实验室检查
治疗前明确实验室诊断(除非病情不稳

定)。
• 血清磷酸浓度——低于与年龄匹配的范围(最好禁食)。
• 各年龄段正常值:
- 0～1 个月:4.8～8.2 mg/dl
- 1～4 个月:4.8～8.1 mg/dl
- 4 个月～1 岁:4.8～6.8 mg/dl
- 1～5 岁:3.6～6.5 mg/dl
- 5～10 岁:3.4～5.5 mg/dl
- 10～20 岁:2.6～5.2 mg/dl
- >20 岁:2.5～4.9 mg/dl
• 血清钙浓度。
- 大多数原发性肾磷酸盐流失障碍其血清钙浓度正常。
- 原发性甲状旁腺功能亢进其血清钙浓度增高。
- 维生素 D 缺乏性佝偻病患者其血清钙浓度下降或降至正常值下限。
• 甲状旁腺激素浓度。
- 维生素 D 缺乏或 XLH(治疗前或治疗后)引起的慢性低磷血症,甲状旁腺激素可升高;甲状旁腺激素(PTH)升高伴高钙血症提示原发性甲状旁腺功能亢进。
• 碱性磷酸酶。
- 在佝偻病患者和大多数甲状旁腺功能亢进患者中升高。
• 血清肌酐。
• 25-羟基维生素 D。
- 维生素 D 缺乏佝偻病患者中降低。
• 1,25-羟基维生素 D。
- 1α-羟化酶缺乏患者中降低。
- 维生素 D 受体突变和营养性磷酸盐缺乏症患者中升高。
- 纤维原细胞生长因子 23(FGF23)介导的低磷血症患者,该值下降或异于正常。
• 以尿磷酸和尿肌酐值来评估肾小管最大磷酸再吸收值或肾小球滤过率(TmP/GFR 或 TP/GFR)。
- 需与血磷酸和血肌酐同时获得。
- TP/GFR=血清磷酸-(尿磷酸×血清肌酐/尿肌酐)。
- 维生素 D 介导的低磷血症和营养缺乏症中,该值正常或升高。
- 肾磷酸盐流失障碍该值下降。
• FGF23(高磷酸尿激素)——可能有助于诊断肾磷酸盐流失障碍。
- 在多种遗传的佝偻病中增高(XLH、ADHR、ARHR)。
- 大多数肿瘤引起的软骨病(TIO)患者其 FGF23 增高,肿瘤可分泌 FGF23。

- 在营养性磷酸盐缺乏、吸收障碍、Fanconi综合征或 HHRH 中,FGF23 表达减少。

影像学检查

- 佝偻病症状放射线检查。
- 膝关节和腕关节。
- 疑似骨纤维结构发育不良患者需行骨骼检查。
- 骨扫描对诊断骨纤维结构发育不良敏感。
- 少见:其他影像学检查诊断 TIO——一些少见肿瘤非常难定位。
- PET-CT 扫描、MRI、CT、奥曲肽扫描、甲氧基异丁基异腈扫描。

诊断步骤与其他

必要时行基因诊断。

■ 鉴别诊断

- 营养或吸收相关。
- 低磷酸摄入。
- 早产儿。
- 慢性腹泻。
- 短肠综合征。
- 维生素 D 缺乏。
- 营养性,缺乏光照。
- 1α-羟化酶缺乏。
- 维生素 D 受体突变。
- 药物。
- 抗酸药。
- 司维拉姆。
- 碳酸镧。
- 过量钙盐。
- 磷酸盐重分布,进入细胞内。
- 酮症酸中毒胰岛素治疗。
- 急性呼吸性碱中毒。
- 再喂养综合征。
- 饥饿骨综合征(原发性甲状旁腺功能亢进症甲状旁腺切除术后)。
- 肾磷酸盐丢失增加。
- 药物(糖皮质激素、利尿剂)。
- 原发性甲状旁腺功能亢进症。
- FGF23 依赖(FGF23 过量)。
- XLH 佝偻病。
- ADHR(儿童期后出现新发的低磷血症,诊断考虑 TIO 时也需考虑 ADHR)。
- ARHR。
- TIO(主要成人发病,儿童亦有发病)。
- 骨纤维结构发育不良。
- 肾移植后磷酸盐丢失。
- FGF23 不依赖。
- 肾 Fanconi 综合征。
- 家族遗传。

- 药物诱导。
- 与其他异常相关(胱氨酸病、多发性骨髓瘤、其他)。
- HHRH(少见,突变损害 NPT2c)。

治疗

■ 药物治疗

- 急性。
- 口服磷酸盐补充剂。
- 静脉补充磷酸盐时需注意:
- 高剂量使用需中心静脉导管。
- 可致严重的低钙血症:密切注意血钙。
- 心电监护监测可能的心律失常。
- 必要时补充维生素 D(不会短期内升高血磷酸盐水平)。
- 慢性。
- 如果饮食缺乏或吸收障碍:口服磷酸盐和补充维生素 D。
- 如果是 FGF23 介导的肾磷酸盐流失:
- 磷酸盐 20~40 mg/(kg·d),分 3~5 次使用。
- 小剂量开始治疗,随后缓慢增加剂量减少腹泻风险。
- 骨化三醇 20~30 ng/(kg·d),分 2 次使用(可能需要更高的剂量)。
- 非 FGF23 介导的肾磷酸盐流失伴 1,25-羟基维生素 D 升高(HHRH)。
- 磷酸盐 20~40 mg/(kg·d),分 3~5 次使用。

■ 其他治疗

- 慢性低磷血症导致的骨骼畸形(尤其是遗传因素)需要外科手术干预矫正足内翻或足外翻。
- 首先进行充分的医学治疗以减少外科手术的干预。
- 定期口腔科检查。
- 口腔脓肿在一些遗传性低磷血症中常见。
- 对于少见的 TIO,应手术彻底摘除肿瘤。

一般检查
- 每年至少 2 次定期的口腔科检查(尤其遗传性佝偻病患者)。
- 遗传性低磷血症佝偻病患者听力评估。
- 听力减退风险增加。

后续治疗与护理

■ 随访推荐

- 对于慢性低磷血症患者:

- 如果需要长期磷酸盐和骨化三醇治疗,强制定期实验室复查(每 3~4 个月 1 次)。
- 钙。
- 磷。
- 肌酐。
- 碱性磷酸酶。
- 甲状旁腺激素。
- 尿钙、尿肌酐、尿磷酸盐。
- 慢性肾磷酸流失障碍患者的治疗目标不是纠正血清磷酸盐水平,因为这会导致继发的甲状旁腺功能亢进和(或)肾钙质沉着症。
- 定期射线照相术检查。
- 每年肾超声评估肾钙质沉着症。
- 定期膝关节、腕关节 X 线检查评估治疗效果。
- 佝偻病症状的好转。
- 足内翻、外翻好转。

■ 预后

- 营养缺乏的低磷血症。
- 充足的替代营养或停用磷酸结合物可缓解低磷血症。
- 急性低磷血症(医院常见)可致死,需要严密观察和治疗。
- 潜在疾病治疗后低磷血症也可缓解。
- 慢性肾磷酸盐流失障碍对治疗反应各不相同。一些可出现影像学可见的佝偻病好转,足内翻、外翻好转和碱性磷酸酶正常,同时另一些对治疗反应不完全。
- 矮小身材是慢性低磷血症常见结果。
- TIO 患者摘除肿瘤后低磷血症可以改善,但需长期随访防止低磷血症复发。

疾病编码

ICD10

- E83.39 磷酸盐代谢的其他异常。
- E72.09 氨基酸转运的其他异常。
- E83.31 家族性低磷血症。

常见问题与解答

- 问:静脉注射磷酸盐最重要的并发症是什么?
- 答:致命的低钙血症,因此静脉注射磷酸盐需缓慢进行并且配合心电监护。
- 问:需要测定 FGF23 水平吗?
- 答:一般明确诊断不需要测定 FGF23。FGF23 测定仅在 TP/GFR 降低时有用。
- 问:食物中的磷酸盐来源有哪些?

• 答:磷酸来源丰富,例如加工过的肉类、奶制品、豆类、坚果类、谷物、柑橘和可乐。磷酸盐也作为一种防腐剂在食品加工过程中被添加。

癫痫持续状态 Status Epilepticus

Heather Olson · Tobias Loddenkemper 张赟健 译 / 周水珍 审校

 基础知识

■ **描述**

• 癫痫持续状态(SE)定义为一次癫痫发作持续 30 min 以上,或频繁发作持续 30 min 以上、发作间歇期意识不能恢复者。实际上惊厥持续发作 5 min 以上即应按癫痫持续状态来治疗。
• 癫痫持续状态有多种形式:
 - 全面性癫痫持续状态:持续性或反复全面性发作伴意识及神经功能丧失。
 - 非惊厥性癫痫持续状态、肌阵挛持续状态以及失神持续状态:持续性脑病表现,常伴有轻微运动症状如肌阵挛或眼球震颤。
 - 反复部分性发作伴意识改变(局灶性癫痫持续状态)或意识保留(持续性部分性癫痫)。
• 癫痫持续状态全身并发症:
 - 体温增高、横纹肌溶解症。
 - 心动过速,早期高血压、晚期低血压。
 - 缺氧、高碳酸血症、吸入性肺炎。
 - 大脑自动调节功能损害。
 - 罕见:心律失常、神经源性肺水肿、骨折。

> **注意**
> • 气管插管使用的神经肌肉阻断剂可能掩盖惊厥发作。癫痫持续状态发作时伴有药物源性瘫痪者都必须进行持续脑电监测。
> • 惊厥停止后持续存在脑病表现应警惕癫痫性电持续状态(非惊厥性癫痫持续状态)。
> • 非癫痫性发作可误诊为癫痫持续状态,脑电图可明确诊断。

■ **流行病学**

• 儿童发病率为(17~23)/10 万,<1 岁婴儿发病率为(135~156)/10 万。
• 约 40%~70% 患儿既往无惊厥发作。

■ **危险因素**

• 癫痫史。
• 既往或急性中枢神经系统损伤。
• 既往癫痫持续状态发作史。

• 低剂量止痉药物。
• 小年龄。

■ **一般预防**

• 癫痫患儿应规律服用抗癫痫药物并定期随访。
• 除非紧急情况避免快速更换抗癫痫药物。
• 及时治疗惊厥发作。

■ **病理生理**

癫痫持续状态可与各种急性或慢性病因相关,也可无明确病因。
• 常见的急性病因:
 - 发热。
 - 感染性脑膜脑炎。
 - 代谢性:电解质异常、低血糖。
 - 中毒性。
 - 创伤或出血。
 - 缺血性卒中、缺氧缺血性脑损伤。
 - 药物性:止痉药物血药浓度过低或突然撤药,止痉药物使用不当(如全面性癫痫使用苯妥英或卡马西平出现失神癫痫持续状态)。
• 亚急性或慢性病因:
 - 任何病因的癫痫。
 - 脑肿瘤。
 - 脑发育畸形(如无脑回畸形、多小脑回半巨脑回畸形、神经皮肤综合征——结节性硬化症、Sturge-Weber 综合征)。
 - 其他结构性异常如缺氧缺血性脑病或脑室周围白质软化。
 - 遗传性癫痫:Dravet 综合征(热性惊厥持续状态)、Angelman 综合征(肌阵挛持续状态)、进行性肌阵挛癫痫综合征。
 - 炎症性疾病(如 Rasmussen 脑炎、N-甲基-D-天冬氨酸受体抗体综合征)。

诊断

■ **病史**

• 既往惊厥史、抗癫痫药物治疗史以及神经系统其他异常包括既往神经影像或 EEG 异常。

• 询问相关触发因素:发热、发作前疾病史、脑外伤、更换抗癫痫药物以及惊厥家族史。

■ **体格检查**

• 生命体征:体温、呼吸频率、氧饱和度(正常气体交换情况下出现异常呼吸方式)、心率、血压(高血压提示存在颅高压)。
• 脑外伤体征:视网膜出血、瘀伤、骨折、颅内高压体征如囟门膨隆。
• 脑膜炎等中枢神经系统感染体征、颅内出血、脊柱创伤,小婴儿脑膜炎体征可不明显。
• 全身性感染体征:发热(可导致惊厥发作)、瘀斑、皮疹、黏膜病变、淋巴结肿大。
• 皮肤检查:神经皮肤综合征(如咖啡牛奶斑、色素脱失斑、鲨鱼皮样斑)。
• 观察临床表现尤其是局灶性或不对称性体征。
• 发作后检查:暂时性神经功能异常(如瞳孔不对称、眼球偏斜、Todd 麻痹、失语)可能与潜在的结构性异常无关。惊厥发作停止后应进行神经系统体检,尤其关注意识状态,以及有无局灶性运动障碍、语音以及感觉异常。

■ **诊断检查与说明**

实验室检查

初始检验:
• 即刻血糖、电解质、血钙、血镁以及动脉血气分析。
• 必要时抗癫痫药物血药浓度检测。
• 血常规、肝功能。
• 毒物鉴定、尿检。

影像学检查

头颅 CT 或 MRI:尤其是部分性发作(包括幻觉)、EEG 局灶性异常、局灶性神经系统体征或脑外伤史者。MRI 是首选的神经影像检查,但急症患儿或生命体征不稳定者 CT 可能更合适。

诊断步骤与其他

• EEG:可鉴别持续性电发作或局灶性与全面性异常。对癫痫持续状态持续不缓解或有脑病表现以及怀疑为非惊厥性癫痫持续状态或非癫痫发作时,应进行紧急脑电图检查。

- 腰椎穿刺:评估脑膜炎或脑炎等中枢神经系统感染。禁忌证包括体检或 CT 扫描提示颅内高压者、脑肿瘤以及梗阻性脑积水者。对于不伴发热以及存在其他病因而中枢神经系统感染可能不大者,应延迟腰椎穿刺。

■ 鉴别诊断

- 非癫痫发作:发作时表现眼睛紧闭、无规律性四肢舞动、躯体扭动、意识反应波动、摇头晃脑、有目的性回避刺激以及同步脑电图正常者应考虑非癫痫发作。如暗示可诱发,则进一步支持非癫痫发作。
- 运动障碍(包括肌张力障碍、舞蹈病以及频繁发作的抽动障碍)可被误诊为持续惊厥发作。
- 缺氧后肌阵挛发作:发生于长时间心跳呼吸骤停后。常常为无规律性以及片段性运动但可存在间断规律性。EEG 检查有助于诊断。

 治疗

■ 初始治疗

- ABC(开放气道、维持呼吸、维持循环稳定以及建立血管通路)。
- 评估是否缺氧、血流动力学情况、高体温、低血糖以及低钠血症。
- 需监测血压、心电图以及呼吸功能。
- 正确的头部体位可保持气道通畅,可通过鼻导管、面罩或者活瓣面罩通气供氧及维持口咽气道通畅。若患儿需持续呼吸支持,应予气管插管。
- 低血糖:25%葡萄糖水 2～4 ml/kg。
- 直肠内给药对乙酰氨基酚以及降温毯降温。

■ 药物治疗

惊厥发作持续 5 min 以上应给予止痉药。治疗的重要性在于及时处理,越积极的治疗越易控制惊厥。

> **注意**
> - 一线药物:苯二氮䓬类药。
> - 劳拉西泮 0.05～0.1 mg/kg 静注(最大量为 5 mg,于 1～4 min 内使用)。

- 若无静脉通路:地西泮每次 0.2～0.5 mg/kg 肌注(最大量每次 20 mg),或予咪达唑仑鼻腔或颊黏膜给药。
- 二线药物:
- 磷苯妥英 20 mg/kg 静注。
- 若无磷苯妥英:苯妥英 20 mg/kg 静注。
- 三线药物:
- 苯巴比妥 20 mg/kg 静注,必要时 10 mg/kg 重复。
- 其他替代药物:丙戊酸 20～40 mg/kg 于 5～10 min 使用,左乙拉西坦或其他。
- 四线药物:难治性癫痫持续状态:
- 咪达唑仑或苯巴比妥静脉维持到惊厥控制或脑电呈爆发抑制。
- 其他方案:异丙酚(长期使用应注意异丙酚综合征)、吸入麻醉药。

■ 一般措施

- 尝试建立静脉通路,但不可因此浪费时间。可考虑快速肌注咪达唑仑或骨髓内注射药物,或直肠给药地西泮。最重要的是及时给予药物治疗。
- 需要上述二线以上药物治疗的任何患儿均应给予床旁脑电监护。

后续治疗与护理

■ 患儿监护

- 心肺功能监护,与临床病情相一致的监护等级。
- 监测惊厥性癫痫持续状态患儿肌酸激酶水平并水化尿液。
- 必要时持续视频脑电图监测并给予维持用药。

■ 患者教育

- 根据病因、患儿年龄以及发作时情况判断癫痫持续状态后是否需要长期抗癫痫药物治疗:
- 结构性脑损伤所致癫痫持续状态或具有明确复发风险的患儿给予长期抗癫痫药物治疗。
- 暂时性代谢紊乱(如低钠血症、中毒、发热)所致癫痫持续状态一般不需长期抗癫痫药物治疗。
- 教会家庭成员惊厥急救措施。即使已使

用止痉药物仍应评估惊厥复发的潜在风险。评估爬高、游泳或洗澡的风险,玩轮式玩具时(骑车、滑板等)应注意保护头部。

- 为监护者提供直肠用地西泮以备惊厥持续超过 5 min 时使用。
- 应告知已确诊癫痫的患儿家长规律服药的重要性。

■ 预后

癫痫持续状态的发病率以及死亡率因病因不同而有差异,儿童总体低于成人。儿童死亡率约 1%～3%,发生神经系统后遗症的风险约 15%,继发癫痫的风险为 30%。然而难治性癫痫持续状态的发病率约为 32%,死亡率 17%。预后影响因素包括癫痫持续状态持续时间、患儿年龄以及潜在的病因。

疾病编码

ICD10

- G40.901 癫痫,非难治性,伴癫痫持续状态。
- G40.401 其他全面性癫痫,非难治性,伴癫痫持续状态。
- G40.411 其他全面性癫痫,难治性,伴癫痫持续状态。

常见问题与解答

- 问:癫痫持续状态会导致脑损伤吗?
- 答:研究表明长时间癫痫持续状态会导致神经元丢失。癫痫持续状态是神经系统急症。影响预后的其他因素包括:惊厥发作时低通气导致的缺氧性脑损伤;由脑炎等明确病因所致的脑损伤。儿童特发性癫痫持续状态发作时不伴缺氧的患儿预后很好。其他脑损伤(如缺氧、脑炎、创伤)所致的癫痫持续状态预后取决于原发病。
- 问:地西泮直肠给药对于惊厥丛集性发作是否安全?
- 答:研究表明根据指南规定给药可安全有效地控制惊厥丛集性发作,避免了急诊室治疗。呼吸抑制很少但可能发生。
- 问:癫痫持续状态复发可能性多大?
- 答:发作后第一年内约 17%,尤其是伴神经系统异常的患儿。

动脉导管未闭 Patent Ductus Arteriosus

Alexander Lowenthal 马晓静 译 / 刘芳 审校

 基础知识

▪ 描述

- 动脉导管未闭（patent ductus arteriosus，PDA）是中央肺动脉与体动脉系统之间正常的胎儿血管通道在出生后的持续开放。正常情况下，动脉导管（DA）在出生后 1～3 天之内功能性关闭，通常在出生后第 3 周结构性关闭。如果在 3 月之后 DA 持续开放，被认为是异常并不易自然闭合（自然闭合率为每年 0.6%）。
- 在正常左位主动脉弓的婴儿中，肺动脉主干（MPA）在左肺动脉起始处通过 DA 与左锁骨下动脉起始处远端的降主动脉连接。
- DA 可能有很多变异，但并不多见。实际上，肺动脉主干、近端右肺动脉或近端左肺动脉可以与主动脉弓或头臂血管近端部分的任何位置相连接。
- 5 种不同的临床情况与 PDA 有关：
- 早产儿孤立的心血管病变。
- 相对健康足月儿和儿童中孤立的心血管病变。
- 合并更严重的心血管结构病变时偶然的发现。
- 新生儿肺动脉高压且无先天性心脏病（CHD）时的代偿结构。
- 是某些发绀型或左心梗阻性病变的重要的代偿结构。

▪ 流行病学

- 作为一种单独的病变，PDA 是第六种最常见的先天性心血管畸形：
- 占所有 CHD 的 5%。
- 活产婴儿中为 1/2 000。
- 如果包含"无声的"PDA，比例可能高达 1/500 活产婴儿。
- 女：男为 2：1。

▪ 危险因素

- 早产：
- 随着早产程度的增加而增加（在 <26 孕周的早产儿中的发病率为 50%～80%）。
- <28 孕周的早产儿有 60%～70% 接受药物或外科手术治疗 PDA。
- PDA 的发生率变化很大，取决于环境因素（海拔高度）、治疗模式（如液体维持量、表

面活性物质应用）以及合并的其他疾病（如呼吸窘迫综合征、低氧血症、液体超负荷、坏死性小肠结肠炎、败血症、低钙血症）。
- 在唐氏综合征、Wolf-Hirschhorn 综合征（4p 缺失）、Char 综合征、Carpenter 综合征、Holt-Oram 综合征和色素失调症的婴儿中，PDA 的发生率更高。

▪ 病理生理

- PDA 来源于胚胎期左侧第六对主动脉弓远端，连接左肺动脉与降主动脉。
- PDA 在胎儿期的第 8 周形成。
- 在此后的整个妊娠期，PDA 对于胎儿循环是必需的。
- 胎儿的血流从 MPA 通过 DA 到主动脉，绕过了肺血管床，供应体循环血流。随着出生后的第一次呼吸，肺血管阻力急剧下降，DA 收缩，肺血流直接入肺。
- 当 PDA 存在时，过多的血流从主动脉持续性地进入肺动脉，导致肺血流增加以及左心容量超负荷。
- 在早产儿和有肺动脉高压的足月儿中，延迟闭合代表发育过程障碍；而在健康足月儿中，PDA 可能反映导管组织的解剖异常。

▪ 病因

- 早产。
- 孕早期风疹病毒感染。
- 遗传或家族因素。
- 高海拔。
- 特发性。

诊断

▪ 病史

- 早产儿：
- 多变：从无症状到完全的心血管衰竭。
- 增加的通气支持，肺出血，低心脏输出量导致的呼吸性或代谢性酸中毒，以及过多的肺血流。
- 气促，喂养困难，呼吸困难，心动过缓，坏死性小肠结肠炎，尿量减少。
- 小婴儿和年长儿：
- 小 PDA：常无症状，常规检查偶然发现心脏杂音。
- 中等 PDA：可能出现充血性心力衰竭（CHF），喂养困难，体重增长差。

- 大型 PDA：以上症状，以及反复呼吸道感染。

▪ 体格检查

- 早产儿：
- 气促、啰音、心动过速（±S_3 奔马律）。
- 心前区活跃，水冲脉伴脉压差增宽（舒张期主动脉窃血至肺动脉）。
- 早产儿典型 PDA 杂音是胸骨左缘上方全收缩期杂音。
- 大型 PDA，主动脉与 MPA 压力相当，可听不到杂音。
- 心衰患者可有肝大（晚期）。
- 婴儿和年长儿：表现随分流大小而不同：
- 小型 PDA：
  ○ 左侧第二肋间的全收缩期杂音。
  ○ 出生 1 个月后随着肺血管阻力降低，杂音变为连续性（即向舒张期延伸）。
- 中等或大型 PDA：
  ○ 杂音响亮、粗糙，像机器样，常在后方听到，可同时在胸骨左缘上方触到收缩期震颤。
  ○ 心动过速，水冲脉伴脉压增大，大型 PDA 可在心尖区闻及低频的舒张中期隆隆样杂音。
  ○ 左心室严重衰竭的患儿 PDA 的典型体征消失，但可出现 CHF 的表现（呼吸增快，心尖区 S_3 奔马律，肝大，心动过速，啰音）。
  ○ 极端病例，发生肺动脉高压，杂音变短，舒张期成分消失，S_2 增强。进一步发展为不可逆性肺血管病变，发生反向分流，出现发绀，常常下肢明显。

▪ 诊断检查与说明

影像学检查

- 心电图：
- 小型 PDA 时通常正常。
- 中型或大型 PDA 时，左心房，左心室肥大。
- 晚期双心室肥大。
- 胸部 X 线：
- 小型 PDA 时通常正常，但可能见到肺动脉主干和外周肺动脉的突出。
- 中型或大型 PDA 时，以上表现更显著，并有心脏扩大。肺血管影增粗与左向右分流量成比例。如果发生 CHF，可以见到肺水肿。在有呼吸窘迫综合征的早产儿中，可有肺部疾病恶化的征象，伴心缘模糊。

- 超声心动图：
- 描述 PDA，并评价左心房和左心室的大小。
- 多普勒技术评价导管的血流模式，可有助于估测肺动脉压力。
- 心导管检查：
- 大多数情况下对于诊断是非必需的。
- 疑有相伴的肺动脉高压时可采用。
- 可采用经导管封堵技术进行治疗。

■ 鉴别诊断

- 主肺动脉窗。
- 体循环或肺循环的动静脉交通。
- 乏氏窦瘤破裂。
- 冠状动脉瘘。
- 动脉单干。
- 主动脉瓣关闭不全。
- 年长儿童的无害性静脉嗡鸣音。
- 肺动脉闭锁伴侧支循环。
- 室间隔缺损伴主动脉瓣反流。
- 婴儿期与室间隔缺损鉴别。

治疗

一般措施

- 早产儿：
- 支持治疗（谨慎吸氧、呼吸支持、纠正代谢性酸中毒）。
- 液体限制和利尿剂处理 CHF。
- 若 PDA 持续存在或患者有症状，需关闭 PDA。
- 药物关闭：最常用吲哚美辛，布洛芬同样有效：
  ○ 药物治疗的禁忌证包括肾功能衰竭（肌

酐＞1.8 mg/dl）、血小板减少（血小板＜100 000），以及其他合并情况（坏死性小肠结肠炎、脑室内出血）。
- 若药物治疗失败或吲哚美辛禁忌者采用外科关闭。

- 婴儿和年长儿：
- 地高辛、利尿剂和减轻后负荷的药物处理 CHF。
- PDA 不再常规进行亚急性细菌性心内膜炎（SBE）的预防，但是临床实践中可能有各种变化。
- 自然闭合率低，在这类患者采用吲哚美辛进行关闭常无效。
- 有症状或有血流动力学意义的 PDA 需要关闭。
- 无症状的可闻及杂音的 PDA，可择期关闭，主要是为了减少心内膜炎的发生。无症状的、偶然发现的（"无声的"）PDA，没有推荐的标准。
- 大多数婴儿和儿童可以安全、有效地通过心导管关闭 PDA 而不需要外科手术。

■ 手术与其他治疗

关闭 PDA 可采用以下三种技术之一：
- 外科开胸分离结扎：大多数用于早产儿。
- 视频辅助胸腔镜结扎：取决于单位。
- 弹簧圈或其他堵塞器经导管封堵。

后续治疗与护理

■ 预后

- 接受治疗的早产儿通常结果良好，但主要

取决于早产程度和合并的其他情况。
- 如果无并发症发生，足月儿和年长儿童的结果很好。
- 成人的 PDA 手术或不手术，可能都会有显著的死亡率。
- 关闭 PDA 之后，如果没有残余分流，无需预防心内膜炎。大多数的心内科医生在采用弹簧圈或其他封堵器堵闭 PDA 之后，会预防心内膜炎 6 个月。

■ 并发症

- 肺水肿和 CHF。
- 肺出血。
- 肺血管梗阻性病变。
- 增加的慢性肺病。
- 生长落后。
- 反复的呼吸道感染。
- 肺气肿或不张。
- 感染性动脉内膜炎。
- 脑动脉血栓形成。
- 动脉导管瘤。
- 颅内出血。
- 坏死性小肠结肠炎。
- 肾功能不全。

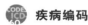 疾病编码

ICD10

- Q25.0 动脉导管未闭。

冻伤 Frostbite

Denise A. Salerno　宋玮　译 / 王榴慧　审校

 基础知识

■ 描述

- 由于暴露于极冷环境或接触极冷物体造成表皮和皮下组织的局部损伤。
- 好发于四肢末端和无防护的部位（例如手指、脚趾、耳、鼻和颊部）。
- 据统计手足冻伤的发生率达 90%。
- 根据严重程度分为四度：
- 浅表性，Ⅰ度冻伤：皮肤局部浅层的冻伤。
- 浅表性，Ⅱ度冻伤：皮肤全层的冻伤。

- 深层性，Ⅲ度冻伤：皮肤全层和皮下组织的冻伤。
- 深层性，Ⅳ度冻伤：皮肤全层、皮下组织、肌肉、肌腱和骨骼的冻伤。
- 研究发现冻伤的程度和受累机体部位的预后以及骨扫描结果具有相关性，在此基础上提出了病程首日情况的新的严重程度分级：
- Ⅰ度冻伤：预后为痊愈。
- Ⅱ度冻伤：预后为软组织切除。
- Ⅲ度冻伤：预后为截骨。

- Ⅳ度冻伤：预后为大范围截肢导致系统性损害。

■ 危险因素

- 饮酒。
- 关节炎。
- 动脉粥样硬化。
- 紧身衣。
- 糖尿病。
- 高海拔。
- 低温症。

- 制动术。
- 冷喷剂使用不当。
- 既往有冻伤史。
- 抽烟。
- 外伤。
- 血管收缩剂。
- 好发机体部位：
  - 手指。
  - 脚趾。
  - 鼻。
  - 面颊。
  - 耳。
  - 男性外生殖器。
- 高危人群：
  - 精神病患者。
  - 血液循环障碍患者。
  - 冬季体育运动爱好者。
  - 无家可归者。
  - 体型瘦削者。
  - 营养不良人群。
  - 户外体力劳动者。
  - 军人，尤其是非裔美国人和加勒比黑种人后裔暴露在寒冷、潮湿的天气里。
  - 老年人。
  - 年幼者。

■ 一般预防

- 尽可能避免长时间暴露在寒冷环境中。
- 在寒冷的天气里，维持机体充足的营养和水合作用。
- 在寒冷的天气里正确着装：
  - 穿多层衣物：衣物选择具有吸汗且防止热量流失的材质。外套应防风防水。
  - 保护好头部、耳部、颈部。
  - 连指手套比分指手套更能保温。
  - 鞋子应防水且隔热。

■ 病理生理

- 组织受损和细胞死亡是由最初的冻伤和伴随着复温出现的炎症反应所导致的。
- 冻伤可导致直接性细胞损伤。当冻伤组织的温度接近 $-2\ ℃$，细胞外冰结晶形成并引起间隙内渗透压增高，导致细胞脱水。随着冻伤的持续，细胞内电解质浓度异常，这些皱缩和高渗的细胞死亡。在快速冻伤过程中，细胞内冰晶形成，导致细胞直接死亡。
- 间接性细胞损伤是由进展性的微血管侵犯所致。最初的组织对极冷环境的反应是血管收缩。随着冻伤的持续，肢端血流减少。血浆内冰晶形成，血液黏度增加，四肢

末端的血液循环减少且微血栓形成，导致缺氧、组织损伤和局部缺血。
- 氧自由基和炎症因子，特别是前列腺素 F2 和血栓素 A2，在随后的复温和受损组织再灌注所导致的组织损伤中起着重要作用。
- 大部分严重的损伤发生在冷冻、解冻和再冷冻的组织中。

 诊断

- 根据严重程度。
- 浅表性，Ⅰ度冻伤：短暂的麻木、刺痛和灼热，紧接着出现跳痛，可能伴有剧烈的疼痛。
- 浅表性，Ⅱ度冻伤：麻木，在大部分严重的病例中伴有血管舒缩异常。
- 深层性，Ⅲ度冻伤：最初感觉丧失，紧接着伴有枪击痛、灼痛、跳痛、疼痛。
- 深层性，Ⅳ度冻伤：感觉完全丧失，表现为肌肉功能受损、疼痛和关节不适。

■ 病史

- 是否长时间暴露在寒冷环境中？在冻伤病例中，长时间暴露在寒冷环境中是其特征性病史。
- 是否接触过寒冷物体，特别是金属？金属会将热量从皮肤导走，增加冻伤的风险。
- 何时暴露在寒冷环境中，持续的时间有多久？
- 就诊前是否采取过治疗措施？
- 患者是否有潜在的疾病或行为习惯使他（她）存在发病危险？
  - 末梢血管疾病、药物、吸烟等。

■ 体格检查

- 浅表性，Ⅰ度冻伤：受累部位表现为蜡样光泽、红斑、水肿，但无水疱形成。
- 浅表性，Ⅱ度冻伤：
  - 在 $6\sim24$ h 内，出现红斑、显著水肿并形成疱液清的水疱。
  - 在最初损害发生后 $7\sim14$ 天出现结痂、脱屑。
- 深层性，Ⅲ度冻伤：血疱、皮肤和皮下组织坏死，$5\sim10$ 天内出现皮肤变色。
- 深层性，Ⅳ度冻伤：最初组织轻度水肿伴青紫或斑点，最后完全坏死，然后变黑、变干，成为干性坏疽；偶见坏死组织自行脱落。

■ 诊断检查与说明

通常没有必要，但当怀疑感染时可能需要进行检测。

◆ 影像学检查

- 无诊断性研究能够在复温后立刻准确地预测出不能存活的组织。
- 部分学者建议在Ⅲ度和Ⅳ度冻伤病例最初损伤发生 $1\sim2$ 周后进行 99^{m}Tc-过锝酸盐核素血管造影或三相 99^{m}Tc-亚甲基二膦酸盐三相骨扫描来评估组织活性。
- 部分学者建议 MRI 和 MRA 是严重冻伤病例的首选检查技术。对于可能是需要早期手术干预的病例，它们能直观地显示闭塞的血管和组织，提供更清晰的缺血受损组织切面。

■ 鉴别诊断

- 冻疮：轻度的寒冷性损伤，表现为患处皮肤苍白和疼痛、麻木感。加温受冻组织不会导致组织损伤。
- 低温症。
- 热损伤：根据病史很容易排除，但可能是加热技术所致。

◆ 治疗

■ 药物治疗

- 破伤风预防：根据年龄选择 dT、dTap 或 DT/DTaP，如果患者没有完全免疫可使用破伤风免疫球蛋白。
- 抗血栓素药〔非甾体消炎药、前列腺素 E（PGE1）〕防止血管内血栓形成。
- 严重冻伤应考虑使用己酮可可碱（一种磷酸二酯酶抑制剂），它已被证明可以通过增加血流和降低血小板活性来提高组织活性。
- 镇痛药：按照说明书使用。
- 抗生素：部分人认为可预防性使用，其他人建议待出现感染或组织坏死征象时使用。
- 组织型纤维蛋白溶酶原激活剂（tPA）已被冻伤疾病专家在病初 24 h 内应用于急性严重冻伤病例。它可有效应用于微循环血栓已经形成时，研究表明它能显著降低截肢率。

■ 其他治疗

一般措施

- 检测核心温度来排除低温症，后者需要首先处理。
- 脱去紧身衣和饰品。
- 置于温水（$40\sim42\ ℃$）中 $15\sim45$ min 进行快速复温。
  - 不要缓慢复温。
  - 当皮肤变软且感觉恢复时提示完全复温。
  - 通常上述对于浅表性Ⅰ度冻伤是必需的。

D

- 受损区域和冻伤的手指和足趾间应穿干燥无菌的衣物。
- 未破损的无张力性疱液清的水疱应保留并用干燥的纱布松松地包扎,水疱破裂会增加感染风险。
- 张力性水疱或血疱可能需要仔细地抽吸疱液,但这会增加感染的风险。
- 破损的水疱应被清除,并外涂抗生素软膏,使用无黏性敷料。
- 抬高受损部位以减轻水肿。
- 每日进行水疗,水中加入六氯酚或聚乙烯吡咯酮碘。
- 局部外用芦荟汁(具有抗前列腺素作用)在被清除的水疱和完整血疱处减少进一步的血栓素合成。

注意
- 避免使用尼古丁因其具有血管收缩作用。
- 损伤的全部范围可能并不局限于表面所见,深入的观察非常重要。

▪ 手术与其他治疗

- 保守性手术干预:推荐应用,因为受损组织显示出活性通常需要6～8周。
- 焦痂切开术:用于有循环和运动障碍的指(趾)。
- 筋膜切开术:如果有严重的水肿导致筋膜室综合征时应用。
- 早期截肢和清创术关闭伤口:对于不能控制的感染是必要的。
- 干性坏疽组织的清创术:1～3个月后实施。

▪ 住院事项

初始治疗
- 不要摩擦患处:这可能会导致机械性损伤。
- 患处不要直接暴露在热源上:这可能会导致烫伤。
- 解冻后再次冻伤会加重损伤。
- 脱去潮湿的衣物和紧身饰品。

后续治疗与护理

▪ 预后

- 取决于冻伤的程度。
- 浅表性Ⅰ度冻伤在数周内痊愈。
- 预后良好的指征:患处有感觉、肤色健康、水疱疱液清澈。
- 预后不佳的指征:青紫、血疱、肤色不健康。

- 常需要早期功能恢复训练。
- 长期随访6～12个月以检测有无后遗症。
- 健康宣教以避免再次暴露于寒冷环境和再次损伤。

▪ 并发症

- 关节炎。
- 皮肤颜色改变。
- 慢性麻痹。
- 慢性疼痛。
- 指(趾)畸形。
- 坏疽。
- 生长板异常(仅见于儿童)。
- 感觉过敏。
- 神经病变。
- 骨骺提前闭合(见于儿童)。
- 触觉减退。
- 横纹肌溶解症。
- 鳞状细胞癌(罕见)。
- 破伤风。
- 组织缺损。
- 伤口感染。

疾病编码

ICD10
- T33.90XA 非特定部位浅表冻伤,原发的。
- T34.90XA 非特定部位冻伤伴组织坏死,原发的。
- T33.829A 非特定足部浅表冻伤,原发的。

常见问题与解答

- 问:当我冻伤时为什么需要注射破伤风疫苗?
- 答:外伤(例如冻伤)会引起皮肤坏死,存在感染破伤风的风险。坏死组织的缺氧环境使得破伤风梭菌的芽孢繁殖,从而产生毒素导致破伤风发病。
- 问:我听说眼睛会被冻伤,这是真的吗?
- 答:有报道进行强烈寒风中活动(如雪地摩托或滑雪)的人发生角膜(眼球的表层组织)结冰的病例。应尽可能佩戴防护眼镜或墨镜进行防护。
- 问:医生建议孩子们在滑雪时佩戴墨镜,墨镜能够预防冻伤吗?
- 答:墨镜可以避免眼睛被雪地反射的阳光灼伤,但它不会降低冻伤的风险。

- 问:我住在纽约州水牛城,那里冬季非常寒冷,温度常在零下。我的孩子们喜欢在户外玩耍,特别是雪地里。我如何做才能避免他们被冻伤?
- 答:当温度在−25 ℃具有冻伤风险,因此当温度下降到这个程度时建议在室内玩耍。经常让孩子们回到室内取暖是非常重要的,这样你可以检查他们是否有冻伤的征象。
- 问:我的家人是滑雪爱好者。去年冬天在欧洲旅游时,我买了一款那里出售的防护润肤剂。当滑雪时在面部和暴露部位涂抹防护润肤剂可以防止冻伤吗?
- 答:不能。研究表明使用具有防护作用的润肤剂或霜会让人产生安全的错觉从而增加冻伤的风险。这是因为当使用润肤剂或霜后,人们大部分会不再采取更有效的防护措施。
- 问:如果我的孩子过去冻伤过,会不会再次冻伤?
- 答:是的。有过冻伤史的孩子们发生再次冻伤的危险性增高,特别是过去受损的部位。必须要严格执行合适的着装并限制暴露在寒冷环境中。
- 问:为了避免冻伤,当温度降到多少度以下时我不能允许孩子去室外玩耍?
- 答:尽管在低温下机体组织会很快结冰,但冻伤的程度和组织维持冰冻状态的时间长度有关。所以绝不要延长暴露在室外寒冷空气中的时间。
- 问:我该如何区分我孩子的手指是冻伤还是寒冷?
- 答:手指寒冷是红色的,也许会疼痛但不会失去感觉或发白。冻伤的手指很痛、发白,在复温发红前呈蜡样光泽。遇冷肢端相继呈现苍白色,偶有青紫,手指和足趾潮红,并在温暖后可恢复正常,即雷诺现象。
- 问:如果我怀疑我的孩子冻伤了,但我们在户外无法获得热水,可以采取其他什么处理措施吗?
- 答:如果无法马上到达庇护设施,你可以用身体作为加热器给孩子的身体加温,把孩子的身体暴露部位放在你的腋下直到可以采取进一步的措施。在进行加温前你必须确保不会再次发生冻伤。
- 问:我应该在什么时候找医生?
- 答:如果在加温后皮肤仍没有变软和(或)感觉仍没有恢复正常时,你应该寻求医生的帮助。如果皮肤发白且冰冷,在加温的过程中出现水疱,或者有感染的征象(例如从受损部位出现红色条纹、积脓或者发热),你要立刻找医生求助。

• 问:我们计划今年冬天度假,想要进行长时间的滑雪,我应该如何给我 6 岁的儿子着装?

• 答:好的建议是准备一些防水连指手套、滑雪服或滑雪裤、防水靴、厚棉袜及棉质保暖内里的外套。要确保你的儿子保持温暖干爽。活动中间休息几次到室内取暖并检查你的孩子是否有冻伤的迹象。

• 问:冻疮和冻伤是一样的吗?

• 答:不是。冻疮是寒冷所造成损伤的一种较轻的形式,通常发生在人体暴露的部位,例如手指、鼻、耳朵。冻疮的临床表现是受累部位出现麻木和苍白。治疗只需要给受累部位加温,不会出现组织受损。

短肠综合征 Short-Bowel Syndrome

Christina Bales • Judith Kelsen 万柔 译 / 郑珊 审校

基础知识

▪ 描述

营养不良、吸收不良和(或)大范围小肠切除后液体和电解质丢失。

▪ 病理生理

• 由于切除大量黏膜表面积减少。
• 促内分泌腺激素减少。
• 调控肠道活动的多肽荷尔蒙丢失。
• 异常运输。
• 蛋白质、脂肪、糖类、维生素、电解质和微量元素吸收不良,吸收不良的物质取决于切除的肠段位置。
  - 如果十二指肠、远端回肠和回盲瓣(ICV)保留,患者能够丧失一半的小肠。
  - 如果没有回盲瓣,不靠肠外营养(PN),哪怕四分之一的小肠切除患者也不能耐受。
  - 正常肠道长度:150~200 cm,26 周孕龄;200~300 cm,足月产婴儿出生时;600~800 cm,成年人。
  - 婴儿的肠段保留少,不如成人耐受性好。
  - 然而,由于增生和增大,长期预后往往更好。
• 在小肠切除后立刻发生胃酸过量分泌,但这是暂时的。
• 肠管适应随着时间进展而发生。肠管扩张使表面积增加,肠管变长、绒毛增长也会发生。肠道生长需要刺激腔内容物,谷氨酰胺、短链脂肪酸、促皮质激素和生长因子这些因子对于肠管生长都很重要。

▪ 病因

• 婴儿:坏死性小肠结肠炎的肠切除。
• 包括肠闭锁、腹壁裂、腹膨出和胎粪肠梗阻这些先天性畸形。
• 旋转不良导致肠扭转而继发缺血性损伤后的肠切除。

• 较年长的儿童:肿瘤和放射性肠炎。
• 克罗恩、外伤、假性阻塞综合征的肠切除。

诊断

▪ 病史

• 粪便情况:数量、大小、质地(水样、稀便、恶臭),血和黏膜的存在。
• 造口的排出物:质地(水样、黏液性、稠厚),容量[≥50 ml/(kg·d),常常导致脱水和电解质紊乱]。
• 体重降低或停止生长。
• 腹部膨胀或胀气。
• 密集的肛周红疹和粪便酸度和糖类吸收不良有关。
• 腹痛。
• 呕吐。
• 饮食情况:胃口、经口摄食、经管喂养、肠外营养。
• 中央导管-相关血流感染(CLABSI)史(如果是肠外营养)。
• 用药史。
• 手术史。

▪ 体格检查

• 体重、身长和头围测量(如果能进行)、过去的生长曲线图。
• 口、唇、皮肤、头发和骨骼的维生素缺乏体征,评估伤口愈合问题。
• 肝脏疾病的体征(胆红素脑病、肝大、脾大、扩张的腹部静脉)
• 血管栓塞的体征(四肢肿胀、扩张的颈部区域静脉)
• 腹部体格检查:手术瘢痕、造口、腹胀、肠鸣音。
• 直肠检查:大便的质地、亚铁血红素阳性、肛周红疹。

▪ 诊断检查与说明

实验室检查

• 血液测试
  - 全血细胞计数:检测贫血、红细胞平均体积。
  - 电解质:检测替代疗法的效果。
  - 矿物质:检测钙、磷、镁、铁、锌,检测替代疗法的效果。
  - 白蛋白和前白蛋白:检测蛋白质储备和营养状况。
  - 肝脏评估:丙氨酸转氨酶(ALT)、谷氨酰转肽酶(GGT)及胆红素可能在肠外营养相关的肝病中升高(PNALD)。
• 维生素水平
  - 维生素 A、25 羟基维生素 D、维生素 E、红细胞叶酸和维生素 B_{12},检查是否足够。
  - 上升的甲基丙二酸水平式维生素 B_{12} 缺乏更敏感的标志,但是可能在小肠细菌过度生长时也升高。
  - PT/PTT 可间接显示维生素 K 缺乏。PIVKa(维生素 K 缺乏时的蛋白)是维生素 K 缺乏更敏感的标志。
  - 肉毒碱:如果长期肠外营养需要测试,以及检查肝脏疾病是否存在。
  - 呼吸测试:乳糖和半乳糖呼吸测试分别用于检查乳糖分解酶缺失和细菌过度生长。
• 粪便检测
  - 检测粪便 pH 和降解成分:查糖类吸收不良。
  - 粪便涂片检测脂肪(苏丹染色——定性的):查大量脂肪丢失。
  - 检测粪便中的血:查黏膜损伤。
  - 检测粪便弹性蛋白酶:查胰腺功能不全。如果是水样便可能假性减少(稀释效应)。
• 吸收检查
  - D-木糖吸收试验和乳糖呼吸试验都用来检测糖类吸收不良。

D

– 72 h粪便脂肪定量收集,同时进行饮食情况记录。

– 通过胡萝卜素水平的检测查脂肪吸收。

– 24 h粪便收集查α抗弹性酶清除率,查蛋白质吸收情况。

影像学检查

上消化道钡餐、小肠钡餐和钡剂灌肠来评估剩余肠管的长度、位置和直径。

诊断步骤与其他

• 上消化道内镜:寻找可能造成吸收不良的炎症,获得和培养十二指肠抽吸物来明确细菌的过度生长。

• 下消化道内镜:寻找结肠炎的存在,尤其是嗜酸性细胞结肠炎。评估结肠直径和直肠衔接部位的质量。

▪ 鉴别诊断

• 婴儿:坏死性小肠结肠炎、肠扭转、闭锁(空肠和回肠)、腹壁裂、穿孔性胎粪性肠梗阻、先天性短肠综合征、小肠神经节细胞缺乏症。

• 较年长的儿童:中肠扭转(由于旋转不良)、克罗恩病、粘连导致的肠梗阻、狭窄和创伤。

治疗

▪ 药物治疗

• 维生素(维生素 E、维生素 D、维生素 K、维生素 B_{12}、叶酸)缺乏的补充,钙、镁、铁和锌的补充。

• H_2 受体拮抗剂和质子泵抑制剂:降低胃酸高分泌和促胃液素分泌量(尤其是在术后阶段)。

• 抗腹泻药物:可待因、苯乙哌啶和抗乙酰胆碱类药物(如盐酸洛哌丁胺)来减少肠道活动(在运输缓慢或细菌过度生长的患者中慎用)。

• 消胆胺:结合腔内二羟基胆汁酸来防止胆汁酸导致的腹泻。

• 奥曲肽或生长抑素:减少促胃液素、胰腺和小肠分泌;下降 GI 动力,可能影响内脏血流所以要慎用。

• 细菌过度生长:常用口服抗生素,甲硝唑、复方磺胺甲噁唑、环丙沙星、万古霉素和庆大霉素。

• 促动力药物:甲氧氯普胺(灭吐灵)用于治疗胃排空减缓。小心潜在副作用。

• 其他

– 硫糖铝治疗胆汁反流。

– 益生菌治疗细菌过度生长。

– 熊去氧胆酸治疗胆汁淤积。

– 枸橼酸钾治疗电解质丢失。

– 膳食纤维增加吸收,在婴儿和肠道菌群过度生长的患者中慎用。

▪ 手术与其他治疗

• 手术在有狭窄和部分狭窄的患者中很有效,也适用于那些在十二指肠远端有一处或多处明显扩张段的肠段非常短的患者。

• 小肠间置术(同向蠕动或逆向蠕动)以前用来减缓胃排空、减慢肠传输和增加吸收,但是现在很少使用。

• 肠段延长包括连续横向肠形成术(STEP),增加吸收表面积。

• 特别短的肠管的患者和肠外营养依赖的患者,可考虑小肠移植或多脏器移植。倾向因素有:进展严重的肝病、反复持续的住院、威胁生命的血道感染和中央静脉通路丢失。

后续治疗与护理

▪ 随访推荐

患者监测

• 值得注意的体征:

– 呕吐、腹泻、体重减轻、严重液体和电解质紊乱、败血症、肠管扩张、肠梗阻。

• 死亡的主要原因:败血症和胆汁淤积性肝病。

▪ 饮食

• 液体和电解质治疗:在肠管刚刚切除完之后的急性期特别重要。在慢性期,维持跟上丢失量很重要,特别是肠内营养开始后。

• 经口饮食。

– 能够不使用肠外营养或者放置胃管喂养的患者,可以耐受低乳糖饮食。

– 低草酸盐饮食能够帮助预防草酸盐结石。

– 总体来说,不管糖类和脂肪的组成,高能量饮食都应是治疗的主干。

• 肠内营养:切除较少、有完整结肠静脉以及结肠保持连续性的患者效果比较好。有大量肠段丢失的患者,喂养应在稳定电解质以后。

– 喂养开始得很缓慢,常常从元素饮食开始来帮助吸收和防止过敏伤害。

– 肠内营养刺激肠适应。1 岁以前,配方奶粉需要有低渗透压:脂肪含量高于糖类。

– 1 岁以后,在耐受方面,元素配方比全配方奶粉并没有更多的优势,除非小肠有损伤。

– 任何可能的时候要鼓励发展和锻炼经

口饮食的能力,鼓励食用固体食物减缓传输并且改善肠内容量。

• 肠外营养:当麻痹性肠梗阻营养必须支持的时候,在术后的急性期很重要;全肠营养不能实现的慢性期是不可缺少的。

– 平衡的蛋白质、葡萄糖和脂肪。

– 预防性检查防止肠外营养诱发的肝损伤(如防止过度喂养、尽早肠内营养、当患者稳定时循环进行肠外营养、限制静脉脂肪乳液摄入)。

– 如果存在胆汁淤积,可能需要调节肠外营养的微量元素的量。

– 需要永久中心静脉通路来运输集中的肠外营养液体。

– 静脉鱼油乳剂(由 $\omega-3$ 多重不饱和脂肪酸组成),研究认为其是预防肠外营养相关的肝病的有效方法,效果很好。

▪ 预后

• 根据位置和肠切除的量。

• 空肠切除后的适应比回肠切除好。

• 切除得越多(新生儿阶段<40 cm 的残余肠管)和回结肠静脉(IVC)的丢失预示着预后不佳。

• 肠外营养的时间越长预后越差。

• 最多的改善发生在肠切除后的 1 年内。肠外营养依赖的儿童如果达到 5 岁就很难不再依赖。

• 严重的肠外营养相关性肝病预示着不佳的预后。

▪ 并发症

• 液体和电解质丢失,导致腹泻、脱水和代谢性酸中毒。

• 钙和镁的缺失,导致骨疾病和骨质疏松。

• 糖类吸收不良。

• 脂肪吸收不良。

• 维生素 A 缺乏:易感染。

• 维生素 D 缺乏:软骨病。

• 维生素 E 缺乏:周围神经病变、溶血。

• 维生素 K 缺乏:延长的凝血时间、瘀斑。

• 维生素 B_{12} 缺乏:大细胞贫血和白细胞减少。

• 叶酸:大细胞贫血。

• 铁缺乏:小细胞贫血。

• 铜缺乏:全血细胞减少。

• 锌缺乏:伤口愈合能力差、腹泻、垂直生长不佳。

• 必需脂肪酸缺乏:感染风险增加、下降的能量储备。

- 胆结石:胆汁盐肝肠循环的打破,导致结石的胆汁的形成。
- 肾结石:由于脂肪吸收不良和上升的草酸盐吸收。
- 生长发育障碍。
- 肠外营养依赖性肝病:胆汁淤积、终末期肝硬化和门静脉高压。
- 肉碱缺乏:导致脂肪变性。
- 败血症。
- 小肠细菌过度生长和由于淤积导致 D 乳酸酸中毒引起脑病、共济失调和其他神经系统症状。

疾病编码

ICD10

- K91.2 手术后吸收不良,不可归类在其他处。

常见问题与解答

- 问:什么是短肠综合征预后良好的因素?

- 答:残余小肠较长,空肠切除比回肠预后好,保留回结肠静脉以及没有肠外营养关联性肝病。新生儿比成年人的肠适应性更好。
- 问:在治疗短肠综合征的患者时,元素配方比全配方更好吗?
- 答:有限的病例显示,元素配方比全配方的依赖时间更短,后者更容易发生食物过敏。然而,元素配方花费更高而且渗透压更高,可能会加重腹泻。动物实验表明,肠适应的改善和营养复合物有关,这使得全配方比元素配方更合适。

对乙酰氨基酚中毒 Acetaminophen Poisoning

Kevin C. Osterhoudt　刘静 译／陆国平 审校

D

基础知识

■ 描述

- 对乙酰氨基酚中毒可能发生在急性或慢性药物过量后。
- 市场上售卖对乙酰氨基酚的品牌名称有很多,通常是复合镇痛处方药的一种成分。
- 直到出现明显的肝脏或者肾脏损害,对乙酰氨基酚中毒才会被临床察觉。
- 在急性药物过量后,当血对乙酰氨基酚浓度高于 Matthew-Rumack 列线图表的治疗线时需要考虑可能存在肝毒性。
- 年幼儿童急性摄入药物发生严重的肝脏损害很少与青年有意摄入过量进行比较。
- 许多幼儿发生对乙酰氨基酚肝脏毒性损害是因为重复摄入治疗剂量。

■ 流行病学

- 据美国毒物控制中心报道,药物中毒最常见的是镇痛药。
- 毒物控制中心报道对乙酰氨基酚中毒占镇痛药中毒的 45%。

发病率

在美国对乙酰氨基酚中毒是导致急性肝功能衰竭最常见病因。

■ 危险因素

- 抑郁。
- 疼痛综合征。
- 谷胱甘肽缺乏症:持续的呕吐,酒精中毒等。

- CYP2E1 诱导:酒精中毒,异烟肼治疗等。

■ 一般预防

- 对乙酰氨基酚储藏应该使用儿童安全盖,勿放在年幼儿童视线之内。
- 应教会疼痛或发热患者正确应用对乙酰氨基酚产品。

■ 病理生理

- 大部分被吸收的对乙酰氨基酚是通过肝脏形成葡萄糖醛酸和硫酸结合物而代谢。
- 一部分对乙酰氨基酚是通过细胞色素 P450 混合氧化酶系统代谢,从而形成毒性的 N-乙酰-对-苯醌亚胺(NAPQI)。
- 通常的情况下 NAPQI 会被谷胱甘肽快速解毒。
- 当药物过量时,解毒代谢就逐渐饱和:
- 药物半衰期时间延长。
- 相应的 NAPQI 产物生成更多。
- 谷胱甘肽供应不能满足解毒需求。
- 进而出现肝脏毒性或者肾毒性。

■ 病因

- 单次剂量超过 150 mg/kg 或者 10 g。
- 重复剂量超过 100 mg/(kg・d) 或者每天 6 g 且超过 2 天。

■ 常见相关疾病

- 对乙酰氨基酚通常是复合制剂的成分,如此使药物过量的情况更为复杂。
- 青少年经常发生不止一种药物摄入过量。

诊断

■ 病史

- 疼痛或发热的病史:
- 对于疼痛或者发热患者都需要考虑对乙酰氨基酚适用的情况。
- 摄入对乙酰氨基酚的量:
- 对于健康人群单次摄入<150 mg/kg(青少年≤10 g)不太可能发生明显的中毒反应。
- 摄入的时间:
- 建议应用 Matthew-Rumack 列线图表。
- 缓释剂型:
- 对乙酰氨基酚目前已有缓释剂型。
- 处方清单:
- 应用异烟肼或者其他 CYP2E1 肝酶诱导药物可能增加中毒风险。
- 症状和体征:
- 初始可能临床无法察觉。
- 呕吐。
- 食欲不振。

■ 体格检查

右上季肋区紧张可能提示对乙酰氨基酚诱导的肝炎。

■ 诊断检查与说明

实验室检查

- 血对乙酰氨基酚浓度:
- 建议在急性药物过量后应用 Matthew-Rumack 列线图表。
- Matthew-Rumack 列线图表适用于单次

的急性对乙酰氨基酚摄入过量。

• 肝脏转氨酶：

- 天冬氨酸氨基转移酶是目前最广泛应用的评价肝脏中毒的最敏感指标。其通常在摄入过量 12～24 h 后升高。

• 肝和肾脏功能检测：

- 当 AST 升高，随访肝肾功能等相关指标很重要，如血糖、凝血酶原时间（PT）、部分凝血活酶时间（APTT）、血清肌酐、pH、血清白蛋白等。

- 当尚未发生明显的肝损伤时，升高的血对乙酰氨基酚浓度或者 N-乙酰半胱氨酸将直接影响 PT 和 APTT。

- AST 升高后出现下降可能提示肝脏功能恢复或者全面的肝功能衰竭。这必须结合患者的病情分析。

• 水杨酸盐水平：

- 在镇痛药过量时可能是个常量。

病理

肝脏Ⅲ区（中央小叶）坏死。

■ 鉴别诊断

• 感染性肝炎。

• 其他药物诱导的肝炎。

 治疗

■ 药物治疗

一线药物

• 单次药物过量：

- 如果对乙酰氨基酚尚在胃内或者小肠近端（通常摄入 1 h 内），可应用活性炭，1～2 g/kg（最大剂量 75 g）。

- 在药物摄入过量后获得血对乙酰氨基酚浓度已超过 4 h，且浓度在 Matthew-Rumack 列线图表治愈线之上可以考虑应用 N-乙酰半胱氨酸（见附录中图 4）。

- 如果患儿就诊时已距摄入过量药物超过 7 h，建议应用负荷量的 N-乙酰半胱氨酸，并同时等待血对乙酰氨基酚浓度结果。

- N-乙酰半胱氨酸口服剂量：负荷量 140 mg/kg，后续的维持量为 70 mg/kg，q4 h（见"常见问题与解答"）。

- N-乙酰半胱氨酸静脉剂量：负荷量 150 mg/kg 维持 1 h，接下来是 12.5 mg/(kg·h) 维持 4 h，最后是 6.25 mg/(kg·h) 维持。

注意

对于服用大剂量对乙酰氨基酚的患儿，一些毒物专家建议应用更高剂量的 N-乙酰半胱氨酸。

• 重复的难以治愈的摄入：

- 出现以下情况时，考虑应用 N-乙酰半胱氨酸：

○ 摄入量超过 100 mg/kg 或者连续数天摄入 6 g/d。

○ 患者有症状。

○ AST 指标升高。

○ 虽然 AST 水平正常，但对乙酰氨基酚浓度比预想的剂量要高。

• 一旦开始，N-乙酰半胱氨酸治疗应该持续直到出现以下情况：

- 血对乙酰氨基酚浓度无法查出。

- AST 指标不再升高，或者如果 AST 指标升高但肝酶以及肝功能有明显的恢复。

二线药物

• 对乙酰氨基酚中毒以及口服 N-乙酰半胱氨酸治疗引起的呕吐，可以考虑应用止吐药如胃复安和（或）昂丹司琼。可通过鼻胃管或鼻肠管缓慢给予 N-乙酰半胱氨酸。

• 静脉应用 N-乙酰半胱氨酸可能出现过敏反应，这时可能需要终止输入或者减慢输注速度，应用抗组胺药、糖皮质激素和（或）肾上腺素。

■ 其他治疗

一般措施

评估可能存在多种药物摄入过量。

■ 转诊问题

• 患者 AST 达到 1 000 U/L 需考虑转运至肝移植中心。

• 对于因蓄意加害而摄入药物过量的受害者应提供心理健康服务。

■ 手术与其他治疗

肝移植需结合每个肝移植中心的指南。英国国王学院医院的标准为：

• 复苏后 pH<7.30，或者；

• PT>正常值 1.8 倍，以及；

• 血清肌酐>3.3 mg/dl，以及；

• 肝性脑病。

■ 住院事项

入院指征

• N-乙酰半胱氨酸治疗。

• 预约精神评估。

出院指征

• N-乙酰半胱氨酸治疗结束。

• 没有进行性的肝脏损害。

 后续治疗与护理

■ 随访推荐

患者监测

• 在静脉 N-乙酰半胱氨酸治疗期间建议使用心电监护仪。

• 对于终末期肝功能衰竭患者建议重症监护。

■ 患者教育

• 对于慢性药物摄入过量的患者需提供药物应用宣教。

• 对于儿童探索性的摄入过量药物需提供家庭安全教育。

■ 预后

• 对于既往健康的儿童，单次剂量 150～200 mg/kg 导致肝脏毒性是少见的。

• 对于单次摄入对乙酰氨基酚过量，可应用 Matthew-Rumack 列线图表来评估肝脏毒性的可能性。

• 在摄入过量药物 8 h 内应用 N-乙酰半胱氨酸治疗可以阻止超过 99％的对乙酰氨基酚中毒患者发生肝功能衰竭。

• 如果在摄入过量药物超过 8 h 后应用 N-乙酰半胱氨酸治疗是低效的，但建议仍然应用该治疗。

• 持续每天摄入对乙酰氨基酚超过 75 mg/kg 应该要仔细评估，尤其是出现以下情况时：

- 发热疾病。

- 呕吐或者营养不良。

- 服用抗癫痫药物或者异烟肼。

■ 并发症

• 肝功能衰竭。

• 肾功能不全。

• 静脉应用 N-乙酰半胱氨酸治疗引发过敏性休克。

疾病编码

ICD10

• T39.1X4A 不明确的对乙酰氨基酚中毒。

• K71.9 不明原因中毒性肝病。

• T39.1X1A 意外的对乙酰氨基酚中毒。

常见问题与解答

• 问：什么是个体化 N-乙酰半胱氨酸（NAC）治疗？

・答:既往 N-乙酰半胱氨酸治疗的疗程取决于药物的剂型,而现在是基于患者的血对乙酰氨基酚浓度以及肝功能来个体化治疗。

・问:N-乙酰半胱氨酸应该口服还是静脉用药?
・答:两者看起来似乎都有效。口服治疗可能出现恶心和呕吐。静脉应用可能出现过敏性休克。可以应用一些成本效益研究来比较对于个体化的患者两者孰优孰劣。

多囊卵巢综合征 Polycystic Ovary Syndrome

Selma Feldman Witchel 万柔 译/郑珊 审校

基础知识

■ 描述

・多囊卵巢综合征(PCOS)是异质性家族性疾病,特征是高雄激素症、慢性无排卵和不孕不育。

・多毛症、多囊卵巢、肥胖、胰岛素抵抗和高胰岛素血症可能出现,但是对诊断不是必需的。

・NIH1990 年的共识会议制定的诊断 PCOS 的标准是慢性无排卵、高雄激素症和排除其他疾病。2006 年鹿特丹标准把诊断特点扩展到包括多囊卵巢形态。美国雄激素过多-多囊卵巢综合征协会制定的标准重点在高雄性激素的重要性。

・使用成年人的标准来诊断 PCOS 可能对青少年女孩来说不合适,因为不规律的月经周期和多滤泡卵巢在青春期很常见。

■ 流行病学

・是非常常见的内分泌疾病,影响 6%~8% 的育龄期女性。

・常在青春期前后发生。

・可能和青春期早熟有关。

■ 遗传学

・多因素多基因的家族性疾病。

・患病女性的一级亲属多发。

・目前明确一些和 PCOS 有关的基因在欧洲和中国女性中识别与复制。这些基因包括肌原纤维蛋白-3(FBN-3)、DENN/MADD 包含 1A 的阈(DENND1A)、FSH 受体(FSHR)以及 LH 受体(LHCGR)变异。

■ 病理生理

・PCOS 和滤泡生长停滞有关。大部分滤泡生长停滞在小窦阶段,在主要滤泡选择之前,因此出现卵巢中多个小滤泡形成一个圈的典型模式。没能成功选择主要滤泡导致慢性无排卵。

・胰岛素敏感的特性是相矛盾的。肌肉、肝脏和脂肪组织表现胰岛素抵抗,而肾上腺、卵巢和下丘脑可能胰岛素敏感。胰岛素抵抗导致胰腺 β 细胞胰岛素分泌增加,维持血糖正常。上升的胰岛素浓度增加 LH 和 IGF-1 刺激的间质细胞产生雄激素并减少 SHBG 的产出,导致游离的睾酮浓度上升。肥胖在胰岛素抵抗时加重,增加 PCOS 及 2 型糖尿病的发生风险。

・胎儿期和儿童的因素影响胰岛素抵抗的发展,以及 PCOS 的早期发生源头的假说。出生小于胎龄儿(SGA)在宫内存在生长受限,出生后有明显的追赶生长发育的情况,会在青春期前有上升的胰岛素抵抗。

・对 PCOS 的年轻女性进行 20 年的随访发现,PCOS 会随着年龄增加改善。这些女性表现出下降的雄激素浓度和下降的卵巢体积,并且没有明显的 BMI 改变或者胰岛素敏感性改变。

■ 病因

・明确的病因和初发事件仍需要进一步解释研究。比较可能的是多种潜在机制启动了包括神经内分泌异常、过量卵巢(和肾上腺)雄激素分泌以及代谢性功能失常在内的不断的恶性循环。

・LH 分泌过度在 PCOS 女性中很常见。有些人可能表现为内在自发的神经内分泌异常。然而,大部分病例中是高雄性激素症导致了 LH 升高。LH 过度分泌的改善靠氟他胺,是一种雄激素受体阻滞剂,支持高雄激素症和 LH 过度分泌的关系。在青少年女孩中,下丘脑对孕激素敏感性下降是一个潜在的明确的机制。

・尽管 PCOS 中胰岛素抵抗和高胰岛素血症的分子机制仍旧需要更好的研究,胰岛素受体后的信号转导是受损的。代偿性高胰岛素血症促进卵巢(肾上腺皮质)的雄激素分泌。脂肪组织功能异常可能促发胰岛素抵抗,但是异常的脂肪细胞功能可以高胰岛素血症表现。体重下降或者二甲双胍使胰岛素敏感性改善,从而改善 PCOS 相关症状。

■ 常见相关疾病

・肥胖。

・胰岛素抵抗。

・受损的糖耐量。

・2 型糖尿病。

・子宫内膜异位。

・代谢性综合征。

・血脂异常。

・高血压。

・心血管疾病风险增加。

・非酒精性脂肪酸肝病。

・睡眠呼吸暂停。

・抑郁和下降的生活质量。

诊断

■ 症状和体征

・不规律的月经周期。

・不孕不育。

・高雄激素症。

・多毛症。

・超声检查显示多囊卵巢。

・排除其他疾病,诸如非典型的先天性肾上腺皮质增生。

・肥胖和胰岛素抵抗可能发生但不是诊断所必需的。

■ 病史

・发病的年龄和一系列青春期发育的情况。

・月经史。

・生育能力和生育史。

・雄激素过多的症状和体征,如多毛症、痤疮、男性型秃顶。

・PCOS、高醛固酮症以及多产的家族史体格检查。

・雄激素依赖区域终毛生长增加(多毛症)。

• 痤疮。
• 肥胖。
• 黑棘皮病。

■ 诊断检查与说明

• 激素检查。
- 睾酮和游离睾酮。
- 性激素结核球蛋白。
- 17-羟孕酮。
- 雄烯二酮。
- 脱氢表雄酮。
- LH 和 FSH。
- 甲状腺功能检查(T_4、TSH)。
- 抗缪勒激素(AMH)。
• 刺激和耐受试验
- 口服葡萄糖耐量试验检查葡萄糖耐受不良、空腹葡萄糖耐受不良或者糖尿病。
- 考虑转去内分泌科医师处做 ACTH 刺激试验来排除 21-羟化酶缺乏和其他类固醇生成疾病。
- 血糖正常和高胰岛素血症检测,评估胰岛素敏感性。这些检查往往用作研究目的。

影像学研究
• 卵巢超声检查评估卵巢体积和滤泡数量。对于青春期后女孩,改良的诊断标准建议总体卵巢滤泡个数在 26 的时候,诊断敏感性和特异性最合理。
• 盆腔 MRI:卵巢体积和卵巢滤泡数量。

■ 鉴别诊断

• 非典型的先天性肾上腺皮质增生。

• 库欣综合征。
• 雄激素分泌的肿瘤。
• 高泌乳素血症。
• 甲状腺功能异常。
• 外用雄激素。

 治疗

■ 一般措施

• 治疗应该个体化来更好地满足每个患者的需求。一般治疗目标包括减轻高雄激素症的症状、正常的月经周期和排卵、生育能力和降低并存病风险。
• 合理的生活方式的干预对促进体重减轻和常规锻炼特别有益处。
- 药物。
- 口服避孕药。
- 二甲双胍。
- 螺内酯。
- 抗雄激素药。
- 他汀类药物。
- 每月使用孕酮。

■ 手术与其他治疗

• 卵巢楔形切除在过去常常使用。这个治疗方法现在不再提倡。

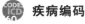 **后续治疗与护理**

■ 并发症

• 一项有 35 个研究的系统性回顾总结了

PCOS 女性葡萄糖耐量受损的情况高 2.5 倍、代谢性综合征的患病率上升 2.5 倍,以及 2 型糖尿病患病率增加 4 倍。
• 最严重的雄激素增加和胰岛素抵抗会表现出卵细胞发育受损风险增加和流产率增加。
• 发生妊娠期糖尿病、妊娠期高血压疾病和先兆子痫的风险增加。
• 可能的癌症风险。
• 生活质量的考虑和问题。

疾病编码

ICD10

• E28.2 多囊卵巢综合征。
• L68.0 男性型多毛症。

常见问题与解答

• 问:如果我有 PCOS,我还能怀孕吗?
• 答:希望怀孕的患者可以使用促排卵药物和生殖内分泌专家提供的治疗方法。
• 问:我发现面部的汗毛最近有增加。对此我有什么能做的吗?
• 答:有。口服避孕药和螺内酯可能有帮助。在必要的时候可以用美容的方法来去除粗毛发。
• 问:我的女儿会遗传这个疾病吗?
• 答:患病女性的女儿和姐妹比未患病女性的女儿和姐妹有更高的可能性患 PCOS。

多囊肾 Polycystic Kidney Disease

Kelly A. Benedict · Paul Brakeman   张娅 译 / 沈茜 审校

 基础知识

■ 描述

• 多囊肾(PKD)是肾脏伴有弥漫性囊泡、无其他发育不良组织的遗传性疾病。定义 PKD 是用来描述遗传学上 2 种不同的综合征:
- 常染色体显性遗传性多囊肾(ADPKD):
○ 囊泡状、内衬上皮、充满液体的囊泡大小不等,起源于肾单位的所有部分。
○ 囊肿逐渐增大与小管起源分离。
○ 临床不明显,通常在 30 岁或 40 岁之后才被发现。

○ 约有 2%～5% 的患者可以早发疾病。
- 常染色体隐性遗传性多囊肾(ARPKD):
○ 集合管梭形扩张,保持与肾单位起源的联系。
○ 相关的肝脏畸形是必需的,例如双侧发育不全和外周纤维化(先天性肝脏纤维化)、伴有门脉高压。
○ 同时影响肾脏和肝脏者近似成反比。

■ 流行病学

• ADPKD:
- 人类最常见的遗传病之一;最常见的肾脏

遗传疾病。
- 成人终末期肾病(ESRD)的主要原因。
- 发生率:400～1 000 人中就有 1 例。
• ARPKD:
- 发病率:20 000～40 000 活产儿中就有 1 例。
- 由于病情严重者产前已死亡,所以无法获得确切的发病率。

■ 危险因素

遗传学
• ARPKD:

- 多囊肾/多囊肝病变 1 基因突变（PKHD1,6 号染色体）。
- ADPKD：
- 1 型 ADPKD 占所有 ADPKD 的 85%～90%,是由 *PKD1* 基因（16 号染色体）突变引起。
- 大的基因缺失包括 *PKD1* 和 *TSC2* 基因,导致 ADPKD 早发伴有小管硬化。
- 2 型 ADPKD 是由 *PKD2* 基因（4 号染色体）突变导致的,占所有 ADPKD 的 10%～15%。
- 其他：
- 不推荐症状出现前就行 ADPKD 基因筛查。
- ADPKD 血压正常的女性是容易怀孕的。
- 如果持续存在高血压,那么母亲/胎儿有更高的并发症风险。

■ 病理生理

- ADPKD 是由于多囊蛋白功能降低：
- 多囊蛋白 1 是膜机械性刺激感受器样蛋白,在黏着斑、细胞间连接、纤毛处形成多蛋白复合物。涉及了细胞极化、细胞增殖、细胞-基质相互作用以及分泌。
- 多囊蛋白 2 是二价阳离子通道,参与了钙离子信号通路、钙离子内稳态,可能对细胞骨架组织、细胞黏附、迁移、增殖都是很重要的。
- ARPKD 是 fibrocystin/polyductin 功能性缺失导致的：
- fibrocystin/polyductin 是带有与细胞外蛋白相互作用位点的膜内受体,转换胞内信号入核。
- 囊性肾脏疾病受影响的蛋白定位于上皮细胞的纤毛上。
- 纤毛对于细胞结构、增殖、凋亡、极化都是很重要的。

■ 病因

- ADPKD 往往是成人起病,系统性紊乱伴有囊性或非囊性临床表现,囊肿除发生在肾脏外,还可以出现在其他上皮器官（例如精囊、胰腺肝脏）：
- 多囊肝是最常见的肾外表现。
- 颅内动脉瘤为 0～8%。
- 二尖瓣膜脱垂是最常见的瓣膜畸形（证明多达 25% 个体受累）。
- 80%ESRD 患者中可出现结肠憩室。
- ARPKD 是肾脏和肝脏发育异常：
- ARPKD 肝脏病变的特点是先天性肝脏纤维化、肝内胆管扩张（Caroli 病）。

- 严重受累的婴儿在出生时可能存在羊水过少序列征、肺发育不良和呼吸并发症,有高死亡率。

诊断

■ 病史

- ADPKD：
- 详细的家族史是很有必要的。
- 成人最常见的主诉是疼痛。
- 高血压、肉眼血尿、肾结石和泌尿道感染都是常见表现。
- ARPKD：
- 羊水过少序列征。
- 生后呼吸功能不全。
- 肾功能不全。
- 高血压（可能很严重）。
- 肝胆临床表现（胆汁淤积、胆管炎、肝衰竭、门脉高压、脾功能亢进）在更年长的患者中有进展。
- 症状和体征：
- ADPKD：
  ◦ 大年龄儿童经常是没有症状的,不过可能存在高血压、腹痛、腹部肿块、创伤后的肉眼血尿、蛋白尿、泌尿道感染和（或）囊肿感染、肾结石,或肾功能下降。
- ARPKD：
  ◦ 临床表现可变。
  ◦ 严重受累的婴儿可出现波特综合征即羊水过少序列征。
  ◦ 肺发育不良、呼吸功能不全是新生儿死亡的主要原因。
  ◦ 新生儿存活伴有肾功能不全。
  ◦ 肝胆并发症在之后病程中（门静脉高压,咯血,肝、脾大,脾功能亢进伴贫血、瘀点）。

■ 体格检查

- 临床表现是可变的,尤其是 ARPKD。
- 高血压。
- 腹痛：腰区或肋脊角的压痛。
- 腰部肿块或明显触及肾脏。
- 应注意 ARPKD 患者常有肝脾大、静脉曲张、黄疸、腹膜炎。

■ 诊断检查与说明

实验室检查
- 代谢指标包括 BUN、肌酐、电解质。
- 钙、磷。
- 肝功能。

- CBC。
- 尿液分析。
- 记住：低钠血症经常出现在 ARPKD 的新生儿期。

影像学检查
- 推荐超声检查作为筛查方法,应该包括肾脏和肝脏多普勒检查以评估 ARPKD 患者门脉高压情况。
- ARPKD：
- 肾脏增大伴有回声反射性加强,以及皮髓质分化缺失。
- 肝脏在婴儿期和低年龄儿童中是正常的,随着时间的推移,可以增加伴有强回声团,可见扩张的肝内胆管。
- 在孕 24～30 周的产前超声检查表现为肾脏增大且强回声,羊水过少,膀胱充盈缺失。
- ADPKD 超声诊断标准：
- <40 岁,至少一侧肾脏中有 2 个囊肿,另一侧有 1 个囊肿,或者是同一个肾脏出现 3 个囊泡。
- 40～59 岁之间的患者,双侧至少各有 2 个囊肿。
- >60 岁,至少一侧肾脏有 4 个囊肿。
- CT 筛查（造影剂）：
- 由于暴露于电离辐射,所以在低年龄儿童中的使用受到了限制。
- 最主要用于成人 ADPKD,因为它能够区分固体或液体的肾组织。
- MRI（Gd）：
- T2 加权是目前最敏感的方法。
- 在相同条件下可以使用。
- 尤其对于 ARPKD 肝脏受累的检查。
- 避免在进展性慢性肾脏病患者中使用 Gd。

■ 鉴别诊断

- 多囊性肾发育不良。
- 肾小球囊性肾病（GCKD）。
- 获得性囊性病变可能出现在 ESRD 患者中。
- 伴有囊性肾发育不良的遗传综合征包括下列几种,但不局限于列出的综合征：
- Meckel 综合征。
- Jeune 综合征。
- Ivemark 综合征。
- Zellweger 综合征。
- Bardet-Biedl 综合征。
- Tuberous 硬化。

治疗

■ 药物治疗

- 高血压在 PKD 中常见。患者对利尿剂、

ACE 抑制剂或钙通道阻滞剂反应很好。ACEI 和 ARB 是一线用药。

• 伴有肾结石的 PKD 患者,噻嗪类利尿剂可能对高钙尿症有用,如果患者伴有低柠檬酸尿症,那么需要补充柠檬酸钾。

• 伴有肾盂肾炎的 PKD 患者可能会导致囊肿感染。如果头孢菌素和氨基糖苷类抗生素不能清除感染,那么应该使用能够进入囊肿的抗生素(喹诺酮类或甲氧苄胺嘧啶)。

■ 其他治疗

一般措施

• 目前缺乏有针对性的治疗以治愈或减缓疾病进程。

• 支持药物治疗。

• 疼痛是 ADPKD 最常见的症状,可能很难治疗。

■ 其他疗法

PKD 患者不应该频繁参与体育活动,可能导致反复的腹部损伤。高血压病患者应该避免费力的静态运动。

后续治疗与护理

■ 随访推荐

儿童肾脏病医生应该参与到 PKD 的治疗中去。

■ 饮食事项

在相同的条件下,饮食变化依赖于肾衰竭的程度。高血压和(或)水肿的患者应该限制钠盐。ADPKD 患者应该避免咖啡因。

■ 患者教育

• PKD 患者及其家属可以从美国多囊肾疾病基金会(http://www. PKDcure. org)和 PKD 联盟(http://www. arpkdchf. org)获得情感支持和教育。

• 遗传咨询可以提示这些疾病,可能会帮助这些家庭理解未来的风险。

■ 预后

• ADPKD:

- 存活不伴有 ESRD 的 50 岁的患者比例为 77%,58 岁的比例为 57%,73 岁的比例为 52%。

- ESRD 平均发病年龄 PKD1 为 53 岁,PKD2 为 69 岁。

- 尽管人群的情况是多样的,但对于每个个体而言,囊肿扩张是持续增长的。

- 肾脏变得更大与疾病更快速地进展有关。

- PKD1 更为严重,是由于更多的囊肿在早前就已经发生,而非囊肿增长速度加快。

• ARPKD:

- 因为肺发育不良伴肺功能不全,多达 50%

的婴儿在新生儿时期起病是致死的。

- 新生儿期存活的患者在 10 岁时的存活率多达 80%。

疾病编码

ICD10

• Q61.3 多囊肾,非特指的。

• Q61.19 其他多囊肾,婴儿型。

• Q61.2 多囊肾,成人型。

常见问题与解答

• 问:ADPKD 患者如何可延缓肾功能不全的进展?

• 答:合理控制血压和及时治疗泌尿道感染可减少肾衰竭的进展。

• 问:婴儿型 ARPKD 患者的无症状的年长同胞是否需进行评估?

• 答:是的。年长者可出现先天性肝纤维化,而肾脏受累很轻。

• 问:如果家族成员有囊状动脉瘤,ADPKD 受累的家族成员要筛查是否存在脑部血管瘤病变吗?

• 答:虽然不推荐常规筛查,但有报道存在家族内聚集发生的动脉瘤,因此可考虑对有动脉瘤家族史的儿童通过 MRI 或头颅 CT 进行筛查。

多囊性肾发育不良 Multicystic Dysplastic Kidney

Kelly A. Benedict · Paul Brakeman 张娅 译/沈茜 审校

基础知识

■ 描述

• 多囊肾发育不良是最严重的一类囊性肾发育不良,是以被发育不良组织分割成多个、互不相同的囊肿为特点。

• 总的来说,多囊肾发育不良是没有功能的肾脏组织。

• 随着时间的推移,囊泡逐渐消失(通常在最初的 5 年)。

■ 流行病学

• 发病率为每 1 000 名活产儿中有 0.3~1 例是多囊肾发育不良(通常产前就被发现)。

• 男性多于女性。

• 左肾多于右肾:

- 通常是单侧,但也有双侧。

■ 病理生理

• 最初生长的输尿管芽正常,但肾脏发育之后就停止了。

• 组化发现紊乱的肾组织中存在未分化的间充质细胞、异常分化(如软骨)、稀少的肾单位。

■ 常见相关疾病

• 相关的对侧泌尿生殖道畸形包括下列几点:

- 膀胱输尿管反流,最为常见,发生率约为

25%。

- 肾不发育。

- 输尿管疝。

- 肾盂输尿管连接部梗阻。

- 生殖系统畸形。

诊断

■ 病史

通常通过产前超声诊断。

■ 体格检查

• 每次随访都要测量血压以监测高血压

• 评估身高体重。

• 新生儿:可能有明显的腰部肿块。

诊断检查与说明

实验室检查

• 肌酐：

- 如果单侧肾脏是正常的,那么血肌酐应该是正常的。

- 分别在 1 个月、18 个月、5 岁以及肾脏完全生长后检测血肌酐,以检测残余肾的功能降低情况。

• 尿液分析检测尿蛋白,以评估残余肾的高滤过。

• 如果患者有任何尿路感染症状或无法解释的发热,需进行尿液分析和尿培养。

影像学检查

• 肾脏超声:

- 用以确诊多囊肾发育不良,评估对侧肾脏。

- 通常没有多普勒可识别的血流。

- 有助于随访多囊肾发育不良的囊泡消失和对侧肾脏肥大情况。

- 约有 50% 多囊肾发育不良在 5 年内将完全消失。

- 在生后、1 个月、2 岁、5 岁、10 岁时分别行超声检查。

• 排尿性膀胱尿道造影(VCUG):

- 用以评估尿液反流是存在争议的。

- 尽管 VUR 是很常见的,但多数是低级别反流,并不需要预防性使用抗生素。

- 伴有发热性尿路感染的患者需要 VCUG 检查。

• 亚锡硫乙甘肽(Mag3)筛查:

- 确诊,并排除严重的肾盂积水。

鉴别诊断

功能受损的肾积水。

> **注意**
>
> 如果对侧肾脏异常,则需评估肾功能,且患者需要继续肾脏科随访。

治疗

药物治疗

这些患者可能偶尔需要降血压药物 ACE 抑制剂以降低蛋白尿,若患者有严重的 VUR 或是反复尿路感染则需要泌尿外科进行评估。

一般措施

• 多囊肾发育不良需要非特异性治疗。

• 之前肾切除术作为治疗的选择,然而考虑到高血压和恶性肿瘤的低风险,现在常规的肾切除术不被推荐。

后续治疗与护理

随访推荐

• 血压监测:

- 这些患者被认为存在高血压风险。

- 但最近更多的研究发现并没有增加风险。

• 多囊肾发育不良患者可能会有更高的风险发展为 Wilms 瘤:

- 10 000 人中有 3～10 例。

- 通过定期超声检查和腹部体检来监测。

• 定期尿液分析以评估蛋白尿、血肌酐以检测肾功能。

预后

• 伴有对侧肾脏畸形的患者有更高的风险发展为慢性肾脏病(CKD)。

• 对侧肾脏正常的患者中可能有 30% 存在高滤过、10% 有蛋白尿。

• 发展为 Wilms 瘤的风险:

- 可能为总人群(10 000 例有 1 个)的 3～10 倍。

- 这个评估是存在争议的,然而系统性回顾发现通过肾脏超声并没有在 1 041 名单侧多囊肾发育不良患者中没有找到 Wilms 瘤。

疾病编码

ICD10

• Q61.4 肾发育不良。

• Q61.3 多囊肾,非特指的。

常见问题与解答

• 问:如何保护对侧肾脏功能?

• 答:合理控制血压、治疗蛋白尿和及时治疗泌尿道感染可减少慢性肾脏病的进展。

• 问:患有多囊性肾发育不良者是否会增加泌尿道感染的发生?

• 答:不会增加泌尿道感染的发生率,发生率约 5%,与一般儿童人群相似。然而,如果多囊性肾发育不良者发生发热性泌尿道感染,需性排泄性膀胱尿路造影以评估是否存在膀胱输尿管反流。

• 问:单侧多囊性肾发育不良者是否有正常的生活?

• 答:是,如果对侧肾脏是正常的。需鼓励患者享有一个健康的生活方式。如果患者合并有高血压或糖尿病,需严格控制。

• 问:如何鉴别该病和多囊肾?

• 答:多囊肾通常累及双侧肾脏且表现为进展性。婴儿型多囊肾出生时通常肾脏表现相对正常,囊性病变随年龄增长而进展。多囊性肾发育不良通常不会进展且累及一侧肾脏。多囊肾系遗传性,而多囊性肾发育不良者系非遗传性。

 多形红斑 Erythema Multiforme

Minnelly Luu · Kelly M. Cordoro　叶莹 译 / 王榴慧 审校

基础知识

描述

• 多形红斑是一种急性、自限性皮肤黏膜疾病,皮肤的特征性表现为靶型皮损。

• 虽然通常由靶型皮损的出现而诊断此病,但在疾病的不同阶段,多形红斑可出现红斑、丘疹、水疱或大疱。

• 多形红斑是一种免疫介导反应,由感染诱发,文献也报道过许多其他诱发因素。

• 此病可由相对轻型皮肤表现(轻型多形红斑)发展至重症表现,明显黏膜受累(重症多形红斑)。

• 以往认为此病是某一疾病谱的亚型,但现在大多数学者认为多形红斑是一种独立的疾病,不同于 Stevens-Johnson 综合征(SJS)和中毒性表皮坏死(TEN)。根据不同皮损类型、病因和预后,多形红斑可区别于 SJS 和 TEN。

■ **流行病学**

• 主要是健康青年发病,但也累及儿童。
• 可能有季节差异,春夏季常见。重症多形红斑冬季好发。
• 复发很常见。

■ **病因**

• 超过90%的病例都是由感染导致,最常见的是单纯疱疹病毒或者肺炎支原体感染。
• 由药物过敏导致的病例<10%。常见药物为解热镇痛药、磺胺药物、抗癫痫药物和抗生素。
• 各种病因报道很多。罕见病因包括以下几种:
  – 化学和物理暴露接触。
  – 疫苗接种。
  – 自体免疫性疾病。
• 此病常常病因不明。
• 单纯疱疹病毒感染是多形红斑病情反复的主要原因。
• 肺炎支原体感染会引起大疱和严重的黏膜反应。

诊断

■ **病史**

• 皮损出现前有发热、乏力、中毒症状。除了重症多形红斑,中毒症状不常见,一般也很难与其他疾病区别。
• 皮损突发起病,3～5天内快速蔓延。
• 虽然通常会同时出现黏膜受累,但有时会在皮肤发病之前或之后。
• 皮损可能会出现瘙痒或烧灼感。
• 应仔细询问用药史(包括处方和非处方药),包括个人和家族疱疹感染病史。
• 有无单纯疱疹、支原体或其他感染的症状。
• 评估黏膜受累情况,有无吞咽困难、排尿困难以及眼部情况。

■ **体格检查**

• 早期皮损:圆形、边界清楚的红斑,水肿性丘疹。
• 典型皮损:特征性的靶型损害,由三条带

组成。
  – 中央暗色。
  – 中间带水肿性隆起,苍白。
  – 两边带为边界清楚的红斑。
• 皮损中央会出现坏死:色变暗、水疱或者糜烂。
• 还会出现不典型皮损,仅有两带颜色变化,边界不明显。
• 皮损呈多形性,包括斑片、丘疹、水疱或大疱。
• 皮损对称分布,易肢端部位受累。
• 口腔黏膜受累(唇黏膜、颊黏膜和唇红)很常见,其他部位黏膜也会受累。
• 黏膜受累起初表现为红斑、水肿,逐渐发展至疼痛性糜烂伴结痂。

■ **诊断检查与说明**

实验室检查

• 实验检查只能提供支持可疑病因的依据,不能依靠实验检测诊断疾病。
• 嗜酸粒细胞增多提示可能药物过敏。
• 若怀疑疱疹感染,皮损行培养,直接免疫荧光抗体检测(DFA),或聚合酶链式反应(PCR)检测。
• 若怀疑支原体感染,需行胸片、冷凝集试验、血清检测或者 PCR。
• 若患重症多形红斑,血沉、白细胞、肝功能可能升高。

诊断步骤与其他

诊断多形红斑主要靠临床表现,虽然活检可以帮助确诊此病,排除其他疾病,但一般不需要。值得一提的是,病理无法区分多形红斑与 SJS 或 TEN,只能靠临床表现。

病理表现

• 坏死的角质细胞。
• 基底细胞层空泡变性(液化或水肿变性)。
• 表皮下水疱,当基底细胞层广泛变性时。
• 真皮上部和中部血管周围炎症浸润,主要是单核细胞。
• 棘层细胞水肿,真皮乳头层水肿,淋巴细胞外渗。

■ **鉴别诊断**

• SJS/TEN:怀疑药物过敏或出现形态一致的不典型靶型斑片,暗色及边界不清斑疹或斑片,伴有或不伴有表皮剥离。
• 荨麻疹。
• 多形性荨麻疹。
• 血管炎/荨麻疹型血管炎。
• 固定型药疹。

• 不典型手足口病。
• 寻常型天疱疮。
• 副肿瘤性天疱疮。
• 大疱型类天疱疮。
• 血清病样反应。
• 多行性日光疹。
• 系统性红斑狼疮(Rowell 综合征)。
• 急性发热性嗜中性皮病(Sweet 综合征)。
• 川崎病。
• 水痘。

 治疗

■ **一般措施**

• 治疗原发病因(如阿昔洛韦治疗单纯疱疹)或者停用可疑药物。
• 轻型多形红斑。
  – 根据症状支持治疗。
  – 外用白凡士林,可加用激素。
  – 口服抗组胺药物止痒。
• 重症多形红斑。
  – 皮肤护理同上。
  – 外用白凡士林,大疱处使用无黏性辅料。
  – 治疗疼痛。
  – 用含苯海拉明或利多卡因成分的药物来漱口,治疗口腔疼痛皮损。
  – 眼科会诊,根据情况请五官科和泌尿科会诊。
  – 避免痂皮清创过深,从而导致瘢痕产生。
  – 注意水电解质平衡,观察有无继发感染。
  – 系统使用激素有争议,尚缺乏随机化对照试验。一般认为在病程早期使用激素有效。但必须权衡激素的风险和效益,注意潜在感染的风险。

■ **住院事项**

入院指征

• 严重的黏膜受累,无法正常饮水。
• 有发展成 SJS/TEN 的可能或有潜在致命的并发症。

后续治疗与护理

■ **预后**

• 多形红斑可自限。皮损2～4周后消退,留有炎症后色素沉着。严重的患者愈合时间更长。
• 当单纯疱疹病毒感染时,此病容易反复。当病情反复,可用阿昔洛韦预防感染。

■ **并发症**

• 个体会出现原发感染的并发症。

• 轻型多形红斑一般不留有后遗症。

• 重症多形红斑，黏膜部位局部会有后遗症：口腔、气管、食管及尿道狭窄。眼科后遗症包括结膜炎、角膜糜烂、瘢痕产生，很少出现失明。

• 皮损严重、出现溃疡或继发感染会产生瘢痕。

 疾病编码

ICD10

• L51.9 未特指的多形红斑。

• L51.8 特指多形性红斑。

• L51.0 非大疱型多形性红斑。

D

儿童过敏 Allergic Child

Barry Pelz and Anne Marie Singh　孙金峤 译 / 王晓川 审校

 基础知识

过敏性疾病包括特应性皮炎、食物过敏、哮喘和过敏性鼻炎。特应性或过敏性疾病在人群中的发生率越来越高。

• 最严重的食物过敏表现可能是严重过敏反应。

• 可能出现下述的各种变化。

■ **概述**

• 特应性皮炎:

- 特应性皮炎(或湿疹)的特征是慢性、复发性的皮肤发炎瘙痒,通常表现为红斑、干燥和(或)皮肤瘙痒。

- 特应性皮炎可以单独发生,不伴有其他特应性疾病。

- 特应性皮炎也可以是"过敏历程"的开始,在其他过敏疾病(如食物过敏、哮喘、过敏性鼻炎等)之前发生。

• 荨麻疹:

- 由于肥大细胞释放组胺,出现荨麻疹样或风团样红斑。

- 可以由多种原因激发。

- 病毒感染是儿童荨麻疹最常见的原因。

- 当食物或动物皮屑抗原导致 IgE 介导的肥大细胞释放组胺,过敏儿童可出现荨麻疹。

• 食物过敏:

- 当儿童暴露于已致敏的食物时,出现 IgE 介导的反应。

- 可以出现多种症状,如荨麻疹、唇或舌肿胀、喉部水肿、喘鸣、呼吸急促、反复呕吐、腹泻,或多种上述症状同时出现。

- 最常见的食物过敏原包括:牛奶、鸡蛋白、花生、坚果、小麦、大豆、鱼、贝壳类。

- 食物过敏应当与食物不耐受鉴别,后者是由于非免疫机制所致,没有严重过敏反应风险。

• 哮喘:

- 是一种气道阻塞性疾病,特征是反复喘鸣、支气管收缩、黏液分泌增加和气道炎症。

- 哮喘是儿童喘鸣的多种潜在因素之一。

- 鼻病毒或呼吸道合胞病毒感染引起的喘鸣是发展为哮喘的危险因素。

• 过敏性鼻炎:

- 是儿童对常年性过敏原和(或)季节性过敏原过敏所致的一种状况。

- 常年性过敏原包括:螨虫、霉菌、蟑螂和动物皮屑。

- 季节性过敏原包括:树木和草类的花粉、豚草。

- 鼻炎的症状可能包括:流泪、眼痒、流涕、喷嚏、鼻痒、鼻涕倒流、头痛、鼻窦受压、鼻部阻塞、张嘴呼吸或打鼾。

- 症状可能是季节性、常年性或某种特异过敏原(如猫、狗)导致的激发性的。

■ **危险因素**

遗传学

• 没有过敏家族史的儿童大约有 25% 的可能发生过敏。

• 与普通人群相比,父母一方有过敏的儿童发生过敏的风险加倍。

■ **病理生理**

大部分过敏是由 IgE 介导的,是遗传和环境多种因素相互作用所致。

 诊断

完整的病史和体格检查是诊断儿童过敏的关键。

■ **病史**

• 病史应当问出出现过敏症状和体征时可能的暴露的潜在病因。

• 过敏儿童应当有特应性皮炎、荨麻疹、喘鸣、食物反应或鼻炎的症状(如喷嚏、眼痒、流泪、鼻痒、流涕、喉部发痒)。

• 应当询问家族的过敏性疾病史。

■ **体格检查**

全面的体格检查是排除其他类似过敏症状的全身疾病所必不可少的。

• 眼部体征可能包括:

- 下眼睑黑眼圈或者称为"过敏性眼影",是由于眼睛下方静脉的阻塞所致静脉瘀滞。

- 结膜鹅卵石样。

- 结膜红斑状感染。

- 由于特应性皮炎所致慢性感染导致的 Dennie-Morgan 线或眶下水肿相关的眶下皱褶。

- 眼部黏性分泌物。

• 鼻部体征可能包括:

- 鼻黏膜苍白水肿。

- 流清涕伴或不伴鼻塞。

- 由于反复揉鼻(过敏礼)导致的鼻梁皱褶。

- 可能出现鼻息肉,成人更常见,在儿童出现时,应当排除囊性纤维化等疾病。

• 耳部体征可能包括:

- 中耳渗液或骨膜收缩。

- 与过敏炎症相关的咽鼓管功能障碍。

• 喉部体征可能包括:

- 由于黏膜下淋巴增生导致的咽后壁鹅卵石样改变。

• 肺部体征可能包括:

- 喘鸣、干啰音、吸气减少、呼气延长、继发于过敏反应的气道阻塞。

• 皮肤体征可能包括:

- 湿疹、荨麻疹、血管性水肿、皮肤划痕症。

■ **鉴别诊断**

过敏性疾病的鉴别诊断非常广泛,应当聚焦在症状的其他病因方面。

• 耳及鼻症状:

- 眼部症状可能由物理性或化学性刺激物或病毒或细菌感染引起。

- 过敏性鼻炎症状可能类似上呼吸道感染、鼻窦炎、鼻部异物或非过敏性鼻炎。

- 一些药物也可以导致药物性鼻炎或由于药物导致的鼻塞症状。

- 全身性疾病如囊性纤维化、纤毛不动综合征、kartagener 综合征或免疫缺陷可能表现为反复鼻部和(或)肺部症状。

- 肺部症状可能由物理性或化学性刺激物所致,如烟草、环境污染和吸入剂。

• 胸部症状:

- 肺部症状可能是由于胃食管反流导致的咳嗽。

- 异物吸入可能引起肺部症状和体征,尽管典型的异物吸入出现局灶性的肺部症状。

- 气道解剖学异常也可以出现类似过敏性症状。

• 皮肤症状:

- 皮肤症状可由多种病因所致,包括皮肤刺激剂、病毒疹、自身免疫性疾病或细菌、真菌、寄生虫感染。

• 多系统症状:

- 严重过敏反应有时与血管性水肿、声带功能障碍、梅核气或其他原因(脓毒血症、低血容量、心源性)导致的休克相混淆。

－食物过敏有时与食物不耐受相混淆,但是食物不耐受表现为腹部不适、腹胀、胀气、非特异性的全身乏力,而食物过敏表现为真正 IgE 介导的反应。

■ 诊断检查与说明

仅依据病史和体格检查即对过敏性疾病有很强的诊断价值。为了更准确地判断疾病,可由免疫和过敏专科医师进行特异性检测。通常可以在没有特定检测的时候开始初始治疗。

一旦过敏儿童转诊至过敏专科医师,可能进行的检测包括如下几类:

• 快速过敏检测:

－对依据病史可疑的过敏原进行皮肤点刺试验,如果阳性可以解释 IgE 介导的过敏。

－对皮肤点刺试验阴性,但依据病史有全身过敏反应危险的患者,可以进行皮内试验,但仅限于环境过敏原,而不是食物过敏原。

• 血液特异性 IgE 检测:

－ ImmunoCAP 方法检测患者游离血清中可能的过敏原特异性 IgE。

－尽管 Panel 方法是可以使用的,但是这些检测最好针对依据病史可疑的目标过敏原进行,并且应当由有经验的过敏专科医师进行解释和指导治疗。

－不正确的使用或解释 ImmunoCAP 结果,可能导致不当的饮食限制,营养不良和过度焦虑。

－ ImmunoCAP 水平依据时间变化的趋势,可以帮助监测耐受发展。

• 嗜酸性粒细胞:

－血液中(血常规)、呼吸道分泌物或鼻部样本中的嗜酸性粒细胞有助于预测过敏。

• 肺功能检测:

－哮喘儿童或有呼吸道过敏史的儿童,应当进行肺功能或肺活量检测,以评估是否存在阻塞性疾病。

 治疗

■ 一般措施

• 过敏性疾病治疗的基本原则是回避过敏原。

• 对特应性皮炎患者,一般治疗包括帮助皮肤保湿、治疗存在的炎症、止痒、尽量回避皮肤刺激物、治疗感染。

• 对食物过敏,最重要的疗法是严格回避食物过敏原,以预防过敏反应:

－对食物过敏原有风险的儿童,应处方自动肾上腺素注射笔,在发生全身症状或有严重过敏反应时使用。

－应当提供急诊行动计划,在患儿意外摄入过敏食物后,依据患者症状、体征,应当使用的药物和剂量。

• 对过敏性鼻炎患者,全身性使用抗组胺药物有助于控制症状。许多患者也能从鼻用激素中获益:

－根据特异性的皮肤试验结果,应当进行特异的环境控制方法。

－如果儿童对动物皮屑过敏,应当杜绝宠物进入卧室。

－为了最小化螨虫暴露,床应当使用防螨床罩,热水洗涤,至少每 2 周 1 次。

－过敏性鼻炎或毒素过敏,可考虑使用免疫疗法。

• 对于哮喘患者,治疗应当依据最新的美国国立卫生研究院(NIH)的国家心脏、肺和血液研究所(NHLBI)制定的指南,并结合患儿的症状、损伤和危险性进行。治疗应当包括抢救性吸入器的使用、控制性药物,如吸入激素、白三烯拮抗剂和其他(见附录,图 5)。并发症的控制,如过敏性鼻炎和胃食管反流病,也是治疗的重要步骤。

■ 转诊问题

• 任何有过敏症状、可能从转诊至免疫过敏专科医师获益的儿童。

• 上呼吸道或眼部过敏,常规抗组胺药物或减充血药物控制失败的患者,可以转诊给过敏专科医师,帮助识别引发症状的刺激物。

• 对间歇性吸入 β 受体激动剂反应欠佳的哮喘患者,或加重期之间有症状的哮喘儿童,或有非典型的加重模式的患者,应当转诊。

• 经常住院或激素依赖的哮喘患者,应当转诊。

• 由于过敏或哮喘症状,经常不能上学的患者,应当转诊。

• 食物过敏、药物过敏、橡胶过敏或难以控制的特应性皮炎患者,应当转诊至过敏专科医师。

⟳ 后续治疗与护理

■ 预后

• 一般来说,环境过敏原引起的鼻炎或哮喘持续至成年期。

• 大约 50% 的牛奶过敏儿童在学龄期和 80% 的儿童在 16 岁,可耐受牛奶。对蒸煮过牛奶耐受的患者,有更高的可能性发展为牛奶耐受。

• 大约 60%～80% 的鸡蛋过敏儿童,发展为鸡蛋耐受。对蒸煮过的鸡蛋耐受的患者,有更高的可能性发展为鸡蛋耐受。

• 偶有花生、树坚果、贝壳类过敏的儿童发展为耐受。

• 过敏性疾病对患儿和家庭的生活质量有显著的影响,可能导致焦虑或精神健康问题。

ICD10 编码

• L20.9 未特指的特应性皮炎。

• L27.2 摄入食物引起的皮炎。

• J45.909 非特异性哮喘,非并发症。

❓ 常见问题与解答

• 问:儿童能脱敏吗?

• 答:一般来说,环境过敏原引起的鼻炎或哮喘持续至成年期。然而,对于牛奶、鸡蛋、大豆、小麦过敏的儿童,大多数可以脱敏,偶有花生、树坚果、贝壳类过敏的儿童发展为脱敏。

• 问:如果父母对某种特异性过敏原过敏,孩子会遗传这种过敏吗?

• 答:儿童可能遗传过敏的趋势,但不能遗传特异的过敏原。

• 问:如何预防过敏?

• 答:当前预防过敏是不可能的,但是该领域的研究在进行中。

E

儿童期短暂幼红细胞减少症 Transient Erythroblastopenia of Childhood　　Julie W. Stern　朱晓华 译／翟晓文 审校

基础知识

■ 描述

发生于其他系统健康儿童中，继发性、自限的红细胞生成抑制。

■ 流行病学

- 诊断平均年龄 26 个月。
- <10%患者诊断时年龄>3 岁。
- 男性略占优势(男：女约 5：3)。
- 无季节趋势。

■ 危险因素

遗传学

- 无单一遗传模式。
- 有报道儿童期家族性短暂幼红细胞减少症(极少)，提示疾病是由环境因素和遗传倾向综合所致。

■ 一般预防

- 目前尚无已知方法预防儿童期短暂幼红细胞减少症。

■ 病因

- 未知。
- 病毒感染可能，包括微小病毒 B19、人疱疹病毒 6(HHV‐6)，但这些仍是理论推测。
- 血清抑制蛋白，例如 IgG 抑制红系干细胞前体，但仅是推测尚未证实。

诊断

■ 病史

- 苍白：
- 典型起病较慢，因而经常被家长忽略。
- 经常引起较少看见患儿的成人注意。
- 活动程度：
- 通常能够维持原样，由于起病缓慢。
- 严重贫血患儿表现为易怒、嗜睡和(或)冷漠。
- 发热、易淤血史，或频繁、严重感染(特别是细菌感染)：临床医生应警惕考虑到白血病、骨髓衰竭综合征等其他诊断。

■ 体格检查

- 儿童一般外观正常，无慢性疾病表现。
- 苍白。

- 继发贫血的心动过速。
- 一般没有器官肿大、瘀斑、瘀点或黄疸。

■ 诊断检查与说明

诊断方法与其他

- 外周血细胞计数：
- 血红蛋白低，平均红细胞容积(MCV)正常，红细胞形态正常。
- 白细胞总计数、形态和血小板计数正常，反之应怀疑白血病。
- 中性粒细胞绝对值可能降低[很少<0.5×10⁹/L(500/μl)]，但形态必须正常。
- 恢复期红细胞分布宽度可能升高。
- 网织红细胞计数：
- 贫血期可低至零。
- 在恢复期应增高。
- 生化、血液检测：
- 胆红素、乳酸脱氢酶、铁蛋白、血清铁和直接、间接 Coombs 试验结果正常，以除外缺铁性贫血和免疫性溶血。
- 微小病毒、疱疹病毒 PCR 检测。
- 某些病例免疫球蛋白水平检查。
- 血红蛋白电泳检测定量胎儿血红蛋白：
- 在儿童期短暂幼红细胞减少症中可能是正常的。
- 在 Diamong-Blackfan 贫血中是增高的
- 胸部摄片：明确心脏增大的程度。
- 骨髓涂片：
- 诊断并不强制检查。
- 可诊断儿童期短暂幼红细胞减少症，除外其他诊断如 Diamong-Blackfan 贫血。
- 早期红细胞前体出现或消失可预测恢复期时间。
- 巨核细胞成熟、髓系细胞正常，特别是在中性粒细胞减少的情况。

■ 鉴别诊断

微环境：缺铁性贫血。
- 代谢，即低代谢。
- Diamong-Blackfan 贫血(通常在 1 岁以内诊断)。
- 肿瘤：
- 白血病。
- 髓系增生综合征。
- 混杂疾病：
- 肾脏疾病。

- 慢性疾病贫血。
- 失血(通常胃肠道)。

治疗

■ 药物治疗

- 无泼尼松、铁补充、同化激素或其他免疫抑制剂使用指征。
- 在网织红细胞生成期短期叶酸使用可能有效。

■ 其他治疗

一般措施

- 初始住院观察严重贫血的并发症，每天监测全血细胞计数，测量血红蛋白下降或网织红相比报计数上升速率，以估计血象恢复的时机。
- 洗涤红细胞输注：
- 如有发生心血管并发症的证据。
- 输血应缓慢以避免液体过量的发生。要点是输注与机体同样水平的血红蛋白，滴注时间 3～4 h。如必须第二次输血，避免使用同样供体的血液，以减少血源性供体暴露。
- 年龄相应的，可耐受的正常活动和饮食。
- 对有严重贫血症状和表现的家庭提供咨询。

后续治疗与护理

■ 随访推荐

- 每周临床观察以监测血红蛋白和网织红细胞水平。这些监测需要在疾病开始时频繁，在疾病恢复期随访频繁可减少。
- 网织红细胞上升是疾病恢复的早期信号。

■ 预后

- 所有儿童通常从诊断开始后在 1～2 个月恢复，整个恢复期需要 8～12 个月。
- 预后较好。
- 复发少见。

■ 并发症

- 继发于严重贫血的心血管并发症通常较预期低，取决于贫血程度。高输出量的心脏衰竭发生很少。
- 神经系统症状包括惊厥和短暂偏瘫有报道，但非常少见。

• 在疾病急性或恢复期某些患者可发生中性粒细胞减少（绝对中性粒细胞计数≤ 1 500/μl）。

注意

• 如微小病毒 19 和院内污染存在，需要隔离。

• 儿童短暂幼红细胞减少症只影响正常红细胞，是正细胞贫血。如其他细胞受影响，除了轻度中性粒细胞减少，或如果是大细胞性贫血，应考虑骨髓衰竭综合征。

• 铁剂治疗在治疗儿童短暂幼红细胞贫血无需使用。确保在用铁剂治疗贫血前已检测红细胞大小以及网织红细胞计数。

 疾病编码

ICD10

• D60.1 短暂性获得性纯红细胞增生不良。

常见问题与解答

• 问:家族里其他儿童有可能也得病吗?

• 答:其他正常儿童发生这类疾病的原因不明,家庭的其他成员也得病非常少见,可能需要检查父母。

• 问:输血是必需的吗?

• 答:不是。仅在心脏衰竭的情况下有输血指征,儿童更多的是观察和等待。

• 问:儿童短暂幼红细胞减少症与 Diamond-Blackfan 综合征如何鉴别?

• 答:Diamond-Blackfan 综合征儿童年龄通常 1 岁以下,胎儿血红蛋白上升。如果儿童短暂幼红细胞减少症在疾病恢复期获得骨髓涂片,诊断将十分明确。然而,有时时间可以说明。儿童短暂幼红细胞减少症通常自愈,但 Diamond-Blackfan 综合征不会。

• 问:儿童短暂幼红细胞减少症是白血病前期吗?

• 答:不是。但是如果疾病没有及时恢复,或中性粒细胞减少越来越恶化,之前未行骨髓涂片,现在有指征行此检查。

耳痛 Earache

Vanessa S. Carlo 段博 译 / 许政敏 审校

 基础知识

▪ 描述

• 耳痛,可分为原发性和继发性。

• 原发性牙痛源于耳部、外耳道或中耳腔疾病。

• 继发性耳痛源于耳外因素。任何与耳部有共同支配神经的器官都可能引起耳痛。

诊断

▪ 鉴别诊断

原发性耳痛

• 感染:

- 急性中耳炎（AOM）是儿童耳痛的主要诱因。

- 外耳道炎——外耳道炎症,常由游泳和(或)局部损伤引起,是儿童耳痛的第二大诱因。

- 由化脓性链球菌引起的耳郭蜂窝织炎,常累及耳垂。

- 不累及耳垂的耳郭软骨膜炎。

- 外耳道软骨部疖,最常见由金黄色葡萄球菌引起,咀嚼会加重耳痛。

- 乳突炎为急性中耳炎较少见的并发症,耳郭被向前、向外推移。

- 大疱性鼓膜炎为鼓膜急性炎症,常伴有剧痛和鼓膜大疱。

- 耳内水痘和带状疱疹病毒感染。

- 耳内单纯疱疹病毒感染。

• 创伤:

- 钝性伤。

- 裂伤或擦伤耳道,通常是由于用棉签清理耳道导致。

- 热损伤:耳部冻疮或烧伤。

- 气压伤:与飞行和潜水引起的压强变化相关。

- 外伤性鼓膜穿孔常导致耳鸣。

- 肿瘤:较少见;常见体重下降,声音改变,吞咽困难和持续性颈部淋巴结肿大。

• 过敏、炎症:

- 渗出性中耳炎。

- 湿疹。

- 银屑病。

- 对局部用抗生素和耵聍软化剂的过敏反应。

• 功能性因素:

- 咽鼓管功能障碍:中耳腔和咽鼓管压强不平衡引起症状。

• 混杂因素:

- 异物,可导致耳痛、闷胀感和轻度听力减退。

- 耵聍栓塞:耵聍压在鼓膜上会引起耳痛。

注:浆液性中耳炎或分泌性中耳炎(OME)在儿科常见,但通常是无痛的。通常表现为耳部闷胀或听力丧失。

继发性耳痛

- 感染

- 牙齿感染、龋齿、脓肿、牙龈炎。

- 咽炎。

- 腮腺炎。

- 扁桃体炎。

- 扁桃体周围脓肿。

- 咽后脓肿。

- 鼻窦炎。

- 颈淋巴结炎。

- 颈部脓肿。

- 口腔炎。

- 唾液腺炎。

- 拉姆齐-亨特综合征继发于带状疱疹感染的面神经炎。

• 创伤

- 牙外伤。

- 术后,扁桃体、腺样体切除术。

- 口咽创伤:贯通伤,烧伤。

- 颈部和颈椎损伤。

• 过敏性、炎症

- 过敏性鼻炎。

- 颈椎关节炎。

- 亚甲炎。

- 食管炎,继发于胃反流。

- 贝尔面瘫。

• 功能性因素

- 颞下颌关节功能障碍,儿童少见。疼痛通常是单侧的,咀嚼时加剧。

• 混杂因素

- 异物,位于口咽部或食管。

- 口腔溃疡。

- 贫血。

- 颞下颌关节病。
- 偏头痛。
- 听觉神经痛。
- 枕性耳痛(睡姿不良引起耳痛)。
- 心源性疼痛。

■ 诊断步骤

首先判断患者的症状是否紧急,是否需要紧急或非紧急干预。儿童患者很少需要紧急治疗。

- 第1步:完整病史,必须包括充分的耳部症状评估,随后询问可能相关的头部和颈部问题。
- 第2步:体检,包括耳部内外的彻底检查,其次是头部、颈部和口腔内的检查。
- 第3步:对症处理。
- 第4步:根据需要转诊到耳鼻喉科(耳鼻喉科医生)、牙医或其他专业专家。

■ 病史

- 问题:症状持续时间?
- 要点:急性(感染或创伤)与慢性。
- 问题:疼痛性质?
- 要点:
- 持续性(倾向于原发性耳痛)与间歇性(倾向于继发性耳痛)。
- 钝痛(倾向于炎症)与锐痛(倾向于外伤或神经痛)。
- 问题:疼痛严重程度?
- 要点:
- 严重,原发性耳痛。
- 轻度到中度,继发性耳痛。

恶化因素

- 问题:耳郭运动或耳屏受压?
- 要点:外耳道炎特征,也可以与疖肿有关。
- 问题:下颌运动?
- 要点:颞颌关节功能障碍;疖肿。

相关症状

- 问题:发热?
- 要点:感染。
- 问题:上呼吸道感染症状?
- 要点:急性中耳炎或分泌性中耳炎。
- 问题:喉痛?
- 要点:继发性耳痛。
- 问题:耳部流脓,耳鸣或眩晕?
- 要点:耳源性病因。
- 问题:口腔痛?
- 要点:牙齿问题或口腔炎。
- 问题:声音嘶哑?
- 要点:胃食管反流。

- 问题:多个主诉不适?
- 要点:心因性。
- 问题:最近游泳?
- 要点:外耳道炎。
- 问题:近期旅行、爱好?
- 要点:
- 潜水水或飞行引起气压伤。
- 摔跤:耳外伤。
- 问:反复发作的急性中耳炎或分泌性中耳炎病史?
- 要点:胆脂瘤。

■ 体格检查

- 体检发现:鼓膜充血,光锥消失,鼓膜大疱,鼓膜活动性下降。
- 要点:提示急性中耳炎。
- 体检发现:鼓膜凹陷,活动性差。
- 要点:分泌性中耳炎或咽鼓管功能障碍。
- 体检发现:耳屏疼痛,或牵拉耳郭疼痛。
- 要点:提示外耳道炎或疖病。
- 体检发现:外耳道充血和外耳道水肿。
- 要点:提示外耳炎。
- 体检发现:外耳道脓性分泌物。
- 要点:提示性外耳道炎或急性中耳炎伴鼓膜破裂。
- 体检发现:耳郭发红,肿胀和(或)触痛。
- 要点:
- 累及耳垂为蜂窝织炎。
- 未累及耳垂为软骨膜炎。
- 体检发现:耳后膨隆,耳郭向外侧移位。
- 要点:提示乳突炎。
- 体检发现:耳部体检正常。
- 要点:提示继发性耳痛,其他可能的来源应仔细检查。
- 体检发现:多个龋齿。
- 要点:可能是痛因。提示牙齿脓肿的存在。
- 体检发现:异物在耳部或口咽。
- 要点:可以直接导致耳痛或继发于炎症产生疼痛。
- 体检发现:扁桃体增大或不对称。悬雍垂偏移中线。
- 要点:提示扁桃体炎或扁桃体周围脓肿。寻找耳内或耳外损伤的迹象。

■ 诊断检查与说明

实验室检查、影像学检查,以及其他诊断检查通常是不必要的,因为在大多数情况下,完整的病史和体格检查可以得出明确诊断。

- 检查:耳部脓液培养。
- 要点:当外耳道炎或急性中耳炎伴鼓膜穿

孔应用抗生素治疗无效时进行。

- 检查:听力。
- 要点:听力下降,提示可能是原发性耳痛。
- 检查:鼓室图。
- 要点:评估分泌性中耳炎,咽鼓管功能障碍,或鼓膜置管堵塞。

影像学检查

- CT 扫描:很少需要。
- 颈部 CT:评估咽后脓肿,肿块,或血肿。
- 鼻窦 CT:评估鼻窦炎。
- 颞骨 CT:评估急性中耳炎、乳突炎及其他颞骨病变。
- MRI:很少用到,除非考虑颅内病变。

 ## 治疗

■ 其他治疗

一般措施

- 针对明确病因治疗。
- 止痛药,如对乙酰氨基酚、布洛芬或外用苯佐卡因是很重要的,因为很多感染原引起剧痛。
- 不使用抗生素观察治疗仅限于急性中耳炎耳痛患者。

■ 急救护理

- 大多数耳痛很少需要急救,除外:
- 异物、肿物或脓肿引起的气道损伤。
- 创伤:可能有颅底骨折。
- 感染,有中毒表现的儿童。
- 综上所述,先根据需要建立"基本知识",就医并及时转诊教耳鼻喉科。

■ 转诊问题

转诊耳鼻喉科,当主诉为耳痛,并有以下任何一项:

- 疼痛不明原因的听力下降、眩晕或耳鸣。
- 不明原因或持续性耳漏。
- 疑似肿瘤。
- 严重气压伤病史。
- 急性中耳炎伴有并发症。
- 耳道异物不易取出。
- 耳郭损伤潜在因素(例如:软骨膜炎可能导致永久畸形,菜花耳)。
- 原发性持续性耳痛,应及时转诊。

 ## 疾病编码

ICD10

- H92.09 耳痛,未特指侧。

- H66.90 未特指的中耳炎,未特指侧。
- H60.90 未特指的外耳炎,未特指侧。

常见问题与解答

- 问:引起急性中耳炎最常见微生物?
- 答:

- 肺炎链球菌。
- 流感嗜血杆菌。
- 卡他莫拉菌。
- 病毒。
- 问:导致外耳炎最常见的微生物?
- 答:

- 铜绿假单胞菌。

- 金黄色葡萄球菌。
- 表皮葡萄球菌。
- 革兰阴性杆菌。
- 真菌(曲霉)或酵母菌(念珠菌):少见。
- 问:耳痛最常见的病因?
- 答:口腔科疾病。

E

发热和瘀点 Fever and Petechiae

Angela M. Statile · Craig H. Gosdin　俞懿 译／翟晓文 审校

 基础知识

■ **描述**

• 瘀点：
- 皮肤表层内小的出血（大小<3 mm）。
- 表现为紫红色斑点状皮温不高的皮疹。
• 紫癜：
- 大的皮肤出血（大小>3 mm）。
- 其他斑点像瘀点，但是可能高出皮面或有触痛。

■ **流行病学**

• 大部分有发热和瘀点的患者（70%～80%）确诊为或推测是病毒感染，通常是由肠道病毒或腺病毒引起的。
- 微小病毒 B19 可能也会引起儿童中很多发热和瘀点。
• 大约 0.5%～11% 的儿童有发热和瘀点会伴侵袭性细菌感染，最常见的是脑膜炎双球菌。
- 婴儿和幼儿患伴发热和瘀点的侵袭性细菌感染风险最大。
- 青少年和青壮年最常被脑膜炎球菌血症暴发所感染，表现为发热和瘀点。
• 链球菌咽炎可以引起健康状况良好的儿童发热和瘀点。
• 其他病因，如急性白血病、特发性血小板减少性紫癜（ITP）和过敏性紫癜（HSP）是少数病例发热和瘀点的病因。

■ **一般预防**

• 疫苗推荐：
- 所有儿童应该从 2 月龄开始完成肺炎链球菌和 B 型流感嗜血杆菌免疫接种。
- 常规脑膜炎球菌疫苗的儿童接种推荐用于所有 11～12 岁的儿童，并在 16～18 岁再强化一针。
- 有患脑膜炎球菌病高风险的婴儿和儿童，如那些无脾或致死性补体缺陷的患者，应该尽量早到 2 月龄就接种脑膜炎球菌疫苗。
- >6 月龄的儿童推荐每年接受针对流感病毒的免疫接种。
• 药物预防推荐用于与脑膜炎球菌病患者密切接触者。理想情况下，治疗应该在 24 h 内开始；利福平是大部分儿童首选药物（剂量<1 月龄：5 mg/kg PO q12 h×2 天，

≥1 月龄：10 mg/kg PO q12 h×2 天）。其他可供选择的药物包括头孢曲松、环丙沙星和阿奇霉素。

■ **病理生理**

瘀点可能是几种不同机制导致的结果：
• 血管完整性的破坏：由于感染、血管炎或外伤。
• 血小板缺乏或功能不良：通常血小板减少症是由于脓毒症、弥散性血管内凝血（DIC）、ITP 或白血病。
• 凝血因子缺乏，虽然这些更可能表现为淤点或深部出血。

诊断

■ **鉴别诊断**

• 病毒感染（见"病因"）。
• 侵袭性细菌感染：
- 最常见脑膜炎双球菌。
- 少见金黄色葡萄球菌或其他细菌（见"病因学"）。
• 链球菌咽炎：由于化脓性链球菌。
• 立克次体感染：季节、蜱叮咬史伴发热、淤点、头痛和肌痛，有助诊断。
• 明显的咳嗽或呕吐后，乳头连线以上的瘀点会被注意到。
• 硬币疗法或其他外伤引起。
• 急性白血病：通过苍白、淋巴结肿大、肝脾肿大的临床表现和实验室检查来帮助诊断。
• ITP：通过黏膜出血和实验室检查单纯血小板减少协助诊断。
• HSP：与 HSP 一致的临床表现来协助诊断，包括较低位置可触及的紫癜，如臀部和下肢，经常不伴发热。
• 心内膜炎：由菌血症和先天性心脏病、心脏手术或风湿热病史帮助诊断。

■ **病因**

瘀点伴发热时，最常见患感染性疾病。多种微生物与发热和瘀点相关。少见的是，发热和瘀点可能是由其他原因引起的，如急性白血病、ITP、HSP 和细菌性心内膜炎。
• 细菌性：
- 脑膜炎双球菌。
- 肺炎链球菌。
- B 型流感嗜血杆菌。

- 金黄色葡萄球菌。
- 化脓性链球菌。
- 大肠埃希菌。
• 病毒性：
- 肠道病毒。
- 腺病毒。
- 流感病毒。
- 副流感病毒。
- 微小病毒 B19。
- EB 病毒（EBV）。
- 风疹病毒。
- 呼吸道合胞病毒。
- 肝炎病毒。
• 立克次体疾病：
- 立式立克次体。
- 埃立克体。

注意
　　未知的侵袭性细菌性疾病是发热和瘀点鉴别诊断的最常见陷阱。详细全面的病史和体格检查及实验室检查，密切观察和经验性抗生素治疗可能将重症漏诊降低到最少。

■ **病史**

重要的病史内容采集包括以下项目：
• 儿童年龄。
• 任何基础的免疫缺陷。
• 接受的免疫接种。
• 传染性接触的暴露，特别是脑膜炎双球菌。
• 发热持续时间和热峰。
• 过度的咳嗽或呕吐。
• 苍白或其他出血。
• 活跃程度，过度疲劳。
• 旅行或蜱叮咬史。
• 皮疹部位外伤史。

■ **体格检查**

• 检查的重要组成：
- 生命体征、注意得到的心动过速、低血压或毛细血管充盈延迟。
- 精神状态。
- 假性脑膜炎或颈项强直。
- 皮疹特点：瘀点或紫癜、身体上的分布、损害数目、过程持续时间。
• 提示特定诊断的重要发现：
- 发现：苍白、淋巴结肿大、脏器肿大。

- 意义:可能提示白血病、EBV 感染。
- 发现:黏膜出血。
- 意义:可能提示血小板减少症,如 ITP。
- 发现:头痛、肌痛、向心性皮疹分布。
- 意义:可提示落基山斑点热。

■ 诊断检查与说明

大部分伴发热和瘀点的儿童要做实验室检查。认为要接受血常规分类、C 反应蛋白(CRP)和血培养,甚至是在无不良状况的儿童。

- 如果伴咽炎症状,考虑 A 族链球菌的快速抗原检测和咽拭子培养。
- 有病容的儿童可以做腰穿查脑脊液(CSF)检查和凝血功能检查,包括凝血酶原时间(PT)、部分凝血活酶时间(PTT)和 DIC 筛查。
- 病毒检测,包括培养、血清学和抗体免疫荧光,不是常规要求的,在判定管理从业者基于暴露,需要特殊治疗干预、住院和疾病危重时需要检查。
- 虽然没有一项指标在确定儿童患侵袭性细菌感染上是 100% 敏感的,一项各因素的荟萃分析在确定有发热和瘀点的患儿不像侵袭性细菌感染是有用的:
- 多重研究显示外表健康,血常规白细胞计数正常(5 000~15 000 个/µl),中性粒细胞绝对值正常(1 500~9 000 个/µl),碱性粒细胞绝对值<500 个/µl 和瘀点局限于乳头连线以上,极度不像患侵袭性细菌感染。CRP<6 mg/L 也显示是除外侵袭性细菌感染高度阴性的预测指标。

治疗

■ 药物治疗

- 经验性抗生素应用根据具体情况决定。由于脑膜炎双球菌,环境中最可能的细菌病原体的高发病率和死亡率,经验性头孢曲松应该被强烈推荐用于发热和瘀点的患儿,非

细菌感染低风险者。
- 第三代头孢菌素如头孢曲松和头孢噻肟对引起发热和瘀点的大部分细菌病原体有效。
- 如果考虑立克次体疾病,多西环素应该应用。
- 万古霉素应该加入怀疑细菌性脑膜炎患者的治疗方案中,来覆盖青霉素和头孢菌素耐药的肺炎链球菌菌株。

■ 住院事项

初始稳定
- 有病态面容和假性脑膜炎或紫癜患儿的管理由完整的脓毒症评估、住院用静脉抗生素和液体及血管活性药物输注来维持正常的血流动力学。
- 因为散发的脑膜炎球菌血症与流行病例截然不同,发生在儿童生后前 2 年,并且这些儿童还没有足够健全的免疫系统来对抗有荚膜微生物,推荐对所有这个年龄段的儿童进行全面的脓毒症评估和住院。
- 伴发热和瘀点状况良好的儿童和链球菌抗原试验阳性及合并链球菌咽炎可能作为门诊患者给予抗链球菌抗生素治疗。
- 经过几个小时的观察后,仍然状况良好,没有心动过速,没有瘀点进展且实验室检查正常的儿童可考虑作为门诊患者管理。

后续治疗与护理

■ 随访推荐

患者监测
- 作为门诊患者管理的儿童:
- 对皮疹进展或病情加重立即复诊给出指导。
- 在 12~18 h 内随访。
- 密切监测培养结果。
- 大部分病毒感染者瘀点很少进展,并且几天之内随着发热缓解,临床上好转。

■ 预后

- 取决于根本病因。

- 因为大多数发热和瘀点的病例是由病毒感染引起的,特别是肠道病毒和腺病毒,预后良好。
- 脑膜炎球菌血症的病例死亡率是 10%~14%。

■ 并发症

- 与根本病因相关。
- 引起发热和瘀点的侵袭性细菌感染最常见的并发症包括败血症和脑膜炎。
- 脑膜炎球菌严重后遗症发生在 11%~19% 患者,并包括神经功能缺陷,如听力损害、指趾或肢体缺失和皮肤瘢痕。

疾病编码

ICD10
- R50.9 发热,不明原因。
- R23.3 自发性瘀点。
- D69.2 其他非血小板减少性紫癜。

常见问题与解答

- 问:儿童发热和瘀点的最常见病因是什么?
- 答:病毒是儿童发热和瘀点最常见的总体病因。儿童中最常见引起发热和瘀点的侵袭性细菌性疾病的是脑膜炎双球菌。
- 问:是否有一个负责发热和瘀点儿童门诊患者管理的角色?
- 答:医生可以考虑在>2 岁状况良好的儿童进行门诊患者管理,在一段时间密切观察,期间生命体征正常,并无瘀点进展后,满足以下标准:
- 正常的白细胞计数(5~15)×10⁹/L。
- 正常的中性粒细胞绝对值[(1.5~9)×10⁹/L]。
- 碱性粒细胞计数<0.5×10⁹/L(500 个/µl)。
- CRP<6 mg/L。

发育迟缓 Developmental Delay

Rita Panoscha 胡纯纯 译 / 徐琼 审校

基础知识

■ 描述

- 发育迟缓是一个描述性术语,而非特异性

诊断,它包含很多疾病并涵盖一大类病因。
- 此术语描述儿童在发育过程中在一个或多个发育能区未达到与之年龄相匹配的发育水平。这类发育指标包括大运动,精细运

动,理解和表达性语言,适应性和社交能力(附录,见表 1)。
- 其关键特征是发育迟缓的儿童其发育速率在相应的能区持续性缓慢。

注意
- 有行为问题的儿童可能会掩盖发育迟缓。
- 存在一个发育能区迟缓的儿童也可能在其他发育能区中存在迟缓。比如,语言发育迟缓可能提示认知障碍。
- 听力障碍也可能代表一类发育迟缓。

■ 流行病学

出现在不同性别、种族和社会经济体中。

患病率

因疾病的异质性,报道的患病率亦不相同。

■ 一般预防

尽管我们能够对一些潜在的病因进行预防,但目前仍没有已知的预防发育迟缓的措施。

■ 病理生理

- 根据病因的不同,此病存在异质性,其病因包括遗传性、家族性、代谢性、感染性、内分泌性、创伤性、脑结构畸形、环境毒素和退行性疾病。这些疾病通常会引起某些神经或神经肌肉损伤,从而导致发育迟缓。很多病例其病因均未明。
- 此类疾病的发病率根据其定义内容的差异而不同。轻度发育迟缓比较普遍,在日常儿科门诊中均可发现。此类疾病的部分亚型在男孩中的患病率更高。长期预后取决于发育迟缓严重程度和类型,多能区受累的孩子更容易出现终身残疾。

■ 病因

此病病因繁多以致无法完全呈现,但常见的病因包括以下部分:
- 基因性、家族性:
- 脆性 X 综合征。
- 21 三体综合征(唐氏综合征)。
- 其他染色体异常。
- 结节性硬化病。
- 多发性神经纤维瘤。
- 苯丙酮尿症。
- 肌肉萎缩症。
- 神经系统异常:
- 脑积水。
- 无脑回畸形。
- 脊柱裂。
- 癫痫。
- 感染:

- 围生期巨细胞病毒感染。
- 风疹病毒感染。
- 弓形虫感染。
- 艾滋病病毒感染。
- 产后细菌性脑膜炎。
- 新生儿单纯疱疹病毒感染。
- 内分泌性:
- 先天性甲状腺功能低下。
- 环境因素:
- 重金属中毒如铅中毒。
- 妊娠期服用药物或暴露于酒精。
- 创伤、损伤:
- 闭合性头部损伤。
- 窒息。
- 脑卒中。
- 围生期脑出血。

■ 常见相关疾病

- 此病很多相关的问题包括癫痫、感觉受损、喂养障碍、心理疾病(尤其抑郁)和行为问题。
- 有严重发育迟缓儿童的家庭,他们在时间、经济和情感上会面临更多的压力。

诊断

■ 病史

一份完整、详细的病史包括以下内容:
- 母孕史:
- 孕龄和产次。
- 孕期并发症(包括感染以及危险因素的暴露)。
- 药物、毒品服用情况。
- 是否有吸烟或喝酒及数量。
- 胎动情况。
- 生产史:
- 胎龄。
- 出生体重。
- 生产方式。
- 孕期或围生期是否有并发症,情绪状态。
- Apgar 评分。
- 患儿一般情况:
- 严重疾病,住院或手术情况。
- 意外或外伤。
- 听力及视力。
- 药物使用情况。
- 是否有已知毒物暴露史。
- 任何新发或异常的症状。
- 发育史:
- 现阶段各能区的发育水平。

- 达到各个发育里程碑的年龄。
- 是否有技能的退化。
- 家长认为孩子在哪些方面的发展是具有功能性的。
- 教育史:
- 如果曾接受教育,请列举学校及机构的类型。
- 是否曾做过学业、发育测试。
- 行为史:
- 是否有持续或刻板的行为。
- 社交技能。
- 注意力以及活动水平。
- 家族史:
- 家族成员是否有发育迟缓、神经系统疾病、综合征以及存在近亲婚配的情况。

■ 体格检查

- 一份完整的体格检查需包括生长参数以便寻找病因。
- 其关键特征包括:
- 观察社交互动及行为:任何异常的行为以及总体印象。
- 头围:评估是否有大头畸形或小头畸形。
- 皮肤:评估是否有神经皮肤病变。
- 显著或细微的畸形特征:提示可能是综合征或结构异常。
- 神经学检查:评估是否有颅神经病变、神经肌肉状态、神经反射、平衡协调性以及软体征。
- 发育测试:尽管通过既往史及观察已经获得大量的资料,但是仍需进行更正式的发育筛查或测试。可行的测验包括年龄和发育进程问卷、儿童发育情况的家长评估表,或者认知应物测试或临床语言、听力进程量表。当怀疑存在发育迟缓时,需转诊给专科医生或多学科团队以获取更多详细的测试资料。

■ 诊断检查与说明

初始实验室检查

- 对于发育迟缓,并没有特异性的实验室检查项目。我们需要根据病史和体格检查来确定个体化的实验室检查内容,对任何相关的资料以及其他能区的发育迟缓需要提高警惕。
- 需要收集的常规检查项目包括:
- 基因检测:可针对畸形特征、有家族性发育迟缓史或者存在遗传病者,尤其对有严重认知功能障碍的儿童,需要考虑染色体核型以及脆性 X - DNA 测试。现在,比较基因组杂交(CGH)芯片检查是该疾病的首选项目。
- 代谢检测：如果患儿存在技能丧失或有代谢性疾病的征象，需检测定量血浆氨基酸、定量尿有机酸、乳酸、丙酮酸或氨。
- 甲状腺功能检测：大部分婴儿在生后已做甲状腺功能减低的筛选试验，如果有此方面的症状，则需复查。

影像学检查

头颅 MRI：如存在脑部异常、明显的神经学异常结果、技能的丧失或特异性障碍（如创伤或脑白质异常）可考虑行头颅 MRI。

诊断步骤与其他

- 听力：如果儿童存在言语、语言和（或）认知迟缓，需要检测听力。
- 脑电图：如考虑存在癫痫，可检测脑电图（EEG）。
- 亚专科专家：可转诊至其他专家，其专业团队可包括发育儿科学医生、神经科医生、遗传学医生、骨科或眼科医生。

▪ 鉴别诊断

- 鉴别诊断的范围较广泛，且能为将来的诊断提供证据。
- 诊断包括以下内容：
- 智力障碍。
- 发育性语言障碍。
- 孤独症。
- 学习困难。
- 脑瘫。

- 注意力缺陷与多动障碍。
- 视力或听力损害。
- 退化型疾病。

治疗

▪ 其他治疗

一般措施

- 治疗需包括针对身体状况以及伴随症状选择合适的治疗方法，比如，针对癫痫运用抗惊厥药，或针对听力损害选择合适的助听器。另外，传统的治疗已包括早期干预或特殊教育机构治疗以改善发育落后的能区。
- 根据儿童需要，治疗组可包括理疗师、职业治疗师、语言与言语治疗师、特殊教育专家、心理学家、听力学家。

后续治疗与护理

▪ 随访推荐

患者监测

- 全面的儿童保健包括对儿童成长的随访以及监测其潜在的疾病。
- 这些儿童的需求会随时间改变，因此需要有针对他们治疗以及教育情况的持续的关注以确保其治疗能够满足其个体需求。
- 存在特殊要求的患儿家庭也同样需要持续的咨询以及支持。

▪ 预后

由于发育迟缓的类型、严重程度和病因不同，其预后存在差异。

疾病编码

ICD10
- F89 未特指的心理发育障碍。
- F82 特定性运动功能发育障碍。
- F80.9 未特指的语言和言语发育障碍。

常见问题与解答

- 问：什么时候需要去检测儿童是否有发育迟缓？
- 答：儿童可以在任何年龄做发育评估，包括婴儿。若要做特异性诊断，如检查智力低下的水平，则需待儿童年龄更大一点。
- 问：儿童什么时候可以开始接受治疗？
- 答：从出生起，只要儿童能达到治疗的标准即可开始，有些患儿可治疗至 21 岁。
- 问：家长担心儿童有发育迟缓，但诊室观察儿童的行为尚与正常儿童差异不大，那接下来要做什么？
- 答：尤其当儿童有轻微的发育迟缓时，家长或长辈也许最早表达他们的担心。作为第一步，我们需要一个详尽的发育史以及更正规的发育筛查或测试。

F

发育性髋关节发育不良　Developmental Dysplasia of the Hip

Syed I. Ahmed John E. Tis　王达辉 译/审校

基础知识

▪ 描述

发育性髋关节发育不良（DDH）包括从发育不良（髋臼浅平），半脱位（股骨头、髋臼部分接触）到全脱位（股骨头、臼不接触）等一系列髋关节病理过程。髋关节异常可以在出生后就有表现，或者随时间进展。畸形性髋脱位是胚胎在发育过程中由于基因异常引起的髋关节脱位，不在本章讨论范围。

▪ 流行病学

- 男女比例 1∶4。
- 发病率(1.5～25)/1 000。

- 髋关节脱位发病率 1/1 000。

▪ 危险因素

- 压力因素：
- 臀位产（新生儿 DDH 风险：男性 2.6%，女性 12%）。
- 羊水过少。
- 头胎。
- 出生体质量过大。
- 人口学因素：
- 女性（新生儿 DDH 风险：1.9%）。
- 家族病史（新生儿 DDH 风险：男性 0.9%，女性 4.4%）。
- 种族：印第安人、拉普兰人。

▪ 遗传学

无明确的遗传方式，无明确家族史、性别及种族相关性。

▪ 预防

尽管 DDH 无法预防，治疗 DDH 可以预防早期骨关节炎的发生。新生儿筛查项目已将 18 个月内婴幼儿髋关节脱位发病率降至 1/5 000。

▪ 病理生理

髋臼的深度（发育）取决于正常的髋臼软骨以及头臼同心的股骨头对髋臼生长的刺

激。长期的髋关节不稳定会破坏髋臼软骨。未经治疗的半脱位和全脱位导致盂唇外翻，髋臼软骨和盂唇过度肥大以及假臼形成。在成年早期，这会导致髋关节包容异常，肢体不等长以及关节疼痛。因代偿还会引起脊柱轴线异常（脊柱侧凸或脊柱前凸），步态异常。

■ 病因

• 机械因素：羊水过少导致的子宫内环境过小，臀位产，出生体重过大，子宫过于紧张（头胎）。

• 女性多发：雌激素导致韧带松弛。

• 左侧多发：母亲腰骶椎压迫使胎儿左髋关节处于内收位。

• 印第安人多发：髋关节伸直和内收的襁褓体位。

■ 常见相关疾病

• 神经源性（如脊髓脊膜膨出）。

• 结缔组织病（如唐氏综合征）。

• 系统性疾病（拉森综合征）。

• 肌病（关节挛缩症）。

F

 诊断

■ 病史

询问胎龄、性别、出生体重、分娩方式以及家族史（DDH 或其他相关因素，详见前文）。

■ 体格检查

• 确保患儿安静、放松。

• 对能正常行走前所有婴幼儿进行筛查。

• 新生儿检查：

- 绝对指征（<3 月龄）：

○ Ortolani 征：一手保持骨盆稳定，使一侧髋关节屈曲外展。另一手拇指置于腹股沟，示指、中指置于大转子。外展同时屈曲髋关节90°，上提大转子。不稳定的髋关节会在复位时有弹响感。

○ Barlow 征：双手位置同 Ortolani 征。髋关节内收屈曲90°，同时向后方施加轴向压力。不稳定的髋关节此时能触及股骨头向后脱出。

○ Galeazzi 征：双侧髋、膝关节屈曲。由于髋脱位导致股骨相对短缩，可见膝关节高低不等。

- 相对指征：伴随畸形：斜颈、肢体畸形（跖骨内翻）、关节挛缩、其他关节脱位。

皮纹不对称（低敏感度）。

潜毛窦。

• 行走年龄儿童检查：

- 僵硬：外展受限（正常外展＞75°、内收＞30°）。

- 肢体不等长：单侧尖足步态、Galeazzi 征阳性、脊柱侧弯。

- 步态：跛行，Trendelenburg 步态。

- 双侧脱位：鸭步、脊柱前凸。Galeazzi 征阴性，较难辨认。

注意

• 早期诊断和治疗非常重要。

• 髋关节不稳定主要表现是 Ortolani 征和 Barlow 征，检查时要轻柔。

• 较表浅的软组织弹响声及腿纹不对称多数是正常的。

• 不能复位的髋关节 Ortolani 征和 Barlow 征可能是阴性的，但 Galeazzi 征阳性。

• 查体和危险因素指导将来的筛查及治疗。

■ 诊断检查与说明

影像学检查

• 如果临床体格检查明显不正常，无需做进一步检查，将患儿转诊至儿骨科医生。

• 影像学检查用于临床查体不明确时，以及了解治疗进展。

• 超声：

- 最适合年龄：3 周～5 月龄。

- 静态检查：髋臼上缘覆盖（α角），股骨头位置（β角）。

- 动态检查：评估髋关节稳定性。

• X线片（骨盆正位±蛙式侧位）：

- 适于3～6 月龄。

• CT 及 MRI：

- 用于术后评估复位情况。

■ 鉴别诊断

• 化脓性髋关节炎。

• 先天性髋内翻。

• 股骨近端局灶性缺陷。

治疗

■ 其他治疗

一般措施

治疗原则：髋臼塑形潜力在 4 岁以后就基本消失。在髋臼有塑形潜力期间，治疗的目的是用最小的力使股骨头复位，防止股骨头缺血性坏死及软骨损伤。

■ 转诊问题

首诊人员：

• 新生儿检查：

- 异常（绝对指征）：转儿骨科医生处就诊。

- 不确定（仅有相对指征）：2～3 周龄后行 B 超检查，如有异常，转儿童骨科医生处就诊。

- 正常：

○ 无危险因素：每次健康检查重新检查髋关节，直到能正常行走。

○ 有低危因素（女性，男性但有家族史）：每次健康检查重新检查髋关节，直到能正常行走。

○ 有中危因素（女性、有家族史，男性臀位产）：考虑影像学检查，4～6 周龄行 B 超检查；6 个月到 1 岁行 X 线片。

○ 有中危因素（女性臀位产）：需要影像学检查，4～6 周龄行 B 超检查；6 个月到 1 岁行 X 片。

• 随访检查：新生儿初期异常持续存在，需要 B 超（<5 月龄）或 X 线片（>4～6 月龄）随访。

■ 其他疗法

Pavlik 吊带

• 指征：到达早期治疗标准但又无法治疗，<6 月龄的儿童，或者首诊人员经过 Pavlik 吊带使用培训。

• 注意：>6 月龄的儿童仍需治疗时，需使用外展支架（更硬）。

• 对复位的髋关节：

- 全天戴支具。

- 每 3 周检查髋关节，调整支具。

- 6～12 周复查 B 超。

- 髋关节检查正常后继续戴支具 6～12 周。

• 对脱位的髋关节：

- 遵从早期治疗方法，以下除外：开始做超声及 X 线片检查，记录脱位情况；每 7～10 天进行临床评估，直至髋关节复位；髋关节复位后用超声记录；3 个月龄拍 X 线片；佩戴支具 3 周不能复位的患儿应放弃支具治疗并推荐至儿童骨科医生处就诊。

• 支具的佩戴：

- 胸部绑带：乳头水平，舒适。

- 肩部绑带：从后方交叉，舒适。

- 脚蹬：从腘窝远端开始。

- 前方绑带：从腋中线开始，使髋关节屈曲 90°～100°。

- 后方绑带：从后方跨过肩胛骨，使髋关节不能内收。

注意

- 合理使用 Pavlik 吊带是安全的。
- 不能使用蛮力来保持髋关节的体位。
- 不合理使用吊带会破坏软骨,使股神经麻痹以及股骨头缺血性坏死。

■ 手术与其他治疗

- 闭合复位:Pavlik 吊带失败患者使用,使用髋人字石膏 2~6 个月。
- 切开复位:闭合复位失败患者使用,失败原因常为软组织嵌顿与关节间隙,或由于肌肉挛缩导致复位困难。常见于>6 个月龄患儿,内收肌常切断,之后用髋人字石膏固定。
- 截骨术:2 岁以后施行,复位常需较大力量。切开复位并股骨截骨可减小这一风险。残余髋臼发育不良可行髋臼截骨术。

后续治疗与护理

■ 随访推荐

患者监测

详见"转诊问题"。

■ 预后

- Ortolani 征阳性病例若在新生儿期使用 Pavlik 吊带治疗,成功率为 95%。
- 在 1 月龄以后治疗,成功率为 85%。

■ 并发症

- Pavlik 吊带
- 肩部吊带过紧:臂丛神经麻痹。
- 髋关节过屈曲:股神经麻痹,后方脱位。
- 过分外展:股骨头破坏导致生长停滞或坏死。股骨头生长停滞可导致大转子过度生长及跛行。
- 护理差:腹股沟、腘窝皮肤破损。

疾病编码

ICD10

- Q65.89 其他特指的先天性髋关节畸形。

常见问题与解答

- 问:筛查方式统一吗?
- 答:筛查及治疗方式不统一,但原则不变。本文早期筛查方式来源于美国儿童学会的临床实践指南以及约翰霍普金斯小儿骨科。
- 问:为什么超声及 X 线片用于不同年龄段?
- 答:3 月龄后 X 线片更容易获取,因为 X 线片需要股骨头钙化,但超声不能穿透钙化的股骨头。髋关节在出生时未完全钙化,使早期 X 线片检查变得困难。
- 问:为什么 Ortolani 征和 Barlow 征在 3 月龄前适用而之后就不适用?
- 答:3 个月后髋关节正常发育,变得较僵硬,僵硬导致不对称的活动而非髋关节不稳定。

发作性睡病 Narcolepsy

Jennifer A. Accardo 王新华 译 / 周渊峰 审校

基础知识

■ 描述

- 常起病于儿童或青少年期而持续终身的神经系统疾病,可以引起严重的功能障碍和残疾。
- 白天过度睡眠,睡眠周期异常,从清醒直接进入快速眼动(REM)睡眠。
- 伴或不伴猝倒。
- 其他症状包括:入睡前幻觉,睡眠瘫痪,夜眠不安。

■ 一般预防

- 无法预防。
- 难以识别,尤其在儿童中。
- 对于有睡眠障碍和过度睡眠的患儿,应常规筛查发作性睡病。

■ 流行病学

- 美国的患病率为 25/10 万~50/10 万,日本可能更高。
- 据估计,有 20 万美国人患有发作性睡病,但只有不到 5 万患者得到诊断。
- 大约一半的发作性睡病的患者在 15 岁前、<10% 在 5 岁前出现症状,因而常常在出现症状后 10~15 年才得以诊断。
- 成人患者中有 50%~70% 存在猝倒,儿童患者中伴随猝倒的比例可能与此相似,但早期可能散发或难以识别。

■ 危险因素

- 发作性睡病患者的一级亲属发生该病的危险性为 1%~2%(是普通人群的 10~40 倍)。
- 基因和环境因素与疾病的发生都有一定的关系。
- 伴猝倒的发作性睡病与人类白细胞抗原(HLA)亚型有关,尤其是 DQB1 * 0602 和 DR2 抗原,其中 85%~95% 的患者存在 DQB1 * 0602 阳性。不伴猝倒的患者中也

有约 40% 的患者 DQB1 * 0602 阳性。

- H1N1 疫苗接种相关的发作性睡病是目前研究的热点。

■ 病理生理

- 下丘脑分泌素(也称为食欲素)是下丘脑分泌的一种神经肽,转运至大脑的多个部位,以维持觉醒状态。食欲素可以抑制 REM 睡眠,调节食欲。
- 为了更好地反映病理生理机制,美国睡眠药物学会将发作性睡病分为 1 型和 2 型。1 型的特点为脑脊液中食欲素缺乏,临床伴明显猝倒。2 型不存在脑脊液食欲素下降,或没有脑脊液标本时临床不伴猝倒的患者也考虑为 2 型。出现猝倒提示 1 型和 2 型之间出现转变。
- 1 型是由于下丘脑产生食欲素的神经元选择性缺失导致的。
- 发作性睡病与 HLA 特殊抗原之间的关系提示该病发生的自身免疫机制,但是仍然没

有确切的证据。

■ 常见相关疾病

• 继发性发作性睡病可能与中枢神经系统创伤、卒中、脑肿瘤及脱髓鞘性疾病,尤其是下丘脑、中脑和脑桥的病变相关。

• 基因异常,如 Prader-Willi 综合征、强直性肌营养不良、尼曼-匹克综合征 C 型,都可能与继发性发作性睡病相关。

诊断

■ 病史

• 表现为频繁小睡的白天过度睡眠可能是最早出现的症状。

• 成人可通过小睡恢复精神,而儿童中更倾向于小睡不具有恢复精神的作用。

• 猝倒是发作性睡病特有的表现,大笑或强烈感情变化如惊讶、悲伤或生气诱发肌张力的突然丧失。任何部位的肌肉均可出现张力丧失的表现,如面部、眼睑、下颌;视力模糊;膝盖弯曲以致完全跌倒但意识始终存在。

• 睡眠幻觉,多出现在入睡前或刚醒时。醒睡转换时出现的生动的听幻觉或视幻觉,偶尔在正常人也可发生。

• 睡眠瘫痪,入睡前或刚醒时出现数秒至数分钟不能活动或讲话。正常人在睡眠剥夺时也可能出现睡眠瘫痪。

■ 体格检查

• 特发性病例多查体正常;儿童经常存在超重或肥胖的表现。

• 继发性病例可见垂直凝视麻痹、精神混乱、记忆力减退、发育倒退、体温调节障碍及内分泌紊乱等。

■ 诊断检查与说明

• 脑脊液中下丘脑分泌素≤110 pg/ml(正常对照组平均水平的 30%)强烈提示伴猝倒的发作性睡病。脑脊液检查往往用于复杂的、可疑病例。

• HLA DQB * 0602 和 DR2 与伴猝倒的发作性睡病具有强烈相关性,但也存在于12%~38%正常人群中。

影像学检查

• 头颅 MRI:突然起病的多睡,近期头部外伤及神经系统查体异常者必须行头颅 MRI

检查。

■ 诊断步骤与其他

• 整夜多导睡眠监测(PSG)和多次小睡试验(MSLT)被认为是标准的诊断方法。

• MSLT 要求 2 h 的时间内进行 20 min 的小睡,共监测 4~5 个周期;整夜 PSG 监测后计算平均睡眠潜伏期(MSL)和快速动眼睡眠相(REM)起始的睡眠周期(SOREMP)。PSG 可以保证充足的夜间睡眠,除外其他引起白天过度睡眠的睡眠障碍。MSL<8 min 和≥2 次 SOREMP 是发作性睡病的必备条件。既往通过夜间 PSG 监测 SOREMP 的方法,现在已被 MSLT 取代。超过 30% 的普通人群存在 MSL<8 min,但 2 次或更多的 SOREMP 被认为是发作性睡病的特异表现。诊断其他引起嗜睡的因素,比如慢性睡眠剥夺或者镇静药所致,必须提供相应的病史或实验室证据。

■ 鉴别诊断

• 长期睡眠不足。

• 不良睡眠习惯(经常夜间使用电子设备)。

• 睡眠相位后移综合征(表现为白天嗜睡)。

• 特发性中枢性嗜睡(不存在猝倒、SOREMP 及其他 REM 相关现象)。

• 原发睡眠障碍,如阻塞性睡眠呼吸暂停;不宁腿综合征,周期性肢体运动障碍。

• Kleine-Levin 综合征(周期性嗜睡,典型表现为持续数天至数周的过度饱食和性欲亢进,间歇期正常)。

• 精神障碍、抑郁。

• 药物副作用,药物或酒精滥用。

• 儿童癫痫综合征相关的失张力发作,如Lennox-Gastaut 综合征。

• 猝倒可能与 Coffin-Loery 综合征或 Norrie综合征相关,但两者均罕见,而且往往包括智力障碍等其他缺陷。

治疗

■ 药物

• 白天嗜睡:

- 盐酸哌甲酯,5~30 mg/24 h(最大 60 mg/24 h)。

其他长效药物,如专注达(Concerta)、利他

林缓释剂(Ritalin LA)、Metadate CD、Focalin XR 等。

- 右旋苯丙胺,5~40 mg/24 h(最大 60 mg/24 h)。

- 安非他明,10~30 mg/24 h。

- 莫达非尼,100~400 mg/24 h。FDA 儿科咨询委员会警告:只有一线和二线药物治疗无效时选择该药,而且药物获益大于皮肤及精神副作用。

• 猝倒:

- 羟丁酸钠:可以同时治疗睡眠过度和猝倒。由于其镇静效果明显,应在睡前上床后服用,2~4 h 后再次服用原剂量的 1/2。

- 文拉法辛,从 12.5~25 mg 开始。

- 选择性 5-羟色胺再摄取抑制剂:氟西汀 5~30 mg/24 h,或舍曲林 25~100 mg/24 h。

■ 其他治疗

• 规律睡眠。

• 多次小睡。

• 坚持体育锻炼。

后续治疗与护理

■ 预后

发作性睡病的儿童可以正常生活和学习。生活方式和药物治疗可以减少嗜睡和猝倒,改善学习成绩,提高生活质量和社交能力。

疾病编码

ICD10

• G47.419 不伴猝倒的发作性睡病。

• G47.411 伴猝倒的发作性睡病。

• G47.429 在其他分类条件下的发作性睡病,伴或不伴猝倒。

常见问题与解答

问:发作性睡病患者同胞会出现该病吗?
答:患者同胞及后代患该病的可能性是 1%。
问:发作性睡病患者可以驾驶开车吗?
答:如果患者接受了适当的干预,可以在驾驶时不入睡,法律上来说是可以开车的。
问:发作性睡病可以治愈吗?
答:不会。其治疗都是针对症状的。

法洛四联症 Tetralogy of ...

Aarti Dalal • Christopher Petit 张璟 译 / 刘芳 审校

基础知识

▪ 描述

解剖特征为漏斗部(流出道)间隔向前对位不良,导致:

- 大型且非限制性室间隔缺损。
- 不同程度右心室流出道梗阻。
- 主动脉骑跨。
- 由于右心室暴露于体循环压力,继发性右心室肥大。

▪ 流行病学

- 最常见的青紫型先天性心脏病。
- 占所有先天性心脏病的 3.5%～10%。

▪ 危险因素

遗传学

某些法洛四联症合并染色体 22q11 微缺失。

▪ 病理生理

- 临床症状与体征的严重程度取决于右心室流出道梗阻程度和相关的室间隔缺损右向左分流程度。
- 生理表现程度范围广,可以从右心室流出道严重梗阻导致肺血极少(青紫型法洛四联症)至中度肺充血(粉红型法洛四联症)。

▪ 常见相关疾病

- 可能合并其他综合征,包括 21 三体综合征、Alagille 综合征、胎儿酒精综合征和其他各种肢体畸形。
- 法洛四联症可合并 Cantrell 五联症中的腹中线缺陷(例如脐膨出)。

诊断

▪ 症状和体征

- 新生儿期心脏杂音。
- 不同程度进行性发绀。
- 阵发性青紫,特别是哭闹后或运动中及运动后。

▪ 体格检查

- 青紫可以出生时就有,或随右心室流出道梗阻进行性加重,出现于婴儿期或儿童期。
- S_1 正常,由于主动脉更偏前方,所以 S_2

单一响亮。

- 由于右心室流出道梗阻,胸骨左缘上方可闻及收缩期喷射性杂音。

▪ 诊断检查与说明

- 心电图:
  - 电轴右偏(+90°～180°)。
  - 右心室肥大。
- 胸部摄片:
  - 右位主动脉弓(30%)。
  - 肺血减少。
  - 靴型心(coear en sabot)伴肺动脉段凹陷。
- 超声心动图:
  - 向前的对合不良型室间隔缺损。
  - 合并其他室间隔缺损。
  - 漏斗部狭窄程度。
  - 肺动脉瓣狭窄和(或)分支肺动脉狭窄。
  - 主动脉骑跨,主动脉弓位置。
  - 冠状动脉解剖。
- 心导管:
  - 一般不需要,除非手术前需明确有无分支肺动脉畸形、冠状动脉畸形或合并其他室间隔缺损。

▪ 鉴别诊断

- 所有伴有心脏杂音和(或)不同程度青紫的婴儿,以及非青紫婴儿或儿童曾有重度青紫发作病史的都需要考虑法洛四联症诊断。
- 需要考虑其他类型的青紫型先天性心脏病,包括:
  - 右心室双出口。
  - 完全性大动脉转位。
  - 肺动脉闭锁伴室间隔缺损。

治疗

▪ 药物治疗

- 重度发绀发作(缺氧发作):
  - 目标:增加前负荷和肺血流量。
  - 膝-胸位。
  - 静脉输液。
  - 碳酸氢钠。
  - 吸氧。
  - 硫酸吗啡(0.1 mg/kg,IV 或 IM)。
  - β受体阻滞剂(艾司洛尔静脉输注为急性期治疗,长期预防治疗用普萘洛尔)。

- 苯肾上腺素(0.02 mg/kg,IV)。
- 红细胞增多症:口服补充铁剂,预防缺铁和小红细胞症。
- 预防亚急性细菌性心内膜炎。

▪ 手术与其他治疗

- 姑息性手术:Blalock-Taussig 体循环向肺动脉分流术(也被称为 Blalock-Taussig-Thomas 分流)。
- 根治性手术:补片修补 VSD,重建右心室流出道。

后续治疗与护理

▪ 预后

- 35 年生存率约 85%。
- 超过 90% 的法洛四联症儿童可以期望存活至成年。
- >3 岁进行手术的患儿,是不良预后的高危因素。
- 法洛四联症儿童存在智力发育迟缓的高风险(与所有先天性心脏病一样)。
- 残余血流动力学异常较常见:
  - 肺动脉反流(跨瓣补片)。
  - 残余右心室流出道梗阻。
  - 由于右心室慢性容量超负荷,成人期出现右心室功能不全。
  - 法洛四联症中左肺动脉狭窄常见。
  - 残余室间隔缺损。
- 传导异常(例如完全性传导阻滞、房性和室性快速性心律失常)。
  - 每 10 年随访中约 2.5% 猝死,通常是由于室性心律失常。
- 在 20 岁后,再干预率上升(肺动脉瓣植入)。
  - 右心室舒张末期容量>150 ml/m²,QRS>180 ms,快速性心律失常病史,右心室流出道梗阻,运动不耐受,晕厥。
  - 外科手术或经导管介入(Melody 瓣膜)。

▪ 并发症

术前

- 阵发性缺氧发作(例如严重青紫发作,也称为 tet 发作)。
- 细菌性心内膜炎。
- 脑血管意外,继发于发绀、红细胞增多症和小红细胞性贫血。

F

术后

- 右心室功能不全。
- 室性心律失常。
- 猝死（室性心律失常和［或］完全性心脏传导阻滞）。

 疾病编码

ICD10 - CM

- Q21.3 法洛四联症。

 常见问题与解答

- 问：缺氧发作的病因学是什么？
- 答：随着右室流出道和（或）肺血管床的阻力越来越高，导致肺血流量急剧下降，同时增加室间隔缺损水平右向左分流。所以，治疗的原则是增加肺血流量，可通过降低肺循环阻力（例如吸氧、吗啡），增加体循环阻力（例如膝-胸位、苯肾上腺素），或通过降低心率而降低动力性梗阻，同时增加右心室前负荷（例如 β 受体阻滞剂）。
- 问：何时是外科手术治疗法洛四联症的最佳时机？
- 答：手术纠治时机应该根据症状决定。进行性缺氧或反复缺氧发作表明需要外科手术干预。"粉红型法洛四联症"被推荐在婴儿早期（3～6 个月）择期手术，最迟在 1 岁时进行手术。

房间隔缺损 Atrial Septal Defect

Jonathan Fleenor 梁雪村 译／刘芳 审校

基础知识

■ 描述

- 房间隔上卵圆孔未闭（PFO）之外的开口。
- 房间隔缺损（ASD）的 4 种主要类型：
- 继发孔型 ASD。
- 原发孔型 ASD。
- 静脉窦型 ASD。
- 冠状静脉窦型 ASD。
- PFO 通常不引起明显的心内分流，心脏正常人群进行病理检查时 15%～25% 存在 PFO。
- 继发孔型 ASD 占 ASD 的 60%～70%，通常存在左心房向右心房的分流。
- 原发孔型 ASD 约占 ASD 的 30%，通常合并有二尖瓣裂缺，是由于心内膜垫发育异常所致，也称为部分性房室共道。
- 静脉窦型 ASD 可以是上腔静脉窦型或下腔静脉窦型，约占 ASD 的 5%～10%。在上腔静脉窦型 ASD 中，右肺静脉（尤其右上叶）可以异常回流入上腔静脉或右心房。
- 冠状静脉窦型 ASD 较罕见，在 ASD 中的占比不足 1%。通常合并冠状静脉窦的缺失和永存左上腔静脉，该左上腔静脉汇入左心房的顶部（也被称为"无顶冠状静脉窦"）。

■ 流行病学

女性＞男性（2：1）。

发病率

- 难以确定。
- 约占全部心脏畸形的 6%～10%。

■ 病理生理

- ASD 水平左向右分流，大型缺损导致右心房和右心室容量超负荷。
- 通常肺血流量增加。
- 一般随时间进展，当肺循环阻力下降和右心室顺应性恢复正常，ASD 水平左向右分流增加。
- 中大型 ASD 的 Qp/Qs＞2：1。
- 心房水平的分流方向取决于左、右心室的相对顺应性。

■ 病因

- ASD 可以合并部分性或完全性肺静脉异位引流、二尖瓣畸形、大动脉转位或三尖瓣闭锁。
- 通常单独存在，但也可能是综合征（如 Holt-Oram 综合征，常染色体显性遗传）的一部分。

诊断

■ 病史

- 大部分无症状。
- 中等量左向右分流的年长儿通常无症状，但可以有轻度乏力或气促，尤其是活动后。
- 大量左向右分流的儿童可表现为乏力和呼吸困难，随年龄增长表现加重。
- 生长发育落后不常见。
- 大型心房分流的年长患儿可以有房性心律失常。

■ 体格检查

- 心前区视诊和触诊通常正常，大型 ASD 的年长儿可有心前区活跃、右心抬举或心前区隆起。
- 听诊的 3 个重要特征：
- 增宽并固定的 S_2 分裂，S_2 分裂（A_2 和 P_2 成分）是由于右心室容量负荷增大导致排空延迟所致。
- 胸骨左缘上方收缩期喷射性杂音，是由于经过正常肺动脉瓣口的血流增加所致，与肺动脉瓣狭窄杂音的区别在于没有喀拉音。
- 低位胸骨旁可闻及舒张期杂音，提示 Qp/Qs 至少 2：1，是由于经过三尖瓣口血流增加所致。

■ 诊断检查与说明

- ECG：
- 通常为正常窦性节律，伴 V1、V3R 和 V4R 导联 rSR′ 图形（不完全性右束支传导阻滞图形），提示右心室容量超负荷。如果分流量大，ECG 还可表现右心房增大和 I° AVB。后期提示肺动脉高压的表现是右心室肥厚。
- 胸片：
- 心影增大（右心房和右心室增大），肺血管影增加，显著左向右分流者可见肺动脉主干扩张。
- 超声心动图：
- 二维超声心动图具有诊断价值，显示缺损的位置、大小和合并畸形，还可显示扩大的右心结构。彩色多普勒可以显示分流的方向。年长儿或青春期孩子可能需要经食管超声心动图才能更好地显示 ASD。
- 心导管：
- 一般不需要。当怀疑存在肺血管病变，为测量肺血管阻力或明确合并畸形时，可行心导管检查。

■ 鉴别诊断

• VSD。
• 动脉导管未闭。
• 房室共道。
• 肺动脉瓣狭窄。

 治疗

■ 其他治疗

一般措施

• 合并充血性心衰的婴儿应给予利尿剂。
• ASD 合并大量左向右分流、心脏增大或存在症状可择期手术。
- 通常推荐 3～5 岁手术。
- 对于大多数继发孔型 ASD，可以在心导管室进行介入封堵，避免外科手术。
• 预防反常栓塞和脑血管事件并不常见，但可能是关闭 ASD 或 PFO 指征。
• 长期左向右分流导致的不可逆性肺动脉高压一般要到青春期或青年期后才发生。
• 静脉窦型、原发孔型和冠状静脉窦型 ASD 需要手术修补，单纯 ASD 手术修补的死亡率几乎为 0。
• 非确定证据提示 PFO 在某些人群是引起偏头痛原因，目前在成人开展的前瞻性研究会进一步探讨这一问题，但到目前为止还没

有研究发现有在偏头痛患者中有指证封堵 PFO。

 后续治疗与护理

■ 随访推荐

患者监测

• 存在典型听诊、胸片和 ECG 表现的患者需要进行超声心动图检查评估 ASD 的位置和大小。
• ASD 患者需要规律随访评估充血性心力衰竭和右心室容量超负荷情况。不需要限制运动。单纯继发孔型 ASD 不需要进行亚急性感染性心内膜炎（SBE）的预防治疗。外科术后残余 ASD 很少见。
• 继发孔 ASD 关闭术后 6 个月内（即使无残余分流）有进行 SBE 预防性治疗的指征。
• 与手术相关的并发症如下：
- 窦房结功能障碍。
- 静脉窦型 ASD 术后可发生静脉梗阻（面部或肺水肿）。
- 心包切开综合征，表现恶心、呕吐、胸痛、腹痛或发热，可发生于外科术后数周。胸片可显示心影增大，超声心动图显示心包积液，但可以无摩擦音。

■ 预后

• 小型 ASD 预后良好，不需要特殊治疗。

• 小型继发孔 ASD 在生后第一年自然闭合率可达 80%。大部分婴儿和儿童单纯中到大型 ASD 不出现典型症状。
• 儿童期很少有肺动脉高压。
• 超过 40 岁不治疗的 ASD 患者发生房扑、房颤的概率高达 13%。
• 单纯 ASD 在儿童期罕见细菌性心内膜炎。
• 存在脑栓塞或体循环栓子的患者要考虑到反向栓塞的可能。

疾病编码

ICD10

• Q21.1 房间隔缺损。
• Q21.2 房室间缺损。

常见问题与解答

• 问：中等大小的继发孔型 ASD 什么时候治疗？
• 答：一般可选择在上小学前。
• 问：ASD 外科术后 2～3 周出现胃肠道症状（恶心、呕吐）有什么意义？
• 答：这可能提示存在心包积液（心包切开综合征）。

非霍奇金淋巴瘤 Non-Hodgkin Lymphoma

Michelle L. Hermiston　王宏胜 译 / 翟晓文 审校

 基础知识

■ 描述

• 非霍奇金淋巴瘤（NHL）是由于发育中或成熟的 B 或 T 淋巴细胞恶性增殖引起。
• 疾病程度的确定使用墨菲分期系统：
• Ⅰ期：单个肿块（结外）或单个淋巴结区，除外纵隔或腹腔。
• Ⅱ期：单个肿块伴局部淋巴结转移，横膈同侧 2 个或以上肿块，或原发于消化道（已切除），伴或不伴局部淋巴结受累。
• Ⅲ期：肿块或淋巴结位于横膈两侧，任何原发于胸腔或腹腔内广泛病变（不能切除），或任何椎旁或硬膜外肿瘤。
• Ⅳ期：骨髓或中枢神经系统病变，无论是

否累及其他部位；骨髓受累定义为肿瘤细胞 0.5%～25%。

■ 流行病学

• 儿童最常见恶性肿瘤的第 3 位（发达国家 <20 岁患癌症人群中占约 12%）。
• 青少年和年轻成人的病例数正在增加。
• 男女比例：3：1。

发病率

• 每年每 1 000 000 儿童中 10～20 例。
• 在赤道附近非洲国家流行性伯基特型高频率发生（每 100 000 个小于 5～10 岁儿童中 10～15 例）。
• 发病率随年龄不断增加；儿童常见于生命中的第 2 个 10 年（<3 岁不常见）。

■ 危险因素

环境因素：
• 药物：免疫抑制治疗和二苯基乙内酰脲。
• 放射线：原子弹爆炸幸存者和电离辐射。
• 病毒：>95% 流行性伯基特病例中存在 EB 病毒（EBV），而散发性病例中 <20%；HIV。

遗传学

遗传易感性：免疫缺陷患者风险增加[如：布鲁顿无丙种球蛋白血症、共济失调毛细血管扩张症、威斯科特-奥尔德里奇综合征、重症联合免疫缺陷、X 连锁淋巴细胞增殖综合征（XLP）]。

■ 病理生理

• 与成人不同,低中度恶性 NHL 在儿童中不常见(约 7% 的病例)。

• 儿童和青少年 NHL 根据美国国家癌症研究所(NCI)标准分为 3 种类别:

- 成熟 B 细胞 NHL[伯基特和伯基特样淋巴瘤、弥漫大 B 细胞淋巴瘤(DLBC)、原发于纵隔 B 细胞淋巴瘤]:
  ○ 占儿童 NHL 的 50%。
  ○ 表达成熟 B 细胞标记[CD20、表面免疫球蛋白(Ig)]。
  ○ 末端脱氧核苷酸转移酶(TdT)阴性。
  ○ 伯基特淋巴瘤具有 t(8;14)的特点,少见 t(8;22)或 t(2;8);所有染色体易位涉及 c-myc 原癌基因。
  ○ DLBC 通常为生发中心 B 细胞表型。与成人不同,t(14;18)易位罕见。

- 淋巴母细胞性淋巴瘤(LL):
  ○ 占儿童 NHL 的 30%。
  ○ 儿童中 90% 为 T 细胞,10% 为 B 细胞来源。
  ○ 形态上与急性淋巴细胞白血病相同。TdT 阳性;表达早期 T(CD5、CD7、胞质内 CD3)或 B(CD19、CD10)细胞标记。骨髓受累＞25% 原始细胞考虑为白血病。
  ○ 早期胸腺组细胞(ETP)亚型在 T 细胞发育早期产生,一些研究提示预后很差。
  ○ 间变大细胞性淋巴瘤(ALCL)(成熟 T 细胞或无细胞标记淋巴瘤):
  ○ 占儿童 NHL 的 10%。
  ○ 表达 CD30(Ki-1)。
  ○ 包含染色体重排涉及 ALK 基因,85% 存在 t(2;5)。

• 免疫缺陷相关 NHL 通常为 B 细胞来源。

诊断

■ 病史

• 成熟 B 细胞淋巴瘤:

- 如果肿瘤广泛,伴全身表现(如:发热、体重减轻、食欲减退、乏力);如果肿瘤局限则全身表现不常见。
- 腹部肿块伴疼痛、腹胀、大便习惯改变、恶心或呕吐。

• T 细胞淋巴病:

- 纵隔肿块症状包括咳嗽、声音嘶哑、呼吸困难、端坐呼吸和胸痛、烦躁、意识错乱、昏睡、头痛、斜视、昏厥和(或)耳胀感。
- 骨髓受累:出血和(或)瘀斑、骨痛、苍白、乏力。

• B 细胞淋巴病:

- 颈部、腋窝、腹股沟或四肢疼痛或无痛性肿块。
- 骨髓受累症状。

• ALCL:

- 颈部、腋窝、腹股沟无痛性肿块。
- B 组症状:发热、夜间盗汗、体重减轻。

■ 体格检查

• 成熟 B 细胞 NHL:

- 腹腔内肿块(90%):
  ○ 累及回盲部区域、阑尾、升结肠或多部位联合。
  ○ 淋巴结肿大可能会出现在腹股沟或髂区。
  ○ 可能会出现肝脾肿大。
  ○ 急腹症伴肠套叠、腹膜炎、腹水和急性消化道出血。
  ○ 淋巴瘤是＞6 岁引起肠套叠最常见的原因。
- 其他部位:睾丸、单侧扁桃体肿大、周围淋巴结、腮腺、皮肤、骨、中枢神经系统和骨髓。
- 流行性伯基特淋巴瘤颌骨肿块最多见。婴儿常有眼眶受侵犯。

• 淋巴母细胞性淋巴瘤:

- T-LL:纵隔肿块(50%～70%),可能存在胸前积液伴呼吸音减低、啰音和咳嗽伴或不伴上腔静脉综合征(SVC)或上纵隔综合征(SMS):
  ○ 症状包括面颈部及上肢肿胀、充血和发绀;大汗、喘鸣和喘息。
- 淋巴结肿大(50%～80%);主要在横膈以上。
- 腹部受累不常见:可能仅累及肝脏、脾脏或肾脏。
- 颅神经受累:罕见。
- B-LL:肢体硬块、淋巴结肿大。

• ALCL:

- 部位:纵隔、骨、腹股沟淋巴结、皮肤。
- 骨髓和中枢神经系统受累:诊断时很罕见。

■ 诊断检查与说明

儿童淋巴瘤一般生长迅速,需要快速诊断。

• 骨髓穿刺和活检可能不需要进一步检查就可以确定诊断。

• 腹腔病变的腹水或胸腔积液可用来进行细胞免疫分型和细胞遗传学检查。

• 细针穿刺或肿大淋巴结活检。

实验室检查

• 全血细胞计数和分类。

• 肝肾功能检查。

• 肿瘤溶解实验室指标:血乳酸脱氢酶(LDH)、钾、钙、磷、尿酸。

• 腹水、CSF 或胸腔积液:

- 细胞学。
- 免疫分型。
- 细胞遗传学。

影像学检查

• 腹部超声。

• 胸部平片:正侧位。

• 胸、腹和盆腔 CT 扫描。

• PET/CT 扫描。

• MRI(特别是骨骼受累)。

诊断步骤与其他

• 适当的手术活检。

• 骨髓穿刺和活检。

• 腰椎穿刺 CSF 细胞学检查。

> **注意**
>
> 平卧位、镇静或正压通气对于纵隔肿块造成局部影响的患者可导致严重的呼吸和心血管意外,在任何镇静前应获得气道影像学检查,并且与麻醉科、外科重症监护专科医生会诊。操作过程可能仅允许局部麻醉。

■ 鉴别诊断

• 腹部肿块(见相关章节):

- 新生儿:肾积水、肾囊肿、肾母细胞瘤或神经母细胞瘤。
- 较大儿童:便秘、充盈的膀胱、错构瘤、血管瘤、囊肿、白血病或肝和(或)脾受侵犯的淋巴瘤、肾母细胞瘤或神经母细胞瘤。

• 纵隔肿块(见相关章节):

- 前纵隔:胸腺来源肿块、畸胎瘤、血管瘤、脂肪瘤或甲状腺肿瘤。
- 中纵隔:淋巴结、心包或支气管转移或感染性病变。
- 后纵隔:神经源性肿瘤(如神经母细胞瘤、神经节细胞瘤、神经纤维瘤)、肠源性肿瘤、胸椎脊膜膨出或疝。

治疗

■ 药物治疗

• 化疗:

- 组织学和分期决定治疗。
- 由于淋巴瘤转变为白血病的比率很高,应给予中枢神经系统预防性治疗(除非腹腔内肿块完全切除的患者)。
- 疗程:成熟 B 细胞淋巴瘤和 ALCL,1～8

个月;淋巴母细胞性淋巴瘤,24 个月。
- 药物:环磷酰胺、长春新碱、甲氨蝶呤[Ⅳ和鞘内注射(IT)]、泼尼松、地塞米松、柔红霉素、门冬酰胺酶、阿糖胞苷、硫鸟嘌呤、氢化可的松、多柔比星、巯嘌呤、依托泊苷、长春碱。
- ALCL:克唑替尼(一种激酶抑制剂,抑制 NPM‐ALK 融合蛋白活性)。
- 常见副反应:脱发、骨髓抑制需要输血支持、恶心、呕吐。
- 免疫治疗:
- 利妥昔单抗:
- 一种 CD20 抗原的单克隆嵌合抗体,CD20 抗原在 B 细胞 NHL 中几乎普遍表达。
- 联合利妥昔单抗的一些副作用和常规化疗药物相仿。
- 儿童是否能改善预后还不明确。
- Brentuximab vedotin:
- 一种偶联 CD30 的抗体药物,CD30 在所有 ALCL 中都有表达;目前儿童处于临床试验阶段。

■ 其他治疗

常规治疗
多学科的方法必须确保最佳的治疗。
- 化疗前处理:
- 肿瘤溶解可出现在化疗开始前。
- 别嘌呤醇、水化和碱化尿液可促进尿酸排泄;尿酸 $\geqslant 476~\mu mol/L$(8 mg/dl)可使用拉布立酶。
- 密切监测尿酸、BUN、钙、肌酐、钾和磷的水平。
- 复发的治疗:
- 复发预示极差的预后。
- 没有统一的挽救治疗方法;不同的化疗组合可能诱导新的反应。
- 对于化疗敏感的复发患者,挽救治疗后予大剂量化疗并予干细胞支持。

■ 其他疗法

放疗
- 病变局限的儿童增加放疗没有治疗相关的获益;纵隔 DLBCL 可能需要。
- 有时用于 SVC 梗阻的急诊治疗或 CNS 或睾丸受累。
- 颅脑放疗用于脑脊液阳性的淋巴母细胞性淋巴瘤儿童。
- 增加短期或远期毒副反应。

■ 外科手术与其他
- NHL 患者避免大范围手术。
- 成熟 B 细胞淋巴瘤如果可以完全切除则手术切除。
- 其他适应证:肠套叠、肠穿孔、怀疑阑尾炎或严重消化道出血。

⚡ 后续治疗与护理

■ 随访推荐
- 患者每周至每月监测全血细胞计数和体格检查。
- 治疗期间和治疗结束后放射影像学检查。

患者监测
治疗晚期副反应:
- 蒽环类药物引起心肌病。
- 烷化剂或放疗引起生殖功能障碍或不育。
- 依托泊苷或烷化药物引起二次恶性肿瘤。
- 严重疾病的心理影响。

■ 预后
- 重要的预后因素包括发病时的肿瘤负荷。
- 良好:
- Ⅰ、Ⅱ期原发于头和颈(非脑脊膜旁)、周围淋巴结或腹部(2 年生存率 $\geqslant 90\%$)。
- 伯基特淋巴瘤:2 年生存率 $\geqslant 90\%$。

- 不良:
- Ⅲ期或Ⅳ期疾病;ALCL、LL。
- 脑脊膜旁Ⅱ期。
- Ⅳ期伴中枢系统浸润。
- 2 个月内始初缓解不完全(2 年生存率 50%~80%)。

■ 并发症
- 肿瘤溶解综合征:
- 同时合并高尿酸血症、高钾血症和高磷血症伴低钙血症,造成尿酸性肾病导致肾功能衰竭。
- 消化道梗阻、穿孔、出血、肠套叠。
- 下腔静脉梗阻和静脉血栓栓塞。
- 神经系统(如截瘫、颅内压增高)。
- SVC 综合征和 SMS:与侵犯胸腺以及腔静脉和气道周围淋巴结的淋巴母细胞性淋巴瘤相关。
- 大量胸腔积液。
- 心包填塞或心律失常。

🔖 疾病编码

ICD10
- C85.90 非霍奇金淋巴瘤,未特指,未指明部位。
- C85.10 未特指 B 细胞淋巴瘤,未指明部位。
- C83.70 伯基特淋巴瘤,未指明部位。

❓ 常见问题与解答
- 问:是我做了什么引起这种病的吗?
- 答:不是。大多数病例是散发的,而不是与饮食、基础免疫功能紊乱或病毒性疾病相关。
- 问:这种病有传染性吗?
- 答:没有。同胞可能有比一般人群略高的遗传性风险,但是与之接触的儿童没有风险。

非结核性分枝杆菌感染(非典型分枝杆菌感染)
Nontuberculous Mycobacterial Infections (Atypical Mycobacterial Infections)

Rebecca Schein
朱燕凤 译 / 曾玫 审校

🩺 基础知识

■ 描述
非结核性分枝杆菌(NTMB)(非洲分枝杆菌、牛型分枝杆菌、卡氏分枝杆菌、田鼠分枝杆菌)是不同于引起人类疾病的结核分枝杆菌或麻风分枝杆菌的分枝杆菌。
- NTMB 根据在培养基中的生长速度分为快速型和慢速型。
- 儿童感染 NTMB 后最常见的表现为颈部淋巴结炎。

F

■ 流行病学

- NTMB 在自然界中很普遍,存在于土壤、食物、水和动物中。
- 已有 120 多种分枝杆菌被鉴定。
- 每种的毒力水平不同,很多菌属与特异的储存库或地区有关。例如:海鱼分枝杆菌发现于鱼塘,玛尔摩分枝杆菌发现于北欧。
- 与健康护理相关感染发生有关的是快速生长的脓肿分枝杆菌或偶发分枝杆菌。
- 自来水是许多 NTMB 的储存库。

■ 危险因素

- 囊性纤维化。
- 免疫缺陷特别是人类免疫缺陷病毒(HIV)感染。
- 鼓膜切开置管。
- 异物或医学植入物。
- 白细胞介素-12 受体缺陷。

■ 病理生理

- 快生型包括偶发分枝杆菌和龟/脓肿分枝杆菌,在培养基中 3~7 已生长得很明显。
- 慢生型分枝杆菌在培养基中生长需要 7 天以上,通常为 4~6 周。
- 脏的伤口和口腔、呼吸道和胃肠道黏膜的破损处是常见的侵入门户。
- 感染常位于接种部位附近和有关的局部淋巴结。

■ 病因

- 颈部淋巴结炎是 1~5 岁儿童最常见的症状。在美国,80%的颈部淋巴结炎是由鸟胞内分枝杆菌引起。
- 健康的成人以肺部疾病最常见,由鸟胞内分枝杆菌、堪萨斯分枝杆菌、蟾蜍分枝杆菌或玛尔摩分枝杆菌。
- 其他表现包括:皮肤和软组织感染、骨和关节感染、慢性耳道感染、导管相关性感染和肺炎。
- 播散性疾病主要见于进展的艾滋病患者,由鸟胞内分枝杆菌引起。

诊断

■ 病史

- 旅游史和居住地。
- 发热史和全身主诉。
- 症状的时间——以较长的病史为特征。
- 水和动物的暴露史。

- 创伤史。
- 近期手术史和植入史。

■ 体格检查

- 淋巴结炎通常单侧、质软,位于颈前或下颌下部位。
- 皮肤疾病通常为溃疡、局部蜂窝织炎、引流脓肿或长久不消的结节。
- 肺部疾病可引起发热、体重减轻和疲劳。
- 纵隔和肺门淋巴结病变常见。
- 肺部检查发现的情况无特异性。
- 儿童中耳炎鼓膜切开置管表现有慢性引流,对抗生素治疗无反应。
- 播散性疾病很少见,症状包括发热、盗汗、腹痛和消瘦。

■ 诊断检查与说明

- 确诊需要培养基中分离到 NTMB。
- 需要特殊的基质和实验室设施。
- 有菌部位的污染可能发生,可能需要 2 次以上培养才能确诊。
- 流液伤口有细菌生长具有临床意义。
- TST 因为交叉反应可呈阳性,但不能用于诊断。
- PCR 用于鉴定特异的 NTMB 日益方便,有助于快速诊断。

■ 鉴别诊断

- 结核分枝杆菌。
- 二态的真菌:荚膜组织胞浆菌、球孢子菌属、皮炎牙生菌和孢子丝菌。
- 恶性肿瘤、白血病、淋巴瘤。
- 巴尔通体:猫抓病。
- 病毒性或细菌性淋巴结。

治疗

治疗是不同的,取决于感染的部位和分离的特异的分枝杆菌。通常,完整切除感染的淋巴结是有效的疗法。

■ 药物治疗

- 鸟胞内分枝杆菌予口服大环内酯类抗生素(克拉霉素或阿奇霉素),加用乙胺丁醇或利福平。阿奇霉素被选用于艾滋病患者的预防用药。
- 其他慢生型如堪萨斯分枝杆菌、海鱼分枝杆菌和溃疡分枝杆菌治疗以利福平为基础,联合乙胺丁醇、大环内酯类、复方磺胺甲噁唑[磺胺甲噁唑(SMZ)与甲氧苄啶(TMP)的

复方制剂]、强力霉素和(或)氨基糖苷类的治疗方案。
- 对于快生型(偶发分枝杆菌、脓肿分枝杆菌和龟分枝杆菌),严重疾病根据药物敏感试验给予氨基糖苷类加美罗培南或头孢西丁。轻症感染或者序贯的口服治疗根据药物敏感试验可给予克拉霉素、强力霉素、复方磺胺甲噁唑或环丙沙星治疗。
- 联合治疗用于免疫低下的患者。

■ 外科及其他治疗

- 孤立的淋巴结炎可以外科完全切除。通常这种情况抗分枝杆菌治疗是没有必要的。
- 任何植入物感染应该被移除,严重的局部感染被切除。

后续治疗与护理

■ 随访推荐

- 药物治疗通常至少 3~6 个月。
- 治疗结束后至少随访 1 年。

■ 患者教育

- CD4 计数<50/μl 的患者需药物预防。
- 避免中心置管被自来水污染。

■ 预后

- 局部病灶和淋巴结炎,预后良好。

■ 并发症

- 慢性引流伤口的治疗通常需长期的抗分枝杆菌治疗,并联合外科切除治疗。
- 播散性疾病:发生于免疫低下患者。

疾病编码

ICD10

- A31.9 非特指的分枝杆菌感染。
- A31.1 皮肤分枝杆菌感染。
- A31.8 其他分枝杆菌感染。

常见问题与解答

- 问:何时我应该担心 NTMB?
- 答:任何儿童的持续淋巴结炎或者慢性引流伤口应与 NTMB 鉴别。
- 问:何时淋巴结炎被认为是 NTMB 引起的?
- 答:大多数淋巴结炎是由急性病毒或细菌感染引起,随着时间会好转或短期抗生素治

疗有效。健康的幼儿(1～5岁)如出现亚急性或慢性淋巴结炎应考虑到 NTMB 感染可能。其他可能的疾病包括猫爪病、恶性肿瘤和结核。

• 问:如感染结节被切除,我需要用抗生素吗?

• 答:外科切除是 NTMB 淋巴结炎的治疗方法。大多数研究显示在完全外科切除后使用抗生素是没有益处的。

肥胖 Obesity

Susma Vaidya • Nazrat Uirza 章淼滢 译 / 赵诸慧 审校

基础知识

▪ 描述

肥胖增加了生理和心理上的负担。体质指数(BMI)因其简易方便,故在临床上被广泛用于界定肥胖,BMI＝体重(kg)/身高(m²)。儿童中也常用年龄、性别百分位数来界限肥胖。

• 2岁以上儿童:

超重——BMI 处于85～94百分位数。

肥胖——BMI 处于95～98百分位数,或者 BMI≥30 kg/m²。

严重肥胖——BMI≥99百分位数。

• 2岁以下儿童不适宜使用 BMI 百分位数来界定肥胖,而采用体重别身高,超过同年龄同性别儿童体重别身高95%者定义为肥胖。

▪ 流行病学

患病率

根据2009～2010年美国卫生组织和营养调查(NHANES)数据显示:

• 2岁以下儿童:超重率9.7%。

• 2～5岁:肥胖率12.1%。

• 6～11岁:肥胖率18%。

• 12～19岁:肥胖率18.4%。

• 男性患儿高于女性患儿。

• 黑色人种、西班牙裔人群发病率高。

▪ 危险因素

• 肥胖常由多种原因引发。

- 父母肥胖。

- 母亲妊娠期肥胖。

- 妊娠糖尿病。

- 宫内发育迟缓。

- 出生后6个月内体重增长迅速。

- 社会经济地位低。

- 遗传学。

- 合并发育迟缓或畸形:Bardet-Biedle 综合征、Cohen 综合征、Prader-Willi 综合征。

• 内分泌因素。

- 合并身材矮小:Cushing 综合征、甲状腺功能减退。

▪ 一般预防

• 鼓励尽早母乳喂养,尽量喂养至1岁以后。

• 人工喂养儿童,要多关注有无过度喂养、体重增长过快现象。注意区分饥饿和正常吸吮反射。不要过早进食谷物。

- 父母肥胖是儿童肥胖的一个危险因素。

- 早期营养和积极咨询。

• 关注儿童 BMI 的变化。

• 强调婴儿过渡为普食期间奶瓶大小及食物营养素的重要性。

• 增加日常活动量,减少看电视、玩游戏的时间。

▪ 病理生理

肥胖是基因、激素、环境和行为之间相互作用的结果。

• 短期能量调节:根据能量需求调节进食量。下丘脑神经元通过调节孤束核神经元对可调节体脂量的饱腹信号的敏感性。

• 长期能量调节:下丘脑感知和调控能量平衡信号,包括激素(如胰岛素、瘦素、饥饿素),以及脂肪酸、氨基酸、糖类等营养物质。

- 瘦素。

○ 在能量平衡中起重要的负反馈调节作用。

○ 向下丘脑传递能量平衡以及脂肪细胞中能量储备信息。

○ 脂肪组织增多可激活瘦素通路,进而减少食物摄入、增加能量消耗。

○ 瘦素水平下降引起食物摄入增加、能量平衡失调、脂肪蓄积。

- 饥饿素。

○ 来源于胃的唯一一种外周促进食欲的激素。

○ 其他外周来源的激素均抑制食欲,调节消化和吸收,避免过度喂养。

- 脂联素。

○ 对胰岛素敏感,具有抗炎、抗动脉粥样硬化作用。

○ 当内脏脂肪增加时,脂联素水平下降,增加炎症介质的释放,导致胰岛素抵抗和内皮功能紊乱。进而引起代谢综合征、糖尿病、动脉粥样硬化等多种疾病。

▪ 病因

能量失衡。

• 能量摄入过多:富含热量的食物和饮料摄入过多,奶瓶大小超过年龄需求。

• 能量消耗减少:消耗在电视、电脑、电脑游戏上的时间过多,活动减少。

▪ 常见相关疾病

• 内分泌疾病。

- 2型糖尿病。

- 代谢综合征。

- 多囊卵巢综合征。

- 维生素 D 缺乏。

• 心血管疾病。

- 高血压。

- 血脂异常。

• 呼吸系统疾病。

- 睡眠呼吸暂停。

- 哮喘。

• 消化系统疾病。

- 非酒精性脂肪肝。

- 非酒精性脂肪性肝炎。

- 胆结石。

- 胃食管反流。

• 骨科疾病。

- 股骨头滑脱症。

- Blount 病。

• 皮肤病。

- 黑棘皮症。

- 多毛症。

• 中枢神经系统疾病:假性脑瘤。

• 精神疾病。

- 暴食症。
- 情绪异常：焦虑、抑郁。
- 自卑。

 诊断

病史

- 出生史：出生体重，母孕期体重增长情况，有无妊娠糖尿病。
- 生长发育史：绘制体重增长曲线。
  疾病和（或）社会应激。
- 疾病史：哮喘、服药史、肥胖伴随疾病。
- 动机。
- 父母对儿童的关注度。
- 儿童本人的关注度。
- 家族史。
- 肥胖。
- 糖尿病。
- 心血管疾病。
- 血脂异常。
- 进食异常。
- 饮食习惯。
- 富含糖类食物的摄入。
- 蔬菜水果摄入比例。
- 零食摄入。
- 快餐食品摄入频率。
- 进食习惯。
- 家庭聚餐。
- 进食时看电视。
- 对饱腹感的认可度。
- 暴饮暴食。
- 活动、锻炼。
- 在屏幕前耗费时间长短。
- 运动的频率和强度。
- 睡眠时间和模式。
- 既往减肥尝试。
- 药物。
- 运动。
- 系统回顾。
- 头痛：假性脑瘤。
- 打鼾、呼吸暂停：睡眠呼吸暂停综合征。
- 腹痛：反流、胆结石。
- 关节痛：髋关节疼痛（股骨头滑脱症）。
- 孤立、情绪性摄食、行为困难：抑郁。
- 皮肤颜色改变：黑棘皮症。
- 月经不调、闭经：多囊卵巢综合征。
- 多饮、多尿：糖尿病。

体格检查

- 体格测量：身高、体重、BMI、BMI 百分位。

- 血压。
- 提示内分泌或者基因异常的体征。
- 矮小症。
- 特殊面容。
- 发育迟缓。
- 五官。
- 视神经乳头水肿。
- 扁桃体肥大、会厌狭窄。
- 心肺。
- 通气差、喘息。
- 心脏杂音。
- 腹部。
- 肝肿大。
- 腹痛。
- 生殖系统：Tanner 分期。
- 肌肉骨骼。
- 髋关节活动度。
- 下肢弯曲异常。
- 无力。
- 皮肤。
- 黑棘皮症。
- 多毛症。
- 皮肤紫纹。
- 心理。
- 情绪：抑郁。
- 欺负他人、孤立。

诊断检查与说明

实验室检查：初步检查
- BMI 处于 85～94 百分位数，无危险因素：空腹血脂。
- BMI 处于 85～94 百分位数，>10 岁，有危险因素：空腹血脂、ALT、AST、空腹血糖。
- BMI 95% 以上，>10 岁：空腹血脂、ALT、AST、空腹血糖，以及其他相关检查。

异常结果
- 血脂异常：肥胖儿童 LDL、甘油三酯升高，HDL 降低。
- 高 LDL：≥130 mg/dl。
- 高甘油三酯。
  ○ 0～9 岁 ≥100 mg/dl。
  ○ 10～19 岁 ≥130 mg/dl。
- 低 HDL：<40 mg/dl。
- 转氨酶异常：ALT>2 倍正常值或者>60 U/l。
- 血糖异常：空腹血糖 ≥126 mg/dl 或者随机血糖 ≥200 mg/dl 提示可能存在糖尿病。
- HbA1c≥6.5% 提示糖尿病。
- 空腹血糖 ≥100 mg/dl 或者 HbA1c

5.7%～6.4% 提示空腹血糖受损。

诊断步骤与其他
- 多导睡眠图：有打鼾、睡眠呼吸暂停、扁桃体增生。
- 髋关节 AP 和蛙状图：髋、膝关节疼痛，髋关节内旋受限。
- 膝关节摄片：弯曲受限、不对称。
- 心脏超声：高血压。
- 动态血压监测：血压升高、高血压。
- 腹部超声：LFT 升高、腹痛。
- 头颅 CT：头痛、视乳头检查。

治疗

药物治疗

- 奥利司他：唯一 FDA 认可的适用于儿童（12 岁以上）的药物，通过抑制胃肠道脂肪酶活性而发挥减肥功效。
- 阻断人体对脂肪的吸收。
- 副作用：腹痛、脂肪泄、胃肠胀气、脂溶性维生素缺乏、易复发、依从性差。
- 只有 5% 的人有体重减轻，与安慰剂效果相当。
- 不推荐常规使用。

其他治疗

一般措施
- 健康的生活方式。
- 减少富含糖分食物的摄入，包括果汁和饮料。
- 推荐饮用脱脂奶粉和纯水。
- 增加蔬菜水果的摄入。
- 避免饮食不规律。
- 减少外出就餐的次数。
- 鼓励家中就餐。
- 教育家庭在婴儿饮食转换时尽早减小奶瓶容量。
- 每天 1 h 以上的运动。
- 每天在电视电脑前的时间少于 2 h。
- 减肥目标。
- 小年龄儿童维持体重即可，因为随着身高的增长，BMI 会随之下降。
- 年长儿或者重度肥胖儿童每周减重 2 磅。

手术与其他疗法

手术指征：
- BMI≥40 kg/m² ，或者 BMI 35 kg/m² 以上且有其他相关疾病，如糖尿病、高血压。
- 经 6～12 个月减肥效果欠佳。
- 生理、心理、认知成熟。

后续治疗与护理

■ 随访推荐

- 每月测量 BMI,控制饮食、增加运动量。
- 监测体重增长情况。
- 亚专科随访并发症情况。

■ 预后

- BMI 低的儿童控制体重更容易成功。
- 全家生活方式的改变有利于取得成效。
- 重视自我监测有利于减重。

- 重度肥胖疗效欠佳。
- 不干预基础心理疾病或者缺乏动力也会导致预后不佳。

疾病编码

ICD10

- E66.9 未特指的肥胖症。
- E66.3 超重。
- R63.5 异常的体重增长。

常见问题与解答

- 问:我怎么向家长告知这种敏感话题呢?
- 答:每次家庭访问时关注生长曲线表以及 BMI 增长情况。告知家长正常体重范围及出现 BMI 增长时如何避免并发症。
- 问:家长不愿意改变目前的生活方式时怎么办?
- 答:告知肥胖可能带来的风险,小小的、简单的生活方式的改变即可降低这种风险。不要盲目责备,此外,化验单上的异常数值也可能迫使家长做出改变。

肺不张 Atelectasis

Richard M. Kravitz 刘靖 译 / 冯海燕 审校

基础知识

■ 描述

- 指肺泡萎陷和无充气的状态。
- 可以累及亚段、段或肺叶,甚至累及整个肺。
- 某种基础疾病在放射影像上的征象,而不是诊断。

■ 流行病学

- 基于引起肺不张的基础疾病。
- 再吸收性肺不张是最常见的形式。

■ 危险因素

遗传学

基于引起肺不张的基础疾病(例如,囊性纤维化、原发性纤毛运动障碍)。

■ 一般预防

- 维持充分的咳嗽。
- 对有肺不张风险的患者使用良好的气道清理技术。

■ 病理生理

- 肺顺应性下降。
- 肺泡减少(如果广泛)可以导致缺氧。
- 缺氧导致的肺动脉血管收缩发展为肺内分流,导致该区域通气-血流灌注不均匀,加重缺氧。
- 广泛、长期的肺不张可能发展为肺动脉高压。
- 肺不张区域细菌容易过度生长,可能继发

感染。

■ 病因

- 气道梗阻(再吸收性肺不张):
- 儿童肺不张最常见的原因。
- 阻断肺泡和气管间的联系。
- 大气道梗阻:
- 内源性:
 ○ 异物吸入。
 ○ 黏液栓。
 ○ 肿瘤。
 ○ 塑形性支气管炎。
- 外源性:
 ○ 肺门淋巴结病变。
 ○ 纵隔肿块。
 ○ 先天性肺畸形。
- 小气道梗阻:
- 急性感染:
 ○ 细支气管炎。
 ○ 肺炎。
 ○ 呼吸道感染是急性肺不张最常见的原因。
- 黏液纤毛清除能力的改变:
 ○ 中枢神经系统抑制。
 ○ 烟雾吸入。
 ○ 疼痛。
- 机械压迫肺组织或胸膜腔(压迫性肺不张):
- 胸腔内压迫:
 ○ 气胸。
 ○ 胸腔积液。
 ○ 肺叶气肿。

- ○ 胸腔内肿瘤。
 ○ 心脏肥大。
 ○ 膈疝。
- 腹部膨隆:
 ○ 腹腔内巨大肿瘤。
 ○ 肝脾肿大。
 ○ 大量腹水。
 ○ 病态肥胖。
- 小气道和肺泡表面张力降低(粘连性肺不张):
- 原发性表面活性物质缺乏。
- 弥漫性表面活性物质缺乏。
 ○ 透明膜病。
 ○ 急性呼吸窘迫综合征。
 ○ 烟雾吸入。
- 局限性表面活性物质缺乏。
 ○ 急性放射性局限性肺炎。
 ○ 肺栓塞。
- 神经肌肉无力(通气不足):
- 固有性无力:
 ○ 杜氏肌营养不良。
 ○ 脊肌萎缩症。
 ○ 瘫痪。
- 获得性无力(如麻醉后低通气)。

诊断

■ 病史

- 依赖于基础疾病的病程。
- 可以没有症状。
- 可以表现为咳嗽和(或)喘息。

• 呼吸困难。

• 胸痛。

• 特殊问题：

– 在肺不张持续期间，它是急性、复发性或慢性的？

– 有无哮喘、慢性肺病、暴露于烟草或有毒烟雾等增加肺不张风险的病史？

■ 体格检查

• 可以正常。

• 气促。

• 湿啰音或干啰音。

• 局限性的呼吸音降低或消失是最特异性的体征。

• 如果涉及区域大则叩诊浊音。

• 气管和心音向肺不张一侧偏移。

• 不全梗阻的患者有局限性喘息。

• 发绀（可见于广泛性肺不张所致的过氧化损伤和通气血流灌注不均匀）。

■ 诊断检查与说明

实验室检查

根据基础病因选择适当的检测。

• 哮喘：

– 肺功能。

– 汗液检测（如果怀疑囊性纤维化）。

• 感染：

– 培养（痰、血、支气管肺泡灌洗液）。

– 鼻拭子（尤其是病毒）。

– PPD（怀疑结核时）。

• 异物吸入：

– 支气管镜移除阻塞物。硬质支气管镜适用于阻塞物为异物；软镜可用于黏液栓、塑形性支气管炎、感染源。

• 免疫缺陷病：

– 外周全血细胞计数及分类。

– 免疫球蛋白（IgG、IgA、IgM）。

– HIV 检测。

• 先天性畸形：

– 胸部 CT 平扫（肺畸形）。

– 支气管镜[H 型气管食管瘘（TEF）或支气管狭窄]。

影像学检查

• 胸部放射线成像：

– 最重要的诊断工具。

– 肺不张的放射线征象。

○ 受累肺叶的肺容积减少。

○ 患侧剩余的肺叶代偿性气肿。

○ 叶间裂移位。

○ 横膈抬高。

○ 纵隔向患侧移动。

○ 患侧肋骨聚拢。

• CT 平扫：

– 支气管和血管收缩，向患侧汇聚。

– 提供所有有关梗阻情况的精确定位和范围。

■ 鉴别诊断

• 肺炎：

– 病毒性肺炎与亚段性肺不张。

– 细菌性肺炎与节段性或肺叶性肺不张。

• 胸腺（经常被误认为上叶的肺不张）。

• 先天性畸形（如隔离症、支气管源性囊肿）。

• 胸腔积液。

• 哮喘（急性加重或未控制）。

 治疗

一般措施

• 治疗基础疾病（如移除吸入的异物、清除黏液栓、治疗基础的感染）。

• 用支气管扩张剂行胸部物理治疗（通常至少 1 月）。

• 如果保守治疗没有改善，就有指征行支气管镜灌洗，清除可能的黏液栓（可以用盐水灌洗，也可选择性使用重组人脱氧核糖核酸酶、N-乙酰半胱氨酸或高渗盐水）。

• 考虑手术切除受累区域：

– 慢性或复发性肺不张。

– 治疗无反应。

– 伴有支气管扩张。

– 显而易见的显著发病率。

• 防止反复或即将发生的肺不张：若适用，则是针对根本原因。

• 在清理肺不张区域时，气道清理很重要。

• 多种技术均可使用，包括：

– Manuel 曼努埃尔胸理疗。

– 机械性胸部理疗（ThAIRapy 背心）。

– 刺激性肺量测定法。

– Acapella 或 Flutter 装置。

– 间歇性正压呼吸（IPPB）或肺内冲击通气

（IPV）。

– 机械性吹气-排气机（咳嗽助手）。

○ 用于咳嗽无力的患者（例如神经肌肉无力）。

后续治疗与护理

■ 随访推荐

患者监测

期望改善：典型的无合并症的患者 1～3 个月。

■ 预后

• 依赖于基础疾病的进程。

• 在其他健康的个体预后佳。

■ 并发症

• 反复感染。

• 支气管扩张。

• 咯血。

• 脓肿形成。

• 肺实质纤维化。

疾病编码

ICD10

• J98.11 肺不张。

• P28.10 新生儿非特异性肺不张。

• P28.0 新生儿原发性肺不张。

常见问题与解答

• 问：肺不张在不同肺段反复发生，该如何考虑？

• 答：如果肺不张反复发生在不同肺段通常需要考虑哮喘。

• 问：何时是支气管镜的最佳时机？

• 答：对于何时进行支气管镜没有既定标准。以下情况需要在病程早期行支气管镜：

– 高度怀疑有异物。

– 存在明显的呼吸窘迫。

– 镰状细胞（贫血）病患者有急性胸部症状。

– 广泛肺不张保守治疗无效。

– 由于囊性纤维化患者复发的特性，支气管镜不常做。

肺动脉高压 Pulmonary Hypertension

Richard M. Kravitz　高燕 译／刘芳 审校

 基础知识

描述

肺血管阻力增加。

流行病学

发病率

在儿童中的发病率尚不明确。

病理生理

- 肺血管床的结构性改变（重塑）。
- 平滑肌过度增生。
- 增生的血管平滑肌导致血管腔狭窄。
- 炎症。

病因

- 低氧血症引起的肺动脉高压。
- 慢性肺部疾病：
- 囊性纤维化。
- 支气管肺发育不良。
- 间质性肺病。
- 膈疝合并继发性肺发育不良。
- 上气道梗阻：
- 扁桃体和（或）腺样体肥大。
- 肥胖。
- 低通气：
- 神经系统介导的过程。
- 继发于肌无力。
- 继发于左向右分流的肺血流量增多（见于先天性心脏病）：
- 动脉导管未闭。
- 房间隔缺损。
- 室间隔缺损。
- 左半心疾病导致肺静脉压力增高：
- 左心室功能衰竭。
- 二尖瓣狭窄。
- 异位肺静脉梗阻。
- 肺血管闭塞。
- 镰状细胞病。
- 静脉闭塞性疾病。
- 血栓栓塞。
- 肺血管炎：
- 系统性红斑狼疮。
- 类风湿性关节炎。
- 硬皮病。
- 新生儿持续性肺动脉高压。
- 特发性病例（原发性肺动脉高压）。

诊断

病史

- 呼吸困难（通常是最早的主诉）。
- 易疲乏：
- 在病程早期，运动及劳累后出现（静息时不出现）。
- 在疾病晚期或是在重症病例中，静息状态下也可出现。
- 运动耐量减低。
- 喂养不耐受。
- 生长发育迟缓。
- 过度睡眠。
- 多汗。
- 胸痛。
- 晕厥。
- 心悸（晚期表现）。
- 可能被忽略的症状和体征：
- 肺动脉高压的症状和体征没有特异性，早期容易被忽视。
- 阻塞性睡眠呼吸暂停被认为是肺动脉高压的可能诱因（对于没有明显心脏及肺部疾病的但怀疑有肺动脉高压的患者应注意询问是否有打鼾的情况）。

体格检查

- 体征通常与肺部与心脏的基础疾病有关。
- 呼吸急促。
- 心律失常。
- S_2 轻度分裂。
- P_2 增强。
- 可闻及 S_3 和（或）S_4。
- 肺动脉反流或三尖瓣反流的杂音；通常三尖瓣反流更为常见。
- 颈静脉怒张。
- 外周水肿。
- 肝肿大。

诊断检查与说明

实验室检查

动脉血气：

- 测量 PO_2 评估缺氧程度。
- 评价 PCO_2，以明确是否存在肺换气不足。

影像学检查

胸部 X 线平片：

- 变化取决于引起肺动脉高压的基础疾病及肺动脉高压的严重程度。
- 肺动脉高压的严重程度与胸部 X 线平片的表现相关度较低。
- 原发性肺动脉高压：
- 心影增大。
- 肺动脉增粗。
- 外周肺血管表现为低灌注（肺血管"截断现象"）。

诊断步骤与其他

- 心电图：
- 如果未发展到肺心病的情况下，心电图可表现为正常。
- 如果存在肺心病，心电图可以表现为：
○ QRS 电轴右偏。
○ 右心室肥大。
○ 右心房肥大。
- 多普勒超声心动图：
- 肺动脉压力增高。
- 右心室肥大。
- 室间隔矛盾运动。
- 肺动脉瓣和三尖瓣反流。
- 通过开放的卵圆孔右向左分流。
- 心导管检查：
- 右心导管术被认为是最准确的评估肺动脉压力的方法。
- 儿童肺动脉高压的标准：
○ 平均肺动脉压力＞25 mmHg（静息状态）。
○ 平均肺动脉压力＞30 mmHg（运动状态）。
○ 肺血管阻力＞3 U/m^2。
○ 收缩期肺动脉压力＞1/2 收缩期体循环压力。
- 在应用各种血管扩张剂前后测量压力以评估肺动脉高压的潜在可逆性。
- 注意：在重症患者中，心导管检查会增加发生并发症的风险。

鉴别诊断

- 肺部疾病：
- 哮喘。
- 囊性纤维化。
- 慢性阻塞性肺病。
- 肺气肿。
- 肺动静脉畸形。

- 其他：
- 充血性心力衰竭。
- 非心源性肺水肿。
- 疲劳。
- 晕厥。

治疗

▪ 药物治疗

- 氧气：
- 作用类似于血管扩张剂。
- 保持 $SaO_2 \geqslant 95\%$。
- 即使对静息状态下 SaO_2 正常的患者，补充氧气被认为是有效的（补充氧气对与劳累、运动或疾病相关的氧饱和度下降有效）。
- 注意：补充氧气有时可因低氧驱动的呼吸感受驱动器钝化而导致高碳酸血症。
- 抗凝治疗（例如华法林）：
- 预防狭窄的肺血管中血栓形成。
- 即使没有血栓栓塞形成，抗凝治疗也被认为是有益的。
- 血管扩张剂：
- 作用机制：
  ○ 降低肺动脉压力。
  ○ 改善右心功能。
- 可用的药物：
  ○ 氧气。
  ○ 钙通道阻滞剂（例如硝苯地平）。
  ○ 一氧化氮（连续吸入）。
  ○ 前列环素（持续静脉滴注，例如依前列醇）。
  ○ 内皮素受体拮抗剂，口服（例如波生坦）。
  ○ 磷酸酯酶抑制剂口服（例如西地那非）。
- 注意：血管扩张剂应该在密切监护下应用，因为血管扩张剂可同时作用于体循环血压（体循环低血压可以导致严重的问题）。

▪ 其他治疗

一般措施

- 维持患者情况稳定。
- 治疗原发疾病。
- 治疗潜在的低氧（供氧）。
- 治疗潜在的低通气：
- 有利于纠正低通气引起的缺氧和高碳酸血症。
- 可用的方法：
  ○ 无创正压通气（Bilevel 模式通气）。
  ○ 机械通气（气管切开机械通气）。

▪ 手术与其他治疗

- 如果阻塞性睡眠呼吸暂停是潜在的病因，进行扁桃体和（或）腺样体切除术。
- 如果存在右向左分流不足导致一过性的晕厥和（或）右心衰竭，应考虑进行房间隔造口术。
- 移植（肺移植或心-肺联合移植）：对于难治性及严重肺高压患者，这是最终方法。

⊕ 后续治疗与护理

▪ 预后

- 取决于基础疾病，但一般来说预后较差。
- 对于原发性肺动脉高压，那些最初心导管检查中应用血管扩张剂后肺动脉高压能有所改善的患者，相较于那些对血管扩张剂无反应的患者，生存率更高。
- 进行治疗的患者，死亡率为 $10\% \sim 40\%$。
- 如果不进行治疗，死亡率接近 100%。
- 通常需要终身治疗，除非能够去除引起肺动脉高压的原发病因。
- 在急性肺动脉高压中，大部分治疗方法都

能快速地产生效果。
- 供氧治疗 1 个月，被认为可以逆转低氧相关的气道重塑。

▪ 并发症

- 慢性缺氧。
- 运动耐量减低。
- 右心衰竭（肺心病）。
- 死亡。

疾病代码

ICD10

- 127.2 其他继发性肺动脉高压。
- 127.0 原发性肺动脉高压。
- P29.3 持续性胎儿循环。

❓ 常见问题与解答

- 问：每天需要吸氧多少小时？
- 答：研究表明，相对于每天仅吸氧一段时间的患者，24 h 持续供氧可以降低患者的死亡率。
- 问：患者白天供氧的量是否需要根据不同的活动量来调节？
- 答：需要考虑根据患者的活动量来增加供氧量，因为活动时需要消耗更多的氧气（例如运动、进食或睡眠状态）。
- 问：超声心动图检查能否替代心导管检查？
- 答：不可以。虽然超声心动图结果异常可以明确肺动脉高压的存在，但不能提供疾病的严重程度以及对治疗的（急性）反应。而且，即使超声心动图检查结果未发现异常也不能排除肺动脉高压（特别是轻症病例）。

肺栓塞 Pulmonary Embolism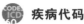

Akinyemi O. Ajayi　刘丽娟 译 / 陆爱珍 审校

基础知识

▪ 描述

有栓子堵塞肺血管。

▪ 流行病学

- 肺栓塞常见于成年人，术后容易发生，特别是卧床不起的患者。
- 10% 的成年肺栓塞患者在起病后 1 h 内死亡。
- 发病率增高继发于中心静脉置管率增加。
- 延误诊断可使死亡率高达 30%。
- 在一个大型、市区儿科急诊室中肺栓塞的新发病率为 2.1/10 万。

▪ 危险因素

- 儿童：
- 留置中心静脉导管。
- 缺乏活动。
- 先天性心脏病。
- 脑室心房分流术。

- 创伤。
- 实体瘤或白血病。
- 手术后(特别是脊柱侧弯矫形手术)。
- 高凝状态。
- 成人:绝大多数由深静脉血栓,主要是下肢或盆腔血栓引起。

■ 病理生理

- 血栓可以在全身静脉系统的任何部位形成。
- 肺栓塞临床上表现为三联征:低氧血症、肺动脉高压与右心室衰竭。
- 肺灌注减少引起通气-血流比例失调,导致低氧血症。
- 肺脏本体感受器激活引起过度通气。
- 高碳酸血症可见于严重肺动脉栓塞时,小的栓塞则不常见。
- 由于沿气道伴行的肺动脉及和支气管动脉可以对肺组织供氧,因此,肺梗死很少见。
- 肺动脉栓塞达到85%可以致死。

■ 病因

深静脉血栓或其他疾病状态引起血凝块。

诊断

> **注意**
> 最常见的错误是不能做出诊断。
> • 留置中心静脉导管的危重患者突然发生呼吸衰竭,需要考虑肺栓塞。
> • 因为严重肺病的症状与肺栓塞类似,如果怀疑指数低,可能会被误诊。

■ 症状和体征

- 出现以下表现的患儿需考虑肺栓塞:
- 胸膜炎性胸痛。
- 气短。
- 咯血。
- 咳嗽。
- 急性呼吸窘迫。
- 恐惧或焦虑。
- 晕厥。
- 心源性休克。
- 症状缺乏特异性,可能指向其他疾病。

■ 病史

询问胸部症状:临床医生必须高度怀疑并识别出危险因素,才能做出正确诊断。

■ 体格检查

- 体格检查结果没有特异性。
- 整体:
- 发热。
- 大汗。
- 紧张或恐惧(意识状态改变不常见)。
- 心血管:
- 肺动脉瓣区第二心音增强。
- 心率加快。
- 奔马律。
- 新的杂音。
- 肺:
- 气促。
- 啰音。
- 发绀(肺动脉栓塞达到65%时会发生)。
- 胸膜炎性胸痛。
- 呼吸困难。
- 咳嗽。
- 咯血。
- 喘息(少见)。
- 四肢:
- 成人患者常见深静脉血栓。
- 静脉炎。
- 水肿。

■ 诊断检查与说明

实验室检查

- 一般来讲,血液学检查是非特异性的,对于肺栓塞的诊断没有重要意义。
- 动脉血气:
- PaO_2 和 $PaCO_2$ 下降。
- 肺泡-动脉氧分压差升高。

影像学检查

- 心电图:
- 可用于排除其他疾病。
- 可能出现窦性心动过速或非特异性的ST-T段改变。
- 超声心动图:
- 用于鉴别:
  ○ 心脏解剖结构异常。
  ○ 导管尖端的栓子。
- 如果超声心动图发现血栓,死亡率可达40%~50%。另外,如果有右心室衰竭的表现(如右心室扩张、右室壁运动异常或三尖瓣反流增加),提示预后差。
- 螺旋计算机断层扫描(CT):
- 新的诊断手段。
- 由于异常肺部病理在CT上有表现,故其对肺栓塞诊断敏感性优于通气-灌注扫描。
- 胸片:
- 70%的肺栓塞患者出现胸片异常。
- 最常见表现包括:
  ○ 肺实质渗出性病变。
  ○ 肺不张。
  ○ 胸腔积液:见于33%的患者,主要是单侧。
  ○ Hampton驼峰征(尖顶端指向肺门)。
- 通气-灌注扫描:
- 通气-灌注扫描的结果可用于判定肺栓塞可能性,从高度可能性到正常共5类。
- 在某些临床病例中,通气-灌注扫描结果异常,如通气正常、灌注下降,提示肺栓塞的可能性为90%。
- 即使患者属于低风险人群,肺栓塞的可能性很低,通气-灌注扫描结果正常也不能完全排除肺栓塞。
- 肺动脉造影:
- 敏感性和特异性最高的检查。
- 由于该检查项目的并发症,儿童应用肺动脉造影少于成人。
- 随着新型改良的导管和更加安全的造影液的使用,这项技术现在可以在儿科患者中安全实施。
- 适合病例:
  ○ 通气-灌注扫描提示中度怀疑患者。
  ○ 通气-灌注扫描提示高度怀疑者,但不适合抗凝治疗、血流动力学不稳定或需要行血栓切除术的患者。

诊断步骤与其他

- 肺功能检测:
- 结果不具有特异性。
- 下肢评估:
- 深静脉血栓通过以下检查进行诊断:
  ○ 阻抗体积扫描法。
  ○ 多普勒技术。
  ○ 静脉造影术。

■ 鉴别诊断

- 心源性疾病:
- 心脏压塞。
- 缩窄性心包炎。
- 限制性心肌病。
- 肺源性疾病:
- 慢性咳嗽。
- 哮喘持续状态。
- 肺炎合并脓胸。
- 气胸。

治疗

■ 一般措施

初始治疗

- 在抗凝和溶栓治疗开始前首先保持患者生命体征平稳。
 - 改善氧合。
 - 纠正酸中毒。
 - 稳定血压。
 - 对胸痛严重的患者进行镇痛。发生心功能衰竭时,避免使用阿片类药物。
- 治疗目的是抗凝和(或)溶栓。
- 对于中度或高度怀疑病例,在确诊前就要开始溶栓治疗。

■ 药物治疗

- 抗凝治疗是为了防止血栓再形成:
 - 肝素:
  ○ 负荷剂量:100～200 U/kg。
  ○ 维持剂量:10～25 U/(kg·h)。
  ○ 维持部分凝血活酶时间(PTT)在55～60 s。
  ○ 持续7～10天。
 - 华法林:
  ○ 在应用肝素治疗24～48 h后,开始使用华法林。
  ○ 维持剂量:2.5～10 mg/24 h。
  ○ 保持凝血酶原时间(PT)在正常值的两倍,以及国际标准化比值(INR)在2～3。
  ○ 持续36个月。
- 溶栓治疗:
 - 药物:
  ○ 尿激酶。
  ○ 组织型纤溶酶原激活剂(TPA):与链激酶效用相同,但过敏反应发生率低。
 - 指征:
  ○ 血流动力学不稳定。
  ○ 大栓子。
- 低分子肝素用于预防和治疗之前发生过肺栓塞的成人和儿童:
 - 一种合成的,不会引起血小板减少,具有较高抗Ⅹa因子活性的肝素戊糖目前正在试验中。
- 噻氯匹定和氯吡格雷已成功用于预防血栓性卒中和动脉栓塞综合征。
- 抗凝治疗的禁忌证:
 - 内脏活动性出血。
 - 近期脑血管意外。
 - 大的手术。
 - 近期消化道出血。

■ 手术及其他治疗

- 血栓切除术:
 - 适用于血流动力学不稳定持续存在,溶栓治疗无效或者有药物治疗禁忌证者。
 - 如果患者没有发生围手术期的心脏停搏,那么手术治疗的远期疗效显著。围手术期的心脏停搏与早期死亡率高相关。
- 经皮静脉滤器:
 - 适用于有抗凝禁忌证或者积极抗凝治疗不能治疗反复发生栓子。
 - 静脉溶栓治疗的患者应该考虑此项治疗,因为高达20%的患者可能在治疗的同时产生栓子。

🏥 后续治疗与护理

接受华法林治疗的患者应该进行常规随访。

■ 预后

治疗及时,预后良好;如果治疗延误,特别是患者血流动力学不稳定,则预后差。

📋 疾病编码

ICD10

- I26.99 其他肺栓塞未提及急性肺源性心脏病。
- I26.99 肺栓塞,不伴肺源性心脏病。

❓ 常见问题与解答

- 问:服用华法林的儿童参加身体接触运动安全吗?
- 答:一般不建议服用华法林的儿童参加身体接触运动,因为会增加出血风险。

肺源性心脏病 Cor Pulmonale

Brian D. Hanna · Heather L. Meluskey 王凤 译/刘芳 审校

基础知识

■ 描述

- 肺源性心脏病(肺心病)是指由于肺病变而导致功能性毛细血管床退化,肺动脉压力和肺血管阻力(PVR)过度增高,从而引起右心室(RV)功能衰竭。
- 肺心病不是原发性先天性心脏病的结局。

> **注意**
> - 新生儿RV心肌重量与左心室相当。
> - 肺动脉高压(PH)所致RV衰竭在新生儿期可有,但极少发生。

- 新生儿RV衰竭常为低氧、缺血、代谢性酸中毒(如持续胎儿循环)及(或)胎内动脉导管过早受限/关闭的后果。

■ 流行病学

- 肺心病可见于任何年龄,但常为长期存在的肺病进展的结果。然而,严重的支气管肺发育不良成为越来越多新生儿肺动脉高压的常见病因。
- 原发性肺动脉高压(PPHN)通常在20～30岁诊断,女性多见,常常在孕期被诊断出。

发病率

- PPHN年发病率为2/1 000 000。

流行病学

- 新生儿重症监护室患儿发生严重肺心病的概率高达2‰。
- 2%心脏手术的婴儿出现PH,相关死亡率达10%～20%。

■ 危险因素

遗传学

- 儿科中唐氏综合征(21三体综合征)患儿患PH的风险高。
- 家族性PH已经定位于染色体2q32,但这在继发性PH患者中较少见。
- 2q32区域的点突变导致编码缺陷的成骨受体2,此受体是一种介导增殖的肺血管平滑肌受体。

病理生理

- 慢性缺氧是主要原因,可导致一系列内皮功能障碍及肺血管收缩,最终形成 PH。
- 多种血管活性介质可能是血管紧张度的调节因素。
- 肺泡低通气、低氧血症、高碳酸血症和(或)酸中毒均可引起 RV 后负荷增加,RV 收缩功能降低。

病因

- 间质性肺病(最常见)。
- 慢性阻塞性肺病。
- 肺囊性纤维化。
- 哮喘。
- 限制性肺病。
- 感染性。
- 肺毒性物质。
- 肺纤维化。
- 支气管肺发育不良(联合性)。
- 上呼吸道疾病:扁桃体/腺样体肥大。
- 综合征[唐氏综合征 Down 综合征、特雷彻-柯林斯综合征(Treacher Collins 综合征)]。
- 神经肌肉病变:Duchenne 肌营养不良。
- 胸壁畸形。

常见相关疾病

- 肺血管异常。
- 胶原血管病。
- 肺静脉梗阻性疾病。
- 肺栓塞。
- PPHN。

诊断

病史

- 疲乏。
- 生长缓慢,体重减轻。
- 眩晕。
- 晕厥。
- 运动不耐受。
- 胸痛(继发于 RV 缺血)。
- 心悸。
- 咯血。

> **注意**
> 咯血是危及生命的急症,对于任何 PH 患者都预示着预后不良。

体格检查

- 心动过速。
- 胸骨旁右室搏动。
- 可能出现发绀。
- 肝大,颈静脉怒张,外周水肿。
- 响亮、窄分裂或单一的第二心音(P2);RV 奔马律;胸骨右缘全收缩期杂音(三尖瓣反流)和(或)胸骨左缘上方舒张期杂音(肺动脉瓣反流)。

> **注意**
> 从新生儿期至青春期患者,在剑突下最易触及异常增强的 RV 搏动。

诊断检查与说明

实验室检查

- 脑型尿钠肽是 RV 舒张功能障碍很好的生物标志,在肺心病恶化时升高。
- PaO_2 下降,$PaCO_2$ 升高,代偿性代谢性碱中毒。
- 红细胞增多与慢性缺氧有关。

影像学检查

- 胸部 X 线:心脏增大,表现为 RV 增大,主肺动脉增宽。
- 心超:RV 增大,三尖瓣环收缩期位移(TAPSE),RV 肥厚,肺动脉瓣关闭不全,三尖瓣反流估测 RV 压力和(或)心室间隔位置。
- 心室/灌注(V/Q)扫描有助于排除血栓栓塞性疾病。
- 胸部 CT 扫描:容量显像以评估肺发育不良、间质性肺病、血栓栓塞性疾病及大的肺静脉疾病。

诊断步骤与其他

- ECG:可显示右心房增大、RV 肥厚及 T 波倒置。
- 6 min 步行试验:测量心功能容量及限度;2 min 步行试验对于 6 岁以下的儿童是可靠的。
- 心导管虽然为侵入性检查,但仍为金标准。
- PH 及严重肺病患者通常禁行肺活检。

病理表现

- 血管病变(丛状病灶)。
- 肺实质纤维化病变。
- 向心性及离心性重塑。

鉴别诊断

- 伴有 PH 及右向左分流的先天性心脏病(Eisenmenger 综合征)。
- 肺静脉回流梗阻,包括解剖学梗阻及左心室衰竭引起。
- 肺静脉梗阻性疾病。
- 肺泡毛细血管发育不良。

治疗

药物治疗

一线治疗

- 给氧,保证氧饱和度 $>90\%$。
- 抗心衰药物(地高辛、利尿剂)。

二线治疗

扩血管治疗并注意不加重肺内分流。

其他治疗

一般措施

- 主要目标是减少异常升高的肺动脉压力及 RV 负荷。
- 若可能的话,查明原发病因(如上气道梗阻性病变患者行扁桃腺切除术、腺样体切除术)。
- 通常对静推补液耐受性差,且很少能够升高体循环血压。
- 给氧(夜间吸氧)。
- 利尿剂(肺充血者)。
- 支气管舒张剂(茶碱)。
- 地高辛(可增加 RV 收缩力)。
- 抗凝剂。
- 肺血管扩张剂。
- 一氧化氮。
- 钙通道阻滞剂(仅用于大于 1 岁患儿且心输出量无减低时)。
- 5-磷酸二酯酶抑制剂。
- 内皮素受体拮抗剂。
- 前列腺素类。
- 房隔造口术(部分病例,可提高心排血量,但可引起低氧血症)。
- 肺移植或心肺联合移植。
- 通常自身限制活动。
- 不参加竞技类运动。
- 精氨酸为一氧化氮供体,已应用于临床。然而,增多的氨基酸浓度为增殖性的,可能造成远期预后的恶化。

外科治疗与其他

考虑气管切开、胃底折叠术及早期胃造瘘

术(G-管)。

后续治疗与护理

■ 随访

患者监测
当夜间必须给氧以保持氧饱和度＞90％时,提示需要居家进行血氧饱和度监测。

■ 预后
- 可逆性肺病患者通常预后较好。
- 当运动、生长发育或发热性疾病时,由于不能增加心排血量,肺心病患者有猝死风险。
- 多种药物治疗及肺移植可提高长期生存率。
- 长期生存率不定,取决于肺部病变发生年龄及负面影响生存率的基础疾病。
- 通常在 10～30 岁死亡。

■ 并发症
除了肺部本身病程,长期缺氧可导致红细胞增多,减少循环氧的输送,RV 因无法克服过多的后负荷而引起 RV 衰竭。

疾病编码

ICD10
- I27.81 肺心病(慢性)。

- I26.09 合并急性肺心病的其他肺部栓塞。

常见问题与解答
- 问:肺心病患者是否均应行心导管检查?
- 答:是的。虽然心超检查可以获得大量信息,但直接肺动脉压力/阻力测定需要通过侵入性方法获取。此外,肺血管床对多种药物(氧气、前列腺素及钙通道阻滞剂)的反应性评估最好在导管室实施。
- 问:夜间氧疗是否有益处?
- 答:据推断,夜间氧疗对某些阻塞性睡眠低氧患者可延缓肺心病的发展。

分离焦虑障碍 Separation Anxiety Disorder

Julie O Brien · Renee Marquardt 韩晶晶 译 / 高鸿云 审校

基础知识

■ 描述
分离焦虑障碍(SAD)定义为当离开家和(或)与主要依恋对象分离时,表现出与发育水平不相称的恐惧和焦虑。
- 诊断需要区别于发育水平相称的担心、害怕反应或应激反应。

■ 流行病学
- 患病率为 3.5％～5.1％。
- 女孩发病略多于男孩。
- 平均起病年龄为 4.3～8.0 岁,但可出现在任何年龄。

■ 病因
研究显示 SAD 的发生和遗传以及环境因素相关。
- 行为抑制的气质和焦虑障碍的发展相关,这类儿童面对陌生环境时表现为痛苦、抗拒和回避。
- 早期出现陌生人焦虑。
- 父母和儿童之间不安全依恋。
- 父母焦虑水平高。
- 过度控制和保护的抚养方式。
- 暴露于负性生活事件或应激。
- 焦虑或抑郁家族史有遗传预测作用。

■ 常见相关疾病
80％分离焦虑障碍儿童有共患其他疾病,最常见的包括以下几种。
- 抑郁。
- 单一恐怖症。
- 社交恐惧。
- 广泛性焦虑障碍。
- 强迫性障碍。
- 青少年酒精依赖。

诊断
- 分离焦虑是发育过程中正常表现,典型表现出现在 6～7 个月,18 个月时最明显,而 30 个月之后逐渐减轻。
  - 6～7 个月时,正常分离焦虑表现为面对陌生人害羞、紧张。
  - 12～18 个月时,儿童可能有睡眠中断、噩梦、夜间惊恐发作和对立性行为。
- SAD 的特征为不适应,干扰正常功能或明显频繁,严重和持续的焦虑。
- DSM-Ⅳ 的诊断标准如下。
  - 个体与家庭或者依恋对象分离时,产生与其发育阶段不相称的、过度的害怕或焦虑,有 3 项(或更多)表现。
    - 当预期或经历与家庭或与主要依恋对象离别时,产生反复的、过度的痛苦。
    - 持续性和过度地担心会失去主要依恋对

象,或发生意外伤害。
- 持续性和过度担心经历导致与主要依恋对象离别的不幸事件(如走失或被绑架)。
- 因害怕离别,持续表现为不愿或拒绝上学。
- 持续和过度地害怕或不愿独处或不愿在家或其他场所与主要依恋对象不在一起。
- 持续性地不愿或拒绝主要依恋对象不在身边时睡觉,或者不在家睡觉。
- 反复做与离别有关的噩梦。
- 当与主要依恋对象离别或预期离别时,反复地抱怨躯体性症状(如头痛、胃痛、恶心、呕吐)。
- 至少持续 4 周。
- 18 岁前起病。
- 这种障碍引起有临床意义的痛苦,或导致社交、学业、职业或其他重要功能方面的损害。

■ 病史
- 询问儿童在分离时表现出的特定行为及主诉,包括抗议(发脾气及谈条件)、害怕或躯体不适。
  - 最常见的躯体主诉为胃痛和头痛。
- 询问抚养人什么情况受到影响。可能包括的场景如下。
  - 上学或者参加外出活动。
  - 当抚养人离开家的时候。
  - 到其他房间(如和抚养人在不同的房间)。

－睡觉的时候。

• 询问睡眠是否受影响,特别是关于噩梦:

－SAD 儿童常有关于分离、死亡、绑架或严重事故的噩梦。

• 询问上学情况是否受到影响:

－回避行为,如在上学前晨间常规活动中拖拉,或者常拒绝离开父母。

－SAD 儿童中接近 75% 报告有拒绝上学表现。

• 询问持续时间:

－短暂性分离焦虑很常见。SAD 儿童中,症状必须至少持续 4 周。

• 询问可能存在的应激事件:

－在一些病例中,症状可能出现在某些应激源之后。

• 询问影响:

－从很多方面干扰正常的发展过程,如不愿上学,不愿意参加其他活动或者睡眠不好。

－睡眠焦虑可能会导致干扰儿童和整个家庭的睡眠。

■ 体格检查

体格检查未有明显相关阳性体征。

■ 诊断检查与说明

• 实验室检查未有明显发现。

• 没有帮助诊断的标准化测试。

• 有许多量表可以帮助诊断,包括分离焦虑评估量表,有儿童和父母版本。

■ 鉴别诊断

SAD 需要和正常的、与发育相称的分离焦虑区别。另外,需要考虑到可能存在的生活事件或者虐待。其他焦虑障碍如下。

• 广泛性焦虑障碍:

－焦虑常泛化,且在青春期后期出现。

－儿童中,广泛性焦虑倾向于表现为过度担心在校学业和运动表现,或者过于计较得到权威人物的表扬。

• 社交焦虑:

－在普遍或者特定的社交场景中表现出害怕或回避(如在公众面前吃东西)。

• 特定恐怖障碍:

－当由于某个特定物体或者场景引起焦虑时出现,和成年人不同,儿童可能不会意识到他们对某些事物的焦虑或担心是过度的。

 治疗

起始治疗应该包括对抚养者的心理教育(他们需要对儿童进行改变),并且对儿童进行认知行为治疗。

• 对抚养者的心理教育包括解释以下情况:

－焦虑的正常属性。

－抚养者对儿童抗拒和恐惧的反应可能会在不经意的情况下强化儿童的分离行为。

• 抚养者的特别建议:

－不要延长告别。

◦ 简短。

◦ 让儿童知道什么时候你会回来。

◦ 再次向儿童确认你知道他会没事的。

－不要在分离的时候表现得很失落。

－再聚时不要过度作为。

－如果儿童焦虑特别严重。

◦ 从简短的分离开始。

◦ 对成功的表现采用奖励和正性强化(如给予贴纸或者得分)。

◦ 逐渐尝试更大的分离。

• 焦虑手册可以指导抚养者在家庭里进行一些放松和减轻压力的活动。

• 如果抚养者自己的焦虑可能影响儿童的表现,抚养者也需要治疗。

• 儿童进行认知行为治疗的目的在于帮助准确评估儿童的恐惧,学习有效的自我对话。

■ 药物治疗

精神药物治疗仅在非药物治疗手段无效,或者共患其他焦虑障碍导致严重功能损害时才使用,而且应该同时使用心理社会治疗。

• 选择性 5 - 羟色胺再摄取抑制剂(SSRI)药物治疗是儿童焦虑障碍的主要选择。

• 年幼儿童(<10 岁)使用 SSRI 药物不良反应会增加:

－缓慢加量和频繁的监测是必需的。

－不良反应包括胃肠道不适、头痛、头晕和激越。

• FDA 的黑框警告显示 SSRI 类药物可增加儿童及青少年自杀意念和行为的风险;随访中推荐规律监测。

■ 转诊问题

如果对抚养者进行心理教育和指导 1 个

月之后仍没有改善时,需要转诊到精神专科治疗。

• 在考虑对 SAD 进行药物治疗之前应及时转诊到精神专科。

• 对于简单的 SAD 治疗通常较短暂。每周治疗 1～2 次持续 6～12 周。

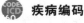 后续治疗与护理

■ 随访推荐

• 如果症状持续 1 个月或者更长时间,提示需要更高级别的干预。

• 如果针对儿童焦虑已经开始采用药物治疗,在药物起始阶段至少每周检测一次并至少持续 4 周,随后每个月进行一次(参照 FDA 对于特定药物治疗的指南)。

■ 预后

干预效果满意。

• SAD 儿童患其他精神障碍的终身风险更高,尤其是惊恐障碍。

• SAD 可以从儿童期持续到成人阶段,早期识别和干预可将发病风险减少到最小。

疾病编码

ICD10

• F93.0 童年离别焦虑障碍。

常见问题与解答

• 问:我如何判断这是不是正常的发育性分离焦虑?

• 答:当分离焦虑在 6 岁之后出现,如果持续 4 周和(或)严重影响期望活动时,需要干预。在 6 岁之前,分离焦虑更常见,但是如果发生功能损害时,也需要干预。

• 问:青少年可能患 SAD 吗?

• 答:是的,SAD 可能影响任何年龄的儿童,也可能持续到成人期。

• 问:当初级保健医生的干预无效时,哪些精神专科医生可以治疗 SAD?

• 答:所有具备治疗儿童焦虑障碍或行为治疗技术经验的精神科医生可以参与治疗 SAD。

粪石 Bezoar

Andrew B. Grossman 万柔 译 / 郑珊 审校

 基础知识

■ **描述**

- 消化道内聚集的异物。
- 根据物质来源往往分成三类。
  - 植物石(蔬菜、水果)。
  - 毛石(头发)。
  - 胃乳石(牛奶、配方奶)。
- 在 2 000 多年前就有粪石发生的记录,表明粪石的形成可能曾经对或仍旧在对文化起着特有的重要作用。

■ **流行病学**

- 植物石一般只发生在成年人。
- 90%的毛石发生在小于 20 岁的女性。
- 胃乳石发生在早产儿、低体重儿。

■ **病理生理**

- 毛石。
  - 与精神发育迟滞、异食癖、拔毛发癖和食毛癖有关,可以吃入自己的头发、地毯毛、动物毛或者洋娃娃的头发。
  - 大部分食毛癖不会导致粪石形成(大约1%除外)。
  - 50%的病例有食毛癖病史。
  - 毛发堆积在胃的皱襞里。
  - 毛石可能变大,覆盖胃部导致腹部包块。
  - 粪石可能从幽门伸入小肠。这段"尾巴"可以阻塞十二指肠壶腹部,导致黄疸和胰腺炎,这个现象称为 Rapunzel 综合征。
- 植物石。
  - 成年人中最常见的粪石,在儿童中很少见。
  - 和胃动力不足、胃排空不良以及胃酸不足有关(可以原发或者发生在胃部手术以后)。
  - 主要包含纤维素、半纤维素、木质素和鞣酸。
- 胃乳石(奶)。
  - 经常在早产儿和低体重儿中报道,这些婴儿饮用高热量早产配方奶。
  - 导致胃乳石形成的因素如下。
    ○ 含有高酪氨酸成分的配方奶。
    ○ 较小的婴儿早期快速加量喂养。
    ○ 高热量密度配方奶。
    ○ 配方奶含钙磷量高。
    ○ 持续插管喂养。
    ○ 低体重儿改变的胃动力。

■ **病因**

粪石的分类取决于其组成含有最多的成分。

- 毛石:头发、地毯。
- 植物石:不能消化的水果或植物成分。
- 胃乳石:奶。
- 其他不多见的物质包括:
  - 异物。
  - 胆结石。
  - 药物,包括维生素、抗酸药物、洋车前草、硫糖铝、西咪替丁和尼非地平。
- 在囊性纤维化患者肺移植后可发生。
- 结肠和直肠粪石。
  - 由于不能消化的葵花籽、爆米花和口香糖造成。
  - 往往不造成梗阻,可能会有大便失禁和结肠炎表现被描述。

 诊断

■ **病史**

- 症状与体征
  - 疼痛。
  - 口臭。
  - 恶心。
  - 呕吐。
  - 腹泻。
  - 胃溃疡。
  - 上消化道出血和穿孔。
  - 左上腹包块。
- 毛石。
  - 不常见模式的秃顶。
  - 常常有可触及的左上腹包块。
  - 粪便里找到头发。
- 植物石。
  - <50%的患者有可触及的腹部包块。
- 胃乳石。
  - 腹胀、腹泻、呕吐和增加的胃内容物。

■ **诊断检查与说明**

实验室检查
- 缺铁性贫血。
- 脂肪泻或蛋白丢失性肠病。

影像学检查
- 腹部 X 线平片。
  - 填塞满食物的胃内,各类胃内包块可能被误诊。
- 上消化道钡餐检查。
  - 可能明确和描绘出包块。
- 超声和 CT 扫描。

诊断步骤与其他
其他内镜能帮助直接看到和阐明粪石的组成成分。

■ **鉴别诊断**
任何胃内异物都可以"伪装"成胃内包块,也可以通过触诊触及。

治疗

■ **一般措施**

- 毛石。
  - 很难通过内镜移除,碎石可能导致粪石迁移以及小肠梗阻。
  - 治疗常常靠手术:毛石比较大而且毛发不可溶解。
- 植物石。
  - 药物(如促动力药物)刺激胃活动。
  - 酶治疗法帮助物质溶解。
  - 通过鼻胃管进行 N-乙酰半胱氨酸治疗,有 1 例病例报道。
  - 内镜碎石或吸出。
  - 可乐治疗被报道有效。
  - 手术取出。
  - 饮食调整。
- 胃乳石。
  - 48 h 不喂养,给予持续静脉补液。
  - 柔和地灌胃有帮助。

疾病编码

ICD10
- T18.9××A 消化道异物,未特指部位,首发。
- T18.2××A 胃内异物,首发。
- T18.3××A 小肠内异物,首发。

常见问题与解答

- 问:常见的导致粪石形成的药物有哪些?
- 答:维生素、抗酸药、洋车前草、硫糖铝、西咪替丁和尼非地平。

- 问：什么会使婴儿有形成粪石的风险？
- 答：文献显示，高酪蛋白成分的配方奶和

胃乳石形成有关。其他可能的因素包括早期过快增加喂养量、高密度配方奶、配方奶

钙磷成分比例高、持续插管喂养和低体重儿胃动力改变。

风湿热 Rheumatic Fever

David Hehir 史雨 译 / 孙利 审校

基础知识

■ 描述

- 由于 A 组 β 溶血性链球菌（GABHS）感染引起的一种感染后炎症性疾病。
- 急性风湿热（ARF）可导致各种疾病，从轻度关节损害到慢性心脏炎。
- 最重要的社会经济影响是由风湿热最严重的形式导致的，即风湿性心脏病（RHD）。
- 虽然在急性期很少致命，但是 RHD 能导致重大残疾和寿命缩短。因此，消除 RHD 是世界卫生组织的一个重要目标。

■ 流行病学

- 发生在致风湿热的 GABHS 菌株感染后。
- GABHS 菌株导致的皮肤感染与世界上热带和欠发达地区的 ARF 有关。
- 初始发作年龄在 5～15 岁。
- 无种族和民族的区别。

发病率

- 从历史上看，未治疗的 GABHS 感染中 0.1%～0.3% 的病例会导致 ARF，在流行地区发病率可高达 3%。
- 发病率的减少归功于抗生素的使用、环境因素（如过度拥挤）的改善和 GABHS 菌株毒力的改善。

患病率

- 全世界有 1 200 万人受到 ARF 的影响，其中有 40 万例 RHD。
- RHD 占全世界心脏疾病患者的 25%～40%。

■ 危险因素

遗传学

没有发现特定的遗传因素，但是大量研究证明 ARF 和人类白细胞抗原（HLA）等位基因相关。

■ 病理生理

- GABHS 触发一个复杂的宿主炎症反应，

影响心脏、关节、脑、血管和皮下组织。
- 是分子模拟的经典范例，宿主产生某些抗体来针对 GABHS M 蛋白，这个蛋白在结构上和宿主蛋白（如肌球蛋白）类似，最终导致自身免疫组织损伤。
- 风湿小体是增生性病变，可在心肌中发现，在疾病开始后可能持续数月至数年。

■ 病因

对特定的致风湿病 GABHS 菌株的免疫介导的炎症反应。

诊断

■ 病史

诊断基于修改过的 Jones 标准（更新于 1992 年）：
- 最近 GABHS 感染的证据加上 2 条主要标准或 1 条主要标准加 2 条次要标准。
- 主要标准：
  - 多发性关节炎（70%）：大关节的游走性关节炎，成人多见。
  - 心脏炎（50%）：心脏炎中 85% 有二尖瓣反流，54% 累及主动脉瓣。症状从无症状心脏杂音至暴发性心脏衰竭，心脏炎在儿童更为普遍和严重。
  - 风湿性舞蹈病（15%）：行为异常和（或）无意识的运动。
  - 环形红斑（10%）：逐渐消失的粉色皮疹和波浪形边界。
  - 皮下结节（2%～10%）：大关节伸肌侧出现无痛性结节，尤其枕部和（或）脊椎棘突处。
- 次要标准：
  - 发热。
  - 关节痛（仅轻度疼痛，无其他表现）：只能考虑没有关节炎表现。
  - 急性期反应物升高：ESR、C 反应蛋白。
- Jones 标准外的如下。
  - 单纯的风湿性舞蹈病。

- 亚临床心脏炎（RHD 心超依据）在缺乏其他标准时应视为 ARF 治疗。
- Jones 标准对于复发者不适用；WHO 推荐有 RHD 病史的复发患者，存在任何主要和次要标准都要治疗。

■ 体格检查

- 心脏：
  - 心脏瓣膜杂音：二尖瓣反流性杂音，二尖瓣舒张中期杂音或主动脉基底部舒张期杂音（主要标准）。
  - 心包摩擦音：心包积液。
- 肌肉骨骼：
  - 疼痛、活动受限、红斑、2 个或更多关节发热、关节炎（主要标准）。
- 神经：
  - 舞蹈样动作（必须和抽搐、手足徐动症、运动功能亢进鉴别）。
  - 风湿性舞蹈病（主要标准）。
- 皮肤病变：
  - 躯干部位逐渐消失的粉色皮疹，中央苍白边界不清，近端手足环形红斑（主要诊断）。

■ 诊断检查与说明

实验室检查

- 特异性检查：没有有价值的特异性检查。
- 非特异性检查：
  - 咽拭子培养：既不敏感也不特异。2/3 的患者假阴性，移植患者为假阳性。
  - 链球菌抗体滴度升高。抗链球菌素 O、抗去氧核糖核酸酶 B 和抗透明质酸酶可能有价值。
  - ESR 和 C 反应蛋白升高。

影像学检查

- ECG：PR 间期延长（主要标准），交界性心律，短暂的心律失常，ST-T 段改变。
- 胸片：心脏肥大提示心脏炎或心包积液。肺水肿可能反映了由于心脏瓣膜炎导致的左心衰竭。
- 心超：评估瓣膜受累情况、心室扩张、心脏

功能和心包积液。

■ 鉴别诊断

- 心脏炎：
- 病毒性。
- 细菌性。
- 立克次体。
- 寄生虫。
- 支原体心肌炎。
- 川崎病。
- 关节炎：
- 链球菌感染后反应性关节炎。
- 血清病。
- 脓毒性关节炎（如淋球菌）。
- 莱姆病。
- 胶原血管病：
- 幼年特发性关节炎（小关节，非迁移性，阿司匹林治疗不能迅速缓解）。
- 系统性红斑狼疮。
- 细菌性心内膜炎。
- 舞蹈病：
- 先天性舞蹈手足徐动症。
- 脑部肿瘤。
- 亨廷顿舞蹈症。
- 肝豆状核变性。
- 链球菌相关的儿童自身免疫性神经障碍（PANDAS）。
- 血液疾病伴关节受累：
- 镰状细胞贫血。
- 白血病。
- 先天性心脏缺陷：之前未诊断的心脏瓣膜疾病。
- 二尖瓣脱垂并反流。

治疗

■ 药物治疗

一线药物

- 抗炎：
- 阿司匹林 60～100 mg/（kg·24 h）口服 q6～8 h；在发热和急性期反应正常 6～8 周后可以减量。
- ARF 的抗生素治疗：
- 青霉素 V 钾。
- 儿童：250 mg，每天 2～3 次，10 天。
- 青少年、成人：500 mg，每天 2～3 次，10 天。
- 二级预防：
- 苄星青霉素肌注（体重小于 27 kg 给药 60 万 U 或体重大于 27 kg 时给 120 万 U），

每 3～4 周 1 次。

二线药物

- 抗炎：
- 泼尼松 2 mg/（kg·24 h）给药 2 周，然后逐渐减量。
- ARF 的抗生素治疗：
- 红霉素、阿莫西林、第一代头孢菌素。
- 二级预防：
- 青霉素 V 钾 250 mg，每天 2 次。
- 红霉素、磺胺嘧啶。

■ 其他治疗

一般措施

- 对 GAHBS 咽炎进行适当的一级预防和早期治疗。
- 涉及贫穷、拥挤、住房等挑战的干预。
- ARF 的治疗：
- 抗生素：青霉素足疗程或同等治疗以根除急性感染；不改变心脏炎进程。
- 抗炎治疗：高剂量阿司匹林是标准治疗；激素对严重心肌炎有帮助，但结果有争议。
- 心肌炎支持治疗：积极支持心脏功能，疾病严重者应减轻系统性后负荷。
- 外科瓣膜成形术或更换瓣膜在严重疾病治疗中可能是必需的。
- 卧床休息：有争议，建议用于严重病例。
- 二级预防复发：
- 理想的推荐是苄星青霉素每月肌注，但是每天口服青霉素或红霉素在低流行地区是可以接受的。
- 持续时间根据临床表现和心脏受累程度决定。
- 无心脏受累的 ARF：5 年或直到 18 岁，任选一种。
- 有轻微或已解决的心脏炎：10 年或直到 25 岁，任选一种。
- 有严重心脏炎或心脏手术：终身。
- 舞蹈病的治疗：
- 通常支持性治疗。
- 苯巴比妥和氟哌啶醇是最常用的药物；氯丙嗪、安定或丙戊酸也可使用。

■ 转诊问题

有新发心脏杂音的患者或有临床心衰证据的患者必须转诊给心脏病专家。

■ 住院事项

初始的稳定措施

- 如果心衰出现，链球菌性咽炎应给予足够的抗感染治疗和心脏支持。

- 治疗经过包括初级预防、ARF 治疗和二级预防复发。

后续治疗与护理

■ 随访推荐

- 无心脏炎的患者：
- 需 2～3 周的密切随访，来评估患者是否会发展为急性心脏炎。
- 长期儿科随访对于诊断无痛性心肌炎的患者是必需的。
- 对于即使没有心脏炎的患者，也必须强调预防。
- 有心脏炎的患者：
- 必须进行心脏病随访，评估是否发展或进展为 RHD。
- 心力衰竭症状恶化提示有心肌病或心脏瓣膜病进展、再发的 ARF 或心内膜炎。
- 二级预防和细菌性心内膜炎预防必须加强。

■ 预后

- 没有预防措施时 ARF 的复发率高达 36%。
- 舞蹈病可能持续数周、数月，并且有类似的高复发率。
- 心脏炎可能自发缓解（70%～80%）或进展。最初心脏炎的严重程度是疾病进程最主要的决定因素。

■ 并发症

与 RHD 进展相关的长期并发症：
- 二尖瓣狭窄。
- 二尖瓣反流。
- 主动脉瓣狭窄。
- 主动脉瓣反流。
- 慢性心脏衰竭。

疾病编码

ICD10
- I00 无心脏病变的风湿热。
- I09.9 非特异性风湿性心脏病。
- M06.9 非特异性风湿性关节炎。

常见问题与解答

- 问：咽拭子培养阴性能排除急性风湿热吗？
- 答：不能，咽拭子培养在 2/3 的患者中可以出现阴性结果。

- 问:是否可以获得有效的预防急性风湿热的疫苗?
- 答:目前没有。由于 A 族链球菌中有超过 90 种抗原性菌株已被确认,疫苗的研发主要聚焦在毒力最大的菌株。

- 问:急性风湿热有什么遗传倾向吗?
- 答:患者如果存在特殊的 HLA - DR 抗原,则容易患急性风湿热。这个特殊的抗原或等位基因在不同种族中有变化。
- 问:风湿热能单独根据心脏炎的心电图证

据来确诊吗?
- 答:心电图发现心脏炎但临床没有杂音,不符合 Jones 诊断标准。然而,许多专家会同意按照急性风湿热来治疗亚临床的心脏炎,特别是在高发地区。

风疹(德国麻疹) (German Measles,Third Disease,Rubella)

MichaeL J. Smith　李晶晶 译 / 葛艳玲 审校

🔬 基础知识

■ 描述
- "风疹"一词源于拉丁语,意为"小红点"。
- 该病起初被认为是麻疹的变种。
- 该病毒感染以临床症状轻微(通常为亚临床)伴从头至脚的皮疹为临床特征。
- 先天性风疹综合征可能较为严重。

■ 流行病学
- 人与人之间主要通过空气传播,可在全球范围内引起感染。
- 皮疹出现后其传染性最强,但是出疹前 7 天至出疹后 14 天均可排泄病毒。
- 先天性风疹综合征的婴儿排泄病毒可长达 1 年。
- 在温带地区,其发病高峰为冬末春初。
- 风疹在以下年龄组发病率相当:<5 岁、5～19 岁及 20～39 岁。
- 在疫苗前时代,美国每年风疹的发病率约为 58/10 万。
- 2004 年:美国没有发生此病的流行。
- 2004—2011 年:上报病例有 77 例,多数是出生于国外的未接种疫苗者。
- 先天性风疹综合征:
- 1964 年:20 000 例新生儿发病。
- 20 世纪 80 年代:鲜有病例报道,每年发患者数<5 例。
- 1990—1991 年:每年上报病例约有 30 例。
- 2004—2011 年:CDC 共报道了 4 例病例,其中仅有 1 例与母亲出生在美国。

■ 一般预防措施
- 疫苗接种计划的主要目的是预防新生儿先天性风疹综合征。
- 风疹疫苗:

- 目前的风疹疫苗株(RA 27/3 疫苗,由美国费城 Wistar 研究所研发)在 1979 年获得认证应用,已经取代了其他所有疫苗株。
- 由于是麻疹、腮腺炎制成麻疹、腮腺炎、风疹三联疫苗(MMR)的一部分,建议在 12～15 月龄时进行初种,4～6 岁时复种。
- 95% 的接种者可产生免疫力,并持续终生。
- 确保学龄前儿童进行全程接种非常重要。
- 疫苗病毒株不具有传染性:孕妇与免疫缺陷者(HIV 无症状感染者除外)不应接种,但是其家人应进行接种。
- 隔离:
- 孕妇应避免接触风疹患者。
- 产后:应进行飞沫预防和(或)学校隔离至出疹后 7 天。
- 先天感染者:应接触隔离至出生后 1 年,或隔离至连续 2 次鼻咽分泌物、尿液培养阴性后。

■ 病理生理
- 呼吸道传播。
- 在鼻咽部和局部淋巴结内增殖。
- 感染 5～7 天后形成病毒血症,病毒随之扩散至全身。
- 孕妇在病毒血症期将病毒经胎盘传给胎儿,产生先天性风疹综合征。

■ 病因
- 风疹病毒:
- 为披膜病毒科风疹病毒属。
- 单抗原型 RNA 病毒。
- 1962 年由 Parkmanhe 和 Weller 首次分离出来。

🔍 诊断

疑似风疹病例应上报到当地公共卫生部门。

■ 病史
- 在儿童,其前驱症状常被忽略。
- 在成人,其前驱期为 1～5 天,可有低热、乏力,出疹前可有颈部淋巴结肿大。
- 询问风疹疫苗接种史和风疹病例接触史。

■ 体格检查
- 皮疹:
- 始于面部,渐波及躯干、四肢。
- 通常不会融合。
- 持续 3 天。
- 淋巴结肿大,尤其是耳后、颈后、枕下淋巴结肿大,且常伴有结膜炎。
- 青少年和成人可有关节痛和关节炎。

■ 诊断检查与说明
实验室检查
- 先天性感染:
- 应该对母亲和婴儿进行血清学检测。
- 婴儿风疹特异性抗体 IgM 阳性,则应高度怀疑此病。
- 从咽部、鼻部分泌物标本中分离出病毒可以确诊。血液、尿液、脑脊液等标本中分离到病毒也具有诊断意义。
- 新生儿期后较难确立诊断。
- 产后获得性感染:
- 风疹特异性 IgM 阳性或者急性期和恢复期风疹特异性 IgG 血清滴度升高≥4 倍具有诊断意义。

■ 鉴别诊断
有时风疹容易与下列感染性疾病相混淆:

F

- 轻型麻疹。
- 猩红热。
- 玫瑰疹。
- 传染性红斑（第五疾病,细小病毒 B19 感染所致)。
- 肠道病毒感染。
- 传染性单核细胞增多症。
- 药物疹。

 治疗

支持治疗。

后续治疗与护理

■ **预后**

- 预后良好,约 50% 为无症状性感染。
- 孕妇感染风疹对胎儿则可能是灾难性的（详见"并发症"）。

■ **并发症**

- 通常发生于成人,较少见。
- 关节痛或关节炎。
- 见于 70% 的成年女性患者,可持续 1个月。

- 常累及小关节。
- 脑炎：
- 发病率为 1/5 000。
- 可能会导致患者死亡。
- 出血：
- 发病率为 1/3 000。
- 儿童较成人多见。
- 血小板减少症：可常见。
- 睾丸炎和神经炎：罕见。
- 先天性风疹综合征：
- 孕早期感染风疹可致死胎、早产及先天畸形。
- 孕期感染风疹越早,所致缺陷越严重。
- 若孕初 3 个月感染风疹病毒,则 85% 的胎儿可被感染。
- 若孕后 20 周发生感染,则较少引起先天缺陷。
- 先天性风疹综合征常见的缺陷病：
  ◦ 耳聋：最常见的缺陷。
  ◦ 眼科缺陷：白内障、青光眼、小眼畸形。
  ◦ 心脏缺陷：动脉导管未闭、室间隔缺损、肺动脉瓣狭窄、主动脉缩窄。
  ◦ 神经系统缺陷：智力落后、小头畸形等。
- 先天性风疹综合征的一些表现可能会持

续数年,如糖尿病、进行性全脑炎。

 疾病编码

ICD10

- B06.9 风疹不伴有并发症。
- P35.0 先天性风疹综合征。
- B06.89 其他风疹并发症。

常见问题与解答

- 问：孕妇禁忌接种风疹疫苗,若一孕妇无意中接种了疫苗,会对胎儿造成伤害吗?
- 答：CDC 收集的资料显示,自 1979 年以来,321 例接种过风疹疫苗的孕妇中未出现过先天性风疹综合征病例,因此意外的疫苗接种并不是终止妊娠的指征。
- 问：有证据显示麻风腮三联疫苗（MMR）会造成自闭症综合征吗?
- 答：没有。很多流行病学研究显示,接种过 MMR 疫苗的儿童与未接种过的儿童,其自闭症综合征的发生率并无差别。最初报道疫苗与孤独症有关的文章已经在 2010 年被撤回。

蜂窝织炎 Cellulitis

Nicholas Tsarouchas　万柔 译 / 郑珊 审校

 基础知识

■ **描述**

- 蜂窝织炎是一种皮下组织急性的、播散性的脓性炎症,通常是恶化的伤口或其他皮肤情况引起的。
- 蜂窝织炎可以进一步通过其影响的唯一的身体位置分类（例如,眼眶周围或眼眶蜂窝织炎、扁桃体周围蜂窝织炎等）。

■ **流行病学**

- 儿童中最常见的病因是金黄色葡萄球菌或化脓性链球菌感染,这些感染继发于局部皮肤外伤。
- 社区获得性甲氧西林耐药金黄色葡萄球菌（CA - MRSA）感染的发病率正在上升,但是更多的是导致化脓性脓肿而不是蜂窝织炎。
- CA - MRSA 在某些社区化脓性皮肤和软

组织感染中占 >60%。
- 盘尼西林耐药的链球菌肺炎还没有成为无并发症蜂窝织炎的重要问题。
- 由于 b 型流感嗜血杆菌和肺炎链球菌疫苗的大范围有效接种,菌血症不常见。

■ **一般预防**

- 良好的伤口护理至关重要。
- 所有伤口都需要用肥皂和清水清洁,然后用干净的干纱布覆盖。
- 局部抗生素软膏对于小型伤口可以选择性使用。

■ **病理生理**

- 蜂窝织炎往往发生在局部损伤表皮（擦伤、割伤、咬伤、磨掉皮的皮炎、水痘等）的创伤以后。
- 继发于局部侵蚀或感染（如窦炎导致眼眶蜂窝织炎）。

- 血道传播（很少见）。

■ **病因**

- 金黄色葡萄球菌：甲氧西林敏感性和耐药性金黄色葡萄球菌。
- A 组 β 溶血性链球菌（GABHS 或化脓性链球菌）。
- 肺炎链球菌（不常见）。
- B 组链球菌和革兰阴性杆菌：新生儿。
- b 型流感嗜血杆菌。
- 铜绿假单胞菌和厌氧菌：免疫缺损的患者。
- 巴斯德菌属：来自猫和犬咬伤。
- 啮蚀艾肯菌：来自人类咬伤。

■ **常见相关疾病**

- 眼眶周围：
- 常常来自局部伤（抓挠、脓疱疮、湿疹、破皮的水痘）。

- 血道传播很不常见。
- 很少会和感染性结膜炎有关。
- 眼眶：
- 和严重的窦炎有关。
- 少见情况：口腔脓肿、外伤、血道传播。
- 口腔：常常来自局部外伤，血道播散很少见。
- 扁桃体周：
- 最常见的是咽炎。
- 蜂窝织炎可能进展为扁桃体周脓肿。
- 四肢：一般是继发于局部外伤。
- 乳房：一般有乳腺炎（新生儿）。
- 肛周：
- 常见于婴儿和年幼儿童。
- 肛周痛、瘙痒和红肿；有时和血性粪便有关。
- 蜂窝织炎-腺炎综合征：
- 见于新生儿和婴儿。
- 病因：B组链球菌、金黄色葡萄球菌、革兰阴性杆菌。
- 常和菌血症、脑膜炎有关。

诊断

病史

- 最常见的表现是有一个肿胀、发红、疼痛的区域。
- 蜂窝织炎全身症状通常轻微（发热可有可无）。
- 局部皮肤外伤史是找到细菌进入的门户的线索。
- 视觉改变、眼球突出和疼痛或者限制性眼部活动是典型的眼眶蜂窝织炎表现。
- 吞咽有疼痛感、张口疼痛（牙关紧闭）以及低沉的声音（热土豆的声音）是典型的扁桃体周围蜂窝织炎/脓肿症状。

体格检查

- 红肿、压痛、温热：是常见的临床表现。
- 隆起的红肿有明确的分界：典型的丹毒表现，表面蜂窝织炎往往和化脓性链球菌有关。
- 一条红色条纹从远处向肢体近端延伸：淋巴管炎，常常表面更严重的情况。
- 局部淋巴结肿大：较小的蜂窝织炎时常见，偶尔合并淋巴腺炎。

诊断检查与说明

实验室检查

- 白细胞计数：正常或升高。

- 血培养：很少阳性。看上去非常病态的儿童以及有大面积蜂窝织炎的儿童需要血培养。
- 伤口培养：很有意义，耐药率仍在升高（尤其是MRSA）。

影像学诊断

- X线片：有时能帮助排除诸如骨髓炎等并发症。在怀疑异物的病例中也有效。
- 超声检查：常常用于和脓肿鉴别，后者需要切开引流。
- 头颅CT扫描：在临床区分眼眶周围和眼眶蜂窝织炎困难的时候很重要。可勾勒出眼眶蜂窝织炎病变的范围。

诊断步骤与其他

在某些病例中，需要有经验的病理医师进行皮肤活检，明确诊断。

鉴别诊断

- 过敏性血管性水肿：可以通过其没有压痛和无发热排除。
- 昆虫叮咬的过敏反应：常常会瘙痒，表现出轻度到重度的局部红肿，以及明确的叮咬史。
- 红色大风疹块：类似地，可能与蜂窝织炎混淆。
- 接触性皮炎：没有疼痛，有瘙痒和同形反应（抓挠的路线上有同形损表现）。
- 钱币状湿疹性皮炎：是有瘙痒的皮炎，由一个或多个环形丘疹、脱皮和（或）皮肤结痂构成，典型地散布在躯干或四肢。
- 莱姆病的移形红斑：一开始是在虫咬位置有红色的斑疹然后扩大成环形，发红；典型的"牛眼"形病损，中央不发红。
- 外伤挫伤：可能被误认为蜂窝织炎，病史可以帮助明确诊断。
- 严重的结膜炎：表现为结膜感染、水肿和分泌物增加。
- "寒冷性脂膜炎"：是寒冷诱发的婴儿双颊脂肪伤，类似双颊蜂窝织炎，有在寒冷的气候中暴露，或者吃冰、吮吸棒冰的病史。
- 结节性红斑：是一种隆起的有压痛的常常在小腿胫骨上发生的脂膜炎，损伤可以是单个的，和系统性疾病（包括炎症性肠病）有关。
- 表面血栓性静脉炎：是有压痛的条索可触及的表面静脉受累。
- 眼睛恶性肿瘤（视网膜母细胞瘤）、侵袭性肿瘤（横纹肌肉瘤）或转移性病（神经母细胞瘤、白血病、淋巴瘤）可能刺激眼眶周围或眼眶蜂窝织炎。

治疗

药物治疗

- 大部分非复杂性、表面"无化脓性"蜂窝织炎（没有脓性引流或外渗液体，没有相关脓肿）用β-内酰胺类口服抗生素治疗，针对β溶血性链球菌和MSSA（例如，头孢氨苄或阿莫西林-克拉维酸）。
- 初步治疗没有反应、有系统性疾病体征、有反复感染并且有潜在易感问题的患者，使用覆盖MRSA的药物。还包括过去有MRSA感染的患者。
- 另外，针对MRSA的治疗应该考虑有危险因素的人以及在MRSA感染患病率大于30%的地区的人。
- 有化脓性蜂窝织炎（并没有可引流的脓肿，有脓性引流液或渗出的蜂窝织炎）应该使用抗MRSA的抗生素治疗。
- 克林霉素是很好的初步治疗的选择，它可以针对β溶血性链球菌和MSSA、MRSA。
- 复方磺胺甲噁唑覆盖MSSA和MRSA，但是不能针对β溶血性链球菌，因此有些医师会和阿莫西林合用。
- 有些专家觉得初次治疗化脓性蜂窝织炎覆盖β溶血性链球菌并不总是必要的，因此有时候也使用复方磺胺甲噁唑单独治疗。
- 多西环素和米诺环素是附加的替代药物，对MRSA很有效，尤其是在青霉素过敏的患者中。
- 红霉素有时也用于青霉素过敏的患者；有红霉素耐药的情况，然而有些还会有交叉耐药克林霉素的情况。
- 看上去很病态的儿童或者那些有扩大的蜂窝织炎病损的患儿需要静脉注射抗生素。
- 随着MRSA感染持续增多，大部分专家现在都建议克林霉素作为初期肠道外抗生素治疗的选择。
- 当没有强烈怀疑MRSA感染的时候，苯唑西林、萘夫西林、头孢唑林和氨苄西林-克拉维酸都是合理的替代药物。
- 万古霉素用于很虚弱的儿童或者严重的快速进展的感染的经验性治疗。
- 利奈唑胺是一种更新型的抗生素，既可以口服也可以静脉注射，针对MRSA非常有效，但是很昂贵，会保留到最后治疗多重药物耐药菌。

• 如果强烈怀疑血流播散,应该加入针对 b 型流感嗜血杆菌的药物(例如,头孢曲松、头孢噻肟)。

• 抗生素(口服和静脉注射)的维持时间应该在 7～10 天。

• 咬伤应该进行破伤风和狂犬病预防。

注意
• 任何深部、侵袭性或持续感染,都应记得考虑 MRSA 感染的可能性(例如,克林霉素)。
• 由于盘尼西林和阿莫西林对金黄色葡萄球菌不覆盖,对于蜂窝织炎的经验性治疗这两者都不是好的选择。

■ **其他治疗**

一般措施

局部蜂窝织炎治疗包括抬高和制动四肢来缓解肿胀,使用冰冷的无菌盐水纱条移除开放伤口的化脓。

■ **手术与其他治疗**

脓肿总是应该引流。

 后续治疗与护理

■ **随访推荐**

• 要期待稳定的改善情况。

• 如果没有每日情况改善,应该考虑如下情况:
- 不合理的抗菌治疗。
- 深部的感染或脓肿需要引流。
- 异物。

■ **预后**

只要按时及时使用合适的抗生素,就能完全康复得很好。

■ **并发症**

• 感染局部或远处播散是极有可能的。

• 化脓和脓肿形成可能发生(例如,扁桃体周围脓肿)。

• 四肢蜂窝织炎可能延伸到深部组织,产生关节炎或骨髓炎,或者像淋巴管炎一样延伸到肢体近端。

• 眼眶蜂窝织炎可能合并视力丧失和(或)

海绵窦栓塞。

• 在大面积 b 型流感嗜血杆菌疫苗出现前,面部蜂窝织炎和菌血症有关,也和肺炎、脑膜炎、心包膜炎、会厌炎、关节炎以及骨髓炎有关。

疾病编码

ICD10

• L03.90 未特指的蜂窝织炎。

• H05.019 未特指的眼眶蜂窝织炎。

• J36 扁桃体周围脓肿。

常见问题与解答

• 问:静脉注射氨苄西林-舒巴坦开始肠外治疗针对有脓肿的蜂窝织炎足够吗?

• 答:不够。应该使用针对 MRSA 的治疗。静脉注射克林霉素是更好的选择。

• 问:什么时候应该选择用静脉万古霉素治疗?

• 答:静脉用万古霉素适用于看上去很病态或者严重的快速进展的感染患者。

F

附睾炎 Epididymitis

Melissa T. Sanford • Hillary L. Copp 庄利恺 译 / 毕允力 审校

 基础知识

■ **描述**

附睾炎是一种常导致剧烈阴囊疼痛的附睾的急性感染,其与睾丸扭转及睾丸附件扭转的鉴别诊断非常重要。

■ **流行病学**

• 附睾炎是最常见的导致阴囊急症的病因,占 37%～65%。年发病率为 0.8/1 000～1.2/1 000。

• 发病率存在双峰式分布,即在<1 岁的婴儿以及青春期男孩高发。

■ **危险因素**

泌尿系统操作(膀胱镜、间歇性自我导尿、尿道的手术)。

■ **病理生理**

• 大多数的附睾炎是原发性的(73%)。

• 病毒性附睾炎是第二大病因。
- 尿常规和尿培养阴性。
- 肠道病毒、支原体、肺炎克雷伯菌和虫媒病毒的抗体滴度经常升高。
- 最新研究表明,有部分附睾炎可能是由于感染后的炎症反应导致的,大约 50% 的附睾炎患者发病前 1 个月内有过呼吸系统症状,而且与轮状病毒与肠道病毒的高发期相一致。

• 双侧附睾炎:占全部病例的 2%～5%,而且和年龄有关。
- 自尿道或尿道上行感染的尿液,经输精管血管或者血行播散。
- <1 岁的患儿
  ○ 典型大多数的病例都是由于泌尿生殖系统异常引起的(占 73%,在>1 岁的患儿中占 21%)。
  ○ 先天性畸形包括尿道外口狭窄、神经性排尿功能障碍、尿道狭窄、后尿道瓣膜、异位开口的输尿管等。

• 典型的致病菌包括大肠杆菌、克雷伯杆菌和肠球菌。

• 青春期后期男孩可能会由于性活动感染淋病、衣原体等性传播疾病,导致附睾炎的发生。

• 化学性附睾炎:由于无菌尿反流至输精管血管,或者药物作用(可达龙)导致的。

• 外伤导致。

 诊断

■ **病史**

• 有时候附睾炎很难通过询问病史和体格检查来和睾丸扭转、睾丸附件扭转鉴别。

• 典型症状持续时间要大于睾丸扭转,一般大于 12 h。

• 绝大多数患者的主诉是阴囊疼痛(91%～98%)、阴囊肿胀(83%)和阴囊红肿(74%)。

• 双侧附睾炎和单侧附睾炎的患者相比

(73%和0),有更多的患者之前就存在泌尿系统的问题。

• 16%～33%的患者有发热,大多数发生在双侧附睾炎中。

■ 体检检查

发病早期固定的附睾疼痛合并阴囊红肿,后期会传播导致睾丸炎症。

■ 诊断检查与说明

实验室检查

• 尿液分析和尿培养只能在极少数病例中有阳性发现(分别为7%和1%～6%),但两者的阳性发现可帮助指导治疗细菌性附睾炎。

• 白细胞计数、C反应蛋白和红细胞沉降率在系统性浆膜炎和血管炎中大多升高。

• 任何有过性活动或者性生活不详的男孩都应筛查淋病和衣原体。

影像学检查

> **注意**
> 对于阴囊急症,建议行B超检查来鉴别诊断睾丸扭转、睾丸附件扭转或者附睾炎。

• 附睾炎的典型表现为增大的附睾,伴随高血流信号及混合回声。

■ 鉴别诊断

• 睾丸扭转。

• 睾丸附件扭转。
• 腹股沟疝嵌顿。
• 鞘膜积液。
• 系统性脉管炎。
• 近期经历泌尿系手术。
• 原发性阴囊血肿。
• 睾丸肿瘤。
• 阑尾炎。
• 腮腺炎性睾丸炎。

治疗

■ 一般治疗

大多数附睾炎是无菌性的,首要的治疗应该是镇痛,非甾体消炎药物,卧床休息,阴囊冰敷,患侧抬高。

■ 药物治疗

• 任何<1岁的或者伴有脓尿症状的患儿,都应该根据当地的抗菌谱经验性使用抗生素治疗。

• 如果是细菌培养确诊的细菌性附睾炎,就需要根据药敏使用2周一疗程的抗生素。

后续治疗与护理

■ 随访推荐

• 按计划随访2～4周,确认附睾炎已治愈。
• 建议转诊至泌尿外科。

• 尿培养阳性及<1岁的患儿应当行泌尿系统B超检查来排除泌尿生殖系的畸形。

疾病编码

ICD10

• N45.1 附睾炎。
• N45.3 附睾-睾丸炎。
• N45.4 附睾或睾丸脓肿。

常见问题与解答

• 问:最好的经验性抗菌药物是什么?
• 答:经验性抗菌药物应该根据当地的抗菌谱选择。比较合理的选择包括头孢氨苄、磺胺甲噁唑、甲氧苄氨嘧啶(复方新诺明)或喹诺酮类药物。
• 问:如果附睾炎持续2周以上未缓解该如何处理?
• 答:患儿应该复查尿液分析和尿培养以确认不是耐药菌感染并且复查阴囊超声以确认没有脓肿形成。
• 问:什么是普雷恩征?
• 答:普雷恩征由Douglas T. Prehn MD命名,是历史上曾使用过的诊断手法。超声检查优于该手法。采用该手法时,从阴囊底部抬高睾丸。如果是附睾炎,睾丸抬高时睾丸的疼痛应当会减轻,理论上睾丸扭转的阴囊疼痛是不会缓解的。

F

腹部包块 Abdominal Mass

Maireade E. McSweeney · Rose C. Graham　万柔 译／郑珊 审校

基础知识

■ 描述

位于腹腔内、能够用手触及的病损或肿块,有可能和腹腔脏器相关联,也可能不相关联。包块可能来源于腹腔内或者腹膜后。

■ 流行病学

• 腹部包块病因多种多样,鉴别诊断依赖于患者年龄和包块的解剖位置。
• 大部分不需要手术;有很多和便秘有关。
• 儿童中,大约57%的腹部包块和器官肿大(肝大或脾大)有关。

诊断

• 胃。
 - 胃胀气或胃轻瘫。
 - 重复畸形。
 - 异物或胃石。
 - 胃扭转。
 - 胃肿瘤(淋巴瘤、肉瘤)。
• 小肠。
 - 粪块(便秘)。
 - 小肠胀气或中毒性巨结肠。
 - 异物。
 - 胎粪性肠梗阻。
 - 重复畸形。

 - 肠扭转。
 - 肠套叠。
 - 肠闭锁或狭窄。
 - 肠旋转不良。
 - 炎症性肠病并发症(脓肿、蜂窝织炎)。
 - 阑尾炎。
 - 梅克尔憩室或脓肿。
 - 十二指肠血肿(外伤)。
 - 淋巴瘤、腺瘤、消化道间质瘤。
 - 类癌(阑尾类癌)。
• 肝脏。
 - 肝脏自身疾病导致的肝大。
  ○ 肝炎(例如感染性、自身免疫性)。
  ○ 代谢性异常或贮积病(如Wilson病、糖原贮积症）。

○ 肝脏侵润（囊肿、肿瘤）。

－ 胆道阻塞。

－ 血管阻塞、失代偿静脉淤血（布加综合征、充血性心力衰竭）。

－ 囊性病变（如 Caroli 病）。

－ 实体肿瘤（肝母细胞瘤、肝细胞癌、肝细胞腺瘤或其他弥漫性系统性瘤性病变）。

－ 血管性瘤（血管瘤或血管内皮瘤）。

－ 其他（错构瘤、局部结节增生）。

• 胆囊与胆道。

－ 胆总管囊肿。

－ 胆囊积水。

－ 阻塞（结石、狭窄、外伤）。

• 脾脏。

－ 先天性囊肿。

－ 贮积病（如 Gaucher 病、Niemann-Pick 病）。

－ 朗格汉斯细胞组织细胞增生症。

－ 白血病。

－ 血液性[溶血性疾病（如镰状红细胞）或其他红细胞异常（如遗传性球形红细胞症）]。

－ 门静脉高压。

－ 游走脾。

• 胰脏。

－ 先天性囊肿。

－ 假性囊肿（外伤、胰腺炎）。

－ 胰母细胞瘤。

－ 神经内分泌瘤（胰岛瘤、胃泌素瘤）。

－ 实体以及乳头状上皮性肿瘤。

• 肾脏。

－ 肾盂积水或输尿管肾盂阻塞。

－ 多囊性发育不良肾。

－ 多囊肾病。

－ 肿瘤（中胚层肾瘤、Wilms 瘤、肾脏细胞癌）。

－ 肾静脉血栓。

－ 囊性肾瘤。

• 膀胱。

－ 膀胱膨胀。

－ 神经性膀胱功能障碍。

• 肾上腺。

－ 出血。

－ 脓肿。

－ 神经母细胞瘤。

－ 嗜铬细胞瘤。

• 子宫。

－ 妊娠。

－ 阴道积血。

－ 阴道积水或子宫阴道积水。

• 卵巢。

－ 囊肿（皮样囊肿、滤泡囊肿）。

－ 扭转。

－ 生殖细胞肿瘤。

• 腹膜。

－ 腹水。

－ 畸胎瘤。

• 腹壁。

－ 脐疝、腹股沟疝或腹壁疝。

－ 脐突出或腹裂。

－ 脐尿管囊肿。

－ 外伤（直肠血肿）。

－ 肿瘤（纤维瘤、脂肪瘤、横纹肌肉瘤）。

• 网膜或肠系膜。

－ 囊肿。

－ 肠系膜纤维瘤。

－ 肠系膜腺炎。

• 其他。

－ 肿瘤（脂肪肉瘤、平滑肌肉瘤、纤维肉瘤、间皮瘤）。

－ 腹腔内睾丸（扭转）。

－ 淋巴管瘤。

－ 寄生胎。

－ 骶尾部畸胎瘤。

■ 诊断步骤

当评价儿科的腹部包块时，选择有条理的方法十分重要。

• 第一步：进行仔细的病史询问和腹部体格检查来帮助获取临床症状、症状持续的时间和包块的大概解剖位置等信息。

• 第二步：进行诊断性检查。

－ 腹部 X 线摄片：用于判断肠道阻塞、粪便负荷或者包块的影响。

－ 超声检查：判断包块的器官来源和组织成分（如囊性的、血性的）。

－ 实验室检查初步判断的诀窍：

• 筛选提示：

－ 便秘和粪便嵌塞往往表现为一个在耻骨上方附近的较大较硬的包块。

－ 在新生儿中，正常情况下通常摸得到边缘的肝脏；评估整个肝界。

－ 某些遗传性疾病/综合征和肿瘤高发有关（如 Beckwith-Wiedemann 综合征和 Wilms 瘤）。

－ 所有在上腹部有鼓胀的叩诊有鼓音的包块，都应考虑胃胀气。

■ 病史

• 问题：体重降低？

• 要点：恶性肿瘤、炎症性肠病。

• 问题：发热？

• 要点：感染、恶性肿瘤。

• 问题：黄疸？

• 要点：肝胆或血液疾病。

• 问题：血尿或排尿困难？

• 要点：肾脏疾病。

• 问题：呕吐、胆汁性呕吐，或者早饱？

• 要点：肠道阻塞。

• 问题：腹痛？

• 要点：阑尾炎、肠套叠、肠梗阻。

• 问题：肠蠕动的频率和次数？

• 要点：便秘、肠套叠、包块压迫肠管。

• 问题：出血或瘀斑？

• 要点：肝脏疾病、凝血障碍。

• 问题：苍白或虚弱？

• 要点：贫血或失血。

• 问题：腹部外伤史？

• 要点：胰脏假性囊肿、十二指肠血肿。

• 问题：性生活？

• 要点：怀孕。

• 问题：患者年龄？

• 要点：

－ 在新生儿中，最常见的腹部包块是泌尿生殖来源的（囊性肾病、肾盂积水）。

－ 在青少年女性中，卵巢相关疾病、阴道积血以及怀孕都应该考虑。

－ 按年龄分类，最常见的腹部恶性肿瘤：① 婴儿：神经母细胞瘤、Wilms 肿瘤；② 儿童：Wilms 肿瘤、肉瘤、生殖细胞瘤；③ >10 岁儿童：肉瘤、生殖细胞瘤和腹部淋巴瘤。

■ 体格检查

• 发现：总体外貌？

• 要点：病态或恶病质的外貌指向感染或恶性肿瘤。

• 发现：腹部包块的位置？

• 要点：

－ 左下腹：粪便、卵巢病变、异位妊娠。

－ 左上腹：脾大、肾脏畸形。

－ 右下腹：脓肿（炎症性肠病）、小肠蜂窝织炎、阑尾炎、肠套叠、卵巢病变、异位妊娠。

－ 右上腹：肝、胆囊、胆道系统或小肠。

－ 上腹部：胃异常（胃石、胃扭转）、胰（假性囊肿）或肝大。

－ 耻骨上：妊娠、子宫阴道积水、阴道积血、后尿道瓣膜。

－ 双侧：肾疾病（囊性肾、肾盂积水、Wilms 肿瘤）。

• 发现：腹部包块特征？

• 要点：活动性、压痛、质地、光滑程度和

（或）包块表面的不规则度都能为包块的性质提供线索。
- 发现：坚硬和固定的包块？
- 要点：肿瘤。
- 发现：包块跨过中线或进入盆腔？
- 要点：肿瘤、肝大、脾大。
- 发现：包块叩诊？
- 要点：浊音代表实体肿块，鼓音代表中空器官。
- 发现：移动性浊音，液波？
- 要点：腹水。
- 发现：皮肤检查？
- 要点：瘀斑和紫癜可能来自与肝脏疾病相关的凝血障碍以及恶性肿瘤的骨髓浸润；牛奶咖啡斑和神经纤维瘤有关。
- 发现：淋巴结病或淋巴腺炎？
- 要点：全身病变、恶性肿瘤或感染。
- 发现：腹膜征？
- 要点：阑尾炎、肠道阻塞或穿孔，急诊手术的指征。
- 发现：直肠出血？
- 要点：肠炎、肠息肉或其他出血病损。

■ 诊断检查与说明

- 检查：白细胞分类检查。
- 要点：贫血、溶血。
- 检查：生化检查。
- 要点：
- 肾脏疾病：尿素氮和肌酐水平。
- 肝脏疾病（胆红素、谷丙转氨酶、谷草转氨酶、碱性磷酸酶、谷酰转肽酶、白蛋白、PT/PTT）。
- 胆囊疾病（胆红素、谷酰转肽酶）。
- 胰腺疾病：淀粉酶或脂肪酶水平。
- 肠道疾病：低蛋白血症。

- 检查：尿酸和乳酸脱氢酶水平。
- 要点：实体肿瘤的快速细胞更新会导致其升高。
- 检查：血浆 β-hCG 水平。
- 要点：妊娠、生殖细胞瘤。

影像学检查
- X线平片。
- 评估肠管阻塞（扩张的肠襻、气液平）、肠管气体分布、钙化或粪便嵌顿、尿潴留。
- 超声检查。
- 明确包块的来源以及鉴别实体和囊性组织。多普勒超声能够检查血管和血流情况，缺点是操纵者的多变性，而且视觉效果可能会被重叠的肠道气体所限制。
- CT 扫描。
- 当有重叠的气体或骨头的时候，能够提供更多细节；如果怀疑恶性肿瘤，除了腹部和盆腔，还应做胸部 CT 扫描。
- MRI。
- 肝脏血管损伤、大血管以及肿瘤。
- 核医学。
- 放射性核素肝胆系统（HIDA）扫描。
- 梅克尔扫描：明确梅克尔憩室或者肠重复畸形内的胃黏膜。
- 静脉尿路造影获取泌尿系统情况。
- 造影。
- 上消化道检查和钡剂灌肠检查：当包块涉及肠管时有优势。
- 排尿期尿道膀胱造影获取泌尿系统情况。

 治疗

■ 一般措施
- 腹部包块患者有脱水、肠梗阻、出血、喂养

困难或临床失代偿表现时，立刻住院。
- 除了初步诊断和实验室检查，应进行儿外科和肿瘤科会诊。
- 剩余其他原因的腹部包块需立即进行处理，及时评估并转诊至相应的专科医师处治疗。

■ 转诊问题

除了便秘，出现在儿童腹部的包块需立即引起重视，诊断检查必须在儿童健康机构立即进行。

入院指征
- 腹部包块患者伴有肠道阻塞、肠管扩张或腹膜症状（肠套叠、肠扭转、胃扭转、胃石、异物、阑尾炎）。
- 中毒性巨结肠。
- 卵巢扭转。
- 异位妊娠。
- 胆道阻塞（结石、积水）。
- 发热。
- 贫血、凝血障碍。
- 胰腺炎（假性囊肿）。
- 剩余其他原因的腹部包块需立即进行处理，及时评估并转诊至相应的专科医师处治疗。

 疾病编码

ICD10
- R19.00 腹腔和盆腔肿胀。
- R16.0 肝大，不可归类在他处者。
- R16.1 脾大，不可归类在他处者。

 腹股沟疝 Inguinal Hernia

Nora M. Fullington · Jeremy T. Aidlen   万柔 译 / 郑珊 审校

 基础知识

■ 描述

腹股沟疝是腹部内容物（肠管、网膜）进入或穿过腹股沟管。

■ 流行病学

腹股沟疝是最常见的儿童需要择期手术

的问题。
- 在男孩中更多见（90%的病例）。
- 有家族倾向。
- 由于右侧睾丸较晚下降并且右侧鞘状突闭合延迟，腹股沟疝右侧更常见。右侧的占60%，左侧的占30%，双侧的占10%。
- 发病率随着年龄不同而不同，从足月儿的3%～5%到早产儿的10%～30%。

■ 危险因素
- 早产。
- 泌尿系统问题：隐睾、尿道下裂、尿道上裂、膀胱外翻。
- 腹壁缺损：腹壁裂、腹膨出、梅干腹综合征。
- 腹内压增加的问题（如腹水、腹膜透析、VP分流）。

- 囊性纤维化。
- 结缔组织病：马方综合征、Ehlers-Danlos 综合征。
- 黏多糖贮积病。
- 家族史。

■ 病理生理

腹股沟斜疝

- 男性胎儿在 7 个月胎龄的时候，睾丸开始从腹膜腔内下降，通过腹股沟管进入阴囊。
- 在 7～9 个月之间，睾丸进入阴囊以后，此通道（鞘状突）开始自发性封闭，只有很小的潜在空间（鞘膜），和睾丸相连。
- 女孩中，卵巢不会脱离圆韧带穿过腹股沟环进入大阴唇。当鞘状突维持开放的情况下，这个通道叫做 Nuck 通道。
- 不完全性鞘状突闭锁导致一部分腹膜延伸入腹股沟环进入阴囊或大阴唇，发生腹股沟疝。

直疝

- 在儿童中不常见。
- 由于先天性或获得性或创伤性腹壁筋膜受损。

其他类型的腹股沟疝

- 疝气的一侧壁由腹腔内脏器（膀胱、直肠、卵巢）组成，称为滑疝。
- 肠壁疝是只有肠壁的一部分疝出。如果此疝是嵌顿的，可能进展为无梗阻的肠穿孔。
- 憩室疝指疝囊内包含梅克尔憩室。
- Amyand 疝是疝囊里包含阑尾。

诊断

■ 病史

- 最常见的表现是主诉有腹股沟区域的肿块。
- 间歇性表现。
  - 当腹内压升高的时候，诸如哭叫，会出现肿块。
  - 当疝突出的时候，监护者拍照片记录会非常有助于诊断。
- 可复性疝通常无痛。
- 如果肿块疼痛，则必须怀疑腹股沟嵌顿疝或者应该排除其他病因（如睾丸扭转）。

■ 体格检查

- 在儿童直立位和仰卧位做体格检查。
- 如果在站立位置肿块很明显但在仰卧的时候消失，很可能为疝。
  - 将疝内容物纳入腹股沟环内是确诊步骤。

- 如果肿块并不明显，让患者憋气增加腹内压（轻轻按压腹部，让患儿咳嗽或憋气或跳动）。
- 透照法。
  - 并不可靠，尤其在婴儿中。
  - 有些腹股沟疝（往往不透光），可以和鞘膜积液鉴别，后者往往透光。
- 丝绸手套征：空疝囊在精索结构上方被触及时，触感和 2 层丝绸摩擦相似，较厚的组织在精索上方结构滑动。
- 阴囊包块压痛：考虑嵌顿疝、睾丸扭转、附睾炎、睾丸炎或外伤。

■ 诊断检查与说明

实验室检查

- 当怀疑嵌顿的病例中，诸如表现为质硬、疼痛、肿胀的腹股沟，全血细胞计数和生化检查都表明嵌顿疝的发生。出现白细胞增多或酸中毒时需要考虑肠道受损。
- 基因遗传检查
  - 在女性患者的疝气修补术中探查到睾丸时，染色体组型检查很有必要，也常常需要进行生殖腺的活检。
  - 1% 的患有双侧腹股沟斜疝的足月产女性患有性发育异常——完全性雄激素不敏感。

影像学检查

诊断往往是通过病史和体格检查确定的。然而使用腹股沟或阴囊超声在有些病例中也是必要的。
- 阴囊压痛
  - 考虑睾丸扭转（使用多普勒超声来评估血流）。
  - 阴囊外伤和考虑睾丸破裂的可能。
- 精索周围肿块或睾丸肿瘤。

■ 鉴别诊断

- 淋巴结肿大。
- 鞘膜积液。
- 上缩睾丸。
- 未降睾丸。
- 精索静脉曲张。
- 睾丸肿瘤。

治疗

■ 一般措施

- 试图在仰卧位和头部朝下的位置借助重力作用回复疝囊。
- 很多人建议在疝上直接朝腹股沟管方向施加压力。

- 当疝囊完全回纳的时候，会感觉到内环处砰砰声，很典型。这可以立刻缓解症状。

■ 手术与其他治疗

腹股沟疝不会自发痊愈，必须手术治疗以防止嵌顿。
- 择期腹股沟疝修补术后的并发症的发生率很低（1%～2%）。
- 嵌顿疝往往发生在出生后第 1 年，并且修补后并发症的发生率也更高（20%）。为了降低这种风险，一旦诊断腹股沟斜疝就建议尽快修补。
- 嵌顿疝回纳后 24～48 h，肿胀缓解，外科医师会进行手术修补。
- 单侧疝的患儿是否进行常规对侧腹股沟探查至今存在争议。一些外科医师在进行单侧腹股沟疝修补的时候用腹腔镜来诊断对侧腹股沟疝。
- 腹腔镜腹股沟疝气修补术在任何年龄段的儿童中都很安全。

■ 住院事项

对于住院患儿，目前并没有一致的意见认为修补术有最合适的时间。嵌顿的风险必须和手术以及麻醉并发症的潜在风险相互平衡。

后续治疗与护理

■ 患者教育

- 术前：家长应该立即咨询医师是否存在嵌顿表现（质地坚硬、压痛、呕吐）。
- 术后：建议 1 周内避免大量体育活动。

■ 并发症

- 嵌顿性疝：>50% 的病例发生在出生前 6 个月。
- 继发于嵌顿小肠襻的肠管阻塞。
- 绞窄：嵌顿疝进展为缺血。
- 肠缺血性梗死导致穿孔和腹膜炎。
- 睾丸、卵巢缺血或梗死。卵巢的血管蒂很窄，很少会有缺血性损伤。

疾病编码

ICD10

- K40.90 单侧或未特指的腹股沟疝，不伴有梗阻或坏疽。
- K40.20 双侧腹股沟疝，不伴有梗阻或坏疽。

• K40.30 单侧或未特指的腹股沟疝,伴有梗阻,不伴有坏疽。

 常见问题与解答

• 问:当怀疑腹股沟疝的时候,何时需要就诊于儿外科医师?

• 答:腹股沟疝不会自发性痊愈,需要手术修补来预防嵌顿和绞窄并发症。一旦诊断为腹股沟疝就需要就诊于儿外科医师来预约修补术。另外,有诸如疼痛、腹股沟区域肿胀、包块等暗示可能发生嵌顿或者绞窄的症状时,需要立刻就诊于儿外科并需要紧急干预。

• 问:什么年龄的腹股沟疝最容易发生嵌顿?

• 答:出生后前 6 个月。

腹膜炎 Peritonitis

Sarah S. Lusman 万柔 译 / 郑珊 审校

基础知识

■ 描述

• 腹膜腔对体液(如肠容物、胆汁、血液或尿液)感染或者化学物质激惹起反应而发生炎症。

• 感染性腹膜炎分类:

- 原发性或自发性细菌性腹膜炎(SBP):没有明确的发病源头或者连续肠腔的阻断,病原菌通过小肠、血循环、阴道、口咽部或者皮肤菌群进入腹膜腔,或者是外源性异物进入腹膜腔。

- 继发性腹膜炎:发生在肠穿孔、脓肿形成、缺血性坏死或腹部穿刺伤造成的内脏破坏。

- SBP:常常发生在肝硬化和腹水的患儿中。

■ 危险因素

• 终末期肝病。

• 血清白蛋白<15 g/L(1.5 g/dl)。

• 血清补体因子 C3 和 C4 水平低。

• 肾病综合征(无法清除微生物,最常见的是肺炎链球菌)。

• 脾脏切除术(有荚膜的微生物:A 组链球菌、大肠埃希菌、肺炎链球菌、类杆菌)。

• 腹膜透析。

• 消化道出血表现。

• 早产。

■ 一般预防

• 慢性肝病的儿童应该接种所有建议的儿童疫苗。

• 门静脉高压导致功能性无脾的儿童应该尽早接受脑膜炎球菌和肺炎球菌的联合疫苗。

• 口服抗生素预防 SBP,从而降低 SBP 的发生率,也改进短期肝硬化成人生存率。

■ 病理生理

• 当细菌或者化学物到达腹膜腔时,局部的腹膜和系统抵抗反应发生:

- 淋巴管机械性清除细菌:细菌和细菌产物进入血道产生系统性反应。

- 细胞吞噬和破坏细菌。

- 细菌迟发的吞噬细胞清除反应。

- 初发反应特征是充血、腹膜腔渗液和巨噬细胞接着中性粒细胞的流入。

- 间叶细胞受刺激后分泌细胞因子[白介素(IL-6、IL-8)、肿瘤细胞坏死因子-α(TNF-α)]。IL-6 刺激 T 细胞和 B 细胞分化,IL-8 是白细胞选择性化学诱导剂。

- 细胞因子增加局部反应,利用纤维沉积进行分隔。

• SBP 没有任何明显的腹腔内手术能够治疗的感染来源,病原菌能从腹腔液中培养。在任何病因造成的腹水患儿中都将其看作是并发症。

- 全身菌血症和微生物从胃肠道(大肠埃希菌、克雷伯杆菌)转移到门静脉或者淋巴管,更少见地直接进入腹水液,以上都可以是感染的来源。

- 在肝硬化和腹水的患儿中,血道中感染的清除能力可能被破坏。

○ 可能是继发于细胞功能障碍或者肝脏血液分流,而造成肝网织上皮系统的细胞吞噬能力减弱。

○ 补体、细菌调理作用以及最终吞噬细胞清除必需的成分,在腹水中减少。

- 感染性微生物包括需氧的革兰阴性菌(大肠埃希菌和克雷伯菌属)以及需氧的革兰阳性菌(链球菌和肠球菌菌属)。

- 在继发性细菌性腹膜炎中,潜在的细菌感染倾向于复杂的多细菌感染,平均超过 3 个或 4 个不同菌种。

○ 最常见的是大肠埃希菌和脆弱类拟杆菌。

○ 最常见的革兰阳性菌是非肠球菌链球菌和肠球菌。

■ 病因

• 原发性腹膜炎:肝硬化或其他和腹水有关的情况。

- 布加综合征。

- 充血性心力衰竭。

- 肾病综合征。

- 系统性红斑狼疮和其他血管炎。

- 类风湿关节炎。

• 继发性腹膜炎的病因因年龄而不同。

- 新生儿和婴儿

○ 胎粪性腹膜炎(产前开始)。

○ 坏死性小肠结肠炎。

○ 特发性胃肠道穿孔。

○ 巨结肠导致穿孔。

○ 自发性胆管穿孔。

○ 脐炎(在发展中国家多见,多由不良的脐带护理引起)。

○ 脐尿管囊肿穿孔。

- 儿童和青少年

○ 继发于阑尾炎。

○ 梅克尔憩室穿孔。

○ 胃溃疡穿孔。

○ 胰腺炎。

○ 胆囊炎。

○ 创伤性或自发性肠穿孔。

○ 肠套叠和其他肠梗阻导致的坏死。

○ 白细胞减少性结肠炎(盲肠炎)。

○ 克罗恩病形成的瘘和囊肿。

○ 中毒性巨结肠。

○ 结核。

○ 输卵管炎和盆腔炎。

○ 毒素。

F

诊断

病史

- 取决于分期、年龄和病因。
- 腹痛是最常见的症状。
- 年幼儿童常常不能用语言表达疼痛。
- 发热、寒战、呕吐、腹泻。
- 大约 10% 的 SBP 病例完全没有症状，表现可能很轻微。
- 婴儿可能表现为喂养困难和昏睡。
- 其他稍微不常见的发现如下。
- 低体温。
- 低血压。
- 利尿剂无效的腹水增加。
- 恶化的脑病。
- 无法解释的肾功能下降。

体格检查

- 腹胀。
- 反跳痛。
- 肠鸣音减少。
- 慢性肝病证据。
- 腹水证据诊断。

诊断检查与说明

实验室检查

- 血液
- 白细胞增多、C 反应蛋白水平上升。
- 败血症，可能有白细胞和血小板减少。
- 尿分析来排除可能模拟腹膜炎的肾脏疾病。

影像学检查

- 腹部 X 线提示可能有肠梗阻、阻塞或者穿孔。
- 腹部超声或 CT 显现腹水、增厚的肠壁和囊肿。

诊断步骤与其他

- 腹部穿刺用来诊断，用于所有新发的腹水病例和怀疑 SBP 的时候。
- 为了改善培养效果，在床旁立刻注入 10 ml 腹水进入血培养瓶。分开的另一管用于革兰染色。

- 腹水中上升的白细胞计数 $\geq 250/mm^3$ 是最重要的 SBP 实验室证据。
- 腹水化学成分：白蛋白、总蛋白、葡萄糖、LDH、淀粉酶、胆红素。
- 血浆－腹水白蛋白梯度＝血浆白蛋白－腹水白蛋白。差异 > 1.1 表明门静脉高压。
- 继发性腹膜炎的诊断标准：腹水培养阳性、白细胞计数 $\geq 250/mm^3$，手术能够治疗的腹水来源。

治疗

药物治疗

- 应立即进行初始经验性抗生素使用，主要针对肠革兰阴性需氧菌和革兰阳性球菌。
- 当明确病原菌之后，抗生素的覆盖范围就可以优化。
- 一线药物：头孢噻肟是 SBP 儿童患者的药物选择。
- 在继发性 SBP 中考虑添加甲硝唑。
- 抗生素抗药性在上升。
- 喹诺酮可能用于抗药性较弱的区域。
- 二线药物：碳青霉烯用于严重的医源性获得性病例。

其他治疗

一般措施

- 用等渗的生理盐水进行液体复苏，从 20 ml/kg 至 60 ml/kg，如果腹水量大需要补充白蛋白来保持血管内容量。
- 胃管胃肠减压。
- 有很大 SBP 风险的患儿会从氟喹诺酮、复方磺胺甲噁唑或者选择性肠道去污染中获益。

手术与其他治疗

在继发性腹膜炎中，手术是主要的治疗方法：
- 通过关闭、转移或切除受影响的肠段，控制感染的潜在源头。
- 术中腹膜冲洗和脓肿清创可以降低细菌播散，帮助预防复发性败血症。

- 较早的成人研究显示了抗生素腹膜冲洗的益处。有争议性的是，这可能损坏局部反应和增加粘连。
- 置管可以引流分界明显的脓肿腔，形成可控制的瘘，或者为脓肿提供持续的术后腹膜冲洗。

后续治疗与护理

预后

- SBP 在住院成人中的死亡率是 10%～50%。
- SBP 导致肝硬化患者的预后明显恶化。
- 复发常见：60% 的有首次或者反复病程的患者会再次复发。
- 成人严重的继发性腹膜炎死亡率为 30%～55%。

并发症

- 下降的液体摄入、呕吐和第三间隙液体增加导致低血容量。
- 败血症和多器官衰竭。
- 腹腔内脓肿。
- 长期：粘连。

疾病编码

ICD10
- K65.9 未特指的腹膜炎。
- K65.2 自发性细菌性腹膜炎。
- P78.1 其他的新生儿腹膜炎。

常见问题与解答

- 问：腹膜炎在有腹水的儿童中常见吗？
- 答：腹膜炎的发病因素很多，腹膜炎一般发生很少。在慢性肝病和腹水儿童中，可能发生 SBP。
- 问：什么是最有用的帮助诊断的实验室检查？
- 答：腹部穿刺以及分析腹水白细胞计数能够提供有效的信息来诊断腹膜炎。诊断不需要腹水培养但是其可以指导治疗。

腹水 Ascites

Rima Fawaz 万柔 译 / 郑珊 审校

基础知识

■ 描述

- 腹水的定义是腹膜内液体的病理性堆积。
- 腹膜液体的成因是液体生成和吸收动力学平衡被打破。
- 在儿童中,腹水经常是肝脏和肾脏疾病导致的。
- 在成人中,腹水大部分是因为肝硬化引起的门静脉高压导致的。
- 腹水是肝硬化三大并发症中最常见的,其他两个是肝性脑病和静脉曲张出血。

■ 病理生理

- 正常循环。
- 血液从肝动脉和门静脉进入肝脏,灌注到肝血窦,并从肝静脉流出。
- 肝淋巴系统是窦状小管内血浆流入窦周间隙形成的,从肝脏回收的淋巴液通过膈淋巴管到胸导管。
- 由于窦状小管上皮对白蛋白的通透性很好,肝淋巴液和血浆是等渗的。
- 在小肠内,肠系膜毛细血管膜对白蛋白不通透。渗透压差使得液体从间质或淋巴液流入毛细血管。
- 来自区域淋巴管的小肠淋巴液和肝脏淋巴液在胸导管汇集。
- 门静脉高压。
  腹水的成因是液体的产生超过了淋巴管的回流能力。
- 肝硬化腹水来自三个病理生理进程:
- 门静脉高压。
- 血管扩张:主要由一氧化氮引起。
- 高醛固酮症:肾脏感受到下降的有效血容量,导致肾素-血管紧张素-醛固酮系统被激活,增加交感神经兴奋度和抗利尿激素分泌。
- 非肝硬化引起的腹水可能有以下原因:
- 恶性肿瘤产生蛋白质类物质或者内脏和(或)壁腹膜炎症:腹膜癌症扩散、结核性腹水。
- 包块、肿瘤或外部压力导致的淋巴管回流阻塞。
- 受损的门静脉回流:右心衰竭、布加综合征、门静脉畸形。
- 下降的有效动脉血容量:心力衰竭。
- 下降的渗透压或低蛋白血症:肾病综合

征、蛋白丢失性肠病、严重的营养不良。
- 淋巴管初级(先天性)异常、代谢异常(唾液酸贮积症、Wolman 病、GM1 神经节苷脂贮积症、Gaucher 病及 C 型 Niemann-Pick 病)。
- 腹内脏器撕裂或腹膜或系膜囊肿、肠穿孔、尿道裂。

■ 病因

液体积聚可能由于以下原因引起。
- 炎症状态［如肠系膜腺炎、结核、胰腺炎、继发于内脏和(或)壁腹膜的炎症］。
- 门静脉高压或门静脉血流阻塞和(或)包块、肿瘤或外部压力造成的淋巴管回流受阻;腹腔内脏、后腹膜、胸腔或纵隔(常表现为乳糜样腹水)的肿瘤。
- 感染性病变:脓肿、结核、衣原体感染、血吸虫病。
- 胃肠道疾病:血管梗死或穿孔的肠管、胰腺炎、破裂的胰腺导管、肝实质疾病。
- 妇科疾病:卵巢肿瘤、扭转或破裂。
- 肾脏疾病:肾病综合征、阻塞性尿路疾病、尿道穿孔、腹膜透析。
- 心脏疾病:心力衰竭、限制性心包炎、下腔静脉网。
- 肿瘤:淋巴瘤、神经母细胞瘤。
- 其他:系统性红斑狼疮、嗜酸性粒细胞腹水、乳糜样腹水、甲状腺功能减退、脑室-腹腔分流术。

诊断

■ 病史

- 急性失代偿性肝脏功能受损应追溯其病因(如大量出血、败血症、重复感染)。
- 体重增加。
- 新生儿时期使用脐导管(增加门静脉血栓的风险)。
- 慢性肝病的证据。
- 呼吸窘迫症。
- 暴露于肝毒性物质。
- 发育迟缓或生长停滞意味着代谢性疾病。

■ 体格检查

- 生命体征。
- 心率加快(增加的心脏输出量)。
- 肝硬化时会有血压下降。
- 整体外观:恶病质。

- 腹部检查。
- 隆起的腹部、鼓起的腹部两侧(液波或移动性浊音)。
- 脐周静脉曲张、脐疝。
- 叩诊浊音。
- 腹膜征。
- 腹痛。
- 脾大。
- 心包膜听诊:心包摩擦音(心包膜炎)、肺心病。
- 神经系统检查:肝性脑病。
- 皮肤。
- 黄疸。
- 蜘蛛痣。
- 肝掌。
- 抓痕。
- 紫纹。
- 黄瘤。
- 四肢。
- 杵状指。
- 水肿。

■ 诊断检查与说明

实验室检查

- 全血细胞计数。
- 红细胞。
- 肝功能检查:转氨酶、PT、总蛋白、白蛋白和胆红素。
- 淀粉酶和脂肪酶(排除胰腺炎)。
- 肌酐和血液尿素氮。
- 液体培养:血液、尿液、腹水。
- 尿分析。
- 慢性肝病引起的腹水的特异性病因检查以及适合其他病因的检查。

影像学检查

- 腹部多普勒超声检查。
- 鉴别腹腔内游离液体、局限性积液和包块。
- 能够清晰地评估肝脏和门静脉系统血管和血流方向。
- X 线平片(位于中央的肠襻)。
- 腹部 CT。
- 腹部 MRI。

腹部穿刺

- 腹水分析很重要。
- 细胞数和分类。

F

- 白蛋白、总蛋白。
- 培养、革兰染色。
- 糖(感染时降低)。
- 乳酸脱氢酶浓度(感染、肠穿孔或肿瘤时增高)。
- 其他可选检查包括淀粉酶(穿孔脏器或胰腺炎时增高)、甘油三酯(乳糜样腹水中增高)以及细胞学(癌症扩散到腹膜)。
- 血清腹水白蛋白梯度(SAAG)。
- (血清白蛋白)-(腹水白蛋白)。
- 血液和腹水分析应该在同一天获取。
- SAAG≥1.1 g/dl 表明存在门静脉高压。
- SAAG<1.1 g/dl 表明其他原因。

■ 鉴别诊断

- 器官肿大:增大的肝或脾。
- 系膜囊肿或卵巢囊肿:当体位改变时没有移动性浊音。
- 肠管阻塞。
- 癌症。
- 心力衰竭。
- 肾病综合征。

治疗

- 腹水的处理应该针对潜在病因。
- 治疗腹水的益处应该和治疗方法的风险、并发症相权衡。
- 转移肝硬化腹水最好的办法是制造负钠平衡然后维持平衡。
- 在肝硬化患者中,应该寻找失代偿的原因,如水钠负荷、感染、食管出血、自发性细菌性腹膜炎。
- 成人平时用餐进食的钠应限制在每 1 000 cal 含 44～88 mEq[1](1～2 g/24 h)或 17～35 mEq(0.4～0.8 g)。
- 建议限制儿童日常钠进食:饮食不加盐或者最多 2 mEq/(kg·24 h)(需将口味和营养相互平衡)。
- 禁水只对严重低钠血症的患者实施(<125 mEq/L 且等于维持量需要的 50%～75%)。
- 利尿治疗的目标是,每天减少 0.5%～1%的体重直到腹水治愈。
- 螺内酯(口服)。
- 因为螺内酯能够拮抗肝硬化腹水中出现的高醛固酮症,因此是单用利尿药里最有效的。
- 作用在远端集合小管,抑制 2%的滤过钠

离子的吸收。
- 其生物活性代谢物质有较长的半衰期,因此需要大于 5 天的时间来获得稳态。
- 开始时在每天早晨 2～3 mg/(kg·24 h)(最大初始计量为 100 mg)。在成年人中,常用的起始剂量是 100 mg/24 h,也可以增加到 400 mg/24 h。
- 与呋塞米一起使用最有效。
- 完善的螺内酯治疗需要监测尿钠排出(期望值>50 mEq/L)。如果没有反应,增加速尿用量。
- 呋塞米(口服)。
- 利尿剂:能够增加 30%的钠排出。
- 开始时在 1 mg/kg(最大初始计量为 40 mg),如果需要可以每几天增加一次用量。
- 成人维持在 100 mg 螺内酯比 40 mg 呋塞米的比例来维持水钠平衡(最大剂量是每天 400 mg 螺内酯:160 mg 呋塞米)。
- 当使用利尿剂时,应密切监测尿排出量和血浆电解质来防止肾前氮血症和下降的有效肾血流。
- 白蛋白:补充剂能够帮助液体转移,如果白蛋白<2.5 g/dl 则使用 1 g/kg 的 25%白蛋白直到白蛋白水平达到 2.5 g/dl。
- 难治性腹水:饮食控制钠摄入和最大剂量的利尿剂治疗无效时,治疗方案如下:
- 治疗性腹部穿刺(大容量穿刺)用于治疗成人难治性腹水。
- 在儿童中,腹穿用于缓解呼吸窘迫或其他由于快速腹内压增加而导致的症状。
- 腹穿容量>1 L 应静注 25%的白蛋白。
- 经颈静脉肝内门体静脉分流术在门静脉高压引起腹水的病例中比较有应用价值。
- 原位肝移植是肝脏疾病导致难治性腹水唯一的有效治疗方法,也是唯一的、已明确的能够提高生存率的治疗方法。
- 当使用利尿剂时,应密切监测尿排出量和血浆电解质来防止肾前氮血症和肾血流。

> **注意**
> - 超声检查是腹水初诊的影像学检查首选。
> - 先天性腹水应评估溶酶体贮积病。
> - 诊断性腹部穿刺在评估新发腹水时很关键。
> - 计算 SAAG 来鉴别门静脉高压和其他病因。
> - 在有肝病和新发腹水的患者中,尽早评估病因来解释急性失代偿。

■ 预后

- 腹水是肝硬化自然病程中一个重要阶段:15%的成年患者在 1 年内死亡,44%的患者在 5 年内死亡。
- 肝脏移植能够大大提高生存率。
- 预后好坏依赖于腹水的病因:肾病综合征(蛋白尿治愈后腹水也会消退)、感染、肝性失代偿(如果肝脏损伤的原因能够逆转预后会很好)。

■ 并发症

- 自发性细菌性腹膜炎(SBP)。
- 自发性腹水感染:腹水的感染可以是没有潜在原因的(如肠穿孔或腹腔内脓肿)。
- 发热、烦躁、腹部压痛和腹胀是常见的体征,呕吐和腹泻也会发生。
- 腹穿和腹水成分分析是确诊腹水感染前必须做的检查。腹水应在床旁注射入血液培养瓶来提高培养产出。
- 诊断:没有腹腔内其他病程的情况下,腹水绝对多形核白细胞数量每立方毫米≥250 个细胞。
- 产检的病原菌有:肺炎链球菌、大肠埃希菌、肺炎克雷伯菌、肠球菌和流感嗜血杆菌。
- 在找到病原菌前,覆盖革兰阴性菌的广谱抗生素(如第三代头孢菌素)可以用于治疗。
- 在某些情况下,建议预防 SBP 的反复发作。
- 其他并发症。
- 下降的肺容量和横膈受限导致呼吸窘迫:肝性胸水(没有心脏、肺基础疾病的肝硬化患者产生大量伴有症状的胸膜积液)、腹壁疝并且破裂漏出张力性腹水(尤其是腹穿以后)。
- 保守治疗几乎是所有情况的首选方法,除了疝破裂需要手术治疗。

疾病编码

ICD10

- R18.8 其他腹水。
- R18.0 恶性腹水。
- A18.31 结核性腹膜炎。

常见问题与解答

- 问:先天性腹水最可能的病因是什么?
- 答:除需排除溶酶体贮积症和(或)其他代

---

① 1 mEq=1 mmol.

谢性疾病,还应考虑新生儿肝衰竭。

静脉高压和其他原因引起的腹水。

• 答:来自希腊词语"askos",意思是装红酒的容器或者酒袋子。

• 问:区分腹水类型最有效的检查是什么?
• 答:腹穿后分析腹水。SAAG用于区分门

• 问:腹水的英文"ascites"来源于哪里?

腹痛 Abdominal Pain

Adrienne M. Scheich 叶孜清 译 / 黄瑛 审校

基础知识

■ 描述

• 腹痛是一种主观症状,可由任一腹腔内器官或其他部位器官病变所致。例如,膈肌周围器官疾病(肺炎)、牵涉痛、全身性感染(A型链球菌或病毒性咽炎)、抑郁等均可引起疼痛。
• 急性腹痛通常为良性自限性,病因也可能危及生命。
• 慢性腹痛,病程>2个月,可为器质性(解剖异常、感染性、炎症性或代谢性),或更为常见的,基于 Rome Ⅲ 诊断标准,由功能性胃肠道疾病(FGID)所致。

■ 流行病学

• 腹痛是儿童患者中最常见的症状。
• 慢性腹痛占普通儿内科就诊的 2%~4%、儿科消化专科就诊的 50% 以上,且发病率高。故慢性腹痛需进行详尽的评估及检查。

■ 病理生理

• 腹痛是多因素造成的,且随着时间的推移,性质会发生变化(例如,急性阑尾炎的典型症状为转移性右下腹痛,由脐周转移至右下腹)。
• 内脏痛(特别是小肠来源),定位困难,通常为钝痛、弥漫性、绞痛或烧灼样疼痛。内脏痛可伴有自主神经反射症状(出汗、苍白、恶心或呕吐)。
• 定位准确、尖锐的躯体性疼痛往往提示腹膜受累(阑尾炎、胆囊炎)。
• 牵涉痛与内脏传入神经进入脊髓的节段有关(例如,胆囊炎时出现肩胛部疼痛)。

■ 病因

• 右上腹:
- 胆结石、胆囊炎。
- 肝炎、肝周炎症。

- 肾结石。
- 输尿管肾盂连接处梗阻。
- 右下叶肺炎。
• 中上腹:
- 胃食管反流病(GERD)。
- 食管炎(GERD、嗜酸性粒细胞性)。
- 胃炎(NSAID、过敏性、幽门螺杆菌、克罗恩病)。
- 功能性消化不良。
- 溃疡性疾病(NSAID、幽门螺杆菌)。
- 胰腺炎。
- 胆囊炎。
- 胃、小肠扭转。
• 左上腹:
- 脾脏血肿。
- 肾脏疾病(见上文)。
- 左下叶肺炎。
- 便秘。
• 右下腹:
- 阑尾炎、穿孔、腰大肌脓肿。
- 肠系膜淋巴结炎。
- 肠套叠。
- 炎症性肠病。
- 感染(结核、耶尔森菌)。
- 卵巢、囊肿扭转。
- 异位妊娠。
- 腹股沟疝。
• 左下腹:
- 便秘。
- 结肠炎(炎症性、感染性)。
- 乙状结肠扭转。
- 泌尿系统疾病(见上文)。
• 下腹部:
- 便秘。
- 结肠炎。
- 膀胱炎。
- 痛经、子宫疾病。
- 盆腔炎。
• 脐周:
- 功能性胃肠病(FGID)。

- 便秘。
- 胃肠炎(感染、嗜酸性粒细胞性)。
- 胰腺炎。
- 胃炎、小肠扭转。
- 阑尾炎(早期症状)。
- 脐疝嵌顿。
• 弥漫性:
- 便秘。
- 功能性胃肠病。
- 贾第虫病。
- 碳水化合物吸收不良。
- 乳糜泻。
- 链球菌、病毒性咽炎。
- 炎症性肠病。
- 过敏性、嗜酸性粒细胞性胃肠炎。
- 缺血性坏死性小肠结肠炎(NEC)。
- 穿孔、腹膜炎。
- 坏死性小肠结肠炎。
- 旋转不良伴扭转。
- 铅、铁中毒,异食癖。
- 周期性呕吐综合征。
- 卟啉症。
- 镰形贫血危象。
- 家族性地中海发热。
- 糖尿病酮症酸中毒。
- 过敏性紫癜。
- 肿瘤。
- 外伤。
- 溶血性尿毒综合征。

诊断

■ 诊断思路

首先需确定是否为急性腹痛以及症状的严重程度,并排除可能危及生命的急症(例如,阑尾炎、穿孔、肠扭转伴梗阻、肠粘连或肠套叠)。

■ 病史

• 起病时间及病程:

- 急性或慢性。
• 尤其对急性病程患儿年龄往往可提示病因：
- 坏死性小肠结肠炎（新生儿、早产），旋转不良、扭转（80%发生于1月龄以内新生儿），肠套叠（更常见于婴儿、幼儿），年幼儿童吞入异物。
• 疼痛部位及放射部位：
- 可提示特定病因（见病因）。
• 诱因及缓解因素：
- 进食，辛辣食物，特定食物（乳糖、蔗糖）。
- 屈膝位疼痛缓解见于急性阑尾炎。
- 排便后疼痛缓解见于便秘；排便后疼痛加剧见于结肠炎。
• 排便习惯及粪便形态：
- 排便次数及粪便性状：腹泻或便秘。
- 急于排便或夜间排便（结肠炎）。
- 腹胀，排气多（贾第虫病，碳水化合物吸收不良）。
- 黏液便（可能是正常情况，也可能是结肠炎）。
- 血便（肛裂，痔，息肉，结肠炎，过敏性紫癜）；果酱色样便提示肠套叠。
- 黑便（上消化道出血、溃疡）。
- 白陶土便（肝胆疾病）。
- 直肠周围病变（IBD）。
• 食欲不振、恶心、呕吐：
- 饭后出现提示上消化道疾病；恶心可为功能性。
- 可能提示肠外疾病（泌尿系感染，输尿管肾盂连接处梗阻或肺炎）。
- 呕血提示食管炎、胃炎；大量呕血提示溃疡、Mallory-Weiss撕裂（下段食管）。
- 胆汁性呕吐提示肠梗阻（肠扭转、肠套叠、新生儿坏死性小肠结肠炎）。
• 吞咽困难，食物嵌塞：
- 出现于大龄儿童提示嗜酸性粒细胞性食管炎。
- 胃食管反流性疾病。
• 发热：
- 急性感染、急性阑尾炎、慢性炎症。
• 体重下降、生长迟缓、青春期延迟：
- 慢性炎症、乳糜泻。
• 肠外表现：
- 排尿困难。
- 皮疹（特应性提示嗜酸性粒细胞性疾病；紫癜，腹痛可为过敏性紫癜的首发症状）。
- 呼吸系统症状（肺炎）。
- 关节痛（炎症性肠病，过敏性紫癜）。
• 既往史（感染性腹泻先于溶血性尿毒综合

征；血红蛋白病或囊性纤维化是发生胆囊炎的危险因素）。
• 暴露史：
- 幼儿铅、铁暴露史。
- 旅行、井水、宠物（贾第虫病）。
- 昆虫叮咬（过敏性紫癜）。
- 服用非甾体消炎药（胃炎）。
- 四环素（药物性食管炎）。
• 询问饮食史以评估纤维与液体的摄入量；过量食用无糖口香糖（山梨醇吸收不良）；摄入含蔗糖、果糖、乳糖的食物（多种双糖酶缺陷，最常见为乳糖不耐受）。
• 腹部手术史（肠粘连）。
• 炎症性肠病，幽门螺杆菌感染，乳糜泻，特异性体质，偏头痛家族史。
• 社会史，压力源，学校出勤率，心境障碍体征。

■ **体格检查**

• 对于急症患者，由于腹痛部位可能随时间变化，需连续进行多次腹部体检。
• 急性阑尾炎体征：
- 麦氏点叩痛或触痛时剧烈疼痛。
- 肌卫。
- 结肠充气试验阳性（触诊左下腹）、腰大肌试验阳性、闭孔肌征阳性。
- 反跳痛（提示腹膜炎）。
- 活动时（行走、跳跃）疼痛。
- 若阑尾穿孔，疼痛可暂时缓解，之后出现腹膜炎体征。
- 吸气时右上腹疼痛（提示胆囊炎）。
- 腰肋部压痛（提示肾脏疾病）。
- 肛周检查若发现皮赘、肛裂（便秘、炎症性肠病）、肛周脓肿（炎症性肠病）、痔。
• 细致的直肠指检可提示：
- 腹膜刺激（阑尾炎、腹膜炎）。
- 血便（炎症性肠病、过敏性紫癜），肛周疾病。
- 粪便滞留、括约肌张力异常［肛门狭窄，肛门下括约肌（IAS）失松弛提示肛门失弛缓］。
• 皮疹（湿疹、紫癜）。
• 其他提示慢性疾病的体征包括皮肤苍白、杵状指、水肿等。

■ **诊断检查与说明**

• 需根据病史及临床表现慎重选择实验室检查：
- 若怀疑为急性病毒性胃肠炎等良性急性疾病，可先不进行实验室检查仅作密切观察

（无脱水的临床证据）。
- 若出现警报症状或体征时（见转诊），需行血液及粪便检查。
• 血常规、血细胞分类计数：
- 白细胞增多（阑尾炎、阑尾脓肿，急性感染）；白细胞数正常提示阑尾炎可能小。
- 贫血（胃肠道失血）。
- 小红细胞增多（慢性炎症、炎症性肠病、乳糜泻）。
• ESR或CRP升高（急性感染、慢性炎症）。
• 低白蛋白血症和低铁蛋白（炎症性肠病、乳糜泻）；可无腹泻症状。
• 胰酶、肝酶。
• 若有血便进行粪便培养（结肠炎）；查虫卵及寄生虫（贾第虫病）。
• 粪钙卫蛋白和乳铁蛋白（炎症或感染）。
• 尿常规排除泌尿系感染（急性阑尾炎时也可见尿白细胞增高）。
• 若腹痛和（或）便秘对一般治疗无效或出现不能解释的腹泻、体重下降、生长发育迟滞时，需进行乳糜泻筛查（总IgA水平正常，且IgA抗组织转谷氨酰胺酶抗体或IgA抗肌内膜抗体阳性）；1型糖尿病、自身免疫性甲状腺炎、唐氏综合征和特纳综合征患儿亦为高危人群。
• 若腹痛、慢性便秘治疗无效时进行甲状腺功能检查。

> **注意**
> 　　除非内镜证实存在消化性溃疡、胃癌或胃黏膜相关淋巴组织（MALT）淋巴瘤家族史、无法解释的缺铁性贫血，对于慢性腹痛、非溃疡性消化不良、新近诊断的胃食管反流病（GERD）患儿，不应行幽门螺杆菌检测。

• 影像学检查（腹部立卧位平片）：
- 肠道扩张或气液平面提示急性肠道梗阻。
- "双泡"征和腹腔充气不良提示中肠扭转、旋转不良。
- 右下腹气液平面或粪石：若临床疑似急性阑尾炎。
- 不透射线肾脏结石或输尿管扩张。
• 上消化道造影，排除解剖结构异常（例如，旋转不良）。
• 超声、CT检查可用于评估外伤、急性阑尾炎、肠套叠、炎症性肠病怀疑发生脓肿、肿瘤、胰腺炎、假性囊肿、胆囊炎。
• 疑似阑尾炎时应慎行CT检查，由于其可导致不需要的阑尾切除术或是假阴性的结

果。对于"低危"患者(无白细胞增高及核左移),可行超声检查和(或)密切观察以替代CT检查。

 治疗

■ **一般措施**

• 急性腹痛可能危及生命时(急性阑尾炎、急性肠梗阻、肠扭转),需稳定患儿生命体征并转诊进一步治疗,若有指征需行手术治疗。

• 腹痛为肠外原因所致(例如,肺炎、咽炎、泌尿系感染),有指征时需给予抗生素治疗。

• 对于慢性腹痛不伴有警报症状或体征时(见"转诊"),最常见的诊断可归入腹痛相关的功能性胃肠病(FGID),包括功能性消化不良、腹型偏头痛、功能性腹痛综合征。需参照 Rome Ⅲ 诊断标准明确诊断。

■ **手术与其他治疗**

• 功能性消化不良:进行 4 周的质子泵抑制剂(PPI)试验性治疗,以排除病毒感染后消化不良。避免使用非甾体消炎药、进食辛辣及油腻或摄入咖啡因。若治疗无效或质子泵抑制剂(PPI)减量后不耐受,转诊至胃肠病专科行内镜检查。

• 肠易激综合征(IBS):改善排便:腹泻(止泻药);便秘(缓泻剂);薄荷油或解痉药可缓解疼痛;可服用益生菌。

• 功能性腹痛综合征:运用生物-心理-社会模式;行为治疗,可考虑合用三环类抗抑郁药(尤其有焦虑症状时)。

> **注意**
>
> 所有功能性胃肠病患儿都需处理合并的心理疾病。

■ **转诊**

• 无论急性或慢性腹痛,若出现临床警报症状,提示可能存在感染以外的消化道黏膜病变,需转诊至胃肠病专科医师处,进一步行内镜检查及相应治疗。

警报症状如下:

- 夜间疼痛:因疼痛而惊醒。
- 持续呕吐和(或)吞咽困难。
- 胃食管反流病行质子泵抑制剂试验性治疗无效。
- 呕血。
- 夜间腹泻。
- 血便。
- 肛周疾病。
- 体重下降、生长障碍、青春期发育迟缓。
- 消化性溃疡或炎症性肠病家族史。

 疾病编码

ICD10

• R10.9 非特指的腹痛。
• R10.0 急腹症。
• R10.31 右下腹痛。

腹泻 Diarrhea

Roberto Gugig   叶孜清 译 / 黄瑛 审校

 基础知识

■ **描述**

• 腹泻时,患儿排便频率、粪便量、粪便含水量高于正常。

• 根据病程,可将腹泻分为急性(<14 天)、迁移性(14~29 天)和慢性(>30 天)。

• 典型急性腹泻骤然起病,粪便中含水量>10 ml/(kg·d),病程<14 天。通常每天排出 250 g 以上不成形粪便。

• 迁移性腹泻也可急性起病,但病程超过14 天。

• 肠道黏膜丧失正常吸收及分泌功能,水、电解质平衡破坏,产生了腹泻。

• 引起腹泻的原因包括吸收不良、消化不良、细胞电解质泵功能障碍、肠道内微生物聚集或侵袭。

• 各种类型的腹泻都有可能伴有里急后重、肛周不适、失禁等症状。

 诊断

■ **鉴别诊断**

急性腹泻

• 饮食因素:
- 山梨醇、果糖、乳糖及特定食物不耐受(如豆类、水果、胡椒等)。

• 感染性因素:
- 细菌性(例如,大肠杆菌、艰难梭菌)以及病毒性(例如,轮状病毒、诺如病毒、腺病毒)。
- 寄生虫性(例如,贾第鞭毛虫、隐孢子虫、阿米巴)。

• 药物:
- 抗生素、泻药。

• 维生素缺乏:
- 锌、烟酸。

慢性腹泻

• 过敏性、自身免疫性:
- 牛奶或大豆蛋白过敏、嗜酸性粒细胞性肠炎、过敏性紫癜、乳糜泻或自身免疫性肠病。

• 免疫缺陷:
- 人免疫缺陷病毒(HIV)/艾滋病(AIDS)、慢性肉芽肿病、高 IgM 血症、严重联合免疫缺陷病。

• 解剖结构异常:
- 肠道过短(例如,坏死性小肠结肠炎病史、巨结肠、肠旋转不良、炎症性肠病)。

• 胆汁酸吸收不良。

• 先天性:
- 囊性纤维化、微绒毛包涵体病、簇性肠病、IPEX 综合征。

• 大便失禁。

• 内分泌性疾病:
- 甲状腺功能亢进症、糖尿病、先天性肾上腺增生。

• 细菌过度生长(例如,盲襻、造瘘)。

• 炎症性肠病:
- 溃疡性结肠炎、克罗恩病。

• 肠道淋巴管扩张:
- 原发性、继发性。

• 肠易激综合征。

- 乳糖不耐受:
  - 原发性、继发性、先天性。
- 胰腺外分泌功能障碍:
  - Shwachman-Diamond 综合征、阳离子胰酶缺乏、Jeune 综合征、Pearson 综合征、Johanson-Blizzard 综合征。
- 感染后肠病。
- 分泌性肿瘤:
  - VIP 瘤、生长抑素瘤、胃泌素瘤、类癌、胰高血糖瘤。

■ 诊断思路

- 临床评估的第一步是明确患儿所述"腹泻"的性质。排除大便失禁、药物性腹泻可能。区分急性与慢性腹泻。将腹泻分为炎症性、脂肪泻、水样泻。同时考虑人为因素引起腹泻的可能。
- 确定腹泻的类型(渗透性 vs. 分泌性)十分重要,其可能影响诊疗方案:
  - 分泌性腹泻:
    - 细胞钠、葡萄糖、氨基酸转运泵实现了肠道内液体与电解质的吸收。
    - 影响上述泵的因素包括霍乱弧菌毒素、前列腺素 E、血管活性肠肽、分泌素、乙酰胆碱,可导致严重的活动性等渗分泌状态,表现为严重腹泻、脱水及酸中毒。其他因素包括胆汁酸吸收障碍、炎症性肠病、肠道调节功能障碍(迷走神经切除术后、糖尿病神经病变)、多肽分泌性内分泌肿瘤、肿瘤(结肠癌、淋巴瘤、绒毛状腺瘤)。
  - 渗透性腹泻:
    - 通常而言,肠液溶质组分与血浆相似。
    - 若肠道中出现吸收不良或不可吸收的溶质时,即发生渗透性腹泻(可致粪便 pH<6)。
    - 摄入不可被吸收糖类(如山梨醇)、泻药(如柠檬酸镁)、肠道黏膜损伤继发糖吸收不良(如乳糖)、消化不良(如胰腺功能障碍)、肠道内液体通过过快、先天性转运功能障碍。

■ 病史

- 问题:病程(<14 天,>30 天)?

要点:需区分急性腹泻与慢性腹泻。急性腹泻发生通常与感染、药物或新添食物有关。

- 问题:旅游史?

要点:应当询问旅游目的地是否存在饮用水受污染问题(如墨西哥地区阿米巴污染);当地食品制备时间过长或卫生状况差(受到弯曲杆菌、蜡状芽孢杆菌、大肠杆菌污染)。另

一个重要问题为是否暴露于山溪或池塘(如隐孢子虫、贾第鞭毛虫)。

- 问题:近期抗生素使用史?

要点:多种抗生素与艰难梭菌结肠炎或抗生素相关性腹泻有关。

- 问题:青少年?

要点:应当询问青少年对于自身体型与体重的看法。进食障碍性患者或是期望迅速减重的运动员,常可见泻药滥用所致渗透性腹泻。

- 问题:家族史?

要点:遗传易感性情况(如炎症性肠病、乳糜泻)。

- 问题:全身症状?

要点:询问是否伴有发热、消化道出血、呕吐十分重要。某些消化道感染、炎症性肠病有特定的全身症状。

- 问题:血便?

要点:急性血便、发热通常提示细菌感染。但是,同样症状伴随疲乏、尿量减少、易发生淤青,往往提示溶血性尿毒综合征。血便伴腹部绞痛、关节炎、紫癜性皮疹提示过敏性紫癜。注意此与前述的溶血性尿毒综合征不同。血便、腹痛、体重下降则是炎症性肠病的特征表现。

- 问题:脂肪泻(粪便油腻或体积大)?

要点:提示脂肪吸收不良(如囊性纤维化)。

- 问题:年龄(先天性 vs. 获得性)?

要点:囊性纤维化、牛奶或大豆蛋白过敏、先天性肠病等多种疾病,发病时间为出生至 3 月龄时。所以了解患儿的年龄十分重要。

- 问题:原先健康的婴儿近期病毒感染后出现迁延性腹泻?

要点:此时应当怀疑病毒感染后肠炎。其特征为黏膜严重损伤导致一过性双糖酶缺乏,吸收不良可持续存在。

- 问题:正常学龄前儿童每天水样便 2~10 次,无其他症状和(或)诱因,仅摄入大量果汁。

要点:考虑为慢性儿童期非特异性腹泻或"幼儿性腹泻"。

- 问题:乳糖不耐受?

要点:通常见于多数大龄儿童及成年人。某些种族中发生率>95%。

- 问题:慢性腹泻伴体重减轻?

要点:必须排除炎症性或免疫性疾病,如溃疡性结肠炎、克罗恩病、乳糜泻。乳糜泻是免疫因素介导的肠道疾病,病因为遗传易感性者对于麸质和相关醇溶蛋白的永久性过敏。美国人群中发生率为 0~1/130。具有

遗传倾向。对任何慢性腹泻伴体重减轻患儿都需考虑乳糜泻的可能。

■ 体格检查

- 发现:儿童生长指标?

要点:为准确评估,需了解患儿既往检查结果及生长曲线。若患儿长期营养不良且多年体重下降或生长速度缓慢,相比于生长正常儿童,诊断会截然不同。

- 发现:关节炎及皮疹?

要点:腹泻伴关节炎及皮疹见于炎症性肠病、乳糜泻、过敏性紫癜、特定细菌感染。

- 发现:口腔溃疡?

要点:腹泻伴口腔溃疡见于炎症性肠病及乳糜泻。

- 发现:水合状况?

要点:毛细血管再充盈时间>3 s,心动过速不伴疼痛或发热,黏膜干燥提示脱水。

- 发现:杵状指?

要点:若发现杵状指,需注意排除囊性纤维化或炎症性肠病。

- 发现:包块?

要点:右下腹包块提示脓肿(如克罗恩病时末端结肠炎或阑尾脓肿)或肠套叠(如激惹患儿伴果酱色样粪便)。

■ 诊断检查与说明

- 检查:粪便培养。

要点:确定腹泻病因第一步需行粪便检查,项目包括血液、黏液、炎症细胞及微生物。所有病因不明患儿应行粪便培养,项目包括寄生虫(如贾第鞭毛虫、阿米巴)、细菌性致病菌(如沙门菌、弯曲杆菌、志贺菌、耶尔森菌、气单胞菌、邻单胞菌)、病毒微粒、艰难梭菌毒素。

- 检查:粪便 pH 及还原物质。

要点:有助于检测糖消化不良。粪便 pH 在 5~6 及以下,还原性物质比例为 0.5%~1% 或更多提示消化不良。

- 检查:粪便渗透压及电解质。

要点:粪便渗透压,粪便 Na^+、K^+ 浓度,可用于计算阴离子间隙,鉴别分泌性腹泻与渗透性腹泻:

- 粪便渗透梯压=测得的粪便渗透压-预计粪便渗透压。
- 预计粪便渗透压=$2\times$(粪便 Na^++粪便 K^+)。
- 粪便渗透压>50 mOsm/kg 表明渗透性升高。
- 检查:粪便隐血。

要点：此为一个敏感且特异的检查。可用于区分血色素阳性粪便与食物或饮水中所含人工、天然红色素。粪隐血阳性血提示感染性腹泻（艰难梭菌）或其他器质性病变（炎症性肠病）。

• 检查：72 h粪便脂肪定量。

要点：是判断脂肪泻的敏感试验。接受该检查前，患者需高脂饮食（2～4 g/kg）至少1天：

- 收集3天内所有的粪便，冷藏后进行检测。需记录相应时间段内的饮食摄入。
- 脂肪吸收指数计算方法为：

$$\frac{摄入脂肪(g)-粪便脂肪(g)}{摄入脂肪(g)}\times100\%$$

- 正常值如下：
- 早产儿：60%～75%。
- 新生儿：80%～85%。
- 10个月～3岁婴儿：85%～95%。
- 3岁以上：93%。
- 若证实有脂肪吸收不良，则应怀疑胰腺功能障碍（如囊性纤维化、Shwachman-Diamond综合征）或严重肠道疾病。

• 检查：乳糖呼气试验。

要点：该非侵入性试验检测氢或甲烷水平。试验的原理是，吸收不良的碳水化合物在结肠细菌发酵下可产生氢气。若大龄儿童一般情况良好，则可能为原发性乳糖酶缺乏。但是，对于年幼儿童，需考虑并排除继发性乳糖酶缺乏及小肠疾病。

• 检查：D-木糖检查。

要点：这是一项对于小肠表面功能区域的间接检查。无需胆汁盐、胰酶、肠道双糖酶作用，D-木糖可吸收入血。禁食8 h后，给予一定剂量的D-木糖（1 g/kg，最大剂量25 g），测定1 h后的血D-木糖浓度。对于儿童，若测定浓度在15～20 mg/dl及以下为异常值，提示存在改变或影响肠道黏膜吸收

的疾病。

• 检查：粪钙卫蛋白。

要点：肠道炎症时，粪便中可见此中性粒细胞性蛋白。

• 检查：胃镜及结肠镜。

要点：可直视肠道黏膜，并可进行肠液培养、双糖酶测定，活检标本有助于诊断。

• 检查：乳糜泻筛查。

要点：项目包括组织转谷氨酰胺酶、IgA水平、肌内膜抗体。

 ## 治疗

■ 一般措施

• 腹泻治疗的关键：①纠正脱水；②纠正电解质紊乱；③有指征时，治疗腹泻病因。

• 补液是治疗的关键。

• 推荐使用含111 mmol/L葡萄糖及90 mmol/L钠溶液进行口服补液治疗。

• 严重腹泻与不能耐受口服补液者需行静脉补液治疗。

■ 转诊问题

若患儿出现生长迟缓、非感染性粪隐血阳性者，原因不明的慢性腹泻，需考虑转诊至儿科胃肠专科医师处。

■ 住院事项

初始治疗

腹泻可导致严重脱水及电解质紊乱。应密切观察任何疑似脱水患儿。仅当口服补液无效时，进行静脉补液治疗。对于培养阴性的消化道出血伴严重腹泻患儿，应紧急给予相应治疗。

• 抗生素：

- 霍乱弧菌、志贺菌、蓝氏贾第鞭毛虫需行

抗微生物治疗（如甲氧苄啶/磺胺甲基异噁唑、阿奇霉素、四环素、环丙沙星、甲硝唑）。

- 镰形细胞病患儿长期感染致病性大肠杆菌或耶尔森菌、极低龄发热患儿或菌血症婴儿发生特定沙门菌感染时，需行抗微生物治疗。

后续治疗与护理

■ 饮食事项

• 胃肠炎时，应继续母乳喂养，其可加快黏膜愈合与恢复。

- 传统观点认为，禁食有助于人工喂养患儿恢复。
- 目前，许多研究显示，在4～6 h之后重新喂食，可加速恢复。

• 微量营养素的补充：

- 急性胃肠炎时，给予锌剂补充10～14天（6个月以上婴儿，20 mg/d；6个月以下婴儿，10 mg/d），有助于减轻腹泻的严重程度、缩短病程。同时可以预防营养不良婴儿再次发生腹泻。

• 益生菌和益生元：

- 已同时用于腹泻的预防与治疗。
- 已证实鼠李糖乳杆菌LGG能够缩短腹泻病程，减少病毒排出（如轮状病毒）。
- 对克罗恩病、溃疡性结肠炎、肠易激综合征、结肠袋炎有益。

疾病编码

• R19.7腹泻，未指明的。

• K52.9非感染性胃肠炎、结肠炎，未指明的。

• A09感染性胃肠炎、结肠炎，未指明的。

 # 腹型偏头痛 Abdominal Migraine

Desalegn Yacob 柴毅明 译 / 周水珍 审校

基础知识

■ 描述

周期性发作表现为急性严重的非绞痛性质的脐周疼痛，并伴有恶心、呕吐、厌食、头痛和面色苍白。

■ 流行病学

发病率

• 大多在儿童期起病，平均起病年龄为7岁（3～10岁）。

• 高峰年龄为10～12岁。

• 女孩常见（女：男为3:2）。

患病率

• 有1%～4%的儿童患病。

• 至成人期下降。

■ **危险因素**

遗传学

患儿父母常有偏头痛和头晕病史。

■ **病因**

• 包括皮层和自主神经在内的下丘脑起源的神经活动。
• 5-羟色胺和5-羟色胺受体抑制剂参与。
• 最新研究显示肠道血管运动因子参与发病。

诊断

Rome Ⅲ诊断标准——12个月内发作两次并符合以下所有标准：

• 发作性脐周痛,持续1 h以上。
• 发作缓解后间歇期正常。
• 疼痛影响日常活动。
• 伴随以下≥2个症状:厌食、恶心、呕吐、头痛、畏光、面色苍白。
• 除外炎症、解剖结构、代谢、肿瘤。
• 除外颅内压增高(肿瘤、脑积水)。

■ **病史**

• 询问有无偏头痛或者在儿童期不能解释的腹痛家族史。
• 疼痛持续<6 h。
• 全腹疼痛,常常以左上或右上为主。
• 两次发作间隙无腹痛。
• 发作频率从每周一次到每年数次不等。
• 有时出现其他偏头痛现象,如恶心、呕吐、出汗、体温改变、局部感觉异常、手臂放射痛、视物模糊或全身不适。
• 相关的疲劳、乏力、意识障碍。

■ **体格检查**

• 神经系统和腹部查体通常无殊。
• 必须进行眼部包括眼底镜的检查来除外视神经乳头水肿(颅内压增高)。

■ **诊断检查与说明**

• 腹型偏头痛是一个排他性诊断。
• 即使符合大部分或全部腹型偏头痛的诊断标准,也必须确认不存在其他相关的严重疾病。

实验室检查

• 全血细胞计数。
• 红细胞沉降率和C反应蛋白。
• 尿液分析。
• 妊娠检测。

• 淀粉酶和脂肪酶。
• 粪隐血试验。
• 粪培养。
• 乳糖呼吸试验排除乳糖不耐症。
• 血铅水平。
• 排除卟啉病或家族性地中海热。
• 代谢检查(须在发作期而非发作间期检测):尿有机酸、血氨基酸、血氨、乳酸、血气分析、酰基肉碱谱、影像学检查。

诊断步骤与其他

• 排除间断性或部分性肠道梗阻。
• 上消化道钡餐检查排除结构异常。
• 超声或CT检查排除病变肿块或慢性阑尾炎。
• 发作期间肾脏超声排除肾盂输尿管连接部梗阻。
• 发作期间钡剂灌肠排除肠套叠。
• 脑电图检查鉴别腹型偏头痛和癫痫。
• 用红白闪光检查视觉诱发反应(VER):腹型偏头痛的患儿会表现出特定的快波反应。
• 必要时行脑部CT或MRI检查有助于明确间歇性脑水肿的病因。

■ **鉴别诊断**

• 感染:
 - 鞭毛虫。
• 环境:
 - 铅中毒。
• 肿瘤。
• 代谢:
 - 卟啉病,乳糖不耐症,女性携带(X连锁)鸟氨酸氨甲基转移酶(OTC)基因突变,有机酸血症。
• 社会心理因素:
 - 功能性腹痛或肠易激综合征。
• 外科:
 - 阑尾炎、肠套叠、胆绞痛。
• 炎症:
 - 炎症性肠病、胃溃疡、肠系膜淋巴结炎。
• 胃肠道:
 - 肠易激综合征、胃食管反流、游走脾、周期性呕吐、复发性腹痛、功能性腹痛、便秘、肠系膜上动脉综合征(SMA)、复发性胰腺炎。
• 解剖:
 - Meckel憩室、肾盂输尿管连接部梗阻。
• 神经系统:
 - 腹型癫痫:伴随短暂疼痛(数分钟),发作时意识清楚,突然发生,80%患儿同步脑电图异常。
 - 颞叶癫痫。

 - 间歇性脑水肿(可能继发于第三脑室黏液囊肿)。

> **注意**
>
> 因为腹型偏头痛是一个排他性诊断,所以很多患儿需要经过大量的检查和观察来排除其他病因导致的疼痛,包括剖腹探查。

 治疗

■ **药物治疗**

• 药物可以用于急性发作和日常预防性治疗。
• 对于大多数患者而言,这些药物的副作用可能超过了缓解疼痛的作用,尤其对于发作频率很小的儿童。

■ **其他治疗**

一般措施

• 避免诱发因素:
 - 坚持记录发作日记有助于寻找可能的诱因。
 - 避免诱因是预防发作的最佳方法:
  ○ 常见诱因包括摄入咖啡因、尼古丁、胺,情绪因素、旅行、长时间的紧张、睡眠不足、体力运动和(或)闪光。
• 认知治疗:
 - 行为治疗和生活习惯的调整(规则睡眠、补充水分、身体锻炼)十分有益。配合其他认知治疗的生物反馈和(或)放松训练也有帮助。有经验的儿科精神卫生专家的参与也有利于治疗。

后续治疗与护理

■ **随访推荐**

• 大部分儿童期腹型偏头痛的症状(0～60%)在青少年早期消失。
• 部分患者(0～70%)会在成年期发展为典型偏头痛的头痛症状。
• 尽管常常伴有非特异性的脑电图改变,但很少有儿童发展为癫痫。
• 10%诊断为偏头痛的儿童曾经有不明原因的反复腹痛。
• 成人偏头痛中腹痛的发生较紧张性头痛更为常见。

■ **患者教育**

• 在孩子疼痛发作时,让他们做些能让他们感到舒服的事,如休息,改变体位,或者到安静的地方。

- 患儿是否需要请假取决于很多因素：
- 发作频率、严重程度、持续时间。
- 患儿年龄、成熟程度、应对能力。

 疾病编码

ICD10

- G43.D0 腹型偏头痛，非难治性。
- G43.D1 腹型偏头痛，难治性。

 常见问题与解答

- 问：我被确诊为腹型偏头痛后是否就意味着我的孩子会出现偏头痛的头痛症状？
- 答：目前没有确切的方法来告知你的孩子是否会出现偏头痛的头痛症状。
- 问：我有两个孩子，他们也会发展为腹型偏头痛吗？
- 答：虽然以头痛表现的偏头痛有家族遗传倾向，但是否按照孟德尔遗传方式还不明确。

- 问：当我的孩子疼痛时我能怎样帮助他们？
- 答：首先，让孩子做让他感到舒服的事，例如休息，改变体位，或者到安静的地方。对乙酰氨基酚或非甾体消炎药对改善疼痛有一定帮助。是否需要请假取决于发作的频率、程度、时间长短、年龄、成熟程度和应对能力。
- 问：我的孩子频繁发作并影响了他的生活质量，我们该做些什么？
- 答：建议每天预防性用药。

F

肝豆状核变性 Wilson病

Waqar Waheed 库尔班江·阿布都西库尔 译 / 王建设 审校

基础知识

▪ 描述

肝豆状核变性(Wilson disease，WD)，即Wilson病，是常染色体隐性遗传的铜代谢障碍疾病，可影响多个脏器，以肝脏、大脑及角膜受累为著。

▪ 流行病学

儿童时期首发表现通常为肝脏疾病，而青少年及成人患者可能因神经系统症状而就诊。

- 全球携带率为 1/100。
- 患病率为 1/30 000。
- 大部分患者起病年龄在 5~35 岁。
- 全球各地均有发病。

▪ 危险因素

遗传学

- WD 基因(ATP7B 基因)位于 13 号染色体 q14.3，已知致病突变超过 500 个，遗传模式为常染色体隐性遗传。
- 受累蛋白负责将体内多余铜从胆道排泄；将铜离子与空铜蓝蛋白结合后转运。
- 单个杂合突变的携带者通常无症状。
- 患者的兄弟姐妹有 25% 的患病风险，50% 的无症状携带率及 25% 的正常非携带者可能性。
- WD 临床表型受 MTHFR、COMMD1、ATOX1 及 XIAP 等其他基因突变影响。
- 因基因突变数众多，不易通过直接检测突变的方法分析 WD 基因型和表型关系。

▪ 病理生理

- ATP7B 功能丧失导致：①铜离子通过胆汁排泄障碍(人体清除铜的唯一途径)；②铜蓝蛋白生物合成过程中，铜无法与空铜蓝蛋白结合，导致铜蓝蛋白缺乏。
- 铜优先在肝脏蓄积，导致肝硬化。
- 肝脏饱和后铜溢出并在大脑(主要在基底节沉积导致运动控制功能受限)及肾脏、心脏、血液及角膜等其他脏器沉积。
- 多余的铜损伤线粒体，使细胞遭受氧化损伤。此外，细胞内毒性铜蓄积通过抑制细胞凋亡蛋白抑制因子(inhibitor of apoptosis proteins，IAPs)促进细胞凋亡。

诊断

▪ 病史

- 肝型：
- 儿童患者主要表现为肝病，轻者表现为无症状肝大及转氨酶升高，而重者可表现为慢性肝炎甚者暴发性肝衰竭。
- 出现肝病症状的平均年龄约为 10 岁。
- 暴发性肝衰竭常伴有溶血及维生素 K 无法纠正的凝血功能障碍。
- 脑型：
- 10 岁以前极少出现神经系统症状。
- 儿童神经系统表现：行为改变，学习成绩下降，手-眼协调能力异常及运动异常(肌张力异常、震颤、吞咽困难、构音障碍、舞蹈病、共济失调及帕金森样表现)。
- 其他表现包括惊厥、肌阵挛及自主神经功能障碍。
- 精神型：出现抑郁、焦虑、精神病和(或)强迫症。
- 其他：非特异性主诉也常见，包括腹痛、恶心、厌食及乏力等。
- 症状及体征：
- 45% 的患者首发表现为肝病，35% 为神经系统症状，而 10% 为精神异常。
- 其余 10% 患者首发表现为溶血性贫血、黄疸、心肌病及其他疾病。
- 所有肝病患者，除外病毒感染及自身免疫性因素后，必须考虑 WD。
- 如年轻患者出现无法解释的神经、精神症状，包括伴有运动异常也要考虑 WD。

▪ 体格检查

- 眼科检查：
- 凯-弗环(K-F 环)：铜沉积在角膜弹力层。
  ○ 并非 WD 的特异性表现，其他胆汁淤积性肝病也可能出现 K-F 环。
  ○ 可能需要裂隙灯检查才能发现。
- 95% 的神经系统受累患者存在 K-F 环。
- 肝病患者仅 50%~65% 存在 K-F 环。
- 心血管系统：心肌病、心律失常及充血性心力衰竭的表现。
- 腹部：
- 肝大，腹水。
- 门静脉高压引起的脾大。
- 皮肤：
- 溶血引起的黄疸。
- 肝病引起的出血倾向。
- 水肿。
- 神经系统：
- 运动障碍。
- 神经系统异常。

▪ 诊断检查与说明

实验室检查

- 血清铜蓝蛋白：
- 是急性期反应蛋白，炎症、感染或创伤等情况下均可升高，可能升高至正常水平。
- 主要由肝脏合成，是血液中铜离子的主要载体。
- 铜蓝蛋白水平低可帮助诊断 WD。
  ○ 极低(<50 mg/L)：强烈提示 WD。
  ○ 低(<200 mg/L)：结合相关症状及 K-F 环可诊断 WD。
- 经肾脏及肠道丢失蛋白、Menkes 病及终末期肝病时也可出现铜蓝蛋白水平下降。
- 血清铜：
- WD 患者血清总铜水平下降(<80 mcg/dl)。
- 下降程度与血清中铜蓝蛋白水平降低程度成正比。
- 急性暴发性肝衰竭时，因蓄积的铜离子突然释放，血清铜水平升高(大部分未和铜蓝蛋白结合)。
- 游离铜的估计：
- 血中未结合铜蓝蛋白的毒性铜离子的指标：正常范围 1.3~1.9 $\mu mol/L$(8~12 mcg[1]/dl)，WD 患者>3.9 $\mu mol/L$(25 mcg/dl)。
- 可用于铜蓝蛋白水平可疑假性升高的患者；检测尿铜水平困难者及维持治疗期间监测螯合剂疗效者(目标<25 mcg/dl)。
- 通过公式计算所得：血清游离铜＝总血清铜水平(mcg/dl)×100－[铜蓝蛋白(mg/dl)×3]。

---

① 1 mcg＝1 μg。

- 尿铜：
- 反应循环的中非结合铜水平。
- WD 患者尿铜升高：症状性患者尿铜＞100 mcg/24 h 具有确诊意义。
- 可疑患者螯合剂治疗后尿铜水平显著升高可帮助诊断。
- 其他：
- 如有已知的家族性突变，可进行基因突变分析。

影像学检查
- 腹部 B 超可确定肝脏大小及病变。
- 开始治疗前应使用核磁检查大脑/基底节。
- "巨大熊猫脸"征象（红核、黑质及被盖）是 WD 特征。

诊断步骤与其他
- 肝活检可确定组织学诊断及肝病严重程度分期。
- 诊断不明的患者及年轻患者应进行活检。
- 肝实质铜浓度＞250 mcg/g 干重。
- 肝铜水平＜50 mcg/g 干重，可除外 WD。

■ 鉴别诊断
- 肝脏疾病：
- 病毒性肝炎。
- 自身免疫性肝炎、原发性胆汁性肝硬化。
- Menkes 病（铜蓝蛋白水平低）。
- 静脉营养引起的胆汁淤积症（K-F 环）。
- 神经系统疾病：
- 原发性震颤。
- Sydenham 或亨廷顿舞蹈病。
- 遗传性肌张力障碍。
- 其他神经退行性疾病。
- 精神病：抑郁症及精神失常。
- 消化道及肾脏疾病引起的蛋白丢失。

治疗
- 终身治疗的目的是治疗铜蓄积。
- 包括 2 个阶段：
- 阶段 1：清除或解毒组织内过多的铜元素（通过螯合剂治疗）。
- 阶段 2：预防再次铜蓄积（低剂量螯合剂，剂量减少至诱导剂量的 33%；锌盐）。
- 通过血清游离铜水平及尿铜恢复正常水平来衡量治疗成功与否。

■ 药物治疗
- 青霉胺：
- 作用机制（mode of action, MOA）：
- 螯合铜离子，促进经肾排除。
- 同时诱导金属硫蛋白（与铜结合形成非毒性复合物）。
- 疗效：2～3 个月后可见临床指标好转，持续治疗 1～2 年。
- 剂量及疗效监测：
- 初始剂量：1～1.5 g/24 h，分 2～4 次口服，每天最大剂量 20 mg/kg，餐后 1～2 h 口服（餐时口服吸收减少约 50%）。
- 可从低剂量（250～500 mg/d）开始数周内逐渐加量。
- 疗效监测：治疗初期每月进行一次临床评估和血细胞分析、生化（转氨酶）及尿铜指标监测，6 个月后每半年监测一次。
- 治疗期间 24 h 尿铜水平达到或超过 2 000 mcg，但 6～12 个月后尿铜水平逐渐下降至 200～500 mcg。
- 达到上述尿铜指标及游离血铜离子水平＜15 mcg/dl 后维持剂量可以减少至 0.5～1 g/24 h 分次口服（通常为 4～6 个月）。
- 此时治疗方案里应添加锌盐，应餐前口服以避免与青霉胺的药物相互作用。
- 治疗目标为是将 24 h 排泄水平达到 50～100 mcg。
- 副作用发生率为 20%～30%：
- 因肝铜离子快速释放，大脑铜蓄积增加或细胞内形成铜复合物导致急性神经系统损伤加重。
- 减少剂量至 250 mg/24 h 或换用锌制剂或曲恩汀。
- 维生素 B_6 缺乏，危险因素包括间断性感染或生长发育加速。补充维生素 B_6 剂量为 25～50 mg/24 h。
- 干扰胶原蛋白及弹力素形成而出现皮肤并发症。
- 过敏反应（皮疹、发热及淋巴结肿大），骨髓抑制，重症肌无力，视神经炎，肾炎及狼疮样综合征。
- 中止治疗指征：外周白细胞总数＜3×10^9/L、中性粒细胞＜2×10^9/L，血小板＜120×10^9/L，或即使上述指标高于上述停药下限但连续 3 次检查发现进行性下降。
- 尿常规出现尿蛋白＞＋＋、红细胞管型、白细胞管型或红细胞数＞10 个 HP 也应停药。
- 曲恩汀：
- 作用机制：螯合铜元素，促进肾排泄。
- 剂量及疗效监测：
- 已经成为首选药物。
- 与锌制剂联合应用。
- 剂量：儿童剂量为 20 mg/（kg·24 h），分 2～3 次口服。最高剂量为 1 500 mg/24 h，

尽量接近 250 mg 的倍数。
- 维持治疗：750～1 000 mg/24 h，每天分 2～3 次，避免与食物同时服用。
- 监测疗效：与青霉胺相同。
- 副作用：较青霉胺少。
- 铁粒幼细胞性贫血（药物对线粒体铁代谢的影响）、出血性胃炎、肾炎、关节炎，以及神经系统症状加重。
- 治疗期间血清铜升高。
- 同时螯合铁，形成毒性复合物；不要补充铁（如果确需补铁，应短期用药，而且与曲恩汀间隔 2 h 以上）。
- 锌：
- 常规与曲恩汀联合用药。
- 单用也可作为维持治疗。
- 成功用于 WD 患者无症状及症状前期家庭成员。
- 作用机制：
- 肠上皮细胞诱导螯合金属离子的金属硫蛋白，干扰消化道铜吸收。铜在肠上皮细胞内结合后不被吸收至门静脉循环，随着肠上皮细胞正常脱落从粪便排出体外。
- 同时在肝内诱导结合铜的金属硫蛋白。
- 可能通过排除体内过多的铜沉积，造成铜的负平衡，从而改善肝脏及大脑功能，并消除 K-F 环。
- 剂量：50 mg，每天 3 次，餐前口服。
- 副作用：
- 副作用少：有胃不适及恶心。
- 过度治疗可导致贫血、伤口愈合延迟或铜缺乏引起的神经脊髓病。
- 手术不需要调整剂量。
- 尿锌可监测治疗依从性，水平应＞2 mg。
- 螯合剂治疗 4～6 个月后，如检验指标正常，可换用锌维持治疗。
- 四硫钼酸铵：
- 未经 FDA 批准。
- 与肠道内铜形成复合体，并预防其吸收。
- 吸收的药物在血中铜及白蛋白形成复合体，通过肝脏代谢后从胆汁排出。
- 因初始治疗后不会出现病情加重，特别适用于神经型 WD 患者。
- 副作用：骨髓抑制及转氨酶升高。
- 抗氧化剂及实验药物：
- 维生素 E 及 N-乙酰半胱氨酸等抗氧化剂可能对氧化损伤起到保护作用。

■ 其他治疗

一般措施
- 接种乙肝疫苗及甲肝疫苗。

• 避免过量饮酒。

• 需要检测井水及铜管水源的铜含量,如铜水平＞0.1 ppm需要更换饮水来源。

手术与其他治疗

• 螯合剂治疗无效的暴发性肝衰或终末期肝硬化患者,需要进行原位肝移植。

• 治疗无效的神经系统症状手术指征不确定。数例个案报道提示移植后神经系统症状改善。

• 5%的WD患者需要接受肝移植。

 后续治疗与护理

■ **随访推荐**

患者监测

• 患者需要终身限制饮食中铜的摄入量并接受螯合剂治疗。

• 持续监测依从性及药物副作用至关重要。

• 突然停止治疗可能导致暴发性肝衰竭。

• 年龄＞3岁的一级亲属应通过病史采集、体格检查、肝功能、血常规、血清铜蓝蛋白、24 h尿铜及眼科检查K-F环等措施进行筛查。

• 基因突变携带者应接受生殖及遗传咨询;产前诊断。

饮食事项

终身低铜饮食,避免食用肝脏及其他动物内脏,也应避免贝类海鲜、坚果、蘑菇及巧克力。

■ **并发症**

• 肾脏:铜蓄积导致范科尼综合征(肾小管功能不全、糖尿、低磷血症及尿酸下降)。

• 血液系统:Coombs阴性溶血性贫血,肝衰竭引起的凝血功能障碍。

• 心脏:心肌病及心律失常。

• 罕见的相关疾病包括肾结石、胆囊结石、骨软化、骨质疏松、关节疼痛、胰腺炎、甲状旁腺功能减低、皮肤色素沉着及指甲基底部蓝色斑点(基部小月面变蓝)。

■ **预后**

• 如早期发现并治疗WD,多数患者可完全恢复。

• 与血色病不同,进展为肝细胞性肝癌者极为罕见。

 疾病代码

ICD10

• E83.01肝豆状核变性。

肝硬化 Cirrhosis

Rima Fawaz 刘腾 译 / 王建设 审校

基础知识

■ **描述**

• 肝硬化是可能会导致肝坏死、纤维化、再生结节形成的多种不同的进展性肝脏疾病终末阶段。

• 出现肝脏结构的变形和肝血管及胆管结构的压缩。

• 在肝硬化晚期阶段,肝硬化不可逆转,常常需要肝移植来保障患者存活。

■ **流行病学**

• 引起肝硬化的原因很多,因此并没有特定的流行病学模型。

• HCV感染、酒精性肝病和非酒精性脂肪肝病引起的肝硬化是成人肝移植的最常见原因。

• 胆道闭锁引起的胆汁性肝硬变是儿童肝移植的最主要原因。

■ **遗传学**

• 许多特殊的基因缺陷可以引起肝硬化,如肝豆状核变性和遗传性血色病。

• 包括硬化性胆管炎和自身免疫性肝炎在内的几种自身免疫性疾病与人类白细胞抗原(HLA)相关。

诊断

■ **病史**

• 代偿性(非活动性)肝硬化:无症状或无肝病的症状与体征。常规体格检查偶然发现肝和(或)脾大,或在对与肝硬化无关的疾病进行检查时偶然发现的。

• 失代偿(活动性)性肝硬化:随着肝硬化进展,出现明显的症状与体征,包括生长迟缓、肌肉无力、疲劳、黄疸、瘙痒、水肿、腹痛、腹水、脂肪泻、自发出血(如鼻衄)或瘀伤、学习成绩下降或抑郁:

 - 在成人,定义失代偿性肝硬化是根据以下严重并发症的出现:静脉曲张出血、腹水、自发性细菌性腹膜炎、肝性脑病、肝肾综合征、肝肺综合征和门脉性肺动脉高压。

• 根据不同病因,应详细询问与特定疾病相关的病史:

 - 感染性肝炎病毒接触暴露史,病毒感染的前驱症状。

 - 肝毒素接触史。

 - 家族或个人遗传、代谢或自身免疫性疾病史。

 - 神经系统表现,学习成绩下降,抑郁症(肝豆状核变性)。

■ **体格检查**

• 一般情况:生长发育迟缓,营养不良,发热,萎靡不振,肥胖(非酒精性脂肪肝病)。

• 皮肤:黄疸、红脸、苍白、发绀,肝掌,蜘蛛痣,毛细血管扩张(脸和上背部),皮肤容易出现瘀斑。

• 腹部:腹水(腹胀、振水音、移动性浊音),水母头征(脐周血管突出),脾大,直肠静脉曲张,肝大或缩小。

• 四肢:杵状指,肥厚性骨关节病、肌肉萎缩、四肢水肿。

• 内分泌:男子女性型乳房,睾丸萎缩,青春期延迟。

• 中枢神经系统:扑翼样震颤,巴宾斯基征阳性,精神状态改变,反射亢进,肌肉萎缩。

• 眼:K-F环(肝豆状核变性)。

■ **诊断检查与说明**

实验室检查

在肝穿刺之前,有助于确定肝病的病因和严重程度:

• 检查肝细胞损伤:ALT、AST、LDH。

• 检测合成功能:清蛋白和其他血清蛋白、凝血酶原时间(PT)、国际标准化比值

（INR）、部分凝血活酶时间（APTT，在严重肝病时延长）、血氨、血浆和尿氨基酸、血脂和脂蛋白、胆固醇和三酰甘油水平。

• 胆汁淤积检测：总/直接胆红素、ALP、GGT、胆固醇、血清和尿胆汁酸。

• 肝纤维化指标：血清标志物可能有助于非侵入性评价肝纤维化程度，然而其临床应用价值尚待进一步明确。

• 其他疾病特异性血清指标：

– 病毒血清学：乙肝病毒、丙肝病毒、其他病毒。

– 肝豆状核变性：血清铜蓝蛋白，24 h 尿铜、裂隙灯检查眼睛 K-F 环。

– α_1 抗胰蛋白酶缺乏症：血清 α_1 抗胰蛋白酶水平和蛋白酶抑制剂表型。

– 自身免疫性肝炎：自身抗体（抗核抗体、抗平滑肌抗体、抗肝/肾微粒体抗体、抗 F 肌动蛋白抗体）及血清免疫球蛋白。

– 血色病：血清铁、总铁结合力、铁蛋白。

– 代谢性/遗传性：空腹血糖、乳酸、丙酮酸、尿酸、汗液测试、肉碱、肌酸磷酸激酶、卟啉、血清氨基酸、尿有机酸、尿还原物质、尿琥珀酰丙酮、脂肪酸代谢产物、甲胎蛋白。

影像学检查

• 多普勒超声：评估肝脏和胆道及血管树的解剖结构，腹水，门静脉高压的迹象（如脾大、静脉曲张、门静脉血液倒流）。

• 肝脏放射性同位素扫描：评估新生儿胆汁淤积症患儿胆道是否通畅。

• 胆管造影（核磁胆胰造影，MRCP）：评估肝内外胆道疾病（结石、胆总管囊肿、硬化性胆管炎）。

• 血管造影：CT 或 MRA 评估血管解剖学和门体静脉的分流。

• 肝纤维化无创性评估：CT、MRI、MRI 或超声弹性成像。

诊断步骤与其他

• 肝活检：

– 经皮针刺活组织检查、术中肝楔形活检、经颈静脉肝脏活检。

– 确定肝硬化存在（分期）、活动程度（分级）和肝硬化类型。

– 可进展到肝硬化的各种肝脏疾病都有其特征性的组织学特点。然而肝硬化的进程可能会掩盖原发性损坏的性质，从而无法通过形态学和组织学分类诊断。

• 肝静脉压力梯度（HPVG）：儿童很少使用，但它是成人肝硬化预后最准确的指标。

• 胆道造影：

– 术中胆管造影：评估新生儿肝外胆道闭锁。

– 内镜逆行胰胆管造影（ERCP）：评估 MRCP 无法诊断或需要进行治疗性干预（如支架置入）的年长患者的肝外胆管疾病。

■ **鉴别诊断**

• 胆道疾病：

– 胆道闭锁。

– 胆总管囊肿。

– 肿瘤。

– 胆总管和胆道结石病。

– Alagille 综合征。

– 胆管发育不全。

– 硬化性胆管炎。

– 移植物抗宿主病。

– 药物引起的胆管消失综合征（如复方磺胺甲噁唑）。

– 朗格汉斯组织细胞增生症。

• 肝脏疾病：

– 病毒性肝炎，包括乙型肝炎、丙型肝炎、丁型肝炎及其他病毒。

– 自身免疫性肝炎。

– 非酒精性脂肪性肝炎（NASH）。

– 药物/毒性和酒精性。

• 遗传/代谢性因素（每个类别的示例，未包含全部列表）：

– 囊性纤维病。

– α_1 抗胰蛋白酶缺乏症。

– 先天性肝纤维化。

– 进行性家族性肝内胆汁淤积（PFIC）。

– 肝豆状核变性。

– 遗传性血色病。

– 糖代谢异常：半乳糖血症、遗传性果糖不耐受病、糖原累积病Ⅲ和Ⅳ型。

– 氨基酸代谢异常：酪氨酸血症。

– 脂质贮积病：戈谢病、C 型尼曼-皮克病。

– 线粒体病：脂肪酸氧化缺陷、呼吸链缺陷。

– 过氧化物体病：脑肝肾综合征（Zellweger 综合征）。

– 卟啉症：红细胞生成性原卟啉症。

• 血管疾病：

– 布-加综合征。

– 静脉闭塞性疾病。

– 充血性心力衰竭。

 治疗

■ **药物治疗**

一线药物

• 补充脂溶性维生素：维生素 A、维生素 D、维生素 E、维生素 K。

• 腹水患者用利尿剂（呋塞米、螺内酯）。

• 难治性腹水患者静脉注射白蛋白。

• β受体阻滞剂已经证实在成人可以降低门静脉压力并降低门静脉高压引起的出血风险。

• 如果怀疑发生自发性细菌性腹膜炎时，使用抗生素（避免使用肾毒性抗生素）。

• 乳果糖和利福昔明（成人）用于肝性脑病患者。

■ **手术与其他治疗**

• 内镜下套扎或硬化等治疗胃肠道静脉曲张引起的出血。

• 腹腔穿刺治疗顽固性腹水或诊断自发性细菌性腹膜炎。

• 门体静脉分流术［手术或放射科经颈静脉肝内门体分流术（TIPS）］用于控制无效的门静脉高压并发症。

• 肝移植。

⊕ **后续治疗与护理**

■ **饮食事项**

• 营养不良在慢性肝脏疾病很常见，其原因是一些代谢紊乱、脂肪吸收不良、厌食和能量需求增加。

• 足够的能量摄入至关重要，往往需要鼻胃管喂养。

• 应提供不需要胆汁即能吸收的中链甘油三酸酯。

• 应监测脂溶性维生素水平，必要时补充。

• 严密监测液体和电解质平衡；腹水患者可能需要限钠 < 2 mEq/（kg·d）。

一般措施

如果脾大明显，需加强防护脾脏，避免腹部创伤。

■ **预后**

• 失代偿性肝硬化的预后主要取决于其原发病因。

• 尽可能治疗原发病（如肝豆状核变性、自身免疫性肝炎）。

• 维生素 K 无法纠正的 INR 延长、腹水、营养不良、低血浆胆固醇水平、胆红素水平升高及出现肝肾综合征均可提示儿童肝硬化预后不良。

■ **并发症**

• 营养不良和发育迟缓。

- 吸收障碍(腹泻、脂肪泻、脂溶性维生素缺乏)。
- 门静脉高压和静脉曲张出血。
- 慢性胃炎、消化性溃疡、胃食管反流。
- 腹水。
- 肝性脑病。
- 脾功能亢进(贫血、血小板减少、中性粒细胞减少)。
- 贫血。
- 凝血障碍。
- 肝肺综合征(低氧血症、发绀、呼吸困难、杵状指)。
- 肝肾综合征(肝硬化患者出现急性进行性肾衰竭)。
- 细菌感染、自发性细菌性腹膜炎。
- 肝细胞肝癌。

疾病编码

ICD10
- K74.60 非特指的肝硬化。
- K74.5 胆汁性肝硬化,非特指的。
- Q44.2 胆管闭锁。

常见问题与解答

- 问:囊性纤维化患儿会发展成肝硬化吗?
- 答:医学文献表明 5%～10% 的囊性纤维化患儿发生肝硬化。囊性纤维化肝脏疾病有发展为肝硬化门静脉高压并发症的风险。
- 问:是否所有肝硬化患儿都需要肝移植?
- 答:如果不能治疗肝硬化的病因,大多数肝硬化儿童最终将需要肝移植。

肝大 Hepatomegaly

Sivan Kinberg · Sarah S. Lusman 尤艺杰 译 / 王建设 审校

 基础知识

■ 描述

定义为肝脏体积增大超过与其年龄相对应的正常值范围。肝大可由肝脏自身疾病,或婴儿和儿童期累及肝脏的全身性疾病引起。

- 正常肝脏大小:
- 取决于年龄、性别、体格。
- 肝上下径平均值分别是 4.5～5 cm(新生儿),6～6.5 cm(12 岁女童),7～8 cm(12 岁男童),最大可达 16 cm(成年人)。

■ 病理生理

- 炎症(肝炎)。
- 过量贮积。
- 浸润。
- 血管充血。
- 胆道阻塞。

诊断

■ 病史

全面的病史采集有助于发现导致肝病的危险因素以及评估可能存在的全身性疾病。
- 问题:胎儿期病史提示可能存在 TORCH 或 HIV 感染?
- 感染可能引起肝大。
- 问题:2 周龄后仍存在持续的高胆红素血症?
- 提示可能存在胆道闭锁、囊性纤维化、α₁ 抗胰蛋白酶缺陷病。

- 问题:发育迟缓或生长缓慢?
- 提示可能存在代谢性疾病。
- 问题:存在同胞婴儿早期夭折、肝病、神经退行性疾病或精神疾病的家族史?
- 提示可能存在代谢性疾病。
- 问题:存在活跃性行为、静脉毒品应用史、纹身?
- 是乙型肝炎、丙型肝炎和 HIV 感染的危险因素;也需考虑淋球菌性肝周炎(Fitz-Hugh-Curtis 综合征)和梅毒。
- 问题:有国外旅行的经历?
- 寄生虫感染或肝脓肿。
- 问题:瘙痒?
- 可能为胆汁淤积症不易察觉的体征。
- 问题:食用受污染的贝类?
- 甲型肝炎大暴发的传染源。
- 问题:全静脉营养(TPN)应用史?
- 可导致胆汁淤积、胆管增生、脂肪浸润、早期肝硬化。
- 问题:药物、营养补充剂、娱乐性毒品应用史?
- 许多常用药具有肝毒性;询问是否服用维生素 A、酒精以及进食某些特定种类的蘑菇。
- 问题:是否存在其他慢性病?
- 心脏病:充血性心力衰竭(CHF)时肝脏体积增大。
- 囊性纤维化:相关的肝病。
- 糖尿病:糖原分泌增加。
- 严重贫血:髓外造血。
- 炎症性肠病:发生原发性硬化性胆管炎的可能性增加。

- 肥胖:非酒精性脂肪性肝病。

■ 体格检查

进行详细的体格检查,寻找病因学线索和慢性肝病相关体征。
- 发现:肝脏边缘?
- <2 岁儿童:正常状态下,肝脏最大可达肋缘下 3.5 cm;但一般大于 2 cm 时即要进行进一步的相关检查或转诊。
- >2 岁儿童:正常状态下,肝脏最大可达肋缘下 2 cm。
- 对于可疑肝大的病例,检查肝上下径以核实。
- 发现:慢性肝病体征?
- 通常肝脏质地硬,体积增大;随着疾病进展,肝脏体积可能缩小。
- 脾大、腹水、脐周静脉曲张、蜘蛛痣、食管静脉曲张、痔等症状提示存在门静高压。
- 同时寻找因维生素 K 缺乏引起的隐性出血或淤血的体征。
- 发现:肝脏触痛?
- 提示可能存在肝炎,或继发于右心衰竭或巴德-吉亚利综合征(布-加综合征)的急性肝充血。
- 发现:脾大?
- 慢性肝病患者,提示门静脉高压。
- 伴有病毒感染其他相关体征,提示急性病毒性肝炎。
- 缺乏以上体征,提示贮积性疾病或恶性肿瘤。
- 发现:面部特征粗陋?
- 黏多糖贮积症可能。

- 发现：K-F环或白内障？
- 肝豆状核变性（Wilson病）可能。

■ 诊断检查与说明

肝大患者均应接受实验室检查评估。病史和体格检查有助于指导实验室检查和进一步检查。

实验室检查

- 全血细胞计数（CBC）和分类：
- 血小板减少症提示可能存在门静脉高压。
- 代谢功能全套：
- 天冬氨酸转氨酶（AST）和丙氨酸转氨酶（ALT）升高情况反映肝细胞损害程度。升高>1 000 U/L提示严重肝损害。ALT具有更好的肝脏特异性。
- 清蛋白可评估肝脏的蛋白合成功能。
- 高胆红素血症提示存在胆汁淤积（直接胆红素升高）或溶血性疾病（间接胆红素升高）。
- 凝血酶原时间（PT）：
- 评估肝脏合成功能。
- PT延长提示急性肝损害或肝病。
- 维生素K缺乏也可引起PT延长。
- γ谷氨酰转移酶（GGT）和碱性磷酸酶：
- GGT升高的幅度超过转氨酶升高的幅度，提示胆道阻塞或浸润性疾病。
- GGT升高，伴有胆红素、胆固醇、碱性磷酸酶升高，提示阻塞性疾病可能性更大。
- 血氨水平：
- 需要将待检测样本置于冰上运送。
- 血氨升高，伴PT延长，提示肝衰竭。
- 病毒性肝炎血清学指标：
- 包括甲型肝炎抗体IgM（HAV-IgM）、乙肝表面抗原（HBsAg）、乙肝表面抗体（HBsAb）、乙肝核心抗体（HBcAb）、丙型肝炎抗体。
- 提示处于疾病前驱期的患者应进行检查。
- EB病毒（EBV）和巨细胞病毒（CMV）的IgM或IgG。
- 传染性单核细胞增多症检查：
- 针对EB病毒感染的非特异性的嗜异性抗体试验；非典型淋巴细胞增多时有预测价值。
- <4岁儿童的检查结果存在高的假阴性率。
- 甲胎蛋白和癌胚抗原：
- 分别为肝母细胞瘤和肝细胞癌的肿瘤标志物。
- TORCH定量：
- 新生儿肝大时考虑。

- 自身免疫性标志物：
- 血清免疫球蛋白、抗核抗体、抗平滑肌抗体、抗肝肾微粒体抗体、可溶性肝抗原抗体。
- 血浆铜蓝蛋白与尿铜排泄：
- 肝豆状核变性：血浆铜蓝蛋白降低、尿铜排泄增多。
- 患者出现无法解释的肝病和神经症状时考虑检测。
- 铁、总铁结合力（TIBC）、铁蛋白：
- 评估是否存在血色病。
- α$_1$抗胰蛋白酶蛋白表型：
- 诊断α$_1$抗胰蛋白酶缺乏症。
- 只在上个月未输血的情况下检查。

影像学检查

- 腹部多普勒超声：
- 最有帮助的初步检查。
- 适用于存在陶土样便、不对称肝大或包块的所有病例。
- 测量肝脏大小、质地，是否存在囊肿、脓肿、胆道系统畸形，以及测量静脉血流。
- CT或MRI可用于进一步检查。
- 超声心动图用于评估心功能。

病理

确诊常常需要进行肝活检。

> **注意**
> 如果出现以下情况，建议至胃肠病专科医生或肝病专科医师处就诊。
> - 无法解释或持续肝酶升高。
> - 肝脏合成功能下降，或出现门静脉高压体征。

■ 鉴别诊断

炎症（肝炎）

- 感染：
- 病毒感染：
  ○ 甲型~戊型等多种肝炎病毒。
  ○ EB病毒。
  ○ 巨细胞病毒。
  ○ 柯萨奇病毒。
- 先天性感染：
  ○ TORCH。
  ○ HIV。
- 细菌感染：
  ○ 肝脓肿。
  ○ 肺结核。
  ○ 脓毒症。
- 寄生虫感染：
  ○ 阿米巴病。

  ○ 吸虫。
  ○ 血吸虫病。
  ○ 疟疾。
- 真菌性疾病：
  ○ 念珠菌病。
  ○ 组织胞浆菌病。
- 性传播疾病：
  ○ 淋球菌性肝周炎。
  ○ 梅毒。
  ○ HIV感染。
- 人畜共患疾病：
  ○ 布鲁菌病。
  ○ 钩端螺旋体病。
  ○ 汉赛巴尔通体病。
  ○ 多杀巴斯德菌。
- 毒物、代谢异常、药物：
- 对乙酰氨基酚。
- 酒精。
- 皮质类固醇。
- 红霉素。
- 维生素A过多症。
- 铁。
- 异烟肼。
- 呋喃妥因。
- 口服避孕药。
- 苯巴比妥。
- 丙戊酸钠。
- 自身免疫性疾病：
- 自身免疫性肝炎。
- 结节病。
- 系统性红斑狼疮。

贮积性疾病

- 糖原。
- 糖原累积病。
- 糖尿病。
- TPN。
- 脂质：
- Wolman病（酸性脂酶缺乏症）。
- Niemann-Pick病（尼曼-皮克病）。
- Gaucher病（戈谢病）。
- 脂肪：
- 非酒精性脂肪肝。
- 囊性纤维化。
- 脂肪酸氧化障碍。
- 黏多糖贮积症。
- Reye综合征。
- 铁：
- 血色病。
- 铜：
- Wilson病（肝豆状核变性）。

- 异常蛋白:
  - α_1 抗胰蛋白酶缺陷病。

浸润性疾病

- 肿瘤:
  - 良性肿瘤:
    ○ 血管瘤。
    ○ 血管内皮瘤。
    ○ 肝间叶错构瘤。
    ○ 局灶性结节性增生。
    ○ 腺瘤。
  - 恶性肿瘤:
    ○ 肝母细胞瘤。
    ○ 肝细胞癌。
  - 转移癌:
    ○ 白血病。
    ○ 淋巴瘤。
    ○ 神经母细胞瘤。
    ○ 肾母细胞瘤。
    ○ 组织细胞增生症。
- 囊肿:
  - 胆总管囊肿。
  - 寄生虫性肝囊肿。
  - 多囊肝。
- 淀粉样变。
- 肉芽肿性病。
- 噬血性细胞综合征。
- 髓外造血。

血管充血

- 肝内血管病变:
  - 肝小静脉闭塞。
  - 巴德-吉亚利综合征(肝静脉血栓形成)。

- 肝后血管病变:
  - 充血性心力衰竭。
  - 心包疾病。
  - 肝后性血管网病变。

胆道阻塞

- 胆道闭锁。
- Alagille 综合征。
- 胆总管囊肿。
- 胆石症。
- 肿瘤。
- 原发性硬化性胆管炎。

注意

以下情况请立即住院治疗:
- 持续的恶心和呕吐。
- 精神状态改变。
- 黄疸加重。
- 症状缓解后复发。
- 接触肝毒性物质。
- PT/INR 升高。
- 血氨水平升高。
- 胆红素＞20 mg/dl。
- AST＞2 000。
- 新近出现腹水。
- 低血糖。
- 白细胞增多和血小板减少症。
- 呕血。

 治疗

取决于肝大的病因。

疾病编码

ICD10

- R16.0 肝大,未能分类者。
- B19.9 非特异性病毒性肝炎,不伴肝昏迷。
- K76.1 慢性肝阻性充血。

常见问题与解答

- 问:为什么胆汁淤积引起皮肤瘙痒?
- 答:瘙痒可能反映了胆汁酸在皮肤中异常积聚。
- 问:慢性肝病患者有特别的营养需求吗?
- 答:有。患者可存在脂肪吸收障碍,因此可能缺乏脂溶性维生素 A、维生素 D、维生素 E、维生素 K,进而可能导致视力障碍、佝偻病、病理性骨折、神经系统疾病、溶血性贫血或出血。食物中可补充更易吸收的中链脂肪酸。
- 问:什么引起了全静脉营养(TPN)相关性胆汁淤积?
- 答:很可能是多种因素共同导致。全静脉营养中,相关组分可能具有肝毒性,细菌内毒素和肠道喂养的缺乏对此也有重要作用。
- 问:什么情况下会出现类似肝大的表现?
- 答:里德尔叶是肝右叶伸展呈舌状的状态,属正常结构变异。在肺通气过度、膈肌脓肿、后腹膜肿块、胸腔发育异常的情况下,正常肝脏会移位。

肝门直肠畸形 *Imperforate...*

Lusine Ambartsumyan 万柔 译 / 郑珊 审校

 基础知识

▪ 描述

- 肝门直肠畸形是先天性畸形,肠管没有在肝门盆腔肌肉壁处开孔或仅仅部分开孔。
- 肝门直肠隔膜畸形,严重程度不同,从肝门膜闭锁到完全性尾部发育不良。
- 肝门直肠畸形典型地被描述为高和低的异常。
  - 在较低位置,结肠维持靠近皮肤,因此会有肝门狭窄或肝门没有聚拢,直肠在盲端结束。
  - 在高位,结肠比盆腔位置高,有一个连接

直肠和膀胱、尿道或阴道的瘘。
- 目前,肝门直肠畸形根据瘘道分为:直肠、膀胱、尿道或阴道瘘。

▪ 流行病学

- 患病率为 1/5 000～1/3 000。
- 高位病损在男性中更常见(2∶1)。
- 低位病损在两性中发生率等同。

▪ 危险因素

遗传学

- 可以是独立发生或者是某一综合征的一

部分。
- 包含肝门直肠畸形的综合征和染色体 6、7、10、16 缺陷有关。
- 和 21 三体综合征有关(往往只是肝门直肠畸形没有瘘)。
- 可以是 OEIS 或者 EC 的一部分。

▪ 病理生理

- 胎儿发育第 6 周的时候,后肠和泄殖腔膜连接。后肠分为腹部泌尿生殖部分和背侧直肠部分。第 8 周的时候,背侧 1/2 穿孔向外界。在肝门直肠畸形,这个过程在关键阶

段停止了。
- 肛门直肠畸形的解剖分类很多样化,往往和泌尿及脊柱缺损有关。
- 解剖分类基于和直肠、阴道直肠肌肉的关系:肛提肌上(高位)和穿过肛提肌(低位)畸形。
- 泄殖腔是一个复杂的部位,直肠、尿道、阴道都进入同一个通道和腹腔交通。
- 交通直肠和外界(会阴瘘)的瘘或者泌尿生殖系统的瘘占90%的病例。
- 女性:最常见的缺损是直肠前庭瘘,直肠开口进入前庭。
- 男性:最常见的缺损是直肠尿道瘘,从直肠开始到后尿道下段(尿道球部)或者后尿道上部(尿道前列腺段)。

■ **常见相关疾病**
- 50%的患儿有其他相关畸形。
- 和脊柱、心脏、气管食管瘘、肾脏和四肢异常有关(VATER 或 VACTERL)。
- 其他相关畸形包括泌尿道、脊柱或骶骨(生长骶骨发育不全、骶骨前包块、脊髓脊膜膨出、脊髓拴系)、胃肠道(食管或肠闭锁、扭转不良、腹膜出、环状胰腺)、生殖系统(双子宫、有隔阴道、阴道闭锁)以及心血管异常(隔缺损)。

℞ 诊断

■ **病史**
- 大部分儿童在常规新生儿检查的时候就发现。
- 不能排出胎粪、便秘史及低位肠梗阻体征(腹胀和呕吐),应该重复检查肛周区域。
- 13%~25%的患儿在新生儿期以后有临床表现,这样的情况更严重,死亡率也更高(4%~10%)。

■ **体格检查**
- 肛门位置:没有,或者前/侧移位。
- 减少的或异常的肛门辐射状褶皱。
- 异常直肠口径。
- 肛门张力不佳或肛门口敞开。
- 肛门反射消失或不对称。
- 脊柱凹陷或一簇毛发。
- 扁平臀部、异常臀褶皱、缺乏中线沟。
- 异常生殖泌尿系统或神经系统检查。
- 和肾脏、心脏、脊柱或四肢异常有关。

■ **诊断检查与说明**
- 排除性诊断。

- 分类(18~24 h 明确)。

影像学检查
- 匍匐在桌面上进行影像学检查:足够的时间排气后(出生后>12 h),儿童正面朝下位置放置 5 min,然后外侧视角看盆腔,获得梗阻水平。
- 腰骶部片评估脊柱畸形和骶部完整性。
- 脊柱和盆腔 MRI 检查应该考虑寻找脊髓栓系和评估盆腔解剖结构。
- 水性造影剂灌肠评估乙状结肠直肠口径,以及生殖泌尿道。
- 肾脏和盆腔超声检查评估肾积水、巨尿道和阴道积水。
- 排空膀胱直肠检查和静脉肾盂造影能够发现泌尿道结构异常。
- 心脏超声。

■ **鉴别诊断**
- 没有疾病可以类似肛门直肠畸形。
- 重要的是明确肠段终止的位置和瘘的开口。

💉 治疗

■ **手术与其他治疗**
- 手术应该有经验的外科医师进行。
- 高位病损需要进行急诊和保护性结肠造瘘,然后进行拖出手术,在 3~9 个月龄的时候行后矢状路直肠肛管成形(PSARP)。结肠造口在肛门成形术后关闭,任何后期扩肛治疗必须完成。
- 腹腔镜辅助 PSARP 联合肌肉电刺激对于复杂的和高位的病损有帮助。
- 经骶后矢状路肛门直肠成形术不影响括约肌,可以精确地定位,保留良好的神经功能。
- 术后,扩肛随访帮助减少肛门狭窄挛缩形成,帮助新建立的通道保持功能。
- 手术并发症包括肛门皮肤粘连、直肠泌尿道瘘、黏膜脱垂、便秘和失禁。

🔆 后续治疗与护理

■ **患者教育**
- 大小便控制的预后取决于畸形的类型和底部完整性。
- 低位畸形肠道控制力更好;后期便秘会导致巨结肠发病率增加,并产生污粪。
- 高位的畸形有其他相关病损并且大小便控制能力很差。

■ **预后**
- 预后影响因素:畸形类型、骶部完整度和泄殖腔总管的长度。
- 骶部完整性是最重要的预后影响肠道控制力的因素。
- 良好的预后指的是良好的肠道控制力,标志有:
- 正常的骶部完整性。
- 没有骶前包块。
- 臀部形状正常有中间沟。
- 低位肛门直肠畸形(直肠闭锁、直肠阴道瘘、直肠膀胱尿道瘘、泄殖腔总管<3 cm 以及无瘘的肛门直肠畸形)。
- 不佳的预后指的是肠道控制差,标志有:
- 异常骶部完整性。
- 脊髓脊膜膨出。
- 高位肛门直肠异常(直肠前列腺尿道瘘、直肠膀胱颈瘘、泄殖腔外翻>3 cm 的总管、复杂缺损)。
- 有经验的医疗中心的报道:
- 大约75%的患儿 3 年以后恢复自主肠道活动,其中 50%的患儿会有间断的大便失禁。
- 队列研究中,大约20%的人治疗以后也有大便失禁。
- 80%~90%低位病损的患儿可以良好控制排便。
- <50%的高位病损患儿能在学龄前控制排便,但是大部分持续改善,到青少年阶段才能够控制。
- 很多患儿需要数年常规灌肠或者进行大量肠道管理项目来预防或减少便秘和大便失禁。

CODE ICD 10 疾病编码

ICD10
- Q42.3 肛门先天性缺如、闭锁和狭窄,不伴瘘。
- Q42.2 肛门先天性缺如、闭锁和狭窄,伴瘘。

❓ 常见问题与解答
- 问:孩子的肛门直肠畸形是单个缺损吗?
- 答:肛门直肠畸形常常会和其他异常伴发,尤其是肾脏和脊柱畸形,必须要重视。
- 问:病损的基因基础是什么?
- 答:肛门直肠畸形可能和染色体异常有关,也可能是一个单独的问题。
- 问:我的孩子有多大的可能终身可以正常

排便?
• 答:这取决于孩子肛门直肠畸形的类型:

高位比低位病损的儿童可能更难进行如厕训练。所有的孩子都会随着时间推移而好转,但是需要专业治疗和大量肠道管理来预防或减少便秘和大便失禁。

高 IgE 综合征 Hyperimmunoglobulinemia E Syndrome

Rachel G. Robison　姚海丽 译 / 王晓川 审校

基础知识

■ 描述

高 IgE 综合征是一种原发性免疫缺陷病,患者血清 IgE 显著增高,反复皮肤脓肿,肺部感染以及湿疹样皮炎。

■ 流行病学

• 罕见。
• 发病率和流行情况不详,无性别差异。

■ 危险因素

遗传学

• 常染色体显性遗传病例是由信号传导和转录活化因子 3(STAT3)基因突变引起。
• 常染色体隐性遗传病例是由 DOCK8 基因突变造成。
• 二者临床表现不同。
• 散发病例。

■ 病理生理

• STAT 3 在多种细胞因子的分泌和信号有重要作用,其中包括前炎症因子和抗炎反应。
• TH17 细胞分化和 IL - 17 分泌障碍使患者对念珠菌易感。
• IL - 11 信号缺失的结果是牙齿发育异常以及颅缝早闭。
• DOCK8 缺失使树突状细胞不能迁移至淋巴结,并影响长期记忆 B 细胞和病毒特异CD8T 细胞。

诊断

■ 病史

• 反复感染:
- 皮肤:
○ 脓肿。
○ 疖。
○ 蜂窝织炎。
○ 淋巴结炎。
- 呼吸道感染:

○ 肺炎,由肺囊肿和支气管扩张形成的肺组织改变。
- 真菌感染:以皮肤黏膜念珠菌为主。
- 典型病原菌:金黄色葡萄球菌、肺炎链球菌、流感嗜血杆菌。
- 条件致病菌感染:肺囊虫肺炎。
- 常染色体隐性遗传病例皮肤病毒感染,软疣,疣以及反复疱疹。
• 皮疹:
- 新生儿起病。
- 可治愈或成为湿疹样皮疹。
• 乳牙滞留:
- 70%病例有 3 颗以上乳牙延迟脱落。
• 血管畸形:
- 中等血管出现扭曲、扩张,甚至动脉瘤。

■ 体格检查

• 面部特征在儿童后期和成年早期出现:
- 面部不对称。
- 明显的高额头或下颏。
- 宽眼距。
- 皮炎。
• 骨骼畸形:
- 脊柱侧凸。
- 颅缝早闭。
- 关节过度弯曲。
- 骨质减少导致患者易骨折。
- 硬腭畸形、高颚弓。

■ 诊断检查与说明

实验室检查

• 总 IgE>2 000 U/ml:
- 新生儿期即可发现增高。
- 成人后可降至正常水平。
- 值高低与病情无关。
• 外周血嗜酸细胞血症:
- 与 IgE 无关。
- 出现于 90%以上患者。
• 免疫球蛋白水平:
- IgG 和 IgM 通常正常。
- IgA 正常或减低。

- IgM 通常在常染色体隐性遗传病例中降低。
• 特异性抗体反应各异。
• 总淋巴细胞计数正常,CD45RO 记忆性 T 细胞和记忆性 B 细胞减少。
• 部分患者可出现中性粒细胞减少。

■ 影像学检查

胸部 CT 可见支气管扩张或肺囊肿。

■ 鉴别诊断

• 特应性皮炎。
• WAS 综合征。
• SCID。
• Omenn 综合征。
• IPEX 综合征。
• Netherton 综合征。

治疗

■ 药物治疗

• 预防性抗菌药物,复方磺胺甲噁唑,以预防金黄色葡萄球菌感染。
• 合并低丙时使用免疫球蛋白替代治疗。
• 有反复或慢性念珠菌感染时使用抗真菌预防治疗。

■ 其他治疗

一般措施

• 皮疹护理,包括常规的保湿和润肤。
• 抗组胺药物有助于控制瘙痒。
• 用消毒液沐浴,减少金黄色葡萄球菌在皮肤的定植。
• 积极的抗感染治疗。
• 物理治疗关节过度弯曲引起的疼痛。

后续治疗与护理

■ 随访建议

患者监测

检测血压,尤其是已经出现血管异常的患

者常出现高血压。

▌并发症

- 肺实质改变。针对肺部改变的手术可增加进一步出现合并症的风险。
- 肿瘤通常是淋巴瘤风险增加。

 疾病编码

ICD10

- P82.4 高免疫球蛋白 E(IgE)综合征。

❓ 常见问题与解答

- 问:常染色体显性与隐性高 IgE 综合征的区别?
- 答:除了不同的突变位点,常染色体显性者有更多骨骼和面部异常,而隐性遗传者通常有皮肤病毒感染和更高风险的肿瘤发生。
- 问:高 IgE 综合征患者是否有感染的典型体征?

- 答:高 IgE 综合征患者缺乏典型的感染体征如红、热。皮肤的感染为"冷"脓疡。
- 问:高 IgE 综合征的其他名称有哪些?
- 答:文献中高 IgE 综合征又被称为 Buckley 综合征、Job-Buckley 综合征及 Job 综合征。早在 1966 年,Davis 和他的同事们写道:这些病患的样子和病史中反复脓疡和皮肤感染的表现,非常符合 Job 综合征。这一名字参照了圣经中的人物 Job,他被击打,致从脚掌到头顶长毒疮(《约伯记》2:7)。

高白细胞血症 *Hyperleukocytosis*

Monica Khurana · Caroline Hastings　钱晓文 译/翟晓文 审校

🗂 基础知识

▌描述

高白细胞血症是外周血白细胞(WBC)总计数 $\geqslant 100\times10^9$/L(100 000/μl)。

▌危险因素

> **注意**
> 21 三体综合征(唐氏综合征)儿童发生暂时性类白血病反应和急性白血病的风险大,常为急性淋巴细胞白血病(ALL)。

- 高白细胞血症的发生与白血病的类型相关。
- 高白细胞血症发生百分比:
- 慢性粒细胞白血病(CML)特别是急性变时:100%。
- 急性髓系白血病(AML)特别是婴儿:5%~25%。
- ALL(特别是存在纵隔肿块时):8%~13%。
- 更严重的临床病程相关因素:
- 凝血异常。
- 代谢紊乱。
- 存在中枢神经系统或肺部白细胞淤滞的临床证据。

▌病理生理

主要发病机制是高白细胞数导致黏滞度增加和血流障碍。影响因素除了白细胞数量还包括它们的形状和大小,使黏滞度增加,也包括内皮细胞损伤,进一步加剧了微

循环障碍。

- 白细胞缺乏红细胞的能使细胞内容物可逆性变形以通过微循环系统的凹陷形态。与正常的白细胞相比,前体细胞更大且变形能力更差。
- 粒系前体细胞大小是淋系前体细胞的 2 倍,比成熟中性粒细胞大 25%。单核系前体细胞比粒系前体细胞更大。这些体积大,无变形能力而不能通过毛细血管的细胞大量聚集。
- 另外细胞与细胞的粘连增加,白血病细胞粘连性的增加造成内皮细胞损伤,促进细胞粘连聚集通过内皮细胞产生毒性和释放细胞因子。
- 白血病细胞对细胞因子的反应高度敏感,这是外周血前体细胞计数低的患者中也可发生白细胞淤滞的可能原因。
- 白细胞淤滞可影响血流并加重低氧血症;同时,高白细胞带来的高细胞分裂率导致氧消耗的增加。

🩺 诊断

▌鉴别诊断

- 高白细胞血症主要继发于恶性疾病,也可见于感染或生理应激继发的类白血病反应。
- 恶性疾病:
- ALL。
- AML。
- CML。
- 暂时性骨髓增生异常(TMPD)主要与唐氏综合征相关。
- 类白血病反应:

- 类白血病反应是外周血白细胞计数超过 50×10^9/L(50 000/μl)并由髓系前体细胞组成,包含成熟细胞的所有阶段而不同于肿瘤细胞某一种未成熟白细胞克隆增殖的特征。
- 类白血病反应是对外界刺激如感染或炎症促发的细胞因子分泌产生的生理性骨髓反应。
- 有核红细胞(也见于恶性疾病)。

▌病史

- 高白细胞血症的症状和体征与受累脏器有关。高白细胞血症的临床证据最多见于中枢神经系统、肺部、视网膜和阴茎。
- 中枢神经系统:
- 头痛。
- 意识障碍。
- 视物模糊。
- 耳鸣。
- 轻瘫。
- 恶心、呕吐。
- 肺部:
- 呼吸困难。
- 气短。
- 胸痛。
- 生殖泌尿(男性):
- 无尿或少尿。
- 不育。
- 视网膜:
- 视敏度减低。

▌体格检查

- 中枢神经系统:

G

- 昏迷。
- 嗜睡。
- 精神状态改变。
- 焦虑。
- 抽搐。
- 视乳头水肿。
- 反应迟钝。
• 肺部：
- 低氧血症。
- 呼吸急促。
• 血液系统：
- 出血。
- 血栓形成。
• 网状内皮系统：
- 肝大。
- 脾大。
- 淋巴结肿大。
• 生殖泌尿：
- 阴茎异常勃起。

注意
• 白细胞淤滞所致的高白细胞血症症状是一种肿瘤急诊。
• 意识障碍和(或)低氧血症的患者存在发生严重后遗症或死亡的风险需要急诊干预。

■ 诊断检查与说明

实验室检查

注意
• 确认白血病细胞的存在。自动化计数仪可能将白血病细胞误认为非典型或反应性淋巴细胞或甚至单核细胞。
• 确认可能需要手工分类和一个病理科或肿瘤科医师复核外周血涂片。
• 外周血形态学和流式细胞分析能帮助快速诊断急性淋巴细胞白血病。
• 评估其他细胞系。并发贫血和(或)血小板减少表现需要输血等干预者可能存在骨髓异常。
• 肿瘤溶解的实验室评估包括以下各项：
- 电解质。
- 尿素氮，肌酐。
- 钙。
- 磷。
- 镁。
- 乳酸脱氢酶(LDH)。
- 尿酸。

影像学检查
• 胸片检查，即使无任何症状。

- 评估纵隔肿块。
- 评估肺部浸润。
- 如有临床指征，检查 MRI 或 CT。

操作
在每个临床试验标准中可能都需要骨髓穿刺，包括与预后、治疗相关的细胞遗传学检查。

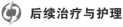 治疗

• 治疗的目的是快速做出正确的诊断和执行确定的治疗，并同时识别和定位可能的高白细胞血症继发的白细胞淤滞并发症。
• 去白细胞治疗是指使白细胞快速减少的干预措施。去白细胞治疗的绝对指征是患者出现白细胞淤滞的症状和体征。相对指征是患者白细胞计数在(100～300)×10⁹/L (100 000～300 000/μl)及以上(与白血病类型有关)。关于其对降低患病率、中枢神经系统出血或死亡率的作用仍存在争议。
• 诱导化疗：
- 对于继发于恶性疾病的高白细胞血症的确切治疗。
- 在恶性疾病诊断确立时立即开始化疗。
• 处理：
- 以 2～4 倍维持液量大量水化。
- 代谢紊乱的确诊和纠正：
○ 肿瘤溶解综合征。
○ 高尿酸血症，拉布立酶的适应证。
- 凝血障碍的确诊和纠正。
- 血细胞减少的输血治疗。
○ 如果血流动力学存在血液黏滞度增高表现不要输注红细胞悬液。
○ 血红蛋白不要超过 100 g/L(10 g/dl)。
○ 输注血小板使其维持在 > 10 × 10⁹/L (10 000/μl)；不会影响血液黏滞度。
• 减少细胞治疗
- 白细胞去除术：
○ 优点：每个血细胞分离周期可减少循环白细胞计数的 20%～50%。在血细胞分离期间，FFP 的应用可减少出血风险。
○ 缺点：需要一定设备、经培训的人员和抗凝剂的应用。
○ 注意：白细胞祛除术仅暂时减少细胞数，需要尽快明确的对因治疗。
- 交换输血，包括部分性：
○ 优点：下列情况时优先考虑该技术：①患者为婴儿或 <10 kg；②并发严重贫血；③需要合并应用凝血因子治疗(如用 FFP 治疗中枢神经系统出血)。部分交换最小程度降低容量负荷和血液黏滞度。

- 缺点：感染发生风险更高。
- 注意：患者发生肿瘤溶解综合征(TLS)的风险大。
- 羟基脲(HU)：
○ 作用机制：抗代谢药物通过抑制核苷磷酸氢盐还原酶，使细胞在 G1 期暂停并阻碍 DNA 修复。
○ 剂量：每天 20～30 mg/kg。
○ 优点：HU 是一种口服药物，可被溶于水，通过鼻饲管给药。药物浓度达峰时间仅 1～4 h。
○ 注意：可能加重血小板减少。

■ 转诊问题

立即咨询肿瘤专科。

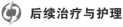 后续治疗与护理

■ 预后

• 患者通常需要在儿科重症监护室治疗，因为他们在发生疾病和治疗早期都需要尽快和持续地监测白细胞淤滞和 TLS 并发症。
• 出现器官功能衰竭或凝血功能异常患者预后差，在诱导化疗期尽管给予积极的支持治疗仍易发生死亡。

注意
• 早期死亡主要由于颅内和肺部并发症。
• 凝血功能异常常见于 AML 患者，特别是 M3 或 M4 亚型。
• 中枢神经系统和肺部是白细胞淤滞最常受累的器官。

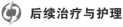 疾病编码

ICD10
• D72.829 白细胞计数增高，非特异性。
• C91.00 急性淋巴细胞白血病未达缓解。
• C92.10 慢性粒细胞白细胞，BCR/ABL 阳性，未达缓解。

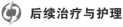 常见问题与解答

• 问：是否哪一系的细胞与白细胞计数和临床疾病及并发症的发生及其严重程度相关？
• 答：否。AML 或 ALL 和 CML 患者临床显著的高白细胞血症发生时通常白细胞分别为 ≥200×10⁹/L(200 000/μl)或 ≥300 ×10⁹/L(300 000/μl)；而白细胞计数低至 50× 10⁹/L(50 000/μl)时就可能出现症状。

• 问：是否哪一系的细胞与白细胞计数及发生 TLS 相关？

• 答：是。肿瘤负荷增加发生危险也增加。随着高白细胞和细胞快速更新，恶性细胞的溶解/死亡释放产物，导致电解质紊乱和代谢异常称为 TLS。TLS 相较于 AML 或 CML 最常见于 ALL 患者。TLS 包括高钾血症、高磷血症、高尿酸血症和高尿酸尿症、低钙血症。

• 问：因为其他血细胞减少输血会增加总血液黏滞度，此类患者如何实施常规输血？

• 答：贫血输血时，如果血流动力学稳定，输血维持血红蛋白 80～90 g/L（8～9 g/dl）。不要使血红蛋白水平>100 g/L（10 g/dl）而增加血液黏滞度。血小板减少输血时，输血维持血小板>20×10⁹/L（20 000/μl），因为输注血小板很少增加血液黏滞度。如果发生中枢神经系统出血，维持血小板在（75～100）×10⁹/L（75 000～100 000/μl）。

高钙血症 Hypercalcemia

Philippe F. Backeljauw 常卓 译 / 李晓静 审校

基础知识

■ 描述

高钙血症指血清游离钙、总钙高于正常范围。

■ 流行病学

• 比低钙血症少见。

• 儿童发生率小于成年人。

• 成年人：大于 90% 为肿瘤性或原发性甲状旁腺功能亢进症。

• 儿童：不同年龄段病因各异。

■ 危险因素

• 高钙血症家族史。

• 肾结石家族史。

• 慢性肾衰竭。

• 制动。

• 某种遗传综合征。

• 某种恶性病。

• 颈部放疗史。

• 妊娠期低钙血症。

■ 病理生理

• 肠道吸收钙增多或骨质溶解。

• 肾小管对钙的重吸收增加。

■ 病因

注意

确诊高钙血症首先需测定血清 iPTH（全段甲状旁腺素）值。

高 PTH（甲状旁腺素）的高钙血症

• 家族性孤立性原发性甲状旁腺功能亢进症（HPT）。

－ 常染色体显性遗传（AD）。

－ 甲状旁腺增生或腺瘤。

－ MEN1、HRPT2、HRPT3 突变。

• 家族性多发性多内分泌腺瘤病。

－ MEN1（AD）。

○ MEN1 无功能性突变。

○ 90% 为甲状旁腺肿瘤。

○ 胰腺肿瘤、垂体瘤。

－ MEN2A（AD）。

○ RET 原癌基因突变。

○ 20% 为甲状旁腺肿瘤。

○ 甲状腺髓样癌、嗜铬细胞瘤。

• 散发性甲状旁腺腺瘤。

－ CyclinD1/PRAD1、MEN1 突变。

• 甲状旁腺癌（罕见）。

• 新生儿严重甲状旁腺功能亢进症（NSHPT）。

－ 纯合子钙敏感受体（CaSR）无功能性突变。

PTH 正常的高钙血症

• 家族良性高钙血症或家族性低尿钙性高钙血症（FHH）。

－ 杂合子 CaSR 无功能性突变（AD）。

－ 多数无症状。

－ 轻度高钙血症。

－ PTH 一般正常（可能轻微升高）。

－ 尿钙排泄分数小于 1%。

低 PTH 的高钙血症

• Williams syndrome（威廉姆综合征）。

－ 15% 患者有高钙血症。

－ 编码转录因子 TFII-I 的基因片段缺失突变。TFII-I 负向调节细胞内钙转运，缺乏 TFII-I，瞬时受体蛋白 C3（TRPC3）通道在肾脏、肠道过度表达，导致高钙血症。

－ 典型特征：主动脉瓣狭窄、认知障碍、妖精貌综合征。

• Jansen 型干骺端软骨发育异常。

－ PTHR1 杂合突变导致 PTH/PTHrp 受体持续激活。

－ 四肢短小。

• 婴儿期特发性高钙血症。

－ 一些是由于 CYP24A1 无功能突变所致。

其他高钙血症（大多数为非 PTH 依赖）

• 药物。

－ 噻嗪类、锂剂、维生素 A、维生素 D。

• 恶性病。

－ 局部骨质溶解病[PTHrP（甲状旁腺激素相关蛋白）、细胞因子产生、化疗]。

－ 伴瘤性高钙血症（HHM）（PTHrP）。

－ 异位 1,25(OH)₂-维生素 D 生成（淋巴瘤）。

－ 异位 PTH 生成。

• 肉芽肿性病变。

－ 结节病、肺结核。

－ 由于 1-α 羟化酶在单核细胞、巨噬细胞的异常表达导致 1,25(OH)₂-维生素 D 生成增多。

• 肾脏疾病。

－ 慢性肾功能衰竭可能出现继发性甲状旁腺功能亢进症。

• 内分泌紊乱。

－ 甲状腺毒症、急性肾上腺功能不全、低磷酸酯酶症。

• 先天性代谢病。

－ 蓝尿布综合征（色氨酸代谢缺陷）。

－ 先天性乳糖酶缺乏症。

－ 婴儿期低磷酸酯酶症（缺乏组织非特异性碱性磷酸酶）。

• 制动。

－ 在青少年中更常见。

－ 脊髓损伤、四肢瘫痪。

－ 可能有低血清碱性磷酸酶、高尿钙。

• 皮下脂肪坏死（SCFN）。

－ 难产。

－ 通常有出生窒息史。

- 1,25(OH)₂-维生素 D 生成过多。

■ 病史

- 临床表现根据年龄、高钙血症严重程度以及基础疾病而不同。
- 轻度高钙血症(10～12 mg/dl)。
- 一般无症状。
- 生长迟缓。
- 血尿。
- 肾结石。
- 肾钙沉着症。
- 中度高钙血症(12～14 mg/dl)。
- 便秘。
- 神经性厌食。
- 腹痛。
- 四肢无力。
- 血尿。
- 多尿。
- 脱水。
- 重度高钙血症(>14 mg/dl)。
- 恶心、呕吐。
- 脱水。
- 脑病。
- 精神性改变。
- 喂养困难、肌张力降低、呼吸暂停(新生儿)。

■ 体格检查

- 一般正常,除非有症状。
- 甲状腺肿块一般难以触及。
- 高血压。
- 脱水。
- 软组织钙化少见。

■ 诊断检查与说明

实验室检查

- 真性高血钙,PTH、血磷、血镁及电解质全套。
- 采集尿液测尿钙排泄、尿钙/肌酐。
- 不同年龄的正常尿钙/肌酐范围(<7 个月,<0.86 mg/mg;7～18 个月,<0.6 mg/mg;19 个月～6 岁,<0.45 mg/mg;>6 岁至成年,<0.22 mg/mg)。
- 肌肉含量少的儿童,可以用尿钙渗透压代替。
- 高钙血症:尿钙轻微异常可提示 FHH 或 NSHPT。
- 高血钙、低血磷、高尿磷和高 PTH 提示原发性甲状旁腺功能亢进。
- 高血钙、低血磷、高尿磷、低 PTH,若

PTHrP 升高,提示伴瘤性高钙血症。
- 高血钙/低尿钙,伴血磷正常或升高,提示其他病因(维生素 A、维生素 D 过量,内分泌紊乱,药物)。

影像学检查

- 放射学检查可能表现为软组织钙化,多在皮肤、皮下软组织、胃黏膜。
- 放射学检查可能表现为骨膜下皮质吸收(远端指骨或趾骨等)、锁骨末端骨质稀疏、颅骨椒盐征、骨囊肿、棕色瘤(也叫作纤维囊性骨炎,长期甲状旁腺功能亢进所致的高钙血症)。
- 肾脏 B 超可能表现为肾钙沉着症、肾结石。
- 甲状旁腺腺瘤的术前评估需要完善多普勒超声或甲状腺显像。

其他检查

- 心电图可能表现 QT 间期缩短。

> **注意**
> - 低白蛋白血症时血钙应该根据血白蛋白水平进行校正。
> - 校正血钙值＝血钙(mg/dl)＋0.8×[4－血白蛋白(g/L)]。
> - 某些情况下更倾向测游离钙。

💉 治疗

■ 一般治疗

- 根据病因和高钙血症的严重程度治疗。
- 对于严重高钙血症(血钙>14 mg/dl)应及时治疗。
- 轻度或无症状的高钙血症,可能不需要治疗(FHH)。

> **注意**
> - 诊断 FHH 时,应与其他原因所致的高钙血症相鉴别,以免不必要的药物治疗和手术。

■ 治疗原则

- 补液。
- 促进尿钙排泄。
- 抑制骨吸收。
- 减少肠道吸收。
- 根据高钙血症的病因选择是否低钙饮食。

■ 药物治疗

- 补液疗法(大量滴注生理盐水)。
- 等张液 3 000 ml/m² 持续 24～48 h 静脉注射。
- 促进尿钙排泄(补液后)。

- 呋塞米 1 mg/kg q6 h 静脉注射。
- 减少骨吸收。
- 适用于长期中到重度高钙血症。
- 急性:降钙素 4 U/kg q12 h 皮下注射。
- 二膦酸盐:帕米膦酸二钠 0.5～1 mg/kg 持续 4～6 h 静脉注射。
- 糖皮质激素。
- 抑制 1-a 羟化酶,减少肠道吸收。
- 泼尼松 1～2 mg/kg,每 24 h 使用 1 次。
- 拟钙剂(西那卡塞)结合 CaSR 从而抑制 PTH 的分泌。
- 儿童应慎用,一个针对这种药物的临床研究报道过儿童死亡病例。

■ 手术与其他治疗

- 透析:最终手段。
- 外科手术:针对原发性甲状旁腺功能亢进症。

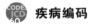 后续护理与治疗

■ 随访推荐

- 手术后甲状旁腺功能减退症常在甲状旁腺切除术后发生,尤其是严重 HPT(骨饥饿综合征),需要补钙、补磷,还可用骨化三醇。

■ 预后

- 根据病因。
- 甲状旁腺切除术后可能发生永久性甲状旁腺功能减退症。

📋 疾病编码

ICD10

- E83.52 高钙血症
- P71.8 其他暂时性新生儿钙和镁代谢紊乱
- E21.3 未特指的甲状旁腺功能亢进症。

❓ 常见问题与解答

- 问:何时需检测维生素 A、维生素 D 水平?
- 答:有替代治疗史,服用非处方药、补充剂史。
- 问:何时考虑二膦酸盐治疗?
- 答:骨吸收脱钙所致的高钙血症,如严重甲状旁腺功能亢进症、制动、肿瘤。
- 问:何时考虑糖皮质激素治疗?
- 答:患有维生素 C 过多症、维生素 D 过多症及 1,25(OH)₂-维生素 D 生成增多时。

G

高铁血红蛋白血症

Kevin C. Osterhoudt　朱晓华 译／翟晓文 审校

基础知识

■ 描述

- 高铁血红蛋白是血红蛋白氧化物，从二价亚铁血红蛋白氧化成为三价铁状态。
- 高铁血红蛋白血症指血液中高铁血红蛋白过度堆积。

■ 流行病学

- 中毒性高铁血红蛋白血症，由于氧化剂化学物质或药物所致，是 6 个月以上患儿最常见的病因。
- 肠炎相关高铁血红蛋白血症是 6 个月以下患儿最常见病因。
- 2/3 的严重腹泻患儿多伴有高铁血红蛋白血症。

■ 病理生理

- 高铁血红蛋白是血红蛋白变构体，不能携带氧气。
- 高铁血红蛋白较普通亚铁血红蛋白，氧亲和力更高，导致组织供氧不足。
- NADH -依赖细胞色素 b5 高铁血红蛋白还原酶是高铁血红蛋白生理性还原的主要来源。
- 正常结构域 NADPH -依赖高铁血红蛋白还原酶是解毒剂亚甲蓝治疗的作用位点。

■ 病因

- 中毒性高铁血红蛋白血症：
- 饮食或环境化学物质：氯仿、铬酸盐、抗真菌剂硫酸铜、萘、硝酸盐和亚硝酸盐。
- 工业化学物质：苯胺和其他硝酸有机复合物。
- 药物：淀粉硝酸盐、苯佐卡因、氨苯砜、利多卡因、甲氧氯普安（胃复安）、一氧化氮、硝普盐、非那吡啶、丙胺卡因及其他。
- 高铁血红蛋白是常见的医源性药物治疗并发症。
- 肠炎相关性高铁血红蛋白血症有多因素病因：
- 肠道硝酸盐和一氧化氮加速高铁血红蛋白形成。
- 固有酶高铁血红蛋白还原系统可能在婴儿期发育不足。
- 酸血症抑制高铁血红蛋白还原系统。
- 高铁血红蛋白血症也可见于产生硝酸盐

细菌感染的肠道或泌尿道感染。

- 先天性高铁血红蛋白血症（少见）：
- 血红蛋白 M：常染色体显性杂合子血红蛋白 M 可表现为终身发绀。
- NADH -依赖高铁血红蛋白还原酶缺陷：常染色体隐性纯合子可表现为终身发绀，杂合子对氧化血红蛋白损伤易感性增高。

■ 常见相关疾病

- Heinz 小体性溶血性贫血：
- 珠蛋白氧化应激可引起溶血。
- 硫化血红蛋白血症：
- 珠蛋白卟啉环氧化应激可引起。

诊断

■ 病史

- 发作年龄：
- 大于 6 月龄儿童首次发生发绀，不大可能由于先天性或肠炎相关性高铁血红蛋白血症所致。
- 水源：
- 被硝酸盐污染的水源。
- 药物或化学暴露史：
- 可提示中毒性高铁血红蛋白血症来源。
- 腹泻：
- 可提示肠炎相关高铁血红蛋白血症。

■ 体格检查

- 发绀：
- 高铁血红蛋白 15 g/L（1.5 g/dl）（还原血红蛋白 4～5 g/dl）时发绀明显。
- 心脏杂音：
- 可提示右至左心内分流，而非高铁血红蛋白血症。
- 异常肺部听诊：
- 可提示由于肺部疾病导致发绀。
- 症状和表现：
- 不安。
- 疲乏。
- 呼吸困难。
- 心动过速。
- 发绀。

■ 诊断检查与说明

实验室检查

- 氧饱和度：

- 经皮氧饱和度低，但动脉血气分析检测血氧饱和度正常（"饱和度差异"）。
- 一氧化碳 CO 血氧定量检测。
- 多波长 CO 血氧定量检测是测血液中高铁血红蛋白水平的标准方法。
- 血红蛋白定量：
- 高铁血红蛋白浓度需考虑血液中血红蛋白浓度。
- 贫血提示并存溶血。
- 血清二氧化碳：
- 在＜40% 中毒性高铁血红蛋白血症中轻度代谢性酸中毒。
- 肠炎性高铁血红蛋白血症表现为典型代谢性酸中毒。
- G-6-PD 检测：
- G-6-PD 缺乏疾病没有高铁血红蛋白血症易患倾向，因而不是常规检测。
- 血红蛋白电泳：
- 血红蛋白 M 少见，对治疗无反应。
- 此项检测不应常规检测。

■ 诊断步骤与其他

- 经皮血氧饱和度检测在高铁血红蛋白血症和亚甲蓝治疗中可能并不准确。
- 即使在暴露于空气下血液也可能呈现为"巧克力棕色"。

■ 鉴别诊断

- 环境缺氧。
- 心血管疾病。
- 肺部疾病。
- 亚铁血红蛋白血症。
- 人为皮肤变色。

治疗

■ 药物治疗

- 1% 亚甲蓝治疗：
- 剂量：1～2 mg/kg 静脉用药，超过 5 min，必要时重复（总量超过 4～7 mg/kg 时应注意）。
- 指征：组织缺氧表现，中枢神经系统抑制，＞30% 高铁血红蛋白血症。
- 反指征（相对）：已知的严重 G-6-PD 缺乏。
- 以下情况亚甲蓝治疗可能疗效欠佳：
- 患儿为 G-6-PD 缺乏。
- 持续药物或化学物质吸收或生物转化导

G

致高铁血红蛋白持续增高。

- 存在硫酸高铁血红蛋白。
- 存在血红蛋白 M。
- 大剂量亚甲蓝加重,而非改善氧化应激症状。

■ 其他治疗

一般方法

- 获得性高铁血红蛋白血症:
- 供 100% 氧气。
- 脱离氧化应激的毒素来源。
- 静脉用药或电解质补液减轻肠炎。
- 治疗明确病原体细菌感染。
- 最后治疗可考虑换血。
- 先天性高铁血红蛋白血症:
- 存在血红蛋白 M 时无有效治疗方法。
- 口服亚甲蓝或维生素可为 NADH-依赖还原酶缺乏患者提供选择性还原途径。

后续治疗与护理

■ 随访

- 中毒性高铁血红蛋白血症:
- 应向医学毒物专家咨询。
- 可能需要环境调查。

- 肠炎相关高铁血红蛋白血症:
- 如存在牛奶蛋白过敏或其他喂养不耐受,需谨慎配方喂养。
- 先天性高铁血红蛋白血症:
- 向血液学专家咨询。

■ 预后

- 中毒性高铁血红蛋白血症:
- 认知功能完全恢复,氧化应激去除,适当治疗。
- 肠炎相关高铁血红蛋白血症:
- 高铁血红蛋白血症可能迁延或复发,直至肠炎恢复。
- 先天性高铁血红蛋白血症:
- 可能终身存在发绀。

■ 并发症

- >10% 高铁血红蛋白血症:
- 发绀。
- >30% 高铁血红蛋白血症:
- 不安,疲乏,呼吸困难,心动过速。
- >50% 高铁血红蛋白血症:
- 嗜睡,组织缺血。
- 60% 高铁血红蛋白血症:

- 潜在死亡危险。

疾病编码

ICD10

- D74.9 高铁血红蛋白血症,非特异性。
- D74.8 其他高铁血红蛋白血症。
- D74.0 先天性高铁血红蛋白血症。

常见问题与解答

- 问:高铁血红蛋白血症可以根据血液颜色诊断吗?
- 答:高铁血红蛋白血症患者的"巧克力棕色"血液,在白色滤纸片背景下与"对照"血液相比,是最容易观察到的。
- 问:腹泻婴儿会经常表现为高铁血红蛋白血症导致的代谢性酸中毒血症吗?
- 答:苯佐卡因诱导高铁血红蛋白血症在婴儿中很少引起代谢性酸中毒血症。与之相反的是,肠炎性高铁血红蛋白血症婴儿通常合并代谢性酸中毒,伴阴离子间隙窄。酸中毒血症在腹泻相关的高铁血红蛋白血症婴儿中是分布性或共存性因素,而非结果。

G

 高血压 Hypertension

Stephanie Nguyen 赵璐 译 / 刘芳 审校

基础知识

■ 描述

- 高血压:3 次或 3 次以上平均收缩压和(或)舒张压大于儿童血压年龄、性别和身高的第 95 百分位数。
- 高血压前期:血压位于第 90～95 百分位数之间或青少年血压≥120/80 mmHg。
- 高血压 1 期:血压位于第 95～99 百分位数间加 5 mmHg。
- 高血压 2 期:血压>第 99 百分位数加 5 mmHg。
- 原发性高血压:无基础疾病的高血压。
- 继发性高血压:可以找到基础疾病的高血压。
- 白大衣高血压:是指患儿在医疗机构测量的血压增高,而动态血压监测（ABPM）正常。

- 隐匿性高血压:是指患儿在诊室或者医院等医疗机构测量的血压正常,而 ABPM 血压读数升高。

■ 流行病学

- 儿童及青少年原发性高血压跟肥胖、代谢综合征及家族性高血压有关。
- 随着青少年肥胖症及代谢综合征的增加,高血压的发生率也在增加。
- 高血压在儿童人群中估计占 1%～4%。
- 30% 的体质指数（BMI）>第 95 百分位数的儿童为高血压前期或高血压。

■ 危险因素

- 原发性高血压:肥胖、久坐不动的生活方式、低出生体重、吸烟、饮酒、高脂血症、家族史、紧张、盐摄入及睡眠呼吸障碍。
- 继发性高血压:肾脏或泌尿系统疾病、移

植、先天性心脏病、脐动脉插管、尿路感染（UTI）、糖尿病、颅高压或已知升高血压药物。

- 年龄越低,血压越高,继发性高血压的可能性越大。

遗传学

- 原发性高血压是多基因遗传,但更易于发生在有明显家族史个体。
- 继发性高压的遗传依赖于基础病因,如:
- 多囊肾:常染色体显性遗传、常染色体阴性遗传。
- 神经纤维瘤病:常染色体显性遗传。
- 糖皮质激素可纠治型醛固酮增多症:常染色体显性遗传。

■ 一般预防

避免过度肥胖和规律体育锻炼可预防肥胖相关性高血压。

病因学

- 继发性因素：
- 肾脏：急性肾小球肾炎、慢性肾衰竭、多囊肾、反流性肾病。
- 肾血管：肌纤维发育不良、神经纤维瘤病、血管炎。
- 心脏：主动脉缩窄。
- 内分泌：嗜铬细胞瘤、甲状腺功能减退/亢进、神经母细胞瘤、糖皮质激素可纠治型醛固酮增多症、Conn综合征、盐皮质激素增多症、先天性肾上腺增生、Liddle综合征、Gordon综合征。
- 神经系统：颅内压升高。
- 药物：皮质激素、口服避孕药、拟交感神经药物、违禁药物（可卡因、苯环利定）。
- 其他：疼痛、烧伤、创伤。
- 早产儿、低出生体重儿或出生后损伤导致的肾单位减少与高血压有关。

病理生理

血压是由心脏搏出和外周血管阻力共同产生。任何一项或两项升高均可导致高血压。不同因素导致高血压的机制不同，如容量负荷增加（钠潴留、钠摄入过多）、容量分布、肾素血管紧张素过多、交感神经兴奋、胰岛素和内皮素。

诊断

- 高血压危象：重度血压升高伴有靶器官损伤（脑病、惊厥，肾脏损害）。
- 高血压急症：重度血压升高但不合并继发器官损伤。

病史

- 头痛、视物模糊、鼻出血、体重异常增加或降低、胸痛、面红、疲倦。
- 尿路感染可与反流性肾病和高血压有关。
- 肉眼血尿、水肿和疲劳提示肾脏疾病。
- 出生史：脐动脉插管。
- 药物：皮质激素、感冒用药、口服避孕药、违禁药物。
- 家族史：高血压、糖尿病、肥胖、家族性内分泌疾病、肾脏疾病。
- 外伤：动静脉瘘，牵拉伤。
- 系统回顾：睡眠呼吸暂停、肥胖。

体格检查

- 血压：
- ＞3岁儿童在医疗机构就诊时应常规测

量血压。如果小年龄儿有高血压危险因素也应该测量血压。
- 测血压前应静坐5 min，坐立位双足落地右臂抬高至心脏水平。常规测量右臂血压。
- 选用合适的袖带。充气囊袋应完全包绕上臂并占上臂长度的80%～100%。如果袖带不合适小会导致血压测量值升高。
- 自动示波器测量的血压升高时，需要听诊法重复确定。
- 如果血压确定升高，还应测量双上肢和一侧下肢血压。正常的下肢血压高 10 ～ 20 mmHg。如果下肢血压低于上肢血压应考虑主动脉缩窄。
- 心动过速见于甲状腺功能亢进、嗜铬细胞瘤。
- 体型：纤瘦、肥胖、生长落后、男性化，Turner综合征或William综合征的特征。
- 皮肤：牛奶咖啡斑、神经纤维瘤、皮疹、黑棘皮症、蝴蝶斑。
- 头颈部：满月脸、甲状腺肿大。
- 眼睛：眼底改变，突眼。
- 肺脏：啰音。
- 心血管：摩擦音、奔马律、杂音、股动脉搏动。
- 腹部：肿块、肝脾大、血管杂音。
- 生殖器：两性畸形、男性化。
- 神经系统：面神经麻痹。

诊断检查与说明

- 高血压的实验室病因评估应采用渐进的方式进行，高血压1期青少年在进行其他检测之前应首先进行ABPM以评估是否为白大衣性高血压。
- 患儿应进行以下检测：尿液分析，血电解质，血尿素氮、肌酐、钙离子、胆固醇，血常规，心电图，超声心动图（监测靶器官改变的最敏感指标），肾脏超声，视网膜检查。
- 根据病史、体格检查进一步评估和（或）证实继发因素：排尿式膀胱输尿管造影，DMSA肾脏扫描，3D CT造影，MRA，血或尿的儿茶酚胺及甲氧肾上腺素，血浆肾素活性及醛固酮水平。
- 更多的有创性检查包括：肾血管造影、肾静脉肾素浓度检测、MIBG显像、肾组织活检；遗传学研究发现高血压的罕见病因。

诊断步骤与其他

- 动态血压监测是指采用带在患儿身上的便携式装置监测患儿特定时间内的血压，通常为24 h。
- 动态血压监测对诊断不确定高血压（如白

大衣高血压）及抗高血压药物疗效的评估有用。ABPM对有心血管风险患儿的评估也有用（如糖尿病、高血压）。
- 与常规血压测量相比，ABPM测得的收缩压升高是发生左心室肥厚的更好预测指标。

鉴别诊断

儿童诊断高血压后首要目标是区分原发性还是继发性。一般来讲，年龄越低、血压越高，继发性的可能性就越大。

治疗

药物治疗

- 降血压药物分类包括：α和β受体阻滞剂、利尿剂、血管扩张剂（直接扩血管和钙通道阻滞剂）、血管紧张素转化酶抑制剂（ACED）、血管紧张素受体拮抗剂（ARB）。
- 治疗应该自一种药物开始。
- 避免多种作用机制相同的药物共同使用。
- 注意药物不良反应的病史并调整药物。
- 对同时合并其他疾病患者应该使用特殊类型的降血压药物，如糖尿病和微量白蛋白尿或蛋白尿性肾脏疾病患儿应使用ACEI或ARB；偏头痛患儿应该使用β受体阻滞剂和钙通道阻滞剂。
- 某些特定情况应避免使用某些类别的药物，如哮喘和糖尿病时避免使用β受体阻滞剂，双肾动脉狭窄时避免使用血管紧张素转化酶抑制剂。
- ACEI与先天畸形相关，怀孕期禁忌使用，可用β受体阻滞剂和钙通道阻滞剂替代。

其他治疗

一般措施

- 如果血压＞第95百分位数，还需要进行2次以上血压测量。
- 如果血压＞第99百分位数加5 mmHg，立即转诊进行评估和治疗。
- 如果患者有临床症状，立即转诊进行治疗。
- 轻微的原发性高血压可行非药物治疗：减轻体重、锻炼、低盐饮食、避免使用某些药物如类麻黄碱。
- 严重的、持续型高血压或病因明确的继发性高血压应直接进行药物治疗。
- 非药物治疗失败或存在终末器官改变、肾脏疾病或糖尿病的患者，即使轻中度高血压亦需要进行药物治疗。

▪ 其他疗法

• 规律的有氧体育运动（每周至少 5 天，每天 30～60 min）。

• 每天久坐时间小于 2 h。

• 未控制的 2 期高血压患儿应限制高静压型竞技运动直至血压控制至正常范围。

▪ 手术治疗与其他

• 慢性肾衰引起的高血压可能需要透析治疗。

• 肾血管性高血压或主动脉缩窄需手术纠治。肾动脉狭窄可行经皮介入血管成形术。

▪ 住院事项

初期稳定

• 高血压危象应静脉使用降压药物，目标是最初 8 h 内血压降低 25%，然后在 24～48 h 内逐渐使血压降至正常。

• 高血压急症可根据是否有症状选择静脉或口服药物。

入院标准

• 高血压危象患者应收入 ICU 治疗。

• 高血压急症应收入院治疗。

◈ 后续治疗与护理

▪ 随访推荐

患者监测

• 药物降血压应逐渐降低以避免副作用。

• 需要持续监测药物的副作用，如运动不耐受（β 受体阻滞剂）、头痛（血管扩张剂）、肾功能不全或高钾血症（ACEI）或低钾血症（利尿剂）。

• 建议定期监测左心室肥厚（心脏超声或心电图）。

• 白大衣性高血压患儿需进行随访，该类患儿有进展为真性高血压的风险。

▪ 饮食

• 增加新鲜蔬菜、新鲜水果，含钾、纤维素和无脂饮食。

• 限制钠、卡路里、饱和脂肪酸和精糖摄入。

• 低钠饮食：青少年每天钠摄入量<2.3 g。

▪ 患者教育

• 饮食：

- 增加新鲜蔬菜、新鲜水果和无脂饮食。

- 限制盐和卡路里的摄入。

• 运动：

- 规律有氧运动（每周至少 5 天，每天 30～60 min）。

- 限制久坐时间，每天小于 2 h。

• 预防：

- 避免过度肥胖、吸烟和饮酒；定期体育锻炼。

▪ 预后

患者的预后取决于高血压的病因。若血压能够控制，预后很好。

▪ 并发症

• 左心室肥厚和心力衰竭。

• 肾衰竭。

• 脑病。

• 视网膜病。

⊕ 疾病编码

ICD10

• 110 原发性高血压。

• 115.9 继发性高血压，非特定。

• 115.1 继发于其他肾脏疾病高血压。

❓ 常见问题与解答

• 问：动态血压监测的价值是什么？

• 答：该仪器与动态心电图监测相似，可监测患者 24 h 清醒或睡眠时的血压。通过回顾血压数据，可以发现血压是否大多数时间明显增高，是否有睡眠时正常血压下降。因此，某些情况如白大衣高血压可以被证实或不需重视。

• 问：侵入性检查（如血管造影）的指征是什么？

• 答：需个体化决策，并根据患者的血压严重程度、对药物治疗反应、临床表现（如神经纤维瘤病）和其他检查结果共同决定。总之，低年龄儿童以及所有的严重、不能解释高血压均应进行全面评估。

• 问：高血压的青少年是否能参加体育活动？

• 答：青少年高血压患儿如果血压控制良好应鼓励参加体育活动。该类人群进行运动平板试验存在争议。

• 问：我是否需要担心单纯收缩期血压增高？

• 答：成人的研究结果表明持续的收缩期血压增高与舒张期高血压一样需要重视。

高胰岛素血症 Hyperinsulinism

Katherine Lord · Dira D. De león   张文婷 译 / 郑章乾 审校

⊛ 基础知识

▪ 描述

高胰岛素血症是一种因胰岛素分泌异常引起的低血糖疾病。先天性高胰岛素血症引起的低血糖自出生后持续存在，而其他类型高胰岛素血症引起的低血糖可为一过性的。

▪ 流行病学

高胰岛素血症是儿童持续性或反复发作

低血糖的最常见病因。

发病率

在美国该病活产儿年发病率为 1/5 万～1/4 万。

在某些特定人群（如沙特阿拉伯、德系犹太人）中这一比例可高达 1：2 500。

▪ 遗传学

• K_{ATP} 型高胰岛素血症：K_{ATP} 离子通道蛋白编码的基因 *ABCC8* 及 *KCNJ*11（位于染色

体 11p15）失活突变引起。

- 常染色体隐性遗传突变引起胰腺弥漫性病变（弥漫性高胰岛素血症）。

- 常染色体显性遗传偶尔也可引起弥漫性高胰岛素血症。

- 非孟德尔遗传方式：父源性遗传的 K_{ATP} 离子通道蛋白的编码基因隐性突变及母源性遗传的该染色体区段 11p15 印记位点缺失造成父源性单倍体引起的胰腺病变呈局灶性腺瘤样聚集（局灶性高胰岛素血症）。

• 葡萄糖激酶型高胰岛素血症:葡萄糖激酶 (GCK) 常染色体显性遗传的激活突变。

• 谷氨酸脱氢酶型高胰岛素血症:由编码谷氨酸脱氢酶的 *GLUD1* 基因常染色体显性遗传激活突变引起,又称高胰岛素血症/高氨血症(HI/HA)。

• 线粒体短链 3-羟酰辅酶 A 型脱氢酶型高胰岛素血症:由编码线粒体短链 3-羟酰辅酶 A 脱氢酶的 *HADH* 基因常染色体隐性遗传突变引起。

• 线粒体载体解偶联蛋白 2 型高胰岛素血症:由编码线粒体载体解偶联蛋白 2 的 *UCP2* 基因常染色体显性遗传突变引起。

• HNF4A 及 HNF1A 型高胰岛素血症:转录因子 *HNF4A* 及 *HNF1A* 常染色体显性遗传突变引起。

• *HNF4A* 及 *HNF1A* 基因突变也可引起家族单基因糖尿病。

• 单羧酸转运蛋白 1 型高胰岛素血症:由编码单羧酸转运蛋白 1 的 *SLC16A1* 调控区常染色体显性遗传突变引起。

- 引起运动后高胰岛素血症。

▪ 病理生理

• 这些基因突变引起胰岛 β 细胞据血糖变化分泌胰岛素机制失常。

- 导致特别是在血清葡萄糖浓度低时胰岛素异常分泌。

- K$_{ATP}$ 离子通道功能失活时,细胞膜去极化导致电压依赖性钙离子开放,引起胰岛素持续分泌。

• 在局灶性高胰岛素血症中(约占高胰岛素血症的 60%)有一簇胰岛 β 细胞受累,而在弥漫性高胰岛素血症中所有 β 细胞均受累。

• 在高胰岛素血症/高氨血症(HI/HA)中 GDH(一种调控氨基酸诱导胰岛素分泌的酶)的激活突变引起胰岛素分泌异常(尤其是在进食高蛋白饮食后)以及血氨升高。

• 葡萄糖激酶作为 β 细胞的葡萄糖感受器,其激活突变可导致胰岛素分泌的血糖阈值降低。

• 线粒体短链 3-羟酰辅酶 A 型脱氢酶是 GDH 的抑制性调节因子。HADH 的失活突变使 GDH 的抑制作用消失引起胰岛素分泌异常。

• UCP2 是胰岛素分泌的抑制性调节因子,其失活突变可引起高胰岛素血症。

• 在运动后出现的高胰岛素血症,在无氧运动时 MCT1 的异位表达造成丙酮酸转入 β 细胞增多,引起 ATP/ADP 值升高,刺激胰岛素分泌。

▪ 病因

• 9 个基因突变与先天性高胰岛素血症相关:编码 β 细胞 K$_{ATP}$ 离子通道亚体基因(SUR1,磺酰脲类药物受体 1,*ABCC8* 编码;Kir6.2,ATP 敏感性钾通道亚基 Kir6.2,*KCNJ11* 编码)、葡萄糖激酶(*GCK* 编码)、谷氨酸脱氢酶(*GLUD1* 编码)、SCHAD(*HADH* 编码)、UCP2(*UCP2* 编码)、HNF4A、HNF1A 及单羧酸转运蛋白 1(*SLC16A1* 编码)。

• 一过性高胰岛素血症与围生期应激相关(如小于胎龄儿 SGA、母亲高血压、急产或缺氧),但其机制尚不明确。

▪ 常见相关疾病

高胰岛素血症常见于 Beckwith-Wiedemann 综合征及先天性糖原累积症。在这些疾病中高胰岛素血症发生的机制尚不明确。

诊断

▪ 病史

• 婴儿期低血糖症状。

- 喂养困难。
- 肌张力低下。
- 嗜睡。
- 发绀。
- 气促。
- 震颤。
- 惊厥。

• 可能需要高糖静脉补液[大于 10 mg/(kg·min)]。

> **注意**
> 婴儿期患儿即使有严重低血糖,其症状可不典型。

▪ 体格检查

• 大于胎龄儿。

- 考虑 K$_{ATP}$ 型高胰岛素血症。

• 小于胎龄儿。

- 考虑一过性高胰岛素血症或体质性生长延迟。

• 巨舌症、脐疝、偏身肥大症。

- 考虑 Beckwith-Wiedemann 综合征。

• 无中线发育缺陷(包括无颌部或生殖器发育异常)。

- 中线发育缺陷需考虑垂体功能减退常导致低血糖。

▪ 诊断检查与说明

实验室检查

• 在低血糖发作时采集样本(血清血糖 < 50 mg/dl)。

• 在低血糖发作时有胰岛素过量分泌依据。

- 可能有检测到胰岛素。

- β-羟丁酸减低(< 0.6 mm),游离脂肪酸减低(< 0.5 mm)。

- 对 1 mg 胰高血糖素静推有反应(在 40 min 内血糖升高大于 30 mg/dl)。

• 血氨升高。

- 提示高胰岛素血症/高氨血症。

• 血清 3-羟基肉碱及尿 3-羟基戊二酸升高。

- 提示线粒体短链 3-羟酰辅酶 A 型脱氢酶型高胰岛素血症(SCHAD)。

• 低血糖时皮质醇及生长激素水平低下不是肾上腺皮质功能不全或生长激素缺乏症的诊断依据。

- 需行相应激发试验予验证。

> **注意**
> 在某些高胰岛素血症患儿低血糖发作时期胰岛素水平不一定被检测到或升高。需依据其他证据来明确是否存在胰岛素过量分泌。

影像学检查

• 在某些高胰岛素血症医学中心可行 ^{18}F-DOPA PET 扫描以明确有无胰腺局灶性病变并对其进行定位。

• 传统影像学检查(如 B 超、CT 及 MRI),对明确有无局灶性高胰岛素血症病变无显著用处。

病理学检查

• 因 K$_{ATP}$ 离子通道蛋白突变引起的儿童高胰岛素血症主要有两种胰腺病理类型。

- 弥漫性高胰岛素血症:全胰腺胰岛细胞核异常增大。

- 局灶性高胰岛素血症:局部胰岛细胞增生,病灶周围为正常胰腺组织。

▪ 鉴别诊断

• 糖尿病母亲患儿(IDM)。

• Beckwith-Wiedemann 综合征。

• 新生儿(全)垂体功能减退症。

• 先天性糖原累积症。

• 贲门成形术后患有倾倒综合征的患儿可因餐后胰岛素过量分泌产生餐后严重低血糖。

G

治疗

■ 一般措施

• 主要目标为预防脑损伤。

• 需立即给予静脉输注含糖液体。

- 低血糖急性发作时,予10%葡萄糖注射液以2~3 ml/kg静脉推注(0.2~0.3 g/kg)。

- 使用葡萄糖注射液静脉维持使血糖浓度>70 mg/dl。

- 可能需要建立中心静脉通路予从高浓度葡萄糖液体输注,避免液量过多。

• 频繁喂养对纠正高胰岛素血症引起的低血糖效果有限。

■ 药物治疗

• 二氮嗪,一种 K_{ATP} 离子通道开放剂,予5~15 mg/(kg·24 h)总量,分2次,每12 h口服1次。

- 大多数 K_{ATP} 型高胰岛素血症患儿对此药无反应。

- 高胰岛素血症/高氨血症、线粒体短链3-羟酰辅酶 A 型脱氢酶型高胰岛素血症或一过性高胰岛素血症患儿使用此药效果明显。

- 可能需使用利尿剂对抗水钠潴留。

• 奥曲肽,一种生长抑素类似物,予5~20 mcg/(kg·24 h),分4次 q6 h 或以0.08~0.40 mcg/(kg·h)静脉维持。

- 可能会发生快速耐受及高血糖。

- 在新生儿中可提高坏死性小肠结肠炎的风险。

• 胰高血糖素,以1 mg/24 h静脉维持,可在术前稳定血糖水平。

■ 手术与其他疗法

药物治疗效果欠佳或局灶性病变的患儿可行胰腺大部切除术。弥漫性病变患儿可行胰腺次全切除术及留置胃管。局灶性病变患儿可切除局部胰腺腺瘤样组织。

对局灶性病变患儿,手术治疗为治愈型措施。

 后续治疗与护理

■ 随访推荐

• 30%~44%的患儿可因低血糖致神经系统发育异常。

• 行胰腺次全切除术患儿在日后有很高的风险发展成糖尿病。

患者监测

• 由家长进行血糖监测,尤其在长时间未进食或并发其他疾病时。

• 在并发其他疾病(尤其是呕吐或胃纳欠佳)时可能需住院治疗予葡萄糖静脉输注维持血糖水平。

• 在禁食行检查时需评估检查安全性和(或)高胰岛素血症加重反复的可能性。

• 二氮嗪可能导致水钠潴留及多毛症。

• 新生儿予奥曲肽治疗时需密切监测有无新生儿坏死性小肠结肠炎。

• 奥曲肽可抑制生长激素分泌,需密切观察患儿生长曲线。还需监测甲状腺功能。

• 在胰腺次全切除术后需评估胰腺外分泌功能。

• 定期评估神经系统发育情况。

■ 饮食事项

• 避免长时间禁食。

• 在高胰岛素血症/高氨血症、线粒体短链3-羟酰辅酶 A 型脱氢酶型高胰岛素血症及 K_{ATP} 型高胰岛素血症患儿中,因高蛋白饮食可刺激胰岛素分泌,故应避免高蛋白饮食。

■ 并发症

• 严重反复发作低血糖。

• 认知障碍。

• 癫痫。

• 昏迷。

• 持续脑损伤。

• 胰腺切除术后糖不耐受或糖尿病。

• 胰腺切除术后胰腺外分泌功能受损。

疾病编码

ICD10

• E16.1 其他低血糖。

常见问题与解答

• 问:患儿兄弟姐妹的患病概率是多少?

• 答:常染色体隐性遗传患病概率为25%,常染色体显性遗传患病概率为50%,局灶性病变患儿兄弟姐妹的患病概率<1%。

• 问:发生脑损伤需多长时间,葡萄糖能使用多长时间而不发生脑损伤?

• 答:在儿科,低血糖一直是一个有争议的概念,但血糖低至65~70 mg/dl时血糖负反馈调节机制开始启动,血糖在50~55 mg/dl时开始出现低血糖症状,在血糖低至45~50 mg/dl时开始出现认知功能障碍。参考上述数值,血糖应维持在>70 mg/dl。低血糖持续多久发生脑损伤尚不清楚。

• 问:不行手术低血糖最终缓解的概率有多少?

• 答:只有40%~50%的病例能单用药物控制。 K_{ATP} 型高胰岛素血症患儿多需要手术治疗,对局灶性病变患儿可通过手术治愈。围生期应激引起的高胰岛素血症通常多在出生后6个月缓解。

高原病   High Altitude Illness

Michael Yaron   金婷婷 译 / 王立波 审校

基础知识

■ 描述

高原病是一类累及神经系统和肺部的疾病,部分具有相同病理生理学基础的临床症状可同时发生。急性高原病(AMS)相对良性,具有自限性;但高原肺水肿(HAPE)和高原脑水肿(HACE)可危及生命。

■ 流行病学

• 高原病通常发生在快速进入高海拔地区(8 000~11 500英尺,1英尺=0.304 8 m),大部分严重病例发生在极高海拔(11 500~18 000 ft①)。

• 儿童随家庭旅游至高海拔地区时,有患高原病风险。

发病率

• 儿童的发病率与成人一致。

---

① 1 ft=0.304 8 m。

- 乘飞机快速上升到高海拔地区可使 AMS 的发病率增加。在那些乘飞机或自驾到美国西部旅游胜地的滑雪者中，该病的发病率大概 25%。
- 儿童 HACE 极其罕见，主要发生在长期居住在极高海拔地区的儿童。
- HAPE 的发病率为 1%～2%，但长期居住高原儿童再入性 HAPE 发病率为 6%～17%。

■ 危险因素

- 发病率取决于海拔上升速度、睡眠策略和先前高原病史。
- 个体(遗传)易感性在风险评估中起关键作用。大多数有 AMS 或 HAPE 病史的儿童在到达相似高度后均有可能会出现类似症状。
- 基础疾病导致的对缺氧敏感或肺动脉高压：严重呼吸道感染、房间隔或室间隔缺损、卵圆孔未闭(PFO)、动脉导管未闭(PDA)、肺静脉狭窄、先天性肺动脉缺如、阻塞性睡眠呼吸暂停、唐氏综合征、肺发育不全和镰状细胞病。

■ 一般预防

- 评估风险因素和计划上升速度：
  缓慢上升是最好的预防措施。
  睡眠高度：理想的方法是第一个晚上海拔不高于 9 200 ft，然后在 8 200～9 800 ft 的高度待 2～3 个晚上，随后每上升 1 500 ft 睡一晚，每上升 3 000 ft 加睡一晚。
- 制定应急通信和疏散计划：
  - 应避免下降困难情况(即在下降高度前需进一步上升高度)。
  - 手机或卫星通信失败可能。
- 及时识别症状：
  对父母宣教，能识别该病症状并采取治疗措施。

■ 病理生理

- AMS 和 HACE：脑体积和颅内压的上升最终导致血管源性水肿(HACE)。包裹于颅骨和脊柱内的中枢神经系统，对水肿的耐受能力较低，易感性增高。
- HAPE：肺动脉压力升高，非均衡血管收缩，肺过度灌注损伤和渗出，炎症及肺泡液清除异常。

 诊断

■ 病史

既往有高原病史的患者采用相同的上升速度及高原睡眠策略，在相同的海拔将可能出现类似的症状；体力消耗增加，对缺氧敏感或肺动脉高压病史，预防性药物或呼吸抑制剂的使用等情况。

- 急性高山病(AMS)：
  - 症状可轻可重，重者可致残。近期抵达高原，出现头痛及至少一种下列症状：食欲不振、恶心或呕吐、虚弱无力或疲乏、头晕或头昏目眩、睡眠障碍，可诊断 AMS。这是成人 AMS 的诊断标准，也适用于能表达头痛或饥饿的年长儿童。通过询问儿童"头痛不痛"来评估头痛情况，询问儿童是不是"饿了"来评估消化道症状，而不是询问食欲如何。去高海拔地区的游客都会有睡眠障碍，但 AMS 患者更明显。
  - 婴幼儿(≤3 岁)AMS 的诊断依据非言语标准。AMS 主要表现为烦躁不安(可相当于头痛)，不愿玩耍，食欲下降和睡眠障碍。大多数病例都有以上症状。烦躁不安无法用其他原因解释，如疲劳、尿湿、饥饿、出牙或外伤疼痛。烦躁表现为哭吵、不安或四肢紧张。儿童不愿玩耍有一定诊断价值，可出现呕吐，婴幼儿睡眠障碍最常见的表现为睡眠减少及无法小睡。
  - 家长可使用儿童 Lake Louis 评分(LLS)来识别婴幼儿 AMS。
    - 为了计算评分，需结合烦躁指数及症状指数。
    - 儿童 LLS≥7，并且烦躁指数≥4，症状指数≥4，可诊断为 AMS。

烦躁指数	0	1	2	3	4	5	6
持续时间		无		间歇性			持续性
发作程度		无		中度			极度

症状指数	0	1	2	3
进食	正常	轻度减少	明显减少	不吃，呕吐
游戏	正常	轻度减少	明显减少	不愿游戏
睡眠	正常	轻度减少或更多	明显减少或更多	不能入睡

  - 上述症状在海拔上升后数小时内加重，24～48 h 达到最高峰，持续 1～3 天后逐渐缓解。由于 AMS 缺乏特定的临床特征，容易误诊。当出现这些症状可拟诊为 AMS，停止进一步上升，以待确证。
- 高原脑水肿(HACE)：
  - 儿童罕见，但若未及时诊断可迅速危及生命。通常在进入高原 2～4 天后出现症状。
  - 与 AMS 不同，HACE 有神经系统症状。最常见的有共济失调，精神状态改变包括意识紊乱、进行性反应迟钝和昏迷。较少见的有局灶性脑神经麻痹，运动和感觉障碍和抽搐。
- 高原肺水肿(HAPE)：
  - 病情在 24～96 h 内发生，可能与伴发病毒性疾病有关。
  - 所有孩子在高海拔地区都有劳力性呼吸困难的表现，但休息时呼吸困难是 HAPE 的早期征兆。将近 1/2 病例的 AMS 先于 HAPE 发生。最初全身不适逐渐进展至休息时呼吸困难，最终心肺功能衰竭。
  - 年幼儿可能表现为易激惹和虚弱无力。年长儿可能会主诉头痛。恶心、呕吐见于所有年龄阶段的儿童。咳嗽也很常见。
  - 休息时呼吸困难、端坐呼吸、发绀、胸痛和心动过速，这些症状预示着疾病恶化，数小时内可出现咳粉红色痰，缺氧加重最终可致昏迷、死亡。

■ 体格检查

- 轻型 AMS 没有特异性体征。任何中枢神经系统功能障碍，如轻度共济失调或精神状态改变都是 HACE 的早期征兆。
- 尽管在高海拔地区普遍会出现劳力性呼吸困难，但休息时呼吸困难是 HAPE 的早期征兆。
- HAPE 患儿临床体征较轻，而胸片表现及指脉氧检测低氧血症较临床体征为重。患儿面色苍白，伴或不伴发绀。低热(<38.5 ℃)和呼吸急促常见。听诊可闻及啰音，右肺更明显。

■ 诊断检查与说明

- 心电图：HAPE 患儿可发现右心室劳损。
- 脉搏血氧检测仪：HAPE：动脉血氧饱和度下降，通常<75%。

实验室检查

评估动脉血气、一氧化碳水平和 CBC(通常显示白细胞增多伴粒细胞左移)。

影像学检查

- X 线胸片：
  - 有不同程度的肺水肿表现，呈斑片状、外周阴影，重症病例可出现均质阴影。右侧肺水肿改变比左肺更明显。多见支气管周围和血管周围袖套征及肺动脉扩张。
- 肺超声：
  - 彗星尾状微反射伪影，间质及肺泡水肿使小叶间隔增厚。
- 脑 CT 及 MR 影像：
  - CT 显示脑水肿和颅高压表现。MRI：使用弥散加权技术,可见脑白质高 T_2 信号,尤其是胼胝体压部。

■ 鉴别诊断

需与 HAPE 相鉴别的疾病有肺炎、支气管炎和细支气管炎、哮喘、肺水肿、肺栓塞。HAPE 最容易被误诊为肺炎。AMS 需与病毒性感染、脓毒症、酒精或药物中毒、低温、一氧化碳中毒和脱水相鉴别。

治疗

■ 药物治疗

• 吸氧可减轻 AMS 症状(1～2 L/min),大多数度假旅游地区有相应设备,但偏僻高原地区仅备用于重症病例治疗;高压氧治疗也很有效,类似降低海拔的效果。

• 乙酰唑胺(碳酸酐酶抑制剂):
- AMS 预防:2.5 mg/kg,口服,每 12 h 一次,每次最大剂量不超过 125 mg;儿童不常规服用。用于需快速进入高原或者有高原病史者。
- AMS 治疗:2.5 mg/kg,口服,每 8～12 h 一次,每次最大剂量不超过 250 mg;磺胺药过敏者慎用。
- 不良反应常见有感觉异常和味觉改变。

• 地塞米松(类固醇):
- AMS 预防:需考虑其不良反应;剂量缓慢增加或联合使用乙酰唑胺。
- AMS 和 HACE 治疗:0.15 mg/kg,口服、肌内注射或静脉推注,每 6 h 一次,每次最大剂量不超过 4 mg。吸氧或降低海拔可用于治疗重症 AMS,如果患者磺胺药过敏,可使用地塞米松。吸氧、降低海拔及地塞米松可用于治疗 HACE。

• 硝苯地平(钙通道阻滞剂):
- HAPE 的预防和治疗:年幼儿,快速起效药物每次 0.5 mg/kg,每 4～8 h 一次,每次最大剂量不超过 20 mg。如果 >60 kg,缓释药(SR)30 mg 口服,每 12 h 一次或 20 mg 口服,每 8 h 一次。适用于紧急情况下,又无法吸氧及降低海拔时,可建议使用(吸氧是最好的治疗,不需要联合使用硝苯地平)。不良反应是会导致低血压。

• 西地那非(磷酸二酯酶抑制剂):
- HAPE 的预防/治疗:每次 0.5 mg/kg,口服,每 8 h 一次,每次最大剂量不超过 50 mg,每 8 h 一次。适用于紧急情况下,又无法吸氧及降低海拔时,如果硝苯地平不耐受,可以用之替代(FDA 禁止用于儿童)。

一般措施

• 降低海拔(至 1 600～3 300 ft)对所有类型高原病都有效。

• 轻度 AMS:
- 通常自限不需要治疗。停止上升海拔高度,原地休息至症状改善。
- 专业护理人员观察病情,无须降低海拔高度。

• 中重度 AMS:
- 镇痛药和止吐药对症治疗:布洛芬、对乙酰氨基酚、恩丹西酮;如果条件容许可吸氧,给予乙酰唑胺;如果病情持续或加重,降低海拔。

• HACE:
- 立即降低海拔。
- 供氧,维持 $SPO_2 > 90\%$,卧床休息,给予地塞米松,在等待下降海拔时使用便携式高压氧舱。

• HAPE:
- 如果无法得到专业医学治疗,立即降低海拔高度。轻微 HAPE 停止上升高度,休息,吸氧使 $SPO_2 > 90\%$。重症病例如果无法及时减低海拔或无吸氧条件,可使用硝苯地平。

后续治疗与护理

■ 随访推荐

介绍至初级保健医师处,给予预防措施宣教,建议将来去高海拔地区前预防性用药。有 HAPE 或严重低氧血症史患者需予心肺功能评估,包括超声心动图。

■ 预后

• 若发现及时,立刻停止上升高度,下降海拔和(或)及时治疗,预后良好。

• 若没有得到及时诊断及治疗,没有及时下降高度,预后不良。

疾病编码

ICD10
- T70.20XA 非特异性高原反应,初次。
- T70.29XA 其他高原反应,初次。
- R09.02 低氧血症。

常见问题与解答

• 问:中等海拔,如滑雪胜地会发生 AMS 吗?
• 答:会。25% 来自海平面地区的游客会出现 AMS 的症状,但在这高度很少会出现严重症状。
• 问:何时可带新生儿到高 9 000 ft 的家?
• 答:出生后 6 周左右心肺功能成熟,大多数婴儿可安全到达中等海拔。
• 问:为了预防 AMS,需要给孩子预防性用药吗?
• 答:不常规使用。只有在儿童有明确 AMS 病史或需快速登上高海拔地区时预防性用药。
• 问:打算带儿童连续 3 周长途跋涉穿越尼泊尔数座高山,是否安全?
• 答:需要平衡利弊。偏远地区的各种不利环境因素(海拔、气候因素、传染病),而且医疗条件落后、交通不方便或语言无法顺利沟通。

高脂血症 hyperlipidemia

Zeina M. Nabhan 程若倩 译 / 罗飞宏 审校

基础知识

■ 描述

高脂血症是指血脂水平高于正常范围。

血脂包括胆固醇、胆固醇酯(化合物)、磷脂和三酰甘油(甘油三酯)。脂质与大分子脂蛋白结合而转运至全身。

• 五大类脂蛋白。
- 乳糜微粒。
- 极低密度脂蛋白。
- 中间密度脂蛋白。
- 低密度脂蛋白。

- 高密度脂蛋白。
- 正常血脂范围。
- 总胆固醇：170 mg/dl（临界值：170～199 mg/dl）。
- 低密度脂蛋白：＜110 mg/dl（临界值：110～129 mg/dl）。
- 高密度脂蛋白：≥35 mg/dl。
- 总三酰甘油：100 mg/dl（临界值：100～140 mg/dl）。
- 更多年龄、性别具体标准参考《2008 儿童血脂筛查和心血管健康临床指南》表2。
- 原发性高胆固醇血症或高三酰甘油血症：指原发性脂质代谢紊乱导致胆固醇或三酰甘油高于正常范围（例如，家族性高胆固醇血症）。
- 继发性高胆固醇血症或高三酰甘油血症：指因其他疾病继发性血脂异常导致胆固醇或三酰甘油高于正常范围（例如，糖尿病）。

■ 流行病学

- 家族性高胆固醇血症中纯合子的发病率为 1/100 万，杂合子为 1/500。
- 高胆固醇血症或高三酰甘油血症中病因不明者有 2%。
- 根据国际健康营养调查问卷（NHANES Ⅰ～Ⅲ），儿童血脂水平为：
- 4～17 岁，第 95 百分位为 216 mg/dl，第 75 百分位为 181 mg/dl。
- 青春期前，女性的总胆固醇、低密度脂蛋白胆固醇平均值高于男性。
- 4～11 岁儿童总胆固醇值在 9～11 岁达到高峰，然后在青春期中到后期逐渐下降。

■ 危险因素

遗传学

- 家族性高胆固醇血症（FH）：大部分是由于低密度脂蛋白受体缺乏。
- 家族性混合型高脂血症（FCHL）：多基因遗传病，原发性脂质异常。
- 家族性高三酰甘油血症（FHTG）：常染色体隐性遗传病，由于脂蛋白脂肪酶缺乏引发。

■ 一般预防

- 2 岁前，脂肪摄入通常不受限制；2 岁后，推荐 2 种互补方法。
- 提倡的饮食和生活方式。
- 制订全面健康食谱。
- 维持健康体重（儿童 BMI＜第 85 百分位数）。
- 推荐血脂水平。
- 低密度脂蛋白胆固醇＜110 mg/dl。
- 高密度脂蛋白胆固醇＞50 mg/dl（女）或＞40 mg/dl（男）。
- 三酰甘油＜150 mg/dl。
- 血压在相应年龄的正常范围。
- 正常血糖水平（空腹血糖为 100 mg/dl）。
- 有规律的体力活动。
- 戒烟。

诊断

■ 病史

- 早发性心脏疾病或血脂异常家族史。
- 几乎所有原发性高脂血症均为显性遗传。
- 吸烟。
- 吸烟可减少高密度脂蛋白水平并增加心血管疾病的风险。
- 口服避孕药的使用。
- 避孕药被证实可导致脂蛋白水平升高，对于已经有高血脂者可增加动脉粥样硬化的风险。
- 饮食。
- 脂肪、糖类、含糖饮料、快餐食品摄入过多的儿童更易肥胖。
- 肥胖。
- 肥胖儿童更易出现血脂异常。

■ 体格检查

- 眼部检查。
- 角膜环：由于胆固醇沉积所致，为虹膜周围的白色圆环。
- 皮肤检查。
- 腱黄瘤：跟腱和伸肌肌腱周围组织增厚。
- 黄斑瘤：眼部的黄色胆固醇沉积。
- 手掌黄色瘤：掌纹处苍白。
- 暴发性黄色瘤：高三酰甘油血症的典型改变；底部发红的黄色丘疹，多出现在臀部、肘部和膝盖处。
- 肝大可能与脂肪肝相关。

■ 诊断检查与说明

实验室检查

- 2～8 岁：
- 以下儿童和青少年需要进行筛查。
- 血脂异常或早发性（男性 55 岁，女性 65 岁）心血管疾病阳性家族史，如冠状动脉粥样硬化、心肌梗死。
- 家族史不详。
- 肥胖（BMI）或超重（BMI＜第 95 百分位数）。
- 吸烟。
- 高血压。
- 糖尿病。
- 根据空腹血脂（FLP）筛查：总胆固醇、高密度脂蛋白胆固醇和三酰甘油。
- 若 FLP 在正常范围，每 3～5 年随访一次。
- 9～11 岁：以下情况 NHLBI-AAP 推荐全面筛查。
- 查 FLP 或非空腹血脂：若非空腹的非高密度脂蛋白＞145 mg/dl，则复查空腹血脂。
- 非高密度脂蛋白＝总高密度脂蛋白胆固醇。
- 12～16 岁：
- 筛查人群同 2～8 岁。
  可供参考的其他检查。
- 生化（血糖、ALT、AST、胆红素、BUN、肌酸、尿液分析）。
- 用于糖尿病、肝病和肾病患者。
- 甲状腺功能评估：TT$_4$、TSH。
- 确定有无甲状腺功能低下。

> **注意**
> - 当三酰甘油＞400 mg/dl 时，血清总胆固醇是不准确的。
> - 高三酰甘油血症可导致假性低钠血症。

■ 鉴别诊断

- 高胆固醇血症。
- 原发性高胆固醇血症（见上文）。
- 甲状腺功能低下。
- 肾病综合征。
- 肝病（胆汁淤积症）。
- 肾衰竭。
- 神经性厌食症。
- 急性卟啉症。
- 药物（抗高血压药、雌激素、微粒体酶诱导物、环孢霉素、利尿剂）。
- 妊娠。
- 饮食：过多摄入脂肪、胆固醇或能量。
- 高三酰甘油血症。
- 原发性高三酰甘油血症（见上文）。
- 急性肝炎。
- 肾病综合征。
- 慢性肾衰竭。
- 药物（利尿剂、类维生素、口服避孕药）。
- 糖尿病。
- 酗酒。
- 脂肪利用障碍。
- 骨髓瘤。
- 糖原累积症。

G

- 饮食:过多摄入脂肪或能量。

 ## 治疗

■ 药物治疗

- 仅用于年龄≥8岁且经6~12个月的合理饮食治疗后仍有以下情况者。
- 低密度脂蛋白胆固醇持续>190 mg/dl。
- 低密度脂蛋白胆固醇持续>160 mg/dl，但有早发性(男性≤55岁,女性≤65岁)心血管疾病阳性家族史或两个以上其他危险因素(肥胖、高血压、吸烟)。
- 糖尿病者低密度脂蛋白≥130 mg/dl。
- 对于血脂异常的肥胖或超重儿童,应该向家属强调饮食和锻炼的重要性,而非药物治疗。
- 他汀类药物(一线药物):
- 减少内源性胆固醇合成,增加 LDL 的清除效率。
- 对儿童安全性和有效性同成人。
- 副作用:肝损害和肌炎。
- 胆汁酸结合树脂:
- 结合小肠处胆汁酸中的胆固醇,阻止肠肝循环中对胆固醇的重吸收。
- 可导致胃肠道不适。
- 儿童中依从性极差。
- 尼克酸:
- 增加 HDL,同时降低 LDL、三酰甘油。
- 副作用发生率>50%,包括面部潮红、皮肤瘙痒、肝酶升高,儿童耐受性差。
- 还需要长期研究的儿童用药:胆固醇吸收抑制剂类。

■ 其他疗法

一般疗法

- 由肝衰竭或肾衰竭导致的继发性高脂血症的门诊患者,需要住院进行原发病的治疗。注意继发性高脂血症应该对因治疗以减少血脂水平。

- 风险评估和治疗。
- 群体方面。
  - 一般强调健康的生活方式以阻止血脂异常进展。
  - 推荐增加水果、蔬菜、鱼类、谷类、低脂肪食品的摄入,减少果汁、含糖饮料和食物的摄入。
- 个人方面。
  - 关注高危因素的患者。
  - 最初干预是调整饮食,但是通常需要药物干预。

■ 其他治疗

运动。

- 每天 60 min 中-大量运动。
- 减少不良习惯(例如,看电视、玩电子游戏、玩电脑)。
- 参加组织活动。

 ## 后续治疗与护理

■ 随访推荐

患者监测

- 对于已经停药的原发性高脂血症患者,应该每1~2年随访一次,评估脂蛋白水平。对于仍在服药的患者,应该每3~6个月随访一次。
- 对于有高危因素但血脂正常者,每次随访时应推荐其改变不良的生活方式和饮食习惯。

■ 饮食事项

- 对于>2岁的儿童,在治疗高脂血症时调整饮食是安全的。
- 限制饱和脂肪酸摄入量小于每天总摄入能量的7%。
- 饮食中胆固醇不超过200 mg/d。
- 反式脂肪酸摄入量小于每天总摄入能量的1%。

- 补充纤维素达到(儿童年龄＋5)g/d(最高达 20 g/d)。
- 12个月~2岁的超重、肥胖儿童或拥有血脂异常家族史或心血管疾病家族史:可以考虑减少含脂牛奶的食用。

■ 预后

- 家族性高胆固醇血症。
- 纯合子:10~20年内可出现冠状动脉病变。
- 杂合子:50%男性在50岁时可出现早发性心脏疾病(女性60岁)。
- 家族性混合型高脂血症:发病率为1%~2%,在早发性心脏疾病患者中占10%。LDL降低1%,冠心病事件发生的危险性可降低2%。
- 儿童和青少年时期出现血脂异常者,成年时血脂水平高于正常人群。

■ 并发症

- 高胆固醇血症与冠心病事件相关。
- 严重的高三酰甘油血症可导致胰腺炎。

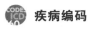 ## 疾病编码

ICD10

- E78.5 未特指的高脂血症。
- E78.0 单纯性高胆固醇血症。
- E78.1 单纯性高三酰甘油血症。

常见问题与解答

- 问:何时筛查血脂,筛查何种项目?
- 答:9~11岁的所有儿童,查非空腹血脂。有高危因素的儿童应分别于2~8岁、12~16岁时查空腹血脂。
- 问:对于血脂异常儿童的最初管理包括哪些?
- 答:任何血脂异常儿童的管理应该依据年龄而定,包括调整饮食、评估心血管功能,有些患儿还需要药物治疗。

格雷夫斯病 Graves Disease

Adda Grimbery　郑章乾 译 / 罗飞宏 审校

基础知识

■ 描述

多系统的自身免疫性疾病,主要表现为经典的三联症:甲状腺肿性甲状腺功能亢进、突眼及皮肤病变(儿童罕见)。

■ 流行病学

- 女性多于男性:(4~5)：1。
- 占所有儿童期甲状腺疾病的10%~15%。

- 发病率随年龄的增大而增加,峰值出现在青少年期和30~40岁。

遗传学

- 不单纯遗传模式(即遗传易感性和环境因素共同作用)。

- 60%的患者可出现家族性自身免疫性甲状腺疾病病史(甲状腺功能亢进或甲状腺功能减退)。
- 格雷夫斯(Graves)病的发病一致性:同卵双胞胎17%(注意另有17%会出现慢性淋巴细胞性甲状腺炎,另有10%会出现其他非甲状腺自身免疫异常),异卵双胞胎2%,一级亲属4%。
- 常与 HLA-DR3 相关。
- 在遗传综合征中发病率可增高。
 - Down 综合征中可有起病早、无男女差异、病情较轻等特点。
 - Turner 综合征。

病理生理
- 自身免疫过程中产生的甲状腺、眼眶组织及皮肤抗原的抗体。
- 抗 TSH-IgG1[TSH 受体抗体、甲状腺刺激性免疫球蛋白(TSI)]可激活 TSH 受体,导致持续性的甲状腺刺激,导致甲状腺滤泡细胞增殖和甲状腺素的增多。

 诊断

> **注意**
> 甲状腺危象为内分泌科急症之一。

■ 病史
- 出现性早熟相关的生长加速(甲状腺功能亢进可导致骨龄增加)。
- 学校表现下降,思维增快,注意力难以集中,可被误诊为 ADHD。
- 甲状腺功能亢进表现的症状和持续时间(如果儿童有下述主诉应考虑进行甲状腺功能评估)。
- 好动、情绪不稳定、神经质。
- 细微震颤。
- 睡眠异常、失眠,可导致日间疲劳。
- 进食增加、体重减少。
- 心悸、静息时或轻度运动后胸痛,体育运动减少。
- 心脏不耐受。
- 尿量增加、腹泻。
- 远端肌力下降。
- 指甲甲床分离。
- 月经紊乱。
- 甲状腺增大:Graves 病可表现为甲状腺肿大。质韧提示感染性。
- 突眼、凝视增加、视力及表情异常:眶后免疫沉积所致的突眼是 Graves 病的特征性表现。
- 家族史:有甲状腺异常家族史者患 Graves 病概率增加。

■ 体格检查
- 超过遗传身高增速的生长并伴有骨龄增加。
- 95%的患者可出现对称增大的韧性甲状腺。
- 于患者屏气时听诊甲状腺杂音(甲亢可出现腺叶高灌注)。
- 静息时心率加快、脉压增大、心脏活动活跃:甲状腺素过多的心脏表现。
- 体温轻度升高:甲状腺素调控基础代谢率并能上调儿茶酚胺介导的产热。
- 眼睑无力、凝视增加:严重的突眼比较罕见。
- 60%的 Graves 病患儿可见手和舌的细小震颤。
- 可有深肌腱反射增强(变异较大)。
- 皮肤潮湿温暖:30%的患儿可见心脏不耐受和出汗过多。

■ 诊断检查与说明
实验室检查
- 甲状腺素升高。
- 放免法测量 T_3(放免法直接测量 T_3,勿使用树脂吸附间接测量激素结合力)。
- TSH:明显降低或测不到。
- TSI 滴度:90%的患儿阳性。
- 假阳性试验结果:甲状腺素的蛋白结合度增高可出现总甲状腺素升高,因此总甲状腺素的升高并不能用于诊断甲状腺功能亢进。高雌激素水平(孕期及使用口服避孕药)可导致肝脏甲状腺球蛋白(TBG)增加。家族性高白蛋白性高甲状腺素血症:因甲状腺素结合力增加导致甲状腺素蛋白结合池的增加。

影像学检查
^{123}I 摄片:Graves 病不需进行。如果已行,将会在 6 h 及 24 h 时出现弥散性摄碘增加。若触及结节,摄片常表现为热结节伴周腺体抑制。

■ 鉴别诊断
- 感染。
- 急性化脓性甲状腺炎(即一过性的甲状腺素升高)。
- 病毒感染后亚急性甲状腺炎(同样表现为一过性甲状腺素升高)。
- 环境因素。
 - 甲状腺激素摄入。
 - 碘摄入过多(自噬缺陷导致的 Wolff-Chaikoff 缺陷)。
- 肿瘤(儿童期罕见)。
 - 分泌 TSH 的垂体腺瘤。
 - 甲状腺腺瘤及高功能自主腺瘤(多数儿童患者甲状腺功能正常,有功能结节发生率随年龄增长而升高)。
 - 甲状腺癌(甲状腺功能亢进患者中罕见)。
- 先天性疾病。
 - 新生儿 Graves 病(Graves 病或慢性甲状腺炎母亲跨胎盘抗体)。
- 遗传及生长发育。
 - 垂体甲状腺激素抵抗(主要因甲状腺素受体基因失活性突变进而引起垂体负反馈丧失,从而表现为不正常的 TSH 升高。临床多表现为甲状腺功能亢进,也可表现为外周甲状腺素抵抗性甲状腺功能正常或甲状腺功能减退)。
 - TSH 受体基因突变(罕见。基因组 TSH 受体激活性突变可导致常染色体显性的非自身免疫性遗传性甲状腺功能亢进)。
 - McCune-Albright 综合征:激活性的 G 蛋白突变可导致在此病经典症状上出现无亢进症状的甲状腺功能亢进。
 - 异位的甲状腺组织。
- 其他可引起甲状腺功能亢进的原因:参见"甲状腺肿"。

 治疗

> **注意**
> - 抗组胺及感冒药可加重交感神经系统症状。
> - 甲状腺素降低但 TSH 仍被抑制提示仍有 TSI 活性,此时停用抗甲状腺药物常会出现复发。通常应用抗甲状腺药物或增加左旋甲状腺素。
> - 由于丙基硫氧嘧啶(PTU)可导致严重的肝功能损害或危及生命的急性肝功能衰竭,FDA 为 PTU 治疗 Graves 病贴过警示标签(6/4/2009)。

一线药物
- 在儿童中一线治疗为药物治疗。抗甲状腺药物(硫脲类):65%~90%的患者有效:此药阻断甲状腺素合成但对甲状腺素的释放没有影响。

－甲巯咪唑。

－PTU:注意警示。可考虑在无法使用[131]I或外科治疗的患者中,或甲巯咪唑毒性反应患者中短期局限性地使用PTU。在妊娠前3个月内首选PTU(为了避免甲巯咪唑的致畸作用)。

•普萘洛尔和阿替洛尔可阻断肾上腺素能症状,可与抗甲状腺药物同时应用或于心脏症状明显时使用。

•治疗持续时间。

－根据患者的病情变化,抗甲状腺药物可逐渐减量并在治疗2~3年后停药。

－β受体阻滞剂:甲状腺素和T_3正常后(约6周)可停用。

－如果用药后1~2年仍未缓解,可考虑[131]I放射或甲状腺全/次全切除。

■ 手术与其他疗法

放疗:[131]I治疗

•90%~100%有效,安全彻底,结果可靠。

•会导致永久性甲状腺功能减退,需要终身使用甲状腺素替代治疗。

•应使用足够的剂量(每克甲状腺组织>150 μCi)避免残余组织发生甲状腺肿瘤的风险。

•由于辐射暴露潜在的致癌性,目前建议5岁以下的儿童不进行[131]I放疗。

•碘放射治疗可促进突眼,出现此副作用可对症使用被糖皮质激素。

甲状腺全/次全切

•有效、快速、可靠(次全切有30%的复发率)。

•需要终身甲状腺素替代治疗。

•0~6岁及低级医疗机构患儿外科并发症较多。

■ 转诊问题

严重眼病的治疗:患者需要于眼科专科行相关治疗。

•三种治疗选择:大剂量糖皮质激素、眶部放疗或外科眶部减压。

•眼病治疗后常需要行眼肌及上睑的康复手术。

 后续治疗与护理

■ 预后

•依从性好者预后良好。

•严重甲状腺危险可出现致死性心动过速或心衰。

•20%~30%的儿童在1~2年后可出现自发性缓解,但30%具有增大甲状腺(B超)的患者会出现复发,高 TSH 抗体滴度复发危险降低。

•普萘洛尔或阿替洛尔可快速降低交感神经高反应性症状。

•甲状腺素和T_3在药物治疗4~6周后可恢复正常,但 TSH 水平仍可较低,提示持续的甲状腺刺激 Ig 存在。

•持续的 TSH 抑制和治疗前甲状腺素结合抑制抗体、甲状腺危象的严重程度及甲状腺激素恢复有相关性。

•治疗的时间和强度与患者年龄、缓解及复发模式有关。

■ 并发症

•内分泌紊乱:青春期早现或延迟、月经周期紊乱、高血糖。

•眼科:3%~5%的患者或出现严重的眼病,包括眼肌功能异常和视神经病变,需要眼科医师专科治疗。儿童中眼部累及(眼睑无力、软组织受累以及突眼)常见,但通常严重程度要低于成人。

•骨:由于骨代谢增加,诊断时可发现患者相对于同性别及同年龄儿童的骨密度降低,这一改变会随着甲状腺的治疗而恢复到甲状腺功能正常时的情况。

•胎儿/新生儿:功能发育迟缓(IUGR)、非免疫性胎儿水肿、颅缝早闭、宫内死胎、甲状腺肿的妊娠并发症可以导致生产时危及生命的气管阻塞、痉挛、发育停滞、腹泻、呕吐、心衰及心律失常、系统性或肺动脉高压、肝脾大、黄疸、血液黏稠综合征、血小板减少。

•药物副作用:粒细胞缺乏(0.2%~0.5%的患者)、皮疹(最常见副作用)、胃肠激惹、头痛、一过性转氨酶升高、肝炎及 PTU 可出现危及生命的肝功能衰竭,PTU 还可出现血管炎[常与核周抗中性粒细胞胞质抗体(p-ANCA)滴度相关]。

疾病编码

ICD10

•E05.00 甲状腺毒症伴有弥漫性甲状腺肿伴有或不伴有甲状腺危象。

•E05.01 甲状腺毒症伴有弥漫性甲状腺肿或危象。

•P72.1 新生儿暂时性甲状腺功能亢进症。

常见问题与解答

•问:Graves 病可导致甲状腺肿瘤吗?

•答:否,Graves 病中高 TSH 以及 TSH 受体抗体是否会增加甲状腺癌或侵袭性目前尚存争议。[131]I 治疗后甲状腺腺瘤的患病率会增加 0.6%~1.9%。

•问:甲状腺功能亢进会影响远期生长或成人终身高吗?

•答:否,甲状腺功能亢进可导致身高过高和骨骼成熟加速,但通常不影响成人终身高。

•问:使用抗甲状腺药物的患者是否应该常规随访白细胞计数?

•答:否,常规随访性价比不高,因为粒细胞缺乏很少出现且出现迅速。当使用抗甲状腺药物患者出现发热症状时需要随访白细胞计数。

•问:眼部疾病会随着抗甲状腺治疗而好转吗?

•答:并不见得,有时需要眼科专科治疗。

•问:因 Graves 病接受治疗的母亲可否哺乳?

•答:可以。相对甲巯咪唑来说,PTU 的乳/血浓度比更低(两者分别为 1:0 和 0:1)。在一项研究中,每日摄入 300~750 mg PTU 的哺乳母亲的11名婴儿中有3名出现了 TSH 升高,其中1人仅轻度高于正常范围,另 2 名在母亲治疗期间即可恢复。

膈疝(先天性) Diaphragmatic Hernia (Congenital)

Ngoc P. Ly　• Fiona Marion　万柔 译 / 郑珊 审校

基础知识

■ 描述

- 膈缺损使得腹内容物疝入胸腔,导致不同程度的肺发育不良。
- 有 4 种类型的先天性膈疝(CDH):
  - Bochdalek 疝(后外侧)。
  - Morgagni 疝(胸骨后外侧)。
  - 胸骨部(胸骨正后方)。
  - 前外侧。

■ 流行病学

- 2 000～5 000 个存活婴儿中有 1 例患者。
- 左侧占 85%～90%。
- 右侧和双侧缺损比较少见。
- 家族性发病占 2%。

■ 病理生理

- 膈由 4 部分组成,在妊娠 8 周的时候合并完整。
- 横膈,为膈的中央腱。
- 胸膜脏层,从胸壁外侧延伸,和横膈以及食管系膜融合。
- 食管系膜,为膈的下脚。
- 从外侧胸壁转移出的肌肉细胞使膈肌肉化。
- 后外侧缺损占 70%、前方占 25%～30%、中央占 2%～5%。
- 最主要的问题是肺部发育不全,会导致肺动脉高压。
- 肺脏很小,通气分支更少,每个终末肺单位有更少的肺泡和下降的肺泡表面活性物质产生。
- 肺血管表面积下降以及异常血管活性的小动脉造成肺动脉高压。
- 单双侧肺发育不良都可能发生,单侧的情况更严重。
- 无论是急性还是慢性,肺部发育不良和肺动脉高压的程度决定了疾病的严重程度。

■ 病因

- 未知。
- 实验小鼠模型表明,维生素 A 缺乏可能与本病有关。

■ 常见相关疾病

- 40%～50%的病例和另一种类型的先天

畸形有关。
  - 心脏:10%～35%。
  - 泌尿生殖系统:23%。
  - 胃肠道畸形:14%。
  - 中枢神经系统异常:10%。
- 大约 10%的有相关先天畸形的患者患有一种综合征。
- 相关症状包括 Beckwith-Wiedemann 和 13 三体、18 三体、21 三体。

诊断

■ 病史

- 产前影像学检查和随访检查:
  - >70%的病例能够通过产前超声检查发现。
  - 巨大的缺损很容易通过超声检查发现。因此出生前发现的 CDH 病例预后很差。
  - MRI 可以用于确诊并且通过肺容量来评估肺发育不良的程度。
  - 羊水穿刺和基因咨询检测筛查染色体异常。
  - 对于诊断相关先天性畸形很重要,可以指导治疗。
- 出生前,肺部发育不良的程度和预后由以下几点决定:
  - 超声检查观察或期望肺与头围比例。
  - MRI 检查观察或期望胎儿肺与头围比例。
  - 在胸腔中发现肝脏预示着较差的预后。
- 胎儿手术对于较大的损伤是可行的,然而结局往往是不佳的。
- 出生后病史:
  - 较大的缺损患儿出生后会有呼吸窘迫。
  - 在胸片上可以简单明确发现,然而 CT 扫描用于确诊。
  - 更小的损伤可能不易发现,直到儿童期或者青少年期甚至成年的时候才发现。
  - 症状包括如下:
    - 反复咳嗽。
    - 反复胸部感染。
    - 肠梗死。
    - 喂养困难。

■ 体格检查

- 舟状腹(腹部内容物在胸腔中),胸壁不对称。

- 呼吸音减弱,受累一边叩诊浊音。
- 胸部听到肠鸣音。
- 心跳声音转移到对侧胸部。

■ 诊断检查与说明

影像学检查

- X 线胸片(CXR):
  - 不透光的半侧胸腔,纵隔移向对侧。
  - 肺容量下降。
  - 鼻胃管的食管部分偏向对侧。
  - 可以在胸腔内看到肠管。
  - 腹腔内的肠管通常内部不含气。

> **注意**
> - 新生儿时期的 CXR 表现可能很细微。另外,较小的 CDH 缺损可能在新生儿期过后才有表现。

- 心脏超声:
  - 右心室功能好坏是决定病情严重与否的重要因素。
  - 可以估测肺动脉高压的程度。
  - 明确是否有相关的先天性心脏畸形。

实验室检查

- 动脉血气:
  - 动脉氧分压低:表明严重的低氧血症。
  - 动脉氧分压高:表明通气不足。
  - pH、碳酸根、乳酸:酸碱平衡。
- 染色体组型(核型):评估相关综合征和染色体异常。

■ 鉴别诊断

- 肺部:
- 肺隔离症。
- 先天性肺部气道畸形(CCAM)。
- 肺膨出。
- 肺囊肿。
- 横膈膜腹部膨出。
- 食管裂孔疝。
- 先天性肺气肿。
- 肺发育不全。
- 纵隔前肿块。
- 肺炎。
- 肺不张。
- 肺水肿。
- 气胸。
- 心脏。

G

- 右位心。
- 先天性心脏病。

 治疗

急性期

一般措施

- 将婴儿在能够修复膈疝的医院出生,这样的选择会有较好的结局。
- 插入鼻胃管进行疝出物减压和通气。
- 机械性通气。
- 拒绝气囊包和面罩通气。
- 目标是限制气压伤,维持压力高峰≤25 mmHg并且呼气末正压通气(PEEP)至少在5 mmHg。
- 允许性高碳酸血症:耐受动脉高二氧化碳分压高达60 mmHg。
- 目标是导管前氧分压>85%。
- 当之前的方法都无效(例如,pH<7.25,$PaCO_2$>60 mmHg,FiO_2 0.6导管前氧分压<85%),考虑高频振荡通气和体外膜肺氧合。
- 心血管支持。
- 在肺动脉高压的情况下,目标是更高的平均动脉血压。
- 肺动脉高压。
- 严重程度预示结局好坏。
- 50%的患者对吸入一氧化氮有反应,但是效果是暂时的。吸入一氧化氮对整体预后没有影响。
- 西地那非:磷酸二酯酶5抑制剂可以和吸入一氧化氮联合使用,避免当一氧化氮治疗暂停或者慢性肺动脉高压治疗过程中,高动脉压反弹。
- 在左心室功能障碍的情况下,有右心室依赖的系统循环,采用米力农和前列腺素以减轻后负荷和维持动脉导管通畅。

> **注意**
> - 评估和治疗肺动脉高压很重要。
> - 避免有创性通气。这对于减少气压伤很重要。

手术纠正

- 等婴儿病情稳定后再进行手术对预后有好处。
- 修补术与人工补片。
- 如今创伤最小的有创性胸腔镜目前可以获得,但是和开放手术比复发率会升高。
- 高达50%的患者需要使用补片修补。
- 50%补片填补的患者会有疝气复发。
- 较大型的缺损需要腹部补片修补。

后续治疗与护理

随访推荐

- 长期多科室随访以检测并发症和疝气复发。
- 胸部:
- 慢性肺病:高达50%的患者需要在28天的时候吸氧,16%的患者出院时需要吸氧。
- 长期肺病的并发率不明——一些病例报道高达50%的存活者有长期肺病史。
- 肺功能检查显示阻塞性肺病。
- 脊柱侧弯和胸壁损伤可能导致限制性肺病。
- 胃肠道或营养问题:
- 慢性肺病导致生长迟滞、呼吸功增加、胃食管反流及口臭。
- 常见有生长障碍——高达1/3的患者需要插胃管。
- 胃食管反流(45%~90%):可能导致反复的支气管炎、恶化的支气管肺部发育不良、吸入性肺炎,持续到成年。所有患者考虑使用H_2受体阻滞剂。
- 心脏:
- 肺动脉高压可以在高达30%的患者中持续存在。
- 神经系统发育:
- 行为性、认知性和运动性问题很常见。
- 缺损较大的患者和那些需要ECMO的患者风险更大。
- 感觉神经性失聪:
- 发病率不同:有些报道显示发病率高达40%。
- 潜在病因未知。
- 缺损会进展,所以建议长期常规随访。
- 手术:
- 整形手术:胸部畸形和脊柱侧弯。

- 疝气复发(在高达50%的患者中):那些需要补片修补的患者风险更高。
- 可以有呕吐、肠梗阻、肺部症状,也可能无症状。
- 建议进行CXR来筛查。

> **注意**
> - CDH的复发很常见,往往表现为轻微的胃肠道反应(新生儿期表现明显)。
> - 听力障碍会进展,因此一系列儿童期筛查很重要。

预后

- 取决于肺部发育不良和肺动脉高压的程度。
- 70%的产后存活率,有的高达90%。
- 那些需要ECMO的患者存活率是50%。
- 早产儿预后差。

疾病编码

ICD10

- Q79.0 先天性膈疝。
- Q33.6 肺发育不全和发育异常。

常见问题与解答

- 问:复发率是多少?
- 答:报道的复发率是10%~50%。进行CXR筛查和高度怀疑是很必要的。典型表现包括呕吐、胃肠梗阻或者呼吸系统症状。
- 问:肺功能障碍是终身的吗?
- 答:尽管随着生长肺功能会有所改善,检查(肺功能检查、体积描记术、V/Q扫描)可以显示持续的缺损。大部分患者表示随着能力的下降肺功能有所改善,症状减轻。
- 问:什么样的随访是必要的?
- 答:长期多学科随访很必要。并发症常见的包括多个器官系统的问题。
- 问:为什么需要长期胃肠道随访?
- 答:尽管诸如生长障碍和口臭的并发症随着年龄增长较少见,但胃酸反流的风险是终身的。抗反流治疗和预防Barrett食管的治疗一直需要持续到成年。

弓形虫病 Toxoplasmosis

Caitlin Messner • Rebecca Schein 章莉萍 译 / 谢新宝 审校

 基础知识

描述

弓形虫病是由刚地弓形体所引起的感染性疾病。刚地弓形体是一种寄生于细胞内的原虫,生活史复杂,临床症状取决于感染的病原体毒力及宿主的免疫系统功能。

- 初次感染时可无症状,也可引起发热、淋巴结肿大和眼部病变。
- 典型的先天性弓形虫病表现为三联症,即视网膜脉络膜炎、脑积水、颅内钙化。
- 先天性弓形虫感染或初次弓形虫病感染后可能复燃,引起视网膜脉络膜炎最常见。
- 免疫缺陷患者可引起脑脓肿、脑炎、不明原因的发热或肺炎。

流行病学

- 在美国食源性疾病中,弓形虫病是导致死亡最主要的原因。
- 刚地弓形体在世界各地广泛分布,大部分恒温动物可感染该虫。
- 猫是刚地弓形体的终末宿主,在猫科动物的小肠内进行有性繁殖。
- 妊娠期间或妊娠前3个月初次感染刚地弓形体易发生垂直传播。原发感染的孕妇进行治疗,可将胎儿弓形虫的感染率减少一半,从50%~60%减少到25%~30%。

发病率

在美国,存活新生儿中先天性弓形虫感染率估计为1/10 000,每年大约有400例新增病例。

患病率

- 全球范围内感染率变化较大,感染率从7%~80%不等。
- 在美国,总的弓形虫血清阳性率为11%,但在经济发展水平较低的地区阳性率可达40%。

一般预防

- 感染弓形虫病的主要危险因素:食用生的或半熟的肉,食用腌制或熏制肉类,在加工肉类工作者,食用未灭菌的羊奶,饲养3只以上的猫。
- 饮用未经处理或污染的水是弓形虫感染的危险因素,也是该病暴发流行的原因。
- 妊娠期女性在公园、草坪上、整理垃圾时应避免接触猫类的排泄物,避免食用未煮熟的肉类。

病理生理

- 猫类在粪便中排出卵囊,随后生成孢子,具有传染性。
- 人通过摄入寄生有卵囊的生的或未煮熟的肉类,接触污染的土壤、水和食物而感染,或通过输血及器官捐献感染,也可经胎盘从母亲传播给胎儿。
- 在人类横纹肌、心肌、眼部及脑部形成组织囊肿。
- 组织囊肿终身存在。
- 一旦T细胞免疫缺陷的免疫功能紊乱,感染可复燃。

诊断

病史

- 接触未加工的肉类、未消毒的水和猫类。
- 免疫缺陷性疾病。
- 妊娠期母体患病。

体格检查

- 初次感染可无症状。
- 症状无特异性,包括淋巴结肿大、发热、头痛、咽喉炎、全身乏力、肌痛、关节痛。偶尔可见单核细胞增多症样症状,如皮疹、肝脾大。
- 70%~90%的先天性弓形虫病患者出生时无症状,随着病程的发展,出现视力缺陷、学习障碍或精神发育迟缓。
- 先天性弓形虫病的症状有皮疹、全身淋巴结肿大、肝脾大、黄疸、心包炎、血小板减少、脑膜脑炎、脑积水、小头畸形、颅内钙化。
- 新生儿弓形虫病典型三联征:视网膜脉络膜炎、脑积水、颅内钙化。
- 眼部弓形虫病多是由于弓形虫慢性感染复燃导致的。
- 对于继发性免疫缺陷的患者,弓形虫复燃可导致脑炎、肺炎或全身性弓形虫病。

诊断检查与说明

实验室检查

- 检测血清刚地弓形体抗体是主要的诊断方法。
- IgG阳性表示患者曾感染过弓形虫病,IgG或IgM亲和力试验可诊断原发性弓形虫病感染。
- 在弓形虫病流行地区的孕妇,需检测血清弓形虫特异性IgM和IgG,检测IGM以了解有无急性感染,检测IgG以了解有无潜伏感染。如果IgG阳性,抗体亲和力试验可明确感染是否发生在最近3~4个月。
- 婴儿怀疑先天性弓形虫病,除了IgG、IgM检测外,还应检查IgA抗体,因为该抗体在该年龄段具有更高的敏感度。
- 因为血清学试验结果可不断变化,任何阳性结果都应进行相关的实验室检查确诊。
- 羊水可检测刚地弓形体DNA。
- 如果在组织样本、脑脊液、活检标本中发现弓形体,可直接诊断。
- 对于免疫缺陷患者包括HIV感染者,在开始治疗前,应检测弓形体IgG抗体。

影像学检查

- 胎儿B超检查对发现先天性弓形虫感染的征象非常有用,如脑积水、颅内钙化或心包炎。
- 头颅CT或MRI可发现脑积水、颅内钙化。

诊断步骤与其他

- 眼部检查可发现特异性的视网膜损害。
- 听力检查,婴儿时期的听力丧失不明显,随着年龄增长会逐渐明显。

鉴别诊断

- 初次感染:
- EB病毒感染(EBV)。
- 巨细胞病毒感染(CMV)。
- HIV感染。
- 淋巴瘤。
- 先天性感染:
- 巨细胞病毒感染(脑室周围钙化)。
- 单纯疱疹病毒感染(HSV)。
- 风疹。
- 梅毒。

 治疗

药物治疗

- 大部分急性感染患者不需要治疗。
- 具有眼部损害、严重器官损害,孕妇,先天性感染(有或无症状),免疫缺陷的弓形虫病患者应该接受治疗。

• 乙胺嘧啶和磺胺嘧啶联合治疗。

• 可服用亚叶酸拮抗乙胺嘧啶血液学方面的副作用。

• 孕妇用螺旋霉素治疗,可减少弓形虫体宫内传播给胎儿。

• 先天性弓形体感染的治疗应延长至 1 年。

• CD4 细胞计数<100/μl 的 HIV 感染者应用甲氧苄啶或磺胺甲噁唑,严重免疫缺陷人群用弓形虫特异性 IgG 抗体预防弓形体感染。

后续治疗与护理

■ 随访推荐

• 对先天性弓形体感染的儿童,应密切随访神经系统表现,后期可能会出现听力丧失、视网膜脉络膜炎。

• 先天性弓形体感染患儿前 10 年内应定期进行眼部检查和听力检查。

• 由于先天性弓形体感染患儿脑积水会逐渐进展,应定期测量其头围。

■ 预后

• 先天性弓形体感染出生时大多无症状,但数月至数年后可能会出现听力、视力丧失及

癫痫发作。

• 神经系统的严重损害与早期宫内感染、胎儿期未进行治疗、视网膜脉络膜炎、出生时有临床症状有关。

• 治疗能改善预后,包括认知功能。

• 免疫缺陷患者需要长期维持治疗直到免疫功能恢复。

• 正规治疗的患者通常会得到较好的预后。

■ 并发症

• 先天性弓形体感染:

- 视网膜脉络膜炎。

- 脑积水。

- 癫痫。

- 智力低下。

- 感音性神经性耳聋。

- 小头畸形。

• 初次感染:心肌炎、心包炎、肺炎、脑膜炎、脑炎等并发症少见。

疾病编码

ICD10

• B58.9 弓形虫病,非特异性。

• P37.1 先天性弓形虫病。

• B58.3 肺弓形虫病。

❓ 常见问题与解答

• 问:新生儿进行先天性弓形体感染相关检查的指征有哪些?

• 答:母亲患病或接触过感染源的新生儿,脑积水、颅内钙化、斜视、宫内发育迟缓及有其他先天性弓形虫病感染症状的新生儿,均需要进行刚地弓形体 IgG、IgM、IgA 等抗体血清学检查。

• 问:人类通过哪些途径感染弓形体?

• 答:通过食用含有刚地弓形体卵囊的未煮熟的肉类,饮用未经消毒的奶制品或者接触野外猫类的排泄物。

• 问:严重弓形虫病的好发人群有哪些?

• 答:母体在妊娠期间感染弓形体的婴儿、艾滋病、器官移植、化疗等严重免疫缺陷的患者。

• 问:如何预防弓形虫病?

• 答:充分烹饪肉类,洗净所有水果及蔬菜,只吃经过巴氏法消毒的奶产品,接触泥沙或土壤后充分洗手。

G

功能失调性子宫出血  Dysfunctional Uterine Bleeding

Leonard J. Levine · Jonathan R. Pletcher 李晓静 译 / 罗飞宏 审校

🦠 基础知识

■ 描述

• 功能失调性子宫出血是指出血超过了正常的月经规律,"正常"的月经一般定义为:行经 2~8 天,周期 21~40 天,出血量 20~60 ml。

• 临床表现多样,可以表现为较长时间闭经后出现严重、大量的出血,也可以表现为每 1~2 周出现短时间、严重出血。

• 青少年功能失调性子宫出血(DUB)大部分是由于月经周期无排卵,这是因为下丘脑-垂体-性腺轴的反馈机制尚未成熟。

■ 流行病学

• DUB 多发生在初潮后的最初 2 年,此时 50% 以上的月经周期无排卵。

• 随后的几年内,月经周期长期不排卵。

• 大部分经历过不排卵周期的女性,不发生 DUB。

■ 危险因素

遗传学

患者有基础疾病,伴随着比如血液系统疾病及多囊卵巢综合征(PCOS)等疾病,通常有家族史。

■ 病理生理

• 不排卵导致缺乏黄体。

• 没有黄体产生的孕激素的作用,子宫内膜在雌激素持续作用下增殖。

• 当增厚的子宫内膜最终增生过度;当雌激素消退时,在缺乏孕激素状态下,将导致子宫内膜的不规则脱落。

• 在随后子宫内膜脱落过程中,出血增多;当子宫基底内膜暴露时,将发生大量出血。

🔬 诊断

■ 病史

• 异常出血。

- 评估出血量,确认是否为阴道流血。

- 重要的是:一旦出血开始,要评估失血程度,以了解患者是否有贫血的风险及血压是否稳定。

• DUB 月经周期、模式有助于指导诊断流程。

- 正常的周期间隔,而每周期出血量增多,提示为出血障碍。

- 正常的周期间隔,周期中间出血,提示感染或异物。

• 异常的间隔,周期没有规律性,提示未排卵、内分泌疾病或避孕药的副作用。

- 随着月经初潮与 DUB 发病时间间隔的延

长,周期无排卵引起 DUB 的可能性减少。

- 有慢性疾病基础和持续存在健康问题的青少年,不排卵的时间延长。

• 容易出现淤青、鼻出血和(或)牙龈出血,提示出血异常。

• 甲状腺疾病、出血性疾病、PCOS 及 DUB 家族史,帮助指导检查流程。

• 个人或直系的血栓性疾病家族史或已知的家族性危险因素。

• 询问性生活方式。

■ 体格检查

• 常为正常。

• 评估生命体征(包括血压),以观察是否有严重失血引起的失血性休克。

• 皮肤黏膜苍白、心率增快或心音低钝提示贫血状态。

• 评估性发育程度(SMR 或 Tanner 分期),初潮不会出现在 SMR 3 期前,所以此时出血提示非月经来源。

• 观察有无雄激素过多征象(如多毛、痤疮),可反映卵巢功能的紊乱。

• 双侧颞部偏盲提示垂体腺瘤导致的高泌乳素血症。

- 高泌乳素血症可导致不排卵。

- 仅 33% 患有高泌乳素血症的成人有过溢乳。

• 评估甲状腺疾病、出血性疾病(如淤青、瘀点)或系统性疾病(比如营养不良状态)的证据。

• 宫腔镜检查有助于区分出血来源。双合诊有助于评估卵巢及子宫的肿块、宫颈的运动、附件的柔软度及子宫的大小。

■ 诊断检查与说明

实验室检查

• 检测尿或血清人绒毛膜促性腺激素(β-HCG),无须考虑性生活史,尿 HCG 检测可以可靠地提示最早 2 周的妊娠;不过,流产 2 周内尿 HCG 检测也可以呈现阳性。

• 外周血象:贫血的程度对治疗计划的制订有影响。评估血小板减少症。急性失血时,要警惕血色素正常的假象,所以在静脉补水后应该复测血色素,此时血色素下降可能显现。

• 沙眼衣原体和淋病奈瑟菌,获取宫颈培养或用核酸扩增试验(NAATs,如 PCR 或 LCR)检测尿液、阴道分泌物或宫颈拭子。注意与实验室核对或 NAATs 制造商的信息,确定试验可靠性。

• 湿片或阴道拭子结果不一定可靠,但仍应该实施以观察白细胞和滴虫。一些实验室可进行阴道滴虫抗原检测。

• 考虑检测泌乳素水平及甲状腺功能(TSH、T_4),高泌乳素血症原因多样(包括垂体微腺瘤),可导致闭经或 DUB。

• 凝血酶原、部分凝血活酶时间、纤维蛋白因子:评估出血的血液系统原因。

• 雄激素水平,包括睾酮(总睾酮和游离睾酮)、脱氢表雄酮(DHEAS)及雄烯二酮:水平异常支持 PCOS 或其他高雄激素状态。

影像学检查

• 盆腔超声。

- 怀疑妊娠时(异位或宫内)。

- 盆腔摸到可疑包块时,或双合诊不能全部触及,考虑子宫异常。

• 盆腔磁共振:患者有可疑盆腔肿块而 B 超不能清晰显示解剖结构时。

注意

陷阱

• 忽视了否认性生活的青春期女性的妊娠试验。

• 忽视补液后重新评估血红蛋白浓度。

■ 鉴别诊断

尽管大部分 DUB 由月经周期不排卵所引起,但是排除以下的可能性非常重要。

• 妊娠:每位患者均应考虑并排除,无论她如何描述性生活史。

- 异位妊娠。

- 危险流产、不全流产。

- 前置胎盘。

- 葡萄胎。

• 感染。

- 阴道炎(如滴虫)。

- 宫颈炎或子宫内膜炎(如淋病、衣原体感染)。

- 盆腔感染性疾病。

• 血液系统疾病。

- 血小板减少症(如免疫性血小板减少性紫癜、白血病)。

- 血小板功能障碍。

- 凝血缺陷(如血管性血友病)。

• 内分泌疾病。

- 甲状腺功能亢进症或甲状腺功能减退症。

- 高泌乳素血症。

- PCOS。

- 肾上腺疾病。

• 外伤:阴道或宫颈撕裂。

• 异物:常伴恶臭。

• 药物。

- 血液系统直接影响(如华法林、药物疗法)。

- 激素作用(如口服避孕药、Depoprovera、其他外源性甾体类激素)。

• 系统性疾病。

- 下丘脑-垂体-性腺轴破坏。

- 其他(如系统性红斑狼疮、慢性肾衰竭)。

• 早期妇科疾病。

- 子宫内膜异位症。

- 子宫息肉、黏膜下肌瘤。

- 血管瘤、动静脉畸形。

治疗

■ 一般措施

• 轻度 DUB(出血带来生活不便,出血时间无法预计,患者血色素正常、血压稳定)。

- 再确认直至排卵周期重新确立。

鼓励坚持记录月经日历,每 3～6 个月复诊。

- 补充铁剂。

- 如果对无法重新确立周期感到焦虑,可以考虑使用激素治疗来调整月经周期,具体可口服联合激素,每天 1 粒;如果雌激素使用受限制,可单用孕激素,安宫黄体酮 5～10 mg/24 h 口服,每月连用 10～14 天。

- 对于轻、中度的 DUB,有指征使用宫腔内放置含孕激素的装置。

• 中度 DUB(不规则、延长、严重出血,血色素 >10 g/dl)。

- 激素治疗,如前所述;可以开始口服避孕药,含有乙炔雌二醇 35 mcg,1 天 2 次,直至出血停止,然后逐渐减至 1 天 1 次。

- 记录月经日历,每 1～3 个月复诊。

• 严重 DUB(严重出血、出血时间延长、血色素 <10 g/dl)。

- 如果没有活动性出血,血流动力学稳定,可以开始每天口服避孕药及补充铁剂,每 1～2 个月复诊。

- 如果正在出血期:激素治疗应选择使用含有大剂量雌激素(乙炔雌二醇 50 μg)的复合口服避孕药,1 粒 qid,直至出血停止,随后逐渐减量(qid 使用 4 天,tid 使用 3 天,bid 使用 2 周,然后 qd),减量完成后切换成较低剂量(30～35 μg)的药物。

- 严重贫血(血色素 <7 g/dl)住院治疗,如果血流动力学不稳定或考虑到依从性的问

题,必要时可进行输血治疗。

- 如果患者状态不稳定或不能耐受口服药物,可给予静脉使用结合雌激素 q4 h,共 24 h 以止血;尽快加用口服或肌内注射孕激素。
- 铁剂替代。
- 刮宫治疗极少用,仅用于激素治疗失败时。
• 可能的副作用。
- 大剂量雌激素,可能引起恶心和(或)呕吐。适当使用止吐药物可以预防这些症状。
- 大剂量的雌激素可能引起血管方面的副作用,对于有心血管方面危险因素(如患者有相关狼疮、中风、血栓性疾病和吸烟史)的患者使用应慎重。该情况下,请妇科或成人内科医师会诊,考虑改为仅含孕激素的药物治疗。

> **注意**
> 陷阱
> • 未能及时使用含有雌孕激素的药物。
> • 忽视对使用雌激素相关的可能血栓性副作用的合理评估。
> • 忽视异物的可能(如卫生棉塞)。

■ **住院事项**

初始治疗

如果 DUB 是由于不排卵,或者按照完整

的诊断流程不能得出诊断,目前存在活动性出血,应按照严重 DUB 进行治疗。

后续治疗与护理

■ **随访推荐**

患者监测

当预期改善时:

• 最初部分剂量激素治疗使用后出血逐渐减少。

• 6～12 个月后,如果患者不希望继续使用口服避孕药,试验药物可以检测有无正常排卵。

• 后续的随访,应在内分泌科或妇产科医师处进行。

■ **预后**

DUB 未缓解持续 2 年的为 60%,持续 4 年的为 50%,10 年以上的为 30%。

■ **并发症**

由于失血导致轻度到中度贫血。

疾病编码

ICD10

• N93.8 其他特指的异常的子宫和阴道

出血。

• N92.3 排卵期出血。

• N93.9 未特指的异常的子宫和阴道出血。

常见问题与解答

• 问:大部分女孩都会有周期中不排卵的情况,为什么只有一部分会有 DUB 呢?

• 答:大部分女孩初潮后 2 年内月经周期都不规则。然而,她们中的大部分人会由于雌激素的负反馈作用在无排卵的模式下引导子宫内膜规律性脱落。

• 问:如果说无排卵的 DUB 是由于缺乏孕激素,为什么在伴活动性出血的严重 DUB 的最初治疗中要使用大剂量雌激素?

• 答:雌激素具有促凝血作用,可以促进血液系统稳定(如影响血小板聚集、纤维蛋白原与凝血因子的水平)。此外,严重的 DUB 会导致子宫内膜基底层暴露,导致出血不止,孕激素仅有促子宫内膜分泌作用,雌激素具有子宫内膜修复作用。

• 问:当激素治疗失败、子宫内膜基底层持续出血时,刮宫术为何作为最后的治疗?

• 答:刮宫清除了所有持续出血的血管,刺激局部前列腺素产生,引起子宫收缩从而抑制出血。该治疗极少用于青春期女性患者,因为她们通常激素治疗有效。

共济失调 Ataxia

Kristin W. Barañano 张林妹 译 / 周水珍 审校

基础知识

■ **描述**

• 共济失调是指与乏力无关的不协调的运动障碍。

• 可因小脑、深感觉或视觉系统功能障碍所致。

• 发病时间及前驱疾病相关病史是鉴别诊断的关键:急性、亚急性、慢性/进展性、波动性。

■ **流行病学**

• 急性小脑性共济失调(ACA)见于 1/5 000 的水痘患儿,占总病例数的 25%。其次是水痘-带状疱疹(VZV)疫苗的接种发生率为 1.5/100 万剂。

• 大多数的 ACA 病例见于病毒感染后,其次为摄入接触物,随后是吉兰-巴雷综合征(GBS)(三者占病因总数的 80%)。

• 遗传性脊髓小脑性共济失调(SCAs)为(1～5)/10 万,发病年龄趋晚。

• 儿童期可能出现常染色体隐性(AR)遗传性共济失调;最常见的是 Friedreich(FRDA)为 1/(3 万～5 万)。

■ **病理**

• 小脑不负责主动运动,而是促进主动运动的准确性与协调性。

• 小脑接受来自前庭器官、脊髓和大脑皮质的输入信号(通过脑桥)。

• 输入和输出都是同侧性的(如右侧小脑损伤导致右侧共济失调)。

• 小脑中线(小脑蚓部)控制姿势、头和躯干的稳定性、眼球运动;小脑蚓部损伤导致宽基底(醉酒)步态,躯干摇晃和头部摇动(晃动运动)。

• 小脑半球控制肢体肌张力和协调,动作学习,言语,眼球运动;小脑半球损伤导致肢体辨距不良(指鼻试验阳性)。

• 小脑功能受损可由化学性因素、自身免疫性过程、基因突变所致;典型的病理发现是浦肯野细胞的丢失和其突触传递功能的损伤。

■ **病因**

• 急性起病:
- 摄入/中毒:酒精,抗惊厥药物包括苯妥英、苯二氮䓬类、抗组胺类、重金属、一氧化物。

- 感染(如巴尔通体、支原体、EB 病毒)。
- 感染后。
- 疫苗接种后。
- 脱髓鞘疾病:多发性硬化,急性播散性脑脊髓炎(ADEM)(与精神状态改变和惊厥相关),GBS 的变异型 Miller Fisher(共济失调、眼肌麻痹、反射消失三联征;寻找眼球运动异常和反射消失)。
- 复发性共济失调的首次表现。

• 亚急性起病:
- 小脑出血。
- 缺血性卒中。
- 脑炎和小脑炎。
- 急性迷路炎、前庭神经炎(通常明显恶心、呕吐,听力损伤)。
- 后颅窝肿瘤(如髓母细胞瘤)。
- 副肿瘤综合征(眼球震颤-肌阵挛综合征,伴有多向无序眼球运动;神经母细胞瘤评估)。

• 慢性或进展性:
- 发育缺陷:Dandy Walker,小脑发育不全,菱脑融合,Chiari Ⅰ畸形。
- 共济失调性脑性瘫痪。
- 肿瘤。
- 副肿瘤。
- 代谢性/退行性:
  ◦ 伴有病理性堆积:己糖胺酶缺乏,尼曼-皮克 C 型,异染性脑白质营养不良,Wilson 病。
  ◦ 低髓鞘化脑白质营养不良(如 Pelizaeus-Merzbacher 病)。
  ◦ SCAs。
  ◦ AR 共济失调包括 FRDA(高弓足、心肌病、糖尿病、多神经病),共济失调毛细血管扩张[反复感染、白血病、淋巴瘤易患性增加;毛细血管扩张是后期表现,检查甲胎蛋白(AFP)水平,1 岁后敏感]。

• 复发:
- 偏头痛(前庭性偏头痛可表现为共济失调和眩晕而不伴有头痛)。
- 发作性共济失调(EA1 和 EA2 最具特征性,至少已发现 6 个位点)。
- 代谢性疾病:线粒体疾病,Hartnup 病,尿酸循环障碍,间歇型枫糖尿病。

 诊断

■ **病史**
• 主要是发病时间过程。
• 询问可疑摄入物,朋友家中、家庭中药物接触史。

- 前期感染或接种史[发热,尤其是上呼吸道感染(URI)和 GI 症状]。
- 近期创伤史(脑震荡,可能椎动脉剥离)。
- 既往史:类似发作,偏头痛,先天性心脏缺陷,多器官系统累及提示代谢性/线粒体病,对感染易感病史。
- 家族史:复发性或进行性共济失调,偏头痛。
- 症状引出:精神状态改变,头痛,复视,眩晕(幻觉或头晕),惊厥病史,恶心、呕吐,听力下降或耳鸣。

■ **体格检查**
- 生命体征:发热表现。
- 一般检查:脑膜刺激征表现,耳镜检查中耳炎,咽炎确定,淋巴结病,脾大,皮疹,皮肤和眼睛毛细血管扩张。
- 神经系统检查:
  - 精神状态:进食改变,CNS 感染,ADEM。
  - 脑神经:眼底镜检查视乳头水肿,眼球运动异常,眼球震颤表现,头部冲击(推动)试验检查前庭功能,音叉检查听力(Weber 和 Rinne 试验),构音障碍或断续语言。
  - 运动:表现为肌张力减低或震颤,除外肌无力所致动作失调。
  - 反射:消失提示 GBS。
  - 感觉:评估由于本体感受输入缺失导致的感觉性共济失调。
  - 协调:表现为头部摇晃,躯干共济失调,意向性震颤,指鼻试验检查肢体辨距不良,反击征,快速轮替动作检查轮替运动障碍,跟膝胫试验。
  - 步态:直线行走障碍,Romberg 试验阳性(无论小脑性或本体感觉缺失)。

■ **诊断检查与说明**

实验室检查
• 急性期的最初紧急筛查实验室检查:
- CBC,综合代谢性 panel(CMP)。
- 乳酸,血氨。
- 毒物筛查和特殊中毒性药物水平检测。
• 慢性/进展性共济失调的附加检查:
- 排查可逆性/潜在性可治疗的病因:
  ◦ 暴露:重金属,锌(整合铜)。
  ◦ 自身免疫性:乳糜性,抗谷氨酸脱羧酶(GAD),副肿瘤性全套指标,神经母细胞瘤的尿高香草酸/香草扁桃酸(HVA/VMA)。
  ◦ 代谢性:TSH,维生素 E,辅酶 Q,维生素 B_{12} 和 B_1 水平,铜,血浆铜蓝蛋白,乳酸,血氨,血氨基酸,尿有机酸,尿氨基酸

(Hartnup 病),含植烷酸(Refsum)的超长链脂肪酸(VLCFA),配对的脑脊液和血浆葡萄糖水平或 GLUT1 缺乏的 SLC2A1 基因测序,胆固醇(脑腱黄瘤病)溶酶体酶。
- 其他可能的筛查实验室指标:血脂全套、IgA 水平、甲胎蛋白。
- 遗传性小脑性共济失调(如 SCAs)的共济失调性指标全套,大多数在早期不能通过临床鉴别。

影像学检查
• 精神状态改变或怀疑出血的紧急情况下行头颅 CT。
• 头颅 MRI 对后颅窝病变更加敏感;如怀疑感染、脱髓鞘病则应收住院;如怀疑卒中、剥离行头颅和颈部 MRA。

诊断步骤与其他
- 腰椎穿刺:
- 感染或 ADEM,细胞计数,蛋白,葡萄糖,细菌培养和病毒聚合酶链反应(PCR),IgG 指数,寡克隆带。
- 疑似代谢性疾病:葡萄糖,蛋白质,细胞计数,乳酸,丙酮酸盐,5-甲基四氢叶酸(MTHF),氨基酸与血清葡萄糖和氨基酸配对。
• 间碘苯甲胍(MIBG)筛查及躯体 CT 扫描:发现潜在神经母细胞瘤。
• 神经传导研究:疑似 GBS。
• 眼球震颤电流描记(ENG):检查潜在的前庭受累。
• 考虑癫痫性共济失调行脑电图检查。

■ **鉴别诊断**
• 运动疾病:震颤,舞蹈病,手足徐动症可误认为共济失调。
• 无力:肌无力部分可致运动失调(重症肌无力,GBS)。
• 转换性疾病:变异性,注意力分散,缺乏小脑相关体征,站立行走不能(夸张不自然的行走或站立不能)。
• 癫痫性共济失调(假性共济失调):发作性,与意识改变相关。
• 视觉性共济失调:由于顶叶后部损伤导致视觉输出到小脑通路受损到达目标困难。

治疗
•很多急性共济失调(摄入、病毒感染后)给予支持治疗。
• 特殊治疗:
- ADEM:类固醇。

- GBS:静脉丙种球蛋白(IVIG),血浆置换疗法。
- 副肿瘤性:恶性肿瘤治疗,免疫抑制。
- 偏头痛:避免食物触发因素,预防性药物[如钙通道阻滞剂、三环类抗抑郁药(TCA)]。
- 周期性共济失调:乙酰唑胺。
- 遗传性共济失调:药物应用证据如金刚烷胺、利芦唑唑、varenicline。
- 特殊维生素或辅助因子在治疗线粒体疾病中可能起作用(肉碱、辅酶 Q、维生素 E、核黄素、叶酸)。

 后续治疗与护理

■ **预后**

- 大多数是病毒感染后急性共济失调预后良好。如果推测是病毒感染后的共济失调恢复延迟(超过 2 周),应行神经母细胞瘤的评估。
- GBS 恢复总体良好但也可能不能痊愈。

- 遗传性小脑性共济失调的特殊诊断有助于推测临床过程(到坐轮椅的时间,可能认知下降,死亡)。

■ **并发症**

- 跌倒损伤的风险。
- 吞咽障碍导致误吸风险。
- GBS 相关的自主神经功能障碍。
- 遗传性小脑性共济失调:部分患者可发展为神经病,痉挛状态和认知下降。
- 抑郁和认知损伤风险:日益认识到小脑在认知和情感中的作用。

 疾病编码

ICD10

- R27.0 共济失调,未特定的。
- G11.9 遗传性共济失调,未特定的。
- G11.1 早发性小脑性共济失调。

 常见问题与解答

- 问:哪种摄入物最可能导致共济失调?
- 答:酒精,抗惊厥药物,抗组胺类,苯二氮草类,TCAs。
- 问:感染后共济失调的典型病程是怎样的?
- 答:典型病程是在发病的第一或第二天达到高峰,在 2 周内好转。共济失调持续超过 2 周应迅速进行神经母细胞瘤评估。
- 问:物理治疗在小脑性共济失调中的作用是什么?
- 答:研究证实加强协调性训练可改善进展性小脑疾病的运动功能及提高日常生活的能力。
- 问:遗传性小脑性共济失调的遗传风险如何?
- 答:取决于遗传模式:AR(25%),常染色体显性遗传(50%,具多聚谷氨酰胺扩增的疾病早现风险),母源性(线粒体及 X 连锁疾病)。

佝偻病、骨软化症 Rickets / Osteomalacia

Alison M. Boyce · Laura L. Tosi 柯燕容 译 / 张颖 审校

基础知识

■ **描述**

- 骨软化症指的是骨矿化不良,主要由维生素 D 和(或)钙缺乏引起。
- 在儿童中,骨软化症导致骺板异常,称为佝偻病。

■ **流行病学**

- 佝偻病和骨软化症的患病率在世界上许多地方都很高。
- 据报告,其在美国的发病率自 20 世纪 80 年代以来不断上升。

■ **一般预防**

- 母乳喂养的婴儿及高危人群应补充维生素 D。
- 在美国和加拿大,牛奶、婴儿配方奶粉和谷类都添加了维生素 D。

■ **病理生理**

佝偻病的出现是由于骨基质矿化所需的磷和钙下降,引起骺板破坏和未矿化的骨质堆积,导致骺板膨胀、骨软化和骨畸形。

■ **病因**

主要病因包括:

- 营养因素:
- 维生素 D 和(或)钙摄入不足(常见)。
- 磷摄入不足(少见)。
- 日晒不足。
- 吸收障碍:
- 乳糜泻。
- 囊性纤维化。
- 肝病。
- 肾小管病变:
- 胱氨酸贮积症。
- Fanconi 综合征。
- 肾小管性酸中毒。
- 维生素 D 代谢异常:
- 应用抗惊厥药物。
- 肝病。
- 遗传表型(见表 1)。

■ **危险因素**

- 维生素 D 缺乏母亲所生的婴儿。
- 低出生体重儿和(或)早产儿。

- 未补充维生素 D 的母乳喂养。
- 营养不良。
- 皮肤颜色深。
- 高纬度和冬季。
- 使用防晒霜。
- 吸收障碍。
- 肾小管病。

诊断

■ **病史**

- 营养缺乏:
- 长期母乳喂养且未补充维生素 D。
- 钙摄入不足。
- 严格素食且钙摄入不足。
- 食用未强化配方奶的早产儿。
- 肠外高营养。
- 低日晒水平。
- 吸收障碍的症状:
- 脂肪泻、腹痛、体重下降。
- 肾小管功能不全的症状:
- 肾结石、多尿症。
- 骨痛。
- 大运动发育迟缓。

- 全身肌肉无力。
- 易激惹。
- 微小创伤引起的骨折。
- 口腔脓肿。
- 应用抗惊厥药物。
- 佝偻病家族史。

■ 体格检查

- 生长减速。
- 腕部、膝部和(或)踝部增宽。
- 四肢弯曲(内翻或外翻畸形)。
- 颅骨畸形:
  - 前囟扩大和(或)闭合延迟。
  - 前额突出。
  - 颅骨软化。
- 胸部畸形:
  - 肋软骨连接凸起("串珠肋")。
  - 鸡胸。

- 沿下肋骨的水平凹陷("郝氏沟")。
- 脊柱侧凸。
- 肌张力减低。
- 摇摆步态。

■ 诊断检查与说明

初始实验室检查

- 25-羟维生素D:
  - 维生素D的主要循环形式,也是检测维生素D储备最敏感的指标。
  - 有时报告为D_2(来自植物)和D_3(来自动物)这两种形式。
  - D_2+D_3=可用的25-羟维生素D总和。
- 血清钙、磷(确保实验室应用的磷的范围与年龄相适应)和碱性磷酸酶。
- 甲状旁腺素。
- 尿钙、尿肌酐和尿常规。
- 如果考虑佝偻病的罕见类型:查1,25-二羟维生素D、尿磷。

影像学检查

- X线表现:
  - 骺板增宽、呈杯口状和(或)毛刷状。
  - 前肋在肋软骨连接处膨胀。
  - 长骨弯曲。
  - 骨质疏松。
- 膝部或腕部影像可用于诊断和监控治疗反应。

■ 鉴别诊断

- 不同类型佝偻病的鉴别见表1。
- 骺软骨发育异常。
- 胫骨内翻。
- 慢性复发性多灶性骨髓炎。
- 神经纤维瘤病1型。
- 肾性骨营养不良(包含了佝偻病、骨软化症、继发性甲状旁腺功能亢进症和骨质疏松症的特征)。

表1 佝偻病、骨软化症的生化特征

	钙	磷	碱性磷酸酶	甲状旁腺素	25-羟维生素D	1,25-二羟维生素D	尿钙/肌酐	磷重吸收率
营养性、日晒不足	正常↓	↓	↑	↑	↓	↑	↓	↑
吸收障碍	正常↓	↓	↑	↑	↓	↑	↓	↓
肾小管功能不全	正常↓	↓	↑	正常	正常	↑	正常	↓
维生素D代谢改变	正常↓	↓	↑	↑	↓	↑	↓	↓
佝偻病的遗传表型								
X连锁、常染色体显性和常染色体隐性遗传的低磷佝偻病	正常	↓	↑	正常↑	正常	正常↑	正常↓	↓
1α-羟化酶缺乏	↓	↓	↑	↑	正常	↓	↓	↓
维生素D受体突变(维生素D抵抗)	↓	↓	↑	↑	正常	↑	↓	↓
遗传性低磷佝偻病伴高尿钙	正常↓	↓	↑	↑	正常	↑	↑	↓
低磷酸酯酶症	正常↑	正常↑	↓	正常↓	正常	正常↓	正常↑	正常

表2 钙和维生素D参考摄入量

年龄	钙			维生素D		
	平均需要量(mg/d)	推荐摄入量(mg/d)	可耐受最高摄入量(mg/d)	平均需要量(IU/d)	平均需要量(IU/d)	最高摄入量(IU/d)
0~6个月	200	200	1 000	400	400	1 000
6~12个月	260	260	1 500	400	400	1 500
1~3岁	500	700	2 500	400	600	2 500
4~8岁	800	1 000	2 500	400	600	3 000
9~18岁	1 100	1 300	3 000	400	600	4 000
19~30岁	800	1 000	2 500	400	600	4 000

 治疗

■ 一般措施

病因治疗。

■ 其他疗法

- 维生素D缺乏的治疗:应用大剂量维生素D_3或钙化醇(D_2)8~12周以上(总目标值20万~40万IU)。
  - 婴儿及<5岁的儿童:每天2 000 IU。
  - 5岁儿童至成人:每天4 000~5 000 IU或每周14 000~50 000 IU。
- 随后过渡至日常维持量(见表2)。
- 每天3次,共补充元素钙30~75 mg/kg,以防止骨饥饿综合征(治疗期间的低血钙和低血磷)。
- 吸收障碍、维生素D代谢改变和(或)肥胖患者通常需要更高剂量的维生素D。
- 理想的血清25-羟维生素D浓度仍有争议,然而浓度>20 ng/ml(50 nmol/L)足够防止其他方面健康的儿童患佝偻病。

■ 转诊问题

- 有低钙血症、严重疾病、佝偻病的可疑遗传表型和(或)治疗3个月后未见影像学上康复迹象的婴儿及儿童考虑转诊内分泌科。

G

- 转诊肾内科治疗肾小管功能不全。
- 将有严重四肢弯曲的患者转诊至整形科。

■ 住院事项

入院指征

- 佝偻病通常可在门诊处理,然而以下情况可考虑收治入院:
  - 严重低钙血症伴手足搐搦或惊厥。
  - 对治疗无反应(怀疑不依从)。

出院指征

- 化验结果平稳。
- 精神状况和神经系统检查正常。

后续治疗与护理

■ 随访推荐

患者监测

- 每2~4周监测血清钙、磷、碱性磷酸酶、PTH和尿钙/肌酐。注意:碱性磷酸酶在治疗初期可能升高,随后逐渐下降。
- 高剂量维生素D补充完成后可复查影像学检查。
- 持续服用高剂量维生素D超过规定时间的患者可能有高钙血症。

患者教育

确保适当的维生素D和钙摄入以防止复发(见表2)。

■ 预后

- 佝偻病经过适当的治疗通常可消退。
- 如果影像学检查和(或)生化参数未改善,考虑依从性差、佝偻病的其他类型或其他诊断。

■ 并发症

- 发育不良,运动发育差。
- 四肢弯曲和骨骼畸形。
- 骨折。
- 低钙血症性手足搐搦和惊厥。

疾病编码

ICD10

- E55.0 佝偻病,活动性。
- E55.9 非特指的维生素D缺乏病。
- E58 饮食性钙缺乏。

常见问题与解答

- 问:诊断佝偻病的最佳方法是什么?
- 答:实验室检查和X线检查是诊断的最佳方法。在尺桡骨远端和(或)股骨远端和胫骨近端的影像学变化最为常见。
- 问:对于婴儿和儿童的维生素D补充有什么建议?
- 答:美国儿科学会建议:
  - 所有母乳喂养的婴儿应每日补充400 IU。
  - 非母乳喂养的婴儿如摄入维生素D强化的配方奶或牛奶<500 ml/d应每天补充400 IU。
  - 无规律日晒或摄入维生素D强化奶<500 ml/d的儿童应每天补充600 IU。
- 问:佝偻病、软骨病和骨质疏松症如何区别?
- 答:儿童的骨质疏松症包含骨量下降和骨折。尽管骨密度下降,骨基质矿化通常正常。而佝偻病、软骨病的主要病变是底层基质矿化不良。骨质疏松症和佝偻病、软骨病都导致骨折风险升高,然而骨质疏松症通常不引起骺板和长骨畸形。

 孤独谱系障碍 Autism Spectrum Disorder

Alisson Richards · David C. Rettew 顾晓星 译 / 朱大倩 审校

基础知识

■ 描述

- 一种神经发育障碍,表现为:
  - 社会交往发育延迟及损害。
  - 狭窄而刻板的行为,兴趣或活动。
  - 症状在儿童早期就已出现。
  - 严重的功能损害。
- 2013年修改诊断标准:
  - 之前在《精神障碍诊断和统计手册》第四版(The Diagnostic and Statistical Manual of Mental Disorders 4th edition,DSM-4)中将孤独症、阿斯伯格综合征、Rett综合征、童年瓦解性障碍和广泛性发育障碍未特定,包含在一个总目录中。
  - DSM-5因为证据不足而剔除了这些不同的诊断。
  - DSM-5根据患者所需要的帮助程度,增加了严重程度分类(1~3级)。

- 极少数病例与已知的特定基因有关(如脆性X染色体综合征)。
- 行为表现持续存在,特质和障碍间的界限不明。

■ 流行病学

患病率

- 约占人口数的1%。
- 最近数十年来患病率有所上升。
- 男性患病率是女性的4倍。
  - 女性患者智力残疾更严重。

■ 危险因素

- 有很强的遗传因素。
- 一级亲属遗传可能性为2%~10%。
- 与多基因相关。
- 其他危险因素:孕期住房狭小,高龄产妇或父亲年纪大,早产(<26周),母亲宫内感染。

- 没有研究证实与预防接种有关。
- 可能与出生前大脑皮质发育异常有关,但原因不明。

■ 常见相关疾病

- 智力残疾。
- 消化道问题。
- 癫痫。
- 睡眠障碍。
- 注意力问题,焦虑,抑郁,情绪障碍。
- 攻击和自伤。

诊断

通常情况下,儿科医师是第一个接触患者和家庭的人,是筛查和早期识别的重要角色。随后将由儿童发育专科医师、心理学家、儿童精神科医师或神经科医师进行进一步评估,并与教育机构合作,给予测试和制订治疗方案。

■ **病史**

- 详细的病史非常重要,包括孕期、生长发育、医疗、家族和社交史。
- 社交沟通和互动发育迟滞及缺陷:
- 语言发育延迟。
- 目光交流,面部表情,非语言社交行为(用手推父母却不看着他们)损害。
- 不会指东西。
- 社交互动和社交关系损害。
- 缺乏与发育水平相符的假想性游戏。
- 不能与他人一起玩。
- 刻板行为和狭窄兴趣:
- 刻板行为(如摇摆、拍手)。
- 模仿语言。
- 兴趣和活动范围狭窄。
- 依恋不寻常的物品,对物品的某一部分着迷。
- 行为僵化,若日程常规发生改变会感到痛苦。
- 感觉输入的高反应性或低反应性,或对不寻常的物品或人产生感觉上的兴趣(气味、触摸、对衣物的敏感)。

■ **体格检查**

- 对生长发育的评估。
- 20%~30%的孤独症患者存在巨头畸形:神经皮肤综合征、贮积病、脑积水或原因不明导致的。
- 自伤行为导致的损伤。
- 刻板行为,无意识动作,运动协调障碍,镜像或过度运动。
- 视力或听力检查除外视觉或听觉缺陷。
- 瘦长脸;招风耳:脆性 X 染色体综合征(青春期后才会发现巨睾征)。
- 伍德灯检查:神经皮肤综合征和色素减退斑或纤维瘤提示结节性硬化症。
- 小头畸形:弓形虫病,其他病毒,风疹,巨细胞病毒,疱疹病毒(TORCH)感染;快乐木偶综合征,Rett 综合征。
- 寻找痉挛,视觉丧失,共济失调:脑白质营养不良的迹象。

■ **诊断检查与说明**

实验室检查

- 如果怀疑存在癫痫(0~25%)应进行脑电图检查。
- 如果存在智力或神经系统缺陷,或怀疑神经皮肤综合征时应行头颅 MRI 或 CT 检查。
- 如果儿童存在智力障碍应进行染色体检测。
- 基因芯片检测的支持率越来越高。
- 小头畸形应进行弓形体、其他病毒、风疹、巨细胞病毒、疱疹病毒滴度检测。
- 生长发育延迟和(或)挑食患者应该进行全血细胞计数检查。
- 血铅水平:排除铅中毒。
- 甲状腺功能试验:排除甲状腺功能亢进症、甲状腺功能减退症。
- 听力及脑干诱发反应:语言发育延迟的儿童需要进行该检测,以排除听力缺陷。
- 视力检查:排除视力缺陷。

诊断步骤与其他

- 筛查工具。
- 在 http://www2.gsu.edu/-psydir/M-CHAT/Official_M-CHAT_Website.html 可下载修正幼儿孤独症检查表(M-CHAT)。
- 社交反应量表(social responsiveness scale, SRS)。
- 孤独症诊断观察量表(autism diagnostic observation schedule, ADOS)和修订版孤独症诊断访谈(autism diagnostic interview, ADI-R)是结构化的访谈和评估工具,一般由心理学家、儿童发育专科医师、精神科医师或神经科医师施测,是孤独症诊断的金标准。

■ **鉴别诊断**

- 智力损害:如果交流、行为、游戏和社交能力与发育年龄一致,则可能不是孤独谱系障碍。
- 社会交往障碍:缺乏刻板、重复模式的行为或兴趣。
- Rett 综合征:女性,存在洗手或扭手动作,2 岁前出现头部发育减慢,与 MeCP2 基因有关。
- 耳聋:口头语言习得的缺失或延迟;行为和社交障碍与语言发育延迟有关。
- 语言障碍:社交互动无缺陷或者没有兴趣狭窄。
- 兰达克莱夫纳综合征:明显的脑电图异常,失语;儿童有耳聋表现。
- 选择性缄默症:早期发育正常。
- 焦虑、注意缺陷多动障碍、强迫障碍、反应性依恋障碍或精神分裂症。

💉 **治疗**

■ **药物治疗**

- 药物可以治疗孤独症的合并症状。
- 症状及药物:
- 自伤行为:典型及不典型抗精神病药、胍法新、可乐定。
- 睡眠障碍:褪黑素、可乐定、曲唑酮。
- 癫痫:新一代抗惊厥药、卡马西平、苯妥英、丙戊酸钠、巴比妥类(可能加重多动及激惹症状)。
- 多动及注意力障碍:中枢兴奋剂、托莫西汀、安非他酮、可乐定、胍法新。
- 强迫症状及持续言语:选择性 5-羟色胺再摄取抑制剂,氯丙咪嗪。
- 抽动障碍:胍法新、可乐定、非典型或典型抗精神病药。
- 抑郁:选择性 5-羟色胺再摄取抑制剂,安非他酮、文拉法新。
- 焦虑:选择性 5-羟色胺再摄取抑制剂,安非他酮、文拉法新、苯二氮䓬类(可能引起紊乱及激越)。
- 攻击:非典型抗精神病药,选择性 5-羟色胺再摄取抑制剂、抗惊厥药、胍法新。
- 美国食品药品管理局(FDA)批准阿立哌唑用于 6~17 岁儿童,利培酮用于 5~16 岁儿童。
- 非典型抗精神病药会引起代谢综合征,必须监测葡萄糖和血脂的基线。
- 可用于合并攻击与激惹症状时。

> **注意**
> - 孤独谱系障碍的症状表现变异度很大,临床诊断的不一致,假阳性和假阴性都很常见。
> - 不同发育阶段症状表现不尽相同。
> - 药物不能改善孤独症的核心症状,患者用药后会出现不良反应。
> - 只能通过脑电图检查才能发现亚临床发作的癫痫症状。

■ **其他治疗**

一般措施

非药物治疗:

- 心理教育评估:
- 认知能力和适应技能。
- 包含理解和表达两方面的语言和言语评估。
- 感觉或运动障碍的患者需要接受作业治疗。
- 许多儿童在早期结构化行为干预时接受应用行为分析(applied behavior analysis, ABA)和行为矫治,行为表现得到了极大的改善。
- 职业培训对一些青少年和成年人非常重要。

- 社交技能培训对患者,尤其是高功能患者极为重要。
- 对父母和兄弟姐妹的教育和支持。
- 常规心理治疗不是用来治疗孤独症和广泛性发育障碍的核心症状的。

■ 补充与替代疗法

- 大约 1/3 的孤独谱系障碍儿童接受不同形式的补充与替代疗法(complementary and alternative medicine,CAM)。
- 一定要询问并理解患者服用的是什么替代品。

🔄 后续治疗与护理
■ 随访推荐

患者监测

- 预后与认知能力以及社交、沟通技能的习

得有关。

- 早期干预可以改善预后。
- 5 岁时还没有语言,那么以后就不太可能出现大量语言了。
- 患有孤独症及广泛性发育障碍的儿童需要终身治疗和帮助。
- 医师在长程治疗规划和个人及家庭支持中应保持积极主动。

■ 饮食事项

没有证据证明限制谷蛋白摄入对孤独症治疗有效,但很多患者宣称有效。

■ 疾病代码

ICD10

- F84.0 孤独症。
- F84.2 雷特综合征。

- F84.5 阿斯珀格综合征。

❓ 常见问题与解答

- 问:二胎患孤独症的概率为多少?
- 答:第一个儿童患有孤独症的家庭,后续生养儿童的再发风险为 3%～7%。相比之下,一般人群的概率为 0.1%～0.2%。
- 问:孤独症大脑成像的意义是什么?
- 答:磁共振对诊断一些遗传性综合征有咨询意义(如脑白质营养不良、结节性脑硬化),但对一些没有严重智力残疾的高功能的病例以及神经病灶的发现没有帮助。
- 问:接种麻疹-腮腺炎-风疹疫苗会引发孤独症吗?
- 答:麻疹-腮腺炎-风疹疫苗和孤独症之间没有因果联系。

股骨头（髋关节）缺血性（无菌性）坏死 Avascular（Aseptic）Necrosis of the Femoral Head（Hip）

Craig Munns 吴春呈 译 / 王达辉 审校

🔬 基础知识
■ 描述

- 缺血性(无菌性)坏死源于骨血供受阻(创伤或者非创伤性堵塞)。
- 股骨头是最常见部位。
- Perthes 病是一种特殊的发生于儿童髋关节缺血性坏死的自限性疾病(见 Perthes 病章节)。

■ 危险因素

遗传学
不同疾病有不同病因。

■ 病理生理

- 缺血性骨的血供逐渐恢复。
- 坏死骨逐渐被吸收,同时被新骨代替。
- 在重建过程中,股骨头的结构完整性被破坏,甚至出现塌陷。

■ 病因

- 创伤:
- 髋关节骨折。
- 髋关节脱位。

- 股骨头骨骺滑脱。
- 石膏、支具、手术并发症。
- 非创伤:
- 特发性(年龄大、在骨骺闭合以后),类似于成人缺血性坏死。
- 特发性(年龄小、在骨骺闭合以前、Perthes 病)。
- 潜水员病。
- 镰刀细胞贫血。
- 化脓性关节炎。
- 类固醇使用或者化疗。
- 恶性肿瘤(白血病)。
- Gaucher 病。
- 病毒感染(艾滋病病毒、巨细胞病毒)。
- 放疗。
- 血液高凝状态。

🔍 诊断
■ 病史

- 逐渐出现或者创伤后出现。
- 与以下相关:
- 创伤。
- 药物治疗(类固醇或化疗)。
- 石膏、支具、手术(医源性)。
- 疼痛、跛行。

- 僵硬(活动度降低)。
- Perthes 病偶然会双侧发病,或者在以后某个时间另一侧也发病。

■ 体格检查

- 步态:
- 跛行。
- 避痛步态(摆动相缩短)。
- 川德伦堡步态。
- 注意活动范围:
- 屈曲和伸直。
- 内收和外展。
- 内旋和外旋。
- 髋关节敏感(变短和内旋)
- 其他疾病伴有缺血性坏死(如镰状细胞贫血病)。
- 体格检查最需要重视:
- 髋关节不能内旋常是最早也是最重要的表现。

■ 诊断检查和说明

实验室检查

- 大多数股骨头缺血性坏死病例的实验室检查是正常的。

• 例外：
- 镰状细胞贫血病。
- 化脓性关节炎。
- 化疗。

影像学检查

• X 线检查：
- 硬化症。
- 软骨骨折。
- 骨骺滑脱。
- 再骨化。
- 修复。
• MRI：
- 骨水肿。
- 如果使用造影剂,血流减少区域会清楚显示。
• 骨扫描：
- 患髋信号降低。
• 其他可能发现：
- 囊肿。
- 骨骺生长受限(幼儿)。
- 幼年性关节炎。
- 半脱位。

■ 鉴别诊断

• 创伤：
- 软骨骨折。
- 嵌插型骨折。
- 骨骺、干骺端骨折。
• 感染：
- 骨髓炎。
- 化脓性关节炎。
• 新生物：
- 骨骺肿瘤(成软骨细胞瘤、Trevor 病)
• 风湿。

• 骨骼发育障碍,特别是累及双髋时。

 治疗

■ 药物治疗

• 非甾体消炎药通过阻断炎症反应可能会减轻疼痛,但也可能减少新生骨形成。
• 如果重视合理使用皮质类固醇,或许有助于减少使用或不使用类固醇。
• 二碳磷酸盐化合物药物治疗或许有助于关节塑形。

■ 其他治疗

一般措施

• 维持活动范围(物理治疗、牵引、持续性被动活动)。
• 维持股骨头在髋臼中(见 Perthes 病章节)。
• 根据个体差异,给予个体化治疗。
• 减少患髋的负重有助于阻止股骨头塌陷。

■ 手术与其他治疗

• 截骨手术。
• 股骨头中心减压术促进新鲜血供。

 后续治疗与护理

■ 饮食事项

• 尽可能不影响疾病。
• 推荐健康平衡的饮食。
• 制动期间可能会有体重增加。

■ 预后

• 取决于股骨头塌陷程度。

• 患儿年龄越小,严重度越低,预后良好可能性越大。
• 何时需要进一步治疗：根据个体差异,个性化治疗。
• 中度到重度患儿常有标志性的股骨头塌陷,最终需要全髋置换。

■ 并发症

• 关节滑脱伴有活动范围减少,疼痛,跛行。
• 骨性关节炎。
• 骨骺早闭伴发育不平衡。

> **注意**
> 以下特别要注意：
> • 半脱位。
> • 早期骨关节炎。
> • 生长停滞。

CODE ICD **疾病编码**

ICD10

• M87.059 特发性股骨无菌性坏死。
• M91.10 股骨头幼年性骨性关节炎。
• M87.052 左股骨特发性缺血性坏死。

常见问题与解答

• 问：哪种药物最易伴有股骨头缺血性坏死？
• 答：皮质激素。
• 问：对缺血性坏死患儿(如髋关节 Perthes 病),是年幼还是年长预后会好些？
• 答：年龄越小越好(<8 岁)。

G

股骨头骨骺滑脱 Slipped Capital Femoral Epiphysis   David D. Sherry 王达辉 译 / 审校

 基础知识

■ 描述

股骨头骨骺滑脱(SCFE)是股骨头的骨骺移位。

■ 流行病学

• 男多于女,约为 3∶2。
• 左侧为右侧的 2 倍,双侧占 25%。
• 与肥胖、超重、生殖发育落后、垂体肿瘤、

生长激素治疗等疾病相关。

发病率

• (1～5)/100 000。
• 发病年龄：男孩 14～16 岁；女孩 11～13 岁(基本上在月经前)。

■ 危险因素

遗传学

骨骺滑脱的孩子中,父母之一患 SCFE 的占 5%。

■ 病理生理

• 病因不明：异常应力作用于正常骺板使得骺板受到削弱。
• 股骨头向后下滑移,而股骨颈干骺端向前上移位。

■ 常见相关疾病

• 肥胖。
• 内分泌功能障碍。

• 原发性甲状腺功能减退。
• 垂体功能障碍。
• 性腺功能障碍。
• 隐睾。
• 化疗。
• 骨盆放疗。
• 肾性佝偻病。

 诊断

▪ **病史**

髋关节或膝关节疼痛。

> **注意**
> 可以没有髋关节疼痛;可能没有疼痛或者仅有大腿或膝关节的牵涉痛。

• 偶有外伤史;但是不足以解释结果。
• 3 种类型:
- 慢性滑脱:最常见,症状>3 周,髋关节内旋受限。
- 急性滑脱:不能行走或者剧烈疼痛及行走困难。
- 慢性期急性滑脱:症状期有一段时间后突然恶化。

▪ **体格检查**

• 单侧跛行或双侧蹒跚鸭步步态。
• Trendelenburg 征(+)。
• 髋部触痛和明显肿胀。
• 大腿肌肉萎缩。
• 髋内旋受限,再次外伤后髋关节各向活动受限。
• 演示:屈髋时大腿迫于外旋位。

▪ **诊断检查与说明**

• 前后位及侧位片(蛙式位或罗温斯坦)。
• 测量移位角度:

- 轻度:股骨头骨骺平面相对于股骨颈改变,角度<82°为明显。
- 中度:移位<1 cm。
- 重度:移位>1 cm,<2/3 股骨颈直径。
• 骺板增宽或不规则。
• 骨骺变扁。
• Blanch 征:股骨颈致密区。
• Klein 线:正位片上沿着股骨颈上缘划线经过股骨头,但是滑脱侧不经过。
• 必要时检查激素水平。

> **病理表现**
> 病理表现包括骺板增宽,大裂隙和软骨与滑膜中的坏死组织。

▪ **鉴别诊断**

• 化脓性髋关节炎。
• 股骨头缺血性坏死。
• 髋关节结核,区别是髋关节各向活动时疼痛,往往会有其他的诊断依据。
• 肾性佝偻病。
• 骨软骨发育不良。
• Shwachman 综合征:胰腺功能分泌不全的干骺端软骨发育不良。

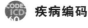 **治疗**

▪ **其他治疗**

> **一般措施**

• 尽量防止并发症和进一步滑脱,必要时急诊手术。
• 保守治疗:卧床牵引休息;不一定能改善滑脱;作为手术前的过渡处理。
• 手法复位:存在破坏骨骺血供或者导致骨痂断裂的风险,仅在急性滑脱 24 h 内考虑。
• 骨骺固定:关节面及生长板损伤的风险。
• 转子间截骨。
• 姑息性治疗:髋关节融合。

 后续治疗与护理

▪ **随访推荐**

> **患者监测**
> 软骨溶解和股骨头坏死在骨骺滑脱中不常见。

▪ **并发症**

• 股骨头缺血坏死:
- 主要是由于滑移后手法复位引起。
- 常见于男性。
- 影像学显示密度增高,不规则,碎裂坏死塌陷。
• 软骨溶解(急性软骨坏死):
- 1%~40%发生。
- 常见于女性和黑人。
- 病因不清。
- 影像学检查显示关节间隙变窄,髋臼缘硬化,股骨头骨质疏松。

▪ **预后**

• 股骨头骨骺滑脱患者手术后 3~6 个月大多能恢复活动。
• 与慢性滑脱相比,急性滑脱可能有更糟糕的预后。
• 慢性股骨头骨骺滑脱原位固定疗效满意。

疾病编码

ICD10

• M93.003 股骨近端骨骺不明原因滑脱(非创伤性),未指明髋关节。
• M93.023 股骨近端骨骺慢性滑脱(非创伤性),未指明髋关节。
• M93.033 股骨近端骨骺慢性滑脱急性发作(非创伤性),未指明髋关节。

骨肉瘤 Osteosarcoma

Sheila Thampi • Steven G. DuBois 万柔 译 / 董尚然 审校

基础知识

▪ **描述**

骨肉瘤是恶性骨肿瘤,来源于间充质细胞,常常由多形性梭状细胞形成异常骨质(类骨质形成)。

▪ **流行病学**

• 骨肉瘤是最常见的儿童原发性骨肿瘤,是儿童第 8 位常见的恶性肿瘤。
• 双峰分布的发病率,第一个峰在青少年(中位数,16 岁),第二个峰在 70~80 岁。

• 骨肉瘤的发病率和骨骼生长平行,在比较高的个体中更常见。
• 男性比女性更常见。
• 在美国,每 100 万个儿童和青少年中就有 4.4 例。
• 在美国,每年大约有 400 个新诊断的儿童骨肉瘤案例。

危险因素

- 暴露于放射性环境或物质中。
- 遗传性视网膜母细胞瘤,在这些患者中,有 Rb 基因变异者无论有没有接触放射线,都有骨肉瘤高发风险。
- 李法美尼综合征,患者有 $tp53$ 基因变异,相较其他恶性肿瘤,有上升的一系列肉瘤发病的风险。
- Rothmund-Thomson 综合征。
- Bloom 综合征。
- 内生软骨瘤病。
- 遗传性多发性外生骨疣。
- 骨纤维异常增殖症。
- 骨佩吉特病,但是儿童较少发生。

病理生理

- 骨肉瘤的组织学特征是骨样骨瘤的表现。
- 大部分儿童骨肉瘤病例是高分化癌,也会有一些低分化变异。
- 染色体组型常有高度异常,但是没有典型的基因改变。
- 骨肉瘤的主要亚型包括成骨细胞型、成软骨细胞型、成纤维细胞型、毛细血管扩张型及小细胞型。
- 诊断时,80%的患者是局部病变,20%是转移病变。
- 80%的肿瘤累及长骨干骺端,如股骨、胫骨和桡骨,而远端股骨是最常见的原发部位。20%的肿瘤有其他部位累及,包括盆骨、面部骨和肩胛骨。
- 最常见的转移部位是肺和骨,区域淋巴结累及很少见。

病因

- 大部分病例的病因不明。
- 异常的 $tp53$ 和(或) Rb 功能与骨肉瘤密切相关。
- 放射线暴露是已知的骨肉瘤病因,往往是发病在暴露后 10～20 年。

诊断

症状和体征

病史

- 疼痛和可触及的肿块是最常见的临床症状。
- 疼痛常常被描述为钝痛或肿瘤部位的疼痛。
- 疼痛常常一开始认为是活动多的儿童或青少年受了外伤。
- 疼痛症状在引起注意之前表现不同,但是如果有持续几周至几个月的疼痛以及影响睡眠则必须要更进一步检查。
- 骨转移表现可能导致原发瘤部位之外的疼痛。
- 系统症状,如发热和体重降低不常见。

体格检查

- 表现为一个坚固且有压痛的包块。
- 肿瘤部位的肿胀。
- 取决于肿瘤的发生部位,可以有功能失常、跛行或下降的活动范围。

诊断检查与说明

实验室检查

- 30%的患者会有上升的乳酸脱氢酶(LDH)。
- 红细胞沉降率(ESR)增快。
- 碱性磷酸酶(AP)升高,尤其在发生转移时。
- 如果有白细胞增多则表明有骨髓炎。

影像学检查

- 传统的 X 线检查:
  - 溶骨性和硬化性病变。
  - 骨膜反应包括 Codman 征(隆起的骨膜的阴影)、新的一层层骨膜毁坏而形成洋葱皮样改变以及射日征(反映骨膜后的钙化骨质)。
  - 病理性骨折。
- 从一个关节到累及关节的 MRI 检查能够显示肿瘤的完整范围和累及的周围组织。
- 锝骨扫描会显示原发性肿瘤摄取很密集,而且能筛查骨转移。
- 胸片用来评估肺转移。
- ^{18}F 代脱氧葡萄糖-正电子断层成像(FDG-PET)的应用在增加,它能够明确肿瘤大小、位置和评估肿瘤反应。

诊断步骤与其他

骨肉瘤的诊断靠组织诊断。

> **注意**
> 活检需在能够给予怀疑原发性恶性骨肿瘤的患者准确良好的治疗的医疗中心进行。活检的部位很重要,以明确手术局部控制的计划。不恰当的活检可以导致相反的结局。

鉴别诊断

- 良性肿瘤:
  - 单房性骨囊肿。
  - 动脉瘤样骨囊肿。
  - 成骨细胞瘤。
  - 嗜酸性肉芽肿。
  - 软骨瘤。
  - 纤维性结构不良。
- 恶性肿瘤:
  - 尤因肉瘤。
  - 软骨肉瘤。
  - 纤维肉瘤。
  - 转移病损。
- 感染:
  - 骨髓炎。
  - 脓毒性关节炎。
- 外伤:伴或不伴血肿的骨折。

 治疗

化疗

- 在 20 世纪 70 年代,高分化的骨肉瘤总体生存率极低,治疗主要靠手术切除,无法控制转移后的复发。现在有新辅助化疗和辅助化疗之后,生存率大大提高。
- 新辅助化疗(在手术切除前)可以治疗微转移灶并且术前缩小原发瘤。
- 新辅助化疗还可以争取时间以制作复杂的假体,可以用于计划性肢体保留手术。
- 对新辅助化疗的反应(在完整切除的时候坏死肿瘤的百分比)是评估预后很重要的因素。
- 大部分高分化骨肉瘤的儿童和青少年根据多中心协作组的化疗标准方案进行。
- 在北美,标准治疗的核心是大剂量甲氨蝶呤、阿霉素和顺铂。治疗一般持续 12 个月,取决于个体方案、对治疗的反应性和肿瘤范围。
- 研究新型治疗方案的临床试验发现异环磷酰胺和依托泊苷也有治疗作用。干扰素的加入对提高生存率没有效果。

手术治疗与其他

- 广泛的完整手术切除有重要的意义。
- 四肢骨肉瘤的手术选择包括:
  - 截肢。
  - 保留肢体的局部切除和肢体重建。
  - 膝盖处的旋转成形术。
- 低分化骨肉瘤可以只行手术切除治疗。
- 即使发生或复发性肺部转移,进行手术切除对治疗也很重要。

放疗

尽管放疗被用于无法切除的原发性或转

G

移性病灶的姑息性治疗,但骨肉瘤不是放射敏感性肿瘤。

■ 物理疗法

截肢后或肢体保留术后,物理治疗都很重要。

 后续治疗与护理

■ 转诊问题

• 怀疑恶性骨肿瘤的儿童应立刻转诊到相关儿科医院。

• 多学科团队应包含儿科肿瘤专家、矫形肿瘤专家、儿科外科医师、护士、药剂师和社工。

■ 预后

• 有局部病变的患者估计 5 年总体生存率为 60%~70%,有转移的患者估计 5 年总体生存率在 20%~30%。

• 重要的预后不佳因素有如下:
- 轴向原发肿瘤位置。
- 转移情况。
- 新辅助化疗后组织学坏死<90%。
- 无法实现广泛的手术切除者。

■ 并发症

整形科

• 手术部位伤口感染。

• 正在生长发育的儿童术后肢体长度差异。

• 截肢后退步幻觉。

• 疼痛。

急性化疗毒性

• 骨髓抑制。

• 耳毒性和耳鸣。

• 黏膜炎。

• 肾衰竭迟发效应。

• 阿霉素导致的心脏病变。

• 顺铂导致的失聪和肾毒性。

• 异环磷酰胺导致的生育能力下降。

• 放化疗后的继发性恶性肿瘤。

■ 随访推荐

• 患者应由儿科肿瘤专家随访,做一系列原发部位的影像学检查(MRI 和 X 线)以及肺部 CT 或胸片来监测复发。

• 应长期监测治疗副反应、并发症,最理想的是在有幸存者的诊所。

CODE ICD 10 **疾病编码**

ICD10

• C41.9 骨和关节腔恶性肿瘤,非特异性。

• C40.2 非特异下肢长骨恶性肿瘤。

• C40.80 非特异上肢长骨和肩胛骨恶性肿瘤。

 常见问题与解答

• 问:怎么鉴别恶性骨肉瘤和良性肿瘤?

• 答:有经验的放射科医师能够明确恶性骨肉瘤的影像学特征,而非良性肿瘤的表现。然而,只有活检才能明确骨肉瘤的诊断。

• 问:治疗后复发患者的长期生存率是多少?

• 答:遗憾的是,治疗后复发患者的情况通常很差,长期生存率只有 10%~20%。迟发的复发(完成治疗后>24 个月),手术切除复发病灶,双侧肺部累及的复发预后较好。

• 问:骨肉瘤患者的兄弟姐妹需要检查评估吗?

• 答:如果有基因遗传方面的危险因素(例如:Li-Fraumeni 综合征),则兄弟姐妹和家人应去遗传学专家处做评估来明确是否有危险因素存在。这会对家人和兄弟姐妹提供医学知识。否则,兄弟姐妹如果没有任何症状,不需要对骨肉瘤进行检测。

• 问:尤因肉瘤和骨肉瘤的区别?

• 答:这两种肉瘤都是常见的儿童恶性骨肿瘤,都需要多种疗法,它们化疗的方案是不同的。尤因肉瘤能够同时有骨质和软组织累及,且组织学特征的不同能够与骨肉瘤区分开来。

骨髓和干细胞移植 Bone Marrow and Stem Cell Transplant Justin T. Wahlstrom • Biljana N. Horn 钱晓文 译 / 翟晓文 审校

基础知识

■ 描述

• 造血干细胞移植是以恢复造血和免疫为目的实施的造血干细胞输注。造血干细胞移植可通过以下方法分类。
- 供者类型:同基因(来自同卵双胞胎)、异基因(来自亲缘或非亲缘供者)或自体(来自接受过干细胞毒疗法的患者)。
- 移植物类型:
○ 骨髓移植:干细胞通过在麻醉下采集骨髓获得。
○ 外周血干细胞移植:干细胞通过细胞因子(粒细胞集落刺激因子)动员和血液成分采集获得。

○ 脐血移植:干细胞通过采集分娩后的脐血和胎盘获得。

• 干细胞像输血一样通过一根中心静脉导管被输注入受者的外周血中。它们将归巢到骨髓池中并经过 2~4 周的时间分化为成熟的血细胞。

■ 流行病学

• 2010 年美国实施了 1 479 例儿科异基因(和 782 例自体)造血干细胞移植。约 40% 的异基因移植来自相合亲缘供者。

• 非亲缘外周血干细胞移植和脐血移植自 20 世纪 90 年代后期开始逐渐增多,而亲缘骨髓、外周血干细胞移植仍持续开展。非亲缘骨髓移植逐步减少。

治疗

■ 适应证

• 造血干细胞移植常用于骨髓抑制性治疗后的干细胞恢复(癌症),提供新的干细胞来纠正一种先天的细胞缺陷(先天代谢异常或其他干细胞缺陷),或改变免疫系统来改善或纠正一种免疫缺陷(如自身免疫病)。

• 造血干细胞移植治疗有效的疾病包括:
- 白血病(急性淋巴细胞性白血病、急性髓细胞性白血病、幼年型粒单核细胞白血病和慢性粒细胞白血病)。
- 高危急性淋巴细胞性白血病(移植指征包括化疗无反应或早期复发)。

- 高危急性髓细胞性白血病(移植指征基于细胞遗传学标志、治疗反应或早期复发)。
- 所有幼年型粒单核细胞白血病患者。
- 慢性粒细胞白血病仅用于酪氨酸激酶抑制剂治疗(伊马替尼、达沙替尼)控制不理想的患者。
- 实体瘤(淋巴瘤、神经母细胞瘤、脑瘤、部分肉瘤)。
- 严重原发免疫缺陷病(重症联合免疫缺陷病、威斯科特-奥尔德里奇综合征、慢性肉芽肿病、高 IgM 综合征、X 连锁淋巴组织增生综合征、契东综合征、格里塞利综合征)。
- 干细胞缺陷(再生障碍性贫血、骨髓纤维化、范科尼贫血、珠蛋白生成障碍性贫血、镰状细胞病)。
- 先天代谢异常(黏多糖贮积症 I 型、黏多糖贮积症 II 型、肾上腺脑白质营养不良)。
- 自身免疫病(噬血细胞性淋巴组织细胞增生症、严重系统性红斑狼疮)。

▪ 供者选择

- 主要组织相容性抗原(HLA)相合度最好的供者能降低受者发生排斥和移植物抗宿主病(GVHD)的风险。
- HLA 重要位点是 A、B、C 和 DR 位点(大多数疾病推荐 8/8 相合)。
- 更多的 HLA 位点 DQ 和 DP 位点相合(12/12)在有些疾病中可能重要。
- 对于非恶性病,供者选择顺序同基因>相合亲缘>非亲缘。
- 相合非亲缘供者:全世界供者登记数超过 18 000 000 人。缺点有:检索周期长(2～3 个月),少数族裔检索到 8/8 相合供者机会低,植入失败和 GVHD 发生风险增加,免疫重建更慢。
- 备选供者包括:不全相合非亲缘供者(≥7/8HLA 抗原相合)、脐血(≥4/6HLA 抗原相合)或单倍体(父母)供者(4/8 相合移植物需经体外去 T 细胞处理以预防致死性 GVHD)。
- 其他需要考虑的供者特征包括年龄、性别、巨细胞病毒(CMV)状态、CMV 活化风险与供(D)/受(R)者血清学指标相关:
  - D−/R−:低危。
  - D+/R−:中危。
  - R+:高危;首选 CMV+供者。

▪ 预处理和毒性

- 预处理的 3 个目的(取决于疾病):
- 清髓(M):清出空间以容许干细胞的

植入。
- 免疫抑制(I):预防排斥和 GVHD。
- 抗肿瘤效应(N):清除残存的白血病/肿瘤细胞。
- 在预处理期间,不同 M/I/N 效应的措施被应用,并通过它们联合的作用而产生预期的治疗效果。各预处理措施的副作用:
  - 全身放疗 TBI(M/I/N):认知障碍,生长迟缓、白内障、牙齿发育异常、心肺功能障碍。
  - 白消安(M/N):限制性肺病、抽搐和可能的神经认知缺陷、皮疹和色素沉着、第二肿瘤。
  - 噻替哌(M/I/N):皮疹、出血性膀胱炎、第二肿瘤。
  - 美法仑(M/N):黏膜炎、心脏功能障碍、第二肿瘤。
  - 环磷酰胺(I/N):心脏功能障碍、抗利尿激素分泌异常综合征(SIADH)、出血性膀胱炎、第二肿瘤。
  - 依托泊苷(M/N):过敏反应、低血压、第二肿瘤。
  - 氟达拉滨(I/N):小脑综合征、周围神经病变。
  - 卡莫司汀(M/N):肺毒性、第二肿瘤。
  - 阿仑珠单抗(Campath)(I):过敏反应、发热、低血压、荨麻疹、病毒和真菌感染。
  - 抗胸腺球蛋白(ATG)(I):过敏反应、发热、低血压、荨麻疹、血清病、病毒和真菌感染。
- 非清髓或减低毒性预处理:
- 减低毒性预处理目标是降低预处理措施的毒性反应,容许部分供者干细胞植入。
- 指征包括不能接受足量化疗预期的组织毒性;一般状况差,通常为老年人;原发 DNA 修复缺陷导致的对电离辐射和烷化剂敏感(范科尼贫血、先天性角化不良)。
- 应用更低剂量的化疗或更低剂量的放疗。
- 更依赖于异基因供者 T 细胞的 GVL 效应来控制或清除残留的肿瘤性疾病。

🄷 后续治疗与护理

▪ 并发症

治疗相关死亡率(TRM)多年来逐步减低(1987—1995 年的 40% 至 2003—2006 年的 15%)归功于并发症处理的提高:
- 感染:
- 与免疫缺陷的时间相关(早期或<移植后 100 天 vs. 晚期或>移植后 100 天)。

- 细菌:
  - 早期细菌感染是由于粒细胞缺乏、黏膜炎或中心静脉导管(葡萄球菌、革兰阴性杆菌、艰难梭菌、耐万古肠球菌 VRE、非典型菌)。后期由于长期适应性免疫缺陷和慢性 GVHD 易发生分枝杆菌和荚膜菌感染。
  - 应用广谱抗生素经验性治疗粒细胞缺乏发热。
  - 预防性应用抗生素的作用有待研究。
- 病毒:
  - 早期病毒感染由于淋巴细胞缺乏,去除 T 细胞,脐血来源和移植前病毒感染。常见病毒包括呼吸道合胞病毒、鼻病毒、腺病毒、流感病毒和嗜肝病毒再激活(HSV、CMV、HHV-6)。适应性免疫持续缺陷导致后期病毒感染如 CMV、VZV、EBV/PTLD。
  - 更昔洛韦用于 HSV 再激活的预防。
  - 检测出现 CMV 病毒血症,眼底镜检发现 CMV 视网膜炎即开始应用膦甲酸或更昔洛韦抢先治疗。CMV 器官受累考虑应用 CMV 免疫球蛋白、IVIG,或玻璃体内注射膦甲酸治疗 CMV 视网膜炎。病毒血症清除后应用更昔洛韦或缬更昔洛韦后续维持治疗。
- 真菌:
  - 固有免疫和适应性免疫联合缺陷(早期)和持续 T 细胞功能缺陷(后期)易感染念珠菌、曲霉、卡氏肺囊虫和其他真菌(镰刀菌、接合菌、毛霉、隐球菌、组织胞浆菌、球孢子菌)。
  - 预防:真菌预防应用氟康唑(覆盖酵母菌)或卡泊芬净;卡氏肺囊虫预防在预处理前和植入后应用复方磺胺甲嘿唑。
  - 经验性应用伏立康唑治疗持续不明原因发热(覆盖曲霉)。
  ▪ 开始应用伏立康唑时,由于细胞色素 P450 代谢抑制,应该减少钙神经素抑制剂/西罗莫司剂量。
  ▪ 尽可能行病原学检测明确病原。
- 黏膜炎:
- 依据 WHO 分类法分 1～4 度(轻度至严重)。
- 预防:减低强度方案,谷氨酰胺、帕利夫明;严重黏膜炎考虑减少移植后甲氨蝶呤的使用。
- 治疗:疼痛静脉治疗,全胃肠外营养(TPN),吸引。
- 静脉闭塞病(VOD)/窦状隙梗阻综合征

(SOS)：

- 由于肝脏毒性代谢产物蓄积导致的肝静脉血流减少和肝门肝内窦状隙后压力增高。
- VOD 的总发生风险为 10%～25%。危险因素包括不全相合或非亲缘供者，既往有肝脏肿瘤侵犯或腹部放疗史，移植前 AST 增高和用药史如白消安。
- 诊断：
  ○ 改良西雅图标准：＋20 天出现任意 2 项下列表现：黄疸［胆红素＞34.2 μmol/L（2 mg/dl）］；疼痛性肝大；或腹水±体重增加＞2%基线值。
  ○ 巴尔的摩标准：＋21 天前胆红素＞34.2 μmol/L（2 mg/dl）和以下任意 2 项：肝大，腹水，或体重增加（＞5%基线值）。
  ○ B 超可表现为肝门静脉反流，但不作为诊断标准。
- 可能的预防措施包括熊去氧胆酸、N-乙酰半胱氨酸或去纤维蛋白多核苷酸（研究中）。
- 治疗：
  ○ 去纤维蛋白多核苷酸：猪肠内黏膜的寡核苷酸。作用于内皮细胞、血小板和纤维蛋白溶解酶的抗凝血药物。
  ○ 支持治疗：限钠和限液；利尿维持液体平衡（如能口服应用螺内酯）。
  ○ VOD 的并发症包括肾功能不全、精神异常、心功能不全和出血。
- 血栓性微血管病：
  ○ 诊断：RBC 碎片，血小板减少需要血小板输注的频率增加，LDH 增高，并发肾脏和（或）神经功能异常。
  ○ 钙神经经素抑制剂 GVHD 预防是危险因素之一（CSA＞他克莫司）。联合应用西罗莫司发生风险从 4.1%升至 10.8%。
  ○ 治疗：不持续使用钙神经经素抑制剂；支持治疗。血浆清除，依库珠单抗（抗补体C5），英利昔单抗和去纤维蛋白多核苷酸的研究数据有限。
- 植入综合征：
  - 增殖的中性粒细胞活化产生的细胞因子介导的炎症反应。
  - 通常发生于＋28 天（自体移植发生早，脐血移植发生晚）。
  - 临床表现为植入时或中性粒细胞恢复前

出现皮疹、发热和肺水肿。
- 治疗：除外感染，应用甲泼尼龙 3～7 天。
• 间质性肺炎：
- TBI，化疗（白消安、环磷酰胺）或感染（真菌、CMV）所致并发症。如无明确病因称为特发性肺炎综合征（IPS）。
- 诊断：
  ○ 咳嗽、呼吸困难、低氧血症、发热。
  ○ CXR/CT：弥漫性病变多于局灶性实变，结节或空洞形成提示真菌感染。
  ○ 病原学检测：CMV，RSV，PCP，其他呼吸道病毒检测。真菌较难检出。
- 治疗：早期经验性应用广谱抗生素和抗真菌治疗，呼吸支持。IPS 考虑应用激素或 TNF 抑制剂。
• GVHD：
- 见 GVHD 章节。

■ 免疫重建

• 移植后 2～4 周开始免疫恢复包括单核细胞，随后是中性粒细胞和 NK 细胞。
• 适应性免疫恢复需要数月至数年，外周血供者记忆 T 细胞增殖（第一波）随后供者干细胞在胸腺发育（第二波）。免疫重建的适应性免疫评估包括淋巴细胞计数、供者嵌合度、淋巴细胞亚型、T 细胞功能（对丝裂原和抗原的增殖）、B 细胞功能（血清 IgA、IgM 和同种血细胞凝集素滴度）和移植前后再接种疫苗滴度。
• 再接种疫苗：预处理杀伤疫苗免疫效应需要在适应性免疫恢复后再接种疫苗（约移植后 1 年）。如果抗体滴度提示产生免疫反应，在 2 年后可以接种活疫苗。

■ 预后

• 总体：10%～20%移植相关死亡率包括排斥（＜1%～8%）、毒性反应（包括感染，5%～20%死亡率）和 GVHD（5%～15%死亡率）。累积复发风险为 15%～40%。危险因素包括：
- 排斥风险：疾病类型，供者嵌合度，细胞数。
- 毒性反应风险：感染风险，预处理，移植时脏器功能情况。
- GVHD 风险：HLA 相合度，回输供者 T

细胞数量，GVHD 预防。
- 复发风险：疾病类型，疾病状态，预处理，供者类型。

■ 远期并发症

• 发生风险与接受化疗和（或）TBI/剂量和 GVHD 的发生和严重程度相关。
• 10 年内发生（和病因）：
- 肺部病变：20%（TBI，白消安，GVHD/闭塞性细支气管炎）。
- 眼部病变：44%（TBI，激素，GVHD）。
- 甲状腺功能减退：36%（TBI，白消安）。
- 骨关节病变：29%（激素，GVHD）。
- 心脏病变：11%（TBI，环磷酰胺，蒽环类药物）。
- 肝脏病变：16%（铁负荷过多，GVHD）。
- 牙齿病变：15%（TBI，GVHD）。
- 第二肿瘤：5%～10%（TBI，烷化剂，VP16，免疫缺陷）。
- 不育：＞90%（TBI，烷化剂）。
- 其他：生长发育迟缓，听力损伤，性功能减退，慢性肾功能不全，神经认知缺陷。
- 长期随访：疾病相关检查，免疫功能，心肺功能，内分泌功能，肝肾功能，眼科检查，听力检查和神经系统评估。
- 移植后预防接种。

🔵 疾病编码

ICD10
• Z94.81 骨髓移植状态。
• Z94.84 干细胞移植状态。
• Z52.3 骨髓移植供者。

❓ 常见问题与解答

• 问：一位需要移植患者的朋友或家人都应该做配型检测吗？
• 答：如果家人想为非亲缘的患者做干细胞移植的供者，他们应该加入国家骨髓供者库（NMDP）登记，远亲不太可能与一位亲缘患者配型相合。
• 问：移植受者可以与他们的供者会面吗？
• 答：NMDP 有供/受者接触的指南。如果双方同意，允许移植后 1～2 年接触。

骨髓炎 Osteomyelitis

Blanca E. Gonzalez · Virinia M. Pierce　夏天 译 / 王达辉 审校

 基础知识

■ 描述

- 任何骨的感染。
- 最常发生在长骨的干骺端(特别是股骨远端和胫骨近端)。

■ 流行病学

- 儿童最常见的侵袭性细菌感染,占儿科入院的 1%。
- 1/3 发生在 2 岁以下儿童,约 50% 发生在 5 岁以前。
- 受累部位的较小外伤病史常见,但意义不明。
- 男性较女性更易患,男女比为 2:1。

■ 病理生理

- 儿童中血源性传播最常见(菌血症期间的骨种植)。感染性微生物经由滋养动脉进入骨,并因干骺端血供丰富在此沉积。微生物在毛细血管襻中增殖,导致局部炎症、通过血管散播并附着于骨基质。干骺端压力增高使脓液从骨皮质穿出顶起骨膜。
- 在新生儿和幼儿中,脓液破入邻近关节内更常见,这是因为干骺端和骨骺间有血管连接。
- 从邻近的感染灶局部播散和间接种植(如穿通伤)为少见的感染机制。

■ 危险因素

- 镰状细胞性血红蛋白病。
- 原发或获得性免疫缺陷,特别是慢性肉芽肿病(CGD)和 HIV。
- 骨创伤(开放性骨折、穿刺伤、咬伤、手术操作)。
- 植入骨科装置或留置血管导管。
- 应激性溃疡。

■ 病因

- 在所有年龄组中,金黄色葡萄球菌是 70%～90% 的骨髓炎的致病菌,耐甲氧西林金黄色葡萄球菌逐渐成为常见问题。
- 化脓链球菌约占 10% 的骨髓炎,在学龄前儿童和年幼的学龄儿童中更常见。
- 即使随广泛疫苗接种,肺炎链球菌感染已经下降,肺炎链球菌造成＜3 岁儿童骨髓炎的约 10%。相反的,肺炎链球菌仍是 HIV 感染患儿骨髓炎的一个重要原因。
- 金格杆菌是一种在呼吸道发现的革兰阴性菌,是＜3 岁患儿的重要病原菌,特别是进入托儿所的儿童。
- B 族链球菌、革兰阴性肠杆菌和念珠菌是新生儿中的重要致病菌。
- 沙门菌可能是镰状细胞病患儿和热带国家儿童感染骨髓炎的原因。
- 铜绿假单胞菌是足穿刺伤后骨髓炎的常见原因。
- b 型流感嗜血杆菌(Hib)骨髓炎在 Hib 结合疫苗广泛应用后已显著下降。
- 其他更少见的病原菌可在伴有特殊危险因素的患儿中发现(如凝固酶阴性葡萄球菌出现在假体材料病例中,厌氧菌出现在被人畜咬伤后,气单胞菌属出现在伤口持续暴露在淡水环境中)。
- 在相当大比例的病例中,明确的致病微生物没有明确。标本采集前使用抗生素、营养苛求生物的出现、低接种量或不恰当的标本采集可能是培养阴性骨髓炎的因素。
- 继发于开放性骨折或穿刺伤的感染可能是多种细菌的。

诊断

■ 病史

- 受累骨持续的、渐增的疼痛和压痛。
- 受累肢体活动受限(在新生儿中可仅表现为假性瘫痪),拒绝负重,或跛行。
- 发热、乏力、厌食、易怒。
- 患椎体和骨盆骨髓炎的患儿可主诉定位不确切的疼痛数周,常导致诊断和治疗的耽搁。
- 在一些患儿中无痛的、亚急性的表现,伴随最小程度症状的骨内脓肿形成,被称为"Brodie 脓肿(局限性骨脓肿)"。

■ 体格检查

- 受累骨之上的软组织可被发现红、肿、热。
- 轻微活动邻近关节时,表现夸张的活动不能和疼痛提示化脓性关节炎(与骨髓炎交替或伴随发生)。
- 多灶骨髓炎可在新生儿和患金黄色葡萄球菌败血症综合征的患儿中发现。

■ 诊断检查与说明

实验室检查

- 白细胞计数可正常或升高。
- 红细胞沉降率(ESR)和 C 反应蛋白(CRP)水平常升高。
- 在约 50% 患儿中血培养阳性。
- 在 60%～70% 的病例中骨穿刺吸引培养阳性。
- 一些罕见细菌导致的骨髓炎难以培养,常需要分子学方法建立诊断(例如聚合酶链反应)。

影像学检查

- 感染早期平片表现为深部软组织肿胀并能帮助提示或排除其他诊断。直到症状出现后 11～14 天才能发现典型的骨质破坏和骨膜掀起的证据。
- MRI 敏感性和特异性好,能提供优秀的解剖分辨率,有助于手术设计和辨认骨内、骨膜下和软组织脓肿。
- 骨扫描尤其有助于感染灶定位不明的或考虑有多发病灶的骨髓炎,但是其在其他导致成骨细胞活跃的疾病可为阳性。

诊断步骤与其他

- 感染骨(或相关的脓肿)活检或抽吸后革兰染色和培养有助于确定病原微生物。接种一部分抽吸标本至培养瓶来增强金格杆菌的检出。
- 在临床稳定患儿中,如果已立即行骨培养者可等待培养结果再行抗生素治疗。
- 活检有助于鉴别骨髓炎与非感染性骨病变。

■ 鉴别诊断

- 创伤。
- 蜂窝织炎。
- 软组织脓肿。
- 化脓性肌炎或筋膜炎。
- 化脓性关节炎。
- 无菌性骨坏死或骨梗死(镰状细胞病)。
- 肿瘤(如尤因肉瘤、骨样骨瘤、嗜酸性肉芽肿)。
- 急性白血病、神经母细胞瘤骨侵蚀。
- 慢性复发性多病灶性骨髓炎(CRMO)。
- 炎症性关节炎或青少年特发性关节炎。
- 暂时性滑膜炎。
- 骨囊肿。

G

治疗

■ 药物治疗

• 经验性抗生素考虑到患儿的年龄、病史表现、查体发现和基础健康情况,需覆盖绝大多数病原菌。

• 经验性抗生素应包含至今针对金黄色葡萄球菌的剂型,通常包括萘夫西林、苯唑西林或一代头孢。但是在耐甲氧西林金黄色葡萄球菌抗药率超过10%的社区,应选择抗社区获得性MRSA的抗生素(如克林霉素或万古霉素)。

• 当克林霉素被单独用来治疗确诊MRSA时,应由临床微生物实验室行D检测(以排除诱导型大环内酯类、林可酰胺类和链阳性菌素B抗药)。

• 克林霉素和万古霉素也常对肺炎链球菌和化脓链球菌有效,但体外对金格杆菌无效。金格杆菌常对β类酰胺类抗生素敏感(青霉素和头孢霉素)。

• 为增加对抗葡萄球菌的覆盖,在镰状细胞病患儿中应使用三代头孢覆盖沙门菌。

• 针对新生儿的经验性治疗方案应覆盖革兰阴性菌。

• 如果患儿最近有足部穿刺伤,应考虑覆盖铜绿假单胞菌。

• 如果病原微生物被培养出且药敏确定,应根据药敏结果调整抗生素。

■ 其他治疗

• 传统上,建议使用抗生素4～6周。较新数据显示,对非MRSA血源性骨髓炎,20天的治疗可能足够,但这将要求更高的用药剂量和频率。

• 应个体化决定治疗时长,分期依据有感染的程度、及时完全的手术引流(当有手术指征时)、临床反应率和患者潜在危险因素和共存疾病。

• 如果骨内、骨膜下和软组织脓肿形成,手术引流是有必要的。

• 对于继发于穿刺伤的骨髓炎治疗中,手术引流是重要的。

• 在初始的注射抗生素治疗后,许多患儿可改为口服用药完成治疗(假定口服抗生素的有合适的抗菌谱和足够的骨穿透性,以及患儿口服吸收良好)。这种序贯静脉口服治疗法减少了与长期中心静脉置管相关的并发症风险(如导管相关血液感染、导管故障和血栓形成)。

• CRP的下降和临床症状的改善是安全改口服治疗的良好指征。

• 骨髓炎的治疗需在感染性疾病专科医师指导下完成。

 后续治疗与护理

■ 随访推荐

• 大多数接受恰当治疗的患儿没有远期后遗症。

• 在抗生素治疗期间,炎症标志物(ESR和CRP)应持续复查直至恢复正常。

• 患儿需被随访以保证用药依从性、治疗足程、不良反应以及受累肢体后续生长情况。

■ 并发症

• 感染性关节炎。

• 约5%的患儿复发或迁延为慢性骨髓炎。

• 影响骨生长、肢体不等长。

• 关节炎。

• 病理性骨折。

 疾病编码

ICD10

• M86.9 骨髓炎,未特指。

• M86.00 急性血源性骨髓炎,未特指部位。

• M86.10 其他急性骨髓炎,未特指部位。

 常见问题与解答

• 问:骨髓炎患儿可表现为无发热和血细胞和炎症指标正常吗?

• 答:急性骨髓炎患儿常为白细胞和炎症指标(ESR和CRP)升高伴随发热,但亚急性骨髓炎或慢性骨髓炎,以及其他类型骨髓炎(如穿刺伤骨软骨炎)可没有这些表现。

• 问:对怀疑有急性骨髓炎的患儿如何选择影像学检查方法?

• 答:MRI是对急性骨髓炎最敏感和特异的影像学检查。平片直至感染后10～14天才能发现骨膜掀起。骨扫描特异性较MRI差,不能显示感染的骨外特点。

关节炎,幼年特发性(类风湿性)
Arthritis, Juvenile Idiopathic (Rheumatoid)

Elizabeth Candell Chalom
史雨 译 / 孙利 审校

基础知识

■ 描述

起病年龄<16岁,至少累及1个关节,症状持续至少6周,不明原因的慢性滑膜炎症。

幼年特发性关节炎(JIA)分为7个亚型:

• 少关节型关节炎:在疾病最初的6个月内,影响的关节个数<5个。倾向于影响大关节,尤其膝关节。发病的高峰年龄为1～6岁。80%有ANA阳性。

－持续性少关节型JIA,整个疾病过程中受累关节数<5个。

－扩展性少关节型JIA,蔓延至5个或更多的关节。与持续少关节型JIA相比,其预后差。

• 多关节型幼年特发性关节炎:影响的关节>5个。任何年龄均可发病;发病高峰年龄为1～4岁和7～10岁:

－类风湿因子阳性(RF＋)的多关节型幼年特发性关节炎:就像成人起病的特发性关节炎发生在孩子身上。通常进展较快。

－类风湿因子阴性(RF－)的多关节型幼年特发性关节炎:通常进展不那么快,并且更容易控制。

• 全身型幼年特发性关节炎:

－以每天或隔天的弛张性高热和迅速消失

的粉色或淡红色斑丘疹为特征。

- 受影响的患儿可有淋巴结肿大、肝脾大、心包炎和胸膜炎。
- 关节炎症状可在系统症状开始后数周至数月才出现。
- 可发生在任何年龄。
- 与附着点相关的关节炎(ERA):
- 附着点(例如,肌腱-骨连接处、韧带-骨连接处)是肌腱和韧带连接骨的位置。
- ERA 通常影响少年期或青春期的男孩。
- 很多患者 HLA-B27 阳性。
- 银屑病关节炎:和银屑病相关。通常开始为少数关节,然后演变成多关节。受累关节通常为手和足的小关节,也可为膝关节。近50%的患者可以见到指(趾)炎。

流行病学

发病率

- 年发病率为(1～22)/100 000。
- 美国有 70 000～100 000 儿童受影响。

患病率

- 患病率为(8～150)/100 000,变动大,一般接近 1/1 000。
- 女孩是男孩的 2 倍,但男孩更容易发生 ERA。
- 近 50%的 JIA 患儿为少关节型。
- 30%为多关节型 JIA。
- 10%为全身型 JIA。

危险因素

遗传学

同胞中罕见,但是许多研究证实,在 JIA 患者中,有些人类白细胞抗原(HLA)标记物的频率增加。

- 每种标记物可能和不同的 JIA 亚型相关:
- 人类白细胞抗原-DR4:类风湿因子阳性,多关节型 JIA。
- 人类白细胞抗原-DR1:少关节型 JIA,不合并葡萄膜炎。
- 人类白细胞抗原-DR5:少关节型 JIA,伴葡萄膜炎。
- 人类白细胞抗原-B27:ERA。
- 人类白细胞抗原-A2:早期起病的少关节型 JIA。

诊断

病史

- 热水澡或轻度伸展运动能改善晨僵,在 JIA 中较为常见。许多年幼的儿童,很少主

诉疼痛,但是早晨可见到跛行和拒绝下楼梯。

- 在傍晚或晚上,关节经常又会出现疼痛。
- JIA 患者一般不会抱怨非常严重的疼痛,但是他们会避免使用受累的关节:
- 如果一个孩子的某个关节有严重的疼痛,特别是超出医生体格检查所发现的,需考虑 JIA 以外的其他诊断。
- 在全身型 JIA,发热的曲线(热型)对于诊断很重要:
- 在发热的峰值之间,患儿是完全无热的。
- 皮疹容易消退,患儿通常会有易疲劳、感觉不适和体重减轻。

体格检查

- 必须存在关节炎症,不只是关节疼痛:
- 除了肿胀、皮温增高和压痛,受累关节可能还会有活动范围受限和软组织挛缩。
- 附着点炎和骶髂关节压痛在 ERA 中常见。
- 在全身型 JIA 中,如果出现皮疹,高度提示此病。
- 淋巴结肿大和肝脾大可在全身型 JIA 中出现。
- 心脏和肺部的体格检查需仔细进行,以发现心包炎和胸膜炎。

> **注意**
> 一个患者在确诊 JIA 前,关节炎表现必须至少有 6 周。很多病毒感染可导致关节疼痛和肿胀,类似于 JIA,但在 4～6 周内消退。

诊断检查与说明

实验室检查

- 没有任何实验室检查能确诊 JIA。
- 许多 JIA 患者,特别是多关节型和全身型,存在血沉升高和贫血。
- 抗核抗体对于 JIA 患者的分型是一个有用的实验室检查指标,并且决定患葡萄膜炎的风险。在下列情况中是阳性的:
- 80%的少关节型。
- 40%～60%的多关节型。
- 15%～20%的正常人群。
- 类风湿因子在 15%～20%的多关节型 JIA 中是阳性的,通常提示关节炎更易骨侵蚀进展。

影像学检查

- 放射学检查在早期 JIA 中通常结果

正常。

- 随后,如果关节炎持续存在,可见骨质脱钙、关节软骨损失、骨侵蚀和关节融合。

鉴别诊断

- 单关节 JIA:
- 化脓性关节炎。
- 毒性滑膜炎。
- 创伤。
- 关节积血。
- 绒毛结节性滑膜炎。
- 单关节或少关节型 JIA:
- 莱姆病。
- 急性风湿热或链球菌感染后关节炎。
- 病毒感染后关节炎。
- 恶性肿瘤。
- 结节病。
- 炎症性肠病。
- 多关节型 JIA:
- 病毒感染或病毒感染后疾病(特别细小病毒)。
- 莱姆病。
- 狼疮。
- 全身型 JIA:
- 感染。
- 肿瘤(白血病、淋巴瘤)。
- 炎症性肠病。
- 狼疮。

治疗

药物治疗

一线药物

- 激素(类固醇),糖皮质激素:
- 关节内类固醇:若患者只有 1 个或 2 个活动性关节炎,经常使用"己曲安奈德"关节腔注射。
- 全身类固醇:全身给予类固醇通常用于控制疾病活动,或多关节型的初始治疗,或全身型。由于有很多副作用,患者必须尽可能快地减停激素。糖皮质激素可以口服(每天或隔天)或静脉冲击治疗(每 1～8 周)。
- 非甾体消炎药(NSAID):
- 轻症 JIA 患者的一线用药。
- 如果最初 4～6 周的足量 NSAID 治疗无效,应该尝试另一种 NSAID。患者对于不同的 NSAID 药物反应不同。
- 如果患者有胃肠道不适或黏膜损伤,应该使用 COX-2 阻滞剂。如果 2～3 个月后关节炎仍表现活跃,需加用二线药物。

二线药物

• 如果 NSAID 控制疾病无效,或患者有中度至重度关节炎,必须使用二线药物,如甲氨蝶呤和柳氮磺胺吡啶。

• 甲氨蝶呤:

– 如果对 NSAID 类药物无效,甲氨蝶呤是最常用的二线药物,对于多个关节的活动性关节炎有效。

– 这些患者必须密切监测实验室指标,以发现有无骨髓抑制和转氨酶的升高。

• 柳氮磺胺吡啶:

– 经常用于 ERA。

三线药物

• 当患者对于甲氨蝶呤的反应不明显,或不能耐受其副作用,或关节炎严重,经常需要加用生物制剂。

• 经常应用抗肿瘤坏死因子治疗:

– 依那西普(Etanercept)是肿瘤坏死因子受体;皮下注射给药,每周一次或两次。

– 英夫利昔单抗(Infliximab)是肿瘤坏死因子的嵌合抗体;静脉滴注给药,每 4～8 周一次。

– 阿达木单抗(Adalimumab)是肿瘤坏死因子的纯人源抗体;皮下注射给药,每 2 周一次。

• IL-1 抑制剂在全身型 JIA 中,效果可能比肿瘤坏死因子拮抗剂好:

– 阿那白滞素(Anakinra):是重组的 IL-1 受体拮抗剂。每天皮下注射。

– 卡那单抗(Canakinumab):每月 1 次,皮下注射。

– 列洛西普(Rilonacept):每周 1 次,皮下注射。

• 抗 IL-6 治疗(妥珠单抗,Tocilizumab):

– 静脉滴注给药,每 2 周一次。

– 它被批准用于儿童全身型 JIA 和多关节型 JIA。

• 阿巴西普(Abatacept):

– 共刺激阻断剂。它阻断 T 细胞表面的 CD28 与抗原递呈细胞表面的 CD80 和 CD86 受体之间的相互作用。

– 静脉滴注给药,每 4 周一次。

– 近期正在儿童患者中,试验皮下注射给药(成人已被批准可皮下注射给药)。

• 利妥昔单抗(Rituximab):

– CD20 抗体,表达于所有的 B 细胞。

– 批准用于成人 RA,但不是 JIA。

• 环磷酰胺或沙利度胺之类的药物有时在严重全身型 JIA 中是必需的。

其他治疗

一般措施

• JIA 对治疗的反应完全不同:

– 有些患者在 1～2 周内对 NSAID 有反应。

– 其他患者在 4～6 周有改善,有些可能没反应。

– 激素通常在给药数天内开始改善症状。

– 甲氨蝶呤通常 4～8 周内可见效。

– 抗肿瘤坏死因子治疗最快在 1～2 周内减轻症状,最久 3 个月。

– 其他二线药物可能需要最久 16 周才能见到最佳效果。

• 幼年特发性关节炎本身的异质性也会增加对药物反应的变异性。

其他疗法

• 物理治疗和功能治疗在 JIA 患者的管理中很重要。

• 目标是维持正常的活动范围、肌肉的力量和功能。

后续治疗与护理

预后

• 差别很大。

• 少关节型 JIA:一般预后很好,通常在开始治疗后几年进入缓解期。然而,可能复发,甚至在症状完全消失并且停药 10 年后也可能复发。

• 多关节型 JIA,类风湿因子阳性的患者,通常有严重的关节炎,并且可持续至成人。

• 多关节型 JIA,类风湿因子阴性的患者,通常预后更好,并且可能战胜疾病。

• 50% 的全身型 JIA 患者将会发展严重的慢性多关节炎。

并发症

• 关节软骨退变和损伤。

• 软组织挛缩。

• 下腿长短差异。

• 小颌畸形。

• 颈椎错位。

• 类风湿结节。

• 生长发育迟缓。

• 葡萄膜炎:

– 少关节型 JIA,尤其 ANA 阳性的,与慢性葡萄膜炎相关,如果不依靠常规的裂隙灯眼科检查早期发现,可导致视力丧失。

– 可在多关节型 JIA 中见到,但不常见。

• 心包炎、胸膜炎和严重贫血可能在全身型 JIA 患者中发生。

• 巨噬细胞活化综合征或噬血细胞综合征:

– 罕见,但是全身型 JIA 的致死性的潜在并发症,源于炎性细胞因子过度生成。

– 可以表现为急性发热性疾病、全血细胞减少和肝脾大。

– 骨髓穿刺可以诊断。

– 治疗可用大剂量激素冲击和大剂量 IL-1 拮抗剂或环孢素。

疾病编码

ICD10

• M08.80 其他幼年性关节炎,非特指部位。

• M08.849 其他幼年性关节炎,非特指侧手。

• M08.879 其他幼年性关节炎,非特指踝足部位。

常见问题与解答

• 问:幼年特发性关节炎随着年龄增长会缓解吗?

• 答:预后取决于幼年特发性关节炎的亚型。一些研究显示,大于 50% 的幼年特发性关节炎患者诊断 10 年后仍有活动性关节炎,但是仅有 15% 的功能丧失。

• 问:幼年特发性关节炎患者的兄弟姐妹会得这个疾病吗?

• 答:十分罕见,但可以发生。

光敏感 Photosensitivity

Leslie Castelo-Soccio 宋玮 译 / 王榴慧 审校

基础知识

■ 描述

皮肤对日光的不良或异常反应。

■ 流行病学

• 每种疾病都不相同。

• 儿童期开始出现的光敏感性相关疾病包括白化病、夏季水疱病、牛痘样水疱病、原卟啉病(例如红细胞生成性原卟啉病、肝红细胞生成性卟啉病)、遗传性疾病(例如着色性干皮病、哈特纳普病、先天性皮肤异色病、布卢姆综合征以及罗斯蒙德和科凯恩综合征)。

• 常发生在成人的光敏感相关疾病,也可出现在儿童,它们是白癜风、化学诱导性光敏、多形性日光疹、结缔组织病和糙皮病。

■ 危险因素

• 家族史。

• 疾病状态。

• 接触有毒物质。

■ 遗传学

• 遗传性疾病包括卟啉病和其他如上所述的疾病。

– 各种卟啉病有不同的遗传模式,大部分其他遗传性疾病以一种常染色体隐性遗传方式遗传。

– 大部分多形性日光疹病例有阳性家族史。

■ 病理生理

不同疾病的研究发现不同且几乎无诊断性。

■ 病因

• 与日光相关的一些皮肤异常状态如色素脱失、化学制剂、代谢产物、其他皮肤异常、遗传性疾病或未知因素造成皮肤出现异常。

• 太阳发出到达地球的辐射能的特定波长通常是导致各种光敏性疾病的原因,最常见的是中波紫外线(UVB, 290～320 nm)、长波紫外线(UVA, 320～400 nm)和可见光(400～800 nm)。

诊断

■ 病史

• 出现皮疹的年龄。

• 发生率。

– 季节:春季和夏季。

– 和日光暴露有关:时间范围,透过玻璃的日光影响。

• 口服药物。

– 可能和口服避孕药、四环素类药物(特别是多西环素)、磺胺类药物、碘剂或溴化物、苯妥英。

• 新的外用制剂(例如香水、柠檬、防晒霜等)。

– 光敏可能发生在颈部或使用上述制剂的其他部位的皮肤上。

• 皮疹。

– 皮疹着重发生在鼻、面颊和前额但不累及眼睑和颏下。

– 颈背部皮疹常可见明显的衣领边界。

■ 体格检查

• 皮损分布。

– 皮损的分布特点是光敏反应的主要征象。

– 日光暴露部位的皮损非常明显,例如脸、耳郭、颈部的 V 型区、颈背部和手背。

– 人中、颏下方、眼睑和其他被遮盖的地方常不受累。

– 光敏性皮炎可能出现线形或奇怪形状的皮损,举例说,如果看护者用榨过青柠檬汁的手抱起孩子,然后让孩子暴露在日光下,会出现手印形状的皮损。

• 皮损特点。

– 根据特定疾病而不同,包括以下皮损:

○ 丘疹。

○ 水疱。

○ 斑块(多形性日光疹)。

○ 日晒伤(系统用药的化学反应)。

○ 线状色素沉着区(外用药的化学反应)。

○ 皮肤癌(着色性干皮病)。

○ 水疱(卟啉病)。

– 在某些病例中,也可以看到与严重晒伤有关的瘢痕(卟啉病)。

■ 诊断检查与说明

• 光敏试验

– 使用人造光源可以确定某种光敏的表现。有两个步骤:

○ 第一步将皮肤暴露在逐渐增加剂量的 UVA 和 UVB 中来检测红斑反应(较通常暴露低),可能复制出某种疾病的皮损病变。

○ 第二步是使用光敏物质制成相同的几份斑贴来进行光试贴试验,随后其中一份暴露在 UVA 下。光变态反应性接触性皮炎的患者只有在暴露部位的斑贴才出现反应。

实验室检查

实验室初步检查:

• 基因检测(可选择的):在 www.genetests.org 网站上找到合适的基因检测实验室并输入疾病名称。

– 细胞培养:评估着色性干皮病的 DNA 修复或显示布卢姆病的染色体断裂。

– 测量特定的氨基酸和哈特纳普病的吲哚排泄模式。

– 测量抗核抗体有助于诊断结缔组织病。

• 生化检查。

– 有助于诊断卟啉病以及针对每一型卟啉病的尿、血或粪便中的各种卟啉的升高水平。

• 有条件的地方应进行结缔组织病筛查。

• 烟酸缺乏症的筛查。

■ 鉴别诊断

• 色素脱失导致的光敏。

– 白化病。

– 白癜风。

• 特发性光敏。

– 多形性日光疹。

– 日光性荨麻疹。

• 化学诱导反应。

– 外用制剂。

○ 香水。

○ 植物-日光性皮炎(例如柠檬、芹菜、牛蒡、胡萝卜、莳萝、荷兰芹、无花果、草甸禾草、大猪草、芒果、小麦、三叶草、苍耳、金凤花、荠菜和苋)。

○ 勃仑可风荧光增白剂(特别是洗涤剂中的荧光增白剂)。

○ 防晒霜。

○ 类维 A 酸外用药(例如维 A 酸、阿达帕林、他扎罗汀）。

- 系统用药。

□ 四环素类、磺胺类、萘啶酸、灰黄霉素、吩噻嗪类、口服降糖药、胺碘酮、奎宁、异烟肼和噻嗪类利尿剂。

• 代谢性疾病。

- 卟啉病：血红蛋白合成异常产生的各种卟啉是光敏剂。

• 遗传性疾病：见"遗传学"。

• 日光会导致加重的皮肤疾病。

- 结缔组织病。

 ## 治疗

■ 一般措施

• 日光暴露的防护。

- 避免日晒，特别是上午 10：00 到下午 3：00 期间，穿好防护服十分重要。

- 防晒霜对 UVB 敏感的人群是有益的。

○ 防晒霜应该具有防水功能，且每 2 h 重复涂抹一次。

○ 防晒系数（SPF：涂过防晒霜的皮肤产生最小红斑量和未防护的皮肤产生最小红斑量的比值）＞30。

○ 防晒霜对阻断 UVA 效果较差，所以对较长波长紫外线敏感的患者防护效果较差。

- 对 UVA 和 UVB 都有阻断作用的防晒霜常能提供更好的防护。这些防晒霜含有阿伏苯宗、二氧化钛、氧化锌。

○ 阿伏苯宗的化学性质稳定期较短，但现在能以某种稳定的形式获得，其商品名为 Helioplex 和 Active Photobarrier Complex。

○ 麦素宁是长效广谱防晒霜，特别有助于 UVA 的防护。

- 不透明的配方例如氧化锌和二氧化钛阻断紫外线和可见光，但可能不太具有美容吸引力，然而新配方采用二氧化钛或氧化锌的超细粒子使其更具有美容吸引力。

- 严重光敏的患者必须避免任何情况下的暴晒。

- 大部分患者需要对日光进行日常慢性防护。然而，在春季和夏季情况一般更为紧急。

• 对于化学诱导性光敏必须去除诱发物质。

- 任何严重或急性出疹可能需要短期口服泼尼松。

• 抗疟药已被用于治疗多形性日光疹、红斑狼疮、日光性荨麻疹和迟发性皮肤卟啉病，并需要有经验的专家指导使用。

 ## 后续治疗与护理

■ 随访推荐

患者监测

皮肤癌患者要定期皮肤检查，其频率根据光敏类型决定。例如，遗传性病因（如着色性干皮病）需要更多的监测。

■ 患者教育

宣教使用防晒霜的重要性。

■ 预后

除了化学诱导性光敏外，其他大部分是慢性病程。

疾病编码

ICD10

• L56.8 紫外线辐射引起的其他特指的急

性皮肤改变。

• L59.8 与放射线相关的皮肤异常。

常见问题与解答

• 问：什么是最好的防晒霜？

• 答：这取决于你的特定情况。如果你对 UVB 敏感，应使用最高防晒系数的防晒霜。如果你对 UVA 敏感，最好使用含有阿伏苯宗、二氧化钛或氧化锌的防晒霜。

• 问：我听说没有必要使用 SPF＞15 的防晒霜，这是真的吗？

• 答：对于光敏患者来说这明显是不正确的，光敏患者因对光反应异常而需要额外的防护。即使对健康人群，这也不正确。SPF15 提示使用者可以承受相当于未防护者 15 倍的日光暴露量而不会晒伤，一些医生提出这高出了人们所需要的量，然而这是在严格控制的实验条件下通过测试计算出的。通常的户外环境，例如风、水面反射和沙子、汗水以及接触水会明显降低防晒霜的效果。

• 问：什么是"光过敏"？

• 答：这是多形性日光疹的非专业术语，最常见的光敏性疾病，表现为在日晒后 1～2 天出现丘疹、水疱和斑块。通常每年春天复发，大部分患者知道应避免日晒。然而，具有讽刺意味的是，缓慢渐进的日光暴露可以改善病情。

• 问：我会对防晒霜过敏吗？

• 答：防晒霜的某种活性成分在极个别人中可能导致过敏反应。如果每次使用时都出现皮疹，可换用不同配方的另一种防晒霜。如果问题持续存在，请咨询专家来评估。

过敏性鼻炎 Rhinitis, Allergic

Esther K. Chung · Karen P. Zimmer 李琪 译 / 许政敏 审校

 ## 基础知识

■ 描述

• 鼻腔和鼻窦黏膜的炎症，伴随打喷嚏、肿胀、黏液产生增多和鼻塞；可分为为季节性、常年性或混合性。

- 季节性：周期性的症状，相同季节发作，至少连续 2 年；最常见的原因是花粉（例如树、青草或牧草、杂草）和室外孢子。

- 常年性：一年中至少发生 9 个月。因为它与其他感染相重叠，检测起来可能会更加困难；可能是由于多种季节性过敏原或持续暴露于过敏原（例如尘螨、蟑螂、霉菌和动物皮屑）。

- 常年性者可季节性加重。

• 过敏性鼻炎及哮喘（ARIA）世界卫生组织

专家小组更倾向于将过敏性鼻炎分为间歇性或持续性，细分为轻度、中度或重度。

■ 流行病学

发病率

最常见的过敏性疾病，约 4 000 万美国人受影响，其中包括 40％ 的儿童和 15％～30％ 的青少年。

■ 危险因素

遗传学

家庭成员有过敏性疾病史者发病率增加。如果父母其中一人有过敏症，则每个孩子患过敏症概率约为 30%；如果父母双方都有过敏症，每个孩子患过敏症的机会约为 70%。

■ 一般预防

- 尽量避免暴露于尘螨：考虑去除地毯、软垫家具、窗帘；用热水勤清洗床上用品，至少每 1～2 周一次；用枕头罩、床罩。
- 尽量避免暴露于动物皮屑。
- 尽量避免暴露于各种动物：考虑使用含有鞣酸的溶液，它能使动物过敏原变性；如果家中有宠物则勤给它们洗澡；使用空气通风过滤器。
- 尽量减少接触花粉：保持窗户关闭，使用空调和避免清扫树叶或修剪草坪。
- 尽量避免暴露于霉菌：卧室内不要放室内植物；避免在地下室逗留，湿度保持在 35%～50%。
- 一岁以内早期添加辅食特别是谷物、鱼、蛋，与过敏性鼻炎发病呈负相关。

■ 病因

- 室内过敏原：屋尘螨、蟑螂、动物皮屑、香烟烟雾、发胶、油漆、霉菌。
- 花粉：树花粉在初春，青草或牧草在春末和夏初，豚草在夏末和秋季。
- 多种环境因素。
- 气温变化。

■ 常见相关疾病

- 哮喘。
- 过敏性结膜炎。
- 过敏性皮炎（湿疹）。
- 荨麻疹。
- 分泌性中耳炎。
- 睡眠、味觉和（或）嗅觉障碍。
- 鼻息肉。
- 张口呼吸。
- 打鼾。
- 腺样体肥大与睡眠呼吸暂停。
- 食欲下降。
- 语言迟缓。

 诊断

■ 病史

- 典型症状：患者常诉说双侧鼻塞、打喷嚏、发痒、流鼻涕、呼吸音粗、打鼾、咳嗽、口臭、反复清嗓，可能会出现耳闷的感觉和喘息。
- 眼睑红和眼睛发痒。
- 症状的发生时间：季节性、常年性或偶发。
- 恶化因素包括花粉、动物、香烟的烟雾、灰尘、霉菌。
- 过敏性疾病家族史，如哮喘或过敏性皮炎。
- 任何相关疾病：哮喘、荨麻疹、湿疹、耳部感染和言语迟缓是常见相关疾病。

■ 体格检查

- 过敏性黑眼圈：
  - 黑眼圈是由于淋巴和静脉回流受阻、慢性鼻塞和眼眶下水肿。
- 丹尼-摩根线：
  - 位于下眼睑的皱褶，从内眼角向外辐射；由于慢性充血和淤血导致眼周的 Muller 肌肉痉挛引起。
- 过敏性敬礼（过敏性鼻炎患者习惯动作）：
  - 一种通过用手掌向上摩擦鼻子以减轻瘙痒和暂时打开鼻通道为特征的手势。
- 过敏性皱褶：
  - 鼻尖端附近的横向皮肤皱褶，摩擦后产生。
- 鼻黏膜可出现苍白和（或）水肿；鼻腔可见黏液或水样分泌物；检查有无鼻息肉和鼻中隔偏曲。

■ 诊断检查与说明

- 如果有耳部症状，需行纯音测听和声导抗测试。
- 如果怀疑囊肿性纤维化或发现鼻息肉需行汗液测试。

实验室检查

- 鼻细胞学。
- 用鼻涕标本检查嗜酸性粒细胞的存在。让患者用光滑的纸擤鼻涕或用棉签收集鼻涕，转移鼻涕到载玻片上。嗜酸性粒细胞＞10% 被认为是鼻腔嗜酸性粒细胞增多阳性。注意：使用鼻内类固醇可减少鼻分泌物中嗜酸性粒细胞的数目。
- 放射过敏原吸附试验（RAST）：
  - 体外试验，测定变应原特异性 IgE；费用贵；对弥漫性特应性皮炎患者有用。酶免疫分析是特异性 IgE 检测的首选方法；使用单个血样，以识别若干常见的呼吸道过敏原特异性 IgE 的水平（可作为一个国家内患者所在区域的特定过敏信息）、食物抗原（食品过敏信息），或两者都有（儿童过敏反应）。
- 总 IgE：过敏性鼻炎升高；不是常规使用的检查项目，但可能会作为特异性 IgE 检测的一部分；＞10 万 U/L 被认为是升高的。
- 全血细胞计数：可能会出现嗜酸性粒细胞增多，不是常规使用的检测项目。
- 皮肤测试：
  - 皮肤点刺试验：经皮，定性试验，将抗原的浓缩物滴在前臂的掌面侧或上背部皮肤上，再用点刺针刺入皮肤表层；具有高阴性预测价值。将皮肤反应主观分成 0～4 级。
  - 皮内试验：定性试验，皮下注射抗原（0.02 ml 用 26～30 号针）；比点刺试验更敏感，经常使用在点刺试验结果是阴性或模棱两可时；肿胀和红斑的程度分为 0～4 级。
  - 注意：弥漫性湿疹和皮肤划痕症患者皮肤测试可能难以判定结果。
  - 尽管变应原特异性 IgE 的测试阳性或皮肤点刺试验显示对某种变应原过敏，仍必须有临床表现能够解释这些阳性测试。

诊断步骤与其他

鼻镜检查，以评估鼻甲，并查找鼻息肉。

■ 鉴别诊断

- 感染：
  - 病毒性上呼吸道感染。
  - 细菌性鼻窦炎。
- 环境：
  - 异物。
  - 温度。
  - 气味。
- 肿瘤：
  - 鼻息肉。
  - 皮样囊肿。
  - 鼻胶质瘤。
- 先天性：
  - 囊性纤维化。
  - 后鼻孔闭锁。
  - 纤毛动力障碍（例如纤毛不动综合征）。
  - 鼻中隔偏曲。
  - 原发性萎缩性鼻炎。
- 免疫：
  - 肉样瘤病。
  - 肉芽肿症与多血管炎（韦格纳肉芽肿）。
  - 系统性红斑狼疮。
  - 干燥综合征。
- 过敏：
  - 非变应性常年性鼻炎。
  - 特发性（血管运动）性鼻炎。
  - 药物性鼻炎。
  - 食品性鼻炎。
- 其他：

- 药物性鼻炎。
- 妊娠性鼻炎或其他激素性鼻炎。
- 甲状腺功能低下。
- 特发性新生儿变应性鼻炎。

治疗

■ 药物治疗

• 增强黏膜纤毛流动：
- 蒸汽吸入。
- 生理盐水滴鼻。
- 喷碳酸氢盐。
- N-乙酰半胱氨酸(口服和吸入)。
- 口服愈创甘油醚。
• 抗组胺药物：竞争性阻断组胺(Hi)受体；抑制瘙痒、眼部症状、打喷嚏、流涕；对鼻塞不是很有效。
• 鼻内第二代抗组织胺药：
- 氮卓斯汀：年龄≥5 岁；每喷 137 mcg；每天每个鼻孔喷 2 次。该剂量的安全性及有效性在年龄大于 5 岁的儿童已经得到公认，但是在整个儿科人群尚未确定，只能从成人数据推断而来。
• 第二代抗组胺药：往往不会穿过血-脑屏障，因此不会有中枢神经系统的副作用，例如嗜睡。
- 氯雷他定(开瑞坦)：FDA 批准用于儿童，最小年龄仅 2 岁。剂量：年龄 2～5 岁，5 mg/d，口服；6 岁或以上，10 mg/d，口服。
- 地氯雷他定(地洛他定)：FDA 批准用于≥6 个月儿童。剂量：6～12 个月，1 mg/d，口服；12 个月～5 岁，1.25 mg/d，口服；6～12 岁，2.5 mg/d，口服；＞12 岁，5 mg/d，口服。
- 盐酸西替利嗪(仙特明)：FDA 批准用于儿童，最小年龄 6 个月。剂量：6 个月～5 岁，2.5 mg＝1/2 茶匙/天(1 mg/ml 的香蕉-葡萄口味的糖浆)，口服，最大剂量 5 mg/天(＜2 岁儿童必须 2.5 mg 分为每天 2 次)；年龄≥6 岁，5～10 mg/d。
- 盐酸左西替利嗪(优泽)：年龄 6 个月～5 岁，1.25 mg/d(1/2 茶匙＝2.5 ml)；6～11 岁，2.5 mg/d(半片或 1 茶匙＝5 ml)口服；年龄＞12 岁，5 mg/d(1 片或 2 茶匙＝10 ml)口服。
- 盐酸索非那定(艾丽格拉)：年龄 2～11 岁，1 茶匙＝5 ml(30 mg/5 ml)或 30 mg 1 片，每天 2 次；≥12 岁，60 mg/次每天 2 次或 180 mg/24 h，口服。
• 第一代抗组胺药物的副作用包括嗜睡、性

能障碍和反常兴奋，抗胆碱能作用(例如口干、心动过速、尿潴留和便秘)：苯海拉明 5 mg/(kg·d)，口服，每天 4 次。
• 鼻内类固醇激素：减轻早期反应和阻断迟发反应；直到开始治疗后数天至 2 周才能全部发挥作用；必须定期使用，使用时最好平躺着头后仰。
- 倍氯米松(二丙酸倍氯米松，伯克纳)：≥6 岁儿童使用。
- 氟尼松(氟尼缩松)：≥6 岁儿童使用。
- 丙酸氟替卡松(丙酸氟替卡松 0.05%)：≥4 岁小儿使用。
- 布地奈德(雷诺考特)：≥6 岁儿童使用。
- 曲安奈德(赛诺菲)：≥2 岁小儿使用。
- 糠酸莫米松(内舒拿)：≥2 岁小儿使用。
• 鼻内抗组胺药：盐酸氮卓斯汀(Astelin 批准用于≥5 岁儿童；5～11 岁：每个鼻孔 1 喷，每天 2 次；≥12 岁：每个鼻孔 2 喷，每天 2 次)和奥洛他定(Patanase 批准用于≥6 岁儿童；6～11 岁：每个鼻孔 1 喷，每天 2 次；12 岁以上：每个鼻孔 2 喷，每天 2 次)，由 FDA 批准用于季节性过敏性鼻炎。
• 外用色甘酸钠(Nasalcrom)：肥大细胞稳定剂；副作用最小；不能立即起效(可能需要 2～4 周才能看到临床效果)；≥2 岁儿童使用。
• 口服减充血剂：α1 和 α2 受体激动剂(如麻黄碱、伪麻黄碱、苯福林)作用以引起血管收缩，减少鼻黏膜血液供应和缓解黏膜水肿。心血管和中枢神经系统副作用包括震颤、焦虑、高血压、失眠和头痛。
• 局部减充血剂：拟交感神经作用，如短效去氧肾上腺素(Neo-Synephrine)和长效羟甲唑啉(Afrin)可能在打开鼻道以允许鼻腔局部使用类固醇激素的几天内是有效的；副作用包括黏膜干燥和烧灼感。使用超过数(3～5)天，可能导致血管扩张反弹和充血(药物性鼻炎)。
• 复方口服减充血剂和抗组胺药：市场上有众多备用药品。
• 白三烯受体拮抗剂[孟鲁司特(顺尔宁)]：≥6 个月儿童使用。剂量为 6～23 个月 1 包颗粒(4 mg)；2～5 岁，每天 1 次 1 包颗粒(4 mg)或每天 4 mg 咀嚼片；6～14 岁，每天 5 mg 咀嚼片；年龄≥15 岁，每天 10 mg 药片。
• 免疫治疗：也被称为脱敏作用或脱敏；连续注射特定的变应原，变应原浓度逐渐增加，一周 1 次或 2 次；推荐用于药物治疗无效的患者：

- 有效和持久。经过数月至数年的治疗，血清总 IgE 水平降低，过敏早期反应的强度降低。
- 副作用包括荨麻疹、支气管痉挛、低血压和过敏反应。

■ 其他治疗

一般措施
避免疗法：识别并消除已知的或可疑的变应原。

■ 手术与其他治疗

• 去除过敏性息肉。
• 下鼻甲手术减少鼻甲的尺寸和减轻梗阻。
• 内镜鼻窦手术解除梗阻。

后续治疗与护理

■ 随访推荐

患者监测
发热、长期或严重的头痛、头晕、疼痛或脓性分泌物应当提出一个诊断而不是仅仅诊断变应性鼻炎。

■ 预后
一般较好：5%～10% 的患者可以完全康复。

■ 并发症

• 慢性鼻窦炎。
• 复发性中耳炎。
• 声嘶。
• 嗅觉丧失。
• 听力损失。
• 由慢性张口呼吸引起的高腭弓和牙齿错殆畸形。

疾病编码

ICD10

• J30.9 非特指的变应性鼻炎。
• J30.1 花粉引起的变应性鼻炎。
• J30.89 其他的变应性鼻炎。

常见问题与解答

• 问：怎样才能尽量减少暴露于尘螨？
• 答：家中保持低温；湿度保持在 40%～50%；每周高温清洗床单；吸尘时要使用微过滤器；用紧密编织套放置床垫和弹簧床

垫;使用空调;使用高效微粒空气过滤装置。

- 问:鼻息肉合并囊性纤维化的概率？
- 答:鼻息肉合并囊性纤维化在儿童高达40%。患有哮喘和鼻炎的儿童<0.5%有鼻息肉。

- 问:如果每天使用鼻内类固醇,安全吗？
- 答:安全。人们普遍认为吸入类固醇激素是安全的。在使用某些鼻内类固醇激素的儿童有生长抑制的报道,然而,似乎并不是所有鼻用类固醇都会如此。重要的是,治疗变应性鼻炎时应当使用最低有效剂量的鼻内类固醇。

过敏性紫癜 Henoch-Schönlein Purpura

Blaze Robert Gusic 史雨 译 / 孙利 审校

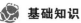 **基础知识**

描述

过敏性紫癜(HSP)是一个免疫介导的、非血小板减少性的紫癜和系统性血管炎,可涉及皮肤小血管、胃肠道和肾脏。

- 出现以下2条可确诊:
- 可触及的紫癜(无血小板减少)。
- 发病年龄<20岁。
- 腹痛。
- 粒细胞浸润血管壁。
- 儿童中,血小板正常,可触及紫癜。
- 虽然大部分患儿表现为紫癜、腹部绞痛、关节痛,但接近1/2的患者可能表现为紫癜以外的症状。

流行病学

发病率
- 学龄期儿童发病为每年13.5例/10万(90%的患者<10岁)。
- 儿童时期急性血管炎较为常见。
- 男性发病略多。

危险因素

遗传学
有IgA相关的疾病或遗传性的补体(C2,C4缺陷)家族史可能更易患HSP。

病理生理

- 认为是一种免疫介导的血管炎性紊乱,主要包括IgA,特别是IgA1亚类。
- 黏膜B细胞分泌的IgA与免疫球蛋白G相互作用,形成免疫复合物,激活补体系统旁路途径。
- 循环IgA沉积在受累器官,导致炎症过程。
- 毛细血管、小动脉和小静脉在HSP时均可受累,与结节性多动脉炎、肉芽肿性多血管类(韦格纳肉芽肿)和系统性红斑狼疮相

比,后者都是小动脉受累。
- 受累肾脏的活检显示毛细血管内增生肾小球肾炎,包括内皮和肾小球系膜细胞。新月体也可以出现。IgA、IgG、C3和纤维蛋白是在系膜区最常发现的。

病因

- 没有任何确定的单一病因。
- 大部分病例与前驱上呼吸道感染相关(URI),通常是A组β溶血性链球菌。最近一个研究发现与巴尔通体感染显著相关。之前提出也可继发于微小病毒、腺病毒、甲肝病毒、幽门螺旋杆菌、肺炎支原体、微小病毒B19感染,但是证据不足。
- 同样也有报道可发生在药物使用(例如噻嗪类)和昆虫叮咬后。

诊断

病史

- 以前的疾病:特别是肝炎病毒感染、上呼吸道感染和链球菌感染。
- 腹痛:
- 腹痛是胃肠道最常见症状,可能比皮疹早2周发生。
- 2/3的患儿有胃肠道症状。呕吐和黑便同样被报道。
- 短暂的、无游走的关节疼痛,通常关节不变形。膝关节、踝关节、腕关节、肘关节和指(趾)关节常受累,最常见于膝关节和踝关节。
- 睾丸疼痛或阴囊肿胀、头痛、咳嗽、血尿表明相关系统有血管炎损害表现。

体格检查

- 特别注意血压情况:高血压很常见。
- 50%的病例有低热。
- 对称分布的压力相关的瘀点瘀斑,通常分布在踝关节外侧、双足腹侧和臀部。

- 紫癜前可有斑丘疹或荨麻疹样的病变出现。
- 病变可能形成溃疡或出血性大疱。
- 关节需注意检查肿胀和关节活动的限制:红、肿、热不常见。是否25%的患者关节症状早于皮疹2周发生。
- 能见到头皮、眼眶周围、手和足的非凹陷型皮下水肿。
- 全身水肿在<3岁的患儿中更常见。水肿能导致急性出血性水肿,考虑为HSP多样性。
- 腹痛有压痛但无反跳痛。可发现肝脾肿大。由于可能并发肠套叠和阑尾炎,有必要进行系列体格检查来确定放射学检查的指征。
- 胰腺炎症状可以出现在皮疹之后,但是这类症状很少出现。
- 睾丸炎,受累的地方表现为触痛和肿胀:
- 阴囊可肿胀和瘀伤。
- 在HSP中睾丸扭转也曾被报道,并且可能类似于睾丸炎。
- 神经系统变化:
- 中枢神经系统受累可能表现为头痛、癫痫或行为异常。
- 吉兰-巴雷综合征也被报道过。

诊断检查与说明

没有检查可以明确诊断。

实验室检查
- 外周血:
- 血小板计数正常,区别于血小板减少性紫癜。
- 血红蛋白正常。
- 白细胞增多(尤其嗜酸性粒细胞)。
- ESR:在60%病例中上升。
- 凝血酶原时间(PT)和部分凝血酶原时间(PTT)正常。
- IgA:在疾病急性期通常上升,IgG和IgM正常或上升。

• C3:正常(链球菌感染后肾小球肾炎和系统性红斑狼疮中下降)。

• 抗核抗体:正常(系统性红斑狼疮中阳性)。

• 血管性血友病因子抗原在急性 HSP 中升高,与内皮损伤有关。

• 近75%的病例咽拭子 A 组 β 溶血性链球菌阳性。

• 血液生化:肾脏受累的患儿,血液尿素和肌酐水平升高并且血总蛋白和白蛋白降低。

• 尿液分析:
– 很多患儿可出现肉眼血尿和蛋白尿。
– 仅出现蛋白尿很少见。
– 镜下血尿、白细胞尿管型提示肾小球肾炎。

• 大便隐血:胃肠道受累可表现为大便隐血阳性、血便或黑便。

影像学检查

• 胸片:可提示肺间质疾病。
• 腹部超声:怀疑阑尾炎和肠套叠时有用。
• 钡剂灌肠对于怀疑肠套叠的患儿不推荐使用:
– 不会减少回结肠肠套叠的发生(自发性肠套叠通常发生在回结肠)。
– 钡剂灌肠可能导致发炎的肠道穿孔。
• 睾丸超声:若临床检查怀疑睾丸或附件扭转,这都是 HSP 已知的并发症。

■ **诊断步骤与其他**

• 肾活检:严重肾功能衰竭,肾活检必须进行,确定疾病程度。
• 皮肤活检:IgA 直接免疫荧光法有助于确定诊断。

■ **鉴别诊断**

• 瘀点和紫癜样皮疹在以下这些血小板减少性疾病中可见:
– 特发性血小板减少性紫癜(ITP)。
– 脑膜炎球菌血症。
– 落基山斑点热。
– 白血病。
– 溶血尿毒综合征(HUS)。
– 凝血障碍。
• 血管炎样皮疹可由于原发或继发血管炎:
– 结节性多动脉炎。
– 肉芽肿性多血管炎(韦格纳肉芽肿)。
– 感染相关。
– 结缔组织疾病(例如 SLE),Berger 病(IgA 肾病)。
– 肾小球肾炎类似于 HSP,两者的临床和免疫相似,但是不会累及皮肤、胃肠道或关节。
– 链球菌感染后急性肾小球肾炎。
– 婴儿急性出血性水肿。
– 血管炎,表现为荨麻疹或黄斑皮疹,然后变成紫癜。
– 不同于 HSP,通常影响 4 个月到 2 岁的孩子,不伴有全身症状。
– 活组织检查。IgA 的沉积与 HSP 的发现不一致。
– 幼年特发性关节炎。
– 风湿热。

 治疗

■ **药物治疗**

• HSP 通常在无治疗情况下可自行缓解。
• 镇痛药和 NSAID 可以用于控制关节疼痛和炎症,但是如果有胃肠道出血,应避免水杨酸和其他影响血小板功能的药物。
• 类固醇是用于减轻有触痛的皮肤水肿、关节炎和腹痛(泼尼松 24 h 用药剂量 2 mg/kg,直到临床症状控制);然而,激素对皮疹或缩短疾病持续时间和减少复发的频率无影响:
– 胃肠道和肾脏受累的治疗方案没有共识。口服泼尼松(24 h 2 mg/kg)显示腹痛缓解更快,而其他一些研究表明,在没有干预的情况下症状亦可缓解。
– 激素可能掩盖相关问题,例如肠套叠和肠穿孔。
– 肾炎时,立即用类固醇治疗可能防止更严重的肾脏疾病,但是大部分会自发地改善。有慢性肾功能不全或衰竭高风险的患者需治疗(表现为肾病综合征或肾功能不全)。
• 在肾活检显示＞50%新月体肾小球肾炎时有肾衰竭的高风险。这种情况下应考虑冲击或口服类固醇激素和(或)免疫抑制剂(硫唑嘌呤、环磷酰胺或环孢素)或血浆置换和 IVIG。有很少报道用达那唑和鱼油治疗。
• 高血压的治疗可能延迟或防止肾小球肾炎患者的肾脏疾病的进展。

 后续治疗与护理

■ **随访推荐**

患者监测

• 急性疾病期需每周就诊。观察包括病史和体格检查,加上血压测量和尿液检查。出现尿蛋白后需检查尿蛋白/肌酐值。
• 所有的患者,即使那些无肾脏表现的,也要检测尿液持续半年。然而,随访频率无共识。之前证据建议每周随访,共半年。最近研究建议只在最初 2 月内每周随访。这个推荐是基于发现在 2 个月后肾炎的发生＜2%。其他建议无须频繁的尿液检查(第 7 天,第 14 天,然后 1 个月,3 个月和 6 个月可能足够),如果观察到肾脏受累,需要密切随访。
• 有 HSP 病史的妇女在怀孕期间要监控。

■ **预后**

• 一般情况:大部分患儿(＞60%)在开始后 4 周内好转。
• 年龄越小预后越好。
• 最初的 6 周内近 40%患者复发,通常表现为皮疹和腹痛。
• 无临床或实验室检查能预测复发。
• 大部分只有 1~3 次紫癜发生;然而,一些患者症状会继续数月到数年。这些患儿预后差并且可能发生严重肾炎。
• 胃肠道疾病在短期内发病率最高。
• 肾脏受累是最严重的长期发病原因。只有微量血尿或微量蛋白尿通常预后好。肾炎或肾脏综合征更需警惕,这些患者形成新月体的比例更高,预后更差。

■ **并发症**

• 持续高血压。
• 终末期肾病(急性或晚期)后遗症。
• 肠套叠(最常见的胃肠道并发症,影响 1%~5%的患者)。
• 蛋白丢失性肠病。
• 出血性胰腺炎。
• 胆囊积水。
• 食管狭窄和肠梗阻。
• 肠穿孔、肠缺血、肠梗死。
• 伪膜性结肠炎。
• 阑尾炎。
• 皮肤坏死。
• 蛛网膜下腔、硬膜下皮质出血和梗死。
• 周围神经病变和多神经病(吉兰-巴雷综合征)。
• 肺出血(不常见,但可能导致死亡)。
• 睾丸扭转和睾丸附件阴囊肿胀和疼痛。

 疾病编码

ICD10

• D69.0 过敏性紫癜。

❓ 常见问题与解答

• 问：过敏性紫癜的患者何时需要考虑住院？

• 答：通常没有必要。严重并发症则需要住院，包括胃肠道出血、睾丸炎，蛋白丢失性肠病需要肠外营养，肾小球滤过率下降或高血压和肺出血。

• 问：预防性使用青霉素有作用吗？

• 答：A 族 β 溶血性链球菌是频发复发患者的触发原因，给予青霉素可能有帮助。

• 问：Henoch 和 Schönlein 是谁？

• 答：1837 年，Schönlein 发现临床关节痛与紫癜相关，命名为"风湿性紫癜"。Henoch 是 Schönlein 的学生，之后描述胃肠道也和肾脏相关。然而，是 Heberden 于 1801 年首次报道该病。值得注意的是，有人推测莫扎特可能死于过敏性紫癜，症状表现为发热、呕吐、皮疹、关节炎、全身浮肿和昏迷。

G

海洛因中毒 Heroin Intoxication

Jeannine Del Pizzo · Fran Balamuth 陶金好 译／陆国平 审校

 基础知识

■ **描述**

海洛因是阿片类药物的一种半合成衍生物。阿片类药物包括：
- 阿片类植物提取物（来自罂粟）。
- 可乐定。
- 吗啡。
- 半合成衍生物（例如二氢吗啡酮、羟考酮）。
- 合成复合物（例如哌替啶、芬太尼、美沙酮）。

■ **流行病学**

- 一般情况：
- 初次吸食年龄：平均 23 岁（2012 年数据）。
- 美国约 50% 的人曾经从朋友或亲戚那里免费获得、应用过阿片类药物用于非医学用途。
- 非医用阿片类镇痛药最终有可能导致注射使用海洛因。
- 新生儿：
- 胎儿期暴露涉及多重药物滥用。
- 60%～80% 接触海洛因的婴幼儿出现戒断表现，这取决于母亲用药剂量及用药时间长短。
- 青少年：
- 大多数青少年是试验性或间歇性使用，少数会成瘾及每天使用。
- 过去 10 年阿片类镇痛药使用显著增加，比海洛因的使用还要普遍。
- 最常见的是羟考酮、氢可酮、美沙酮。
- 药物过量：
- 多达 1/3 的海洛因吸食者经历过非致死性药物过量。
- 大多数发生在家里及有其他人在场的情况下。
- 危险因素包括：注射病史时间长短，同时使用中枢神经系统抑制剂，近期有药物滥用史，刚从监狱释放。
- 死亡：
- 大多数海洛因致死发生在静脉使用时。
- 大多数死亡患者有明显药物依赖，通常在使用后 20 s 或 30 s。
- 海洛因相关死亡中，男性是女性的 4 倍。
- 海洛因相关死亡中多重药物使用较为普遍。

- 至 2011 年，阿片类止痛药过量死亡人数比海洛因和可卡因致死人数的总和还要多。

患病率

- 精确估计海洛因的使用者数比较困难。
- 约 290 万人至少使用过 1 次。
- 2012 年约 467 000 人使用过（是 2001 年以来的 2 倍）。
- 胎儿期暴露 1%～3.7% 或更低。

■ **病理生理**

- 胃肠道、鼻黏膜、肺毛细血管、皮下及肌内注射吸收良好。
- 因肝脏首过消除效应，口服剂量效果要比肠外用药差。
- 静脉使用海洛因 1 min 内达峰值；鼻内及肌内注射使用海洛因 3～5 min 达峰值。
- 脂溶性强，15～20 s 通过血脑屏障。
- 广泛分布在骨骼肌、肾脏、肝脏、肠道、肺、脾、脑及胎盘等。
- 在 1 h 内快速通过胎盘进入胎儿组织。
- 有足够的剂量通过乳汁排出引起成瘾。
- 以吗啡的形式从尿液排出。
- 受体类型：
- mu（或 OP3）：
  ○ 位于中枢神经系统、胃肠道及感觉神经末梢。
  ○ 作用：镇痛、欣快感、呼吸抑制、身体依赖性、胃肠道动力障碍、瞳孔缩小、瘙痒、心动过缓。
- kapa（或者 OP2）：
  ○ 位于中枢神经系统。
  ○ 作用：镇痛、瞳孔缩小、利尿、烦躁。
- delta（或者 OP1）：
  ○ 位于中枢神经系统。
  ○ 作用：脊麻、调节 mu 受体或多巴胺能神经元。

诊断

■ **病史**

- 新生儿：
- 母体海洛因或其他药物服用史。
- 产前护理程度。
- 最近一次使用时间。
- 母乳喂养。
- 年长儿及青少年：
- 海洛因吸食史。

- 观察过量。
- 在有可能使用毒品的场所被发现。

■ **体格检查**

- 宫内有接触史的新生儿：
- 早产。
- 低出生体重。
- 围生期窒息，5 min Apgar 评分＜5。
- 肌张力低。
- 中毒或过量：
- 典型中毒症候群：意识水平下降、呼吸运动明显下降、瞳孔缩小，伴或不伴有肠鸣音减弱。
- 较严重药物过量：心动过缓、低血压、非心源性肺水肿。
- 戒断：
- 早期症状（8～24 h）：焦虑、心神不宁、失眠、哈欠、流涕、流泪、出汗、胃痉挛、瞳孔散大。
- 晚期症状（3 天后）：颤抖、肌肉痉挛、呕吐、腹泻、高血压、心动过速、发热、寒战、立毛、抽搐。
- 新生儿戒断症状和表现：
- 过度应激。
- 肌张力高。
- 特定姿势（强迫体位）。
- 莫罗反射夸张。
- 呼吸急促。
- 高热。
- 吸吮及吞咽协调功能差。
- 哭声高尖。
- 体重增长缓慢。
- 新生儿戒断症状出现的时间取决于母体使用的毒品种类：海洛因 48 h 内出现，美沙酮稍微长一些，两种药物同时使用可延迟至 4 周。

■ **诊断检查与说明**

诊断步骤与其他

- 不能等到实验室结果完全出来后再给予治疗。
- 如果怀疑多种毒品使用时，可血清毒理学筛查对乙酰氨基酚水平等。
- 如有需要抽血排除其他原因（例如葡萄糖）。
- 新生儿及母亲尿检。胎粪检查也有帮助，但是不能快速有效进行诊断,结果往往要等数天甚至数周。

■ 鉴别诊断

- 新生儿暴露:
- 脓毒症。
- 低血糖。
- 低血钙。
- 甲状腺功能亢进。
- 中枢神经系统异常。
- 代谢紊乱。
- 因母体其他药物应用引起的戒断症状。
- 中毒或过量。
- 其他具有相同药理作用的药物:
- 可乐定、镇静催眠药、巴比妥类药物、抗抑郁药、γ羟基丁酸。
- 低血糖。
- 低体温。
- 低氧血症。
- 中暑。
- 脑桥或蛛网膜下腔出血。

 治疗

■ 其他治疗

一般措施

- 中毒或药物过量:
- ABC(气道、呼吸、循环)。
- 解毒剂是纳洛酮(盐酸烯丙羟吗啡酮)。
- 评估呼吸状况,是否通气充分。
- 如果努力呼吸能达到自身需求,观察至意识恢复正常水平:
- 可试验性使用纳洛酮帮助判断。
- 如果呼吸不充分:
- 面罩通气。
- 纳洛酮(首选静脉通路,其次皮下及肌内注射)。
- 体重<20 kg, 0.1 mg/kg;体重≥20 kg, 2 mg;必要时可能需要重复给药。
- ET 通路:目前最佳剂量未知,但推荐使用上述 IV 剂量的 2～3 倍。
- 鼻内给药:2 mg(每个鼻孔 1 mg)目前已在≥13 岁的青少年身上使用,报道称与 IV 和 IM 途径使用起效时间少有延迟。
- 如怀疑有依赖性,起始剂量需要减量(0.4 mg,单次剂量)。
- 如果大剂量都没有反应,应该怀疑海洛因中毒的诊断,因为海洛因对纳洛酮会有强烈的反应。
- 纳洛酮 20～40 min 失效:

- 可能需要重复给药。
- 必要时可持续给药;推荐改变剂量。
- 一种方法:2/3 有效推注剂量每小时一次,逐渐减量直至戒断。
- 低剂量纳洛酮(0.01 mg/kg)用于在母体子宫中接触毒品的婴儿,但须谨慎,因为纳洛酮可引起阿片类药物依赖的新生儿突然大发作。
- 如使用纳洛酮 5～10 min 后无反应可以考虑气管插管,或者其他原因引起的呼吸道管理困难。
- 在急诊室观察呼吸状况至少 2～3 h。
- 可行胸片检查评估有无肺水肿。
- 血糖检查评估有无低血糖。
- 对于症状性的用身体运送毒品的儿童可使用聚乙二醇进行灌肠并且咨询当地毒品控制中心。

- 戒断:
- 美沙酮维持治疗的标准(青少年和成人):
- 控制过度兴奋及防止戒断综合征。
- 使用美沙酮的患者可根据既定的治疗计划进行。
- 剂量控制在 20～40 mg/24 h,几个月后逐渐减量至每周 2～5 mg 后停药。
- 如果有戒断症状出现则调整剂量。
- 一些美沙酮治疗失败的方案目前正在研究阶段。
- 另一选择是丁丙诺啡。
- 可乐定(0.2 mg, q4～6 h, PRN 5～7 天)可控制急性戒断综合征,使用期间需监测血压。
- 一些筛选患者可快速高效解毒(在全麻或清醒状态下使用阿片类药物拮抗剂):
- 必须在适当情况下由经验丰富的团队使用。
- 每天使用处方类阿片类镇痛药的儿童超过 14 天会出现戒断症状并且需要戒除时间表。每天使用但少于 7 天一般不会出现戒断综合征。

- 新生儿:
- 婴儿阿片类药物戒断非医学治疗包括:尽最大可能减少环境刺激(光、声、冷),襁褓包裹并且使其尽可能舒适。
- 治疗:
- 止痛药(0.4 mg/ml)不推荐高酒精含量(45%)及有毒性复合物,比如樟脑、茴香油、苯甲酸、甘油。
- 口服阿片类药物酊剂(10 mg/ml)最好稀释 25 倍,相当于浓度 0.4 mg/ml。
- 0.1 ml/kg, q4 h,需要控制症状时每 4 小

时增加 0.1 ml/kg。
- 3～5 天后,剂量调整为 0.1 ml/(kg·24 h)。婴儿要一直观察至停止治疗后 3～5 天。
- 重症病例必要时可能需要静脉应用吗啡。
- 美沙酮和丁丙诺啡被证实也是有效的。
- 可乐定在婴幼儿治疗中更受欢迎,尽管目前只是推荐在随机临床试验背景下使用,药代动力学数据没有太大用处。
- 苯巴比妥不是首选药物,因其半衰期、中枢神经系统抑制、诱导药物代谢、镇静作用快速耐药;但是它仍被证实联合使用口服阿片类稀释酊剂有效。
- 有戒断综合征的婴幼儿代谢加快,建议高热量饮食(24 cal/oz)。
- 应用海洛因的母亲不建议母乳喂养,但接受美沙酮治疗的母亲可以。

■ 随访

- 处理

大多数药物过量患者成为住院常客。

 后续治疗与护理

■ 随访推荐

需持续追踪有暴露因素的胎儿。

■ 转诊问题

- 提供社会性服务并使其加入药物滥用计划。
- 建议提供 HIV 及乙肝、丙肝检查。

■ 预后

- 新生儿:
- 海洛因依赖新生儿远期病残率是否与其他复合因素相关目前并不明确(例如自然环境发展变化)。
- 中毒或药物过量:
- 对于不复杂的药物过量给予充分及时的早期治疗,预后良好。关键是防止呼吸暂停。
- 成瘾性:
- 与其他危险行为有一定关系(吸食其他毒品、风险性行为、不及格、少年犯罪等)。
- 治疗时间越长效果越好。
- 大多数复吸人员需要终身治疗。

■ 并发症

- 中毒或药物过量:
- 呼吸暂停。

- 非心源性肺水肿。
- 中枢神经系统抑制或昏迷。
- 低血压。
- 吸入性肺炎。
• 妊娠：
- 产前护理差。
- 早产。
- 羊膜早破。
- 臀先露。
- 产前出血。
- 毒血症。
- 贫血。
- 子宫刺激性。

- 感染（例如 HIV、乙肝）。
- 婴儿依赖性。
• 纳洛酮使用：
- 对海洛因依赖患者可促发戒断综合征。
- 症状：躁动、高血压、心动过速、呕吐。
- 成瘾的母亲可导致出生的婴儿产生急性重症戒断综合征。

 疾病编码

ICD10
- F11. 929 阿片类药物使用，不明原因中毒。

- F11.23 阿片类药物依赖与戒断。
- P96.1 母亲应用成瘾性药物导致的新生儿戒断综合征。

 常见问题与解答

• 问：在海洛因过量患者中纳美芬是纳洛酮合适的替代品吗？
• 答：纳美芬是一种长效麻醉拮抗剂，但在一项随机双盲实验中并没有被证明和纳洛酮同样有效。它可能导致长期的危险的戒断综合征。因此在此病中用途有限。

海绵窦综合征 Cavernous Sinus Syndrome

Daphne M. Hasbani • Sabrina E. Smith   万柔 译 / 郑珊 审校

 基础知识

■ 描述
• 海绵窦综合征指在海绵窦——丛回流面部、口腔、扁桃体、咽部、鼻腔、鼻旁窦、眼眶、中耳和部分脑皮质的静脉位置发生的疾病。
• 在这个区域，很小的损伤都可能产生巨大的神经体征。

■ 流行病学
海绵窦综合征很少见，但是很严重。

■ 病理生理
• 海绵窦位于垂体腺和蝶鞍点外侧，在筛状窦上方，视交叉下方。
• 在海绵窦的里面是颈动脉、颈动脉周围交感神经纤维和展神经（Ⅵ）；在它的外侧壁是动眼神经（Ⅲ）、滑车神经（Ⅳ）、视神经及三叉神经上颌骨分支（V1、V2）。
• 海绵窦综合征通常是由脓毒性或非脓毒性窦内栓塞、肿瘤或外伤造成的。包块或栓塞引起的急性梗阻，如果不快速诊断和治疗可飞速进展。

■ 病因
• 感染源包括金黄色葡萄球菌、肺炎链球菌、革兰阴性杆菌和厌氧菌；在免疫缺陷的患者中为毛霉和曲霉。
• 非脓毒性静脉栓塞和镰状细胞性贫血、外

伤、脱水、血管炎、妊娠、口服避孕药、先天性心脏病、炎症性肠病和高凝状态有关。
• 涉及海绵窦的肿瘤包括垂体腺瘤、脑膜瘤、三叉神经施万细胞瘤、咽鼓管瘤、淋巴瘤、神经瘤、脊索瘤、软骨肉瘤、平滑肌肉瘤、鼻咽癌和非常罕见的畸胎瘤。肿瘤可以导致复视、视野损害、头痛或独立性颅神经损害。
• 垂体肿瘤外侧延伸进海绵窦往往会影响第三颅神经，第四和第六颅神经较少受累。囊性咽咽管瘤破裂可以表现为急性海绵窦综合征。
• 颈动脉-海绵窦瘘常常比较慢性，是直接的颈内动脉和海绵窦之间高流速的分流。最常见的原因是外伤，患儿常常有眼眶运动损伤病史，结膜血管动脉血化，并且眼眶上方最常听见杂音。稍微少见一点的，颈动脉海绵窦血管瘤破裂，可导致瘘的形成。
• 海绵窦无特异性和特发性炎症，也称为特异性海绵窦或 Tolosa-Hunt 综合征，在 3 岁半的儿童中被报道。这个诊断是排他性的。然而，MRI 可以显示扩大的受累海绵窦以及相连的软组织包块，在激素治疗后，包块可以消失。

 诊断

■ 病史
• 当下面部结构或者蜂窝织炎、鼻窦炎、口

腔感染、耳炎或眼眶蜂窝织炎可以导致海绵窦综合征。
• 发热、头痛、眼痛、复视和面部麻痹会发生。

■ 体格检查
• 结膜感染伴发眼睑红肿和眼球突出表明海绵窦静脉淤血。
• 眼睑下垂、瞳孔不等、眼肌麻痹和面部感觉改变是颅神经受累的体征。
• Horner 综合征：和 V 1 一起并行的交感神经纤维可能受累，常常和展神经麻痹一起发生，患者的眼睛无法向两边移动。
• 症状及体征单侧出现，但是可以快速播散成双侧。
• 眼神经和视敏度在海绵窦综合征早期不受影响，但随着病情进展可能有影响。
• 检眼镜检查表现包括静脉扩张和出血。
• 眼眶瘀斑可能在任何畸形海绵窦综合征患者中都会看到，但是最常见的是颈动脉-海绵窦瘘。
• 如果感染没有治疗，脑膜炎和系统性中毒的体征快速进展。

■ 诊断检查与说明
实验室检查
• 全血细胞计数、红细胞沉降率、PT/PTT、血培养：任何怀疑急性海绵窦综合征的儿童都要进行的基本检查。血培养在 70%的脓毒性静脉窦血栓的病例中阳性。

- 如果没有禁忌证并且怀疑感染,应该进行腰椎穿刺。

- 大约 35％ 的脓毒性静脉窦栓塞的患者有细菌性脑膜炎的脑脊液表现——大量嗜中性粒细胞,上升的蛋白质和(或)下降的糖量。

• 评估血栓状态应该在静脉窦血栓的患者中考虑,尤其是没有感染和外伤的情况下。特异性实验室检查包括 C 蛋白活性、S 蛋白活性、抗凝血酶Ⅲ活性、Ⅴ因子 Leiden 基因变异、凝血素基因变异、抗心磷脂抗体,β2 - 糖蛋白抗体、稀释印度蝰蛇毒时间、脂蛋白(a)和Ⅷ因子活性。

• 应该进行抗核抗体平板、ACE 水平和 HIV 检查来诊断 Tolosa-Hunt 综合征(排除诊断)。

影像学检查

任何有突眼、颅神经损伤表现或眼眶瘀斑的儿童都应该急诊做 MRI 或 CT 检查。

• MRI,有或没有钆,对于蝶鞍旁部的海绵窦有特别意义,是影像学检查的选择。

• 磁共振静脉造影对诊断有帮助。

• CT 血管造影用于评估颈动脉海绵窦瘘。

诊断步骤与其他

• 颈动脉海绵窦瘘诊断需要血管造影。

• 如果怀疑毛霉或曲霉感染需要进行鼻咽部活检和培养。

▪ 鉴别诊断

其他可能类似海绵窦综合征的疾病包括:

• 眼眶蜂窝织炎。
• 蝶窦炎。
• 甲状腺眼病。
• 海绵窦颈动脉血管瘤。
• 眶顶肿瘤。
• 眼眶假性肿瘤。
• 眼型偏头痛。
• 眼外伤。
• Burkitt 淋巴瘤。

注意
• 眼肌麻痹性偏头痛或者丛集性头痛必须通过神经影像学检查和病史与海绵窦综合征鉴别。

- 突眼不会发生在偏头痛或丛集性头痛中。
- 眼肌麻痹性偏头痛是排除性诊断,尤其是首发症状。

• 垂体腺急性感染和出血——垂体卒中,可能有急性双侧眼肌麻痹和急性垂体功能不全体征,最常出现在垂体肿瘤中,但也可以在分娩时发生。

• 慢性肉芽肿病,如肉样瘤和结核,可以考虑海绵窦综合征。

治疗

首要的是排除脓毒性海绵窦栓塞,以及威胁生命的面部、窦、中耳、牙齿和眼眶感染。

▪ 药物治疗

一线药物

• 脓毒性海绵窦栓塞,应立刻使用广谱抗生素(包括盘尼西林酶抵抗的葡萄球菌和厌氧菌)。治疗持续到症状好转后 2～4 周。

• 如果怀疑毛霉和曲霉感染,使用两性霉素 B。

• 特发性海绵窦炎是排除性诊断,激素治疗有效。排除肿瘤和感染前不能使用激素治疗。

二线药物

• 抗凝血受到争议,但是一项成年人的检查发现,肝素可降低病情的危害程度。

▪ 手术与其他治疗

• 主要感染(如鼻窦炎)可能需要进行手术引流(避免手术切除海绵窦本身)。

• 创伤后颈动脉海绵窦瘘很少会自发性关闭,用血管内球囊栓塞治疗。

后续治疗与护理

• 脓毒性海绵窦血栓可能在治疗停止后 2～6 周复发或者发生栓塞性脓肿。

• 考虑重复做含钆的 MRI 检查,尤其是有复发症状或新发症状发生时。

• 死亡率维持在 13％～30％,＜40％ 的患者的颅神经损伤完全恢复。

• 颈动脉-海绵窦瘘患者甚至在栓塞治疗以

后也常常有持续的颅神经损伤。

• 特发性海绵窦炎激素治疗有效,但存在复发问题。临床随访和一系列 MRI 检查可以排除低级别肿瘤或真菌感染。

• 如果怀疑肿瘤或手术病损,就诊神经肿瘤医师和神经外科医师很重要。

▪ 预后

• 取决于潜在病因。

• 如果治疗得当和及时,细菌性感染往往治疗有效。

▪ 并发症

• 因病因不同而有所不同。脓毒性血栓和真菌感染可以很快进展到双侧血栓栓塞、威胁生命的败血症和脑膜炎。

• 视觉影响和颅神经麻痹可能一直持续。

• 毛霉在糖尿病酮症酸中毒患者中常见,非常危险。

• 颈动脉炎导致血管狭窄、阻塞或栓塞,而产生局部神经系统损伤。

• 非脓毒性海绵窦综合征栓塞可能发展成扩散范围更广的颅内静脉窦血栓。

• 如果治疗不得当,肿瘤会持续局部播散。

疾病编码

ICD10

• I67.6 颅内静脉系统的非化脓性血栓形成。

• G08 颅内和椎管内的静脉炎和血栓性静脉炎。

• H49.899 其他麻痹性斜视。

常见问题与解答

• 问:孩子的眼睛活动可以恢复正常吗?

• 答:大部分病例中,动眼神经随着其他体征改善,可以重新获得功能。但是这可能需要很长的时间恢复。

• 问:可以给予更多的止痛药物吗?

• 答:往往需要平衡镇静的不良反应、通气不足和疼痛控制的需要,尤其是当颅内压异常的时候。

H

海绵样变和门静脉阻塞 Cavernous Transformation and Portal Vein Obstruction

Vani V. Gopalareddy 万柔 译 / 郑珊 审校

 基础知识

■ 描述

- 海绵样变：在受阻血管周围生长的一组血管侧支。
- 门静脉阻塞。
- 可以在主要门静脉或脾静脉的任何部位发生，在脾门和肝门之间。
- 儿童中，梗阻最典型的是在门静脉。
- 主要原因是肝前门静脉高压。

■ 流行病学

- 大部分有门静脉阻塞的儿童，在出生到15岁之间会有表现。
- 很少有急性表现。
- 慢性表现有门静脉高压。
- 胃肠道出血在<7岁的患儿中更典型。
- 脾大但没有其他症状对于5～15岁的患儿更典型。

■ 危险因素

遗传学

没有明确的疾病基因基础，但是先天性心脏畸形、大血管畸形、胆道畸形和肾脏系统畸形常常合并出现。

■ 病理生理

- 在肝硬化和肝恶性肿瘤中，栓塞往往在肝内形成，播散到肝外门静脉。
- 在其他大部分病因中，栓塞往往从门静脉起始部位开始。
- 偶尔，脾静脉栓塞传送到门静脉，最常见的是来自相关的炎症反应（如严重的胰腺炎）。
- 肝外门静脉高压会导致无症状的脾大或者上消化道出血。
- 比较少见的还有腹水或者生长障碍以及门脉性肺动脉高压。

■ 病因

50%的门静脉阻塞是特发性的。明确的病因如下：

- 先天性血管畸形。
- 门静脉畸形。
- 门静脉内血管网或隔膜。

- 高凝状态下的血栓形成。
- 其他原因造成的血栓。
- 脐炎。
- 脐静脉插管。
- 门静脉肾盂静脉肾炎。
- 腹内脓毒病。
- 肝门附近手术。
- 败血症。
- 胆管炎。
- 脱水。
- 外伤。
- 在较年长儿童中的其他原因。
- 来自穿孔阑尾炎的上行性肾盂静脉炎。
- 原发性腹膜炎、胆管炎和胰腺炎导致的脾静脉栓塞。
- 炎症性肠病。

诊断

■ 病史

- 脾大（请见"脾大"章节进行鉴别）。
- 暴露于感染性单核细胞增多症。
- 代谢性贮积病（如戈谢病）。
- 恶性肿瘤（如慢性髓性白血病）。
- 早产和收入NICU的病史是临床医师应该警惕的，可能会有早先的脐静脉插管，门静脉栓塞风险也更高。

■ 体征和症状

- 临床病史和体格检查应该专注于明确可能的易发生门静脉阻塞的病因。
- 门静脉梗阻不会影响肝功能，除非患者有潜在肝病（如肝硬化）。这个情况部分是为了维持肝脏总体血流代偿性增加的肝动脉血流。
- 轻度异常高凝状态。

■ 体格检查

- 脾大。
- 脾大小测量从肋间隙的左侧腋前线对角线延伸至脐部，向下延伸至髂嵴。
- 痔。

■ 诊断检查与说明

血常规：当有脾亢时可发现粒细胞和血小板减少。

谷草转氨酶或谷丙转氨酶或γ-谷氨酰转移酶在正常范围。

PT或PTT：如果不正常则提示有吸收不良。

如果存在高凝状态（如有临床提示）则需进一步检查。

- 蛋白C。
- 蛋白S。
- 抗凝血酶Ⅲ水平。
- Ⅴ因子Leiden突变。
- 活化蛋白C抵抗性。
- 狼疮抗凝物检测。
- 抗心磷脂抗体（IgA、IgG、IgM）。
- 抗核抗体。
- 血同型半胱氨酸。
- 凝血酶原20-21-0突变。
- 甲基四氢叶酸还原酶基因突变检测。
- Ⅷ因子。
- 止血时间。
- 肝素辅助因子Ⅱ。
- 纤溶酶原激活物抑制剂1。
- 黏性血小板检测。
- 阵发性睡眠性血红蛋白尿（遗传学或流式细胞术检测）。

影像学

多普勒超声。

- 检查门静脉血流，如果存在门静脉海绵样变还需检查侧支形成的静脉。
- 肝可能有轻度缩小，质地可以正常。
- 保留最有用的影像学图像。

CT血管成像和MRV可以在计划门静脉系统分流手术前提供更多的信息。

诊断步骤与其他

肝活检：对本病的诊断来说并不需要，也不必作为常规检查。对排除其他病因有帮助。

上消化道内镜和结肠镜检查：可检查消化科静脉曲张的情况。

病理发现

- 门静脉高压：蜘蛛痣、腹部静脉曲张、脾大。
- 擦伤：有凝血因子消耗的时候可能会很明显。
- 正常的肝触诊和叩诊。
- 很少出现腹水。

Paul R. Lee · Avindra Nath　张林妹 译 / 周水珍 审校

■ 鉴别诊断

必须排除其他原因导致的脾大和门静脉高压。

治疗

其他治疗

一般措施

- 通常治疗的目标是:①治疗静脉曲张出血;②明确潜在病因和(或)明确患者是否有其他静脉栓塞或者恶性肿瘤风险。
- 消化道静脉曲张出血治疗。
- 奥曲肽注射:1 mcg/(kg · d)至最大剂量 50 mcg/h[①]。
- 针对严重大范围食管静脉曲张使用预防性静脉曲张套环。
- β受体阻滞剂治疗。
- Rex分流(肠系膜-左侧肝内门静脉分流)。
- 可以外科进行操作,将颈内静脉、髂内静脉或扩张的冠状静脉用于连接肠系膜上静脉和左门静脉(肝内)的脐部分。
- 保留生理性肝内门静脉灌注。
- 避免长期门静脉系统分流的结局,尤其是肝性脑病。
- 门静脉系统分流:将门静脉血液转移进入低压的系统性静脉循环系统。分类如下。
- 无选择性分流:交通整个门静脉系统和系统静脉循环,诸如中央静脉腔分流、近端脾肾分流和门腔分流。无选择性分流转移更多的血液进入全身静脉系统,患者更可能患上肝性脑病。
- 选择性分流:分流脾胃部分的门静脉血流进入左肾静脉或下腔静脉。最常见的是远端脾肾分流(也被称为Warren分流)。

后续治疗与护理

■ 随访推荐

着重于参数、早期发现营养不良、消化道出血表现和营养干预。
- 危险性有接触的运动在肝脾大的儿童中不主张。
- 所有患者应该建议限制可能伤害扩大的脾脏的活动。建议使用脾脏护具。
- 告诉患者避免使用影响血小板功能的药物。
- 另外,患者应避免血压升高,包括很多非处方药(OTC)的使用(如苯肾上腺素,又称去氧肾上腺素),这些会增加内脏压力,诱发静脉曲张出血。

■ 预后

- 长期预后总体较好。
- 上消化道出血年龄越大问题越小。
- Rex分流保留正常生理功能并降低门静脉压力。在很多医疗中心,Rex分流作为一线治疗方法。
- 大部分患者接受β受体阻滞剂治疗或进行预防性环扎。如果肝功能维持正常(在大部分病例中),很少会发生肝性脑病,除非有大量的门脉系统分流。

■ 并发症

- 来自上消化道或肛周静脉曲张血管出血。
- 脾大伴脾功能亢进。
- 血小板减少。
- 消耗性凝血功能障碍。
- 白细胞减少。
- 乳糜泻和脂肪丢失性肠病继发于肠黏膜静脉淤血。
- 门静脉高压的程度不同,取决于降压的自发性分流的形成。这些自发性分流可能产生并发诸如肝性脑病或肝肺综合征。
- 脾可以发生自发性梗死,导致间断性疼痛发作。
- 增大的脾对外伤很易感。
- 可能发生自发性脾破裂(典型的是和感染性单核细胞增多有关)。

疾病编码

ICD10
- I81 门静脉血栓形成。
- K76.6 门静脉高压。
- Q26.9 大静脉未特指的先天性畸形。

常见问题与解答

- 问:我应该限制孩子的活动和避免某些药物的使用吗?
- 答:接触性强的运动应该受到限制或者使用脾脏护具。NSAID药物,如阿司匹林,应该尽量避免使用,因为这类药物有引发出血的风险。升高血压的药物,如很多非处方类感冒药,也应该避免使用。

H

横贯性脊髓炎　Transverse myelitis

基础知识

■ 描述

- 急性或亚急性脊髓炎症性损伤,表现为出现新的自主、运动和感觉症状。"横贯性"描述是典型症状表现为横贯中线的可识别的感觉水平。横贯性脊髓炎(TM)与符合炎症性脊髓损伤的脑脊液(CSF)或放射影像异常相关。TM通常是单相的,但可表现为慢性疾病。

■ 流行病学

- 发病率:美国估计每年每100万人口有1~8例(20%为儿童),或每年约300名儿童感染。在儿童中有两个发病年龄段分布:0~2岁是一个高峰,5~17岁是另一个较宽的分布段。
- 流行:美国估计34 000人因TM导致功能障碍。
- 10岁以下的男女比例大约为1:1,北美的一项调查发现10岁以上女性占多数(2.6:1)。

■ 危险因素

- 据报道大多数(>50%)患TM儿童在前驱几周内有与感染相关的发热,或有接种史,但很少被诊断出具体感染。

① 1 mcg=1 μg。

- 轻微创伤和肥胖增加了患 TM 的风险。

■ 病因

未知。有些感染和自身免疫状况与 TM 相关,但没有明确统一的免疫病理。

■ 常见相关疾病

- 儿童 TM 以特发性为主。
- TM 可以是获得性脱髓鞘综合征的一个表现,如急性播散性脑脊髓炎(ADEM)、多发性硬化(MS)或视神经脊髓炎(NMO)。
- 肠道病毒(柯萨奇 A7、9、23 和 B 簇)及其他病毒(登革热、肝炎、人类疱疹、流感、脊灰和西尼罗病毒)均有报道与急性 TM 相关。
- TM 可发生于急性支原体、螺旋体或寄生虫感染时。
- TM 曾被报道与格林-巴利综合征(GBS)共患。
- TM 可为系统性自身免疫性炎症性疾病(混合性结缔组织病、系统性硬化症、系统性红斑狼疮、肉状瘤病、干燥综合征、白塞病、少年型类风湿关节炎、自身免疫性甲状腺疾病、抗磷脂综合征)的部分表现。
- 代谢缺陷和线粒体疾病可导致 TM 样症状。

诊断

■ 病史

- TM 患儿通常(~60%)主诉疼痛(颈、后背和下肢),此为其初始症状,随后出现运动缺失(~30%)和感觉丧失(~10%)。也有出现膀胱、肠道控制功能丧失,步态障碍,视力丧失等。
- 儿童 TM 通常发生在感染后和疫苗接种后。大多数病例在发病前 30 天有接种史、发热、上呼吸道症状、白细胞增多或其他近期感染的依据。
- 若骤然起病或急性脊髓平面以下感觉、运动、反射全部消失,需紧急探查可能的梗死、血管性或创伤性病因,因为 TM 症状进展过程超过数小时至数天,而非数分钟。
- 发作性神经系统症状的既往史如暂时性感觉缺陷、无力、三叉神经痛或视力丧失等,可能提示这种 TM 症状是自身免疫性疾病的复发。
- 已知或疑似系统性自身免疫性疾病或凝血病的既往史可指导今后评估。
- 放射性暴露可导致 TM 样表现,潜伏期可长达 10 年。

■ 体格检查

- 全面的神经系统检查是必需的。典型的检查发现包括带状感觉平面远端感觉消失、下肢无力、共济失调和尿潴留。反射可能亢进或消失,常出现大脚趾异常张开反应(巴彬斯基征)。
- 体征通常是双侧性和对称性,表现脊髓平面(通常为胸部)相关,但也可能并非完全对称,罕见情况下为单侧性。
- 严密监测心率和血压。从脑干到上胸髓的任何部位的 TM 损伤可破坏交感-副交感平衡,导致心动过缓和低血压。胸髓损伤时,可出现自主反射异常表现的晚期并发症。
- C5 或以上损害会损伤膈肌功能,应监测患儿呼吸状态。脑干损害可累及脊髓副神经核,导致咽喉肌无力和呼吸道开放功能丧失。呼吸困难在 TM 中不如 GBS 中常见。
- 本体感觉和振动觉缺失提示后束受累(提示梅毒或维生素 B_{12} 缺乏)。
- 同时出现视力模糊、眼盲、色觉消失或视神经苍白提示视神经炎。快速视觉丧失伴 TM 可能是 NMO,需要积极治疗。
- 在 TM 早期可出现以脊髓平面以下脊髓功能抑制和反射消失为特征的脊髓休克。反射消失也应考虑 GBS。
- TM 通常表现为发热和颈部疼痛,但伴有其他脑膜刺激征时需评估脑膜炎可能。
- 过度兴奋、木僵、意识改变或神经认知问题提示 ADEM 导致的脑病表现。
- 婴儿 TM 的检查具有挑战性。婴儿可表现为缺少自发运动或抵触检查,不对称运动或对疼痛刺激缺少反应,膀胱膨胀或腹部充盈,或阴茎异常勃起。在没有脊髓病变时,肌肉、骨骼或关节疼痛可导致不愿行走和负重。

■ 诊断检查与说明

实验室检查

- 查全血细胞计数和分类以评估急性感染。
- 血清水通道蛋白-4 IgG。TM 复发(复发性 NMO 中~80%患者血清阳性,初发 TM 相对为 13%)患者如也有视神经炎表现,或 MRI 发现提示 NMO,若先前的检查结果阴性,则需考虑重复检查。脑脊液水通道蛋白-4 IgG 可能比血清更敏感。
- 腰椎穿刺(如果没有脑疝风险)和脑脊液分析:

  - 细胞计数[TM 时白细胞数平均~200×10^6/L;若细胞计数>(30~50)×10^6/L,则 NMO 可能性较 MS 大]。
  - 蛋白(20%~50%的 TM 病例升高,蛋白细胞分离更是 GBS 的典型表现)。
  - 葡萄糖(如降低要考虑感染性病因)。
  - 脑脊液革兰染色和培养。
  - IgG 指数(MS 中升高)。
  - 寡克隆带(MS 阳性率 90%,NMO 病例 30%)。

如果有病史、检查结果,或有地域性的可能性,考虑以下检查:

- 脑脊液:肠道病毒,人类疱疹病毒(HHV)1、2、6,水痘-带状疱疹病毒(VZV),EB 病毒(EBV),巨细胞病毒(CMV),登革或西尼罗病毒 DNA 聚合酶链式反应(PCR);副肿瘤基因 panel;乳酸;丙酮酸盐。
- 咽拭 PCR 检测支原体肺炎 IgM 与 IgG,巴尔通体 IgM 与 IgG 滴度,螺旋体 IgM 与 IgG,快速血浆反应素(RPR),甲肝、乙肝、丙肝和流感检测。
- 如表现为慢性脊髓病,需评估腮腺炎、麻疹、人类免疫缺陷病毒(HIV)及人嗜 T 淋巴细胞病毒(HTLV)Ⅰ、Ⅱ。
- 纯蛋白衍生物(PPD)试验,结核培养。
- 粪便或尿液血吸虫检查。
- 自身免疫性疾病:抗核抗体(ANA)、类风湿因子(RF)、抗双链 DNA 抗体、抗磷脂抗体、血管紧张素转化酶(伴胸部放射影像)抗体、抗甲状腺抗体、风湿病或副肿瘤病 panel。
- 凝血酶原时间(PT)、部分凝血活酶时间(PTT)、国际标准化比值(INR)和凝血 panel。
- 铜或 B_{12} 血清水平。
- 线粒体功能血清检测。

影像学检查

- TM 诊断需要影像学或脑脊液特异性脊髓炎症性表现。提示脊髓病变的急性神经源性缺失需急诊脊髓影像学检查。首选钆增强的全脊髓 MRI 扫描;短时反转恢复序列(STIR)对异常发现敏感。如患者不能耐受长程扫描或时间要求严格,症状定位处的扫描片段也足够了。随后进行全脊髓和脑部影像学检查,建立临床无症状性损伤或基线影像。
- 长节段性 TM(T2 高信号损伤跨度≥3 节段)是特发性 TM 或 NMO 的典型表现,而不是 MS 的表现。
- 神经根不伴神经束受累的选择性增强提示 GBS。

• 表现为急性 TM 的所有患者均应行光学相干断层扫描和视觉诱发电位的眼科学检查。临床上视神经炎提示 MS 或 NMO 的诊断。

• 伴有脑病、脑损伤或视神经受累时需要做增强头颅 MRI 或专用的视神经影像。皮层下白质病变提示 ADEM 或 MS。

诊断步骤与其他

肌电图和神经传导研究可用于临床难以确诊的病例,用以鉴别 GBS 与 TM。

■ 鉴别诊断

• 感染性脊髓炎。
• 放射后脊髓病。
• 压缩性脊髓病。
- 创伤。
- 髓外:动静脉畸形、椎间盘炎、硬膜外脓肿、脊椎骨髓炎、肿瘤。
- 髓内:动静脉畸形、肿瘤。
- 梗死性脊髓病:
- 脊髓梗死、脉管炎、血管炎、纤维软骨栓塞。
• 自身免疫性:
- 获得性脱髓鞘综合征。
- 系统性自身免疫性疾病。
- 副肿瘤综合征。

 ## 治疗

■ 药物治疗

一线药物

• 非感染性 TM 推荐初始治疗为甲泼尼松

龙静注[剂量:30 mg/(kg·d)或最大剂量 1 g/d]或等量口服。强有力的证据显示其在成人(非儿童)TM 有效。典型治疗时间为 5~7 天,随后口服皮质类固醇,从 1 mg/(kg·d)起(等量泼尼松最大剂量为 60 mg/d)3~4 周以上。

二线药物

• 如类固醇无效或有禁忌证,血浆置换是备选治疗。有证据显示血浆置换治疗在儿童中有效。经典治疗为实施 5~7 天的置换。NMO 伴进行性视觉丧失的需考虑。
• 静脉丙种球蛋白 G(IVIG;剂量 2 g/kg,分 2~5 天)是备选或附加治疗。
• 环磷酰胺的应用(剂量:500~700 mg/m²)曾被报道在难治性 TM 病例中有效。
• MS 急性治疗后可开始免疫调节治疗。利妥昔单抗是 NMO 导致的 TM 的可选方案。

■ 一般措施

• 大多数患者将有尿潴留和便秘,因此应提前制订适当的肠道、膀胱治疗方案。
• 几乎所有的 TM 患者都需要短期和长期的疼痛管理计划。

■ 其他治疗

• 住院期间尽快安排物理治疗、技能治疗、言语与语言治疗,以维持功能及评估长期持续治疗的需求。
• 长期神经科随访(1~3 年)是必需的,以评估新的症状、复发和痊愈。

 ## 后续治疗与护理

■ 预后

• 33%~50% 的儿童病例痊愈,达 20% 的会明显残留功能障碍(不能行走、严重感觉缺失、括约肌控制不能)。
• 急性 TM 的病死率<5%。
• 婴儿可能有广泛受累和更严重后果。预后较差的其他相关因素包括:快速起病(<24 h 达高峰),更多感觉丧失或无力或极期持续时间长、需要插管、长节段受累、感觉障碍平面高、起病时反射消失或缺失。

疾病编码

ICD10

• G37.3 中枢神经系统脱髓鞘疾病急性横贯性脊髓炎。
• A89 中枢神经系统非特指的病毒感染。

■ 常见问题与解答

• 问:TM 典型的临床病程是怎样的?
• 答:TM 通常在 2~3 天内起病。在起病的数小时到 1 个月内发展至功能障碍极期。在恢复前,这种状态平均持续 7 天。患者恢复过程可能是快速(数周内)的,也可能持续数年。
• 问:复发可能性有多少?
• 答:60%~80% 的儿童 TM 是单相病程,约 15% 的 TM 患者会被诊断为 MS 或 NMO,因此会有复发的风险。

H

横纹肌溶解症 Rhabdomyolysis

Erica Winnicki · Farzana Perwad　孙成君 译 / 郑章乾 审校

 ## 基础知识

■ 描述

• 横纹肌溶解症是一种受伤后造成的横纹肌分解。
• 损伤可能由于创伤、感染、药物或遗传代谢紊乱造成。
• 典型的临床表现有肌肉痛、虚弱和小便黄赤等一系列反应。
• 特有的表现为肌酐激酶升高和肌红蛋白尿。

• 肌肉细胞分解释放的细胞内物质可造成严重的电解质紊乱,包括致命的高钾血症、高磷酸盐血症和高钙血症。
• 肌红蛋白尿阻塞肾小管可造成急性肾损伤,这也是横纹肌溶解症最严重的并发症之一。

■ 流行病学

• 横纹肌溶解症在成人中比儿童更为常见,通常是由于非法药物或处方药物滥用,创伤也是原因之一。
• 横纹肌溶解症在灾难后常常发生,如地震。

• 在美国,急性肾损伤中 7%~10% 是由横纹肌溶解症造成的。

■ 危险因素

遗传学

许多造成横纹肌溶解症的不常见病因都是遗传性疾病,如肌酶缺陷、肌肉发育不良和线粒体代谢紊乱。

■ 病因

• 有许多潜在的因素会导致横纹肌溶解症,

可能是散发的也可能是反复发作的,有创伤性的也有非创伤性的。

• 肌肉创伤在成人和儿童中都是较为常见的病因,通常发生于挤压性的损伤(挤压综合征)、筋膜室综合征或电击。

• 儿童中最常见的原因是感染,尤其是病毒感染,包括病毒类的如甲型流感、乙型流感、EB 病毒、巨细胞病毒和 HIV,特殊的细菌感染如军团菌、A 组溶血链球菌、沙门菌,以及原虫感染如疟疾。

• 劳累相关的横纹肌溶解常发生在年轻的运动员,特别是剧烈、集中的或长时间的运动时,炎热的天气更容易发生横纹肌溶解症。其他的原因有癫痫、手足抽搐和酒精戒除综合征。

• 特定的遗传性疾病可以认为与反复发作的横纹肌溶解症有关,涉及肌酶和能量基质缺陷的肌肉疾病包括脂质代谢紊乱(如肉毒碱脂酰转移酶Ⅱ缺陷)、糖原分解紊乱(如磷酸肌酶缺陷、麦卡德尔病)、糖酵解紊乱(如乳酸脱氢酶缺陷)及线粒体缺陷导致的代谢紊乱。这些疾病引发横纹肌溶解症的情况通常是速发的、压力性的或病毒性疾病。

• 横纹肌溶解症更多发生在各种形式的营养不良疾病患者中。

• 药物滥用包括酒精(酒精戒除综合征)、可卡因、海洛因、苯丙胺、苯环己嘧啶及致幻剂。

• 可导致发病的药物有降脂药(他汀类、贝特类)及抗精神病药(常致神经阻滞剂恶性综合征)。

• 长时间的固定不动和失去意识会导致肌肉缺氧,特殊的代谢和电解质紊乱会导致横纹肌溶解症,包括低钾血症、低磷酸血症、低钙血症和糖尿病酮症酸中毒的高渗状态。

• 体温的变化(过高热和低体温症)也会导致横纹肌溶解症。

• 恶性过高热是一种罕见的先天性疾病,导致过高热和肌肉溶解,在接触含有麻醉剂或肌松剂(如琥珀酰胆碱)的卤化烃后可发生横纹肌溶解症。

• 神经阻滞剂恶性综合征是一种罕见的神经系统紊乱疾病,其特征表现有过高热、横纹肌溶解以及接受神经阻滞剂和抗精神病药后的自发改变。

• 其他可能造成该疾病的毒素包括蛇毒、蜘蛛毒和黄蜂毒、鹌鹑和一些蘑菇。

• 上述情况并不能包含所有的病因,儿童突然出现肌肉痛、乏力和虚弱应怀疑是否罹患横纹肌溶解症,小便黄赤应怀疑肌红蛋白尿。

• 这些损伤可能导致肌肉细胞的分解,释放细胞内的蛋白质、电解质,液体的流失可导致血容量降低。

• 横纹肌溶解症可导致急性肾损伤,主要原因有肌红蛋白对肾小管的直接毒害作用,肾小管阻塞及灌注不足导致的肾缺血。

• 横纹肌溶解症还可能与另外一些疾病相关,如哮喘持续状态、糖尿病和甲状腺疾病。另外如川崎病、溶血性尿毒综合征及肾上腺功能不全有一定的可能导致横纹肌溶解症,不可忽视。

🔍 诊断

▪ 病史

• 与横纹肌溶解症相关的疾病史或损伤史应当被考虑。横纹肌溶解症可能发生在特殊的疾病(如流行性感冒)、损伤(如挤压伤、严重的压伤)及药物(如他汀类)。

• 横纹肌溶解症可导致肌肉疼痛和虚弱,出现这些症状时可协助诊断。

• 可能出现红棕色尿。

▪ 体格检查

• 触诊肌肉的柔软度,另外,是否出现较少见的肿胀程度。

• 反射检查排除神经系统疾病。

• 检查皮肤和黏膜以确定是否为血管炎。

• 查找儿童受虐待的迹象。

• 检查是否有伴随疾病。

• 临床症状通常与肌肉组织损伤液体流失导致的血容量减少有关。

实验室检查

• 血清肌酸激酶(CK)水平,特别是在骨骼肌中发现的 CK - MM 同工酶水平比正常值高出 4~5 倍或以上。CK 通常在受伤 12 h 内出现,在 2~3 天到达峰值。如果 CK 持续增高,则应考虑仍有肌肉受损或筋膜室综合征。

• 横纹肌溶解症可能造成严重的电解质紊乱,因此应测定血清电解质包括钙和磷。主要的电解质紊乱包括高钾血症、高磷酸血症和(或)低钙血症。乳酸生成较多可产生阴离子间隙增大的代谢性酸中毒。

• 肌酸酐的水平可以通过肌酸和肌酸酐的次级代谢产物 BUN 的比例进行评价。

• 由于造成横纹肌溶解症的代谢紊乱大多也会造成溶血性贫血,因此进行全血细胞计数和涂片很有必要。

• 横纹肌溶解症的患者由于肌肉损伤释放促凝血酶原激酶导致出现弥散性血管内凝血(DIC),因此需进行 PT 或 INR、PTT、血小板及纤维素原的检测。

• 肌肉细胞释放的嘌呤会阻塞肾小管,因此血清尿酸水平可能会升高。

• 肌肉损伤也会造成其他肌酶(肌红蛋白、醛缩酶、乳酸脱氢酶、AST、ALT)水平升高,但对于诊断没有太大意义。

• 尿分析:可能出现棕色尿液和隐血阳性。

- 颗粒色素沉着较为常见,急性肾损伤患者常出现钠排泄分数降低(<1%)。

• 肌红蛋白不常检测,但免疫分析可对其定量测量。血清肌酸激酶对正在发生的横纹肌溶解症的进展程度更加敏感。

- 其他检测。

- 心电图检查可提示严重的高钾血症,如 T 波高耸、PR 间期延长、P 波消失同时伴有 QRS 间期延长,或严重的高钾血症未经治疗出现的心室性心搏过速或心室纤颤。

- 反复出现的或怀疑为代谢性肌病可进行遗传及代谢方面的检查。

影像学检查

影像学检查在诊断中不常应用,需注意用于诊断评价的影像学检查对比剂可能加重急性肾损伤。

其他诊断检查

肌肉活组织检查:对于诊断代谢性肌病很有必要,需在临床症状出现几周后进行。活组织检查可以证实肌病的免疫组化的特征。免疫印迹法对于评价肌萎缩蛋白病较有意义。

▪ 鉴别诊断

• 应考虑血尿和甜菜摄入对于尿液颜色的影响。

• 应考虑其他可能导致肌肉痛和(或)无力的疾病:病毒性疾病、莱姆病、化脓性肌炎、吉兰-巴雷综合征、胶原血管病。

🔧 治疗

▪ 初始治疗

需立刻加强补液治疗,诊断出潜在疾病后应对其进行治疗。

▪ 一般措施

• 早期的补液可有效阻止肾功能进一步恶化。先补充足量的晶体溶液,随后给予维持剂量的液体(如 2~3 次维持)以增加尿量

［如＞2 ml/（kg·h）或＞200 ml/h]。

• 尽管碱化尿液的风险极低，碱化尿液并不一定优于单独应用液体。

• 利尿剂如呋塞米（一种环状利尿剂）的应用有一定争议，建议仅应用于水潴留患者。甘露醇的优点并不明显，甚至有一定的可能加重急性肾损伤。

▪ 药物治疗

• 应用碳酸氢钠注射（与液体配伍）纠正或防止酸中毒，纠正酸中毒同时对高钾血症的治疗也有好处（钾向细胞内转移）。

• 进行碱化时应时刻关注低钙血症是否加重。

• 利尿剂的应用有一定争议，急性肾损伤的患者出现液体过多可考虑使用利尿剂以增加尿量，避免出现液体过剩（如呋塞米 1～2 mg/kg 静脉注射）。呋塞米可增加肾脏的钾清除。

• 严重的高钾血症需要进行辅助治疗，包括静脉注射葡萄糖酸钙、碳酸氢钠、胰岛素和葡萄糖、β 激动剂，以及降钾树脂。

• 在出现症状或合并严重的高钾血症时才需纠正低钙血症，以防止出现钙磷沉积和继发性高钙血症等并发症。

• 传统的血液透析并不能有效地清除肌红蛋白，而连续性静脉-静脉血液滤过可能更为有效。透析的指征包括出现以下情况的急性肾衰竭：药物难治的严重高钾血症或钾浓度迅速增高、药物治疗无效的严重的代谢性酸中毒、继发于肺水肿的液体过剩或呼吸窘迫。

后续治疗与护理

密切关注一系列实验检测如肌酸激酶、肌酸酐及电解质水平十分重要。患者的液体水平也应密切关注，液体补充在尿液颜色恢复正常、隐血阴性后方可停止。应时刻关注患者是否有出现持续肌肉损伤、筋膜室综合征或 DIC 的迹象。

▪ 预后

• 预后一般较好，急性肾损伤是主要的致命性并发症。

• 发病原因终止或解决后横纹肌溶解症可迅速停止。

• 尽管大多数儿童恢复很快，但严重的肌肉损伤可能造成长期的肌肉无力，因此需进行合理的物理治疗和职业疗法。

• 肌红蛋白尿消失后，急性肾损伤也可恢复正常。

▪ 并发症

• 肌肉细胞释放的电解质可导致严重的高钾血症、高磷酸血症和继发性低钙血症。

• 电解质紊乱可导致心律失常。

• 13%～50%的患者可能发生急性肾损伤，急性肾损伤的危险因素包括高浓度的肌酸激酶（＞3 000 IU/L），注射肾毒性的药物以及血容量减少。

• 肌肉肿胀可能导致筋膜室综合征。

• 碳酸氢盐的使用可能造成有症状的低钙血症。

• 应用钙剂治疗严重的高钾血症或有症状的低钙血症可能会导致钙磷沉积，加剧高钙血症。

• 如果出现少尿性肾衰竭时没有及时停止静脉液体注射，则可能造成医源性的液体过剩。

疾病代码

ICD10

• M62.82 横纹肌溶解症。

• T79.5XXA 创伤性无尿症，初诊。

横纹肌肉瘤 Rhabdomyosarcoma

Amit J. Sabnis · Steven G. DuBois 万柔 译 / 董尚然 审校

🩺 基础知识

▪ 描述

• 具有骨骼肌分化特征的软组织恶性肿瘤。横纹肌肉瘤的预后分级目前根据以下几点：

- 肿瘤的解剖位置（分期）。

- 切除和扩散的位置（分组）。

- 组织学结构（小泡型、胚芽型或者其他变异，例如葡萄样）

▪ 流行病学

• 最常见的儿科软组织肉瘤（间叶细胞来源的肿瘤）。

• 占儿童癌症的 5%。

• 男孩比女孩发病风险略高（1.5：1）。

• 高峰在＜7 岁的儿童，稍微小一点的高峰在青春期后期。

• 诊断的中位年龄在 5 岁。

发病率

• 每年每 100 万个儿童中有 4.5 例。

• 美国每年发病大约 350 例。

▪ 危险因素

• 放射线暴露，包括可能的宫内暴露。

• 有一项研究显示胚胎横纹肌肉瘤和较高的出生体重有关。

遗传学

• 大约 90%的病例是偶发的。

• 一些倾向性因素。

- Li-Fraumen（常染色体显性）：

○ TP53 变异 DNA 破坏，信号丢失导致肿瘤易发。

○ 罹患软组织肉瘤、骨肉瘤、肾上腺皮质癌、脉络膜癌、白血病、乳腺癌和其他癌症的风险升高。

- Beckwith-Wiedemann 综合征（偶发的）：

- 11p15 的表观遗传学 DNA 调控异常，导致过生长综合征。

- 早期胚胎癌发生风险增加，包括 Wilms 肿瘤、肝母细胞瘤和横纹肌肉瘤。

- 神经纤维瘤病Ⅰ型和 Costello 综合征（常染色体显性）：

○ HRAS 变异从而被激活，或者 RAS 阴性调控子 NF1（神经纤维瘤病）缺失导致 RAS 信号缺失，导致横纹肌肉瘤发生风险增加。

▪ 预防

• 大部分病例都是偶发的，所以没有标准的方法。

• 在有已知易感人群众（如 Li-Fraumeni 综合征）中避免放射性物质接触。

▪ 病理生理

• 小泡型横纹肌肉瘤（ARMS，大约 20%的病例)带有 t(2；13)异位或者 t(1；13)异位，导致转录因子 PAX3 - FOXO1 或 PAX7 - FOXO1 的融合。

- 组织学小泡状和 PAX3 - FOXO1 的出现预示着预后差。
- 表达 PAX3 - FOXO1 和 TP53 或 CDKN2A 缺失的动物模型常发生 ARMS。

• 胚胎横纹肌肉瘤(ERMS，大约占病例的60%)往往有 RAS 通路的变异，也会有 11p15 的杂合性缺失。

- ERMS 的动物模型提示激活 Ras 变异可形成肌源性原始细胞。
- 葡萄串状 ERMS 亚型包括黏膜下肿瘤，有较好的预后。

• 组织学上有多态性或未分化者标志着预后不佳。

■ **常见相关疾病**

• 在"基因遗传"标题下罗列的综合征有最强的关联性。

• 在一项以尸体解剖为基础的报道中，中枢神经系统和生殖泌尿异常(Chiari 畸形、马蹄肾等)会发生。

诊断

■ **病史**

• 常表现为坚实的肿块，有可能无痛。

• 其余症状和原发灶的位置有关：

- 眼窝(10%)：单侧突眼、眼肌麻痹、视觉改变。
- 头部和颈部——脑膜周围的(16%)：窦道受压、鼻塞、低发声、鼻部或耳部漏液、单侧失聪、眼肌麻痹。
  ○ 脑膜周围肿瘤，侵袭脑内，表现为头痛、呕吐和脑神经痹。
- 头部和颈部——非脑膜周围(10%，包括头皮、颊黏膜、面部)：不对称的面部、能够触及的包块。
- 四肢(20%)：能够触及的包块，常常有压痛或发炎。
- 生殖泌尿(25%)：血性或黏液性阴道分泌物、阴道或尿道组织脱垂、血尿、尿潴留、便秘、坚实的睾丸肿块。

■ **体格检查**

• 体格检查结果和部位有关，这在"病史"中描述过。

- 眼窝：突眼；肿瘤可能在外翻的睑提肌下能看到。

- 头部和颈部：明显的不对称的面部。来源于鼻窦或咽部的肿瘤可能在口腔或鼻腔中能看到。
- 四肢：能触摸到的肿块，常常有压痛或炎症。淋巴结常常累及。
- 生殖泌尿系统：可能看到尿道(膀胱原发)或阴道(阴道原发)脱垂出的组织；坚实的阴囊肿块(睾丸周围原发)。

• 异常的神经系统体格检查，提示肿瘤颅内压迫。

• 红细胞减少(紫癜、苍白)是怀疑骨髓转移的证据。

• 肿大的淋巴结提示区域淋巴结播散，在四肢 RMS 中常见。

■ **诊断检查与说明**

实验室检查

• 全血细胞计数。

- 提供骨髓累及的评估。
- 帮助排除造血系统的恶性肿瘤。

• 在初始治疗前，进行电解质检查包括钙离子和镁离子、肝功能检测、血液尿素氮(BUN)及肌酐检查。

• 肿瘤溶解实验(尿酸、乳酸脱氢酶和磷酸酶以及上述化学物质)可能对其他恶性肿瘤的诊断有帮助。

影像学检查

• 原发灶的 MRI(优先推荐)或 CT 扫描。

• 胸片检查来排除肺部转移(最常见的转移部位)。

• 腹部和盆腔 CT 扫描来评估睾丸旁肿瘤的淋巴结转移。

• ^{99m}Tc 骨扫描和(或)PET 扫描来评估骨转移。

■ **诊断步骤与其他**

• 高度怀疑为恶性肿瘤的患儿，应该由有经验的外科医生进行手术活检，适当的操作以防止肿瘤播散。

> **注意**
> 睾丸肿块不应该做活检而应从腹股沟沿着精索切除。操作医生对潜在可能的 RMS 诊断必须有认知，这是很重要的。

• 双侧骨髓活检用来评估骨髓转移。

• 如果有可能的颅内播散(脑膜周围肿瘤)，可行腰穿做细胞学检查。

• 在使用蒽环类药物前做心超来确认心脏功能。

病理表现

• 特征是小蓝细胞，也可以看到梭状细胞成分。

• 所有 RMS 都被认为是高分化的肿瘤。

• 免疫组化染色包括肌间线蛋白和肌细胞生成素阳性，CD45、CD99，突触素阴性。

• 弥散的肌细胞生成素染色阳性可提示为 ARMS。

• 原位杂交染色(FISH)探针寻找 FOXO1 转位能帮助明确 ARMS。

■ **鉴别诊断**

• 其他小蓝细胞瘤：

- 尤因肉瘤(CD99$^+$)。
- 神经母细胞瘤(突触素$^+$)。
- 非霍奇金淋巴瘤(CD45$^+$)。

• 其他癌症：

- 非 RMS 软组织肉瘤。
- 生殖细胞肿瘤(尤其是泌尿生殖系肿块)。
- 横纹肌样瘤。

• 非恶性肿块：

- 创伤。
- 良性生长(脂肪瘤、横纹肌瘤)。
- 脓肿或其他感染病变。

 治疗

■ **药物治疗**

• 北美 RMS 化疗的主要内容是循环使用长春新碱和放线菌素 D，同时使用或不使用环磷酰胺(也被称为"VA"或"VAC")。

- VA 能作为门诊化疗。
- 低分化的肿瘤患者不使用环磷酰胺。

• 其他正在研究的药物有针对高分化或复发患者的阿霉素、异环磷酰胺、依托泊苷和喜树碱(例如，伊立替康)。

• 实验性诊疗方案包括类胰岛素生长激素 1 受体(IGF-1R)单抗。

• 支持性护理治疗方案包括卡氏肺孢子虫的预防、髓系生长因子[如粒细胞集落刺激因子(G-CSF)]来缩短白细胞减少时间、抗呕吐和止泻。

■ **其他治疗**

一般措施

• 治疗往往持续大约 1 年。

• 患者需要手术和(或)放疗来控制局部发展。

• 细胞毒性化疗有强大的短期和长期毒性(参见"并发症")。

• 大部分儿童在儿科肿瘤中心接受治疗，是

为了:
- 获得最新的合作团队的临床试验。
- 有包括儿科肿瘤学、外科、放疗、病理、药剂、营养和社工支持等多方面专家的多学科团队。

■ 其他疗法

- 在北美,化疗在所有病例中都使用,除了手术全切的 ERMS。
- 任何不能切除的转移灶也往往都使用化疗。

■ 转诊问题

- 特别鼓励转诊去有经验的儿童专科肿瘤中心。
- 任何时候,怀疑 RMS 诊断时,做任何有创伤性、侵袭性的操作前,都应咨询儿科肿瘤专家。
- RMS 的年轻成年人也特别建议寻求儿科肿瘤学会诊。

■ 手术与其他治疗

- 外科医生基于初次手术的范围进行治疗前,分级和明确患者的临床分组。
- 放疗敏感的 RMS,可以避免手术,因为手术会造成严重的功能丧失。
- 如果认为能够切除且不会有明显的功能丧失,手术目标应该是全切至边缘肿瘤细胞阴性。

■ 住院事项

- 有严重血细胞减少、因肿瘤占位效应气道受压和视力受损或者因检查不能快速完善的患者应该收治入院。
- 诊断检查通常都能在非住院的情况下完成。

后续治疗与护理

■ 随访

- 患者常规随访儿科肿瘤学门诊。

- 治疗完成后,第一年每 3 个月随访一次,然后随访的间隔可以逐渐增加。
- 患者应持续收到家庭医生的年度预防健康访视。
- 疫苗在细胞毒性化疗期间应暂缓使用,因为会减弱疫苗效果,但是每年的流感疫苗是推荐的。

■ 患者教育

- 应提醒患者的家庭成员,化疗的儿童中,发热是急诊情况。
- 患者的家庭成员应认识代表复发的症状和体征。

■ 预后

- 总体生存率大约 70%,但不同风险分组完全不同。
- 目前北美的风险分级包括:
- 分级(基于肿瘤的解剖位置、大小和区域淋巴结累及):
  ○ 眼窝、非脑膜周围的头部和颈部、阴道和胆道是预后良好的部位。
  ○ 四肢和脑膜周围位置是预后不佳的位置。
- 临床分组(初次手术后病累及的范围):
  ○ 大体残余病灶是预后不佳的(除了眼部)。
  ○ 有转移病变的预后非常不佳。
- 组织学:
  ○ ARMS 不被分类至低风险。
- 5 年无事件生存率大约:
- 低风险患者>90%。
- 中风险患者 70%～80%。
- 高风险患者<30%。

■ 并发症

- RMS 治疗有很高的强度,而且有很多激发反应。
- 急性毒性:

- 骨髓抑制,需要输血液和血小板,有发生威胁生命的败血症的风险。
- 严重的恶心和呕吐。
- 黏膜损伤造成疼痛和口服效果不佳。
- 长春新碱造成的神经病变性疼痛、四肢软弱无力和便秘。
- 环磷酰胺造成的出血性膀胱炎(很少见)。
- 肝窦阻塞综合征。
- 迟发效应(参见"癌症治疗晚期效应"章节):
- 不孕不育(和环磷酰胺或异环磷酰胺有关)。
- 心脏病变(和阿霉素有关)。
- 继发性恶性肿瘤(例如,化疗导致的白血病或放射野的肉瘤)。
- 放射性血管病变(中枢神经系统放疗患者的卒中风险增加,肾脏放疗患者有高血压风险)。
- 建议长期在癌症存活者中进行监测。

疾病编码

ICD10

- C49.9 结缔组织和软组织恶性肿瘤,非特异性。
- C49.0 头面颈结缔组织和软组织恶性肿瘤。
- C49.5 盆腔结缔组织和软组织恶性肿瘤。

常见问题与解答

- 问:家里的其他孩子有发生横纹肌肉瘤的风险吗?
- 答:家族性风险很罕见,在"基因遗传"标题下有讲解相关的综合征。
- 问:患者的年龄会影响预后吗?
- 答:患者<1 岁或>10 岁预后会比大部分 RMS 患者差,大部分 RMS 患者在 1～10 岁之间被确诊。

红斑狼疮
Lupus Erythematosus

Elizabeth Candell Chalom 史雨 译 / 孙利 审校

基础知识

■ 描述

系统性红斑狼疮(SLE)是一个多系统自身免疫性疾病,以针对各种细胞核成分产生

抗体为特征,有多种临床表现。

■ 流行病学

- 年龄:
- 20%的狼疮开始于童年,但是 5 岁以下很

少见。
- 男女比例:
- (3～5):1(青春期前)至(9～10):1(青春期后)。
- SLE 在非洲裔美国人中发生比例为白种

人的 3 倍。在西班牙人、亚洲人和本地美国人中更常见。

发病率

- 高发年龄：15～40 岁。
- 儿童发病率为每年（10～20）例/100 000 儿童。

患病率

美国估计：5 000～10 000 患儿。

■ 危险因素

遗传学

- 一级家庭成员有 SLE 则患病频率上升。
- 10% 患者有多于 1 个受影响的亲戚。
- 同卵双胞胎有 25%～50% 的一致率，异卵双胞胎有 5% 一致率。
- 一些组织相容性抗原和狼疮的高发病率相关，例如在白人中的 HLA - DR2 和 DR3 以及黑人中的 DR2 和 DR7。

■ 病因

虽然具体的病因未明，狼疮是一个自身免疫性疾病，遗传、环境、激素等因素发挥了重要作用。

诊断

分类标准：由美国风湿病学院制定的 11 条标准里，必须至少满足 4 条来诊断 SLE：
- 颧部红斑（蝶形）。
- 盘状红斑。
- 光敏感。
- 口腔或鼻腔溃疡。
- 关节炎。
- 血细胞减少：
  - 贫血、白细胞减少（＜4 000/mm³）、淋巴细胞减少（＜1 500/mm³）或血小板减少（＜100 000/mm³）。
- 神经系统疾病：癫痫或精神病。
- 肾炎：蛋白尿＞0.5 g/d 或细胞管型。
- 浆膜炎：胸膜炎或心包炎。
- 血清学检查阳性：抗双链 DNA 或抗 Sm 抗体，梅毒血清学试验假阳性，狼疮凝集物或抗心磷脂抗体。
- ANA 阳性。
- 11 条里满足 4 条则可诊断 SLE，有很高的敏感性和特异性。

■ 病史

- 光过敏病史和颧部红斑病史很常见，但不是必需的。
- 多数患者有系统性主诉，例如发热、疲劳、

不适。
- 多数患者主诉关节疼痛、雷诺现象、脱发。
- 可能出现心包炎引起的胸痛和胸腔积液。
- 症状和体征：
  - 免疫复合物介导的血管炎，可发生在任何系统：
  - 皮肤损伤：呈多变性，包括：
    - 颧部红斑或蝶形红斑。
    - 斑丘疹（可发生在身体任何一部位）。
    - 甲周红斑。
    - 黏膜血管炎。
  - 关节炎：可受累大关节和小关节，通常为对称性和非侵蚀性的。
  - 血液系统病变：
    - 溶血性贫血。
    - 由慢性疾病引起的贫血。
    - 白细胞减少。
    - 淋巴细胞减少。
    - 血小板减少。
  - 神经系统症状：
    - 头痛。
    - 精神病。
    - 抑郁。
    - 癫痫。
    - 器质性脑综合征。
    - 周围神经病变。
  - 肾脏病变（在 75% SLE 患儿中出现）：
    - 包括系膜病变和肾小球肾炎（局灶、弥漫增生或膜性）。
    - 狼疮患者首发肾脏疾病的征象通常是蛋白尿和尿沉渣异常。
    - 高血压、肾病综合征和肾衰竭同样可以发生。
  - 浆膜炎：通常表现为心包炎或胸膜炎，腹膜炎也可发生。
  - 全身症状很常见：疲劳、体重减轻、发热。

■ 体格检查

- 皮疹：可能是颧骨盘状红斑或血管炎。甲周红斑也可见。
- 口腔或鼻腔溃疡（常见于硬腭和软腭），无痛性，通常被忽视。
- 大关节或小关节炎。
- 如果有心包炎，患者可出现心包摩擦音。
- 水肿是仅次于肾脏疾病的表现。
- 中枢神经系统病变，例如个性改变、精神病或癫痫。

■ 诊断检查与说明

实验室检查

- ANA：

- 在＞95% 的 SLE 患者中可见到，但许多疾病均可出现 ANA 阳性，并且 20% 正常人亦可有 ANA 阳性。
- 抗双链 DNA 抗体和抗 Sm 抗体：
  - 狼疮特异性抗体，但不是所有的狼疮患者都会出现。很多患者抗 DNA 抗体水平随着疾病活动波动。
- 外周血象：
  - 贫血、白细胞减少、淋巴细胞减少和血小板减少。
- 尿液分析：
  - 可显示蛋白尿或活动性尿沉积物，肾功能不全。
- 补体水平：
  - 在狼疮中降低非常明显（C3 和 C4）。
- PTT：
  - PTT 延长可在很多 SLE 患者中见到，和抗心磷脂抗体有关。
  - 抗心磷脂抗体升高的患者有血栓事件的高风险，如深静脉血栓、卒中和流产。

■ 鉴别诊断

- 全身型 JIA。
- 肿瘤（白血病、淋巴瘤）。
- 病毒或其他感染性疾病。
- 其他血管炎。
- 皮肌炎。
- 纤维肌痛。
- 药物诱发狼疮。
- 误区。
  - 防止过度诊断：ANA 抗体阳性，但无临床症状，则不是狼疮。

治疗

■ 药物治疗

- NSAID：
  - 肌肉骨骼疼痛和系统性症状时可用，但提示布洛芬在少数 SLE 患者中能引起无菌性脑膜炎。
  - NSAID 能加剧 SLE 的肾脏病变。
- 羟氯喹通常用来控制皮肤病变，并且有助于减少狼疮复发。
- 激素通常用来控制系统和肾脏活动性病变。
- 有肾脏病变的患者通常需要免疫抑制剂例如环磷酰胺（常每月给药）。霉酚酸酯、硫唑嘌呤和环孢素同样可使用。
- 主要以关节炎表现为主的患者可每周用甲氨蝶呤治疗，口服或静脉给药。
- 抗心磷脂抗体阳性的患儿可每天用小剂

量的阿司匹林来治疗。如果有过一次高凝事件，需要加强抗凝治疗。
- AECI 通常用来防止肾脏的损害，如蛋白尿。
- 血脂异常的患者，如果对饮食调理无反应，需使用他汀类药物。
- 利妥昔单抗（抗 CD20 抗体）导致 B 细胞消耗，可在 SLE 中使用，特别是血小板减少的患者。
- 贝利单抗，B 淋巴细胞刺激因子，证明在成人中有效，儿童中尚未使用。
- CD40 抗体和 C5 抗体还在研究中。
- 血浆置换和 IVIG 同样也是被使用的。

■ 其他治疗

一般措施

避免过度光照和使用防晒霜。

■ 其他疗法

重症狼疮，骨髓免疫净化和移植是可以选择的。

后续治疗与护理

■ 预后

- 变异性大。肾脏病变和中枢神经系统受累是预后差的标志，系统性不适和关节症状则不是。
- SLE 儿童患者 10 年生存率＞90％。

■ 并发症

- 终末期肾病。
- 治疗原发病后继发的感染。
- 动脉粥样硬化与心肌梗死发生在青年人群。
- 心内膜炎，增加亚急性细菌性心内膜炎的危险性。
- 新生儿狼疮：
- 新生儿狼疮由于母亲来源的自身抗体（通常 SSA 或 SSB 抗体）能通过胎盘，并且导致皮疹、先天性心脏传导阻滞、血细胞减少和（或）新生儿肝炎。
- 大部分新生儿狼疮症状 6 个月消失，如果心脏传导阻滞发生，则是永久的。
- 很多新生儿狼疮患者的母亲是无症状的，并且意识不到她们有这些自身抗体。
- 环形红斑可在生产后几天出现，或者生后几周内出现。
- 外用类固醇可以减少皮肤损害。
- 心脏传导阻滞是由于胎儿心脏发育过程中传导系统损坏。
- 心动过缓可能在妊娠 22 周后，并且非免疫性水肿胎儿可能发生心衰。

疾病编码

ICD10

- L93.0 盘状红斑狼疮。
- M32.9 非特异性系统性红斑狼疮。
- L93.2 其他局灶性红斑狼疮。

常见问题与解答

- 问：如果一个患者 ANA 阳性，但是没有 SLE 的临床表现，ANA 应该多久随访一次？
- 答：ANA 阳性将始终存在，但可以没有真正明显的临床症状或实验室异常。最多 20％的正常人群有 ANA 阳性，所以不需要重复检查。
- 问：发展为终末期肾病的 SLE 患者能进行肾移植吗？
- 答：可以，SLE 通常不会在新肾脏复发。

红细胞增多症 Polycythemia

Benjamin J. Huang · Tannie Huang 朱晓华 译/翟晓文 审校

基础知识

■ 描述

红细胞增多症是红细胞绝对计数增加，最常见的是血红蛋白、血容比或红细胞计数上升。儿童期各项计数波动，使用基于年龄、性别的标准很重要。红细胞增多症如下。
- 原发性红细胞增多症：红系祖细胞缺陷，导致红细胞生成过多。促红细胞生成素（EPO）水平通常较低。
- 继发性红细胞增多症：由于 EPO 增高刺激红细胞产生过多，EPO 水平可由于缺氧刺激适当升高，也可由于肿瘤分泌 EPO 或外源性药物异常升高。
- 相对性红细胞增多症：血红蛋白、血容比或红细胞计数上升，但是没有红细胞团块真正增加，通常由于血浆量减少所致。

■ 病因

原发性红细胞增多症在儿童中很少见。
- 髓系增生性肿瘤，包括真性红细胞增多（PV）：绝大部分发生在老年人，但儿童中也有报道。
- 原发性家族性和先天性红细胞增多症（PFCP）：非常少见，但可在婴儿或儿童期早期发病。

继发性红细胞增多症发病率和患病率取决于相应潜在病因。

■ 危险因素

遗传学

- PFCP：常染色体显性遗传。
- 楚瓦士红细胞增多症：常染色体隐性遗传
- 2,3-二磷酸甘油酸（DPG）变位酶缺陷：常染色体隐性遗传。

■ 一般预防

对于原发性红细胞增多症没有预防措施。治疗潜在病因，例如先天性心脏病，可预防继发性红细胞增多症发生。

■ 病理生理

- 原发性红细胞增多症：
- PV：EPO 依赖的异常造血祖细胞克隆增生导致髓系增生肿瘤。EPO 水平通常较低，可在大部分病例中发现 $JAK2\ V617F$ 突变。
- PFCP：红系祖细胞对 EPO 非常敏感，一些家族可有 EPO 受体（EPO-R）基因突变。
- 继发性红细胞增多症：
- 高海拔：对于低气压氧压的代偿性反应。
- 慢性肺病或低通气量：对于异常氧供的代偿反应。

- 青紫型先天性心脏病或动静脉异常:右至左分流的心脏病或心外分流导致动脉血低氧饱和。
- 高氧亲和力血红蛋白病:由于 α 或 β 珠蛋白链突变导致氧亲和力增高,组织氧供减少。
- 2,3-DPG 变位酶缺陷:少见的缺陷疾病,导致 2,3-DPG 减少。由于 2,3-DPG 促进氧气从血红蛋白中释放,缺陷可导致组织氧供减少。
- 高铁血红蛋白血症:3 价铁离子血红蛋白水平升高,后者与亚铁血红蛋白相比氧亲和力更高。
- 碳氧血红蛋白血症:一氧化碳结合血红蛋白优先结合氧气。
- 低氧敏感途径缺陷:*VHL* 基因突变在特定种族(楚瓦士红细胞增多症)中是常见原因。也有报道低氧诱导因子 2(HIF2)和脯氨酸羟化酶(PHD2)。
- EPO 分泌肿瘤:肾细胞肉瘤、肝细胞肉瘤、成血管细胞瘤、嗜铬细胞瘤以及子宫纤维瘤。

诊断

■ 病史

- 发病年龄:
- 新生儿由于母亲产前子痫或糖尿病通常为小于胎龄儿,生产娩出时由于脐带夹闭延迟,或由于特定的染色体异常(如唐氏综合征),易患红细胞增多症。
- 性别。
- 体重:肥胖通常伴有阻塞性睡眠呼吸暂停。
- 脱水:
- 利尿剂使用或滥用。
- 严重腹泻。
- 高渗透压:
- 头痛、晕眩、昏厥、短暂失明或血栓史。
- 与先天性心脏病或慢性肺病相关的症状:
- 发绀。
- 活动耐力下降。
- 呼吸短促。
- 呼气困难。
- 皮肤瘙痒:
- 见于真性红细胞增多(PV)患者。
- 睡眠史:
- 打鼾、阵发性呼吸暂停、张口呼吸、白天过多睡眠、行为问题应注意阻塞性睡眠呼吸暂停。

- 生活环境:
- 高海拔。
- 使用燃料加热器的老式房屋。
- 烟草暴露。
- 社会史:
- 吸烟(烟草或大麻)。
- 药物使用,包括激素、EPO、利尿剂。
- 家族史:
- 高血细胞比容、血黏度高或静脉切除术。
- 有相似症状的家族成员可能提示一氧化碳暴露史。

■ 体格检查

症状和表现。

- 发绀。
- 多血症。
- 杵状指。
- 心脏颤音或杂音。
- 脱水。
- 脾大。

> **注意**
> - 手指血容积:挤压手指采集血涂片可能会有假阳性结果。
> - 毛细血管血容积:通常较静脉高。
> - 脱水时由于血浆容量减少可导致相对性红细胞增多的结果。

■ 诊断检查与说明

实验室检查
- 许多红细胞增多症患者可能并无症状,在常规筛查中发现。
- 起始检查应包括:
- CBC 与分类:在骨髓增生疾病中,红细胞增多症通常与其他系白细胞增多症相关。
- 动脉血气与 CO 定量法:在心肺疾病中动脉氧饱和度通常降低。CO 定量法可用于评估碳氧血红蛋白血症和高铁血红蛋白血症。碳氧血红蛋白半衰期为 4 h,因而检测应及时以准确反应暴露情况。
- 尿素氮、血清肌酐、尿液分析以评价肾功能。
- 血清 EPO:在鉴别原发性和继发性红细胞增多症中可能有帮助,但在上述两个类型中 EPO 水平可有重叠反复。
- 进一步检查:
- 血红蛋白解离曲线 P50:指血红蛋白氧饱和度在 50% 时所需的氧压,必须行新鲜全血标本检测。

- 血红蛋白电泳:正常结果不应排除高氧亲和力血红蛋白,这是因为后者与正常血红蛋白混合。
- 分子基因学分析珠蛋白基因。
- 2,3-DPG 水平。
- 睾酮水平检测。
- 基因检测 *JAK2 V617F* 突变。
- 同位素稀释方法分析红细胞团块。
- 红系祖细胞研究红系集落形成单位,后者不依赖于 EPO 生长。

影像学检查
- 胸部摄片:慢性肺病初始评估。
- 腹部超声:腹部肿瘤检查。

■ 诊断步骤与其他

- 心电图和心超:临床发现先天性心脏疾病。
- 睡眠研究:临床研究睡眠呼吸暂停疾病。
- 如怀疑骨髓增生性疾病,应行骨髓涂片、骨髓活检和细胞遗传学检测。通过集落刺激形成方法研究红系祖细胞。

■ 鉴别诊断

- 原发性红细胞增多症:
- PV。
- 原发性和家族性红细胞增多症。
- 继发性红细胞增多症:
- 高海拔。
- 慢性肺病。
- 低通气:阻塞性睡眠呼吸暂停,神经肌肉障碍,严重肥胖(Pickwickian 综合征),或先天性中枢性低通气综合征。
- 右至左心脏分流。
- 动静脉畸形。
- 高氧亲和力血红蛋白病。
- 2,3-DPG 变位酶缺陷。
- 高铁血红蛋白血症。
- 一氧化碳中毒。
- EPO 分泌肿瘤:肾细胞肉瘤、肝细胞肉瘤、成血管细胞瘤、嗜铬细胞瘤以及子宫纤维瘤。
- 肾移植后。
- 外源性睾酮或 EPO:职业运动员。
- 钴中毒:家庭酿制啤酒可能包含钴。
- 新生儿红细胞增多症:
- 产前子痫和孕期高血压。
- 小于胎龄儿。
- 脐带夹闭延迟。
- 胎盘输血。
- 双胎间输血。

- 相对性红细胞增多症：
- 吸烟。
- 脱水。

 治疗

▪ 药物治疗

原发性红细胞增多症应由血液学专家诊治。特定药物，如羟基脲和 α-干扰素，可考虑使用。

▪ 其他治疗

一般措施

- 大部分无症状的继发性红细胞增多症患者除治疗原发疾病外，不需额外治疗。
- 由于化疗药物远期致白血病潜能副作用，原发性红细胞增多症患儿仅需静脉切除。可予以小剂量阿司匹林减小血栓形成风险。
- 新生儿红细胞增多症，可根据症状和红细胞增多的程度考虑部分换血治疗。

▪ 转诊问题

与脱水或新生儿疾病无关，且存在不能解释的发绀、高血黏度相关症状，或持续血容积上升。

 后续治疗与护理

▪ 随访推荐

患者监测

规律的实验室监测取决于红细胞增多症的病因。应监测以下项目：
- 头痛、眩晕或晕厥。
- 活动耐力下降，呼吸急促或呼气困难。
- 卒中或血栓。

▪ 预后

取决于原发病因：
- PV：应注意许多患者进展为急性白血病。
- 高氧亲和力血红蛋白病：较好。
- 其他继发性红细胞增多症：取决于潜在病因，如 Eisenmenger 综合征由于进展的肺动脉高压和肺心病预后差。

▪ 并发症

来自高血黏度：
- 活动耐力下降、呼气困难、短暂视觉失衡与心理状态改变。
- 卒中或其他血栓。

疾病编码

ICD10

- D45 红细胞增多症。
- D75.1 继发性红细胞增多症。
- P61.1 新生儿红细胞增多症。

常见问题与解答

- 问：儿童红细胞增多症最常见的病因是什么？
- 答：继发性红细胞增多症。特别是新生儿和伴有青紫型心脏病患儿，通常表现此病。
- 问：相对红细胞增多症最常见的原因是什么？
- 答：脱水和重度吸烟史，与血浆容量减少相关，导致该病。
- 问：红细胞增多症儿童何时应咨询儿科血液学专家？
- 答：如存在血容积持续上升，且与脱水、新生儿疾病无关的情况，应咨询儿科血液学专家。

后尿道瓣膜　Posterior Urethral Valves

Andrew A. Stec　汤梁峰 译／毕允力 审校

 基础知识

▪ 描述

后尿道的瓣膜是尿道内的胎儿期组织残余，导致胚胎发育中下尿路梗阻；梗阻带来泌尿生殖系统短期和远期的从结构到生理的异常。

▪ 流行病学

- 男婴下尿路梗阻的最常见原因。
- 在男性活产儿中发病率为 1/8 000～1/3 000。
- 24%～45% 的后尿道瓣膜患儿将在儿童期出现肾功能不全。
- 约 17% 的儿童终末期肾病是后尿道瓣膜导致。

▪ 危险因素

遗传学
- 大部分为孤立和偶发病例。

- 仅有个案报道为同胞兄弟均患病。

▪ 病理生理

- 关于后尿道瓣膜的胚胎起源有多种理论。
- 男性尿道发育一般在胎龄 14 周完成，推断后尿道瓣膜在此之前发生。
- 可能的胚胎起源包括：①后尿道存在膜性梗阻；②正常尿道发育中的生长过度和异常折叠；③武氏管在尿道发育过程中的异常融合；④尿生殖膈异常持续存在。
- 后尿道瓣膜表现可轻可重，可能与发育中梗阻的持续时间和程度有关。
- 瓣膜为叶状或膜状菲薄结缔组织，可以存在于前至尿道口后至精阜部位，阻塞尿道中正常尿流，导致尿道狭小以及上游尿路的扩张。
- 后尿道瓣膜通常合并原发性肾发育不良。研究证实，出生时的肾发育不良是永久性的。

- 后尿道瓣膜患儿常见的合并病理生理异常有：①肾脏输尿管积水；②膀胱扩张及小梁小室形成；③膀胱输尿管反流。
- 后尿道瓣膜将导致早期或迟发型的膀胱功能异常，包括顺应性减低、排尿压力增高并影响储尿和排尿；引起上尿路压力增高，导致肾功能逐步下降。

▪ 常见相关疾病

- 泌尿生殖系统：肾脏输尿管积水、膀胱输尿管反流、膀胱壁增厚及憩室、排尿梗阻症状、膀胱破裂及尿性腹水、集合系统破裂及肾周尿囊肿。
- 从出生至成年，将表现为不同程度的肾功能不全。
- 后尿道瓣膜可以和其他先天性泌尿生殖系统畸形，如梅干腹综合征、无肛等和先天性心脏病合并出现。

诊断

■ 病史

- 后尿道瓣膜一般表现在以下 4 个方面:
  - 胎内超声诊断。
  - 新生儿呼吸窘迫、腹胀、代谢异常。
  - 婴儿发热性尿路感染、菌血症、尿流不畅。
  - 儿童迟发性尿路感染或排尿困难。
- 胎内表现(超声诊断):
  - 扩张及厚壁的膀胱。
  - 双侧及部分病例的单侧肾脏输尿管积水。
  - 钥匙孔征:扩张的后尿道位于膀胱的底部。
  - 羊水减少及羊水过少。
- 新生儿表现:
  - 呼吸急促及呼吸窘迫。
  - 喂养不佳、发育不良、腹胀。
  - 嗜睡、酸中毒或氮质血症。
  - 心血管异常或心律失常、高钾血症。
  - 排尿延迟或减少。
- 婴儿或大年龄儿童表现:
  - 发育迟缓。
  - 腹胀。
  - 不明原因的发热。
  - 发热性尿路感染。
  - 菌尿。
- 迟发表现:
  - 尿路感染。
  - 尿线异常或无力。
  - 排尿异常,如排尿等待、排尿费力、尿不尽、尿不成线。
  - 尿失禁,有时可以触及膀胱。
  - 继发于肾脏浓缩功能障碍的多尿或尿频。

■ 体格检查

最常见的阳性体征是可以触及的膀胱。婴儿腹胀可能是由于严重的膀胱扩张、肾脏输尿管积水或尿性腹水。因为严重的失禁和尿液浸渍皮肤,会阴部皮肤肤色异常。

■ 诊断检查与说明

实验室检查
- 尿液分析:尿路感染、蛋白尿、低比重尿。
- 生化检查:肌酐升高、氮质血症、酸中毒、高钾血症、低钠血症、肾小管酸中毒(RTA Ⅳ 型)。
- 血常规:尿路感染时白细胞升高,肾功能不全时贫血。

影像学检查
- 肾脏和膀胱的超声:扩张的后尿道(钥匙孔征),扩张和壁厚的膀胱,可能合并憩室,肾脏输尿管积水,肾实质回声增强或发育不良。
- 排泄性尿路造影(VCUG):是用于诊断的检查。显示扩张的后尿道和后尿道尿流异常。扩大的膀胱并可能有小梁小室,膀胱输尿管反流。
- 泌尿系统平片:如有膀胱破裂和尿性腹水,可见毛玻璃征。

■ 诊断步骤与其他

膀胱镜:直视评估尿道和膀胱,以确定诊断。

■ 鉴别诊断

- 梅干腹综合征。
- 膀胱输尿管反流。
- 尿道狭窄性疾病(先天性和后天性)。
- 前尿道瓣膜。
- 尿道闭锁。
- 先天性输尿管膀胱连接处梗阻(巨输尿管)。
- 严重的膀胱排空障碍。
- 多尿症。
- 巨膀胱-巨输尿管综合征。
- 尿路感染。

治疗

■ 一般措施

支持治疗:
- 保留导尿,在新生儿可以用胃管以改善梗阻。
- 以超声确认导尿管进入膀胱,因为小型导尿管可能在后尿道弯曲,并引流部分尿液,而给人以导尿管置入膀胱的假象。
- 纠正电解质紊乱,并在梗阻解除后的多尿期加强观察。
- 监测液体平衡。
- 如有任何尿路感染的证据,按照复杂尿路感染,予以抗感染治疗。
- 咨询小儿泌尿外科医师。

■ 手术与其他治疗

- 瓣膜切开是治疗后尿道瓣膜的首选,一般利用膀胱尿道镜经尿道进行。
- 部分医疗中心已经开展胎内引流,主要在尿液指标好的患者中进行,以减轻羊水过少带来的肺发育不良。与出生后进行瓣膜切开的患儿相比,并没有观察到长期的肾脏预后改善。
- 如果早产儿或尿道过于细小无法置入膀胱镜,则需要膀胱造口。
- 膀胱上游引流(肾脏或输尿管引流)有时在膀胱引流后无改善的特定患儿中实施,且远期膀胱功能往往不佳。
- 瓣膜切开后,排泄性尿路造影将显示后尿道扩张减轻;而肾脏输尿管积水或膀胱输尿管反流的改善将比较缓慢。

后续治疗与护理

■ 随访建议

- 需要终身随访,肾功能不全和膀胱功能不良可以在婴幼儿期、儿童期、青春期和成人后的任何时候发生。
- 需要小儿泌尿外科对膀胱功能、反流、肾积水进行随访并进行后续重建手术。
- 需要在小儿肾脏内科对肾功能的变化进行长期监测。
- 尿道狭窄或者瓣膜残留,都有可能引起迟发型尿路梗阻。
- 持续的尿失禁、进展性尿失禁或者膀胱排空不完全者,可能需要尿流动力学检查,以评估功能,进行个体化治疗。

患者监测
- 直到成人期也应当密切随访。
- 随访项目应当包括:
  - 影像学(超声)评价肾脏输尿管膀胱形态。
  - 膀胱功能评估(失禁、尿路感染、残余尿)。
  - 血压监测。
  - 血清肌酐。
  - 尿液分析监测蛋白尿。
  - 生长曲线的检测。

■ 预后

- 孕期羊水过少是远期预后不良的预测因素。一般羊水过少在孕期发生得越早,病情越重。
- 肺发育不良(合并肾功能不全)是导致婴儿期死亡的常见原因。
- 总体上,重度后尿道瓣膜的预后近数十年有提高,得益于早期认识和对肺发育不良、水电解质代谢管理的进步。
- 瓣膜梗阻解除后肾功能的恢复率比初始肌酐水平更能预测预后。
- 1 岁左右肌酐 < 0.8 mg/dl 的患儿,在婴儿期接受治疗的患儿中的远期肾脏预后最好。

• 最低肌酐<1.0 mg/dl 也与最终儿童期肾功能衰竭有关,所有患儿必须加强监测。

• 患儿在儿童至成年的任何时间点,均有可能进展至肾功能衰竭,并需要肾脏移植。2岁以下出现异常肌酐值的患儿,在青春期或青少年时期更有可能发生终末期肾病进展。

• 蛋白尿合并双侧肾发育不良或膀胱功能不良的患儿,更有可能进展至肾功能不全和高血压。

■ 并发症

• 严重病例的胎内羊水过少将导致 Potter 综合征和肺发育不良。

• 肾发育不良和肾实质损伤将导致进展性肾功能不全及其合并症,如贫血、酸中毒、水电解质紊乱、发育迟缓。

• 尿路感染和膀胱输尿管反流常见于后尿道瓣膜。

• 尿失禁可能源自膀胱过度活动症(不自主收缩)、排空障碍(膀胱低顺应性)和多尿。

 疾病编码

ICD10

• Q64.2 先天性后尿道瓣膜。

• Q64.39 其他尿道和膀胱颈的狭窄和闭锁。

• N28.89 肾脏和输尿管的其他特定疾病。

❓ 常见问答与解答

• 问:针对儿童远期膀胱功能不良和失禁,能做些什么?

• 答:患儿应有总体的肠道和膀胱管理概念,以针对排泄功能不良的风险。另外,可能会需要更进一步的膀胱管理,包括清洁、

间歇导尿和药物。

• 问:后尿道瓣膜患儿是否是肾移植的优质受体?

• 答:后尿道瓣膜患儿进行肾移植的 5 年肾脏存活率约为 50%,主要障碍是膀胱功能不良。所以,对此类患者要进行更积极的膀胱管理及长期随访。

• 问:什么是瓣膜膀胱综合征?

• 答:瓣膜膀胱是指膀胱低顺应性和高压储尿状态,并增加肾损伤的概率。在后尿道瓣膜患儿中的发生率大约为 20%。

• 问:后尿道瓣膜中的膀胱输尿管反流和肾发育不良综合征是指什么?

• 答:后尿道瓣膜患儿中大约有 13% 发生膀胱输尿管反流和单侧肾发育不良(VURD)。单侧肾发育不良合并重度膀胱输尿管反流,将后尿道瓣膜带来的膀胱高压引向单侧肾脏,而对侧的无反流的肾脏能免于损害。

呼吸道合胞病毒
(参见:毛细支气管炎)

Respiratory Syncytial Virus
(See Also: Bronchiolitis)

David K. Hong • Alan R. Schroeder
时艳艳 译 / 张晓波 审校

 基础知识

■ 描述

• 呼吸道合胞病毒(RSV)是有包膜的、非节段性、单股负链 RNA 病毒,属于副黏病毒科、肺炎病毒属。根据 G 黏附蛋白的不同被分为 A、B 两个亚型,而 F 融合蛋白使两个亚型保持了同源性。

• 是主要影响小气道的下呼吸道疾病——毛细支气管炎的最常见病原。

■ 流行病学

• 培养期 2～8 天。

• 在出现临床症状前 4 天即可在分泌物中检测到病毒。排毒期一般 3～8 天,但免疫功能不全者可长达 3～4 周。

• 主要通过直接接触鼻咽部、眼部的分泌物或污染物传播。

• 因病毒可在物体表面和手部存活数小时,故可发生院内传播。

• 在美国,RSV 流行季节为 11 月至次年 4月,持续 18～20 周。

• 在热带地区,RSV 的季节性不明显,可全

年发生。

• A、B 亚型交替流行,但也可共流行。

发病率

• 主要感染 2 岁内婴幼儿,其中 20%～30% 可发展为下呼吸道感染。

• 5 岁以下儿童每年 RSV 相关住院率约为 3/1 000,6 个月龄以下为 17/1 000。

患病率

• 1 岁内感染的占 50%,2 岁内感染的占 100%。

• 在同一个流行季节可发生再次感染,再次感染常见于婴幼儿。

• 再次感染通常病情较轻。

■ 危险因素

严重感染的主要危险因素包括:

• 年龄<1 岁,尤其是<6 个月。

• 早产(胎龄<35 周)。

• 潜在心肺疾病(如早产儿慢性肺病、先天性心脏病)。

• 先天性免疫缺陷。

• 服用免疫抑制剂(如移植患者、肿瘤患者)。

■ 一般预防

• 目前尚无 RSV 疫苗。20 世纪 60 年代进行试验的福尔马林灭活 RSV 疫苗,使暴露于野生型 RSV 病毒后的感染严重程度增加。这可能是由过度免疫反应引起的。

• 由于 RSV 可在物体表面存活,严格洗手可减少院内感染。

• 已证明常规穿隔离衣和戴手套可以降低 RSV 的院内传播。

• RSV 感染的患儿应被隔离在单独的病房内。

• 帕利珠单抗——一种人源化单克隆抗体,可直接作用于 RSV 的高度保守的 F 融合蛋白,是目前唯一可以预防高危儿童 RSV 感染的产品。

- 应使用帕利珠单抗的儿童:

◦ 年龄<2 岁、因慢性肺疾病接受医学治疗的儿童。

◦ 有早产史的婴幼儿(胎龄<32 周)。

- 可考虑使用帕利珠单抗的儿童:

◦ 胎龄 32～35 周的高危早产儿。

◦ 患有先天性心脏病、先天性呼吸道发育异

H

常及神经肌肉疾病的婴幼儿。

– 应用方法:每 30 天肌注 1 次(15 mg/kg),连续 5 次,通常于 11 月至次年 4 月使用。

– 具体可参照美国儿科学会(AAP)感染性疾病委员会、胎儿和新生儿委员会的意见。

■ 病理生理

• G 蛋白是参与病毒吸附于细胞表面的主要表面糖蛋白。

• F 蛋白帮助病毒进入细胞,使病毒包膜和宿主细胞膜融合,形成合胞体。

• 感染最初累及鼻咽部,随后可移至下呼吸道。

• 小呼吸道感染引起上皮细胞水肿、坏死、炎症细胞浸润,最终导致呼吸道阻塞和空气潴留。严重 RSV 感染与患儿日后反复喘息相关。目前还不清楚究竟是 RSV 感染引起随后的反复喘息,还是易患严重喘息的患儿更容易发生严重的 RSV 感染。

诊断

■ 病史

• 早期症状包括流涕、咳嗽和发热。

• 咳嗽是最常见的症状,一般在 1～2 天内进展。

• 相关表现:

– 呼吸暂停,引起青紫发作的严重咳嗽。

– 进食减少。

– 尿量减少(如更换湿尿布减少)。

– 呼吸困难。

■ 体格检查

• 鼻腔分泌物增多。

• 急性中耳炎或渗出性中耳炎。

• 脱水征象(黏膜干燥、毛细血管充盈时间延长)。

• 结膜炎。

• 不同程度的呼吸窘迫。

– 轻度:胸骨上窝凹陷、呼吸稍增快。

– 中度:肋下或肋间隙凹陷。

– 重度:严重吸凹征、呻吟、呼吸频率>60 次/分、嗜睡。

• 气体潴留引起肺过度膨胀,导致桶状胸,肋下肝脾大。

• 脉搏氧饱和度检测可显示低氧血症。

■ 诊断检查与说明

实验室检查

• 通过病毒培养可确诊 RSV 感染,但需要

5 天以上。

• 鼻咽拭子快速抗原检测可用来检测病毒,敏感度达 80%～90%:

– 酶联免疫分析。

– 免疫荧光法。

• 逆转录聚合酶链式反应(RT - PCR)法是较快速抗原检测敏感度更高的检测方法,目前已经商品化,但这种方法在患儿不再排放病毒时仍可在鼻分泌物中检测到病毒 RNA。

• 因很少同时合并严重的细菌感染,全血细胞计数和血培养一般无异常。

• 3%患儿可同时合并尿路感染,故对持续发热的患儿可行尿常规和尿培养。

影像学检查

• RSV 感染患儿不应常规行胸部 X 线检查。

• 胸部 X 线检查可见肺部过度充气、肺纹理增多、局部肺不张或浸润影,这些表现并不影响治疗方案,甚至会导致一些不必要的抗生素治疗。

■ 鉴别诊断

• 感染性:

– 流感病毒。

– 副流感病毒。

– 人偏肺病毒。

– 腺病毒。

– 冠状病毒。

– 肺炎支原体。

• 环境性:上呼吸道异物。

• 肿瘤性:肿块压迫上呼吸道。

• 先天性:喉软化或气管软化。

治疗

■ 药物治疗

• β肾上腺素能药物:支气管扩张剂不应常规使用。然而有研究提示,支气管扩张剂可暂时改善一些患者的呼吸评分,但并没有数据表明可以降低住院率及缩短住院时间。

• (外)消旋肾上腺素:已被证实可较安慰剂降低住院率,较沙丁胺醇缩短住院时间。

• 某些患儿试用支气管扩张剂后症状可得到缓解,但其使用仍有争议。应在使用前和使用后仔细进行临床评估,以支持其继续应用。

• 糖皮质激素:无效,不应该使用。

• 利巴韦林:在体外具有抗 RSV 效果,但利巴韦林雾化不应作为治疗毛细支气管炎的

常规用药。在治疗严重毛细支气管炎(如病情严重的先天性免疫缺陷患儿)时可能有用。

• 抗生素:一般无使用指征。毛细支气管炎很少同时合并血或肺部细菌感染,但发热的毛细支气管炎患儿中有 3%存在尿路感染。

• 高渗生理盐水雾化:仅少数研究表明高渗生理盐水雾化能缩短住院时间和改善临床症状。

■ 其他治疗

一般措施

• 支持治疗:如果氧饱和度持续<90%,需要静脉补液和吸氧。

• 对有呼吸暂停和低氧血症风险的患儿应进行心电监护和脉搏氧饱和度监测。

• 病情严重者需要行 CPAP 或机械通气等呼吸支持。

■ 住院事项

初始治疗

出现临近呼吸衰竭的情况,如呼吸暂停、严重的呼吸窘迫,需要气管插管和机械通气。

后续治疗与护理

■ 随访推荐

• 下呼吸道症状一般在最初症状后 2～3 天出现。

• 通常在病程 5～7 天达到高峰,有 20%患儿症状可持续 3 周。

• 反复窒息发作少见,一般不需要家庭监测。

• 发热一般持续 2～3 天。

患者监测

需警惕的表现:

• 呼吸急促、呼吸功增加。

• 嗜睡、意识改变。

• 脱水征象(黏膜干燥、尿量减少)。

■ 预后

• 大部分患儿的病情为轻中度,仅需要支持治疗。

• 1%～3%的患儿需要住院治疗,大部分患儿不留后遗症。

• 有早产史、心肺基础疾病的婴幼儿可能病情更重,病程较长。

• 一生中再感染的发生率约为每年 5%。

• 有数据表明,患有严重毛细支气管炎的患

儿1岁内反复喘息发作的风险增高。目前仍不清楚严重 RSV 感染是否会引起长期的呼吸道高反应性。

■ 并发症

• 脱水。
• 小婴儿呼吸暂停(可发生于所有原因引起的毛细支气管炎,不仅仅是 RSV 感染)。
• 低氧血症。
• 高碳酸血症。
• 呼吸衰竭。
• 肺炎,很少为细菌性肺炎。
• 哮吼。
• 急性中耳炎。
• 哮喘。

疾病编码

ICD10

• B97.4 呼吸道合胞病毒引起疾病的其他分类。
• J21.0 呼吸道合胞病毒引起的急性毛细支气管炎。
• J20.5 呼吸道合胞病毒引起的急性支气管炎。

常见问题与解答

• 问:我的孩子怎么得这种病的?
• 答:RSV 引起的毛细支气管炎是由呼吸道合胞病毒引起。这种病毒很常见,通过人

与人之间接触鼻分泌物及空气飞沫传播。
• 问:宝宝的传染性持续多久?
• 答:在出现临床症状前 24 h 即有病毒排放,并最长持续到出现临床症状后 21 天。
• 问:宝宝这次生病有喘息症状,以后会不会发展为哮喘?
• 答:严重的 RSV 毛细支气管炎与 1 岁内反复喘息发作有一定关系,但并不清楚 RSV 感染是否会引起日后哮喘。
• 问:如何预防宝宝感染 RSV?
• 答:很遗憾,目前尚无针对 RSV 的疫苗。在 RSV 流行季节,可以对高危婴幼儿(早产儿慢性肺病、先天性心脏病)使用帕利珠单抗来预防严重的下呼吸道感染。

呼吸窘迫综合征 Respiratory Distress Syndrome

Julie M. Nogee ・ Lawrence M. Nogee 时艳艳 译 / 陆爱珍 审校

基础知识

■ 描述

呼吸窘迫综合征(RDS)是一种多见于早产儿的急性、进行性加重的肺部疾病,以肺泡萎陷为特征。肺泡萎陷是由于肺发育不成熟引起的肺表面活性物质(PS)缺乏导致的,临床表现为呼吸功增加、低氧血症和呼吸性酸中毒,又被称为肺透明膜病(HMD)。

■ 流行病学

• RDS 是早产儿最常见的肺部疾病,美国每年有 60 000~80 000 例新生儿发生 RDS。
• 胎龄越小的早产儿发病风险越高,胎龄<26 周的早产儿 RDS 发生率几乎 100%。
• 对于近足月的产程尚未发动的剖宫产新生儿,胎龄比 39 周每少 1 周,RDS 的风险增加 2 倍。

■ 危险因素

• 早产。
• 低出生体重儿。
• 母亲糖尿病。
• 产程发动前行剖宫产。
• 产前未用激素。
• 男性。
• 白种人。
• 围生期抑郁症。

■ 病理生理

• 由于 PS 缺乏或功能异常,使肺泡趋于萎陷,从而引起低通气和进一步通气/血流失调,导致低氧血症和呼吸性酸中毒。
• 早产儿肺发育不成熟及 PS 缺乏,导致液体渗漏出和肺泡水肿。
• 蛋白质或其他物质漏至肺泡导致 PS 失活。
• 呼吸功增加产生了较高的胸腔负压来克服肺泡萎陷,高顺应性的新生儿肋廓和低顺应性的肺使得胸廓凹陷。
• 呼气性呻吟是因在呼气末声门关闭,以防止呼气末肺泡萎陷,维持功能残气量。
• 肺动脉平滑肌床发育完善的新生儿,因缺氧引起血管收缩,可发展为继发性肺动脉高压。

■ 一般预防

• 预防早产。
• 产前使用激素。

诊断

■ 病史

• 胎龄,出生体重。
• 产前未使用激素。
• 分娩史:母亲糖尿病、围生期窒息、分娩方式、产程未发动、双胎之小。

• 复苏:需氧、正压通气、气管插管、肺表面活性物质。

■ 体格检查

• 青紫、呻吟、鼻翼扇动,辅助呼吸肌做功。
• 生命体征(包括呼吸频率,以判断有无呼吸急促)和血氧饱和度(判断有无缺氧)。
• 肺部查体,包括呼吸浅表或呼吸音减低、双侧呼吸音不对称及肺部啰音。

■ 诊断检查和说明

实验室检查

• 血气分析(BGs):动脉血气分析可快速获得准确的 pH、$PaCO_2$ 和 PaO_2 值,以避免缺氧和高氧。
• 如果是从温暖肢体的毛细血管采血做血气分析,也可获得准确的 pH 和 $PaCO_2$ 值,但如果肢体灌注不良或者不够温暖,可能会影响检查结果。
• 可以通过无创的血氧饱和度监测来评估氧合情况。
• 影像学检查。
• 胸片:
 - 典型表现包括肺部透亮度减低、毛玻璃样改变和支气管充气征。
 - 侧位片有助于发现肺气漏。
• 其他影像学检查(CT、超声波)并非诊断和治疗 RDS 所必须,但在怀疑其他的肺部

病变时可以做。

▪ 鉴别诊断

常见：
- 新生儿暂时性呼吸增快（TIN）。
- 感染（脓毒症、肺炎）。
- 肺气漏（也可以是 RDS 的并发症）。
- 胎粪吸入综合征。

不常见：
- 肺发育不全。
- 先天性心脏病。
- 原发性纤毛运动障碍。
- 基因缺陷引起的 PS 功能障碍。

 ## 治疗

▪ 一般措施

饮食事项

足够的葡萄糖输注，以预防低血糖。肠内营养尚未完全建立的时候，需要静脉营养来提供渐增的热量以满足液体和营养的供给。

支持治疗
- 保温用的辐射式抢救台或者婴儿暖箱。
- 增加容量和（或）给予升压药维持不同胎龄新生儿的血压，以维持正常灌注。

▪ 药物治疗

- 外源性 PS。
  - 改进的天然型 PS（即从哺乳动物中提取）和合成型 PS 都可降低 RDS 的发病率和病死率。
  - 外源性 PS 通过气管插管直接气管内给药。PS 给药需要给婴儿气管插管，其他可替代的给药方法仍在探索。
  - 给药时机：
    ◦ 预防用药：对 RDS 的高危儿，即使没有发病，在生命体征稳定后仍应尽早给药，通常为生后 15 min 以内。预防性用药主要针对 RDS 高危儿，比如胎龄＜26 周的新生儿。
    ◦ 抢救用药：对已确诊 RDS 的患儿，应立即给予。通常为生后 1～24 h。
    ◦ 追加给药：对部分 RDS 仍在进展的患儿，如需要持续高 FiO₂（FiO₂ 在 0.3～0.4 及以上），或者需要机械通气者，需使用第 2 剂 PS，建议咨询新生儿专科医生以确定是否给予第 2 剂。

注意
- PS 偶可堵塞气管插管，引起急性呼吸道阻塞（高碳酸血症和低氧血症），这时需要抽吸或者更换气管插管。
- 使用 PS 后肺顺应性可迅速改善。需要密切监测患儿体征、动脉血氧饱和度（SaO₂）、血气分析及潮气量，以防过度换气。

- 枸橼酸咖啡因：
  - 主要用于早产儿呼吸暂停的治疗，并且有可能缩短 RDS 患儿机械通气的时间。

▪ 其他疗法

- 持续呼吸道正压通气（CPAP）：
  - 可以通过鼻塞、面罩实现，连接呼吸机、专用设备或者水封瓶装置"bubble CPAP"。
  - CPAP 可预防呼气末肺泡萎陷，在产房即可进行。
- 湿化高流量鼻导管辅助通气（HFNC）：
  - 易于操作，能达到 CPAP 效果，且可降低鼻中隔压迫性坏死的风险。
  - 压力可调节。
- 机械通气：
  - 适用于严重的呼吸性酸中毒和低氧血症。在气管插管内使用 PS 后应立即开始机械通气。
  - 对于极严重的或合并肺气漏的患儿可使用高频通气。

 ## 后续治疗与护理

▪ 随访推荐

- 极低出生体重儿和超低出生体重儿应在专科门诊进行随访。随访内容包括神经系统发育、肺部（支气管肺发育不良、BPD）和眼科（早产儿视网膜病）。
- 预防接种是减少后续呼吸系统疾病发病率和死亡率的重要预防措施。详见"支气管肺发育不良"章节关于帕利珠单抗被动免疫预防呼吸道合胞病毒的论述。

▪ 预后

自然病程：生后 24～72 h 内未处理者病情较重，存活 5～10 天以上者病情将逐渐改善。母产前激素治疗、CPAP、机械通气和 PS 治疗的患儿病情将很快好转，且 RDS 病死率低。预后与早产程度及相关并发症关系密切。

▪ 并发症

- 肺气漏：气胸、纵隔积气、肺间质气肿、心包积气。

注意
- 气胸紧急处理：张力性气胸可由 RDS 或者 RDS 的治疗引起，可危及生命，甚至在胎龄较大的早产儿和足月儿也可发生。穿刺抽气暂时稳定病情后要放置胸腔引流管。

- 肺出血：典型的表现为生后 1～3 天突然出现呼吸情况恶化、咳粉红色或红色泡沫痰，或者气管插管内出现鲜血。表现为肺野弥漫性透亮度降低，提示肺顺应性下降。
- 并发症主要与早产有关，常发生于 RDS 之后。
  - 动脉导管未闭：由于动脉导管左向右分流，可能发生肺水肿和充血性心力衰竭。
  - 支气管肺发育不良：是由多种病因导致的慢性疾病。包括肺发育异常、肺部损伤后的异常修复，以及其他引起感染的因素。

🔵 疾病编码

ICD10
- P22.0 新生儿呼吸窘迫综合征。

❓ 常见问题与解答

- 问：所有诊断 RDS 的患儿都应该进行抗生素治疗吗？
- 答：对所有诊断 RDS 的婴幼儿（尤其是感染 B 组链球菌者）确实都应考虑到脓毒血症及肺炎的可能性。危险因素包括母亲 B 组链球菌感染、绒毛膜羊膜炎、分娩时使用抗生素和分娩方式。如果新生儿患 RDS 的危险因素大于脓毒血症的危险因素，如孕母是因适应证而行剖宫产，那么可暂时停用抗生素。然而，由于新生儿肺炎的胸片表现可以与 RDS 几乎完全相同，需要对 RDS 患儿送检血培养以筛查脓毒症，同时寻找其他实验感染证据，如全血细胞计数及急性期反应物（如 C 反应蛋白），并开始予氨苄西林或青霉素联合一种氨基糖苷类药物经验性治疗。抗生素治疗一般需要持续 48 h，并根据血培养结果、临床表现以及其他实验室检查结果调整治疗方案。如果检测出某种病原体的话，治疗将更有针对性。
- 问：RDS 急性期最糟糕的并发症是什么？
- 答：急性肺气漏（主要是张力性气胸）可危及生命，甚至可发生于近足月儿和足月儿 RDS。合并肺气漏的患儿应立即被送至能很好处理这一紧急情况的部门进行及时处理。对小新生儿来说，肺出血也可危及生命。

• 问:既然胎龄 26 周的早产儿的 RDS 发生率如此之高,这样的孩子需要自动接受预防性 PS 吗?

• 答:不是必需的。早期的随机对照双盲研究的确证明,对胎龄≤26 周的早产儿预防性使用 PS 可降低 RDS 的病死率,但这些研究是在尚未广泛使用产前激素和早期应用 CPAP 的年代进行的。近来的前瞻性随机对照研究发现,对极低出生体重儿早期、持续使用 CAPA 可获得与立即气管插管 PS 替代治疗相当的效果。

• 问:既然一些 PS 是从牛肺里提取的,那么接受这类 PS 治疗的患儿会不会增加以后牛奶蛋白过敏的风险?

• 答:使用从动物肺里提取的 PS 治疗 RDS 基本不可能增加免疫反应的风险。替代性 PS 中的两种蛋白质含量极低,非常疏水,且如此有限的治疗剂量不可能产生免疫反应。其与母乳蛋白没有结构相关性,氨基酸序列在种族间也高度保守。因此,机体免疫系统不会将其当做外来抗原。

呼吸困难 Dyspnea

Thomas G. Saba · Amy G. Fibrun　代佳佳 译 / 钱莉玲 审校

基础知识

描述

呼吸困难的主观感受包括不同性质强度的感觉。

病理生理

如下因素的异常:
• 呼吸中枢(呼吸频率、幅度)。
• 通气泵(胸壁、胸膜、呼吸道)。
• 气体交换(肺泡、毛细血管)。
• 心血管功能紊乱(心排血量)。

病因

• 呼吸:
- 上呼吸道:
○ 感染(咽喉炎、气管炎、扁桃体脓肿、会厌炎)。
○ 异物。
○ 过敏性反应。
○ 解剖异常。
○ 声带功能异常(VCD)。
- 下呼吸道:
○ 哮喘。
○ 吸入。
○ 呼吸道软化。
○ 出血。
○ 呼吸道内外的压迫(肿瘤、囊肿、血管)。
- 肺实质病变:
○ 感染(病毒、细菌、真菌)。
○ 间质性疾病。
○ 肺不张。
○ 慢性肺疾病[慢性阻塞性肺病(COPD)、肺纤维化]。
- 胸廓疾病:
○ 神经肌肉无力[杜氏肌营养不良(DMD)、脊髓萎缩(SMA)]。
○ 脊柱侧弯。
○ 漏斗胸。
- 胸膜:
○ 胸腔积液。
○ 气胸。
• 心血管:
- 心脏:
○ 肺静脉压增高。
○ 充血性心力衰竭(CHF)。
- 血管:
○ 肺动脉高压(PHTN)。
○ 肺栓塞(PE)。
• 中毒和代谢:
- 代谢性酸中毒[糖尿病酮症酸中毒、水杨酸中毒、肾小管酸中毒(RTA)]。
- 肾衰导致的体液过多。
• 其他:
- 贫血。
- 失调。
- 肥胖。
- 惊恐发作。
- 妊娠。
- 创伤。
- 胃食管反流(GERD)。

诊断

诊断思路

• 保持呼吸道通畅,重点关注威胁生命的紧急情况。
• 识别需要重症监护及紧急处理的患者和可在病房处理的患者。
• 鉴别由慢性疾病恶化发展的新发呼吸困难。
• 详细的病史是诊断的关键。

病史

• 发作。
- 反复发作,除外焦虑相关的发作。
○ 惊恐发作。
- 突发:
○ 异物、气胸。
• 伴随症状和体征。
- 紧迫感:
○ 支气管收缩(哮喘)。
- 喘鸣:
○ 上呼吸道梗阻。
- 喘息:
○ 下呼吸道梗阻。
- 胸痛:
○ 气胸、肺栓塞、胸腔积液。
- 咯血:
○ 出血。
- 仰卧位加重:
○ 肺水肿。
• 发作时间相关的。
- 运动诱导:
○ VCD、哮喘、去适应作用、胃食管反流。
- 夜间:
○ 哮喘、胃食管反流。
- 持续进行性:
○ 神经肌肉疾病、ILD。
• 感染症状及体征。
- 发热、咳嗽、鼻涕:
○ 肺炎、支气管炎。
- 喘鸣、咳嗽、迅速发作:
○ 咽喉炎、气管炎、扁桃体脓肿、会厌炎。
• 胃肠道症状及体征。
- 气哽、呕吐:
○ 吸入性。
- 上腹部疼痛不适:

◦ 胃食管反流。

• 暴露。

– 水杨酸、过敏原。

• 肺栓塞危险因素包括制动、外科手术、吸烟、妊娠、中心置管、深静脉血栓病史。

• 心脏病史。

– 肺动脉高压、充血性心力衰竭。

• 糖尿病史。

– 多尿、多饮、多食。

■ **体格检查**

• 生命体征、氧饱和度、体温。

– 发热：

◦ 感染。

– 低氧：心脏和肺部疾病。

• 体重、体质指数。

– 慢性疾病、肥胖。

• 呼吸音。

– 广泛性呼吸音减低：

◦ 支气管狭窄、肺不张。

– 局限性呼吸音减低：

◦ 气胸、胸腔积液、局部梗阻、单侧膈肌上移、异物、肺炎。

– 羊鸣音、支气管呼吸音：

◦ 肺实变、肺炎。

– 干啰音：

◦ 支气管狭窄、异物、支气管炎。

– 湿啰音：

◦ 感染、间质性肺疾病（尤其是与咳嗽无关的湿啰音）。

– 犬鸣样咳嗽：

◦ 喉炎。

– 喘鸣：

◦ 上呼吸道梗阻。

• 心脏检查。

– 湿啰音、外周水肿、肝大、奔马律：

◦ 充血性心力衰竭。

– P₂亢进：

◦ 肺动脉高压。

• 四肢。

– 杵状指：

◦ COPD。

– 发绀：

◦ 分流。

– 小腿压痛：

◦ 深静脉血栓形成。

• 肌肉骨骼系统。

– 肌无力：

◦ 肥大性肌营养不良、脊髓性肌萎缩症、其他神经肌肉病。

• 头颈。

– 咽喉黏膜鹅卵石样改变：

◦ 胃食管反流、过敏性鼻炎。

– 光过敏、鼻皱、鼻甲肿大：

◦ 过敏性鼻炎。

– 鼻涕：

◦ 过敏性鼻炎、感染。

– 咽部红斑、悬雍垂偏离：

◦ 扁桃体周围脓肿。

■ **诊断检查与说明**

实验室检查

首选：

• 动脉血气：

– 高碳酸血症提示急性呼吸衰竭；鉴别呼吸性酸中毒和代谢性酸中毒。

• 全血细胞计数：

– 贫血；白细胞增多伴核左移是感染的表现。

• 血糖：

– 高血糖可导致糖尿病酮症酸中毒。

• 病毒检测（PCR、直接荧光抗体、培养）：

– 诊断病毒感染；冬季考虑流感。

特殊检查：

• B型利钠肽：

– 在不能及时进行超声心动图检查时可帮助诊断心脏疾病。

影像学检查

首选：

• 胸片：

– 识别胸腔积液、气胸、实变、心脏增大、肺气肿。

特殊检查：

• CT：

– 高分辨率CT诊断间质性肺疾病；螺旋CTA诊断肺动脉栓塞。

• 超声心动图：

– 肺动脉高压、心力衰竭、结构异常。

诊断步骤与其他

• 肺功能检查：

– 通气功能检测：

◦ 阻塞性肺疾病（哮喘）；鉴别上小呼吸道梗阻。

– 肺容量：

◦ 限制性肺疾病（间质性肺疾病、神经肌肉病、胸壁疾病）。

– 弥散能力：

◦ 间质性肺疾病。

– 平均吸入和呼出压力：

◦ 神经肌肉病及肌无力。

• 支气管镜和肺泡灌洗液：

– 动态的观察呼吸道测定固定的（血管）或动态的（支气管软化）呼吸道压；细菌、病毒、真菌培养；富脂巨噬细胞（吸入）、含铁血黄素（出血）。

• 心电图：

– 快速诊断心脏疾病。

• 心肺运动试验：

– 以上检查不能确诊时，可鉴别心脏、呼吸导致的疾病。

 治疗

• 保持呼吸道通畅，稳定患者。

• 直接针对导致呼吸困难的病因进行治疗。

• 考虑缓解症状的治疗及纠正可逆因素。

■ **药物治疗**

• 类罂粟碱。

• 抗焦虑剂。

■ **其他治疗**

一般措施

• 氧疗。

• 肺康复。

• 远离冷空气。

> **注意**
>
> 对于高碳酸血症的呼吸衰竭患者，低氧血症是最根本导致呼吸困难的原因，氧疗能使其改善。

■ **转诊问题**

• 生命征不平稳、呼吸道不畅、氧饱和度低需要紧急处理。

• 外科会诊异物需要严格使用气管镜取出。

• 肺部参考严重哮喘、出血、ILD、心力衰竭、DMD、SMA、纤维支气管镜、机械通气。

• 心脏疾病、肺动脉高压转诊心脏科。

• 糖尿病转诊内分泌科。

• 肾小管性酸中毒、肾功能衰竭转诊肾脏科。

■ **手术与其他治疗**

• 张力性气胸需置胸腔引流管。

• 包裹性脓胸需进行胸腔引流或胸外科手术探查。

• 异物需纤维支气管镜快速取出。

• 纤维支气管镜和喉镜可直观诊断，肺泡灌洗液。

化脓性关节炎 Septic Arthritis

Joanna E. Thomson · Erin E. Shaughness　夏天 译/王达辉 审校

疾病编码

ICD10

- R06.00 未特指的呼吸困难。
- R06.1 喘鸣。
- R06.2 喘息。

常见问题与解答

- 问：在绝大多数儿科病例中，都会出现呼吸困难吗？
- 答：是的。一旦患儿出现呼吸困难，需要全面检查所有系统。

- 问：与成人呼吸困难的病因有何不同？
- 答：在成人当中，呼吸困难的主要病因是哮喘、COPD、ILD、心肌功能不全、肥胖及适应不良。儿童常见的是哮喘和肥胖，COPD 和 ILD，心肌病更常见于成人。

基础知识

描述

通常无菌的关节间隙的微生物感染和炎症。

流行病学

- 最常见年龄：幼儿和学龄儿童（2～6 岁）。
- 优势性别：男性（男女比例为 2∶1）。
- 最常见部位：下肢（髋、膝和踝）和大关节（髋、肩、肘）。

病理生理

- 细菌进入关节间隙：
- 血源性传播（一过性的菌血症中的种植）最常见。
- 直接种植（穿刺伤或手术）。
- 骨感染扩散（主要在<1 岁的患儿，其有血管在干骺端和骨骺间穿过）。
- 对细胞因子响应、炎症细胞流入、蛋白水解酶释放。
- 导致滑膜和软骨结构的破坏。

病因

- 以年龄区分的最常见病原：
- 新生儿：B 族链球菌、金黄色葡萄球菌、大肠埃希杆菌和白色念珠菌。
- 较大儿童：金黄色葡萄球菌、A 族链球菌、幼儿金格杆菌、流感嗜血杆菌。
- 也被考虑的病原：
- 沙门菌：伴有镰状细胞病的患儿。
- 淋病奈瑟菌：新生儿和有性行为的青少年。
- 脑膜炎奈瑟菌。
- 结核分枝杆菌。
- 风疹。
- 细小病毒。

- 乙型或丙型肝炎病毒。
- 腮腺炎。
- 疱疹病毒（EB 病毒、巨细胞病毒、单纯疱疹病毒、水痘-带状疱疹病毒）。
- 真菌病原（如球孢子菌病）。

常见相关疾病

- 镰状细胞病：沙门菌。
- 免疫功能不全患儿：支原体、脲原体、克雷伯菌属或曲菌属真菌感染。

诊断

病史

- 系统症状：
- 发热（在 75% 患儿中发生在起病最初的数天）。
- 乏力。
- 食欲不佳。
- 关节症状：
- 疼痛：日益恶化，而非时好时坏。
- 跛行。
- 不能负重、拒绝活动关节、偏爱特定体位。
- 典型单关节。
- 当患儿主诉膝或大腿疼痛时，应该考虑髋部牵涉可能。

体格检查

- 病容。
- 关节：
- 红、肿、热。
- 维持"舒适体位"以使关节内体积最大（如髋屈曲、外展、外旋）。
- "假性瘫痪"：拒绝活动患肢。
- 存在于整个活动范围的疼痛（即使是被动活动）。
- 表现可延迟，在深部关节（髋和肩）可无外

部表现。
- 在受惊吓或不合作的儿童中，可远距离观察，而让患儿父母帮助完成压痛和活动度检查。

诊断检查与说明

实验室检查

- 滑膜液分析对诊断是关键的：
- 白细胞计数：>（50～10 000）/mm³ 且中性粒细胞>75%。
- 葡萄糖：<血清中的 50%。
- 革兰染色：在约 50% 的病例中可发现病原微生物。
- 培养：在约 75% 的病例中可发现病原微生物（除外淋球菌）。
  - PCR 技术可使病原微生物很高产出而很快确定。
- 接种关节液于金格杆菌复苏条件的血液培养瓶中。
  - 关节液金格杆菌毒素实时 PCR 较革兰染色或单纯培养有更高的产量。
- 其他支持性血液检查：
- 白细胞计数：敏感性和特异性均不佳。
- 血沉：95% 的病例中升高（>30 mm/h）。
- C 反应蛋白（CRP）：升高（>1.0 mg/dl）。在一项研究中，PCR<1.0 mg/dl 有 87% 的阴性预测值。
- 血培养：约 40% 的病例为阳性，关节液培养阴性时，有时血培养发现病原物。
- 伯氏疏螺旋体血清学或关节液 PCR 有助于鉴别细菌性关节炎和莱姆病。

影像学检查

- 放射科摄片：
- 可显示关节间隙增宽和（或）脂肪垫推移。
- 超声：
- 描述关节囊内积液的量。
- 多普勒彩超显示血流增加与感染相关。

H

双侧积液提示暂时性滑膜炎。

- 有助于导针抽吸(特别是在如髋关节的深部关节)。

• MRI 和骨扫描:

- 不应延迟穿刺抽吸或抗生素治疗。

- MRI:关节液的早期探查;也可显示邻近骨的病变以提示骨髓炎。

- 骨扫描:发现检查"血池"相时关节摄取周径增加。

- 应考虑对<4 岁患儿、涉及肩关节患儿或症状>6 天患儿做这些检查,以确诊有无伴发骨髓炎。

■ 鉴别诊断

• 感染:

- 骨髓炎伴或不伴邻近关节的播散。

- 感染和感染后的反应性关节炎:脑膜炎奈瑟菌、A 族链球菌、沙门菌、支原体、克雷伯菌、志贺杆菌、耶尔森菌、衣原体。

- 蜂窝织炎导致继发于炎症的关节活动度减小。

- 腰大肌脓肿或腹膜后脓肿。

- 结核性关节炎。

- 莱姆病(伯氏疏螺旋体)。

- 感染性滑囊炎。

• 肿瘤:

- 骨原性肉瘤(长骨疼痛播散至关节)。

- 白血病或淋巴瘤。

• 创伤:

- 生长板周围的隐性骨折。

- 韧带损伤(扭伤)。

- 异物滑膜炎。

- 创伤性膝关节积液及关节积血。

• 免疫性或风湿性疾病:

- 毒性(暂时性)滑膜炎:最常见,必须进行关节穿刺检查以与化脓性关节炎鉴别。

- 急性风湿热。

- 系统性红斑狼疮。

- 青少年类风湿性关节炎。

- 过敏性紫癜。

- 反应性关节炎综合征(肠道感染或衣原体感染后):关节炎、虹膜炎、尿道炎。

- 白塞综合征(虹膜睫状体炎、生殖器和口腔溃疡)。

- 血清疾病。

- 炎症性肠病。

• 肌肉骨骼疾病:

- 膝:骨突炎(如 Osgood-Schlatter 病)、髌股关节疼痛综合征、剥脱性骨软骨炎。

- 髋:股骨头骨骺滑脱。

• 髋关节化脓性关节炎和暂时性滑膜炎的鉴别方法:如以下 4 项均不存在,则强烈提示无化脓性关节炎。

- 发热。

- ESR>20 mm/h。

- CRP>1.0 mg/dl。

- WBC>11 000 个/ml。

- 平片显示关节间隙积液。

> **注意**
>
> • 临床检查连同急性发作病史应怀疑化脓性关节炎,即使实验室检查为阴性。滑膜炎的分析对诊断是有必要的。
>
> • 一些儿童,特别是新生儿和幼儿,在疾病早期并不表现出系统性疾病的征象。

治疗

■ 药物治疗

• 当血培养和关节炎培养获得后应立即开始。

• 以年龄分组针对普通病原体的经验性抗生素治疗;可参考革兰染色结果。

- 典型一线用药:抗葡萄球菌的青霉素或一代头孢。

- 在耐甲氧西林金黄色葡萄球菌流行(>15%)区域,考虑使用万古霉素或克林霉素作为一线治疗用药。

• 考虑加用三代头孢:

- 新生儿(也可选择加用庆大霉素)。

- 革兰染色发现阴性菌。

- 高度怀疑金格杆菌。

- 在有性生活的青少年中为覆盖淋球菌。

- 在镰状细胞病患儿中为覆盖沙门菌。

• 一旦病原菌确定且获得药敏结果应缩小覆盖范围。

• 治疗时间应因病原菌而异。

- 金黄色葡萄球菌:3 周。

- 肺炎链球菌、金格杆菌和脑膜炎球菌:2～3 周。

- 对罕见病原菌和病程复杂者应延长疗程。

- 通过短程的静脉治疗后,查体和实验室检查有好转者可改用口服抗生素。

• 镇痛剂控制疼痛。

• 不建议关节内注射抗生素。

■ 住院事项

初始治疗

• 骨科急诊处理:感染部位应尽快引流。

• 关节穿刺抽吸后立即使用抗生素。

• 手术切开引流和(或)灌洗的指征:

- 累及髋关节。

- 累及肩关节(有争议)。

- 不能通过 18 号针头的稠厚的、脓性的或纤维蛋白渗出液。

• 肢体制动。

• 疼痛控制。

后续治疗与护理

■ 随访推荐

患者监测

• 由骨科手术医生随访。

• 理疗可能有帮助。

• 预期改善时间:

- 合适的抗生素治疗 2 天后症状明显好转。

- 治疗第二天 CRP 达峰值并在 7～10 天内迅速恢复正常。

• 值得引起关注的情况:

- 3～4 天合适抗生素治疗后仍持续性疼痛、发热或活动度无改善。

- 抗生素治疗后 ESR 或 CRP 升高。

- 化脓性关节炎严重病例可能需要持续引流和清创。

■ 预后

• 相比较合适的治疗而言,更取决于病程的长短:

- 如果没有在起病 4 天内实施抗生素治疗,残余关节功能障碍的发病率增加。

■ 并发症

• 组织破坏和瘢痕形成造成永久的关节活动受限。

• 如果累及骨骺将造成生长障碍(下肢不等长)。

• 股骨头缺血坏死(由于关节内压力增高影响血流)。

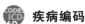 疾病编码

ICD10

• M00.9 化脓性关节炎,未特指。

• M00.859 其他细菌导致的关节炎,未特指的髋。

• M00.861 其他细菌导致的关节炎,右膝。

常见问题与解答

- 问:如果患儿被怀疑患髋关节化脓性关节炎,最佳处理是什么?
- 答:有指征行髋关节穿刺抽吸是有指征的。如果发现脓液或穿刺液提示感染,有指征行关节切开引流,并必须实施以防止远期关节破坏。需急诊手术。

坏死性小肠结肠炎

Susan W. Aucott · Fizan Abdullah 钱甜 译/曹云 审校

基础知识

描述

坏死性小肠结肠炎(NEC)是发生在新生儿期的严重的获得性消化道疾病,表现为弥漫性肠道坏死性损伤,并引起穿孔或黏膜下积气。全消化道易感,但以远端小肠和近端结肠好发。损害从弥漫斑块状坏死到局灶性损害。临床表现为与消化道炎症性损伤相关的全身症状和体征,影像学显示肠壁积气。

流行病学

- NEC 好发于肠道喂养开始后,生后 1～3 周(3～20 天)起病。越是早产的患儿,发生 NEC 的风险的时间越长,有病例报道生后 3 个月发病。
- NEC 主要见于早产儿,但仍有 10% 的患儿为足月儿。
- 不同 NICU 的 NEC 发病率为 1%～7%,占活产儿的 1‰～3‰。
- NEC 主要见于早产儿,患病的风险随着胎龄和出生体重的降低而增加。
- VLBW 早产儿(出生体重<1 500 g)NEC 发病率为 7%。
- 出生体重 500～750 g 的早产儿 NEC 患病风险最高(15%)。

危险因素

- NEC 最主要的危险因素是早产,其他危险因素如下:
- 心血管系统不稳定。
- 呼吸系统疾病引起反复或持续性低氧血症。
- 青紫型心脏病。
- 红细胞增多症。
- 换血治疗。
- 肠道发育异常。
- 围生期窒息。
- 小于胎龄儿。
- 母亲产前子痫。
- 产前母亲使用可卡因。
- 长期静脉使用抗生素。

一般预防

- 提倡纯母乳喂养。当没有母乳时,使用捐赠母乳可以降低 NEC 发病率。
- 出生体重<1 500 g 的患儿加奶速度过快会增加 NEC 风险[>20 ml/(kg·d)]。早期数日微量喂养[<10 ml/(kg·d)]后再加奶可以促进肠道成熟,改善喂养耐受性。
- 使用益生菌降低 VLBW 早产儿 NEC 发病率的研究结果不一致。益生菌增加发生败血症的风险已引起关注。
- 目前研究关注免疫营养制剂,如精氨酸、谷氨酰胺、乳铁蛋白和 ω-3 多不饱和脂肪酸等。但目前的研究证据尚不足以提出推荐意见。

病理生理

- 早期不同程度炎症反应引起黏膜表层溃疡和黏膜下层水肿和出血,严重患儿导致全层凝固性坏死和穿孔。
- NEC 好发部位包括远端回肠、回盲部和升结肠。
- 50% 的患儿同时有结肠和小肠病变,其余 50% 的患儿仅有小肠或结肠受累。

病因

- NEC 病因不明,目前认为是多因素引起的疾病过程。
- 不同因素直接或间接损伤肠黏膜,导致肠道通透性增高引起损伤,包括:
- 缺氧或缺血导致黏膜损伤。
- 胃肠道不成熟。
- 宿主免疫功能不成熟。
- 肠道喂养。
- 胃肠道微生物多样性降低。
- 肠内营养:
- 95% 的 NEC 患儿开始肠道喂养后起病,提示启动肠道喂养是发生 NEC 的重要因素。
- 配方奶的成分(渗透压),加奶的速度和黏膜不成熟都是致病因素。
- 由于常有报道显示 NEC 具有流行性和聚集发病的特点,很多病原微生物与 NEC 发生有关,但未发现单一的病原微生物。
- 20%～30% 的病例血培养阳性,常见革兰阴性菌。
- NEC 患儿胃肠道黏膜屏障系统抵御外源性病原微生物的功能不成熟。
- 药物可能直接损伤黏膜。

诊断

> **注意**
> 延迟诊断和治疗不当会导致疾病迅速进展,导致不良预后。

体格检查

- 腹胀、血便和喂养不耐受是开始肠道喂养后 8～10 天最常见的三联征。
- 临床表现各异,从非特异性的喂养不耐受到严重的腹胀、败血症和休克。临床根据症状和体征将疾病严重程度分 3 期,有助于制订个体化的治疗方案。
- 1 期(疑似 NEC):
  - 体温不稳定。
  - 呼吸暂停。
  - 心动过缓。
  - 神萎。
  - 发绀。
  - 血糖不稳定。
  - 胃潴留增加。
  - 呕吐(可为胆汁样)。
  - 腹胀。
  - 血便。
- 2 期(确诊 NEC):1 期症状和体征,以及:
  - 轻度代谢性酸中毒。
  - 轻度血小板减少。
  - 灌注差。

○ 严重腹胀。

○ 肠鸣音消失。

○ 腹部触痛。

○ 肉眼血便。

○ 腹壁蜂窝织炎、腹部包块。

○ 腹水。

- 3 期(进展期 NEC):1 期和 2 期 NEC 症状和体征,以及:

○ 休克及生命体征恶化。

○ 代谢性酸中毒。

○ 血小板减少。

○ 弥散性血管内凝血(DIC)。

○ 显著腹部触痛或腹膜炎。

○ 呼吸功能不全。

○ 中性粒细胞减少。

■ 诊断检查与说明

实验室检查

NEC 诊断需要多项实验室指标。血培养、动态监测全血细胞计数(CBC)和血气分析,以评估 NEC 患儿病情。

• 血小板减少。

• 代谢性酸中毒。

• 贫血。

• 中性粒细胞减少。

• DIC。

影像学检查

腹部摄片是 NEC 诊断和分期最关键的检查。

• 1 期:轻度肠管扩张。

• 2 期:

- 肠管扩张,可能固定。

- 肠壁积气(存在肠壁黏膜下或浆膜下游离气体)。

- 可有门静脉积气。

• 3 期:腹水,游离气体。

■ 鉴别诊断

• 全身疾病:

- 败血症伴肠梗阻。

- 气胸引起气腹。

- 新生儿出血性疾病。

- 母血咽下。

• 消化系统:

- 肠扭转。

- 肠旋转不良。

- 巨结肠结肠炎。

- 肠套叠。

- 自发性肠穿孔。

- 应激性胃炎。

- 胎粪性肠梗阻。

- 牛奶蛋白过敏。

治疗

NEC 最好的治疗方法是预防。当出现临床表现时,早期识别并给予内科治疗是减缓疾病迅速进展的关键。

■ 其他治疗

一般措施

• 治疗时间和再喂养开始的时间基于疾病严重程度和临床、实验室及影像表现。

• 如果没有实验室或影像异常,起病后 24～72 h 再开始喂养。

• 轻度异常的患儿,疗程 7 天。

• 有肠壁积气、代谢性酸中毒和血小板减少时,疗程 10～14 天。

■ 手术与其他治疗

• NEC 首选内科保守治疗,有效率为 50%～75%。

• 25%～50% 的患儿需要手术治疗。

• 手术指征如下:

- 腹水。

- 腹壁蜂窝织炎,腹部包块。

- 影像检查肠管扩张固定怀疑肠梗死。

- 继发于肠坏死的代谢性酸中毒对内科保守治疗无效。

• 手术目的是去除坏死肠道,尽可能保留肠道。目前广泛采用的术式是剖腹探查去除坏死肠道并进行远端造瘘。

• 床旁腹腔引流可作为体重<1 000 g 患儿的保守治疗,引流腹腔气体、坏死组织和粪便,降低手术的病死率。但这种处理方法与最初的剖腹探查术相比病死率更高,远期神经系统不良预后更高。美国大多数儿外科医生认为床旁腹腔引流是为随后更好地进行手术操作做准备。

■ 住院事项

初始治疗

• 根据疾病严重程度和进展采取不同治疗手段。

• 所有怀疑或确诊 NEC 患儿的最初治疗包括:

- 禁食。

- 静脉补液。

- 放置鼻胃管减压。

- 全肠外营养保证能量供给和生长需求。

- 严重患儿根据临床需要给予循环支持,纠正酸中毒和呼吸支持。

• 依据疾病严重程度每 6 h 或每天 1 次进行评估:

- 血培养。

- CBC、电解质和血气分析。

- 液体平衡状态。

- 腹部影像。

后续治疗与护理

■ 随访推荐

即使早期发现和干预,NEC 仍然与发病及死亡显著相关。

■ 饮食事项

• 急性期,禁食和 TPN。

• 再喂养时需要谨慎开奶和加奶,以免 NEC 复发。

■ 预后

• NEC 整体病死率为 20%～40%,3 期 NEC 病死率高达 60%。

• NEC 急性期存活的患儿出院时存活率达 80%～95%,比其他非 NEC 患儿住院时间长 20 天。

• NEC 存活患儿有 25% 发生小头和严重神经发育落后。

■ 并发症

• NEC 急性期并发症包括消化道穿孔、DIC、败血症、休克、液体和电解质紊乱和呼吸衰竭。

• 10%～30% 患儿合并远期并发症,包括:

- 肠狭窄。

- 获得性短肠综合征(外科手术切除长段小肠)。

- 肠瘘或吻合口瘘。

- 吸收不良。

- 胆汁淤积。

- 生长停滞。

• 最常见的并发症是肠狭窄(10%～35%),主要在左半结肠。

疾病编码

ICD10

• P77.9 新生儿坏死性小肠结肠炎,未指明的。

• P77.1 1 期新生儿坏死性小肠结肠炎。

• P77.2 2 期新生儿坏死性小肠结肠炎。

常见问题与解答

- 问：NEC 最常见的并发症是什么？
- 答：死亡、生长落后、住院时间延长和肠狭窄。
- 问：NEC 可以预防吗？
- 答：NEC 是不能明确可预防的疾病，但在超早产儿，谨慎喂养、逐渐加奶和使用母乳可降低发生 NEC 的风险。
- 问：NEC 完全发生于早产儿吗？
- 答：近 10% 的 NEC 患儿是有潜在危险因素的足月儿。
- 问：自发性肠穿孔（SIP）与 NEC 的区别有哪些？
- 答：SIP 的肠穿孔和肠壁积气、炎症反应及缺血不相关（NEC 的标志），见于尚未开始肠内喂养的患儿。危险因素包括超早产、早期使用激素，特别是生后一周以内联合应用吲哚美辛。

环孢子虫 Cyclospora

Jessica Newman · Jason Newland 张雪媛 译 / 王建设 审校

基础知识

描述

环孢子虫是 1979 年首次报道的一种引起人类腹泻病的球虫原虫。

一般预防

新鲜农产品，特别是覆盆子、芫荽叶以及沙拉混合料，应彻底洗净了再吃，尽管这仍不可能完全消除传播风险。

流行病学

- 全球性分布，区域性流行（尼泊尔、秘鲁、海地、危地马拉、印度尼西亚）。
- 在流行区生活的人病程较短或可能是无症状携带者。
- 环孢子虫可导致人类免疫缺陷病毒患者的机会感染。
- 在美国，感染主要发生在春季和夏季。
- 在美国和加拿大，病例与消费进口的新鲜农产品相关。

病理生理

- 感染者排出的粪便含非传染性的未孢子化卵囊。
- 然后需要数天到数周的时间，释放到环境中的孢子形成。
- 孢子化卵囊摄入后子孢子被释放，并侵入肠上皮细胞。
- 子孢子经历裂殖增殖，形成的裂殖子后发育为滋养体。
- 裂殖子可发育为大或小配子，它们受精后形成卵囊。
- 整个生命史在宿主内完成。
- 潜伏期为 2~14 天，平均为 7 天。

病因

- 暴发流行与覆盆子、蔬菜沙拉（绿色新鲜蔬菜）、色拉混合料、芫荽叶和罗勒属植物的消费有关。
- 通过摄入受污染的食物和水发生感染。
- 不存在人与人之间的传播。

诊断

病史

- 发热：
- 常见的为低热。
- 临床的前驱症状：
- 典型的是急性起病腹泻，但也可能会出现类似感冒的前驱症状。
- 腹泻的性质：
- 大量的、非血性、水样腹泻，可能会有恶臭。
- 可与便秘交替。
- 其他症状：
- 腹部绞痛。
- 疲劳。
- 厌食。
- 肠胃胀气。
- 呕吐。
- 在过去 2 个星期中摄入的食物：
- 疾病归因于受污染的覆盆子、水、蔬菜沙拉、色拉混合料、芫荽叶和罗勒。

体格检查

脱水：
- 由于严重腹泻，可能存在脱水症状（心动过速、黏膜干燥、眼窝凹陷、皮肤弹性差和体重下降）。

诊断检查与说明

实验室检查
- 虫卵和寄生虫的改良抗酸染色：
- 识别孢子虫、等孢子球虫和隐孢子虫。
- 因间歇性排出，三份标本检测更好。
- 疾病控制中心可行 PCR 检测。
- 虫卵和寄生虫：识别常见原虫，包括贾第鞭毛虫。
- 隐孢子虫和贾第鞭毛虫抗原检测：免疫法具有高灵敏度和特异性。
- 大便的电子显微镜检测：诊断微孢子虫的金标准。
- 粪便细菌培养：识别常见的细菌病原体。
- 大便难辨梭状芽孢杆菌 PCR：可鉴别一种引起腹泻的常见原因。
- 电解质、血尿素氮、肌酐：确定脱水程度。

鉴别诊断

- 隐孢子虫：
- 暴发流行与受污染的水源（公共蓄水池）相关。
- 可能会出现人与人之间的传播。
- 临床上与环孢子虫无法区分。
- 贝氏等孢子球虫：
- 暴发流行与食物和水有关。
- 尽管发热可能会更常见，临床上不易与环孢子区分。
- 微孢子虫：
- 暴发流行与污染的水源有关。
- 慢性腹泻发生在免疫功能低下的患者，特别是 HIV 患者。
- 发热不常见。
- 蓝氏贾第鞭毛虫：
- 社区流行主要与污染水源有关。
- 可能会发生人与人间的传播，并导致日托中心的暴发。
- 临床表现可能会从偶发的急性水样腹泻到严重持久的腹泻而有所不同。
- 病毒性胃肠炎：
- 轮状病毒。
- 腺病毒。
- 细菌性胃肠炎：
- 难辨梭状芽孢杆菌。

- 霍乱弧菌和非霍乱弧菌。
- 大肠杆菌(特别是产毒菌株)。
- 志贺菌属。
- 沙门菌属。
- 耶尔森菌性小肠结肠炎。
- 空肠弯曲菌。

治疗

■ 药物治疗

• 免疫功能正常的患者:静脉注射或口服甲氧苄啶磺胺甲噁唑(5 mg/kg)每天 2 次,疗程 7~10 天。

• HIV 患者:甲氧苄啶磺胺甲噁唑每天 3 次,共用 10 天,然后预防给药每周 3 次,防止复发。

• 磺胺过敏的患者可选择环丙沙星或硝唑尼特治疗 7 天。

• 对于严重脱水可静脉输液治疗。

■ 住院事项

入院指征
中到重度脱水。

后续治疗与护理

■ 预后

• 大多数病例是自限性的。

• 在国外环孢子虫流行地区,若感染者未经治疗,腹泻可能持续 3 个月。

• 在美国暴发流行期间,腹泻持续时间平均为 10~24 天。

• 在未经治疗的患者中可能会复发。

• HIV 患者有更严重及长期的腹泻,并可能复发。

■ 并发症

• 脱水和体重减轻是最常见的并发症:
- 严重、长期腹泻可能导致脱水。
- D-木糖的吸收不良和含脂肪粪便的排泄导致体重减轻。

• 艾滋病患者可能引起逆行性胆道疾病。

• 罕见并发症:
- 吉兰-巴雷综合征。
- 反应性关节炎。

■ 患者监测

• 感染的患者需要密切观察脱水情况。

• HIV 患者可能复发,因此随访是必要的。

疾病编码

ICD10

• A07.4 环孢子虫。

常见问题与解答

• 问:常规的虫卵和寄生虫检测能否发现环孢子虫?

• 答:极少。因此,必须采取改良抗酸染色法以提高实验室检测卵囊的能力。

• 问:环孢子虫病可以通过人与人传播吗?

• 答:不,需要数天到数周,卵囊才能成为具有传染性的孢子。

黄疸 Jaundice

Kathleen M. Loomes 王能里 译 / 王建设 审校

基础知识

■ 描述

• 黄疸:当血中胆红素水平>2 mg/dl 时,患者皮肤、巩膜、黏膜出现黄色或者黄绿色。颜色的深浅与血胆红素水平直接相关。

• 非结合胆红素:80%由血红蛋白转化而来,20%来源于肝肾含血红素蛋白降解。非结合胆红素具有疏水性,与清蛋白结合后,才能转运到肝脏,被肝脏摄取、转化。

• 结合胆红素:在肝脏内,非结合胆红素与葡萄糖醛酸联结,形成结合胆红素,具有水溶性,有助于脂质的乳化、吸收。

• 高结合胆红素血症:结合胆红素>2 mg/dl,或者>20%总胆红素。

■ 流行病学

病理性黄疸常见病因:
• 新生儿期:胆道闭锁、特异性婴儿肝炎、α₁抗胰蛋白酶缺陷、感染。

• 年长儿童:自身免疫性肝炎、病毒性肝炎、肝豆状核变性、胆道梗阻。

诊断

■ 鉴别诊断

• 高非结合胆红素血症:
- 先天性或器质性:
  ◦ 胎盘功能异常或不全引起的红细胞增多症(如糖尿病母亲患儿)。
  ◦ 上消化道梗阻(如幽门狭窄、十二指肠蹼、十二指肠闭锁)。
  ◦ 先天性甲状腺功能低下。
- 感染:
  ◦ 败血症。
- 创伤或产科并发症:
  ◦ 头颅血肿。
  ◦ 脐带结扎延长、胎-胎输血、母-胎输血引起的红细胞增多症。
  ◦ 宫内缺氧(可卡因滥用、高海拔)引起的红细胞增多症。
  ◦ 催产素诱导生产。
  ◦ 早产。
- 遗传性或代谢性:
  ◦ 遗传性红细胞酶或者膜缺陷[如球型细胞增多症、葡萄糖-6-磷酸脱氢酸(G6PD)缺陷、磷酸激酶缺陷、椭圆形红细胞增多症]。
  ◦ 血红蛋白病(镰状细胞贫血、地中海贫血)。
  ◦ 胆红素联结障碍(如克里格勒-纳贾尔综合征 1 型和 2 型、吉尔伯特综合征)。
  ◦ 先天性代谢异常。
- 过敏、炎症、免疫性:
  ◦ 同族免疫作用(ABO、Rh、Kell、其他血型不合)。
- 功能性:
  ◦ 生理性黄疸。
  ◦ 母乳相关性黄疸。

母血咽入。

出凝血异常相关性出血引起的胆红素增高。

家族性良性高非结合胆红素血症（Lucey-Driscoll 综合征）。

• 高结合胆红素血症：

- 肝外因素：

肝外胆道闭锁。

胆管囊肿和胆胰管连接部畸形。

胆道自发性穿孔。

胆栓、黏液栓、胆泥形成。

胆结石。

- 感染相关：

细菌性：革兰阴性菌败血症、尿路感染。

病毒性：CMV，艾柯病毒，单纯疱疹病毒，风疹病毒，EB 病毒，HIV，肝炎病毒 A、B、C、D、E。

弓形虫。

卡氏肺孢子虫。

痢疾阿米巴。

结核分枝杆菌。

胞内型鸟型分枝杆菌。

梅毒。

- 毒物、环境、药物：

休克后或窒息后（缺血相关性肝损伤）。

药物：对乙酰氨基酚、丙戊酸、氯丙嗪、伞形毒菌毒素及其他。

静脉注入营养疗法（全肠外营养）。

- 肿瘤：

神经母细胞瘤，肝、胆、胰腺、十二指肠、腹膜肿瘤。

HLH 浸润。

朗格罕斯组织细胞增生症。

- 遗传或代谢相关：

肝动脉发育不良（Alagille 综合征）。

进行性肝内胆汁淤积症（包括 FIC1、BESP、MDR3 缺陷）。

良性复发性肝内胆汁淤积症。

胆汁酸合成缺陷。

氨基酸代谢障碍。

脂质代谢障碍：Wolman 病、尼曼-皮克病、戈谢病。

碳水化合物代谢障碍：半乳糖血症、遗传性果糖不耐受、糖原累积病 4 型。

脂肪酸氧化障碍。

线粒体 DNA 耗竭和呼吸链缺陷。

α_1 抗胰蛋白酶缺陷。

囊性纤维化。

肝豆状核变性（年长儿童）。

遗传性非胆汁淤积性结合胆红素综合征

（杜宾-约翰逊综合征和罗托综合征）。

遗传性胆汁淤积伴淋巴结水肿（Aagenaes 综合征）。

- 炎症性、免疫性、内分泌性：

特发性婴儿肝炎。

先天性同族免疫性肝炎。

特发性全垂体功能减退。

自身免疫性肝炎（儿童和青少年）。

硬化性胆管炎（儿童和青少年，除外新生儿型）。

■ 处置步骤

• 第一步：确定高胆红素血症是结合性还是非结合性。

• 第二步：如果为高非结合胆红素血症，采取如下措施。

- 检查血常规。

- 网织红细胞计数。

- Coombs 试验：阳性，提示同族免疫；阴性，考虑红细胞增多症、血管外出血、红细胞形态或酶缺陷。

• 第三步：如果为高结合胆红素血症，采取如下措施。

- ALT、AST、GGT。

- PT、APTT、INR。

- 肝脏、胰腺、胆囊和胆管超声。

- 需除外延迟诊断而影响预后的病因（胆道闭锁、酪氨酸血症、半乳糖血症、胆汁酸合成缺陷、遗传性果糖不耐症、全垂体功能减退，以及其他）。

■ 病史

• 问题：是否有不明原因的瘙痒？

• 要点：胆汁淤积性肝病（高结合胆红素血症）。

• 问题：在学校的表现如何，精神状态是否改变，书写如何？

• 要点：肝豆状核变性。

• 问题：家族其他成员中是否有黄疸消退延迟、肝功能衰竭，或者婴儿期突发死亡？

• 要点：提示遗传性代谢缺陷，如酪氨酸血症、半乳糖血症、脂质氧化缺陷。

• 问题：是否有静脉药物滥用和血制品使用史？

• 要点：需警惕输血相关性肝炎（例如丙型肝炎）。

■ 体格检查

• 发现：抓痕？

• 要点：提示继发于胆汁淤积的瘙痒。

• 发现：蜘蛛痣、肝掌？

• 要点：慢性肝病。

• 发现：出血点、紫癜、小头、血小板减少？

• 要点：先天性 TORCH 感染。

• 发现：心脏杂音？

• 要点：Alagille 综合征（外周肺动脉狭窄）。

• 发现：脾大？

• 要点：提示急性溶血（表现为高非结合胆红素血症）或慢性肝病和门静脉高压（表现为高结合胆红素血症）。

• 发现：腹水？

• 要点：提示门静脉高压。

• 发现：陶土样便？

• 要点：严重胆汁淤积或胆管梗阻。

■ 诊断检查与说明

• 经皮肝穿刺：肝病理表现为婴儿胆汁淤积，最常见的表现为巨细胞肝炎、胆管增生和胆管缺乏。胆管增生、胆栓形成、门管区扩张、纤维化提示胆道梗阻，多为胆道闭锁。

• 肝活检提示胆道梗阻和胆道闭锁可能时，需行胆管造影术。如果胆管造影符合胆道闭锁，应进行 Kasai 术（肝门肠吻合术）。

• 总胆红素分为非结合、结合和 delta 胆红素。

• 要点：高结合胆红素血症，还是高非结合胆红素血症？

如果是高非结合胆红素血症，需从以下检测开始。

• 检查：血常规、网织红细胞计数、外周血细胞形态。

• 要点：新生儿期红细胞增多症、溶血，或引起红细胞破坏增加的其他情况。

• 检查：Coombs 试验。

• 要点：同族免疫作用和自身免疫相关的溶血性贫血。

• 检查：PT、APTT、INR，血小板计数。

• 要点：出凝血异常相关的出血，可引起胆红素过多。

如果是新生儿期高结合胆红素血症，需从以下检测开始。

• 检查：血转氨酶 ALT、AST。

• 要点：肝脏炎症。

• 检查：碱性磷酸酶和 GGT。

• 要点：胆管梗阻、胆管损伤或者胆汁淤积。

• 检查：败血症（血、尿、脑脊液）。

• 要点：败血症可阻碍胆红素转变为结合胆红素和分泌。

• 检查:游离 T_3、游离 T_4、TSH。

• 要点:先天性甲状腺功能低下。

• 检查:血清 $α_1$ 抗胰蛋白酶水平和 PI 表型。

• 要点:遗传性蛋白酶抑制物缺陷时,血清 $α_1$ 抗胰蛋白酶水平偏低。

• 检查:尿糖和还原物质。

• 要点:还原物质阳性可见于半乳糖血症和遗传性果糖不耐症。

• 检查:尿胆汁酸谱分析。

• 要点:先天性胆汁酸合成缺陷。

• 根据临床需要选择代谢性分析,例如血浆氨基酸、尿有机酸、琥珀酰丙酮、乳糖、丙酮酸和其他检验。

• 在年长儿童出现高结合胆红素血症,最常见的病因是胆结石相关的胆管梗阻、病毒性肝炎和自身免疫新肝炎。

影像学检查

• 超声:

- 可无创性检查肝脏的整体形态、大小和密度。

- 检测胆管树和胆囊,可除外胆管囊肿、结石、胆管扩张(提示梗阻)。

- 胆道闭锁或者脾脏畸形的婴儿可有其他发现,例如多脾、无脾。

• 肝胆核素显像:肠道放射性分布可除外胆

道闭锁或肝外胆道梗阻。

 治疗

■ **一般措施**

• 给予光疗和苯巴比妥,预防克里格勒-纳贾尔综合征患者发生核黄疸。

• 患有肝豆状核变性的年长儿,可表现为严重溶血,也可有严重的高非结合胆红素血症伴严重实质性肝病和暴发性肝衰竭。

■ **转诊问题**

• 黄疸持续到10～14天以后的所有婴儿都应检测胆红素及其组分。

• 所有表现为高结合胆红素血症的婴儿都应立即转诊给儿童肝病科医生。

疾病编码

ICD10

• R17 非特异性黄疸。

• P59.9 非特异性新生儿黄疸。

• P59.0 与早产相关的新生儿黄疸。

 常见问题与解答

• 问:对于婴儿黄疸患者,哪些情况需要特别关注?

• 答:需要特别关注的情形有:

- 生后 36 h 内出现的黄疸。

- 黄疸持续到 10 天以后。

- 血胆红素浓度>12 mg/dl。

- 任何时候直接胆红素>2 mg/dl,或者20%总胆红素。

• 问:哪些因素与新生儿期高胆红素血症有关?

• 答:与新生儿期高胆红素血症有关的因素包括低出生体重、特定种族(亚洲人、美洲原住民、希腊人)、胎便排出延迟、母乳喂养。G-6-PD 缺陷也是新生儿黄疸的高危因素。与新生儿期低胆红素相关的因素包括婴儿母亲吸烟、药物滥用(例如苯巴比妥)。需要注意的是非洲裔美国人新生儿出现黄疸的风险低,但在美国核黄疸患者中的比例高。这与美国男性 G-6-PD 缺乏的发生率高有部分相关性。

• 问:术语"黄疸"来源于哪里?

• 答:黄疸来源于法语单词"jaune",后者为黄色的意思。

蛔虫(蛔虫病) Ascaris Lumbricoides（Ascariasis）

Amaya L. Bustinduy 李晶晶 译 / 葛艳玲 审校

 基础知识

■ **描述**

似蚓蛔线虫是一种大的寄生线虫(蛔虫),长 15～40 cm,其存在于土壤中的虫卵可感染人。

■ **流行病学**

• 地理分布:南美洲、撒哈拉沙漠以南的非洲、中国和东亚地区。

• 人群普遍易感;但是由于儿童的口腔行为特性,使其成为该虫的较常见宿主,而且带虫量较高。

• 蛔虫病在卫生条件差、人口密集的地区较常见。

• 在温和的气候中,蛔虫卵可在土壤中存活 6 年之久。

• 全世界最流行的寄生虫病。

• 全世界约有 1/6 的人口感染过蛔虫。

• 8%～15%的感染者有临床症状。

- 感染病例有 1.2 亿～2.2 亿。

- 多数患者为中重度带虫。

■ **一般预防**

感染控制:

• 做好人类粪便的卫生处理、避免使用人粪作为肥料,并加强洗手,有可能会消除这种感染。

• 在蛔虫传播率较高的社区,集体服用驱虫药是控制发病率的有效措施。

■ **病理生理**

• 经口吞入被人粪便污染的土壤中的受精卵。

• 虫卵在小肠内孵出幼虫,幼虫可移行至盲肠和结肠。

• 幼虫侵入肠黏膜,进入静脉系统,移行至

门静脉循环和下腔静脉,最终进入肺泡毛细血管。

• 经肺血管移行时可引起以嗜酸性粒细胞为主的炎性反应。

• 幼虫穿透肺泡,咳嗽时可被排出,也可被咽回(第10～14天时)。

• 幼虫在小肠内发育成成虫(第24天时)。

• 雌虫每天可产卵 20 万个。

• 从吞食虫卵到成虫产卵需时 2～3 个月。

• 受精卵入土后需要 2～3 周的潜伏期才具有感染性,之后再开始新的周期。

■ **病因**

通常儿童在被虫卵污染的土壤中玩耍可获得感染。

■ **常见相关疾病**

• 蛔虫感染可能与其他经土壤传播的肠内

寄生虫有关：

－十二指肠虫（又名美洲钩虫、十二指肠钩虫）。

－毛首鞭形线虫。

－粪类圆线虫。

－犬弓蛔虫。

诊断

■ 病史

- 胃肠道症状：
  - 腹胀。
  - 腹痛。
  - 恶心。
  - 腹泻。
  - 食欲下降。
- 在慢性期，蛔虫病可致：
  - 生长发育受阻。
  - 认知延迟。
- 幼虫在肺部移行阶段可引起炎症反应（Loeffler 综合征），可出现严重的呼吸道症状，其特征如下：
  - 呼吸困难。
  - 咳嗽。
  - 发热。
  - 转移性肺浸润。
  - 嗜酸性粒细胞增多。
- 蛔虫本身可引起相应症状，当蛔虫在小肠时可出现严重表现：
  - 腹痛。
  - 肠梗阻。
  - 肠穿孔性腹膜炎。
  - 成虫虫体在体内产生堵塞症状，可致胆绞痛、肝炎、胰腺炎。
- 有粪便排虫或吐虫史提示蛔虫感染。
- 在排虫前 2～3 个月，患者可有喘息史。

■ 体格检查

- 胸部：蛔虫幼虫在肺内移行时或可闻及湿啰音或哮鸣音。
- 腹部：
  - 腹部膨隆。
  - 听诊和触诊可及梗阻或穿孔征象。

■ 诊断检查与说明

实验室检查

- 粪便直接涂片显微镜下可见特征性的蛔

虫卵（有一层厚壳的圆形物体）。

- 幼虫在肺部移行时，外周血嗜酸性粒细胞升高，可在痰中检测到幼虫，但是粪便涂片检查为阴性。
- 不需要进行血清学检查，对诊断没有特异性。

影像学检查

- 若有咳嗽，可行胸片检查。
- 若有肠梗阻或穿孔的腹部症状或征象，可行腹部影像学检查。

■ 鉴别诊断

患者有肺炎、外周嗜酸性粒细胞增多和（或）小肠梗阻等症状，且从流行地区旅行归来或为流行地区居民时，应与蛔虫病进行鉴别诊断。

治疗

■ 药物治疗

一线用药

- 口服。
  - 阿苯达唑：
    - 400 mg，单次给药。
    - WHO 推荐 1 岁以下幼儿 200 mg，单次给药。
  - 甲苯咪唑：
    - 100 mg，每天 2 次，服用 3 天；或者 500 mg，单次给药。
  - 伊佛霉素（口服）：
    - 150～200 mcg/kg，单次给药。
- 其他药物（口服）。
  - 双羟萘酸噻嘧啶：
    - 11 mg/kg，最大剂量 1 g/d，服用 3 天。
  - 驱蛔灵：
    - 75 mg/(kg·24 h)，最大剂量 3.5 g。
    - 历史上曾经应用于治疗小肠梗阻的疾病（可使虫麻痹），但美国已不再使用此药。

■ 手术与其他治疗

对于严重的小肠或胆道梗阻，需行手术治疗或行内镜逆行胰胆管造影术。

后续治疗与护理

■ 随访推荐

- 治疗高度有效。

- 治疗 2 周后可再行粪便涂片检查，但并非必须进行。
- 流行地区较常发生再感染，因此产生了大规模药物治疗项目。

■ 患者监测

提醒父母，一旦发现儿童粪便中排虫就需要治疗。

■ 预后

- 一旦发现肠道蛔虫感染并进行治疗，其预后较好。
- 若有梗阻症状或呼吸道并发症发生，其预后较差。
- 若出现并发症，该病致死率可达 5%，大多是缘于梗阻性并发症。

■ 并发症

- 幼虫在肺内移行时可致支气管肺炎，出现发热、咳嗽、呼吸困难、喘息、嗜酸性粒细胞增多、肺部浸润（Loeffler 综合征）。
- 严重感染可致腹痛、吸收障碍、生长发育迟缓。
- 儿童可见肠梗阻（回盲部）、吸收障碍或肠套叠。
- 肠穿孔或蛔虫钻入阑尾、胆道或胰管较少见。
- 可出现肝炎、急性胆囊炎或胰腺炎。若肝内肝管阻塞可致肝脓肿。

疾病编码

ICD10

- B77.9 未特指的蛔虫病。
- B77.0 蛔虫病伴有肠道并发症。
- B77.81 蛔虫性肺炎。

常见问题与解答

- 问：儿童感染蛔虫后如未进行治疗会有什么长期影响？
- 答：如果儿童感染蛔虫未予治疗，常见的长期影响是导致生长发育迟缓和认知障碍。这一点也是蛔虫病在全世界都有发病及引起全世界流行的一个主要原因。

H

会厌炎 Epiglottitis

Laura H. Brower · Erin E. Shaughnessy 李琪 译 / 许政敏 审校

 基础知识

▪ 描述

会厌炎是一种急性危及生命的细菌性感染,可引起会厌、杓会厌皱襞、杓状软骨、下咽部位的蜂窝织炎及水肿,引起声门区狭窄及呼吸道阻塞,通常是声门上区阻塞。

▪ 流行病学

- 会厌炎是由于 B 型流感嗜血杆菌感染,常发生于 1～7 岁(研究范围为婴儿期～成年)。
- 自从 1987(经批准使用于 15 月龄)及 1990 年(经批准使用 2 月龄、4 月龄和 6 月龄)引进结合疫苗,会厌炎及其他次于流感嗜血杆菌感染的疾病已经减少了 99%。
- 与 B 型流感嗜血杆菌相比,现在,一种未分型的流感嗜血杆菌感染似乎逐渐成为侵袭性疾病的主要病因。
- 全年均可发病。
- 所有地区均可发病。
- 可发生在家庭或者幼儿园。
- 患有镰状细胞贫血、无脾、免疫球蛋白缺陷或恶性血液病(如白血病)的患儿更易感。
- 成人相对于儿科病例的比例增加。

发病率

- 由于疫苗的使用,儿童的发病率由每年 (3. 47～6)/100 000 下降到每年 (0. 3～ 0. 7)/100 000。
- 成人的发病率保持稳定,每年(1～4)/ 100 000。

▪ 一般预防

- 免疫接种 B 型流感嗜血杆菌疫苗应在婴儿 2 月龄及 4 月龄(或 6 月龄时再接种 1 次,具体视疫苗而定),12～15 月龄加强 1 针。
- 隔离住院患者:防护措施从有效的抗菌药物治疗开始至少要持续 24 h。
- 防治措施:对于 B 型流感嗜血杆菌感染病例和家庭与儿童保健场所的易感儿童及密切接触者应采取如下措施。
  - 口服利福平 20 mg/天,连服 4 天。

▪ 病理生理

声门上的结构水肿(悬雍垂、杓会厌皱襞、杓状软骨、会厌和声带)导致呼吸道狭窄、呼吸骤停。呼吸道阻塞、吸入口咽分泌物或黏液堵塞均可导致呼吸骤停。

▪ 病因

- 流感嗜血杆菌感染,包括未分型及 B 型 (在流感嗜血杆菌疫苗应用之前,90% 的病例是由于 B 型流感嗜血杆菌感染)。
- 肺炎链球菌。
- 化脓性链球菌(A 组 β 溶血性链球菌)。
- 金黄色葡萄球菌。
- C 组及 G 组 β 溶血性链球菌。
- 对于免疫功能低下及长期接受类固醇激素治疗的患者,白色念珠菌是可能的病原体。
- 一些暴露于猫的鼻咽部分泌物后患病的病例提示多杀巴斯德菌是可能致病菌。
- 其他少见细菌:卡他莫拉菌、肺炎克雷伯菌、脑膜炎奈瑟菌、假单胞菌属。
- 病毒感染合并细菌感染:包括单纯疱疹病毒、副流感病毒、水痘病毒、爱泼斯坦-巴尔病毒。
- 水痘常常伴发化脓性链球菌的原发性感染或继发性感染。
- 非感染性病因包括热损伤、创伤及吞服烧碱。

 诊断

▪ 病史

- 突发高热(39～40 ℃)、咽痛、吞咽困难。
- 流口水或难以吞咽口腔分泌物。
- 轻微的上呼吸道感染症状(URI)。
- 声音含糊不清(低沉)。
- 突发中毒症状及呼吸窘迫。
- 咳嗽及声嘶一般少见。
- 从症状开始出现到表现出进行性呼吸困难通常<12 h。
- 对 B 型流感嗜血杆菌具有免疫力。
- 患儿倾向于一些特殊体位或坐姿(例如直立坐姿、身体前倾及下巴过伸)。

▪ 体格检查

- 急性面容。
- 儿童倾向于保持坐立姿势。
- 儿童经常身体前倾并且下巴过伸,从而维持呼吸道呈三脚架(tripod)姿势。
- 呼吸费力而缓慢。
- 流口水被认为是吞咽困难的一种表现。
- 吸气性喘鸣、吸气性凹陷及随后的发绀。

- 仅仅根据患儿的病史及临床表现即可怀疑诊断该疾病。
- 如果会厌炎看起来很严重,就不要尝试去检查喉部。

▪ 诊断检查与说明

实验室检查

- 全血细胞计数:白细胞增多及核左移。
- 血培养及会厌分泌物培养(只能在实验室进行)。

影像学检查

颈部侧位片特征:会厌水肿特性的拇指征,由后呼吸道狭窄及喉咽球形肿胀形成。

▪ 诊断步骤与其他

明确诊断需要直接看到会厌充血和水肿。

> **注意**
> - 任何其他措施,包括侵入性检查及 X 线摄片、采血之前,首先要确保合适的呼吸道管理。
> - X 线片仅仅当诊断有疑问时应用,并且不能耽误呼吸道管理。

▪ 鉴别诊断

- 病毒性喉气管支气管炎,有或无继发细菌性气管炎。
- 严重的副流感或流感病毒感染。
- 悬雍垂炎。
- 扁桃体或咽后壁或舌部脓肿。
- 儿童轻微的上呼吸道感染症状合并异物吸入。
- 患有先天性及后天性的呼吸道问题(例如:早产儿合并声门下狭窄、喉蹼、血管环、气管狭窄)的儿童合并轻微的上呼吸道感染症状,包括喉炎。
- 遗传性血管水肿(补体 C1 酯酶抑制剂缺乏)可表现出呼吸道水肿,包括会厌。
- 白喉,美国少见。
- 喉部感染。

治疗

▪ 药物治疗

一线药物

- 经验性肠外应用抗生素针对革兰阳性球

菌和流感嗜血杆菌（B型及未分型）。
- 头孢菌素类：
  - 头孢噻肟 200～225 mg/(kg·24 h)，最大剂量 12 g/24 h，每 6～8 h 1 次。
  - 头孢曲松 100 mg/(kg·24 h)，最大剂量 2 g/24 h，每 12～24 h 1 次。
  - 头孢呋辛 100～200 mg/(kg·24 h)，最大剂量 9 g/24 h，每 6～8 h 1 次。
- 氨苄西林舒巴坦 200 mg/(kg·24 h)，最大剂量 8 g/24 h，每 6 h 1 次。
- 严重的青霉素及头孢噻肟过敏者：
  - 左氧氟沙星（静脉或口服），< 5 岁，10 mg/kg，每天 2 次；> 5 岁，10 mg/kg，每天 1 次，最大剂量 750 mg/24 h。
- 疗程：除了金黄色葡萄球菌感染（14～21 天），其余均治疗 7～10 天。
- 拔管或恢复经口进食后可选择口服药物。
- 类固醇激素普遍被应用，但是对于它们的疗效没有令人信服的证据。

二线药物
- 与感染科专家探讨。
- 氯霉素：50～75 mg/(kg·24 h)，最大剂量 4 g/24 h，静脉，每 6 h 1 次；监测血药浓度水平。
- 氨苄青霉素：200～400 mg/(kg·24 h)，最大剂量 12 g/24 h，每 6 h 1 次。
- 青霉素：200 000～300 000 U/(kg·24 h)，最大剂量 2 400 000 U/24 h，静脉，每 6 h 1 次，治疗链球菌感染。
- 苯唑西林：150～200 mg/(kg·24 h)，最大剂量 4 g/24 h，静脉，每 4～6 h 1 次，治疗金黄色葡萄球菌感染。

■ **转诊问题**

在试图转运会厌炎患儿之前，必须有熟练管理呼吸道的临床医师（耳鼻喉科医师及麻醉医师）监护呼吸道。

■ **住院治疗**

初始治疗
- 呼吸道管理：保持患儿直立体位，不能仰卧。有呼吸道管理丰富经验的人员必须一直陪伴患儿，包括转运及摄片。
- 快速成立一个小组，应该包括一名麻醉师、一名耳鼻喉科医师，如果可能的话，也包括一名儿科医师。
- 允许患儿采取他们最舒服的姿势（通常是在父母的怀抱或者腿上）。
- 面罩给氧气或者鼻导管给氧。
- 尽快转运到手术室进行麻醉。
- 通过直接喉镜及气管镜气管插管确保呼吸道通畅。
- 确保呼吸道安全后再放置静脉留置针、采血及培养会厌分泌物。
- 如果在呼吸道管理之前发生呼吸道阻塞，紧急行环甲膜切开术。
- 万一发生感染性休克，使用液体疗法。

入院指征

怀疑患有会厌炎的儿童均应收入院进行呼吸道管理。

后续治疗与护理

■ **随访推荐**

患者监测
- 尽可能在 24～48 h 内拔管，拔管指征包括直接检查发现会厌充血及水肿消退及进行性气管插管周围有气体溢出。
- 发热患儿在及时应用适当的抗生素治疗后开始退热。

■ **预后**

死亡率预计 5%～10%。

■ **并发症**
- 不及时治疗干预：呼吸道完全阻塞导致呼吸骤停、缺氧和死亡。
- 颈椎坏死性筋膜炎（少见）。
- 治疗性并发症：
  - 误吸。
  - 气管插管脱落和拔管。
  - 气管糜烂或红肿。
  - 纵隔气肿。
  - 气胸。
  - 肺水肿。
- B型流感嗜血杆菌菌血症并发症：
  - 感染性休克。
  - 肺炎。
  - 颈部淋巴结肿大。
  - 关节炎、脑膜炎、心包炎，很少见。

疾病编码

ICD10
- J05.10 急性会厌炎无梗阻。
- J05.11 急性会厌炎伴梗阻。

常见问题与解答

- 问：自从应用 B 型流感嗜血杆菌结合疫苗后，会厌炎的发病率有什么变化？
- 答：因为 90% 的会厌炎是 B 型流感嗜血杆菌引起，因此，应用共轭疫苗后，5 岁以内儿童由 B 型流感嗜血杆菌引起的侵袭性疾病发病率已经减少了 99%，由此推算，会厌炎的发病率已经减少了 90% 以上。
- 问：有没有关于完成疫苗接种后又感染 B 型流感嗜血杆菌引发会厌炎的病例报告？
- 答：有。美国及美国外的国家地区已经报告了部分或者全部完成疫苗接种后又感染 B 型流感嗜血杆菌引发会厌炎的病例。因此，即使过去完整接种过疫苗并不能减少罹患 B 型流感嗜血杆菌相关性会厌炎的可能性。一项从 2004 年起的病例分析，5/6 患有 B 型流感嗜血杆菌相关性会厌炎的患者曾完成 B 型流感嗜血杆菌疫苗接种。
- 问：一个完整接种过疫苗的儿童罹患 B 型流感嗜血杆菌相关性侵袭性疾病是否应做基础免疫缺陷检测？
- 答：应该。一项研究表明，约 1/3 确诊为 B 型流感嗜血杆菌相关侵袭性疾病患儿被发现患有以前未确诊的免疫球蛋白缺乏症。
- 问：会厌炎会复发吗？
- 答：会，但是很少。
- 问：类固醇激素对会厌炎有治疗价值吗？
- 答：治疗会厌炎经常使用类固醇激素，但没有证据支持它们的益处。

H

昏迷 Coma

Jennifer Huffman 孙立波 译／陆国平 审校

基础知识

描述

昏迷是患者似进入睡眠状态,对周围的环境没有意识,无法被唤醒。昏迷常常是一种暂时性的状态,患者可以康复、死亡或进展为永久的损害。昏迷常需要医疗急救,立即给予抢救以挽救生命和保护脑功能。

• 昏迷是一系列急性意识损害的最终结局,这些意识损害包括:

– 昏睡或意识模糊:患者可被唤醒但是无法维持清醒状态,对指令的反应能力下降。

– 精神错乱:意识混乱、易激惹、注意力分散、专注力记忆力下降。

• 昏迷可以进展为:

– 持续性植物人状态:没有意识,没有认知,没有主动反应,没有语言能力,只保留自主神经功能和睡眠-觉醒循环的慢性状态。

– 脑死亡:昏迷、呼吸停止、皮层和脑干反射缺乏。

流行病学

发病率因为年龄、季节(感染)、种族〔先天代谢病(IEM)〕不同而有差异。

病理生理

脑干网状上行激活系统或双侧脑功能障碍导致觉醒系统和意识损害。

病因

昏迷的病因可以是外伤性的或非外伤性的。感染是非外伤性昏迷的常见原因。外伤性昏迷多见于年长儿。

诊断

鉴别诊断

• 外伤:

– 硬膜外或硬膜下或颅内出血,脑肿胀和(或)弥漫性轴索损伤。

• 中毒:

– 误服家庭药物,包括巴比妥类、镇静药、精神药品、水杨酸盐类药物、街头毒品、酒精类,烟尘或一氧化碳吸入,乙二醇、铅中毒等。

• 缺氧或弥漫性缺血:

– 溺水、窒息或上吊、心脏疾病或并发症。

• 感染:

– 细菌或病毒性脑膜炎、脑炎、感染后脑脊髓炎、中毒性或过敏性休克、硬膜下积脓、可以导致昏迷的病原体包括 HSV、肺炎支原体、流感病毒和脑膜炎双球菌。

• 感染后或自身免疫介导的昏迷:

– 抗 NMDA 受体脑炎、急性播散性脑脊髓膜炎(ADEM)、急性坏死性脑炎(ANE)、热性感染相关性癫痫综合征(FIRES)、中枢神经系统狼疮。

• 代谢性疾病:

– 低血糖(水杨酸盐类或酒精中毒、胰岛素分泌过多或高胰岛素血症)、糖尿病酮症酸中毒(DKA)(给予胰岛素治疗后神经系统功能恶化)、高血糖非酮症性昏迷、瑞氏综合征、电解质紊乱(钠、钾、钙、镁)、肝性或尿毒症性脑病、先天代谢病、内分泌功能异常(甲低、肾上腺皮质危象)、低体温或高体温。

• 肿瘤:

– 可以导致颅内压升高和脑疝。

• 癫痫:

– 非惊厥性癫痫持续状态。

• 血管性:

– 动静脉畸形(AVM)导致的梗死和出血、动脉瘤、凝血障碍、脑静脉血栓、高血压脑病、基底动脉型偏头痛。

• 脑积水:

– 脑室腹膜分流术(VP)阻塞、肿块或血凝块阻塞脑室流出。

和昏迷相似的疾病

• 心因性昏迷:

– 患者抵抗被动睁眼,认为自己在镜中,避免被动性手臂打到脸上,避免其他的伤害性刺激。

• 紧张症:

– 是心因性昏迷的一种,患者维持一种坐着或站着姿势。

• 闭锁状态或完全性瘫痪:

– 患者瘫痪但脑功能完整;常发生在严重神经肌肉病变或脑桥腹侧的损害。

病史

• 问题:头颅外伤、溺水或其他外伤的证据或病史?

• 要点:是不是关注了非意外的外伤?

• 问题:家中有哪些药物? 患者是否抑郁或者曾经自杀过? 是否有非法药物使用史?

• 要点:食入药物或毒物。

• 问题:近期发热、病毒或细菌性疾病、精神状态改变、疾病接触史、免疫抑制、感染的危险因素?

• 要点:感染。

• 问题:有无过去病史的危险因素?

• 要点:癫痫、糖尿病、心脏疾病、神经系统疾病,包括既往有过昏迷史、生长发育不良病史(IEM)。

• 问题:近期是否有恶心、呕吐、精神状态改变?

• 要点:颅内压升高。

体格检查

• 生命体征改变:体温高提示感染、中毒和神经阻滞剂恶性综合征。心动过速提示发热、疼痛、血容量不足、心律失常和心力衰竭。

注意

高血压、心动过缓和呼吸节律异常(库欣反射)提示脑疝即将发生。

• 皮肤改变:寻找皮疹以鉴别感染、挫伤和其他外伤;神经皮肤红斑可能和癫痫有关;触摸婴儿前囟确定有无颅内压升高(ICP)。

• 神经系统检查:关注一般意识水平、眼球运动和运动反射以精确地鉴别昏迷和昏睡或精神错乱。神经系统检查结果可用于多种昏迷评分。

• 眼球运动:持续性眼偏视和对侧的癫痫发作或同侧的脑损伤有关,向上凝视提示可能有颅内高压,中毒时会出现眼球震颤。

• 瞳孔反射:瞳孔反射过小或过大提示中毒。双侧瞳孔大小不等提示单侧脑干受挤压。瞳孔固定散大提示脑疝或脑死亡。行玩偶眼反射和眼前庭反射检查以证实。

• 运动检查:评估张力、反射和对刺激的运动反应,如果和药物或下运动神经元疾病无关的张力下降和无放射提示疾病严重,按压内侧眉下的眶上切迹可以避免疼痛反射。如果有疼痛会出现有目的的运动避免刺激。因疼痛而回缩的目的性更小,刺激可以引起去皮层(肘关节和腕关节屈曲内收)和去大脑(伸展、上肢内旋转)状态。这些症状可以是非对称的、间歇性的,不能误认为是惊厥。

• 格拉斯哥昏迷评分及儿童格拉斯哥昏迷评分:在某些情况下(见附录的表5、6)和预后有关。

- 睁眼(1～4分)。
- 语言反应(1～5分)。
- 运动反应(1～6分)。

■ 诊断检查与说明

最初通过静脉取得的血标本需要检查以下项目:

• 血糖、电解质、尿素氮及肌酐、血钙、血镁、血磷。

• 全血细胞计数和血培养。

• 动脉血气。

• 毒物筛查(考虑心电图)。

• 血氨、肝转氨酶、肌酸激酶。

其他的根据临床表现不同需要的检查可能包括:

• 代谢性检查(尿有机酸、血清氨基酸),尿液分析、尿培养、甲状腺功能、皮质醇、凝血检查、碳氧血红蛋白(CO 中毒)、抗核抗体、抗 NMDA 受体抗体。

• 腰穿(脑脊液压力、糖、细胞计数、蛋白质、革兰染色、培养)以除外感染或出血,如果局部检查或症状提示颅内压升高,需要在 CT 检查后才能腰穿。如果怀疑腰穿有损伤,要去除红细胞并检查黄变病,腰穿同时取手指末端血糖比较理想。

• 脑电图可以鉴别非惊厥性癫痫持续状态,特别对于有惊厥病史或疑似惊厥的患者。为了诊断疾病,有时需要持续性脑电图监测。

• 电生理检查包括体感诱发电位(SEP)、脑干听觉诱发电位、视觉诱发电位,可用于诊断疾病和评估预后。

影像学检查

• 头颅 CT:快速头 CT 平扫可以发现出血、脑积水、脑疝和肿块;随后可进行增强扫描或 MRI,为了排除头颅肿块 CT 应该在腰穿之前进行(腰穿有导致脑疝的风险)。

• 颈椎系列(CT 或侧位和前后位的 X 线检查):如果有外伤史或体格检查发现颈椎异常需进行;除非排除颈椎外伤,否则必须固定颈椎。

• 脑 MRI:如果以上检查没有发现异常,可以 MRI 来进行诊断和判断预后。如果怀疑动脉问题应行 MRA,如果怀疑静脉血栓,行 MRV、MRS 可以发现缺氧性和代谢性病因。

 ## 治疗

■ 手术与其他治疗

如果有头颅外伤、出血、肿块或脑积水,需要神经外科手术干预。通常需要神经外科会诊。

■ 住院事项

初始治疗

• 首先保证呼吸道通畅、呼吸和循环稳定。

• 如果怀疑头颅外伤,在保护呼吸道通畅的同时使用颈托稳定颈椎。

• 气管插管:为了保护呼吸道,保证足够的氧供常需要气管插管。

• 开放大静脉通路输入等张液体以维持血管内容量和血压。

• 颅内压升高的治疗:
- 过度通气以降低血液二氧化碳分压到 30～35 mmHg。
- 考虑给予 3% 的高张盐水(HS)快速静注或持续输入,可能比其他渗透液更有效。
- 可以给予甘露醇(0.5～1 g/kg,IV),也可以给予地塞米松 1～2 mg/kg,IV。
- 给予退热药和物理降温控制发热。
- 头抬高水平面 30°;避免头翻转位置以便于脑静脉最大回流。
- 如果有呼吸节律改变或颅内压升高的表现,则收入 ICU 进行密切监护。
- 神经外科会诊:考虑开颅手术进行减压。

• 如果指端血糖低,给予 2～4 ml/kg 的 25% 的葡萄糖(D25),婴儿给予 D10。

• 如果怀疑麻醉镇静剂中毒,给予纳洛酮(如果患儿＜1 岁或＜20 kg,静脉给予 0.1 mg/kg,年长患儿给予 2 mg)。

• 纠正电解质紊乱和酸碱失衡。

• 如果怀疑细菌性或病毒性脑膜炎,则给予静脉抗生素和阿昔洛韦的经验性治疗。

• 如果怀疑惊厥发作,给予苯二氮䓬类药物(静脉给予劳拉西泮 0.05～0.1 mg/kg),虽然这些药物会影响神经系统检查。

 ## 后续治疗与护理

■ 预后

• 预后取决于病因和患者的临床过程,早期预测并不准确。

• 连续的检查和诊断性实验(电生理、影像学)可以提供更完整的信息。

• 以下提示预后不良:在发病 3 天时对疼痛刺激仍无运动反应,发病 1 周后仍不能自发睁眼,体感诱发电位无反应,发病 1 周脑电图表现为等电基线或暴发抑制。

• 相反的,脑电图有反应反而和预后改善有关,成人中的表现更明确,在相似的临床背景下,适用于儿童患者。

■ 并发症

• 急性昏迷:
- 脑损害。
- 呼吸衰竭或误吸。
- 惊厥。
- 感染。
• 慢性后遗症:
- 癫痫。
- 新的认知和(或)运动问题。

疾病编码

ICD10

• R40.20 未分类的昏迷。
• R40.1 昏迷。
• R40.3 持续植物人状态。

常见问题与解答

• 问:儿童格拉斯哥昏迷评分(PGCS)的价值?

• 答:PGCS 可用于预测预后,但是并不能诊断昏迷的病因,昏迷的病因会影响 PGCS 的有效性,例如,PGCS 对于外伤性脑损害的预后评估比冷水溺水的预后评估更有意义。

• 问:如果怀疑细菌感染导致的昏迷,是否应该等到腰穿后再给予抗生素治疗?

• 答:在腰穿之前给予抗生素治疗可能导致脑脊液培养结果假阴性,但是,如果有颅内压增高或脑肿块,应该在腰穿前行 CT 检查,同时给予抗生素治疗。

获得性甲状腺功能减退症 Acquired Hypothyroidism

Adda Grimberg 郑章乾 译 / 罗飞宏 审校

 基础知识

■ 描述

新生儿期发生的甲状腺功能低下。

■ 流行病学

- 任何年龄可起病。
- 在患有 1 型糖尿病和其他自身免疫性疾病的情况下发病率更高的自身免疫性甲状腺疾病。
- 与碘摄取相关的慢性淋巴细胞性甲状腺炎,碘摄取最高的国家发病率也最高。

■ 危险因素

遗传学

- 甲状腺疾病家族史或其他自身免疫性内分泌疾病增加发病风险。
- 慢性淋巴细胞性甲状腺炎患者存在遗传易感性;30%~40%的患者存在甲状腺疾病家族史,并且最高达 50%的一级亲属存在甲状腺自身抗体。
- 慢性淋巴细胞性甲状腺炎与一些人白细胞抗原的相关性较弱;与 CTLA4(细胞毒 T 淋巴细胞相关抗原 4 基因)以及 IL - 18(白介素- 18)基因相关。
- 自身免疫性甲状腺疾病可能是 Schmidt 综合征(Ⅱ型多腺体自身免疫病)的部分表型。
- 自身免疫性甲状腺炎发病率较高的遗传综合征:
  - 唐氏综合征。
  - 特纳综合征(特别是在 Xq 等臂染色体)。

■ 病因

- 各种病因(见"鉴别诊断")。
- 可以因甲状腺功能低下(原发性甲状腺功能减退症)或者垂体及下丘脑功能异常导致甲状腺功能低下(继发性和三发性)。

■ 危险因素

- 白癜风。
- 斑秃。
- 恶性贫血。
- 其他自身免疫疾病。

 诊断

■ 病史

- 甲状腺功能减退的首发症状可能是生长障碍。
- 学校里表现甲状腺功能减退的敏感性指标是虚弱和注意力不集中。
- 放射暴露、1 型糖尿病、其他自身免疫性疾病家族史。
- 症状和体征。
- 早期原发性甲状腺功能减退可以没有症状。
- 甲状腺功能减退的相关症状提示代偿性或失代偿性甲状腺功能减退的进展。
- 甲状腺功能减退可能在某些甲状腺功能亢进疾病中优先出现(桥本甲亢)。
- 甲状腺肿可能是获得性甲状腺功能减退的症状,软化时提示存在感染。

■ 体格检查

- 心动过缓:甲状腺激素对心脏的影响。
- 身材矮小以及上部量/下部量比例增加:维持正常生长需要有正常的甲状腺功能。
- 甲状腺肿:注意均质性、对称性、结节以及炎症征象:
  - 可以为甲状腺功能减退提供线索。
  - 可以作为治疗中的临床指标。
- 黏液水肿:不局限在皮下组织,也可能导致心力衰竭、心包积液和昏迷。
- 肌肉肥大,不是肌肉无力。
  - 上肢、下肢和舌最明显。
  - 甲状腺功能减退引起肌肉功能紊乱。
- 肌肉收缩减慢导致的深部腱反射放松期延迟。
- 细胞更新减缓导致的脸色苍白、怕冷、皮肤干燥、黄疸。
- 胎毛增多,治疗后可改善。
- 性发育是重要因素,甲状腺功能减退可能与下面两者都有关:
  - 性发育延迟(甲状腺激素水平低导致)。
  - 性早熟和溢乳[TSH(促甲状腺激素)增高导致]。

■ 诊断检查与说明

实验室检查

- T_4(甲状腺素)(降低)和 TSH(升高):TSH 升高而 T_4 正常提示代偿性(亚临床)原发性甲状腺功能减退症。
- 游离 T_4:是继发性或三发性甲状腺功能减退症最敏感的指标。
- 甲状腺球蛋白抗体和甲状腺过氧化物酶(微粒体)抗体是慢性淋巴细胞性甲状腺炎的指标。
- 以下情况可能导致假阳性结果:
  - 甲状腺结合蛋白缺陷:总 T_4 低但是游离 T_4 和 TSH 正常。
  - 外周性甲状腺激素的抵抗:正常或高 T_4。
  - 正常甲状腺功能病态综合征:低 T_4 和 T_3(甲状腺原氨酸),正常和低 TSH,转化为反 T_3 的旁路途径增加。
- 以下检查可能在获得性甲状腺功能减退症中受影响:
  - 血清肌酐:肾小球滤过率降低导致肌酐升高。
  - LDL(低密度脂蛋白)水平:LDL 受体表达降低导致 LDL 增加。
  - 肌酸激酶:增加;甲状腺功能减退是横纹肌溶解的罕见病因。

影像学检查

疑似继发或三发性甲状腺功能减退或垂体、下丘脑损伤引起的甲状腺功能减退可行头部 MRI(磁共振成像)。

■ 鉴别诊断

- 免疫性因素
  - 慢性淋巴细胞性甲状腺炎(桥本甲状腺炎)。
  - Schmidt 综合征。
- 感染因素。
  - 病毒感染后亚急性甲状腺炎。
  - 与宫内感染相关。
    - 风疹。
    - 弓形虫。
- 环境因素。
  - 致甲状腺肿因子的摄入。
    - 碘。
    - 化痰药物。
    - 硫脲类药物。
- 医源性因素。
  - 甲状腺肿瘤、甲状腺功能亢进或者颈部肿瘤行外科甲状腺切除术后。
  - 甲状腺功能亢进或甲状腺肿瘤接受放射性碘治疗后。
  - 头部或颈部肿瘤放疗后。
  - 药物:锂、胺碘酮、碘显影剂、替拉曲可(一种非处方脂肪丢失补充药物)。
- 代谢性因素。
  - 囊性纤维化。
  - 组织细胞增生症 X。
- 先天性因素。
  - 晚发型先天性甲状腺异位。
- 遗传综合征。
  - 唐氏综合征。
  - 特纳综合征。
- 继发性或三发性甲状腺功能减退症。
  - 下丘脑或垂体疾病。
- 消耗性甲状腺功能减退症。
  - 肝血管瘤患者中 3 型碘化甲状腺氨酸过氧化物酶活性增加导致。

治疗

■ 药物治疗

左旋甲状腺素(人工合成甲状腺激素)替代治疗。
- 治疗代偿性或明显的甲状腺功能减退症。
- $2\sim5\,\mu g/kg$,每天口服 1 次。
- 监测 T_4 和 TSH 以及调整剂量保持正常的甲状腺功能。
- 疗程
  - 终身。
  - 30% 的慢性淋巴细胞性甲状腺炎患儿会出现自发性缓解。
  - 生长结束后是否治疗需要重新评估。

⟳ 后续治疗与护理

■ 随访推荐

患者监测
- 当开始药物治疗或调整剂量后,每 4~6 周复查 T_4 和 TSH 来评估合适的用药剂量。
- 一旦剂量确定,每 6 个月检查一次直到生长完成。
- 通过 T_4 和 TSH 监测治疗反应以及依从性。

■ 患者教育

近年来推荐患者空腹服用左旋甲状腺素。美国内分泌学会的药物和治疗委员会推荐治疗的连续性以及常规剂量需要根据甲状腺功能检查来调整,此措施较仅强调空腹服用甲状腺素更为重要。

■ 预后

- 如果患儿依从性好,预后很好。
- 治疗的患者常常表现出高于正常人的生长速率(追赶生长)。
- 在未及时治疗的患儿中,追赶生长可能无法达到预计的正常身高。
- 其他症状和体征决定存在多样性。
- 慢性淋巴细胞性甲状腺炎的甲状腺肿在治疗后可能不能完全缓解(增大的原因是持续的炎症反应不能改善,虽然 TSH 介导的增生可以缓解)。

■ 并发症

- 主要的严重并发症是线性生长受损。
- 可能影响青春期发育。
- 可能黏液水肿性昏迷。
- 多样化临床表现的脑病可能与甲状腺抗体滴度较高有关,特别是抗微粒体抗体;此类情况对于皮质类固醇激素的治疗反应较好。

疾病编码

ICD10
- E03.9 未特指的甲状腺功能减退症。
- E03.8 其他特指的甲状腺功能减退症。
- E06.3 自身免疫性甲状腺炎。

❓ 常见问题与解答

- 问:如果我的孩子忘了服药会发生什么?
- 答:发现及时补服。如果是第二天发现的,应给予 2 倍剂量。
- 问:我的孩子需要服药多久?
- 答:可能是终身。
- 问:药物有无副作用?
- 答:没有。药物仅是您孩子的甲状腺不能合成的甲状腺素。激素是人工合成的,所以没有感染风险。
- 问:如果我的孩子吃了 2 倍剂量的药物,他的生长追赶是不是会更快?
- 答:您的孩子的生长可能会有轻度增快但是服用过量的甲状腺素可能会出现副作用。
- 问:服药是不是需要规定一个特定时间?
- 答:不用,但是通常每天同一时间服药可以使患者记得服药。不要与任何豆类食物、含铁类药物、钙剂或者雷洛昔芬(一种抗雌激素药物)一起食用或服用,因为它们可以影响甲状腺素的吸收。
- 问:如果我的孩子需要做手术怎么办?
- 答:手术前,甲状腺功能减退症患儿的甲状腺功能需达到正常水平(除非是缺血性心脏病需要手术)。正常甲状腺功能病态综合征在病重的患儿中很常见,不需要治疗。

霍乱 Cholera

Matthew P. Kronman 常海岭 译 / 曾玫 审校

🔬 基础知识

■ 描述

霍乱是一种能引起大量分泌性腹泻的急性传染性疾病,并有可能导致流行传播。

■ 流行病学

- 包括霍乱在内的腹泻病是导致世界范围内 5 岁以下儿童死亡的第二位原因。
- 有记录的前 6 次霍乱大流行发生在 1923 年以前,第 7 次大流行开始于 1961 年并在世界范围内造成了几次流行。
- 霍乱大多发生于亚洲和非洲,但霍乱弧菌目前在很多国家流行。先前未发生过霍乱的地区已经成为严重暴发的易感地区,如 2010 年海地暴发的霍乱。
- 在美国,多数病例是由旅行引起。据报道,路易斯安那州和得克萨斯州海湾沿海的一些病例与食用未煮熟的贝类有关。
- 若及时治疗,霍乱的病死率可降至 1% 以下,但在医疗资源有限的地区,重症患者的病死率高达 35%~50%。

发病率
- 尽管有所低估,在流行国家和地区每年约

有 280 万人感染霍乱,非流行国家每年也有 8.7 万人感染霍乱。

• 估计在流行国家每年有 91 000 人死于霍乱。

患病率

由于霍乱的病程较短且无慢性携带状态,因此其患病率与流行率相同。

■ 危险因素

• 饮用水及卫生设施不足会加剧霍乱的传播,贫民窟、难民营及受灾地区属于霍乱流行的高危区域。

• 洪水和表面水温变化会增加霍乱的传播密度。

• 低胃酸导致人体对摄入微生物的杀灭能力降低,O 型血及维生素 A 缺乏都是感染霍乱的危险因素。

• 幼儿有患重型霍乱的风险。

■ 一般预防

• 传播:
- 饭前便后要洗手,将饮用水煮沸或进行消毒也能预防霍乱。
- 贝壳类可被自然环境污染,因此要彻底煮熟以预防感染。
- 去霍乱流行地区旅游时,避免在自然水源处游泳或洗澡。
- 将霍乱确诊病例报告至当地卫生部门。
- 尽管对于霍乱接触者使用抗生素预防是有争议的,但一项 meta 分析显示抗生素可预防霍乱接触者发病(RR, 0.35;95% CI,0.18～0.66),虽然分析中存在一些偏倚因素。

• 疫苗:
- 目前在美国无可用的霍乱疫苗。
- 口服全细胞灭活的霍乱弧菌疫苗对于霍乱的保护效力为 52%(95% CI,35%～65%),但对于 <5 岁儿童的保护效力降低至 38%(95% CI,20%～53%)。
- 群体免疫产生于居住在接种疫苗人群附近的未接种疫苗人群中。

■ 病理生理

• 人体通过被污染的水和食物(生的或未熟的贝类及鱼类、室温下潮湿的蔬菜)摄入大量病原菌后感染霍乱。

• 重型霍乱的感染剂量约为 10^8 个霍乱弧菌,但是儿童及胃酸降低人群(如使用抑酸剂或食用某些食物后)的感染剂量可低至 10^3 个。

• 霍乱典型的潜伏期为 2～3 天(12 h 至 5 天)。

• 75% 为无症状感染,霍乱的疾病症状可从中度到重度不等。

• 霍乱肠毒素是主要的毒力因子,是导致大量水样泻的原因。

• 霍乱肠毒素有 1 个 A 亚单位和 5 个 B 亚单位:
- B 亚单位有助于霍乱肠毒素附着于肠黏膜细胞。
- A 亚单位能激活腺苷酸环化酶(AC),使细胞内的环磷酸腺苷(cAMP)增加,使氯化物及碳酸氢盐分泌到肠腔内。
- 水通过渗透作用分泌到肠腔。

• 重症患者可迅速出现脱水、循环衰竭和死亡。

• 有症状的患者每升粪便中可排出 10^{10} ～ 10^{12} 个霍乱弧菌,排菌时间为 2 天至 2 周。

■ 病因

• 霍乱弧菌是呈一种弧形的、活动的革兰阴性杆菌,存在 200 多个血清型,但仅有 O1 和 O139 血清型会引起霍乱流行。

• O1 群霍乱弧菌可以分为 2 个生物型:古典生物型和埃尔托生物型。古典生物型在前几次大流行中占主导地位,但埃尔托生物型引起了第 7 次大流行。

• O139 群霍乱弧菌于 1992 年首次被检出,与埃尔托生物型相似,但有独特的脂多糖和荚膜。

• 人是霍乱弧菌目前已知的唯一一宿主,但细菌也可以自由地存在于水中,且能够污染鱼类和贝壳类。

■ 常见相关疾病

在健康人群中发生霍乱。

Dx 诊断

■ 病史

• 呕吐和大量水样泻:重症疾病的特征是出现大量水样泻(最高可达 1 L/h),并含有黏液(米泔水样)。

• 有接触类似症状患病的接触史:霍乱流行能快速传播。

• 暴露史:
- 在近 5 天内有外出旅游史:霍乱在世界很多地方都有流行,其潜伏期通常为 2～3 天。
- 患者的水源:被污染的水是霍乱弧菌的载体。

- 食用未充分煮熟的贝壳类:贝壳类(如牡蛎)、螃蟹可携带霍乱弧菌。

■ 体格检查

• 霍乱患者有不同程度的脱水表现(心动过速、黏膜干燥、囟门或眼睛凹陷、皮肤弹性差、嗜睡)。

• 由低钾和低钙血症引起的继发性手臂及腿部疼挛。

• 发热和轻度低血糖多见于儿童。

■ 诊断检查与说明

实验室检查

• 霍乱是一种常规的临床诊断。

• 检测患者的血电解质浓度、尿素氮、肌酐、血清钙及血糖水平是有用的。酸中毒的发生是由于碳酸氢盐从粪便中丢失和血流灌注不足而发生乳酸中毒。

影像学检查

诊断无需做影像学检查。

■ 诊断步骤与其他

• 培养霍乱弧菌时,要提醒微生物实验室使用选择性培养基[硫代硫酸盐-柠檬酸盐-胆盐-蔗糖(TCBS)琼脂培养基]。

• 疾病预防控制中心可以对急性期和恢复期患者的血清进行检测。

• 粪便培养时,对于疑似病例并不总是能分离出霍乱弧菌,霍乱肠毒素和脂多糖的快速定量检测方法、直接荧光抗体法和基于 PCR 的诊断方法也已经出现并且正在被研究中。

病理发现

400 倍暗视野镜检粪便,看到逗点状弧菌即可做出诊断。

■ 鉴别诊断

• 其他弧菌种类能引起胃肠炎(通常由副溶血性弧菌引起,但也可由河流弧菌、霍氏弧菌、拟态弧菌引起)、伤口感染和败血症(创伤弧菌)。其中只有副溶血性弧菌和创伤弧菌能引起疾病暴发。

• 其他的肠道细菌,包括产气单胞菌属、弯曲菌、艰难梭菌、大肠杆菌、李斯特菌、邻单胞菌、沙门菌、志贺菌、弧菌属和耶尔森菌。

• 其他病毒和寄生虫病原包括阿米巴、腺毒 40 和 41 型、隐孢子虫、环孢子虫、贾第鞭毛虫、诺如病毒和轮状病毒。

治疗

▪ 药物治疗

一线药物

- 抗生素可作为重型霍乱患者补液的辅助治疗：
  - >8 岁患者使用单剂多西环素。
  - <8 岁儿童和孕妇使用单剂阿奇霉素。
  - 也可选择环丙沙星。
- 单剂量阿奇霉素能将症状持续时间缩短 50%，排菌时间减少为 1～2 天。
- 霍乱弧菌对磺胺类及四环素类耐药的现象很常见，对氟喹诺酮类、大环内酯类及 β 内酰胺类抗生素耐药的报道也在不断增加。
- 使用锌治疗，疗程 10～14 天：<6 个月儿童剂量为 10 mg/24 h；6 个月至 5 岁儿童剂量为 20 mg/24 h。
- 发展中国家儿童也可以考虑补充维生素 A。
- 避免使用止吐剂及止泻剂。

▪ 其他疗法

一般措施

- 霍乱治疗的关键是快速补液，补液量包括累计损失量和持续丢失量。
- 中度脱水患者仅需口服补液盐（ORS）。
- ORS 也可用于轻微呕吐患者，补液配方中应至少含 75 mg/L 的钠，以补充丢失的钠。
- 在对现有的几项试验的 meta 分析中，与总渗透压≥310 mOsm/L 的 ORS 相比较，总渗透压≤270 mOsm/L 的 ORS 会导致低钠血症的风险增加，但不会引起其他症状后果。
- 更严重患者（血容量减少>10%）需要静脉补液。

▪ 转诊问题

无需特殊的随访。

▪ 其他治疗

在霍乱暴发时，迅速改善卫生状况和提供安全的水源对于降低疾病暴发的程度非常重要。

▪ 住院事项

初始治疗

快速纠正严重脱水（>10%）是至关重要的。

入院指征

需要静脉补液的患者。

静脉补液

- Dhaka 溶液是一种最佳静脉液体，包含葡萄糖，且比乳酸林格液（LR）含更多的碳酸氢盐和钾盐。
- 乳酸林格液（LR）可以使用，更易获得；D5LR 含 5% 葡萄糖。
- 由于生理盐水缺乏钾盐和碳酸氢盐，因此作为二线用药。

护理

- 仔细评估液体持续的液体丢失量。
- 对于大便失禁的婴幼儿患者应采取接触防护措施。

出院指征

脱水纠正，能维持 ORS 的患者。

后续治疗与护理

▪ 随访推荐

患者监测

未经治疗患者，粪便中霍乱弧菌排泄时间为 1～2 周。无症状带菌不常见。

▪ 饮食

在最初的液体丢失纠正后应立即给予高热量饮食。婴儿应鼓励母乳喂养。

▪ 患者教育

- 改善的卫生条件和安全的饮用水有助于预防霍乱。
- 有霍乱患者的家庭若不遵从严格的洗手及卫生措施，继发传播会发生在有感染者的家庭内。

▪ 预后

迅速纠正脱水的患者，无论是否使用抗生素，预后都很好。

▪ 并发症

- 主要的并发症由严重脱水引起：肾功能衰竭、血栓、卒中及心血管衰竭。
- 霍乱自身并不会引起并发症。

疾病编码

ICD10

- A00.9 未特指的霍乱。
- A00.0 霍乱由于 O1 群霍乱弧菌，霍乱生物型所致。
- A00.1 霍乱由于 O1 群霍乱弧菌，埃尔托生物型所致。

常见问题与解答

- 问：旅行期间应避免食用什么食物？
- 答：与霍乱相关的食物包括未烧开的水、冰的或未煮熟的鱼和贝壳类、生的蔬菜、街头小吃、室温保存的熟食。
- 问：霍乱对于孕妇有危险吗？
- 答：由于大量液体丢失，霍乱会威胁到胎儿的生命。即使积极补液，仍有 50% 孕妇在孕晚期发生流产。
- 问：患病者的家庭接触者发生霍乱的危险症状是什么？
- 答：在首发病例暴露的 2 天内，可有高达 50% 的家庭成员可出现腹泻症状。

霍奇金淋巴病 Hodgkin Lymphoma

Elizabeth Robbins 王宏胜 译 / 翟晓文 审校

基础知识

▪ 描述

- 占儿童肿瘤的 7%。

- 年龄<20 岁，发病率为每年 11.7 例/100 万。
- 是 15～19 岁年龄段最常见的肿瘤。
- <5 岁儿童罕见。

- <15 岁年龄组中，男>女。
- 15～19 岁年龄组中，女>男。
- 在成人中发病年龄呈双峰分布：前一个高峰为 20 岁中/晚期，后一个高峰为年龄>

50 岁。

■ **危险因素**

• 已知的危险因素包括:
- 免疫缺陷(如 HIV 感染)。
- 自身免疫性疾病。
- 社会经济状况差的儿童(年龄 14 岁或以下)。
- 社会经济地位高的年轻人。
• 如有以下因素风险降低:
- 有多个年长的同胞。
- 学龄前期暴露于常见感染。

遗传学

• 家族性 HL 罕见,占 4.5%的病例。
• 家族性病例可反映:
- 遗传影响,包括遗传性免疫缺陷状态。
- 环境因素。
- 病毒因素。

■ **病理生理**

• Reed-Sternberg 细胞[①],即一群 B 细胞起源的大双核细胞克隆,是 HL 的肿瘤细胞。表面抗原表达包括 CD30,但不表达 CD20。
• 受累肿块中仅有 1% 为 Reed-Sternberg 细胞,而且形态学多变;其他的是炎性细胞:淋巴细胞、巨噬细胞、纤维母细胞、浆细胞、嗜酸性粒细胞。

分型

HL 可鉴定出两种不同临床亚型:
• 经典型 HL(90%～95%病例):
- 结节硬化型。
- 混合细胞型。
- 淋巴细胞减少型。
- 富于淋巴细胞型。
• 结节性淋巴细胞为主型(5%～10%病例)。

■ **病因学**

• 原因未明。
• EB 病毒(EVB)感染与 HL 的关系:20%～50%经典型 HL 患者 EBV 感染细胞有单克隆或寡克隆增殖。

诊断

■ **病史**

• 无痛性淋巴结肿大小缓慢增大。在发现之前,淋巴结肿大常常已存在数周至数月。颈部或锁骨上是最常见部位。
• 全身("B")症状:20%儿童发生 1 项或以上症状。
- 发热>38 ℃,没有可解释的原因。
- 诊断前 6 个月内体重减轻>10%,没有可解释的原因。
- 夜间盗汗。
• 其他全身症状包括乏力、瘙痒、咳嗽和端坐呼吸。
• 巨大纵隔肿块的患者可有上腔静脉综合征:呼吸困难、面部肿胀、咳嗽、端坐呼吸、头痛。

■ **体格检查**

• 一般状况:进展期疾病患者可有疲乏表现和恶病质。
• 发热,常为间歇热。
• 淋巴结:大于 1 cm 的淋巴结认为不正常。颈部、锁骨上(特别是左侧)和腋下淋巴结最常见。其他部位包括肘部、腹股沟和腘窝。
- 淋巴结常质地硬、有弹性、无触痛且有时表面粗糙。
• 肺:呼吸音减弱或干啰音常可见于较大纵隔肿块的患者。一些患者由于呼吸窘迫不能平卧。
• 腹部:可出现脾大;肝大不太常见。
• 皮肤:由于贫血可出现苍白。伴瘙痒的患者可出现红斑和皮肤剥脱的区域。瘀点和瘀斑少见。巩膜黄染和(或)黄疸可见于自身免疫性溶血性贫血(少见)。

■ **诊断检查与说明**

实验室检查

• 没有特殊实验室检查对 HL 有诊断意义。
• 红细胞沉降率(ESR):诊断时如增高是有用的肿瘤标志。
• 全血细胞计数和分类。
• 部分病例双侧骨髓活检[如伴 B 症状的患者或疾病进展期(Ⅲ或Ⅳ期)]。
• 肝肾功能检查。
• 如果准备放疗,需查甲状腺功能。
• 基线心电图、超声心动图。
• 使用博来霉素前检测肺功能。

影像学检查

评估疾病范围,用于诊断时分期并随访治疗反应。

• 胸部平片(后前位和侧位)以评估纵隔肿块。
• 颈部、胸、腹、盆腔 CT 扫描。
• PET 或 PET/CT:PET 功能影像学已经替代以往的分期方式,如脾切除、淋巴结造影和镓扫描。诊断时应用并随访治疗反应。

诊断步骤与其他

• 细针穿刺或粗针活检有时能提供典型的可辨认的 Reed-Sternberg 细胞以用于诊断。
• 淋巴结切除活检经常是诊断必需的。
• 活检组织检查包括:
- 流式细胞(经典型 HL 常 CD30+)。
- 细胞遗传学。
- 如果需要,可做需氧菌、厌氧菌和抗酸杆菌培养。

注意
纵隔肿块或气管移位的患者全身麻醉通常是禁忌的,因为麻醉时失去平滑肌紧张性可能引起气道塌陷。

• Ann Arbor 分期标准:
- Ⅰ期——累及单个淋巴结区(Ⅰ)或单个结外器官或部位(ⅠE)。
- Ⅱ期——累及横膈同侧两个或以上淋巴结区(Ⅱ),或局限性累及一个结外器官或部位和横膈同侧一个或以上淋巴结区(ⅡE)。
- Ⅲ期——同时累及横膈两侧淋巴结区(Ⅲ),可伴有脾脏受累(ⅢS)或局限性累及一个结外器官或部位(ⅢE)或两者兼有(ⅢSE)。
- Ⅳ期——一个或以上结外器官或组织广泛或弥漫性受累伴或不伴相关淋巴结受累。
- 补充:A/B——出现一项或以上 B 症状(见"病史"),以下标注 B;A 表示缺乏 B 症状。

■ **鉴别诊断**

• 其他恶性过程(淋巴结常无触痛):
- 非霍奇金淋巴瘤。
- 软组织肉瘤、生殖细胞瘤。
- 转移性淋巴结肿大——软组织肉瘤、鼻咽癌。
• 感染(淋巴结可以有触痛):
- EB 病毒。
- 非典型分枝杆菌。
- 组织胞浆菌病。

① Reed-Sternberg 细胞(R-S 细胞)是霍奇金淋巴瘤病理组织中的特征性细胞,最典型的 R-S 细胞的双核面对面排列,都有嗜酸性核仁,形似镜中之影,形成所谓的"镜影细胞"(译者注)。

- 弓形虫病。
- 结核病。
- 猫抓病。
- 金黄色葡萄球菌、链球菌。
• 药物反应(如苯妥英)。

 治疗

■ **药物治疗**

• 儿科 HL 患者的长期生存率＞90％。因此最新的治疗策略聚焦于降低治疗强度使晚期副反应最小。化疗联合放射治疗历来是标准方法,但是 HL 已经也来越多单用化疗治疗。以 PET 评估治疗反应,指导治疗选择;2～4 疗程后病变 PET 下不再具活性的患者常常单用化疗。

• 化疗方案(28 天一个循环):
- ABVD:多柔比星(阿霉素)、博来霉素、长春碱、丙卡巴肼;标准的成人一线方案。
- COPP/ABV:环磷酰胺、长春新碱(Oncovin①)、丙卡巴肼、泼尼松、多柔比星(阿霉素)、博来霉素、长春碱。
- VAMP:长春碱、多柔比星(阿霉素)、甲氨蝶呤、泼尼松。
- BEACOPP:博来霉素、依托泊苷、阿霉素、环磷酰胺、长春新碱、泼尼松、丙卡巴肼;有效性与 ABVD 相仿,但有更多急性毒性反应,二次白血病,患者普遍不育。

■ **其他治疗**

• 放射治疗:
- 与化疗联合使用。
- 能有效控制巨大肿块,巨大肿块定义为纵膈肿块在 PA 位胸片于横膈顶水平＞胸腔直径 1/3 或大的淋巴结融合＞6 cm(有些标准为 10 cm)。
- 过去 10 年中放射剂量和范围都已减少,但是包括心脏疾病和二次恶性肿瘤如乳腺癌的晚期副反应仍然明显。
• 放射治疗通常用于下列情况:
- 巨大肿块患者(有些单用化疗治疗)。
- 疾病对化疗反应差的患者。

- 作为综合治疗策略的一部分,应用低剂量放疗和较小剂量烷化剂治疗(如 Stanford V 和最近的 COG 方案)。
- 复发疾病的挽救治疗。
• 复发患者长期生存率不大于 50％。具体挽救治疗方案根据缓解持续时间和初始治疗。标准的挽救治疗包括再诱导之后给予大剂量化疗与自体干细胞移植。放疗也可以使用。

 后续治疗与护理

■ **随访推荐**

患者

• 患者需要监测疾病复发的迹象和化疗/放疗的远期毒副反应。2/3 的复发发生于诊断后 2 年内。

• 疾病复发监测包括下列项目:
- 病史、体格检查治疗结束后 2 年内每 3 个月 1 次;治疗结束第 3、4 年每 6 个月 1 次;然后每年 1 次。
- 实验室检查如果诊断时 ESR 升高,应包括 ESR;全血细胞计数。
- 很多方案要求治疗结束最初几年每 3～6 个月 1 次监测性 CT 扫描;由于影像学监测复发可能早于临床,但是不能改善生存率,一些方案进行临床随访来避免放射暴露。如果怀疑复发予 PET 扫描。
- 定期胸部 X 线检查:如果纵隔病变一些方案治疗结束最初几年随访胸部 X 线检查。
- 晚期副反应的监测取决于患者的治疗。
- 心脏:如果蒽环类药物治疗或纵隔放疗,定期超声心动图、EKG 检查。
- 肺:如果博来霉素治疗或纵隔放疗,定期肺功能检测。
- 生殖系统:青春期或 12 岁开始激素检测(LH、FSH、雌二醇/睾酮)。
- 甲状腺:如果放疗,每年甲状腺功能检测(T_4、TSH)。
- 继发恶性肿瘤:
  ○ 乳腺:每个月乳腺自我检查;放疗后 8 年或 25 岁,以迟者为准,开始每年乳房辅助

MRI 检查。
○ 甲状腺:如果放疗,每年甲状腺检查。
○ 结肠:如果放疗,35 岁开始每 5 年肠镜检查。
○ 白血病:暴露于依托泊苷、烷化剂、蒽环类药物后,10 年每年全血细胞计数、血小板、白细胞分类检查。

■ **预后**

• 不考虑分期总体 5 年生存率＞90％。5 年无病生存预后取决于诊断时分期:
- 分期低的病变(Ⅰ、Ⅱ、非巨大肿块、无 B 症状)＞90％。
- 进展期病变(Ⅲ、Ⅳ期)65％～90％。

■ **并发症**

• 治疗的急性并发症:
- 化疗:
○ 脱发、恶心、呕吐、血细胞减少导致感染、出血。
• 治疗晚期并发症:
- 见"癌症治疗晚期副反应"章节。
- 化疗:
○ 心肌病、肺功能下降、肺纤维化、生育率变化、继发白血病。
- 放疗:
○ 乳腺癌、其他恶性肿瘤、心肌病、冠心病伴心肌梗死、心包炎、促进动脉粥样硬化伴脑卒中风险增加、肺纤维化、甲状腺功能减退、骨骼和软组织生长障碍。

 疾病编码

ICD10

• C81.90 霍奇金淋巴瘤,未特指,未指明部位。
• C81.91 霍奇金淋巴瘤,未特指,头、面和颈部淋巴结。
• C81.92 霍奇金淋巴瘤,未特指,胸腔内淋巴结。

H

---

① Oncovin 是指长春新碱的商品名(译者注)。

肌腱炎 Tendonitis

David D. Sherry 景延辉 译 / 王达辉 审校

基础知识

■ 描述

肌腱或腱鞘的炎症。

■ 流行病学

- 随年龄逐渐增多,青春期为高峰。
- 女孩更多见。

■ 危险因素

遗传学

过度运动的个体更易发。

■ 病理生理

存在感染和损伤。

■ 病因

与过度或重复的运动有关。

诊断

■ 病史

- 创伤或过度活动:
- 急性的损伤。
- 症状和体征:
- 疼痛。
- 触痛。

■ 体格检查

- 血肿的证据:
- 触诊受累及的区域时,在肌腱或骨突区域有明显的压痛。
- 滑囊炎和关节炎的证据:
- 全身情况,比如脊柱关节病,能够导致肌腱关节和滑囊的炎症,滑囊炎的疼痛与肌腱炎较类似。
- 突然断裂的感觉:
- 肌腱或韧带受损的感觉。
- 警惕假象:

- 体检时注意区别韧带断裂、骨折、关节炎等。
- 陷阱:
- 警惕小儿的误诊,小儿较少存在过度活动,需要考虑其他诊断。
- 警惕年长儿童的漏诊,这些儿童存在过度的活动

■ 诊断检查与说明

实验室检查

红细胞沉降率:当病史和体格检查有怀疑时,可能帮助排除炎症。

影像学检查

平片:注意排除骨折或撕裂及鉴别骨刺等。

■ 鉴别诊断

- 感染:
- 注意淋菌性疾病、化脓性关节炎、骨髓炎及结核等。
- 环境:
- 骨折。
- 代谢性:
- 高胱氨酸尿症。
- 先天性:
- 过度好动。
- 马方综合征。
- 先天性结缔组织发育不全综合征。
- 免疫:
- 强直性脊柱炎和脊柱关节病。
- 幼年特发性关节炎。
- 心理或神经性:
- 肌肉骨骼疼痛。

治疗

■ 药物治疗

- 起始非甾体消炎药物。

- 类固醇类药物软组织注射。

■ 其他治疗

一般措施

- 减少或限制受累肌肉或肌腱的活动或夹板固定。
- 持续理疗 1～4 周。

■ 其他疗法

- 物理或职业的肌肉拉伸理疗。
- 自主或专业的生物力学恢复性训练。

后续治疗与护理

■ 随访推荐

2～6 周才能看到效果。

■ 患者监测

过早开始剧烈运动,可能导致症状复发。

■ 预后

儿童预后效果较好,但如果不坚持合适的锻炼可能导致复发。

■ 并发症

疼痛加重和复发倾向。

疾病编码

ICD10

- M77.9 肌腱端病,非特指侧。

常见问题与解答

- 问:哪种运动会引起过度使用综合征和肌腱炎?
- 答:其实任何重复性运动都可能引起肌腱炎。如过度玩视频类游戏会引起拇指肌腱的疼痛。

肌营养不良 Muscular dystrophy

Jessica Rose Nance 李西华 译 / 周水珍 审校

 基础知识

■ 描述

• 肌营养不良症(MD)是一组具有遗传性、渐进性并且伴随关节挛缩的肌肉疾病,在一些类型中心肌也会受累。

• 在儿童时期发病的肌营养不良有5种:

- 抗肌萎缩蛋白病[包括 Duchenne 型肌营养不良(DMD)和 Becker 型肌营养不良(BMD)]。

- 肢带型肌营养不良(LGMD)。

- 先天性肌营养不良(CMD)。

- 面肩肱型肌营养不良(FSH - MD)。

- Emery-Dreiffuss 肌营养不良(EDMD)。

• 肌营养不良的分型可以根据临床特征[包括肌肉受累部位、关节挛缩、发病年龄、基因检测和(或)肌肉活检]。

■ 流行病学

• 抗肌萎缩蛋白病:

- DMD:通常每3500个男孩有一个患者。

- BMD:每30 000个男孩有一个患者。

- LGMD(儿童发病):每10 000人就有5~10个患者。

• CMD(所有类型):每10 000人有一个患者。

• FSH - MD:每20 000人有一个患者。

• EDMD:每300 000人有一个患者。

■ 危险因素

遗传因素

基因检测可用于大多数肌营养不良:

• 抗肌萎缩蛋白病(DMD/BMD):X连锁遗传病。

- 70%病例为 DMD 外显子重复、缺失。

- 大约30%病例为 DMD 点突变。

- 没有家族史的大部分病例是 Dystrophin 基因新发突变,但发现也有患儿是受母亲影响。

• LGMD:儿童期发病 LGMD 大部分是常染色体隐性遗传。

- 抗肌聚糖蛋白病(LGMD2C - 2F):大约70%是儿童期发病。

- LGMD2I(FKRP):5%是儿童期发病。

• CMD:大部分是常染色体隐性遗传(有12个基因)。

- 非综合征(LAMA2、COL6A1 - COL6A3)。

- 综合征(如 POMT1、POMGT1、FKRP)。

• FSH - MD:常染色体显性遗传(D4Z4缺失)。

• EDMD:X连锁遗传(EMD 或 FHL1 突变)或者常染色体显性遗传(LMNA 突变)。

■ 病理生理

• 肌纤维蛋白缺乏或缺失可造成肌纤维破坏或者增加肌纤维膜骨架的脆性。

• 肌肉活检:肌纤维大小改变(如变性、坏死和再生),分割肌纤维和中央核增加。免疫组织化标记可以发现细胞膜上相关蛋白降低或缺乏(如 DMD、LGMDs、CMDs)。

诊断

■ 病史

• 新生儿期肌张力低下,喂养困难(CMD)。

• 运动发育迟缓、落后。

• 全身发育迟缓(如 CMD 综合征)或学习障碍(DMD)。

• 运动不耐受、抽筋。

• 肌痛(BMD、DMD、FSH - MD)。

• 癫痫:mersion 缺乏型和 CMD 综合征。

• DMD:

- 发病年龄<5岁并伴运动发育迟缓、易摔跤、足尖行走和近端无力(如上楼梯和从地上爬起困难)。

- 8~12岁依靠轮椅。

- 腓肠肌假性肥大。

- 血清肌酸激酶(CK)显著增高(通常是正常50倍),血清转氨酶也会升高(来自肌肉)。

- 学习困难、多动症、孤独症和强迫症患者不能行走在13~16岁发病较高。随着患儿年龄增加,心肌病发病率增加,70% DMD 患者是由于呼吸肌无力(如无效咳嗽、肺通气不足和慢性呼吸衰竭)而死亡。

• BMD:

- 与 DMD 相比症状较轻,发病年龄>8岁。

- 到20岁还能行走。

- 肌痛、抽筋和血红蛋白尿在 BMD 中比 DMD 中要多见。

- 极少会出现仅有心肌病的情况。

• LGMD:

- 近端肌无力(颈屈肌、髋部屈肌和肩胛肌)。

- 发病年龄和进展变化很大。

- 抗肌聚糖蛋白病(LGMD2C - 2F)与 DMD 难以区分(腓肠肌也假性肥大)。

- 患者智力正常。

• CMD:

- 自出生患儿肌张力低下、运动发育迟缓、无力和喂养困难。

- CMD 主要分两类:①非综合征 CMD:由于结构蛋白的缺失(如 mersion 缺乏型和 Ulrich/Bethlem 型)。②CMD 综合征:是糖蛋白糖基化的缺失所致(如福山型先天性肌营养不良、肌-眼-脑病、Walker-Warburg 综合征)。

○ 大部分非综合征 CMD 患儿智力正常,癫痫也可以发生在 mersion 缺乏型的 CMD(20%~30%),Ulrich MD 表现为近端关节挛缩和远端关节过度伸展(手指和脚趾),Bethlem 型 MD 表现为近端肌肉无力和远端关节挛缩。

○ CMD 综合征表现为严重认知障碍、眼和脑的异常(如神经发育不良、癫痫、脑积水)。

• FSH - MD:

- 发病年龄<20岁,面部、肩胛和肱部(肱二头肌和肱三头肌)肌力低下。

- 三角肌肌力尚保留。

- 婴儿发病极为稀少,但有报道。

- 有视网膜微血管病变(科茨病)和听力丧失的发生。

- 偶尔会发生心律失常(<10%)。

• EDMD:

- 发病年龄最初在10岁。

- 患者早期表现不同程度关节挛缩(颈、肘和跟腱)和无力。

- 肌无力和受累的肌肉主要是肱二头肌、肱三头肌、竖脊肌和胫骨后肌。

- 心律失常常见于20岁以前。

- 没有假性肥大。

■ 体格检查

- 面肌无力(FSH - MD)。

- 肌肉无力和萎缩肌群。

- 肩胛部肌群受累(FSH - MD)。

- 关节挛缩(EDMD)或关节过度伸展(Ulrich MD)。

J

- 假性肥大(如腓肠肌 DMD、BMD、LGMD)。
- 腱反射减弱(除关节挛缩),腱反射到病程晚期不消失。
- 感觉正常。
- 脊柱侧凸:若丧失行走进展加快。
- Grower 征(患者要从地面爬起,需先翻身俯卧,再双手攀缘两膝,逐渐向上支撑起立)。
- 步态异常(如足尖行走、脊柱前凸行走时臀部左右摇摆)。
- 心肌病(心动过速,低血压)。
- 呼吸衰弱(咳嗽无力)。

■ 诊断检查与说明

实验室检查

• 血清 CK:
- 显著增高发生于 DMD、BMD、部分 LGMD 和 CMD(如福山型 MD)。
- 由于肌肉萎缩,病程末期 CK 可以变为正常。
- CK 在面肩肱型(FSH - MD)和部分先天性 MD(如 Ulrich MD)是正常的,在 EDMD 中可以正常或轻度增高。

诊断步骤与其他

• 神经传导检查:mersion 缺乏型 CMD 可以表现神经传导速度减慢。
• EMG:没有特异性的肌源性改变。
• 肌肉 MRI:根据肌肉变化信号可反映出肌肉萎缩和脂肪浸润,可指导肌肉活检部位的选择,可以协助诊断。
• 肌肉活检对确诊肌营养不良是一个有价值的检查方法(见"鉴别诊断"),对肌营养不良类型(如 LGMD)和 DMD 基因检查为正常的,可通过免疫组织化学进行诊断。

■ 鉴别诊断

• 炎性肌病(如皮肌炎)。
• 代谢性肌病。
• 先天性肌病。
• 前角细胞受损(如 SMA)。
• 多发性神经病(如 CIDP)。
• 强直性肌营养不良(病理不同)。

 治疗

■ 药物治疗

• 要早期控制肌肉无力引起骨骼畸形,控制体重。
• 对于 DMD:泼尼松 0.75 mg/(kg·d)或地夫可特 0.9 mg/(kg·d),可增强骨骼肌力

量、延长步行时间(平均 2～5 年)及减少心脏、骨骼和呼吸问题,应注意激素副作用(体重、骨质疏松和行为问题)。
• 其他类型肌营养不良:没有治疗建议。

■ 其他治疗

一般措施

• 支持疗法:(免疫系统管理)。
• 心理和教育支持。
• 夜间夹板(DMD、LGMD)可预防关节进行性挛缩。
• 物理治疗:肌肉伸展性和关节挛缩。
• 整形外科评估:脊柱侧凸和关节挛缩。
• 明确基因突变类型。
• 眼科(视网膜)评价(FSH - MD)白内障(DMD)服用激素副作用。

■ 其他疗法

• DMD 临床治疗的研究策略有:反义寡核苷酸药物治疗、终止密码子通读治疗、肌肉生长抑制素治疗和干细胞治疗。这些治疗还在临床实验中,在北美和欧洲还未上市。

🔄 后续治疗与护理

■ 随访推荐

• 肺功能监测:
- 通过肺功能检查、刺激性肺活量测定和辅助咳嗽技术对 DMD、CMD 患者进行肺功能基线评估。
- 监测肺功能减退表现[特别是用力肺活量(FVC)]或夜间通气不足的临床表现(如晨起头痛或恶心、整日嗜睡、端坐呼吸);如果需要无创正压通气(BiPAP)支持,则需要对睡眠进行评价。
- 脊柱侧凸检查。
• 整形外科监测:
- 脊椎侧弯进行性加剧,建议采用脊椎后路融合术矫正来改善脊椎侧弯的恶化程度,提高生活质量。
- 对于失去行走能力 DMD,脊椎侧弯会加剧恶化,直到成年都应每 6～12 个月进行脊椎侧弯的评估。
• 心脏监测:
- 心肌病在很多类型肌营养不良中会出现,需要超声心动图和心电图对 DMD、BMD、LGMD1B、LGMD2C - F(20%～30% 风险)、LGMD2I(60% 风险)、mersion 缺乏型 CMD 和 EDMD 进行监测。
- 美国儿科学会(AAP)指南建议对 DMD

至少每 2 年应做一次心脏功能的评估(在 10 岁前),之后每年要评估。
- 心动过速在 EDMD、LGMD1B 和 FSH - MD(<10 风险)中会发生;而且不同类型肌营养不良需要超声心动图对心脏进行评估。
- 骨骼几乎没有受到影响但心肌病已严重的 BMD 患者可以考虑心脏移植。

■ 预后

• DMD:通常在 20 岁左右肺功能衰竭死亡,延长和提高患者的生命质量需要特殊护理(提供完善的支持)。
• BMD:通常在 40 岁左右心功能衰竭死亡。
• LGMD:抗肌聚糖蛋白病预后不一,有的类型与 DMD 极为相似,而常染色体显性遗传的 LGMD 大部分则在成年发病,病情进展缓慢。
• FSH - MD:生存期同正常人。

📋 疾病编码

ICD10

• G71.0 肌营养不良。
• G71.2.0 先天性肌病。

❓ 常见问题与解答

• 问:临床疑似 DMD 患儿首选做什么检查?
• 答:确认 CK 值升高后,首选 DMD 基因的重复/缺失检测(70% 的病例可检测到突变)。DMD 基因检测阴性的患者需行 DMD 基因测序。肌肉活检往往应用于基因检测阴性的患者(如 LGMD)或临床疑似炎性肌病的患者(如皮肌炎)。神经传导的研究有助于与神经源性肌病的鉴别诊断(如 SMA,多发性神经病变),但在 MD 中提示非特异性肌病样改变。
• 问:DMD 的再现风险率?
• 答:大约 2/3 的 DMD 男性患者的母亲为携带者。女性携带者生育男性 DMD 患儿和女性 DMD 携带者的风险率均为 50%。BMD 男性患者会将突变基因遗传给女儿(女儿因此成为携带者)。DMD 患者生育的儿子不再罹患该病(X 连锁)。
• 问:DMD 女性携带者会出现症状吗?
• 答:会的。由于 X 染色体随机失活,大约 10% 的 DMD 女性携带者会出现心肌病和(或)近端肌无力。AAP 推荐女性携带者在成年早期要接受心功能评估,在 25～30 岁之后每 5 年评估一次。

吉兰-巴雷综合征 Guillain-Barre Syndrome

Jennifer A. Markowitz 丁一峰 译 / 张林妹 审校

基础知识

描述

吉兰-巴雷综合征(GBS)是一种急性单相性周围神经炎性疾病,可导致肢体、面部、呼吸肌进行性无力。表现为自主神经功能和感觉障碍,包括疼痛。神经系统病变常在起病4周内或者更早些时期达到高峰。各种临床亚型包括最常见的急性炎性脱髓鞘多神经病(AIDP),其次为急性运动轴索神经病(AMAN)、Miller-Fisher 综合征及其他类型。

流行病学

发病率

GBS 总的年发病率为(0.6~1.9)/10 万人口。在一篇95例GBS的文献报道中,1~5岁患儿占45例,6~10岁占36例,11~15岁占14例。另有文献指出67%患儿临床亚型为 AIDP;7% 为 AMAN;还有 7% 为Miller-Fisher 综合征。

危险因素

遗传学

特殊的 GBS 亚型与一些组织相容性白细胞抗原(HLA)类型呈明显相关性,但尚无文献显示 GBS 在一代亲属中发病率增高。

病理生理

神经活检提示细胞免疫和体液免疫在节段性脱髓鞘病变中发挥炎性作用;淋巴细胞和巨噬细胞参与髓鞘破坏。GBS 的轴索变异型特征性表现为不伴脱髓鞘的轴索变性。在特殊亚型的血清中发现神经节苷脂抗体(如 GM1、GM2、GQ1b)表明感染因子触发了分子模拟机制。一些变异型(如 Bickerstaff 脑炎)涉及中枢和周围性脱髓鞘改变。

病因

- 超过50%患儿为病毒感染后,包括巨细胞病毒、EB 病毒、水痘带状疱疹病毒、人类免疫缺陷病毒(HIV)感染、H1N1 流感病毒等。
- 与细菌感染(尤其是空肠弯曲杆菌)、手术和接种相关。

- 破伤风类毒素疫苗是常用疫苗中唯一与GBS 有明确关联的。通常没有明确病因。

常见相关疾病

- GBS 好发于肉毒杆菌感染、全身系统性红斑狼疮、淋巴瘤、HIV 感染、莱姆病和实体肿瘤患儿。
- 肌肉萎缩、关节挛缩、应激性溃疡、慢性疼痛、高血压、排尿困难。

诊断

病史

- 因 GBS 临床表现具有多样性,故关键是提高警惕。GBS 典型临床特点是进行性肌无力和神经反射消失,以及远端感觉障碍。常见临床症状包括步行减少(幼儿爬动减少)、步态不稳(可能因感觉性共济失调)、面瘫、双下肢或背部疼痛、肢体末梢感觉异常。
- 肌无力进展至呼吸肌后,主要表现为自主神经障碍和肢体疼痛。需要密切监视自主神经失调症状:心律失常、血压波动与体位性低血压、肠梗阻、尿潴留等。
- 大部分患儿首发症状为进行性肢体无力和步态不稳,进展超过数天至数周,60%患儿在疾病高峰期甚至丧失行走功能。
- 在疾病早期感觉异常和肢体疼痛常呈"袜套"、"手套"样分布。
- 2/3的患者自述症状发生前2~3周有感染症状。如果在起病时表现为发热,则考虑直接感染(例如脊髓灰质炎病毒、西尼罗河病毒)。
- 20%的 GBS 患儿可因肌无力导致呼吸瘫痪。

体格检查

- 经典的表现为对称性的远端重于近端的肌无力和感觉异常。
- 以近端为主的症状也不排除诊断(神经根受累)。
- 虽然也有保持深腱反射不消失的报道,但通常深腱反射在1周内消失。
- 呼吸困难:限制性、神经性上气道受损,表现为肺活量和最大吸气与呼气压力降低。
- 呼吸衰竭导致高达20%患儿需气管插管。延髓肌无力和气道管理不佳也迫使插管。呼吸衰竭常常不可预料,血气分析也不是预

测神经源性呼吸衰竭发生的有效检测方法。如果可以,密切监测肺活量、吸气或呼气末的压力,24 h 内下降超过 30%,建议 ICU监护。
- 双侧性面肌无力发生率低于50%。
- Miller-fisher 患者可表现为眼肌麻痹、共济失调、反射消失。
- 新生儿和婴幼儿可(很少)表现为松软儿。

诊断检查与说明

- 对于非典型病例,考虑重金属筛查、HIV滴度、莱姆螺旋体滴度、检测乙酰胆碱受体抗体(肌无力)、蜱虫瘫痪以及转换障碍。
  - 参见"鉴别诊断"。
- 如果患儿具有反复肺炎史应测定 IgA水平。IgA 缺乏是静脉注射丙种球蛋白(IVIG)治疗的禁忌证(过敏风险取决于IVIG 是如何制备的)。

影像学检查

脊髓 MRI 成像(钆增强)。患儿表现为下肢轻瘫,应该考虑进行脊髓 MRI 以排除脊髓压迫综合征。MRI 神经根部增强显影支持 GBS 诊断。

诊断步骤与其他

- 电生理诊断:
  - 神经传导检查和肌电图检查可以明确GBS 诊断,当临床表现和脑脊液改变不能确诊时帮助诊断。50%病例在起病2周内即可有神经传导检查和肌电图异常,疾病后期诊断灵敏度可达85%。
  - 病程初期肌电图可表现为正常;如临床高度疑诊,病初肌电图检查阴性者考虑动态随访。
- 腰椎穿刺:起病第1周脑脊液蛋白即可升高,典型表现为脑脊液蛋白-细胞数分离。可能表现为轻度脑脊液细胞增多(白细胞数<20/mm³),且大部分为单核淋巴细胞。

鉴别诊断

- 重症肌无力。
- 肉毒梭菌中毒。
- 中毒(例如:重金属,有机磷农药)。
- 肌病、肌炎。
- 脊髓灰质炎和其他急性(如病毒性)运动神经元疾病。

• 急性小脑共济失调(有时与神经母细胞瘤相关)。

• 横贯性脊髓炎。

• 慢性炎性脱髓鞘性多发性神经根神经病(CIDP)。

• 血管炎性神经病。

• 白喉神经病变(罕见)。

• 斑状神经病变。

• 蝉性麻痹。

• 闭锁状态。

• 转换障碍,精神源性无力,站立失能、步行失能。

> **注意**
> • 疾病早期,步态不稳可能被误诊为心源性疾病;
> • 疾病早期可能腱反射并不消失。
> • 疾病早期近端症状重于远端症状。
> • 如果患者表现为双侧性面瘫,需要检查腱反射,密切监视 GBS 症状或体征的进展。

 ## 治疗

> **注意**
> • 病情会很快发展为神经肌源性呼吸衰竭,而不是梗阻性呼吸衰竭(代偿性呼吸并不会出现)。
> • 谨慎治疗高血压,可能会发生严重反射性低血压。

GBS 主要治疗方法是免疫治疗和支持治疗联合。

• 常规监测肺活量,如果肺活量下降超过50%,强烈推荐气管插管进行呼吸机辅助通气。

• IVIG 和血浆置换均是 GBS 一线疗法,而且临床疗效相当。临床证实联合两种治疗方法并不比单独一种疗法更加有效。IVIG 的临床并发症和被迫中断治疗发生较少。

• 儿科临床研究证实 IVIG 和血浆置换均有良好的依从性和疗效。

• IVIG 剂量为 0.4 g/kg(体重),连续使用 5 天,起病 2～4 周内患者仍具有行走能力时

即开始治疗,其他用法:1 g/(kg·d),用 2 天;或者 2 g/kg,用 1 天。

• 血浆置换术在儿童患者中可以使用大孔径静脉通路,但是成人患者必须使用中心静脉通路。血浆置换总量为 200～250 mL/kg,在 1～2 周内分成 3～5 次完成。如果患者丧失行走能力,在病程 4 周内开始血浆置换;如果患者尚能行走也可在病程 2 周内即开始血浆置换。

• 临床试验未证实皮质激素有效,故不作为推荐治疗方法。

• GBS 患者常常出现神经根炎性疼痛症状,需积极治疗。药物如加巴喷丁可有效缓解疼痛。

■ 其他疗法

康复治疗:避免下肢肌肉夹板固定造成的肌肉挛缩,需早期进行被动训练。积极的物理和技能康复治疗对良好预后非常重要。

■ 住院事项

稳定期

以呼吸管理为基本中心,入院目的是监测、治疗进展性症状,包括心力衰竭、低血压、尿潴留和神经根疼痛。

入院标准

如果症状在数小时或数天内迅速恶化,并伴有任何程度的呼吸困难、颅神经麻痹或肢体瘫痪,需入院治疗。

护理

尤其注意预防皮肤裂纹、关节挛缩、静脉血栓和继发的压迫性神经病变。

出院指征

• 完成免疫治疗。

• 症状稳定。

• 颅神经麻痹、呼吸肌麻痹和自主神经症状的严重性决定了住院时间。加强住院患者康复训练。

后续治疗与护理

■ 随访推荐

• 部分患者典型恢复期为起病后 2～3 周至

病程 2 个月。

• 恢复期可达 2 年。

■ 患者教育

面向患者开放的网络信息:国际 GBS/CIDP 基金会网址:http://www.gbs-cidp.org/。

■ 预后

• 大部分患儿均可恢复正常,尽管约 25% 患儿可能存在部分残留症状。功能恢复的关键取决于轴突损伤程度。随访电生理检查有助于部分患者。

• 早期预后指标包括肌无力极期的严重程度及骤然起病。

• 儿童整体预后较成年人更佳。

■ 并发症

• 并发症包括:呼吸衰竭、血压异常[低血压和(或)高血压]、尿潴留、呼吸停止、疼痛综合征、深静脉血栓和感染。

• 因早期呼吸衰竭、自主神经功能失调或其他并发症死亡的概率为 3%～6%。

疾病编码

ICD10

• G61.0 吉兰-巴雷[格林-巴利]综合征。

常见问题与解答

• 问:GBS 是传染性疾病吗?

• 答:不是。

• 问:我还会患 GBS 吗?

• 答:大型研究表明将有 1%～5% 的患者出现急性复发。治疗相关性的病情反复(免疫治疗完成后病情加重)也可见于 CIDP,早期难以与 GBS 鉴别。

• 问:所有患者均需要住院治疗和免疫调节治疗吗?

• 答:部分症状轻微、未丧失行走能力的年轻患者可以在门诊观察(≤10%)。

急性肝衰竭　Acute Liver ~~Failure~~

Krupa R. Mysore　•　Kristin L. Van Buren　•　EricH. Chiou　刘腾 译／王建设 审校

基础知识

描述

• 儿童急性肝衰竭（ALF）已有一套诊断标准：
- 生化指标显示急性肝细胞功能丧失引起的肝损伤。
- 既往无已知的慢性肝脏疾病病史。
- 注射维生素 K 无法纠正的凝血障碍。
- 无肝性脑病患者国际标准化比值（INR）>2.0；或并发性脑病时 INR>1.5。
• 对于年长儿童，因评估其肝性脑病表现可相对容易，急性肝衰竭定义相对简单：
- 无基础肝脏疾病的患者在出现肝脏功能障碍症状的 8 周内发作肝性脑病。

流行病学

• 儿童 ALF 的发病率不详，但占美国每年儿童肝移植的 10%～15%。
• 在 <3 岁的婴幼儿中，病因未明和代谢性疾病占多数。
• 在年长儿童中，药物（特别是对乙酰氨基酚）引起的毒性反应和自身免疫性肝炎更常见。
• 感染性病因（如病毒性肝炎）的患病率具有地域特征。

病理生理

• 肝细胞坏死导致生长因子释放，促进肝脏再生。
• 如果出现以下情况，肝衰竭可能不可逆：
- 原发损害超过肝脏的再生能力。
- 引起肝损害的因素或功能紊乱没有被清除或纠正。
- 继发各类并发症，例如休克或 DIC 等，导致进一步损害。

病因

引起儿童 ALF 的主要病因有以下几大类。
• 病因未明。
• 药物诱发或毒物。
• 代谢性或遗传性疾病。
• 感染性疾病。
• 血管性或缺血性疾病。
• 恶性肿瘤。

• 免疫失调。

诊断

病史

• 年龄：有助于提示可能的亚组病因。
• 毒物暴露史：处方或非处方药、草药或保健药物。
• 病毒感染前驱症状。
• 旅游、接触史。
• 症状持续时间及起病急性程度。
• 相关症状或 ROS：
- 黄疸、出血、瘀斑。
- 虚弱、易疲劳。
- 腹痛、腹泻、腹胀。
- 继发于胆汁淤积的瘙痒症状。

体格检查

• 皮肤：黄疸、皮下出血。
• 眼睛：巩膜黄染。
• 腹部：肝大、腹水（振水音、移动性浊音等）、脾肿大。
• 神经系统：
- 连续的精神状态评估在监测病情变化中至关重要，应使用适合孩子年龄的提问方式。
- 评估其脑病表现：
○ Ⅰ 级：迷糊、睡眠改变；反射正常，可能有震颤或失用症。
○ Ⅱ 级：嗜睡、行为异常；反射亢进或扑翼样震颤，构音障碍或共济失调。
○ Ⅲ 级：昏睡但可能服从简单的命令，昏昏欲睡；反射亢进、扑翼样震颤，巴宾斯基征阳性；全身肌张力增加。
○ Ⅳ 级：昏迷；反射消失，去大脑或去皮层体位。

诊断检查与说明

影像学检查

• 腹部多普勒超声：观察肝实质和脉管系统（门静脉血流方向、有无血栓形成）。
• 脑病或神经系统有阳性体征患者应行头颅 CT 平扫以排除颅内出血或脑水肿。

诊断步骤与其他

• 初始实验室检查
- 肝细胞损伤：转氨酶（AST、ALT）常显著

升高；升高程度与损伤机制和时间有关。
- 胆道系统损伤或阻塞：ALP、GGT，胆红素和结合胆红素（TB/DB）。
- 一般检查：血常规、电解质、血糖、血尿素氮和肌酐、淀粉酶或脂肪酶。
• 肝脏合成功能评估：
- PT 或 INR 延长（注射足够维生素 K 的情况下）。
- 凝血因子 V、Ⅶ 水平降低。
- 低清蛋白血症。
- 低血糖：应在初始评估及出现任何精神、神经改变时进行频繁的葡萄糖测定。
• 脑病：血氨水平（尚无研究证明其与脑病及严重程度直接相关）。
• 病因学检查：
- 应根据年龄、人群及存在有效治疗的病种优先选择检查项目。
- 毒物：尿液和血清药物检测，检测血清对乙酰氨基酚、阿司匹林的水平。
- 感染：肝炎病毒血清学检查，全面的病毒培养；PCR 检测 EBV、CMV、HSV 和其他病毒，抗体检测。
- 自身免疫性肝炎：抗核抗体，抗平滑肌或 F 肌动蛋白抗体，抗肝肾微粒体抗体，总 IgG。
- 肝豆状核变性（Wilson 病）：血清血浆铜蓝蛋白降低（ALF 时可能不可靠），血清或尿铜增加，Coombs 试验阴性溶血性贫血。
- 青春期女性妊娠试验。
- 代谢性疾病：尿琥珀酰丙酮，还原物质和有机酸；血浆氨基酸，酰基肉碱谱；乳酸或丙酮酸，肌酸激酶；新生儿筛查。
- 噬血性淋巴组织细胞增生症：≥2 项血细胞减少，铁蛋白升高，三酰甘油升高，纤维蛋白原减少。
- 妊娠期同种免疫肝脏疾病（新生儿血色病）：严重的低血糖和凝血障碍，铁蛋白升高而转氨酶水平几乎正常；在颊活检或腹部核磁共振发现铁沉积的证据。
• 肝穿刺：通常，由于潜在的大出血风险，肝穿刺不考虑作为治疗或诊断的关键。经颈静脉穿刺可以除外一些影响治疗的病因（如肝豆状核变性），肝脏的坏死程度也可能无法预测肝脏的恢复。

鉴别诊断

大约有高达 50% 的急性 ALF 病因不明，

其他常见病因归类如下。

- 药物、毒物导致：
- 对乙酰氨基酚：成人和年长儿童多见。
- 水杨酸盐、铁制剂、抗惊厥药物、抗生素。
- 娱乐毒品。
- 伞形毒菌类（蘑菇）。
- 代谢、基因、其他：婴儿早期：
- 半乳糖血症、酪氨酸血症。
- 妊娠期同种免疫肝脏疾病。
- 贮积病。
- 线粒体病。
- 脂肪酸氧化功能障碍。
- 遗传性果糖不耐症。
- 代谢、基因、其他：年长儿童：
- 自身免疫性肝炎。
- 肝豆状核变性。
- 妊娠（HELLP 综合征，AFL）。
- 瑞氏综合征（Reye syndrome）。
- 感染：
- 肝炎病毒：甲型肝类、乙型肝类、戊型肝类；丙型肝炎较少见
- 疱疹病毒：单纯疱疹病毒、EB 病毒、巨细胞病毒、水痘-带状疱疹病毒、HHV6。
- 埃可病毒，尤其是新生儿。
- 细小病毒、腺病毒。
- 血管性和（或）缺血：
- 充血性心力衰竭。
- 低血压休克。
- 巴德-吉亚利综合征：肝静脉流出道阻塞。
- 静脉阻塞性疾病：非血栓性肝小静脉闭塞，通常发生在干细胞移植后。
- 恶性肿瘤：
- 原发性：肝母细胞瘤、肝细胞癌。
- 其他：白血病、淋巴瘤、噬血细胞性淋巴组织细胞增生症。
- 中暑、过高热、横纹肌溶解。

 治疗

■ 药物治疗

- 血液学：
- 维生素 K：PT 或 INR 延长时，给予静脉或皮下或肌内注射以改善凝血功能，并注意 4～6 h 复查 PT 或 INR。
- 新鲜冷冻血浆和冷沉淀物仅用于急性严重出血或侵入性治疗前。需要注意其使用后会影响 PT 或 INR 监测及其他凝血因子水平。
- 基因重组凝血因子Ⅶa 可用于急性严重出血。

- 神经性或肝性脑病：
- 镇静剂，尤其是苯二氮䓬类，会加重肝性脑病，应避免使用。
- 如果出现肝性脑病表现，可使用乳果糖（口服或灌肠），目标是酸化粪便（pH<6），增加排便次数，但不要造成腹泻。
- 抗生素（新霉素、利福昔明）口服或灌肠可减少肠道血氨的产生。
- 动脉血氨水平升高可能有助于预测脑病和颅内高血压的发生。
- 感染性疾病：
- 如果出现发热，从中央静脉或导管取培养标本后，可以预防性使用抗生素和抗真菌药物。
- 肾：
- 尽量避免肾毒性药物，慎用利尿剂。如果出现肾功能不全，根据肾功能调整用药剂量。
- 必要时肾替代治疗。
- 其他：
- N-乙酰半胱氨酸用于治疗对乙酰氨基酚导致的肝损伤。
- 考虑静脉抑酸治疗。
- 去除诊断出的肝损伤诱因。

■ 其他治疗

一般措施

- 最好是在有肝脏移植条件的 ICU 中密切观察。
- 一般性的支持治疗：
- 限液：75%～95% 的生理需要量，以防止加重门静脉高压、腹水和肺水肿。
- 限钠：患者维持补液时一般不应摄入浓度 >0.25% 生理盐水；每天的盐摄入量应控制在 1 mEq/（kg·24 h）；患者的低钠血症不能用高渗盐溶液纠正，因为可能会加重液体负荷和肝性脑病。
- 输注葡萄糖：输注维持液体时应包含 10% 葡萄糖。当患者存在低血糖风险时，可能需增加糖摄入量。
- 营养：应通过肠内途经或 TPN 保证足够的营养摄入。
- 血制品：输注血制品应缓慢，以避免其快速的扩血管作用。
- 尽可能减少侵入性导管插入，以降低感染风险。

■ 手术及其他治疗

- 继发于下列疾病的肝衰竭更有可能需要肝移植：不明原因导致的儿童 ALF、个体差

异导致的药物毒性、肝静脉血栓形成或肝豆状核变性。
- 对乙酰氨基酚、甲型肝炎、休克肝或妊娠相关疾病引起的 ALF 在不进行肝移植的情况下生存率 >50%，而其他类型病因导致的 ALF 生存率 <25%。
- 目前，肝脏支持系统不推荐用于临床试验以外的治疗。

■ 住院事项

初始治疗

- 初步评估应包括神经功能状态。
- 在出现Ⅲ级和Ⅳ级肝性脑病出现嗜睡时应考虑选择性气管插管以及颅内压监测。
- 除非有证据表明血液动力学不足，入院时不宜进行积极的液体复苏。
- 为更高浓度糖和能量摄入，应考虑建立中心静脉通路。

 后续治疗与护理

■ 预后

- ALF 的病因对指导治疗和预后判断帮助很大。
- 现有的基于各种生化标志物（INR 等）和（或）临床特征计算出的肝衰竭评分系统（包括国王学院医院标准），均未能有效预测儿童 ALF 生存率或死亡率。
- 由于儿童 ALF 病因诊断较为困难，且存在自愈的可能，以及肝移植本身的风险与移植器官数量限制，儿童 ALF 肝移植时机把握相对困难。
- 整体来说，儿童 ALF 肝移植的 1 年生存率低于慢性肝功能不全肝移植患者；然而超过 1 年后，这一趋势正好相反，而且 ALF 患者的长期生存率更好。

■ 并发症

- 并发症是肝代谢功能丧失的一个直接后果：
- 肝性脑病：消除神经毒素和抑制因子的能力降低。
- 脑水肿：发病机制尚不完全清楚。
- 凝血障碍：肝脏合成凝血和纤溶因子障碍。
- 低血糖：葡萄糖的合成和释放受损，胰岛素的降解减少。
- 酸中毒：不能消除乳酸或游离脂肪酸。
- 肝肾综合征：典型表现为低尿钠，扩容治疗无效。有时必须进行连续性静脉-静脉血

液滤过或透析。

• 如果怀疑肝性脑病,需要考虑其他能够引起神经功能变化的病因,包括低血糖、颅内出血、急性感染、脓毒症。

• 肝性脑病通常进展快,颅内压可快速增高,可导致不可逆的神经系统后遗症。

疾病编码

ICD10

• K72.00 无昏迷的急性亚急性肝衰竭。

• K71.10 无昏迷的伴肝坏死的毒性所致肝脏疾病。

常见问题与解答

• 问:婴儿 ALF 的常见病因是什么?

• 答:40%~50% 病因未明,其次常见原因是新生儿血色素沉着病、病毒感染、代谢紊乱。

• 问:ALF 相关凝血障碍的出血危险因素有哪些?

• 答:尽管 INR 通常异常,临床上 ALF 极少出现自发的大量出血。血栓弹性图(TEG)可以评估包括凝血和抗凝蛋白、纤维蛋白原、血小板、红细胞的整体累积止血作用,可能比 INR 能更好地用于指导血液制品治疗 ALF。

• 问:初始转氨酶增高水平是不是可以直接反映患者预后?

• 答:错误。在病毒性肝炎和对乙酰氨基酚毒性导致的肝脏损伤中,最初的转氨酶可能超过数千,而患者可完全康复。

急性淋巴细胞性白血病 Acute Lymphoblastic Leukemia
Latika Puri · Caroline Hastings 王宏胜 译 / 翟晓文 审校

基础知识

描述

• 急性淋巴细胞性白血病(ALL)是未成熟白细胞(B 细胞和 T 细胞)恶性增殖引起的恶性血液病。

• 危险度分组:

- 婴儿 ALL:年龄小于 1 岁。

- 标危 ALL:年龄 1 岁至小于 10 岁;初发白细胞计数 $<50 \times 10^9/L$(50 000/μl)。

- 高危 ALL:年龄 10 岁或以上;WBC $\geqslant 50 \times 10^9/L$(50 000/$\mu$l)。

• 进一步危险度分层要依据多种因素,包括美国国家癌症研究所(NCI)标准(年龄和白细胞计数)、生物学、细胞遗传学特征和对初始治疗的反应。分组决定治疗强度和预后。

- 低危 ALL:NCI 标危组。

○ 良好的细胞遗传学改变[高二倍体,4、10和 17 号染色体三体;t(12;21)]。

○ 前 B 淋巴细胞并且诱导结束时微小残留病灶(MRD)阴性。

○ 平均危险度:NCI 标危组。

○ 无良好的细胞遗传学改变。

○ 诱导结束时 MRD 阴性。

○ 无髓外(CNS 或睾丸)累及。

○ 高危 ALL:NCI 高危组。

○ 年龄 >10 岁,不考虑白细胞计数、髓外

(CNS 或睾丸)受累。

○ T 细胞表型。

○ 诱导结束时 MRD 阴性或很低。

- 非常高危 ALL:

○ 不良细胞遗传学改变[t(9;22)费城染色体阳性 ALL]。

○ 低二倍体。

○ MLL 基因重排。

○ 诱导失败(诱导结束时骨髓幼稚淋巴细胞 >25%)。

○ 诱导结束时 MRD 阳性。

流行病学

• ALL 是儿童最常见的恶性肿瘤。

• 约占 15 岁以下被诊断肿瘤儿童的 30%。

• 在白种人和男性中更常见。

• ALL 发病率:每年(3~4)例/100 000 人。

• 高发年龄为 2~5 岁。

危险因素

• 既往肿瘤治疗史(化疗或放疗)。

• 孪生同胞中有 ALL 患者。

• 下面章节所列的遗传综合征。

遗传学

• 同卵双生同胞有白血病患者,发病风险增大。

• 相关遗传综合征:

- 21 三体综合征(唐氏综合征)。

- 范科尼贫血。

- 布卢姆综合征(Bloom 综合征)[1]。

- Shwachman-Diamond 综合征。

- 共济失调毛细血管扩张症。

- 神经纤维瘤病 1 型。

- Li-Fraumeni 综合征 p53(家族性癌症综合征)。

- 先天性免疫缺陷病(威斯科特-奥尔德里奇综合征[2])。

病理生理

白血病起源于淋巴祖细胞,已证实为多重特定基因损害导致淋巴祖细胞恶变和增殖,细胞无法成熟,抵抗正常的细胞死亡程序(凋亡)。此类淋巴母细胞增殖取代了正常骨髓前体细胞,造成无效造血及淋巴组织和终末器官的侵犯。

诊断

症状和体征

• 直接侵犯骨髓所致的临床表现:

- 全血细胞减少:贫血、血小板减少、白细胞减少或中性粒细胞减少。

- 贫血:烦躁、乏力、食欲减退、头痛、苍白。

- 血小板减少:出血通常较轻,表现为瘀点、

---

① 布卢姆综合征(Bloom syndrome)主要特征是身材矮小、光过敏、易感染以及早发肿瘤,与范科尼贫血(Fanconi anemia)、共济失调毛细血管扩张症都属于染色体断裂综合征(染色体不稳定综合征),由于存在 DNA 修复缺陷,染色体不稳定,易患白血病(译者注)。

② 威斯科特-奥尔德里奇综合征(Wiskott-Aldrich syndrome)即湿疹、血小板减少伴免疫缺陷综合征,是一种罕见的 X 连锁隐性遗传性疾病,患儿发生淋巴系统恶性肿瘤的风险明显增高(译者注)。

J

3

aco3

瘀斑、牙龈渗血、鼻出血。

- 发热：可能是细胞因子释放或粒细胞缺乏及免疫抑制引起潜在感染的征象。
- 骨痛：
- 常见于长骨。
- 由白血病直接侵犯骨膜或白血病细胞引起骨髓腔内扩张所致。
- 病理性骨折，放射影像检查有白血病线或MRI T_2 加权像改变。
- 睾丸受累（2%～5%的男孩），单侧或双侧无痛性睾丸增大。
- CNS受累（B细胞ALL中2%～5%的患者，T细胞中10%～15%）。
- 颅内压增高（晨起头痛、呕吐、嗜睡、视力改变、惊厥、第Ⅵ对脑神经麻痹、复视和内斜视）。
- 上腔静脉（SVC）综合征（纵隔肿块引起）：
- 面部、颈部、胸部水肿，少数病例上肢水肿，伴或不伴静脉怒张、咳嗽、呼吸困难、吞咽困难。
- 白细胞淤滞（大量可变形的幼稚细胞堵塞微循环）：
- 呼吸道症状：呼吸困难、低氧血症。
- 神经系统症状：视力改变、头痛、头晕、耳鸣、嗜睡。
- 罕见症状包括肾功能不全、阴茎异常勃起、急性肢体缺血。
- 脊髓压迫（由绿色瘤、硬脑膜内软脑膜外的原始淋巴细胞聚集引起）：肢体无力、麻木和刺痛。

■ **体格检查**

- 苍白（贫血）。
- 心动过速/心脏杂音（贫血）。
- 淋巴结肿大（白血病浸润）。
- 肝脾肿大（白血病浸润）。
- 睾丸增大（白血病浸润）。
- 骨：压痛、骨折（骨髓浸润）。
- 皮肤：瘀斑、瘀点、皮下结节样皮疹（皮肤白血病，常见于婴儿）。
- 视神经乳头水肿（CNS受累）。
- 局部神经体征（CNS受累，绿色瘤）。

■ **诊断检查与说明**

实验室检查
- 全血细胞计数：
- WBC升高或降低［WBC＜10×10⁹/L（10 000/μl）占50%，20% WBC≥50×10⁹/L（50 000/μl）］。
- 贫血：Hgb＜100 g/L（10 g/dl）（80%患

者）。
- 血小板减少［血小板＜100×10⁹/L（100 000/μl）占75%］。
- 外周血涂片：可见幼稚淋巴细胞，特别是高白细胞患者。
- 血生化：
- 肿瘤溶解征象：尿酸增高、高血钾、高血磷（伴继发性低血钙）、乳酸脱氢酶（LDH）升高。
- 肝酶升高（白血病浸润）。
- 肌酐升高（由于尿酸或磷酸钙结晶在肾小管沉积或白血病浸润）。

影像学检查
- X线平片：纵隔肿块（5%～10%病例）。
- 骨骼疼痛或压痛患者的长骨平片可见到白血病线。

诊断步骤与其他
- 骨髓穿刺和活检（出现大于25%的幼稚细胞考虑诊断白血病）。免疫分型和细胞组化染色用以区分ALL和急性髓细胞性白血病（AML）以及鉴别T细胞或B细胞表型。
- 也应行腰椎穿刺做CSF幼稚淋巴细胞检查。
- 免疫分型：
- B细胞：CD10⁺、CD19⁺、CD20⁺、CD22⁺、TdT⁺。
- 前T细胞：CD3⁺、CD5⁺、CD7⁺、TdT⁺。
- 髓系标记：CD13⁺、CD33⁺、CD34⁺（少数）。
- CNS 1：未检测到幼稚细胞。
- CNS 2：＜5 WBC/μl，出现幼稚细胞。
- CNS 3：≥5 WBC/μl，且出现幼稚细胞或CNS白血病症状。

■ **鉴别诊断**

- 感染：传染性单核细胞增多症、EB病毒（EBV）、百日咳、副百日咳、细小病毒、巨细胞病毒（CMV）、急性传染性淋巴细胞增多症。
- 幼年型类风湿关节炎。
- 血液系统疾病：免疫性血小板减少性紫癜（ITP）、再生障碍性贫血、伊文思综合征（ITP伴自身免疫性溶血性贫血）。
- 恶性疾病：骨髓转移的蓝色圆细胞肿瘤（神经母细胞瘤、横纹肌肉瘤、朗格汉斯细胞组织细胞增生症、淋巴瘤、视网膜母细胞瘤）、骨髓增生异常综合征、AML、慢性髓细胞性白血病（CML）。

💉 **治疗**

- 怀疑ALL的患者应尽快转诊至儿童肿瘤

专科医生处进一步评估与处理。
- 下列患者首先需要急诊处理稳定病情：
- 高白细胞，定义为WBC≥100 000/μl。
- 肿瘤溶解综合征伴肾功能不全。
- 脊髓压迫。
- 纵隔肿块引起SVC综合征。
- 治疗的目标是诱导永久的生物学和临床缓解，并且分为不同治疗阶段。许多儿童和青少年被纳入美国儿童肿瘤协作组或当地研究机构的临床试验。治疗根据预后指标标准化的方案，并由具有儿童肿瘤治疗经验的专业团队提供：
- 诱导（最初28～35天）。往往包括下列药物：
○ 一种糖皮质激素（泼尼松或地塞米松）。
○ 长春新碱。
○ 左门冬酰胺酶。
○ 蒽环类药物（仅用于高危患者）。
○ 鞘内注射化疗（首次阿糖胞苷；后续治疗与甲氨蝶呤一起使用）。
- 巩固：聚焦于CNS预防；并且每周鞘内化疗。
○ 低或平均危险患者：长春新碱每周一次、6-巯嘌呤（6-MP）口服、左门冬酰胺酶、一些亚组患者以环磷酰胺和阿糖胞苷加强。
○ 高危患者：以环磷酰胺、阿糖胞苷、甲氨蝶呤、长春新碱和左门冬酰胺酶更强烈系统化疗。
○ 起病时CNS或睾丸受累患者这一阶段可接受放射治疗。
- 中间维持：与维持治疗类似，但更强烈。
○ 长春新碱、甲氨蝶呤、左门冬酰胺酶。
○ 鞘内注射甲氨蝶呤。
- 延迟强化：（再强化和再巩固）。
○ 与诱导和巩固类似的联合强化治疗。
- 维持：持续治疗（至少2～3年）。
○ 每日一次6-MP、甲氨蝶呤每周口服一次、糖皮质激素脉冲式治疗和长春新碱以及定期鞘内化疗。
○ Ph+患者t（9；22）使用酪氨酸激酶抑制剂（伊马替尼或达沙替尼）持续治疗。
- CNS或睾丸受累患者进行预防性和治疗性放射治疗。
- 伴唐氏综合征的ALL患者治疗相关的并发症发生率和死亡率增加，治疗方案需要进行一些修改。
- 非常高危患者诱导缓解后可进行骨髓移植治疗。
- 根据方案和性别不同，治疗时间为2～3.25年。

后续治疗与护理

随访

早期强烈化疗提高了无复发生存率。

患者监测

完成治疗后：

- 全血细胞计数、完整的生化代谢检查包括LDH、肝肾功能检测。第1年每月1次，第2年每2个月1次，然后第3年每3个月1次，第4年每6个月1次，以后每年1次。
- 心功能评估根据蒽环类药物的累积剂量和可能的放射辐射，每年1次。
- 内分泌评估至青春期，特别是接受颅脑或睾丸放疗的儿童。
- 肿瘤随访门诊进行，晚期影响监测。

预后

- 长期生存率。
  - 总体：大约90%。
  - 低危患者：90%～95%。
  - 标危组：85%。
  - 高危组：60%～70%。
  - 非常高危组：20%～50%。
  - 婴儿组：50%。

并发症

- 骨髓抑制(贫血和血小板减少需要输血支持,可能发生输血相关感染和铁过载)。
- 粒细胞缺乏引起感染风险增加。
- 左旋门冬酰胺酶：过敏反应、胰腺炎、血栓形成、脑卒中。
- 蒽环类药物(柔红霉素和多柔比星)：心脏毒性、继发AML。
- 鞘内注射甲氨蝶呤：神经毒性(常常是可逆的)。
- 类固醇激素：骨缺血坏死、骨密度减少。
- 头颅放疗：继发脑肿瘤、生长延迟、学习困难和(或)认知障碍。
- 睾丸放疗：青春发育缺如、不育。
- 复发：
  - 儿童和青少年ALL 10%～30%会复发,通常在诊断后5年内。
  - 如果复发发生在患者正在治疗时,即使再进行系统性治疗和骨髓移植(BMT),预后仍很差(<20%)。
  - 如果复发发生在诊断后>36个月,或者孤立髓外如CNS或睾丸部位,进行系统化疗和可能的局部放疗,生存率可提高至40%～70%。

疾病编码

ICD10

- C91.00 急性淋巴细胞性白血病,未缓解。
- C91.01 急性淋巴细胞性白血病,缓解。
- C91.02 急性淋巴细胞性白血病,复发。

常见问题与解答

- 问：正在治疗ALL的儿童能去上学或离开家吗？
- 答：可以。很多医疗中心鼓励儿童正常生活,包括上学、活动和旅行。
- 问：会掉头发吗,孩子3年ALL化疗会很难受吗？
- 答：头发在开始治疗后几周会掉,维持治疗开始时(6～8个月)会重新长出。很多儿童在治疗期间感觉相对较好,特别是维持治疗时,可以恢复许多正常活动。
- 问：孩子需要与其他儿童隔离吗？
- 答：儿童化疗期间最严重的感染来自自身已定植的细菌,不是社区获得的病毒。尽管如此,这些儿童还是应与任何患水痘或其他有症状的未知感染的儿童隔离。

急性肾损伤 Acute Kidney Injury

Shina Menon · Stuart Goldstein 张涛 译／沈茜 审校

基础知识

描述

- 急性肾损伤(AKI)定义为：48 h内突然的肾功能下降伴随血肌酐绝对值升高≥0.3 mg/dl,或者是血肌酐基础值的1.5倍,或者尿量减少[<0.5 ml/(kg·h),超过6 h]。
- 儿科修订的RIFLE(肾功能障碍风险,肾损伤,肾功能衰竭,肾功能丧失,以及终末期肾病)系统根据血肌酐和(或)少尿的持续时间将肾脏受损程度进行分级。
- 在AKI中,尿量有所不同：无尿、少尿,以及在某些情况下出现多尿。

流行病学

- 近些年来AKI的流行病史已经从原发肾脏病向继发于其他系统疾病引起的肾病综合征转变。
- AKI在所有住院儿童中的发生率高达10%。在ICU的患儿中AKI的发生率更高,并且能够加重多器官损伤疾病的严重程度。

病理生理

AKI的病理生理学方面是多方面的。AKI可能是由缺血或者毒素引起,并且这种持续性的损伤包含了血管收缩、白细胞淤滞、血管阻塞、细胞死亡和异常免疫调节之间复杂的相互作用。

病因

以往AKI的病因被分为3种情况：肾前性、肾性、肾后性。区分肾前性还是肾性原因引起AKI是十分困难的,因为在AKI任何阶段肾脏低灌注都是存在的。

- 肾前性的氮质血症(功能性的)。
  - 肾小球率过滤下降是由于结构完整的肾脏的低灌注引起的。
  - 通常上述原因引起的AKI在纠正后情况是可以逆转的。
- 肾性(结构性的)。
  - 这种疾病能够直接影响肾功能。
  - 过去急性肾小管酸中毒(ATN)用来描述由于严重损害和持续性的低灌注引起的肾实质性AKI。然而,在组织学上诊断的肾小球酸中毒很少能够在肾活检中被证实。
  - 肾小球疾病包括各种类型的急性肾小球肾炎(AGN),例如感染后的快速进展的肾小球肾炎(新月体性)。
  - 血管病变可以累及肾小球血流动力学改变。溶血尿毒症性综合征(HUS)是引起儿童肾实质性AKI最常见的血管性病变。
  - 急性间质性肾炎(AIN)通常是由例如非

甾体消炎药这类药物引起的。它也可以由感染(例如肾盂肾炎)、系统性疾病或者肿瘤浸润引起。

- 肾后性。
- 阻塞性(结构或者功能性的)。
- 阻塞可存在于下尿路或者上尿路双侧(除非患者只有单肾)。
- 在新生儿更常见。

诊断

■ 病史

- 既往感染,神经源性膀胱,独肾。
- 服用过非甾体消炎药、β受体阻滞剂、无环鸟苷、氨基糖苷类、两性霉素 B、顺铂。
- 肉眼血尿:急性肾小球肾炎(茶色尿),肾结石(鲜血尿)。
- 创伤:急性损伤。
- 症状和体征:发热,突然的出血性腹泻,面色苍白,严重的呕吐或者痢疾,腹痛,便血,休克,无尿,多尿。

■ 体格检查

- 一般情况:体重以及液体量;休克、水肿(计算潴留量)、黄疸。
- 肺部:啰音。
- 心音:奔马律。
- 腹部或盆腔:肿块。
- 皮肤:皮疹、出血点。
- 关节:关节炎。

■ 诊断检查与说明

实验室检查

- 所有 AKI 患者都应该进行镜下尿检、血清生化和血常规的检查:
- 尿检:尿比重异常(>1.020 提示肾前性 AKI),蛋白尿(>3＋,肾性,肾小球源性 AKI),嗜酸细胞尿(急性间质性肾炎),脓尿(肾盂肾炎),颗粒管型(肾前性,急性肾小管坏死),色素尿(急性肾小管坏死),红细胞管型(肾小球肾炎、急性间质性肾炎、急性肾小管坏死)。
- 血生化:低钠血症,酸中毒,高钾血症,低钙血症,高磷血症。
- 血常规:微血管性溶血性贫血,血小板减少症(例如溶血尿毒症性综合征),嗜酸性粒细胞增多症(例如急性间质性肾炎)。
- 患者需要进一步检查,包括血清学、尿电解质、影像学以及肾活检:
- 血清学:低补体血症,抗中性粒细胞胞浆

抗体,抗核抗体(急性肾小球肾炎)。
- 尿钠排泄分数(FENa)。
- 对于评估肾小管功能是有用的。
- FENa＝[(尿钠/血钠)/(尿肌酐/血肌酐)]×100。
- FENa 不应该在使用利尿剂后进行计算。
- FENa>2:急性肾小管坏死;FENa<1:急性肾小球肾炎,肾前性。
- 造影剂性肾病或者色素性肾病所致的急性肾小管坏死可能 FENa<1。
- 尿素排泄分数(FEUrea)。
- 受利尿剂影响更小。
- FEUrea＝[(尿尿素/血尿素)/(尿肌酐/血肌酐)]×100。
- FEUrea<35:肾前性 AKI;FEUrea>50:急性肾小管坏死。

影像学检查

- 胸片:心脏扩大或者肺水肿(水负荷过多)。
- 肾脏超声:肾盂积水,膀胱小梁(例如梗阻),回声增强(例如急性肾小管坏死、急性间质性肾炎、急性肾小球肾炎、溶血尿毒症性综合征),异常的多普勒图像(肾静脉血栓形成)。

诊断步骤与其他

肾活检:一些长时间、无法解释的 AKI 或者怀疑新月体型的肾小球肾炎需考虑肾活检。

■ 鉴别诊断

- 慢性肾脏疾病:隐匿性的,合并生长障碍、正色素贫血、甲状旁腺功能亢进。
- 氮质血症(血尿素氮升高):过度分解代谢状态包括皮质类固醇治疗或者上消化道出血。
- 升高的血肌酐:横纹肌溶解、药物(甲氧苄氨嘧啶磺胺甲噁唑、西咪替丁)引起。

治疗

■ 药物治疗

- 对许多药物 AKI 患儿的清除率都是被削弱的。仔细核对药物剂量和等级,以减轻药物毒性使其最小化。
- 低剂量(肾用剂量)的多巴胺改善 AKI 患者肾功能的作用不显著。循环中的呋喃苯胺酸药效以及渗透性利尿剂(甘露醇)并不能影响 AKI 的进展和结果,并且可能是有害的。
- 在治疗 AKI 患者的肌肉溶解方面,碳酸

氢盐可能是有效的。
- N-乙酰半胱氨酸和碳酸氢盐,预防性使用上述药物可能避免影剂肾病。

■ 辅助治疗

- 支持治疗:
- 尽可能避免肾毒性药物的使用。
- 密切监测电解质。少尿或者无尿患者避免使用含钾的药物、液体或者食物。
- 低钠血症通常是由于水超负荷,应该限制入水量。
- 除非出现中枢神经系统症状,否则不使用高渗生理盐水。
- 液体管理:
- 基于临床状态,液体量管理分为 3 个阶段。
- 液体量恢复或补充:目的是恢复末梢组织的灌注。
- 维持水平衡:在初步恢复后,患者的液体持续需要量(血制品、药物、营养液)应该与出量平衡(尿量和隐性丢失量)。液体量限制是需要的,避免加重水负荷。在初始的肾脏替代治疗(RRT)时增加水负荷的程度与死亡率独立相关。
- 水负荷计算公式:
- %FO＝(入水量－出水量)/入 ICU 时的体重(kg)×100。
- 液体清除或恢复:如果液体保守治疗无效,需要肾脏替代治疗补充与患者相关的液体量需要量。
- 肾脏替代治疗可以在水超负荷、难治性酸中毒、严重高钾血症以及毒症症状(例如心包炎、嗜睡、自发出血倾向)时使用。RRT 的死亡率(例如血液透析或者持续性的肾脏替代治疗)依赖于患者本身血流动力学状态。
- 根据营养不良患儿的患病率和相关的患病率和死亡率来看,提供充足的营养是十分重要的。旨在延缓 RRT 而限制蛋白量的做法是不被推荐的。
- 基于病因的特定治疗:任何引起 AKI 的原因可能都需要特定治疗,例如液体复苏(肾前性),泌尿外科干预(比如梗阻)以及糖皮质激素(例如急性间质性肾炎、某些类型的急性肾小球肾炎)。

■ 住院事项

初始治疗

- 如果出现低血容量,迅速使用等渗生理盐水或者大剂量的平衡盐溶液补充容量。
- 如果补充等渗溶液后尿量仍偏低,开始限制液体量(根据隐性丢失和尿量)。

- 严重高钾血症(>6.5 mEq/L),处理如下:
- 如果有症状,5~10 min 内注入葡萄糖酸钙(100 mg 葡萄糖酸钙盐水/kg,静脉)。
- 葡萄糖(0.5 g/kg)和胰岛素(0.1 U/kg)在 30 min 内静滴完。
- 如果合并酸中毒,碳酸氢钠(1~2 mEq/kg)在 10~30 min 内静滴完。
- 在给予碳酸氢钠静滴时,监测血钙水平,因为低钙血症可能更严重。
- 聚苯乙烯磺酸钠(1 g/kg)口服或加入山梨糖醇保留灌肠。
- 如果肾功能尚可,使用呋塞米(1~2 mg/kg)。
- RRT。

后续治疗与护理

■ 随访推荐
- AKI 患者恢复的可能性取决于原发病因。
- AKI 可能完全恢复,或者不完全恢复导致慢性肾脏病。严重的未恢复的病例可能导致终末期肾病。
- 推荐长期随访监测肾功能。

■ 预后

尽管有完善的支持治疗,多器官功能衰竭患者的死亡率仍在升高。对于 ICU 患者死亡率,AKI 是独立相关因素。

■ 并发症
- 梗阻性 AKI 经过治疗后可以看到显著的梗阻后利尿表现。
- 液体超负荷导致充血性心衰、高血压或者低钠血症。
- 高钾血症,通过引发心律失常而影响心功能。
- 尿毒症,出现精神改变,增加出血和感染的风险。
- 代谢性酸中毒。
- 低钙血症能够引起抽搐。

疾病编码

ICD10
- N17.9 急性肾衰竭,非特指的。

- N17.0 急性肾衰竭伴小管坏死。
- N00.9 急性肾炎综合征伴非特异性形态改变。

常见问题与解答

- 问:无尿的 AKI 患者预期恢复时间是多久?
- 答:恢复时间有赖于 AKI 的具体病因。溶血尿毒综合征(HUS)的恢复时间为几天至几周不等,严重 HUS 者或需要 RRT 的 AKI 患者需要数月恢复至新的、基础的肾功能水平。急性肾小管坏死患者在病因治疗后数天恢复。由于梗阻原因导致的儿童 AKI 通常在梗阻原因解除后即恢复。
- 问:肾脏功能应该在何时恢复正常?
- 答:长时间无尿的患者肾功能可能无法恢复至正常水平,其他患者 AKI 恢复后血肌酐水平在数周通常恢复至正常。
- 问:AKI 患者恢复后需观察哪些指标?
- 答:AKI 患者恢复后需规律随访肾功能(血肌酐和胱抑素 C)、血压、尿蛋白。

急性髓细胞性白血病 Acute Myeloid Leukemia

Allison Ast ・ William B. Slayton ・ David T. Teachey 王宏胜 译/翟晓文 审校

基础知识

■ 描述
- 急性髓细胞性白血病(AML)是由于髓系前体细胞分化障碍并且不受控制地增殖引起。
- AML 分类按照世界卫生组织(WHO)分类标准(2008)。
- 以往的分类根据法-美-英(FAB)分类法。
- WHO 分类是根据基因改变,而 FAB 分类是根据形态学。

■ 流行病学
- AML 是排名第 7 位的儿童最常见的恶性肿瘤。
- 出生后 4 周内发生的白血病常为 AML。
- 儿童总体 AML 与急性淋巴细胞性白血病(ALL)的比率为 1:5。
- 男孩和女孩的比例相近。
- 亚洲和太平洋岛民的比率最高,随后是西班牙人、高加索人和非洲裔美国人。

发病率
- AML 发病高峰为 1 岁以下婴儿和 10~14 岁儿童。
- 在美国每年约 500 个儿童发病。

■ 危险因素

遗传学
- 儿童原始细胞 20%~30%染色体核型正常,成人 40%~50%正常。
- 60%异常染色体核型被归入已知的亚组。
- 11q23 MLL 基因异位或重复或者 7 号染色体单体预后差。
- 这些遗传学异常在许多治疗 AML 病例中可以被发现。
- FLT3-ITD 是一种药物靶向位点,最近发现 FLT3-ITD 等位基因比例高者预后差。
- t(8;21)、t(15;17)易位,inv(16),以及 NPM 和 CEPBα 突变预后好。

- 唐氏综合征相关 AML 预后很好。
- 某些遗传综合征增加 AML 的风险:
- 范科尼贫血。
- Bloom 综合征。
- 神经纤维瘤病 1 型。
- 唐氏综合征。
- 严重先天性贫血(例如 Kostmann 病以粒细胞集落刺激因子治疗)。
- Diamond-Blackfan 贫血。
- 阵发性睡眠性血红蛋白尿症。
- Li-Fraumeni 综合征。
- Shwachman-Diamond 综合征。
- 先天性角化不良。
- 努南综合征(RASopathies)。

■ 病理生理
- 主要缺陷是原始髓系前体细胞分化障碍。
- 2 个主要机制:
- 转录激活水平缺陷。
- 造血生长因子信号旁路缺陷。例如:近 1/

3 AML 患者存在原癌基因 *Ras* 突变。

▪ 病因学

- 多数病例没有明确的病因。
- 获得性危险因素包括如下：
- 苯暴露。
- 电离辐射暴露。
- 治疗相关，如既往恶性肿瘤化疗。
- 烷化剂如环磷酰胺、氮芥、苯丁酸氮芥、美法仑（往往在治疗后数年出现）。
- 表鬼白毒素如 VP16、VM26（往往发生于治疗后 2 年内，特征是涉及 11q23 重排）。

Ⓡ 诊断

▪ 病史

儿童 AML 患者可出现非常罕见的症状或者致命的脓毒症或出血。常见症状如下：
- 发热：30%～40%。
- 苍白：25%。
- 体重减轻或食欲减退：22%。
- 乏力：19%。
- 出血（如皮肤、黏膜、月经过多）：33%。
- 骨和关节痛：18%。

▪ 体格检查

- 贫血体征：
- 苍白。
- 乏力。
- 头痛。
- 气促。
- 收缩期杂音。
- 血小板减少体征：
- 瘀点。
- 瘀斑。
- 鼻出血。
- 牙龈出血。
- 感染体征：
- 发热。
- 肺、鼻窦、牙龈、直肠周围、皮肤细菌感染。
- 其他阳性体征：
- 肝大。
- 脾大。
- 淋巴结肿大。
- 牙龈增生。
- 视神经乳头水肿、脑神经麻痹（罕见）。
- 无色或淡紫色皮下小结：白血病皮肤"蓝莓松糕"样病变（更常见于新生儿）。
- 绿色瘤是髓外白血病细胞聚集，可表现为肿块。

▪ 诊断检查与说明

荧光原位杂交术、流式细胞检测印迹、逆转录-聚合酶链反应已用于 AML 的诊断和分型。

实验室检查

- 全血细胞计数：
- 贫血、血小板减少；外周血涂片总 WBC 升高或降低。
- 可见循环髓系原始细胞。
- 凝血酶原时间（PT），部分凝血活酶时间（PTT），纤维蛋白降解产物：
- 某些病例应检测，特别是急性早幼粒细胞白血病（M3）。
- 可有严重、致命的弥散性血管内凝血（DIC）。
- 电解质（肿瘤溶解相关的异常）：
- 高钾血症。
- 低钙血症。
- 高磷血症。
- 高尿酸血症。
- CSF 细胞计数和细胞学检查：
- WBC>5/μl 提示 CNS 病变。
- 5%～15%病例诊断时有 CNS 受累。

诊断步骤与其他

骨髓穿刺：
- 常可见>20%的髓系原始细胞。
- 鉴别低原始细胞数 AML 与骨髓增生异常综合征，需要多次骨髓穿刺和活检以及详细的细胞遗传学分析。
- 诊断时骨髓穿刺需要进行形态学、免疫组化、免疫分型和分子生物学及细胞遗传学检查。

病理学表现

- 免疫分型：
- 前体细胞：CD34、CD117。
- 粒单核细胞标记：CD11B、CD11C、CD13、CD14、CD15、CD33、CD64、CD65、i -溶菌酶。
- 淋系标记：儿童患者 30%～60%幼稚细胞可出现 T 细胞和 B 细胞标记。
- CD41、CD42 和 CD61（巨核细胞）：特别常见于唐氏综合征患者。
- 形态学：
- 原始细胞大，胞核与胞质比例低。
- 多个核仁和胞质颗粒。
- 免疫组化：
- 原始细胞髓过氧化酶和苏丹黑染色阳性，过碘酸雪夫（PAS）染色和末端脱氧核苷酸转移酶（TdT）常阴性。

▪ 鉴别诊断

- 慢性髓细胞性白血病急性变（费城染色体阳性）。
- 新生儿暂时性骨髓增生性疾病（见于唐氏综合征）。
- ALL。
- 类白血病反应。
- 白细胞过度增多。
- 骨髓增生异常综合征。

治疗

▪ 药物治疗

- 患者需 6～9 个月数个疗程强烈化疗。
- AML 诱导缓解最有效的药物是联合蒽环类药物（如：多柔比星、柔红霉素、道诺霉素和米托蒽醌）和阿糖胞苷（Ara-C）。
- 联合化疗有时使用的其他药物包括依托泊苷（VP - 16）、gemtuzumab（抗 CD33 单克隆抗体）、氟达拉滨、地塞米松、左门冬酰胺酶和 6 -硫鸟嘌呤。
- 急性早幼粒细胞白血病可以被全反式维甲酸和砷剂治愈。
- 鞘内注射 Ara-C 中枢预防。
- FLT3 抑制剂包括索拉非尼已用于部分 FLT3 - ITD 患者。
- 推荐高危细胞遗传学（7 号染色体单体、5 号染色体单体、5q－、FLT3 - ITD）患者或那些 2 疗程诱导治疗后未缓解的患者进行造血干细胞移植。

▪ 其他治疗

一般治疗

- 诱导期间水化、碱化和别嘌醇治疗。
- 尿酸明显升高且肾损害的患者考虑使用拉布立酶（Raburicase）（G6PD 缺陷患者禁用）。
- 血制品支持：
- 避免使用家族成员的血制品，因为致敏会导致异基因移植后植入失败。
- 粒细胞缺乏伴发热时使用广谱抗生素和抗真菌药物治疗。
- 磺胺甲噁唑-甲氧苄啶预防肺孢子虫感染。

▪ 其他疗法

推荐高危 AML 首次缓解后进行异基因骨髓移植。

住院事项

初步处理

怀疑 AML 的儿童应立即进行体格检查、病史询问和实验室检查,包括全血细胞计数、PT 或 PTT、电解质、钙、磷、尿酸和肌酐。

 后续治疗与护理

■ **随访**

患者监测

• 第 1 年每月 1 次血细胞计数,第二年每 4 个月 1 次,以后每 6 个月 1 次。

• 每 3～6 个月 1 次肝肾功能检查。

• 每 12 个月 1 次心功能检测。

• 青春期患者应检查内分泌功能。

■ **预后**

• 强烈化疗后 85% 可达完全缓解。

• 60%～70% 可获得长期生存(诊断后＞5 年)。

• 与不良预后相关的因素:

- WBC＞100×10^9/L(100 000/μl)。

- 7 号染色体单体、5 号染色体单体或 del(5q)。

- 继发性 AML 或之前患骨髓增生异常综合征。

- FLT3 - ITD。

- 出现多种其他遗传学易位情况或突变。

- 初始治疗反应差[诱导失败或诱导结束时骨髓微小残留病(MRD)＞0.1%]。

- 形态学未见残留白血病细胞时应用流式细胞仪或常用细胞遗传学方法检测 MRD。

■ **并发症**

• 出血(常继发于血小板减少)。

• DIC 发生于某些类型 AML,包括急性早幼粒细胞性白血病(M3)。

• 积极应用新鲜冰冻血浆和血小板治疗出血。

• 其他血细胞减少需要血制品支持。

• 感染:

- 40% 患者诊断时发热。

- 在获得血培养后必须进行经验性抗生素治疗。

• 白细胞淤滞:

- 原始细胞血管内聚集引起缺氧、梗死和出血。

- 常发生于 WBC＞200×10^9/L(200 000/μl)时。

- 脑和肺常受影响。

- 白细胞去除和交换输血可应用的指征是原始细胞非常高的有症状的患者。

• 肿瘤溶解综合征:

- 指白血病细胞释放细胞内代谢物质的结果。

- 高尿酸会引起肾功能衰竭。

- 高钾血症、高磷血症和继发性低钙可以是致命的。

- 患者需要以含碳酸氢钠的液体水化并予别嘌醇治疗。

疾病编码

ICD10

• C92.00 急性髓细胞性白血病,未缓解。

• C92.01 急性髓细胞性白血病,缓解。

• C92.02 急性髓细胞性白血病,复发。

常见问题与解答

• 问:治疗时是否需要留置导管?

• 答:通常需要。

• 问:可能需要反复住院吗?

• 答:化疗和感染并发症时需要反复住院。

急性药物戒断反应

Robert J. Hoffman 朱大倩 译 / 高鸿云 审校

基础知识

■ **描述**

• 药物戒断是指降低已被患者耐受的血药浓度后所出现的躯体反应。

• 如果重新使用该药或相应替代物,可消除戒断引发的症状。

• 在儿童中最常见危及生命的戒断反应是镇静催眠类药物,包括巴比妥类、苯二氮䓬类,以及 γ-氨基丁酸或类似物质。

• 其他与戒断症状有关的物质包括阿片类、选择性 5-羟色胺再摄取抑制剂(selective serotonin reuptake inhibitors,SSRIs)和咖啡因。

■ **流行病学**

• 常见危及生命的戒断反应、酒精戒断等很少出现在儿童中。

• 酒精依赖母亲的新生儿是高危人群。

■ **危险因素**

患者接受镇静或镇痛剂治疗时可能会导致耐受。尤其是当先前无接触史的患者使用静脉制剂或高剂量时风险更大。

■ **一般预防**

• 临床医生要熟悉药物相关的耐受和戒断反应,按诊疗常规逐步撤药。

• 避免在儿童中的物质滥用。

■ **病理生理**

• 中枢神经系统神经化学改变是最重要的病理生理改变。

• 在正常情况下,中枢神经系统在兴奋和抑制状态中保持平衡。保持平衡的途径很多,一般是通过消除抑制状态的活动来保持兴奋状态。

• 由于前额皮质不成熟,相比成年人和幼儿来说,青少年更容易产生依赖,并出现戒断症状。

■ **病因**

• 新生儿:

- 母亲使用酒精、咖啡因、阿片、镇静催眠药或 SSRI 等物质,会导致新生儿出现戒断症状。

- 使用咖啡因、阿片或镇静催眠药治疗后会导致新生儿出现戒断症状。

• 年长儿:

- 使用阿片、镇静催眠药物治疗后会出现戒断症状。

- 物质滥用,尤其是阿片、γ-氨基丁酸或其他镇静催眠药,会导致戒断症状。
- 经常使用咖啡因或尼古丁,会导致戒断症状。
- 使用阿片类拮抗剂,如纳洛酮、纳曲酮、纳美芬会导致出现阿片类戒断症状。

诊断

- 药物戒断反应是一个临床诊断。
- 应该同时做出其他相关诊断,如创伤性损伤、肺炎等。

■ 病史

- 通常可以发现直接的或通过母亲的物质暴露史发现。
- 可能是处方药或物质滥用。
- 母亲或孩子一开始都可能会否认。
- 根据半衰期的不同,戒断症状出现的时间也不同:
- 半衰期越短,戒断症状出现得越快,症状也越严重。
- 酒精或镇静催眠药:
- 这类物质的戒断症状包括颤抖、出汗、激越、失眠、精神状态改变或戒断性抽搐。
- 与苯二氮䓬类药物相比,巴氯芬的戒断症状通常更危险。应该仔细询问是否有注射史,以及运动功能障碍病史。
- 咖啡因:
- 戒断症状包括烦躁、头痛、行为改变或激越。
- 阿片:
- 会导致恶心、呕吐、腹泻、易怒、打哈欠、失眠、出汗、流泪、颤抖和过度紧张。
- 新生儿会出现抽搐、哭声尖细、皮肤花斑和抓痕。后者是典型的阿片戒断症状,很少见于酒精戒断的新生儿。
- 尼古丁:
- 表现为烦躁、激越、行为改变和食欲增强。
- SSRIs:
- 新生儿 SSRIs 戒断症状表现为易惊、激越、哭闹、颤抖、肌张力增高、呼吸和吸吮障碍以及抽搐。
- 儿童表现为易惊、激越、烦躁、行为改变、颤抖、肌张力增高和抽搐。

■ 体格检查

- 定期检查生命体征包括体温。急性药物戒断反应同时会伴发心动过速和高血压。
- 接受医疗辅助的患儿,如对携带鞘内注射巴氯芬泵的患儿,应检查泵的工作是否正常。

- 大部分物质的戒断反应仅表现为行为改变。
- 阿片类戒断反应可伴随出汗、瞳孔扩大、打哈欠和流泪。
- 镇静催眠药的戒断反应表现为高血压、心动过速、高热、激越、幻觉和抽搐。

■ 诊断检查与说明

影像学检查

很少需要行神经系统影像学检查以排除颅内病变。

诊断步骤与其他

- 药物戒断反应患者并没有常规必须进行的实验室检查。
- 如果需要,应行相应实验室检查以进行鉴别诊断。

■ 鉴别诊断

- 低血糖。
- 拟交感神经胺类、抗胆碱酯酶类、茶碱类、咖啡因、阿司匹林或锂盐类中毒。
- 甲状腺危象。
- 5-羟色胺综合征。
- 恶性综合征。
- 脑炎。
- 脑膜炎。
- 败血症。

治疗

■ 药物治疗

- 无论从疗效还是住院时间来看,对症治疗都优于固定的治疗方案。
- 因慢性病或重症监护后出现苯二氮䓬类或巴比妥类戒断的患者,可以重新使用导致戒断的药物,并逐步减少剂量。
- 医源性阿片类拮抗剂导致的戒断反应不能使用阿片来治疗:
- 纳洛酮的半衰期很短,应该迅速减少剂量。
- 纳曲酮和纳美芬的作用时间更长,建议采用对症治疗。
- 戒断反应的治疗剂量因人而异:
- 重复给药直至症状被控制,然后维持并逐渐减量。
- 镇静催眠药导致的戒断反应:
- 如果不能给予同样的药物,原则上也应该使用同类药,如苯二氮䓬类或巴比妥类。
- 苯二氮䓬类药物起效快,因此非常有效。
- 地西泮的活性代谢产物有助于逐渐减量。

- 异丙酚是治疗严重的成人酒精或镇静催眠药戒断反应非常有效的药。
- 异丙酚可用于治疗难治性儿童苯二氮䓬类或巴比妥类戒断反应。
- 治疗可能引起呼吸抑制。
- 使用异丙酚治疗时临床医生应该注意呼吸,并做好气道支持的准备。
- 异丙酚在儿童中应用具有安全性,但长期注射用药时偶尔会出现代谢酸中毒。因此,长期注射用药时需密切注意酸中毒表现。
- 阿片类戒断反应:
- 海洛因(或其他阿片类)戒断最好使用效力相近、作用时间相当或更长的阿片类药物。
- 美沙酮在青少年和成人中应用较多,但大部分新生儿科医生缺乏使用经验。
- 因接受慢性病或重症监护治疗后出现的戒断反应,可重新注射或使用相当剂量的药物,然后逐渐减量,原则上每天减少 10%。
- 咖啡因戒断反应:
- 作为软饮料的咖啡或茶的戒断患者,通常因头痛或激越来就诊。
- 新生儿咖啡因戒断症状治疗应给予停用时咖啡因剂量的 75%～100%。然后逐步减量,每日减 10%。
- 儿童很少因尼古丁戒断反应接受治疗。
- 使用尼古丁贴片、口香糖或通过其他途径给药,疗效优于针对戒断症状的医疗措施。

■ 其他治疗

一般措施

- 初步稳定处理:
- 初步处理目标为评估和气道支持、呼吸、循环、血糖和 ECG("A, B, C, D, E")。
- 一般处理原则中,支持性护理最为重要。
- 疾病处理包括持续监护和治疗新发症状。

■ 转诊问题

- 任何物质滥用患者都应被转介至合适的精神科医师或药物咨询师处。
- 大部分物质戒断患者都能从成瘾专家、临床毒物学家、重症监护医师或其他具有处理戒断症状经验的医师处获益。

■ 住院事项

入院指征

- 酒精或镇静催眠药物戒断治疗需强制住院。
- 尽管阿片和 SSRIs 类药物的戒断反应并

不危重,但住院接受初始治疗更安全。

静脉补液

- 无法口服的患者需要维持静脉补液。
- 脱水可危及酒精戒断患者的生命。

出院指征

- 住院患者由静脉用药改为口服用药,症状控制良好者可出院后逐步减量。
- 在接受专业人员的咨询后,不需肠道外治疗的患者可出院口服替代药物治疗。

 后续治疗与护理

▪ 随访推荐

- 出院前必须确认患者状态稳定。
- 如果不确信患者能够在院外接受恰当的治疗,初期最好住院治疗。

患者监测

- 镇静催眠药戒断或其他严重的戒断症状最好进行心肺监测,直至接受替代治疗后生命体征异常被控制。
- 患者应接受密切监护,直至生命体征稳定。
- 需警惕镇静催眠药物戒断引起的激越或谵妄症状。
- 需密切观察过度镇静和呼吸减弱状况。

▪ 患者教育

患者或父母需要了解戒断症状,以便能及早发现新发症状。

▪ 预后

- 接受恰当的治疗后,戒断症状能被耐受。

- 预后不佳主要与合并症有关。

▪ 并发症

镇静催眠药戒断的合并症包括高血压、心动过速、高热和中枢神经系统激越或抽搐。

 疾病编码

ICD10

- F96.1 母亲使用成瘾药物导致的新生儿戒断症状。
- F96.2 治疗导致的新生儿戒断症状。
- F13.939 镇静剂或催眠剂或抗焦虑药引起的未特指戒断症状。

脊肌萎缩症 Spinal Muscular Atrophy

Jennifer A. Markowitz 胡超平 译 / 李西华 审校

基础知识

▪ 描述

- 脊肌萎缩症(SMA)是一种进行性加重的脊髓、脑干运动神经元病。
- 主要的症状是近端肌无力。
- 依据临床特征分为以下三种类型:
  - Ⅰ型,又称为 Werdnig-Hoffman 病,多在 6 个月内起病;此类患儿无法独坐。
  - Ⅱ型,在 6 个月至 18 个月起病;可独坐,但无法独立行走。
  - Ⅲ型,又称为 Kugelberg-Welander 病,起病较晚;部分患儿可站立或行走。
- 每种类型以及不同类型之间,疾病不同的严重程度形成了疾病谱系。

▪ 流行病学

此病是婴儿致死性遗传性疾病中的最常见类型。

发病率

据估计,活产儿中发病率在 1/10 000～1/6 000,携带者为 1/50～1/40,此外,人群中还可能存在变异类型。

▪ 危险因素

遗传学

- 基因检测在任何病例中都是推荐的,即便

临床已确诊。

- 在所有脊肌萎缩症患儿的家庭中,遗传咨询都是非常重要的,因为此类患儿再出生的概率为 1/4。
- SMN2 基因的拷贝数在人群中存在变异,它与疾病的分型相关,但联系并不紧密(Ⅰ型 SMA 可能拷贝数更少);然而并非所有的 SMN2 基因都一样(一些 SMN2 基因编码的蛋白较其他基因多),且患儿的 SMN2 基因拷贝数不能用于判断预后。
- 目前建议对所有新生儿进行筛查,但也存在争议;在部分地区已有前瞻性研究被批准。

▪ 病因学

- 三种近端型脊肌萎缩症类型均由位于 5q11.2～13.3 的存活运动神经元基因 (SMN)突变引起,并遵循常染色体隐性遗传的规律。
- 每条染色体上存在两个 SMN 拷贝,SMN1(SMNt)即端粒端拷贝,产生稳定的 SMN 蛋白,SMN2(SMNc)即着丝粒端拷贝,是 SMN1 的重复,唯一的区别为一个外显子剪切增强子上单个核苷酸的区别,产生的蛋白大部分为不稳定的、缩短的 SMN 蛋白,一小部分为稳定的、全长的 SMN 蛋白。
- 脊肌萎缩症患儿存在 SMN1 基因 7 号外

显子的纯合缺失,后者导致蛋白功能缺失。SMN2 的存在一定程度上减轻了 SMN1 基因缺失的严重后果,因为 SMN 蛋白的完全缺失通常在胚胎期是致死性的。SMN 蛋白的水平大致与疾病的严重程度相关,因此被认为是治疗手段的目标。

- SMN 蛋白在 RNA 的转运中发挥重要作用;目前已发现轴索 mRNA 的转运和剪接与发病有关,但为何运动神经元受到选择性损害仍不清楚。
- 脊肌萎缩症也会影响其他系统的器官,尤其是那些严重类型;心血管、自主神经系统和代谢异常已经见诸报道。

▪ 常见相关疾病

其他前角细胞疾病

- 脊肌萎缩症伴呼吸窘迫(SMARD)或膈肌性脊肌萎缩症由 11 号染色体长臂上的 JGHMBPZ 基因突变导致。
- 远端型脊肌萎缩症是一组远端肌无力的遗传异质性疾病。
- 其他如关节挛缩、脑桥小脑发育不全、先天性骨折和先天性心脏病,此类病例也有少数报道存在 SMN 基因突变。
- Fazio-Londe 病:脑干前角细胞的变性,儿童期发病。
- 肯尼迪综合征或 X 连锁脊髓脑桥肌萎缩:

前角细胞受损,成人期发病;男性患者有男性乳房发育、延髓肌无力和生育能力下降。

 诊断

■ 病史

• 肌张力低下、肌无力是主要症状。婴儿（Ⅰ型）脊肌萎缩症多表现为松软儿、自主活动减少,伴运动发育迟滞,而语言和社交能力发育正常（行为多数表现为聪明、警醒）。

• 一些Ⅰ型脊肌萎缩症患儿存在喂养问题,无法存活。

• 孕期胎动减少。

■ 体格检查

• 肌力下降、腱反射减弱或消失提示神经肌肉接头疾病,而非中枢性病因的肌张力低下。近端肌无力多与脊肌萎缩症、肌病、肌营养不良一致,而远端肌无力通常提示多发性周围神经病。

• 无力多为对称性,但也有个别Ⅲ型脊肌萎缩症病例报道表现为不对称。

• 眼外肌通常不受累。

• Ⅰ型脊肌萎缩症患儿可逐渐出现面肌无力,而Ⅱ型患儿可出现颌骨挛缩。

• 畸形特征或其他器官受累多提示其他类型疾病。少数情况下,脊肌萎缩症患儿可出现挛缩（多发性先天性关节挛缩的疾病谱）。

• 舌肌纤颤强烈暗示脊肌萎缩症,但没有舌肌纤颤并不能排除此诊断。

• 特定类型的震颤、多发微小肌阵挛多出现于Ⅱ型脊肌萎缩症。

■ 诊断检查与说明

• 初筛:血清肌酸激酶可轻度升高。

• 遗传学检测:

- 外周血DNA检测（SMN缺失）:是目前诊断的金标准,可用于产前检查,敏感度>95%。

- 对于临床表现类似脊肌萎缩症、遗传学检测阴性且肌电图正常的患儿,需排除Prader-Willi综合征（荧光原位杂交和甲基化）。

• 其他检测:

- 如果临床症状不典型或基因检测阴性,可行肌电图检查。肌电图显示为高波幅、宽时限运动单位,募集减少。

- 随着分子诊断的进步,目前肌活检较少应用,当基因检测阴性时可尝试,特征性改变为肌纤维群组化和大面积萎缩。

- 如所有检查均为阴性,脊髓MRI可用于评估脊髓异常或肿块病变。

■ 鉴别诊断

• 其他遗传性神经肌肉接头疾病包括肌营养不良、先天性肌病、糖原累积病（庞贝病）、强直性肌营养不良、线粒体肌病、先天性肌无力综合征和Prader-Willi综合征。

• 更加急性起病的病例可能是婴儿肉毒杆菌中毒或格林-巴利综合征,尽管后者在此年龄中较少见。

• 系统性疾病:如败血症、脑膜炎、急性肠综合征。

• Ⅱ型脊肌萎缩症:先天性肌营养不良、先天性肌病和先天性肌无力综合征。

• Ⅲ型脊肌萎缩症:Duchenne、Becker肌营养不良,肢带型肌营养不良,兰伯特-伊顿综合征,肢带型先天性肌无力综合征。

• 脊髓肿块病变大多不像脊肌萎缩症。

治疗

注意
对于Ⅰ型脊肌萎缩症患儿和Ⅱ型、Ⅲ型晚期患儿,一次微小的呼吸道感染也可以引发严重的呼吸衰竭。根据患儿与家庭的治疗愿望及呼吸支持,可考虑接收此类患儿住院治疗和观察。婴儿型脊肌萎缩症患儿对姿势变换非常敏感,应注意肺通气不足的可能,利用一些座位设施使患儿处于躯干前屈向前的姿势。

■ 其他治疗

一般措施

• 多学科护理和治疗值得推荐,建议对患儿及家庭进行包括整形、营养、肺部、理疗和职业性以及社会工作者和心理支持等各方面的早期、前摄性干预。

• 理疗对三种类型都有效,尽管它不能改变Ⅰ型患儿的病程,但可以通过改善活动范围和预防关节挛缩而减轻不适,使护理更方便。

• 轮椅可为Ⅱ型患儿提供活动,2岁左右的患儿可依据发育水平考虑使用电动轮椅。Ⅲ型成人患者在病程后期可能也需要轮椅代步。

• 踝部、腕部及背部的支柱设施,有助于减轻关节挛缩,延缓脊柱侧弯的进展。

• 脊柱融合手术可保留呼吸功能。

• 呼吸道感染时经验性采用低级的广谱抗生素是需要的。

• 肺部理疗和早期辅助排痰设施可预防肺炎和肺不张。

• 要了解通气不足的症状（睡眠障碍、日间疲乏、情绪不稳、晨起头痛）,这些症状可早于其他呼吸困难症状出现。

• 如怀疑肺通气不足,睡眠监测的指征要放松。

• 出现急性呼吸问题时,在评估和治疗高碳酸血症的同时积极氧疗。

• 对于呼吸功能减弱的患者,无创正压通气（BiPAP）和其他方法可改善生活质量和期望值。其他更加具有侵入性的呼吸治疗设备在患者家庭和医师治疗中的应用越来越普遍,但介入的程度相差很大。要尽早与患者及家庭讨论呼吸支持的倾向,因为呼吸功能下降可很快出现。

• 前摄营养支持,例如鼻饲喂养,以避免分解代谢状态的出现。

• 然而,Ⅱ型患者可能食欲增加,而超重也是一项危险因素。

• 监测是否存在骨质减少,其在Ⅰ型和Ⅱ型患者中均较常见,应保证足量的钙和维生素D的摄入。

• 对患儿和监护人进行社会及心理支持。

后续治疗与护理

■ 患者教育

• 脊肌萎缩症之家。

• 为脊肌萎缩症而战。

• 肌营养不良协会。

• 脊肌萎缩症基金会。

■ 预后

• 随着支持性护理和Ⅰ型患儿呼吸支持的进步,三种类型患者的存活率均在升高。

• Ⅰ型患儿,如缺少主要的肺部干预,多在2岁内死亡。在呼吸支持下,可存活数年;在气管切开和机械通气下,已有病例存活至20岁左右。

• Ⅱ型患儿大多数存活至青少年晚期或成年早期;随着有创肺部支持技术的应用,此寿命期望值正在延长。

• Ⅲ型患者可存活至成年,且寿命不受影响。一项Ⅲ型脊肌萎缩症研究发现,3岁以内发病者50%在20年后丧失行走能力,而3岁以后发病者30%在20年后丧失行走能力。

• 智力通常正常。

• 死亡原因多为呼吸并发症。呼吸介入的程度,包括复苏急救等,在Ⅰ型患儿和Ⅱ型、

Ⅲ型患者进展期,需要进行讨论。

▪ 并发症

- 反复发作的肺炎,肺通气不足。
- 吞咽困难,可能需要鼻饲喂养。
- 脊柱侧弯,可能需要手术。

疾病编码

ICD10

- G12.9 未特指的脊髓性肌萎缩。

- G12.0 婴儿脊髓性肌萎缩,Ⅰ型(韦德尼希-霍夫曼)。
- G12.1 其他遗传性脊肌萎缩症。

🔷 常见问题与解答

- 问:SMA 的患儿可以进行常规的疫苗接种吗?
- 答:是的。除了常规的疫苗,还建议每年接种流感和呼吸道合胞病毒疫苗。
- 问:SMA 患儿需要接受多少呼吸支持?

- 答:护理的标准在快速进展,而舆论目前也难以定论。无创呼吸支持正在被越来越广泛地接受,应该提供给所有Ⅰ型 SMA 患儿和晚期的Ⅱ型 SMA 患儿。对气管切开目前仍有争议。
- 问:有针对 SMA 开展的更有效的治疗吗?
- 答:包括药物疗法和基因治疗在内的研究试验正在动物模型和人类中进行。应该告知患儿和家长可能可行的临床试验。SMA 之家、肌营养不良协会和其他组织,以及临床试验网站等,是这些研究信息的来源。

脊柱关节炎 *Spondyloarthropathy*

Melissa L. Mannion • Randy Q. Cron 王达辉 译/审校

基础知识

▪ 描述

一组肌腱骨止点相关的炎症性关节炎(肌腱和韧带在骨止点的炎症),轴向受累,典型的是骶髂关节炎。

- 附着点炎相关的关节炎。
- 强直性脊柱炎。
- 银屑病性关节炎。
- 炎症性肠病相关的关节炎。

▪ 流行病学

- 脊柱关节炎占幼年型关节炎的 15%~20%。
- 强直性脊柱炎好发于男性青少年,黑人少见。
- 70%~90%的患者 HLA - B27 表达,总人群中 8%的白人和 6%的黑人表达。

患病率

白人男孩为(0~1)/10 000。

▪ 危险因素

遗传学

- HLA - B27 相关。
- 家族中一般男性有相关疾病。

▪ 病理生理

炎症性关节滑膜炎和肌腱韧带止点处炎症(附着点炎)。

脊柱前后纵韧带钙化导致脊柱进行性强直。

▪ 病因

不明原因的自身免疫性或自发炎症,微生物可能在疾病中起作用。

🔷 诊断

- 炎症性背痛(活动后好转,休息无缓解)发病 6 周以上。
- 静止性僵硬导致关节外和背部僵直。

▪ 病史

- 背痛和关节痛或肿胀。
- 家族史。

▪ 体格检查

- 骶髂关节触痛:
- 提示炎症部位。
- 跟腱止点和跖筋膜跟骨止点处(附着点区域)直接压痛:
- 提示炎症部位。
- Patrick 试验(FABER):
- FABER 站立时屈曲、外展、外旋。
- 骶髂关节和髋关节一系列的筛查。
- 银屑病、指甲凹陷或者指头炎。

▪ 诊断检查与说明

- Schober 试验(脊柱腰椎弯曲度):
- 患者站立时,在髂骨翼上方背部中下段中线水平标记 15 cm 垂线范围。
- 嘱患者膝关节伸直位时最大限度前屈腰部。
- 再测量范围。
- 增加不足 5 cm 的为不正常。

实验室检查

白细胞计数(CBC)、红细胞沉降率(ESR)、HLA - B27、类风湿因子(RF)和抗核抗体(ANA)试验。

- ESR 偶尔不升高。
- RF 和 ANA 均为阴性。

影像学检查

骶髂关节片:

- 表现为假性增宽、侵蚀和(或)硬化,晚期表现为融合。
- 疾病在 X 线表现出来可能要数年,在某些中心 MRI 替代 X 线作为评估骶髂关节的初步检查。

▪ 鉴别诊断

> **注意**
> 其他原因引起关节肿胀而 HLA - B27 阳性患者要考虑过度诊断。

- 感染:
- 肠道致病菌或者衣原体引起的反应性关节炎。
- Whipple 病。
- 肠道旁路相关关节炎。
- 椎间盘炎。
- Pott 病(脊柱椎体结核)。
- 肿瘤:
- 骨样骨瘤。
- 创伤:
- 创伤引起下腰部疼痛或痉挛。
- 椎间盘突出。
- 代谢性:

J

－褐黄病(皮肤病)。
• 先天性：
－脊柱后凸。
• 免疫性：
－少关节型幼年型特发性关节炎。
• 心理性：
－癔病性后背部痛或僵直。
• 其他：
－纤维性肌痛。

 治疗

■ 药物治疗

• 非甾体消炎药(NSAID)：
－萘普生。
－吲哚美辛。
－双氯芬酸(扶他林)。
• 疾病调节药物：
－柳氮磺胺吡啶。
－甲氨蝶呤。
－来氟米特。
－肿瘤坏死因子抑制剂。

■ 其他治疗

一般措施

• 需要终身治疗。
• 初步治疗后需要数周至数月来观察僵硬、滑膜炎和关节活动范围的改善情况。
• 仅肿瘤坏死因子抑制剂对轴向受累情况有效。

■ 其他疗法

物理治疗。

• 物理治疗是必须的。
• 需要鼓励关节活动锻炼和避免颈部长期弯曲。

■ 手术与其他治疗

一些进展病例，需要全髋置换术、颈椎融合和(或)脊柱楔形截骨(后者适用于姿势严重受影响情况)。

后续治疗与护理

■ 饮食事项

• 服用 NSAID 药物同时进食。
• 服用氨甲喋呤时同服叶酸。

■ 患者教育

活动：
在耐受的情况下提倡运动。对于严重的病例，适当减少脊柱的活动，降低严重伤害带来的危险。

■ 预后

疾病活动 10 年以上的预后不好。

■ 并发症

• 急性前葡萄膜炎。
• 主动脉瓣闭锁不全。
• 进展性僵直。
• 关节僵硬存在椎体半脱位、骨折和神经损害，包括马尾综合征风险。
• 急慢性眼痛。

• 胸痛或呼吸急促。

注意
HLA - B27 阳性脊柱关节炎患者眼睛红、痛不能被认为是传染性结膜炎，要在裂隙灯下检查，以明确急性前葡萄膜炎诊断。

疾病编码

ICD10

• M12.88 骨化脓性关节炎，NEC，椎体。
• M46.1 骶髂关节炎，未分类。
• M45.9 强直性脊柱炎，脊柱未指明部位。

常见问题与解答

• 问：背痛的男孩是否需要常规检查 HLA - B27？
• 答：炎症性背部、关节、肌腱韧带附着点疼痛，有家族史，进一步检查高度怀疑 HLA - B27 阳性的均需常规检查 HLA - B27。因为正常健康人群也普遍，故仅依据 HLA - B27 检测并不能做出全面的诊断。但是，HLA - B27 阳性的人出现脊柱关节炎的风险是阴性者的 16 倍。
• 问：保持运动对患者会有影响吗？
• 答：对于僵硬性关节炎患者可能不是一个好的建议，因为脊柱融合，脊柱骨折(特别是颈椎)的风险增高，但是，疾病程度轻的患儿，如附着点相关的关节炎不应该被禁止运动。

甲状腺肿

Goiter

Adda Grimberg　叶蓉 译／罗飞宏 审校

 基础知识

■ 描述

甲状腺肿表现为甲状腺肿大。

■ 流行病学

• 美国最常见的导致儿童甲状腺肿的原因是慢性淋巴细胞性甲状腺炎。
• 美国甲状腺肿的发病率为 3%～7%，缺碘地区的发病率更高。
• 甲状腺肿瘤占儿童及青少年所有恶性肿

瘤的 0.5%～1.5%。
• 甲状腺肿瘤和自身免疫性甲状腺疾病均常见于女性。

患病率
WHO 世界碘缺陷数据。
• 全球范围内甲状腺肿的发病率为 15.8%。
• 学龄期儿童碘缺乏的发生率不一，表现为从美国的 10.1% 到欧洲的 59.9%。
• 有 54 个国家存在碘缺乏，29 个国家存在碘摄入过多，43 个国家碘摄入适中。

■ 病因

• 多结节甲状腺肿(MNG)相关位点有染色体 14q、Xp22 和 3q26。
• 家族性 MNG - 1 伴或不伴卵巢 Sertoli-Leydig 细胞肿瘤的患者可发现基因组 DICER1(14q31)突变。
• 甲状腺乳头状瘤合并多结节甲状腺肿患者可有基因组 TITF - 1 或 NKX2.1 突变。
• 其他可导致甲状腺肿形成的基因包括甲状腺球蛋白、促甲状腺素(TSH)受体，以及

Na/I共转运复合物。

- 甲状腺过氧化物酶缺陷导致碘的有机化缺陷以及类甲状腺肿样先天性甲状腺功能减退症。
- 家族及双胞胎显示环境因素在病因中占有重要地位,较重要的有碘缺乏和吸烟。
- 孕母过量碘摄入可导致先天性甲状腺肿,筛查多表现为摄碘增多和一过性的甲状腺功能减退。
- 自身免疫性甲状腺肿,如慢性淋巴细胞性甲状腺炎等常有遗传易感性。
- 甲状腺肿瘤通常表现为散发,髓质肿瘤可表现为多发内分泌腺肿瘤(MEN)2A或2B型(可为单纯甲状腺肿瘤表现),此病可有家族聚集性(常染色体显性)。
- Pendred综合征(常染色体隐性)可导致先天性感觉神经性耳聋和碘有机化缺陷导致的甲状腺肿。

℞ 诊断

■ 病史

- 甲状腺功能减退症状。
- 久坐不动的生活方式增加。
- 乏力。
- 体重增加。
- 便秘。
- 畏寒。
- 皮肤和(或)头发干燥。
- 脱发。
- 甲状腺功能亢进症状。
- 活动增强。
- 易激惹。
- 无法集中注意力。
- 多食。
- 体重减少。
- 腹泻。
- 心脏异常。
- 饮食和用药史。
- 头胸腹放射史可增加癌症风险。
- 甲状腺肿瘤家族史或MEN综合征家族史。

■ 体格检查

颈部的视、触、听。
- 伸颈有助于视诊。
- 最后从患儿背后进行甲状腺的触诊。
- 明确甲状腺肿大是否弥漫或不对称、腺体质地,以及是否有结节。
- 明确是否存在颈部淋巴结疾病。
- 触痛常提示急性炎症。

- 在患者屏气时听诊是否存在杂音,杂音提示甲状腺功能亢进相关的血流增加。
- 重点检查是否存在甲状腺功能亢进或甲状腺功能减退表现。
- 生长和体重增加速度。
- 脉搏。
- 性发育。
- 深部腱反射。
- 皮肤。
- 在腺体检查期间饮水(吞咽口水)。

■ 诊断检查与说明

- 甲状腺功能检查:总T_4和TSH是甲状腺功能减退及甲状腺功能亢进最好的筛查指标。
- 对怀疑甲状腺功能亢进者应进行T_3放免法检查(TT_3)。
- 怀疑慢性淋巴细胞性甲状腺炎:抗甲状腺球蛋白抗过氧化物酶抗体。
- 怀疑Graves病:甲状腺刺激球蛋白(或TSH受体抗体)。
- 儿童中仅应在危险度较低或单纯囊性甲状腺结节时才考虑细针吸取活检,儿童实质性结节相比成人的高恶性度比例明显增高。
- 75%的髓质甲状腺癌中降钙素水平会有升高。

实验室检查
尿碘是(UI)是评估碘摄入最好的方法。

影像学检查
- 超声检查可明确结节的数目、大小和性状(囊性、实质性或混合性)。
- 发现实质性结节应进行[123]I甲状腺摄片以明确结节的摄碘率。
- 冷结节(无摄碘)提示肿瘤可能,需要至儿童内分泌和外科及时处理。
- 通过钡餐上消化道造影可于反复化脓性甲状腺炎患者中发现左梨状窦及甲状腺左叶之间的窦道,这些窦道可被外科修复。

■ 鉴别诊断

- 颈部脂肪。
- 脂肪组织。
- 胸锁乳突肌增大。
- 甲状腺舌骨管囊肿。
- 非甲状腺肿瘤:淋巴瘤、畸胎瘤、水囊瘤、神经胶质瘤。
- 免疫源性。
- 慢性淋巴细胞性甲状腺炎(多称桥本甲状腺炎)。
- Graves病。
- 淀粉样沉积(家族性地中海发热、幼年类

风湿性关节炎)。
- 感染。
- 急性化脓性甲状腺炎(常见病原为化脓性葡萄球菌、金黄色葡萄球菌以及肺炎链球菌)。
- 亚急性甲状腺炎(多为病毒性)。
- 环境因素。
- 致甲状腺肿因素:碘、锂、胺碘酮、口服避孕药、高氯酸盐、卷心菜、黄豆、木薯、烟草烟雾中的硫氰酸盐(吸烟在碘缺乏地区可明显导致甲状腺肿)。
- 碘缺乏(妊娠期明显)。
- 肿瘤。
- 甲状腺腺瘤(癌)。
- 滤泡腺瘤:良性。
- 滤泡、乳头或混合癌:分化好,滤泡占90%。
- 髓质癌:4%~10%为2型MEN综合征引起。
- 分泌TSH的腺瘤。
- 淋巴瘤。
- 先天性。
- 异位腺体。
- 一侧腺体不发育。
- 激素合成异常。
- T_4抵抗。
- 其他。
- 胶体性甲状腺肿。
- 多发性结节性甲状腺肿。

治疗

> **注意**
>
> 可能有争议的:在使用锂剂的抑郁症患者中或使用胺碘酮的心脏病患者中可出现比较严重的医源性甲状腺异常,有些需要内分泌科或专科医生进行处理。

■ 药物治疗

- 甲状腺肿合并甲状腺功能减退:左旋甲状腺素。
- 甲状腺肿合并甲状腺功能亢进:联合治疗,抗甲状腺药物(甲巯咪唑)。如果1~2年后没有缓解,可考虑[131]I放射治疗或外科治疗(甲状腺全切或次全切)。
- 治疗时间和导致甲状腺肿的原因有关。

> **注意**
>
> 由于丙基硫氧嘧啶(PTU)可导致严重的肝功能损害或危及生命的急性肝功能衰竭,FDA为PTU治疗Graves病贴过警示标签(6/4/2009)。

■ 其他治疗

羊水注射左旋甲状腺素可治疗胎儿甲状腺肿合并甲状腺功能减退。甲状腺增大明显的胎儿出生后呼吸道异常的风险增高。

■ 手术与其他治疗

- 仅需要在增大的甲状腺压迫周围组织结构时进行外科干预。
- 良性及恶性肿瘤的全甲状腺切除术后合并症相似：多为一过性的低血钙。
- 癌症。
- 伴有以下情况的无功能腺瘤建议进行手术：
  ○ 有被辐射史。
  ○ 实质性结节迅速增大。
  ○ 有周围淋巴结增大表现。
  ○ 有侵犯对侧颈部解剖结构表现。
  ○ 有远处转移表现。
- 手术后碘摄取摄片发现有残余组织或转移时，应行放射性碘治疗。
- 外源性甲状腺素应用以维持 TSH < 0.2 mU/L。
- 甲状腺球蛋白水平可反映甲状腺组织大小，降钙素水平可为髓质癌的标志物。

后续治疗与护理

■ 随访推荐

- 甲状腺肿的复发性多与其病因相关。淋巴细胞性甲状腺炎引起的甲状腺肿大及Graves 病治疗后，甲状腺大小可能不会减小。
- 临床及生化甲状腺功能正常的甲状腺肿大患者仍然需要密切随访，以及时检出可能的甲状腺功异常。
- 甲状腺手术可能出现的并发症有喉神经损伤和甲状旁腺功能减退，高级诊疗中心的

并发症出现概率较小。
- 由于甲状腺癌可在初次诊断及治疗数十年后出现复发，这些患者应进行长期随访。

注意

- 发现实质性结节应积极处理。应牢记儿童出现这些结节的恶性率为 15%～40%（成人中该数据要低）。
- 甲状腺功能正常的患者出现以下征象将提示恶性肿瘤：可触及淋巴结、有压迫症状、微小钙化、结界内血流增多及淋巴结变化。
- 青春期前的甲状腺癌比青春期甲状腺癌进展更迅速，且通常有家族甲状腺癌病史。

■ 饮食事项

- 与甲状腺肿大的原因有关。
- 碘缺乏（地方性）甲状腺肿的发病率随着添加碘化钠食盐的应用已经大幅降低。
- 在极偏远地区可通过在饮用水或食用油中添加碘来预防。

■ 预后

- 与甲状腺肿大的原因有关。
- 甲状腺癌预后良好，尤其是分化好的滤泡细胞癌。死亡通常发生在儿童相对罕见的髓质癌或未分化癌患者中。

■ 并发症

- 肿大明显的甲状腺可对中颈部解剖结构造成巨大影响。若发生胸腔内甲状腺肿，可出现胸水或乳糜胸。
- 多数儿童表现为甲状腺功能正常，特定的甲状腺肿大可导致甲状腺功能减退或甲状腺功能亢进。
- 甲状腺癌的治疗可导致永久性甲状腺功能减退。

疾病编码

ICD10
- E04.9 未特指的非毒性甲状腺肿。
- E04.2 非毒性多结节性甲状腺肿。
- E06.3 自身免疫性甲状腺炎。

常见问题与解答

- 问：肿大的甲状腺意味着甲状腺功能的增强吗？
- 答：根据原因的不同，甲状腺肿大时甲状腺功能正常、减退、亢进均可出现。
- 问：肿大的甲状腺是否会随着治疗缩小？
- 答：根据甲状腺肿原因的不同，治疗结果也会不同。
- 问：增大的甲状腺意味着癌症吗？
- 答：多数儿科甲状腺肿是良性疾病，甲状腺癌通常表现为甲状腺实质性结节而其他甲状腺部分正常（儿童实质性结节中约 40% 为癌）。有甲状腺肿大史或良性结节/腺瘤史的患者患甲状腺癌的概率更大。
- 问：甲状腺癌通常表现为甲状腺功能亢进么？
- 答：否，通常表现为甲状腺实质性无痛质硬结节而甲状腺功能正常。
- 问：放射性诊断（胸片、颈部侧位片）是否会引起甲状癌？
- 答：常规诊断放射剂量远低于可增高甲状腺癌风险的辐射剂量。长时间暴露于辐射中可使甲状腺受辐射剂量增加，可于颈部使用铅板防护。
- 问：有家族性甲状腺髓质癌基因突变的儿童是否应当进行预防性甲状腺切除？
- 答：是的。因为这种肿瘤的预后非常差。

贾第虫病 Giardiasis

Kacy A. Ramirez 吴霞 译 / 谢新宝 审校

基础知识

■ 描述

贾第鞭毛虫（原名十二指肠贾第虫）属于原虫，带有鞭毛，寄生于人体的小肠（十二指肠、空肠）和胆道中。

■ 流行病学

包括美国在内，贾第鞭毛虫是全球最常见的肠道寄生病原体。

发病率

- 在美国，平均每 10 万人中有 7.3～7.6 人

发病，每年约报道 20 000 个病例。
- 所有年龄段人群均可发病，易感年龄为 1～9 岁，35～49 岁人群较少发病。
- 每年发病高峰期为初夏至初秋，美国北部地区发病率最高。

患病率

- 在美国,非痢疾腹泻的患者粪便标本5%～7%可查出贾第鞭毛虫感染,在儿童患病率更高(在美国及发展中国家均高达15%～30%)。
- 可直接通过摄入感染者(动物可能较小)排出的包囊而被感染,或是通过摄入被污染的水或食物而被感染。
- 只要患者排泄包囊(数周至数月),就具有传染性,且传染性剂量很低(10个包囊就可导致感染)。
- 包囊孵化期通常为1～3周。
- 人与人之间的直接传播多发生于某些高发病率的机构、日托中心、家庭之间互相接触。
- 水源性传播是地方流行或广泛传播的重要原因,特别是当水源是通过河流和水库等地表水源供应时。
- 食源性传播相对少见,一般是通过污染水源清洗过的食物(生菜)传播。

▪ 危险因素

- 参加日托机构(较差的手卫生,导致粪-口传播)。
- 流行地区旅行史。
- 跨国收养。
- 接触娱乐区淡水,徒步旅行,野营,游泳(吞咽池水)。
- 接触某些动物物种。
- 某些性行为。
- 胃酸过少(既往胃部手术史)。
- 低丙种球蛋白血症,免疫缺陷。

▪ 一般预防

- 养成良好的卫生习惯(在以下情况注意洗手:便后、换尿布后、处理动物粪便后、园艺操作后、接触腹泻病患者后、准备食物时)。
- 腹泻病患病期间,远离托儿所和公共娱乐水源或游泳池。
- 避免摄入可能受到污染的水源(饮用娱乐水源)及食品。
- 检测疫区水源。
- 通过煮沸(1 min)或过滤器[美国国家卫生基金会(NSF)标准53或58]进行水处理。
- 避免在性活动时接触粪便。
- 对于发展中国家儿童,摄入维生素A可以改善其对贾第鞭毛虫的自身抵抗力。

▪ 病因

- 肠道贾第虫:
- 生命周期的两种形态:包囊(传播)和滋养体(感染):
  - 胃酸及胰酶可引起摄入的包囊脱囊。
  - 滋养体可以通过无性分裂繁殖,并黏附于近端小肠上皮细胞的刷状缘上。
  - 在空肠中包囊形成(成囊),后被排送到外界环境中。

▪ 病理生理

- 滋养体可直接损害小肠刷状缘及黏膜(但并不侵犯黏膜),导致以下病变:
- 交界区紧密连接中断。
- 通过肌球蛋白轻链激酶导致小肠通透性增加,该过程依赖于F肌动蛋白的磷酸化作用。
- 诱导上皮细胞凋亡。
- 诱导宿主免疫应答,并导致体液分泌及肠道损伤。
- 继发性乳糖酶缺乏症。

诊断

- 大多数(50%～75%)感染者并没有临床症状,或表现为持续7～10天的急性自限性腹泻(25%～50%)。
- 临床表现(急性):
- 突发腹泻,腥臭水样便,而无黏液或脓血。
- 萎靡。
- 腹胀。
- 脂肪泻。
- 腹部绞痛。
- 恶心、呕吐。
- 消化不良。
- 临床表现(慢性):
- 松散、半成形大便>14天。
- 脂肪泻。
- 萎靡不振。
- 腹胀。
- 体重减轻。
- 厌食。
- 胃肠胀气。
- 抑郁。
- 腹泻、便秘交替,持续到自行缓解或开始治疗。
- 吸收不良综合征,包括:
- 脂肪泻。
- 机体内铁,D-木糖,维生素A,维生素B₁₂、维生素E的缺乏。
- 蛋白丢失性肠病。

▪ 病史

- 接触史:

- 疫区居住或收养疫区儿童。
- 托儿所的儿童或工作人员。
- 露营或徒步旅行时接触旅游区淡水。
- 接触感染者。
- 患有免疫缺陷或肠易激综合征(IBS)基础疾病。
- 既往胃部手术史。
- 可能无症状性感染。

▪ 体格检查

- 腹胀。
- 口腔黏膜溃疡。
- 荨麻疹。
- 关节痛或关节炎。

▪ 诊断检查与说明

实验室检查

- 实验室常规检查:
- 粪便标本中找滋养体或包囊(隔日收集多个粪便标本,可通过显微镜检查以提高灵敏度)。
- 直接荧光抗体染色(DFA)。
- 实时PCR是最灵敏的检查,是可行的首选确诊实验。
- 其他如不需要显微镜的免疫诊断试剂盒[酶免疫测定法(EIA)],并不能取代虫卵检查找(O/P)和直接荧光抗体染色法(DFA)检查。
- 如果怀疑存在免疫缺陷,需评估有无体液免疫缺陷(总免疫球蛋白,包括IgA)。
- WBC通常正常,嗜酸粒细胞缺乏。

诊断步骤与其他

- 可考虑十二指肠吸引术或吞线试验(肠检法),较少进行活检。

▪ 病理

- 黏膜表现多种多样,可以正常,或部分绒毛萎缩,隐窝增生及上皮内和固有层淋巴细胞增生。活检时可发现滋养体。

▪ 鉴别诊断

- 乳糜泻。
- 囊性纤维化。
- 乳糖不耐受。
- 肠易激综合征。
- 炎症性肠病。
- 非溃疡性消化不良。

治疗

▪ 药物治疗

- 甲硝唑(尚未被FDA批准):

－治疗最有效、依从性高。

－剂量:15 mg/(kg·24 h),分每天3次口服,5~10天。

• 磺甲硝咪唑(适用于3岁及以上儿童):

－ 50 mg/kg,最大剂量2 g,每天1次,口服。

－只有药片制剂。

－与甲硝哒唑相比,不良反应少。

• 硝唑尼特(适用于1~11岁儿童)。

• 呋喃唑酮:较甲硝哒唑疗效差,但其耐受性更好。

• 巴龙霉素(适用于有症状的第二期和第三期孕妇感染者)。

• 无症状的贾第鞭毛虫感染者,如无高危因素,不予治疗。

• 治疗失败:

－加大原药物剂量。

－硝基咪唑与阿的平联合治疗2周以上。

• 无症状携带状态的肠易激综合征患者需考虑治疗,囊性纤维化或低丙种球蛋白血症患者的家庭成员无症状携带也需要考虑治疗。

后续治疗与护理

■ 随访推荐

患者监测

• 症状复发可归因于再感染、继发性乳糖不耐受、治疗不彻底或耐药。

• 症状复发时,追问暴露史,并进行寄生虫查找(O/P)和抗原检测。

• 如果怀疑再感染,可用同样的药物重复治疗一个疗程,但如果怀疑耐药,则需要更换药物。

• 如果症状持续,诊断检查正常,需考虑其他的病因或其他肠道病原体。

■ 饮食事项

为防止腹胀、腹泻,建议治疗开始后1个月内避免乳糖摄入。

■ 预后

• 有症状患者经治疗预后良好。

• 最初用单一药物多疗程治疗无效,改为两种药物的联合治疗可痊愈。

■ 并发症

• 吸收不良综合征。

• 脂肪泻。

• 乳糖缺乏症。

• 铁、羟基乙酸,以及维生素A、维生素B_{12}、维生素E缺乏。

• 蛋白丢失性肠病。

• 荨麻疹。

• 关节痛。

• 儿童患者:

－生长迟缓。

－生长停滞。

－智力低下。

－荨麻疹。

疾病编码

ICD10

• A07.1 贾第虫病(兰伯鞭毛虫病)。

常见问题与解答

• 问:肠道内贾第鞭毛虫是如何感染的?

• 答:大多社区范围内流行是由于供应了污染水(饮用水);儿童护理院和幼托机构内人与人之间传播;食物与食物之间传播贾第鞭毛虫引起感染暴发很少有报道。

• 问:如果怀疑自己感染了贾第鞭毛虫,而粪便检查又是阴性的,还要做什么?

• 答:腹泻时隔日收集3次粪便标本直接荧光抗体染色找病原体,可以提高诊断的敏感度。粪便标本应尽快检测,或立即放入10%福尔马林中性缓冲剂或聚乙烯醇中。如果在流行地区,应行经验性治疗。如果粪便检测阴性,而该病可能性较大,可考虑从商业途径定制吞线检查(从十二指肠获取胆汁色的黏膜,在湿涂片上发现滋养体)或请儿童胃肠病专家进行内镜十二指肠吸引和活检术。

睑缘炎 Blepharitis

Prina P Amin · Erika Abramson　蔡晓静 译 / 杨晨皓 审校

基础知识

■ 描述

• 睑缘炎指睑缘(包括皮肤、睫毛和睑板腺)的炎症或感染过程:

－包括眼睑瘙痒、发红、脱屑、结痂。

－通常呈慢性间歇性的发作与缓解。

－通常双侧发病。

－没有通用的分类体系。

• 传统分类依据发病的位置,分为前、后部睑缘炎:

－前部睑缘炎:累及睫毛根部和睫毛毛囊。

－后部睑缘炎:累及睑板腺。

• 也可以依据病因分类:

－炎症:皮脂腺分泌旺盛,睑板腺功能障碍,过敏,与酒渣鼻有一定关联性。

－感染:细菌性(最常见的是金葡菌和表皮葡萄球菌)、病毒性、真菌性或寄生虫性。

■ 流行病学

• 最常见的眼部疾病之一:

－可发生于任何年龄。

－平均发病年龄是50岁。

－没有性别差异。

■ 危险因素

• 特异性、过敏性或脂溢性皮炎。

• 酒渣鼻。

• 泪液缺乏或功能障碍。

• 佩戴隐形眼镜。

• 使用异维A酸治疗严重囊肿性痤疮者。

• 不太常见的危险因素包括免疫失调,比如系统性红斑狼疮、眼睑肿瘤、创伤和其他皮肤疾病。

■ 病理生理

• 睑缘炎是睑缘分泌、微生物异常和泪膜功能障碍相互作用而导致的。

• 感染性睑缘炎:细菌比如金黄色葡萄球菌可以直接引起睑缘感染,可以分泌外毒素,或者葡萄球菌抗原引起机体免疫反应。

• 炎症性睑缘炎:睑板腺炎症导致睑板腺分

泌功能受损和泪膜不稳定。

- 这种情况能直接引起毒性反应并能促进细菌繁殖。

■ **常见相关疾病**

- 脂溢性皮炎。
- 过敏性或接触性皮炎。
- 唐氏综合征(21 三体综合征)。
- 眼部红斑痤疮。
- 干眼(干燥性角结膜炎)。
- 麦粒肿。
- 睑板腺囊肿。

诊断

■ **症状和体征**

- 睑缘发红。
- 刺激感。
- 烧灼感。
- 流泪。
- 砂砾感。
- 眼干或者流眼泪。
- 眨眼频繁。
- 秃睫。
- 畏光。
- 隐形眼镜不耐受。
- 眼分泌物多或结痂,特别是沿着睫毛。
- 晨起眼睑分泌物黏附眼睑。

■ **病史**

- 持续的症状:睑缘炎通常是慢性的,周期性加重和缓解。
- 系统性疾病的症状和体征。
- 当前和既往使用全身和局部药物治疗(特别是抗组胺药、有抗组胺作用的药物以及异维 A 酸)。
- 佩戴隐形眼镜。
- 存在加重病症情因素,如使用眼部化妆品、抽烟和接触过敏原。
- 既往有内眼或眼睑手术史。
- 创伤史。
- 有既往病史或家族遗传史。
- 近期接触过虱子。

■ **体格检查**

- 利用直接聚焦光源仔细评估眼睑情况,包括眼睑的位置异常、睫毛减少、睑缘充血、眼睑基底部异常沉积物、溃疡、水疱、脱屑、睑板腺囊肿、麦粒肿和瘢痕。
- 利用裂隙灯仔细检查结膜和巩膜,寻找炎症体征。
- 评估视功能。
- 进行体格检查寻找系统性疾病的体征,如脂溢性和特异性皮炎、酒渣鼻和红斑狼疮。

■ **诊断检查与说明**

实验室检查

- 诊断依据临床特征,没有特异性诊断试验来确诊睑缘炎。
- 对于难治性病例或者周期性反复发作的伴随严重炎症的前部睑缘炎,睑缘的培养可能是有用的。

■ **鉴别诊断**

- 急性结膜炎(细菌性、病毒性或过敏性)。
- 特异性或接触性皮炎。
- 角膜炎。
- 虹膜炎。
- 青光眼。
- 化学灼伤。
- 角膜擦伤。
- 异物。
- 麦粒肿。
- 睑板腺囊肿。
- 眼睑虱病。
- 拔毛癖。

治疗

■ **一般措施**

- 许多治疗措施是有效的,一般联合应用。
- 治疗可以缓解症状,但是通常不能治愈慢性患者。
- 治疗措施包括以下几种:
- 热敷。
- 清洁眼睑。
- 抗生素[局部和(或)全身应用]。
- 局部短程抗炎剂。
- 热敷需要每次 15 min,每天至少 2 次,以松解痂皮。
- 清洁眼睑:
- 每天按摩睑缘,使用棉签或棉球以及眼睑按摩膏和(或)稀释的婴儿香波,小心去除睑缘痂皮。
- 教导孩子尽量避免揉眼睛,并且经常清洗双手。
- 发作时避免戴隐形眼镜或者使用眼部化妆品。
- 减少瞬目的活动能使眼睛变干并且加重睑缘炎发作。此类活动包括看电视、使用电脑或玩电动游戏。

■ **药物治疗**

- 热敷和清洁眼睑是传统的主要治疗措施。
- 药物治疗可以与传统措施结合起来。
- 可以局部使用抗生素眼膏(比如杆菌肽或红霉素软膏),每天 1～4 次,直到炎症消失。
- 短程局部使用糖皮质激素用于严重的睑缘炎、合并严重的结膜感染或边缘性角膜炎患者。
- 最小有效剂量糖皮质激素应该尽可能短的时间内使用。
- 长期口服抗生素(比如红霉素或四环素)对于严重的患者可能是有效的。

■ **转诊问题**

- 中度或重度疼痛。
- 视力下降。
- 严重或慢性眼红。
- 累及角膜。
- 创伤性眼损伤。
- 近期眼部手术。
- 瞳孔变形。
- 周期性发作。
- 更严重的眼睑炎症,合并结节、溃疡或广泛的瘢痕。
- 保守措施和局部抗生素治疗无效。

后续治疗与护理

- 如果症状彻底解决,则不需要额外的随访。
- 应该教育患者认识到睑缘炎的复发和迁延不愈可能。
- 热敷和清洁眼睑治疗可能需要长期进行。

疾病编码

ICD10

- H01.009 非特定眼别、特定眼睑、特定类型的睑缘炎。
- H01.019 非特定眼别、特定眼睑的溃疡性睑缘炎。
- L21.8 其他脂溢性皮炎。

常见问题与解答

- 问:睑缘炎会传染吗?
- 答:睑缘炎不会传染。如果睑缘炎部分程度上是由于细菌感染引起的,细菌可以传染给家庭其他成员,进而引起结膜炎。因此良好的手卫生习惯是非常重要的。

• 问:儿童睑缘炎能够治愈吗?

• 答:尽管有些儿童能够治愈,但是多数睑

缘炎是慢性疾病,控制症状是治疗目标。

• 问:儿童睑缘炎常见吗?

• 答:尽管睑缘炎各个年龄段均可发生,但是它更倾向于发生于成人。

绞痛(肠痉挛) Colic

Cori Green 叶孜清 译 / 黄瑛 审校

 基础知识

■ 描述

哭泣属于人类的正常行为,同时是婴儿最有效的沟通方式。但是,如果婴儿哭泣超出了人们的预期,将给整个家庭带来烦恼。肠痉挛是一种哭闹综合征,并非明确器质性疾病所致。肠痉挛患儿在出生2~3周开始哭闹,8周时达到高峰,12周时减弱。

对于肠痉挛,并无标准的定义。目前最常用的是1954年Wessel的解释,即符合"3"原则:1天超过3 h,一周超过3天,持续至少3周。肠痉挛通常于傍晚无明显诱因下突起,哭闹剧烈、声音尖锐。患儿面色发红、皱眉头,出现屈体、屈膝等姿势改变,握紧拳头,腹肌紧张。排便或排气后停止。

■ 流行病学

• 哭闹是1月以内患儿就诊的最常见原因。
• 1/6的肠痉挛患儿曾就医。
• 由于缺乏标准的定义,难以对患病率做出估计,据文献报道为3%~40%。
• 不同性别、喂养方式(母乳或人工喂养)的婴儿,肠痉挛发病率无差异。

■ 危险因素

可能的危险因素:母亲吸烟、高龄初产。另外,患儿肠痉挛与母亲处于高压状态、焦虑、抑郁有关。

■ 一般预防

虽然无研究报道预防肠痉挛的确切措施,但是对于家长做有关婴儿哭泣知识的宣教,会有所帮助。需提醒家长注意,哭泣是婴儿的沟通方式;应告知他们婴儿会哭泣,以及大致每天平均哭泣的时间,并教会他们安抚婴儿的技巧。

■ 病因

• 肠痉挛(colic)源于希腊语"结肠"(colon),但目前认为这是一个误称。20世纪初的研究表明肠痉挛是由于胃肠道功能失调所致,时至今日,对此有很多不同的理论进行解释。

• 通常而言,肠痉挛是特定时间与易感性下,婴儿与环境间的相互作用所引起的。并不能确认单一的因素,其病因存在若干假说:

- 通常认为胃肠道功能失调是引起肠痉挛的原因。该理论假定存在异常胃肠道动力,其支持证据为抗胆碱能药物能够改善症状。其他研究显示肠痉挛患儿体内乳酸杆菌数量较少而大肠杆菌数量较多。另一种理论认为肠道内气体增多产生了肠痉挛,但是患儿哭闹时所摄的平片结果并不支持该理论。近期研究显示肠痉挛与幽门螺杆菌感染有关。其他理论认为肠痉挛是牛奶蛋白过敏的表现。但是,相关研究具有局限性,并不能做出因果推断。

- 相应的社会心理因素包括家庭氛围紧张、父母焦虑、父母与婴儿交流不足。但是,由经过训练的职业治疗师照顾的婴儿,肠痉挛的症状并无改善。

- 肠痉挛患儿的哭泣与正常患儿无异,随着年龄增大,肠痉挛症状消失,其支持病因与神经发育相关。过多哭闹也被认为是正常情绪发展的一种表现,而肠痉挛则是哭闹的极端表现形式。

诊断

■ 病史

• 详细询问患儿开始哭闹时的行为、哭闹的剧烈程度、一天中开始哭闹的时间以及持续时间。进行相应的记录,对于家长与医生都有帮助。

• 产前史以及发热史对于评估患儿感染风险十分重要。

• 询问患儿排便及呕吐情况有助于排除器质性疾病,如胃食管反流、吸收不良、幽门狭窄。

• 询问患儿皮肤颜色改变、呼吸停止、呼吸窘迫有助于评估是否由心肺疾病所致哭闹。

■ 体格检查

• 肠痉挛患儿生命体征、生长情况及体格检查均正常。

• 寻找外伤或非事故性损伤的依据。寻找擦伤痕迹,触诊排除骨折可能。并应进行详尽的消化系统、神经系统体格检查。

■ 诊断检查与说明

若病史或体格检查无异常,无需行实验室检查。

■ 鉴别诊断

• 正常哭泣:
- 1962年Brazelton等研究显示,正常婴儿2周龄时平均每天哭泣中位时间为1.75 h,6周龄时少于3 h,12月时为1 h。正常哭泣如同肠痉挛一样,主要发生于傍晚,且每天情况可能不同。

• 哭闹过度的器质性原因:
- 心血管系统:先天性心脏病、室上性心动过速。
- 呼吸系统:上呼吸道感染、肺炎、异物吸入、气胸。
- 消化系统:便秘、牛奶蛋白不耐受、胃食管反流病、乳糖不耐受、肠套叠、肛裂、绞窄性腹股沟疝。
- 神经系统:脑积水、硬膜下血肿、婴儿偏头痛、新生儿药物戒断。
- 代谢性:低血糖、电解质紊乱、误食毒物、先天性代谢缺陷。
- 感染性:脑膜炎、中耳炎、泌尿系感染、病毒感染。
- 外伤:儿童虐待、角膜擦伤、眼内异物、骨折、头发受压。

> **注意**
>
> 由器质性原因引起的婴儿哭闹不到5%,询问病史和进行体格检查时寻找警报症状十分重要,具体如下:

• 症状：

– 频繁大量呕吐(超过 1 oz①)、胆汁性呕吐或喷射状呕吐。

– 血便。

– 体重增加不良。

– 呼吸困难,包括呼吸停止或发绀。

– 发热、萎靡、喂养困难。

• 体征：

– 易激惹、心动过速、苍白、皮肤花纹、灌注不良。

– 异常神经系统体征,包括张力低下、前囟饱满、头围超过第 95 位百分数。

– 瘀点、擦伤、呼吸频率增快、发绀、鼻翼煽动。

– 体重下降。

 ## 治疗

▪ 药物治疗

文献不支持对肠痉挛使用药物治疗。尽管某些研究已证实特定药物有效,但其中一些研究的方法学不准确,或使用的药物有严重不良反应。

• 抗胆碱能药物如盐酸双环维林、西托溴铵已被证实有效。但这些药物有呼吸停止和困倦的不良反应,故在美国禁用于 6 月龄以内婴儿。

• 二甲硅油是缓解肠道积气的非处方药物。药效相关的研究结果不一致,其能够缓解症状的原因归功于安慰剂效应。

• 益生菌有助于缓解症状。研究将罗伊乳杆菌 DSM17938 与安慰剂进行比较,证实对于母乳喂养儿童,前者能够缓解肠痉挛症状。研究成果具有前景,但是仍需进一步研究以证实。

▪ 其他治疗

一般措施

医生认为缓解家长处境、使其安心是最重要和最有效的治疗措施。肠痉挛患儿的父母通常感到疲惫不堪,他们的忧虑需要得到医生的支持。需安慰并引导父母,要点如下：

• 婴儿肠痉挛时,可能不停哭闹,但无证据证明其身体有恙,或是正经受疼痛折磨。每天一阵哭闹后又恢复平静,看到这种情况大可安心。

• 肠痉挛是良性、自限的过程,大多婴儿在 3～4 月龄时情况便有改善。

• 婴儿哭闹时可能过于亢奋,较为疲惫。

• 一个健康的婴儿平均每天哭闹 2～3 h。

• 安抚婴儿的方法包括：用襁褓包住孩子、发出"嘘"声、摇晃婴儿(前后幅度不超过 1 in②)、使用安慰奶嘴、发出重复声音、降低环境刺激。

• 提前进行预防虐待儿童的指导(例如,婴儿哭闹使父母感到过度焦虑时,应鼓励他们稍事休息,或向其他人寻求支持)。

饮食调整

• 应当鼓励母亲继续进行母乳喂养。关于母亲是否需要避免摄入引起过敏的食物,目前观点尚不一致。

• 尽管水解配方奶被证实可缓解肠痉挛的症状,但大多数相关研究方法学不够准确。另外,若使用水解配方奶后,患儿的症状确有改善,需考虑牛奶蛋白过敏的诊断。

• 尽管大豆配方奶可减少患儿哭闹,但由于存在大豆蛋白过敏的可能性,不推荐作为肠痉挛的治疗。

• 富含纤维素的配方奶及乳糖酶滴剂并未显示有治疗效果。

行为方式的改变

• 并未证实童车座椅、婴儿摇床、增加怀抱婴儿时间对肠痉挛有效。

• 已证实一些其他干预措施具有益处。这些措施包括：增进家长与婴儿的关系(减少刺激、哼唱音乐、帮助家长获取有效的应对措施以及安慰技巧)。但这些研究没有采用随机分组及盲法,且大多为小样本研究。

▪ 补充与替代疗法

• 含有甘菊、马鞭草、甘草、茴香、香蜂叶的茶,每天服用 3 次,每次 150 ml,已被证实有效。但不推荐使用。

• 与安慰剂比较,蔗糖溶液可改善症状,但现有证据较为局限,并存有营养价值方面的担忧,同时制备过程缺乏标准。

• 亦有使用脊椎按摩、婴儿按摩、针灸进行干预的研究,但由于结果不一致,且研究方法缺乏准确性,上述方法不作为推荐治疗措施。

⚡ 后续治疗与护理

▪ 随访推荐

患者监测

• 与爱哭闹婴儿的家长保持紧密联系十分重要。每隔 2～3 天进行一次电话随访,直至婴儿症状改善。

• 尽管不需要对患儿进行再次检查,但医生为家长提供支持,持续地进行随访,有助于使家长感到安心。

▪ 饮食事项

除非怀疑牛奶蛋白过敏,不推荐改变原有的母乳和配方奶喂养。

▪ 患者教育

应教育家长关注婴儿每天的平均哭闹时间,并提供安慰技巧培训。并应宽慰父母,婴儿肠痉挛是一个良性且自限性的过程。

▪ 预后

• 如果不进行干预,肠痉挛长时间哭闹的症状在 3～4 个月时消失。

• 一些研究显示,曾发生肠痉挛的婴儿,之后可能出现家庭交流困难、不满现状、睡眠、心理或消化系统疾病。但是,其他研究并未显示存在远期影响。

• 肠痉挛与之后诊断的哮喘或过敏并无关联。

▪ 并发症

大多数并发症与肠痉挛所致的家庭劳累、焦虑、压力有关。家长由于恼怒开始虐待婴儿是最严重的后果。

📋 疾病编码

ICD10

• R10.83 肠痉挛。

• R68.11 婴儿过度哭闹(婴儿)。

❓ 常见问题与解答

• 问：什么是肠痉挛？

• 答：婴儿过度哭闹,并无明确的器质性病因。哭闹持续时间每天>3 h,每周 3 天,至

---

① 1 oz＝28.35 g(译者注)。

② 1 in＝2.54 cm(译者注)。

少持续 3 周。
- 问:为什么婴儿会发生肠痉挛?
- 答:目前尚无明确的病因。虽有证据表明消化功能失调可引起肠痉挛,多数学者认为

这是一种神经发育综合征。
- 问:如何治疗肠痉挛?
- 答:不推荐药物、营养、行为干预。医生提

供最重要的治疗措施是舒缓父母的担忧,并进行宽慰、教育,提供有关肠痉挛的预期指导。

接触性皮炎 Contact Dermatitis

Jocelyn H. Schiller　胡霄颖 译 / 王榴慧 审校

 基础知识

■ 描述

接触性皮炎是表皮和真皮的急性或慢性炎症反应。这种炎症反应可由于皮肤受到直接的刺激而导致,称之为刺激性接触性皮炎,也可由于接触性致敏原引起迟发型（Ⅳ型）超敏反应而导致,称之为变应性接触性皮炎。

■ 流行病学

发病率
儿童的发病率尚不明确。

流行情况
- 刺激性接触性皮炎:绝大多数接触性皮炎（>80%）是刺激性接触性皮炎。
- 婴儿皮肤对刺激的敏感性最高,随着年龄的增长皮肤的敏感性逐渐降低。
- 变应性接触性皮炎。
- 由于儿童相较成人累计暴露于过敏原在时间上的差距导致此型接触性皮炎在婴儿和儿童中的发生率不及成人。
- 随着年龄的增长发病率逐渐增高。
- 总体发病率为 13%～23%,由于和以往相比儿童对过敏原的接触更为频繁和低龄化,加之诊断技术不断提高,所以儿童的发病率逐渐增加。

■ 危险因素

- 刺激性接触性皮炎。
- 频繁洗手或用水浸泡。
- 特应性皮炎患者:由于皮肤屏障功能的慢性损伤而更容易受到刺激。
- 遗传因素。
- 环境因素:如温度（冷/热）或湿度（高/低）的改变破坏了皮肤的屏障功能。
- 变应性接触性皮炎。
- 特应性皮炎患者。
- 遗传因素。

- 频繁接触过敏原。

■ 一般预防

尽量减少接触或暴露于已知或潜在的刺激物和过敏原。

■ 病理生理

- 刺激性接触性皮炎不涉及免疫应答,因此首次暴露于刺激物即可发生,涉及以下多种情况:
- 化学品（肥皂、清洁剂）或物理刺激（水分摩擦）导致表皮屏障的破坏。
- 刺激物直接损伤皮肤细胞的细胞膜和对细胞的毒性作用。
- 慢性刺激可引起细胞增殖,从而导致棘层增厚和角化过度,也可能发生炎症后色素减退或沉着。
- 变应性接触性皮炎只发生在易感个体,首次暴露于过敏原后机体过敏,再次暴露后发生了 Ⅳ 型超敏反应从而导致接触性皮炎。
- 这两种机制最终均引起表皮和真皮的水肿和炎症反应,而这些反应也可以发生于其他炎症性皮肤病,所以并不具备特异性。

■ 病因

- 刺激性接触性皮炎。
- 频繁洗手或用水浸泡。
- 肥皂和清洁剂。
- 唾液（舔唇或吮指）。
- 尿液和粪便（参见"尿布疹"）。
- 大多数高浓度的化学品可引起刺激性接触性皮炎,而弱刺激只有在易感个体才会引发炎症反应。
- 变应性接触性皮炎。
- 镍和其他金属（金、钴）。
- 美发产品（铵、5-二胺）。
- 溶剂（2-甲苯）。
- 药物和化妆品中的添加剂（硫柳汞、氯化汞）。

- 橡胶。
- 香水（秘鲁香脂）。
- 服装染料。
- 甲醛。
- 外用抗生素（新霉素、杆菌肽）。
- 植物（漆树科植物如毒藤、毒橡树、毒漆树,它们所含的漆酚可致敏）。

诊断

■ 病史

- 患者可表现为急性或慢性的局部瘙痒性皮炎。
- 应注意询问患者可能间歇性或频繁接触的所有化学品和潜在的刺激物或过敏原。
- 许多患者无法把特定的过敏原与其临床症状的发展相关联。
- 从暴露到症状出现时间。
- 刺激性接触性皮炎:即刻出现的炎症反应。
- 变应性接触性皮炎:通常在暴露于过敏原后 48～72 h 出现炎症反应,但偶尔也会几天后再发生。
- 皮损位置的变化往往可以提供病因的线索,暴露于过敏原部位的皮损通常具有典型性。

■ 体格检查

- 刺激性接触性皮炎。
- 急性期:从轻微皮肤干燥、轻度红斑到红斑性丘疹和斑块、水肿、水疱、渗出,在严重情况下可能会出现化学性灼伤（皮肤坏死）。
- 慢性期:红斑、干燥、苔藓样变、角化过度、皮肤皲裂。
- 口周皮疹通常提示舔唇导致的刺激性接触性皮炎。
- 变应性接触性皮炎。
- 急性期:瘙痒、红斑、水肿和水疱,水疱常破溃结痂。

- 慢性期：苔藓样变、红斑、脱屑。
- 通常一个特殊图案的皮损或分布与暴露过敏原的形状相关（例如线性皮损提示患者可能被毒藤划伤致敏，而腹部的圆形皮损可能是接触牛仔裤的镀镍纽扣所致）。
- 自体湿疹化或自体反应：原发病灶出现后的一周或数周以后，局限性的接触性皮炎可以向周边扩散而湿疹化。

■ 诊断检查与说明

实验室检查

常规的实验室检查通常对接触性皮炎的诊断没有帮助。

诊断步骤与其他

- 正规的皮肤斑贴试验可以辨别刺激性和变应性接触性皮炎，并且可以明确刺激性过敏原；有经验的临床医师均可操作及评价结果。
- 斑贴试验是使皮肤可控地暴露于各种过敏原试剂，如果敷贴部位的皮肤在48～96 h内呈现红斑、水肿、水疱，则提示阳性结果。斑贴试验所用的试剂可以为标准的检测试剂，也可根据专业医师的判断来选用特定的可疑过敏原。
- 对毒藤和毒橡树的过敏不建议用斑贴试验来检测，因为反应可能会很严重。

病理检查

- 接触性皮炎的诊断极少需要皮肤活检，但有时可用于与银屑病或其他炎症性皮肤病的鉴别。
- 由于在组织病理学上无特征性病理现象，所以并不能用皮肤活检结果来区分刺激性或变应性接触性皮炎。

■ 鉴别诊断

- 感染相关性皮肤病。
- 脓疱疮和蜂窝织炎：皮肤的细菌感染（金黄色葡萄球菌或A族链球菌），可表现为红斑、水肿、斑点和斑块样结痂，可能伴随脓包和（或）深层炎性结节。感染性皮肤病通常患者疼痛或触痛的感觉比瘙痒更明显。
- 真菌感染：KOH检查可明确诊断。
- 疥疮：好发于手足［尤其是指（趾）蹼处］、腋窝和腹股沟剧烈瘙痒的丘疹和节结，密切接触者可被传染。
- 单纯疱疹病毒感染：皮损表现为伴有疼痛感的水疱而少有红斑和瘙痒。
- 代谢相关的皮肤病。
- 肠病性肢端皮炎：遗传性或获得性锌缺乏症，皮损主要累及手、足和腔口周围区域（口

周、眼周和会阴部），表现为红斑糜烂基础上的典型的水疱或大疱，可伴有生长落后、腹泻、脱发等。

- 免疫相关性皮肤病。
- 特应性皮炎：好发于面部、四肢或躯干，通常呈散发性，也可发生在尿布区、鼻周和眼周；皮损常为对称性的红斑、丘疹、脱屑、结痂和斑块，伴有慢性瘙痒，夜间尤甚；患者通常有遗传过敏性个人史或家族史。
- 脂溢性皮炎：好发于＜1岁的婴幼儿或青少年；表现为头皮、面部、耳部或间擦区的红斑，油腻性剥脱性斑块，通常无自觉症状。
- 钱币状湿疹：一种慢性的伴有剧烈炎症反应的瘙痒性皮炎，皮损好发于四肢，表现为钱币形或盘状水肿性红斑、丘疹、斑块。
- 寻常型银屑病：属于慢性复发性皮炎，皮损表现为边界清晰的红斑，伴有层层银白色鳞屑，好发于头皮、肘膝部位，可伴有指甲变化。
- 其他。
- 鱼鳞病：弥漫性极度干燥，伴有鱼鳞样脱屑和角化过度性皮肤病，可为遗传性或后天获得性。
- 玫瑰糠疹：初始皮损常为单一的圆形，边界清晰的粉红色母斑，随着母斑出现糠状鳞屑，中央逐渐消退，躯干和四肢近端陆续出现新的皮损，呈椭圆形，与母斑类似。
- 儿童受虐：由外力造成的创伤或灼伤。

治疗

■ 药物治疗

一线药物

- 局部外用皮质类固醇有助于缓解急性和慢性接触性皮炎引起的瘙痒和炎症。一些轻症病例无需治疗，可能在1～2周内自行缓解。
- 在刺激性接触性皮炎，是否需要局部外用皮质类固醇尚有争议，因为其疗效尚未由随机对照研究做出明确评估，必须权衡其副作用。
- 轻症病例（不涉及面部或褶皱区域）可外用3～5级皮质类固醇做局部短期治疗。
- 对于严重或已出现苔藓样变的慢性接触性皮炎（除面部和褶皱区域外），应短期外用中强效（2～4级）皮质类固醇，使用周期大约为2周。
- 如果皮损累及面部或褶皱区域，应避免使用中强效皮质类固醇，改用弱效的外用皮质固醇（6级或7级）。

- 除非患者极度瘙痒，一般没有必要系统性使用抗组胺药（苯海拉明或羟嗪），没有证据显示局部外用抗组胺剂可以缓解瘙痒。
- 重症病例，包括皮损面积巨大或累及重要脏器，出现颜面部、生殖器或肢端水肿的患者可给予短期的（7～10天）系统性皮质类固醇治疗［泼尼松1～2 mg/(kg·24 h)］，必要时延长1～2周，视病情逐渐减量以防症状反弹。

二线药物

局部间断性外用钙调磷酸酶抑制剂，例如他克莫司或吡美莫司，它们属于非类固醇抗炎药物，可以考虑作为慢性接触性皮炎的辅助治疗。由于这些药物的疗效弱于中效类固醇，而且FDA曾经报道外用钙调磷酸酶抑制剂可能致癌，因此禁用于2岁以下的儿童。

■ 其他治疗

一般措施

- 识别并回避过敏原是最有效的治疗方法，这通常要求患者和家庭对于潜在的风险来源有充分广泛的认识。
- 使用润肤剂修复表皮屏障功能。以凡士林为基质的润肤剂优于含羊毛脂或芳香剂的产品，前者降低了接触致敏的风险，建议日常频繁使用。
- 一旦接触了毒藤、毒橡树、毒漆树，应立即用肥皂和水清洗，这样有助于减少易感个体对过敏原的暴露。
- 对于漆酚的过敏可用化学抑制剂来减轻皮炎症状，但是如果暴露后能迅速用祛油产品或肥皂清洁也可获得同等效果。
- 急性变应性接触性皮炎：可给予冰敷和外用快速干燥的振荡制剂（如炉甘石洗剂），含胶状燕麦成分的产品也有助于缓解皮肤的炎性红肿。

后续治疗与护理

■ 随访推荐

患者监测

若经过1～2周的治疗病情无好转，应重新对患者进行评估。

■ 患者教育

预防措施

- 指导患者回避过敏原，包括适时使用防护手套和防护服装。
- 事先涂抹含季铵盐-苯托喹坦的隔离霜

(bentoquatam 5%)可用于防护毒藤过敏,穿防护服虽然也有效,但连续穿着也会附着携带致敏树脂。

■ 预后

接触性皮炎在经过适当的治疗并阻断对过敏原的再次暴露后是可以根治的。

■ 并发症

可能会继发细菌感染,但通常无远期并发症。

 疾病编码

ICD10

- L25.9 接触性皮炎。
- L24.9 刺激性接触性皮炎。
- L23.9 过敏性接触性皮炎。

❓ 常见问题与解答

- 问:毒藤过敏引起的水疱如果破溃后会播散到身体其他部位吗?

- 答:漆树科过敏引起的皮炎疱液是不会接触传染的,停止接触过敏原后虽然身体其他部位会有新发皮损,但这是由于不同部位对过敏原的敏感性不同,导致出疹会有先后。
- 问:请问唾液为何会导致一些孩子出现口周皮疹?
- 答:"舔唇皮炎"属于刺激性皮炎,纯粹由于皮肤受到慢性和(或)过多的水分刺激所致,而不是由唾液中的任何特殊成分所引起。

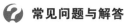

结核病 Tuberculosis

Andrew P. Steenhoff 朱燕凤 译 / 曾玫 审校

 基础知识

■ 描述

- 儿科结核病(TB)是由结核分枝杆菌(一种抗酸杆菌)感染引起的疾病状态。儿科结核病应该包括从感染暴露到发病的过程,因为2岁以下儿童从暴露于结核感染者到感染后发病的进展更快(3~6个月内,在以下提到的结核病的潜伏期内)。
- 从感染到发病的进程与年龄有关;2岁以下儿童40%~50%、2~4岁约为20%、≥5岁儿童10%~15%会发展为结核病。5~10岁是最受保护的年龄段,而青春期又是另一个结核易感的年龄段。

■ 流行病学

- 呼吸道是最常见的感染途径。结核病是通过吸入结核病患者的飞沫核传播的。在通风条件差的环境里,与未经治疗的成人或青少年活动性结核病患者尤其是肺结核患者近距离和长时间的接触后导致感染的发生。
- 先天性结核感染虽然很少见,但可发生在未治疗的结核病孕妇妊娠最后3个月。
- 结核感染需要与结核病鉴别。
- 从结核感染到发病的间隔期通常为10~12周。
- 结核感染[即结核菌素试验(PPD),现更名为结核菌素皮肤试验,即 TST 阳性]发展为结核病的最大可能性是在感染后1~2年内。然而,对于5岁以下的婴幼儿,暴露—感染—发病的进展取决于年龄。

- 青春期后的青少年和免疫低下人群包括有糖尿病、慢性肾衰竭、营养不良、因任何原因服用激素的患者结核感染后发病的危险性更高。

■ 一般预防

- 潜伏结核的治疗方案目前有几种。读者可以参考疾病预防控制中心(CDC)网站上的附加阅读。
- 优先的方案是异烟肼口服9个月,剂量 10~20 mg/(kg·d)。如果依从性差,在学校护士、幼儿园护理工作者或当地控制结核部门直接观察下治疗,给予异烟肼每周2次,剂量20~30 mg/kg(最大剂量 900 mg),理想的治疗不中断,持续12个月。如在疗程末期中断,不必重新治疗,因为该疗程对免疫功能正常的孩子防止20年不发展为活动性结核病的有效性达>90%。作为公共预防措施,该推荐方案可以预防治疗患者的疾病,并阻断感染者传播感染,其有效性达90%。
- 当潜伏结核的患者对异烟肼不能耐受或者对异烟肼耐药而对利福平敏感,可给予其他药物,包括异烟肼 10~20 mg/kg,在直接观察下治疗6个月,共72剂。
- 对于成人和12周岁及以上儿童,异烟肼联合利福平在直接观察下治疗,每周1次给药,疗程3个月(共12剂)。
- 在美国,卡介苗(BCG)接种仅推荐用于 PPD 阴性的婴儿和儿童,而且这些儿童持续暴露于有传染性的成人或对异烟肼和利福平都耐药的成人结核患者,并且不能与有传

染性的成人隔离。

■ 常见相关疾病

- 人类免疫缺陷病毒(HIV)感染。
- 淋巴瘤。
- 糖尿病。
- 慢性肾衰竭。
- 营养不良。
- 免疫抑制,包括慢性日服激素、大剂量的激素使用或肿瘤坏死因子-α拮抗剂、癌症化疗。
- 社会因素:监禁的青少年、婴儿和无家可归的儿童。

🔬 诊断

■ 病史

- 暴露史:家庭成员有结核病或皮肤试验阳性。
- 流动的农场工人。
- 从结核病流行区(如海地、东南亚、非洲、中南美洲、俄罗斯、东欧其他高发区及被认为是耐药株活动地区)迁入;接待过来自以上高发区的人;或去过以上高发区的人。
- 美国印第安人发病率更高。
- 接触有活动性结核病的成人。
- HIV 阳性者。
- 免疫抑制状态。
- 监禁青少年和探望他们的亲属。
- 无家可归的人。
- 城市的穷人。
- 暴露于未接受检测牛群的牛奶。

- 营养不良。
- 长期使用激素。

■ 体格检查

- 颈部和（或）腋下淋巴结异常。
- 可能反映潜在的基础疾病或状态（如 HIV、营养不良、长期激素使用）。
- 肺部啰音或胸部清音。
- 肝大或脾大。
- 特殊部位异常[如驼背（脊柱结核）或局部神经体征（结核性脑膜炎）]。
- 体征和症状：
  - 生长落后。
  - 长期的或没有任何其他原因的颈部或腋下淋巴结肿大。
  - 咳嗽＞2 周。
  - 体重减轻。
  - 感觉异常。
  - 婴儿和青少年发热，5～10 岁的儿童发热少见。
  - 体力下降＞2 周。

诊断检查与说明

实验室检查

- 结核分枝杆菌培养：痰、3 次胃液（晨起空腹）、胸腔液、脑脊液、尿液。
- 用放射学检测法培养需要 2～3 周。
- 培养阳性见于＜50％的儿童。

影像学检查

- 胸部影像学检查可显示肺门淋巴结肿大伴或不伴肺不张。皮肤试验阳性的儿童和有 TB 危险因素的儿童伴任何肺部的渗出或者胸腔积液就应考虑结核病，直到被证实为其他疾病。细菌或病毒感染引起的肺部渗出通常在 6～8 周内消散，结核的渗出不会消散得如此快。

诊断步骤与其他

- 皮肤试验：TST。
  - Mantoux 试验包含 5 个单位结核菌素，PPD 皮内注射。详情可见网站 http://www.cdc.gov/tb。
  - CDC 不推荐在结核病低发社区的低危人群中常规进行皮肤试验。
  - 有危险因素的儿童应每年测试：
    · 接触从结核高发区来的成人。
    · 无家可归的儿童。
    · 与结核病、HIV 和其他导致免疫低下状态疾病的成人患者的接触者：皮肤试验在暴露后 3～6 周可能阳性，然而，大多数在 2～3 个月也不会呈阳性，因此应合理给予异烟肼

治疗暴露的儿童，并在 3 个月内复查 PPD 试验。
  - TST 阳性是公共卫生预警事件，提示 TB 在社区传播，即使其他试验和检查都阴性。
  - 干扰素-γ 释放试验（IGRA）更常用于儿童的结核暴露。该试验可替代 TST 用于筛查高危儿童，对既往接种过 BCG 的儿童最有帮助，因为该试验对结核病更加特异。但该试验用于 4 岁以下儿童的数据有限。
  - 一种非常有前景的新的分子诊断试验 XperMTB/RIF 简单、准确，但是在儿童中应用的效果不如成人好。

■ 鉴别诊断

- 肿瘤。
- 颈部或腋下淋巴结疾病。
- 肺部渗出：其他慢性微生物、疾病和情况（如诺卡菌、组织胞浆病）。细菌和病毒引起的肺部渗出吸收快于结核病；因此，8～12 周后再评价疑似病例可进行鉴别。
- 肺门淋巴结肿大：结核病通常是单侧的，而 EB 病毒、腺病毒、百日咳和肿瘤可能引起相似的症状。
- 消化道疾病：最常鉴别的疾病是炎症性肠病。
- 脑膜炎：真菌性脑膜炎、部分治疗的细菌性脑膜炎（少见）。

🔧 治疗

■ 药物治疗

- 在多重耐药结核病＞4％的地区，初始治疗给予 4 种药物联合，直到得出药敏结果，包括：异烟肼 10～15 mg/(kg·d)；利福平 10～20 mg/(kg·d)；吡嗪酰胺 15～30 mg/(kg·d)；乙胺丁醇 15～20 mg/(kg·d)或链霉素 20～40 mg/(kg·d)（取决于诊断是否为脑膜炎或者粟粒性结核病，需要选择一种杀菌剂）；许多国外出生父母出生于国外的儿童病例对链霉素耐药日益增多，乙胺丁醇成为更好的选择。
- 如病原对治疗敏感，初始的 4 药联合治疗应持续 2 个月，所有痰培养呈阴性后，异烟肼和利福平应维持治疗 4 个月。若该治疗方案能全程坚持，97％～98％的病例能完全治愈。
- 如果痰标本检测持续阳性，初始治疗应延长。结核性脑膜炎治疗的时间往往更长（12 个月）。

■ 其他治疗

一般措施

- 住院（如果患者有疾病）：
  - 遇到严重的疾病（如粟粒性结核病或脑膜炎），当成人传染源不详，需进一步检测胃液、诱导的痰液、支气管肺泡灌洗液、脑脊液、胸腔或关节腔抽取液、骨抽取物、肝和组织活检物，一些病例检查血培养。
- 隔离策略：
  - 很多隔离病房要求患儿入院时被隔离，因为其家庭成员的感染状态不详，除非临床医生能够证实父母或成年探视者自身没有传染性，许多感染控制病房要求隔离儿童，因为住院时家庭成员的传染性仍然是不知道的。
  - 肺外结核（如胃肠结核、脑膜炎、骨结核和关节结核）不需要被隔离。
  - ＞8 岁的儿童和青少年应隔离至完成 10 天治疗之后。偶尔，＜8 岁免疫低下的儿童也有空洞性疾病，也应该被隔离。

🔄 后续治疗

■ 随访推荐

患者监测

随访和接触追踪是控制结核的关键。

■ 预后

- 未治结核的 4 年病死率是 40％。
- 粟粒性结核和脑膜炎结核的预后取决于就诊的时期，已讨论过。
- 对于多重耐药结核暴发，诊断 4 个月内的死亡率为 70％～90％。

■ 并发症

- 漏诊：生长落后的儿童而且 TST 阴性，没有考虑结核。
- 结核性脑膜炎：结局取决于抗结核治疗开始的时期：
  - 在阶段Ⅰ开始药物治疗，完全治愈率 94％，神经系统后遗症率 6％。
  - 延迟至阶段Ⅱ开始药物治疗，完全治愈率 51％，神经系统后遗症率 40％，病死率 7％。
  - 延迟至阶段Ⅲ开始药物治疗，完全治愈率 18％，神经系统后遗症率 61％，病死率 20％。
- 粟粒性结核：至少有 2 个脏器受累。
- 骨结核：脊柱症状最常见。
- 肾结核：常以不明原因发热起病，伴或不伴泌尿系症状。
- 先天性结核表现肝脾大；可能有脑脊液异

J

常,脑脊液检查和胸部影像异常。患者年龄太小,TST 对诊断没有帮助。

• 药物毒性:儿科患者对抗结核药物的耐受性比成人好;因此,定期监测肝功能不是常规要求的,尽管每月临床监测腹痛和食欲减退可作为发现任何毒性反应的征兆。

• 异烟肼、利福平和吡嗪酰胺引起的肝炎;异烟肼引起的神经毒性和血液毒性;虽然皮疹主要见于利福平和异烟肼,但是所有抗结核治疗药物都可发生皮疹;链霉素的耳毒性;乙胺丁醇的视神经毒性在儿科患者尚未记录,因此可以安全使用。常见不良反应和药物相互作用的管理可见美国胸科协会、CDC、美国感染性疾病协会的相关规定。

 疾病编码

ICD10
• A15.9 未特指的呼吸道结核。
• P37.0 先天性结核病。
• A15.0 肺结核。

常见问题与解答

• 问:居住在结核流行的城市中心区附近的所有儿童应该每年接受 PPD 筛查吗?

• 答:美国儿科学会(AAP)和 CDC 鼓励基于危险因素的目标筛查。每次视访应发放目标筛查问卷,直到 2 岁,此后每年 1 次。参见网站 http://www.cdc.gov/tb。

• 问:全血检查 IGRA(如 QuantiFERON - TB Gold)能取代 TST 用于鉴别出生在其他国家并接种过 BCG 的儿童吗?

• 答:可以。IGRA 检查可以作为 TST 的替代者,虽然还需要更多的研究来评估 IGRA 在儿童应用中的特性。参见网站 http://www.cdc.gov/mmwr/pdf/rr/rr5905.pdf and Cruz et al 的"附加阅读"部分。

结节病 Sarcoidosis

Peter Weiser • Randy Q. Cron 孙利 译 / 审校

 基础知识

■ **描述**

本病为多系统的慢性肉芽肿疾病,根据发病年龄的不同,有两种亚型。

■ **流行病学**

• 在美国的东南部比较常见。
• 早期发病的结节病或 Blau 综合征:
- 4 岁前发病,表现为关节炎、葡萄膜炎和皮炎。
• 成年后发病型:
- 在青春期诊断为 Löfgren 综合征,伴有结节性红斑、多关节炎和肺门淋巴结肿大。
- 然而,明显的肺部受累可发生在年长的青少年。
- 中枢神经系统(罕见):癫痫发作、脑神经病变、下丘脑功能障碍。

■ **危险因素**

遗传学
• 黑种人较白种人更容易受影响;特殊的基因倾向还未确定。
• 早期发病且伴有关节炎、葡萄膜炎和皮炎的儿童,可能伴有 CARD15/NOD2 基因突变——自发性或遗传性(AD)——可能表现为散发或常染色体显性遗传的家族模式。一些突变阴性的患者伴有系统症状或内脏受累。

■ **病因**

• 不清楚(可能与感染相关)。

• 类似于肺部的疏螺旋体病。
• 可能与吸入大量粉尘相关(例如,纽约世界贸易中心的坍塌)。

■ **病理生理**

T 细胞介导的疾病,导致受影响的脏器出现非干酪样上皮巨细胞肉芽肿。

诊断

■ **病史**

长期不适、发热、体重减轻、皮疹、伴有疼痛的关节炎、肿大的淋巴结、慢性咳嗽和血尿(可能为镜下血尿)等为最初的主诉。

■ **体格检查**

• 周围淋巴结肿大为最常见的临床表现。
• 结膜感染。
• 可出现双侧腮腺肿大和肝脾大。
• 关节炎通常发生在踝关节,非常疼痛,不能活动。
• 皮疹是弥漫的红斑、斑疹或斑丘疹,也可以是结节性红斑。

■ **诊断检查与说明**

实验室检查
• 血常规:轻度的贫血,白细胞减少和血小板减少。
• 红细胞沉降率增高。
• 血管紧张素转换酶(ACE)水平:
- 可以增高。

- 在许多肉芽肿疾病会检测到,但对于怀疑度较高的患者较有价值。
- 并不是完美的筛查手段;然而,可以随访其水平了解对治疗的反应。
- 假阳性:可能增高。
  ◦ 粟粒性肺结核。
  ◦ 胆汁性肝硬化。
• 溶菌酶水平升高:
- 对于发现结节病而言,比 ACE 水平更敏感。
- 如果 ACE 水平不能检测,对于确诊患者可用于随访疾病的活动性。
- 假阳性:可能会增高。
  ◦ 淋巴瘤。
• 血钙和血肌酐水平:
- 基线水平的评估非常重要。
• 尿液检查以发现血尿:
- 见于高尿钙的患者。
• 滑膜积液是典型的轻度炎症表现。
• 对受累脏器进行活检,例如周围淋巴结、腮腺、皮肤、结膜、小唾液腺或滑膜(证实为非干酪样肉芽肿),有利于疾病的诊断。

影像学检查
• 胸片:
- 可证实肺门淋巴结肿大。
• 镓扫描:
- 显示肺部弥漫性吸收(非常敏感的检测)。

注意
葡萄膜炎通常为隐匿性的;眼科裂隙灯评估非常重要。

■ 鉴别诊断

- 感染：
- 结核。
- 细菌脓毒症。
- 腮腺炎。
- HIV 感染（艾滋病）。
- 淋病。
- 莱姆病。
- 真菌病。
- 肿瘤：
- 白血病。
- 神经母细胞瘤。
- 淋巴瘤。
- 免疫性疾病：
- 少关节型幼年特发性关节炎（对于早期发病的类型）。
- 全身型幼年特发性关节炎。
- 系统性红斑狼疮。
- 干燥综合征。
- 皮肌炎。
- 白塞病。
- 克罗恩病。
- 免疫缺陷：
- 常见变异性免疫缺陷。
- 皮肤：
- 环状肉芽肿。
- 结节性红斑由于链球菌感染、乙肝病毒感染或炎症性肠病（IBD）。

> **注意**
> - 诊断的陷阱包括不考虑 IBD 相关关节炎的结节性红斑。
> - 皮肤的肉芽肿病变在两种疾病均可发生。

- CARD15/NOD2 基因突变可见于 IBD 和 Blau 综合征，影响同一染色体的不同区域。

治疗

药物治疗用于存在临床表现的活动性病变患者。
- 误区包括过度治疗无症状的淋巴结肿大和未发现的高钙尿症。

■ 药物治疗

- 糖皮质激素可以使疾病迅速改善，NSAID 或止痛剂可以缓解症状。
- 对于慢性病程的患者，可以使用糖皮质激素以外的免疫抑制剂，如甲氨蝶呤。
- 肿瘤坏死因子拮抗剂，特别是抗体，如英夫利昔单抗和阿达木单抗，显示了良好的使用前景，特别对于葡萄膜炎的患者。
- 高尿钙或高血钙的患者需要考虑水化和呋塞米的应用。
- 对于存在神经结节病的患者，考虑环磷酰胺的运用。

后续治疗与护理

■ 随访推荐

患者监管
- 建议转诊至风湿科专科医生，并进行规律的眼科评估。
- 如出现以下症状需警惕：
- 血肌酐值升高。
- 呼吸急促。
- 持续存在葡萄膜色素层炎症。

- 神经功能缺损。

■ 预后

- 早期发病的患者预后多变。可以发生严重的脏器受累、关节病变和眼部受损，需要密切随访。
- Löfgren 综合征在数年后可缓解。
- 40%以上的成人型疾病的年长儿存在持续的肺部改变，但少部分会有肺部症状。

■ 并发症

- 儿童经常出现葡萄膜炎或肾脏损害导致的高钙尿症。肺部、中枢神经系统和眼部的受累可导致长期缺陷。
- 年长儿或青春期患儿会出现肺部问题，如限制性肺病，还有严重的生长发育延迟也会发生。

疾病编码

ICD10
- D86.9 非特异性结节病。
- D86.0 肺结节病。
- D86.86 结节病性关节炎。

常见问题与解答

- 问：为什么对于儿童结节病的治疗比成人要积极？
- 答：因为这是两种不同的肉芽肿疾病。早年起病的结节病是一种进展性和破坏性的疾病，需要长期治疗，而不是相对短程的激素治疗。

结节性多动脉炎 Polyarteritis Nodosa

David D. Sherry　孙利 译 / 审校

基础知识

■ 描述

小和中等大小的肌性动脉的炎症过程，导致被影响器官的功能不全。

■ 流行病学

发病率
在儿童期非常罕见。

患病率
男孩和女孩相同。

■ 病理生理

小和中等大小的动脉发生坏死性动脉炎，导致血管节段性纤维素样坏死。

■ 病因

- 特发性。

- 感染后：链球菌和乙肝病毒。

诊断

■ 病史

- 持续性全身症状。
- 双侧小腿痛。
- 腹痛。
- 体重减轻。

- 不能解释的发热。
- 头痛。
- 关节痛或肌痛。
- 皮疹。
- 癫痫。
- 虚弱。

■ 体格检查

皮肤检查：
- 网状青斑。
- 裂片形出血。
- 结节性红斑。
- 坏死的手指或足趾。
- 评估血压和脉搏。
- 神经系统检查与神经病变相符(多发性神经炎)。
- 眼科检查有无棉絮状渗出点。
- 检查睾丸有无压痛和水肿。
- 检查肌肉有无压痛,特别是腓肠肌。

■ 诊断检查与说明

实验室检查

初始实验室检查:
- 红细胞沉降率:
- 通常显著升高:伴白细胞增高和血小板升高。
- 尿液检查:
- 可表现为蛋白尿和血尿。
- 肌酐和尿素氮水平:
- 可升高。
- 抗核抗体和类风湿因子:
- 通常是阴性。
- 肌酶(肌酸激酶、乳酸脱氢酶、天门冬氨酸氨基转移酶、醛缩酶水平):
- 肌肉受累较为常见,特别是腓肠肌痛的患者。
- 抗中性粒细胞胞质抗体(ANCAs):
- 可在一些患者中发现;通常是核周型(P),胞浆型(C)较为罕见,ANCA 与其他血管炎更为相关:
  ○ pANCA 是抗髓过氧化物(MPO)的抗体:可见于显微镜下多血管炎。
  ○ cANCA 是蛋白酶 3(PR3)的抗体:多见于肉芽肿性多血管炎(韦格纳肉芽肿)。

注意
既往认为检测到 ANCA 对于血管炎高度特异,但是现在认为特异性不高。因此,对于结节性多动脉炎的诊断确认需结合活检或血管造影。

- 乙肝病毒血清学:
- 乙肝病毒被认为与部分结节性多动脉炎的患者有关。
- 链球菌滴度:
- 结节性多动脉炎在链球菌感染后会有进展。

影像学检查
- 有压痛肌肉的 MRI:
- STIR 相,显示水肿,可以直接指导活检部位,以避免假阴性的肌肉活检结果。
- MRA、CTA 或血管造影:
- 可以确认血管壁狭窄和动脉瘤。

诊断步骤与其他
对受影响的组织或器官进行活检:通常是皮肤、肾脏、神经和睾丸。

■ 鉴别诊断

- 感染:
- 感染性心内膜炎。
- 布鲁菌病。
- 流感 B(腓肠肌痛)。
- 肿瘤:
- 左心房黏液瘤。
- Burkitt 淋巴瘤。
- 代谢:
- 高胱氨酸尿症(血栓栓塞事件)。
- 先天性。
- 免疫性:
- 系统性坏死性血管炎。
- 系统性红斑狼疮。
- 川崎病。
- 全身型幼年特发性关节炎。
- 肉芽肿性血管炎(韦格纳肉芽肿)。
- 多发性大动脉炎。
- 冷球蛋白血症。
- 抗磷脂抗体综合征。
- 血栓栓塞性血小板减少性紫癜。
- 心理:
- Munchausen 综合征(人为的皮肤病变)。
- 其他:
- 恶性萎缩性斑丘病。

治疗

■ 药物治疗

- 糖皮质激素是主流:
- 通常起始剂量是 1～2 mg/(kg·24 h),根据反应进行调整。
- 起始可以给予甲泼尼龙冲击 30 mg/kg,最大剂量 24 h 不超过 1 g,每天 1 次,连续 3 天。
- 免疫抑制剂:如甲氨蝶呤、硫唑嘌呤和环

磷酰胺可能是必要的。
- 积极控制高血压。

■ 其他治疗

一般措施
- 药物。
- 饮食。
- 注意:
- 在没有确立诊断前不能启动治疗。

后续治疗与护理

■ 随访推荐

- 激素治疗可在开始 1～2 周内获得疗效,然而在急性期对受影响的脏器有必要进行对症治疗。
- 可能需要长期的治疗。

患者监测
- 注意以下情况:
- 肌酐和尿素氮水平升高。
- 腹痛。
- 未控制的高血压。
- 家庭检测:
- 如果怀疑肾脏受损,需要定期监测患者血压。

■ 饮食事项

- 如果肾脏受损,需要低钠和低钾饮食。
- 可能与药物有冲突。

■ 预后

- 长期预后可能非常差。
- 肾功能损害、高血压、卒中、心肌梗死、肠梗死和死亡的风险高。
- 由于发病率和患病率都很低,缺乏精确的数据。
- 皮肤结节性多动脉炎是相对良性的。

■ 并发症

- 高血压。
- 肾衰竭。
- 手指(足趾)坏死。
- 肠梗死。
- 卒中。

疾病编码

ICD10
- M30.0 结节性多动脉炎。

常见问题与解答

• 问:在鉴别诊断时,何时需要考虑结节性多动脉炎?

• 答:结节性多动脉炎有 5 个主要线索:①长期不明原因的全身症状;②多系统疾病;③特殊症状出现(如心肌梗死出现在十几岁的孩子);④皮疹看上去像血管炎;⑤患儿的双侧腓肠肌疼痛。

• 问:结节性多动脉炎与系统性坏死性血管炎有什么区别?

• 答:结节性多动脉炎有严格的定义。许多患儿有小动脉和中动脉的血管炎,但是不能准确描述为结节性多动脉炎。很多情况下,两者在寻找受累脏器和治疗方面是一样的。

• 问:应该由谁来处理结节性多动脉炎的患者?

• 答:通常需要提供全面的管理计划(儿科医生或风湿科医师)。对受影响的器官和系统,由这方面的专科医师提供特定器官问题管理指南。

结节性红斑 Erythema nodosum

Vikash S. Oza　•　Erin Mathes　孙利 译 / 审校

🔹 基础知识

■ 描述

延迟的、细胞介导的超敏性脂膜炎,以红斑、压痛、结节性病变为特征,多分布于下肢尤其胫前部的皮肤。

■ 流行病学

• 女孩患病率高于男孩。

• 发病的高峰年龄在青春期,<2 岁的患者罕见。

发病率

有季节性,多见于春季和秋季。

■ 病理生理

• 很可能是宿主对循环中的免疫复合物发生超敏反应,继发于感染和(或)炎症刺激。

• 反应导致网状真皮和皮下脂肪的血管产生慢性损伤。

■ 病因

• 大多数的患者是特发性的(约 50% 的患者)。

• 感染相关:

- 细菌:β 溶血链球菌感染是儿童最常见的原因。

- 其他细菌:支原体、鼠疫杆菌、志贺菌、布鲁菌、脑膜炎球菌、淋球菌和衣原体、猫爪病、立克次体、梅毒。

- 病毒:EB 病毒、HIV 和乙肝病毒。

- 分枝杆菌:结核分枝杆菌,不典型分枝杆菌,麻风。

- 真菌:组织胞浆菌病,球孢子菌病。

• 系统性疾病相关:

- 结节病。

- 炎症性肠病。

- 贝赫切特综合征(白塞病)。

- 恶性病(淋巴瘤和白血病)。

• 怀孕。

• 药物:

- 口服避孕药。

- 磺胺药。

- 苯妥英。

- 卤化物。

🔹 诊断

■ 病史

• 2～8 周前,通常会出现关节痛。

• 前驱期会有疲乏或不适的症状,或上呼吸道感染,通常为 1～3 周。

• 常见肢体的疼痛和压痛,有时会引起行走困难。

• 需要重点询问的问题:

- 近期链球菌感染。

- 用药史(口服避孕药、磺胺药、碘化物或溴化物)。

- 末次月经(怀孕时可见结节性红斑)。

- 腹泻(炎症性肠病或感染性腹泻)。

- 结核暴露史。

■ 体格检查

• 下肢前面,红色的有压痛的结节,直径一般为 2～6 cm。

• 病变也可出现在其他有皮下脂肪的区域,如大腿、手臂、躯干和面部。

• 上面覆盖的皮肤除红斑外,其余正常。

• 最初,病变轻微高于平面,为亮红色到深红色的结节,触之有皮温增高。

• 然后,病变演变为褐红色或紫色,呈瘀斑样。

• 要点:

- 对称性分布。

- 结节性红斑不会发生溃疡或化脓。

- 通常,同一时间不会发生多于 6 处病变。

■ 诊断检查与说明

实验室检查

• 咽拭子培养。

• ASO 滴度。

• 结核菌素皮肤试验。

• 血常规。

• 红细胞沉降率。

• 如果存在腹泻,进行大便培养。

• 如果怀疑耶尔森菌病、立克次体病、组织胞浆菌病或球孢子菌病,血清学检测。

影像学检查

胸部 X 线检查,能够帮助筛查可能的肺结核和肺结节病。

诊断步骤与其他

• 结节性红斑是临床诊断。

• 如果怀疑诊断,需要进行活检以明确病理表现,培养(细菌、真菌、不典型分枝杆菌)有助于了解有无感染。

■ 病理

• 间隔性脂膜炎:真皮中血管周围淋巴细胞浸润,皮下脂肪的纤维间隔中可见淋巴细胞和中性细胞。

• 陈旧的病变:可见组织细胞、巨细胞,偶尔有浆细胞可见。

• 无脂肪细胞破坏或血管炎表现。

■ 鉴别诊断

• 感染

- 丹毒或蜂窝织炎。

- 红色硬斑(结节性血管炎)。

- 深部真菌感染或马约基肉芽肿。

• 浅表或深部的血栓性静脉炎。

• 创伤:意外或虐待儿童。

• 掌跖汗腺炎。
• 代谢性疾病:
– 脂膜炎继发胰腺疾病。
– 胫前黏液水肿。
• 严重昆虫叮咬反应。
• 社会心理状况(自己注射异体材料)。
• 皮肤结节病。
• 结节性多动脉炎。
• 环状肉芽肿。

 治疗

■ 一线治疗

• 卧床休息。
• 抬高患腿。
• 水杨酸或其他 NSAID,比如布洛芬、萘普生或吲哚美辛。

■ 附加治疗

• 碘化钾,300 mg,每天 3 次,口服 3～4 周。

特别是早期诊断的患者。
• 秋水仙碱。
• 糖皮质激素(较少运用)用于严重的患者,疗程一般为 2～4 周。

 后续治疗与护理

■ 随访推荐

患者监管
• 可望在 1 周内改善。
• 如果在停止治疗后,病变反复,说明潜在的感染或炎症刺激仍然存在。
• 如果分布部位不典型,或表现为生长旺盛或化脓性的结节,建议进行活组织检查排除播散性感染。

■ 预后

• 大部分的病变在 10～14 天内完全缓解。
• 一般而言,无论治疗与否,结节性红斑 3～

6 周缓解,除非潜在的原因是慢性感染或系统性疾病。
• 腿痛或脚踝肿胀可以持续数周;症状可持续长达 2 年,是非常罕见的。
• 儿童的复发率为 4%～10%,通常与反复链球菌感染有关。

 疾病编码

ICD10
• L52 结节性红斑。
• A18.4 皮肤结核及继发性皮肤组织改变。

 常见问题与解答

• 问:病损处会留有瘢痕吗?
• 答:绝大多数结节性红斑的患者愈合不留瘢痕。

结节性硬化症 Tuberous Sclerosis Complex

Garrick A. Applebee　丁一峰 译 / 张林妹 审校

 基础知识

■ 描述

• 结节性硬化症(TSC)是一种神经皮肤综合征,以持续终身的症状和体征谱为特征,包括神经系统疾病、多系统肿瘤生长及皮肤病变。
• 1880 年 Bourneville 首次描述了这种疾病,以皮脂腺瘤、智力障碍和癫痫为经典的诊断三联征。由于很多结节性硬化症的患者并不表现为此三联征,诊断标准不断修改,加入了其他临床表现。

■ 流行病学

发病率
目前估计在出生婴儿中的发病率为 1/(5 000～15 000)。其中 60%～70% 的病例为散发突变;30%～40% 为家族性的。

■ 危险因素

遗传学
• 通过对家族性和散发病例的连锁分析,两个明确的基因位点 9p34 和 16p13 分别对应

TSC1 和 TSC2 基因。TSC1 编码错构瘤蛋白,TSC2 编码马铃薯球蛋白。错构瘤蛋白和马铃薯球蛋白形成 mTOR 调节复合体(丝氨酸-苏氨酸激酶,哺乳动物的雷帕霉素靶点)。基因突变导致编码的蛋白改变,从而持续激活 mTOR,导致细胞生长、分化和迁移的调节异常,最终形成 TSC 的各种临床症状和多系统细胞过度生长。
• 已知存在 1 000 多种突变,导致高度变异的表型。
• TSC2 变异:在散发病例中更常见,具有更严重的临床表型。
• 10%～15% 的病例符合临床诊断标准但未能检测到基因突变。

■ 病因

结节性硬化是常染色体显性遗传或由自发、散发突变形成。

 诊断

■ 病史

• 主要临床表现包括癫痫、智力障碍和皮肤

损害。
• 各种类型的癫痫发作均可出现在 TSC 中。癫痫发作可在任何时间开始,存在于 70%～80% 的患者中。在婴儿期,婴儿痉挛是一种常见的发作类型;1/3 的患者出现婴儿痉挛。
• 智力残疾和神经行为异常(如孤独症,出现于 25% 的患者)可能表现为发育迟缓,但有些患者没有认知缺陷。
• 皮肤损伤可能出现在婴儿期或幼儿期。
• 获取完整的家族史及评估受累系统很重要。
• 询问癫痫发作、精神发育迟滞、皮肤病变、心脏病、肾脏病或癌症等的病史。
• 脑积水症状(头痛、呕吐)筛查很重要:10% 的患者由于室管膜下巨细胞瘤出现脑脊液梗阻。
• 女性主要受肺淋巴管肌瘤病影响,表现为成年早期的呼吸困难、气胸。

■ 体格检查

• 任何患者出现以下症状时都应高度怀疑结节性硬化:

- 婴儿痉挛或儿童癫痫。
- 孤独症。
- 智力障碍、发育迟缓。
- 特异性皮肤病变。
- 灰叶斑和牛奶咖啡斑较小（常小于 5 mm），但常在出生时见于皮肤任何部位。紫外线灯可鉴别色素脱失斑（如灰叶斑）。
- 心脏横纹肌瘤（但并不是所有的患者最终都确诊为 TSC）。
- 面部血管纤维瘤通常发现在鼻和脸颊，看起来像痤疮；在儿童晚期至青春期增大；其既不痒也不化脓。
- 指甲纤维瘤出现在甲床周围。
- 鲨革斑呈褐色，革质皮肤斑靠近骶骨。
- 眼底镜检查可显示在视神经乳头上和乳头周围区域发白的黄色区域，其很少损害视力。视乳头水肿可见于脑积水。
- 心力衰竭或心律失常可见于心脏肿瘤的婴儿。
- 腰部疼痛、恶心、呕吐和血尿可能提示肾脏受累。
- 方法：扩瞳眼底检查可能也有助于视神经乳头全可视化检查。
- 确诊需要 2 个主要特征或者 1 个主要特征加 2 个次要特征：
- 主要特征：面部血管纤维瘤，指甲纤维瘤，鲨鱼皮斑，色素脱失斑（灰叶斑），皮质结节，室管膜下巨细胞瘤，视网膜错构瘤，心脏横纹肌瘤，肾血管平滑肌脂肪瘤，淋巴管肌瘤。
- 次要特征：牙釉质的点蚀，错构瘤性直肠息肉，骨囊肿，脑白质的径向偏移线，牙龈纤维瘤，视网膜色素缺失斑，纸屑状皮损（成簇的较轻的色素斑），多发性肾囊肿。
- 与其他显性多系统疾病一样，研究发现 TSC 患者外显度也不尽一致，典型的临床特征常出现在病程中不同时间节点上。
- 虽然癫痫和智力障碍在 TSC 患者中是常见的，但是程度不一呈非特异性，所以不作为诊断依据。

■ **诊断检查与说明**

实验室检查

- 血液和脑脊液的实验室检查结果通常是正常的，除非肾囊肿或肾血管平滑肌脂肪瘤引起肾功能明显损害。
- 47% 的心脏横纹肌瘤患者心电图显示心律失常。
- 在智力障碍或癫痫发作的患者，脑电图有助于评估大脑活动。
- 有发作性病史的婴儿，进行脑电图检查有

助于婴儿痉挛的诊断，脑电图表现为高度紊乱的一种高幅、非同步、尖波，称为高峰失律。

- 在儿童后期，TSC 患儿可能发展为 Lennox-Gastaut 综合征，包括发育迟缓、癫痫和特征性的慢波（如≤2.5 Hz）脑电图，广泛的棘慢复合波。

影像学检查

- 常在新癫痫发作的紧急评估过程中发现 CT 上室管膜下钙化或者其他钙化，常提示 TSC，建议行 MRI。
- 指南建议每年或隔年进行钆增强的头颅 MRI 检查直至 21 岁，之后每 2～3 年检查一次。影像学可识别结节、室管膜下结节、脑积水和巨细胞瘤。这些在 T 加权成像呈高信号，可由钆增强。
- 超声心动图可以检测 TSC 婴儿心脏横纹肌瘤；产前超声一般可识别这些肿瘤。
- 肺部 CT 检查可用于筛查女性 TSC 患者淋巴管肌瘤病。
- 肾超声（每 1～2 年）或将显示肾脏病变。

病理生理

病变的主要组织：

- 脑：
- 3 种特征性病变是皮质结节、室管膜下结节与室管膜下巨细胞瘤。
- 在结节中，大脑皮质的结构被破坏，可在颅骨平片或 CT 可见。
- 室管膜下结节由大的异常星形胶质细胞从侧脑室表面发出。
- 室管膜下巨细胞瘤为低度恶性良性星形细胞肿瘤。
- 皮肤：
- 面部血管纤维瘤可能会被误认为粉刺，但其高度提示结节性硬化；是出现在颧骨区、鼻唇沟浅的黄色斑块。
- 灰叶斑是因色素减退而出现的色素脱失斑，可发生在身体的任何部位。
- 指甲纤维瘤是肉质由指甲侧边生长而形成。
- 鲨革斑通常在腰骶部、表面粗糙似皮革的皮肤区域。
- 视网膜：
- 乳黄色的血管平滑肌脂肪瘤或错构瘤发生在视神经乳头或视网膜周边，可能钙化。
- 心脏：
- 心室壁横纹肌瘤发生在婴儿期，含有大量嗜酸性粒细胞的结节；这是婴儿和幼儿心脏肿瘤中最常见的类型，而在非 TSC 患者中发生率仅为 4%。

- 肾脏：
- 肾囊肿、多囊肾、肾血管平滑肌脂肪瘤及更少见的肾细胞癌。
- 其他器官系统：
- 较少受影响的是肺、胃肠道、脾脏、血管床和淋巴系统。

■ **鉴别诊断**

以皮肤病变、智力障碍、癫痫发作为特征的神经皮肤综合征应考虑：

- 神经纤维瘤病。
- Sturge-Weber 综合征。
- Von Hippel-Lindau 病（脑视网膜血管瘤病）。
- 神经皮肤黑变病。
- Albright 综合征。
- 色素失禁症。
- 线性皮脂腺痣综合征。

 治疗

■ **药物治疗**

- 依维莫司（雷帕霉素类似物）是一种抑制 mTOR 的免疫抑制剂，抑制结节性硬化症患者的细胞增殖。它已被美国 FDA 批准用于室管膜下巨细胞瘤的治疗，其针对其他结节性硬化症并发症的使用正在研究。
- 需要时行抗惊厥治疗。婴儿痉挛可用促肾上腺皮质激素或氨己烯酸治疗。
- 对结节性硬化症患者的心脏横纹肌瘤的治疗主要是针对心力衰竭或心律失常的药物治疗。

后续治疗与护理

■ **预后**

认知功能障碍将不会改善，除非是难治性癫痫导致的认知损害。药物难治性癫痫可达 40%，一些儿童癫痫手术需要去除皮质结节或室管膜下结节。心脏肿瘤也可能需要手术干预。肾血管平滑肌脂肪瘤可栓塞或手术矫正。室管膜下巨细胞星形细胞瘤引起脑积水可能需要切除。

疾病编码

ICD10

- Q85.1 结节性硬化症。

常见问题与解答

- 问:结节性硬化会在妊娠中下传吗?
- 答:受结节性硬化症基因突变影响的患者有50％的机会将突变传给其孩子。

- 问:基因检测是否可用?
- 答:由于并非所有的TSC患者均可检测到突变,故虽然对 *TSC1* 和 *TSC2* 基因的分子遗传检测可行,但并非必需。
- 问:我的孩子需要脑部手术吗?

- 答:在难治性癫痫的病例中,皮质结节的切除有利于癫痫的控制。梗阻性脑积水病例也需要外科手术的干预。如果MRI发现脑肿瘤,需要神经外科来评估。

结膜炎 Conjunctivitis

Shonul A. Jain 蔡晓静 译 / 杨晨皓 审校

基础知识

■ 描述

结膜炎是指眼睑里面覆盖在眼球表面的结膜的炎症,表现为充血、水肿、流泪和分泌物增多。结膜炎严重程度不一,引起结膜炎的潜在原因有很多。排除淋球菌感染至关重要,因为淋球菌感染有严重破坏性,是潜在致盲的一种眼病。

■ 流行病学

发病率

- 儿童:病毒感染是最常见的病因,并且有高传染性。
- 新生儿:新生儿结膜炎发生在生后第1个月,是新生儿最常见的传染性眼病。结膜炎仍然是全球儿童致盲的重要原因。沙眼衣原体是最常见的传染原因。

■ 病理生理

- 结膜炎是由于细菌、病毒、过敏或毒性物质引起炎症反应,导致结膜血管扩张渗出所致。
- 病理过程包括白细胞浸润所致结膜血管扩张、结膜水肿。

■ 病因

- 新生儿眼炎:
- 如果发生在生后24 h内,很可能是因为硝酸银或聚乙烯吡咯酮碘眼药水的化学刺激(如Wokadine、聚维酮碘)。
- 淋球菌性结膜炎如果早期发现是可以治疗的,如果发现太迟或者误诊则后果是非常严重的。
- 慢性衣原体感染可以引起疤痕和角膜混浊。20％的衣原体肺炎患者合并衣原体性结膜炎。
- 细菌性:
- 病原菌包括葡萄球菌、链球菌、嗜血杆菌、

莫拉克斯菌和假单孢菌。
- 这些菌很少引起严重并发症。
- 病毒性:
- 腺病毒是最常见的病原体。
- 反复发作的单纯疱疹病毒感染,即使充分治疗也能因角膜瘢痕导致严重的视力损害。
- 其他病毒感染通常遵循良性的病理过程,很少引起结膜疤痕。
- 过敏性:
- IgE介导的超敏反应。

诊断

■ 病史

- 新生儿眼炎:
- 淋菌性:一般发生在生后2～4天,合并黏脓性分泌物。
- 衣原体性:一般发生在生后4～14天,合并黏脓性分泌物。
- 细菌性:
- 眼睛发红伴有分泌黏脓性分泌物。患者可能抱怨晨起分泌物黏着眼睑。可能出现轻微的畏光和不适,但通常不伴疼痛。
- 病毒性:
- 单纯疱疹病毒眼部感染可能表现为结膜炎,通常有角膜麻痹作用,因此不伴疼痛。对于新生儿,一般出现在生后1～2周,表现为单侧浆液性分泌物和结膜充血。
- 其他病毒感染经常合并上呼吸道感染症状,出现发热、咽痛、眼红、流泪、浆液性分泌物、眼睑水肿和畏光。通常一眼发病,几天之后传染到另一只眼睛。兄弟姐妹或接触的人往往有相似的病史。
- 过敏性:
- 双眼痒伴流泪,通常伴有眼睛发红,年龄稍大的孩子会抱怨眼痒或者异物感。

■ 体格检查

- 一般检查:

- 角膜透明。
- 视力、瞳孔和眼球运动正常。
- 发现眼睑疱疹或角膜改变需要及时转诊眼科医生,因为这种情况可能是由单纯带状疱疹病毒引起,会影响视力。
- 细菌性:
- 临床表现程度不一,从轻微的充血,到严重的充血合并黏脓性分泌物(黏稠不透明的)。
- 结膜充血、表层巩膜充血、睑结膜乳头。
- 耳前淋巴结肿大不常见。
- 病毒性:
- 单纯疱疹病毒眼部感染可能会出现角膜溃疡或者树枝状或盘状角膜炎。
- 浆液性分泌物(清亮水样分泌物)
- 可形成假膜,点状结膜下出血,明显的耳前淋巴结肿大。
- 过敏性:
- 双眼睑结膜和球结膜水肿。

注意

- 淋菌性结膜炎不能及时诊断可能导致角膜穿孔或视力丧失。
- 单纯疱疹病毒眼部感染有高致盲的风险,因此任何发复发作的眼红、角膜改变或者眼睑疱疹者都要高度怀疑单纯疱疹病毒感染。
- 类固醇激素能够激活或加速潜在的单纯病毒感染,并且长期使用会导致眼压升高或白内障形成。
- 对于有自限性的结膜炎长期经验性使用广谱抗生素能增加细菌的耐药性,尽管相对于全身使用抗生素这种可能性小很多。

■ 诊断检查与说明

实验室检查

- 革兰染色:
- 注意:新生儿眼炎全部要做。
- 淋球菌:细胞内革兰阳性双球菌。
- 衣原体:革兰染色显示胞质内核旁包涵

体,结膜刮片吉姆萨染色见嗜碱性颗粒。

- 病毒或化学物:有多形核白细胞而没有细菌。

• 培养:

- 病毒:单纯疱疹病毒和腺病毒培养没有临床用途。

- 细菌:血琼脂糖和巧克力琼脂培养基培养。

- 淋球菌:Thayer-Martin 培养基。

- 衣原体:培养技术没有广泛应用。然而它仍然是诊断的金标准。样本需要使用一种聚酯棉签获取,并且要在 24 h 之内进行处理。当微生物被使用荧光素交联的单克隆抗体识别时可以确定是阳性结果,其他相同效果的方法有聚合酶链反应或者直接荧光抗体法。

• 结膜刮片:

- 过敏性:肥大细胞和嗜酸性粒细胞。

• 血清试验:

- 过敏性:IgE 可能升高。

- 衣原体:诊断衣原体肺炎可以使用血清试验,但是对于衣原体性结膜炎并不可靠。

■ 鉴别诊断

• 新生儿眼炎:

- 化学性结膜炎:没有传染性,轻微的,自限性的,由于使用硝酸银或者聚维酮碘眼液引起的。

- 产伤:通常是单眼结膜下出血,可能与眼睑挫伤有关,有使用产钳或难产史。

- 先天性青光眼:轻微眼红,少量分泌物。可以看到眼球扩大,角膜混浊,流泪和畏光。

- 鼻泪管阻塞:双侧或者单侧分泌物增加,泪囊按压有黏脓性分泌物溢出可确诊。结膜通常是白色的,没有充血。

• 所有的结膜炎:

- 眶前蜂窝织炎:早期眼睑水肿、红斑,看起来类似结膜炎,尤见于检查不配合的年幼患儿。

眼球运动受限,眼球突出、视力下降和传入性瞳孔异常提示是眶蜂窝织炎。

- 异物。

- 睑缘炎:眼睑的炎症,有眼睑砂砾感或异物感、流泪多和眼睑肿胀病史。

- 角膜擦伤:有创伤相关的疼痛病史,重要的体征有流泪、畏光、发红。诊断依赖角膜荧光素染色。

- 角膜炎:角膜感染,可能与结膜有一定关联。眼睑疱疹和疼痛与原发性疱疹病毒性角膜炎相关,需咨询眼科医生。细菌性角膜炎可能由葡萄球菌、链球菌、铜绿假单胞

菌、莱姆螺旋体或维生素 A 缺乏引起。

- 表层巩膜炎:发生于透明结膜和巩膜白色基质之间的疏松结缔组织的炎症,很少发生于儿童,可能与风湿免疫性疾病相关。

- 巩膜炎:表现为眼红,涉及巩膜炎症的严重疾病很少发生于儿童,与系统性疾病相关,需要口服或者静脉注射类固醇激素。

- 虹膜炎或葡萄膜炎:表现为频繁发作的单眼畏光、视力下降和持续疼痛(除外幼年型类风湿性关节炎),可伴有或不伴外伤史。罕见有感染性病史。寻求眼科医生进行全面评估,包括进行散瞳检查。

• 伴有眼红的系统性疾病:

- 水痘:眼部受累比较罕见。可进行抗病毒药物治疗。

- Stevens-Johnson 综合征:继发于病毒、支原体感染或药物不良反应。黏膜受累可能引起结膜大泡,有结膜断裂随后形成瘢痕的风险。

- 川崎病:急性血管炎。典型症状包括发热 5 天,以下 5 个症状有 4 个:双侧非渗出性结膜炎,口咽改变(包括草莓舌),颈淋巴结肿大,多形性皮疹,指(趾)端显著改变或肿胀且围绕甲床的蜕皮。

- 麻疹:表现为发热、皮疹、咳嗽流涕和结膜炎。

- 猫抓病:帕里诺综合征,包括肉芽肿性结膜炎和腺体病。

 治疗

■ 药物治疗

• 新生儿眼炎:

- 淋球菌:头孢曲松钠,一次 25～50 mg/kg(最大 125 mg)静脉注射或肌内注射,眼睛局部滴用 0.5% 红霉素眼药,每天 4 次,共 14 天。其也适用于衣原体感染。

- 衣原体:口服红霉素,12.5 mg/kg,每 6 h 1 次,共 14 天。双眼局部滴用 0.5% 红霉素眼药,每天 4 次,共 14 天(在其他抗生素无法获得的情况下,可以使用 1.25% 聚维酮碘眼液,每天 4 次)。

- 在这种情况下全身治疗和局部治疗同样重要。

• 细菌性:

- 通常是自限性,然而研究表明,经验性抗菌治疗能够缩短症状持续时间并且减低传染性。

- 治疗包括红霉素眼膏、10% 乙酰磺胺、甲氧苄氨嘧啶多黏菌素、氟喹诺酮类或阿奇霉

素滴眼液。

• 病毒性:

- 单纯疱疹病毒:局部使用曲氟尿苷(三氟胸苷)眼液,清醒状态下每 2 h 1 滴(24 h 最大剂量为 9 滴),直到角膜溃疡上皮再生修复,然后改为 4 h 1 滴,共 7 天(不要超过 21 天),可合并或不合并全身阿昔洛韦治疗。

- 局部使用糖皮质激素是禁忌的。

- 其他病毒:非处方抗组胺或收缩血管的眼液可以使用缓解症状。

- 西多福韦最近被认为是一种潜在的抗腺病毒的药物,但是因为局部对皮肤、眼睑和结膜的毒性反应限制了它的使用。

• 过敏性:

- 一种新型的肥大细胞稳定剂,比如奥洛他定,每天 2 次,对于多数病例是有效的。

■ 其他治疗

一般措施

• 新生儿眼炎:

- 怀疑淋菌性结膜炎的患儿需要住院静脉注射抗生素,并且治疗败血症。

- 怀疑衣原体感染者,通常需要局部和口服治疗。

• 细菌性:

- 通常是自限性,但是治疗可以帮助缩短病程和阻止传染。佩戴隐形眼镜者要考虑使用氟喹诺酮类抗生素,并且取出隐形眼镜直到感染完全清除。

• 病毒性:

- 怀疑单纯疱疹病毒感染者要住院进行静脉注射抗病毒治疗。

- 怀疑腺病毒感染者,患儿应该离开学校待在家中直到分泌物减少到最少量,并且症状得到缓解才可上学,冷敷可以减轻不适症状。

• 过敏性:

- 如果可以,要避免过敏原。

- 轻微症状可以使用不含防腐剂的人工泪液治疗。如果症状持续存在,要考虑全身或局部抗过敏药物治疗。

- 其他反复发作的特异性情况也要考虑治疗。

• 化学性:

- 密切随访。停用刺激性药物;有自限性。

后续治疗与护理

■ 随访推荐

患者监测

• 淋菌性、衣原体性和单纯疱疹病毒性结膜

炎,每天随访是必需的。

• 流行性病毒性结膜炎随访频率是根据严重程度决定的(每天随访到每周随访)。

• 过敏性结膜炎,治疗几周之后进行随访。

• 普通结膜炎没有规定的推荐随访时间。

• 密切随访非典型的结膜炎,直到严重的结膜炎被排除。

• 治疗没有效果或者恶化的情况要眼科就诊。

▪ 并发症

• 普通的细菌性、病毒性或过敏性结膜炎的严重并发症非常罕见。

• 未经治疗的新生儿结膜炎或反复发作的眼部单纯疱疹病毒感染可能会致盲。

🔢 疾病编码

ICD10

• H10.9 非特定类型的结膜炎。

• B30.9 非特定类型的病毒性结膜炎。

• P39.1 新生儿结膜炎和泪囊炎。

❓ 常见问题与解答

• 问:结膜炎会传染吗?

• 答:所有的感染性结膜炎都有传染性,但是程度不同。病毒性或者流行性角结膜炎(EKC)是传染性最强的。小心处理分泌物、纸巾、毛巾和床上用品,以及严格洗手通常能够阻止传染。用异丙醇或稀释的漂白剂擦拭表面能够阻止再污染。淋菌性、衣原体性和单纯疱疹病毒性结膜炎能够通过感染的排泄物或分泌物传播,但是这不常见。最常见的来源是产道感染。

• 问:"红眼病"患者(排除淋菌性、衣原体和单纯疱疹病毒性结膜炎)是否需要进行经验性抗生素治疗?

• 答:细菌性结膜炎经验性抗生素治疗有一定好处,但是病毒性和过敏性没有。事实上,单纯依据症状很难区分细菌性和病毒性结膜炎,病初的抗生素治疗使得早日返回学校成为可能。医生需要意识到,在使用包含磺胺类化合物进行局部抗生素经验治疗可能会引起损害。抗生素的毒性作用包括使用磺胺类抗生素引起 Stevens-Johnson 反应,长期使用抗生素增加耐药菌株的产生。经验性治疗也增加了感染眼睛的接触,因此增加了传染的风险。

• 问:红眼病患儿(非淋菌性、衣原体性和单纯疱疹病毒性结膜炎)的传染性有多长时间,患儿何时能够返回学校?

• 答:从出现症状之后的 2 周内都能从眼部获得病原体,证明了这段时间之内患者都有传染性。事实上,患儿至少在开始治疗之后24 h 内要避免去学校。如果可能的话,直到分泌物减至最少量并且不适症状得到缓解后再去学校。

疥疮 Scabies

Jessica Nash 卢文敏 译 / 王榴慧 审校

 基础知识

▪ 描述

• 疥疮是一种由疥螨引起的寄生性感染,其感染皮肤的角质层并引起剧烈瘙痒。

• 结痂型疥疮是一种由螨引起的瘙痒更剧烈、皮疹更严重的亚型分类。

－ 以前称为"挪威疥"。

－ 更常见于免疫缺陷者(HIV、长期应用皮质类固醇激素)、感觉神经病变和瘫痪的身体虚弱者。

• 结节状疥疮是一种罕见的表现为红色至棕色结节的临床亚型,它是对螨及其产物的超敏反应的继发表现。

▪ 流行病学

• 与疥螨感染者密切、长时间接触而感染。

• 发生于全世界,且在某些国家呈地方性流行。

• 任何年龄、种族、社会经济阶层的人群都易感。

发病率

全世界新增病例呈周期性的改变;每年每1 000 人中有 1～15 个新增病例。

患病率

全世界约有 3 亿病例。

▪ 一般预防

• 避免与疥疮患者直接皮肤接触以及共用衣物和床单。

• 确保任何暴露的、即使没有症状的密切接触者已被治疗,因为症状的出现可能需要长达 30 天。

• 每一位家庭成员均应同时治疗。

• 疥疮患者 3 天内使用过的所有床上用品和衣物均应使用热水清洗并用烘干机烘干至少 10 min,也可以干洗。

• 有疥疮患者的家庭应将家具和毛毯真空保存。

• 不能清洗的物品应与人体隔离至少 2 天,或更保守地隔离 3 周。

▪ 病理生理

• 疥螨是一种可在皮肤内掘隧道并产卵的寄生虫。它们每天可潜行 0.5～5 mm。虫卵经过 2～3 天孵化成幼虫,然后变为成虫,周而复始。

• 丘疹的形成并非由于螨虫本身,而是由于对螨虫的唾液、卵和排泄物的超敏反应。

• 假如某人暴露于感染者后,在症状出现以前会有 4～6 周的潜伏期。

• 那些之前就暴露并出现过敏者,可在 1～4 天内出现轻微症状。

• 结痂型疥疮患者的皮肤上有成千上万只螨虫,轻微的接触也很容易引起感染。其感染的螨虫与普通型是一样的。

▪ 病因

成年雌螨有 8 条腿,约 0.3 mm 长,肉眼看不见。

 诊断

▪ 病史

• 患者的病史通常表现为剧烈瘙痒的皮疹,且在夜间加剧,因为疥螨随着人体的体温升高而在夜间活动力更强。

• 皮疹分布于手部、腕部甚至生殖器部位。

• 小于 2 岁的患儿可能表现为面部和身体其他部位的丘疱疹,而不同于其他年长儿童和成人的典型皮损。

• 其他家庭成员或同住者与感染者接触后

出现类似皮疹必须被隔离。

■ 体格检查

- 皮疹通常表现为斑丘疹。
- 一个特殊的标志是线性隧道,一种发生于疥螨在皮肤掘隧道后出现的线性波浪,"S形"记号。由于挠抓会毁坏隧道,因而较难看见,但一旦观察到即可协助诊断。
- 为更好地识别隧道,可用耐洗的标志笔置于皮肤上,然后用水或酒精擦拭去标志。墨水仍旧残留在隧道里,使其显而易见。
- 皮疹的常见部位为手足的指(趾)间部位。丘疹可出现在腕屈肌部位、肘窝、腋窝、生殖器部位、乳晕处。
- 临床表现在幼儿童和年长儿童及成人是不一样的。
  - 小于 2 岁的婴幼儿常有更广泛的分布,包括面部、颈部、掌部和跖部。
  - 皮疹在幼儿身上更多表现为水疱。

■ 诊断检查与说明

实验室检查

- 直接镜检。
  - 用氢氧化钾处理刮下的皮屑。
  - 使用一个玻片刮皮肤,将螨虫从刮下的皮屑中分离出来,然后在显微镜下观察刮下的皮屑。
  - 寻找螨虫或螨虫的排泄物。
- 使用"墨水填涂隧道试验"可更易观察到隧道。
  - 用墨水标记可疑有疥螨的部位,然后用酒精棉擦拭去表面的墨水。
  - 如果墨水渗入螨虫的隧道,显现出一个清晰可见的呈"S"形曲线,则试验为阳性。
- 在非典型的病例中,皮肤活检可以协助诊断。
- 其他更特异的试验仍在研究中,比如抗原检测、皮肤刮屑的 PCR 或者皮内注射试验。

■ 鉴别诊断

- 接触性皮炎。
- 特应性皮炎。
- 昆虫叮咬。

- 药疹。
- 婴儿肢端脓疱病。
- 脓疱病。
- 丘疹性荨麻疹。
- 病毒疹。

 ## 治疗

■ 药物治疗

- 5% 二氯苯醚菊酯软膏。
  - 适用于儿童及大于 2 月龄的婴儿。
  - 对螨有神经毒性。
  - 从颈部涂抹至脚趾,特别应注意趾间、腕部褶皱处、肘部、腹股沟皱纹处、甲下的区域。
  - 在年幼患儿中,应同时包括整个头和颈部,因为在这个年龄组患儿中这些部位无法幸免。
  - 应用药物后保留在身上 8～14 h 后洗去。
  - 通常,首次治疗后间隔 1 周后再次治疗是必要的。部分推荐 4 天后再次治疗(而不是待 7 天后)。
- 10% 克罗米通。
  - 不常使用。
  - 未被批准用于儿童。
  - 从下巴至脚趾用药,24 h 后再次用药。然后在最后一次给药 48 h 后洗去药物。
- 5%～10% 硫磺软膏。
  - 可用于小于 2 月龄的婴儿和怀孕、哺乳的妇女。
  - 必须连续 3 天重复给药。
- 伊维霉素。
  - 口服抗寄生虫药。
  - 不推荐用于怀孕或哺乳期妇女。
  - 儿童用药安全性尚未明确。
  - 未被 FDA 批准用于疥疮的治疗。
- 弱效至中效的外用类固醇。
  - 注意:外用皮质类固醇激素对疥螨感染并无疗效,但可用于缓解罹患疥疮时或之后的剧烈瘙痒症状。
- 1% 林旦。
  - 由于有系统性毒性并不常用。
  - 美国儿科协会(AAP)红皮书指出"由于其

安全性限制且有其他可用的治疗药物,林旦不应用于疥疮的治疗"。
  - 副作用包括癫痫、头痛和眩晕。

 ## 后续治疗与护理

■ 随访推荐

患者监测

- 治疗失败通常是由于没有同时根治所有的接触者。
- 推荐应治疗后随访 2 周,以确保没有新发的隧道、新发的丘疹或新发的水疱出现,否认即提示治疗得不够充分。

■ 预后

如果早期识别及治疗,预后是良好的。

■ 并发症

- 继发性的皮肤细菌感染。
- 疥疮后的瘙痒:治疗后瘙痒常持续数周,不应将其与治疗失败相混淆。

疾病编码

ICD10

- B86 疥疮。

常见问题与解答

- 问:在这个时候衣物等物品不能被清洗,我该怎么办?
- 答:用一个塑料袋将它们储藏,然后将它们放置 3 天,因为螨虫离开宿主超过 3 天将死亡。沙发和毯子应使用真空吸尘器清扫。
- 问:我的孩子什么时候不再具有传染性?
- 答:如果治疗得当,孩子们在一个疗程后即不再具有传染性。尽管你的孩子仍有瘙痒,但他(她)不应被认为仍具有传染性,可以重返校园。
- 问:皮疹什么时候能消失?
- 答:皮疹在经过治疗后 3～4 周会消失,除非有新的皮疹出现,否则不应被视为治疗失败。

J

经前期综合征 Premenstrual Syndrome

Ann B. Bruner 章森滢 译 / 罗飞宏 审校

基础知识

▪ 定义

• 经前期综合征(PMS),又称黄体期疾病,生理周期后半期周期性和一致性出现特征性精神和躯体症状,干扰日常生活,但这些症状随着月经来潮而消失。

• 患者如果连续 2 个周期几乎在月经生理周期第 13 天开始出现预期的症状且症状消失在月经后 4 天内,那么可以诊断为 PMS。

- 月经来潮 5 天内必须出现至少 1 项下列症状:乳房压痛、身体臃肿(体重增加)、头痛、手足水肿、疼痛、情绪症状(抑郁、生气、易怒、焦虑或社交退缩)、注意力不集中、睡眠障碍或胃口改变。

• 经前期情绪障碍(PMDD)是 PMS 极端变异型,被定义为 DSM-5,表现为前一年大部分生理周期均出现严重精神症状导致明显活动功能障碍,但是症状不会像慢性疾病症状那样进行性恶化;至少需要 2 个生理周期预期日常评定才可以确诊。

• PMDD 诊断标准:至少有以下 5 项症状,出现在经前一周且月经来潮几天后改善,前 4 项症状至少含 1 项:

- 抑郁情绪:感到难过、无望或自我贬低。
- 焦虑或紧张:感到紧张、焦虑或坐立不安。
- 情绪波动:情绪波动而频繁哭泣。
- 易怒或愤怒:人际冲突增加。
- 对日常活动兴趣降低,可能与社交退缩相关。
- 集中注意力困难。
- 感到疲劳、乏力或缺乏动力。
- 胃口改变明显,可能表现为暴饮暴食或渴望某种食物。
- 嗜睡或失眠。
- 主观感到不知所措或失去控制。
- 躯体症状,例如乳房压痛(肿胀)、头痛、身体臃肿(体重增加)、关节痛或者肌肉痛。

▪ 流行病学

发病率

• 高达的 75% 女性平时经历过某些 PMS 症状。

• 3%～8% 的女性临床明显表现为 PMS。

• 2% 女性的症状干扰她们的日常生活(PMDD)。

• 14%～88% 的青春期女性有中到重度的 PMS;一项研究表明 14～24 岁年轻女性 PMDD 发生率为 5.8%。

▪ 危险因素

• 年龄:
- 年轻女性可能出现更多 PMDD 严重症状。

• 文化:
- 西方文化下 PMS 或 PMDD 的发生率更高,可能基于社会化的差异和预期症状的差异。

• 应激:
- PMS 和 PMDD 可能与日常压力高和(或)既往应激时间(包括性虐待)相关。

▪ 遗传学

遗传因素可能影响 PMS 和 PMDD 的发展;双胞胎研究提示同卵双胞胎同病率为 93%,异卵双胞胎同病率仅为 44%。

▪ 病理生理

• 症状出现与卵巢功能和排卵相关。
- PMS 不出现在月经初潮前、孕期或绝经后。
- PMS 会出现在子宫切除后,但不会出现在双侧卵巢切除后。
- 无排卵周期没有症状。

• 研究提示性激素(特别是黄体产生的孕激素)、前列腺素和神经递质[包括五羟色胺、γ-氨基丁酸(GABA)和内源性阿片肽]之间相互作用存在周期性改善。

• 患 PMS 的女性不出现异常血浆雌激素、孕激素浓度或激素失衡;PMS 似乎是女性患者对正常范围性激素反应异常所致。

▪ 病因

病因不明,但被推定为多因素引起。

℞ 诊断

▪ 病史

• 许多女性反映她们的 PMS 症状没有被重视。

• 完整病史包括用药史或违禁物品使用史、吸烟或膳食评估。

• 妇科史:青春期发育的年龄、月经模式、有无性生活史、避孕措施以及痛经。

• 精神疾病史:心理健康疾病、用药情况。

• 家族史:心理健康和药物滥用。

• 心理社会史:居住环境、学校(职业)活动和目标、业余爱好、同龄朋友。

• 完整的系统回顾包括躯体症状(疲劳、乳房压痛或肿胀、臃肿、水肿、体重增加、头痛、关节痛、肌肉痛、盆腔不适、肠道习惯改变和协调能力下降)和情绪(精神)症状(抑郁、情绪不稳定、易怒、紧张、焦虑、哭泣、不安、注意力不集中、疲劳、性欲改变、胃口及饮食习惯改变、睡眠改变)。

• 生理回顾可决定症状是否大多数月经周期再现、孤立于黄体期且月经来时消失。

▪ 体格检查

• PMS 没有特定体征。

• 甲状腺肿大:可能提示甲状腺功能减退,需要评估甲状腺疾病。

• 雄性化(多毛、阴蒂肥大):可能提示雄激素过多,需要评估肾上腺疾病包括 Cushing 综合征或其他激素疾病(例如多囊卵巢综合征)。

• 面色苍白:可能提示贫血。

• 体位性低血压:可能提示神经源性低血压。

▪ 诊断检查与说明

• 经前期评估表(PAF)、月经影响和严重程度预期记录(PRISM)或经前期体验日历(COPE):预期症状记录可以协助诊断、提供症状模式信息(症状反复出现、与月经相关)。卵泡期和黄体期间症状严重性区别可能是最关键的诊断依据。

实验室检查

• 全血细胞:排除贫血。

• TSH 分析:排除甲状腺疾病。

▪ 鉴别诊断

• 精神疾病:
- 情绪疾病包括重度忧郁症、心境恶劣、双向情绪障碍、绝经后抑郁和焦虑症。
- 药物滥用。
- 躯体、性虐待或情绪虐待。
- 躯体化障碍。
- 饮食障碍。

- 内分泌疾病：
  - 甲状腺疾病。
  - Cushing 病。
  - 糖尿病。
- 妇科疾病：
  - 痛经（原发性或继发性）。
  - 怀孕。
  - 子宫内膜异位症。
  - 激素避孕药使用。
  - 更年期。
- 免疫或血液疾病：
  - 贫血。
  - 肌纤维痛。
  - 系统性红斑狼疮（SLE）。
  - 慢性疲劳综合征。
- 神经疾病：
  - 偏头痛。
  - 神经源性低血压。

 治疗

▪ 一般措施

- 治疗目标包括减少症状发生次数、降低严重程度和降低症状对于患者生活的影响。
- 症状较轻的女性可能仅需要患者教育、咨询和安慰。
- 许多药物和非药物方法没有被正式评价。

饮食事项

- 研究支持减少咖啡因和酒精摄入有益，提示盐分或精制糖摄入可能也有益。
- meta 分析研究数据显示有些药物有益于减轻症状，包括碳酸钙（1 200 mg/d）、吡哆醇/维生素 B_6（50 mg/d）和可能有效的镁（400 mg/d）。
- 许多草药也可以使用，包括月见草油、圣洁莓、黑升麻、银杏和圣约翰草。但是目前没有有力的证据支持它们在 PMS 中的使用效果。

运动

- 增加体育活动、保证足够且规律的睡眠和保持健康饮食是最重要的一步。
- 心理及躯体治疗常常运用，包括个体心理治疗、放松技巧、意象引导、瑜伽、按摩、生物反馈和团队治疗；至今，没有有力证据支持在 PMS 中使用这些治疗方式。

▪ 药物治疗

一线药物

- 许多月经相关症状可以被非甾体消炎药物（NSAID）控制。
- NSAID（如萘普生钠 275～550 mg，每天 2 次）缓解大部分躯体症状：经前或经期腹痛、头痛和肌肉痛、关节痛。
- 不良反应包括胃肠道不适和肾功能受损。

二线药物

SSRI 是治疗 PMDD 和严重 PMS 的二线药物，特别针对那些具有明显精神症状的患者。SSRI 可改善情绪、减少易怒、改善躯体症状（例如臃肿和乳房压痛）和提高社会心理功能。可使用连续和间歇期（黄体期）治疗剂量，第一个疗程症状就会有好转，间歇期用药包括控制月经期最后 14 天或治疗开始于预期症状发生前。

- 百忧解（20～60 mg/24 h）、舍曲林（50～150 mg/24 h）、帕罗西汀（10～30 mg/24 h）和西酞普兰（20～60 mg/24 h）是治疗 PMS 和 PMDD 常用 SSRI 类药物，不良反应包括胃肠道不适、失眠、震颤和骚动、疲劳、口干和性功能障碍。最近美国 FDA 给 SSRI 的黑框警告涉及抑郁儿童、青少年自杀倾向增加；这个警示主要针对抑郁治疗，不是针对 PMS 和 PMDD。
- 激素避孕药（例如小剂量口服避孕药或使用避孕贴）抑制排卵；配方中含有黄体素节能更有效地治疗激素症状，如乳房肿胀、压痛和臃肿。
- 安体舒通（50 mg，每天 2 次）可以改善乳房压痛和肿胀，但必须检测钾离子浓度，安体舒通禁止用于肾功能异常患者。
- 碳酸钙 500～600 mg（每天 2 次）能减少 PMS 症状。

 后续治疗与护理

- 频繁地随访和使用月经影响和严重程度预期记录和经前期体验日历很重要。
- PMS 确诊后或推荐生活方式适当改变（或者使用 NSAIDs）后，应在 3 个月后对患者进行随访评估。如果没有任何改善，可能需要考虑二线药物治疗（SSRI）。当患者因较严重 PMS 或 PMDD 需要 SSRI 作为一线治疗时，SSRI 的效果和任何不良反应应该在随访时评估，必要时调整剂量。

▪ 转诊问题

妇产科内分泌专家可以协助治疗严重 PMS 或 PMDD；其他药物可以使用，包括促性腺激素释放激素（GnRH）类似物、达那唑、雌激素植入物和雄激素。

▪ 并发症

精神疾病并发症包括人际关系（家庭和朋友）困难和逃学、学业失败。

📋 疾病编码

ICD10

- N94.3 经前紧张综合征。

❓ 常见问题与解答

- 问：青春期女性可以发生 PMS 和 PMDD 吗？
- 答：目前没有公认的青春期 PMS 和 PMDD 发病率。虽然月经初潮后 1～2 年中有 50% 的周期无排卵，但是年轻患者经历了许多 PMS 症状，同时月经问题常常是缺课的常见原因。绝大多数的专家认为 PMS 或 PMDD 直到初潮后 2～3 年规律排卵模式建立后才会形成。
- 问：家族史重要吗？
- 答：遗传因素可能影响 PMS 或 PMDD 的形成，双胞胎研究显示同卵双胞胎同病率为 93%，异卵双胎同病率仅为 44%。
- 问：是否存在任何常见合并症？
- 答：PMS 和 PMDD 症状也可以伴随抑郁、焦虑和其他情绪疾病。精神症状有波动，症状变化可能与月经周期相关。详细病史采集和预期症状日志可以帮助从其他心理健康疾病中鉴别出 PMS 和 PMDD。

J

惊厥(部分性与全面性) Seizures: Partial and Generalized

Kristen L. Park · Kelly G. Knupp 张赟健 译 / 周水珍 审校

基础知识

■ 描述

惊厥是大脑皮质神经元异常放电导致的意识、行为、运动、感知或自主神经功能改变。癫痫定义为2次或2次以上惊厥发作,且发作无急性原因所导致。惊厥分为部分性、全面性以及不能分类的发作。

- 部分性发作:
- 无意识障碍(具有运动症状或自主神经症状,具有主观感觉症状或仅具有精神症状)。
- 具有意识障碍(认知障碍)。
- 全面性发作:
- 强直-阵挛发作、失神发作、肌阵挛发作、阵挛、强直、失张力。
- 不能分类的发作:癫痫性痉挛。

■ 流行病学

发病率

从出生至16岁,0.5%~1%的儿童有癫痫发作。在美国每年有12万儿童由于惊厥发作而需要就医。2万~4.5万儿童被新诊断为癫痫。出生后第一年的风险最高。

患病率

发达国家儿童癫痫患病率为4/1 000~10/1 000。

■ 病因与病理生理

- 遗传性。
- 结构性、代谢性:
- 脑肿瘤。
- 皮质发育畸形。
- 神经皮肤综合征。
- 既往脑损伤。
- 代谢性疾病。
- 不明病因。

遗传学

- 癫痫由多基因和多因素作用导致。
- 一级亲属具有癫痫病史者其患病风险从普通人群的1%~2%增加至2%~5%。
- 特定基因定位的单基因遗传性癫痫综合征:常染色体显性遗传夜间额叶癫痫,良性家族性新生儿惊厥,婴儿严重肌阵挛癫痫。
- 其他癫痫综合征具有异质性(如儿童良性癫痫伴中央颞区棘波,儿童失神癫痫,青少年肌阵挛癫痫)。

- 癫痫也可以为其他遗传性或代谢性疾病的一种临床特征,如21三体综合征、Angelman综合征以及Menkes病。

■ 常见相关疾病

- 儿童癫痫伴智力障碍以及脑瘫的发病率为15%~38%。
- 8%~28%的孤独症患儿存在癫痫。
- 注意力缺陷与多动障碍、抑郁以及焦虑在癫痫儿童中更常见。

诊断

■ 病史

- 年龄,惊厥家族史,发育情况,出生史。
- 惊厥发作伴随情况:发热,疾病,睡眠剥夺,创伤,中毒,饮食,脑损伤。
- 目前用药以及抗癫痫药物变化。
- 其他神经系统症状:意识障碍,脑病,虚弱,感觉障碍,视觉异常,行为及平衡觉或步态异常。
- 惊厥发作时详细伴随症状:
- 光敏:主观感觉。
- 行为:发作前或发作时。
- 意识及反应性的改变。
- 声音:哭吵、喘气、演讲样语气。
- 运动:头或眼球偏斜、颤搐、姿势异常、僵硬、自动症(无目的重复动作,如手部刻板动作或咂嘴)。
- 呼吸:发绀、呼吸节律变化、呼吸暂停。
- 植物神经症状:瞳孔扩大、流涎、大小便失禁、皮肤苍白、呕吐、心动过速。
- 发作后症状:遗忘、朦胧、嗜睡、暂时性局部肢体麻痹(Todd麻痹)、头痛。

■ 体格检查

- 重要体征:迅速检查气道、呼吸及循环状况,体温、心动过速、心动过缓以及血压。
- 脑外伤以及虐待伤:视网膜出血、视乳头水肿、骨折、不同年龄段挫伤。
- 头围、神经发育异常。
- 感染症状:脑膜炎、紫癜。
- 皮肤:咖啡斑或色素斑,面部血管瘤(提示神经皮肤综合征)。
- 神经系统体检:瞳孔对光反应、意识状态、局灶性运动障碍。
- 惊厥:若惊厥持续存在,应考虑"癫痫持续

状态"。

注意

- 保证正常呼吸及通气,供氧或呼吸支持是重要前提。
- 若惊厥持续或反复发作,应直肠或静脉给予苯二氮䓬类药。

■ 诊断检查与说明

实验室检查

- 应根据临床病史进行所需检验:
- 一些临床研究已证明常规实验室检查(电解质、血细胞、肝酶、血钙以及血镁)可提示相关的异常并对诊断和处理提供帮助。
- 一项临床研究发现70%的低钠血症(<125 mmol/L)与6月龄以下婴儿惊厥相关。
- 任何有可疑药物或毒物摄入或滥用史者均应进行毒物鉴定。
- 血糖(快速末梢血糖检测)。
- 必要时进行抗癫痫药物血药浓度检测,新型抗癫痫药物较少能检测血药浓度,但血药浓度检测可以评估患儿的用药依从性。

影像学检查

- 神经影像:循证医学证据表明不伴有局灶性症状或体征的惊厥患儿急性发作期CT或MRI检查阳性率低。目前影像学检查推荐如下:
- MRI为首选。
- 对于伴有局灶性神经功能障碍且数小时内未恢复至发作前水平的患儿应行急诊影像检查。
- 根据临床特点及EEG结果再进行必要的MRI检查。

诊断步骤与其他

- EEG:
- 如惊厥持续发作应急诊行EEG检查。
- 首次非热性惊厥发作进行非紧急EEG检查。
- 腰椎穿刺:
- 非常规推荐。
- 伴有脑膜受累症状、小于6月龄婴儿或伴持续意识改变者应考虑检查。
- 可疑颅内压增高、占位或脑积水患儿应推迟腰椎穿刺至影像检查后。

■ 鉴别诊断

- 非癫痫发作:

- 晕厥。
- 屏气发作。
- 过度换气。
- 胃食管反流(Sandifer综合征)。
- 睡眠障碍:良性睡眠肌阵挛、夜惊、梦游、发作性睡病。
- 偏头痛、头痛综合征,尤其是复杂性偏头痛。
- 非癫痫性运动异常:惊吓、抖动、发作性运动障碍、抽动障碍、药物性肌张力障碍。
- 行为异常:刻板行为、自身刺激性行为、注意缺陷多动障碍。

 ## 治疗

▪ 药物

- 应针对不同发作类型和癫痫综合征选择抗癫痫药物,首选单药治疗。
- 个体化选择不同制剂(糖浆、胶囊以及缓释片),青少年推荐使用缓释片以提高依从性。
- 部分性发作(任何类型):
  - 奥卡西平 20~40 mg/(kg·24 h)。
  - 左乙拉西坦 20~60 mg/(kg·24 h)。
  - 拉莫三嗪:根据是否合用丙戊酸而有差异。
  - 托吡酯 4~10 mg/(kg·24 h)。
  - 丙戊酸 15~50 mg/(kg·24 h)。
  - 唑尼沙胺 2~10 mg/(kg·24 h)。
- 遗传性全面性癫痫:
  - 乙琥胺 15~40 mg/(kg·24 h):失神癫痫首选治疗。
  - 左乙拉西坦。
  - 托吡酯。
- 急性止痉:
  - 惊厥持续 5 min 以上或急性反复发作应给予苯二氮䓬类药。患儿父母或看护者可予地西泮直肠给药(每剂 0.3~0.5 mg/kg)、咪达唑仑鼻腔或颊黏膜给药(每剂 0.2 mg/kg)、劳拉西泮口服或颊黏膜给药(每剂 0.05~0.1 mg/kg,药物需冷藏)。
  - 磷苯妥因 20 mEq/kg 肌注或静注。
  - 苯巴比妥 10~20 mg/kg 静注。
  - 左乙拉西坦 20 mg/kg 静注。
- 抗癫痫药物难治性患儿:其他治疗方法——生酮饮食、迷走神经刺激术、外科手术。

> **注意**
> - 低钠血症性惊厥:婴儿急性胃肠炎伴血钠 <120 mmol/L,慢速纠正低钠。
> - 过量使用苯二氮䓬类药物或苯巴比妥导致呼吸暂停或低通气,应监护通气以及氧饱和度,避免大剂量使用药物。

▪ 其他治疗

一般措施

- 神经系统体检及 EEG 正常的儿童发生急性症状性惊厥或单次不明原因惊厥发作后,不推荐长期使用抗癫痫药物治疗。
- 急性结构性脑损伤(如脑肿瘤)的患儿发生首次症状性惊厥,应考虑长期使用抗癫痫药物治疗。

▪ 转诊问题

一般来说,经 2 种止痉药物治疗后仍未得到有效控制的惊厥患儿应接受专门从事癫痫诊治工作的神经科医生的进一步评估。

> **注意**
> 使用抗癫痫药物的患儿自杀风险增高 2 倍,尤其是 FDA 黑框标签警示的药物。因此接受抗癫痫药物治疗的所有患儿均应监护其自杀意念及情绪变化。

 ## 随访

▪ 患者教育

- 意外伤害:很少,严重伤害主要发生在意识丧失伴跌倒的惊厥发作患儿。
- 日常预防措施:除驾驶(根据国家法律)以及危险运动外无其他严格限制。
- 强烈建议谨防溺水,淋浴较盆浴安全。
- 玩轮式玩具时必须戴头盔,避免睡上铺,避免单独留在卧室或无安全措施的高处。
- 所有患者在合适的时机均应被告知癫痫患者有意外猝死(SUDEP)的可能。
- 教导家庭成员惊厥急救措施:将患儿侧卧位,清理口腔异物,置于安全环境。

▪ 预后

- 神经系统体检正常儿童首次发生不明原因惊厥后,24% 在 1 年内再发,45% 在 14 年内再发。
- 若发作前有神经系统损伤史,则 1 年内再发率为 37%。
- 若间隔 24 h 以上发作 2 次,则 1 年内再发率为 70%。
- 脑电图为预测复发最主要的参考依据:脑电图正常的儿童 1 年内复发风险为 15%,而异常者则为 41%。

▪ 并发症

- 脑损伤:
  - 短暂发作:无明确依据。
  - 长时间发作(>30 min):脑损伤可继发于缺氧。
  - 未治疗或发作未得到有效控制:增加难治性癫痫以及猝死风险。
- 癫痫持续状态:
  - 儿童发病率为 18~20/(10 万·年)。
  - 儿童死亡率为 3%~6%。
  - 第 1 年内癫痫持续状态复发风险约为 16%。
- 患儿监护:如前所述,根据不同治疗反应而异。

疾病编码

ICD10
- R56.9 未分类的抽搐。
- G40.209 部分性症状性癫痫,复杂部分性惊厥,伴或不伴癫痫持续状态。
- G40.309 特发性全面性癫痫,非难治性,伴或不伴癫痫持续状态。

常见问题与解答

- 问:如何确认患儿为癫痫?
- 答:"癫痫"定义为发生 2 次或 2 次以上无急性病因的惊厥发作。
- 问:癫痫会持续存在吗?
- 答:癫痫是否反复发作根据不同综合征而有差异。很多病例在 2 年无发作后可停用止痉药。
- 问:癫痫为何发病?
- 答:癫痫有很多不同的病因,包括遗传、创伤以及大脑其他异常。大约 40% 的癫痫患者无病因可循。

精神类药物中毒 Substance Use Disorders

Sara M. Buckelew　王培培 译／陆国平 审校

 基础知识

■ 描述

• 在青少年期，精神类药物使用趋向于一个连续递变过程，即从节制使用到试验性使用，到毫无问题的使用，再到有问题的使用，再到药物滥用。

• 《精神神经病诊断与统计分册》第 5 版（简称 DSM-5）定义精神类药物中毒为一类导致临床损伤和痛苦的异常行为，它的诊断需满足以下特殊的诊断标准：

－ 药物的使用导致不能完成相应的责任义务（如上学或工作）。

－ 药物的使用多在危险的情况下（如开车）。

－ 尽管人与人之间的问题加速恶化仍继续药物使用。

－ 容忍性的发展。

－ 退缩的发展。

－ 对药物的强烈渴望。

－ 持续的渴望但一直失败的努力来控制并减少药物的用量。

－ 花费重要的时间和精力来得到药物。

－ 尽管识别药物持续使用相关的心理或生理后果，仍继续药物使用（有或没有生理性依赖）。

• 精神类药物中毒包括《精神神经病诊断与统计分册》第 4 版定义的及药物滥用和药物依赖。

• 精神类药物中毒的程度是一个从轻微到严重的连续过程，而这个程度取决于满足诊断标准的数量。

■ 流行病学

• 精神类药物使用的估算随药物、青少年的年龄及地理位置而变化。到目前为止，流行病学数据可以在 www. monitoringthefuture. org 网站找到，此网站包括了第 8、第 10、第 12 等级中的烟草、酒类及其他违禁药品使用的数据。而另一关于药物滥用数据的来源是由疾病预防控制中心实施的青少年危险行为调查。

• 尽管总体药物使用的比例相对保持稳定，但个人药物使用的比例却在不断变化。

• 青少年药物滥用与剧增的发病率及死亡率有关，其中包括抑郁、自杀、车祸事故、意外伤害、青少年怀孕、高危性行为及性传播疾病。

■ 危险因素

• 早期开始：开始在较早年龄阶段酗酒或使用药物的青少年在以后生活中发展成成瘾的风险增加。而较晚开始使用可能会成为一个保护性的因素。

• 个人因素，如自卑和冲动。

• 社会因素，如同伴使用。

• 家庭因素，如消极的亲子关系或青少年之间的关系，放纵或专制的教育方式，青少年时期父母离婚。

• 其他环境因素，如学业失败或群体间药物的易获得性。

• 个人和家庭因素可有保护性，就像积极的自尊心及与家庭之间积极、开放、相互扶持的关系。

■ 遗传学

• 研究表明酒精依赖有遗传学倾向。酗酒父母所生孩子发展成酒精依赖的可能性要大 4～6 倍。

■ 常见相关疾病

• 情绪障碍。

• 焦虑症候群，包括创伤后应激障碍。

• 进食障碍（特别是暴饮暴食）。

• 注意力缺陷。

• 学习障碍。

• 行为失常。

• 心理障碍。

诊断

■ 病史

• 青少年适当筛查使用已证实的方法，应该至少每年对青少年进行一次保护性的关怀慰问和紧急关怀慰问。

• 筛查应秘密地并单独和青少年进行（没有父母陪伴）。

• SBIRT 模型被推荐应用于青少年，它包括以下步骤：筛查、短暂干预及转诊治疗。而短暂干预是基于动机性访谈的原则进行来使行为改变。

• CRAFFT（下列问题关键组成的缩写：汽车、放松、孤单、遗忘、家庭或朋友、烦恼）筛查是用于青少年的已证实有效的几个工具之一。

• 积极调查的父母保证了更加完整的评估，包括更深入详细的药物使用史。相关的问题应该包括使用了什么药物，使用频率，使用方式（鼻嗅、口服、烟吸、注射），如何获取药物及同行群体使用率。

• 5A 旨在致力于戒烟，它包括询问使用情况；建议所有的吸食者退出；评估患者放弃的决心；协助患者停止吸食；安排随访。

■ 体格检查

• 生命体征：在吸食兴奋剂（如可卡因、冰毒）、大麻、苯环利定（简称 PCP）等情况下可见血压升高及脉搏加快。

• 一般情况：酒精、大麻或烟草的气味，不良的个人卫生习惯，言语不清，醉酒的外观。

• 耳鼻喉：如果吸食药物会有鼻炎和（或）鼻黏膜刺激症状。

• 眼：大麻导致结膜充血；PCP 导致眼球震颤；阿片导致瞳孔收缩；可卡因、PCP 及阿片戒断导致瞳孔散大。

• 阿片及镇静剂（如酒精及苯二氮䓬类）过量会导致呼吸抑制。

• 呼吸系统：因吸食药物（如烟草、大麻及其他药物）而致喘息或呼吸异常。

• 皮肤：在注射者身上常见针眼等痕迹。

■ 诊断检查与说明

实验室检查

• 尿液中药物检测是最常用的方法。当怀疑有过量使用或有急性中毒的紧急情况下，此种检测是至关重要的。而且也被作为药物治疗方案的有效的一部分。由于有限的例外，美国儿科学会不推荐随机的、常规的药物检测，而且价值有限。

• 经典的尿液药物检测包括：

－ 大麻类。

－ 可卡因。

－ 冰毒。

－ 阿片。

－ PCP。

■ 诊断步骤与其他

兴奋剂的检测，包括艾滋病、乙肝、丙肝等，被推荐为风险降低程序的一部分。

鉴别诊断

- 情绪障碍。
- 注意力缺陷。
- 心理障碍。

 治疗

药物治疗

- 烟草或尼古丁依赖:
- 尼古丁替代疗法有多种不同方式,包括尼古丁贴片、尼古丁含片、尼古丁吸入剂及尼古丁咀嚼剂。
- 单独使用尼古丁替代疗法疗效不佳者推荐使用安非他酮。
- 在小于 18 岁患者中伐尼克兰的应用尚未被批准。
- 酒精依赖:
- 适用于成年人的药物如纳洛酮、双硫仑及阿坎酸等尚未批准可用于青少年。
- 丁丙诺啡(阿片 μ 受体部分激动剂)用来治疗阿片类药物依赖。此药被批准用于 16 岁及以上患者,而且可被用于维持治疗。美沙酮被用于短期解毒治疗,但由于依从性较差而不能用于维持治疗。
- 伴随有相关精神疾病如情绪障碍、焦虑症候群及注意力缺陷多动障碍(简称 ADHD)等,需适当进行药物治疗。

其他治疗

一般措施

- 可提供不同方式,包括门诊和住院,以及不同强度的治疗,具体如下:
- 门诊治疗:经典的是每周 1 h,可以是个体治疗,也可是家庭治疗。
- 集中的门诊治疗项目或部分住院治疗项目:更集中的门诊治疗项目中,青少年可住在家中,但每天有多个小时或每周有多天需参与个人和群体治疗。
- 寄宿学校的住宅治疗:青少年不再住在家中,也不能得到更集中的帮助。

转诊问题

- 治疗率很低,仅有 6%~10% 的精神类药物中毒青少年患者接受治疗。
- 考虑有药物滥用或共病的青少年需求助于有经验的心理健康专家或成瘾专家。

其他疗法

系统疗法是治疗青少年精神类药物中毒的最强有力的证据。

- 认知行为治疗:结构化和目标化的治疗旨在帮助青少年识别行为策略来改变扭曲的思想及随后的情绪。
- 家庭治疗:一些调查表明家庭治疗要远胜于个体治疗。
- 12 步程序如嗜酒者互诚协会(简称 AA)和匿名戒麻醉品者协会(简称 NA):主要是小组形式,在这里参与者可相互提供帮助。
- 短暂干预、简短建议和动机性访谈:以患者为中心的疏导方式,旨在探讨使用药物的利与弊来指导患者改变行为。

入院指征

- 当考虑有戒断时,青少年患者需接受解毒治疗,包括戒断综合征的药物控制。
- 住院治疗对特别急切需要的青少年来说是一项集中的、结构化的程序,尤其对那些需要 24 h 监护和帮助的患者。

后续治疗与护理

随访推荐

患者监测

- 在保护性采访时应至少每年对患者进行一次检查。
- 为接受简短建议或短暂干预的患者制定一个行动计划后,患者应接受更密切的随访。
- 儿科医生在监测那些正在接受治疗的患者的复发中扮演了重要角色。

患者教育

对那些并不是药物使用发起者的青少年应当对他们的行为给予积极强化,并鼓励他们在未来讨论这个话题。

预后

- 接受治疗比不接受治疗预后好。
- 有 1/3~1/2 接受治疗的青少年患者在治疗结束后 12 个月内复发。
- 与复发有关的因素包括精神疾病、匮乏的应对技巧、不良的家庭关系,以及回归原来的青少年群体。
- 持续的参与治疗及不间断的支持可帮助防止复发。

并发症

急性中毒或过量与发病率和死亡率有重要关系。

疾病编码

- F19.10 其他精神类药物滥用,无并发症的。
- F10.10 酗酒,无并发症的。
- F12.10 大麻类滥用,无并发症的。

常见问题与解答

- 问:是否需筛查滥用药物的青少年的自杀风险?
- 答:是有必要的。所有有药物滥用史的青少年都需接受自杀风险和自杀意念的筛查。滥用药物的青少年患精神疾病的比例更高,自杀的风险更大。
- 问:应该怎样告知父母孩子的药物滥用?
- 答:法律处理有关于青少年药物滥用及披露给父母的保密性取决于每个州。知晓自己所在州的法律是很重要的。
- 问:血液酒精浓度的不同相应的症状表现会是怎样的?
- 答:血液酒精浓度(简称 BAL)可作为严重性的指示,并可因代谢和体重而变化。0.05% 的 BAL 可表现为反应迟钝和认知改变;0.1%~0.2% 可表现为中毒、嗜睡和平衡失调;0.2%~0.3% 可导致呕吐和昏迷;0.3%~0.4% 可有低体温和昏迷表现;>0.4% 可导致死亡。

精索静脉曲张

Sophia D. Delpe • Adam B. Hittelman 钟海军 译 / 毕允力 审校

基础知识

描述

精索静脉曲张是睾丸回流静脉的扩张迂曲,从而导致精索形成蔓状静脉丛。

流行病学

发病率

• 青春期前男孩极少发生,但随着年龄增长,在青春期后及健康成年人中的发生率接近15%。
- 2～10岁,<1%。
- 11～14岁,7.8%。
- 15～19岁,14.1%。
• 据世界卫生组织的观察研究(1992年)报道,15%～20%的成年精索静脉曲张患者具有生育问题。
- 在精索静脉曲张的患者中,25%的男人存在精液检测异常,只有12%的男人检测参数正常。
- 35%～40%的男性原发性不育有静脉曲张。
• 90%的患者在左侧。
• 没有种族差异。

危险因素

• 具体发病机制尚未完全明确。
• 与青春期的生理变化可能有关,比如睾丸的快速生长和睾丸血供的增加。
• 与身高体重比有关。
• 一级亲属的发病率增加。

病理生理

• 精索静脉曲张与睾丸发育不良及生育受损有关:
- 生精障碍:精子活动度和密度下降,病理性精子形成增加。
• 患侧睾丸发育障碍:
- 最近的研究数据显示,精索静脉曲张的程度与睾丸发育不良有关,尽管这些研究不是前瞻性的。
- 曲张精索静脉切除后,睾丸将获得追赶性生长。
- 保守观察的患者中,只有30%～50%的人睾丸获得追赶性生长。
• 潜在的睾丸微环境异常会影响对侧睾丸的

生长。
• 具体的发病机制尚不明确,但有多个理论假说:
- 高体温:精索静脉曲张会升高睾丸内的温度,可能是通过干扰蔓状精索静脉丛的对流冷却系统来实现的。
- 肾及肾上腺的代谢产物返流导致睾丸受损。
- 一氧化氮和氧化物的增加与重度精索静脉曲张有关。
- 一些精索静脉曲张的患者存在内分泌异常,包括睾酮下降,促性腺激素释放激素(GnRH)和Leydig细胞功能受损。

流行病学

• 与左侧睾丸静脉解剖结构相关:
- 左侧睾丸静脉以垂直的角度汇入左肾静脉(右侧睾丸静脉回流到下腔静脉)。
- 静脉瓣缺失或功能丧失。
- 左侧睾丸静脉要比右侧长8～10 cm,相应静脉压也增加。
- 左肾静脉穿过主动脉和肠系膜上动脉之间而受压迫,由此造成的"胡桃夹效应"使得静脉压升高。

诊断

病史

• 一般无症状,偶然由常规体检发现。
- 不育在青少年人群中少见。
- 2%～11%的病例存在疼痛、坠胀感和钝痛等症状。
• 偏侧优势。
• 发病年龄。
• 第一次发现睾丸异常的方式及时间。
• Valsalva运动或者体位变化时精索静脉曲张程度的变化。
• 之前是否有手术或外伤史。
• 影像检查。

体格检查

• 在暖室内,让患者分别站立位和仰卧位的时候检查。
• 在Valsalva运动和静止时分别触诊。
• 睾丸旁和睾丸上肿块,类似于一袋蠕虫。
• 评估大小和质感。
• 睾丸测量尺或彩超评估睾丸体积:
- 右侧睾丸作为左侧睾丸的对照。

- 右侧睾丸比左侧大2 ml或者20%的体积,认为是差异显著的。
• 精索静脉曲张分级:
- Ⅰ级(轻度):只在Valsalva运动时可触及。
- Ⅱ级(中度):容易触及但肉眼不可见。
- Ⅲ级(重度):阴囊皮肤可见。
• 仰卧位时曲张精索静脉有所缩小。
• 较硬的右侧精索静脉曲张或者是曲张精索静脉在仰卧位时不能缩小,提示后腹腔或者腹腔存在肿块。

诊断检查与说明

• 彩色多普勒阴囊超声可以诊断精索静脉曲张,并评估睾丸体积。
• 精液分析可在适龄病例检测。
• GnRH刺激试验会导致FSH和LH反应性升高:
- 没有证据表明,在青少年中它可以作为术后改善的预测指标。

鉴别诊断

• 附睾囊肿或精液囊肿。
• 睾丸肿块。
• 附睾肿块。
• 睾丸旁肿块。
• 腹股沟斜疝。
• 鞘膜积液。
• 精索脂肪瘤。

> **注意**
>
> 继发性精索静脉曲张,尤其是右侧,临床上可能提示后腹腔肿块或者是静脉梗阻。站立位和仰卧位体格检查尤其重要,可以评估仰卧位时曲张精索静脉的缩小情况。

治疗

• 儿童和青少年的精索静脉曲张不一定需要治疗。
• 建议每年超声检查评估睾丸体积:
- 在观察期间进行各种影像学监测。
- 某些保守观察的患者可自发性地出现追赶性生长发育。
• 80%～85%的患者并不影响生育。
• 明确需要治疗的情况有:
- 左右睾丸体积相差2 ml或>20%。

- 青少年存在精液分析异常或重度精索静脉曲张。
- 青少年具有临床症状：疼痛和坠胀感。
- 青少年拥有双侧精索静脉曲张。
• 治疗方法：
- 睾丸静脉分离结扎术（腹腔镜或经腹股沟入路）。
 ○ 保留睾丸动脉和淋巴回流可以减少继发性鞘膜积液的发生。
- 睾丸静脉内栓塞。

后续治疗与护理

▪ 随访建议

• 术后 6 个月随访超声。
• 经阴囊超声评估睾丸生长情况。
• 精液分析查看精液相关指标有无提高。

▪ 预后

术后复发率为 1％～16％，并与手术技巧

有关。

▪ 并发症

• 精索静脉曲张复发或持续存在。
• 继发性鞘膜积液。
- 如果有症状可能需要手术治疗。
• 生育障碍。

疾病编码

ICD10

• I86.1 硬皮病。

常见问题与解答

• 问：精索静脉曲张手术的远期效果怎么样？
• 答：如果能够在青春期手术治疗，睾丸可

以生长良好，也可以减少不育。在成年人中，术后 2/3 的患者精液分析会改善，并且其中 40％的伴侣能怀孕。
• 问：青春期以后行精索静脉曲张手术治疗有效吗？可以提高生育能力吗？
• 答：成年以后行曲张精索静脉切除术并不会改善睾丸发育不良的情况。尽管它是一个渐进性的疾病，但是没有研究显示青春期手术治疗会比成年后出现生育问题时手术更明显改善生育情况。
• 问：精索静脉曲张如果不治疗会怎么样？
• 答：有证据显示，如果精索静脉曲张不治疗，睾丸生长体积会持续下降，并且精液分析结果会渐进恶化。
• 问：精索静脉曲张术后复发的风险怎么样？
• 答：术后复发率为 1％～16％，并与手术技巧有关。

颈部肿块　Neck Masses

Nicholas Tsarouhas　万柔 译 / 郑珊 审校

基础知识

▪ 描述

颈部组织的包块，定义为 >1 cm 的颈部结节。

▪ 病因

根据不同的潜在情况而不同。

诊断

医生必须结合病史和体格检查合理诊断和治疗颈部包块。鉴别诊断的主要是区分感染和先天性或恶性肿块。

▪ 病史

• 发热：感染、川崎病、恶性肿瘤、"PFAPA"（周期性发热、口疮性口炎、咽炎和颈部腺炎）综合征。
• 间发的感染：反应性增生、单核细胞增生、脓肿、先天性囊肿。
• 亚急性或慢性颈部淋巴腺炎：猫抓病、弓形虫病、EB 病毒和分枝杆菌感染。
• 逐渐变大：感染、先天性病灶有新的感染、

恶性肿瘤（很少见）。
• 咽喉痛：单核细胞增多症、扁桃体周围或后咽部脓肿。
• 吞咽困难：咽后或扁桃体周围脓肿、甲状舌管囊肿。
• 接触猫：猫抓病、弓形虫病。
• 反复的感染包块：感染性先天性囊肿（甲状舌管、鳃裂）。
• 新生儿时期发现的包块：囊状水瘤、血管瘤、婴儿胸锁乳突肌肿瘤。
• 体重下降、咳嗽、慢性全身症状：恶性肿瘤、结核。
• 甲状腺功能减退或亢进症状：甲状舌管囊肿、甲状腺疾病。

▪ 体格检查

• 压痛、红肿、硬结节可能提示颈部腺炎、感染性先天性病灶或猫抓病。
• 非压痛性、增大的淋巴结表明是反应性增生或恶性肿瘤。
• 波动感包块可能是有脓肿的腺炎或囊状水瘤。
• 引流可以发现脓肿性腺炎、非典型性分枝

杆菌病、感染性甲状舌骨管或鳃裂囊肿。
• 区域性腺病：反应性增生、猫抓病或恶性肿瘤。
• 渗出性咽炎：单核细胞增多症。
• 不对称软腭合并悬雍垂偏倚表明是扁桃体周围脓肿。
• 肺部表现：结核、恶性肿瘤。
• 中线包块表明是甲状舌骨管或皮样囊肿或甲状腺疾病。
• 如果包块随着舌伸出而移动，则可能存在甲状舌骨管囊肿。
• 开放窦道表明可能是甲状舌管、鳃裂或皮样囊肿。
• 透明的多分叶的包块是囊性水瘤。
• 无光泽、无规则的包块是恶性肿瘤。
• 胸锁乳突肌后方的包块是恶性肿瘤或感染。
• 下部深部颈部淋巴结（斜角肌和锁骨上）表明是恶性肿瘤。
• 全身淋巴结肿大可能是恶性肿瘤或传染性单核细胞增多症。
• 皮肤变色可能是外伤、脓肿或非典型性分枝杆菌感染。
• 皮肤结节是猫抓病的线索。

J

• 结膜炎、口腔累及、四肢变化、红疹和腺病，还有发热的情况：怀疑川崎病。

• 新生儿斜颈可能是胎儿期胸锁乳突肌(假性)肿瘤。

诊断检查与说明

• 全血细胞计数。

- 感染：白细胞增多。

- 单核细胞增多症：非典型淋巴细胞增多。

- 川崎病：1 周后血小板增多。

- 颈部恶性肿瘤：常常一开始是正常的。

• 细胞代谢平板上含有乳酸脱氢酶(LDH)和尿酸时常常怀疑恶性肿瘤。

• 单核细胞增多检查：在<4 岁的儿童中不太可靠，EB 病毒滴度监测更有用。

• 巴通体间接荧光抗体滴度：确诊猫抓病。

• 纯蛋白衍生物：在非典型分枝杆菌感染中呈阴性或弱阳性。

影像学检查

• 胸片：当怀疑恶性肿瘤的时候很重要，在恶性肿瘤和结核中可以观察到腺病，结核中可以观察到空洞和渗出物。

• 颈部外侧片：在咽后间隙的化脓性炎症中，$C_2 \sim C_3$ 脊柱前软组织间隙异常增宽(>1/2 相连的脊柱体直径)。

• 超声检查：

- 是颈部肿块的首选影像学检查。

- 提供即刻的、非侵袭性的关于包块位置、大小和成分(囊性或实体)的信息。

- 多普勒超声提供附加的血管信息。

• CT 或者 MRI 扫描：在评估深部颈部感染和颈部肿块复合体的时候很有用。

- CT 的优势：更容易获得，时间更短，镇静需求更少。

- MRI 的优势：没有电离辐射，软组织分辨率更好。

• 甲状腺闪烁扫描法：怀疑恶性肿瘤的时候使用。

• 针吸活检或者抽吸和引流后革兰染色和细菌培养：针对感染的诊断和治疗。

• 细针抽吸或活检以后的组织学评估：鉴别诊断恶性肿瘤、先天性疾病和感染病因。

■ 鉴别诊断

• 感染性。

- 反应性增生：自限性，双侧淋巴结肿大伴轻度压痛，常常是病毒性的。

- 细菌性淋巴腺炎：

◦ 常常是葡萄球菌或链球菌感染，单侧压痛、肿胀、温热、红色的结节。

◦ 新生儿蜂窝织炎-腺炎综合征，由 B 组链球菌导致。

- 猫抓病：

◦ 通常具有自限性，有时候拖延时间较长(2～4 个月)。

◦ 病因是革兰阴性杆菌巴通体。

◦ 开始时为猫抓处的一个丘疹，5～50 天后(中位数，12 天)进展为局部淋巴结腺病。

◦ 腋窝腺病是最常见的，颈部结节为第二常见。

◦ 腺病持续几周到几个月。

- 结核：暴露于成年人感染抗酸结核分枝杆菌的儿童，急性或隐匿性发热发作，坚固而无压痛的腺病。

- 非典型性分枝杆菌病：

◦ 感染往往是鸟分枝杆菌复合体或者瘰疬分枝杆菌(在土壤中是很普遍的成分)。

◦ 年幼儿童中不明原因，没有暴露于结核菌，而有快速增大的坚固的、无压痛的结节的情况。

◦ 结节上方常常有皮肤变色和变薄，有自发性的引流。

- 感染性单核细胞增多症：在年长的儿童中，EB 病毒感染是最常见的，有发热、渗出性咽炎、腺病和肝脾大。

- 弓形虫病：

◦ 由刚地弓形虫导致的寄生虫病，表现为颈部腺病、红斑、发热、疲倦和肝脾大。

◦ 接触猫的粪便或没有烧熟的肉类而获得。

- 咽后脓肿：

◦ <5 岁的儿童中，发生咽后淋巴结化脓性淋巴结炎。

◦ 这些儿童常常有发热、颈部强直、吞咽困难、呼吸窘迫、流口水和喘鸣。

- 扁桃体周围脓肿：严重的扁桃体咽炎导致化脓性后遗症，常常由 A 组 β 溶血性链球菌(GABHS)导致，常常在牙关紧闭的青少年和较年长的儿童中发生，"热土豆"发生，悬雍垂偏移。

- 脓性颌下腺炎：

◦ 快速扩大，下颌或舌下空间的弥漫性炎症。

◦ 可能妨碍气道通气。

◦ 常常和口腔科感染一起发生。

• 先天性。

- 鳃裂囊肿：常见的先天性颈部病灶(常常是第二鳃裂的残余物)，没有压痛(除非有感染)，囊肿位于胸锁乳突肌前缘。

- 甲状舌骨管囊肿：常见的先天性颈部肿块，是胚胎期甲状舌骨窦的残余物，没有压痛(除非感染)，可移动，舌骨附近前中线的肿块。

- 先天性囊肿状水瘤(淋巴管瘤)：复合的多叶的淋巴组织肿块，在出生的第 1 年表现为大的、质软的、可压迫的颈部后三角区的肿块，可能阻塞气道。

- 皮样囊肿：小的、坚固的、无压痛的肿块，常常在中线高位。

- 血管瘤：蓝紫色、压之褪色的包块，在第 1 年中生长迅速，而后消退。

- 新生儿胸锁乳突肌样(假性)肿瘤(先天性肌肉性斜颈)：良性胎儿期纤维瘤病，常常和难产或异常宫内位置有关，导致了胸锁乳突肌样的坚硬的不可移动的纺锤形包块。

- 喉膨出：喉小囊的囊性扩张，表现为一个空气填充的囊肿或者咳嗽的时候有异物感。

- 颈部肉垂：外侧颈部良性的有蒂的先天性异常，内核是弹性软骨。

- 颈部支气管源性囊肿：颈部前内侧的肿块(胸骨上切迹上面)，来自异常发育的支气管树。

- 胸腺囊肿：来自异常发育的咽囊和鳃裂的异位胸腺包块。

- 畸胎瘤：可以导致严重的气道阻塞和喂养困难的包含三个胚层的畸形。

- 舌下囊肿：舌下唾液腺阻塞而产生的黏液腺囊肿，常常是一个无痛的、慢性积累形成的包块。

• 恶性的。

- 霍奇金淋巴瘤：慢慢增大、单侧、坚固、无压痛的颈部恶性肿瘤。

- 非霍奇金淋巴瘤：在青少年时期发生，表现为无痛、快速生长的坚固的淋巴结。

- 白血病：6 岁以前颈部淋巴结腺炎最常见的相关肿瘤。

- 神经母细胞瘤：在婴幼儿中常常表现为较大的、无压痛的腹部肿块；根据其转移的倾向有各种不同的症状和体征。

- 横纹肌肉瘤：头部和颈部恶性肿瘤，常常表现为快速增大的肿块。

- 黑色素瘤：在儿童颈部恶性肿瘤病因中越来越常见。

• 甲状腺。

- 慢性淋巴细胞性甲状腺炎(桥本甲状腺炎)：自身免疫性儿童甲状腺肿，可能是甲状腺功能亢进、甲状腺功能减退或正常。

- 甲状腺功能亢进症(Graves 病)：由循环血液中甲状腺细胞刺激抗体导致，临床上表现为甲状腺功能亢进。

- 甲状腺炎：甲状腺细菌感染引起疼痛，通常是由葡萄球菌或链球菌引起的。

- 其他。
- 川崎病：
  - 特发性血管炎,特征是长期发热、结膜炎、口腔累及、四肢改变、红疹以及单侧颈部淋巴结＞1.5 cm。
  - 颈部淋巴结：最少见。
- PFAPA 综合征：
  - 周期性发热、口疮性口炎、咽炎、颈部淋巴结炎。
  - 特发性、周期性、发热综合征,在年幼儿童中最常见。
- 窦组织细胞增生伴巨大淋巴结病(罗道病)：细胞增生的良性形式,表现为颈部淋巴结无痛性增大。
- 血肿：继发于外伤。
- 超敏反应：继发于虫咬、虫蜇或者其他过敏原。
- 药物：苯妥英和异烟肼可能与淋巴结病有关。
- 免疫：腺病可能继发于百白破或者脊髓灰质炎疫苗。

 治疗

■ **一般措施**

- 感染：
  - 抗生素。
  - 切除或引流脓肿。

- 先天性：
  - 如果有感染使用抗生素。
  - 手术切除前五官科会诊。
- 恶性肿瘤：肿瘤科会诊放化疗或切除方案。

> **注意**
> 激素不应该用于颈部包块治疗,直到排除了恶性肿瘤,除非是在气道阻塞很危急的情况下。

- 甲状腺性：内分泌科会诊药物治疗方案。
- 其他：
  - 川崎病：静脉注射丙种球蛋白和阿司匹林疗法来预防冠状动脉瘤,心血管科会诊进行心脏超声检查。
  - PFAPA 综合征：激素(单剂量)对抗发热很有效。
  - 婴儿胸锁乳突肌肿块：按摩、活动范围和拉伸。

 后续治疗与护理

密切随访很重要,以下情况考虑活检：
- 对抗生素无反应性结节。
- 毒性疾病或系统性症状。
- 恶性肿瘤临床体征(体重下降、周围淋巴结腺病、肝脾大)。

- 坚固的、无痛的固定于深层组织的结节。
- 胸锁乳突肌后方或者在颈部低位或锁骨上区域的结节。
- 双侧＞2 cm 的结节。

疾病编码

ICD10

- R22.1 颈部的局部肿胀、肿物和肿块。
- R59.0 局限性淋巴结增大。
- L02.11 颈部皮肤脓肿。

常见问题与解答

- 问：结节对于治疗的反应如何?
- 答：如果治疗 2 周以后结节尺寸仍旧增大,或者 2～4 周后尺寸没有变小,或者 8～12 周后没有恢复正常,考虑活检。
- 问：所有颈部外科脓肿在引流后都需要抗生素治疗吗?
- 答：很多专家相信,如果切开引流做得恰当,抗生素并不总是必需的。
- 问：覆盖社区获得性耐甲氧西林金黄色葡萄球菌(CA - MRSA)的抗生素是不是必需的?
- 答：CA - MRSA 日益常见,针对其的抗生素是需要的,克林霉素是常见的选择。

酒精(乙醇)中毒 Alcohol (Ethanol) Intoxication

Ann B. Bruner　刘静 译 / 陆国平 审校

 基础知识

■ **描述**

- 急性酒精摄入(意外的或者蓄意的)会引起自制力的下降,通常出现蛮横或暴力的行为,丧失理性判断或行为失调,警觉力或责任心下降以及镇静或者昏迷。
- 意外饮酒在幼儿以及青少年中更普遍。
- 蓄意饮酒的频率随着年龄增长而增加。
- 酒精-药物相互作用是容易发生的,因为急性酒精中毒可以降低肝脏对一些药物的清除力,从而增加药物的血清浓度。

■ **流行病学**

酒精在年轻人群中是最普遍摄入的：30％

的 8 年级学生、69％的 12 年级学生、81％的大学生曾经过量饮酒。

■ **患病率**

- 71％的高中生有过量饮酒行为；21％的高中生在 13 岁之前就开始饮酒；在过去的 30 天 39％的高中生饮过酒；54％的 12 年级学生和 13％的 8 年级学生至少饮酒过量过一次。
- 低龄的(12～20 岁)酗酒者和酒精一起应用非法药物的概率是成年人的 3 倍。
- 超过 90％的饮酒过量是因为暴饮；2012 年饮酒过量的患病率(2 周内饮酒＞5 次)8 年级学生为 5％,10 年级学生为 10％,12 年级学生为 24％,大学生为 37％,年轻人为 36％。

- 24％的高中生乘坐过饮酒者开的车辆,8％的高中生发生过酒后驾车。
- 在过去的 1 个月内 56％的高中生将酒精混合能量饮料而饮用。
- 家庭用品(医药品、化妆品、洗涤剂、保健品)可含有 100％的乙醇；洗手液的意外暴露率和蓄意中毒的发生率在增加。

■ **危险因素**

精神疾病患者滥用酒精和其他药物的风险更高。

■ **一般预防**

- 促进家庭对饮酒和滥用酒精的讨论。
- 提供安全建议来预防意外摄入酒精。

病理生理

• 摄入酒精的影响与饮酒的剂量、饮酒的时间以及患者饮酒史有关;血清峰浓度通常发生在摄入后 30～60 min。

• 当胃内有食物时酒精的吸收率下降,如果是碳水化合物吸收率上升。酒精的快速吸收大部分发生于小肠。

• 一小部分的酒精通过小便、汗液以及呼吸排泄。

• >90％的酒精在肝内的氧化遵循零级动力学,首先通过乙醇脱氢酶(ADH)随后通过乙醛脱氢酶(ALDH)氧化;代谢率是混合的(与剂量或者时间无关),和体重成比例相关。ADH 的量和效能存在种族和性别的差异。

• 乙醇通过 ADH 转化为乙醛,其后转化为醋酸盐,最终转化为酮体、脂肪酸或者丙酮;很少发生酮症酸中毒以及代谢性酸中毒。

• 呼吸性酸中毒的发生是由于乙醇中毒引发呼吸抑制从而导致二氧化碳潴留。

• 急性乙醇中毒可发生低血糖的原因是乙醇代谢引发 NADH/NAD$^+$ 比例的变化从而导致产糖受损。

• 酒精影响中枢神经系统是通过 γ 氨基丁酸(GABA)和谷氨酸神经递质系统。

病因

酒精通过糖的发酵或蒸馏来生成。糖通过葡萄(葡萄酒)、谷物或玉米(啤酒或威士忌)、土豆(伏特加)或者甘蔗(朗姆酒)获得而形成不同的酒。产品是通过酒精含量/标准酒精度来标识售卖(两倍的百分比)。酒精含量范围从3％～6％的啤酒(6～12 标准酒精度)到40％～75％的伏特加、朗姆酒、威士忌(80～150 标准酒精度)。酒精通常和其他一些物质(合法的和非法的)同时摄入,从而导致复杂的临床中毒症状。

常见相关疾病

• 酒精与 30％的药物过量有关。

• 外伤的青少年患者尤其是枪击伤的受害者中有很大的比例在酒精或其他药物中毒筛查试验时结果为阳性。酒精摄入使外伤风险提高 3～7 倍。

诊断

病史

• 医学因素:基础健康情况将影响患者对酒精的反应,例如糖尿病时将加重低血糖。

• 摄入其他药物的种类和剂量:

- 临床的反应和治疗需要根据摄入其他药物的具体情况来调整。

- 多种物质摄入是普遍的。

• 收集酒精摄入的相关信息(种类、量,以及摄入的时间)可能可以帮助评估临床过程。例如,如果刚刚摄入酒精则血液酒精浓度(BAC)将持续上升。

• 临床酒精中毒症状从失去平衡,发音含糊与混乱(BAC 20～200 mg/dl)到共济失调,以及恶心/呕吐(BAC 200～300 mg/dl)到遗忘、惊厥或昏迷(BAC>300 mg/dl)。

体格检查

• 淤青,挫裂伤,骨折可能提示外伤以及需要考虑中枢神经系统损伤。

• 神经系统体格检查,包括精神状态,将评估中毒的程度以及意识状态,包括患者保护其气道的能力以及吸入风险。

• 心动过速以及低血压可能提示脱水。

• 发热提示可能存在感染。

• 评估酒精中毒成人的大脑功能状态的平均时间为 3～3.5 h;在 3 h 内患者的临床评估没有进展,建议寻找其他导致大脑功能状态变化的原因。

诊断检查与说明

实验室检查

• BAC:

- 通常与临床表现联系。

- 在儿童,酒精中毒症状通常在酒精浓度为 50 mg/dl 就表现出来。

- 血清酒精浓度在 600～800 mg/dl 是致命的。

• 血液和(或)尿液毒物筛查:

- 大部分尿液毒物筛查是不检测酒精的。

- 需要考虑多种物质摄入的可能性和(或)患者有自杀意图。

• 血清电解质:

- 酒精是利尿剂。与中毒相关的恶心和呕吐是由于严重脱水。

- 酮症酸中毒与代谢性酸中毒的发生是罕见的。

• 血糖水平:乙醇抑制糖代谢且与低血糖相关。

• 血气分析可同时显示呼吸性以及代谢性酸中毒。

鉴别诊断

• 环境:

- 摄入其他物质[镇静剂的摄入过量或者非法药物,例如苯二氮䓬类药物、大麻、麻醉毒品、麦角酸酰二乙胺(LSD),以及苯环己哌啶(PCP)]。

- 中毒物质(乙二醇、甲醇、一氧化碳)。

- 头部外伤。

- 感染:

- 脑膜炎。

- 脑炎。

- 脓毒症。

- 肿瘤:颅内肿瘤。

- 代谢性:

- 低血糖症。

- 酮症酸中毒。

- 高氨血症。

- 电解质紊乱(低钠血症、高钠血症)

- 其他:

- 因脑积水、肿瘤等所指的颅内压升高。

- 中风(脑卒中)。

 治疗

药物治疗

低血糖时需要静推葡萄糖。

其他治疗

一般措施

• 评估气道、呼吸以及循环(ABC)。

• 保护气道:患者需要器官插管以及机械辅助通气。

• 如果没有特殊的乙醇解毒药物存在,支持治疗是必要的方法。

• 相应的外伤支持治疗也是需要的。

• 因为酒精会被快速吸收,所以如果患者在酒精摄入后几分钟内快速被发现,洗胃是必要的。

转诊问题

• 转诊至药物滥用专家(药物成瘾、精神科医生或者有执照的药物成瘾咨询师)进行完善详细的评估和治疗。

• 转诊至精神科医生:如果考虑存在抑郁、焦虑、自杀倾向或者一些其他精神症状,可转诊至精神科医生。

• 其他危险行为的评估:包括其他药物滥用、性行为、酒后驾车、携带枪支与犯罪,以及这些行为所造成的后果,包括妊娠、性传播感染以及暴力。

■ 住院事项

初始治疗

保持患者清醒;关注呕吐以避免呕吐物反流窒息的风险。

入院指征

- 生命体征不稳定(低血压)。
- 持续的 CNS 抑制或意识状态受损。
- 合并严重精神疾患(抑郁或自杀)。
- 无法联系父母或照看者。

静脉输液

当脱水和低血压时需要静脉输液。

护理

观察和监测生命体征以及神经系统状态。

出院指征

- 生命体征稳定。
- 患者清醒、警觉、有责任感、有定向力。
- BAC 下降。
- 父母或照看者详细了解了患者的酒精滥用。

■ 饮食事项

存在严重的呕吐需要考虑禁食。

■ 预后

BAC 血清浓度为 600～800 mg/dl 是致命的。

■ 并发症

- 多尿和脱水。
- 血管舒张和低血压。
- 呕吐、吸入、潜在的呼吸骤停。
- 低血糖。
- 代谢性酸中毒。
- 脑功能受损。
- 当酒精中毒时参与不良行为(例如其他药物滥用、非保护性性行为)。
  - CNS 抑制。
  - 胃炎。
  - 胃肠道出血。
  - 急性胰腺炎。
  - 酒后驾车导致车辆相撞。
  - 酒精中毒。
- 慢性酒精中毒患儿的酒精戒断症状(包括心动过速、高血压、易激惹、恶心、呕吐、震颤)。

疾病编码

ICD10

- F10.929 酒精摄入,未指定与不明确中毒相关。
- T51.0X4A 乙醇中毒,未确定的急性发作。
- F10.920 酒精摄入,未确定中毒,无并发症。

常见问题与解答

- 问:酒精多快能代谢?
- 答:肝脏每小时能代谢约 10 g 酒精,使 BAC 每小时下降 18～20 mg/dl。
- 问:年轻人酗酒的情况怎么样?
- 答:9～13 岁的儿童和 14～17 岁的女孩饮酒 3 次,14～15 岁的男孩饮酒 4 次或更多。
- 问:对更年幼的儿童酒精中毒风险更高吗?
- 答:乙醇抑制生糖过程;年幼儿童更容易出现低血糖,因为他们肝脏糖原储备更低。然而儿童倾向于清除率很快[达 30 mg/(dl·h)]。

巨细胞病毒感染 Cytomegalovirus Infection

Swathi Growtham · Ravit Arav-Boger   沈军 译 / 王建设 审校

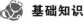

基础知识

■ 描述

巨细胞病毒(CMV)是一种普遍存在的双链 DNA 病毒,属于疱疹病毒家族。它可以潜伏于外周血单核细胞和内皮细胞中。

■ 流行病学

- 原发 CMV 感染可以发生于幼儿期至青少年期,以及生育年龄期间。
- CMV 感染可以通过接触体液,如唾液、尿液、血液或母乳传播,也可以通过性交或器官移植传播。获得性先天 CMV 感染主要由于宫内感染。

患病率

血清感染率随年龄的增长而上升,并随社会经济地位的状态而变化;50％中产阶级和80％低收入成人均血清阳性。

■ 一般预防

- 育龄妇女应该学习 CMV 传播的相关知识。医院应提前建立预防措施使住院患者避免 CMV 感染。
- 患严重疾患的新生儿输血时,需应用 CMV 阴性供体的血制品。
- CMV 血清阴性的器官移植受体应尽可能接受 CMV 阴性供体的器官和血制品。
- 免疫球蛋白已被应用于接受 CMV 阳性供体器官的存在高风险的 CMV 阴性患者中以预防重症 CMV 疾病。

■ 病理生理

感染导致细胞内包涵体形成,细胞体积显著增大。在重症 CMV 感染中几乎所有器官被累及。

■ 常见相关疾病

- 先天性感染:

- 在美国有 1％新生儿感染了 CMV。
- 先天性 CMV 感染主要是由于孕期母亲的原发感染(40％～50％),而不是再感染(1％)。出生后则通过母乳感染 CMV;存在争论的是是否需停止早产儿的母乳喂养(与先天性 CMV 感染相比,累及神经系统的危险性要低)。
- 10％的感染新生儿在出生时会有症状,重症疾病以宫内发育迟缓、肝脾大、血小板减少症和神经系统症状为特征。
- 10％～20％的患儿在出生时无症状,最终可能会有听力障碍。
- 在有症状的感染患儿中,有 90％会有神经后遗症。神经损害的程度往往可以通过头颅 CT 检查及出生时有小头畸形而预测。
- 单核细胞增多症:
- 在免疫状态正常的人群中,CMV 感染能引起类似 EBV 感染的单核细胞增多症。
- 最常见的症状通常为全身不适(67％)和发热(50％)。0～70％的患儿有肝酶异常。

- CMV 感染所致的咽峡炎和脾大,往往不如 EBV 感染引起的单核细胞增多症常见和严重。

• 间质性肺炎:

- 主要见于严重免疫抑制状态的儿童和成人中。
- 病初通常有发热和干咳,1~2 周以后则会进展为呼吸困难和严重的低氧血症。
- 在免疫功能正常的患者中可以有轻度的自限性肺炎。

• 视网膜炎:

- 见于有症状的先天性 CMV 感染患儿和有进展的 AIDS 患者中。
- 免疫抑制的儿童应进行例行的眼科检查。

• 肝炎:

- 发生于原发 CMV 感染的正常人和有原发 CMV 感染或再感染的免疫抑制状态的患者。
- 典型症状有发热、肝酶轻度升高和肝脾大。黄疸和严重的肝炎则不常见。

• 消化道疾病:

- 严重的免疫抑制患儿可能会出现食管炎、胃炎、结肠炎和胰腺炎。
- 诊断需通过内镜活检。

• 中枢神经系统疾病:

- 通常发生于有症状的先天性 CMV 感染。
- 典型特征是小头畸形,往往有脑室周围钙化灶、抽搐、发育迟缓和神经性耳聋。
- 脑炎和脑膜炎可发生于免疫损害的患者,极少报告有见于免疫正常患者。

• 听力损害:

- 先天性 CMV 感染是引起耳聋的最常见感染性原因。

• 耳聋常出现于出生 1 个月后,并逐步进展。新生儿听力筛查常遗漏(如果在生后 2 周内筛查)。

℞ 诊断

■ 病史

暴露史

• 日间托儿所:

- 增加被感染的机会。

• 近期输血:

- 输血相关性 CMV 感染。

• 口服免疫抑制药物:

- 增加严重感染的原因。

症状

• 持续发热:

- 类单核细胞增多症。

• 视力模糊:

- CMV 视网膜炎。

• 咳嗽、呼吸困难、喘息:

- CMV 肺炎。

• 呕吐、腹痛、呕吐(水样或血性):

- CMV 结肠炎。

■ 体格检查

• 小头畸形:

- 先天性感染。

• 视网膜白斑、血管炎性浸润和出血:

- 视网膜炎。

• 听力受损(需通过听力曲线和脑干诱发电位):

- 先天性感染。

• 畏光、头痛、颈项强直:

- 脑膜炎或脑炎。

• 气促、肺部啰音:

- 肺炎。

• 肝大和(或)脾大:

- 类单核细胞增多症。

• 皮疹:

- 瘀点、瘀斑、"蓝莓样斑点"皮损、风疹样皮疹。

• 扁桃体炎:

- 类单核细胞增多症。

■ 诊断检查与说明

实验室检查

• 快速培养:(直接染色早期抗原)在病毒接种 24~48 h 后即可被检出。

• 病毒培养:病毒可分离自鼻咽部或口咽部分泌物、尿液、粪便和白细胞。标本需培养 4 周。尿液或唾液标本是最常用来培养而诊断先天性 CMV 感染的。

• 高敏感度的 CMV 定量酶联聚合反应(PCR):可检测血清、全白细胞、尿液和脑脊液中的病毒 DNA 载量。实时 PCR 方法已取代大多数的诊断方法,用于监测疗效或检测病毒载量。最近标准化的方法常用 U/ml 来描述。

• 定量抗原法:通过直接免疫荧光法来检测血循环中被 CMV 感染的分叶有核细胞。在免疫缺陷的患者中,可用于监测治疗疗效或检测病毒再燃。

• 血清法:酶联免疫吸收法或直接荧光抗体法检测存在的 CMV IgM 或 IgG 有一定的限制性。IgG 滴度的检测在某些情况下可被采用,尤其在孕妇中用来评估有无近期感染。

• 由于无症状 CMV 感染患儿的病毒载量极低,往往不易被检测出而遗漏。

• 有严重免疫缺陷的患者感染 CMV 后也许血清学为阴性。4 倍升高的 CMV IgG 不能诊断原发 CMV 感染。增加的抗体滴度可能是再燃所致。这些情况下,DNA 定量实时 PCR 方法常作为有效及时的诊断方法。

影像学检查

• 头颅 CT 平扫:

- 脑室周围的钙化灶、囊性异常信号、巨脑室、脑室周围白质软化。

• 头颅 MRI:

- 与头颅超声比较,能更敏感地发现脑部异常情况,更好地提示有症状感染。

■ 鉴别诊断

• 先天感染:

- 先天风疹综合征。
- 弓形虫。
- 梅毒。
- 新生儿单纯疱疹病毒。
- 艾滋病。
- 肠道病毒感染。

• 单核细胞增多症:

- EBV 感染。
- 弓形虫。
- 甲肝或乙肝。

• 间质性肺炎:

- 呼吸道合胞病毒。
- 腺病毒。
- 麻疹。
- 水痘。
- 卡氏肺孢子虫。
- 衣原体。
- 支原体。
- 真菌。
- 药物或毒物引起的肺炎。

• 视网膜炎:

- 眼部弓形虫。
- 念珠菌性视网膜炎。
- 梅毒。
- 单纯疱疹病毒。

• 肝炎:

- EBV 感染。
- 甲肝、乙肝或丙肝。
- 肠道病毒。
- 腺病毒。
- 单纯疱疹病毒。

- 药物或毒物引起的肝炎。
- 胃肠道疾病：
- 单纯疱疹病毒。
- 腺病毒。
- 沙门菌。
- 志贺菌。
- 空肠弯曲菌。
- 耶尔森菌。
- 梭状芽孢杆菌。
- 贾第鞭毛虫。
- 隐球菌。
- 中枢神经系统疾病：
- 先天性疾病（见前面先天性 CMV 感染章节）。
- 在免疫状态正常的宿主中发生的脑膜炎：单纯疱疹病毒、EBV、水痘带状疱疹病毒、肠道病毒、虫媒病毒。
- 在免疫缺陷的宿主中发生的脑膜炎：除了上述所列病毒外，还包括 HIV 脑炎、真菌性脑膜炎、弓形虫感染。

 治疗

大多数专家偏向于在高风险患者（接受 CMV 阳性的供体，受体 CMV 阴性）中，优先进行预防治疗。

 药物治疗

一线药物

- 更昔洛韦：通过抑制病毒 DNA 聚合酶来阻断病毒复制。
- 指征：符合临床诊断标准的有症状的 CMV 感染新生儿；有 CMV 感染所致的视网膜脉络膜炎的免疫缺陷患者；有病理诊断为 CMV 感染所致的肝炎、肠炎、肺炎的患者；有 CMV 感染疾病的免疫缺陷者（病毒血症＋症状）。
- 副作用：白细胞减少症（60%），血小板减少症（0～5%）。
- 膦甲酸钠：通过抑制病毒 DNA 聚合酶来阻断病毒复制。
- 指征：同上述药物，此外还可用于更昔洛韦治疗失败患者，或应用更昔洛韦后有明显骨髓毒性或者对更昔洛韦有抵抗的患者。
- 副作用：肾损害（12%～33%），头痛（26%），抽搐（10%）。

 后续治疗与护理

预后

随先天感染不同而变化（视"常见相关疾病"）。

并发症

随先天感染不同而变化（视"常见相关疾病"）。

疾病编码

ICD10

- B25.9 巨细胞病毒感染疾病，非特异性。
- P35.1 先天性巨细胞病毒感染。
- B25.0 巨细胞病毒肺炎。

常见问题与解答

- 问：先天性 CMV 感染的患儿是否不能进日托机构？
- 答：可以进。由于很多无症状感染患儿，特别是 2 岁之内的幼儿，因尿液和唾液中病毒载量低而未被检测出，所以任何因感染 CMV 的患儿不被日托机构接收是不恰当的。值得注意的应该是养成良好个人卫生习惯，特别是经常洗手非常重要。

巨幼红细胞贫血 Megaloblastic Anemia

Kieuhoa T. Vo • Elliott Vichinsky　朱晓华 译／翟晓文 审校

 基础知识

描述

- 幼红细胞增生症指血液中红细胞平均容积（MCV）比正常细胞大。正常平均红细胞容积范围 80～100 Fl，依据不同实验室和年龄标准也不同。
- 单纯巨红细胞增多本身没有并发症，然而，确诊疾病可为潜在病情提供有用信息。
- 临床上，MCV 值超过正常上限的患者，与那些 MCV 值在基线水准的患者临床表现显著不同，需要更多临床和实验室评估以明确引起巨幼红细胞增生症的潜在病因。
- 巨幼红细胞增生症相关贫血（简称巨幼红细胞贫血）广泛意义上可分为巨幼红细胞和非巨幼红细胞性。分类对明确发病原因非常重要。
- 巨幼红细胞贫血是指在外周血和骨髓中找到非正常大红细胞（巨-卵形红细胞）和核分叶过多中性粒细胞的贫血疾病。

流行病学

- 发病率和患病率不详。
- 巨幼红细胞贫血最常见的病因是维生素 B_{12}（钴胺素）或叶酸缺乏导致的造血紊乱。

危险因素

- 早产。
- 营养不良。
- 严格素食，无牛奶、奶酪或鸡蛋摄入。
- 部分或完全胃切除，回肠切除。
- 婴儿喂养羊奶。
- 骨髓疾病。
- 幽门螺杆菌感染。
- Crohn 病。
- 胃泌素瘤（Zollinger-Ellison 综合征）。
- 乳清酸尿症。
- 莱施-奈恩综合征。
- 胰腺外分泌综合征。
- 肠道绦虫。
- 慢性透析。
- 特定抗痉挛药物治疗。
- 特定抗 HIV 药物治疗。
- 特定化疗药物治疗。

病理生理

- 巨幼红细胞贫血是由于红细胞 DNA 合成缺陷，干扰细胞增殖和成熟所致红细胞生成障碍。
- 维生素 B_{12} 或叶酸供应不足时，红细胞最终增殖和成熟成为体积大的幼红细胞，细胞核或浆发育不同步。红细胞成为大、卵圆形状，细胞核幼稚且丝带状。以上骨髓表现为"巨幼变"。

病因

• 巨幼红细胞贫血最常见的病因是维生素 B_{12} 或叶酸缺乏。

• 药物是另一个并不常见的病因。

• 恶性贫血在成人中常见,在儿童中少见。恶性贫血是一类维生素 B_{12} 缺乏性贫血。是由于自身免疫性萎缩性胃炎中胃壁细胞分泌内因子不足导致。内因子是回肠吸收维生素 B_{12} 必需的蛋白质。

诊断

病史

• 苍白、乏力、食欲差,易怒。

• 吸收障碍或腹泻,脂肪泻,体重减轻。

• 维生素 B_{12} 缺乏首先表现为神经系统症状:

- 偏瘫,张力改变,视觉不对称,精神症状。

• 饮食史:

- 综合营养不良。

- 严格素食个人史。

- 婴儿母亲素食史。

- 婴儿喂养羊奶。

• 恶性贫血或自身免疫疾病家族史。

• 部分或完全胃切除,回肠切除,脾切除外科手术史。

• 药物史:

- 抗惊厥药。

- 化疗药,特别是抗代谢药。

- HIV 抗转录药。

- 二甲双胍。

- 氨基硅烷类。

- 一氧化氮,使用或滥用。

体格检查

• 苍白,结膜苍白。

• 舌炎:舌体平滑、娇嫩。

• 神经系统发现:

- 肌肉乏力。

- 外周神经疾病。

- 体位或震动感异常。

- 共济失调。

- 巴氏征阳性。

- 精神或认知改变。

诊断检查与说明

实验室检查

• 外周血细胞计数和分类:

- 血红蛋白下降。

- MCV 增加。

- 红细胞分布宽度(RDW)增加。

- 红细胞和血小板计数可能正常或减少,取决于巨幼变的程度。

• 外周血涂片:

- 巨-卵形细胞。

- 核分叶过多中性粒细胞。

- 异性红细胞:形态异常的红细胞。

- 红细胞大小不均,红细胞尺寸异常、各不相同。

• 网织红细胞计数:低。

• LDH 水平增加。

• 结合珠蛋白减少。

• 同型半胱氨酸水平上升。

• 血清维生素 B_{12} 水平:

- <100 pg/ml:维生素 B_{12} 缺乏。

- 100～400 pg/ml:边界值,检测血清甲基丙二酸(MMA)和同型半胱氨酸水平,以帮助鉴别维生素 B_{12} 或叶酸缺乏。

- >400 pg/ml:排除维生素 B_{12} 缺乏,检测叶酸水平。

• 红细胞叶酸水平:叶酸缺乏。

• 如以上检查不能明确病因,应考虑以下检测:

- 综合代谢全套检测,寻找肝脏、肾脏疾病及溶血、血液系统疾病。

- 甲状腺-刺激激素试验,寻找甲状腺疾病。

- 骨髓检查。

> **注意**
>
> 可由于铁缺乏、珠蛋白生成障碍性贫血、慢性疾病与小细胞贫血共存,MCV 降低,会阻碍疾病诊断。核分叶过多中性粒细胞仍可在外周血和骨髓中存在,可帮助诊断。

影像学检查

钡剂影像学检查可能对胃肠道疾病诊断有帮助。

诊断步骤与其他

• 如诊断不明,应咨询血液科医生行骨髓穿刺检查。

• 恶性贫血诊断检查应包括:

- 血清抗 IF 抗体、胃壁细胞抗体、胃蛋白酶原(PG)Ⅰ 和Ⅱ、促胃液素(胃泌素)。

- 希林实验。

鉴别诊断

巨幼红细胞贫血鉴别诊断很多,应包括以下病因:

• 维生素 B_{12} 缺乏。

• 叶酸缺乏。

• 骨髓疾病(例如骨髓增生异常综合征)。

• 明显的网织红细胞增生症。

• 溶血性贫血。

• 嗜血。

• 严重的高血糖症。

• 慢性酒精滥用。

• 慢性肝病。

• 甲状腺功能减低。

• 脾切除。

• 慢性低氧血症肺病。

• 重度吸烟。

• 怀孕。

• 药物(见"病史")。

• 砷剂中毒。

治疗

> **注意**
>
> 正确诊断维生素 B_{12} 缺乏症非常有必要。未能明确诊断的维生素 B_{12} 缺乏症用叶酸治疗不能改善神经症状,反而会随着血液因素进展而加重神经症状。

药物治疗

• 叶酸缺乏:

- 叶酸每天 1～5 mg 口服,持续 1～4 个月,或直至出现血液学完全恢复。

- 不需要长期治疗,除非某些特定的营养不良或持续溶血病例。

• 对维生素 B_{12} 缺乏症药物治疗方法:

- 氰钴胺素每天 1 000 μg 肌内注射,或基于临床反应持续 2～7 天,随后每周 100 μg,持续 1 个月,随访每月维持给予。

- 羟基钴胺素 1 000 μg 肌内注射,每 1～3 月 1 次,由于药物在组织内半衰期长,因而是一个有效的治疗药物。

- 口服氰钴胺素每天 1 000～1 200 μg,持续 1 个月,其后每天 125～150 μg。

- 在某些病例中,鼻咽膜给药和舌下给药氰钴胺素对补充维生素 B_{12} 也有效。

- 对于大部分患者,例如恶性贫血,由于吸收障碍需终身药物治疗。

> **注意**
>
> 维生素 B_{12} 补充相关低钾血症可能是致命的。严重贫血患者推荐起始低治疗剂量,氰钴胺素每天 0.2 μg/kg 肌内注射。临床医生应注意低钾血症,及时给予钾剂补充治疗。

后续治疗与护理

▪ 随访推荐

患者监测

- 维生素 B_{12} 肠外治疗后 1～2 天代谢异常开始好转。
- 网织红细胞在治疗后 3～4 天上升,1 周达顶峰值,其后血红蛋白水平在 10 天内上升,MCV 下降。血红蛋白水平 8 周后正常。反应延迟提示存在其他疾病或诊断有误。
- 核分叶过多中性粒细胞在 10～14 天消失。
- 在此期间,患者应注意可能在贫血症状改善之前就会自觉好转。
- 痴呆和抑郁都是对治疗的反应,同时其他神经系统症状可能需要超 6 个月时间逐渐好转,可能不能恢复正常。

▪ 预后

- 饮食缺乏致病者,预后较好。
- 出生代谢异常疾病伴巨幼红细胞贫血患者,预后差。

▪ 并发症

- 严重贫血患者由于贫血本身和心肌缺氧可伴有心脏衰竭。然而,由于潜伏起病,这一并发症在巨幼红细胞贫血很少见。
- 维生素 B_{12} 缺乏引起的神经系统并发症。
- 合并的叶酸缺乏可能会扰乱维生素 B_{12} 缺乏症诊断。

疾病编码

ICD10

- D53.1 其他巨幼红细胞贫血,无其他分类。
- D75.89 其他特定的血液和造血器官疾病。
- D51.8 其他维生素 B_{12} 缺乏贫血。

▪ 常见问题与回答

- 问:普通食物中维生素 B_{12} 的来源是什么?
- 答:红肉、肝脏、海鲜、日常食物和鸡蛋。
- 问:普通食物中叶酸的来源是什么?
- 答:蔬菜(特别是绿色、有叶子的蔬菜),豆类、花生、肝脏。1998 年以来,美国和加拿大许多谷类食物已添加叶酸,包括面包、麦片、面粉、意大利面和米饭。

J

咯血 Hemoptysis

Stamatia Alexiou • Suzanne E. Beck　奚志敏 译／钱莉玲 审校

基础知识

■ 描述

• 经呼吸道咯出血称为咯血。"hemoptysis"源自希腊语"haima"和"ptysis",分别意为"出血"和"吐痰"。

• 呼吸道出血可从痰中带血到肺大出血不等。出血量及出血性质需结合详细的病史确定。

• 出血来源可以是鼻部到肺泡的呼吸道任何部位。

• 咯血的结果包括出血不止、低氧血症和贫血,或无症状。

■ 流行病学

尚无报道大样本量儿童大咯血的病例。大部分大咯血发生在较年长儿童,常伴有潜在的心血管异常。

■ 病理生理

• 与潜在的肺或心血管疾病相关。

• 血管来源的咯血发生在2个部位:

– 肺动脉:高容量、低压力。

– 支气管动脉:低容量、高压力。

■ 病因

• 较常见病因:

– 感染(肺炎、支气管炎、病毒性疾病)。

– 支气管扩张。

– 空洞性病变感染(肺结核、肺脓肿、肺组织胞浆菌病)。

– 肺囊性纤维化。

– 伴有侧支化或肺动脉高压的先天性心脏病。

– 异物吸入。

– 气管造口术相关并发症。

– 创伤(肺挫伤、支气管镜术、气道操作)。

– 误吸。

• 较少见病因:

– 人为损伤咯血。

– 先天性血管或气道畸形(肺动静脉畸形、血管瘤、支气管源性囊肿、肺隔离症)。

– 出血倾向因素,包括抗凝药物治疗。

– H型气管食管瘘。

– 肺栓塞。

– 肺含铁血黄素沉积症。

– 肿瘤(畸胎瘤、淋巴瘤)。

– 免疫性疾病:荷-索二氏综合征、肺出血肾综合征、韦氏肉芽肿病、多发性动脉炎、系统性红斑狼疮、海因综合征。

– 结节病。

诊断

■ 病史

• 相关临床症状多样,包括咳嗽、胸痛、流涕或呼吸困难,亦可无上述症状。

• 出血来源鉴别:鼻腔、口腔、胃肠道及肺组织:

– 鼻腔和口腔出血可有反复发作、近期外伤和固定部位痛,常呈自限性。

– 胃肠道出血可有呕吐、胃病病史或腹痛。

– 肺组织出血可有胸部不适感、气促和咳嗽。

– 胃肠道出血呈深褐色酸性,而气道出血呈鲜红碱性或粉红色泡沫状。

• 出血量鉴别:

– 大咯血:24 h内>240 ml或数日内每天>100 ml。

– 少量咯血:少于大咯血量。

– 危及生命的咯血定义为>8 ml/(kg·d)。

• 相关症状及病史鉴别:

– 肺疾病或出血倾向疾病家族史。

– 全身症状(如体质量减轻可能提示肿瘤)。

– 暴露于环境毒物(如霉菌或洪水破坏的家庭环境)。

– 暴露于结核。

– 药物或毒品使用:可卡因、大麻、丙硫氧嘧啶。

– 反复发作的咳嗽伴淡血色痰或咯血提示支气管扩张或慢性肺部感染。

– 急性胸膜炎性胸痛提示伴有肺梗死的肺栓塞或其他胸膜损伤。

■ 体格检查

• 呼吸窘迫或低氧血症:空洞性肺疾病所致严重通气灌注异常,肺栓塞所致分流,失血性低血容量所致酸中毒。

• 苍白:提示贫血或低灌注。

• 胸膜摩擦音:可能与肺栓塞有关。

• 第二心音增强:提示原发性肺动脉高压、二尖瓣狭窄或艾森曼格综合征。

• 局部喘鸣音高于肺叶支气管音:提示肺内损伤,如血管瘤、气道异物或肺癌。

• 存在高于其他肺野的肺泡音:提示肺动静脉畸形。

• 杵状指:提示潜在的肺疾病,如肺囊性纤维化、先天性心血管疾病、支气管扩张或肝脏疾病。

■ 诊断检查与说明

实验室检查

• 全血计数、网织红细胞计数和凝血检查:可提示出血量和出血倾向的依据。

• 代谢功能全套试验:评估肝肾功能、酸碱平衡状态。

• 痰液细菌培养、革兰染色和抗酸染色。

• 结核菌素衍生蛋白(PPD)试验。

• 毒物筛查:若有可行性给予。

• 心电图:鉴别右心室肥大。

• 红细胞沉降率和C反应蛋白有助于鉴别慢性出血。

• 抗核抗体(ANA)、抗中性粒细胞抗体(ANCA)和抗双链DNA(抗-dsDNA)有助于鉴别免疫性疾病。

影像学检查

• 胸片,包括前后位片和侧位片:

– 可提示胸腔积液、支气管扩张、气道异物或肺实变。

– 短暂的肺泡浸润提示肺出血。

• 计算机断层扫描(CT):

– 适用于胸片和纤维支气管镜正常时。

– 高分辨率CT可识别出血区域,尤其是在怀疑有支气管扩张和肺静脉畸形时。

– CT血管造影有助于介入治疗中直接观察到血管。

• 肺通气灌注显像:有助于鉴别肺栓塞或肺梗死。

诊断步骤与其他

• 软式纤维支气管镜:

– 常用于出血部位的定位,在识别支气管末梢或肺出血方面优于硬质支气管镜。

– 如果收集到肺泡灌洗液,含铁血黄素巨噬细胞的存在有助鉴别发病时间,它常在出血48 h后产生,并可持续数周。

• 硬质支气管镜较多用于近中央气道的气道异物或肿块摘除。在操作中硬质支气管镜的宽阔内腔提供了气道稳定性和有助于患者通气的途径。

鉴别诊断

- 感染：
- 肺炎。
- 肺脓肿。
- 肺结核。
- 支气管炎。
- 肺疾病：
- 肺囊性纤维化。
- 支气管扩张。
- 异物吸入。
- 动静脉畸形。
- 先天性肺畸形。
- 肺栓塞。
- 肺含铁血黄素沉积症。
- 肺泡毛细血管炎。
- 误吸。
- 孤立的单侧肺发育不良。
- 支气管源性囊肿。
- 心血管疾病：
- 先天性心脏病。
- 肺动脉高压。
- 血管疾病：
- 全身性红斑狼疮。
- 血管炎。
- 肺出血肾综合征。

- 韦氏肉芽肿病。
- 海因综合征。
- 创伤。
- 凝血功能异常。
- 其他：
- 孟乔森综合征。
- 假咯血（黏质沙雷菌红色色素产物所致血样痰）。
- 赘生物。
- 血管瘤。

治疗

一般措施

- 初始治疗为支持治疗，首要目的是识别潜在病因。
- 失血量应以晶体液补偿（例如生理盐水、林格氏液），直至有红细胞可输注。
- 止血方法：
- 球囊导管填塞。
- 冰水灌洗。
- 局部滴注肾上腺素。
- 导管定向凹陷。
- 静推血管加压素。
- 支气管动脉栓塞。

- 手术肺叶切除常在最后用于极其困难的病例，如广泛的支气管动脉侧支化或栓塞无效的动静脉畸形。
- 其他技术包括纤维蛋白原或凝血酶原在内镜下滴入和氩气等离子体凝固术。

后续治疗与护理

预后

- 取决于病因及咯血严重程度。
- 及时气道管理可降低发病率和死亡率。

并发症

- 呼吸衰竭。
- 急性呼吸道阻塞。
- 低血容量性休克。
- 贫血。
- 肺炎。
- 死亡。

疾病编码

ICD10
- R04.2 呼吸道出血。
- P26.9 起源于围生期未特指的肺出血。

抗利尿激素分泌异常综合征 Syndrome of Inappropriate Antidiuretic Hormone Secretion

Todd D. Nebesio 李晓静 译 / 罗飞宏 审校

基础知识

描述

抗利尿激素（ADH）或 ADH 样肽分泌异常所导致的血钠降低、血浆渗透压降低、尿渗透压增高（除外肾、肾上腺或甲状腺疾病）。

流行病学

发病率

此抗利尿激素异常综合征（SIADH）可在任何年龄段出现，发病率与疾病病因有关。

危险因素

遗传学

遗传性 SIADH 非常罕见，但是有报道提示血管加压素 2 受体的激活基因突变可导致 SIADH 及极度低血清 ADH 表现。

病理生理

- ADH 由下丘脑神经元合成，和后叶激素结合蛋白结合后经视上垂体束转运并存储于垂体后叶。
- ADH 作用于肾集合管。
- ADH 和其受体结合导致细胞内 cAMP 增加，进而增加细胞表面水通道蛋白增加以增强水的重吸收。
- ADH 或 ADH 样肽过多会形成 SIADH，表现为水潴留、高循环负荷，进而导致低血钠。疾病发生机制可能为：
- 下丘脑 ADH 分泌增加（CNS 疾病，如中风或脑膜炎）。
- 异位独立分泌 ADH 或 ADH 样肽（如肺

燕麦细胞癌或嗅神经母细胞瘤）。
- 静脉回流受阻刺激动脉容量性受体进而导致 ADH 分泌[心衰、肝硬化、肺动脉或胸腔疾病（如结核）]。

病因

- 特发性。
- 中枢病变，导致 ADH 或 ADH 样肽分泌增加：脑膜炎、颅脑创伤、神经外科手术、脑炎、脑肿瘤、脑脓肿、脑水肿、缺氧、蛛网膜下出血、脑血管栓塞。
- 异位 ADH 或 ADH 样肽分泌：肺燕麦细胞癌、支气管源性癌、嗅神经神经母细胞瘤及胰腺肿瘤。
- 肺动脉疾病（导致继发性 ADH 或 ADH 样肽增多）：结核、病毒或细菌性肺炎、哮喘、囊性纤维化、气胸、正压通气。

- 药物(模拟 ADH 或刺激 ADH 分泌):长春新碱、环孢菌素、卡马西平、磺脲类、吩噻嗪类、氯贝丁酯、尼古丁、SSRI。
- 医源性外源性 ADH 摄入:治疗尿崩时使用的血管加压素,去氨加压素(DDAVP)同时大量液体摄入。
- 长期严重呕吐。
- 术后患者(如下丘脑-垂体手术后三期反应或经蝶骨垂体术后)。
- 落基山斑点热。

诊断

■ 病史

- 异常饮水(疑似精神性烦渴)。
- 评估住院患者的出入液量。
- 尿量减少。
- 厌食、乏力。
- 体重增加或减小。
- 肾脏疾病。
- 呕吐。
- 腹泻。
- 使用利尿剂。
- 烧伤。
- 心脏疾病。
- 肝脏疾病。
- 脑损伤:外伤、手术、缺氧、毒素。

■ 体格检查

- 应该进行详细的神经和体格检查。通常 SIADH 患者会有轻度容量增加却不伴尿量相应增加的表现。
- 水肿可有可无。
- 无脱水表现。
- 液量负荷增加的表现。
- 皮肤皱褶或牙龈无色素沉积(有色素沉积提示艾迪生病)。
- 低钠血症,可导致乏力、易激惹及肌肉痉挛。严重者可出现深肌腱反射消失、惊厥或昏迷。

> **注意**
> - 误诊:未将 SIADH 从其他低钠血症原因[肾上腺功能不全、甲减、脑性盐耗综合征(CSW)]中鉴别出来可导致错误的治疗进而加重低钠血症。
> - SIADH 患者仍有生成尿液的能力,仅根据尿量就诊断可能会导致错误的诊断。

■ 诊断试验与说明

实验室检查

- 特异性检查。
- 同一时段的血尿渗透压及血钠。
- 尿钠:通常 >30 mmol/L(>100 mmol/L 罕见)。
- 血清尿酸:有时在 SIADH 中降低。
- 存在低钠血症(血清钠<130 mmol/L)、血渗透压降低(<260 mOsm/kg)伴有不正常的尿渗透压增高(>260 mOsm/L)。
- 血浆抗利尿激素:可明确诊断但不能迅速得到结果。
- 非特异性检查。
- 肾排钠分数:与钠摄入量有关的净钠丢失量正常或升高。
- 尿比重:有用但不如尿渗透压特异。
- 血糖:高血糖可导致高张性高血钠(良性)。
- 甘油三酯:高脂血症可导致高张性高血钠(良性)。

影像学检查

怀疑中枢起因者应行垂体及下丘脑 MRI。

■ 鉴别诊断

- 低容量性低钠血症(如低钠性脱水、马拉松后常见)。
- 等容量性低钠血症(如甲减、肾上腺皮质功能不全)。
- 高容量性低钠血症(如心衰、肝硬化、肾病综合征)。
- 利尿剂使用。
- 由于呕吐、胃肠减压、腹泻或肠道分泌增加导致的体钠丢失。
- 肾衰竭。
- 严重钾缺乏。
- 水中毒。
- CSW:过量分泌心房或脑钠尿肽激素。
- 下丘脑渗透压重置。
- 落基山斑点热。
- 高张性低钠血症(有时也称为假性低钠血症,体钠正常而血钠降低)合并高血糖(糖尿病酮症酸中毒),严重的高血脂,或甘露醇使用史。

 治疗

■ 药物治疗

- 仅用于急症:高张盐水(1.5%~3% NaCl)。

- 由于利尿剂会加重低钠血症,应避免使用。
- ADH 拮抗剂,如临床试验显示托伐普坦可有效治疗成人 SIADH。
- 地美环素(慢性 SIADH)。
- 欧服尿素(慢性 SIADH)。

■ 其他治疗

一般措施

- SIADH 最重要的治疗原则为发现、明确并治疗原发病。
- 低钠血症中 Na⁺ >120 mmol/L 且无神经系统症状者,首要治疗并限制液体摄入。
- 低钠血症可导致惊厥,惊厥时通常需要立即使用 3% 高张盐水直至惊厥状态得到控制。除了抢救神经系统症状时补盐,每 24 h 钠的纠正速度不宜超过 12 mmol/L。

■ 住院事项

入院指征

严重低钠血症和(或)严重神经系统症状应住院接受密切观察,纠正低钠血症。

静脉补液

- 限制液量是治疗、预防低钠血症加重的重要措施。因此一般 SIADH 患者不补液。如果临床需要补液,建议在密切随访血钠下可补充非显性失水量(1/3 天维持量)。
- SIADH 的低钠血症由水潴留所致而非总钠丢失。因此用高张液体(生理盐水)替代低张液体会加重低钠血症。

出院指征

- 有赖于原发病的纠正情况。
- 一般来说,当患者血钠稳定同时神经系统症状稳定即可出院。

■ 随访推荐

患者监测

- 好转时限:通常在 48~72 h。
- 观察神经系统表现。

■ 饮食事项

限制液量在 SIADH 的治疗中最为重要。一般来说,建议液体的摄入量应仅等于非显性丢失量(1/3 天维持量)。

■ 预后

随原发病不同而不同。

■ 并发症

- 严重的低钠血症可导致惊厥并且偶可导

致脑损伤。过快纠正低钠血症可导致脑桥中央脱髓鞘(CPM)。CPM 为严重的脱髓鞘病变,可导致基本生命体征紊乱而危及生命。

- CPM 危险性与患者低钠血症的严重程度及持续时间呈正相关。
- 每 24 h 血钠的增加速度不应超过 12 mmol/L。

疾病编码

ICD10

- E22.2 抗利尿激素分泌异常综合征。

常见问题与解答

- 问:使用利尿剂有助于治疗 SIADH 吗?

- 答:否,尽管利尿剂可暂时缓解容量负荷,但同时它们可加重低钠血症。总的来说,使用利尿剂弊大于利。
- 问:怎样从 CSW 中鉴别 SIADH?
- 答:CSW 的形成是神经系统疾病后(如蛛网膜下腔出血)出现血浆和 CSF 中心房钠尿肽(ANP)的增加而导致的尿钠增多。由于尿钠增多,这些患者通常有脱水表现和显著的容量减少及 BUN 升高。与之相反,SIADH 的低钠血症是由于水负荷增大稀释血浆所致。与 SIADH 常见尿量减少不同,CSW 通常有尿量增多。但是 SIADH 患者经过大剂量溶质(3% NaCl)治疗后可表现为自然的尿钠增多和尿量增加。因此,单纯多尿并不能鉴别 CSW 和 SIADH。CSW 有显著的净钠丢失(> 100 mmol/L),而 SIADH 仅有轻度或正常的净钠丢失;因此

尿钠水平通常是鉴别 CSW 和 SIADH 特异性的指标。CSW 的实验室表现还有血浆醛固酮水平降低和正常的血清尿酸。注意血浆 ADH 在 SIADH 和早期 CSW 中均可升高。然而一旦 CSW 的血管内容量被纠正,ADH 将会降低,患者可不出现尿渗透压增高。这些患者中出现持续低钠血症伴尿渗透压增高提示 SIADH,这些表现在 CSW 中罕见。

- 问:为什么鉴别 CSW 和 SIADH 非常重要?
- 答:这两种疾病的治疗差别明显。与 SIADH 中禁水不同,CSW 中出现的脱水通常需要补液补充持续的水电解质丢失来纠正。虽然 CSW 比 SIADH 要罕见,对这两种疾病采取不同却合理的治疗对避免加重低钠血症非常重要。

咳嗽 Cough

Margaret M. McNamara · Gwynne D Church 刘靖 译 / 冯海燕 审校

基础知识

描述

从气道高速排出气体,用来清除黏液、细胞和微生物的碎片或异物。缺乏咳嗽或不能咳嗽可导致反复肺炎。咳嗽分为急性(<2 周)、亚急性或迁延性(2~4 周)和慢性(>4 周)。

流行病学

在美国及全世界范围内,咳嗽是初级保健医生最常遇见的症状。据统计,美国儿科患者的主诉中,慢性咳嗽占 9%。

健康儿童也会有非病理性咳嗽。学龄儿童都有过每天咳嗽发作 10 次的典型经历。

病理生理

咳嗽是一种由咳嗽感受器引发、通过脑干介导的复杂的反射现象。这些感受器分布于从喉到段支气管的呼吸道、副鼻窦、外耳道和胃,受温度、化学性、机械性或炎症性刺激触发。咳嗽一般是反射性的,但有时候可以主动发生或被抑制。

诊断

鉴别诊断

在所有年龄组别的儿童中,感染和哮喘是咳嗽最常见的病因,应当一直考虑。

儿童平均每年有 6~8 次的上呼吸道感染,每次可以持续 2~3 周。学龄前儿童感冒后咳嗽,大约 1/3 会超过 10 天,而有 10% 则会超过 25 天。

- 急性(<2 周)、亚急性或迁延性(2~4 周)咳嗽的病因:
- 感染。
- 反应性气道疾病(RAD)。
- 鼻窦炎。
- 刺激物。
- 过敏。
- 异物。
- 慢性咳嗽(>4 周)的病因:
- 支气管炎。
- 感染。
- 鼻窦炎。
- 哮喘。
- 刺激物(暴露于烟草、空气污染)。
- 过敏性鼻炎。
- 异物。

- 胃食管反流(GER)。
- 习惯性或心因性。
- 解剖异常:气管食管瘘、气管支气管软化症、喉裂、息肉、内收性声带麻痹、肺隔离症、支气管源性囊肿、囊性淋巴管瘤、血管环、肿瘤。
- 囊性纤维化(CF)。
- 纤毛运动障碍。
- 免疫缺陷状态导致反复呼吸道感染:HIV、免疫球蛋白缺陷(IgA、IgG)、吞噬细胞缺陷、补体缺陷。
- 间质性肺病。
- 血管紧张素转换酶抑制剂。
- 刺激外耳道咳嗽感受器(阿诺德反射性咳嗽)。

诊断思路

鉴于咳嗽的普遍性和由此产生的大量鉴别诊断,合理、循序的方法是彻底地采集病史和体格检查(H&P)。

病史

- 提问:孩子咳嗽多久了?
- 要点:大多数急性和亚急性咳嗽与病毒性上呼吸道感染有关。儿童慢性咳嗽的概念是每日咳嗽,持续 >4 周。

K

- 提问:近期有上呼吸道感染的病史吗?
- 要点:连续上呼吸道感染是儿童慢性咳嗽最常见的病因,症状反复的详细病史有助于诊断,并且能避免不必要的检验。也需要考虑感染后咳嗽(由于咳嗽感受器的敏感性提高)或鼻窦炎(5%的上呼吸道感染合并发生)。总的来说,8%～12%的上呼吸道感染儿童有并发症。
- 提问:有哪些相关的症状?
- 要点:
- 发热和鼻涕提示感染。
- 儿童慢性咳嗽伴发热、畏寒或盗汗提示结核。
- 伴有鼻涕、口臭、头痛或颜面水肿提示鼻窦炎。
- 伴呼吸窘迫,怀疑 RAD、感染或异物。
- 提问:咳嗽的性质如何?
- 要点:
- 急性湿咳提示上、下呼吸道感染或哮喘。
- 亚急性湿咳提示鼻窦炎、支气管炎或哮喘。
- 慢性湿咳通常提示病变,与鼻窦炎、支气管炎、哮喘、CF、纤毛运动障碍或下气道解剖异常如气管软化症有关。
- 干咳提示哮喘。
- 犬吠样咳嗽通常与喉炎相关。
- 金属样咳与气管软化症相关。
- 有压力时存在雁鸣样或犬吠样的慢性咳嗽,入睡后则消失,是习惯性咳嗽的典型表现。
- 婴儿续断性咳嗽提示衣原体肺炎。
- 阵发性咳嗽,伴或不伴喘息都提示百日咳或类百日咳。
- 提问:咳嗽的形式如何?
- 要点:
- 慢性的夜间咳嗽提示 RAD、过敏性鼻炎所致的鼻后滴流或 GERD。
- 夜间或清晨咳嗽考虑鼻窦炎或过敏性鼻炎。
- 季节性咳嗽提示过敏性疾病。
- 提问:有哪些已知会触发咳嗽的因素(例如烟草、冷空气、灰尘、上呼吸道感染)?
- 要点:考虑刺激性咳嗽、过敏性疾病或 RAD。
- 提问:有个人或家族特异性病史吗?
- 要点:考虑 RAD。
- 提问:有反复感染吗?
- 要点:考虑免疫缺陷病、CF,如果患者有同一部位反复肺炎,则需要考虑肺隔离症。
- 提问:咳嗽和喂养之间有联系吗?
- 要点:考虑吸入、GER、喉裂或气管食

管瘘。
- 提问:发生过窒息吗?
- 要点:考虑异物滞留。
- 提问:有运动不耐受吗?
- 要点:考虑哮喘、间质性肺病。
- 提问:父母的关注水平如何?
- 要点:孩子咳嗽会给父母造成显著压力和关注,为解决这一问题,评估父母的担忧情况是有价值的。

■ **体格检查**

评估患者的一般情况。
- 发现:发育停滞的证据。
- 要点:考虑结核、CF、免疫缺陷病、吸入。
- 发现:发绀或苍白。
- 要点:考虑肺炎、哮喘。
- 发现:呼吸窘迫的体征,例如呼吸急促、辅助呼吸肌做功。
- 要点:考虑肺炎、哮喘、先天性解剖结构异常。
- 发现:桶状胸。
- 要点:提示慢性疾病所致的空气滞留。
- 发现:杵状指。
- 要点:考虑 CF、纤毛运动障碍、间质性肺病、慢性吸入。
- 发现:鼻息肉。
- 要点:必须 CF,也可见于过敏性鼻炎。
- 发现:气管偏移。
- 要点:考虑纵隔肿块或异物吸入。
- 发现:变应性疾病的体征例如湿疹、过敏性黑眼圈、横向鼻皱、鼻炎、黏膜鹅卵石样改变、球结膜充血。
- 要点:过敏性鼻炎。
- 发现:咽后壁鼻涕及脓液、抽鼻、口臭、眶周水肿、窦区压痛。
- 要点:考虑鼻窦炎。
- 发现:湿啰音。
- 要点:粗湿啰音提示支气管扩张,细湿啰音提示肺炎、肺不张、肺水肿或间质性肺病。
- 发现:干啰音?
- 要点:支气管炎、咳嗽无力(由于虚弱、气管切开术)。
- 发现:呼吸音降低?
- 要点:提示肺炎、胸腔积液、胸部肿块。
- 发现:喘息?
- 要点:复调的吸气或呼气相喘息提示 RAD,单调的或固定的喘息应该考虑异物或肿块或先天性病变。

■ **诊断检查与说明**

- 应在详尽地了解病史之后,基于可能的病

因,逐步实施合理的实验室检查。
- 2006 年出版了评估儿童慢性咳嗽的临床循证实施指南。一般而言,儿童慢性咳嗽需要行胸部放射影像,>4 岁要考虑肺功能检查。
- 检查:胸部后前位或侧位 X 线检查。
- 要点:检查感染、异物、慢性吸入、间质性肺病、肺水肿、膈疝、哮喘的典型征象、CF。
- 检查:肺功能。
- 要点:检查气道阻塞性或肺限制性病变。支气管扩张剂使用前和使用后的反应被用于诊断哮喘。
- 检查:有指征时微生物检测[如百日咳聚合酶联反应(PCR)、病毒平板直接荧光抗体(DFA)、衣原体培养]。
- 要点:帮助明确诊断及治疗。
- 检查:副鼻窦 CT 平扫。
- 要点:被用于更明确地评估鼻窦疾病,即鼻窦炎并发症、反复鼻窦炎。
- 检查:外周全血细胞计数。
- 要点:嗜酸细胞增多提示变应性疾病,少见的寄生虫感染;贫血应考虑慢性疾病,少见的肺含铁血黄素沉积症;白细胞升高提示感染。
- 检查:支气管镜。
- 要点:诊断异物和气道异常[喉裂、气管支气管软化症、气管食管瘘(TEF)、血管环],实行肺泡灌洗液培养、检查细胞学、含铁血黄素巨噬细胞(提示肺泡出血)、载脂巨噬细胞(提示吸入)。
- 检查:吞钡试验。
- 要点:吸入。
- 检查:上消化道钡餐检查。
- 要点:血管环。
- 检查:结核菌素皮内试验:纯蛋白衍生物(PPD)皮肤试验。
- 要点:诊断结核。
- 检查:血清 IgE。
- 要点:显著升高提示变应性疾病,或少见的变应性支气管肺曲霉病。
- 检查:汗液检查。
- 要点:诊断 CF,但是需要确定实验室有做过该检查的经验。
- 检查:免疫检查。
- 要点:HIV、免疫缺陷病。
- 检查:PH 探针监测。
- 要点:GER。
- 检查:胸部高分辨率 CT 扫描、透视、心超或核素扫描。
- 要点:可以谨慎使用;一般都先保留,直到

将患者转诊至专家。

影像学检查

胸部 X 线：

- 浸润影提示肺炎、细支气管炎、局限性肺炎、结核、CF、支气管扩张或异物。
- 容积减少可见于异物吸入；年幼儿童不能配合吸气或呼气相,有时需要侧卧位影像。
- 过度充气提示 RAD 或 CF。
- 纵膈淋巴结提示感染(特别是结核或真菌)或恶性肿瘤。

💉 治疗

■ 其他治疗

一般措施

- 依据病因学治疗咳嗽。
- 非处方咳嗽药已经被广泛地开具处方并过度使用。
- 美国食品药品监督管理局(FDA)和消费者保健产品协会建议避免 4 岁以内儿童使用非处方咳嗽药和感冒药。美国儿科学会提出这些药物对 6 岁以内儿童有效性和安全性的问题。
- 避免抗生素的过度使用,应当告知父母病毒性上呼吸道感染引起的咳嗽一般会持续 2～3 周。
- 教育父母咳嗽可以清除刺激物,是有益的功能,抑制有效的或继发于 RAD 的咳嗽会有潜在的危害。
- 超过 1 岁的儿童可以使用蜂蜜。上呼吸道感染引起的急性咳嗽或慢性非特异性咳嗽(如非哮喘或其他类似疾病引起的干咳)使用蜂蜜治疗是安全的、有效的、廉价的。

- 特殊的药物干预：
  - RAD：支气管扩张剂±吸入抗炎药,口服或吸入类固醇激素,清除刺激物。
  - 感染：有指征适当使用抗生素。如果有慢性咳嗽或肺炎可以考虑使用。
  - 抗组胺药(非镇静药)仅使用于咳嗽合并鼻炎。
- 自我暗示对于习惯性咳嗽是安全、有效的疗法。
- "非特异性咳嗽"的儿童(如没有前面病史和体检提到的特异性指标)一般而言从药物中得不到许多益处,可以经过一段时间的"观望式等待"。如果使用了药物,患者还需要在 2～3 周内再评估。

■ 转诊问题

- 绝大多数的咳嗽病例,即使是慢性咳嗽都能在初级保健医生那里诊断和处理。
- 需要转诊的因素：
  - 咳嗽对治疗无反应。
  - 病因可能是解剖畸形或异物吸入。
  - 可能涉及其他器官系统(如生长落后、CF、充血性心衰、免疫缺陷病、特殊感染)。
  - 咯血。

初始稳定

- 如果咳嗽有呼吸窘迫的相关症状或体征,需要考虑为急诊。

- 在这些引起关注的患者中,应当基于报告,进行紧急的常规气道评估,并开始适当的支持措施。

疾病编码

ICD10

- R05 咳嗽。
- J00 急性鼻咽炎(普通感冒)。
- J45.909 非特异性哮喘,无并发症。

❓ 常见问题与解答

- 问：尽管儿童常规免疫接种,百日咳还是一个问题?
- 答：是的。在年长儿、青少年、成人,特别是未完成免疫接种系列的婴幼儿中,作为急性和慢性咳嗽的病因之一,百日咳经常未被认识到。由疫苗或自然感染得到的免疫力会在 5 年内消退,因此在社区里存在百日咳的蓄积。所有 11 岁以上人群都推荐接种白百破疫苗。
- 问：耳部检查如何协助解释慢性咳嗽的病因?
- 答：对有些患者来说,耳屎、异物或外耳道的刺激都会刺激到迷走神经的耳部分支("阿诺德神经")并触发咳嗽,这也称耳呼吸反射。一项印度的研究提示这种现象有 4% 的发生率。

克罗恩病　Crohn Disease

Helen Pappa　叶孜清 译 / 黄瑛 审校

基础知识

■ 描述

克罗恩病是一种慢性炎症性肠病(IBD),病变可发生在消化道(口腔至肛门)的任何一处。克罗恩病的特点为跳跃性病变,病情有加剧期与稳定期。

■ 流行病学

- 20%～25% 的患者在儿童期或青春期诊断为克罗恩病。
- 30% 的 30 岁以下患者有家族史。
- 成年患者中,男性：女性=1：1；儿童患者中,男：女=1.6：1。
- 白种人中患病率最高,不同种族中都有克罗恩病患者。

■ 危险因素

遗传学

- 相比于正常人群,患者的一级亲属中患克罗恩病的危险性高 5%～25%。
- 儿童的父母中有一人患有克罗恩病,其发生克罗恩病或溃疡性结肠炎的风险为 7%～16%。
- IBD 患者的同胞患克罗恩病的风险高出 30 倍。

- 同卵孪生子间符合率为 50%,异卵孪生子中为 38%。
- 克罗恩病是一种复杂的遗传疾病：
  - 超过 100 个基因位点与克罗恩病相关。
  - 微生物识别与自噬通路中的基因发生突变。
  - 第一个发现的易感基因为 NOD2/CARD15,是固有免疫中的一种重要蛋白质。
  - 14%～18% 的患者携带 CARD15 突变。纯合子一生有 2%～4% 发生克罗恩病的风险。
  - 其他遗传特性被证实可预测患者对于糖

皮质激素、抗 TNF 制剂的疗效。

■ 病理生理

• 环境因素、遗传易感性、宿主肠道微生态与非特异诱因的相互及综合作用下，免疫反应失调，导致肠道慢性炎症。

• 克罗恩病的发病机制与固有免疫、适应性免疫障碍有关：

- 固有免疫：克罗恩病患者，上皮屏障、微生物感应、自噬发生缺陷。例如，CARD15/NOD 2 突变患者对于细菌产物反应失调。

- 适应性免疫：Th1 细胞和 Th17 细胞的异常激活导致炎症因子 IL-2、干扰素 g、IL-6、TNF-α、IL-17 过度产生，最终导致克罗恩病侵袭性的肠道炎症。

• IL-23 是克罗恩病发病机制中一种重要的细胞因子。IL-23R 基因多态性与固有免疫、适应性免疫的异常反应相关。消化道炎症因子的释放，导致透壁性隐窝炎、隐窝脓肿、隐窝结构紊乱以及病理性肉芽肿（见于 20%～40% 活检样本中）。

• 克罗恩病大体特点如下：

- 溃疡。

- "脂肪移行"（炎症浸润小肠周围系膜脂肪增生）。

- 窦道（深溃疡穿透肠壁）。

- 瘘管（肠管与皮肤、其他肠管、器官相通）。

- 狭窄。

• 消化道中最常受累部位为末端回肠。其他受累部位按频率由高至低依次为：右半结肠，结肠，近端小肠，上消化道（例如胃、十二指肠、食管）。

D 诊断

■ 病史

• 腹泻（80%）。

• 体重下降（85%）。

• 腹痛（85%）。

• 直肠出血（50%）。

• 发热（40%）。

• 生长迟缓（35%）。

• 肛周疾病（25%）。

• 恶心、呕吐（25%）。

• 青春期延迟。

• 经期异常。

• 肠外表现（25%）：

- 关节炎。

- 结节性红斑。

- 坏疽性脓皮病。

- 口腔溃疡。

- 表层巩膜炎。

- 葡萄膜炎。

- 血栓栓塞性疾病。

- 血管炎。

- 肾结石。

- 淀粉样变性。

- 硬化性胆管炎。

- 胰腺炎。

• 可能包含下列病史：

- 肠道感染（包括艰难梭菌）。

■ 体格检查

• 生长发育迟缓、体重下降、青春期延迟。

• 腹部检查：

- 肠鸣音亢进。

- 右下腹（RLQ）包块及压痛。

- 触及肠道管腔增厚。

• 直肠及肛周可查及：皮赘、肛裂、瘘管、脓肿。

■ 诊断检查与说明

实验室检查

• 血常规：小细胞性贫血常见（缺铁所致）；亦可见慢性疾病所致正细胞性贫血，或大细胞性贫血所致（提示营养缺乏，特别是铁、维生素 B_{12}/叶酸、锌）。

• 血沉（ESR）、C 反应蛋白、粪钙卫蛋白增高（反应疾病活动程度）。

• 电解质（反映水合状态、肾功能）。

• 转氨酶、碱性磷酸酶、谷氨酰转移酶（γ-GT）（提示肝胆疾病）。

• 粪隐血、粪白细胞。

• 粪便培养，艰难梭菌毒素 A、B。

• 血清学检查，包括抗中性粒细胞胞浆抗体（pANCA）、抗酿酒酵母抗体（ASCA）。其有助于区分炎症性肠病的不同类型。

• 不推荐对健康、无症状患者行遗传学筛查。

影像学检查

• 急症患者行腹部平片检查以排除肠梗阻或肠穿孔。

• 行肠道 MRI 检查以评估疾病程度及活动性，并评价小肠、结肠受累情况，包括脓肿、瘘管。

• 若无法进行内镜检查，行上消化道及小肠造影可评估小肠的受累情况，但有放射线暴露。

• CT 及超声检查可用于评估并发症（脓肿、蜂窝织炎）。

• 结肠镜、胃镜下多点活检是首次评估及诊断克罗恩病的金标准。

• 胶囊内镜有助于评估胃肠镜所不及的小肠处病变。

• 气囊小肠镜有助于评估小肠病变，其优势在于可取活检供诊断。

■ 鉴别诊断

• 溃疡性结肠炎。

• 阑尾炎。

• 感染：

- 结核分枝杆菌。

- 沙门菌、志贺痢疾杆菌。

- 空肠弯曲菌、单胞菌。

- 耶尔森肠炎杆菌、艰难梭菌。

- 大肠杆菌、蓝氏贾第鞭毛虫、隐孢子虫、类圆线虫。

• 溶血性尿毒综合征。

• 过敏性紫癜。

• 肠易激综合征。

• 消化性溃疡。

• 自身免疫性肠病、免疫缺陷。

• 牛奶蛋白过敏。

• 小肠淋巴瘤。

• 功能性疾病。

⊗ 治疗

■ 药物治疗

• 治疗目的为使急性期症状缓解（诱导缓解）、肠道黏膜镜下愈合、无糖皮质激素长期缓解、正常生长、生活质量高。采用阶梯式治疗。

• 根据肠道病情活动的部位，可选用多种 5-氨基水杨酸（5-ASA）制剂。5-ASA 可用于诱导缓解与轻、中度疾病的维持缓解治疗，但其效果中等：

- 美沙拉秦（Asacol；末端回肠、结肠）：50～100 mg/(kg·d)（最大剂量 4.8 g/24 h 用于活动性疾病，3.2 g/24 h 用于维持缓解）。

- 美沙拉秦（颇得斯安；十二指肠、空肠、结肠）：50～100 mg/(kg·d)（最大剂量 4 g/24 h 用于活动性疾病，3 g/24 h 用于维持缓解）。

- 柳氮磺胺吡啶（Azulfidine）：40～60 mg/(kg·d)（最大剂量 4 g/24 h）用于活动性疾病，30 mg/(kg·d)（最大剂量 2 g/24 h）用于维持缓解（可用液体制剂）。

- Basalazide［巴柳氮，6.75 g/24 h；110～170 mg/(kg·d)，液体制剂可用于年幼儿童］。

- 氨基水杨酸(Rowasa):4 g 灌肠,500 mg 栓剂每天 1～3 次,纳肛。
- 糖皮质激素可控制肠道炎症急性发作,但由于其副作用,不可作为长期缓解维持的用药。治疗克罗恩病有效起始剂量为 1～2 mg/(kg·24 h)甲泼尼龙静滴或泼尼松口服(最大剂量 60 mg)。一般情况下,患者用药 10 天至 2 周后,在几周内进行逐步减药。局部氢化可的松可用于局限性左半结肠病变,可用剂型包括液体及泡沫灌肠剂。回肠控释型糖皮质激素可选用布地奈德(9 mg/24 h)。
- 全肠内营养(EEN):在欧洲及加拿大,EEN 已替代激素成为一线用药以诱导缓解。已有报道,通过 EEN 进行要素饮食或多聚饮食对于诱导缓解有效,尤其小肠活动性病变。在其他治疗的基础上配合营养补充,也可用于纠正生长障碍。若口服补充不能耐受,可用夜间鼻饲。全肠内营养可使患者免于服用药物,但是需要患儿的配合,且难以长期维持。
- 免疫调节剂:硫唑嘌呤,2～3 mg/(kg·d)口服,及其代谢产物 6-巯基嘌呤 1～1.5 mg/(kg·d),口服。可作为激素、生物制剂及其他药物诱导缓解之后的维持治疗,以预防复发。不良反应包括肝毒性、白细胞减少、发生恶性肿瘤(特别是淋巴瘤)风险轻度升高。
- 另一种免疫调节剂甲氨蝶呤,也可用于缓解维持。使用剂量为 10～25 mg 肌注或口服,每周 1 次。不良反应与硫唑嘌呤、6-巯基嘌呤基本相似,另外可导致恶心、呕吐、肺纤维化。
- 应用免疫抑制剂时,应密切随访相应的指标。其中应谨慎监测血常规、血小板计数。使用硫唑嘌呤、巯基嘌呤药物前,需事先检测硫嘌呤甲基转移酶(TPMT)活性或基因型。若 TPMT 无活性(纯合子),因药物清除率下降会导致严重的骨髓抑制风险,故不应使用该药物。若 TPMT 活性为中等水平(杂合子),可调整剂量,并在密切监测血常规情况下使用。
- 其他不常使用的免疫调节剂包括环磷酰胺、他克莫司(FK-506)、沙利度胺。
- 抗生素可用于诱导缓解、瘘管、术后缓解

维持。但是其药效中等,且由于副作用不可长期使用:
- 甲硝唑 15 mg/(kg·d)。
- 环丙沙星 20 mg/(kg·d)。
- 利福昔明 200 mg(每天 3 次)～800 mg(每天 2 次)。
- 英夫利昔单抗是一种生物嵌合抗肿瘤坏死因子 α 抗体(5 mg/kg,静滴,每 2～3 个月使用 1 次,初期诱导为第 0、2、6 周共 3 剂)。主要用于重症、瘘管形成,且对其他治疗无效的病例。阿达木单抗是一种人源性抗肿瘤坏死因子-α,近期获批用于治疗儿童中、重度克罗恩病(第 0 周 80～160 mg 皮下注射,第 2 周 40～80 mg,第 4 周 20～40 mg,之后每月 2 次)。上述两种药物均可用于诱导缓解及缓解维持。其不良反应包括严重感染、过敏性反应以及恶性肿瘤风险轻度增高(淋巴瘤)。
- 其他生物制剂包括抗肿瘤坏死因子抗体 α 赛妥珠单抗、抗黏附分子那他珠单抗。但目前尚未获批应用于儿童克罗恩病。
- 补充治疗(益生菌、益生元)。

■ 手术与其他治疗

- 手术仅用于局限性克罗恩病,其他治疗无效且并发难治性出血者。
- 手术对于狭窄性病变患儿是有必要的,特别是近段肠段扩张及穿孔者。
- 可进行操作包括:狭窄成形术、脓肿引流、肠段切除(目前广泛使用的是侧-侧吻合)。
- 手术治疗并不能治愈克罗恩病,且术后吻合处复发较为常见。

后续治疗与护理

■ 随访推荐

患者监测
- 克罗恩病致残率较高。大多数患者病情反复。
- 多数患者在疾病发作间期一般情况良好,可正常生活。
- 癌症监测应纳入常规随访中。
- 在患病 5 年、20 年后,生存率及预期生存率分别为 98%、89%。
- 死亡是罕见并发症(一项大型病例系列中

报道为 2.4%)。

■ 并发症

- 肠道狭窄、粘连所致肠梗阻。
- 脓肿、蜂窝织炎。
- 肠道瘘管、肠道膀胱瘘管、肠道阴道瘘管、肠道皮肤瘘管。
- 肠道穿孔。
- 胆结石、肾结石。
- 肠道淋巴瘤、结肠癌。
- 吸收不良致营养素缺乏(例如,维生素 B_{12}、胆盐缺乏,缺铁)。
- 反复肠段切除导致短肠综合征。
- 大量出血较为罕见(1%)。
- 常见生长发育迟缓,最终身高较矮,青春期前发病儿童可见发育延迟。
- 炎症累及输卵管、子宫者远期可发生不孕不育。
- 炎症、营养缺乏、治疗副作用(糖皮质激素)继发骨质减少、骨质疏松。
- 巨结肠为严重的并发症,但罕见。

疾病编码

ICD10
- K50.90 克罗恩病,未指明的,无并发症。
- K50.913 克罗恩病,未指明的,伴发瘘管。
- K50.911 克罗恩病,未指明的,伴发直肠出血。

常见问题与解答

- 问:是否应当限制克罗恩患者的饮食?
- 答:对于活动期疾病诱导缓解的一种方法即为全肠内营养。但是全肠内营养很难长期应用,仅用于患者不可进食绝大多数食物时。通常而言,为确保克罗恩病患儿正常生长发育,应仔细制定均衡营养膳食。多渣食物是唯一不推荐的食物。包括不能被完全吸收的蔬菜(生食)、坚果、爆米花,这些食物容易引起狭窄、炎症肠道发生梗阻。继发性乳糖不耐受的患者需使用乳糖酶补充剂,或在确保热量、钙足量摄入的同时避免使用牛奶制品。

K

口吃 Stuttering

Gary A. Emmett 王燕娜 译 / 杨红 审校

基础知识

描述

口吃(也指结巴或不流畅)是在正常流畅过程中的一种不随意的打断,言语的时机对讲话者的年龄而言是不合适的。可见各种不同的模式:

• 声音或音节的延长。
• 声音或音节甚至整个单词的重复。
• 单词中间的停顿。
• 阻塞——在单词中间充满无意义声音,亦或是沉默或停顿,好像在考虑接下来要说什么。
• 逃避——为了跳过已知的问题单词而进行词汇替代,也被称为托词。
• 一些音节或单词被过度强调,也被称为紧张。
• 如果口吃干扰了患者在学习、工作或社交领域的生活,那么它就具有重要意义。许多发展迟缓的孩子言语不流畅,但这并不被认为是口吃,除非这样的不流畅比起预期的障碍水平出现的更频繁。

流行病学

• 在所有研究中至少 1% 的人被影响。
• 男性口吃是女性的 3 倍。
• 每种文化和语言中都能发现口吃。家乡话并不增加或减少口吃的量。
• 口吃发生在 2~7 岁,98% 的案例出现在 10 岁之前。
• 女孩平均开始口吃的年龄比男孩早几个月;然而,她们说话通常也早于男孩。

危险因素

遗传学

在家庭中,口吃不会大量地出现:

• 同卵双胞胎发生口吃的概率比异卵双胞胎具有更高的一致性。
• 关系越近,越容易口吃。
• 完全相同的双胞胎具有 ≥30% 的一致性。
• 在具有高口吃倾向的特定家庭中,单个基因缺乏与不流畅有高度的相关性。

一般预防

对于口吃还未有已知的预防策略。

病理生理

口吃似乎与多巴胺的过量有关,或者与血管活性组成部分最相关,在大脑中:

• 罹患帕金森病的患者经常会发展出成人口吃。
• PET 扫描显示,在那些口吃的大脑中有增加的血管活性物质。
• 增加大脑多巴胺的药物(抗抑郁药)或多巴胺能药(主要镇静剂)能导致非口吃的人产生口吃;减少多巴胺的药物(如氯米帕明)可以改善口吃。
• 口吃和非口吃者的大脑在葡萄糖摄入、多巴胺释放以及基底节的代谢活动方面存在许多差异,但并无单一的生理过程能被很好地定义为是导致口吃的原因。

病因

• 特定的病因尚未知,但许多因素共同作用。当一个孩子感到疲劳、激动、不安、匆忙或在其他应激状态下,口吃可能会更明显。
• 环境因素被认为是重要的。被口吃的父母养育的孩子比起那些不口吃父母养育的孩子更可能出现口吃。

常见相关疾病

• 其他语言问题:构音障碍、发声障碍、学习障碍、阅读障碍、注意力缺陷多动障碍。
• 口吃被发现在发展迟缓或理解障碍的学生中多达 25%。

诊断

疾病史

• 口吃的发生通常是天生和养育两者共同造成的。
• 开始的年龄和持续的时间:
  - 开始是潜在的,孩子经常尚未意识到这个问题。
  - 如果口吃在 10 岁之后开始,那么怀疑有颅内肿块或脑缺血。
• 在有韵律地阅读、唱歌、表演、背诵或者对宠物或无生命的物体说话时,生理性口吃几乎很少出现。
• 药物,尤其是那些增加多巴胺的药物,可以触发口吃。
• 由于疾病或外伤而增加的颅内压力,可以

导致口吃。

体格检查

• 并无特定的口吃身体检查结果。对孩子的观察能提高做出这个诊断的能力。口吃是一个言语单位的 2 次或更多的重复。
• 在与熟悉的人一对一的情况下,口吃经常可以改善,因此让家长带着孩子在各种状况下的录影,也就是在公共场合说话、唱歌以及对宠物或婴儿说话时。
• 在办公室可以进行观察,与口吃的诊断密切相关的包括以下几点:
  - 多次重复和(或)延长。
  - 对困难的词提高音调。
  - 表情扭曲或其他生理性紧张,如说话时深呼吸或猛地回头。
  - 对单词不适当的强调,极度缓慢的言语,或无语调的言语。
• 尽管不乐意与检查者说话是正常的,但不乐意与父母说话则不然。

诊断检查与说明

诊断步骤与其他

• 最近并无适用的程序,但 PET 扫描在未来可以是一种有用的模式。
• 如果口吃在 10 岁以后开始,或者患者有其他神经或发展问题,那么应该考虑大脑异常。

鉴别诊断

• 发育:
  - 正常发育:不流畅与言语能力的快速开始有关,这通常将非常快速地解决。
  - 短暂的不流畅是不明确的术语,但通常指的是学龄前孩子的口吃持续 <1 年。
  - 语言错乱:极度快速言语的患者会发生不流畅,解决方式是减慢言语速度。
  - 广泛性发展障碍(孤独症谱系障碍):也可能有鹦鹉式仿说、平板声调,以及较差的眼神接触。
• 神经症状:
  - 抽搐及 Tourette 综合征:相似的开始时间,最初在某种程度上有相似的症状。口吃通常不与同时存在的身体运动相关。
  - 外伤、肿瘤或主要中枢神经系统疾病,例如帕金森病,可能导致迟发性口吃。

药物：

–任何增加多巴胺出现的药物可以恶化（或导致）口吃。如 SSRI 型抗抑郁药或主要镇静剂。

 治疗

■ 一般措施

•治疗必须致力于孩子的流畅度，并增加患者及其家庭对这个问题的接受度和容忍度。

•在多文化学习氛围中，为了达到成功的结果，对每个社会组学习方式的敏感度是最重要的。

•最近的循证分析指出，被持证的言语治疗师进行早期干预，通常是需要的。

其他治疗

•言语治疗

–幼儿的口吃可以通过非常短期的治疗课程进行矫正，通常是≤3 个月。在这些早期治疗的孩子中，仍有≥95％被矫正。患者被转介到言语治疗时年龄越小，则需要的治疗课程就越短，治疗也就更可能成功。

–许多口吃专家认为，早期干预的孩子比起那些等着在 7 周岁前未能自然矫正而开始治疗的孩子更可能矫正成功。

–早期口吃干预的 Lidcombe 项目，是一项认为口吃是生理上自然发生的密集行为治疗项目。该项目教导家长和照顾者在孩子讲话流利时进行表扬，在他们口吃时偶尔进行矫正。在整个过程中，家长都被临床医生支持。治疗最终能使孩子说话流利，并能控制他自己的言语。

•其他疗法

–对于青少年和成人有一种成功的新治疗是听觉辅助型设备（SpeechEasy，www.speecheasy.com），能直接将个人的言语回到听筒模式。

–使听觉变成非立体声或提供耳朵以白噪音的设备也可以改进口吃。

–通过像口吃基金会这样的非营利性组织（www. stutteringhelp. org）可以为家庭提供信息。

注意

•由于口吃会随着时间的推移而日渐严重，因此临时的进步并不等于治愈。

•任何行为治疗都必须在受过良好训练的专业人员的指导下进行，因为不恰当的批判可能会恶化口吃。

•等着看口吃是否在 7 岁之前消失，对幼儿来说并不是最好的方式。

•在要求评估和治疗前，学龄前儿童的口吃应该持续多久，文献并未对此给出明确的时间框架，但是持续＞1 年的严重口吃应该被转介到言语治疗师那里。

•没有药物被证实可以安全地减轻口吃。针灸、催眠和瑜伽已经取得了某些成功，但并未在对照研究中出现。

■ 随访推荐

如果学龄前儿童的家长表示孩子有口吃，则接下来的 1～2 个月就看是否仅仅是短暂的不流畅，并且被矫正。如果不是，则应该获得言语治疗的评估。

患者监测

•定期随访来确保言语治疗是适当的，并且有一定的进步。

•重新评估来确保孩子在适应社会环境，并且与他人有互动。

■ 患者教育

•以下建议尽管对家长有帮助，但应该与言语治疗相配合，而并不能代替言语治疗。家长可能对他们自己的孩子过于挑剔。

–每天抽出时间来与孩子一对一地说话。

–塑造出缓慢的言语。

–等待孩子说话，轮流说话。

–在活动和任务之间允许有转换的时间。

–带着笔记本记录引发口吃的东西，并使言语变得更好。

■ 预后

•高达 80％的口吃案例在 16 岁前有自发的退步。

•口吃的严重性并不与口吃的持续性有关。

•口吃出现得越久，就更可能会持续。

■ 并发症

•焦虑和压力对于不流利程度来说，经常是不成比例的。

•闭塞和犹豫给人以智力发育迟缓的印象。

•从社交互动中自发撤回，来避免窘迫。

疾病编码

ICD10

•F80.81 儿童流畅障碍发作。

常见问题与解答

•问:是否有些孩子更容易口吃?

•答:是的。"敏感的"孩子（在许多不同研究中有不同定义）更容易口吃，因为他们的父母极度挑剔。

•问:家长和朋友应该帮助口吃的孩子把口吃的句子说完整吗?

•答:不。孩子一旦无法完整地说出想法时，应该温和地让他减慢速度，并在无时间限制下再试一次；有时只要静静等待孩子自己说完整他的句子。具有口吃问题的孩子在他们不口吃的时候，也应该被表扬。

口炎 Stomatitis

Cara L. Biddle　杜钰 译 / 陈红娟 审校

 基础知识

■ 描述

•口腔黏膜，包括颊黏膜、牙龈、舌、唇、硬腭、软腭的炎症。

•若牙龈被累及，也被称为龈口炎。

•肠道病毒（引起疱疹性咽峡炎和手足口病）和单纯疱疹病毒 1 型是最常见的感染源。

•复发性阿弗他口炎（口腔溃疡）在儿童中也很常见，病因学目前不明确。

■ 流行病学

•肠道病毒（包括柯萨奇病毒）:

–夏秋常见，热带地区全年常见。

–疱疹性咽峡炎和手足口病在婴儿、幼儿和低龄儿童中常见。

- 单纯疱疹病毒1型(HSV-1)：
- 全年均可见。
- 新生儿期过后的儿童期,初发 HSV 感染无明显症状。
- 原发性疱疹性龈口炎在婴儿,幼儿和低龄儿童中最常见。
- 复发性 HSV-1 感染可以发生在初次感染后的任何时候。
- 美国 HSV-1 的血清阳性率在 7 岁儿童中超过 25%,21 岁青年中超过 40%。
- 复发性阿弗他口炎在年纪稍大儿童和青少年中常见。

■ 一般预防

- 接触过患者后洗手可以帮助预防病毒传播。
- 对患者接触过的物体表面、玩具等消毒可以减少传播。肠道病毒在物体表面的生存期很长,比较容易接触传播。
- 病毒性口炎的住院患者应该立有接触警示。

■ 病理生理

- 肠道病毒感染：
- 通过粪口途径或者呼吸道传播。也可以通过母婴垂直传播,围生期可以通过母乳传播。
- 产生病毒血症从而导致器官感染。
- HSV-1 感染：
- 通过接触黏膜或者有创伤的皮肤传播。
- 通过皮肤到达三叉神经节并长期潜伏,激活后产生复发症状。

■ 病因

- 疱疹性咽峡炎：常见柯萨奇 A 型病毒感染,或者其他肠道病毒。
- 手足口病：常见柯萨奇 A 型病毒感染,或者柯萨奇 B 型病毒、肠道病毒71、艾柯病毒。
- 原发性疱疹性龈口炎：常见 HSV-1,或者 HSV-2。
- 复发性阿弗他口炎：可能的致病因素有物理化学创伤、食物、营养缺乏、免疫系统缺陷、系统性疾病、感染、基因缺陷、吸烟、压力、药物。

诊断

■ 病史

- 现病史：
- 发病和持续时间。
- 口腔疼痛。
- 流口水。
- 发热。
- 饮食摄入量。
- 尿量。
- 活动水平。
- 密切接触史。
- 系统回顾：
- 呕吐、腹泻、腹部疼痛。
- 皮疹。
- 头痛,精神状态改变。
- 呼吸系统症状。
- 口腔疾病既往史。
- 慢性病和家族史：免疫缺陷(包括 HIV 感染)、炎症性肠道疾病、谷蛋白肠病、贫血、中性粒细胞减少症、风湿性疾病。
- 近期药物治疗史,以排除 Stevens-Johnson 综合征。

■ 体格检查

- 唇和口腔检查。
- 黏膜：湿润、红斑、肿胀、脆弱。
- 口腔病损：颜色、位置、数量、溃疡。
- 其他检查：
- 一般状况。
- 脱水检查。
- 呼吸、心血管系统和腹部检查。
- 皮肤检查是否有皮疹。
- 淋巴结病。
- 典型症状：
- 疱疹性咽峡炎：在扁桃体弓、软腭、腭垂、扁桃体、咽后壁出现红斑环绕的疱疹或者溃疡。
- 手足口病：在颊黏膜、舌、牙龈、硬腭和软腭、咽后壁出现散在红斑环绕的疱疹或者溃疡。手和手指、脚、臀部出现斑丘疹、水疱、脓疱,手足病损常见于背面,但是手心和足底也会出现。
- 原发性疱疹性龈口炎(疱疹性唇炎)：牙龈红肿易出血,嘴唇包括皮肤黏膜边缘,口周皮肤出现成簇水疱。
- 复发性疱疹性唇炎：嘴唇以及皮肤黏膜边缘出现成簇水疱。
- 阿弗他口炎：灰白的圆形或者椭圆形,周围有红晕的浅溃疡。
- 其他考虑：
- 水痘：硬腭、颊黏膜、舌、牙龈出现水疱和溃疡,身体皮肤散在各种不同愈合阶段的水疱。
- Stevens-Johnson 综合征：唇出现红斑和水肿,口腔内大疱破裂、糜烂,身体出现皮疹,如荨麻疹、靶形病损、大疱。
- 白塞病：口腔溃疡同时伴有生殖器溃疡、眼球葡萄膜炎、皮疹或者其他系统症状。
- 周期性发热伴阿弗他口炎、咽炎、腺炎(PFAPA 综合征)：系统性症状的前驱症状,咽喉疼痛,发热寒战后出现的唇和颊黏膜阿弗他溃疡。

■ 诊断检查与说明

实验室检查

- 口炎的诊断通常是通过病史、口腔病损的位置和特点,以及其他体格检查发现。
- 如有必要,也可以做诊断试验：
- 肠道病毒可以通过聚合酶链反应试验(PCR),或者粪便、血、尿、咽喉气管吸出物、结膜的培养或者组织活检。
- HSV 可以通过病毒培养、PCR、直接荧光抗体(DFA)染色、酶联免疫试验(EIA)检测。
- HSV 培养：用手术刀或者消毒针头去除水疱的表层,用拭子蘸疱液和刮水疱底层,同时使用适宜的病毒转移介质。

■ 鉴别诊断

- 感染性疾病：
- 肠道病毒(柯萨奇病毒或者其他)。
- 单纯疱疹病毒。
- 水痘。
- HIV 感染。
- 梅毒。
- 念珠菌。
- 复发性阿弗他口炎。
- 创伤。
- 烫伤。
- 其他：
- 化疗相关性口炎。
- Stevens-Johnson 综合征。
- 白塞病。
- 莱特尔综合征。
- PFAPA 综合征。
- 地图舌。

 ## 治疗

■ 药物治疗

- 疼痛控制：
- 对乙酰氨基酚或者布洛芬。
- 对乙酰氨基酚加可待因用于严重病例。由于可能出现镇静和便秘的不良反应,所以需要谨慎选择。不要和常规的对乙酰氨基酚叠加使用。

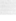

- 可待因要慎重选择,细胞色素 P450CYP2D6 代谢存在变异,有些"超快代谢者"可以将 15%的可待因转化为吗啡,导致毒性反应。
- 抗病毒治疗:
  - 在发病 72～96 h 内,免疫功能正常的儿童口服阿昔洛韦治疗疱疹性龈口炎,可以缩短病程,减少病毒播散。
  - 原发性疱疹性龈口炎的患者不推荐局部应用阿昔洛韦。
- 局部治疗——"神奇的漱口液":
  - 1∶1 的苯海拉明和碳酸钙或者次水杨酸铋溶液(严重病例可应用黏性利多卡因)。
  - 谨慎使用。很多年龄较小的孩子不会漱口和吐水,可能误吞药物。用棉签在脆弱的口腔黏膜上涂"神奇漱口水"可能会导致不必要的刺激。使用黏性利多卡因可能导致系统性的毒性(如心律失常),口腔黏膜的局部麻醉会导致机械性的创伤,咽喉部的麻醉会导致窒息。

■ 其他治疗

一般措施

- 保持水合状态。少量多次饮用清凉、非酸性液体。如果儿童拒绝饮水,应该用注射器持续性给予液体,也可试用冰棒。
- 给予软的、冷的食物,如冰淇淋、酸奶、果冻。避免咸的、辣的、硬的或酸的食物,容易引起黏膜刺激,导致更多的疼痛。
- 嘴唇应用凡士林或者其他软膏,治疗皲裂和防止疱疹性龈口炎的病毒黏附。

后续治疗与护理

■ 随访推荐

患者监测

- 大部分的口炎患儿可以在家进行疼痛控

制和防止脱水。
- 家长或者监护人必须熟悉脱水的症状和体征。
- 如果疼痛导致的拒绝进食使得儿童出现脱水症状,需入院进行静脉补液。

■ 预后

- 原发性疱症性龈口炎会导致永久性的单纯疱疹病毒感染。复发性的感染可以由压力、发热、创伤、日光暴露、免疫抑制、极端温度激发。在复发性的病损出现前,儿童可能会出现刺痛、疼痛、痒或者感觉异常。
- 复发性的阿弗他口炎因为疼痛和口腔病损的反复发作,会导致明显不适。

■ 并发症

- 肠道病毒感染:
  - 呼吸系统:支气管炎、肺炎、胸膜痛。
  - 神经系统:病毒性脑膜炎、脑炎、运动麻痹。
  - 胃肠道:呕吐、腹泻、腹部疼痛、胰腺炎、肝炎。
  - 泌尿生殖系统:睾丸炎。
  - 眼部:葡萄膜炎、急性出血性结膜炎。
  - 心脏:心肌炎、心包炎。
  - 肌肉:肌炎。

> **注意**
> 肠道病毒 71(EV71)可以导致手足口病或者疱症性咽峡炎,也可以引起严重的神经系统症状(脑干的脑脊髓炎和急性瘫痪)以及继发性肺水肿、出血和心肺衰竭。

- 单纯疱疹病毒感染:
  - 病毒性角膜炎:由于口腔病损的自体接种传播,导致病毒性的眼部感染。
  - 病毒性甲沟炎:由于接触口腔病损导致的

肢端(最常见于手指)的病毒感染。
  - 疱疹样湿疹:本身患有特应性皮炎或者其他慢性皮肤疾病的继发皮肤病毒感染。
  - 病毒性脑炎。

CODE ICD 疾病编码

ICD10
- K12.1 其他形式的口炎。
- B00.2 疱疹病毒性龈口炎和咽扁桃体炎。
- B08.4 伴有皮疹的肠道病毒性口炎。

? 常见问题与解答

- 问:我的孩子不肯喝水,我怎么防止她脱水呢?
- 答:口腔疼痛可能会非常痛苦,即使你的孩子不发热,定时给予布洛芬或者对乙酰氨基酚以控制疼痛。食物和饮料应该选用冷的、非酸性的,不太容易刺激口腔黏膜。如果孩子什么都不肯喝,那么用注射器每隔几分钟在口腔给予少量的液体。
- 问:在家我怎么做才能预防感染的扩散呢?
- 答:防止感染扩散的最重要的方法就是勤洗手,受污染的玩具、器皿或者其他物体,在清洁和消毒表面之前避免共享。对于肠道病毒感染的病例,在换尿布之后洗手非常的重要,因为病毒存在于粪便中。
- 问:什么时候我的孩子能回到学校或者托儿所?
- 答:病毒性口炎具有传染性,流口水的孩子最具传染性,所以在口腔疼痛愈合前不能回到学校。阿弗他溃疡或者复发性唇疱疹的孩子除外。

哭吵 Crying

Mark F. Ditmar 周秉睿 译 / 丁艳华 审校

K

基础知识

■ 描述

- 哭吵通常是对压力、不适、欲求未满足(如饥饿)、疼痛、刺激过度或不足或温度变化的一种正常生理反应。
- 如果抚养者报告幼儿哭吵在性质和持续

时间上均异于平常且无法解释,和(或)持续时间过长(通常为 1～2 h)且无法安抚,则考虑有潜在的病理性原因。

■ 流行病学

- 根据家长报告,新生儿期约每 5 名婴儿中有 1 名会过度哭吵。

■ 病因

- 在出生后数月内发生无法安抚的哭吵,最有可能的原因是婴儿肠绞痛。
  - 然而,肠绞痛是一种排除性诊断。
  - 相关专业人员必须对婴儿肠绞痛的临床类型非常熟悉,可以与其他疾病鉴别。

• 不伴发热的过度哭吵婴儿中,仅有 5% 或更少的婴儿患有器质性疾病。

诊断

病史

• 问题:是肠绞痛吗?
• 要点:
- 如果哭吵的起病时间大于 1 月龄,或在 4 月龄以上的婴儿持续发生,则原因较少可能是肠绞痛。
- 反复发作的哭吵,尤其是在白天或傍晚发生,更可能是由于肠绞痛。
- 喂奶后短时间内发生的哭吵多是由于吸入过多气体或胃食管反流;喂奶后 1 h 发生哭吵表明可能有食物不耐受。餐后哭吵的一个少见原因是冠状动脉异常。
- 喂养量过多或不足,吞入气体过多,拍嗝不适当以及婴儿食品准备不当都可能引起过度哭吵。
• 问题:是发热吗?
• 要点:表明可能需要评估有无脑膜炎或其他感染。
• 问题:哭吵是否反常性地增强(试图安抚婴儿时哭吵反而更厉害,尤其是举起或摇晃婴儿时)?
• 要点:可见于脑膜炎、腹膜炎、长骨骨折、关节炎。
• 问题:有喘鸣吗?
• 要点:表明可能有上呼吸道梗阻(机械性或功能性)。
• 问题:呼气时打呼噜吗?
• 要点:表明更可能是由于一些值得注意的病理因素引起哭吵[尤其是心血管和呼吸系统疾病和(或)感染性疾病]。
• 问题:有无感冒症状,和(或)是否入读日托机构?
• 要点:中耳炎的可能性增加。
• 问题:有呕吐吗?
• 要点:胃肠道的病因可能性增加(如梗阻、胃食管反流并可能伴有食管炎),尤其在<3月龄的婴儿;或考虑中枢神经系统疾病。
• 问题:最近有跌倒或创伤史吗?
• 要点:可能提示骨折、颅内高压或遭到虐待。
• 问题:出生 2 周后出现过有记录的体重减轻吗?
• 要点:表明有器质性原因。

体格检查

• 发现:婴儿看上去不适(如皮肤苍白、发出

"哼哼"声、精神状态差、对社交互动的反应低下)?
• 要点:提示器质性疾病的可能性更大。
• 发现:四肢、锁骨或头皮触诊压痛,或活动关节时疼痛、关节活动范围减小?
• 要点:提示骨折、关节半脱位、骨髓炎、脓毒性关节炎。
• 发现:结膜红肿、流泪、眼睛附近有抓伤?
• 要点:提示角膜磨损(需要做眼部荧光素试验)或眼内异物(推荐将眼睑外翻)。在做荧光素染色时滴入眼科麻醉剂可中止哭吵,表明是角膜损伤引起哭吵。
• 发现:直肠检查时发现硬便或血便,或有腹部肿块?
• 要点:提示便秘或肠套叠。
• 发现:体表有地图样瘢痕,包皮系带撕裂,视网膜出血,可疑的挫伤、烧伤,体重/身高值下降?
• 要点:提示可能有忽视、虐待(身体或精神上)。挫伤在小年龄的儿童(摇篮车中的儿童,尤其是<6 月龄的婴儿)中少见,如有,考虑故意加害性损伤。
• 发现:囟门饱满或突出(尤其是直立位、安静状态下的婴儿)?
• 要点:提示可能有颅内压升高(脑膜炎、硬脑膜下血肿、维生素 A 中毒)。
• 发现:单个手指、脚趾创伤或阴茎外伤?
• 要点:提示头发止血带综合征。
• 发现:腹股沟或阴囊区有痛性包块?
• 要点:可能提示嵌顿性疝、睾丸扭转。
• 发现:心率较固定地>200 次/分?
• 要点:提示可能为室上性心动过速。
• 发现:低体温?
• 要点:提示感染或甲状腺功能低下。

诊断检查与说明

• 检查:大便隐血。
• 要点:提示肠套叠、肛裂。
• 检查:眼部荧光素试验。
• 要点:角膜损伤(可能不伴有明显的结膜红肿)。
• 检查:尿液分析、尿培养。
• 要点:尿路感染。
• 检查:尿液毒物筛查。
• 要点:药物戒断(新生儿)、外界摄入或被动暴露(如可卡因)。
• 检查:脉搏血氧测定。
• 要点:组织缺氧(由于心血管系统病因)可能导致婴儿更易激惹。
• 检查:电解质全套、血糖。

• 要点:内分泌或代谢紊乱,尤其注意是否存在血钠异常、低血糖、明显酸中毒或阴离子间隙增大等情况。
• 检查:骨骼检查。
• 要点:疑似遭到虐待;对于有可疑创伤的 1 岁以下婴儿,应考虑 MRI 或头颅 CT 检查。

鉴别诊断

• 先天性疾病、解剖学异常:
- 肠套叠。
- 胃食管反流、食管炎。
- 肠扭转。
- 胃胀气(继发于喂养不当或拍嗝不当)。
- 嵌顿性腹股沟疝。
- 腹膜炎(急腹症)。
- 睾丸、卵巢扭转。
- 便秘。
- 肛裂。
- 尿道口溃疡。
- 青光眼。
- 尿潴留(继发于后尿道瓣膜)。
- 心脏疾病:冠状动脉异常、组织缺氧、充血性心力衰竭。
- 颅内压升高(脑积水、肿瘤、假瘤综合征)。
• 感染性疾病:
- 中耳炎、外耳道炎。
- 尿路感染、肾盂肾炎。
- 口腔炎、牙龈炎。
- 脑膜炎、脑炎。
- 关节盘炎。
- 肠胃炎。
- 乳腺炎。
- 关节炎、脓毒症。
- 骨髓炎。
- 肛门周围蜂窝织炎。
- 龟头炎。
- 皮炎(尤其是伴瘙痒,如疥疮;或疼痛,如葡萄球菌性烫伤样皮肤综合征)。
• 毒物、环境因素、药物。
• 创伤。
• 过敏性、炎症性。
• 功能性。
• 其他原因。

注意
引起危急状况的因素包括:
• 怀疑脑膜炎:颈部僵硬,囟门凸出,发热(尤其在<2~3月龄的婴儿)。
• 怀疑肠梗阻:呕吐(尤其是呕吐物中混有胆汁,或喷射样呕吐),腹部触诊有肿块和(或)

血便。

- 怀疑为嵌顿性疝或睾丸或卵巢扭转。
- 心功能不全征象(充血性心力衰竭、室上性心动过速):心动过速,组织灌注差(毛细血管再充盈时间＞3 s,末梢脉搏细速),肺部湿啰音。
- 急性脱水征象:体重减轻,尿量减少,体位变化,灌注不良。
- 儿童虐待或忽视的表现。

 治疗

■ 处置步骤

总体目标是判断哭吵是正常的生理反应、长期的多因素生理性、发育性反应(肠绞痛),还是有潜在的病理原因。

- 第1阶段:需要进行临床评估的紧迫性如何? 这是分诊的经典难题。临床医生必须了解患儿这一症状的周期性、伴随症状、整体健康状况和父母的焦虑情绪与可靠性。

- 第2阶段:有疑问时,尤其当不太可能是由于肠绞痛引起哭吵时,需要尽快观察患儿。临床评估之后基于最可能的诊断给予治疗。如果一个婴儿在一段时间的观察后,仍然没有任何时候能恢复清醒和平静,则需要格外注意。

 疾病编码

ICD10

- R68.11 婴儿(小儿)过度哭吵。
- R10.83 肠绞痛。
- K21.9 胃-食管反流性疾病不伴有食管炎。

❓ 常见问题与解答

- 问:实验室检查对于哭吵婴儿的评估重要性如何?
- 答:病史采集和体格检查是诊断的关键,比全面的实验室检查更加重要。在

Freedman 急诊室对于 237 名过度哭吵婴儿的研究中,在没有临床信息的提示时,仅有不足 1％的婴儿进行了有助于诊断的检查。

- 问:哭吵的性质可能对诊断有怎样的帮助?
- 答:患儿家属的描述可能有帮助。
- 短时间内的高声(尖锐、刺耳)哭泣:与中枢神经系统病因有关,尤其是颅内压升高。
- 较长时间的高声哭泣:见于小于胎龄儿、新生儿药物戒断。
- 声音嘶哑的哭泣:见于甲状腺功能低下、喉部疾病、低钙血症性抽搐。
- 哭声无力:可见于神经肌肉疾病、婴儿肉毒杆菌中毒和(或)患有严重疾病的婴儿。
- 猫叫样哭泣:可能与猫叫综合征(5p-综合征或 5 号染色体断臂缺失)相关。
- 问:出牙作为过度哭吵的原因有多常见?
- 答:患儿的家人常将出牙认为是过度哭吵的原因之一(除了发热、腹泻、皮疹等之外),但客观数据表明两者并无明显联系,将症状和体征归因于出牙时要谨慎。

库欣综合征 Cushing's Syndrome

Maya B. Lodish · Constantine A. Stratakis 裴舟 译／罗飞宏 审校

🧠 基础知识

■ 描述

库欣综合征是由于皮质醇增多导致的多系统功能紊乱。

- 表现为生长缓慢、向心性肥胖、皮肤紫纹、肌无力、高血压。
- 常见原因是儿童期服用过多糖皮质激素类药物。
- 内源性库欣综合征多由垂体肿瘤异位分泌 ACTH(促肾上腺皮质激素)(库欣病),或者肾上腺肿瘤分泌糖皮质激素所致。
- 准确诊断库欣综合征及分型对于治疗尤为重要。
- 内源性库欣综合征,垂体分泌 ACTH 已达较高水平,血浆皮质醇的增高不足以引起下丘脑-垂体-肾上腺轴正常的负反馈抑制。
- 各种试验性诊断能够帮助明确具体类型。
- 儿童、成人在库欣综合征的诊断和治疗方面存在较大差异。

■ 流行病学

- 库欣综合征的总发病率为每年 2/100 万～

5/100 万,其中只有 10％为儿童。

- 年长患儿中女性多于男性,年幼患儿男性居多。
- 儿童外源性库欣综合征的原因中,使用 ACTH 较常见(如婴儿癫痫),多于长期使用糖皮质激素者。
- 在 7 岁以上的库欣综合征患儿中,垂体依赖性占据了 80％。

■ 病因

- 肾上腺病变。
- 肾上腺病变是婴幼儿库欣综合征最常见的病因。
- 10％～15％的患儿多为 ACTH 非依赖性。
- 肾上腺皮质肿瘤。
- 幼儿中多为恶性。
- 原发性色素结节性肾上腺皮质增生(PPNAD)。
  - 常见 PRKAR1A 基因突变所致,合并 Carney 综合征。
  - PPNAD 的库欣综合征可能呈现周期性和难以诊断。

- 孤立性结节性肾上腺皮质疾病(iMAD)。
  - 如果患者没有发现 PRKAR1A 突变,或者没有 Carney 综合征,双侧肾上腺增生而并未发现体积增大,需要考虑 iMAD。
  - 与 PPNAD 相似,iMAD 所致的库欣综合征由于症状不典型也难以诊断。
- 巨结节性肾上腺皮质增生(MMAD)。
  - ACTH 非依赖性,少见。
  - 影像学上可见肾上腺结节性增生,故容易诊断。
- McCune Albright 综合征、Beckwith-Wiedemann 综合征中可见肾上腺增生、腺瘤。
- 儿童库欣综合征中 1％以下为异位性 ACTH,常见原因是神经内分泌肿瘤。
- 神经内分泌肿瘤有肺癌、胰腺癌、胸腺癌、甲状腺癌、嗜铬细胞瘤、小细胞肺癌。
- 其他的外源性 ACTH:例如婴儿的神经母细胞瘤、癌旁综合征等。
- 由异位性肿瘤,如神经母细胞瘤分泌 CRH 所导致的库欣综合征少见于儿童。
- 外源性内固醇:医源性库欣综合征在儿童中最多见。

K

诊断

病史

- 最常见的症状是体重增加超过身高增长。
- 其他症状：头痛、高血压、无力、多毛、月经不调、青春发育延迟。
- 皮肤改变：满月脸、皮纹、痤疮、黑棘皮症。
- 其他：骨折、肾结石。

体格检查

- 生长发育量表，身高、体重增长速度。
- 脂肪分布：中心性、背侧、面颊。
- 皮肤。
- 皮肤紫纹。
- 有无提示其他遗传性疾病的特征。
- 神经系统检查。
- 由蹲位转为站立时，检查近端肌力。
- 视野、眼底检查。
- Tanner 分期，阴毛、性腺、乳房之间有无发育不平衡性（可用于区分 ACTH 依赖和非依赖）。

诊断检查与说明

实验室检查

- 首先要测定皮质醇的水平。
- 筛查。
- 24 h 尿游离皮质醇测定。
- 小剂量地塞米松抑制试验。
- 23:00 服用 1 mg 地塞米松（儿童 15 μg/kg，最大剂量 1 mg），次日 8:00 测定血皮质醇水平。
- 皮质醇节律测定。
- 测定 8:00、0:00 的皮质醇水平。
- 进一步检查。
- 出现以下检查结果异常要考虑库欣综合征可能：
- 24 h 尿游离皮质醇（经体表面积校正后）超过正常范围。
- 小剂量地塞米松试验中，8:00am 的皮质醇超过 1.8 μg/dl。
- 皮质醇节律异常：0:00 的皮质醇超过 4.4 μg/dl。
- 鉴别病因：
- 测定血浆 ACTH。
- 如果 ACTH 低于 29 pg/ml，则说明 ACTH 非依赖性，但是需要地塞米松试验确定。仅在 ACTH 完全检测不到时才能完全明确肾上腺引起库欣综合征。大剂量地塞米松抑制试验：120 μg/kg，最大剂量 8 mg。

如果阴性，提示可能存在肾上腺肿瘤。
- 如果 ACTH 高于 29 pg/ml，则表明 ACTH 非依赖。
- CRH 兴奋实验：给予剂量为 1 μg/kg 的 CRH，测定皮质醇和 ACTH 水平。皮质醇在用药 30～45 min 时上升超过基础水平 20% 以上，促肾上腺皮质激素在 15～30 min 时升高 35% 以上，考虑垂体依赖性库欣综合征。
- 如果 CRH 兴奋实验阴性，考虑异位 ACTH。
- 如果 CRH 兴奋实验阳性，与库欣病一致。

影像学检查

- 当怀疑库欣综合征时，需完善垂体 MRI 检查。
- 肾上腺 CT 有助于区分垂体性库欣综合征和肾上腺来源的库欣综合征。肾上腺 MRI 检查对于区别 PPNAD 和 iMAD 意义不大，但是可以用于鉴别 MMAD。
- 双侧岩下窦采血（IPSS）用于明确 ACTH 依赖性库欣综合征 ACTH 分泌的来源。若垂体 MRI（−），检查结果相互矛盾，但是确定 ACTH 依赖性。

治疗

- 库欣病最佳治疗方法是经蝶骨切除术（TSS）。
- TSS 的成功率能够达到 85%。
- 肾上腺肿瘤宜手术切除，对于转移性肿瘤，还需要进行放化疗。
- PPNAD、iMAD、MMAD 宜采用双侧肾上腺切除术。
- 难治性库欣病、难治性外源性 ACTH 依赖性库欣综合征也可采用肾上腺切除术。

并发症

- TSS 存在复发的风险。
- 术后并发症包括暂时性糖尿病、抗利尿激素分泌失调、中枢性甲状腺功能减退、生长激素缺乏、性腺功能减退、出血、感染、垂体脑卒中。
- 双侧肾上腺切除术存在 Nelson 综合征的风险（色素增多、ACTH 升高、垂体肿瘤）。

其他疗法

- TSS 失败后垂体放疗后的患者有 80% 会复发，通常表现为垂体功能减退。目前立体定位放疗如质子束和伽马刀已经可在库欣综合征的治疗中应用。
- 尽管有很多可抑制皮质醇合成的药物存

在，但均没有在儿童应用中审批通过。例如美替拉酮、酮康唑等，可在决定治疗前暂时使用。另外多巴胺受体阻断剂（如帕瑞肽）和可的松受体阻断剂（如米非司酮）目前正在进行儿童应用的临床研究。

后续治疗与护理

- TSS 治疗后的库欣综合征患者在下丘脑-垂体-肾上腺轴恢复过程中会出现一过性皮质功能减退。
- 手术前应使用应激剂量的可的松。
- 该剂量应迅速恢复到生理维持剂量。
- 每数月应通过 1 h 250 μg ACTH 激发试验随访患者的肾上腺功能。多数 TSS 术后患者 1 年内可恢复正常。
- 双肾肾上腺切除术后患者需要终身糖盐皮质激素替代治疗（氟氢可的松 0.1～0.3 mg/d）。
- 应告知所有库欣根治术后的患者肾上腺功能不全的可能性，包括可能需要紧急注射氢化可的松及携带病情提示腕带。

注意

- 应激、肥胖、妊娠、体育运动、抑郁、糖尿病控制不良、酗酒、厌食、戒断、焦虑、营养不良及饮水过多时可出现尿游离可的松增高（假阳性）。地塞米松-CRH 激发试验可用于鉴别库欣综合征和假性库欣综合征。
- 尿游离可的松假阳性可见于尿液收集不良或间歇性可的松分泌。

疾病编码

ICD10
- E24.9 未特指的库欣综合征。
- E24.0 垂体依赖性库欣病。
- E24.2 药物性皮质醇增多症。

常见问题与解答

- 问：鉴别单纯性肥胖和库欣综合征最重要的临床表现是什么？
- 答：库欣综合征常出现生长障碍，单纯性肥胖通常身高正常。
- 问：库欣综合征手术治疗后均需要终身服用糖皮质激素么？
- 答：否。多数患者的下丘脑-垂体-肾上腺轴在 TSS 后 1 年内可恢复正常，糖皮质激素可停用。

狂犬病

Sergio E. Recuenco　章莉萍 译/葛艳玲 审校

基础知识

描述

狂犬病是由动物传播给人类的致死性的急性病毒性脑脊髓炎,因被狂犬病动物咬伤或暴露于其唾液或神经组织而被感染。

流行病学

- 全世界每年约 55 000 人死于狂犬病,绝大多数发生在亚洲和非洲。很多受影响国家都没有合适的狂犬病监测系统。
- 美国每年上报的病例只有 1~3 例,每年新增 1~3 例海外感染的输入病例。
- 在世界大多数地方,狗是主要的动物宿主。在美国及大多数发达国家,犬科狂犬病已经被消灭。
- 在北美,蝙蝠、浣熊、臭鼬和狐狸等野生动物是主要宿主,远远超过了猫、狗及其他家养动物。
- 所有的美洲大陆均是蝙蝠狂犬病的流行区域,然而陆生动物宿主间的传播却有地理区域特异性,如美国东部的宿主为浣熊,中南部、北部中心和加利福尼亚州为臭鼬,西南部为狐狸,阿拉斯加为北极狐,波多黎各为猫。
- 狂犬病在夏威夷已绝迹。

发病率

- 2003—2013 年,美国共有 24 例狂犬病发生,其中 19 例与蝙蝠狂犬病株相关,3 例为浣熊狂犬病,1 例为猫狂犬病,另外 1 例来源不明。
- 30% 的病例为 18 岁及以下人群。
- 共有 5 例狂犬病例源于器官移植。
- 美国人类狂犬病暴露的实际情况不详,但是全国每年约有 36 000 人接受暴露后预防。
- 所有动物狂犬病例中,野生动物占 92%,浣熊仍旧是最常见的动物(占 32%),蝙蝠(27%)、臭鼬(25%)、狐狸(6%)和其他野生动物(2%)紧随其后。

危险因素

- 狂犬病流行地区旅游史。
- 近期被已知的狂犬病动物宿主抓伤或咬伤,如蝙蝠或其他野生动物等;暴露于未接种疫苗的家养动物(比如猫和狗)后未能进行适当处理。
- 移植的角膜、血管和实体器官也会传播致病。
- 与动物共处(比如兽医)或在实验室工作接触狂犬病病毒。
- 户外职业和娱乐活动增加了接触高危动物的风险。
- 在下列场合中则会过多暴露于潜在的狂犬病动物,如夏令营(比如蝙蝠、猫)、乡村集市(比如狂犬病山羊)、动物园(狂犬病绵羊)、学校和公共场所。

一般预防

- 对人类和家养动物采取针对性措施。
- 免疫预防:为那些高危人群提供暴露于狂犬病前的预防,如兽医、动物管理人员、猎人和去高危地区旅行者。
- 尽量避免与野生动物发生不必要的接触。
- 宠物均需接种疫苗并且要定期更新免疫接种。

病理生理

- 除了极少数病例,狂犬病毒是通过咬破皮肤和输入被病毒感染的唾液而进入人体:
- 病毒自皮肤破损处侵入肌肉并潜伏。
- 然后病毒侵入周围神经,并以 1~3 mm/h 的速度向心性地侵入中枢神经系统。
- 一旦侵入中枢神经系统,感染便迅速扩散至大脑的多数区域。
- 神经系统表现由意识改变迅速进展为昏迷。
- 导致自主神经功能失调,具体机制不详,并可引起快速死亡。
- 平均潜伏期为 2~3 周到 2~3 个月,极少见病例可能为几年至数年,有记载的最长潜伏期为 8 年。

病因

目前已知有 14 种弹状病毒科狂犬病病毒属成员可引起致死性人狂犬病,分别是狂犬病病毒、拉各斯蝙蝠病毒、莫科拉病毒、杜文黑基病毒、阿拉万病毒、伊尔库特病毒、库詹德病毒、欧洲蝙蝠狂犬病病毒 1 型和 2 型、西高加索蝙蝠病毒、澳洲蝙蝠狂犬病毒、希莫尼蝙蝠病毒、艾克马病毒和伯克罗病毒。弹状病毒是单链 RNA 病毒,除莫科拉病毒外,均与蝙蝠有关。绝大多数病例由狂犬病病毒感染所致,极少数病例则与其他弹状病毒有关。

诊断

病史

- 动物的行为:虽然动物的狂犬病表现多种多样,但是动物的反常行为还是相似的(例如温顺的动物变得具有攻击性、夜间活动的动物在白天出动)。
- 可能出现唾液分泌过多和变得不合群。
- 因为潜伏期较长,一些人狂犬病病例很可能由于当时的接触看起来微不足道(例如与小的蝙蝠接触)而缺少动物接触史。
- 暴露后预防的评估需要考虑到不同种属动物中狂犬病病毒的危险性、暴露动物的临床表现、暴露途径和严重程度以及对动物进行观察或检测的有效性。
- 症状和体征:
- 前驱期:持续 2~10 天,症状模糊而隐匿(包括咽喉痛、不适、焦虑、行为改变、幻觉和发热)。其他观察到的前驱症状还有瘙痒、疼痛和被咬部位麻木。
- 急性神经系统期:狂暴型(80%)和麻痹型(占 20%)。
  - 狂暴型狂犬病:表现为易怒、极度活跃、行为反常、颈强直、咽痛和声音嘶哑。特异性体征是恐水征,有时表现为怕风。
  - 麻痹型狂犬病:最初表现为被咬肢体的迟缓性瘫痪,继而蔓延至其他肢体。颅神经受累可有面部表情的完全缺失。
  - 昏迷:发生在急性神经系统期之后,可能持续 2 周,多数病例在此之后出现死亡。

体格检查

- 虽然神经系统体征变化多样,但是多数都会出现颅神经麻痹(如味觉和声带麻痹)。因此,可能出现声音嘶哑和喉喘鸣。
- 假性脑膜炎也相当常见,并伴随不自主运动。除此之外,根据表现类型不同(狂暴型与麻痹型)而体征不同。
- 影像学(例如 MRI 和 CT)表现并无显著异常,也缺乏特异性表现。

诊断检查与说明

实验室检查

- 目前的狂犬病毒感染的诊断方法在临床症状出现之前是没有用的。然而,在体征

K

出现之后,患者死前对下述 4 种标本进行检测有可能确立实验室诊断:血清、脑脊液、后颈部发际线处的皮肤活检组织和新鲜唾液。这 4 种标本需要在同一天采集并且干冰运输。下述标准方法可用于排除狂犬病:

- 反转录 PCR 用于检测唾液和皮肤的狂犬病 RNA 病毒。
- 直接荧光抗体试验(DFA)用于皮肤活检的冰冻切片。
- 采用快速荧光灶抑制试验在脑脊液和血清中检测病毒中和抗体。
- 在脑脊液和血清标本中采用间接荧光抗体试验检测的 IgM 或 IgG 抗体,这两个抗体出现在培养的感染细胞上,并与狂犬病病毒抗原所结合。
- 尸体解剖诊断使用 DFA 和 PCR 方法在脑干、小脑或其他样本中检测狂犬病病毒。

▪ 鉴别诊断

- 需与其他原因所致脑炎相鉴别:单纯疱疹病毒、肠道病毒、西尼罗河病毒和其他虫媒病毒脑炎,落基山斑点热和立克次体脑炎,日本脑炎,格林-巴利综合征,边缘叶脑炎,破伤风,急性播散性脑炎,巴尔通体脑炎。
- 其他和狂犬病相似的病症:震颤性谵妄、可卡因过量、氨基苯丙过量和急性精神病。
- 在疟疾高度流行的国家,狂犬病易被误诊为脑型疟疾。

治疗

▪ 药物治疗

- 免疫接种:暴露明确时,应同时进行被动和主动免疫。当地或国家卫生部门可通告有关特定动物暴露的危险性。
- 被动免疫:
- 人狂犬病免疫球蛋白(HRIG)从接受狂犬疫苗超免疫的自愿者血浆中提取而来。
- 目前推荐的用于免疫接种的 HRIG 剂量为 20 IU/kg,慢慢滴注到被咬部位局部。
  - HRIG 也可肌注,但避免注射在接种狂犬疫苗(RV)的手臂上。
  - 多处伤口的病例要确保所有伤口接受 HRIG 注射,可以用盐水稀释 2~3 倍。
  - 在暴露后预防程序中,HRIG 仅仅在暴露后当日进行接种,需同时接种首剂狂犬疫苗。如果不能同时进行首次疫苗接种,也

可在暴露后 7 天之内使用,超过 7 天就没有必要了。
- 主动免疫:
- 在美国,有两种狂犬疫苗获得许可认证:人二倍体狂犬疫苗(HDCV)和纯化的鸡胚细胞疫苗(PCEC)。
- 对于暴露前预防,推荐的狂犬疫苗接种程序是 0、7、21 或 28 天肌注在三角肌处,剂量为 1 ml。HRIG 无需使用。
- 对于暴露后预防,美国现行的狂犬疫苗推荐程序是 0、3、7 和 14 天肌注在三角肌处,剂量是 1 ml。对于免疫低下患者,推荐在 28 天时增加一剂。在婴儿和小年龄儿童可肌注在大腿前外侧。
- 如果对咬人动物脑组织进行荧光抗体检测并且结果为阴性,或者猫、狗和雪貂在咬人后进行为期 10 天的观察后发现其为健康的,那么可停止后续免疫程序。

▪ 住院治疗

初始治疗

- 被咬后立即进行伤口局部处理。
- 预防感染的第一步就是在病毒还没有机会接触或进入易感细胞之前,采用物理的办法将病毒清除干净或将其灭活。
- 伤口应该用大量的皂液和水或盐水溶液进行冲洗。
- 对于穿刺伤,应该要插入导管(比如血管探针)并且连接注射器用流动水冲洗。若是冲洗过于疼痛,局部注入麻醉药物能有所帮助。

潜伏期后出现临床症状的患者:
- 需要进行死前狂犬病排除检查。
- 应该在重症监护室实施可行的姑息和支持治疗。
- 对某些特定患者(例如年轻的、早期确诊为狂犬病的)考虑实验性治疗(比如诱发昏迷)。

后续治疗与护理

▪ 预后

- 患者的中枢神经系统被狂犬病病毒感染以后,预后很差。一旦发生脑炎,没有任何有效的治疗方法可行,自此,暴露后预防也无需进行。
- 在临床症状出现之前没有进行暴露后预

防,该病是致死性的,罕见存活者。
- 对 50 位病例进行了深切治疗和诱导昏迷,约 10% 的患者存活(参见 www. mcw. edu/rabies)。接受这一方案治疗的 7 位幸存者中,有 3 位存活至今,其他患者渡过了急性期,但是最终死于恢复期的并发症。

疾病编码

ICD10

- A82.9 未特指的狂犬病。
- Z20.3 接触和(怀疑)暴露于狂犬病。

❓ 常见问题与解答

- 问:被野生的松鼠或兔子咬伤后,有必要进行狂犬病预防吗?
- 答:一般来说,啮齿类动物(如松鼠、大鼠、小鼠、仓鼠、沙土鼠等)、兔类动物(如家兔和野兔)、有袋类动物不认为是自然界狂犬病的宿主,它们不应该被认为是患有狂犬病,除非有行为异常的表现。
- 问:有人-人传播的证据吗?
- 答:没有。然而,健康工作者或其他暴露于已知或怀疑狂犬病的患者,如果被咬伤或者黏膜或其他开放性伤口暴露于患者的体液,均应该接受预防接种。
- 问:有没有一些国家需要"常规接种狂犬疫苗"?
- 答:有的,尼泊尔。秘鲁和厄瓜多尔在亚马孙流域的一些高危地区开始了强制性的狂犬疫苗接种项目。
- 问:在狂犬病暴露后预防中,发生严重的过敏反应时该怎么办?
- 答:采取与其他任何全身过敏反应发生时一样的处理措施。采用不同的狂犬病疫苗继续完成暴露后预防,并密切观察患者的反应。在美国获得许可的两种疫苗(PCECV、HDCV)在交互使用。
- 问:若在房间里发现蝙蝠,家庭成员是否需要接受免疫接种?
- 答:蝙蝠若是在熟睡者、无人陪同的儿童或有精神疾患的人的房间被发现,则需要对蝙蝠进行检测。如果蝙蝠逃走了,预防接种则需要具体情况具体分析。蝙蝠咬伤或抓伤的伤口可能并不明显。

眶周蜂窝织炎 Periorbital cellulitis

Aaron E. Kornblith · Christine S. Cho 肖颖 译/杨晨皓 审校

 基础知识

■ 描述

• 眶周或眶隔前蜂窝织炎是以疼痛、红肿为特点的前部眼睑和其周围组织的急性感染。

• 感染位于眶隔浅层,一薄层筋膜组织形成了眶隔的前部界限。

• 反之,眶蜂窝织炎是指感染累及眶深部组织并且需要紧急干预的病症。

■ 流行病学

• 通常发生于幼年儿童,常<5岁,但也可发生在任何年龄阶段。

• 眶周蜂窝织炎的发病率至少是眶蜂窝织炎的3倍。

■ 危险因素

可能的患病因素包括皮肤外伤和泪管或眼睑的损伤。

■ 病理生理

通常为外源性因素所致,包括外伤(昆虫咬伤、近期手术史、异物)或是邻近组织的感染(鼻窦炎、泪囊炎、睑腺炎、牙脓肿)。

■ 病因

• 临床变化取决于病因:

- 最常见病原为金黄色葡萄球菌(对甲氧西林耐药逐步增高)和链球菌属。

- 厌氧菌感染可以由牙源性扩散。

- B型流感嗜血杆菌是史上最常见病原,主要由于5岁前的幼儿缺乏免疫力。

■ 常见相关疾病

罕见菌血症;然而,在不满3岁幼儿或是免疫缺陷的患者是有可能的。

 诊断

■ 病史

• 发病情况、病程进展和患病因素。

• 外伤史提示可能存在眶周蜂窝织炎。

• 疼痛的出现往往提示是蜂窝织炎,然而瘙痒症的主诉更倾向于提示过敏的病因。

• 复视和视力改变更倾向于眶蜂窝织炎。

• 出现全身症状,如发热和嗜睡:

- 这提示更加严重的播散性的感染。

■ 体格检查

• 表层眶组织和眼睑水肿、发红,皮温升高,因而触诊时要轻柔:

- 通常为单侧,可始于单一眼睑,但是通常上下眼睑都受累。

- 可能为外伤或皮肤伤口等的前驱体征。

• 有时候,眼睑肿胀非常严重以至于难以检查眼球。这个时候,滴入麻醉滴眼液后用开睑器或是用类似回形针结构开睑器来撑起眼睑。

• 务必非常仔细地检查眼球:

- 眶周蜂窝织炎,眼球通常是正常的,巩膜是白色的,虽然患者可能会结膜充血但是很少球结膜水肿。

- 任何视力、瞳孔功能的变化或眼球运动受限都提示眼眶受累。

• 如果出现上睑下垂和(或)眼球转动疼痛则提示眶深部受累。

• 神经系统表现,如脑神经损害,提示深部受累。

• 评估有无发热、呼吸系统感染和败血症的征象。

■ 诊断检查与说明

实验室检查

• 实验室检查通常是没有帮助或指导价值的。

• CBC只有在怀疑菌血症时才有价值:

- 白细胞增多并不能区分眶周蜂窝织炎和眶蜂窝织炎。

• 皮肤培养和血培养的阳性率较低:

- 血培养只有在患儿发热或脓毒血症时才取样。

- 有脓肿时可进行伤口培养。

影像学检查

• 眶周蜂窝织炎主要依靠临床诊断,只有在诊断不明确时才需要行影像学检查确认。出现以下情况可能需要影像学的帮助:

- 怀疑眶蜂窝织炎。

- 药物治疗无效。

- 出现神经系统症状。

• 当患儿在治疗后无好转时需要进行CT扫描。

■ 鉴别诊断

• 感染:

- 早期眶蜂窝织炎,泪囊炎,睑腺炎,严重的病毒性结膜炎。

- 眶蜂窝织炎是一个需要立即治疗的眼科急诊疾病。

• 过敏:

- 眼周过敏反应:昆虫叮咬,血管性水肿,接触性皮炎。

• 其他:

- 眶周外伤。

- 横纹肌肉瘤。

- 特发性眶部炎症综合征(IOIS)。

- 海绵状静脉栓塞。

- 低蛋白血症。

 治疗

■ 一般治疗

• 单纯眶周蜂窝织炎可以按照当地金黄色葡萄球菌和链球菌属感染进行经验治疗:

- 提防耐甲氧西林金黄色葡萄球菌。

- 第二代头孢菌素类或抗β内酰胺酶青霉素。

• 没有证据表明静脉用药优于口服抗生素;然而,幼儿患者需要密切观察和随访。

• 对于<1岁的患儿,强烈推荐住院并静脉用药,密切观察。

• 1~5岁的患儿在开始抗生素治疗后建议住院或密切随访。

• 对于>5岁的患儿只要没有出现中毒表现或眶内受累的情况下,通常采取口服用药治疗。

• 任何出现眶深部受累或毒血症体征的患者都需要住院治疗。

■ 药物治疗

• 未出现中毒体征的患儿,口服抗生素:阿莫西林或克拉维酸钾、头孢氨苄、克林霉素(如果考虑耐甲氧西林金黄色葡萄球菌)等,进行门诊治疗,24~48 h复查。

• 对于<1岁、重病貌、菌血症,或有眶内受累体征的患儿,收住入院进行静脉用抗生素治疗(克林霉素、氨苄西林或舒巴坦等)。

■ 手术与其他治疗

脓肿形成或有异物时通常需要手术干预。

K

后续治疗与护理

• 门诊患者在开始治疗后 24～48 h 需要密切随访。

• 如果发现患者在随访时病情无好转,需要收入院静脉用药并行影像学检查。

• 患者需要每天探视直至明确病情好转。

■ **预后**

很好,几乎不留下长期的后遗症,除非出现并发症。

■ **并发症**

• 眶内感染(2.5%～17%)。

• 皮肤脓肿(8%)。

• 眼睑坏死(1%～2%)。

• 败血症。

• 颅内感染(2%～3%)。

患者监测

• 密切观察患者有无眶内受累、菌血症或其他播散性感染的征象。

• 新生儿和婴儿可能很快进展为败血症,所以需要密切监护。

 疾病编码

• H05.019 蜂窝织炎,非特指眼眶。

• H00.039 眼睑或眼部脓肿,非特定眼别。

溃疡性结肠炎 Ulcerative colitis

Naamah Zitomersky 叶孜清 译 / 黄瑛 审校

基础知识

■ **描述**

溃疡性结肠炎(UC)是一种慢性复发性结肠炎症。病变由结肠连续向近端扩展,受累范围不定。溃疡性结肠炎(UC)与克罗恩病(CD)均属于炎症性肠病(IBD)。与克罗恩病不同,溃疡性结肠炎不累及小肠。

■ **流行病学**

• 北美及欧洲地区,儿童溃疡性结肠炎发病率为 1～4/(10 万人·年)。

• 15%～20%的溃疡性结肠患者发病年龄小于 18 岁。

• 发病高峰为 15 岁及 30 岁。

■ **病因**

作为炎症性肠病的一种,溃疡性结肠炎的确切病因不明。目前认为与遗传易感性和环境诱因相关。

■ **危险因素**

遗传学

• 15%～20%的溃疡性结肠炎患者有炎症性肠病家族史。

• 20 岁以前诊断者,其家族史发病率更高。

• 同卵双生子中一致性高于异卵双生子。

• 全基因组关联研究(GWAS)已识别了多个溃疡性结肠炎相关基因位点。相比于健康对照人群,溃疡性结肠炎患者中,肠道屏障功能基因突变更为常见。

• 近期研究已确定了 5 个与早发型炎症性肠病有关的易感基因位点。

诊断

患者通常表现为血便、里急后重、下腹疼痛。症状加剧后,可见体重下降、疲乏、呕吐。溃疡性结肠炎诊断的金标准是结肠镜检查及组织学活检。

■ **病史**

详细的病史对于诊断十分重要:

• 直肠出血(90%)。

• 腹痛(90%)。

• 腹泻(50%)。

• 体重下降(10%)。

• 生长迟缓。

• 近期旅游史(肠道感染)。

• 抗生素使用(艰难梭菌)。

• 炎症性肠病家族史。

■ **体格检查**

• 发热、心率过速。

• 体重下降或生长迟缓。

• 贫血体征。

• 葡萄膜炎。

• 口腔溃疡。

• 关节炎。

• 腹部压痛,尤见于下腹部;或有腹部膨隆。

• 肛周或直肠检查(溃疡性结肠炎一般不伴有肛周病变,但可见痔或黏膜红肿)。

■ **诊断检查与说明**

实验室检查

• 血常规:

－ 可见缺铁性贫血及慢性疾病贫血。

－ 血小板增高亦常见。

• 铁代谢(缺铁)。

• 血沉、C 反应蛋白可反映疾病或活动程度。

• 电解质(水化情况)、CMP。血清清蛋白可能降低,暴发性结肠炎时可见低清蛋白血症。

• 肝功能(肝胆道疾病)。

• 抗中性粒细胞核周抗体(pANCA 在溃疡性结肠炎患者中阳性率为 80%,克罗恩病患者中阳性率为 20%)。

• 粪便红细胞、白细胞检查(结肠炎)。

• 粪钙卫蛋白和粪乳铁蛋白:可在活动性炎症时升高。

• 粪便培养:

－ 艰难梭菌、沙门菌、志贺菌、弯曲杆菌、耶尔森菌、大肠杆菌(出血性)、单胞菌、阿米巴、巨细胞病毒。

影像学检查

• 腹部平片:

－ 对诊断肠穿孔、肠梗阻、中毒性巨结肠十分重要。

－ 发生中毒性巨结肠时,结肠扩张,可见多个气液平面,提示肠梗阻。必须连续行 X 线检查。

• 若上消化道及小肠造影无小肠炎症表现则有助于排除克罗恩病。

• 新型影像学检查包括:小肠磁共振(MRE)、小肠 CT,已取代上消化道及小肠造影检查;MRE 的优点是无放射性。

• MRI 能够区分透壁性炎症与黏膜炎症同时能够提示是否存在克罗恩病常见的肛周瘘管。

• 若怀疑伴发肝胆道疾病,可进行右上腹超声检查。

• 内镜下逆行胰胆管造影（ERCP）或磁共振胰胆管成像（MRCP）也可用于诊断原发性硬化性胆管炎（溃疡性结肠炎患者中发生率为 3%）。

诊断步骤与其他

• 溃疡性结肠炎诊断的金标准是结肠镜检查及组织学活检。直视下检查整段结肠、包括末端回肠，同时取活检进行病理检查，可有助于区别溃疡性结肠炎与克罗恩病。

• 上消化道内镜检查可提高克罗恩病检出率、发现溃疡性结肠炎常见的慢性胃炎。

• 用于诊断小肠疾病，胶囊内镜（VCE）敏感性高于上消化道及小肠造影。小肠累及多见于克罗恩病而非溃疡性结肠炎。

• 诊断误区：

－感染性结肠炎（特别是艰难梭菌感染）表现可类似溃疡性结肠炎，所以应首先进行粪便培养以排除。复发性艰难梭菌感染常见于溃疡性结肠炎。

－鉴别克罗恩病结肠炎与溃疡性结肠炎：小肠炎症及肛周病变（瘘管、脓肿）提示克罗恩病。

－活动性结肠炎患者，尤其病情轻微者，其炎症指标及血常规可能正常。

－成人溃疡性结肠炎患者，抗中性粒细胞核周抗体（pANCA）阳性合并抗酿酒酵母抗体（ASCA）阴性，敏感性为 60%～70%，特异性为 95%～97%。儿童患者中敏感性与特异性均低于成人。

－中毒性巨结肠属于外科急腹症。特征为结肠扩张后，肠道屏障可能破坏，使得毒素进入系统循环。症状及体征包括：腹膜炎、精神状态改变、水电解质紊乱。腹部平片可提示结肠节段或全结肠扩张。危险因素包括：新近诊断溃疡性结肠炎、全结肠炎、同时使用阿片类等药物和（或）抗胆碱能药物、近期有结肠镜检查史。

病理学

• 慢性或慢性活动性结肠炎，病变部位连续、炎症仅限于黏膜层。

• 隐窝结构紊乱、隐窝炎症（炎症细胞聚集于隐窝上皮）、隐窝脓肿。

• 结肠受累部位：

－直肠（几乎 100%）。

－左半结肠（50%～60%）。

－全结肠炎（10%）。

• 小肠一般无累及，但影像学或病理学检查偶可见末端回肠轻微炎症，与结肠内容物反流相关（倒灌性回肠炎）。

• 溃疡性结肠炎一般无跳跃性病变。

• 溃疡性结肠炎患者可见慢性胃炎。

■ 鉴别诊断

• 感染性结肠炎：艰难梭菌、沙门菌、志贺菌、弯曲杆菌、耶尔森菌、大肠杆菌（出血性）、气单胞菌、巨细胞病毒。

• 克罗恩病。

• 先天性巨结肠小肠结肠炎。

• 出血性幼年性息肉。

• 牛奶蛋白过敏，尤其是婴儿。

• 罕见的免疫缺陷相关性结肠炎于 2 岁以内起病，表现为肛周累及、皮肤毛囊炎或湿疹、其他真菌或细菌性感染。

• 嗜酸性粒细胞性结肠炎。

• 自身免疫性肠病。

• 溶血性尿毒综合征。

• 过敏性紫癜。

• 肛交或性虐待所致外伤。

 治疗

■ 药物治疗

• 轻度疾病可口服美沙拉秦、局部糖皮质激素灌肠或泡沫制剂、美沙拉秦灌肠或栓剂治疗。

• 轻中度疾病，可选用布地奈德，每天给药 1 次，为缓释剂。其可用于轻中度成人患者诱导缓解，且不良反应少于全身糖皮质激素。

• 中度疾病可用美沙拉秦、短期使用口服糖皮质激素，以及一种免疫抑制剂，如硫唑嘌呤或 6-巯基嘌呤维持疾病缓解，可避免反复使用糖皮质激素。

• 抗体类药物如抗肿瘤坏死因子（TNF）-α，包括英夫利昔单抗、阿达木单抗，均已用于中重度或激素抵抗性溃疡性结肠炎。

• Vedolizumab 是一种整合素抗体，可避免使用激素而达到诱导并维持中重度疾病缓解的作用。α4β7 整合素表达于 B 淋巴细胞与 T 淋巴细胞，促进与肠道血管的结合。Vedolizumab 是一种肠道选择性抗体，通过阻断淋巴细胞与黏膜地址素细胞黏附分子-1 作用，抑制肠道淋巴细胞募集。

• 暴发性疾病：需住院治疗。若怀疑中毒性巨结肠，予全肠道休息进行全肠外营养、广谱抗生素、停用抗胆碱能药物和麻醉剂、避免内镜检查、静脉糖皮质激素、连续腹部平片、进行多次体检、监控排便情况（次数、出血量、排便量）、早期寻求外科会诊。

• 若使用静脉激素治疗急性症状 3～5 天后无效，则可换用他克莫司、环磷酰胺、英夫利昔单抗治疗。

• 儿童溃疡性结肠炎活动指数（PUCAI）：在治疗的第 3～5 天进行计算，识别需要上阶梯治疗的重症患者。避免不必要的长期激素使用。

• 严重结肠炎行短期激素药物治疗可作为手术前过渡，或过渡至其他非激素治疗，如免疫抑制剂或生物制剂。

• 他克莫司（口服）每剂 0.1 mg/kg，每 12 h 1 次，目标为治疗 2 天后血药浓度达到 10～15 ng/ml。

• 环磷酰胺（静滴）：4 mg/(kg·d)，2 周（所需治疗血药浓度因实验室技术各异）。

• 环孢素（口服）：6～8 mg/(kg·d)，6～8 个月。

• 他克莫司和环磷酰胺都具有肾毒性。只能由经验丰富的医生使用。

• 甲氧苄啶或磺胺甲基异噁唑可用于预防卡氏肺囊虫病。

• 5-氨基水杨酸：

－美沙拉秦（口服）：40～60 mg/(kg·d)，最大剂量 4.8 g/d。

－美沙拉秦（灌肠）：4 g，睡前（适用于全结肠炎或局限性左半结肠病变）。

－美沙拉秦（栓剂）：500 mg，每天 2 次。

• 糖皮质激素：

－甲泼尼龙（静滴）：1～2 mg/(kg·d)，等价于泼尼松，最大剂量 60 mg/d。

－泼尼松（口服）：1～2 mg/(kg·d)，最大剂量 60 mg/d。

－直肠炎或局限性左半结肠病变。

－氢化可的松灌肠：100 mg，每天 1～2 次。

－氢化可的松泡沫：80 mg，每天 1～2 次。

－布地奈德：9 mg/24 h，口服。

• 免疫抑制剂：

－6-巯基嘌呤（6-MP）（口服）1～1.5 mg/(kg·d)，或硫唑嘌呤（口服）2 mg/(kg·d)。

－在开始用药前检查巯嘌呤甲基转移酶遗传性或活性，以免因该酶缺乏导致全血细胞减少。开始用药后每两周随访血常规、脂肪酶，调整剂量查看是否有全血细胞减少或胰腺炎等不良反应。

• 生物制剂：

－英夫利昔单抗（静滴）：5 mg/kg，第 0、2、6、8 周给药，之后每 8 周一次，可增加剂量和给药频率以控制症状。

－阿达木单抗（肌注）：体重 40 kg 及以上患者，第 0 周 160 mg；第 2 周 80 mg；第 4 周起每 2 周 20 mg 或 40 mg。体重 40 kg 以下患者，剂量减半。

K

• 抗整合素制剂：

– Vedolizumab（成人剂量）：300 mg 静滴，第 0、2、6 周给药，之后每 8 周一次，可增加至每 4 周一次以控制症状。

■ 手术与其他治疗

• 暴发性患者若药物治疗失败，则应转至外科接受结肠切除术。

• 慢性活动患者药物治疗无效、生长迟缓、激素依赖，也应考虑结肠切除。

• 由于溃疡性结肠局限于结肠，结肠切除术可使疾病痊愈。溃疡性结肠炎患者发生结肠癌风险增高，进行结肠切除术后，该风险即不存在。

• 有时由于肠穿孔、持续大量出血、中毒性巨结肠、药物治疗失败，需行紧急手术治疗。

• 慢性疾病致残、生长迟缓、激素依赖、结肠异变、疾病长期存在（超过 10 年以上），亦可考虑手术治疗。

• 回肠储袋肛管吻合术是绝大多数儿童患者的术式选择，通常需要于 6 个月间分三阶段进行。结肠切除术后约有 10% 的病例被诊断为克罗恩病。

后续治疗与护理

■ 随访推荐

• 应在儿科胃肠专科医生处进行随访。

• 重要的常规随访指标包括：腹部症状、直肠出血、排便频率、粪便黏稠度、身高/体重、血色素、白细胞数（使用免疫抑制剂患者）、血沉、白蛋白、胆红色、肝酶。

• 是否应监测溃疡性结肠炎黏膜愈合存有争议。成人研究显示黏膜愈合者，治疗效果更好、疾病进展降低、并发症更少。

• 诊断溃疡性结肠炎 10 年以后应开始进行结肠镜结肠癌筛查。

■ 并发症

• 出血。

• 贫血。

• 中毒性巨结肠。

• 肠外表现：肝胆道疾病（3%～5%）、葡萄膜炎（约 4%）、关节炎累及达关节（10%）、脊椎炎（6%）、结节性红斑（>5%）、坏疽性脓皮病（>1%）、肾结石（5%）。

• 诊断溃疡性结肠炎 10～25 年后，恶性肿瘤风险为 8%，且每 10 年增加 0～10%。

• 结肠狭窄。

• 血栓：与正常人相比，炎症性肠病患者发生血栓风险高 3 倍。疾病发作期，风险增高至 15 倍。若出现下肢疼痛或气短，应立即检查排除深静脉血栓或肺栓塞。

疾病编码

ICD10

• K51.90 溃疡性结肠炎，未指明的，无并发症。

• K51.80 其他类型溃疡性结肠炎，无并发症。

• K51.311 溃疡性结肠炎（慢性）直肠乙状结肠炎伴直肠出血。

常见问题与解答

• 问：我的孩子是否会终身患有此病？

• 答：某些患者只有初期发作，之后处于无症状期，但尤其儿童患者，更倾向于复发期与缓解期交替。手术切除结肠可达到治愈目的，但部分患者可能发生储袋炎（为利用剩余肠道所造的储袋）。

• 问：溃疡性结肠炎的病因是什么？

• 答：遗传与环境是溃疡性结肠炎重要的致病因素。

• 问：哪里可获取更多有关溃疡性结肠炎的知识？

• 答：北美儿科胃肠病学会、肝病学和营养学会，为炎症性肠病患儿和家庭提供了一个网站（www. gastrokids. org）。美国克罗恩病和结肠炎基金会（www. CCFA. org），是一个致力于关爱和教育克罗恩病和溃疡性结肠炎患者的非营利性组织。

莱姆病 Lyme Disease

Elizabeth Candell Chalom 蔡洁皓 译／葛艳玲 审校

基础知识

■ 描述

莱姆病是由于感染伯氏疏螺旋体、莱姆病螺旋体（Borrelia burgdorferi）引起的经蜱传播的多系统疾病。

■ 流行病学

- 任何年龄均可感染，但1/3～1/2的发病患者群为儿童及青少年。
- 男女发病比例为（1～2）：1。
- 夏季多发。
- 虽然莱姆病在全世界散发，美国的绝大多数病例发生在新英格兰地区南部、亚特兰大州中部，而加利福尼亚州、明尼苏达州及威斯康星州也常有病例发生。

患病率

是美国最常见的蜱传播疾病，美国2009年上报的确诊病例有29 959例。

■ 危险因素

遗传学

慢性莱姆关节炎可能与HLA-DR4的发病率增高有关，而与HLA-DR2则缺乏关联。

■ 病理生理

伯氏疏螺旋体在硬蜱叮咬人时通过硬蜱的唾液进入皮肤，螺旋体首先在皮肤内迁移，形成典型皮疹，即游走性红斑。随后螺旋体经血行播散扩散到其他器官，包括心脏、关节和神经系统。

■ 病原学

蜱源的伯氏疏螺旋体。

■ 常见相关疾病

蜱虫除传播莱姆病以外，还会传播埃立克体病及巴贝虫病，所以这些感染可以与螺旋体同时发生。

诊断

■ 病史

- 蜱虫叮咬史：
- 仅1/3的莱姆病患者有明确的蜱虫叮咬史。
- 大部分人被蜱虫叮咬后并不会发生莱姆病。
- 即使在莱姆病高发地区，蜱虫叮咬后发生莱姆病的概率仍小于5％。
- 皮疹：
- 50％～80％病例会出现典型皮疹，或回想起曾有过典型的皮疹。
- 皮疹不会引起疼痛或瘙痒，但会有温热感。
- 其他症状：
- 有些患者会出现乏力、头痛、发热、寒战、肌痛、结膜炎、关节痛早期症状。
- 关节痛：
- 许多患者在疾病早期有关节痛，随后会出现关节肿胀。
- 症状和体征：
- 皮肤：游走性红斑（典型皮疹）。
  ○ 起初为红色斑疹或者丘疹，随后扩大成为直径30 cm，中间皮肤正常的环形红斑。
  ○ 皮肤病变通常为无痛性，持续4～7天。
- 肌肉骨骼系统：
  ○ 早期，患者可能会出现肌痛、游走性关节疼痛（通常没有关节炎），以及腱鞘和滑囊疼痛。
  ○ 数周至数月后，60％的未接受治疗的患者会发展出单个关节或少关节的关节炎，膝关节尤易受累。
  ○ 关节液检查常发现白细胞计数介于500～110 000/mm³，其中绝大多数是中性粒细胞。
- 神经系统：
  ○ 出疹数周后，14％的未接受治疗的患者会出现神经症状，包括无菌性脑膜炎、颅神经麻痹（面神经麻痹尤为常见）、单神经炎、神经丛炎或脊髓炎。
  ○ 数月至数年后，可出现慢性神经症状，包括轻微的脑病：记忆力、情绪和睡眠失调等。
  ○ 在莱姆病病程中，或早或迟会出现显著的乏力感。
- 心脏：
  ○ 出疹数周后，约5％的未治疗患者会出现心脏疾病。
  ○ 最常见的心脏病变是房室传导阻滞（一度、二度或者完全性房室传导阻滞）。
  ○ 也可出现心包炎、心肌炎或心内膜炎。

■ 体格检查

- 在病程早期可能完全正常。
- 如果发现游走性红斑，几乎就可以确诊莱姆病。
- 如果患者没有出现皮疹，那体检中就没有其他体征可以明确莱姆病的诊断。
- 患者可能会有关节炎、贝尔麻痹、脑神经麻痹、结膜炎或心律不齐。

■ 诊断检查与说明

实验室检查

- 酶联免疫吸附试验（ELISA）：
- 蜱叮咬数周后，可以检测到抗伯氏疏螺旋体抗体。然而，检测结果的假阳性率较高，偶尔也会出现假阴性。治疗后数年，该检测仍可呈阳性结果。
- 免疫印迹分析：
- 该方法的特异性更高。感染4～8周后，如果以下分子量（18、21、28、30、39、41、45、58、66和93 kd）的IgG进行检测，如果检测到≥5个条带即为阳性结果。感染的前2～4周中，出现2个IgM条带或许可以确立诊断，但是IgM斑点常会出现假阳性。
- ELISA结果阳性而免疫印迹法阴性的患者：
- 通常意味着患者未患莱姆病，ELISA检测是假阳性结果，但是IgM斑点也常会出现假阳性结果。
- 聚合酶链反应（PCR）：
- 可以用患者滑膜组织、滑膜液或者脑脊液进行PCR检测，阳性结果提示活动性病变，但是阴性结果并不能排除莱姆病。
- 尿液检查莱姆病的准确性极差，不应采用。

■ 鉴别诊断

- 病毒性关节炎、关节痛。
- 化脓性关节炎。
- 幼年特发性关节炎。
- 感染后关节炎。
- 纤维肌痛综合征。
- 系统性红斑狼疮。
- 误区：
- 错误诊断：尽管许多患者的莱姆病检查结果为阴性（或ELISA结果为弱阳性，免疫印迹实验结果阴性），但是这些患者因其模糊的全身性症状（乏力、头痛、关节痛）而仍被误诊为莱姆病。

L

- 这些患者往往被给予多疗程的口服抗生素治疗,如果疗效欠佳,往往还会改为静脉用药,有时甚至会延长疗程。

- 这种情况下,会导致患者真正的疾病被延误诊断,也使患者处于接受长期抗生素治疗、偶有接受中心静脉置管等不必要的风险中。

治疗

▪ 药物治疗

• 口服抗生素:
- 早期莱姆病的初始治疗。
- 特异性治疗:
  ○ >8岁的患者:应选择多西环素。
  ○ 年幼儿童或不能耐受四环素类药物:可选择氨苄西林或头孢呋辛,也可以选用青霉素V。
  ○ 对青霉素过敏的患者:可以应用红霉素,不过疗效欠佳。
- 疗程:
  ○ 仅有皮疹的患者:通常口服抗生素治疗14~21天即可。
  ○ 如出现其他症状:推荐治疗21~28天。
• 静脉抗生素:
- 以下患者有必要静脉应用抗生素:
  ○ 口服药物治疗无效的顽固性关节炎。
  ○ 严重的心肌炎。
  ○ 神经性疾病(并不单单是面神经麻痹)。
- 具体的静脉治疗用药:
  ○ 首选药物:头孢曲松。
  ○ 备选药物:青霉素V。
- 疗程:14~21天。

▪ 预防

- 有些研究显示在蜱叮咬后注射一剂多西环素可以预防莱姆病。
- 防护服、驱蜱药物以及每日检查蜱虫是很好的防护措施。

后续治疗与护理

▪ 预后

• 总之,儿童患者的预后要显著优于成人。仅有2%的儿童在病程6个月时出现慢性关节炎。
• 无论是否治疗,多数心脏症状都会在短时间内(3~4周)消失,但是有可能会复发。严重的心脏疾病较少发生,但是却可以是致命的。

▪ 并发症

• 约2%的儿童会发生慢性关节炎。
• 治疗产生的并发症,如:
- 头孢曲松治疗后继发的胆囊炎。
- 静脉抗生素治疗发生的置管相关性感染。
- 一些患者会出现莱姆病后综合征,该综合征很难明确定义并且颇有争议,常常表现为关节痛和乏力,有时也会出现感觉异常和认知障碍。延长抗生素的疗程对此病并没有帮助。这些患者中的有些人出现纤维肌痛样综合征,物理治疗可缓解症状。

疾病编码

ICD10

• A69.20 莱姆病,未分型。

- A69.23 莱姆病引起的关节炎。
- A69.21 莱姆病引起的脑膜炎。

常见问题与解答

• 问:蜱虫长什么样子?
• 答:鹿蜱是扁平的非常小(大约只有一根针头大小)的虫,有8条腿。成熟的雄虫是黑色的,成熟的雌虫是红色或黑色的。吸饱血后,可长成正常的3倍大小。
• 问:被鹿蜱叮咬后一定会感染莱姆病吗?
• 答:不是。即使被感染了莱姆病的蜱虫叮咬,但如果接触皮肤的时间较短,也不会患病。如果蜱虫叮咬时间<24 h,传播疾病的病可能性极低。蜱虫叮咬时间越长,患病的可能性就越大。
• 问:足疗程治疗后,患者需要再次进行莱姆病的检测吗?
• 答:不需要。即使经过正规治疗后数年,莱姆病抗体滴度及免疫印迹仍然会保持阳性。如果规范治疗后患者症状已经缓解,就无需复查。如果患者仍有症状,可以在开始静脉治疗之前检测抗体滴度和免疫印迹,以期发现滴度升高,以确定患者患有莱姆病。如果静脉治疗后仍有症状,就需要考虑其他诊断。
• 问:如果患者表现为非创伤性面瘫,是否应考虑进行莱姆病的检测?
• 答:莱姆病可引起面瘫,这种情况是进行莱姆病检查的合理提示。

阑尾炎 Appendicitis

Nora M. Fullington · Michael P. Hirsh 万柔 译 / 郑珊 审校

基础知识

▪ 描述

阑尾的急性炎症或感染。

▪ 流行病学

• 儿童中最常见的手术急诊。
• 在美国,影响5/10万的人。2010年,29.3万人因此住院;每年约有8万例儿童阑尾炎。
• 5~40岁最常见,28岁达到发病率峰值。

▪ 病理生理

• 阑尾腔内的急性炎症是梗阻导致的(例如粪石、结石、寄生虫、淋巴组织增生或者肿瘤)。
• 在疼痛初期,梗阻导致阑尾壁张力增加,而引起隐痛,然而疼痛部位往往不明确。
• 随着阑尾壁张力增加以及全层浆膜炎,导致周围组织炎症。第二阶段的疼痛会局限于阑尾所在区域。
• 85%的患者,上述疼痛在麦氏点,不过盆腔、盲肠后、腹膜后、腹股沟阴囊或其他方向

上都可能有不同位置、不同程度的上述疼痛。

诊断

典型的症状和体征包括右下腹痛、食欲不振、恶心、呕吐和发热。

▪ 病史

- 腹痛为最常见的症状。
- 疼痛往往从脐周或上腹部开始,然后转移至右下腹。疼痛常伴随恶心、呕吐和发热。
- 之后白细胞增多。

- 疼痛的时间发生在恶心和呕吐之后,以及病例有无腹泻是鉴别阑尾炎和胃肠炎的要素。
- 大部分病例都会出现食欲不振,但如果阑尾位于直肠后或者腹膜后,这往往不是主要症状。
- 发炎阑尾如果穿孔,可能会暂时减轻疼痛。这些患者进一步会发生肠管扩张、脱水、直肠周围激惹导致的腹泻、膀胱周围激惹导致的排尿困难。
- 延迟的诊断和阑尾穿孔在年幼儿童中更常见,可能是因为他们不能很好地说清自己的症状。

■ 体格检查

- 除了已经发生穿孔的情况,低热很常见。
- 穿孔可以导致发热恶化,呼吸心跳加快。
- 麦氏点的疼痛和压痛(右髂前上棘和脐连线的中外 1/3 交界处)。
- 可表现为腹部反跳痛、肌卫和肛指检查局部压痛。
- 其他体征:
  - 结肠充气试验(Rovsing 征)用手压左下腹,而引起右下腹痛。
  - 腰大肌试验(Psoas 征):左侧卧位将右下肢被动向后伸,引起右下腹疼痛;可能与盲肠后位阑尾有关。
  - 闭孔内肌试验(Obturator 征):右侧髋关节和膝盖屈曲并向内侧旋转,而引起右下腹痛;可能与盆腔位置阑尾有关。

■ 诊断检查与说明

实验室检查
- 全血细胞计数:白细胞计数上升(每微升含 1 万～1.7 万个细胞)并且有核左移。
- 红细胞沉降率往往是正常的。
- C 反应蛋白可能升高,但没有特异性。

影像学检查
某些研究显示,阑尾炎的诊断通常可以只通过病史、体格检查和实验室检查来确定,而无需影像学检查,确诊率也可高达 80%～90%。
- 腹部平片:
  - 往往正常。
  - 可能显示粪石、模糊的腰大肌边界、盲肠壁增厚。
  - 游离的气体或气腹表示有穿孔。
- 超声检查:
  - 目前被认为是阑尾炎影像学诊断的首选。
  - 表现包括水肿、炎症或脓肿形成。
  - 常见的特异性表现是阑尾最大外径≥

7 mm(敏感性为 98.7%,特异性为 95.4%)。
- CT 扫描:
  - 对阑尾炎的诊断非常准确,可能比超声检查的敏感性更高;然而,需要暴露于电离辐射下。可以通过仔细的病史询问、体格检查、实验室检查和其他损伤较小的影像学检查来避免 CT 扫描。
  - 表现包括脂肪条纹征、脓肿或蜂窝织炎、阑尾结石以及局部盲肠增粗。

■ 鉴别诊断

- 感染:
  - 胃肠炎(例如耶尔森鼠疫杆菌、空肠弯曲菌)。
  - 便秘。
  - 右下叶肺炎。
  - 肠系膜腺炎。
  - 盲肠炎。
  - 尿路感染。
  - 盆腔炎症性疾病、卵管卵巢脓肿或异位妊娠。
  - 寄生虫感染(鞭虫、蛔虫)。
- 其他炎症:
  - 炎症性肠病。
  - 过敏性紫癜。
  - 胆囊炎。
  - 胰腺炎。
  - 憩室炎。
- 遗传性或代谢性:
  - 糖尿病。
  - 镰状细胞病。
  - 肾结石。
  - 高钠血症。
  - 克罗恩病。
- 其他:
  - 功能性腹痛。
  - 睾丸或卵巢扭转。
  - 卵巢囊肿。
  - 子宫内膜异位症。
  - 小肠梗阻。

💉 治疗

■ 一般措施

- 静脉补液纠正血容量减少、电解质紊乱。
- 广谱抗生素。
- 止痛药物。

■ 手术与其他疗法

- 急诊阑尾切除:

- 在美国,大部分外科医生使用腹腔镜技术切除阑尾。
- 相比开放手术,腹腔镜手术的优势是:拥有更广的手术探查范围,并且使成年人日常活动更快恢复。
- 腹腔镜方法(包括单孔技术)可把手术入口局限在脐部。
- CT 检查往往带来相对风险和对症处理的延迟,一些证据表明,立刻进行手术比进行影像学检查更合适。
- 穿孔阑尾炎:
  - 也能用腹腔镜治疗,并且用抽吸和冲洗设备清洁腹部聚集物。
  - 很多有穿孔阑尾炎的患者,先进行皮下脓肿引流和广谱抗生素的非手术治疗,隔一段时间后再进行阑尾切除术,也是好的选择。

■ 预后

- 该病恢复迅速,预后非常好。
- 美国现在阑尾炎患者的总生存率是 98%。
- 全世界每年大约有 3.5 万人死于阑尾炎。

■ 并发症

- 腹腔镜阑尾切除后伤口发生并发症的概率为 3.1%。
- 阑尾切除术后非穿孔阑尾炎的脓肿形成率为 0～4%,穿孔阑尾炎为 14%～20%。
- 穿孔阑尾炎导致术后肠梗阻或长期生育问题的风险更大。

🔵 疾病编码

ICD10

- K37 未特指的阑尾炎。
- K35.80 未特指的急性阑尾炎。
- K35.89 其他急性阑尾炎。

❓ 常见问题与解答

- 问:历史上阑尾炎治疗的里程碑是什么?
- 答:1735 年,Claudius Amyand 医生在右侧腹股沟疝(现在称 Amyand 疝)有阑尾嵌顿的情况下第一个做了阑尾切除术。1886 年,Reginald Heber Fitz 医生在他的论文里第一次描述了我们今天定义的阑尾炎“蚓状阑尾的疾病”。1887 年,Thomas Morton 医生第一次在乙醚麻醉下成功地进行了阑尾切除术。1889 年,Charles McBurney 医生描述了阑尾炎的局部疼痛。

L

肋软骨炎 Costochondritis

Richard M. Kravitz 景延辉 译 / 王达辉 审校

 基础知识

■ **描述**

肋软骨炎是起因于肋软骨的反复胸痛。

■ **流行病学**

• 胸骨正中入路手术后的伤口感染率为 $0.1\%\sim1.6\%$。
• 肋软骨炎占儿童胸痛的 $10\%\sim31\%$。
• 儿童胸痛高峰年龄是 $12\sim14$ 岁。

■ **病理生理**

• 不明原因的炎症(组织学检查正常)。
• 感染:
- 可以手术后持续数月至数年(肋软骨缺血性坏死,导致软骨损伤或暴露后容易感染)
- 胸骨切开手术后的并发症。
- 骨髓炎的蔓延或手术期间的感染。

■ **病因**

• 感染:
- 细菌性:
◦ 金黄色葡萄球菌(尤其胸部手术后)。
◦ 沙门菌(在镰状细胞疾病中)。
◦ 大肠杆菌。
◦ 假单胞菌。
◦ 肺炎克雷伯菌。
- 真菌:
◦ 曲霉菌。
◦ 念珠菌。
• 创伤后损伤。

 诊断

■ **病史**

• 炎症性肋软骨炎:
- 运动或合并上呼吸道感染时疼痛加重。
- 疼痛的特点:
◦ 比较剧烈。
◦ 影响前胸壁。
◦ 局限于或放射到背部或腹部。
◦ 多为单侧(左侧较右侧多)。
- 疼痛多位于第 $4\sim6$ 肋骨。
- 患侧上肢和肩膀的运动会引发疼痛。
- 女孩较男孩多见。
• Tietze 综合征:
- 起始多较突然也可逐渐发病。

- 可有轻微外伤引起。
- 疼痛的特点:
◦ 辐射到上肢或肩膀。
◦ 可能持续数周。
◦ 胸骨肋骨交界处的肿胀可能持续数月之久。
- 可能会影响第 2 或第 3 肋骨交界处。
- 打喷嚏、咳嗽、深呼吸或胸部运动时可能加重疼痛。
- 不同性别之间发病率无差异。
• 感染性肋软骨炎:
- 慢性、隐匿的过程。
- 临床症状多不明显。

■ **体格检查**

• 多数正常。
• 注意有无创伤、结痂、淤血或肿胀等。
• 触诊肋软骨确定疼痛的位置。
• 肋软骨炎综合征在胸肋骨交界处可以见到纺锤形的肿胀。

■ **诊断检查与说明**

实验室检查
• 白细胞计数价值不大(即使已经存在感染)。
• 心电图(对排除心脏疾病有帮助)。

影像学检查
• 放射学检查(胸部 X 线、CT)作用有限。
• 镓扫描:
- 在感染性病例中有价值。
- 特异性不高。
- 放射性核素吸收增加。
- 多数没有胸骨骨髓炎的证据。
• 同位素扫描:
- 特异性较低。

■ **鉴别诊断**

• 心血管疾病:
- 心肌梗死。
- 心包炎。
- 心包积液。
- 心肌炎。
- 心内膜炎。
- 心肌病。
- 室性期前收缩。
- 室上性心动过速。

- 夹层动脉瘤。
• 呼吸疾病:
- 哮喘。
- 运动相关支气管痉挛。
- 肺炎。
- 胸腔积液。
- 气胸。
- 肺栓塞。
• 消化疾病:
- 胃食管反流。
- 食管炎。
- 胃炎。
- 贲门失弛缓症。
• 机械性:
- 肌肉拉伤。
- 应力性骨折。
- 胸前综合征。
- 创伤。
• 风湿类疾病:
- 风湿性关节炎。
- 强直性脊柱炎。
• 肿瘤性:
- 横纹肌肉瘤。
- 白血病。
- 尤因肉瘤。
• 罕见疾病:
- Tietze 综合征。
- 心源性胸痛。
- 乳房组织疼痛(包括男、女)。

治疗

■ **一般措施**

• 炎症性肋软骨炎:
- 抗感染和镇痛药。
- 安抚。
- 如果疼痛影响活动,局部使用药物是有效的。

注意
• 炎症性肋软骨炎:
- 无法就学的重要原因。
- 青少年需要长期限制不必要的活动。
- 通常不需要限制运动。
- 即使做出了诊断,多数青少年仍担心心脏问题。

- 感染性肋软骨炎：
- 长期静脉注射抗生素。
- 需要手术切除累及的软骨。
- 需要行肌瓣重建手术。

注意
- 感染性肋软骨炎：
- 仅长期的静脉注射抗生素是不够的，手术清除和重建也非常重要。
- 感染有播散至临近软骨和穿越胸骨至对侧胸壁的趋势。
- 手术中应避免损伤肋软骨交界处（例如放置胸管）。

后续治疗与护理

■ 随访推荐

患者监测
- 炎症性肋软骨炎：
- 长期情况。
- 建议每年随访1次。
- 感染性肋软骨炎：
- 手术后必须长期随访。

■ 预后
- 炎症性肋软骨炎预后良好。
- 感染性肋软骨炎预后与下列因素有关：
- 患者的基本情况（比如免疫功能低下、肿瘤放疗后、心脏手术后等）。

- 感染破坏后需要重建的范围。

常见问题与解答
- 问：我胸痛是不是说明有心脏问题？
- 答：胸痛并不预示心脏问题。这种疼痛来自胸壁，没有心肌梗死的风险。青少年中因心脏问题引起的胸痛并不常见。
- 问：肋软骨炎与关节炎有没有关系？
- 答：没有关系。
- 问：Tietze综合征名字的来源？
- 答：名称来源于德国外科医生 Alexander Tietze（1864—1927），他在1921年首次描述了这种疾病。

泪道阻塞 Lacrimal Duct Obstruction　　　Bethlehem Abebe-Wolpaw　沈李 译／杨晨皓 审校

基础知识

■ 描述

先天性鼻泪管阻塞主要见于婴儿，多由于鼻泪管末端闭塞所致，常见症状为溢泪（持续流泪）及眼部分泌物，少部分阻塞是后天获得性的。

■ 流行病学
- 为婴儿持续溢泪最常见的病因。
- 6%的新生儿存在先天性鼻泪管阻塞。
- 90%的患儿在1岁内可自愈。

■ 危险因素

高发于颅面畸形和唐氏综合征患儿。

■ 病理生理
- 先天性泪道阻塞最常见的部位发生于鼻泪管末端开口于鼻腔的Hasner瓣膜。
- 末端阻塞包括瓣膜处的膜性或细胞碎片阻塞、骨性阻塞以及管道狭窄。
- 获得性泪道阻塞在儿童中很少见，慢性的炎性反应和管壁的瘢痕增生可导致管道阻塞，主要原因有感染（如筛窦炎）、炎症、肿瘤及外伤。

■ 病因

泪道一般在胎儿7月时完全管道化，但瓣膜闭塞可持续存在，这是泪道阻塞发生的基础。

■ 常见相关疾病
- 泪囊膨出（泪囊扩张）在泪道阻塞中比较少见，婴儿的发病率为0.1%，是由于阻塞同时发生在泪总管和泪囊交界处以及鼻泪管末端。
- 急性泪囊炎的发病强烈提示存在有泪道阻塞，可能是阻塞引起细胞碎片和泪液堆积引发炎症，也可能是泪囊炎产生的纤维增生和炎性反应导致获得性的泪道阻塞。

诊断

■ 病史
- 生后几周即发生。
- 可单侧或双侧发病。
- 持续性溢泪。
- 黏性分泌物。
- 眼睑及睫毛上可见硬痂。
- 获得性泪道阻塞常有眼部慢性炎症或外伤史（如鼻骨、眶骨或筛骨骨折以及眼睑裂伤）。

■ 体格检查
- 睫毛上有分泌物和（或）硬痂。
- 眼睑蜕皮。

- 泪囊区按压有分泌物和（或）泪液自泪小点溢出。
- 通常不合并结膜充血。
- 在内眦部下方触及蓝色硬块提示泪囊膨出。

■ 诊断检查与说明

通常对于患儿的治疗并不需要影像学检查和实验室检查，但如果症状为间歇性或诊断不明确可行相关检查以协助诊断。

实验室检查

细菌培养并不能有助于泪道阻塞和感染的诊断，所以并没有很大的诊断价值。

影像学检查
- 放射性泪囊造影通过观察造影剂通过泪道的显像来评估泪道系统的排出功能：
- 由于儿童操作困难，所以并不普及。
- 对周围骨性结构无法显像。
- CT检测主要用于外伤、颅面畸形所致的骨性阻塞、泪囊膨出以及其他占位。

诊断步骤与其他
- 荧光染色试验：
- 症状为间歇性时这是首选的检查方法。
- 具有90%的敏感度和100%的特异度。
- 操作时将荧光染色剂置于下结膜穹窿部，然后观察5min。
- 如果没有阻塞，大部分荧光剂排出进入鼻

L

腔,少部分残留在眼内。

- 如果有阻塞,随着泪液增多,荧光剂在眼内常呈半月形,甚至溢出到面颊。
• 如果怀疑泪囊膨出,建议行鼻内镜检查,在鼻腔黏膜局部使用缓解充血药物(如盐酸羟甲唑啉)可使视野更清晰。

■ 鉴别诊断

• 新生儿结膜炎。
• 急性泪囊炎。
• 泪小点闭锁或泪小管发育不良。
• 泪液分泌增多:
- 先天性青光眼。
- 角膜擦伤。
- 眼睑位置异常(睑内翻、眼睑赘皮)。
- 倒睫。
- 异物。
- 睑缘炎。
- 角膜炎。
- 葡萄膜炎。

治疗

■ 药物治疗

如果出现分泌物增多、脓性分泌物或持续性结膜炎,可局部使用抗生素眼药,包括红霉素、妥布霉素、磺胺醋酰、庆大霉素、氟喹诺酮等。

■ 其他治疗

一般措施

• 在泪囊区向下做按摩是治疗的首要方法,必要时可加用抗生素。
• Crigler 策略对于膜性阻塞的疏通是有效的。
• 如果 6～12 个月后症状仍持续存在,可行泪道冲洗或探通:
- 有些眼科医生建议 12 个月以后行泪道探通,一些甚至主张 15～18 个月内均采取保守治疗。
• 6 周内症状仍旧存在说明探通失败。
• 可能需要多次探通,年龄越大,复通的成功率越低。
• 复通的同时结合其他治疗方法可能提高成功率:
- 球囊置管扩张,一些专家主张可作为替代

探通的首选方法。
- 鼻内镜在泪道探通中可使视野更加清晰,避免假道形成。
- 硅胶置管可以防止瘢痕组织形成,帮助扩张狭窄的泪道,一般置管 2～6 个月,但在小于 2 岁的患儿中,有报道最早 6 周取出也可获得成功。

■ 转诊问题

• 如果 6～12 个月保守治疗症状仍不缓解,需转诊至小儿眼科医生,根据病情及医生建议来决定行泪道探通还是继续保守治疗。
• 一旦发生急性泪囊炎或泪囊膨出需尽早转诊。
• 获得性泪道阻塞应转诊行手术治疗。

■ 手术与其他治疗

• 鼻腔泪囊吻合术:
- 在前面提及的治疗方法失败的情况下可行鼻腔泪囊吻合术,另外在慢性泪囊炎、骨性泪道阻塞及泪囊膨出中也可应用。
- 其在泪囊和鼻腔之间建立一条新的瘘道来代替原有的泪液引流系统。
• 结膜-泪囊-鼻腔吻合术:
- 其在内眦和鼻腔间建立直接通道。
- 这项技术在儿童应用中鲜有报道。
- 对于获得性泪道阻塞和先天性上泪道系统异常,手术是常规治疗方法。

■ 住院事项

入院指征

• 新生儿泪囊膨出如果伴有鼻内肿物压迫气道导致严重的呼吸困难需收住院进行治疗。
• 急性泪囊炎需入院静脉滴注抗生素及加强护理,计划是否下一步行手术排脓。

后续治疗与护理

■ 随访推荐

患者监测

• 对于先天性泪道阻塞的婴儿来讲,保守观察治疗是比较恰当的,如果 6～12 个月后症状仍无缓解,需转诊进行泪道探通或冲洗治疗。
• 有鼻泪管阻塞病史的儿童需定期随访有

无屈光参差性弱视。

■ 预后

• 大约 90% 的先天性泪道阻塞 12 个月内可自愈。
• 12 个月后首次探通的成功率为 80%～95%。
• 3 岁后探通成功率较低。

■ 并发症

• 感染:细菌性结膜炎、急慢性泪囊炎、眶蜂窝织炎。
• 新生儿泪囊膨出:在 Hasner 瓣膜处阻塞气道,肿块阻塞、压迫气道造成呼吸困难。
• 屈光参差性弱视。

疾病编码

ICD10

• H04.559 获得性非特定类型的性鼻泪管狭窄。
• H04.539 新生儿非特定类型的鼻泪管阻塞。
• Q10.6 其他先天性泪道系统发育异常。

常见问题与解答

• 问:为什么不一经诊断就行泪道探通?
• 答:研究显示经过泪囊区按摩及局部抗感染药物等保守治疗,大约 90% 的患儿在 12 个月内会痊愈。
• 问:泪道冲洗和探通的最佳年龄是什么时候?
• 答:最佳年龄这个问题是有争议的。大部分研究支持 12 个月内保守治疗,12 个月以后泪道探通还是继续保守治疗则取决于病情的严重程度。近期研究显示,3 岁以后才行初次泪道探通的成功率较低,这不仅和年龄大小有关,还与其他一些因素,如病情重、管道狭窄、非膜性阻塞等相关。
• 问:泪道冲洗和探通是否需要全身麻醉?
• 答:有时在 12 个月以内的患儿中不需要进行全身麻醉就可以在门诊进行操作,但如果患儿超过 12 个月,最好是在全身麻醉下进行,这样更有操作性和安全性,同时可以在内镜下直接观察。

立克次体病 Rickettsial Disease

Gordon E. Schutze 章莉萍 译 / 谢新宝 审校

基础知识

■ 描述

- 立克次体家族引起的疾病有多种,包括落基山斑点热、其他类似于蜱传播的疾病、斑疹伤寒,以及埃里希体病和微粒孢子虫病。
- 所有病原微生物都属于胞内革兰阴性菌,因此较难培养。
- 每组立克次体引起的疾病表现类似,临床症状包括发热、皮疹、头痛和毛细血管充血。都通过虫媒传播。

■ 一般预防

- 在流行地区使用适当的杀虫药控制蚤、蜱、螨。
- 在蜱出没区域,衣物要遮盖整个身体。一旦被蜱叮咬,应立即将蜱从皮肤上清除,避免蜱将其胃中的毒液注入伤口。
- 在虱传斑疹伤寒流行地区,建议定期灭虱和在衣物上喷洒灭虱药水进行预防。
- 杀鼠剂的反作用:
  - 当地鼠类灭绝后,蚤和螨会寻找替代宿主(例如人类)。
  - 因此,在立克次体病流行地区,灭鼠不能作为唯一的预防措施。
- 除了恙虫病,其余的立克次体疾病都会对同组的病原微生物产生长久免疫力。

■ 病理生理

落基山斑点热、斑疹伤寒、埃立克体病和微粒孢子虫病均是由于立克次体侵犯小血管内皮细胞和白细胞引起的血管炎。皮疹及各系统疾病表现都是由于毛细血管的通透性改变引起的。

■ 病因

- 引起落基山斑点热的立克次体属、埃立克体病和微粒孢子虫病(埃立克体属和微粒孢子虫属)的致病微生物是由蜱传播给人类的。
- 立克次体痘和恙虫病是通过鼠携带的螨虫传播的。
- 流行性斑疹伤寒是虱传播的疾病。地方性斑疹伤寒,也称鼠伤寒,通过蚤传播。
- 在美国,立克次体病为落基山斑点热、鼠型斑疹伤寒、立克次体痘、流行性斑疹伤寒、埃立克体病和微粒孢子虫病。

诊断

■ 病史

- 有头痛、发热和皮疹的患者通常要考虑立克次体病可能。皮疹的进展过程对于诊断立克次体病有特殊的提示作用。
- 症状和体征:
  - 斑点热型:
    ○ 常常以发热、肌痛和头痛起病。
    ○ 症状出现 3~5 天后出现皮疹,典型皮疹为向心性进展,由手足逐渐蔓延至躯干。皮疹多种多样,有时并不遵循这个发展形式。
    ○ 其他症状包括头痛、神经系统症状、低血压、低血钠和消耗性凝血病。
    ○ 暴发性落基山斑点热可引起心力衰竭。
  - 立克次体痘:
    ○ 症状和斑点热型基本相似,严重程度和全身性症状较斑点热型轻,通常皮疹还有叮咬处焦痂样皮疹。
  - 斑疹伤寒型:
    ○ 流行性斑疹伤寒由虱传播,引起发热、头痛和皮疹,病情可进展出现肺部症状、神经系统症状,甚至死亡。
    ○ 地方性斑疹伤寒通过啮齿类动物身上的蚤传播,引起与流行性斑疹伤寒相似的症状,不过皮疹较少些。
    ○ 恙虫病症状也相似,但是此型会引起包括精神异常在内的显著的神经系统症状。
  - 埃立克体病和微粒孢子虫病:
    ○ 该型的疾病谱包括人单核细胞性埃立克体病和粒细胞微粒孢子虫病,引起与斑疹热型相似的症状,如发热、头痛、肌痛。
    ○ 与斑点热相比,皮疹较少出现,不到 50% 的单核细胞性埃立克体病患者出现皮疹,微粒孢子虫病患者更少出现皮疹。

■ 体格检查

- 所有立克次体病患者均有发热,大部分患者会出现皮疹。
- 下述 3 项表现提示为斑点热型立克次体病:
  - 低血压、心律失常。
  - 肝脾大。
  - 黑斑(法语称为黑斑病):这是斑点热型的最早症状,该表现出现在咬伤感染处,伤处

出现局部淋巴结肿大可能形成焦痂。30%~90%的病例有此表现,病变多出现于儿童的头部及成人的下肢。

- 下述 3 项表现提示为斑疹伤寒型立克次体病:
  - 意识障碍。
  - 累及肺部及肾脏。
  - Brill-Zinsser 病是由虱传播的流行性斑疹伤寒感染的复燃引起的。通常发生在初次感染后几年,疾病的严重程度较初次感染轻。
- 下述临床表现提示埃立克体病:
  - 以头痛、肌肉痛为典型表现的急性发热性疾病。
  - 50%的皮疹分布于手、足及面部。
  - 血小板减少、白细胞或淋巴细胞减少、低钠血症以及肝功能异常。
- 下述表现提示微粒孢子虫病:
  - 以头痛、肌肉痛为典型表现的急性发热性疾病。
  - 血小板减少、白细胞或中性粒细胞减少、低钠血症以及肝功能的损害。

■ 诊断检查与说明

实验室检查

- 血清学检查是诊断立克次体病的确诊实验,因为立克次体属于寄生于细胞内的细菌,无法进行体外培养。
- 血清学检查可以用于所有立克次体的检查,相似病原微生物间有交叉反应。
- 在疾病初期,血清学检查通常为阴性,需要在 2~3 周后恢复期(配对)进行血清学检查作为比较。如果恢复期血清学检查抗体滴度较初期有 4 倍及以上升高,可认为血清学检查阳性。
- 因为立克次体的病原基因组具有高度相似性,聚合酶链反应(PCR)检测立克次体的准确性较差,因此很少用于临床。
- 因 Well-Felix 凝集反应的敏感度及特异度较低,在美国已经不用该检查。

■ 鉴别诊断

- 在皮疹出现前,斑点热型立克次体病出现的全身症状需要与多种疾病鉴别。在皮疹出现后,需鉴别疾病的范围缩小。
- 传染性疾病:
  - 麻疹。

- 脑膜炎球菌血症。
- 二期梅毒。
- 柯萨奇病毒感染(如手足口病)。
- 传染性单核细胞增多症。
- 肠道病毒感染。
• 环境(毒物)。
• 药物过敏(中毒性皮肤病)。
• 肿瘤:白血病伴血小板减少。
• 免疫性疾病:特发性血小板减少性紫癜。
• 其他:
- 白细胞分裂性脉管炎。
- 多形性红斑或 Steven-Johnson 综合征。

治疗

▪ 药物治疗

• 多西环素是治疗所有立克次体病的一线抗生素,在患病后一周内服用,疗效最好。
• 抗生素疗程为 7~14 天。
- 研究显示 8 岁以下儿童使用多西环素,有造成牙齿染色的风险,但风险较低。
- 在立克次体病治疗的过程中,服用多西环素利远远大于弊。

▪ 住院事项

初始治疗

• 进行液体复苏和气道支持。
• 一旦怀疑为立克次体病,应立即进行抗菌治疗,不应等待血清学检查结果。
• 一旦出现消耗性凝血障碍或者严重的血小板减少症,患者应输注血制品。

后续治疗与护理

▪ 预后

开始治疗 1~2 周后,患者临床症状开始好转,好转程度取决于疾病的严重程度。如果病程 1 周后才开始治疗,需要更长的时间才会改善临床症状。

▪ 并发症

• 静脉血栓。
• 弥散性血管内凝血(DIC)。
• 包括心内膜炎在内的心脏损伤。
• 严重并发症常发生于合并有葡萄糖-6-磷酸脱氢酶缺乏症、心功能不全、免疫缺陷的患者。

疾病编码

ICD10

• A79.9 立克次体病,非特异性。
• A77.0 斑点热。
• A75.9 斑疹伤寒,非特异性。

常见问题与解答

• 问:我的孩子在立克次体病流行地区被虱叮咬了,需要服用抗生素吗?
• 答:被虱叮咬后,无法预防立克次体病发生。
• 问:伤寒和斑疹伤寒有什么区别?
• 答:伤寒或伤寒热和斑疹伤寒是两种不同的疾病,伤寒是由伤寒沙门菌引起的肠道感染,与立克次体无关。
• 问:如果我患过立克次体病,还有可能再次患上该病或相似的疾病吗?
• 答:除了恙虫病,患过立克次体病的患者对同一种属其他病原微生物都会有免疫力。

镰状细胞病 Sickle Cell Disease

Keith Quirolo 钱晓文 译 / 翟晓文 审校

基础知识

▪ 描述

镰状细胞病(SCD)是一种血红蛋白病由 β 珠蛋白等位基因之一发生突变导致第 6 位的氨基酸改变(谷氨酸转变为缬氨酸)引起红细胞内血红蛋白聚合。

▪ 病理生理

• 红细胞膜破坏:导致血管内皮黏附性增加,细胞因子的激活引发血小板和白细胞活性,凝血系统激活致高凝状态和最终血管闭塞。红细胞释放微粒状红细胞膜。
• 红细胞溶血:释放游离血红蛋白,高铁血红蛋白产物,增加血浆三价铁导致氧化应激,氮氧化物减少导致循环 GMP 的产物减少引起血管收缩,炎性反应和血小板活化。

▪ 流行病学

• SCD 的发病率为 1/500 非洲裔美国人,

1/36 000 西班牙裔美国人,其他种族发生率更低。镰状细胞携带发生率在非洲裔美国人为 1/14。
• 美国共有 70 000~100 000 例 SCD 患者。

▪ 危险因素

基因

• SCD 是常染色体隐性遗传疾病。
• 当血红蛋白出现 S、SS、SC、Sβ0 珠蛋白生成障碍性贫血,Sβ+珠蛋白生成障碍性贫血,SD$^{Los Angeles}$ 和 SO^{Arab} 遗传性改变的联合时导致疾病状态。

诊断

▪ 病史

• 初步诊断:
- 在英国,常通过新生儿筛查诊断。
- 早期婴儿(<6 月龄)常由于残余的 HBF 保护效应而无症状。

- 家族史。
- 激惹或疼痛。
- 苍白。
• 后续诊断:
- SCD 基因型。
- 既往史:
○ 手术史。
○ 输血史(红细胞表型)。
○ 住院史(特别是 ICU)。
○ 疼痛史(部位和常用治疗)。
○ 卒中和(或)头颅多普勒异常。
○ 急性胸部综合征。
- 血红蛋白和脉搏血氧基线值。
- 常用药物和治疗。

▪ 体格检查

• 贫血性苍白伴血流杂音。
• 巩膜黄染。
• 脾大,肝大。
• 呼吸费力,呼吸音减弱或喘息:阻塞性

肺病。
- 运动能力减退:髋部或肩部缺血性坏死。
- 神经系统检查:卒中。
- 发育评估。

■ 诊断检查与说明

实验室检查
- 诊断:
  - 美国所有州均已开展新生儿筛查。
  - F:重型珠蛋白生成障碍性贫血。
  - FA:正常血红蛋白。
  - FAS:A>S:镰状细胞轻型。
  - FSA:S>A:SCD,Sβ+珠蛋白生成障碍性贫血。
  - FS:血红蛋白 S:镰状细胞贫血或镰状 β0 珠蛋白生成障碍性贫血。
  - FSC:血红蛋白 SC 病。
  - FSV:镰状细胞血红蛋白伴多样血红蛋白。
  - α基因图:
    - α珠蛋白生成障碍性贫血轻型表型。
  - β基因图:
    - β珠蛋白生成障碍性贫血和 β 变异。
- 监测:
  - CBC:表型相关的贫血程度,β 和 α 珠蛋白生成障碍性贫血的白细胞增多,血小板计数增高,低平均血红蛋白体积(MCV),羟基脲治疗后 MCV 的增高,与贫血程度相关的网织红细胞计数增高。
  - 血红蛋白电泳:羟基脲和输血治疗。
  - 生化检测:乳酸脱氢酶(LDH),非结合胆红素,谷草转氨酶(AST)增高。
  - 维生素 D 25 - OH 水平。
  - 每年 TCD:卒中风险,2~16 岁。
  - 脑 MRI/MRA:TCD 或神经系统检查异常。
  - 心超:肺动脉高压。
  - 肺功能检测:阻塞性肺病。
  - 眼科检查:视网膜病变。
  - 认知能力:卒中或延迟入学。

 ## 治疗

■ 一般措施
- 出生后 2 月起口服青霉素 125 mg(每天 2 次),36 月龄起 125 mg(每天 2 次)预防感染。
- 肺炎链球菌疫苗(2 岁和 5 岁接种 23 价疫苗)。
- 脑膜炎球菌疫苗。
- 建议计划免疫。

- 按照指征补充叶酸和维生素 D。
- 对父母宣教发热、脾脏潴留、贫血、卒中、急性胸痛和家庭疼痛治疗。
- 疼痛住院治疗计划。

■ 其他治疗
- 羟基脲:患者 1 年内发生 2 次以上导致住院的急性事件或更频繁的不住院的疼痛事件建议治疗。
  - 起始剂量 15～20 mg/(kg · 24 h),每 2～6 个月增加 5 mg/(kg · 24 h)最大至 35 mg/(kg · 24 h)或 2 500 mg/24 h(取两者中较小量)。
  - 起始 2 周和 1 个月监测。
  - 无毒性反应,每 2 个月监测。
- 红细胞输注可预防并发症,发病和延长生命。
  - 表型相合红细胞(ABO, D, C, c, E, e, Kell)减少自身免疫反应。
  - 最佳血红蛋白为 90～100 g/L(9～10 g/dl),更高增加血黏度,更低则导致缺氧。
  - 急性病及卒中和卒中预防,血红蛋白 S 百分比应该<30%。
  - 血红蛋白增高或血红蛋白 S 百分比低达指征,需要交换输血。
  - 输血后铁过多:所有患者监测并口服祛铁治疗。
- 干细胞移植是 SCD 唯一治愈方法。
  - 同胞:与患者行 HLA 配型并可能为相合供者。
  - 同胞采集脐血。
  - 咨询熟悉镰状细胞贫血移植的移植专科医生。

■ 住院事项
- 发热:
  - SCD 患者发热考虑败血症。
  - 病史,体格检查,CBC 和网织红细胞计数,血培养,胸部 X 线片,尿培养和其他培养。
  - 静脉抗生素:(头孢曲松)用至培养阴性。
  - 年龄小于 3 岁儿童,住院。
  - 大龄儿童或青少年检查正常,无肺部病变或泌尿道感染:头孢曲松,用药后 24 h 随访。
- 急性胸部综合征:
  - 定义为新的肺部病变频发伴低氧血症、疼痛、发热和严重贫血。
  - 发热的治疗(见上文)。
  - 类型和交叉。
  - 严重贫血,进展性病变,低氧血症者输血。

- 加用抗生素。
- 给氧维持氧饱和度 95%。
- 液量过多会加重肺部病变,监测出入液量。
- 鼓励呼吸量测定,每 2 h 1 次。
- 疼痛(血管闭塞发作):
  - 严重疼痛是一种医学急诊。
  - 水化:1.5 倍维持液量,避免入液过度。
  - 鼓励每 2 h 呼吸量测定。
  - 疼痛评估。
  - 镇痛药:
    - 轻度疼痛:非甾体类消炎药和口服弱阿片类药(20%不会正常代谢可待因)。
    - 中度疼痛:可能需要胃肠外应用治疗阿片类和酮咯酸。
    - 严重疼痛:实施患者控制镇痛(PCA)胃肠外阿片类,可能需要抗组胺药、酮咯酸、H_2 阻断剂。
  - 给药后疼痛评估。
  - 辅助治疗:加热板,可视,娱乐,其他治疗。
- 急性贫血:
  - 细小病毒感染:
    - 乏力,苍白病史。
    - 心动过速,苍白体征。
    - CBC 和网织红细胞计数:贫血伴网织红细胞减少。
    - 类型和交叉。
    - 严重贫血或心血管损害者输血。
    - 细小病毒 B19 测定。
    - 保护性隔离。
- 脾脏潴留:
  - 乏力,苍白病史。
  - 脾大体征。
  - CBC 和网织红细胞计数:贫血伴网织红细胞增多。
  - 严重贫血或心血管损害者缓慢输血:脾脏释放红细胞增加血红蛋白和血黏度。
  - 危及生命或反复发作者脾脏切除:脾切除前接种疫苗。
- 卒中:
  - 通过病史和体格检查诊断。
  - 治疗不必等待影像学结果。
  - 循证建议交换输血,使血红蛋白达 90～100 g/L(9～10 g/dl),血红蛋白 S 百分比小于 30%,可提高长期疗效。
  - 所有患者应紧急行脑 MRI 和 MRA 并由神经专科医生和物理治疗师进行神经系统评估。
  - 最后,所有患者应行神经心理学测试。
  - 慢性输血维持生命。

- 颅内出血:
- 初始仅表现头痛。
- CT 扫描诊断。
- 青少年更常见。
- 脑血管病史。
- 神经外科会诊。
- 有交换输血指征。
- 如不积极治疗预后差。
- 慢性输血维持生命。
• 卒中风险:
- 异常 TCD。
- 单位时间内最大平均流速:200 cm/s 或更大。
- 输血维持血红蛋白至 100 g/L(10 g/dl)。
- 脑血管病 MRI - MRA 检查或缺血性脑损伤。
- 无论 MR 是否有发现均需输血维持生命。
• 阴茎异常勃起:
- 诊断:不自主的勃起伴疼痛持续 1 h 以上。
- 医疗急诊。

- 初始治疗:疼痛治疗,静脉水化。
- 皮下应用特布他林治疗。
- 关键治疗:伪麻黄碱抽吸和注射。

后续治疗与护理

■ 预后

镰状细胞病儿童预后已经因羟基脲治疗、输血应用的增加和筛查等措施而取得了极大的改善。过渡到成人的护理已经成为优先考虑的事。
• 慢性并发症:
- 胆囊炎。
- 无血管坏死(髋部和肩部)。
- 阻塞性肺病。
- 肾脏疾病(蛋白尿)。
- 低渗尿(遗尿、脱水)。
- 视网膜病(增加:SC 病)。
- 住院导致的失学。
- 脑血管病或梗死。

疾病编码

ICD - 10

- D57.1 镰状细胞病不伴危险。
- D57.3 镰状细胞轻型。
- D57.40 镰状细胞地中海贫血不伴危险。

常见问题与解答

- 问:何时能停用青霉素预防?
- 答:镰状细胞贫血在出生后 5 年内感染的发病率和死亡率最高。随着年龄增大肺炎链球菌败血症风险下降,但发病率和死亡率仍持续高。而手术切除脾脏患者需要终身青霉素预防。
- 问:输血是否需要输表型相合的红细胞?
- 答:历史上,没接收表型相合红细胞的 SCD 患者红细胞自身免疫反应的发生率为 30%。而表型相合红细胞的应用使得自身免疫反应发生率显著下降。

链球菌感染:侵袭性 A 组 β 溶血性链球菌感染

Strep Infection: Invasive Group A B-Hemolytic Streptococcus

Maribeth Chitkara

姚玮蕾 译 / 曾玫 审校

基础知识

■ 描述

身体无菌部位感染 A 组 β 溶血性链球菌(GABHS),包括以下 3 种临床综合征:
• GABHS 中毒性休克综合征(STSS)。
• GABHS 坏死性筋膜炎(NF)。
- 感染以皮肤及皮下软组织局部大量坏死为特点。
• 无菌部位感染 GABHS 但未达到 STSS 或 NF 的标准(如脑膜炎、骨髓炎、化脓性关节炎、肌炎、切口感染),伴或不伴菌血症。
STSS 的诊断标准:
•(Ⅰ)GABHS 分离株:
- A:分离自正常的无菌部位(如血液、脑脊液、组织、腹水)。
- B:分离自非无菌部位(如咽部、会阴部、痰、开放性外科切口)。
•(Ⅱ)严重性的临床征象:
- A:低血压。
- B:具有以下 2 种或 2 种以上情况:
○ 肾损伤。

○ 凝血障碍。
○ 肝脏受累。
○ 成人呼吸窘迫综合征。
○ 广泛的红斑皮疹,可以伴脱皮。
○ 软组织坏死,包括 NF、肌炎或坏疽。
• 确诊病例需要符合诊断标准的 Ⅰ A 和 Ⅱ(A 和 B)
拟诊病例需要符合诊断标准的 Ⅰ B 和 Ⅱ(A 和 B),并且没有其他明确的原因。

■ 流行病学

• 侵袭性 GABHS 感染的总的病死率在儿童(5%~15%)比成人(30%~80%)低。
• 大部分病例发生在冬季和早春。
发病率
• 据估计美国每年的发病率为 1.5/10 万~5.9/10 万。
• 婴幼儿及老年人发病率最高。
• 85% 为散发病例,10% 为院内获得性感染,4% 发生在长期护理院,1% 有密切接触史。

■ 危险因素

• 侵袭性 GABHS 感染的危险因素包括擦

伤或肌肉劳损导致的损伤、外科手术以及病毒感染,如水痘。
• 高风险人群包括糖尿病、慢性心肺疾病、人类免疫缺陷病毒(HIV)感染或艾滋病以及有药物注射史的患者。

■ 一般预防

• 常规接种水痘疫苗。
• 隔离住院患者。
- 除标准的预防措施外,对肺炎儿童采取呼吸道防护。
- 对大面积皮肤感染或者引流的皮肤感染的儿童,至少在抗微生物治疗 24 h 内采取接触防护。
- 针对严重 GABHS 感染的疫苗正在不同阶段的研制中,一种 26 价的 M 蛋白重组疫苗是唯一进入临床试验阶段的疫苗。

■ 病理生理

• 发病机制还没有完全明确,但已提示与链球菌致热外毒素(SPE)有关。
• SPEA、B、C(与猩红热的皮疹相关),以及链球菌外毒素、分裂素因子和超抗原刺激 T 淋巴细胞和巨噬细胞的活性,产生大量的细胞因子,导致休克和组织损伤。

- 可能没有明确的感染灶。

■ 病因

化脓性链球菌是与唯一与侵袭性感染有关的 β 溶血性链球菌的种属。

℞ 诊断

■ 病史

- 病史特点可以多种多样,取决于 GABHS 综合征的表现形式。
- 发病前可能先有软组织感染,比如蜂窝织炎。
- 发病前临床患咽炎并不常见。
- 水痘患儿若有以下几点之一者需考虑 GABHS 感染:
- 局部皮肤红、肿、热或发现硬结。
- 热退后又再起热。
- 病程超过第 3 天的体温≥39 ℃(102.7 °F)。
- 超过病程第 4 天仍有持续发热。
- 没有患水痘的患儿,表现可以与流行性感冒类似(发热、寒战、肌痛)。突然发生局部或者严重的疼痛而不伴随呼吸道症状,或者有接触史是帮助鉴别 STSS 和流行性感冒的线索。
- STSS 潜伏期尚不知道。

■ 体格检查

- 生命体征:
- 体温升高。
- 心动过速。
- 低血压(晚期体征)。
- 中毒性面容常见但也可缺如,特别是在病程的早期。
- 皮肤检查发现不同:
- 通常并没有皮肤的病变。
- 伴水痘时,水疱疹可以表现为红、热、硬结,但可以看上去正常。
- 患儿表现弥漫的末端肿胀,随后出现皮肤的大水泡,而且颜色迅速从清澈进展为紫色,应该怀疑坏死性筋膜炎(NF)。
- STSS 有时可有红皮病表现,表现为普遍的红斑脱皮及红色斑疹。
- 深部感染在检查时可发现与特殊感染部位一致的症状(比如化脓性关节炎时关节痛和活动受限、GABHS 肺炎的呼吸道症状)。
- 可以表现为疼痛和(或)感觉过敏,与临床

表现不吻合。

■ 诊断检查与说明

实验室检查

- CBC(白细胞增多伴不成熟中性粒细胞增高,但白细胞数也可以正常)。
- 电解质、尿素氮、肌酐以及血糖。
- 肝功能检测。
- 弥散性血管内凝血筛查。
- 尿酸激酶水平(NF 时可以升高)。
- 血培养。
- 伤口以及组织吸取物培养。
- 喉拭子培养。
- 如果培养结果阴性,抗链球菌溶血素 O、脱氧核糖核酸酶 B 或其他的链球菌细胞外产物的抗体滴度在感染后 4～6 周升高可以帮助诊断。
- 这些抗体可以持续升高数月,提示近期曾有过感染。

影像学检查

NF 病例:MRI 可以帮助明确诊断以及感染的程度范围。

■ 鉴别诊断

- 细菌性败血症。
- 金黄色葡萄球菌中毒性休克综合征。
- 其他软组织感染:
- 蜂窝织炎。
- 丹毒。
- 梭状芽胞杆菌或混合厌氧和需氧菌的筋膜炎与坏疽。

> **注意**
> - 诊断主要基于临床,因为感染的进展迅速,所以需要高度警惕。
> - 疑似病例即使没有皮疹、蜂窝织炎或水痘皮损的继发感染,诊断应考虑。
> - 在 NF 病例中,皮下组织累及的程度可能被低估了。感染范围可能比体格检查所见的更广泛。
> - 在 STSS 病例中,应寻找可能产生毒素来源的局部感染灶。

💉 治疗

■ 药物治疗

- 迅速给予最大剂量的肠道外治疗以针对 GABHS 和金黄色葡萄球菌,能够发挥以下两点作用:
- 通过抑制细菌细胞壁的杀菌剂来杀灭

细菌。
- 通过蛋白质合成抑制剂来减少酶、毒素和细胞因子的产生。
- 推荐方案:
- 苯唑西林[150 mg/(kg · 24 h),q6 h 用],或萘夫西林[200 mg/(kg · 24 h),q4～6 h 用;最大剂量 12 g/24 h],联合克林霉素[20～40 mg/(kg · 24 h),q6 h 或 q8 h 用]。
- 青霉素过敏者,考虑万古霉素[40 mg/(kg · 24 h),分为 q6 h 用]联合克林霉素。
- 在社区获得性耐甲氧西林金黄色葡萄球菌高流行的区域,考虑使用万古霉素代替耐 β 内酰胺酶的青霉素。
- 一旦明确为 GABHS,抗生素方案应该更改为高剂量青霉素[20 万～40 万/(kg · 24 h),分为 4～6 次使用]联合克林霉素。
- 尚未有青霉素耐药的 GABHS 报道。
- 有对克林霉素耐药的菌株,所以不应单独使用克林霉素,除非药敏试验显示为敏感。
- 有菌血症的患者抗生素疗程至少 14 天,深部软组织感染的患者需要治疗至外科清创术期间获得的最后一个阳性培养结果后 14 天。
- 对于积极治疗后病情仍控制不佳的患者、局部引流不畅或者持续性少尿伴肺水肿的患者,可以考虑静脉注射免疫球蛋白。可以使用不同的方案:150～400 mg/(kg · 24 h),使用 5 天,或者单剂 1～2 g/kg。

■ 其他治疗

一般措施

- 容量复苏。
- 纠正电解质。
- 血管活性药物。
- 贫血及血小板减少时使用血制品。
- 对严重意识障碍或者呼吸功能不全者给予气道支持。

■ 外科及其他治疗

治疗 NF 及早考虑外科会诊。常常需要对坏死组织进行大范围的清创手术。可能需要行筋膜切开术来缓解筋膜室综合征。

♻ 后续治疗与护理

■ 预后

- 迅速恶化的暴发性进程是侵袭性 GABHS 感染的特点。
- 早期识别和积极管理可以改善预后。
- 侵袭性 GABHS 感染的病死率为 13.7%

（STSS 为 36%，NF 为 24%）。

• 有报道同时感染 H1N1 流感患者的患病率及病死率升高。

• 预后不良的因素：
- 致病菌株的 emm/M 型为 1、3 或 12 型。
- 年龄大。
- 冬季或早春发病。
- 有胃肠道症状。

■ 并发症

• 深部及全身感染：
- 脓毒综合征。
- 局部感染进展以及血液播散。
- 感染部位特异的并发症（如脑膜炎、神经功能损害、化脓性关节炎、关节破坏）。

• NF：
- 严重的组织坏死通常需要大范围外科清创，可能需要对受累的肢体截肢。
- 筋膜室综合征。
- 功能障碍。
- 整容后遗症。

• STSS：
- 多系统功能衰竭。

- 急性呼吸窘迫综合征。
- 弥散性血管内凝血。
- 急性肾小管坏死以和肾功能衰竭。
- 肝功能衰竭。
- 心功能不全。
- 脑缺血和脑水肿。
- 代谢紊乱。

疾病编码

ICD10

• B95.0 A 族链球菌作为分类于其他章疾病的原因。

• B95.1 B 族链球菌作为分类于其他章疾病的原因。

• A48.3 中毒性休克综合征。

常见问题与解答

• 问：何种患者应考虑 A 组 β 溶血性链球菌（GABHS）感染？

• 答：任何水痘患儿出现反复发热、体温≥39℃超过 3 天以及发热超过 4 天，都应考虑

GABHS 感染。对于败血症患者、疼痛和感觉过度敏感与临床表现不吻合的发热患者应保持高度警惕。

• 问：水痘患者相关的 GABHS 感染是否可用非甾体消炎药？

• 答：有研究报道使用非甾体消炎药与侵袭性 GABHS 疾病有关，但两者之间的因果关系尚未建立。有证据表明非甾体消炎药损害粒细胞功能，促进细胞因子的产生。此外，非甾体消炎药可通过抑制疼痛和发热而掩盖疾病症状，从而使患者不去寻求治疗。在此处，对于是否限制使用非甾体消炎药不做出任何正式建议。

• 问：密切接触 GABHS 感染的患者后是否要接受药物预防？

• 答：虽然家庭密切接触者感染 GABHS 风险比普通人群高，但是其风险并没有高到足以进行常规检查及药物预防。目前并没有明确有效的预防治疗方案。但对于高危人群（>65 岁，HIV 感染、水痘或糖尿病患者）可考虑针对性使用药物预防。对学校及幼托机构儿童不建议使用药物预防。

两性畸形（外生殖器） *Ambiguous Genitalia*

Sarah Z. Hatab · J. Nina Ham   奚立 译 / 罗飞宏 审校

基础知识

■ 描述

• 外生殖器形态异常，无法进行性别分类。

• 因多种原因（染色体、性腺及性表型不典型）导致的性发育异常（DSD）所致。

- 一般 DSD 由性染色体异常导致；46，XX DSD、46，XY DSD、卵睾 DSD、46，XX 睾丸 DSD，以及 46，XY 性腺不发育。

- 特异性诊断应倾向于上述范围内。

- 应避免使用诸如"雌雄间体""雌雄同体"或"性别颠倒"等旧术语。

• 提示 DSD 的标准有：
- 双侧睾丸无法触及。
- 小阴茎（阴茎伸展长度<2.5 cm）。
- 外周尿道下裂或轻度尿道下裂伴单侧睾丸未降。
- 阴蒂肥大（宽>6 mm 或长>9 mm），阴唇后融合。
- 腹股沟或大阴唇处包块。

- DSD 家族史
- 性腺与产前核型不符。

• DSD 也包括 Turner 综合征（45，X）和 Klinefelter 综合征（47，XXY）等染色体异常，这些染色体异常通常无外生殖器异常表现。

■ 流行病学

• 出生时外生殖器异常的发生率可高达 1/300。

• 约每 5 000 个出生婴儿中有 1 人会出现外生殖器难辨。

• 先天性肾上腺皮质增生（CAH）是最常见的 DSD 原因（46，XX DSD），将在另一章节中详述。

• 部分雄激素不敏感综合征（PAIS）是次常见的 DSD 原因（46，XY DSD）。

• 导致性别难辨的疾病多为先天性且通常在新生儿期有相应症状。

• 年长儿或成人期出现迟发表现的疾病也

有，如：
- 46，XY 伴完全性 17α 羟化酶/17，20 -裂解酶缺陷可在青春期表现为高血压及性育延迟。
- 完全性雄激素不敏感综合征（CAIS）女性患者可表现为青春期原发性闭经。
- 5α 还原酶缺陷儿童可出现青春期男性化发育。

■ 遗传学

• 数个导致性腺发育不良的基因已得到鉴别。然而只有 15%~20% 的 DSD 患者能得到分子诊断。

• 46，XY DSD 可能与下述基因突变有关：
- 睾丸发育相关基因：*SRY*、*SOX9*、*SF-1*、*WT1*、*WNT4* 重复以及 *DAX1* 重复。
- 甾体激素作用或合成相关基因（除雄激素受体外多为常染色体隐性）。

LH/绒毛膜促性腺激素受体（*LHCGR*）基因导致 Leydig 细胞发育不良及睾酮不足。

编码肾上腺甾体激素合成酶的基因 $CYP17A1$、$HSD3B2$，P450 氧化还原酶以及 StAR 蛋白。

编码 5α 还原酶($SRD5A2$)，导致睾酮不能转化为双氢睾酮(DHT)。DHT 在胎儿宫内男性外生殖器发育中起重要作用。

X 染色体上雄激素受体(AR)基因(X 连锁隐性遗传)，导致雄激素作用缺陷。

- 46，XX DSD 可能与下述基因突变有关：
- 卵巢发育相关基因：$FSHR$，$SF-1$。
- 睾丸发育相关基因：SRY，$SOY9$ 重复。
- 编码甾体激素生成、皮质醇合成基因 $CYP21A$，可导致 CAH，最常见的为 $CYP11B1$、$HSD2B2$。
- 芳香化酶基因($CYP19A1$)，导致胎盘无法将胎儿肾上腺雄激素转化为雌激素。
- 性染色体 DSD(45，X、47，XXY、45，X/46，XY 以及 46，XX/46，XY)通常由减数分裂或有丝分裂染色体分离异常导致。

病理生理

- 46，XX DSD。
- 女性胎儿的雄性化可由胎儿自身产生的雄激素或雄激素越过胎盘导致。最常见的原因为 CAH，CAH 胎儿通过肾上腺过量表达雄激素来纠正皮质醇缺乏。
- 卵巢和苗勒管系统发育正常，性发育异常常局限于外生殖器男性化。
- 46，XY DSD。
- 男性胎儿的男性化不全可由睾酮合成酶缺陷导致(如 CAH、5α 还原酶缺陷)，睾酮不反应(雄激素不敏感综合征)，或睾丸发育不全(完全性或部分性性腺发育)。
- 卵巢睾丸 DSD。
- 为同时拥有睾丸和卵巢的患者。可出现 1 卵巢加 1 睾丸，2 卵巢睾丸，或卵巢睾丸合并卵巢或睾丸。通常身体同侧的内外生殖器发育是同步的。
- 最常见的核型为 46，XX；此病的分子生物学基础目前尚不清楚；也有 46，XX/46，XY 和 46，XX/47，XXY 核型。
- 性腺发育不良。
- 混合性腺发育不良(经典核型 45，X/46，XY)可表现为一侧条纹状性腺及另一侧发育不良的睾丸。此病临床表型谱广泛从女性外阴到正常男性外阴及其间的两性畸形均可。
- 纯(完全)性腺发育不良(46，XX，46，XY 或 Turner 综合征核型)可表现为条索状性腺。通常于新生儿期表现为女性，长大后出现性发育延迟及原发性闭经。

诊断

- 新生儿两性畸形应当急症处理，应尽快进行诊断及评估。
- CAH 为最常见的 DSD 原因，失盐型可危及生命。此外 DSD 常可导致家庭问题，应及时进行相关检查咨询及支持。

▪ 病史

详细了解以下孕期病史及家族史：
- 药物使用。
- 致畸物接触。
- 妊娠期感染。
- 母亲雄激素变化。
- CAH 或雄激素不敏感家族史。
- 近亲结婚史。

▪ 体格检查

生殖器大小、外生殖器对称性、性腺触诊以及其他异常。
- 可触及性腺：提示 Y 染色体物质存在。
- 阴唇融合：测量肛殖比(肛门-阴唇后系带距离/肛门-阴蒂根距离)。如果>0.5，提示男性化及阴唇后融合。
- 阴道是否存在。
- 尿道口位置。
- 阴茎或阴蒂的长度和直径：伸展阴茎通常>2.5 cm，阴蒂长度通常<1 cm。
- 阴囊发育情况。
- 外生殖器不对称：提示 45，X/46，XY DSD。
- 其他不对称表现。
- 17α 羟化酶和 11 羟化酶缺陷可出现高血压。

肾上腺皮质激素紊乱表现。

▪ 诊断检查与说明

实验室检查

初步检查应侧重于明确性别、性腺以及肾上腺甾体激素。一线检查包括：
- 核型分析或荧光原位杂交(FISH)(X 及 Y 染色体特异性探针)。
- 测量 17-OHP、睾酮、AMH(提示睾丸组织)以及血清电解质。

基于核型、性腺、17-OHP 结果进行二线检查。可于一线检查后进行或同时进行。
- 核型 46，XX 并且触不到性腺。
- 多数为 CAH。
- 核型 47，XXY，后续检查应侧重于明确是否存在能产生睾酮的睾丸。
- LH、FSH、MIS、T 以及 DHT。
- HCG 激发试验有助于鉴别雄激素反应异常和雄激素合成异常。

影像学检查

- 腹部及盆腔 B 超。
- 一线检查。
- 有助于明确是否存在性腺、子宫或阴道。
- 探测腹腔内睾丸准确性差(仅 50%)。
- 逆行尿路造影有助于评估尿生殖窦。
- MRI 能进一步明确内部解剖结构。

诊断步骤与其他

- 膀胱镜和阴道镜是评估尿道、阴道结构的金标准。
- 有时可能需要腹腔镜及性腺活检明确生殖系统的结构。

▪ 鉴别诊断

- 性腺发育不良。
- 卵巢睾丸 DSD。
- 46，XX DSD。
- CAH 导致的女性男性化。
- 孕母雄激素暴露。
- 外源性或内源性雄激素生成(如孕母雄性化肿瘤)。
- 46，XY DSD。
- CAH 导致男孩的雄性化不足。
- 5a 还原酶缺陷使男性胎儿外生殖器无法发育。
- 由于雄激素受体或受体后缺陷导致雄激素抵抗。
- 多发先天畸形：两性畸形可为直肠泌尿系统多发异常的表现之一。
- 特发性。

治疗

- 建议家人在性别确定之前不要宣布性别。
- 医护人员应使用"你的孩子"或"这个孩子"而不是"他"或"她"(中文语境中此问题较轻)。
- 应向家属解释诊断相关信息、手术相关因素、激素功能预测以及可能的生育功能等。
- 应由多学科(内分泌、泌尿外科、新生儿科、遗传学、心理精神科及社工)组成的团队来共同决定性别。在无法提供上述服务时应将家属转诊至具有相关医疗能力的儿科三级医疗中心。

▪ 药物治疗

- 在除外 CAH 之后，多数 DSD 患者在青春期之前不需要药物治疗。

• 在预期青春期开始时(男 10.5～12 岁,女 12.5～14 岁),性腺功能不全患者需要进行激素治疗。

▪ 其他治疗

一般措施

• 外科干预。

- 如果计划性别为女性,即使可导致感觉异常,也应考虑阴蒂缩小术。

- 如果计划性别为男性,应在医生和家属同意下进行阴茎成形术。通常在 6～24 个月间进行尿道下裂修复及输尿管成形术。

- 具有性腺肿瘤风险的患者(性腺含 X 染色体)应建议行性腺切除或重定位术。DSD 患者性腺肿瘤的风险差异很大[如混合性腺发育不良(MDG)肿瘤风险很高、AR 患者肿瘤风险低],因此手术的时间和类型临床上也有很大差异。

• 心理社会干预。

- 在 DSD 儿童生长发育的各个时期接受专业的有 DSD 干预经验的心理健康治疗师的干预对患儿的社会心理发展有重要作用。

- 心理团队可有助于性别决定或转换和合理的手术时间及激素治疗时间。

🔄 后续治疗与护理

▪ 随访推荐

• 长期治疗包括对激素水平、生长速度以及心理发育的监测评估。

• 随访内容也应包含对性腺恶性肿瘤的监测。所有具有腹腔睾丸的 DSD 患者应进行影像学筛查,有腹股沟睾丸 DSD 患者应常规进行触诊检查。

▪ 预后

整形手术通常有良好疗效。合理激素治疗后通常能形成良好的和年龄相应的性功能。生育能力和诊断(DSD 类型)有关。心

理矫正的长期随访研究正在进行。

疾病编码

ICD10

• Q56.4 未特指的性别不清。
• E25.0 先天性肾上腺性征疾患伴酶缺失。
• Q56.3 未特指的假两性畸形。

❓ 常见问题与解答

• 问:儿童的性别应和核型一致么?
• 答:性别决定应该基于家庭和医生对综合情况的评价。预期的性别,激素和生育功能以及遗传性别均为重要的评估因素。
• 问:宫内导致两性畸形的因素是否会有体格检查异常?
• 答:孕 12 周前胎儿暴露于雄激素中可形成阴唇融合。其后雄激素仅可导致阴蒂肥大。

淋巴结肿大 Lymphadenopathy

Kiran Patel · Morna J. Dorsey 万柔 译 / 郑珊 审校

🔬 基础知识

▪ 描述

• 用于描述≥1 个直径>10 mm 的增大淋巴结(对于腹股沟淋巴结>15 mm;对于肱骨内上髁淋巴结>5 mm)。

• 任何能够触及的锁骨上淋巴结和腘窝淋巴结都认为是异常的。

▪ 流行病学

发病率

取决于导致淋巴结肿大的潜在病因。

患病率

在 5%～25% 的新生儿(颈部、腋下、腹股沟),以及>50% 的年长儿童(所有区域,除了肱骨内上髁、锁骨上和腘窝)中会有能够触及的淋巴结。

▪ 病理生理

• 淋巴结在健康的正常儿童中常常能够触及。

- 正常淋巴结:往往<10 mm。

- 从出生开始就出现,8～12 岁达到高峰,

然后青春期退缩。

• 淋巴回流周围临近区域。

- 颈部淋巴结回流:头部和颈部区域(高达 15% 的淋巴结活检是恶性的)。

- 腋窝淋巴结回流:上臂、胸部和乳房区域。

- 肱骨内上髁淋巴结回流:前臂和手部区域。

- 腹股沟淋巴结回流:腿部和腹股沟。

- 锁骨上淋巴结回流:胸部和腹部。

• 从相关淋巴结或硬化区域通过淋巴液回流向淋巴结带去病原微生物。

• 淋巴结增大可能发生在以下任何情况:

- 淋巴结细胞通过抗原刺激反应性增生复制(如川崎病)或者恶变(如淋巴瘤)。

- 由于免疫缺失导致淋巴B细胞增生[如原发性免疫缺陷病(PIDD)]。

- 淋巴结外的大量反应性细胞(如中性粒细胞或者转移细胞)可能进入淋巴结。

- 异物可能通过脂肪沉积组织细胞积聚在淋巴结内(如脂肪贮积病)。

- 血管充血和水肿可能继发于局部细胞因子释放。

- 继发于组织坏死的化脓(如结核分枝

杆菌)。

• 很多系统性感染(如 HIV)导致肝和脾增大,外加全身淋巴结肿大。

▪ 病因

常常通过完整的病史和体格检查来明确常见的相关问题。很多系统性感染、恶变和淋巴结增生异常都会导致肝脾大,外加全身淋巴结肿大。

🩺 诊断

▪ 病史

• 前驱症状(如上呼吸道感染症状发生在颈部淋巴结肿大之前)。

• 局部体征或症状(如口炎可能和下颌淋巴结肿大有关)。

• 持续时间:

- 急性(<3 周)。

- 亚急性(3～6 周)。

- 慢性(>6 周)。

• 全身或相关症状(如发热、体重下降或者夜间盗汗)。

・ 暴露:

- 和猫接触(猫抓病)。

- 没有烧熟的肉(弓形虫病)。

- 蜱虫咬(莱姆病)。

・ 药物治疗(如苯妥英或异烟肼)或者之前的治疗。

・ 疫区旅行或居住处怀疑结核和莱姆病。

・ 反复、深层或者机会性感染病史,PIDD家族史。

■ 症状和体征

・ 局部淋巴结肿大:包括任何区域的淋巴结肿大。

・ 全身淋巴结肿大:包括≥非临近区域的淋巴结肿大,继发于系统感染,如 EB 病毒感染。

・ 锁骨上淋巴结肿大常常和恶性肿瘤有关:右侧和纵隔恶性肿瘤有关;左侧和腹部恶性肿瘤有关。

■ 体格检查

・ 完整的体格检查对于发现系统性疾病的体征很重要,诸如皮肤、口咽或者眼部症状或者肝脾大。

・ 儿童的体重也应该明确,以确定是否有体重减轻的情况。

・ 如果怀疑局部淋巴结肿大,检测淋巴结回流部位的病理。例如,猫抓病中,上臂丘疹和腋下淋巴结肿大有关。

・ 颈部、腋下和腹股沟结节,包括肝、脾,必须进行触诊来帮助明确是否为系统性疾病的体征或者有感染存在。

・ 明确结节特征。包括以下几点:

- 位置:尽可能详尽(见上)。

- 大小:明确范围。

- 质地:质软、质硬,实体、囊性,波动感、橡皮感。质硬有橡皮感的结节可能和淋巴瘤有关,而质软的结节常常和反应性淋巴结肿大有关。

- 固定性:常常自由可移动。感染或者恶性肿瘤可能导致周围组织或者淋巴结粘连。

- 压痛:暗示炎症。

■ 诊断检查与说明

实验室检查

如果≥1 个结节持续增大、质地或者移动性改变或者有系统性症状出现,考虑以下检查:

・ 全血细胞分类:考虑全身淋巴结肿大或者恶性肿瘤。

・ 红细胞沉降率或反应蛋白:考虑感染或者炎症时升高。

・ 乳酸脱氢酶(LDH),尿酸和肝酶:病史和体格检查怀疑恶性肿瘤或者肝脾大。

・ 喉咽液培养:考虑 A 组 β 溶血性链球菌(GAS)咽炎。

・ EB 病毒或巨细胞病毒滴度:考虑持续全身性淋巴结肿大。

・ 巴通体滴度:单侧持续的淋巴结肿大或者猫爪病史。

・ PPD 检测:持续增大的淋巴结(2~4 周)或者去结核疫区旅行。

・ HIV 检测:持续全身淋巴结肿大并且营养不良生长迟缓。

・ 抗核抗体检测:如果有其他全身症状,以排除系统性红斑狼疮(SLE)。

・ 青少年考虑 STD 检测(如 RPR)。

・ 根据病史和体检发现进行其他感染性疾病检查(如牛眼状红斑进行莱姆滴度)。

影像学检查

・ 胸片:对锁骨上结节、系统症状或者 PPD 阳性患者有帮助。

・ 超声检查:可帮助鉴别囊性和实体性包块。

・ CT:可帮助明确异常的解剖结构或者病损内含,以及髂淋巴结肿大。

■ 诊断步骤与其他

・ 以下情况应考虑活检:

- 结节持续增大,尤其是伴随系统症状诸如肝脾大、体重下降和皮疹的情况下。

- 结节固定于相邻皮肤。

- 存在破溃或者皮肤改变。保守治疗没有反应。

- 结节是锁骨上的、无压痛或者大小和硬度增加。

・ 细针穿刺抽吸:相对便宜,但是有时没有诊断意义(如不能获得结节结构),可能导致瘘管。

・ 开放活检:常常能够诊断但是需要麻醉。

■ 鉴别诊断

必须和淋巴结炎小心鉴别,后者有炎症体征(包括红肿、压痛、硬结、温热)的淋巴结肿大,常常使用抗生素治疗。

・ 局部淋巴结肿大:

- 常常由于局部感染发生反应性淋巴结肿大。

- 根据影响部位不同进行局部淋巴结肿大的鉴别诊断。

- 颈部淋巴结肿大:包括囊性水瘤、鳃裂囊肿和甲状舌骨管囊肿。

- 腹股沟淋巴结肿大:下肢感染(如骨髓炎)或者会阴疾病。

・ 全身淋巴结肿大:在很多系统性疾病中可见。

- 病毒感染:EB 病毒、巨细胞病毒、腺病毒、单纯疱疹病毒、HIV、肠病毒、风疹麻疹病毒、水痘病毒和肝炎病毒。

- 细菌感染:金黄色葡萄球菌、巴通体、A 组链球菌、沙门菌、耶尔森鼠疫杆菌、布鲁菌、兔热病、结核分枝杆菌、肺炎支原体、立克次体。

- 原发性免疫缺陷病:常见变异型免疫缺陷病、X 染色体相关淋巴细胞增生综合征、自身免疫性淋巴细胞增生综合征、高 IgM 综合征。

- 恶性肿瘤:淋巴瘤、神经母细胞瘤、白血病。

- 自身免疫性疾病:SLE、幼年型类风湿关节炎。

- 其他感染:寄生虫(如美洲锥虫病)或者真菌感染。

- 药物可以导致药物引起的超敏反应综合征(如 DRESS):芳香族的抗癫痫药物、磺胺类药物、别嘌呤。

- 其他:川崎病、卡斯特雷曼综合征、组织细胞坏死性淋巴结炎、小儿丘疹性肢端皮炎、类肉状瘤病、脂肪贮积病。

 ## 治疗

■ 药物治疗

急性淋巴结炎使用抗生素治疗,直接针对链球菌和葡萄球菌。

一线药物

・ 双氯西林 50~100 mg/(kg・24 h)口服,分 4 次剂量,最大剂量为 4 g/24 h。

・ 阿莫西林-克拉维酸 45 mg/(kg・24 h)口服,分 2 次剂量,>40 kg 的儿童使用成人剂量。

・ 考虑使用克林霉素 30 mg/(kg・24 h)口服,分 3 次剂量,或者在耐甲氧西林金黄色葡萄球菌患病率很高的地区使用复方磺胺甲噁唑 8~10 mgTMP/(kg・24 h)口服或静脉注射,分为 2 次剂量。

・ 青霉素过敏患者:克林霉素 30 mg/(kg・24 h)口服分 3 次剂量;或者红霉素 50 mg/(kg・24 h)分 4 次剂量。

二线药物

考虑范围更宽的抗生素,覆盖巴通体和非典型性分枝杆菌:口服,第 1 天阿奇霉素 10 mg/kg 剂量,继而 5 mg/kg,每天 4 次,共

4 天。

■ 其他治疗

一般措施

• 治疗潜在疾病。
• 密切观察随访,除非病史和体格检查暗示恶性肿瘤或者淋巴结炎。

■ 转诊事宜

如果需要活检或者切除转诊去外科或者耳鼻喉科。

■ 手术/其他方法

长期的特殊的病例,需要切除。

后续治疗与护理

■ 随访推荐

患者监测

• 局部淋巴结肿大:观察几周或者有指征的话用抗生素治疗。
• 如果结节持续增加则进行一系列观察。

■ 预后

• 取决于潜在的诊断。

• 反应性淋巴结肿大预后良好。

■ 并发症

• 淋巴腺炎。
• 局部感染(如蜂窝织炎)。
• 淋巴结脓肿。
• 血道传播的感染导致败血症。
• 瘘道(如非典型分枝杆菌)。
• 继发于化脓或淋巴腺炎的纤维化。
• 继发于颈部淋巴结肿大的喘鸣。
• 继发于气管旁纵隔淋巴结肿大的气喘。

疾病编码

ICD10

• R59.1 全身性淋巴结增大。
• R59.0 局限性淋巴结增大。
• P37.1 先天性弓形虫病。

常见问题与解答

• 问:什么时候应该考虑儿童的淋巴结肿大是恶性肿瘤?

• 答:任何儿童的肿大淋巴结在抗生素治疗后无效都应考虑恶性肿瘤,肿瘤的位置(例如,锁骨下)和体格检查,以及持续增大(质硬、大小>2 cm)和儿童有系统性疾病体征都应考虑。
• 问:有局部淋巴结肿大的健康儿童什么时候需要跟踪检查?
• 答:只要淋巴结是质软、活动性好以及无压痛的,基本上都是自限性的。如果病因不明确,则儿童需要观察几周。如果结节持续不退并且增大,则需要考虑结节的位置(如锁骨下)、有无系统性疾病体征(如肝大或体重减轻)。
• 问:有淋巴结肿大的儿童什么时候应该转诊去看专家?
• 答:大部分淋巴结肿大的儿童病例都是自限性的,可以观察几周或者按需用抗生素治疗。任何有持续增大(>4 周)或立刻增大的淋巴结以及有恶性肿瘤体征的儿童都应转诊去外科医生处。如果有反复或者机会感染病史,应转诊去免疫科专家或者感染病专家处。

淋巴性水肿 Lymphedema

Heidi Engel · Bettina Neumann 万柔 译 / 郑珊 审校

基础知识

■ 描述

• 淋巴性水肿是皮下组织的慢性进展性肿胀,由于来自破坏的淋巴系统的富含蛋白质的间质内液体积聚,典型的是在一侧肢干或者生殖器,可以是原发或者继发。
• 初级淋巴性水肿有 3 种形式,都是淋巴回流发育异常导致的。不是所有的初级淋巴性水肿都在出生的时候就有临床表现的。
- 先天性淋巴性水肿,淋巴系统发育异常:
  ◦ 出生时有表现。
  ◦ 下肢与上肢比例为 3∶1。
  ◦ 2/3 的病例是双侧的。
  ◦ 随着年龄增长而改善。
- 早发性淋巴水肿(65%~80%的原发性淋巴性水肿):
  ◦ 往往在青春期有表现,但是也可能在婴儿

期到 35 岁之间发生。
  ◦ 70%为单侧下肢发生(左侧>右侧)。
- 迟发性淋巴水肿:35 岁或者以上有表现。
• 继发性淋巴性水肿来自获得性淋巴回流异常,淋巴系统受损伤。
• 常见的在儿童中的病因:
- 术后回流受阻。
- 烧伤。
- 虫咬。
- 感染。
- 放射性瘢痕组织形成。
- 肿瘤。
- 外伤。

■ 流行病学

• 大部分儿童淋巴水肿是原发性的(或者特发性的,占 96%)。
• 先天性的淋巴性水肿占原发性淋巴性水

肿病例的 10%~25%;早发性淋巴性水肿占65%~80%,迟发性淋巴性水肿占 10%。
• 受影响的男性——最可能的是先天性的、双侧的;受影响的女性——最可能的是单侧的早发性淋巴性水肿。
• 继发性淋巴性水肿在成人中更常见,在儿童中很罕见。在美国,常见的来自乳腺癌。世界性的病因常见的是丝虫病。
• 在<20 岁的儿童中,发病率是 1.15/10 万。

■ 危险因素

基因遗传

• 遗传性淋巴水肿病
- 也被称为ⅠA 型遗传性淋巴水肿病。
- 很罕见,常染色体显性发病,影响淋巴系统功能。
- 与 *FLT4* 基因突变有关,此基因编码血管内皮生长因子受体 3。

梅热病:

- Ⅱ型遗传性淋巴性水肿——家族性早发性淋巴性水肿。

• 法布瑞症:

- 一种严重的,X染色体相关的鞘糖脂先天性代谢异常的疾病,与进展性肾衰竭、心血管病、神经疾病及血管角化病有关。

• 淋巴水肿-重睫综合征:

- 常染色体显性疾病,表现为淋巴水肿和双层眼睫毛。

- 与 FOXC2 基因突变有关。

• 其他倾向于发生淋巴水肿的基因情况包括:唐氏综合征、先天性卵巢发育不全症、努南综合征、黄甲综合征、Klippel-Trenaunay-Weber 综合征,以及高弓足。

病理生理

• 由于淋巴液负荷超过淋巴管转运能力,导致间质液体异常积聚。

• 淋巴液在低压力系统下发生流动;不像全身性水肿,毛细管滤过在淋巴性水肿的患者中维持正常。

• 起初,水肿是可按压有压痕的,而慢性水肿常常由于纤维化而为非凹陷性的。

诊断

病史

• 在健康青春期女性中单侧的、沉重的、常常会疼痛的下肢水肿强烈暗示是早发性淋巴性水肿。

• 在手术部位或者外伤远端疼痛的凹陷性水肿暗示是继发性淋巴性水肿。

• 过去蜂窝织炎、感染或者虫咬的位置可能与继发性淋巴性水肿有关。

体格检查

• 一侧肢体沉重的、疼痛的凹陷性水肿暗示是淋巴性水肿。

• 体位性水肿。

• 危险因素包括肥胖和炎症性关节炎。

• 原发性淋巴性水肿部位:四肢,常常是腿部,很少发生在上肢;在下肢淋巴性水肿中双足常常累及。

• 慢性炎症导致纤维化和非凹陷性或者"木质感"水肿并伴随硬化。

• 受影响的肢体随着时间推移发生毛发脱落和角化过度。

• 受累肢体发生紧密的尖锐的疼痛是很不常见的,如果发生表明是继发于血栓性静脉

炎、蜂窝织炎的淋巴水肿,或者是反射性交感神经萎缩症。

• 全面的水肿可能是其他疾病。

• 四肢的红色长条斑纹、发热、寒战或者结节增大表明是蜂窝织炎或者淋巴管炎。

• 病史和体格检查是诊断的初始来源。

诊断检查与说明

实验室检查

不是必要的,但是用来排除其他病因的水肿。

• 肾小球疾病可以有蛋白尿。

• 血浆总蛋白和白蛋白检测可以排除低蛋白血症。

• 肝功能检查来评估肝功能。

• 妊娠测试。

影像学检查

常常不必要,但是可用来帮助明确治疗方案。

• 由于相关的染料会导致炎症和恶化淋巴管阻塞,所以淋巴管造影现在不再使用。

• 放射性核素淋巴管造影,是受到青睐的明确解剖结构和评估淋巴液回流和梗阻的影像学检查方法。

• 如果怀疑恶性肿瘤或者用于鉴别皮下脂肪肿胀,CT 和 MRI 可以使用。

• 如果怀疑深静脉血栓,多普勒超声检查有帮助。

鉴别诊断

• 感染:

- 蜂窝织炎。

- 淋巴管炎。

- Ⅱ型单纯疱疹病毒。

• 肿瘤:

- 盆腔肿块。

- 多发性内生软骨瘤病。

• 代谢性:

- 库欣病。

- 甲状腺功能亢进症。

- 脂肪瘤。

• 解剖结构性:

- 经脉瘀滞。

- 偏深肥大症。

- 动静脉瘘或者畸形。

- 腘窝动脉瘤。

- 腘窝囊肿(Baker 囊肿)。

• 其他:

- 心力衰竭。

- 肾小球性肾炎。

- 肝硬化。

- 低蛋白血症。

- 反射性交感神经萎缩症。

 治疗

一般措施

• 在发展成纤维化之前治疗方法需要尽快明确。

• 治疗目标是缩小或者减少水肿以预防感染、纤维化和皮肤改变。

• 建议长期使用压迫服装(如弹力袜),但是患者的依从性往往是一个挑战。

• 肢端评估,尤其是在晚上。

• 锻炼,终身保持活动;肌肉收缩有助于淋巴回流,不会加重水肿。

• 体重控制。

• 频繁的皮肤保养和适度合脚的鞋来避免感染。

• 手指按摩减压可以帮助指头水肿的消肿,或者用于没有办法耐受压迫服装的婴儿。

• 自动化间歇性充气压力机用于家庭内。

• 美容变化的心理影响是很重要的,不应被忽视。

• 患者教育和支持团体可以通过全国淋巴性水肿网络找到。

饮食事项

乳糜反流综合征的儿童中,低含量长链三酰甘油的饮食是有好处的。

特殊治疗

• 复合按摩理疗(CDP)是特殊治疗的一部分,包括第一阶段的还原疗法和第二阶段的持续疗法,由有执照的物理理疗师或者职业理疗师进行治疗。

• 治疗具有时间敏感性,并且应该尽早进行以预防纤维化的进展。

- 第一阶段:包括手指淋巴回流治疗、特殊的绑带按压治疗、合适剪裁的压迫服装,以及仔细的皮肤和指甲护理。

- 第二阶段:包括引流技术的自我护理、皮肤护理、使用和维护压迫服饰,以及健身意见。

药物治疗

• 利尿剂:不常在儿童和成人中使用,对成人的效果有争议。

• 预防性抗生素使用:针对有反复蜂窝织炎或者淋巴管炎的患者。

■ 手术与其他治疗

• 仔细挑选过后的患者,经过微创手术有非常好的结局,方法包括淋巴-静脉吻合术和淋巴-静脉-淋巴吻合术。

• 传统手术有其中一个目标:移除大量红肿组织或者力求保留淋巴回流。

- 两者都能够减少感染发生率,但是美容效果很差。

- 只建议用于那些有无法控制的肿胀并且造成明显残疾的患者。

后续治疗与护理

■ 预后

• 水肿终身存在。

• 淋巴性水肿能够分级并且通过测量周长来评估。美国物理治疗联合会有颁布指南。

■ 并发症

• 蜂窝织炎和淋巴管炎是最常见的并发症,使用抗生素治疗;公开发表的病例报道显示,24%的病例发生感染,其中一半需要住院治疗。

• 由于治疗方法带来的不舒适,压迫性服饰的长期依从性很差。

• 淋巴管肉瘤(罕见)。

• 心理性问题。

• 活动限制。

• 慢性炎症和水肿最终导致纤维化和受累区域硬化。

疾病编码

ICD10

• I89.0 淋巴水肿,不可归类在他处者。

- Q82.0 遗传性淋巴水肿。

- I97.89 其他循环系统手术后并发症,新生儿坏死性小肠结肠炎。

常见问题与解答

• 问:水肿最终会消失吗?

• 答:不会,这是需要长期护理的慢性疾病。

• 问:能够预防吗?

• 答:不能,原发性淋巴性水肿的主要原因是胚胎发育异常。

• 问:如果淋巴管道从出生起就异常,为何水肿从青春期才出现?

• 答:原因未知;荷尔蒙可能在淋巴性水肿中起到作用。

淋巴组织增生性疾病 Lymphoproliferative Disorders

David T. Teachey 钱晓文 译 / 翟晓文 审校

基础知识

■ 描述

淋巴组织增生性疾病是以淋巴组织(脾脏、骨髓、肝脏、淋巴结)不受控制的生长为特征的一类非恶性疾病。

• 可以是先天性或获得性。

• 儿童最常见的包括:

- 自身免疫性淋巴组织增生综合征(ALPS)。

- Castleman 病(CD)。

- Rosai-Dorfman 病(RDD)。

- EBV 相关淋巴组织增生综合征(XLP)。

• 罕见疾病(不详细讨论):

- 血管免疫母细胞淋巴结病。

- 胱天蛋白酶-8 缺陷综合征。

- Dianzani 自身免疫性淋巴组织增生性疾病。

- Kikuchi 综合征。

- 淋巴瘤样肉芽肿病。

- 淋巴瘤样丘疹病。

- 眼附属器淋巴增生。

- RAS 相关淋巴组织增生性疾病。

■ 流行病学

都不常见。

■ 危险因素

常为遗传性基因缺陷和获得性感染多因素。

■ 遗传学

• ALPS(80%患者有明确的突变):

- 60%~70% 为 FAS(*TNFRSF6*)胚系突变。

- 10% 为 FAS 体细胞突变。

- 2% 为 CASP10 胚系突变。

- <1% 为 FASL 胚系突变。

• XLP:

- 大多数病例为 *SH2DIA* 突变。

- XLP 样综合征由 X 连锁凋亡蛋白抑制剂(XLAP)突变导致。

■ 病理生理

• ALPS:

- FAS 介导的凋亡缺陷导致异常淋巴细胞存活并出现淋巴组织增生,自身免疫病和癌症。

• CD:

- 机制不明但可能由 HHV-8 感染触发,

特别是免疫功能减退的患者。

• ELD:

- EBV 触发的淋巴组织增生性疾病在慢性免疫抑制特别是器官或骨髓移植患者中被发现(PTLD),或源于遗传性免疫缺陷。

• XLP:

- *SH2D1A* 突变导致 NK 和 T 细胞中 SAP 蛋白异常生成,引发 SAP-SLAM 信号通路缺陷及对 EBV 感染不能适当反应。

诊断

■ 病史

• ALPS:

- 典型表现为年幼儿(平均 18 月龄)伴大块的淋巴结病和脾大。

- 很多患者继发自身免疫病。

- 最常见的是血细胞自身免疫破坏(80%的患者),可为轻度或严重。

- 血小板破坏:见"特发性血小板减少性紫癜"章节。

- 红细胞破坏:见"自身免疫性溶血性贫血"章节。

- 中性粒细胞破坏:见"中性粒细胞减少症"章节。

- 任何器官系统都可发生自身免疫病,与系统性红斑狼疮相似。

- 在年轻的成人中,10%～20%可发生淋巴瘤。

- 感染时淋巴组织增生可进展或恶化。常在青春期发展成年时加重。

- 更大年龄时自身免疫病不太可能加重。

- CD:

- 两个不同类型:

○ 透明血管型:表现为单个或成串淋巴结增大;>90%无其他症状;罕见发热,体重减轻,乏力。

○ 血浆细胞型:表现为单个或成串(单中心的)或弥漫性(多中心的)淋巴结增大;常伴其他症状(发热、盗汗、嗜睡、皮疹、神经病变、关节炎)。

- RDD:

- 块状,无痛性双侧颈部淋巴结肿大伴或不伴其他淋巴结群。

- 发热。

- 常有打鼾。

- 可发生几乎所有器官的结外侵犯(25%的患者有结外疾病),症状体征与侵犯器官有关。

- ELD/PTLD:

- 可表现轻型,淋巴组织增生,发热和(或)腹泻,也可表现严重型,大块状淋巴组织增生,高热,盗汗,皮疹和瘙痒,及受累淋巴结压迫脏器。

- XLP:

- 可表现为突发传染性单核细胞增多症或再生障碍性贫血或淋巴瘤或噬血细胞综合征。

- 发生 EB 病毒感染时常表现为重症。

■ 体格检查

- ALPS:

- 大块状淋巴组织增生(90%的患者):可压迫致命的器官包括气管(罕见)。最常见的弥漫性病变部位是颈前。淋巴结质硬但可活动。

- 脾大(90%的患者)。

- 肝大(50%的患者)。

- 其他体检发现如血细胞自身免疫性损害和(或)终末器官的自身免疫病。

- CD:

- 透明血管型:单个或成串淋巴结肿大;最常见于颈部和纵隔;可有弥漫性非病理性淋巴结肿大。

- 血浆细胞型:单个或多发病理性淋巴结肿大;腹部淋巴结最常见;常有肝脾大。可有周围性水肿、腹水和胸腔积液。

- RDD:

- 大块状的双侧颈前淋巴结肿大(90%的患者)。其他体检发现与结外疾病相关。

• 肝脾大(10%的患者)。

- ELD/PTLD:

- 与其他淋巴组织增生性疾病相似(见"EB病毒"章节)。

- XLP:

- 与其他淋巴组织增生性疾病相似,但更多急性病症(见"EB病毒"和"再生障碍性贫血"章节)。

■ 诊断检查与说明

实验室检查

常规检查:

• 贫血、血小板减少和中性粒细胞减少者查全血细胞计数和网织红细胞计数。

• 直接抗球蛋白试验(DAT)检查红细胞的自身免疫性损害。

• 血清生化、尿酸、电解质检查细胞代谢(在淋巴组织增生性疾病通常正常)。

• 肝功能检测、PT、PTT 和纤维蛋白原检查评估肝功能和凝血功能。

• EBV,PCR 和抗体滴度,CMV - PCR。

• 如出现急性病症,考虑 ESR 或 CRP 和铁蛋白。

• 免疫球蛋白定量:淋巴组织增生性疾病常增高。

ALPS 的诊断检查:

• 强制标准:

- (1) 慢性(>6 个月)非恶性淋巴组织增生(淋巴结病)和(或)脾大。

- (2) 外周血双阳性 T 细胞(DNTs):CD3⁺、TCRα/β⁺、CD4⁻ 和 CD8⁻ 的 T 细胞。DNTs 在外周血中罕见(<1%的总淋巴细胞和<2.5%的总 T 细胞)。ALPS 患者的DNTs 增高且常显著增高。DNTs 轻度增高可见于其他自身免疫性疾病。

• 主要(首要)标准:

- (1) ALPS 相关基因 FAS、FASL 或CASP10 突变(胚系或体细胞)。

- (2) FAS 介导凋亡缺陷的体外实验证据。该实验需要将患者的血细胞培养数周并暴露于抗 Fas 单克隆抗体中观察 T 细胞是否能抵抗凋亡。仅少数实验室能检测。

• 次要(第二)标准:

- (1) 维生素 B₁₂ 增高(>1 500 ng/L)。

- (2) IL - 10 增高(>20 pg/ml)。

- (3) IL - 18 增高(>500 pg/ml)。

- (4) sFASL(>200 pg/ml)。

- (5) 淋巴结或脾脏活检典型的病理表现。

- (6) 自身免疫性血细胞减少和血清 IgG增高。

- (7) 阳性家族史。

• 诊断:

- 确诊:强制标准和一项主要标准。

- 拟诊:强制标准和一项次要标准(拟诊ALPS 应按确诊 ALPS 治疗)。

CD 的诊断检验

• Castleman 综合征的诊断依据组织病理学。

• 高丙种球蛋白血症,贫血,ESR 增高,IL-6增高,HHV - 8 - PCR 阳性。

RDD 的诊断检查:

• RDD 的诊断依据组织病理学。

• 高丙种球蛋白血症,贫血,ESR 增高,白细胞增多伴中性粒细胞减少,血液学自身抗体。

ELD/PTLD 的诊断检查:

• PTLD 发生于骨髓植入后。

• 免疫缺陷或减低患者中出现的 EBV 感染(EBV PCR 阳性或血清特异性抗体滴度异常)。

• 影像学和(或)组织病理证实诊断。

XLP 的诊断检查:

• EBV 感染(EBV PCR 阳性或血清特异性抗体滴度异常)。

• CD4 与 CD8 比例倒置。

• 高 IgM 和 IgA,低 IgG。

• NK 细胞活性缺乏。

• 继发性噬血细胞综合征(铁蛋白增高,高三酰甘油,低纤维蛋白原血症,血细胞减少,高热,脾大,NK 功能差,s-IL - 2R - α 增高和骨髓或淋巴结活检发现噬血细胞)。

• SH2D1A 与 XIAP 基因突变检测和(或)SAP 蛋白定量检测证实诊断。

影像学检查

• 所有的淋巴组织增生性疾病在初次诊断时都需要头部、颈部、胸部、腹部和骨盆增强CT 扫描以确定疾病范围。

• 弥漫性淋巴结肿大的患者出现症状时,在CT 扫描前行胸部平片检查以明确有无巨大纵隔肿块非常重要。如果存在肿块,让患者平躺和(或)镇静下行 CT 扫描可能不安全。

• 大多数淋巴组织增生性疾病是 PET 表现摄取明显增高。

■ 诊断步骤与其他

• ALPS 和 PTLD 无需组织病理学即可诊断;而大多数患者行淋巴结活检。

- 其他典型的淋巴组织增生性疾病需要组织诊断(活检,而不是细针穿刺)。
- 排除骨髓疾病或其他疾病考虑骨髓穿刺和(或)活检。

病理发现

- ALPS:淋巴结和脾脏中 DNTs。
- CD:透明血管型(生发中心萎缩伴嗜酸细胞浸润和血管玻璃样变);血浆细胞型(滤泡间细胞区大量血浆细胞浸润)。
- RD:中性粒细胞侵入细胞内(淋巴吞噬作用)——活检中疾病的标志;组织学表现。
- XLP、PLTD、ELD:EBER+。

■ **鉴别诊断**

- 其他淋巴组织增生性疾病。
- 淋巴瘤。
- 感染:EBV,CMV,弓形虫,HIV,TB。
- 埃文斯综合征。
- 风湿性疾病。

 治疗

一线药物

- ALPS:急性表现时激素或 IVIG。
- CD 局部疾病:
- 手术切除或局部放疗。激素可用于手术前缩小病灶。
- CD 多病灶疾病:
- 多药联合治疗(长春新碱、泼尼松、利妥昔单抗、环磷酰胺、多柔比星)。

- RD:
- 可自愈(20%的患者)。
- 如未自愈,考虑激素,或长春花碱加激素,或巯嘌呤加甲氨蝶呤,或 2CdA。
- ELD/PTLD:
- 免疫抑制剂减量或如果可能改免疫抑制剂为西罗莫司。
- 考虑利妥昔单抗,过继转移 EBV 特异性细胞毒 T 细胞。
- 如无效或全身性疾病,考虑与 RDD 相似的多药联合化疗。
- XLP:
- 如噬血细胞综合征或再生障碍性贫血:利妥昔单抗,依托泊苷,激素和环孢素。
- 造血干细胞移植是唯一治愈手段。

二线药物

- ALPS:
- 慢性疾病用西罗莫司或霉酚酸酯。
- 西罗莫司(雷帕霉素):优点:自身免疫病和淋巴组织增生病有效并能清除 DNTs。缺点:药物相互作用;需要血药浓度监测;10%的患者发生口腔溃疡(在第一个月最常见)。
- 霉酚酸酯(骁悉):优点:无药物相互作用,无口腔溃疡,无需血药浓度监测。缺点:有效性差;无助于抑制淋巴组织增生或降低 DNTs;胃肠道不适。
- 推荐治疗:轻中度自身免疫病起始治疗用霉酚酸酯,如反应差或副作用大改用西罗莫

司。更严重的自身免疫病或临床表现显著的淋巴组织增生起始用西罗莫司。

三线药物

- ALPS:
- 联合治疗:干细胞移植。
- 相对禁忌证(AVOID,如可能):
○ 脾切除术:即使抗生素预防或预防接种过肺炎链球菌败血症发生率仍高。
○ 利妥昔单抗:可导致终身的低丙种球蛋白血症(5%~10%的患者)。

■ **随访**

建议反复随访影像学。大多医生在患者疾病变化时需要重复影像学检查评估治疗反应。

■ **预后**

- 大多数淋巴组织增生性疾病预后好。
- XLP 和进展性 CD 预后差。

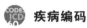 **疾病编码**

ICD10

- D47.9 淋巴结,造血细胞和相关组织的不确定肿瘤,非特异性。
- D89.82 自身免疫性淋巴组织增生综合征(ALPS)。
- D47.Z1 移植后淋巴组织增生性疾病(PTLD)。

淋球菌感染 Gonococcal Infections

Angela M. Statile • Samir S. Shah 窦丽敏 译 / 王榴慧 审校

 基础知识

■ **描述**

淋病奈瑟菌是一种需氧革兰染色阴性的双球菌,是淋病的致病菌。

■ **流行病学**

- 在美国,淋球菌是第二常见性传播疾病。
- 在性活动多的患者中,常常合并沙眼衣原体感染。

发病率

- 在美国,每年有超过 800 000 的新发病例,在青少年和青壮年中发病率最高。
- 发病存在种族差异,在少数民族中发病率

较高。

患病率

- 不到一半的感染患者可以被检测到或报道。

■ **危险因素**

- 顺产是新生儿感染的危险因素。
- 性侵犯是所有青春期前儿童感染淋球菌的危险因素。
- 性活跃青少年感染淋球菌的危险因素包括多个性伴侣、不使用避孕套、非定期筛查。
- 每次阴道性交男传女的概率是 50%,女传男的概率是 20%;直肠性交也可以传播。

■ **一般预防**

- 新生儿结膜炎:在美国,无论是否为顺产,预防性应用眼药膏是必需的。新生儿生后立即用 0.5% 红霉素眼药滴双眼。
- 母亲感染:在第一次产前检查时需要常规进行宫颈分泌物培养,对于高危患者,需在预产期时再次进行培养。

■ **病理生理**

- 潜伏期为 2~7 天。

主要是通过顺产、性交或青春期前家庭接触(少见)方式接触到感染的黏膜或分泌物而传播。

- 青春期前儿童生殖器感染症状轻,上行性及弥漫性感染很少发生。在青少年,雌激素可以保护阴道免受感染。
- 感染后没有免疫保护效应。

■ 常见相关疾病

儿童淋球菌感染按照年龄分组:新生儿期、青春前期、青少年期。

- 新生儿淋球菌感染包括新生儿结膜炎、头皮脓肿(胎儿头皮监护的并发症),很少有蔓延。
- 青春期前的淋球菌感染通常发生在阴道,阴道炎是最常见的表现。盆腔炎、肝周炎(Fitz-Hugh-Curtis 综合征)、尿道炎、直肠炎罕见,原因多为性侵犯。
- 淋球菌感染在性活跃的青壮年与成人症状相似,可能是无症状的。
  - 双性取向:咽炎、肛门直肠感染、腱鞘炎-皮炎综合征或关节炎。
  - 女性:阴道感染可能会引起尿路感染、阴道炎、子宫内膜炎。阴道上行感染可能会引起盆腔炎、肝周围炎。
  - 男性:急性尿道炎是主要的临床表现,也会发生附睾炎。

℞ 诊断

■ 病史

- 在新生儿期,评估有无危险因素,如早产或胎膜早破、经头皮监护、母亲有感染史。
- 新生儿结膜炎有表现通常在生后 2～5 天,但是症状可以在生后 1 天,甚至数周发生。
- 对于所有青少年应当询问有无性生活史。
- 外阴瘙痒和阴道排液(白带增多)考虑有外阴炎。
- 尿道炎:脓性尿道分泌物不伴有尿频尿急的排尿困难症状。
- 腹痛。
- 上行感染表现为弥漫性的下腹痛(包括活动不适)、下背部痛、性交痛,有时会有异常阴道出血。可有发热、寒战、恶心和呕吐。急性肝周围炎可引起右上腹痛,主要是感染从输卵管直接蔓延至肝脏。
- 泌尿生殖器外的症状包括咽喉痛、关节痛、皮疹。

■ 体格检查

- 新生儿结膜炎。
- 双眼睑水肿、结膜水肿、大量脓性分泌物。

- 新生儿头皮脓肿。
- 盆腔炎症性疾病。
  - 体征包括宫颈部运动疼痛、盆腔附件压痛(通常为双侧)、下腹或右上腹痛(肝周围炎)。很多有肝周围炎的女性患者也会有黏液性脓性分泌物。
- 宫颈炎或尿道炎:阴道或阴茎脓性分泌物。
- 皮疹:典型的肢体远端离心性、易破的、坏死性脓疱。有时也可表现为斑疹、丘疹、大疱。
- 关节表现:腱鞘炎、游走性关节炎。

■ 诊断检查与说明

实验室检查

- 革兰染色(敏感性低)和分泌物或体液培养。
  - 染色为革兰阴性双球菌。确诊为培养出淋病奈瑟菌属。样本需室温下立即接种到 Thayer-Martin 或巧克力琼脂培养基,且在富含 CO_2 的环境中培养。对于怀疑为淋病的患者,需采集生殖器分泌物、直肠分泌物、咽部分泌物进行培养。
- 非淋球菌培养检查。
  - 核酸扩增尿液样本(新鲜排泄物),女性尿道、女性宫颈内或阴道(前庭)拭子特异性及敏感性很高,但不能用于调查性侵犯(可能存在假阳性)。核酸检查也不能提供药敏结果。
- STI 平台。
  - 对于怀疑有性侵犯或性活跃的青少年可以检测包括沙眼衣原体、梅毒螺旋体、阴道滴虫和 HIV 的测序平台。
- 血常规、血沉、C 反应蛋白、血培养用来评估是否存在感染及系统感染。
- 对于存在关节肿胀的患者进行关节液细胞计数及培养(每微升关节液的白细胞计数通常大于 50 000,中性粒细胞比例大于 90%)。
- 淋球菌性关节炎患者中,关节液培养的阳性率为 50%;虽然其他部位(如宫颈及尿道)的分泌物培养通常阳性,但血培养阳性率小于 33%。

影像学检查

盆腔超声可能检测异位妊娠和盆腔炎症性疾病。也可以提示扩张厚壁的输卵管、输卵管卵巢囊肿。

■ 鉴别诊断

- 新生儿眼炎:其他原因引起的新生儿结膜炎包括衣原体感染、金黄色葡萄球菌感染、肺炎链球菌感染、流感嗜血杆菌感染、化学性结膜炎和单纯疱疹病毒感染。
- 头皮感染:淋球菌性头皮脓肿可能与葡萄

球菌感染、B 组链球菌、流感嗜血杆菌、肠杆菌科和单纯疱疹病毒感染难以鉴别。
- 阴道炎:在青春期前儿童中,其他原因包括化学或环境刺激物、蛲虫、异物、感染(如链球菌、阴道滴虫等)。性侵犯可能会存在沙眼衣原体、梅毒感染。
- 泌尿生殖道感染:在青少年中,其他原因包括沙眼衣原体、梅毒和阴道滴虫等。
- 关节炎:其他细菌性如脓毒血症性关节炎、Reiter 综合征、反应性关节炎。
- 腹痛:异位妊娠、阑尾炎、胆囊炎、上尿路感染或肾盂肾炎和卵巢扭转。

治疗

■ 药物治疗

一线药物

- 在美国,由于耐药谱的改变,初始治疗选择广谱头孢类抗生素。
- 新生儿。
  - 新生儿眼炎。
  - 头孢曲松 25～50 mg/kg 静脉注射或肌内注射(单剂量,最大剂量 125 mg);对于有新生儿黄疸的患儿,选择头孢噻肟 100 mg/kg 静脉注射或肌内注射(单剂量)。
  - 新生儿淋球菌眼炎需要频繁地用无菌盐水进行眼部冲洗直到脓性分泌物停止。
  - 播散感染:头孢噻肟治疗菌血症,7 天;脑膜炎,10～14 天。
- 年长儿及青少年。
  - 非复杂性淋球菌感染(包括宫颈炎、附睾炎、咽炎):头孢克肟不再推荐作为一线用药。单剂量给予头孢曲松 250 mg,随后进行沙眼衣原体治疗。
  - 如果没有头孢曲松,可以予以单剂量头孢克肟 400 mg 口服,同时进行沙眼衣原体治疗。如果存在头孢类抗生素的严重过敏,给予单剂量阿奇霉素 2 g 治疗,头孢曲松的替代方案需要 1 周后进行检测是否治愈。
  - 盆腔炎症性疾病:参见 2010 年 CDC 儿童治疗指南或儿童红宝书。
  - 淋球菌感染的并发症:头孢曲松或头孢噻肟治疗 1 周(关节炎和脓毒血症),10～14 天(脑膜炎),或≥28 天(心内膜炎),包括同时感染的沙眼衣原体。
  - 需要经验性治疗性伴侣。

■ 住院事项

入院指征

- 新生儿:住院,进行分泌物培养(结膜、血液、脑脊液、任何感染部位)。

• 青春期前儿童:安全隐患或并发症。

• 性活跃青少年:对于不能耐受口服抗生素的盆腔炎症性疾病,需要进一步监测并发症。

后续治疗与护理

■ 随访推荐

• 开展如何降低疾病风险教育。

• 建议有性接触的患者(母亲和性伴侣)进行治疗。

• 评估是否同时感染其他性传播疾病如梅毒、沙眼衣原体、阴道滴虫、乙肝病毒、HIV。对于超出新生儿期的患者可以先按已感染沙眼衣原体治疗。

• 所有的淋球菌感染患者需进行传报。

• 住院的新生儿和青春期前期患儿推荐进行接触隔离,其他患者没有特别推荐。

• 评估青春期前患儿是否存在性侵犯。

注意
误诊

• 青春期前儿童发生淋球菌感染需要考虑到性侵犯的可能。非性接触导致的淋球菌感染也有报道(如接触到刚污染的毛巾等物品、儿童性游戏、与被感染看护人接触等),但前提仍需首先排除性侵犯。

• 细菌培养不能诊断有性侵犯的患者是否已被感染。

• 对性侵犯患者,特别是青春期前患儿,细菌培养不能鉴别淋病双球菌与其他奈瑟菌属。

• 对于右上腹痛的女性患者,未能考虑到急性淋病肝周围炎或 Fitz-Hugh-Curtis 综合征。

■ 预后

三代头孢菌素可以覆盖所有的病原菌改善预后。

■ 并发症

• 孕期淋球菌感染与流产、早产、围生期婴儿死亡率有相关性。

• 新生儿眼炎可以快速恶化进展,导致角膜溃疡和穿孔,随后留有瘢痕和失明。

• 盆腔炎症性疾病:
- 阴道炎未治疗会导致子宫内膜炎、输卵管炎、输卵管卵巢囊肿和盆腔腹膜炎。
- 一次输卵管感染可以导致≤20%的妇女不育,三次输卵管感染可导致≤50%的妇女不育。
- 发生一次盆腔炎症性疾病后可以使异位妊娠的风险增加 7 倍。

• 男性感染并发症少见,包括尿道周围脓肿、急性前列腺炎、精囊腺炎、尿道狭窄。

• 播散感染。

- 对于多次感染的患者需要考虑到补体缺陷可能。
- 在新生儿,最常见的系统症状为关节炎,多在出生后 1~4 周发生。典型表现多累及多关节。多数婴儿无新生儿眼炎表现。
- 在年长儿和青少年,可表现为脓毒性关节炎(1 个关节)和典型的多关节炎皮肤综合征。
- 在儿童中,淋球菌脑膜炎、心内膜炎和骨髓炎较罕见。

• 淋球菌感染可以增加 HIV 感染和传播风险。

疾病编码

ICD10

• A54.9 淋球菌感染。

• P39.8 新生儿特指感染。

• P39.1 新生儿结膜炎。

常见问题与解答

• 问:NAAT 诊断的好处是什么?

• 答:FDA 已经批准,应用转录介导扩增方法来即刻检测妇女尿液标本是否存在沙眼衣原体和淋病奈瑟菌。

• 问:什么情况下不可以应用此检测方法?

• 答:该方法不能用于检测性侵犯患者的肛拭子和咽拭子标本。

流行性感冒 Influenza

Kristen A. Feemster   陈艳 译 / 张明智 审校

基础知识

■ 描述

一种以发热、不适和呼吸道症状为主要表现的急性发热性疾病,简称流感。

■ 流行病学

• 流感可发生于各年龄阶段,但在<2 岁的婴儿或老年人和具有高危因素的人群中发病率和死亡率最高。

• 流感几乎在冬季流行,首发病例 2 周后达流行高峰,持续 4~8 周。

• 学龄期儿童发病率最高,10%~40%。

• <5 岁的门诊患者中有 10%~20%感染流感。

• 流感病毒通过呼吸道飞沫或接触传播。

• 潜伏期 1~4 天后,在症状出现前 24 h 病毒开始传播并通常持续 7 天。
- 在低龄儿童和免疫功能低下者,病毒传播时间会延长。

■ 危险因素

导致重症的高危因素包括以下几点:

• 慢性肺病(如哮喘)。

• 影响血流动力学的心脏病。

• HIV 和其他免疫缺陷。

• 慢性免疫抑制治疗。

• 血红蛋白病(如镰刀细胞性贫血)。

• 慢性肾功能衰竭。

• 慢性代谢性疾病、病态肥胖。

• 神经肌肉疾病。

■ 一般预防

• 疫苗:≥6 个月的所有个体需常规接种流感疫苗。

• 对于具有高危因素易致流感并发症的患者和密切接触者优先考虑接种疫苗,这些人群包括 6~59 个月的婴幼儿、≥50 岁的老年人、有慢性疾病的成人和儿童、长期做健康护理的居民、美洲印第安人和阿拉斯加原住民,孕妇、<5 岁全托和走读儿童以及具有高危因素的 5~18 岁人群。

• 疫苗类型-三价灭毒流感疫苗适用于>6 月的孩子,用于皮下注射。

• 四价流感疫苗:2013—2014 年新出的疫

苗,包括了二级流感B链。

- 灭活疫苗:有适用于≥3岁的和≥6个月的2种流感疫苗。
- 减毒活疫苗:适用于2~49岁的健康未孕人群,鼻内喷雾方式。
- 基于细胞培养的三价灭活疫苗:适用于≥18岁人群。
- 重组血凝素疫苗:适用于18~49岁人群。
- 特殊疫苗注意事项:
- 没有推荐一种疫苗优于另一种疫苗。
- 对于≤8岁儿童首次接种流感疫苗,2次剂量之间必须间隔4周以上。
- 对于具有高危因素的、具有喘息病史的2~4岁婴幼儿、接触严重免疫缺陷的人群(如骨髓移植患者)或者接受阿司匹林治疗的儿童,不推荐使用减毒活疫苗。
- 减毒活疫苗可以与活疫苗或者灭活疫苗同时接种。但是必须在接种活疫苗4周以后再接种另一种活疫苗。
- 疫苗禁忌证:对疫苗成分严重过敏病史的或不耐受此前流感疫苗剂量。
- 注意:因流感疫苗导致格林-巴利综合征的人群在接种疫苗之前需咨询内科医生。
- 有鸡蛋过敏史的儿童接种流感疫苗是安全的。
- 暴露后的药物预防:
- 针对没有接种疫苗或接种疫苗2周内暴露的高危儿童、免疫应答减弱的免疫缺陷患者或机构中具有高危因素人群暴发的控制。
- 药物预防应在暴露48h之内进行,这是有效的。

病因

- 流感病毒分A、B、C三型。C型流感病毒流行暴发尚未见报道。
- A型流感有2个抗原:血凝素和神经氨酸酶。
- 最近流行的亚型包括pH1N1和H3N2。
- A型和B型流感病毒轻度变异或抗原漂移导致季节性流感流行,抗原移位仅发生在A型流感病毒,并导致大流行。

诊断

流感样疾病的临床病例定义为:发热(≥37.8℃)、咳嗽和(或)咽喉痛,但这些跟其他呼吸道疾病症状类似。

- 在<5岁儿童中这些症状的流感阳性预测值偏低(约65%)。
- 各年龄段临床表现各异:
- 婴儿和年幼儿童通常症状不典型,可能热

峰更高和出现更严重的呼吸道症状。

病史

- 疾病初期突发的寒战、头痛、不适和干咳。
- 呼吸道症状加重:从轻咳到严重的呼吸窘迫综合征(婴儿)。
- 其他症状:发热、厌食、咽喉痛、烦躁不安。
- 年幼儿童会出现消化道症状,包括呕吐、腹泻和严重腹痛。
- 有时会出现中耳炎。

体格检查

- 咳嗽是主要的呼吸道症状,婴儿和低龄儿童表现为犬吠样干咳。
- 鼻塞,伴随结膜和咽部炎症。
- 颈部淋巴结肿大,儿童特别明显。
- 新生儿会出现呼吸暂停、循环衰竭和瘀斑瘀点。
- 有时会出现全身斑疹或斑丘疹。

诊断检查与说明

实验室检查有助于诊断,数据监控、帮助指导治疗和控制感染,因为单靠临床症状不能鉴别出所有的流感病例。然而在流感高发期,当临床感染疑似度很高,并伴随流感症状的儿童,检查结果有时会阴性。

- 金标准:RT-PCR或病毒培养:
- 优先RT-PCR:更加准确和敏感,3~8h内出结果。
- 病毒培养只用于检测亚型和病毒抗药性,但结果需要3~10天。
- 直接免疫荧光和间接免疫荧光试验敏感度不高(60%~70%),特异度较高(95%),2~4h出结果:
- 预测价值受流感患病率影响很大。
- 快速抗原测定对A型和B型流感的诊断有帮助。15min内出结果,但是敏感度范围较大(22%~77%),这使其使用受到限制。
- 当社区患病率高发时,阴性结果不应用来指导临床处理方式。
- 血清学试验:恢复期血清抗体比急性期4倍升高(至少相隔10~14天),但对临床指导治疗无帮助。
- 实验室检查具体注意事项:
- 直接免疫荧光和间接免疫荧光试验、快速抗原测定假阳性率20%(A型流感)和40%(B型流感)。
- 鼻咽分泌物比鼻咽拭子假阳性率降低5%~10%。
- 症状起始4天内试验最敏感。

影像学检查
胸片
- 虽有典型的呼吸道表现,仍作为常规检查。
- 胸片不能区分流感病毒或其他病毒导致的下呼吸道疾病的影像差别。

辅助实验室数据
- 淋巴细胞可高、低或正常。
- 流感病毒感染的严重病例需要动脉血气分析或脉氧检测氧饱和度。没有下呼吸道感染放射学依据的婴儿可以出现呼吸暂停或者快速肺功能减低。
- 急性病毒性肌炎病初可以看到肌酸激酶升高,如果出现肌红蛋白尿,则要考虑急性病毒性横纹肌溶解症,该病会损伤肾脏,需要住院并进行水化。

鉴别诊断

- 其他病毒感染,包括但不限于呼吸道合胞病毒、副流感病毒和腺病毒。
- 化脓性链球菌、支原体肺炎或者军团菌感染。
- 小婴儿的脓毒血症。

治疗

药物治疗

- 抗病毒治疗推荐用于以下患者:
- 住院患者。
- 疾病严重或者进展。
- 具有高危因素的并发症。
- 症状开始2天内治疗效果最好,但是症状开始5天后治疗仍可降低住院患者或有疾病严重的患者的发病率和死亡率。
- 在门诊部疑似或确诊流感的健康儿童的治疗,由临床医生决定,但仍应该在症状开始2天内治疗。
- 神经氨酸酶抑制剂:治疗和预防A型和B型流感的推荐药物。
- 推荐剂量:
- 扎纳米韦用于>7岁儿童的治疗和>5岁儿童的预防。
- 治疗:20mg每天2次,5天,吸入。
- 预防:20mg每天1次,10天,吸入。
- 会引起支气管痉挛,所以不能用于哮喘等慢性肺病患者。
- 奥司他韦用于>2周儿童的治疗和>1岁儿童的预防
- 剂量依赖与年龄和体重(<1岁:每次3mg/kg;>1岁且<15kg:30mg;15~23kg:45mg;23~40kg:60mg;>40kg:

75 mg)治疗,每天 2 次,5 天;预防,每天 1 次,10 天。
- 会导致恶心、呕吐。
• 金刚烷胺盐酸盐和金刚乙胺:
- 用于>1 岁儿童 A 型流感病毒感染的治疗,但不推荐用于为增强抗病毒能力而进行预防或治疗。对 B 型流感也是如此。
• 在最近流行的流感家族中抗神经氨酸酶抑制剂抗药性<1%。
• 研究胃肠道药物:帕拉米韦和扎纳米韦。
- 用于疑似或确诊奥司他韦耐药的严重高危患者的感染。
• 如果 5 天以后病情仍很严重,可考虑延长疗程。
• 当高危暴露于流感患者,那些具有高危因素的患者在没有其他保护措施的前提下,考虑提前预防。
- 持续时间依赖于暴露的时间,但是 4～6 周能很好地耐受。
• 药物预防不应用于减毒活疫苗接种后的 14 天内,因为疫苗对抗病毒药物非常敏感。

■ 其他治疗
一般措施
• 大部分流感病毒感染后需要多喝水,服用清热药物和常规应用减充血剂。
• 除了小婴儿,既往健康的孩子流感病毒感染后,很少需要急诊治疗。
• 湿润的空气,必要时吸氧,有助于缓解患者的呼吸道症状。
• 严重喉气管炎或者对高流量氧气无反应的缺氧患者,需要进行气道处理,包括气管插管。

后续治疗与护理
■ 随访推荐
何时希望加强治疗:

• 流感病毒感染后发热持续超过 5 天,不是继发细菌感染导致的再次发热。
• 咳嗽持续超过 2 周。
• 嗜睡或不适持续超过 2 周。
• A 型病毒感染通常持续时间长于 B 型或 C 型流感。

■ 并发症
• 继发细菌感染包括肺炎(肺炎球菌或金黄色葡萄球菌)。
• 中耳炎(24%)。
• 鼻窦炎。
• 原发性进行性肺炎。
• 肺出血。
• 恢复期出现急性肌炎:
- 通常发生于 B 型流感。
- 肌肉压痛,特别是小腿肌肉。
- 横纹肌溶解症和肌红蛋白尿。
- 转氨酶升高。
• 瑞氏综合征:肝细胞脂肪变性和弥漫性脑病,与急性期应用阿司匹林有关。
- 通常多见于 B 型流感,但也见于 A 型流感。
• 热性惊厥。
• 药物中毒:流感病毒感染可导致经肝脏代谢的某种药物血清浓度增高。
• 少见的后遗症,见于重症流感病毒感染病例:
- 局限性或弥漫性心肌炎。
- 弥漫性脑水肿。
- 纵隔淋巴结坏死。
- 猝死。
- 吉兰-巴雷综合征。
- 脑炎。

■ 患者监测
需要观察的指标:

• 继发细菌感染的指标。
• 早期缓解后出现精神或呼吸状态的恶化。
• 肌红蛋白尿时脸部肌肉的疼痛。

疾病编码
ICD10 - CM
• J11.1 流行性感冒伴有其他呼吸道表现,病毒未标明。
• J10.1 流行性感冒伴有其他呼吸道表现,其他流感病毒被标明。
• J11.00 流行性感冒伴有肺炎,病毒未标明。

常见问题与解答
• 问:流感患儿何时回日托所或返校是安全的?
• 答:流感症状起始 7 天,年龄较大的儿童鼻腔分泌物中仍可能有病毒,而年龄较小的儿童则持续时间更长。因此,年龄较大的儿童在流感症状起始 1 周后返校,婴儿和蹒跚学步的孩子需要在家 10～14 天。
• 问:可以对慢性类固醇治疗儿童接种流感疫苗吗?
• 答:通常,对于有基础疾病长期需要类固醇治疗的儿童,应该接种流感疫苗。如果可能,在服用可能最低剂量类固醇时进行接种。
• 问:有没有一种可接受的替代药物预防,来保护儿童对抗流感?
• 答:通常,药物预防不能代替疫苗。药物预防的具体建议和适应证见网址:www.cdc.gov/flu/professionals/antivirals/summary-clinicians.htm。

流行性腮腺炎(腮腺炎) Mumps: Parotitis
Kathleen Gutierrez 李晶晶 译/葛艳玲 审校

基础知识
■ 描述
疾病预防控制中心(CDC)对流行性腮腺炎的临床定义为:急性起病,单侧或双侧腮腺或其他唾液腺的肿痛,为自限性过程,持续 2 天以上,无其他明显病因。

■ 流行病学
发病率
• 在疫苗前时代,90%的儿童在 14 岁之前会感染腮腺炎病毒。

• 自从普及疫苗接种后,这种曾经非常常见的疾病的发生率有了大幅下降。
• 但是,仍可见该病的暴发。
• 2001 年以来,美国每年报道的病例为 200～300 例。
• 2006 年早期,该病在美国艾奥瓦州及其邻近州发生了一次大的流行。

- 11 个州共报道病例＞2 500 例。
- 是自 1988 年以来最大的一次流行。
- 患者的年龄中位数为 21 岁(多数为大学生)。
- 致使 CDC 和美国大学生健康协会要求大学生在入学时接种 2 次麻疹-腮腺炎-风疹三联疫苗(MMR)。

• 2006 年,美国入学的儿童中,接种了 2 次腮腺炎疫苗的高达 81%～100%。

• 2009—2010 年,美国东北部流行性腮腺炎在接种疫苗的人群中暴发。密切接触使疾病的传播更加便利。之前的预防接种似乎降低了疾病的严重程度。

• 据估计,美国人群中(1999—2004 年)腮腺炎病毒的血清抗体阳性率为 90%。

■ 一般预防

• 使用的 2 种包含腮腺炎的联合疫苗:
- MMR:麻疹、流行性腮腺炎、风疹。
- MMRV:麻疹、流行性腮腺炎、风疹、水痘。

• 推荐在 12～15 月龄时单次接种注射 0.5 ml 的腮腺炎活疫苗(MMR 或 MMRV)悬浮剂。

• 推荐在 4～6 岁时进行复种。

• 据估计,接种 2 次的有效率为 80%～90%。

• 有报道称,首次疫苗接种可能会失败,或疫苗诱导的免疫力会衰退。

• 有人建议第 3 次接种可以缓和衰退的免疫力。初步研究显示,接种 3 次疫苗,其不良反应并没有增加。

• 首次接种 MMR 疫苗时,有时会出现发热和皮疹。
- 这些症状在接种疫苗后 7～12 天出现。
- 通常是由麻疹疫苗成分所致。

• 12～23 月龄婴幼儿在接种 MMRV 疫苗或 MMR 疫苗后 5～12 天,出现发热和惊厥并至门诊就诊的患儿有所增加,推测与接种这两种疫苗有关,而单独接种水痘疫苗则没有这种现象。接种 MMRV 疫苗后,出现发热和惊厥的患儿是接种 MMR＋水痘疫苗的 2 倍。

• 由于疾病本身或药物治疗而导致免疫功能低下的儿童,不应该接种该疫苗,孕妇也不推荐。

• 如果儿童近期输注过免疫球蛋白,应延迟接种 MMR 疫苗(根据输注的免疫球蛋白剂量而延迟 3～11 个月)。

• HIV 感染但并非严重免疫缺陷的儿童应接种 MMR 疫苗。

• 患过流行性腮腺炎后(临床型或亚临床型),一般可获得终身免疫。

• 1998 年英国人 Andrew Wakefield MB 在《柳叶刀》上发表的文章认为 MMR 疫苗与孤独症有关,现在证实该观点是错误的。

■ 病理生理

• 病毒经接触呼吸道分泌物传播。

• 病毒经由呼吸道进入人体,随后发生病毒血症。

• 病毒会扩散至多个器官,包括唾液腺、性腺、胰腺和脑膜。

• 传染期:腮腺肿大前 7 天至肿大后 9 天。

• 传染性最强时期:腮腺肿大前 2～3 天至肿大后 5 天。

• 潜伏期:暴露后 12～25 天。

• 人类为腮腺炎病毒的唯一宿主。

■ 病因

• 流行性腮腺炎是由腮腺炎病毒感染所致,是一种 RNA 病毒,属副黏病毒科。

• 其他引起腮腺炎的病毒包括:EB 病毒、巨细胞病毒、流感病毒、副流感病毒和肠道病毒。

• 腮腺肿大也可能是人类免疫缺陷病毒(HIV)感染儿童的首发症状。

• 细菌感染者通常继发于金黄色葡萄球菌感染(化脓性腮腺炎)。

• 链球菌、革兰阴性杆菌和厌氧菌感染也可以引起腮腺炎。

• 鲜有儿童病例是继发于梗阻性结石、异物(芝麻)、肉瘤、干燥综合性或各种药物如抗组胺药、酚噻嗪类、含碘药物与造影剂。

■ 常见相关疾病

• 唾液腺炎:
- 流行性腮腺炎最常见的临床表现。
- 1/3 的病例为亚临床表现。

• 附睾睾丸炎:
- 35% 的青少年流行性腮腺炎患者可合并睾丸炎。
- 睾丸炎多发生于腮腺肿大后 4～10 天内。
- 不育症并不常见。

• 无菌性脑膜炎。

• 胰腺炎:
- 轻型胰腺炎常见。
- 严重胰腺炎罕见。

■ 诊断

■ 病史

• 前驱症状不常见,但是可能会出现:
- 发热。
- 厌食。
- 肌痛。
- 头痛。

• 初始症状通常为耳前、耳下肿痛。

• 肿胀:
- 通常一侧面部先肿大,然后累及对侧。

• 轻度发热:
- 通常伴随有腮腺肿大。

• 常见吞咽困难和发声困难。

• 青春期后男性患者可发生睾丸肿痛,伴随有全身症状,多发生于腮腺炎后 1 周,偶尔也可同时发生或单独出现。

• 胰腺受累时可能会出现上腹痛伴全身症状。

• 脑膜炎时可见发热、头痛、颈项强直。

• 行为改变、惊厥及其他神经系统异常较为罕见。

• 其他器官受累时会出现相应症状。

■ 体格检查

• 腮腺肿痛,但皮肤不发红(化脓性腮腺炎可见皮肤红肿)。

• 肿胀最终可掩盖下颌角。

• 耳朵可见向上、向外伸展。

• 重要的是,流行性腮腺炎患者中约 30% 的有症状病例并未出现腮腺炎。

• 颌下腺和舌下腺也可肿胀。

• 可见腮腺导管口红肿。

• 偶可见胸骨前水肿。

• 流行性腮腺炎很少出现躯干皮疹。

• 流行性腮腺炎睾丸炎可见睾丸肿痛(通常为单侧)。

• 询问患者吃酸性液体时,是否腮腺疼痛会加剧:
- 让患者吮吸柠檬或柠檬汁,并注意腮腺管口有无分泌物流出。

■ 诊断检查与说明

实验室检查

• 无并发症的腮腺炎:
- 白细胞轻度减少,淋巴细胞相对增多。

• 化脓性腮腺炎和流行性腮腺炎性睾丸炎:
- 白细胞增多。

• 胰腺受累:
- 血淀粉酶、脂肪酶升高。

• 唾液腺炎（未累及胰腺）：
- 仅有唾液腺淀粉酶升高。
• 对化脓性腮腺炎，对腮腺管口分泌的脓液进行革兰染色和培养有诊断意义。
• CDC诊断流行性腮腺炎的实验室标准：
- 从临床标本中分离到腮腺炎病毒：如血、尿、口腔黏膜拭子（腮腺管分泌物）、咽部含漱液、唾液或脑脊液。
- RT-PCR检测到腮腺炎病毒核酸。
- 尽可能在症状出现后收集标本进行病毒培养与免疫荧光检测，尤其是接种过疫苗的患者。
- 流行性腮腺炎血清特异性IgM阳性。

注意
• 接种过MMR疫苗的流行性腮腺炎患者，其特异性IgM抗体检测可能为阴性。但这类患者IgM阴性并不能排除流行性腮腺炎。

- 在急性期和恢复期，标准方法（如补体结合试验、中和试验、血凝抑制试验或者酶免疫分析法等）检测特体性IgG抗体，其滴度会显著升高。

注意
接种过MMR疫苗的流行性腮腺炎患者，在急性期和恢复期其IgG抗体血清滴度可能并不会升高。

- 关于实验室研究的采集和解释以及流行性腮腺炎病例报道的详细信息见网址http://www.cdc.gov/mumps/.

影像学检查
涎管造影术可用于评估腮腺管的狭窄或阻塞情况，但在疾病急性期禁忌进行。

■ 诊断步骤与其他
若怀疑脑膜炎应行腰椎穿刺，可见脑脊液白细胞增多，单个核细胞为主。

■ 鉴别诊断
• 根据临床表现和特异的实验室检查结果，可将流行性腮腺炎与其他病毒性疾病相鉴别。
• 结核性和非结核性（非典型性）的分枝杆菌感染的腮腺炎病例十分罕见，但有过报道。
• 根据涎管X线片可以诊断涎腺结石。
• 儿童复发性腮腺炎，也称为青少年复发性腮腺炎：
- 罕见，可见反复的腮腺肿大。
- 见于3～6岁儿童。
- 与化脓或外界炎性改变无关。
- 主要靠排除性诊断。
- 颈部或耳前淋巴结炎：
- 可能与腮腺炎同时发生。
- 紧密解剖定位应该具有诊断意义。
• 传染性单核细胞增多症和猫抓病也需考虑。
• 偶可见药物所致的腮腺肿大。
• 腮腺的恶性肿瘤极其罕见。
• 干燥综合征较罕见，但是有过儿童病例的报道。
• 肺炎型腮腺炎可见于有管乐器吹奏史、玻璃吹制史、潜水史、全身麻醉史的患者。

 治疗

■ 一般治疗
• 流行性腮腺炎只需要支持治疗。
• 化脓性腮腺炎应予以抗金黄色葡萄球菌的抗生素治疗。

 后续治疗与护理

■ 随访推荐
• 大部分儿童一周内腺体肿大会逐渐缓解。
• 睾丸肿痛症状在4～6天后消失。

• 虽然不育症较罕见，但是睾丸萎缩较常见。
• 胰酶显著升高时应进行监测，直到其有所改善。
• 儿童至少要隔离到腮腺肿胀后5天才可返校。
• 隔离：标准预防，腮腺肿胀后5天内应进行飞沫传播预防。

■ 预后
1～2周内可完全恢复。

■ 并发症
• 脑膜炎：
- ＞50%的患者可有脑脊液白细胞升高。
- 该无菌性脑膜炎通常为良性。
• 脑炎：很少引起永久性后遗症。
• 小脑炎。
• 面部神经麻痹。
• 卵巢炎、肾炎、甲状腺炎、心肌炎、乳腺炎、关节炎、一过性视力受累、耳聋和不育等并发症均较罕见。

CODE ICD 10 疾病编码

ICD10
• B26.9 流行性腮腺炎不伴有并发症。
• B26.89 其他流行性腮腺炎并发症。
• B26.0 流行性腮腺炎性睾丸炎。

❓ 常见问题与解答
• 问：儿童在生病期间应该延期接种吗？
• 答：不需要。儿童患有轻微疾病，即使有发热，都应该进行疫苗接种。
• 问：与免疫功能低下的家人生活的儿童，应该禁止接种疫苗吗？
• 答：不应该。接种了疫苗的儿童不会传播腮腺炎疫苗病毒。

颅内出血 Intracranial Hemorrhage

Jorina Elbers　万柔 译 / 李昊 审校

L

 基础知识

■ 描述
由于血管失去完整性或凝血功能障碍，血液病理性堆积在颅内的硬膜外、硬膜下、蛛网膜下、脑实质内或脑室空间内。

■ 流行病学
• 脑室内出血在新生儿期过后很罕见。
• 外伤：是儿童中常见的颅内出血的原因。

• 动静脉畸形（AVM）：是儿童中最常见的非外伤性脑出血的原因。

发病率
出血性脑卒中（非外伤性）的发病率是1.1/（10万人·年）。

危险因素

有遗传性凝血功能障碍、先天性心脏病和易并发颅内血管瘤的多囊肾疾病的儿童,发生率增高。

基因遗传

多发大脑海绵状瘤可能与常染色体显性遗传的 CCM 1、CCM 2 和 CCM 3 基因有关。

一般预防

- 机动车座位保证有安全带。
- 骑自行车、滑冰、滑板时佩戴头盔。
- 预防虐待儿童。
- 潜水安全练习。
- 预防坠落。
- 保持安全驾驶速度。
- 让孩子远离武器。
- 有出血风险的凝血功能异常的儿童要注意监测血液指标。

病理生理

- 硬膜外血肿(出血在硬脑膜和颅骨之间):往往是动脉出血,和颅骨骨折有关,通常是颞骨骨折导致脑膜中动脉出血,也可能是由于硬脑膜静脉窦破裂导致。
- 硬膜下血肿(出血在硬脑膜和蛛网膜之间):往往是静脉出血,外伤导致皮质和静脉窦之间的桥静脉拉伸和撕裂,或者由于凝血功能障碍导致。
- 蛛网膜下出血(出血在蛛网膜和大脑之间):可见于破裂的颅内血管瘤、动静脉畸形或外伤。
- 脑实质内出血:可见于外伤、感染(单纯疱疹病毒脑炎、细菌性心内膜炎)、凝血功能障碍、脑肿瘤、烟雾病、静脉窦栓塞或脑梗死(常常发生在主要大脑动脉的中小分支的破裂)。
- 脑室内出血:可能独立发生(在<36 周孕龄的早产儿中更常见),或者以混合的形式和脑实质内出血或蛛网膜下出血并发。在足月儿中,排除静脉窦血栓(尤其是伴随丘脑出血的患者)。
- 脑室内出血的 4 级分法:
- 第 I 级:单纯局限在一个或两个脑室。
- 第 II 级:没有脑室扩张的脑室内出血。
- 第 III 级:有脑室扩张的脑室内出血(脑积水)。
- 第 IV 级:有脑室扩张和扩大到脑室周围白质的脑室内出血。

病因

- 血管的:
- 先天性血管畸形:血管瘤、动静脉畸形、海绵状血管瘤、动静脉瘘、Galen 静脉畸形。
- 发育性或获得性血管病:Ehlers-Danlos 综合征 IV 型、Moyamoya 动脉病、镰状细胞病、高血压[可逆性后部脑病综合征(PRES)]、感染性血管瘤、血管炎(可卡因、炎症性疾病)、大脑静脉窦血栓、缺血性脑卒中出血转化、脑肿瘤。
- 血液系统异常:血小板减少、血友病、镰状细胞病、肝衰竭、DIC、医源性(体外膜肺氧合或抗凝血治疗)。
- 外伤性
- 意外伤害。
- 非意外伤害。

> **注意**
> 颅内出血(ICH),尤其是在没有明显病因的婴儿和幼童中,应怀疑非意外性创伤。

常见相关疾病

- 早产。
- 血友病(占 ICH 患病率的 3%~12%)。
- 镰状细胞病(250 倍的 ICH)。
- 细菌性心内膜炎。
- 静脉梗死。
- 动脉梗死。
- 乙醇、可卡因和其他拟交感神经类药物。

诊断

病史

- 分娩并发症。
- 头部外伤。
- 感染。
- 心脏疾病。
- 高排量心力衰竭。
- 患儿或亲属的凝血功能障碍病史。
- 药物使用。
- 大脑静脉窦血栓:脱水、凝血功能障碍、红细胞增多症、窒息(尤其在新生儿中)。
- 动脉血管瘤:多囊肾病、主动脉缩窄、纤维肌肉结构不良、结缔组织病。
- Galen 静脉畸形:表现为生长迟缓、脑积水、癫痫发作、高排量心力衰竭。
- ICH 的临床表现:头痛(严重程度、性质、发生时间、位置)、颈部疼痛或僵直、呕吐、激

惹、意识水平改变("神志清醒时期"有硬膜外血肿)、癫痫发作、视觉问题(复视、视力模糊)、局部神经系统损害、鼻出血(如果颅骨骨折则会发生)。
- 颅后窝出血:非共轭凝视、共济失调和快速恶化甚至昏迷。

> **注意**
> 因出血和脑积水导致的颅内压升高是致命的。

体格检查

- 颅内压升高或脑疝的体征,如 Cushing 三联征(低血压、心跳过缓、异常呼吸模式)、乳头状瘤、固定的扩大的瞳孔、眼肌麻痹。
- 在婴儿中,上升的颅内压可能引起隆起的前囟、张开的骨缝和增大的头围。
- 低热。
- 脑膜刺激征。
- 外伤情况下:
- 脑脊液鼻漏或耳漏。
- 耳后淤血斑(Battle 征):乳突处淤血,提示基底颅骨骨折。
- 浣熊眼:眼周淤斑,提示基底颅骨骨折。
- 虹膜出血。

诊断检查与说明

实验室检查
- 全血细胞计数。
- 代谢情况。
- PT/APTT。
- VIII、IX、XI 因子。
- 尿液毒理学筛查。
- 心电图(评估心脏疾病或心内膜炎)。
- 腰椎穿刺:会有红细胞、葡萄糖水平下降和黄染。如果 CT 结果阴性,考虑监测脊髓液。

影像学检查
初步方法
- 头颅快速 CT 检查:
- 由于其相对的便捷性、迅速和较低的假阴性率,在鉴别诊断 ICH 时是最重要的检查。
- 急性脑内出血表现为增强的密度,1~6 周之间表现为和大脑实质等密度。急性 ICH 如果血红蛋白在 8~10 g/dl(80~100 g/L)以下可能表现和大脑等密度。
- 硬膜外出血:两面凸的、镜片形状的出血,取代脑灰质-白质。

- 硬膜下出血：新月形出血，双侧硬膜下出血常常发生在非意外性外伤。
- 增强 CT：血肿内对比度增强表明患者可能有 ICH 扩展高危。
- MRI 梯度回波和 T_2 磁敏感加权成像对急性出血和远处出血有帮助。

■ 随访检查和特殊事项

- CT、MRI、传统脑血管造影术以及静脉造影术：评估血管损伤，包括先天性血管畸形、血管病变、静脉窦栓塞。
- 头部超声检查：婴儿脑室内出血依据一系列头部超声检查来排除脑积水。

> **注意**
> 早期蛛网膜下出血可能在 CT 上不明显，可能需要腰椎穿刺（如果没有禁忌证）或患儿在临床观察的情况下进行一系列 CT 检查。

■ 鉴别诊断

- 缺血性脑卒中或暂时性脑缺血发作。
- 脑肿瘤。
- 头痛（偏头痛、原发性霹雳头痛）。
- 代谢失常（高钠、低钠血症）。
- 脑炎。
- 脑膜炎。
- 癫痫发作后的 Todd 麻痹。

 治疗

■ 药物治疗

- 纠正凝血功能障碍（参考 PT、PT 和血小板异常）应立刻进行，可能需要血液科会诊和评估。方法包括维生素 K、新鲜冰冻血浆、冷沉淀蛋白质或者输血小板。监测液体过剩，尤其是有心脏病的患者。
- 血压升高的处理：血压应保持在相应年龄的正常范围，目标血压在标准差的第 50～90 百分位数。尼卡地平滴液［1 mcg/(kg·min)］或者盐酸拉贝洛尔（0.2 mg/kg 静推 2～3 min，每 15 min 重复，酌情使用）。
- 癫痫发作的处理：磷苯妥英钠或左乙拉西坦 20 mg/kg 静脉负荷＋维持，治疗临床或电生理的癫痫发作。没有证据表明 ICH 的癫痫预防药物治疗有意义。

- 阿昔洛韦治疗 1 型单纯疱疹病毒脑炎。
- 生物重组因子Ⅶa 是 FDA 批准的用于有系统性出血和Ⅷ因子治疗无效的儿童血友病。
- 糖皮质激素不推荐使用，可能导致对机体有害的高血糖。

■ 其他治疗

一般措施

- 体温处理：维持正常体温。在成人中，发热意味着神经系统结局更差。
- 维持血糖和血容量正常水平。
- 神经外科急会诊。
- 升高的颅内压的处理：床抬高使头部升高 30°，维持充分阵痛和镇静，考虑侵入性颅内压监测和侵袭性治疗（甘露醇、高渗盐水、过度通气），同时神经外科和 PICU 会诊。
- 考虑持续脑电图监测癫痫发作情况。

■ 其他疗法

按需进行物理疗法、作业疗法和语言疗法。

■ 手术与其他治疗

- 升高的颅内压可能需要手术去除血肿或去骨瓣减压术。
- 血管瘤或动静脉畸形可能需要神经外科或神经干预治疗。

■ 住院事项

初始治疗

- 儿科或神经重症监护室住院。
- 按之前的处理办法紧急处理凝血功能障碍、高血压、癫痫发作、升高的颅内压。

入院指征

- 有变化的精神状态的患者入院监测颅内压升高。
- 有局部神经系统损害的患者入院进行病情检查和康复。
- 有癫痫发作的患者入院进行持续的脑电图监测和抗癫痫治疗。
- 高血压患者入院处理。
- 有凝血功能障碍的患者入院进行纠正。
- 需要神经外科手术或神经干预治疗的患者。

静脉补液

避免 5% 糖溶液和过量输液；维持正常血容量。

后续治疗与护理

■ 随访推荐

患者监护

长期观察外伤体征：认知能力受损、局部虚弱、癫痫发作。

■ 预后

- 儿童可能发生长期局部或认知障碍或癫痫发作。
- 良好的神经系统恢复常常是可能的。
- 神经系统结局不良的表现有：小脑幕下位置，入院时 GCS 评分≤7，血管瘤，<3 岁，有基础血液系统疾病。

■ 并发症

- 颅内压升高和脑疝综合征。
- 脑积水。
- 血液和红细胞分解产物导致的血管痉挛。
- 癫痫发作。
- 运动、视觉和认知缺损。
- 死亡（5%～54%，汇总数据是 25%）。

疾病编码

ICD10

- I62.9 未特指的颅内出血（非创伤性）。
- S06.300A 创伤性脑损伤意识丧失。
- Q28.2 大脑血管动静脉畸形。

常见问题与解答

- 问：已知患有动静脉畸形的儿童每年的出血风险是多少？
- 答：每年出血风险是 2%～4%。25% 的患者中，出血是致命的。
- 问：有动静脉畸形风险的无症状儿童，需要多久进行筛查，用什么影像学检查进行筛查？
- 答：取决于已有状态的血管瘤风险，每 1～5 年用 MRA 筛查是合理的。

轮状病毒 Rotavirus

John Bower 叶孜清 译 / 黄瑛 审校

 基础知识

▌描述

轮状病毒是美国及全球引起胃肠炎的主要原因。轮状病毒感染特征为频繁水样泻，表现可由轻度腹泻至严重脱水，后者尤其多见于年幼儿童。

▌流行病学

- 轮状病毒是引起腹泻的主要原因，占全球5岁以下儿童死因的5%。
- 感染高发年龄为6～24月龄。几乎所有的儿童5岁时都曾感染过轮状病毒。
- 温带地区，轮状病毒活动性在寒冷季节达到高峰；而热带地区全年都可有病毒活动。
- 传播途径主要为粪-口传播。
- 轮状病毒具有高度传染性。与下列因素有关：
  - 极低病毒接种量便可致感染，仅需10个感染颗粒即可致病。
  - 急性病程及腹泻前、后1～3天，患者粪便中大量排毒。
  - 病毒可在外界环境中的物体表面长期存活。
  - 潜伏期为1～3天。
- 在使用轮状病毒疫苗前，美国5岁以下儿童腹泻住院率为52/(万人·年)；急诊就诊率为185/(万人·年)。
- 自2006年引进轮状病毒疫苗后，5岁以下儿童腹泻住院率下降了50%，急诊就诊率下降了25%。

▌危险因素

- 婴儿，尤其早产儿，发生严重脱水和胃肠道并发症的风险较高。
- 免疫抑制患者，尤其是原发性免疫缺陷和造血干细胞移植患儿，发生并发症风险高，且持续粪便排毒。

▌一般预防

- 正确进行手卫生及清洁污染物体表面是减少人际传播的关键。
- 对住院患者进行接触隔离。
- 美国已批准两种口服活疫苗：
  - 五价轮状病毒人/牛重组活疫苗(RV5)，需给药3次。
  - 单价轮状病毒人减活疫苗(RV1)，需给药

2次。

▌病理生理

- 轮状病毒感染小肠细胞并在其中发生复制。导致分泌性腹泻的多种因素包括：
  - 非结构蛋白(NSP4)属肠毒素，可通过增加Cl^-分泌、减少Na^+吸收，诱发分泌性腹泻。
  - 微绒毛受损、消化酶转运表面积下降导致吸收不良。
  - 非结构蛋白激活肠道神经系统，产生分泌效应进一步加剧肠液丢失。

▌病因

- 轮状病毒是11片段的双链RNA病毒，按抗原型不同可分为7组(A～G)。
- 其中A、B、C组与人类感染有关，A组最为常见。
- A组可根据衣壳蛋白分为两种血清型：VP7(G)和VP4(P)。

 诊断

▌病史

- 水样泻伴腥臭味。
- 一般无血便或黏液便，若有则提示为细菌感染。
- 腹泻病程持续3～8天。
- 排便次数为每天数次到20次。
- 腹泻病程85%的时间可伴有呕吐。呕吐通常出现于腹泻前，1～2天后缓解。
- 1/3的患者体温超过38.9℃(102℉)。
- 2/3的患者出现腹泻、呕吐和发热。
- 家庭成员可有近期腹泻史或腹泻现病史。

▌体格检查

针对性检查是否有脱水的体征。

▌诊断检查与说明

实验室检查

- 血电解质、BUN、肌酐是评估腹泻引起脱水和电解质紊乱最重要的指标。
- 轮状病毒快速试验：
  - 酶联免疫测定或乳胶凝集试验。
  - 敏感度为80%，特异度为99%。
  - 于病程的前4天进行检验敏感度最高。
- 快速PCR试验越来越多被用于轮状病毒检测，包括通过多重PCR试验一并检测其

他常见病毒性胃肠炎的病原。
- 粪白细胞及粪隐血检查一般无益。
- 2/3的住院患儿会有转氨酶轻度升高。

▌鉴别诊断

- 80%～90%的分泌性腹泻患者为病毒感染。除轮状病毒外，其他常见的消化道病毒如下：
  - 诺如病毒。
  - 沙波病毒。
  - 星状病毒。
  - 肠道腺病毒。
- 细菌感染也可表现为分泌性腹泻：
  - 沙门菌。
  - 志贺菌。
  - 弯曲杆菌。
  - 气单胞菌。
  - 艰难梭菌。
  - 耶尔森菌。
- 寄生虫感染：
  - 贾第鞭毛虫。
  - 隐孢子虫。
  - 环孢虫。
  - 等孢子球虫。

 治疗

▌药物治疗

- 对于任何一种儿童感染性腹泻，应避免使用抗动力药物。
- 多项研究表明，对急性轮状病毒腹泻者，补充特定的益生菌菌株(鼠李糖乳杆菌LGG)，可缩短腹泻病程(中位数时间缩短大约1天)。

▌住院事项

初始治疗

- 给予足量静脉、鼻饲管、口服补液补充液体丢失量，同时纠正电解质紊乱。
- 监测液体平衡及血电解质水平。
- 对患儿实行接触隔离。

 后续治疗与护理

▌并发症

- 相比于其他病毒胃肠炎，轮状病毒胃肠炎发生高钠血症、代谢性酸中毒的概率更高，且症状更为严重，故需要重症加强监护。

L

• 肠黏膜损伤可继发革兰阴性菌脓毒症。
• 早产儿中,轮状病毒胃肠炎可伴发坏死性小肠结肠炎。
• 免疫抑制患者腹泻症状更重,病程迁延。

疾病编码

ICD10

• A08.0 轮状病毒肠炎。

常见问题与解答

• 问:轮状病毒感染后患儿的传染期持续多久?
• 答:绝大多数患儿在腹泻缓解后 7 天内停止排毒,但是一些患儿可在症状消失后持续排毒数周或更长时间。多见于严重腹泻的幼年婴儿和免疫抑制患者,可能导致托幼机构和医院发生感染播散。

• 问:轮状病毒疫苗会导致肠套叠风险吗?
• 答:根据 RV5 和 RV1 疫苗的安全许可数据,接种疫苗的第1、2 剂可能导致肠套叠发生风险轻微升高,但并非常见并发症。疫苗接种可带来诸多益处,如缩短住院时间与降低死亡率。总体而言,利大于弊,故推荐在全球范围内使用该疫苗。

落基山斑点热 Rocky Mountain Spotted Fever

Carolyn A. Paris · George Anthony Woodward 章莉萍 译 / 葛艳玲 审校

基础知识

▪ 描述

- 是危及生命的小血管炎。
- 由立氏立克次体感染引起,一种专性细胞内的革兰阴性球杆菌,在美国通过三种蜱进行传播。
- 属于立克次体病斑点热亚群的一员。
- 是一种季节性地方性疾病,但也可发生在其他地区,也可全年发病。
- 典型的症状包括与蜱接触后出现发热、头痛和皮疹,但是通常无明确的蜱暴露史。

▪ 流行病学

• 是美国最常见的立克次体病。
• 季节性:90%的病例发生在 4—9 月。
• 地方性:
- 局限在西半球国家。
- 美国除了阿拉斯加、夏威夷、缅因州,其他州都有病例报道。
- 大部分病例发生在南大西洋及中南地区:1994—2003 年,>50%的病例发生在北卡罗来纳州、南卡罗来纳州、田纳西州、俄克拉荷马州和阿肯色州。
- 其次多见于落基山脉地区。
- 也可发生在加拿大南部、墨西哥和中南美洲。
• 单发病例在美国最为常见;虽然美国报道的群发病例并不常见(4.4%为家族性),但是在特定的流行地区(比如巴西),群发是其典型表现。
• 超过 2/3 的病例<15 岁。

发病率
• 年发病率:7/100 万(2002—2007 年),这是超过 80 年来美国监测到的最高记录。
• 发病率有周期性的波动:每年报道的病例在 250~1 200 例不等。
• 常见于美国印第安人、白种人、男性、儿童。5~9 岁儿童的发病率最高。
• 未经治疗的患者中病死率为 23%,经过治疗的患者中病死率为 5%。
• 病死率存在地区差异,可能与不同水平的致病性、宿主因素和在低流行地区诊断落后有关。
• 据报道 15%的死亡病例为<10 岁儿童。

患病率
在流行地区,4%~22%儿童表现出有意义的抗体滴度,很可能代表着亚临床疾病。

▪ 危险因素

接触了感染 R-立克次体(立氏立克次体)的蜱,或在流行地区生活在乡村环境,或工作增加了暴露于森林的风险。

▪ 一般预防

• 避免进出蜱出没的地区,进出时应穿着长袖的亮色衣服、长袜子或长筒靴以减少皮肤暴露,并定期检查。
• 使用驱蜱剂或浸过驱蜱剂的衣服。
- 避蚊胺(DEET)最为有效。
- 精油(大豆、柠檬桉树、香茅、丁香)作为天然替代品是安全的。
• 尽快赶走蜱。
- 不要压碎它,有可能会增加疾病传播的概率。
- 避免直接接触蜱,用镊子或戴上手套的手指头贴近皮肤移除它。
- 持续平稳向上用力牵引,直到将蜱的口器拔出。
- 清洗伤口。
- 火柴、凡士林油、指甲油、外用酒精对蜱无效。
• 目前在美国还没有疫苗;可能无法预防疾病发生,但可以防止死亡的发生。

▪ 病理生理

- 多通过蜱叮咬(宿主)传播。
- 通常>4 h 的接触才会传播疾病(通常 24 h)。
- 也可通过输血或吸入气溶胶传播。
- 潜伏期 2~14 天,平均为 7 天。
- R-立克次体通过淋巴系统传播,导致小血管的炎症进而影响各个器官,尤其是皮肤和肾脏;导致血管通透性的增加和局部内皮细胞的增殖。
- 导致低钠血症、低蛋白血症、水肿和低血压。
- 感染后可获得免疫力。

▪ 病因

落基山脉地区和加拿大西南部的林蜱(安氏革蜱),美国中东部和太平洋沿岸地区的狗蜱(变异革蜱),亚利桑那州和墨西哥北部的血红扇头蜱,美国中部和南部的卡延钝眼蜱。

▪ 常见相关情况

• 葡萄糖-6-磷酸脱氢酶缺乏的患者死亡率较高。
• 其毒力可引起严重疾病,是严重的生物武器威胁;该病诊断困难、群体免疫水平低、病原在自然界中广泛存在,感染活性高,传播具有多变、稳定和广泛的特点，因而无论是对于生物预防还是旅行用药来说，研制一种对所有立克次体具有交叉预防作用的疫苗显得尤为迫切。

诊断

病史

- 病史：典型的发热、头痛及皮疹三联征，见于约50%的患者。
- 腹痛在儿童患者中较常见。
- 症状通常在蜱咬后2～8天出现。
- 发热逐渐上升至>40℃（104°F），通常对退热药无反应。
- 头痛：剧烈的前额或眼球后痛，持续存在并且较难缓解，年幼儿童可能无法描述。
- 咳嗽、呼吸困难。
- 恶心、呕吐、腹痛、腹泻。
- 据报道，仅有50%～60%的病例有蜱咬伤史。

体格检查

- 85%的患者都有发热及皮疹。
- 皮肤：
- 皮疹：通常出现在患病后2～3天，也可能在6天后发生，10%～15%的患者没有皮疹，不能因为没有皮疹而延误诊断。
- 通常是小的、不规则的烫伤样红斑，渐变成斑丘疹，然后点状出血并渐融合。
- 首先出现在手腕和脚踝，数小时内播散至躯干、颈部及脸部，也可能累及手掌、足底及阴囊。
- 皮疹也可能首见于躯干或弥散性逐渐进展致耳、鼻、阴囊、手指、脚趾坏死。
- 深色皮肤的患者难于发现皮疹。
- 中枢神经系统：假性脑膜炎、烦躁不安、易激惹、焦虑、神志不清、谵妄、嗜睡、神志恍惚、昏迷、共济失调、角弓反张、失语、视盘水肿、癫痫发作、皮质性失明、中枢性耳聋、痉挛性瘫痪、颅神经麻痹。
- 心脏：心力衰竭、心肌炎、心律失常、低血容量性血管塌陷。
- 肺部：肺炎、呼吸窘迫、肺水肿、低氧血症、胸腔积液、肺泡浸润。
- 消化系统：腹泻、肝大、脾大、食欲减退、黄疸、轻度胰腺炎。
- 眼部：结膜炎、眼静脉怒张、视盘水肿、棉状渗出、视网膜出血、视网膜动脉闭塞、眼葡萄膜炎。
- 其他：水肿、肌痛（尤其是小腿或大腿）、腮腺炎、睾丸炎、咽炎。

诊断检查与说明

如无实验室帮助检查，根据症状、体征、暴露史和流行病学资料做出的诊断可以做出疑似诊断。

实验室检查

- 非特异性检查：
- 全血细胞计数：贫血（30%），血小板减少（由于消耗性凝血病）；4～5天后白细胞正常或减低，随后出现继发于细菌感染的白细胞增多；杆状核粒细胞增多症常见。
- 电解质：低钠血症。
- 尿素氮、肌酐、肝功能、胆红素、肌酸激酶均可升高。
- 筛查弥散性血管内凝血（少见），凝血时间延长，纤维蛋白原减少（消耗性）。
- 动脉血气分析：酸中毒。
- 低白蛋白血症。
- 脑脊液：通常是清亮的（白细胞计数<10×10⁶/L），约1/3的患者脑脊液细胞数增多，1/2的患者脑脊液蛋白水平升高。
- 特异性的血清学检查：
- 没有早期的特异性实验室检查，发病后10～12天的血清学数据才可靠，阴性结果不能排除诊断。
- 在早期干预后所有的试验结果都会恢复正常。
- 间接免疫荧光试验（IFA）：
○ 是最好以及应用最为广泛的方法。
○ 2份相隔数周的血清样本中抗R-立克次体的IgM及IgG抗体滴度呈4倍以上升高。
○ 发病后6～10天该实验结果为阳性，14～21天的恢复期血清样本的敏感度上升至94%，特异度为100%。
- 对于活检组织标本（皮疹部位或尸检中所取标本），由于循环的病原体水平较低，最好进行PCR、免疫组化染色和培养。
- 医院内常规的血培养无法检测到该病，仅在特殊实验室中开展。
- 外-斐试验：最古老的特异性试验，现证明无特异性及敏感性，已不再推荐。

影像学检查

推荐进行胸片、心电图、心脏超声检查。MR（脑和脊髓）图像中的特征性表现有助于早期诊断，CT则较少发现特征性改变。

鉴别诊断

麻疹，脑膜炎球菌血症，埃里希体病，伤寒，钩端螺旋体病，风疹，猩红热，播散性淋

病，传染性单核细胞增多症，二期梅毒，风湿热，肠道病毒感染，免疫性血小板减少性紫癜，血栓性血小板减少性紫癜，免疫性血管炎，药物过敏，鼠型斑疹伤寒，立克次氏体痘，复发性斑疹伤寒。

> **注意**
> 即使没有蜱叮咬史、没有皮疹和（或）血清学检查结果阴性，也不能排除落基山斑点热。在等待实验室结果证实该病或皮疹出现之前，就应该假定为该病并开始治疗，否则会延误治疗。

治疗

药物治疗

由于在疾病急性期无法通过实验室检查确诊该病，因此根据临床症状及流行病学资料，治疗即可进行。所有药物都是立克次体抑制剂（阻止复制），并非立克次体杀灭剂，所以宿主能消除该病。治疗应该持续到临床症状改善，至少体温平稳3天，标准疗程是5～10天。

一线用药

- 多西环素（常用的一种四环素类抗生素）是任何年龄段患者的用药首选：
- 成人：100 mg，每12 h一次，口服或静脉注射。
- 体重<45 kg（100 lb）的儿童：4.4 mg/（kg·24 h），口服或静脉注射，分两次使用。
- 也可用于治疗埃里希体病（表现相似）。
- 副作用：与四环素相比，较少引起牙齿着色。孕妇禁用。如果孕妇有生命危险，即使处于孕期也可以考虑使用，而且该药理论上对胎儿的影响尚有争议。
- 氯霉素（妊娠期间的替代用药）：
- 成人：50～100 mg/（kg·24 h），静脉注射，每6 h一次（24 h最大量为4 g）。
- >1个月婴儿：50～100 mg/（kg·24 h），静脉注射，间隔6 h一次（24 h最大量为4 g）。
- 副作用：周围神经病变、再生障碍性贫血，大剂量可导致"灰婴综合征"，可能与白血病、葡萄糖-6-磷酸脱氢酶缺乏的溶血性贫血有关。
- 针对埃里希体病，不像四环素一样有效。用氯霉素治疗该病比用四环素治疗的死亡率高。仅仅在妊娠期才考虑使用该药。

二线用药

- 喹诺酮类（环丙沙星、培氟沙星）、大环内

酯类(克拉霉素)抗生素在体外有效,但无临床有效的证据。

- 皮质类固醇:
- 在严重病例可能有效,然而没有已发表的对照研究。
- 不建议用于轻中症患者。

■ 其他治疗

一般措施

- 临床怀疑该病即进行经验性治疗。
- 血小板减少性紫癜发生时可输注血小板。
- 由于凝血时间延长,可肌内注射维生素 K。
- 限制液量,纠正低钠血症,但要避免高钠产生。
- 低白蛋白血症时补充白蛋白。
- 向州卫生部门报告。

■ 住院事项

初始治疗

维持血容量及电解质的稳定。

后续治疗与护理

■ 随访推荐

经过治疗,尤其是在发病后 5 天内进行治疗的患者,临床症状一般在 24～36 h 后有所改善,2～3 天内退热。

■ 预后

- 与早期识别该病并及时采取合适的治疗

有关。

- 在发病 6 天内进行治疗,病死率为 2%～4%。
- 在发病 6 天后进行治疗,病死率为 15%～22.9%。
- 死亡率较高的因素包括:年龄＜4 岁、葡萄糖-6-磷酸脱氢酶缺乏、累及中枢神经系统、肾衰竭、黄疸、心血管衰竭、肝大、血小板减少症、弥散性血管内凝血、消化道症状、不恰当的抗生素应用、皮疹迟发、无头痛表现、男性等。
- 患者死亡多发生在 8～15 天(暴发性患者的死亡多发生在第 5～6 天)。

■ 并发症

- 如经早期、恰当的治疗,并发症少见。
- 神经系统后遗症:
- 行为障碍、学习障碍(较常见)、情绪不稳、多动、失忆、惊厥。
- 皮肤后遗症:
- 四肢、终末器官坏疽、皮肤坏死。
- 皮疹通常可以治愈后无后遗症。
- 血液系统后遗症:弥散性血管内凝血。
- 消化系统后遗症:
- 肝功能障碍。
- 肝功能障碍、蛋白从损伤的血管中流失而导致的低白蛋白血症。
- 心血管系统后遗症:持续存在心血管系统

症状,慢性心力衰竭,心血管功能衰竭。
- 代谢性后遗症:水分向细胞内转移或钠从尿液中丢失而导致低钠血症。
- 肾脏后遗症:急性肾小管坏死。

疾病编码

ICD10

- A77.0 立氏立克次体性斑点热。

常见问题与解答

- 问:什么样的患者在进行鉴别诊断时需考虑落基山斑点热?
- 答:任何流行地区春夏季发热的患者,无论是否出现皮疹或有蜱叮咬史均需考虑。非特异性症状(消化道、呼吸道及皮疹)可能导致误诊并延误治疗。
- 问:儿童被蜱咬伤后,并且发现了蜱,是否需要预防性使用抗生素治疗?
- 答:没有证据证明预防性使用抗生素对预防落基山斑点热是必需或者有效的。要感染上立克次体病,患者必须被携带此病的蜱咬伤(低风险),且蜱必须能传播立克次体(低风险,通常需要＞6 h 的接触),如果已侵入皮肤,该立克次体必须具有致病性(低风险)。

麻疹 Meas___ (_Rubeola_)

Jeffrey S. Gerber 李晶晶 译 / 葛艳玲 审校

 基础知识

描述

- 是一种相对可预见的出疹性疾病,使临床诊断成为可能。
- 由于比较少见,这种病例起初经常被误诊为非特异性病毒疹、药疹或者川崎病。
- 患者在出现症状前 1～2 天(出疹前 3～5 天)到出疹后 5 天都具有传染性。潜伏期即从暴露到出现症状,通常为 8～12 天;从暴露到出现皮疹,约为 14 天。
- 麻疹的类型:
- 典型麻疹(见下文)。
- 轻症麻疹:见于有部分抗体保护的儿童(暴露后预防性使用过免疫球蛋白或者小于 9 月龄、体内尚有胎传抗体的婴儿)。
- 临床症状与典型麻疹相似,但总体较轻。
- 患者可能无发热,皮疹仅持续 1～2 天。
- 不典型麻疹:见于 1963—1967 年,一些儿童接种了灭活麻疹病毒疫苗后又暴露于野毒株病毒,机体对麻疹病毒感染产生超敏反应。

流行病学

- 麻疹是所有传染性疾病中传染性最强的一种疾病。
- 医院或诊所候诊室(尤其儿科急诊候诊室)是最主要的高危传播场所,在已知的暴露因素中比例高达 45%。若进行适宜的疫苗接种(2 次接种的有效率为 99%),麻疹可能会被消除。
- 虽然麻疹在美国已不再流行,但是国外输入的麻疹病毒在拒绝接种疫苗的儿童中流行,是近几次美国麻疹暴发的原因。
- 每年全球麻疹新增病例有 2 000 万(>150 000 位患者死亡),故维持高水平的疫苗接种覆盖率至关重要。

发病率

- 1963 年麻疹疫苗获得许可认证之前,美国每年有 300 万～400 万人感染麻疹;但是到了 1983 年,发病率仅为 0.7/10 万人口。
- 从 1989 年到 1991 年,疫苗接种的延迟引发了美国麻疹的大暴发,1990 年时达到高峰,上报 27 672 例病例,其中 89 例死亡。
- 2001—2012 年,美国平均每年上报麻疹病例的中位数是 60 例,2011 年时达到高峰。

- 2013 年 1—8 月,美国报道了 159 例麻疹病例,这也是自 1996 年(58 例)来美国最大的麻疹暴发。大部分病例是未接种疫苗者以及国外的输入病例(包括来美国的游客)。

一般预防

- 疫苗接种推荐:
- 在 12～15 月龄时常规首次接种麻疹-腮腺炎-风疹三联疫苗(MMR),4～6 岁时进行复种。
- 由于最近麻疹的再现,应该对所有医护人员实行强制性疫苗接种程序。
- 1956 后出生的医护人员,若没有疫苗接种记录或者对麻疹有免疫力的证据,在就职时应该进行接种,并于 ≥28 天后进行复种。
- 控制感染措施:
- 任何疑似麻疹的住院患者都应隔离于负压呼吸道隔离病房;医护人员必须戴面具、手套,穿隔离衣(空气和接触防护)。
- 患者隔离至出疹后 4 天,免疫功能不全的患者需要全程隔离。
- 所有麻疹疑似病例应该立即向当地卫生部门上报。

病理生理

麻疹多经直接接触病毒飞沫传播,很少经由空气传播。

病因

- 麻疹病毒是一种 RNA 病毒(副黏病毒科麻疹病毒属),只有一种血清型。

诊断

- 本病表现包括发热、咳嗽、结合膜炎及卡他症状,并有红色斑丘疹,且有典型的临床经过:
- 暴露后 14 天,皮疹先见于面部(常始于耳后)和腹部。皮疹为红色斑疹和丘疹,由头面部向足底蔓延,向心处皮疹常融合成片。
- 出疹时可伴有咽炎、颈部淋巴结肿大及脾大。
- 不典型麻疹:
- 年轻成年患者(20～30 岁)症状可能较重,会有突起高热,可达 37.8～40.6 ℃(100～105 ℉),并伴有头痛。与典型麻疹不同,

皮疹始于肢体末远端,逐渐向头部蔓延。
- 大部分非典型麻疹患者常合并肺炎,并常伴有胸膜积液。
- 据临床症状、血清学和分子(RNA)病原学检测可做出诊断。

病史

- CDC 对此病定义包括:
- 全身皮疹持续 ≥3 天
- 体温 ≥38.3 ℃(101 ℉)。
- 咳嗽、卡他症状或者结合膜炎。
- 实验室检查阳性或者与已知病例有流行病联系。
- 平均潜伏期为 10 天(范围:8～21 天)。
- 前驱期一般持续 2～4 天,出现上呼吸道感染症状,发热可达 40 ℃(104 ℉),可有烦躁不安、结合膜炎、畏光、咳嗽逐渐加重等症状。
- 前驱期时,大部分患者可见 Koplik 斑(颊黏膜上的白色点状物)。
- 前驱期后,皮疹出现于面部(常始于发际)和腹部(暴露后 14 天)。皮疹为红色斑疹和斑丘疹,由头面部向足部蔓延。
- 3～4 天后,皮疹开始消退,留浅褐色色素沉着,伴明显脱屑。
- 出疹 4 天后,体温开始下降。

诊断检查与说明:

- 疑似麻疹病例,实验室确诊非常重要。
- 典型麻疹的病程遵循可预见模式,因此有麻疹接触史的患者可能不需要实验室检查来确诊感染。

实验室检查

- 血清中麻疹特异性 IgM 抗体浓度测定(最简单):
- 出疹后 3 天内测定,其敏感度较低;若为阴性,需再次检测,IgM 可持续至出疹后至少 1 个月。
- 在病程急性期和恢复期可比较 IgG 抗体滴度,两次采血必须相隔至少 7～10 天。
- 取患者的鼻咽部、咽喉部分泌物、血液、尿液等标本进行病毒培养或 RNA 测定(RT-PCR)。

鉴别诊断

根据详细的病史和体格检查,通常可诊断

麻疹。鉴别诊断包括：

- 重症多形红斑（史提芬-约翰逊综合征）。
- 川崎病。
- 其他病毒性皮疹。
- 脑膜炎球菌病。
- 落基山斑点热。
- 中毒性休克综合征。

 治疗

■ **一般治疗**

- 无特殊治疗措施；支持治疗。
- 病毒唑在体外对麻疹病毒具有活性，但是FDA并未批准其用于麻疹的治疗。
- 在发展中国家，维生素 A 治疗儿童麻疹可以降低发病率和死亡率。
  - 世界卫生组织建议全世界麻疹患儿服用维生素 A。
  - 维生素 A 一天 1 次，服用 2 天：
    ◦ 12 月龄以上患儿服用 200 000 IU。
    ◦ 6～11 月龄患儿服用 100 000 IU。
    ◦ 6 月龄以下患儿服用 50 000 IU。
  - 大剂量服用可能会引起呕吐和头痛数小时。
  - 对于有维生素 A 缺乏症状的患儿，在第 4 周时可服用第 3 剂维生素 A。
  - 维生素 A 可进行以 50 000 IU/ml 的浓度进行静脉注射，也可口服。

 后续治疗与护理

■ **随访推荐**

无并发症的单纯性麻疹患者，于第 3～4 天其临床症状改善，皮疹消退。

■ **预后**

- 在美国，1989—1990 年的现代暴发中，其病死率为 3‰。
- 免疫缺陷患儿的病死率升高。

■ **并发症**

- 1989—1990 年的全美麻疹暴发中，麻疹并发症的发生率为 23%，包括腹泻（9%）、中耳炎（7%）、肺炎（6%）和脑炎（0.1%）。
  - 脑炎可导致永久性的神经系统后遗症，在美国报道的发生率为 1‰。
  - 喉炎、心肌炎、心包炎、弥散性血管内凝血（黑色麻疹）也偶有发生。
- 在 1990 年，18%～20% 的患者由于脱水或肺炎而需要住院治疗。
- 在发展中国家，营养不良患者的病死率较高。
- 自然感染麻疹的患儿合并亚急性硬化性全脑炎（SSPE）的发病率为 1/10 万。
  - 感染麻疹后，经过几年的潜伏期（平均10.8 年），出现呈进行性、通常是致死性的脑病；常见于未接种疫苗的儿童。

- 亚急性硬化性全脑炎（SSPE）的患者不具有传染性。

疾病编码

ICD10

- B05.9 麻疹不伴有并发症。
- B05.3 麻疹并发中耳炎。
- B05.2 麻疹并发肺炎。

常见问题与解答

- 问：若医护人员自然感染过麻疹或者接种过麻疹疫苗，那他暴露后会被感染吗？
- 答：出生于 1957 年前的医护人员，感染过野生型麻疹病毒，往往不会再次感染。但是，据 1993 年报道，有 4 个接种过麻疹疫苗且麻疹抗体阳性的医护人员在接触麻疹患者后，出现了轻型麻疹。因此，所有的医护人员在照顾麻疹患者时都应进行呼吸道防护。
- 问：麻疹暴发期间，12 个月以下的婴儿应该进行疫苗接种吗？
- 答：麻疹暴发时，公共卫生官员建议 6～11 月龄的婴儿进行单抗原麻疹疫苗接种；1 岁前应初次接种的儿童，应该在 12～15 月龄时进行复种；学龄前期应进行第 2 次疫苗接种。

马蹄内翻足 Clubfoot

Richard S. Davidson　徐平 译 / 王达辉 审校

 基础知识

■ **描述**

- 马蹄内翻足是一种先天性或神经肌肉性畸形。伴有后足固定在马蹄位（跖屈）、内翻（朝向中线），前足固定在内收马蹄位，常伴有高弓足（中足高弓伴过伸）。

■ **流行病学**

- 当存在一级亲属致病时，畸形风险性提高20～30 倍。
- 男性＞女性（2：1）。

发病率

- 发病率在活产婴儿中为 1/1 000～1.4/

1 000，但有人种差异。

■ **病理生理**

- 很多解剖学畸形是引起马蹄内翻足的原因：
  - 肌肉异常或缺失，成肌细胞、肥大细胞、初期骨形成异常，关节或肌肉挛缩，血管形成异常（足背动脉缺失），神经异常。
  - 纤维软组织的异常。
- 足的胚胎发育中断也被认为是原因之一。

■ **病因**

- 大部分病例是特发性的（多因素、遗传模式或伴明显环境影响）。
- 少见原因：肌肉神经不平衡可导致畸形发

生（如脑瘫、脊髓脊膜膨出、脂肪瘤脊髓栓系、骶尾骨发育不全、脊髓灰质炎、关节挛缩、胎儿乙醇综合征）。
- 迅速复发提示需要彻底检查，以发现可能病因。

诊断

■ **病史**

- 有马蹄内翻足家族史（3%）。
- 畸形起因（先天性还是发育性）。

■ **体格检查**

- 详细检查以下项目：

- 神经肌肉病因检查,例如骶尾部潜毛窦、皮肤凹陷、脂肪瘤以及有无肌肉强直、肢体不对称和肌力不平衡。
  - 髋关节发育不良。
  - 肌性斜颈。
- 体格检查技巧:
- 将足放在矫正位,观察足的畸形是否可以矫正或过度矫正。
- 约 1/15 的特发性马蹄内翻足患者存在僵硬性马蹄内翻足:中足(跗骨)跖屈,后跟和中足处有很深的皮纹,踇趾短小、过伸。经过 1~3 次石膏矫形后,这些畸形可能不再出现。复杂特发性马蹄内翻足的患者治疗更困难。

■ 诊断检查与说明

实验室检查

- 诊断主要依据临床、影像学(3 个月以后),摄片可确认骨骼位置,但不能据此诊断。
- 3~6 个月时摄片,足背位(最大矫正位)的正侧位片可帮助确定是否存在残余畸形。拍摄正侧位片时投射应集中在后足,测量角度才是后足的角度。
- 前后位及侧位上的跟距角变小(≤25°),提示有持续性的畸形度。
- 骰骨相对跟骨有内移以及前足相对后足持续跖屈(第一跖骨距骨角),提示更为复杂的畸形。

■ 鉴别诊断

和其他足畸形相鉴别:

- 跖内收(足跟位于中立位而不是固定在马蹄位)。
- 跟骨外翻(足外翻位,足跟无固定性马蹄畸形)。
- 垂直距骨(足外翻,足跟马蹄外翻)。
- 很多马蹄内翻足患儿有胫骨内旋,该畸形为正常变异,很少需要治疗。

💉 治疗

■ 一般措施

- Ponseti 技术(石膏和支具)已成为马蹄内翻足初期治疗的标准方法。
- 初期治疗:
- 治疗可以在出生后 1 周开始,然而迟些治疗一般也可以成功。
- 初期治疗包括系列(数周)按摩和长腿管型石膏。先纠正外展,然后为内旋,接着是背伸畸形。

- 操作者一手按摩复位足畸形时,需用另一只手拇指固定距骨头。
- 胶带固定对 ICU 中的新生儿可能有用,应用时需评估血供。
- 外科手术应用于 8~12 周龄的经石膏矫形仍无法完全纠正畸形的患儿。
- Ponseti 系列石膏矫形可以改善预后,大部分患者需要行后续跟腱延长及后踝松解,然后将足固定在 Ponseti 石膏矫形位 1 个月。
- 术后应用带连杆的矫形鞋,前 3 个月需全天应用,接下来 3 年在夜间和午睡时穿戴。矫形鞋是 Ponseti 技术的重要组成部分。
- 应用 Ponseti 技术矫形后 30%~45% 的患者会出现各种形式的复发,需要多次石膏和(或)外科手术,直至发育成熟。
- 在治疗复杂性特发性马蹄足患者需要额外增加 5 次石膏,在中足水平外展前足,外旋距骨头表面的跟骨前结节。这类患者中复发更常见。

🔄 后续治疗与护理

■ 随访推荐

患者监测

- 矫正畸形的力线是目标,需要通过石膏矫形和手术达到目的。
- 多数外科医生术后石膏固定患肢 1 个月。
- 应用 Ponseti 技术的矫形鞋建议前 3 个月全天穿戴,后 3 年在夜间穿戴以维持矫形。
- 记住:引起畸形的因素并未得到矫正,仅是矫正骨骼的排列以及延长了软组织。
- 根据畸形的严重程度,所有经矫正后的畸形足都存在不同程度的小腿纤细、无力、踝关节及距下关节僵硬。双足差 1~2 个尺码,以及双下肢不等长,一般<2 cm。
- 与对侧相比,踝关节及距下关节活动度较对侧减少。
- 青少年马蹄内翻足患儿经常有腿抽筋及容易疲劳:
- 跟腱紧张复发很常见,尤其在快速生长期。
- 需要额外进行跟腱牵伸或石膏矫形,有时需要手术治疗。
- 所有真正复发的患者需要进一步评估,以排除婴幼儿期未能诊断的神经肌肉或综合征原因。

 疾病编码

ICD10

- Q66.89 其他特发性足畸形。

- Q66.7 先天性高弓足。
- Q66.0 先天性马蹄内翻足。

❓ 常见问题与解答

- 问:如何区分僵硬性马蹄内翻足和姿势性马蹄内翻足?
- 答:在患儿的初期评估中对马蹄内翻足的柔韧性程度的评估十分重要。在屈髋 90° 和屈膝 90° 的时候最易检查。尝试轻柔地将前足旋转至与大腿呈一条直线,如果足很容易被旋转至正常位置,那么可以认为是柔软性或姿势性马蹄;如果畸形持续存在则为僵硬性畸形。如果可能,检查者应触摸后跟,判断跟骨结节在马蹄位是否能在足跟底部触及。尤其在摇椅足患者后足底看似在正常位置,其实跟骨结节仍然位于马蹄位。跟骨结节后半部分位于足跟底的前方。
- 问:石膏治疗马蹄足的成功率有多少?
- 答:在某种程度上,矫正的成功率取决于要求的矫正程度。石膏矫形往往是部分矫正,有些足畸形通过石膏矫形可以维持在一个矫正位置。当松开时人会回到畸形足的位置。约 98% 的姿势性马蹄足患者可以通过石膏治好,而僵硬性马蹄足只有 10%。重要的是记住石膏和手术不可能使马蹄足变为正常足。
- 问:先天性马蹄足中哪些畸形为永久性畸形?
- 答:虽然石膏矫形和手术能纠正先天性足畸形的骨骼排列问题,但手术几乎无法纠正导致其发病的神经肌肉问题。结果所有的僵硬性马蹄足患者都可能出现肢体不等长(一般<1.5 in)(1 in=2.54 cm)、足小(一般 1~2 个尺码)、小腿纤细,且通过锻炼无法明显改善。关节(踝关节、距下关节及中足)僵硬。甚至那些畸形矫正良好的患儿在体育活动或跑步时,踝足关节无法达到需要的活动度。很多患者抱怨在青少年及成人的体育活动中他们无法跟上同龄人的节奏。
- 问:新生儿马蹄内翻足患者何时需要去看儿童骨科医生?
- 答:石膏矫形需在出生后 1~2 周开始,但如有危及生命的其他疾病时,救治则优先于足畸形的矫正。足部静脉注射或血流监测则可能干扰石膏的应用,甚至在足背静脉注射时允许用胶带代替石膏矫形。需尽可能早联系骨科医生。研究表明,即使在 1 岁以后应用 Ponseti 技术,仍可能取得满意的结果。

M

慢性病贫血(炎症性贫血)
Anemia of Chronic Disease (Anemia of Inflammation)

Michele P. Lambert

朱晓华 译 / 翟晓文 审校

基础知识

▪ 描述

慢性病贫血是由于各种全身慢性炎症疾病所致的贫血,称为炎症性贫血更为恰当。贫血通常是因为红细胞破坏轻度增加、红细胞生成素相对抵抗以及铁利用障碍导致。

▪ 病理生理

典型者为轻度至中度贫血(血红蛋白70~120 g/L),感染、炎症、某些肿瘤使贫血加重。

- 细胞内铁减少,铁调素过多(功能性铁利用不当)。
- 典型正常色素、正常红细胞性贫血,但如果原发病长期存在,可表现为小细胞低色素性贫血,特别在儿童中。
- 主要机制为:
- 铁缺乏(生成红细胞的铁供应不足)。
- 炎症因子IL-6上调铁调素,导致膜转运铁蛋白减少。
- 由于铁不能细胞膜转运至外周血液循环,最终导致细胞释放储存铁减少,肠上皮细胞不能吸收铁。
- 其他导致不同程度缺铁的因素:
- 红细胞破坏增加。
- 诊断性静脉穿刺抽血或其他血液丢失。
- 细胞因子介导红细胞生成信号途径紊乱。
- 细胞因子介导红细胞生成抑制。
- 细胞因子,如IL-1、IL-6激活铁蛋白合成,铁蛋白使能转化为血铁黄素的铁隔离。

▪ 病因

潜在疾病进展。

▪ 常见相关疾病

- 潜在疾病进展。
- 感染,包括急性、慢性。
- 炎症疾病。
- 胶原血管疾病。
- 肿瘤。
- 肾衰竭。
- 慢性疾病性贫血通常与其他类型贫血共存,包括隐性血液丢失、溶血、饮食性铁缺乏、药物相关性骨髓抑制。

诊断

▪ 症状和体征

- 根据潜在慢性疾病进展情况,可存在不同的异常临床表现。
- 可有轻度苍白,但无循环衰竭。
- 在重度贫血时同样疾病可表现为急性。

▪ 病史

潜在疾病导致贫血在第一个月发生,其后贫血进展相对平稳。

▪ 体格检查

- 轻度苍白。
- 轻度心率加快,但休息时可不明显。
- 其他贫血症状少见,如血流颤音、肝大。
- 潜在疾病的查体表现。

▪ 诊断检查与说明

如果仅能获得血清铁,没有其他铁生化检查项目,患儿可能被误诊为缺铁性贫血。

实验室检查

- 外周全血细胞计数:
- 正色素正细胞性贫血(如果长期存在原发疾病,可能为小细胞低色素性贫血),血容积很少<20%。
- 网织红细胞正常范围,但低于贫血水平。
- 血液铁生化检查:
- 血浆铁减少,总铁结合率低。
- 转铁蛋白饱和度低。
- 铁蛋白水平正常。
- 游离红细胞原卟啉水平升高。
- 如行骨髓细胞涂片铁染色,骨髓巨噬细胞内血铁黄素升高。
- 白蛋白和转铁蛋白均降低。
- 急相反应蛋白如CRP可升高。
- 铁调素水平升高。

诊断步骤与其他

通常不需要骨髓细胞涂片。

▪ 鉴别诊断

慢性病贫血通常易与缺铁性贫血混淆。

- 慢性病贫血表现为:
- 轻度至中度贫血。
- 轻度红细胞大小不均。
- 正细胞正色素贫血,但也可因轻微溶血所致低色素贫血。
- 血浆铁减少。
- 铁结合力降低。
- 转铁蛋白饱和度正常或轻度降低。
- 骨髓铁粒幼红细胞减少。
- 网织红细胞内铁正常或升高。
- 游离红细胞原卟啉水平升高。
- 铁蛋白水平正常或升高。
- 铁调素水平升高。
- 缺铁性贫血表现为:
- 血浆铁减少。
- 铁结合力增加。
- 转铁蛋白饱和度降低。
- 骨髓铁粒幼红细胞减少。
- 网织红细胞内铁减少。
- 游离红细胞卟啉水平升高。
- 血清铁蛋白减少。
- 铁调素水平降低。
- 同时存在缺铁性贫血和慢性病贫血:
- 血浆铁减少。
- 转铁蛋白饱和度降低。
- 骨髓铁粒幼红细胞减少。
- 游离红细胞卟啉水平升高。
- 网织红细胞减少。
- 以下检查可鉴别缺铁性贫血与慢性病贫血:
- 铁结合力。
- 血清铁。
- 骨髓网织红细胞铁染色。
- 铁调素水平。

治疗

▪ 一般治疗

- 铁剂:
- 一般不需铁剂治疗,除非患儿同时存在缺铁性贫血。但最近对肾脏疾病患者的研究显示,肠道外铁剂治疗可提高红细胞生成反应。
- 重组人红细胞生成素:
- 有效,但适应证仍未被广泛接受。
- 通常用于慢性肾衰竭患者。
- 在炎症性肠病中取得较好疗效。
- 在因原发疾病病程较长,治疗困难导致较严重、系统贫血的患儿中推荐使用。

• 应同时治疗潜在原发疾病。

■ 特殊治疗

对于严重贫血存在血流动力学并发症的患儿，应周期性输注红细胞悬液支持。

 后续治疗与护理

■ 随访推荐

患者监测

治疗潜在原发疾病可逐渐解决继发贫血

问题。应用重组人红细胞生成素治疗开始6～8周后血容积增加，可持续增加6个月。

■ 并发症

严重贫血患者可能依赖输注红细胞悬液，主要是输血相关风险。

疾病编码

ICD10

• D63.8 其他慢性疾病性贫血。

• D63.1 慢性肾脏疾病性贫血。
• D63.0 肿瘤疾病性贫血。

常见问题与解答

• 问：慢性疾病性贫血患儿需要长期监测吗？

• 答：除非特殊情况，如果患儿诊断时贫血程度与预期符合，不需要长期随访。如果与骨髓肿瘤疾病有关，必须行骨髓涂片检查，必须除外吸收障碍、营养缺乏与失血情况。

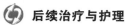
慢性腹泻 Chronic Diarrhea   Roberto Gugig 叶孜清 译 / 黄瑛 审校

基础知识

■ 描述

• 腹泻定义：儿童及成人类便量＞200 g/24 h，婴儿 10 g/(kg·d)，病程超过 30 天。
– 可从以下方面对排便情况进行描述：
– 粪便量。
– 排便次数。
– 黏稠度。
– 外观。
• 需与急性腹泻相鉴别，后者多由肠道病原体引起，为自限性，病程＜14 天；迁延性腹泻，病程为 14～29 天。

■ 流行病学

• 大多数慢性腹泻与患儿性别和遗传因素无明显关系。
• 热带及发展中国家的慢性腹泻多由感染引起，而在美国则并非如此。

■ 病理生理

主要分为渗透性腹泻和分泌性腹泻。炎症性和动力性疾病也是需要重点考虑的。
• 不可吸收的溶质在小肠和结肠内聚集，肠腔渗透压增高，大量水分和电解质从粪便中丢失，致渗透性腹泻：
– 禁食后，渗透性腹泻缓解。
– 渗透性腹泻多与食物吸收不良、先天或后天性双糖酶缺陷、葡萄糖-半乳糖缺陷有关。
• 肠道内液体及电解质的净分泌超过吸收

时，即发生了分泌性腹泻。
– 分泌性腹泻与肠道渗透负荷无关，且禁食后腹泻不缓解。
– 分泌性腹泻的发生机制与细胞内调节因子 cAMP、cGMR、钙通道激活有关。
– 这些调节因子刺激隐窝细胞分泌 Cl^-，并抑制 Na^+-Cl^- 耦联吸收。
• 肠道炎症使黏膜完整性改变，导致黏液、血液和(或)蛋白质的丢失。通透性增高、黏膜表面改变后发生吸收不良，最终导致腹泻。
• 动力性疾病影响肠道通过时间。动力减弱性疾病，由于细菌过度生长、肠内淤滞而发生腹泻。

诊断

■ 病史

• 询问粪便性状、外观及排便次数。
– 应尽可能明确腹泻起病的特点(例如，先天性、骤然起病、逐渐起病)。
– 腹泻总病程、间歇性还是持续性腹泻可能有助于确定病因。
– 应询问粪便的特点，特别是：
○ 黏液血便强烈提示炎症。
○ 粪便量大(＞750 ml/24 h)提示小肠疾病或分泌性腹泻。
○ 水样泻多见于碳水化合物吸收不良、小肠疾病、药物及功能性疾病。
○ 脂肪泻多见于胰腺疾病、细菌过度生长和短肠综合征，其粪便多油腻、气味难闻、体积大。

• 应询问流行病学的相关因素(例如起病前旅游史、抗生素使用情况、其他家庭成员患病情况)。
• 饮食史，包括摄入的食物种类，进食特定食物(乳制品)与发生腹泻之间的关系、摄入的液体量及种类等也有助于诊断。
• 需评估患儿的营养状况及生长发育指标。若患儿存在生长发育迟缓及营养不良，较之生长发育正常、无体重下降等更具提示价值。
• 服药史(抗生素、泻药、化疗药物或中草药)。
• 询问详细药物史、放疗史、手术史，排除医源性腹泻。
• 腹泻的伴随症状也很重要，需进行评估，包括腹痛、发热、腹胀、里急后重、便污、皮疹、关节不适等。
• 需评估是否存在腹痛。炎症性肠病、肠易激综合征、肠系膜缺血等可表现为腹痛。
• 家族史(例如乳糜泻、炎症性肠病、纤维囊性化、其他胰腺疾病)。
• 如有可能，应回顾既往病史；在进行新检查之前，先查看既往的检查结果。

■ 体格检查

• 营养状况：将身高、体重、头围与正常标准进行比较，并与上一次检查结果比较。
• 身高、体重是评估体脂和肌肉丢失的重要指标。
• 周围性水肿、腹水、皮疹、甲营养不良、斑秃、慢性肺部病变、苍白都提示慢性腹泻所

M

致营养缺乏。
- 直肠检查若有溢出性腹泻,则提示粪便嵌顿:
  - 粪便中是否含血液?
  - 肛周疾病(瘘管、皮赘、脓肿)。
- 若有发热、血便、生命体征欠平稳,考虑感染可能。
- 阿弗他溃疡、关节炎、杵状指。
- 大多数患儿腹部体检无特异性发现。
- 其他具有诊断意义的体征包括皮疹、口腔溃疡、甲状腺肿块、喘鸣、关节炎、心脏杂音、肝脏肿大、腹部包块等。

■ 诊断检查与说明

实验室检查

- 粪便标本:
  - 应进行粪便培养,进行细菌、虫卵、寄生虫、病毒等病原学检查。
  - 由于艰难梭菌毒素 A、B 都为耐热毒素,故在运输途中应冷藏粪便标本。
  - 使用恰当容器收集粪便样本,以确保检查结果准确、可靠:
    ○ 可进行大便隐血、白细胞检查。
    ○ 粪便 pH、还原糖检查:
      ■ 若粪便还原性物质阳性,和(或)pH<5.5,可提示碳水化合物吸收不良,可伴或不伴有近端小肠受损。
      ■ 注:蔗糖并非还原性。若怀疑蔗糖吸收不良,分析前需用盐酸水解粪便,并进行加热。
    ○ 粪便苏丹染色阳性提示脂肪吸收不良。但诊断脂肪吸收不良的金标准仍是 72 h 大便脂肪定量。
    ○ 大便胰肽酶可用于评估脂肪吸收不良。
    ○ 可行大便电解质、渗透压检查。若渗透度>100 mOsm/kg,提示渗透性腹泻。
    ○ 随机或 24 h 粪 α 抗胰蛋白酶有助于评估粪便的蛋白质丢失。
    ○ 粪钙卫蛋白有助于评估炎症性肠病:它是炎症反应时中性粒细胞进入肠道所释放的蛋白质。
- 血常规:
  - 血红蛋白和红细胞可提供贫血诊断依据,同时有助于鉴别(例如小细胞性贫血、大细胞性、正细胞性贫血)。
  - 白细胞增高提示炎症。
  - 嗜酸性粒细胞增高可见于:肿瘤、过敏、结缔组织血管系统疾病、寄生虫感染、嗜酸性粒细胞性胃肠炎、结肠炎。
- 其他血液检查:

- 前清蛋白和清蛋白可作为蛋白质和整体营养状况的指标。
- 血沉和 C 反应蛋白为炎症指标。
- 激素水平可评估分泌性肿瘤[血管活性肠肽(VIP)、胃泌素、分泌素、尿 5 - HT]。
- 乳糜泻筛查项目包括:IgA 抗组织转谷氨酰胺酶抗体和 IgA 抗肌内膜抗体,总 IgA 水平正常时进行。
- 肝功能、凝血功能、脂溶性维生素(25 - 羟维生素 D、维生素 E、维生素 A、维生素 K)有助于评估脂肪吸收不良。
- 免疫抑制患儿腹泻时应考虑行人类免疫缺陷病毒及巨细胞病毒等病毒血清学检查。
- 大量水样泻患儿应行甲状腺功能检查。
- 特殊检查:
  - D-木糖检查有助于筛查小肠病变。小肠弥漫性黏膜病变(例如,病毒感染后肠病、乳糜泻)口服 D-木糖后,定时血浆 D-木糖水平明显较低。
  - 呼氢试验有助于鉴别是否存在小肠细菌过度生长。
- 若怀疑囊性纤维化,可行汗液氯测定。

影像学检查

- 平片一般无助于诊断,可提示有没有成形粪便和(或)粪便嵌顿。
- 上消化道及小肠对比造影,可提示部分小肠梗阻、狭窄或炎症性肠病的相关依据。
- 腹部 CT 检查有助于发现胰腺钙化和胰腺炎。

诊断步骤与其他

- 内镜下小肠活检及小肠液抽吸培养有助于诊断先天性、免疫性或感染性腹泻:
  - 小肠双糖酶试验有助于诊断碳水化合物吸收不良。
- 结肠镜有助于诊断炎症性肠病或感染所致的结肠炎。
- 胶囊内镜可进一步提供小肠炎症的相关依据。

■ 鉴别诊断

- 1 岁以内婴儿:
  - 牛奶和(或)大豆蛋白不耐受。
  - <6 个月起病的婴儿迁延性腹泻,由肠黏膜广泛受损所引起,导致吸收不良及营养不良(蔗糖酶及乳糖酶缺乏)。
  - 感染性/迁延性感染后腹泻。
  - 微绒毛包涵体疾病。
  - 簇性肠病。

- 自身免疫性肠病。
- IPEX(免疫失调、多内分泌腺病、肠病、X 连锁)。
- 先天性葡萄糖-半乳糖吸收不良。
- 巨结肠伴小肠结肠炎。
- 转运缺陷(例如先天性失氯性腹泻)。
- 营养素吸收不良(例如先天性葡萄糖-半乳糖吸收不良、先天性乳糖酶缺乏、先天性蔗糖酶-异麦芽糖酶缺乏)。
- 囊性纤维化。
- 艾滋病肠病。
- 原发性免疫缺陷。
- Munchausen 综合征(人为)。
- 药物、毒素所致。
- 1~5 岁儿童:
  - 婴儿非特异性腹泻(幼儿腹泻)。
  - 感染性/感染后肠炎。
  - 贾第虫病。
  - 嗜酸性粒细胞性胃肠炎。
  - 蔗糖酶-异麦芽糖酶缺乏。
  - 肿瘤(神经母细胞瘤、VIP 瘤伴分泌性腹泻)。
  - 炎症性肠病。
  - 乳糜泻。
  - 囊性纤维化。
  - 小肠细菌过度生长。
  - 艾滋病肠病。
  - 便秘伴溢出性大便失禁。
  - 获得性短肠综合征。
  - Shwachman 综合征。
  - 人为因素。
- 5 岁以上儿童:
  - 与上文类似。
  - 获得性乳糖酶缺乏(青春早期)。
  - 炎症性肠病。
  - 乳糜泻。
  - 便秘伴溢出性大便失禁。
  - 肠易激综合征(青少年)。
  - 泻药滥用(青少年)。
  - 感染。
- 细菌(气单胞菌、邻单胞菌、弯曲杆菌、沙门菌、结核分支杆菌、耶尔森菌、复发性艰难梭菌)。
- 病毒(轮状病毒、腺病毒、诺瓦克病毒、诺如病毒)。
- 寄生虫(阿米巴、鞭毛虫、隐孢子虫、贾第鞭毛虫、血吸虫、环孢子虫)。
- 小肠细菌过度生长。
- 肿瘤(神经母细胞瘤、VIP 瘤伴分泌性腹泻)。

- 原发性肠道肿瘤（罕见，见于青春期少年）。
- 复杂先天性心脏病伴蛋白丢失性肠病。
- 胰腺功能不全或慢性胰腺炎。
- 甲状腺功能亢进。
- 糖尿病。

 治疗

药物治疗

- 如果没有炎症或便秘，可使用抗动力药物如洛派丁胺、复方苯乙哌啶片，抗分泌药如奥曲肽，上述药物对于非感染性腹泻有效。但宜明确腹泻病因，对因治疗。
- 对于某些特定患儿，可使用胰酶。
- 肠道不吸收的抗生素可用于小肠细菌过度生长。

> **注意**
> - 在特定情况下，因治疗措施需改变饮食，医生必须确保患儿能够摄入足够的热量及微量营养素，不至进一步影响患儿的营养状态。
> - 在严重和（或）难治性肠道损伤后，应避免过快恢复正常饮食，因其可能使腹泻进一步恶化。

- 使用抗动力药物和抗分泌药物需十分谨慎，并作为辅助疗法，而非主要治疗措施。
- 对于牛奶或大豆蛋白过敏的患儿，1岁以后行激发试验，需在监护下进行，以防止过敏性休克发生。
- 患儿出现以下症状时需就医：
  - 脱水体征。
  - 生长迟缓。
  - 腹泻持续超过 24～48 h。
  - 体温达 38.8 ℃或更高（102 ℉）。
  - 脓血便。
  - 柏油样便。

其他治疗

- 首要目的是要确保足够的水合状态、营养摄入、正常生长与发育。
- 若怀疑感染需使用抗生素。
- 多数先天性腹泻无有效的治疗方法，仅给予支持治疗。
- 饮食：若感染严重或迁延，在恢复早期需使用水解配方奶。若口服营养支持不足以满足需求，则可使用鼻胃管或鼻空肠管缓慢持续输入配方奶。去除致病食物（例如，牛奶蛋白、大豆蛋白、乳糖或麸质）。

- 对于非特异性腹泻等动力增高、肠道转运时间增快的病例，改变饮食十分有益。
- 避免饮用含山梨醇的果汁（可增加渗透负荷），并低糖饮食，可降低肠道的渗透负荷。另外，高脂饮食可减缓肠道通过时间，增加肠道吸收液体、电解质、营养素的时间。

疾病编码

ICD10

- K52.9 非感染性胃肠炎、结肠炎，非特指的。

常见问题与解答

- 问：如果我的孩子牛奶蛋白过敏，那他什么时候可以喝牛奶？
- 答：对于牛奶蛋白/大豆蛋白过敏的患儿，1岁时行激发试验。需在监护下进行，以防止发生过敏性休克。若该试验结果阴性，则可推荐给予牛奶。
- 问：慢性腹泻治疗已成功的最佳指标是什么？
- 答：若患儿身高体重正常，则吸收不良持续存在的可能性较小。

慢性肝炎 Chronic Hepatitis

Vani V. Gopalareddy 黎佳琪 译／王建设 审校

 基础知识

描述

- 慢性肝炎是指肝脏的持续炎症，可导致肝硬化。
- 其特点包括：非急性自限性感染或以往药物暴露引起炎症反应，伴有转氨酶升高和肝炎的组织学证据。

流行病学

取决于基础疾病的病因。
- 非酒精性脂肪性肝炎（NASH）是引起天门冬氨酸氨基转移酶（AST）/丙氨酸氨基转移酶（ALT）升高的首要原因。
- 乙型肝炎：来自亚洲和东欧的移民子女中常见。
- 丙型肝炎：常见于常规输血前筛查以前有输血或血制品史者及有静脉吸毒史的人群。

- 肝豆状核变性主要累及年龄较大的儿童（＞2岁）和成人。
- 自身免疫性肝病在女性患者和年龄＞6月的患者中更多见。
- 自身免疫性肝炎（AIH）可能与其他自身免疫疾病相关，如糖尿病、溃疡性结肠炎、自身免疫性甲状腺炎和腹腔疾病。
- 囊性纤维化和 α_1 抗胰蛋白酶缺乏症。

病理生理

在病理学上，传统分类为：慢性迁延性肝炎、慢性活动性肝炎和慢性小叶性肝炎。所有类型均与肝细胞受损和伴有肝再生的炎症细胞浸润有关。
- 慢性迁延性肝炎：
  - 轻度汇管区纤维化。
  - 汇管区轻度增宽。
  - 界板完整且炎症范围不超过界板。

- 汇管区之间未出现桥接纤维化。
- 慢性活动性肝炎：
  - 小叶周围炎：炎症细胞从汇管区延伸到肝实质，肝实质纤维化。
  - 碎屑样坏死：坏死的肝细胞被淋巴细胞和成纤维细胞包围。
  - 在疾病晚期，汇管区之间桥接纤维化。
  - 当纤维化导致正常小叶结构消失时，引起肝硬化。
- 慢性小叶性肝炎：
  - 肝组织结构保留，小叶内（中央静脉周围区）散在肝细胞坏死的急性肝炎改变。
  - 与乙肝和非甲非乙肝型肝炎有关。

病因

- 自身免疫性肝病。
- 病毒性肝炎。
- 肥胖（非酒精性脂肪性肝炎）。

M

- 进行性家族性肝内胆汁淤积(PFIC)综合征。
- 先天性肝纤维化。
- 囊性纤维化。
- 代谢性疾病:
- 线粒体疾病。
- 溶酶体贮积症。
- 过氧化物酶体病。
- 脂质贮积症。
- 糖原累积症。
- 肝豆状核变性及其他。
- 肝毒性药物:
- 甲氨蝶呤。
- 异烟肼。
- 硫鸟嘌呤。
- 6-巯基嘌呤。
- 丙戊酸钠。
- 与其他慢性疾病相关的肝病:
- 心脏病。
- 常染色体隐性遗传性多囊肾。
- 糖尿病。
- 朗格汉斯细胞增生症。
- 免疫缺陷病。
- 全肠外营养胆汁淤积。

诊断

■ 病史

- 至少6个月的前驱临床症状与体征和完整的病史:
- 输血史。
- 手术。
- 药物。
- 出国旅行。
- 易患肝脏疾病的社会环境。
- 慢性疾病的症状可以是非特异性的:
- 生长缓慢。
- 间歇性黄疸。
- 腹痛。
- 出血。
- 吸收不良。
- 发热。
- 闭经。
- 学习成绩差。
- 瘙痒。
- 静脉曲张破裂出血可能是门静脉高压患者的一个首发症状。
- 婴儿期黄疸史、肝脏疾病或自身免疫性肝病的家族史、输血史、静脉吸毒史或多个性伴侣可能提示肝炎的病因。

■ 体格检查

慢性肝脏疾病特征如下:
- 蜘蛛痣、肝掌。
- 腹部、皮肤上分流引起静脉扩张。
- 肝掌。
- 发绀(肝肺综合征)。
- 杵状指。
- 黄疸。
- 瘙痒、抓痕(由于胆盐沉积在表皮)。
- 高胆固醇血性黄色瘤。
- 肝脏增大或缩小,肝萎缩。
- 脾大。
- 腹水。
- 佝偻病。
- 精神改变。
- 高血氨相关的恶臭。
- 体重增长缓慢或生长不良,体重减轻。

■ 诊断检查与说明

实验室检查
- 肝功能常规检查:清蛋白、肌酐、γ谷氨酰转肽酶、AST、ALT、胆红素、PT或INR、全血细胞计数、血氨。
- 根据特定的临床表现进行的其他检查:
- 病毒血清学:乙肝病毒、丙肝病毒、丁肝病毒。
- 自身抗体:1型:抗平滑肌抗体(也称抗肌动蛋白)、抗核抗体、抗可溶性肝抗原抗体;2型:抗肝肾微粒体抗体;原发性硬化性胆管炎:抗中性粒细胞胞质抗体(p-ANCA)。
- 免疫球蛋白:自身免疫性肝病中IgG升高。
- 空腹血糖、胰岛素水平、CRP、血脂(怀疑NASH时)。
- α_1抗胰蛋白酶水平和表型。
- 血浆铜蓝蛋白、血铜、24h尿铜(+/-青霉胺激发试验)、肝铜定量(肝豆状核变性)。
- 胆汁淤积综合征、糖原累积症、Alagille综合征、某些溶酶体病、脂肪肝炎中胆固醇和三酰甘油升高。
- 必要时进行代谢性检查。
- 检测肌酸激酶水平以排除肌肉来源的ALT/AST升高。
- 尿琥珀酰丙酮:酪氨酸血症。
- 尿胆汁酸:胆汁酸合成缺陷。
- 汗液测试和囊性纤维化基因分型。
- 甲胎蛋白(AFP)水平。
- 纤维化标志物(FibroSURE/FibroTEST、ActiTest)尚未在儿童得到验证,但对年龄较大的患者可能有用。

诊断步骤与其他
- 多普勒超声检查:应重点检查肝、脾,可能检测出脂肪肝。
- 根据特定的临床表现进行的其他检查:
- MRI能够显示脂肪变性的百分比。
- FibroScan能够测出肝硬度/肝纤维化。
- 肝活检。
- 如果怀疑原发性硬化性胆管炎,内镜下行胰胆管造影术(ERCP)或磁共振胰胆管造影(MRCP)可能有用。
- 结肠镜检查:硬化性胆管炎、炎症性肠病。
- 骨髓穿刺,以排除C型尼曼-皮克病或其他贮积病。
- 酶分析,以评估溶酶体贮积症、糖原累积症。
- 血管造影术:先天性或获得性动静脉畸形,评估门体分流。
- 心导管术,以评估肺动脉高压和心脏功能。
- 大颗粒清蛋白扫描,以评估肝肺综合征和肝性脑病。
- 肌肉活检以鉴定线粒体疾病的呼吸链酶。
- 基因诊断:肝豆状核变性、囊性纤维化以及其他疾病。

■ 鉴别诊断

实验室或体格检查异常的非肝脏病因。
- 肝大:右心压力升高的情况,例如Fontan术后患者,右心衰竭,伴有肺过度膨胀的呼吸系统疾病。
- 脾大:
- 血液系统恶性肿瘤。
- 贮积症。
- 伴有溶血的血液病。
- 感染。
- 血管疾病。
- 黄疸:常与高胡萝卜素血症相混淆。
- 转氨酶升高:考虑非肝源性疾病例如肌病时骨骼肌来源;婴儿期出现黄疸,考虑垂体功能低下症。
- 碱性磷酸酶:儿童生长发育或佝偻病都可能升高,可能并不提示胆道阻塞。
- γ谷氨酰转移酶:
- 在肾小管、胰腺和胆管中产生。
- 服用抗癫痫药的患者或酗酒者通常会升高。
- 凝血异常:抗凝血药、伴有吸收不良的细菌过度生长、遗传性凝血障碍病、脓毒血症。

治疗

■ 一般措施

患者管理是由诊断的基础疾病决定。

• 综合管理:

- 维持生长发育是最重要的。
- 胆汁淤积时,口服脂溶性维生素(维生素A、维生素 D、维生素 E、维生素 K)吸收差,必须监测维生素水平。
- 必须记录人体测量参数,包括皮褶厚度。
- 体质指数(BMI)。
- 优先选择强化中链三酰甘油的配方可以减少脂肪吸收不良。
- 支链氨基酸对于肝性脑病的患者可能有用。
- 熊去氧胆酸:利胆。
- 鼓励按顿喂养;尽量减少连续喂养和全肠外营养可能减少胆囊内泥沙状淤积。
- 临床心理学家的早期参与和游戏治疗,可以帮助缓解抑郁症和恐惧等问题。
- 对于有脂肪性肝炎的肥胖或高代谢综合征患者,要进行积极的体重管理,控制例如电视、电脑游戏的惰性活动。
- 慢性的痛苦的瘙痒症:药物治疗失败后可考虑肝移植。治疗瘙痒症包括以下方法:
  ○ 熊去氧胆酸。
  ○ 利福平。
  ○ 昂丹司琼。
  ○ 抗组胺药。
  ○ 纳曲酮。
  ○ 左洛复。
  ○ 消胆胺。

○ 紫外线等。

- 监测门脉高压:超声评估门静脉血流和脾脏大小可能提供一些病情进展的迹象。
- 治疗反复性胆管炎可能降低肝脏病的进展速度。
- 腹水患者要积极治疗自发性腹膜炎。
- 早期转诊至肝脏移植中心。
- 完成包括甲肝病毒、乙肝病毒和流感病毒的免疫接种。

• 特殊管理取决于基础肝脏疾病。

后续治疗与护理

■ 随访推荐

患者监测

• 慢性肝脏病患者要警惕发展为肝细胞癌。
• 每 6 个月一次的肝脏超声扫描和 AFP 检查,被认为是合理的安排。
• 建议脾肿大的患者穿戴护脾设备,并且避免会导致脾破裂的活动(例如接触性运动)。

■ 预后

有些慢性肝炎病例的病因是可治疗的疾病。也有些疾病是进行性加重的,并且治疗也无法阻断进展。部分患者可能进展为终末期肝病,需要肝移植。

疾病编码

ICD10

• K73.9 慢性肝炎,非特异性。

• K73.0 慢性迁延性肝炎,未归入其他分类的。
• B18.9 慢性病毒性肝炎,非特异性。

常见问题与解答

• 问:向非常年幼的患者提供肝移植的风险有哪些?
• 答:终身的免疫抑制和排斥风险。尽管非常年幼的患者移植更加困难,但随着劈离式肝移植技术的普及和免疫抑制治疗水平的提高,婴幼儿原位肝移植的预后得到改善。
• 问:为什么要积极补充维生素?
• 答:慢性肝炎与维生素 A、维生素 D、维生素 E、维生素 K 严重吸收不良相关。特别是维生素 D 和 E 的缺乏,能导致佝偻病和神经病变。
• 问:在患儿很小的时候,怎样才能最有效地口服补充维生素?
• 答:每月一次维生素 D 和维生素 E 肌内注射在某些中心是很常见的做法,两次注射之间监测维生素水平。
• 问:为什么黄疸患者会有抓痕?
• 答:胆盐累积导致瘙痒。
• 问:能够在儿童中观察到哪些慢性肝病特征?
• 答:蜘蛛痣、肝掌、脾大、皮肤分流和杵状指都非常常见。

慢性肉芽肿病 Chronic Granulomatous Disease

Benjamin T. Prince · Ramsay L. Fuleihan   王晓川 译 / 审校

基本知识

■ 描述

慢性肉芽肿病(CGD)是一种罕见原发性免疫缺陷病,因基因缺陷致使吞噬细胞超氧化反应缺陷,不能有效杀伤微生物。患者易发生反复的、致死性细菌和真菌感染。

■ 流行病学

患病率

在美国和欧洲其患病率为 1:(200 000~ 250 000)活产儿。其他国家的患病率因人种和近亲结婚情况而各不相同。

■ 危险因素

遗传学

• 吞噬细胞 NADPH 氧化酶复合物(phox)的 5 个亚单位任何一个编码基因突变都可以引起 CGD。
• gp91phox 亚单位基因突变占 65%,为 X 连锁形式(1/3 由新发突变所致)。
• 其余病例由 p47phox、p22phox、p67phox

和 p40phox 亚单位基因突变所致,这些为常染色体隐性遗传。
• p47phox 亚单位基因突变为常染色体隐性遗传 CGD 最常见原因(占所有病例的 25%)。

■ 病理生理

• 吞噬细胞(中性粒细胞、单核细胞和巨噬细胞)呼吸爆发过程需要 NADPH 氧化酶产生反应性氧簇(ROS)。
• 在这个过程中,NADPH 氧化酶复合物转移电子至分子氧形成超氧化物,最后产生过

M

氧化氢。

• 超氧化物在杀伤细菌和真菌中起重要作用，除了直接杀伤还可激活吞噬细胞内的蛋白酶。

• CGD 的临床表型取决于残留的超氧化物产生的能力。患者超氧化物水平较高，存活时间长。

• gp91phox 亚单位缺陷仅影响吞噬细胞，其他常染色体亚单位缺陷者可能还有其他异常，如血管疾病、糖尿病和炎症性肠病。

■ 病因

CGD 是先天的，自然发生或遗传性基因突变所致。

诊断

■ 病史

• 患者常常生命早期发病，表现为肺、皮肤、淋巴结、肝脏、骨和血流反复和严重的细菌或真菌感染。

• 患者也可能存在营养不良、腹泻、贫血、伤口愈合困难或肉芽肿性炎症。

• 感染的典型病原是过氧化氢酶阳性细菌，但动物模型显示过氧化氢酶并非唯一重要毒素。

• 最常见病原包括：金黄色葡萄球菌、洋葱伯克霍尔德（绿脓杆菌）、黏质沙雷菌、诺卡菌、曲霉菌、沙门菌、卡介菌（BCG）、分枝杆菌、肺炎克雷伯菌和念珠菌。

• 如母系家族有类似病史常提示为 X 连锁。家族成员中可能有狼疮史，尤其是母系。

■ 体格检查

• 皮肤和黏膜：
- 皮炎、蜂窝织炎、脓疱病、脓肿、口腔炎、齿龈炎。
• 五官：
- 结膜炎、脉络膜视网膜炎、副鼻窦炎。
• 淋巴结：
- 淋巴结肿大、化脓性淋巴结炎。
• 呼吸系统：
- 肺炎、局限性肺炎。
• 胃肠道：
- 胃流出道梗阻、肝大、脾大、结肠炎、腹泻、吸收不良、肛周脓肿、瘘。
• 泌尿生殖系统：
- 尿道狭窄、尿道感染。

■ 诊断检查与说明

实验室检查

• 二氢若丹明 123（DHR）试验：

- 流式细胞仪直接检测吞噬细胞 NADPH 氧化酶功能。

- 吞噬细胞吞噬无荧光的 DHR，NADPH 氧化酶复合物可正常氧化 DHR 产生荧光，流式细胞仪进行检测。

- 比旧的硝基四氮唑蓝试验（NBT）敏感。

- 可以检测 NADPH 阳性和阴性吞噬细胞群，易于确定携带者。

- 髓过氧化物酶缺陷和 SAPHO（滑膜炎、痤疮、脓疱病、骨肥大、骨炎）综合征可假阳性。

• NBT 试验：

- 旧的诊断 CGD 试验，现少使用。

- 正常中性粒细胞 NADPH 复合物可以还原染料，使颜色由黄色变成深蓝。CGD 患者不能发生还原作用，颜色不变。

- 颜色变化通过显微镜观察，因个人经验会产生误差。

• 遗传学检查：

- 诊断 CGD 应进行基因检测以确定基因缺陷。

- 明确基因缺陷有助于预测临床过程。

- 明确基因突变是今后产前诊断所必须的条件。

影像学检查

胸片、超声、CT 或 MRI 等检查有助于临床诊断和急性感染的评估。

■ 鉴别诊断

• 遗传和代谢性疾病：
- G-6-PD 缺陷。
- 谷胱甘肽合成酶缺陷。
- 囊性纤维化。
• 免疫性疾病：
- 髓过氧化物酶缺陷。
- 高 IgE 综合征。
- 体液免疫缺陷病。
- IRAK4 缺陷。
- MyD88 缺陷。
• 胃肠道：
- 炎症性肠病。

治疗

■ 药物

• 甲氧苄胺嘧啶及磺胺甲噁唑（TMP-SMX）：
- 预防细菌感染一线药物，也可用于治疗急性细菌感染。
- 预防剂量：TMP 5 mg/(kg·24 h)，口服分 2 次；最大剂量 320 mg，每日 2 次。
- 可减少 CGD 感染次数和感染严重程度。

• 伊曲康唑：
- 一线预防真菌感染药物。
- 预防剂量：5 mg/(kg·d) 口服，最大剂量每日 200 mg。

• γ 干扰素-1b：
- 预防作用是减少和减轻感染。与 TMP-SMX 及伊曲康唑联合使用时其价值还不明确。
- 预防剂量：50 μg/m², 皮下注射，每周 3 次。

• 环丙沙星：
- 侵入性治疗前使用并持续 24 h。
- 预防剂量：7.5 mg/kg 口服，每 12 h 1 次，最大剂量 500 mg，每 12 h 1 次。

• 急性感染：
- 静脉用广谱抗菌药物，严重感染应急诊治疗直至明确病原。治疗应覆盖革兰阴性菌和阳性菌及真菌。
- 一线药物：TMP-SMX、氟喹诺酮类、伏立康唑。
- 碳青霉烯类、万古霉素和两性霉素 B 根据感染的部位和严重程度酌情使用。

■ 转诊问题

一些因素可能有助于确定是否转诊。

• 新诊断的 CGD：
- 临床免疫医师帮助指导患者预防性使用抗生素，并随访一些指标，以帮助确定其是否需要就医。
- 可以帮助进行针对性基因诊断，并提供今后的遗传咨询。
- 可以讨论治疗措施，包括干细胞移植的可能性。

• 发热或疑似感染：
- CGD 患者在一般多发的部位易发生常见病原的感染。临床免疫医师和感染专科医师可协同评估并给予适当治疗。

• 胃肠道症状和吸收不良：
- 消化科医师可帮助明确和治疗消化道狭窄、梗阻和结肠炎。

• CGD 的诊断应注意患者是否存在：
- 反复淋巴结炎。
- 葡萄球菌肝脓肿。
- 洋葱伯克霍尔德（绿脓杆菌）、黏质沙雷菌、诺卡菌和曲霉菌感染。
- 沙门菌败血症。
- 直肠周围或深部组织脓肿。
- 婴儿结肠炎。
- 胃肠道或泌尿生殖道肉芽肿病变。

■ 补充与替代治疗

• 造血干细胞移植（HSCT）：

- HSCT 可以治愈 CGD。
- 儿童期无明显的感染预后较好。
- 基因治疗：
- 未来可能是有效的方法，目前处于研究阶段。

后续治疗与护理

随访建议

患者监测

- 定期血液检查：
- 血细胞计数和分类、肝功能每 6 个月检测以监测预防药物的不良反应。
- 急性感染时定期检测 CRP 和 ESR。
- 每年肺功能检查筛查慢性肺病。
- 密切监测 CGD 患者和携带者的系统性红斑狼疮和其他自身免疫性损害的症状。

预后

- CGD 是终身性疾病。
- 若预防和早期积极治疗感染，大多数患者寿命超过 40 岁。
- 成功的 HSCT 可治愈 CGD。

并发症

CGD 患者对一些普通宿主少见的细菌和真菌易感：

- 反复感染（前述）。
- 脓毒血症。
- 慢性肺病（继发于反复感染）。
- 慢性肝病（继发于反复感染）。
- 慢性骨髓炎。
- 吸收不良。
- 系统性和盘状红斑狼疮。
- 女性携带者患病机会多。

疾病编码

ICD10

- D71 多形核中性粒细胞功能紊乱。

常见问题与解答

- 问：牙科治疗前是否需要预防用药？
- 答：是的，牙科治疗前应使用抗生素预防感染并持续至术后 24 h。
- 问：CGD 可否使用活病毒疫苗？
- 答：可以，常规预防接种疫苗中 CGD 患者只有 BCG 不能接种。
- 问：是否所有 CGD 患者发热都需住院？
- 答：否，虽然 CGD 患者容易发生侵袭性和全身性感染，但并非每次发热都要住院治疗。如果存在细菌或病毒轻症感染，患者可门诊治疗并注意观察。应细心观察侵袭性感染的细微征象。
- 问：CGD 是否可以产前诊断？
- 答：是，可以检测绒毛膜样本。不过对象是有家族史，并已明确基因突变。

慢性肾脏病 Chronic Kidney Disease

Madhura Pradhan · Susan L. Furth　张涛 译 / 沈茜 审校

基础知识

描述

- 肾脏疾病：2012 年 KDIGO 临床实践指南定义慢性肾脏病（CKD）为肾脏结构或者功能异常，对健康造成影响并持续＞3 个月（＜3 个月的婴儿除外）。
- 诊断 CDK 的标准包括：
- 肾脏损害的指标例如肌酐、尿素氮、电解质异常以及其他原因引起组织源性的肾小管的紊乱和异常；影像学或者肾移植后的结构异常。
- 肾小球滤过率减少至 60 ml/(min·1.73 ㎡)。
- CKD 的分期基于病因、肾小球滤过率和肌酐的水平：
- GFR 分级[单位 ml/(min·1.73 ㎡)]：
- G1：GFR≥90。
- G2：GFR 60～89。
- G3a：GFR 45～59。
- G3b：GFR 30～44。
- G4：GFR 15～29。
- G5：GFR＜15。
- 尿素分级——尿素的清除率(mg/g)：
- A1＜30。
- A2：30～300。
- A3：＞300。

流行病学

发病率

每年每百万相关发病年龄的人口中有 5～12 例。

患病率

各种来自欧洲和拉丁美洲报道的 CKD 的患病率为每年 21～74 例/100 万相关发病年龄的人口。

危险因素

- 先天性肾脏病的风险因素包括基因和环境因素（妊娠期糖尿病，孕期服用 ACE 抑制剂和 NSAIDs）。
- 低出生体重、早产和在幼年时期体重过快增长都能增加 CKD 的风险。
- 高血压和蛋白尿都能加快 CKD 的进展。

病理

- 低出生体重：导致高渗透性的损伤。
- 心血管：继发于肾素-血管紧张素、水超负荷的高血压以及促红细胞生成素减少引起的贫血都能增加心血管的发病率。
- CKD 引起的骨质和矿物质的紊乱：活性维生素 1,25-维生素 D 合成减少导致甲状旁腺亢进和骨质疾病。
- 生长：代谢性酸中毒、贫血、生长激素和胰岛素（比如生长因子 1）的干扰引起生长速度的减慢。

病因

- 先天性肾脏和尿路的异常构成 60％的儿童 CKD，并且包括以下疾病：
- 肾发育不良/不全。
- 梗阻性尿路疾病（后尿道瓣膜、腹肌发育缺陷综合征）。
- 囊性和遗传性疾病。
- 常染色体隐形和显性遗传性多囊性肾脏病。
- 青少年肾脏病（囊性）。
- Alport 综合征，胱氨酸、高草酸、先天性肾脏病（遗传性）。
- 肾小球疾病：
- 局灶性肾小球硬化。
- 溶血性尿毒症综合征。

M

- 系统性红斑狼疮。
- IgA 肾病。
- 其他疾病,例如膜性增生性肾小球肾炎、膜性肾病、免疫复合物肾小球肾炎。

■ 常见相关疾病

一些疾病综合征与肾脏和尿路异常相关,如 DiGeorge 综合征、Alport 综合征、Alagille 综合征、腮-耳-肾综合征、Townes-Brocks 综合征,以及 Bardet-Biedl 综合征。

诊断

■ 病史

• 既往史:
- 出生史有羊水过少、围生期事件。
- 反复尿路感染。
- 遗尿。
- 家族史:
- 肾脏病。
- 听力损害。

■ 症状和体征

• 生长情况差。
• 胃纳差。
• 疲劳、萎靡不振。
• 头痛(高血压可能)。
• 多尿(先天性原因引起)。
• 少尿。

■ 体格检查

• 一般情况:
- 体格偏小。
- 与同龄儿相比体重偏轻。
- 面色苍白。
- 呼吸有臭味。
- 血压升高。
• 头、耳、眼、鼻和咽部:
- 视网膜改变。
- 耳前赘生物,腮囊肿。
- 听力损伤。
• 胸部:
- 水泡音。
• 心音:
- 血流杂音。
- 奔马律。
- 心包摩擦音。
• 腹部:
- 明显可触及肾脏。
- 耻骨弓上的肿块。

• 四肢:
- 佝偻病的改变。
- 水肿。
• 神经系统:
- 发育延迟。
- 精神状态的改变。
- 肌张力下降。
- 易怒。

■ 诊断检查与说明

实验室检查

• 血清生化:氮质血症、高钾血症、酸中毒、低钙血症、高磷血症、碱性磷酸酶升高。
• 全血细胞计数:正色素贫血伴网织红细胞降低(CKD3 期,GFR<60)。
• 尿检:等渗尿,尿蛋白,血尿 ml/(min·1.73 m²)。
• 全段甲状旁腺激素:升高。
• 25-维生素 D:通常降低。
• GFR 检测:
- 菊粉清除率是 GFR 检测的金标准,但是并不实用。通常来说,测量>1 岁 CKD 患儿 GFR 简单和常规的方法是 CKiD 床旁方程,其为传统的 Schwartz 公式的更新。
- GFR 的计算已经纠正为由体表面积计算并且并不需要尿液的收集:身高(cm)×0.413 校正因子/血肌酐(mg/dl)。

影像学检查

• 胸片:肺水肿、心影增大。
• 骨头平片:骨龄延迟、佝偻病、骨软化、纤维性骨炎。
• 肾脏超声:小回声肾脏、囊性肾脏、肾盂积水。

诊断步骤与其他

获得性的或者肾小球源性的肾脏疾病应该考虑肾活检,如 FSGS。而影像学证实的结构性的、先天性的原因引起的 CKD 没必要做肾活检,比如小的或者有回声的肾脏。

■ 鉴别诊断

• 区分 CKD 基础上引起的急性肾损伤。
• CKD 通常是隐匿性的,并且有生长情况差、青春期延迟、佝偻病、多尿以及贫血。这些疾病在肾脏 B 超中可能表现为小肾脏。

治疗

■ 药物治疗

• 磷酸盐结合剂(比如碳酸钙、醋酸钙、司维拉姆;避免使用铝剂)。

• 1,25-活性维生素 D 和(或)25-活性维生素 D。
• 碱剂治疗(例如碳酸氢钠或者柠檬酸钠)。
• 抗高血压治疗。
• 肾素-血管紧张素转换酶(ACE)抑制剂(有肾脏保护作用)。
• 促红细胞生成素。
• 硫酸亚铁(如果铁缺乏)。
• 重组人生长激素。

■ 其他治疗

当 GFR<10 ml/(min·1.73 m²)或者药物治疗无法改善 CKD 的症状体征时行肾替代治疗(透析、肾移植)。

■ 转诊问题

儿科第一位接诊医师应该在儿科肾内科医师的协助和咨询的帮助下管理患者。

■ 补充和替代治疗

治疗高血压、蛋白尿[使用 ACE 抑制剂或者血管紧张素受体阻滞剂(ARB)类药物]和血脂异常等情况可以延缓 CKD 的进程。

> **注意**
> CKD 婴儿或合并胃肠炎者由于肾浓缩功能的下降而引起多尿而导致脱水倾向。不要使用尿量或者尿比重作为水化指标。如果住院治疗,应该注意体内水量,CKD 患儿由于多尿而表现体内水量不足。

手术与其他治疗

• 移植:某些患者优选选择肾移植而不是透析。
• 那些需要长期血液透析的患儿应该考虑动静脉瘘或者血管内放置支架。

后续治疗与护理

■ 随访推荐

患者监测

CKD 患儿每 1~3 个月应该到肾内科门诊随访,根据 GFR 水平监测患儿血压、生长和实验室检查情况。

■ 饮食事项

根据情况限制饮食:
• 磷酸盐。
• 钾。
• 钠(如果患者出现水肿和高血压)。
• 水(少尿的时候)。

预后

CKD 患儿的预后取决于导致 CKD 的原因。CKD 患儿进展到最后需要肾替代治疗。肾移植患儿的预后是很好的,5 年生存率>85%。

并发症

- 在 CKD 疾病进展的第一年里,生长限制最为显著。生长状况的不理想可能继发于营养状况差、骨质疾病、酸中毒,或者对 GH-IGF-1 轴的直接影响。维生素 D 的缺乏和继发的甲状旁腺功能亢进是导致骨质疾病的主要原因。
- 贫血的恶化继发于促红细胞生成素(促红素)分泌的减少和现存促红素的下降。这种正色素的贫血伴有网织红细胞的下降。

- 心血管疾病包括左心室肥大,并且在成人早期进展为冠状动脉病。不能控制的高血压、贫血、高脂血症、甲状旁腺功能亢进共同作用导致成人 CKD 的死亡。
- 神经发育延迟在 CKD 患儿中增多。这可能由于尿毒症影响了大脑的发育。
- 高血压出现在一些 CKD 患者身上可能是由于高肾素血症或者过高的血容量。
- 血小板异常、蛋白质-能量饮食不良,以及免疫功能紊乱在尿毒症患者中也能见到。

疾病编码

ICD10

- N18.9 慢性肾脏病,非特指的。
- Q63.9 先天性肾脏畸形,非特指的。
- N18.3 慢性肾脏病 3 期(中度)。

常见问题与解答

- 问:CKD 患儿应避免使用哪种非处方药?
- 答:非甾体消炎药、伪麻黄碱(如果有高血压)、含有磷酸盐的灌肠剂、含镁或者铝的抗酸剂避免使用。
- 问:CKD 患儿能够进行免疫接种吗?
- 答:CKD 患儿特别需要进行所有必需的免疫接种,因为有些疫苗在肾移植后是禁忌的。在某些情况下,强化免疫是必需的,因为第一剂可能会引起不完全性反应(例如乙型肝炎病毒、麻疹、流行性腮腺炎、风疹、水痘),另外,CKD 患儿在 2 岁后应该接受多价肺炎球菌疫苗。
- 问:什么时候使用重组人促红细胞生成素?
- 答:通常当红细胞压积<33%(血红蛋白<11.0 g/dl)考虑使用。

猫抓病 Cat Scratch Disease

Camille Sabella　沈军 译 / 王建设 审校

基础知识

描述

猫抓病(CSD)是一种由汉氏巴尔通体(Bartonella henselae)引起的,常以亚急性局部肉芽肿性淋巴结炎为主要特征的人畜共患病,偶有累及内脏、神经及眼部器官而出现症状。

流行病学

- 家猫是汉氏巴尔通体的主要携带者,是该病传染给人类的主要载体。
- 猫抓病主要是由于被猫抓或咬伤引起,跳蚤叮咬也与猫抓病的传播有关。
- 幼猫比成年猫更容易传播病原体。
- 90%以上的患者有近期与猫接触史。
- 不存在人与人之间的传播。
- 男性多见。
- 秋冬季高发。

发病率

- 每年约有 22 000 例,年发病率约为 3.7/100 000。
- 大多数病例<21 岁。其中 10 岁以下儿童年发病率最高,约为 9.3/100 000。
- 是美国儿童亚急性局部肉芽肿性淋巴结炎的最常见病因。

一般预防

- 避免与猫接触是有效但不切实际的做法,可以考虑为猫剪短指甲。
- 被猫抓或咬伤后应该迅速且彻底地清洗伤口。
- 免疫功能缺陷的人群应该避免与猫接触而被抓或被咬,且避免以小猫作为新的宠物。
- 照顾好猫,包括有效控制跳蚤。

病理生理

- 病原体进入人体局部浸润可引起淋巴结肿大,或扩散引起内脏器官损害。
- 受累淋巴结最初表现为淋巴结肿大,逐步发展为慢性肉芽肿;病变中央细胞脱落坏死,周围是组织细胞和外周血淋巴细胞。
- 进展形成小脓肿,然后融合成较大感染的淋巴结脓肿。

病因

汉氏巴尔通体是革兰染色阴性、多形性的微小杆菌。

诊断

病史

- 猫接触史:

- 90%患者有猫接触史。
- 一处皮疹:
- 猫抓伤后 7~12 天,抓伤部位逐渐出现红色的丘疹。
- 丘疹持续约 1~4 周,逐步转变为疱疹、结痂,最后自然消失。
- 出现肿大的淋巴结:
- 皮疹出现后的 1~4 周内,常见局部引流淋巴结肿大(通常最接近皮损处)。
- 其他症状:
- 大部分猫抓病患者无发热或其他持续症状;30%的患者会出现发热或其他一些系统性症状(全身疼痛、不适、厌食)。

体格检查

- 咬伤部位可见红斑性皮疹。
- 90%以上的患者在咬伤部位的一级或二级引流淋巴结有慢性或亚急性淋巴结炎:
- 累及淋巴结的发生率由高到低依次为肘窝、颈部、颌下腺、耳周、肱骨内上髁、股骨、腹股沟淋巴结。
- 受累淋巴结通常质地硬,表面附有红斑、皮温高、硬结。
- 10%~30%的淋巴结会自然化脓并从皮肤表面形成窦道。
- 结膜炎或者结膜肉芽肿伴耳前淋巴结肿

大(Parinaud 眼眶淋巴结综合征)是猫抓病的特征性表现,结膜和眼睑是接种部位。

■ 诊断检查与说明

实验室检查

- 间接免疫荧光抗体试验(IFA):
- 检测汉氏巴尔通体血清特异性抗体。
- 许多实验室和疾控中心内可检测。
- 用于确诊猫抓病。
- 单份血清特异性抗体其效价≥1:512,或双份血清效价 4 倍以上增长,或血清学转阳,是诊断必需的。
- 即使在急性期,IgM 抗体敏感性也不如 IgG 抗体。
- 总体上,IFA 法 IgG 抗体检测的敏感度和特异度分别为 88% 和 98%。
- 酶免疫法(EIA):
- 也可用于检测汉氏巴尔通体血清抗体。
- 敏感度和特异度与 IFA 相似。
- 血培养:
- 有时,用溶解或者离心的怀疑有菌血症患者的血液可分离培养出汉氏巴尔通体。
- 典型的生长需在血琼脂培养基培养 12～15 天,但有时接种期需 45 天。
- 聚合酶链反应(PCR):
- 在一些商业或研究实验室内开展。
- 在组织标本(如淋巴结针吸)中诊断汉氏巴尔通体感染,其敏感度和特异度较高。
- 淋巴结病理有 CSD 特征性,但非病原性诊断:
- 早期表现为淋巴细胞浸润及肉芽肿的形成。
- 后期表现为中性粒细胞浸润及坏死性肉芽肿(放射性微小脓肿)。
- Warthin-starry 银染色:
- 在皮肤抓伤部位或坏死的淋巴结组织内,可见到链条样、团块样或者丝样的汉氏巴尔通体。
- 此方法不具有特异性,但结合临床发现可强烈提示。

■ 鉴别诊断

- 包括感染性或非感染性原因引起的淋巴结的肿大:
- 分枝杆菌感染(结核分枝杆菌和非结核分枝杆菌)。
- 恶性肿瘤,尤其淋巴瘤。
- 金黄色葡萄球菌或者链球菌感染引起的急性细菌性淋巴结炎。
- 兔热病。

- 病毒感染如 EBV、CMV、HIV 引起的淋巴结肿大。
- 弓形虫病。

🩹 治疗

■ 药物治疗

- 抗生素治疗可加快急性期或有全身症状的重症患者的康复,并建议用于所有免疫缺陷的患者中。
- 大环内酯类、多西环素、环丙沙星、复方磺胺甲噁唑似乎有效。
- 利福平也可能有效,但常与大环内酯类或多西环素类药物联合应用。
- 建议阿奇霉素或多西环素用于杆菌性血管瘤病或紫癜患者。
- 对复杂性的感染疗程尚不明确,有全身性感染疗程需延长。
- 阿奇霉素对非复杂性儿童猫抓病最为有效,一些专家推荐对于体重超过 45.5 kg 的患儿,其初始剂量为 500 mg,然后 250 mg/d,连用 5 天;对于体重小于 45.5 kg 的患儿,首日 10 mg/kg,然后次日起 5 mg/kg,连用 4 天。

■ 其他治疗

一般措施

- 典型的猫抓病的治疗是支持性治疗。
- 许多专家建议仅进行保守性、症状性治疗,除非患者具有严重或者系统性疾病或为免疫缺陷患者。

■ 转诊问题

- 考虑感染性疾病会诊以便评估、诊断及治疗,尤其对于复杂病例或者免疫缺陷患者。
- 如果需要针吸,考虑请普外科会诊。

■ 手术与其他治疗

- 经皮针吸对疼痛明显、具有波动感的淋巴结可减轻疼痛。
- 避免切开引流以减少窦道形成的风险,一般不需要外科手术切除。

■ 住院事项

住院指征

- 疼痛剧烈口服镇痛剂无效。
- 需除外其他原因引起的严重的淋巴结肿大或症候群。
- 猫抓病的严重或罕见的并发症。

出院指征

- 疼痛得到充分控制。
- 没有严重或危及生命的并发症,或需进一步评估或治疗的症状。

🔄 后续治疗与护理

■ 随访推荐

- 典型的猫抓病为自限性疾病。感染后 2～4 个月后肿大或疼痛的淋巴结会逐渐缓解。
- 10%～30% 受感染的淋巴结会自然化脓。

■ 预后

- 大多数免疫正常患者预后良好,可完全康复。
- 具有明显并发症如脑病、血小板减少性紫癜、骨质病变的患者,通常需要更长的疗程,但总体远期预后良好。

■ 并发症

- 全身性猫抓病:
- 通常以发热、关节痛、精神萎靡、肌肉痛、肝脾受累为特征。
- 是儿童不明原因发热(FUO)的病因。
- 肝脾受累可以表现为腹痛,超声或 CT 可见肝脏和脾脏小脓肿或肉芽肿。
- 脑病、脑炎:
- 可发生于猫抓病起病 1～3 周后。
- 可出现抽搐、嗜睡、激惹或昏迷。
- 脑脊液检查通常正常或者淋巴细胞和蛋白质轻度升高。
- 预后好,常痊愈。
- 视神经炎或视神经视网膜炎:
- 急性(单侧)无痛性视力减弱。
- 伴星状黄斑渗出。
- 结节性红斑:
- 类似感染诱发的迟发型超敏反应。
- 常累及腿部软组织,有时出现在上臂、手、足的背部。
- 溶骨性骨质破坏。
- 心内膜炎。
- 其他罕见并发症:
- 血栓性血小板减少性紫癜。
- 过敏性紫癜。
- 肠系膜淋巴结炎。
- 肺炎。
- 骨髓炎。
- 高钙血症。
- 吉兰-巴雷综合征。

- 横贯性脊髓炎。
- 心内膜炎。
- 免疫缺陷宿主可出现细菌性血管瘤病或紫癜。

 疾病编码

ICD10

- A28.1 猫抓病。

常见问题与解答

- 问:猫抓病患者会传给其兄弟姐妹吗?
- 答:不会,目前还没有人与人之间传播的证据。但无症状家庭接触者较一般人群更易有血清学阳性,也能是由于暴露于相同的动物。
- 问:猫抓病儿童的父母是否需要处理掉猫?
- 答:一般来讲不推荐。这些动物并非患有

疾病,它们传播疾病也是一时的,重复感染很罕见。

- 问:阿奇霉素用于治疗单纯性猫抓病引起的淋巴结炎有什么优点?
- 答:在一项随机双盲的前瞻性研究中,与安慰剂组相比,在起病第一个月内给予阿奇霉素治疗5天可显著缩小肿大的淋巴结;但在起病1个月后再给药,两组结果无统计学差异。

梅毒 Syphilis

Joseph B. Cantey · Pablo J. Sanchez   章莉萍 译 / 葛艳玲 审校

基础知识

描述

- 是由梅毒苍白密螺旋体引起的全身性疾病。
- 可由先天或后天获得。
- 年幼儿童确诊为梅毒时,要考虑到性侵的可能。

流行病学

- 感染梅毒的母亲传播给胎儿或新生儿的称为先天性梅毒。
- 梅毒可在疾病的任何阶段传染给胎儿,在一期及二期梅毒期间,传染率达到60%~100%。
- 2008年,每1万个活产新生儿中有0~10.8人患病。
- 后天获得性梅毒主要是通过性接触由感染者传播给未感染者。
- 先天性梅毒患者的鼻腔分泌物具有较高的传染性,先天性及后天获得性梅毒患者的开放性皮损也具有传染性。

危险因素

- 缺乏孕前检查。
- 母亲滥用毒品。
- 性虐待。
- 感染人类免疫缺陷病毒(HIV)。

诊断

症状和体征

- 先天性梅毒:
- 临床表现多样,从无临床症状到死胎。

- 临床症状包括肝脾肿大、骨膜炎、骨软骨炎、持续性鼻漏或者斑丘疹。
- 后天获得性梅毒:
- 一期梅毒:无痛,单发或多发的结节性溃疡(硬下疳),多在暴露后的3周内(范围10~90天)出现在接触部位;皮损常持续3~6周后自愈。
- 二期梅毒:全身皮疹、斑丘疹多见,可累及手掌和足底;尖锐湿疣,肥厚性丘疹;发热,乏力,淋巴结肿大。这些症状多在硬下疳出现后3~6周出现,可持续2~10周。
- 复燃:在潜伏期之前,二期梅毒的症状可复发1次或多次。
- 潜伏期梅毒:如不治疗,疾病则进入潜伏期。患者没有症状,也没有传染性,可持续1~40年,甚至更久,患者仅有血清学阳性但是没有其他临床症状。
  - 潜伏期早期:潜伏期的第1年。
  - 潜伏期晚期:随后的数年。
- 三期梅毒:约1/3的未治疗的二期梅毒患者会进展为三期或晚期梅毒,一般发生在原发感染的数年后,可出现皮肤、骨骼的梅毒树胶肿样改变,和(或)内脏或心血管梅毒。
- 神经梅毒:3%~7%的未治疗病例可累及神经系统;可发生在梅毒的任一阶段,症状包括性格与行为改变、反射亢进、记忆和(或)认知障碍、阿-罗瞳孔。

病史

- 新生儿与婴儿:
- 详细询问产前病史;询问母亲所有的梅毒检测结果;如果母亲有梅毒病史,要查阅其有记录的治疗情况,以确保期接受过治疗;当地的卫生部门应详细全部梅毒患者的抗

体滴度和治疗情况。
- 下列情况需对新生儿进行先天性梅毒的评估:梅毒母亲没有接受正规治疗(未使用青霉素方案,如使用红霉素);母亲虽然接受正规治疗,但治疗时距离产前不足4周;母亲孕前接受了梅毒治疗,但是随访不足,无法评价梅毒治疗的血清学反应;如果婴儿的滴度是母亲的4倍以上;或婴儿有梅毒感染的临床表现。
- 年长儿与青少年:
  - 儿童:询问是否有性侵害史。
  - 青少年:询问其性接触史,包括性经历、性伴侣的个数、性伴侣的年龄、其他的性传播疾病史、避孕器具使用情况。
  - 询问其他危险行为。
  - 询问HIV暴露的危险因素。

体格检查

- 早期先天性梅毒:
  - 宫内生长发育迟缓;如果婴儿患有神经梅毒,会出现易激惹、前囟饱满。
  - 脱发(头发及眉毛脱落)。
  - 口唇、鼻部和肛门出现裂隙(皲裂);皮肤黏膜病变。
  - 鼻炎(鼻漏)可发生在出生后1周至数周,可以是血性或化脓性分泌物。
  - 淋巴结病。
  - 婴儿梅毒性肺炎:检查可见呼吸急促和(或)呼吸窘迫。
  - 心肌炎。
  - 肝脾大,伴有或不伴黄疸。
  - 肢体假性瘫痪。
  - 皮疹:大疱(梅毒性天疱疮)和(或)斑丘疹("蓝莓松糕")皮损,对称性分布于手掌、足

M

底及身体其他部位。

- 尖锐湿疣:肛门及阴道周围扁平、柔软、湿润的皮损;硬下疳。
- 晚期先天性梅毒:
- 骨骼畸形,如上颌骨短缩、高腭弓、鞍鼻、桑椹白状齿、Higoumenakis 征(胸锁骨关节肿厚)、下腭突出、佩刀胫及舟状肩胛骨。
- 皮肤皲裂,神经系统受累。
- 后天获得性梅毒:
- 一期梅毒:
  ○ 单发的下疳(无痛性溃疡),多见于生殖器周围,和(或):
  ○ 无痛性腹股沟淋巴结肿大。
- 二期梅毒:发热、头痛、咽痛、流涕、全身关节及肌肉痛及乏力等流感样表现;全身无痛性、游走性淋巴结肿大;肝脾大;发生在手掌和足底的斑丘疹样皮疹,也可累及黏膜;尖锐湿疣(湿润的丘疹样皮损);脱发;脑膜炎、肝炎、肾病,眼部也可受累。

■ 诊断检查与说明

- 误区:
- 非梅毒螺旋体试验(如快速血浆反应素试验,RPR)的假阳性结果常见于:实验室检测错误、自身免疫性疾病、结核病、淋巴瘤、病毒感染(包括 EB 病毒、肝炎、水痘、HIV 和麻疹病毒)、心内膜炎、疟疾、静脉毒品滥用。
- 梅毒螺旋体试验的假阳性结果见于:其他螺旋体疾病(如莱姆病、钩端螺旋体病);某些自身免疫性疾病(如全身性红斑狼疮),但较为少见;病毒感染。
- 非梅毒螺旋体试验(如 RPR)假阴性结果:如果滴度过高会出现前带现象而表现为假阴性。
- 先天性梅毒婴儿的母亲需进行淋病、衣原体、HIV 及乙型肝炎病毒感染的检测。
- 新生儿脐带血检测可能会导致假阳性或假阴性结果。因此,最好采集婴儿的血清进行检测。
- 直至母体的梅毒检测结果已出,方可让婴儿出院。
- 反向筛选法是指:先进行梅毒螺旋体实验,然后再用非梅毒螺旋体试验的阳性结果加以证实。
- 如两项检测结果不一致,需用第 2 种不同的螺旋体实验证实。
- 如果母亲的反向筛选法结果为梅毒螺旋体实验阳性但是 RPR 阴性,其所生婴儿无任何异常表现,该如何管理这样的婴儿目前尚无定论(大部分专家推荐青霉素 50 000 U/kg,单

次肌注)。

■ 实验室检查

- 非梅毒螺旋体试验:
- VDRL(性病研究实验室实验)或 RPR 实验用于检测非梅毒螺旋体抗体。
- 用于常规筛查,定量的血清滴度通常与疾病活动度相关,需要通过梅毒螺旋体抗体的阳性试验加以证实,如果滴度呈 4 倍以上升高(如 1:8 至 1:32)在临床上才有显著意义。不同的非梅毒螺旋体试验的滴度并不相当,因此,随访血清滴度时最好采用相同的实验(最好是在同一实验室)。
- 脑脊液检测常使用 VDRL(并非 RPR),用于评估是否患有神经梅毒。
- 梅毒螺旋体抗体实验:
- 用于非梅毒螺旋体血清学试验阳性的进一步确认。
- FTA - ABS(荧光梅毒螺旋体抗体吸收试验)、TPPA(苍白球颗粒凝集试验)、MHA - TP(梅毒螺旋体抗体微量血凝试验)或 EIA(抗梅毒螺旋体 IgG 的酶免疫测定法)。
- 感染梅毒后梅毒螺旋体试验阳性可持续终身,无法用于评价治疗效果。
- 暗视野显微镜检查。
- 脑脊液分析:
- 检查可见单核细胞增多,蛋白质量中度升高,葡萄糖含量正常。
- 所有后天性获得性梅毒病程>1 年的患者均需进行脑脊液检查。
- 怀疑婴儿先天性梅毒时,如果婴儿体格检查有梅毒表现,婴儿滴度是母亲的 4 倍以上,婴儿体液的暗视野显微镜检查或荧光抗体实验阳性时,均应进行脑脊液检查。
- 要知道正常新生儿的脑脊液蛋白质水平较年长儿高,有些甚至高达 150~200 mg/dl。

■ 影像学检查

长骨平片检查:排除干骺端的骨软骨炎或骨干的骨膜炎。

■ 鉴别诊断

- 先天性梅毒:
- 单纯疱疹病毒感染(HSV)。
- 弓形虫病。
- 巨细胞病毒感染。
- 风疹。
- 新生儿肝炎。
- 骨髓炎。
- 后天获得性梅毒:
- 软下疳(嗜血杆菌属杜克雷杆菌)。
- 腹股沟肉芽肿。

- 肉芽肿荚膜杆菌肉芽肿。
- 性病性淋巴肉芽肿(沙眼衣原体)。
- 疥疮。
- 真菌感染。
- 生殖器疱疹(HSV)。
- 性病湿疣(人乳头瘤状病毒 HPV)。
- 病毒疹(如肠道病毒可引起的累及手掌足底的斑丘疹)。

治疗

■ 药物治疗

- <28 天的婴儿:
- 7 天龄之内,水剂青霉素(每次 50 000 U/kg),静脉注射,每 12 h 一次;7 天之后改为每 8 h 一次,疗程共 10 天;或者普鲁卡因青霉素(每次 50 000 U/kg),肌内注射,每天一次,共 10 天。
- 如果中断治疗>1 天,需重新开始 10 天的疗程。
- >28 天的婴儿:
- 水剂青霉素(每次 50 000 U/kg),静脉注射,每 4~6 h 一次,疗程 10 天。
- 二期以及早期潜伏性梅毒(病程 1 年以内):
- 婴幼儿:苄星青霉素 50 000 U/kg,单次肌注,最大量为 240 万 U。
- 青少年和成人:多西环素每次 100 mg 口服,每天 2 次。无妊娠及青霉素过敏的患者,可予四环素 500 mg 口服,每日 4 次,疗程均为 2 周。
- 晚期潜伏性梅毒患者(病程 1 年以上)或病程不明的患者:
- 婴幼儿:苄星青霉素 50 000 U/kg,单次肌注,最大量为 240 万 U,每周 1 次,连用 3 周。
- 青少年及成人:多西环素 100 mg 口服,每天 2 次。无妊娠及青霉素过敏的患者,可予四环素 500 mg 口服,每日 4 次,疗程均为 4 周。
- 青霉素过敏的妊娠患者抗梅毒治疗应该进行脱敏治疗。
- 其他治疗方案见 www.cdc.gov/nchstp/dstd/penicillinG.htm。

后续治疗与护理

■ 转诊问题

所有病例均应向当地的(公共)卫生部门上报。

■ 预后

- 梅毒诊断和治疗的越早,预后越好。
- 经过正规治疗,该病通常都能完全治愈。
- 如果疾病晚期发现累及神经和(或)心血管系统,临床症状可能无法改善。
- 如果新生儿感染未经治疗,可在1年内进展为神经梅毒。
- 新生儿发生的骨软骨炎和骨膜炎通常为自限性疾病,一般在生后3~6个月痊愈。
- 先天性梅毒患儿的溶血性贫血可持续数周。

■ 并发症

- 死产或自发性流产。
- 如果孕妇为早期梅毒且未经治疗,40%的婴儿会在围生期死亡。
- 早产。
- 胎儿水肿。
- 肾脏病变。
- 白色肺炎。
- 宫内生长发育落后及死胎。
- 弥散性血管内凝血。
- 帕氏假性瘫痪:先天性梅毒新生儿一个肢体的瘫痪,通常为单侧。
- 急性梅毒性脑膜炎。

- 颅神经麻痹。
- 间质性角膜炎:出生后5~20年发生。
- 脑梗死。
- 惊厥,智力发育迟缓。
- 鞍裂:口周放射性分布的成簇瘢痕。
- 桑椹齿:第一磨牙尖的发育不良。
- 克勒顿关节:膝关节的无痛性关节炎,偶可累及其他关节。
- 哈钦森三联征:哈钦森齿(门齿上缘中间有缺口)、间质性角膜炎、神经性耳聋。
- 军刀胫:胫骨中部增厚,向前隆起呈弓样弯曲。

患者监测

- 先天性梅毒:
- 每2~3个月进行临床及非梅毒螺旋体血清学试验随访,直到滴度降低4倍或呈阴性。
- 正规治疗6个月后,非梅毒螺旋体实验应该转阴;脑脊液检查异常的婴儿,需要每6月进行脑脊液分析,直至脑脊液正常。
- 治疗过的婴儿,需在1、2、4、6、12月龄进行随访;治疗后的第2、4、6、12个月进行血清学检查,直至结果为阴性或滴度降低4倍。
- 如果滴度6~12月没有下降趋势,需要重新评估和治疗。
- 一期和二期梅毒:

- 需要在治疗后6~12个月进行临床随访和非梅毒血清学实验滴度(若存在再感染及治疗失败的高风险,则需增加随访频率);一期或二期梅毒治疗6个月后、三期梅毒及潜伏性梅毒治疗12~24个月后,非梅毒螺旋体滴度应下降4倍。

疾病编码

ICD10

- A53.9 未特指的梅毒。
- A50.9 未特指的先天性梅毒。
- A51.5 潜伏性早期梅毒。

常见问题与解答

- 问:如果母亲在孕期RPR试验阴性,新生儿有可能患上先天性梅毒吗?
- 答:孕期RPR试验阴性的母亲有可能在妊娠后期患上获得性梅毒,并传播给胎儿。如果母亲在分娩时未进行RPR检查,有可能会漏诊。
- 问:什么是前带现象?
- 答:由于苍白球抗体的高度凝聚,导致非梅毒螺旋体特异性试验呈现假阴性结果,将血清进行稀释可得到阳性结果。

梅干腹综合征 Prune Belly Syndrome

Shamir Tuchman 汤梁峰 译 / 毕允力 审校

基础知识

■ 描述

- 一种包含了三大特征的很罕见的异常:
- 腹壁肌层发育异常。
- 双侧隐睾。
- 扩张而异常发育的膀胱和上尿路。
- 表现轻重不一,可以从轻度输尿管积水、轻度扩大的膀胱以及肾功能正常,到严重的肾发育不良和肺发育不良。
- 也被称作 Eagle-Barrett 综合征。

■ 流行病学

- 发病率:活产儿中 1/50 000~1/35 000。
- 大部分患儿在胎儿期及产前经母体超声能发现异常。
- 梅干腹综合征在男性多见(>95%),女性

患者可合并尿道闭锁。

■ 危险因素

遗传学

- 梅干腹综合征的遗传因素至今不明。
- 大部分患儿具有正常的基因表型。
- 尽管有极少的近亲内发生的报道,大部分病例散发。
- 针对罕见的遗传性病例的基因分析,揭示了毒蕈碱乙酰胆碱受体基因(CHRM3)的纯合子突变和α平滑肌肌动蛋白(ACTA2)的杂合子突变。散在病例罕见的有肝细胞核因子1β转录因子(HNF1β)的突变。

■ 病理生理

梅干腹综合征的膀胱明显增大,不规则形状,薄壁。很多患儿尿流不畅,大量残余尿。

- 输尿管显著扩张,扭曲且长度增加。输尿管蠕动效率低下,以远端输尿管尤为严重。超过75%的患儿存在膀胱输尿管反流。
- 肾脏受累程度不一,严重的重度肾发育不良发生在严重尿路扩张的病例。两侧肾脏发育不良程度常常对称。
- 通常膀胱颈增宽且前列腺部尿道扩张并呈三角形。

■ 病因

导致梅干腹综合征的病因仍然不明。有两种可能的理论。

- 三大主要表现可能源自原发性中胚层发育缺陷,导致膀胱、输尿管和肾盂的先天性平滑肌缺失。
- 胎内膀胱排泄梗阻可能导致膀胱和上尿路扩张继发肾损伤。扩张的膀胱可能阻碍

了睾丸下降的通道,也可能导致腹壁松弛和腹壁肌发育不良。

▪ 常见相关疾病

很多患儿有合并畸形。

- 胃肠道畸形:
  - 发生率约 25%,如无肛、肠旋转不良、腹裂、脐膨出、肠闭锁并增加肠扭转的风险。
- 骨骼肌肉畸形:
  - 马蹄内翻足、髋脱位、漏斗胸、脊柱侧凸、半椎体畸形。
- 呼吸系统:
  - 发病率高达 60%,如肺发育不良、咳嗽障碍导致的慢性呼吸道感染、气道高反应性疾病、全麻后呼吸困难。
- 女性生殖系统畸形:
  - 尿生殖窦:尿道闭锁、膀胱阴道瘘、阴道闭锁、双角子宫。
  - 此类女性患者的卵巢通常正常。
- 心血管系统:
  - 发病率达 25%,如动脉导管未闭、房间隔缺损、室间隔缺损、法洛四联症。
- 其他遗传性异常:
  - 21 三体综合征(唐氏综合征)患儿罹患梅干腹综合征的概率较正常儿童增加 11 倍。

诊断

▪ 病史

轻症患者的腹壁表现在新生儿期并不典型,对尿路感染患者进行评估时发现扩张的尿路。

▪ 体格检查

- 腹壁特征性改变为多发的皱襞和皮肤冗余。
- 扩大的无张力的膀胱可以表现为耻骨上包块。
- 可以轻易触及肾脏和输尿管。
- 可以看到肠襻及其蠕动波。
- 睾丸未降。
- 肌病导致难以实现仰卧起坐。
- 髋脱位或腹部肌萎缩,导致步态异常。
- 腹部肌萎缩导致慢性便秘。

▪ 诊断检查与说明

实验室检查
- 血清肌酐值及尿素氮水平。

- 肾衰竭将导致氮质血症和血钾、血磷、血氢离子、血尿酸水平升高。肾小管功能不全导致血清钠和血清碳酸氢盐降低。

影像学检查
- 超声能描述扩张和扭曲冗余的上尿路。
- 实施排泄性尿路造影检查时,可能增加尿路感染的风险。
- 核素肾脏扫描及动态肾显像能评价肾功能和扩张尿路的排泄功能。

诊断步骤与其他
最初的评估应当包括肾功能的评价。

▪ 鉴别诊断

- 体格检查的显著阳性体征能早期准确诊断大部分病例。
- 假性梅干腹综合征(梅干腹综合征尿路疾病,正常腹壁外观,不完全或无隐睾)。

治疗

▪ 手术与其他治疗

- 很多医师主张尽可能减少外科干预(如观察随访),扩张的上尿路缺乏平滑肌,是一个低压系统,并没有功能性梗阻。如果肾功能恶化、上尿路扩张进展、患者存在机械性尿路梗阻的证据(如尿道闭锁)或者在预防性抗生素使用下仍然尿路感染,则建议进行经皮膀胱造瘘改善尿液引流。
- 另有医师建议广泛的早期矫正手术,可能的手术包括:
  - 尿道内切开、膀胱减容术。
  - 冗余输尿管切除和剩余输尿管再植术。
  - 输尿管皮肤造口术。
  - 肾盂成形术。
- 腹壁重建仅有较好的整形效果,但对功能改善尚不明确。
- 双侧睾丸固定术推荐在 1 岁以内完成。
- 曾经推荐包皮环切以预防尿路感染,但目前尚未有大型临床实验证实其在梅干腹综合征患儿中的有效性。

▪ 住院事项

入院指征及初始治疗
- 支持治疗和对肾功能不全的处理按基本原则。
- 推荐在新生儿期给予抗生素,并在未确诊前预防性抗感染治疗以避免感染。

后续治疗与护理

▪ 随访建议

- 不管患儿经历何种治疗,均需要长期随访。密切关注肾功能、肺功能、膀胱引流和尿液细菌学检查。

▪ 预后

- 合并严重肾发育不良和肺发育不良的患儿多在新生儿期死亡。
- 本症相关的新生儿期死亡率高达 20%。
- 存活过新生儿期的梅干腹综合征患儿中,约有 25% 将发展至终末期肾病。
- 轻症而不需要泌尿道手术者,肾功能往往稳定且预后良好。
- 中间状态的患儿,肾发育不良和肾功能不全程度决定预后。同时,上尿路排泄不畅、膀胱排空障碍、膀胱输尿管反流、菌尿等因素均可引起远期预后不良。

▪ 并发症

- 肺发育不良。
- 上尿路排泄不畅、膀胱输尿管反流和菌尿导致的频繁尿路感染。
- 肾功能不全进展带来的后遗症。

疾病编码

ICD10

- Q79.4 梅干腹综合征。

常见问题与解答

- 问:梅干腹综合征患儿是否适合进行肾移植?
- 答:是的,不过移植前需要进行包括上尿路情况和膀胱功能在内的特殊评估。
- 问:大年龄儿童的上尿路功能如何?
- 答:有报道提示,年龄增长后有输尿管蠕动和膀胱功能的改善。
- 问:此类患者的生育功能如何?
- 答:有报告可以进行正常的性生活,但是没有此类患者生育的报告,并且通常伴有弱精症。
- 问:导致新生儿期死亡的最常见原因是什么?
- 答:呼吸衰竭。

M

梅克尔憩室 Meckel Diverticulum

T. Matthew Shields 万柔 译 / 郑珊 审校

 基础知识

■ 描述

- 梅克尔憩室（MD）是最常见的消化道先天性异常。
- 由卵黄管残余物形成。
- 儿童 MD 最常见的临床表现是无痛性肠道出血。
- 典型特征是"有关2的原则"
  - 大约占所有人群中的比例为 2%。
  - 男性与女性比例为 2∶1。
  - 在回盲瓣 2 ft 内。
  - 长度可达 2 in。
  - 症状常常从 2 岁开始表现。

■ 流行病学

- 总体人群中 2% 的人有这种畸形，但是其中只有 4% 的人在一生中发生症状。
- MD 在有其他异常（包括肛门直肠闭锁、食管闭锁、脐突出和心脏异常）的患者中更常见。
- MD 在男性中更常见，男女比例是 2∶1。
- 男性往往也更容易有临床症状。

■ 病理生理

- 有异位组织的憩室更倾向于有症状。
- 异位组织的来源往往是胃，也可以是胰腺、十二指肠或者结肠组织。
- 当有胃黏膜组织时会发生出血，导致憩室下游的小肠组织发生溃疡（90% 的病例）。
- 来自异位胰腺组织的碱性分泌也能够导致溃疡而出血。
- 当憩室发生炎症而继发腔内狭窄，或者憩室引起肠套叠，或者在憩室诱发肠扭转的情况下，也可以发生阻塞。

■ 病因

- 真性憩室（包含肠壁 3 层）。
- 来自系膜小肠游离部位边缘的区域，在终末回肠和回盲部近端。
- 妊娠期 5～6 周，当胎盘替代卵黄囊作为胎儿营养来源的时候，卵黄管的残余部分没有完全消失。
- MD 占卵黄管异常的 90%。其他异常包括：
  - 脐肠瘘。

- 卵黄管囊肿。
- 纤维带常见的相关问题。
- MD 常常和其他一些先天性异常有关，包括如下：
  - 肛门直肠闭锁（影响 11% 的 MD 患者）。
  - 食管闭锁（12%）。
  - 小脐膨出（25%）。
  - 心脏异常。
  - 突眼。
  - 腭裂。
  - 环型胰腺。
  - 一些中枢神经系统的异常。
- 恶性肿瘤也常常被报道和 MD 有关。
- 可以存在于憩室内部，导致梗阻症状，或者意外发现。
- 肉瘤是最常见的和 MD 相关的恶性肿瘤，随后是类癌和腺癌。

诊断

■ 病史

- 直肠出血：
  - 在儿童中，最常见的表现是无痛直肠出血，可以是粪隐血或者明显的鲜红色血液和血流动力学不稳定表现。
  - 由于内脏血管在低血容量后会收缩，所以出血有自限性倾向。
  - 出血在 <5 岁的儿童中最常见。
- 阻塞：
  - 部分或完全小肠梗阻。
  - 临床症状包括反复腹痛、腹胀、恶心和呕吐。
  - 在成年人中最常见的临床表现，40% 的儿童患者会发生。
  - 腹膜内带、肠扭转或内疝都可能导致梗阻表现。
- 炎症/发热：
  - 其他常见的临床表现有炎症或者憩室炎，在 12%～40% 的病例中发生。
  - 患者往往有阑尾炎体征和症状，诊断在手术探查时才明确。
  - 在这类人群中（大约 1/3）可能由于缺血或者溃疡而穿孔，导致急性和中毒症状。

■ 体格检查

- 体格检查可能正常，但是常常会反映并发症：
  - 出血：

  ○ 心跳加快。
  ○ 低血压。
  ○ 便血。
  ○ 肠鸣音亢进。
  - 梗阻：
  ○ 腹痛。
  ○ 呕吐。
  ○ 胆汁性呕吐。
  ○ 腹胀。
  - 炎症（如憩室炎、憩室破裂发生腹膜炎）：
  ○ 发热。
  ○ 腹部压痛。
  ○ 急性症状。

■ 诊断检查与说明

- 有症状的 MD 的诊断很难明确。
- 任何有无法解释的反复腹痛、呕吐、恶心或者直肠出血的患者都应该考虑可能的诊断。

  实验室检查
- MD 的诊断可以是实验室检查或者只是腹部平片。
- 实验室检查分析可能对明确出血程度有帮助，血红蛋白计数和凝血功能检测可以排除凝血功能障碍。

  影像学检查
- 腹部平片可以明确梗阻，但不能诊断 MD。
- MD 扫描（放射性核素锝－99 m 扫描检查）
  - 评估憩室内异位胃黏膜。
  - 在儿童中敏感性为 85%，特异性为 95%；在成年人中非常低。
  - 西咪替丁（甲氰咪胍）用于增加同位素在异位胃黏膜组织中的保留。
  - 肠系膜动脉造影。
  - 严重出血情况下红细胞扫描。

■ 诊断步骤与其他

- 手术
  - 在 MD 扫描无法诊断或者没有出血症状的情况下（但是高度怀疑 MD 的时候），适宜选用腹腔镜探查。
  - 胶囊内镜和球囊肠镜能够明确诊断，但是不常用。

■ 鉴别诊断

- 过敏性大肠炎。

- 感染性大肠炎。
- 息肉。
- 炎症性肠病。
- 小肠血管发育不良。
- 便秘、无直肠瘘。
- 凝血功能障碍。
- 过敏性紫癜。
- 肠套叠。
- 淋巴结增生。
- 肠重复畸形。

 治疗

有症状的且明确的 MD 的治疗方法是手术切除。手术包括憩室或者部分肠切除。

■ **手术与其他治疗**

- 最初的治疗包括支持治疗。
- 纠正任何已有的电解质紊乱。

- 使用质子泵抑制剂(PPI)治疗胃肠道出血(PPI 不会影响梅克尔憩室扫描的结果)。
- 用放置鼻胃管进行肠梗阻减压。
- 意外发现的梅克尔憩室的手术干预是受到争议的。
  - 如果是在手术探查中发现的,是否干预取决于憩室的大小、患儿的年龄和是否有纤维带存在。
  - 如果是影像学检查意外发现的,需密切监视症状,但不建议择期手术。

■ **住院事项**

稳定病情

- 出血:
  - 从生命体征和血液监测中获得贫血和血容量状态的情况。
- 梗阻:

  - 评估是否需要紧急治疗(手术)和减压。

 疾病编码

ICD10

- Q43.0 梅克尔憩室。

常见问题与解答

- 问:什么是切除梅克尔憩室的指征?
- 答:肠套叠、憩室底部狭窄或者导致出血的异位组织的存在。
- 问:梅克尔憩室最常见的异位组织的类型什么是?
- 答:胃组织。
- 问:什么是梅克尔憩室最常见的表现?
- 答:间断的无痛的肠道出血。

门静脉高压 Portal Hypertension

Rose C. Graham　万柔 译 / 郑珊 审校

 基础知识

■ **描述**

- 定义:门静脉高压大于 10 mmHg。
  - 可能是肝前、肝内或肝后来源。
  - 是儿童中慢性肝病主要的病因和死亡原因。

■ **病理生理**

- 上升的门静脉阻力和门静脉血流是主要的发病因素,是门静脉高压过程的起因。
  - 其他导致门静脉血流增加和压力增大的因素还包括高动力性循环、扩大的血管内容积、系统性动脉扩张、下降的脾动脉张力和激素因素(如一氧化氮)。
- 高静脉压力通过门静脉系统侧支减压,导致了门静脉高压主要的后遗症:
  - 脾大。
  - 静脉曲张(食管、胃)、胃肠道出血。
  - 痔。
  - 水母头(脐周静脉曲张)。
  - 腹水。
  - 肝性脑病。
  - 肝肺综合征。

诊断

■ **病史**

- 脐插管史。
- 肝炎、腹部外伤、凝血障碍、服避孕药的病史,以及潜在的疾病诸如囊性纤维化、酪氨酸血症、Wilson 病。
- 大量维生素 A 摄入。
- 咯血或黑便:来自静脉曲张的上消化道出血可能是长期没有症状的肝病或者过去没有发现的门静脉栓塞的第一个体征。

■ **体格检查**

- 脾大。
- 肝大可能有也可能没有表现。
- 腹水(腹胀、液波)。
- 痔。
- 腹部明显的血管分布(水母头)。
- 杵状指。
- 毛细血管扩张。
- 掌红斑。
- 生长迟缓。

■ **诊断检查与说明**

实验室检查

- 全血细胞计数和涂片:检查脾功能亢进、胃肠道失血和慢性肝病。
- PT 和 PTT:检查凝血功能障碍。
- 肝功能包括肝酶[谷丙转氨酶(ALT)、谷草转氨酶(AST)]、白蛋白(检测肝功能)、碱性磷酸酶以及谷氨酰转肽酶(GGT,在胆汁淤积和胆道损伤中升高)。
- 其他明确潜在肝病的实验室检查,依赖临床症状(参见"肝硬化"章节)。

影像学检查

- 腹部多普勒超声检查来评估:
  - 肝脏大小和产生的回声。
  - 胆道解剖。
  - 脾的尺寸。
  - 肾囊肿。
  - 腹水的存在。
  - 血管直径。
  - 血流方向。
  - 食管静脉曲张的存在。
- 食管、胃、十二指肠镜检(EGD)来明确食管静脉曲张。EGD 对于明确静脉曲张破裂很有用。

■ 诊断步骤与其他

- 肝脏活检：明确门静脉高压的潜在病因。
- 肝静脉楔形压梯度和选择性血管造影不在儿童中使用，因为缺少记录在案的儿童使用方法，也并没有很高的获益或降低风险。

■ 鉴别诊断

- 肝前病因：
- 海绵样变性导致的门静脉栓塞（脐静脉插管、败血症、脱水、高凝状态这些情况的风险增加）。
- 脾静脉栓塞。
- 肝内病因：
- 肝细胞病变：病毒性肝炎、α_1 抗胰蛋白酶缺乏、慢性肝炎、自发免疫性肝炎、Wilson病、糖原贮积病、酪氨酸血症、血吸虫病、紫癜疾病、维生素 A 中毒。
- 胆道疾病：肝外胆管闭锁、胆管板畸形或先天性肝纤维化、肝内胆汁淤积综合征、原发性硬化性胆管炎、胆总管囊肿、囊性纤维化。
- 肝后病因：
- 布加综合征：由于先天性瓣膜、肿瘤或血栓造成肝上下腔静脉或者肝静脉阻塞。
- 先天性心力衰竭。
- 肝小静脉阻塞。

 治疗

■ 药物治疗

- β 受体阻滞剂：非选择性 β 受体阻滞剂，如普萘洛尔，能有效防止初发和复发的静脉曲张出血。儿童中使用 β 受体阻滞剂来预防门静脉高压引起的出血的数据很有限。所以儿童的使用指征是经验性的，主要基于成人的数据：
- 机制包括降低门静脉血流而降低门静脉血压，另外 β_2 受体阻滞剂会增加内脏张力，β_1 受体阻滞剂会降低心排血量。
- 普萘洛尔可以特异性降低侧支循环。
- β 受体阻滞剂在降低心排血量上的作用可能使出血时适应性心血管反应（上升的心率）变迟钝。这些药物不应该用于哮喘或糖尿病患者。
- 由于没有有效的前瞻性数据，不推荐常规在儿童中使用 β 受体阻滞剂来预防原发性或继发性静脉曲张出血。
- 当有腹水时使用利尿药治疗［螺内酯和（或）氢氯噻嗪］。

■ 其他治疗

一般措施

静脉曲张的慢性治疗：

- 有门静脉高压但还没有静脉曲张出血的患儿是否需要使用内镜监测和初级预防受到争议；然而，对有选择性的患儿还是推荐的。
- 有过静脉曲张出血的门静脉高压患者的长期治疗取决于门静脉高压的潜在病因，可能需要内镜皮圈套扎的二级预防或硬化疗法、门静脉系统分流和肝移植。

其他疗法

- 内镜硬化疗法：发生首次出血后使用可降低重复出血情况和长期死亡率；初级预防是否有效还不明确；总体而言，其被内镜皮圈套扎替代，除了在很小的孩子中。
- 内镜皮圈套扎受到青睐，因为和硬化疗法相比其并发症更少。内镜皮圈套扎在年龄很小的患者中不可行。

■ 手术与其他治疗

- 门静脉系统分流：
- 降低肝前病因引起的门静脉高压有效。Rex 分流（系膜左门静脉旁路）在门静脉海绵样变性时治疗很有效。
- 不会改善肝内疾病患者的长期生存率。
- 并发症包括栓塞和肝性脑病恶化。
- 经颈静脉肝内门体静脉分流术（TIPS）可以给进展性肝病和复发性静脉曲张出血的儿童患儿进行肝移植搭建有效桥梁。
- 儿童相关的数据很有限。
- 肝移植：
- 目前大部分机构使用的方法是对有生命危险性出血但对 β 受体阻滞剂或内镜治疗无效的患儿进行肝移植。

■ 住院事项

初始治疗

- 静脉曲张出血的急性处理：
- 生命体征：牢记血流动力学不稳定可以被 β 受体阻滞剂掩盖。
- 液体复苏：两根大口径静脉置管或骨髓内输液针，最初注入晶体液，然后输注红细胞，使得血红蛋白达 10 g/dl 左右。
- 鼻胃管放置：用室温的生理盐水或无菌水冲洗，直到干净，放置胃管用于评估和排出复发或持续性的出血。
- 纠正凝血功能障碍：注射维生素 K、新鲜冰冻血浆；如果血小板＜50 000/μl，则输血

小板。
- 静脉抗生素：急性静脉曲张出血增加腹水患者自发性细菌性腹膜炎的发病风险。
- 静脉质子泵抑制剂或组胺受体拮抗剂可降低溃疡或侵蚀造成的出血风险。
- 药物治疗控制活动性出血。
- 奥曲肽（生长抑素类似物）抑制肠血管活性肽分泌以减少内脏血流，随之门静脉血压就也下降。生长抑素也能使用，但是比奥曲肽半衰期短。
- 血管紧张素通过收缩血管而减少内脏血流，但是由于系统性的血管收缩作用和严重的不良反应，使用得很有限。硝酸甘油是血管扩张剂，联合使用减低不良反应，但不是很受青睐。
- 乳果糖用于预防肝硬化患者的肝性脑病。
- 内镜（病情稳定后）用于明确出血源头（静脉曲张破裂或其他原因，如胃溃疡）以及进行治疗性操作（如硬化治疗或者静脉曲张套圈结扎、电烙术、溃疡夹闭）。
- 直接填塞：对严重的不能控制的出血使用双气囊三腔管，但是并发症的发生率很高。
- 介入放射治疗：静脉曲张栓塞、经颈静脉肝内门体静脉分流术。
- 手术干预：一般而言，门静脉系统分流、食管血管阻断和（或）切断是最后的选择办法。

> **注意**
> - 必须明确出血的部位并且合理地处理：不是所有门静脉高压患者的消化道出血都是上消化道来源的（如痔）；如果出血是上消化道来源，鼻胃管冲洗可以帮助明确诊断。
> - 不要高估血红蛋白，因为急性出血发生的时候可能不会发生平衡。

后续治疗与护理

■ 随访推荐

- 密切随访，注意肝功能失代偿。
- 生长迟滞、预防性干预无法控制的复发性威胁生命的出血、难治性腹水以及生活质量很差等，都是肝移植的指征。

■ 饮食事项

- 腹水时限制钠的摄入。

■ 预后

- 疾病的进程和预后与致病原因有关。
- 急性静脉曲张出血在成人中，6 周内死亡

M

的占 30%。死亡率在儿童中要远远小得多。

• 肝前病因导致的门静脉高压所致静脉曲张出血,当孩子长大后会越来越减轻;这些患者往往不需要分流,可能只靠内镜治疗。

• 先天性肝脏纤维化的患者预后也比较好,因为潜在病因是不会进展的,出血能够很容易用内镜治疗控制。

• 进展性肝病的预后较差,常常需要肝移植。

■ 并发症

• 静脉曲张的出血可以表现为咯血、便血或黑便。

• 脾功能亢进。

• 肠黏膜充血导致的营养吸收不良。

• 腹部钠潴留。

• 腹水:腹水的发生增加自发性细菌性腹膜炎风险。

• 肝肾综合征。

• 肝肺综合征(肺内右向左分流)导致低氧血症、呼吸短促、运动不耐受和杵状指。

• 肺高压是门静脉高压可以危及生命的并发症。

 疾病编码

ICD10

• K76.6 门静脉高压。

• K72.90 肝衰竭,未特指的非昏迷。

• K76.81 肝肺综合征。

 常见问题与解答

• 问:患儿的长期预后如何?

• 答:取决于潜在病因。肝前病因导致门静脉高压而发生静脉曲张出血的,如门静脉栓塞,往往随着患儿年龄增加而问题减轻,可以只靠内镜治疗。

• 问:需要避免用什么药吗?

• 答:避免阿司匹林和含有非甾体抗炎药(如布洛芬)成分的产品。

弥散性血管内凝血 Disseminated Intravascular Coagulation

Char Witmer 王宏胜 译 / 翟晓文 审校

 基础知识

■ 描述

• 弥散性血管内凝血(DIC)是一种获得性综合征,常继发于基础疾病。

• 是一种系统性威胁生命的病理过程,特征为不受控制的凝血和纤维蛋白溶解系统激活以及过度凝血酶形成和凝血因子、血小板消耗。

• 微血栓广泛沉积会影响灌注,导致器官衰竭。

• 凝血因子和血小板激活与消耗持续存在会造成弥散性大量出血。

■ 流行病学

• 继发于感染最常见。

• 继发引起 DIC 的总发生率很难估计。

■ 病理生理

• DIC 不是一种疾病,而是不同启动因素导致的结果。

• 特征是微血管血栓和出血。

• 可以是急性(如脑膜炎球菌败血症)或者慢性(如白血病)。

• 作为凝血酶形成增加的结果,全身血管内纤维蛋白沉积,抑制抗凝途径、溶血栓作用,

并且激活炎症通路。

• 凝血激活的启动导致 DIC 中凝血酶形成是通过组织因子/因子Ⅶa途径介导的。

• 组织因子/凝血因子Ⅶa途径通过受损内皮细胞组织因子表达被激活。

• 抗凝途径减弱是由于血浆抗凝血酶和蛋白 C 系统生成减少和消耗增加。

• 纤溶活性增加可能继发于受损内皮细胞释放纤溶酶原激活物。

■ 病因学

最常见的原因是脓毒症(特别是革兰阴性菌)、低血压休克和外伤。

• 脓毒症和严重感染:

－ 细菌:革兰阴性和革兰阳性菌。

－ 疟疾:疟原虫。

－ 真菌:曲霉菌。

－ 立克次体:落基山斑点热。

－ 病毒。

• 外伤:

－ 多发性骨折合并发脂肪栓塞。

－ 大片软组织损伤。

－ 严重头颅外伤。

－ 多发性枪伤。

• 恶性肿瘤:

－ 急性早幼粒细胞白血病。

－ 广泛性实体肿瘤(如神经母细胞瘤、腺癌)。

• 产科:

－ 胎儿死亡稽留子宫内。

－ 先兆子痫或子痫。

－ 羊水栓塞。

－ 胎盘早剥。

－ 出血后休克。

• 新生儿:

－ 坏死性小肠结肠炎。

－ 围生期窒息。

－ 羊水吸入。

－ 产科并发症(见上)。

－ 脓毒症(细菌和病毒)。

－ 胎儿幼红细胞增多症。

－ 呼吸窘迫综合征。

• 血管畸形:

－ Kasabach-Merritt 综合征(卡萨巴赫－梅里特综合征①)。

－ 大血管动脉瘤。

• 其他:

－ 急性溶血性输血反应。

－ 蛇咬伤。

－ 蛋白 C/S 缺陷纯合子(暴发性紫癜)。

－ 移植排斥反应。

－ 重症胶原血管疾病。

－ 软性毒品。

---

① 卡萨巴赫-梅里特综合征(Kasabach-Merritt syndrome)即血管瘤伴血小板减少综合征,通常为发生于儿童早期的一种综合征,特征为血小板减少、微血管病性溶血性贫血、消耗性凝血病,以及进行性增大的卡波西样血管内皮瘤或簇状血管瘤引起的低纤维蛋白原血症(译者注)。

- 严重休克或窒息。
- 低体温或体温过高。
- 广泛烧伤。
- 急性重型肝炎、肝衰竭。
- 重症胰腺炎。

 诊断

病史

- 出现一种基础情况(见病因学)。
- 突然发生出血。
- 静脉穿刺部位持续出血。
- 多部位出血,特别是静脉穿刺处、创口部位、黏膜、皮肤、消化道和泌尿道。
- 肺或颅内出血。
- 重要器官衰竭:肺、肾、肝。

体格检查

- 基础疾病的体征。
- 通常患者明显中毒症状。
- 瘀斑和瘀点。
- 以往静脉穿刺或手术伤口愈合部位出血。
- 继发于皮肤血管血栓形成的皮肤梗死(暴发性紫癜)。

诊断检查与说明

实验室检查

- 没有任何单一检查能可靠诊断 DIC。
- 因为结果变化可非常迅速,DIC 的实验室检查须密切随访。
- 全血细胞计数:血小板计数下降常是最早出现的异常,但是此结果没有特异性。
- 外周血涂片:红细胞碎片、小球形红细胞(50%病例)。
- 凝血酶原时间(PT)和活化部分凝血活酶时间(APTT):正常至延长。
- 50%~75%病例 PT 延长。
- 50%~60%病例 APTT 延长。
- 纤维蛋白原:初始阶段作为急性期反应物

增加,然后因消耗而减少:
- 敏感性仅为 28%。
- 纤维蛋白降解产物或纤维蛋白裂解产物增加:
- 敏感性为 90%~100%,但特异性低。
- 可溶性纤维蛋白单体复合物(D-二聚体):升高。
- 93%~100%的 DIC 患者 D-二聚体升高,但是特异性低。
- D-二聚体正常可排除 DIC。
- 抗凝血酶、蛋白 C 或 S:降低。
- 不是评判 DIC 的常规检查。
- 凝血因子Ⅷ:初始阶段作为急性期反应物增加,然后因消耗而减少。
- 凝血因子Ⅷ在肝病相关凝血障碍时含量正常。
- 多因素评分系统使用常用实验室检查结果,可帮助确定患者是否为 DIC,这些评分系统尚未在儿科患者中验证。

鉴别诊断

- 肝病凝血障碍。
- 维生素 K 缺乏。
- 病理性纤维蛋白溶解。
- 其他微血管病性疾病,如血栓性血小板减少性紫癜或溶血尿毒综合征。

 治疗

其他治疗

常规治疗

- DIC 最重要的治疗是治疗基础疾病。
- 系统性凝血障碍需要予以支持治疗。
- 孤立的实验室指标异常不能使用止血治疗。
- 纠正凝血障碍仅用于治疗出血或侵入性操作前。
- 替代治疗。
- 冷沉淀:用于纤维蛋白替代治疗。

- 血小板。
- 新鲜冰冻血浆:含所有促凝和抗凝蛋白。
- 肝素对于 DIC 的作用是有争议的。肝素用于慢性 DIC、动脉血栓形成或大血管静脉血栓。
- 超生理剂量抗凝血酶的研究结果不一致。
- 目前不推荐抗凝血酶用于治疗儿童 DIC 患者。
- 重组活化蛋白 C 在儿童 DIC 未显示出有效性而且与出血风险增加相关。
- 已有难治性严重出血患者超适应证应用重组活化因子Ⅷ替代治疗的报道,这种药物潜在血栓形成风险已明显受到关注。
- 抗纤溶药物(氨基己酸或氨甲环酸)已用于严重纤溶的患者(如卡萨巴赫-梅里特综合征、急性早幼粒细胞白血病或创伤)。这些药物不常规推荐用于治疗 DIC。
- 支持治疗:治疗器官功能衰竭。

 后续治疗与护理

预后

- 预后差,除非基础疾病得到控制。
- DIC 的程度和持续时间取决于凝血系统活化程度、肝功能、血流和导致 DIC 的基础疾病的逆转情况。

并发症

- 出血:
- 肺出血。
- 颅内出血。
- 血栓形成。
- 多器官功能衰竭。

疾病编码

ICD10

- D65 弥散性血管内凝血。
- P60 新生儿弥散性血管内凝血。

泌尿道感染 Urinary Tract Infection

Mercedes M. Blackstone 张娅 译/沈茜 审校

基础知识

描述

- 泌尿道感染(UTI)被定义为恰当采集的

标本中有脓尿、单个泌尿道致病原 ≥ 50 000 CFU/ml。
- 上尿路感染或肾盂肾炎:肾实质的感染;多数伴有培养阳性的发热婴儿有上尿路感染。

感染。
- 下尿路感染或膀胱炎:感染局限于膀胱,并不涉及肾脏,成人和年长儿童更为多见,通常没有发热。

M

■ 流行病学

• 双峰年龄分布,发病年龄高峰是<1 岁的婴儿(每 1 000 个人中有 40 例)。

• 第二个高峰为成年女性。

• 发热性婴儿和年幼儿童总的患病率为 7%。

• 高加索女孩有更高的患病率。

■ 危险因素

• 性别和年龄:男孩在 1 岁期间最危险;女孩为直到学龄期及青春期。

• 包皮环切状态;<1 岁未包皮环切的男孩 UTI 的风险增加;<3 个月时未包皮环切的男孩是环切男孩的 10 倍。

• 人种和种族:相比于非洲裔美国儿童,高加索儿童更可能(2~4 倍)出现 UTI。

– 可能部分是由于尿路上皮细胞表面的血型抗原差异,从而影响细菌黏附。

• 泌尿道异常:伴有膀胱输尿管反流(VUR)或梗阻的儿童更有可能出现 UTI。

• 肠道和膀胱功能不全。

• 需经常使用导尿管。

• 性生活。

• 发热的 2~24 个月女孩临床诊断标准为≥下列 3 项:

– 体温≥39 ℃,发热≥2 天,不是非洲裔美国人,<1 岁,没有其他感染来源。

■ 一般预防

• 教导年幼儿童正确擦拭:从前向后。

• 选择反复泌尿道感染、高级别反流、泌尿系畸形的儿童预防性使用抗生素。

– 从经过 1 年随访后的结果来看不支持低级别 VUR 患儿预防性使用抗生素。

• 关注良好的排尿排便习惯;治疗便秘。

• 对于反复泌尿道感染的青少年在性生活后使用单剂量抗生素。

• 蔓越莓汁没有帮助。

■ 病理生理

• 侵入泌尿道的菌群来自皮肤或腹部。

• 由于女性尿道更短,所以感染的风险更大。

• 膀胱排空障碍(神经源性膀胱、梗阻性肾病)促进致病原向上尿路迁移。

• 年幼儿童可通过血液传播。

■ 病因

泌尿道致病原:

• 儿童中有>80% UTI 是由大肠杆菌引起的。

• 其他比较普遍的细菌包括克雷伯杆菌、葡萄球菌、奇异变形杆菌。

• 更少见的有肠球菌、B 组溶血性链球菌、柠檬酸杆菌属、假单胞菌属、金黄色葡萄球菌、沙门杆菌属、腐生葡萄球菌(青少年)。

– 也可以是病毒或真菌感染导致的。

■ 常见相关疾病

• 5%~10%发热性 UTI 患儿(肾盂肾炎)有菌血症,但可能不改变病程。

• VUR,泌尿道畸形,肠道和膀胱功能不全。

Dx 诊断

■ 病史

• 婴儿:

– 非特异性症状,通常只有发热。

– 可以出现呕吐、易激惹、喂养困难、昏睡。

– 很少出现生长迟缓或黄疸。

• 年长儿童:

– 下尿路典型症状包括尿频、尿急、排尿困难、尿踌躇、耻骨上不适感、血尿、尿液恶臭。

– 上尿路典型症状包括发热、寒战、恶心、腰部疼痛。

– 可能有便秘史。

– 可能表现为继发性遗尿。

– 询问年长儿童性生活。

• 特定问题:

– 年幼儿童是否有 UTI 病史,不能解释的发热或泌尿道畸形?

■ 体格检查

• 体温和血压需要检查。

• 婴儿和学步儿童往往体检没有异常结果或只有发热:

– 不常见的:腹痛或腹胀,生长不良,体重不增,尿液恶臭。

– 其他相关发现:异物、包茎、阴唇粘连、下背部中线异常可能提示神经源性膀胱。

• 年长儿童:

– 下尿路:耻骨上压痛;可能发现便秘的证据。

– 上尿路:发热、叩诊时肋脊角压痛。

– 评估性传播感染。

■ 诊断检查与说明

实验室检查

• 无菌采集尿培养是诊断的金标准。

– 年幼儿膀胱导尿(或更为少见的耻骨上穿刺术)。

– 可配合的年长儿童采用中段尿培养。

– 标本不应从会阴集尿袋中获得,因为污染率太高。

• 假阳性:

– 集尿袋或微生物导致的尿液污染。

• 培养需要 24~48 h,所以有数个快速筛查的实验。

– 传统的尿液分析≥5/HPF(离心后的尿液),菌株提示 UTI。

– 加强的尿液分析(结合显微镜革兰染色分析未离心尿)WBC≥10/mm^3、革兰染色阳性与感染结果一致。

○ 高敏感性和特异性;有助于新生儿的诊断。

○ 仅用尿液试纸法等效于传统显微镜检查。

○ 白细胞酯酶(LE)提示尿液中存在白细胞。

○ 除了 UTI,其他条件下也可以出现脓尿。

○ 分解硝酸的细菌可以有亚硝酸盐产生(因为尿液必须在膀胱中停留≥4 h 后亚硝酸盐才会检测得到,所以以往往存在假阴性)。

○ 单有中等或大量的 LE 以及亚硝酸盐中的一项则提示 UTI;同时具备两项则是高度特异的。

• 对于怀疑是 UTI 的患者血液检查并非常规。

– 因为菌血症时不改变治疗,所以患者病情良好且病程≥2 个月时不提示需要进行血培养。

– 炎症标志物:白细胞(WBC)、C 反应蛋白、血沉(ESR)、降钙素原(PCT),可能在 UTI 中都升高,但是对于诊断、鉴别上下尿路感染的预测并非很有特异性。

– 血肌酐:对于常规的 UTI 不需要,但对于反复的泌尿道感染或是肾脏畸形还是需要检查。

> **注意**
> 误区:
> • 尽管尿培养或核医学检查表明是 UTI,但 10%~25%婴幼儿尿液分析的结果是阴性的。
> • 相反地,在儿童中无症状性菌尿是很常见的,所以轻度阳性的尿液分析结果应该考虑到预期 UTI 的可能性。
> • 无菌操作但是培养失败:引起很难解释的培养被污染情况。
> • 不能筛查到年幼儿童其他感染来源;中耳炎、上呼吸道感染、胃肠炎可能同时发生 UTI。

影像学检查

• 对于常规的发热性 UTI 是否需要行影像

学检查存在争议。不伴发热的儿童不需要放射学评估。

- 超声:可识别肾盂积水、泌尿道畸形、脓肿,但对于肾瘢痕或VUR则作用有限:
- 美国儿科学会(AAP)临床实践指南推荐可用于初次发热性UTI的2~24个月儿童;然而对在初次发热性UTI的女性中使用超声检查存在异议。
- 超过孕32周的超声正常结果可能会掩盖异常超声情况。
- 排泄性膀胱尿道造影(VCUG):选择性检查以识别和分级VUR。
- AAP不再常规推荐初次发热UTI患者行VCUG检查。
- 年幼儿童反复发热性UTI或肾脏超声异常是VCUG指征。
- 除了AAP提到的儿童指标,对于UTI男孩、反复感染、持续性排尿功能不全、泌尿道畸形、生长迟缓、高血压或具有相关家族史的患者考虑影像学检查。
- 肾皮质筛查:用以发现急性肾盂肾炎和肾瘢痕。临床应用不清晰;发热儿童如果诊断不明确可考虑采用。

■ 鉴别诊断

- 真性UTI很容易与无症状性菌尿混淆。
- 鉴别诊断孤立性发热与反复发热是很广泛的。
- 婴儿:胃肠炎、隐性菌尿、隐性肺炎、脑膜炎、病毒综合征。
- 年长儿童和青少年:
- 常见:阴道异物、外阴阴道炎、尿道炎、附睾炎、肠胃炎、性传播感染、盆腔炎。
- 不常见:酗酒,尿路结石,糖尿病或尿崩症,阑尾炎,川崎病,输卵管卵巢脓肿,卵巢扭转,A组链球菌感染。
- 少见:膀胱肿物,脊髓浸润(肿瘤或脓肿),高钙尿症。

 治疗

■ 药物治疗

一线药物

- 怀疑UTI的发热儿童需使用抗生素经验

治疗以防瘢痕形成。

- 大肠杆菌是最常见的首次UTI致病原;它对多种抗生素都很敏感。
- 如果革兰染色可行的话,有助于帮助指导经验性药物治疗,缩小可疑菌的种类范围。
- 常规住院治疗:静脉注射第三代头孢菌素[头孢噻肟120 mg/(kg·d),每天3次],或头孢曲松[75 mg/(kg·d)],或联合使用氨苄西林[100 mg/(kg·d),每天4次]庆大霉素[7.5 mg/(kg·d),每天3次]。
- 免疫功能不全、留置导管或存在反复UTI的高风险患者应使用广谱抗生素以覆盖优势菌。
- 门诊患者经验性治疗:优选头孢克肟[8 mg/(kg·d),一次使用],头孢地尼(14 mg/kg,一次使用),阿莫西林克拉维酸[阿莫西林成分45 mg/(kg·d),每天2次],克霉唑[6~12 mgTMP/(kg·d),每天2次],头孢氨苄[50~100 mg/(kg·d),每6~8 h一次]。
- 很多社区对阿莫西林或克霉唑耐药发生率高,对于阿莫西林克拉维酸、头孢氨苄耐药也在增加。
- 抗生素疗程(静脉注射/口服):
- 伴有发热性UTI、UTI或泌尿道畸形≤2岁的儿童抗生素疗程应为7~14天。
- 不伴有发热或重要病史的年长儿童可能是不完全膀胱炎,可行短程抗生素治疗(5~7天)。
- UTI后预防性使用抗生素:
- 获益多少还不清楚;AAP不再推荐首次发热性UTI后预防性使用抗生素。
- 对于高级别VUR的儿童预防性使用抗生素需要咨询泌尿外科医生。

■ 住院事项

入院指征

- 大部分UTI患儿是门诊治疗、密切随访。
- 年幼婴儿需要考虑住院治疗(住院<6个月,就医<2个月):
- 危重患者需考虑尿脓毒症。
- 病情复杂或免疫功能不全的患者。

- 脱水或不能耐受药物。
- 社会关注,缺乏随访。
- 门诊治疗失败。

❤ 后续治疗与护理

■ 随访推荐

患者监测

- 如果抗生素恰当治疗2天后患者情况无好转,再次行尿培养。
- 这类患者应接受影像学检查。
- 之后再出现发热,需行尿液分析和尿培养检查。

■ 预后

及时治疗发热性UTI可降低肾瘢痕和后遗症的风险。这些患儿总的预后是好的。

■ 并发症

- 年幼儿童反复发热性UTI可能导致肾瘢痕。
- 儿童肾瘢痕有成人高血压、子痫前期、终末期肾病的危险。

🔵 疾病编码

ICD10

- N39.0 泌尿道感染,部位非特指。
- N12 小管-间质肾炎,非特指急性或慢性。
- N30.90 膀胱炎,非特指不伴有血尿。

❓ 常见问题与解答

- 问:UTI后哪些患者需进行放射检查的评估?
- 答:男孩。<2岁发热性UTI,复发性发热UTI,高血压或有尿路异常家族史者。
- 问:导尿尿标本试纸或尿液分析阴性者是否需行尿培养?
- 答:>10%的发热性肾盂肾炎的婴儿会出现假阴性的筛查结果(试纸、尿液分析)。年幼儿童需行无菌尿培养。

免疫球蛋白 A 缺乏症 Immunoglobulin A Deficiency

Nashmia Qamar. Ramsay L • Fuleihan 周钦华 译 / 王晓川 审校

 基础知识

▪ 描述

4 岁以上儿童,血清 IgA<7 mg/dl,并且血清 IgG 和 IgM 在正常范围内。

▪ 高危因素

遗传学

• 准确的遗传模式仍不清楚,但是可能与以下存在关联:
- 22q11 缺失综合征。
- 18q 综合征。
- 18 号染色体长臂和短臂部分缺失,部分呈环状。
- 和 HLA - A1、HLA - A2、B8、DR3、DQ2(8.1)、Dw3 相关。
- 也和涉及自身免疫性疾病的非 MHC 相关基因相关,包括 2q24 上的 IFIH1、16 号染色体的 CLEC16A。

▪ 病理生理

• B 细胞分化成分泌 IgA 的浆细胞过程障碍。
• 停滞可能和如下一些过程相关:
- T 辅助细胞功能障碍。
- 抗原提呈细胞。
- B 细胞。
- 缺乏来源于多种细胞因子的效应,包括 IL-21、IL-4、IL-6、IL-7 或者 IL-10。

▪ 常见相关疾病

和以下一些情况相关:
• 特异质。
• 窦肺感染。
• 胃肠道感染(尤其是蓝氏贾第鞭毛虫)。
• 炎症性肠病(克罗恩病和溃疡性结肠炎)。
• 谷胶病。
• 结节样淋巴组织增生症。
• 恶性肿瘤。
• 自身免疫性疾病:
- 系统性红斑狼疮。
- 免疫性内分泌系统病(如 Grave 病、1 型糖尿病)。
- 自身免疫性血液系统疾病。
- 慢性活动性肝炎。

 诊断

▪ 病史

• IgA 缺乏患者
- 经常患有鼻窦、肺部感染。
- 经常有胃肠道感染。
- 有过敏倾向。
- 发生自身免疫性疾病的概率增高。
• 大约 30%IgA 缺乏患者身体完全健康。
• 合并有低转换记忆性 B 细胞的患者临床表现更加严重,包括肺炎、自身免疫系统疾病、支气管扩张。

▪ 体格检查

• 寻找反复感染和特异质的证据。
• 过敏和 IgA 缺乏相关,体征包括:
- 结膜鹅卵石样改变。
- 过敏性黑眼圈。
• 严重的中耳炎可能系反复的中耳感染或者持续积液所致。
- IgA 缺乏患者耳部感染机会增加。
- 持续性积液可能继发于过敏。
• 触诊鼻窦区域可出现疼痛。
- IgA 缺乏可增加反复感染鼻窦炎的机会。
• 肺部体检:
- IgA 缺乏可增加肺部感染的机会。
• 关节肿胀。
- IgA 缺乏可增加自身免疫性疾病的机会。

▪ 诊断检查与说明

实验室检查

总体目标是确认患者的主诉是否和 IgA 缺乏相关(反复上呼吸道感染、胃肠道感染或者过敏)
• 测量血清 IgA 的水平。
- 如果患者 IgA 缺乏,除外其他可能导致 IgA 缺乏的原因。
- 血清 IgA 水平:血清 IgA < 7 mg/dl 为缺乏。
• 总免疫球蛋白。
- 如果正常,可帮助排除 X 连锁无丙种球蛋白血症(Bruton)、常见变异型免疫缺陷病和重症联合免疫缺陷病。
• IgG 亚类。
- 有助于除外相关的 IgG 亚类缺乏。
• 丝裂原刺激淋巴细胞反应。

- 淋巴细胞功能研究。
- 如果正常,可帮助除外常见变异性免疫缺陷病、重症联合免疫缺陷病、共济失调性毛细血管扩张、DiGeorge 综合征以及 Nezelof 综合征。
• 念珠菌抗原刺激淋巴细胞反应。
• 体外对于念珠菌无反应和慢性皮肤黏膜念珠菌病吻合。
• 多糖类和蛋白抗原所致特异性抗体:用于评估相关特异性抗体缺陷。
• 筛查谷胶病。
• 需要包括针对醇溶蛋白和组织转谷氨酰胺酶的 IgG 抗体,因为 IgA 抗体可能检测不出。

▪ 鉴别诊断

• 毒物、环境以及药物因素。
• 青霉胺、抗癫痫药物可能导致 IgA 缺乏。
• 曾有报道环孢素 A 与永久性 IgA 缺乏有关。
• 基因和代谢。
• X 连锁无丙种球蛋白血症(Bruton)。
• 常见变异性免疫缺陷病。
• 重症联合免疫缺陷病。
• 共济失调性毛细血管扩张症。
• DiGeorge 综合征。
• 慢性皮肤黏膜真菌病。
• Nezelof 综合征。
• 选择性 IgG2 缺乏。
• 混杂:患者可能完全健康,IgA 缺乏可能为意外发现。

> **注意**
>
> 有如下因素可能需要转诊:
> • 可疑 IgA 缺乏可能为更加复杂的免疫缺陷的一部分,过敏或免疫科医生可以帮助进行合适的免疫功能检查。
> • 提示可能存在自身免疫性疾病,需要风湿科医师进行评估和治疗。
> • 患者可能需要输注血制品,过敏和免疫科医师可帮助选择合适的血制品。

治疗

▪ 其他治疗

一般措施

• 目前无特异性药物治疗。

- 对于反复感染需要使用广谱抗生素进行治疗。
- 常需要抗生素预防治疗反复的鼻窦、肺部感染。
- 不需要使用静脉丙种球蛋白,除非有证据表明有特异性抗体缺乏。

注意

无 IgA 患者可能会产生针对血液制品中的 IgA 的抗体。这些患者可能容易出现过敏反应,包括在随后使用血液制品时出现严重过敏反应或者类过敏反应。需要指出的是,在紧急情况下,不能延迟使用抢救生命使用的血制品。在非紧急状况下,为了避免可能的过敏反应,患者可能需要接受如下治疗:
- 浓缩红细胞(仅当细胞洗涤过 3 次)。
- IgA 缺乏患者的血浆制品。
- 自体库存血液制品。

 后续治疗与护理

■ 随访推荐

- 患者需要观察如下情况:
- 窦肺感染。
- 胃肠道感染。

- 自身免疫性疾病。
- 炎症性肠病。
- 恶性肿瘤,来源于淋巴组织。
- 积极处理感染相关并发症很重要,如果相关情形出现及时干预。
- 已经了解到部分 IgA 缺乏患者可能进展为 CVID。

■ 患者教育

- 某些抗惊厥药物和青霉胺可能会导致 IgA 缺乏。
- IgA 缺乏患者需要佩戴医学识别腕带。这些患者输注含有 IgA 的血制品之后可能出现严重过敏反应。紧急情况下,对于看护人这是需要知道的重要信息。然而,这并不是很常见,在第一次输注血制品时不发生。

■ 预后

存活至 60～70 岁很常见。然而,部分患者可能进展为 CVID。

■ 并发症

如下疾病的发生率增加:
- 窦肺感染。

- 胃肠道感染。
- 特应质。
- 自身免疫性疾病。
- 恶性肿瘤。

疾病编码

ICD10

- D80.2 免疫球蛋白 A(IgA)的选择性缺乏。

常见问题与解答

- 问:IgA 缺陷患儿需要监测是否进展为免疫缺陷?
- 答:IgA 缺陷患者需要监测是否进展为 CVID,因为这和不良预后有关,可能需要静脉丙种球蛋白治疗。
- 问:IgA 缺乏患者需要佩戴医学识别腕带吗?
- 答:是的,如果这些患者输注了含有 IgA 的血制品可能出现严重的过敏反应,在紧急情况下,这是看护者需要知道的重要信息。

免疫缺陷 Immune Deficiency

Kathleen E. Sullivan 应文静 译／王晓川 审校

基础知识

■ 描述

免疫缺陷通常表现为宿主防御缺陷,少数表现为免疫调节功能异常,通常有先天性与获得性两类。

- 抗体缺陷:临床表现为典型病原窦肺感染。
- X 联锁无丙种球蛋白血症。
  - <6 个月起病,典型窦肺细菌性感染。
  - 免疫球蛋白减低,B 细胞、扁桃体缺如。
- 高 IgM 综合征:多种类型。
  - 婴儿期即有反复细菌感染;肺孢子菌感染;间歇性中性粒细胞减少。
  - IgG、IgE、IgA 降低,IgM 正常或增高。
- 常见变异性免疫缺陷(CVID)。
  - 反复细菌感染,多数在 20～30 岁起病(任何年龄均可发病)。

  - 免疫球蛋白水平及功能减低,常有自身免疫现象。
- IgA 缺陷。
  - 较常见的先天性免疫缺陷(1∶500),多无症状。
  - 任何年龄均可出现症状,典型窦肺感染、过敏性疾病、自身免疫性疾病及血制品过敏反应发生率增加。
- 婴幼儿暂时性低丙种球蛋白血症。
  - 免疫球蛋白产生发育延迟,功能正常,通常在 1～2 岁发育正常。
- T 细胞缺陷:通常临床表现为持续病毒感染或机会菌感染。
- 重症联合免疫缺陷(SCID)。
  - 难以清除的呼吸道病毒感染及慢性腹泻。
  - 发育迟缓,鹅口疮,卡氏肺囊虫肺炎。
  - 许多地区有 SCID 新生儿筛查,确诊病例尚无症状。

- 联合免疫缺陷。
  - 多种类型。
  - 表现为不同严重程度的感染、机会菌感染以及通常有自身免疫。
- 常染色体 22q11.21 缺失综合征。
  - 见 DiGeorge 综合征。
- 慢性皮肤黏膜念珠菌病。
  - 多种类型。
  - 其中一种为自身免疫性多发性内分泌病-念珠菌病-外胚层营养不良(APECED),与多发性内分泌及外胚层营养不良相关。
  - 另一类型与 T 细胞缺陷相似,婴儿期出现广泛反复念珠菌感染,其他感染少见。
- IPEX(X 连锁多内分泌腺病肠病伴免疫失调综合征)。
  - 肠道绒毛萎缩、T 细胞浸润引起的腹泻,内分泌腺的自身炎症反应。
  - 感染严重而自身炎症反应为主。

M

• 中性粒细胞缺陷临床表现为葡萄球菌、假单胞菌;非常见细菌及真菌感染。

- 新生儿自身免疫性中性粒细胞减少。
  ○ 儿童最常见中性粒细胞缺陷,通常在6~12个月发病。
  ○ 2岁左右恢复。
- 先天性中性粒细胞减少症。
  ○ 皮肤或窦肺感染。
  ○ 持续中性粒细胞数量减少或缺失。
  ○ 部分患者有周期为21天的中性粒细胞减少——周期性粒细胞减少症。
- 白细胞黏附缺陷。
  ○ 10%的患者脐带脱落延迟。
  ○ 最常见表现为反复皮肤溃疡及牙周炎。
  ○ 出现原发性腹膜炎。
- 慢性肉芽肿病(CGD)。
  ○ 常见反复皮肤脓肿,深部肝脏脓肿以及肺部感染。
  ○ 典型病原菌包括金黄色葡萄球菌、伯克霍尔德菌、沙雷菌、诺卡菌、分枝杆菌、曲霉菌及念珠菌。
  ○ 通常起病在1~3岁。
• 固有免疫信号分子缺陷表现为婴儿早期严重的细菌及病毒感染。
- IRAK4及MyD88缺陷。
  ○ 与葡萄球菌、链球菌及假单胞菌败血症或脑膜炎相关。
  ○ 亦有梭状芽胞杆菌感染。
- 单纯疱疹性脑炎与数个基因缺陷有关。
• 吞噬细胞激活缺陷。
- 一般认为与非典型分枝杆菌感染相关,沙门菌感染亦可见。
- 活检示肉芽肿形成不良。
• 补体缺陷。
- C5~C9缺陷与奈瑟菌属感染相关。
- C1、C2、C4缺陷则与狼疮及反复细菌感染相关。
- C3缺陷与肾小球性肾炎及反复严重感染相关。
- 补体调节蛋白缺陷与溶血性尿毒症综合征及遗传性血管性水肿相关。
• 免疫缺陷综合征。
- 共济失调毛细血管扩张症。
  ○ 新生儿期进行性小脑共济失调,5~15岁出现眼毛细血管扩张。
  ○ 反复窦肺感染;AFP升高、IgA及IgG2下降。
- WAS综合征。
  ○ 临床三联征为湿疹、血小板减少及反复感染。

○ 免疫球蛋白水平多变,疫苗反应差,血小板数量少体积小。
- 高IgE综合征。
  ○ 皮肤及肺反复感染,主要病原为金黄色葡萄球菌;肺部感染痊愈时多伴有肺膨出。
- X连锁淋巴细胞增殖综合征。
  ○ 4种主要表现及2种基因类型:急性EB病毒感染伴嗜血细胞现象,淋巴瘤、低丙种球蛋白血症及再生障碍性贫血。
  ○ 家族史是诊断关键。
- 白细胞异常色素减退综合征(Chediak-Higashi综合征)。
  ○ 色素减退,进行性神经病变以及反复感染;与嗜血细胞进展相关。
  ○ 中性粒细胞数量减少且胞内含大包涵体。
- 家族性嗜血细胞综合征。
  ○ 细胞毒性功能缺陷;表现为发热、全血细胞减少、肝脾大;通常年龄<5岁。
- 外胚层发育不良伴免疫缺陷。
  ○ 2种类型,变异型外胚层发育不良及变异型免疫缺陷,免疫球蛋白水平对疫苗反应多变。
  ○ 对分枝杆菌、肺囊虫及常见细菌等病原易感。
• 继发性免疫缺陷包括:
- HIV感染。
- 恶性肿瘤。
- 病毒抑制。
- 肾病综合征。
- 蛋白丢失性肠病。
- 营养不良。
- 药物治疗。
- 脾切除术后。

■ 流行病学

原发免疫缺陷病发病率范围从常见的1:600至罕见的1:1000000。
• 欧洲人IgA缺陷发病率为1:600。
• 常染色体22q11.2缺失综合征(DiGeorge综合征)发病率为1:3000。
• 常见变异性免疫缺陷病发病率为1:20000。
• 重症联合免疫缺陷病发病率为1:50000。
• 慢性肉芽肿病发病率为1:200000。

■ 危险因素

遗传学

• 免疫缺陷病通常为常染色体隐性异常,当然亦有例外。
• X连锁。
- 备解素缺乏、X连锁无丙种球蛋白血症、X

连锁高IgM、X连锁SCID、X连锁CGD、IPEX、WAS综合征、NEMO缺陷。以上这些均有常染色体隐性拟表型或见女性X链失活者。
• 常染色体显性:
- 高IgE综合征,染色体22q11.2缺失综合征,部分吞噬细胞激活缺陷。
• 多基因:
- IgA缺陷及CVID。

℞ 诊断

■ 鉴别诊断

• 由于反流或过敏所致反复感染如黏膜慢性炎症。
• 由于化疗或免疫抑制药物所致免疫低下。
• 营养不良。
• 合并病毒感染如EB病毒及巨细胞病毒。
• 抗癫痫药物及激素可致IgA缺陷或低丙种球蛋白血症。
• 先天性代谢异常。
• 染色体异常综合征。
• 蛋白丢失相关低丙种球蛋白血症。
• HIV感染。

■ 病史

• 问:家族史?
• 意义:X连锁缺陷病常见。
• 问:感染数量及持续时间?
• 意义:确定问题是偶发的还是频发的。
• 问:感染类型?
• 意义:皮肤感染多源于中性粒细胞问题,而同一部位反复感染多由于结构问题。机会致病菌感染则同时与中性粒细胞缺陷(通常指细菌与真菌)和T细胞缺陷(机会致病毒)有关。
• HIV高危因素。

■ 体格检查

检查应针对感染损伤器官、任何当前存在的感染、综合征的特点、自身免疫性疾病的迹象以及易受影响的免疫器官如肝脏和脾脏。

■ 诊断检查与说明

• 检验:IgG、IgA、IgM、IgE水平,对疫苗如白喉及破伤风的反应。
• 意义:反复典型病原的窦肺感染通常与抗体产生缺陷有关。
• 检验:评估T细胞产生及功能——T细胞

计数及淋巴细胞增殖试验。

• 意义：T 细胞缺陷通常表现为 T 细胞数量减少。

• 检验：评估中性粒细胞数量及功能——全血细胞分类检测、中性粒细胞形态学检测、呼吸爆发功能测定。

• 意义：中性粒细胞缺陷典型表现为皮肤脓肿、溃疡，或葡萄球菌和真菌的深部感染。

• 检验：特殊实验设计检测 toll 样受体信号复合物功能。

• 意义：可以检测固有免疫缺陷如 IRAK4、MyD88 及 NEMO 缺陷。

• 检验：CH50 检测。

• 意义：CH50 可以检测出大部分组分缺陷。旁路缺陷及调节蛋白缺陷需特殊检测方法。

• 检验：全血细胞分类检测，IgG、IgA 及 IgM 水平，白喉及破伤风滴度。

• 意义：在某些较难区分病毒或细菌感染的患者中，全血细胞分类检测，IgG、IgA 及 IgM 水平，白喉及破伤风滴度检测可以作为评估常见免疫缺陷病的方法。

 治疗

• 预防性抗感染治疗。
- 慢性皮肤黏膜念珠菌病。
- 高 IgE 综合征。
- CGD。

■ 其他治疗

一般措施

• 怀疑 SCID 者需保护性隔离，输注灭活巨细胞病毒或照射后血液制品，以及快速进行造血干细胞移植的评估。

• 免疫球蛋白替代治疗（静脉或皮下）。
- X 连锁无丙种球蛋白血症。

- 高 IgM 血症。
- CVID。

• 益生菌对抗生素相关性腹泻有效。

• 执行手卫生预防感染。

• 预防性抗生素治疗有益。

■ 手术与其他治疗

• 造血干细胞移植。
- SCID。
- WAS 综合征。
- X 连锁淋巴细胞增殖综合征。
- Chediak-Higashi 综合征。
- 家族性嗜血细胞综合征。
- 部分高 IgM 血症、CGD、吞噬细胞激活缺陷。

• 胸腺移植。
- 严重常染色体 22q11.2 缺失综合征（DiGeorge 综合征）。

后续治疗与护理

■ 预后

• 大部分抗体缺陷病预后较好。暂时性或进展性 IgG 及 IgG 亚类缺陷者均在 2 岁左右恢复。

• 部分 CVID 患者会发展为恶性肿瘤及自身免疫性疾病，并影响预后。

• 中性粒细胞缺陷患者的治疗仍不确定，大部分 CGD 患儿无法达到预期寿命。

• 轻症 T 细胞缺陷且没有发生自身免疫性疾病、恶性肿瘤及反复感染者，不进行骨髓移植可恢复良好。

■ 并发症

• 支气管扩张术。

• 耳聋。

• 自身免疫性疾病。

• T 细胞缺陷者可出现淋巴网状组织恶性肿瘤。

• 严重 T 细胞功能紊乱者接种病毒活疫苗可出现无法控制的病毒血症。

• 无丙种球蛋白血症患者口服脊灰疫苗后可出现脑膜脑炎。

疾病编码

ICD10

• D84.9 未特指的免疫缺陷。

• D80.9 抗体缺陷为主的未特指的免疫缺陷。

• D83.9 未特指的常见变异型免疫缺陷。

常见问题与解答

• 问：鹅口疮患儿需要评估吗？

• 答：儿童严重鹅口疮除外危险因素后应当进行 T 细胞功能异常、HIV 及慢性皮肤黏膜念珠菌病的筛查。除年长儿童外，中度或反复单纯鹅口疮者无需评估。

• 问：新生儿出生后 6 周脐带仍未脱落是否异常？需进行白细胞黏附缺陷评估吗？

• 答：6 周时完整的脐带无需进行评估。如临床高度怀疑，可进行全血细胞计数，明确是否存在中性粒细胞增多。

• 问：哪种免疫缺陷病表现为扁桃体及腺样体缺失？

• 答：X 连锁无丙种球蛋白血症及 X 连锁高 IgM 血症的男性患者。

• 问：哪种免疫缺陷病可出现无痛性脓肿？

• 答：高 IgE 综合征患者的脓肿为无痛性。

明显威胁生命事件 Apparent Life-Threatening Event

Craig DeWolfe 刘静 译 / 陆国平 审校

基础知识

■ 描述

• 明显威胁生命事件（ALTE）：是指某件令观察者害怕的事件，有以下一些特征。

- 呼吸暂停：中枢或者偶然发生阻塞。

- 肤色的改变：通常是发绀或面色苍白，但偶尔会出现红斑或皮肤发红。

- 肌张力的显著改变：通常出现跛行。

- 哽咽或不能说话。

• ALTE 描述了一个表现而不是一个诊断，因此需追溯病因。

■ 病因

• 43% 的健康足月新生儿在生后 3 个月内有过至少一次长达 20 s 的呼吸暂停。

• 5.3% 的父母看到过孩子出现呼吸暂停。

• 0.2%～0.9% 的婴儿因发生呼吸暂停而至医院就诊。

■ 危险因素

• 胎龄小于 34 周的早产儿发生呼吸暂停的概率更高：

- 在孕后期 43 周问题会改善。

• 早产儿、多种威胁生命事件、涉嫌虐待儿童，导致未来发生不良事件的风险更大，或者潜在的更严重诊断。

▪ 病理生理

• 因为存在许多潜在的表现与基础诊断，所以并没有统一的病理生理表现。

- 中枢性呼吸暂停：从脑干沿着下行神经肌肉通路所传导的呼吸信号被扰乱。例如：
  ○ 脑外伤。
  ○ 先天性中枢性低通气综合征。
- 阻塞性呼吸暂停：神经肌肉的呼吸信号传导被阻塞的气道所干扰。例如：
  ○ 上呼吸道感染。
  ○ 皮埃尔·罗班（Pierre Robin）综合征。
- 混合性呼吸暂停：同时存在中枢性及阻塞性呼吸暂停。例如：
  ○ 摄入镇静药物的喉软骨软化症患者。
  ○ 患病毒性上呼吸道感染的早产儿。
- 低氧合或血液分流所致的肤色改变。例如：
  ○ 发绀型心脏病。
  ○ 肢端青紫症。
- 由于中枢或自主神经系统受破坏所致的肌张力改变。例如：
  ○ 惊厥。
  ○ 屏气发作。
- 哽咽或不能说话：气道受刺激后的保护性反射。

🅍 诊断

> **注意**
> ALTE 是一系列的症状表现而不是一个疾病诊断。儿科医生应该试图去寻找潜在病因以解释一系列表现。

▪ 病史

目击者全面完整地描述事件可回答或有助于发现以下问题：

• 出现呼吸暂停：
- 呼吸暂停的不同类型提示不同病因：
  ○ 阻塞性呼吸暂停的症状。
  ○ 中枢性呼吸暂停的症状。
- 呼吸暂停持续时间可能提示严重程度：如果不伴有其他症状如发绀，<20 s 的中枢性呼吸暂停可能是生理性的。
• 肤色的变化以及分布：
- 口周或周围性发绀不提示缺氧，除非合并

中枢性发绀。
- 呼吸暂停持续时间可能提示严重程度：如果不伴有其他症状如发绀，<20 s 的中枢性呼吸暂停可能是生理性的。
- 面部、口唇或躯干变为蓝色或紫色提示中枢性发绀。
• 肌张力的变化、震颤和（或）眼睛凝视可能提示发生惊厥。
• 如果嘴里有食物或牛奶建议吸引。
• 疲累或喂养时出汗提示可能存在心脏问题。
• 鼻炎可能提示上呼吸道或下呼吸道感染。
• 发热可能提示存在感染性疾病。
• 外伤史可能提示存在颅内出血。
• ALTE 发生前的警觉状态可能提示睡眠呼吸暂停。
• 目击者们陈述的不一致可能提示非意外伤害。
• 需要复苏的情形可能提示情况危急或者需要指导。
• 患儿目前的状况和（或）需要到达基线的时间：可能提示持续变化的状况和（或）发作期。
• 事件发生的地点和患儿的体位（例如侧卧、俯卧）。
• 服用药物或哺乳期母亲服用药物。
• 早产儿。
• 既往有明确 ALTE 病史。
• ALTE 家族史、婴儿猝死综合征或突发的非预期死亡。

▪ 体格检查

• 如果家长检查正常，持续的异常体征可能提示变化的和（或）潜在的情况，这需要区别对待。
- 觉醒。
- 生命体征。
- 外伤的迹象：
  ○ 易激惹。
  ○ 囟门膨隆。
  ○ 瞳孔反应，结膜、视网膜出血。
  ○ 瘀伤或者出血。
- 持续的呼吸紊乱征象。
- 心脏节律、杂音提示心律不齐或者发绀型心脏病。
- 神经系统检查。
• 注意喂养的情况。

> **注意**
> 多次发生 ALTE；每次发作的差异；ALTE、

婴儿猝死或者非预期死亡的家族史；家长呼叫急救服务；无法解释的面部瘀伤或出血；以及在体检过程中所表现出的易激惹等，可作为全面评估是否存在虐待儿童的依据。

▪ 诊断检查与说明

• 常规的检测可能对看起来良好的患者帮助不大，对特殊的诊断没有指导价值。
• 除了不舒适、不方便、危险、各种检查花费昂贵之外，许多无差别的筛查试验可能影响结果的可信度，以及造成一系列不合适和不必要的检查。

实验室检查
• 如果病史和（或）体格检查提示必要，需做：
- 基础代谢检验。
- 血培养。
- 脑脊液检查和（或）培养。
- 全血细胞计数。
- 血乳酸水平。
- 新生儿代谢筛查。
- 尿液分析和（或）培养。
- 静脉血气分析。
- 病毒研究。

影像学检查
• 如果病史和（或）体格检查提示必要，需做：
- 气道成像。
- 胃肠道造影成像。
- 胸片。
- 头颅 CT。
- 同位素扫描。

其他检查
• 一项研究显示虽然 89% 的 ALTE 患者存在胃食管反流的影像学依据，但有一半患者有比临床表现更符合的其他诊断。
• 如果病史和（或）体格检查提示必要，需做：
- 气道重建。
- 眼底散瞳检查。
- 心电图。
- 脑电图。
- 四肢血压测量。
- pH 探针。
- 睡眠监测。

▪ 鉴别诊断

可能涉及的系统发生频率以百分率表示。
• 消化系统：34%。

- 疝气。
- 吞咽困难。
- 食管功能障碍。
- 胃肠炎。
- 胃食管反流。
- 外科急腹症。
- 神经系统:17%。
- 早产儿的呼吸暂停。
- 脑肿瘤。
- 中枢性低通气综合征(温蒂妮的诅咒)。
- 先天下脑干畸形。
- 脑外伤(颅内出血、蛛网膜下出血)。
- 脑积水。
- 脑膜炎和脑炎。
- 神经肌肉疾病。
- 惊厥。
- 血管迷走神经反应。
- 呼吸系统:11%。
- 肺炎。
- 异物。
- 其他下呼吸道、上呼吸道感染。
- 反应性气道疾病。
- 呼吸道合胞病毒感染。
- 百日咳。
- 耳鼻喉:4%。
- 喉软骨软化病或气管软化。
- 气道狭窄或阻塞。
- 阻塞性睡眠呼吸暂停。
- 心血管系统:1%。
- 心律失常、长 QT 间期综合征。
- 心肌疾病。
- 先天性心脏病。
- 心肌炎。
- 代谢或内分泌系统:1%。
- 电解质紊乱。
- 低血糖。
- 先天性代谢缺陷。
- 其他感染性疾病:2%。
- 脓毒症。

- 泌尿道感染。
- 其他:6%。
- 贫血。
- 屏气发作。
- 哽咽。
- 药物或毒性反应。
- 低体温。
- 生理反应(呼吸间歇,手足发绀)。
- 意外窒息。
- 特发的或婴儿期呼吸暂停:23%。

 治疗

■ **住院事项**

- 如果患者一般情况良好,所呈现的表现有一个自限性诊断可以解释,那么住院治疗是不必要的。入院指征包括以下几点:
- 小于 45 周的新生儿。
- 多个明显威胁生命事件发生。
- 怀疑存在虐待儿童。
- 如果住院,需要应用心电监护仪测量血氧饱和度。
- 症状持续存在的患者管理需要基于基础诊断。

后续治疗与护理

- 所有患者应该提供以下预期指南:
- 安全的睡眠指导以及其他婴儿猝死综合征的预防技术。
- CPR 概述。

■ **随访推荐**

再次发生应及时复诊。

■ **预后**

- 发病率和死亡率的研究通常是不完善的和自相矛盾的。预后报道的不一致性反映了研究设计的差异(例如患者纳入标准、定义,以及随访时间等)。

- 研究报道的死亡率在 0~6%。
- 没有足够的数据去评估事件的危险度或者无症状患者的潜在诊断。
- 那些没有潜在严重诊断的、没有后续事件的、出院患者没有受到影响。

疾病编码

ICD10

- R68.13 明显威胁生命事件(ALTE)。
- P28.4 其他新生儿呼吸暂停。
- R23.0 发绀。

常见问题与解答

- 问:ALTE 与 SIDS 之间的关系?
- 答:ALTE 和 SIDS 之间没有明确的关系。"幸免于婴儿猝死综合征"和"摇篮死亡"这样的名称应该摒弃。4%~13% 诊断为 SIDS 的患儿有呼吸暂停的病史,比正常对照组仅仅高出一个百分点。"回到睡眠"训练营大幅度降低了 SIDS 的发病率,但对 ALTE 的发生没有改善。
- 问:在 ALTE 中家庭监护起了什么样的作用?
- 答:家庭监护仪并没有降低 ALTE 患者的死亡率。事实上,有证据表明照看者可能因此增加焦虑、抑郁以及敌对,进而导致更严重的结局。美国儿科学会建议对于已知的不稳定气道、异常的呼吸控制或者慢性肺部疾病应用家庭监护仪。
- 问:为什么没有针对 ALTE 患儿评估以及管理的指南?
- 答:没有关于初发患儿诊断和治疗的大样本研究,没有研究在样本量足够大时比较在初始报告者中的诊断和治疗技术。未来 ALTE 的研究可通过应用能区分患病人群的定义来实施。

磨牙症 Bruxism

Anupama R. Tate · Karen R. Fratatoni 刘春雪 译/冯菁菁 审校

 基础知识

■ **描述**

- 磨牙症定义为无意识的牙齿间习惯性、非

功能、强有力地接触。这些牙齿运动包括过度研磨、牙齿紧咬或者摩擦。

- 其他非功能性(或"功能异常")的口腔习惯包括:非正常性咀嚼、吞咽或者讲话,如咬

笔,指甲、脸颊或嘴唇。

- 夜间磨牙症应与日间清醒时的磨牙症相区分。
- 夜间磨牙的研磨声较响亮,而清醒时的磨

牙症在牙齿咬紧时很少甚至不会发出响声。

■ **流行病学**

• 磨牙症可发生在任何年龄,但在儿童早期最多见,随年龄增长发病率有下降趋势。

• 婴儿通常在乳牙大量萌出时磨牙。

• 磨牙症状可能表现为暂时或间歇性出现,这会造成诊断困难。

• 近期系统综述中报道,磨牙症的发病率不具性别差异,但是既往有研究提示女孩较男孩更易受影响。

• 一些研究表明在发育障碍、唐氏综合征、睡眠障碍和孤独症的儿童中磨牙症发生率更高。

• 磨牙症的基因学机制尚不清楚。据患者自述,夜间磨牙症患儿中有 20%～50% 的直系亲属在儿童期也存在磨牙现象。

患病率

文献报道,儿童磨牙症的患病率差异很大,4%～40% 不等。随年龄增长,患病呈下降趋势。夜间磨牙现象到 9～10 岁时逐渐减少。

■ **病因**

确切病因尚未可知,可能是多种因素导致,包括病理生理、心理或形态学因素。

• 清醒磨牙症通常与心理社会因素和精神病理性症状相关性更大。

• 牙齿因素(目前的证据显示这种因素只占一小部分,小于 10%):

– 咬合不良,包括咬合不正,即牙齿无法平滑地交错咬合。

– 牙体修复(如填充物或牙冠)。

– 口腔疼痛刺激(如尖牙尖端)。

– 出牙。

• 心理因素:

– 神经紧张(与压力、愤怒和攻击性有关)。

– 人格障碍。

– 创伤后应激障碍。

• 常见的全身性因素:

– 睡眠时相间的转换。

– 睡眠呼吸障碍。

– 打鼾和睡眠呼吸暂停。

– 扁桃体、腺样体肥大。

– 神经发育障碍(如脑瘫)。

– 脑损伤。

– 多动和注意缺陷障碍。

• 其他可能因素:

– 哮喘。

– 过敏。

– 鼻塞。

– 二手烟暴露。

– 药物(安非他明;抗抑郁药,尤其是血清素再摄取抑制剂)。

诊断

• 牙齿:

– 牙面磨损,磨损面积。

– 偶见乳牙严重磨损,罕见牙髓、牙神经损伤。

– 牙松动。

– 牙周疾病进行性发展(牙龈炎症、退行性变、牙槽骨缺损)。

– 疼痛或过敏。

• 头和颈部肌肉的症状,常见于紧邻内侧翼状肌和咬肌的翼外肌。

– 疼痛。

– 破伤风。

– 痉挛。

• 频繁发作的头痛或偏头痛。

• 异睡症。

• 颞颌关节(TMJ)障碍:

– 症状(疼痛,咯嚓声,张、闭口时有"咯咯"响声)。

– 下颌运动受限。

■ **鉴别诊断**

• 牙侵蚀症。

• 药物反应。

• 胃食管反流。

• 惊厥。

• 睡眠障碍。

• 压力。

治疗

■ **药物治疗**

• 对症治疗:镇静或消炎药(如布洛芬)。

• 非常用药:

– 肌松药。

– 轻度抗焦虑药:适用于焦虑导致的磨牙症。

■ **一般措施**

• 儿童磨牙症通常是由于牙齿过度生长导致,无需特殊治疗。

• 当治疗不可避免时,最好在多学科团队协作下进行,其中应包括牙科医生。

• 患者和家庭教育:确保磨牙症本身没有成为一个重大问题,给儿童增加不必要的压力。

• 塑料或乙烯类牙套(确保不妨碍牙齿的正常生长和发育)。

• 压力咨询:

– 识别和舒缓压力。

– 冥想。

– 音乐疗法。

– 生物反馈训练。

– 按摩和(或)针灸。

• 咨询、心理疗法:

– 催眠。

其他治疗

• 不常用:

– 咬合调整(选择性地磨合牙齿以达到平衡咬合):该方法尚未得到循证依据支持。由于没有充分的数据证明有效性,应避免这种不可逆的治疗方法。

– 扁桃体切除和腺样体切除。

■ **补充与替代疗法**

• 肌肉或颞颌关节热敷。

• 限制受影响的肌肉活动(如"不能张口太大""小口小口咬""避免咀嚼口香糖")可能会有助于减轻 TMJ 症状。

■ **住院事项**

• 不建议对住院儿童进行磨牙症治疗。

• 若发现对恒牙或牙周组织造成损害时,应进行治疗。

• 对于有严重自残病史的神经系统损伤的患者,牙垫或口腔护具可以起到保护作用。对于慢性咀嚼的患者需要佩戴适用的口腔护具,并需配以深度镇静或一般麻醉。需要权衡这些措施的利弊。

后续治疗与护理

■ **随访建议**

患者监测

即使没有任何治疗,大部分患儿的磨牙症状也会消失。监测可能存在的牙齿问题;如果磨牙症损伤了恒牙和(或)牙周组织,那么就需要治疗。

■ **预后**

• 目前还没有证据证明儿童期磨牙症将持续至成年。

• 学前期和学龄期儿童:

– 确保所有儿童在 1 岁时都已建立牙科档案。

- 即使没有治疗干预,通常磨牙症状也会消失。
- 相关问题罕见。
- 监测相关情况。
- 青少年:
- 经过治疗性的干预后预后通常更好。
- 相关问题(如牙齿磨损,肌肉的、TMJ 的症状)同样需要治疗。
- 有特殊需要的儿童。
- 长期预后不良。
- 昏迷儿童、脑外伤儿童或神经损伤的儿童可以使用预制咬合块,或者少数情况下佩戴合适的口腔护具来减少对嘴唇或舌头的伤害。口内注射 A 型肉毒素可以缓解痉挛症状。

 疾病编码

ICD10

- F45.8 其他躯体形式障碍。
- G47.63 睡眠相关磨牙症。

 常见问题与解答

- 问:学前期儿童的夜间磨牙应如何管理?
- 答:大部分患儿的磨牙症不需要任何治疗也会消失。考虑到治疗方式仍存在争议,当给予以下建议时需要谨慎对待:建议磨牙患儿不采取任何治疗或者告诉家长该症状是很常见的,或者告诉家长磨牙症状会随着年

龄增加改善。
- 问:儿童磨牙症会导致恒牙损害或颞颌关节障碍吗?
- 答:目前没有证据证明儿童期的磨牙症会造成在青春期及以后产生上述障碍。
- 问:对于合并打鼾或扁桃体、腺样体肥大的儿童磨牙症应如何管理治疗?
- 答:研究表明对于合并扁桃体肥大和睡眠呼吸暂停的儿童,磨牙的发生率更高;当腺样体扁桃体切除后磨牙的发生率降低。没有合并其他上呼吸道阻塞的单纯磨牙,目前不建议进行腺样体扁桃体切除术。医生需要评估上呼吸道阻塞患儿的磨牙症状,需要干预时要给出建议。

母乳性黄疸和母乳喂养性黄疸 Breast Milk and Breastfeeding Jaundice

Jennifer A. F. Tender · Sahira Long 戴仪 译/曹云 审校

 基础知识

■ 描述

与母乳喂养相关的高间接胆红素血症分为三大类:
- 生理性黄疸:生后 1～7 天出现,生后 3～5 天达高峰。
- 母乳喂养性黄疸(BFJ):表现为生理性黄疸加重,与母乳摄入不足有关。
- 母乳性黄疸(BMJ):见于母乳喂养、生长发育良好的婴儿,多在生后 1～12 周出现。

■ 流行病学

发病率
- 生理性黄疸:占所有婴儿的 40%～60%。
- 母乳喂养性黄疸(BFJ):在母乳喂养的婴儿中占 10%。
- 母乳性黄疸(BMJ):在母乳喂养的婴儿中与 0.5%～2%。

■ 危险因素
- 出生后 24 h 内出现黄疸(病理性黄疸)。
- 出院前总胆红素水平升高。
- 母婴血型不合。
- 葡萄糖-6-磷酸脱氢酶(G-6-PD)缺乏症。
- 出生胎龄<36 周。
- 有同胞接受光疗退黄的病史。

- 头颅血肿或皮肤淤斑。
- 纯母乳喂养。
- 东亚人种。

■ 病理生理

- 正常胆红素代谢:胆红素来源于血红蛋白降解产物。未结合胆红素与清蛋白结合后转运至肝脏,在肝脏尿苷二磷酸葡糖醛酸转移酶(UGT1A1)的作用下转变为结合胆红素。结合胆红素通过胆道系统转运至小肠,通过大便排出。如果排便延迟,结合胆红素在肠道酶的作用下重新转变为未结合胆红素,通过门静脉系统回到肝脏,称为胆红素的肠肝循环。
- 生理性黄疸:新生儿胆红素水平升高的原因有:
- 红细胞压积和红细胞数量增加。
- 红细胞寿命短导致溶血增加。
- 肝脏 UGT1A1 酶活性低,胆红素肠肝循环增加导致胆红素排泄减少。
- 母乳喂养性黄疸:由于缺乏有效的母乳喂养导致母乳及热量摄入不足,导致大便排出减少,胆红素肠肝循环增加。患儿通常有脱水的表现。
- 母乳性黄疸:机制不清。可能为母乳中某种因子抑制肝脏 UGT1A1 酶活性。东亚人种母乳性黄疸发病率高,与该人群易发生 UGT1A1 基因突变及体重下降有关。

 诊断

■ 病史

- 母乳喂养性黄疸:
- 体重下降:生理性体重下降不应超过出生体重的 8%。通常在生后 4～5 天,母亲有足量的母乳供给后,新生儿体重增加应达到 15～30 g/d。
- 母乳喂养的频率和持续时间:母乳喂养的婴儿每天至少进食 8～12 次。
- 母乳喂养时乳头疼痛提示无效吸吮,并且影响乳汁分泌。
- 24 h 内排尿次数:新生儿出生后每天排尿次数与日龄一致,如生后第一天至少排一次尿,生后第二天至少排两次尿,直至生后 4～5 天,母乳分泌增多后每天排尿至少 6 次。
- 排便:胎便通常在生后 4～5 天排完,转为黄色糊状大便。每天通常排黄色大便 3～4 次。
- 母亲因素影响母乳分泌:既往乳房手术病史,甲状腺功能减低症,胎盘滞留,乳腺组织不足,服用特殊药物,肥胖,不孕症。
- 母乳性黄疸:
- 生长发育良好,吃奶好,每天体重增加达 15～30 g。
- 有新生儿黄疸的家族史。可能提示存在一定的遗传因素。

M

- 排除其他导致病理性黄疸的因素：
- 出生 24 h 内出现黄疸。
- 高结合胆红素血症。
- 筛查母亲血型以明确有无母婴 Rh 或 ABO 血型不合。
- 遗传性溶血性疾病（如遗传性球形红细胞增多症）。询问有无严重新生儿期黄疸、贫血、脾切除等家族史。
- 感染：母亲 B 族溶血性链球菌（GBS）感染，母亲绒毛膜羊膜炎或产时发热病史，胎膜早破时间延长，新生儿发热（直肠温度≥38 ℃），新生儿纳差、嗜睡、激惹。

■ 体格检查

- 婴儿：
- 一般情况：出生后一周内消瘦、生长发育不佳通常为母乳喂养性黄疸。有活力、生长发育良好者通常为母乳性黄疸。病态外观、呻吟、气促、嗜睡或激惹、食欲差的新生儿需评估有无感染。嗜睡的患儿通常有脱水体征。
- 黏膜：脱水时黏膜干燥。
- 皮肤：黄疸通常由头面部开始向四肢、手足扩散，但是目测胆红素水平不准确。肤色深的婴儿很难通过目测判断黄疸严重程度。
- 头颅血肿和皮肤淤斑会导致红细胞破坏增加。
- 腹部体征：肝脾肿大常提示代谢性因素或溶血性因素或胆道梗阻。腹胀可能由于肠梗阻所致。
- 直接观察喂养很关键：
- 有效吸吮时需嘴唇外翻，口张开，成 180°角，尽可能将大部分乳晕含于口中，下颌有规律地运动，吸吮、吞咽、呼吸协调，新生儿的嘴里能看到乳汁。

■ 诊断检查与说明

实验室检查
- 母亲均需筛查血型。O 型或 Rh 阴性血型母亲所生新生儿需筛查脐血血型或 Coombs 试验以除外血型不合溶血病。发生血型不合溶血病的新生儿发生核黄疸的风险高，需早期干预。
- 所有新生儿需在出院前筛查血清总胆红素或经皮胆红素水平：
- 根据小时/天的日龄和有无危险因素（血型不合、早产、疾病状态）评估胆红素水平。根据美国儿科学会（AAP）颁发的胆红素光疗曲线（www.bilitool.com）评估是否需干预。
- 通常，对没有危险因素、外表健康、轻度黄疸的母乳喂养婴儿无需过多的实验室检查。

然而，母乳喂养性黄疸和母乳性黄疸均需排除其他导致黄疸的原因才能诊断。根据临床表现进行以下实验室检查：
- 结合和未结合（直接/间接）胆红素水平需结合年龄和危险因素进行解释：
- 有助于指导治疗。
- 出生后 24 h 内出现的黄疸均需检查。
- 黄疸延迟消退的婴儿需检查。
- 结合或直接胆红素：升高（＞1 mg/dl 或超过总胆红素 10%）提示感染、胆道梗阻性疾病、胆汁淤积、代谢性疾病或严重溶血。
- 血常规和外周血涂片：
- 明确有无红细胞增多或贫血。
- 外周血涂片有助于溶血的诊断。
- 红细胞压积降低可能提示持续出血或溶血。
- 平均红细胞血红蛋白浓度（MCHC）＞36.0 g/dl 可能提示遗传性球形红细胞增多症。
- 白细胞计数异常可能提示感染。
- G-6-PD 定量试验：
- G-6-PD 缺乏症与其他溶血性疾病相比出现黄疸时间较晚，可增加发生核黄疸的风险。
- 如有脱水，需注意电解质（尤其血钠）。

■ 鉴别诊断

- 胆红素生成增加：
- 血液系统疾病：
- ABO 或 Rh 血型不合溶血病。
- 红细胞酶缺陷（如 G-6-PD 缺乏症）。
- 红细胞膜缺陷（如遗传性球形红细胞增多症）。
- 红细胞增多症。
- 胆红素结合障碍：
- Gilbert 综合征。
- Crigler-Najjar 综合征。
- 胆红素排泄减少：
- 胆道梗阻。
- 胆道闭锁。
- 胆总管囊肿。
- Dubin-Johnson 综合征。
- Rotor 综合征。
- 肠梗阻：
- 胎粪性肠梗阻。
- 先天性巨结肠。
- 先天性：家族性暂时性新生儿高胆红素血症。
- 代谢性疾病：
- 甲状腺功能减低症。

- 半乳糖血症。
- 其他原因：
- 脱水。
- 败血症。
- 头颅血肿。
- 母亲使用催产素。

治疗

- 母乳喂养性黄疸：
- 评估和增加母乳摄入。评估母乳喂养时新生儿头含接情况、体位以及是否为有效吸吮。必要时咨询母乳喂养师。
- 增加有效母乳喂养的频率，每 24 h 8～12 次。
- 必要时补充配方奶、泵出的母乳或捐赠母乳。
- 对于健康足月新生儿，根据出生小时龄、胎龄及有无神经毒性危险因素，如果胆红素水平超过美国 AAP 指南推荐的光疗标准，则进行光疗退黄。
- 光疗本身会加重脱水症状，因此需密切监测脱水情况。
- 如果达到 AAP 指南换血阈值，则在光疗的同时进行部分换血治疗：
- 换血阈值指足月健康新生儿出生后 25～48 h 内血清总胆红素＞19～22 mg/dl，≥48 h 后血清总胆红素＞22～25 mg/dl。
- 如果血清总胆红素水平接近阈值水平可选择家庭光疗。家庭光疗可减少对母乳喂养的干扰。
- 密切检测胆红素水平直到降至可接受范围。停止光疗后需监测胆红素水平注意反跳。
- 母乳性黄疸：
- 除外其他导致黄疸的原因后临床密切观察。
- 鼓励和支持母乳喂养。
- 如胆红素水平≥20 mg/dl，可停止母乳喂养 24 h（期间母亲需持续泵奶）。停母乳 24 h 后胆红素水平可下降 3 mg/dl。

后续治疗与护理

■ 随访推荐
- 所有新生儿需在产院出院后 2～3 天进行随访，如果存在发生高胆红素血症的危险因素需提早随访时间。需测量体重，进行体格检查，评估脱水情况及观察喂养情况。根据临床判断决定是否检查血清总胆红素水平。
- 如果存在母乳摄入不足或出现黄疸，则在

1～2 天后继续密切随访。

• 家庭教育:指导母亲进行有效的母乳喂养,并指导其观察婴儿是否摄入足够母乳,有无脱水、疾病和出现黄疸等情况。

• 晚期早产儿或近足月儿由于母乳喂养摄入不足风险增加,因此需密切监测黄疸程度。

• 目测黄疸可能不准确。随访时应采用客观评估手段(如血清总胆红素或经皮胆红素)。

■ 住院事项

若母乳喂养的新生儿因黄疸住院,尽可能鼓励继续母乳喂养。对于母乳摄入不足导致黄疸的新生儿,请母乳喂养师评估母乳摄入不足的原因,并指导正确的母乳喂养。提供医院级别的双电动泵乳器增加泌乳。

■ 并发症

• 核黄疸(胆红素脑病):

- 急性期症状:嗜睡、肌张力减低、角弓反张、惊厥、哭声高尖。

- 慢性期症状:听力损失、眼球凝视、脑瘫、认知障碍。

• 不必要的母乳喂养中断。

• 父母及护理人员焦虑。

 疾病编码

ICD10

• P59.3 新生儿黄疸,母乳存在抑制因子。
• P59.8 新生儿黄疸,其他原因所致。
• P59.9 新生儿黄疸,无特定原因。

❓ 常见问题与解答

• 问:黄疸会不会造成儿童发育或神经系统的问题?

• 答:如果高胆红素血症得到适当监测并及时治疗,一般不会影响发育。

• 问:如何避免母乳喂养性黄疸?

• 答:早期、频繁、有效的母乳喂养(每 24 h 至少 8～12 次)能减少发生母乳喂养性黄疸的风险。除非专业人员建议,不要提供配方奶喂养。如果母乳喂养时乳头疼痛或婴儿不能有效含接乳头并有效吸吮,建议咨询专业的母乳喂养师。

• 问:如果孩子发生黄疸,需要停止母乳喂养吗?

• 答:如果是母乳喂养性黄疸,增加有效母乳喂养的次数,并咨询母乳喂养师。如果是母乳性黄疸,暂时性中断母乳喂养,可降低血清总胆红素水平;但必须在总胆红素水平 ≥20 mg/dl 时考虑,同时予以配方奶喂养并进行光疗退黄治疗。

母乳喂养 Breastfeeding

Jennifer A. F. Tender · Sahira Long 刘春雪 译／冯菁菁 审校

 基础知识

■ 描述

美国儿科学会(AAP)、世界卫生组织(WHO)、美国外科医生总会和其他重要医学组织一致认为母乳是婴儿最佳营养来源。

■ 生理

• 母乳的产生:

- 乳生成Ⅰ:乳汁大约在产前 16 周开始生成。

- 乳生成Ⅱ:阴道分娩后 2～3 天乳汁开始大量分泌。胎盘剥出和孕激素水平的下降启动了激素调节。

- 乳生成Ⅲ:成熟母乳产生(维持)依靠自分泌(局部)的控制。母乳的排出量会影响乳汁的产量。如果乳汁没有及时排出,一种蛋白(泌乳反馈抑制剂)开始积累并抑制催乳素的释放。

- 刺激乳头促使垂体前叶释放催乳素,从而促使乳汁分泌到腺泡腔内。

- 脑垂体后叶释放的催产素促使乳汁排到乳管内(射乳反射)。

- 生理性刺激乳房或精神刺激(如听到宝宝哭)会激发泌乳。

• 母乳的成分:

- 除了脂肪酸和水溶性维生素的含量以外,母乳成分在很大程度上不依赖于孕妇饮食。

- 初乳含有大量免疫保护性的分泌性免疫球蛋白 A,乳铁蛋白可以促进胎粪排出,并帮助保护性双歧杆菌的定植。

- 乳清蛋白/酪蛋白的值高。

- 在喂养过程中乳汁的成分会发生变化。后乳和晚上分泌的乳汁含有更多的脂肪和热量。

• 不能母乳喂养的风险:

- 儿童方面:增加新生儿生后的死亡风险;同时也会增加早产儿罹患肠胃炎、坏死性小肠结肠炎的风险;增加罹患以下一些疾病的风险:下呼吸道感染,急性中耳炎,细菌性脑膜炎,肥胖,婴儿猝死综合征(SIDS),哮喘,白血病和 2 型糖尿病。

- 母亲方面:增加罹患卵巢癌和乳腺癌以及心血管疾病和产后出血的风险;会导致月经提前出现,不利于避孕。

- 家庭方面:花费增加,需要占用更多的工作时间来照顾生病的儿童。

- 社会方面:每年至少增加 130 亿(美元)与儿童疾病相关的费用,来解决增加的各种儿童疾病问题。

■ 流行病学

母乳喂养率

• 根据 2013 年疾病预防与控制中心的数据,在美国,有 79% 的婴儿生后被给予母乳喂养。

• 在 3 月龄时有 41% 的婴儿被给予纯母乳喂养。

• 在 6 个月龄时,有 49% 的婴儿被给予混合喂养,16% 的婴儿被给予纯母乳喂养。

• 在 12 月龄时,有 27% 的婴儿被给予混合喂养。

• 母乳喂养会因种族和经济条件的不同产生,非洲籍美国女性和贫困地区的女性母乳喂养率偏低。

■ 危险因素

• 母乳喂养禁忌证:

- 婴儿有典型的半乳糖血症。

- 母亲因素:

○ 艾滋病(在工业化国家)。

○ 使用非法药品。

○ 活动性、未治疗的肺结核。

○ 乳房单纯疱疹病毒感染。

○ 人类嗜 T 细胞病毒Ⅰ型或Ⅱ型阳性。

- 放射性物质暴露,导致乳汁中含有放射性成分。
- 使用某些药物,如细胞毒性药物。
- 影响母乳喂养的因素,婴儿方面:
- 早产。
- 低出生体重。
- 肌张力低。
- 唇裂或腭裂。
- 舌系带过短。
- 影响母乳喂养的因素,母亲方面:
- 乳房手术病史。
- 乳房外形畸形(腺体不足)。
- 乳头内陷。
- 服用抑制泌乳的药物。
- 内分泌疾病:不孕、甲状腺功能减退、多囊卵巢、胎盘滞留、希恩综合征、肥胖。
- 导致提前结束母乳喂养的常见原因:
- 奶水不足。
- 婴儿含衔乳头有困难,乳头疼痛。
- 重返工作岗位或上学。

诊断

病史

- 曾有母乳喂养经历。
- 曾进行乳房手术。
- 孕期有隆胸。
- 喂养的频率和持续时间:
- 在出生后的前几周内每天喂奶大于 8~12 次,每次喂奶间隔不超过 4 h。
- 新生儿从开始吸吮到把母乳吸空通常至少 8~10 min。
- 摄入足够母乳的信号:
- 容量充足:生后初期有时候 1 天只有 1 块较湿的尿布,到了大约第 4 天,母乳渐渐增多后,每天至少要换 6 块尿布。
- 营养充足:生后第 4 天,宝宝的粪便从胎粪(墨绿色)过渡到黄色大便。在婴儿生后 1 月龄时,大便状态常会发生改变,通常每天排便至少 3~4 次,而有些婴儿可能每 3~7 天才排便一次。
- 如果母乳在宝宝生后第 4 或 5 天才出现,可能导致婴儿体重减轻高达 8%。
- 婴儿应每天增加体重 15~30 g,直至生后 10~14 天恢复到出生时体重。
- WHO 生长曲线很好地记录了母乳喂养儿的典型生长情况。
- 乳房、乳头疼痛:首先母亲会感到不适,但是这也不能阻碍母乳喂养。最常见导致疼痛的原因是婴儿口含乳头不良,其他原因包括乳头念珠菌感染或乳腺炎。

体格检查

- 直接观察母乳喂养过程是至关重要的:
- 检查婴儿口咽部有无鹅口疮、舌系带过短或口腔结构异常。
- 检查母亲乳房是否有瘢痕(在手术前)、乳头内陷、红斑(有可能是假丝酵母菌感染)或破裂(口含乳头不良导致)。
- 婴儿饥饿的表现:觅食反射、吧唧嘴以及吸吮样动作是饥饿的早期信号,而哭闹则是晚期信号。
- 母亲应该保持舒适的体位,挺直上半身。
- 两种喂奶方式:
- 婴儿主导的:母亲半卧位,让婴儿的头保持在乳房的高度,婴儿可以含住乳头。
- 母亲主导的:
  - 交叉摇篮式抱法:简单可视的喂养方式。母亲怀抱着宝宝,将宝宝的嘴巴对着哺乳那侧的乳房,用臂弯支撑住宝宝的颈后部,然后把宝宝放到同乳房高度,另一只手拖住并按压乳房。宝宝的耳朵、肩和臀保持在一条直线上。
  - 其他姿势包括摇篮式、抱橄榄球式(football)及侧卧。
- 有效的含乳方式是把母乳的乳头碰触宝宝的鼻子或上嘴唇,等待宝宝张大嘴。母亲把婴儿抱到乳房的高度,用拇指按压乳房,拇指的位置靠近婴儿的鼻子,并平行于婴儿上嘴唇。
- 保证含衔乳头的方式正确:嘴唇应外翻,口张大达 180°,让婴儿的嘴含住尽可能多的乳晕,且上乳晕显露的比下乳晕多。婴儿吸吮后,母亲的乳头不该变形。
- 良好喂奶方式的表现:婴儿放松,哺乳之后乳房空虚,婴儿下颌运动幅度较大,吸吮、吞咽、呼吸都很有规律和节奏,口中可见母亲的乳汁。

实验室检查

- 如果有临床症状,需要检测总胆红素、直接胆红素水平。
- 如果怀疑有脱水现象,需要检测婴儿电解质(尤其是钠含量)水平。

治疗

药物治疗

- 如果出院时没有给予维生素 D 口服,那么在首次访视时所有婴儿都需开始口服维生素 D,每天 400 U,不论婴儿是否添加配方奶。
- 美国儿科学会关于母乳喂养部分的章节建议婴儿在 6 月龄时要添加富含铁元素的食品,而美国儿童学会营养委员会则建议从 4 月龄就要开始添加铁元素,剂量 1 mg/(kg·d),直至 6 月龄时含铁食物引入。早产儿建议从 1 月龄开始补铁,剂量 2 mg/(kg·d)。
- 如果有鹅口疮或乳头念珠菌性感染,母婴需要同时治疗。可以使用局部抗真菌药物,并彻底清洗所有的人工奶嘴。可选择的治疗方式包括使用制霉菌素,遇到耐药的情况可口服氟康唑。
- 药物的使用会对母乳喂养产生很大影响。药物使用不当或服用有毒药物或接触放射性物质,则不应当进行母乳喂养,或者等到母乳中的放射性元素代谢完全才能母乳喂养。选择的药物最好是半衰期短、蛋白结合率高、口服生物利用度低、分子量大及脂类溶解度低的,可参考一些数据库如国家哺乳医学图书馆。

其他疗法

一般措施

- 应通过正确的含衔乳头方式改善乳头破裂;母亲可以应用母乳和天然油脂保护乳头,并注意保持乳头干燥。
- 乳房肿胀可通过频繁有效的喂奶或人工抽吸乳汁、按摩乳房及冷敷来缓解。
- 乳管堵塞可以通过热敷、频繁排空乳汁、按摩相关位置,以及变换喂奶的体位来缓解。
- 使用吸奶器抽出乳汁的方式有助于改善乳头内陷。如果乳头内陷引起婴儿吸吮困难,可试用乳头防护罩。但考虑到可能对乳汁供应有影响,乳头防罩使用时间还存在争议,建议使用时间控制在 1 个月左右。
- 患乳腺炎时可使用抗生素,增加吸奶的频率和效率,保证产妇充分休息。
- 婴儿因舌系带过短影响吸吮或阻碍乳汁分泌时应考虑行舌系带切开术。

补充和替代疗法

- 中草药传统上可用于增加奶量(催奶剂),包括:
- 葫芦巴:汤药或胶囊形式;可能有疗效;适度剂量可能是安全的。
- 乳蓟:通常汤药形式;曾有某项研究表明此药可增加供奶量(但没有可靠安全的剂量推荐)。

▪ 住院事项

母乳喂养的婴儿住院后,应鼓励持续母乳喂养。若无法直接喂奶,建议使用医用双泵吸奶器,并鼓励至少每天吸奶 8 次。

▪ 随访推荐

患者监测

- 通常来说,出院后 2～3 天,应密切关注体重变化、体格检查及喂奶的状况。
- 如果担心存在奶量不足或黄疸不退等问题则应密切随访 1～2 天。
- 2～3 周时:宝宝应监测体重,并给母亲母乳喂养方面的支持。
- 患者指导:应该指导母亲帮助婴儿更好地吸吮,保持正确的喂奶姿势,并熟知婴儿已喝饱的各种信号与表现(例如尿量、粪量),脱水或生病的早期表现。

▪ 饮食

- 婴儿:
- 除了维生素 D,生后 6 个月内的婴儿只需要母乳喂养,无需其他食物或液体。
- 6 个月以后,推荐添加富含铁的食物及辅食。
- 母亲:
- 乳母每天需要 500 kcal 的热量。
- 母亲在酗酒后至少 2 h 内禁止喂奶。

- 若婴儿存在 G-6-PD 缺乏,母亲应避免食用蚕豆和某些药物。

▪ 并发症

- 婴儿:
- 高胆红素血症。
- 脱水与高钠血症。
- 母亲:
- 乳房肿胀。
- 乳导管堵塞。
- 乳腺炎。
- 乳头念珠菌感染。
- 乳头干裂。

🔵 疾病编码

ICD10

- P92.5 新生儿母乳喂养困难。
- Q38.1 舌系带过短。
- P92.6 新生儿生长停滞。

❓ 常见问题与解答

- 问:怎样才能知道宝宝是否喝饱奶了?
- 答:根据前面提到的寻找一些表现,例如:婴儿在喂奶的过程中深深地、有节奏地吸吮,吃奶后表现出满足感,每天体重增加约 15～30 g。每个婴儿的排泄习惯不同,但总的来说,大部分生后 4 天的婴儿喝饱后每天排泄 4 次或更多。

- 问:哺乳时如何缓解疼痛?
- 答:大部分疼痛是由于含衔乳头不当引起的。确保大口含住乳头,按压乳房,尽可能让婴儿含住更多的乳晕。若在哺乳时感到刺痛,则考虑念珠菌感染。若疼痛未缓解,应及时向哺乳相关专家寻求帮助。
- 问:怎样增加奶量?
- 答:增加喂奶或人工吸奶的次数和效果。让婴儿紧贴着自己;哺乳后应尽量吸空乳汁;若需要经常吸奶,应使用医用双泵吸奶器;保持足够的睡眠并减少压力。
- 问:挤出的母乳能保存多久(只适用于足月儿)?
- 答:室温下(至多 25 ℃,即 77 ℉)能放置 3～6 h。若容器很干净,在冰箱冷藏柜里可放置 3～8 天(理想状态下),在冷冻柜里可长达 6～12 个月。解冻母乳需在冷藏柜中进行,并在 24 h 内融化。
- 问:母乳喂养应持续多久?
- APP 建议母乳喂养至少持续到 1 岁,若还需要则可以延长;而 WHO 建议母乳喂养到 2 岁以后。在 6 个月内,纯母乳喂养足以满足婴儿的营养需求。
- 问:养母可以母乳喂养么?
- 答:诱导泌乳是可能的,需要咨询哺乳专家。

M

男性乳房发育

Chirag R. Kapadia · Zoe M. Gonzalez-Garcia 程若倩 译 / 罗飞宏 审校

 基础知识

▪ 描述

可见的或可触及的男性单侧或双侧乳腺组织增生。

▪ 流行病学

• 两个发病高峰:新生儿期、青春期。

• 新生儿男性乳房发育发病率为 30%～60%。

• 青春期男性乳房发育高峰为 14 岁(10～16 岁),一般发生在睾丸 5～10 ml、阴毛 Tanner Ⅲ 或 Ⅳ 期时。

• 约 40% 的青春期男孩有一过性的男性乳房发育(测量≥0.5 cm),这个比例在各项研究中差异很大,可能与测量技术有关。

▪ 危险因素

任何导致乳腺组织雌激素相对于雄激素升高的状态,例如:

• 内源性雌激素升高。

• 外源性雌激素或雌激素类似物升高。

• 乳腺组织对雌激素敏感性增加。

• 雄激素浓度下降。

• 雄激素受体缺陷。

• 药物或化学品作用于雄激素受体。

• 芳香化酶作用增加,芳香化酶转化雄激素为雌激素,这提示芳香化酶过度综合征,或者是肿瘤或甲状腺功能亢进的作用结果。

• 高瘦素状态能提高芳香化酶的活性,促进乳腺细胞生长或增加乳腺对雌激素的敏感性。

• 高血清性腺激素水平改变了性腺类固醇产物的比例。

• 高性激素结合球蛋白水平,降低了睾酮的水平。

• 甲状腺功能亢进增加了芳香化作用,促进雄激素转换成雌激素。

• 高泌乳素血症影响了促性腺激素产物,改变了性腺类固醇产物。

• 肥胖:增加瘦素水平,增加芳香化作用。仅一些研究发现肥胖与真性男性乳房发育相关,其他的研究发现肥胖与假性男性乳房发育相关,而非真性乳腺导管组织发育。

▪ 病因

• 生理性。

– 新生儿男性乳房发育:新生儿一过性可触及的乳腺组织发育,是由于胎盘雌激素水平升高,随着雌激素水平下降而消退。

– 青春期男性乳房发育:良性一过性男性乳房发育发生在其他方面正常的男性,通常乳腺直径<5 cm,极大可能自然消退。

– 更年期男性乳房发育:乳房胀大发生在老年男性。

– 生理性男性乳房发育通常为双侧。

• 病理性。

– 药物导致。

• 激素类:雌激素、雄激素、促性腺激素、生长激素、抗雄激素、含雌激素或抗雄激素的工业产物复合物。

• 抗感染药物:其抗雄激素特点导致男性乳房发育,如乙硫异烟肼、异烟肼、酮康唑、灭滴灵、抗反转录病毒药物。

• 治疗溃疡的药物:其抗雄激素特点导致男性乳房发育,如西咪替丁(甲氰咪胍)、雷尼替丁、奥美拉唑。

• 化疗药物:其具有促使性腺机能减退的特点诱发了男性乳房发育,如烷化剂、甲氨蝶呤、长春花生物碱。

• 心血管药物:螺内酯——雄激素受体阻滞剂;作用机制尚不明确的药物:胺碘酮、卡托普利、洋地黄、地尔硫草、依那普利、甲基多巴、硝苯地平、利血平、维拉帕米。

• 抗精神病药物:可能促使泌乳激素升高或者降低雄激素水平:地西泮(安定)、利培酮、氟哌啶醇、吩噻嗪类、抗抑郁药物。

• 药物成瘾:酒精、海洛因、安非他命、大麻、美沙酮。

• 其他药物:甲氧氯普胺、苯妥英、青霉胺、茶碱、加巴喷丁、可乐定、普瑞巴林。

• 性腺功能减退。

• 感染:乳腺脓肿。

• 肿瘤:睾丸(包括赛尔托利细胞和生殖细胞)、肾上腺、异位肿瘤分泌的绒毛膜促性腺激素。

• 慢性疾病:肾衰竭、肝硬化、营养不良、HIV 感染。

• 先天性疾病致性腺功能低下、雄激素受体功能障碍或芳香化作用升高:Klinefelter 综合征、胚胎睾丸退化、雄激素抵抗综合征、真两性畸形、外周循环芳香化酶增多。

• 获得性睾丸功能衰竭(病毒感染、扭转、其

他)。

• 迟发型先天性肾上腺皮质增生——雄激素转化雌激素增加。

• 长期脊椎损伤导致的睾丸功能衰竭。

• 肿瘤:乳腺癌、纤维神经瘤、淋巴管瘤、脂肪瘤、神经母细胞瘤转移。

• 外伤:血肿。

• 其他:皮样囊肿。

 诊断

> **注意**
> • 切勿将假性男性乳房发育(如肥胖导致的乳房增大)误诊为真性男性乳房发育。
> • 切勿忽视药物相关的男性乳房发育,这类男性乳房发育若在发病 1 年内诊断往往可以逆转。

▪ 病史

• 家族史:50% 的青春期男性乳房发育伴有阳性家族史。

• 青春期男性乳房发育发病时间:一般发生在睾丸 5～10 ml,阴毛 Tanner Ⅲ 或 Ⅳ 期时。

• 青春期前比青春期更需谨慎。

• 单侧乳房发育比双侧发育更需谨慎。

• 进展速度。

– 急性起病、迅速增大的疼痛性男性乳房发育比长时间缓慢增长的更需谨慎。

• 药物滥用,包括酒精、大麻和海洛因,以及外源性雄激素和含雌激素的工业产物的暴露(薰衣草、茶树油、邻苯二甲酸、人参和其他)。

• 甲状腺功能亢进症状。

• 肝脏疾病(如肝硬化)症状。

• 肾衰竭症状。

• 肿瘤疾病症状。

• 性腺机能减退症状,如性欲减退、勃起功能障碍或者不孕不育,可能提示雌激素/雄激素比例异常。

▪ 体格检查

• 营养不良评估:营养不良可导致肝功能异常,继而导致雌激素/雄激素值升高。

• 全套乳房检查:

– 患者仰卧位,拇指和示指在乳头周围一指的范围内扪触,检查有无硬的韧性可移动圆

盘状乳腺组织在乳头和乳晕下堆积,测量硬核直径,不对称和疼痛较为常见。

- 检查有无溢乳,这提示药物摄取或高泌乳素血症。

- 硬核不是在乳晕周围,并且表现为质硬、固定的单边乳房增大,或者有皮肤凹陷、乳头回缩、乳头出血或流出渗出液,提示恶性肿瘤,在男性青少年中罕见。

- 排除假性男性乳房发育。

脂肪堆积:乳晕下无圆盘状硬核可及。

- 若硬核>5 cm,则不太容易恢复。

• 甲状腺检查:甲状腺肿提示甲状腺功能亢进。

• 睾丸检查:睾丸肿块或双侧睾丸明显不对称考虑睾丸肿瘤。小而固定的睾丸需考虑性腺功能低下。睾丸容积<5 ml 考虑病理性男性乳房发育(非青春期男性乳房发育)。

▪ 诊断检查与说明

实验室检查

• 良性症状不需要进一步的检查。新生儿男性乳房发育在 1 岁可恢复正常。青春期男性双侧乳房发育发生在进入青春期后,直径<5 cm 需观察随访。

• 除去上述情况,需要通过病史和检查诊断病因。

- LH 水平诊断垂体功能。

- FSH 水平排除睾丸功能衰竭。

- 催乳激素水平诊断高泌乳素血症。

- TSH 水平诊断甲状腺功能亢进。

- 睾酮水平诊断性腺功能。

- 雌激素水平诊断芳香化作用增高、雌激素增加或分泌雌激素的肿瘤(一些病例局部芳香化酶活性增加导致男性乳房发育,但循环中雌激素水平不增高)。

- DHEA-S 检查诊断肾上腺肿瘤。

- HCG 水平诊断生殖细胞肿瘤(这项实验室检查有别于妊娠试验)。

- 染色体检查排除 Klinefelter 综合征(病史或检查提示该综合征疑似病例,或高 FSH 诊断的睾丸功能衰竭患者)。

- 大部分检查尽可能在早晨完成。

影像学检查

• 无异常提示良性症状。

• 睾丸不对称、雌二醇或 HCG 升高,或睾酮达到青春期水平伴 LH 升高的患者,行睾丸超声检查以排除睾丸肿瘤。

• 腹部/肾上腺 CT 或 MRI。

• 如果雌二醇升高、DHEA-S 升高或者疑似睾丸肿瘤的患者睾丸超声检查正常,行该

项检查排除肾上腺肿瘤。

- 在这些病例中可考虑胸部 CT。

• 脑部 CT 或 MRI,伴或不伴对比:垂体肿瘤疑似病例。

• 骨龄可作为雌激素过量疑似病例的附加评估,雌激素可致骨龄提前。

▪ 鉴别诊断

见"病因"。

治疗

▪ 药物治疗

• 药物治疗需在内分泌科医生的指导下进行。

• 他莫昔芬和芳香化酶抑制剂作为超药物说明书的治疗药物对良性青春期男性乳房发育 1 年以内的患者具有一定的作用。

• 若是性腺功能减退,可用睾酮替代治疗。

• 如果男性乳房发育超过 1 年,药物治疗因增加纤维化而作用甚小。

▪ 其他治疗

其他疗法

• 再次确定青春期男性乳房发育直径<5 cm。

• 停止接触可能或疑似导致男性乳房发育的药物或工业产品,随访 1~2 个月。

• 每 3~6 个月复查乳房变化。

• 若乳房发育结节>5 cm,且病史、检查和实验室评估为病理性男性乳房发育(包括影像学提示的病例),考虑外科会诊。

▪ 转诊问题

若青春期发育结束后,乳腺结节直径>5 cm,应考虑外科会诊,青春期结束前手术治疗可能复发。

▪ 手术与其他疗法

• 手术治疗是巨大男性乳房增大或药物难以治疗的持续性男性乳房增大的选择之一,虽然医疗保险尚未覆盖。

• 肥胖不排除外科干预。

• 手术方案包括沿乳晕切开脂肪抽吸,或者在前腋下部分切两个开口摘除乳腺组织。

• 超声引导下脂肪抽吸术已经演变成新的手术选择。

🏥 后续治疗与护理

▪ 随访推荐

• 每 3~6 个月复查乳房大小和特点。

• 观察心理应激的表现。

- 在一些男性青春期患者中是值得注意的事项,不可忽视。

- 若确诊,需建议治疗。

- 严重心理应激的患者,青春期前手术可能导致复发,需要与患者家长商讨解决。

▪ 预后

• 良性男性乳房发育患者预后良好。

• 新生儿男性乳房发育在 1 岁内会恢复。

• 青春期男性乳房发育<5 cm:50%~75% 的患者会在 2 年内消退,90% 的患者会在 3 年内消退;若>5 cm,则消退的可能性不大。

• 发病 1 年内,药物治疗有效。

▪ 并发症

• 良性病例。

- 疼痛(可能影响运动)。

- 精神紧张。

- 窘迫。

- 衣物摩擦乳头,致皮肤破损。

🔵 疾病编码

ICD10

• N62 乳腺增生。

• P83.4 新生儿乳房肿胀。

❓ 常见问题与解答

• 问:新生儿男性乳房增大何时应该就诊于专科医师?

• 答:男性新生儿乳漏持续至 3 月龄,或 1 岁时乳房增大尚未消退。

• 问:青春期前男性乳房增大何时应该看专科医师?

• 答:青春期前的男性乳房发育非常少见,值得注意,一旦发现应立即看儿科内分泌医师。

• 问:青春期男性乳房增大何时应该看专科医师?

• 答:单侧乳房增大>5 cm 或<5 cm 但一年内可见明显变大,在青春期前发病,乳头流血、渗液或回缩,睾丸<5 ml 或睾丸肿块,异常的激素水平或影像学检查结果,以上情况均需看专科医师。

• 问:如何鉴别诊断男性乳房发育和乳腺癌?

• 答:乳腺癌通常是单侧、非向心性的硬块,固定在组织上。发生部位通常在乳头、乳晕

外测。其他表现有皮肤凹陷、乳头回缩、乳头流液和(或)腋下淋巴结肿大。儿科乳腺癌发病率非常低,在<20岁的乳腺癌患者中<0.1%。良性肿瘤如纤维瘤明显多于恶性肿瘤。如果单一的体格检查不能区分男性乳房增大和乳腺癌,可行钼靶检查。

• 问:男性乳房增大的发病率增加了吗?
• 答:随着儿童和青少年肥胖发病率的增加,假性男性乳房发育发病率也在增加,假性男性乳房发育的治疗就是控制饮食和增加运动。

囊性纤维化 Cystic Fibrosis

Samuel B. Goldfarb, Bruce A. Ong 金姐 译 / 钱莉玲 审校

基础知识

■ 描述

囊性纤维化(CF)是一种常染色体隐性遗传病,其特征是慢性阻塞性肺病、胰腺外分泌功能不足和汗液中氯化物浓度升高。

注意
• 最常见的易犯错误是无法诊断。并不是每个州都执行新生儿筛查。
• 在症状较轻的患者中延迟诊断并不少见。

■ 流行病学

• 在高加索人种中是最常见的致死性遗传性疾病。
• 编码跨膜转导调节因子(CFTR)的基因突变:
- 高加索人种中为1:29。
- 西班牙裔中为1:49。
- 美洲印第安人中为1:53。
- 非洲裔美国人中为1:62。
- 亚洲人中为1:90。

患病率
• 高加索人种中为1:3 300。
• 西班牙裔中为1:9 500。
• 美洲印第安人中为1:11 200。
• 非洲裔美国人中为1:15 300。
• 亚洲人中为1:32 100。

■ 危险因素

遗传学
CFTR 基因:
• 位于7号染色体长臂。
• 最常见的突变导致CFTR糖蛋白508号位点苯基丙氨酸缺失。
• 约70%的CF患者存在Δ508号位点突变。
• 已报道的*CFTR*基因突变超过1 500个。
• 基因修饰的参与可能导致不完整的表现型。

■ 一般预防

孕前携带者检查。

■ 病理生理

• CFTR:
- CFTR膜糖蛋白是一种上皮细胞顶端质膜的环磷腺苷依赖的氯离子通道蛋白。
- CFTR的突变导致氯离子通道的缺陷。
- 可能在调节细胞膜通道和细胞内细胞器pH时有另外的作用,也可能影响细胞顶端的钠离子通道。
- 突变的CFTR可以成为绿脓杆菌的结合位点,促进肺部的炎症反应。
• 呼吸系统:
- 增加黏液黏度。
- 即使有强烈的中性粒细胞参与的炎症反应,也有早期细菌定植。
- 黏液栓和肺不张。
- 支气管扩张和肺气肿。
- 鼻窦发育异常。
• 胃肠道:
- 进行性的胰腺损伤导致外分泌胰腺功能不全。
- 胰腺的内分泌腺功能紊乱。
- 局灶性胆汁性肝硬化。
- 胆囊发育不全和胆汁排泄障碍。

诊断

■ 病史

• 最常见的呼吸系统症状:
慢性咳嗽、反复发生肺炎、鼻息肉、慢性鼻窦炎。
• 最常见的胃肠道症状:
- 胎粪性肠梗阻(15%~20%的患者存在这个症状);85%的患者出现胰腺功能不全。在婴幼儿,脂肪吸收障碍可以导致慢性腹泻和生长发育停滞。

- 在年龄较大的患者:胰腺炎、直肠脱垂(2%患者中出现,在证实为其他问题前必须考虑CF)。
- 远端小肠梗阻(相当于胎粪性肠梗阻,可见于年龄较大的儿童和成人)。
• 热耐受不良的证据:在夏天,汗液的增多可以导致脱水伴随低钠和低氯性代谢性碱中毒。

■ 体格检查

• 呼吸系统表现:
- 频繁咳嗽,较多的黏性分泌物。
- 干啰音,爆裂声,喘息,叩诊过清音。
- 鼻息肉。
• 其他常见表现:
- 杵状指。
- 肝硬化患者中存在肝脾大。
- 生长迟缓。
- 青春发育延迟。
- 骨质疏松症。

■ 诊断检查与说明

实验室检查
• 汗液测试:CF诊断的基本原则。
- 汗液中氯化物浓度>60 mEq/L为异常。
  ○ <40 mmol/L:阴性。
  ○ 40~60 mmol/L:临界。
  ○ >60 mmol/L:符合CF。
- 6个月龄内的婴幼儿:
  ○ 30~60 mmol/L:临界。
  ○ 60 mmol/L:符合CF。
• 诊断标准还包括以下:
- 有1个或多个CF表型特征,或兄弟姐妹患有CF,或新生儿筛查测试阳性。
  加上
- 汗液测试2项阳性,或CF基因筛查2个突变,或符合CF的鼻电位差(NPD)。
• 其他可引起汗液中氯化物浓度增高的原因:

- 营养不良。
- 肾上腺功能不全。
- 肾性尿崩症。
- 外胚层发育不良。
- 岩藻糖代谢病。
- 低丙种球蛋白血症。
- 有水肿的 CF 患者中可以有假阴性。
• 基因检测：可以发现＞90％ CF 患者未确定出 2 项基因突变，但仍不能排除 CF 的诊断。
• 胰蛋白酶原免疫反应试验（IRT）用于新生儿筛查。出生后 2～3 天抽血分析胰蛋白酶原。
- 胰蛋白酶原试验阳性必须要由汗液测试和（或）基因检测来证实。
- 在胎粪性肠梗阻中，胰蛋白酶原试验可能是正常的。
• 痰液培养常见微生物：
- 流感嗜血杆菌。
- 金黄色葡萄球菌。
- 耐甲氧西林金黄色葡萄球菌（MASA）。
- 铜绿假单胞菌（非黏液性和黏液性）。
- 洋葱伯克霍尔德菌。
- 嗜麦芽寡氧单胞菌。
- 曲霉菌和其他真菌。
- 非典型分枝杆菌。
• 肺功能测试：通常提示阻塞性肺病，尽管部分患者可能有限制性的表现。
• 分析刺激胰腺分泌：胰腺外分泌功能不足。
• 粪弹性蛋白酶测定可以发现胰腺外分泌功能不全。
• 72 h 粪便脂肪测量：脂肪吸收不良。

影像学检查

• 胸片：
- 典型特征包括肺过度通气、支气管周围增厚、肺不张和支气管扩张。
• CT 扫描：
- 支气管扩张。
- 囊性和间质改变。
- 局灶性合并或瘢痕形成。

鉴别诊断

• 肺：
- 反复发生肺炎或支气管炎。
- 哮喘。
- 吸入性肺炎。
- 纤毛运动障碍。
- 气道异常。
- 慢性鼻窦炎。
- 慢性吸气。
- 非囊性纤维变支气管扩张。

- 变应性支气管肺曲霉菌病。
- α_1 抗胰蛋白酶病。
• 胃肠道：
- 乳糜泻。
- 蛋白缺失性肠病。
- 胃食管反流病。
- 慢性胰腺炎。
• 其他：
- 代谢性碱中毒。
- 免疫缺陷。
- Shwachman-Diamond 综合征。

治疗

药物治疗

一线药物

• 抗生素治疗基于痰培养结果和临床症状的改善情况：
- 口服抗生素：
  ◦ 头孢氨苄。
  ◦ 利奈唑胺。
  ◦ 复方新诺明。
  ◦ 住院患者可选环丙沙星，吸入妥布霉素、黏菌素、氨曲南。
- 静脉抗生素：
  ◦ 治疗金黄色葡萄球菌，可考虑苯唑西林、替卡西克拉维酸、利奈唑胺或万古霉素。
  ◦ 治疗绿脓杆菌和洋葱伯克霍尔德菌，考虑氨基糖苷类抗生素和替卡西林，头孢他啶或哌拉西林。
- 对重症耐药菌病例，氨曲南、亚胺培南或美洛培南会更好。
- 在治疗期肺部症状加重可联合 2 种或多种抗生素。
- 由于出现分枝杆菌耐药，常规使用阿奇霉素存在争议。
- 留置导尿管的患者需要频繁地抗生素治疗。
• 清除肺部分泌物：
- 肺部理疗或用高频振荡的拍背机。辅助疗法如颤振阀、雾化器、呼气末正压面罩也可以应用。
- 支气管扩张剂：气雾剂或定量吸入器（β_2 受体激动剂）。
- 化痰药：重组人脱氧核糖核酸酶。
- 抗炎药：短期口服类固醇疗程。哮喘或口服类固醇有反应的患者使用吸入糖皮质激素更有好处。
- 高渗盐水。
• 胃肠道疾病：

- 胰蛋白酶替代治疗：用于胰腺功能不足的 CF 患者，根据大便的性状、频率和生长状态调节剂量，通用的替代品没有生物等效性。最大推荐剂量是每餐脂肪酶 2 500 U/kg 和脂肪酶 10 000 U/（kg·24 h）。
- 维生素支持：多种维生素剂，脂溶性维生素 A、维生素 D、维生素 E 和维生素 K。
- 补充盐分。
- 胆汁淤积综合征的患者会受益于熊去氧胆酸的治疗。

其他药物

• CFTR 增效剂：
- 刺激 G551D 突变将改善肺功能，减少恶化，并在部分患者中汗液测试可正常。
- 后续的研究正在进行中，以确认其他 CF 基因型的患者是否能从这种靶向治疗或其他治疗中受益。

后续治疗与护理

随访推荐

患者监测

• 必须在 CF 中心进行专业的护理。
• 根据患者年龄及疾病的严重程度决定随访的频率：
- 婴幼儿在前 12 个月必须每月随访 1 次，以后每 2～3 个月 1 次。

饮食事项

• 额外增加盐分的高热量饮食。
• 通常需要终身营养支持。
• 必要时可以胃造瘘置管以增加热量的摄入和维持生长发育。

呼吸系统

• 咽喉部和痰的真菌、抗酸菌和需氧菌培养可以指导抗菌剂的使用。
• 抗生素治疗的持续时间存在争议；如果肺功能恶化需要更频繁地应用。

预后

• 目前平均存活年龄为 38 岁。
• 可变的病程。
• 在过去的 40 年，中位生存率一直在增加，虽然年龄增长率已在过去 10 年中放缓。

并发症

• 呼吸系统并发症：
- 反复发作的支气管炎和肺炎。
- 肺不张。
- 支气管扩张。

- 气胸。
- 分泌物增多。
- 慢性鼻窦炎和鼻息肉。
• 心血管系统并发症：
- 老年患者中有肺动脉高压。
• 胃肠道并发症：
- 85%～90% CF 患者有胰腺功能不全。
- 患者通常有脂肪泻、生长缓慢和营养不良。
- 致死水平的维生素 A、维生素 E、维生素 D 和维生素 K。
- 直肠脱垂。
- 10%～15%患者有胎粪性肠梗阻。
- 远端肠梗阻综合征。
- 临床上显著的局灶性胆汁性肝硬化；5% CF 患者有肝胆疾病。
- 食管静脉曲张。
- 脾大。

- 脾功能亢进。
- 胆汁淤积。
• 生殖并发症：
- 98%男性不育的原因是输精管缺损或闭锁。
- 宫颈黏液异常使女性的生育能力略有下降。
• 内分泌并发症：
- 糖耐量异常。
- CF 相关的糖尿病发生频率在青少年和成人患者中增多。
• 骨骼系统并发症：
- 骨质疏松。

 疾病编码

ICD10
• E84.9 囊性纤维化，未特别指定的。

• E84.0 囊性纤维化有肺部表现的。
• E84.11 存在胎粪性肠梗阻的囊性纤维化。

? 常见问题与解答

• 问：亲属是否需要测试？
• 答：所有的兄弟姐妹都应该做汗液测试。
• 问：有囊性纤维化的孩子怎样做到最好？
• 答：疾病的病程是变化的，很难预测某个个体的病程发展。
• 问：如何解释临界的汗液测试结果？
• 答：临界的汗液测试应该结合其他的研究结果，如体格检查、痰培养、肺功能、影像学检查、营养评估和（或）突变检测一起分析。

 蛲虫病 Pinworms

Terry Kind · Hope Rhodes　常海岭 译／曾玫 审校

基础知识

▪ 描述

• 由小的白色线虫感染引起，典型的为蛲形住肠线虫（*Enterobius vermicularis*）。
• 在欧洲、非洲及亚洲地区，蛲虫病也可由格氏蛲虫（*Enterobius gregorii*）引起。

▪ 流行病学

• 蛲虫病被认为是人类最常见的蠕虫感染（人是唯一已知自然宿主），也是美国最常见的蠕虫感染。
• 主要发生于学龄儿童（5～10 岁）和学龄前儿童。
• 成人发病通常见于照顾感染儿童的人，一些个体可能有感染重度或轻度的蠕虫易感性。
• 与社会经济状态无关。

患病率

• 在美国，蛲虫的感染率为 5%～15%。
• 在儿童、照顾感染儿童的人及机构人群中，感染率达 50%。
• 蛲虫病为世界性疾病，但在温带更为流行。

▪ 一般预防

• 洗净患者内衣、被褥、床单及毛巾，清除环境污染。
• 保持良好的手卫生，包括洗手及合适的如厕卫生。
• 不留长指甲，避免咬手指。
• 治疗家庭成员及密切接触者。

▪ 病理生理

• 被咽下的蛲形住肠线虫的虫卵在胃及十二指肠内孵化，幼虫移动到回盲部。成虫在回盲部完成交配。
• 怀孕的雌性蛲虫从盲肠移动到肛门，大约 5 周后在肛门周围皮肤产卵（产卵后雌虫通常死亡）。数千个虫卵可发育成数百个蛲虫。
• 瘙痒是由于虫卵在肛周堆积和黏膜肥大细胞增多后的反应。其他胃肠道症状，如厌食和腹痛，可能是由黏膜炎症反应引起。
• 蛲虫及虫卵也可发生异位寄生，如侵入腹腔、外阴、宫颈子宫和输卵管等。蛲虫及虫卵死亡后可引起相应部位的炎症，形成肉芽肿。

▪ 病因

• 通过粪口途径摄入病原体。
• 可直接传播，手-口途径或通过污染的玩具、床上用品、衣物、马桶和浴缸传播。

诊断

▪ 病史

• 之前患过蛲虫病或兄弟姐妹患蛲虫病：
- 虫卵在自然环境中可存活数天，潜伏期 1～2 个月。
- 家庭成员间传播。
• 白天瘙痒：
- 蛲虫感染通常会导致肛周瘙痒，瘙痒发生于夜间或早晨起床前。
- 白天肛周或外阴瘙痒及刺激可能是由于其他原因。
• 发热、腹泻或呕吐：
- 除了罕见的异位寄生病例，蛲虫不会引起全身症状。
• 夜晚可看见蛲虫：
- 在儿童睡后 2～3 h，可以看到蛲虫成虫。雌虫长约 8～13 mm，雄虫长约 2～5 mm。
- 蛲虫成虫细小，呈白色，夜间可在肛周

看到。

■ 体格检查

- 体格检查可正常,患儿看上去正常。
- 可有自身损伤,肛周皮肤脱落。
- 在肛周可能看到蛲虫成虫。
- 感染的特征表现是夜间或起床前肛周瘙痒。
- 可有睡眠困难、食欲减退和(或)腹痛症状。

■ 诊断检查与说明

实验室检查

- 检测粪便或尿液中的虫卵或成虫:
  - 一般无帮助或不推荐。
  - 很少有虫卵在粪便中出现(在尿液中更罕见)。
- 血嗜酸性粒细胞计数:
  - 一般无帮助或不推荐。
  - 由于通常无组织侵入,因此看不到嗜酸性粒细胞增多。

诊断步骤与其他

- 透明胶纸粘拭法:
  - 在早晨儿童睡醒前和排便前或洗手前,用有黏附力的透明胶纸贴到肛周皮肤进行取样。
  - 取样后,将透明胶纸贴到载玻片上在光镜下检查虫卵。应多次采样检测蛲虫。

■ 鉴别诊断

- 感染:
  - 其他寄生虫(如粪类圆线虫)。
  - 非寄生虫性外阴阴道炎(由细菌、真菌或病毒引起)。
- 皮肤疾病:
  - 接触性或刺激性尿布皮炎。
  - 化脓性汗腺炎。
  - 继发于肥皂、泡泡浴或洗液的刺激性外阴阴道炎。
  - 肛裂(通常引起疼痛而不是瘙痒)。
- 其他:
  - 行为方面:自我刺激(正常)。
  - 睡眠障碍不是由夜间瘙痒引起。
  - 痔。

治疗

■ 药物治疗

选用以下药物之一给予单药和单剂治疗:

- 甲苯达唑(Mebendazole),100 mg(咀嚼片)口服一次,若仍有症状在 2 周内可重复使用。
- 双羟萘酸噻嘧啶,11 mg/kg(最大剂量为 1 g)口服一次,在 2 周内可重复使用。
- 阿苯达唑(Albendazole),400 mg 口服一次,在 2 周内可重复使用。
- 2 岁以下儿童的用药经验是有限的,用药前应考虑风险及益处。
- 对孕妇进行驱虫药物治疗时应当谨慎,因为甲苯达唑、双羟萘酸噻嘧啶和阿苯达唑都是 C 类药物,不推荐用于孕妇。

■ 其他治疗

一般措施

- 再感染是常见的,尤其是所有的密切接触者未全部进行治疗时。
- 治疗所有的有症状接触者,考虑治疗家庭密切接触者,特别是发生反复感染时。
- 如果虫卵残留在床单或衣物上,也可能发生再感染。
- 感染可能是无症状的并且可以传播给他人。
- 当虫卵残留在指甲内时可发生自体再感染。

后续治疗与护理

■ 随访推荐

患者监测

关注再感染的迹象。

■ 患者教育

- 美国国家医学健康信息图书馆网站:http://www.nlm.nih.gov/medlineplus/pinworms.html
- 美国疾病控制和预防中心网站:http://www.cdc.gov/healthywater/hygiene/disease/pinworms.html

■ 预后

- 再感染是很常见的。
- 经过适当治疗,症状在几天内消失。
- 任何慢性症状更有可能是复发而不是慢性感染,因为成虫的生命周期很短,成虫可产卵 5 周。

■ 并发症

- 肠道:
  - 阑尾炎(罕见)。
  - 肛周表皮脱落部位重复细菌感染。
  - 肉芽肿形成。
- 肠道外:
  - 尿道炎。
  - 外阴阴道炎。
  - 盆腔炎。

疾病编码

ICD10

- B80 蛲虫病。

常见问题与解答

- 问:儿童可以从宠物狗或猫获得蛲虫病吗?
- 答:不会,家庭宠物不涉及蛲虫的生命周期。
- 问:被感染的孩子什么时候可以回到托儿所?
- 答:在接受首次治疗剂量后,孩子可以回到学校或托儿所。更为谨慎的做法是在孩子回学校前应给孩子洗澡、修剪、清洗指甲。
- 问:有必要对治疗过的儿童重新进行评估和检测吗?
- 答:没有,但再感染很常见。
- 问:蛲虫虫卵能在床上用品、马桶或衣物上存活吗?
- 答:能,虫卵在室内环境中可保持感染能力长达 3 周。
- 问:蛲虫感染会引起夜间磨牙吗?
- 答:没有证据表明二者有因果关系。
- 问:驱虫药物是如何起作用的?
- 答:驱虫药物能抑制微管功能,导致成虫糖原耗竭死亡。

脑积水 Hydrocephalus

Jennifer A. Markowitz　万柔　李昊 译／李昊 审校

 基础知识

■ 描述

• 脑室和蛛网膜下隙集聚脑脊液,导致其空间变大。

• 根据年龄和病因不同,整体头围可能反应性增大。

■ 病理生理

• 脑脊液正常流经通路:脉络膜丛和间质液(源头)、侧脑室、室间孔、第三脑室、中脑水管、第四脑室、第四脑室正中孔和外侧孔、蛛网膜下隙、蛛网膜颗粒、静脉循环。

• 脑积水产生原因为脑脊液出受阻、吸收障碍或脑脊液过度产生。

• 非交通性(阻塞性)脑积水产生原因为脑室系统阻塞。

• 交通性脑积水产生原因常常为脑脊液吸收障碍或(罕见的)过度产生(如脉络膜丛乳头状瘤)。

• 交通性和非交通性脑积水的鉴别对预后没有大的差别,但是能够明确病因和选择治疗干预。

■ 病因

• 脑室内出血最常见的原因是早产,但也可能由外伤导致。因脑膜粘连、颗粒性管膜炎和凝块而使脑脊液吸收障碍。35％的脑室内出血的存活婴儿会发生出血后脑积水(PHH),发生率随着出血的严重性增加而增加。

• 靠近小孔或水管或在脑室系统内的肿瘤或囊肿。

• 感染(脑膜炎、宫内感染)能导致软脑膜粘连和肉芽,从而阻碍脑脊液吸收。

• 发育问题:

- Chiari 畸形,Ⅱ型(和脊髓脊膜突出、神经元迁移障碍、小后颅窝、脊髓和小脑蚓部向下异常位移、脑干蜷曲、中脑水管狭窄、顶盖鸟嘴样变有关)。

- Dandy-Walker 畸形(小脑蚓部缺失、小脑半球变小、颅后窝扩大,常伴第四脑室囊性变)。

- X 染色体相关和常染色体显性遗传的脑积水,前者常常和中脑水管狭窄有关,变异在 Xq28 的 *L1CAM* 上。

- 特发性原发性中脑水管狭窄。

- 有畸形的各种综合征(如 Apert 综合征、Cockayne 综合征、Crouzon 综合征、Pfeiffer 综合征、13 三体综合征、18 三体综合征、21 三体综合征、三倍体儿)。

- 亚历山大病。

- 黏多糖病〔如 Ⅱ 型(Hunter)、Ⅵ 型(Maroteaux-Lamy)〕。

- 迁移障碍/先天性肌营养不良症(如 Miller-Dieker、肌肉-眼-脑病、Fukuyama 先天性肌肉萎缩症、Walker-Warburg 综合征)。

- 软骨发育不全。

- 神经皮肤综合征(如神经纤维瘤病 1 型,罕见)。

- 特发性。

诊断

■ 病史

值得注意的表现:

• 婴儿:头部增大、易激惹、呕吐、嗜睡、喂养不良。

• 较大的儿童:头痛、呕吐、复视、嗜睡。

■ 体格检查

• 生命体征:急性脑积水、Cushing 三联征(高血压、反射性心率过缓、呼吸节律异常),这些体征在囟门未闭的婴儿中不常见。

• 婴儿快速增加的头围。前囟饱满的体征没有特异性和敏感性,但是仍值得注意。可能观察到颅骨骨缝分裂。

• 精神状态:婴儿激惹或嗜睡、儿童行为改变(急性或慢性)。

• 颅神经:向上凝视麻痹障碍导致"日落"征、非共轭凝视、视乳头水肿、视神经萎缩和慢性视力改变。

• 运动:步态共济失调,慢性脑积水导致脑白质周围的脑室压力增高会发生痉挛性瘫痪。

• 反射:在慢性脑积水中增强。

■ 诊断检查与说明

影像学检查

• 头颅超声检查:

- 怀疑脑积水或脑室间出血的新生儿的标准筛查检测。

- 前囟未闭的儿童。

- 展现脑室的尺寸、血液的存在或缺失、相关结构和异常。

• 头颅非增强 CT 扫描:

- 主要用于前囟关闭的婴儿和儿童以及分流术后。

- 观察第四脑室、脑干和钙化比超声检查更好,是更标准化的技术,更少依赖于操作者的技术,在急诊室更容易获得。

• MRI:

- 是分析大脑解剖结构的确定性检查。

- 可以明确诸如 Chiari 和 Dandy-Walker 等颅后窝发育畸形。

- 一些机构用快速头颅 MRI 方案替代 CT 检查用于评估分流。

- 弥散张量成像的 MR 技术帮助估测连接脑室的脑白质上的局部压力,其和颅内压有关。Fiesta 序列(稳态进动快速成像序列)能够显示脑脊液空间的阻塞。

提醒:用影像学来诊断分流功能异常,需要考虑每个儿童终身的累计接收辐射量,参考患儿的病情稳定性,可用快速脑部 MRI 检查替代头颅 CT。

> **注意**
> 头颅 CT 常常无法显示伴随脑积水的发育畸形。MRI 不是影像学必需的检查。

■ 鉴别诊断

• 其他原因造成的头大:

- 家族性头大、"良性外部性脑积水"。

- 大脑周围积液。

- 脑内和脑外静脉先天性异常。

- 肿瘤、颅内囊肿。

- 原发性大头畸形、半球巨脑回。

- GM2 神经节苷脂贮积症。

- 某些脑白质营养不良(如亚历山大病、海绵状脑白质营养不良)。

- 头部不受影响的宫内发育迟滞(相对大头畸形)。

- 快速生长导致持久性营养不良。

• 其他原因导致的巨脑室,往往头围正常:大脑萎缩以及慢性酒精性或糖皮质激素类暴露(可逆的)。

• 蛛网膜下隙扩大:通常双额的,正常或轻度脑室增大。能在其他方面都正常但因头大而被诊断为"良性外部性脑积水"的儿童中见到。代谢性和遗传性疾病也能表现为增大的蛛网膜下隙(如戊二酸尿Ⅰ型、其他之前罗列的疾病)。

治疗

■ 手术与其他治疗

急性干预

• 脑室分流:
- 适应证:进展的或急性的有症状的脑积水。
- 禁忌证:活跃的中枢神经系统感染、活跃的脑室内出血以及整体预后很差的情况。
- 组成:脑室导管、池(分流器开口)、阀、远端导管。
- 远端位置:腹膜是首选,胸膜、输尿管、静脉系统、胆囊和右心室是其他选择。
- 方法:常常开放操作,有一些中心也能做内镜操作。
- 并发症:
○ 分流导管放置1年后有40%的通路会失败,到了第2年有50%失败。原因有阻塞、感染、断开或某些组成部分破碎,过度引流和向腹腔脏器侵蚀。表现为和急性脑积水相似的症状。
○ 每次分流术操作有8%~10%的概率发生感染,常常发生在术后6个月内。伴随出现持续性低热和导管上的皮肤发红,但后者比较少见。最常见的病原菌是表皮金黄色葡萄球菌;30%携带这种细菌的患者会复发。
○ 虹吸效应:坐着或站立的时候下降的脑室压力导致头痛,更新的能够反虹吸效应的分流系统已出现。
○ 更新的分流系统有可以程序设定的瓣膜;有VP分流装置的患者在进行MRI检查时需非常小心,磁场可能影响瓣膜装置。

> **注意**
> • 放置分流装置的时间很重要,也是导致问题的关键:有时仔细观察等待可以避免放置分流装置,然而等待太久可能造成脑损伤。
> • 不要假设脑积水"治愈"。放置分流管多年后都可能有装置失败而再发,常常因为管破碎,可能因急性脑积水造成的脑疝而死亡。

• 新生儿出血后脑积水(PHH)最初通过持续腰椎穿刺能够处理;能够改善这些患者的大脑血液灌注。大部分不需要放置分流装置。最终,还是有一些患儿需要脑室帽状腱膜或脑室腹膜分流。
• 第三脑室开窗术(内镜第三脑室切开术):
- 适应证:中脑水管狭窄或占位性病损引起的阻塞性脑积水最有效。
- 内镜第三脑室切开术结合脉络膜丛置管对婴儿有好处,包括新生儿脑出血后脑积水。
- 并发症:严重并发症总体发生率在9.4%,这包括感染、脑脊液漏、神经系统损害、脑实质外出血,还有较少见的基底动脉损害风险。

(图) 后续治疗与护理

■ 随访推荐

• 当病因和放置分流装置的需求不明确时,随访临床情况、头围和脑室大小(头颅超声或CT检查)很重要。
• 慢性脑积水常常并发痉挛性麻痹、视觉问题和学习问题。
• 大部分干预都是支持治疗
- 痉挛可采用物理治疗、作业疗法和矫形治疗,跨学科大脑麻痹治疗诊所为这些治疗提供了简单的获得途径和资源。
- 特殊教育项目可能对严重的发育迟滞儿童合适。

> **注意**
> • 对于住在监护婴儿室的长期脑积水患儿有必要至少每周记录2次头围。大头畸形并不总能由肉眼很明显地观察到。
> • 没有乳头状瘤不代表能够排除慢性颅内压增高。

■ 患者教育

父母网络资讯:(美国)国家脑积水基金,http://www.nhfonline.org

■ 预后

取决于严重性和脑积水的原因、治疗的效果和有无伴发神经系统异常,结局可以差别

很大,有的完全神经发育正常,有的有严重损伤或死亡。

■ 并发症

• 急性脑积水:致命的脑疝综合征。
• 慢性脑积水:
- 大头畸形。
- 痉挛性麻痹可导致步态和运动问题。
- 视觉丧失。
- 发育迟滞。
- 下丘脑的压力可导致青春期早熟。

(图) 疾病编码

ICD10

• G91.9 未特指的脑积水。
• G91.0 交通性脑积水。
• G91.1 梗阻性脑积水。

(图) 常见问题与解答

• 问:婴儿什么时候需要做头部超声检查?
• 答:任何头围比正常生长范围大1/4以上的婴儿都需要做头部超声检查。一定胎龄或出生体重的早产儿(不同医院标准不同)也应全部在监护室时进行头部超声筛查。
• 问:婴儿或儿童什么时候需要接受MRI检查,而不是超声或CT检查?
• 答:尽管MRI检查在很多病例里有优势,但选择适当的检查和长期需要镇静和麻醉都是必须要考虑的(尽管一些机构现在已经有快速MR检查)。神经内科和神经外科专家会诊一般都是推荐的。
• 问:什么是分流阻塞和分流感染需要的检查?
• 答:颅内压升高的症状和体征需要进行神经外科评估,最有用的检查包括头颅CT或快速头颅MRI(获得脑室大小和脑室导管的位置)和分流系列(整个分流系统的平片来核实其分布)。泵压分流系统蓄液囊的方法对判断分流体系是否失败有较低的预测价值。发热是分流感染评估最重要的指征(脑脊液细胞计数、蛋白质、葡萄糖、革兰染色和培养)。通常,患者的两种可能并发症都会被评估。

脑膜炎 Meningitis

Ross Newman • Jason Newland 张敏 译 / 柴毅明 审校

 基础知识

▪ 描述

脑膜或脊髓膜感染通常由病毒或细菌所致,真菌和寄生虫感染少见。

▪ 流行病学

• 细菌性脑膜炎:

- 儿童中最常见病原包括肺炎链球菌和脑膜炎奈瑟菌。
- 发病率和病原同宿主因素、年龄、暴露史、地理位置不同而异。

• 病毒性脑膜炎:

- 是所有年龄组中最常见的病原。
- 分离出的病毒中以肠道病毒最多见,多于夏季和初秋暴发。

• 真菌性脑膜炎:

- 新型隐球菌是一种有芽状包膜的酵母样细菌,存在于泥土和禽类排泄物中,其感染与患者免疫力低下有关(尤其是艾滋病患者),罕见健康儿童感染。
- 念珠菌感染多见于免疫力低下的患者或患病早产儿。

• 结核性脑膜炎:

- 结核分枝杆菌脑膜炎见于 0.5% 未经治疗的原发性肺结核患者。
- 高发年龄为 6 个月至 4 岁。
- 约 50% 的粟粒型结核可合并脑膜炎。

▪ 一般预防

• B 型流感嗜血杆菌疫苗显著降低了脑膜炎的发生率,并减少了高达 99% 的侵袭性 B 型流感嗜血杆菌感染。

• 所有婴儿分别于 2、4、6 月龄和 12～15 月龄接种 13 价肺炎结合疫苗(PCV13)。

• 建议所有年龄≥11 岁的患者及年龄＜11 岁的高风险人群接种 4 价流脑疫苗。建议 11～15 岁已接受第一剂流脑疫苗的患者接种加强疫苗。

▪ 病因

• 细菌性:

- 致病原取决于年龄:
  ○ ＜1 个月:B 组溶血性链球菌,革兰阴性杆菌(大肠杆菌,克氏柠檬酸杆菌,阪崎肠杆菌,黏质沙雷菌和沙门菌属),李斯特菌,

肺炎链球菌。
  ○ 1～3 个月:B 组溶血性链球菌,大肠杆菌,肺炎链球菌,流感嗜血杆菌。
  ○ 3 个月～5 岁:肺炎链球菌,脑膜炎双球菌,流感嗜血杆菌。
  ○ ＞5 岁:肺炎链球菌,脑膜炎双球菌。
- 未接种流感嗜血杆菌疫苗的任何年龄组人群均需考虑接种。

• 病毒性:

- 单纯疱疹病毒(HSV)多见于新生儿。
- 肠道病毒:包括脊髓灰质炎病毒、柯萨奇 A 病毒、柯萨奇 B 病毒、埃可病毒等近 70 种不同的菌株。近期发现的肠道病毒没有分类入上述四组,而用数字编码(如肠道病毒 68)。
- 其他少见病毒:虫媒病毒(如西尼罗河病毒),腮腺炎病毒。

• 真菌性:

- 真菌通常分为念珠菌、粗球孢子菌、新型隐球菌、曲霉菌四类。

• 无菌性脑膜炎:

- 一些难以在病毒或微生物实验室培养出来的病原可引起脑膜炎,包括莱姆病螺旋体(莱姆病)和梅毒螺旋体(梅毒)。

• 结核性脑膜炎。

• 少见病原体感染更多见于免疫力低下的人群。

诊断

• 年龄特异性。
• 头痛。
• 发热。
• 恶心和(或)呕吐。

▪ 病史

• 细菌性脑膜炎:

- 大龄儿童可有典型脑膜感染的主诉,包括颈痛、头痛、背痛和畏光、厌食和肌痛。
- 恶心和呕吐较常见。
- 在小年龄儿童,症状常为非特异性,包括发热、体温不升、易激惹、喂养困难和颅内压增高的症状(包括抽搐和呼吸暂停)。
- 需关注患者的免疫状况、出生史、旅行史、创伤史、健康状况、地理位置和高危暴露史。
- 婴儿的看护人最主要的主诉包括:
  ○ 易激惹和"一直睡觉"。
  ○ 拒乳。

○ "不能做正确的反应"。
  ○ "活动或被抱起的时候哭吵"。

• 病毒性脑膜炎:

- 头痛和发热可先于脑膜炎的症状出现,后者包括颈强直、呕吐和畏光。
- 病程 2～6 天。

• 真菌性脑膜炎:

- 隐球菌脑膜炎通常慢性起病,以逐渐加重的头痛和持续数日至数周的呕吐为主诉。
- 鸽子或其他鸟类分泌物暴露史可提供有价值的线索。

• 结核性脑膜炎:

- 病初症状常无特异性,伴性格改变、发热、恶心和逐渐进展为厌食的呕吐、易激惹和昏睡(Ⅰ期)。
- Ⅱ期的主要特征为局灶性的神经系统功能受损(通常累及第Ⅲ、Ⅵ、Ⅶ对颅神经)。
- Ⅲ期的主要特征为昏迷和视乳头水肿。

▪ 体格检查

• 大龄儿童可有颈强直,婴儿因颈部肌肉发育差而通常无颈强直。

• 可能出现布氏征和克氏征。

- 布氏征:患者取仰卧位,屈曲颈部可引发髋关节或膝关节不自主的屈曲。
- 克氏征:患者取仰卧位,下肢在臀部屈曲成 90° 角,伸展小腿,大腿和小腿的夹角超过 135°。
- 布氏征和克氏征阴性不能排除脑膜炎。

• 小婴儿可无颈强直、克氏征和(或)布氏征阳性。

• 任何有败血症样表现的小婴儿均需考虑脑膜炎。

• 患者可表现为"诡异的"哭吵——被抱起时哭吵增加。

• 颅内压增高的征象,包括视乳头水肿、瞳孔不对称、囟门隆起、复视。

• 检查皮肤有无佝柔螺旋体病(莱姆病)所致的游走性红斑,侵入性脑膜炎双球菌感染引起的瘀斑,6 周以下小婴儿 HSV 感染引起的疱疹。

▪ 诊断检查与说明

实验室检查

• 脑脊液分析(细胞计数及分类、蛋白质定量、糖浓度和颅压检测)。

- 脑脊液革兰染色和培养。
- 血培养。
- 血常规,血小板计数,电解质,尿素氮,肌酐,血糖。
- 可考虑凝血酶原时间、部分凝血活酶时间、肝功能、动脉血气分析检查。

诊断步骤与其他
- 腰椎穿刺:
- 禁忌证包括心肺功能不全、未纠正的凝血功能障碍、颅内压增高的症状、有局灶性神经系统症状但未获得头颅影像学资料前。
- 若第一次腰椎穿刺未能发现病因,且患儿对治疗无反应,可在36~48 h间再次行腰椎穿刺。
- 开放测压:正常侧卧位脑脊液压力<200 mmH₂O。
- 根据临床表现、年龄、病史、体格检查结果,需部分或全部完善以下脑脊液检查:
- 细胞计数及分类,革兰染色。
- 细菌性脑膜炎的特征包括脑脊液细胞数增多(>1.0×10³/μl),中性粒细胞为主,脑脊液培养阳性是诊断的金标准。
- 与细菌性脑膜炎相比,病毒性脑膜炎脑脊液细胞计数较少[(0.05~0.5)×10³/μl],分类以淋巴细胞为主。
- 糖:与血糖相比,正常脑脊液糖>40 mg/dl或为血糖的1/2~2/3。
- 蛋白:除新生儿外,正常脑脊液蛋白为5~40 mg/dl,新生儿可高达150~200 mg/dl。
  - 化脓性脑膜炎脑脊液蛋白常>1.0 g/dl,而病毒性脑膜炎则正常或轻度升高。
- 细菌、真菌、病毒和分枝杆菌培养。
- 细菌性脑膜炎患者中80%血培养阳性。
- 聚合酶链反应(PCR)检测肠道病毒、TB、HSV、EB病毒。
  - 脑脊液标本PCR检测伯氏疏螺旋体的阳性率仅为17%,建议进行神经型疏螺旋体病抗体检测。

■ **鉴别诊断**
- 脑炎。
- 中毒性脑病。
- 硬膜外脓肿。
- 脑脓肿。

治疗

■ **一般治疗**
- 保证足够的通气和心功能。
- 循环、气道、呼吸(CAB)。

- 建立静脉通路后,启动血流动力学监测和支持,如果出现休克症状,及时处理。
- 快速使用合理的抗生素。
- 如果不能做腰椎穿刺或有腰椎穿刺禁忌证,需要完善血培养检查并立刻开始抗菌治疗。
- 治疗前3天内最常见的并发症是抗利尿激素分泌失调综合征(SIADH),因此需监测血钠浓度。
- 结核性脑膜炎在抗结核药物治疗的基础上需早期使用类固醇激素。
- 流感嗜血杆菌脑膜炎建议使用类固醇激素,肺炎链球菌脑膜炎可考虑使用,其可减少听力损失和神经系统后遗症,但不能降低总体的死亡率。使用时咨询感染病学专家。
- 如果使用类固醇激素,可使用地塞米松0.6 mg/(kg・24 h),每天4次,连续给药4天,第一剂激素需在抗生素使用前或与抗生素同时使用。

■ **药物治疗**
- 抗生素:
- <1月龄:氨苄青霉素Ⅳ 200~300 mg/(kg・24 h),q6 h~q12 h。用药剂量和频次取决于患儿的日龄和体重:日龄<7天,200~300 mg/(kg. 24 h),q8 h;日龄>7天,300 mg/(kg. 24 h),q6 h;头孢噻肟静脉注射,200~300 mg/(kg. 24 h),q6 h。
- >1月龄:万古霉素静脉注射,60~80 mg/(kg. 24 h),q6 h;头孢噻肟静脉注射,300 mg/(kg. 24 h),q6 h;头孢曲松Ⅳ 100 mg(kg. 24 h),q12 h(2月龄以下患儿忌用)。
- 怀疑肺炎链球菌脑膜炎的患者,不论年龄均需考虑使用万古霉素 60~80 mg(kg・24 h),q6 h。
- 盘尼西林或头孢菌素过敏的替代治疗除万古霉素外还包括碳青霉烯类和喹诺酮类。需考虑感染病学专家共同参与治疗。
- 真菌性脑膜炎:
- 两性霉素 B 单独治疗或联合 5-氟胞嘧啶治疗。
- 结核性脑膜炎:
- 通常是 4 联抗结核治疗 2 个月后,两联抗结核治疗 10 个月。
- 最初使用异烟肼、利福平、吡嗪酰胺和链霉素治疗。
- 病毒性脑膜炎:
- 肠道病毒:支持治疗。
- HSV:阿昔洛韦静脉滴注 60 mg/(kg・24 h),q8 h。

后续治疗与建议

■ **随访建议**
- 新生儿单纯疱疹病毒脑膜炎需在生后21天再次行脑脊液 HSV-DNA PCR 检查,若结果仍为阳性,治疗时间需适当延长。
- 流感嗜血杆菌的预防:
- 所有家庭成员接触者中若有一位年龄小于 4 岁或未接种过疫苗,均需口服利福平预防(每次 20 mg/kg,最大剂量 600 mg/24 h,共 4 天)。
- 脑膜炎双球菌的预防:
- 所有家庭人员、日托机构人员及其他在发病前 7 天内与患者有密切接触的人员均需口服利福平预防(每次 10 mg/kg,最大剂量 600 mg, bid,共 2 天)。

患者监测
- 大多数化脓性脑膜炎患者在开始治疗的7~10 天热退,伴活动功能改善和激惹减少。
- 评估神经系统功能很有必要,包括听力测试和视力测试。

■ **预后**
- 细菌性脑膜炎:
- 未经治疗死亡率接近100%。
- 每年死亡病例500~1 000人,占所有患者的5%~10%。
- 高达30%的儿童患者可有听力损害和神经系统损害。
- 病毒性脑膜炎:
- 肠道病毒脑膜炎预后良好。
- 无菌性脑膜炎:
- 莱姆病:诊断和治疗后预后良好。
- 结核性脑膜炎:
- 儿童结核性脑膜炎的长期预后取决于开始治疗时疾病所处的阶段。
- 在第一阶段开始治疗的患者中,94%可以完全康复,而在第二和第三阶段开始治疗的患者,完全康复的比例分别为51%和18%。

■ **并发症**
- 化脓性脑膜炎:

– 急性期并发症：高达 1/3 的患者可合并抗利尿激素分泌异常综合征和惊厥，10%～15%的患者出现局灶性神经系统症状。

– 长期并发症：神经认知功能损害，听力损害（幸存者中最常见）。

• 病毒性脑膜炎：

– 急性期并发症：10%的患者合并抗利尿激素分泌异常综合征。

– 长期并发症：病毒性脑膜炎的并发症罕见，但是新生儿（＜1 个月）可发展为严重肠道病毒疾病，年长的无丙种球蛋白血症患儿可发展为慢性肠道病毒脑膜脑炎。

• 结核性脑膜炎：

– 急性期并发症：最常见脑神经受累，尤其展神经受累可影响视力；脑积水。

– 长期并发症：有很多，包括失明、失聪和智力低下。

疾病编码

ICD10

• G03.9 未特指的脑膜炎。

• G00.9 未特指的细菌性脑膜炎。

• A87.9 未特指的病毒性脑膜炎。

❓ 问题与解答

• 问题：怀疑脑膜炎但生命体征不稳定需要复苏的患者必须在抗生素治疗之前做腰椎穿刺检查吗？

• 回答：不，生命体征不稳定是做腰椎穿刺的禁忌证，可开始合适的抗生素静脉治疗，生命体征稳定后需完成腰椎穿刺。

脑膜炎球菌血症 Meningococcemia

Andrew P. Steenhoff   王相诗 译 / 葛艳玲 审校

 基础知识

■ 描述

• 脑膜炎球菌血症是由脑膜炎奈瑟菌引起的全身性感染。该细菌为革兰阴性双球菌，对生长条件要求稍高，即便使用合理的抗生素治疗，该病也可呈暴发性经过（即在数小时内出现严重并发症），死亡率较高。

• 根据脑膜炎双球菌表面荚膜多糖抗原的不同，将脑膜炎双球菌分为 13 个血清群，美国主要以 B、C、Y 血清型为主。1996—1998 年，分离到的脑膜炎双球菌中 Y 血清群占 30%。

■ 一般预防

• 需对住院患者进行隔离；要求对住院患者进行呼吸道隔离至开始相应抗生素治疗 24 h 以后。

• 对于暴露人群，包括家庭成员、日托机构或幼儿园幼儿应当接受以下预防：

– 利福平口服，每次 10 mg/kg（最大量 600 mg），12 h 一次，共 4 次。

– ＜1 月龄的接触者：口服利福平，每次 510 mg/kg，12 h 一次，共 4 次。

– ≤15 岁的暴露者：头孢曲松钠也是有效的预防药物，单剂 125 mg 肌注。

– ＞15 岁的暴露者：推荐头孢曲松钠 250 mg 肌注。该预防方案也推荐用于孕妇暴露者的预防。

• 医护人员如果与患者分泌物有近距离接触，则需要进行药物预防。

• 目前仅有针对 A、C、Y 及 W-135 型的疫苗，在接种 10～14 天内产生免疫反应。

• 四价脑膜炎球菌结合疫苗（MCV4）已被批准应用于 2～55 岁人群。推荐应用于所有 11～12 岁未接种过脑膜炎球菌疫苗的青少年，并在 16 岁时再加强 1 剂。

• FDA 最近批准 B 血清型疫苗应用于 10～25 岁人群。

• 疾病控制与预防中心（CDC）继续推荐青少年常规接种该疫苗，但是有吉兰-巴雷综合征（GBS）病史且无侵袭性脑膜炎球菌感染高风险的青少年则除外。GBS 与 MCV4 的最新实况报道见于 http://www.cdc.gov/vaccinesaty/Concerns/gbsfactsheet.html。2012 年发表的一项研究并不支持 GBS 与 MCV4 间有相关性。

■ 流行病学

• 美国每年脑膜炎球菌病发病率稳定在（0.9～1.5）/10 万。

• ＜5 岁儿童是最易感人群，其中发病的年龄高峰是 3～5 月龄婴儿。

• 该病流行时，许多学龄儿童可能被感染。

• 该病主要在冬春季流行。

• 甲型流行性感冒流行后易继发该病流行。

■ 危险因素

• 无脾、备解素 C3 或终端补体成分（C5～C9）功能缺陷以及人类免疫缺陷病毒（HIV）感染的患者都是侵袭性脑膜炎双球菌感染及该病复发的高危因素。

• 生物毒力因子决定了疾病的严重程度，如细菌细胞壁上脂多糖的不同。低毒力的细菌较易引起慢性流行性脑膜炎球菌败血症，预后较好。

遗传学

• 流行期间，发现 5%～10%的患者存在先天性终端补体缺陷，而在复发的患者中，该比例则高达 30%。

• 现已证实了一些与本病易感性或抵抗力有关的一些免疫功能相关基因的存在。

■ 病理生理

• 暴发性脑脊髓膜炎的特征是广泛的小血管破坏和弥散性血管内凝血（DIC），详见"诊断"部分。

• 死亡缘于内毒素休克，包括心力衰竭及心肌功能障碍。

■ 病原学

• 吸入或直接接触该病原菌后（通常存在于口腔分泌物中），细菌定植于上呼吸道并引起感染。

• 当病原菌穿过鼻黏膜侵入血循环并开始复制，引起机体出现播散性感染。

🔍 诊断

■ 症状和体征

• 发热。

• 精神萎靡。

• 皮疹。

• 瘀斑。

• 心动过速。

• 毛细血管充盈时间延长。

- 精神状态异常。
- 仅有菌血症而未发展成脓毒血症的患者，可表现为发热、精神委靡、肌痛以及头痛。患者可以自行清除感染，部分可侵及脑膜、关节、肺部等。
- 初期菌血症可引起全身性败血症，此时机体存在脑膜炎球菌血症，但并不出现脑膜炎表现。此时会有皮疹出现，可表现为非特异性的斑丘疹、麻疹样皮疹或荨麻疹样皮疹。若皮疹变为瘀斑或紫癜时，则预示着疾病进展。
- 暴发型在症状或体征出现后 1～2 h 内病情快速进展，临床特征是低血压、少尿、DIC、心肌功能障碍、血管萎陷，死亡率高达 15%～20%。

■ 病史

患者出现发热、精神萎靡及皮疹的时间。

■ 体格检查

- 对发热患儿进行体格检查时应当仔细检查皮肤是否存在瘀斑，评估有无休克早期的体征(心动过速、毛细血管充盈时间延长、精神状态异常等)。
- 识别患者的异常生命体征及嗜睡状态十分有必要。
- 认真并迅速评估患者是否存在颈强直、嗜睡及易激惹。

■ 诊断检查与说明

可从血液、脑脊液及皮损样本中培养出病原体。

实验室检查
- 脑脊液或瘀点刮片(压在玻片上)行革兰染色，若找到革兰阴性双球菌则可做出初步诊断。
- 快速抗原检测：
- 脑脊液中检测阳性支持疾病诊断，但对于 B 血清群的敏感性较低。
- 全血细胞计数：
- 一项研究显示 94% 的患儿有 1 项或 1 项以上下列指标出现异常：中性粒细胞绝对计数异常(≤1 000/mm³ 或≥10 000/mm³)，未成熟中性粒细胞计数≥500/mm³ 和(或)未成熟中性粒细胞/中性粒细胞总数的值 ≥20%。

诊断检查及其他
腰椎穿刺：虽然脑脊液培养是诊断的金标准，仍建议进行脑脊液抗原检测。

■ 鉴别诊断

- 脑膜炎奈瑟菌引起的脑膜炎很难与其他病原引起的脑膜炎相鉴别，除非出现特征性的瘀斑，但是这样的患儿仅占 1/3。
- 其他病原(如链球菌、落基山斑点热、病毒)引起的脓毒血症与脑膜炎双球菌感染的临床表现非常相似，也可以出现瘀斑或紫癜样皮疹。

治疗

■ 一般治疗措施

- 由于有些患者的脑膜炎球菌血症可以快速进展，对于急性起病的有瘀斑和发热患者应该及时开始抗生素治疗(如果可能且条件允许，先进行血培养或腰椎穿刺)。
- 密切监测患儿生命体征和临床表现，最好在重症监护室中进行。

■ 药物治疗

- 可选择头孢噻肟或头孢曲松钠作为初始治疗。当药敏试验确定对青霉素敏感后，则推荐青霉素治疗。
- 如果证实分离到的病原菌对青霉素敏感，可使用水剂青霉素治疗，30 万 U/(kg·d)(最大量 1 200 万 U)，q4～6 h 静滴，疗程 5～7 天。
- 青霉素过敏患者，可选用第三代头孢菌素或氯霉素。

■ 转诊问题

公共卫生部门应注意脑膜炎病例。

后续治疗与护理

■ 随访推荐

患者监测
细菌性脑膜炎患者需要随访听力检查。

■ 预后

- 即使脑膜炎球菌血症被及时发现并予以治疗，该病病死率仍高达 15%～20%。
- 脑膜炎球菌脑膜炎的死亡率为 5%。危重病例往往进展迅速，从症状出现到死亡只需数小时。入院时，患者出现以下征象预示不良预后：
- 脑膜炎症状不典型。

- 休克。
- 昏迷。
- 紫癜。
- 中性粒细胞减少。
- 血小板减少症。
- 弥散性血管内凝血。
- 心肌炎。

■ 并发症

- 并发症可能与感染直接相关，也可能与过敏性免疫复合物介导的反应相关。
- 脑膜炎球菌血症可并发心肌炎、关节炎、出血、肺炎、指(趾)或肢体截肢和皮肤瘢痕。
- 脑膜炎球菌脑膜炎最常见的并发症是耳聋，发病率为 5%～10%。
- 脑膜炎的其他并发症包括癫痫、硬膜下积液、颅神经麻痹等。
- 免疫性并发症包括关节炎、血管炎、心包炎及巩膜炎。

疾病编码

ICD10
- A39.4 未特指的脑膜炎球菌血症。
- A39.3 慢性脑膜炎球菌血症。
- A39.2 急性脑膜炎球菌血症。

常见问题与解答

- 问：脓毒症休克患者的抗生素疗程是多久？
- 答：7 天。
- 问：MCV4 脑膜炎球菌疫苗推荐用于所有青少年吗？
- 答：是的。MCV4 推荐用于 11～12 岁所有未接种疫苗的青少年，可以在就诊时或中学入学时，以先到者为准，并推荐在 16 岁时再加强 1 剂。
- 问：既往有 MPSV4 接种史的青少年还需要接种 MCV4 吗？
- 答：如果已接种 MPSV4 有 3～5 年了，则仍需接种 MCV4 疫苗。
- 问：什么情况下需要进行补体缺陷检测？
- 答：对于疾病复发的患者需要进行该项检测。
- 问：医院内哪些工作人员需要接受预防？
- 答：只有那些直接接触患者分泌物的工作人员需要接受预防。

N

脑脓肿 Brain Abscess

Karen E. Jerardi · Samir S. Shah　万柔　李昊 译 / 李昊 审校

 基础知识

■ 描述

● 包含脑实质的化脓性感染。

● 可以是单个或多个病灶。

■ 流行病学

● 男性更多发(男性：女性为 2：1,男性为主)。

● 常见发病年龄是 4～7 岁,但不同诱因发病年龄不同。

● 85％的病例有诱发危险因素。

发病率

　　每年有 1 500～2 500 个病例(成年人和儿童都包含),其中 25％为儿童。

■ 危险因素

● 发绀型先天性心脏病(最常见为法洛四联症)。

● 鼻窦炎、乳突炎和慢性中耳炎等耳部、鼻部、咽喉部感染。

● 脑膜炎(尤其是新生儿)。

● 穿透性头部外伤。

● 脑部手术操作(VP 分流、肿瘤切除)。

● 先天性头部和颈部病损。

● 囊包性纤维症。

● 口腔科感染。

● 肺部感染。

● 去过脑囊虫病疫区的患者(拉丁美洲、非洲部分地区、亚洲和印度)。

● 免疫抑制患者(先天性或获得性)。

■ 预防原则

● 在娱乐活动中,穿戴头盔能够防止穿透性头部外伤。

● 及时正确处理急性中耳炎和急性鼻窦炎,及时发现治疗失误。

■ 病理生理

● 微生物通过临近组织或血道进入脑实质。

● 脑囊肿位置：

- 发绀型先天性心脏病患者容易发生脑膜中动脉供血区域的脓肿：额叶、顶叶和颞叶。

- 额叶脓肿在鼻窦和牙科感染中常见。

- 颞叶、顶叶和小脑脓肿易发生在乳突炎和

中耳炎。

- 脑脓肿无论有无诱因都可在脑实质的任何部位发生,往往继发于血道传播。

■ 病因

● 细菌是最常见的原因。

● 米氏链球菌和金黄色葡萄球菌是最常培养出来的微生物。

● 革兰阴性菌脑膜炎的并发症可为新生儿脑脓肿(变形杆菌、枸橼酸杆菌、肠杆菌和阪崎肠杆菌菌属)。

● 30％～50％的病例为多种微生物感染。

● 随着实验室培养技术的日益提高,厌氧菌导致的脑脓肿的发病率不断上升。常见的病原菌有：拟杆菌、消化链球菌、梭菌、丙酸杆菌、放线菌、韦荣球菌和普氏菌。

● 脑囊虫病由寄生虫猪肉绦虫引起。真菌和原虫能在免疫抑制的患者中导致脑脓肿。

诊断

■ 病史

　　脓肿的部位会影响临床表现。

● <30％的病例有典型的三联征表现：发热、头痛和局部神经病变表现。

● 60％～70％的病例会有发热、头痛和呕吐。

● 头痛是最常见的主诉。

● 呕吐和精神状态改变也是常见主诉。

● 新生儿经常在发生脑脓肿前有脑膜炎病史。

● 询问应重点放在急性或慢性耳鼻喉感染上。

● 发绀型先天性心脏病或部分修复的发绀型先天性心脏病病史需明确。

■ 体格检查

● 新生儿可见囟门膨隆、增加的头围、癫痫发作或呕吐。

● 年龄较大的儿童可能有局部神经损害、偏瘫或甚至视神经乳头水肿。

● 30％左右的患者会有脑膜累及症状。

● 小脑部位病损会有共济失调症状。

■ 诊断检查与说明

● 实验室常规检查对脑脓肿的诊断没有帮助,也无法排除诊断。

● <10％的血培养是阳性的。

● 外周血白细胞计数可有中度升高,但<10％有杆状核。

● 红细胞沉降率对脑脓肿确诊意义不大。

● 电解质检查通常会有低钠血症,表明抗利尿激素的过量分泌(SIADH)。

● 如果怀疑有颅内肿块,腰椎穿刺是禁止的,但如穿刺抽取脑脊液,可发现：

- 会有轻度至中度的细胞增多(20％的患者可能细胞数正常)。

- 颅内压力增高。

- 30％的病例葡萄糖水平下降。

- 70％的病例蛋白质水平升高。

- 脑脊液革兰染色和培养常常阴性。

影像学检查

● 增强 CT 和 MRI 是诊断脑脓肿应选择的检查。

● 尽管 CT 能更迅速提供结果,但颅内隐匿性感染的诊断往往会漏掉 50％的病例。

● 颅内超声检查可用于早产新生儿的病例。

> **注意**
> ● 不是所有脑脓肿的患者都有发热症状。
> ● 误诊：
> - 遇到一个有发热、精神状态改变、假性脑膜炎的孩子或没有特异性症状但有危险因素(如发绀型先天性心脏病)的孩子,忘记考虑脑脓肿的可能性。
> - 遇到鼻窦炎的不典型症状诸如呕吐,没有引起注意。

■ 鉴别诊断

● 感染：

- 脑膜炎。

- 脑炎。

- 硬膜下积脓。

- 硬膜外脓肿。

● 血管：

- 静脉窦栓塞。

- 偏头痛。

- 脑梗死。

- 脑出血。

● 其他：

- 原发或继发肿瘤。

- 假性脑瘤。

- 脑积水。

治疗

■ 药物治疗

• 一旦确诊脑脓肿,就应予以能够进入中枢系统的针对各种最可能的病原菌的广谱抗生素治疗。联合治疗用药包含一种第三代头孢菌素、万古霉素和甲硝唑,是很好的经验性治疗,覆盖大多数病原菌。

• 以培养结果为指导的治疗在任何可行的时候都是推荐的。常用抗生素疗程为 4～6 周。

• 考虑神经外科和(或)耳鼻喉科会诊。

• MRI 和 CT 引导下立体定位针吸活检用于获得培养和明确致病菌。

• 某些患者仅靠抗生素能够成功治愈,尤其是较小(<2 cm)的单发脓肿。

• 脑囊虫病应考虑抗寄生虫药物(阿苯达唑)合用或不合用糖皮质激素治疗。

• 抗真菌药物用于免疫抑制患者。

• 心脏、口腔科、耳鼻喉科和(或)免疫系统检查能够帮助明确易感因素。

■ 住院事项

初始治疗

• 如果患者有颅内压力不断增高的症状和体征(Cushing 三联征:心跳过缓、高血压和

非正常呼吸)或患者无法保护气道,气管内插管是必要的。需考虑过度通气和甘露醇治疗。

• 电解质异常诸如 SIADH 可能发生,需经常检测电解质水平。

• 早期病变就可有癫痫发作和局部神经系统损害表现。往往病脓液引流能够减轻症状。详实而经常的神经系统检查是住院治疗很重要的一部分。

入院指征

所有考虑为脑脓肿的患者都应收治入院,进行临床观察、诊断评估和治疗。

出院指征

一般来说,当患者的症状好转消失、抗生素治疗疗程结束时就能出院回家,或是回家继续完成抗生素治疗。

后续治疗与护理

■ 随访推荐

• 常常需要神经外科、康复科和神经内科随访。

• 停用抗生素前,应进行重复影像学检查来记录脓肿的消退。

■ 并发症

• 长期并发症取决于颅内脓肿发生的位置、

大小和数目。

• 多发脓肿、有晕厥表现、<2 岁以及脓肿破裂进入脑室都有较高的死亡率。

• 30%～40%的脑脓肿患者都有这样那样的潜在问题:癫痫发作、脑积水、局部神经系统损害(运动和感觉功能异常)以及行为或性格的改变。由于影像学的发展帮助快速诊断和手术治疗,脑脓肿死亡率日益降低。

疾病编码

ICD10

• G06.0 颅内脓肿和肉芽肿。

常见问题与解答

• 问:所有的脑脓肿都需要手术治疗吗?

• 答:不是。静脉抗生素治疗往往对脑脓肿有效而无须进行引流手术。密切临床和放射影像学随访也是必需的。立体针吸活检对于明确脑脓肿的病原菌种类和针对性药物治疗很有帮助。

• 问:明确诊断脑脓肿的最佳影像学检查是什么?

• 答:MRI。

创伤性脑损伤 Brain Injury, Traumatic

Mark E. Halstead 万柔 译 / 李昊 审校

基础知识

■ 描述

创伤性脑损伤(TBI):来自意外或非意外的脑部外伤。

• 儿童>1 岁:GCS 昏迷评分<14,事件失忆>15 min,头部穿透伤(见附录,表5)。

• 儿童<1 岁:长期呕吐、怀疑虐待(见附录,表6)。

• 轻微脑外伤:GCS 昏迷评分>14。

• 严重脑外伤:常常初始 GCS 昏迷评分<9。

■ 流行病学

• 外伤,>1 岁的孩子首要死亡原因。头部外伤是死亡和致病最常见的原因。

• 急诊科室每年大约有 50 万个 0～14 岁的

TBI 病例。0～4 岁的男孩是急诊 TBI 病例中比例最高的。

• 每年 75%的 TBI 病例都是轻度的。

• <2 岁:非意外性外伤是主要原因。

• >2 岁:坠落(约 37%)是最常见的原因。

• 年幼儿童的严重 TBI,非意外性外伤是最主要的原因。

• 年长的儿童中,车祸是最主要的原因,而穿透性外伤也在逐渐增多。

■ 病理生理

• 原发性:

- 局部获得性病灶:破口、穿透性伤、头颅骨折。

- 钝挫伤、大脑内血肿不常见。儿童中硬膜外、典型硬膜下血肿<10%。

- 加速-减速/剪力伤:颈椎受伤、弥漫性轴索损伤(DAI)、蛛网膜下腔出血、硬膜下血肿。

• 继发性:

- 外伤延伸到活体组织/全大脑。

- 大脑血流自我调节功能障碍、神经兴奋性物质中毒和炎症递质失调。在严重的 TBI 病例中,CT 或 MRI 会显示 3～5 天内日益严重的脑积水信号(见"治疗")。

• 年龄特异性病理生理:

- 婴儿/学步儿:

○ 加速度/减速度作用在大脑上的剪力将轴突和细胞胞体撕离(DAI),常常有硬脑膜静脉撕裂和出血。

○ 无髓鞘的婴儿大脑吸收而不是传递压力。未成熟的、可扩张的颅骨使得脑疝和脑挫

伤的发生率较低,而更容易经受弥漫性继发性损伤和水肿。

- 分娩时帽状腱膜下血肿、头颅血肿(骨膜下)以及头皮水肿(限于头皮表层)不被认为是脑外伤。
- 更严重的产伤可导致硬膜下血肿。
- 双侧半球间硬膜下血肿表示非意外性外伤。
- 继发于摇晃婴儿综合征的弥漫性外伤会导致大脑肿胀,并伴有继发性梗死和(或)下降的中枢呼吸控制,导致呼吸暂停、低氧和脑积水。
- 如果涉及>1 个颅骨,或者还有其他损伤表现,怀疑非意外性的颅骨生长性骨折。
- 年长儿童及青少年:
- 轻度 TBI 神经元功能紊乱,钾离子外流伴随谷氨酸盐释放。ATP 和葡萄糖需求量增加。
- 由于不完整的髓鞘形成,比成人更倾向于发生弥漫性轴索损伤(DAI)。
- 青少年人群中有子弹伤。

诊断

■ 病史

- 现场目击状况非常重要。
- 儿童照看者的详情。
- 坠落:坠落前有没有意识丧失? 坠落的高度、表面的压力。
- 癫痫、心脏疾病史。
- 过去脑震荡的病史(考虑"二次冲击综合征")或外伤。
- 中毒(儿童、看护者或者环境中其他人)。
- 先前的身体虐待、忽视。
- 汽车安全带束缚、压力的角度。
- 患儿随着时间推移如何表现和表现是如何变化的? 无反应的? 困惑的? 头痛? 视力改变? 呕吐? 癫痫发作?
- 考虑发表过的脑震荡症状清单。

■ 体格检查

外伤时神经系统快速体检:
- 有些只能够靠观察。记录神经肌肉阻塞、镇静的表现。
- 觉醒的程度:清醒、昏睡、昏迷不醒、无反应。
- 安静时体位:自发性的、焦躁不安的、仍旧正常、伸肌、曲肌。
- 呼吸:参考觉醒状态和体位,过度呼吸或潮式呼吸。

- 对刺激的反应:声音、疼痛(耳垂部位,避免脊髓反射);记录位置、撤回情况和姿势。
- 瞳孔:等大、大小差异>1 mm,不等大、反应迟钝,不等大、散大、固定不活动的瞳孔。
- 眼外肌运动:不局限于药物或外伤导致的不良共轭凝视、钩回疝体征第 3 对颅神经麻痹、头部外伤常见的第 4 对颅神经麻痹、外伤或颅内高压导致的第 6 对颅神经麻痹。
- 脑干反射:角膜反射(Ⅴ & Ⅶ)、头眼反射。避免干呕——会增加颅内压。
- 肌肉反射/运动检查:侧向运动的体征表明对侧大脑半球损伤,同侧瞳孔扩大表明钩回疝。
- 体格检查应根据患者情况反复进行。更详尽的检查在患者病情稳定后可以根据其觉醒程度进行。
- 轻度 TBI 能够用之前罗列的标准神经系统体检评估。平衡能力评估和神经认知能力评估(短期记忆、年份与月份正反表达、倒数数字)可能有用。SCAT3 对在赛场边或急诊室评估运动场上的脑震荡有好处。

■ 诊断检查与说明

实验室检查

在所有怀疑 TBI 的患者中,考虑:
- 全血细胞计数(婴儿可有大量的颅内失血)。
- PT/PTT(术前实验室检查评估可能的凝血功能障碍)。
- 电解质检查。
- 毒物筛查。
- 实验室检查通常在轻度 TBI 中并不必要,除非 TBI 怀疑是实验室检查异常引起的。

影像学

- 在轻度 TBI 中,影像学检查一般不需要。高危的情况包括受伤后 2 h GCS 评分<15、怀疑开放性颅骨骨折、逐渐加重的头痛和激惹症状。中度的危险因素包括较大的头皮血肿、有颅底骨折体征以及受伤情况下可能会发生的颅脑损伤。
- 脑部 CT 平扫是怀疑 TBI 患者的初步影像学检查。
- 异常 CT:病损密度、中线移位、脑池压迫、骨头残片。
- MRI:对 DAI 有意义(头颅 CT 检查阴性),对较小的病灶有意义(如点状挫伤)。
- 在怀疑颈椎伤的无反应患者中,CT 扫描同时考虑脊柱 MRI 来排除非连续性不稳定性韧带损伤。
- 如果损伤程度和病史不符合或者坠落高

度不明,则考虑长骨平片。
- 如果怀疑非外伤性病因导致变化的精神状态,且 CT 检查正常,可考虑脑电图和腰椎穿刺检查。

■ 鉴别诊断

神经系统表现根据严重性不同而不同,可以从检查正常到类似于大脑缺血缺氧损伤的昏迷(如濒临溺水),或类似于其他原因导致的昏迷/昏睡、癫痫活动(发作后脑病)。

单纯挫伤、DAI 和缺氧缺血性损伤可能在初期症状上很难鉴别,通过临床观察和神经影像学检查能够逐渐明确。

治疗

- 气道、呼吸、循环。
- 不明原因的意志丧失患者需颈椎制动。
- 入院前制动:避免缺氧和低血压(强大的、可能调节的、独立的 TBI 结局的预测)。

■ 其他治疗

一般措施

- 对于急性轻度 TBI,当有症状时建议进行体格检查和减少认知压力。
- 美国儿科学会(AAP)指南设定了根据症状,重新开始活动的标准:
- AAP 脑震荡陈述推荐,如果没有症状再发可以逐渐开始活动,并推荐:①1 天内反复检查;②初次开始活动前必须有体格检查合格证。
- 随着时间进程反复进行快速神经系统检查对有针对性调整对患者的处理是有帮助的。
- 用于更严重的外伤或婴儿。
- 二度评估:头部外伤/畸形的外部证据、瘀斑(眼周-眶顶骨折;乳突-颞骨岩部骨折)、破口、穿透伤、脑脊液鼻部耳部漏。
- 癫痫发作:劳拉西泮(氯羟去甲安定)0.05~0.1 mg/kg,静脉滴注,2 mg/min;如果没有静脉通路,使用肠凝胶 0.3~0.5 mg/kg。然后使用磷苯妥因 15~20 mg/kg,静脉滴注。治疗重点在避免颅内压升高、神经毒害和缺氧。
- 没有证据表明,外伤发生后癫痫类药物预防性治疗>1 周能够防止迟发性癫痫。
- 没有证据表明,激素类药物能改善结局。
- 体温过低在严重的 TBI 中有保护作用,但远期结局没有区别。
- 没有证据表明预防性使用甘露醇有效,但其对控制颅内压有效。剂量是 0.25～1 g/kg，达到目标 ICP＜20 mmHg。

- 3%高渗盐水静脉滴注治疗颅内压升高，可用更高渗盐水进行液体复苏。

- 所有外伤患者的 GCS 评分都应在复苏后记录下来。

- GCS 评分＜13 的患者，即使一开始情况是稳定的，也进行脑外科手术。

- 严重 TBI 的患儿在 PICU 中治疗后生存率会更高。

- 以下情况可考虑给予部分颅骨切除减压术：
- 头颅 CT 影像显示全大脑肿胀。
- 外伤发生 48 h 内。
- 手术前没有持续颅内压＞40 mmHg。
- 外伤后某一时刻 GCS 评分＞3。
- 二次临床恶化。
- 脑疝综合征。

■ 住院事项

初始治疗
- 颈椎制动和清理气道；在严重的 TBI 病例中，全脊柱都要制动保持平稳：
- 必要时，经快速程序诱导进行口腔气管插管，避免低血压。
- 过度呼吸可能诱发儿童区域性大脑缺血，尤其是初期 24 h。
- 增加的颅内压可通过调高床铺 30°左右、高渗输液和镇静来改善。
- 血液动力学的稳态(正常收缩压最高至

135 mmHg)预示着 TBI 良好的预后[中位收缩压＝90 mmHg＋(2×年龄)]。
- 血流动力学的不稳定表明有系统性出血(腹部、长骨骨折)、心包填塞(脉压缩小)、神经源性休克。
- 低血压迟发体征：早期：心跳加快、毛细血管充盈下降，尿量减少。
- 液体复苏：考虑高渗盐水。越来越多的证据表明能够改善结局，尤其是有出血性休克和 TBI 的患者[以 0.1～1 ml/(kg·h)持续滴注 3%盐水]。
- 液态药丸可能恶化颅内高压(ICP)。
- 异常 CT 扫描结果的患者、CPR 后 GCS 评分 3～8 的患者、CT 结果正常而 GCS 评分 3～8 以及姿势异常、低血压、一系列神经检查受镇静妨碍的患者，应考虑监测 ICP 维持在＜20 mmHg。

🔄 后续治疗与护理

■ 预后
- 大部分轻度 TBI 患者能够不留明显后遗症痊愈。

- 在到达急诊科时有低氧血症和低血压表现预示着预后不佳。

- 24 h GCS 比复苏后 GCS 能更好地预测预后，PRISM 评分也有帮助。

- GCS 评分＜3 表示预后很差，除非是继发于硬膜外血肿；快速减压能缩小永久性损害。

- MRI 显示全脑白质、皮质下灰质或脑干损伤预示着长期昏迷和较差的结局。

- 体感诱发电位(VEPS 或 BAEP)较为不敏感，但预测神经系统预后时有很高的特异性。

- 头颅 CT 上损伤的程度能够有预测性。

- 有持续中度或重度头部损伤(GCS 评分 13)的患者常常会有学习障碍、记忆异常和抑制解除。

- 监测认知困难、活动过度、癫痫发作、脑积水、运动障碍、瘫痪、视觉/听觉障碍、头痛情况；精神科医师、神经内科医师、神经外科医师、耳鼻喉科医师、听觉矫正医师和物理治疗师对治疗和预后有帮助。

- 已知有头颅骨折的患者在陈旧的骨折处表现出新的肿胀应立刻转诊到神经外科医师处做头颅 3-D CT 检查。

- 约 10%的严重头部外伤的患者会发展为癫痫。

🔵 疾病编码

ICD10
- S06.9X0A 未特指的颅内损伤，伴或不伴意识丧失，首发。
- S06.9X9A 未特指的颅内损伤，伴有未特指时间的意识丧失，首发。
- S06.9X1A 未特指的颅内损伤，伴≤30 分钟意识丧失，首发。

脑炎 Encephalitis

Lily C. Wong-Kisiel · Elaine C. Wirrell　张敏 译 / 柴毅明 审校

基础知识

■ 描述
脑炎是指脑实质的感染，可导致精神状态改变、运动或感觉症状、语言问题和抽搐。该感染可能由感染的病原直接侵犯脑组织引起，或由某些急性或慢性疾病的感染过程中的免疫反应导致。

■ 流行病学
- 具体发病率不详，但婴儿和儿童最常受累。
- 肠道病毒和虫媒病毒所致的脑炎在夏季和早秋季节高发。许多病毒性脑炎在疾病

流行期间发生。

■ 一般预防
- 常规接种麻疹、腮腺炎、风疹和流感病毒疫苗，如果去疫区旅行(如东南亚)，需考虑接种乙脑疫苗。
- 认真洗手，避免蜱和蚊子叮咬[驱蚊胺(N-二乙基间甲苯甲酰胺)，防护剂，蚊帐，合适的衣服]和控制害虫(引流死水、杀虫剂)。

■ 病理生理
- 感染的病原可通过血行传播或周围神经

逆行传播(如单纯疱疹病毒和狂犬病)，极少情况下通过直接接种大脑传播。

- 脑炎也由感染性疾病感染后的免疫介导损伤(如急性播散性脑脊髓炎或支原体感染)或炎症/副肿瘤因素(如抗 NMDA 受体脑炎)间接引起。该免疫调节机制包括细胞因子和细胞毒性抗体对神经元的作用。

■ 病因
- 大多数病例病因仍不明确，在已知的病因中，以病毒感染最多见，其次为细菌感染、自身免疫、寄生虫和真菌感染。
- 最常见的致病病毒包括 HSV1 和 HSV2，

肠道病毒,虫媒病毒[如西尼罗河病毒(WNV)],疱疹病毒(CMV、EBV、HHV-6、VZV)。HSV-1 感染的典型表现包括颞叶起源的部分性抽搐和脑病。HSV-2 是新生儿 HSV 感染的最常见类型。肠道病毒和虫媒病毒通常在夏秋季节致病。WNV 感染主要表现为急性软瘫、锥体外系症状和脑神经麻痹。根据特殊的病史特点可考虑其他病毒感染(如有动物咬伤史、蝙蝠接触史或典型的恐水症可考虑狂犬病)或旅行史(乙脑病毒)。

- 常见致病细菌包括:李斯特菌、土拉弗朗西斯菌、巴尔通体、分枝杆菌、立克次体、支原体、包柔螺旋体、衣原体。
- 常见真菌和寄生虫包括隐球菌、芽生菌、组织胞浆菌、副球孢子菌、双鞭毛阿米巴、弓形虫、疟原虫和弓蛔虫。
- 类似感染的病因主要包括急性播散性脑脊髓炎(ADEM)、急性出血性白质脑炎、感染后小脑炎和支原体脑炎,ADEM 主要表现为脑病和局灶性神经系统症状,头颅 MRI 表现为多灶性白质损伤。
- 其他炎症或副肿瘤性的病因包括抗 NMDA 受体脑炎、电压门控钾离子通道复合物抗体、水通道蛋白-4 相关的自身免疫病、SREAT(伴甲状腺疾病的类固醇激素敏感性脑病)、系统性红斑狼疮和其他血管炎。抗 NMDA 受体脑炎主要表现为亚急性脑病、睡眠障碍、抽搐、口周运动障碍和自主神经功能紊乱。

诊断

■ 病史

- 症状主要包括发热、头痛、畏光、精神状态改变、易激惹、步态不稳和抽搐。
- 询问局灶性神经系统症状。近期病毒感染史、近期旅行史、动物接触史、蜱或蚊子叮咬史、免疫接种和免疫状态等均可提示病因。
- 新生儿患者需询问产妇疱疹病毒感染史和有无破膜时间延长。

■ 体格检查

- 高血压、心动过缓或呼吸暂停可能提示因脑水肿导致脑疝。
- 精神状态改变是脑炎的特点,包括轻度意识模糊、昏睡到昏迷。通常无法根据临床表现区别感染和感染后脑炎。
- 特定的神经系统体检结果提示特定的病原,包括局灶性抽搐和局灶性神经系统症状

(HSV);恐水症,咽部痉挛和情绪障碍(狂犬病);面神经麻痹(莱姆病);软瘫,脊髓灰质炎样综合征(WNV)和共济失调(VZV)。

- 非神经系统体检结果提示特定的病原,包括呼吸系统症状(支原体)、淋巴结肿大和脾肿大(EBV)、点状皮疹(立克次体)、麻疹样皮疹(麻疹)、红色斑丘疹(肠道病毒)、腮腺肿大(腮腺炎)。

■ 诊断检查和说明

实验室检查

- 常规实验室检查包括电解质、血糖、肝肾功能和血常规,通常无特异性。
- 根据怀疑的致病原选择合适的血清学检查(如 WNV 和支原体)可针对潜在的病因提供确定诊断。
- 精神状态改变的患者需行毒物筛查以排除药物过量或毒物暴露。
- 一旦患者生命体征稳定且排除颅内压增高的征象和症状,需紧急行腰椎穿刺检查(如果无法完成,需开始广谱治疗)。
- 除测量脑脊液开放压力(通常升高)外,其他脑脊液检查还应包括:脑脊液细胞计数和分类(淋巴细胞为主提示病毒感染,中性粒细胞为主提示细菌感染或病毒感染早期)、红细胞计数(在没有损伤血管的前提下,红细胞计数升高常提示 HSV 感染相关的坏死性脑炎)、蛋白(通常升高)、糖(一般正常)、革兰染色和细菌培养(怀疑脑炎的患者中 20% 被诊断为细菌性脑炎)和 HSV 聚合酶链反应(PCR)。如果临床高度怀疑脑炎,即使最初的检查结果正常也不能排除此诊断。
- 根据具体情况决定是否行其他脑脊液 PCR 检查,包括肠道病毒、包柔螺旋体和 WNV 等。
- 免疫力低下的人群,应送检脑脊液真菌染色和培养(和血清隐球菌抗原)。
- 怀疑副肿瘤所致脑炎的患者,还需另外送检血清和脑脊液自身免疫抗体。

影像学检查

应尽快行影像学检查以排除可手术治疗的情况(如脓肿或血肿)。首选头颅 MRI 平扫或增强(没有 MRI 时,可选择头颅 CT)。影像学可正常或表现为局灶或弥漫性实质增强(HSV-2 感染最常累及颞叶内侧)。

诊断步骤与其他

- 脑电图呈周期性单侧发放的弥漫性慢波提示 HSV 感染,但不能确诊。
- 脑组织活检:极少。

■ 鉴别诊断

有些其他疾病临床表现与脑炎相似,包括代谢性(急性电解质紊乱、先天性代谢异常)、中毒性(摄入)、结构性(急性梗阻性脑积水或分流通路梗阻)、血管性(脑血管炎缺血性或出血性卒中、感染性栓塞、脑栓塞)、内分泌性(甲状腺功能减退危象、垂体梗死)、感染性(细菌性脑炎、脑脓肿、硬膜下积脓、病毒性脑炎)或癫痫(癫痫持续状态)。

治疗

■ 药物治疗

在培养结果找到病原或阴性之前,初始治疗应同时覆盖细菌和病毒。

- 细菌性脑炎:万古霉素(15~20 mg/kg,IV,q6 h~q8 h,监测血药浓度),联合头孢噻肟[225~300 mg/(kg·24 h),IV,q6 h~q8 h]或头孢曲松[100 mg/(kg·24 h),IV,q12 h~q24 h,适于年龄≥1 月的患儿];治疗直至脑脊液培养 48 h 阴性。
- HSV 脑炎:阿昔洛韦(>28 天而 <12 岁每次 20 mg/kg,IV,q8 h;≥12 岁:每次 10 mg/kg,IV,q8 h)。如确诊 HSV 感染阿昔洛韦至少持续用药 21 天。5%~10% 患者可出现 PCR 假阴性,如果临床高度怀疑 HSV 感染,可咨询传染病专家。使用阿昔洛韦时应监测肾功能。
- 立克次体感染(在流行地区接触蜱后出现特征性的皮疹)和埃立克体感染(在流行地区接触蜱后出现头痛、皮疹、白细胞减少、血小板减少、典型的血涂片、转氨酶升高):考虑多西环素经验性治疗。
- 没有临床对照试验证实皮质类固醇、IVIC 和亚低温治疗对感染性脑炎有效。
- 支原体脑病:红霉素(根据已知的作用机制,疗效持续性存在争议)。
- ADEM:大剂量静脉皮质类固醇 20~30 mg/(kg·d)×3 天,随后改为泼尼松龙并逐渐减量。严重病例可考虑给予 IVIG 或血浆置换。
- 抗 NMDA 受体脑炎:大剂量静脉皮质类固醇、IVIG 或血浆置换。利妥昔单抗也已与一线药物联合应用。
- 对其他炎症性或副肿瘤性脑炎也推荐使用免疫治疗。

■ 住院事项

初始治疗

- 密切观察心肺功能非常重要,因其可排除

潜在的脑疝。儿童重症脑炎需密切监护心肺功能，隔离预防措施取决于所怀疑的病原种类。

• 抽搐：紧急静脉给予苯二氮䓬类药物（劳拉西泮、咪达唑仑或地西泮）。癫痫持续状态需积极给予负荷量磷苯妥英或左乙拉西坦。难治性病例需给予巴比妥类或米达唑仑注射。有意识状态减退的患儿或难治性癫痫持续状态的患儿治疗过程中需考虑脑电图监护。

• 脑水肿：对2岁以上儿童，脑灌注压需保持在70 mmHg或更高。最常用的保护措施包括限液、抬高床头和过度换气。因有脑疝风险，需考虑使用甘露醇。极少情况下，恶性疾病所致的脑水肿需考虑去骨瓣减压术治疗。

• 抗NMDA受体脑炎或其他自身免疫相关性脑炎患者需筛查有无隐匿性肿瘤。所有抗NMDA受体脑炎的女性患者中，14岁以下和18岁以下卵巢畸胎瘤的发生率分别为9%和18%，肿瘤切除术可改善症状，有少数睾丸畸胎瘤病例报道。

静脉输液

密切监测电解质，预测可能出现的抗利尿激素分泌异常和尿崩症的症状。

后续治疗与护理

■ 随访推荐

• 需早期咨询物理和职业治疗师，这对恢复期也有帮助。

• 神经心理测试有助于识别认知功能损害和指导适当的干预措施。

• 随访过程需要语言病理学家和发育儿科医生共同参与。

■ 预后

• 结局差异较大，主要取决于年龄、致病原和起病时疾病的严重程度（例如有昏迷表现的患者预后更差）。

• 结局包括完全恢复、局灶性神经功能缺损、持续性植物状态和死亡。

• 其他并发症包括失语、共济失调、发育落后、学习困难、四肢瘫痪/偏瘫和癫痫。

疾病编码

ICD10

• G04.09 脑炎和脑脊髓炎，非特异性。

• A85.8 其他诊断明确的病毒性脑炎。

• B00.4 疱疹病毒脑炎。

常见问题与解答

• 问：儿童患脑炎会导致持久性的脑损伤吗？

• 答：脑炎的并发症差异较大，从严重的智力低下、脑瘫到完全恢复。大脑破坏的程度和预后相关。尽管如此，相同病情下儿童的预后较成人好。

• 答：脑炎的预后取决于起病时神经系统状况和致病微生物。尽管许多儿童能完全恢复，但仍有部分儿童会遗留持久性的神经系统问题，包括认知和运动困难、视觉和听力障碍、癫痫及个性的改变。在起病急性期就出现局灶性神经系统缺陷和显著意识水平受损的患儿及HSV脑炎的患儿遗留后遗症的风险最高。

• 问：脑炎有高度传染性吗？

• 答：大多数脑炎都不具有高度传染性，尽管如此，如果接触了患者的血液或体液，仍需采取预防措施。

脑震荡 Concussion

Evelyn Porter ・ Andrea Marmor 万柔 李昊 译 / 李昊 审校

基础知识

■ 描述

• 脑震荡是影响大脑的一系列病理生理组合，由外伤性生物力学诱发。

• 有一组临床症状评分来定义脑震荡，可能包含或不包含意识丧失。

• 脑震荡可以由于对头部的直接打击或对面部、颈部或身体其他部位的打击而产生"冲击"力传递至头部。

• 脑震荡通常导致能够自我恢复的快速短时的神经系统功能损伤。在小部分儿童中，后脑震荡的症状可能延续。

• 脑震荡可能带来病理变化，但是急性临床症状更多是功能障碍而非结构损伤，往往标准的神经影像学检查不会看到异常。

■ 流行病学

• 一项近期研究估计，美国每年发生高达380万的娱乐和运动相关脑震荡。

• 脑震荡的数量被低估。

• 最常见的导致脑震荡的运动有英式足球、冰球、美式足球、摔跤、长曲棍球、篮球、棒球、垒球、曲棍球和排球。

• 总体来说，尽管脑震荡在男孩中更常见，但女孩在相似的运动活动中比男孩发病率更高。

• 受伤的风险根据运动项目、位置、之前有无脑震荡和是否使用头盔有关。

■ 一般预防

• 没有什么能够预防脑震荡。

• 使用头盔对于减少头部撞击的严重性很重要。

• 儿童可能没有受伤害的意识而且很想立刻回到日常活动中去，参与活动前的医学访视应着重放在迅速发现脑震荡，意识丧失并不是脑震荡唯一的表现。

■ 病理生理

• 大脑在颅骨内通过脑脊液隔绝硬物。在加速度-减速度过程中，大脑持续经历冲力和骨的撞击。由于颞叶和额叶位置在颅骨不规则的部位，尤其容易受伤。

• 意识水平下降是脑干背侧部分的网状激活系统受到旋转拉伸伤的结果。

• 脑震荡后的病理变化包括神经元去极化和神经递质释放的改变、轴索功能损害、脑血流下降，以及大脑自我调节功能和糖代谢改变。

• 诸如大脑大小、脑部水容量、成髓鞘水平、颅骨和骨缝的形状和弹性，以及头颅占全身的比例等生长发育因素，儿童和成人对脑部外伤的反应有所不同。

诊断

■ 病史

• 外伤事件的详尽病史。

• 详细的症状评估。

• 过往脑震荡史，包括周围情况。

• 应询问已存在的认知或注意力问题的病史,从而指导受伤后的检查。

■ 体征和症状

• 标准的、经过证实的精神状态测试手段是现有的,且能够迅速在外伤发生处进行[如运动脑震荡评估工具2(SCAT-2)]。

• 脑震荡后的症状可以分为4个范围:

– 躯体的:头痛、疲劳、体力下降、恶心、视觉改变、耳鸣、眩晕、不协调以及平衡困难。

– 情绪的、行为的:激惹、情绪化、个性改变、抑郁或焦虑。

– 认知的:思考变慢、反应时间延长,注意力不集中,学习能力和(或)记忆力受损;解决问题能力下降。

– 睡眠障碍,很常见。

■ 体格检查

• 现场和急性的评估应包含常规"ABC"以及脊柱伤等潜在伤害。

• 应进行详尽的神经系统体检,以发现提示严重神经系统损害的局部体征,获得随着时间推移准确的观察。

• 精神状态:定位(任务、地点、时间)、注意力(数字范围)、记忆力(顺行的、逆行的)。

• 颅神经:眼球活动、眼睛运动(尤其是追求平稳和扫视运动)、视野、面部运动和感觉、舌外伸。

• 运动:强度和张力。

• 感觉:大体感觉受损。

• 小脑:灵活度、指鼻试验、快速交替运动(手指敲击、足趾敲击)。

• 用力刺激试验:5个俯卧撑,5个仰卧起坐,5次膝盖弯曲,40码①冲刺,观察症状变化。

■ 诊断检查与说明

影像学检查

• 脑震荡的标准CT和MRI检查没有显示结构损伤。

• 怀疑头部外伤后颅内出血或颅骨骨折,需要做快速评估的,选择头颅CT检查。

• 判定规则用来决定某些临床低危的脑外伤患儿,他们也许并不需要头颅CT检查。

• 在精神状态异常、非前额头皮血肿、长期意识丧失、严重外伤、能够触及的颅骨骨折、呕吐和严重头痛的患者中,颅内伤的可能性更高。

---

① 1码=0.914 4 m。

• MRI是脑震荡亚急性或慢性评估的选择。

诊断步骤与其他

神经心理测试:计算机化的测试现在普遍应用,并且基础测试在很多学校体育部门进行。关于测试的最合适时间及其是否能够改善脑震荡结局的研究仍旧很需要。

治疗

■ 一般措施

• 如果怀疑脑震荡,将儿童带离活动区,不要回去继续玩耍。

• 受伤后监测儿童数小时,以评估是否有情况恶化。

• 如果反复呕吐、严重或加重的头痛、癫痫发作、步态不稳、口齿不清、四肢虚弱或麻木、非寻常的行为、基底部颅骨骨折体征或者GCS评分<15,考虑转诊去急诊科。

• 目前没有任何关于治疗儿童运动员脑震荡用药的循证医学研究。

■ 转诊问题

• 在多次脑震荡或康复并没有如预料的那样进展的儿童中,需要考虑神经心理评估。这种评估能够记录损害,明确长期存在的问题的因素和指导学校住宿或专业的干预。

• 如果收入院进行观察,语言治疗、物理治疗和心理治疗都应介入,以评估微小的后遗症。

■ 手术与其他治疗

长期无意识、持续的精神状态改变、恶化的脑震荡后症状、神经系统体格检查的异常或者神经影像学检查结果异常,都应考虑神经外科评估或转诊到创伤中心。

■ 住院事项

入院指征

如果儿童一直有意识水平改变、局部神经损害体征或患儿的症状持续严重,可考虑收入院。

护理

如果需要观察,护理团队必须定期定时进行神经系统评估。

出院指征

• 计划必须是个体化的,参考患者症状的严

重度、家庭支持和相关外伤的情况。

• 患儿和监护人应该受到返回游戏的指导,由于脑震荡有积累效应,一旦发生将来对类似损伤更易感,因此重点在避免反复的脑震荡。

• 当仍旧有脑震荡症状的时候,运动员都不应返回赛场。这些症状包括生理的、认知的及行为症状。必须在休息和运动时都没有症状和体征才行。

• 有很高认知需求的活动应该在有症状的时候避免,包括看电视、电脑、游戏机和写字。可能需要学校寄宿。

• 在考虑回去活动之前,任何减少症状的药物都必须停药,运动员必须在不使用药物的时候不出现症状。

• 应该以循序渐进的方式回到活动中去,同时监测症状,症状会随着运动量增大而恶化的。考虑以下顺序进行活动:轻度有氧活动、非接触性体育活动、完全实践,然后比赛。

• 在单个赛季中有连续3次脑震荡的运动员或脑震荡后症状超过3个月,应该考虑退役。这些情况下,恢复需要大量的时间,而且在较少的外力损伤下就会发生。

后续治疗与护理

■ 随访推荐

患者监测

如果患者出院回家观察,监护人必须有详尽的需要送回急诊的情况的指导。这包括觉醒困难或一直觉醒、恶化的头痛或眩晕、呕吐、癫痫发作、出血、鼻或耳有清液流出、行为有很大改变、任何局部虚弱或感觉、视觉改变。

■ 预后

• 总体来说,预后很好,但根据外伤严重性不同会有不同。

• 通常,成年脑震荡患者需要6~12周恢复到基线功能水平。

• 运动员和儿童常常在48 h内恢复。然而,之前有头部外伤、学习障碍,或神经系统、心理、家庭问题的儿童,可能会在3个月内都有明显的不间断的问题。

• 慢性头痛、持续性短期和长期记忆问题,以及片段性混淆是常见的反复脑震荡积累损伤的后遗症。

并发症

- 脑震荡后症状,如混淆,注意力、记忆和处理问题能力改变,激惹,情绪改变,以及头痛,可能需要几个月来缓解。
- 严重的头部外伤可能发生且需要立刻的神经外科评估和神经重症监护。一系列头颅 CT 影像学检查是有必要的,因为颅内病损诸如挫伤或出血(硬膜外、硬膜下、实质内)可能扩大。这些可能和颅骨骨折一起发生或不一起发生,初始意识丧失可能有,也可能没有。

 疾病编码

ICD10
- Q18.2 其他的鳃裂畸形。
- Q18.0 鳃裂窦、瘘和囊肿。

脑肿瘤 Brain Tumor

Jane E. Minturn, Michael J. Fisher 万柔 李昊 译 / 李昊 审校

基础知识

描述

中枢神经系统(CNS)原发肿瘤。

流行病学

- 为儿童实体瘤最常见的类型(全部肿瘤中发病率居第 2 位,排在白血病之后)。
- 男性略多于女性。
- 在 1~11 岁的儿童中,大部分发生在幕下(小脑和脑干内)。
- 在 <1 岁的儿童中,大部分发生在幕上。

发病率
- 发病率在上升(每年 >3 000 新发病例)。
- 每年为 4.5 例/100 000 儿童。
- ≤7 岁的孩子是发病率高峰期。

危险因素

基因遗传
- 不是遗传性疾病。
- 原发性 CNS 肿瘤和一些家族综合征有关联:
  - 发生视神经胶质瘤(NF1)和脑膜瘤(NF2)的神经纤维瘤病。
  - 发生发胶质瘤和少见的室管膜瘤的结节性硬化。
  - 发生星形细胞瘤 Li-Fraumeni 综合征。
  - 发生小脑血管母细胞瘤的 Von Hippel-Lindau 病。
  - 发生原始神经外胚层肿瘤的特科特综合征。

病理生理

大部分中枢神经系统肿瘤按其病理组织学分类。最常见的如下:
- 胶质瘤:
  - 来源于神经胶质细胞(如星形细胞是最常见的)。
  - 在儿童 CNS 肿瘤中 >50%。
  - 从低级别(常常在小脑或视觉通路)到高级别(Ⅲ~Ⅳ级;在大脑或脑干)。
  - 高级别肿瘤会局部复发和侵袭。
- 原始神经外胚层肿瘤和成神经管细胞瘤:
  - 不知细胞来源型的恶性胚芽肿瘤。
  - 在儿童 CNS 肿瘤中占 20% 左右。
  - 儿童中最常见的恶性脑肿瘤。
  - 大部分发生在小脑中线(称为成神经管细胞瘤)。
  - 易发生软脑膜播散。
- 室管膜瘤:
  - 起源于组成脑室系统的室管膜细胞。
  - 在儿童 CNS 肿瘤中占 8%~10%。
  - 第四脑室最常见,可发生在脊髓。
  - 局部复发和侵袭,脊髓转移在初诊时很少见。
- 生殖细胞瘤:
  - 来自全能生殖细胞。
  - 在儿童 CNS 肿瘤中占 3%~5%。
  - 大部分位置在松果体或蝶鞍上区域。
- 非典型畸胎瘤样/横纹肌样瘤:
  - 罕见的胚芽肿瘤,起源细胞类型未知,常常误诊为原始神经外胚层肿瘤。
  - 在儿童 CNS 肿瘤中占 <3%。
  - 大部分发生在 <5 岁的儿童中。
  - 倾向于发生在后窝,且软脑膜转移常见。文献报道和肾脏恶性横纹肌瘤有关联。
- 咽鼓管瘤:占小儿科 CNS 肿瘤的 6%~9%。
- 脉络丛肿瘤(乳头状瘤和癌)。
- 神经节神经胶质瘤。
- 脑膜瘤和成血管细胞瘤,在儿童中很罕见。

病因

- 没有明确知道的特异性病因,但是和辐射、化学物品暴露、其他恶性肿瘤、家族性或遗传性疾病、免疫抑制或免疫缺陷(CNS 淋巴瘤)有关。
- 有可明确的分子标志和个体肿瘤类型变异。

诊断

肿瘤部位影响症状和体征。

病史

- 头痛和呕吐(尤其是在早晨)、激惹和昏睡都和颅内压增高有关。
- 吞咽困难、口齿不清和复视可能意味着脑干肿瘤。
- 视野损害(走路撞到东西)可能是视神经通路损伤。
- 聚焦困难意味着锥体束损伤。
- 共济失调可能是小脑损伤的体征。
- 行为或学校表现的改变、新发癫痫和虚弱可能是幕上病损。
- 多尿、多饮可能是下丘脑、垂体病损。
- 婴儿中生长困难、消瘦、欣快感和胃口极佳意味着下丘脑损伤(间脑综合征)。
- 背痛、四肢无力和肠、膀胱功能失调可能是肿瘤脊髓转移(常见于原始神经外胚层肿瘤、成神经管细胞瘤和生殖细胞瘤)。

体格检查

- 上视困难(落日症)、对视不能、大头畸形(婴儿)以及隆起的前囟都是颅内压增高的体征。
- 神经系统体检帮助定位肿块造成的局部损害:
  - 分离性第Ⅵ和Ⅶ对脑神经麻痹意味着脑干肿瘤。
  - 共济失调和辨距不良意味着小脑肿块。
  - 视敏度下降、视野缺失、瞳孔对光反应消失和斜视都可能是视神经通路肿瘤。
  - 认知功能、情绪、情感的改变可能是幕上

病损。
- 向上凝视障碍、汇聚性震颤以及瞳孔调节反射存在而对光反射很弱是松果体损伤的体征(中脑顶盖综合征或背侧中脑综合征)。
• 神经皮肤病体征(如牛奶咖啡斑、虹膜斑块)可能是 1 型神经纤维瘤病。

■ **诊断检查与说明**

影像学检查
• 不管有没有钆增强的 MRI 检查都是中枢神经系统肿瘤的金标准,用来明确肿瘤的发生、位置和特性。
• CT 可以作为初始检查,但是如果 CT 阴性而又高度怀疑本病,则需再做 MRI 检查。对评估脑积水和脑出血有帮助。

诊断步骤与其他
肿瘤分级:
• 术后 24~48 h 内,在术后炎症反应明显发生之前,头部 MRI 可以评估残余病灶。
• 有高度软脑膜播散风险的肿瘤,需要进行脊柱 MRI 和脑脊液细胞学检查以进行肿瘤神经轴分期。
• 脑脊液和血浆中上升的甲胎蛋白和 β-HCG 定量测试是生殖细胞肿瘤的标志。

■ **鉴别诊断**
• 感染:大脑脓肿。
• 肿瘤:大脑转移瘤、不常见的儿童癌症。
• 外伤:出血不太容易和脑肿瘤混淆。
• 先天性:
- 动静脉畸形。
- 错构瘤。
- 发育异常的大脑。
• 心理社会的:一些有恶心、呕吐和行为改变的患者,在发现脑部肿瘤前,最初被诊断为心理性疾病、消化系统疾病、发育迟缓或厌食症。

> **注意**
> 新发的精神病应进行影像学检查来排除肿瘤。

💉 **治疗**

■ **手术与其他治疗**
• 为了获得组织学证据,也为了最大限度地减瘤;应该由有经验的儿科神经外科医师操作。
• 很少用于神经胶质瘤(脑干),取活检用于

分子分析日益增多。
• 发生阻塞性脑积水时,必要时行脑室-腹膜分流术或第三脑室底造瘘术。

> **注意**
> 诊断明确后(术前),患者应转诊到儿科脑肿瘤/肿瘤中心。

■ **放疗**
• 根据组织学特性不同计量和用量不同。
• 针对肿瘤床的放疗是大部分脑肿瘤患者都需要的。
• 成神经管细胞瘤、初始神经外胚层肿瘤患者需要头颅和脊髓放疗。唯一的例外是婴儿和年幼儿童(<3 岁),对于他们来说放疗是毁灭性的身体损伤。
• 放疗疗程:通常 6 周。
• 限制正常脑组织对放射暴露的新方法包括调强治疗和质子治疗。

■ **药物治疗**
• 地塞米松用于控制颅内压增加[0.5 mg/(kg·24 h)静脉滴注或口服 q6 h]。
• 化疗:
- 最常见的是药物联合治疗。
◦ 卡铂、新长春碱或 6-硫鸟嘌呤、甲基苄肼、洛莫司汀(环己亚硝脲),长春新碱用于低级别胶质瘤。
◦ 顺铂、洛莫司汀(环己亚硝脲)、新长春碱、依托泊苷和环磷酰胺是用于原始神经外胚层肿瘤、成神经管细胞瘤的活性药物。
◦ 替莫唑胺用于高级别胶质瘤。
- 目前正在评估中的新治疗方案:
◦ 高剂量化疗同时自体干细胞救治用于高危成神经管细胞瘤、初始神经外胚层肿瘤。
◦ 靶向治疗、生血管抑制剂。
• 化疗疗程:6 个月至 2 年。

> **注意**
> 可能和其他治疗有冲突:化疗药物会改变抗癫痫药物水平。

🔄 **后续治疗与护理**
• 神经系统损害需要好几个月才能好转或稳定,并会有永久性损伤。
• 任何恶化或症状复发需评估是否肿瘤复发。
• 第 1 年 MRI 检查每 3 个月做 1 次,第 2 年每 6 个月做 1 次,之后每年 1 次。影像学随

访的好处有争议。

■ **预后**
• 依赖于肿瘤的组织学特征、位置和初期切除的程度。
• 胶质瘤:
- 低级别:大体全部切除后≥90%的 5 年无进展生存期(PFS)。
- 高级别:中位生存期为 8~31 个月,取决于肿瘤的级别和切除的范围。
- 诊断后的中位总生存期为 9~13 个月。
• 成神经管细胞瘤:
- 如果病灶局限且大体全切、患儿>3 岁,79%~83%的 PFS。
- 如果播散,PFS<50%。
• 室管膜瘤:
- 手术全切:50%~70%的 5 年生存率。
- 次全切:<30%的生存率。
• 婴儿总体预后较差,可能和肿瘤的侵袭性和有限的治疗方案有关。

> **注意**
> 如果肿瘤部位无法有效切除,即使是良性肿瘤也会危及生命。

■ **并发症**
• 继发于肿瘤:
- 颅内压增高。
◦ 脑积液回流受阻。
◦ 需要即刻的神经外科评估。
• 继发于放疗:
- 神经认知的后遗症(和年龄及剂量有关)。
- 内分泌疾病(生长激素缺乏、甲状腺功能减退症、性腺功能障碍)。
- 发生二次恶性肿瘤的风险(脑膜瘤、胶质瘤、肉瘤)。
- 脑卒中风险增加。
• 继发于化疗:
- 和骨髓移植相关的风险(感染、出血、贫血)。
- 听力丧失。
- 有继发白血病的风险。

🔵 **疾病编码**

ICD10
• D49.6 未特指的脑动态未定肿瘤。
• C71.9 未特指的脑恶性肿瘤。
• D33.2 未特指的脑良性肿瘤。

常见问题与解答

问:我的其他孩子有得脑肿瘤的风险吗?

答:没有(个别家族性综合征的情况除外)。

问:是因为我做了什么导致孩子得病的吗?

答:不是。但是,关于高压电线和手机会导致脑肿瘤的说法并没有证实。

拟交感神经药物中毒 Sympathomimetic Poisoning

Robert J. Hoffman · Richard Loffhagen 毛鹏亮 译 / 陆国平 审校

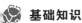

基础知识

描述

- 由肾上腺素能药物引起的额外的自主神经刺激的临床表现通常被称为拟交感神经综合征。
- 过量的拟交感神经处方药、非处方药如 OTC 感冒药(如伪麻黄碱),膳食添加剂(例如麻黄属植物、脱氧肾上腺素),以及非法药品(例如可卡因、安非他命和甲基安非他命),均可诱导拟交感神经中毒发生。
- 最近出现通过合法途径销售购买所谓"浴盐"而使用甲氧麻黄酮和亚甲基二氧吡咯戊酮(MDPV)的现象。
- 拟交感神经中毒通常涉及神经系统和心血管系统。
- 严重者会导致过量灌注引发的体温过高、心律失常、高血压、心肌缺血再灌注,以及梗死、脑血管意外、癫痫和心血管系统衰竭等。
- 较之其他的拟交感神经症状,"浴盐"相关的精神症状明显偏高。
- 许多有效的安非他命衍生物,如摇头丸(MDMA)的主要成分副甲氧基安非他命(PMA),具有更高的发病率及患病率。

流行病学

- 在美国,可卡因、安非他命和 MDMA(通常称为"莫莉"或"摇头丸")是急诊就诊时最常见的 3 种非法兴奋剂。
- 处方类药物如哌醋甲酯和沙丁胺醇等经常有意或无意引发中毒。

病理生理

- 目前认为其结合的肾上腺素能受体包括 α_1、β_1 和 β_2 受体。
- 麻黄碱和伪麻黄碱激动 α、β 受体:
  - 心血管刺激症状类似于儿茶酚胺。
  - 相对于滥用毒品,麻黄碱类具有较弱的中枢神经系统(CNS)渗透性。
  - 所以,作为相对大剂量麻黄碱的全身并发

症,CNS 也会产生类似毒品的"兴奋"症状。
- 非选择性 β 肾上腺素能受体激动剂。
- 较少见的异丙肾上腺素是典型的非选择性 β 受体激动剂,会产生以下效应:
  - 心动过速、低血压、心律失常、心肌缺血缺氧,以及心血管扩张引起的面部潮红等症状。
  - CNS 症状中常见的有焦虑、恐惧和头痛等。
- 选择性 β_2 肾上腺素能受体激动剂较常用,该类药包括沙丁胺醇、左旋沙丁胺醇、沙美特罗及特布他林等。常见副作用如下:
  - 心动过速、心悸和震颤。
  - 低血压,常合并脉压增宽。
  - 恶心、呕吐,偶有腹泻。
  - 高血糖和低血钾。
  - 肌酸磷酸激酶和肌钙蛋白升高,虽然心肌梗死少见于使用选择性 β_2 受体激动剂的健康儿童。
  - 可发生焦虑、恐惧和头疼。
- 选择性 α_1 受体激动剂包括苯肾上腺素和苯丙醇胺,后者在美国市场上已少见:
  - 血管收缩引发的高血压是最常见。
  - 可诱发反射性心动过缓,特别是苯丙醇胺。
  - 由于血压升高引起的头痛,甚至脑血管意外发生。

病因

致病药物:

- α、β 肾上腺素能活性制剂:肾上腺素、去甲肾上腺素、多巴胺、麻黄碱和伪麻黄碱。
- α_1 受体激动剂:苯肾上腺素、苯丙醇胺。
- β 受体激动剂:非选择性 β 激动剂异丙肾上腺素。
- 选择性 β_1 受体激动剂:多巴酚丁胺。
- 选择性 β_2 受体激动剂:沙丁胺醇、沙美特罗、特布他林、利托君。
- 非处方药:含麻黄碱的感冒药、麻黄属植物以及麻黄。
- 非法毒品:可卡因、安非他命、甲基安非他命(冰毒)、MDMA、MDPV 等。

- 茶碱和咖啡因也会引起类似的拟交感神经中毒症状。

常见相关疾病

- 许多拟交感神经药都会导致精神症状,甚至精神疾病。
- 这种精神疾病类似但有别于精神分裂症。
- 5-羟色胺综合征和抗利尿激素分泌异常综合征(SIADH)相关的症状性低钠血症是 MDMA 的 2 种罕见的表现。

诊断

症状和体征

- 药物过量诱导的临床效应因其选择的受体不同而有区别。
- 多数制剂同时具有一定的 α 和 β 肾上腺素能活性(如麻黄碱、伪麻黄碱)。
- 高血压、心动过速、心律失常、急性冠状动脉综合征、肺水肿和脑损伤、焦虑,甚至出现濒死感、忧虑、恐惧、头痛等。
- 在更高剂量下,这些制剂通过血脑屏障,导致 CNS 症状,如头痛、癫痫发作和颅内出血等。

病史

- 接触史可能有助于诊断,但往往难以获得或被刻意隐瞒,特别是使用非法药物,如可卡因、冰毒、摇头丸和"狂喜"。
- 使用非处方药,如多症状感冒制剂或膳食添加剂。
- 尤其在拟交感神经中毒综合征的患者中应高度怀疑拟交感神经药物过量。
- 其症状通常发生在 1 h 内:
  - 通常,这些药物通过吸入或口服方式使用。
  - 吸入或注射会立即导致症状产生。
  - 可卡因、安非他命、甲基安非他命或拟交感神经药最常用这种方式。
  - 拟交感神经毒性摄入后一般会在 1～4 h

达到高峰,持续 4～8 h,但缓释制剂可能改变这一过程。

- 因心律失常、心肌缺血、心肌梗死等引起的胸痛可能成为主诉。
- 头痛、视力改变、鼻出血。

■ 体格检查

拟交感神经药物中毒为临床诊断。

- 生命体征紊乱是中毒最常见和最可靠的指标。
- 精神状态的改变也较常见,尽管其缺乏规律性且不可靠。
- 患者整体症状(如烦躁、发汗、谵妄、精神异常)常提示中毒。
- 五官科(HEENT):瞳孔散大,视力改变,鼻衄,齿列不良。
- 心动过速和高血压是最常见的生命体征异常。
- 皮肤:发汗、潮红、静脉用药标记。
- CNS:局灶性神经系统疾病,脑神经功能异常多为 CVA(脑血管意外)导致。CNS 兴奋或烦躁多见。

■ 诊断检查与说明

实验室检查

- 拟交感神经药物过量是一种临床诊断,检验只是辅助手段。
- 除非有明确司法适应证,如恶意投毒或虐待儿童、毒物滥用,一般不推荐,不实用。
- 血清对乙酰氨基酚水平应该在患者自我伤害时加以考虑。
- 血电解质、BUN、肌酐和血糖的测量可能是有用的。
- 心脏标志物[例如肌酸肌酶同工酶(CPK-Mb)、肌钙蛋白]适用于筛查心肌损伤。
- 心电图有助于评估心肌缺血及心律失常。

影像学检查

在患者无反应或存在局灶性神经功能障碍时应完成头颅 CT。

■ 鉴别诊断

- 甲亢或甲状腺危象。
- 抗胆碱能综合征。
- 嗜铬细胞瘤。
- 戒断综合征。
- 躁狂症。
- 血清素综合征。
- 抗精神病药物恶性症候群。
- 其他情况下的内源性儿茶酚胺释放增加。

 治疗

■ 初始治疗

首先按 ABC 法(急救中的气道、呼吸、循环)实施。但是此类中毒通常不会引起需要气道、呼吸、循环支持的情况。

■ 一般措施

维持适当的生命体征,合理镇静。

- 管理气道、呼吸、循环功能至关重要。
- 对于烦躁患者,如协议允许,苯二氮䓬类药物较合适。
- 使用苯二氮䓬类镇静剂有助于减少心脑血管刺激和精神烦躁。
- 可能需要特定的心血管药物。
- 抗精神类药物,如氟哌啶醇或氟哌利多,因其可降低癫痫发作阈值、损伤散热功能、增加心律失常风险等,为相对禁忌药。

■ 特殊治疗

- 积极处理高热。
- 当患者体核温度≥107 °F时,需要冰浴,并监控体温。

静脉输液

- 如无禁忌证,应维持静脉输液。
- 静脉输液可预防横纹肌溶解和潜在的脱水发生。

■ 药物治疗

兴奋、血管收缩、进行性正性肌力作用,以及精神烦躁是需要药物干预的最常见情况。

一线药物

- 苯二氮䓬类用于处理精神烦躁。
- 苯二氮䓬类使用剂量取决于肾上腺素能受体的兴奋程度。
- 某些情况下,需要大剂量的镇静剂:
 - 认为劳拉西泮 0.1 mg/kg, IV, q15 min,可有效地维持其效应。
 - 地西泮 0.1 mg/kg, IV, q15 min。
- 血管收缩效应可通过多种药物处理:
 - 酚妥拉明每次 0.1 mg/kg(最大为每次 0.5 mg),每 10 min 可重复 1 次。
 - 也可以使用二氢吡啶类钙通道阻滞剂,如硝苯地平、氨氯地平。
 - 硝普钠 0.3～10 mcg/(kg·min), IV。
- 进行性正性肌力作用可通过传导性调节钙通道阻滞剂如地尔硫䓬或维拉帕米处理。

二线药物

- β受体阻断剂只在α肾上腺素能拮抗剂应用时协同给药。
- 在没有α肾上腺素能拮抗剂的情况下使用β受体阻滞剂可以导致反常的高血压和死亡率增高。
 - 拉贝洛尔具有一定的α肾上腺素能阻断作用,可单独用作二线制剂:每次 0.2～0.5 mg/kg, IV,最大剂量 20 mg,之后 0.25～1 mg/(kg·h), IV。
 - 艾司洛尔 500 mcg/kg, IV,大剂量输入>1 min,之后50 mcg/(kg·min), IV,达到 500 mcg/(kg·min)。
- 由茶碱或咖啡因等β肾上腺素能激动剂或甲基黄嘌呤引起的严重心血管症状可通过β受体阻滞剂处理:
 - 以上处理似乎忽略了对低血压的管理。
 - 这些导致低血压的严重的 β_2 受体激动剂效应可通过使用β受体阻滞剂来抵消。
 - 这些治疗应当在一个医学毒理学家、医师或者熟悉业务并有心血管药物使用经验的其他临床医生的指导下进行。

 后续治疗与护理

入院指征

任何出现生命体征严重紊乱,或者具有终末器官表现如胸痛、严重头痛、局部神经功能障碍或烦躁的患者均应被收入住院。

出院指征

所有生命体征平稳、精神状态正常、没有证据表明存在终末器官损害的患者可以离开急诊室或住院部。

■ 预后

如不存在心肌梗死或脑血管意外等终末器官损害,可较好地恢复至发病前状态。

■ 并发症

最常见的严重并发症见于心血管系统,包括心律失常、心肌梗死和脑血管意外。

疾病编码

ICD10

- T44.901 影响自主神经系统的不明药物中毒,意外,初发。
- T44.991 影响自主神经系统的其他药物中毒,意外,初发。
- T48.5X1 常见抗感冒药中毒,意外,初发。

溺水 Drowning

Mercedes M. Blackstone   陶金好 译 / 陆国平 审校

基础知识

描述

• 溺水是淹没或侵入液体中时经历呼吸道损伤的过程。

• 溺水这一术语并不意味着结果,溺水可以是致命性的也可以是非致命性的。

• 以往"溺水"或淹没损伤被定义为幸存,或者水中淹没后暂时性窒息。

– 世界溺水大会及世界卫生组织建议摒弃"near drowning""wet drowning"及"dry drowning"等溺水术语;建议在文献中统一使用"drowning"。

流行病学

• 溺水是儿童意外伤害中仅次于交通事故的第二大死因。

• 每有一个溺水死亡,意味着大概有 5 个非致死性淹没儿童在急诊室接受治疗。

• 年龄呈双峰分布:5 岁以下儿童及 15～19 岁青少年。

• 婴儿最常见的是浴缸内溺水,应被视为儿童监管疏忽和虐待。

• 青少年溺水损伤常与药物滥用及冒险行为有关。

危险因素

• 男性、<5 岁、非裔美国人、社会经济地位低的儿童风险最高。

• 其他重要的危险因素包括:

– 直接进入游泳池。

– 游泳能力差或高估游泳能力的儿童。

– 饮酒和服用违禁药物。

– 缺乏成人监管。

– 有癫痫病史或心律失常疾病,如长 QT 间期综合征。

一般预防

• 绝大部分溺水是可预防的。

• 立法要求在公共及住宅泳池四面有充分的隔离栅栏及救援设备。

• 在划船区域、泳池及海滩限制销售及饮用酒精。

• 在近水区域所有儿童须穿救生衣。

• 对父母进行教育,在儿童洗澡及游泳时要有足够的监管。

• 对泳池所有者、父母及年长儿童开展心肺复苏课程。

病理生理

• 溺水开始于失去正常呼吸形式,恐慌随之而来,随后发生呼吸暂停、喉痉挛。

• 水吸进气管、冲洗肺表面活性物质,导致肺不张、肺内的分流、肺顺应性下降、毛细血管通透性增加、血氧不足,最终导致急性呼吸窘迫综合征(ARDS)。

• 严重低氧血症是最终结局,导致多脏器功能衰竭。

• 脑水肿及颅内压增高导致脑缺氧,进一步引起溺水相关病残及死亡。

常见相关疾病

• 颈椎损伤一般发生在年长儿童跳水或潜水意外事故,而在溺水事件中相当罕见。

• 年幼儿童还应考虑监管疏忽及虐待可能。

• 青少年可能与吸食毒品有关。

诊断

病史

• 诱因:

– 游泳史或其他高强度伤害。

– 中毒。

– 癫痫。

– 心律失常。

– 儿童虐待。

• 预后指标:以下方面与预后不良相关,询问以下方面病史可能会有帮助:

– 年龄<3 岁。

– 淹没时间>5 min。

– CPR 有效时间>10 min。

– 现场缺乏生命体征。

– 复苏时间>25 min。

– 水温:浸没在冷水中[<5 ℃(41 °F)]可能预后良好,尽管浸没时间>5 min。

体格检查

• 核心温度在内的主要生命体征。

• 不清楚病史的溺水者必须按外伤溺水对待。

• 神经系统:

– 瞳孔反应,脑神经症状,格拉斯哥昏迷评分(GCS)评分,咽反射。

– 应进行系列神经系统检查以评估神经系统结局。复苏后 GCS 评分低于 5 的患儿通常神经系统预后不良。

• 呼吸系统:

– 下气道症状(啰音、呼吸急促、喘鸣、吸凹、鼻煽)。

– 溺水者尽管初始检查正常,但仍有可能肺部病变恶化。密切关注下气道损伤表现。

• 循环:

– 灌注、末梢搏动强度,毛细血管再灌注,尿量,心律。

• 胃肠道:

– 水或气体引起的腹胀。

• 骨骼肌:

– 高风险溺水颈部损伤。

诊断检查与说明

实验室检查

• 动脉血气:

– 对呼吸窘迫或呼吸暂停的儿童进行检查,以便于治疗代谢性酸中毒。

• 电解质:

– 表面看起来状态不错的儿童并不提示电解质正常,吸入大量水可能会产生电解质变化。

• 血糖:

– 对于溺水昏迷患者高血糖水平与较差预后相关。

• 对于患有癫痫的溺水者,检测抗癫痫药浓度。

• 如怀疑中毒可行毒理学检测。

• 严重溺水损伤患者有多器官功能衰竭风险,这部分患者应行包括凝血功能检查在内的末梢气管功能检查。

影像学检查

• 对于有肺损伤症状及插管后的患儿应行胸部 X 线片检查。

– 注意:溺水者最初胸片检查可能正常。

• 高风险性溺水者应行颈椎影像学检查。

• 脑缺氧患者行神经系统影像学检查。

诊断步骤与其他

• 心电图检查是否正常,对怀疑有长 QT 间期患者进行评估。

• 连续脉氧监测有助于观察早期肺损伤。

治疗

药物治疗

• 有气道痉挛可能的患者，常规使用 β 肾上腺素受体激动剂。
• 不建议常规预防性使用抗生素及类固醇激素。
• 肺炎患者，抗菌治疗应覆盖水生病原体（假单胞菌、产气单胞菌属等）。
• 癫痫患者氧耗量增加，应加用镇静剂。

其他治疗

一般措施

• 良好的院前护理及有效心肺复苏可明显改善神经系完整性及提高存活率。
• 不推荐用腹部施压法或海姆立克法把水从肺部排出。
• 因颈部固定会干扰气道管理，故只在怀疑颈椎受伤时才可用。
• 有自主呼吸的患者应右侧卧位，以防误吸。
• 溺水者在 CPR 时应按常规 ABC 流程进行而不是单纯胸部按压，及时有效的人工呼吸可增加存活率。
• 尽管患者在溺水现场复苏反应良好，仍需送至急诊继续救治。
• 脉搏因为低体温而变慢，有时很难触及，一些常见心律失常，比如窦性心动过缓及心房颤动，并不需立即治疗。
• 水温＞20 ℃（86 °F）的溺水患者预后不好，不需要积极的复温。

住院考虑

初始治疗

• 气道：
- 如有颈部受伤病史，保护颈椎。
- 昏迷或心搏停止患者保证气道开放。
• 呼吸：
- 面罩供氧用于任何一个溺水患儿。
- 呼吸暂停、需气道保护或通气不够的患者行气管插管。
- 支气管痉挛治疗。
• 循环：
- 对于呼吸、心跳停止的患者，应遵循心跳停止救治流程。
- 缺血、缺氧发生后可能会出现毛细血管渗漏，有血管内容量不足症状的患者应用等渗液体（如生理盐水或乳酸林格液，10 ml/kg）直至正常。
- 心律失常、有临床症状的患者应实行心电

图监护，尤其是低体温、冷水溺水昏迷患者。
- 对于核心体温低于 28 ℃（82.4 °F）的重度低体温患者，强有力的复温很重要。电除颤和药物治疗可能不成功。
• 意识：
- 维持正常的酸碱水平及充足的氧供以防止进一步加重低氧血症。
- 明确有颈椎损伤患者抬高床头，颅内压增高患者轻度过度通气。
- 其他降低颅内压的措施被证明并不是很有效，可能与创伤性损伤相反，脑外伤及肿胀相对于细胞缺氧损伤比较次要。
• 暴露：
- 溺水昏迷患儿需要擦干并复温。
- 大多数体温计在体温低于 34 ℃（90.5 °F）时不能进行测量，所以使用专门的体温计很有必要：
  ○ 核心温度在 32～35 ℃（89.6～90.5 °F）时，可用电热毯或辐射加温器外部复温。
  ○ 核心温度低于 32 ℃（89.6 °F）时，可行内部复温，可用加热的雾化氧气及静脉液体，温盐水灌洗胃及膀胱。
  ○ 严重低体温［＜28 ℃（82.4 °F）］时，可用腹膜透析或血液透析、纵隔灌溉和心脏转流。
  ○ 冷水溺水昏迷合并低体温者须在 CPR 终止前复温至 34 ℃（89.6 °F）。
• 牢记：俗话说："体温恢复后的死亡才是真的死亡。"这句话适用于冰冷水中的溺水患者。

入院标准

• 重症患儿需收入重症监护室。
• 在现场有呼吸暂停、青紫或无脉的患儿虽然表面看起来还好，但需要收治以密切观察。
• 有症状患者需收治进行监护。
• 一部分无症状的患儿在急诊室监护 6～8 h 后可出院。

后续治疗与护理

随访推荐

• 表面上神经系统完善的患者长期随访显示大运动功能差及轻微协调功能不足。
• 慢性肺部疾病潜在风险增加，取决于肺损伤程度。

患者监测

• 表面看起来还好的患者及相关小概率事件者：

- 检测脉氧以防进行性呼吸困难。
- 溺水后监护 6～8 h 无症状的患者，可予出院。
• 有明显神经系统损伤的患者：关键是防止二次伤害：
- 保持容量平衡和血糖正常水平。

预后

• 大多数儿童（约 75%）无神经系统后遗症，完全恢复。
• 缺氧时间及严重程度是决定脑损伤及死亡的关键因素。
• "病史"部分可看到预后因素。其他不良预后指标：
- 就诊时已昏迷。
- 在急诊室需要 CPR。
- 初始动脉血 pH＜7.1。
• 温水淹没时间＞4 min、在现场未接受 CPR、在急诊室无生命体征及 GCS 评分＜5者，往往预后较差。
• 水温＜5 ℃（41 °F）时，溺水者虽然淹没时间较长，但预后可能较好，因为核心温度降低，随之代谢率降低，但能维持脑部灌注。
• 在最初的几个小时内神经系统检查持续改善也是预后较好的一个指标。

并发症

• 肺炎。
• 机械通气治疗的患者发生纵隔气肿或气胸。
• 缺氧继发脑损伤。
• 肺损伤及肺内分流继发的肺泡损伤。
• ARDS。
• 缺氧继发代谢性酸中毒。
• 器官缺血损伤，比如肝脏、肾脏及肠道。
• 弥散性血管内凝血。
• 冷水溺水低体温。

疾病编码

ICD10

○ T75.1XXA 溺水和非致死性淹没。

常见问题与解答

• 问：溺水后呼吸心跳停止患者到达医院是否应给予复苏？
• 答：是的。在了解溺水情况及知道核心体温之前可行简单心肺复苏（10～15 min）尝试。在急诊室就需要 CPR 的温水溺水患儿很少（0～25%）有良好的神经系统恢复，但

他们通常对治疗反应很快（<15 min）。

• 问：人工合成肺表面活性物质对溺水患者有效吗？

• 答：肺表面活性物质没有被证明对溺水继发的肺损伤有益。需要进一步研究才能推荐临床使用。

念珠菌病 Candidiasis

Jessica E. Ericson · Daniel K. Benjamin, Jr 章莉萍 译 / 葛艳玲 审校

基础知识

描述

念珠菌病是由多种酵母菌即念珠菌感染引起的疾病，宿主因素不同，包括一系列疾病。

• 黏膜感染：鹅口疮、食管炎、阴道炎。
• 皮肤感染：尿布皮炎、糜烂性皮炎。
• 播散性念珠菌病：念珠菌血症、肝脾念珠菌病、脑膜炎、心内膜炎、眼内炎。

流行病学

发病率

• 黏膜性：约5%的新生儿会发生鹅口疮。
• 播散性：是住院患者血流感染中的第三大常见病因。

危险因素

免疫低下［人类免疫缺陷病毒（HIV）感染、恶性肿瘤、中性粒细胞减少、接受器官移植者、应用糖皮质激素］，早产，烧伤，应用中心静脉置管，胃肠外营养，使用广谱抗生素。

一般预防方法

• 对奶嘴和玩具进行消毒，预防口腔念珠菌病复发。
• 避免不必要的广谱抗生素的使用，在使用时尽量缩短疗程。
• 尽早拔除中心静脉置管，进行导管护理时保持无菌操作。
• 可以对一些高危人群进行预防用药（如在发病率高的婴儿室里体重<750 g的早产儿；中性粒细胞减少的患者）。

病原学

• 20%的患者中消化道和呼吸道有念珠菌定植。新生儿中定植是通过生产时感染的阴道黏膜而获得。念珠菌定植的发生率随着婴儿年龄的增长而上升，尤其是接受了抗菌药物治疗和手卫生不良的婴儿。定植增加了侵袭性感染的风险。
• 白念珠菌是儿童中最常分离到的念珠菌属，非白念珠菌属的发病率由高到低分别为：近平滑念珠菌＞光滑念珠菌＞葡萄牙念珠菌＞克柔念珠菌＞其他。

常见相关疾病

念珠菌属在全身任何部位均可致病。

• 黏膜念珠菌病：
- 口腔念珠菌病（鹅口疮）可发生于5%的正常新生儿。在年长儿，鹅口疮的发病主要与抗生素的使用、吸入糖皮质激素、免疫抑制剂的使用、内分泌失调、免疫缺陷以及恶性肿瘤相关。
- 传染性口角炎（口角干裂）的特点是口角干裂、红斑和口角的疼痛，常见于频繁舔嘴唇或维生素缺乏的儿童。
- 食管念珠菌病发生在感染HIV患者和接受免疫抑制治疗的人群，约30%合并有鹅口疮。
• 皮肤念珠菌病：
- 尿布性皮炎在婴儿期最为常见，诱因是尿布的使用产生了温暖潮湿的环境。可能同时有鹅口疮。
- 糜烂性念珠菌感染发生在皮肤褶皱处，多见于长期处在潮湿环境、近期使用抗生素或肥胖的健康人群。
• 念珠菌性阴道炎：诱因包括口服避孕药、使用抗生素、怀孕、糖皮质激素的应用和免疫缺陷，可分为单纯性和复杂性两类：
- 单纯性（90%）：轻到中度，散发，病原为白念珠菌，正常宿主。
- 复杂性（10%）：表现为下列任何一种情况均定义为复杂性感染：严重的、每年复发大于4次的非白念珠菌属感染，或者宿主存在高危因素（如免疫缺陷、糖尿病患者等）。
• 先天性念珠菌病：通过污染的羊水而感染皮肤。大多数预后良好。
• 侵袭性念珠菌感染：
- 定义为念珠菌血症和播散性念珠菌病（包括肝脾念珠菌病）。如果血培养提示念珠菌生长，绝不能认为是污染。
- 危险因素包括早产、恶性肿瘤、免疫缺陷综合征、糖尿病、广谱抗生素治疗、使用糖皮质激素、化疗、静脉高营养、留置中心静脉导管、住在重症监护室、近期复杂手术及干细胞或器官移植。
- 最常见的累及部位是消化道、肺脏、肾脏（肾盂肾炎，马杜拉分枝菌）、肝脏、脾脏、眼部和脑部（脑膜脑炎）。可能会发生真菌性脓毒血症。腹膜、尿道和心瓣膜的念珠菌感染常和免疫低下宿主的器械及导管置入有关。
• 慢性黏膜念珠菌病
- 皮肤、毛发、黏膜和指（趾）甲的非侵袭性感染。
- 多数病例在1岁以内发病，几乎所有病例在10岁之前发病。
- 由于T细胞缺陷导致念珠菌特异性抗体产生减少而引起的。患者对皮内注射念珠菌抗原缺少迟发型超敏反应，可能是Ⅰ型多腺体自身免疫综合征的一种。

诊断

病史

• 反复感染。
- 鹅口疮的再感染可能来自乳头、安抚奶嘴和玩具。
- 阴道炎反复发作，细菌或非白念珠菌感染均有可能。
• 近期抗生素的使用：鹅口疮常发生在婴儿，然而正常健康年长儿童接受全身抗生素治疗后也可发生。
• 易感条件：全身播散性感染常与免疫功能受损相关。
• 视力改变或不适：眼内炎的表现包括眼部疼痛、视力模糊、盲点和畏光。
• 进食与吞咽疼痛：见于鹅口疮或食管炎。食管炎常会有局限性胸骨后疼痛。

体格检查

• 口腔病变：

- 白色松软奶酪样斑块黏附在舌、颊黏膜、咽及牙龈上。
- 很难拭去,基底部黏膜可见糜烂。
- 视网膜检查:
- 所有念珠菌血症患者均需让眼科医生进行扩瞳检查视网膜,以了解有无眼内炎。
- 可能会发现脉络膜视网膜炎及玻璃体混浊。
- 皮疹:
- 散在的红斑上有脓疱和丘疹,随着时间推移可融合,典型表现为浅表的、卫星状皮损。
- 先天性念珠菌感染的新生儿,皮疹在出生时或生后一周内出现。弥漫的斑疹常合并有小囊泡和脓疱,指(趾)甲均可受累。
- 侵袭性念珠菌病患者可同时有广泛的红色斑疹。
- 阴道炎:阴道分泌物为白色或稀薄水样,红肿的阴道黏膜黏附有白色斑块。

■ 诊断检查与说明

实验室检查

- 直接光镜下标本检测:
- 是临床诊断黏膜、皮肤及阴道念珠菌病简单经济有效的方法;在病变处轻轻刮片取样。
- 氢氧化钾悬液(10% KOH)下可看到白念珠菌长的分枝菌丝。
- 真菌培养:
- 黏膜或皮肤刮片、血液、尿液、脑脊液、骨髓、活检组织、脓液和肺泡灌洗液均可培养分离出念珠菌。
- 然而,侵袭性念珠菌感染血培养的敏感度只有 50%～60%,在新生儿可能更低。
- 辅助性检查
- β-D 葡聚糖检查是在血液中寻找真菌细胞壁的成分。
- 该检查在儿童中还没有很好的研究,但是允许用于儿童播散性念珠菌病的早期诊断。

影像学检查

CT 扫描、超声检查、心超:播散性感染会引起深部器官感染(如肝、脾、脑、肾脏或心脏),可能需要手术或者更为积极的治疗,因此确定感染器官十分重要。

■ 鉴别诊断

- 口腔病变:口疮性口炎、急性坏死性牙龈炎、疱疹性龈口炎、柯萨奇病毒感染。
- 皮肤病:遗传性过敏症、脂溢性皮炎、细菌性皮肤病、疥疮、刺激性皮炎。
- 阴道炎:刺激性、细菌性。

- 先天性念珠菌病:病毒感染(尤其是疱疹病毒感染)、细菌感染、良性新生儿皮肤病。
- 侵袭性念珠菌病:细菌感染。

 ## 治疗

■ 药物治疗

- 口腔念珠菌感染:病变清除后制霉菌素混悬液再用 2 天。成人制霉菌素含漱液或含片持续使用 7 天以上有效。克霉唑可用于老年人:每次 10 mg 口中含服,每日 5 次,持续 7 天以上。
- 氟康唑或酮康唑对于顽固性或免疫低下宿主感染是有效的。通常,单剂就有效。
- 食管念珠菌病:
- 相比于内镜,对于怀疑食管念珠菌的患者给与氟康唑诊断性治疗不失为经济有效的方法。
  ○ 开始治疗后,7 天之内症状应该缓解。
  ○ 疗程推荐 14～21 天。可以予伊曲康唑溶液口服,也可以予静脉应用两性霉素 B。
- 皮肤感染:
- 保持局部皮肤干燥。外用制霉菌素、1% 的克霉唑或 2% 咪康唑,每日 3～4 次直至皮疹完全消退。局部加用一种外用类固醇激素可能对炎症改变会有所改善。
- 单纯性阴道炎:
- 局部用药对单纯感染十分有效(治愈率 > 80%):克霉唑、咪康唑、布康唑和特康唑(剂量随着 1 天、3 天、7 天疗法而变)。
- 口服药物也有效:氟康唑(10 mg/kg,最高 150 mg,单剂口服)
- 复杂性阴道念珠菌病:
- 抗真菌疗程延长至 7～14 天。
- 非白念珠菌属的念珠菌通常对局部硼酸治疗有反应(600 mg/24 h,疗程 14 天)。对唑类耐药的白念珠菌感染在免疫正常人群极少见。
- 复发性阴道炎(12 个月内明确感染大于 4 次,而且通常为耐唑类的白念珠菌属):
- 需要进行 2 周的局部治疗或口服唑类药物的诱导治疗,随后需要 6 个月的维持治疗方案。
- 合适的维持治疗方案包括氟康唑(150 mg,每周 1 次)、酮康唑(100 mg,每天 1 次)、伊曲康唑(100 mg,隔天口服),或者每日局部使用唑类抗真菌药。
- 系统性或播散性念珠菌病:
- 由于疾病的严重性,及其可能存在基础疾病,建议住院后立即开始治疗,并常规静脉

给药。
- 明确易感因素(可能的话移除中心置管,减少免疫抑制药物的使用)。
- 通常用于儿童的抗真菌药物有两性霉素 B、氟康唑和新增的棘白菌素(米卡芬净和卡泊芬净)。
- 氟康唑[12 mg/(kg·d),负荷量为 25 mg/(kg·d)]可用于经验性治疗不算危重的患者。多数光滑念珠菌和克柔念珠菌对其耐药。
- 卡泊芬净或两性霉素 B 脂质体应该用于重症和粒细胞减少的患者,也可用于念珠菌性食管炎。
- 两性霉素 B[1 mg/(kg·24 h),静滴]由于没有最小中毒剂量,因而极少被使用。
- 两性霉素 B 脂质体[3～6 mg/(kg·24 h),静滴]。
- 疗程根据感染部位而异:念珠菌血症(3 周),念珠菌脑膜炎(4 周),念珠菌眼内炎(6～12 周),念珠菌心内膜炎(手术治疗后大于 6 周),骨髓炎(6～12 个月)。

> **注意**
> - 母乳喂养婴儿如果鹅口疮反复发作,则提示白色念珠菌在母亲乳头上定植,可以用制霉菌素药膏涂抹乳头,以清除白色念珠菌。
> - 念珠菌尿布性皮炎患儿应该检查口腔,因为常合并有鹅口疮。
> - 免疫低下的患者要时刻警惕侵袭性真菌感染。尽管在接受抗生素治疗,却出现持续发热、弥漫性皮疹以及视觉问题,这是侵袭性念珠菌感染的重要线索。
> - 血培养结果为念珠菌时绝不能认为是污染,而且一定要立即检查有无侵袭性疾病。

疾病编码

ICD10
- B37.9 未特指的念珠菌病。
- B37.0 念珠菌口腔炎。
- B37.81 念珠菌食管炎。

常见问题与解答

- 问:感染鹅口疮的年长儿什么情况下需要检查是否存在免疫缺陷?
- 答:年长儿的鹅口疮一般是因为近期抗生素或类固醇激素使用以及糖尿病引起。如果没有发现可解释的原因,需要做进一步的检查,包括 HIV 检测。

尿崩症 Diabetes Insipidus

Todd D. Nebesio · Sheela N. Magge   程若倩 译 / 李晓静 审校

 基础知识

■ 描述

因不能产生抗利尿激素（也称精氨酸加压素）或对其不敏感而导致的多尿和烦渴。

■ 流行病学

发病率

由于该病常继发于其他疾病，所以该病的发病率取决于原发病。

■ 危险因素

遗传学

- 罕见的中枢性尿崩症（DI）通常由常染色体显性突变（神经元退行性变）和少见的隐性突变（激素生物学活性低下）引发。
- 肾性DI通常有家族聚集性（常染色体隐性遗传或显性遗传以及伴X连锁遗传）。

■ 病理生理

- 抗利尿激素可以促进肾集合管内环磷腺苷（cAMP）的生成，继而增加水的渗透性、提高水的再吸收。
- 缺乏抗利尿激素的作用导致大量水从尿液丢失。
- 患者有持续性的口渴（烦渴），需要大量饮水以补充丢失水分。
- 一旦患者不能自由饮水（婴儿、智力发育迟缓儿童或呕吐），将发生严重的缺水。

■ 病因

- 抗利尿激素分泌不足。
- 创伤或术后。
- 非意外创伤。
- 肿瘤侵袭垂体后叶。
- 垂体前叶或蝶鞍压迫：视神经胶质瘤、少见的腺瘤。
- 下丘脑：生殖细胞瘤、颅咽管瘤、脑膜瘤。
- 淋巴瘤。
- 肉芽肿：组织细胞增多病、肉状瘤病。
- 恶性肿瘤转移。
- 脑部严重缺血缺氧后。
- 家族遗传（常染色体显性遗传）。
- 中枢神经系统先天畸形。
- 感染：病毒性脑炎、脑膜炎、结核。
- 抗利尿激素清除增加（妊娠期DI）。

- 药物或毒物：蛇毒、河豚毒素。
- 自身免疫紊乱：下垂体炎（下垂体炎症）。
- 心理因素：饮水过度。
- 特发性：数年随访排除缓慢生长的肿瘤。
- 对抗利尿激素不敏感。
- 家族遗传或肾原性不敏感（X连锁显性遗传和常染色体隐性遗传）。
- 肿瘤相关。
- 输尿管梗阻，特别是子宫段。
- 肾髓质囊性病。
- 电解质紊乱：低钾血症、高血钙、高尿钙。
- 药物：通常可逆［利尿剂、苯妥英、利血平、顺铂、利福平、锂（可能永久性）、地美环素、乙醇、氯丙嗪、可挥发性麻醉剂、膦甲酸、两性霉素B］。
- 溶质摄入过量导致自由水增多，肾髓质浓缩梯度破坏。

> **注意**
> - 无口渴机制的患者或新生儿管理困难。
> - 伴有心因性烦渴的患者因长期大量饮水破坏髓质，在禁水试验中可能假阳性。
> - 在禁水试验中偷偷进水。
> - 特发性获得性DI可能由缓慢生长的脑肿瘤引起，但最初不能在磁共振上发现肿瘤。

诊断

■ 病史

- 非正常生长可能是DI的症状。
- 半夜起床喝水或排尿。
- 真正的DI因日夜烦渴而起床喝水。尿床可能是之前有膀胱控制能力的患儿的最早期症状。患者，包括患病婴儿都更喜欢冰水。
- 禁水时间长短。
- 完全性DI患者禁水不能超过1～2 h（口渴机制破坏者无异常）。
- DI患者过度口渴会饮用任何水，包括浴盆和厕所水。
- 一天的排尿量（并非仅仅指排尿频率）：
- 日尿量可达4～10 L。年幼或脱水的DI患者日尿量少于年长或不缺水的DI患者。
- DI家族史：
- 肾性DI患者的母亲兄弟受累，母亲有轻度症状。
- 频繁的缺水需引起医学注意。

- 家人可能以为烦渴是种正常行为，反复严重缺水会影响大脑。
- 治疗全垂体功能减退症患者的肾上腺素不足可缓解DI（比如，患者需要可的松以排出多余的水）。

■ 体格检查

- 缺水体征。
- DI患者往往皮肤黏膜干燥、苍白。脱水属于高渗脱水，患者临床表现往往较实际轻。
- 全套神经系统检查。
- 检查视野是否缺损，这或许是脑肿瘤的首要表现。

■ 确诊检查与说明

实验室检查

- 晨尿渗透压包括血钠和血清渗透压。
- 如果尿渗透压最少高于血清渗透压2倍，患者可排除完全DI，但不排除部分性DI。
- 禁水试验。
- 该试验为确诊实验，需要收住入院，在儿科内分泌医师的紧密观察下进行。当血清渗透压超过305 mOsm/kg时，尿渗透压不能高于该值2倍；同时，血清渗透压超过305 mOsm/kg或者患者体液丢失超过体重5%，出现低血容量表现，可以判定禁水试验阳性。
- 一旦患者禁水试验阳性，需要给予一定量的抗利尿激素，严密监测尿渗透压，记录患者对抗利尿激素的反应。
- 禁止在家中进行禁水试验。任何可疑病例都应告知在家中需自由进水。
- 尿比重（非特异性）。
- 不足以单独诊断DI，在禁水试验中也没有诊断价值。
- 24 h尿液收集（家中试验）。
- 可以在患者自由进水的情况下得到准确的日尿量。

影像学检查

脑部MRI检查设置或不设置对照，观察脑垂体和下丘脑以确定通常在垂体后叶出现的亮点，并观察有无肿瘤。未发现肿瘤并不是中枢性DI的特异性指标。

> **注意**
> 不要限制患者饮水，除非患者住院，处于严密观测下。

■ 鉴别诊断

- 心因性烦渴。
- 非正常口渴机制（致渴性尿崩症）。
- 高钠性脱水。
- 糖尿病。
- 多尿性肾衰竭（如肾小管病）。
- 高钙血症。
- 脑性耗盐综合征。
- 甲状腺功能亢进症。
- 低钾血症。

 治疗

■ 药物治疗

- 去氨加压素（DDAVP）：鼻腔喷雾或口服药片。
- 液态加压素：皮下注射（SC）。
- 4 μg/ml 溶液，剂量 0.05～1 μg，皮下注射，一天 2 次。与 DDAVP 同用时静滴使用。
- DDAVP 的作用剂量个体差异大，静滴的剂量及频率应该在儿科内分泌科医师的观测下完成。
- 婴幼儿 DI 的控制更加困难。这些患者会因为饥饿摄入更多液体，或者因为口渴摄入更多量，这样就造成了自由水的进出不平衡。婴儿患者可以摄入稀释的婴儿食品——摄入的量和频率都有所增加，而自由水的摄入与排出相当。DDAVP 严禁用于婴幼儿。也有一些病例，低肾溶质负担的口服剂（如雅培 PM60/40）和（或）噻嗪类利尿剂被用于婴幼儿患者。严格记录进出水量和每天体重变化对于婴幼儿及口渴机制未损害的患者来说至关重要。所以 DI 的婴幼儿患者都应由经过培训的专业人士来照料。
- 肾性 DI 对 DDAVP 不敏感，故而使用利尿剂和溶质限制来治疗。
- 不良反应：
- 面部潮红。

- 血压升高。
- 头痛。
- 鼻塞。
- 低钠血症：由摄水过量所致（水中毒），非药物所致。高剂量 DDAVP 通常会延长抑制尿分泌的时间，但不会导致低钠血症。在抑制尿分泌的时间段内摄水过量会导致低钠血症。水中毒通常发生在服用抗利尿激素的同时保持静脉补液、缺乏完整的烦渴机制或伴有精神烦渴的患者。
- 抗利尿治疗通常是终身治疗；一些肿瘤经放射线治疗消退后会使得抗利尿激素分泌正常。
- 与其他治疗的可能冲突。
- 鼻塞或胃肠道疾病可能影响 DDAVP 的吸收。

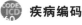 后续治疗与护理

■ 随访建议

患者管理

- 取决于患者和致 DI 的潜在病因。
- 考虑预后
- DDAVP 的作用是立时的。
- 大多数 DI 病例都是终身的；一个例外是神经手术后 7～10 天发生的 DI，这种 DI 可以在术后 1～2 周内自发缓解（部分三期反应）。
- 需要观察的征兆
- 昏睡。
- 嗜睡。
- 易激惹。
- 高热。
- 脱水的任何症状。
- 惊厥。

■ 饮食

- 若患者伴有完整的烦渴机制，则仅在口渴时饮水。
- 若患者不伴有完整的烦渴机制，则仅在精确计算入液量时喝水。

■ 预后

- 通常预后良好，取决于原发病。
- 如果低钠血症持续可能导致发育迟滞。

■ 并发症

- 不治疗和禁水：
- 高钠血症。
- 脱水。
- 昏迷。
- 过量摄水：
- 低钠血症。
- 惊厥。
- 脑水肿。

 疾病编码

ICD10

- E23.2 尿崩症。
- N25.1 肾性尿崩症。

❓ 问答

- 问：患者伴有完整烦渴机制和部分 DI，是否必要服用 DDAVP？
- 答：不需要，患者只需在口渴时进水即可。
- 问：DI 治疗如何影响日常生活？正常的活动和饮食模式是否可以方便达成？
- 答：若患者伴有完整烦渴机制，服用 DDAVP 可以帮助患者达成正常日常生活，同时可以免去患者夜间频繁起夜。
- 问：是否有长效制剂或可植入的泵给药？
- 答：最长效的抗利尿激素制剂是注射给药的药物，有 3 天疗效，但是增加了低钠血症的风险。家庭用的鼻喷雾或药片相对于注射制剂更方便和安全。
- 问：在中枢性 DI，筛查垂体前叶激素是否缺乏是否必要？
- 答：是的，在诊断 DI 及随访阶段会出现其他垂体前叶激素缺乏。

尿布皮炎 Diaper Rash

Jocelyn H. Schiller　卢文敏 译 / 王榴慧 审校

🔬 基础知识

■ 描述

尿布皮炎通用于描述任一在会阴部发生

的炎症性皮疹。就如同尿布疹和卫生巾疹的命名，尿布皮炎有多种的病因。更常见的，尿布疹是急性刺激所致的接触性皮炎，这也是本部分内容的重点。

注意

- 某些尿布皮炎的病例可能是由于细菌或真菌的感染，并需要外用或系统性抗细菌和

（或）抗真菌治疗。

• 如果某些病例对传统治疗无反应，需要考虑其他的诊断，比如朗格汉斯细胞组织细胞增多症、肠病性肢端皮炎或脂溢性皮炎。

■ 流行病学

发病率

• 据报道，世界各地的发病率根据尿布使用、如厕训练、卫生习惯、养育孩子的操作而不同。

• 可以发生于出生后的1周，而在不再使用尿布后则不太可能出现。

患病率

• 估计患病率大概为7%～35%。

■ 危险因素

• 腹泻会增加尿布疹的刺激风险。

• 鹅口疮的存在或者近期抗生素的使用会增加继发性白色念珠菌感染的风险。

• 母乳喂养的婴儿由于粪便的pH更高，会有更高的罹患尿布皮炎的风险。

■ 一般预防

• 勤换尿布和适当的皮肤护理可预防尿布疹。

• 每隔2h或者一旦尿布湿了和（或）脏了，应更换尿布。

• 吸收性强的尿布（含有凝胶材料的一次性尿不湿）将皮肤与水分隔离，与布制的尿布相比，更能预防尿布疹。

• 一些专家推荐使用柔软的衣物及清水清洗，因为婴儿湿巾含有防腐剂。当制造商减少添加剂的含量之后，由湿巾引起的接触性皮炎已变得不常见。

• 矿物油和（或）氧化锌可有效隔离会阴部皮肤潜在的刺激物和水分。

• 一些学者建议家长不应在换尿布时擦除掉全部护理皮肤屏障的产品，以避免对皮肤的进一步损害。

■ 病因

• 其发病的病理生理学是多种因素的，包括水分、摩擦、温度、尿液和排泄物。

• 摩擦：湿了的尿布摩擦裸露的皮肤会导致磨损、浸渍和刺激。

• 皮肤含水量升高会增加渗透性和敏感性，从而造成皮肤摩擦性损伤。

• 刺激：尿液增加皮肤的pH，从而激活粪便中的蛋白酶，导致皮肤损害。

• 当皮肤的屏障被破坏，更容易出现继发感染微生物。

- 常见的继发性感染的病原体包括：白念珠菌、A组β型溶血性链球菌和金黄色葡萄球菌。

诊断

■ 病史

• 相关症状：急性或慢性腹泻提示原发性刺激性皮炎。

• 鹅口疮的存在或近期抗生素的使用会增加继发白念珠菌感染的风险。皮疹出现超过3天亦可增加念珠菌感染的可能性。

• 使用外用皮质类固醇、抗真菌药物或抗菌类产品治疗会改变皮疹的表现。

• 洗剂、湿巾、尿布和洗涤剂中的化学物质、染料和香料，均会导致刺激性或过敏性接触性皮炎。

• 不注意卫生会引起尿布疹，然而过度的洗浴会增加皮肤的摩擦并恶化原发皮损。

• 中度到重度的皮疹及由A组β型溶血性链球菌引起的皮疹会让患儿感到不舒适。

■ 体格检查

• 症状可表现为从无症状、泛发性红斑到皮肤破溃并出现开放性伤口。

• 皮肤表面直接与尿布、尿液和排泄物的接触可导致刺激性或过敏性接触性皮炎，典型表现累及皱褶处。

- 感染部位的糜烂提示脂溢性皮炎、念珠菌感染，或A组β型溶血性链球菌。

- 肛周的皮疹提示A组β型溶血性链球菌（多见）或金黄色葡萄球菌（少见）的感染。

- 皮疹的形态表现是很重要的：

- 边界清晰、有光泽的糜烂、肛周红斑、斑块，提示A组β型溶血性链球菌感染。

- 散在的炎性的丘疹或脓疱提示金黄色葡萄球菌感染。

- 红斑及周边出现红斑、丘疹（卫星灶）提示念珠菌性感染。

- 油腻性的红斑和鳞屑提示脂溢性皮炎。

• 完整的体格检查可提示潜在诊断的其他特征：

- 头皮皮脂溢出（乳痂）提示脂溢性皮炎。

- 鹅口疮（口腔念珠菌感染）会增加念珠菌感染的可能性。

- 肝脾大提示朗格汉斯细胞组织细胞增生症。

■ 诊断检查与说明

实验室检查

• 几乎没有帮助。

• 如果诊断不明确可通过皮肤刮屑的真菌镜检或培养以验证念珠菌感染。

• A组β型溶血性链球菌和金黄色葡萄球菌可通过感染部位的拭子培养以明确。

病理检查

• 皮肤活检几乎不太需要，除非皮疹不典型且对治疗无反应。

• 诊断银屑病、朗格汉斯细胞组织细胞增生症或婴儿臀部肉芽肿时有帮助。

■ 鉴别诊断

• 念珠菌性皮炎：刺激性皮炎会继发白念珠菌感染，表现为牛肉红色的红斑、周围卫星灶和表浅的脓疱。常见于正在使用抗生素时或使用抗生素后。

• 过敏性接触性皮炎：由尿布、湿巾、外用的乳液包括染料、洗涤剂、香精，或橡皮筋中的致敏物引起。

• 脓疱疮：由A组β型溶血性链球菌（多见）或金黄色葡萄球菌（少见）引起：1～2mm直径的丘疹和蜜黄色糜烂结痂。大疱性脓疱疮表现为较大的、充满脓液的水疱。

• 肛周的A组β型溶血性链球菌感染表现为肛周鲜红色的、边界清晰的红斑，伴有疼痛或瘙痒，可同时伴有链球菌性咽炎。

• 脂溢性皮炎：伴有头皮、面部和皱褶部位的受累。在尿布区域，其特征是边界清晰的红斑、丘疹和斑块。

• 特应性皮炎：常由潮湿的环境累及尿布区域所致。一旦发生，特征为搔抓引起的皮肤线状痕迹和脱皮。

• 银屑病：可以只累及尿布区域或同时伴有更广泛的部位，包括其他间擦部位和面部、头皮。表现为边界清晰的红斑和银白色鳞屑的丘疹、斑块。

• 疥疮：累及生殖器部位、腹部、指间、趾间区域及腋下的瘙痒性红斑、丘疹和结节，通常会有家人共患或有更大范围感染的病史。

• 单纯疱疹可表现为成簇的水疱、丘疹，或脓疱性损害。可能通过性接触或疱疹性瘭疽传播。

• 受虐儿童：不寻常的病史或皮疹形态，特别是病变表现为像烫伤、烧伤和瘀伤的几何图形，或诊断为性传播疾病的，均提示患儿有被虐待的可能。

• 朗格汉斯细胞组织细胞增生症：通常表现

为红褐色陈旧性的丘疹和（或）水疱和眼结膜瘀点，伴有肝脾大和贫血。

• 肠病性肢端皮炎：是一种由于锌的新陈代谢受损（不管是遗传的还是获得性的）导致的糜烂性的肢端皮炎，累及面部口周和眼周的部位、尿布区域和手足。

• Jacquet 糜烂性尿布皮炎罕见且可能是严重的刺激性尿布皮炎。其特征是边界清楚的丘疹、结节和穿凿性溃疡。

• 婴儿臀部肉芽肿是一种罕见的、良性的炎性的皮炎，与外用强效皮质类固醇激素有关。其特征是紫红色结节。

治疗

■ 其他治疗

一般措施

• 婴儿臀部肉芽肿是一种罕见的、良性的炎性的皮炎，与外用强效皮质类固醇激素有关。

• 类似于一级预防，勤换尿布和恰当的皮肤护理是尿布皮炎的一级治疗。

• 皮肤应使用温和的清洁剂和（或）婴儿湿巾轻柔清洗并拍干或风干。皮肤剧烈的摩擦或使用毛巾可能会导致进一步的刺激和皮肤损害。

• 勤换尿布有助于减少刺激物的接触。

• 如果可能，移除尿布并将皮肤暴露于空气中以避免摩擦和水化过度。

• 推荐每次换尿布后常规使用护肤药膏或糊剂（如氧化锌）。护肤剂应涂抹较厚且含有凡士林以防止黏着在尿布上。

• 念珠菌感染应使用外用抗真菌制剂治疗，如制霉菌素、咪康唑、酮康唑或克霉唑乳膏。

• 如果存在继发性细菌感染，外用抗生素（如莫匹罗星）或口服抗生素是必要的。新霉素和杆菌肽可引起过敏性接触性皮炎，因此应避免使用。弱效的皮质类固醇激素（如氢化可的松或醋酸氢化可的松）可以慎重用于中到重度的病例。

• 外用硫糖铝混悬剂可以用于顽固的病例，能起到物理性屏障的作用，并有抗菌活性。

注意

• 不应使用中效到强效的外用皮质类固醇激素，因为其在较薄的皮肤或被尿布封包后会造成吸收增加而引起皮肤萎缩或系统性副作用。

• 同样的，应避免任何皮质类固醇激素在尿布区域的长时间使用（>7天）。

• 不应使用含有抗真菌药物的复方制剂，因为它们含有中效至强效的皮质类固醇激素。分开使用皮质类固醇激素和抗真菌制剂可帮助尽早停用皮质类固醇激素（一旦皮疹好转）而继续外用抗真菌药物直至皮疹消失。

• 应避免使用含有硼酸、樟脑、苯酚、苯佐卡因和水杨酸的产品，因其有潜在的系统性毒副作用。

• 关于粉剂（如滑石粉）的使用是有争议的。粉剂可以减少水分和摩擦，但会造成意外吸入的危险。

后续治疗与护理

■ 随访推荐

患者监测

经过恰当治疗，皮疹应在4～7天内改善。如果经过适合的治疗没有被治愈，应查找其他的原因。

■ 预后

• 尿布疹通常经过恰当的皮肤护理和治疗潜在性病因后会被治愈。

• 一旦患儿学会如厕后，刺激性尿布疹就不再会复发。

■ 并发症

• 一般没有长期的并发症，尽管继发性细菌或真菌感染可能会导致溃疡。

• 长期在尿布区域使用外用皮质类固醇激素会导致皮肤萎缩或系统性副作用。

• 部分出现的炎症后色素沉着或色素减退通常为自限性的。

疾病编码

ICD10

• L22 尿布皮炎。

• B37.2 皮肤和指（趾）甲念珠菌病。

常见问题与解答

• 问：应该将布尿布换为一次性尿不湿吗？

• 答：这是有争议的，尽管有部分研究表明吸收性超强的一次性尿不湿更利于预防尿布疹。使用布尿布并在外部包着塑料外层，可能更容易刺激皮肤（因为它们会使得皮肤的含水量增加）。勤换尿布以及使用护肤剂有助于预防尿布疹。

• 问：尿布疹是由于皮肤不够干净导致的吗？

• 答：尽管粪便和尿液可释放破坏皮肤完整性的酶，但使用相对有损伤性的洗涤剂去过度清洗会破坏皮肤，反而更有害。这样的清洁方式会导致细菌和酵母菌进入皮肤并导致尿布疹。应使用温和的清洁材料。通常不需要每次都将皮肤上的药膏清洗掉；相反，应使用软布或宝宝湿巾拍干婴儿皮肤，轻柔地再次涂上保护皮肤屏障的护肤产品，然后更换尿布，以上所有步骤都应轻柔。

尿道下裂 Hypospadias

Natasha Gupta · Ming-Hsien Wang　张斌 译／毕允力 审校

基础知识

■ 描述

尿道下裂是最常见的男性外生殖器先天畸形之一。它的特点是尿道开口可以在阴茎腹侧、阴囊、会阴部的任何位置，而不是在龟头顶端。以尿道外口相对阴茎轴或周围结构的位置分型：远段型、中段型、近段型。尽管在绝大部分病例中伴有腹侧包皮的缺失，但巨尿道口型尿道下裂可有完整的包皮。

■ 流行病学

• 发病率：1/300～1/200 男性新生儿。

• 双胞胎和合率：18%～77%。

• 巨尿道口型约占所有尿道下裂的5%。

• 发病率没有逐年上升，尽管一些数据提示尿道下裂发病率逐年上升,但美国大部分发布的研究表明发病率稳定。

■ 危险因素

- 试管婴儿。
- 在胚胎阴茎发育期,孕妇接触农药、激素、邻苯二甲酸盐、植物雌激素等物质导致内分泌紊乱。
- 母体糖尿病、胎盘功能不全及低出生体重。
- 白种人多见。

遗传

- 可能是多基因遗传。
- 家族聚集性:7% 受影响的男孩可能会影响一级或者二级亲属。
- 母系、父系在遗传上具有同等影响。
- 参与雄激素通路和外生殖器发育的基因突变,包括同源异形盒、纤维母细胞生长因子以及 *SHH* 基因(sonic hedgehog)。

■ 病因

- 在孕 8～16 周雄激素驱动过程中,也就是胚胎阴茎发育时,尿道褶融合不完全。
- 环境和基因多因素相互作用。
- 尿道发育缺失通常伴有包皮发育缺失(腹侧包皮不全以及背侧帽状包皮),除了巨尿道口型尿道下裂以外。

■ 常见相关疾病

- 通常是先天独立发病。
- 部分合并染色体异常及多达 200 种的综合征,包括性发育异常。
- 尿道下裂,特别是重度尿道下裂易合其他泌尿生殖系畸形。
- 最常见合并以下泌尿生殖系畸形:
  - 阴茎下弯。
  - 隐睾。
  - 腹股沟斜疝。

诊断

■ 病史

- 重点询问以下情况:
  - 有无尿道下裂、先天畸形或者遗传病等家族史。
  - 父母有无遗传病和(或)性发育异常。
  - 泌尿生殖系统症状。
  - 母亲生育史。
  - 母亲孕期接触史。
  - 出生史。

- 对于大龄患者:
  - 有无痛性勃起。
  - 有无不育或性交困难。
  - 有无站立排尿困难。
  - 有无尿流偏斜。

■ 体格检查

- 对所有尿道下裂的男性新生儿进行全面的泌尿生殖系统检查,特别注意以下情况:任何包皮不完全或者帽状包皮。
  - 任何阴茎弯曲。
  - 尿道口位置。
  - 阴囊分裂。
  - 不可触及的睾丸。

■ 诊断检查与说明

实验室检查

- 单纯尿道下裂无需检查。
- 重度尿道下裂合并双侧不可触及睾丸,需按性发育异常处理。
- 根据合并的畸形程度,做相应的关于性发育异常检查。

影像学检查

- 通常无特殊。
- 重度尿道下裂需行肾脏超声或者排泄性膀胱尿道造影。
- 如果尿道下裂合并隐睾或者不可触及睾丸,需行泌尿系统和生殖系统超声。

■ 鉴别诊断

性发育异常,比如先天性肾上腺皮质增生症或者部分性雄激素不敏感综合征。

治疗

■ 一般措施

- 最好生后数周内至小儿泌尿科就诊。
- 小阴茎在术前注射睾酮可增加阴茎尺寸,提高手术成功率。
- 轻度的远端型尿道下裂可以随访观察。

> **警告**
> - 对于新生儿包皮环切术,也就是缩短包皮(巨尿道口型尿道下裂需要上翻包皮才能发现),如果发现任何异常,放弃包皮环切术,并至小儿泌尿科医师就诊。
> - 对于尿道下裂病例,包皮环切术是绝对禁忌证,因为包皮可用于尿道下裂修复。
> - 双侧不可触及睾丸合并尿道下裂者需在新生儿期除外性发育异常。

■ 手术与其他治疗

- 手术修复。
  - 门诊手术。
  - 同时修复阴茎下弯畸形。
  - 6 个月龄～1 岁时手术,使心理创伤最小化。
  - 复杂病例需分期手术,6 个月龄时行 1 期手术,1 岁时行 2 期手术。
  - 围手术前护理包括以下情况:
    - 抗生素(无标准持续时间)。
    - 疼痛管理(普遍需要末梢神经阻滞以及对乙酰氨基酚联合阿片类药物或者酮咯酸)。
  - 修复手术方式取决于患者的解剖结构。
  - 一些修复手术可能需要放置暂时性的尿道支架。
- 修复手术方式包括:
  - 尿道口成形术。
  - 尿道口前移及龟头成形术。
  - 尿道口 V 形皮瓣嵌入术。
  - 脱套技术。
  - 翻转皮瓣技术。
  - 邻近组织转移。
  - GAP 术。
  - 阴茎皮管尿道成形术。
  - 尿道板纵切卷管尿道成形术。
- 常见并发症包括:
  - 尿道瘘。
  - 尿道憩室。
  - 尿道或尿道口狭窄。
  - 尿道裂开。

后续治疗与护理

■ 随访推荐

患者监测

- 伤口敷料包扎根据不同术者可以有多种变化。
- 术后随诊(根据术者情况)。
- 如果放了尿道支架,需在术后 5～14 天随诊时拔除。
- 抗生素可以在术后继续运用。

■ 预后

手术成功率总体较高,但也取决于手术方式、尿道下裂程度和患者总体医疗条件等因素。

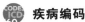

疾病编码

ICD10

• Q54.9 尿道下裂。
• Q54.1 阴茎部尿道下裂。
• Q54.3 会阴部尿道下裂。

常见问题与解答

• 问：是不是尿道下裂患者常有其他泌尿系统畸形？

答：不是。尿道下裂通常单独发病，许多患者没有其他解剖问题。

• 问：如果牵涉到尿道开口问题，新生儿还可不可以行包皮环切术？

答：包皮环切术可以延迟，患者应该让小儿泌尿科医师评估病情。

• 问：有没有药物可以替代手术？

答：没有。手术是治疗尿道下裂的唯一途径，不过极度轻微的尿道下裂可以不进行手术修复。

尿路结石 Urolithiasis

kara N. Saperston · Michael DiSandro　王翔 译 / 毕允力 审校

基础知识

▪ 描述

• 尿路结石是发生在泌尿道的结石病，包括肾、输尿管或膀胱等部位的。
• 结石可以由草酸钙、磷酸钙、尿酸、胱氨酸、磷酸镁铵、黄嘌呤、茚地那韦和氨苯蝶啶组成。

▪ 流行病学

在过去的 25 年中，儿童（包括男孩和女孩）的结石发生率在增长。

▪ 危险因素

• 液体摄入少。
• 活动少。
• 泌尿道梗阻。
• 泌尿道感染（奇异变形杆菌或大肠杆菌）。
• 膀胱扩大术。
• 倾倒综合征。
• 在儿童，50% 有一种尿路结石相关的代谢综合征。
• 75% 有一种形成结石的代谢倾向。

▪ 病理生理

• 尿液包含多种溶质；一些有助于阻止结晶化，而另一些有助于结晶的形成。
• 某种溶质结晶化可能是随尿液 pH 而变化的（如尿酸结晶的形成更多，可能出现在低 pH 尿液中）。
• 当尿液中形成足够多的结晶时，流出肾脏的尿液会变慢或者阻塞。
• 结晶合并形成小核，其上有更多结晶形成。这一过程导致结石形成。

▪ 一般关联条件

罹患尿路结石的＜6 岁儿童，其一生中患高血压（HTN）和糖尿病（DM）的可能性更高。

诊断

▪ 病史

• 突然或渐进的肋腹痛发作。
• 疼痛指引结石的位置：
  - 腹中部或耻骨上疼痛可以指示输尿管位置的结石。
  - 睾丸或阴唇疼痛提示结石靠近输尿管口。
  - 年幼儿更可能没有特征性的和（或）位置不固定的疼痛。
• 恶心和（或）呕吐。
• 模糊的中腹部疼痛。
• 肉眼或镜下血尿仅在 50% 患者可见。
• 泌尿道感染（UTI）或发热。
• 最近使用过呋塞米。
• 制动（手术后、使用轮椅）。

▪ 体检

• ＋/－肋脊角压痛。
• 腹部压痛，无反跳痛。只有当结石患者伴有严重的肾盂肾炎才会有腹膜炎。
• ＋/－坐立不安，并且不能找到一个舒适的体位。
• ＋/－血尿。

▪ 诊断检查与说明

实验室检查

• 尿液分析和尿培养。
• 24 h 尿液收集测定钙、枸橼酸、肌酐、镁、草酸、pH、磷酸和尿酸。
• 基本代谢组包括钙、磷和尿酸。
• 如果有高钙尿症，测定维生素 D 和甲状旁腺激素（PTH）水平。

• 全血细胞计数（CBC）：如果怀疑感染。

影像学检查

• 肾脏超声：输尿管结石可见能力有限。
• 腹部 X 线平片。
• 腹部和盆腔 CT 扫描，仅在绝对需要时。
  - 牢记辐射 ALARA（as low as reasonably achievable，尽可能低剂量）目标。

▪ 鉴别诊断

• 上或下泌尿道感染。
• 阑尾炎。
• 胃肠炎。
• 先天性肾盂输尿管连接部梗阻。
• 过敏性紫癜。
• 肿瘤。
• 肾乳头坏死。
• 外伤。
• 肾动脉或静脉血栓。
• 胡桃夹现象。

注意

泌尿道梗阻所致的结石合并相关的泌尿道感染有很高的危险，并且是外科急症。

治疗

▪ 药物治疗

• 液体。
• 仔细观察等待。
• 考虑排出治疗：
  - α 受体阻滞剂（坦洛新（可以导致头痛和低血压，非 FDA 批准）。

▪ 其他治疗

• 手术取石：
  - 输尿管镜手术。

- 体外冲击波碎石。
- 经皮肾镜取石术。

■ 一般措施

- 诊断后,将患者转诊至小儿泌尿外科进一步手术治疗,或进行完整的代谢评估和治疗。
- 结石<3 mm 可以自行排出而不需要外科干预。
- 不管结石大小,进一步的专家代谢评估应该被考虑。

后续治疗与护理

■ 随访推荐

- 所有排出的结石应该送去化学分析。
- 增加液体摄入:尿液应该澄清。

- 避免补充维生素 D 和维生素 C,直至代谢检查完成。
- 避免进食蔓越莓。
- 钠摄入最小化和减少物蛋白摄入。
- 如有高草酸尿症,应有针对性地减少进食特定食物,如包含草酸盐的食物。

■ 随访

- 1/2~1/3 的有代谢异常的儿童将形成另一个结石。
- 严重的高草酸尿与原发性高草酸尿症有关,可以导致肾功能不全,并且可能需要肾移植来纠正肾功能不全,以及肝移植来纠正遗传代谢缺陷。
- 胱氨酸尿症:治疗药物巯丙酰甘氨酸和

D-青霉胺可能与骨髓抑制有关。

疾病编码

ICD10

- N20.9 未特指的泌尿系结石。
- N20.0 膀胱结石。
- N20.1 尿道结石。

常见问题与解答

- 问:患儿存在结石是否要收住院治疗?
- 答:如果是孤立肾结石,白细胞增高,或梗阻情况下合并尿路感染,免疫缺陷患儿存在尿路感染征象,则需住院。

脓毒症 Sepsis

Joanna E. Thomson • Craig H. Gosdin 施惠宣 译/陆国平 审校

基础知识

■ 描述

- 全身炎症性反应(SIRS):无特异性炎症反应,定义为至少符合以下 4 条标准中的 2 条(其中一条必须为体温异常或白细胞计数异常)。
 - 体温>38.5 ℃或<36 ℃。
 - 心动过速(平均心率>同年龄正常值2 SD)。
 - 气促(平均呼吸频率>同年龄正常值2 SD)。
 - 白细胞计数升高或减少,或未成熟中性粒细胞>10%。
- 感染:存在任何病原体引起的可疑或已证实的感染或感染高度相关的临床综合征。
- 脓毒症:SIRS 出现在可疑或已证实的感染中或为感染的结果。
- 严重脓毒症:脓毒症合并终末器官灌注改变:心血管功能障碍,急性呼吸窘迫综合征,2 个或更多其他器官功能障碍。
- 脓毒性休克:脓毒症合并心血管功能障碍(低血压,需要血管活性药物来维持正常血压,或合并难以解释的代谢性酸中毒、动脉血乳酸升高、尿少、毛细血管再充盈时间延长,以及中心及外周存在温度差)。

■ 流行病学

发病率

- 总的年发生率为每 1 000 名儿童中有 0.6例,但因年龄而异:
 - 婴儿<1 岁:每 1 000 名 2.5 例。
 - 1~4 岁:每 1 000 名 0.5 例。
 - 5~14 岁:每 1 000 名 0.2 例。
 - 15~19 岁:每 1 000 名 0.4 例。

患病率

脓毒症为 PICU 入院患者最常见诊断之一(10%~25%)。

■ 危险因素

脓毒症可能发生在原先健康的小儿,但更容易发生在患有慢性潜在疾病的患儿,其免疫抑制或更脆弱,易遭到侵袭性感染。

- 中性粒细胞减少(中性粒细胞<1 000/mm³,特别是<500/mm³)。
- 原发性或获得性免疫缺陷(如艾滋病、重症联合免疫缺陷)。
- 恶性疾病。
- 接受器官移植者。
- 长期大剂量激素使用者。
- 中心静脉置管或其他内植入装置(如导尿管)。
- 因手术或功能异常引起的脾功能减退(镰

状红细胞性贫血)。
- 神经肌肉性疾病(如静态脑病)。
- 大面积烧伤。
- 多发外伤。
- 早产儿。
- 未免疫接种或免疫力低下儿童。
- 重度营养不良。

■ 一般预防

- 高危儿童(如脾功能减退)常规接种流感嗜血杆菌 B 型、肺炎链球菌和脑膜炎奈瑟菌疫苗。
- 预防性抗生素用于家庭或托儿所暴露的确诊病例。
- 对在家中或托儿所与流感嗜血杆菌 B 型或脑膜炎奈瑟菌感染确诊病例接触者预防性使用抗生素。
- 快速评估免疫抑制患者的发热情况。
- 静脉置管的置入及护理要求使用无菌技术,并减短使用时间。

■ 病因

- 微生物侵入血流或释放微生物产物/毒物入血;刺激宿主防御机制导致抗炎因子的释放及全身炎症反应。
- 病原随患儿年龄、宿主免疫状态和环境(社区或医院)而改变。

• 新生儿：
- B组链球菌。
- 大肠杆菌。
- 金黄色葡萄球菌。
- 李斯特菌。
- 肠球菌。
- 单纯疱疹病毒。
- 肠道病毒。
• 在长期住院、使用监护仪器或机械通气的新生儿也应考虑：
- 革兰阴性葡萄球菌。
- 革兰阴性杆菌。
- 念珠菌属。
• 其他健康较年长的婴儿及儿童：
- 金黄色葡萄球菌。
- 脑膜炎奈瑟菌。
- A组链球菌。
- 沙门菌。
- 立克次体。
- 流感。
• 有潜在免疫缺陷的患儿应怀疑范围广泛的其他病原体。

诊断

需高度怀疑；发热及心动过速为非特异性症状，且低血压通常为后期指标。

■ 病史

• 见"危险因素"。
• 疾病表现前的过程：
- 突然发病症状为较典型的侵袭性细菌感染。
• 行为改变可能是系统性感染的征象：
- 烦躁不安、嗜睡及喂养困难在婴儿及年幼儿童中是重要表现。
• 尿量减少。

■ 体格检查

所有怀疑脓毒症的患者应监测全套生命体征（如体温、脉搏、呼吸频率、血压、脉氧）。
• 体温：
- 发热为感染的标志，但可能不出现；婴儿可能表现低体温。
• 一般情况：
- 病态或中毒症状。
• 五官及头颈部检查：
- 脱水：前囟凹陷、黏膜干燥、眼窝凹陷。
- 脑膜炎或前囟隆起。
- 皮肤黏膜出血。
• 心血管系统检查：

- 心动过速或心动过缓。
- 低血压。
- 冷休克：毛细血管再充盈时间延长、脉搏减弱、花纹、四肢湿冷。
- 暖休克：毛细血管再充盈时间短、水冲脉、四肢干燥、温暖。
• 呼吸系统检查：
- 缺氧和（或）发绀。
- 呼吸暂停或呼吸急促。
- 吸凹，鼻扇或呻吟。
- 呼吸气流小。
• 腹部检查：
- 腹胀。
- 肝大、脾大。
• 皮肤检查：
- 出现瘀点、瘀斑（与脑膜炎球菌血症和弥散性血管内凝血相关）。
- 苍白。
• 神经系统：
- 意识状态异常（嗜睡、神志不清、易激惹、烦躁不安）。
- 抽搐。
- 反射异常或伸舌异常。

■ 诊断检查与说明

实验室检查

怀疑脓毒症的患者需：
• 血培养：
- 尽可能在抗生素使用前。
- 培养结果与血标本量相关。
• 血细胞分类：
- 白细胞升高及杆状核细胞计数升高或白细胞计数减少。
• 电解质、血糖、钙离子：
- 代谢性酸中毒。
- 低血糖或高血糖。
- 低钙血症。
• 尿素氮、肌酐：
- 可反映脱水。
- 评估急性肾损伤。
• 肝功能检查：
- 评估终末器官损伤。
• 血气及乳酸：
- 代谢性酸中毒和（或）低氧血症。
- 评估由于组织灌注不足引起的乳酸堆积。
• PT、PTT、纤维蛋白原、纤维蛋白降解物、血小板、外周血涂片：
- DIC筛查：PT、PTT、INR升高；纤维蛋白原降低；纤维蛋白降解物增高。
• 尿液分析及尿培养：

- 发现潜在感染源。
• 腰椎穿刺（血流动力学稳定时）：
- 脑膜炎诊断需要。
• 炎症指标有助于诊断（如CRP、降钙素原）。
• 其他潜在感染源的培养：脓液、伤口分泌物、内植入物、痰液、气管内吸引物。
• 检测其他可能的微生物（如HSV、肠道病毒、流感病毒）。

影像学检查

• 胸片。
• 凝血功能异常合并意识改变时行头颅CT检查。

■ 鉴别诊断

• 先天性心脏病。
• 心肌炎、心包炎、心肌病。
• 心律失常。
• 心肌梗死。
• 肺栓塞。
• 先天性肾上腺皮质增生症。
• 甲状腺功能亢进、甲状腺功能减退症。
• 先天性代谢缺陷病。
• 低血糖。
• 糖尿病酮症酸中毒。
• 严重贫血。
• 高铁血红蛋白血症。
• 肿瘤。
• 噬血细胞淋巴组织细胞增生。
• 巨噬细胞活化综合征。
• 脱水。
• 幽门狭窄。
• 坏死性小肠结肠炎。
• 肠旋转不良、肠扭转。
• 肠套叠。
• 胰腺炎。
• 婴儿肉毒中毒。
• 毒物摄入或中毒。
• 创伤（意外或非意外）。

治疗

■ 一般措施

• 确保气道开放（可考虑气管插管）。
• 根据需要提供氧气支持及辅助通气（如球囊加压面罩）。
• 获取大口径的外周静脉通路（考虑中心静脉通路或骨髓内通路）。
• 血流动力学支持：
- 早期液体复苏势在必行。

- 容量复苏:每剂 20 ml/kg 生理盐水弹丸式推注,必要时重复;在使用 60～80 ml/kg 晶体液后考虑使用血制品。

- 血管活性药物:若液体复苏后血流动力学仍不稳定,开始予多巴胺[起始剂量 5 mcg/(kg·min),必要时可上调至 20 mcg/(kg·min)]。若出现液体难以复苏或多巴胺抵抗时,冷休克予肾上腺素或暖休克予去甲肾上腺素来维持正常血压及组织灌注。

• 应及时合理静脉使用覆盖可能致病菌的广谱抗生素。经验性选择抗生素时根据患者的年龄、免疫状态、进入特定组织浓度(如中枢神经系统)及是否为社区或医院内感染获得等因素考虑。一般来说,应使用杀菌药物。

- 新生儿≤4 周:氨苄青霉素加庆大霉素或氨苄青霉素加头孢噻肟。若怀疑单纯疱疹病毒感染时加用阿昔洛韦。

- 婴儿及儿童≥4 周:头孢噻肟或头孢曲松(无脑膜炎时);万古霉素加头孢噻肟或头孢曲松(合并脑膜炎时)。

- 合并免疫抑制和(或)中心静脉置管的患者:万古霉素加氨基糖苷类再加上高级别头孢菌素(如头孢吡肟)。

- 有腹腔内感染病灶的患者:碳青霉烯类;替卡西林-克拉维酸或哌拉西林-他唑巴坦;头孢曲松、头孢噻肟或头孢吡肟加甲硝唑;氨苄青霉素加庆大霉素加甲硝唑或克林霉素。

• 纠正低血糖及低钙血症。

• 糖皮质激素:应激剂量氢化可的松应用于儿茶酚胺抵抗的低血压和有肾上腺皮质功能不全风险的患者。

• 引流及根除局部感染灶。

注意
• 快速识别脓毒症至关重要。提供合理及时

的容量复苏;早期逆转休克与改善预后相关。
• 动态监测及反复评估病情至关重要。

■ **住院事项**

入院指征
• 脓毒症患者应收治入院并密切监护。
• 严重脓毒症或脓毒症休克患者应收治重症监护室(如需＞60 ml/kg 液体复苏)。

后续治疗与护理

■ **随访推荐**

患者监测
• 怀疑脓毒症患者应收住入院,建议收住重症监护室。
• 对难治性休克患者进行持续动态血压监测。
• 持续生命征监护及体格检查以观察治疗反应。
• 注意脓毒症相关并发症及多器官功能障碍的发展:
- 急性肺损伤、ARDS:胸片及动态动脉血气。
- 急性肾损伤:尿量、尿素氮、肌酐。
- DIC:动态凝血功能监测(PT、PTT)及血小板。
- 低/高血糖:动态血糖监测。
- 肝功能衰竭:动态肝功能检测。
- 中枢神经系统功能障碍:动态神经系统检查。
• 一旦病原学确定,抗生素治疗谱可适当缩窄。

■ **预后**

• 病例致死率从近 50% 降低到 0～10%。

随着着重于逆转早期休克临床实践指南的实施,一些研究已经减少严重脓毒症患者住院死亡率至 4%～8%:
- 有慢性疾病的患者死亡率较既往健康儿童高。
- 发展为 ARDS 或 MODS 与死亡率升高相关。

■ **并发症**

• 脓毒症是儿童主要死亡原因之一,约占 7%。
• 大部分的并发症是由于生命器官灌注不足或未控制的全身炎症反应损害器官所致:
- 急性肺损伤。
- 急性肾损害。
- DIC。
- 低血糖。
- ARDS。
- MODS。

疾病编码

ICD10
• A41.9 脓毒症,病原不明确。
• R65.10 无感染病原的全身炎症反应和(或)急性器官功能障碍。
• R65.20 严重脓毒症无合并脓毒症休克。

常见问题与解答

• 问:哪些早期临床症状提示脓毒症?
• 答:生命体征改变如心动过速、气促伴随呼吸窘迫、低氧血症及中枢神经系统表现改变等可能为脓毒症早期表现。

脓疱疮 Impetigo

Maribeth Chitkara　窦丽敏 译 / 王榴慧 审校

基础知识

■ **描述**
• 脓疱疮是在儿童中常见的表浅皮肤感染。
- 脓疱疮是儿童皮肤和软组织感染性疾病中最常见的一种。

- 脓皮病和传染性脓疱疮是同一种病。
• 分类。
- 原发性脓疱疮:正常皮肤的直接感染。
- 继发性脓疱疮:皮肤创伤部位或基础疾病后感染。
• 脓疱疮类型。

- 非大疱性脓疱疮。
○ 最常见的类型。
○ 病初为丘疹,后进展为小疱,周围绕以红斑,随后丘疹演变为脓疱,然后增大破裂,形成厚的、黏稠的金黄色痂皮。
- 大疱性脓疱疮。

N

- 小疱扩大形成脓疱,脓疱内含有黄色液体,液体逐渐变浑浊。
  ○ 破裂的脓疱遗留有蜂蜜色的痂皮。
- 臁疮。
  ○ 溃疡型的脓疱疮。
  ○ 病灶逐渐从表皮蔓延到真皮。

■ 流行病学

- 分布:在热带及亚热带地区最常见,在北方夏季的几个月也流行。
- 年龄:在 2～5 岁儿童中最常见,在学校及幼托机构传播较快。

■ 危险因素

- 贫穷,生活区过度拥挤。
- 卫生状况差。
- 潜在的疥疮感染。
- 湿疹。

■ 病因

- 金黄色葡萄球菌:最常见的病原体。产毒素菌株可以引起浅表皮肤的破溃。
- 社区耐甲氧西林金黄色葡萄球菌:有较少病例。
- β 溶血性链球菌:主要是 A 组,但也有少数病例为血清型 C 和 G 感染。

诊断

■ 病史

- 患有脓疱疮的患者可能会有微小创伤、蚊虫叮咬、疥疮、单纯疱疹病毒感染、带状疱疹病毒感染、湿疹病史。损伤通常在就诊前几天到几周。
- 皮损可能有瘙痒感,但通常是无痛感的。
- 其他症状如发热、呼吸窘迫、呕吐、腹泻等很少,如果出现这些症状,需要考虑可能是其他疾病。
- 通常在家庭内或幼托机构或运动员中间暴发。

■ 体格检查

- 非大疱性脓疱疮。
- 通常在身体暴露部位,面部和四肢最多
- 病灶起初为红斑基础上丘疹或薄壁小水疱,逐渐变大,4～6 天后可能融合、破裂。破裂后液体流出、干燥,然后形成一个厚的"蜂蜜色"的痂皮。
- 随着治疗,病灶吸收、痂皮脱落,可能会遗留有色素沉着。

- 淋巴结肿大少见。
- 大疱性脓疱疮。
- 病灶一般发生在有创伤的皮肤或基本正常的皮肤。
- 最初为表浅的小泡,后迅速增大,内含黄色液体,液体逐渐变浑浊,甚至有时为脓疱。
- 皮肤破损后,会留有浅棕色的薄痂皮。
- 淋巴结肿大少见。
- 臁疮。
- 病灶为炎性皮肤上的小疱或脓疱,逐渐加深形成真皮的溃疡。凿孔样溃疡覆以黄色痂皮,其周围为高起的紫罗兰色边缘。
- 臁疮慢慢愈合,一般会留有瘢痕。
- 会有局部淋巴结肿大,一般不会有系统症状。

实验室检查

- 脓疱疮可以通过临床诊断,一般不需要常规进行实验室检查。
- 脓疱或渗液培养可能对经验性治疗无效的患者有效。但从完好皮肤处取样是无效的。
- 如果怀疑为 MRSA,需要对病灶处分泌物进行吉姆萨染色和培养。
- 如果有系统症状,需要进行血常规和血培养检查,同时怀疑有无可能合并其他的感染灶。
- 如果诊断不清,需进行皮肤活检。

■ 鉴别诊断

- 水痘。
- 葡萄球菌烫伤样综合征。
- 多形红斑。
- 单纯疱疹病毒感染。
- 灼伤(热和化学物)。
- 接触性皮炎。
- 特应性皮炎。
- 体癣。
- 虫咬。
- 疥疮。
- 虱咬。

治疗

■ 药物治疗

- 外用药治疗:
- 当皮肤损害较少且没有脓疱形成时可以使用外用药。
- 莫匹罗星:
  ○ 2%浓度的软膏或霜。

- 2 月龄以上儿童。
  ○ 病灶处外用 5 天,每天 3 次。
- 瑞他莫林:
  ○ 1%软膏。
  ○ 9 月龄以上儿童。
- 用于受累皮损 5 天(超过 2%的体表面积),每天 2 次。
  ○ 尽管杆菌肽类抗生素多黏菌素 B 对引起脓疱病的微生物有些抗菌活性,但是一般治疗无效。
- 口服药物:
- 如果病灶为脓疱或病灶范围大限制外用药使用或病灶部位特殊,需要应用口服抗生素。
- 甲氧西林敏感金黄色葡萄球菌或 β 溶血性链球菌。
  ○ 阿莫西林克拉维酸钾:40 mg/(kg·24 h),一天 2 次。
  ○ 头孢氨苄:25 mg/(kg·24 h),一天 4 次。
  ○ 双氯青霉素:12.5 mg/(kg·24 h),一天 4 次。
  ○ 克林霉素:15～25 mg/(kg·24 h),一天 3 次。
  ○ 红霉素:40 mg/(kg·24 h),一天 4 次。
- 当怀疑为耐甲氧西林金黄色葡萄球菌时:
  ○ 克林霉素:15～25 mg/(kg·24 h),一天 3 次。
  ○ 复方新诺明:甲氧苄氨嘧啶,每天 8 mg/kg;磺胺甲噁唑,每天 40 mg/kg,分 2 次服用(对 MRSA 有效,但对链球菌无效)。

■ 其他疗法

一般措施

- 剪短指甲,减少搔抓。
- 洗手对减少儿童间传播很重要。
- 治疗对减少患儿自身及其他人之间的传播很重要。
- 清洁和对病灶清创是不必要的。
- 结痂损害可以用温和的肥皂水进行清洁。

后续治疗与护理

■ 随访推荐

- 治疗疗程。
- 抗生素治疗时间需要根据临床改善情况决定,一般 1 周是足够的。
- 儿童应当居家隔离至治疗后 24 h。
- 治疗不足的症状。
- 反复的感染或金黄色葡萄球菌携带状态。
- 如有发热,可能提示存在蜂窝织炎或

脓肿。

- 预防反复。
- 脓疱疮经常传播给直接接触者或家庭成员。
  - 患者及家庭成员应当经常洗手。
  - 保持衣物及床铺清洁。
  - 不要合用毛巾和其他个人护理用品。
- 基础皮肤疾病(例如湿疹)和虫咬疾病(例如疥疮)应当治疗,减少脓疱疮发生的概率。

■ 并发症

- 蜂窝织炎。
- 淋巴管炎。
- 化脓性淋巴结炎。
- 葡萄球菌烫伤样皮肤综合征。
- 链感后肾小球肾炎。
- 大多数病例继发于先前的链球菌感染性脓疱病,而不是链球菌感染性咽炎。

- A组β溶血性链球菌肾性抗原诱导机体在肾脏形成免疫复合物。
- 潜伏期一般在皮肤感染后3~6周。
- 脓疱病患者中有发生猩红热、骨髓炎、化脓性关节炎、肺炎、脓毒血症、风湿热病例。

■ 预后

脓疱病通常愈合后不留有瘢痕。感染通常是可以治愈的,但在儿童中较易反复。

疾病编码

ICD10

- L01 脓疱病。
- L01.0 脓疱病(任何器官,任何部位)。
- L01.1 其他皮肤病脓疱。

常见问题与解答

- 问:哪一种方式治疗脓疱病比较有效——口服还是外用抗生素?
- 答:一般来讲,如果病灶较少,可以外用药。如果病灶较弥散或有系统症状,推荐口服抗生素。
- 问:有脓疱病的儿童可以上学或去幼托机构吗?
- 答:一般居家隔离至治疗起始后24 h,如果症状改善,可以上学及参加集体活动。
- 问:怎么预防脓疱病传播?
- 答:用流水和肥皂清洗污染区域,口服或外用药物治疗患者,并用医疗绷带覆盖患处。给患者用药时戴手套,换药后充分洗手。在感染灶清除前,不要与患者共用衣物或用具。

疟疾 Malaria

Emily M. Schaaf · Chandy C. John 魏仲秋 译 / 曾玫 审校

 基础知识

■ 描述

- 疟疾是由一种由原虫寄生虫的疟原虫种感染的引起的发热性疾病,按蚊作为传播媒体。
- 感染人类的疟原虫有5种:恶性疟原虫、间日疟原虫、三日疟原虫、卵形疟原虫、诺氏疟原虫。恶性疟原虫和间日疟原虫引起大部分疾病。
- 典型症状包括阶段寒,随后高热、发汗。然而,这种典型症状模式在儿童中比较少见,儿童疾病初期可仅表现发热。

■ 流行病学

- 地方流行性疟疾的高发地区包括非洲、中美洲和南美洲部分地区、大洋洲、亚洲热带地区。
- 恶性疟原虫是撒哈拉以南非洲的主要种属,恶性疟原虫和间日疟原虫在印度、东南亚、大洋洲、中美洲和南美洲被发现,间日疟原虫出现在非洲的一些地区,卵形疟原虫常见于西非。
- 恶性疟原虫较其他疟原虫在5岁以下儿童中引起了更多的死亡。

- WHO报告86%的疟疾死亡发生在儿童,孕妇也有高风险。

发病率

- 全球每年有2亿~3亿人疟疾病例,66万~120万人死于疟疾。
- 美国每年有近1 500例疟疾输入。2012年,美国有将近2 000例疟疾被发现,达40年来之最。

■ 危险因素

遗传学

- 据知,镰状细胞贫血特质已知可以提供对疟疾的保护。
- Hb AS的儿童患重型恶性疟的死亡风险比Hb AA的儿童低60%~70%。
- 地中海贫血和G-6-PD缺乏也对疟疾提供一些保护。
- 杜菲阴性血型的人缺乏间日疟原虫裂殖子侵袭的受体,对间日疟原虫疟疾呈典型抵抗,尽管最近有杜菲阴性血型个体患间日疟原虫疟疾的病例报道。

■ 一般预防

- 个人采取避免蚊虫叮咬的防护措施是极为重要的。

- 呆在屏蔽好的区域。
- 穿防护服,包括长裤和长袖衬衣。
- 使用含有杀蚊胺(DEET)的驱虫剂。
- 使用杀虫剂处理过的蚊帐。
- 强烈建议流行地区的旅行者进行药物预防。
- 氯喹可在对氯喹敏感的疟原虫流行地区使用(每周一次,每次5 mg/kg,最大量500 mg)。
- 在氯喹耐药地区,有效药物是阿托伐醌氯胍(马拉隆)、甲氟喹或者强力霉素。
  - 马拉隆(阿托伐醌/氯胍)可以在所有地方使用,但是严重肾功能损害者和孕妇禁用。
    ■ 剂量:5~8 kg:小儿片剂每日1/2片。8~10 kg:小儿片剂每日3/4片。10~20 kg:小儿片剂每日1片(62.5/25)。20~30 kg:小儿片剂每日2片。30~40 kg:小儿片剂每日3片。≥40 kg:成人片剂每日1片(250/100)。
- 甲氟喹在亚洲的部分地区出现耐药。甲氟喹的禁忌证包括惊厥发作、严重精神疾病或者心脏疾病。对孕妇和小婴儿是安全的。
  - 剂量:≤15 kg:每周5 mg/kg。15~19 kg:每周1/4片。20~30 kg:每周1/2片。30~45 kg:每周3/4片。>45 kg:每周

1 片。

– 强力霉素禁用于 8 岁以下儿童和孕妇。剂量：每日 2.2 mg/kg（最大量 100 mg/kg）。

• 氯喹和甲氟喹在旅行前 1 周开始服用，暴露期间继续使用，持续到离开疫区后 4 周。马拉隆在旅行开始前 2 天开始服用，持续到回来后 1 周。强力霉素开始于旅行前 2 天服用，持续到回来后 4 周。

■ 病因

• 经典的传播途径是经雌性按蚊叮咬，也可以通过污染的输血或者先天获得性感染而传播。

• 引起人类疾病的主要是恶性疟原虫和间日疟原虫。

– 间日疟原虫和卵形疟原虫持续感染肝脏（休眠子），可以引起复发性疾病。

– 数年的无症状携带可发生于三日疟原虫感染。

– 诺氏疟原虫是一种灵长类动物寄生虫，可以引起人类的严重疾病。

■ 常见相关情况

• 疟疾最常见于恶性疟原虫感染。

• 重症疟疾定义为有寄生虫血症＞5%、休克、酸中毒、重度贫血或者中枢神经系统症状，或者涉及其他器官功能不全，如肾衰竭、肺水肿、呼吸窘迫（酸中毒的、不规则的呼吸）、意识障碍、癫痫、血红蛋白尿、弥散性血管内凝血或者低血糖症。

• 脑型疟是疟疾感染的一种严重表现，定义为昏迷伴恶性疟原虫血症。

– 在非洲，最常见于 3～6 岁的儿童，但在东南亚地区，常发生在青少年和成人。

• 重症贫血常见且严重，尤其是恶性疟原虫感染，这是由于高疟原虫血症、溶血和脾隔离所致。

• 呼吸窘迫病死率高，特别是伴有意识障碍时。

• 黑尿热是一种与恶性疟相关的并发症。黑尿热发生是由于血管内溶血导致血红蛋白尿和急性肾衰竭。

• 可发生肺水肿、肾衰竭、分布性休克以及进展为昏迷或者死亡。

• 高反应性的疟疾脾肿大见于流行地区的慢性暴露，可见高水平的疟疾 IgM 以及严重的肝脾肿大。

• 脾肿大可能导致脾破裂。

• 三日疟原虫可以引起肾病综合征。

诊断

■ 病史

• 疟疾流行地区的旅行史。

• 疟疾预防的依从性差。

• 症状和体征：

– 高热、头痛、寒战和出汗是典型症状。

– 周期性发热与疟原虫的种类有关，且幼儿和旅行者比较少见。

– 消化道症状在儿童中常见，可见激惹、恶心、呕吐、腹痛、咳嗽和关节痛。

– 95% 的疟疾病例发生在旅行返回后 30 天内，但是疟疾也可发生在旅行返回后数月。

– 疟疾可以引起意识状态改变、颅内压增高、癫痫和昏迷。

> **注意**
>
> 在某些情况下未能诊断出疟疾，可能导致死亡，应高度警惕疟疾。在婴幼儿中发热也许是仅有的症状。

■ 体格检查

• 发热、萎靡、疾病面容。

• 苍白或黄疸。

• 可有肝脾大。

• 重症患者可见呼吸窘迫伴酸中毒的深大呼吸。

■ 诊断检查与说明

实验室检查

• 溶血性贫血是常见的，重症疟疾贫血最常见于恶性疟原虫。

• 血小板减少症常见。

• 低糖血症可发生于恶性疟原虫。

• 外周血涂片：

– 厚薄外周血涂片对于确诊是需要的（如果疟原虫血症低时，厚血涂片敏感性更好，薄涂片用于疟原虫种类的鉴别）。

– 如果初次涂片结果阴性，应该在 72 h 期间每 12～24 h 重复涂片，3 次涂片结果阴性才能确诊阴性。

– ＞5% 的红细胞含疟原虫血症、意识状态改变或累及其他器官，可以确诊严重疟疾，需要更强化的治疗。

• 快速诊断检测：

– 快速抗原检测对疟原虫有很好的敏感性，检测只需少量的血液，20 min 内可提供检测结果。

– 快速检测应该补充而不是取代显微镜检查，因为快速检测不能估计原虫密度。

• PCR：

– PCR 敏感性高，可以检测确定血涂片不清晰的疟原虫种类。然而，这种检测耗时且费用高。

■ 鉴别诊断

• 从疟疾流行地区回来的任何发热的旅行者都应该考虑疟疾。

• 旅行者的其他发热原因应该根据旅行的不同地区进行如下考虑：

– 登革热。

– 伤寒热。

– 黄热病。

– 甲型肝炎。

– 流行性感冒。

– 麻疹。

– 钩端螺旋体病。

• 发热的常见病因如细菌和病毒性疾病也应该考虑。

> **注意**
>
> 当发热患者有旅行史时，应考虑疟疾。

治疗

■ 药物治疗

无并发症疟疾

• 氯喹应该用于治疗已知氯喹敏感的恶性疟原虫和间日疟原虫，以及所有的卵形疟原虫、三日疟原虫和诺氏疟原虫。

– 氯喹的基础剂量为 10 mg/kg（最大量 600 mg），口服；然后在 6 h、24 h 和 48 h 予 5 mg/kg（每剂最大量 300 mg），口服。

– 对氯喹敏感地区包括中美洲的巴拿马运河、海地、多米尼加共和国和中东的部分地区。

• 对氯喹耐药的恶性疟或尚未鉴别出疟原虫种类的疟疾，治疗如下：

– 阿托伐醌氯胍（马拉隆）。马拉隆（mg 阿托伐醌/mg 氯胍）每天一剂，服药 3 天。5～8 kg：每剂 2 片小儿片剂（62.5/25）。9～10 kg：每剂 3 片小儿片剂。11～20 kg：每剂 1 片成人片剂（250/100）。21～30 kg：每剂 2 片成人片剂。31～40 kg：每剂 3 片成人片剂。≥40 kg：每剂 4 片成人片剂。

– 青蒿素甲醚-苯芴醇（复方蒿甲醚）。复方蒿甲醚疗程 6 剂。第 2 剂是在第 1 剂后 8 h 使用，然后每天 2 次。5～15 kg：每剂 1 片

(20 mg青蒿素甲醚/120 mg苯芴醇)。15～<25 kg:每剂2片。25～35 kg:每剂3片。≥35 kg:每剂4片。

- 甲氟喹。甲氟喹初始剂量15 mg/kg(最大量750 mg)口服,8～12 h后改为10 mg/kg(最大量500 mg)口服。

- 硫酸奎宁(10 mg盐/kg,口服,tid)加强力霉素或克林霉素服用3天(东南亚以外地区获得性疟疾)或7天(东南亚地区获得性疟疾)。

• 对于氯喹耐药的间日疟原虫,除伯氨喹之外,还可选马拉隆、甲氟喹或奎宁加强力霉素。

• 伯氨喹除用于初级治疗之外,用于间日疟的预防和复发。但不用于G-6-PD缺乏的患者和孕妇。

重症疟疾

• 葡萄糖酸奎尼丁,首剂10 mg盐/kg(最大量600 mg),静脉注射,2 h以后剂量为0.02 mg盐/(kg・min)静脉注射,并联合强力霉素或克林霉素治疗。

• 2011年,WHO指南指定青蒿琥酯为全球儿童重症疟疾用药。美国CDC实施的一项关于重症疟疾的临床试验方案显示青蒿琥酯静脉注射可以使用。

• 一旦原虫密度<1%,改为口服制剂,患者可以口服药物治疗。高疟原虫血症的患者进行换血治疗存在争议,因为没有对照试验显示这种治疗方法的好处。

■ **住院事项**

入院指征

诊断为疟疾感染的旅行者应收为住院患者进行管理。

后续治疗与护理

■ **患者教育**

• 去疟疾流行地区旅游前咨询旅行诊所。
• 药物预防和预防蚊虫叮咬都是必需的。

■ **预后**

• 预后取决于疾病的严重程度、疟原虫的种类、基础健康状态和患者的年龄。
• 恶性疟原虫感染的婴儿占疟疾死亡的大多数。
• 非洲儿童伴有意识障碍和呼吸窘迫的患儿死亡风险最高。
• 如果治疗及时,即使恶性疟也有较好的治疗效果。

■ **并发症**

• 脑型疟有较高的发病率和死亡率,可以引起长期的神经认知障碍。
• 重症疟疾贫血症常见于恶性疟,充分治疗者死亡率低。
• 慢性复发见于间日疟原虫和卵形疟原虫

感染。

• 孕妇疟疾感染后发生并发症的风险较高。

疾病编码

ICD10

• B54 未特指的疟疾。
• B50.9 未特指的恶性疟原虫疟疾。
• B51.9 间日疟原虫疟疾不伴并发症。

常见问题与解答

• 问:治疗孕妇疟疾可以选择什么药物?
• 答:在美国,治疗无并发症的疟疾孕妇可以选择的药物包括氯喹(如果敏感)、甲氟喹,或奎尼丁加克林霉素。
• 问:有疫苗可用于疟疾预防吗?
• 答:商业上没有可用的疫苗,但抗疟疾疫苗现在正处于临床试验中并显现了一些效力。现在RTS,S亚单位疫苗正处在大规模的临床试验中。
• 问:如何能确定患者正在旅游的地区有氯喹耐药性疟疾?
• 答:疾病控制中心(CDC)网站 www.cdc.gov/malaria 有大量给旅行者的信息,包括寄生虫敏感性模式和推荐治疗;也可以通过疟疾热线 770-488-7788 咨询临床医生问题。

虐待儿童 Child Abuse, Physical

Allison M. Jackson 万柔 译/郑珊 审校

基础知识

■ **描述**

家长或者监护人的行为造成儿童或者青少年身体伤害,产生黏膜皮肤、肌肉骨骼、内脏或颅内损伤和(或)死亡,称为虐待儿童。它既是一个医疗诊断,也是法律定律。

■ **流行病学**

发生率

• 2011年,在美国,虐待和忽略的受害者是儿童并且报道给儿童保护服务机构的案例有676 569例。
- 2011年的数据显示,儿童受虐待率是每

年9.1/1 000。
- 17.6%的受虐待儿童有身体伤害。
- 2011年,超过1 500例儿童因为虐待而死亡,将近48%是由身体虐待导致的。

• 虐待发生在任何家庭,不论种族、人种或社会经济水平。

患病率

不是每一例儿童身体虐待都会被报道。在一项全国性超过4 000儿童的代表抽样中,超过18%的受访对象表示一生中经历过虐待。

■ **一般预防**

• 评估风险(父母有精神疾病史或者童年也

是受害者、父母有药物滥用史、经济压力、儿童性格缺陷、单亲妈妈养育,以及和没有亲戚关系的男性一起生活)。
• 筛查家庭暴力(亲密伴侣暴力)。
• 预先提供关于婴儿、幼童哭闹发脾气、如厕训练和自律培养的方法指南。
• 对于高危家庭进行定期家访。
• 所有家长进行家长课堂培训(现在这样的课堂大多针对高危的家庭)。

■ **病因**

• 虐待儿童可发生在不论种族、人种或者经济社会状态的任何家庭,有些个人、家庭、社区和社会因素把一些孩子置于受到虐待的

高风险中。
• 危险因素：
  - 个性容易发怒。
  - 父母童年是受虐待的受害者。
  - 父母有药物滥用史。
  - 父母有精神疾病。
  - 贫穷和失业。
  - 家庭暴力。

■ 常见相关疾病

• 情绪虐待。
• 忽视。
• 性虐待。
• 家庭暴力。
• 慢性失控状态。
• 家庭中有性交易。
• 创伤后应激障碍。
• 抑郁。
• 焦虑症。

注意

误区：
• 在儿童外伤的鉴别诊断中没有考虑虐待。
• 在所有有精神状态改变的婴儿和幼童的鉴别诊断中没有考虑虐待（尤其是表现为威胁生命的事件），甚至都不会有淤青。
• 没有认识到结膜下出血或者意外外伤不常见的地方出现淤伤的意义。
• 血性脑脊液出现的时候没有考虑外伤。
• 怀疑虐待的时候没有考虑替代医学诊断。
• 没有明确记录病史、体格检查和评估结果。

Ⓡ 诊断

■ 病史

• 儿童身体虐待最重要的是病史收集。制作时间线、明确受伤事件的描述和阐述鉴别诊断对于描述病史很重要。要点：
  - 保持好奇但不要评判。
  - 使用开放性问题，不要使用暗示性问题。
  - 当怀疑虐待的时候，将能够说话的儿童和家长分开进行交谈。
• 诱导陈述出受害事件发生的情况并且评估症状，有助于确立时间线和明确解释。询问"请告诉我发生了什么"是最佳的开始方式。询问发育关键阶段也能帮助明确诊断。
• 没有报告有受伤史的病例中，询问儿童最后身体还健康的时候是何时、有什么症状和体征以及照看者为什么希望寻求医学治疗很重要。

• 询问受伤时谁在照看儿童或者什么时候儿童出现急性病态或者持续病态也很重要。当儿童能说话的时候，询问他们"发生了什么"；或者在有明确损伤的时候，询问"你怎么会有这个的"。
• 既往史、系统检查和家族史也可以帮助明确诊断。

■ 体格检查

怀疑被虐待的儿童要对其进行全面的体格检查，要点如下：

• 标识生长参数。
• 进行从头到脚的体格检查，包括肛门生殖器检查。
• 当口腔中有损伤（如系带伤）、结膜下血肿、不典型的位置有瘀斑（耳、颈部、腹部、臀部、大腿）或不典型皮肤损伤模式（如环形伤、人咬伤）都要高度怀疑虐待。
• 当怀疑头部外伤的时候，需要眼科医师进行检眼镜检查。视网膜有不同层的血肿以及出血延伸到锯齿缘，对于诊断头部外伤很有特异性。
• 不是所有外伤都能通过体格检查发现，因此用其他方法筛查其他损伤很重要。

■ 诊断检查与说明

实验室检查
• 有瘀斑和颅内出血的患者和（或）病史或检查有出血障碍的患者应该考虑：
  - 尿液分析是否存在肌球蛋白。
  - 肌酸激酶针对肌肉损伤。
  - PT/PTT 针对长期出血。
  - 全血细胞计数和血小板检查针对贫血和血小板减少症。
  - Von Willebrand 抗原和活性检测。
  - Ⅷ和Ⅸ因子水平测试针对血友病。
  - DIC 检查。
• 有多处骨折的患者，检查代谢性骨病：
  - 碱性磷酸酶。
  - 钙和磷。
  - 25-羟维生素 D。
  - 甲状旁腺素。
• 筛查腹部外伤（不常有淤青表现）：
  - AST 和 ALT 针对肝损伤。
  - 淀粉酶和脂肪酶针对胰腺损伤。
  - 尿液分析针对生殖泌尿损伤。
• 有精神状态改变或者考虑中毒的患者：
  - 毒理学筛查。

影像学检查
• 评估骨骼外伤：

- 所有<2 岁怀疑被虐待的儿童应进行骨骼检查（偶尔对于 2～5 岁的儿童也有意义）。
  ○ 对于虐待有高度特异性的特征是：后方肋骨骨折、典型的干骺端病灶（例如，篮把手状和角骨折）、肩胛骨骨折、胸骨骨折和脊椎骨折。
  ○ 陈述的损伤事件无论是机制上还是发生可能性上都不能够解释症状，高度怀疑虐待。
- 放射性骨扫描可以更进一步评估骨骼伤。
• 评估头部外伤：
  - <1 岁或者有头部损伤症状和体征的儿童应进行脑部 CT 和脑部及脊柱 MRI。
    ○ 硬脑膜下出血和虐待性头部外伤有关。
    ○ MRI 可以帮助评估不同年龄的出血，发现脑部伤和颈部软组织伤。
• 评估胸部、腹部和（或）盆腔外伤：
  - 胸部、腹部和（或）盆腔 CT。

病理表现
有执照的合格医学检查者进行的尸体检查在鉴别诊断虐待时是必要的。

■ 鉴别诊断

基于体格检查、病史和家族史。
• 瘀斑：
  - 外伤：意外或故意。
  - 皮肤：先天性皮内痣、血管瘤、日光皮炎。
  - 血液：血友病、血小板异常、特发性血小板缺少性紫癜、白血病。
  - 感染：脑膜炎球菌血症。
  - 基因：Ehlers-Danlos 综合征。
  - 先天性对疼痛无感。
  - 传统治疗：硬币（刮痧）、拔罐。
  - 血管炎：过敏性紫癜、超敏反应性血管炎。
• 烧灼伤：
  - 外伤：意外或故意。
  - 皮肤：接触性皮炎、固定药物过敏。
  - 感染：脓疱病、金黄色葡萄球菌皮肤脱落症。
  - 基因：先天性疼痛不敏感。
  - 传统医疗：针灸（在治疗点出烧灼艾草）、大蒜（用于外敷感染）。
  - 其他：褐色隐士蜘蛛咬伤。
• 骨折：
  - 外伤：出生、意外或故意。
  - 代谢性：佝偻病、维生素 C 缺乏症（坏血病）、铜缺乏、成骨不全症、过量维生素 A、前列腺素 E 中毒。
  - 肿瘤：白血病、朗格汉斯细胞组织细胞增生症、转移肿瘤。
  - 感染：先天性梅毒、骨髓炎。

- 其他：婴儿骨皮质肥大。
- 头部伤：
- 外伤：意外或故意的。
- 血液性疾病：新生儿迟发出血性疾病（维生素 K）、凝血因子缺乏、血小板减少症、血小板功能障碍、Von Willebrand 病。
- 感染：细菌性脑膜炎。
- 代谢性：Ⅰ 型戊二酸尿症。

治疗

▪ 一般措施

- 受伤药物治疗。
- 报告儿童保护服务组织进行司法裁判。
- 合并其他治疗方法，尤其是社区工作和提供创伤后精神心理健康护理。

▪ 住院事项

入院指征

- 主要基于患者的医疗需求。
- 使患儿由更安全的照顾者照看。

出院指征

当医学上可以出院并且有对于儿童的利益来说更安全的看护者照看的时候。

后续治疗与护理

▪ 随访推荐

患者监测

- 报告会由合适的儿童福利和（或）法律执行机构调查。
- 儿童可能会被寄养也可能不会。不论会不会，一旦儿童福利案例开庭，监测和强化家庭和父母行为的办法会被执行。这些办法不是总能够成功。
- 基层医院和照看所应该监视父母是否继续有施虐行为，无论是心理还是生理。

▪ 预后

取决于伤害的性质和内容、儿童福利机构和犯罪判决体系的反应以及是否及时进行医疗和心理健康服务。

▪ 并发症

- 死亡。
- 智力残障。
- 脑性瘫痪。
- 癫痫。
- 学习障碍。
- 心理问题（抑郁、焦躁、创伤后应激障碍）。

疾病编码

ICD10

- T74.12XA 身体虐待，确诊，首发。
- T74.4XXA 婴儿摇晃综合征，首发。
- 269.010 父母虐待受害者，继发精神问题。

❓ 常见问题与解答

- 问：我什么时候需要报告儿童虐待情况？
- 答：当你根据临床分析怀疑患者可能经历虐待的时候，你不需要提供证据证明，只需要怀疑。
- 问：当我报告以后，会发生什么？
- 答：很多判决需要进行多方面调查。调查者和律师可能需要直接和你对话来明确你的发现和诊断。

呕吐 Vomiting

Peter D. Ngo 叶孜清 译 / 黄瑛 审校

基础知识

描述

• 呕吐指用力将胃内容物从口腔排出的过程。
- 呕吐是婴儿期及儿童时期许多疾病的突出表现。
- 常是许多疾病的唯一临床症状。
• 反流是少量食物或胃内容物由口腔中不自主排出。
• 作呕是声门关闭、腹肌收缩,抑制胃内容物排出的过程(也被称为"干呕")。

病理生理

• 呕吐:
- 排出误食毒素的防御机制。
- 位于第四脑室底部的大脑延髓背后侧(亦称化学感受器触发区或呕吐中心)异常或受损。
- 肠道梗阻或结构异常所致。
- 慢性胃肠道黏膜病变。
- 代谢性疾病的表现。
- 颅内压增高所致。

诊断

病史

• 询问详尽病史,包括服药史、外伤史、偏头痛及慢性消化系统疾病家族史、旅游史。
• 应特别关注呕吐的时间、与进食关系、体位、一天中发生的时间、症状的长期性。
• 发热可能提示感染性因素。
• 腹痛、频繁、用力呕吐、伴胆汁:
- 与肠道解剖结构异常或梗阻有关。
- 例如,管腔梗阻[常见胆总管结石或输尿管肾盂连接处(UPJ)梗阻]可表现为呕吐。
• 患者年龄:
- 某些病因可与年龄相关。
- 例如,婴儿呕吐、脱水、生化异常可能提示幽门狭窄或先天性代谢性疾病。
- 针对青少年,应考虑进食障碍(贪食症)及妊娠可能性。
• 精神发育迟滞、异食癖、斑片状斑秃提示异物或吞入毛发形成胃石。
• 与进食相关的恶心及上腹痛常提示胃炎、胃排空延迟、胆囊疾病。
• 进食后缓解:可能提示胃食管反流或胃

溃疡。
• 呕吐与精神萎靡交替出现可提示肠套叠。
• 慢性头痛、疲乏、无力、体重下降、清晨呕吐提示颅内压增高。
• 右侧或左侧腹痛提示肾脏疾病。
• 呕吐反复、间歇性发作、发作间期正常提示周期性呕吐综合征。
• 反复呕吐伴有其他胃肠道症状常见于黏膜病变者,如乳糜泻、嗜酸性粒细胞性食管炎、炎症性肠病。

体格检查

对于儿童,仔细问诊,进行全面体格检查,通常可以确定呕吐的病因:
• 视诊见肠襻,考虑肠道梗阻。
• 若腹部触诊可及肠襻,听诊无肠鸣音或亢进提示肠道梗阻。
• 直肠检查:行粪便隐血检查。
• 皮肤、巩膜染色:黄疸(肝、胆囊或代谢性疾病)。
• 巩膜或皮肤橙色:高维生素 A 血症。
• 异常气味:代谢性疾病、酮症酸中毒。
• 慢性呕吐:出现神经系统功能障碍,包括眼球震颤、头部倾斜、视乳头水肿、异常反射、无力。
• 前囟紧张提示脑膜炎、脑积水、维生素 A 中毒。
• 腮腺肿大或唾液分泌增多提示贪食症或其他进食障碍性疾病。
• 盆腔检查:妊娠、盆腔炎、卵巢疾病。

诊断检查与说明

实验室检查

• 血常规:
- 胃炎、食管炎、炎症性肠病、乳糜泻、溃疡性疾病可见贫血和缺铁。
• 血生化:
- 电解质紊乱见于幽门梗阻和代谢性疾病。
- 丙氨酸转氨酶、结合胆红素、谷氨酰转移酶升高提示肝脏、胆囊或代谢性疾病。
• 尿液检查:肾盂肾炎、肾结石。
• 脂肪酶、胰酶可提示胰腺炎。
• 尿素氮、肌酐升高见于肾脏疾病。
• 尿培养可用于尿路感染。
• 粪便检查:隐血、感染、幽门螺杆菌抗原。
• 若有慢性呕吐病史:

- IgA 组织转谷氨酰胺酶、肌内膜抗体、IgA 脱酰胺醇溶蛋白、血清 IgA 水平,进行乳糜泻筛查。
- 红细胞沉降率和(或)C 反应蛋白升高可见于炎症性肠病。但亦见于急性感染或其他急性疾病。

影像学检查

• 腹部平片:
- 可发现肠麻痹和(或)肠梗阻。
- 需拍摄立位片或左侧卧位片。
• 腹部超声:
- 肝、胆囊、肾脏、胰腺、卵巢或子宫疾病。
- 婴儿可行腹部超声检查幽门梗阻。
- 考虑腹腔脓肿和阑尾炎时可行腹部超声检查。
- 可发现肠套叠。
• 造影:
- 可检查解剖结构异常(如旋转不良、肠套叠、肠扭转、食管裂孔疝)、胃石、失弛缓。
• 胃同位素闪烁扫描(胃排空检查):
- 评估胃排空速率及是否存在胃轻瘫。
• 腹部 CT 检查:
- 不是呕吐的常规检查,但若疑似脓肿、肿瘤,需对腹部解剖结构进行详细检查,腹部 CT 有助于诊断。
• 头颅 CT 检查:
- 有助于评估急性神经系统疾病引起的呕吐(如脑血管病变、脑积水)。
• 头颅 MRI:
- 避免电离辐射,即可对脑干(呕吐中心所在的部位)进行清晰成像。
- 若怀疑颅内占位,可选择头颅 MRI。

诊断步骤与手术

• 上消化道内镜:
- 可明确食管炎、胃炎、十二指肠炎(反流性食管炎、嗜酸性粒细胞性食管炎、胃炎、溃疡、乳糜泻)。
- 可内镜下取黏膜活检或进行培养(幽门螺杆菌感染、十二指肠鞭毛虫病、巨细胞病毒性胃炎)。
• 胃食管和胃窦十二指肠测压可用于诊断原发性或继发性动力障碍、疑似反刍综合征。

鉴别诊断

• 胃肠道疾病:

- 解剖性:
  ○ 食管:狭窄、蹼、环、失弛缓。
  ○ 胃:幽门狭窄、蹼、食管裂孔疝。
  ○ 肠:十二指肠闭锁、旋转不良、重复畸形。
  ○ 结肠:巨结肠、肛门闭锁。
- 动力性:
  ○ 失弛缓。
  ○ 胃食管反流。
  ○ 假性肠梗阻。
  ○ 胃轻瘫。
  ○ 肠梗阻。
- 梗阻:
  ○ 异物、胃石。
  ○ 肠套叠。
  ○ 克罗恩病肠道狭窄。
  ○ 肠扭转。
  ○ 绞窄疝。
- 嗜酸性粒细胞性食管炎。
- 肝胆道疾病。
- 阑尾炎。
- 坏死性小肠结肠炎。
- 腹膜炎。
- 乳糜泻。
- 消化性溃疡。
- 外伤:
  ○ 十二指肠血肿。
  ○ 胰腺炎(假性囊肿)。
- 神经系统:
  - 颅内占位:
    ○ 肿瘤。
    ○ 囊肿。
    ○ 硬膜下血肿。
  - 大脑水肿。
  - 脑积水。
  - 假性脑瘤。
  - Arnold-Chiari 畸形。
  - 偏头痛(头痛型、腹型)。
  - 癫痫。
  - 脑震荡后综合征。
- 肾脏源性:
  - 泌尿道梗阻:
    ○ 输尿管肾盂连接处梗阻。
    ○ 肾积水。
    ○ 肾结石。
  - 肾功能不全。
  - 肾小球肾炎。
  - 肾小管酸中毒。
- 代谢性:
  - 先天性代谢缺陷:
    ○ 半乳糖血症。
    ○ 果糖不耐受。

- 遗传性果糖不耐受。
- 氨基酸或有机酸代谢病。
- 尿素循环缺陷。
- 脂肪酸氧化障碍。
- 乳酸性酸中毒。
- 感染:
  - 脓毒血症。
  - 脑膜炎。
  - 泌尿道感染。
  - 幽门螺杆菌。
  - 寄生虫。
  - 贾第鞭毛虫。
  - 病毒/细菌性胃肠炎。
  - 病毒性肝炎(甲型、乙型、丙型)。
  - 肺炎。
  - 百日咳杆菌。
  - 链球菌咽炎。
- 内分泌性疾病:
  - 糖尿病:
    ○ 糖尿病酮症酸中毒。
    ○ 糖尿病胃轻瘫。
  - 肾上腺功能不全。
- 呼吸系统疾病:
  - 鼻窦炎。
  - 喉炎。
- 免疫系统疾病:
  - 食物过敏。
  - 过敏性休克。
  - 移植物抗宿主病。
  - 慢性肉芽肿病。
- 其他:
  - 妊娠。
  - 反刍。
  - 贪食症。
  - 晕动病。
  - 周期性呕吐综合征。
  - 喂食过多。
  - 疼痛。
  - 大麻剧吐症。
  - 药物:
    ○ 药物(化疗)。
    ○ 维生素中毒。
  - 血管性(肠系膜上动脉压迫综合征)。
  - 卟啉病。
  - 家族性自主神经异常。

注意

若呕吐伴呕血、肠梗阻(胆汁性呕吐)、脱水、神经功能障碍、急腹症等情况,都应作为急症处理并收治入院。

 治疗

- 可有多种治疗干预手段,应对症治疗。
- 传统观点认为,急性呕吐时禁忌使用经验性止吐治疗。但近期研究表明,昂丹司琼能够降低患者入院频率。
- 口服补液治疗为首选。若口服补液失败或存在禁忌证时,行静脉补液。
- 与呕吐有关的神经递质包括多巴胺、乙酰胆碱、组胺、内啡肽、血清素、神经激肽。多种止吐药物的药理机制与阻滞上述神经递质有关。

■ **转诊问题**

- 慢性呕吐(2~3 周)。
- 体重下降。
- 严重腹痛或易激惹。
- 消化道出血。
- 胆汁性呕吐。
- 肠梗阻征象。
- 严重血电解质紊乱。
- 神经系统检查异常。
- 脱水。
- 急腹症体征。
- 精神萎靡。

 疾病编码

ICD10

- R11.10 呕吐,未指明的。
- P92.1 新生儿反流及反刍。

常见问题与解答

- 问:婴儿胆汁性呕吐最常见的病因是什么?
- 答:尽管应当考虑肥厚性幽门狭窄、脓毒血症、肠旋转不良,但最常见的病因是胃食管反流和牛奶蛋白过敏。
- 问:6 个月的患儿出现胆汁性呕吐和精神萎靡,应怎样进行处理?
- 答:应尽快行急诊腹部超声检查,并请外科会诊排除肠套叠。
- 问:胆汁性呕吐一定提示小肠梗阻吗?
- 答:反复呕吐可使十二指肠内容物反流至胃内,产生胆汁性呕吐,但并无小肠梗阻发生。尽管如此,对于患儿胆汁性呕吐,应提高警惕,排除可能存在的肠梗阻。

排尿困难 Dysuria

Stephanie Clark · Rebecca Ruebner 刘颖 译 / 毕允力 审校

基础知识

▪ 描述

排尿涩痛。

诊断

▪ 鉴别诊断

- 感染:
- 膀胱炎。
- 病毒感染。
- 淋病。
- 衣原体。
- 单纯疱疹。
- 水痘。
- 结核。
- 念珠菌。
- 尿道炎。
- 蛲虫。
- 前列腺炎。
- 龟头炎。
- 先天性或解剖性:
- 尿道口狭窄。
- 尿道狭窄。
- 后尿道憩室。
- 尿道结石。
- 膀胱阴道瘘。
- 阴唇粘连。
- 毒物、环境和药物:
- 泡浴性尿道炎。
- 杀精剂、灌洗。
- 环磷酰胺。
- 损伤:
- 尿布皮炎。
- 异物。
- 自行车损伤。
- 手淫。
- 性侵犯。
- 刺激(如沙石、紧身裤)。
- 肿瘤:
- 葡萄状肉瘤。
- 遗传及代谢:
- 胱氨酸尿症。
- 过敏及炎症:
- 食物过敏。
- Stevens-Johnson 综合征。
- 接触性皮炎(如毒葛)。

- 功能性:
- 注意机制。
- 功能失调性排尿。
- 其他:
- 阑尾炎。
- 高钙尿症。

▪ 接诊患者

- 总体目标:确定病因,开始治疗。
- 阶段 1:排除常见病因,如损伤、感染、化学刺激、便秘及手淫。
- 阶段 2:继续调查寻找先天性或获得性的造成感染、狭窄或结石的问题。
- 阶段 3:开始治疗。
- 筛查问题的提示:
- 询问有无药物及食物过敏。
- 询问有无特殊情况(如旅行、游泳衣内有无沙石刺激)。

▪ 病史

- 问题:症状是否发生于一天的特定时间?
- 要点:如果都发生于上学前,提示有注意机制的可能。
- 问题:在服用哪些药物?
- 要点:某些药物(如环磷酰胺)可能会引起尿道刺激。
- 问题:是否对新的食物或已知的食物过敏?
- 要点:牛奶是可能导致排尿困难的食物过敏原。进食柑橘类水果在一些患者中可能会使尿液的酸性增加,从而导致排尿困难。最好能够确定去除可能的有问题的食物后,症状是否会减轻。
- 问题:是否泡泡沫浴?
- 要点:泡沫浴会耗尽尿道内的保护性脂类。
- 问题:有无出血的迹象?
- 要点:提示损伤、感染、先天性异常。钙排泄不仅会引起排尿困难,还会引起血尿。
- 问题:有无发热?
- 要点:发热是泌尿道感染的常见症状。
- 问题:有无尿频?
- 要点:尿频和排尿困难是泌尿道感染的常见症状。
- 问题:既往有无泌尿系统手术史?
- 要点:抗反流手术可能会有排尿困难的不良反应。

- 问题:服用什么来缓解不适?
- 要点:尽管有人用越橘汁来应对许多泌尿问题,但达到目的所需要的量往往远大于人所能摄入的量。
- 问题:尿线的质量及力度如何?
- 要点:后尿道瓣膜患者会出现排尿滴沥、尿线无力、如厕训练困难及遗尿。
- 问题:有无性行为?
- 要点:提示淋病或衣原体性尿道炎。
- 问题:有无尿频?
- 要点:有时难以区别排尿困难与尿频,孩子会把尿频造成的不适与压力描述为排尿疼痛。
- 问题:有无阴道分泌物?
- 要点:阴道分泌物伴排尿困难提示淋球菌或衣原体感染。

▪ 体格检查

- 结果:有无红肿或瘀斑的迹象?
- 意义:提示可能为手淫或被侵犯造成的损伤。
- 结果:有无出血?
- 意义:见于损伤、肿瘤和感染。
- 结果:有无行为改变?
- 意义:可能为吸引注意力的方式。
- 结果:异常肿胀?
- 意义:发生于损伤或罕见肿瘤。
- 结果:异常的尿道?
- 意义:尿道脱垂或憩室。
- 结果:阴道内葡萄状的结构?
- 意义:葡萄状肉瘤。
- 结果:腹痛?
- 意义:腹腔内脓肿或低位阑尾炎会引起排尿困难。低位阑尾炎还会引起膀胱刺激征。

▪ 诊断检查与说明

实验室检查

- 检查:尿液分析。
- 意义:多数情况下泌尿道感染尿液中白细胞会升高。
- 检查:尿培养。
- 意义:检查感染。
- 检查:代谢筛查。
- 意义:如果尿沉渣中有结晶或家族史中有代谢性疾病。
- 检查:泌尿系淋病及衣原体感染筛查。

- 意义:聚合酶 DNA 扩增或新鲜尿液的聚合酶链反应有 95% 的敏感性及 100% 的特异性。

影像学检查

超声检查:不作常规要求,除非怀疑有先天性异常。

治疗

■ 其他治疗

一般措施

- 参照泌尿道感染、阴道炎、尿道炎的治疗。
- 病因分析的同时可予以非那吡啶(马洛芬)缓解症状。

- 温水坐浴有助于缓解症状。

■ 转诊问题

- 先天性异常。
- 症状加重。
- 对症治疗及特效治疗无效。

疾病编码

ICD10

- R30.0 排尿困难。
- N39.0 部位未指定的泌尿道感染。
- N34.2 其他尿道炎。

常见问题与解答

- 问:泡沫浴是怎样引起排尿困难的?
- 答:泡沫浴会使保护尿道的脂类物质耗尽,从而使组织肿胀并造成炎症。
- 问:过敏症会引起排尿困难么?
- 答:很难直接证明过敏症会造成排尿困难,然而在有些情况下避免接触某些食物,如香料、柑橘类水果、已知的皮肤变应原,会改善症状。
- 问:儿童怎么会感染淋病呢?
- 答:这是性侵犯的危险信号,必须调查。
- 问:哪种病毒会导致排尿困难?
- 答:腺病毒与排尿困难有关。

排泄功能不良综合征 Dysfunctional Elimination Syndrome

Kara N. Saperston · Laurence Baskin 李晓静 译 / 程若倩 审校

基础知识

■ 描述

- 排泄功能不良综合征(DES)是在有正常神经系统儿童中出现的膀胱肠道功能异常。
- 我们将排空异常定义为盆底肌肉在膀胱完全排空前即出现收缩,导致膀胱残余尿增多。
  - DES 包括不反应的("无力")膀胱,可在排空延迟或一天内排泄次数较少的儿童中见到。
  - 便秘是最主要影响膀胱储尿和完全排空的因素。
- DES 患者可出现日间和(或)夜间排泄失禁。

■ 流行病学

- 6 岁儿童中约有 15% 有异常的排空模式。DES 患儿常见。
  - 异常肾脏超声表现。
  - 尿感率增高。
  - 膀胱输尿管反流。
- 儿童中 89% 经便秘治疗后的日间尿失禁会得到缓解,63% 夜间失禁会缓解。

■ 危险因素

- 反复尿路感染。
- 便秘。

■ 病理生理

- 忍便或日间肠蠕动不规则儿童直肠内出现增多的粪便。
- 直肠中堆积的粪便(便秘)可压迫膀胱,引起膀胱充盈不足。
- 直肠和膀胱有共同的骶神经来源,引起膀胱痉挛、失禁和(或)膀胱排空不全。
- 当儿童为了排尽尿液,或过度收缩膀胱括约肌,这一活动会导致排空期膀胱过度收缩进而增大膀胱压力,出现反流。

诊断

■ 病史

- 如厕训练后的儿童出现日间和(或)夜间失禁。
- 可有反复尿感或膀胱输尿管反流史。
- 肠道功能异常可表现为大便失禁、便秘或粪便嵌顿。

■ 体格检查

- 多数情况下体格检查无特殊发现。
- 腹部:可触及膀胱或结肠粪块。
- 检查脊柱是否存在皮肤异常色素、潜毛窦或异常毛发生长以除外脊柱闭合不全。
- 检查女性外阴排除阴唇粘连,粘连可导致无法排尿进而引起失禁。
- 如见阴道排尿需考虑尿道异位。

- 检查男性外阴明确既往有无尿道下裂修复史或严重的包茎导致的排尿困难。
- 直肠检查可见粪块。

■ 诊断检查与说明

实验室检查

- 尿检以除外菌尿或糖尿。
- 夜尿多者查晨尿渗透压了解肾脏浓缩功能。

影像学检查

- 肾脏、尿道和膀胱摄片(KUB):便秘、正常脊柱。
- 肾脏超声:排空前和排空后对比膀胱肾脏。

诊断步骤与其他

- 排空/饮水:
  - 饮食是了解失禁的重要工具。
- 排空膀胱尿道造影(VCUG)。
  - 用来评估 VUR 以及在排空时观察膀胱颈。
- 尿动力学检查。
  - 对初步治疗无效者进一步评估膀胱功能。
  - 用尿流量来评估膀胱出量。
  - 膀胱测压以及会阴 EMG 测量可进一步了解膀胱充盈和排空时的表现。

■ 鉴别诊断

- 阴道异位尿道。
- 脊柱异常(脊髓栓系)。
- 脑肿瘤。

治疗

■ 行为调整

- 进行正确的排便教育。
- 每 2 h 定期排尿,可用手表或计时器。
- 纠正排便时的坐姿或站姿。
- 根据饮食调整饮水和排便习惯以达到频繁规律排便。
- 鼓励大量饮水;进食纤维素以减轻便秘。
- 尽可能实现晨起排便。

■ 药物治疗

- 肠道管理。
- 目标:完全排空。
  一次进食至完全排空约为 3 天。
  使用聚乙二醇 3 350(Miralax)/乳果糖和灌肠剂和(或)矿物油。
- 严重者可用 KUB 完全清除。
- 日常管理。
- 目标:每天 1~2 次软便。
- 聚乙二醇 3 350(Miralax)/乳果糖和灌肠剂和(或)矿物油每天应用。
- 抗毒蕈碱药物。

- 用于反应过度膀胱。
- 减少膀胱收缩次数及降低膀胱收缩强度。
- 可采用短效或长效经皮制剂。

> **注意**
> 在应用药物治疗膀胱症状前应确保患者的肠道正常排空。

■ 补充治疗

生物反馈。
针灸。
神经调节。

■ 一般措施

- 当医务工作者治疗膀胱肠道功能异常时,应该先开始日间管理,尤其是软便及排便时间。
- 夜间尿床在便秘及日间失禁改善前通常不会改善。

后续治疗与护理

■ 随访推荐

- 出现反复发热尿路感染的患儿应去泌尿

外科就诊。
- 肾脏超声异常应去泌尿外科就诊。
- 经肠道功能不全治疗后失禁不好转者应去泌尿外科就诊。

■ 预后

- 80% 儿童在控制肠道功能及排便时间后症状可缓解。
- 由于治疗主要为行为调整,通常症状的缓解缓慢,家长和儿童均需要耐心。

疾病编码

ICD10

- R32 未特指的尿失禁。
- K59.00 未特指的便秘。
- R15.9 完全性大便失禁。

常见问题与解答

- 问:DES 儿童应进行尿动力学检查么?
- 答:很少。患者通常首先接受排空和便秘治疗。如果治疗失败后应去泌尿外科就诊,此时需要进行进一步检查。

膀胱输尿管反流 Vesicoureteral Reflux

Micheael H. Hsieh　毕允力 译 / 审校

基础知识

■ 描述

当尿液从膀胱反流至输尿管或肾脏时,即发生膀胱输尿管反流(VUR)。

■ 流行病学

发病率

约 1% 的儿童会发生膀胱输尿管反流。存在 2 种不同类型的患者:
- 产前发现膀胱输尿管反流,无泌尿道感染(UTI)史的患者。
- 20%~30% 产前肾积水的患者有膀胱输尿管反流。为此类群体筛查 VUR 仍有争议。
- 该组男女比例为 3:1。该比例认为是因男孩存在高压排尿期引起,高压于 18 月龄时缓解。
- 急性尿路感染后发现 VUR 的患者:
- 30%~50% 有发热性尿路感染的儿童有

膀胱输尿管反流。

■ 危险因素

基因

- 同胞有 30% 也有 VUR(常为低级别),大多数无症状,仅有很少肾瘢痕。
- VUR 的患者有 60% 的概率怀有 VUR 的孩子:
- 低级别 VUR 不用治疗,常会缓解,没有后遗症,是否筛查同胞仍有争议。
- 同胞若有反复发热病史,甚至缺乏尿路感染的绝对诊断,仍可选择筛查 VUR。

■ 病理生理

- VUR 合并 UTI 可导致肾盂肾炎、肾瘢痕以及终末肾病可能。
- 国际反流学会基于膀胱排尿造影(VCUG)划分原发 VUR 为 5 级:
- Ⅰ级:反流至输尿管。

- Ⅱ级:反流至肾盂,无肾盏扩张。
- Ⅲ级:肾盏钝,输尿管轻度扩张。
- Ⅳ级:输尿管广泛扩张,肾盏中度扩张,留有乳头压迹。
- Ⅴ级:输尿管广泛扩张,乳头压迹缺失。
- Ⅰ~Ⅲ级与Ⅳ~Ⅴ级的自发缓解率明显不同,所以分级很重要。

■ 病因

- 合并异常解剖结构和异常排尿压:
- 原发 VUR 要么因膀胱壁下行输尿管道太短,要么因生后最初 18 个月常发生的暂时性排尿高压。
- 随着输尿管道生长或膀胱压下降,对于原发低级别的患者,VUR 可望改善甚至缓解。
- 继发性 VUR 发生于相关损伤,损伤与异常解剖结构或膀胱内压增高有关。
- 继发性反流的患者需要治疗原发病,同时可能需要手术处理继发的反流。

- 神经功能正常但有膀胱或肠功能下降、输尿管囊肿、后尿道瓣膜和梅干腹综合征的患者，或有脊柱裂神经功能异常的患者，可能发生继发性反流。
- 原发反流患者已有大型前瞻性研究，区分原发性和继发性反流很重要。将研究结果推及到继发反流的患者并不合适。
- 另一个重要区别是，诊断 VUR 是否因产前诊断有肾积水或患儿是否表现有尿路感染。

诊断

病史

- 产前尿路扩张或尿路感染表现。
- 家族或同胞 VUR 史。
- 尿路感染家族史，提示易感尿路上皮。
- 肾衰竭家族史。
- 排尿史：如厕训练年龄。
- 昼、夜尿失禁。
- 排尿频率。
- 膀胱完全排空的感觉。
- 膀胱或肠功能低下的体征：
- 紧急性。
- 频率。
- 湿裤。
- 相关便秘：肠道运动频繁，提示盆底不成熟。
- 膀胱收缩期间憋尿证据：
- 下蹲，交错腿。
- 足跟压迫尿道（文森特屈膝礼）。

体检

- 腹部触诊（首先检查硬便）。
- 女孩要检查阴唇粘连。
- 男孩检查包茎。
- 脊柱视诊和触诊（可能神经源性膀胱）。
- 血压。

诊断检查与说明

实验室检查
若肾脏超声提示肾瘢痕明显或有双侧重度 VUR，可能要测血清肌酐和尿液分析检查血尿。

影像学检查
- 肾脏及膀胱超声：
- 若有发热性尿路感染，或患者产前诊断为肾积水，在生后第 2 天到第一周之间通常行超声检查。超声检测肾瘢痕没有 DMSA 敏感。
- 没有肾积水不意味患者没有 VUR。而且肾脏膀胱超声是随访肾脏发育的有用工具。

- 排尿性膀胱尿道造影 VCUG：
- 第一次 VCUG，需要造影检查，显示男孩的尿道解剖结构，可以精确评价男女的反流水平。
- 应注入年龄相关容积的造影剂至膀胱内。若不观察排尿，约 20% 的 VUR 会遗漏，所以 VCUG 实验的排尿部分很重要。
- 随访的 VCUG 可以使用放射核素来减少儿童的放射剂量。
- 是否对 2 月龄到 2 岁"初次"发热尿路感染的孩子常规行 VCUG，仍有争议。
- DMSA 肾脏扫描：
- 诊断肾积水和肾瘢痕最精确的方法。
- 不可能预测哪些患者在急性期后会发展为瘢痕（除非他们已有瘢痕，这是后来瘢痕的一个危险因素）。
- 如果上尿路感染相对膀胱炎的诊断很重要，那么急性期 DMSA 扫描很有用。
- DMSA 对于无热性尿路感染不常用。
- 一些人支持使用 DMSA 来确定需要 VCUG 检查的高危患者。

鉴别诊断

对于产前检查组，肾积水也可由输尿管肾盂或输尿管膀胱连接部梗阻引起。重要任务是从继发 VUR 区分出原发 VUR，这样患者才能获得恰当的咨询。

治疗

一般措施

- 4 个随机对照研究表明，医疗管理（预防性抗生素）和手术对高血压、生长和肾瘢痕的结局基本相同。手术在预防肾盂肾炎方面更有效。
- 国际反流研究中，肾瘢痕发生率在内外科组相同。然而，肾瘢痕发生时间不同：在内科治疗组，新的肾瘢痕在 5 年随访中继续形成，而外科组中，手术后 10 个月内肾瘢痕形成停止。手术纠正反流有 95% 的成功率，伴 4% 的并发症发生率。手术为输尿管创造一条更长的肌肉支持带，产生活瓣机制。
- Ⅰ～Ⅲ级有显著的自发缓解率，故低级别反流的患者应维持预防性抗生素治疗，手术可以延迟。高级别反流（Ⅳ～Ⅴ级）的患者应首先予预防性抗生素治疗，但因为自发缓解率低，应早期考虑手术纠正。相同的，反流伴瘢痕的患者容易发生尿路感染和肾损伤，这些人应考虑早期手术。
- 预防性使用抗生素并不意味使用治疗剂

量的抗生素。选取的抗生素应在尿液富集，高剂量抗生素使用会筛选出耐药病菌，会导致如真菌感染的并发症。生后最初 2 个月可使用 10～15 mg/(kg·24 h) 的阿莫西林，之后使用 TMP/SMZ (40 mg/200 mg/5 ml) 0.25 ml/(kg·24 h)[相当于 TMP 2～3 mg/(kg·d)] 或者呋喃妥因 1～2 mg/(kg·24 h)。
- 胎儿期发现 VUR 的患者可能应在 18 月龄到 2 岁之间做造影剂的 VCUG，以确定 VUR 是否缓解。
- 处于预防性使用抗生素的患者每年随访核素 VCUG，记录 VUR 的改善或缓解。用核素 VCUG 精确性会下降，但放射剂量低。肾脏超声随访肾脏生长，检查大体肾脏瘢痕。
- 改变为手术的指征如下：
- 患者或家长意愿。
- 内科治疗依从性低。
- 内科治疗时发生暴发性感染，如果细致回顾排尿习惯显示：膀胱和肠功能下降不是尿路感染原因。缺少新的肾脏瘢痕可能也提示继续内科治疗是恰当的。
- 新的肾脏瘢痕。
- 经过预防性抗生素治疗后仍有持续性Ⅳ或Ⅴ级反流。
- 使用注射性填充剂治疗低级别反流 1 年，有效率为 80%～85%。随 VUR 级别升高，成功率进行性下降。注射经验越丰富的治疗中心有更高的成功率。这些治疗措施的低侵袭的特点抵消了低成功率。在美国使用注射法抗反流 (dex/ha) 最普遍，该法广泛用于治疗Ⅰ～Ⅲ级 VUR。高级别 VUR 的注射治疗和机器人腹腔镜输尿管再植正在选择的患者中探索。
- 尽管持续使用预防性抗生素降低了高级别 VUR 尿路感染风险，但该法仍有质疑。相比安慰剂组，该法并不能降低肾脏瘢痕形成。一项多中心研究正在开展，来确定持续预防性使用抗生素的收益。瑞典的抗反流实验表明：相对于观察组，女孩Ⅲ～Ⅳ级 VUR 经过注射治疗或预防性用药，发热性尿路感染率下降。与观察组相比，新瘢痕发生率减少。
- 经过数年预防性抗生素使用后，仍持续存在 VUR 的患者的管理仍有争议。6 岁后肾脏瘢痕形成风险下降，男孩发生尿路感染风险较低，对于 VUR 的男孩抗生素可停药。尽管很多人感觉良好，青春期女孩过去若有尿路感染史，孕期并发症风险仍会升高。这方面较少研究提示：有 VUR 和反复尿路感染的患者有孕期相关并发症发生风险，不管

VUR 是否已经手术纠正。这提示上尿路感染倾向起重要作用。

 后续治疗与护理

■ 随访建议

患者监测

有肾瘢痕形成的患者,青春期内每年应检查血压及尿液分析查蛋白尿。

■ 预后

• 原发 VUR 5 年后缓解率:Ⅰ级和Ⅱ级反流为 80%～90%、Ⅲ级为 70%、Ⅳ级为 40%、Ⅴ级为 25%。
• Ⅰ～Ⅲ级每年自发缓解率为 15%～20%。

• 双侧反流较单侧反流更不易缓解。
• ≥5 岁患者比<5 岁的更不易缓解。
• VCUG 充盈相出现反流比排空相出现反流可能更不易缓解。
• 低压无菌反流不会导致肾脏瘢痕形成,故最终目标比起缓解反流来说,更要预防肾瘢痕形成。
• 无双侧Ⅲ级或更高级别的 VUR,慢性肾病很不可能发生。

 疾病编码

ICD10
• N13.70 非特异性膀胱输尿管反流。

• Q62.7 先天性膀胱-输尿管-肾反流。
• N13.71 无反流性肾炎的膀胱输尿管反流。

 常见问题与解答

• 问:尿路感染后多久应做膀胱排尿造影?
• 答:患者只要病情平稳、尿液清洁,即可行膀胱排尿造影。
• 问:诊断了膀胱输尿管反流,为何不立即手术修复反流?
• 答:手术取决于反流等级,很多病例到时即可缓解。

膀胱外翻综合征 Exstrophy-Epispadias Complex

Brian M. Inouye • John P. Gearhart　钟海军 译 / 毕允力 审校

 基础知识

■ 描述

膀胱外翻综合征是一种罕见的多系统出生缺陷疾病,涉及泌尿生殖系统、胃肠消化道、肌肉骨骼系统、盆底和骨盆。由尿道上裂、膀胱外翻和泄殖腔外翻组成,后面两种情况是由于前腹壁缺损,导致膀胱显露在外。
• 最轻的表型是,尿道上裂尿道口位于背侧。
• 最为严重的表型是泄殖腔外翻畸形,表现为巨大的脐膨出、肛门闭锁、短结肠、膀胱对半裂开并其中间夹盲肠,合并脐带缺失、多发上尿路异常和肢体畸形。膀胱外翻的 3 种表型都合并耻骨联合分离。

■ 流行病学

• 膀胱外翻:
- 男女比例为(2～4):1。
- 活产发病率为 1/50 000～1/10 000。
- 后代出现膀胱外翻和尿道上裂的危险率为 1:70(比普通人的发生率高 500 倍)。
- 家族内发生率接近 1/100。
• 尿道上裂:
- 男性活产发生率为 1/117 000。
- 女性活产发生率为 1/484 000。
• 泄殖腔外翻:

- 男女比例为 1:(1～2)。
- 泄殖腔外翻畸形极罕见,其出生发病率为 1/400 000～1/200 000,由于产前诊断和终止妊娠,其发病率有所下降。

■ 危险因素

唯一已知道的危险因素是,膀胱外翻与体外受精妊娠有关。

■ 病理生理

胚胎学
• 正常的生长发育:
- 孕 2 周时,泄殖腔膜位于脐下腹壁末端。
- 孕 4 周时,来自原条的间叶细胞迁移至泄殖腔膜间来加强腹壁,而泄殖腔膜逐渐退化。
• 膀胱外翻:
- 发病机制不明,但胚胎发生中有错误。
- 泄殖腔膜过度发育,阻止了间叶细胞的迁移,从而抑制下腹壁的形成。
- 没有腹壁加强,泄殖腔膜破裂。泄殖腔膜的破裂时间,决定了膀胱外翻综合征的类型。在膀胱外翻的发生中,泄殖腔膜的破裂发生在尿直肠隔下降后,已经将泌尿生殖系统和胃肠消化道分离开。
• 泄殖腔外翻畸形:
- 大范围的泄殖腔膜破裂发生在泄殖腔被尿直肠隔分隔前。

 诊断

■ 体格检查

• 膀胱外翻:
- 所有病例均有耻骨分离,间距平均为 4.8 cm,均由旋转的髋骨和髂骨翼引起。
- 外翻的膀胱和后尿道通过前腹壁的缺损处暴露在外,其上有脐带相连,分离的耻骨位于两侧,而肛门位于其后下方。
- 存在肛门前置,使得肛门与脐带的距离明显缩短。
- 男孩通常有隐匿性腹股沟斜疝,并且易于发生嵌顿,因为盆底异常使会阴短而宽。应用截骨术后较少见。
- 男性生殖畸形:
◦ 阴茎要比没有膀胱外翻的男孩短 50%,宽 30%。
◦ 海绵体短,由于耻骨联合分离而分开较宽。
◦ 尿道底板短,使得阴茎背弯,从而导致阴茎向上弯曲。
◦ 尿道上裂常常伴有尿道开口低位,阴茎尖端靠近膀胱顶部。
- 女性生殖畸形:
◦ 阴阜双侧错位,耻骨分离下的阴蒂分裂。
◦ 阴道短而宽。
◦ 阴道及阴道口前移,子宫颈位于阴道

前壁。
- 所有女性患者在青春期和成年期,子宫脱垂的风险增加。
- 泌尿道缺陷:
- 膀胱黏膜在出生时通常是正常的,但也可能发生异位或者有息肉生长。
- 外翻的膀胱在关闭前发育缓慢。
- 上尿路通常为正常的,但也可能有马蹄肾、盆位肾、发育不全肾、孤立肾或者发育不良肾。
- 大部分儿童存在膀胱输尿管反流,但在他们排尿自控的时候可缓解。
- 泄殖腔外翻:
- 外翻的两半膀胱被外翻的回盲肠分隔开,并有一定量的后肠出现。
- 脐膨出大小不一。
- 一般存在肛门闭锁。
- >50%的患儿存在脊椎神经畸形,如腰脊髓发育不良、半椎体。
- >70%的患儿有上尿路畸形,如重复肾输尿管、马蹄肾、盆位肾。
- 阴茎重复畸形或者是小阴茎。
- 阴道尿道分裂畸形。

■ 诊断检查与说明

影像学检查
- 孕15～32周产前超声表现:无正常尿液充盈的膀胱,前腹壁肿块逐渐增大,脐带附着点低,耻骨支宽大。
- 出生后基本的肾脏超声和KUB可分别显示发育异常的肾脏和耻骨分离。

治疗

■ 手术及其他治疗

治疗目标:良好顺应性的可控膀胱,保护肾功能,重建阴茎外观。
- 现代分期膀胱外翻修复术(MSRE):
- 新生儿早期:关闭膀胱、后尿道以及前腹壁,可截骨或者不截骨。
- 6～12个月:修复尿道。
- 每年膀胱造影测量膀胱容量。
- 5～9岁:如果膀胱容量足够,患者希望获得尿流可控,可控性尿道手术以及输尿管再植手术。
- 不适合或者是尿流可控不行的患儿,可能需要膀胱颈横断、膀胱扩大以及可控性尿流改道。
- 预后及并发症:60%～80%的患儿在膀胱颈手术后,白天可能需要清洁间歇导尿(长期随访的结果)。很少发生上尿路改变或者是肾积水。
- 膀胱容量小和早期没有关闭回纳,是术后尿流不可控的易发因素。
- 一期膀胱外翻修复术(CPRE):
- 膀胱和腹壁关闭,膀胱颈重建,尿道上裂修补,全部一期完成。可行骨盆截骨或不截骨。
- 完全解剖尿道板与海绵体,并置于阴茎腹侧,膀胱颈放入盆底。
- 预后及并发症:>5岁的患儿中,有接近20%的人能白天控尿和自主排尿,有些人需要再次膀胱颈手术来获得尿控;>50%的患儿接着需要尿道下裂修复,而接近40%的患儿存在膀胱颈瘘。阴茎的解剖分离可能会导致丧失部分阴茎软组织。
- 施行骨盆截骨和制动在膀胱关闭术中的作用:
- 一般出生>72 h的患儿,耻骨分离>4 cm,骨盆不再拥有可塑性。
- 骨科医生施行双侧髂骨前横断和髂骨后垂直截骨。
- 钢针和外固定架固定骨盆,术后4～6周可拆除。
- 骨盆固定,患儿行Buck或者Bryant牵引,来增加骨盆截骨的成功率。
- 并发症:一过性神经肌肉瘫痪风险增加,典型的是肌肉发生溶解;延迟性肠梗阻;针道表面感染。
- 两种膀胱关闭修复术的并发症:
- 膀胱裂开、脱垂、出口梗阻、结石形成、肾积水、膀胱皮肤瘘。所以患儿必须密切随访。
- 每增加一次手术,患儿的长期尿流可控性就继续下降。
- 20%～50%的患儿膀胱颈修复失败,需要进一步手术重建。
- 尿道上裂加阴茎矫直的患儿,60%～95%可获得较满意的阴茎外观和功能。
- 尿道狭窄和尿道皮肤瘘是尿道上裂最常见的并发症,见于不到25%的患儿。
- 膀胱腺癌的发生率是正常人的400倍。但是在婴儿期关闭回纳膀胱的,未在成年期观察到腺癌的发生。
- 受精妊娠:
- 成功修复后,性功能和性欲均正常。
- 尿道上裂修复后,接近87%的患者可勃起。
- 可能存在逆行少量射精。
- 男性可通过辅助生殖技术成功受精怀孕。
- 女性可以妊娠,但子宫及子宫颈脱垂比较常见,一般建议剖宫产。

■ 住院事项

初始治疗
出生后护理:
- 用2-0丝线结扎脐带避免损伤,而不是脐带夹。
- 用水合凝胶或者塑料袋包裹膀胱和外翻的肠道及脐膨出,防止黏膜粘住衣服或尿布。
- 立即转运至附近儿童中心,由小儿泌尿专家或有经验的医生团队进行评估治疗。

出院标准
- 所有患儿均需要预防性抗生素,直到采取抗反流术或膀胱输尿管反流消失。
- 外科医生密切随访。

🔄 后续治疗与护理

■ 预后

几乎所有的患儿均可以保留膀胱,并获得尿道尿流可控,总体预后比较好。小儿泌尿科医生的早期干预,可获得较好的远期疗效。

🏷️ 疾病编码

ICD10
- Q64.10 泌尿膀胱外翻,非特指。
- Q64.0 尿道上裂。
- N60.12 泌尿膀胱泄殖腔外翻畸形。

❓ 常见问题与解答

- 问:小孩将来能够有正常的性功能吗?
- 答:可以。完全成功的修复手术后,可以拥有正常的性功能。
- 问:小孩将来可以生育吗?
- 答:女性可以无需辅助体外受精而获得妊娠。男性需要体外受精获得生育。
- 问:膀胱外翻的患儿可以参加运动吗?
- 答:膀胱外翻综合征完全修复后,可以参加体育活动。
- 问:家族中出现膀胱外翻的危险性较高?
- 答:对。家族中再次出现膀胱外翻的可能性是1/100。

盆腔炎 Pelvic Inflammatory Disease

Krishna K. Upadya · Maria E. Trent 章淼滢 译 / 罗飞宏 审校

基础知识

■ 描述

• 盆腔炎(PID)涉及一系列女性上生殖道炎症性疾病,包括内膜炎、输卵管炎、输卵管卵巢脓肿和腹膜炎。

• 虽然腹腔镜可以确诊 PID,但是 PID 往往依靠临床症状诊断。

• 疾控中心(CDC)指南指出性活跃年轻女性如果有盆腔或下腹部疼痛即可开始行 PID 经验性治疗,排除无其他病因且患者有以下症状:

- 子宫触痛。
- 附件触痛。
- 子宫颈位移痛。

• 其他症状提高 PID 诊断特异性标准,但不是诊断必需的:

- 口腔体温>38.3 ℃(101 ℉)。
- 异常宫颈或阴道分泌物。
- 阴道分泌物涂片提示大量白细胞。
- ESR 或 CRP 升高。
- 实验室证据提示淋病奈瑟菌(GC)或沙眼衣原体(CT)感染。

• 确诊标准:

- 内膜活检组织病理提示内膜炎。
- 阴道超声或 MRI 提示输卵管增厚充满液体伴或不伴盆腔积液或 TOA。
- 腹腔镜异常复合 PID。

■ 流行病学

• 美国每年估计有 750 000 例 PID。

• 2011 年,90 000 患者因 PID 就诊:

- 2002—2011 年,因 PID 就诊的人数下降。
- 沙眼筛查和治疗的增加导致 PID 就诊人数下降。

• PID 病例不成比例地在青春期女孩和少数民族中高发。

■ 危险因素

• 增加 PID 的危险因素如下:

- 多个性伴侣。
- 性交的伴侣有多个性伴侣。
- 既往有性传染病(STI)或 PID。
- 性交不使用安全套。
- 阴道灌洗。
- 最近(过去 20 天内)放置宫内节育器(IUD)。

• PID 发生率最高的人群如下:

- 25 岁以下性活跃青春期女性和年轻女性。
- 淋球菌和衣原体高发社区的妇女。
- 去 STD 诊所就诊的患者。
- 一级预防。
- 持续使用安全套。
- 常规 STI 筛查。
- 性伴侣 STI 筛查。
- 减少性伴侣人数。
- 避免阴道灌洗。

■ 病理生理

• 经阴道或宫颈上行性感染上生殖道。

- 转移。
- 精子输送。
- 月经血流回流。

• 高达 75% 的病例发生在经期 7 天内。

■ 病因学

• 源于多种微生物。

• 很多病例与奈瑟淋球菌和沙眼衣原体相关。

• 生殖道支原体和解脲脲原体与腹腔镜 PID 和不育症相关。

• 其他阴道、肠道和呼吸道 PID 相关病原如下:

- 阴道加德纳菌、大肠杆菌、类杆菌属、流感嗜血杆菌、B-D 族链球菌、肺炎链球菌和 A 族链球菌。

诊断

> **注意**
> • PID 若不治疗结果明显不佳,因此 PID 临床标准的设计具有高灵敏性。
> • 如果临床症状和体征提示 PID,在其他支持诊断检查结果得出前应该开始治疗。

■ 病史

• 采集病史时应注意保护隐私。

- 在进一步采集病史前告知患者相关保密原则。

• 腹痛或盆腔痛是常见主诉。

- "经典"体征是曳行步态或罕见的"吊灯症状"。

• 症状轻的患者具有相对少见的症状:

- 亚临床或"沉默型"PID 可导致不孕不育和慢性盆腔痛。

• 其他表现症状可能如下:

- 阴道分泌物。
- 异常阴道出血。
- 性交痛。
- 排尿困难。
- 右上腹痛。

• 完整的病史应该涵盖既往用药、妇科、胃肠道和泌尿道疾病史。

• 性生活史问题应该以一种体贴的方式被引出,应包含性伴侣数、新的性伴侣、安全套使用情况、采取的避孕方式和性侵犯史。

■ 体格检查

• 评估患者一般躯体不适的体征。

• 观察生命体征有无发热、心动过速。

• 仔细的腹部检查,评估压痛、反跳痛或肌卫。

- 评估右上腹肝周炎相关压痛。

• 盆腔检查是 PID 诊断必需的;有腹痛或生殖系统症状主诉的性活跃女性必须行盆腔检查。

• 外生殖器检查应评估有无外部损伤或腹股沟淋巴结肿大。

• 压嘴器检查应该注意阴道分泌物或损伤、宫颈松散或分泌物情况。

- 收集阴道拭子做 pH 检测和涂片。
- 收集宫颈拭子做 STI 检测。
- 如果材料和设备条件允许,收集拭子可行 Gram 染色。

• 双合诊检查可评估宫颈活动压痛、子宫压痛和附件压痛或饱满。

■ 诊断检查与说明

实验室检查

• 尿 β-HCG。

• 阴道 pH(pH>4.5 为异常)。

• 涂片计数和 KOH(>10 个白细胞/高倍视野下,提示感染)。

• 核酸扩增检测 GC、CT 和阴道滴虫。

- 如果评估患者病史存在性侵犯或虐待,则应做细菌培养。

• 尿液分析和培养。

• 考虑采集 CBC 和 CRP 支持诊断。

- 检查其他 STI,包括 HIV 和梅毒。

影像学检查

- 患者附件饱满或其他提示 TOA 体征应行阴道超声。
- 影像学上 PID 体征包括以下情形:
- 输卵管增厚或积液。
- 游离盆腔液体。
- 输卵管卵巢脓肿。

诊断步骤与其他

- 腹腔镜。
- 内膜活检。
- 这些检查是 PID 金标准,但不常规使用。

■ 鉴别诊断

- 盆腔痛可能是许多疾病过程中出现的主诉。
- 妇科:
- 宫外孕。
- 宫内妊娠。
- 子宫内膜异位。
- 卵巢囊肿出血。
- 卵巢囊肿。
- 卵巢肿瘤。
- 卵巢扭转。
- 输卵管扭转。
- 感染性流产。
- 阴道异物。
- 子宫阴道积液。
- 化学刺激物。
- 泌尿道:
- 泌尿道感染。
- 急性肾盂肾炎。
- 胃肠道:
- 急性阑尾炎。
- 急性胆囊炎。
- 血液血管:
- 盆腔血栓静脉炎。
- 其他:
- 功能性腹痛。
- 性侵犯。
- 性虐待。

治疗

> **注意**
> - CDC 推荐 PID 治疗原则整个疗程需要 14 天。
> - 不推荐氟喹诺酮用于 PID 治疗,因为 GC 耐药。

■ 药物治疗

肠外治疗

- A:
- 头孢替坦 2 g,静脉给药,每 12 h;或者头孢西丁 2 g,静脉给药,每 6 h 加上。
- 多西环素 100 mg,口服,每天 2 次,连续 14 天。
- 严重病例或考虑厌氧菌感染,可以增加甲硝唑 400 mg,口服,每天 2 次。
- B:
- 克林霉素 900 mg 静脉给药,每 8 h 加上。
- 庆大霉素负荷剂量静脉给药或肌内注射(2 mg/kg),其后维持剂量(1.5 mg/kg)每 8 h 或者 24 h 后临床症状好转,可以改为口服多西环素100 mg,口服,每天 2 次,或克林霉素 450 mg,口服,每天 4 次,序贯整个疗程 14 天。
- 其他:
- 氨苄西林/舒巴坦 3 g(氨苄西林),静脉给药,每 6 h 加上。
- 多西环素 100 mg,口服,每天 2 次,持续 14 天。

口服治疗

- A:
- 头孢曲松 250 mg,肌内注射(单剂)加上。
- 多西环素 100 mg,口服,每天 2 次,持续 14 天。
- 可以增加甲硝唑 500 mg,口服,每天 2 次,持续 14 天。
- B:
- 头孢西丁 2 g,肌内注射(单剂)加上。
- 羧苯磺胺 1 g,口服(单剂)加上。
- 多西环素 100 mg,口服,每天 2 次,持续 14 天。
- 可以增加甲硝唑 500 mg,口服,每天 2 次,持续 14 天。
- 其他:
- 其他肠外第三代头孢菌素加上。
- 多西环素 100 mg,口服,每天 2 次,持续 14 天。
- 可以增加甲硝唑 500 mg,口服,每天 2 次,持续 14 天。

■ 其他治疗

一般措施

- 住院指征。
- 紧急手术。
- 怀孕。
- 门诊治疗无效。

- 无法耐受门诊治疗或无法门诊随访。
- 疾病严重(如发热、恶心或呕吐)。
- 考虑或者确诊 TOA。
- 对于早期和中期青少年可能需要其他支持以优化管理,应该优先考虑住院。
- 患者应被告知:
- 禁止性交至少 14 天。
- 告知他们的性伴侣行 STI 检测和治疗。
- 持续正确使用安全套。
- 如果最近没有使用避孕器且不考虑怀孕,应该考虑避孕。
- 如果症状加重或不能耐受处方治疗需返回医院。

后续治疗与护理

■ 随访推荐

- 所有确诊 PID 患者应该 72 h 内随访评估以下指标:
- 治疗耐受性/依从性。
- 症状改善情况。
- 如果患者其他评估无改善可能需要考虑以下情况:
- 双合诊检查。
- 盆腔影像。
- 住院。
- 3 个月内返回医院,重新进行 STI 检测。

■ 预后

- 依靠治疗依从性和 PID 反复次数。
- 既往 GC 或 CT 感染妇女 6 个月治疗期间再感染率更高。
- 每次其他 PID 事件会增加不孕不育和慢性盆腔痛危险。

■ 并发症

- 短期:
- 肝周炎(15%患者)。
- 阑尾周炎。
- 长期:
- 宫外孕。
- 不孕不育(10%~15% PID 病例)。
- 慢性盆腔痛。

疾病编码

ICD10

- N73.9 未特指的女性盆腔炎性疾病。
- N71.9 子宫炎,非特定炎性疾病。
- N70.93 未特指的附件炎和卵巢炎。

常见问题与解答

• 问:患者 GC 和 CT 检测阴性,如果患者临床无改善,是否应该停止药物治疗?
• 答:不是。PID 是多种微生物感染,患者可能在广谱抗生素治疗下好转。患者应该持续抗生素治疗。
• 问:患者依从性有问题,可以在门诊使用观察剂量阿奇霉素治疗吗?
• 答:虽然阿奇霉素不是 CDC 标准和(或)推荐治疗,但是一项巴西 RCT 成功使用头孢曲松 250 mg 和阿奇霉素 1 g 起始然后继续这个剂量 1 周,患者治疗效果好,但这个试验不能被复制。CDC 最近推荐甲硝唑 500 mg(每天 2 次)和阿奇霉素提高厌氧菌覆盖。
• 问:患者怀孕 6 周,她可能真的患有 PID 吗?
• 答:鉴于阴道栓可以提供杀菌防护,因此 PID 很少发生在孕期。然而受精期精子可能使细菌进入子宫,因此感染可能发生在精子植入和栓子充分形成期间,以及怀孕后黏液栓早期脱落时。治疗怀孕期 PID 患者需要谨慎,因为感染可能引起胎儿夭折,因此 CDC 推荐这些女性住院治疗。

皮肤幼虫移行症 Cutaneous Larva Migrans

Ross Newman · Jason Newland 窦丽敏 译 / 王榴慧 审校

基础知识

描述

• 某些线虫的幼虫入侵表皮,典型表现为剧痒和匐行性皮肤病变。

流行病学

• 呈世界性分布,但在温暖气候地区(如加勒比海、非洲、南美洲、东南亚及美国东南部)较盛行。
• 危险因素。
• 接触到猫和犬粪便污染的土壤。
• 经常在建筑物底下爬行工作的职业(如管道工及水暖工)。

病理生理

• 传播途径。
• 第一宿主(猫或犬)的粪便将虫卵携带入泥土。
• 温暖、潮湿的土壤可以孵化虫卵。
• 虫卵成熟形成杆状蚴(无传染性),经过 5 天可以孵化成丝状蚴(有传染性)。
• 人是偶然宿主。
• 丝状蚴可以通过毛发毛囊或皮肤裂隙或完整的皮肤蛋白酶作用后,穿透表皮。
• 蚴不可能穿透皮肤基底膜,因此感染仅限于表皮。
• 蚴在人类宿主体内不能完成生命周期的循环,会在几周到几个月内死亡。
• 症状的发生主要是由于人对蚴本身或其分泌物的超敏反应。

病因

• 最常见的病原是犬或猫钩虫、巴西钩口线虫。
• 其他病原有窄头钩虫、仰口线虫。

诊断

• 通常根据临床诊断。组织活检很少可以检测到病原。抗体检测也是不可靠的。

病史

• 潜伏期。
  通常是 7～10 天,但可以长达几个月。
• 皮疹。
- 剧烈瘙痒、高出皮面的匐行性线状皮疹。
- 最常发生在足、臀部、腹部,也可以见于面部、四肢和生殖器。
• 瘙痒。
- 典型表现首先为受累区域刺痛,随之出现典型皮疹并伴有剧烈瘙痒。
• 皮疹发展速度。
- 典型皮疹每天延伸几毫米至 2～3 cm。
• 传染源
- 接触热带国家犬经常出没的沙滩。
- 在美国:与动物粪便所污染泥土的接触史。

体格检查

典型皮疹为红斑、高出皮面的匐行疹。此外,还可以延匐行途径出现小水疱和(或)大疱。皮肤下的匐行途径反映了幼虫移行途径,但幼虫的活动终点不属于匐行途径部分。

诊断检查与说明

实验室检查

• 活检:由于很少检测到病原,不适用于诊断本病。
• 血清学检测:无益且不可靠。
• 诊断需基于临床表现。

鉴别诊断

• 对于有剧烈瘙痒、高出皮面线状红色皮疹,需考虑到皮肤幼虫移行疹。
• 钩虫感染。
• 圆线虫。
• 美国窄头线虫。
• 仰口线虫。
• 颚口线虫。
• 自由生活线虫(土壤线虫)和昆虫幼虫。
• 其他类似皮肤幼虫移行疹的鉴别:
- 疥疮。
- 足癣。
- 莱姆病的游走性红斑。
- 水母蜇伤。
- 接触性皮炎。
- 光敏性皮炎。

治疗

一般措施

• 阿苯达唑为一线用药,用法:400 mg,每天 1 次,口服 3 天。
• 伊维菌素不能用于年龄在 5 岁以下或体重小于 15 kg 的儿童。用法:200 μg/kg,每天 1 次,口服 1～2 天。
• 其他药物:10%～15% 噻菌灵,每天 3 次,外用 5～7 天,此药不易得到。

后续治疗与护理

随访推荐

患者监测

• 症状持续 8 周甚至 1 年而未治疗的患者。
• 病灶广泛,治疗后症状有一定程度改善的患者。

■ **预后**

- 本病是自限性疾病，即使不治疗，当幼虫死亡时症状会自行缓解。
- 口服一剂伊维菌素，治愈率为 77%～100%，口服二剂通常可以完全缓解。口服阿苯达唑 5～7 天，治愈率为 92%～100%。

■ **并发症**

- 最常见的并发症是受累皮肤的细菌感染。
- 自限性疾病：如果不治疗，幼虫可以在 2～8 周死亡，但有时需长达 1 年以上。

- 非常罕见。幼虫可以入侵真皮，随后入血，导致多周血嗜酸细胞增多和肺部浸润（Löffler 综合征）。

疾病编码

ICD10

- B76.9 钩虫病。
- B76.8 特指钩虫病。

常见问题与解答

- 问：孩子之间会传染吗？

- 答：通常是直接接触幼虫感染，人与人不会传染。
- 问：皮肤幼虫移行症的作用有哪些？
- 答：尽管感染是自限性的，但治疗可以控制症状和预防并发症，如细菌感染。
- 问：当去热带沙滩旅游时，如何预防皮肤幼虫移行症？
- 答：在犬常出没的沙滩时需穿鞋。要躺在被海水冲洗过的沙滩。
- 问：皮肤移行幼虫的其他病名有哪些？
- 答：匐行疹、沙虫、管道工瘙痒。

皮肤真菌感染(皮肤真菌感染、念珠菌病及花斑癣) Fungal Skin Infections (Dermatophyte Infections, Candidiasis, and Tinea Versicolor)

Sonal Shah · Renee Howard
卢文敏 译／王榴慧 审校

基础知识

■ **描述**

皮肤、头发及甲的浅表真菌感染表现为红斑、鳞屑、颜色的改变及瘙痒。

■ **流行病学**

- 皮肤真菌感染。
- 头癣。
- 儿童患群中最常见的真菌感染。
- 好发于青春期前的儿童（3～7 岁）。
- 无症状携带者最常见，且为主要传染源。
- 体癣多见于年龄较小的儿童或者在和其他人有密切身体接触的青少年（比如摔跤选手）。
- 甲真菌病：在儿童中的整体流行率为 0～2.6%；通常伴发足癣或有一级亲属感染者发病。
- 念珠菌病：大多数婴儿有白色念珠菌定植。
- 花斑癣：见于青少年和年轻人。

■ **一般预防**

- 必须采取措施预防宿主间传播，包括不共用梳子、刷子、帽子等。
- 在开始治疗前，应先使用温热肥皂水清洗头发用品和帽子。
- 应早期关注宠物并治疗任何可疑病变。
- 对于采用了恰当治疗的患者，若临床症状

没有达到改善，则兄弟姐妹和密切接触的人群需要进行检查并进行真菌培养。
- 无需隔离住院患者。

■ **病理生理**

- 真菌元素（孢子）紧附于角质层或毛干。蛋白酶使得角蛋白发生降解，这会让皮肤癣菌入侵。
- 发病原因可包括湿气入侵、皮肤浸渍及免疫功能降低。
- 机体免疫反应通常能限制炎性反应。
- 炎性反应可有多种形式，严重炎性反应可能导致脓疱和脓癣（较大的炎性包块）。

■ **病因**

- 根据地理区域而异。
- 皮肤癣菌感染。
- 头癣：在北美，大于 90% 的头癣是由毛癣菌属引起的；通过人群传播（亲人性皮肤癣菌）；由于从动物（如猫或犬）传染给人类（亲动物性皮肤癣菌），使得小孢菌属感染的发病率升高。
- 体癣：青春期前儿童常为犬小孢子菌、小孢子菌；较大儿童常为毛癣菌、须癣毛癣菌、断发毛癣菌。
- 甲真菌病：红色毛癣菌、须癣毛癣菌。
- 念珠菌病：通常为白色念珠菌。
- 花斑癣：马拉色菌。

诊断

■ **病史**

- 明确发病和持续时间。
- 发病的迹象和症状，如扩大的红斑、结痂与伴有瘙痒的色素变化。
- 明确接触史，包括与宠物接触。
- 明确患者是否为免疫功能不全者。
- 列出既往药物应用史。

■ **体格检查**

- 皮肤真菌感染。
- 头癣：表征各异。
- 圆形的斑秃，伴有红斑或黑点（病发紧贴头皮折断）。
- 弥漫性的头皮干燥和鳞屑。
- 类似于细菌性毛囊炎的毛囊性脓疱。
- 痈状隆起，柔软的斑块，其上有毛囊性脓疱或脓性分泌物（脓癣）：表示严重的免疫反应。
- 颈部或枕部淋巴结炎。
- 体癣。
- 一个或多个不对称分布的环形、界限清晰的红斑、鳞屑性斑块，中央呈好转趋势。
- 炎症的形式可能实际上是边缘部位的水疱或脓疱。
- 病变可发生在身体的任何部位。

P

— 甲真菌病。

○ 远端甲下型:侵犯下方的甲床和甲板的下层,会导致甲板从甲床上脱落,甲板增厚以及甲下堆积鳞屑,甲板变黄。

○ 近端甲下型:侵犯近甲襞处的甲板(多见于 HIV 患者)。

○ 白色浅表型:表现为甲板浅层有白色浑浊的浅表感染。

• 念珠菌病。

— 边界清晰的弥漫性红斑(通常表现为牛肉红色)。

— 红斑边缘清晰可见的卫星状分布的脓疱。

— 好发于温暖潮湿的环境。

— 好发于皮肤褶皱部位(腋窝、腹股沟、乳房下方以及婴儿包裹尿布的区域)。

• 花斑癣。

— 鳞屑性的色素减退或色素沉着性的椭圆形斑块。

— 分布于躯干上半部、颈部、上臂以及富含有微生物需要的油脂和游离脂肪酸的部位,偶发于面部。

■ 诊断检查与说明

实验室检查

• 准备氢氧化钾。

— 使用酒精对患处进行消毒。

— 使用 15 号解剖刀片,轻轻刮下活动性边缘的外缘,刮下毛发或甲下碎屑。

— 将材料平放于玻片中,覆盖上盖玻片。

— 将数滴 10%～20% 的氢氧化钾置于盖玻片边缘,直至载玻片和盖玻片之间的间隙被充满,并施加轻微压力。

— 缓慢加热载玻片或让其静置 30 min。

— 用显微镜在弱光下采用低倍率观察载玻片。

○ 皮肤癣菌:可见发干周围或头干内孢子;为长形、分支、带有间隔的真菌菌丝。

○ 念珠菌:可见芽殖酵母,假菌丝。

○ 花斑癣:可见短菌丝和孢子集群("意大利面状和肉丸状")。

• 真菌培养。

— 使用解剖刀片从向外扩展的活动性边缘的外缘获得样本。

— 对于头皮样本来说,使用沾湿的牙刷、细胞刷或棉签轻轻在结痂部位上擦过,然后置于真菌培养基中。

— 需长达 4 周方可得出结果。

— 某些实验室提供药敏试验以及菌种的鉴定。

诊断步骤与其他

• 伍德灯检查(大约 360 nm 波长的紫外

光):已感染的毛发可能发出荧光(对皮肤或指甲感染不起作用)。

— 在完全黑暗的室内进行检验。

— 发外癣菌感染(微生物位于毛干外):亮绿色荧光(犬小孢子菌和奥氏小孢子菌),发内癣菌感染(微生物位于毛干内):无荧光(断发毛癣菌)。

— 花斑癣:发出黄色、铜色或棕色荧光。

■ 鉴别诊断

• 皮肤真菌性感染。

— 皮肤感染。

○ 头癣:脂溢性皮炎、斑秃、拔毛癣、毛囊炎、脓疱疮、特应性皮炎。

○ 股癣:玫瑰糠疹的前驱斑、钱币状皮炎、银屑病、接触性或特应性皮炎、环状肉芽肿。

○ 甲真菌病:银屑病、非皮肤真菌性感染。

— 全身性疾病:皮肤 T 细胞淋巴瘤、组织细胞增生症、结节病。

• 念珠菌病。

— 皮肤感染:接触性皮炎、脂溢性皮炎、特应性皮炎、细菌感染。

• 花斑癣。

— 皮肤感染:白色糠疹、炎症后色素减退、白癜风、脂溢性皮炎、玫瑰糠疹。

💉 治疗

■ 药物治疗

一线药物

• 皮肤真菌感染。

— 头癣:系统治疗可渗入到毛干。

○ 口服灰黄霉素:20～25 mg/(kg · 24 h),最大 1 g/24 h,顿服或使用灰黄霉素颗粒分成 2 次服用,6～8 周[如果使用超微颗粒剂型则 10～15 mg/(kg · 24 h),最大 750 mg/24 h 顿服或分 2 次服用]。此外,局部外用 2.5% 硫化硒洗液或酮康唑香波每周 2 次,以便抑制有活性的孢子。无须进行实验室监测。

○ 合并脓癣的头癣。

○ 治疗头癣。

○ 治疗严重的炎症时可能需要系统应用皮质类固醇激素。

— 体癣。

○ 局部外用唑类抗真菌药物(1% 克霉唑、2% 酮康唑)或 1% 特比萘芬霜,每天 2 次,连用 2～4 周。

— 甲真菌病。

○ 口服特比萘芬,每剂 3～6 mg/kg(最大剂

量 250 mg),每天 1 次顿服,服用 6～12 周;应考虑患者有无肝功能不全,该药禁用于有肝脏疾病的患者。治疗前及治疗期间应检测肝酶指标。

○ 口服伊曲康唑(青少年和成人):每周 1 次冲击治疗,每天 2 次,每次 200 mg,连服 7 天,然后休息 3 周。连续应用 3～4 个月。

• 念珠菌病:每天局部外用制霉菌素霜或软膏 3～4 次,连用 7～10 天。

• 花斑癣:2.5% 硫化硒外涂于患处,10 min 后彻底洗掉。坚持每天使用,连续 7～10 天。每月使用可有助于防止复发。

二线药物

• 皮肤真菌感染。

— 头癣。

○ 口服伊曲康唑:3～5 mg/kg,每天 1 次顿服,服用 4～6 周。也可以使用口服特比萘芬 3～6 mg/kg,每天 1 次,服用 4 周或口服氟康唑 5 mg/kg,每天 1 次,服用 4～6 周。应用以上药物需考虑患者有无肝功能不全,以上药物禁用于有肝脏疾病的患者。治疗前及治疗期间应检测肝酶指标。

— 体癣。

○ 持续进展或者泛发的患者,口服灰黄霉素 15～25 mg/kg,每天 1 次顿服,或分成 2 顿服用,服用 4 周。

• 念珠菌病。

— 口服氟康唑。

○ 如果局部治疗效果不佳,则首日以 6 mg/kg 的剂量口服,随后以 3 mg/kg 的剂量每天 1 次顿服,连续服用 2 周。

• 花斑癣。

— 局部外用唑类抗真菌药物(2% 酮康唑香波每天外用,连用 3 天)。

— 如果严重、复发或顽固性患者,可口服酮康唑(青少年和成人):每天 1 次,每次 200～400 mg,连服 5～10 天;或伊曲康唑(青少年和成人),每天 1 次,每次 200 mg,连服 5～7 天。

♻ 后续治疗与护理

■ 随访推荐

患者监测

• 跟踪有无继发性细菌感染。

• 严重的炎性病变(脓癣)可能需要同时系统使用皮质类固醇激素。

• 重复的感染也许提示需要对来源进行诊断和治疗(比如家庭成员或宠物)。

P

■ 饮食事项

灰黄霉素在高脂饮食中能更好地吸收,应与牛奶、鸡蛋或奶酪一类食物同食。

■ 预后

- 皮肤真菌感染:炎症会在几天内改善,但可能要经过数周才能痊愈;甲部感染需要6～12个月才能出现好转迹象而且很容易复发。有严重炎症的部位可能会出现瘢痕及永久性秃发。
- 念珠菌性皮疹会在24～48 h内改善,并在1周内治愈。
- 花斑癣:色素减退可能需要几个月才能恢复。
- 复发较常见。

■ 并发症

- 皮肤真菌感染。
- 继发性细菌感染。

- 形成脓癣会导致永久性秃发和瘢痕。
- 念珠菌病。
- 严重的病例会留瘢痕。
- 真菌血症发生在免疫功能低下的宿主。

疾病编码

ICD10

- B35.9 未特指的皮肤癣菌病。
- B35.4 体癣。
- B37.2 皮肤和指(趾)甲念珠菌病。

常见问题与解答

- 问:局部外用抗真菌药和皮质类固醇激素的复方制剂在治疗浅表皮肤真菌性感染中起到什么作用?
- 答:应避免使用含有强效外用皮质类固醇激素和抗真菌药的复方制剂。强效外用皮质类固醇激素能减轻炎症;但是,它们会掩

盖真菌感染的临床特征(称为"难辨认癣")且会造成感染扩散。此外,长时间使用尤其是在褶烂部位使用强效外用皮质类固醇激素会导致诸如条纹产生和皮肤萎缩的副作用。

- 问:怎么能预防花斑癣感染的复发?
- 答:马拉色菌是一种常见的皮肤定植菌,生活在皮肤皮脂分泌旺盛的区域。热带气候、潮湿的环境和出汗过多可导致青少年和青壮年感染。复发常见,可经常使用2.5%的硫化硒来进行预防。此外,已有证据表明伊曲康唑在预防花斑癣中卓有成效。在某项关于花斑癣复发的研究中,在平均6个月的时间里,每月服用1天,每天服用2次200 mg伊曲康唑的患者中,有88%的患者预防了复发。
- 问:在治疗头癣时,临床医师如何充分评估头癣已完全治愈?
- 答:在疗程结束后,应再次进行真菌培养以确认孢子已完全清除。

皮肌炎和多发性肌炎 Dermatomyositis/Polymyositis

Megan L. Curran 史雨 译 / 孙利 审校

基础知识

■ 描述

幼年型皮肌炎(JDM)和幼年型多发性肌炎(JPM)是炎症性肌病,肌肉、皮肤和其他组织的毛细血管内皮细胞的炎症导致血管和组织损伤。JDM患者表现为特征性皮疹和肌无力。JPM患者有炎症性肌病,但是缺乏皮疹。两种疾病都有不同的严重程度和临床表现。

■ 流行病学

- 起病的平均年龄是7岁,但是25%的病例是在4岁诊断的。
- 在美国,男女比例为1∶2.3。
- JDM发病率为每年3.2个新发病例/1 000 000;JPM极其罕见。

■ 危险因素

- 潜在的遗传易感性。
- 环境触发因素:
- 紫外线照射。
- 感染诱发的报道不一致,包括A组β溶血

性链球菌、柯萨奇病毒B、弓形体、肠道病毒和微小病毒。
- 诊断前有曾暴露于药物、预防接种和心理压力的报道,但是没有找到因果关系。

遗传学

- 遗传因素,包括以下:
- HLA等位基因:B8,DRB1* 0301,DQA1* 0501,DQA1* 0301。
- 细胞因子多态性:TNFα-308A启动子、各种IL-1基因、干扰素调节因子5和其他因子都导致炎症上调。
- 免疫球蛋白恒定区的多态性。
- 可能存在表观遗传因素:同卵双生的研究显示较低的一致性。

■ 病理生理

- 具有潜在的炎症遗传性易感性血管病变的患者,可被环境因素触发。
- JDM:肌肉毛细血管内皮细胞的免疫攻击,伴随浆细胞样树突状细胞浸润,导致Ⅰ型干扰素反应和肌纤维MHCⅠ类分子表达上调:
- 免疫复合物沉积和补体激活驱动血管病变。
- 上调ICAM-1和血管假性血友病因子抗

原(vWF)导致内皮损伤。
- 血管病变和MHCⅠ类分子表达上调后,浆细胞样树突状细胞和其他免疫细胞浸润周围组织和肌束膜,导致Ⅰ型干扰素反应上调,炎症过程持续存在,包括炎症细胞因子产生增加。
- JPM:CD8+T细胞和髓系树突状细胞介导的对肌纤维的攻击导致肌肉坏死;没有增加干扰素的反应。
- 肌炎特异的和相关的自身抗体直接对抗JDM和JPM的血管和肌肉抗原,参与发病机制。
- 有报道JDM患者的外周血T细胞和肌肉组织中,存在母细胞嵌合状态,可能对宿主细胞存在自身反应。

■ 常见相关疾病

- 幼年皮肌炎不像成人那样与肿瘤相关。
- 腹腔疾病与JDM关系不大。

诊断

Bohan和Peter标准(1975):在儿童中没得到验证,尽管如此,现在仍然使用。JDM

确诊要求皮疹加上三项其他标准；可疑 JDM 要求皮疹加上其他两项诊断：

- 特征性皮疹：眼睑紫红色改变和（或）关节伸面丘疹（Gottron 疹）。
- 对称的近端肌肉无力。
- 血清骨骼肌酶升高。
- 肌电图发现肌病和失神经支配；特征性的 MRI 发现通常可以替代肌电图这条标准，虽然是非特异性的。
- 肌肉组织活检显示特征性的异常。

■ 病史

- 起病往往是隐匿的，但也可以很迅速。
- 体质：
- 有些孩子有发热和淋巴结肿大。
- 胃纳欠佳和体重减轻。
- 疲劳是肌肉无力和免疫激活的表现。
- 皮肤：特征性皮疹、溃疡、口腔溃疡、光敏，肢体肿胀，皮肤钙质沉着症；雷诺现象和血管病变所致的甲周红斑。
- 肌无力（例如，起身爬楼梯困难，从床和凳子上起身困难，梳头困难）。
- 胃肠道：
- 发声困难和吞咽困难、窒息、液体通过鼻咽部反流表明咽部肌肉无力。
- 由于肌无力导致的便秘和饱腹感，肠道血管病变。
- 由于肠道血管病变导致的腹痛和便血。
- 通常有各种自身免疫性疾病家族史。

■ 体格检查

- JDM 的典型皮疹：
- 淡紫色皮疹：上眼睑淡紫色皮疹；可伴眼睑肿胀，毛细血管扩张，下眼睑褪色。
- Gottron 疹：鳞状红斑，对称性的，通常肥大的，但是有时为关节腔伸侧萎缩的丘疹，特别是手指、肘关节、膝关节和踝关节。

> 注意
> - 需要立即评估的临床表现：心动过速、呼吸困难、吞咽困难、便血和严重腹痛，从地板上起身困难或走路困难。

- JDM 的其他皮肤发现：
- 颊部皮疹。
- V 征：胸口红斑；披肩征包括肩部红斑。
- 甲襞毛细血管扩张。
- 过度生长粗糙的角质层。
- 炎症肌肉上方皮肤水肿。
- 硬腭及颊黏膜上红斑，血管扩张和溃疡。

- 头皮的皮炎。
- 溃烂的皮肤，尤其是内眦、手肘或钙质沉着处。
- 钙质沉着是晚期的发现：
  ◦ 肿瘤样钙质沉积在肘、肩胛肌、坐骨的受压点。
  ◦ 腋窝关节周围片状或结节状的钙化。
- 骨骼肌肉系统：
- 中轴无力：颈部和腹部肌肉。
- 近端肌无力：肩部外展肌对称性无力。
- 重症病例远端肌肉肌无力。
- 肌肉压痛。
- 走路蹒跚，由于髋肌屈肌虚弱所致的宽的行进步态。
- 关节炎和关节挛缩。

> 注意
> - 有些 JDM 患者几乎无肌无力（无肌病或低肌病性皮肌炎）。患者面部、手部和其他部位血管炎皮疹，不伴无力表现，可能被误诊为湿疹或银屑病。
> - 极少数患者，可有肌炎或血管炎皮肤表现，但是缺乏紫红色皮疹和 Gottron 皮疹。

- 胃肠道：弥漫性腹部压痛，腹胀，可触及粪块。
- 心血管：心动过速，心脏杂音，呼吸急促。
- 体检要点：
- Gower 征：不用手辅助无法从地面起身。
- 不用枕头平板仰卧试验：患者颈部和腹部虚弱，会有抬头困难（下巴到胸部）或肩部离床困难。
- 强度检测：直腿抬高的持续时间（正常 = 20 s）。
- 用眼底镜或耳镜检查甲襞毛细血管扩张。
- 判断言语障碍是让患儿说："nancy" 和 "jug"。听鼻的声音。

■ 诊断检查与说明

> 实验室检查
> - 肌酶：肌酸激酶、醛缩酶、乳酸脱氢酶、谷草转氨酶、谷丙转氨酶：
> - 在大多数病例中，一项或多项指标升高。

> 注意
> 在无肌病性 JDM 的患儿或病程较长没有治疗的患儿中肌酸激酶和（或）其他肌酶可正常或降低。

- 免疫活动标志：
- 红细胞沉降率和 C 反应蛋白通常正常。
- 在全血细胞通常无炎症表现。

- 升高的血清新蝶呤：由活化的巨噬细胞和树突状细胞分泌。
- 升高的血管性血友病因子抗原：内皮细胞活化标志物。
- 补体一般正常；如果降低，考虑重叠综合征。
- 自身抗体：
- 抗核抗体和各种特异性抗原可出现。
- 63% JDM/JPM 患者有肌炎特异性抗体（MSA）。抗 p155 和 MJ 抗体很常见。抗合成酶抗体（例如 Jo-1）、抗 Mi2 和抗信号识别蛋白在儿童时期发病的患者很罕见。
- 肌炎相关抗体（MAAs）在 16% 的 JDM/JPM 患者中见到，包括抗 Ro、抗 U1RNP 和抗 PM-Scl 抗体。
- MSAs 和 MAAs 可由多种方法免疫共沉淀检测。
- 类风湿因子和抗双链 DNA 通常阴性；如果阳性，考虑重叠综合征。
- 有胃肠道症状、贫血、体重减轻的话考虑腹腔疾病的检测。
- 粪便隐血试验；如果失血导致贫血。

> 影像学检查
> - MRI：发炎的肌肉，STIR 和 T2 抑制脂肪序列的信号加强；对于活检的定位有用。
> - 视频吞咽研究确定颚或食管近端无力。
> - 肺功能检测评估肺间质和呼吸肌无力。
> - 心电图和超声心动图超评估心肌炎和心肌无力。

> 诊断步骤
> - 肌肉活检。
> - 皮肤活检。
> - 肌电图在儿童中很少用，但是能帮助支持诊断

> 病理
> - 骨骼肌：肌肉纤维束周围萎缩；纤维由于变性和再生体积改变，局灶性坏死；淋巴细胞和单核细胞浸润；MHC I 在肌束膜和血管周围间隙过度表达。
> - 皮肤：表皮萎缩，真皮和血管周围淋巴细胞浸润。

■ 鉴别诊断

- 感染/感染后：A 型和 B 型流感病毒，柯萨奇病毒，血吸虫病，锥虫病，如果局限则除外细菌性脓性肌炎。
- 外伤（物理因素、中毒或药物诱导）。
- 其他结缔组织病性肌炎：
- 系统性红斑狼疮。
- 系统性硬化。
- 重叠综合征，包括混合性或未分化结缔组织病。

- 其他形式的特发性炎症性肌病（儿童中罕见）：包涵体肌炎、肿瘤相关肌炎、嗜酸性肌炎或筋膜炎。
- 儿童神经肌肉疾病：
  - 肌营养不良。
  - 先天性肌病（纤维状杆）。
  - 肌肉强直障碍。
  - 代谢性肌病[糖原代谢紊乱、线粒体肌病、家族性周期性麻痹、脂性肌病（肉碱缺乏）、肌腺苷酸脱氨酶缺乏、肌病继发于内分泌失调]。
  - 神经源性萎缩（脊髓性肌萎缩及前角细胞功能障碍、周围神经功能障碍、神经肌肉传导障碍）。
- 由于缺少皮肤表现，JPM 的鉴别诊断比 JDM 更宽泛。

 ## 治疗

■ 药物治疗

- 早期积极治疗，提高整体疗效和减少复发频率。
- 泼尼松 1～2 mg/(kg·24 h) 口服（最多 60 mg）1 个月，逐步减量，持续数月至数年。
- 在治疗开始时，静脉甲泼尼龙 30 mg/(kg·24 h)，最多 1 000 mg，共 3 剂，也可以每周给药。
- 甲氨蝶呤，通常每周 15 mg/m²（最多 25 mg），皮下或静脉用药比口服效果好，因为肠道血管病变导致吸收差。
- 静脉丙种球蛋白，对于皮疹特别有效。
- 羟氯喹，对于皮疹特别有效。
- 二线免疫抑制剂：环孢素、霉酚酸酯。
- 对于难治性疾病，生物制剂包括利妥昔单抗和阿贝西普都在研究中。
- 局部钙调磷酸酶抑制剂治疗皮疹。
- 积极使用广谱的光保护剂，如物理阻滞剂（二氧化钛）和化学光防护剂（阿伏苯宗）。
- 钙和维生素 D 的补充。

- 钙质沉着症的治疗可能包括二碳磷酸盐化合物、地尔硫䓬和硫代硫酸钠。

■ 转诊问题

- 儿科风湿病学家进行诊断和管理。
- 语言治疗师针对吞咽困难。
- 胃肠道、心脏或肺部的转诊问题取决于受累的脏器和系统。
- 推荐整形手术，可能用于严重的钙化灶的切除，但有复发和感染的风险。

■ 其他治疗

- 物理及职业的治疗：
  - 最初维护活动的范围。
  - 急性炎症缓解后加强。
  - 按照疾病严重程度，患者可能需要广泛的、长时间的治疗。

■ 住院治疗

危及呼吸时需要机械通气。

 ## 后续治疗与护理

■ 随访建议

患者监测

- 连续评估肌肉力量和功能，使用有效量表，如儿童肌炎评分表（CMAS）或手工肌力试验（MMT）。
- 利用肌酶水平来监测治疗效果和炎症复发情况。
- 关节运动范围。
- 检查皮肤是否有溃疡和钙质沉着。
- 可能发生类固醇诱导性肌病；如果治疗过程中无好转，更虚弱，则要考虑。

■ 患者宣教

- 终身避免日晒和防护太阳。
- 激素副作用和警惕生理依赖。

■ 预后

- 特异性肌炎或相关抗体的出现对疾病过程有预测作用。
- 65%～80%结局正常至功能良好。
- 最低限度的萎缩或关节挛缩：24%。
- 皮肤钙质沉着：12%～40%。
- 依赖轮椅：5%。
- 死亡：1%～3%（脓毒症、胃肠道出血或穿孔、呼吸衰竭、心肌炎）。

■ 并发症

- 感染，由于免疫抑制引起的脓毒症。
- 溃疡性皮疹和瘢痕形成。
- 皮肤钙质沉着。
- 皮肤溃疡和钙质沉着处的感染。
- 脂肪萎缩和营养代谢障碍。
- 肌肉纤维化或关节炎导致关节挛缩。
- 限制性肺间质病变。
- 由于呼吸肌虚弱和吞咽功能障碍引起的吸入性肺炎。
- 心肌炎（少见）。
- 胃肠道血管炎导致的溃疡和穿孔。
- 由于炎症和糖皮质激素导致的骨质疏松症。

疾病编码

ICD10

- M33.00 幼年性皮肌炎，非特指器官累及。
- M33.02 幼年性皮肌炎伴肌病。

常见问题与解答

- 问：必须行肌肉活检确认诊断吗？
- 答：如果对于诊断有任何不确定，建议进行活检。对于有典型皮疹、肌无力和肌酶增高的患者，MRI 足够了。然而，活检的结果提供了潜在的预后信息。

皮质发育畸形 Malformations of Cortical Development

Jeffrey Bolton • Annapurna Poduri 万柔 李昊 译 / 李昊 审校

 ## 基础知识

■ 描述

- 皮质发育畸形在临床神经病学中很重要，常常和发育异常、运动障碍和癫痫有关。
- 明确发育畸形的病因对患者家属有预测

价值，并且也可以做基因咨询。

- 目前的分类方案强调被破坏的胚胎发育阶段。
- 神经胚形成阶段的异常。
  - 中枢神经系统发育的第一个关键阶段是在胎儿 21～26 日时，此时神经管闭合。喙

端闭合失败会造成脑膨出或者无脑。

○ 脑膨出：颅内容物疝出颅骨中线缺损部位，可能发生在额叶（眼眶、鼻或前额）、基底部或枕部。

○ 无脑：先天性缺乏双侧大脑半球，保留有前脑和上部脑干。

P

• 前脑的发育畸形。

- 前脑是大脑半球和深部核团的前体。初始发育在 4 周的时候开始,在 5~6 周时分裂,到 7~20 周时中线结构发育。

◦ 全前脑畸形:有 3 种亚型。

(1) 无脑叶型:包含单个球体脑结构和一个扩大的脑室,丘脑和基底节均与之融合,发育不全或单视神经。

(2) 半脑叶型:包含前后裂的融合,深部结构融合较少。

(3) 脑叶型:此型不严重,含基本完全的大脑半球分割,有延髓腹侧的融合。

◦ 胼胝体发育不全(ACC):胼胝体未发育,程度可从完全未发育到仅轻度变薄。

◦ 隔-视神经发育不良:视神经发育不良,下丘脑和垂体发育不良加上中线结构和前脑畸形(ACC,透明隔缺如)。

• 神经细胞增殖。

- 神经祖细胞在妊娠第 1、2 个月快速增殖,并分化为神经元、少突胶质细胞和星形胶质细胞等。

◦ 半脑巨大:一侧的大脑半球增大,通常伴随患侧大脑皮质异常发育。

◦ 巨脑:脑容量比同年龄正常值>2SD 或>98%。

◦ 小头畸形:头枕额周径低于同龄而均值>2SD。

◦ 结节硬化症(TSC):是一种累及中枢神经系统的多器官疾病,包括皮质块茎化(皮质发育不良导致其沟回加深,外观上变得苍白和坚硬)、室管膜下结节及室管膜下巨细胞瘤(SEGA)。

◦ Ⅰ 型神经纤维瘤病:以牛奶咖啡斑为特征,虹膜色素缺陷,并有中枢神经系统和周围神经系统的良性或恶性肿瘤。

• 迁移或组织。

- 神经元在妊娠 3~5 个月时从室管膜下迁移到皮质,在妊娠 26~28 周形成沟回组织。

◦ Ⅰ 型无脑回畸形:表现为脑皮质增厚,表面光滑无沟回形成。底层细胞结构异常,通常少于正常的 6 层结构。

◦ 巨脑回:皮质异常的少量粗大脑回构成。

◦ 皮质下带异位:也称为双皮质,典型的皮质的白质下方有一环周对称的皮质带。

◦ Ⅱ 型无脑回畸形:也称"鹅卵石皮层"。表现为无脑回,神经元突起覆盖脑表面并进入蛛网膜下隙。肉眼观脑表面就像鹅卵石的表面一样。

◦ 脑裂畸形:脑深裂从皮质表面一直裂到脑室。裂隙表面为多小脑回。这种脑裂可

为单侧的,也可能是双侧的,外侧裂起始部位正常。这种脑裂可细分为开口裂和闭口裂,前者为开裂的壁分开成大口状,后者则裂壁相互有接触。

◦ 多小脑回:脑回迂曲多并灰质增厚,脑回小而且数目过多,类似花菜状或腺体状。可按部位进一步细分。

◦ 局灶性皮质发育不良:大脑皮质中有多数区域的异常皮质,可含有气球状细胞。

◦ 脑皮质异位:脑室或皮质下白质出现神经元聚集区。

■ 流行病学

• 各种类型的畸形发生率不同,但总体上是罕见的。

• 大多数畸形都与癫痫的发生有关,畸形越重,发生率越高,达 50%~90%。

• 某些畸形的发生与社会经济状况差相关,如无脑畸形。

■ 病理生理学

• 妊娠期中枢神经系统发育受到干扰可能导致畸形。

• 干扰因素包括基因突变、代谢异常、干扰、中毒或有毒环境暴露。

• 对于感染和中毒因素来说,发生的时间是决定畸形类型的关键。

■ 病因

• 遗传学:

- 全前脑畸形:13 和 18 染色体三体;单基因突变包括 2p21(SIX3)、7q36(SHH)、18q11(TGIF)和 21q22。

- 小头畸形:1q31(ASPM)、8p23(MCOH1)、9q33.2(CDKL5RAP2)、13q12(CENPJ)、19q3.12(WDR62)。

- TSC:TSC1 9q34.13(Hamartin)和 TSC2 16q13(tuberin)。

- 神经纤维瘤病 Ⅰ 型:17q11AD 神经纤维瘤基因突变。

- 半巨脑畸形:1q43(AKT3)。

- 无脑回畸形:Miller-Diecker 综合征(无脑回畸形、小头畸形、面形异常、并指畸形)LIS1 基因 17p13.3。

- 无脑回合并脑发育不良:Reelin 7q22。

- X 连锁的无脑回合并生殖器发育异常:ARX Xp22.13。

- 鹅卵石皮质:可在 Walker-Warburg 综合征、福山先天性肌发育不良症(FCMD)或肌-眼-脑病(MEB)中看到。

- Walker-Warburg 综合征和 MEB:(POMT 1)9q34.13、(POMGnT1)1p33~34、(FKRP)19q13.3、(LARGE)22q12~q13.1。

- FCMD:(FKTN)9q31.2。

- 脑裂畸形和(或)小头畸形:19q13.12(WDR62)。

- 多小脑回畸形(PMG):与 22q11 缺失有关。

- 双侧额顶不 PMG:16q13(GPR56)。

- 枕部 PMG:9q34.12(LAMC3)。

- 脑室周围异位:Xq28 蛋白细丝蛋白 A(FLNA),常染色体隐性遗传 20q11(ARFGE2)。

• 某些与神经皮肤综合征相关的畸形:

- 半巨脑畸形可见于伊藤色素减少症、线性皮脂腺痣综合征或畸形骨肥大-Weber 综合征。

- 巨脑:见于 Sturge-Weber 综合征、神经纤维瘤病和结节硬化症。

• 血管性(缺血或出血):

- 小头畸形:可导致慢性胎盘功能不全。

- 脑裂畸形:产前血管闭塞区域梗死。

- 多小脑回畸形:产前缺血缺氧损伤。

• 毒素或暴露:

- 抗癫痫药物治疗:丙戊酸(VPA)、苯妥英钠(PHT)。

- 乙醇、放射线、汞、维 A 酸:全前脑畸形。

- 高热:脑膨出、无脑畸形。

- 母亲糖尿病。

• 感染:

- 脑裂畸形、小头畸形、无脑、多小脑回畸形与妊娠期感染有关,包括 CMV、弓形虫病、风疹、疱疹等。

• 代谢异常:

- 代谢异常常可导致巨脑畸形,可能与代谢物累积有关(Canavan 症、戊二酸尿症等)。

- PMG 可见于 Zellweger 综合征、Refsum 病和 Menkes 病。

Ⓡ 诊断

■ 病史

• 询问全面的家族史,了解家庭成员中有的各种综合征、智力残疾、严重的发育缺陷、自闭症、癫痫、不明原因的死亡、频繁流产或近亲婚配。

• 需特别关注孕史,包括可能的产前暴露(乙醇、药物等)、干扰或创伤或出血。

• 大多数中枢神经系统畸形的患儿有发育落后,故需详细了解其发育史。

• 由于这部分人群中惊厥或癫痫发作较为

常见,故需询问有无重复运动、意识改变或其他阵发性发作的情况。

■ **体格检查**

• 首先需全面体检,尤其关注头围、畸形特点、脏器肿大、皮肤异常以及详细的神经系统检查。

• 对于无脑畸形患儿,头盖骨可能小甚至没有。脑膨出则为头骨上柔软的皮肤覆盖的突起。Meckl 综合征中,脑膨出常合并有小头畸形、小眼畸形、唇腭裂、多指、多囊肾和两性畸形。

• 全前脑畸形常伴发有面部畸形,如鼻缺如或畸形、单眼或眼距过宽、其他器官畸形(如先天性心脏病、GI、GU 或骨骼畸形)。

• 皮肤缺陷,如伊藤色素减少症和线性皮脂腺痣,常发生于半巨脑畸形。

• Ⅰ型神经纤维瘤病的体征包括巨脑、多发牛奶咖啡斑、虹膜色素缺陷瘤、腋下、腹股沟雀斑,可触及外周的神经纤维瘤。

• TSC 中看见灰叶色色素减退病变、面部血管纤维瘤和鱼鳞病。

• Miller-Dieker 综合征与无脑回畸形有关,表现为面部畸形,包括前额突出、短朝天鼻、薄突起上唇和小颚。痉挛性四肢瘫痪常见。

■ **诊断检查和意义**

• 产前超声可发现多数畸形,患儿在子宫内即可得到诊断。胎儿 MRI 可提供更为精确的胎儿脑图像。

• 如果产前未能诊断,每个怀疑有发育畸形的患儿都应该做脑 MRI。

• 不推荐做 CT,因为对脑来说分辨率不高且有放射线暴露。

• 当影像学诊断有畸形时,就应该进行遗传学检查。

• 前面已经提到,许多畸形常为单基因改变,故应该针对特定的情况检测相应的基因(如 TSC1 和 TSC2、DCX 和 LIS1)。

• 当合并其他先天性异常时,脑畸形可能就和染色体改变有关,故这些病例应该做核型分析。

• 当畸形和代谢异常有关时,血液、尿液和脑脊液也应做分析。

• 怀疑有癫痫时,应该做视频 EEG。

■ **鉴别诊断**

• 局灶性皮质发育不良在 MRI 和低度胶质瘤难以鉴别。

• 血管异常和远端梗死易误判为先天性畸形。

治疗

大多数皮质畸形是不可逆的。治疗主要围绕合并症展开,如癫痫、痉挛性四肢瘫痪、语言发育迟缓以及其他后遗症。

■ **药物治疗**

• 畸形合并癫痫的患儿需在神经内科医师指导下使用抗癫痫药物。

• 痉挛可使用解痉药,如巴氯芬或地西泮。

• 某些病例,如 TSC,目前已在开发新药(如 mTor 抑制剂)。

■ **外科及其他治疗**

• 皮质畸形常导致难治性癫痫。外科手术对部分患者有效,可治愈或缓解癫痫发作。这种手术需要在有经验的癫痫外科中心系统中进行。

• 特定的引起难治癫痫的畸形可进行手术切除,以缓解或减少惊厥发作。

• 个别畸形,如半巨脑畸形,可行大脑半球切除术。

后续治疗与护理

■ **随访推荐**

• 各种不同的畸形长期的预后不同。一般来说,畸形越重,神经功能缺损越重。

• 由儿科专科医师组成的多学科诊治对患儿的预后有明显影响,定期进行神经学检查。

• 对明确有遗传病因患儿的家庭,应该提供遗传咨询以评估其他家庭成员的风险。

疾病编码

ICD10

• Q04.3 脑的其他短缺畸形。
• Q04.2 前脑无裂畸形。
• Q01.9 未特指的脑膨出。

脾大 Splenomegaly

Matthew J. Ryan 颜艳燕 译 / 王建设 审校

基础知识

■ **描述**

• 大多数早产儿及 30% 足月儿肋下均可触及脾脏。10% 的婴儿在 1 岁时仍可触及脾的尖端,1% 的儿童在 10 岁时仍能触及。

• 正常的脾脏在 3 个月时 ≤6 cm,12 个月时 ≤7 cm,6 岁时 ≤9.5 cm,12 岁时 ≤11.5 cm,青少年期 ≤13 cm。

• 脾脏宽度 >4 cm,或者直径 >7 cm 也定义为脾大。

• 正常脾脏大小各异,但是普遍小于 250 g。

• 经影像学检查发现脾大,而体格检查未触及脾脏,同时无其他实验室及临床资料支持的脾大临床意义不明确。

• 正常的脾脏位于锁骨中线上,质软,无触痛,并且通常在深吸气时才可触及。

• 第 11 肋间以下叩诊呈浊音提示脾大。

• 脾脏达肋缘下 >2 cm 肯定为异常。

• 脾脏触痛肯定为异常。

■ **病理生理**

• 脾脏是造血器官,由两部分组成:
- 白髓是淋巴组织。
- 红髓是红细胞团。

• 脾窦布满破坏异常红细胞的巨噬细胞。

• 脾脏同时是血小板的储存器,一个正常大小的脾脏能储存循环血中 1/3 的血小板,一个增大的脾脏可储存高达 90% 循环中血小板的量。

• 通过 CT 扫描所得的正常脾脏的体积是 214.6 cm³(参考范围为 107.2~314.5 cm³)。

• 脾脏大小与身高有关。

诊断

■ **病史**

• 问题:急性病病史?
• 要点:提示感染。
• 问题:上消化道出血合并脾大的病史?
• 要点:提示门静脉高压。
• 问题:血液或免疫系统疾病的家族史?
• 要点:提示遗传性疾病。

- 问题:肝大,发育迟缓或神经系统异常?
- 要点:提示贮积病或代谢病可能。

■ 体格检查

　　腹部的体格检查从左下腹开始,因为从上腹部开始可能会遗漏增大的脾脏。查体时站在患者右侧,右手触诊脾脏,左手扶住左下胸廓。膝关节屈曲可帮助放松腹肌。

- 发现:听诊听到摩擦音或传导的声音?
- 要点:血管功能失调。
- 发现:寻找贮积病的体征?
- 要点:视网膜检查,粗糙面容。
- 发现:完整的淋巴结检查?
- 要点:淋巴结肿大提示感染或瘤形成。
- 发现:触及腹水或增大的肝脏?
- 要点:提示存在基础性肝病。
- 发现:腹壁静脉明显可见或有痔?
- 要点:提示门静脉压力增高。
- 发现:疼痛或压痛?
- 要点:提示继发于脾周炎症或外伤的包膜紧张,也可能是脾梗死。
- 发现:哮喘患者可触及脾脏?
- 要点:继发于肺过度通气造成横膈下移。

■ 诊断检查与说明

　　实验室检查

- 检查:血培养,厚层血涂片检测疟疾,病毒检测。
- 要点:评价是否感染。
- 检查:全血细胞计数及血涂片和人工细胞分类。
- 要点:用于诊断镰状细胞病、溶血性贫血、白血病。
- 检查:白细胞计数和血小板减少。
- 要点:常见于门静脉高压时脾脏内滞留。
- 检查:网织红细胞计数。
- 要点:用于诊断溶血性贫血。
- 检查:肝功能(肝酶、清蛋白、胆红素),凝血酶原时间(PT)/国际标准化比率(INR),部分凝血酶原活化时间(PTT)。
- 要点:用于诊断肝硬化,肝阻塞。
- 检查:血浆乳酸脱氢酶。
- 要点:为了筛查溶血或肿瘤。

　　影像学检查

- 如果不是溶血性疾病,无感染征象,无充血征象:
  - 多普勒超声。
  - 肝脾扫描。
- 如果不是溶血性疾病,无感染征象,但有充血征象:

　　　- 多普勒超声。
　　　- MRI:考虑 MRA 或 MRV。

　　诊断步骤与其他

　　根据检查结果进行淋巴结、肝或其他组织活检。

■ 鉴别诊断

- 感染:
- 细菌性:
  ◦ 菌血症。
  ◦ 肺炎。
  ◦ 脓毒症。
  ◦ 亚急性细菌性心内膜炎。
  ◦ 沙门菌病。
  ◦ 结核病。
  ◦ 布鲁杆菌病。
  ◦ 分流装置处金黄色葡萄球菌感染。
  ◦ 兔热病。
  ◦ 梅毒。
  ◦ 钩端螺旋体病。
- 病毒性:
  ◦ EB 病毒(单核细胞增多症)。
  ◦ 巨细胞病毒。
  ◦ 人类免疫缺陷病毒(HIV)。
  ◦ 风疹。
  ◦ 疱疹。
  ◦ 甲肝、乙肝、丙肝。
- 立克次体/原虫:
  ◦ 落基山斑点热。
  ◦ 疟疾。
  ◦ 弓形虫病。
  ◦ 锥虫病。
  ◦ 巴贝西虫病。
  ◦ 血吸虫病。
  ◦ 内脏幼虫移栖。
  ◦ 黑热病。
- 真菌性:
  ◦ 组织胞浆菌病。
  ◦ 球孢子虫病。
- 血液病:
  ◦ 遗传性球形红细胞增多症。
  ◦ 儿童早期或脾脏内滞留危象时出现的镰状细胞贫血。
  ◦ 血红蛋白 C 病。
  ◦ 重型地中海贫血。
  ◦ 自身免疫性溶血性贫血。
  ◦ 6-磷酸葡萄糖脱氢酶缺乏病。
  ◦ 同种免疫障碍。
  ◦ 婴儿固缩细胞增多症。
  ◦ 缺铁性贫血(罕见)。

- 血小板减少性紫癜。
- 血管病:
  - 门静脉海绵样变性。
  - 巴德-吉亚利综合征(Budd-Chiari syndrome)。
  - 脾静脉血栓形成。
  - 先天性门静脉狭窄或闭锁。
  - 脾血肿。
  - 脾血管瘤。
- 肝病/肝硬化(部分列举,未包括所有疾病):
  - 胆道闭锁。
  - 肝豆状核变性。
  - 囊性纤维病。
  - α_1 抗胰蛋白酶缺陷病。
  - 遗传性血色素沉着病。
  - 先天性肝纤维化。
  - 自身免疫性肝炎。
  - 原发性硬化性胆管炎。
- 代谢性疾病(贮积):
  - 神经节苷脂贮积病。
  - 黏多糖症。
  - 异染性脑白质营养不良。
  - 酸性脂酶缺乏症(Wolman disease)。
  - 戈谢病。
  - 尼曼-皮克病。
  - 淀粉样变性。
- 肿瘤性疾病:
  - 白血病。
  - 淋巴瘤。
  - 淋巴肉瘤。
  - 神经母细胞瘤。
  - 组织细胞增多症 X。
  - 家族性嗜血细胞性淋巴组织细胞增多症。
- 多因素疾病:
  - 血清病。
  - 结缔组织病。
  - 幼年性类风湿性关节炎。
  - 系统性红斑狼疮。
  - 结节病。
  - 脾错构瘤。
  - 脾囊肿:先天性和外伤后。
  - 创伤:包膜下血肿。
- 左上腹非脾的肿块:
  - 增大的肾脏。
  - 腹膜后肿瘤。
  - 肾上腺肿瘤。
  - 卵巢囊肿。
  - 胰腺囊肿。
  - 肠系膜囊肿。
  - 肋骨异常。

注意

- 致命病因:脓毒症、严重溶血性贫血、创伤、脾隔离症(splenic sequestration)。
- 当怀疑有致命性病因时,需快速建立大口径静脉通路。

治疗

■ **一般措施**

- 治疗措施取决于基础病因。
- 脾脏防护装置可用于避免外伤性脾破裂。

■ **转诊问题**

- 系列检查中发现脾脏增大(肝病科、血液科、肿瘤科)。
- 无法解释的淋巴结病(肿瘤科)。
- 肝功能不全和(或)腹水(肝病科)。
- 贮积病或代谢病的征象(代谢性疾病科、消化科)。
- 外周血涂片见染色质(Howell-Jolly)小体,提示脾脏功能紊乱(血液科)。

■ **手术与其他治疗**

脾切除术用于特定情况,包括有症状的血液系统异常、脓肿和肿瘤。

后续治疗与护理

通常目标是明确脾大的原因。

- 确定脾大的存在,而不是因膨胀的肺压迫导致脾脏下移而可触及。
- 排除常见的病因例如病毒感染、细菌感染或贫血。
- 排除恶性病、贮积病或其他罕见的导致脾大的原因。
- 确保合适的疫苗接种或抗生素预防。
- 随访取决于脾大的基础病因。

疾病编码

ICD10

- R16.1 脾大,未分类。

- D73.5 脾梗死。
- D18.03 腹腔内组织的血管瘤。

常见问题与解答

- 问:继发于病毒感染的脾大将持续多久?
- 答:增大的脾将持续数月。
- 问:因脾大导致脾功能减退的患者能接种疫苗吗?
- 答:所有脾功能受抑制的患者均应接种肺炎球菌的结合多糖疫苗。对于这些将要安排择期脾切除手术的患者,肺炎链球菌、脑膜炎双球菌及 B 型流感嗜血杆菌疫苗均应在术前至少 14 天前接种。
- 问:脾大的患儿需避免参加体育运动吗?
- 答:脾大的患儿需避免参加有身体接触的体育项目。肿大的脾脏呈充血状态,而脾破裂将会导致灾难性的后果。持续性脾大的患儿应该考虑配脾脏防护装置。

蜱热 Tick Fever

Gordon E. Schutze 吴霞 译 / 谢新宝 审校

基础知识

■ **描述**

- 主要讨论蜱传播的回归热(TBRF)及科罗拉多蜱热(CTF)。
- TBRF 是一种媒介传播感染性疾病,其特征是由疏螺旋体的数种物种所引起的回归热。在美国,TBRF 的传播媒介是钝缘蜱属的软体蜱。
- CTF 是一种常表现为良性发热的全身性疾病,是由呼肠孤病毒家族的科蜱病毒属引起,其传播途径为蜱叮咬。虽然引起感染的病原本主要为安氏革蜱(木蜱)身上的病毒,但是也从很多其他种类的蜱身上分离该致病病原体。

■ **流行病学**

- TBRF:
- 包括得克萨斯州在内的几乎所有美国西部州中均有病例报道。
- 感染高危地点包括溶洞和森林地区。
- 发病高峰为每年 6 月到 9 月;1977—2000年,美国共报道该病约 450 例。

- CTF:
- 人类感染主要发生于安氏革蜱生存地区:美国西部、加拿大西南部,位于海拔 4 000～10 000 ft。
- 好发季节通常为 5、6 月份,此时成年蜱是最活跃的。
- 在美国,每年该病的报道病例很少。
- 男性更易感染,感染者平均年龄为 43 岁,但是 25% 的感染者年龄 20 岁以下。
- 输血相关及实验室相关感染罕见,但亦有报道。

■ **一般预防**

- 以上两种感染可以通过避免或防护蜱传播而预防。
- 在无法避免蜱出没的地区,建议穿着浅色长袖衬衫及长裤。
- 衣物应用除虫菊酯、二乙基甲苯酰胺、羟乙基哌啶羧酸异丁酯外用于暴露皮肤,可以帮助驱蜱。
- 进入疫区人群应该自我检查并相互检查身上有无附着蜱。

- 在流行地区,避免啮齿动物出入居住房屋。如有必要,需要穿戴防护手套清除啮齿动物筑巢的材料。
- 确诊病例应报卫生主管部门,以便制订控制措施。

■ **病理生理**

- TBRF:
- 钝缘蜱一般在夜间短时间寻食。
- 当钝缘蜱在自然宿主(如松鼠、花栗鼠等啮齿动物)等身上寻食时,随后疏螺旋体就会侵入蜱的包括唾液腺在内的任何组织内。幼虫阶段的蜱并不具有传染性。
- 当蜱吸血时,疏螺旋体就会传染给人类。开始吸血后的数分钟内即可完成传播。传染之后,患者发展为螺旋体血症,开始出现一系列全身症状。
- 螺旋体血症发作间歇期,病原体可存在于中枢神经系统、骨髓、肝脏及脾脏中。
- 感染人群的病理变化包括内脏表面的点状出血、肝脾大、组织细胞心肌炎。
- CTF:

- 蜱多在幼虫阶段被感染该病毒,一般在其寄生于处在病毒血症的中间宿主(如花栗鼠、地松鼠、豪猪等)身上时被感染。
- 一旦感染病毒,蜱仍可继续生存(长达3年)。
- 人类感染该病毒通常发生于安氏木蜱成虫附着并吸食人类宿主血液时。
- 目前认为CTF病毒可感染造血细胞,并导致白细胞减少以及持久的病毒血症(可长达3~4年)。

■ 病因

- TBRF是由包柔螺旋体属的数种螺旋菌引起的。包柔螺旋体属中的赫氏疏螺旋体、回归热螺旋体、帕氏螺旋体是美国最常见的种属。
- CTF是由CTF病毒引起,是呼肠孤病毒家族中的一种双链RNA科蜱病毒属。

诊断

■ 病史

- TBRF和CTF最常见的表现为高热、头痛、肌痛、畏寒。一份详尽的病史,包括近期旅游史以及发热曲线的描述,对于帮助临床医生明确诊断是十分必要的。
- TBRF:
- 在5~7天(范围4~18天)的潜伏期后,即可出现发热,3~6天后症状缓解,但是随后7天可复发。与那些长期无临床症状者的初发症状相比,复发可能表现更轻。在未经治疗患者,复发次数平均为3~5次。
- 患者常会主诉头痛、肌肉痛、恶心、呕吐、关节痛以及腹痛。较少见的症状为精神错乱、干咳、腹泻、畏光、皮疹、排尿困难、肝脾大。
- 很少有患者能明确最近有无蜱叮咬史。
- CTF:
- 50%患者的发热表现为"鞍状峰"形式。发热持续2~3天,后恢复正常2~3天,然后再次出现发热并持续2~3天。有些患者可有3个发热周期。
- 患者可能主诉嗜睡、畏光、眼窝痛、结膜充血。
- 较少见症状有胃肠道症状、咽炎、颈项强直、皮疹。
- 不同于TBRF,90%CTF患者既往有蜱接触史。

■ 体格检查

TBRF及CTF表现多种多样,高热

(39~41℃)是其共同常见表现。其他表现分别如下:

- TBRF:
- 心率增快及血压升高较常见。
- 轻度肝脾大,伴有黄疸。
- 颈项强直,提示脑膜炎。
- 心脏听诊奔马律,提示潜在的心肌炎。
- 躯干斑点丘疹常见,也可见瘀斑。
- 神经功能障碍不常见,但可有包括谵妄、脑神经功能障碍(第七、八对脑神经麻痹)的表现,以及虹膜睫状体炎所致视力障碍。
- CTF:
- 可见红色的无痛小丘疹。
- 10%病例被报道为斑丘疹及瘀点。
- 20%病例被报道有咽炎。
- 某些患者存在肝脾大。
- 颈项强直及谵妄较少见,如果有颈项强直及谵妄则考虑脑膜炎或脑炎。

■ 诊断检查与说明

- TBRF:
- 通过外周血厚涂片及薄涂片,找到松散卷曲的螺旋体,可诊断。发热时采血液标本阳性率高。
- 检查中应用去血红蛋白厚涂片的吖啶橙染色制剂或血沉棕黄层制剂,可以增加检验敏感度。
- 只能在特殊培养基培养。患者血液在小鼠的腹膜内接种可以引起小鼠螺旋体血症。
- 多血清抗体研究,包括直接及间接免疫荧光法、酶联免疫吸附法及免疫印迹分析法:
  ○ 患者急性期及恢复期患者抗体效价4倍升高具有确诊意义。
  ○ 该类试验对既往感染过螺旋体的患者,如莱姆病,可出现假阳性结果。
- 聚合酶链反应(PCR)在鉴别致病微生物方面有用,但可行性不易。
- 其他非特异性实验室检查包括白细胞增多、贫血、血小板减少、血间接胆红素升高、肝脏转氨酶升高、蛋白尿。
- 心肌炎患者,心电图检查可提示异常,如QT间期延长。
- 并发脑膜炎患者,脑脊液检查可有蛋白升高,单核细胞增多。
- CTF:
- 白细胞减少是该病的一个特点。
- 血涂片直接荧光免疫检验,了解红细胞内病毒抗原情况,是一种快速诊断方法。
- 某些实验室可行PCR检测和病毒培养。PCR检测是诊断急性感染最敏感和省时的

方法。
- 多种技术(如补体结合、间接免疫荧光、EIA、免疫印迹)已被应用于血清学诊断:
  ○ 因其血清抗体是缓慢升高的,因此检测血清抗体并不适用于急性期诊断。发病2周后,抗体阳性或抗体滴度4倍升高具有确诊意义。
  ○ 相关的实验室检测结果包括白细胞减少及血小板减少。
- 在脑膜炎或脑炎患者中,脑脊液可有蛋白升高和淋巴细胞数增多。

■ 鉴别诊断

- TBRF与CTF临床症状相似。双相或回归热表现,以及既往传播媒介存在地区的旅游史,均可帮助诊断这两种疾病。白细胞减少及蜱叮咬史可以区分CTF及TBRF。TBRF及CTF可被误诊为流感或肠道病毒感染,特别是在第一发热阶段。
- 其他感染性疾病也可有反复发热,包括黄热病、登革热、淋巴细胞性脉络丛脑膜炎、布鲁菌病、疟疾、钩端螺旋体病、鼠咬热、慢性脑膜炎球菌血症。患者旅行史及动物接触史可以帮助鉴别诊断这些疾病。

治疗

■ 药物治疗

- TBRF:
- 可选择脱氧土霉素治疗7~10天,<8岁儿童及孕妇应该接受红霉素或青霉素治疗。
- 新上市的大环内酯类抗生素可能也有效,但并不常规推荐用药。
- 50%以上的病例,治疗过程中可出现雅里施-赫反应(高热、寒战、出汗、低血压),与螺旋体血症的快速清除有关。对于治疗过程中的反应,应密切观察,静脉输液,积极支持治疗非常重要。
- 有专家建议出现全身症状的患者,初始量青霉素钾V(7.5 mg/kg)口服或青霉素(10 000 U/kg,>30 min)静脉滴注。这是考虑到低剂量青霉素初始治疗可缓慢清除螺旋体,降低雅里施-赫反应的风险。这些患者应继续予以四环素或红霉素治疗10天,因仅青霉素治疗后复发率风险较大。
- 在埃塞俄比亚,单剂量四环素或红霉素用于治疗虱传流行性回归热已取得成效。
- CTF:
- 目前尚无针对CTF患者的特异性治疗措施,主要是支持治疗。

后续治疗与护理

▪ 预后

- TBRF：
  - 一般在合理抗生素治疗后可很快好转。
  - 接受合理治疗患者死亡率<1%。
- CTF：
  - 一般为自限性疾病，无后遗症。
  - 死亡病例罕见；但有报道，在儿童可能继发血小板减少，导致全身性出血而死亡，血小板减少症患者故需密切监测。
  - 乏力可持续超过 3 周，30 岁以上成人更易发生。

▪ 并发症

- TBRF：
  - 可能导致脾破裂、弥漫性组织细胞间质性心肌炎、肝炎、肺炎、ARDS、虹膜睫状体炎。
  - 中枢神经系统并发症包括脑膜炎、脑膜脑炎、局灶性功能障碍（如脑神经麻痹）。
  - 宫内感染可能会导致流产或严重的新生儿感染。
- CTF：
  - 并发症少见，但多发于儿童。
  - 可导致无菌性脑膜炎、脑炎、心肌炎、肺炎、肝炎、出血、附睾-睾丸炎。

疾病编码

ICD10

- A68.1 蜱传性回归热。
- A93.2 科罗拉多蜱传热。

常见问题与解答

- 问：什么时候临床医师应考虑蜱热？
- 答：当患者有美国西部旅游史、夏季患病、有蜱接触史等流行病学史，表现为反复发热或回归热时应当怀疑蜱热的可能。

破伤风　Tetanus

Hamid Bassiri　蔡杰皓 译 / 葛艳玲 审校

基础知识

▪ 描述

- 破伤风的特征性表现是肌肉强直和痉挛，是由破伤风杆菌经伤口感染后产生一种神经毒素而引起的疾病。
- 破伤风有 4 种临床形式：普通型、新生儿型、局灶型和头部破伤风。

▪ 流行病学

- 破伤风在某些国家仍然是一个问题，但是在普遍开展预防接种的国家较为罕见（在美国少于 40 例/年）。
- 破伤风抗体处于保护性水平的患者中鲜有破伤风病例的报道。
- 全身型破伤风是本病最常见的形式。
- 新生儿破伤风在美国很罕见。但是在有些国家，母亲未进行预防接种以及分娩时脐带未做无菌处理的情况下，新生儿破伤风仍时有发生。

▪ 危险因素

- 未正规进行预防接种。
- 未进行预防接种的母亲所产新生儿。
- 免疫力降低的老年人。
- 注射吸毒。
- 慢性创面。
- 急性外伤。
- 伤口内存在异物。
- 分娩未做好无菌措施或脐带被泥土或粪

便污染。

▪ 一般预防

- 用肥皂和水清洗所有的伤口，清除伤口内异物。
- 普遍接种破伤风类毒素（具体细节和疫苗接种时间表可参见 CDC 网页）。
- 一旦受伤就应该进行破伤风暴露后预防：
  - 清洁的轻伤：
    - 如果患者以前接受过≥3 剂破伤风类毒素（DTaP、Tdap 或 Td），且距离上次接种<10 年，则无需再次预防接种；如果距离上次接种≥10 年，则应接种破伤风类毒素。
    - 如果患者以前破伤风类毒素接种少于 3 剂，应接种破伤风类毒素。
  - 所有其他伤口：
    - 如果患者接受过≥3 次的破伤风疫苗接种，且上次接种在 5 年之内，则无需再次预防接种；如果上次接种距今已≥5 年，则应接种破伤风类毒素。
    - 如果以前破伤风类毒素接种少于 3 剂，患者应该在不同部位给予破伤风免疫球蛋白（TIG）和破伤风类毒素。
    - 患有人类免疫缺陷病毒（HIV）或严重免疫缺陷的患者，无论以前是否接种过破伤风疫苗，都应该给予 TIG。
    - 新生儿或<6 月龄婴儿还没有接种过 3 次百白破疫苗（DTaP），是否应用 TIG 取决于母亲的破伤风免疫接种情况；如果母亲预防接种史不详或不正规，患儿应该接受 TIG 预防。

  - 用作预防的破伤风类毒素类型：
    - <7 岁儿童：接种 DTaP（百白破疫苗）；如果有百日咳疫苗接种禁忌证，则用 DT（白喉、破伤风联合疫苗）。
    - 7～10 岁儿童：接种 Tdap（白喉、无细胞型百日咳、破伤风疫苗）。
    - 11～18 岁青少年：以前未接种过 Tdap，则接种 Tdap；已经接种过 Tdap 或有百日咳疫苗接种禁忌证，则选用 Td。
  - TIG 的剂量是 250 U（与年龄体重无关）肌注。如果没有 TIG，可选用 IVIG 或破伤风抗毒素（TAT）：
    - 由于 TAT 是马源性的，注射前应做过敏试验。
    - 美国现已不用 TAT。

▪ 病理生理

- 破伤风杆菌产生破伤风痉挛毒素：一种毒力很强的金属蛋白酶神经毒素。
- 破伤风痉挛毒素可以直接被伤口附近的骨骼肌吸收。
- 破伤风痉挛毒素能够沿外周神经通过逆行轴突运输或通过淋巴细胞到达中枢神经系统。
  - 在中枢神经系统，破伤风痉挛毒素能够阻止抑制神经末梢释放 γ 氨基丁酸（GABA）和甘氨酸释放，导致持续肌肉兴奋（肌肉痉挛和肌张力增高）和自主神经失调，但破伤风痉挛毒素不会直接影响认知过程。
  - 在外周神经系统，破伤风痉挛毒素还能够封闭向运动神经元发放的抑制性冲动。

- 使肾上腺儿茶酚胺的释放失调，导致心悸、高血压和多汗。

• 感染后不会产生终身免疫，所有患者在恢复后仍需接种疫苗。

■ 病因

• 破伤风由破伤风杆菌（*C. tetani*）引起，破伤风杆菌是一种厌氧的革兰阳性芽胞杆菌。

• 破伤风杆菌在土壤、动物和人类粪便、室内灰尘、盐水和淡水中广泛存在。

• 在厌氧环境中，芽胞变成繁殖体并产生破伤风痉挛毒素；伤口内组织广泛坏死、伤口内有异物或其他化脓性感染会促进伤口内厌氧环境的形成，更适宜破伤风杆菌的生长。

诊断

■ 病史

• 潜伏期为 3～21 天（通常 10 天），感染部位离中枢神经系统越远则潜伏期会越长。

• 普通型破伤风：

- 50%～75% 病例的初始症状是牙关紧闭。

- 其他早期症状包括：吞咽困难、颈肩和颈项强直、其他肌肉群强直和疼痛、尿潴留、坐立不安、易激惹和头痛。

- 随着疾病进展，受累的肌肉群也越来越多。

- 声音、光线、触碰及其他刺激均可诱发痛苦的痉挛。

• 新生儿破伤风（新生儿期发生的普通型破伤风）：

- 发生在母亲未接种疫苗且顺产的新生儿。

- 通常是由于脐带残端感染。

- 典型病例表现为生后 1 周左右出现易激惹和喂养困难，但是迅速进展为全身性强直痉挛。

• 局灶型破伤风：

- 局限在伤口附近区域的肌肉痛性收缩和强直。

- 可持续数周。

- 也可以进展为普通型破伤风。

• 头部破伤风（头、颈部影响颅神经的局灶性破伤风）：

- 头、颈部的破伤风杆菌感染，包括头、颈部的慢性感染（如慢性中耳炎）。

- 与普通型破伤风不同，主要表现为中枢神经的弛缓性麻痹（常为第七对脑神经受累）；可出现牙关紧闭，如果没有牙关紧闭，则可能误诊为其他病原所致的贝尔面瘫。

■ 体格检查

• 生命体征异常：

- 不稳定发作的严重高血压、心动过速，晚期还可出现低血压。

- 患者病初无发热，但是随疾病进展，由于肌肉持续收缩或继发感染，可以出现高热。

• 牙关紧闭是最常见的早期表现。

• 持续性的牙关紧闭导致苦笑面容、前额皱起、眉毛和口角扭曲等。

• 随着疾病进展，其他肌肉群出现强直收缩和痉挛：

- 可引起严重的角弓反张。

- 可出现类似癫痫发作。

- 极度痛苦。

- 可引起喉痉挛和呼吸肌痉挛。

- 痉挛所致焦虑及疼痛又会诱使痉挛发生。

• 自主神经失调导致多汗。

• 认知功能正常。

• 头部破伤风可表现为中枢神经麻痹。

- 应检查患者面部、头皮、颈部和耳是否有潜在的伤口或者慢性感染。

■ 诊断检查与说明

诊断性操作及其他

• 实验室检查通常无特异性表现，白细胞通常正常或者只有轻度升高，脑脊液检查无特异性，但是通过检测血清钙水平可以排除低钙血症引起的抽搐。

• 仅有 <1/3 的病例伤口分泌物进行革兰染色或厌氧菌培养能分离鉴定出破伤风杆菌。

• 即使患者体内存在保护水平的破伤风抗体，也不能排除破伤风感染的可能性。

• 脑电图（EEG）和肌电图（EMG）也是非特异性表现。

■ 鉴别诊断

• 感染：

- 牙齿感染、咽后壁及扁桃体周围脓肿、脊髓灰质炎、病毒性脑炎、病毒性脑膜脑炎也会表现为牙关紧闭。

• 毒素和药物中毒：

- 服用吩噻嗪类药物后可出现类似破伤风的肌张力障碍反应。

- 马钱子（士的宁）中毒的表现与普通型破伤风十分相似。

- 抗精神病药物恶性综合征会出现与破伤风痉挛相似的肌肉强直。

• 代谢性疾病：

- 通常低钙性手足搐搦症没有破伤风那么严重。

• 僵人综合征可出现与破伤风痉挛样相似的脉动性强直收缩。

• 贝尔面瘫容易与头部破伤风混淆。

治疗

■ 药物治疗

一线用药

• 中和未结合的神经毒素：

- 人破伤风免疫球蛋白（TIG）3 000～6 000 U 单次肌注；也可取部分 TIG 在伤口附近浸润注射。

- 在应用抗生素和处理伤口前注射。

• 在注射 TIG 的对侧肌注破伤风疫苗。

• 抗生素可以减少繁殖期破伤风杆菌的载量，进而减少了破伤风痉挛毒素的产量。

- 一线药物：甲硝唑 30 mg/（kg·24 h），口服或者静脉用药，q4～6 h，最大剂量 4 g/24 h。

- 备选药物：肠外应用青霉素 1 万～20 万 U/（kg·24 h），静脉用药，q4～6 h，最大剂量 1 200 万 U/24 h。

- 疗程：10～14 天。

- 头孢类药物无效。

• 镇静剂和肌松药：

- 地西泮 0.1～0.2 mg/kg，静脉推注，q4～6 h。

- 吩噻嗪类药物特别是氯丙嗪或许有效。

- 静脉滴注以达到理想效果，并监测是否存在呼吸抑制。

- 非除极化型神经肌肉阻滞剂和机械通气。

- 当痉挛控制不佳或发生气道和呼吸肌痉挛时，只得采用机械通气。

- 维库溴铵（万可松）：首剂 0.08～0.1 mg/kg，静脉用药；之后静脉维持或每小时给药。

- 禁用琥珀酰胆，有增加高钾血症及心律失常的风险。

• 交感神经功能障碍的治疗：

- β 受体阻滞剂［如拉贝洛尔 0.4～1 mg/（kg·h）］能控制高血压或心律不齐。

- 硫酸镁能增加循环的稳定性，还有控制肌肉痉挛的作用。

二线用药

如果没有 TIG：

• 可选用 IVIG 200～400 mg/kg（FDA 并未推荐使用）。

• 破伤风抗毒素（TAT）：皮试阴性或脱敏后，1 500～3 000 IU 肌注或静脉用药（使血药浓度达到 0.1 IU/ml）。

- 在美国并无 TAT 可用。

- 近 20% 的人给药后会发生不同程度的过敏反应。

P

■ 其他治疗

一般措施

- 破伤风并非传染性疾病。
- 病室要遮光、安静,尽量避免外界刺激。
- 严密监测患者的心脏和呼吸状态。
- 做好气管切开的准备,以防致死性的喉痉挛发生。
- 监测并治疗大小便潴留。
- 患者往往需要肠外营养来维持足够的营养及水分摄入。
- 监测并纠正电解质紊乱,尤其是高钾血症。

■ 外科及其他治疗

彻底的外科清创、去除伤口内异物对避免破伤风的发生至关重要。

■ 住院事项

初始稳定治疗

- 早期识别破伤风的临床表现及开始紧急处理非常重要。
- 所有破伤风疑似病例应快速转运到可以提供机械通气和心血管支持的三级医院的重症监护病房。
- 在急诊室,应该首先给患者注射 TIG 来中

和未结合的神经毒素;另外需进行积极的气道护理、机械通气支持和药物干预(镇静、肌松药),这些支持治疗对于减轻已结合神经毒素所带来的影响也很关键。

 后续治疗与护理

■ 预后

- 症状和体征常常在第 1 周持续加重,第 2 周趋于稳定,在接下来的 2～6 周逐渐恢复。
- 随着重病监护病房中提供呼吸支持能力的进步,破伤风的总体死亡率已经有所下降。
- 死亡率:局灶型破伤风的死亡率为 1%～18%,头部破伤风为 15%～30%,普通型破伤风为 45%～55%,新生儿型较高,死亡率为 50%～100%。
- 儿童和青少年的预后相对老年人及新生儿为好。
- 从牙关紧闭到肌肉痉挛出现得越早、进展越迅速,疾病的预后就越差。
- 如果没有出现并发症,破伤风患者往往可以完全恢复而不留后遗症。

■ 并发症

- 大多数并发症是由于强烈的肌肉强直收

缩而引起:
  - 横纹肌溶解综合征和高钾血症。
  - 脊椎压缩骨折或其他骨折。
  - 肌肉出血。
- 急性期,上气道或横隔膜痉挛引起的呼吸衰竭是最常见的死因;而疾病晚期最常见的死因是心律失常和心肌梗死。
- 少数病例会出现颅内出血,尤其是新生儿病例。
- 也可并发肺炎,包括吸入性肺炎。

疾病编码

ICD10
- A35 其他破伤风。
- A33 新生儿破伤风。

常见问题与解答

- 问:什么类型的伤口更容易感染破伤风?
- 答:刺伤、撕裂伤、挤压伤、烧伤、冻伤或枪伤,以及伤口受到了唾液、土壤或粪便的污染。

葡萄球菌性烫伤样皮肤综合征 Staphylococcal Scalded Skin Syndrome

Lauren G. Solan • Craig H. Gosdin 卢文敏 译 / 王榴慧 校审

 基础知识

■ 描述

- 是一种全身性皮肤剥脱的病种,类似于烫伤样,但由金黄色葡萄球菌某些菌株产生的表皮毒素所致。
- 在新生儿或婴幼儿,也被称为 Ritter 或新生儿天疱疮。
- 典型的症状被描述为皮肤触痛和红斑,其上有水疱形成和鳞屑。
- 该疾病的严重程度范围包括:
  - 局限于感染部位的少许水疱。
  - 脓疱后出现皮褶部位鳞屑的轻度疾病。
  - 累及身体大部分的广泛性严重性的表皮剥脱(尤其在新生儿中)。
  - 经典葡萄球菌烫伤样皮肤综合征(SSSS):触痛、红斑、脱屑或水疱形成。像烫伤样损害。
- 误区。

- 不能区别于链球菌性疾病,因为 SSSS 需要耐青霉素酶抗生素的治疗(如萘夫西林)。
- 较晚的识别会导致延误治疗及休克。
- 不赞成通过皮损处增加液体流失。
- 与表皮坏死松解症(TEN)的鉴别非常关键,因为二者的治疗方式截然不同。

■ 流行病学

- 绝大多数病例发生在新生儿和儿童中。
  - 62% 的感染儿童 <2 岁。
  - 98% 的感染儿童 <6 岁。
- 由于循环内抗体的增强和成人肾脏对毒素的排泄作用,因而罕见于成人。

发病率

- 在儿童中,不同性别的发病率无明显差异;但在成人中,男女比例为 2:1。

■ 危险因素

- 免疫功能不全的状态(儿童或成人)。

- 尽管母体的抗体可通过母乳输送起到部分的保护作用,但仍有新生儿病例发生。
- 金黄色葡萄球菌携带和对毒素敏感性的增加(通常发生于成人)。
- 无论由于儿童肾对毒素排泄功能尚未健全还是潜在性肾疾病导致的肾损伤。

■ 一般预防

- 良好的手卫生操作,包括坚持对住院患者接触的预防措施,以防止由无症状携带者引起的播散。
- 避免皮肤过于潮湿或浸渍。
- 隔离住院患者。
  - 应将疑似或确诊病例进行隔离。

■ 病理生理

- 剥脱毒素会通过身体进入循环,从而导致水疱会发生于感染的部位及远处部位。

• 剥脱毒素 A(ETA)和剥脱毒素 B(ETB)对桥粒芯糖蛋白 1(只存在于表皮浅层的附属蛋白)的破坏导致表皮松解从而引发水疱损害和皮肤鳞屑。

■ 病因

• 金黄色葡萄球菌产生的剥脱毒素。
- 该毒素的两种主要血清类型:ETA 和 ETB。
- 主要金黄色葡萄球菌产生的属于噬菌体 Ⅱ,71 型和 55 型。

■ 常见相关疾病

• 皮肤和软组织感染或脓肿。
• 大疱性脓疱疮。

诊断

注意
• 诊断主要通过临床,切勿延误治疗。培养和其他诊断学试验是为了给确诊提供更多的依据。
• 与 TEN 的混淆可能会导致皮质类固醇的使用或中止抗生素的应用,进而延长毒素的产生从而导致感染的恶化。

■ 病史

• 典型的症状为非特异性病毒样前驱症状,包括烦躁、咽喉肿痛、结膜炎和上呼吸道感染。
• 通常在前驱症状出现后 48 h 内出现发热。
• 典型的皮疹从口周出现,进而蔓延至躯干、四肢,最后脱屑。
• 皮肤外附近局部的感染是常见的。
- 包括鼻咽部、中耳、结膜、咽部、扁桃体、脐部或者泌尿系统的感染很常见。
• 近期用药史提示其他的疾病,如 TEN。

■ 体格检查

• 红斑:皮肤发红、疼痛。
• 较大的松弛的水疱 1~2 天内即破溃,遗留下裸露的皮肤,类似于烧伤后。
- 水疱通常出现在创伤的区域、擦破或触碰到的区域,包括擦烂的区域。
• 尼氏征(轻轻地摩擦于看起来健康的皮肤会引起起疱和剥脱)出现在 1~2 天内。
• 皮损分布的区域:常见于面部、颈部、腋窝、会阴。
• 面部水肿伴随口周和眼周的结痂,是典型的症状,也可能是最主要的临床特征。
• 结膜炎伴有或不伴有眶周水肿也可能会出现。

注意
• 尼氏征均可见于 TEN 和 SSSS,但在 SSSS 亦见于未被感染的皮肤。
• SSSS 不累及黏膜,而 TEN 累及。

■ 诊断检查与说明

实验室检查
• 常规:白细胞可能正常;红细胞沉降率典型增快;电解质和肾功能与病情严重程度及是否伴有脱水有关。
• 微生物学诊断:原发感染部位的培养,其他累及的部位和异常皮肤、血液、尿液、鼻咽以及脐部应同行培养以明确病原体和药物敏感情况。
- 典型者可分离出第 Ⅱ 噬菌体组金黄色葡萄球菌。
- 某些免疫学方法用于确定剥脱毒素的具体类型。
- 完整的水疱是无菌的。
- 血液培养典型者是阴性的。
• 组织学诊断:皮肤活检可用于鉴别 SSSS 和 TEN。SSSS 可见表皮颗粒层的松解,而在 TEN 可见整个表皮的坏死,伴较深平面的基底膜的裂隙。

■ 鉴别诊断

• TEN。
• 川崎病。
• 大疱性脓疱病。
• 水疱型多形红斑。
• 重症多形红斑(Stevens-Johnson 综合征)。
• 链球菌性猩红热。
• 链球菌性或葡萄球菌性中毒性休克综合征(TSS)。
• 大疱性水痘。
• 烧伤,包括疑似虐待儿童造成的灼伤。
• 原发的大疱性疾病(如大疱性肥大细胞增多症)。
• 儿童期的慢性大疱性疾病。
• 寻常型天疱疮。
• 大疱性表皮松解症。

治疗

■ 一般措施

• 由于需要抗生素治疗及支持治疗,因而必须收住院。
• 请传染科和(或)皮肤科会诊。
• 严重病例遵循烧伤的护理,包括:

- 应严格密切监护。
- 积极且早期检测出入液量和电解质,包括除日常维持量外,还有皮肤的不感蒸发丢失量。
- 油脂纱布应覆盖于损伤的区域以防止皮肤进一步的创伤。
- 应保持水疱完整。
- 应除去患儿衣物并将患儿置于干净的亚麻床单上,尽可能不去触碰患儿。
- 使用缓解压力的床垫。

■ 药物治疗

• 一线药物:抗葡萄球菌的静脉用抗生素,奈夫西林、苯唑西林或第一代头孢菌素(如头孢唑林)。
• 一些专家加用克林霉素以抑制外毒素的产生。
• 克林霉素或万古霉素可用于青霉素过敏患者(严重过敏者)。
• 二线药物:万古霉素用于有毒素表现的重症病例或耐甲氧西林金黄色葡萄球菌(MRSA)感染者。
• MRSA 罕见但能被治愈。
• 一旦确定药敏,可针对性地选用抗生素治疗。
• 局部使用抗生素并无益处。
• 病初口服抗生素并非有效,一旦静脉使用抗生素则出现明确的疗效,一种能有效抗金黄色葡萄球菌的口服抗生素可用于完成整个治疗疗程。
• 实验动物模型及临床试验均显示应用皮质类固醇是有害的。
• 必须充分止痛。

注意
由于有导致肾损害的风险,应避免使用非类固醇类抗炎药。

后续治疗与护理

■ 预后

• 如果经过治疗通常在 10~14 天完全恢复,且不留瘢痕。
• 婴幼儿和有潜在疾病者应更进一步地监测预后。
• 儿童的死亡率大约为 4%,而成人的死亡率据报道 >60%。
• 没有复发趋势。

■ 并发症

• 偶见头发和甲脱落。

- 脱屑后引发真菌或细菌二重感染。
- 较大范围皮肤累及者可出现严重的体液和电解质紊乱,从而导致体温难以控制、败血症、休克以及死亡。
- 新生儿更易受累。

疾病编码

ICD10

- L00 葡萄球菌性烫伤样皮肤综合征。

常见问题与解答

- 问:SSSS 能被治愈吗?
- 答:是的,虽该疾病并不常见。
- 问:SSSS 是感染性疾病吗?
- 答:是的。葡萄球菌主要通过人与人之间传播(家族性群发已被报道),甚至从母亲传播至胎儿,更容易被有皮肤损伤者传播,但是无症状携带者同样也可传播感染。病原体的传播并不一定导致在这些受感染部位产生毒性迹象。

- 问:怎么鉴别 TEN 和 SSSS?
- 答:TEN 常与 SSSS 相混淆,也许可通过皮肤活检提示表皮松解的裂隙(在表皮-真皮连接处)以鉴别。TEN 更常见于年长儿和成人,常继发于药物过敏(如磺胺类药物、巴比妥类药物、吡唑啉酮衍生物)。
- 问:水疱中能分离出葡萄球菌吗?
- 答:SSSS 的水疱是无菌性的,尽管在远处部位可找到病原体,如鼻孔或结膜。但脓疱疮可在水疱分离出葡萄球菌。

葡萄糖-6-磷酸脱氢酶缺乏症 Glucose-6-Phosphate Dehydrogenase Deficiency

Michele P. Lambert 朱晓华 译 / 翟晓文 审校

基础知识

描述

红细胞葡萄糖-6-磷酸脱氢酶缺乏(G-6-PD)可导致溶血性贫血。不同的基因变异可导致酶数量减少,或活性下降。

- 尽管大部分患者从未或仅出现轻度溶血,疾病典型表现是氧化应激导致的急性溶血性贫血。
- 世界卫生组织(WHO)对 G-6-PD 的分类:
  - 1型:先天性非球形红细胞溶血性贫血:罕见。无氧化应激下发生的慢性溶血,40%患者脾大,患者多为北欧白种人。
  - 2型:严重缺乏(1%~10%酶活性),氧化应激诱导溶血,典型的 G-6-PD 地中海型。
  - 3型:轻度缺乏(10%~60%酶活性),最常见类型。急性溶血少见,仅在应激下发生。
  - 4型:非缺乏性变异(60%~100%酶活性),在氧化应激下也可无溶血症状,例如 G-6-PD A+(均有正常酶活性的变异型),20%~40%变异患者多为非洲裔。
  - 5型:>150%正常酶活性。
- 本病新生儿患者可表现为与贫血程度不相符的高胆红素血症。
  - 可能是导致非洲裔患儿胆红素脑病发病率高的部分原因。
  - 被认为是导致种族背景的新生儿发生高胆红素血症、胆红素脑病的原因。

综合预防

避免已知的可导致溶血的药物和毒素。

对发热疾病及溶血表现迅速随访。

流行病学

流行现状

- 全世界范围约 400 000 000 人患有大部分临床常见的酶缺乏症。
- X 连锁(Xq28):主要影响男性。
- 将近 400 种等位基因变异。
- 不同人群中突变种类频率不同:
  - 非洲:20%~40% X 染色体为 G-6-PD A+型(变异的酶活性正常)。
  - 撒丁岛(部分地区):30% 为 G-6-PD 地中海型。
  - 非洲裔美国人:10%~15% 为 G-6-PD A-型(突变的酶活性降低)。
- 在一些地区突变基因发生率较高,这与疟疾感染生存率高相关。

遗传学

基因位于 X 染色体(Xq28)。
- 男性通过仅有的一条 X 染色体表达酶(变异或正常)(杂合子)。
- 女性纯合子(罕见)较女性杂合子患者疾病程度更严重。
- 由于 X 染色体随机失活,女性杂合子患者表现不同。

病理生理

- 红细胞在生命周期中会失去 G-6-PD 活性,因而衰老红细胞对氧化应激更为敏感。
- 正常红细胞生命周期为 120 天,在无应激环境下没有影响,但在氧化应激下会缩减。

- 酶缺乏的红细胞在氧化应激下被血管外溶血破坏,发生急性溶血性贫血。
- 氧化应激包括:感染和化学物质(樟脑丸、抗疟疾药、磺胺药、亚甲蓝)。
- 溶血通常发生于应激后 1~3 天,最晚发生于 8~10 天后。
- 蚕豆病:食用蚕豆后本病患者可发生严重溶血性贫血。
- 正常 G6PD 活性是 7~10 U/g 血红蛋白。

诊断

病史

- 贫血症状包括疲劳、易怒和不安。
- 中度至重度溶血可有暗色尿液(可乐或茶色),可导致黄疸。
- 新生儿患者可能因高胆红素血症需要光疗治疗。
- 近期服用药物、化学物质或食物(蚕豆)可引起中度至重度溶血。
- 家族史,包括间断发生黄疸、脾大、胆囊切除或输血史可提示遗传背景。
- 种族学可帮助确定疾病类型和严重程度。

体格检查

- 心动过速,血流颤音,苍白:提示贫血。
- 黄疸或巩膜黄染:提示溶血。

诊断检查与说明

实验室检查

- 外周血计数:

- 通常为正细胞正色素贫血，网织红细胞正常。
- 血红蛋白迅速下降，应密切监测其水平直至稳定。
• 外周血涂片：
- 通常显示红细胞形态各异，红细胞大小不均，异型红细胞。
- 可见到裂红细胞，红细胞内血红蛋白分布不均，裂口细胞，疱细胞，偶见亨氏小体。
• 血红蛋白血症：血浆（淡粉色上层物质），或游离血清内血红蛋白。
• 血红蛋白尿症：发生于血浆内血红蛋白结合位点饱和时，可见到暗色尿液——测量血红蛋白阳性或显微镜下未见到红细胞。
• 游离结合珠蛋白水平下降。
• 直接和间接 Coombs 试验：
- 必须行此检测，以除外自身免疫性溶血性贫血。
- 本病患者应为阴性。
• 其他：血浆间接胆红素、乳酸脱氢酶、门冬转氨酶水平可上升。尿液血铁黄素可在溶血几天后检测到。肝功能正常，肾功能检查可除外血栓性血小板减少性紫癜和溶血尿毒综合征。
- 快速定性筛查红细胞 G-6-PD 活性，可能会遗漏部分女性杂合子患者，酶的水平虽然下降但仍可检测到。
- 定量检测 G-6-PD 活性，以确诊可疑的杂合子患者。
- 正常活性：7～10 U/g 血红蛋白，可准确检测男性患者和女性纯合子患者，对女性杂合子患者诊断也有帮助。
• 新生儿筛查：
- 包括新生儿相关基因筛查。
- 人群筛查最常见的基因变异检测基于 DNA 技术，如果不筛查所有 G-6-PD 变异子会遗漏严重且罕见的变异体。
- 检测结果可能是酶的数量而非真正的酶活性。

注意
• 筛查检测可能因为快速红细胞流动导致假阴性结果。
• 成本效益最佳的方法：延迟筛查检测直至治疗溶血 1～2 周，在疾病稳定状态时涂片可能正常。
• 女性杂合子患者检测：
- 由于 X 染色体随机失活，患者体内存在两个红细胞群体。
- 平均 50% 是正常的，50% 酶缺乏，表现为不同类型。

■ **鉴别诊断**

儿童血管内溶血较为少见，但仍有其他病因：
• 急性溶血性输血反应（Coombs 试验阳性）。
• 微血管溶血疾病，如溶血尿毒综合征、血栓性血小板减少性紫癜、人工心脏瓣膜。
• 物理性创伤（如行军性血红蛋白尿），严重烧伤（不常见）。
• 其他遗传性红细胞酶缺陷。
• 阵发性夜间睡眠血红蛋白尿。
• 血管外溶血也可与 G-6-PD 缺乏混杂：
- 遗传性球形红细胞症（涂片见球形红细胞）。
- 自身免疫性溶血和延迟性溶血输血反应（两者均为 Coombs 试验阳性）。
- 血红蛋白病。
- 脾功能亢进。
- 严重肝脏疾病。
- Gilbert 病。

治疗

■ **综合疗法**

• 最重要的是去除氧化应激因素：
- 中断可疑药物和（或）治疗感染：
○ 对 3 型和 4 型患者，必要的药物治疗可持续，同时监测严重溶血表现可能。
○ 输血可能是必要的，特别对某些 1 型和 2 型患者，但对任何表现为贫血或血红蛋白水平低下或持续的溶血危象患者应立即输注洗涤红细胞悬液。
○ 支持治疗，肾脏功能评估（急性溶血导致肾小管坏死风险），监测溶血程度及预后非常重要。
• 对于患病新生儿：
- 密切监测胆红素水平，及早开始光疗。
○ 如果需要，应行换血治疗。
○ 镇静剂可降低胆红素水平。
○ 过早出院对黄疸以及存在 G-6-PD 风险的新生儿并不推荐。

后续治疗与护理

■ **随访推荐**

• 大部分缺陷患者无症状。
• 溶血有自限倾向，可自发好转，血红蛋白水平在 2～6 周后可自行恢复正常。

• 肾衰竭在儿童中是非常少见的，甚至在大量溶血及血红蛋白尿时。

■ **饮食**

• 避免进食蚕豆，在不同文化中蚕豆有不同名字。

■ **预后**

• 对于轻微症状患者，预后较好。
• 对于严重症状患者，可有显著发病率，但致死率极低。

■ **并发症**

新生儿可能有高胆红素血症，应行治疗。在 G-6-PD 缺乏婴儿中有报道可发生胆红素脑病。

疾病编码

ICD10

• D55.0　葡萄糖-6-磷酸脱氢酶缺乏性贫血。

常见问题与解答

• 问：如果我患 G-6-PD 缺乏，需要特殊饮食或避免药物吗？
• 答：尽管大部分患者并无症状，特殊药物仍可引起暂时溶血性贫血，应注意避免。内科医师和药剂师在开处方药时应了解 G-6-PD，大部分药物是安全而且可以耐受的。重型酶缺乏变异患者应避免进食蚕豆，但没有其他饮食限制。
• 问：我需要了解我是哪种 G-6-PD 变异体吗？
• 答：根据临床症状和种族背景，可以清楚了解 G-6-PD 变异类型。
• 问：如果我患有 G-6-PD 缺乏，我的家族应该筛查吗？
• 答：如果筛查已有 G-6-PD 缺乏患者的家族成员，可以帮助提供有用的遗传咨询信息，确认女性携带者和无症状的男性患者。
• 问：G-6-PD 与镰状细胞贫血如何互相影响？
• 答：镰状细胞贫血疾病可保护 G-6-PD A 缺陷患者的红细胞，因为镰状红细胞偏幼稚且酶的活性高。另一方面，G-6-PD 对镰状细胞疾病患者的临床表现没有影响。

脐炎 Omphalitis　　　　　　　　　　Jessica P. Clarke-Pounder · W. Christopher Golden　邓英平 译 / 曹云 审校

基础知识

■ 描述

脐炎为脐带残端感染,新生儿期以浅表的蜂窝织炎起病,但可能进展为坏死性筋膜炎,肌肉坏死,或全身性感染。

■ 病因

- 脐炎通常散发,很少流行。
- 平均起病年龄在足月儿生后 5～9 天,早产儿生后 3～5 天。
- 发达国家活产婴儿中发生率为 0.2%～0.7%,发展中国家接近 21%。

■ 危险因素

- 低出生体重。
- 脐血管置管后。
- 不洁分娩史。
- 男性。

■ 预防

- 脐带护理方法有很多种,其中多数都有预防作用。
- 脐部外用抗生素可以减少细菌定植预防脐炎,尤其是在发展中国家。
- 脐带护理有效的方法:
  - 自然干燥法(APP/WHO 推荐)。
  - Triple dye。
  - 局部使用 4% 双氯苯双胍己烷。
  - 70% 乙醇溶液。
- 有大量证据支持在发展中国家局部使用 4% 双氯苯双胍己烷可以预防脐炎,但是可使脐带残端延迟脱落。
- 没有证据显示住院新生儿中脐部外用抗生素优于自然干燥法。

■ 病理生理

- 正常情况下生后脐带残端可能有细菌定植。
- 这些细菌侵入脐带残端导致脐炎。
- 需氧菌感染、坏死组织及血供不足有利于厌氧菌生长。
- 感染突破皮下组织扩展至筋膜层(筋膜炎)、腹壁肌肉组织(肌肉坏死),以及脐静脉和门静脉(静脉炎)。

■ 病因

- 大多数脐炎病例为多重细菌感染。

- 最常见细菌包括革兰阳性球菌(金黄色葡萄球菌、A 组链球菌)和革兰阴性杆菌(大肠杆菌、肺炎克雷伯菌和奇异变形杆菌)。
- 以革兰阳性细菌为主;但是抗球菌的脐部护理会导致革兰阴性细菌的定植和感染。
- 厌氧菌,包括脆弱类拟杆菌和产气荚膜梭状芽胞杆菌,多见于发生坏死性筋膜炎或肌肉坏死的病例。
- 破伤风杆菌和索氏芽胞梭菌多见于发展中国家。

■ 常见相关疾病

- 白细胞黏附缺陷病:
  - 脐炎可能是白细胞黏附缺陷病(LADs)最初临床表现。
  - LADs 是罕见的,常染色体隐性遗传,影响白细胞黏附至血管壁的免疫性疾病。
  - 脐带脱落需要白细胞浸润发挥作用;因此,这一缺陷病导致脐带脱落延迟和脐炎。
  - 患儿可表现为白细胞增多,脓液生成减少,伤口愈合不良,皮肤和黏膜反复感染。
  - 治疗包括快速识别感染并使用适当的抗生素。严重病例可能需要造血干细胞移植。
- 中性粒细胞减少:
  - 脐炎合并脓毒症可能与中性粒细胞减少有关。
  - 其他中性粒细胞减少综合征可能最初表现为脐炎:
    ○ 新生儿同族免疫性中性粒细胞减少症:母体 IgG 抗体通过胎盘传送给胎儿,胎儿中性粒细胞携带不同于母体的抗原,因此遭受免疫介导的破坏。
    ○ 中性粒细胞减少症的其他病因:自身免疫性中性粒细胞减少、X 连锁无丙种球蛋白血症、高 IgM 免疫缺陷综合征、HIV 感染、糖原累积病 IB 型或氨基酸代谢病。
- 结构异常:
  - 脐尿管未闭:脐尿管是连接膀胱和脐部的管性结构,通常在妊娠第 5 个月时闭锁。如果保持开放,大量尿液持续从脐部漏出。
  - 脐肠系膜导管持续存在:先天性畸形,在肠道和脐部之间存在交通,引流物含有小肠液。
  - 肉芽组织过度增生:由脐带残端愈合延迟所致,引流物为浆液性粉红色。
- 早产儿需要考虑的要点:

- 早产儿由于免疫防御机制不成熟(包括皮肤)和可能的脐血管置管易发生脐炎。
- 这些患儿可能生后早期发生脐炎伴有中性粒细胞计数的降低。

诊断

■ 病史

- 确定危险因素如胎膜早破和不洁分娩史。
- 发热、激惹、反应差、呼吸窘迫或喂养不耐受可能提示感染全身扩散。
- 脐部有尿液或粪便排出提示可能存在解剖结构的异常。
- 家族史可能提示患儿存在代谢性疾病或反复感染。

■ 体格检查

- 根据疾病严重程度不同。
- 局灶感染:
  - 腹部压痛。
  - 脐周水肿和红斑。
  - 脐部脓性或恶臭的分泌物。
- 较广泛的局部病变如坏死性筋膜炎或肌肉坏死的临床表现:
  - 脐部瘀斑或坏疽。
  - 腹壁捻发音。
  - 虽然使用抗生素治疗蜂窝织炎仍进展。
- 全身性感染的体征是非特异性的,包括体温调节异常和多器官功能不全的表现:
  - 发热或体温不稳定。
  - 心动过速,低血压,灌注不良。
  - 呼吸窘迫。
  - 腹胀,肠鸣音减弱。
  - 发绀,瘀点,黄疸。
  - 反应差,肌张力低。

■ 诊断检查与说明

实验室检查
- 脐带分泌物革兰染色涂片和培养检测需氧和厌氧菌:
  - 确定可能的微生物和抗菌药物敏感性。脐带分泌物培养可能仅仅反映了定植菌群,而不是疾病进展的病因。如果怀疑肌肉坏死,肌肉标本需送培养。
- 血培养:
  - 明确感染全身性扩散。
- 外周全血细胞计数:

- 确定中性粒细胞减少或白细胞增多。
- 不成熟中性粒细胞比例>0.2 提示全身性感染。
- 可出现血小板减少。
- D-二聚体,凝血酶原时间,部分活化凝血活酶时间和纤维蛋白原:
- 提示脓毒症或弥散性血管内凝血。

影像学检查

X线检查

- 腹部 X 线:
- 肠梗阻可能提示感染全身扩散;门静脉或肠壁积气需要立即外科会诊。
- 腹部 CT:
- 明确筋膜和肌肉受累情况,确定感染的严重程度。
- 可能发现结构畸形。
- 排泄性膀胱尿路造影:
- 发现开放的脐尿管。

诊断步骤与其他

腰椎穿刺:具有局灶或全身性疾病表现或血培养阳性的新生儿。

■ 鉴别诊断

- 根据脐炎典型的临床表现可以诊断。
- 确定相关并发症,如坏死性筋膜炎、肌肉坏死或全身感染。
- 考虑潜在的免疫或代谢性疾病。

 治疗

■ 药物治疗

- 经验治疗。
- 针对葡萄球菌的抗生素(苯唑西林、万古霉素)以及氨基糖苷类(如庆大霉素)或头孢吡肟。
- 选择抗生素时考虑局部细菌对药物的敏感性,注意医院和社区耐甲氧苯青霉素金黄色葡萄球菌。

- 发生坏死性筋膜炎或肌肉坏死时加用针对厌氧菌的抗生素(如甲硝唑或克林霉素)。
- 疗程通常为 7～14 天。

■ 其他治疗

一般措施

抗感染和支持性护理。

■ 转诊问题

如果出现全身感染,患儿需要转诊至具有儿童感染科和外科的三级医疗中心诊治。

■ 手术与其他治疗

- 早期彻底清创去除感染组织和肌肉很重要。
- 诊断或手术延误会导致局部感染进展,全身中毒症状加重。

■ 住院事项

初始治疗

急诊处理:快速评估,静脉应用抗生素以及支持治疗是患儿存活的关键。

 后续治疗与护理

■ 随访推荐

- 发生门静脉血栓的患儿需要随访是否发生由于门静脉高压所致的并发症。

■ 预后

- 脐炎无并发症预后良好。
- 脐炎患儿死亡率,包括发生并发症的患儿,为 7%～15%。
- 发生坏死性筋膜炎或肌肉坏死时死亡率较高,为 38%～87%。

■ 并发症

- 全身感染脓毒症(13%):

- 表现为体温不稳定、腹胀、呼吸窘迫和(或)低血压。
- 脓肿:
- 后腹膜,盆腔,皮下,肝脏。
- 腹腔并发症:
- 脐静脉感染会发生腹膜炎,表现为喂养不耐受、呕吐胆汁样物及全身感染的征象。
- 感染通过脐静脉传播可发生门静脉血栓或肝脓肿。
- 可能的晚期并发症有粘连性肠梗阻。
- 肌肉坏死:
- 感染累及肌肉组织。
- 需要手术切除。
- 坏死性筋膜炎(发生率为 8%～16%):
- 皮下脂肪组织、浅筋膜和深筋膜细菌感染。
- 以感染快速扩散和全身中毒症状为特征性表现。

疾病编码

ICD10

- P38.9 脐炎不伴出血。
- B95.0 A 组链球菌所致疾病。
- 95.8 非特指的金黄色葡萄球菌所致疾病。

常见问题与解答

- 问:所有早产儿均需脐部抗感染治疗吗?
- 答:不。虽然早产儿是发生脐炎的高危人群,没有证据支持医院内脐部抗感染治疗优于自然干燥法,在发展中国家或有不洁分娩史则推荐使用脐部抗感染治疗。
- 问:脐炎一般仅局限于脐带残端吗?
- 答:不。脐炎可扩散至脐周皮肤、腹壁和腹膜。快速治疗可以防止感染全身扩散。

气管软化症、喉软化症 Tracheomalacia/Laryngomalacia

Thomas G. Saba · Amy G. Filbrun 谭乐恬 译 / 许政敏 审校

 基础知识

■ 描述

- 软化是指气道结构的"柔软性"。
- 喉软化症:

- 声门上结构随呼吸发生动态的塌陷,可导致气道梗阻。
- 最常见的喉部先天性异常。
- 儿童非感染性喉喘鸣最常见的原因。
- 气管软化症:

- 气管随呼吸发生动态的塌陷,可导致气道梗阻。
- 婴幼儿和儿童慢性喘息最常见的原因。
- 临床表现取决于软化部位是胸廓内还是胸廓外气管。

■ 病因

- 喉软化症：
- 解剖异常：
  ○ 杓会厌襞过短。
  ○ 会厌过长、过软，呈"Ω"形，向后塌陷。
  ○ 杓状软骨黏膜肥厚。
- 神经源性异常：
- 神经肌肉控制发育异常导致咽肌功能失常。
- 气管软化症：
- 气管壁薄弱继发于软骨环前壁过软和（或）后壁强度低。
- 可分为原发性或继发性：
  ○ 原发性：先天性，由气管发育不成熟引起，可能合并其他先天性异常，如气管食管瘘、喉软化及面部畸形。
  ○ 继发性：发育正常的气管受损，如长期正压通气，反复感染或误吸，或外力压迫。
- 呼气时，增高的塌陷压通过顺应的气道壁造成后壁凹陷。
- 随着年龄增长，前壁软骨环的长度、范围、厚度、数量都会增加，后壁的大小和收缩性也会增加。

诊断

■ 病史

- 喉软化症：
- 症状可在出生后立即出现，也可延迟到生后1～2个月。
- 吸气性喉喘鸣。
- 睡眠或平静时可无症状。
- 哭闹、激惹、喂食、上呼吸道感染及仰卧位可加重症状。
- 气管软化症：
- 原发性：可在出生后2～3个月出现症状。
- 继发性：症状出现在损伤因素作用之后。
- 如果存在胸廓内气管软化，可出现呼气性喘息。
- 如果存在胸廓外气管软化，可出现吸气性喘息。
- 剧烈的犬吠样咳嗽。
- 哭闹、激惹、喂食及感染可加重症状。
- 黏膜清洁功能受损，导致感染多发。
- 极少数病例出现发绀、颈部过伸、屏气、喂养困难。

■ 体格检查

- 喉软化症：
- 高频或震颤性吸气性喉喘鸣。

- 胸骨上窝凹陷。
- 症状与体位有关：颈部弯曲或仰卧位加重。
- 胸部听诊可闻及喘鸣。
- 气管软化症：
- 同一音调的呼气性喘息（胸廓内气管软化）。
- 高频的吸气性喉喘鸣（胸廓外气管软化）。
- 肋间隙凹陷，在活动和急性呼吸道感染时加重。

■ 诊断检查与说明

诊断步骤与其他

- 纤维喉镜或支气管镜：
- 是诊断动态气道塌陷的金标准。
- 操作时保留自主呼吸。
- 注意观察喉或气管软化的程度、范围及位置。
- 注意和其他气道疾病相鉴别。
- 食管钡餐 X 线透视：
- 用以评估外部血管对食管的压迫。
- 有助于诊断胃食管反流。
- 胸片：
- 无论喉软化症还是气管软化症，通常都表现为正常。
- 用以排除其他可导致慢性咳嗽的疾病或造成气道压迫的畸形。
- 气道透视：
- 仅用于重症患儿；不能同时观察正位和侧位。
- MRI：
- 有助于评估外部血管对气道的压迫。
- 肺功能检查：
- 可能会有气流受限的表现，流速-容量圈可见典型切迹。

■ 鉴别诊断

- 喉软化症：与慢性喉喘鸣进行鉴别：
- 声带异常：声带麻痹。
- 喉部异常：喉裂、喉蹼、声门下血管瘤、乳头状瘤。
- 声门下狭窄：双相喉喘鸣。
- 气管软化症：与慢性喘息鉴别：
- 结构异常：血管压迫或血管环，气管狭窄/蹼，囊性病变，占位或肿瘤。
- 非结构性异常：胃食管反流（GERD）、异物、持续的细菌性气管炎。

注意

- 喉喘鸣的鉴别诊断中注意那些危及生命的疾病。
- 如果病史或病程与预期不符，要考虑合并其他情况（哮喘、GERD），或进一步寻找其他病因。
- β_2 受体激动剂引起的肌肉强度降低，可能

会导致气管塌陷加剧，所以会加重症状。
- 支气管镜检查最理想的条件是在清醒镇静状态下保留自主呼吸，以避免影响声带的运动和气道动力学。
- 硬支气管镜对气管有支撑作用，使得气管软化不易分辨，纤维支气管镜更适用。

治疗

■ 一般措施

- 喉软化症：
- 大多数患儿到15～18个月可自行好转。
- 观察及安慰。
- 改变喂养方式（节奏、体位、食物性状）。
- 与 GERD 关系密切。若有症状需治疗；经验性用药有争议。
- 气管软化症：
- 常于18～24个月自行好转。
- 观察及安慰，胸部理疗帮助排痰。
- 治疗诱因，如上呼吸道感染、哮喘或 GERD。

■ 手术治疗

- 喉软化症：
- 10%的病例为重症（窒息、发绀、严重吸凹、发育不良、喂养困难、梗阻性窒息），需要进一步的检查与治疗。
  ○ 声门上成形术：切除多余的杓状软骨黏膜，修剪会厌，切开过紧的杓会厌襞。
  ○ 气管造口。
- 术后并发症：瘢痕、吞咽困难。
- 气管软化症：
- 重症病例，非侵入性治疗和手术治疗都缺乏证据。
- 有些重症患儿需要进行气管造口术，以绕过病变区域，或进行持续正压通气。
- 有些难治性病例可以考虑行主动脉固定术（悬吊气管前壁以扩大气道）。
- 气道支架会合并严重的并发症，仅对预后差的患儿使用。
- 气道外部的加固还在研究中。

后续治疗与护理

■ 随访推荐

注意反复出现呼吸道症状、生长缓慢，以及其他诱因（哮喘、GERD）。

■ 预后

- 单纯的喉软化症和（或）气管软化症，预后

大多良好。

• 合并气管食管瘘、血管环，或其他气道急性症状、气道功能不良的病例需要手术治疗。

 疾病编码

ICD10

• Q32.0 先天性气管软化症。
• Q31.5 先天性喉软化症。

常见问题与解答

• 问：什么时候症状会改善？
• 答：随年龄增长、解剖结构成熟，喉软化的症状可在 6 个月时开始改善，通常在 18 个月时缓解。原发性气管软化症持续的时间可能会更长，但总体来说到 2 岁时都会缓解。继发性气管软化的病程取决于病因。

• 问：所有的患儿都需要进行内镜评估吗？
• 答：不需要。诊断通常以病史和体格检查为基础。轻度到中度典型症状的婴儿只需要小心监测，随访有症状反复或加重，或生长不佳的患儿。但是，对于怀疑有其他病因，或症状加重，或持续超过预期年龄的病例应该进行气道评估。

气管食管瘘和食管闭锁　Tracheoesophageal Fistula and Esophageal Atresia

Kimberly M. Lumpkins · F. Dylan Stewart　万柔 译 / 郑珊 审校

 基础知识

■ 描述

• 食管闭锁合并气管食管瘘（EA－TEF）是食管不完全形成的先天性疾病。在很多病例中，闭锁的（盲端）食管有通往气管的瘘（TEF）。
• 有五种类型：
－食管闭锁合并远端气管食管瘘是最常见的（大体 C 型，85%）。
－单纯食管闭锁没有气管食管瘘的情况占 10%（大体 A 型）。
－食管闭锁合并近端气管食管瘘和食管闭锁合并近端及远端气管食管瘘的情况都很少（每个占 1%，大体 B 型和 D 型）。
－单纯气管食管瘘而没有食管闭锁占 3%～4%（"H 型瘘"，大体 E 型）。

■ 流行病学

• EA－TEF 的患病情况是 2 500～4 000 个存活婴儿中有 1 例。全世界似乎都类似。
• 男性略微高发，男女比例为 1.2∶1。

■ 危险因素

• 很多母亲妊娠时的暴露被认为是导致疾病发生的原因，但没有明确的研究。
－在妊娠头 3 个月母亲糖尿病（非妊娠期）、高龄、母亲暴露于己烯雌酚（DES）、园艺工作、乙醇和吸烟都有密切关系。

■ 基因遗传

• 没有特异的基因导致 EA－TEF 发病。
• 双胞胎一致性只有 2.5%。

■ 病因

• 妊娠 4～5 周的时候前肠憩室分离形成气管和食管。
• 在 EA－TEF 中，认为是前肠侧向卷曲障碍导致食管与气管无法正常分离分化。Wnt 和 Bmp 信号通路的破坏也是一系列病变发展的原因。这个理论仍旧是有争议的，并且缺陷的本质也是未知的。

■ 常见的相关疾病

• EA－TEF 和 VACTERL（脊柱缺陷、肛门闭锁、心脏缺陷、气管食管瘘、肾脏畸形及四肢畸形）系列畸形有关。
• 可以表现在 13 三体、18 三体、21 三体以及 CHARGE（眼组织残缺、心脏病、鼻后孔闭锁、生长阻滞、生殖器发育不全和听力障碍）综合征、法因戈尔德综合征、迪格奥尔格综合征。

诊断

■ 病史

• 产前超声能够发现 EA－TEF 表现的特征，如胃泡消失、扩张的近端食袋或者羊水过多。
－只有一小部分患者是产前明确的，这些现象的阳性预测值很低。
－产前诊断最常见是在单纯食管闭锁没有气管食管瘘的病例中。
－产前未怀疑 EA－TEF 的患者常常是在因为大量的分泌物和喂养时不断的呛咳和吐口水最早发现。

• H 型瘘的患者，诊断可能会延迟。这些患者常常在幼年有反复的呼吸道感染或吸入事件。

■ 体格检查

• EA－TEF 的婴儿常常看上去体格正常。
• 10F 或 12F 的 10～12 cm 的鼻胃管不能通过是最主要的诊断测试。
• 体检应该关注 VACTERL 畸形的证据。
• 小心的心脏听诊。
• 呼吸音听诊可以发现爆裂音或其他呼吸体征。
• 记录完整的肛门。
• 四肢骨骼畸形的检查（缺失的桡骨或拇指）。
• 观察其他先天性畸形和相关的基因异常综合征。

■ 诊断检查与说明

实验室检查

• 没有和 EA－TEF 相关的特异性实验室检查。
• 病理变化可能导致可以预测的实验室发现（如严重肾畸形导致电解质紊乱）。

影像学检查

• 胸部 X 线、腹部 X 线检查：首选检查。
－鼻胃管蜷曲在胸部上方或颈部的近端食袋。
－肠道气体在远端出现（C 型）。
－可能有脊椎和肋骨畸形。
－排除同时发生的十二指肠闭锁的"双泡"。
－其他需要的影像学检查包括肾脏超声、心脏超声和脊柱超声检查，来排除其他

VACTERL 畸形。如果四肢体格检查有异常,四肢放射影像学检查也需要进行。

• 心脏超声对于手术计划很重要,也能获得心脏缺陷的诊断。询问心脏科专家来评估主动脉弓的偏移位置。

• 食管 X 线片:

– 怀疑 H 型瘘:倾斜压力食管片显示食管和气管之间的交通;然而表现可以是很微小的,需要进行重复检查。

– 食管 X 线片在其他一些情况下,因为有很高的吸入风险,对于 EA – TEF 的患者是禁忌的。

■ 鉴别诊断

• 先天性食管狭窄。

• 严重的胃食管反流(GERD)。

• 血管环。

• 气管支气管(H 型瘘)。

• 喉气管食管裂(H 型瘘)。

治疗

■ 一般措施

术前治疗

• 术前严格禁食、禁饮,直到手术纠正进行。

• 在近端食袋维持抽吸管来减少分泌物的吸入。

• 早期开始使用抑酸治疗。

• 维持床头升高45°。

■ 其他治疗

如上述的完整的 VACTERL 畸形检查。

■ 手术或其他方法

• 所有类型的 EA – TEF 都需要手术修补。

• 手术修补在可行的范围内在新生儿期尽早进行,以避免长期的来自反复吸入事件的肺部损伤。

• 特别是早产的或病态的婴儿先做瘘结扎而不做食管修补。食管重建可以在今后婴儿情况更稳定的时候进行。

• 修补时进行支气管镜受到争议。可能能够明确罕见的双重气管食管瘘或喉气管食管裂。

• 从右胸(除非主动脉弓心脏超声显示在右侧,左侧路入更好),基于手术医师的考虑,进行开胸或胸腔镜进行修补。

• 瘘通过缝合或者夹闭来结扎;近端食管与远端全层缝合吻合。

• 在间隔较长的闭锁中(食管两端分离达3

个椎体长度),食管两端无法衔接,把胃向上提或使用促进食管生长的措施。取而代之,可以放置胃造口管来获得营养,而后放置支架使得食物进入。

• 胸管的放置由外科医师决定。

• 术后镇静下长期插管是为了减小修复部位的压力,但是没有有力的证据表明这有特别的好处。

• 单纯 H 型 TEF 常常用颈部切入,避免从胸腔进入。

后续治疗与护理

■ 随访推荐

• EA – TEF 患者需要长期随访胃食管反流症、吞咽困难、食管动力问题。

• 内镜监测可以用于青年食管癌风险的监测,但是这个步骤不是必需的。

■ 预后

生存率主要取决于有没有心脏畸形。总体生存率大约为 95%。>1.5 kg 没有心脏畸形的婴儿的生存率是 98%。

■ 并发症

• 食管漏:

– EA – TEF 修补的早期并发症。

– 可在食管造影检查中发现。

– 保守治疗(禁食、禁饮和胸管引流)一般都能解决。

– 易发食管狭窄和气管食管瘘复发。

• 食管狭窄:

– EA – TEF 修补常见的并发症。

– 症状包括咳嗽和食物呛咳。

– 食管造影是诊断性的。

– 一系列的食管扩张能够减缓症状。

– 抑酸治疗能够改善对扩张的反应,有些难治性病例可能需要胃底折叠术。

• 气管软化:

– 有症状的气管软化发生在 20% 的 EA – TEF 患者中。

– 用硬式或可曲式支气管镜检查诊断。

– 有 2~3 个月的犬吠样咳嗽或喘鸣。

– 尽管儿童会发展成骨软化,"死亡咒语"的发生可能需要进行外科主动脉固定术来减少症状的严重度。

• 胃食管反流:

– 由于食管蠕动功能和食管牵拉导致食管下端括约肌(LES)解剖结构改变,胃食管反

流在 EA – TEF 患者中很常见。

– 不像典型的儿科患者,反流不会随着年龄增长而改善。

– 15%~70% 的气管食管瘘患者最终需要抗反流手术。

– 易发生巴雷特食管,目前的数据表明,终生的食管癌患病风险可能比人群平均高50 倍。

• 复发的气管食管瘘是需要内镜或手术治疗的难题。

• 大部分 EA – TEF 的并发症表现为呛咳、咳嗽和发绀,可能和潜在病因很难辨别。合理的步骤是需要进行食管摄片和支气管镜检查来明确合适的治疗方案。

> **注意**
> • 术前正压通气可能导致瘘的优先通气。
> • 如果需要插管,经过瘘的气管内插管是教科书建议的,然而,瘘常在隆突,使得这个方法的操作变得不可能。
> • 在变位的情况下,术后的胃肠减压管在外科医师的允许前不能拿走,以防食管修补处破裂。
> • 如果 EA – TEF 婴儿术后需要紧急重新插管,尽量柔和地使用面罩通气来防止食管解剖结构损坏。

疾病编码

ICD10

• Q39.1 食管闭锁伴气管食管瘘。

• Q39.2 先天性气管食管瘘不伴闭锁。

• Q39.0 食管闭锁不伴瘘。

常见问题与解答

• 问:怀疑食管闭锁、气管食管瘘,需要做哪些诊断性检查?

• 答:胸部放射检查配合鼻胃管注射少量气体是最好的诊断检查,可以明确显示近端食管位置,腹部充气也证实气管食管瘘。当确诊后,建议的评估检查包括心脏超声、脊柱和肾脏超声以及脊柱的监视放射片。

• 问:婴儿食管闭锁的预后如何?

• 答:总体生存率大约是 95%,大部分的死亡发生在非常早的早产儿中,以及有先天性心脏缺陷的儿童。反流是最常见的,某些病例可能需要胃底折叠术。食管运动功能障碍很常见,但是长期的情况不清楚。

气管炎 Tracheitis

Charles A. Pohl 陆泳 译 / 张晓波 审校

 基础知识

■ 描述

气管感染与气道炎症和阻塞相关。

- 急性气管炎:急性起病,发病率和死亡率较高。
- 亚急性气管炎:起病隐匿,病程缓慢,在长时间气管插管、气管切开和(或)有潜在呼吸、神经疾病的儿童中更常见。

■ 流行病学

- 常见病毒前驱症状。
- 在呼吸道病毒易感染季节(秋冬季)发病率增加,高达70%合并感染甲型流感。
- 性别易感性不明(有文献报道男女比例为2∶1)。
- 死亡率为3%。

■ 一般预防

- 儿童常规免疫接种,包括b型流感嗜血杆菌疫苗、流感疫苗、麻疹疫苗和肺炎球菌疫苗。
- 避免人工气道患儿的过度吸引。

■ 病理生理

- 病毒感染或机械损伤(如气管插管、外科手术)导致环状软骨水平气管上皮细胞损伤,从而使增加了受损组织对细菌重复感染的易感性。
- 以声门下水肿,大量脓性分泌物及假膜(黏膜、炎性产物和细菌)为特征的黏膜损伤。这些改变均会导致显著的气道阻塞。
- 葡萄球菌或化脓性链球菌的感染产生的毒素可能导致中毒性休克综合征。

■ 病因

- 细菌
- 金黄色葡萄球菌(最为常见)、A组β溶血性链球菌、卡他莫拉菌、流感嗜血杆菌、肺炎链球菌。
- 铜绿假单胞菌和其他革兰阴性肠道细菌与院内感染相关。
- 结核分枝杆菌、肺炎支原体、白喉杆菌、b型流感嗜血杆菌和呼吸道厌氧菌为少见的病原体。
- 病毒:流感病毒、副流感病毒、呼吸道合胞病毒、单纯疱疹病毒和麻疹病毒。

- 真菌:见于免疫缺陷基础疾病或长期使用激素者。

 诊断

■ 病史

- 高热、无痛的有金属声的咳嗽、呼吸声音粗重、嗜睡、呼吸困难、快速进展的气道阻塞(几小时至几天)。
- 嘶哑、吞咽困难、颈部疼痛、流口水及假膜性咳嗽在细菌性气管炎中少见。
- 存在上呼吸道感染。
- 对于使用外消旋肾上腺素临床改善不明显者需怀疑气管炎。
- 亚急性气管炎症状进展缓慢,包括对需氧量的增加、气道分泌物稠厚及颜色的改变。
- 任何年龄均可发病(1~6岁高发)。

■ 体格检查

- 中毒表现:焦虑,激惹,或者乏力;呼吸费力伴有严重的呼吸窘迫表现(如缺氧姿势、吸凹),面色苍白或发绀;严重喘鸣;伴肺炎的征象。
- 偏移的悬雍垂提示扁桃体脓肿。
- 双肺呼吸音不对称通常提示气道异物。
- 全身的淋巴结和脾大提示传染性单核细胞增多症。

■ 诊断检查与说明

影像学检查

- 放射学检查需要由经过气道管理培训的人员来完成。
- 侧位和前后位颈部摄片:发现包括咽喉部的扩张、声门下狭窄和由于黏膜脱落或假膜导致的气管壁的不规则。
- 胸部摄片:如果考虑合并肺炎,可进行检查。

诊断步骤与其他

- 喉镜或支气管镜:
- 直接地观察以及吸引梗阻的气道,既能诊断又可治疗。
- 能发现气管充血、水肿和(或)被腐蚀,及细支气管脓性分泌物或伪膜。
- 适用于诊断不明或治疗效果不佳的患儿。
- 气管细菌培养(对于需氧和厌氧菌):为诊断的金标准。
- 气管病原和白细胞革兰染色(特别是中性

粒细胞):能区分细菌定植或感染。
- 血培养:诊断意义不大(阳性率<50%)。
- 全血细胞计数:诊断价值不大,可以显示白细胞增多和左移。
- 红细胞沉降率和(或)C反应蛋白:可能升高。

■ 鉴别诊断

- 感染:
- 会厌炎及声门上喉炎(声门上炎症的表现)。
- 喉气管炎(哮吼)。
- 扁桃体周边和咽旁脓肿。
- 咽后脓肿。
- 传染性单核细胞增多症(EB病毒)。
- 白喉(罕见)。
- 环境:
- 吸入腐蚀性的物质,包括碱性物质(如烤箱清洗剂)或烟尘。
- 异物吸入。
- 常见的过敏反应或过敏导致的神经性水肿。
- 肿瘤(罕见):
- 继发于HPV病毒的乳头状瘤。
- 错构瘤和炎性假瘤。
- 喉部肿瘤。
- 创伤:
- 外伤后的气管狭窄。
- 颈部钝伤。
- 先天性:
- 气管狭窄。
- 血管环和吊带。
- 喉气管璞和裂。
- 喉气管软化。
- 声带麻痹。
- Arnold-Chiari畸形。

注意
- 注意气管炎症和分泌物的突然恶化。需要持续性的监护。
- 所有突然出现上气道窘迫和高热的患儿必须考虑细菌性气管炎。

 治疗

■ 药物治疗

根据气管分泌物的革兰涂片、细菌培养结

果以及最有可能的病原来选择抗生素,同时对有人工气道和院内感染的儿童也需要考虑到先前的定植细菌及医院获得性的常见病原。

• 轻度疾病:

- 经验治疗可使用阿莫西林-克拉维酸钾或第二代头孢菌素 10~14 天[根据抗菌药物使用种类 50 mg/(kg·24 h)]。

- 对于 b 型流感嗜血杆菌疫苗接种完成的可考虑使用半合成青霉素,如双氯西林[40 mg/(kg·24 h)],如青霉素过敏或考虑 MRSA 可使用克林霉素[10~30 mg/(kg·24 h)]。

• 中重度疾病:

- 使用抗葡萄球菌的抗生素经验治疗,如克林霉素加第三代头孢菌素或氨苄西林-舒巴坦。

- 如果出现医院获得性感染(MRSA)或待培养结果的中毒性休克病例可考虑静脉使用万古霉素[60~80 mg/(kg·24 h)]。

• 对于初始治疗无效或使用人工气道的患儿,需考虑覆盖厌氧菌、假单胞菌和其他革兰阴性细菌。

• 与治疗喉炎不同,雾化吸入外消旋肾上腺素和类固醇激素不会减轻症状。

• 疗程:根据临床疗效而定,通常为 10~14 天。

■ 其他治疗

一般措施

• 稳定的循环、气道、呼吸支持(ABCs)。
• 保持气道开放。
• 建立静脉通路、氧气和监护。
• 快速对 ABCs 的评估是必需的,气道管理尤为重要。

• 通常情况下需要补充氧气。
• 推荐儿童重症监护室进行初始治疗。
• 做好紧急气管插管或气管切开的准备。
• 利用内镜进行灌洗和吸引是诊断和治疗的常用方法。
• 后期的气道吸引和监护能预防不良预后。
• 有人工气道的患儿通常需要增加的通气支持。

 后续治疗与护理

▪ 随访推荐

• 人工气道的患儿不推荐常规行培养监控,在无症状的患儿中通常代表定植菌。
• 需警惕的症状:

- 中毒表现,大量分泌物,持续发热,使用抗菌药物后呼吸窘迫仍加重提示耐药、不常见病原或不同的诊断。

- 反复呼吸困难,特别是喘鸣,随后发生呼吸道感染提示气管狭窄可能。

- 机械通气下状况突然恶化提示气管插管的阻塞、气胸或是呼吸机机械故障。

▪ 饮食事项

禁食至患儿气道稳定及能耐受口服食物。

▪ 预后

• 大多数患儿可完全恢复无后遗症。
• 患儿年龄越小,插管可能性越大,住院时间也越长。
• 有亚急性气管炎高危因素的患儿更容易反复发病。

▪ 并发症

• 肺不张。

• 肺水肿和肺炎。
• 败血症。
• 葡萄球菌中毒综合征(如中毒性休克综合征)。
• 长期机械通气所产生的并发症(包括气漏、感染、气胸、气管狭窄)。
• 声门下狭窄。
• 呼吸衰竭和心跳骤停。
• 死亡($<3.7\%$)。

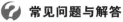 **疾病编码**

ICD10

• J04.10 急性气管炎不伴有梗阻。
• J04.11 急性气管炎伴有梗阻。
• J05.10 急性会厌炎不伴有梗阻。

常见问题与解答

• 问:怎样区分孩子是严重的喉炎还是气管炎?
• 答:感染性喉炎和气管炎可同样表现为发热、中毒表现、呼吸窘迫和喘鸣。直接可视内镜和上气道细菌培养可以很好地区分这些疾病。喉炎常由副流感病毒引起,前后位颈部摄片可见气管上段"尖塔征"。
• 问:流感病毒 A 是支气管炎常见的病原吗?
• 答:这个问题存在争议。气管炎患儿气管培养中常可回收流感病毒 A。然而,是否其是气管炎的病原或易感因素仍不清楚。
• 问:声门上区是气管炎常见的累及部位吗?
• 答:不是。不像会厌炎,气管炎通常不会累及声门上区。声门上区未累及提示细菌性气管炎而不是会厌炎。

气胸 Pneumothorax

Richard M. Kravitz 陈纲 译 / 刘芳 审校

 基础知识

■ 描述

胸膜腔内空气或其他气体异常积聚。

■ 流行病学

取决于基础肺部疾病。

发病率

• 自发性气胸:

- 男性>女性[(1.4~10.1):1]。

- 发病峰值年龄:10~30 岁。

• 气胸合并囊性纤维化(CF):

- CF 整体人群:3.5%~8%。

- >18 岁的 CF 患者:16%~20%。

- 气胸的危险因素:

○ 更严重的疾病。
○ 肺功能减低[例如,1 s 用力呼气容积(FEV_1)$<30\%$~50%]。
○ 铜绿假单胞杆菌、洋葱伯克霍尔德菌、曲霉的定植。

■ 危险因素

• 哮喘。

- CF。
- 肺炎。
- 胶原血管病。

■ **病理生理**

- 空气可以通过以下途径进入胸膜腔：
  - 胸壁（例如，穿通伤）。
  - 肺内（例如，肺泡破裂）。
- 通常患侧塌陷的肺封闭了破口。
- 如果阀门机制持续作用，胸腔内空气积聚，导致张力性气胸的发生（临床急诊）。

■ **病因**

- 自发性（继发于肺尖大疱）。
- 机械损伤：
  - 穿通伤（例如，刀或子弹伤）。
  - 钝性伤（例如，车祸）。
- 气压伤：
  - 机械通气。
  - 咳嗽（严重咳嗽）。
  - 阴道分娩。
- 医源性：
  - 中心静脉导管放置。
  - 气管镜（尤其是同时活检）。
- 感染，常见病原菌：
  - 金黄色葡萄球菌。
  - 肺炎链球菌。
  - 结核分枝杆菌。
  - 百日咳杆菌。
  - 卡氏肺孢子虫病。
- 气道梗阻：
  - 黏液阻塞（哮喘）。
  - 异物。
  - 胎粪吸入。
- 肺大疱形成（例如，特发性，继发于 CF）。
- 恶性肿瘤。
- 月经。

诊断

■ **病史**

- 可能无症状（由于其他原因行胸部摄片发现气胸）。
- 咳嗽。
- 气促。
- 呼吸困难。
- 胸膜源性胸痛，通常急性发生并局限在心尖部位（肩部放射痛）。
- 呼吸急促。
- 增加气胸风险的基础疾病。

- 出现症状前可能引起气胸的活动：
  - 举重。
  - 加剧咳嗽。

■ **体格检查**

- 可能正常。
- 患侧呼吸音减低。
- 语音震颤减低。
- 患侧叩诊呈鼓音。
- 呼吸急促。
- 心动过速。
- 呼吸困难。
- 呼吸窘迫。
- 心尖搏动点移向健侧。
- 气管移向健侧。
- 皮下气肿。
- 发绀。
- 刮擦征（通过听诊器）：手指在气胸区域轻轻抚摸时可以听到一种响亮的刮擦声。

■ **诊断检查与说明**

- 心电图：
  - QRS 波群电压振幅减小。
  - QRS 轴右偏（左侧气胸时）。

  实验室检查
- 动脉血气：
  - PO_2 通常降低。
  - PCO_2：
  ○ 呼吸代偿性升高。
  ○ 过度通气降低。
- 脉搏血氧饱和度：
  - 用于测定血氧饱和度。

  影像学检查
- 胸部 X 线平片：
  - 患侧肺透亮影。
  - 患侧肺外周无肺组织影。
  - 患侧肺塌陷。
  - 可能有纵隔积气及皮下气肿。
- 胸部 CT：
  - 可有效发现少量气胸。
  - 有助于鉴别气胸和肺大疱、囊肿。
  - 有助于定位小的肺尖大疱合并自发性气胸。

  诊断步骤与其他
- 误区：
  - 在健康人中不考虑该诊断。
  - 与基础肺部疾病的症状混淆。
  - 针刺入肺大疱或者肺囊状内（可以导致张力性气胸和呼吸代偿性增快）。

■ **鉴别诊断**

- 肺：
  - 先天性肺畸形：
  ○ 囊肿（例如，支气管源性囊肿）。
  ○ 囊性腺瘤样畸形。
  - 先天性大叶气肿。
  - 获得性肺气肿。
  - 肺过度膨胀。
  - 感染后肺大疱。
  - 肺大疱形成。
- 其他：
  - 膈疝。
  - 感染（肺脓肿）。
  - 肌肉拉伤。
  - 胸膜炎。
  - 肋骨骨折。

 治疗

■ **一般措施**

- 稳定患者。
- 排出胸膜腔气体：
  - 怀疑张力性气胸需紧急进行。
  - 少量无症状气胸建议观察。
- 处理导致气胸的基础疾病：
  - 抗生素治疗基础感染。
  - 哮喘发作时使用气管扩张剂及抗炎药物。
- 氧气：
  - 保持 $SaO_2 \geqslant 95\%$。
  - 吸入 100% 纯氧：
  ○ 可以加速胸膜腔内气体吸收入血液，加速肺复张。
  ○ 有效治疗少量气胸，尤其在新生儿病例中。

■ **手术与其他治疗**

- 细针胸腔穿刺：单纯非复杂性自发性气胸病例中可以有效排除胸膜腔气体。
- 胸腔闭式引流：
  - 用于反复持续或复杂气胸和有明确基础疾病的气胸病例胸腔气体的排出。
  - 胸腔引流管应保留的时间，通常 2～4 天：
  ○ 大部分气体已经吸收。
  ○ 引流管封闭后无气体积聚增加。
- 外科切除肺大疱：
  - 肺大疱有很大机会破裂引起气胸。
  - 对于已有气胸的患者，肺大疱需切除或缝合以避免气胸再次发生（肺大疱如果没有进行修补手术则有很大可能再次发生气胸）。
  - 开胸手术或电视胸腔镜辅助手术

(VATS)。

- 胸膜固定术:
- 将肺组织与胸腔内壁粘连在一起,防止再次发生气胸。
- 用于对于气胸反复发作患者有效,或者气胸对胸腔闭式引流治疗无效(例如 CF,恶性)患者。
- 该方法的机制:肺表面出现炎症,通过瘢痕组织与胸壁形成粘连。
- 2 种常用的方式:
  - 外科胸膜固定术:
  - 部分肺组织机械摩擦或胸膜剥脱术。
  - 优点:非常有效;低复发率;高选择性(限制在病变区域)。
  - 缺点:需要手术和全麻;如患者不稳定则为禁忌证。
  - 化学胸膜固定术:
  - 化学物质用于产生炎症。
  - 通常使用的化学物质:滑石粉、四环素、米诺环素、多西环素、奎纳克林。
  - 优点:无需外科手术和全麻。
  - 缺点:跟外科相比效率较低;广泛产生炎症(非选择性;使胸腔再次手术变得困难;疼痛)。

后续治疗与护理

■ 随访推荐

气体排出后症状迅速减轻。

患者监测

需要注意的指征:没有气体再积聚的前提下仍无法拔除胸腔引流管(提示支气管肺瘘可能;7～10 天无改善需要外科探查)。

■ 预后

- 取决于气胸的基础病因。
- 单纯自发性气胸预后良好。
- CF:气胸的发生增加并发症发生率和死亡率(中位生存时间是第一次气胸发生后 4 年)。

■ 并发症

- 疼痛。
- 缺氧。
- 呼吸窘迫。
- 张力性气胸:
- 缺氧。
- 高碳酸血症合并酸中毒。
- 呼吸衰竭。
- 纵隔积气合并皮下气肿。
- 支气管肺瘘。

疾病编码

ICD10

- J93.9 气胸,非特异性。
- J93.11 原发性自发性气胸。

- S27.0XXA 创伤性气胸,首次发生。

常见问题与解答

- 问:气胸会复发吗?
- 答:复发取决于气胸的基础原因。自发性气胸发生率是:
- 仅观察:20%～50%。
- 进行过胸腔穿刺:25%～50%。
- 进行过胸腔闭式引流:32%～38%。
- 整体复发率:16%～52%。
- 化学胸膜固定术复发率:
- 四环素:25%。
- 滑石粉:8%～10%。
- 外科胸膜固定术复发率:
- VATS:13%。
- 开胸手术:3%。
- 开胸及胸膜剥脱术:0～4%。
- CF 复发率:
- 未进行胸腔闭式引流:68%。
- 单纯胸腔穿刺:90%。
- 单纯胸腔闭式引流:72%。
- 化学胸膜固定术:
  - 四环素:42%～86%。
  - 奎纳克林:12.5%。
  - 滑石粉:8%。
- 外科胸膜固定术:开胸及胸膜剥脱术:0～4%。

气压损伤性中耳炎

Judith Brylinski Larkin 段博 译 / 许政敏 审校

基础知识

■ 描述

- 中耳或内耳气压伤,大多数由飞行或潜水造成,也有的在电梯或高海拔地区活动造成。
- 也可见于接受高压氧治疗的患者和爆炸伤患者。
- 在潜水员称为"中耳挤压伤"。

■ 病因

- 在商用飞机上有自动增压系统,所以严重的气压伤较少见。
- 发病更多见于潜水、驾驶军用飞机和接受

高压氧治疗的人。

- 据研究报道,儿童在乘坐一次航班后该病发生率在 8%～55%,不同的研究差异较大。
- 多数研究一致认为成人在乘坐一次航班后该病发生率为 20%。
- 潜水致该病发生率为 40%。

■ 危险因素

- 年龄:婴幼儿由于咽鼓管较小为该病的高危人群。
- 导致咽鼓管功能障碍的疾病,如中耳炎、上呼吸道感染、变应性鼻炎。
- 吸烟。

- 用力做 Valsalva 动作。

■ 一般预防

- 潜水时逐步下降,杜绝快速下沉。
- 潜水员上升时的速度应避免超过他们的气泡上升速度。
- 在飞机起降以及潜水升降过程中,应当做打呵欠、吞咽、咀嚼动作或 Valsalva 动作。
- 患有上呼吸道感染或变应性鼻炎时避免飞行或潜水。
- 避免在飞机起降时睡觉。
- 在潜水上升前刺破潜水衣让水充满外耳道。
- 避免使用耳塞。

▪ 病理生理

• 玻意耳定律提出：气压降低体积增大，气压上升体积减小。

• 在飞机或潜水上升过程中气压下降，下降过程中气压上升。

• 在上升过程中，鼓膜向外凸起、咽鼓管开放调节中耳压。压力容易保持平衡。

• 在下降过程中，鼓膜凹陷，咽鼓管吸入空气较难，压力不易保持平衡。

• 当外界气压大于中耳气压 60 mmHg 时，会产生主观不适。

• 当外界气压差大于 90 mmHg 时，咽鼓管塌陷阻塞，自动调节功能失灵。

• 当气压差在 100～400 mmHg 时，鼓膜破裂。

• 气压性中耳炎可根据疾病程度来分级（见体格检查）。

▪ 病因

大气、中耳腔和内耳的压强变化引起中耳或内耳损伤。

诊断

▪ 病史

• 耳痛，耳部闷胀感，听力减退。

• 内耳损伤症状包括前庭和（或）听觉症状：眩晕、耳鸣、恶心和呕吐。

• 近期有飞行、潜水和高压氧治疗病史。

▪ 体格检查

• 眼震。

• 听力减退。

• 根据鼓膜症状表现分期：

– 分级 0：有症状无体征。

– 分级 1：弥漫性鼓膜充血，光锥消失。

– 分级 2：分级 1＋轻度鼓膜出血。

– 分级 3：分级 1＋明显鼓膜出血。

– 分级 4：鼓膜凸起，可见液气平面，鼓室积血。

– 分级 5：鼓膜活动性出血，鼓膜穿孔。

▪ 辅助检查

影像学检查

有前庭症状和听力减退的患者应行 CT 检查排除内耳损伤。

诊断步骤与其他

对有气压伤体征的患者和有相应症状的患者都应行听力检查。

▪ 鉴别诊断

• 渗出性中耳炎。

• 急性中耳炎。

• 外耳道炎。

• 鼓膜钝性损伤。

• 暴露于巨大噪声环境中。

治疗

▪ 药物治疗

• 鼻喷减充血剂［羟甲唑啉（佑风能）］：

– 曾报道有一定的治疗作用，但随机对照试验显示与安慰剂相比无明显优势。

– 原理：通过收缩黏膜动脉可改善咽鼓管功能。

– 飞机起飞和潜水前 1 h 以及飞机降落前半小时局部用减充血剂。

– 每侧鼻孔各 2 滴/喷。

– 儿童应 6 岁以上用药。

• 口服减充血剂：

– 2 个随机对照试验建议口服减充血剂可能有效，但儿童组的试验显示无效。

– 外用制剂可能通过相同的作用机制起作用。

– 应该在压强变化前 1～2 天开始使用。

• 抗组胺药：

– 对减少黏膜水肿和扩张咽鼓管口有帮助作用。

– 可在预知的气压变化前使用。

– 鼻表面活性剂可能是有用的，但需要进一步研究。

– 镇痛药如对乙酰氨基酚、布洛芬和萘普生可以用于治疗严重疼痛。

▪ 其他治疗

一般措施

• 当潜水或下降时做 Valsalva 动作（捏住鼻孔吹鼻）可能是有益的，能迫使空气通过咽鼓管进入中耳，从而平衡中耳与环境之间的压力。完成该动作要轻柔。

• 当飞机下降时或潜水上浮时做吞咽、打呵欠、咀嚼动作可以帮助咽鼓管开放来释放压力。

• 波利策囊（咽鼓管吹张袋）：为一种改善的压力不平衡的仪器，用于 Valsalva 动作和减充血剂治疗无效的患者。

• Otovent：可用于治疗或预防的另一仪器；可以教给仅 2～6 岁的孩子使用。

• 在治疗严重的气压伤疾病时需要行鼓膜切开术，有无置管均可，以减缓压力。鼓膜切开

术可以作为有气压伤病史患者的预防措施。

• 鼓膜切开术对患者的剧痛或持续性咽鼓管功能障碍可有效改善；手术最好由耳鼻喉科医师进行。

▪ 手术与其他治疗

少数情况下患者会要求行鼓膜切开术，可有或没有置管，来减轻压力和耳痛，以及防止并发症的发生。鼓膜切开术是一项外科手术，在鼓膜上做一个小切口。该手术可使中耳腔与外界相通，鼓膜两侧压力平衡。鼓膜切开后未置管可以减轻压力，但可能会因短时间内愈合，而不足以让气压伤愈合；有时，鼓膜切开术后置管是必要的，但鼓膜置管不适合潜水者。

后续治疗与护理

▪ 随访推荐

患者监测

多数气压伤患者可以保守治疗至痊愈。早期出现并发症者需要及时找专家复诊。

▪ 预后

• 发病较轻的患者可完全自愈。

• 中耳气压伤通常是自限性的，用"常规措施"部分中描述的方法可矫正修复。在极少数情况下，如出现剧烈疼痛或咽鼓管功能障碍时，需要鼓膜切开术，可有或无置管，来缓解压力差。

• 没有损伤中耳或内耳时的压力差可在返回大气环境中几天后恢复。

• 气压伤已伤及中耳或内耳则有所不同；有些损伤可能是永久性的（如累及柯蒂器），有些损伤是可逆的（如累及鼓膜）。

• 由于内耳损伤部位不同，可出现相应的听觉和前庭症状。

▪ 并发症

• 眩晕。

• 耳鸣。

• 听力减退。

• 鼓膜破裂。

• 圆窗和卵圆窗破裂。

• 出血。

疾病编码

ICD10

• T70. OXXA 气压创伤性中耳炎，初次

遇到。
- H92.09 耳痛,非特指侧。
- H93.19 耳鸣,非特指侧。

❓ 常见问题与解答

• 问:Valsalva 动作在飞机上升时是否有效?

• 答:是。通过 Valsalva 动作可增加中耳压

力,并避免通过咽鼓管排气导致中耳与外界更大的压力差。

• 问:患有中耳炎的孩子可以乘飞机旅行吗?

• 答:可以。Weiss 和 Frost(1987)的研究表明,乘商业飞机旅行并没有导致症状恶化,事实上,分泌性中耳炎的存在似乎可以预防气压伤。

• 问:在乘坐飞机旅行时我怎样才能最大限

度地减少孩子的耳痛?

• 答:对于婴幼儿,可为他们做些护理,疼的时候拿一瓶奶,在上升和下降过程中让他们吮吸奶嘴。年长儿可吃硬糖或嚼口香糖。这些动作可以促进吞咽运动,反复打开咽鼓管和均衡中耳压力和外界环境的压力差。还可以教孩子们做 Valsalva 动作。如果孩子目前有上呼吸道感染,飞行前使用减充血剂可能会有所帮助。

铅中毒 Lead Poisoning

Julie O'Brien • Kent Olson 李慧萍 译/张凯峰 审校

🩺 基础知识

▪ 描述

• 铅中毒是最常见的儿科环境健康问题之一,多为全身性的无机铅中毒。铅中毒是一个旧的术语,实际的血铅水平(BLL)更具有特异性。

• 疾病控制及预防中心(CDC)提出 BLL≥5 mcg/dl 为铅水平增高。

- 这个参考值是基于国家健康及营养调查(NHANES)所收集的 1~5 岁儿童铅水平的第 97.5 百分点制订的。

- 可以替代之前儿童铅中毒预防咨询委员会(ACCLPP)提出的"警戒线":≥10 mcg/dl。许多研究指出 BLL 低于 10 mcg/dl 已经会对认知、行为产生影响。

▪ 流行病学

近期美国国家检测数据显示 3 800 万家庭使用含铅油漆(美国家庭的 1/3)。

• 2 400 万家庭受到含铅油漆威胁。

• 1978 年以前,约 83% 的美国私人住宅使用含铅油漆。

患病率

在过去的 20 年间高血铅的患病率以及血铅水平的平均值都显著下降。

• 预计约 45 万 1~5 岁美国儿童中 BLL≥5 mcg/dl。

• 持续存在的种族收入的差异导致房屋质量、营养以及获得的医疗保健方面存在差异。

▪ 危险因素

• 有更多口腔行为问题的年幼儿童。

• 发育落后、精神发育迟缓的儿童。

• 异食癖的儿童。

• 住在脱落或损坏的含铅油漆的老房子里。

• 在没有铅风险控制地方的装修或改造老房子。

• 近期从环境铅含量高的国家移民到美国的儿童(如仍使用含铅汽油的地方)。

• 使用铅釉陶瓷陶器。

• 使用含铅的传统治疗(如 Azarcon,一些印度传统医学的药物和中药)。

• 摄入墨西哥含铅的糖果。

▪ 一般预防

- 一级预防:在铅暴露之前,去除环境中潜在的铅风险。

- ACCLPP 会非常关注一级预防,他们强调没有真正安全的铅水平,并且铅的影响是不可逆的。

- 临床医师应当预先指导所有家长铅暴露的途径以及铅暴露的预防。

- 二级预防:高血铅水平的筛查。

- 最低筛查建议:对 1 岁及 2 岁儿童进行血铅检测,如果之前没有筛查那么 36~72 月龄需进行筛查。

- 筛查从其他国家移民来的儿童,筛查孕前、孕期和哺乳期铅暴露的孕妇、哺乳妇女及其新生儿和婴儿。

- 三级预防:病例管理,铅中毒儿童环境的整治。

- 控制措施:

- 通过移除、隔离含铅物质来减少居住环境中的铅危害。

- 通过良好的家务(湿化、拖净家庭灰尘)控制环境中铅粉尘的接触和摄入;注意个人卫

生(清洗孩子的手、玩具、个人物品,进屋前在鞋垫上擦净鞋底);雇佣环保局认证的装修人员进行装修以避免含铅油漆。

- 去除孩子生活环境中任何已知的铅来源。

▪ 病理生理

• 铅的毒性作用涉及许多器官系统,包括神经、血液、胃肠道、肾脏及生殖系统。

- 许多毒性作用通过带正电荷的金属物质连接于 δ-氨基乙酰丙酸脱水酶(ALAD)、亚铁螯合酶、胆色素原合成酶、粪卟啉原氧化酶等酶活化位点上带负电荷的硫氢基,从而抑制酶活性破坏血红蛋白合成。

- 在多种生物系统中二价铅和钙也发生竞争。

• 儿童胃肠道铅吸收率高,且较成年人更容易通过手口途径摄入铅。

• 因为正在发育、不成熟的中枢神经系统对铅毒性高度敏感,因此应特别关注胎儿及年幼儿童铅中毒对神经心理的影响,即使是相对较低的血铅水平也可导致智力受损、注意力相关的行为及低学业成就。

🔬 诊断

▪ 病史

• 因为大部分孩子都没有症状,因此对于暴露危险因素的评估是非常重要的。

• 病因与铅常见的来源:

- 居住或访视老的(1980 年前)、劣质的房屋,接触含铅油漆或污染的粉尘或土壤。

- 父母职业或兴趣涉及铅暴露(如建筑或在电池车间工作、制作彩色玻璃窗或陶艺)。

- 使用的治疗方法、化妆品、陶艺、玩具含

有铅。

- 摄入污染的水、食物、饮料。

• 典型症状：

- 大部分孩子没有症状，许多临床症状都是非特异的。一系列主诉包括厌食、间歇性腹痛、便秘、偶发的呕吐、精神状态改变（如易怒或嗜睡）、活力的降低、发育状态改变（如发育阶段倒退）等，可能是铅中毒的先驱症状。

• 铅中毒脑病：

- 可以表现为意识丧失、共济失调、持续呕吐、癫痫以及昏迷。

- 常常在之前提到的前驱症状之后出现。

■ 体格检查

由于患儿通常无症状，因此体格检查对于发现低水平铅一般没有帮助。

• 有症状的和（或）脑病的患儿可能有急性胃肠道、神经、血液及全身症状。

• 针对发育落后的评估。

■ 诊断检查与说明

实验室检查

• 静脉或毛细血铅测试（必须使用不含铅的采血管）：

- 结果需上报至当地的健康管理部门。

- 测试结果仅反映近期的铅暴露情况，并不能反映全身的铅负荷。

- 毛细血管测试假阳性率更高。如果异常，需要测试静脉血铅。

- 儿童静脉血液检查血铅水平≥5 mcg/dl 可确诊。

• 血常规：用于检测贫血。

- 往往伴随缺铁性贫血。

- 铅中毒相关性贫血是典型的正细胞正色素性贫血；小细胞低色素性贫血往往是由于混合的病因引起的。

- 嗜碱性点彩红细胞有时候可以在外周血涂片上找到。

• 游离红细胞原卟啉：

- 是铅介导的血红蛋白合成障碍的标志物。

- 临床可用于随访血红蛋白合成抑制治疗后恢复情况。

■ 影像学检查

• 腹部立位平片：当有误吞异物病史或血铅水平非常高的时候，腹部平片用于寻找不透射线的异物，如含铅油漆碎片或其他含铅的异物。

• 长骨摄片不推荐作为常规检查。

■ 鉴别诊断

铅中毒可以是以下疾病的病因：

• 抽搐、精神状态改变和（或）昏迷。

• 贫血。

注意

诊断失败的原因：

• 当出现铅中毒引起的临床症状、体征或神经精神症状时未及时检测血铅水平。

• 没有充分询问铅暴露的可能性。

治疗

大部分个体的主要治疗是环境管理，避免进一步铅暴露。仅血铅水平较高的个体需要药物治疗。

■ 一般措施

• 环境管理：

- 让孩子远离铅来源。

- 当反复的静脉血铅水平达到 10 mcg/dl（CDC 分级ⅡA）或以上时需进行；资源允许的情况下，尽可能维持更低的血铅水平。

• 降低家庭铅水平。

• 建议咨询驱铅专业人员。

■ 药物治疗

• 螯合疗法：

- 静脉铅水平≥45 mcg/dl 时需在环境管理基础上结合驱铅治疗，可以使用肠道外制剂乙二胺四乙酸二钠钙（Ca-EDTA）或口服制剂如二巯基丁二酸（DMSA）。

- 证据表明螯合疗法不能逆转或减小铅所造成的神经心理反应，因此对血铅水平＜45 mcg/dl 的儿童不推荐螯合疗法。

- 如果能确保环境的铅安全，并且患者能很好地遵从医嘱，那么可以出院治疗。

- 二巯琥珀酸：按 10 mg/kg（或 350 mg/m²），q8 h，共 5 天；之后改为 q12 h，维持 14 天以上。每周监测中性粒细胞、血小板计数，建议给予肝酶保护剂。

• 儿童有铅中毒症状或血铅水平≥70 mcg/dl 时应当立即入院接受肠外螯合疗法，同时给予肌内注射二巯基丙醇及静脉或肌内注射依地酸钙钠 EDTA。由于许多因素都会影响螯合剂治疗效果，因此建议结合铅中毒治疗临床经验实施治疗。

• 合并脑病的患儿属于急救对象，应该收治入重症监护室，请有经验的神经外科医师协

助治疗。

• 吞下的含铅异物时应当运用聚乙二醇溶液灌肠排出。

■ 转诊问题

• 收治患者前、治疗过程中、出院后必须和当地健康管理机构密切联系。

• 转诊可以进行早期干预或发育评估，并获得需要的社会工作者、治疗师、神经科专家以及其他专家。

■ 住院事项

入院指征

所有有症状的，或 BLL≥70 mcg/dl，或 BLL≥45 mcg/dl 但不能保证铅安全环境和（或）不能依从口服药物治疗的患儿都需要住院。

出院指征

症状缓解、BLL 显著下降以及出院后铅安全环境可以保证的患儿，可予以出院。

后续治疗与护理

■ 随访推荐

患者监测

• 及时进行当前环境铅暴露状态随访以及调查额外的铅暴露（如搬家、拜访新住所）等。

• 对于 BLL≥5 mcg/dl 的那些人每 1～3 个月随访静脉铅水平，如果铅水平进一步下降，可降低随访频率。

• 螯合治疗期间 1～3 周复查静脉铅水平，之后也要频繁监测，直至铅水平明显下降，并且没有新的铅暴露。治疗后 BLL 会立即降到最低点，但是会回弹至治疗前的水平及最低点之间。

■ 饮食事项

• 如果摄入不足，可给予钙及铁的补充制剂；钙、铁缺乏可增加肠道对铅的吸收。

• 推荐每日钙摄入量为 500 mg，一般可通过普通健康饮食获得。

- 目前没有证据表明补充超过推荐摄入量有益于那些高血铅水平的孩子。

• 缺铁患儿可以从元素铁 3 mg/kg 开始补充铁剂。

- 螯合治疗期间应保留铁补充剂。

- 另外，推荐每日至少两次食用维生素 C 含量丰富的食物，如水果、蔬菜及果汁。

■ 预后

铅暴露和吸收越严重、持续时间越长以及

起始于中枢神经系统还正在发育的小年龄阶段,遗留长期神经精神症状的风险越大。

- 铅中毒症状反复发生预示着出现长期后遗症的风险大。
- 入学前轻微的症状可能一直被忽视。

■ 并发症

- 急性脑病。
- 抽搐。
- 昏迷。
- 死亡(多由于脑水肿)。
- 智力低下。
- 认知、行为、注意力及神经发育损伤。
- 贫血。
- 范科尼综合征。
- 肠绞痛。

- 不良生殖结局。

 疾病编码

ICD10

- T56.0X4A 铅或其复合物导致的毒性效应,未确定的。
- T56.0X1A 铅或其复合物导致的毒性效应,意外的。

常见问题与解答

- 问:什么是驱铅?
- 答:驱铅就是将环境中的铅危害移除,可以通过替代(如更换成一个新的窗户)、封闭

铅来源的区域(如安装隔离板)、移除表面的含铅油漆(不要使用燃烧或打磨的方法)或覆盖含铅区域(在含铅表面覆盖特定的覆盖物避免接触铅)进行。

- 问:驱铅是永久性的吗?
- 答:通常情况是,含铅油漆剥脱的部分可以从家里清扫出去,但尽管进行持续维护或修理,未受损的含铅油漆随着时间推移仍会出现剥脱,可能会成为新的铅威胁。
- 问:为什么我的两个孩子住在同样的房子里,但是并不是在相同的年龄出现铅中毒?
- 答:每个孩子是不一样的,手-口行为是孩子吞入铅最主要的途径,有些孩子手-口行为比其他人要多。另外,可能在孩子还小的时候,您家庭中的铅威胁是不一样的。

强迫性障碍 Obsessive Compulsive Disorder

Holly H. Martin · Manisha Punwani 朱大倩 译 / 高鸿云 审校

 基础知识

■ 描述

- 强迫性障碍(obsessive-compulsive disorder, OCD)是以反复和持久的强迫观念和强迫行为为特征的精神障碍。
- 强迫观念定义为侵入性的、非自主想要的想法、影像或冲动,导致患者痛苦,并努力去忽视或抑制这些想法。
- 强迫行为是指:由强迫性观念导致的重复行为。行为的目的是预防或减轻焦虑或痛苦,或者是为了预防一些可怕的事件或处境。
- 儿童并不一定能够认识到这些观念或行为是多余的或没有理由的。
- 强迫性观念或行为导致明显的痛苦,浪费时间(>1 h/d),并导致日常功能损害。
- 不是由物质滥用导致的生理反应,也不能用其他精神障碍来解释。
- 分为"良好或相当的自知力""自知力低下""自知力缺失及妄想信念"或抽动相关性。

■ 流行病学

- 200 000~500 000 名儿童青少年中至少有 1 名患 OCD。患病率与儿童糖尿病相似。
- 从学龄前至成年期均可发病。

- 尽管 OCD 可发生于任何年龄段,但 10~12 岁,以及青春期后期到成年早期是两个易发年龄段。

■ 危险因素

- 家族遗传性。
- 双生子研究提示中度遗传倾向。
- 急性链球菌感染(PANDAS)。

■ 常见相关疾病

- 抑郁。
- 焦虑障碍。
- 抽动秽语综合征。
- 拔毛癖。

诊断

■ 病史

- 诊断性评估的信息应该通过分别与儿童青少年及其父母面谈后获得。
- 需要关注当前症状的严重程度、病程和功能损害的程度。
- 需要关注核心症状中强迫观念的内容和强迫行为的表现。反复检查,重复的仪式性动作,对整齐的重视等是最常见的表现。
- 要特别关注与暴力或性有关的闯入性思维,儿童可能不会主动提及这些。

- 强迫观念可以表现为行动或思想中的重复。
- 对功能损害的评估包括被强迫观念和行为所占用的时间,以及对日常生活的影响。
- 应评估儿童对这些非理性症状的自知力。从诊断上来说,儿童并不需要认识到这些症状是多余的。家长对这些仪式性行为,例如过度清洁的适应程度也需要进行评估。
- 需要了解起病情况,是否急性、重症、暂时性且与链球菌感染同步。

■ 体格检查

没有相关资料。

■ 诊断检查与说明

- 没有特定相关性实验室检查。
- 如果急性起病,症状严重,并伴随链球菌感染表现,应考虑检查 ASO。

诊断步骤与其他

诊断性量表:儿童 Yale-Brown 强迫问卷(Children's Yale-Brown obeseeive compulsive scale, CY - BOCS)。

■ 鉴别诊断

- 广泛性发育障碍。
- 妄想性障碍。
- 强迫性人格障碍。

Q

• 躯体变形障碍。
• 神经性厌食。
• 拔毛癖。
• 抽动秽语综合征。
• 精神分裂症。
• 风湿性舞蹈病。
• 与链球菌感染相关的儿童自身免疫性神经精神障碍(PANDAS)。

 治疗

■ 一般步骤

OCD 的治疗可分为心理治疗和药物治疗两类。
• 认知行为治疗(cognitive behavioral therapy,CBT)是研究最多,也最有效的心理治疗:
- 选择性 5-羟色胺再摄取抑制剂(selective serotonin reuptake inhibitors,SSRIs)是药物治疗的一线用药。
- 可先单独进行 CBT 治疗,如果疗效欠佳,再加用药物治疗。
• 治疗重点为反应预防的逐级暴露。
• 家长教育是保证治疗依从性的重要环节。
• 易犯的错误:
- 没有进行恰当的社会心理治疗,尤其是以学校为基础的干预。
- 没有对功能损害进行评估。
• 重点关注:
- 儿童会害怕自己内在的思维。

- 家长希望有一个"正常"的孩子,因此他们会倾向于去弱化及消除儿童的担忧。

■ 药物治疗

• 选择性 5-羟色胺再摄取抑制剂 SSRIs(一线用药),口服每日 1 次;起始剂量为儿童焦虑障碍剂量的 1/2:
- 氟西汀(百优解)10～60 mg。
- 舍曲林(左洛复)25～200 mg。
- 氟伏沙明(兰释)25～200 mg。
- 不良反应包括消化道症状、头痛、眩晕和激越。

注意
由 FDA 发出的黑盒子警告提醒所有抗抑郁药物都可能增加儿童青少年的自杀意念和行为。

- 建议严密监测(详见后文)。
• 三环类抗抑郁药(TCAs)为二线用药:
- 氯米帕明(安拿芬尼)25～250 mg 口服,每日 1 次。
- 不良反应包括眩晕、口干、视力模糊、体位性低血压、心动过速、镇静和便秘。

 后续治疗与护理

■ 随访推荐

患者监测
• 每 2～3 个月常规评价心理治疗的疗效。

• 如果开始药物治疗,建议用药第 1 个月内每周评估 1 次,随后每月评估 1 次。
• 每周 1～2 次 CBT 治疗。
• 监测新出现的共患病。

■ 预后

• OCD 是慢性病。治疗后症状能够较好缓解,但很少能完全治愈。
• 儿童期起病是预后不佳的标志。

疾病编码

ICD10
• F42 强迫性障碍。
• F63.3 拔毛狂。
• R46.81 强迫性行为。

常见问题与解答

• 问:ODC 具有遗传性吗?
• 答:虽然没有特定与 OCD 相关的基因被发现,但的确表现出家族遗传性。
• 问:OCD 病因是什么?
• 答:病因不明确。研究显示 OCD 与大脑前部(额眶部皮质)和深部结构(基底节)联结有关。
• 问:是否能治疗?
• 答:OCD 是慢性病,但治疗有效。

鞘膜积液 Hydrocele

Sophia D. Delep · Adam B. Hittelman   陈宏 译 / 毕允力 审校

 基础知识

■ 描述

鞘膜积液是睾丸鞘膜或鞘状突内的积液。
• 可以是交通性的,液体在腹腔和开放的鞘状突间流通;或非交通性的,液体积蓄在鞘状突(精索鞘膜积液)或睾丸鞘膜内。
• 腹部-阴囊鞘膜积液的液体蓄积于鞘状突并延伸至后腹腔。
• 反应性鞘膜积液(非交通性)是由感染、创伤或其他炎症性情况所导致的睾丸鞘膜内液体蓄积。

■ 流行病学

• 2%～5% 的男性新生儿患有鞘膜积液。
• 男性比女性更常见。
• 女性:Nuck 管内的"囊肿"或"鞘膜积液"。
• 可以是交通性的或非交通性的。
• 右侧比左侧更常见。
• 大部分是无症状的。
• 单纯性(非交通性):通常见于出生时、常为双侧、可以很大。
• 大部分在 12～24 个月内自发消退。
• 超过 24 个月的持续性鞘膜积液及生后出现的这部分更倾向于交通性的。

• 年龄＞12 岁:大部分为非交通性的。
• 青少年、成人鞘膜积液通常为获得性(反应性)和特发性的。

■ 危险因素

• 与腹股沟疝相似。
• 早产、低出生体重、妊娠期使用孕激素、结缔组织异常、囊性纤维化、隐睾、后尿道瓣膜和其他综合征。
• 创伤或感染。
• 淋巴管堵塞(例如,精索静脉曲张切除术、丝虫病、盆腔放疗、恶性肿瘤)。

病理生理

- 交通性鞘膜积液可转变为腹股沟斜疝,具有潜在的嵌顿可能。
- 非交通性鞘膜积液通常被认为具有较低的临床关注度。
- 巨大的、高张力的鞘膜积液具有潜在的损害:
- 增加阴囊内温度导致潜在的睾丸损伤。
- 高张力的鞘膜积液可能导致压力性萎缩。
- 包膜下动脉可观察到抵抗指数增加。
- 睾丸舒张期血流缺乏。

病因

- 与腹股沟斜疝相似。
- 睾丸下降过程中,腹膜边缘随着睾丸下降形成鞘状突,并覆盖睾丸形成睾丸鞘膜。
- 女孩未闭的突起(Nuck 管)与阴唇圆韧带的下降有关,相当于女性的睾丸引带。
- 交通性鞘膜积液本质上是一种腹股沟斜疝(根据通过未闭合的鞘状突的内容物来定义:腹水相较于脂肪或内脏)。
- 与鞘状突的延迟闭合相关。
- 18%的新生儿双侧完全闭合。
- 40%的在生后 2 个月内闭合。
- 60%在 2 岁内闭合。
- 未闭的鞘状突通常与隐睾相关。
- 成人尸检数据表明 15%~30%未闭合。
- 反应性(获得性)鞘膜积液是由于液体的产生和吸收之间不平衡所致。
- 大部分是特发性的:
○ 淋巴回流缺陷。
○ 穿刺液体的蛋白含量与淋巴液的相似。
- 行精索静脉曲张切除术是第二常见的病因。
- 创伤、睾丸扭转、睾丸附件扭转、睾丸附睾炎所致炎症的结果。

诊断

病史

- 腹股沟或阴囊或阴唇隆起。
- 发病年龄:
- 出生,生后,>12 岁。
- 偏侧性。
- 尺寸变化:早晨较小,活动和直立位一天后较大;随着哭闹、用力变化。
- 可能与便秘、上呼吸道感染、呕吐相关。
- 隐睾。
- 感染、创伤、扭转。

- 疼痛或不适。
- 精索静脉曲张或其他腹股沟区手术史。

体格检查

- 阴囊、阴唇隆起触诊:
- 柔软或有张力。
- 可压缩、回纳。
- 睾丸触诊:
○ 确认睾丸。
○ 排除占位、创伤、感染。
- 肠内容物:排除斜疝。
- 阴囊透光试验证实为液体;非诊断性。

诊断检查与说明

实验室检查

- 如果与睾丸附睾炎相关,查尿液分析和培养。
- 如果与睾丸占位相关,查肿瘤标记物[HCG、甲胎蛋白(AFP)]。

影像学检查

- 可触及睾丸的单纯性阴囊鞘膜积液无需影像学检查。
- 若睾丸触诊困难或考虑并发问题,行经阴囊的超声检查。
- 评估睾丸的病理、血流和炎症/感染情况。
- 鉴别肠管(疝气)和液体。
- 液体通向腹腔可鉴别交通性和非交通性。
- 液体通向腹部(腹膜后聚集)提示腹部-阴囊鞘膜积液。

鉴别诊断

- 直疝。
- 精索静脉曲张。
- 精液囊肿、附睾囊肿。
- 睾丸附睾炎。
- 阴囊血肿。
- 阴囊淋巴水肿。
- 肾病综合征。

> **注意**
> 若触诊发现睾丸被高张力的鞘膜积液所限制,经阴囊的超声检查对于明确睾丸的位置、活力和潜在的病理情况非常重要。

治疗

一般措施

- 患有非交通性鞘膜积液(大小无变化)的新生儿保守治疗 24 个月。

- 持续>24 个月可考虑手术干预。
- 婴儿由于感染风险禁止行液体抽吸术。
- 交通性鞘膜积液的治疗本质上同腹股沟疝。
- 考虑到潜在的自发吸收可能,部分外科医师提倡观察 6~12 个月。
- 反应性鞘膜积液保守处理。
- 睾丸附睾炎使用抗生素。
- 疼痛或患者自我考虑尺寸和外观时可考虑手术。

手术与其他治疗

- 交通性鞘膜积液采用经腹股沟入路。
- 当具有临床指征时同期行睾丸固定术(隐睾)或睾丸切除术(睾丸占位)。
- 青少年(>12 岁)和成人的交通性鞘膜积液经阴囊入路。
- 症状持续>24 个月可考虑手术干预。
- 手术后的鞘膜积液可考虑经阴囊穿刺,同时使用或不使用硬化剂。

疾病编码

ICD10

- N43.3 鞘膜积液,未特定。
- N43.2 其他鞘膜积液。
- P83.5 先天性鞘膜积液。

常见问题与解答

- 问:这种情况需要被矫正吗?
- 答:非交通性鞘膜积液可以选择保守治疗,一般会在生后的 12~24 个月内吸收。在这个年龄组的建议密切观察等待。2 周岁后持续的鞘膜积液考虑为交通性鞘膜积液。交通性鞘膜积液的处理同腹股沟疝类似。部分外科医师建议无症状的交通性鞘膜积液可观察 6~12 个月,看是否会吸收。进展为腹股沟疝的鞘膜积液需要手术干预。反应性鞘膜积液在患者有症状、自觉尺寸大或睾丸触诊困难时需要进行处理。
- 问:不治疗鞘膜积液的潜在结果是什么?
- 答:患有非交通性鞘膜积液并没有明确的长期并发症。对于睾丸发育和功能的潜在关注在增加,但鞘膜积液修复后这些可能得到纠正。鞘膜积液可持续增加尺寸,会导致不适和压力。交通性鞘膜积液不治疗可能会发展为腹股沟疝。
- 问:对侧发生鞘膜积液的危险因素有哪些?

• 答:与腹股沟疝类似,交通性鞘膜积液具有不同时期发生对侧鞘膜积液的风险。腹股沟疝对侧的发生率是 8.5%~15%,交通性鞘膜积液的情况尚不清楚。可见的对侧鞘状突开放并不总是与不同期发生的对侧腹股沟疝或交通性鞘膜积液相关联。

• 问:手术的危险有哪些?

• 答:手术的危险与腹股沟疝修补相类似,包括麻醉风险、损伤睾丸或精索结构(性腺血管、输精管)、损伤髂腹股沟神经、后期睾丸萎缩和复发鞘膜积液。

青春期延迟　Pubertal Delay

Angela P. Mojica · Lucy D. Mastrandrea　孙成君 译 / 郑章乾 审校

基础知识

■ 描述

• 青春期延迟是指第二性征(青春期男性睾丸增大,青春期女性乳房增大)出现时间比正常人群平均值晚 2~2.5 个标准差。

– 在美国,该平均年龄约是女孩 13 岁、男孩 14 岁。

– 阴毛发育并不在评估标准内,因为肾上腺功能的成熟可能与性腺的发育不一致。

• 若青春期发育过慢或者从第二性征初现至青春期发育完全时间大于 4 年也为青春期延迟。

• 大部分是由体质性生长、青春期延迟(CDGP)引起的,但应排除仅以青春期延迟为表现的其他疾病。

• CDGP:

– 可能是正常青春期发育的一种极端情况。

– 进入青春期发育的时间较晚,但通常最终能达到正常成年人身高。

– 男性比女性常见。

– 与家族遗传有很大的关系。

■ 一般预防

• 定期评估青春期发育情况。

• 常规进行生长曲线随访可以发现潜在的问题及生长情况的改变。

• 从儿童期晚期就开始了解儿童青春期发育情况,既要询问父母,也要询问儿童本人。不需过分关注时间问题,这样可以减少不必要的压力及检查。

• 对于有慢性基础疾病的患儿,医师必须评估其疾病对其青春期发育的可能影响,如肺囊性纤维化患儿青春发育通常会延迟。

■ 流行病学

• 约 2.5% 的正常青少年符合青春期延迟的诊断标准。

• 90%~95% 的青春期延迟是由 CDGP 引起的。

• 50%~75% 的 CDGP 患儿有家族史。

• 与青春期男性相比,患有青春期延迟的青春期女性很可能有其他原发病。

• 营养不良是青春期延迟的危险因素。

■ 遗传学

• 青春期发育时间与遗传因素高度相关,这已经在不同人种、家族及同卵双胞胎中得到了证实。

• 遗传因素占发育时间变异原因的 50%~80%。

• CDGP:

– 常为常染色体显性遗传方式。

– 目前与它相关的特异性基因尚未明确。

• 促性腺激素不足性性腺功能减退与 GNRHR、KAL-1、FGFR-1 及 GPR54 基因突变有关。

• GPR54(一种 G 蛋白偶联受体)及其配体(吻肽)在 GnRH 的释放中起重要的信号转导作用。可以在促性腺激素不足性性腺功能减退患儿中发现该基因的突变,而在 CDGP 患儿中未发现该基因突变。

• 由其他原发病引起的青春期延迟受其原发病病理生理过程的影响。

■ 病因

性激素的缺乏(女性的雌二醇,男性的睾酮)是青春期延迟的病因,通常有以下几个原因:

• 促性腺激素不足性性腺功能减退:因 GnRH 或促性腺激素释放不足引起青春期延迟。

– 功能性:GnRH 或促性腺激素释放延迟或短暂降低,可见于 CDGP、甲状腺功能减退及慢性疾病。

– 永久性:不可逆转的 GnRH 缺乏,如 Kallmann 综合征或全垂体功能减退。

• 促性腺激素过多性性功能减退:性腺发育不全,如 Turner 综合征、Klinefelter 综合征及无睾症。

诊断

■ 病史

• 必须全面回顾患儿既往史、生长曲线及家族史。

• 回顾家族成员的生长曲线及父母青春期的起始年龄(包括母亲初潮时间、父亲达到成人身高时间)。

• 进行全面的系统回顾以排除其他潜在的疾病,如炎性肠病、甲状腺疾病、腹腔疾病或者与进食有关的疾病。

• 若患儿出生时即患有双侧隐睾、小阴茎、嗅觉减退或丧失,强烈提示促性腺激素不足性性腺功能减退。

• 放疗或化疗病史提示可能是性腺功能衰竭。

• 需要长期监测生长曲线的情况:

– CDPG 会使患儿儿童期的生长始终低于正常水平,青春前期也是如此,但青春前期的生长速率在正常范围内。

– 促性腺激素或性腺原因引起的青春期延迟,患儿儿童期生长情况在正常范围内,但在青春发育起始期无快速增长。

• 其他疾病对第二性征发育的影响。

– 完全性腺功能或促性腺激素患儿无第二性征发育,但在外源性性激素的作用下可以出现青春期发育。CDGP 患儿在第二性征开始出现后发育趋于正常。

– CDGP 患儿肾上腺及性腺功能初现晚于正常儿童。

– 孤立性促性腺激素不足性性腺功能减退患儿肾上腺功能初现时间正常。

• 药物史,如糖皮质激素及细胞毒药物使用。

• 营养史可以确定是否有营养不良或其他与进食相关的疾病。

■ 体格检查

全面的体格检查是必需的,尤其应注意以

下几点：
- 甲状腺功能检查。
- 神经系统及眼底镜，检查是否有颅内病变。
- 生殖器检查及成熟度分期（Tanner 分期）：
- 乳房检查（青春期女性）。
- 阴毛。
- 阴茎、睾丸检查（青春期男性）。
- 闭经患儿可行内生殖器的妇科检查。
- 男性青春期发育的信号是睾丸直径大于 2.5 cm（容积大于 4 ml）。
- 女性青春期发育的信号是乳房增大。
- 应注意女孩的阴毛如乳房发育是否有显著不一致（雄激素不敏感）。
- 检查是否有 Turner 综合征或 Klinefelter 综合征的体征。

■ 诊断检查与说明

实验室检查
- 基础检查：慢性病及系统性疾病的筛查。
- CBC。
- ESR。
- 电解质、肾功能。
- TSH。
- 促性腺激素——卵泡刺激素（FSH）及黄体生成素（LH）。
  - 降低提示青春前期或下丘脑-垂体功能缺陷。
  - 升高提示性腺缺失或功能缺陷。
  - 相较于 FSH，LH 能更好地提示青春发育起始。
  - 青春期延迟患儿 FSH 水平高于上限是原发性性腺功能衰竭的特异与敏感指标。
  - 若促性腺激素分泌过多，核型检查结果如下提示：
    - ■ XX 提示卵巢功能衰竭。
    - ■ XO 或异常 X 染色体提示 Turner 综合征或者性腺发育不全。
    - ■ XXY 提示 Klinefelter 综合征。
- 抑制素 B：基础水平有助于区别体质性的青春期发育延迟和永久性的促性腺激素不足性性腺功能减退。
- 若上述所有检查均正常并且无 CDGP 相关证据，则重新检查以筛查隐蔽性的慢性疾病（包括催乳素瘤、虐待、进食疾病或者精神压力直至性发育正常或明确其潜在的病因。
- 目前无区分 CDGP 及孤立性促性腺激素不足性性腺功能减退的有效检查。

- 青春期发育加速是 CDGP 的证据之一。

影像学检查
- 骨龄。
- 基础检查中必须包括。
- 拍摄左手骨骺的平片。
- 骨骺的变化反应生长激素、甲状腺素、肾上腺激素及性腺功能的变化。
- 结合患儿年龄可以区别 CDGP 及器质性疾病。若骨龄晚于实际年龄 2 年以上提示 CDGP，但这不是特异性的，也可以在促性腺激素原因引起的青春期延迟及性腺功能衰竭中出现。
- 骨盆超声。
- 可以帮助寻找腹腔内睾丸组织或苗勒管。
- 当男性表型患儿未触到睾丸或体格检查未能明确女性表型患儿是否有苗勒管时可以辅助诊断。
- 脑部及垂体 MRI。
- 当怀疑中枢性青春期延迟时，可行该检查明确垂体或下丘脑是否有肿块、病理性钙化及颅内压增高。
- 神经内分泌检查。
- 用于下丘脑-垂体肿瘤引起的促性腺激素不足性性腺功能减退。
- Klinefelter 综合征患儿常出现嗅球或嗅沟不发育或发育不全。

■ 鉴别诊断
- LH/FSH 升高。
- 先天性。
  - 染色体异常。
  - Turner 综合征（性腺原因引起的不育）。
  - Klinefelter 综合征。
  - 性发育障碍。
- 获得性。
  - 原发性性腺功能衰竭。
  - 化疗或放疗。
  - 自身免疫性的性腺功能衰竭。
  - 胚胎睾丸退化症。
  - 外伤。
- LH/FSH 升高正常或降低。
- CDGP。
- 先天性。
  - 基因缺陷（如 Kallmann 综合征）。
  - 症候群（如 Prader-Willi 综合征）。
- 获得性。
  - CNS 肿瘤或颅脑外伤。
  - 下丘脑性闭经（剧烈运动及进食相关疾病）。
  - 慢性疾病。

- 营养不良。
- 原发性甲状腺功能减退。
- 高泌乳素血症。
- 药物相关（拟精神药）。

> **注意**
> - 无可以明确诊断 CDGP 的检查。
> - 在进行垂体相关激发试验前应当请相关专家及实验室检查人员会诊。

治疗

■ 一般措施
大部分患儿不需要药物治疗，但心理疏导及社会关怀是有益的。

■ 药物治疗
- 怀疑 CDGP 者可给予雌二醇或睾酮以促进下丘脑成熟从而内源性地启动性发育。
- 在进行激素治疗前可以请内分泌科医师或青少年专家会诊以协助诊断及治疗。

后续治疗与护理
因性腺缺失、衰竭或促性腺激素缺乏的永久性性腺功能减退患儿，必须长期激素治疗。

疾病编码
ICD10
- E30.0 青春期延迟。
- E28.39 其他原发性卵巢功能衰竭。
- E23.0 垂体功能减退症。

常见问题与解答
- 问：鉴于 95% 的青春期延迟是体质性的或生理性的，什么情况下不需要做检查，仅仅做随访？
- 答：仅当青春期发育自发启动确诊为体质性的青春期延迟时。因发育延迟而产生的焦虑可能会带来不稳定因素。如若拟诊 CDGP，必须排除病理情况：
- 体格检查，包括生殖系统的解剖结构及嗅觉无异常。
- 无慢性病的症状或体征。
- 病史，包括营养史、既往史无异常。
- 血液相关检查无异常。
- 生长水平较年龄相对较差，但生长速率及身高均在青春前期正常范围内。
- 骨龄延迟是 CDGP 的特点,但并不是诊断的决定性因素。
• 问:青春期延迟患儿什么时候该去内分泌科医师或青少年专家处就诊、咨询?
• 答:通常情况下,初步检查可以由第一接诊人员完成,但若检查较为复杂或者结果难以解释则需要至相关人员处就诊。若怀疑某种慢性病是该病的潜在病因,必须至相应的亚专科处就诊。

青光眼(先天性) Glaucoma-Congenital

Hee-Jung Park 章哲环 译 / 杨晨皓 审校

基础知识

■ 描述
• 由于先天性异常阻碍了房水外流导致眼内压升高,进一步损伤视神经。
• 新生儿原发性先天性青光眼(PCG)出生时即出现。
• 临床症状可能较晚显现,取决于畸形的程度。
• 约80%的儿童青光眼在1岁以内发病,继发性青光眼与系统性疾病有关。

■ 流行病学
• 原发性先天性青光眼在所有儿童青光眼中约占1/2。
• 发病率为 1/10 000,范围为 1/38 000(沙特阿拉伯)～1/2 500(西班牙)。
• 男性＞女性(3:2)。
• 约70%的患者双侧受累。

■ 病理生理
• 原发性先天性青光眼是由于虹膜、小梁网、角膜解剖上的发育不全造成。
• 继发性青光眼大多由于小梁网受损或变形造成。

遗传学
• 多为散发,10%～40%为家族性。
• 常染色体隐性遗传最常见。
• 原发性先天性青光眼有关的细胞基因突变位点包括 2p22.2(GLA3A)、1p36.2 - P36.1(GLC3B)、14q24.3(GLC3C)和14q24.2 - q24.3(GLC3D)。

■ 病因
• 虹膜根部后方睫状体产生的清亮房水,通过瞳孔从角膜和虹膜连接处的小梁网和 Schlemm 管排出。
• 房水流出受阻导致眼内压升高。
• 阻塞可能是显微结构的阻塞(开角型青光眼)或者虹膜导致的阻塞(闭角型青光眼)。
• 婴幼儿患者中高眼压会导致眼球增大和视神经损伤。

■ 常见相关疾病
• Sturge-Weber 综合征。
• 神经纤维瘤病(1型)。
• 眼脑肾综合征(Lowe 综合征)。
• Marfan 综合征。
• Rubinstein-Taybi 综合征。
• Stickler 综合征。
• Walker-Warburg 综合征。
• 肝脑肾综合征(Zellweger 综合征)。
• Pierre Robin 综合征。
• 同型胱氨酸尿症。
• 风疹。
• 13 三体综合征。
• 21 三体综合征(Down 综合征)。
• Axenfeld-Rieger 综合征。
• 眼部异常:
- 无虹膜。
- Peters 异常。
- 角膜巩膜化。
- 先天性虹膜外翻综合征。
- 先天性白内障。

注意
眼内肿瘤如视网膜母细胞瘤可以导致青光眼,其他继发性青光眼的病因包括外伤和慢性葡萄膜炎。

诊断

■ 病史
• 眼内压升高导致角膜水肿的经典三联征:
- 溢泪(流泪过度)。
- 眼睑痉挛(挤眼)。
- 畏光(光敏感)。
- 角膜混浊。
• 眼红(易被误诊为结膜炎)。
• 哭闹。
• 大眼球。

■ 体格检查
• 不同于成人青光眼,原发性先天性青光眼表现为由高眼压导致的物理性改变。
• 婴幼儿未发育成熟的胶原组织因压力导致牛眼样改变(眼球变大)。
• 角膜不对称或增大(出生时直径>11 mm 或1岁时>12 mm)。
• 因水肿和(或)瘢痕导致的角膜混浊。
• 近视性屈光改变。
• 大幅的眼压变化会导致眼红和眼痛,但通常表现为缓慢的眼压变化且无眼红或眼痛。
• 婴幼儿的视杯会迅速增大,青光眼得到控制后,年龄较小的儿童可能会有所恢复。
• 早期的视觉感知缺陷可能会导致眼球震颤。
• 视觉系统的发育受损常导致弱视或斜视。
• 青光眼相关的系统性疾病的临床表现(神经纤维瘤病、Sturge-Weber 综合征)。

影像学检查
超声:眼轴长度使用 A 超测量。
• 眼轴通常超过同年龄正常值。
• 眼轴长度值有助于判断青光眼是否进展。

诊断步骤与其他
• 眼压测量:
- 理想的测量是在患儿清醒时进行,使用奶瓶或由母亲哺乳安抚患儿,同时减弱光照强度。
- 如果需要麻醉后才能进行测量,应在麻醉诱导后尽快测量,因为麻醉药物会导致眼压降低。
• 角膜检查:
- 卡钳测量直径。
- 正常新生儿:10～10.5 mm。
- 可疑:>11.0 mm。
- 观察是否存在双眼不对称。

- 透明程度：角膜混浊可能是由于水肿或后弹力层破裂(Haab 纹)造成。
- 视盘评估：
- 视乳头的视杯增大是早期征象。
- 年龄很小的患儿在眼压得到良好控制后视杯大小可能会恢复。
- 屈光不正：
- 眼球增大导致的近视性改变。
- 屈光参差（双眼屈光状态不一致）。
- 眼球形变或角膜瘢痕导致的散光。
- 屈光不正是青光眼的早期症状，可用于监测青光眼的控制情况。
- 房角镜：观察前房角（虹膜和角膜之间的夹角）：
- 小梁网发育不良时，虹膜插入角巩膜的夹角呈扁平或凹陷状。
- 伴有虹膜缺陷，提示可能存在某种发育异常导致的青光眼。
- 异常的虹膜血管可能影响手术。
- 闭角型青光眼的诊断依据虹膜和角膜的相对位置。
- 角膜厚度测量：可以用于评估角膜水肿情况、间接判断眼压控制情况。

■ 鉴别诊断

- 流泪过度：多由于婴幼儿鼻泪管阻塞。
- 大角膜：
- 可能是高度近视相关的改变。
- 对侧眼为小眼球。
- 角膜混浊：
- 出生时产钳损伤。
- 先天性角膜营养不良。
- 胱氨酸尿症。
- 宫内感染（风疹、梅毒）。
- 畏光：
- 葡萄膜炎。
- 视锥细胞营养不良。
- 视杯扩大：
- 生理性大视杯。
- 颅高压导致的视神经萎缩表现类似于青光眼造成的损伤。

 治疗

■ 一般处理

- 手术被认为是最佳的治疗方式。
- 儿童患者中采用药物治疗青光眼是暂时性的或辅助的治疗方式：
- 其他类型的儿童青光眼，药物治疗和成人类似，包括 β 受体阻滞剂、肾上腺素能激动剂、碳酸酐酶抑制剂。一般不使用缩瞳剂，因为儿童使用缩瞳剂会导致矛盾性的眼压上升。

■ 药物治疗

> **注意**
> 局部使用的 α 受体激动剂会导致中枢抑制，引起呼吸暂停、嗜睡和疲乏，是婴幼儿和儿童患者的禁忌证。

一线药物
- 碳酸酐酶抑制剂：副作用包括代谢性酸中毒、生长迟缓、食欲减退、皮肤感觉异常、多尿症、腹泻、恶心。
- 全身用药：
- 乙酰唑胺[10 mg/(kg·24 h)，分为每天 3 次口服]。
- 醋甲唑胺。
- 局部用药：
- 派立明。
- 多佐胺。
- β 受体阻滞剂，局部给药：副作用包括支气管痉挛、呼吸暂停、心率减慢。
- 噻吗洛尔。
- 倍他洛尔。
- 左布诺洛尔。
- 卡替洛尔。
- 前列腺素类药物，局部给药：副作用包括虹膜和眼睑的色素形成以及睫毛变长。
- 拉坦前列腺素。
- 贝美前列腺素。
- 曲伏前列腺素。

■ 手术与其他治疗

- 房角切开术、小梁切开术：两种术式都是将 Schlemm 管部分管壁向前房打开，减少房水外流阻力（房角切开术是从眼内切开 Schlemm 管，而小梁切开术是从眼外切开）。
- 小梁切除术：板层巩膜瓣下切开巩膜制作一个绕开 Schlemm 管和小梁网的可控的房水外流通道，将房水引流到 Tenon 囊下。
- 房水引流物植入术：采用各种结膜下引流装置，引流管口插入前房，借此引流房水。
- 睫状体破坏术：通过手术人为破坏产生房水的睫状体。
- 虹膜切除术：闭角型青光眼（房水外流的阻力来源于虹膜解剖上的阻塞）中，可行虹膜开窗切除，使房水通过这个切口进入前房。

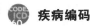 后续治疗与护理

■ 随访推荐

术后早期：
- 使用激素和睫状体麻痹眼药水减轻疼痛和预防术后炎症引起的粘连。
- 如果手术成功，眼压会迅速降低，但角膜水肿消退较慢。
- 根据手术效果调整降眼压药物的使用。
术后远期：
- 终身随访。
- 3～4 岁前应经常麻醉下检查以确保眼压得到良好控制。
- 为视力已疑似受损的儿童寻求社会帮扶。

■ 患者教育

患儿和家长需认识到青光眼可能在任何时间复发，因此长期持续的随访观察至关重要。

■ 预后

即使患儿眼压控制良好并接受了严格的弱视治疗，视力仍极有可能受损，因此须仔细随访观察下述情况：
- 弱视。
- 异常的屈光不正。
- 青光眼复发。

■ 并发症

- 视神经损伤、弱视以及角膜瘢痕导致的严重的视力损害或失明，尤其是在青光眼疾病未被察觉或无法控制的情况下。
- 角膜水肿和失代偿需行角膜移植术，尤其是房水引流物植入术后。
- 并发性白内障。
- 当青光眼得到控制后，下述情况则相应的比较常见：
- 未被发现或未予以治疗的弱视（最常见的严重损害儿童视力因素）。
- 高度近视。
- 屈光参差（双眼屈光状态不一致）。
- 牛眼和角膜瘢痕。

疾病编码

ICD10
- Q 15.0 先天性青光眼。

常见问题与解答

• 问:青光眼会疼痛吗?

• 答:如果眼压迅速升高(数小时内)常常会有疼痛感。如果眼压缓慢升高(数月至数年),即使患者眼压值很高也无疼痛感。然而,绝大多数青光眼患者并无症状直至出现较严重的视力损害。

• 问:眼外伤后是否会发生青光眼?

• 答:会。这是青光眼常见的病因而且可能是无症状的,因此需要定期随访行眼部检查以期早期发现和治疗。

• 问:婴幼儿青光眼是否会遗传?

• 答:会。原发性婴幼儿青光眼、系统性/眼部综合征相关的青光眼都可能遗传,青光眼患者的同胞和子女都应该接受青光眼排查。

球孢子菌病 Coccidioidomycosis

Camille Sabella 沈军 译 / 王建设 审校

基础知识

▪ 描述

球孢子菌病是一种地方性的全身性霉菌病,可引起亚临床感染或者危及生命的播散性感染。

▪ 流行病学

• 球孢子菌属双相型真菌,生存于土壤中。

• 流行于美国的西南部(加利福尼亚南部、亚利桑那、得克萨斯州西部和南部、新泽西州)、墨西哥南部,以及美国南部和中部的部分地区。

• 休闲或工作中暴露于环境中雾化的孢子(节生孢子)而感染;沙尘暴和地震时可有流行。

• 该病的潜伏期平均为10~16天(范围1~4周)。

• 并未发现人与人之间的直接传播。

• 急性期60%的患者可表现为亚临床感染。

发病率

• 美国每年新增25 000~150 000名患者。

• 夏季及秋季初期高发。

患病率

在疾病流行区域居住时间达1年的儿童,其血清学阳性率可达20%;而在疾病流行区域居住时间达10年及以上的儿童,其血清学阳性率可高达80%。

▪ 危险因素

• 疾病的过程多变,因宿主免疫力及感染病原菌数不同而变化。

• 引起疾病扩散的高危因素包括:

- 免疫抑制患者(尤其接受器官移植、接受免疫抑制剂或免疫调节治疗或者HIV感染患者)。

- 男性(成年)。

- 新生儿、婴幼儿及老年人。

- 菲律宾、非裔美国人、美国原住民、西班牙人。

- 孕妇。

• 儿童播散性感染的风险比成人高。

▪ 一般预防

• 感染控制。

• 住院患者无需特殊隔离和预防措施。

• 皮损污染衣物需要小心运送和丢弃。

• 实验室人员有吸入来自培养基的雾化孢子的风险。

• 预防措施以控制粉尘及去除土壤中病原体为目标。

• 免疫低下的人群建议尽量避免一些使得自己暴露于雾化孢子的流行区域的活动。

▪ 病理生理

• 孢子(关节孢子)是孢子菌属的传染形式,它们从霉菌中释放出来,并且在土壤中播散霉菌。

• 人类主要通过吸入从被翻动干燥的土壤中雾化的关节孢子而感染。

• 在组织内,关节孢子扩大形成小球体,成熟的球体释放内生孢子在宿主体内播散,并如此循环往复地繁殖。

• 原位感染在肺部。

• 多数感染者经过剧烈的炎症反应伴肉芽肿形成,部位局限于肺部及肺门淋巴结。

• 肺外感染通过淋巴管或血液播散,通常引起皮肤、骨骼、关节、中枢神经系统感染,也可以累及全身所有器官系统。

▪ 病因

• 粗球孢子菌和普赛德斯球孢子是孢子菌病的病原。

• 最常见为亚临床感染,占60%的患者。

• 显性感染最常见肺部感染;其他非特异性特征包括咳嗽、精神萎靡、胸痛、发热;多数病例为自限性;可能会伴有一些反应性皮疹,如多形性红斑或结节性红斑。

• 不足1%的患者会发生播散性疾病,可能表现为:

- 骨髓炎,亚急性或慢性,常累及1个以上部位骨骼(40%)。常见于手、足、肋骨、头盖骨、脊椎骨。

- 脑膜炎:发生于感染后6个月内。常见的并发症是脑积水。中枢神经系统血管炎和脑脓肿较少见。

- 皮肤炎:皮疹或者脓包溃烂最为常见;常见于脸部,也可以发生于其他任何部位;局灶性腺炎也较为常见。

诊断

▪ 病史

• 典型的是疫区旅游或者居住史。播散性感染高危因素需要考虑。

• 急性肺炎:

- 发热,干性或湿性咳嗽,胸膜炎引起的胸痛,儿童少见有咯血。

- 系统性症状包括头痛、精神萎靡、关节痛、咽喉痛、疲劳;也可有出皮疹。

- 亦被称为"溪谷热"。

• 肌肉疼痛、关节痛、寒战、夜汗、食欲低下均提示系统性传播。

• 头痛、呕吐、精神状态改变提示脑膜炎。

• 多数(60%)为亚临床感染。

▪ 体格检查

• 有症状性的肺部感染常表现为肺炎和胸腔积液。

• 反应性皮疹:

- 皮疹内无活菌。
- 50%有症状的患儿可见红色斑丘疹或多形性细胞瘤。
- 疾病初期即可出现结节性红斑和发热，与细胞介导免疫反应（超敏反应）有关。
- 无肺部症状的患者亦可发生超敏反应。
- 血流扩散到皮肤：
- 皮损可以包括皮疹、结节、脓肿脓疱、窦道、疣状溃疡。
- 可单发或多发。
- 可发生于任何部位，鼻唇沟最常见。
- 声门下组织的感染表现为喘鸣。
- 中枢神经系统感染常伴有颅内压的增高。其特征性表现为发热和脑膜刺激征。

注意
- 流行区临床医师应对原发性和播散性感染保持高度临床警惕。
- 在非流行区可能由于缺乏临床判别能力或者遗漏旅游史而漏诊。
- 在感染的最初几周或者免疫低下宿主血清学检测可能会假阴性。

诊断检查与说明

实验室检查
- 直接镜检和培养：
- 仅有1/3的患者可以通过肺泡灌洗液行细胞学的检查而诊断，且敏感性低于培养。聚、穿刺液、尿液、组织活检标本染色可能会看到大的内孢子球体。脑脊液标本中很少会看到。
- 有经验的实验室人员可以通过培养找到病原。脓液中的含菌量最高。其他如胸腔积液、血液、胃液中的含菌量相对较低。
- DNA探针可用来鉴别分类培养获得的球孢子菌。
- 球孢菌素或者内包囊素皮试曾被用作流行病学的诊断工具，但目前无商业购买。
- 血清学检测：
- 可作为有用的诊断手段和了解预后的工具，但在感染的初期和免疫低下的宿主可能出现假阴性而影响开展；而在其他类型真菌感染时可出现假阳性。
- 出现症状的第1~3周有75%的患者球孢菌特异性IgM抗体阳性，6个月后消失。5%的囊性纤维化（CF）患者有假阳性。
- 补体结合试验（CF）用于检测血清或脑脊液中的IgG抗体。出现症状4周有50%的患者阳性，出现症状3个月有83%的患者阳性。一般抗体的滴度越高，感染的范围越

大；浓度增高与疾病恶化进展相关。
- 酶联免疫反应（EIA）：用于定性检测IgG和IgM抗体较为敏感，亦可出现假阳性结果。可用于疾病筛查，但阳性结果时还需要其他的实验来确诊。
- 血液学的检查结果包括红细胞沉降率增快、白细胞升高、嗜酸性粒细胞增多（不超过10%）。
- 其他检查：
- 脑膜炎时脑脊液表现为糖的降低，细胞升高以单核细胞为主。

影像学检查
放射性检查：
- 胸片可以显示环形结节、大叶性或斑片状肺部渗出、胸腔积液、空洞及肺门淋巴结肿大。
- 骨骼X线可以提示溶骨性病变。骨显像和骨骼的MRI对诊断骨髓炎更敏感。

■ 鉴别诊断
- 包括其他肺部的真菌病（如组织胞浆菌属、曲霉、芽生菌）。
- 结核分枝杆菌感染（肺部和脑脊液）。
- 支原体肺炎。
- 流感病毒或其他病毒引起的支气管肺炎。
- 其他一些地方性真菌病或肺结核、放线菌、梅毒引起的皮肤损害。

 治疗

■ 药物治疗
- 单纯或者轻度感染者，由于疾病有自限性，无需抗真菌治疗（>95%的病例）。
- 建议对婴幼儿、孕妇和持续发热超过1个月、体重下降超过10%、弥漫性或进展性肺部病变或者免疫缺陷的患者（包括HIV和免疫抑制剂治疗），推荐口服氟康唑或伊曲康唑3~6个月。
- 弥漫性肺炎或免疫功能不全的患者：开始选用两性霉素B，当证实临床好转后改用氟康唑或伊曲康唑口服。总疗程至少1年，对于重症免疫缺陷的患者，还需要口服吡咯类药物作为第二阶段预防性治疗。
- 播散性感染及非脑膜瘤性病变患者：口服氟康唑或伊曲康唑。两性霉素B可作为初始治疗，尤其对于病情严重或进展迅速者。较单纯肺炎的患者相比，这些患者的疗程也许要更长。
- 脑膜炎患者：首选口服氟康唑，12 mg/（kg·24 h），每天1次，或者每天2次，其最

大量为800~1 000 mg/24 h。伊曲康唑，剂量为10~20 mg/（kg·24 h），每天2~3次，最大剂量600 mg/24 h，用3天，其后4~10 mg/（kg·24 h），每天2次，最大剂量400 mg/24 h，作为替代药物。疗程可以是不限期的。
- 对于唑类药物治疗失败的中枢神经系统感染的患者进行鞘内注射两性霉素B可能有效。
- 对于骨骼和肺部局限性、持续性损害，选用外科手术清创治疗。

 后续治疗与护理

■ 随访推荐

患者监测
- 单纯呼吸道感染的患者不需要进行抗真菌药物治疗，但需要3~6个月评估1次至2年，以确保临床和影像学均恢复正常。
- 所有抗真菌治疗的患者均要进行周期性评估，贯穿整个治疗过程和治疗结束后。
- 脑膜受累的治疗患者，需每3个月进行一次脑脊液的终身评估。
- 治疗过程中出现CF滴度升高或不变，也许提示治疗失败，可能由于依从性不佳或存在深部组织病变而需要外科手术引流治疗。
- 所有的唑类抗真菌药物均对P450酶类产生抑制作用。当患者在接受其他药物治疗时需考虑到药物间的相互作用。

■ 预后
- 多数感染为亚临床感染（60%）或轻症感染（35%），自限性。
- 肺部原发感染通常自限性，持续1~3周；伴有并发症（见下）也许病程延长。
- 疲劳感会持续数月。
- 播散性感染少见（见上诉危险因素）。抗真菌治疗后发病率和死亡率均得到改善，但免疫缺陷患者在播散性感染后预后仍较差。HIV感染患者合并弥漫性肺部球孢子菌病，死亡率为70%。
- 未经治疗的脑膜炎患者，基本在诊断2年内死亡。

■ 并发症
- 原发性肺部感染的局部并发症较为少见，如胸腔积液和心包炎。
- 不足5%的肺部感染可引起肺部后遗症，如结节、脓肿性空洞。1/3的空洞在2年内自愈。咳血和脓肿破裂形成脓胸，是空洞未

愈患者潜在的并发症。

• 肺外播散感染常发生于初始感染后的 1 年内,但患者存在免疫受损(例如 HIV 感染、恶性肿瘤、接受免疫制剂或免疫调节剂治疗)时可延迟出现。

• 存在共存疾病时,常需住院治疗,且常需要外科手术干预。

• 中枢神经系统受累的患者可出现脑积水。

 疾病编码

ICD10

• B38.9 球孢子菌病,非特异性。

• B38.2 肺球孢子菌病,未特指的。

• B38.3 皮肤球孢子菌病。

 常见问题与解答

• 问:所有孢子菌引起的呼吸道原发显性感染患者均需要治疗吗?

• 答:不需要。>95% 以上的肺部原发感染是自限性的,通常无需治疗。当患者同时存在高危因素(如 HIV 感染、器官移植、大剂量糖皮质激素治疗)或显示有罕见的严重感染时,通常需要治疗。提示感染严重程度增加

的因素包括体重降低超过 10%、症状持续□周及以上、侵袭性感染 1 个肺叶的大半以上□或者双肺均累及、球孢子菌病 CF 抗体滴度□>1:16。

• 问:治疗儿童球孢子菌脑膜炎的最佳策略□是什么?

• 答:氟康唑成为治疗之选,是因其方便给药、良好的中枢神经系统穿透性,以及安全性。其他唑类抗真菌药如酮康唑、伊曲康唑□在成人中也提示有效。因给药不方便及副□作用,静脉注射和腔内注射两性霉素 B 作为□二线药物。

屈光不正 Refractive Error   Leah G. Reznick 王佳颖 译 / 杨晨皓 审校

基础知识

■ 描述

• 屈光不正是眼部屈光部件的异常构成导致光线不能聚焦在视网膜平面。为获得良好的视力,进入眼部的光线必须精确的聚焦在视网膜上:

- 未矫正的屈光不正导致单眼或双眼的视物模糊。

- 在儿童时期未矫正的屈光不正会导致弱视和斜视,从而可能引起永久性的视力下降。

• 屈光不正以屈光度为单位。

• 根据光学特性屈光不正分为三类(见图 IV-1):

- 近视:物像聚焦在视网膜平面前。近视力清晰,远视力模糊,需用凹透镜(负屈光度)进行屈光矫正。

- 远视:物体聚焦在视网膜平面后面,需用凸透镜(正屈光度)进行屈光矫正。

- 散光:角膜表面曲率不一致,导致在某一个方向上的角膜弯曲度较另一方向更大。散光使得角膜的形状更像个橄榄球而不是篮球:

○ 远近距离成像均模糊。

○ 散光可以同时伴有近视或远视。

• 与屈光不正相关的其他内容包括:

- 正视眼:无屈光不正,物像聚焦在视网膜上。

- 屈光参差:双眼屈光度不同从而增加弱视

的风险。

• 调节:改变眼睛晶状体形态使远视患者看近看远都清楚。

■ 流行病学

由于随着生长发育屈光成分的动态改变,儿童期间屈光不正的患病率也是不同的。刚出生时,大多数是低度远视眼,大约是 +2.00D(屈光度)。在成年人,大多为正视眼,大约 30% 人群需要屈光矫正。

患病率

• 5~17 岁儿童,常见屈光不正的患病率为:

- 近视为 0.7%~5.0%。

- 远视为 4.0%~9.0%。

- 散光为 0.5%~3%。

• 屈光不正的患病率和类型在不同种族之间有差异。例如,印第安裔、华裔和日裔近视眼患病率高。

■ 危险因素

遗传学

• 遗传和环境因素共同决定了屈光状态。60% 的近视患者可以从父母的屈光度数中预测到。

• 早产儿、孤独症(自闭症)和脑瘫患儿屈光不正的患病率显著增加。

• 一些遗传的综合征及有屈光不正表现的相关疾病包括下列内容:

- Stickler 综合征、马方综合征、唐氏综合征和 Ehlers-Danlos 综合征通常与近视眼

相关。

- Senior-Loken 综合征、WAGR 综合征(威尔姆氏肿瘤、虹膜缺损、泌尿生殖系统畸形精神发育迟缓)以及唐氏综合征常与远视眼□相关。

- 唐氏综合征、颅面部畸形和白化病通常与□散光相关。

- 个体环境因素相关的屈光不正包括早产、眼部手术与外伤。

■ 一般预防

• 早期发现和矫正屈光不正对弱视和斜视□的防治很重要。儿童有必要在 4 岁时进行□视力检查。

• 有时候显著屈光不正的患儿没有明显的□症状。每个儿童两眼需要分别进行视力□检查。

• 有时候弱视(大脑的视细胞发育不良)单□纯通过眼镜并不能提高视力。即使已戴眼□镜,怀疑弱视的患儿也必须复查。

■ 病理生理

• 与屈光不正相关的最重要的三个决定性□因素是角膜、晶状体和眼轴。为了形成一个□清晰的图像,角膜和晶状体使光线聚焦于视□网膜上。角膜和晶状体的屈光力须与实际□眼轴相匹配(角膜到视网膜的距离)。如果□角膜和晶状体不能使光线聚焦到视网膜上□即导致屈光不正使得视物模糊。

• 低度远视对儿童来说是正常的。轻度的

远视性屈光不正的儿童可以轻松地通过改变晶状体形状（调节）使物体清晰聚焦。这些患儿远近视力都没有问题。

• 较大度数的远视（大于＋3.50D）因为调节力有限,患儿远近视力可能会模糊或引起内斜视。

• 整个儿童期间屈光成分随着眼睛发育而变化。角膜、晶状体、眼轴必须同步发育至正视。决定眼球正常和异常发育的决定性因素尚不完全清楚。

• 遗传和环境因素共同决定眼睛的发育。教育水平的提高可能和近视眼发病率增高相关。流行病学数据表明增加户外活动时间可以预防近视。

▪ 常见相关疾病

屈光不正通常与其他眼部疾病相关联:

• 屈光参差与鼻泪管阻塞相关。

• 近视与儿童青光眼、剥夺性弱视、早产儿视网膜病变、视网膜营养不良、组织缺损、视网膜脱离相关。

• 远视与内斜视、Leber 先天性黑矇及无晶状体眼（晶状体缺失）相关。

• 散光与上睑下垂、眼睑缺损、青光眼、早产儿视网膜病变、眼睑血管瘤、眼球震颤和角膜皮样瘤相关。

诊断

▪ 症状和体征

• 视物模糊。

• 头痛。

• 斜看。

• 斜颈。

• 斜视。

▪ 病史

• 视力下降的起病年龄。

• 头痛、斜看、察觉到视力问题的病程。

• 相关的眼部异常、肿瘤、外伤或手术。

• 斜视、弱视病史。

• 早产、遗传性疾病病史。

• 斜视、弱视、先天性白内障、眼部或全身性遗传性疾病的家族史。

▪ 体格检查

• 符合年龄的视力筛查方法是发现屈光不正最有效的诊断手段。

• 双眼应分别行视力检查（遮盖一眼进行检查）。

• 在 3 岁以下的儿童中:

- 每一眼的单眼固视和追随运动检查将决定其视觉行为。

- 直接眼底镜行 Bruckner 试验（同时红光反射）可以客观地发现高度屈光不正（扭曲或发暗的红光反射）和屈光参差（红光反射亮度不对称）。

• 在 3 岁以上儿童:

- 通过视力表行主观视力检查（Allen 手势、HOTV、Lea 或 Snellen 视力表）来辨认或识别视标。

- 2 次失败的视力检查或不能检测者需转诊给眼保健医师。

• 在儿童期间定期视力筛查对防止视力下降很重要。

• 斜视在儿童中是屈光不正常见的第二大特征,可以通过遮盖试验、Hirschberg 角膜映光反射试验或 Bruckner 试验发现斜视。

• 利用红光反射原理的摄影筛查技术是发现高度或不对称屈光不正的有效方法。

▪ 鉴别诊断

• 眼睛结构异常以及视皮质发育落后可以引起双眼或单眼视力下降。伴有视力下降的儿童需要评估是否存在屈光不正而导致视力减退。

• 对于真正的屈光不正,需要滴睫状肌麻痹眼药水后进行检影（检测屈光不正的客观检查技术）。如果没有点这些眼药水,儿童的晶状体将通过调节而使得屈光度测量不准确。

治疗

▪ 一般措施

• 用矫正眼镜治疗屈光不正。幼儿通常选用框架眼镜,青少年可用接触镜。

• 为提高视力并降低弱视和斜视的风险,制定了下述配镜指南:

- 近视:2～3 岁＞3.00 D;＞ 1.00 D 的学龄儿童。

- 远视:2～3 岁＞＋4.50 D;＞＋3.00 D 的学龄儿童;＋1.50 D 以上的屈光参差。

- 散光:2～3 岁＞2.00 D;＞ 1.50 D 的学龄儿童。

• 如果需要治疗远视屈光不正但儿童不能很好地耐受,短期局部使用阿托品能增加框架镜的使用。

• 对可疑的弱视,戴镜数周后需要复测视力以了解是否有提高。

• 远视患者脱镜后可能发展为内斜视。调节性内斜视的患儿,全天配戴眼镜会防止视力下降和深度觉的丧失。

后续治疗与护理

因为屈光不正与眼睛的形态相关,眼睛形态又随着儿童生长发育而变化的,所以屈光不正会随着时间推移而变化。因为这个发展过程是动态的,儿童至少每年需要视力评估和屈光检查以决定是否需要调整眼镜,也需要评估是否存在弱视和斜视。

▪ 预后

如果儿童患有严重的屈光不正,光学矫正有可能提高其视力。屈光不正很少显著引起日常生活和学习功能障碍。如果屈光不正合并其他视力问题,如弱视和斜视,可能需要其他的治疗提高视力。如果常规框架眼镜影响了儿童的运动,需要考虑佩戴适合户外运动的特殊框架。

▪ 并发症

儿童未矫正屈光不正时最严重的并发症是斜视和弱视。

• 调节性内斜视:

- 中高度远视眼儿童,为了使物像聚焦在视网膜上,他们的眼睛常会使用调节（通过改变晶状体形状）。

- 这种调节过程会使得眼睛过度集合而产生内斜视。

- 通常随着调节产生少量的集合以便双眼可以看清近处目标。但是在调节性内斜视的患儿,当聚焦远近物体时他们不能控制集合的量而发展为内斜视。

• 屈光性弱视是由于单眼或双眼不能清晰成像而影响视觉中枢的发育:

- 屈光参差（双眼屈光度不等）是引起单侧弱视最常见的原因（35%）。大脑通过低度屈光不正的眼睛来看清物体,但不能使相对较高屈光不正的眼睛获得相同的视力。

• 双眼高度屈光不正则可导致双眼长期的模糊图像而引起双侧弱视。

• 高度近视眼（＞5.00 D）会引起视网膜变薄和最终发生视网膜脱离。成年人,青光眼和白内障风险增高。

疾病编码

ICD10

• H52.7 未特定类型的屈光不正。

- H52.10 近视，未特定眼别。
- H52.209 未特定散光类型，未特定眼别。

常见问题与解答

- 问：我孩子需要永远戴镜吗？
- 答：不一定。随着儿童发育，眼睛形状会改变。因为是否需要眼镜取决于眼睛的形状，当儿童眼睛在发育的时候，尚不清楚是否继续需要眼镜来获得正常视力。如果光学矫正仍有必要，在大龄儿童和成年人也可戴角膜接触镜或行屈光手术。
- 问：戴眼镜会影响孩子视力吗？
- 答：不会。眼镜会改变光线进入眼睛的路线使其聚焦在视网膜上并提高视力。眼镜不会影响眼睛或视力。眼镜对弱视治疗和预防永久性视力下降很重要。
- 问：如果我的小孩戴眼镜并且视力得到提高，可以停止戴眼镜吗？
- 答：对大多数孩子来说，由于存在屈光不正，他们需要继续戴眼镜才能看得清楚物像。眼镜能提高他们的视力。
- 问：我的小孩年龄太小能戴眼镜吗？
- 答：如果一个儿童需要眼镜提高他或她的视力，那戴镜怎么都不会嫌早。有为几个月大的婴儿设计的小镜架。如果眼镜能提高视力，儿童很快会适应眼镜的。
- 问：我的小孩能看清楚，为什么需要戴眼镜？
- 答：一些远视儿童能看清视力表，但是为克服屈光不正而使用调节，会产生眼疲劳和内斜视。另一些单眼屈光不正儿童戴眼镜是为使双眼能清晰成像。在这些儿童中，即使他们不戴眼镜也能看清楚，戴矫正眼镜能治疗或防止并发症产生。
- 问：我家族中每个人在儿童时期就需要因为近视戴眼镜。我们有什么可以做的来预防孩子近视发展？
- 答：很不幸的是，目前仅少数环境因素已明确与近视发展相关。阅读，特别是在早年；过于近距离的视标（拿书和玩具太靠近面部）；夜间暴露于光线下，这些被认为是近视发展的因素。增加户外运动可以预防近视进展。避免长时间阅读，避免高强度近距离工作，合理的阅读距离（16～18 in，1 in = 2.54 cm），并且避免使用夜灯，这些可以降低一些环境刺激因素。

曲霉菌感染 Aspergillosis

Jessica E. Ericson · Daniel K. Benjamin, Jr. 沈军 译 / 王建设 审校

基础知识

▪ 描述

- 由各种曲霉引起的疾病取决于宿主因素，包括浅表性、免疫介导性和侵入性的感染。
- 大部分人类曲霉病是由烟曲霉、黄曲霉或黑曲霉引起的，其他曲霉属有时也可能致病。

▪ 流行病学

- 曲霉是环境中无处不在的腐生性霉菌，在土壤、粮食、粪便、鸟的排泄物、腐烂的植物中都可找到。
- 通过分生孢子（孢子）再生。孢子坚固，当土壤被翻动，孢子便可空气传播。
- 分生孢子被吸入并通常由肺泡巨噬细胞和中性粒细胞清除。
- 当孢子被吸入但未能被有效清除时，会导致疾病；不会发生人际传播。
- 潜伏期尚未明确。
- 医院内感染会在通气或供水系统受到污染，或当附近有建设或改造项目时大量孢子漂浮在空气中时发生。

发病率

- 曲霉病的发病率因研究人群的变化而变化，在正常宿主中并不常见。鼻窦手术患者的发病率为10%，白血病和骨髓移植的患者发生侵袭性曲霉病的发病率大于5%。

▪ 危险因素

- 耳真菌病、真菌性鼻窦炎和变应性支气管肺曲霉病（ABPA）可在其他方面的健康的患者中发生。
- 感染曲霉菌的大多数患者存在一定程度的免疫功能低下。
- 接受化疗的恶性肿瘤或风湿性疾病，慢性类固醇激素治疗，器官或骨髓移植和HIV感染或原发性免疫缺陷的患者存在较高的风险。

▪ 一般预防

- 住院治疗的患者，免疫抑制的患者存在侵袭性曲霉感染的风险。
- 使用过滤器和层流系统控制气流，特别是针对限制暴露于建筑工地的空气很重要。
- 淋浴喷头要定期清洗，以防止霉菌粒子雾化。

▪ 病理生理

- 曲霉最常见的是通过呼吸道进入人体，但是，耳道或破损的皮肤（特别是如果从与污染的表面接触获得的）也可导致感染发生：
  - 进展到疾病很大程度上取决于其逃避宿主防御的能力。
  - 巨噬细胞和中性粒细胞可以毫不费力地清除曲霉，这就解释了为什么曲霉在正常宿主中罕见。
  - 曲霉可产生蛋白水解酶和细胞毒素，与其发病机制有关。
- 有些疾病改变了正常的免疫机制易诱发侵袭性曲霉感染，如白血病（中性粒细胞减少症）、皮质类固醇（降低中性粒细胞的动员和巨噬细胞的杀灭）、慢性肉芽肿病（降低氧化介导的杀伤）。

▪ 病因

曲霉菌属：烟曲霉最常见，可引起各种疾病，黑曲霉可引起鼻窦和耳真菌病，黄曲霉可引起鼻窦疾病。

▪ 常见相关疾病

- 皮肤：通常发生于创伤后，也可发生于早产儿或播散性疾病引起的栓塞。
- 耳真菌病：通常是局部感染，常见的是细菌性外耳道浅表感染。通常发生在温暖、潮湿的气候。宿主可有正常或异常的黏膜免疫（糖尿病、湿疹、使用类固醇激素）。
- 鼻窦炎：表现为曲霉球，急性或慢性鼻窦疾病。正常或免疫受损的患者都可能受到影响。发生在伴有鼻息肉或对阿司匹林过敏的正常宿主。

- ABPA:一种由IgE介导的对吸入孢子产生的超敏反应。最常发生于慢性肺病的患者(囊性纤维化,哮喘)。常有气喘,咳出棕色的痰。诊断标准包括皮肤曲霉抗原测试阳性、血清IgE>1 000 ng/ml、胸部X线片有浸润、总嗜酸性粒细胞计数>500/μl。
- 曲霉球:真菌球生长在潜在的肺部腔室内(先天性或继发于结核、结节病、慢性肺部疾病)。
- 侵袭性肺曲霉病发生在免疫功能低下的宿主,最常见于骨髓或实体器官移植,以及存在血液系统恶性肿瘤或原发性免疫缺陷的患者。曲霉菌入侵血管可导致梗死、坏死、血行传播,导致的肺出血往往是致命的。
- 侵袭性曲霉病在免疫功能低下的宿主可传播到鼻窦、脑或皮肤,罕见的感染包括心内膜炎、脑膜炎、骨髓炎、食管炎或眼部感染。

诊断

■ 病史

- 耳真菌病:耳痛、瘙痒、听力下降。
- 鼻窦炎:环境过敏,慢性充血,鼻窦炎对抗生素治疗无反应。
- ABPA:不明原因的哮喘症状加重,咳嗽产生的黑色黏液栓。
- 肺部疾病:暴露于施工现场或园艺(特别是有覆盖物或堆肥)。
- 免疫:患者是否免疫功能低下?
- 免疫功能低下的患者,特别是那些长期中性粒细胞减少的患者,对侵袭性曲霉病感染风险最高。

■ 体格检查

- 皮肤:坏死样表现,疼痛性溃疡。
- 耳真菌病:复发性耳漏和厚腻渗出物,耳屏动时疼痛。耳道可见黑色孢子(黑曲霉)。很少见侵入性曲霉,但如果存在,可导致面神经麻痹。
- 鼻窦炎:常见的有鼻塞、鼻息肉、面部疼痛、眼球突出。侵入鼻窦的曲霉病也可导致单眼失明,X线显示骨质破坏,伴糜烂进入鼻窦或颅腔,或广泛播散。上颌窦最常受累。
- 肺部疾病:常与其他原因引起的肺炎在体格检查上难以区分。
- 发热、呼吸急促、啰音、低氧血症和咯血(由于血管浸润)可存在。

■ 诊断检查与说明

实验室和影像学检查

- 曲霉几乎可从身体任何部位,包括血液、脑脊液、痰、尿液、支气管肺泡灌洗液(BAL)和组织活检标本进行分离。
- 呼吸道标本上有曲霉生长(如痰或鼻拭子培养)在免疫功能正常宿主中可能为定植,在有些患者中也可能是侵入性疾病。在判断培养结果时,应结合整个病史和体格检查。
- 存在菌丝、隔菌丝或用10%氢氧化钾(KOH)染色提示曲霉或其他霉菌存在。
- 皮肤曲霉病、耳真菌病、骨髓炎、鼻窦炎:提示性实验室检查包括活检标本有曲霉生长,在经KOH处理过的病理标本上发现隔离菌丝。
- 鼻窦炎和ABPA:可以看到血清IgE升高,嗜酸性粒细胞升高,曲霉特异性血清IgE,对曲霉抗原的即时皮试试验阳性可支持诊断。
- 利用培养来分离曲霉是一种理想的办法,但在肺部和播散性疾病中常不用。
- 影像学检查可以支持诊断,但不是决定性的:
  - ABPA:小叶中心结节,"手套状",上叶浸润。
  - 肺部疾病:空洞、结节(见于0~35%)。典型的CT表现为"晕征"(低密度围绕结节的区域),最初和后来的"新月符号"(一种空气新月临近肺结节的周围,由梗死组织萎缩引起),这些在儿童中不常见,但可见于青少年。
  - 辅助检查:半乳甘露聚糖是曲霉细胞壁多糖成分。在疾病早期利用酶免疫测定(EIA)血清或BAL的半乳甘露聚糖可以帮助免疫低下儿童中诊断曲霉菌感染。

■ 鉴别诊断

- 细菌性鼻窦炎、中耳炎或肺炎。
- 哮喘,囊性纤维化。
- 诺卡菌、肺炎链球菌和金黄色葡萄球菌引起的类似表现的肺部病变。

治疗

■ 药物治疗

一线药物

伏立康唑是侵袭性曲霉病的主要治疗药物。疗程一般至少12周。由于患者之间存在特异性,应监测药物治疗情况。

二线药物

- 棘白菌素(米卡芬净、卡泊芬净)。
- 两性霉素B和其脂质体用于霉菌或接合菌不能除外时的抢救性治疗或经验性治疗。脂质体毒性低,具有更好的耐受性。
- 泊沙康唑:要求患者耐受脂肪饮食以达到最佳吸收。
- 伊曲康唑偶尔用降阶梯治疗轻度至中度曲霉病,但是随着新的药物出现,这几乎没有必要。

■ 其他治疗

一般措施

- 耳真菌病:由于往往是与细菌性外耳炎同时存在,治疗细菌感染和清除耳道的异物通常是有效的。如果鼓膜是完好的,耳部的抗真菌制剂或乙酸可以被考虑。
- 鼻窦炎:如果是非侵入性感染,引流手术或清创术通常是有效的。
- ABPA:一线治疗是口服类固醇。增加伊曲康唑或伏立康唑可能有助于难治病例的治疗。
- 曲霉球:手术切除是必要的,因为抗真菌剂不能有效穿透空洞壁。

■ 手术与其他治疗

除了抗真菌药物,手术切除或局部清创对于侵入性感染是必要的。死亡率可因手术切除损害肺组织得到改善,但该过程本身经常具有风险性。

后续治疗与护理

■ 随访推荐

患者监测

由于并发症可能很严重,应连续影像学监测是否存在持续的感染。

> **注意**
> - 肺部曲霉菌感染的典型影像学表现在儿童中并不常见,无典型影像学表现并不能说明排除了曲霉。
> - 对存在持续发热的免疫低下且对广谱抗真菌药物治疗无效的患者应进行曲霉感染评估;可以考虑对这些患者进行经验性抗真菌药物治疗。
> - 在免疫正常的宿主找到曲霉,通常不需要抗真菌治疗。

Q

■ 预后

• 非侵入性疾病（耳真菌病、鼻窦炎），在免疫正常的宿主中通常可以治愈，但可能需要数周。

• ABPA 结局多样：治愈，激素依赖，由于炎症失调而进行性肺损害，所有结局都有可能。

• 免疫功能低下或中性粒细胞减少的患者病情常快速恶化或扩散；预后常很差。早期发现并积极治疗和清创术是必要的。

■ 并发症

• 由于宿主因素改变，进展为播散性疾病可

能为最初的表现。累及神经系统、心脏或骨骼则预后更差。

• 中耳炎和鼻窦炎可通过颅骨侵蚀窦道或中枢神经系统。

• 如入侵血管，肺部疾病可进展为肺出血，由于肺组织被破坏，可发生呼吸衰竭或气胸。

 疾病编码

ICD10

• B44.9 曲霉病，未特指。

• B44.1 其他肺曲霉病。

• B44.81 过敏性支气管肺曲霉病。

 常见问题与解答

• 问：曲霉病会传染吗？

• 答：不会。该病是由吸入空气中的孢子引起的。人们居住或在同一环境中工作可暴露于类似数量的孢子，所以人群感染是可能的。

龋齿 Dental Caries

Ray J. Jurado 杜钰 译 / 陈红娟 审校

 基础知识

■ 描述

龋齿是牙齿脱矿，最终导致龋洞形成。细菌代谢碳水化合物产生酸，逐渐导致牙齿的脱矿。小于 6 岁儿童的乳牙表面存在一个或多个龋蚀，或已被充填的龋洞，称为低龄儿童龋（early childhood caries，ECC）。

■ 流行病学

• 2～5 岁的孩子中有 28% 存在低龄儿童龋，在弱势群体中发病率更高，其中大部分的 3 岁以下儿童没有得到治疗。

• 低龄儿童龋会导致急诊就诊率增加，生长发育延迟，学习能力下降。

■ 危险因素

龋齿的产生是多因素的：

• 造成糖分在牙齿表面停留时间延长的因素：进食糖分频率过高（包括奶瓶喂养时间延长）、甜饮料、软糖、含糖药物、不能坚持刷牙和使用牙线、含饭、难以清洁的拥挤牙列。

• 导致口干的因素（唾液减少，从而减少酸性缓冲）：张口呼吸、舒喘灵吸入器、精神类药物。

• 导致牙釉质脆弱的因素：缺乏全身性以及局部应用氟化物、牙釉质的发育缺陷。

• 流行病性因素（如社会经济地位低下、既往龋齿病史）。

■ 病理生理

口腔细菌主要是变形链球菌，发酵碳水化合物，产生有机酸，使牙釉质脱矿，逐渐导致龋洞形成。

注意

变形链球菌可以通过儿童看护者垂直传播，所以低龄儿童龋是一种感染性疾病。

 诊断

■ 病史

• 对于冷热食物、甜食或者咬合有反应性疼痛，龋洞和感染的进一步发展会导致自发性疼痛。

• 频繁摄取碳水化合物（奶瓶、果汁、零食、药物等）。

• 不能坚持饭后刷牙和使用牙线。

注意

自发性的夜间痛（痛醒）预示进行性的龋坏或者牙齿感染。参照章节"牙齿感染"。

■ 体格检查

• 牙齿颜色改变：白垩色（早期脱矿），黄色或者棕色（进行性龋洞形成）。

• 发生位置：切牙的邻面，磨牙的咬合面，牙颈部。

• 软组织肿胀（继发感染的龋洞）。

• 口腔科器械探诊有助于确定诊断。

• 为了记录和交流病损的位置，一个通用的系统被用来记录特殊的牙位，每一个牙齿都有一个特定的字母或者数字编号。

• 乳牙用大写字母表示（A～T）。

• 恒牙用数字表示（1～32）。

■ 诊断检查与说明

实验室检查

无。

影像学检查

口内 X 线片（咬合翼片或者根尖片）帮助确诊 X 线透射区及龋齿。

其他

叩诊，冷热测试（有可能会不一致）帮助确定龋病或者感染的严重程度。

诊断步骤与其他

无。

■ 鉴别诊断

发育性的牙齿硬组织缺陷：

• 牙釉质发育不全或者矿化不全。

• 氟牙症。

 治疗

■ 药物治疗

对乙酰氨基酚或者布洛芬对症治疗疼痛，参照"牙齿感染"章节的抗生素治疗。

■ 其他治疗

• 由儿童口腔科医师进行及时的修复治疗（充填、冠修复）。

• 表面应用氟化物（高浓度、处方药、牙粉、漱口水、凝胶、保护漆）以暂时性地阻止病变进展。

• 感染牙齿的拔除或者根管治疗。

 后续治疗与护理

■ 随访推荐

• 龋齿的发生主要是糖分的存在，加上时间的作用。预防龋齿应该减少含糖饮料和零食的摄取频率，饭后及服用含糖药物后要刷牙（使用含氟牙膏）和使用牙线。

• 儿童应该在大约 6 个月第一颗乳牙萌出后，或者是 1 岁左右进行第一次的口腔检查，目的是评估龋齿发生的危险因素以及给予家长预防低龄儿童龋发生的合适建议。

• 龋病的进展发生会很快，所以在儿童阶段推荐定期检查（每 6 个月 1 次）。

■ 预后

• 及时的危险因素评估以及结构功能修复能减少儿童龋齿和后遗症的发生。

• 早期龋（牙面白垩色脱矿）可以通过口腔卫生以及氟化物的应用来达到再矿化。如果不经过治疗，龋齿可能会进展为不可逆性牙髓炎、牙齿感染，最终导致拔牙。

疾病编码

ICD10

• K02.9 未特指的龋（牙）。

• K04.0 牙髓炎。

• K04.7 根尖周脓肿不伴有窦道。

常见问题与解答

• 问：推荐患者什么时候进行第一次的口腔科检查？

• 答：儿童应该在大约 6 个月第一颗乳牙萌出后或者 1 岁左右进行第一次的口腔检查，目的是评估龋齿发生的危险因素以及给予家长预防低龄儿童龋发生的合适建议。

• 问：既然乳牙会脱落，为什么要治疗乳牙？

• 答：牙齿疼痛会影响儿童的日常活动，导致生长发育迟缓或者学习能力下降。感染和拔牙导致的乳牙早失会导致恒牙的萌出障碍和拥挤。

全垂体功能减退症 Panhypopituitarism

Craig A. Alter · Stacy E. Dodt　徐丹丹 译／赵诸慧 审校

基础知识

■ 描述

　严格来说，只有 8 种垂体激素均减少的时候才能称为"全垂体功能减退"，但该名词目前普遍用于超过 1 种垂体激素减少的情况。

■ 流行病学

• 先天性全垂体功能减退男女患病情况相同，并且可以在儿童期早期诊断。

• 继发性全垂体功能减退的患病情况取决于原发病因。

■ 危险因素

　遗传因素：大部分病例均为非遗传性的，但仍有少部分为常染色体隐性遗传、常染色体显性遗传、X 连锁遗传等遗传方式。

■ 病理生理

• 病理学特点取决于具体缺失的激素。

• 生长激素（GH）：新生儿可以出现低血糖，6～12 月龄患儿可能出现发育不全。

• 促肾上腺皮质激素：肾上腺皮质功能减退。

• 促甲状腺素（TSH）：甲状腺功能减退。

• 黄体生成素（LH）/卵泡刺激素（FSH）：性腺功能减退。

• 抗利尿激素：尿崩症。

• 泌乳素：下丘脑性垂体功能减退可以出现高泌乳素血症。

■ 病因

• 特发性（其中一些由垂体炎引发，即垂体炎症）。

• 先天性。

– 垂体缺失（可能由空蝶鞍综合征引起）。

– 垂体畸形（垂体后叶异位、漏斗部发育不全、垂体发育不全）。

– 相关基因或转录因子突变（*POUF1*、*HESX1*、*LHX3*、*LHX4*、*OTX2*、*SOX2*、*SOX3*、*PTX2*、*PROP1* 等）。

– 家族性全垂体功能减退。

– 拉克囊肿（Ratheke 囊肿）。

• 获得性。

– 产伤或围生期损伤。

– 手术切除腺体或者漏斗部损伤。

– 脑外伤。

– 垂体炎。

– 长期输血治疗引发的铁沉积（如地中海贫血）。

• 感染性。

– 病毒性脑炎。

– 细菌或真菌感染。

– 结核。

• 血管性。

– 垂体部位骨折。

– 垂体部位动脉瘤。

• 头颅放射。

• 肿瘤。

– 颅咽管瘤。

– 生殖细胞瘤。

– 神经胶质瘤。

– 松果体瘤。

– 原始性神经外胚层瘤（成神经管细胞瘤）。

– 组织细胞增多病。

– 伯克肉样瘤。

■ 常见相关疾病

• 中线缺陷如唇裂、腭裂、间距缩短、单一的中央上颌切牙。

• 视隔发育不良（de Mosier 综合征）。

• 前脑无裂畸形。

诊断

■ 病史

• 出生史。

- 垂体功能减退的患儿常常是适于胎龄儿或小于胎龄儿,而高胰岛素血症患儿常常是大于胎龄儿。
- 有证据的低血糖或者出现低血糖症状,如喂养困难、昏睡、易怒或癫痫。
- 高胆红素血症持续时间延长:这可能是甲状腺功能减低和(或)垂体功能减低的首要症状。
• 妊娠或生产期间的并发症。
- 产伤可能引起垂体损伤。
- 臀位分娩或吸式分娩。
• 手术史及既往史:先天性垂体功能减低常与面部中线发育不良如单中切牙、悬雍垂裂或腭裂等需要手术修复的疾病相关。
• 生长模式:描记既往身长/身高,了解生长模式。生长激素缺乏常在满1岁后出现生长缓慢。
• 青春发育延迟。
- 青春发育延迟的患儿青春期生长也较慢。
- 需要评估嗅觉以排除卡尔曼综合征(孤立性中枢性性腺功能减退及嗅觉缺失症)。
• 多饮多尿:下丘脑功能不全的患儿可能出现尿崩症的症状。
• 头痛或视觉缺失:可能是脑肿瘤的症状。局部神经系统症状强烈暗示中枢神经系统病变。

■ 体格检查

• 身高和体重。
- 患儿在新生儿期体重和身高常在正常范围内或偏低。
- 患儿在6～12个月时生长曲线低于正常儿童。
• 男性患儿小阴茎:正常新生儿阴茎长度≥2.5 cm,小阴茎提示促性腺激素和(或)生长激素缺乏。
• 青春发育延迟:女性患儿至13岁乳房仍不发育,男性患儿至14岁睾丸仍无增大。
• 可能出现解剖学上的中线部位发育缺陷。
• 体格检查重点。
- 阴茎长度及睾丸大小:应使患者平躺,使阴茎与患者呈90°角,拉直阴茎测量其全长(从耻骨支至龟头),使用Prader串珠测量睾丸容积。
- 中线发育缺陷:仔细触摸以寻找黏膜下的腭裂,并且仔细观察是否为单中切牙。
- 视野检查:视野缺失常见于脑肿瘤。

■ 诊断检查与说明

实验室检查

• 肝功能(LFT):先天性垂体功能减低患儿肝功能各项指标常升高,并伴随高胆红素血症(结合胆红素升高);与之相反的是,单纯的先天性甲状腺功能低下非结合胆红素也升高。
• 甲状腺功能检查:总 T_4 及游离 T_4 降低,而 TSH 可以降低、正常或者升高。
• 血清胰岛素样生长因子1(IGF-1)及胰岛素样生长因子结合蛋白3(IGFBP-3):可能降低,但脑肿瘤引起的生长激素缺乏症的生长因子是正常的。IGF-1 可能因为营养不良而降低。
• 生长激素激发试验:应由儿童内分泌医师实施。
• 皮质醇的基础分泌情况:在患儿昼夜节律正常时在早上8:00抽取样本。
  ACTH 激发试验:相对于 ACTH 及 CRH 引起的疾病,该检测对诊断原发性肾上腺皮质功能减退更有意义。
• 雌二醇、睾酮及超敏 LH、FSH:出生后6个月内检测一次,11 岁后再检测一次,最好在早上进行。
• 尿浓缩试验。
- 抗利尿激素缺乏(尿崩症)的诊断性检测。
- 应有儿科内分泌医生进行检测。
• 实验室检查的其他相关说明。
- 在家检测 24 h 的摄水量及尿量有助于诊断尿崩症。
- 血清物质(泌乳素,皮质醇,T_4,游离 T_4,IGF-1,IGFBP-3,血、尿渗透压,睾酮,雌二醇,超敏 LH 及 FSH)的检测可以在非空腹的时候进行。
- 激发试验必须由儿科内分泌医师实施。

影像学检查

• 骨龄:生长激素缺乏症及甲状腺功能减退的患儿骨龄常常显著偏小。
• 下丘脑及垂体平扫加增强 MRI。
- 用于寻找肿瘤,同时也可以观察垂体、漏斗部的大小,确定神经垂体是否有光点。
- 垂体后叶高信号的消失强烈提示中枢性尿崩症,但在正常新生儿中也可有类似表现。
- 与垂体异位有关的生长激素缺乏症及腺垂体的其他功能缺陷。

注意

• 如果患儿 ACTH 缺乏,必须使用生理剂量的糖皮质激素。
• 患有肾上腺皮质功能减退症的患儿如未经治疗就使用甲状腺素替代疗法可能会引发肾上腺危象。
• 尿崩症患儿若不能及时补充水会引发急性高钠血症。

■ 鉴别诊断

• 新生儿低胰岛素血症。
• 单一激素缺乏症,如新生儿生长激素缺乏症。
• 持续性生长受限。

治疗

■ 药物治疗

• 重组人生长激素(rhGH)皮下注射:每周 0.15～0.3 mg/kg。
• 醋酸去氨加压素(DDAVP):有口服与鼻内吸入制剂,很少皮下注射给药,剂量个体差异大。
- 急性高钠血症需要用 DDAVP,静脉注射抗利尿激素或者单纯补液疗法治疗。
- 有些尿崩症新生儿初治可用噻嗪类利尿剂治疗。
• 雌激素/睾酮:青春期开始时使用低剂量,之后 2 年内逐渐增量以模拟内源性性激素的分泌。
- 小阴茎患儿应每月给予 3 倍剂量的睾酮以提高阴茎生长速度。
- 雌激素通常口服给药,雄激素为每月注射一次。
• 口服左旋甲状腺素:每天 25～200 μg,根据体重、年龄及 T_4 水平调整剂量。
• TSH 水平对监测中枢性甲状腺功能减低的疗效是没有意义的,即便是在治疗已经开始的情况下。
• 氢化可的松。
- 替代治疗的剂量是 8～15 mg/(m^2·24 h),分 2～3 次口服。
- 在应激情况下,如发热、严重疾病、呕吐或者手术,服用剂量应增加到 50～100 mg/(m^2·24 h)。
- 如果进行静脉注射,应先肌注或静脉注射 50～100 mg/m^2 的药品,再以每 24 h 50～100 mg/m^2 的量静脉注射(q4 h),口服的应激剂量应按 q8 h 服用。
- 计算糖皮质激素使用量要先计算患儿体表面积(BSA),可以使用计算图表或者如下公式计算：

$$BSA(m^2) = \sqrt{身高(cm) \times 体重(kg)/3\,600}$$

- 治疗时间：由儿科内分泌医师监测。
- rhGH：在儿童及青少年期监测，直到生长速度低于每年 2.5 cm 且性发育完成时。
- 生长激素缺乏患者应终身使用 rhGH，因为生长激素对机体的生长、脂质的构成及心脏功能有重要作用。
- 使用 rhGH 的患儿行生长激素激发试验以评估是否有必要进行成人期的治疗。
- DDAVP：终身使用以控制多尿及多饮的症状。
- 性激素：12 岁左右开始使用，可能需要终身服用。
- 终身服用左旋甲状腺素。
- 氢化可的松：替代治疗，根据个体不同使用不同剂量。应激剂量应终生使用。

 后续治疗与护理

■ **随访推荐**

- 开始时应每 3 个月至儿童内分泌科随访一次。
- 使用垂体激素替代治疗后应注意以下几点：
- 生长激素：及时识别低血糖；生长速度应在治疗后 3～6 个月内改善。
- 4～6 周后 T4 应达到正常水平。
- 生长激素治疗的副反应：头痛、视力障碍、癫痫、活力改变、跛行、膝部或髋部疼痛。

■ **预后**

- 先天性垂体功能减退的预后取决于激素替代治疗的情况。
- 新生儿尿崩症难以控制。
- 继发性垂体功能减退的整体预后取决于原发病的治疗情况。

■ **并发症**

- 新生儿期低血糖。
- 矮小身材。
- 肾上腺危象。
- 脱水或高钠血症。

注意

- rhGH 治疗可能引起特发性颅内压增高（脑假瘤）。
- rhGH 缺乏或治疗可能引起头骨骺脱位（SCFE），当接受 rhGH 治疗的患儿出现跛行、膝部或髋部疼痛时应警惕，出现 SCFE 时应咨询整形外科。
- 当患儿发生低血糖癫痫时应考虑全垂体功能减退。
- 患儿及其家属应理解应激时（如手术、呕吐或发热）使用应激剂量糖皮质激素的重要性。
- 20% 的正常儿童生长激素激发试验会出现阳性结果。

- 通常情况下，因垂体或下丘脑病变引起的甲状腺功能减退的 TSH 水平是没有意义的。游离 T4 的检测（平衡透析法）对诊断甲状腺功能减退及监测左旋甲状腺素的疗效是最有意义的。

 疾病编码

ICD10

- E23.0 垂体功能减退症。

常见问题与解答

- 问：使用糖皮质激素时，什么时候应给予应激剂量，给药持续多久？
- 答：当患儿出现发热、呕吐、严重疾病或者手术时。给药持续至应激源消失后 24 h（如发热停止或呕吐停止的第二天）。
- 问：在其他激素检测结果未明确前可以使用甲状腺素替代治疗吗？
- 答：必须明确患儿是否患有肾上腺功能减退，如果不能确定，在开始甲状腺素替代治疗前应使用糖皮质激素。
- 问：是否所有的新生儿检查都可以检测到中枢性甲状腺功能减退？
- 答：不是。大部分新生儿检查是用来检测 TSH 水平是否偏高。

缺铁性贫血　Iron Deficiency Anemia

Irina Pateva ● Peter de Blank　朱晓华 译 / 翟晓文 审校

基础知识

■ **描述**

由于铁供应不足使血红蛋白生成减少，最终导致小细胞低色素贫血。

■ **流行病学**

- 铁缺乏是儿童最常见的营养不良。
- 是美国婴儿和儿童贫血的主要原因。
- 在 9 月龄至 3 岁儿童和 10 岁女孩中最常见。

发病率

- 发病率依赖社会经济状况、强化铁配方、母乳喂养的普遍性和持续时间不同。
- 美国儿童缺铁性贫血发病率一般在 1%～5%。

■ **危险因素**

- 低社会经济状况。
- 特定种族人群（如东南亚）可能由于饮食危险度增加。
- 早产儿病史。

■ **一般预防**

- 尽可能在 5～6 月龄时母乳喂养。
- 母乳铁浓度较配方奶粉低，但母乳中铁生物利用率更高（50% vs. 10%）。

- 铁补充：
- 4 个月以上婴儿母乳喂养，每天 1 mg/kg。
- 低出生体重儿，早产儿，母乳喂养，由于铁储存贫乏，生长快，每天 2 mg/kg。
- 没有母乳喂养的 1 岁以内婴儿，需要强化铁配方。
- 当婴儿开始喂养固体食物时，鼓励富含铁的谷物食物。
- 避免 1 岁以内婴儿牛乳喂养，以预防隐性消化道出血。
- 定期筛查血红蛋白水平。
- 美国儿科学会推荐在 12 月龄、1～3 岁、成人以及经期女性每年筛查。

- CDC 推荐对 2 岁、5 岁高危组每年筛查，对所有经期女性每 5～10 年筛查。

■ 病理生理

- 铁元素是血红蛋白输送氧气必需的。
- 铁的吸收、分布由铁调素调节，后者是由肝脏、巨噬细胞和脂肪细胞分泌的肽类激素。
- 铁元素首先在十二指肠内吸收。
- 铁缺乏可由于铁和结合物供应不足或需求增加而加重。
- 铁缺乏分期：
  - 铁储存减少期：血清内铁蛋白减少，骨髓内储存缺失。
  - 缺铁性红细胞生成期：红细胞生成接近正常，血红蛋白合成布正常，红细胞宽度分布宽。
  - 缺铁性贫血期：小细胞生成。

■ 病因

- 供应不足原因包括饮食缺乏和吸收障碍：
  - 饮食摄入不足，包括婴儿和小儿童在 1 岁前牛乳喂养，6 月龄后母乳喂养为主而为添加辅食，主要牛奶喂养（＞每天 24 oz）。
  - 由于小肠或结肠疾病外科手术切除导致的吸收障碍。
  - 特定食物导致铁吸收不均衡（茶叶和咖啡内的鞣酸、植酸盐）。
- 由于生长发育快或失血使需求增加：
  - 快速生长发育期包括婴儿期（特别是低出生体重和早产儿）和青少年期。
- 其他失血病因，包括围生期失血、出血、肺含铁血黄素沉着和血尿。

诊断

■ 病史

- 评估铁元素的饮食摄入，包括母乳、配方奶喂养以及配方种类（强化铁和低铁含量）。
- 开始喂养牛奶的年龄。
- 牛奶的每天摄入量。
- 早产儿或失血病史。
- 铅暴露史。
- 尿液、粪便或月经过多失血。
- 缺铁性贫血通常进展缓慢，可以无症状。症状包括：
  - 易激惹，行为失调。
  - 疲乏，活动减少。
  - 苍白。

- 头痛。
- 异食癖、食冰癖。

■ 体格检查

- 常常是正常的。
- 苍白，易激惹。
- 心动过速，如贫血严重可有血流颤音。
- 凹甲。
- 舌炎或口腔炎。

■ 诊断检查与说明

实验室检查

- 血红蛋白低于相应年龄平均两个标准差定义为贫血。
  - MCV 低（血细胞压积）和 MCH 低（血红蛋白浓度）。
  - RDW（红细胞分布宽度）高。
  - 红细胞尺寸不同。
  - 正常＜14.5%。
  - 在表现出贫血前已有增高。
- 血清铁蛋白减少（≤12 ng/ml），反映组织铁储存减少。
  - 最早期的实验室检查发现。
  - 存在感染或炎症情况下可正常或增高。
  - 诊断高敏感性。
  - 铁蛋白≤30 ng/ml 对缺铁性贫血敏感性高达 92%，特异性达 83%，铁蛋白≤12 ng/ml 敏感性达 83%。
- 血清铁减少。
- 总铁结合率增高。
- 低转铁饱和度，检测用于红细胞合成的铁利用率。
- 可溶性转铁饱和度（sTfA）增加：
  - 组织需铁量增加。
  - 在珠蛋白生成障碍性贫血中也有增高，但在慢性病贫血中无。
  - sTfA＜1 提示慢性炎症贫血。
  - sTfA＞2 提示缺铁性贫血。
- 网织红细胞血红蛋白浓度减低：可早期提示缺铁性贫血，因为网织红细胞在发育成为成熟红细胞有 1～2 天的短期生命。
- 游离红细胞朴啉增高，朴啉是合成血红蛋白的前体分子，也可在铅中毒和慢性炎症中升高。
- 血栓［血小板可达 1 000×10⁹/L（100 万/dl）］。
- 外周血涂片：小细胞，低色素，多形红细胞，铅笔形和大小不均红细胞。
- 消化道失血时粪便隐血通常阳性：
  - 但是当口服铁剂时检测也可阳性。

- 铁吸收检测可评估恰当的口服铁剂量，每 3 mg/kg 铁剂在消化后 4 小时增加血清铁超过 1 mg/L（100 mcg/dl）。

■ 诊断步骤其他

骨髓检查：普士蓝染色显示骨髓铁储存减少，是明确铁储存的金标准，但在确诊疾病中很少用到。

■ 鉴别诊断

- 近期感染。
- 铅中毒。
- 轻型珠蛋白生成障碍性贫血。
- 慢性炎症贫血（例如，幼年类风湿关节炎，IBD）。

治疗

- 铁剂补充。
- 关于年龄相应饮食和含铁食物的家庭教育。
- 如果发现导致失血的潜在病因存在，应给予特异性治疗（如对月经过多激素治疗，IBD 药物治疗）。
- 如严重贫血，可能需要住院观察。
- 如存在心血管并发症（尽管很少发生）需要红细胞输注。

■ 药物治疗

一线治疗

口服亚铁补充治疗，元素铁 24 h 3～6 mg/kg，分 2～3 次。

- 应空腹服药，或与含维生素 C 溶液同服以增加吸收率。维生素 C 可增加铁吸收 30%。
- 不良反应（10%～20%）包括恶心、便秘、胃肠道不舒服以及呕吐。铁沉着可使牙齿暂时染色。

二线治疗

肠外注射铁剂适用于严重不耐受或吸收障碍缺铁。注射时可能伴局部疼痛，或过敏，在新制剂中少见，如葡萄糖醛酸铁、蔗糖铁。

■ 注意事项

- 胃肠道出血评估。
- 治疗后不能解释的复发。
- 铁剂补充治疗失败。

■ 住院事项

入院指征

- 活动性出血。

- 严重贫血(血红蛋白<60 g/L),特别是症状明显或持续失血。
- 心动过速,S3 期收缩音,或其他慢性心衰表现。

护理
家庭教育:学习铁剂管理,饮食咨询。

出院指征
- 无慢性心衰表现。
- 失血、出血已控制。
- 血红蛋白水平稳定。
- 父母已获得管理铁剂和饮食调整的能力。
- 保证恰当的随访。

后续治疗与护理

▪ 随访推荐

患者监测
- 网织红细胞计数 3～4 天增加。
- 血红蛋白浓度在 2～3 周至少上升 10 g/L。
- 纠正贫血后持续铁剂治疗 2 个月以补充机体铁储存。
- 口服补铁治疗反应欠佳包括以下原因:
  - 未遵医嘱(最常见)。
  - 持续失血。
  - 治疗时间不足。
  - 胃部 pH 高。
  - 铅接触。
  - 其他诊断:轻型珠蛋白生成障碍性贫血,

慢性疾病贫血对铁剂治疗无效。

▪ 饮食
- 牛奶应限制在每天 24 oz,或已排除牛奶蛋白肠病。
- 12 月龄后不应仅母乳喂养。
- 饮食应包括含铁食物:肉、豆类、含铁谷类、草莓、菠菜。

▪ 患者教育
- 活动:通常没有活动限制。严重贫血伴慢性心衰患者应限制活动直至贫血被纠正。
- 饮食:应鼓励使用富含铁食物,限制牛奶摄入<24 oz/d。
- 预防:应行铁缺乏预防,参加关于饮食指导,延长母乳喂养的活动。

疾病编码

- D50.9 缺铁性贫血,非特异性。
- D50.8 其他缺铁性贫血。
- D50.0 继发于失血(慢性)的缺铁性贫血。

常见问题与解答
- 问:改变饮食能够预防铁缺乏发生吗?
- 答:限制牛奶摄入<24 oz/d,在肉类食物、

鱼类和家禽类中富含血清铁。其他食物含铁有葡萄干、干果、绿豆、花生油和其他。空腹服用铁剂,并与可溶性酸性饮料同服以增加吸收。可减少铁剂吸收的食物有麸、植物纤维、茶叶中的鞣酸和磷酸盐。抗酸剂可减少铁剂吸收。
- 问:治疗副作用有哪些?
- 答:铁剂可导致暂时牙齿染色,如用少量果汁稀释铁剂可减轻染色。铁剂可改变肠道运动,肠道颜色变为黑绿色,便秘也可发生。
- 问:什么是确诊缺铁性贫血最重要的检查?
- 答:对那些有饮食缺乏史或已知失血的患者,全血细胞计数显示血红蛋白、MCV 低,RDW 高,对缺血性贫血诊断有提示作用。铁剂诊断性治疗,无后续试验室检查是比较合适的检查。治疗 1 个月后血红蛋白浓度上升≥10 g/L 能明确诊断。另外还需要进一步的试验室检查,其他诊断应考虑。
- 问:感染如何影响缺铁性贫血的诊断?
- 答:通常儿童感染与轻度小细胞性贫血相关,类似缺铁性贫血。当患儿急性起病时试验室检查可能会误导诊断。急性感染与铁从血清迁移至储存部位相关,导致血清铁减少,铁蛋白升高。急性感染后 3～4 周在行检查对诊断疾病更有帮助。

热性惊厥 Seizures-Febrile

Rohini Coorg · Liu Lin Thio 李文辉 译 / 周水珍 审校

基础知识

描述

热性惊厥≤5 岁的儿童中伴随发热[任何方法测量体温≥38 ℃(100.4 ℉)]的惊厥,不伴随神经系统感染或者之前的无诱因的惊厥(美国儿科学会指南将 6 月龄作为年龄的低限,而国际抗癫痫联盟则将年龄低限定为 1 月龄)。

两种类型:

• 单纯性:

表现为全面性、不超过 15 min 及 24 h 内不复发的热性惊厥。

• 复杂性:表现为局灶性(包括发作后无力)、超过 15 min 或者 24 h 发作超过 1 次的热性惊厥。

- 热性惊厥持续状态:1 次热性惊厥或者一系列的热性惊厥发作超过 30 min 没有完全恢复。

流行病学

• 年龄:

- 大多数热性惊厥发生在 6 个月到 3 岁之间,发作年龄的高峰期约为 18 个月。

• 类型:

- 65%~70%表现为单纯性热性惊厥。

- 20%~35%表现为复杂性热性惊厥。

- 约 5%为热性惊厥持续状态。

• 惊厥发作时机:

- 约 20%在发热后的不到 1 h 内或者发热前发生。

- 约 60%在发热后的 1~24 h 内发生。

- 约 20%在发热后的 24 h 后发生。

患病率

• 是最常见的儿童惊厥。

• 在美国和西欧儿童中热性惊厥的患病率为 2%~5%,关岛的患病率达 14%。日本的患病率为 9%~10%。

危险因素

热性惊厥阳性家族史。

遗传学

通常为多基因或者多因素的遗传方式。

一般预防

退热药不能减少单纯性热性惊厥的复发率。

病理生理

• 升高的体温可能增加发育过程中大脑神经元的兴奋性。

• 发热增加了可能提高神经元兴奋性的细胞因子。

• 遗传因素。

• 由于发热产生的高通气导致了可能诱发惊厥的呼吸性碱中毒。

病因学

• 任何病毒或者细菌感染:

- 人类疱疹病毒 6 和 7。

- 流感 A。

• 疫苗:

- 麻风腮(V)和百白破疫苗。

- 都增高了高热性惊厥的危险度,但不影响癫痫的危险度。

- 收益明显高于任何风险,应当鼓励家族成员进行预防接种。

• 细菌性痢疾。

常见相关疾病

• 全面性惊厥伴热性惊厥附加症(GEFS+):

- 超过 6 岁的热性惊厥或者从轻到重的各种类型的无热性惊厥。

- 确认多个基因,包括 SCN1A、SCN2A、SCN1B、GABRG2、GABRD 和 PCDH19。

• 发热感染相关的癫痫综合征(FIRES):

- 以发热性疾病和难治性癫痫持续状态为起始的、未知病因的严重的癫痫性脑病。

- 具有高发病率和死亡率。

诊断

病史

• 获得详细的发作描述,以判定这是否是惊厥。

- 发作发生的环境。

- 病程。

- 局灶性的特征提示惊厥。

- 发作后无力提示惊厥。

• 询问惊厥发作前。

- 发作前无热惊厥提示癫痫。

- 发作前热性惊厥支持诊断。

- 发作前非惊厥性发作。

• 明确发热和疾病的原因。

- 病程。

- 体温升高的程度。

- 症状:流鼻涕,腹泻。

• 询问新的需要进一步评估的神经系统的症状,如头痛或者步态异常。

• 询问毒物摄入史。

• 从既往病史确认惊厥的危险因素。

- 围生期合并症。

- 既往脑损伤:创伤,脑膜炎。

- 发育迟缓。

• 药物包括抗生素。

• 从家族史确认惊厥的危险因素。

- 热性惊厥。

- 癫痫。

体格检查

• 确认发热的来源:

- 关键症状,包括体温。

- 评估前囟、颅缝和头围,这些变化出现于脑膜炎或者占位性病变所致的颅内压增高。

- 评估脑膜炎症状,如颈强直。

- 检查耳和喉部感染。

- 检查皮肤上皮疹和其他感染征象。

- 检查肺部和心脏的感染。

- 评估创伤。

• 详细的神经系统检查:

- 神经皮肤综合征的皮肤评估。

- 精神状态的评估。

- 评估惊厥的轻微发作,如肌阵挛或者眼球震颤。

- 检查颅神经,包括眼底镜检查视乳头水肿。

- 检查步态、运动系统、感觉、协调及深腱反射的异常和非对称的。

诊断检查与说明

单纯性热性惊厥

2011 年美国儿科学会指南为神经系统正常的婴儿和儿童给予以下推荐:

实验室检查

• 并不推荐单独应用血液电解质、钙、磷、镁、糖和全血检查来确定惊厥的原因。

• 考虑明确发热原因的检查。

• 腰椎穿刺:

- 当脑膜炎或者颅内感染症状、体征存在

R

时,需要进行检查。

- 如果有以下情况,需要考虑腰椎穿刺:
○ 6～12 月龄婴儿未接种 B 族流感嗜血杆菌或者肺炎链球菌,或者这两种疫苗接种状态不详的。
○ 已经应用过抗生素。

■ 影像学检查

无指征。

■ 脑电图

• 无指征。

• 对热性惊厥是否会复发或者发展为癫痫无预测性。

复杂性热性惊厥

无美国儿科学会指南。

■ 实验室检查

• 考虑确定发热原因和当临床有相关提示时的检查。

• 行腰椎穿刺的指征与单纯性热性惊厥相似,但若有精神状态改变则强烈推荐进行腰椎穿刺。

■ 影像学检查

• 通常不必行急性脑部影像,尤其当复杂性特征仅为多次惊厥时。当存在持续的精神状态改变、持续的局灶性神经系统异常或者具有颅内压持续增高的症状和体征时推荐急性期 MRI(也可选择 CT)。

• 推荐常规行脑部 MRI,尤其是当有局灶性惊厥、局灶性检查异常或者局灶性脑电图异常而未在急性期完成头部 MRI 时。

■ 脑电图

• 如果考虑到非惊厥性癫痫持续状态,推荐视频脑电图。

• 推荐常规脑电图,尤其是神经系统发育或体检异常时。癫痫样异常或者局灶性慢波可能增加了发展为癫痫的危险度。

热性惊厥持续状态

见美国儿科学会指南。参见癫痫持续状态章节。

■ 实验室检查

• 推荐进行检查,以寻找可纠正的惊厥病因(如低血糖、低钠血症)和发热原因。

• 腰椎穿刺:
- 当疑诊脑膜炎或者颅内感染时进行,尤其是惊厥为首次发作或者有精神状态变化时。

- 需要特别注意的是,热性惊厥持续状态很少导致脑脊液淋巴细胞异常增多。

■ 影像学检查

• 推荐急性脑部影像学检查(优先考虑 MRI,但是 CT 也可选择),尤其是在精神状态异常的最初阶段或者有局灶性神经系统异常时。

• 如果没有在急性期完成,推荐常规的脑部 MRI;可能会发现的海马损伤,后者可能会增加发展为癫痫的危险性。

■ 脑电图

• 如果考虑非惊厥癫痫持续状态,应立即进行脑电图。

• 推荐常规脑电图,可能出现同 MRI 上海马异常相关的颞区慢波或波幅降低。

■ 鉴别诊断

• 急性症状性癫痫:
- 感染:
○ 脑膜脑炎:首次诊断应考虑;细菌性或者病毒性;考虑单纯疱疹病毒。
○ 其他感染,如导致高钠性脱水的胃肠炎。
○ 伴有良性惊厥的轻度胃肠炎。
- 中毒性、代谢性。
- 卒中。
- 创伤。
- 癫痫。
- 非惊厥发作:
- 发热引起的谵妄。
- 寒战。
- 屏气发作。

 治疗

■ 药物治疗

• 急性期:对于热性惊厥超过 5 min 者,可直肠给予地西泮(0.5 mg/kg),其可能导致嗜睡或者共济失调,很少导致呼吸抑制。

• 预防性:
- 在特定的临床情况下,为缓解父母焦虑,在发热性疾病期间可能需要每 8 h 口服地西泮(0.33 mg/kg),直到热退后 24 h。注意可能导致嗜睡或者共济失调。
- 每天口服苯巴比妥、丙戊酸钠、扑痫酮预防热性惊厥,但是药物治疗的风险大于收效。

■ 辅助治疗

一般措施

• 治疗热性惊厥持续状态(参见"癫痫持续

状态"章节)。

• 治疗感染。

后续护理与治疗

■ 预后

• 热性惊厥复发率:
- 首次单纯性热性惊厥发生在<12 月龄儿童中,50％会出现高热惊厥复发。
- 首次单纯性热性惊厥发生在>12 月龄儿童中,30％会出现高热惊厥复发。
- 在有第二次热性惊厥的儿童中,50％经历第 3 次热性惊厥。

• 发展为癫痫的危险度:
- 所有热性惊厥中为 6％～7％。
- 单纯性热性惊厥中为 2％～7.5％。
- 复杂性热性惊厥中为 10％～20％。

• 死亡率:
- 所有热性惊厥中为 0.85％。
- 单纯性热性惊厥中无报道。
- 复杂性热性惊厥中死亡率<1.6％,并且所有死亡均为热性惊厥持续状态。

• 没有证据表明单纯性热性惊厥增加了神经系统或认知缺陷的危险度。

疾病编码

ICD10

• R56.00 单纯性热性惊厥
• R56.01 复杂性热性惊厥

常见问题与解答

问:应告知家长哪些内容?
答:单纯性热性惊厥神经发育结局良好,但是再发的危险度相对高。
问:热性惊厥会导致儿童死亡吗?
答:没有关于单纯性热性惊厥或者短暂的复杂性热性惊厥死亡率的报道。少数患儿死于热性惊厥持续状态。
问:1 次热性惊厥能导致脑损伤吗?
答:单纯性热性惊厥不会导致脑损伤,热性惊厥持续状态可能会导致脑损伤。
问:当儿童惊厥发作 1 次,父母应该怎么做?
答:保持镇定,将儿童置在安全的环境中;为保证呼吸道通畅,转为侧卧,不要压迫。不要将任何物品放于口中。计算惊厥时间,如果惊厥持续 5 min,拨打急救电话,在可能的情况下应用急救药物例如直肠给予地西泮。

问:父母应当采纳哪些警告呢?

答:不能在非监护状态下洗浴或游泳,不能爬上超过头部的高度;当骑自行车或者进行其他有轮子的活动时,佩戴头盔;不驾驶全地形车。

人类免疫缺陷病毒感染 Human Immunodeficiency Virus Infection

Hiwot Hiruy · Allison Agwu 王文建 译/王晓川 审校

基础知识

■ 描述

• 人类免疫缺陷病毒 1 型(HIV-1)和人类免疫缺陷病毒 2 型(HIV-2)是 HIV 感染和获得性免疫缺陷综合征(AIDS)的病原体,感染持续终身。

• HIV-1 感染全球范围内更常见,HIV-2 主要在西非地区流行。

• 典型表现为:获得性感染后 2~4 周出现流感样的急性期症状,之后有一段长时间的无症状期(成人为 5~15 年,儿童更短),然后出现非特异性症状和体征(体重减轻、淋巴结肿大、肝脾大、生长停滞和轻微的免疫缺陷临床表现)。

• 如果不治疗,被感染者将出现进行性的免疫衰退,最终发展为对机会致病原易感和肿瘤。

■ 一般预防

• HIV 感染几乎完全可以预防。

• HIV 感染妇女垂直传播给新生儿的风险可被降低:

- 在 HIV 专科医疗机构,在产前通过药物疗法,对部分病例实施选择性剖宫产及产后 6 周给予齐多夫定,可以将围生期感染率降至 2% 以下。

- 所有孕妇在第一次产检时检测 HIV。在高发病率地区,妊娠 36 周时需要重复检测。

■ 流行病学

HIV 感染通过以下途径传播:

• 性接触:

- 男→女传播相比于女→男传播更容易。

- 肛门性交相比于阴道性交更易传播。

• 暴露于感染的血液或体液:

- 通常为吸毒者暴露于感染的血液(通过输液或共用针头)。

- HIV 污染针头的传播风险为 1/300。

• 母乳:

- 母乳喂养总体传播风险为 15%。

- 在一些只能母乳喂养的国家,30% 的围生期获得性 HIV 感染是通过母乳传播。

• 围生期感染既可以发生在宫内,也可以在分娩期间:

- 围生期感染的婴儿中,5%~10% 的婴儿是宫内感染,而 20% 的获得性感染发生在产时。

- HIV 感染母亲未治疗的情况下生育感染婴儿的风险是 20%(非母乳喂养),而低 CD4 计数或高病毒滴度的母亲传播风险更高。阴道分娩,特别是破膜超过 8 h,感染婴儿的风险更高。

- 未治疗的性传播感染性疾病(STIs)、绒毛羊膜炎、早产儿在 HIV 母亲感染儿童中的发生风险均增高。

• HIV 在下列情况不会传播:

- 咬伤。

- 共用餐具、浴室、浴缸。

- 暴露于尿液、粪便、呕吐物(当这些体液可能明显被血液污染时除外,如果是这种情况,依然罕有传播)。

- 在家庭、学校、日托中心的日常接触。

诊断

■ 病史

需要实施 HIV 检测的临床症状、体征和方案:

• HIV 不详或阳性母亲的婴儿。

• 静脉药物依赖者。

• 非注射途径的药物依赖者。

• 性传播疾病,特别是梅毒。

• 所有青少年(特别是有性行为),至少每年 1 次。

• 1986 年以前有输血史:

- 反复感染,包括反复窦肺感染、反复肺炎及侵袭性细菌感染。

• 严重的急性肺炎(肺囊虫)。

• 反复或持续性真菌性口炎,特别是超过 12 月龄。

• 先天性梅毒。

• 后天性小头畸形。

• 进行性脑病,发育里程碑缺失。

• 特发性血小板减少性紫癜或血细胞减少症史。

• 生长落后。

• 反复或慢性腹泻。

• 反复或慢性腮腺肿大。

• 全身淋巴结肿大。

■ 体格检查

• 可能生后 1 个月龄内正常。

• 90% 的患者 2 岁以内有阳性发现。

• 最常见的表现是全身淋巴结肿大、肝脾大、生长落后,反复或持续真菌性口炎(特别是 >1 岁)。

• 反复或慢性腮腺炎。

■ 诊断检查与说明

实验室检查

• 酶联免疫吸附测定(ELISA)抗体筛查:

- 年龄 >18 个月的儿童诊断 HIV 感染,需重复阳性的 ELISA 抗体筛查,并再用 Western blot 分析证实。

- 在明确诊断前,任何阳性检查结果的试验都需要重复做,并与家庭成员讨论。

- 儿童生后 1 年内,HIV ELISA 和 Western blot 抗体试验阳性只能证实母亲感染,因为抗体试验主要是 IgG 抗体,母体抗 HIV 抗体很容易通过胎盘。婴儿在生后 15 个月内可检测到来自母亲的抗体。

• HIV-1 或 2 抗原、抗体联合床旁检测是一项定性的免疫分析试验,可用于 >13 岁儿童,同时检测 HIV P-24 抗原和 HIV-1 或 2 抗体。

- 该试验有助于发现急性感染 HIV 的病例,这些患者仅做抗体试验可能不会被识别。

- 注意:该试验尚未通过 FDA 认证以用于新生儿及 <12 岁儿童。

• HIV RNA 或 DNA 聚合酶链反应(PCR)DNA 检测:

- 是诊断婴儿感染 HIV 的最可靠方法。

- 试验的敏感度和特异度在出生后 2 周的婴儿中均 >95%。
- IgG 水平增高：通常达到 9 个月龄正常值的 2 倍。
- CD4 计数。
- 诊断时检测，以后每 1～3 个月随访。
- 计数结果需要结合不同年龄的正常值范围进行评价。CD4 绝对计数在儿童期增高，生后第 1 年中位数 >3 000/mm³，之后随年龄逐渐下降，在 7 岁时达到成人水平（800～1 000/mm³）。
- 对于 <5 岁儿童，应该用 CD4 百分比替代 CD4 绝对计数。
- 病毒 RNA PCR 定量分析。
- 定义为"病毒载量"，检测范围下限是未检测到，通常为 <20 拷贝/ml（单位 cpm），上限范围为 >10⁸ cpm。
- 长期预后与病毒载量密切相关。
- 病毒载量持续 >10⁵ 与生存年限短（2～5 年）相关。
- 还可作为治疗有效性的指标，目标是尽可能长时间抑制病毒复制至检测范围以下。目前 50%～80% 的儿童患者在 3 级诊疗中心随访病毒载量是阴性的。
- 在诊断之初进行检测（2 次）以确定基线，在初始治疗 1 个月后、更改治疗方案以及治疗过程每 3 个月随访。
- 神经系统评估可考虑精神测试（基线），异常者需要随访。结果异常者推荐神经影像学检查。
- 接种疫苗后抗体水平以评估 B 细胞功能。
- 其他常见的异常实验室检查包括：血小板减少症、贫血、肝酶增高。

■ 鉴别诊断

- 肿瘤性疾病：
- 淋巴瘤。
- 白血病。
- 朗格汉斯组织细胞增生症。
- 感染：
- 先天性和围生期巨细胞病毒。
- 弓形虫病。
- 先天性梅毒。
- 获得性 EB 病毒。
- 遗传性免疫缺陷综合征：
- WAS 综合征。
- 慢性肉芽肿病。

注意
孕期筛查如果未能发现 HIV 感染，将无法在孕期进行抗逆转录病毒治疗，无法预防婴儿感染，也不能预防新生儿发生卡氏肺囊虫肺炎。

 治疗

■ 其他治疗

一般措施

- 主动免疫：
- 所有感染的儿童按照标准接受免疫接种，包括肺炎球菌结合疫苗。
- 感染的儿童应每年接种流感 A/B 疫苗，2 岁时接种 23 价肺炎球菌结合疫苗。
- 有症状的儿童不接种水痘疫苗，CD4 计数明显下降的儿童不接种麻疹-腮腺炎-风疹疫苗。
- 在下列情况推荐暴露后被动免疫（免疫球蛋白）：
- 既往无水痘病史或尚未接受 2 剂水痘疫苗的 HIV 感染儿童暴露于水痘患者后。
- 严重免疫抑制的 HIV 感染儿童发生破伤风易感外伤。
- 严重免疫抑制的 HIV 感染儿童暴露于麻疹后。
- 加强免疫：
- 被动：目前抗反转录病毒治疗的研究发现，每月输注丙种球蛋白可以在一定程度上减少发热次数和肺炎球菌菌血症。最受益的是那些未预防性使用卡氏肺囊肿抗生素和（或）至少发生 2 次侵袭性细菌感染的儿童。
- 预防提供药物，预防绝大多数常见机会感染。

■ 药物治疗

抗反转录病毒治疗
- 特异性联合抗反转录病毒治疗可以延长生命，延缓疾病进展，促进生长发育和改善神经系统结局。
- 研究报告（2013）指出，婴幼儿在生后数小时内开始抗反转录病毒治疗可达到"功能性治愈"，但是 1 岁以内可检测到 HIV。目前正在进行更多早期抗反转录病毒治疗的评价研究。
- 标准治疗包括联合疗法（通常 3 种或以上药物），定义为高度活性抗反转录病毒疗法（HAART）。目前有 5 类不同药物和多种类型联合胶囊。
- 考虑到治疗的复杂性，抗反转录病毒治疗应在儿童和青少年 HIV 感染专科医师处进行。
- 坚持按既定方案治疗很重要。当患者错过 10%～20% 的剂量，治疗有效的时间缩短。

 后续治疗与护理

■ 随访建议

- 家庭的精神支持很重要。
- 所有感染患者应与 HIV 专科诊疗机构共同管理。
- 每 1～3 个月随访患者以观察其依从性，评估免疫状态（CD4 计数）和病毒抑制情况（血浆病毒 RNA 定量）。

■ 预后

由于 HARRT，发病率和死亡率都有明显下降：
- 生存中位数已经进入成年期。
- 需入院治疗的新发机会感染（AIDS 界定疾病）的发病率明显下降。

■ 并发症

- 卡氏肺囊虫性肺炎：
- 是 HIV 感染儿童早期最常见的死亡疾病（高发年龄 3～9 个月），致死率为 30%～50%。有必要对疑似病例进行快速诊断（灌洗液）和初始治疗。
- 40% 的 HIV 相关卡氏肺囊虫性肺炎是发生在既往未发现 HIV 感染的婴儿。
- 淋巴细胞间质性肺炎：
- 通常无症状，逐渐出现慢性呼吸道症状。
- 胸部影像学表现为显著弥漫的网状结节影。
- 通常在 2～4 岁诊断，与 EB 病毒感染所致的免疫功能紊乱有关。
- 依据肺活检确诊。
- 对于有症状的患者，泼尼松治疗有效。
- 反复侵袭性细菌感染：
- 肺炎结合疫苗和 HAART 治疗在前，HIV 感染儿童菌血症或肺炎的风险是 10%/年。
- 肺炎球菌菌血症是最常见的侵袭性细菌感染。
- 细菌性肺炎、鼻窦炎和中耳炎常见。
- 进行性脑病：
- 9～18 个月龄诊断，特征是发育里程碑进行性缺失或神经系统功能障碍。
- 大脑萎缩，影像学伴或不伴基底节钙化。
- 播散性胞内鸟型分枝杆菌：
- 大年龄儿童，通常 >5 岁，有严重免疫缺

R

陷（CD4≤100）。
- 症状包括持续发热、腹痛、厌食和腹泻。
• 念珠菌性食管炎：有严重免疫缺陷的大龄儿童表现为吞咽困难或胸痛、口腔鹅口疮。可通过钡餐诊断，确诊依赖于活检。
• 播散性巨细胞病毒感染：
- HIV 感染儿童视网膜炎较成人少见。
- 巨细胞病毒也可引起肺部疾病、结肠炎和肝炎。
• HIV 相关肿瘤：非霍奇金淋巴瘤最常见，原发病灶常在中枢神经系统。
• 儿童 HIV 感染相关的其他脏器功能异常：心肌病、肝炎、肾脏疾病、血小板减少症、

特发性血小板减少性紫癜。

 疾病编码

ICD9
• B20 人类免疫缺陷病毒感染。
• Z21 无症状人类免疫缺陷病毒感染状态。
• R75 实验室检查不确定的人类免疫缺陷病毒。

常见问题与解答
• 问：HIV 阳性母亲可以哺乳吗？

答：建议在资源发达地区，HIV 阳性母亲不哺乳，因为母乳喂养可使 HIV 持续暴露而导致感染婴儿。在那些无法提供安全的母乳替代品的地区，母乳是唯一的选择。
• 问：青少年 HIV 筛查有什么推荐？
答：疾病控制与预防中心（CDC）推荐 13～65 岁的个人常规进行 HIV 检测。作为早期指南，美国儿科学会建议如果该地区的 HIV 流行率＞0.1％，年龄在 16～18 岁的青少年至少筛查 1 次 HIV。对那些有高危行为的青年和行 STI 评估时，需继续 HIV 筛查。

人乳头瘤病毒 Human Papilloma Virus

Elizabeth M. Wallis • Sarah E. Winters 沈军 译／王建设 审校

 基础知识

■ **描述**
• HPV 属于乳头瘤病毒科，可以引起皮肤和黏膜部位的疣。
- 外生性的生殖器疣或者尖锐湿疣主要由 6 型和 11 型 HPV 引起。
- 外生殖器、尿道、阴道、宫颈、肛门及口腔这些部位都可以找到疣体。6 型和 11 型 HPV 与外生殖器鳞细胞癌有关。
- 16 型、18 型、31 型、33 型和 35 型病毒常引起肛门生殖器部位的亚临床感染，并与生殖器上皮内癌相关。
• HPV 也可引起婴幼儿复发性呼吸道乳头状瘤病（RRP）。该病主要影响喉部，也可引起呼吸道其他部位的损伤。
• 越来越多的证据显示 HPV 在口咽部鳞癌的发病中起作用。

■ **流行病学**
• 总体情况：
- HPV 是最常见的经性传播感染的病毒。
- 生殖器疣和 HPV 感染多见于 16～25 岁的年轻人。
- 宫颈癌是世界第三位常见的女性癌症。
• 生殖器 HPV：
- 高发于 18～24 岁。
- ＞40％的性活跃青少年感染 HPV。
- ＜1％的青少年进展为生殖器疣体。

- 全世界每年有 50 万新发宫颈癌病例。
• RRP：
- 儿童发病率为 4.5/10 万，尤其 2～3 岁多见。
- 67％的患病儿童因母亲妊娠期患有尖锐湿疣而感染。

■ **危险因素**
• 婴幼儿：
- 常在出生时垂直传播。
• 青少年：
- 行为危险因子，包括性生活过早、性伴侣过多、吸烟以及拥有年长的性伴侣。
- 青春期女性由于宫颈部解剖结构等生理因素导致的继发性感染。

■ **一般预防**
• HPV 疫苗用来阻止 6 型、11 型、16 型和 18 型 HPV 感染。推荐对 11 岁以上男性或者女性初次接种疫苗，接种年龄范围为 9～26 岁。
• 使用安全套可能会减少传播。
• 检查性伴侣，并治疗感染者。
• 巴氏涂片筛查妇女宫颈不典型增生。
• HPV 感染无需传报。

■ **病理生理**
• 传播：
- 主要通过性接触传播。
- 也可在分娩过程中垂直传播。

- 生殖器外部位传播少见。
• 潜伏期不定，从 3 个月到数年。
• 病毒定位于上皮细胞，侵犯活跃的分裂细胞的基层。
• 感染可致中空细胞和核异型性。生殖器感染可发展为重度不典型增生和原位癌（CIS）。
• 90％的低危型和 75％的高危型患者临床症状可自行缓解。
• 复发多见。

■ **常见相关疾病**
• 表皮发育不良疣。
• 其他性传播疾病。

诊断

■ **病史**
• 生殖器 HPV：
- 多数患者无症状。
- 可见疣体，多无痛。
- 阴道、尿道或者肛门分泌物，出血，局部痛。
- 排尿困难。
- 瘙痒。
• RRP：
- 婴幼儿有声音嘶哑、哭声弱、喘鸣、发育不良。
- 年长儿有声音嘶哑、喘鸣、发音困难和阻塞性睡眠呼吸暂停。

■ 体格检查

- 生殖器 HPV：
- 疣体软、无柄肿瘤，表面光滑到粗糙，带有许多指状突起。
- HPV 也能致扁平角化斑块，表面色素过度沉着，需添加醋酸后方能鉴别出来。
- 亚临床感染常见，引起检查者肉眼不可见的许多上皮增生病灶。
- 男性多见于阴茎、尿道、阴囊和会阴区。
- 女性多见于尿道、阴道、宫颈和会阴区。
- 通过肛门与生殖区的体检来确诊。临床上宫颈不典型增生体检很难观察到。
- RRP：
- 通常体格检查正常，在可视化导管下，可见声门下区域多疣的、息肉状生长物。

■ 诊断检查与说明

实验室检查

- 应用 3％～5％ 的醋酸（乙酸）在 5 min 后可使皮损变白，有利于观察，有助于识别宫颈疾病。
- 组织标本中可能看到 HPV 感染特异性中空细胞。
- 液基细胞学巴氏涂片可筛查 HPV 感染引起的宫颈不典型增生。
- 阴道镜有助于宫颈病变的筛查。
- PCR 有助于 HPV 分型，常用于年龄＞21 岁的巴氏涂片结果异常的患者。

■ 诊断步骤与其他

- 生殖器 HPV：
- 巴氏涂片和阴道镜筛查宫颈不典型增生。
- RRP：
- 通过喉镜直视检查。

■ 鉴别诊断

- 生殖器 HPV：
- 梅毒感染。
- 传染性软疣。
- 阴茎粉红珍珠丘疹或者肥大丘疹。
- 脂肪瘤。
- 纤维瘤。
- 腺瘤。
- RRP：
- 喘息。
- 声带麻痹。
- 其他原因引起的鼻部、咽部、喉部和气道梗阻。

 治疗

■ 药物治疗

表 1　治疗外生性疣

治疗	疗程	不良反应
0.5％鬼臼毒素	用棉签涂药，每天 2 次×3 天。4 天后，如有必要继续 4 个疗程。治疗面积应小于 10 cm³，药物总量不超过 0.5 ml/24 h	局部
5％咪喹莫特乳膏	睡前涂抹乳膏，每周 3 次，16 周疗程，6～10 h 后洗掉	局部
10％～25％鬼臼树脂	涂抹至每个疣体，风干 1～4 h 后洗掉。为避免全身中毒，每次治疗剂量不能超过 0.5 ml，最多每周一次用 4 周。只用于外生疣。	局部
80％～90％三氯乙酸	可直接涂抹至每个疣体，4 h 后洗掉，可用于黏膜皮损	局部
激光手术切除	需要专门设备和训练，通常需要全身麻醉，控制组织损伤	局部
冷冻疗法	液氮和冷冻探针，由专业人士操作，间隔 1～2 周	局部

■ 其他治疗

一般措施

- 迄今，没有可以有效根除病毒的治疗手段。易复发。
- 多数患者需要按疗程治疗，而不是单次治疗。
- 生殖道 HPV：
- 黏膜皮损对局部治疗效果好。
- 所有可用的疗法对根除疣体疗效相同，为 22％～94％，但 3 个月内的复发率为 25％（见"药物治疗"中的表）。
  ○ 需考虑到疣体大小、部位、数目、既往治疗史和患者偏好。
  ○ 同样需考虑患者偏好、费用和副作用。
  ○ 外生疣患者应转诊给常规处理这种皮损的内科医师治疗。
- 治疗：
  ○ 外生疣：见"药物治疗"中的表。
  ○ 窦道：冷冻疗法或者鬼臼树脂。
  ○ 肛门：冷冻疗法或者三氯乙酰。
  ○ 阴道：三氯乙酰。
  ○ 宫颈：转诊给专家治疗。
- RRP：
- 首选外科切除，青春期后可能消退。

 后续治疗与护理

■ 随访推荐

患者监测

- 持续随访至疣体消失。
- 潜伏感染和复发多见。
- 美国预防服务工作组（USPSTF）、美国癌症学会（ACS）和美国妇产科学会（ACOG）建议在 21 岁进行首次巴氏涂片检查。
- 对于＜21 岁的性活跃患者，如果他们患有 HIV 感染、实体器官移植或者慢性免疫抑制，巴氏涂片检查可能有助于诊断。

■ 预后

　　治疗不会根除病毒，因此，HPV 会引起复发。

疾病编码

ICD10
- A63.0 肛门生殖器疣。

常见问题与解答

- 问：妊娠期推荐用哪种治疗？
- 答：多数专家建议在必要情况下行外科切除术。鬼臼树脂是绝对禁忌。
- 问：患有生殖器疣患者的性伴侣是否应该检查？
- 答：复发主要是因为病毒的再激活，与再感染无关。性伴侣可以从体格检查疣体及教育和咨询中获益。目前尚无治疗性预防 HPV 感染的报道，故不推荐进行治疗。多数性伴侣存在亚临床感染。女性性伴侣应该根据建议常规做巴氏涂片筛查。
- 问：儿童的生殖器疣是否常意味着性虐待？
- 答：不是的。HPV 有数月的潜伏期。因此，疣在出生时感染婴儿后，在 1～2 年内也许未表现为临床显性感染。潜伏期比这会更长仍未可知。因此，母亲的病史及潜在可能性、体格检查两者都很重要。但所有患有生殖器疣的儿童都应该由一位熟悉性虐待评估的临床医师进行评估。抚养人可能通过密切接触而非性接触将病毒传染给儿童；因此，接触史对于年长儿童也很重要。
- 问：接种过 HPV 疫苗的年轻女性是否还需做巴氏涂片？

R

• 答:是的。疫苗确实对主要引起生殖疣和宫颈癌的 HPV6 型、11 型、16 型、18 型有很好的保护作用。然而,其他类型也可引起感染或者宫颈癌。因此巴氏涂片对于筛查患者是否有其他类型引起的宫颈不典型增生依然很重要。

日间尿失禁 Daytime Incontinence

Amanda K. Berry · Michael C. Carr　孙玉 译 / 沈茜 审校

基础知识

▪ 描述

• ≥5 岁孩子的日间遗尿评估。
• 功能性尿失禁包括一系列膀胱潴留和排泄障碍。
• 排尿功能障碍是指没有公认的器质性病变的下尿路不正常的表现,通常以盆底多动症或者膀胱括约肌共济失调的形式表现。
• 功能失调性消除综合征描述了不正常的膀胱和肠道行为的联系。

患病率

• 在 6～7 岁儿童的研究中已经表明了 3.1% 的女孩和 2.1% 的男孩有遗尿发作性症状至少一周一次。
• 每年未经治疗的自然治愈率为 14%。
• 所有遗尿的孩子,10% 仅在日间遗尿,75% 仅在夜间遗尿,15% 在白天晚上都遗尿。

▪ 危险因素

• 便秘。
• 反复尿路感染。
• 糖尿病、尿崩症。
• 注意力缺失症、注意缺陷多动症。
• 发育迟缓。

遗传学

• 仅个别案例报道在功能性日间尿失禁被证实,而有研究表明在夜间遗尿方面有遗传倾向。
• 日间遗尿率的增加在 Urofacial(Ochoa)综合征和 Williams 综合征被报道,前者是一种常染色体隐性遗传疾病,后者系 7 号染色体上的弹性蛋白基因缺失所致。

▪ 病因

• 神经性膀胱功能障碍(例如,脊髓脊膜膨出)。
• 解剖异常(例如,异位输尿管)。
• 梗阻性尿路病(例如,后尿道瓣膜病)。
• 由尿路感染导致的膀胱刺激性。
• 便秘。
• 增加的尿排出量——多尿症。
• 不频发的或推迟的排泄。

• 膀胱过度活跃。
• 功能性低膀胱容量伴随充盈期膀胱逼尿肌不稳定。
• 阴道反流。
• 儿童性情的因素(如注意力短暂,对肢体信号反应迟钝)以致忽略去避免遗尿。
• 发育不同以致不同年龄才进行如厕训练。

▪ 相关因素

• 便秘(常见)。
• 夜间遗尿(常见)。
• 尿路感染(常见)。
• 膀胱输尿管反流在那些伴随由于逼尿肌压力升高超过膀胱输尿管结合处末端的压力而造成的排尿功能障碍的儿童中更为常见。

诊断

▪ 症状和体征

• 紧急:
- 体态和蹲踞样动作。
• 尿频。
• 延迟排空。
• 无力或间断的尿流。
• 排便粗大、困难,不经常。
• 反复的尿路感染。

▪ 病史

• 发病(原发和继发)。
• 排泄的频率。
• 遗尿的频率和程度。
• 是否存在任何干燥的时间间隔。
• 急迫的症状,憋尿,等到最后一刻才排尿。
• 尿流的描述(如强/弱,连续/间断)。
• 用力或排尿。
• 肠运动的频率和描述。
• 现在或曾经有过污粪。
• 液体摄入的性质和数量。
• 尿路感染的历史,膀胱输尿管反流。
• 注意力缺失症、注意缺陷多动症,学习障碍或发育迟缓。

• 孩子或家庭关注的程度。
• 用药。

▪ 体格检查

• 腹部:便秘或膀胱充盈的迹象。
• 直肠:如果怀疑便秘。
• 脊柱:骶骨异常。
• 生殖器:阴唇粘连、阴唇红斑、包皮过长、尿道狭窄、泄露的证据。
• 神经系统:感觉、反射、步态。

▪ 诊断检查与说明

实验室检查

• 晨起第一次排尿的尿液进行分析用以检查肾脏的浓缩能力,排除隐性的肾脏疾病。
• 尿培养以排除感染。

影像学检查

• 有尿路感染史的尿床儿童和尽管规律排尿仍持续尿床的儿童行肾脏和膀胱的超声。
• 侵袭性的尿动力学测试不能指示神经系统功能正常的儿童,除非难治性治疗。

▪ 鉴别诊断

• 尿路感染。
• 便秘。
• 如厕训练方面发育的不同。
• 神经源性膀胱。
• 脊髓异常。
• 笑引起的尿失禁。
• 压力性尿失禁。
• 泌尿生殖道异常(后尿道瓣膜、异位输尿管)。
• 阴道回流。
• 良性排尿增多(尿频)。
• 性虐待。

治疗

▪ 一般措施

• 积极管理肠道,因此儿童应每天至少排一次软便(见便秘)。

- 排泄时刻表,每 2～3 h 排尿一次,并且每天至少一次排便,提醒人们注意可能会有帮助。
- 排尿日记提供基本数据,关注儿童。
- 强化规律排尿。
- 避免酸性或利尿的饮料(咖啡、碳酸饮料、巧克力味的饮料、橘汁)。
- 适当的补水。
- 加强对会阴部刺激和外阴阴道炎的局部管理以确保排尿的舒畅。
- 女孩排尿后滴尿是由于阴道回流。应该让两腿劈开很大排尿,在上卫生间时尽可能靠后坐,以减少尿液回流入阴道,站起来后擦一下。

> **注意**
> - 在试图控制遗尿之前未能认识和控制便秘。
> - 对于伴随良性频繁遗尿的儿童使用抗胆碱能药物通常是无效的。
> - 儿童应用抗胆碱能药会增加尿路感染的风险是由于不经常排尿或不完全排空。

▪ 药物治疗

- 抗胆碱能药物的使用情况可能预示孩子是遗尿,尽管可能是保守治疗或行为管理。
- 可以使用缓释剂型。
- 常见副作用包括口干、少发汗伴脸红和便秘,视力模糊和头晕较不常见。

一线药物(≥5 岁)

- 奥昔布宁:5～15 mg/24 h。
- 托特罗定:2～4 mg/24 h(此为成人剂量;儿童剂量还未定)。

- 索利那新(卫喜康):5～10 mg/24 h(此为成人剂量;儿童剂量还未定)。

▪ 辅助治疗

- 盆底肌通过生物反馈再锻炼可以帮助孩子们学会识别和放松盆底肌以顺利和完全排空膀胱。

▪ 转诊问题

推荐小儿泌尿科医生:
- 当遗尿伴随有反复发生的尿路感染。
- 当遗尿用行为控制疗法难以控制,孩子们可以通过非侵袭性的尿动力学评估流型、空洞力学和膀胱排空的能力。

🔄 后续治疗与护理

▪ 预后

- 每年未经治疗患儿中有 14% 的自愈率。
- 72% 的患者在经过简单的行为治疗后 1 年情况持续改善。

▪ 并发症

- 局部刺激和阴道炎症。
- 功能性日间尿失禁主要是一个社会问题,影响儿童的自尊心和与同龄人之间的相互交流。

📋 疾病编码

ICD10

- R32 非特指的尿失禁。

- N39.498 其他特指的尿失禁。

❓ 常见问题与解答

- 问:什么研究结果能区分功能性尿失禁和异位输尿管?
- 答:女孩的异位输尿管在尿道外括约肌和阴道等其他部位以下是空的。因此,这些女孩子们一直遗尿,没有干燥期。她们没有紧急的表现。因为大多数情况下输尿管肾的排尿是重复的。超声检查可能可以发现,但不总是能诊断。磁共振尿路造影技术提供了优越的尿路成像效果,对诊断异位输尿管是有帮助的。
- 问:对于一个儿童来说,多少是一个正常的膀胱容量?
- 答:正常的膀胱容量(oz)可以估计为儿童年龄加 1 oz。一个儿童的膀胱容量可以通过测量当儿童正常饮水时连续两天的尿量来测定。最大的尿量(不包括第一天早晨的尿量)被认为是儿童的功能容量。
- 问:儿童每天应该喝多少水使膀胱功能良好?
- 答:足量饮水对于保持尿液稀释,对膀胱刺激更少是重要的,并且能帮助循环膀胱。加上其他液体,一个 5～7 岁的孩子每天至少应该喝 20～28 oz 的水。8～12 岁的孩子每天应该喝 28～32 oz 的水。青少年每天应该喝 36～48 oz 的水(译者注:1 oz = 28.349 5 g)。

溶血 Hemolysis

Julie W. Stern　朱晓华 译／翟晓文 审校

🔬 基础知识

▪ 描述

产前红细胞破坏,血管内或血管外,导致红细胞生存时间缩短。产前红细胞破坏可因内源性因子(红细胞自身缺陷)或外源性因子(红细胞外因素导致产前细胞破坏)引起。

▪ 流行病学

发病率依赖于溶血病因。

▪ 病因

表 1　溶血常见机制

获得性(外源性)疾病	遗传性(内源性)疾病
感染	血红蛋白病
药物诱导	红细胞膜缺陷
免疫介导	红细胞酶缺陷
微血管病	

▪ 危险因素

- 获得性(外源性):新生儿期 ABO 和(或)

Rh 不相合是危险因素之一。
- 遗传性(内源性):尽管许多遗传性疾病是显性遗传,20% 患者有新的自发突变,且并不影响家族成员。

▪ 一般预防

- 获得性(外源性):大部分获得性、非输血相关性溶血疾病是不能预防的。
- 遗传性(内源性):尽管无法预防溶血的遗传性病因,新生儿筛查可帮助确定、管理先天遗传性疾病。G6PD 缺乏患者应避免诱导剂,如蚕豆、宽扁豆、樟脑丸等。

诊断

■ 鉴别诊断

获得性(外源性):

- 过敏、炎症、免疫:
- 自身免疫性溶血:
- 温抗体介导。
- 冷抗体介导。
- 溶血性输血反应。
- 先天性/解剖结构:
- 母婴间 ABO 血型不相容和 Rh 血型不相容。
- 心脏结构缺损伴混杂血流,左流出道较右流出道更常见。
- 人工心脏瓣膜(特别主动脉瓣)。
- Kasabach-Merritt 综合征。
- 脾功能亢进。
- 感染:
- 先天性感染:梅毒、风疹、巨细胞病毒和弓形虫。
- 疟疾。
- 巴尔通体病。
- 产气荚膜梭菌。
- HIV。
- 溶血尿毒综合征。
- 毒素、环境、药物:
- 免疫复合物"旁路"机制:
- 奎丁。
- 对乙酰氨基酚。
- 阿莫西林。
- 头孢菌素类。
- 异烟肼。
- 利福平。
- 免疫复合物药物吸收机制:
- 盘尼西林(青霉素)。
- 头孢菌素类。
- 红霉素。
- 四环素。
- 异烟肼。
- 药物诱导自身免疫溶血性贫血:甲多巴。
- 毒素药物诱导性溶血:利巴韦林(一般轻度,临床上不显著)。
- 蛇和蜘蛛毒液。
- 大面积烧伤。
- 机械性溶血:
- 心源性溶血。
- 异常微循环:
- 血栓性血小板减少性紫癜(TTP)。

- 弥散性血管内凝血(DIC)。
- 肿瘤性高血压。
- 子痫。
- 血管瘤。
- 肾脏移植排异。
- 行军性血红蛋白尿(持续物理活动)。
- 肿瘤:
- 淋巴瘤。
- 胸腺瘤。
- 淋巴增生异常。

遗传性(内源性)

- 基因/代谢性:
- 红细胞膜缺陷:
- 遗传性球红细胞增多症。
- 遗传性椭圆形红细胞增多症。
- 异型细胞增多症。
- 阵发性睡眠性血红蛋白尿(可能是获得性的)。
- 酶缺陷:
- PK 缺乏。
- G-6-PD 缺乏。
- 珠蛋白生成障碍性贫血(β珠蛋白生成障碍性贫血最严重)。
- 血红蛋白病:
- 镰状红细胞贫血(HgbSS 和 SC 变异体)。
- 不稳定血红蛋白。

注意

提示紧急情况的因素:

- 血红蛋白 <5 g/L,特别是存在心血管并发症:
- 有心血管病并发症者应注意液体容量,此时可能需要稀释血红蛋白。
- 由于潜在的交叉溶血风险,在自身免疫性溶血中输血可能风险更大。
- 肾衰竭可能出现在验证血栓性血小板减少性紫癜或溶血尿毒综合征。
- 继发于 ABO/Rh 不相合新生儿期溶血,当出现贫血或高胆红素血症,可能需要换血治疗。

■ 治疗方法

- 1 期:判定贫血和溶血的紧急性和严重性:
- 急性发作时,要有显示不稳定致命体征和可能心脏衰竭的证据。
- 父母应该提供能快速患儿生理、心理状况的病史。
- 慢性溶血患儿由于疾病缓慢进程,血红蛋白水平较低,可能对正常的生命体征耐受

(除了心动过速)。
- 外周全细胞计数,网织红细胞正常,可帮助判定骨髓对贫血反应是否正常,从而明确贫血是低增生引起或溶血引起。
- 2 期:判定溶血原因,原发病因不同,治疗方法不同。

■ 病史

- 血红蛋白尿提示血管内溶血,苍白、疲乏和黄疸可在血管内和血管外溶血出现。
- 问题:贫血史、脾大在多个家族成员中:
- 许多遗传性膜缺陷、酶缺陷是常染色体显性遗传,一些是常染色体隐性遗传或 X 连锁。阴性家族史通常不提示以上诊断。
- 某些病例遗传性球形红细胞增多症并未确诊,但是许多家族成员如提示红细胞缺陷可能,在年轻时切除胆囊。
- 珠蛋白生成障碍性贫血(特别是β珠蛋白生成障碍性贫血)和镰状红细胞贫血,可能在儿童时期表现为慢性溶血,可能伴或不伴家族史。
- 问题:旅游史?
- 疟疾在非洲、印度、中美部分地区散发。
- 问题:药物或饮食史?
- 特别注意询问食用蚕豆史、樟脑丸、抗生素。药物可能自行引起自发溶血,或在存在 G-6-PD 缺乏等潜在诱因下诱导溶血。
- 问题:第一次发病或溶血(苍白、黄疸)的年龄?
- 导致溶血的遗传性原因大部分表现为慢性或反复发作,临床表现轻微,诊断可能会被延迟直至发病儿童年龄增长。
- 急性获得性溶血疾病可能复发。

■ 体格检查

继发于肿瘤、感染的溶血可能会在诊断原发疾病时发现。
- 发现:急性自身免疫性溶血可表现在儿童四肢。
- 心动过速可表现在几乎所有原发病因引起的急性溶血中。
- 晚期可表现为血压不稳定。
- 发现:更多慢性表现,如球形红细胞增多症、G-6-PD、PK 缺乏、珠蛋白生成障碍性贫血和镰状红细胞贫血,能在仔细观察或实验室检查中发现。
- 发现:肝脾大在血管外溶血中普遍表现。
- 肝大通常表现在急性严重溶血导致心衰儿童中。
- 脾大可能是引起溶血的原因,也可能是溶

血的结果。

- 如果淋巴结肿大明显,注意寻找潜在病因,如淋巴结增生疾病或肿瘤。
- 发现:皮肤改变。
- 苍白是急性溶血、血管外慢性溶血的一个普遍表现。
- 黄疸在血管内溶血中更常见。
- 瘀斑、瘀点出现提示 DIC 或血小板减少。

■ 诊断检查与说明

- 外周全血细胞计数分类和网织红细胞计数:
- 提示贫血程度和网织红细胞数量。例如球形红细胞增多症引起的慢性溶血,可能血红蛋白接近正常水平,但网织红细胞明显增高。
- 在急性自身免疫性溶血中,血红蛋白数目迅速下降,开始时网织红细胞可能减低,然后对贫血反应上升,在恢复期下降。
- 血小板减少应怀疑 TTP 或溶血尿毒综合征。
- 外周血涂片:
- 红细胞碎片、裂红细胞以及盔红细胞可在 DIC、TTP、溶血尿毒综合征和心脏瓣膜溶血中发现。
- 盔红细胞在 G-6-PD 缺乏中是病理形态。
- 其他血涂片发现可能对诊断球形红细胞、靶红细胞和棘红细胞有帮助。
- 胆红素:总胆红素和间接胆红素在大部分病例中升高。
- 尿液分析:血红蛋白尿在血管内溶血中出现。
- Coombs 试验:

- 直接 Coombs 试验(直接抗体试验)检测患者红细胞上的抗体或补体片段。
- 间接抗体试验检测患者血清中可结合到正常红细胞上的抗体。
- 直接抗体试验为免疫介导溶血提供直接证据。
- 温抗体自身免疫溶血性贫血是由于被 IgG 抗体包被的红细胞在脾脏清除引起的。
- 冷抗体自身免疫溶血性贫血是由于 IgM 抗体结合红细胞,固定补体,导致血管内和血管外溶血所致。
- 结合珠蛋白、血调素和乳酸脱氢酶(LDH):
- 血管内溶血中,结合珠蛋白水平不能检测到,血调素减少,LDH 升高。
- 血管外溶血中,结合珠蛋白水平减少(但能检测到),LDH 水平升高,但程度没有血管内溶血高。
- 骨髓涂片:
- 极少有指征,但如行骨髓穿刺,可见红系增生活跃。
- 诊断红细胞酶和血红蛋白病的血液学检查应在输血前进行。

 治疗

■ 其他治疗

一般方法

- 贫血症状出现,无论何种原因引起的溶血,均应输注红细胞:输血速率和容量取决于贫血的严重程度和发病的急慢(通常在慢性溶血中需要缓慢输血)。
- TTP 血浆置换。

- 撤回诱导溶血的药物或制剂(G-6-PD)。

> **注意**
> - 大部分急性、严重溶血性贫血或慢性溶血疾病患者需要由血液专科医师评估。
> - 可疑红细胞膜,或酶缺陷、血红蛋白病,应参考初始检查结果。

入院指征

急性溶血伴生命体征不稳定,慢性溶血病情明显恶化。

 疾病编码

ICD10

- D58.2 其他血红蛋白病。
- D59.1 其他自身免疫溶血性贫血。
- D58.9 非特异性,过度溶血引起的新生儿黄疸。

❓ 常见问题与解答

- 问:活动性溶血患者何时需要输血?
- 答:严重、急性溶血患者,伴心血管并发症,如常规治疗(如温抗体自身免疫溶血性贫血用类固醇激素治疗,TTP 血浆置换)不能使病情好转,可能需要输血。如慢性溶血患者输血速度应缓慢。
- 问:溶血能通过外周血涂片确诊吗?
- 答:不能。棘性红细胞、片段、球形红细胞、靶红细胞等其他红细胞形态可为诊断疾病提供线索,但并不全部阳性。溶血判定应根据血红蛋白下降、网织红细胞计数增多和胆红素、LDH 水平上升来判定。

溶血性尿毒症综合征 Hemolytic Uremic Syndrome

Erica Winnicki · Marsha Lee 张涛 译/沈茜 审校

 基础知识

■ 描述

- 溶血性尿毒症综合征(HUS)表现为三联征:急性肾损伤、血小板减少症、溶血性贫血而形成得到破碎性红细胞(外周血涂片出现裂红细胞)。
- 肾脏的功能障碍可以表现为血尿和(或)蛋白尿和(或)氮质血症。

- HUS 是导致婴儿和年轻儿童急性肾损伤的一种主要原因。
- 90% 的患儿与志贺毒素相关,尤其是产生志贺毒素大肠杆菌(产志贺毒素大肠杆菌导致的 HUS,或者经典型 HUS),并且出现腹泻的前驱症状。痢疾杆菌也是一种被明确的传染性病因。
- 非经典型的 HUS 通常是指非产志贺毒素大肠杆菌导致的 HUS,并且主要表现为家族

性的、补体介导的 HUS,包括一系列导致 HUS 的病因,如恶性肿瘤、肺炎链球菌感染、器官移植、怀孕、胶原血管疾病,或者药物如钙调磷酸酶抑制剂以及抗血小板药物引起。
- 非经典型的 HUS 比经典型的 HUS 预后差。

■ 流行病学

- 经典型的 HUS:

- 夏季多发并且散发或者流行病暴发。
- 主要发生于年长婴儿和儿童,年龄在6个月到5岁之间。
• 非典型性HUS:
- 与季节不相关,并且在任何年纪都可以发病(包括年长的婴儿);可以散发也可有家族聚集性。

■ 一般预防

• 典型性HUS一开始是在反刍动物的肠道中发现,特别是牛,并且能够从煮熟的牛肉、未经高温消毒的牛奶或者污染的水和产物中进行传播。
• 为了充分预防,保持手卫生,洗干净食物,并且煮熟食物,特别是肉类。

■ 病理生理

• 血管内皮细胞受损是所有种类HUS主要的发病机制。
• 产志贺毒素大肠杆菌在结肠黏膜定植,依附于黏膜绒毛,释放志贺毒素。
• 志贺毒素进入循环系统,通过炎症反应引起内皮细胞受损,上调趋化因子和细胞因子产物,并且绑定内皮细胞表面的受体(Gb3)并且干扰蛋白质合成。
• 内皮细胞受损暴露并在基底膜形成血栓,引起血小板活化和局部血管内血栓形成。
• 在体外研究表明肾小球内皮细胞和近端肾小管上皮细胞都存在对产志贺毒素大肠杆菌有高度亲和力的受体。
• 非典型性HUS是由于补体途径失调引起。

■ 病因

• 典型性HUS:大部分是由O157:H7大肠杆菌菌株引起。
- 产志贺毒素大肠杆菌通常在夏季和秋季感染6个月到5岁儿童。主要的宿主是牛。
- HUS患者大便培养阴性不能排除产志贺毒素大肠杆菌的感染。
• 非典型性HUS:60%的患者发现补体调节蛋白突变,他们中不是常染色体显性就是隐性遗传。报道的突变包括补体因子H(最多见)、I和B;膜辅助因子蛋白和补体C3。补体因子H的自身抗体也被报道过。
• 散发的非典型性HUS的主要原因是肺炎链球菌感染。

诊断

■ 病史

• 胃肠道的前驱症状:经典型HUS在开始

腹泻(血性)后5~13天出现。期间可以合并发热和呕吐。
• 肺炎和脑膜炎症状:
  HUS相关的链球菌属肺炎链球菌感染通常表现更为严重:
• 进食未煮熟的肉类,特别是汉堡;饮用未经严格消毒的牛奶、奶酪或果汁;生的种子。
• 直接动物接触(宠物动物园)。
• 家族中有HUS病史(高达20%的非经典型HUS有家族史)。
• 有报道说非经典型HUS可能由轻度感染触发;出现腹泻不能排除非经典型HUS感染的诊断。

■ 体格检查

• 面色苍白和皮肤瘀点。
• 胃肠炎导致的脱水。
• 水肿。
• 肺水肿(容量超负荷)。
• 高血压。
• 烦躁。
• 行为改变。

■ 诊断检查与说明

实验室检查

• 全血细胞计数:
- 贫血(Coombs阴性),血小板减少症(<150 000/mm³),白细胞增多(通常在经典型HUS出现)。
• 血涂片:破碎红细胞。
• 溶血证据:
- LDH升高,血液循环中释放血红蛋白,结合珠蛋白下降,非结合胆红素升高,网织红细胞计数升高。
• 肾功能:尿素氮和血肌酐升高。
• 血电解质:
- 高钾血症(低钾血症可以通过严重的胃肠道表现反映出来)、代谢性酸中毒、低钠血症、低钙血症、高磷血症。
• 血清白蛋白:由于肠内丢失和(或)高分解代谢状态通常导致白蛋白下降。
• 淀粉酶/脂肪酶:升高提示胰腺受累。
• 粪培养:
- 应该筛选出O157:H7大肠杆菌菌株。
- 最好是在腹泻<6天时采样。
- 当地健康部门应该通知隔离。
- 证实大便中有产志贺毒素大肠杆菌。

影像学检查

• 腹部平片通常可以看出结肠扩张和肠穿孔。

• 钡剂影扩张可能表现为"拇指压痕像",继发于肠道壁扩张和黏膜下出血。

病理

肾活检表现为血栓性微血管病。透明血栓引起肾小球毛细血管和入球小动脉与出球小动脉的内皮细胞肿胀。

■ 鉴别诊断

• 脓毒症。
• 弥散性血管内溶血。
• 血管炎。
• 血栓性血小板减少性紫癜。
• 严重溶血。
• 疟疾。

治疗

■ 一般措施

• HUS患者的治疗一般都是支持性治疗,主要包括:
- 严格控制液体平衡。
- 营养支持。
- 控制高血压。
- 治疗惊厥。

■ 药物治疗

• 降压药。
- 血管舒张药,如钙通道阻滞剂或者肼苯哒嗪在急性期效果不错。
- 在恢复期,如果仍然存在高血压和(或)蛋白尿,那么考虑使用ACEI。
• 出现癫痫,首选安定或者氯羟去甲安定。对反复抽搐、脑梗死或者长期抗凝治疗患者也适用。
• 胰腺坏死的患者需要使用胰岛素。
• 产志贺毒素大肠杆菌的HUS不推荐适用抗生素,但是如果合并细菌感染或者脓肿需要适用。
• 结肠炎患者避免使用抗胃肠道蠕动的药物。

■ 其他治疗

• 肾替代治疗:
- 间断或者持续性的血液透析及腹膜透析。
- 对于严重的酸中毒、液体超负荷、电解质失衡,或者尿毒症(2/3的经典型HUS患者需要替代治疗)。
• 治疗严重的贫血:
- 如果血红蛋白下降到6 g/dl(血压在输血过程中是增加的),补充红细胞时速度要慢。

● 血小板输注：
- 只有活动性出血和严重血小板减少或者需要外科手术或者侵入性的操作考虑输注血小板(因为血小板输注能够促进微血栓形成)。

■ 其他疗法

● 血浆置换考虑在非经典型 HUS(补体介导)患者身上使用。

● 依库丽单抗，人源性抗 C5 单克隆抗体，能够抑制补体激活，被批准用于治疗非经典型HUS。使用这种药物，患者会增加严重细菌感染的风险，包括脑膜炎球菌的感染。

● 经典型和非经典型 HUS 患者进展为终末期肾病时均应该考虑肾移植。根据基因表型，非经典型 HUS 患者同时也应该考虑肝移植。

■ 手术与其他治疗

一些患者出现广泛性肠坏死需要切除。

■ 住院事项

静脉液体量

任何液体量不足都应该被纠正，并且随着正在进行的液体量丢失[隐性的液体量丢失加上尿量和(或)胃肠道丢失]，额外的液体应该被限制。

患者监测

通常需要 ICU 级别的看护。需要频繁的实验室检查以及评估液体量平衡和神经系统。

 后续治疗与护理

■ 随访推荐

● 恢复通常意味着血小板的升高和逐渐减少的输血次数。

● 胰腺功能不全可能会持续，在急性疾病解决后需要长期的胰岛素治疗。

■ 饮食事项

● 患者处于高分解代谢状态，充分的营养支持十分重要。

● 如果胃肠道症状不严重，应该尝试肠内营养，如果患者有严重的胃肠道症状，需要完全肠外营养。

● 密切关注液体量、电解质(尤其是钾和磷)的摄入。

● 某些患者胰腺受累出现后续的外分泌或者胰腺的内分泌的不足。

■ 预后

● 经典型 HUS 的患者可以出现轻微或者严重的影响，25% 存活者出现长期的肾脏相关的后遗症，如蛋白尿、高血压和慢性肾脏病。
- 轻微受影响的患者不会发展为无尿，基本不会出现癫痫发作，不需要透析治疗就能拥有很好的效果。
- 严重受影响的患者可以出现无尿并且需要透析治疗，出现高血压，可能出现癫痫发作。
- 两种患者均可以进展为终末期肾病。
- 肾移植后复发十分少见。

■ 并发症

● 胃肠道：
- 急性结肠炎通常是短暂的。
- 直肠脱垂、中毒性巨结肠、肠壁坏死、肠套叠、肠道穿孔和肠腔狭窄。
- 胰腺受累可能导致胰腺炎或者胰岛素依

赖的糖尿病。

● 中枢神经系统：
- 中枢神经系统受累占患者总数的 20%～25%，并且迅速对生命形成威胁。
- 大部分患者出现轻微的中枢神经系统受累的表现，包括易怒、嗜睡和行为改变。
- 严重的症状比如昏睡、昏迷、癫痫发作、皮质性盲、故作姿态、幻觉可能出现。血栓形成，出血性脑卒中可能出现。

● 心脏：心肌炎可能出现。

● 肌肉骨骼：罕见，横纹肌溶解。

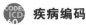 疾病编码

ICD10

● N59.3 溶血性尿毒症综合征。

 常见问题与解答

● 问：有哪些因素需高度怀疑非典型 HUS?

● 答：起病年龄＜6 个月，隐匿起病，疾病复发，粪便中未检查出产志贺毒素大肠杆菌。

● 问：O157：H7 大肠杆菌所致的胃肠炎患者约多少比例会发生 HUS?

● 答：10%～15%。

● 问：家庭成员应告诉日间看护者和邻居哪些信息？

● 答：如果患者诊断为肠源性 HUS，需告知接触者若发生胃肠炎需密切随访了解是否出现贫血、血小板减少和肾损伤。无需预防性治疗。受感染的日间看护儿童需连续 2 次粪便培养 O157：H7 大肠杆菌阴性才能免除检测以预防再次传播感染。

肉毒杆菌中毒和婴儿肉毒杆菌中毒 Botulism and Infant Botulism

Jessica M. Khouri · Stephen S. Arnon 孙立波 译 / 陆国平 审校

 基础知识

■ 描述

● 肉毒杆菌病是肉毒杆菌或相关的可以产生神经毒素的病原体导致的急性疾病，可以引起脑神经麻痹和对称性的下行性的迟缓性瘫痪。

● 暂时性定植在人大肠的肉毒杆菌，或者食入的肉毒杆菌，或通过伤口感染的肉毒杆菌可以产生神经毒素。

● 肉毒杆菌疾病有 3 种类型：
- IB(婴儿肉毒杆菌病)是吞入的肉毒杆菌芽孢定植在婴儿结肠并原位产生毒素所致的肠道毒血症。

- 儿童或成人食源性肉毒杆菌中毒发生由进食制作或储存不当的食物产生的毒素所致。

- 伤口型肉毒杆菌中毒发生在肉毒杆菌孢子污染伤口，生长并产生毒素，毒素随即被吸收。

■ 流行病学

- 在美国，婴儿肉毒杆菌病是最常见的肉毒杆菌病。
- IB 发生在生后第一年。大约 90% 发生在生后前 6 个月。
- IB 可以发生在所有种族和经济社会阶层不同的婴儿。
- 男性和女性发病率为 1:1。
- A 型和 B 型肉毒杆菌神经毒素占美国所有毒素类型的 95.7%（1976—2010 年），双重型（如 Ba，Bf）与更少见的 E 型和 F 型占剩余的 4.3%。
- 美国 50 个州都发生过 IB，密西西比河东部 B 型毒素占多数，密西西比河西部 A 型毒素占多数。
- 世界范围内有人类居住的六大洲中五大洲都发生了 IB，只有非洲没有报道。
- 一些病例会发生近期喂养习惯的改变。
- 蜂蜜被确认可以携带肉毒杆菌孢子。1976—2010 年，美国 IB 患者蜂蜜的食用率大约是 5.4%。
- 大多数 IB 病例的孢子侵入是通过自然环境，婴儿吸入并吞入通过空气传播的微尘粒子中的肉毒杆菌孢子，附近的土壤污染也可能对肉毒杆菌传播起作用。
- 母乳喂养婴儿 IB 发病时间较配方奶喂养婴儿晚。
- 食源性肉毒杆菌病例常发生在食用家庭制作的低酸性食物，特别是蔬菜、水果和调味品，发生过餐厅相关的肉毒杆菌中毒事件。美国近期发生了监狱里饮用酿制的酒精饮料 Pruno 导致的肉毒杆菌中毒。
- 伤口型肉毒杆菌病发生和海洛因注射药物的应用和青少年外伤有关。

发病率

- 美国 IB 发病率为每 10 万人发生 2.2 例（1976—2010 年），发病率最高的州依次为特拉华州、夏威夷州、犹他州、宾夕法尼亚州和加利福尼亚州。
- 美国每年发生 80～130 例 IB。
- 自从 35 年前第一次报道 IB，目前全世界已经报道了 3 700 多例 IB。
- 食源性肉毒杆菌病大多散发，也可能起源于相同的肉毒杆菌暴露。
- 伤口型肉毒杆菌病很少见。

■ 危险因素

- 婴儿每天大便次数少于 1 次，发生 IB 的风险增加。

- 蜂蜜是被确认的并可以避免的肉毒杆菌孢子的食物来源。
- 食用不适当的罐装的或腌制的低酸性食物可以导致食源性肉毒杆菌病。

■ 一般预防

- 不要给婴儿喂蜂蜜或含有原蜜的食物。
- 肉毒杆菌毒素是不耐热的，煮沸 5 min 可以灭活毒素。
- 肉毒杆菌孢子是耐热的。
- 正确的食物防腐、储存和制备可以预防食源性肉毒杆菌病。

■ 病理生理

　　神经毒素在外周胆碱能神经末梢被细胞吞噬，神经毒素在神经肌肉接头处阻止了乙酰胆碱的释放。
- 脑神经常最先受到影响，而且大多数病情严重，可以导致上睑下垂、眼肌麻痹、面部表情减少，吞咽困难，气道保护性反射降低，继而发生呼吸衰竭。
- 感觉和感觉器官功能完整。
- 通过运动神经元轴突终末的再生和新的运动终板的形成后患者可以恢复。
- 婴儿特别容易受暂时性的结肠肉毒杆菌定植侵犯，当给予母乳喂养婴儿进食除母乳以外的食物时，肠道的菌群失调可以导致肉毒杆菌疾病的发生。

■ 病因

　　肉毒杆菌是革兰阳性的、可以产生孢子的专性厌氧菌。肉毒杆菌可存在于灰尘、土壤和海洋沉积物中。很少见的丁酸梭菌和巴氏梭菌也可以产生 E 型和 F 型神经毒素导致疾病。

诊断

■ 病史

- IB。
- 症状包括便秘、喂养困难、吸吮无力、面部表情减少、眼睑下垂、吞咽困难、全身乏力：
  - 大多不伴发热（除非伴随有感染才会发热）。
  - 婴儿常反应迟钝（上睑下垂和面部表情减少）。
  - 有时症状进展迅速，可以导致呼吸暂停或者明显的威胁生命的状况（ALTE）。
- 食源性肉毒杆菌病：
  - 大约 50% 可出现呕吐。

  - 可以先出现腹泻，后出现便秘。
  - 从食入肉毒杆菌到出现症状的潜伏期大多是 18～36 h（范围为几小时到几天）。
  - 患者可出现虚弱和口干。
  - 视觉的表现包括视力模糊，眼睛调节能力丧失，复视。
  - 患儿可出现吞咽困难或说话含混不清。
  - 患儿可出现尿潴留。
  - 有时疾病进展迅速，迅速出现的昏睡和乏力提示细菌性脓毒症或者脑膜炎的可能。
- 伤口型肉毒杆菌病：
  - 常有静脉使用药物史。
  - 潜伏期为 4～14 天。
  - 发热可以是伤口感染所致，而非肉毒杆菌所致。
  - 患者常有便秘，但很少有恶心、呕吐。
  - 患者伤口可出现脓性分泌物。

■ 体格检查

- IB：
  - 患儿常无发热，表现为反应迟钝。
  - 脑神经受损表现为眼睑下垂、面部表情减少、哭声无力、吸吮无力、流口水或吞咽困难、轻度呕吐、头部运动控制能力下降。
  - 瞳孔：
    - 最初常位于中间位置，缓慢进行的瞳孔对光反射可以表现正常，但是重复进行瞳孔对光反射则会出现疲劳。
    - 一些病例会出现瞳孔固定，以及一段时间的瞳孔扩大。
  - 由于髋部肌肉的无力可出现蛙腿样表现。
  - 全身乏力和运动发展指标的下降。
  - 迟缓性下行性瘫痪和生理反射减弱。
  - 其他的体格检查是正常的。
  - 有用的体格检查包括：
    - 婴儿疾病早期，瞳孔对光反射和角膜反射容易疲劳（体格检查工具可在 www.infantbotulism.org 网站的临床诊断章节看到）。
- 较大的儿童和成人肉毒杆菌病：
  - 可表现为警觉状态，大多不发热。
  - 眼睑下垂、眼外肌麻痹、瞳孔扩大、瞳孔对光反射迟缓常是下行性麻痹的第一个症状。
  - 吞咽困难，构音障碍，舌下神经功能下降提示下位脑神经受累。
  - 咽部张力下降，气道保护性反射下降和呼吸肌无力可导致上气道阻塞进而迅速出现呼吸衰竭。
  - 延髓麻痹的表现，感觉功能正常，无发热应该立即考虑肉毒杆菌病。

－自主神经功能紊乱的症状包括不可解释的皮肤颜色、血压、心率波动性改变，尿潴留。

■ 诊断检查与说明

实验室检查

- 对于IB，需要留取大便或灌肠物送到卫生部门或疾病控制中心（CDC）做诊断试验。如果通过小鼠中和试验和（或）分离出毒素可以确诊。不需要常规进行血清检测。临床医师需要询问卫生部门如何正确留取标本。
- 对于食源性和伤口型肉毒杆菌病，可以留取患者的标本（血清、胃吸出物、粪便或伤口分泌物）或疑似的食物做毒素或病原体鉴定。
- 伤口分泌物的厌氧菌培养可发现肉毒杆菌。
- 对于婴儿和食源性肉毒杆菌病，在出现症状后的数周到数月时间粪便都可以排出毒素和病原。

影像学检查

脑电图、磁共振和CT检查结果无特异性，如果没有并发症，以上检查结果常是正常的。

■ 诊断步骤与其他

- 大多数毒素和肉毒杆菌病原的检测是在卫生部门或疾病控制中心进行。
- 最常用的检测方法是分析粪便的肉毒杆菌毒素。
- 标本必须通过密封、防破损、防渗漏的容器送检。即便是很微量的毒素，如果被吸入或食入也会导致疾病。
- 疑似含有肉毒杆菌的食物必须冷藏，最好使用最初的容器送检。
- 肌电图可表现典型的，快速、轻微、过多的运动单位动作电位（BSAPS）。有些患者的肌电图可以是正常的或不确定的。神经传导速度是正常的。

■ 鉴别诊断

- 最需要与IB鉴别的两种疾病是脊肌萎缩症Ⅰ型和代谢性疾病。
- 感染：
- 婴儿的脓毒症、脑膜炎、脊髓灰质炎样肠道病毒感染可以表现相似。
- 年长儿童或成人的细菌性脓毒症、脑膜炎、脊髓灰质炎、蜱性瘫痪、白喉多神经炎可以表现相似。

－感染后的脱髓鞘过程和肉毒杆菌病表现相似，但是常为非对称性改变。
－无发热和感觉功能正常可以鉴别脓毒症和脑膜炎。
- 神经系统疾病：
－重症肌无力患者的瞳孔括约肌功能正常，而肉毒杆菌病则瞳孔对光发射容易疲劳、迟钝或缺失。
－对于脊肌萎缩症Ⅰ型，眼外肌和括约肌功能是完整的。
- 代谢病和遗传病：
－一些代谢病或遗传病的临床表现很像IB。
- 毒物：服药一些药物可导致虚弱和昏睡。

治疗

■ 药物治疗

- 早期识别和早期静脉使用人肉毒杆菌免疫球蛋白（BabyBIG；BIG-IV）治疗IB可以明显降低住院时间、ICU治疗时间、需要呼吸和营养支持的时间。BabyBIG通过联系加利福尼亚公共卫生部门的儿童肉毒杆菌治疗和预防项目可以获得。
- 根据典型的临床表现可以迅速给予BIG-IV，不需要延迟时间等待实验室诊断结果。
- 抗生素治疗IB无效：
－如果怀疑IB，避免使用氨基糖苷类抗生素（如庆大霉素）。氨基糖苷类药物的神经肌肉接头处潜在不良反应可导致全身乏力和呼吸衰竭的突然加重。
- 不推荐使用马源抗毒素治疗IB，但是可以用于治疗F型IB患者。
- 如果存在肺炎或尿路感染等并发症，可以使用抗生素。
- 泻药治疗是无效的。
- 食源性或伤口型肉毒杆菌病。
- 给予马源性七价肉毒杆菌抗毒素（BAT）治疗，CDC提供马源性七价肉毒杆菌抗毒素。
- 不应给予疑似服用肉毒杆菌的无症状患者抗毒素治疗。
○ 伤口型肉毒杆菌病需要给予静脉青霉素25 000 U/（kg·24 h），或等剂量的抗生素和BAT抗毒素。

■ 其他治疗

一般措施

- 疑似肉毒杆菌患者需要住院治疗，持续监测心率、呼吸和氧饱和度，反复评估呼吸运动和气道保护性反射活动。

- 主要治疗是细致的支持监护，特别注意观察呼吸和营养情况。
- 如果患者存在呼吸衰竭或气道保护性反射丧失则给予气管插管治疗。
- 伤口需要给予暴露和清创，进行厌氧菌培养。
- 疑似食入毒素患者应该早期给予催吐和（或）洗胃以减少毒素暴露。
- 所有疑似病例应该立刻报告卫生部门和CDC。

■ 住院事项

初始治疗

最需要注意的是细心支持治疗，特别注意呼吸和营养需求情况。

⑭ 后续治疗与护理

■ 预后

- 住院治疗患者IB的病死率<1%，如果早期发现给予正确的治疗，患者可以痊愈。
- 成人食源性肉毒杆菌病死率是20%～25%，<20岁的病死率为10%。
- 潜伏期越短，病情越严重，预后越差，可能和食入的毒素量较大有关。
- 如果早期识别，给予积极治疗，肉毒杆菌病预后较好，可以期待痊愈，发病1年内患者容易疲劳。

■ 并发症

- 呼吸肌麻痹所致的致死性呼吸衰竭是最严重的并发症。
- IB患者的延髓功能紊乱可以在临床症状出现前出现脱水和饥饿性酮症。
- 气道保护性反射的丧失可以导致误吸和肺炎。
- 便秘和尿潴留可先于瘫痪出现，使得后期的治疗更加复杂，IB患者因为低血容量、低血压和较长的ICU住院时间，可以发生难辨梭菌性肠炎。
- IB较少见的并发症包括反复发生的尿路感染和抗利尿激素分泌异常综合征。

⑭ 疾病编码

ICD10

- A05.1 肉毒杆菌食物中毒。
- A48.51 婴儿肉毒杆菌病。
- A48.52 伤口型肉毒杆菌病。

常见问题与解答

- 问:IB 会复发吗?
- 答:目前没有 IB 的复发报道。
- 问:是否给予疑似食入肉毒杆菌毒素患者抗毒素治疗(食源性肉毒杆菌病)?
- 答:因为抗毒素有产生血清疾病的风险,只能给予表现出肉毒杆菌临床症状的患者抗毒素治疗。
- 问:从哪里获得抗毒素?
- 答:对于疑似 IB 患者,人源性抗毒素,BabyBIG(BIG - IV)可以通过加利福尼亚州公共卫生部门的婴儿肉毒杆菌治疗和预防项目获取。对于非 IB 患者,七价马源抗毒素,BAT 可以通过佐治亚州亚特兰大市 CDC 获取。
- 问:人源性抗毒素 BabyBIG 是如何生产的?
- 答:BabyBIG 是给予筛选的成人志愿者免疫接种肉毒杆菌的混合人血浆生产的。

乳房脓肿 Breast Abscess

Charles A. Pohl 万柔 译 / 郑珊 审校

基础知识

■ 描述

- 乳房脓肿:乳腺小芽或者组织感染,产生局部脓液和炎症。
- 乳腺炎:乳腺组织感染,主要在哺乳时发生。

■ 流行病学

- 5%～11% 的女性有哺乳期乳腺炎,并发展到乳腺脓肿。
- 主要影响婴儿(高峰年龄在 1～6 周)和青少年。
- 双侧脓肿在新生儿中少见。
- 新生儿中男性与女性患病比例为 1:2。

■ 危险因素

- 哺乳青少年、初产妇。
- 胎龄 >40 周。
- 乳腺炎。
- 肥胖、黑色人种、烟草使用。

■ 一般预防

- 避免乳腺操作(包括打洞)。
- 在泌乳青少年中,教授良好的哺乳技巧。
- 尽早发现和治疗乳腺炎。

■ 病理生理

- 新生儿:
- 外伤、母亲雌激素导致的乳腺增生或宿主抵抗咽喉部和脐部聚集细菌的播散产生的反应。
- 细菌和(或)它们的毒素,依次导致皮下破坏和脓腔脓肿形成。
- 青少年或成年人:外伤(例如,性行为、乳头带环、紧身胸罩、不正确的哺乳方式)、局部感染的临近传播(例如,乳腺炎、痤疮)或潜在结构异常(例如,乳腺导管塌陷、表皮囊肿)导致乳腺组织被细菌和(或)它们的毒素破坏和产生水肿。
- 当乳腺炎和哺乳有关时,严重抑制乳汁释放。乳汁淤积反过来,导致细菌增生。

■ 病因

- 新生儿感染:金黄色葡萄球菌(最常见)、A 组或 B 组链球菌、多形杆状菌属和革兰阴性肠道菌,包括(大肠埃希菌、铜绿假单胞菌、奇异变形杆菌、沙门菌属)。
- 青少年或成人感染:金黄色葡萄球菌(最常见),高达 19% 的甲氧西林耐受,大肠埃希菌、铜绿假单胞菌、结核分枝杆菌、淋病奈瑟菌和梅毒螺旋体是不太常见的病原菌。

诊断

■ 病史

- 询问乳房外伤或操作史、伴随疾病或感染以及患儿的免疫状态。
- 全身症状包括激惹焦躁,常常没有昏睡表现,除非感染累及深部组织或血流(1/3 的病例)。
- 低热。
- 沙门菌感染常常表现出胃肠道症状。

■ 体格检查

- 坚固的胸部压痛性包块,红肿温热,可能有波动感。
- 区域性淋巴结肿大。
- 化脓性乳头分泌物(很少见)。
- 坏死性筋膜炎要和乳腺脓肿鉴别,前者的疼痛超出皮肤表现,有捻发音或者稻草色大疱。

■ 诊断检查与说明

实验室检查

- 乳头分泌物进行革兰染色和培养、细针抽吸和(或)如果有一个有波动性的包块或渗出液,手术切除和引流能帮助指导诊断和治疗方案。
- 血培养:
- 在新生儿中很有用。
- 如果患儿有发热和中毒性表现或患儿 <28 天,考虑检查败血症。
- 全血细胞计数:1/2～2/3 的患者有白细胞增多症(>15 000/mm³)。
- 应该考虑新生儿监测鼻咽部和脐部细菌培养来排除金黄色葡萄球菌种植。

影像学诊断

如果有波动性肿块或者对抗生素治疗效果很差,超声检查可能很有效。

其他诊断

如果有波动性,细针活检可以帮助诊断和治疗。

■ 鉴别诊断

- 生理性状态:
- 乳腺充血(通常是双侧的,无发热、红肿或压痛)。
- 乳房痛(疼痛性乳腺充血,和排卵周期有关,周期性)。
- 感染:蜂窝织炎包含乳腺炎(没有脓腔)。
- 肿瘤(罕见)
- 纤维腺瘤。
- 横纹肌肉瘤。
- 非霍奇金淋巴瘤。
- 纤维囊性病。
- 导管内乳头瘤。
- 叶状囊肉瘤。

- 血管瘤。
• 外伤：
- 挫伤（坚硬、有压痛、边界明晰的包块）。
- 血肿（有瘀斑的边界明确的包块）。
- 脂肪坏死（坚固、无压痛、局限性、有活动性的包块）。
• 其他：Mondor 病（乳腺皮下静脉栓塞性静脉炎）。
- 成人多见。
- 有压痛和疼痛。
- 和外伤有关。
- 自发性好转。
- 血管畸形。

> **注意**
> • 新生儿感染需要及时发现、干预和明确其他累及区域来避免感染播散和差的结局。
> • 未及时发现的波动性包块及其引流可能会延迟治疗效果。
> • 社区获得性甲氧西林抵抗的金黄色葡萄球菌（CA‑MRSA）在很多地区的出现率上升。

治疗

■ 药物治疗
• 新生儿感染
- 肠外 β‑内酰胺酶抑制抗葡萄球菌抗生素［例如，乙氧萘青霉素 75～100 mg/（kg·24 h）或头孢噻肟 100～200 mg/（kg·24 h）］。
- 氨基糖苷类（例如，庆大霉素）应该用于表现很虚弱的婴儿或者进行革兰染色明确革兰阴性杆菌。
- 如果考虑 MRSA，在大于 1 个月的新生儿中使用万古霉素［40 mg/（kg·24 h）］。
• 青少年感染
- 肠胃外抗葡萄球菌抗生素［例如，乙氧萘青霉素 50～100 mg/（kg·24 h）；最大剂量为 12 g/24 h］。
- 考虑青霉素过敏及那些看上去情况还不错没有系统性症状者，使用阿莫西林‑克拉维酸口服［45 mg/（kg·24 h）或 875 mg 每天 2 次］或克林霉素［450～1 800 mg/24 h 口服，最大剂量为 1.8 g/24 h；1 200～1 800 mg/24 h 肠外使用，最大剂量为 4.8 g/24 h］。
- 考虑加入氨基糖苷类药物。
- 如果怀疑 MRSA，考虑使用万古霉素、克林霉素或复方磺胺甲噁唑。

• 持续时间
- 通常 10～14 天。
- 时间长短根据菌种和临床反应来定。如果临床治疗反应良好，口服制剂在几天后使用。

■ 其他治疗

一般措施
• 温敷。
• 较年长的儿童使用 NSAIDs 药物帮助控制炎症和疼痛。
• 继续维持哺乳可以帮助减少充血和乳汁淤积。

■ 转诊事宜
• 如果反复发生考虑就诊感染科医师。

■ 手术与其他治疗
• 如果有波动性包块出现需要切开和引流。
• 如果是坏死性筋膜炎，手术探查很有必要。

■ 住院事项

入院指征
• 虚弱病态。
• 新生儿。
• 不能耐受口服药。
• 考虑药物依赖。

后续治疗与护理
临床症状改善在使用抗生素后 48 h 应该很明显。

> **注意**
> 需要引起注意的体征如下：
> • 抗生素反应性差可能是有耐药菌、不常见的病原菌或其他诊断。
> • 进展的波动性包块需要手术干预。
> • 出现重复性波动性包块。
> • 中度表现、长期发热、化脓性分泌物或术后进展性红肿。
> • 捻发音和严重疼痛和（或）稻草色大疱有关，暗示坏死性筋膜炎。

■ 患者教育
• 继续哺乳。

• 教授良好的哺乳技巧。

■ 预后
• 大部分儿童可以康复，没有任何后遗症。
• 新生儿更可能有双侧脓肿（＜5% 的病例）。
• 新生儿的疾病严重程度更高，并发症更多。

■ 并发症
• 蜂窝织炎（最常见，5%～10%）。
• 脓肿破裂，感染播散（例如，菌血症、肺炎）。
• 败血症。
• 中毒综合征（例如，中毒性休克综合征）。
• 坏死性筋膜炎。
• 乳腺毁坏后瘢痕形成（和青春期后乳房大小、下降有关）。
• 乳腺导管瘘。

疾病编码

ICD10
• N61 乳房炎性疾病。
• P39.0 新生儿感染性乳腺炎。
• O91.219 妊娠期乳腺炎，未特指前 3 个月。

常见问题与解答

• 问：怎么区分乳房脓肿和乳腺炎？
• 答：尽管两者都包括炎症体征（红、肿、热、痛），乳房脓肿有坚硬、边界清晰的包块（可能有波动性物质）。
• 问：出现乳腺脓肿时应该停止哺乳吗？
• 答：为了避免乳汁淤积，继续需要哺乳，除非手术切除部位影响哺乳或者母亲的临床状态很差。
• 问：顺势疗法（例如，颠茄、商陆）的作用对于乳腺炎和乳房脓肿怎么样？
• 答：目前来说，没有充足的科学证据支持它们的常规使用。
• 问：厌氧菌是常见的导致乳腺脓肿的病原菌吗？
• 答：不是。尽管 40% 的感染中分离出厌氧菌，它们的角色是受到争议的，不需要使用针对厌氧菌的治疗。

R

乳房早发育 Premature Thelarche Patricia Vuguin 奚立 译 / 赵诸慧 审校

基础知识

■ 描述

• 女孩＜8 岁出现乳房发育而没有其他发育征象,如出现阴毛、阴道黏膜细胞雌激素依赖性改变、生长加速、骨成熟加速、体味或行为改变。

• 乳房增大,单纯乳房发育,无阴毛或腋毛出现,但可伴有生长加速和骨龄提前,以及子宫增大。

• 有数据显示美国非洲裔女性青春期发育最早可从 6 岁开始,高加索裔女性最早可从 7 岁开始。然而,在这些低龄儿童开始出现青春期发育征象时需谨慎,其青春期发育征象可能由病理性因素引起。

■ 流行病学

• 60％～85％病例起病年龄在 6 月龄至 2 岁。

• 在乳房早发育患儿中无明显种族差异。

• 注意:男性婴儿或青少年出现乳房早发育需重视。

■ 病理生理

• 卵泡刺激素一过性升高引起卵泡卵巢发育。

• 正常卵泡分泌雌激素量少。

• 乳腺组织对少量雌激素敏感性增加。

• 婴儿小青春期延迟。

• 接触外源性雌激素(如化妆品、美发产品、含大豆成分的婴儿奶粉及人工合成化合物雌激素)。

诊断

■ 病史

• 仔细评估乳房发育起始时间及进展过程。

• 仔细评估生长发育情况(按身高百分位评价生长速度)。

• 是否有早发育或初潮过早的家族史。

• 接触外源性雌激素(食物、乳膏等)。

■ 体格检查

• 触诊时仔细区分脂肪组织与乳腺组织。

• 通常不会出现乳晕色素沉着和(或)乳晕增大。

• 不会出现溢乳。

• 仔细查看有无其他第二性征发育征象。

- 月经。

- 阴道黏膜暗淡、暗粉色或褶皱(相比之下,青春期前阴道黏膜充满光泽、亮红色、光滑)。

- 阴毛或腋毛或其他雄激素分泌过多表现。

• 行皮肤检查,查有无胎记(边缘不规则的咖啡牛奶斑)排除 McCune-Albright 综合征。

• 测量身高及评估生长速度。

• 评估有无甲状腺功能低下表现:甲状腺肿、身材矮。

■ 诊断检查与说明

实验室检查

• 无特异性检查。

• 血清卵泡生成激素,抑制素 B 及雌二醇可能较同龄儿童正常值略升高,但不会持续升高。

• 单纯乳房早发育血清促黄体生成素为青春发育前水平。

影像学检查

• 骨龄无显著提前或只是轻微提前(骨龄提前＜1 年)。

- 因雌激素刺激骨成熟,故骨龄可评估雌激素刺激水平。

- 骨龄提前提示雌激素作用,需评估有无真性性早熟。

- 排除:青春期前肥胖女孩常有骨龄提前。

• 盆腔超声检查:

- 可能检出卵巢小卵泡(1～15 mm)及发育前子宫形态。

■ 鉴别诊断

• 肿瘤:良性脂肪瘤。

• 先天性。

- 新生儿出生后短时间内因为妊娠期母体激素影响而出现新生儿乳房增生。

- 新生儿乳房增生为正常现象并在短时间内可消退。

• 严重获得性甲状腺功能低下。

- 促甲状腺激素水平升高可交叉刺激性腺卵泡生成激素和(或)促黄体生成素受体。

• 促性腺激素非依赖性雌激素分泌。

- McCune-Albright 综合征:因 G 蛋白功能突变引起的性早熟、咖啡牛奶斑及多发性骨

纤维发育不良。

- 卵巢或肾上腺肿瘤。

• 真性性早熟。

> **注意**
>
> • 评估肥胖女孩时需区分脂肪组织及乳腺组织。
>
> • 评估 6～7 岁女孩发育情况时需注意,在低龄期开始出现第二性征发育情况可能有病理性原因。
>
> • 如果男性婴儿在新生儿期后出现乳房增大,或青春期前男性出现乳房增大需注意。
>
> • 手术行乳腺切除可引起青春期该侧乳腺组织无法正常发育。

治疗

■ 一般措施

• 对症处理。

• 继续观察随访。

• 告知家长此类症状多为良性改变引起。

后续治疗与护理

• 通常在起病 2 年内消退,但也有持续 6 年的病例。

• 无特异性依据可预判哪些有乳房早发育的女孩会进展为性早熟。

• 有其他第二性征发育的迹象应请内分泌科医师会诊评估,完善进一步检查,这些迹象包括:

- 乳房快速增大。

- 生长加速。

- 其他第二性征发育征象。

- 阴道出血。

■ 预后

• 对生长、初潮时间、生育或是否增加乳腺癌风险的影响尚不明确。

• 在起病 2 年后无缓解可能会增加进展为性早熟的风险。

■ 并发症

可能为性早熟早期征象之一或可能与其他病因有关(如肿瘤、甲状腺功能低下及 McCune-Albright 综合征)。

患者教育

- 在宫内接触母体雌激素后,很多男性及女性新生儿生后有乳房发育现象,但会很快消退。

- 不对称乳房发育在青春发育期早期很常见。

- 乳腺恶性肿瘤在儿童期十分罕见。

- 应避免在发育前切除乳腺组织。

 疾病编码

ICD10

- E30.8 其他青春期疾病。

 常见问题与解答

- 问:乳房早发育患儿以后易出现其他青春发育异常现象吗?

- 答:如果在 2 岁后起病,女孩开始青春期发育可能会更早一些。但是绝大多数乳房早发育女孩第二性征发育和生育不受影响。

乳糜泻 Celiac Disease

Dascha C. Weir　叶孜清 译／黄瑛 审校

基础知识

描述

- 乳糜泻是一种全身性免疫介导性疾病,病因是遗传易感性患儿对于麸质蛋白永久性过敏。

- 麸质蛋白是可溶于酒精的蛋白总称(亦称为醇溶性蛋白),常见于小麦、黑麦、大麦中。

- 乳糜泻患儿典型症状为:吸收不良包括腹泻、腹痛、呕吐、腹胀,并伴有生长不良、易激惹。

- "隐匿性乳糜泻"患儿是指少数无症状患儿,但肠道黏膜存在病变、自身抗体升高。

- "乳糜泻危象"罕见且严重,表现为剧烈水样泻、电解质紊乱、脱水、低血压、精神萎靡。

- "潜在乳糜泻"是指血抗体阳性但肠道无病变。若持续给予含麸质蛋白饮食,患儿可发展为乳糜泻。

病理生理

- 乳糜泻患儿摄入麸质蛋白后,小肠黏膜发生炎症、微绒毛萎缩。

- 检查可见特异自身抗体,且症状、体征多变。

- 严格无麸质蛋白饮食(GFD)可使肠道病变愈合,自身抗体水平下降,症状缓解。

流行病学

- 约 1%的美国人罹患乳糜泻,但仅有小部分被诊断。

- 在美国,乳糜泻患儿多在 9 岁左右诊断。

- 女性发病多于男性。

遗传学

- 乳糜泻患者一级亲属中患病率较高,为 10%~15%。

- HLA-DQ2 和 HLA-DQ8 单倍型是发病的"必要但非充分"条件:

  - 90%以上乳糜泻患者携带 HLA-DQ2,5%携带 HLA-DQ8。

  - DQ2/DQ8 检测阴性的阴性预测值较高。

  - 阳性预测值低(北美人群中携带 HLA-DQ2 者占 30%)。

- 另有其他基因被证实与乳糜泻易感性增高有关。

- 自身免疫性疾病个人史或家族史与乳糜泻有关。

常见相关疾病

- 自身免疫性甲状腺炎。
- 1 型糖尿病。
- 干燥综合征。
- 选择性 IgA 缺乏。
- Williams 综合征。
- 唐氏综合征。
- 特纳(Turner)综合征。

诊断

- 乳糜泻症状与体征因人而异。年幼儿童可见吸收不良症状,如腹泻、体重下降。对于儿童乳糜泻,其他更隐匿的胃肠道表现为反复间歇性腹痛、间歇性腹泻、便秘、恶心。

- 乳糜泻肠外表现更为突出,尤其见于年长儿童。非典型症状如下:

  - 阿弗他口炎。
  - 关节炎、关节疼痛。
  - 青春期延迟。
  - 牙釉质发育不良。
  - 疱疹样皮炎(皮疹对称、可见水疱、伴瘙痒)。
  - 转氨酶升高。
  - 胰酶升高。
  - 疲乏。

  - 缺铁性贫血。
  - 神经精神系统症状(头痛、认知功能障碍、神经病变、癫痫、共济失调)。
  - 骨质减少。
  - 身材矮小。
  - 甲状腺炎。
  - 维生素缺乏。

- 应注意乳糜泻的临床表现多样,且患病率高,仔细询问病史及体格检查对做出诊断十分重要。

- 诊断乳糜泻需行相关血清学指标检查。

- 目前,小肠活检仍是确诊乳糜泻的金标准。

- 在确诊前不应开始严格无麸质饮食(GFD)。

病史

- 询问患儿排便习惯,有无腹痛、恶心、呕吐、食欲不振、腹胀等症状。

- 询问乳糜泻肠外表现,如疲劳、关节痛、反复口腔溃疡、异常皮疹、头痛。

- 关注乳糜泻家族史、长期未明确病因的胃肠道症状、自身免疫性疾病。

体格检查

- 关注生长情况:

  - 部分患儿唯一的表现为身材矮小、体重增长欠佳。

  - 但是一些患儿生长正常甚至超重。

- 评估青春期发育。

- 部分患儿会有典型的腹部膨隆、臀肌萎缩,但多数患儿并无明显的乳糜泻体征。

- 检查是否有牙釉质缺损、口腔溃疡、疱疹性皮炎。

诊断检查与说明

进行所有针对性检查时,患儿应摄入含麸

质饮食。若摄入无麸质饮食检查可能导致假阴性的检查结果。若避免麸质摄入,可使血清学检查结果正常、肠道黏膜恢复正常。

初始实验室检查

- 需行总 IgA 定量检测。IgA 缺乏可伴发于乳糜泻,导致假阴性结果。
- 高特异性及敏感性的相关血清学检查:
- 组织转谷氨酰胺酶抗体 IgA(tTG IgA)是最佳筛查手段。
- IgA 抗肌内膜抗体(EMA IgA)更具主观性,更为昂贵。
- 低特异性及敏感性的血清学检查:
- 抗麦胶蛋白抗体 IgA 及 IgG(AGA IgA、AGA IgG)不推荐用于筛查。
- 新型血清标志物:脱酰胺麦胶多肽抗体 IgG 是一项新型检测,敏感性及特异性高。可用于 IgA 缺乏患者。
- 伴发营养缺乏的非特异性检查:
- 维生素水平。
- 血常规。
- 铁代谢。
- 骨密度。
- 吸收功能检测(粪便脂肪、D-木糖摄取)。

内镜检查

- 绝大多数患儿需行上消化道内镜检查以明确乳糜泻诊断。
- 由于病变灶性分布,故推荐内镜检查时行多点小肠活检。
- 除十二指肠之外,也应该对十二指肠球部进行活检。
- 最新推荐是继续含麸质饮食时行小肠活检。

病理

乳糜泻时,小肠活检可有如下主要组织病理学改变:

- 上皮内淋巴细胞增多。
- 绒毛萎缩(部分、绝大部分、所有)。
- 隐窝增生。
- 固有层见较多淋巴细胞(主要为 CD4 T 细胞)与浆细胞浸润。

■ 鉴别诊断

- 推定为感染因素:
- 贾第鞭毛虫。
- 轮状病毒、寄生虫。
- 慢性胃肠炎。
- 肠炎后肠病。
- 婴儿难治性腹泻。
- 热带口炎性腹泻。
- 肠道细菌过度生长。

- 免疫缺陷综合征(HIV 感染)。
- 推定为非感染性因素:
- 牛奶、大豆蛋白不耐受。
- 蛋白质-热量性营养不良。
- 嗜酸性粒细胞性胃肠炎。
- 自身免疫性肠病。
- 移植物抗宿主病。
- 胶源性口炎。
- 溃疡性十二指肠炎。
- 免疫缺陷。
- 克罗恩病。
- 先天性肠病(微绒毛包涵体病、簇性肠病)。
- 肠道缺血。
- 放射史。
- 化疗史。

🔧 治疗

- 目前对乳糜泻的治疗手段为严格的终身无麸质蛋白质饮食(GFD):
- 饮食中需去除所有的小麦、黑麦、大麦。同时也需注意避免食物制备过程中的交叉污染。
- 由于燕麦通常会沾染有小麦,除非有特定的无麸质标识,应避免食入。
- 所有患儿都建议向专业营养师咨询无麸质蛋白饮食的食用经验。

■ 药物治疗

目前尚无有效治疗乳糜泻的药物。无麸质饮食患儿应当补充多种维生素。也必须确认患儿所服药物不含麸质。推荐补充剂如下:

- 钙剂及维生素 D。
- 缺铁性贫血者补充铁剂。
- 有乳糖不耐受症状者可进行乳糖酶替代。

🔧 后续治疗与护理

■ 随访推荐

患者监测

- 对于新近诊断的乳糜泻患儿进行临床监测十分重要。在诊断的第一年内,需要进行数次复诊,以监测其对无麸质饮食的反应、依从性、患儿、家庭对于生活习惯改变的适应。之后可每年进行一次随访。
- 每一次复诊需重点关注患儿的生长情况。开始无麸质饮食第一年内,可见明显的生长追赶。
- 应有针对性地询问病史、进行检查,以监

测自身免疫性疾病,尤其是甲状腺炎、糖尿病。
- 推荐评估钙、维生素 D 摄入情况,这对于骨骼健康尤其关键。无麸质饮食可使患儿骨密度恢复正常。一般可在无麸质饮食进行 1 年后,行骨密度测定。
- 开始无麸质饮食 1 年内,患儿组织转谷氨酰胺酶抗体(tTG)可恢复正常。结合其临床状况,可评估患儿对于无麸质饮食的反应。推荐于无麸质饮食半年后检测 IgA 组织转谷氨酰胺酶抗体(tTG IgA)水平。之后可每年检查一次。
- 应用无麸质饮食后,患儿情况改善,且 IgA 组织转谷氨酰胺酶抗体水平正常,无需行内镜复查。但是,若其症状未改善或抗体水平持续升高,可考虑行内镜复查。

■ 预后

对于乳糜泻患儿,强烈推荐终身无麸质饮食。严格执行者,未来发生恶性肿瘤或其他相关并发症的风险降低,但是发生其他自身免疫性疾病的风险仍较高。

■ 并发症

- 乳糜泻成人患者肠道淋巴瘤、其他消化道恶性肿瘤风险增高。若治疗效果欠佳,则风险更高。
- 其他并发症如下:
- 骨质减少、骨质疏松。
- 不孕不育。
- 其他自身免疫性疾病。
- 营养缺乏。
- 难治性乳糜泻采用严格无麸质饮食后临床症状与绒毛萎缩持续存在,并排除其他疾病可能:
- 难治性乳糜泻在儿童中少见,但成人患者中占 5%,大多数人上皮 T 淋巴细胞群克隆异常。
- 难治性口炎的并发症:隐源性肠病、不明原因的 T 细胞淋巴瘤、溃疡性结肠炎、胶原性口炎。
- 治疗:严格无麸质饮食外加免疫抑制剂,包括糖皮质激素、硫唑嘌呤、环磷酰胺、全肠外营养。

疾病编码

- K90.0 乳糜泻。

常见问题与解答

• 问:若患儿进行无麸质饮食后情况已经改善,是否需内镜下活检确认诊断?

• 答:是。推荐将所有疑似的儿童乳糜泻患者转诊至儿科胃肠专科医师处,行小肠活检明确诊断。

• 问:含麸质的谷类食物中是否包含燕麦?

• 答:严格意义上而言,小麦、黑麦、大麦从起源上较燕麦、大米、玉米、高粱、小米与原始谷物更接近,而后者一般不诱发乳糜泻。无麸质饮食意味着饮食中回避所有的小麦、黑麦和大麦。一些研究显示,食入燕麦不会引起症状加重或组织学改变。但是,需食用经测试并含有无麸质标示的燕麦产品。

乳糖不耐受 Lactose Intolerance

Elizabeth J. Hait 叶孜清 译 / 黄瑛 审校

基础知识

描述

• 乳糖不耐受的定义为:继发于肠道乳糖酶缺乏,导致无法消化摄入的双糖乳糖,出现相应临床症状。

• 乳糖是一种双糖,由葡萄糖、半乳糖组成。

• 乳糖是重要的能量来源。对人类和其他哺乳动物而言,是主要供能糖类。乳糖有助于钙、磷、铁的吸收,同时对于肠道菌群发挥着益生菌的作用。

• 乳糖酶缺乏可分为四类:

• 先天性乳糖酶缺乏:

- 极为罕见。

- 新生儿期即出现临床表现。

- 导致严重的腹泻、生长迟缓、威胁生命。

• 原发性乳糖酶缺乏(成人型低乳糖酶):

- 由于乳糖酶相对或绝对缺乏所致。

- 发病于儿童期,具体年龄不同种族间各异。

- 最常见的乳糖酶缺乏。

• 继发性乳糖酶缺乏:

- 由小肠损伤所致(急性胃肠炎、持续性腹泻、小肠细菌过度生长、化疗)。

- 可见于任何年龄,婴儿更为常见。

• 发育性乳糖酶缺乏:

- 见于孕周<34周早产儿,为相对性乳糖酶缺乏。

流行病学

患病率

• 全球有70%的人口有原发性乳糖酶缺乏倾向。

- 北欧人群中原发性乳糖酶缺乏的患病率为2%,其饮食以乳制品为主。

- 西班牙人群中,原发性乳糖酶缺乏患病率为50%~80%。

- 德系犹太人及非洲裔美国人中,患病率为60%~80%。

- 亚裔人群中,原发性乳糖酶缺乏患病率接近100%。

• 西班牙裔、亚裔、非洲裔美国人中,近20%的5岁以下儿童患有乳糖酶缺乏和乳糖吸收不良。

• 白种人中,儿童一般在5岁以后表现出相应的症状。

危险因素

遗传学

• 原发性乳糖酶缺乏或成人型低乳糖酶与翻译后调节机制有关。

• mRNA基因多态性与乳糖酶失活有关。泰国儿童1~2岁时,乳糖酶发生早期失活;而芬兰儿童则发生于10~20岁。

病理生理

• 症状取决于摄入的乳糖量。

• 不被吸收的乳糖产生了渗透负荷,使得液体、电解质进入肠道,导致渗透性腹泻。

• 不被吸收的乳糖成为了肠道细菌的底物。

• 结肠中细菌分解乳糖,产生可挥发性脂肪酸和气体,导致排气过多、肠道膨胀、疼痛、pH降低。

诊断

病史

• 典型症状包括:进食含乳糖食物后出现腹胀、排气、痉挛性腹痛、腹泻。

• 饮食史可提供重要信息。

• 与牛奶摄入不一定存在明显联系。

• 症状严重程度与摄入的乳糖量有关。

• 详细的病史:

- 若存在血便、黏液便、体重下降、生长迟缓、脂肪吸收不良、任何肠外症状,强烈提示其他病因。

体格检查

• 应当测量身高、体重,与对应年龄的标准值相比较。两者存在偏差时,不能仅归因于乳糖不耐受。

• 腹部叩诊:可见腹部膨隆、叩诊鼓音。

• 乳糖酶一般不引起出血,若有血便,应进一步进行检查。

诊断检查与说明

实验室检查

• 粪便还原糖及粪便酸度:

- 阳性结果为:pH<6.0或还原糖>0.5%。

- 阳性结果表明存在糖吸收不良。

• 呼气氢试验:

- 非侵入性,高敏感性。

- 呼气氢气浓度相对基线升高≥20 ppm表明可能存在乳糖酶缺乏。

- 但是,由于乳糖不耐受症状与呼气氢之间关联性不强,降低了呼气氢试验结果的临床重要性。

- 假阳性结果可发生于:试验前禁食不充分、肠道通过时间过快、牙膏、吸烟、肠道细菌过度生长。

- 假阴性结果见于:腹泻、过度通气、近期抗生素服用、胃排空延迟。另外,有10%的人群肠道定植细菌无法产生氢气,可能导致假阴性结果。

• 内镜下进行十二指肠活检,测定乳糖酶活性(侵入性且昂贵)。

病理性改变

原发性乳糖缺乏小肠组织学一般正常,除非缺乏是由于小肠黏膜受侵扰或破坏所致。

鉴别诊断

• 感染:

- 病毒、细菌性感染可导致绒毛损伤,出现继发性乳糖不耐受。

- 最常见的致病原为轮状病毒。
- 寄生虫感染症状可与乳糖不耐受相似(贾第虫病)。
• 炎症:
- 小肠克罗恩病。
- 乳糜泻。
• 先天性:
- 其他糖类酶缺乏可与乳糖不耐受类似。包括蔗糖-异麦芽糖酶缺乏或葡萄糖-半乳糖吸收不良。
- 囊性纤维化。
- Shwachman-Diamond 综合征(SDS)主要症状如下:
  ◦ 骨髓功能不全。
  ◦ 胰腺功能不全。
  ◦ 骨骼异常。
  ◦ 矮小。
• 变应性或免疫性:
- 食物蛋白过敏。
- 含有乳糖口服药物:片剂中常见。

 ## 治疗

▪ 药物治疗

• 口服乳糖酶胶囊补充剂。
• 由于乳制品摄入受限,应补充钙剂以满足

每天推荐摄入量。

▪ 其他治疗

一般措施

• 饮食中避免乳糖可有效消除症状。
• 但是,不摄入牛奶可能导致钙缺乏,了解这一点十分关键。
• 市售乳糖酶补充剂(外源性乳糖酶)可预先消化乳糖。有多种非处方药可供选择。剂型包括:液体制剂、胶囊、咀嚼片。
• 获得性乳糖酶缺乏,尤其是与感染相关者,经过一段时间或是特定治疗后,会有所缓解。许多乳糖不耐受患者乳糖消化能力并不能恢复。
• 补充益生菌制剂有助于改善乳糖不耐受的症状。

 ## 后续治疗与护理

▪ 饮食事项

• 使用无乳糖配方奶、含有乳糖酶的牛奶。
• 牛奶替代品(米糊或豆奶)。
• 酸奶或成熟干酪,其乳糖含量较低。

▪ 预后

• 减少或停止乳糖摄入、进行乳糖酶补充

后,乳糖酶缺乏及临床不耐受的预后极好。
• 应明确并妥善治疗继发性乳糖不耐受。

 ## 疾病编码

ICD10

• E73.9 乳糖不耐受,未指明的。
• E73.0 先天性乳糖酶缺乏。
• E73.8 其他乳糖不耐受。

常见问题与解答

• 问:一般几岁出现乳糖不耐受表现?
• 答:白种人出现于 5 岁以后。非洲裔美国人在 2~3 岁时出现临床症状及体征。进行鉴别诊断时必须区分原发性与继发性病因。
• 问:乳糖不耐受的患儿是否永远不能摄入乳糖?
• 答:不是。患者可少量摄入或使用乳糖酶补充剂。
• 问:随着时间推移,情况会有所改善吗?
• 答:不会。乳糖酶不耐受持续终身,但成人症状更为轻微,可能与他们自身对于症状的耐受意愿有关。继发性乳糖不耐受可能随着时间推移或是原发疾病的治疗而改善。

乳突炎 Mastoiditis

Sadipa Edmonds Kendi · Rrances M. Nadel   段博 译 / 许政敏 审校

 ## 基础知识

▪ 描述

乳突气房感染的临床特征为耳郭周围红肿、压痛;病情可以从无症状到危及生命。急性乳突炎定义为症状持续小于 1 个月。

▪ 流行病学

• 大多数患者年龄为 6~24 个月。
• 男女比例为 2∶1。
• 乳突炎在婴幼儿中少见,因为乳突气化尚不完全。

发病率

• 20 世纪初,20%~50% 的中耳炎发展成为融合性乳突炎。常规使用抗生素治疗中耳炎和积极处理治疗失败病例,使发病率降低到 0.2%~0.4%。

• 虽然一些报告表明,乳突炎的发病率在上升,但更大规模人口基数研究表明,该病的发病率是稳定的。

▪ 危险因素

• 年龄<2 岁。
• 急性中耳炎。
• 反复发作的中耳炎。

▪ 一般预防

• 及早治疗中耳炎并及时随访,及时确诊未愈病例。
• 避免中耳炎易患因素,包括儿童监护人吸烟和使用奶瓶喂养。
• 乳突炎早诊断可减少发生颅内并发症风险。接种肺炎球菌疫苗有助于减少中耳炎的发生。

▪ 病理生理

• 乳突位于颞骨后部,由相互连接的气房连接中耳。因为这些乳突,气房与中耳相通,所有急性中耳炎病例都伴发一些乳突炎。
• 急性乳突炎在中耳脓性渗出物不能通过咽鼓管或通过鼓膜穿孔流出,会扩散至乳突气房。
• 急性乳突炎在乳突气房破坏后可能发展到融合期,导致骨膜下脓肿或慢性中耳乳突炎。

▪ 病因

• 急性乳突炎通常由急性中耳炎的炎症和感染扩展到乳突引起。然而,20%~50% 的患者患病前可无中耳炎病史。

- 中耳乳突渗出物中分离出的细菌通常是肺炎链球菌、化脓性链球菌、流感嗜血杆菌或金黄色葡萄球菌。然而,许多患者的分泌物培养是无菌的。
  - 小儿乳突炎最常见由肺炎链球菌引起。
  - 肺炎链球菌对青霉素的耐药性可能高达30%,19A 血清型是最常见的。随着 13 价肺炎球菌疫苗的问世(包含 19A 血清型),该病流行病学可能发生变化。
- 如果患儿最近一直在使用抗生素或有复发性中耳炎病史,应该怀疑是否有假单胞菌感染:
  - 慢性中耳乳突炎通常是由金黄色葡萄球菌、厌氧菌、肠杆菌和铜绿假单胞菌引起的。
- 慢性中耳乳突炎通常是多菌种感染。
- 慢性中耳乳突炎非常见感染菌包括结核分枝杆菌、结核杆菌、星形诺卡菌和荚膜组织浆菌。
- 胆脂瘤可能阻碍乳突引流或加重骨侵蚀导致乳突炎的加剧。

诊断

病史

- 可能有近期治疗中耳炎病史或慢性病史。
- 体征和症状:
  - 可有发热、耳痛、耳漏和耳后肿胀。
  - 已经接受抗生素治疗的儿童可能症状表现轻微。
  - 有嗜睡、头痛、颈部僵硬、局部神经症状、癫痫发作、视力变化,或适当的抗生素治疗仍然持续发热,应考虑颅内感染。
  - 迷路炎起初表现为耳鸣和恶心,可发展为呕吐、眩晕、眼球震颤、共济失调。

体格检查

- 耳郭向外侧移位:
  - <2 岁的儿童中,耳郭向外向下移动。在年龄较大的儿童中,耳郭向上移动。
- 外耳道可能是水肿或下垂。
- 鼓膜充血、活动性下降或穿孔:
  - 应用抗生素治疗的儿童的鼓膜可能外观表现正常。
- 乳突压痛伴软组织肿胀:
  - 耳后皮肤可能发热、红肿,耳后可触及波动感。
- 在慢性乳突炎,通常没有发热和耳后肿胀,并且患者表现为耳痛、持续流脓和听力减退。

诊断检查与说明

实验室检查

- CBC:非特异性:
  - 可能正常或显示有白细胞增多,中性粒细胞比例增高。
- ESR/CRP:
  - 急性乳突炎时可升高,但通常在慢性期是正常的;复杂乳突炎时升高更常见。
- 结核菌素试验(PPD):
  - 怀疑结核菌感染时做该检查。
- 中耳分泌物:
  - 革兰染色,需氧菌和厌氧菌培养。
  - 中耳细菌培养和乳突细菌培养之间有一定相关性。
  - 如果可能的话,做分泌物药敏试验更有助于诊断。

影像学检查

- X 线:
  - 显示乳突气房混浊、骨破坏或更严重。
  - 不可靠,可以是假阳性。
- 颞骨和头颅增强 CT:
  - 有助于明确诊断融合性乳突炎、骨膜下脓肿,以及颅内并发症。
  - 颅内并发症最好检查 MRI。

诊断步骤与其他

任何有脑膜炎症状的儿童都必须行椎穿刺检查。

鉴别诊断

- 腮腺炎。
- 耳后淋巴结肿大或蜂窝织炎。
- 外耳道炎或外耳道疖。
- 耳郭的软骨膜炎。
- 肿瘤:
  - 白血病。
  - 淋巴瘤。
  - 横纹肌肉瘤。
- 朗格汉斯细胞增生症。
- 鳃裂瘘管。
- 结核。

治疗

药物治疗

- 注射用抗生素的选择应基于易感微生物、区域细菌耐药性,以及患儿的病情。
- 静脉用抗生素,至少 7～10 天,随后用口服抗生素,总的持续时间为 4 周。

- 常用第三或第四代头孢菌素,如头孢三嗪或头孢噻肟、头孢吡肟,联合或不联合万古霉素经验性治疗。
- 抗生素的选择应根据耳分泌物的药物敏感性。
- 如果怀疑结核杆菌感染,应予以抗结核治疗。

其他治疗

一般措施

中耳分泌物引流是必不可少的,因此鼓膜切开术应该尽早进行,无论有或无鼓膜置管。

手术与其他治疗

- 手术适应证:
  - 骨膜下脓肿。
  - 骨融合。
  - 面部神经麻痹。
  - 脑膜炎。
  - 颅内脓肿。
  - 静脉血栓。
  - 足量的抗生素治疗后症状仍持续。
- 在无抗生素时代,乳突切开是乳突炎的首选治疗方法。目前,这种疗法一般用于伴有上述并发症的患者。
- 治疗颅内并发症有必要请神经外科会诊。

住院事项

入院指征

静脉使用抗生素,耳鼻喉科(ENT)医师评估需要手术引流,并明确抗生素疗效和排除并发症。

后续治疗与护理

随访推荐

患者监测

- 如果患者静脉用药治疗效果好,他们可以继续口服抗生素治疗 3～4 周并每周随访。
- 听力丧失者应通过听力图来筛查。

预后

- 如果及早治疗,乳突炎预后良好。然而,乳突炎累及颅内可导致永久性神经功能障碍甚至死亡。
- 慢性乳突炎可能会导致不可逆的听力减退。

并发症

- 乳突解剖结构邻近许多重要器官,随着感染和炎症的发展可能导致严重的并发症。

• 并发症的发生率可高达 16%。

• 颅内并发症包括脑膜炎,硬膜外、硬膜下或脑实质脓肿。

• 乙状窦或侧窦疾病可发展为血栓性静脉炎:

- 败血症、颅内压增高或脓毒性血症。

• 面部神经麻痹通常是单侧的,可以是永久性的。

• 迷路炎、岩锥炎或骨髓炎可能导致相邻的骨部感染。

• 骨膜下脓肿。

• 由于听小骨或迷路的损害,听力减退。

• Bezold 脓肿是颈深部脓肿,沿胸锁乳突肌内侧,因感染穿破乳突尖渗入软组织。

• Gradenigo 综合征:

- 第六对脑神经麻痹,眼眶疼痛,耳漏。

 疾病编码

ICD10

• H70.90 未特指的乳突炎,未特指耳。

• H70.009 急性乳突炎无并发症,未特指耳。

• H70.099 急性乳突炎伴并发症,未特指耳。

常见问题与解答

• 问:是否所有怀疑乳突炎的儿童都需要头部 CT 扫描?

• 答:不是。一般情况下,如果孩子乳突炎有轻度红肿,乳突无波动感,并且治疗效果较好,没有必要行 CT 扫描。若抗生素治疗无效或出现脓毒血症,或出现有手术指征的并发症,应该进行影像学检查。

• 问:是否所有儿童乳突炎都应住院?

• 答:是的。在一般情况下,静脉用抗生素和耳鼻喉科评估/排水是必要的,以确保抗生素有效和避免并发症。

R

软下疳 Chancroid

Evelyn Porter · Christine S. Cho 叶莹 译 / 王榴慧 审校

 基础知识

■ **描述**

由杜克雷嗜血杆菌感染引起的性传播疾病,表现为疼痛性生殖器溃疡和腹股沟淋巴结肿大。

■ **流行病学**

• 此病在美国发病率很低,属于散发。

• 在不发达国家,此病是生殖器溃疡的一个主要因素。

• 在发展中地区,可能是由于通过培养来明确诊断存在难度,因此传报率低。

• 此病会增加患艾滋病的风险。

• 男性更常见,女性无症状。

• 性接触是最主要的传播方式。

• 如果儿童被诊断患病,要考虑是否有性虐待。

发病率

直到 2000 年,美国发病率一直稳步下降,从 2000 年之后,出现波动。2012 年,共有 15 例报道。

■ **危险因素**

性工作者和吸毒的人较易患病。

■ **一般预防**

使用安全套。

■ **病理生理**

• 怀疑是在性交过程中,病原体在微破损处

透过表皮而得病。

• 3～10 天后,出现红斑,发展为疼痛性丘疹,进一步出现脓疱。

• 脓疱在 2～3 天后破溃,出现浅表疼痛性溃疡,坏死的底部,边界不清。

• 可出现单个或多个溃疡。

■ **病因**

杜克雷嗜血杆菌属革兰阴性球杆菌。

■ **常见相关疾病**

• 与艾滋病的传播和感染有关。

• 可同时感染梅毒和人类疱疹病毒(10%)。

 诊断

诊断软下疳常规是依据临床表现,需排除其他引起生殖器溃疡的病因。

■ **病史**

• 男性患者通常表现为急性、疼痛性生殖器溃疡。

• 女性患者一般无临床症状,可能表现非特异性的症状(排尿困难、阴道分泌物、排便或性交时疼痛、直肠疼痛或出血)。

■ **体格检查**

经典表现:

• 特别疼痛的溃疡,形状不规则、边界不清楚、中央呈灰色坏死。

- 男性可发生在包皮或冠状沟。

- 女性可发生在阴道、宫颈、肛周。

• 50% 的患者会有疼痛的非对称的腹股沟淋巴结肿大(腹股沟淋巴炎),会自行破溃。

• 生殖器外的皮损很少见,如大腿内侧、乳房、手指和口腔。

■ **诊断检查与说明**

排除其他生殖器溃疡的病因,诊断依据临床。

实验室检查

• 从溃疡基底部取材行革兰染色,可发现革兰阴性短小球杆菌,像"一群鱼"一样排列。由于溃疡处会含有其他病原体,筛查实验不可信。此作为常规检查,对诊断没有帮助。

• 从溃疡处取材行培养。

- 杜克雷嗜血杆菌是一种对培养要求很苛刻的病原体,需要特殊的培养基和娴熟的分离技术。

- 结合新的扩增技术,试验敏感性达 75%。

- 现在这是唯一确诊软下疳的常规方法。

• DNA 扩增。

- 若进行多重聚合酶链式反应(GUM)可以同时扩增杜克雷嗜血杆菌和单纯疱疹(Ⅰ型和Ⅱ型)病毒的 DNA,结合培养可以增加实验的敏感性。

- 此实验不作为常规检查。

• 单克隆抗体。

- 通过抗杜克雷嗜血杆菌表面的外膜得到的单克隆抗体,使用免疫荧光的方法,比培养的敏感性更高。

- 操作简单、快速、费用不高、结果敏感,但目前不作为常规检查。
- 其他实验。
- 生殖器溃疡其他原因的检测,包括培养、疱疹病毒(Ⅰ型和Ⅱ型)的 PCR 检测、RPR。
- HIV 检测。

■ 鉴别诊断

- 软下疳必须与其他生殖器溃疡相鉴别,包括梅毒、单纯疱疹、性病淋巴肉芽肿和腹股沟肉芽肿。有些患者可能同时患有以上数种疾病。
- 不常见的病因如下:
- 外伤。
- 固定性药疹。
- 炎症性肠病。
- 白塞病。

 治疗

■ 药物治疗

- 阿奇霉素:20 mg/kg(最大剂量 1 g),口服 1 次。
- 头孢曲松:50 mg/kg(最大剂量 250 mg),静滴 1 次。
- 环丙沙星:500 mg,每日 2 次,疗程 3 天(>18 岁)。
- 红霉素碱:500 mg,每日口服 4 次,疗程 7 天(>18 岁)。
- 推荐使用阿奇霉素和头孢曲松的一次治疗。

■ 手术与其他治疗

持续的腹股沟淋巴结炎可以通过针抽或切开排脓。

 后续治疗与护理

■ 随访推荐

- 症状在 3~7 天后的改善情况。
- 溃疡在 1~4 周愈合。
- 淋巴结肿大消退时间较长,尽管经过足够治疗,病情可能会有反复。

- 患者必须每周随访,直到症状消失。
- 患者若恢复不好,需考虑其他生殖器溃疡的病因、依从性问题、是否同时感染 HIV,以及罕见的耐药株。
- 近期的性伴侣(近 10 天内)需要治疗。
- 如果首次 HIV 和梅毒试验阴性,在诊断为软下疳后的 3 个月内应当复查。

■ 患者教育

预防:所有的性行为应使用安全套。

■ 并发症

- 流脓的腹股沟淋巴结炎。
- 同时感染梅毒和单纯疱疹病毒。
- HIV 感染。

疾病编码

ICD10

- A57 软下疳。

朊病毒病
(传播性海绵状脑病)

Jason Y. Kim
库尔班江·阿布都西库尔 译 / 谢新宝 审校

 基础知识

■ 描述

- 朊病毒病(prion diseases)亦称传播性海绵状脑病(transmissible spongiform encephalopathes,TSE),为一组影响人类和动物的进行性神经退行性疾病,大脑出现累积性及不可逆损伤,损伤均为致命性。
- 朊病毒:
○ 引起 TSE 的传染性病原体。
○ 朊(prion)这个词用来描述具有传染性的微小蛋白样颗粒,无法利用多数改变核酸的方法来灭活。
- 朊病毒蛋白(PRP):
○ 具有 PRNP 基因编码的正常细胞糖蛋白(PRP^C)。
○ 神经元及白细胞中均可存在。
- 引起 TSE 的感染性颗粒为蛋白酶无法分解的 PRP^C 的异构体(PRP^RES 及 PRP^SC 分别为耐蛋白酶 PRP 及导致羊瘙痒病的 PRP)。

- 人类 TSE 包括 Creutfeldt-Jacob 病(Creutfeldt-Jacob disease,CJD)、近期发现的 CJD 变异(vCJD)、库鲁病、Gerstmann-Straussler-Scheinker 综合征及致命性家族性失眠综合征。
- 动物中发现 6 种 TSE,包括牛海绵状脑病(bovine spongiform encephalopathy,BSE,亦称疯牛病)、绵羊或山羊瘙痒病、猫海绵状脑病、传播性貂海绵状脑病、稀有蹄类动物脑病及鹿科动物慢性消耗性疾病。

■ 流行病学

- CJD:
- CJD 是人类最常见的 TSE 疾病,有散发和家族性病例。
- 约 85% 为散发病例,无家族病史及传播源。散发 CJD 世界各地均有发病,发病率 1/100 万。
- 约 10%~15% 为家族性 CJD(familial CJD,fCJD),与 PRNP 基因突变有关。

fCJD 以常染色体显性模式遗传,目前发现的 PRNP 基因突变超过 50 种。

- 约 1% 的病例为医源性传播,病原体通过污染的手术器械、角膜或硬脑膜移植,以及注射人源性垂体生长激素意外传播。
- 目前没有家庭成员之间直接接触、飞沫或空气传播的依据。
- 此病特点为进行性痴呆、肌阵挛、视力或小脑障碍、锥体或锥体外系异常和(或)运动不能性缄默症。
- 典型的散发性 CJD 起病年龄多为 50~70 岁,男女比例相同,白种人群发病率为黑种人群 2 倍。
- 通常出现症状 1 年内死亡。
- vCJD:
- 是一种新的 CJD 疾病形式,1994 年首次报道,具有独特的临床特征。
- 与 CJD 相比,vCJD 影响包括青少年的年轻人群(平均年龄 29 岁),病程较长(中位数 14 月,而 CJD 中位数为 4.5 个月)。

- 流行病学证据充分表明 vCJD 与 BSE 有关:
  - BSE 为牛发病的 TSE,首次在英国报道,感染途径可能性最大是接触 BSE 感染的牛肉。
  - 英国 vCJD 发病率最高,而英国人接触 BSE 的可能性也最大。
  - 美国报道 3 例 vCJD,但均有可能在美国本土之外感染。
- 疾病早期的临床特点包括:
  - 以精神失常为主的症状(抑郁症及精神分裂样表现)及共济失调。
  - 随着疾病的进展出现其他神经系统症状(感觉异常/迟钝、舞蹈症、肌张力障碍、肌阵挛及运动不能性缄默症)。
- 近期英国学者通过尸检和活检手段比较确诊病例及正常对照人群验证了 vCJD 的临床诊断标准。
- 致命性家族性失眠症(fatal familial insomnia,FFI):
  - 由 *PRNP* 基因 178 号密码子突变引起的常染色体遗传病,fCJD 病例发现此突变。如果患者 178 密码子突变合并编码甲硫氨酸的 129 密码子纯合等位基因,表现为 FFI,而如果患者 129 密码子编码缬氨酸合并 178 密码子突变,则表现为 fCJD。
  - 临床特征包括失眠、自主神经功能异常、肌张力障碍、肌阵挛及晚发性痴呆。
  - 病理检查表现为轻微的空泡形成且无斑点。
- Gerstmann-Straussler-Scheinker 综合征:
  - 常染色体显性遗传病。
  - 临床特征包括肌张力障碍及痴呆症。
  - 病理检查发现淀粉样斑点。

■ 病理生理

- 内源性及外源性 PRP^RES 引起 PRP^C 的错误折叠形成异常的耐蛋白酶形式后引起 TSE。
- PRP^RES 在中枢神经系统进行性蓄积引起功能异常、空泡形成及细胞死亡。宿主除了微神经胶质细胞活化没有其他适应性免疫应答,而微神经胶质细胞活化参与致病进程。
- 神经病理改变包括神经元减少、萎缩、空泡变性及细胞凋亡。
- PRP^RES 同时蓄积在网状内皮细胞系统、黏膜相关性淋巴组织及全身出现慢性炎症的部位。

■ 病因

- 朊病毒是具有传染性的蛋白,无核酸,被认为是引起 TSE 的病因。
- 感染朊病毒后,正常神经元功能有关的宿主敏感蛋白酶出现自发性折叠异常成为异常的耐酶蛋白形式。
- 新形成的宿主 PRP^RES 召集邻近细胞 PRP^C 并将其转换为感染性异构体,但 PRPR^ES 传播的具体分子及细胞机制至今尚不明确。
- 虽然 PRPC 是 PRP^RES 转移至 RES 所必需的,但转移至中枢神经系统的机制尚不明确。
- 朊病毒通过召集邻近细胞 PRP 并促进其转化为感染性形式。
- 目前的热门话题是 PRP^RES 复制是否未经任何基因物质并绕过遗传学的中心法则。
- 不是所有科学家均认可朊病毒假说的真实性。尽管 TSE 病理组织从未成功提取核酸,但有学者仍认为致病因素是含有核酸的病毒样物质。

℞ 诊断

■ 病史

- 具有家族性 TSE 的证据。
- 潜在的医源性感染,例如注射人源性垂体生长激素、硬脑膜植入、人类角膜移植、癫痫手术及其他使用立体定向电极的中枢神经系统手术。
- 症状持续时间 >6 个月。
- 无发热。
- vCJD 患者可出现的进行性神经精神症状包括:
  - 抑郁、焦虑、淡漠、戒断症状或错觉。
  - 疼痛和(或)感觉异常等痛苦的感觉症状。
  - 共济失调。
  - 肌阵挛、舞蹈症及肌张力障碍。
  - 痴呆。

■ 体格检查

- 无发热。
- 精神状况检查异常,包括记忆力、人格及其他高级皮质功能异常及精神失常。
- 神经系统体征包括步态不稳及不自主运动。
- 晚期可出现缄默及完全丧失活动能力。

■ 诊断检查与说明

实验室检查

- 多数实验室检查对 TSE 的诊断价值有限,脑脊液检查除蛋白水平轻度升高之外没有其他异常。
- 脑电图:
  - CJD 早期可见弥漫性慢波,随着疾病进展出现 CJD 特征性的间歇性的双相及三相尖波复合波。
  - vCJD 脑电图表现与散发性 CJD 典型波形不同。
  - 虽然多数患者脑电图异常,但不具有特异性。

影像学检查

- MRI:
  - vCJD 患者双侧丘脑枕后区可能出现 T₂ 异常高信号。
  - CJD 患者基底节常见高信号。
  - CJD 及 vCJD 晚期患者 CT 或 MRI 检查可见弥漫性脑萎缩及脑室扩大。

诊断步骤与其他

- 人类 TSE 只能通过脑组织病理检查才能确诊。
- 所有类型的人类 TSE 经显微镜检查均可见海绵样改变,并且合并有神经元减少及胶质细胞增生。
- 也可见脑组织淀粉样斑点或免疫组化证实异常的 PRP。
- vCJD 患者均有"华丽"斑点(周围空洞或空泡的淀粉样斑点,类似雏菊)。
- 可疑 vCJD 患者扁桃体活检发现 PRP^RES 沉积可有助于诊断。

■ 鉴别诊断

- 神经退行性疾病:除阿尔珀斯病外常见于老年人:
  - 阿尔茨海默病。
  - 帕金森病。
  - 额颞叶痴呆症。
  - 皮克病。
  - 阿尔珀斯病(进行性大脑半球萎缩)。
  - 肌萎缩性侧叶硬化症。
  - 亨廷顿病。
  - 脊髓小脑性共济失调。
- 精神疾病:尤其是考虑 vCJD 诊断时:
  - 抑郁症。
  - 精神分裂症。
  - 药物诱发的精神异常。
  - 脑炎,感染性。
  - Sydenham 舞蹈病。
  - 亚急性硬化性全脑炎。
  - 进行性多灶性脑白质病。
  - 中毒性脑病。
  - 遗传代谢病。
  - 桥本甲状腺炎。
  - 中枢神经系统血管炎。
  - 中枢神经系统肿瘤。

治疗

■ 一般措施

• 无法通过治疗延缓或阻止疾病发展,应给予适当支持治疗,TSE 患者预后普遍差。

• 对无细胞环境、组织及动物 TSE 模型,检测一些复合物及检测方法的研究已经开展。部分报道减少 PRP^{RES} 蓄积速度并使动物达到正常寿命,但均无法逆转斑点形成后的中枢神经系统损伤。

• 控制感染:

– 应使用标准通用的预防措施控制感染。

– 无需严格隔离。

– 收集脑脊液及处理尸检组织时应谨慎采取防护措施。

– 高危组织污染的器械应用≥1 N(1 mol/L)氢氧化钠溶液浸泡 1 h 以上之后,再用 134 ℃高压蒸汽消毒 1 h 以上。

 疾病编码

ICD10

• A81.9 中枢神经系统非典型病毒感染,病原体不确定。

• A81.00 Creutfeldt-Jacob 病,病原体不确定。

• A81.81 库鲁病。

 常见问题与解答

• 问:TSE 是否通过人类血液传播?

• 答:英国已报道 3 例确诊的 vCJD 患者通过输注血制品传播而感染,但美国无输血相关性 vCJD 病例。

• 问:我们的食物供应是否安全?

• 答:北美尚无 BSE 报道,英国发病率低而且没有出现快速增加。世界卫生组织及美国 FDA 已经采取措施降低 TSE 风险。这些措施包括动物饲料中禁止添加反刍动物组织、建立动物 TSE 监测系统及预防可疑 TSE 动物的任何产品进入人类及动物食物链。FDA 已经禁止 TSE 高危国家生产的牛源性生物制品。美国居民中已经出现 3 例 vCJD,但所有病例均在美国本土之外感染(英国及沙特阿拉伯)。

瑞氏综合征 Reye syndrome

Jayaprakash A. Gosalakkal 黎佳琪 译 / 王建设 审校

基础知识

■ 描述

• 瑞氏综合征表现为急性肝性脑病合并肝脂肪变性,可以是特发性,也可是继发性的。

• "经典"瑞氏综合征和阿司匹林(乙酰水杨酸)治疗有关,然而类瑞氏综合征是由代谢性疾病或其他病因引起:

– 急性非炎症性脑病,临床表现包括:①意识改变;②如果进行相关检查,则伴有 CSF 含白细胞≤8/mm^3 或组织学显示脑水肿,但不伴有血管周围炎症或脑膜炎症。

– 肝大且合并有以下任意一种情况:①肝活检或肝尸检结果考虑诊断为瑞氏综合征;②血清谷草转氨酶(SGOT)、血清谷丙转氨酶(SGPT)或血氨水平增加 3 倍或以上。

– 对于肝、脑异常没有其他合理的解释。

■ 流行病学

• 高峰发病年龄为 6 岁。

• 大部分患儿为 4～12 岁。

• 与感染水痘或乙型流感病毒的患儿服用含阿司匹林的药物有关。

• 1982 年,美国卫生局执行局长发布了关于水杨酸应用和瑞氏综合征的指导意见。

• 类瑞氏综合征常与脂肪酸氧化缺陷以及其他的先天性代谢性缺陷有关。

发病率

• 1980 年,美国有 555 例儿童发病,达到发病高峰。

• 1994—1997 年,每年瑞氏综合征不超过 2 例。

• 目前所有表现类似的病例,都应该考虑代谢性病因导致的类瑞氏疾病。

■ 病理生理

• 病毒感染的宿主中,病因不明的线粒体损伤导致氧化磷酸化和脂肪酸氧化障碍。

• 线粒体损伤后服用线粒体毒性药物,常为水杨酸,会使病情恶化。

• 有时可能牵涉到多种因素,包括影响线粒体的复杂性代谢异常。

• 尸检:

– 肝:三酰甘油水平增加导致大体上呈黄白色;微泡性脂肪增加导致泡沫状胞质;糖原减少。

– 脑:细胞内液增加导致显著脑水肿伴神经元的丧失。

– 在很多组织中可以检测出线粒体形态异常。

– 脂肪酸氧化或其他缺陷可能累及多个器官。

诊断

■ 病史

• 前驱疾病:上呼吸道感染(73%)——乙型流感、甲型流感和水痘。

• 起病 47 天内突然出现呕吐。

• 自然进展:神经功能恶化,谵妄可能进展为抽搐、昏迷或死亡。

• 应详细询问先天性代谢缺陷,如中链酰基脱氢酶缺陷的基础病史或家族史。

■ 体格检查

• 肝轻度增大而无黄疸。

• 缺乏局灶性神经系统体征。

• 根据疾病不同阶段神经系统异常表现:

– 0 期:清醒、可唤醒。

– 1 期:唤醒困难、乏力、嗜睡。

– 2 期:精神错乱、好斗、有意识或半有意识的运动反应。

– 3 期:唤之不醒,主要是屈肌运动反应,去皮质强直。

– 4 期:唤之不醒,主要是伸肌运动反应,去大脑强直。

– 5 期:唤之不醒,弛缓性麻痹,反射消失,瞳孔反射消失。

– 6 期:能用箭毒或等效药物治疗,因此无

R

法归类。

• 瑞氏样疾病可以表现为脏器肿大。

■ 诊断检查与说明

实验室检查

• 血氨检测：呕吐开始时的结果可能正常。血氨>45 g/dl 提示高死亡率。

• CSF：颅内压升高，余无异常。

• 通常有低血糖。

• 可能有酮症。

影像学检查

EEG：特征性的广泛的异常慢波的代谢性脑病。

诊断步骤与其他

• 肝脏功能和肌肉功能检测：转氨酶、肌酸激酶、乳酸脱氢酶、血氨水平升高，PT 延长。

• 代谢性疾病检查：如果因代谢性疾病导致症状，可表现为有机酸和氨基酸异常。

• 脂肪酸氧化缺陷可通过体外培养的成纤维细胞检测。

■ 鉴别诊断

• 区分出经典的瑞氏综合征和瑞氏样综合征是非常重要的。经典的瑞氏综合征与阿司匹林(水杨酸)治疗有关，而瑞氏样综合征通常由代谢性疾病或接下来要提到的其他病因引起。所有表现为瑞氏综合征的病例都应检查有无代谢性疾病。

• 代谢性疾病：Hou 等报道，瑞氏样综合征继发于遗传性有机酸血症($n=13$)、尿素循环缺陷($n=4$)、线粒体疾病($n=3$)、暴发性肝炎($n=2$)、酪氨酸血症($n=1$)及丙戊酸相关的肝脏损害($n=1$)。在英国，1981—1996年有 12% 的瑞氏综合征病例被重新归类为代谢性疾病。

• CNS 感染(例如脑膜炎、脑炎)。

• 毒素。

• 药物(如水杨酸、丙戊酸)。

> **注意**
>
> 不能早期发现和控制或预防脑水肿与死亡率增加有关。

 治疗

■ 一般措施

需要维生素 K、新鲜冷冻血浆和血小板治疗继发性凝血障碍。

■ 住院事项

初始治疗

• 应根据临床表现的严重程度制订个性化诊疗方案。

• 静脉注射葡萄糖以抵消糖原消耗的影响。

• 脑水肿患者要限制液体摄入[1 500 ml/($m^2 \cdot d$)]，同时使用甘露醇来增加血清渗透压、减轻脑水肿。

后续治疗与护理

■ 随访推荐

初诊时脑功能是预测预后的最佳指标。若此前没有检查过，应进行代谢病相关检查。

■ 预后

• 大部分患者病情轻微，不会进行性加重。

• 轻度(0、1、2 期)患者趋向完全恢复。

• 3 期患者完全恢复或死亡的概率相同。

• 4 期或 5 期患者通常不能幸存。

■ 并发症

• 继发于脑水肿的颅内压升高。

• 心血管功能衰竭。

• 总的死亡率为 31%。

疾病编码

ICD10

• G93.7 瑞氏综合征。

常见问题与解答

• 问：瑞氏综合征致命吗？

• 答：约 30% 的儿童将会死亡，通常是由于脑水肿。起病时的神经系统状况是预测死亡率的最好指标。

• 问：怎么区分脑膜炎和瑞氏综合征的神经系统异常？

• 答：除了颅内压升高，瑞氏综合征患者的腰椎穿刺结果并无特殊异常，也不会有脑脊液白细胞计数的升高。

• 问：对于慢性阿司匹林治疗的儿童有什么额外建议？

• 答：根据疾病预防控制中心的建议，当流感疫苗供应不足时，每年的疫苗接种工作应侧重于向特定亚群提供预防接种，包括"长期接受阿司匹林治疗及感染流感病毒后发生瑞氏综合征风险"的儿童。

弱视 Amblyopia

Melissa A. Simon · Michael F. Chiang 高路 译 / 杨晨皓 审校

 基础知识

■ 描述

弱视是一种最佳矫正视力低于正常，同时未能发现与该视力减退相对应的眼球器质性改变的疾病。通常按病因分类，分为 3 类：

• 屈光性弱视：发生在屈光不正未及时矫正者(由于平行光线未聚焦于视网膜上，需要依靠框架眼镜或角膜接触镜屈光矫正)，分为 2 型：

- 屈光参差性弱视：发生于两眼屈光程度不一致，造成单眼物象模糊者。这种情况属于最常见的屈光性弱视。还有一种特殊的弱视，称为子午线性弱视，由单眼或双眼未经光学矫正的高度散光引起。

- 屈光不正性弱视：发生在双眼显著屈光不正未及时矫正者。

• 斜视性弱视：发生在斜视(眼位偏斜)，双眼的像不能在大脑融合为单一物像者。这种情况最常见于较早发生的恒定性斜视。接近 50% 的斜视患者会发生弱视。

• 形觉剥夺性弱视：发生于解剖结构异常或光学通路异常(如白内障、上睑下垂、角膜混浊、过度遮盖治疗)，导致单眼或双眼不能形成清晰图像者。生后早期的形觉剥夺，更易引起重度弱视。

流行病学

弱视是儿童及青年时期最常见的单眼视力下降的原因。

患病率

大规模人口调查发现 0.8% ～ 3.3% 的成年人存在弱视。

病理生理

• 双眼形成不对称的图像(如单眼白内障、屈光参差等)比双眼对称的模糊图像,更易造成弱视,因此弱视常见于单眼。

• 双眼弱视可由因双眼白内障、双眼高度屈光不正等造成对称性的视觉图像质量严重下降而形成。

• 视力不良在弱视中差异很大,轻者表现为轻微的视力下降(<20/25),严重者视力可达法定盲(<20/200)甚至更低的程度。除视力损害外,弱视眼可以引起对比敏感度降低,双眼视及立体视功能降低或缺失,空间知觉能力下降或扭曲变形。单纯弱视不会影响周边视野,也不会完全丧失视力到无光感程度。

诊断

症状

视力下降。

病史

• 视力下降的发生年龄。

• 眼外伤、损伤或手术史。

• 屈光不正史或戴镜史。

• 上睑下垂或其他眼部遮挡史(上睑下垂常引起继发性散光,即使受累眼未完全被遮挡,也常引起弱视)。

• 斜视、屈光参差或弱视的家族史。

• 早产或发育迟缓史。

体格检查

• 视力是弱视检查时最具意义的指标。双眼必须分别检查视力,一眼检查时,另一眼需严格遮盖(理想的遮盖方法是眼贴遮盖)。由于弱视多见于单眼,所以双眼视力不能用于有效筛查弱视。

• 双眼视觉检查,比如 Titmus 立体视(3D 苍蝇图像)可以帮助发现与弱视相关的单眼抑制。

诊断检查与说明

• 低龄儿童视力检查常不能配合,有时即使可以配合检查,检查结果也不可靠。

• 儿童必须检查单眼视力。

• 多次重复视力检查以及包括 Titmus 立体视检查、遮盖试验、摄影验光、Brückner 红光反射检查等其他相关检查可以提高筛查的敏感性。

影像学检查

视神经及后段视觉通路影像检查可以选择性应用于需要排除其他病因引起视力降低的病例。

鉴别诊断

• 弱视确诊前需要排除一些可导致视力降低的不容易发现的眼部病变。

• 笔式手电筒初步检查正常情况下的儿童视力丧失可见于以下疾病:

- 未矫正屈光不正(远视、近视、散光)。

- 视神经发育不良。

- 视神经萎缩。

- 压迫性、中毒性或遗传性视神经病变。

- 视网膜病变,包括 Leber 先天性黑矇、Stargardt 病、色素性视网膜炎等。

- 中枢性视力损害(皮质盲)。

- 青光眼。

- 人为的或功能性原因(癔症)。

治疗

一般措施

• 屈光矫正是关键的方法,可以提高弱视眼视力。

• 单眼弱视:

- 针对造成视力损害潜在病因(如斜视、屈光参差、屈光间质混浊)进行治疗,强迫患者优先使用弱视眼。

- 最常见的经典治疗是眼贴每天遮盖对侧健眼数小时。

- 遮盖时长取决于弱视的严重程度、弱视病因、年龄,以及其他相关眼部因素。相关调查研究尚未明确最佳遮盖时间长度。

- 弱视治疗持续时间,数周到数月不等,一些严重病例可能需要治疗时间更长。

- 婴幼儿需要密切观察,防止因过度遮盖造成视力相对好眼成为弱视眼(遮盖性弱视)。

- 采用局部扩瞳药物的光学压抑疗法:如 1% 阿托品用于健眼。研究表明阿托品压抑疗法治疗轻中度弱视疗效与遮盖治疗一致。

- 弱视治疗最佳期为出生到 8 岁,这段时期为视力发育敏感期,弱视治疗越早,成功率越高。然而最新研究发现即使在 10 岁以后的青少年中,弱视治疗仍然有效,尤其对于那些初次治疗者,效果更明显。待弱视眼视力与对侧好眼视力一致,或多次随访视力不再提高,弱视治疗结束。

- 弱视治疗首要风险是过度遮盖治疗导致健眼产生医源性弱视。

• 斜视性弱视的治疗可以于斜视矫正前就开始进行,同时弱视治疗可以更好保证斜视矫正的远期效果。

- 待弱视眼视力与对侧健眼视力一致,或多次随访视力不再提高,弱视治疗才能结束。

转诊问题

成功的弱视筛查体系有赖于正确的转诊。筛查失败者及可疑视力低常者,需全面眼科检查。

后续治疗与护理

随访推荐

• 通常患者年龄越小,遮盖治疗越需加强;弱视程度越轻,视力检查次数需要越多,以确保被遮盖眼视力不受影响。

• 弱视儿童常能找各种办法,如偷看、去除遮盖等办法来避免由于遮盖所致的暂时的视物模糊。

• 小年龄儿童在弱视治疗成功后仍然存在弱视复发风险。

患者监测

• 弱视治疗成功后,需定期进行视力检查,若确认再次出现视力下降,需要再次治疗。

• 大约 1/4 弱视儿童在弱视治疗结束 1 年内复发。

• 儿童在 8 岁前至少每年进行一次视力检查,最新临床研究发现定期视力检查随访至青少年时期更有益。

患者教育

由于弱视疗效完全取决于早期发现和治疗,因此所有儿童均应该尽早进行单眼视力筛查,并且 8 岁前每年定期检查一次(目前证据显示定期检查视力至青少年时期更有益)。美国预防医学工作组推荐 3 岁开始视力筛查,一些正在进行的研究表明 1 岁就进行视力筛查可能有益。一般来说,如果直到 4 岁仍不能接受准确的视力检查的儿童需要转诊进行全面的评估。

预后

• 弱视有复发可能,需定期检查视力。

• 斜视儿童,即使曾经戴镜或手术治疗,必

R

须随访视力以排除弱视。

• 弱视病因解除后,弱视仍可存在。有些弱视病例,当未发现明显病因时,需追问有无屈光参差、遮盖或斜视等既往史。

■ **并发症**

• 8～10岁为视力发育成熟期,如果仍未治疗,弱视将无法矫正。

• 通常弱视常发生于单眼,如果另一眼视力正常则对功能影响不大。

• 双眼弱视,或者单眼弱视时其他疾病、外伤造成健眼的视力影响,常会导致显著的功能损害,甚至致盲。

 疾病编码

ICD10

• H35.109 非特定弱视类型,非特定眼别。

• H53.029 屈光性弱视,非特定眼别。

• H53.039 斜视性弱视,非特定眼别。

❓ **常见问题与解答**

• 问:我的孩子拒绝遮盖治疗。有替代遮盖治疗的方案吗?

• 答:有的。采用眼镜的光学压抑疗法、点阿托品麻痹睫状肌及戴角膜接触镜遮盖疗法都是有效的。研究表明遮盖和阿托品两种治疗方案疗效是否相似,取决于弱视和屈光不正的严重程度。父母的支持、鼓励、适当的奖励对治疗依从性都是非常重要的。

• 问:遮盖或者阿托品治疗需要坚持多长时间?

• 答:治疗时间是无法准确预测的。通常来说,儿童年龄越小,弱视程度越轻,遮盖时间越长,视力恢复越快。绝大多数斜视性弱视或屈光参差性弱视的患儿,一般需要坚持1～6个月的遮盖。通常在视力恢复正常,或者视力不再提高时,终止治疗。

• 问:治疗后视力能恢复正常吗?

• 答:弱视治疗后视力恢复程度取决于弱视的严重程度、弱视病因、治疗年龄。几乎所有小于6～8岁的儿童经弱视治疗后视力都有提高,但不是所有患儿的视力最终都能达到20/20。

• 问:遮盖治疗可以取代眼镜吗?

• 答:不能。遮盖治疗不能改变患儿自身存在的屈光不正。遮盖或阿托品治疗结束后,可能仍然需要坚持戴镜。实际上,戴镜是弱视首选治疗。

• 问:弱视治疗能改善斜视吗?

• 答:不能。绝大多数情况下,遮盖治疗不能消除斜视,或代替斜视手术。但对多数患者来说,在斜视手术前先进行弱视治疗可能会提高手术预后。

• 问:不采取遮盖的"视觉训练"对弱视治疗有效吗?

• 答:尽管眼保健操、增视疗法及其他视觉训练法曾用于治疗弱视,但不可能像遮盖或其他压抑疗法一样有效。现有的视觉训练方法尚未被证明可以治疗弱视。

鳃裂畸形 Branchial Cleft Malformations

Anita Bhandari · Raezelle Zinman 万柔 译 / 郑珊 审校

 基础知识

■ 描述

- 系统发育的时候,鳃器表现出鱼类和两栖类会有的"褶皱"。
- 婴儿鳃器是前肠的衍生物,在 2 周时发生。
- 5 对咽弓由 4 对内胚层囊袋从内部分隔,并且 4 对外胚层裂缝从外部分割。
- 2～4 对鳃裂形成颈部窦,发生在 4～5 周。
- 颈部窦持续不关闭形成囊肿、窦道和瘘。
- 分类:
- 第一对鳃裂异常。
  - 位置:任何从外耳道到下颌角的部位,常常在腮腺上方或腮腺内。
  - 瘘道:外耳道。
- 第二对鳃裂异常。
  - 位置:胸锁乳突肌前缘腹侧,颈动脉鞘外侧以及下颌腺背侧。
  - 瘘道:腭扁桃体。
- 第三对鳃裂异常。
  - 位置:甲状腺上叶附近,颈部下方后侧三角。
  - 瘘道:上外侧梨状窝瘘壁到下外侧颈后部到胸锁乳突肌。
- 第四对鳃裂异常。
  - 位置:和甲状腺紧密相连,如果囊肿有感染,临床上会有甲状腺炎表现。
  - 瘘道:梨状窝瘘顶部到颈前底部到胸锁乳突肌。

■ 流行病学

- 大部分新生儿和婴儿的囊肿都是发育问题引起的,然而在儿童和成人中,大部分是炎症或肿瘤引起的。
- 鳃裂囊肿是最常见的先天性颈部病变。尽管是先天性的,常常在较大年龄的儿童和成年人中出现。
- 中线畸形是最常见的甲状舌管囊肿或皮样囊肿。
- 鳃裂畸形囊肿多发生在颈外侧部,最常见的是第二对鳃裂的衍生物,然后是第一对、第四对和胸壁囊肿。
- 第三、第四鳃裂异常很少见,大部分是窦道表现而不是囊肿。
- 临床上反复感染的患儿怀疑先天性畸形。

■ 危险因素

基因遗传

偶尔有鳃裂畸形家族史记录。

 诊断

■ 病史

- 出生时就发生。
- 反复颈部感染。
- 颈部间断性分泌物渗出。
- 发热。
- 压痛。

■ 体格检查

- 包块往往有移动性。
- 多为单发。
- 无搏动性。
- 病损常常无压痛(除非感染)。
- 引流的位置:
- 胸锁乳突肌前缘或后缘。
- 扁桃体窝或梨状窝瘘处的咽部后方。

■ 诊断检查与说明

实验室检查
- 全血细胞计数来鉴别:感染会有白细胞计数增高和左移。
- 结核菌素测试和 γ 干扰素释放监测来排除结核分枝杆菌感染,包括非典型性分枝杆菌。
- 微生物学:颈部脓肿有口腔菌群时怀疑鳃囊异常。

影像学检查
- 胸部影像学检查:评估淋巴结肿大、全身系统性进程(如结核或恶性肿瘤)。
- 外侧颈部影像学检查:来评估气道损伤(不常见)。
- 超声检查:来帮助鉴别固体包块和囊性包块。
- 瘘道造影:注入造影剂进入瘘来明确疾病。
- 颈部 CT 扫描:检测病损解剖结构和空间情况。
- MRI 检查:对软组织更清晰,能够发现囊性包块中的实质性成分。
- CT 扫描和 MRI 检查:用于反复颈部包块发生或临床复杂案例的术前计划。

■ 鉴别诊断

- 先天性:
- 颈部前三角区:胸腺囊肿。
- 中线和前部颈部三角
  - 舌下囊肿。
  - 喉膨出。
  - 涎腺囊肿。
  - 甲状舌管囊肿。
  - 皮样或畸胎囊肿。
  - 支气管源性囊肿。
- 颈部后方三角:
  - 淋巴管瘤。
  - 血管瘤。
- 炎症:
- 腺炎。
- 肉芽肿病(结节病、结核)。
- 淋巴内皮囊肿(HIV)。
- 耳漏。
- 腮腺炎。
- 甲状腺炎。
- 咽后脓肿。
- 肿瘤:
- 淋巴瘤。
- 横纹肌肉瘤。
- 囊性神经鞘瘤(颈部前方三角)。
- 毛母质瘤。

 治疗

■ 药物治疗

如果损伤有感染则需要使用抗生素。

■ 手术与其他治疗

- 完全切除病灶是标准方法。
- 新型内镜方法有被报道。
- 如果有感染,手术推迟。

 后续治疗与护理

■ 随访推荐

- 术后随访伤口。
- 观察感染复发或再次感染。

注意
- 如果不完全切除,病损会复发。
- 如果治疗不恰当,有很高的再感染率。

S

■ 预后

如果病损完全切除,预后良好。很多患儿需要多次步骤进行。

■ 并发症

• 囊肿、窦道和瘘会变成反复发作的感染(尤其是脓肿形成)。
• 如果先前有感染或手术,则本次手术会更难。
• 面部、舌下和舌咽神经、颈内静脉或颈动脉手术的时候可能受损。
• 囊肿、瘘或窦会复发。

• 甲状腺炎。
• 腮腺炎(第一对鳃弓畸形更常见)。

 疾病编码

ICD10

• Q18.2 其他的鳃裂畸形。
• Q18.0 鳃裂窦、瘘和囊肿。

 常见问题与解答

• 问:囊肿、瘘或窦会不会复发?

• 答:当切除完全的时候只有 3% 的复发率。如果切除不完全或者之前做过手术,复发率更高些。
• 问:一旦发现病损,要尽快切除吗?
• 答:如果没有感染出现,不需要切除;先治疗感染再进行择期手术。
• 问:儿童的颈部肿块是恶性肿瘤的概率有多大?
• 答:大部分儿童的颈部肿块是发育畸形或炎症造成的,15% 左右是肿瘤。

瘙痒 Pruritus

Anubhav Mathur · IIona Frieden 译 / 王榴慧 审校

 基础知识

■ 描述

• 瘙痒是一种不愉快的感觉,也是一种与多数炎症性及感染性皮肤病相关的症状。它是皮肤科最常见的主诉,以反复搔抓为特征。然而伴有或不伴有皮损的广泛而持续性瘙痒可能是全身性疾病的一种表现。

■ 病理生理

• 瘙痒特异性外周神经是一种无髓鞘传入性 C 纤维(躯体传入性 C 类纤维)。
• 炎症性神经介质在外周神经、角质细胞、白细胞和中枢神经系统间相互作用。
• 除了治疗许多患者的经典药物靶点组胺外,瘙痒介质有很多。

■ 病因

• 皮肤性:皮肤疾病。
• 全身性:由非皮肤的器官系统包括代谢性、药物性因素、多因素疾病。
• 神经性:中枢或外周神经系统疾病。
• 精神性:原发性精神性疾病。
• 混合性:至少上述一种以上因素。
• 特发性:不确定病因。

诊断

■ 病史

急性还是慢性(>6 周)瘙痒。
• 位置:全身性的还是局限性的。

• 症状的严重性。
• 瘙痒前或瘙痒时是否出现皮疹。
• 家庭成员或密切接触者是否有类似症状。
• 环境因素:宠物或其他动物、毒橡树或常春藤、护肤品、肥皂、香波、沐浴或淋浴的时间及频率。
• 药物:外用或系统用药或消遣性药物。
• 疾病史:血液病、肝胆管疾病、肾脏疾病、代谢性疾病、神经系统疾病、肿瘤性疾病、心理疾病等。
• 全面的系统回顾:对于没有明显皮肤表现的瘙痒尤其重要。

■ 体格检查

• 确定和鉴别原发性皮损还是继发性皮损。
• 确定皮疹部位和无皮疹部位。
• 评估是否存在皮肤感染的证据。

■ 患者教育

• 多数儿童瘙痒都有原发性皮肤疾病。
• 常见疾病有特应性皮炎、昆虫叮咬后的过敏反应(丘疹性荨麻疹)、真菌感染、疥疮、荨麻疹和皮肤划痕症。
• 为了鉴别诊断,将患者分为四个亚组。
 - 全身性瘙痒伴有确定皮肤疾病。
 - 全身性瘙痒不伴有确定皮肤疾病(微小或非特异性皮损)。
 - 局限性瘙痒伴有确定皮肤疾病。
 - 局限性瘙痒不伴有确定皮肤疾病(微小或非特异性皮损)。
• 为了发现瘙痒的共同模式,需考虑到如下

问题。
• 问题 1:是否有儿童中最常见的疾病(即特应性皮炎)的特征?
 - 患者是否有头皮或面部、肘前、腘窝、踝、腕关节部位慢性/间断性皮疹病史。
 - 特应性皮炎常见且特征性的部位。
• 问题 2:是否有特征性或非特征性(搔抓或摩擦)皮肤损害?
 - 如果有多形态,考虑疥疮。
 - 如果皮损很微小或多数为继发性皮肤损害但瘙痒很严重,应当考虑疥疮或系统性疾病(见下文)。
• 问题 3:患者足踝、躯干中部、大腿有成簇的擦破的红色丘疹吗?
 - 可能是虫咬的表现,是儿童瘙痒的常见原因。
 - 这些反应可以不同程度的影响幼儿,但可能他们的家长或看护人甚至同胞并不受影响。
• 问题 4:患者在面部、手臂、大腿上有无急性新发的伴有小疱的皮疹或线状红斑皮疹?
 - 接触毒橡树或常春藤是常见的原因,可以表现为急性湿疹样或水疱反应。
• 问题 5:患者有无累及头皮、肘伸侧、膝、脐部、臀部边界清楚的红斑和固定皮疹?
 - 这些表现提示银屑病。尽管此病在儿童中少于特应性皮炎,通常瘙痒较轻,但累及部位不同且有特征性的皮损形态。
 - 儿童银屑病中常可询问到家族史。
• 问题 6:患者脐周有无慢性瘙痒性鳞屑性丘疹?

- 慢性接触性皮炎,如脐部接触裤带上金属制作的纽扣(特别是镍),可表现为孤立性瘙痒性丘疹。
- 对于佩戴耳环的患者,耳垂部位可能受影响,可以为诊断提供线索。
- 很多镍过敏性皮炎在四肢有散在的细小丘疹(所谓的 id 反应),也可能是先前已存在的特应性皮炎。

• 问题 7:患者的皮疹是否主要累及面颊或鼻部、臂背侧,而臂掌侧很少?
- 这种分布的皮疹提示光敏感,皮疹可能是多形性日光疹或光线性痒疹。

• 对于由确定的皮肤性疾病引起的瘙痒,可以治疗潜在疾病。

• 对于严重全身性瘙痒的患者,需要考虑非皮肤科疾病(见下文)和非特异性皮损(排除疥疮、感染、皮肤划痕症和特应性皮炎)。

• 局灶性瘙痒伴有微小或非特异性皮损可能提示神经源性瘙痒,而此病在儿童中罕见。

■ 鉴别诊断

• 皮肤性疾病。
- 炎症性皮肤病。
- 皮炎(特应性包括钱币样皮疹、接触过敏、刺激物接触等)。
  ○ 荨麻疹。
  ○ 皮肤划痕症。
  ○ 银屑病。
  ○ 扁平苔藓。
  ○ 肥大细胞增多症。
  ○ 疱疹样皮炎。
  ○ 大疱性类天疱疮。
  ○ 获得性大疱表皮松解症。
  ○ 多形性日光疹。
- 皮肤感染及节肢动物反应。
  ○ 疥疮。
  ○ 癣,皮肤真菌感染。
  ○ 虱子。
  ○ 蚤咬。
  ○ 螨虫咬。
  ○ 臭虫咬。
  ○ 丘疹性荨麻疹。
- 肿瘤性疾病。
  ○ 皮肤淋巴瘤。
• 系统性疾病。
- 内分泌疾病。

○ 甲状腺及甲状旁腺疾病。
○ 糖尿病。
- 感染性疾病。
○ HIV 感染。
○ 乙型及丙型肝炎病毒感染。
○ 寄生虫感染。
- 血液系统疾病。
○ 真性红细胞增多症。
○ 缺铁性贫血。
○ 淋巴瘤。
○ 白血病。
○ 嗜酸性细胞增多症。
○ 骨髓增生异常综合征。
- 胆道疾病所致胆汁淤积。
- 肾脏疾病:慢性肾脏疾病的尿毒素性瘙痒。
- 恶性肿瘤。
○ 实体瘤。
○ 良性肿瘤。
• 神经系统疾病。
- 中枢神经系统恶性肿瘤及感染。
- 多发性硬化。
- 压迫或刺激所致外周神经损伤。
- 放射病。
- 多发性神经病。
• 精神疾病:
- 心因性责难。
- 寄生虫妄想症。
- 躯体病样精神障碍。

■ 诊断检查与说明

• 由于大多数患儿伴有皮肤表现的瘙痒,可以通过临床诊断,所以实验室检查基本上无意义或不需要。
• 对于没有明显原发性皮肤损害的瘙痒,需要根据临床情况做相关检查。
• 实验室检查
- 血细胞分类计数、TFT、甲状旁腺激素、糖化血红蛋白、谷草转氨酶、谷丙转氨酶、碱性磷酸酶、总胆红素、尿素氮、肌酐、HIV1、HIV2、ELISA、HBsAg、丙型肝炎血清学、铁代谢指标。
• 影像学检查
- 腹部超声、胸部 X 线、头颅磁共振。
• 光镜检查。
- KOH 检查癣、矿物油检查疥疮。注:必须经过必要的训练。

• 病理。
- 皮肤活检进行 HE 染色,直接免疫荧光检查有助于疾病确诊。

 治疗

• 病因治疗。
• 对症治疗。
- 温和皮肤护理,包括无皂的清洁产品、温和润肤剂。
- 穿宽松棉质衣物。
- 选择性使用有镇静作用的抗组胺药物。
- 选择性使用外用糖皮质激素和(或)外用钙调磷酸酶抑制剂。
• 光疗。
- 某些确定的炎症性疾病包括银屑病和一些严重的特应性皮炎可以使用窄波段紫外线 NBUVB 治疗。
- 某些因系统性疾病(如肝胆管疾病或肾脏疾病)导致的瘙痒,NBUVB 可能会有帮助。

■ 转诊问题

• 严重的炎症性疾病或传染性皮肤病。
• 确定或怀疑为非皮肤性疾病所致的瘙痒。

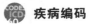 疾病编码

ICD10

• L29.9 瘙痒症。
• F45.8 特指的躯体形式障碍。
• L23.9 变应性接触性皮炎。

常见问题与解答

• 问:哪种抗组胺药物治疗瘙痒效果最好?
• 答:尽管证据尚存争议,但认为有镇静效果的抗组胺药物优于非镇静性抗组胺药。
• 问:搔抓是怎么影响瘙痒的?
• 答:搔抓可以破坏皮肤屏障。由于刺激或继发性感染,皮肤中的炎症性介质(如组胺)进一步可以加重瘙痒,导致"瘙痒—搔抓—瘙痒"循环。
• 问:温和护理是什么?
• 答:温和护理是一种使用润肤剂(包括乳膏或油膏)为皮肤保湿的护肤理念,从而修复皮肤屏障。使用保湿霜(特别是在沐浴后)可以保持患有严重炎症性皮肤疾病的皮肤湿润并减轻瘙痒。

沙门菌感染 Salmonella Infections

John Bower 魏仲秋 译/曾玫 审校

 基础知识

■ 描述

沙门菌广义上分为:①非伤寒血清型,可以引起一系列疾病,从无并发症的肠胃炎到脑膜炎;②伤寒血清型,引起伤寒热和副伤寒热(统称肠热症)。

■ 流行病学

• 沙门菌是引起美国和全球食源性疾病的首要病因。

• 储存库:

- 非伤寒沙门菌常见于农业产品中,尤其是牛、家禽和蛋。其次见于加工后的农产品、乳制品和加工过的食品。人可能无症状排泄细菌数周甚至数月。爬行动物是另一种公认的传染源。

- 伤寒沙门菌仅见于急性或慢性感染的患者。

• 传播:

- 通过粪-口途径传播。最常见的暴露机制是食物和水污染,其次是直接接触污染的表面和活体动物。

- 沙门菌一般需要大量细菌接种才引起感染。

• 年龄与季节:沙门菌感染最常见于 4 岁以下儿童和夏季。

■ 危险因素

• 小婴儿(尤其是<3 月龄婴儿)、患有镰状细胞贫血症(SCD)的儿童、人类免疫缺陷病毒(HIV)感染者、恶性肿瘤和其他的免疫功能缺陷患者是发生非伤寒沙门菌胃肠炎肠外并发症的高危人群。

• 去不发达国家旅行。

■ 一般预防

• 在食品准备中认真清洗和认真的手卫生,尤其是当处理有沙门菌污染风险的食品时。

• 常含沙门菌的食物,如肉类、家禽和蛋类,需要彻底煮熟。

• 5 岁以下儿童和所有高危因素的人应该避免接触爬行动物(如蜥蜴、蛇、龟)。

• 伤寒疫苗保护效力为 50%~80%,在以下情况时推荐使用:①去疫区旅行;②与携带者密切接触。可用的疫苗包括:

- Ty21a,活疫苗,适用于≥6 岁儿童;每隔 1 天口服 1 剂,共 4 剂。

- ViCPS,灭活疫苗,适用于 2 岁以上儿童;给予单次肌注。

■ 病因

沙门菌分为 2 个种属:肠道沙门菌和邦戈尔沙门菌。这些种属又进一步分成超过 2 500 个血清型。

• 常见的非伤寒血清型包括肠炎沙门菌、鼠伤寒沙门菌、纽波特沙门菌和海德堡沙门菌。

• 伤寒血清型包括伤寒沙门菌和副伤寒沙门菌。

■ 常见相关疾病

沙门菌感染肠道上皮后,有多种多样的临床表现。

• 急性胃肠炎是感染非伤寒沙门菌后最常见的疾病:

- 腹泻常呈水样,但可以呈炎性伴不同量的黏液和(或)血液。

- 潜伏期 12~48 h,常在 3~5 天内自愈。无症状排菌持续时间平均为 5 周,婴儿持续时间更长。

• 一过性菌血症(非伤寒):

- 高达 5% 的免疫正常的感染儿童可发生菌血症,在高危患者的发生率可达 10% 或更高。婴幼儿发生菌血症的风险更高。

- 与菌血症有关的最常见的血清型包括肠炎沙门菌、海德堡沙门菌和鼠伤寒沙门菌。

- 菌血症可以导致局部的肠道外感染。

• 局部肠道外感染(非伤寒):

- 健康菌血症儿童的局部感染发生率为 3%~5%,高危菌血症患者的发生率可高达 30%。

- 感染包括脑膜炎、化脓性关节炎、骨髓炎和肺炎。

- 3 个月以下婴儿发生脑膜炎的风险更高。

• 肠热症(伤寒和副伤寒热):

- 最重要的血清型是伤寒沙门菌,其次是较少见和较轻的副伤寒菌株。

- 潜伏期通常 7~10 天,也可以是 3~60 天。

- 临床病程随着 3~4 周的疾病进展常常凶险。1~2 周:常见发热、头痛、肌痛、腹痛和

精神萎靡。不到一半的患者会发生腹泻,便秘常见。2~3 周:发热温度增高,可出现玫瑰疹(斑丘疹)。可出现脾大和呼吸道症状。3~4 周:发热逐渐缓解,但严重并发症如肠穿孔会在这个时期出现。

 诊断

■ 病史

• 暴露史:非伤寒。

- 近期接触农场动物(如去过农畜市场和动物园)或爬行动物。即使不直接接触爬行动物也可会增加风险。

- 近期到不发达的国家旅行。

- 与近期有胃肠炎的患者密切接触。

- 消费生牛奶或未煮熟的蛋类。

• 暴露史:伤寒。

- 去不发达国家旅行或密切接触了最近在疫区居住或在疫区访问的人。

• 病史:非伤寒。

- 一半的感染儿童出现呕吐。

- 发热(达 39 ℃)和腹痛是常见的主诉。

- 黏液性和(或)血性便应该怀疑沙门菌而且要怀疑其他常见的细菌性肠道病原菌。少于 1/3 的沙门菌感染患者会出现血便。

- 提示败血症、脑膜炎、骨髓炎或关节炎的症状或体征,尤其是在婴幼儿和其他高危患者,应该高度怀疑沙门菌感染。

- 血液培养革兰阴性杆菌阳性,可以提示沙门菌胃肠炎的诊断。

• 病史:伤寒。

- 一半的感染患者有便秘,只有 1/3 的儿童有腹泻。

- 发热,体温在 39~40 ℃,疾病的第 1 周和第 2 周会加重。

- 可能出现皮疹和意识状态改变。

- 5 岁以下儿童,肠热症可能表现为非特异性病毒疾病。

■ 体格检查

• 非伤寒沙门菌感染:

- 检查脱水征象。

- 无并发症的菌血症患儿可能在临床上与非菌血症患者难以区分。

- 菌血症患儿可以无发热,尤其是小婴儿。

- 检查骨和关节的局部感染体征。

- 沙门菌感染的小婴儿检查可能正常,包括

患脑膜炎患儿。

- 在可能的情况下,直接肉眼观察粪便血液和黏液。

• 肠热症:

- 高热患者可能出现相对心动过缓。

- 可能出现舌苔增厚。

- 常见肝脾大。

- 25%的患者会可出现 2～4 mm 的斑丘疹(玫瑰疹)。

- 可能出现湿啰音和干啰音。

■ 诊断检查与说明

实验室检查

• 检测包括如下:

- 血液生化检测可以提示脱水和电解质紊乱。

- 白细胞计数变化大,通常对诊断并无帮助。

- 肠热症患者会出现胆红素和血清转氨酶升高。

- 粪便培养是诊断非伤寒胃肠道感染最敏感的检测方法。初步培养结果可以显示非乳糖发酵和产生 H_2S 的菌落。

- 粪便白细胞和粪便隐血试验诊断细菌性胃肠炎的敏感性和特异性有限。

- 5%的非伤寒沙门菌感染患者和 60%～80%的肠热症患者的血液细菌培养呈阳性。

- 80%～95%的伤寒患者的骨髓穿刺结果呈阳性。

- 有临床征象时,应该进行尿、脑脊液骨或关节的常规细菌培养。

■ 鉴别诊断

• 和非伤寒沙门菌感染表现相似的疾病。

- 志贺菌、大肠杆菌、弯曲菌和耶尔森菌引起的急性胃肠炎与沙门菌感染很难区分。

- 艰难梭菌引起水样和炎症性腹泻,尤其是 2 岁以上儿童。

- 诺如病毒、轮状病毒、隐孢子虫和贾第鞭毛虫是引起水样腹泻的常见病因。

- 过敏性结肠炎。

- 炎症性肠病。

- 金黄色葡萄球菌、A 组链球菌、肺炎球菌、金氏杆菌引起的骨关节感染。

• 沙门菌肠热症与如下疾病表现相似:

- 阑尾炎。

- 布鲁菌病。

- 登革热。

- 疟疾。

- 非特异性病毒性疾病。

治疗

■ 药物治疗

• 无并发症的非伤寒沙门菌胃肠炎不需要使用抗菌药物,抗菌药物的使用可使带菌时间延长。

• 如下情况需要抗菌药物治疗:

- 等待血液培养结果的非伤寒胃肠炎的高危患者,包括:①3 月龄内的婴儿;②HIV 感染和有心脏疾病患儿;③患有恶性肿瘤和(或)接受免疫抑制治疗的患者。

- 已知或怀疑非伤寒菌血症或局部感染的患者。

- 已知或怀疑肠热症的患者。

• 抗菌药物的选择:

- 头孢曲松或头孢噻肟是在等待血液培养和药敏结果时经验治疗非伤寒沙门菌和伤寒沙门菌的首选药物。

- 如果药敏结果显示敏感,阿莫西林或复方磺胺甲噁唑[磺胺甲噁唑(SMZ)与甲氧苄啶(TMP)的复方制剂]可用于无并发症的非伤寒沙门菌胃肠炎和血液培养结果阴性的高危患者。

- 如果可以,抗菌药物的选择应基于结果药敏结果。氨苄青霉素和复方磺胺甲噁唑的耐药率较高。

- 喹诺酮类药物通常是有效的,但不用于 18 岁以下的患者。

• 糖皮质激素可能对肠热症的危重患者有好处。

■ 住院事项

初始治疗

• 脱水和电解质异常的患者需要补充适量的液体。

• 止泻药一般避免用于所有形式的腹泻儿童。

• 疑似骨关节感染患者管理时应咨询骨科医师。

• 抗菌药物仅用于有特定临床指征的患者。

后续治疗与护理

■ 随访推荐

• 急性非伤寒胃肠炎:

- 鼓励适当的口服补液并监测脱水的症状和体征。

- 监测侵袭性并发症,尤其是高危患者。

- 告知患者和(或)家庭长期无症状排菌的

风险。

- 告知患者和家属做好手卫生。

• 肠热症:

- 在适当的抗菌药物治疗后,发热仍可持续高达 7 天。

- 监测严重并发症如肠出血,即使患者情况看起来正在缓解。

- 监测复发的证据。

- 指导患者和家属正确的手卫生方法。

> **注意**
> • 在患者的情况正在改善时可出现肠热症的严重并发症。
> • 即使适当的治疗,肠热症的患者可能在初期热退后 2～3 周复发。

■ 预后

• 非侵袭性非伤寒沙门菌胃肠炎通常是自限性感染。

• 患者常排菌数周,少部分患者可以持续排菌 1 年以上。

• 4%～20%的伤寒热患者在热退后 3 周复发。

■ 并发症

• 脱水是急性胃肠炎引起的最常见并发症。

• 非伤寒沙门菌胃肠炎可有以下并发症:

- 菌血症,尤其是高危患者。

- 骨髓炎和化脓性关节炎,镰状细胞贫血患者特别易感。

- 脑膜炎,病程情常严重,可能会形成脓肿和复发。

- 其他的感染性并发症包括肺炎、肾盂肾炎和心包炎。

• 肠热症并发症包括肠穿孔和肠出血、胆囊炎、肝性脑病、肺炎、心肌炎、休克和弥散性血管内凝血。

疾病编码

ICD10

• A02.9 未特指的沙门菌感染。

• A02.0 沙门菌肠炎。

• A01.00 未分类的伤寒热。

常见问题与解答

• 问:感染沙门菌的儿童什么时候可以返回日托中心或学校?

• 答：一般情况下，非伤寒沙门菌感染的婴幼儿在腹泻消失后 24 h 可以返回日托或学校。不推荐重复地进行粪便培养，因为无症状排菌是常见的，传染性低。如果比较担忧儿童的卫生，卫生部门会建议记录阴性培养结果。伤寒沙门菌感染的≥5 岁儿童在无症状后 24 h 以后，可以不用重复大便培养而回到学校上学。伤寒沙门菌感染的 5 岁以下儿童，一般要求在回到日托中心之前无症状并且 3 次粪便培养结果阴性。大多数健康部门采取此方法。

沙眼衣原体感染 Chlamydia Trachomatis Infection

Sumit Bhargava　许晓丽 译 / 杨晨皓 审校

基础知识

■ 描述

衣原体是细胞内的寄生菌，可引起儿童及成人的肺部感染、眼部沙眼、性传播疾病和生殖道感染。

• 衣原体目前已知有 3 型可感染人类：
- 沙眼衣原体。
- 鹦鹉热衣原体。
- 肺炎衣原体。

• 以上 3 种衣原体均可以引起所谓的非典型肺炎或间质性肺炎的临床表现。

• 如果母亲感染沙眼衣原体，可引起婴儿无热性肺炎，发生率为 10%～20%。小于 2 月龄的婴儿更易受累。大于 50% 的患者有包涵体性结膜炎。

• 鹦鹉热衣原体主要感染引起鸟类致病，偶可感染人类，典型地可引起表现为发热、头痛、不适、恶心等症状的间质性肺炎。

• 肺炎衣原体可引起人类肺炎、咽炎、鼻窦炎及支气管炎。

注意
• 沙眼衣原体：
- 剖宫产出生的婴儿，甚至羊膜未破裂，也有可能被感染。
- 出生时做眼部预防，甚至应用红霉素眼膏，也不能有效阻止结膜炎或外眼感染的发生。
  不推荐单纯局部治疗，因为无法完全清除鼻咽部菌群。

■ 一般预防

• 对孕妇产道内的沙眼衣原体菌群进行监控及治疗是预防婴儿患病的最好方法。

• 25 岁以下性活动频繁的女性建议每年行衣原体筛查及所有孕妇孕早期 3 个月建议行衣原体筛查。

■ 流行病学

• 沙眼衣原体：

- 共有至少 18 种不同的血清分型可引起不同的疾病：
  ○ A - K：眼部及生殖系统相关疾病。
  ○ A - C：沙眼。
  ○ B，D - K：生殖器及围生期感染。
  ○ L1 - L3：性病淋巴肉芽肿（LGV）。
- 性活动频繁的年轻男性，沙眼衣原体是引起附睾炎的最主要病菌。
- 潜伏期：结膜炎可发生在分娩后 5～14 天。
- 年龄稍大的婴儿或儿童如果阴道、尿道或直肠部位检出沙眼衣原体需考虑被性虐待的可能。

发病率

• 在美国，衣原体是报道中最常见的通过性传播的病菌。每年新增超过 400 万的感染者。

• 沙眼衣原体可引起新生儿结膜炎、沙眼、婴幼儿肺炎、生殖道感染及性病淋巴肉芽肿。

• 青春期女性感染率为 15%～20%。

• 23%～55% 男性淋菌性尿道炎由沙眼衣原体感染引起。超过 50% 男性淋病患者可能合并有沙眼衣原体感染。

• 沙眼衣原体性肺炎通常发生在 <2 月龄婴儿（2 周龄到 5 月龄）。是否引起接触传染性的肺部疾病尚不明确，但是被认为可能性较小。

• 半数左右通过感染母亲阴道分娩的新生儿可能感染沙眼衣原体。30%～50% 新生儿可能出现结膜炎。

• 超过 30% 鼻咽部感染的婴儿可能发展成肺炎。

• 由 A、B、Ba 及 C 血清型引起的沙眼是世界上最常见的可预防性的致盲性眼病，但这种病在美国非常罕见。

诊断

■ 病程

• 4～12 周龄发病。

• 隐性起病。
• 无热性疾病。
• 流鼻涕。
• 反复咳嗽。
- >50% 的婴儿为间断性咳嗽。
- 有时像百日咳样的阵咳。
- 超过 50% 的婴儿患结膜炎。
- 轻度到中度的呼吸困难。

■ 体格检查

• 无发热。
• 50% 患者为伴有分泌物的结膜炎（可于生后数周发病）。
• 伴有黏液性分泌物或鼻塞的鼻炎，有时可引起明显的呼吸道梗阻。
• 经常出现缺氧表现。
• 早产儿可有呼吸暂停发作。
• 中度呼吸急促（50～60 次/分）。
• 间断性咳嗽。
• 胸部听诊可有散在啰音。
• 哮喘较罕见。

■ 诊断检查与说明

实验室检查
• 细胞培养：
- 确诊有赖于组织培养中分离出衣原体。
- 显微镜下找到荧光抗体染色的典型包涵体可以确诊。
- 可以从鼻咽、结膜、阴道或者直肠处提取样本。
- 需要用聚酯纤维棉签进行采样。
• 核酸扩增检测方法：
- FDA 批准的核酸扩增方法包括聚合酶链反应（PCR）、链替代扩增反应（SDA），以及转录介导的扩增技术（TMA）比细胞培养更敏感（98%）；比 DNA 探针、直接荧光抗体法（DFA）或酶免疫分析法（EIA）更具特应性。
- 另外，尿液检查已经被批准应用，并可作为一种有用的无创性检查应用于青少年。

• 直接抗原检测:

- DNA 探针、直接荧光抗体法(DFA)及酶免疫分析法(EIA)是 FDA 批准的最常见的非培养的直接抗原检测方法。

- 结膜标本取材敏感度(90%)及特异度(95%)最高。

- 以上方法检测阴道或直肠标本时可出现假阳性结果。

• 血清抗体检测:

- 比较难操作。

- 这些检测未得到广泛应用。

• 嗜酸性粒细胞增多 300~400/mm³,肺部过度充气膨胀,胸片上双侧弥漫性渗出,IgM 升高(>110 mg/dl)及 IgG 升高(>500 mg/dl)是提示沙眼衣原体性肺炎的间接证据。

• 培养只是在怀疑性虐待或作其他法庭用途时应用。

影像学检查

胸片:

• 肺部过度充气扩张合并双侧肺弥漫性渗出。

■ 鉴别诊断

• 病毒性呼吸道病原体:

- 呼吸道合胞病毒(RSV)。

- 腺病毒。

- 流感病毒 A。

- 流感病毒 B。

- 副流感病毒。

• 其他可引起肺炎的因素:

- 巨细胞病毒。

- 卡氏肺孢子虫。

- 支原体。

- 百日咳杆菌。

治疗

■ 药物治疗

• 红霉素,50 mg/(kg·d),分为一天 4 次,连续 14 天(80%~90% 的患者治疗有效)。不需要额外的局部治疗。有报道称小于 6 周龄的婴儿口服红霉素可能引起肥厚性幽门狭窄(IHPS)。应告知父母可能引发肥厚性幽门狭窄(IHPS)的风险及其临床表现。

• 如果患儿不能够耐受红霉素,度过新生儿期后可口服磺胺类药物。大于 8 岁的儿童可以用四环素治疗,20~25 mg/(kg·d),分一天 4 次,连续 7 天。

• ≥45 kg 或者≥8 岁的儿童可单次给予 1 g 的阿奇霉素口服。

• 成年人及青年人,单次给予 1 g 的阿奇霉素口服或者 100 mg 强力霉素,一天 2 次,连续 7 天口服是一线治疗方法。

后续治疗与护理

■ 预后

• 一般预后良好。

• 沙眼衣原体感染后留下长期的呼吸道后遗症,如反应性呼吸道疾病及肺功能检测异常的发生率增加。

• 恢复过程慢。

• 咳嗽及不适可能会持续数周。

■ 并发症

• 衣原体感染的女性未经治疗 40% 可能发展成盆腔炎,20% 可能引起不孕。

• 衣原体在哮喘及动脉粥样硬化发病机制中作用正在研究中。

疾病编码

ICD10

• A74.9 衣原体感染,非特定分型。

• P23.1 衣原体所致先天性肺炎。

• A71.1 沙眼活动期。

常见问题与解答

• 问:如果母亲有未被治疗的生殖道感染,那么我们需要对无症状的新生儿进行治疗吗?

• 答:需要。婴儿需口服红霉素治疗 14 天。

• 问:我们需要与其他性传播疾病相鉴别吗?

• 答:需要。淋病、梅毒、乙肝及艾滋病需要排除。如果有结膜炎存在,需要眼部拭子取材排除淋球菌感染。

• 问:我们什么时候需要怀疑发生了沙眼衣原体性肺炎?

• 答:如果小于 4 月龄的婴儿出现了咳嗽,呼吸急促,检查听到啰音,胸片显示有双肺过度充气扩张及双侧肺部渗出,应该考虑沙眼衣原体性肺炎。

上消化道出血 Upper Gastrointestinal Bleeding

Michael A. Manfredi 叶孜清 译 / 黄瑛 审校

基础知识

■ 描述

• 上消化道出血(UGIB)定义为屈氏韧带近端消化道出血。

• 典型症状为:呕血,为鲜红色或咖啡色血液。

• 上消化道症状的其他症状包括:黑便、隐性失血、快速严重出血,有时可见血便。

• 临床怀疑呕血,医师必须排除非消化性病因,包括咯血、鼻出血、口腔及咽部出血。

■ 流行病学

• 大多数大型前瞻性研究表明,上消化道出血占儿童重症监护入院的 6.4%~25%。

• 80% 的上消化道出血自行缓解。

■ 病因

• 新生儿期(出生至 1 月龄):

- 吞咽母亲血液。

- 坏死性小肠结肠炎。

- 十二指肠或胃窦溃疡。

- 新生儿出血性疾病。

- 食管炎。

- 胃炎。

- 应激性溃疡。

- 异物刺激。

- 血管畸形。

- 消化道畸形。

• 婴儿期(1 个月~2 岁):

- 食管炎、胃炎。

- 应激性溃疡。

- Mallory-Weiss 撕裂。

- 幽门狭窄。
- 血管畸形。
- 重复囊肿。
- 代谢性疾病。
• 学龄前期(2～5岁):
- 食管静脉曲张。
- 食管炎、胃炎、溃疡。
- 异物、胃石。
- Mallory-Weiss 撕裂。
- 血管畸形。
- Meckel 憩室。
• 学龄期(>5岁):
- 食管静脉曲张。
- 感染。
- 食管炎、胃炎、溃疡。
- Mallory-Weiss 撕裂。
- 炎症性肠病。
- 药物:非甾体抗炎药、α受体拮抗剂。
- 幽门螺杆菌。
• 所有年龄:肝脏衰竭所致凝血障碍、过敏性紫癜。

■ 危险因素

• 肝脏疾病可能导致门静脉高压和(或)凝血功能障碍。
• 肾脏疾病可导致胃炎或血管发育不良。
• 肾脏衰竭或硬化可导致胃窦血管扩张。
• 近期外伤或应激(例如,烧伤、头部外伤、手术)可能与应激性溃疡或胃炎有关。

■ 一般预防

• 避免或最小剂量使用可能导致消化性溃疡的药物,如非甾体抗炎药和阿司匹林。
• 有慢性消化系统疾病的患者,应当优化治疗并对病情进行监测。
• 纠正凝血功能障碍。
• 予药物或内镜治疗进行预防,有益于静脉曲张出血患者。

诊断

■ 诊断思路

• 初期评估应关注生命体征,询问现病史、相关病史,进行体格检查及相应的实验室检查。
• 一般目标:明确出血部位和病因,稳定情况后开始治疗:
- 第一阶段:确定呕吐物是否含有血液。红色食物、果味饮料、果汁、蔬菜和某些药物的

外观可能与血液相似。可用 pH 缓冲胃隐血试验确定呕吐物中是否含有血液。
- 第二阶段:评估出血的严重程度。生命体征、血细胞比容、血压、毛细血管充盈、脉搏是否发生变化?
- 第三阶段:稳定患者情况,决定是否行紧急治疗、是否需要转诊。

■ 病史

• 消化道症状:
- 呕血前呕吐提示 Mallory-Weiss 撕裂。
- 吞咽疼痛与胃食管反流病提示食管溃疡。
- 中上腹痛提示消化性溃疡。
• 上消化道出血特征:
- 血液颜色:有助于判别是否为活动性出血。
- 呕吐物:鲜红色或咖啡色。
- 粪便:黑便或栗色便或血便。
• 出血量:
- 可提示出血的严重程度(数滴 vs. 一茶匙 vs. 一汤匙)。
• 症状持续时间:
- 有助于区分急性或慢性病程。
• 药物史:
- 现用药或近期用药有助于判断病因。
- 胃毒性药物,如非甾体抗炎药、阿司匹林、抗凝药物。
- 另外,由于年幼孩童可能误食,应当询问家中存放的其他药物。
• 既往上消化道出血史:
- 有助于判定目前出血的部位。
- 若既往出血发生于近期,则应尽快请求消化科、外科和(或)放射介入科会诊。
• 既往消化系统病史:
- 胃食管反流、消化性溃疡、和(或)既往消化道手术史都是上消化道出血的危险因素。可提示出血为反复发作。
• 社会史:
- 饮酒史可能提示出血与胃炎或 Mallory-Weiss 撕裂有关。

■ 体格检查

• 立即检查血流动力学是否平稳:
- 心率:心动过速可能是血容量不足的早期体征。
- 血压:低血压是血容量不足的晚期体征,即使大量失血也不一定出现。血管收缩可维持血压正常,直至失代偿。
- 血压正常时,测量直立位血压。
- 毛细血管再充盈:毛细血管再充盈延迟提

示血容量不足。
- 氧饱和度:携氧能力下降,进而动脉血氧下降。
- 评估是否有休克体征:
○ 生命体征(如上示)。
○ 四肢厥冷。
○ 精神状态差。
• 腹部:
- 听诊肠鸣音判断是否存在肠梗阻。
- 检查是否有腹部压痛,可提示消化性溃疡。
- 检查是否有腹水,可提示肝脏疾病。
- 检查慢性肝病门静脉高压体征:
○ 肝大。
○ 脾大。
○ 蜘蛛痣。
○ 水母头。
○ 手掌红斑。
○ 腹水。
• 直肠检查:
- 粪血红素可阴性或阳性。若阳性,则支持上消化道出血诊断。
• 皮肤:
- 瘀点、瘀斑、血管瘤可提示凝血功能障碍或血管畸形。
• 五官科:
- 检查是否有鼻咽出血。
- 检查颊黏膜,寻找综合征体征:雀斑(Peutz-Jeghers 综合征)和毛细血管扩张(Osler-Weber-Rendu 综合征)。

■ 诊断检查与说明

• 鼻胃管灌洗:
- 不再推荐用于疑似上消化道出血患者的诊断、预后判断、观察是否出血或治疗。
• 胃隐血检查:
- 若可行,确认红色物质为血液。
- 新生儿中,需进行胎儿血红蛋白 Apt 试验,可区分胎儿血红蛋白与吞咽的母体血液。
• 血常规:
- 由于失血和血液稀释之间存在时间差,初期血红蛋白可能出现假性正常值,故不可靠。所以,应当连续检测血红蛋白水平。
- 若存在白细胞减少或血小板减少,考虑慢性肝脏疾病和门静脉高压。
- 若存在贫血而红细胞计数正常,则提示为急性病因所致出血。若红细胞检查提示缺铁性贫血,则考虑静脉曲张或黏膜病变所致

出血（如慢性失血）。

• 凝血功能：

- 若 PT 或 PTT 异常,考虑慢性肝病或弥散性血管内凝血（DIC）伴脓毒症。

- 若 DIC 筛查为阴性,则考虑为肝脏疾病。需避免肝素污染血样。

• 慢性肝脏疾病可见肝功能异常。

影像学检查

• 钡剂造影：

- 对急性患者无用。

- 钡剂阻碍上消化道内镜直视检查。

• 腹部平片：

- 若疑似小肠梗阻或异物时行腹部平片。

• 超声：

- 若疑似门静脉高压时,行超声检查。

• 出血扫描：

- 适用于大量出血无法行内镜检查或内镜检查无法确诊患者。

- ^{99m}Tc 标记红细胞扫描可发现出血速度为 0.1～0.5 ml/min 的活动性部位。

- 24 h 内可间隔 30 min 进行一次扫描。

- Meckel 憩室扫描：^{99m}Tc-高锝酸盐标记扫描可发现含有胃黏膜的 Meckel 憩室。

• 血管造影：

- 可发现出血速度为 0.5～1 ml/min 的活动性部位,有助于发现上消化道出血的血管性病因。

- 兼具治疗作用（可在血管畸形处注入弹簧圈止血）。

• 上消化道内镜：

- 上消化道内镜是儿童上消化道出血诊断及治疗最主要的方法。

- 确定出血部位敏感性为 90%～95%。

治疗

▪ 一般措施

• 首要措施：

- 予禁食。

- 建立静脉通路。

- 检查血型、为输注浓缩血细胞（PRBCs）进行交叉配血。

- 静脉补液,若有指征输入血制品以稳定患者生命体征（目标血红蛋白≥7 g/dl）。

- 目标 INR<2.5。

• 疾病特异性治疗：

- 消化性溃疡疾病（药物治疗）：

○ 质子泵抑制剂。

○ H_2 受体阻滞剂。

○ 硫糖铝。

○ 促胃动力药。

○ 幽门螺杆菌根除治疗。

- 消化性溃疡疾病（内镜下治疗）：

○ 血管夹。

○ 热凝治疗（例如,双极或氩离子凝固术）。

○ 注射治疗（如 1∶10 000 肾上腺素）。

- 食管静脉曲张：

○ 注入奥曲肽。

○ 食管内镜下套扎术。

○ 硬化剂疗法。

○ Sengstaken-Blakemore 管。

○ 门体分流术。

转诊问题

• 若大量出血、患者血流动力学不稳、出血不停止,则应立即进行转诊。

• 任何慢性缺铁性贫血或粪便血红素阳性患者都应转诊。

▪ 手术与其他治疗

• 上消化道大量出血患者,经复苏血流动力学状态稳定后,于入院 24 h 内接受内镜检查。

• 若内镜检查后再次出血或内镜无法初步止血,则需考虑进行手术治疗或进行动脉造影。

后续治疗与护理

• 住院期间监测患者血红蛋白指标直至情况稳定。

• 若出血停止,仍强烈考虑进行内镜检查以明确出血部位。

• 患者出院后,应当每周随访血红蛋白与粪便隐血直至病情稳定。

• 根据具体情况制定更加详尽的随访安排。

疾病编码

ICD10

• K92.9 消化道出血,未指明的。

• K92.0 呕血。

• K92.1 黑便。

常见问题与解答

• 问:何时转诊上消化道出血患者?

• 答:若患者大量出血和（或）活动性出血、血流动力学不稳定者,应立即进行转诊。任何慢性缺铁性贫血或粪便隐血阳性患者,可择期转诊,但应即时诊治。

舌系带短缩 Ankyloglossia

Timothy R. Shope • Robert F. Yellon • Melissa A. Buryk 杜钰 译 / 陈红娟 审校

基础知识

▪ 描述

舌系带异常的解剖学变异,表现为舌系带连接紧并且短,也称为舌根粘连。可能会导致早期母乳喂养困难,母亲乳头疼痛,以及晚期的语言障碍。

▪ 流行病学

• 根据不同的研究报道发生率为 1.7%～5%。

• 舌系带短缩的婴儿大约有一半会出现母乳喂养困难或者哺乳时母亲乳头疼痛。

• 舌系带短缩导致的语言障碍发生率目前未知。

• 男女发病比为 3∶1。

▪ 危险因素

• 系谱分析显示有明显的遗传倾向,可能为 X 染色体连锁遗传。

• 研究表明 40%～50% 的患者与同一个状况相关,遗传率约为 21%。

• 很罕见的,T-box 转录因子 TBX22 的变异可能会导致遗传性的舌系带短缩,伴随或者不伴随有唇裂,腭裂,或者少牙症。

• 很罕见的,可能与 Opitz 综合征或者手指面综合征相关。

• 没有已知的环境危险因子。

▪ 病理生理

• 舌系带短缩的新生儿:

- 通常没什么症状,母乳喂养时可能出现困难。
- 因为舌体运动受限以及哺乳时间的延长,导致母亲乳头疼痛。

• 儿童阶段,舌系带短缩所带来的后果存在争议:

- 因为舌体接触牙齿,上腭,嘴唇困难,可能会导致某些特定音节发音困难(如 t、d、z、s、th、n、l)。
- 不会导致语言发育迟缓。
- 因为舌运动受限,可能导致口腔卫生不良(不能舔唇)、不能舔冰淇淋、吹奏乐器及法式接吻。

诊断

诊断依据形态表现以及母乳喂养或语言功能受损确诊。

■ 病史

• 母亲主诉婴儿吸吮困难或者哺乳时乳头疼痛。
• 婴孩的舌体不能伸出越过牙槽嵴或牙齿。
• 严重程度各不相同,有的孩子舌能伸出超过牙齿但是不能超过下唇。

■ 体格检查

• 因为新生儿常常不张口致常规体检时未被发现。
• 检查者应伸出小指,指腹朝下,放在舌系带的位置,以检查其张力。
• 检查者应使用压舌板、棉签或者手指来打开婴儿口腔观察口底以及舌系带,或者在婴儿哭泣时观察。
• 检查显示:
- 异常短缩的舌系带,连接在舌尖或者接近舌尖的位置。
- 抬舌至上牙槽嵴或者上腭出现困难。
- 不能伸舌超过下颌牙槽嵴及下牙。
- 前伸出现切迹或者呈心形。
- 注意:有些孩子伸舌能越过牙槽或者牙齿但是不能越过下唇,也会表现出某些障碍。

■ 诊断检查与说明

影像学检查

• 没有影像学指标。
• 母乳喂养期间的舌运动功能超声影像被用来作为定量母乳喂养效率的方法。

■ 诊断步骤与其他

• 母乳喂养困难的婴儿和母亲应就诊于喂养专家排除其他可能存在的导致因素。
• 发音困难的孩子应该寻求语言治疗师的诊疗以评估其他的病因。

■ 鉴别诊断

• 可能会导致母乳喂养困难的其他因素,包括缺乏经验、错误体位以及不良吮吸。
• 可能会导致语言障碍的其他因素,包括动作失调以及神经肌肉疾病。

治疗

■ 一般措施

• 观察是否有母乳喂养或者发音功能方面的损害。
• 如果有功能损害建议手术治疗。
• 治疗方法是舌系带切开术。
- 对大多数健康的新生儿来说,可行门诊手术。术前利多卡因棉球表面麻醉,消毒手术剪刀切断,术后局部再以羟甲唑啉棉球收缩血管。舌系带厚的病例为避免出血手术要在手术室进行。
- 对于不可能合作的稍大的孩子,本身有其他疾病或者凝血障碍的孩子,需要在手术室内全麻下实施手术。

后续治疗与护理

■ 随访推荐

• 婴儿术后应随访1周,观察喂养以及体重增加情况。
• 稍大孩子应该6周后复查,评估功能状况以及是否需要改善瘢痕的二次手术。

■ 预后

• 婴儿预后良好。
• <1%的患儿需要二次手术以及局部翻瓣手术。
• 有5个随机对照临床试验证明舌系带手术对于母乳喂养的孩子,在体重增加及母亲乳头疼痛缓解方面是有效果的。
• 母乳喂养率在舌系带手术术后的孩子和正常孩子之间是类似的(6个月时为40%~45%,12个月时为25%)。
• 有不确切的证据证明舌系带手术能改善发音问题。但是,这些研究样本量很少并且不是随机试验,需要进一步的研究来证明。
• 严重的感染以及出血鲜有报道。出血与手术实施者缺乏技术培训有关。

疾病编码

ICD10

• Q38.1 舌系带短缩。
• P92.8 新生儿其他喂养问题。

常见问题与解答

• 问:母乳喂养困难的孩子在多大的时候进行舌系带修整手术比较适宜?
• 答:最佳时机目前不明确。最好给予足够的时间进行评估以确定是舌系带短缩导致母乳喂养困难,因为一些舌系带短缩的孩子并不出现问题。通常,这些问题在最初两天的时候表现最为明显。喂养困难的新生儿应尽快予以手术以利于后续的母乳喂养,延迟可能导致部分母亲因疼痛或者喂养困难而放弃母乳喂养。比较适合的时间应该是出生后2~7天。
• 问:如果舌系带短缩的婴儿没有出现母乳或者人工喂养方面的问题,那么是不是应该预防性地实施舌系带修整术以避免后续的发音困难或者功能性的障碍呢?
• 答:目前发音及功能性的障碍数据未知。
• 问:舌系带修整手术由谁来完成?
• 答:一般由耳鼻喉或者口腔外科医师来完成,在一些专科医师缺乏的地区,儿科医师、家庭医师、新生儿专科医师,在一定的培训和认证后也可以实施手术。手术过程不复杂,门诊或者住院手术均可。
• 问:手术后的注意事项是什么?
• 答:术后常规应用对乙酰氨基酚镇痛,手术并发症少见,但是如果出现术后出血、感染或者肿胀,应指导患者前往急诊就诊。对于大的孩子,术后1周之内饮食方面要注意避免柑橘类、辛辣、硬的或者粗糙的食物。

蛇与昆虫咬伤 Snake and Insect Bites

Payal K. Gala · Jill C. Posner 高珊 译 / 王榴慧 审校

 基础知识

■ 描述

- 由于叮咬、毒液作用或蜇刺导致的人类皮肤和(或)皮下组织损伤通常是局部的,但在某些情况下引起系统效应。
- 蛇咬伤。
  - 蝰蛇科蝮亚科(颊窝毒蛇:棉花口、铜斑蛇和响尾蛇)。
  - 眼镜蛇科(眼镜蛇)。
  - 蜘蛛咬伤。
  - 黑寡妇蜘蛛(美国毒蛛)。
  - 棕色隐世蛛(褐皮斜蛛)。
- 膜翅目昆虫咬伤:火蚁(火蚁属)、黄色胡蜂、黄蜂、蜜蜂。

■ 流行病学

- 所有的蛇咬伤仅有15%为毒蛇,并且只有约2/3的毒蛇咬伤包括真正的注毒作用。颊窝毒蛇是在美国最为常见的毒蛇咬伤原因,珊瑚蛇咬伤在所有的毒蛇咬伤中仅<1%。
- 在美国北部大多数地区能找到黑寡妇蜘蛛,尤其在南新英格兰州最为常见。棕色隐士蛛主要分布于美国南部和中西部州。
- 1%～4%的美国人群有被膜翅目昆虫叮咬所致过敏性反应的风险。

发病率

- 每年美国约8 000人被毒蛇咬伤,99%为颊窝毒蛇,并有12～15例病例死亡。
- 黑寡妇蜘蛛和棕色隐士蛛咬伤的发病率未知。
- 每年有50～150例死于昆虫的蜇刺过敏反应。

■ 病理生理

- 蛇咬伤。
  - 蛇毒包含多种神经毒性、细胞毒性、血液毒性的酶和多肽。
  - 颊窝毒蛇的毒液产生显著的局部炎症反应造成血管内皮损伤,并且可能导致凝血异常、血小板减少和休克。
  - 珊瑚蛇的毒液主要是神经毒性的,可能导致神经肌肉瘫痪和呼吸抑制。
- 蜘蛛咬伤。
  - 在美国约20 000种蜘蛛中,绝大多数的有

毒品种缺少能够咬穿人类皮肤的毒牙或足够产生强于轻度反应的毒液。然而,黑寡妇和棕色隐士蛛可以导致严重的伤害。
  - 黑寡妇蜘蛛的毒液,α-黑寡妇蜘蛛毒素是一种神经毒素,通过增加突触释放乙酰胆碱和促进钙内流刺激神经-肌肉接头和神经末梢,导致严重的骨骼肌肉疼痛和抽筋,引发自主神经功能失调,如高血压、心动过速和大量出汗。儿童患者由于毒液毫克数与体重公斤数的比例原因致使症状更为严重。
  - 棕色隐士蛛的毒液,主要是鞘磷脂酶D,作用于红细胞膜、血小板、上皮细胞和其他细胞,导致组织梗死和坏死。全身症状更常发生于儿童,大致因为体重和毒液量比例较小所致。溶血、血红蛋白尿、弥散性血管内凝血、休克、惊厥,偶可发生死亡。
- 昆虫叮咬。
  - 火蚁使用它的颌齿叮咬并摇动其头部导致周围多处咬伤。毒液对肥大细胞膜有直接毒性作用,导致在叮咬部位即刻出现荨麻疹样反应。
  - 蜜蜂和胡蜂(大胡蜂和黄蜂)的毒液包含可以触发IgE抗体反应的抗原,导致严重程度不同的从轻度的局部效应到明显的过敏性反应症状。
  - 膜翅目种属间存在交叉反应。那些对火蚁有反应的人群可以同样对蜜蜂和胡蜂产生反应。

诊断

■ 病史

> **注意**
> - 如果对蛇进行鉴定,需要谨慎!死蛇头可以在其死亡后长达1 h之内仍能发动毒咬。
> - 蛇咬伤。
>   - 毒蛇有三角形的头部、颊窝(每只眼前的热感应器官)、毒牙、缝隙样的瞳孔以及近尾部单排的鳞片可以嘶嘶作响。
>   - 珊瑚蛇有卵圆形头和圆形瞳孔,但仍是有毒的。
>   - 无毒蛇有卵圆形的头部,没有颊窝,有成排的小牙、圆形瞳孔以及近尾部双排鳞片,不会嘶嘶作响。
>   - 在眼镜蛇家族中,珊瑚蛇与良性眼镜王蛇可以通过身体色带的模式区别:"黄上红,能

杀人;黑上红,无毒性。"
- 蜘蛛咬伤:可鉴定蜘蛛(罕见),黑寡妇蜘蛛约25美分硬币大小,有光泽的黑色、灰色或棕色,腹部表面有一个红色、橙色或黄色的沙漏形标志。一次叮咬可以释放足以致死的毒液。褐色隐士蛛较小(1～1.5 cm),灰色或略带红色和棕色。
- 昆虫咬伤。
  - 鉴定昆虫种类(蜜蜂、黄蜂、蚂蚁)。
  - 评估昆虫叮咬过敏的病史。

■ 体格检查

- 蝰蛇科蝮亚科(颊窝毒蛇)咬伤。
  - 在最初数分钟之内发生剧烈的局部疼痛及烧灼感,继而发生水肿和口周麻木感,可能扩展至头皮和外周。感觉异常可能伴随口中金属味。
  - 最初数小时出现局部瘀斑和水疱,至24 h出现血疱。
  - 如不治疗,通常被咬肢端的坏死扩展随之而来,骨筋膜间室综合征罕见。
  - 由于系统吸收毒液,恶心、呕吐、虚弱、寒战和出汗同样可以发生。
  - 神经肌肉受累(如复视、吞咽困难、倦怠)可以在数小时内发展。
  - 在威胁生命的注毒作用情况下,出现低血容量性休克、出血体质以及神经肌肉功能障碍的体征。
- 眼镜蛇科(珊瑚蛇)咬伤。
  - 轻度、通常不被重视的局部症状和体征(疼痛,水肿),但神经系统的影响显著,包括极端的感觉异常、虚弱、肌束震颤以及延髓功能异常可以进展至迟缓性瘫痪和呼吸衰竭。
  - 检查咬伤伤口,寻找毒牙刺口。
  - 仔细评估神经血管完整性,如果出现严重水肿考虑筋膜间室压力。
- 黑寡妇蜘蛛咬伤。
  - 缺少与叮咬相关的局部症状。
  - 咬后8 h,局部或全身泛发的疼痛和肌肉痉挛、肌束震颤,腹部强直不伴压痛是一个显著的特征。
  - 儿童通常有恶心和呕吐。
  - 呼吸困难可能发生。
  - 高血压、心动过速和胆碱能效应(出汗、唾液分泌、流泪和支气管黏液分泌)。

S

- 可能因为呼吸或心血管衰竭导致死亡。
- 综合征可以持续 3～6 天。
• 褐色隐士蛛咬伤。
- 表现差异大,轻至局部微小反应,重至严重坏死。
- 局部反应:疼痛、红斑、水肿和瘙痒,经典"牛眼"损伤或"红-白-青"征。
- 缺血和皮肤坏死:在被咬处数小时内出现鲜红丘疹可以在48～72 h内进展成为血疱,外周环以紫色(坏死)或白色(血管收缩),即"牛眼"征。不久后出现一个坚硬、紫色坏死性损伤,在 7～14 天内可见黑色焦痂。溃疡愈合需要数周至数月,遗留一深疤。
• 昆虫叮咬。
- 局部轻微反应:在叮咬部位疼痛的、瘙痒的、荨麻疹样的损害。
- 局部严重反应:水肿和红斑,直径可达数厘米。
- 火蚁导致的过敏性反应少见,但蜜蜂蜇刺较常发生。

■ 诊断检查与说明

实验室检查
• 蛇咬伤:全血检查、血小板计数、出凝血功能、纤维蛋白原、纤维蛋白裂解产物、电解质、肌酸激酶、肌酐、尿液检查。
• 蜘蛛咬伤:全血检查、出凝血功能、纤维蛋白原、电解质、肌酐、肌酸激酶、尿液检查、Coombs 试验。
• 昆虫叮咬:没有常规检查项目。

■ 鉴别诊断
• 黑寡妇蜘蛛咬伤:急腹症、肾绞痛、阿片撤退脱瘾、破伤风。
• 毒蛇咬伤:无毒蛇咬伤(留下齿痕,不是刺孔)、啮齿类动物咬伤、投掷伤。
• 褐色隐士蛛咬伤:其他蜘蛛咬伤、昆虫叮咬蜇刺(包括莱姆病)、蜂窝织炎,有毒藤或栎、Stevens-Johnson 综合征、中毒性表皮坏死松解症、结节性红斑、慢性单纯疱疹、暴发性紫癜、糖尿病性溃疡、淋球菌出血性损害、脓皮病。

 治疗

• 蝰蛇科蝮亚科(颊窝毒蛇)咬伤。
- 去除紧束的物品(首饰或衣物)并将肢体远端固定且低于心脏水平。不推荐使用冷冻疗法、动脉止血带、患肢切除和伤口切除。口吸伤口是绝对不推荐的!

- 将伤者快速转运至医疗场所。
- 注意气管、呼吸和循环。
- 对于紧束绷带的使用是存在争议的。
- 主要的使用指征是当病例无法快速转运至医疗机构或系统症状快速进展。平整的绷带置于被咬处 5～10 cm 的肢体近端,有足够的压力可以阻抗淋巴与浅表静脉回流但不影响动脉回流。1～2 个手指应该可以轻松地插入绷带和患者肢体之间。如果使用时当心进行性水肿导致限制性绷带变得更紧。同样记得这些绷带可以加重局部的细胞毒性作用。
• 眼镜蛇科(珊瑚蛇)。
- 限制性绷带,吸引和引流不能防止珊瑚蛇毒液吸收。

■ 其他治疗

一般措施
考虑联系你当地的疾病预防控制中心以协助诊断与处理。
• 蝰蛇科蝮亚科(颊窝毒蛇)咬伤。
- 伤口护理:冲洗包扎。
- 通过连续的检查(每 30 min)和实验室检查(每 4 h)确定注毒作用是否发生。
- 抗蛇毒素:应该在咨询毒理学家和(或)爬虫学家后使用抗蛇毒素。常规适应证包括进行性局部水肿、疼痛、出血斑以及任何全身症状和体征。
- 蝰蛇科蝮亚科多价免疫球蛋白(CroFab)是 FDA 批准使用的蝰蛇科蝮亚科抗蛇毒素制品。多价的抗蛇毒素(ACP)经常与血清病和过敏反应相关联,目前已停止生产。
- 数据提示与 ACP 相比较,使用 CroFab 更为安全有效,并少于即刻和延发型超敏反应有关(尽管它们确有发生),但必须监测。
- 部分医院(在疫区)和许多动物园存放有抗蛇毒素。另外,地区的疾病预防控制中心可能有权查看抗蛇毒素索引并能帮助定位最近的供给。
- 建议在 6 h 内早期使用 Fab。首次剂量 4～6 瓶 Fab 稀释于 250 ml 生理盐水在 1 h 内输入。选择剂量依据的是毒液的注射量,而并非患者的体重。
- 支持疗法:容量置换、压缩红细胞、血小板、新鲜冰冻血浆、冷沉淀物在血容量不足和出血体质时有指征使用。观察呼吸和肾脏衰竭。
- 频繁评估组织灌注并测量筋膜间室压力,仅在压力升高时行筋膜切开术。
- 经验使用抗生素存在争议,但在广泛组织

受累的病例中可能有使用指征。
- 镇痛和破伤风预防。
• 眼镜蛇科(珊瑚蛇)。
- 蝰蛇科蝮亚科抗蛇毒素对于治疗眼镜蛇科蛇咬伤的注毒作用无效。以前在 Wyeth 实验室制造的抗蛇毒素已不再生产。目前,在美国仅有 2 个批号的眼镜蛇科抗蛇毒素通过 FDA 批准,而且在 2014 年 10 月已经过期。当前还不知道何时还会生产更多抗蛇毒素。
- 任何程度的神经中毒或全身症状是使用抗蛇毒素治疗的指征。由于有限的供应和保存抗蛇毒素的需要,预防治疗应该避免。
- 局部伤口处理、支持疗法、镇痛及破伤风预防接种。
• 黑寡妇蜘蛛咬伤。
- 为减轻肌肉疼痛和抽筋,可以使用非口服阿片和苯二氮䓬类药物。
- 以往无对照使用钙剂输注但不能证明其有效性。
- 通过静脉输注毒蛛属特异的抗蜘蛛毒素治疗更严重的注毒作用。特殊的指征包括低龄、怀孕、威胁生命的高血压和心动过速、呼吸困难或严重的症状对其他治疗方法产生抵抗。使用马血清准备可能发生相关联的超敏反应,偶致死亡。1 小瓶通常已足够。
• 褐色隐士蛛咬伤。
- 大多数咬伤可以在门诊使用 Burrow 溶液或过氧化氢进行局部创口护理,对症治疗瘙痒和疼痛。
- 美国没有抗蜘蛛毒素。
- 出现全身症状,严重感染或广泛坏死的患者需要住院治疗,静脉输液以及积极的支持治疗。
- 伤口处理可能需要植皮或清创,外科手术切除不再成为指征。
- 氨苯砜和高压氧疗均未被证明有效;儿童使用氨苯砜与高铁血红蛋白血症有关系。
• 昆虫叮咬或蜇刺。
- 绝大多数情况下仅需要冰敷和抗组胺药物治疗瘙痒。
- 如果蜇刺仍在皮肤表面,使用医用镊子和刮刀去除之。重点应该是迅速去除以减轻毒液的暴露,不要挤毒腺。
- 威胁生命的过敏反应应该皮下注射肾上腺素(0.01 ml/kg,1∶1 000 稀释,最大剂量0.3 ml),甲泼尼龙静滴或肌注(2 mg/kg)和(或)苯海拉明静滴或肌注(1.25 mg/kg)。
• 细菌二重感染者罕见,但如发生,通常可

使用口服和(或)外用抗生素治疗。

 后续治疗与护理

■ **预后**

• 蛇咬伤:因为多数的蛇咬伤来自无毒蛇,并且有约 1/3 的有毒蛇咬伤不包含注毒作用,绝大多数的蛇咬伤仅造成局部损伤。然

而,一旦确定了严重的伤害,预后变得不明确。

• 蜘蛛咬伤:儿童有严重的反应,鲜有致死。

• 昆虫叮咬:大多数叮咬和刺蜇造成轻微局部反应,虽然有些导致严重的全身反应并在罕见情况下致人死亡。

 疾病编码

ICD10

• T63.481A 特指节肢动物毒液毒性效应。

• T63.001A 蛇毒液毒性效应。

• T63.301A 蜘蛛毒液毒性效应。

社交焦虑障碍 Social Anxiety Disorder

David Becker · Anna E. Ordonez 韩晶晶 译 / 高鸿云 审校

 基础知识

■ **描述**

• 社交焦虑障碍也称为社交恐怖症,是存在发育性基础的心理障碍。

• 特征是当个体暴露在陌生人或其他人审视时表现出显著而持续的恐惧。

• DSM-5 诊断标准:

- 个体由于面对可能被他人审视的一种或多种社交情况时而产生显著的害怕或焦虑。(儿童:焦虑必须出现在与同伴交往时,而不仅仅是和成人互动时)。

- 个体害怕自己的言行或呈现出来的焦虑症状或导致负性的评价。

- 社交情况几乎总是能促发害怕或焦虑,主动回避或者带着强烈害怕或焦虑的感觉去忍受。

- 这种害怕或焦虑与社交情况和社会文化环境说造成的威胁不相称,而且持续存在,至少 6 个月。

- 这种害怕、焦虑或回避引起有临床意义的痛苦,或导致社交、职业或其他重要功能方面的损害。

- 这种害怕及焦虑不能归因于某种物质的生理效应或躯体疾病、精神障碍等。

- 特定表现为特征(对公开发言或表演担心、害怕)。

■ **流行病学**

• 将近 7% 的青少年患有社交焦虑障碍。

• 女孩患病率高于男孩。

■ **危险因素**

• 之前存在害羞或社交退缩。

• 回避气质。

• 行为退缩。

• 家族史:直系亲属患此障碍风险增加 2～

6 倍。

• 双胞胎研究显示中等程度的遗传相关。

■ **常见相关疾病**

• 焦虑障碍:

- 广泛性焦虑障碍。

- 特定恐惧症。

- 选择性缄默。

- 强迫性障碍。

- 惊恐障碍。

• 注意缺陷多动障碍。

• 抑郁症。

 诊断

■ **病史**

• 诊断性评估应包括对儿童、青少年及父母的详尽的单独访谈。

• 目前的症状应该关注严重程度、持续时间、功能损害的水平。

• 必须存在的核心症状包括在社交环境中显著的焦虑,担心他人负面关注,以及回避社交场合。

• 痛苦可以表现在躯体症状中:

- 脸红。

- 心悸。

- 震颤。

- 胃肠道不适。

• 年幼儿童可能表现出一段时间在社交场合中选择性缄默,但是在家里谈笑自如。

• 年幼儿童可能会出现对抗,表现为拒绝上学。

• 症状可能因环境转换而加重,如进入新的学校或者搬家。

■ **体格检查**

无相关性体征发现。

■ **诊断检查与说明**

实验室检查

如果症状不仅仅限于社交场合时,需要考虑更多评估。

诊断步骤与其他

• 诊断性量表:

- 儿童多维度焦虑量表(MASC):广泛焦虑量表(年龄段:8～18 岁),自评。

- 儿童社交恐怖和焦虑问卷(SPAI-C)(年龄段:8～17 岁),自评。

- 儿童社交焦虑量表-修订版(SASC-R)(年龄段:8～14 岁)和青少年(SAS-A)(年龄段:13～18 岁),自评。

- Liebowitz 儿童社交焦虑问卷(LSAS-CA)(年龄段:13～17 岁),临床医师评定。

■ **鉴别诊断**

• 正常害羞(个性特征,对功能无明显的负面影响)。

• 焦虑障碍。

• 抑郁。

• 孤独谱系障碍。

治疗

■ **一般措施**

• 潜在误区:

- 对共患精神障碍评估不完整。

- 父母对儿童回避模式的漠视。

- 心理治疗和药物治疗对核心治疗和症状减轻均起到重要作用。

- 其他治疗,如团体治疗、个体及家庭心理教育和(或)自我调节策略,可以考虑作为症状比较轻时的一线治疗,或者对于临床较严重患者的辅助治疗。

S

- SSRIs 和认知行为治疗的联合治疗可能优于两者任一单独治疗。

■ 其他疗法

- 研究最为充分并且得到最多临床研究证据支持的治疗是认知行为治疗(CBT)。
- CBT 治疗的核心是按等级暴露于回避情境,同时进行认知重建。
- 其他心理治疗手段如游戏治疗、人际治疗或心理动力治疗对有些患者可能更加适用。
- 支持性心理社会治疗包括促进自我调节的身心策略,可包括:
- 生物反馈治疗。
- 渐进性肌肉放松。
- 自我催眠。
- 正念技巧。
- 团体治疗也可能有效。
- 家庭治疗或者和父母合作工作对降低父母对症状的漠视或者帮助调整其他功能失调十分重要。

■ 药物治疗

- 选择性 5-羟色胺再摄取抑制剂(SSRIs)。
- 症状控制及精神药物辅助治疗的首选药物。
- 起始剂量为儿童焦虑障碍推荐剂量的半量。
- 不良反应包括胃肠道不适、头痛、头晕和激越。
- FDA 在说明书上给出了黑框警告,所有的抗抑郁剂有可能会增加儿童及青少年自杀意念和行为的风险。目前尚不明确这个警告在不伴抑郁的社交焦虑障碍治疗中的情况。
- 用药后的密切监测很关键。
  ○ 氟西汀(百优解)10~60 mg。
  ○ 舍曲林(左洛复)25~200 mg。
  ○ 帕罗西汀(赛乐特)10~40 mg。
  ○ 西酞普兰(西普妙)10~20 mg。
  ○ 艾司西酞普兰(来士普)10~20 mg。
  ○ 氟伏沙明(兰释)25~200 mg。
- 5-羟色胺-去甲肾上腺素再摄取抑制剂(SNRI):
- 二线选择。
- 不良反应包括嗜睡、失眠、头晕、焦虑、头痛、出汗和震颤。
- FDA 说明书中提出了黑框警告,抗抑郁剂可能会增加儿童及青少年自杀意念和行为的风险。
- 文拉法辛缓释剂(怡诺思)25~225 mg。
- 苯二氮䓬类:
- 个别案例中可用于短期减轻症状。

- 不适用于长期治疗。
- 不良反应包括镇静、头晕和虚弱。

后续治疗与护理

■ 随访推荐

患者监测

- 心理治疗方案为每周或每 2 周 1 次。
- 如果采用药物治疗,在用药前 4 周推荐每周 1 次随访监测,随后每月 1 次。
- 初级保健医师应该至少每 2~3 个月监测 1 次患者对治疗的反应。
- 推荐监测评估任何出现的共患病征。

■ 预后

- 就诊的社交焦虑障碍患者常病程迁延,如不加干预,病情不会显著改善。
- 成年阶段共患病多发,如抑郁、酒精依赖等。

疾病编码

ICD10

- F 40.10 社交恐惧症,未特指的。
- F 41.8 其他特指的焦虑障碍。
- F 40.11 社交恐惧症,广泛性。

身材矮小症 Short Stature

Himala Kashmiri · Susanne M. Cabrera   章淼滢 译 / 罗飞宏 审校

基础知识

■ 描述

- 身材矮小症是指身高低于同年龄、同性别正常人群平均身高 2 个标准差(SD)以上或低于第 3 百分位身高。
- 生长障碍定义为身高低于父母身高中值(MPH)2 个标准差(SD)或生长速度(HV)低于同龄的第 10 百分位数。
- 绝大多数矮小症儿童本质是健康的,真正的生长障碍具有典型病理特征,需要进一步评估。
- 生长停滞(FTT)是指无法达到合适体重增重(体重身高比下降)。可能伴随线性生长不良。

■ 危险因素

- 营养状态差、系统性慢性疾病以及心理社会因素可导致矮小症或生长障碍临床表现。
- 矮小或生长发育延迟家族史是儿童矮小症公认的危险因素。

■ 病理生理

- 充足的营养和增重在儿童期线性生长起重要作用。
- 从婴儿期到儿童期,生长激素(GH)和甲状腺素主要影响正常生长。
- 脉冲式分泌的生长激素刺激肝脏或其他组织分泌胰岛素类似生长因子(IGF-1)促进生长板生长。
- 雄激素和雌激素作用于生长板,也促进生

长激素分泌,是导致青春期快速生长的主要原因。
- 慢性疾病可导致生长障碍。
- 过量的皮质激素通过下调 GH/IGF-1 轴和抑制骨生成从而阻碍生长。

诊断

■ 病史

- 问题:身长/身高和体重是否已经在生长曲线上记录?
- 要点:精密准确的测量通过年龄和月龄可以解释生长情况。
- 问题:孩子是否矮于他或她的 MPH?
- 要点:只有通过 MPH 决定的遗传方面的潜力才能判断身高是否合理。
- 男性:[父亲身高(cm)+母亲身高(cm)+

[13]/2。

- 女性：[父亲身高(cm)＋母亲身高(cm)－13]/2。
- MPH 目标范围(±2SD)是±10 cm。
- 如果儿童身高百分位低于 MPH 相对范围,再进行评估可能理由充分。
• 问题:生长速度(HV)如何?
• 要点:正常的生长速度令人放心,然而生长速度降低(不管绝对身高)可以早期提示生长缓慢的疾病。
- 至少间隔 6 个月的 HV(可以使季节变量或测量误差最小化)应该按年度计算并标记在 HV 曲线上。
- 正常 HV:儿童期每年>4 cm,青春快速生长期每年>8 cm。
• 问题:出生测量和胎龄评估?
• 要点:宫内生长迟缓(IUGR)和(或)小于胎龄儿(SGA)可能与孕母疾病、遗传疾病以及宫内药物暴露或应激相关,导致日后影响生长。
• 问题:出生后病史包括低血糖或黄疸延长?
• 要点:产伤、黄疸延长以及出生后低血糖可能与垂体功能减退相关。
• 问题:家族性身材矮小或青春期延迟?
• 要点:
- 家族成员身材矮小可能提示遗传性生长疾病。
- 考虑体质性青春期发育延迟。
• 问题:社会情况?
• 要点:社会心理应激源可影响生长发育。
• 问题:喂养史?
• 要点:每天低摄入、喂养困难或热量利用低效可能提示吸收不良疾病、厌食。
• 问题:生长发育里程碑?
• 要点:生长发育延迟可能提示相关综合征、染色体疾病或代谢病。
• 问题:慢性疾病、先前住院史、手术或头部外伤史?
• 要点:生长障碍可能仅仅是某些疾病的信号,如类风湿关节炎、乳糜泻或炎症性肠病(IBD)。前期住院、外伤或手术史可能提示潜在或继发性病因。头部外伤可能导致垂体功能低下。
• 问题:任何药物服用?
• 要点:口服或吸入激素或中枢兴奋剂可以导致矮小症或 HV 减速。
• 病史应该是一个完整系统性回顾,特别应该询问包括一般发育情况、头痛、呕吐、视觉改变、厌食、疲惫、体重改变、大便规律性、青

春期发育、运动耐力、饮水量及排尿量、活动模式以及睡眠习惯。
• 虽然青春期男性更多因身材矮小就诊,但是青春期女性身材矮小往往更可能是病理性的。

■ **体格检查**

• 发现:上下部量比值低?
• 要点:提示脊柱侧弯。
• 发现:躯干臂距比值低?
• 要点:FTT、营养不良、心理社会剥夺、中枢兴奋药物、慢性系统性疾病或代谢性疾病。
• 发现:体重身高比例相称或增高?
• 要点:如果 HV 正常或接近正常,那么考虑家族性矮小症、遗传性综合征、SGA、体质性延迟、轻度慢性病或者继发性生长受限;如果 HV 低提示内分泌疾病、慢性疾病或者影响生长的药物。
• 发现:体态异常?
• 要点:原发性生长疾病。
• 发现:面中线发育异常、婴儿肥或者躯干脂肪沉积?
• 要点:提示生长激素缺乏。
• 发现:甲状腺肿大、水肿、深部腱反射放松缓慢、脱发或者皮肤干燥?
• 要点:甲状腺功能低下。
• 发现:腹胀或压痛以及臀大肌瘦弱?
• 要点:吸收不良和乳糜泻。
• 发现:蹼颈、肘外翻角增大、盾状胸和淋巴水肿?
• 要点:Turner 综合征或 Noonan 综合征。
• 发现:小阴茎?
• 要点:性腺功能低下、生长激素缺乏。
• 发现:眼底镜异常或颅神经检查异常、中线异常?
• 要点:中枢神经系统疾病±垂体功能低下相关。
• 发现:被忽视或虐待的体征?
• 要点:社会心理因素侏儒。
• 发现:圆脸、低血钙、第 4 和第 5 掌骨短和精神发育迟滞?
• 要点:假性甲状旁腺功能减退。
• 发现:高血压、雄性化、满月脸、水牛背和紫纹?
• 要点:糖皮质激素过多。
• 发现:青春期发育延迟?
• 要点:Turner 综合征、体质性延迟、性腺功能低下、甲状腺功能减退、IBD 和慢性肾病。
• 发现:腿弯曲、手足镯、肋串珠和前额突出?
• 要点:佝偻病、吸收不良。

■ **诊断检查与说明**

• 检查:左手及腕部 X 线片。
• 要点:确定骨龄(结果对 2 岁以内孩子不可靠)。
• 检查:IgA 和 IgA－抗组织转谷酰胺酶抗体。
• 要点:乳糜泻。
• 检查:全血细胞分类。
• 要点:贫血、感染、恶性疾病或者慢性炎症状态。
• 检查:C 反应蛋白和(或)红细胞沉降率。
• 要点:感染、炎症状态。
• 检查:完整的代谢基因芯片。
• 要点:筛查肾脏/肝脏疾病、营养不良和钙代谢疾病。
• 检查:尿液分析。
• 要点:糖尿病、肾脏代谢疾病。
• 检查:甲状腺素和 TSH。
• 要点:甲状腺功能减退。
• 检查:染色体组型或靶基因检测。
• 要点:女性患儿 Turner 综合征、SHOX 基因突变或其他染色体疾病。
• 检查:与青春期匹配标准范围比较 IGF－1 和 IGFBP3 浓度。
• 要点:替代性检测生长激素分泌储备来筛查生长激素缺乏的结果对于 3 岁以下儿童不可靠,营养状态差的儿童可能出现假性降低。

■ **鉴别诊断**

• 正常生长的极端:
- 家族性身材矮小。
◦ 体检正常,没有系统疾病。
◦ 正常 HV 持续性身材矮小。
◦ 正常骨龄,青春期出现。
◦ 成人身材矮小,接近 MPH。
- 体质性身材矮小或生长延迟。
◦ 家族史正常。
◦ 体检正常,没有系统疾病。
◦ 匀称性矮,身高百分位低于 MPH。
◦ 3 岁前 HV 减速,但其后直至青春期前 HV 接近正常,青春期延迟导致其 HV 低于同龄。
◦ 骨龄延迟、青春发育延迟。
◦ 成年身高相当于 MPH。
- 特发性身材矮小。
◦ 其他正常患者归类于此,这类患者属于正常生长变异还是有其他矮小原因诊断不明。
◦ 预计成年升高低于 MPH>2SD。
◦ 身高<P3±骨龄延迟。

• 原发性生长疾病:骨骼系统引起疾病,但骨龄正常。

- 骨骼发育不良/缺陷:可能导致不成比例的矮小。受累的骨骼不易被察觉。

○ 骨骼摄片有典型特征。

○ 常见类型:软骨发育不全、软骨发育低下、软骨生成障碍(Leri-weill 和其他 SHOX 突变)。

- 综合征。

○ 通常伴有其他异常。

○ 临床症状可能不易察觉(嵌合型)。

○ 常见类型:三倍染色体(13、18 和 21)、Turner 或 Noonan 综合征、Prader-Willi、DiGeorge 和 1 型神经纤维瘤。

- 宫内发育迟缓(IUGR)或小于胎龄儿(SGA)。

○ 通常因为母体、胎儿或胎盘问题和(或)暴露,或者为特发性。

○ SGA 婴儿有相对生长激素抵抗,表现为 GH 升高伴随 IGF-1 低水平。

○ 10%的 SGA 没有生长追赶,2 岁时身高 <-2 SD,需要内分泌评估。

- 原基性侏儒症:遗传内在缺陷导致围生期和产后生长障碍。

• 继发性身材矮小。

- 营养不良。

○ 国际上常见病因。

○ 营养不良(钙、维生素和矿物质)。

○ 特别见于 2 岁以下儿童。

- 慢性疾病:表现症状为生长差。

○ 造血(贫血、镰状细胞)。

○ 心血管(先天性心脏缺陷)。

○ 肺部(严重哮喘、囊性纤维病)。

○ 胃肠道和肝(IBD、乳糜泻、吸收障碍综合征、慢性肝病)。

○ 肾脏(肾小管酸中毒、Fanconi 综合征、尿道病变和先天畸形)。

○ 代谢性(难治性糖尿病、蓄积病、钙磷代谢疾病)。

- 感染与免疫(HIV)。

- 医源性。

○ 药物:糖皮质激素、兴奋剂。

○ 儿童恶性肿瘤治疗、放疗、化疗。

- 社会心理生长迟缓。

○ 情感剥夺。

○ 厌食症。

○ 抑郁。

- 内分泌。

○ GH 或 IGF-1 缺陷/抵抗、性腺功能减退、甲状腺功能减低、Cushing 综合征、早期骨成熟加速导致矮小(如性早熟、甲状腺功能亢进、先天性肾上腺皮质增生)。

○ 继发性身材矮小中,内分泌病因最少见。

 治疗

■ **其他治疗**

一般措施

如果 HV 低于年龄或生长模式明显偏离 MPH 目标范围,则:

• 绝大部分身材矮小的儿童中,病史和查体均无明显发现而实验室结果可疑或正常,那么这些儿童考虑诊断为特发性身材矮小。

• 观察对于家族性身材矮小或体质延迟是合理的。

• 营养不良病例中,足够营养再储存后 HV 将加速。

• 内分泌病例中,缺陷激素(甲状腺素治疗甲状腺功能减低、GH 治疗 GH 缺乏、氢化可的松治疗肾上腺功能不全)替代治疗或去除多余激素(糖皮质激素)将使 HV 恢复正常。

• 矮小或预测成人身高偏矮的儿童(不是 GH 缺乏)可根据价格、风险、医生治疗和家庭关注程度以及相关心理社会应激(如同辈嘲笑)来决定接受不同的治疗方式。

■ **转诊问题**

• 获得精确测量绘制合理生长曲线评估生

长状态至关重要。

• 异常实验室指标或临床怀疑(如肌酐升高需转诊至肾脏科、杵状指需转诊至呼吸科)应该被推荐转诊。

• 如果患者出现 HV 慢、生长停滞、骨龄延迟的矮小、生长障碍或提示性的实验室结果有理由转诊至内分泌科。

• 如果体重增重差,应考虑营养缺乏、吸收障碍综合征,首先转诊至合适的消化科专家。

• 生长障碍或矮小评估最好在门诊进行。

 疾病编码

ICD10

• R62.52 身材矮小症(儿童)。

• E34.3 身材矮小症,不可归类在他处者。

• E23.0 垂体功能减退症。

常见问题与解答

• 问:矮小预示严重的心理社会问题?

• 答:普通人群中的研究并没有发现这个现象。家长和儿童因矮小的痛苦也存在转诊错误,因为那些寻求治疗的人存在最大程度的担心和忧虑。

• 问:特发性矮小的儿童经重组生长激素治疗后能长高多少?

• 答:成年终身高增加 1.2~1.8 in,每年每个患者需花费 10 000~60 000 美元。其他情况下(如 GH 缺乏和 Turner 综合征)患者身高改善明显,但是成本仍然很高。

• 问:体质性青春期生长延迟的合理治疗策略是什么?

• 答:仅观察和安慰就足够。然而在青春期男性(13~14 岁)中给一个疗程小剂量睾酮肌内注射可"快速启动"青春期发育和相应的"生长加速"。

神经管缺陷 Neural Tube Defects

Eric B. Levey 李昊 译/审校

 基础知识

■ **描述**

神经管缺陷(NTD)是指在胚胎发育早期

由于神经管闭合异常而导致的中枢神经系统畸形,包括无脑儿、脑膨出和脊柱裂(SB)。

• 开放性 NTD:暴露在外的神经组织,脑脊膜穿过骨性缺损,没有皮肤覆盖。

- 由于受精后第 3 和第 4 周原始神经管闭合失败。

- 包括无脑儿、颅脊柱裂、脊髓脊膜突出和脊髓裂。

- 封闭性 NTD:理论上是因为次级神经胚形成缺陷。比开放性 NTD 少见并且有皮肤覆盖。
- 包括脑膨出和不同类型的隐性脊柱裂（OSD）。
- 无脑儿:由于 ROSTRAL 神经管闭合失败,完全或部分颅顶和大脑半球缺失。
- 脑膨出:部分 ROSTRAL 神经管闭合失败。
- 异常脑组织膨出颅骨缺失部位,常常有皮肤覆盖。
- 70%～80%是枕骨的,20%是前额的。
- 10%～20%的枕骨缺失是脑脊膜膨出,没有包含脑组织。
- SB:意思是"脊柱裂成两半",包括开放性两种和闭合性两种类型。
- 脊髓脊膜突出（MMC）:脊髓开放性 NTD,是 SB 最常见的类型,特点是发育不良的脊髓和脊膜疝出脊椎后面的缺失部分。
- 闭合性 SB:出生时常常诊断不出,常常当作是隐性脊柱裂。
- 完整的皮肤覆盖缺损脊柱。
- 缺损范围大,包括脂肪脊髓脊膜膨出、真皮窦、脊髓纵裂（脊髓裂畸形）、脊髓囊状突出和其他脊柱肿瘤及囊肿,还有先天性脊髓栓系。

■ 流行病学

患病率
- NTD 影响全世界大约 1/1 000 已明确妊娠者,有明显的地域差异。
- 在美国,由于妊娠期叶酸补充剂和产前检查以及终止妊娠,出生发病率越来越低。
- CDC 从 2004—2006 年的数据显示每 1 000 个初生婴儿中有 0.64 个患 NTD（每年大约 2 660 例）,54%为脊柱裂,32%为无脑儿,13%为脑膨出。

■ 危险因素

大部分 NTD 是基因、环境和营养饮食危险因素结合导致的。
- 多种基因的变异可能造成增加的基因易患性。
- 母亲的营养和营养要素。
- 妊娠期母亲的叶酸摄入不足。
- 母亲糖尿病。
- 母亲肥胖症。
- 母亲妊娠期使用丙戊酸（增加 10 倍风险）、卡马西平或乙醇。
- 母亲妊娠早期接触高温（如桑拿、热水浴池、发热）。

基因遗传
- 在大部分 NTD 病例中,没有找到特异性致病基因。
- 5%的 NTD 病例中有阳性家族史。
- 当 1 个孩子有 NTD 后,接下来的妊娠中再发生率为 2%～5%。
- 大约 10%的孤立性 NTD 有染色体和细胞发生障碍,在那些有多发性先天性异常的儿童中发病比例更高。
- NTD 在 13 三体和 18 三体中常见,在基因重复和缺失中也会发生。
- 也可以发生在单个基因异常或综合征（如 Meckel 综合征、Waardenburg 综合征、22q11 缺失综合征）。
- 有一些候选危险基因正在被研究,其中最密切相关的是那些在叶酸一碳单位代谢路径中的基因。
- 在母亲和儿童纯合子 677C>T 亚甲基四氢叶酸还原酶（MTHFR）基因变异和危险因素增加 1.8 倍有关。

■ 一般预防
- 妊娠期叶酸补充可以降低 50%～70%的 NTD。
- 由于很多妊娠在神经管闭合发生后才明确,以及 50%的妊娠是计划外的,CDC 建议所有育龄期妇女每天都摄入最少 0.4 mg（400 mcg）叶酸。
- 高危女性（过去妊娠发生过 NTD、使用丙戊酸等）应该在妊娠前 1 个月和妊娠前 3 个月摄入高剂量叶酸（每天 4 mg）。
- 如果在服用丙戊酸,考虑在妊娠期换药。

■ 常见相关疾病
- 开放性脊柱裂往往都和一些脑部畸形相关。
- 大部分脊髓脊膜膨出（MMC）的儿童有 Chiari Ⅱ（Arnold-Chiari）畸形、小颅后窝和过长的小脑,以及枕骨大孔疝。
- Chiari Ⅱ畸形常常导致阻塞性脑积水。
- 根据历史数据,大约 80%的 MMC 儿童需要脑脊液分流。
- 胼胝体发育不全、皮质发育不良和室管膜下异位病也很常见。
- MMC 常常和非语言学习障碍和执行功能障碍有关。
- 开放性和闭合性脊柱裂:损害直接来源于脊髓功能异常:
- 下肢轻瘫和感觉丧失常常和损伤的水平位置相关。
- 神经源性膀胱功能失常。
- 神经源性肠功能异常。
- 先天性足部畸形（畸形足）和髋关节发育不良在 NTD 中都很常见。

诊断

■ 病史
- 无脑儿、枕骨脑膨出和开放性脊柱裂常常能在产前诊断出,在出生时很明显。
- 隐匿性额叶脑膨出可能由于发育迟缓、癫痫发作或局部神经体征而引起注意。
- 开放性脊柱裂可能伴随进展性神经源性肠道和膀胱功能障碍、下肢虚弱和（或）感觉丧失、步态异常、足畸形（少见）和反复发作脑膜炎。

■ 体格检查
- 一系列头围（HC）测量用于检测婴儿进展性脑积水。
- 头大强烈暗示着颅内压（ICP）增高。
- 正常的头围百分位数随着时间推移增加,意味着脑积水。
- 外观异常可能意味着有某种综合征。
- 颅神经麻痹（斜眼、声带麻痹、面部不对称）,上肢（UE）软弱无力和异常的肌肉张力可能是 Chiari Ⅱ 畸形。
- 开放性脊柱裂常常标志性地表现为在腰骶部有一个窝、窦道、脂肪瘤、血管瘤或一丛头发。
- 功能运动水平和脊柱裂的患者的动态电位有关。
- 松弛性瘫痪常常发生在脊柱裂损伤下位,然而强直也会发生。
- 感觉层面可能和运动层面不符合。
- 脊柱拴系综合征的体征包括恶化的下肢软弱无力和强直。
- 肢体生长可能不对称,在受影响更多的一侧肢体更短(尤其在开放性脊柱裂中)。
- 整形外科检查应该关注于髋关节、脚/踝和脊柱。
- 皮肤检查对于感觉障碍区域明确压疮很重要。

■ 诊断检查与说明

实验室检查
- 母亲血浆甲胎蛋白（MSAFP）测试、常规在妊娠 16～18 周进行,开放性 NTDs 往往升高。

- 升高的 MSAFP 应立即转诊做高分辨度超声检查。
- 基因检测包括染色体微阵列常常被用来寻找病因。

影像学检查

- 产前超声：
- 明确＞99% 的无脑儿病例和 90% 的 MMC 病例。
- 产后神经系统影像学检查
- CT 检查：常用来评估脑积水，用于新生儿初次检查和怀疑急性分流障碍的较大儿童。
- 超声检查：在前囟闭合前很有用，尤其是监测脑积水。
- MRI 检查：是评估先天性脊柱和大脑异常的金标准。
- 大多数 MMC 的患者，在新生儿阶段 MRI 检查并不必要。
- 更适用于明确 Chiari Ⅱ 畸形和其他脑部畸形。
- 脊柱 MRI 用于评估脊髓拴系或者脊髓空洞症。
- 怀疑开放性脊柱裂的评估：
- 脊柱超声检查可有效排除新生儿或婴儿早期的开放性脊柱裂或脊髓栓系。
- MRI 用于诊断和明确＞6 个月婴儿的开放性脊柱裂。
  ○ 腰骶部 MRI 能够明确大部分病损。
  ○ 然而，更多关联性的 CNS 畸形（脊髓空洞症、脊髓纵裂、Chiari 畸形），考虑大脑和全脊柱 MRI 检查。
- 开放性脊柱裂常常是在包含脊柱的影像学检查中无意发现的（肾及膀胱上部、上消化道、盆腔 X 线检查）。
- 总人口大约 10% 的比例在尸体解剖时能发现没有脊髓影响的单纯性隐性脊柱裂（后脊椎缺陷）。
- 通常没有症状，但是应该时刻警觉神经系统症状和体征。
- 更进一步的影像学检查通常没有必要。
- 肾脏影像学检查常常会在 MMC 和其他类型的脊柱裂儿童身上进行。
- 肾脏和膀胱超声用来评估新生儿泌尿系统通路，以及作为较大的儿童的常规检查来监测肾盂积水、输尿管积水和结石。
- 排泄性膀胱尿道造影照片（VCUG）用于评估新生儿膀胱排空和膀胱输尿管反流，之后也可按需进行。
- 核医学检查用于评估肾功能和过往肾盂肾炎的瘢痕。

诊断步骤与其他

- 尿动力学检查（膀胱内压测量图）用于评估膀胱功能和发现肾盂积水高危的儿童。
- 脑电图用于怀疑癫痫的儿童。

治疗

- 抗乙酰胆碱类药物（如奥昔布宁、托特罗定）用于放松痉挛性膀胱增加其储尿能力。
- 当出现严重的膀胱输尿管反流或反复发作的尿路感染（UTI）时预防性使用抗生素。

■ 一般措施

- 分娩路径：
- 大部分的 NTD 都是头先露，没有明显的剖宫产必要。
- 进行胎儿外科手术的婴儿都进行剖宫产。
- 间歇性膀胱清洁导尿术（CIC）：常常用于神经源性膀胱功能障碍者。
- 用于有肾盂积水、高级别反流或残余尿量多的新生儿。
- 在较大的儿童中用于控制排尿。
- 乳胶注意点：避免天然橡胶乳胶接触以预防发生乳胶过敏。

■ 其他疗法

- 有脊柱裂的婴儿通常转诊到他们所在州的早期干预项目。
- 较大的儿童往往在学校接受治疗，不过通过保健系统有更多附加的疗法会有更多好处。

■ 手术与其他治疗

- 开放性脑膨出和脊柱裂：通常出生几天内就通过神经外科关闭，以预防感染和保护大脑/脊髓受到损伤。湿润的无菌的敷料会用在病损处直到手术封闭为止。
- 开放性 NTD 关闭后常常会发生脑积水（脑脊液外漏停止）。
- 脑脊液分流（常常是脑室腹膜的分流）放置在体内用于治疗进展的脑积水。
- 在一项回顾性随机临床试验中，胎儿时期 MMC 关闭与降低脑水肿风险、改善发育和运动结局有关。
- 胎儿 MMC 手术考虑在妊娠 26 周之前的筛选过的患者中进行。
- OSD：确诊后通常做神经外科探查和脊髓松解术。
- 多种泌尿的和矫形的方法用于治疗脊柱

裂的并发症。更多的讨论不在本章范围内。

后续治疗与护理

有症状的脊柱裂的患儿应该由多学科的脊柱裂门诊［包括神经外科、泌尿科、矫形科，以及对于评估和治疗脊柱裂儿童有经验的全科（儿科、心理科或神经内科）］来随访。

- 其他重要的专科：
- 物理疗法（活动性、下肢功能）。
- 作业疗法（日常生活能力、上肢功能）。
- 神经心理学（认知功能）。
- 社会工作（合作、适应慢性疾病、获得资源能力）。
- 眼科（当影像学结果不明确时能够明确升高的颅内压）。

■ 预后

- 无脑儿：75% 流产，其余在新生儿时期后无法存活。
- 脑膨出：预后依赖于病损的尺寸、设计的大脑组织含量、有无脑积水和相关联脑部畸形的程度。
- 脊髓脊膜膨出：
- 大部分都能存活到成年。
- 大部分 IQ 正常而其余有轻度智力障碍。然而非语言性的学习障碍和执行能力障碍很普遍。
- 癫痫风险大约为 15%，和智力障碍的程度相匹配。
- 脊柱裂（开放性和闭合性两类）。
- 离床活动的预后与损伤的水平位置有关。
  ○ 骶部水平：大部分都是社区性步行者，不需要辅助装置。
  ○ 低段腰椎水平（$L_4 \sim L_5$）：大部分能够走路，但很多人需要支撑装置，某些需要拐杖或其他辅助设施。
  ○ 中段腰椎水平（L_3）：往往需要膝盖（有时为髋关节）辅助装置来伴随拐杖或助步器一起使用行走。
  ○ 高段腰椎水平（$L_1 \sim L_2$）和胸椎：常常只在治疗过程中行走，主要靠轮椅活动。

■ 并发症

- 脑膨出：脑积水、智力障碍、运动障碍和癫痫很常见。
- 脊髓脊膜膨出
- VP 分流感染或故障。
- 有症状的 Chiari Ⅱ 畸形。
- 婴儿：喂养困难/吸入，嘶哑的哭声或喘鸣

（由于声带麻痹）以及中枢神经性暂停。

・较大的儿童：颅神经麻痹、枕部头痛、上肢软弱无力、睡眠障碍性呼吸。

－脊髓空洞症。

－斜视。

・脊柱裂（开放性和闭合性）：

－神经源性膀胱：尿路感染、肾盂积水、结石、尿失禁、慢性肾病风险。

－神经源性肠道：便秘、嵌塞、失禁。

－矫形性畸形：脊柱侧凸、髋关节发育不良、脚踝/足畸形。

－脊髓拴系综合征。

－乳胶过敏。

－压疮。

－骨质疏松和病理性骨折。

－深静脉栓塞。

－肥胖（尤其是不能行走的患者）。

－男性性功能障碍。

疾病编码

ICD10

・Q00.0 无脑儿。

・Q01.9 未特指的脑膨出。

・Q76.0 隐性脊柱裂。

常见问题与解答

・问：神经缺损是否遗传？

・答：遗传因素是肯定有关的，但是在大部分病例中，没有找到单个基因病因。

・问：再生一个孩子，发生神经管缺损的可能性有多少？

・答：之后每一胎的重复发生风险为 2%～5%。

・问：如何减少孩子患 NTD 的风险？

・答：每天摄入 400 mcg 的叶酸（最好在受精前开始），避免乙醇和可能增加风险的药物（尤其是丙戊酸）。

神经母细胞瘤 Neuroblastoma

Lars M. Wagner　万柔 译／董岿然 审校

基础知识

■ 描述

・神经母细胞瘤是交感神经系统神经嵴细胞来源的儿童"小蓝细胞肿瘤"。

・神经母细胞瘤的临床行为非常多样。有些肿瘤成熟变成良性神经胶质细胞瘤或者甚至不需要治疗自发性退化，而其他无论多么密集的治疗也会持续的恶化。

・神经母细胞瘤的行为常常结合临床症状（年龄、分期）、病理或分子特征（组织学特征、肿瘤多倍体、MYCN 扩增、染色体 1p 和 11q23 状态）来预测。

・结合临床和分子特征可以进行适当的风险分级，以配合治疗减少复发风险。目前的风险分级表明三个不同的危度群有不同的预后和治疗方案：

－低危组患者：局部肿瘤和（或）有利于预后的临床和分子特征。

－中危组患者：较大的原发肿瘤，或局部病变，或不利于预后的临床和分子特征。

－高危组患者：患者＞18 个月，有转移和不利于预后的分子特征。

■ 流行病学

・诊断年龄中位数是 19 个月，89%的病例小于 5 岁时被发现。少于 5%的病例在 10 岁以后才发现。

・男性与女性比例为 1.1：1。

・大部分肿瘤源于腹膜后，肾上腺是单发肿瘤最常见的位置。

发病率

美国每年大约 800 个新病例（每 1 000 万个儿童/每年）。

・占所有儿童肿瘤的 8%～10%，是最常见的颅外实体肿瘤和 2 岁前最常见的癌症。

・占儿童癌症死亡的 15%。

・每 7 000 个存活婴儿中发生 1 例。

■ 危险因素

基因遗传

・大部分病例为自发发生。只有约 1/100 是家族性的（常染色体显性），常常和 ALK 基因家族有关。

・患者有先天性中枢性肺换气不足综合征的，常常有 PHOX2B 变异。

■ 病理生理

・肿瘤生长可以在不同方面导致症状。

・神经性：脊柱旁肿瘤压迫神经或脊髓。

・高血压：肾动脉扭曲或偶尔由于大量儿茶酚胺的释放。

・疼痛：来自骨转移。

・全血细胞减少：来自骨髓疾病。

■ 病因

・没有已知的病因或致病的环境因素。

・常见的相关问题可能和其他有周围神经系统失调的疾病一起发生，如Ⅰ型神经纤维瘤病、巨结肠或中枢性先天性肺换气不足综合征。

诊断

■ 病史

・低风险的患者常常无明显症状，肿瘤在因其他问题的体检或影像学检查中偶然发现。

・高风险的患者常常有病态面容，以及有明显的和肿瘤位置相关的症状：

－腹痛或腹胀。

－疼痛性骨转移造成跛行。

－颧骨转移造成眼眶肿胀或变色（浣熊眼）。

－脊柱周围肿瘤导致软弱无力、疼痛或肠道、膀胱症状。

・骨髓累及导致面色苍白、疲劳以及紫癜。

・一些患者可能有和抗神经元抗体相关的副肿瘤综合征，可导致斜视性眼肌阵挛、肌阵挛、共济失调，或者与舒血管肠肽（VIP）分泌相关的大量腹泻。

■ 体格检查

・体格检查结果依赖于原发肿瘤的位置和播散的范围。

・有播散情况的患者常常有发热和（或）恶化的营养状况。

・有腹部疾病的患者可能有巨大的腹部坚硬包块，肾血管扭曲或比较罕见的儿茶酚胺释放的患者会有高血压。肝脏可能急剧增大，尤其在 1 岁之内 S4 级的患者中。

・有胸部肿瘤的患者可能有 Horner 综合

征,偶尔还会有来自气道压迫的呼吸症状。

• 有脊椎管侵蚀的脊柱旁肿瘤的患者,可能有软弱无力和(或)根痛。

• 骨转移可能会出现突眼、软组织肿胀或静脉回流停滞造成的变色。

• 局部或远处淋巴结可能增大,尤其是锁骨下区域。

• 婴儿可能有蓝色坚硬的皮肤结节。

• 苍白或紫癜来自骨髓转移。

■ 诊断检查与说明

实验室检查

• 全血细胞计数:

- 下降的血红蛋白、血小板和(或)白细胞计数可能表明骨髓累及。

• 乳酸脱氢酶(LDH):

- 常常在较大的肿瘤或肿瘤转移时升高。

• 尿儿茶酚胺[高香草酸(HVA),香草基扁桃酸(VMA)]:

- 可以通过点尿样本完成。

- 在90%的患者中升高。

影像学检查

• CT 或 MRI:

- 评估原发肿瘤部位。

- 钙化在神经母细胞瘤中很常见。

• 间碘苯甲胍(MIBG):

- 神经母细胞瘤最特异性的检查。

- 在90%的原发和转移瘤患者中发现摄取。

• 如果 MIBG 不明显,则做骨扫描。

• ¹⁸F 代脱氧葡萄糖-正电子断层成像(FDG-PET)扫描也能在 MIBG 阴性的患者中明确肿瘤。

■ 其他诊断方法

• 常常需要做肿瘤活检,除非有肿瘤骨髓转移合并尿液 HVA、VMA 升高。

- 肿瘤组织常常表达神经内分泌标记[突触素、神经元特异性烯醇酶(NSE)]常常包含神经纤维网。

■ 肿瘤分期与分级

基于分化程度、基质是否存在、有丝分裂/核破裂指数以及患儿的年龄。

• 神经母细胞瘤是未成熟的;节细胞神经母细胞瘤有一些成熟性但仍然是恶性的;然而节细胞神经瘤是完全成熟和良性的。

• 双侧骨髓抽吸和活检能帮助分级。

• 世界神经母细胞瘤分期系统(INSS)是目前使用的分级系统:

- Ⅰ期:完全切除的局部肿瘤。

- Ⅱ期:不完全切除的局部肿瘤(2A)或者区域淋巴结累及(2B)。

- Ⅲ期:超过中线的不能切除的肿瘤或对侧区域淋巴结累及。

- Ⅳ期:播散至淋巴结、骨髓、肝脏、皮肤(除了 4S)。

- Ⅳs期:小于1岁,有1~2级原发性肿瘤,转移局限在肝脏、皮肤或骨髓。

■ 鉴别诊断

• 腹部肿块:Wilms 肿瘤、生殖细胞肿瘤、肝母细胞瘤、腹部肉瘤或淋巴瘤。

• 胸部肿块:淋巴瘤、白血病、生殖细胞肿瘤。

• "儿童小蓝细胞肿瘤":非霍奇金淋巴瘤、横纹肌肉瘤、尤因肉瘤、原始神经外胚层瘤(PNET)。

治疗

• 治疗基于风险分级,分级基于18个月的年龄、DNA 多倍体和预后佳或不佳的组织学特征、MYCN 扩增和杂合性 1p/11q 的消失(LHO)。

• 低危组肿瘤:

- 仅进行手术治疗,常常不需要辅助化疗。

- Ⅳs 分期的患者可不必手术治疗,而是密切的临床观察。

• 中危组肿瘤:

- 治疗包括化疗2~8个疗程,中间择期再进行手术切除。

- 化疗药物包括卡铂、依托泊苷、阿霉素和环磷酰胺。

- 部分患者可能还需要拓扑替康或顺式维甲酸。

• 高危组肿瘤:

- 治疗包括多个疗程密集的诱导化疗,以及择期进行手术切除原发肿瘤。

- 治疗方案还包括高剂量化疗配合自体外周血干细胞移植。

- 有好转后,接受原发部位放疗,以及对诱导化疗反应较慢的转移灶也接受化疗。最后,患者接受多疗程的顺式维甲酸和抗 GD2-抗体治疗,GD2-抗体目标攻击神经母细胞瘤细胞上广泛表达的 GD2 蛋白。

- 诱导化疗药物包括长春新碱、阿霉素、环磷酰胺、顺铂和依托泊苷。高剂量化疗常常包括卡铂、依托泊苷和苯丙氨酸氮芥。目前的临床试验中还有在使用白消安和苯丙氨酸氮芥。

后续治疗与护理

■ 随访

• 建议做任何诊断方法或治疗干预都应转诊去有儿科肿瘤专家的医院,这对保证患儿得到恰当的规范化治疗是十分重要的。

• 随访内容:

- 治疗时:

■ 实验室检查监测骨髓抑制和器官功能。

■ 手术前和干细胞移植前用影像学检查和骨髓测试重复评估疾病。

- 治疗后:

■ 完成治疗后密切随访是否复发至少5年,检查包括影像学和尿液儿茶酚监测。

■ 监测癌症治疗的迟发效应,尤其在年幼的儿童中。

■ 预后

• 不良预后因素:

- <18个月。

- 分期高。

- MYCN 基因扩增。

- 预后差的组织类型。

- 双倍体肿瘤基因组(主要是婴儿)。

- 染色体臂 1p 或 11q 上的 LOH。

• 目前治疗方法的可预见的结局:

- 低危组:>90%的3年无事件生存率。

- 中危组:大约85%的3年无事件生存率。

- 高危组:大约30%~50%的3年无事件生存率。

■ 并发症

治疗相关并发症(参见"癌症治疗迟发效应"章节)。

• 生长迟缓。

• 肾脏功能不全。

• 听力丧失。

• 甲状腺功能低下。

• 继发性恶性肿瘤。

• 心脏功能障碍。

• 不孕不育。

疾病编码

ICD10

• C74.90 未特指的肾上腺恶性肿瘤。

• C48.0 后腹膜恶性肿瘤。

• C38.3 纵隔恶性肿瘤,部分非特异性。

常见问题与解答

• 问：有神经母细胞瘤患者的亲兄弟姐妹会不会比一般人群患病风险增加？
• 答：不会，除非是罕见的已知有家族史的神经母细胞瘤。

• 问：神经母细胞瘤可能自行消退吗？
• 答：能。但是一般发生在<1岁的低分化病患，或分期在4S的儿童身上。
• 问：什么是治疗时最大的风险？
• 答：所有的密集型化疗方案，都有很高的感染风险。尤其是在自体干细胞移植阶段。

• 问：很强的治疗方法后，患者仍有复发或有所缓解，这时有什么治疗方法可用？
• 答：在高风险的神经母细胞瘤复发后，没有有效的治疗方案。然而有些患者能够使用治疗性MIBG或其他实验性疗法有效控制病情。

神经纤维瘤病-1　Neurofibromatosis-1

Robert Listernick　万柔 译／董岿然 审校

基础知识

■ 描述

• 神经纤维瘤病1型（NF-1）是体细胞显性遗传的肿瘤抑制基因异常疾病。
• NF-1的诊断基于以下NIH会议诊断标准中的任意2项：
  - 6处或更多牛奶咖啡斑，在青春期后的个体上直径至少1.5 cm，在青春期前的个体上直径至少0.5 cm。
  - 腹股沟或腋下雀斑。
  - 2处或更多的皮肤纤维瘤或者丛状的神经纤维瘤。
  - 2处或更多的虹膜Lisch结节。
  - 视神经胶质瘤。
  - 骨病变，包括蝶骨翼发育不良、长骨发育不良（最常见是胫骨）。
  - 第一级别的亲戚（父母、亲兄弟姐妹或子女）有患NF-1。

> **注意**
> 神经纤维瘤病-2（NF-2）是罕见的显性常染色体显性遗传的肿瘤抑制基因异常疾病，特征是双侧听神经施万细胞瘤以及周围脑神经施万细胞瘤、脑膜瘤和室管膜细胞瘤。此病是由于编码梅林蛋白的NF-2基因变异导致。本章着重讲解NF-1。

■ 流行病学

发病率
• NF-1：每3 000个存活出生婴儿中1例。
• NF-2：每33 000个存活出生婴儿中1例。

患病率
• NF-1：每4 000～5 000个存活出生婴儿中1例。
• NF-2：每60 000个存活出生婴儿中1例。

■ 危险因素

基因遗传
• 常染色体显性：
  - 50%的病例是遗传的；其余是偶发的突变。
• 外显率是完全的；然而，即使是有相同突变的家庭成员之间，表达也会不同。
• 编码神经纤维蛋白的NF-1基因位于17号染色体q11.2。
• 没有已知的人种倾向。
• 除了以下两种情况，其他发病不可预知：
  - 全NF1基因的删除导致发病较早和大量皮肤神经纤维瘤，严重的认知障碍以及变性特征。
  - 外显子17的3对碱基的框内缺失突变导致多处牛奶咖啡斑和雀斑，但没有其他NF-1表现。

诊断

■ 病史

• 生长：
  - 加速的线性生长可能是青春期早熟以及视神经通路肿瘤存在的第一个标志。
• 视力：
  - 视神经通路肿瘤（OPT）往往发生在7岁以前；年幼的儿童很少有视力丧失主诉。
• 发育：
  - 语言迟滞、运动失调、学习问题和注意力缺陷多动障碍（ADHD）。
• 头痛：
  - 常见；可能发生肿瘤导致梗阻性脑积水。
• 家族史：
  - 1级亲属可能有未明确的NF-1。

■ 体格检查

• 生长：
  - 了解患儿生长曲线发现作为青春期早熟的加速线性生长发育体征，很少发生生长激素过多。
  - 了解头围诊断大头畸形。
• 牛奶咖啡斑：
  - 上皮内神经嵴来源的重度染色的一堆黑色素细胞。
  - 53%的3岁以上的NF-1患儿有6个或以上牛奶咖啡斑；6岁以上有97%。
• 腋下和腹股沟雀斑：
  - 6岁以上的患儿中有80%有此雀斑。
• 离散性神经纤维瘤：
  - 起源于周围神经的表现为离散的包块良性神经鞘瘤。
  - 表皮神经纤维瘤只在皮肤表层突起或仅在皮下，常常上面皮肤呈紫色。
  - 皮下神经纤维瘤常常更坚硬。
• 蔓状神经纤维瘤：
  - 涉及单个或多处神经束的良性周围神经鞘瘤，常常起源于主要大神经的分支。
  - "虫爬"感常常在色素和多毛上方存在。
  - 大部分外部蔓状神经纤维瘤出生时就存在或在头几岁的时候就很明显。
  - 能够导致畸形、失明（继发于弱视、青光眼或突眼）或四肢功能丧失。
  - 胸部或腹部的蔓状神经纤维瘤可能没有外在表现，但是能导致重要结构的侵蚀或压迫（例如：输尿管、肠管、脊髓）。
• Lisch结节：
  - 用狭缝灯检查最佳。
  - 微微隆起、边界清晰的虹膜黑色素细胞错构瘤被认为是能够确诊NF-1的发现。
  - 年龄越大发生率越高；只有30%的<6岁的儿童有，但是>95%的成人有虹膜错构瘤。
• OPT：
  - 15%的NF-1患儿中存在，但是只有一半有症状,他们中的 40% 需要治疗。

- 完整的每年度眼科检查对于 <10 岁的 NF-1 患者是必需的。

- 眼科症状包括传入性瞳孔性障碍、视神经萎缩、视乳头水肿、斜视或色觉异常。

- 40% 的有视交叉肿瘤的患儿有青春期早熟现象。

• 骨发育不良:

- 蝶骨翼发育不良可能导致眼球内陷或搏动性眼球突出。

- 胫骨发育不良,先天性变薄和弯曲;骨折后初级愈合失败导致假关节。

• 高血压:

- 在儿童中,最常见的是因为肾动脉纤维肌肉发育不良。

- 嗜铬细胞瘤在儿童中很罕见。

• 完整的神经系统体检:

- 获得颅内或脊柱内肿瘤的体征。

• 脊柱侧凸:

- 获得特发性青少年脊柱侧凸、短段型营养不良性脊柱侧凸。

■ **诊断检查与说明**

实验室检查

• NF-1 基因变异:

- 98% 的 NF-1 临床检查都能发现。

- 基因测试在大部分病例中是不需要的。

- 基因测试可用于:

○ 年幼的不符合临床诊断标准的儿童。

○ 产前家族性病例测试。

○ NF-1 症状不典型或很轻的儿童。

影像学诊断

• 没有症状儿童的"神经影像学筛查"是不推荐的。

• 脑部 MRI 建议用于颅内压升高或局部神经病变体征的患儿,以及视觉体检结果异常或加速的青春期早熟生长的患儿。

• 不明确的明亮物体("UBOs"):

- T_2 加权图像上信号密度增强的区域位于内囊、基底神经节、皮质、小脑半球、视神经束或脑干。

- 随着年龄增长而消失。

- UBOs 不进展或导致占块效应。

- 影响不明;可能和认知障碍或学习障碍有关。

诊断步骤与其他

- 如果有快速发展、新发的疼痛或神经系统功能障碍的体征,通过活检来寻找恶性肿瘤(恶性周围神经鞘瘤)是必需的。

鉴别诊断

- McCune-Albright 综合征有很多边界不规则的牛奶咖啡斑、多股纤维性结构不良和自发的内分泌功能亢进(库欣综合征、甲亢、青春期早熟)。

 治疗

■ **一般方法**

• NF 的治疗是多学科而且应该在多学科机构进行。

• 所有直系亲属都应该检查 NF-1 的皮肤症状并且做裂隙灯测试,明确 Lisch 结节是否存在。

• 多学科就诊应包括矫形科、肿瘤学、眼科、遗传学、内分泌学、外科学、神经外科学、整形外科和心理学专家。

 后续治疗与护理

■ **随访**

• 每年一次的随访使医生能够在提供诊疗意见和健康教育的时候尽早发现 NF-1 并发症。

• 所有 10 岁及以下的 NF-1 儿童都应该每年进行完整的眼科检查,以发现视觉神经通路的肿瘤。

• 每次随访都应测血压。

• 常规心理学和生长发育期的护理,包括对于语言迟缓、不协调、ADHD 和学习障碍。

• 早期教育评估和干预也许能改善生长发育结局。

■ **并发症**

• 认知障碍:

- 平均 IQ 约为 95。

- 60% 的学习困难;视觉或知觉异常也常见。

• 恶性肿瘤:

- 恶性周围神经鞘瘤(5%~10% 的终身发

病率)。

- 急性髓系白血病。

- 幼年型单核细胞白血病。

- 横纹肌肉瘤。

- 胃肠道间质瘤。

- 嗜铬细胞瘤。

• 骨骼:

- 假关节。

- 脊柱侧凸。

- 骨质疏松。

• 血管病变:

- 可以累及任何动脉。

- 肾动脉狭窄,高血压。

- 烟雾病,大脑血管狭窄部分远端的毛细血管增生可能导致脑梗死;需脑-硬脑膜-动脉-肌肉血管融合术(EDAMS)的方法来治疗。

- 四肢间歇性跛行

• 内分泌:

- 视交叉的胶质瘤导致青春期早熟。

- 嗜铬细胞瘤(儿童中很罕见)。

- 生长激素过多(也很罕见)。

疾病编码

ICD10

• Q85.01 神经纤维瘤,Ⅰ型。

• L81.3 牛奶咖啡斑。

常见问题与解答

• 问:我的孩子有 NF-1,应该去看什么专家?

• 答:你的孩子应该每年去熟悉 NF 的医师那里检查,理想的是在 NF-1 的多学科诊所进行。

• 问:我的孩子有 NF-1,他需要做 X 线检查吗?

• 答:X 线或 MRI 扫描只有在你的孩子有 NF-1 特征性并发症的症状或体征时才需要。

• 问:我的孩子会因为 NF-1 死亡吗?

• 答:尽管有很少一部分 NF-1 患儿会有危及生命的并发症,大部分 NF-1 患儿活得有质量并且较长。

神经性厌食 Anorexia Nervosa

Darlene Atkins • Sara M. Buckelew 朱大倩 译 / 高鸿云 审校

 基础知识

■ 描述

神经性厌食(anorexia nervosa,AN)是复杂的生理心理疾病。

• 《精神障碍诊断和统计手册》第 5 版(Diagnostic and Statistical Manual of Mental Disorders 5th edition,DSM‑5)标准：

- 相对于需求而言,在年龄、性别、发育轨迹和身体健康的背景下,因限制能量的摄取而导致显著的低体质量。显著的低体质量被定义为低于正常体重的最低值或低于儿童和青少年的最低预期值。

- 即使处于显著的低体重,仍然强烈害怕体质量增加或变胖或有持续的影响体质量增加的行为。

- 对自己体质量或体型的体验障碍,体质量或体型对自我评价的不当影响,或持续地缺乏对目前低体质量的严重性的认识。

• 类型：限制型(没有贪或清除行为)；贪食-清除型,清除包括自我引吐,使用导泻和(或)利尿剂。

• 已获得美国精神卫生协会(the American Psychiatric Association)的再版许可 DSM‑5 (Diagnostic and Statistical Manual of Mental Disorders. 5th ed. American Psychiatric Association;2013;171)。

■ 流行病学

患病率

• 美国约有 0.5% 的青春期女孩患神经性厌食症。

• 进食障碍患者中男性占 10%。

• 年幼的患者中男女比例相当。

• 在美国,青春前期、男性和少数民族中进食障碍的患病率正在增加。

■ 危险因素

• 早期的身体及性发育。

• 人格特质,如完美主义和对他人肯定的渴望。

• 进食障碍、酗酒或情感障碍的家族史。

• 为了控制体型及体质量而参加运动或某些活动。

• "节食"本身就是发展为进食障碍的危险因素。

遗传学

家族研究显示,神经性厌食在 1 级亲属中的风险增加 10 倍。双生子研究也支持神经性厌食的遗传和家族聚集性。

■ 一般预防

• 在每次体检时均测量身高、体重和 BMI,并对变化进行评估。

• 不鼓励"节食"行为。相反要重点促进健康的进食行为和改变生活方式。

• 强烈鼓励规律的家庭聚餐。研究显示家庭聚餐是治疗所有进食障碍和肥胖的保护性因素。

■ 病理生理

• 卡路里限制和营养不良导致出现躯体症状,并可累及所有脏器。症状的严重程度与卡路里限制的时间和严格程度有关。

• 躯体症状还与清除行为有关,包括催吐、使用泻药和减肥药等。

• 由于营养不良和卡路里限制导致明显的代谢降低,会引起心动过缓和低血压。

• 进食量少导致的激素改变,包括促性腺激素水平重新回到青春前期。

■ 病因

确切病因不明；可能是多因素所致,包括遗传因素、环境诱发和个人以及家庭生活经历。

■ 常见相关疾病

• 闭经。

• 骨质疏松。

• 女性运动员综合征(饮食失调、闭经、骨质疏松)。

• 抑郁。

• 焦虑性障碍,包括强迫性障碍。

• 药物滥用。

诊断

根据 DSM‑5 的诊断标准做出诊断。但很多患者虽然有明显的症状,却并不满足关于神经性厌食的所有诊断条目；如虽然体重明显降低,但仍在正常范围内。这些患者可以被诊断为其他特定的喂食和进食障碍,也被称为亚临床或非典型神经性厌食,也需要

密切监测并给予保护性干预措施。

■ 病史

• 体质量：过去 1 年里的最高和最低体质量；患者希望通过节食所达到的"目标体重"。需要询问："你多久测一次体重? 去年你最重的体质量是多少? 最轻是多少? 你所认为的理想体重是多少?"

• 心理评估：与患者和家长访谈,详细了解对体型的关注、对体重和体型的强迫性观念、发育史和家族史、社交和学业、认知和人格特点、病前和当前的功能状态。这些信息对于诊断的确立和治疗计划制定都非常重要。

• 其他心理症状：评估情感和焦虑症状、自杀意念、物质滥用、其他风险以及自我伤害性行为。

• 饮食和营养：回忆 24 h 内的饮食内容、贪食、清除行为(包括使用利尿剂、泻药、减肥药或催吐药)、食物限制或计算卡路里等行为。

• 运动史：类型,频率和运动量。

• 月经史：末次月经周期(last menstrual period,LMP)、LMP 期间的体重、停经史。

■ 体格检查

• 生命体征,尤其是直立位的心率(heart rates,HR)、血压(生命体征不稳定是病情严重和需要住院治疗的指征)和体温。

• 在生长曲线记录图上标注体重、身高和 BMI。

• HEENT：评价因清除行为导致的脱水程度和牙齿磨损情况。

• 心血管系统：心脏功能。

• 消化系统：触诊检查疼痛、触痛和包块。

• 皮肤：毛发,Russell 征(自我诱导清除行为导致的手指硬茧),自我伤害行为的证据。

• 生殖系统：Tanner 分期的青春期发育状况。

• 神经系统：包括眼底镜检查在内的全面检查,以除外脑肿瘤可能。

■ 诊断检查与说明

实验室检查

• 血电解质,尿素氮及肌酐,血糖：如果患者没有清除行为,检查结果应该正常。

- 血钙、镁、磷：都可能降低。住院患儿需每天复查血磷，以监测再进食综合征。
- TSH：如果有指征，应查游离 T_4、T_3，以除外甲状腺疾病。如果异常，也可能仅仅是由饥饿所致。
- 血常规：由于缺铁或慢性疾病导致贫血，但当患者处于脱水状态时，可能会假阴性；营养不良时可见白细胞数降低。
- 红细胞沉降率：营养不良会导致降低。
- AST，ALT：脂肪肝可能会导致异常。
- β-HCG：如果闭经应检查以除外妊娠。
- 尿液检查：根据尿比重评估脱水情况；有些患者会通过多喝水来使体重增加，可导致尿液稀释。
- 心电图检查：可发现心动过缓，QT 间期延长。
- 闭经＞6 个月：
  - 双能 X 线骨密度仪（dual-energy X-ray absorptiometry，DEXA）扫描：测量骨密度，评价压缩性骨折风险和骨质疏松。由于是不可逆的改变，因此这有可能有助于促进治疗动机。
  - 血 LH、FSH、催乳素，如果体重正常而持续闭经，通常 LH 和 FSH 都会降低。

▪ 鉴别诊断

- 躯体因素：
  - 妊娠。
  - 肿瘤：脑瘤，其他癌症。
  - 消化系统：炎性肠病（包括克罗恩病和溃疡性结肠炎）、乳糜泻。
  - 内分泌系统：糖尿病、甲状腺疾病、垂体功能减退、艾迪生病。
  - HIV 或其他慢性感染性疾病。
- 精神或心理因素：
  - 精神疾病：抑郁、强迫性障碍、物质滥用、精神病性症状。
  - DSM-5 回避及限制性摄食障碍：由于害怕吞咽或窒息，导致回避进食，对食物敏感或挑食。

🔧 治疗

- 标准的最优化治疗方案是多学科团队治疗，包括医疗监测、营养咨询和心理治疗。
- 儿童和青少年神经性厌食患者的心理治疗方法中，以家庭为基础的治疗（family-based treatment，FBT）是唯一有循证依据的治疗手段。父母或照料者是治疗团队中重要的人员。

- 治疗初期，所有正餐和点心均需由父母准备，并监督进食。当躯体和心理状态有所改善后，可逐步回归到与患儿年龄相适应的自主进食。

▪ 药物治疗

- 药物不是神经性厌食治疗的主要措施，但可能对抑郁和焦虑等共患病的治疗有帮助。
- 可以用药物来治疗便秘，但需谨慎使用。
- 可以考虑使用营养补充剂，如多种维生素、钙和维生素 D 等。
- 与口服避孕药（oral contraceptive pills，OCPs）相比，再进食对闭经的治疗更有效。

▪ 转诊问题

可根据疾病的严重程度和就诊便利性，将患儿转诊至青少年专科医师，或其他进食障碍专家处。

▪ 住院事项

入院指征

- 收住入院标准：
  - 严重营养不良，且低于标准体重的 75%；或尽管接受了治疗，但体重仍在下降。
  - 心动过缓，日间心率＜50 次/分。
  - 夜间心率＜45 次/分。
  - 收缩压＜90 mmHg。
  - 体位性低血压或明显随体位而变化的脉搏。
  - 严重的低体温（＜96 °F）。
  - 心律失常。
  - 突然拒食。
  - 严重电解质紊乱。
- 自杀倾向应住精神科病房。

出院指征

一旦患者的身体情况稳定，不再符合住院标准，保险公司可能会限制住院时间。大部分患者仅需要门诊治疗。

🔧 后续治疗与护理

- 持续地医疗监测并非仅关注体重，更需要关注生命体征。
- 目标是恢复营养。每次就诊时都需制定进食计划，并评估执行情况。
- 建议将患者转至有神经性厌食治疗经验的家庭治疗师。个体心理治疗对大部分患者有效，尤其是再进食过程中常见的焦虑症状。
- 对于年长的青少年来说，小组治疗是有效

- 的方式。
- 也可采用密集的门诊治疗或居家治疗。
- 其他附加治疗，包括正念治疗、艺术表达等。

▪ 预后

- 大部分青少年患者经过长期治疗后能完全康复。总体来说，儿童青少年的预后较成人好。
- 症状持续时间越短，诊断越早，没有清除行为，精神共患病症状轻的患者预后更好。但这些研究结果根据随访的时间以及对康复的定义不同而变化。
- 青少年患者的死亡率为 1.8%，主要死因为饥饿或自杀。

▪ 并发症

- 随着营养的改善，大部分并发症能恢复。
- 再进食综合征：当患者恢复进食后，躯体将从分解代谢状态转到合成代谢状态，导致胰岛素分泌增加，并使细胞内磷和钾的浓度增高，而细胞外浓度则降低，从而引起谵妄、昏迷、心律失常、心力衰竭和死亡。
- 心血管系统：心律失常、心包积液。
- 消化系统：胃排空延迟、肠道活动减慢和便秘、胰腺炎、高胆固醇血症。
- 内分泌系统：闭经、骨质疏松、甲状腺疾病综合征、生长延迟。
- 与清除行为相关的并发症包括马洛里-魏斯综合征、食管炎、水电解质紊乱（尤其是血钾低）。
- 神经心理：焦虑、注意力分散、抑郁、认知损害、脑皮质萎缩。

🔵 疾病编码

ICD10

- F50.00 神经性厌食，未特定。
- F50.01 神经性厌食，限制型。
- F50.02 神经性厌食，贪食，清除型。

❓ 常见问题与解答

- 问：如果患者表现出明显的情绪低落，为什么不马上给予抗抑郁药物治疗？
- 答：很多患者的抑郁症状可能是继发于营养不良的状态。因此最好在调整营养、摄入量增加后进行重新评估。
- 问：如果患者不认为自己胖或想节食，他（她）可能是神经性厌食吗？

• 答:是的。神经性厌食患者常常会否认这些。应该根据行为表现和父母报告来判断。

• 问:青春期前的孩子能被诊断为神经性厌食吗?

• 答:是的,神经性厌食发病年龄正在逐渐降低。如果患者表现为过度关心体重,追求苗条,并符合其他诊断标准,就能诊断为神经性厌食。

肾病综合征 Nephrotic Syndrome

Stephanie Clark · Rebecca Ruebner 孙玉 译 / 沈茜 审校

 基础知识

■ 描述

肾病综合征被定义大量蛋白尿,低白蛋白血症,水肿,高脂血症。大量蛋白尿通常是当尿试纸上有(＋＋＋)～(＋＋＋＋)的蛋白并且被定义为 40 mg/(m² · h) 或者随意尿蛋白/肌酐＞2 mg/mg。

■ 流行病学

• 微小病变肾病综合征是年少儿童肾病综合征最常见的原因:
  – 主要发生在 2～8 岁,3 岁是高峰。
  – 男孩受影响比女孩更普遍(3:2)。
  – 特应性与微小病变肾病综合征有关系。
• 局灶节段性肾小球硬化是第二最常见的儿童肾病综合征的原因:
  – 局灶节段性肾小球硬化的儿童比微小病变肾病综合征的儿童更容易有激素耐药性肾病综合征。
• 比微小病变肾病综合征和局灶节段性肾小球硬化少见的是先天性肾病综合征(＜3 个月)和婴儿肾病综合征(＜1 年)。
• 黑人和西班牙的儿童比白人和亚洲的儿童局灶节段性肾小球硬化的发生率更高。
• ＜16 岁的儿童中每 100 000 个儿童有 16 例发病。

■ 病理生理

• 足突细胞结构组成的肾小球滤过屏障的破坏导致了蛋白尿、低白蛋白血症和随之而来的水肿。
• 高脂血症的发生是由于肝脏产生胆固醇增加,这是对低白蛋白血症做出的反应并且脂蛋白脂肪酶从尿中丢失。
• 微小病变肾病综合征病理:
  – 肾小球血管襻和大小是正常的。
  – 没有系膜区扩张或很少扩张。
  – 免疫荧光通常是阴性的,尽管 C3、IgM 和 IgA 偶尔会发现轻微染色。
  – 电子显微镜显示脏层(足细胞)上皮细胞足突融合,系可逆性改变。

■ 病因

• 大多数儿科病例是原发的;5％～10％是继发于其他疾病。
• 儿童肾病综合征的最常见的原发原因是微小病变肾病综合征。它的特点是光学显微镜下为最小的组织学改变,并且它通常是激素敏感型肾病综合征。
• 原发肾病综合征其他原因包括局灶节段性肾小球硬化、膜性、膜增生性肾小球肾炎。
• 肾病综合征的继发原因包括感染、血管炎、糖尿病、药物(如非甾体类药物)和遗传性疾病。
• 先天性肾病综合征,包括芬兰型、弥漫性系膜硬化和梅毒性肾病。
• 肾病综合征也可以由涉及足突细胞骨架的蛋白遗传突变导致,经常导致激素耐药性肾病综合征和局灶节段性肾小球硬化。

诊断

■ 病史

• 询问已经知道的特应性和食物不耐受。
• 询问药物暴露史(尤其是非甾体消炎药制剂)。
• 询问任何近期的感染。
• 症状和体征:
  – 疲劳和全身不适。
  – 食欲下降。
  – 体重增加和面部肿胀。
  – 眼睛肿。
  – 腹部肿胀或疼痛。
  – 泡沫尿。
  – 特应性。
  – 凹陷性、坠积性水肿。
  – 液体积聚在身体各部位(腹水、胸腔积液、阴囊肿大)。
  – 轻度高血压(10％～20％的患者)。

■ 体格检查

在儿童身体最低位区找水肿:
• 腿。
• 脊柱。
• 头皮。
• 柔软的耳软骨。
• 阴囊、阴唇。

■ 诊断检查与说明

实验室检查
初始检查
• 尿试纸通常显示 200 mg/dl(＋＋＋＋)蛋白质:
  – 很小的儿童患有肾病综合征尿试纸可能显示＜(＋＋＋＋)。
• 定时的或随机的尿蛋白收集:
  – 24 小时尿显示＞40 mg/(kg · d)。
  – 随机尿蛋白/肌酐＞2 mg/mg。
• 10％～20％的病例中有镜下血尿:存在红细胞管型更提示肾小球肾炎。
• 血清肌酐通常是正常的。
• 血清白蛋白通常＜2.5 g/dl。
• 总胆固醇升高,通常＞200 mg/dl 可高达 500 mg/dl。
• 家庭测试:
  – 每天用尿试纸测试晨尿的蛋白。

影像学检查
复杂的病例用肾脏超声来评估肾脏的大小、肾实质的结构、肾静脉血栓。

■ 鉴别诊断

• 水肿:
  – 充血性心力衰竭。
  – 肝功能衰竭。
  – 蛋白丢失性肠病。
  – 蛋白质-热能营养不良(恶性营养不良病)。
• 肾病综合征:
  – 微小病变肾病综合征。

- 局灶节段性肾小球硬化。
- 膜性肾小球肾炎。
- 膜增生性肾小球肾炎。
- 弥漫性系膜增生性肾小球肾炎。

 治疗

■ 药物治疗

一线药物

• 糖皮质激素被用作怀疑是微小病变肾病综合征的一线用药。
- 提示：泼尼松 2 mg/（kg·d）4~6 周（最大量 60 mg）；然后泼尼松隔天 1.5 mg/kg（最大量 40 mg）和持续 2~5 个月剂量逐渐减少。
- 复发：泼尼松 2 mg/（kg·d）直到尿蛋白实验结果阴性或者连续跟踪 3 天；然后泼尼松隔天 1.5 mg/kg，至少 4 周。
- 糖皮质激素治疗的时间不充足与复发风险的增加相关。

二线药物

• 烷化剂（环磷酰胺、苯丁酸氮芥）。
• 霉酚酸酯。
• 钙调素抑制剂（环孢素、他克莫司）。
• 利妥昔单抗。

支持药物

• 利尿药。
• 血管紧张素转化酶抑制剂或血管紧张素受体阻滞剂。
• 他汀类药物治疗持续肾病综合征的高胆固醇血症。

> **注意**
> • 当每天使用激素或烷化剂时，注射活疫苗是禁止的。
> • 患儿复发，使用激素或烷化剂和免疫缺乏的患儿接触水痘应该注射水痘-带状疱疹免疫球蛋白。
> • 白蛋白和（或）呋塞米必须谨慎使用以防止肺水肿液体快速变化或血管内脱水。

■ 其他治疗

一般措施

• 每年流感疫苗接种。
• 完整的肺炎球菌疫苗接种和必要时 13 价肺炎球菌结合疫苗和 23 价肺炎球菌多糖疫苗。
• 如果有结核感染的危险因素时，患者在起病时开始使用激素之前，行结核菌素试验和胸片检查。

后续治疗与护理

■ 随访推荐

• 期望改善时间：
- 微小病变肾病综合征缓解发生在开始激素治疗后的 2~4 周。
• 注意的症状：
- 发热、腹痛、少尿、呼吸窘迫。
• 误区：
- 认为血容量不足可能会发生和引起血栓形成和（或）急性肾损伤。
• 监测糖皮质激素治疗的并发症：
- 生长障碍。
- 白内障。
- 高血压。
- 骨质减少。
- 激素性胃炎。

■ 饮食事项

当复发或每天使用糖皮质激素限制盐的摄入。

■ 患者教育

教育家庭关于尿试验、并发症、饮食和预后的知识。

■ 预后

• 微小病变肾病综合征的预后是极好的，死亡率<1%。
- 80%~90% 微小病变肾病综合征是激素敏感的。
- 20%~30% 的微小病变肾病综合征将不会复发。
- 40% 的微小病变肾病综合征会变成激素依赖的或频复发者。
- 剩下的 30%~40% 的微小病变肾病综合征罕见复发。
• 患者患有局灶节段性肾小球硬化、遗传性肾病综合征、其他继发原因引起的肾病综合征，更可能是激素耐药性的，并且可能进一步发展为慢性肾脏病。

■ 并发症

• 肾病综合征血容量不足的危险因素：
- 严重的复发，胃肠道疾病，利尿剂的使用，脓毒症。
• 肾病综合征患者血栓形成的危险因素：
- 血容量减少，血液不流通，血小板增多症；蛋白 C、蛋白 S、抗凝血酶Ⅲ从尿中丢失。

• 肾病综合征患者急性肾损伤的危险因素：
- 血容量减少，双肾静脉血栓形成，利尿剂或血管紧张素转化酶抑制剂。
• 大多数并发症继发于激素治疗，并且包括生长迟缓、青光眼、晶状体后囊性白内障、肥胖、情绪改变、多毛症、骨质疏松症和感染。
• 自发性细菌性腹膜炎是肾病综合征重要的和潜在的威胁生命的并发症：
- 症状包括发热、腹痛、呕吐、腹泻。
- 腹水中性粒细胞数≥250 个细胞数/mm³和细菌培养阳性可证实诊断。
- 快速的抗生素治疗对所有肾病综合征者和怀疑是自发性细菌性腹膜炎的患者是至关重要的。
• 腹泻和呕吐可能导致快速的严重的血容量减少。
• 血管血栓形成在肾病综合征复发尤其是有血容量减少时被发现：
- 血栓形成的位置包括下肢、下腔静脉、肾静脉、脑静脉窦、肺栓塞。
• 病毒感染（麻疹、水痘）对免疫功能不全的患者可能有生命威胁。
• 急性可逆性肾衰竭是儿童肾病综合征的一个不常见的并发症。

疾病编码

ICD10

• NO4.9 肾病综合征伴非特异性形态学改变。
• N04.0 肾病综合征伴轻微肾小球异常。
• NO5.1 非特指的肾病综合征伴局灶节段肾小球病变。

常见问题与解答

• 问：微小病变肾病综合征会复发吗？
• 答：自然病程往往是一个缓解和复发的过程。青春期复发会得到改善。
• 问：肾病综合征会在成年期复发吗？
• 答：是的，会发生的。
• 问：微小病变肾病综合征会出现肉眼血尿吗？
• 答：肉眼血尿提示肾血管性病变或者非微小病变肾病综合征。镜下血尿在 10%~20% 的病例中出现。
• 问：用什么其他的药物治疗肾病综合征？
• 答：环孢素、他克莫司、霉酚酸酯、环磷酰胺和血管紧张素转换酶抑制剂或血管紧张素受体抑制剂被用于儿童激素依赖或激素耐药性肾病综合征。

肾动脉狭窄 Renal Artery Stenosis

Danielle Soranno • Michelle Denburg 范宪 译 / 毕允力 审校

 基础知识

■ 描述

单支或双支肾动脉及末端分支狭窄会导致灌注量减少、肾素释放、血管抵抗性增加和系统性高血压。

■ 流行病学

• 婴儿及幼儿高血压常继发于一些特定原因。这些继发性高血压中,大部分有肾病内因(如肾脏瘢痕形成、肾发育不良、慢性肾炎)。

• 成人高血压中约 5% 有肾动脉狭窄(RAS)。

• RAS 约构成儿童继发性高血压的 10%。临床上,RAS 之所以重要,不在于其发病率而在于其可治愈性。

■ 风险因素

• 任何合并血小板栓塞事件的情况(如新生儿脐动脉导管的并发症)。

• 肾脏创伤,包含肾动脉手术(肾移植)。

• 肾动脉受到外在压迫(肾母细胞瘤、神经母细胞瘤以及嗜铬细胞瘤)。

■ 一般预防

减少危险因素,比如血小板栓塞事件(可导致肾动脉狭窄)。

■ 病理生理

动脉狭窄导致患侧肾灌注降低,致使肾小球球旁器发出信号,造成肾素释放,最终血管抵抗性及血压升高。

■ 病因

• 大部分产生于肌纤维发育不良(FMD),即一种不明原因的非感染性血管病。

- 女性多受累,成人达 4%。

- 肾血管是最常见受累动脉网。

- FMD 可同时累及其他血管网,比如颈动脉、椎动脉以及颅内动脉网。

• 动脉瘤所致动脉狭窄,成人常见,儿童罕见。

■ 常见相关疾病

• RAS 可能发生在很多其他情况,比如先天性畸形(肾动脉发育不良)、神经皮肤病[神经纤维瘤(Ⅰ型)、结节状硬化]、血管炎(魏格纳多发性动脉炎、川崎病、大动脉炎、烟雾病)、综合征(威廉姆斯综合征、马方综合征、艾欧吉勒综合征)以及感染[先天性风疹及真菌感染(免疫抑制宿主)]。

• 肾病综合征可能伴随肾动脉狭窄,可能继发于 RAS。

• RAS 对侧肾脏可合并有多囊性肾发育不良。

 诊断

■ 病史

• 询问原来的血压情况、家族高血压病史、以往肾脏病史、高血压症状以及先前合并肾动脉狭窄的各类情况。

• 体征及症状:

- 婴儿高血压症状非特异,包括易激惹、喂养差和呕吐。

- 儿童症状包括头痛、恶心及呕吐、视觉扰乱、眩晕以及惊厥。

- 受累儿童多无症状,1/3 的 RAS 儿童为偶然诊断发现。

■ 体格检查

• 血压评估:

- 血压值读数很高的儿童考虑 RAS(如位于或超过第 99% 百分位数)。

- 患者放松,心率维持基线水平;右上肢使用合适大小束带,多次获得血压读数;同时对照不同年龄、性别、身高的血压量表百分率。

- 避免使用自动装置(脉动仪)。

- 大多数精准读数既可通过水银血压计,也可以无水银血压计测量。

• 确定四肢血压。上肢到下肢血压梯度可有助评估主动脉缩窄或中动脉综合征。

• 检查皮肤缺损,后者可提示血管炎或神经皮肤病(如牛奶咖啡斑)。

• 评估儿童面容和习性,找到合并综合征特点。

• 观察眼底寻找高压性血管病变。

• 听诊下背及腹部,寻找杂音(提示湍流)。

• 婴儿可表现有心衰体征。

■ 诊断检查与说明

心电图或心超来评估左心室肥大及其功能。

实验室检查

• 尿素氮和肌酐评价肾功能不全。

• 电解质评定可能的伴低血钾及代谢性碱中毒的高醛固酮血症。低钠血症有时也可发生。

• ESR 或 CRP 筛查血管炎。

影像学检查

• 确诊性实验仍是选择性肾动脉造影。若诊断成立,血管成形术可以同时进行。强烈怀疑 RAS 的患儿,应尽快行血管造影。

• 肾脏多普勒超声简单且无创,可确定小肾脏伴或不伴有血流抵抗性增加,但超声既不敏感,也不特异。若长度差异 >1 cm,RAS 更加可疑。

• 增强 CT 或 MR 血管造影也非完全诊断,更不作为治疗性手段。

• 卡托普利加强后[最近为血管紧张素受体拮抗剂(ARB)],肾脏核素扫描使用 DMSA 或 MAG-3 也不具有诊断性。

• 包含磁共振血管成像及 CTA 的各种成像研究的诊断精度。

技术	敏感性(%)	特异性(%)
超声	73～85	71～92
DMSA 使用 ACE	52～93	63～92
CTA	64～94	62～97
MRA	64～93	72～97

■ 诊断流程及其他

• 儿童血压轻度或间歇性升高,其 RAS 可能性较小,应避免过度检查。

• 若选择性深静脉肾素定量,患侧是对侧(正常侧)的 1.5 倍,则提示单侧狭窄。然而该操作为侵入性,且需要股静脉插管。

• 随机肾素定量很少有价值,还可能有误导性。如果获取其值,应参考尿钠浓度解读肾素水平。

病理学发现

• FMD 为节段性硬化过程,涉及动脉中层平滑肌发育不良,75% 为单侧。

• 肾动脉常为远端狭窄,有时累及肾内分支动脉。

• 动脉的狭窄区可能合并有远端动脉瘤。

• 神经纤维瘤病的动脉狭窄发生于血管壁层,常累及浅层。

■ 鉴别诊断

• 儿童有严重、进展性、伴或不伴难治性高血压,应怀疑 RAS,并深入检查。

• 鉴别诊断包括引起显著性高血压的其他原因,包括颅内压升高、主动脉缩窄、主动脉中段综合征、急性进展性肾小球肾炎、血管炎和嗜铬细胞瘤。

 治疗

有症状的儿童需治疗(重度头痛、惊厥、视力模糊、面瘫)。

▪ 药物治疗

• 高血压伴 RAS 常难以控制,随时间推移可加重。常大剂量给予多种药物,直到诊断明确,届时施行血管成形术。

• 因为 RAS 导致肾素水平升高,肾素-血管紧张素阻滞剂(依那普利、赖诺普利)和(或)血管紧张素受体阻滞剂(ARB,络沙坦)常有效。明确或怀疑双侧肾动脉狭窄的儿童,为防急性肾衰竭发生,务必避免使用 ACEI + ARB。50% 的儿童双侧发病。使用 ACEI 或 ARB 治疗前后应检查肾功能。

• 如果单一药物可以很好控制血压,可考虑单独药物治疗而不行血管成形术。

• β 受体阻滞剂、钙通道阻滞剂、利尿剂和直接血管扩张剂(米诺地尔、肼屈嗪)都可能有效。

▪ 其他治疗

一般措施

• 如果怀疑肾动脉狭窄,同时开始诊断性评价和药物治疗。

• 如果血压很高,卧床休息直到血压得到很好的控制。

▪ 转诊问题

• 如果必要,心内科随访,查找超声改变。

• 如果必要,眼科随访,查找血管改变有无缓解。

▪ 手术与其他治疗

• 狭窄性肾动脉的现行手术已被血管成形术取代,极小婴儿中也可成功实施成形术。偶尔使用支架。

• 特别对于神经纤维瘤的儿童,狭窄常发生在肾动脉的肌层,有时必须做手术。

▪ 住院事项

初始治疗

• 如果是症状性的,使用能效高、快速起效的药物,比如洛贝塔洛尔或尼卡地平。

• 单一用药很难很好地控制血压。

入院指征

• 血压处于或超过 99% 百分位的儿童。

• 症状性高血压的儿童。

• 进行性肾功能减退的儿童。

护理

• 多次细致的测量血压水平。

• 如果血压超过高值或低值,通知医生。

• 控制盐摄取、液体出入量和体重。

出院指征

血压处于第 90～95 百分位。

 后续治疗与护理

▪ 随访建议

• 血管成形术前后,必须密切随访儿童血压。可能需要立即行血管成形术,但也可能先要持续性降压,维持血压到某种水平数周或数月。

• 药物治疗需密切随访。常采用进行性高剂量±其他药物,直到血压纠正。

• 处理:

- 密切随访。需要主要监控血压的初级护理人员和善于评估及治疗儿童期高血压的专家。

- 患者及家属必须熟悉药物、运动规划以及

饮食控制。

患者监测

• 长期随访血压最为重要。如果不用药,应每月核查血压。选择儿童自觉舒适的地方,正确绑定敷带。6 个月后开始家庭随访。

• 应用系列肾脏超声核查肾脏生长很重要(行血管成形术后每 6 个月,以后每年检查超声)。若孩子已经成长,每 6 个月复查超声。

• 每年检查肾功能。

▪ 饮食

限制盐分摄取。

▪ 预后

经皮血管成形术的长期结果好,绝大多数儿童不需要长期使用抗血压药物。经皮血管成形术在神经纤维瘤病不如 RAS 其他病因成功。

▪ 并发症

• 不论患侧或者对侧,肾动脉再狭窄率为 22%～29%。

• 当肾动脉狭窄导致了重度高血压时,可发生脑病、严重头痛、惊厥或脑卒中。

• 若未治疗,慢性高血压最终可导致器官损伤,包括心脏和肾脏。

• 血管成形术可导致造影剂肾衰竭,此过程可能还导致肾脏或肾动脉的损伤。

• 罕见继发于共存颅内血管瘤的蛛网膜下出血。

CODE ICD **疾病编码**

ICD10

• I70.1 肾动脉的动脉粥样硬化。

• Q27.1 先天性肾动脉狭窄。

• I15.0 肾血管性高血压。

肾积水 Hydronephrosis

J. Christopher Austin • Michael C. Carr   沈剑 译 / 毕允力 审校

基础知识

▪ 描述

• 肾积水:因肾脏集合系统内尿液过多所致肾盂和肾盏扩张。

• 肾输尿管积水:肾集合系统和输尿管至膀胱水平扩张。

▪ 流行病学

• 常规产前超声发现泌尿生殖系统畸形率

为 0.2%。

• 其中 87% 为产前发现的肾积水及肾输尿管积水。

• 5% 的胎儿肾积水是肾盂输尿管连接部梗阻所致。

后尿道瓣膜和三联综合征(梅干腹综合征)合计 6%。

■ 病因

- 肾盂输尿管连接部梗阻:
- 内源性狭窄或远端无蠕动功能节段的输尿管,也称为巨输尿管。
- 膀胱输尿管反流:
- 原发性反流(根据程度分为Ⅰ~Ⅴ级),因输尿管膀胱连接部瓣阀样机制缺陷所致。
- 肾输尿管积水仅在高级别反流(Ⅲ~Ⅴ级)或继发性反流(有膀胱异常,反流为高储尿或排尿压力导致)的患者中可见。继发性反流不分级。
- 输尿管囊肿:
- 肾输尿管积水继发于远端输尿管在膀胱内的囊性扩张所致的输尿管梗阻。
- 多伴发于重复肾集合系统的上肾输尿管,少见于单集合系统。
- 输尿管囊肿可进一步分为膀胱内型(全部在膀胱内)或异位型(延伸至膀胱颈以下,常进入尿道)。
- 异位输尿管:
- 输尿管开口位于膀胱三角区以外的区域。
- 肾输尿管积水可以是重复集合系统的上输尿管或单集合系统。
- 异位输尿管可开口于下尿路的各个径点。男孩可开口于膀胱颈、后尿道、输精管、精囊或附睾;女孩可开口于膀胱颈、尿道、阴道口和阴道。
- 异位输尿管常经过膀胱颈或尿生殖膈,可致远端输尿管梗阻。
- 尿路结石:
- 梗阻性结石常导致梗阻近端的尿路扩张。
- 除了用过呋塞米的早产儿,结石症在婴儿期罕见。
- 肾积水常伴肾绞痛。
- 后尿道瓣膜:
- 肾输尿管积水:常是双侧,由后尿道瓣膜引起的膀胱出口梗阻所致。
- 双肾均受累,有慢性肾功能不全和进展为终末期肾病的高风险。
- 三联综合征:
- 肾输尿管积水,常伴有显著扩张的输尿管和巨膀胱。
- 即梅干腹综合征或 Eagle-Barrett 综合征。
- 这些男孩有以下三联征:腹壁肌肉发育不良(导致梅干样外观)、双侧隐睾、尿路扩张。
- 很多伴有尿道闭锁,预示着肾功能的预后更差。

- 确切病因不明。
- 肾功能不全高风险。
- 女孩可有类似的综合征,腹壁梅干样表现,泌尿生殖道畸形,非常罕见。

℞ 诊断

■ 病史

- 新生儿:
- 产前肾积水:表现为肾积水或肾输尿管积水。
- 如为单侧,肾积水程度和对侧肾脏情况。
- 如为双侧,膀胱壁厚度、膀胱充盈和排空情况或扩张的后尿道(钥匙孔征)可能提示后尿道瓣膜或三联综合征。
- 如有羊水过少,需注意肺发育不良。有羊水过少、肾脏回声增强、肾脏囊性变,提示肾功能差和发育不良。
- 较大儿童:
- 尿路感染和肉眼血尿的病史。
- 一般健康状况和生长情况(生长发育不良伴慢性肾功能不全和酸中毒)。
- 日间失禁,尿流小或排尿功能障碍症状,提示可能有后尿道瓣膜导致的膀胱功能障碍。
- 伴有发作性腹痛(定位不清)、腰痛或背痛的肾积水,常是有症状的肾盂输尿管连接部梗阻(见肾盂输尿管连接部梗阻章节)。

■ 体格检查

- 新生儿:
- 羊水过少体征(Potter 面容、骶骨外侧馅窝、畸形足、其他肢体缺陷)和呼吸窘迫。
- 可触及的腹块。
- 可触及的胡桃大小膀胱(后尿道瓣膜)。
- 脐尿管未闭。
- 腹水。
- 腹壁肌肉发育(三联综合征有皱纹的梅干样表现)。
- 较大儿童:
- 有腹块。
- 腹部或腰部压痛。

■ 诊断检查与说明

实验室检查
- 新生儿:
- 对侧肾脏正常的肾积水或肾输尿管积水患儿无需即刻的实验室检查。
- 如双侧肾脏受累或孤立肾受累,需连续监测肾功能(血清电解质和肌酐)。
- 较大儿童:
- 尿液检查是否有血尿或脓尿,如怀疑感染

需行尿培养。
- 如双侧肾脏受累或孤立肾受累,需评估肾功能。

影像学检查
- 产前发现肾积水的婴儿可行以下 3 项影像学检查:
- 肾及膀胱超声。
- 排泄性膀胱尿道造影。
- 肾扫描。
- 对于单侧病变,对侧肾脏正常者可择期检查,但双侧病变或孤立肾受累的新生儿,需立即检查。
- 肾及膀胱超声:
- 因新生儿生后 24~48 h 有一个相对少尿期,在此期间超声检查会低估肾积水程度,故应在出生后 48 h 以后检查。
- 如在此期间检查,需在 4~6 周后复查。
- 双肾或孤立肾受累者,不应延期检查。
- 超声检查应显示肾盂和肾盏的扩张程度,肾实质的回声量改变和有无皮质囊肿。
- 检查整个膀胱也是很重要的,可显示扩张的远端输尿管,后者可能为输尿管膀胱连接部梗阻、膀胱输尿管反流或后尿道瓣膜或三联综合征引起的肾积水所致。
- 排泄性膀胱尿路造影:
- 评估有无膀胱输尿管反流。
- 同时对反流分级。
- 膀胱形态,有憩室和小梁形成可能提示后尿道瓣膜、神经源性膀胱或排尿异常(大儿童)所致的膀胱增生。
- 可在出院后检查,除非担心有后尿道瓣膜,需在出生后尽早检查。
- 胎儿泌尿外科协会对于产前肾积水的评估和管理有共识声明,没有明确的证据支持或反对膀胱输尿管反流的造影检查。在产前肾积水的患儿中,膀胱输尿管反流比率最高达 30%,目前,对于明确和治疗这些反流的患儿是否带来效益仍未被证明。如超声未显示输尿管扩张,则有争论是否延期做造影检查。
- 肾扫描:
- 可量化分肾功能或每侧肾脏对总体输尿管的贡献(正常的每侧分肾功能为 50%±5%)。
- 最常用的 2 种核素是巯乙酰三甘氨酸(MAG-3)和二乙烯三胺戊乙酸(DTPA)。MAG-3 对于婴幼儿是最佳的选择。除可检测下降的肾功能外,如果患儿排泄差,可用呋塞米排空放射性示踪剂。排空一半累积的放射性示踪剂的时间($T_{1/2}$)通常在报告中给出。快速的 $T_{1/2}$(<10 min)提示肾脏无梗阻。慢 $T_{1/2}$(>20 min)提示可能有梗阻

S

中速的 $T_{1/2}$（10～20 min）为不完全梗阻。很多因素会影响 $T_{1/2}$，可使它判断梗阻的可靠性降低，这些因素包括，因为水合状态、存在膀胱输尿管反流和总体的肾功能（功能非常差的肾脏对利尿剂反应差）。

• 静脉肾盂造影：

- 对评估肾和输尿管的解剖最有帮助。

- 对评估有间歇性腹痛或腰痛症状的大儿童也有帮助。

- 对致患儿疼痛的间歇性肾盂输尿管连接部梗阻具有诊断意义。

• CT 扫描：

- 最普遍用于有症状的肾积水病例。

- 非增强螺旋 CT 是最敏感的检测结石的方法，即使是对于平片可透光的结石（尿酸），也可被 CT 检测出。

• 磁共振尿路造影（MRU）评估肾积水的应用越来越广泛，同时避免了电离辐射。技术的发展和综合自动化功能分析也已实现。对于需使用镇静和总体费用的担心是这项检查的总体应用受限。

■ 鉴别诊断

• 囊性肾肿瘤：

- 最常见的是 Wilms 瘤。

- 通过超声和 CT 扫描与肾积水鉴别。

• 多囊性发育不良肾：

- 可与肾皮质菲薄的重度肾积水难以鉴别。

- 肾扫描可显示多囊性发育不良肾无功能或灌注。

💉 治疗

■ 其他治疗

一般措施

肾积水的新生儿开始予阿莫西林作为预防性抗生素（治疗剂量的 1/4，每日 1 次），2月龄时，抗生素可改为甲氧苄胺嘧啶，甲氧苄胺嘧啶及磺胺甲噁唑或呋喃妥因。

🔄 后续治疗与护理

■ 随访推荐

• 肾盂输尿管连接部梗阻：

- 初次评估后，婴儿通常需连续随访，包括超声或者肾扫描，取决于肾损害的程度、肾积水的严重程度，以及肾扫描显示的排泄方式。

- 更多信息请见"肾盂输尿管连接部梗阻"章节。

• 输尿管膀胱连接部梗阻：

- 初次评估后，持续随访同肾盂输尿管连接部梗阻。

- 这种病变较肾盂输尿管连接部梗阻少的多，多数时候，受累肾脏的功能是正常的，可随访的保守些。

- 如果分肾功能显著下降（35％～40％），则有手术指征。

• 膀胱输尿管反流：

- 膀胱输尿管反流的婴儿需用预防性抗生素。

- 如无突破性感染，每年重新评估一次。

- 如存在持续性高级别反流，或有突破性感染问题，需手术治疗。

- 更多信息请见"膀胱输尿管反流"章节。

• 输尿管囊肿及异位输尿管：因为这是梗阻性病变，一经诊断需早期手术处理。

• 后尿道瓣膜：

- 足月儿行膀胱镜下瓣膜消融术，而早产儿可能需要暂时性的膀胱造口，直到可行内镜治疗。

- 这些患儿需在小儿泌尿外科和肾内科医师那里仔细随访到青春期后。

- 更多信息请见"后尿道瓣膜"章节。

• 三联综合征：通常情况下，这些患儿需在生后 6～12 个月内接受双侧隐睾手术，是否行腹壁整形手术，取决于腹壁发育不良的严重程度。

■ 预后

肾积水相关的围生儿死亡率在 13％～72％，但多数与伴有染色体异常、多系统畸形、孕早期发现、羊水过少、有膀胱下梗阻证据等密切相关。

🔢 疾病编码

ICD10

• N13.30 未特指的肾盂积水。

• N13.39 其他肾盂积水。

• Q62.0 先天性肾盂积水。

❓ 常见问题与解答

• 问：如果患儿肾积水仅影响单侧肾，是否需要肾移植？

• 答：如果不存在羊水过少或双侧输尿管肾盂积水，发生肾衰竭需要肾移植的情况非常少见。

• 问：我未出生的孩子有单侧肾积水，另一侧肾是正常的，肾盂输尿管连接部梗阻的可能性有多高？

• 答：由于肾盂输尿管连接部梗阻导致的孤立性肾积水概率<45％。

• 问：我的男性胎儿有双侧肾积水，但膀胱正常，是否可能是后尿道瓣膜？

• 答：是的。相比看到一个壁增厚、扩大的、排空困难的膀胱，你的情况是由于后尿道瓣膜导致的概率较低。产前 B 超的发现取决于操作医生，超声可能不能发现扩张的输尿管或膀胱异常。

肾静脉血栓 Renal Venous Thrombosis

Daniel Ranch 张涛 译 / 沈茜 审校

基础知识

■ 描述

• 大部分非导管相关的血栓栓塞在新生儿时期是比较常见的。

• 与肾病综合征、高凝状态和口服避孕药的使用相关。

• 临床上可能表现为胁腹部肿块、肉眼血尿、血小板减少三联征。

■ 流行病学

• 在新生儿时期最常见。

• 男性稍多。

• 在新生儿中，大部分患者以左侧单肾起病。

发病率

• 由于缺少数据，所以不明确。

• 每 100 000 个出生新生儿中有 0.5～2.3

个出现该病。

患病率

占新生儿血栓栓塞事件的 16%～20%。

■ 危险因素

- 产妇糖尿病。
- 出生后窒息。
- 脱水、失血。
- 红细胞增多症。
- 青紫型心脏病。
- 高凝状态。
- 肾病综合征。
- 脓毒症。
- 口服避孕药。
- 接受肾移植。

遗传学

- 50%受影响的新生儿至少有 1 种遗传性凝血因子危险因素。
- 凝血因子 V Leiden、C/S 蛋白、*MTHFR* 基因突变和狼疮抗凝物质。

■ 一般预防

- 高危患者需保持高度警惕（如糖尿病母亲所生婴儿、儿童肾病综合征）。
- 咨询关于充分摄入液体的重要性并且避免脱水，特别是新生儿。
- 在特定的人群预防性抗凝，尽管缺乏结论性的数据支持。

■ 病理生理

- 血栓的形成起始是由缺氧或者损伤导致内皮细胞受损。
- 在新生儿中，非导管相关的肾静脉血栓形成被认为开始是从弓形的或者小叶间静脉形成的，正如早期超声发现所证实的。
- 血栓形成可能扩展到主要的肾静脉和下腔静脉。
- 新生儿同样发现蛋白 C、蛋白 S、抗凝血酶和纤溶酶原水平的下降，而纤溶酶原使它们更易形成血栓。
- 肾血流量的下降也可以促进新生儿肾静脉血栓的形成。
- 年龄大的儿童血栓形成可能与肾病综合征、高凝状态、青紫型心脏病相关。
- 肾静脉血栓形成可能导致肾脏增大，肾静脉血流量下降，并且增加动脉阻力指数。
- 肾上腺出血和左精索静脉曲张可能是由于深静脉血栓形成导致。

诊断

■ 病史

- 超过一半的新生儿在出生后 3 天内出现肾静脉血栓，基本上所有的患者在出生后 1 个月出现。
- 受影响的新生儿有一半出现肉眼血尿。
- 典型的三联征：单侧肿块，肉眼血尿，血小板减少症至少在 25%患者中有所体现。
- 症状和体征：
- 明显的单侧肿块。
- 腹部、单侧疼痛。
- 血尿。
- 水肿。
- 发热。
- 高血压。
- 精索静脉曲张。

■ 体格检查

- 有一半的新生儿可以发现明显肿大的肾脏。
- 腹部/单侧压痛。
- 眶周和外周的水肿。
- 左侧精索静脉曲张。
- 高血压。

■ 诊断检查与说明

实验室检查

- 尿检：
- 肉眼或者镜下血尿。
- 蛋白尿。
- 全血细胞计数：
- 患儿中一半出现血小板减少症。
- 外周血涂片可表现出溶血性贫血。
- 凝血指标：
- 凝血酶原时间和部分活化凝血酶原时间可以延长。
- 纤维蛋白原分解产物可能会升高。
- 检测高凝状态，如检测凝血因子 V Leidon 或狼疮抗凝物质。
- 肾功能检测：
- 由于急性肾损伤，会出现血尿素氮和血肌酐的升高。
- 根据潜在的疾病和肾功能不全的分级可能出现电解质紊乱。

影像学检查

- 超声：
- 由于早期血栓形成，在超声中可以看到特异性的回波条纹。
- 进展为肾扩张阶段并且出现实质回声增强。
- 后期的表现包括肾皮质延髓失去分化的能力并且肾静脉出现钙化血栓。
- 多普勒超声：
- 显示肾静脉血流的减少和缺如。
- 动脉阻力指数的增加。

■ 鉴别诊断

- 肾肿瘤（肾母细胞瘤、肾中胚层肿瘤）。
- 肾盂肾炎、肾脓肿。
- 血肿。
- 囊性肾脏病。
- 梗阻性尿路疾病。
- 血栓性微血管病（HUS）、血栓性血小板减少性紫癜。

治疗

■ 药物治疗

- 美国胸科医师学会针对新生儿和儿童抗血栓形成的循证临床实践指南（第九版）推荐如下：
- 对于无肾损害或者进展到下腔静脉的单侧肾静脉血栓，可以进行支持性的看护和影像学监测血栓形成和扩大程度（如果出现扩大，使用抗凝剂），或者使用抗凝剂＋肝素/低分子肝素钠，或者使用治疗剂量肝素钠而非预防剂量。如果使用抗凝剂，总疗程在 6 周到 3 个月，太长或太短的治疗时间都不合适。
- 对于单侧肾静脉血栓形成并且进展为下腔静脉血栓形成，抗凝剂＋肝素/低分子肝素钠治疗的总疗程为 6 周到 3 个月。
- 对于双侧的肾静脉血栓形成伴随肾功能损害，抗凝药物＋肝素/低分子肝素钠或者在抗凝药物＋肝素/低分子肝素钠治疗后使用组织纤溶酶原激活物进行治疗。
- 然而，能够支持和证明这一推荐治疗方法的证据很少。同时不推荐对单侧肾静脉血栓形成和肾损害以及有凝血风险因素存在的患者使用上述治疗。

■ 其他治疗

一般措施

- 如果存在潜在疾病的进展，对症治疗。
- 治疗急性肾损伤（如液体量失衡、电解质紊乱、高血压）。

转诊问题

肾静脉血栓形成的患者应该由肾内科和血液科医师进行评估。

■ **手术与其他治疗**

• 极少考虑手术,除非肿瘤相关患者或者合并难治性高血压或者感染。

• 在严重的下腔静脉血栓形成和双侧肾静脉血栓形成而导致肾衰竭的患者中放置留置针进行局部抗凝治疗已被报道。

■ **住院事项**

初始治疗

支持性治疗潜在的疾病进程,纠正水或电解质紊乱,并且减少疼痛。

入院指征

• 如果有潜在病因的话,入院治疗潜在病因。

• 肾损害。

• 疼痛的处理。

• 溶栓治疗。

 后续治疗与护理

■ **随访推荐**

患者监测

长期监测高血压、肾萎缩、慢性肾功能不全的进展。

■ **预后**

• 抗凝剂的治疗也许不能改变肾脏的预后。

• 肾静脉血栓形成死亡率低,但是可能导致严重的并发症。

• 患者需要长期监测高血压、肾萎缩、蛋白尿或者肾功能不全情况。

• 新生儿肾静脉血栓中有 20% 患者高血压会出现进展。

• 有报道说高达 71% 患者发展成为慢性肾功能不全。然而终末期肾病并不常见,并且更多见于双侧肾静脉血栓的患者。

• 死亡很少见并且通常与潜在疾病的进展相关。

• 发现某些因素可能与预后差相关,例如:

- 目前肾脏体积 >6 cm。

- 多普勒超声发现全肾灌注差。

- 肾被膜下出血。

- 片状低回声。

- 不规则锥体状。

■ **并发症**

• 高血压。

• 肾萎缩。

• 蛋白尿。

• 肾功能不全。

 疾病编码

ICD10

• I82.3 肾静脉栓塞和血栓。

 常见问题与解答

• 问:哪类人群需高度警惕肾静脉血栓形成?

• 答:新生儿最高危,特别是母亲有糖尿病史,出生时伴有窒息或脱水者。

• 问:肾静脉血栓的典型表现是什么?

• 答:胁腹部肿块,肉眼血尿,血小板减少。然而,仅小于 25% 的患者表现为典型的三联征,因此需保持高度警惕。

• 问:如何诊断肾静脉血栓?

• 答:肾脏多普勒超声显示肾脏增大,回声增强或肾静脉血流不存在。

• 问:肾静脉血栓目前推荐的治疗方法是什么?

• 答:推荐支持治疗和监测,除非存在双侧血栓形成、下腔静脉扩张或肾损害发生。抗凝治疗的作用仍存在争议。

肾母细胞瘤 Wilms Tumor

David T. Teachey 董尚然 译 / 审校

基础知识

■ **描述**

Wilms 瘤是儿童的肾脏恶性肿瘤,又称肾母细胞瘤。

■ **流行病学**

女孩多于男孩。

发病率

• 1:10 000 活产婴儿。

• 有神经纤维瘤病的患儿中发病率升高。

患病率

• 儿童最常见的肾脏恶性肿瘤。

• 占儿童癌症的 5%~6%。

■ **危险因素**

遗传学

• 15%~20% 有遗传背景。

• 有家族史的病例常双侧发生,并且发病年龄偏小。

• 目前已知一抑癌基因(*WT1*)与之相关,定位于染色体 11p13 上,在约 20% 的肾母细胞瘤中可见该基因突变。

• 另一抑癌基因 *WT2*,定位于 11p15。

■ **病因**

• 20% 的 Wilms 瘤具有 *WT1* 抑癌基因突变。

• 其余 80% 的病例病因不明。

■ **常见相关疾病**

• 12%~15% 的患儿有先天异常。

• 可能伴有无虹膜症、偏身肥大和隐睾。

• 相关综合征:

- WAGR(Wilms 瘤、无虹膜症、泌尿生殖系统畸形、精神发育迟缓)。

- Beckwith-Wiedemann 综合征(巨舌、脐膨出、巨内置、偏身肥大)。

- Denys-Drash 综合征(良性畸形、进行性肾衰竭,以及 Willms 瘤风险增加)。

诊断

■ **病史**

• 腹胀。

• 腹痛(20%~30% 的病例)。

• 血尿(20%~30% 的病例)。

• 发热、厌食、呕吐。

• Wilms 瘤的家族史。

• 腹部增大迅速(提示肿瘤出血)。

■ **体格检查**

• 自中线突向侧腹的无症状性的腹部肿块(最常见)。

• 贫血(继发于肿瘤出血)。

- 发热。
- 高血压(25%病例肾素分泌增加)。
- 精索静脉曲张(提示肾静脉或下腔静脉瘤栓,导致精索静脉梗阻)。
- 无虹膜、偏身肥大、隐睾、尿道下裂。
- Bedckwith-Wiedemann 综合征和神经纤维瘤病。

■ **诊断检查与说明**

实验室检查
- 血常规。
- 电解质。
- 尿液分析:镜下血尿。
- 肝肾功能。
- 凝血功能。

影像学检查
- 腹部超声:
- 肾区肿块。
- 评估肿瘤侵入下腔静脉。
- 腹部 CT、胸片、胸部 CT:评估肿瘤转移。
- 骨扫描:仅用于病理为透明细胞肉瘤、肾癌和横纹肌样瘤。
- 头部 MRI:仅用于透明细胞肉瘤和横纹肌样瘤。
- 心电图和心脏超声:用于准备接受蒽环类药物化疗的患儿。

■ **病理**

- 大体标本:
- 常因出血和坏死而呈现囊性。
- 通常无钙化(可与神经母细胞瘤鉴别,平片上可见钙化)。
- 可能侵入下腔静脉。
- 组织学:
- 呈现胚基细胞、上皮细胞和基质细胞的三相结构。
- 胚基细胞构成原始肾小球样结节;弥漫性间变则提示预后很差。
- 临床病理分期:
- Ⅰ期:肿瘤局限于一侧肾脏并完整切除。肾包膜为受侵犯。
- Ⅱ期:肿瘤超过肾包膜,但被完整切除。
- Ⅲ期:腹部肿瘤残留,但没有血源性播散。
- Ⅳ期:肺、肝、骨或脑有血源性转移。
- Ⅴ期:双侧肾肿瘤。

■ **鉴别诊断**

- 多囊肾。
- 肾血肿。

- 肾脓肿。
- 神经母细胞瘤。
- 其他肾肿瘤:透明细胞癌、横纹肌样瘤。

注意
　偶尔,Wilms 瘤可有红细胞增多症的表现。可表现为不明原因的发热,无其他征象或综合征。

🔫 **治疗**

■ **针对性治疗**

放疗
- Ⅰ期和Ⅱ期患儿无须放疗。除非变型、透明细胞肉瘤或横纹肌样瘤。
- 放疗剂量Ⅲ期和Ⅳ期病例肿瘤床照射1 080 cGy。如果肉眼下有肿瘤溃破或腹膜种植,则照射全腹。
- 肺转移者进行全肺照射(1 200 cGy)。

■ **药物治疗**

- 化疗:
- Ⅰ期和Ⅱ期预后良好型:长春新碱和放线菌素 D,每 3 周重复,共 6 个月。
- Ⅲ期和Ⅳ期预后良好型,Ⅰ~Ⅲ期局灶间变型和Ⅰ期弥漫间变型:长春新碱、放线菌素 D 和阿霉素,6~15 个月。
- 更高分期的间变型肿瘤(局灶间变Ⅳ期或弥漫间变Ⅱ~Ⅳ期)加用环磷酰胺和(或)依托泊苷。
- 化疗副作用:
- 暂时性脱发。
- 周围神经病变。
- 放疗后剩余肾脏功能下降。
- 阿霉素心脏毒性反应。
- 个别病例发生二次恶性肿瘤。

■ **手术治疗及其他**

- 肾切除术:
- 肿瘤巨大或有下腔静脉瘤栓者需行术前化疗。
- 双侧病例患儿,病变严重一侧全切,另一侧行部分切除,术后化疗和放疗。

🔄 **后续治疗与护理**

■ **预后**

- Ⅰ期和Ⅱ期:>90%治愈。

- Ⅲ期:85%治愈。
- Ⅳ期:79%治愈。
- 预后良好因素:
- 肿瘤重量<250 g。
- 发病年龄<24 个月。
- Ⅰ期病例。
- 良好组织学类型。
- 预后不良因素:
- 病理为弥漫间变型。
- 透明细胞肉瘤。
- 横纹肌样瘤。
- 累及淋巴结。
- 远处转移。
- 肿瘤有染色体 1p 和(或)16q 杂合子缺失(LOH)。

■ **并发症**

- 下腔静脉瘤栓。
- 肺和肝转移。
- 阿霉素心脏毒性反应。
- 放线菌素 D 和放疗引起的肝功能不全。

■ **随访推荐**

患者监测
- 每 3 个月检查 1 次,持续 18 个月,以后每 6 个月检查 1 次,持续 1 年。
- 检查内容:胸片、尿检、腹部常规超声检查。

📇 **疾病编码**

ICD10
- C64.9 非特定侧的恶性肾肿瘤,肾盂除外。
- C64.1 右侧恶性肾肿瘤,肾盂除外。
- C64.2 左侧恶性肾肿瘤,肾盂除外。

❓ **常见问题与解答**

- 问:患儿运动时如何保护剩余的肾脏?
- 答:患儿可佩带肾脏保护带,以在对抗性运动中保护正常肾脏。
- 问:患儿可以在只有一个肾脏的情况下生长和生活吗?
- 答:可以的。

肾上腺功能早现 Premature Adrenarche

Jennifer C. Kelley · Andrew C. Calabria 倪锦文 译 / 罗飞宏 审校

基础知识

■ 描述

- 男性 8 岁前、女性 9 岁前出现阴毛。
- 近期数据提示女孩正常性发育开始的时间较之前的认识要早,但是是否需要降低目前的年龄标准仍有争议。
- 腋毛、痤疮以及大汗腺分泌并不会在所有肾上腺功能早现患者中出现。
- 缺少其他性发育的征象。女孩出现乳房增大或男孩出现睾丸增大提示性早熟而不是肾上腺功能早现。
- 与下丘脑-垂体-性腺轴激活无关。

遗传学

多为散发性,隐性和显性遗传均有报道。

■ 病理生理

- 肾上腺类固醇如脱氢表雄酮和脱氢表雄酮硫酸脂浓度增加,高于正常性发育相应水平。
- 肾上腺网状带雄激素通常在 7～8 岁时开始增多。

诊断

■ 病史

- 明确是否存在其他性发育征象和发育速度。
- 家庭成员发育、生育、月经不调、多毛、多囊卵巢综合征及男性秃发史。
- 小于胎龄儿(SGA)可导致儿童对肾上腺功能早现易感。
- 肥胖和肾上腺功能早现有关。
- 肾上腺功能早现的女孩有出现多囊卵巢综合征的风险。

■ 体格检查

- 生长速度增快。
- 阴部出现黑色、卷曲的毛发和肾上腺甾体激素雄激素样作用有关。
- 女孩阴蒂肥大提示先天性肾上腺皮质增生或雄激素分泌肿瘤。
- 黑棘皮症的出现提示存在胰岛素抵抗及发生卵巢高雄激素(多囊卵巢综合征)的风险。

注意

注意区分真阴毛(短而卷曲)和深色汗毛(直长细),可能需要良好光照以鉴别。

■ 诊断检查与说明

实验室检查

- 存在明显雄激素作用时,应开始下列检查。
  - 睾酮。
  - 肾上腺甾体激素(17-OHP)评估是否存在迟发先天性肾上腺皮质增生,DHEA-S 以除外或明确有无肾上腺功能亢进。
  - 黄体生成素(LH)明确是否存在中枢性成熟。
- 肾上腺甾体激素水平多高于实际年龄,相当于青春中期水平(Tanner Ⅱ或Ⅲ期)。睾酮和 17-OHP 应在青春期前水平。
- 其他激素检查多无更多发现,如无乳房发育时检查雌激素作用(雌二醇),一般 LH 或睾酮、游离睾酮检查[通常在青少年女性出现睾酮高于 30 ng/dl 以及有高雄/多囊卵巢综合征(PCOS)表现时进行]等。其他肾上腺甾体激素,如 17 羟孕酮、DHEA 也可作为一线检查指标。
- GnRH 激发试验:通常不常规进行,进行后可呈现青春期前表现。
- 出现系统雄性化表现(如骨龄成熟明显)或肾上腺甾体(17-OHP)升高应进行 ACTH 激发试验排除先天性肾上腺皮质增生及其他肾上腺增生综合征。

影像学检查

- 骨龄可较正常成熟 1～2 岁,与身高匹配。
- 出现严重雄性化或快速进展症状,尤其有高雄激素时需进行腹部超声、CT 或 MRI;应寻找颅内或腹内肿块。

■ 鉴别诊断

- 婴儿出现单纯性阴毛:特发性婴儿期阴毛。
- 先天性:迟发性(非经典型)先天性肾上腺皮质增生症。
- 肿瘤:分泌雄激素的肿瘤可于性腺或肾上腺中出现。
- 其他。
- 中枢性性早熟。

- 家族性男性性早熟(睾丸毒症)。
- 外源性雄激素暴露。

治疗

■ 一般措施

- 无需治疗。
- 向家属和患儿强调这是良性过程。
- 每隔 6 个月评估雄性化征象或性成熟进程。

后续治疗与护理

■ 随访推荐

- 通常不会复发。
- 观察其他性成熟征象,如乳房发育、睾丸增大(≥4 ml)或生长加速等,这些征象提示性早熟。
- 过度雄性化提示非经典先天性肾上腺皮质增生或早期多囊卵巢综合征。
- 女性患儿中黑棘皮症或胰岛素抵抗表现和肾上腺皮质功能早现有关。
- 检查是否存在糖耐量异常或早期 2 型糖尿病,应在高度怀疑(如肥胖、黑棘皮、多尿多食等)时测空腹血糖和胰岛素水平或口服糖耐量。

■ 预后

- 正常青春期,正常生育能力。
- 有些有肾上腺皮质功能早现的女性患儿会在青春期出现高雄激素综合征(也称多囊卵巢综合征)。胰岛素抵抗是有肾上腺早现史的多囊卵巢综合征患者的常见表现。
- 终身高通常不受影响。

■ 并发症

- 可能是真性性早熟(乳房发育及骨龄成熟)的首发表现,因此需要密切观察。
- 出现肾上腺功能早现或性早熟者中,中枢病变风险男性比女性高。

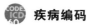 疾病编码

ICD10

- E27.0 其他肾上腺皮质活动过度。

常见问题与解答

- 问:有饮食导致的雄激素过多吗?
- 答:没有。
- 问:肾上腺功能早现者会出现青春期提

前吗?
- 答:这些儿童的青春期应该在正常范围内,和家庭成员类似。
- 问:有哪些方法可以逆转这些表现?
- 答:这是一个良性过程,并不需要处理,目

前有抗雄激素药物但是不建议使用。女性患儿可有多囊卵巢综合征风险,但是绝大多数儿童的肾上腺皮质功能早现没有长期并发症。

肾小管性酸中毒 Renal Tubular Acidosis

Elaine Ku • Anthony A. Portale 汤小山 译 / 沈茜 审校

基础知识

描述

- 肾小管性酸中毒(RTA)以高氯性代谢性酸中毒而肾小球滤过率(GFR)正常为特征。
- 尿液酸化缺陷的病变可位于近端肾小管(Ⅱ型 RTA)造成碳酸氢钠重吸收障碍,或远端肾小管(Ⅰ型或Ⅳ型 RTA)造成净氢离子分泌不足。
- Ⅰ型和Ⅱ型 RTA 与低钾血症有关;Ⅳ型 RTA 与高钾血症有关。
- 发病时间和临床表现的严重程度取决于致尿液酸化缺陷的原发病。
- Ⅰ型 RTA 与肾钙化、骨质疏松、佝偻病和听力损害有关。
- RTA 的四种类型:
  - Ⅰ型(经典型,低钾血症,远端型)。
  - Ⅱ型(近端型)。
  - Ⅲ型(兼具近端型和远端型 RTA 的特征,罕见的遗传病,与精神发育迟缓、骨硬化症和脑钙化有关)。
  - Ⅳ型(高钾血症,远端型):
    ○ 与醛固酮缺乏或拮抗有关。

流行病学

RTA 是一罕见病。近亲结婚普遍地区的患病率增高。

病因

- 致近端型 RTA 的遗传因素。
- 碳酸酐酶Ⅱ基因突变。
- 碳酸氢钠协同转运蛋白基因突变。
- 致远端型 RTA 的遗传因素。
- α插入细胞编码阴离子交换器 1(AE1)的基因突变。
- H⁺-ATP 酶突变。
- 碳酸酐酶Ⅱ基因突变。
- 致范科尼综合征/近端型 RTA 的遗传

因素。
- 眼脑肾综合征。
- Dent 病。
- 胱氨酸贮积症。
- 酪氨酸血症。
- 半乳糖血症。
- 遗传性果糖不耐受。
- Wilson 病。
- 范科尼-比克尔综合征。
- 线粒体疾病。
- 近端型 RTA 的继发病因。
- 药物。
  ○ 异环磷酰胺。
  ○ 顺铂、草酸铂。
  ○ 丙戊酸。
  ○ 碳酸酐酶抑制剂(如乙酰唑胺)。
  ○ 托吡酯。
  ○ 氨基糖苷类。
  ○ 抗逆转录病毒药(替诺福韦)。
- 远端型 RTA Ⅰ型的继发病因。
- 自身免疫性疾病。
- 药物。
  ○ 中毒剂量锂。
  ○ 两性霉素。
  ○ 异环磷酰胺。
- 远端型 RTA Ⅳ型的继发病因。
- 醛固酮抵抗/缺陷。
  ○ 糖尿病肾病。
  ○ 反流性肾病。
  ○ 肾上腺功能不全。
- 药物。
  ○ 非甾体消炎药。
  ○ 肝素。
  ○ 保钾利尿剂。
  ○ 血管紧张素转换酶抑制剂或血管紧张素受体拮抗剂。
  ○ 钙调磷酸酶抑制剂(如他克莫司或环孢素)。

○ 甲氧苄氨嘧啶。
○ 潘他米丁。

病理生理

- 按照普通西方饮食,健康的成人每天产生净酸 0~1 mEq/kg,婴幼儿为 0~2 或 0~3 mEq/(kg • d)。
- 生理条件下,近端小管负责重吸收 85%~90%滤过的碳酸氢钠:
- 近端小管重吸收碳酸氢钠是由 Na⁺-H⁺转运体完成,其分泌氢离子进入尿中而使细胞内产生碳酸氢盐,进而通过基底膜上 Na⁺-HCO₃⁻转运体分泌入血循环。
- 远端肾小管重吸收其余 10%~15%滤过的碳酸氢盐并分泌净酸量,均通过分泌氢离子完成:
- 远端小管分泌氢离子主要通过 H⁺-ATP 酶。
- 分泌氢离子在泌尿管腔中被氨缓冲,后者主要以铵根离子形式分泌。
- 在近端型 RTA,由于基底膜碳酸氢钠转运体或碳酸酐酶基因突变,导致近端小管碳酸氢盐重吸收不完全:
- 未被重吸收的碳酸氢盐进入远端肾单位,这降低了碳酸氢盐重吸收能力,导致尿碳酸氢盐增多和非阴离子间隙性代谢性酸中毒(通常血碳酸氢根不会降至 16 mEq/L 以下)。
- 在远端型 RTA,基底膜阴离子交换器或 H⁺-ATP 酶的基因突变抑制碳酸氢盐转运入血循环。而氢离子分泌入管腔,导致分泌净酸量增多和非阴离子间隙性代谢性酸中毒。
- 近端型 RTA 可继发于范科尼综合征,通常近端肾小管功能障碍而导致尿碳酸氢盐增多、糖尿、高磷酸盐尿和肾小管性蛋白尿。
- 远端型 RTA Ⅰ型的尿 pH 值通常>5.5。
- 远端型 RTA Ⅳ型与低醛固酮水平或醛固酮抵抗有关,常表现为高钾性非阴离子间隙

性代谢性酸中毒。

诊断

■ 病史

- 婴儿和儿童生长迟缓。
- 多尿。
- 便秘。
- 厌食症。
- 低钾血症的症状：
  - 肌无力。
  - 便秘。
- 肾结石。
- 智力障碍。
- 骨折倾向。

■ 体格检查

- 体格：生长迟缓。
- 头：额部隆起。
- 耳：耳聋（与某些类型 RTA 有关）。
- 神经系统：发育和认知延迟。
- 皮肤：紧张度降低，毛细血管充盈时间延长。

■ 诊断检查与说明

- 血电解质。
  - 阴离子间隙正常代谢性酸中毒，低钾血症或高钾血症。
  - 镁离子（范科尼综合征可低）。
  - 磷离子（范科尼综合征可低）。
- 血肌酐：评估肾小球滤过率（GFR）。
- 尿电解质。
  - 尿阴离子间隙，计算公式（尿钠＋尿钾－尿氯）：远端型 RTA（Ⅰ型或Ⅳ型）常＞10。
  - 尿磷：范科尼综合征患儿排泄率高，导致低磷血症。
- 尿液分析。

- 远端 RTA 患儿尿 pH 较高，常＞6.8；而近端型 RTA 可升高或正常。
  - 血糖正常下出现糖尿。
- 随机尿钙/肌酐值：发现高钙尿症（正常值范围依据年龄而定）。
- 收集 24 h 尿液检测柠檬酸（通常较低）。

影像学检查

- 肾脏超声：评估肾钙盐沉积和肾结石。
- 长骨 X 线片用以发现佝偻病或骨质疏松。

■ 鉴别诊断

- 肾功能不全（早期）。
- 腹泻。
- 经肠导管改尿道。
- 应用乙酰唑胺。

治疗

■ 药物治疗

- 补充碱，碳酸钠或碳酸钾或柠檬酸〔通常远端型 RTA 需要 5～8 mEq/（kg·24 h），近端型 RTA 需要 5～15 mEq/（kg·24 h）〕。
- 噻嗪类利尿药（近端 RTA）引起的体积损耗可由近端小管察觉，从而增加近端肾小管重新吸收碳酸氢盐。
- 补充盐皮质激素（Ⅳ型 RTA）。

■ 其他治疗

一般措施

- 需要时补充维生素 D。
- 需要时补充磷（如并发范科尼综合征）。

后续治疗与护理

■ 随访推荐

- 监测血清电解质。

- 密切随访体格生长。
- 肾脏超声监测有无肾钙盐沉积及进展情况。

■ 预后

- 较少进展为慢性肾脏病，常见于某些特殊病因所致 RTA（如胱氨酸）或同时合并肾钙盐沉积。
- 可能与肾钙盐沉积形成有关。

疾病编码

ICD10

- N25.89 肾小管功能受损引起的其他异常。

常见问题与解答

- 问：肾衰竭患者能否诊断 RTA？
- 答：不能。通常 RTA 的诊断是基于肾功能相对正常。当肾功能损害，特别是当 GFR 小于 30 ml/（min·1.7 m²）时，可发生非阴离子或阴离子间隙性酸中毒。
- 问：尿 pH＜5.5 能否排除 RTA？
- 答：低尿 pH 可排除远端型 RTA 但不能排除近端型 RTA。但是，试纸法或常规检测尿 pH 可因标本运送和分析的时间间隔而降低其可靠性。
- 问：有哪些方法补充碱？
- 答：补充碱最佳途径是含钠或钾的柠檬酸盐和碳酸氢盐（除远端 RTA Ⅳ型，需避免补充含钾碱盐）。

肾小球肾炎 Glomerulonephritis

Kevin V. Lemley　汤小山 译／沈茜 审校

基础知识

■ 描述

- 肾小球肾炎表现为肾炎综合征的特征有：伴有红细胞管型的血尿，高血压，氮质血症和水肿。也可有蛋白尿和少尿。
- 急性肾小球肾炎与肾单位血管球炎症和

细胞增殖有关。病情进展快。
- 慢性肾小球肾炎提示存在持续肾损伤。

■ 流行病学

- 2 岁以上的儿童均有发生急性链球菌感染后肾小球肾炎（APSGN）的可能，但更多见于 5～15 岁男孩。该病可呈散发或

流行。
- 在过去 20 年，APSGN 的发病率呈下降趋势。
- 慢性肾小球肾炎更多见于学龄期和成人。

遗传学

遗传易感性：遗传性肾炎（如 X 连锁 Alport 综合征）。

■ 病因

可根据血清补体水平以及合并肾脏病、系统性疾病的情况进行分类。

- 低补体血症：系统性疾病。
- 血管炎和自身免疫疾病［例如，系统性红斑狼疮（SLE）］。
- 亚急性感染性心内膜炎（SBE）。
- 分流性肾炎。
- 冷球蛋白血症。
- 低补体血症：肾脏病。
- APSGN。
- 膜增生性肾小球肾炎，C3 肾病。
- 血清补体水平正常：系统性疾病。
- 微血管炎。
- 肉芽肿性血管炎。
- 过敏性紫癜（HSP）。
- 过敏性脉管炎。
- 抗肾小球基底膜（GBM）病（肺出血肾炎综合征）。
- 血清补体水平正常：肾脏病。
- IgA 肾病。
- 特发急进性肾小球肾炎。
- 寡免疫复合物肾小球肾炎（仅限于累及肾脏的 ANCA 相关性血管炎）。
- 免疫复合物病。

诊断

■ 病史

- 许多患者有肉眼血尿（茶色尿）。
- 尿量减少、水肿。
- 呼吸困难、疲劳、嗜睡。
- 头痛。
- 惊厥（高血压脑病）。
- 系统性疾病的症状：如发热、皮疹（尤其在臀部和腿部的后方）、关节痛和体重减轻。
- 前驱病史：咽喉痛、上呼吸道感染（7～14 天），或脓疱病史（14～28 天），提示 APSGN。
- 上呼吸道感染后几天出现的肉眼血尿可能是 IgA 肾病。

■ 体格检查

- 高血压。
- 血容量过多的体征（如水肿、颈静脉扩张、肝大、心动过速）。
- 脓疱疮或脓皮病。
- 血管炎迹象，如皮疹、雷诺现象、血管血栓形成。
- 慢性肾脏病的症状，如身材矮小、脸色苍

白、皮肤蜡黄、水肿、心包摩擦音、肺部啰音、尿味呼吸、阵挛。

■ 诊断检查与说明

实验室检查

初步实验室检查。

- 尿液。
- 尿液镜检，畸形红细胞和红细胞管型是肾炎的标志。
- 蛋白尿。
- 链球菌前驱感染证据。
- 咽培养查找溶血性链球菌（散发型 APSGN 患者中仅 15％～20％阳性）。
- 抗链球菌溶血素 O 和抗 DNA 酶 B 滴度：链球菌前驱感染患者可阳性。
- 链球菌酶试验：β 溶血性链球菌混合抗原检测（ASO、抗 DNA 酶、抗链激酶、抗透明质酸酶等），其灵敏度和特异度可达 80％～90％，通过连续监测可提高灵敏度。
- 在 APSGN 及其他原因导致的急性肾小球肾炎患者中学血补体 C3 水平降低。
- 血生化。
- 急性肾小球肾炎可正常。
- 无合并症 APSGN 患者血肌酐通常在正常水平的 1.5 倍以下。
- 慢性肾小球肾炎患者的血生化结果反映慢性肾脏病严重程度（如血尿素氮和肌酐水平增高）。血钾、血磷水平可升高而血钙降低。
- 慢性肾脏病：正细胞正色素或小细胞低色素贫血。

影像学检查

- 若出现严重水肿或呼吸系统症状，行胸片检查可评估肺水肿情况和心脏大小。
- 若非典型 APSGN 临床表现或病程，可行肾脏超声以评估其大小和肾实质。

诊断步骤与其他

如存在高钾血症，心电图评估心室大小和 T 波改变。

病理

APSGN 患者肾组织光镜下表现为肾血管球肿胀和系膜细胞、内皮细胞增生，伴有多形核白细胞浸润。免疫荧光显微镜下可见 C3 和 IgG 沉积，电子显微镜下可见电子致密物在上皮下沉积或驼峰形成。慢性肾小球肾炎可因不同病因而存在不同病理表现。急进性肾小球肾炎可有新月体形成。

■ 鉴别诊断

- 急性感染后肾小球肾炎（β 溶血性链球菌致肾炎菌株、肺炎链球菌、金黄色葡萄球菌、

支原体、EB 病毒）。
- 感染相关（乙肝和丙肝、梅毒）。
- IgA 肾病。
- 膜增生性肾小球肾炎。
- 自身免疫性肾小球肾炎（如 SLE）。
- 免疫复合物相关性肾小球肾炎。
- 遗传性肾小球肾炎。
- 肾小管间质性肾炎。
- 溶血尿毒综合征。
- 肾盂肾炎。

治疗

以治疗高血压、肾衰竭和致肾小球肾炎的原发病为目标。

■ 药物治疗

- 可能需应用以下药物。
- 襻利尿剂（呋塞米）以控制血容量、血压和血钾正常。
- 降压药：血管舒张剂，如可作为一线用药的钙通道阻滞剂（硝苯地平、伊拉地平、安氯地平）；对于难治性高血压或可逆性后部脑病综合征（PRES）可应用肼苯哒嗪、柳胺苄心定、硝吡胺甲酯或硝普钠。如存在高血钾或急性肾损伤应避免使用 ACEI 抑制剂和血管紧张素受体阻滞剂（ARB）。
- 降血钾药物（聚苯乙烯磺酸钠、呋塞米、碳酸氢钠、胰岛素/葡萄糖、β 受体激动剂）。钙离子用于高钾血症所致心律失常（伴 T 波改变）。肾衰竭导致的高钾血症需透析治疗。
- 磷结合剂（碳酸钙）。
- 免疫抑制剂，如泼尼松、环磷酰胺、霉酚酸酯、利妥昔单抗和艾库组单抗，用于治疗血管炎相关性肾炎、膜增生性肾小球肾炎、急进性肾小球肾炎或补体调节紊乱性疾病。急进性肾炎，特别是有多系统受累（肺、中枢）或急性肾衰需要透析的患者可考虑血液灌流。
- 感染后肾小球肾炎急性期可应用青霉素以预防风湿热和致肾炎菌株的传播，但不会影响肾炎的病程。对于 APSGN 流行期个体和具有散发病例密切接触史个体，预防性应用青霉素可能有益。

■ 其他治疗

一般措施

- APSGN 是一典型自限性疾病，急性期以支持治疗为主。
- 限制盐的摄入量。
- 慢性肾炎的治疗主要针对原发病的病程，

可能需要免疫抑制剂,最终进入慢性肾脏病的管理。

■ 住院事项

初始治疗

紧急处理高血压脑病和致命性电解质紊乱。

入院指征

- 高血压。
- 严重水肿、肺水肿。
- 急性肾损伤。

后续治疗与护理

■ 随访推荐

APSGN 患儿一般 3～7 天内病情改善,血压下降,肉眼血尿消失。警惕持续少尿、高血压不缓解、蛋白尿增多或渐进性氮质血症。补体水平应在起始治疗的 6～8 周内升高至正常水平。

注意
- 急性肾炎后镜下血尿可能持续 2 年之久。
- 如出现复发性肉眼血尿时应重新考虑 APSGN 的诊断。
- 对于怀疑 APSGN 患儿,血补体水平如持续未能恢复正常时应考虑 SLE 和 MPGN。

患者监测
- 控制惊厥发作,首先治疗高血压,其次应用抗惊厥药。
- 关注并治疗高钾血症。
- 监测急性肾损伤的程度。
- 家庭监测血压。
- 警惕体液容量过负荷。
- 鉴别肾功能衰竭的类型:急性或慢性。
- 某些特殊人群可能需要长期监测血压和(或)蛋白尿(5%～10%在 20 年内可能发展为进行性蛋白尿)。

■ 饮食事项

早期要求限制液体、钠、钾和磷酸盐的摄入量。

■ 预后

- APSGN 预后良好而其他原因引起的肾小球肾炎预后差异较大。
- APSGN 较少复发。

■ 并发症

- 高血压。
- 急性肾衰竭。
- 高钾血症。
- 容量过负荷(如充血性心力衰竭、肺水肿、

高血压)。
- 慢性肾脏病。

疾病编码

ICD10
- N05.9 非特指的肾炎综合征,无特异性形态学改变。
- N00.9 急性肾炎综合征,无特异性形态学改变。
- N03.9 慢性肾炎综合征,无特异性形态学改变。

常见问题与解答

- 问:血清补体水平何时恢复正常?
- 答:APSGN 患儿血清补体水平(C3)在 6～8 周内恢复正常。持续低 C3 血症提示存在除 APSGN 之外的其他致病因素,如持续性尿检异常[血尿和(或)蛋白尿]应考虑肾活检。
- 问:急性肾小球肾炎患儿行肾活检的指征有哪些?
- 答:患儿存在持续性高血压,持续或进行性增高的氮质血症,或持续蛋白尿 > 1.5 mg/mg 时需肾活检。

肾盂肾炎 Pyelonephritis

Michael H. Hsieh   张娅 译 / 沈茜 审校

 基础知识

■ 描述

急性肾盂肾炎[上尿路感染(UTI)]是一种临床诊断,可以表现为特征性发热,尿培养阳性结果,泌尿系症状(如排尿困难、尿频、尿急、腰部疼痛)。组织学上来看,继发于细胞感染后,急性肾盂肾炎将导致肾实质(肾间质)炎症。

■ 流行病学

- UTI 更可能参与了 <3 岁儿童的上尿路感染。
- 除了 <3 个月未割包皮的男孩,UTI 在女性患者中更常见。

发病率

UTI 累计发病率在人生的前 6 年中:

- 女孩 6.6%。
- 男孩 1.8%。

患病率
- <8 周的发热婴儿中为 5%～7%。
- 所有学龄期儿童中为 1%。
- 1～5 岁的女孩中为 1%～3%。
- 学龄男孩为 0.03%。

■ 危险因素

- UTI 病史。
- 同胞中 UTI 病史。
- 女性。
- 留置导尿。
- 肾脏和下泌尿道的结构畸形。
- 膀胱输尿管反流(VUR)在发热性 UTI 儿童中占 30%～40%。
- 大部分(95%)与发热性 UTI 相关的 VUR

是低中级别的(Ⅰ～Ⅲ级)。尽管如此,有更具有统计意义的数据表明发热性 UTI 与高级别 VUR(Ⅳ～Ⅴ级)相关。
- <3～6 个月未割包皮的男孩。

■ 病理生理

肾盂肾炎发展的特定影响因素:
- 宿主相关。
- 解剖学异常(梗阻)。
- 功能学异常(膀胱或肠道功能不全,VUR)。
- 病原相关。
- 黏附因子(P 物质、F1 菌毛、黏附素)。
- 毒力因素(例如,脂多糖、荚膜抗原)。
- 在尿道上皮内形成抗生素抗性和免疫清除、限制性的胞内细菌池。
- 细菌黏附到尿路上皮诱导细胞因子和进

一步的炎症反应。

- 多形核白细胞和淋巴细胞浸润肾髓质引起的斑片状浸润将导致细胞外基质降解、小管破坏和间充质水肿。
- 肾实质瘢痕可能是感染的结果。

■ 病因

- 肠杆菌科:大肠杆菌是最常见的原因(首次感染占 90%,反复感染为 66%),变形杆菌、克雷伯杆菌、肠杆菌属也是病变相关的。
- 革兰染色阳性微生物占病例的 10% ~ 15%;金黄色葡萄球菌、表皮葡萄球菌、腐生葡萄球菌、肠球菌属。
- 其他微生物:假单胞菌、流感嗜血杆菌、B 组链球菌。

■ 常见相关疾病

- 磷酸盐肾结石:与产尿素酶细菌相关(如变形杆菌)。
- 集合系统的解剖或生理异常:肾盂肾炎婴儿中多达 50%。

Ⅸ 诊断

■ 病史

- 发热可以是唯一的主诉。
- 对于新生儿,询问看护人有关症状如呕吐、昏睡、喂养困难、易激惹、发热、低体温、震颤、黄疸。
- 年长的儿童可能表现为腰部疼痛、排尿困难、尿频、尿急、尿流中断。
- 应询问倾向于发展为 UTI 的重要因素,包括以下因素。
- 便秘。
- 不正确的排便训练。
- 会阴部皮肤过敏。
- 抗生素应用。
- 未割包皮的男孩。
- 有 UTI 病史。
- 已完成检查。
- UTI 或反流性肾病家族史。
- 肾脏或下尿路的结构畸形。
- 提示膀胱或肠道功能不全的症状,如感觉膀胱充盈、憋尿、重复排尿、急迫性尿失禁。
- 背部的创伤或手术。
- 症状和体征。
- 发热。
- 寒战。

- 腰痛。
- 泌尿系症状:排尿困难、尿频、尿急。

■ 体格检查

- 结果可能是非特异性的。
- 发热、易怒、寒战、昏睡。
- 腹部压痛。
- 轻压显示肋脊角有压痛。
- 与潜在的泌尿道畸形有关,如肾盂积水、囊性肾病、显性或隐性(有浅凹陷)脊柱裂、藏毛窦、血管瘤。
- 双手触诊法以评估肾脏压痛和大小。
- 仔细进行下肢和背部神经肌肉的体格检查,以评估与神经源性膀胱相关的神经异常。
- 评估直肠张力。

■ 诊断检查与说明

实验室检查

- 通过无菌方法采集尿液(采集接受过排便训练儿童的中段尿、导尿管或耻骨上膀胱穿刺术)。
- 尿液试纸法测白细胞酯酶和亚硝酸盐作为筛查 UTI 的快速方法。
- 显微镜下观察到白细胞管型具有诊断意义。
- 作为筛查,显微镜下染色发现非离心清洁尿标本中细菌超过 100 000 菌群/ml 与尿培养结果相关(80%~90%)。
- 尿液培养及敏感性:阳性结果定义为单致病原清洁尿标本 100 000 菌群/ml,导尿标本 ≥1 000 菌群/ml,或是耻骨上穿刺发现任何细菌生长。
- 外周血出现增高的 WBC 计数。
- 血沉和 C 反应蛋白往往是升高的。
- 血降钙素原是新发现的肾盂肾炎标志物。

影像学检查

- 如果之前未获得过影像学资料,肾脏超声可排除梗阻,评估肾脏大小和肾实质。
- 排泄性膀胱尿道造影(VCUG)以排除解剖畸形,包括梗阻(如后尿道瓣膜)和 VUR。
- ^{99m}Tc-DMSA 用以确诊肾盂肾炎、有无肾瘢痕形成。这类检查敏感且特异,所以部分专家认为 DMSA 可作为诊断肾盂肾炎和肾瘢痕的影像学检查。
- MRI 是新兴的肾盂肾炎影像学检查方法,可避免电离辐射。

诊断步骤与其他

- UTI 后影像学检查评估应个体化,基于

儿童年龄、性别、临床表现而定。
- 所有<4 个月的儿童应予以超声检查。
- 对于首次发热性 UTI,2 个月至 2 岁的患儿是否常规进行 VCUG 存在争议。
- 如果尿液是无菌的,可以行 VCUG 检查,不必等到 4 周以后。
- VCUG 前预防性使用抗生素。

> **注意**
> - 假阳性结果:
> - 可能是由于非无菌采集(袋装尿液标本)或未冷藏尿液标本。
> - 假阴性结果:
> - 快速检测亚硝酸盐需要尿液在膀胱中停留数小时,因此对于不能膀胱储存尿液的婴儿该方法是无效的。
> - 采集前就使用了抗生素。

■ 鉴别诊断

- 膀胱炎。
- 无菌性脓尿。
- 外阴阴道炎。
- 龟头炎。
- 系统性病毒疾病。
- 疫苗接种后。
- 妊娠。
- 阑尾炎。
- 囊性肾病。
- 结核。
- 下叶肺炎。

治疗

■ 药物治疗

- 起始可用广谱抗生素治疗。伴有中毒症状、脱水、<2 个月或呕吐的儿童需接受静脉注射抗生素治疗,在没有发热至少 24 h 之后,改成口服治疗。
- 总的来说,口服或静脉注射治疗需要 7~14 天。
- 直至初次 UTI 患者完成影像学评估后,再考虑低剂量预防性抗生素。
- 伴有频繁复发的症状性 UTI 儿童,以及高级别 VUR 儿童可能从长期预防性使用抗生素中获益。
- 基于不同地区的耐药情况,磺胺甲基异噁唑(新诺明)、阿莫西林-克拉维酸(安灭菌)、第二代头孢菌素作为首次治疗的抗生素。
- 熟悉本地区耐药情况对于治疗院内获得性感染是特别重要的。

- 退热药(对乙酰氨基酚)。

注意
- 在感染活跃期去除磷酸盐结石或其他感染性结石可能促进了菌血症/尿脓毒症。
- 因尿培养可能阴性但囊内有感染,伴有囊性肾病的肾盂肾炎临床需高度怀疑。

■ 住院治疗

静脉补液
- 对于伴有发热和呕吐的患者,静脉补液是很有必要的,以维持水合作用和尿液输出。
- 潜在的解剖或功能尿路集合系统异常应由泌尿外科医生评估和治疗。

后续治疗与护理

■ 随访推荐

患者监测
需要检查:教育看护人辨别 UTI 症状和体征。

■ 预后

- 3~5 天后热退。
- 需要评估持续性发热或腰痛以排除耐药菌、肾结石、肾脓肿或泌尿道梗阻。
- 诊断治疗任何潜在的膀胱肠道功能不全、便秘对于 UTI 患儿的成功治疗是很重要的。
- 急性肾盂肾炎的预后通常良好,但可能会导致肾实质瘢痕。
- 伴有磷酸盐结石的肾盂肾炎患者需要在抗生素治疗完成后去除感染性结石。
- 肾损伤的危险因素包括梗阻、反流伴扩张、低龄、延迟治疗、肾盂肾炎发作频次、细菌毒力等。

■ 并发症

- 急性。
- 尿浓缩功能下降、高钾血症性肾小管酸中毒(暂时的盐皮质激素抵抗)。
- 菌血症:最危险的是婴儿(<2 个月的婴儿占 23%)。
- 慢性。

- 局部肾瘢痕、高血压、蛋白尿、氮质血症、黄色肉芽肿性肾盂肾炎。

疾病编码

ICD10
- N12 小管-间质肾炎,非特指急性或慢性。
- N10 急性小管-间质肾炎。
- N11.9 慢性小管-间质肾炎,非特指的。

常见问题与解答

- 问:DMSA 对诊断急性肾盂肾炎是否有帮助?
- 答:常规行 DMSA 诊断急性肾盂肾炎存在争议,因为阳性检测结果的治疗意义存在争议,同时这一检查较昂贵。儿童患者出现高血压和既往有泌尿道感染史者需行 DMSA 观察是否存在肾实质瘢痕。
- 问:不伴有反流者是否会发生肾实质瘢痕?
- 答:是的。反流、急性肾盂肾炎和肾实质瘢痕之间的因果关系十分复杂。

肾盂输尿管连接部梗阻　Ureteropelvic Junction Obstruction　J. Christopher Austin · Michael C. Carr　沈剑 译 / 毕允力 审校

基础知识

■ 描述

肾盂输尿管连接部梗阻是肾脏在肾盂移行入近端输尿管处的部分性梗阻。

■ 流行病学

- 45% 的明显产前肾积水是肾盂输尿管连接部梗阻。
- 男孩更多见(男女比例为 2:1)。
- 左侧更多见(66%)。
- 双侧的比例为 10%~40%。
- 50% 的病例伴有其他泌尿生殖道畸形,包括以下。
- 膀胱输尿管反流。
- 对侧肾盂输尿管连接部梗阻。
- 多囊性发育不良肾。
- 肾发育不全。
- VATER 的病例 21% 有肾盂输尿管连接部梗阻,故此类患者需做超声筛查。(VATER 代表脊椎缺陷、肛门闭锁、支气管

食管瘘伴食管闭锁和肾脏畸形)。

■ 病理生理

- 梗阻可导致不同程度的肾积水。
- 轻度的肾盂输尿管连接部梗阻导致肾盂扩张,不损害功能。
- 稍重者可导致肾盂肾盏扩张,实质减少,功能减低。
- 最重者可有肾脏囊性发育不良,肾功能差。
- 内在狭窄所致的先天性肾积水多无症状。
- 异位血管所致的间歇性梗阻,在肾盂扩张时(多是尿液生成短暂性增加所致),使其牵拉在血管上,输尿管扭曲,导致急性梗阻,急性肾盂扩张导致疼痛(肾绞痛)。

■ 病因

- 内源性:先天性肾盂输尿管连接部狭窄,最多见于此区域内肌肉和纤维发育异常所致,而成为一个无动力节段。
- 外源性:肾盂输尿管连接部扭曲,为肾盂在跨越下极的异位血管,这类梗阻是间歇

性的。

诊断

■ 病史

- 产前。
- 如为单侧,肾积水的发生时间和严重度以及对侧肾脏状况。
　双侧或孤立肾受累,需考虑肾功能不全的可能。
- 出现羊水减少,肾脏回声增强,囊性变,是肾功能差和发育不良的指标。
- 产后。
- 喂养不耐受及呼吸窘迫(肾盂输尿管连接部梗阻很少见的后果)。
- 较大儿童。
- 发作性腹痛(可分不清哪一侧),腰痛或背痛。
- 发作时间(严重事件通常 30 min),伴有恶心和呕吐。
- 发作与液体摄入的关系;尿路感染史或肉

眼血尿病史。

■ 体格检查

• 新生儿。
- 可触及的肾脏。
- 受累肾脏增大,但无张力。
- 有张力的块物提示严重的梗阻,应立即行影像学检查。
• 较大儿童。
- 对增大的肾脏和压痛进行仔细的腹部体检。
- 肋脊角压痛。

■ 诊断检查与说明

实验室检查

• 新生儿。
- 如为双侧或孤立肾受累,连续的肾功能监测是必需的(血清电解质和肌酐),从生后24~48 h开始。
- 对侧肾脏正常者,无需立即行实验室检查。
• 较大儿童。
- 尿液检查是否有血尿或脓尿,如怀疑感染需行尿培养。

影像学检查

产前发现肾积水:产前发现中到重度单侧或双侧肾积水的婴儿,通常用这3种影像学检查——肾脏及膀胱超声、排泄性膀胱尿道造影、肾扫描。
• 肾脏及膀胱超声:对于多数病例,即刻的影像学检查是不必要的。因为新生儿在生后24~48 h内有一个相对少尿期,超声可能会低估肾积水的程度。也不排除在此期间检查,但如果检查结果正常,需在4~6周后复查。超声检查应显示肾盂和肾盏的扩张程度,肾实质的回声量改变和有无皮质囊肿。
- 检查整个膀胱很重要,以排除输尿管扩张,膀胱壁变薄可为出口梗阻和输尿管囊肿所致。
- 对于双侧肾积水或孤立肾,或体检有张力的肾脏的病例,应立即行影像学检查。
- 排泄性膀胱尿道造影:可检查是否有膀胱输尿管反流,并且可除外后尿道瓣膜和膀胱其他畸形:
- 可在出院后检查,除非担心有后尿道瓣膜,需尽早检查。
- 超声显示输尿管扩张,增加检查 VCUG 的必要性。对于检查出膀胱输尿管反流,尤其是已包皮环切的男孩,可能并不能为临床处理提供好处。
• 肾扫描:可检查分肾功能或每个肾脏对总

肾功能的贡献(正常分肾功能为50%±5%):
- 最常用的 2 种核素是巯乙酰三甘氨酸(MAG-3)和二乙烯三胺戊乙酸(DTPA)。除可检测下降的肾功能外,如果患肾排泄差,可用呋塞米排空放射性示踪剂。
- 排空一半累积的放射性示踪剂的时间($T_{1/2}$)通常在报告中给出。
- 快速的 $T_{1/2}$(<10 min)提示肾脏无梗阻。
- 慢 $T_{1/2}$(>20 min)提示可能有梗阻。中速的 $T_{1/2}$(10~20 min)为不完全梗阻。因为水合作用,肾积水的量,给利尿剂的时间差异,使 $T_{1/2}$ 可能不可靠。
• 静脉肾盂造影(IVP):对于评估肾和输尿管的解剖最有帮助:
- 也可用于表现为间歇性症状的较大儿出现症状时检查。
- 在有腹痛或腰痛的有症状期检查正常,可排除间歇性肾盂输尿管连接部梗阻是疼痛的原因。
- 如在无症状期检查正常,间歇性肾盂输尿管连接部梗阻仍有可能。
• 核磁共振尿路造影(MRU):是一项可以同时用来提供解剖和功能细节的新技术。动态造影增强核磁共振需要镇静和膀胱置管。检查图像随着 Ga-DTPA 弥散获得。在检查前 15 min 给呋塞米。此项技术用于替代超声和肾扫描,被寄希望于判断是否需要手术。

■ 鉴别诊断

• 膀胱输尿管反流:高级别的反流可导致上尿路的扩张。
• 输尿管远端梗阻:输尿管膀胱连接部梗阻所致膀胱水平的梗阻、输尿管囊肿或异位输尿管。
• 膀胱出口梗阻:后尿道瓣膜、尿道闭锁或狭窄所致的下尿路梗阻,可导致上尿路继发性扩张。
• 巨肾盏:先天性扩张和数量增多的肾盏,而无明显肾盂扩张或梗阻。
• 多囊性发育不良肾:囊肿从超声上与重度肾积水可难以鉴别。肾扫描显示多囊性发育不良肾无功能。
• 三联综合征:腹壁肌肉发育不良、双侧隐睾、尿路扩张的三联征(梅干腹综合征或Eagle-Barrett综合征)。

治疗

■ 一般措施

• 对于肾盂输尿管连接部梗阻,做出是观察

还是手术矫正的决定,取决于几个因素。必须要考虑到新生儿的年龄和总体健康状况,是单侧还是双侧,肾扫描的排泄方式,是否有症状。对于是手术或观察,并无严格标准。应依据个体化情况做决定。
• 预防性抗生素。
- 新生儿期开始给予剂量为正常治疗剂量1/4~1/2,每日 1 次阿莫西林或头孢氨苄。
- 在 2 月龄时,抗生素可改为甲氧苄胺嘧啶,甲氧苄胺嘧啶与磺胺甲噁唑(新诺明),或呋喃妥因。
- 小儿泌尿外科医师对于抗生素使用时间还有争议,但几乎所有的人都赞同从新生儿期即开始用药。
- 预防性抗生素应用需持续到排泄性膀胱尿道造影排除了反流。危险因素包括年龄、性别、肾积水程度,需在决定是否停止预防性抗生素时考量。
• 观察。
- 肾盂输尿管连接部梗阻所致的婴儿肾积水,在分肾功能>40%时,而对侧肾脏正常时,应予观察。
- 排泄方式也需考虑,如排泄通畅且分肾功能正常(50%±5%),可较功能下降或排泄差的患儿随访少些。
- 大部分患儿需在出生后 1 年内每隔 3~6个月行影像学检查,如肾积水稳定或改善,随访间隔可逐渐增加。
• 肾盂输尿管连接部梗阻所致较大儿童的肾积水,常需在发作期行影像学检查,如果肾盂输尿管连接部梗阻无症状,肾功能良好,也可观察。

■ 手术与其他操作

• 修复肾盂输尿管连接部梗阻的手术金标准是肾盂成形术。
- 手术中,多数情况下狭窄的肾盂输尿管连接部会被切除,输尿管和肾盂再吻合。
- 手术成功率为95%。
• 微创手术包括内镜下内切开狭窄或球囊扩张。
- 这些操作在成人中有 50%~70%的成功率,且创伤小。
- 内镜手术并非肾盂输尿管连接部梗阻常规的一线治疗方法,其应用在儿童中缺乏经验,而且成功率较低。
• 腹腔镜肾盂成形术正被用于较大儿童和青少年,并且在未来数年内很可能会更为普及。机器人辅助手术正在开展,对于微创手术是一种提高,因其腹腔镜手术的器械切口

小,而围术期并发症减少,手术成功率相似。

 疾病编码

ICD10

• Q62.39 肾盂和输尿管的其他梗阻性缺陷。

• Q62.11 先天性输尿管肾盂连接处闭塞。

• N13.8 其他梗阻性和反流性尿路病。

常见问题与解答

• 问:我未出生的孩子存在肾积水,产科医生告诉我可能主要是由于肾盂输尿管连接部梗阻。是否需要将来对我的孩子进行手术干预?

• 答:未必。只有不到 1/3 的患儿合并严重肾积水,最终需要外科手术。

• 问:我的孩子在手术后肾脏是否看上去和正常的一样?

• 答:通常肾脏会没那么扩大,外观可以有所改善,但不完全正常。最重要的是不再存在梗阻,功能得以保留或改善。

生长迟缓(体重减轻) Failure to Thrive(Weight Faltering)

Tanya Hinds • Allison M. Jackson 胡纯纯 译 / 徐琼 审校

 基础知识

■ **描述**

生长迟缓(FTT)或体重减轻是描述生长水平落后于同年龄、同性别标准的一种生长模式。生长迟缓定义为符合如下的任何一项:

• 体重(或者同身高别体重)<平均值的 2 个标准差。

• 与既往的体重增长曲线相比下降超过 2 个主要百分区间。体重<同年龄中位数体重的 75%。

• 体重<同身高中位体重的 80%。

• 年龄别体重<第 5 个百分位。

• 年龄别体质指数<第 5 个百分位。

• 年龄别身长<第 5 个百分位。

■ **流行病学**

• 生长迟缓一般在生后 6 个月左右出现,但一般 1 岁左右诊断。

• 通常很难确切描述生长迟缓的发病率和患病率,因为目前未对生长迟缓最佳定义达成共识。根据所选的定义,丹麦出生登记统计的数据显示其患病率为 1%～22%。

■ **危险因素**

生长迟缓没有可预测的单一危险因素。

• 生长迟缓的儿童被虐待或忽略的概率是正常儿童的 4 倍。然而,仅在 4%～5% 的生长迟缓的病例中,虐待被认为是首要因素。

• 家庭贫困曾被认为是生长迟缓的重要危险因素。然而,近期大样本量的回顾性研究发现,在儿科临床诊疗中,贫困无法被证实为重要的危险因素。

• 母亲的精神状况、教育程度以及婴儿的性格也均无法被证实为确切危险因素。

• 近期,对生长迟缓危险因素达成的共识:其为饮食、发育、社会因素以及疾病等多因素共同作用所致。

■ **一般预防**

预防建议需为明确、可操作并能够适应特殊要求。

• 初级预防。

- 强调合适的配方奶以及食物准备、喂食量和频率、社区营养支持计划以及精神健康资源。

• 二级预防。

- 通过监测生长规律以期早期发现。

• 三级预防。

- 个体化治疗方案着重于会对儿童摄取能量造成不良影响的特定因素(饮食、发育、社会因素以及疾病影响)。

- 有效预防的关键是长期、多学科合作,涉及家庭访视护士、营养师、社工、初级保健师、专科医师。

■ **病理生理**

能量摄入不足

• 饮食。

- 母乳喂养困难。

- 稀释或不合适的调配配方奶。

- 偏食或饮食限制。

• 发育、神经。

- 口腔运动障碍。

- 中枢神经系统发育异常。

• 社会因素。

- 食物供给不足。

- 家长-儿童互动障碍。

- 影响儿童食欲的精神或行为问题。

- 就餐时间不规律。

- 忽视(忽略喂养或忽略适合喂养的环境)。

• 疾病影响。

- 腺样体扁桃体肥大。

- 唇裂和(或)腭裂。

- 牙痛或龋齿。

- 先天性心脏病。

- 胃食管反流病。

- 吞咽困难。

吸收或利用不足

• 食物过敏或不耐受。

• 炎性肠病。

• 胃肠道畸形。

• 幽门狭窄。

• 肝病。

• 囊性纤维化。

• 寄生虫感染。

• 先天性代谢障碍。

能量消耗增加

• 甲状腺功能亢进。

• 慢性感染。

• 慢性免疫缺陷病。

• 恶性肿瘤。

• 肺部疾病。

• 心脏疾病。

• 肾脏疾病。

■ **病因**

• 生长迟缓曾被归类为器质性(继发于疾病)或非器质性(继发于社会心理问题),现已弃用此项分类,因为它过于重视器质性疾病的影响。在初级保健机构的门诊患者中因器质性疾病造成 2 岁及以下儿童生长迟缓的概率<18%。

• 生长迟缓的儿童可能较正常儿童吃得更

少。脾气暴躁、食欲差和对食物缺乏兴趣可导致儿童生长迟缓。

• 生长迟缓儿童与照顾者在餐间互动较少。家庭功能失调、照顾者能力较差、缺乏儿童发育知识和照顾者存在心理健康问题均会影响照顾者与儿童之间的喂养关系。

■ 常见相关疾病

严重、慢性的生长迟缓会对认知、注意力以及行为产生明显的不良影响。

诊断

■ 病史

下列问题能够帮助指导评估:

• 母孕史。
- 多次流产史(提示可能存在遗传性疾病)。
- 母孕期健康情况和(或)疾病。
- 烟、酒或毒品的使用情况。
- 其他致畸剂或毒物(处方药、暴露于射线)。
• 出生史。
- 分娩时孕周。
- 出生体重、身长和头围。
- 是否有窒息史、感染或其他围生期并发症。
• 疾病史。
- 新生儿代谢筛查结果。
- 疾病诊断:反流性疾病、心脏病、阻塞性睡眠呼吸暂停综合征、呼吸系统感染、尿路感染、其他慢性或复发性疾病。
- 是否住院、手术、预防接种。
- 是否曾有体重显著减轻或增加的阶段。
• 发育情况。
- 个人-社会、语言、精细动作与大运动的发育情况。
- 是否有已获得技能的退化或丧失。
• 家族史。
- 父母和其兄弟姐妹的体重、身高。
- 父母是否在儿童期存在生长迟缓。
- 父母及其兄弟姐妹的疾病、精神以及发育情况。
- 母亲是否有产后抑郁。
- 照顾者是否有使用毒品。
• 各系统回顾。
- 相较于同龄人的运动能力。
- 慢性鼻漏、窦阻塞、咳嗽。
- 张口呼吸、打鼾、频繁觉醒。
- 吸吮、咀嚼或吞咽困难。
- 呕吐或频繁回奶。
- 喂食时孩子呼吸急促、易出汗或疲乏。
- 大便次数多或粪便大,粪中带血或呈

油性。
- 便秘。
- 尿频或排尿困难。
- 多尿、烦渴、多食。
- 因严重的湿疹或荨麻疹而回避部分食物。
• 社会心理。
- 购买或准备食物存在困难。
- 喂食时注意分散。
- 对儿童饮食行为的观察。
- 和生长迟缓儿同年龄正常儿童的饮食习惯。
- 个人和家庭的压力以及优势。
- 辅食及社区资源。
- 是否去发展中国家旅行。
• 饮食。
- 有效吸吮的频率以及持续时间。
- 配方奶喂养的频率、类型、制剂以及摄入量。
- 喂食是否在夜间或周末有所改变。
- 断奶、转奶的年龄。
- 24 h食物摄入量。
- 水、果汁、碳酸饮料24 h的摄入量。
- 是否有存在食物过敏或不耐受。
- 喂养习惯以及方法(支起奶瓶喂奶)。
- 家庭以外的饮食习惯(托儿所、学校)。
- 维生素、草药及其他补充品。

■ 体格检查

检测是否存在慢性疾病或综合征。
• 体重、身长(身高)、头围。
• 生命体征、疼痛。
• 一般情况:活动量(淡漠、活动过度)、照顾者-儿童互动情况(眼神交流、肢体接触)、卫生情况、畸形特征、淋巴结病。
• 头:头发是否干枯、颜色黯淡或缺失,囟门大小。
• 眼睛:是否存在睑裂、结膜苍白、斜视、视网膜出血。
• 耳朵:异位、中耳炎。
• 口腔、喉咙:上颚或舌头是否存在解剖学异常,是否有舌炎、唇干裂、齿龈出血、鹅口疮、牙齿异常、扁桃体肿大。
• 心脏:是否有杂音、股动脉异常搏动。
• 胸肺:是否有凹陷、哮鸣音、啰音。
• 消化道:是否有扩张、包块、肝大。
• 肛门与生殖器:是否有畸形、严重皮疹、肛裂及痔疮。
• 骨骼肌系统:是否有前额突出、串珠肋、四肢弯曲、腕关节扩张、水肿、肌肉减少。
• 皮肤:是否有湿疹、荨麻疹、鳞状皮肤、匙

状甲、瘀伤、瘢痕及烧伤。
• 神经:脑神经麻痹,肌张力增高或减退,原始反射消失延迟。

■ 诊断检查与说明

初始实验室检查
• 血常规:是否有贫血、白血病。
• 综合的代谢生化检验套餐(CMP),磷含量,是否存在营养不良、代谢异常、慢性内分泌疾病、肝肾疾病。
• 甲状腺功能检查。
• 尿常规及培养:是否有肾小管性酸中毒、感染。

后续检查和特别注意事项
• 铁蛋白。
• 铅含量。
• 维生素D。
• 纯化蛋白衍生物(PPD)。
• HIV、乙肝及丙肝。
• 粪便病原体、鞭毛虫抗原。
• 粪便脂肪含量。
• 汗液检测。
• 血清IgA、抗谷氨酰胺转移酶抗体:乳糜泻。
• 核型:Turner综合征。

诊断步骤与其他
• 腕部X线片:骨龄。
• 胸部X线片:心脏异常,囊性纤维化。
• 颈部侧位X线片:腺样体肥大。
• 骨骼系统检查:是否可疑被虐。
• 上消化道造影、pH监测:是否存在解剖学异常,是否有反流。
• 心电图(ECG)。

治疗

■ 药物治疗

针对使用增进食欲药物以及生长激素治疗生长迟缓的疗效并未做过大量的研究。营养补充剂及高能量食物能够帮助追赶生长。

■ 其他疗法

• 社区营养及社会心理咨询项目针对无潜在疾病的情况;多学科的干预包括家庭保健访视以期增加体重、家长-儿童关系和认知发展。
• 其目标是追赶生长(需快于正常儿童生长速率)。正常按年龄比体重的生长速率为3个月前为30 g/d,3~6个月20 g/d,6~12个月10 g/d,1~3岁8 g/d。

• 每日补充复合维生素、锌和铁。

■ 转诊问题

• 专科会诊：

- 减少出现再喂养综合征的危险。

- 存在可疑的遗传性综合征或疾病。

■ 住院事项

出现下列情况需考虑住院治疗：

• 社区化饮食干预治疗后仍持续存在生长迟缓。

• 严重营养不良。同年龄体重<中位数的60%或者同身高体重<中位数70%增加患病风险。

• 怀疑被虐待或忽视。注意，必须填写 CPS 报告。

 后续治疗与护理

我们需要持续监测儿童的生长发育直到其身长比体重恢复到正常水平，不再需要额外的饮食治疗来维持正常生长。疾病预防与控制中心（CDC）建议世界卫生组织发布的生长曲线针对 2 岁以下的所有儿童，CDC 发布的生长曲线针对更年长的儿童。针对遗传性疾病患儿的特殊生长曲线是对它们的补充。

疾病编码

ICD10

• P92.6 新生儿生长迟缓。

• R63.4 异常的体重减轻。
• R63.3 喂养困难和照管不当。

常见问题与解答

• 问：住院的儿童怎样增加体重？
• 答：存在或不存在其他方面疾病的儿童都能通过足量的营养摄入而生长。住院期间的生长水平并不能作为非器质性的生长迟缓的诊断标准。
• 问：器质性疾病引起生长迟缓的比例是多少？
• 答：生长迟缓却无其他症状的儿童发生器质性疾病所占的比例非常小。

生长激素缺乏症　Growth Hormone Deficiency

Paul Hofman　徐丹丹 译 / 罗飞宏 审校

 基础知识

■ 描述

• 生长激素缺乏症是一种罕见的由于缺乏生长激素导致生长障碍的疾病。生长激素的缺乏通常是因为生长激素的合成（激素不足）、分泌或信号传导缺陷（对正常或较高水平的激素反应下降）造成。

• 生长激素缺乏症可能与其他垂体激素缺乏症有关。

■ 流行病学

• 美国罹患率大约为 1/4 000。

• 男性诊断率高于女性。

- 诊断发病有两个年龄峰值：婴儿期（<1 岁），通常发现相关性的低血糖。

- 大于 4 岁的儿童期，通常是因为较慢的身高增长。

■ 遗传学

• 自发性。

• 常染色体隐性遗传。

• 常染色体显性遗传。

• X 连锁。

■ 病理生理

生长激素参与多个合成代谢反应，其主要作用是直接刺激生长板促进身高增长，同时也通过刺激肝脏和生长板分泌胰岛素样生长因子间接促进生长。

■ 病因

• 特发性：特发性生长激素缺乏症是一个相对排除性的常见诊断，通常会造成正常生长儿童的误诊。

• 遗传性。

- 遗传性垂体畸形通常与以下疾病相关。

○ 前脑无裂畸形。

○ 视隔发育不良综合征。

○ 中线缺陷（唇裂、腭裂、上颌中切牙）。

○ 垂体后叶异位。

○ 小垂体前叶畸形和（或）漏斗发育不全。

- 基因突变。

○ 家族性多种垂体前叶激素缺乏（Pit-1、Prop-1）。

○ 生长激素基因突变（Ⅰa Ⅱb，Ⅱ，Ⅲ 类型）。

- 生长激素不敏感。

○ 拉仑侏儒症是生长激素受体突变导致的常染色体显性疾病，常表现出显著的生长激素缺乏症的症状（极矮的身材、发育不全的鼻梁、稀疏的头发、尖锐的声音及骨龄延迟）。

○ 受体后和第二信使缺陷如 $IGF1$ 基因缺失、$IGF-1$ 受体突变、$STAT5b$ 突变。

• 后天特发性。

- 中枢肿瘤（颅咽管瘤、胚细胞瘤、成神经管细胞瘤、神经胶质瘤、松果体瘤）、垂体或下丘脑照射。

- 创伤（儿童虐待或闭合性脑损伤）。

- 产伤或围生期损伤。

- 感染（病毒性脑炎、细菌或真菌感染、结核病）。

- 血管病变（垂体梗死、动脉瘤）。

- 浸润性疾病对垂体或蝶鞍的影响（组织细胞增多症、肉状瘤病）。

- 垂体炎。

- 心理社会剥夺。

诊断

■ 病史

• 家族史。

- 父母身高。

- 矮身材家族史（女性<150 cm 或男性<163 cm）提示遗传性矮小。

- 青春期迟缓及初潮推迟（高中开始生长，初潮出现在 14 岁后）的患者其家庭成员常出现体质性生长发育迟缓。

• 出生史。

- 10%～15%的小于胎龄儿并不会出现追赶生长，但并不是典型的生长激素缺乏症。

先天性生长激素缺乏症的患儿出生时身材并不矮小,但出生后生长发育缓慢。

• **药物史**:患者通常有全身性或吸入性皮质类固醇药物滥用史,应仔细询问非处方药和保健品的应用。

• **慢性病史**:如发绀型心脏病、肾小管酸中毒、哮喘、乳糜泻、慢性贫血等。

• **心理社会史**:心理社会剥夺产生的巨大压力也可导致生长迟缓。

■ **体格检查**

• 用固定式测量仪准确测量身高体重,如有条件可测量坐高和两臂伸展距离。

• **神经检查**:包括视野和眼底镜检查以评估脑肿瘤。

• 评估特纳综合征的症状:

- 肘外翻、后发际线低、牙齿异常、耳朵异常和(或)女性第四掌骨较短常提示特纳综合征。

- 特纳综合征是女性身材矮小的常见病因,而身材矮小也可能是特纳综合征的唯一临床表现。

- 面部中线缺陷,如黏膜下腭裂、唇裂、腭裂常伴随有垂体功能减退。

- Tanner 分期:小阴茎畸形通常与先天性垂体功能减退相关。

青春期发育迟缓提示体质性生长发育迟缓或提示全垂体功能减退。

- 生长激素缺乏症常见特殊的天使面容、额部突出、头发稀疏、音量较高,并有相关性躯干肥胖。

■ **诊断实验与说明**

实验室检查

• **全血细胞计数和分类**:贫血、恶性肿瘤、细胞免疫缺陷和炎症过程。

• **血沉和 C 反应蛋白**:炎症过程(如克罗恩病)。

• **肝肾功能**:肝脏或肾脏疾病。

• 腹部平片。

• **尿检**:包括 pH。

• **甲状腺功能**:促甲状腺激素(TSH),T_4 或游离 T_4。

• 女性染色体分析(排除特纳综合征)。

• IGF-1 和 IGF 结合蛋白 3(IGFBP-3)的产生受生长激素的直接调控,然而与生长激素缺乏并没有太大联系,在早年和甲状腺功能减退、糖尿病、肾衰竭及营养不良时 IGF-1 水平较低。

• 生长激素激发试验(须由内分泌医师执行)。

- 随机生长激素水平对于诊断新生儿期生长激素缺乏症并没有太大价值。

- 新生儿期后生长激素通常仅在夜晚深睡时呈脉冲式分泌,因而假阳性也常出现。

- 注意:应用两种生长激素激发剂和严格的生长激素中断试验,大约 5% 的正常儿童会被诊断为生长激素缺乏,然而正常儿童中 20% 会出现至少一种生长激素激发试验阴性。

影像学检查

• **骨龄**:左手及手腕的 X 线片用于评估骨骼发育情况。

• 若生长激素激发试验诊断生长激素缺乏,应用核磁共振平扫结合增强检查垂体及下丘脑以确定是否有中枢神经系统肿瘤或出现下丘脑、垂体异常。

■ **鉴别诊断**

• **身体比例异常**:骨骼发育不良(如软骨发育不良)。

• **身体比例正常但出生前生长缓慢**(出生体重<第 10 百分位数)。

- 小于胎龄儿。

- 先天性感染。

- 母亲药物滥用(烟草、酒精等)。

- 染色体疾病引起身材矮小(特纳综合征、唐氏综合征等)。

• **身体比例正常但出生后生长缓慢**(>第 10 百分位数)。

体质性生长缓慢、青春期迟缓,家族性身材矮小,营养不良,肾衰竭,感染性肠疾病,腹部疾病,先天性心脏病,甲状腺功能减退,皮质功能减退,代谢紊乱,佝偻病,心理社会剥夺。

> **注意**
> • 体质性生长缓慢或青春期生长延迟也可在同龄人身高迅速增长时表现出缓慢的生长及骨龄延迟,与生长激素缺乏症十分相似。
> • 生长激素激发试验也会出现假阳性和假阴性的结果。
> - 20% 正常儿童至少有一种生长激素激发试验出现阴性。
> - 各项指标正常的肥胖儿童更易出现生长激素激发试验阴性。
> - 患生长激素缺乏症的高风险儿童或关系到生长模式,生长激素水平测试的预测价值则显著提高,评估 6~12 岁期间的生长速度意义重大。
> • 营养不良可导致 IGF-1 水平降低。

> • 心理社会剥夺与生长激素缺乏症十分相似,患者生长因子水平较低且对生长激素激发试验反应较差。

 治疗

■ **药物**

• 美国 FDA 于 1985 年批准应用重组人生长激素(rhGH)治疗生长激素缺乏症,用法为每天注射。

• 疗程(儿童及青少年)。

- 直到生长速度降至每年 2.5 cm。

- 青春期结束。

- 基于重组人生长激素(rhGH)对身体组织、脂质、骨密度及整体健康的影响,终身的重组人生长激素(rhGH)治疗对成人的生长激素缺乏症益处颇多。

- 在成人开始应用生长激素前,通常需在各种情况下多次进行生长激素激发试验,因为即使存在已知的中枢结构损伤,生长激素激发试验也可能表现正常。

> **注意**
> • 重组人生长激素(rhGH)可能导致自发性颅内压增高(假性脑瘤),这种情况通常是短暂的且治疗无需停止即可恢复。
> • 癌症患者至少在 1 年内未复发方可应用重组人生长激素(rhGH)。
> • 患者应用重组人生长激素(rhGH)后应时刻关注是否出现跛行、臀部或膝盖疼痛,这些症状提示出现股骨头骨骺滑脱,并需要整形外科医生会诊。

后续治疗与护理

■ **随访推荐**

• 每 3 个月看一次内分泌科医生。

出现即时的低血糖反应、生长速度持续增长 3~6 个月时可认为疗效较好。

• 需要注意的征象。

- 假性脑瘤(头痛、视野问题)。

- 股骨头骨骺滑脱。

- 水肿和腕管综合征在成人中较常见,在儿童中较少发生。

- 儿童应用生长激素治疗并不会增加罹患恶性肿瘤的风险,即使对于曾经患有恶性肿瘤的患者再发的风险只略有提高。

■ **预后**

确诊为生长激素缺乏症的患者对生长激

素的治疗疗效十分显著,对于非生长激素缺乏症的患者大多也会表现身高增长,但疗效无法评估。造成接受生长激素治疗的患者表现出生长缓慢的主要原因是依从性差。在一项研究中,66%的家长一周至少会有一次忘记注射,而这就会对疗效产生影响。

■ **并发症**

• 身材矮小。
• 因身材矮小缺乏自信。
• 由于推迟的骨龄导致青春期迟缓(第二性征出现迟缓和身高剧增)。

• 新生儿期低血糖。
• 骨量减少。

 疾病编码

ICD10

• E23.0 垂体功能减退症。
• Q89.2 其他内分泌腺先天性畸形。

 常见问题与解答

• 问:生长激素可以改善生长激素缺乏症患

者的身体组织吗?
• 答:生长激素不仅可以显著增高患者的身高,还有分解脂肪和合成作用,从而减少脂肪组织、增加肌肉量,使身体组织分配更为合理。
• 问:生长激素的使用是否会造成长期的安全问题?
• 答:法国的一项研究表明生长激素的使用会增加长期的死亡率,但许多相似的实验并没有得出相同的结论。就目前而言,并没有确凿的证据表明生长激素的使用会造成长期的安全问题。

生殖细胞肿瘤 Germ Cell tumors

Esteban I. Gomez · James Feusner 万柔 译 / 董尚然 审校

 基础知识

■ **描述**

生殖细胞肿瘤(GCTs)是一群有共同的原始生殖细胞来源的异质性细胞形成的肿瘤。
• 位置可以在性腺或性腺外。
• 各种组织学亚型将其分为成熟或未成熟畸胎瘤和恶性生殖细胞瘤。
• 参见"脑肿瘤"章节的原发性中枢神经系统生殖细胞瘤。

■ **流行病学**

• 发病率是双峰式分布,在婴儿早期有较小的峰值,在青少年有较大的峰值。
• 15 岁以下的儿童,生殖细胞肿瘤的发生率是每百万个儿童 2.4 例,并且占所有恶性肿瘤的 2%~3%。
• 15~19 岁的儿童中占大约 14%。
• 畸胎瘤和生殖细胞瘤分别是早期婴儿和青少年生殖细胞瘤主要的组织学亚型。
• 骶尾部畸胎瘤占儿童畸胎瘤的 50%。在婴儿中最常见(1∶40 000 个存活出生婴儿),女性占主导(4∶1)危险因素。
• 性染色体异常和 GCT 发生风险增高有关。
• 克兰菲尔特综合征和纵隔 GCT 发生风险增高有关。
– 大约 50%的青少年纵隔 GCT 和细胞遗传学诊断出的克兰菲尔特综合征有关。
• 有任何 γ 染色体成分的特纳综合征、思威伊尔综合征、无阴囊的部分雄激素不敏感、

佛雷泽综合征以及 Denys-Drash 综合征的男性都和条纹性腺有关,有较高发生 GCT 的风险。
• 隐睾的病史和发生睾丸 GCT 的风险增高有关。基因遗传 1.5%~2%的成人 GCT 是家族性的,推测青少年 GCT 也有类似情况。

■ **一般预防**

• 某些之前提到的特定综合征的条索性腺会增加 GCT 发生的风险,因此建议进行预防性性腺切除。
• 隐睾治疗指南建议以下内容来减少将来的睾丸 GCT 发生风险。
– 18 个月年龄实施睾丸固定术。
– 当睾丸固定术不可行时,对侧有一个正常睾丸的男孩考虑单侧隐睾睾丸切除术。
– 青春期过后的隐睾男孩考虑睾丸固定术或活检。
– 关注所有有隐睾病史的男性和/或他们的家长,因为有长期睾丸癌的风险。

■ **病因**

• 目前假设 GCT 是有肿瘤基因变异的原始生殖细胞来源的。
• 假设原始生殖细胞迁移受阻来解释性腺外 GCT 的中线位置分布。
• 青春期后的 GCT 发病率高峰预示荷尔蒙对肿瘤生长的影响。
• 等臂染色体 12p 或 i(12)p 在 80%青春期后的 GCT 中出现,没有 i(12)p 的 GCT 常有 12p 染色体原料的获得。

– 成熟和未成熟的卵巢肿瘤生物学差异很大,他们不和 i(12)p 相关。
– 睾丸 GCT 还发现一系列其他基因突变。
• 4 岁以下儿童的恶性 GCT 往往包括染色体 1,3,6 和其他染色体的异常。
– 这个群体中 i(12)p。
– 80%~100%的婴儿恶性睾丸 GCT 和性腺外恶性 GCT 有 1q36 缺失。
– 复发的婴儿卵黄囊肿瘤基因改变包括 6q24 - 1ter 缺失,20q 和 1q 获得以及 c-myc 和 n-myc 的扩增。

 诊断

■ **病史**

• 急性或慢性腹痛是高达 80%的卵巢 GCT 的表现症状。
– 也可表现为阴道流血、停经以及便秘。
• 儿童睾丸肿瘤往往表现为阴囊无痛肿块。
• GCT 可表现为严重的、急性的腹痛或继发于性腺扭转的睾丸痛。
• 异常的性发育史可能表明潜在的性染色体异常与 GCT 患病风险增高有关。
• 骶尾部畸胎瘤往往表现为肿胀。
– 怀孕时肯能有羊水过多或高心排血量心衰。
– 约 18%的患者有其他先天性异常。
• 纵隔肿瘤总是在年幼的儿童中表现为呼吸压迫,然而青少年可能有更隐匿的表现。

S

■ 体格检查

- 能够摸得到的腹部包块可能是卵巢GCT。
- 骶尾部GCT表现为能够摸得到的包块或脊柱凹陷。
- 纵隔GCT表现为严重呼吸压迫或上腔静脉综合征，尤其在年幼儿童中。
- 激素激活性GCT可能表现不合适的性发育表现或缺失。

■ 诊断检查与说明

实验室检查

- 血浆肿瘤标记包括AFP和β-HCG可以帮助GCT的诊断、监测和分期。
  - 初始化疗后能够看到急性指标上升。
- 检查应该包括全血细胞技术和分类计数、化学平板、肝功能检查、尿酸和LDH来评估其他恶性肿瘤或器官功能。

影像学检查

- 放射平片：可以显示肿瘤内部成熟的钙化组织，例如骨头或牙齿。
- 胸片：显示纵隔包块。
- CT扫描：评估原发部位和局部病变时是必需的。
- 阴囊超声检查：睾丸肿块的初始影像学检查，可以发现钙化和异质性特征。
- 产前MRI：对产前咨询和胎儿骶尾部畸胎瘤的术前计划很有帮助。
- 胸部CT和骨扫描：怀疑有恶性肿瘤的时候，评估转移情况。

诊断步骤

组织学特征对GCT分类很重要，组织学分类是必需的。

病理表现

- GCT一般被分为畸胎瘤或恶性肿瘤。
- 畸胎瘤包含所有三层生殖细胞层（外胚层、中胚层和内胚层）的成分。
- 他们可以是成熟的、未成熟的或有恶性成分的未成熟的。
- 大部分恶性组织学亚型包括卵黄囊瘤、胚胎癌、成性腺细胞瘤、绒毛膜癌和混合性恶性GCT。
  - 组织学亚型和肿瘤生物学特征、患者年龄、原发部位或患者预后并不一定相关联。

■ 鉴别诊断

- 骶尾部：藏毛囊肿、脑脊膜突出、脂性脑膜膨出、血管瘤、脓肿、骨肿瘤、上皮囊肿、软骨瘤、淋巴瘤、室管膜细胞瘤、神经母细胞瘤、胶质瘤。
- 腹部：Wilms肿瘤、神经母细胞瘤、淋巴瘤、横纹肌肉瘤、肝母细胞瘤。
- 阴道：横纹肌肉瘤（葡萄状肉瘤）、透明细胞癌。
- 卵巢：囊肿、阑尾炎、怀孕、盆腔感染、阴道积血、肉瘤、淋巴瘤和其他卵巢肿瘤。
- 睾丸：附睾炎、睾丸扭转、梗死、睾丸炎、疝气、阴囊积水、横纹肌肉瘤、淋巴瘤、白血病和其他睾丸肿瘤。
- 纵隔：霍奇金淋巴瘤和非霍奇金淋巴瘤、白血病、胸腺瘤治疗。

治疗

■ 药物治疗

- 化疗的使用基于恶性程度、局部肿瘤范围、手术结局和患者的病史。
- 常规的一线恶性GCT化疗包括顺铂、依托泊苷及博来霉素或联合化疗。
  - 有研究正在进行，在高风险GCT的治疗中加入环磷酰胺。
  - 顺铂有高风险的耳毒性和肾毒性。
  - PEB疗法会有继发性脊髓发育不良或急性髓系白血病风险。
  - 博来霉素和肺部毒性有关。

■ 手术治疗与其他

- 应竭尽所能给性腺畸胎瘤的患儿保留生育能力。有经验的儿科生殖肿瘤外科专家非常关键。
- 骶尾部畸胎瘤。
  - 包含尾骨的手术完全切除是能够治愈的。
  - 密切的术后随访应包括检测肿瘤标志物。
  - 如果有发现胎儿水肿体征则应考虑胎儿手术。
- 成熟的畸胎瘤。
  - 在青春期前的患者，不考虑肿瘤部位的手

术完全切除能够治愈。
  - 青春期后的睾丸畸胎瘤（成熟或未成熟）患者有腹膜后转移复发风险，因此联合化疗和腹膜后淋巴结切除也需要考虑。
- 未成熟畸胎瘤。
  - 手术全部切除是治疗的选择，标准化治疗应进行密切观察和肿瘤标志物评估。
  - 万一有AFP上升和不完全的手术切除情况，需进行化疗，会有内胚层窦瘤的显微镜病灶风险。
- 有恶性成分的畸胎瘤。
  - 手术加依托泊苷、顺铂或卡铂和博来霉素化疗。
  - 有遗留疾病的患者如果完全切除不可能进行，应再次手术和再次化疗。
  - 自体干细胞支持下的高剂量化疗和放疗用于复发的姑息治疗。

后续治疗与护理

- 原发灶的一系列体格检查和影像学检查。
- 如果在诊断的时候升高，监测肿瘤标志物（AFP或HCG）。
- 如果使用放化疗，需要监测继发性恶性肿瘤、长期情况（参见"肿瘤治疗迟发效应"章节）、短期情况，需要监测血细胞计数、生化指标、肾功能和听力。

疾病编码

ICD10

- C80.1 恶性（原发）新生瘤，非特异性。
- C48.0 骨关节腔不确定行为肿瘤。
- C38.3 恶性纵隔肿瘤，部分非特异性。

常见问题与解答

- 问：未成熟或恶性畸胎瘤治愈的可能性有多大？
- 答：如前面所说的使用现在的化疗，总生存率是85%～97%（取决于疾病的分级）。
- 问：良性肿瘤会复发吗？如果会，会变吗？
- 答：会的。如果有残余组织剩下，肿瘤会复发。如果有未发现的恶性肿瘤区域，可以发生恶性畸胎瘤复发情况。后者最大的风险是未成熟畸胎瘤。

虱子 Lice (Pediculosis)

Janet Gingold • Linda Fu　宋玮 译 / 王榴慧 审校

基础知识

■ 描述

头部、身体或外生殖器部位感染寄生虫，一种只靠吸食人类血液为生的无翅昆虫。

■ 流行病学

• 头虱。
- 头与头接触传播。
- 最常见于 3～12 岁的孩子。
- 与女性、温暖的气候、拥挤的生活环境有关。
- 非裔美国人较少见。
- 现患率估计范围从某些地区的＜1% 到其他地区的＞90% 不等。
• 体虱。
- 通过密切接触感染者的身体、衣物和床上用品传播。
- 和卫生条件差、凉爽气候、无家可归、战争、灾难、难民营有关。
- 无种族和性别差异。
• 阴虱。
- 通常通过性传播。
- 也可以通过接触感染者近期使用过的衣物和床上用品传播。
- 在年轻人中最常见。

发病率
• 根据地区和生活条件不同差异很大。
• 在美国估计每年发生(600～1 200)万例。

■ 一般预防

人类是这三种类型虱子的唯一宿主。复发是常见的，也许可以通过检查和治疗密切接触者特别是伴侣来预防。
• 头虱。
- 避免和感染者进行头与头的接触；不要共用梳子、帽子或束发带。避免躺在感染者 2 天内使用过的枕头、家具或毛绒玩具上。
- 用热水(≥130 ℉，即 54.4 ℃)清洗感染者使用过的衣物和床上用品并用高温烘干。使用过的物品也可以干洗或用塑料袋密封 2 周。真空包装家具或地毯。
- 使用环境杀虫剂并不起到帮助作用。
- 没有必要治疗宠物。
- "无幼虫"的学校政策并不能控制头虱的传播且不提倡。

• 体虱。
- 定期清洗衣物。
- 避免使用感染者使用过的衣物或床上用品。
• 阴虱。
- 避免和感染者密切身体接触或共用衣物。
- 使用避孕套不能预防。

■ 病理生理

• 虱咬是无痛的。
• 为了方便吸食血液，虱子给宿主注入酶、抗凝剂和血管扩张剂。这些激发了宿主的炎症反应引起瘙痒。
• 虱咬的特征是皮内出血以及嗜酸细胞和淋巴细胞的浸润。
• 抓破表皮可能诱发继发感染。
• 虫媒传播的病菌(只有体虱)会引起慢性菌血症、血管瘤病或心内膜炎。

■ 病因

• 头虱(人头虱)。
- 成虫呈白偏灰色、长 2～4 mm、6 足、无翅。可以迅速爬走以避开危险或亮光，不能跳或飞。如果离开宿主，会在 2 天内死亡。
- 雌性在 2～3 周的生存期内每天产卵高达 10 个，将卵黏附在毛干根部。
- 虱卵对温度很敏感，7～12 天可孵化，白色的空卵壳残留在头发上。
- 幼虫(若虫)如果不吸食血液会在数小时内死亡。可在 9～11 天内蜕壳 3 次变为能产卵的成虫。
- 典型的感染包括所有发育阶段的头虱；治疗的效果取决于头虱所处的生命周期阶段。
• 体虱(人体虱)。
- 形态学和生命周期和头虱相似，但成虫体型稍大。
- 在衣物上生存和产卵，每天仅 4～5 次到皮肤上吸食血液。
- 离开宿主后比头虱生存时间长。
- 虱卵孵化需 6～10 天。
• 阴虱。
- 蟹样外观，有很大的距骨可以黏附在粗毛上，好黏附在阴毛上。
- 也可能感染腋毛、肛周区域、睫毛、胡须，罕见于头皮。

■ 常见相关疾病

• 体虱。
- 可能是流行性斑疹伤寒(普氏立克次体)、回归热(回归热螺旋体)和战壕热(战壕热巴尔通体)或鼠疫(鼠疫耶尔森菌)的载体。
• 阴虱。
- 通常和其他性传播疾病同时发生。
- 尽管阴虱常见于与感染父母密切接触的孩子睫毛，但也应考虑性虐待可能。

诊断

■ 病史

• 主诉通常为瘙痒，但患者可能无症状。
• 可能会诉说睡眠受影响。
• 询问是否接触过相似症状的人、拥挤的生活环境和既往类似情况。
• 回顾既往治疗细节以区分是否存在不正确或不充分治疗、复发和对灭虱药的耐药性。

■ 体格检查

• 一般要点。
- 明确诊断要求看见活的虱子。
- 明亮的光线和放大镜有助于诊断。
• 头虱。
- 湿梳头能减缓虱子的活动。
- 使用梳子拉起并分开头发以看清头皮和发干根部。
- 成虫和幼虫(卵或空卵壳)最常见于耳后、枕部和颈背部。
- 典型病例可找到 5～10 个活成虱。
- 幼虫以特征性的角度紧紧地黏附在毛干上(与头皮屑鉴别)。幼虫聚集在头皮上的范围在 1 cm 以内提示活动性感染。幼虫聚集在头皮上范围＞1 cm 提示空卵壳。
- 可看见抓痕、渗出、缠结的头发或继发感染导致淋巴结肿大。
• 体虱。
- 皮肤检查可发现虱咬引起的点状红斑和丘疹，成虫极少看到。
- 成虫和幼虫可在衣服内接缝里找到，特别是靠近腋窝处、腹股沟区、裤腰或衣领处。
- 长时间的感染，可能发现表皮增厚、色素沉着或鳞屑性斑块。
- 继发感染，可出现淋巴结肿大、发热和精神萎靡。

- 阴虱。

- 体小、体型如蟹样的成虫或幼虫在阴毛或肛周区域，确保检查腋窝、胡须和睫毛。

- 可能会发现棕色块状的虱子排泄物。

- 严重的感染可能会发现蓝色斑点：0.5～1 cm 大的蓝色斑点，位于下腹部、大腿或臀部。

- 睫毛感染可能导致睑缘炎或结膜炎。

■ 诊断检查与说明

诊断步骤与其他

诊断可通过在放大镜下直接看到成虫来确定。将透明胶带置于感染部位，成虫会黏附在胶带上，然后将胶带贴在透明玻片上置于显微镜下检查。成虫和幼虫在伍德灯下发出黄绿色荧光。

■ 鉴别诊断

- 脂溢性皮炎、接触性皮炎或特应性皮炎。

- 脓疱疮。

- 疥疮。

- 伴有瘙痒的皮肤干燥症。

- 毛发管型、发胶或其他碎屑，其他昆虫。

💉 治疗

■ 药物治疗

头虱。

- 一般问题。

- 因为不同的作用机制，作用在虱子生命周期的不同阶段，并且存在潜在的副作用，仔细按照灭虱药的说明书使用是至关重要的（头发的准备、使用的长度、治疗后的冲洗、梳理和再次使用）。

- 头发上使用护发素或过多的水会影响疗效。

- 使用足够的药物包裹头发和头皮，特别是耳后和颈后发际线区域。治疗后，使用细齿梳除去可见的成虫和幼虫。

- 持续 2～3 周每天重复检查头部是否有成虫和幼虫。

- 灭虱药对黏膜有刺激性，如果误食可能会中毒。

- 氯菊酯洗剂：1%（非处方药）、5%（处方药）。

- 首选药：耐药性增加。

- 最小使用年龄：2 个月。

- 用于湿发上 10 min，如果还有活的虱子 7～10 天后重复使用。

- 杀灭成虫并具有部分杀灭虫卵活性（作用于昆虫的神经系统）。

- 头发上残余的药可杀灭新孵化的幼虫，因为它们成蛹需达 2 周时间。

- 含有增效醚的 1% 除虫菊酯（非处方药）。

- 耐药性根据地理位置不同有差异。

- 最小使用年龄：2 岁。

- 用于干发上 10 min，7～10 天后重复使用。

- 杀灭成虫并具有低杀灭虫卵活性。

- 禁忌证：对菊花或豚草类过敏。

- 0.5% 马拉硫磷洗剂（处方药）。

- 耐药性在英国常见，但在美国不常见，因为产品含有松油醇。

- 最小使用年龄：6 岁。

- 用于干发上 6～12 h，不要包裹头发。如果还有活的虱子可 7～10 天后再次使用。

- 杀灭成虫并具有高效杀灭虫卵作用（有机磷酸盐、胆碱酯酶抑制剂）。

- 高度易燃品：使用时避开吹风机、烟和电熨斗。

- 5% 苯甲醇洗剂（处方药）。

- 最小使用年龄：6 个月；对低龄婴儿存在潜在的毒性，特别是误食后。

- 用于干发上 10 min，7 天后重复使用。

- 杀灭成虫但不具有杀灭虫卵作用（通过影响成虫的呼吸孔发挥作用）。

- 0.9% 多杀菌素外用混悬液（处方药）。

- 最小使用年龄：4 岁。

- 用于干发上 10 min，如果仍存在活成虫可在 7 天内重复使用。

- 不需要将幼虫梳去。

- 杀灭成虫并具有杀灭虫卵作用（对昆虫具有神经毒性，也含有苯甲醇，复方制剂可避免耐药）。

- 0.5% 伊维菌素洗剂（处方药）。

- 最小使用年龄：6 个月。

- 用于干发上 10 min，单次治疗，不需要重复使用。

- 杀灭成虫，不能杀灭虫卵但极少幼虫可以存活超过 2 天（作用于无脊椎动物的神经和肌肉细胞的离子通道）。

- 当药物无效或作为选择性使用灭虱药时，单独湿梳头发可有助于除去幼虫和成虫。

- 尚有争议的且未被试验验证的治疗方法：

- 封包：橄榄油、蛋黄酱、凡士林不能闷死虱子但可能会减缓它们的活动并有助于梳去幼虫。

- 剃头：有效但没有必要，可能会因为美观问题而不被接受。

- 复方新诺明（口服 10 天疗程）：可能会提

高外用氯菊酯的治愈率，但 FDA 没有批准这种治疗方法。

- 精油（如茶树油）：可能有一些抑制成虫和虫卵的活性，但未经过规范化，且可能存在毒性。

- 加热头发：一些机械设备可以把热空气吹到头皮上使成虫和虫卵变干，但其有效性存在疑问。

- 1% 林旦洗发水：因为其神经毒性和较高的耐药性已不再被建议使用。

体虱。

- 如果感染衣物或其他污染物被适当清洗或使用灭虱药及销毁后，一般患者不需要使用灭虱药。在流行病期间口服伊维菌素是有效的。

阴虱。

- 使用和头虱相同的非处方灭虱药，耐药性很少见。

- 治疗所有感染部位和性伴侣是非常重要的。

- 睫毛感染者，每日 2 次外用凡士林，持续 10 天。用镊子除去虫卵。

> **注意**
> - 灭虱药具有眼毒性。不要用在睫毛和眉毛上。如果灭虱药不慎入眼，立即用清水冲洗。
> - 使用不同灭虱药对妊娠的风险分级是有差异的，请仔细阅读说明书。

⟳ 后续治疗与护理

■ 并发症

- 头虱。

- 剧烈的瘙痒可能影响睡眠。

- 感染相关的羞耻感可能会导致社交孤立、被嘲弄或欺凌。

- 因为"无幼虫"政策导致缺课或旷工影响学校表现和工作人员生产力。

- 继发细菌感染可以导致脓皮病和淋巴结肿大。

🔢 疾病编码

ICD10

- B85.2 未特指的虱病。

- B85.0 人头虱引起的虱病。

- B85.1 人体虱引起的虱病。

❓ 常见问题与解答

- 问：长发的人更容易患头虱吗？

• 答:不是。长发和感染头虱没有太大相关性。但是,短发更容易去除成虱和幼虫。

• 问:患头虱的孩子们需要隔离多久才能上学?

• 答:一旦孩子们使用灭虱药后传播的风险就下降到允许他们去学校的程度。

• 问:由于耐药性增加,我们是否应该停止使用非处方药治疗并代之以处方药?

• 答:根据社区的不同,头虱的耐药性差异也很大。近年来,1‰氯菊酯仍是首选治疗方案。处方药更贵而且具有更大的潜在毒性,严格按照说明书使用并且同时治疗密切接触者(特别是伴侣)可降低治疗失败和复发的可能性。

• 问:健康专家是如何减轻头虱造成的焦虑和社交羞耻感?

• 答:强调头虱感染并不是家庭卫生没做好,说明亲密亲情的益处比与头虱相关的健康风险重要得多。鼓励多交流来促进亲密接触者的治疗。

湿疹-血小板减少-免疫缺陷综合征（威斯科特-奥尔德里奇综合征）
Wiskott-Aldrich Syndrome

Elena Elizabeth Perez

侯佳 译 / 王晓川 审校

基础知识

■ 描述

• 一种由 Wiskott-Aldrich 综合征(WAS)基因突变导致的 X 连锁原发性免疫缺陷病。

• 最初描述为血小板减少症伴小血小板、湿疹,以及反复条件致病菌和化脓性感染的临床三联征。

• 由于血小板生成减少、转换增加及功能缺陷导致血小板减少症,继发出血倾向增加。

• WAS 基因突变引起的疾病表型也包括 X 连锁血小板减少症(XLT)和 X 连锁粒细胞减少症(XLN)。

• 经典 WAS 的特征包括广泛的免疫缺陷、T 细胞数量和功能低下、边缘区 B 细胞稳态失衡、免疫球蛋白同型转换异常、对疫苗的抗体反应缺陷、NK 细胞细胞毒性异常、调节性 T 细胞功能异常,以及吞噬细胞趋化功能下降。

■ 流行病学

• 婴儿期因血小板减少症出现严重出血情况(如包皮环切术出血增加、血便、瘀斑)。

• 反复感染常在 6 个月后出现。

- 细菌性:中耳炎、鼻窦炎、脑膜炎、菌血症及肺炎。

- 病毒感染:单纯疱疹病毒、水痘合并多系统并发症。

• 轻型可以没有反复感染病史。

• 随时间推移,T 细胞和 B 细胞数量减少。

• 湿疹通常在 1 岁左右出现(可能治疗无效,有时需要全身抗生素治疗)。

发病率

• WAS 及 XLT 约为 10/100 万活产儿。

• XLT 与 WAS 发病率相同。

■ 危险因素

遗传学

• X 连锁隐性遗传疾病。

• 有缺陷的 Wiskott-Aldrich 综合征蛋白基因位于 Xp11.22～p 11.23。

• 约 60% 病例有 WAS 阳性家族史。

• XLT 不伴有其他异常也是同一基因突变所致。

• 基因型及临床型相关。

- Wishott-Aldrich 综合征蛋白(WASP)表达缺失:感染增加、严重湿疹、小肠出血、因颅内出血死亡及恶性肿瘤。

- WASP-阴性患者的存活率显著降低。

■ 病因

• WASP 基因突变。

• WASP 参与造血细胞中肌动蛋白细胞骨架的重组。

- 随着 WASP 活化,肌动蛋白细胞骨架的重组导致细胞极化如极化肌动蛋白网促血小板凝血,促进吞噬细胞的吞噬作用,促进 T 或 B 细胞极化形成免疫突触。

• WASP 是一种胞质蛋白,参与细胞移动、免疫调节、细胞信号、细胞与细胞相互作用、信号传递和细胞毒性。

• WASP 缺陷会导致适应性和固有免疫功能失调、免疫监视异常、血小板稳态和功能异常以及中性粒细胞减少。

• "经典"WAS 和 XLT 由功能丢失突变所致。

• XLT 可被误诊为不会造成恶性肿瘤风险增加的特发性血小板减少性紫癜(ITP),因

此在具有血小板减少症和小血小板的男性中检测 WASP 表达和 WAS 基因突变十分重要。

• XLN 由 WAS "活化" 突变所致,会引起肌动蛋白极性增加;潜在的中性粒细胞减少,伴或不伴淋巴细胞减少;体外 T 细胞增殖低下;骨髓中骨髓增生异常的风险增加。

• WASP 对调节性 T 细胞功能也很重要。

■ 常见相关疾病

与 IgA 肾病、自身免疫性疾病相关,B 细胞淋巴瘤发生率增加。

诊断

• 任何男孩有先天性或早发的血小板减少症伴小血小板应该考虑该诊断。

• 明确诊断。

- 男性患儿。

- 先天性血小板减少症(<70 000/mm³)。

- 小血小板(平均血小板体积<0.5 fl)。

- WASP 基因突变或 WASP mRNA 缺失。

■ 病史

• 婴儿期由于血小板减少症出现持续或严重出血。

• 反复感染,尤其荚膜多糖细菌感染(如肺炎球菌)。

• 湿疹可轻可重。

- 急性或慢性。

- 80% 患者伴有湿疹。

- 可能由细胞因子失衡倾向 Th2 所致。

• 年长患儿可主诉反复病毒感染。

• 最常见的自身免疫性疾病包括自身免疫性溶血性贫血、皮肤血管炎、关节炎和肾病。

- 较少见的自身免疫性疾病包括炎症性肠病、ITP 和中性粒细胞减少症。
- 自身免疫性疾病往往提示预后差，且可以同时出现。
- 母亲一方有 WAS 或 XLT 家族史。

■ **体格检查**

- 评估应侧重于感染发生情况。
- 皮肤检查对湿疹范围和瘀点或瘀斑情况很重要。
- 脾脏大。

■ **诊断性检查与说明**

实验室检查

- CBC 分类计数。
- 小血小板、平均血小板体积减小、血小板计数减少。
- IgG 正常、IgM 降低、IgA 和 IgE 升高（提示免疫调节异常）。
- 对多糖抗原和 ABO 抗原同种血凝素的应答降低或缺失。
- T 和 B 淋巴细胞计数和有丝分裂原刺激试验可随着年龄增长进行性恶化。

诊断步骤与其他

- WAS 评分系统对明确与 WAS 突变相关的临床表型（XLN、XLT 与经典 WAS）有价值。
- WAS 基因测序。
- 对可疑恶性肿瘤患者进行淋巴结活检。
- 骨髓穿刺以评估血小板减小症。

■ **鉴别诊断**

- 其他引起血小板减少症的病因，如 ITP。
- 在同一队列中，约 7% 患者被诊断为 ITP，但实际上是 WAS 所致血小板减少症。
- 严重特应性疾病伴有皮炎和继发皮肤感染。
- HIV 感染。
- 高 IgE 综合征。

 治疗

■ **一般措施**

- 对急性感染和脾切除术后患者预防性抗生素治疗。
- 脾切除对部分持续严重血小板减少症患者会有帮助。然而，这可能显著增加密闭脏器暴发性感染的风险。
- 脾切除术对于准备造血干细胞移植（HSCT）的经典 WAS 患者应该用于紧急情况，因为脾切除是导致死亡的危险因素之一。伴严重出血的 XLT 患者行脾切除可以提高血小板数量，但有严重感染风险，需要终身预防性使用抗生素。
- 血小板减少症的预防措施：不使用阿司匹林，避免可能发生创伤（尤其头部创伤）的情况，如碰撞性运动。
- 严重出血患者可能需要输注血小板。如果进行骨髓移植，应使用照射血制品以避免移植物抗宿主病及巨细胞病毒阴性血制品。
- 免疫球蛋白替代治疗对一些患者反复感染治疗有效。
  - HSCT 可用于治疗经典 WAS 表型患者。
  - 人类白细胞抗原（HLA）基因型一致的同胞或 9/10 或 10/10 位点匹配的不相关供者的同种异体干细胞移植可用于 WAS 评分 3~5 分或 WASP 表达缺失的 WAS 患者。
  - 5 岁之内采用匹配同胞供者或匹配不相关供者移植的预后改善，5 年生存率＞80%。5 岁以后患儿采用匹配同胞或匹配不相关供者移植的预后也不断改善。
- 应考虑食物过敏是导致湿疹加重的因素。
- WAS 首个逆转录病毒为基础的基因治疗试验最近在德国完成，患者免疫重建良好，9/10 例患者血小板数量上升。基于慢病毒的基因治疗试验将在不久的将来开始。
- XLT 患者接受支持治疗后长期存活率高，但考虑到患病率，HLA 匹配的同胞移植可以考虑。

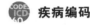 **后续治疗与管理**

■ **随访建议**

患者监测

- 恶性肿瘤的症状和体征应该尽早评估。
- 随着患者年龄增长，感染和自身免疫性并发症会逐渐增多。

■ **并发症**

- 随着免疫功能进行性下降，感染逐渐增多。体液和细胞免疫系统都受到影响。
- 自身免疫现象包括关节炎和血管炎发生频率增加。最常见的是溶血性贫血，亦可出现血管炎、过敏性紫癜、炎症性多关节炎，以及炎症性肠病。
- 与普通儿童相比，WAS 患儿发生恶性肿瘤的风险高达约 100 倍。恶性肿瘤在青少年中更常见。与 EB 病毒有关。
- 出血可以危及生命。
- 通过干细胞移植或基因治疗进行免疫重建，从而避免自身免疫性疾病、淋巴瘤和其他恶性肿瘤。
- 骨髓移植的成功率在过去 10 年中显著提高。
- 脾切除术不推荐用于经典 WAS 患者，但对 XLT 患者有一定作用。

疾病编码

ICD10

- D82.0 威斯科特-奥尔德里奇综合征。

常见问题与解答

- 问：Wiskott-Aldrich 综合征患者的预期寿命有多长？
- 答：在采用现有的治疗手段之前，多数 WAS 患者在儿童期死亡。目前，即便没有骨髓移植，许多患者也可以存活至三四十岁。主要导致死亡的原因是感染（44%）、出血（23%）以及恶性肿瘤（26%）。恶性肿瘤在 30 多岁时发生率增加。移植成功的患者预期寿命延长。没有 WASP 基因表达的患者预后较差。
- 问：Wiskott-Aldrich 综合征患者应该接种活病毒疫苗吗？
- 答：Wiskott-Aldrich 综合征患者可伴发多种细胞免疫缺陷，所以应避免接种这些疫苗。通常，接受静脉免疫球蛋白治疗的患者不需要接种疫苗。
- 问：同胞患 Wiskott-Aldrich 综合征的机会有多大？
- 答：与其他 X 连锁疾病一样，男性患者或女性无症状携带者的机会为 50%。女性携带者应该接受遗传咨询。
- 问：Wiskott-Aldrich 综合征可以产前诊断吗？
- 答：对有男性患者的家庭，男性胎儿应采集胎儿血样检测血小板体积。血小板体积小伴 WAS 家族史往往提示患病。

食物超敏反应
(非 IgE 介导,胃肠道症状)

Food Hypersensitivity
(Non-IgE-Mediated,Gastrointestinal)

Kirsten Kloepfer
姚海丽 译 / 王晓川 审校

 基础知识

■ **描述**

• 食物蛋白引起由非 IgE 介导的反应,胃肠道常受累。

• 以往称为牛奶不耐受。

• 包括以下情况。

- 食物蛋白诱导的直肠结肠炎。

- 食物蛋白诱导的肠病。

食物蛋白诱导的小肠结肠炎(FPIES)。

■ **流行病学**

• 直肠结肠炎:60%以上便血婴儿存在直肠结肠炎。

• 肠病:可能发生于感染性胃炎。

• FPIES。

- 男性比例略高(60%)。

- 30%小肠直肠炎婴儿存在特应性症状。

- 40%~80%有特应性家族史。

■ **危险因素**

• 直肠结肠炎。

- 40%对牛奶和大豆都有反应。

- 50%~60%的婴儿为母乳喂养,并对牛奶或母亲饮食中的大豆有反应。

• 肠病:通常是配方奶喂养并且 9 月龄之前即给予完整蛋白的牛乳。

• FPIES:完全母乳喂养有一定的保护作用,但仍有一些母乳性小肠结肠炎病例报道。

• 目前,无报道显示食物蛋白诱导非 IgE 介导胃肠炎的遗传性。

■ **病理生理**

• 不清楚。

• 呈现细胞介导的迟发型反应。

■ **病因**

• 牛奶是引起直肠结肠炎、肠病、小肠结肠炎的首要原因,其次为大豆、鸡蛋和麦麸。

• 小肠结肠炎:低敏的辅食也可引起小肠结肠炎(大米、燕麦、大麦、鸡肉、火鸡、花生、土豆、玉米、水果蛋白、鱼以及软体动物)。

 诊断

■ **病史**

• 直肠结肠炎。

- 1~6 个月龄起病(通常在 2~8 周)。

- 粪便中可见点状或丝状出血(可带有黏液),婴儿一般情况良好。

- 无呕吐或腹泻。

- 食物蛋白回避可使血便消失。

- 大年龄儿童少见。

• 肠病。

- 持续腹泻(极少血便)。

- 呕吐。

- 腹痛。

- 瘦弱常伴有低蛋白血症和贫血。

- 通常配方喂养。

- 再次暴露很少引起急性反应。

• FPIES。

- 可发生于出生后数日至 12 个月龄任何时候。

- 通常发生于首次添加辅食(米粉)。

- 进食后 1~3 h 出现大口呕吐。

- 25%病例进食食物后 4~8 h 出现大量的腹泻。

- 可出现病容,其中 15%的病例出现脱水和休克症状。

• 所有非 IgE 介导的胃肠道食物超敏反应在回避饮食后可消失。

■ **体格检查**

• 直肠结肠炎:通常显得很健康体检也正常。

• 肠病。

- 腹痛腹胀。

- 体质量减轻。

• FPIES。

- 大量呕吐与水泻导致的脱水。

- 嗜睡,可能出现败血症。

■ **诊断试验及意义**

诊断步骤与其他

• 所有非 IgE 介导胃肠道食物超敏反应。

- 临床诊断。

- 无可用实验室检查可供诊断。

- 血清特异性 IgE 和皮试常为阴性。

• 直肠结肠炎。

- 内镜仅用于持续的便血,贫血和瘦弱。

- 嗜酸细胞性和淋巴细胞性结节增生。

• 肠病。

- 内镜显示绒毛膜损伤、隐窝更长以及黏膜萎缩。

• FPIES。

- 实验室检查可显示贫血、白细胞、嗜酸性粒细胞、中性粒细胞、淋巴细胞增多以及低白蛋白血症。

- 在食物过敏反应严重时,患者可出现代谢性酸中毒。

- 可出现高铁血红蛋白血症,其中 30%病例需要住院治疗。

- 粪便可见出血、黏液、淋巴细胞、嗜酸细胞以及由于吸收不良粪便还原糖阳性。

- 腹部平片可见肠道胀气(需与坏死性小肠结肠炎及肠梗阻鉴别)。

• FPIES 患者回避致敏食物后再次进食,数小时内可出现呕吐腹泻症状(此试验不建议在家中进行)。

■ **鉴别诊断**

• 直肠结肠炎。

- 肛裂。

- 血管畸形。

- 肠套叠。

- 麦克尔憩室。

• 肠病。

- 乳糖不耐受。

- 谷胶病。

- 炎症性肠病。

• FPIES。

- 过敏症。

- 败血症。

- 坏死性小肠结肠炎。

- 感染性胃肠炎。

- 反流。

- 代谢性疾病。

- 外科急腹症。

治疗

■ **其他治疗**

一般措施

• 直肠结肠炎。

- 纯母乳喂养婴儿：继续母乳喂养，乳母回避所有牛奶及制品。
- 回避后72 h，症状改善，2周之后症状可完全消失。
- 如果无改善，继续回避大豆及制品，然后是鸡蛋。
- 人工喂养婴儿：考虑大多数患儿对牛奶和大豆过敏，可改用水解配方。
- 如果持续便血，考虑使用氨基酸配方。
- 肠病。
- 回避牛奶及制品。
- 1～3周症状好转。
- FPIES。
- 急性期可使用补液盐，甲泼尼龙（1 mg/kg）减少细胞介导的肠炎，配合血管加压药，肾上腺素，或碳酸氢盐治疗休克和可能的代谢性酸中毒。
- 长期管理：严格回避致敏食物。
- 由于患儿可能同时对牛奶和大豆过敏，停牛奶及豆奶配方，使用水解配方。
- 小肠结肠炎的辅食添加。

  停食致敏食物，鼓励患儿继续使用之前耐受的食物。

  进一步的辅食添加请咨询过敏科专家。

> **注意**
> 怀疑FPIES（患儿有呕吐、急性脱水、昏迷和酸中毒），补液和可疑食品再次尝试需要在医院中进行。

 后续治疗与护理

■ 随访建议

- 直肠结肠炎。
- 95% 9个月龄患儿可以耐受原致敏食物。饮食回避4～6月后可以居家进行再次尝试。
- 预后：极好。几乎所有患儿12个月龄时可耐受牛奶及大豆。
- 直肠结肠炎非遗传性，因此后代不必要一开始就使用水解或氨基酸配方。
- 肠病。
- 大多数病例2岁时自行缓解。
- 饮食回避后1～2年可居家自行尝试。
- FPIES。
- 致敏食物再次尝试可在最后一次出现反应后12～18个月，最好在医生监测下进行。
- 大多牛奶和大豆诱导小肠结肠炎患儿在3岁时缓解。
- 固体食物诱导小肠结肠炎患儿大多病程迁延。
- 多种食物诱导的小肠结肠炎患儿需要接受营养咨询。
- 随访有利于发现耐受情况判断食物激发试验是否必需，当怀疑小肠结肠炎时有必要请过敏科介入。

疾病编码

ICD10

- Z91.011 牛奶过敏。
- E73.9 未特指的乳糖不耐受。
- K90.4 不耐受引起的吸收不良，不可归类在他处者。

常见问题与解答

- 问：我的孩子会痊愈吗？
- 答：对于牛奶和（或）大豆诱导直肠结肠炎患儿，大多数1岁时可自愈。FPIES患儿症状也在1～2岁以内消失，但是也可能症状持续，因此食物激发试验可以帮组判断症状是否改善，食物是否可以再次食用。
- 问：我是否需要把患者转诊给过敏科？
- 答：可疑FPIES患儿需要转诊给过敏科医生进行评估和食物激发试验。直肠结肠炎和肠病患儿，如果更换配方症状缓解，不需要转诊；否则需转诊给过敏科
- 问：我的孩子是否会同时是FPIES和IgE介导的过敏？
- 答：尽管同时出现的情况不如单独FPIES常见，但是确实有报道FPIES患儿血清食物特异性IgE增高。这些患儿的病程常常比较迁延，并且较容易出现IgE介导的过敏症状。因此，可疑FPIES患儿应该转诊给过敏科进行进一步的评估。

S

食物过敏 Food Allergy

Jackie P D. Garrett · Terri Brown Whitehorn　姚海丽 译 / 王晓川 审校

 基础知识

■ 描述

食物过敏的一般定义为：由食物蛋白引起的特异性免疫反应，并对健康产生不良影响，暴露相同食物蛋白时将反复再现。通常情况下，食物的蛋白成分是过敏免疫反应的主要原因。

- 食物过敏的分类。
- IgE介导的食物过敏。
- 全身过敏反应。
- 急性荨麻疹。
- 口过敏症。
- 非IgE介导的食物过敏（细胞介导）。
- 食物蛋白诱导小肠结肠炎。
- 食物蛋白诱导直肠结肠炎。
- 谷胶病。
- 混合IgE和非IgE介导的食物过敏。
- 特应性皮炎。
- 嗜酸细胞胃肠炎（嗜酸细胞食管炎，嗜酸细胞胃肠炎）。
- 引起IgE介导食物过敏的最常见食物。
- 儿童。
- 牛奶。
- 鸡蛋。
- 大豆。
- 花生。
- 麦麸。
- 鱼。
- 成人。
- 花生。
- 坚果。
- 鱼。
- 贝类。
- 引起非IgE介导食物过敏如食物蛋白小肠结肠炎和直肠结肠炎的最常见食物。
- 牛奶。
- 大豆。
- 米。
- 燕麦。
- 大麦。
- 鸡肉。

流行病学

食物诱导产生的过敏症是美国急诊过敏反应的最常见原因,食物过敏的发生率在过去10～20年间显著增加。

发生率

- 5岁以内儿童食物过敏发生率为5%,青少年和成人的发生率为4%。
- 2.5%1岁以内婴儿对牛奶过敏(其中1/2病例被诊断为胃肠道病),其中80%在5岁时对牛奶耐受。
- 1.6%的2岁半以内儿童存在鸡蛋过敏(人群调查结果),其中66%病例7岁出现耐受。
- 0.6%的美国人对花生过敏。
- 37%的5岁以内有中重度特应性皮炎儿童存在食物过敏。
- 34%～49%食物过敏儿童患有哮喘。
- 33%～40%食物过敏儿童合并过敏性鼻炎。
- 食物过敏累及不能控制的哮喘时,常危及生命。

危险因素

- 基因。
- 家族史。
- 特应性皮炎。
- 其他未知的可疑因素。

病因

- 一般认为,口服耐受是通过T细胞失能(anergy)和调节性T细胞的作用,当这一耐受机制不能建立,机体就出现食物过敏。
- IgE介导机制:T细胞诱导B细胞产生的IgE与肥大细胞和嗜碱性粒细胞表面受体结合,当再次接触食物,食物蛋白与细胞表面特异性IgE结合,导致细胞脱颗粒并释放组胺和其他化学介质。
- 非IgE介导机制(细胞介导):蛋白质激活T细胞诱导产生促炎症因子,从而导致炎症细胞浸润、血管通透性增加。造成亚急性或慢性炎症反应,主要累及胃肠道。
- 混合IgE和非IgE介导机制:嗜酸细胞食管炎和胃肠炎以黏膜嗜酸细胞浸润为主要特征,偶可累及浆膜层。

常见相关疾病

- 哮喘(4倍)。
- 过敏性鼻炎(2.4倍)。
- 其他特应性疾病。

- 疱疹样皮炎(谷胶病)。

诊断

根据个体和食物过敏类型而异(详见特殊疾病症状表)。

- IgE介导。
- 荨麻疹。
- 血管性水肿。
- 胃肠道速发型反应(呕吐、绞痛等)。
- 口过敏症。
- 鼻炎。
- 全身过敏反应(低血压、呼吸困难、声哑声嘶、喘鸣、咳嗽、血管性水肿)。
- 进食过敏原后2 h内出现的恶心、腹痛、绞痛、呕吐。
- 2～6 h内出现腹泻。
- 混合IgE和非IgE介导(细胞介导)。
- 嗜酸细胞胃肠炎。
- 体质量减轻(主要特征)、疼痛、呕吐、生长落后、厌食。
  - 有些婴儿出现大量蛋白丢失性肠病,可致低蛋白血症和低免疫球蛋白血症。
- 嗜酸细胞食管炎。
  - 吞咽困难。
  - 积食。
  - 间歇性呕吐。
  - 拒食。
  - 腹痛。
  - 烦躁。
  - 胃肠动力药无效。
  - 瘦弱。
  - 胃食管反流。
- 非IgE介导。
- 食物蛋白小肠直肠炎。
  - 进食后2 h严重的呕吐,严重腹泻。
  - 体液电解质丢失造成的休克。
  - 病容。
- 食物蛋白结肠直肠炎。
  - 便血。
- 食物蛋白肠病。
  - 腹泻、腹胀、瘦弱、贫血。

体格检查

- IgE介导的。
- 荨麻疹及血管性水肿(12%严重过敏症患者无皮肤症状)。
- 喘息及呼吸困难。
- 低血压及心动过速。
- 呕吐、腹痛。

- 病容。
- 混合IgE、非IgE介导的。
- 嗜酸细胞食管炎、腹痛(有变异性)、生长问题(存在于某些病例)。
- 嗜酸细胞胃肠炎。
  - 腹痛。
  - 体质量减轻。
- 细胞介导。
- 食物蛋白诱导小肠结肠炎。
  - 腹胀。
  - 生长落后。
  - 严重脱水(可能出现休克)。
- 谷胶病。
  - 腹胀。
  - 生长落后。

诊断检查与说明

实验室检查

初始实验室检查。

- 血常规。
- 肠病患者存在贫血。
- 嗜酸细胞胃肠炎、肠病患者,偶尔嗜酸细胞食管炎中嗜酸细胞升高(但是不能作为疗效监测)。
- 血清IgE:可以在以下情况升高。
- IgE介导的超敏反应。
- 嗜酸细胞食管炎或胃肠炎。
- 血清白蛋白:以下情况降低。
- 蛋白质丢失性肠病。
- 非IgE介导蛋白诱导小肠结肠炎(慢性)。
- 嗜酸细胞性胃肠炎。
- 其他血清学检查:谷胶病诊断中可使用。
- 类胰蛋白酶:在过敏症患者出现反应4 h以内可升高。
- ImmunoCAP分析有助于IgE介导过敏诊断。
- ImmunoCAP可能出现假阳性(建议有选择性检查)。

诊断步骤与其他

- 皮肤点刺试验。
- 用于病史提示IgE介导的食物过敏。
- 50%阳性准确率,95%阴性准确率。
- 用于评价嗜酸细胞食管炎。
- 食物激发试验。
- 双盲安慰剂对照食物激发试验是食物过敏诊断的金标准,但在许多医疗场所却不切实际。
- 大多数诊所可采用单盲或开放式食物激发。
- 为明确诊断或评价患者是否已经出现某

种食物耐受,采用激发实验(IgE 介导或食物蛋白诱导小肠结肠炎)。
- 激发试验必须在配备急救措施的场所进行。
• 内镜病理(包括食管、胃和小肠)。
- 如果考虑嗜酸细胞食管炎内镜前应使用质子泵抑制剂,胃食管反流也可导致食管嗜酸细胞浸润。
• 结肠镜。
- 存在下消化道症状时考虑。
• 斑贴试验。
- 可用于评价混合 IgE 或非 IgE 介导或细胞介导过敏反应。
- 解释与方法可靠性还有待标准化。
• 膳食回避。
- 应该谨慎实施。
- 可能出现主要营养素缺乏。
- 一种食物暂时回避后,如果再次进食,需特别注意有发生更加严重过敏反应的可能。

■ **病理发现**
• 嗜酸细胞胃肠疾病血嗜酸细胞增加。
• 谷胶病肠道绒毛膜病变以及皮内淋巴细胞浸润。

治疗

■ **药物治疗**

一线药物
• 过敏症。
- 肾上腺素用于严重过敏反应或过敏症。
- H_1 受体拮抗剂(苯海拉明)可用于轻度的过敏症状。
- H_2 受体拮抗剂可联合 H_1 受体拮抗剂用于黏膜。
- 口服或静脉用类固醇激素。
• 嗜酸细胞性胃肠炎。
- "吞入"类固醇激素气雾剂。
○ 使用可的松吸入剂。
○ 但是指导患者口腔喷雾后吞咽。
- 元素配方。

- 膳食限制。

■ **其他治疗**

一般措施
• 食物过敏原回避。
• 过敏症。
- 生命体征监测。
- 给予严重过敏反应或过敏症患者肌内注射肾上腺素,必要时可重复注射。
- 静脉补液。
- 如有荨麻疹或轻度皮肤红肿可使用抗组胺药。
- 严重过敏反应时,H_1 和 H_2 受体阻滞剂及支气管扩张剂可作为肾上腺素的辅助治疗。
- 糖皮质激素可预防迟发相的过敏反应。
- 保持垂头仰卧位(头低足高位):有助于减少心室空虚综合征风险。
• 非过敏症食物过敏:嗜酸细胞食管炎。
- 短期类固醇激素。
- 吞服类固醇激素(用后禁食 30 min)。
- 水解或元素配方:患者可能对低敏配方出现反应。

■ **转诊科室**

过敏免疫科、消化科、营养科,大多数患者需要随访和长期管理。

后续治疗与护理

■ **饮食**

回避致敏食物。

■ **患者教育**

• 急救使用肾上腺素笔。
• 家庭成员药物使用以及需要送急救情况教育。
• 特殊食物回避和食品标签识别宣教。

■ **预后**

• 恰当的食物过敏原回避和保证膳食营养,预后良好。
• 随年龄增长可出现食物耐受,诱导食物耐

受的治疗目前尚处研究阶段。
• IgE 介导的过敏持续时间较非 IgE 介导的长。
• 嗜酸细胞食管炎和胃肠炎一般呈慢性过程。

■ **并发症**

• 食物蛋白过敏常并发。
- 生长迟缓。
- 喂养困难。
- 蛋白丢失性肠病。
- 贫血。
• 嗜酸细胞性食管炎。
- 狭窄。
- 相关裂孔疝。
- 生长迟缓。
- 喂养困难。
• 呼吸道食物过敏。
- Heiner 综合征:少见的食物诱导肺含铁血黄素综合征。

疾病编码

ICD10
• T78.1XXA 其他有害食物反应,不可归类在他处者,初始。
• T78.00XA 非特殊食物的过敏症反应。
• L27.2 摄入食物引起的皮炎。

常见问题与解答

• 问:引起儿童 IgE 介导过敏的最常见食物有哪些?
• 答:牛奶、鸡蛋、大豆、麦麸、鱼、花生坚果。
• 问:需要建议膳食回避吗?
• 答:疾病治疗需要时推荐膳食回避。通常需要进行营养评估,以避免营养素缺乏和营养不良发生。只有在极端情况下进行,如果致敏食物不能明确时进行膳食回避,容易造成营养素缺乏和营养不良。双盲食物激发有助于鉴别可能致敏食物。

	食物过敏或超敏		
分类	疾病名称	症状	诊断
IgE 介导	过敏症	速发:恶心、呕吐;腹痛;荨麻疹、咳嗽、喘息;涉及其他器官系统(皮肤、呼吸道)	病史＋皮肤点刺或 ImmunoCAP 检测;急救设备条件下食物激发试验
IgE 介导	口过敏症(儿童与成人)由于食物蛋白与花粉间的交叉反应	口唇和口咽部轻度瘙痒、血管性水肿,喉部不适,少数出现系统性症状	病史＋皮肤点刺试验,食物激发试验中新鲜食物呈阳性,熟食则为阴性

（续表）

分类	疾病名称	症状	诊断
IgE 和细胞介导	过敏性嗜酸细胞胃肠炎	瘦弱、体质量减轻、腹痛、烦躁、饱腹感、呕吐、蛋白质丢失性肠病、水肿、腹水	病史＋皮肤点刺试验,小肠结肠镜检查及病理,食物回避实验,密切随访,可使用免疫抑制治疗
IgE 和细胞介导	嗜酸细胞食管炎	胃食管反流对胃肠动力药无反应、萎靡、吞咽困难、间歇性腹痛、烦躁	病史,内镜及病理,基于病史和实验结果的食物回避,基础膳食,或吞咽类固醇激素喷雾剂
细胞介导	过敏性结肠直肠炎"母乳性结肠炎"(见于婴儿)	出生后数月出现血便、黑便、无腹泻或瘦弱	食物回避 72 h 便血消失(通常是牛奶或豆奶),再次接触同样会出现类似症状。放免或皮肤点刺检查无助于诊断,一般 12～18 个月出现耐受
细胞介导	食物蛋白诱导小肠结肠炎	重症:餐后 2 h 呕吐,6～8 h 严重呕吐,腹泻可伴有便血、腹胀、萎靡、脱水、低血压	食物回避 1～3 天症状消失,ImmunoCAP/皮肤点刺试验无助于诊断,斑贴试验可协诊
细胞介导	食物蛋白肠病(婴儿)	腹泻、脂肪泻、腹胀、胀气、瘦弱或体质量减轻、恶心、呕吐、口腔溃疡	内镜及病理,食物回避,类似谷胶病症状至 2 岁才可好转
细胞介导	谷胶病(从婴儿至成人)	腹泻、脂肪泻、萎靡、腹胀、胀气、体质量减轻、恶心、呕吐、口腔溃疡	内镜病理,回避麦麸症状,麦麸抗体,TTG 抗体;HLA - DQ2,DQ8 阳性

食物中毒或食源性疾病 Food Poisoning or Foodborne Illness

Kacy A. Ramirez 　陶金好 译 / 陆国平 审校

 基础知识

▪ 描述

由于摄入被病原微生物或相关毒素污染的食物而引起的疾病。

▪ 流行病学

发病率(美国年度评估)

- 31 种主要致病菌。
- 940 万例食物源性疾病。
- 56 000 例住院患者。
- 1 350 例死亡。
- 5 岁以下儿童发病率最高。
- 住院患者和死亡常见于＞64 岁患者。
- 见附件表 8 相关致病菌流行病学调查。

▪ 一般预防

- 预防接种。
- 口服轮状病毒活疫苗。
- 甲型肝炎疫苗。
- 预防措施。
- 洗手(肥皂或水)。
- 适当的食物处理(充分烹饪或冷冻)。
- 避免食用未经消毒的奶制品和果汁。
- 避免食用生的或未充分煎熟的蛋类、肉类、贝壳类食物。
- 1 岁以内婴儿避免使用蜂蜜。
- 避免使用井水冲配婴幼儿配方奶,因为含有亚硝酸盐。

▪ 病理生理

- 胃肠炎。
- 病毒入侵胃肠上皮细胞或者吸收病毒产生的毒素。
- 非炎症性腹泻。
- 选择性的破坏黏膜中的吸收细胞,分泌细胞完好无损。
- 毒素作用(分泌性腹泻)。
- 绒毛膜酶受损以及乳糖不耐受(渗透性腹泻)。
- 炎症性腹泻或菌痢。
- 直接侵入肠道上皮细胞(结肠)。
- 毒素加工。
- 炎性浸润破坏绒毛细胞及转运蛋白,导致分泌的黏液、蛋白质及血液进入肠道。
- 原位或远处入侵(菌血症、脑膜炎、播散、肝炎、骨髓炎)。
- 免疫介导的肠道外症状(溶血性尿毒症,反应性关节炎,吉兰-巴雷综合征)。

▪ 病因

- 病毒。
- 很多原因可引起食物源性疾病。
- 杯状病毒(诺瓦克病毒)。
- 轮状病毒(婴儿、儿童)。
- 星状病毒。
- 肠道腺病毒。
- 甲型肝炎病毒。

- 细菌。
- 沙门菌(伤寒,甲型副伤寒,非伤寒沙门菌)。
- 产气荚膜梭菌。
- 弯曲杆菌。
- 其他细菌。
- 伤寒杆菌或副伤寒杆菌。
- 志贺杆菌。
- 大肠埃希菌。
- 肠出血性大肠埃希菌(EHEC),包括产毒大肠埃希菌(STEC)。
- 肠致病性大肠埃希菌(EPEC)。
- 肠产毒性大肠埃希菌(ETEC)。
- 肠侵袭性大肠埃希菌(EIEC)。
- 肠凝集性大肠埃希菌(EAEC)。
- 弧菌(霍乱弧菌,副溶血性霍乱弧菌,创伤弧菌)。
- 金黄色葡萄球菌(预制毒素)。
- 蜡样芽胞杆菌(预制和腹泻毒素)。
- 肉毒梭状芽胞杆菌(毒素)。
- 单核细胞增生李斯特菌。
- 布鲁菌。
- 寄生虫。
- 痢疾阿米巴。
- 鞭毛虫。
- 隐孢子虫。
- 环孢子虫。
- 弓形虫。

S

诊断

■ 症状和体征

- 胃肠炎。
- 突然出现呕吐。
- 发热、腹泻可同时出现。
- 与病毒病原相关症状。
- 非炎症性腹泻。
- 急性水样泻,腹痛,无发热和痢疾。
- 部分可同时有发热。
- 考虑:ETEC,病毒或者寄生虫病原。
- 炎症性腹泻。
- 血便,腹痛,发热。
- 考虑:志贺菌,弯曲杆菌,沙门菌,EIEC,EHEC,STEC O157H7,EAEC,副溶血性霍乱弧菌,小肠结肠炎耶尔森菌,内阿米巴属等。
- 慢性腹泻>14天。
- 每天3次及3次以上不成形大便。
- 考虑:寄生虫感染。
- 神经系统表现。
- 感觉异常,呼吸抑制。
- 支气管痉挛,脑神经麻痹。
- 考虑:肉毒杆菌毒素,有机磷中毒,鱼毒素毒药,吉兰-巴雷综合征(空肠弯曲杆菌)。
- 系统性疾病。
- 发热,乏力,关节炎,黄疸。
- 考虑:李斯特菌,布鲁菌,旋毛虫,弓形虫,创伤弧菌,甲肝病毒,伤寒杆菌,副伤寒杆菌等。

■ 病史

- 潜伏期。
- 病程。
- 主要症状。
- 疾病暴发涉及人数。
- 具有相关症状的类似暴露人群。
- 可疑的类似疾病接触人员。
- 摄入食物种类及暴露类型(暴露地点,宠物接触,旅游,职业,慈善机构或托儿所)。
- 见附录Ⅳ-9微生物感染相关临床症状。

■ 体格检查

- 详细的神经系统检查。
- 评估脱水状态(检查黏膜及皮肤肿胀情况)。
- 评估有无潜在肝脏累及(肝大,黄疸)。
- 评估有无播散性疾病(MS检查有无化脓性关节炎或骨髓炎)。

- 仔细的腹部检查。

■ 诊断检查与说明

- 大便细菌培养。
- 培养弧菌、鼠疫耶尔森菌、EC0157H7,如果怀疑弯曲杆菌可能需要跟实验室沟通,因为该菌需要额外的培养基或孵化条件。
- 毒素检测、血清学分型和分子技术可能只有在大型商业的或公共卫生实验室才能做。
- 根据临床指标进行血液或脑脊液培养。
- 血清学(甲肝病毒,布鲁菌,类毒素)。
- 虫卵或寄生虫检测。
- 直接抗原检测(贾第鞭毛虫/隐孢子虫)。
- 聚合酶链反应(PCR)因其可以识别多种病原体,所以是最敏感的(病毒、细菌、寄生虫)检查。
- 对出血性肠炎的患者进行严密监控,腹泻缓解3天后观察溶血性尿毒症的指标变化(CBC涂片,尿素氮/肌酐)。

■ 鉴别诊断

- 系统性病毒性疾病(肌痛、关节痛)或感染(如咽炎)。
- 阑尾炎、腹膜炎、盆腔炎等炎性疾病。
- 肠易激综合征。
- 炎症性肠病。
- 恶性肿瘤。
- 药物应用。
- 难辨梭菌性肠炎。
- 吸收不良综合征(脂泻病、囊性纤维化、营养不良)。
- 食物不耐受或过敏。
- 牛奶(蛋白过敏)。
- 碳水化合物不耐受(如乳糖)。
- 饮食调整。
- 高渗性配方。
- 食品添加剂(色素、加工材料、着色剂)。
- 咖啡因。
- 过量饮食。
- 低脂摄入。
- 过多液体。
- 孟乔森症候群。
- 摄入非感染性的食物疾病(受污染的海产品、蘑菇中毒、化学中毒)。

治疗

■ 其他治疗

一般措施

- 胃肠炎。

- 应用口服补液溶液治疗脱水(ORS)。
- 标准ORS包含75～90 mg钠和74～111 mmol/L葡萄糖。
- ORS替代品,含大米的碳水化合物或者含淀粉酶溶液可能对霍乱弧菌感染更加有效:
- 快速转为正常饮食(使用ORS 3～4 h后)(见下文)。
- 如有可能继续母乳喂养婴儿。
- 肉毒素中毒。
- 持续心脏呼吸监护,可能需要辅助通气。

■ 饮食事项

营养均衡、丰富多样的饮食,易消化、含复合碳水化合物的饮食有助于大便成形。

■ 特殊疗法

肉毒素中毒:对于肉毒杆菌感染的幼儿病例,人源性抗毒素,免疫球蛋白(人肉毒杆菌免疫球蛋白、免疫球蛋白)可能是从感染肉毒杆菌并治疗后及预防接种的婴儿身上获取。

静脉补液

患者由于肠梗阻、循环衰竭、中枢神经系统并发症不能口服或者脱水>10%。

■ 补充与替代疗法

补充特定的益生菌(如乳酸菌GG)已经被证实可以减少重症持续时间,对非轮状病毒腹泻有益,减少住院时间。

■ 药物治疗

抗生素应用。

- 往往用于。
- 志贺菌。
- 布鲁菌。
- 单核细胞增生李斯特菌(侵入性疾病)。
- 侵入性沙门菌(伤寒、甲型副伤寒、非伤寒沙门菌)。
- 伤寒症(伤寒沙门菌、甲型副伤寒)。
- 伤寒杆菌。
- 甲型副伤寒。
- 弧菌属。
- 环孢子虫。
- 隐孢子虫(严重的或者<12岁的儿童)。
- 旋毛虫。
- 溶组织阿米巴。
- 弯曲杆菌(重症病例,早期治疗限制持续时间,防止复发)。
- 鞭毛虫。

• 有时用于。

– 大肠埃希菌(在医疗资源有限的国家旅行所患重症产毒性大肠埃希菌感染患者)。

– 非伤寒沙门菌。

◦ 只是选择性应用于一小部分患者用来降低细菌迁移的风险:免疫功能低下的<3个月的婴儿、血红蛋白病或者慢性胃肠道疾病(IBD)。

◦ 其他患者不应使用,因为抗生素使大便中病原体排出时间延长,促使疾病传播:

– 小肠结肠炎细菌(脓毒症)。

– 隐孢子虫(重症,<12岁)。

• 禁忌证。

– 肉毒梭状芽孢杆菌(氨基糖苷类加重麻痹效应)。

– 对于有炎症腹泻或血便的患儿不能用肠道动力抑制。

后续治疗与护理

■ 预后

• 大多数肠胃炎是比较温和且具有自限性的。

• 大多数个体在2~5天后快速恢复。

• 对于非常年幼的患者,预后具有不确定

性,因为这些患者很快就会脱水。

• 肉毒素中毒患者在度过麻痹阶段后完全恢复的前景还是很好的。

■ 上报要求

• 食物源性疾病及事件在美国需上报的有以下:

– 肉毒素中毒、布鲁菌、STECO157H7、溶血性尿毒症、李斯特菌、沙门菌(伤寒沙门菌除外)、志贺菌、伤寒症(伤寒沙门菌及甲型副伤寒感染)、弧菌属/甲型肝炎。

• 国家及当地法律法规可能还会要求额外的报告要求。完整的报告说明可通过以下途径获得:

• 1 – 800 – CDC – INFO(1 – 800 – 232 – 4636)。

• http://www.cdc.gov/foodsafety/fdoss/reporting/how-to-report.html。

疾病编码

ICD10

• T62.91XA 摄入食物中有害物质毒性

效应。

• A05.9 原因不明的细菌性食物中毒。

• A02.0 沙门菌肠炎。

常见问题与解答

• 问:食物中毒最常见原因是什么?

• 答:病毒,尤其是诺如病毒,是食物源性疾病的首要原因。最常见细菌感染包括沙门菌、产气假膜梭菌及空肠弯曲杆菌。

• 问:区别于病毒性胃肠炎与食物中毒的症状表现是什么?

• 答:食物中毒和胃肠炎患者有着类似的症状:腹泻、呕吐及发热。但追问病史,食物中毒有个显著特点,它与某一种特定食物相关并且涉及食用同一种食物的多个人。

• 问:哪种食物最容易被污染?

• 答:未煮熟的食物(例如鸡蛋、肉类、鱼、海鲜),未经高温消毒的牛奶、果汁,未清洗干净的农产品,罐头食品,未经高温消毒的奶酪。井水中含有亚硝酸盐,如果用来制作婴幼儿食品,可能会引起婴儿高铁血红蛋白症。

史-约综合征和中毒性表皮坏死松解症 Stevens-Johnson Syndrome and Toxic Epidermal Necrolysis

Lara Wine Lee • James R. Treat 王榴慧 译 / 校审

基础知识

■ 描述

• 史-约综合征(SJS)和中毒性表皮坏死松解症(TEN)是严重的、潜在致命的、皮肤黏膜药物反应,特征为表皮坏死累及皮肤和至少两处黏膜。

• 皮肤坏死导致广泛表皮剥脱和皮肤屏障功能丢失。

• 由于表皮广泛剥脱增加感染和水电解质失衡的潜在风险,SJS和TEN被认为属于医学急症。

■ 流行病学

发病率

• 每年总发病率为0.5/100万~1.5/100万。

• 儿童的准确发病率未知。

• HIV患者的发病率增加1000倍。

■ 危险因素

• 暴露于致敏药物。

• 肺炎支原体、HIV感染。

• 遗传背景。

• 肿瘤共生。

• 放疗相关。

遗传学

• 近年来发现,HLA等位基因和SJS/TEN密切相关。

• 相关性具有种族特异性,因此不建议进行HLA等位基因广泛筛选。

• 鉴于亚洲人HLA-B*1502普遍存在,FDA建议卡马西平处方前检测这个HLA亚型。

■ 一般预防

– 一旦发生SJS/TEN,立即停用致敏药物

和任何有交叉反应的药物。

■ 病理生理

• 广泛的角质细胞和黏膜细胞死亡继发于CD8$^+$T细胞介导的细胞凋亡,可经由Fas与FasL方式和(或)直接粒溶素分泌。Fas受体位于角质细胞,当FasL激活它导致细胞凋亡,因此表皮细胞坏死。粒溶素释放自身毒性T细胞,通过在靶细胞膜上产生洞而引起细胞凋亡。

• 相关的药物和感染触发激活毒性T细胞以及Fas/FasL上调方式的确切机制不明。

• SJS/TEN患者分泌可溶性FasL。

• 静脉丙球理论上在阻断Fas-FasL结合时起作用,从而干扰角质细胞死亡和表皮坏死。研究表明静脉丙球对改善疾病严重度有益处,但不能完全消除症状,这个不完全效应可能归因于病程中静脉丙球使用太迟

或由于角质细胞破坏有潜在可变方式。

■ 病因

- <5%病例不明原因。
- 药物。
- 超过100种药物可导致SJS/TEN。
- 高风险药物包括芳香胺抗惊厥药诸如卡马西平、苯巴比妥、苯妥英钠、拉莫三嗪、β-内酰胺抗生素、磺胺药(包括甲氧苄氨嘧啶和水杨酸偶氮磺胺嘧啶)、米诺环素、头孢菌素、喹诺酮类药物、非甾体消炎药(尤其是吡罗昔康和美洛昔康)、别嘌醇和奈韦拉平。
- 对乙酰氨基酚(非常罕见)。
- 近年来,FDA针对对乙酰氨基酚相关SJS/TEN发布了警告。
- 尽管SJS/TEN很少发生在使用对乙酰氨基酚的患者中,但是由于它的广泛使用促使它需要新的标签。
- 使用上述药物发生SJS/TEN在前8周内有较大风险,最大风险在接触后1~3周。
- 肺炎支原体。
- SJS/TEN的非药物性病因。
- 更常见于儿童和青春期人群。
- 少数证据表明疫苗、肿瘤综合征、自身免疫疾病(如SLE)在病因学上发挥作用。
- 单纯疱疹病毒相关的多形红斑(EM)过去被归类于SJS和TEN,但新分类表将其独立排列。

诊断

■ 病史

- 前驱期1~7天,低热、咽痛、上呼吸道感染、吞咽困难、全身不适,患者也可能主诉眼部疼痛或刺痛。
- 继而发展成靶心样红色丘疹或斑块,中央昏暗、起泡或侵蚀,同时黏膜(唇、口腔、结膜、尿道、肛门)疼痛、起泡和糜烂。
- 最近的高风险因子(见前文)或上呼吸道症状如咳嗽提示支原体感染。

■ 体格检查

- 急性期。
- 早期皮肤损害是靶心样红斑和斑块,中央昏暗,然后变成小疱。
- 皮损通常始于脸部、胸部胸骨区域、掌心、足底部。90%以上的患者伴随和(或)生殖器黏膜受累,表现为红斑和糜烂,也有出血、结痂和起疱。
- 皮肤和黏膜损害非常轻微。

- 口腔黏膜损害可先于皮肤发现。
- 通常发病之初即可发生眼部受累。早期眼部疾病严重程度从急性结膜炎、眼睑水肿和眼部充血到假膜形成和角膜糜烂不同。
- 第二期。
- 几小时到几天之后,坏死、起疱和塌陷引起大片表皮剥脱。
- 皮损特征为尼氏征阳性(轻压可致表皮剥脱)。
- 广泛的黏膜受累可包括食管、远端胃肠道和呼吸道上皮。
- 偶尔,支原体引起的SJS可能仅仅累及黏膜表面,没有或较少的皮肤受累。

> **注意**
> - 疾病进程中,几个小时就可发生成片表皮坏死和塌陷,这是医疗急症。
> - 如基于一般皮肤疾病的严重度评估,SJS和TEN的系统严重度经常会被低估。
> - 眼部受累经常是既早发又严重。

■ 诊断检查与说明

实验室检查

初始实验室检查。
- 全血细胞及其分类、代谢指标、肝功能试验、凝血试验、尿液分析、支原体血清学检测或PCR如有指征。
- 贫血和淋巴细胞减少症常见而且预示着患者预后不良。

影像学检查

与症状直接相关的图像取决于黏膜和系统受累的严重程度。

临床诊断

诊断SJS和TEN很大程度取决于临床病史和体格检查。
- 定义:受累体表面积(BSA)<10%为SJS;10%~30%为SJS/TEN;>30%为TEN。

诊断步骤与其他

- 如有疑问为了确诊可行冰冻切片皮肤活检。
- 如有疑问为了鉴别其他自身免疫大疱疾病如副肿瘤性天疱疮可行直接免疫荧光(DIF)组织学检查。

病理学和诊断学发现

- 皮肤活检显示表皮全层坏死和少许炎症细胞;皮肤活检可额外显示表皮下层分离。
- DIF显示表皮内或表皮至真皮区域内没有免疫球蛋白或补体沉积。

■ 鉴别诊断

- SSSS综合征。
- 线性IgA皮肤病。
- 副肿瘤性天疱疮、寻常天疱疮及大疱性类天疱疮。
- 急性全身性发疹性脓疱疮。
- 播散性固定大疱性药疹。
- 药物诱导的超敏综合征[药物反应伴嗜酸性粒细胞增多症和系统性症状(DRESS)]。

 ## 治疗

■ 药物治疗

一线药物

- 停用所有潜在刺激药物。
- 尽早收入烧伤病房或儿童重症监护病房以便早期平衡和补充水、电解质和营养,气道稳定性以及眼部护理。
- 提示需眼科和皮肤科会诊。
- 基于黏膜受累程度可能需要耳鼻咽喉科、泌尿科或妇科会诊。
- 用温和的润肤剂细致地护理伤口;避免使用磺胺嘧啶银因其磺胺基团可导致SJS。
- 重叠感染部位应局部使用抗生素。预防性局部使用抗生素存有争议,但多数学者同意将抗生素于重叠感染高风险区域诸如口周、眼周以及擦烂部位。
- 静脉丙球:每次0.5~1 g/kg,总共2~4次,总剂量2~3 g/kg。
- 由于高质量的研究数量有限,静脉丙球的效果有不同结果。多数研究得出有益结论,尤其是在病程早期使用静脉丙球。
- 静脉丙球的副作用包括急性肾衰、DIC、渗透性肾病、过敏反应、血清病、无菌性脑膜炎、血栓形成等。
- 类固醇(泼尼松龙、地塞米松、甲泼尼龙)在20世纪90年代是主流疗法,但现在很少使用,因其增加脓毒症、感染和其他并发症的风险,尤其是广泛表皮丢失的TEN。
- 沙利度胺、环孢素、TNF拮抗剂、血浆置换和环磷酰胺已被研究用作治疗SJS/TEN,在成人中初步应用,有限的一些资料可能支持对他们的使用。
- 不建议预防性系统性使用抗生素,因其会将患者置于念珠菌血症和耐药感染的高风险中。

■ 辅助治疗

- 控制疼痛是让患者舒适的关键。

• 理想口腔护理使用诸如"神奇的漱口水"有助于清除死皮,也可给予口腔麻醉。

■ 手术与其他治疗

• 手术清创。研究表明对伤口手术清创先于伤口护理并没好处。
• 分解粘连和阴道粘连。
• 眼羊膜移植。

出院指征

无发热、皮肤清理干净且上皮已开始再生;不再需要眼粘连松解术;患者能适当吃喝。

后续治疗与护理

■ 随访推荐

由皮肤专家和(或)伤口护理专家进行随访。上皮再生常始于数天内,可能至多3周完成。

■ 患者监测

• SCORTEN 评分系统因其预测价值而在成人中使用广泛,最好在病程第3天进行评估,内容包括年龄、受损 BSA 百分数、尿素氮、血糖、HR、血碳酸氢钠及相关肿瘤。
• 观察皮肤、尿道、呼吸道感染,以及眼部、阴道和尿道粘连。

■ 预后

• SJS 死亡率为 1%～5%;TEN 为 25%～35%(多数数据来自成人文献,似乎儿童死亡率较低)。
• 预后取决于受损 BSA、停用刺激药物的时间及支持护理开始时间。

■ 并发症

• 70%以上的急性期黏膜受累患者发生黏膜并发症,50% TEN 患者发生眼部并发症。
• 系统性:脓毒症、多器官衰竭、主要代谢失调。
• 黏膜:呼吸衰竭、肺炎、肺栓塞、尿路感染、胃肠出血、阻塞及穿孔。
• 皮肤:皮肤感染、瘢痕、色素增多或减少、指甲营养不良。
• 眼:粘连、眼干燥、细菌性结膜炎、化脓性角膜炎、眼内炎、泪道受损、角膜溃疡、失明。

疾病编码

ICD10

• L51.1 史蒂文斯-约翰逊综合征。
• L51.3 史蒂文斯-约翰逊和中毒性表皮坏死松解重叠综合征。
• L51.2 中毒性表皮坏死松解症。

视网膜母细胞瘤 Retinoblastoma

Sheila Thampi · Paul Stewart 钱晓文 译 / 翟晓文 审校

基础知识

■ 描述

视网膜母细胞瘤是一种视网膜的恶性肿瘤。通过目前有效的治疗措施,发达国家已达到很高的生存率。主要的治疗目标是给予最佳的治疗方案保存患者的生命,其次的目标是保存视力并减少第二肿瘤发生危险。

■ 流行病学

• 视网膜母细胞瘤是儿童最常见的眼内恶性肿瘤。
• 遗传性视网膜母细胞瘤常表现为双眼起病或单眼的多发病灶。
• 单眼疾病的诊断中位年龄是24月龄而双眼疾病小于12月龄。
• 25%的患者表现为双眼疾病。
• 与人种、性别,或受累眼左右侧无关。
• 在人口最多和高出生率的国家如亚洲和非洲疾病负担最大。

发病率

• 在美国,大约每年每百万儿童中4例发病,年龄小于5岁儿童发病率高。

• 在美国每年大约有300例新诊断的视网膜细胞瘤儿科病例。
• 视网膜母细胞瘤占所有儿科恶性疾病的3%。

■ 危险因素

• 遗传性视网膜母细胞瘤的患者携带有一个胚系突变的 Rb 基因。
- 所有视网膜母细胞瘤病例的 25%～45% 是遗传性的。
- 父母或同胞有视网膜母细胞瘤家族史应当早期筛查和持续随访监测疾病发生。

■ 病理生理

• 肿瘤的发生需要位于13号染色体上的 RB1 基因功能的缺失。
• 体质上 RB1 等位基因之一的缺失会使患者罹患癌症。第二个等位基因缺失或视网膜细胞的其他基因突变,导致视网膜母细胞瘤。
• 散发性或非遗传性视网膜母细胞瘤无 RB1 基因的胚系突变,但需要一个视网膜细胞中 RB1 基因的两个位点活性缺失。
• 有3种常见的生长方式。

- 视网膜内(仅在视网膜内生长)。
- 眼内(视网膜至玻璃体的内面)。
- 眼外(视网膜至视网膜下间隙的外面)。
- 肿瘤细胞从原发肿块突破将侵犯玻璃体并在玻璃体内单独生长。
• RB1 缺失伴周围基因的大片段染色体缺失的儿童易出现发育异常如面部畸形和精神运动发育障碍。
• 初发时肿瘤受累范围的分期对于评估预后和治疗效果是必需的。
• 国际视网膜母细胞瘤分期(ICRB),与 ABC 分期系统一样知名,能预计全身化疗和局部激光治疗的效果。而老的 Reese-Ellsworth 分期法仍常用。
- ICRB 分组从早期的 A 组至严重进展的 E 组。
- ICRB 中 D 或 E 组预示高危视网膜母细胞瘤。
• 组织病理学上高危表现包括肿瘤侵犯视神经和脉络膜。有高危表现者如不进行全身化疗,约24%的患者将发生转移,而全身化疗者仅4%出现转移。
• 双眼视网膜母细胞瘤患者易发生松果体侵犯,称为三侧性视网膜母细胞瘤。

■ 病因

RB1 基因突变导致视网膜肿瘤易感。

诊断

■ 病史

患者常主诉拍照时注意到瞳孔中有白色反光,眼睛转向内或外和视力减退。

■ 体格检查

- 最常见的体征。
- 白瞳。
- 斜视。
- 视力减退(视力检查无法追踪)。
- 突眼见于进展性疾病预后差。
- 出现骨痛需要评估转移情况。

■ 诊断检查与说明

实验室检查

- CBC 检查白细胞减少,贫血或血小板减少。
- CBC 检查评估有无骨髓侵犯。
- 如发现血细胞减少,有骨髓检查指征。
- 影像学提示眼外播散需要脑脊液检查评估。
- 应该行染色体分析,部分双眼患者可在后期出现侵犯和进展。

影像学检查

- 脑和眼眶 MRI 有助于区分视网膜母细胞瘤和 Coats 病并能评估三侧性疾病。CT 扫描能提供肿瘤钙化情况但因有放射性应用频率低。
- 眼部 B 超检查显示视网膜肿块和钙化。
- 如检查发现远处转移应该实施骨同位素锝扫描显示强化的原发肿瘤摄取区域和骨转移情况。

诊断步骤与其他

- 因为有播散的风险不应该实施活检。
- 视网膜母细胞瘤的诊断依据眼科检查。
- 一位有经验的儿科眼肿瘤专科医师进行麻醉下检查(EUA)。
- 早期儿科肿瘤科医师就应该介入。

■ 鉴别诊断

- Coats 病。
- 持续性胎儿脉管系统。
- 玻璃体出血。
- 先天性白内障。
- 眼缺损。
- 弓蛔虫病。
- 星形细胞错构瘤。

治疗

■ 化疗

- 全身化疗是视网膜母细胞瘤最常用的治疗方式,因为它可以允许保留眼球和预防全身转移。
- 全身化疗联合局部适当的视网膜治疗。
- 全身化疗可预防三侧性视网膜母细胞瘤的发生。
- 治疗视网膜母细胞瘤最常用的化疗药物包括卡铂、依托泊苷和长春新碱(CEV)。
- 动脉内注射化疗(IAC)是治疗视网膜母细胞瘤的新方法,通过眼部动脉提供直接的视网膜化疗。
- 不常用的化疗给药方式包括眼周和玻璃体内注射。

■ 放疗

- 视网膜母细胞瘤是对放疗敏感的肿瘤。
- 放射治疗可以应用外放射治疗或近程放射治疗是保存视力的一种有效方法。
- 因为有发生第二肿瘤的风险放疗应注意避免,特别是遗传性视网膜母细胞瘤的部分儿童。

■ 手术治疗与其他

- 冷冻或激光凝固疗法进行局部视网膜治疗是重要的治疗手段。
- 剜除术,摘除眼球是视网膜母细胞瘤最终的治疗手段。进展期(E 组)眼常需要摘除眼球预防转移。单眼病例非进展性疾病也常摘眼处理。

■ 物理治疗

- 视网膜母细胞瘤儿童通常不需要物理治疗。
- 职业治疗或语言治疗能帮助丧失视力儿童或因化疗副作用听力改变的儿童。

后续治疗与护理

■ 转诊问题

- 怀疑视网膜母细胞瘤的儿童应该立即转诊专业治疗这项肿瘤的儿童医院。疾病的早期诊断需要一位眼肿瘤专科医生的评估。
- 多学科团队包括眼肿瘤专科、儿童肿瘤科、护理、药剂师和社会工作者。
- 双侧视网膜母细胞瘤儿童应该转诊到一位儿科遗传咨询师进行 RB1 基因突变检测。

■ 预后

- 美国 5 年总生存率达 96.5%。
- 所有转移播散形式:软脑膜疾病,三侧性或松果体侵犯和远处转移需要更强烈治疗而总生存率仍低。

■ 并发症

- 手术。
- 剜除术后手术部位伤口感染。
- 眼眶植入物相关并发症(感染,出血,结膜糜烂,伤口裂开)。
- 急性全身化疗毒性。
- 骨髓抑制。
- 耳毒性。
- 感染。
- 肾功能不全。
- 周围神经病变。
- 放疗。
- 皮肤红斑。
- 发生白内障风险。
- 血管内皮损伤。
- 面部和颞部骨骼发育不良。
- 第二肿瘤。
- IAC 毒性。
- 骨髓抑制。
- 眼皮红肿。
- 玻璃体出血。
- 脉络膜萎缩。
- 罕见卒中和致盲风险。
- 晚期效应。
- 卡铂引起的听力丧失和肾毒性。
- 放疗或化疗(如依托泊苷)引起的第二肿瘤。

患者监测

- 患者应该常规随访眼肿瘤专科医师行 EUAs 检查监测复发。
- 患者应该常规儿科肿瘤专科医生行脑和眼眶的连续 MRI,并根据初发时疾病受累部位增加相应影像学检查。
- 患者应该监测治疗长期副作用、并发症,按照生存者门诊规定随访检查。

疾病编码

ICD10

- C69.20 非特异性视网膜恶性肿瘤。

S

- C69.21 右眼视网膜恶性肿瘤。
- C69.22 左眼视网膜恶性肿瘤。

❓ 常见问题与解答

- 问:视网膜母细胞瘤儿童是否会发育延迟?
- 答:携带 *RB*1 基因突变的儿童应该密切随访语言和(或)运动的发育延迟。存在 13

号染色体缺失的儿童已经报道有视网膜母细胞瘤相关的发育延迟。

- 问:视网膜母细胞瘤患者的同胞需要评估吗?
- 答:遗传性 *RB*1 基因突变的可能性高,视网膜母细胞瘤患者的同胞和父母应该早期评估和眼科随访。
- 问:需要担心患视网膜母细胞瘤的孩子得

其他肿瘤吗?

- 答:遗传性视网膜母细胞瘤患儿(*RB*1 基因突变,双眼疾病或家族史)易发生其他肿瘤如骨肉瘤。
- 问:视网膜母细胞瘤孩子会失明吗?
- 答:肿瘤的大小和部位会决定患儿的视力。进展期的视网膜母细胞瘤(D 或 E 组)更容易导致视网膜完全受累而失明。

室间隔缺损 Ventricular Septal Defect

Shabnam Peyvandi 高燕 译 / 刘芳 审校

基础知识

▪ 描述

- 室间隔缺损(VSD)指心室间隔上存在缺损,导致左心室(LV)和右心室(RV)之间的异常交通。室间隔可以分为四个主要部分:
  - 流入道/房室管间隔。
  - 膜部/圆锥隔心室间隔。
  - 肌部室间隔(范围最大)。
  - 圆锥间隔/漏斗部/流出道室间隔(包括圆锥间隔发育不全和对位不良)。
- 室间隔缺损根据不同的胚胎发育过程和相关问题可以分为不同的类型。
  - 流入道/房室管型 VSD:多为房室间隔损的一部分,占 VSD 的 5%~7%。
  - 膜部/圆锥隔心室间隔缺损:经典教科书上显示占全部 VSD 的 80%,但超声心动图数据显示较肌部 VSD 少。
  - 肌部 VSD:大多单发且缺损较小,但也可见多发且大小不等;经典教科书上显示占全部 VSD 的 5%~20%,但大部分听不到明显杂音。
  - 圆锥间隔发育不全型 VSD:多为大型缺损,非限制性分流;可伴有主动脉瓣脱垂和主动脉瓣关闭不全。
  - 向前对位不良的 VSD:多伴有右心室流出道梗阻。例如法洛四联症、右室双出口。
  - 向后对位不良的 VSD:多伴有左心室流出道梗阻。例如主动脉瓣下狭窄合并主动脉缩窄或主动脉弓离断。
- 同一个患者也可以合并有不同类型的VSD。许多复杂先天性心脏病也同时合并有 VSD。

▪ 流行病学

- VSD 是最常见的先天性心脏病。

  - (1.5~5.7)/1 000 足月新生儿。
  - (4.5~7.0)/1 000 早产儿(根据经典教科书)。
- 超声心动图数据显示发病率更高,(0~50)/1 000 活产新生儿,大多数为无症状的肌部 VSD。

▪ 危险因素

遗传学

- 患者的兄弟姐妹和子女发生 VSD 的风险大约为 3%~4%。
- VSD 是 21 三体综合征、13 三体综合征和 18 三体综合征最常见的心脏缺陷,但>95% VSD 患者的染色体正常。

▪ 常见相关疾病

- 包括圆锥间隔对位不良型 VSD(例如法洛四联症)或 VSD 合并有圆锥动脉干畸形(例如永存动脉干或是 B 型主动脉弓离断)的先天性心脏病患者 22 号染色体微缺失(22q11.2 缺失综合征)的发生率为 13%~50%。
- 最近的研究发现,7% 的单发的膜部/圆锥间隔 VSD 的患者存在有 22q11.2 微缺失。

▪ 病理生理

- VSD 的大小以及肺循环阻力(PVR)与体循环阻力(SVR)的比值决定了 VSD 的分流方向和分流量。
  - 小型 VSD:尽管左心室与右心室之间压力阶差高,但 VSD 较大程度限制了通过 VSD 的血流,通常右心室压力仍为正常水平。VSD 大小的限制导致左向右分流量较小,通常 VSD 大小≤主动脉瓣环内径的 1/4。心室的工作负荷正常。

  - 中型 VSD:缺损的大小中等度地限制了通过 VSD 血流,通常导致右心室压力轻度升高。分流量较大,取决于 PVR/SVR 值。VSD 大小通常为主动脉瓣环内径的 1/3~2/3。心室的工作负荷增加。
  - 大型 VSD:缺损的大小对血流的通过不产生阻力,为非限制性分流,导致右心室高压,右心室压力为体循环压力。心室的工作负荷显著增加。
- PVR/SVR 比值越低,左向右分流量就越大。大量的左向右分流可以导致肺充血、气促、心率增快、肝大等充血性心力衰竭(CHF)的症状。CHF 的程度直接与分流的大小相关,通常在生后 6~8 周达到最高峰,此时 PVR 达最低值并存在生理性贫血。缺乏明显 CHF 的大型 VSD 患者提示 PVR 升高,需要进行仔细评估。对这些患者需要进行心导管检查以获得更多的资料。
- 如果大型 VSD 未经处理,最终将发展为肺循环梗阻性病变,产生逆向分流、发绀以及右心衰竭(艾森曼格综合征)。

🅳ₓ 诊断

▪ 病史

- 小型 VSD:患儿多无症状,生长发育正常。最常见的是在生后 1~6 周发现心脏杂音。
- 中型 VSD:患儿多有体重增长缓慢,发育迟缓,易发生呼吸道感染,喂养时有多汗、疲劳。
- 大型 VSD:患儿症状多明显,特别是存在大量分流时,表现为充血性心力衰竭以及明显的生长发育落后。
- 发生艾森曼格综合征的患儿,表现为发绀、乏力以及右心衰竭的症状。

■ **体格检查**

• 小型 VSD。
- 患儿表现健康,生长发育正常。
- 心脏搏动正常,相较于肌部小型 VSD,膜部 VSD 患儿常可以在胸骨左缘触及收缩期震颤。
- 心音正常。膜部 VSD 的患儿可闻及高频的全收缩期杂音,而肌部 VSD 的杂音不是全收缩期的。
- 杂音在 VSD 的区域最响。
• 中型 VSD。
- 患儿通常有轻度的气促、心动过速等表现。
- 心脏搏动增强,同时常可以触及相应的震颤。
- 第二心音的 P₂ 部分可以正常或增强。
- 在 VSD 区域可闻及中等频率的全收缩期杂音。
- 二尖瓣听诊区(心尖部)可闻及舒张中期隆隆样杂音,是由于显著分流产生的,表明肺循环与体循环血流量比≥2:1。可出现肝大。
• 大型 VSD。
- 患儿通常表现为病态,有明显的气促和心动过速,症状的严重程度与左向右分流量成比例。
- 心脏的搏动明显增强,不伴有震颤。由于肺动脉高压,第二心音的 P₂ 部分响亮和窄分裂。
- VSD 区域可闻及柔和的、低频全收缩期杂音。
- 舒张中期的隆隆样杂音的响度与左向右分流量成比例。
- CHF 的体征通常与左向右分流量成正比,常常程度较重。
- 如果存在明显的主动脉瓣反流,胸骨左缘可闻及高频的舒张早期杂音。
- 对于肺血管阻力还未下降的新生儿,心脏搏动增强是诊断关键,此时心脏听诊可能没有明显异常。
- 同样的,如果患儿 PVR 升高时,心脏搏动增强仍是诊断关键。听诊可闻及窄分裂的第二心音以及响亮 P₂。杂音的响度取决于 VSD 大小和分流量,但多为柔和或不能明显闻及的。
- 一旦进展为艾森曼格综合征(继发于肺血管梗阻性改变),患儿将出现明显的发绀、杵状指、右心室搏动增强、闻及窄分裂的第二心音以及响亮的 P₂ 成分,而 VSD 的杂音柔

和或不明显。在胸骨左缘下方(LLSB)可闻及三尖瓣关闭不全的收缩期杂音,肺动脉关闭不全的高频的舒张早期杂音,或是 LLSB 闻及第三心音。通常还可见颈静脉怒张和肝大,提示右心充盈压升高。

■ **诊断检查与说明**

实验室检查

• 心电图。
- 小型 VSD:正常。
- 中型 VSD:左心室肥大(LVH)。
- 大型 VSD:双心室肥大(BVH)和左心房增大(LAE)。
- 艾森曼格综合征:右心室肥大(RVH)和右心房增大(RAE)。
• 心导管检查。
- 仅用于 VSD 解剖结构诊断困难,或伴有其他畸形,或评估体肺循环血流比例和肺血管反应性。

影像学检查

• 胸部 X 线。
- 小型 VSD:正常。
- 中型 VSD:过度通气,心脏增大,肺血管纹理增加。
- 大型 VSD:心脏增大,肺血管纹理显著增加,Kerley B 线。
- 艾森曼格综合征:心脏大小正常,主肺动脉凸出,外周肺血管纹理减少。
• 超声心动图。
- 所有闻及可疑 VSD 杂音的患儿均应进行超声心动图检查以明确 VSD 的位置、大小、缺损数目及合并畸形。彩色/频谱多普勒可以显示分流方向以及 VSD 限制性分流的量(如果存在)。

💉 **治疗**

■ **一般措施**

• 小型 VSD:不干预,随访观察。
• 中型 VSD:如果出现 CHF 表现,建议应用地高辛、利尿剂、减轻后负荷药物,以及高热量饮食。
• 大型 VSD:多有 CHF 的表现,应积极进行上述治疗。
• 膜部和肌部 VSD 常有缩小和自然闭合倾向。通常,可以观察和(或)药物治疗几个月。
• 圆锥间隔发育不全型 VSD 和对位不良 VSD 不会自然闭合,需要手术关闭,常在婴儿期进行。

• 1 岁以后,显著的左向右分流(Qp:Qs≥2:1)或肺动脉压力增高是手术治疗指征。
• 即使 CHF 症状得到控制,有肺动脉压力升高(≥1/2 的体循环压力)患儿应该在 2 岁前治疗。
• 出现并发症,包括主动脉瓣反流、主动脉瓣下隔膜、双腔右心室等,通常是手术治疗指征。
• 如果 PVR＞8 Wood 单位/m²,手术纠治是禁忌的。
• 最近研究显示 VSD 的手术死亡率为 0.6%～2.3%。
• 术后出现完全性心脏传导阻滞的发生率＜2%,但一旦发生,需要进行安装起搏器治疗。

🔄 **后续治疗与护理**

■ **预后**

• 自然闭合:通常在生后 2 年内,90% 的小型肌部 VSD 和 8%～35% 的小型圆锥间隔 VSD 可自然闭合。
• 手术闭合 VSD 预后非常好。
• 在 2 岁前手术闭合大型 VSD,发生艾森曼格综合征的风险被认为是极低的。
• 警告:即使及时手术闭合 VSD,仍有极少部分患者会继续发展为艾森曼格综合征。

■ **并发症**

• 所有 VSD:心内膜炎——多年随访,总的发生率约为 15/万。
• 中型-大型 VSD:左心室容量超负荷,左心房高压,CHF,生长发育落后,艾森曼格综合征。
• 特殊类型。
- 流入道/房室管型 VSD:常与二尖瓣裂缺相关,可能合并有房室瓣的反流。
- 膜部/圆锥隔 VSD:有发生由于主动脉右冠瓣脱垂引起的主动脉瓣反流、主动脉瓣下隔膜以及双腔右室的风险。
- 肌部 VSD:单发——发生继发病变的可能接近于零。
- 圆锥间隔发育不全型 VSD:有发生主动脉瓣反流的风险。
- 对位不良型 VSD:常与流出道梗阻和远端大动脉发育不全或梗阻相关。

■ **患者监测**

完全纠治关闭 VSD(手术或导管介入堵闭)后,推荐进行感染性心内膜炎(SBE)预

防 6 个月。

 疾病编码

ICD10

• Q21.0 VSD。

• Q24.8 其他类型的先天性心脏畸形。

 常见问题与解答

• 问:儿童闻及与 VSD 相一致的心脏杂音需要进行超声心动图检查么?

• 答:是的,明确缺损的位置、大小、数目,以及是否合并有其他畸形。

• 问:VSD 患儿是否需要进行 SBE 预防?

• 答:根据 2007 年修订的美国心脏病协会指南,没有证据表明单独存在的 VSD 需要进行 SBE 预防。但是,进行 VSD 手术根治和导管介入堵闭(没有残余分流)后,推荐进行 6 个月的 SBE 预防。

• 问:无症状的小型 VSD 患儿是否需要限制运动?

• 答:如果不存在其他问题,不需要限制运动。

室上性心动过速 Supraventricular Tachycardia
Francesca A Byrne 赵鹏军 译 / 刘芳 审校

基础知识

■ 描述

• 室上性心动过速(SVT)通常是指房室结折返性心动过速(AVNRT)、房室折返性心动过速(AVRT)、房性心动过速(AT),但包括起源于房室结或房室结以上的任何心动过速。

• 婴幼儿 SVT 心率一般在 220~320 次/分,而年长儿多为 150~250 次/分。

■ 流行病学

• SVT 是儿童期最常见的心律失常。

• SVT 每年的发生率约为 35/10 万。

• WPW 患者每年发生 SVT 的概率约为 1%。

• SVT 在儿童中的发生率为 1/(250~25 000)人。

• AVRT 是最常见的 SVT,占总病例数的 75%。

• 2 岁以前,AVNRT 较少见。

• 有 50%~60% 的儿童患者,SVT 发生在出生后第一年。

■ 危险因素

• 大部分 SVT 患儿心脏结构正常,但先心病患儿发生 SVT 的危险增加。

• 先心术后的患儿发生 SVT 较常见,比如 Mustard/Senning 手术、Fontan 手术或房间隔缺损修补术后。

■ 遗传学

• WPW 综合征在多个家族中被发现,已经证实是常染色体显性遗传。

- 0~20% 的 WPW 患儿合并先心病如 Ebstein 畸形、L-TGA 以及肥厚型心肌病。

- 许多心电图呈 WPW 图形的患者并没有发生 SVT,当出现 SVT 发作时,称之为 WPW 综合征。

• 0~50% 交界性心动过速(JET)病例发生在常染色体显性遗传的家族中。

■ 病理生理

SVT 有 2 种主要机制。

• 折返性心动过速:这是 SVT 最常见的机制,节律的折返环路可在心房内(心房扑动)、房室结内(AVNRT)或涉及旁道(AVRT)。其特点是突发突止,节律规整,对起搏和心脏电复律有反应。

• 自律性心动过速:自律性是指一群细胞的自发除极能力增加,可以超速抑制窦房结的节律,如异位房性心动过速。多源性房速、交界性心动过速的特点是有"温醒"和"冷却"现象,节律不规整,对儿茶酚胺敏感,对起搏或电复律无反应。

■ 病因

SVT 可经常由运动、感染、发热以及药物诱发。

诊断

■ 病史

• 当 SVT 持续时间较长时(>48 h),婴儿可出现心排血量减少和充血性心力衰竭(CHF)等明显症状和体征:呼吸增快、吸凹、易激惹、纳差、多汗、低血压、循环灌注差和尿量减少。

• 儿童或年长儿可有心悸、呼吸短促、胸痛、烦躁、头晕或晕厥:

- 重要的是要知道心律失常发作开始时患儿正在做什么以及这种发作是否突发突止。

- 年长儿常述说可通过提高迷走反射的动作终止心动过速。

■ 体格检查

发作 SVT 的患者均需行下列检查。

• 心率和心律。

• 呼吸频率。

• 血压。

• 是否有脱水或水肿。

• 外周灌注。

• 肝脏大小。

• 精神状态。

• 是否有奔马律。

■ 诊断检查与说明

影像学检查

初始检查。

• 胸片判断肺水肿和心脏扩大。

• 超声心动图评估基础心脏结构和心室功能。

随访检查和特殊考虑

如果初始检查有异常,需重复影像学检查。

诊断步骤与其他

• 门诊患者:通过 24 h 动态心电图或电话事件监测系统可做出诊断。

• 住院患者。

- 如果 SVT 发作时患者血流动力学稳定行 15 导联心电图检查。

- 治疗性操作时行持续心电图监测可帮助诊断。

• WPW 患者窦性节律时心电图有心室预激(短 PR 和 δ 波)。

• 年长儿运动诱发的 SVT 或为明确 WPW 综合征患者有指征行运动负荷试验帮助确定是否有经旁道快速前传的危险。

- 电生理检查一般用来评估药物效果或做射频消融时行标测检查。
- 非药物治疗（冰、刺激迷走神经）和药物治疗（静推腺苷）可以鉴别房室结性心动过速和其他类型心动过速。

■ **鉴别诊断**

- 窄 QRS 波 SVT 需和窦性心动过速以及病态窦房结综合征合并心动过速鉴别。
- 所有新近诊断的 SVT 均需排除结构性心脏病。
- 宽 QRS 波 SVT 可以发生在 SVT 伴束支传导阻滞或差异性传导，经旁道前传，或 WPW 合并房扑/房颤。这时和室速较难鉴别。除非已经知道患儿为 SVT，宽 QRS 波心动过速应该首先考虑室速，直至被证实为其他诊断。
- SVT 的类型可通过发作时节律是否规整、发作/终止的形式，以及对起搏和电复律的反应来加以鉴别。

 治疗

■ **一般措施**

- 短期治疗目标是终止心动过速。
- 非药物方法为兴奋迷走神经，如冰块敷脸 15～30 s、直肠刺激、Valsalva 动作、做呕吐动作和倒立均有助于终止心动过速。在年幼儿，Valsalva 动作可以是让孩子向堵住的吸管或大拇指吹气。也可应用食管调搏。在儿童不宜采用压迫眼球和刺激颈动脉窦的方法。
- 病情稳定的患儿可应用腺苷（0.1 mg/kg，弹丸式推注，然后每次增加 0.1 mg/kg，直至最大量 0.3 mg/kg 或 12 mg），通过阻断房室结传导来终止房室结折返性 SVT，药物半衰期<10 s。因可诱发房颤，因此要配备除颤仪。哮喘患儿应用腺苷要谨慎，因其可诱发急性支气管痉挛。
- 维拉帕米静推可有效终止年长儿 SVT，但禁用于<12 个月儿童，因其有血管扩张和负性肌力作用。
- 血流动力学不稳定的患儿需行同步直流电复律（0.5～2 J/kg）。
- 长期的治疗目标是降低 SVT 发作频率。如果发作不频繁，可自行终止，症状很轻，可无需长期治疗。
- 行射频消融或冷冻消融是替换长期药物治疗的另一个选择，在下列情况下可作为首选。
- 药物治疗无效的 SVT。

- 药物治疗有副作用。
- 由于发作频率、持续时间或生活质量低等原因，患者可选择做。
- 致命性心律失常（晕厥）。
- 经旁道快速传导（如 WPW）。
- 先天性或获得性心脏病。

■ **药物治疗**

- 对有些患儿，长期的药物预防性治疗是一种选择。
- 折返性心动过速。
- WPW 或运动诱发的 SVT，β 受体阻滞剂（普萘洛尔和阿替洛尔）是一线用药。
- 比较耐药的患儿可选用普鲁卡因胺和胺碘酮。
- 血流动力学稳定的 SVT 可口服地高辛，WPW 患儿禁用地高辛。
- 房扑可单独或联合应用地高辛、普鲁卡因胺、索他洛尔或胺碘酮。
- 自律性增高的 SVT：对自律性增高的心动过速有效药物包括普鲁卡因胺、氟卡尼（有结构性心脏病患儿禁用）、胺碘酮或 β 受体阻滞剂，可单独或联合应用。

■ **住院事项**

初始治疗

- 总是要评估患儿 ABCs（气道、呼吸和循环）。
- 对 SVT 最初的治疗取决于患儿的血流动力学情况。

入院指征

- 需要电复律的血流动力学不稳定的 SVT。
- 心动过速性心肌病。

 后续治疗与护理

■ **预后**

- 婴儿期发作的患儿，30%～70%到 1 岁后没有症状。但是，约 1/3 患儿在平均 8 岁时又重现症状。
- 大部分年长儿发生的 SVT 将持续反复出现。

■ **随访推荐**

- 因为 SVT 可复发，新生儿和婴儿要持续治疗至 1 岁，如果治疗期间没有新的 SVT 发作，停药观察。这一做法最近受到挑战，对新生和婴儿合适的维持治疗时间的研究已经开展。
- 婴儿期后才发生的心动过速较少能自行

消失。治疗需持续至成年，这部分患儿可行射频消融治疗
- 避免非处方类拟交感神经类感冒药和咖啡因，他们可增加 SVT 发作的可能性。

■ **并发症**

　　SVT 的并发症可由以下 3 种原因之一引起。
- 持续的心动过速可导致 CHF、心动过速性心肌病和循环衰竭，尤其是 SVT 持续发作 24～48 h 而没有被发现的婴儿。
- 一些 WPW 综合征患儿（<5%），可经旁道快速前传，对房扑/房颤的快速心室反应有潜在的致室颤和猝死风险。因此 WPW 患者禁用地高辛和维拉帕米。
- 治疗 SVT 的药物副作用包括心动过缓、药物的致心律失常作用导致的其他心律失常（地高辛、普鲁卡因胺、胺碘酮、氟卡尼）和非心脏副作用（胃肠、肝脏、肺和甲状腺功能）。

📋 **疾病编码**

ICD10

- 147.1 室上性心动过速。

❓ **常见问题与解答**

- 问：婴儿在长期治疗中应如何监测？
- 答：需教会长期治疗 SVT 的婴儿父母，每天心率计数至少 1～2 次（触诊或听诊）。这种监测方法与呼吸暂停或心动过缓的监测一样有效。由于报警监测经常会有假报警，可增加父母焦虑，常常不推荐。应用胺碘酮治疗要监测基础肝功能和甲状腺功能，然后每 3～6 个月复查。
- 问：应用维拉帕米需关注的问题？
- 答：维拉帕米是 L 型钙通道阻滞剂，可阻断房室结的传导，在成人中治疗 SVT 非常有效。由于婴儿的心肌收缩主要依靠跨肌膜的 L 型钙通道，<1 岁的婴儿中有报道发生低血压和循环衰竭。
- 问：导管消融的成功率和危险性？
- 答：射频消融的成功率在 80%～97%，主要依赖于旁道和异位起搏点位置。严重并发症<2%。最常见是房室传导阻滞需安装起搏器，以及心脏穿孔、臂丛损伤和血栓。如果旁道临近房室结，发生房室传导阻滞的危险性较高。对于这类患者，冷冻消融由于其潜在的可逆性电效应和温度效应，是一种较安全的方法。

室性心动过速 Ventricular Tachycardia

Arvind Hsokppal　赵鹏军 译 / 刘芳 审校

基础知识

■ 描述

• 室性心动过速(VT)是指 3 个或 3 个以上起源于心室的节律,频率大于正常同龄儿心率上限。通常是宽 QRS 波,婴儿可为窄 QRS 波,但其 QRS 波形与窦性节律时不同。室速通常表现为房室分离,但也不完全如此。

• 持续性 VT:持续>30 s。

• 非持续性 VT:持续时间为 3 个心跳至 30 s。

• VT 可为单形性或多形性。

• 尖端扭转型 VT:是一种多形性 VT。

– QRS 波形态和极性在心动过速时逐渐发生变化。

– 常合并先天性长 QT 综合征(LQTS)、获得性 LQT 或 Brugada 综合征。

• 有报道,室性期前收缩在健康儿童中的发生率为 0.8%～2.2%。

■ 遗传学

• LQTS 可为常染色体显性或隐性遗传,和多种心脏离子通道缺陷有关,可合并有听力丧失和(或)猝死家族史。

• Brugada 综合征最常见与心脏钠离子通道(SCN5A)缺陷有关,表现为常染色体显性遗传。

■ 病理生理

• VT 发病机制为折返、触发和自律性异常。

■ 病因

• 病因多样,常有重叠。

• 原发性。

• 心肌炎或扩张型心肌病。

• 长 QT 间期综合征。

• 右心室发育不良。

• Brugada 综合征。

• 先心病术前或术后(如法洛四联症、完全性大动脉转位、主动脉瓣狭窄、肥厚型心肌病、心脏肿瘤、Ebstein 畸形和肺血管阻塞性疾病等)。

• 代谢紊乱(缺氧、酸中毒、高/低钾血症、低镁血症、低体温)。

• 药物中毒(如地高辛中毒、抗心律失常药物)。

• 药物滥用(咖啡因、麻黄碱)。

• 心肌缺血(如川崎病、先天性冠状动脉畸形)。

• 肿瘤。

• 有创通道或导管。

• 心包积液。

• 儿茶酚胺敏感性多形性 VT。

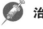 诊断

主要依赖于心电图、节律条、Holter 或事件监测。

■ 病史

• 表现多样,从无症状到突然心脏停跳或猝死。

• 其他症状包括心悸、晕厥前兆或晕厥、运动不耐受和头晕。

■ 体格检查

• 可正常,偶尔为继发于频发室性期前收缩的心律不齐。

• 急性、持续性 VT 可出现血流动力学衰竭征象,包括脉搏消失。

• 如果有基础心脏病,可表现基础心脏病的体征。

■ 诊断检查与说明

实验室检查

• 血清电解质包括血镁和血钾,血气和血药浓度。

• 尿液毒物筛查。

• 心电图。

– ≥3 个连续室性 QRS 波,频率大于正常同龄儿童心率上限。

– 束支传导阻滞(右/左)图形可提示 VT 起源部位,可有房室分离。

– 典型的有复极异常(T 波倒置)。

– 窦性心律时需测量 Ⅱ 导联 QT 间期。

– 从 V_1 和 V_2 导联来评估 Brugada 综合征(右束支传导阻滞,弓背向上的 ST 抬高、胸前导联 T 波倒置),当患者发热时,Brugada 综合征的心电图表现更明显。

• 超声心动图。

– 除外先心病、心包和胸腔积液、心脏肿瘤、肥厚型心肌病,并评估心室功能。

– 心脏 MRI 有助于发现心脏超声无法识别的异常。

• Holter 监测。

– 定量评估室性异位心律、VT 发作的频率。

– 如果发作频率较少,需行事件监测或循环记录。

• 运动负荷试验(>5 岁)。

– 良性期前收缩特征性表现为运动时被抑制,恢复期即刻出现。

– 运动时室性心律失常恶化需要重视。

• 心导管检查:评估血流动力学、心内膜心肌活检和冠脉造影。

• 电生理检查指征。

– 确定宽 QRS 节律的诊断和机制。

– 评估结构性或功能性心脏病、晕厥和心脏骤停患者可疑的 VT。

– 评估先心病患者非持续性 VT。

– 对可诱发出 VT 的患儿决定合适的药物治疗。

– 评估有心悸的晕厥患者(SVT 或 VT)。

– 考虑导管射频消融的 VT 特征。

> **注意**
> 电生理检查对 LQTS 患者无帮助

■ 鉴别诊断

宽 QRS 波心动过速。

• 应总是首先怀疑 VT,除非证实不是。

• SVT 伴差异传导。

• 逆传型 SVT(经旁道前传的房室折返型心动过速,如 WPW 综合征)。

• 经旁道快速前传的房扑或房颤。

治疗

• 急性期。

– 如果发作时血流动力学衰竭,需即刻行同步直流电复律(1～2 J/kg,成人 100～400 J)。

– 室颤或无脉性 VT 时行非同步电复律。

– 如果需要,行心肺复苏。

– 利多卡因[1 mg/kg,1 min 推入,然后以 20～50 μg/(kg·min)持续静脉维持,假设肝、肾功能是正常时]。

– 尖端扭转型 VT,需用 $MgSO_4$。

– 超速心室起搏可抑制 VT,但也可以加速 VT 或诱发室颤。

– 静推胺碘酮(副作用:低血压、对容量有反应)。

• 慢性期。

– 药物治疗。

• LQTS 患者可应用 Ⅰb 类(美西律、苯妥英钠)和 β 受体阻滞剂(普萘洛尔、阿替洛

S

尔和纳多洛尔),对运动诱发的 VT 和先心术后的 VT 也可能有效。

- ○ LQTS 患者禁用Ⅲ类抗心律失常药物(胺碘酮和索他洛尔)。
- ○ Ⅰc 类药物(氟卡尼)有致心律失常作用,有报道结构性心脏病患者服用Ⅰc 类药物导致猝死。
- ○ 维拉帕米对右心室流出道 VT 或维拉帕米敏感型左心室 VT 有效。
- 以略快于心室率的频率起搏心房可抑制 VT。
- 射频消融或冷冻消融治疗。
- 植入型心律转复除颤仪。

后续治疗与护理

■ 预后

- 特发性 VT 或心脏结构正常的患者预后一般很好。
- 运动可抑制的室性期前收缩预后较好。
- 有心脏病(先天性或获得性)和 LQTS 患者,VT 可增加晕厥前期、晕厥甚至猝死的危险。

■ 并发症

- 心血管衰竭(猝死)。
- 获得性心肌病(长期发作的 VT 或房室收缩不同步)。

■ 患者监测

- 根据基础疾病决定。
- 心电图、Holter 监测和运动负荷试验。

疾病编码

ICD10

- 147.2 室性心动过速。

- 145.81 长 QT 间期综合征。
- Q24.8 其他特定的先天性心脏畸形。

常见问题与解答

- 问:频发的单形性室性期前收缩需要治疗吗?
- 答:心脏结构正常的健康儿童,QT 间期正常,运动可抑制期前收缩,不需要治疗。
- 问: LQTS 患儿的同胞需要评估吗?
- 答:是的,其同胞和父母(即使没有症状)需要行心电图、Holter、运动试验以准确评估 QT 间期。目前对一些最常见的致 LQTs 的突变基因可进行商业性基因检测,LQTS 患者的阳性检出率约为 75%。如果高度怀疑 LQTS 的患者应考虑行基因检测。

嗜酸性粒细胞性食管炎 Eosinophilic Esophagitis

Elizabeth H. Yen,Hemant P. Sharma 叶夜清 译 / 黄瑛 审校

基础知识

■ 描述

- 嗜酸性粒细胞性食管炎(EoE)是一种慢性免疫介导的食管疾病。临床表现为食管功能障碍,症状多样,病理特征为局限性嗜酸性细胞炎症。
- 有症状患者符合下列条件可诊断。
- 内镜活检食管组织每高倍视野至少 15 个嗜酸性粒细胞。
- 使用质子泵抑制剂(PPI)试验性治疗后,食管活检组织仍见嗜酸性粒细胞浸润。

■ 流行病学

- 发病率为(0.7~10)/(10 万人·年),患病率为(0.2~43)/10 万。
- 男女患病比例为 3∶1。
- 发病高峰年龄为儿童期与成人 30~40 岁。

■ 病理生理

- 确切病理生理基础仍未知,可能与遗传易感宿主对于环境抗原的免疫反应有关。
- 环境因素(食物与可能的吸入致敏原)促使 Th2 细胞介导炎症反应。

- 嗜酸性粒细胞性食管炎遗传易感多态性包括嗜酸细胞活化趋化因子-3、胸腺基质淋巴生成素、丝聚合蛋白等。

诊断

> **注意**
>
> 任何出现食管食物嵌塞患者都应进行评估,是否患有嗜酸性粒细胞性食管炎。超过一半食物嵌塞患者最终被诊断为嗜酸性粒细胞性食管炎。

■ 病史

症状因年龄不同。

- 年幼儿童可能表现为喂养困难或拒绝进食(中位年龄为 2 岁)、呕吐(中位年龄为 8 岁)、腹痛(中位年龄 12 岁)。
- 评估。
- ○ 生长迟缓(体重增长慢、体重下降)。
- ○ 喂养困难(进食液体无改善、拒绝曾经可耐受的固体食物)。
- ○ 胃食管反流(弓身、易激惹/激怒)。
- ○ 呕吐。
- 对于青少年或成年人,症状包括吞咽困难、食物嵌塞、难治性烧心、中上腹痛、胸痛。

- 评估吞咽困难的问题。
- 吞咽困难感或食物嵌塞?
- 患儿是否吃饭较慢? 患儿是否咀嚼过度或将是食物切得很小? 患儿是否避免进食某些特定食物?
- 是否存在食管食物嵌塞病史?
- 嗜酸性粒细胞性食管炎常伴发于变态反应性疾病(哮喘、过敏性鼻炎、特应性皮炎、食物过敏)。询问是否存在下列情况:
- 个人或家族特异性疾病史?
- 是否有嗜酸性粒细胞性食管炎、吞咽困难、难治性胃食管反流病、食管食物嵌塞或食管扩张家族史?
- 使用抑酸治疗至少 8 周,症状无缓解。

■ 体格检查

- 通常正常。
- 生长迟缓(罕见,但可见于喂养困难或食欲显著下降者)。
- 并发特应性疾病体征:过敏性黑眼圈、喘鸣音、湿疹性皮疹。

■ 诊断检查与说明

实验室检查

- 血液检查。

- 嗜酸性粒细胞性食管炎无诊断性血清指标。
- 外周血嗜酸性粒细胞增高仅见于＜50%患者。
- 血清 IgE 升高见于 50%～60% 患者。
• 食物过敏原检测。
- 通常在活检明确嗜酸性粒细胞性食管炎后进行。
- 体外试验包括:特异性 IgE 检测:检测食物特异性的 IgE 抗体。尚无有关预测值的研究,作用局限或无意义。
- 皮肤点刺试验(SPT):评估 IgE 介导的反应,特异度高(＞82%),可明确诱因,但敏感度较低。
- 特应性斑贴试验(APT):评估非 IgE 介导的反应,将新鲜或密室中重新水化的食物贴于背上 48 h,其特异性与 APT 相似,但敏感度更高。
- 某机构的研究结果显示,联合皮肤点刺试验与特应性斑贴试验试验可明确 70% 患者的食物性过敏原。需进行更多研究,尤其是前瞻性随机对照研究。
• 吸入过敏原检测。
- 皮肤点刺试验可确定吸入过敏原,并且根据花粉季节,选择内镜随访的时间。

影像学检查
• 上消化道荧光内镜检查。
- 为内镜提供补充信息。
- 评估是否存在食管解剖狭窄、食管裂孔疝、Schatzki 环(食管下段环)、失弛缓。
- 并不足以作为嗜酸性粒细胞性食管炎诊断依据。
• 若吞咽困难加重,应行上消化道造影进行评估,若发展为狭窄,行扩张治疗。

诊断步骤与其他
• 上消化道内镜检查(EGD)。
- 嗜酸性粒细胞性食管炎诊断需行内镜检查。
- 可评估食管形态、取活检进行病理检查。
- 某些类型的嗜酸性粒细胞性食管炎对高剂量质子泵抑制剂治疗有反应,故诊断性内镜检查应在 8 周试验性治疗(每天 2 次)后进行。
- 冷活检钳取食管黏膜活检 4～6 处。远端与近端食管应分开取材。应由具有该病诊断经验的病理科医生,对活检组织进行检查,判断是否存在每高倍视野下至少 15 个嗜酸性粒细胞。诊断的确凿证据为:表层组织嗜酸性粒细胞堆积、嗜酸性微脓肿、细胞外嗜酸性颗粒、基底层增生、细胞间隙扩张、

固有层纤维化。
- 应同时进行胃、十二指肠活检,以排除嗜酸性细胞增多的其他病因。嗜酸性粒细胞性食管炎不伴有胃或十二指肠嗜酸性细胞浸润。
• pH/阻抗探针。
- 用于嗜酸性粒细胞性食管炎诊断的作用尚不清。
- 部分患者合并有病理性反流与嗜酸性粒细胞性食管炎。pH 值/阻抗监测可识别应当使用质子泵抑制剂治疗的患儿。
• 超声内镜。
- 可见黏膜与肌层增厚。

■ 鉴别诊断
• 胃食管反流病。
• 克罗恩病。
• 嗜酸性粒细胞性胃肠炎。
• 寄生虫感染。
• 结缔组织疾病。
• 药物过敏。
• 嗜酸粒细胞增多症。
• 自身免疫性肠病。
• 念珠菌食管炎。
• 病毒性食管炎[单纯疱疹病毒(HSV)、巨细胞病毒(CMV)]。
• 贲门失弛缓。
• 溃疡性狭窄。

💉 治疗

■ 药物治疗
• 质子泵抑制剂。
- 嗜酸性粒细胞性食管炎诊断标准:大剂量质子泵抑制剂治疗后,食管嗜酸性粒细胞浸润持续存在。可选取的质子泵抑制剂包括:奥美拉唑、泮托拉唑、埃索美拉唑、兰索拉唑、右兰索拉唑、雷贝拉唑。若进行 8 周试验性治疗后,仍存在食管嗜酸性粒细胞浸润,则支持嗜酸性粒细胞性食管炎诊断。
- 可用于伴发反流症状的辅助治疗。
- 不足以治疗嗜酸性粒细胞性食管炎。
• 局部使用糖皮质激素。
- 描述。
○ 饮食治疗外,可口服糖皮质激素行局部治疗(丙酸氟替卡松、布地奈德)。
○ 停药后疾病复发,短期使用安全。
○ 已知不良反应为局部真菌感染。
○ 尚无长期使用的安全性报告。

- 丙酸氟替卡松。
○ 使用定量雾化吸入剂给药。
○ 将其喷入口腔内并咽下。
○ 起始剂量。
■ 成年人:440～880 mcg,每天 2 次。
■ 儿童:88～440 mcg,每天 2～4 次。
○ 在每次给药后 30 min 后避免进食或饮水。
- 布地奈德(黏稠悬浊液)。
○ 液态布地奈德吸入溶液需与三氯蔗糖/麦芽糖糊精进行混合(例如,5 包善品糖与 1 安瓿瓶布地奈德混合)或选用其他甜味剂,以形成稠厚的悬浊液,吞咽后使药物能够覆盖于食管表面(见 Liacouras CA, Furuta GT, Hirano I, et al. Eosinophilic esophagitis: updated consensus recommendations for children and adults. J Allergy Clin Immunol. 2011;128(1):3-20.)。
○ 起始剂量。
■ 成人:2 mg/d。
■ 10 岁以下儿童:1 mg/d。
○ 每次给药后 30 min 内避免进食或饮水。
○ 宜睡前给药。
• 全身糖皮质激素。
- 十分有效,但仅用于严重吞咽困难或体重下降影响生长者。
- 应避免长期使用。
- 泼尼松或甲泼尼龙:1～2 mg/(kg・24 h)(最大剂量 60 mg/d)。

■ 饮食疗法
• 要素饮食。
- 使用氨基酸配方饮食可满足 100% 的热量需求。
- 消除嗜酸性粒细胞炎症最为有效的方法。
- 应由过敏专科医生指导下,逐渐重新引入各种食物。
• 饮食去除 6 种食物。
- 避免摄入最常见的食物过敏原:①牛奶;②豆奶;③小麦;④鸡蛋;⑤花生和坚果;⑥鱼和贝类。
- 效果不如要素饮食,但与局部激素吞服给药等效。
• 针对性饮食回避。
- 根据多重过敏测试结果指导食物回避。
- 效果可与回避六种食物饮食疗法相同。
  上述饮食疗法后,应注意逐步重新引入食物,每次重新引入时需行内镜下食管活检,确认食物诱因,进而继续避免食入。

低食管破裂发生的风险。

 疾病编码

ICD10

- K20.0 嗜酸性粒细胞性食管炎。

常见问题与解答

- 问:嗜酸性食管炎的治疗目标是什么?
- 答:目前对于嗜酸性粒细胞性食管炎缓解的定义尚无定论。治疗目标包括:症状改善、食管嗜酸性粒细胞浸润<15 个/HP 视野、组织学及内镜下形态改善。但多项研究表明,症状与组织学改变并无一致性。
- 问:若患者症状改善,但持续食管嗜酸性粒细胞增多,需进一步治疗吗?
- 答:现有的证据尚不充足,无法回答这个问题。需要注意的是,若食管嗜酸性粒细胞增多不经治疗,可发展为吞咽困难、狭窄、食

管纤维化,但是相关预测指标并不明确。

- 问:回避 6 种食物饮食疗法和针对性饮食回避的疗效为什么相似?
- 答:根据皮肤点刺试验与特应性斑贴试验结果,制定针对性回避饮食的计划。但是有关这两项试验重复性不强。对于某种特殊的食物(牛奶、小麦),诊断试验的可靠性差。另外特应性斑贴试验并非标准化试验,结果判定较为主观化、多变。需要更多前瞻性对照试验评估上述两项诊断方法。
- 问:嗜酸性粒细胞性食管炎的一线治疗是什么?
- 答:对于嗜酸性粒细胞性食管炎患者,应当进行个体化治疗。故对于该病一线治疗方案并未达成一致。年幼儿童对于饮食限制的依从性更强。生长迟缓患儿可从要素配方饮食中获益,其可作为单一治疗或是饮食回避、糖皮质激素局部用药外的营养补充。由于饮食依从性问题,青少年中一般选局部激素治疗。

后续治疗与护理

■ 并发症

- 生长迟缓。
- 食管狭窄。
- 食管口径狭窄。
- 食管穿孔。
- 食管真菌或病毒双重感染。

■ 内镜疗法

- 食管狭窄扩张。
- 可用于减轻吞咽困难。
- 但不能对应治疗。
- 除非存在高度狭窄,在进行扩张前应尝试药物或饮食治疗。
- 并发症包括胸痛(5%)和食管破裂(1%~5%及以下)。
- 去除食管食物嵌塞。
- 应当在食管嵌塞发生的 24 h 内进行,以降

手足口病 Hand, food, and Mouth Disease

Ross Newman · Jason Newland 魏仲秋 译 / 曾玫 审校

基础知识

■ 描述

手足口病是一种病毒性疾病,具有以下临床特征。

- 疱疹溃疡性口腔炎。
- 手和(或)足丘疹或疱疹。
- 轻度全身症状如发热和乏力。

■ 一般预防

- 勤洗手,尤其是在换尿布之后,良好的个人卫生是预防肠道病毒性疾病传播最有效的方式。
- 所有的住院患者应该保持接触隔离。
- 前驱期和发疹期最具有传染性;一些人感染后 3 个月在大便中仍排泄病毒。

■ 流行病学

- 温带气候下,手足口病最常见于夏季和秋季(许多肠道病毒感染的常见模式)。
- 热带气候下,全年发病。
- 通过粪-口途径传播。呼吸道分泌物也可以传播病毒。

- 潜伏期为 3~6 天。
- 高度传染性,可有高达 50% 的暴露者患病。
- 家庭密切接触者尤其易感。
- 最常见于 5 岁以下儿童,但成人也感染。
- 呈散发或者流行暴发。

■ 病理生理

- 肠道病毒主要经粪-口污染获得。
- 淋巴入侵导致病毒血症,并播散到其他部位。
- 病毒血症因抗体产生而停止。
- 关于手足口病,已有假设认为口腔疱疹直接接种到四肢。

■ 病因

柯萨奇病毒 A 组 16 型是最常见的病原体。其他血清型包括。

- 柯萨奇病毒 A5、A7、A9、A10、A16、B1 和 B3。
- 肠道病毒 71 型。
- 埃可病毒。

- 其他的肠道病毒。

诊断

■ 病史

- 接触史。
- 家庭成员或密切接触者常常被感染。
- 潜伏期 3~6 天。
- 任何发热、头痛或者其他症状:
- 轻微的前驱症状偶尔出现在特征性的黏膜疹和皮疹之前 1~2 天。
- 低热[通常 101 °F(38.3 ℃)左右]。
- 乏力、口腔痛、厌食、感冒、腹泻、腹痛。
- 口腔病变。
- 典型的口腔病变在手和足皮疹出现前。
- 脱水状态。
- 决定口服摄入的质和量、尿液排出的质和数、最近的体重下降、症状持续时间。

■ 体格检查

- 黏膜疹。
- 口腔病变始于小的红色丘疹。
- 丘疹迅速演变成红斑基底的小水疱。

S

– 病变进展成溃疡。

– 舌头、颊黏膜、上颚、齿龈、悬雍垂和（或）扁桃体柱可被累及。

– 典型的 2～10 处病变会持续达 1 周。

• 皮疹。

– 1/4～2/3 的患者的皮疹出现与口腔疱疹不一致。

– 斑丘疹进展成水疱。

– 很少疼痛和瘙痒。

– 最常见于手指和脚趾的背面。

– 也可见于手掌、足底、手臂、腿、臀部和面部。

• 淋巴结肿大。

– 颈前和下颌下淋巴结肿大见于 1/4 的病例。

• 其他。

– 注意患者的生命体征和一般情况；注意呼吸、心脏和神经功能有助于发现少数手足口病患者的严重并发症。

■ 诊断检查与说明

实验室检查

• 手足口病有独特的临床特征和相对良好的预后，很少需要实验室确诊。

• 培养。

– 致病的病毒可以从很多部位分离培养。

  ○ 口腔溃疡。

  ○ 皮肤水疱。

  ○ 鼻咽拭子。

  ○ 大便（即使大便中分离出肠道病毒也不能确定为病因，因为病毒感染后可以在大便中排泄很多周）。

  ○ 脑脊液（CSF）（怀疑脑膜脑炎的病例）。可使用反转录-聚合酶链式反应（RT-PCR）检测，比脑脊液培养更敏感。

■ 鉴别诊断

几乎没有感染性疾病有这样典型的临床特征。口腔溃疡后出现四肢远端的病变就可以根据症状诊断该病。最难诊断的是病程早期只有口腔病变时。

• 疱疹性咽峡炎。

– 也是有柯萨奇病毒 A 组引起。

– 发热体温更高。

– 常局限在口咽后部。

• 疱疹性龈口炎。

– 儿童最常见的口腔炎。

– 体温更高。

– 更常伴发淋巴结肿大。

– 齿龈受累严重。

– 口疮性溃疡。

– 可以无发热或上呼吸道症状。

– 不会暴发流行。

– 无季节性特征。

• Stevens-Johnson 综合征。

– 溃疡常融合。

– 常影响其他黏膜。

– 常出现单独的皮肤表现。

• 波士顿皮疹。

– 由 ECHO 病毒 16 型引起。

– 轻症发热性疾病伴退热时或退热后出现手掌和足底红斑疹。

– 无口腔病变。

治疗

■ 支持治疗

通常不需要特殊治疗。大部分病例轻微，呈自限性病程，仅需要父母安心。

■ 特殊治疗

• 缓解特别痛的口腔溃疡症状可直接在溃疡处给予局部抗组胺药或麻醉药。

• 发生脱水时应当及时治疗。更严重的病例尤其是婴幼儿患者可给予静脉输液。

• 良好的支持治疗一般足以治疗大部分并发症。

■ 药物治疗

对乙酰氨基酚能够减轻全身乏力和口腔溃疡引起的轻微不适，也可以用作发热患儿的退热剂。

■ 住院事项

入院指征

脱水且不能维持足够的口服补液者。

出院指征

脱水纠正且口服摄入好。

后续治疗与护理

■ 随访推荐

幼小儿童应该密切注意脱水征。

■ 饮食

饮食调整常常可以改善在口腔溃疡疼痛情况下的口服摄入，并预防或缓解脱水。

• 避免辛辣或酸的食物。

• 多次少量喂食凉的或冰的流食。

■ 预后

• 几乎所有情况下，手足口病通常在诊断后 1 周快速恢复，仅需要支持治疗。

• 详细的病史和体格检查应该辨别前面提到的少见并发症的患者。

• 少数病例间隔 1 年后再发病。

■ 并发症

• 手足口病通常自限性，无并发症，在 7～10 天内痊愈。

• 脱水是最常见的并发症。

– 口腔溃疡疼痛影响进食。

– 婴幼儿风险最高。

• 少见并发症。

– 神经系统并发症如无菌性脑膜脑炎、脑炎和急性迟缓性麻痹。

– 肺炎。

– 心肌炎。

– 可能与以前感染的妇女的妊娠早期流产有关。

疾病编码

ICD10

• B08.4 肠道病毒性疱疹性口炎伴皮疹。

• B34.1 未特指部位的肠道病毒感染。

常见问题与解答

• 问："神奇漱口水"中什么被常用来减轻口腔炎的疼痛？

• 答：许多卫生工作者将处方"神奇漱口水"用于缓解口腔溃疡、咽炎、牙齿痛。这种最常见的治疗由是氢氧化铝、氢氧化镁凝胶悬液和苯海拉明（12.5 mg/5 ml）按 1：1 配方组成。饭前可以用棉签或小注射器直接涂抹到溃疡处。注意：有些人会对局部使用苯海拉明有反应。

• 问：利多卡因应该局部使用或者与神奇漱口水混悬在一起用于缓解口腔溃疡症状吗？

• 答：这种情况不推荐常规使用利多卡因。利多卡因是一种有效的局麻药，为浓度为 2％ 的黏性混悬液。其实，疼痛缓解是短暂的，需要频繁使用药物。利多卡因经黏膜吸收（首先经肝脏代谢），常有引起心血管系统和神经系统毒性的报道。小儿和成人都有死亡发生。医生如果知道合适的剂量和潜在的副反应，并且父母或护理者受过教育并依从，局部利多卡因凝胶应该保守使用。

- 问:手足口病的患儿什么时候可以返回学校?
- 答:良好的卫生将最大程度地减少病毒的传播。当发热和(或)皮疹持续时,患儿应该从学校或者日托中心隔离。正如上面提到的,一些患儿在症状消退之后数周可在粪便中排毒(再次强调需要良好的个人卫生)。

输血反应 Transfusion Reaction

Kristin A. Shimano　王宏胜 译 / 翟晓文 审校

基础知识

■ 描述
- 使用成分输血后出现的任何急性、亚急性不良反应。
- 包括下列几种类型:
- 急性反应:溶血、发热、变态反应、过敏、脓毒症、输血相关急性肺损伤(TRALI)、输血相关循环过载(TACO)。
- 迟发性反应:迟发性溶血、输血相关移植物抗宿主病(TA-GVHD)。
- 输血晚期并发症:感染、同种异体免疫反应、铁过载。

■ 流行病学
儿童血制品受者中1‰会发生某种类型的输血反应。

■ 病理生理
- 急性溶血性输血反应。
- 抗原-抗体相互作用导致输入的红细胞表面补体激活,造成急性血管内溶血和血管舒缩不稳定。
- 常为ABO血型不合。
- 最常见原因为医疗差错。
- 非溶血性发热输血反应(FNHTR)。
- 血制品中白细胞释放的细胞因子。
- 有过一次发热反应的患者40%会再次出现。
- 荨麻疹(变态反应)。
- IgE介导。
- 受者对捐献者血浆蛋白或血浆其他成分的变态反应。
- 偶发且与捐献者相关。
- 过敏反应。
- 严重的急性变态反应。可由抗-IgA介导,由于受者IgA缺乏而接受的血制品中含有IgA引起。
- 细菌性脓毒症。
- 血管内输入活的细菌和内毒素导致发热、寒颤和(或)急性脓毒性休克。
- 受污染的血制品;最常见的是接近保质期的血小板制品。
- 迟发性输血反应(DHTR)。
- 以往输过血的患者对某类次要血型抗原致敏,特别是JKª或JKᵇ(Kidd抗原),再暴露时发生回忆反应。
- 抗体筛查和交叉配合试验抗体低于检测水平;输血后,抗体滴度上升(通常在2~10天内)并发生血管外溶血。
- TRALI。
- 血制品中的抗白细胞抗体或中性粒细胞活化因子与受者中性粒细胞相互作用,导致肺内的白细胞聚集。
- 常常与HLA致敏的经产女性捐献者相关。
- TACO。
- 循环过载导致心力衰竭。
- 使用血制品过量或速度过快。
- TA-GVHD。
- 遗传性或获得性T细胞免疫缺陷的患者输注具有免疫活性的T细胞可引起TA-GVHD。
- 也可以发生在捐赠者和受者有亲缘关系或HLA配型相近的情况下。

诊断

■ 病史
- 急性溶血。
- 发热、寒战。
- 腹部或腰部疼痛。
- 粉红或茶色尿。
- 心动过速。
- 低血压。
- 少尿。
- FNHTR。
- 输血后1~6 h出现发热、寒战。
- 荨麻疹。
- 风团样皮疹。
- 面色潮红。
- 瘙痒。
- 过敏反应。
- 风团样皮疹。
- 支气管痉挛。
- 低血压。
- 细菌性脓毒症。
- 发热。
- 寒战。
- 低血压。
- DHTR。
- 发热。
- 全身乏力。
- 尿色加深。
- 黄疸。
- 休克(罕见)。
- 输血后2~10天肾衰竭。
- TRALI。
- 输血后6 h内急性呼吸困难、呼吸急促、啰音、氧分压下降。
- TACO。
- 高血压。
- 呼吸困难。
- 啰音。
- 心律失常。
- TA-GVHD。
- 发热。
- 皮疹。
- 腹泻。
- 输血后4~30天出现咳嗽。

■ 诊断检查与说明
实验室检查
- 急性溶血。
- 直接抗人球蛋白试验:阳性。
- 全血细胞计数:贫血。
- 尿液分析:血红蛋白尿。
- 凝血酶原时间(PT)、部分凝血活酶时间(PTT)、纤维蛋白原、纤维蛋白降解产物:弥散性血管内凝血(DIC)。

- FNHTR。
- 直接抗人球蛋白试验:阴性或与输血前无变化。
- 血制品立即进行革兰染色。
- 患者及血制品进行血培养。
- 所有结果应为阴性:排除性诊断。
• 荨麻疹。
- 没有特殊检查。
• 过敏反应。
- 检测受者 IgA 水平。如果未检出,检测抗-IgA 抗体(IgE 类)。
• 细菌性脓毒症。
- 输注的血制品立即进行革兰染色和血培养:细菌阳性。
• DHTR。
- 全血细胞计数:贫血。
- 胆红素:升高。
- 间接抗人球蛋白试验(抗体筛查):阳性
- 直接抗人球蛋白试验:如早期进行为阳性(混合凝集外观)。
• TRALI。
- 相关捐献者白细胞抗体检测。

影像学检查
• 胸部平片:由于血容量过多(TACO)和 TRALI,肺血管纹理增加或浸润。

 治疗

■ 一般预防

• 急性溶血。
- 将血液标本和血制品做好标签,并遵守正确地识别血制品和受者的操作规程,会消除大多数的溶血性输血反应。
• FNHTR。
- 应用去白细胞制品,特别是对于晚期输血反应。
- 没有证据支持输血前应用泰诺林[1]或 Benadryl[2] 预防 FNHTR。
• 变态反应。
- 应用洗涤红细胞制品(对于反复或严重过敏反应的患者)。
- 没有确凿证据支持输血前应用抗组胺药物。
• 过敏反应。
- 如果 IgA 缺乏的受者由于抗 IgA 引起,提

供不含 IgA 的血制品可能有效。
• 细菌性脓毒症。
- 血液采集、储存和使用过程的无菌技术;输血前对血制品的检查。
- 血小板制品输注前细菌筛查。
• DHTR。
- 作为输血前检查进行适当的抗体筛选和交叉配合试验。
- 检查血库以前的抗体记录。
• TRALI。
- 如捐献者证实与 TRALI 病例相关,推迟献血。
• TACO。
- 除非低血容量或活动性出血,输血时应予适当的量(通常为 10～15 ml/kg)以及适当的速度输注,通常在 3～4 h。
- 慢性贫血患者是等容性的,输血应少量较长时间输注。
• TA-GVHD。
- 具有风险因素的患者(免疫功能低下、新生儿)必须使用照射后的血液制品。

■ 其他治疗

常规治疗
• 急性溶血。
- 立即停止输血。
- 输液、升压药和利尿剂支持以维持循环和尿量。
• FNHTR。
- 停止输血。
- 退热药(对乙酰氨基酚)。
- 严重畏寒和寒战使用 Demerol[3]。
- 如果患者稳定并且急性溶血性输血反应和细菌性脓毒症已经排除,可以恢复输血。
• 荨麻疹。
- 停止输血。
- 抗组胺药(苯海拉明)。
- 严重反应予以激素或肾上腺素。
- 如果反应轻微,可恢复输血。
• 过敏反应。
- 肾上腺素。
- 静脉补液,升压药。
- 呼吸支持。

• 细菌性脓毒症。
- 停止输血。
- 如低血压予输液。
- 抗生素治疗葡萄球菌和革兰阴性菌包括耶尔森菌属。
• DHTR。
- 取决于溶血程度;如果严重,治疗急性溶血。如果轻微,无需治疗。
• TRALI。
- 支持治疗,通常在 12～24 h 内好转。
• TACO:利尿剂(呋塞米)。
• TA-GVHD:无治疗,几乎全都致命。

 随访

■ 并发症

• 输血后肝炎:乙型或丙型肝炎病毒,或其他病原引起。
• AIDS:HIV 引起。
• 巨细胞病毒(CMV)。
- 遗传性或获得性免疫缺陷状态、早产新生儿感染后出现典型的症状。
- 这些个体应接受 CMV 阴性的血制品。
• 其他可输血传播的感染。
- EB 病毒、梅毒、疟疾、弓形虫病、人类嗜 T 淋巴细胞病毒 I 型(HTLV-I)、恰加斯病[4]、巴贝虫病、丝虫病、西尼罗河病毒、细小病毒 B19。
• 同种异体免疫反应。
- 一些多次输血的患者可形成红细胞、血小板和 HLA 抗原所致的抗体;可影响输血前检查、发热性输血反应、迟发性溶血性输血反应和血小板输注无效。
- HLA 同种异体免疫反应也可对实体器官移植时的器官合格和器官获取造成影响。
• 铁过载。
- 长期输血的受者由于红细胞破坏的副作用可引起铁沉积。
- 铁螯合剂药物能加强其排泄。

 疾病编码

ICD 10
• T80.92XA 未指定输血反应,首次发生。
• T80.919A 溶血性输血反应,未指定的不

---

① 泰诺林(Tylenol)是对乙酰氨基酚的商品名(译者注)。
② Benadryl 是苯海拉明的商品名(译者注)。
③ Demerol 是哌替啶的商品名(译者注)。
④ 恰加斯病(Chagas disease)由克鲁斯锥虫引起,主要流行于中、南美洲,所以又称美洲锥虫病(译者注)。

相容性,未指定的急性或迟发性,首次发生。

• R50.84 非溶血性发热输血反应。

常见问题与解答

• 问:某些获得性病毒感染的风险是多少?

• 答:乙型肝炎:1∶300 000 输血单位;丙型肝炎:1∶1 800 000 输血单位;HIV:1∶2 300 000 输血单位。

• 问:发生细菌性脓毒症的风险是多少?

• 答:1∶1 000 000 红细胞单位;1∶13 000～100 000 血小板单位。

• 问:定向供者献血是否安全?

• 答:不安全。没有证据表明感染风险低,而且一些研究显示感染风险可能升高。

• 问:给发热患者输血是否安全?

• 答:是安全的。但是,输血期间体温上升或出现如寒战、低血压症状,输血应停止并对患者进行输血反应评估。

鼠疫 Plague

Gordon E. Schutze 章莉萍 译 / 葛艳玲 审校

基础知识

■ 描述

鼠疫是由鼠疫耶尔森菌引起,通过来自野生啮齿动物跳蚤传播的地方性疾病。人和宠物可以形成这个循环,导致人类鼠疫。人类鼠疫有三种主要形式:腺鼠疫、败血症鼠疫和肺鼠疫,极少数表现为脑膜鼠疫、咽鼠疫、眼鼠疫和胃肠鼠疫。

■ 流行病学

• 世界范围内,流行区域在非洲、亚洲和美洲。2000 年以后,上报至世界卫生组织的 22 000 例病例中有 95% 分布在撒哈拉以南的非洲。

• 在美国,大多数病例发生在亚利桑那州、新墨西哥州、加利福尼亚州、科罗拉多州、俄勒冈州和内华达州。

• 在美国,多数病例发生在春、夏季。

• 2004—2011 年,美国共有 51 例鼠疫病例。

• 美国传播模式明确的鼠疫病例中,有 20% 是通过直接接触感染鼠疫杆菌的动物得病,而非通过跳蚤叮咬。

• 1924 年以后,美国没有通过人-人传播的肺型鼠疫报道。

• 未得到治疗的腺鼠疫:病死率＞50%。

• 未得到治疗的肺鼠疫:病死率几乎是 100%。

■ 一般预防

• 减少啮齿类动物收容所,同时减少它们的食物来源,如家庭附近的储存谷物和防鼠容器中的动物食物。

• 对猫和狗进行跳蚤杀虫,尤其是在流行地区。

• 医院隔离预防措施。

- 腺鼠疫或败血症型鼠疫和无肺炎迹象的患者:实行标准防护措施,在治疗的最初 24 h 增加飞沫预防措施,直至胸片持续阴性。

- 肺型鼠疫患者:实行标准和飞沫防护。飞沫防护要持续到患者完成了 48 h 的适当抗菌治疗。

• 暴露后处理。

- 所有最近 6 天暴露在已知或可疑鼠疫源的人。

○ 每日监测有无发热或疾病的症状,持续 7～10 天。

○ 提供预防用药。

○ 一旦发病及时给予治疗。

• 近距离(＜2 m)接触肺型鼠疫患者的人群应该接受抗菌药物的预防,但是没有必要隔离。

• ≥8 岁人群的药物预防。

- 多西环素口服。

- 自末次暴露之日开始给与治疗剂量的环丙沙星口服 7 天(剂量参见"药物"一节)。

• 小于 8 岁以下儿童:环丙沙星口服。

• 通知国家公共卫生局确诊和疑似感染鼠疫杆菌的病例。

• 没有预防疾病的疫苗可用。而且接种疫苗也不能预防来自疫源地的鼠疫。

■ 病理生理

• 皮肤侵入。

- 鼠蚤叮咬人体时产生回流(鼠疫杆菌堵塞鼠蚤的前胃,从而引起回流),鼠疫杆菌便在鼠蚤吸血时由鼠蚤传给人类。

- 啮齿类动物、地松鼠、猫、草原土拨鼠、旱獭、兔子,偶尔狗窝室会被鼠蚤感染,并成为感染的储存宿主(疫源地)。

- 破损皮肤接触了直接被感染的动物组织或血液(例如猫的抓痕、皮肤的破损),病原菌则直接种植到皮肤中。

- 感染通过淋巴传播至远处淋巴结,并导致局部区域淋巴结的炎症反应(如腹股沟淋巴结炎)。

- 随后病菌通过血源性播散到达其他器官,并产生大量的循环的细菌内毒素(败血症型鼠疫)。

- 通过血源性播散至肺,腺鼠疫和败血症型鼠疫均可导致继发性的肺鼠疫。

• 呼吸道侵入。

- 原发性肺鼠疫:通过吸入有肺鼠疫的人或动物的呼吸道飞沫得而感染。

• 潜伏期。

- 腺鼠疫或败血症型鼠疫为 2～8 天。

- 肺鼠疫为 1～6 天。

■ 病原学

鼠疫是由鼠疫耶尔森菌引起的,该菌是一种多形性、双极染色的革兰阴性球杆菌。

诊断

■ 病史

• 详尽的旅行史(尤其是到疫区)对于提出可疑鼠疫的诊断十分关键。

• 环境史应该包括患者居住地的啮齿类动物、地松鼠或草原土拨鼠等动物流行性病死率(相继死亡)。

• 在疫区,生病的家猫或家狗都是额外的危险因素。

• 症状和体征。

- 腺鼠疫。

○ 初始症状:腹股沟或腋下先于淋巴结肿大的疼痛。

○ 淋巴结炎(通常腹股沟＞腋窝＞颈部)。

○ 发热、寒战和乏力。

- 败血症型鼠疫。

。心动过速和低血压。
。腹部症状。
。出血。
。发热、寒战和乏力。
- 腺鼠疫或败血症型鼠疫均可能进展为继发性肺鼠疫。
- 肺鼠疫。
。咳嗽、呼吸困难。
。全身症状。
。发热、寒战、休克。
。进展迅速并且常致死亡。

■ 体格检查

- 心动过速、低血压、呼吸急促和中毒症状。
- 跳蚤叮咬的淋巴结炎常侵袭腹股沟淋巴结，猫相关性鼠疫常侵袭腋窝和颈部淋巴结，多在处理患病的猫之后发生。
- 消化道：常见腹痛、恶心和腹泻，继发于炎症介质释放。
- 神经系统：在鼠疫杆菌的内毒素影响下可导致虚弱、谵妄和昏迷。
- 血液：弥散性血管内凝血。
- 肾脏：肾实质损害。
- 极少见：脑膜炎、眼内炎、心内膜炎和胸膜炎。

■ 诊断检查与说明

- 白细胞计数。
- 通常是$(10\sim20)\times10^9$/L，但是也可高至100×10^9/L，可见未成熟中性粒细胞。
- 对标本(血、淋巴结、脑脊液)进行革兰染色、吉姆萨染色、魏申染色或荧光抗体染色寻找革兰阴性、双极染色的病原体。
- 组织培养(通知接收实验室)。
- 怀疑腺鼠疫：细针穿刺淋巴结并进行染色和培养，无菌注射器穿刺腺体中心，注射1 ml抑菌、无菌的盐水，缓慢回吸直至注射器出现血性液体。
- 怀疑肺炎型鼠疫：取痰液染色及培养。
- 血培养通常为阳性，甚至是对腺鼠疫来说，应该在开始治疗之前进行培养。
- 生长缓慢：可能被误认为假结核耶尔森菌或不动杆菌感染。
- 血清学。
- 单份急性期血清学阳性，或采用被动血凝试验检测急性期与恢复期(间隔4~12周)血清中其抗体滴度水平呈4倍以上升高，则是有临床意义的检查，需要通知当地公共卫生实验室和疾病预防控制中心。

■ 诊断步骤与其他

- 与表现为淋巴结炎相比，那些表现为非特

异性发热、心动过速和呼吸困难的患者发生延误诊断和后遗症的风险更高(比如败血症型鼠疫、死亡)。
- 在一定的流行病学背景下，要考虑到败血症型鼠疫，并提前给予适当的抗生素或选用一种经验性β内酰胺类抗生素治疗。
- 怀疑腺鼠疫时，在等待培养结果的同时经验性抗生素治疗，直到淋巴结穿刺染色没有发现病原体。

■ 鉴别诊断

诊断鼠疫遵循高度怀疑的原则，需要纵观患儿的生活方式、旅行史和最近的活动史。表现为出血和内毒素介导的休克的鼠疫则需和其他疾病相鉴别，包括其他细菌或病毒引起的脓毒症，以及毒素吸收和过敏反应导致的血流再分布。

- 感染。
- 链球菌和金黄色葡萄球菌感染(尤其是脚趾之间)会导致腹股沟淋巴结的肿痛、发热和休克。
- 猫爪热(巴尔通体感染)通常有猫抓或猫咬史，表现为区域淋巴结炎和发热。
- 人类汉坦病毒感染的临床表现和败血症型鼠疫和肺型鼠疫相似，也常发生在大多数鼠疫流行地区。
- 立克次体病：包含立克次体属、东方体属、考克斯体属、埃利希体属、微粒孢子虫属[如落基山斑点热(立氏立克次体)、复发性蜱热(伯氏疏螺旋体引起)均与败血症型鼠疫或肺型鼠疫的临床表现相似]。
- 最近报道的鼠疫样疾病和其他病原感染有关，比如类鼻疽伯克霍尔德菌(类鼻疽)和兔热病杆菌(兔热病)。

💉 治疗

■ 药物治疗

- 急性疾病需要静脉或肌肉用药。
- 对于儿童来说，庆大霉素或链霉素肌注或静脉是同样有效的。
- 最近研究发现，庆大霉素与链霉素的疗效相同：儿童每次2.5 mg/kg, q8 h；成人每次5 mg/kg, q24 h。
- 链霉素一直是药物治疗的首选(肌注或静脉)：儿童20~30 mg/kg/(kg·24 h)，每12 h使用一次；成人每次15 mg/kg, q12 h，每12 h最大剂量1 g。
- 脑膜炎或严重疾病：可考虑加用氯霉素(静脉)：每次12.5~25 mg/kg, q6 h(24 h最

大剂量4 g)，进行毒性监测。
- 其他供选药物。
- 多西环素：儿童(静脉或口服)：2.2 mg/kg, q12 h，一直增加到成人剂量(最大量)。成人首次200 mg静滴，然后100 mg静滴或口服，q12 h。一些专家推荐，重症疾病时联合庆大霉素使用。
- 环丙沙星：儿童(静脉或口服)：30 mg/(kg·24 h)(24 h最大量1 g)，每12 h一次。成人每次400 mg静滴，q 12 h；或每次500 mg口服，q 12 h。
- 持续抗感染治疗7~10天或直至热退后几日。
- 重症病例可能需要较长疗程的治疗。
- 病灶(如脓肿)具有传染性，直至给予足疗程的适当抗感染治疗。

■ 其他治疗

一般治疗

对于休克的败血症患者，首要措施是应该给予气道管理和液体复苏，然后再应用抗生素。

🔄 后续治疗与护理

■ 随访推荐

症状在开始治疗的3日后应该逐渐缓解，然而，临床症状改善的速度取决于最初疾病的严重程度。

■ 患者监测

不需要，大多数痊愈，不留后遗症。

■ 并发症

- 出血(弥散性血管内凝血)。
- 肾损害(肾小球和肾实质损害)。

📋 疾病编码

ICD10

- A20.9 未特指的鼠疫。
- A20.0 腺鼠疫(腹股沟淋巴结鼠疫)。
- A20.7 败血症型鼠疫。

❓ 常见问题与解答

- 问：在国际旅行中，个人能知道自己暴露于鼠疫的危险程度吗？
- 答：可以的。疾病预防控制中心在他们的网站上(www.cdc.gov/travel)提供了这样

的服务,里面包含了国际旅行暴露的最新信息。
• 问:鼠疫治疗过程中持续的发热能否作为

更改抗生素方案的依据?
• 答:不能。因为即使是使用适当的一线抗鼠疫杆菌的抗生素,发热还是有可能持续2

周。然而,在这种情况下,我们推荐对感染病灶进行是否需要引流的评估。

水痘、带状疱疹 (Chickenpox、Varicella、Herpes Zoster) Camille Sabella 王相诗 译 / 葛艳玲 审校

基础知识

■ 描述

水痘-带状疱疹病毒(VZV)是一种具有高度传染性的疱疹病毒。初发感染导致水痘,而病毒从潜伏状态再激活则导致带状疱疹。

■ 流行病学

• 受染的呼吸道分泌物通过飞沫和空气传播本病,也可通过直接接触疱疹和呼吸道分泌物而进行传播。
• 潜伏期10~21天(通常14~16天),从出疹前2天至皮疹完全结痂这段时间内都具有传染性。
  - 免疫功能低下患者的潜伏期可延长或缩短。
  - 使用静脉用丙种球蛋白(IVIG)后,潜伏期可延长至28天。
• 水痘疫苗普及后水痘的发病率降低了90%。
• 家庭内部易感者暴露后的感染率高达90%。
• 下列人群可能会出现重症水痘:免疫功能低下患者、<3月龄的婴儿、青少年、成人、有肺部基础疾病的患者(如哮喘)、慢性皮肤病(如湿疹)患者、口服或静脉使用激素的患者以及长时间使用阿司匹林治疗的患者。
• 孕妇在孕20周前原发感染VZV后,1%~2%的胎儿会发生先天性水痘胚胎病。
• 自从水痘疫苗批准使用后,水痘并发症的发生率显著下降。

■ 一般预防

• 水痘疫苗。
• 水痘疫苗是一种减毒活疫苗(Oka病毒株)。
  - 对于健康易感儿童、青少年及成人,推荐2剂系列的常规预防接种方案。
• 免疫原性:接种1剂后约85%的被免疫儿

童能产生保护水平的体液和细胞免疫,接种2剂后约达100%。接种2剂疫苗后发生突破感染的可能性很小。
• 有效性:预防所有VZV疾病的有效性约70%~90%,预防重症疾病的有效性为97%(如:感染VZV后,接种疫苗儿童的平均发痘个数为50个,而未接种疫苗儿童则为250个)。
• 接种水痘疫苗后可引发带状疱疹,但临床表现较轻;而且与野生毒株感染后相比,水痘疫苗引起带状疱疹的风险较低。
• 禁忌证。
  - 对疫苗中成分过敏(如新霉素、明胶)。
  - 孕妇,免疫功能低下,或1岁以内婴儿。
  - 人类免疫缺陷病毒(HIV)感染不是水痘疫苗接种禁忌证,如果患儿CD4$^+$ T细胞≥15%,可接种水痘疫苗,两剂间相隔3个月。
  - 大剂量的皮质固醇类激素:>2 mg/(kg·d)或者>20 mg/d的强的松(或者同剂量的其他激素),使用2周以上被认为是免疫抑制剂量。在全身皮质固醇类激素停用1个月后才可以接种水痘疫苗。
• 暴露后预防。
  - 如果无水痘疫苗禁忌证,易感者需在暴露后72 h内(不超过120 h)接种水痘疫苗(第1剂或第2剂)。
  - 如果存在接种水痘疫苗禁忌证,可进行被动免疫。
• 下列情况可考虑进行被动免疫。
  - 暴露者无水痘免疫力;暴露者很可能被感染;暴露者为水痘并发症的高危人群。
  - 免疫功能低下的易感人群、孕妇以及出生前5天至生后2天内母亲患水痘的新生儿都应当在暴露后接受被动免疫。
  - 暴露后96 h内输注水痘免疫球蛋白(VZIG)或IVIG。
  - 如果无法使用VZIG或IVIG,或暴露时间已超过96 h,一些专家推荐在暴露后第7~10天开始口服7天阿昔洛韦预防(20 mg/kg, q6 h,7天)。

■ 病理生理

• 原发感染后,病毒潜伏在背根神经节细胞内。
• 自然感染后通常终身免疫,但可存在有症状或无症状的再感染,可一定程度上提高机体的抗体水平。

诊断

■ 病史

• 水痘。
  - 在出疹前常出现发热、乏力和食欲降低。
  - 中低热可持续至皮疹出现后。
  - 在头面部及躯干出现皮疹并伴有瘙痒。
  - 部分皮疹开始结痂时伴新发皮疹出现,各期皮疹(斑丘疹、疱疹及痂疹)同时出现。
  - 口腔、结膜、阴道和尿道可出现疱疹。
• 带状疱疹。
  - 前驱症状包括疼痛、瘙痒、感觉异常。
  - 疱疹出现在一个或多个邻近感觉神经分布的皮肤区域,呈簇状分布在身体的一侧。
  - 儿童发病者的疼痛感较轻。

■ 体格检查

• 水痘。
  - 皮疹从斑疹演变为疱疹,看起来像"玫瑰花瓣上的露珠",随后结痂。
  - 该病的特征是不同阶段的皮疹同时存在。
  - 大多数患儿皮疹不超过300个,但因家庭内暴露而感染的患儿皮疹数目更多。
  - 既往健康儿童新发皮疹可持续7天。
  - 并发症:间质性肺炎、脑炎、继发细菌感染(尤其是A族链球菌感染)。
• 带状疱疹。
  - 疱疹分散出现,随后增多并融合。
  - 3~7天后不再出现新发皮疹,2周内结痂。
  - 免疫功能低下儿童可发生严重的局部皮肤感染、皮下播散和内脏受累。

■ 诊断检查与说明

实验室检查

- 健康儿童的典型病例无需实验室检测。
- 细胞培养很难分离出 VZV。
- 对皮疹处的上皮细胞进行免疫组化染色可以提供快速诊断。
- 对临床标本进行 PCR 检测需要有经验的实验室工作人员进行。
- 血清学检测用以确定对感染的易感性。
  - 急性期和恢复期血清可以确定急性感染：酶联免疫法（EIA）、免疫荧光法（IFA）、乳胶凝集反应（LA）、膜抗原荧光抗体（FAMA）和酶联免疫吸附测定法（ELISA）。

■ 鉴别诊断

需要与其他引起疱疹样皮疹的疾病进行鉴别。

- 柯萨奇病毒感染（手足口病）。
- 疱疹性湿疹。
- 播散性带状疱疹。
- 脓疱疮。
- 虫咬性皮疹。
- 猴痘。
- 支原体感染（多形红斑）。
- 假单胞菌感染（坏疽性皮炎）。
- 立克次体皮疹。
- 疥疮。
- 中毒性表皮坏死症、史－约综合征（stevens-johnson）、各种非传染性的疱疹性皮肤病。

 治疗

■ 药物治疗

- 儿童水痘或带状疱疹可选择阿昔洛韦治疗。
- 对于免疫低下人群、新生儿以及合并肺炎、脑炎的水痘患者，需要静脉使用阿昔洛韦治疗。
  - <1 岁，10～20 mg/kg，q8 h。
  - ≥1 岁，500 mg/m² ，q8 h；或者 10～20 mg/kg，q8 h。
  - ≥12 岁，10 mg/kg，q8 h。
- 疗程 7～10 天或者治疗至 48 h 无新发皮疹。
- 对于存在重症感染风险的患儿，建议口服阿昔洛韦，包括有皮肤病、水痘感染后可能导致原发病加重、青少年、家庭内接触后感染的儿童。

  - 阿昔洛韦（口服）：20 mg/（kg·d），q6 h，最大量 800 mg/d，疗程 5 天。
  - 伐昔洛韦（口服）：该药生物利用度更高，用于≥2 岁患儿；20 mg/kg（最大剂量 1 000 mg），q8 h，疗程 5 天。
- 水痘带状疱疹患儿使用水杨酸类药物后可能发生瑞氏综合征，因此不可使用，可以使用对乙酰氨基酚退热处理。

■ 其他治疗

一般措施

- 水痘住院患者隔离措施。
  - 从出现大批疱疹到疱疹完全结痂期间，应当进行接触及空气隔离防护（通常为 5 天，免疫低下人群则需时更长）。
  - 有条件的情况下使用负压病房。
  - 在先证者出现皮疹后 8～21 天内，暴露的易感者需接受接触和空气隔离防护。
  - 水痘母亲所产的新生儿：需对新生儿进行接触与空气防护直至 28 天。
  - 如果没有活动性病变，胚胎病不需要进行隔离防护。
  - 接受 VZIG 或 IVIG 的个体应该进行接触与空气隔离防护至暴露后 28 天。
- 带状疱疹住院患者隔离措施。
  - 免疫低下患者罹患带状疱疹（局限或广泛）及免疫健全患者罹患播散性带状疱疹后，应当在患病期间进行接触及空气隔离防护，如上述。
  - 局限性带状疱疹的免疫健全患者应行接触隔离至皮疹结痂。
- 水痘门诊患者的隔离。
  - 儿童患者应当居家隔离，避免接触易感者及高危人群，直至无新发皮疹且皮疹完全结痂。
- 带状疱疹门诊患者的隔离。
  - 免疫健全者罹患局限性带状疱疹后，建议接触隔离至皮疹完全结痂。
  - 虽然活动性皮疹具有传染性，但是如果皮疹能被完全遮盖，患儿可返校。

後續治疗与护理

■ 随访推荐

患者监测

对于正常健康个体，无需随访。

■ 预后

- 对于大多数儿童，这种儿童时期的出疹性疾病是一个良性疾病，持续 6～8 天。
- 带状疱疹成人患者中疱疹后神经痛的发病率非常高，而在儿童则非常少见。

■ 并发症

无论是否使用阿昔洛韦抗病毒治疗，并发症的发病率都非常高。

- 继发细菌感染：尤其是 A 组链球菌和金黄色葡萄球菌感染。
- 中枢神经系统（发病率为 1/4 000）：横贯性脊髓炎、脊髓病、脑炎（在疫苗接种前每年有 60 例）、脑膜脑炎、急性小脑性共济失调症、坏死性视网膜炎。
- 水痘间质性肺炎（在成人及婴儿中较常见）。
- 消化系统：胰腺炎、阑尾炎及肝炎。
- 血液系统：特发性血小板减少症、弥散性血管内凝血（DIC）（出血性水痘）。
- 肾炎。
- 小及大的脑血管病变，引发卒中。
- 无疱型带状疱疹：无皮疹的放射性疼痛，但是病原学检测确定病毒再激活；可能累及皮肤或者中枢神经系统；在儿童群体中少见。
- 艾滋病患者感染后可出现慢性水痘带状疱疹感染，包括进行性脊髓病。
- 先天性水痘综合征：特征表现有肢体萎缩、肢体瘢痕、神经系统及眼部病变。
- 带状疱疹后神经痛：>60 岁带状疱疹患者较常出现神经痛。
- 死亡：尽管已推荐疫苗接种，仍有水痘相关死亡发生。继发细菌感染和肺炎是死亡的最常见原因。

疾病编码

ICD10

- B01.9 水痘不伴有并发症。
- B02.9 带状疱疹不伴有并发症。
- B1.89 其他水痘并发症。

常见问题与解答

- 问：如果患者正在接受糖皮质激素治疗，既往无水痘带状疱疹病史，暴露于水痘带状疱疹后该如何处理？
- 答：正在接受≥2 mg/（kg·d）或≥20 mg/d 的泼尼松或等量激素治疗的患者，不能接种 VZV 疫苗。如果患儿为易感人群且暴露时间长并存在重症感染风险，可使用 VZIG 或 IVIG 行被动免疫。
- 问：对于因哮喘正在接受吸入激素治疗的儿童，接种 VZV 疫苗是否安全？
- 答：是的，吸入激素治疗的哮喘患者接种

VZV 疫苗是安全的,吸入激素的剂量不足以引起免疫抑制。

- 问:VZV 疫苗的禁忌人群有哪些?
- 答:免疫抑制人群、孕妇、小于 1 岁婴儿、对于疫苗成分(比如新霉素)有过敏史的人群不应当接种该疫苗。此外,如果儿童患有急性中-重度疾病,都应当推迟疫苗接种,直到病情缓解。如果 HIV 感染者的血 $CD4^+$ T 细胞比例≥15%,也可以接种 VZV 疫苗。
- 问:儿童接种 VZV 疫苗后会发生带状疱

疹吗?

- 答:会的。接种 VZV 疫苗可能会发生带状疱疹。但是,与感染水痘野毒株相比,接种疫苗后的带状疱疹病情较轻,且感染率较低。
- 问:接种 VZV 疫苗后最常见的不良反应是什么?
- 答:20%～25%的疫苗接种者可能出现轻微的局部反应,这是最常见的不良反应。1%～3%儿童接种后局部出现皮疹;3%～5%的疫苗接种者会出现全身水痘样皮疹。

通常仅为 2～5 枚斑丘疹和疱疹,在疫苗接种后 5～26 天出现。

- 问:接种 VZV 疫苗后,患儿发生突破感染的特征是什么?
- 答:接种 VZV 疫苗的患儿可以发生突破感染。与未接种疫苗的患儿感染水痘相比,突破感染的病情较轻,皮疹不超过 50 个,会有低热,且很快恢复。尽管与感染野毒株相比,突破感染的传染性较低,但患儿仍可将病毒传染给易感者。

水杨酸中毒(阿司匹林) Salicylate Poisoning(Aspirin)

Kevin C. Osterhoudt 施惠宣 译 / 陆国平 审校

基础知识

■ 描述

- 可能会在以下急性或慢性药物过量时出现。
  - 乙酰水杨酸。
  - 水杨酸甲酯(冬青油)。
  - 碱式水杨酸铋(碱式水杨酸铋)。
  - 水杨酸(一种角质层分离剂)。
  - 其他含水杨酸盐的药物。
- 乙酰水杨酸的潜在急性毒性口服剂量为＞150 mg/kg。

■ 流行病学

- 镇痛药相关的中毒是报告给美国毒物控制中心的人接触药物最常见的。
- 水杨酸制剂占上报毒物控制中心所有的镇痛剂中毒曝光的 9%。

■ 病理生理

- 摄入的药物在胃和小肠近端被吸收。
- 治疗剂量的阿司匹林,血清峰值在 1～2 h(标准品)或 4～6 h(肠溶包衣)。
- 过量口服后吸收可能长时间存在且不确定。
- 乙酰水杨酸摄入可能会产生胃炎并引发中枢调节呕吐。
- 过量服用后水杨酸盐的消除半衰期延长。
- 当血 pH 下降,非电离水杨酸比重上升,更多水杨酸转入组织,包括脑。
- 有毒的水杨酸使线粒体氧化磷酸化的解偶联,并增加耗氧量。
- 直接刺激延髓呼吸中枢导致过度通气和

呼吸性碱中毒。

- 多种代谢紊乱产生了阴离子间隙增大的代谢性酸中毒。
- 脱水及电解质变化是常见的。
- 尽管血糖正常,大脑低血糖可能存在。
- 可能发生肺和(或)脑水肿。

■ 常用相关疾病

- 阿司匹林通常结合其他药物市售,使药物过量变得复杂。
- 青少年经常过量服用,超过 1 剂。
- 治疗剂量乙酰水杨酸的流感儿童中毒与瑞氏综合征的发生相关。

诊断

■ 病史

- 阿司匹林中毒与许多疾病表现相似,慢性过量常常导致延误诊断。
- 肠溶包衣可导致显著药物延迟吸收。
- 摄入时间允许适当比较胃肠道净化的风险与好处。
- 频繁耳鸣与血清水杨酸含量＞25 mg/dl 有关。

■ 体格检查

- 深呼吸指原发性中枢性通气不足和(或)代偿性代谢性酸中毒。
- 高热:"发热"可能会使水杨酸中毒与感染混淆。
- 缺氧:肺水肿治疗过程中合并阿司匹林过量。
- 低血压表示严重脱水,可能合并代谢性酸

中毒和水杨酸介导的心肌低效率。

- 脑病:中枢神经系统抑制或癫痫发作提示严重毒性。

■ 诊断检查与说明

实验室检查

- 血清电解质:阴离子间隙增大的代谢性酸中毒是常见的,可能会发生低血糖或高血糖。
- 动脉血气:可示混合呼吸性碱中毒/代谢性酸中毒。
- 水杨酸水平:血清水杨酸含量＞60～100 mg/dl(急性)或 30～40 mg/dl(慢性)预示着严重的毒性反应。
- 尿液 pH:监控合理碱化尿液。
- 对乙酰氨基酚水平:对乙酰氨基酚可能是拮抗剂。
- 氯化铁试验:数滴 10%的氯化铁在 1 ml 含水杨酸尿液会变成褐色或紫色。

> **注意**
> - 呼吸性酸中毒表明中枢神经系统抑制提示预后不良。
> - 在慢性或慢性过程急性发作,水杨酸慢性过量水平与临床情况相关性差。
> - 动态监测水杨酸水平是必要的,以排除药物持续吸收。

■ 鉴别诊断

- 胃肠炎。
- 肺炎。
- 代谢性疾病。
- 酮症酸中毒。
- 脓血症。

• 脑膜炎/脑炎。

 治疗

■ 一般措施

• 液体/碱化。

– 10~20 ml/kg 晶体液间歇推注补充血容量。

– 意识状态改变可能提示中枢神经系统低血糖,应予葡萄糖治疗。

– 酸血症应用碳酸氢钠处理,以限制水杨酸分布到大脑。血清 pH 7.5 是合理的目标。

– 中毒明显时 5% 葡萄糖糖及 100~150 mEq/L 碳酸氢钠和 20~40 mEq/L 的氯化钾以 1.5~2 倍的维持量输注。输注速度以产生 2~3 ml/(kg·h)的尿量。碱化血pH 值至 7.5~8,可极大地通过"离子阱"效应消除尿水杨酸,增加了尿液 pH。

• 血液透析指征。

– 急性血清水杨酸水平>100 mg/dl。

– 慢性血清水杨酸水平>60 mg/dl。

– 严重酸中毒或严重的电解质紊乱。

– 肾衰竭。

– 肺水肿。

– 持续性神经功能障碍。

– 临床表现持续恶化。

> **注意**
> • 低钾血症可能会影响碱化尿液的效果。
> • 水杨酸中毒患者镇静处理可能导致呼吸抑制与临床恶化。
> • 气管插管是危险的,若执行须伴之以碳酸氢钠静脉推注和过度换气,以防止酸中毒恶

化和水杨酸分布到大脑。

• 血透设备必须准备好以防止恶化血容量不足和心血管功能衰竭。

• 如果进行血液透析,调整透析液以维持碱血症。

• 肺水肿和(或)脑水肿可能使流体管理复杂化。

■ 住院事项

初始治疗

胃肠道处理。

• 若阿司匹林被判定为存在于胃或肠近端,可予活性炭 1 g/kg(最大 75 g)。

• 许多专家建议第 1 剂活性炭后 2~4 h 若水杨酸水平继续上升,可予第 2 剂活性炭。

• 全肠灌肠可能会很大程度地减少过量药物的吸收。

 后续治疗与护理

■ 随访推荐

• 对长期过量的受害者应该提供药品管理教育。

• 对故意过量的受害者应提供精神卫生服务。

■ 预后

• 慢性治疗不当常导致延误诊断并导致最差的预后。

• 乙酰水杨酸单次急性摄入量>300 mg/kg应被视为危及生命。

■ 并发症

• 恶心和呕吐。

• 脱水。

• 代谢性酸中毒。

• 电解质异常。

• 神志不清、昏迷、抽搐。

• 非心源性肺水肿。

• 肾功能衰竭。

• 脑水肿而致死。

疾病编码

ICD 10

• T39.014A 阿司匹林中毒,不确定的,初次发生。

• E87.2 酸中毒。

• T39.011A 阿司匹林中毒,意外(无意的),初次。

常见问题与解答

• 问:多少量的糖果味冬青油对幼儿有毒?

• 答:冬青油含有多达 1 400 mg 的等量阿司匹林。因此,1 茶匙冬青油相当于大剂量阿司匹林过量。

• 问:是否有一个类似于用于对乙酰氨基酚过量的阿斯匹林中毒预后列线图?

• 答:已有的列线图只适用于正常心理状态和血液 pH 儿童的非肠溶阿司匹林摄入。其他情况预测的有效性是值得怀疑的。它的使用并不广泛推荐。

水肿 Edema

Stephanie Clark · Rebecca Ruebner 董焕 译 / 沈茜 审校

基础知识

■ 描述

过多的体液在组织间隙或体腔中积聚称为水肿,通常由低蛋白血症、淋巴和静脉循环受阻和外伤等引起。

诊断

■ 鉴别诊断

• 局部表现。

– 外伤:压力或光伤害。

– 感染。

– 过敏。

– 淋巴循环阻塞(少见):

○ 丝虫病。

○ 化疗。

– 蜜蜂叮咬或是昆虫叮咬。

– 镰状细胞趾炎。

• 总体表现。

– 先天性因素:腿或者胸导管的淋巴循环受阻。

– 感染:肝炎或肝衰竭;心包炎。

– 毒素、环境、药物。

○ 钠盐中毒。

○ 肝脏和(或)心脏的毒素影响(化学疗法)。

○ 肝硬化。

○ 药物反应。

– 肿瘤因素。

○ 肿大的腹部淋巴结或肿瘤对静脉回流的阻碍。

– 过敏、炎症:导致蛋白丢失的肠病。

– 肾脏因素。

- 肾病综合征。
- 肾衰竭。
- 急性肾小球肾炎。
- 心脏因素。
  - 充血性心力衰竭(CHF)。
- 心包炎。
- 胃肠道因素。
  - 导致蛋白减少的肠病。
  - 心包切开术后综合征或先天性心脏病手术。
  - 肝胆疾病。
- 内分泌因素:甲状腺功能低下。

病因

- 蛋白质减少过多。
- 经肾脏减少。
- 经胃肠减少。
- 蛋白质生成不足。
- 肝脏疾病。
- 营养不良。
- 局部损伤。
- 静水压增加。
- CHF。
- 肝硬化。
- 心包渗出。
- 心脏术后。
- 静脉循环受阻。
- 上腔静脉综合征。
- 深静脉血栓。
- 淋巴循环受阻。

处置

确定水肿的原因:水肿局限吗? 有任何蛋白质丢失的原因吗? 有蛋白质生成减少的原因吗?

- 第1步:水肿部位是否像外伤,淋巴或静脉循环阻塞?
- 第2步:是否有经尿道或胃肠道的蛋白质丢失?
  - 与血清白蛋白减少相关。
  - 最可能的蛋白质减少的原因是肾脏疾病,其次是胃肠道疾病。
- 第3步:寻找引起水肿的其他原因,比如CHF、肝硬化、淋巴循环受阻。

病史

- 问题:水肿是局限的还是全身的?
- 要点:见"鉴别诊断"。
- 问题:患者是否没有症状,或有一些由水肿引起的不适?

- 要点:取决于治疗是否及时。
- 问题:是否有心脏、肾脏和胃肠道疾病的证据?
- 要点:水肿的主要原因。
- 问题:腰围变大了吗,弯腰穿鞋困难了吗,衣服变紧了吗?
- 要点:身体水肿的证据。
- 问题:饮食中过多的盐摄入?
- 要点:在某些患者中可引起水肿。
- 问题:有呼吸困难吗?
- 要点:有压迫横膈的腹水或是有胸腔积液。
- 问题:局部腹泻?
- 要点:可见的引起蛋白质减少的肠道疾病或淋巴循环受阻。
- 问题:以前做过尿液分析吗?
- 要点:也许可以帮助发现病情。
- 问题:有眼部或脸部周围水肿?
- 要点:也许提示过敏但是也应该考虑引起水肿的其他原因例如肾病综合征。
- 问题:有贫血症状?
- 要点:见于引起蛋白质减少的胃肠道疾病。

体格检查

- 发现:腰骶部、胫骨前和阴囊或阴唇部位发现水肿。
- 要点:坠积性水肿。
- 发现:胸部叩诊?
- 要点:胸腔积液。
- 发现:移动性浊音?
- 要点:腹水的早期迹象。
- 发现:耳软骨变软?
- 要点:常见于肾病综合征。
- 发现:凹陷性水肿?
- 要点:见于蛋白质减少的情况。
- 发现:非凹陷性水肿?
- 要点:也许由静脉或淋巴循环受阻或是钠盐中毒引起。

诊断检查与说明

- 检查:试纸验尿。
- 要点:如果存在与大量蛋白尿有关的大范围水肿,提示肾病综合征的可能。
- 检查:血清白蛋白。
- 要点。
- 水肿部位的低蛋白血症和蛋白尿支持肾病综合征的诊断。
- 如果是广泛性的水肿不伴有蛋白尿却有低蛋白血症的表现,考虑心脏疾病、胃肠道疾病或是肝胆疾病,需要做其他相应检查以

评估这3个系统。
- 如果是局限性或广泛性水肿,但尿液分析和血浆白蛋白均正常,考虑其他不常见的引起水肿的原因,比如机械性或淋巴循环受阻、内分泌紊乱,或毒素或药物的影响。
- 检查:便检中发现 α_1 抗胰蛋白酶。
- 要点:见于引起蛋白质减少的胃肠道疾病。
- 检查:胆固醇浓度。
- 要点:只在与低蛋白血症相关的肾病综合征中升高。

 ### 治疗

其他治疗

一般措施

- 增加皮肤水分。
- 避免压疮。
- 腿部进行主动或被动练习以避免静脉血栓形成。
- 如果水肿严重,患者晨起可能伴有眼睑水肿。在患者头部下面放一个物体以使头部抬高。
- 如果发生阴囊水肿,穿着男用紧身短裤可以保护阴囊和避免皮肤受损。
- 如果水肿引起严重的呼吸困难,剧烈的腹部不适,或难以消除的阴囊水肿,可考虑应用白蛋白和(或)呋塞米注射剂。

转诊问题

- 肾病综合征:儿科肾病专家。
- 引起蛋白质减少的胃肠或肝胆疾病:儿科胃肠病或肝胆病专家。
- CHF:儿科心脏病学医生。
- 内分泌调节机制紊乱引起的水肿:儿科内分泌科医生。
- 淋巴循环或其他循环通路受阻:血管外科或儿外科医生。

初始治疗

任何一个儿童或青少年出现由心肺功能障碍或外周器官或四肢的血管完整性破坏引起的水肿形成状态,都应立即寻求合格的专家的紧急救助。

 ### 疾病编码

ICD10

- R60.9 水肿,非特指的。
- R60.0 局部水肿。
- R60.1 全身性水肿。

常见问题与解答

• 问：发生水肿的血白蛋白水平是多少？

• 答：血白蛋白<2.5 g/dl 可出现水肿。

• 问：心包积液如何导致水肿？

• 答：心包积液可导致淋巴回流减少和静脉压增加。

睡眠呼吸暂停-阻塞性睡眠呼吸暂停综合征 Sleep Apnea-Obstructive Sleep Apnea Syndrome

Akinyemi O. Ajayi 谭乐恬 译 / 许政敏 审校

 基础知识

描述

• 睡眠呼吸紊乱包含一大类睡眠时出现的呼吸问题。这些问题包括原发性鼾症（PS），伴随微觉醒的呼吸事件（RERA）和阻塞性睡眠呼吸暂停综合征（OSAS）。

• 阻塞性呼吸暂停定义是呼吸时虽然有胸腹呼吸运动但口鼻气流停止，伴随气体交换异常和（或）睡眠模式失常。

生理

• OSAS 可分为轻度、中度及重度。

• 很多患 OSAS 的儿童表现部分气道梗阻症状，即低通气或低氧血症，比完全梗阻更为常见。

• OSAS 与中枢性呼吸暂停不同（口鼻气流停止的同时胸腹呼吸运动也停止），后者提示脑部发育不成熟或功能障碍。

• 上气道阻力综合征是一种以部分气道梗阻和微觉醒导致睡眠片段化的呼吸道异常，通常不合并气体交换异常。

• 中枢性呼吸暂停达 20 s 在生后 1 个月的早产儿和新生儿可能是正常现象。

• 周期性呼吸是指 20 s 内规则呼吸中出现 3 个或以上中枢性呼吸暂停，每次至少持续 3 s。周期性呼吸可见于新生儿，但不应超过睡眠时间的 4%，且不伴随低氧血症。

危险因素

• 婴儿 OSAS 不常见；但是，可能与颅面畸形、神经源性疾病导致的肌张力低下、喉软化症或气管软化症以及胃食管反流共存。

• 受损的微觉醒机制也可见于 OSAS。

• 在较大儿童中，OSAS 可与肥胖有关，这点与成人情况类似。

• 原发性鼾症或习惯性打鼾提示打鼾不一定导致气体交换异常或睡眠片段化；但是，20%～50% 有惯性打鼾的儿童存在 OSAS。

遗传学

• 某些合并颅面畸形、肌张力低下和肥胖的遗传性疾病可导致 OSAS。包括如下。

- Pierre Robin 综合征。
- Treacher Collins 综合征。
- 唐氏综合征。
- 黏多糖病。
- Arnold-Chiari 畸形。
- Prader-Willi 综合征。
- 遗传性神经肌肉异常。
- 腺样体肥大。
- 颅面畸形包括面中部发育不良和下颌骨发育不良。
- 喉软化症。
- 神经性和神经肌肉源性异常导致的肌张力低下，可造成睡眠时通气不佳。
- 胃食管反流。
- 肥胖。
- 代谢性疾病。
- 变应性鼻炎、鼻中隔偏曲、鼻息肉。
- 镇静、癫痫发作以及麻醉。

诊断

病史

• 夜间症状包括睡眠时呼吸不畅、打鼾、缺氧和微觉醒频繁。

• 日间症状：嗜睡、反复的上呼吸道或耳部感染、传导性听力损失、张口呼吸、纳差和闭塞性鼻音。

• 其他：注意缺陷多动障碍（ADHD）、胃食管反流、学习困难以及头痛（尤其在早上和起床时）。

- OSAS 很少导致急性症状，而是数周到数月后才出现症状。
- 家长会注意到上呼吸道感染可导致症状加重。
- 在多动症（ADHD）患儿中有可能发生睡眠障碍性呼吸或原发性睡眠障碍。

体格检查

• 评估儿童生长发育。

• OSAS 严重患儿有报道可发生生长发育停滞。

• 肥胖人是一个危险因素，特别是在年长儿中。

• 评估扁桃体大小。

注意

扁桃体大小正常不能排除 OSAS。

• 张口呼吸、闭塞性鼻音、腺样体面容、面中部发育不良、下颌后缩、小下颌以及其他颅面畸形的存在提示 OSAS 可能。

• 鼻息肉、鼻中隔偏曲、鼻甲肥大或充血导致的鼻塞。

• 舌体大小。

• 软腭的活动性和提升；硬腭的完整性。

• 在极端的病例，心脏受累可能导致肺心病和心力衰竭。体格检查可发现肺动脉高压体征或充血性心力衰竭的体征，比如第二心音增强。

• 神经系统检查评估全身肌肉强度、肌张力和发育状态，特别是对于腺样体切除术后症状没有改善的婴儿和儿童。

诊断检查与说明

实验室检查

• 多导睡眠监测。

- OSAS 诊断的金标准是夜间多导睡眠监测，以鉴别睡眠呼吸暂停的类型和评估严重程度。

- 氧饱和度、呼吸暂停指数（AI）、呼吸暂停低通气指数（AHI）、微觉醒指数、唤起觉醒指数和周期性动腿指数等指标由睡眠的效率和分期决定。

- 监测指标包括脑电图、眼动电图、肌电图、动脉血氧饱和度、终末潮气 CO_2 分压、气流用力呼吸和心电图。
- 儿童正常呼吸和睡眠的变异范围最近被报道有诊断价值,包括 AHI<1。
- 儿童多导睡眠监测的评分与成人不同。区别包括用 2 个呼吸周期定义阻塞性或中枢性呼吸暂停,2 个呼吸周期出现口鼻气流下降30%和血氧饱和度下降>4%定义为低通气。与成人相比,儿童的 AHI 更低。
- 其他研究。
- 可靠的问卷调查有助于在门诊筛选 OSAS 病例。
- 血常规检查通常意义不大;在重症患儿,可能出现红细胞增多症、高碳酸血症和碳酸氢根升高。
- 胃食管反流评估包括睡眠时 pH 监测、吞钡及核素检查(milk scan)。
- 怀疑 OSAS 的儿童不宜进行家庭测试。

影像学检查
- 颈部侧位片易于拍摄,可评估腺样体和扁桃体的大小,以及鼻咽腔的通畅程度。
- 夜间睡眠录音及录像和简化的多导睡眠监测是有用的手段,尤其当结果是阳性时。但是,预后价值通常不高。
- 上气道内镜检查和支气管镜检查用以评估解剖学或动力学因素造成的气道梗阻(咽部肌张力减退、咽腔狭窄、喉气管软化症、声带息肉、乳头状瘤)。
- 复杂的颅面畸形应行头颈部 CT 或 MRI。如果中枢性呼吸暂停存在,MRI 可以评估脑干和 Arnold-Chiari 畸形。
- 重症 OSAS 患儿,心脏评估包括心电图、胸片和超声心动图。

鉴别诊断
- 原发性鼾症或习惯性打鼾。
- 上气道阻力综合征:该病伴随睡眠片段化和日间嗜睡。
- 肥胖-低通气综合征:OSAS 的一种变异。
- 中枢性呼吸暂停及周期性呼吸。
- 先天性中枢性低通气综合征。
- 其他导致日间过度嗜睡的原因。
- 家庭环境混乱,情绪紧张。
- 吸毒或药物中毒:精神类药物、抗组胺药物、抗惊厥药物、麻醉药。
- 发作性睡病:发病多在青春期,但猝倒出现较晚,导致诊断较晚。
- 癫痫:意识丧失伴无知觉,脑电图有变化。
- 阻塞性呼吸暂停的因素包括所有可致上呼吸道淋巴组织肥大的原因(过敏、病毒或

细菌感染、扁桃体炎、鼻腔新生物、会厌炎、咽后脓肿),长期苯妥英钠接触,以及上呼吸道黏膜下过度肥厚。
- 上气道组织过度松弛的因素:唐氏综合征、急性多神经病变(吉兰-巴雷综合征)、慢性神经肌肉疾病、Prader-Willi 综合征、重症肌无力。
- 中枢性呼吸暂停的原因:在婴儿期之后,最常见的原因是药物抑制呼吸驱动;在早产儿中,可能是非特异性的神经通气控制机制发育不成熟;脓毒血症,癫痫,脑干受压,脑肿瘤,2 型 Arnold-Chiari 综合征(虽然 1 型有增加的趋势)。
- 胃食管反流可加重中枢性呼吸暂停,需进一步检查。
- 雄性激素可能导致成人中枢性呼吸暂停。

治疗

初始治疗
- 重度病例可能需要紧急干预。
- 重度呼吸道梗阻通常在多导睡眠监测中或镇静和麻醉时发生。
- 确保足够的通气和氧气,同时快速寻找原因。
- 有经验的团队能暂时缓解梗阻。
- 转诊至可以监测气道的监护室。
- 气道梗阻缓解后,随之而来的是肺部及呼吸道水肿,以及大量分泌物。
- 处理应包括放置鼻咽通气道、非创伤性持续正压通气或双相正压通气(CPAP/BiPAP),或经鼻气管插管呼吸机辅助通气。
- 术后并发症的危险因素包括年龄<3 岁、重度 OSAS、肺动脉高压、肥胖、早产儿、生长迟缓、颅面或神经肌肉源性异常和(或)上呼吸道感染。

一般措施
- 对大多数患儿而言,腺样体切除是首要的治疗方式,但是,有一些病例术后仍有明显的 OSAS,需要进一步检查与评估。
- 非创伤性的通气支持(CPAP/BiPAP)可能有效。
- 鼻内激素和白三烯拮抗剂对中度患儿有积极的疗效。使用时间和长期转归尚不明确。
- 对复杂的病例,伴有颅面畸形,需要进行手术治疗,如舌体缩小,悬雍垂腭咽成形,或下颌骨和上颌骨前移。
- 当有胃食管反流存在时,需要使用抑酸药

和贲门括约肌松弛预防用药。
- 减重有助于肥胖儿童改善症状。
- 激光手术和口腔科干预有助于缓解成人中度 OSAS,但是在儿童尚无经验。
- 在极端的病例,需要进行气管造口,特别是存在严重颅面畸形的患儿。

> **注意**
> 控制胃食管反流有助于治疗婴儿 OSAS,即使没有明显的反流症状。

后续治疗与护理

并发症
并发症由慢性低氧血症、高碳酸血症、酸中毒以及睡眠受损造成,包括如下。
- 肺动脉高压,继之为肺心病(极少)。
- 高血压在成人病例中有报道,儿童病例亦有少量报道。
- 充血性心力衰竭、心律失常在有潜在心血管疾病的成人中常见。
- 生长缓慢和发育不良。
- 麻醉后呼吸困难和死亡的儿童病例有报道。

随访
- 腺样体切除后有望很快改善症状。年龄<1 岁的重度 OSAS 患儿,存在颅面畸形或神经源性异常,需要在术后 6~8 周复查多导睡眠监测。
- 腺样体组织复发可能在术后数月到数年发生。因此,若有临床症状,如打鼾、睡眠时呼吸费力或再次出现学习困难,需要进行再评估。

疾病编码

ICD10
- G47.30 未特指的睡眠呼吸暂停。
- G47.33 阻塞性睡眠呼吸暂停(成人)(儿童)
- G47.36 分类于他处的情况下的睡眠相关通气不足

常见问题与解答
- 问:孩子在切除腺样体后还会发生 OSAS 吗?
- 答:会。有时候腺样体组织切除以后还会再次生长。另外,有一些 OSAS 与解剖或神经因素造成的上气道偏小有关。对这类病

例而言,腺样体切除不能解除 OSAS。

• 问:OSAS 会导致神经系统疾病吗?

• 答:有些研究提示,神经认知缺陷的儿童伴有 OSAS。最常见的疾病包括学习退步和注意缺陷多动障碍(ADHD)。

粟丘疹

Jennifer DiPace • Brooke I. Siegel 卢文敏 译 / 王榴慧 审校

基础知识

▪ 描述

• 通常为良性的、充满角蛋白的囊肿,表现为白色的针尖大小的丘疹,典型表现发生于面部,但也可发生于身体其他部位(口腔、牙龈、阴茎)。

• 包括原发性和继发性粟丘疹两种类型。

- 原发性:自发的。

- 继发性:继发于创伤、药物或其他疾病。

• 斑块型粟丘疹——罕见的原发性粟丘疹,典型表现为发生于耳后部位的一个红色斑块。

▪ 流行病学

• 先天性的粟丘疹是最常见的原发性粟丘疹。

- 大约 40% 的新生儿有粟丘疹。

- 早产儿少见。

- 没有性别或种族差异。

- 继发性粟丘疹可发于任何年龄组。

▪ 危险因素

- 足月儿。

- 任何出现大疱的疾病会增加继发性粟丘疹发生的风险,尤其是大疱性表皮松解症和卟啉症。

▪ 遗传学

• 在儿科最常见的粟丘疹的类型——原发性先天性粟丘疹,其遗传性仍不清楚。

• 粟丘疹可能是罕见的遗传性皮肤病的一个皮肤特征(Loeys-Dietz 综合征、口-面-指综合征 I 型、Rombo 综合征,或者 Bazex-Dupré-Christol 综合征)。

▪ 一般预防

对于原发性粟丘疹预防措施尚未可知。

▪ 病理生理

可见角蛋白和皮脂堵塞于皮脂腺管、汗管或皮脂腺开口,可见环绕的毳毛毛囊。

▪ 病因

• 在新生儿中常为自发性的。

• 年长儿可能与外伤或水疱性疾病有关。

诊断

▪ 病史

• 原发性先天性粟丘疹。

- 自发性的。

- 典型表现为出生时或生后数天发生。

• 继发性粟丘疹。

- 近期创伤或烧伤。

- 有大疱性疾病史。

▪ 体格检查

• 为 1～2 mm 针尖大小、白色、珍珠样光滑的丘疹,不伴有周围红晕或炎症。

• 自发性粟丘疹常见于鼻、脸颊、下巴、额头。

• 发于其他部位需考虑。

- 口腔黏膜:Epstein 珍珠位于上腭中线,Bohn 结节位于牙龈边缘。

- 龟头囊肿。

▪ 诊断检查与说明

诊断步骤与其他

粟丘疹的诊断可仅通过病史和体格检查,不需要更多的诊断性试验。

▪ 鉴别诊断

在新生儿期需考虑以下疾病。

• 皮脂腺增生:是由于母体的激素所继发,病变为黄色的毛囊性丘疹,发生于鼻部、面颊、唇上和前额。

• 新生儿痤疮:位于头皮和面部的炎性红斑、丘疱疹;通常发生在出生后 1～2 周,但也可能在出生时就伴随。

• 中毒性红斑:新生儿期的良性皮疹,特征为红色斑疹,中央为脓疱或水泡。

治疗

• 原发性粟丘疹不需要治疗。这种粟丘疹是良性的、无临床症状及自限性的。

• 在以下情况下需要治疗。

- 在年长儿中弥漫性或持续性的粟丘疹。

- 粟丘疹发于创伤或烧伤导致表皮问题的部位。

• 治疗包括外用维 A 酸或人工挤出。

后续治疗与护理

▪ 随访推荐

自发性的粟丘疹不需要特别跟踪或随访。

▪ 预后

• 自发性粟丘疹病例中的大部分在 2～4 周内自愈,不会遗留瘢痕或复发。

• 出现泛发性或持续性粟丘疹的婴儿或儿童,需考虑进行遗传性皮肤病诊断。这些疾病包括 Loeys-Dietz 综合征、口-面-指综合征 I 型、Rombo 综合征或者 Bazex-Dupré-Christol 综合征。

▪ 并发症

基于粟丘疹发病部位的引起的面部美观问题通常是唯一的并发因素。

疾病编码

ICD10

• L70.2 痘样痤疮。

• L85.1 后天性掌跖角化病。

• K09.8 特指口区囊肿。

常见问题与解答

• 问:粟丘疹会痛或痒吗?

• 答:不会。粟丘疹是无症状的,如果出现疼痛、瘙痒、发热或其他症状,则需重新考虑粟丘疹的诊断问题。

• 问:粟丘疹会传染吗?

• 答:不会。粟丘疹不会在人与人之间传播。对于新生儿先天性粟丘疹,父母可以放心这些病症是没有传染性的。

• 问:粟丘疹和痱子是一样的吗?

• 答:不是。两者都是儿童期良性的皮肤疾病。但是痱子是由一种外分泌汗腺而非皮脂腺导管的异常导致的疾病。痱子的特点表现为汗液的潴留并随之形成水疱,通常出现在长时间出汗后,通常被认为是由于汗管阻塞引起的。

胎儿酒精综合征 Fetal Alcohol Syndrome

Tracey A. McLean · Seth J. Bokser   胡黎园 译／曹云 审校

基础知识

▪ 描述

• 典型的胎儿酒精综合征（FAS）包含四个主要特征。
- 中枢神经系统发育异常。
- 颜面部发育畸形。
- 运动发育迟缓。
- 母亲妊娠期间饮酒。
• 1973 年首次报道；之后，典型的 FAS 被认为是胎儿酒精谱系障碍（FASDs）中的一种，后者包括如下几类：
- FAS，部分 FAS（pFAS），酒精相关精神发育障碍（ARND），酒精相关出生缺陷（ARBD）。
- 总而言之，FASDs 较典型的 FAS 更常见（3 倍），程度从极轻到极重症。

▪ 流行病学

发病率

• 典型 FAS：3.1/1 000 活产儿。
• FASDs：9.1/1 000 活产儿。

▪ 危险因素

• 母亲酗酒是主要的危险因素。
• 目前已报道的妊娠期酗酒的高危人群为：35～44 岁、白种人、大学毕业生、失业者。
• 母亲营养不良可增高孕期酗酒的风险。
• 母亲乙醇脱氢酶基因（ADH）多态性：ADH1B * 3 等位基因对胎儿有保护作用。
• 单卵双胎较双卵双胎更易发生 FAS。

▪ 一般预防

• 妊娠期或待孕妇女需避免接触酒精。尚无已知的妊娠期酒精"安全"摄取量。
• 妊娠期或待孕妇女存在酒精成瘾，需进行戒酒治疗。
• 根据疾控中心（CDC）数据，7.6％女性在调查前 1 个月有饮酒史，其中 1.4％存在酗酒。
• 最易患 FAS 的人群是其母亲每周饮酒≥4 杯/次（血酒精浓度峰值比稳定低值更有意义）。
• 1998 年，美国通过了《酒精类饮品标签法》，要求标贴健康警示及孕期饮酒的危害。

▪ 病理生理

• 妊娠时，典型的 FAS 首先发生大脑发育异常，继而导致神经发育障碍和面部畸形。
• 尤其在孕早期，可能会增加发育中的胎儿脑对自由基的易感性，导致脑细胞损伤。
• 酒精及其代谢产物乙醛是致畸剂。

诊断

▪ 病史

• 神经发育和行为症状。现未发现特异性的行为表现模式。可参考下述年龄相关的临床表现。
• 可存在精细运动功能障碍。
• 出生时及生后的生长发育受限（体重、身长、头围）。
• 母亲饮酒史（酗酒、每天饮酒量、妊娠期饮酒的时间）和其他药物使用。
• 家族史。
- 家族中其他成员若产前未曾暴露于酒精，可无神经行为异常表现。
• 婴儿期神经行为表现。
- 可伴或不伴酒精戒断症状。
- 易激惹、睡眠不规则、喂养差、肌张力低下、运动发育迟缓。
• 学龄前及学龄期神经行为表现。
- 多动。
- 语言学习落后。
- 视觉空间学习落后。
- 抽象思维贫乏（计划和组织）。
- 执拗（无法停止无效策略）。
- 注意障碍。
- 与同龄人交流障碍。
• 青春期和成人期神经行为表现。
- （精神类）药物成瘾。
- 犯罪行为。
- 无法工作。
- 无法独立生活。

▪ 体格检查

• 出生时体重（≤10％）。
• 出生时身长（≤10％）。
• 出生时小头畸形（≤10％）。
• 出生后始终生长发育落后。
• 面部特征包含如下。
- 睑裂短（测量眼睛内眦至外眦间的距离）。
- 人中长而平滑（鼻中隔至唇红缘间的区域）。

- 唇红缘薄（上唇）。
• 上睑下垂、内眦赘皮、面部扁平在 FAS 中也较常见。

▪ 诊断检查与说明

神经心理测试。
• 单纯的 IQ 测试不能鉴别 FAS 和其他发育障碍疾病。
• 目前尚未发现特异性的神经行为表型。

实验室检查

无 FAS 的实验室标记物。

诊断步骤与其他

典型的 FAS 诊断需同时满足以下四点。
• 面部特征：
- 短眼裂（≤10％）。
- 上唇色红缘薄（根据唇/人中指南，得分 4 或 5 分）。
- 人中平滑（根据唇/人中指南，得分 4 或 5 分）。
- 其他：上睑下垂、上颌骨发育不良且短小，朝天鼻在 FAS 儿童中较常见，但不作为诊断依据。
• 生长发育受限。
- 身高或体重在生命的任一阶段均≤第 10 百分位。
• 中枢神经系统发育异常（满足以下任何一点）。
- 结构方面。
  ○ 大脑结构畸形（例如胼胝体缺如，小脑发育畸形）。
- 神经学。
  ○ 与出生后损伤或发热无关的惊厥、协调障碍、记忆受损或其他轻度的神经系统体征。
- 功能方面：行为表现始终落后于同龄人，表现如下任何一条。
  ○ 总体认知障碍（多个能区 IQ 或发育落后）>2SD 或低于均值。
  ○ 或功能障碍>1SD 或至少 3 个特异能区低于均值（例如注意力、执行力、运动功能、社交、语言或特异性的学习障碍）。
• 母亲饮酒。
- 已知母亲持续规律饮酒或每次暴饮。
- 证据来源可包括自我汇报、可靠的消息提供者，指出存在血液酒精浓度升高或酒精相关的健康状况（如肝脏疾病）的医学文书、与饮酒相关的违法问题。

- 若无法获得相关病史或存在模棱两可的情况,可诊断为"FAS 不伴明确的母亲酒精暴露"。

■ 鉴别诊断

- 体格特征。
- 正常变异。
- Aarskog 综合征。
- Williams 综合征。
- Noonan 综合征。
- Brachmann-De Lange 综合征。
- Dubowitz 综合征。
- 胎儿丙戊酸盐综合征。
- 胎儿乙内酰脲综合征。
- 母亲苯丙酮尿症对胎儿的影响。
- 甲苯胚胎病。
- 神经行为特征。
- 脆性 X 综合征。
- 22q11 缺失综合征。
- Turner 综合征。
- Opitz 综合征。

治疗

■ 一般措施

- 儿科医生需早期诊断、转诊,制定多学科合作的治疗方案,其中包括儿科医生、专科医生、早期干预人员、心理医生,以及可以

给家庭和患儿提供社交和教育的社区资源。

- 专科转诊需包括。
- 全面的神经心理评估(IQ、成绩、执行力、记忆力、适应力、语言、推理和判断力、行为)。
- 眼科检查(学龄前为常规检查,以后可每 2 年一次)。
- 听力测试(6~12 个月时完善脑干听觉诱发电位)。

后续治疗与护理

■ 随访推荐

患者监测

- 婴儿期生长和营养:发育停滞是常见的问题。
- 定期评估视力和听力:视听障碍高发。
- 针对其他躯体或心理疾病。

■ 预后

- 50%存在智力受损(IQ<70)。虽然 FAS 的 IQ 为 16~115 分,但其平均 IQ 水平为 60 分左右(轻度精神发育迟缓)。
- 即使 IQ 正常,62%存在严重的行为问题。
- FAS 患者因神经认知/神经行为问题导致的主要障碍包括学习差、违法行为、就业困难及继发的心理疾病。
- 多数患者成年后无法独立生活。

疾病编码

ICD10
- Q86.0 胎儿酒精综合征(畸形)。
- P04.3 母亲饮酒对新生儿的影响。

常见问题与解答

- 问:何为部分性 FAS?
- 答:诊断未达共识,但诊断可包括特殊面容中的 2 点、发育迟缓或中枢神经系统受累、已知的产前母亲酒精暴露。
- 问:何为 ARND?
- 答:诊断未达共识,但诊断可包括儿童期起病的中枢神经系统受累伴功能障碍,特殊面容和发育迟缓非必备条件(可能存在),无法由其他原因解释(例如致畸性、基因、虐待)的,已知的产前母亲酒精暴露。
- 问:摄入多少酒精可导致伤害?
- 答:最易患 FAS 的人群见于母亲每周饮酒量≥4 杯/次。但尚未明确母亲酒精摄入的最小安全剂量。
- 问:是否大部分 FAS 儿童伴有 ADHD?
- 答:虽然 FAS 儿童常伴有多动症,但许多儿童却被误诊为 ADHD。除了难以集中注意力和持续关注外,FAS 儿童难以将注意力从一个目标转移至另一个。尽管在教育机构少部分患儿对中枢神经兴奋剂有一定反应,但不建议常规应用该类药物。

胎粪吸入综合征   Meconium Aspiration Syndrome

Hussnain S. Mira · Thomas E. Wiswell 周建国 译 / 曹云 审校

基础知识

■ 描述

- 胎粪吸入综合征(MAS)是临床诊断,定义为因吸入胎粪污染的羊水导致的新生儿呼吸窘迫症状,且不存在其他可以解释临床症状的疾病。胎粪吸入综合征严重程度可分为:①轻度:吸氧浓度<0.4,吸氧时间<48 h;②中度:吸氧浓度≥0.4,吸氧时间≥48 h,但不合并气漏;③重度:需要机械通气辅助呼吸或并发持续肺动脉高压(PPHN)。

流行病学

- 羊水胎粪污染的发生率:全部妊娠的 10%~15%。

- 胎粪吸入综合征的发病率:在发生羊水胎粪污染时,2%~9%发生胎粪吸入综合征(0.1%~1.8%的活产婴儿)。
- 羊水胎粪污染在早产儿少见,胎龄<31 周时罕见。

■ 危险因素

- 过期产。
- 小于胎龄儿。
- 绒毛膜羊膜炎。
- 胎儿缺氧(宫内吸入)。
- 胎粪黏稠。
- 1 min 和 5 min Apgar 评分<6 分。
- 非洲及南亚裔人群。

■ 病理生理

- 胎粪吸入造成通气/灌注(V/Q)失平衡,导致低氧血症、高碳酸血症、酸中毒、心肺功能衰竭。
- 机械性气道梗阻。
- 完全性(肺不张)。
- 部分性(活瓣效应造成过度通气和[或]气漏)。
- 胎粪相关的肺部炎症反应。
- 肺泡表面活性物质失活。
- 胎粪诱导的肺部细胞凋亡。
- 合并肺动脉高压。

诊断

■ 病史

- 足月或过期产儿。
- 胎心异常。
- 羊水胎粪污染。
- 1 min 及 5 min Apgar 低评分。
- 出生后即刻或短时间后发生呼吸窘迫。

■ 体格检查

- 胎粪污染(声门、皮肤、指甲、脐带)。
- 呼吸窘迫(气促、吸凹、呻吟、青紫及鼻翼扇动)。
- 桶状胸(气陷或气漏)。
- 肺部啰音。
- 收缩期心脏杂音(肺动脉高压引起的三尖瓣反流)。
- 动脉导管前、后血氧饱和度相差≥10%。
- 新生儿脑病的表现,尤其是与围生期窒息相关的脑病。
- 低氧血症表现(青紫、低灌注、低血压)。
- 少见表现:尿色绿(胎粪代谢后经尿液排出)。

■ 诊断检查与说明

实验室检查

- 血常规及细胞分类。
- 白细胞增高,伴核左移,提示继发感染或先天性肺炎;但核左移也常见于胎粪吸入综合征。
- 外周血培养。
- 协助诊断继发性感染、败血症、先天性肺炎。
- 血气分析。
- 识别呼吸衰竭、低氧血症,指导呼吸支持治疗。
- 机械通气的情况下,计算氧合指数。

影像学检查

- 初始胸片。
- 影像学表现晚于临床症状。
- 影像学异常和疾病严重度常常无明显相关性。
- 初始胸片可以正常,也可以表现为条索样、线性高密度影。
- 随访胸片。
- 随着疾病进展,可以出现弥漫性斑片状高密度影,过度通气,横膈压低,胸腔积液,肺泡萎陷,肺实变不张等。
- 10%~30%的患儿出现明显气漏表现。

诊断步骤与其他

- 动脉导管前后血氧饱和度差异:>10%提示肺动脉高压。
- 氧合指数。
- 在优化机械通气后,如果间隔超过 4 h 的两次血气分析氧合指数(OI)>40,可以作为 ECMO 体外膜肺的适应证。
- OI=(FiO₂×平均气道压×100)/PaO₂。
- 心脏超声。
- 排除先天性心脏病,评估肺动脉高压。

■ 鉴别诊断

- 先天性肺炎。
- 湿肺。
- 持续肺动脉高压。

💉 治疗

■ 药物治疗

- 静脉抗生素。
- 在疾病早期,胎粪吸入综合征和先天性肺炎难以鉴别,临床上常在等待培养结果的过程中经验性应用抗生素。
- 预防性应用抗生素不能有效预防 MAS 的继发感染。
- 肺泡表面活性物质。
- 虽然肺泡表面活性物质还没有被 FDA 批准应用于 MAS,但肺泡表面活性物质可减少 ECMO 的应用。
- 激素治疗。
- 不推荐常规应用。
- 有报道全身激素治疗可以缩短机械通气时间,改善肺功能。
- 一氧化氮吸入。
- 应用于肺动脉高压。

■ 其他治疗

- 氧疗。
- 目标:维持血氧饱和度 92%~98%,或 PaO₂ 60~80 mmHg。
- 可以通过头罩或鼻导管提供呼吸支持,如果吸氧浓度>0.6 才能达到以上目标,要考虑升级呼吸支持模式。
- 持续气道正压通气(CPAP)。
- 虽然 CPAP 可能与气陷、气漏、过度通气等有关,很多临床医师不选用 CPAP,但如果气陷、气漏不是患儿主要问题,仍可推荐选用。
- 常规机械通气。
- 目标:优化通气及氧合,没有证据表明何

种通气模式最好。
- 临床上多选用低 PEEP 和长呼气时间,避免过度通气、气陷和气漏。
- 高频通气(震荡或喷射)。
- 常频通气无效时高频通气作为挽救式治疗方案。没有临床研究显示,在 MAS 的初始治疗过程中,高频通气优于常频通气。但当发生气陷、气漏时,喷射性高频通气可能更有效。喷射性高频通气可能促进胎粪清除。
- 体外膜肺(ECMO)。
- 适应证:间隔 4 h 以上的两次血气分析 OI >40 的重症呼吸衰竭。
- 静脉-动脉或静脉-静脉 ECMO 的禁忌证:重要器官功能衰竭,严重先天性畸形,遗传代谢综合征,颅内出血。
- 支气管肺泡灌洗。
- 应用稀释后的肺泡表面活性物质进行肺泡灌洗作为一项实验研究,结果显示其可以迅速改善氧合,缩短机械通气时间,减少 ECMO 治疗。
- 肺泡表面活性物质/左旋糖酐混合,进行支气管肺泡灌洗,结果显示可以有效促进胎粪清除。
- 但是上述方法尚未获得批准应用于 MAS。

■ 一般措施

- 重症监护治疗。
- 连续监测血氧饱和度,心肺功能,提供最适环境温度,减少不必要操作。
- 一般情况下不推荐胸部物理疗法。
- 静脉液体。
- 维持内环境稳定,预防低血糖。
- 低血容量/低灌注时,给予液体扩容。
- 血管活性物质。
- 在发生左心功能不全(低氧血症或酸中毒),重度肺动脉高压,静脉回流受阻时,心排血量下降,应用血管活性物质改善全身灌注。
- 镇静。
- 减轻激惹、不安,优化通气,减少右向左分流。但是,肌松剂可能会增加肺泡萎陷及 V/Q 失衡,应用存在争议。
- 全身麻醉不推荐应用。
- 喂养。
- 严重病例的急性期,不推荐肠内营养,以免发生肠道缺血损伤。
- 碳酸氢钠:一般不推荐。

预防措施

- 预防胎儿缺氧。
- 优化产科诊疗是 MAS 的主要预防措施。过去 10 年,得益于过期产儿发生率下降,以

及对胎心异常的积极处理,MAS 的发生率明显降低。

- 羊水输注:不推荐。
- 气管内吸引:仅用于羊水胎粪污染且无活力的新生儿。
- 口咽部吸引:不推荐。
- 胃内吸引:无临床研究证据。
- 禁止在吸引前应用机械手段如环状软骨压迫、人工阻塞气道、胸腔挤压等试图减少胎粪吸入的方法。

后续治疗与护理

■ 随访推荐

- MAS 存活患儿,气道高反应性以及哮喘发病率高。
- 严重 MAS 患儿发育迟缓的风险增高,应在 2～5 年内进行发育随访。

■ 预后

- 肺损伤的严重性与胎粪的黏稠度、缺氧损伤和酸中毒的程度相关。
- 总体上,1/3 的 MAS 患儿需要机械通气,15%～20% 的患儿发生肺动脉高压,10%～30% 合并气漏。
- 随经积极治疗,仍有约 10% 的严重 MAS 患儿死亡。

■ 并发症

- 窒息。
- 20%～33% 的羊水胎粪污染患儿发生窒息。
- 这些患儿可合并神经系统损伤如 HIE,需要适当的治疗。
- 抗利尿激素分泌异常综合征(SIADH)。
- 常见于有围生期窒息或气漏综合征的患儿。
- 持续肺动脉高压(PPHN)。
- MAS 患儿 15%～20% 发生 PPHN。
- PPHN 原因:①肺部炎症反应,缺氧,高碳酸血症,酸中毒继发肺血管收缩;②宫内慢性缺氧引起肺血管重构。
- 继发性肺部感染。
- 胎粪是微生物的良好培养基,促进微生物滋生。胎粪还可以抑制多核细胞功能。
- 气道反应性疾病。
- 在生后 6 个月内,高达 50% 的严重 MAS 存活患儿有发生气道高反应性疾病的风险。

疾病编码

ICD10

- P24.01 伴有呼吸系统症状的胎粪吸入。
- P24.00 不伴有呼吸系统症状的胎粪吸入。

常见问题与解答

- 问:胎粪的成分?
- 答:胎粪是由肠道上皮细胞、胃肠道分泌物、胆汁、黏液、胰液、血液及吞咽的胎质等组成的混合物。
- 问:是否推荐反复气管内吸引?
- 答:如果第一次吸引无胎粪吸出,不必重复吸引;如果第一次有胎粪吸出,且不合并心动过缓,可以重复吸引。
- 问:对胎粪污染羊水,出生有活力的新生儿应如何处理?
- 答:无症状新生儿处理方法和正常新生儿相同;但在出院前至少严密监测呼吸系统症状 24 h。
- 问:MAS 治疗的进展?
- 答:富含蛋白质、磷脂以及多酶等的耐胎粪的肺泡表面活性物质(如 Dextran)用于治疗 MAS 有待研究阶段。其他治疗方法如超氧歧化酶或 N-乙酰半胱氨酸,血管紧张素转化酶抑制剂(ACEI 通过抑制细胞凋亡起作用)等可能具有潜在的治疗效果,但均尚未被批准临床应用。

贪食症 Bulimia

Sara F. Forman · Melissa B. Freizinger　周秉睿 译 / 丁艳华 审校

基础知识

■ 描述

神经性贪食症是一种进食障碍,其特征如下:

- 经常发作的暴饮暴食,特征是在不连续的时间段内(通常<2 h)快速摄入大量食物。
- 发作时感到无法控制进食行为。
- 为减轻体重而采取的补偿性行为,如催吐、服用泻药或利尿剂、禁食、过度运动等。
- 3 个月内,每周至少一次暴饮暴食-补偿性行为的发作。
- 伴随内疚、羞耻、自卑和抑郁感。
- 对自己的体型和体重持续过度关注。
- 其临床症状和精神病理学可与神经性厌食症发生重叠,但绝不仅限于在神经性厌食过程中的间歇性发作(注解:神经性厌食症中可出现间歇性暴食)。

流行病学

- 青春期至成年早期发病。
- 女性与男性的患病比例约为 10:1。
- 在符合综合征性进食障碍的部分或全部诊断标准的青少年患者中,70% 也同时符合轴 I 障碍的诊断标准。

患病率

- 根据美国《精神障碍诊断与统计手册》第 5 版(DSM-5)的标准,青少年中贪食症的 12 个月患病率为 1%～1.5%。
- 25% 的大学生年龄的女性将暴饮暴食和补偿性清除行为作为一种体重管理的方式。
- 西方国家女性神经性贪食症的患病率为 0.3%～7.3%。

■ 危险因素

遗传学

最近的研究(包括双生子的研究)表明神经性贪食症和暴食症可能有遗传易感性和家族传播性。

■ 综合预防

- 对青春期前儿童和青少年强调健康的自尊意识和身体形象。
- 规律的家庭用餐可能对进食障碍有一定预防效果。

■ 病因

- 自我认同感低、自我控制能力差、容易受挫、性格偏执、对情绪的认识和表达能力差等

T

个性特征在神经性贪食症患者中报道较多。

• 幼年时期受到性侵害与进食障碍呈低度正相关,但这一相关性的大小和内在机制尚不清楚。

• 神经内分泌紊乱可能也起作用:有研究表明神经性贪食症患者存在血清素能和迷走神经功能紊乱。

• 神经性贪食症患者进餐后缩胆囊素水平下降,可能也表明患者的饱腹信号异常。

• 可能有其他激素或神经递质的异常,如瘦素、多巴胺和内啡肽等,目前尚不清楚它们之间的因果关系。

■ 常见相关疾病

• 进食障碍患者重度抑郁症的终身患病率达 50%～75%。

• 在青少年患者中,与重度抑郁症相比,贪食症更多与心境恶劣相关。

• 63.5%的贪食症患者有终身的焦虑障碍患病史。

诊断

■ 病史

• 进食障碍的特定症状。
– 进食习惯。
– 存在暴食或清除行为。
– 饮食习惯。
– 身体形象。
– 体育锻炼史。
– 实际体重和期望体重,既往的最低和最高体重。
– 服用泻剂、利尿剂、减肥药物、催吐药或其他有助于减轻体重的药物。
– 月经史:停经或月经过少。
– 看着别人吃东西会觉得不安。
– 对食物、进餐过于专注。
– 对体重、体型过于在意。
– 害怕对自己的身体失去控制。
• 一般症状。
– 虚弱、疲劳或过于活跃。
– 口渴,尿频。
– 头痛。
– 头晕。
– 腹痛、饱腹感或腹胀,恶心、反胃。
– 便秘或腹泻。
– 龋齿。
– 月经不规律。
• 精神症状。
– 情绪障碍。

– 药物滥用。
– 焦虑。
– 病态人格。
– 有自杀想法。
– 自我认同感低。
– 冲动。
• 家族史。
– 医学和精神病方面的家族史。
• 询问的特定问题。
– 你有目标体重吗?
– 你如何控制体重?
– 你对自己感觉如何?
– 你是否曾经呕吐过,或者使用利尿剂或泻药? 如果有,多久使用一次?

■ 体格检查

• 基本生命体征:检查是否存在低血压、直立性低血压和低体温。
• 体重:可能正常、超重或偏低。
• 牙釉质侵蚀:频繁呕吐继发口腔暴露于胃酸。
• 呕吐引起的腮腺肿大。
• 指关节或双手瘢痕愈合:诱发呕吐继发 Russell 征。
• 肌肉无力或痉挛:电解质紊乱。

■ 诊断检查与说明

实验室检查

• 为诊断流程中的一部分,可有效评估并发症,对神经性贪食症本身没有诊断性或确诊性的实验室检查方法,很多患者的实验室检查结果是正常的。
• 全血细胞计数:缺铁性贫血。
• 电解质(包括钙、镁和磷):长期呕吐或使用泻剂可能导致电解质紊乱,呕吐导致的最常见类型为低钾低氯性碱中毒。
• 尿素氮(BUN)和肌酐(Cr):肾功能通常正常,但因为脱水或摄入不足,可能继发尿素氮升高。
• 血糖:患者可能出现低血糖。
• 胆固醇和血脂:在饥饿状态下可能升高。
• 淀粉酶:由于呕吐而继发性升高。
• 脂肪酶:脂肪酶升高预示可能出现严重的并发症,如胰腺炎。
• 总蛋白、白蛋白、前白蛋白一般正常,营养不良时也可能偏低。
• 肝功能:由于饥饿,转氨酶可能轻度升高。
• 血沉(ESR):基本均表现为正常,如果升高,应考虑机体有隐匿疾病。
• 重碳酸盐水平:呕吐导致的代谢性碱中

毒,或使用泻剂、脱水导致的代谢性酸中毒。
• 尿液毒物筛查(选做):由于该疾病常常伴随药物滥用,因此尿液毒物可能为阳性。

影像学检查

• 心电图和心律图:低钾血症时可能见 U 波,注意 QT 间期。
• 如果呕吐病因不明,应考虑上消化道钡剂造影并观察整个小肠。
• 如果患者长期闭经,应考虑双能 X 线吸收法(DEXA)扫描进行骨密度检测。

诊断步骤与其他

进食障碍问卷:问卷评估可能有帮助,并进一步明确神经性贪食症的诊断。

■ 鉴别诊断

• 心因性呕吐。
• 药物滥用。
• 消化道梗阻。
• 食管裂孔疝。
• 贲门失弛缓症,胃食管反流。
• 脑部肿瘤。

 治疗

■ 药物治疗

• 抗抑郁药。
– 减少暴饮暴食-补偿行为。
– 改善对于进食的态度。
– 减轻对于食物和体重的过度关注。
– 氟西汀(百忧解)、舍曲林(郁乐复)、地昔帕明、西酞普兰和氟伏沙明(兰释)均有较好效果。
– 抗抑郁药的效果可能随时间推移而减弱,停药可能复发。
– 抗抑郁药治疗同时结合心理治疗和认知行为治疗的效果似乎最好。
– 认知行为治疗和一线抗抑郁药治疗后再换用其他治疗方法的应答率低。
– 关于不满 18 岁患者的药物或心理治疗的相关研究很少,然而,认知行为治疗和以家庭为主的治疗可能有前景。
• 软便剂:针对便秘可经常小剂量使用;如便秘严重,可使用非刺激性渗透性泻剂。
• 昂丹司琼:有 1 项研究显示该药可以减少呕吐频率,可能对调节控制饱腹感的生理机制有帮助。

■ 其他治疗

• 有家庭参与的认知行为治疗(CBT)有效。
• 可以用小组或个体化的形式进行治疗。

- 比单用人际关系心理治疗或行为治疗更有效。
- 帮助患者找到其他方法来应对自己希望清除食物的感觉，试图纠正患者对自身形象的不良想法。
- 用自助的形式进行治疗也可能有效，包括使用自助指南的形式。
- 一项在青少年中进行的关于 CBT 的研究显示出可观的前景。
• 以家庭为基础的治疗（FBT）：治疗师教会家长如何制止一些行为，如暴食、清除、限制进食或其他补偿性行为。这一治疗方法已在研究中表现出有效的结果。
• 个体化人际心理治疗（IPT）也有帮助，但仍需更多时间来证实其有效性。
• 辩证行为治疗（DBT）：以技能为基础的治疗方法对于成年患者的暴食性进食障碍和轻症的神经性贪食症有帮助。
• 家庭治疗。
• 团体治疗。
• 门诊支持性心理治疗。

■ 其他疗法

一项研究表明体育活动会减少对于纤瘦体态的追求和暴食-清除行为。体育活动和瑜伽都显示出其作为辅助治疗的前景。

■ 住院事项

初始治疗

出现以下情况需住院治疗。
• 脱水。
• 严重的电解质紊乱。
• 难治性呕吐。
• 急性精神性突发事件（如自杀倾向、急性精神病等）。
• 营养不良导致的医疗并发症（如吸入性肺炎、心力衰竭、胰腺炎、Mallory-Weiss 综合征等）。
• 一些影响进食障碍治疗的共病（如重度抑郁症、强迫症、严重的家庭功能障碍等）。
• 门诊治疗无效者。

⊕ 后续治疗与护理

■ 随访推荐
• 暴食和清除行为减轻需要时间。

- 与神经性贪食症相关的行为和想法上的障碍可能会长期持续。

患者监测
注意以下症状。
• 体重减轻或明显的体重波动。
• 电解质紊乱。
• 肌肉痛性痉挛。
• 疲劳感。
• 抑郁或情绪障碍。
• 情绪波动、易激惹。
• 情感不稳定性增加。
• 月经功能、月经不规律。

■ 预后

在所有精神疾病中，进食障碍的死亡率最高。各研究报道的死亡率不同，差异原因之一是进食障碍患者可能最终死于心力衰竭、器官功能衰竭、营养不良或自杀。2009 年报道的死亡率粗略估计如下。
• 神经性厌食症死亡率为 4%。
• 神经性贪食症死亡率为 3.9%。
• 其他未分类的进食障碍死亡率为 5.2%。
• 大部分患者病情反复，并有逐步改善的趋势。
• 在青少年患者尚无长期预后的研究。
• 关于成人患者的研究：随访 5～10 年。
- 在多项研究中，有多达 85% 的患者神经性贪食症得到痊愈。
• 预后不良指标：并发抑郁症、人格障碍、药物滥用、频繁呕吐。
• 预后良好指标。
- 治疗愿望强烈。
- 没有合并破坏性的精神疾病。
- 自我认同感良好。

■ 并发症
• 肺部。
- 吸入性肺炎。
- 纵隔气肿。
• 胃肠道。
- 胰腺炎。
- 腮腺或唾液腺肿大。
- 胃和食管刺激症状，胃食管反流。

- 贲门黏膜撕裂（Mallory-Weiss 综合征）。
- 麻痹性肠梗阻（由于泻剂滥用/低血钾）。
- 严重便秘（由于泻剂滥用及继发的泻剂依赖）。
• 代谢。
- 低钾血症（由于泻剂滥用、呕吐）。
- 继发性心律失常，心肌病。
- 电解质失衡，包括低镁血症、酸碱平衡失调。
- 液体失衡。
- 高淀粉酶血症。
- 水肿（继发于低蛋白血症，或低血容量引起的肾脏水钠潴留和继发性醛固酮增多症）。
- 骨质疏松（若停经；在神经性厌食症患者更多见）。
• 牙齿。
- 牙釉质侵蚀。
- 龋齿和牙周病。
• 激素。
- 不规则月经出血。

🔵 疾病编码

ICD10
• F50.2 神经性贪食。
• F50.9 未特指的进食障碍。

❓ 常见问题与解答

• 问：我如何确定一名患者是否患有厌食症伴呕吐或贪食症？
• 答：神经性厌食症区别于神经性贪食症的主要特征是营养不良和清除行为的程度。神经性厌食症和神经性贪食症的患者会有一定的交叉，如在明显营养不良和低体重同时有暴食和清除行为，则该患者可被诊断为神经性厌食症。
• 问：对于贪食症患者，我应该寻找哪些实验室检查结果？
• 答：电解质紊乱，尤其是低钾血症；患者可能合并低氯性代谢性碱中毒。如果电解质水平明显异常，应住院治疗直至恢复。

炭疽 Anthrax

Andrew P. Steenhoff 王中林 译 / 曾玫 审校

基础知识

▪ 描述

炭疽杆菌是一种革兰阳性芽孢杆菌,能引起人类和动物的急性感染(炭疽)。

▪ 流行病学

• 炭疽主要是人畜共患病。自然疫源性感染炭疽最常见为皮肤感染(95%)。吸入感染(5%)和消化道感染(<1%)形式罕见。

• 截至 2001 年 10 月,20 世纪美国共报告 18 例吸入性炭疽。

• 未见人际间传播吸入性炭疽的报道。

• 极少数人际间传播的皮肤炭疽病例已有报道,系因直接接触患者的皮肤感染病灶所致。

• 炭疽杆菌已被用作一种生物恐怖主义的病原。

▪ 一般预防

• 抗生素对出芽的炭疽杆菌有效,但对孢子无效。因此,如果预防性抗生素过早停止,剩余的孢子出芽时仍会引起发病。皮肤接触或胃肠道暴露不会出现这种迟发性疾病的现象。

• 当存在炭疽杆菌孢子传播的威胁时,须考虑净化消毒皮肤和可能的污染物(如衣物)以降低发生皮肤炭疽和肠炭疽的风险。

• 炭疽吸附疫苗(AVA)是美国唯一获批上市的人炭疽疫苗。初始免疫包括 3 剂皮下注射(0 周、2 周、4 周)和 3 剂加强注射(6 个月、12 个月、18 个月)。为保持免疫力,需每年强化接种。最常见的疫苗不良反应是接种部位不适(如水肿、疼痛和局部过敏反应)。

• 感染控制。

－一旦发现疑似病例,应即刻上报医院流行病学家、感染控制部门或当地卫生行政部门。

－没有证据显示患者间可传播吸入性炭疽。各种类型炭疽的住院患者均需进行标准的隔离预防措施。高效率微粒空气过滤口罩或其他空气防护措施并没有使用指征。

－没有必要对一般接触者进行疫苗接种或抗生素预防,除非该接触者暴露于患者的气溶胶。

－如果炭疽杆菌被用作生化武器,可在环境表面检测到孢子。吸入这些孢子的次级气溶胶一般不会引起吸入性肺炭疽。

注意

肺炭疽表现为伴有浆膜积液的出血性纵隔炎,而非支气管肺炎。

▪ 病理生理

• 炭疽杆菌孢子通过吸入、伤口接种或消化道形式进入机体后,感染巨噬细胞、出芽、增殖。

－孢子在入侵部位及入侵局部淋巴结内增生。

－增殖的细菌释放毒素,导致水肿、出血和坏死。

• 潜伏期取决于传播方式。

－吸入性炭疽:吸入孢子的数量>8 000 个时可发生感染,潜伏期 2~60 天。

－皮肤炭疽:孢子进入割伤或擦伤的皮肤,潜伏期 1~12 天。

－消化道炭疽:孢子通过摄入未煮熟的、被污染的肉而进入体内,潜伏期 1~7 天;感染发生在上消化道(口咽病变)或下消化道(肠道病变)。

• 细菌经血源性播散可引起机体其他部位感染,包括中枢神经系统、肝脏、脾脏和肾脏等。

▪ 常见相关诊断

如果炭疽是因蓄意投放所致,医生还必须警惕其他可能的生物武器病原体导致的疾病(如瘟疫、兔热病、Q 热、天花和肉毒杆菌中毒等)。

诊断

▪ 病史

• 吸入性炭疽。

－临床表现分为 2 期。

－初期症状不具有特异性,持续 1~3 天。症状包括低热、干咳、头痛、呕吐、畏寒、乏力、腹痛和胸骨后不适等。初期后可进入短暂的症状缓解期。

－2~5 天后症状突然出现,即进入第二期:发热、咯血、呼吸窘迫、胸痛、大汗淋漓等。可在 1~2 天内发生死亡。

• 皮肤炭疽。

－感染局部皮肤后很快出现无痛性病变。

－可以伴有发热、乏力和头痛等全身症状。

• 消化道炭疽。

－口咽型可引起咽痛、吞咽困难以及发热。

－肠型可引起恶心、呕吐、厌食、严重腹痛和血便。

▪ 体格检查

• 儿童炭疽临床表现各异,需要识别其临床表现的广泛性,才能做出快速诊断并进行有效治疗。

• 吸入性炭疽。

－呼吸窘迫、缺氧、发绀。

－喘鸣音、湿啰音、胸腔积液体征。

－咯血、呕血、黑便。

• 皮肤炭疽。

－初期为无痛性、伴瘙痒的斑疹或丘疹,第二天扩大并形成直径 1~3 cm 的圆形溃疡。

－溃疡周围环绕着直径 1~3 mm 的水疱,疱液清亮或呈血清样液体。

－随后演变成无痛的稍下陷的黑色焦痂,常伴局部广泛水肿。

－1~2 周后,黑色焦痂干燥、松动、脱落,偶有瘢痕形成。

－或伴感染区域淋巴结肿痛。

• 消化道炭疽。

－口腔一侧或食管溃疡,颈部淋巴结肿大。

－盲肠和回肠末端溃疡(肠炭疽进展至大量腹水及急性腹膜炎)。

• 播散性炭疽(以上任何类型炭疽均可能出现的并发症)。

－脓毒血症症状:心动过速、低血压、脓毒症休克。

－脑膜炎:脑膜刺激征、谵妄、反应迟钝。

▪ 诊断检查与说明

实验室检查

• 囊疱液的革兰涂片染色及培养。

－诊断皮肤炭疽。

－革兰染色可见大量革兰染色阳性、有荚膜的杆菌。

－多彩亚甲蓝染色可见荚膜。

－炭疽杆菌在血琼脂上迅速生长。

• 炭疽毒素皮肤试验。

－检测炭疽的细胞介导的免疫力。

－感染后 72 h,80% 的患者呈阳性结果;感染后 3 周,阳性率>95%。

－72% 的患者在康复后 16 年以后仍可呈阳性反应。

- 血清酶联免疫吸附试验(ELISA)。
- 检测炭疽杆菌的致死性水肿毒素抗体。
- 急性期单次抗体滴度＞1：32 或急性期与恢复期间隔 4 周的抗体滴度升高 4 倍或 4 倍以上则提示阳性结果。
- 聚合酶链反应、免疫组化染色。
- 鼻咽拭子或呼吸道分泌物培养。
- 用于流行病学调查。
- 鼻咽拭子的敏感度、特异度及阳性预测值并不明确。因此,该试验不能用于指导暴露后预防性抗生素的使用。
- 血培养:皮肤炭疽患者即使没有明显的全身疾病征象也可能存在炭疽杆菌菌血症。
- CBC。
- 血浆电解质、血糖、血钙:
- 低钾血症、酸中毒、低血糖、低钙血症在动物炭疽模型中常有发生。
- 出血性脑膜炎。

影像学检查

胸片(或胸部 CT)。
- 吸入性炭疽导致出血性纵隔炎。
- 可伴纵隔增宽及胸腔积液。
- 常不伴渗出。

鉴别诊断

- 吸入型炭疽的特征是缺乏上呼吸道感染的表现,但是其前驱期表现却与下呼吸道感染相似。
- 吸入型炭疽胸部平片表现为纵隔增宽,需与主动脉瘤或细菌性纵隔炎相鉴别。
- 死性皮损需要与鼠疫、兔热症、臁疮坏疽和棕色隐士蜘蛛咬伤相鉴别。
- 消化道炭疽容易与其他感染性肠炎(如志贺菌、沙门菌、耶尔森菌、空肠弯曲菌、肠出血性大肠埃希菌、难辨梭状杆菌、结肠炎)、肠套叠、梅克尔憩室及炎症性肠病等混淆。

治疗

药物治疗

- 暴露后预防。

- 环丙沙星 15 mg/kg(最多 500 mg)或多西环素 2.2 mg/kg(最多 100 mg)或左氧氟沙星 8 mg/kg(最多 250 mg),每天两次口服,共 60 天。
- 儿童:环丙沙星用于初始预防,如果皮肤敏感试验允许,可换为阿莫西林或青霉素。
- 治疗。
- 各种类型炭疽:首先选用静脉用药,随后如果临床允许,改为口服用药,疗程合计 60 天(静脉联合口服)。
- 吸入型炭疽或消化道炭疽:环丙沙星 15 mg/kg(最多 400 mg)或多西环素 2.2 mg/kg(最多 100 mg),q12 h 静脉给药,联合克林霉素和利福平。
- 皮肤炭疽:环丙沙星或多西环素静脉给药[儿童:开始选用环丙沙星(吸入型炭疽和消化道炭疽则联合克林霉素或利福平),随临床症状好转且皮肤敏感试验允许,则改为青霉素静滴]。

一般措施

与据称是炭疽的物质有直接物理接触。
- 用肥皂及水清洗暴露后的皮肤及衣物。
- 在排除所接触物质为炭疽前,需接受暴露后预防用药。
- 上报公共卫生部门或疾病预防控制中心(CDC)。
- 对于严重炭疽,与当地 CDC 协商是否需要使用 5％炭疽特异性高价免疫球蛋白。

后续治疗与护理

预后

- 吸入型炭疽。
- 在症状出现后,以前估计的该病病死率为 85％。然而,早期合理使用抗生素治疗可以提高生存率。
- 如果患者在暴露后超过 30 天才发病,则存活率较高。
- 皮肤炭疽。
- 如不进行抗生素治疗,病死率达 20％;使

用抗生素治疗后,其病死率低于 1％。
- 消化道炭疽:病死率为 25％～60％。

并发症

- 皮肤炭疽接受抗生素治疗后,发生全身播散的可能性大大降低,但并不能改变皮肤瘢痕形成的过程。
- 吸入型炭疽、皮肤炭疽和消化道炭疽发生全身播散后,可导致脓毒血症、脑膜炎甚至死亡。

疾病编码

ICD10
- A22.9 未特指的炭疽病。
- A22.0 皮肤炭疽。
- A22.1 肺炭疽。

常见问题与解答

- 问:政府对于大范围炭疽暴露有处置计划吗?
- 答:有。紧急情况下,(美国)联邦政府会将储备的针对性的抗生素装运至需要的地方。
- 问:个人可以要求医师开具环丙沙星(或其他抗生素)处方用于疾病预防吗?
- 答:不可以。医生不可以开具环丙沙星及其他抗生素处方,除非有明确使用指征。另外,不合理处方及广泛使用环丙沙星可能加速耐药病原菌的出现。
- 问:个人能去做炭疽的筛查或检测吗?
- 答:没有任何检测可以用于判断是否暴露于炭疽。唯一能够明确是否暴露的方式是公共卫生调查。
- 问:鉴别肺或吸入性炭疽与儿童呼吸道合胞病毒(RSV)感染的线索是什么?
- 答:儿童肺炭疽外周血白细胞计数明显升高并伴核左移,而 RSV 感染者白细胞相对正常。吸入性炭疽血氧水平会出现严重降低。

唐氏综合征（21 三体综合征）Down Syndrome（Trisomy 21）　Esther K. Chung · Julia Belkowitz　倪锦文 译 / 程若倩 审校

 基础知识

■ 描述

1866 年 John Langdon Down 首次描述了涉及多种异常的综合征，包括肌张力低下、面部平坦、眼裂上斜和小耳，称为 21 三体综合征。

其他的异常还包括以下。

- 先天性心脏病（40%～50%，多数在新生儿期没有症状）。
 - 房室间隔（AV，占先天性心脏病的 60%）。
 - 室间隔缺损（VSD）。
 - 动脉导管未闭（PDA）。
 - 房间隔缺损（ASD）。
 - 异常锁骨下动脉。
 - 法洛四联症。
- 听力丧失（60%～75%）：感音性和传导性。
- 斜视（33%～45%）。
- 眼球震颤（15%～35%）。
- 细小晶状体浑浊（裂隙灯检查约 59%），白内障（1%～15%）。
- 屈光不正（50%）。
- 鼻泪管狭窄。
- 出牙延迟。
- 气管食管瘘。
- 消化道闭锁（12%）。
- 腹腔疾病。
- 梅克尔憩室。
- 先天性巨结肠（<1%）。
- 肛门闭锁。
- 肾脏畸形。
- 尿道下裂（5%）。
- 隐睾（5%～50%）。
- 睾丸微小结石。
- 甲状腺疾病（15%）：甲状腺功能减退、甲状腺功能亢进。
- 暂时性骨髓增生性疾病（3%～10%），新生儿（类白血病反应）。
- 新生儿暂时性红细胞增多、中性粒细胞增多、血小板减少。
- 白血病（<1%，发病风险高于正常人群 10～20 倍；急性淋巴细胞和骨髓性白血病）。
- T 淋巴细胞和 B 淋巴细胞减少。
- 睾丸生殖细胞肿瘤。
- 呼吸道畸形，包括气管和喉软骨软化。

- 不孕，尤其男性。
- 肥胖。
- 斑秃（10%～15%）。
- 惊厥（5%～10%），常见肌阵挛。
- Alzheimer 疾病（超过 40 岁几乎都出现神经病理性改变）。
- 中到重度智力低下（IQ 在 25～70）。
- 皮肤干燥，过度角化。

■ 流行病学

- 发病率男＞女（1.3∶1）。
- 最常见的、易识别的人类染色体异常综合征。
- 人类三种常见的常染色体三体中的一种（另外两种为 18 号染色体三体、13 号染色体三体）。
- 最常见的导致智力低下的常染色体异常。
- ＞50% 的 21 三体胎儿在孕早期自然流产。
- 皮肤干燥，过度角化。

发病率

在活产婴儿中 1/800～1/600，随母亲年龄的增加而增高。

- 母亲年龄 15～29 岁，发病率 1/1 500。
- 母亲年龄 30～34 岁，发病率 1/800。
- 母亲年龄 35～39 岁，发病率 1/270。
- 母亲年龄 40～49 岁，发病率 1/100。

遗传学

- 约 90% 由母亲 DNA 染色体不分离所导致（在减数分裂时不分离）。
- <5% 由父亲染色体不分离所导致。
- 3%～4% 由于染色体易位。多数发生在 21 号和 14 号染色体 [t（14q21q）]，少数发生在 21 号、13 号或 15 号染色体。75% 的易位是新发，其余是由于父母一方的平衡易位所导致。

诊断

■ 病史

- 家庭中既往有过唐氏综合征患儿。
- 生长发育状况。
- 喂养困难。
- 打鼾、睡眠呼吸暂停症状（如睡眠不安）。
- 排便习惯。
- 听力问题。

■ 体格检查

表型异质性较高。

- 一般情况。
- 矮小。
- 肌张力低下（80%～100%），伴张口、舌外伸。
- 面中部发育不良。
- 头。
- 短头畸形伴枕部平。
- 小头畸形。
- 假囟（95%）。
- 囟门闭合延迟。
- 眼睛。
- 眼裂上斜（98%）。
- 内眦皱襞。
- 眉部斑点（虹膜斑点）。
- 裂隙灯检查见细小晶状体浑浊。
- 白内障、屈光不正、斜视、眼球震颤。
- 耳。
- 耳小儿突出、耳位低、耳郭过度螺旋、耳道小。
- 鼻：小（85%）、鼻梁低。
- 舌。
- 相对巨舌（舌体大小正常）。
- 舌裂。
- 口：高腭弓、上颚异常。
- 牙齿。
- 牙齿少、小、发育不良。
- 排列不规则。
- 颈。
- 婴儿期颈背皮肤过多。
- 颈部短。
- 偶有颈蹼。
- 心脏：杂音、心律失常、苍白。
- 腹部。
- 新生儿期，可出现由于闭锁等导致的腹胀。
- 腹直肌分离。
- 生殖系统。
- 青春期阴毛直。
- 男性可见小阴茎、隐睾。
- 四肢。
- 手掌宽、掌骨指骨短。
- 小指发育中间指骨不良（60%）、弯曲（50%）。

- 约 50% 通贯掌(掌中仅见单一贯穿掌纹)。新生儿通贯掌中约 1.7% 为唐氏综合征。
- 第 1、第 2 趾间隙过大(96%)。
- 第 2、第 3 趾并趾。
- 关节过度伸展。
- 皮肤。
- 皮肤斑纹(43%)。
- 年长儿,皮肤干燥、过度角化。
- 头发细软、稀疏。

■ 诊断检查与说明

产前。

- 孕期中间 3 个月,应进行胎儿四项筛查[甲胎蛋白(FAP)、游离雌三醇、人绒毛促性腺激素(HCG)、抑制素 A]。
- 15～18 周检测。
- 这些血清标志物综合起来,可以检测到 67%～76% 的唐氏综合征,假阳性率<5%。
- 阳性结果提示需要羊膜穿刺进行核型检测。
- 孕期前 3 个月,母亲血清筛查(孕期相关血浆蛋白 A 和游离 β-HCG)。
- 综合孕期前 3 个月、中间 3 个月的检测结果,可以发现 95% 的唐氏综合征。
- 新的孕期中间 3 个月无创产前筛查(NIPS)可以在母亲循环血液中检测到胎儿 DNA,作为其他检测的补充。

出生后。

- 采用外周血淋巴细胞培养,进行染色体核型分析:当出生后临床怀疑唐氏综合征时,可进行确认。
- 全血细胞计数(CBC)。
- 在新生儿期,检测是否有红细胞增多症和暂时性骨髓增生性疾病,青春期时复查。
- 唐氏综合征患儿可能出现红细胞容积(MCV)增加,给缺铁性贫血的诊断造成困难。
- 甲状腺功能检测:以除外甲状腺功能减低或亢进。

影像学检查

- 孕期前 3 个月,超声测量颈项透明层:与母亲血清筛查同时进行。
- 胎儿超声。
- 当肠道梗阻时会出现羊水过多。
- 孕期前 3 个月,颈项透明层增厚、鼻骨缺乏,心脏内点状回声提示唐氏综合征危险增加。
- 心动超声和胸部 X 线片:生后第一个月内进行检测,以除外心脏疾病。
- 当临床症状提示寰枢关节的不稳定[如颈部和(或)神经根痛、无力、音调改变、行走困难或肠道膀胱功能改变],需要进行弯曲位、正中位、伸展位的颈椎侧位片以除外寰枢关节不稳定。当寰椎与齿突间的距离>5 mm,重要测量值还包括。
- 寰枢间距(ADI,正常<4.5 mm):第一颈椎弓前的后表面到齿突的前表面的距离。
- 神经管宽(NCW,正常≥14 mm):齿突的后表面到第一颈椎弓后的前表面。
- 后寰枢关节半脱位(正常≥7 mm)。

诊断步骤与其他

- 产前羊膜穿刺核型检测(16～18 周)或绒毛取样(9～11 周)。
- 三项或四项筛查阳性的孕妇。
- 超声发现与唐氏综合征相关的表现。
- 在高龄产妇有 10%～15% 的唐氏综合征不能被检测出,应为>35 岁的产妇应进行羊膜穿刺。
- 嵌合体检测,应选择组织样本(通常是皮肤)而不是血液样本。

🔄 后续治疗与护理

■ 随访推荐

- 推荐进行遗传咨询和评估。
- 一些组织(如国际唐氏综合征)、家庭间的互助组织和其他社区组织,可以为唐氏综合征患儿及家庭提供支持。

■ 预后

- 预期寿命轻度缩短,一些患者可至 60 岁,死亡的中位数年龄是 49 岁。
- Alzheimer 疾病的表现发生在晚期,报道 40 岁时发生率为 51%。
- 成人期,多数唐氏综合征患者可以完成简单的工作。

■ 并发症

- 中耳炎伴渗出(50%～70%)。
- 窦炎。
- 扁桃体、腺样体肥大。
- 呼吸道阻塞性疾病伴有睡眠相关呼吸暂停(50%～79%)、肺心病。
- 肠道梗阻性疾病(12% 在新生儿期)。
- 便秘(由于低张力和总体运动能力降低)。
- 臀部半脱位(继发于韧带松弛)。
- 寰枢关节不稳定(10%～30%,继发于韧带松弛,在 10 岁前较为严重)。

■ 患者监测

- 通常应注意监测患者的生长发育情况。

- 美国儿科学会(AAP)最近的推荐是对所有儿童(包括唐氏综合征患儿)运用标准生长发育曲线。因为既往应用的唐氏综合征患儿生长曲线不能代表今的身体比例。
- 达到生长发育阶段标志的平均年龄与正常人群不同。
- 推荐实施针对肌张力低下和发育落后的早期干预项目。
- 每次随诊中,需要评估是否需要进行体格、职业、语言治疗。
- 社会心理学和行为发展的评估,以及进行心理健康相关疾病的筛查(如孤独症、ADHD)。
- 营养和运动的评估,肥胖的预防和建议。
- 评估并推荐可获得的家庭支持,包括医疗、经济、社会服务和教育。
- 预防伤害和虐待。
- 心脏:在新生儿期进行早期的评估,定期随诊直到可以确诊或除外相关疾病。对于特定心脏疾病的患儿进行亚急性细菌性心内膜炎的预防。
- 眼科。
- 针对白内障、青光眼的早期评估。
- 每 6 个月进行眼科随诊;5 岁后,每 2～3 年进行一次。
- 耳鼻喉科。
- 听力评估:如果新生儿期听力检查正常,在最初的 3 年中每 6 个月一次随诊,之后每年一次。
- 阻塞性睡眠性呼吸暂停。
- 在最初的 6 个月内,注意评估症状,每次健康体检时进行症状筛查。
- 4 岁时,都应进行睡眠评估或多导睡眠记录,如果有症状应随时进行。
- 整形外科:AAP 不再推荐对于没有症状的患儿进行针对寰枢关节不稳定的常规 X 线筛查,但是对于参加残疾人奥运会的患者而言还是必需的:蝶泳和以跳水开始的游泳、跳水、五项全能、跳高、马术、艺术体操、足球、高山滑雪以及热身练习中会对于头和颈部有压力的项目。
- 内分泌:新生儿期、6 个月、12 个月进行甲状腺功能检测,之后每年一次。
- 消化道:腹腔疾病筛查(如腹泻、生长落后、危及生命的疾病),如果有症状,进行组织谷氨酰胺转移酶免疫球蛋白 A(IgA)及 IgA 定量。
- 青春期,关注个人卫生和生殖健康。

注意

• 当不明确是否存在寰枢关节不稳定时,应小心使用气管内插管,以避免脊髓损伤,这种罕见情况已有报道。

• 听力损害可能被误认为是行为问题。

• 在眼科检查中小心使用阿托品和匹鲁卡品,因为可能导致胆碱能过度敏感。

 疾病编码

ICD10

• Q90.9 未特指的唐氏综合征(先天愚型)。

• Q90.2 21 三体性,易位。

• Q90.1 21 三体性,(同源)嵌合体(有丝分裂不分离)。

 常见问题与解答

• 问:为什么唐氏综合征过去被认为是蒙古病?

• 答:由于该病的面部特征与蒙古人相似,曾误解人种是该病病因。

• 问:是不是所有的唐氏综合征患儿都会有精神发育迟缓?

• 答:不,尽管所有的非杂合型唐氏综合征患儿存在不同程度的智力发育障碍,但有一些患儿 IQ>70,并不认为其存在精神发育迟缓。

• 问:正常的心脏查体是否能除外心脏疾病?

• 答:不能。AAP 建议所有唐氏综合征患儿出生后 1 个月内进行心脏科会诊。及时外科手术,可预防严重并发症。

• 问:是否所有患儿都会出现寰枢锥不稳定症状?

• 答:不是的,绝大多数没有症状,神经压迫症状仅见于 1%～2% 的患儿。患儿存在颈部疼痛和(或)神经根痛、肌无力、肌张力改变、行走困难、肠道或膀胱功能异常,需进行影像学评估除外寰枢锥不稳定。

糖尿病酮症酸中毒 Diabetic ketoacidosis

Nicole S. Glaser 张文婷 译 / 程若倩 审校

基础知识

▪ 描述

• 糖尿病患者中因胰岛素缺乏和(或)应激激素增加导致的严重代谢异常。

• 常见高血糖、酮症、代谢性酸中毒、脱水、电解质紊乱等临床表现。

▪ 流行病学

发病率

• 糖尿病酮症酸中毒(DKA)在 1 型糖尿病中常见,也可发生在 2 型糖尿病中。

• 20%～40% 的新发 1 型糖尿病患者出现 DKA。

• 在已诊断的 1 型糖尿病患者中,每人每年 DKA 发生概率为 10%(多数 DKA 是由于胰岛素漏打或整体管理混乱导致)。

• DKA 是儿童糖尿病相关死亡的主要原因(多数死亡继发于脑水肿、脑损伤)。

▪ 危险因素

遗传学

• 新发 1 型糖尿病出现 DKA。

- 年龄小(<5 岁)。

- 少数民族。

- 缺乏医疗保险。

- 约 35% 的 DKA 不会首次即明确诊断。

• 确诊 1 型糖尿病患者中 DKA。

- 青少年。

- 缺乏医疗保险。

- 血糖控制差。

- 少数民族。

- 社会底层。

▪ 一般预防

• 增强新发糖尿病诊断的警觉性(如对体重增加缓慢、多尿、流感样症状、呕吐患者进行尿检)。

• 提醒患者及其家长进行酮体检测(在身体不适或不能解释的高血糖出现时)。

• 家长密切监督长效胰岛素(甘精胰岛素、地特胰岛素)的注射。

• 通过频繁测量血糖来避免胰岛素泵失灵、严格按照规定更换管路。

▪ 病理生理

• 由于胰岛素缺乏(新发糖尿病或胰岛素遗漏)或疾病(增加应激激素)导致的血糖升高及拮抗性"应激"激素(胰高血糖素、皮质醇和肾上腺素)增多。

• 拮抗性激素和胰岛素的不平衡导致肝糖原分解、糖异生的增加和外周糖摄入减少(导致高血糖)和脂解、酮体生成(导致酮症)。

• 高血糖所致的渗透性利尿可导致脱水和电解质丢失。

• 脱水导致组织关注不足,乳酸生成增加加重代谢性酸中毒。

▪ 病因

• 胰岛素缺乏。

- 新发糖尿病。

- 胰岛素注射遗漏(糖尿病管理混乱或胰岛素泵失灵)。

• 急性疾病(导致拮抗性激素水平升高)。

▪ 常见相关疾病

• 急性疾病常有诱因。

• 1 型糖尿病中的自身免疫性疾病(尤其甲状腺功能减退)。

诊断

▪ 病史

• 新发糖尿病症状(多尿多饮体重减轻)。

• 恶心、呕吐、腹痛、无力、乏力。

▪ 体格检查

• 生命体征:心动过速、呼吸过速(深"Kussmaul"呼吸),偶有体温降低。

• 脱水:黏膜干燥、眼眶凹陷、外周灌注差。

• 呼吸有水果味。

• 腹韧、肠鸣音减少(小肠肠梗阻)。

• 意识改变、乏力、感觉迟钝。

■ 诊断检查与说明

实验室检查

● BG ＞ 11.1 mg/L（通常在 11.1 ～ 66.6 mmol/L）。

● 尿检：尿糖和尿酮。

● 电解质：整体钠、氯、钾、磷、钙、镁丢失（电解质的丢失通常不能反映血电解质水平，血电解质可以升高、正常或降低）。

● 钠：早期钠多正常或降低。

- 每 7 mmol/L 血糖升高可降低血钠 1.6 mmol/L。

- 出现血钠升高意味着严重脱水。

● 钾：早期血清钾通常正常或升高，治疗过程中可出现快速下降。

● 血清碳酸氢根（总 CO_2）通常降低，复合代谢性酸中毒。

- 碳酸氢根＜18 mmol/L 提示 pH＜7.3。

- 碳酸氢根＜10 mmol/L 提示 pH＜7.1。

● 磷：通常正常或轻度升高。

● 由于代谢性酸中毒，血 pH 通常降低（＜7.3），呼吸代偿可导致血 PCO_2 继发性升高。

● CBC：即使无感染征象白细胞计数通常增加，可出现核左移。由于血液浓缩会导致出现红细胞压积升高。

● 血清酮体（β羟基丁酸）升高（通常＞5 mmol/L）。

● 肝酶（ALT、AST）可轻度升高。

● 淀粉酶和脂肪酶通常会轻度升高。

■ 鉴别诊断

● 肠胃炎。

● 急腹症（胰腺炎、阑尾炎、肠缺血）。

● UTI（尿路感染）。

● 肺炎、支气管炎。

● 应激性高血糖（尤其是小儿的胃肠炎中，也可见由于摄入减少所导致的酮症，与 DKA 的鉴别有时困难）。

● 水杨酸摄入。

● 罕见酮症性出生缺陷（琥珀酰辅酶 A 及 3-酮酸辅酶 A 转运酶缺陷）。

 治疗

■ 一般措施

起始治疗主要是用于维持血液动力学的液体替代治疗。多数 DKA 患者需要进入儿童重症监护室或其他类似科室治疗。

■ 转诊问题

所有收入的 DKA 患者均请儿童内分泌专科会诊。新发糖尿病患者需要糖尿病指导。反复酮症发作者需要强化教育或其他咨询。

■ 住院事项

静脉补液

● 以等张静脉液体（生理盐水）10 ～ 20 ml/kg 起始，可能需要重复以重建灌注并稳定血流动力学。

● 等张液体后的液体疗法。

- 平均失水量约为体重的 7%。

- 平均分配在 24～48 h 内补充。

- 计算中需算上维持量，减去起始等张液体量。

- 不需要补充尿液丢失量，需要检测尿量。

- 尿量和尿比重并不能反映水化程度。

- 根据出入液量调整液体速度，临床评估灌注水平，观察实验室水化指标。

● 液体种类。

- 起始等张液后，静脉液体应当含有0.45%～0.9%氯化钠。

- 在明确没有高血钾，排除肾衰之后应立即补钾。

- 初始补钾为 40 mmol/L（0.15%），使用 1/2 氯化钾 1/2 磷酸钾。

- 当血糖低于 14 mmol/L 时静脉液体中应加糖。

- 静脉液体中的糖浓度应达到能维持血糖在 7.0～11.1 mmol/L 之间，胰岛素输注的速度一般在酮症纠正后才开始调整。

胰岛素

● 应该在等张液体之后开始使用。

● 胰岛素应于 0.1 U/(kg·h)的速度静脉持续输注。

● 不需要初始大剂量胰岛素。

其他

通常不需要碳酸氢盐治疗，碳酸氢盐治疗和脑水肿的发生有关。

 后续治疗与护理

患者监测

● 建议检测。

- 频繁（每小时）监测心理状态和循环状态。

- 每小时监测生命体征。

- 心电、血氧监护。

- 每小时测出入液量。

- 每小时测血糖。

- 每 2～4 h 测电解质、血气。

- 每 4～6 h 测钙、镁、磷。

■ 预后

儿童 DKA 的死亡率为 0.2%～0.3%（多数死于脑水肿或脑损伤）。

■ 并发症

● 脑损伤是最常见的 DKA 相关死因（占全部 DKA 死因的 57%～87%）。

- 严重脱水、酸中毒（通常是低龄儿童）为脑损伤高危风险者。

- DKA 中产生脑损伤的原因尚不清楚，可能与 DKA 中脑灌注减少、治疗后脑灌注增加有关。

- 通常在胰岛素及液体治疗后的 2～12 h 发生。

- 可出现精神状态改变、头痛、反复呕吐、心率或血压异常下降。

- 意识丧失、惊厥、呼吸暂停或高颅内压表现。

- 可用甘露醇（0.5～1 g/kg 静脉 15 min 滴注）治疗可疑脑水肿。

- 应该行脑影像学检查评估脑水肿及其他脑损伤，但不应影响治疗。

● 治疗不及时可出现休克导致的心衰，通常罕见。

● 并发症。

- 常见低钾血症，可通过及时检测血钾、调整补液中钾量治疗。

- 可发生低血糖，可通过多次测血糖及调整糖浓度以避免。

- 轻度的低磷血症很常见，但罕见严重低磷血症。严重的低磷血症可能和横纹肌溶解症或溶血性贫血有关。

- 可发生低氯血症性酸中毒，尤其是当静脉补液中 NaCl 过量时。

- 其他治疗并发症如下。

○ 肺水肿或急性呼吸衰竭综合征（ARDS）。

○ 过度通气导致的纵隔积气。

○ 电解质紊乱导致的心律失常。

○ （深静脉置管）血栓形成。

○ 弥散性血管内凝血（DIC）。

○ 鼻脑霉菌病。

○ 胰腺炎。

疾病编码

ICD10

● E10.10 胰岛素依赖性糖尿病酮症酸中毒

不伴有昏迷。

• E13.10 其他特指的糖尿病酮症酸中毒不伴有昏迷。

常见问题与解答

• 问:已诊断糖尿病儿童的 DKA 会不会因感染或其他疾病诱发?

• 答:糖尿病管理松散、胰岛素遗漏导致的 DKA 远比感染诱发的多。通常在 DKA 患者中不需要进行感染方面的检查,除非出现发热或感染表现。

• 问:DKA 中脑水肿是由于液量和胰岛素输注过快导致的吗?

• 答:目前,没有令人信服的数据证实胰岛素、补液速度和 DKA 脑水肿相关。近期数据提示脑水肿和 DKA 中脑灌注相关性更高,其中补液和胰岛素速度的快慢(在正常范围内)并不是主要因素。

• 问:糖尿病儿童应该如何预防 DKA 的发生?

• 答:家长或监护人的密切监护可减少 DKA 的发生。家长应知道在儿童出现疾病或异常高血糖时需要检测血酮并在发现阳性后及时联系专科医生。

绦虫 Tapeworm

Karen F. Jerardi · Samir S. Shah   常海岭 译 / 曾玫 审校

基础知识

■ 描述

• 以人类是终宿主或中间宿主为分类依据,绦虫主要引起 2 种人畜共患传染病。

• 当人类为终宿主,绦虫成虫可感染胃肠道干扰营养吸收;患者也可无症状。

• 当人类为绦虫幼虫的中间宿主,可致严重的病理改变。

• 致病微生物包括以下几种。

- 无钩绦虫(牛肉绦虫)。

- 有钩绦虫(猪肉绦虫)。

- 阔节裂头绦虫(鱼绦虫)。

- 细粒棘球绦虫。

■ 流行病学

• 牛肉绦虫。

- 全球估计有 7 700 万人感染。

- 世界范围内肉牛养殖区如亚洲、拉丁美洲、美国、东欧地区广泛流行。

• 猪肉绦虫。

- 全球估计有 >5 000 万人感染。

- 猪带绦虫病:通常成虫为无症状感染(从未煮熟的猪肉中)。

- 囊虫病:由幼虫感染(由携带者通过粪-口途径传播)。

- 在亚洲、美洲的中部和南部有较高的患病率。

- 在美国每年有 1 000 例新发的神经系统囊虫病。

• 鱼绦虫。

- 感染最常在欧洲(最常见为芬兰、爱沙尼亚、瑞典)和加拿大的温带地区。

- 高危人群是准备或食用生淡水鱼的人。

- 在美国,绝大部分病例与受感染的鲑鱼有关。

• 犬绦虫。

- 世界各地的狗和猫均有发现。

• 棘球蚴病。

- 与向狗喂羊内脏的行为相关。

- 在南美、澳大利亚、非洲地区、中国、中亚的绵羊饲养区具有高度地区疫源性。

■ 一般预防

• 绦虫成虫。

- 适度的烹调可以防止牛肉、猪肉和鱼绦虫的传播。

• 猪肉绦虫。

- 感染猪囊尾蚴的猪肉在 >0 ℃(32 ℉)冷藏不影响寄生虫的存活。然而,-5 ℃(-11.2 ℉)存储猪肉 4 天可杀死大部分囊尾蚴。

• 鱼绦虫。

- 简单的烹饪[>56 ℃(132.8 ℉)烹饪 5 min]或冷冻[-18 ℃(-0.4 ℉)持续 24~48 h]可使鱼肉安全食用。

• 犬绦虫。

- 宠物定期驱虫。

• 棘球蚴病。

- 精心处理绵羊内脏和对犬的大规模治疗可阻止绦虫在羊和食肉动物宿主之间传播,以中断细粒棘球绦虫的生活史。

■ 病理生理

• 牛肉绦虫。

- 牛(中间宿主)摄取被肥胖带绦虫即牛肉绦虫(T. saginata)污染的饲料。卵孵化,释放出的胚胎(六钩蚴),侵入肠黏膜,释放入血液,在骨骼肌中定植并发育成幼虫——囊尾蚴。人类食用含有幼虫的未煮熟的肉类,幼虫在人体(终末宿主)的胃肠道内发育为成虫。成虫可长至 25 m。

• 猪肉绦虫:人是猪肉绦虫成虫的唯一终宿主。人类和猪均是未成熟绦虫囊尾蚴的中间宿主。

- 猪吞食链状带绦虫(T. Solium)虫卵后沉积在肠内,虫卵释放胚胎,穿透黏膜层,侵入血液,定植于各种组织并分化为囊尾蚴(感染性幼虫)。人(终末宿主)食用未煮熟的猪肉而摄入囊尾蚴。

- 人类摄入被人粪便污染的含链状带绦虫虫卵的食物。卵孵化,释放的胚胎穿透肠黏膜,随血流播散到脑、皮下组织、肌肉、肠黏膜和眼,并发育成囊尾蚴。

• 鱼绦虫。

- 当含阔节裂头绦虫(D. latum)虫卵的污水污染的淡水湖水和溪水,卵孵化成胚胎。胚胎被甲壳动物摄入并传给淡水鱼。人类食用这些未煮熟的鱼而被感染。幼虫在人肠道内经 3~5 周发育为成虫并可以存活高达 10 年。绦虫极少穿过肠壁迁移到其他组织(裂头蚴病)。

• 犬绦虫。

- 跳蚤(中间宿主)摄入的虫卵在其体内发育成幼虫;人类通过意外摄入受感染的跳蚤而被传染。

• 棘球蚴病(包虫病)。

- 人类通过污染的狗粪便而摄取细粒棘球绦虫(E. granulosu)虫卵。摄入后,卵孵化并在小肠释放胚胎(六钩蚴)。其通过穿透肠黏膜层随血液播散到肝、肺及其他部位,并在此形成囊肿。在包囊内,新幼虫(头节)

形成,包液积聚并侵犯周围结构。

诊断

■ 病史

- 近期的旅行或移民。
- 胃肠道。
- 恶心、体重下降、腹泻、腹痛或腹胀。
- 鱼和极少的犬绦虫感染可并发肠梗阻。
- 可以观察到粪便中像米饭或种子的成团的绦虫节片。
- 黄疸。
- 棘球蚴病的肝囊肿可在腹部右上象限触及。
- 胆道系统扩张可导致梗阻性黄疸和胆管炎。
- 呼吸道。
- 由棘球蚴所致的肺包虫囊肿:咳嗽、呼吸困难和咯血,一个包囊的破裂可引起过敏反应。
- 血液。
- 由于回肠处的竞争性吸收,2%鱼绦虫感染发生维生素 B_{12} 缺乏性贫血。其他恶性贫血的体征包括舌炎、周围神经病、振动觉的下降和共济失调。
- 中枢神经系统。
- 神经系统囊虫病和同类棘球属可引起新的抽搐发作(部分或全身性的)。
- 神经系统囊虫病可出现精神状态改变、颅内压升高(头痛、呕吐、视力改变)或脑膜炎。
- 鱼绦虫可引起神经系统囊虫病与维生素 B_{12} 缺乏症,可以模仿谵妄或幻觉的精神病。
- 注意:对于包虫病,在囊肿扩大引起症状前,无症状期可持续数年。症状和体征的变化取决于靶器官。

■ 诊断检查与说明

实验室检查

- 牛肉绦虫。
- 粪便抗酸染色识别虫卵。
- 显微镜检查粪便的节片或虫卵(敏感度 62%)。
- ELISA 试验检测粪便绦虫抗原(敏感度 85%,特异度 95%)。
- 猪肉绦虫。
- 血清酶联免疫转染印迹(最敏感)和血清和(或)脑脊液酶联免疫吸附试验(ELISA)。
- 粪便样本找肠蠕虫。
- 鱼绦虫。
- 收集多个粪便样本找虫卵和节片具有诊断价值。

- 轻度嗜酸性细胞增多症(5%~15%)。
- 低的维生素 B_{12} 水平(50%)。
- 巨幼细胞贫血 2%。
- 犬绦虫。
- 粪便中可以发现特征性的卵囊(疏松膜包含高达 20 个卵)或节片。
- 棘球蚴病。
- IgE 水平升高。低于 25% 的感染者出现嗜酸性粒细胞的增多。
- 粪便的聚合酶链反应(PCR)。
- 肝包虫囊肿可出现肝酶的轻度升高。
- 皮内皮肤试验(真皮内注射包虫囊液)可使 50%~80% 的感染者在 60 min 内产生红斑丘疹。未感染患者假阳性率为 30%。
- 10%~50% 的病例血清学检测是假阴性。假阴性结果的更可能发生肝包虫囊肿和儿童患者中。没有血清学试验排外包虫囊肿的诊断。

影像学检查

- 猪肉绦虫。
- 颅内增强对照 CT 或 MRI 可显示囊尾蚴;周围水肿的环增强病灶代表濒死的寄生虫;钙化代表恢复期的感染。
- 影像学检查结果常常具有诊断意义。
- 棘球蚴病。
- 在 X 线片中,肺囊虫表现为边界清楚、光滑的囊肿;囊肿破裂后有一个新月形气液平。肝、脾的损害可随时间钙化。
- 棘球囊:包囊破裂后内在的间隔或棘球子囊可被 CT、MRI 或超声检测到;达 50% 的患者有单房肝囊肿。

诊断步骤与其他

棘球蚴病:血清阴性者在超声引导下经皮囊肿穿刺获取囊液中原头蚴或棘球囊的膜可使初步诊断得到证实。但这个操作是有争议的,因为囊肿破裂可发生过敏反应。

■ 鉴别诊断

- 非绦虫胃肠炎。
- 炎性肠病。
- 胆囊炎或胆道梗阻(如结石、肿瘤或肝脏疾病)。
- 摄入不足或胰腺功能不全所致 B_{12} 缺乏。
- 特发性癫痫。
- 包虫囊肿必须同良性囊肿、空洞型肺结核、脓肿和肿瘤区分。

治疗

■ 药物治疗

- 牛肉、猪肉、鱼和犬绦虫(和大多数其他肠

绦虫)。
- 吡喹酮:单次剂量 5~10 mg/kg;对于小于 4 岁的儿童无安全性报道。
- 氯硝柳胺(牛肉绦虫二线药物):儿童 11~34 kg,单次的剂量 1 g;儿童 >34 kg,单次的剂量 1.5 g(美国未批准应用)。
- 鱼绦虫感染需要补充维生素 B_{12}。
- 神经系统囊虫病。
- 应根据 MRI 或 CT 扫描中囊尾蚴的数量、位置和活力,个体化治疗。
- 对单个退化的囊肿、钙化或脑炎的治疗无定论。绝大多数专家推荐对非强化或多个囊尾蚴治疗。
- 阿苯达唑 15 mg/(kg·24 h)(最大量为 800 mg/24 h),分 2 次,共 8~30 天。吡喹酮 50~100 mg/(kg·24 h),分 3 次,共 30 天。
- 类固醇(泼尼松 1 mg/[kg·d]或地塞米松 0.5 mg/[kg·d]),结合阿苯达唑,可降低癫痫发作的频率和中枢神经系统包囊的数量。
- 推荐使用抗癫痫药物,脑积水可考虑放置分流和(或)甘露醇治疗。
- 抗寄生虫治疗的禁忌证是弥漫性脑水肿患者("脑囊虫病脑炎"),由于治疗后炎症反应,可能加重脑水肿。
- 关于单独应用皮质类固醇激素尚无明确的推荐。
- 棘球蚴病。
- 阿苯达唑 15 mg/(kg·24 h)(最大量为 800 mg/24 h),分 2 次,共 1~6 个月。
- 可能需要 3 个疗程,疗程之间停用药物 14 天。
- 注:苯咪唑类包括阿苯达唑,在血液系统异常、白细胞减少症和肝脏疾病的患者是禁忌的。长疗程需要监测肝功能和造血功能。

■ 手术与其他治疗

- 棘球蚴病:手术完整切除包虫囊肿,特别是对于 >10 cm、继发感染或引起症状的病例。
- 皮下裂头蚴病:手术切除或注射无水乙醇。

后续治疗与护理

■ 随访推荐

患者监测

- 牛肉绦虫。
- 治疗后 1 个月应检查大便虫卵和节片。
- 猪肉绦虫。
- 每隔 2 个月进行反复中枢神经系统影像

检查(持续治疗)直到脑实质囊虫成功消除。

• 鱼绦虫。

- 治疗后 12 周进行粪便检测了解是否治愈。

• 犬绦虫。

- 无需随访粪便检查,但治疗 1 周后出现节片表明治疗失败。

• 棘球蚴病。

- 需要长时间的随访超声或其他影像学检查。

■ 并发症

• 囊虫病。

- 囊尾蚴可在脑、肌肉、眼睛或其他器官中发育。神经系统囊虫患者眼科检查是必要的。

• 棘球蚴病。

- 囊肿生长缓慢,只有当比较大时会引起症状。

- 它们常在肝脏(50%～70%)和肺(20%～30%)中发育;5%～10%的囊虫累及其他器官,包括眼睛、脑、脾、心、骨和肾。

- 囊肿破裂会引起过敏反应。

- 骨受累可引起病理性骨折,肾受累可引起疼痛或血尿。

 疾病编码

ICD10

• B71.9 绦虫感染,未特指的。

• B68.1 牛肉绦虫绦虫病。

• B68.0 猪带绦虫病。

 常见问题与解答

• 问:素食主义者会患神经系统囊虫病吗?

• 答:会,因为神经系统囊虫病是由摄入被粪便污染的含链状带绦虫虫卵的产品所致。胃肠道症状是摄入受感染猪肉所致。

• 问:一定需要治疗神经系统囊虫病吗?

• 答:调查结果是有争议的。在许多儿童,病变在 2～3 个月内自发消失。治疗指征取决于病变的数目和位置,以及在神经系统内的寄生虫的生存能力。逐步增多的寄生虫需要积极处理,无论是抗寄生虫药物或手术切除。

特发性脊柱侧凸 Scoliosis (Idiopathic)

Scott McKay · Jennifer A. Talarico · John P. Dormans 王达辉 译 / 审校

 基础知识

■ 描述

• 脊柱侧凸:在脊柱全长前后位片上脊柱侧向弯曲超过 10°(合并脊柱旋转);弯曲<10°定义为脊柱不对称;仅在排除其他原因后才考虑特发性。

• 脊柱后凸:脊柱向后方弯曲。

■ 流行病学

• 女:男情况:

- 弯曲 11°～20°:1.4:1。

- 弯曲>20°:5.4:1。

患病率

• 弯曲>10°:约 1.5%～3%。

• 弯曲>20°:0.3%～0.5%。

■ 危险因素

遗传学

大约 30%的脊柱侧凸患者有明确的家族史,但不提示严重程度。

• 热门研究:全基因组关联分析和全外显子序列研究。

• 数个候选基因已被确认。

■ 病因

根据定义,病因未知。以下列出的为部分理论,但未明确证明。

• 遗传。

- 大约 30%的脊柱侧凸患者有明确的家族史,但不提示严重程度。

- 结缔组织病。

- 和多个结缔组织病相关(包括马方综合征,埃勒斯-当洛斯综合征等)。

- 脊柱结缔组织、棘突旁肌肉、血小板改变。

- 可能与椎体的骨量减少(骨矿物质密度降低)相关。

• 神经系统(平衡系统)。

- 前庭、视觉、本体觉和震动觉异常。

• 激素。

- 青少年特发性脊柱侧凸患者中可有松果体的褪黑素低水平分泌。

- 生长激素:在研究中通常表现为影响因素而非病因。

- 脊椎生长异常。

- 脊柱左右侧不对称生长。

■ 常见相关疾病

• 结缔组织异常,包括马方综合征和埃勒斯-当洛斯综合征。

• 多发性神经纤维瘤。

• 神经肌肉疾病,包括脑瘫、脊柱裂、脊髓性肌肉萎缩症、遗传性共济失调等。

• 确诊上述任何疾病则不再称为特发性脊柱侧凸。

 诊断

■ 病史

• 初始:首次发现的时间和人员、加重程度、既往的治疗、患者近期的生长情况、青春期生理改变、相关症状和体征、家族史等。

• 特发性脊柱侧凸患者通常不应该有疼痛,即使他们可能有不适或轻微疼痛。

• 对于侧凸患者的背痛症状需彻底研究、认真对待。

• 如果有夜间疼痛,考虑肿瘤如骨样骨瘤。

■ 体格检查

• 常规视诊检查如牛奶咖啡斑、色素沉着等,提示多发性神经纤维瘤病的皮肤体征;脊柱裂的体征如异常毛发、中线血管瘤、皮肤凹陷。

• 评估骨的成熟度、超弹性、挛缩、先天畸形。

• 评估畸形:脊柱、肩、腰及躯干的不对称,包括失代偿;胸椎的异常后凸或颈椎、腰椎的异常前凸;躯干缺陷;肋骨旋转。

• Adams 前屈试验用于评估肋或椎旁高度。

• 评估下肢不等长、先天畸形和神经系统异常(包括异常腹壁反射)。

• 特殊发现。

- 曲轴现象。
- 因脊柱前柱的持续生长造成的脊柱后柱融合后,儿童的弯曲度数和椎体旋转进展。
- 患者处于 Risser 0 级、Y 型软骨未闭、<10 岁、有出现身高发育高峰(脊柱生长最快的时期)的趋势。
- 除后柱融合外需考虑前柱融合。
- **体格检查技巧**
- 使用脊柱侧凸测量尺,测量躯干旋转角度。
- 异常的腹壁反射提示椎管内病变,包括脊髓空洞。
- 对于同时患有脊柱侧凸和下肢不等长的患儿进行 Adams 前屈试验时,需使用合适高度的物体垫高短缩的下肢以保持骨盆平衡。

- **诊断检查与说明**

重度侧凸患者术前检查肺功能。

实验室检查

通常无助于诊断,除非用于排除相关代谢性疾病。

影像学检查
- 使用长的 3 英尺(0.914 4 m)X 线盒或低剂量 3-D X 线系统拍摄站立位脊柱前后位及侧位 X 线平片。
- 必须检查软组织和先天性脊柱畸形(楔形椎、椎体分节不良、半椎体)。
- 使用 Cobb 法测量弯曲程度。
- Y 型软骨和 Risser 征提示发育成熟度。
- Y 型软骨通常在髂骨骨骺钙化前(Risser 0 度)闭合。
- Risser 征通过计数髂骨骨骺的钙化和从前往后测量髂骨骨骺的骨化确定。
- Risser 1 度是指前 25% 的髂骨骨骺骨化,依次递增至 100% 则为 IV 度。
- Risser 5 度指髂骨骨骺 100% 骨化且与髂骨翼完全融合。
- Risser 分度(0~5)可以估算骨的生长潜力且和侧凸进展的风险相关。
- 对于不伴背痛的成人脊柱侧凸患者 MRI 不是常规检查。
- 7% 的胸椎左侧凸患者同时罹患椎管内畸形,因此 MRI 检查有意义。
- 使用 King 分型或 Lenke 分型对弯曲的类型进行分型。
- 对先天性脊柱侧凸患者进行肾脏超声检查(鉴别相关的肾脏畸形)。

- **鉴别诊断**
- 青少年特发性脊柱侧凸(11~17 岁)。
- 幼年特发性脊柱侧凸(4~10 岁)。
- 婴儿特发性脊柱侧凸(0~3 岁)。
- 先天性脊柱侧凸:因生后即有的骨畸形(椎体的形成或分隔失败)造成。
- 神经纤维瘤病型脊柱侧凸。
- 肿瘤(如骨样骨瘤)引起的脊柱侧凸。
- 神经肌肉性脊柱侧凸(如脑瘫、脊柱裂、肌肉异常)。
- 姿势性脊柱侧凸(如下肢不等长)。
- 没有肋骨隆起或旋转。
- 没有固定的畸形。
- 前屈时消失。
- 长弓。
- 不进展。

治疗

- **一般措施**
- 治疗。
- 根据畸形的严重程度和畸形进展的可能性,确定治疗方法。
- 观察。
- 侧凸<25°。
 ○ 未成熟患者(Risser 0、1、2 度)需在 4~6 个月内重新评估。
 ○ 除非特殊情况,骨发育成熟患者(Risser 4、5 度)通常不需要持续随访。
- 侧凸 25°~45° 的骨发育成熟患者。
 ○ Risser 4 度或 5 度的患者通常 6 个月~1 年复查。
 ○ 发育结束的患者通常每年复查 1 次。

- **其他疗法**
- 支具治疗。
- 侧凸 25°~45°(Risser 0、1 度)以及 30°~45°(Risser 2、3 度)。
 ○ 初始评估后即可使用支具。
- 侧凸≥25°(Risser 0~3 度)且在观察期间有>10° 的进展。
 ○ 持续使用支具治疗直到发育成熟(女性:初潮后 2 年、Risser 4 度;男性:Risser 5 度)。
- 支具类型。
- 胸腰骶支具:每天使用>16~18 h 有效;与自然病程组相比有显著改善。
- 颈胸腰骶支具:较少使用于高位胸椎或颈椎侧凸以外的患者。

- 夜间弯曲型支具。

- **手术与其他治疗**
- 适用于侧凸>45°~50°。
- 除外:胸椎和腰椎平衡、侧凸<55° 可观察。
- 胸弯和双主弯。
- 现行的主流方式为后路节段固定。
- 特定的侧凸类型可使用前路脊柱器械。
- 单独的胸腰段和腰段弯曲。
- 使用金属棒节段结构行前路融合。

后续治疗与护理

- **随访推荐**

患者监测
- 当心特发性脊柱侧凸合并背痛症状(可能提示其他诊断)。
- 初诊时 23% 的患者合并背痛(随访期间增加 9%)。
- 在合并背痛的患者中,9% 可鉴别出其他原因,如脊椎滑脱、休门病、脊髓空洞、椎间盘突出、肿瘤、脊髓栓系。

- **预后**
- 总体而言,大部分患者预后良好。
- 侧凸进展的风险与患者发育成熟情况(Risser 征、月经状态)和侧凸的程度相关。
- 侧凸<20°~25° 的患者侧凸进展风险低,即使其未发育成熟。
- 侧凸 25°~45° 的患者侧凸进展风险高,尤其是骨骼发育未成熟的患者。
- 侧凸>45°~50° 的患者侧凸进展风险最高,无论是否发育成熟。

- **并发症**

自然病史。
- 胸弯>60° 的患者肺功能降低。
- 有进展的腰椎侧凸>50° 患者成年期发生椎间盘退行性变,部分发生疼痛。
- 美观和情绪问题。
- 使用支具的并发症包括皮肤刺激、不适应、不依从。
- 手术并发症通常更为严重,包括感染、内固定物松动或断裂、神经损伤、瘫痪或死亡。

疾病编码

ICD10
- M41.9 脊柱侧凸,未特指。

- M40.209 未特指脊柱后凸,部位未特指。
- M40.56 脊柱前凸,未特指,腰椎。

❓ 常见问题与解答

- 问:在对脊柱不对称的患者进行 X 线检查前需要观察多久?

- 答:取决于体格检查的结果。如果查出前述的任何体征或者有明显的背痛,就需要进行 X 线检查或转诊。脊柱侧凸测量尺也是筛查患者的有效工具。
- 问:在将脊柱不对称患者转诊给骨外科医师前需要对其观察多久?
- 答:以下情况考虑转诊。

- Cobb 角:
  - >20°。
  - 加重超过 5°。
- 问:如果患儿有脊柱侧凸合并对非甾体消炎药敏感的夜间背痛,如何考虑诊断?
- 答:脊柱侧凸合并骨样骨瘤。

特发性颅高压 (假性脑瘤) Idiopathic Intracranial Hypertension (Pseudotumor Cerebri)

Daphne M. Hasbani · Sabrina E. Smith

周渊峰 译 / 周水珍 审校

🧠 基础知识

■ 描述

特发性颅高压(IIH)的诊断标准。
- 颅内压增高的症状和体征(如头痛、呕吐、眼部体征和视乳头水肿)。
- 脑脊液压力增高但脑脊液检查正常。
- 除视乳头水肿外,神经系统体格检查正常(偶有外展神经或其他运动颅神经病变)。
- 神经影像检查正常(或仅有偶然检查发现)。

■ 流行病学

- 在儿童,男孩女孩均可受累;在成人,相对于男性,女性更容易发病。
- 已有文献报道 IIH 发生在 4 月龄婴儿,发病年龄中位数为 9 岁。

发病率

小于 18 岁的儿童,发病率估计为每年 0.5/10 万。

■ 危险因素

遗传学

散发,无明确的遗传易感性,除非与潜在的内分泌、中毒或炎症相关;儿童尚无可获得的数据。

■ 病理生理

发病机制未明,但是可能包括蛛网膜颗粒功能障碍或颅内静脉压增高而导致脑脊液吸收减少。例如,肥胖可能导致腹内压、胸腔内压和心室充盈压增高,进而引起颅内静脉压升高。

■ 病因

- 已有不少 IIH 相关发病因素的报道。在青少年,IIH 已明确与肥胖和体重增加相关,但在<11 岁的儿童,IIH 与肥胖的关系尚未明确。其他一些较弱的相关因素可能由于巧合。
- IIH 通常与服用米诺环素、四环素、磺胺类药物、异维 A 酸和甲状腺素替代治疗以及皮质类固醇激素撤药有关。IIH 也与维生素 A 缺乏或中毒、慢性贫血和甲状腺功能减退有关。

■ 常见相关疾病

- 视神经受压导致视力丧失。
- 内分泌疾病、外源性激素暴露、四环素及其他抗生素治疗可能与 IIH 相关。

🔬 诊断

■ 病史

- 头痛。
- 视物模糊。
- 短暂的黑矇。
- 颈项强直。
- 搏动性耳鸣。
- 头晕。
- 婴儿和幼儿可能会表现为易激惹、嗜睡或共济失调。
- 患有慢性头痛或不能解释的视力改变的儿童也应该考虑 IIH。
- 既往病史提示有相关的内分泌疾病、暴露于抗生素或激素、静脉窦感染、不正常的血液高凝状态、家族性血栓形成易感性或视力障碍。

■ 体格检查

- 必须进行神经专科体格检查。

- 在年长儿,必须记录基础的视敏度和视野。
- 患有 IIH 的年长儿,视乳头水肿是常见的。
- 多数婴儿有一定程度的视乳头水肿,甚至出现囟门开放和颅缝分裂。
- 患有 IIH 的儿童常见第 6 对颅神经(外展神经)麻痹;在一组 68 例患儿中,29 例患儿出现外展神经麻痹。
- 面神经或其他脑神经缺陷罕见。

■ 诊断检查与说明

实验室检查

- 脑脊液检查包括开放性压力测定,必须检测细胞计数、葡萄糖和蛋白,而 IIH 都在正常范围内。
- 应该进行全血细胞分析和甲状腺功能检查,因为贫血、甲状腺功能减退和甲状腺功能亢进也与 IIH 相关,虽然很罕见。
- 以下检查可以选择性进行。
  - 抗核抗体。
  - 血沉。
  - 血铅。
  - 莱姆病血清学检查。

影像学检查

- 头颅 CT 或 MRI 扫描是正常的。推荐 MRI 检查因为其在脑干、后颅窝和静脉窦显像上有优势。强烈建议进行磁共振静脉成像评估静脉窦血栓,因为静脉窦血栓和 IIH 在临床上很难鉴别。

诊断步骤与其他

- 腰椎穿刺测压,要求患者侧卧位并且放松,脑脊液开放压>280 mmH$_2$O。
- Goldmann 周边视野或计算机视野检查在年龄>5 岁的儿童有用,可以记录视野缺陷和监测治疗的反应。

■ 鉴别诊断

一些疾病可能引起颅内压增高而与IIH相混淆,但是根据临床表现和脑脊液检查通常可以鉴别。

- 慢性脑膜炎(例如中枢神经系统莱姆病)、脑炎或脑水肿(多少会发现神经影像学改变,脑脊液蛋白和细胞数增加)。
- 中枢静脉窦血栓形成。
- 慢性头痛通常伴假性视乳头水肿(视神经盘玻璃疣)。

 治疗

■ 药物

一线药物

- 有轻度到中度视力丧失的患者,乙酰唑胺(碳酸酐酶抑制剂)减少脑脊液产生,是可以选择的药物。
  - 儿科剂量:标准剂型 25~100 mg/(kg·d),分成 2~4 次;长效剂型(Diamox 缓释剂)每天 2 次。
  - 成人起始剂量为每次 250 mg、每天 4 次,或者每次 500 mg、每天 2 次。如能耐受,可增加至每次 750 mg、每天 4 次,或者每次 1 500 mg、每天 2 次。
- 如果视力丧失、视乳头水肿和症状得以缓解,乙酰唑胺可以逐渐减量并维持 2 个月疗程。

二线药物

如果乙酰唑胺无效或因不良反应不能耐受,可以选择呋喃苯胺酸。

■ 转诊问题

随访和乙酰唑胺减量过程应该与神经科医生和神经眼科医生共同完成。

■ 手术与其他治疗

- 虽然首次腰椎穿刺可有效地迅速缓解临床症状,但是连续的腰椎穿刺不作为标准的推荐治疗。
- 外科治疗(如视神经鞘膜开窗术、腰脊髓腔-腹腔分流术)适用于药物治疗无效的进行性的视力丧失,也被认为是紧急的干预,但决定于视力丧失的程度。尤其在儿童,因为腰脊髓腔-腹腔分流术高失败率,视神经鞘膜开窗术是优选的外科治疗方案。在等待手术过程中,可以选择静脉滴注大剂量激素和乙酰唑胺。
- 近来研究利用支架治疗有横窦狭窄的成人患者,血管造影下压力梯度测定证实视力症状和视乳头水肿有改善,对头痛疗效不定。然而,在儿童,这项干预取得了相反的效果,而且在技术上也不可行,因为儿童脉管系统直径比较细。

■ 住院事项

初始治疗

- 及时诊断和治疗决定于视力丧失的严重性。近来报道认为严重的视力丧失可能进展迅速,应保证初始紧密(每周 1 次)的视力追踪检查和及时考虑外科手术治疗。
- 没有视力丧失的患者,可能仅需要去除可能的病因和治疗相关的疾病(如肥胖、贫血、甲状腺疾病)。可以考虑选择乙酰唑胺(Diamox,详见下面备注)治疗。头痛需要对症治疗。

 后续治疗与护理

■ 随访推荐

患者监测

- 早期,患者应当每周 1 次或 2 次检查评估视敏度、视野和视乳头。
- 如果视力稳定,每月 1 次复诊至少 3~6 个月。

- 出现任何进行性视力丧失的征象,随访应更加密切。
- IIH 会复发。在一组儿科 IIH 患者队列中,近 1/4 患儿复发。
- 误区:IIH 儿童患者不会出现永久的视力丧失。眼科随访非常重要。儿童患者,特别是青少年患者,即使在解决 IIH 客观征象后(例如,脑脊液压力已经恢复至正常水平),也偶尔可能经历数周至数月的头痛。
- IIH 可能会被误诊,例如以下情况。
  - 假性视乳头水肿被误认为视乳头水肿(假性视乳头水肿是明显的视盘肿胀,其刺激视乳头水肿,但是通常继发于潜在的良性进程。有经验的眼科或神经科医生可以区分两者的不同)。
  - 脑脊液指标异常被忽略(例如分离性脑脊液蛋白增高)。
  - 临床医生不能识别潜在的中枢静脉窦血栓。

疾病编码

ICD10

- G93.2 良性颅内高压。

? 常见问题与解答

- 问:乙酰唑胺的副作用是什么?
- 答:乙酰唑胺的副作用包括胃肠道不适、感觉异常、厌食、困倦、代谢性酸中毒和肾脏结石。也可选择呋喃苯胺酸。
- 问:如果四环素导致 IIH,患者可以选择青霉素吗?
- 答:青霉素、头孢菌素尚未报道与 IIH 发生相关。
- 问:体育活动是否受限制?
- 答:根据患儿的症状对体育活动进行分级。

特发性血小板减少性紫癜 Idiopathic Thrombocytopenic Purpura

Charles Bailey　俞懿 译／翟晓文 审校

基础知识

■ 描述

- 特发性或免疫性血小板减少性紫癜(ITP)

是一种自身免疫综合征,有以下特征。
  - 单纯性血小板减少[血小板计数 $<100\times10^9$/L(100 000/mm³),通常 $<20\times10^9$/L(20 000/mm³)]。

- 血小板寿命缩短。
- 血小板自身抗体。
- 骨髓中巨核细胞增多。
- 原发性 ITP 意味着血小板减少症无其他

病因;继发性 ITP 提示另一个诊断,与自身免疫性血小板减少症相关。

• ITP 阶段。

– 新诊断(急性)ITP:在初始诊断 3 个月之内。

– 持续性 ITP:短暂改善或持续血小板减少达 3～12 个月。

– 慢性 ITP:最初起病后持续血小板减少>12 个月。

■ 流行病学

• 是儿童期最常见的获得性血小板疾病。

• 常常发生在病毒性综合征数周后;常可能自行恢复。

• 儿童期 ITP 男性和女性患病相当(在年幼儿童男性稍微占优势;成人和慢性 ITP,女性和男性比例是 3∶1)。

• 诊断的中位年龄是 4 岁。<1 岁或>10 岁的儿童更可能发展成为慢性 ITP。

• >70% 的儿童期 ITP 在 6～12 个月内缓解。

• 严重出血的风险<5%,颅内出血的风险约 0.5%。

发病率

发病率为每年(1～10)/100 000 儿童(<15 岁)。

■ 病理生理

• 血小板减少是由于抗体包裹的血小板在内皮网状系统破坏增加,特别是脾脏。

• 假设抗体是在对外来抗原或药物与血小板膜糖蛋白交叉反应应答产生的(最常见的是 Ⅱb/Ⅲa 和 Ⅰb/Ⅸ)。

• 涉及的免疫调节异常的其他机制包括血小板生成可能受抑制、限制抵消血小板破坏的能力。

• 典型的骨髓穿刺显示未成熟巨核细胞数目增多。

■ 常见相关疾病

• 在年幼儿童,原发性 ITP 是最常见的 ITP 表现。

• 继发性 ITP 见于自身免疫性疾病[如系统性红斑狼疮(SLE)、自身免疫性淋巴组织增生综合征(ALPS)]。

• HIV。

Ⓡ 诊断

■ 病史

• 表现为异常瘀斑(伴轻微或无外伤,或在

不常见部位,如躯干、颈部、面部)、瘀点、鼻出血、轻微外伤后出血延长、牙龈出血、血尿或便血。

• 在健康儿童急性起病。

• 不伴有苍白、疲劳、体重减轻或持续发热。

• 大部分病例在发病前 1～3 周有前驱病毒感染(特别是水痘;也有 EB 病毒、巨细胞病毒)。

• 年幼儿童与最近 MMR 相关;大年龄儿童可能与甲肝疫苗、百日咳疫苗有关。

• 其他自身免疫性疾病的确切病史(如:风湿疾病、甲状腺疾病、溶血性贫血)。

• 用药史,重点是抗血小板作用的或与血小板减少相关的药物(如:丙戊酸、肝素)。

• 常常无出血性疾病家族史。询问自身免疫性疾病家族史。

• 筛查出血、头痛、腹部或背部疼痛和任何局灶性神经改变症状。

■ 体格检查

• 皮肤或黏膜明显的簇状瘀点或大片紫色瘀斑。

• 黏膜表面或轻微外伤后血肿或持续缓慢出血。

• 无淋巴结肿大(LAD)、肝脾大(HSM)、肿块、骨痛。

• 查找不显性出血(神经和眼底镜检查、腹部或肌肉触痛);这些很少见。

■ 诊断检查与说明

实验室检查

• 血小板减少[通常<20×10⁹/L(20 000/mm³)],白细胞和血红蛋白正常(或轻度贫血,与失血量成比例)。

• 平均血小板体积可能增大。

• 外周血涂片其他正常,无红细胞碎片、球形红细胞和原始细胞。复查也要除外血小板聚集造成的假性血小板减少。

• 凝血酶时间/INR 和部分凝血活酶时间正常。出血时间会延长,但是没有必要检查。

• 直接抗球蛋白(Coombs)试验来排除同时存在自身免疫性溶血(Evans 综合征)。

• 在其他自身免疫性疾病高风险患者亚组,小范围进行抗核抗体(ANA)和其他免疫检查。

• 如果确认有 HIV 危险因素,行 HIV 检测。

• 只有存在不明原因的贫血、白细胞异常、外周血涂片见原始细胞、脏器肿大、黄疸或淋巴结肿大时,才需要做骨穿检查。在血小

板计数较低时,骨穿也是可安全进行的。

• 在给予激素治疗前是否接受骨穿检查是有争议的,支持依据不足。

• 骨髓检查显示巨核细胞数目正常至增加,其他方面形态和细胞结构正常。

• 血小板相关抗体(直接或间接)检测不敏感,不常规做。

• 对比较复杂患者,可能诊断慢性 ITP 者,证实血小板相关抗体 IgG 是有帮助的。

影像学检查

• 由症状决定,特别是腹痛、头痛、视力或局灶性神经病变。

■ 鉴别诊断

• 如果存在持续发热、体重减轻、淋巴结肿大、骨痛或脏器肿大,考虑恶性肿瘤(轻度脾大见于 5%～10% ITP 患者)。

• 其他破坏引起的血小板减少症。

– 继发性 ITP:感染、药物诱导、输血后紫癜、自身免疫性溶血(当同时存在 ITP 时,称为 Evans 综合征)、淋巴组织增生性疾病、SLE。

– 非免疫性:微血管病性溶血性贫血(包括 TTP、HUS)、弥散性血管内凝血(DIC)、卡-梅综合征(血管瘤)、心脏缺陷(左心室流出障碍、人工心脏瓣膜、恶性高血压)。

• 受损或无效的血小板生成。

– 骨髓浸润过程(白血病、其他肿瘤转移、骨髓纤维化、骨硬化病、贮积病)。

– 药物或辐射诱导的血小板减少症(再生障碍性贫血、叶酸、维生素 B₁₂ 营养不良状态)。

– 感染相关抑制状态:通常是病毒(如肝炎、EB 病毒、HIV、微小病毒 B₁₉),也包括严重的或新生儿败血症。

– 先天性疾病:桡骨缺失综合征(TAR)、先天性角化不良、范可尼贫血、13 和 18 三体、巨血小板综合征、威斯科特-奥尔德里奇综合征、May-Hegglin 异常、其他遗传性血小板减少症(X 连锁或常染色体显性)、代谢性疾病(如甲基丙二酸血症)。

🔬 治疗

• 因为很少严重出血和 90% 的儿科 ITP 病例自行缓解,大部分不伴严重出血的患者不需要治疗。

• 治疗减慢自身抗体介导的血小板清除和快速升高血小板计数,但是不改变长期病程。

• 血小板计数<10×10⁹/L(10 000/mm³)的患者有较高的出血风险,但是单独血小板计

数不作为治疗的指征。

• 活跃的学步期幼儿或有外伤风险的儿童当血小板计数<(20~30)×10⁹/L(20 000~30 000/mm³)时需要治疗。

• 无严重出血的年长儿只要观察就可以了,并充分管理和保证随访;慢性 ITP 临床上状况良好的儿童更倾向于反复治疗。

■ 药物治疗

一线药物

• IVIG:94%~97%会在72 h内血小板计数升高>20×10⁹/L(20 000/mm³)。常用剂量为0.8~1 g/kg。通常起效峰值在1周后,并持续3~4周。

– 优点:更快速升高血小板(24 h),有助于明确诊断。

– 缺点:成本高、长时间输注、过敏反应;10%~30%有无菌性脑膜炎,伴严重头痛和颈项强直;更常见头痛、恶心、呕吐或发热。

– 输注后24 h预先给予对乙酰氨基酚和苯海拉明可减轻急性副反应。

– 皮下用药已经作为静脉治疗的替代方案成功应用。

• 糖皮质激素:80%会在72 h内血小板计数>20×10⁹/L(20 000/mm³)(大剂量冲击治疗更快)。常见用法口服泼尼松每天2 mg/kg,1~4周减量。

– 优点:用药方便、成本低、通常缓解时间长。

– 缺点:①短期副反应:情绪改变、食欲增加和体重增长、高血压、胰岛素抵抗。②长期用药远期副作用:肾上腺抑制、骨质疏松、生长迟缓。

• 抗 Rh D 免疫球蛋白——WinRho-SDF[患者必须 Rh(+)、非脾切除的和无溶血或出血]:80%在72 h后起效,血小板计数>20×10⁹/L(20 000/mm³)。剂量是50~75 μg/kg,3~5 min静脉推注。如果血红蛋白(Hb)<100 mg/L(10 mg/dl),给予25~40 μg/kg。1 μg=5 U药物。效果持续5周。

– 优点:比 IVIG 便宜但比激素贵;过敏性副反应比 IVIG 低(10%),不会引起无菌性脑膜炎;可用于门诊患者治疗。

– 缺点:发热或寒战,所有患者可有轻度溶血[Hb下降(10~30)g/L(1~3 g/dl)];很少有致命性溶血报道;皮下用药可能减小风险。

• 如果有效的患者以后发生复发血小板减少症,这些治疗可以重复应用。

二线药物

• 利妥昔单抗(抗-CD20单克隆抗体)在很多难治性患者有效(在中位数5周后),但是经常持续时间有限(中位数12个月)。

• 促血小板生成素受体激动剂(如艾曲泊帕、罗米司亭)在临床试验中改善慢性 ITP 患者血小板计数和出血风险。成本,考虑到副反应包括骨髓纤维化和血栓形成,以及缺乏长期随访资料限制了使用。

• 细胞毒药物(如长春新碱)或免疫抑制剂(如环孢素或吗替麦考酚酯)在一些其他治疗和脾切除难治的患者有效。

■ 辅助治疗

一般措施

• 血小板输注通常无效,因为输注的血小板很快被破坏掉。限用于致命出血的急诊支持。

• 避免影响血小板功能的药物,如阿司匹林、布洛芬、大部分其他非甾体消炎药物和抗凝剂。

• 教育患者父母观察颅内出血和消化道出血的症状和体征。

• 当血小板减少时,避免明显摔倒、冲突或其他外伤风险的活动。

■ 手术与其他治疗

脾切除术:70%~80%完全缓解。没有发现可靠的疗效术前预测指标;总的来说,推迟到诊断后>12个月,来等待自行缓解或药物起效。

• 优点:对药物治疗难治性患者有效。

• 缺点:手术发病率;荚膜微生物败血症风险(术前免疫接种流感嗜血杆菌、肺炎链球菌和脑膜炎双球菌,并考虑青霉素预防治疗)。

■ 住院事项

初始治疗

危及生命的出血:目标是快速止血。同时给予血小板输注、IVIG 和激素(视患者病情

在急诊骨穿检查后)。

 ### 后续治疗与护理

■ 随访推荐

患者监测

• 当<20×10⁹/L(20 000/mm³)时,每周2次血小板计数检查,当<50×10⁹/L(50 000/mm³)或治疗后,每周一次血小板计数检查,除了稳定的慢性 ITP。无症状和血小板计数>50×10⁹/L(50 000/mm³)时,间隔时间延长。

• 在 ITP 缓解之前,中途生病,血小板计数可能暂时性下降。

• 当无症状且血小板计数正常>3个月,停止监测。

■ 预后

• 急性 ITP:60%儿童在3个月内血小板计数>100×10⁹/L(100 000/mm³);90%自诊断后1年恢复。很少复发。

• 慢性 ITP:血小板计数倾向于更高一点,在(40~80)×10⁹/L(40 000~80 000/mm³)。可以在诊断后很多年发生缓解(预计15年后自行缓解率61%)。

• 不太可能预先区分自限性 ITP 患者和持续的慢性 ITP 患者。

• 慢性 ITP 患者应该定期对继发性 ITP 重新评估。

■ 并发症

• 严重出血相关发病和死亡的发生率很低(<5%)。

– 颅内出血少见(<0.5%)。

– 可能无前驱外伤就发生。

• 视网膜出血少见。

• 鼻部、牙龈、下消化道或肾脏黏膜出血并不少见。呕血和黑便少见。

• 可发生明显月经过多。

 ### 疾病编码

ICD-10-CM

• D69.3 免疫性血小板减少性紫癜。

• D69.41 Evans 综合征。

特纳综合征 Turner Syndrome

John S. Fuqua 杨琳 译 / 罗飞宏 审校

 ## 基础知识

■ 描述

有特殊临床表现的女性出现一条 X 染色体部分或完全性丢失。

■ 流行病学

患病率：1/5 000～1/2 000（活产女婴）。

遗传学

• 基因型发生率。
- 45，X：55%。
- 46，Xi(Xq)：17%。
- 45，X/46，XX：13%。
- 46，Xr(X)：5%。
- 45，X/46，XY：5%。
- Other：5%。
• 无家族性 X 染色体缺陷者再妊娠特纳综合征（Turner）患儿的可能性较低。

■ 病理生理

Xp22.33 处的 SHOX 基因丢失在患者身高缺陷中起主要作用。Turner 综合征胎儿在妊娠后半程至出生后的几年中会出现生殖细胞丢失加速，最终表现为性腺功能缺陷。

■ 相关症状

• 矮小（<100%）。
• 性腺功能减低（<90%）。
• ADHD（24%）。
• 斜视、远视（17%）。
• 传导性耳聋（21%）。
• 成人期感觉神经性耳聋（60%）。
• 自身免疫性甲状腺炎（27%）。
• 主动脉缩窄（11%）。
• 主动脉瓣裂（16%）。
• 高血压（50%）。
• 马蹄肾（10%）。
• 肾集合系统异常（20%）。
• 乳糜泻（6%）。
• 成人糖耐量异常（40%～50%）。

诊断

■ 病史

• 宫内发育迟缓。

• 自婴儿期就出现的生长缓慢，最终导致身材矮小。
• 淋巴水肿，婴儿期显著。
• 频发耳炎和中耳分泌物。
• 正常智力，运动 IQ 低于语言 IQ，数学、视空及执行能力下降。
• 社会认知能力下降，对非言语信号（表情、肢体语言）等理解能力差。
• 缺乏正常年龄的青春发育。

■ 体格检查

• 头眼耳鼻喉。
- 眼裂下斜、眼睑下垂、内眦赘皮。
- 耳位偏低、后旋。
- 弓形上颚。
- 小颌。
- 蹼颈。
- 后发际线低。
• 肌肉骨骼。
- 矮小。
- 提携角增大（肘外翻）。
- 第 4 掌骨缩短。
- 与身高不称的胸廓增大。
- 脊柱侧凸。
- 膝外翻。
- 手腕马德隆畸形。
• 其他。
- 色素沉着痣增加。
- 乳房发育缺如，正常阴毛。
- 手足水肿。
- 指甲凸起，足甲畸形。

■ 诊断检查与说明

Turner 综合征的诊断有赖于核型分析。诊断明确后应进行额外的相关检查以明确并发症及其他相关症状。

实验室检查

• >4 岁，TSH、FT₄、乳糜泻筛查。
• >10 岁，TSH、FT₄、乳糜泻血清学筛查、肝功能、空腹血脂、血常规、肾功能、LH、FSH。

影像学检查

所有患者均须进行肾脏 B 超，心超多普勒或心脏 MRI。

诊断步骤与其他

• 心电图。

• 听力检查。
• 牙科评估。
• 教育/精神社会状态评估。
• 脊柱侧凸筛查。

 ## 治疗

■ 一般措施

• Turner 综合征女性的治疗目的是增加身高生长及青春期性成熟，同时应处理其他并发症及相关情况。
• 自发性性成熟表现为乳房发育，会在 14% 的 45，X 核型女性中出现。在其他 Turner 核型中自发性性成熟的发生率为 32%。约 50% 的自发性性成熟可发展至初潮出现、青春后期或成人早期。
• 几乎所有的 Turner 综合征女性都会出现卵巢衰竭。

■ 药物治疗

• 生长激素治疗是 Turner 综合征女性的基础治疗方法之一。
- 于生长障碍出现时开始。
- 建议剂量为 54 μg/(kg・24 h) 或每周 0.375 mg/kg。
• 大于 9 岁女孩可考虑添加芳香化酶抵抗雄激素氧雄龙以促进生长。
- 此治疗可加速阴毛及腋毛生长，在围发育儿童中慎用。
- 建议剂量为 <0.05 mg/(kg・24 h)。
• 青春期女孩 FSH 升高无自发乳房发育者需要雌激素治疗。
- 如需获得更高身高，诱导青春期的开始时间可以适当延后。通常早期发现矮小并给予合理的生长激素治疗可以使身高达到正常年龄身高。
- 口服及经皮吸收雌激素均可使用，治疗剂量通常为成人剂量的 1/10～1/8。
- 剂量在 2～4 年内逐渐增加到成人剂量，2～4 年后间歇使用黄体酮诱导月经。

■ 其他治疗

其他相关并发症应得到有效治疗，主要措施包括抗高血压治疗、预防亚急性细菌性心内膜炎、左旋甲状腺素、无谷蛋白饮食、骨膜置管及斜视治疗等。

后续治疗与护理

■ 随访推荐

- 4～5 岁。
- 评估社会、运动能力、入学前行心理教育评估。
- 5～12 岁。
- 每年:血压、TSH、肝功能、智力发育情况。
- 每 1～5 年:听力检查及五官科评估。
- 每 2～5 年:乳糜泻筛查。
- 按需进行牙科检查。
- 12 岁以上。
- 每年:血压、TSH、肝功能、空腹血脂、血糖。
- 每 1～5 年:听力及五官科检查。
- 评估青春发育及性心理调整情况。
- 每 5～10 年:心脏 MRI。
- 按需筛查乳糜泻。

■ 预后

- 在不使用生长激素及雌激素的情况下,诊

断时的身高百分位对终末身高有很好预测作用,相关系数 0.95。
- 不治疗患儿的终身高比根据父母身高计算预期身高要矮 20 cm。
- 不经治疗患儿成年身高的平均值为 144 cm。
- 蹼颈的出现对主动脉缩窄及卵巢衰竭有预测作用。
- 90% 的 Turner 综合征女性有卵巢衰竭。
- 40%～50% 的成年 Turner 综合征患者有胰岛素抵抗或糖耐量异常。
- Turner 综合征患者抑郁、焦虑及不合群的概率增大。

疾病编码

ICD10

- Q96.9 非特指的特纳综合征。
- Q96.0 核型 45，X。
- Q96.1 核型 46，X 同种(Xg)。

常见问题与解答

- 问:高龄父母生出 Turner 综合征儿童的概率是否更大?
- 答:否,Turner 综合征和父母年龄的增大没有关系。
- 问:主动脉瓣裂的女性患儿需要注意什么?
- 答:有主动脉瓣裂的患者需要预防亚急性感染性心内膜炎。
- 问:生殖辅助技术能使 Turner 综合征患者怀孕吗?
- 答:非自体卵子体外受精已在 Turner 综合征患者中进行过。但是,Turner 综合征患者在孕期患高血压及妊娠期糖尿病的概率显著增加。更重要的是这些妇女也有更高的主动脉夹层发生概率。因此,Turner 综合征患者是否可以妊娠仍存在争议,目前通常不鼓励妊娠。

T

特应性皮炎 Atopic Dermatitis

Rhonique Shields-Harris • Marcee J. White 叶莹 译 / 王榴慧 审校

基础知识

■ 描述

特应性皮炎或者湿疹是一种慢性皮肤病,间歇性,以急性发作,出现瘙痒及皮损为特点。大多数在婴儿期或幼儿期起病,不同年龄段的皮损分布也不同。特应性皮炎的患者通常有特应性家族史(如哮喘、枯草热或鼻炎)。

■ 流行病学

- 常见病,每 5 个儿童中就有 1 个患病。
- 60% 的患儿 1 岁前发病,85% 的患儿 5 岁前发病。
- 主要分布在美国内华达州、犹他州、爱达荷州、东海岸各州。
- 城镇比农村患病率高。
- 病情冬天加重,常年任何时间疾病可复发。

■ 危险因素

遗传学

- 遗传倾向:30%～70% 的患者有特应性家族史(过敏、哮喘、湿疹)。
- 遗传模式不明确,可能是多因素相关的。
- 丝聚蛋白(FLG)的基因突变已证实与早发型特应性皮炎的皮肤屏障缺损有关。

■ 病理生理

- 不同疾病阶段(如急性期与慢性期)有不同组织学表现。
- 特应性皮炎是一种免疫紊乱性疾病,通过激活 T 细胞,白介素(IL)-4、IL-5 和 IL-13 产生增加,导致 IgE 的产生增加。
- 急性特应性皮炎的病理显示棘细胞水肿、细胞内水肿,血管再生。
- FLG 的突变与皮肤屏障功能异常,导致经皮水丢失增加、过敏原通透性增加。

■ 病因

- 特应性皮炎的病因是多因素的,有遗传、环境、心理和免疫因素。
- 在细胞因子诱导下,内源性抗菌肽产生受抑制,特应性皮炎患儿更易患病毒感染(疣和传染性软疣)和真菌感染。

- 患儿 IgE 水平高,中性粒细胞趋化作用减弱。

诊断

■ 病史

- 发病年龄。
- 皮损部位。
- 瘙痒。
- 既往治疗方法。
- 洗浴习惯。
- 特应性家族史(过敏)。
- 哮喘。
- 过敏性鼻炎。
- 接触过敏原(如清洁剂/肥皂的更换、皮肤特别干燥)。

■ 体格检查

- 急性复发时表现为红斑、脱屑性斑丘疹、渗出性斑片。
- 慢性阶段时表现为色素沉着或色素减退、苔藓样变、脱屑。

• 不同年龄段的皮损分布：
- 婴儿期,特应性皮炎皮损弥漫分布,主要累及伸侧,也可累及面颊、额部和头皮。
- 儿童期,皮损以累及屈侧部位为主,伴有苔藓样变,手部和面部也累及。
- 青少年至成人期,一般累及屈侧、颈部、手部和足部。
• 严重的特应性皮炎表现为剥脱性红皮病,弥漫性脱屑、红斑。
• 其他相关表现:Dennie-Morgan 皱襞(眶下皱襞)、白色糠疹(干燥性白色斑片)、掌纹症、面色苍白、眶下色素沉着、毛周隆起、毛周角化(皮肤干燥,上肢和大腿的伸侧皮肤有粗糙性毛囊)、鱼鳞病。

■ 诊断检查与说明

• 特应性皮炎没有诊断性试验。
• 活检是有帮助的,用来排除其他皮肤病,如银屑病。
• IgE 水平升高,但不需要检测。
• 细菌培养可以排除浅表感染。
• 疱疹性湿疹可以通过快速荧光抗体检查、聚合酶链式反应、病毒培养和 Tzanck 涂片检测。

■ 鉴别诊断

• 体癣。
• 严重的脂溢性皮炎。
• 接触性皮炎。
• 过敏性或刺激性银屑病。
• Wiskott-Aldrich 综合征(湿疹血小板减少伴免疫缺陷综合征)。
• 朗格罕组织细胞增生症。
• 肠病性肢端皮炎。
• 疥疮。
• 干燥病。
• 高 IgE 血症。
• 代谢性障碍。
- 羧化酶缺乏。
- 氨酰基脯氨酸二肽酶缺乏。

 治疗

■ 药物治疗

• 外用激素。
- 控制炎症的主要方法。
- 在急性发病时,使用中到强效激素,当病情得到控制,逐渐过渡到弱效激素。
- 长时间使用外用激素会导致皮肤萎缩、毛细血管扩张和激素耐受。

• 口服抗组胺药物,如西替利嗪、左西替利嗪,可以改善患者瘙痒。
• 口服抗生素。
- 浅表皮肤感染时使用。
• 当疱疹性湿疹发生时,口服抗病毒药物。
• 外用钙磷酸酶抑制剂(TCI)。
- 包括他克莫司软膏和吡美莫司软膏。
- 批准用于 2 岁以上患儿。
- 这些外用制剂可以抑制 T 细胞功能。
- 这些药物存在潜在的光毒性,患儿接受治疗的同时需要防晒,使用防晒霜。
• 由于特应性皮炎慢性病程,一般不系统使用激素。只有对难治性湿疹时,使用此治疗,但只能短期使用。
• 当其他治疗无效时,UVB 光疗可用于泛发性湿疹。
• 外用皮肤屏障修复剂包括棕榈酸乙醇胺软膏、MAS063DP 软膏,含有神经酰胺成分的护肤品可以作为辅助治疗手段。

■ 其他治疗

一般措施

• 没有根治的方法。
• 家属必须了解此病是慢性疾病,会间歇性复发,以控制为治疗目的。
• 良好的皮肤护理是维持病情的关键,包括使用温和肥皂,频繁使用润肤剂和湿巾。
• 使用稀释沐浴剂(每桶水使用 1/4 杯,或者每加仑水使用 1 勺),每周使用 1～2 次,10 min 肥皂洗浴可以减少细菌定植,减少皮肤感染的风险。
• 避免环境刺激物,修剪指甲、夜间衣物保护、睡觉时避免搔抓。
• 补充维生素 D,通过免疫调节减轻病情。

⊕ 后续治疗与护理

■ 随访推荐

患者监测

• 必须向家属强调此病是慢性疾病,良好的皮肤护理对于控制病情、改善生活质量很重要。
• 为改善治疗依从性,需提供治疗的宣教资料,使患者及其家属更好地管理疾病。
• 告知家属外用激素的安全性,以减少激素恐惧症。

■ 预后

5 岁以后,有 40%～50% 的特应性皮炎将不再发病。

■ 并发症

• 皮肤感染。
- 细胞免疫受损,减少趋化作用,内源性抗菌肽分泌减少,会增加感染(如病毒、真菌和细菌)。
- 特应性皮炎的皮肤金黄色葡萄球菌定植,经过搔抓产生创面,有皮肤浅表感染的风险。
• 疱疹性湿疹。
- 皮肤的完整性破坏会导致皮肤感染的播散,如单纯疱疹感染(称卡波西水痘样疹或疱疹性湿疹)。
- 还可见柯萨奇病毒、传染性软疣、牛痘感染。
• 过度外用药物。
- 过度使用强效激素会导致色素减少,毛细血管扩张、萎缩和皮纹。同样,系统过度吸收会导致下丘脑-垂体轴抑制和生长发育迟缓。
- 过度外用药物会产生色素改变,当然特应性皮炎的皮损本身也会引起炎症后色素改变。
• 早期生长迟缓在特应性皮炎患者中较常见,虽然后期生长可以恢复正常。这其中涉及各种机制,包括影响生长激素释放。生长迟缓现象与是否外用药物无关。
• 由于睡眠障碍会导致患者的情绪、行为、心理上的改变。

⊕ 疾病编码

ICD10

• L20.9 未特指的特应性皮炎。
• L20.83 婴幼儿(急性)(慢性)湿疹。
• L20.89 其他特应性皮炎。

⊕ 常见问题与解答

• 问:孩子将来会不发病吗?
• 答:有 40%～50% 的患者在 5 岁以后不发病。而部分患者会有程度不同的病情,持续发病至成人。
• 问:外用激素治疗会改变孩子的肤色吗?
• 答:皮肤色素改变首先是由于特应性皮炎发病导致,会产生色素沉着或色素减退(变黑或变白),与外用激素无关。肤色改变经过数周或数月后自行恢复。
• 问:控制特应性皮炎,什么治疗是必需的?
• 答:皮肤过度干燥使疾病加重或复发。所以,不要频繁使用香皂,而应常用润肤剂。

• 问:食物过敏在特应性皮炎发病中作用重要吗?

• 答:这是一个值得讨论的问题。总的说来,大多数患者可能不受食物影响。然而,有些患者,尤其是对常规治疗效果不明显的患者,需要进行食物过敏原检测,且回避检测结果阳性的食物。与此病加重最有关系的食物是鸡蛋、牛奶、小麦、豆类、花生和鱼类。

体重降低　Weight Loss

Mark F. Pitmar 李晓静 译 / 罗飞宏 审校

基础知识

■ 描述

先前有明确记录的体重降低。除外新生儿时期(出生前2周常规体重降低)、急性疾病所导致的体液丢失,以及肥胖儿童自愿的减肥计划等原因,尽管发生率在下降,但体重降低是一种并不常见却令人不安的症状。

诊断

■ 病史

明确体重降低的真实性,除外称的机械性误差、不同的称以及称量方式的差异(比如净重或毛重)。

• 问题:儿童的饮食情况?

• 要点:连续记录3天饮食情况会对是否热量摄入不足提供重要依据。

• 问题:年龄?

• 要点:患者的年龄的差异,对于体重下降的病史询问的方向有重大的提示作用。

- 患者<2周:病理性体重下降、喂养不足、喂养方式不当、先天性代谢障碍、先天性心脏病、胃食管反流病。

- 患者<4个月:营养不良、不合理的膳食配方、囊性纤维化、胃食管反流病、幽门狭窄、先天性心脏病、先天性肾上腺增生、先天性代谢障碍。

- 患者4个月至8岁:慢性感染、囊性纤维化、吸收不良、被忽视/虐待、肾病、肝病、糖尿病。

- 患者>8岁:饮食失调、慢性感染、肿瘤、肾病、肝病、药物滥用、糖尿病、炎症性肠病、胶原血管病。

• 问题:呕吐,尤其是喷射性呕吐?

• 要点:提示小肠梗阻、胃食管反流病、先天性代谢障碍。

• 问题:抽筋、胀气,或者反常性油腻、大量粪便?

• 要点:提示吸收不良可能。

• 问题:喂养时疲倦,抑或由咳嗽与呼吸困难所导致的喂养困难。

• 要点:提示新生儿(婴儿)充血性心力衰竭、甲减。

• 问题:精神状况改变、癫痫发作、异常的体味或体液味?

• 要点:提示先天性代谢障碍可能。

• 问题:生母有多次流产、新生儿死亡,或近亲婚育史?

• 要点:提示先天性代谢障碍可能。

• 问题:国外旅游?

• 要点:提示慢性感染可能(如结核、寄生虫等)。

• 问题:严重感染病史,或顽固性念珠菌感染病史?

• 要点:提示先天性或获得性免疫缺陷可能。

• 问题:头痛,尤其清晨头痛?

• 要点:提示颅内压升高可能,中枢神经系统恶变。

• 问题:胃口提升伴体重下降?

• 要点:提示甲状腺功能亢进、囊性纤维化、嗜铬细胞瘤。

• 问题:多尿、烦渴、多食?

• 要点:提示新发糖尿病可能。

• 问题:伴随青春期延迟?

• 要点:提示慢性严重性体重降低、垂体功能异常、神经性厌食症。

• 问题:害怕肥胖、挑食、体型异常伴停经?

• 要点:提示进食障碍可能。

• 问题:慢性心境恶劣或易怒、失眠或嗜睡?

• 要点:抑郁/情感障碍。

■ 体格检查

• 发现:低体温、心动过缓?

• 要点:提示神经性厌食症、甲状腺功能减退。

• 发现:心动过速、静止心率?

• 要点:甲状腺功能亢进、嗜铬细胞瘤、贫血、急性体重下降。

• 发现:体位改变?

• 要点:严重体重下降,急性可能。

• 发现:血压过低、静止心率?

• 要点:提示阿狄森病、神经性厌食症、急性显著性脱水。

• 发现:视野异常?

• 要点:提示中枢神经系统恶变可能。

• 发现:杵状指?

• 要点:提示慢性心、肺、小肠疾病。

• 发现:关节肿胀?

• 要点:儿童特发性关节炎、炎症型肠病。

• 发现:腹部膨隆显著?

• 要点:提示腹腔疾病。

• 发现:肝和(或)脾大?

• 要点:提示恶变、慢性感染、贮积病、天生代谢异常。

• 发现:肌无力?

• 要点:提示结缔组织异常、电解质异常、肌营养不良。

> **注意**
> • 确定为真性体重下降。在一些研究中,由于测量误差(如称量过程移动、未扣除衣物重量等)多达25%的体重降低为人为造成。
> • 新生儿体重下降,尤其前2周,可能显示被动的或似是而非的食欲不足,尽管真正原因是摄入不足(常常由喂养姿势不当或喂养频率过高)所造成的营养不良。他们有可能不表现"饥饿"。观察喂养技术(由有专业技术的从业人员或哺乳期咨询师观察母乳喂养婴儿)至关重要。

■ 诊断检查与说明

• 检查:全血细胞检查显示以下证据:

• 要点:

- 贫血——大细胞贫血伴随叶酸/维生素B$_{12}$缺乏,小细胞贫血伴慢性铁不足或慢性感染。

- 红细胞增多症——提示慢性肺心病。
- 中性粒细胞减少症——提示造血系统恶变、Shwachman 综合征、免疫缺陷病。
- 淋巴细胞减少症——提示免疫缺陷病。
- 嗜酸性粒细胞增多症——提示寄生虫疾病。
- 白细胞增多症——提示感染。
- 淋巴母细胞——提示白血病。
- 血小板增多症——提示慢性感染、恶变。
• 检查:血清电解质。
• 要点:脱水,肾上腺功能不足(低钠、高钾)、肾病、神经性厌食症。
• 检查:血尿素氮、肌酐。
• 要点:肾病、脱水。
• 检查:红细胞沉降率。
• 要点:炎症性肠病、慢性感染、风湿性疾病可能性增加。
• 检查:粪便隐血、pH、还原性物质。
• 要点:
- 粪便隐血试验提示炎症性肠病。
- 低 pH 以及还原性物质阳性提示吸收不良。
• 检查:尿常规。
• 要点:
- 血尿和(或)蛋白尿提示肾病。
- 尿糖(＋)提示糖尿病。
- 尿比重极低提示糖尿病尿崩症、慢性肾衰竭、高钙血症。
- 脓尿提示尿路感染。
- pH>6 提示肾小管坏死(Ⅰ型)。
• 检查:尿培养。
• 要点:评估尿路感染。
• 检查:血清蛋白水平。
• 要点:水平极低提示肝功能受损,严重慢性体重下降,或蛋白吸收不良。
• 检查:结核菌素实验。
• 要点:慢性感染可能。
• 检查:肝功能检测。
• 要点:评估肝炎、慢性肝病。
• 其他试验:基于年龄与临床发现,可进行下述试验:甲状腺功能、汗液检测、吸收不良检测(如乳糖呼吸试验、粪便脂肪、粪便胰蛋白酶检测)、代谢性疾病的相关检测(如血氨、血乳酸/尿氨基酸、尿有机酸)、影像学检查(如 CT、MRI、骨扫描)、免疫学检查。

■ 鉴别诊断

• 营养。
- 营养不良。
- 节食。
- 缺铁、缺锌。

- 术后康复。
- 无法进食(新型口齿矫正技术、掉牙、慢性口腔溃疡)。
• 先天/解剖因素。
- 先天性心脏病。
- 幽门狭窄。
- 胃肠发育畸形(十二指肠闭锁、环状胰腺、肠扭转)。
- 短肠综合征。
- 淋巴管扩张。
- 肠系膜上动脉综合征。
- 胃食管反流。
- 免疫缺陷障碍。
- 先天性巨结肠。
• 感染。
- UTI。
- 结核病。
- 口腔炎。
- 骨髓炎。
- HIV。
- 肝炎。
- 胰腺疾病。
- 腹腔内脓肿。
- 胃肠炎。
- 感染性吸收不良。
- 心包炎。
- 组织胞浆菌病。
- 严重的急性发热性疾病(肾盂肾炎、肺炎、脓毒性关节炎)。
• 肿瘤。
- 间脑综合征。
- 白血病。
- 淋巴瘤。
- 嗜铬细胞瘤。
- 其他肿瘤。
• 内分泌疾病。
- 糖尿病。
- 尿崩症。
- 甲状腺功能亢进。
- 肾上腺机能减退。
- 先天性肾上腺增生。
- 垂体功能减退。
- 高钙血症。
• 基因/代谢疾病。
- 囊胞性纤维症。
- Shwachmam-Diamond 综合征。
- 乳糖不耐受。
- 肾小管酸中毒。
- 慢性肾衰。
- 先天性代谢疾病。

- 贮积病。
- 肌肉萎缩症。
- 脂肪营养障碍。
• 过敏性疾病/炎症。
- 炎性肠病。
- 幼年特发性关节炎。
- 系统性红斑狼疮。
- 伯克(氏)肉样瘤。
- 胰腺炎。
- 肝炎。
- 肠道疾病(麸质肠病)。
• 精神疾病。
- 反刍综合征。
- 抑郁/情感障碍。
- 神经性厌食症/神经性贪食症。
• 中毒、环境、药物。
- 铅中毒。
- 汞中毒。
- 维生素 A 中毒。
- 长期服用苯哌啶醋酸甲酯、右旋苯丙胺或丙戊酸。
- 药物滥用,尤其是苯异丙胺及可卡因。
• 外伤。
- 慢性硬膜下出血。
• 其他。
- 受虐待儿童。
- 慢性疾病(如肺部疾病、肾脏疾病)。
- 脑性麻痹。
- 检测原因引起的疾病(如检测误差)。

注意

如出现以下情况需紧急处理:
• 明显脱水。
- 生命体征不稳定、尿量减少、皮肤弹性降低。毛细血管充盈减慢(大于 3 s)。
- 进行心血管支持(静脉输液),明确诊断(是否是先天性代谢功能障碍、阻塞性胃肠道疾病、先天性肾上腺增生、糖尿病酮症酸中毒)。
• 精神状态不佳、昏睡,可出现:
- 重度脱水。
- 缺氧状态。
- 毒物中毒。
- 肾功能或呼吸功能衰竭。
- 颅内压增高。
- 严重的电解质平衡紊乱。
• 体重低的新生儿出现呕吐时可能出现以下情况:
- 极有可能出现脱水、低血糖及电解质紊乱。
- 合并先天性代谢功能障碍、阻塞性胃肠道疾病、先天性肾上腺增生、先天性心脏病时需紧急处理,否则会危及生命。

• 严重的营养不良(体重减低大于 20% 理想体重)。

- 极有可能出现代谢紊乱及电解质紊乱引起的心律不齐。

• 必须对患儿进行持续的监测。

治疗

■ 诊断思路

• 明确体重减轻是否是患儿有意的。

• 明确是体重减轻是慢性的还是急性的及其严重程度,患儿是否需要住院。

• 通过病史及体格检查缩小诊断范围,应注意体重的减轻是否会引起食欲不振。吸收降低或者需求增加。

• 基于诊断予以治疗。

疾病编码

ICD10

• R63.4 异常的体重减轻。

• K21.9 胃食管反流性疾病不伴有食管炎。

• E46 未特指的蛋白质-能量营养不良。

常见问题与解答

• 问:出生后 2 周体重下降常见吗?

• 答:配方奶粉喂养的新生儿体重可下降约 7%,母乳喂养新生儿可达 10%,新生儿出生 2 周后体重会逐渐增长,若无增长则需进行评估及干预。

• 问:发现体重减低重要吗?

• 答:除非体重减轻得到恢复,非正常的体重降低均需要查明是否属于有意减重,若不能明确诊断需转至儿童专科医院就诊。

天花(天花病毒) (Smallpox [Variola Virus])

Hamid Bassiri 蔡洁皓 译 / 葛艳玲 审校

基础知识

■ 描述

• 天花是由天花病毒所致的一种急性出疹性传染病,甚至危及生命。

• 该病的特征表现是前驱期出现发热,进而出现皮疹。

• 皮疹演变具有特征性方式,依序发展成斑疹→丘疹→疱疹→脓疱疹,结痂并脱落,遗留称之为"麻子"的瘢痕。

• 天花有两种临床类型。

- 小天花,少见,临床症状较轻。

- 大天花,常见,临床症状更重。分为五种类型。

  ◦ 普通型天花。

  ◦ 变形天花。

  ◦ 扁平型天花。

  ◦ 出血性天花。

  ◦ 无疹型天花。

■ 流行病学

• 记载的最后一名地方性天花病例发生在 1977 年的索马里。

• 美国最后一例天花病例发生在 20 世纪 40 年代末期。

• WHO 在 1979 年宣布天花被消灭。

• 据历史记载,在未接种疫苗的病例中,典型天花占 90%,出血性天花占 7%,其余为扁平型及缓和型天花。

• 未接种疫苗的病例中少有缓和型天花,但在接种疫苗的患者中则占 25%。

■ 一般预防

• 1972 年之前,所有美国儿童均接种天花疫苗。

• 疫苗源自同属正痘病毒属、与天花病毒极为相似的牛痘病毒。

• 历史上,研制这种疫苗的病毒生长于动物皮肤中,因此有时候疫苗会被动物蛋白、细菌或其他病毒污染。

• 新型天花疫苗通过组织培养获得的牛痘病毒克隆研制而成,因此不会被细菌和其他病毒污染。

• 目前只有美国和俄罗斯的实验室储存有天花病毒。

• 考虑到天花病毒可能被恐怖组织利用,美国应急药品国家战略储备体系仍然储备有天花疫苗以防不测。

• 目前,ACAM2000(已经替代了 Dryvax)作为唯一被 FDA 批准的天花病毒疫苗,用于高风险人员的主动免疫。

• 预防接种咨询委员会推荐以下人群接种天花疫苗。

- 经公共卫生应急小组调查后怀疑为天花的病例。

- 经医院的卫生保健小组评估后怀疑为天花的病例。

• 疫苗有效性。

- 暴露前接种,预防疾病的有效性为 95%。

- 暴露后 1~3 天内注射疫苗,可预防天花或减轻疾病的严重程度。

- 暴露后 4~7 天内注射疫苗,或许能够减轻疾病的严重程度。

• 据估计,疫苗能够提供 3~10 年的保护性免疫;可能在 10~20 年内都有减轻疾病严重程度的作用。

• 疫苗注射。

- 接种方式:用分岔针蘸取疫苗并擦伤皮肤。

- 接种后应轻轻覆盖接种部位,避免将病毒播散给其他人。

- 接种后 3~4 天后,疫苗注射部位会出现瘙痒的红色丘疹,进而变成疱疹和脓疱,几周后结痂,然后脱落遗留瘢痕。

• 疫苗接种的禁忌证。

- 过敏性皮炎或剥脱性皮肤病。

- 免疫抑制人群。

- 怀孕或哺乳期。

- 与孕妇、免疫缺陷患者或有皮肤病的人有密切接触者。

- 对疫苗成人过敏者。

- 中度或严重的急性疾病。

- 炎性眼部疾病。

- 心血管疾病(心肌梗死、休克、心肌病、心力衰竭或者心绞痛)或罹患心血管疾病的危险因素≥3 个。

- <1 岁婴儿。

- 当天花在人群中卷土重来时,需再次评估以上禁忌证。

• 预防接种的常见不良反应。

- 2%~16% 的成年人在首次接种天花疫苗后会出现发热、局部肿胀、淋巴结炎和头痛。

- 约 8% 的接种人群会出现轻微的皮疹。

- 预防接种的罕见不良反应。
- 牛痘性角膜炎和(或)失明。
- 偶有接种后水泡形成。
- 全身中、重度皮疹。
- 牛痘性湿疹。
- 脑炎。
- 先天性或全身牛痘。
- 心包炎。
- 进行性牛痘或坏疽性牛痘。
- 细菌二重感染。

■ 病理生理

- 病毒感染上呼吸道感染并复制;原发感染也可通过皮肤、结膜或者胎盘的途径发生,但极为罕见。
- 病毒进入血流(初次病毒血症)并被巨噬细胞捕获。
- 患者在这一阶段无任何症状。
- 然后,病毒进入网状内皮系统并在此继续复制。
- 随后病毒再次释放入血并产生第二次病毒血症,感染靶器官。
- 可以引起皮肤坏死或肿胀。
- 可感染骨髓、肾脏、肝脏、淋巴结、脾脏及其他器官,引起凝血功能障碍和多器官系统衰竭。
- 病毒毒力的确切发病机制尚不明确,可能系病毒的细胞毒性及炎性病变所致。

■ 病原学

- 天花病毒是痘病毒科正痘病毒属的一员。
- 天花病毒是双链 DNA 病毒,面对面时通过呼吸道气溶胶或直接接触感染的皮损是最常见的传播方式。
- 在密闭环境中通过空气或通过感染的污染物一般不会传播天花病毒。
- 人类是唯一的带菌者。

诊断

- 典型天花。
- 潜伏期可持续 7～17 天,随之出现发热性前驱症状(持续 1～4 天),前驱症状包括高热、头痛、背痛、寒战、腹痛和呕吐等。
- 出疹期始于口、舌及咽部的病变。
- 皮疹。
- 往往始见于面部,在 24～48 h 内扩散至全身其他部位。
- 第 1 天为斑疹。
- 第 2 天变为丘疹。

- 第 4～5 天,渐演变为疱疹。
- 第 7 天之内,皮疹变成脓疱。
- 2～3 周内,皮疹结痂形成。
- 随后痂疹脱落,并留下麻点。
- 缓和型天花。
- 较典型天花轻。
- 病程较快。
- 皮损较表浅。
- 扁平型天花。
- 皮疹特点是较柔软,半融合呈扁平状;或者融合的皮疹也不易形成脓疱,但是仍会引起皮肤明显的缺失。
- 出血型天花。
- 潜伏期短。
- 皮肤呈现紫斑。
- 皮肤及黏膜出血。
- 除非有明确的天花病毒暴露史,否则难于确立诊断。
- 无疹型天花。
- 往往无症状或引起流感样疾病。
- 无传染性。
- 往往见于有母传抗体的婴儿或接种过疫苗的个体。
- 如果没有天花暴发或流行,CDC 评估天花患者的方案可用于指导对疑似出疹性疾病的评估。
- CDC 对天花的风险评估工具可在该网站找到:http://www.bt.cdc.gov/agent/smallpox/diagnosis/riskalgorithm/。
- 如果患者出现急性、全身性的疱疹或脓疱疹,运用正天花或正天花的诊断标准评估其存在天花的可能性。
- 主要标准。
- 发热性前驱症状:出诊前 1～4 天出现,包括发热[≥38.3 ℃(101 °F)]及一项或多项以下症状:虚脱、背痛、寒战、呕吐或严重的腹痛。
- 典型的天花皮疹为深藏皮内、圆形的、质地结实且边界清楚的疱疹或脓疱疹,尔后变为脐凹形或者融合,这种皮疹可发生在全身任何部位(如面部或手臂),所有皮疹同步进展。
- 次要标准。
- 皮疹呈离心性分布。
- 皮疹最初出现在口腔黏膜、上颚、颜面部及前臂。
- 患者出现中毒或全身衰竭状态。
- 皮疹演变缓慢:皮疹从斑疹到丘疹再到脓疱疹需要几天时间(每期持续 1～2 天)。
- 手掌及脚底也会出现皮疹。

- 高度可疑病例。
- 有发热性前驱症状及典型皮疹,即所有皮疹同步进展。
- 中度可疑病例。
- 有发热性前驱症状,且存在 1 项主要标准或 4 项及 4 项以上的次要标准。
- 低度可疑病例。
- 无发热性前驱期症状,或虽有发热性前驱期症状,但是次要标准<4 项。

■ 诊断检查与说明

诊断步骤与其他

- 应用 CDC 天花评估体系指导检测。
- 如果高度可疑。
- 请传染科和(或)皮肤科医生会诊。
- 公共卫生部门将指导如何管理和采集样本。
- 在进行其他检测之前,应首先考虑在有资质的实验室进行天花病毒的检测。
- 如果中度可疑。
- 请传染科和(或)皮肤科医生会诊。
- 对样本进行水痘及其他疾病的检测,包括文中提到的单纯疱疹病毒等。
- 如果检测后仍不能明确诊断,确保样本正确,需要会诊进行再评估。
- 如果经过上述方法后仍不能排除天花,应将其视为高度可疑病例进行相应处理。
- 如果低度可疑,且病史及临床表现高度提示为水痘,则可选择性的进行水痘的检测。
- 如果低度可疑,但又不能明确诊断,需进行水痘病毒及文中所示其他疾病的检测。
- 天花病毒的检测。
- 因为存在假阳性的风险,不需要在中度及低度可疑的病例中检测。
- 检测应在专为高度传染性实验设计的实验室中进行。
- 病变样本(疱液、细胞和痂)是病毒检测的首选样本,但血液、咽拭子及活检样本也可用于病毒检测。
- 血清学检查及电子显微镜检查并不能很好的区分天花病毒及其他正痘病毒属病毒。
- PCR 法能将天花病毒与其他正痘病毒属病毒区别开来。
- 天花病毒可以进行体外细胞培养。

■ 鉴别诊断

- 很多出疹性疾病容易与天花混淆。
- 水痘及带状疱疹。
- 单纯疱疹病毒。
- 麻疹。
- 风疹。

- 猴痘、牛痘及特纳河痘病毒。
- 包括肠道病毒的其他病毒疹。
- 播散性传染性软疣。
- 脓疱疮、虫咬性皮炎及疥疮。
- 接种天花疫苗后皮疹(牛痘)。
- 二期梅毒。
- 痤疮及接触性皮炎。
- 包括多形性红斑的药物疹。
- 出血性天花还应与脑膜炎球菌血症鉴别。

注意
- 水痘可与天花混淆。
- 水痘可同时出现不同时期的皮疹,皮损较表浅,且集中在躯干及颜面部,手心和脚底少见。
- 天花的皮疹均为同期出现,皮疹较深,皮疹集中在面部和四肢,手心和脚底亦会出现皮疹。

 治疗

■ 药物治疗
- 如果怀疑患者感染了天花,尤其是在疾病早期时,应接种天花疫苗。
- 虽然体外实验及动物模型中显示西多福

韦(cidofovir)可有效降低天花病毒的复制,但是抗病毒药物的体内疗效并不确定。特考韦瑞(ST-246)有希望成为有效的抗天花病毒药物,目前正处于临床实验当中。
- 疫苗接种后如果出现并发症,可考虑使用牛痘免疫球蛋白(VIG)进行治疗,但它不能用于治疗天花及暴露后预防。
- 美国应急药品国家战略储备体系中有酚福韦及VIG。

■ 其他治疗

一般措施
- 天花疑似病例应报告州及当地政府部门,他们会通知CDC。
- 对于急性全身疱疹或脓疱疹的患者应进行空气和接触隔离防护,并做好感染控制工作。
- 如果高度可疑,应立即报告州及当地公共卫生部门。
- 近期(3~4天内)暴露于有传染性的天花患者(如有口腔和皮肤病变的患者)的个体应注射天花疫苗,可能会降低发病风险,更能有效地避免死亡。
- 天花患者可能在发热性前驱期即有传染性,在出疹早期直至痂疹全部脱落之前都具

有传染性。

 后续治疗与护理

■ 预后
- 类天花的病死率<1%。
- 据历史资料记载,正天花总的病死率约30%,但扁平型天花和出血性天花的病死率接近100%。
- 病死率较高的人群为:幼儿、孕妇、老年人和免疫缺陷患者。
- 远期后遗症包括皮肤麻点、失明及肢体畸形。

■ 并发症
- 当天花患者出现疱疹及脓疱疹时,可出现脱水及电解质紊乱,注意纠正。
- 继发细菌感染时可能需要抗生素治疗。
- 也可出现角膜溃疡或角膜炎、关节炎或脑炎等并发症。

疾病编码

ICD10
- B03 天花。

铁中毒 Iron Poisoning

Carl Tapia · Angela Mazur 俞懿 译 / 翟晓文 审校

 基础知识

■ 描述
- 铁中毒是指常见的和潜在致命的铁摄入。
- 毒性取决于摄入元素铁的含量,尽管还没有肯定地确立可耐受和致死浓度。
- 剂量<20 mg/kg的元素铁通常没有症状,20~60 mg/kg有不同症状,>60 mg/kg重度中毒并可能致命。

■ 流行病学
- 儿童和青少年大约占总暴露者的2%~4%。
- 很多因素会促成铁摄入的发生。
- 富含铁的制剂如现成的产前维生素。
- 很多制剂很诱人和类似糖果。
- 监护人经常不重视会有维生素和纯铁制剂过量的危险。

- 虽然维生素摄入在增加,但是致死性铁摄入的发生率自20世纪90年代下降了,可能是由于包装标识和儿童防护包装的改变。

■ 危险因素
- 兄弟姐妹的出生(增加了孕妇维生素的利用率)。
- 在非故意的摄入中,几乎所有严重死亡和发病都发生在5岁以下儿童(成人铁剂的摄入)。

■ 病理生理
- 铁直接损伤细胞、干扰需氧呼吸。主要受铁累及系统是消化道(GI),包括肝脏和心血管系统。
- 铁中毒有5个经典分期。
- I期(胃肠期)。
- 发生在摄入后6 h。

- 以胃肠道黏膜损伤为特征,引起疼痛、呕吐、腹泻和消化道出血。
- 可能存在代谢性酸中毒,死亡可能是由毛细血管渗漏和低血容量性休克引起的。
- II期(静止期)。
- 摄入后6~24 h。
- 相对稳定和消化道症状暂时缓解。
- III期(反复期)。
- 消化道损伤的反复,引起出血、休克和酸中毒。
- 血管舒张可以引起低血容量,心肌损伤可引起心源性休克。
- 常见凝血功能障碍。
- IV期(肝毒性期)。
- 摄入后48 h内。
- 可导致肝功能衰竭。
- V期(晚期)。
- 摄入后2~8周。

○ 胃部损伤可导致狭窄,引起呕吐和潜在性胃出口梗阻。

诊断

■ 病史

• 证实或怀疑铁产品摄入。
• 确定元素铁的摄入量和摄入时间。
• 铁盐中元素铁的比例是:富马酸亚铁33%,氯化亚铁28%,硫酸亚铁20%和葡萄糖酸亚铁12%。

■ 体格检查

注意
　　昏睡的、低血压学步期幼儿,强烈怀疑急性铁中毒的诊断。
　　• 对灌注差进行评估:低血压、毛细血管充盈减少、苍白、心动过速和神经系统抑制状态(昏睡或昏迷)。
　　• 对胃肠道损伤的评估:腹部触痛和隐性或明显的消化道出血。
　　• 对心脏损伤的评估:心音遥远、搏动差、皮肤花纹颈静脉扩张、肺水肿。

■ 诊断检查与说明

实验室检查
初始实验室检查。
• 血气分析。
• 血常规。
• 血糖、肝功能和凝血功能检查。
• 肾功能。
• 电解质。

影像学检查
• 腹部影像学。
- 可能显示铁剂药物,没有发现不能除外铁中毒(液体制剂和复合维生素不能显影)。
- 如果确定有未溶解的药片,推荐可进行消化道清除。

诊断步骤与其他
• 血清铁水平。
- 起病时和每隔 1～2 h 检测。
- 血清铁水平在摄入后 4～6 h 达到峰值,可帮助确定过量的严重程度。铁水平:3～5 mg/L(300～500 μg/dl):通常轻度到中度消化道中毒;5～10 mg/L(500～1 000 μg/dl)为重度中毒;＞10 mg/L(1 000 μg/dl):严重的和危及生命的中毒。
• 不推荐查总铁结合力(TIBC)(在中毒判断上不准确)。

■ 鉴别诊断

• 摄入。
- 甲醇。
- 丙二醇。
- 乙醇。
- 乙二醇。
- 水杨酸盐。
- 甲苯。
• 消化道出血。
- 创伤。
- 穿孔。
- 肠套叠。
- 胃炎。
- 食管炎症或撕裂。
- 血管畸形。
• 其他。
- 瑞氏综合征。
- 严重细菌感染:脓毒症、脑膜炎。
- 糖尿病酮症酸中毒。

治疗

■ 一般措施

• 摄入后 6 h 无症状或摄入元素铁少于 40 mg/kg 伴轻微症状的患者,可以在家观察。
• 伴持续或严重消化道症状的有症状患者,或摄入大于 40 mg/kg 元素铁者,应该在卫生保健机构中评估。

■ 特殊治疗

• 消化道清除。
- 对影像学上有大量药物的患者行全肠道冲洗。
- 如果摄入后早期并怀疑大量铁负荷,可用饮用水或正常生理盐水洗胃。
- 不推荐活性炭(与铁结合很差)。
- 不推荐吐根糖浆。
- 很少需要用内镜或胃切开术来移除嵌入的药物。
• 去铁胺的铁螯合作用。
- 去铁胺结合游离铁,并由肾脏排出。如果有中毒的全身体征或峰值铁浓度大于 5 mg/L(500 μg/dl),需要使用。
- 用法是肠道外以每小时 15 mg/kg 持续输注(推荐请专家或地区毒物控制中心会诊)。
- 临床上改善和代谢性酸中毒纠正,可停止螯合作用。
- 螯合作用的副反应包括低血压和急性呼吸窘迫。
- 虽然铁不能被透析,但是螯合作用后形成的铁链霉素复合物可以被透析,在处理急性肾功能衰竭时可以进行透析。

■ 住院事项

初始治疗
• 评估和稳定休克。
• 昏睡的患者应该插管帮助行消化道清除。

入院指征
• 摄入后 6 h 或摄入大于 40 mg/kg,轻度但是持续性症状的患者(建议请专家或毒物控制中心会诊)。
• 伴明显中毒或休克的有症状患者,应该由在处理儿童铁摄入上有经验的专家在重症监护病房治疗。

出院指征
• 血流动力学稳定状态和代谢性酸中毒缓解(建议请专家或毒物控制中心会诊)。

后续治疗与护理

■ 随访推荐

　　对可能的远期并发症进行监测,如消化道狭窄(可发生在摄入后 2 个月)。

■ 患者教育

　　鼓励家庭确保含铁维生素和强化剂安全贮存,不被孩子拿到。

■ 预后

• 铁摄入很少会导致严重损伤。
• 休克和元素铁摄入大于 10 mg/L(1 000 μg/dl)与死亡率相关。

■ 并发症

• 消化道和肝脏梗死和坏死。
• 胃部或肠道瘢痕形成和狭窄。
• 代谢性酸中毒。
• 休克(低血容量性、出血性、心源性)。
• 凝血功能障碍。
• 肺水肿。
• 小肠结肠炎耶尔森菌感染或败血症(螯合作用会引起细菌生长)。
• 死亡。

疾病编码

ICD10
• T45.4X1A 铁及其复合物中毒,意外的、初始的。

• T56.891A 其他金属的毒性作用,意外的(非故意的)、初次发生。

常见问题与解答

• 问:为什么不建议用吐根糖浆来减少呕吐?

• 答:因为受累消化道主要的早期体征和症状包括呕吐,减少呕吐可能干扰临床评价。这也是严重中毒患者吸入的危险因素。

• 问:对于未知数量的铁摄入患者症状发展的观察,有什么建议?

• 答:观察 6 h。摄入后 6 h 无症状的患者不太可能有系统性疾病。

• 问:关于儿童含铁维生素、羧基铁制剂或多糖铁复合物制剂的非故意摄入,有什么建议?

• 答:这些摄入通常认为含有低水平的铁,美国毒物控制中心协会反对对非急性、有足够家庭监管的患者进行急诊室转诊。即使是伴轻度腹泻和呕吐的患者,也可以摄入铁后安全地在家观察,然而还是建议咨询内科医生和毒物控制热线。

痛经 Dysmenorrhea

Zeev Harel   赵诸慧 译 / 奚立 审校

基础知识

■ 描述

令人烦恼的痛经,通常表现为下腹部或背部绞痛。

• 原发性痛经——没有任何盆腔部畸形或异常。

• 继发性痛经——由于盆腔部畸形所致,子宫内膜异位症或生殖道畸形最常见。

■ 流行病学

• 原发性痛经。

- 典型者在青少年期起病;主要在青春期的中到晚期起病,当月经周期中发生排卵时。

- 在月经初潮的最早 2～3 年中起病者少见,其月经周期中无排卵。

- 继发性痛经在青春晚期和青年成人中最为常见。据估计 15% 的年轻成年女性罹患慢性骨盆痛,其中 97% 的妇女有子宫内膜异位症。

患病率

• 十分常见的妇科疾病主诉,总计累及 90% 的青少年。

• 15% 的青少年报告疼痛"严重",以致影响其日常活动。

• 许多青少年痛经患者未寻求医学帮助,或未进行规范治疗。

■ 危险因素

• 早发月经初潮。

• 月经量多和持续时间增加。

• 未经产的。

• 吸烟。

• 少鱼类饮食习惯。

• 痛经家族史。

■ 遗传学

• 痛经在有阳性家族史的患者中更为常见。

• 子宫内膜异位症尤其具有遗传易感性;遗传模式是多基因的、多因素的,其表达与环境因素的相互作用有关。

■ 病理生理

• 在后半部分月经周期的排卵导致孕激素释放增加。随着月经周期晚期的黄体酮水平下降,释放花生四烯酸和其他 ω-6 脂肪酸,触发前列腺素和白三烯参与的炎症级联反应。

• 子宫的前列腺素和白三烯引起子宫收缩以及子宫内膜动脉血管收缩,导致子宫缺血进而造成疼痛。

- 前列腺素 α 被认为能够刺激子宫肌层并导致血管收缩。

- 痛经的严重程度是与子宫内膜前列腺素 α 的浓度呈正相关的。

• 血管加压素含量同样在痛经的女性中升高,可能通过刺激子宫收缩和缺血性疼痛扮演次要角色。

• 前列腺素和白三烯可以影响其他机体系统或器官,导致痛经相关的综合征,例如恶心或呕吐,腹泻和头痛。

• 在子宫内膜异位症的病灶中,有芳香酶的异常活化,导致局部雌激素水平升高,诱导环加氧酶的转录和前列腺素的合成。过度表达的细胞因子同样介导炎症及疼痛。

• 必须将苗勒管异常的直接可能性考虑为继发性痛经的病因之一。

诊断

• 原发性痛经。

- 疼痛,经常表现为下腹或背部不同程度的间歇性痉挛性疼痛,从月经开始前的几天到数小时并持续到月经开始后 2～3 天。

- 最初的疼痛在程度上最为强烈,随月经的结束逐步减轻。可能发生腰部或大腿的牵涉痛。

• 继发性痛经。

- 最有可能同时表现为周期性和非周期性疼痛(慢性骨盆痛)、子宫出血,以及性交困难。

■ 病史

• 考虑到其较高的发病率,应将所有青春期女性列为痛经的筛查对象。

• 疼痛。

- 询问疼痛的性质和严重程度(使用疼痛量表),是否持续或间歇性发生,位置,起病情况、时间以及持续时间,加重或减轻的因素,疼痛限制日常活动的程度(工作、上学、参加运动、社交)。

• 月经史。

- 初潮年龄:痛经在较早月经初潮的女孩中更为常见。

- 月经量:痛经在月经量大/时间长的女性更为常见。

- 末次月经周期(如果记得,还有上次的月经周期)。

- 月经周期的规律性。

• 性生活史。

- 产次及当前的性生活情况、避孕措施、性传播疾病或盆腔炎症疾病(PID)病史,粘连可能导致月经疼痛。

• 月经相关的症状：恶心呕吐、腹泻、头痛、易激惹、疲劳、乳房胀痛、头晕、胃胀气以及痤疮加重。

• 性虐待、身体或精神虐待病史。

• 家族妇产科疾病史，包括子宫内膜增生症，妇科和乳腺肿瘤以及口服避孕药物的并发症，例如深静脉栓塞、中风或心肌梗死。

• 药物：对于止痛药物（包括药敏、剂量、自我感受的药效）的反应。

• 饮食：高 ω-6 多不饱和脂肪酸饮食与痛经症状存在相关性。

> **注意**
> • 青少年专业医师每遇到一个就诊的青春期女性都应该筛查痛经的症状。
> • 痛经发生于月经时或月经后立即发生，不太可能是原发性痛经，因为绝大多数女性仍处于非排卵周期。
> • 吸烟可能增加痛经的持续时间。
> • 难以治疗的痛经，考虑子宫内膜异位症检查。

■ **体格检查**

• 腹部检查。

- 下腹部或耻骨上压痛。

- 阴道出口阻塞时可触及增大的子宫。

• 检查外生殖器：棉拭子可以插入阴道内检查是否存在阴道横隔或阴道缺如。

• 盆腔检查。

- 区分未曾性生活，具有轻度、典型临床症状以及正常外生殖器青年女性。

- 病史提示继发性痛经的青年女性，尤其当患者对非甾体消炎药治疗无效时，应进行该项检查。

■ **诊断检查与说明**

• 通常不需要实验室检查。

• 如果病史和体检提示妊娠、性传播疾病和慢性骨盆痛，则考虑进行相应检查。

影像学检查

• 当患者试用非甾体消炎药治疗无效时，考虑盆腔超声检查。

- 超声可除外生殖道畸形和卵巢病变。

- 盆腔超声或盆腔磁共振可能有指征，主要是为了除外梗阻性异常。

• 虽然超声和磁共振可以检出卵巢、阴道和膀胱内的子宫内膜异位症以及深部浸润性病灶，但没有理想的影像学方法可以发现腹膜内的子宫内膜异位症病灶。

诊断步骤与其他

• 如果痛经患者使用非甾体消炎药和口服避孕药症状反复，尤其是她们有一级亲属罹患子宫内膜异位症的，考虑诊断性腹腔镜手术探测或切除病变部位。

■ **鉴别诊断**

原发性痛经是排除性诊断；依据病史、体检、对初次治疗的反应以及必要时的影像学检查除外继发性痛经。

• 继发性痛经的病因。

- 子宫内膜异位症，先天性阴道或子宫畸形，子宫腺肌病，异位妊娠，卵巢囊肿或肿瘤，盆腔粘连，盆腔炎症疾病，宫腔粘连、肌瘤或息肉。

• 其他需要排除的诊断。

- 胃肠道：便秘、憩室炎、炎症性肠病、肠易激惹综合征。

- 泌尿外科：间质性膀胱炎、肾结石、泌尿道感染。

- 神经科：纤维肌痛、椎间盘突出、背痛。

 治疗

■ **药物治疗**

一线药物

• 非甾体消炎药（NSAIDs）。

- 常规的前列腺素合成酶抑制剂。

- 如果患者对第一次选择的治疗剂量的药物无效果，可以试一下另一种 NSAIDs。

• 如果患者有既往消化性溃疡或胃肠道出血病史，应考虑使用 COX-2 抑制剂。

• 90% 的患者通过适当剂量的药物治疗，症状可以得到缓解。

• 在月经前 2~3 天常规使用可以达到最大药效。

• 如果可能，在月经前 1 天或当天使用药物。

• 药物选择。

- 布洛芬：起始剂量 800 mg，随后如需要则 400~800 mg，每 8 h 口服一次。

- 萘普生钠：起始剂量 440~550 mg，随后如需要则 220~550 mg，每 12 h 口服一次。

- 甲芬那酸：起始剂量 500 mg，随后如需要则 250 mg，每 6 h 口服 1 次。

- 塞来昔布：起始剂量 400 mg，随后如需要则 200 mg，每 12 h 口服 1 次。（COX-2 抑制剂仅批准用于≥18 岁女性）

• 常规 NSAIDs 的副作用。

- 警示：增加心血管不良事件的风险，包括心肌梗死、中风，以及新发或加重已有的高血压；增加胃肠道刺激的风险，包括溃疡、出血、穿孔。

二线药物

• 口服避孕药。

- 口服避孕药抑制排卵，减少子宫前列腺素分泌，进而降低黄体酮水平。

- 对于 NASIDs 单一治疗失败，希望避孕或有痤疮的患者，是良好的选择。

- 产生治疗效果可能需要 3 个月。

- 延长月经周期的口服避孕药：可开 91 天循环周期的药方（例如 Seasonale、Seasonique）或使用多种口服避孕药来达到同样效果。

- 副作用：恶心、呕吐、乳房肿痛、月经期大量出血、雌激素导致的头痛，罕见下肢深静脉栓塞、卒中、心肌梗死。

• 长效激素避孕药。

- 联合长效雌激素和黄体酮激素避孕药，例如穿皮贴片和阴道环，以及长效单一黄体酮激素避孕药，例如可注射的长效醋酸甲基孕酮，依托孕烯皮下植入，左炔诺孕酮宫内缓释系统同样可以减轻痛经症状。

• 继发性痛经应根据潜在病因进行治疗，长效口服避孕药制剂是治疗子宫内膜异位症的一线药物。对于非周期性口服避孕药治疗症状反复的患者，药物治疗可能需要使用促性腺激素释放激素（GnRH）拟似剂。

■ **转诊问题**

如果需要腹腔镜手术或治疗子宫内膜异位症，考虑转诊至妇科。

■ **补充与替代疗法**

• 补充维生素 B_1、镁剂或 ω-3 脂肪酸已显示可减轻痛经症状。

• 经皮电刺激神经疗法：皮肤表面通过不同频率、强度的电流刺激神经，有报道高频比低频效果好。

• 体育锻炼可能有助于减轻痛经的症状（由于释放内啡肽）。

• 针灸、瑜伽和热疗法可能同样减轻痛经症状。

■ **手术及其他治疗**

腹腔镜技术干扰子宫骶骨神经可以用于治疗其他治疗手段均无效的原发性痛经。

• 腹腔镜下子宫神经切除术（LUNA）对于缓解原发性痛经的长期疼痛（≥12 个月）是有效的。

• 在≥6 个月的随访期中，腹腔镜下骶前神经切除术比 LUNA 在缓解疼痛方面更有效,但是有显著的副作用,尤其是便秘;应该仅由受过专业训练的盆腔镜外科医生来进行手术。

注意
- 有许多非处方药物标注可以治疗女性痉挛性疼痛。仅有包含非甾体消炎药的处方对治疗痛经有效。
- 一旦意识到月经期即将开始时即使用足量的镇痛药物治疗。
- 雌激素和黄体酮激素同样被用作治疗痛经,而且不会改变青少年性活跃度。

后续治疗与护理

■ 饮食事项

鼓励患者增加富含 ω-3 脂肪酸的鱼类饮食。

■ 患者教育

- 向患者强调记录疼痛数据的重要性,包括

月经天数、疼痛天数、疼痛评分(1～10级),由于疼痛使活动受限(上学或工作)的天数以及相关症状。
- 提供患者教育资料的网站。
- 美国妇产科医师学院,痛经:http://www.acog.org/~/media/For%20Patients/faq046.pdf? dmc=1&ts=2012111912443 69567。

▪ 预后

生育后痛经症状可能会改善。

▪ 并发症

无法上学或工作,影响在校表现、体育活动以及同学之间的社交。

疾病编码

- ICD10
- N94.6 未特指的痛经。

- N94.4 原发性痛经。
- N94.5 继发性痛经。

常见问题与解答

- 问:多少比例患者因痛经就诊?
- 答:尽管痛经影响 90% 的青少年,其中仅少于 15% 的患者会寻求医疗帮助。对所有青春期女性筛选痛经症状很重要。寻求医师建议的主要障碍包括害怕盆腔检查以及缺乏有效治疗的相关知识。
- 问:何时需要转诊痛经患者去接受腹腔镜手术?
- 答:虽然盆腔超声和磁共振可以检出部分的子宫内膜异位症病灶,但没有理想的影像学方法可以发现腹膜内的子宫内膜异位症病灶。因此如果痛经患者使用非甾体消炎药和激素后症状反复,有指征进行诊断性腹腔镜手术探测或切除病变部位。

头痛和偏头痛 Headache and Migraine

Christopher B. Oakley 柴毅明 译/柴毅明 审校

基础知识

■ 描述

- 原发性头痛:没有明确病因的头痛;包括偏头痛、紧张性头痛、丛集性头痛,以及其他自发性头痛;可为发作性或慢性病程。
- 继发性头痛:有明确病因的头痛。
- 其他:少见的头痛,尤其在儿童,包括各种脑神经痛和中枢、原发性的面神经痛。

■ 流行病学

- 学龄期儿童的头痛患病率可以达到 30%～50%,到青少年早期为 60%～80%,至成人可高达 85%。
- 紧张性头痛是最常见的头痛类型,其次是偏头痛。
- 偏头痛的平均发病年龄为男孩 7 岁,女孩 11 岁。前驱表现可以是腹型偏头痛、周期性呕吐和良性阵发性眩晕,可以出现在儿童甚至青年,并且可能在青春期转变成偏头痛。
- 从总体报道数据来看,偏头痛的患病率从

8%～23% 不等,但因为未被报道的原因,实际的患病率可能高达 30～35%。慢性每日发作的头痛在小年龄儿童中为 2%～4%,在青少年或成人为 4%～5%。
- 到青春期,偏头痛的患病率更高,男性 55%～60%,女性 75%。
- 一些报道指出约 90% 偏头痛患者有家族遗传因素。在一些偏头痛的亚型如家族性偏瘫性偏头痛中找到了明确的致病基因。
- 发病和种族相关,大多数报道指出慢性偏头痛在高加索人中好发。

诊断

儿童偏头痛分为以下几类。
- 无先兆偏头痛:最常见。
- 有先兆偏头痛:"典型的"偏头痛必须包括先兆,一种可逆性的神经系统症状,会逐渐发展到 5～20 s 以上,并在 1 h 内缓解。
- 基底动脉型偏头痛(占儿童偏头痛 20% 以上):经常在先兆偏头痛中伴有枕区疼痛,并有以下至少两个症状:构音困难,眩晕,耳鸣,畏声,复视,共济失调,视觉症状,双侧感

觉异常,意识模糊。
- 儿童偏头痛发病前驱周期性综合征:儿童良性发作性眩晕、周期性呕吐、腹型偏头痛、良性发作性斜颈。
- 偏瘫性偏头痛:有先兆偏头痛,必须有无力以及以下至少一个症状:感觉症状、视觉症状、失语。
- 其他:"爱丽丝梦游仙境综合征",即视觉、空间和(或)时间改变;混沌偏头痛有感觉功能障碍、激惹和乏力。

偏头痛的诊断标准来自国际头痛疾病分类第三版 β(ICHD Ⅲ,β)中的儿童和青少年部分。
- 5 次发作并排除其他疾病。
- 持续 2～72 h。
- 符合以下至少 2 个症状。
- 单侧或双侧疼痛。
- 中到重度疼痛。
- 搏动性。
- 日常活动加重。
- 符合至少 1 条以下症状。
- 畏光和畏声(可以被暗示)。

◦ 恶心或呕吐。

• 先兆有独立的标准。

紧张性头痛有别于偏头痛之处在于:更加典型,持续 30 min 到 7 天,通常双侧疼痛,表现为紧缩感,轻到中度疼痛,不会因为活动加重,与光、声、恶心、呕吐无关。

▪ 病史

病史有助于明确头痛的类型以及相应的治疗。

• 必须询问以下问题。

- 是否有一种以上的头痛类型?
- 头痛是否加重?
- 头痛发生的频率?
- 疼痛的部位?
- 疼痛的性质?
- 头痛是否在一天的某个特定时间发生?
- 有何相关的症状?
- 发作前有无特定的征象或先兆?
- 有何诱因?
- 有何缓解因素?
- 两次发作之间有何症状?
- 尝试过怎样的治疗方式(包括剂量、疗程和效果)?
- 在偏头痛发生前或发生时有无其他疾病,如情绪或心理问题?

• "危险信号":发病在 3 岁前;严重的头痛;疼痛位于枕区;新近发生的头痛;程度或频率加重;早晨发生并伴随呕吐;头痛导致由睡眠中醒;用力后加重;因为情绪或成绩而改变;潜在的神经皮肤综合征或其他神经源性疾病。

• 影响头痛的生活习惯:睡眠的质量和时间,水分,持续的饮食,咖啡因,是否舒适,心血管训练的量,应激,焦虑。

▪ 体格检查

• 生命体征:血压、心率、体重。考虑是否头晕或晕厥,测量直立血压和脉搏。如果肥胖要考虑假瘤或呼吸暂停综合征。

• 与神经皮肤综合征相符的皮肤改变。

• 鼻窦压痛、下颌偏移受限或枕区触发。

• 完整的神经系统检查包括视觉和眼底镜检查,在原发性头痛中应该是正常的,但在先兆期可能有暂时异常。

• 基本的抑郁和精神检查。

• 如有任何检查异常,都需要进一步检查来除外潜在的导致继发性头痛的病因。

▪ 诊断检查与说明

2002 年制订了针对儿童和青少年反复头疼的指南。指南强调实验室评估、辅助和影像学检查的相关标准。

影像学检查

• 神经影像学(CT 或 MRI):若神经系统查体正常也没有危险信号可以不用做。如果查体有异常或存在危险信号,对于儿童还是应该做影像学检查。

- 如果怀疑出血这种急性情况,建议行 CT 检查,其他情况做 MRI。
- 考虑影像学检查存在的危险(比如小年龄儿童做 MRI 需要镇静、CT 存在辐射)。
- 如果需要鉴别可以做 MRA 或 MRV。

• 神经影像学检查指南基于 600 多个相关回顾的多种研究。仅有 3% 因为检查结果进行治疗,而那些因影像学异常而需要治疗的患者的查体均异常。

诊断步骤与其他

• EEG:不作为常规检查。

• 实验室检查:通常不推荐作为原发性头痛的检查。

• 腰穿(LP):只有怀疑继发性头痛或者存在潜在病因如感染、出血、静脉窦血栓、假瘤以及低颅压性头痛时做腰穿,在此之前必须做影像学检查来确定做腰穿是否安全。

▪ 鉴别诊断

头痛模式有助于头痛的鉴别,包括以下五种模式:

• 急性,最严重的头痛。

- 中枢神经系统感染、可卡因或其他药物滥用、药物(利他林、激素、精神类药品、镇痛药、心血管类药物)、高血压(通常继发)、脑积水、假瘤(特发性颅内压增高)、腰穿后、中枢神经系统出血、脑室腹腔分流异常、静脉窦血栓、偏头痛、其他感染(包括上呼吸道)、心理问题。

• 急性反复头痛。

- 大多数在以上急性最严重的头痛中列出,可以反复发作。其他包括偏头痛及其变异、丛集性和紧张性头痛。

• 慢性进展性头痛。

- 脑部肿瘤、慢性中枢神经系统感染包括脑脓肿、脑积水、血管畸形、血肿、静脉窦血栓、特发性颅内压增高、抑郁或其他精神疾病、贫血、风湿性疾病。

• 慢性非进展性或每日头痛。

- 大多数在以上慢性进展性头痛中列出,也可以表现为非进展性。其他需要考虑的包括药物过量、滥用毒品(包括可卡因)、慢性感染(包括鼻窦炎)、枕部神经痛、颞下颌关

节紊乱综合征、直立性头痛、腰穿后、其他系统性疾病、创伤后、睡眠障碍、紧张性头痛、纤维瘤病。

• 混合性头痛:偏头痛附加紧张性头痛,以及与此相关的以上列出的很多鉴别诊断。

 ## 治疗

▪ 药物治疗

2004 年制定了儿童和青少年偏头痛的药物治疗指南,指出了治疗包括急性和预防性治疗。

• 急性期治疗:尽早给药多有效。

- 一线药物是布洛芬(每次 10 mg/kg 口服)——A 级证据。
- 对乙酰氨基酚(每次 10～15 mg/kg 口服)——B 级证据。
- 萘普生钠(每次 5.5～7.7 mg/kg 口服)是比布洛芬更加长效的 NSAIDs。
- 舒马曲坦鼻喷剂在成人偏头痛中是一线用药——A 级证据。
- 其他很多选择只是被列为 U 级证据(没有足够数据证明)。

• 其他急性治疗方法常用于难治性患者。

- 止吐药(氯丙嗪、甲氧氯普胺、昂丹司琼)也能增强镇痛药的效果,消除偏头痛。其中氯丙嗪最有效,在有些研究中疗效高达 95%。
- 曲坦类:总体安全,但只有依来曲坦是目前 FDA 批准用于儿童或青少年的药物。利扎曲坦和佐米曲坦对儿童和青少年有效。七种曲坦类药物的多种剂型均有效,包括片剂、鼻喷剂、溶剂和注射制剂。
- 任何会导致肺栓塞的药物,如曲坦类和麦角胺,都不推荐用于基底型、偏瘫型或有血管危险因素的偏头痛类型。
- 大多数治疗疼痛或头痛、偏头痛的非处方药或处方药都可能引起头痛反弹。

• 偏头痛持续状态。

- 偏头痛持续 72 h 以上。
- 总体治疗包括多种药物或其他方法。
- 研究尚不完善,但一些证据显示以下联合治疗有效。
◦ 液体,如果曲坦类有效;NSAIDs(布洛芬、萘普生、酮咯酸);止吐药[氯吡嗪(康帕嗪)最有效];苯海拉明。
◦ 丙戊酸可作为二线药。
◦ 尽管经常使用,但没有确切证据显示激素或镁剂有效。
- 二氢麦角胺(DHE - 45)在一些小型研究

中显示十分有效,可以静脉推注、肌注或鼻内途径给药;与止吐药联用。

- 不推荐用镇静剂。

• 预防。

- 何时开始预防性干预尚有争议,但一般来说如发作频率超过每周一次并伴有功能障碍,可以开始干预。

- 目标是降低头痛发作的频率或减轻头痛程度 50% 以上。没有根治头痛或偏头痛的方法。有合理的预期值对治疗十分重要。

- 从小剂量开始,若有需要逐渐加量,注意药物副作用。

- 4~6 个月评估疗效。

- 选择一种也可以治疗共患病的药物。注意避免加强其他药物的作用(如倍他洛克用于同时有哮喘的患者)。

- 2004 年的标准限制性强:氟桂利嗪(美国不适用)仅用于预防性治疗,U 级证据以上。

- 阿米替林(TCA)和托吡酯(一种抗癫痫药)更多用于儿童。

- 赛庚啶(一种抗组胺类药)多在低龄儿童中为一线用药,同时可用于偏头痛先兆以及胃肠道症状。

- 其他治疗。

◇ 钙通道阻滞剂:维拉帕米。

◇ β 受体阻滞剂:普萘洛尔、纳多洛尔。

◇ 三环类药物:去甲阿米替林、丙咪嗪。

◇ 抗抑郁药(SNRI):文拉法辛、度洛西汀。

◇ 抗惊厥类药物:丙戊酸、加巴喷丁、卡马西平(治疗神经痛)、奥卡西平(治疗神经痛)。

■ 补充与替代疗法

• 躯体治疗,锻炼(有氧的、瑜伽、Pilates 训练),按摩治疗,放松训练(静思、肌肉放松训练、自我催眠),应激训练,认知行为训练,生物反馈。

• 维生素、膳食补充、中草药(如款冬 50~75 mg, bid;核黄素 50~400 mg/d)。值得注意的是,维生素和膳食补充品并非 FDA 常规推荐。有报道小剂量美乐托宁(每晚 3 mg)与低剂量的阿米替林效果相当。

疾病编码

ICD10

• R51 头痛。

• G43.909 偏头痛,非特异性,非难治性,无偏头痛持续状态。

• G44.209 紧张性头痛,非特异性,非难治性。

兔热病 tularemia

Gordon E. Schutze　胡姚 译 / 谢新宝 审校

基础知识

■ 描述

兔热病(tularemia)是由土拉热弗朗西杆菌(Francisella tularensis)引起的感染性疾病。土拉热弗朗西杆菌是一种微小的、革兰阴性不动球杆菌,在一般培养基础上不易生长;已分离出 4 个不同亚型。

• tularensis(A 型):最早发现于北美;是导致人类最严重兔热病的细菌类型。

• holartica(B 型):最早发现于欧亚地区;毒力较 tularensis 型弱。

• novicida:很少分离到,但在全世界均有发现。

• mediasiarica:从亚洲中部地区的蜱和动物中发现的,与免疫功能低下人群的疾病无关。

• Franlisella Philomiragia(以前称 Yersinia Philomiragia):被报道的一个新亚型,很少引起人类致病,可能与接触咸水有关。

• 兔热病典型表现为暴露后 3~6 天出现发热、肌痛及头痛。病程取决于感染细菌的量、亚型和侵入途经。

• 分为 6 种典型的临床类型。

- 溃疡腺型兔热病。

◇ 占所有病例的 75%。

◇ 在侵入处皮肤局部出现丘疹,继而细菌入侵处出现破溃形成溃疡。

- 腺型兔热病。

◇ 与溃疡腺型一样。

◇ 但无原发皮肤损害。

- 眼腺型兔热病。

◇ 病原体通过眼结膜囊侵入。

◇ 常由患者用污染的手指揉眼睛引起。

◇ 睑结膜上可能出现黄色小结和溃疡并伴耳前淋巴结肿大。

- 口咽型兔热病。

◇ 摄入被污染的食物或水后起病。

◇ 溃疡性或膜性扁桃体炎伴咽痛。

◇ 下消化道受累,可能出现呕吐、腹泻及腹痛。

- 伤寒型兔热病。

◇ 不明原因的发热,无局部淋巴结肿大或皮肤损害。

◇ 常出现休克、胸膜及肺炎性渗出、吞咽痛、腹泻和肠坏死。

- 肺型兔热病。

◇ 吸入该菌后发病。

◇ 可与溃疡腺型和伤寒型表现相同。

◇ 肺型兔热病起病最为急骤,致命性最强。

◇ 症状包括发热、干咳和胸膜炎性胸痛。

◇ 只需接触该菌的 1~10 个集落形成单位,就可引起感染,因此该类型菌是一种潜在的可怕的生物武器。

◇ 虽不会人传人,但在琼脂板上研究该菌的实验室工作人员发生该病的风险较高。

> **注意**
> • 土拉热弗朗西杆菌因其易传播散和传染性强及感染后死亡率高,目前被列为甲级生物病原体。
> • 过去,已研制出耐药型土拉热弗朗西杆菌,但还没有用该菌作为生物恐怖武器的记载。
> • 诊断肺型兔热病时应想到生物恐怖武器使用的可能。

■ 流行病学

• 土拉热弗朗西杆菌最初发现于北半球纬度 30°~70° 的地区。野生动物(例如家兔、野兔、松鼠、海狸、鹿和啮齿类动物)及无脊椎动物(如蜱、鹿虻、马虻和蚊子)均有可能被感染。

• 人类被感染的节肢动物叮咬或接触了被感染动物的组织液、体液,可发生兔热病。已证实 holarctica 亚型存在于多种水源中,经水传播的案例已有报道。

• 在实验室操作过程中,或在肉品准备和制作时病菌形成气溶胶可导致病菌吸入。

• 本病好发于夏季,5~9 岁儿童和 75 岁以上的老人为高发人群。

■ 危险因素

• 猎人、捕兽者、农民和兽医等最易感染。
• 参与与野生动物或接触节肢动物有关的活动。
• 使用割草机和剪枝机的园艺师也常被感染。
• 实验室工作人员处理已被或可能被弗朗西斯菌属污染的标本时可被感染。

■ 一般预防

• 隔离住院患者。
- 对患者的分泌物制定标准的防护措施。该病尚无人传人的报道。
• 控制措施。
- 应用防护服和杀虫剂减少蚊虫叮咬。
- 在疫区户外活动后应常规检查并清除蜱。
- 在处理或烹制可能被弗朗西斯菌属污染的野生动物(例如兔、鼠)肉品时,应戴橡胶手套。
- 实验室工作人员应戴橡胶手套和口罩,在 3 级生物安全环境中处理可能被弗朗西斯菌属污染的标本。
• 疫苗。
- 考虑到土拉热弗朗西杆菌可能成为生物恐怖武器的风险,正研究各种疫苗技术。

■ 病理生理

• 经皮肤、黏膜或呼吸道侵入人体。
• 在侵入部位出现原发损害。
• 继而局部淋巴结肿大。
• 经皮侵入或吸入后,病原菌经血流播散至全身多个器官。

■ 病因

多种侵入方式均可使人类感染。
• 皮肤接触到被感染的动物。
• 媒介传播感染:蜱、蚊、马虻或鹿虻叮咬之后致病。
• 吸入含病菌的气溶胶多见于实验室工作人员,农作物收割、运送污染干草和割草的人员。
• 摄入污染的食物和水。

诊断

■ 病史

• 在临床实践中,对任何因职业因素而接触

该菌或参加具有感染该菌高危因素活动的人员,均应考虑患该病的可能。
• 近期有蜱或两翼昆虫叮咬史的患者。
• 有丘疹继而破溃的病史应归为溃疡腺型。
• 体温>101 ℉,持续 2~3 周,伴体重下降。

■ 体格检查

• 细菌侵入处局部可见丘疹或溃疡。
• 可见皮肤损害,尤其有淋巴结肿大时。
• 3~6 天潜伏期后,出现发热、肌痛和头痛等症状。
• 其他表现有肝脾大、化脓性结膜炎、腺病、皮肤破溃损害和扁桃体炎等。

■ 诊断检查与说明

实验室检查

• 血清凝集反应效价≥1:160 被认为是阳性。
• 间隔 2 周效价上升 4 倍以上,则认为是近期感染。
• 血液、皮肤、溃疡、淋巴结、胃部冲洗液和呼吸道分泌物的培养需在含半胱氨酸的特殊培养基上进行。
• 实验室操作人员应注意被标本感染的风险。该菌的培养需在 3 级生物安全实验室环境中进行。
• 聚合酶链反应(PCR)检测在一些实验室可开展,比培养更敏感,而且组织样本也可检测。
• 目前的 PCR 技术尚不能区分亚型,但分型技术正在研究中。
• 荧光原位杂交技术已用于区分亚型的研究中,将来可应用于临床。

■ 鉴别诊断

依据兔热病的类型,该感染应与其他疾病相鉴别,如链球菌或葡萄球菌感染、猫抓病、单核细胞增多症、皮肤炭疽、巴斯德菌病、Q 热、军团菌病、伤寒症和分枝杆菌病等。总之,有以下临床表现时要考虑鉴别兔热病。
• 不明原因的发热。
• 发热伴化脓性结膜炎。
• 发热伴肝脾大。
• 发热伴皮肤溃疡。

治疗

■ 药物治疗

• 一线药物中抗生素首选庆大霉素,静脉滴

注或肌内注射。
• 二线药物可选用链霉素、环丙沙星、多西环素。选用环丙沙星和多西环素治疗易复发,两者通常仅用于成人或特殊情况。
• 疗程多为 7~10 天,有专家建议重症病例采用联合治疗方案,如庆大霉素联合环丙沙星或多西环素。

■ 住院事项

初始治疗

• 如果出现呼吸困难,应立即给予氧支持和(或)辅助通气。
• 及时识别休克并快速积极治疗休克最为重要。

后续治疗与护理

■ 预后

• 若及时诊断并给予适当的抗生素治疗,病程一般<1 个月。
• 除暴发性病例或免疫功能低下的病例外,死亡率较低。
• tularensis 亚型致病性较其他亚型强。
• 伤寒型和肺型兔热病的死亡率最高。

■ 并发症

• 淋巴结化脓、脑膜炎、心内膜炎、肝炎、肾衰竭等均可并发于兔热病。溃疡腺型或腺型兔热病患者接受足疗程的治疗后,仍可有高达 25% 的患者出现淋巴结化脓。
• 土拉弗朗西杆菌感染可能并发肝脾坏死性肉芽肿性病变及实质细胞变性。
• 可出现休克、发热、肌痛和重度头痛等败血症的症状,及时识别并快速积极治疗休克最为重要。
• 与兔热病有关的皮肤表现包括疱疹、结节性红斑、多形性红斑等。

疾病编码

ICD10

• A21.9 兔热病,未分型。
• A21.0 溃疡腺型兔热病。
• A21.1 眼腺型兔热病。

常见问题与解答

• 问:如果从我的孩子身上清除了一只蜱,应使用抗生素吗?

• 答:不是。经验性应用抗生素不能预防兔热病。

• 问:我的孩子会再次患兔热病吗?
• 答:不会。得过兔热病后,患儿有持久免

疫力。

脱发 Alopecia（Hair Loss）

Hope Rhodes · Terry Kind　叶莹 译 / 王榴慧 审校

基础知识

描述

• 在正常部位毛发脱失。
• 分为获得性和先天性。
- 大多数病例是获得性:最常见的是头癣,之后是外伤性脱发和斑秃。
• 也可分为弥漫型和局限型。
- 大多是病例是局限型,其中以头癣最为常见。
• 许多正常健康的新生儿在出生后数月内会有脱发的情况。
- 脱发会因床褥/被子的摩擦而加重,尤其是特应性患儿。
• 一般来说,每天有 50～100 根头发掉落,同时有相近数量的头发长出。
• 90％的脱发是以下原因导致。
- 头癣。
- 斑秃。
- 摩擦性脱发。
- 休止期脱发。
○ 脱发由 6～16 周前的心理或生理压力事件的发生导致。
○ 生长期毛发快速转变为休止期毛发。

危险因素

遗传学
• 斑秃。
- 多基因相关。
- 有 10％～42％的患者有家族史。
- 患病性别无差异。
- 一般 30 岁之前患病。
- 念珠状发。
- 少见的常染色体显性遗传病。

诊断

鉴别诊断

首先考虑最有可能的诊断。
• 感染。
- 头癣。

- 水痘。
- 梅毒。
• 先天性。
- 先天性皮肤发育不良。
- 色素失禁症。
- 眼下颌面骨综合征(毛发稀少、牙齿发育不全、白内障、身高矮小)。
- Goltz 综合征(脱发、局灶性真皮发育不全、斜视、指甲萎缩)。
- 额部头皮三角区脱发。
- 局灶性真皮发育不全。
- 毛干异常(毛发营养不良)。
- 外胚层发育不良。
- 色素痣。
- 早老症。
- 营养。
- 锌缺乏。
- 重度营养不良。
- 蛋白缺乏症。
- 厌食症或贪食症。
- 高维生素 A 症。
- 肠病。
• 内分泌方面。
- 雄激素性脱发。
- 甲状腺功能减少。
- 甲状腺功能亢进。
- 甲状旁腺功能减少。
- 垂体功能减退症。
- 糖尿病。
• 自体免疫方面。
- 斑秃。
- 系统性红斑狼疮。
- 硬皮病。
• 外伤。
- 摩擦性脱发。
- 拔毛癖。
- 宫内监测时留下的头皮瘢痕。
• 毒物暴露方面。
- 抗代谢类药物。
- 抗凝血类药物。
- 抗甲状腺药物。

- 重金属(如砷、铅)。
- 放射。
• 压力。
- 拔毛癖。
• 其他。
- 休止期脱发。
- 毛囊角化症(角化性结痂性丘疹、角化性毛囊)。
- 扁平苔藓。
- 烧伤。
- 压力。

常见相关疾病

• 此病可能与基因、内分泌、毒物接触有关。
• 检查指甲、皮肤、牙齿和相关内分泌腺体。
• 拔毛癖经常与吸吮手指的坏习惯有关。

诊断思路

• 治疗脱发要根据病因。
• 头癣需要系统治疗,仅外用药物是不够的。建议使用二硫化硒或酮康唑洗发水,防止真菌扩散至其他部位。
• 除了评估及随访病情变化,没有非常有效的长期治疗斑秃的方法。外用激素可能可以显示短期疗效。外用免疫调节剂及皮下注射激素,缺乏随机化的临床试验。
• 所有强效的治疗需注意不良反应。

病史

• 先进行脱发的分类,这将指导诊断和治疗方案的设立。
• 问题:脱发是获得性的还是先天性的? 脱发可以治疗吗,有没有自愈的倾向?
• 要点:考虑最有可能的诊断,包括头癣、外伤性脱发和斑秃。
• 问题:有没有其他相关异常表现?
• 要点:可能是一种综合征。
• 问题:是不是内分泌异常的表现或是毒物或药物的反应?
• 要点:这些情况需要时刻警惕。
• 问题:评估脱发的面积。

• 要点。
– 梳头或淋浴、盆浴时头发掉落数量增多。
– 头发出现或感觉变稀少吗？
– 有没有注意到斑片状脱发或断发现象？
• 问题：有没有拔毛癖？
• 要点：患者会否认拉扯头发，直接询问很少有肯定答案。

■ 体格检查

• 评估脱发是局限性还是弥漫性。
• 发现：头皮的表现。
• 要点。
– 斑秃：边界清楚的脱发，头皮正常、表面光滑。
– 头癣：头皮上有头屑、红斑，脱发的区域会有断发，会有"黑点脱发"。
• 发现：不规则的形状或边界，头发长短不一。
• 要点：需要区分斑秃与摩擦或外伤性脱发的差别。
• 发现：短发伴断发，但没有黑点。
• 要点：短发通常与拔毛癖有关，黑点脱发一般与头癣有关。
• 发现：成人出现额部、顶部、双颞部头发密度稀少。
• 要点：可能是成人发病的雄激素源性脱发。
• 发现：发干粗细不一，有小结点状畸形（像念珠状），头发脆性增加，有局部脱发。
• 要点。
– 念珠状发。
– 其他伴有头发脆性增加的毛干异常疾病，如假念珠状发、脆发症、扭转发、叉状发、Menkes 稀毛综合征、毛发低硫营养不良。
• 发现：其他系统性体征或头皮外表现。
• 要点：可能是一种遗传性综合征或者内分泌异常表现。
• 发现：指甲的异常，如营养不良性改变、点状凹陷。
• 要点。
– 10%～20%的斑秃患者伴有指甲的改变。
– 局限性脱发伴有指甲的改变，若同时出现并指、斜视、真皮发育不良，需要考虑 Goltz 综合征。
– 若患有外胚层发育不良，指甲、头发、牙齿或腺体都会病变。
• 发现：阴毛和眉毛脱落。
• 要点。
– 全身所有的毛发脱落，考虑斑秃的一种类型——普秃，若只是头皮毛发脱落，称为

全秃。
– 若出现阴毛和眉毛脱落，还需考虑拔毛癖。

■ 诊断检查与说明

• 检查：真菌培养。
• 要点。
– 当考虑脱发的病因是头癣时，建议进行此试验。
– 明确的结果可能需要数周时间才能得到，在此期间可先行治疗。
– 使用棉棒、培养棒、牙刷，或者直接接种在沙氏葡萄糖琼脂培养基。在北美地区，90%以上的病例培养出断发毛癣菌。
– 较少见的是犬小孢子菌、奥杜安小孢子菌、须毛癣菌和许兰毛癣菌。
• 检查：皮肤癣菌试验。
• 要点。
– 监测头癣。
– 得到明确的结果需要数天至数周时间，当真菌克隆株在培养基上生长时，酚红会在琼脂里由黄色变为红色。
• 检查：伍德灯检查。
• 要点。
– 犬小孢子菌、奥杜安小孢子菌和许兰毛癣菌呈绿色。
– 断发毛癣菌没有显色。
• 检查：氢氧化钾试验。
• 要点。
– 氢氧化钾试验是检测头癣的一种方法。
– 发内有菌丝和孢子提示头癣。
– 若是孢子菌属，孢子在发外。
• 检查：内分泌学检查。
• 要点。
– 斑秃或者弥漫性脱发可能与严重的内分泌疾病有关（如甲状腺功能亢进、糖尿病）。
– 基于体格检查，进行相关筛选检查，或者转诊给内分泌科医师或皮肤科医师进一步诊治。
– 不推荐常规自体免疫性疾病筛查。
• 检查：拔发试验。
• 要点。
– 此方法用来测试休止期与生长期毛发的比例。
– 拔取 50 根毛发（使用止血钳距头皮 1 cm 处，通过用力拔一次），在低倍镜下观察休止期与生长期毛发的百分比。
– 若＞25%的毛发是休止期，说明休止期脱发。
• 检查：头皮活检术。

• 要点。
– 可以帮助区别斑秃与拔毛癖。
– 斑秃的毛囊缩小，但可以继续生长出正常的头发，基质中仍存在有丝分裂，通常有炎症发生。
– 拔毛癖的毛囊没有缩小。通常表现为过渡期毛发，正常的毛干不再生长，出现角化碎片和黑素色颗粒增多。最重要的是无炎症浸润。

 治疗

■ 药物

一线药物

• 头癣：微粒灰黄霉素 20～25 mg/(kg·d)（最大剂量 1 g），或者超微粒灰黄霉素 10～15 mg/(kg·d)（最大剂量 750 mg），每天 1 次口服，2 岁以上的儿童可以使用。
• 对于需要治疗的斑秃：外用激素治疗，对于孤立的斑片有短期治疗作用。

二线药物

• 头癣：虽然只有特比萘芬被 FDA 批准用于治疗头癣，但特比萘芬、伊曲康唑，或者氟康唑都可能是有效的。
• 斑秃：缺乏任何治疗的长期疗效评估。可以尝试其他治疗（如皮下注射激素、外用免疫调节剂），可以咨询皮肤科专科医师。

一般措施

• 脱发的治疗需根据病因开展。
• 如果脱发与毒物暴露或内分泌异常有关，需要立即诊断和治疗。
• 感染引起的脱发（例如头癣）应该立即治疗。
• 由于可以自愈，大多数斑秃患者无需治疗。
• 补充和替代治疗：
– 催眠术、按摩、针灸和洋葱汁可作为治疗斑秃和拔毛癖的补充方法。值得一提的是，虽然许多患者补充和替代治疗，但还需研究进一步论证这些治疗方法。

 后续治疗与护理

■ 预后

• 头癣、斑秃、摩擦性脱发。
– 头发重新生长，可能需要数月时间。
– 若发生普秃，预后很差，＜10%的患者可以痊愈。
• 休止期脱发。
– 除非压力事件持续或再发，此病可以自行

恢复。
• 斑秃病情会自行缓解,再次复发。

疾病编码

ICD 10
• L65.9 非瘢痕性毛发缺失。

• B35.0 须癣和头癣。
• L63.9 斑秃。

常见问题与解答

• 问:头癣的患儿何时可以返校?
• 答:一旦患儿开始系统性治疗,就可以返

校。推荐外用二硫化硒或酮康唑洗发水,可以减少真菌感染的数量,降低传播的风险。
• 问:头发会再长出来吗?
• 答:三种最常见的儿童脱发病因(占90%):头癣、斑秃、摩擦性脱发,头发会再次生长,不过需要几个月的时间。

脱水 Dehydration

Marc H. Gorelick 叶孜清 译 / 黄瑛 审校

基础知识

■ 描述
• 脱水即体液平衡失调,以脱水占体重百分比进行表示。轻度、中度、重度脱水分别为缺水<5%,5~10%,以及>10%。
• 根据血钠浓度可分为三类:等渗透性脱水(Na⁺ 130~150 mmol/L),低渗性脱水(Na⁺<130 mmol/L),高渗性脱水(Na⁺>150 mmol/L)。

■ 一般预防
　儿童患胃肠炎时,早期口服补液可预防脱水的发生。需特别补充大便继续丢失量,对呕吐患儿缓慢进行补液。正确选择补液对于预防电解质紊乱、腹泻病情加重十分重要。

■ 流行病学
• 美国约10%急性胃肠炎患儿发生轻度及以上脱水。
• 尽管脱水占5岁以下非手术入院患儿的10%,超过90%的患儿可在门诊接受治疗。
• 自开展轮状病毒疫苗常规接种后,中、重度脱水的发生率下降。

■ 病理生理
• 脱水是由于失水过多或摄水过少所致。
• 导致脱水的原因如下。
- 经消化道丢失:呕吐、腹泻(患儿脱水最常见的病因)。
- 经肾脏丢失:糖尿病、尿崩、利尿剂使用。
- 非显性失水:出汗、发热、呼吸过速、外界温度升高、大面积烧伤。
- 经口摄入减少:口炎、咽炎、食欲不振、口腔外伤、精神状态改变。

- 注意婴儿及虚弱患儿尤其危险,由于他们无法摄入足够液体以满足渴感。

诊断

■ 病史
• 通过呕吐和(或)腹泻的频率和持续时间可估计发生脱水的风险。
• 若摄入了大量水,需警惕低渗性脱水。若补液时未摄入足量自由水,则患儿可能发生高渗性脱水。
• 对于腹泻婴儿,难以估计其排尿的频率和尿量。
• 尿量减少可能提示脱水,但并非特异性。
• 发热时不显性失水增多。
• 劳累或处于炎热环境中会增加不显性失水。

■ 体格检查
• 体重的急剧变化是体液缺失的最佳提示。若无法得知患儿病前体重进行比较,则可从体格检查结果对脱水情况进行可靠预估(见附录的表Ⅳ-2)。
• 一般情况:精神萎靡、易激惹、烦渴。
• 生命体征:心动过速、体位性心律增快或低血压、呼吸深快。
• 皮肤:指尖毛细血管再充盈时间延长(在温暖环境中,毛细血管再充盈时间<2分钟为正常),皮肤花斑,弹性差。
• 眼睛:泪液缺乏或无,眼窝下陷。
• 黏膜:干燥或焦干。
• 前囟:凹陷。

> **注意**
> 诊断误区:
> • 当缺水量为2%时即出现体征。
> • 脱水并无单一的特异性体征。可靠的判断

方法为:当出现3个或更多体征时,提示存在至少轻度脱水。随着脱水程度的加重,体征的数量与严重程度也会增加。
• 在脱水早期,尿量减少,此为敏感但非特异的体征。
• 毛细血管再充盈时间是特异但非敏感的指标,其可因周围环境温度低而延长[<20℃(<68°F)],但不受发热影响。
• 当缺水量>15%,患儿会有严重心动过速或低血压等血流动力学不稳定状况。
• 低钠血症患儿体征可能更加显著,从而导致过高估计缺水量。相反,高钠血症临床表现可能较为轻微。

■ 诊断检查与说明

实验室检查
• 脱水是一个临床诊断,某些情况下以下实验室检查可辅助诊断。
• 血钠。
- 根据血钠水平可对脱水进行分类。
- 胃肠炎脱水中少见低钠血症和高钠血症(<5%患儿)。
- 仅在有临床表现或存在危险因素时行血钠水平检查(例如,2个月以内患儿、摄入大量自由水、严重神经系统损害影响摄水能力者)。
• 快速血糖或血清血糖水平检测:检查是否由于长时间禁食引发低血糖。
• 尿比重:脱水早期上升,但并不见于所有的脱水患儿或镰状细胞病者。
• 血碳酸氢:腹泻时通常可见下降,也可见于无脱水者。严重脱水时有助于判断是否存在严重酸中毒。
• 血尿素氮:脱水后期可能上升。

治疗

其他治疗

一般措施

口服补液。

• 大多数患儿进行口服补液（ORT）可成功纠正脱水，治疗可在家中或医疗机构中进行。

• 使用含 2.0%～2.5% 葡萄糖、75 mmol/L Na+ 的补液溶液（如 WHO 推荐配方）或 45～50 mmol/L Na+［Pedialyte（罗丝实验室，哥伦布市，俄亥俄州），Infalyte（美赞臣，埃文斯维尔，印第安纳州）］。

• 在 4～6 h 内补充损失量。轻度脱水补液量为 50 ml/kg；中至重度脱水 80～100 ml/kg。若另有腹泻发生，每次增加 5 ml/kg。

• 补液应缓慢，若伴有呕吐，则应严格限制补液速度：5 ml q(1～2)min。婴儿应使用注射器或汤匙而非奶瓶进行口服补液。若 30～60 min 后，患儿口服可耐受，应增加补液量及速率。

• 患儿的看护者应当参与补液治疗，对其进行有关补液及脱水体征的健康教育。

• 监测体重、出入液量及临床体征。口服补液失败包括呕吐持续、临床症状加重，或治疗 4 h 后症状无改善。

静脉补液

• 若口服补液治疗失败或存在禁忌证，如严重脱水、闭合障碍或无法吸吮、精神状态改变、严重高钠血症（Na+ > 160 mmol/L）时、严重低钠血症（Na+ < 125 mmol/L）、怀疑外科急腹症，需行静脉补液。

• 静脉推注生理盐水或乳酸林格液，20 ml/kg，10～30 min。可重复给药，以使心血管系统恢复到稳定状态。避免使用含右旋糖甘液体进行静脉推注，除非用于纠正已明确的低血糖。

• 维持补液量计算方法：10 kg 以下体重患儿：100 ml/(kg·d)；10～20 kg 体重的患儿：按 1 000 ml＋每超过 1 kg 增加 50 ml；20 kg 以上体重患儿：按 1 500 ml＋每超过 1 kg 增加液量 20 ml。

• 根据临床估计或已知的体重损失量计算液体丢失量。对于等渗或低渗性脱水，给予 1/3～1/2 张生理盐水及 5% 葡萄糖，输液速度 24 h 内补足维持量以及缺失量为宜。对于高渗性脱水，48 h 内给予 1/5～1/4 张生理盐水及 5% 葡萄糖，补充损失量。

• 监测体重、出入液量及临床体征。若为高钠血症，则应每 4～6 h 复查血钠水平，下降速度不得超过 1 mmol/(L·h)。

• 轻中度脱水且血钠水平正常者，可在 2～6 h 内补充损失量。给予生理盐水，25～50 ml/(kg·h)，补充估计丢失量。

其他补液途径

• 若患儿拒绝口服补液，可通过鼻饲（NG）管进行肠内补液。

• 近期研究显示，通过使用人重组透明质酸酶进行皮下注射补液，可能是静脉途径之外的另一种选择。

药物治疗

一线药物

大多数脱水患儿无需特定的药物治疗。严重呕吐患儿，若干研究显示昂丹司琼 0.15 mg/kg 口服可减少呕吐，促进口服补液。

住院事项

入院指征

• 4 h 内口服或静脉补液失败。

• 严重高钠血症或低钠血症。

• 体液继续大量丢失提示再次发生脱水可能性很高。

出院指征

开始口服补液治疗后，若患儿可耐受，并能够在 4～6 h 内补充丢失量，其有出院意愿，且看护人可以有效看护，则患儿出院后可在家中完成口服补液治疗。

 后续治疗与护理

预后

适当补液治疗后预后佳。

并发症

• 严重脱水可致低血容量性休克及急性肾衰竭。

• 低钠血症可伴发张力低下、低体温及癫痫发作。

• 过快纠正严重慢性（病程 36～48 h 或更长）高钠血症或低钠血症可导致脑水肿。

患者监测

补液后，患儿因胃肠炎体液继续丢失，应在正常饮食之外接受维持液的补充，以保持液体正平衡。

• 推荐每次腹泻补充 5～10 ml/kg 液体。

• 应避免给予果汁、潘趣酒、软饮料等含葡萄糖的饮料，其会促进粪便中渗透性液体丢失。

• 对于 6 个月以下婴儿，避免给予大量纯水，以免导致低钠血症。

 疾病编码

ICD10

• E86.0 脱水。

• E87.1 低渗透压和低钠血症。

外耳道炎 Otitis Externa

Melissa Long 段博 译 / 许政敏 审校

 基础知识

■ **描述**

- 外耳道弥漫性炎症,伴或不伴感染。
- 又被称为"游泳者的耳朵"。
- 可以分为急性、慢性和恶性。
- 急性:发作迅速,常因细菌感染。
- 慢性:持续时间多于4周或1年发作超过4次,通常由于非细菌性原因引起,如与金属、塑料或化学品接触引起的特应性或过敏性皮炎。
- 恶性或坏死性:感染扩展到颅底引起骨髓炎;在免疫力低下的患者更常见(例如艾滋病患者和糖尿病患者)。

■ **流行病学**

- 发病高峰在5~14岁的儿童。
- 2岁以下儿童较少见。
- 发病高峰在气候温热的夏季;亦发生于气候终年温暖和潮湿的地方。

发病率

在普通人群中每年发病率为8.1/1 000。

患病率

影响人口的3%~5%。

■ **危险因素**

- 长期暴露于水中(如频繁游泳、洗头、长时间淋浴、出汗过多),导致外耳道自然防御机制受损。
- 创伤引起微裂伤。
- 皮屑(如异位性或脂溢性皮炎)。
- 使用耳外设备(如助听器或耳塞)。
- 耳道的阻塞(如耵聍栓塞、异物、皮脂腺囊肿)。
- 中耳炎引起的慢性耳漏或化脓性耳漏。
- 鼓膜通风管引流分泌物。
- 多毛耳道。
- 解剖异常。
- 耳道狭窄。
- 外生性骨疣(骨骼生长异常耳道内)。
- 放疗史导致上皮细胞受损、脱屑,并减少耳垢生产。

■ **一般预防**

- 消除诱发因素是预防的关键。
- 避免过多暴露在水中。

- 没有随机对照试验研究预防措施,但建议游泳者尽量保持耳道干燥,毛巾擦干、头部倾斜协助排水,或用吹风机最低档风吹干。
- 一些专家还建议使用耳塞和帽子,但这点尚有争议,因为可能会导致耳垢嵌塞,诱发外耳炎(OE)。
- 在游泳前后分别使用1:1比例的酒精和醋酸混合液滴耳,在睡前重复滴耳一次可以降低复发率。
- 避免耳道创伤:尤其避免棉签或其他物品清理耳道。
- 治疗已发的皮肤病。

■ **病理生理**

- 耳道内有大量的汗腺和皮脂腺分泌耵聍。
- 耳垢有隔水作用,溶菌酶预防感染,弱酸性抑制细菌生长。
- 长期浸泡水中,耵聍软化脱落失去屏障作用。
- 大量耵聍也会导致耳腔密闭,水分不易挥发,易感染。
- 某些皮肤病,由于过度蜕皮,皮肤角质层的完整性可能受到影响。
- 外耳道局部创伤也易并发感染。

■ **病因**

- 在美国,90%的病例是由细菌感染引起,包括铜绿假单胞菌和金黄色葡萄球菌。
- 多种细菌感染占30%。
- 真菌感染多由黑曲霉和念珠菌引起。
- 病毒感染占少数情况(如水痘-带状疱疹导致的拉姆齐-亨特综合征)。

■ **病史**

- 症状为快速起病(一般在48 h内),包括耳痛、瘙痒、饱胀感、排水,偶有听力损伤。
- 90%的病例发生在单侧。
- 可能有低热,但体温超过101 °F(38.3 ℃),提示严重感染,或伴有外耳道以外的部位感染。
- 询问潜在的诱发因素,包括游泳、皮肤病或外伤等病史。
- 重点了解患者的免疫系统状态(例如糖尿病史、HIV感染)。

■ **体格检查**

- 检查外耳道、鼓膜(TM)、区域淋巴结和皮

肤病病损区域。
- 炎症的表现包括耳郭触痛或疼痛、耳屏触痛和疼痛、外耳道充血水肿和耳漏。
- OE更严重的形式:相关区域淋巴结肿大或淋巴结炎,累及外耳道以外的蜂窝织炎和(或)软骨膜炎。
- 由于耳道水肿或耵聍,TM不易窥及。
- 可以用耳刮匙或吸引器清除杂物
- 未明确TM完整性之前不做耳道冲洗。
- 鼓气耳镜检查可以评估中耳炎的TM活动性。
- 虽然在儿童中少见,应考虑到恶性OE是否有外耳道皮肤坏死、骨外露或肉芽组织、严重疼痛和(或)脑神经麻痹坏死。
- 如果有水疱病变、面瘫、味觉丧失、患侧流泪,考虑疱疹病毒感染(拉姆齐-亨特综合征)。

■ **诊断检查和说明**

实验室检查和诊断步骤

- 在非复杂性OE中,一般不需要实验室检查。
- 严重虚弱或治疗失败的病例应考虑革兰阳性菌培养和(或)真菌培养。
- 如果有水疱,考虑检测病毒。
- 如果考虑恶性OE,考虑实验室检查(包括红细胞沉降率)和影像学检查(MRI检查优于CT扫描)。

■ **鉴别诊断**

- 排除致命性的耳痛和耳漏有至关重要的作用。
- 头部外伤引起的持续性清亮液体渗出,考虑脑脊液耳漏。
- 急性中耳炎伴发乳突炎、脑脓肿、静脉窦血栓可引起化脓渗出。
- 有血性分泌物,必须考虑外伤性穿孔、气压伤导致血鼓室,或肿瘤。
- 其他感染。
- 外耳道疖(也称为局部OE)。
- 耳霉菌症。
- 感染性皮脂腺囊肿。
- 急性中耳炎。
- 慢性化脓性中耳炎伴TM穿孔。
- 鼓膜放置通风管。
- 复杂因素。
- 异物。

W

- 胆脂瘤。
- 接触性皮炎。

 ## 治疗

■ 药物治疗

- 对于非复杂性外耳道炎,首选抗生素局部用药,因为该方法有效且持续时间久。
- 2010 年的系统综述报告,外用抗生素制剂在临床或微生物治愈率方面没有差别。并有足够的证据表明,皮质类固醇合用外用抗生素制剂有协同作用。
- 外用抗生素治疗的选择应遵循如下原则。
- 有效性。
- 考虑潜在不良影响。
- 药物在鼓膜的通透性。
- 预期依从性。
- 耐药风险。
- 花费和可行性。
- 氨基糖苷类制剂(如新霉素)在鼓膜有无穿孔不能明确时耳毒性药物应该避免。注意,新霉素可引起过敏性接触性皮炎。新霉素常与多黏菌素 B、氢化可的松联用。
- 氟喹诺酮制剂是安全的,适合用于鼓膜穿孔的患者,给药一次或每天两次,可以增加药物附着性。
- 用药技巧。
- 滴耳药水前,将药水温热至体温相近的温度,可避免冷刺激引起的头晕等不适。
- 最好由家长操作,即使是年龄较大的孩子也是如此。
- 患者躺下时应患耳朝上。
- 滴耳液应将耳道灌满。
- 牵拉耳郭或耳屏使药液充分扩散在耳道内。
- 保持该姿势 3~5 min。
- 让耳道自然晾干(不要用棉棒擦拭)。
- 治疗时间一般为 7~10 天,症状一般在第 3 天或第 6 天可改善。对于那些有症状持续 7~10 天的时间,治疗应继续下去,直到症状缓解,最多不超过 14 天。此时,应考虑治疗无效。更换抗菌谱更广的抗生素治疗。
- 口服抗生素只用于复杂的外耳道炎(伴发急性中耳炎、淋巴结炎或面部蜂窝织炎),或用于在免疫力低下,有较高风险发展为坏死

性或恶性的外耳道炎的患者。

■ 其他治疗

一般措施

- 疼痛治疗。
- 对于轻度至中度疼痛,对乙酰氨基酚或布洛芬和热敷或冷敷就足够了。
- 对于剧烈疼痛需要用镇静药,因为疼痛可在 48 h 内加剧。
- 没有数据表明,苯佐卡因滴耳液治疗疼痛有效,反而它们可能影响耳道上皮应用局部抗生素的有效性。
- 清除耳道内碎片。
- 在中度至重度外耳道炎中,分泌物较多,鼓膜窥不清时,有必要清除分泌物。
- 未确认鼓膜完整之前不要使用滴耳液。
- 可能需要转诊耳鼻喉科(ENT)医生进行显微镜下耳道清理。
- 水肿。
- 水肿已导致外耳道缩小 50% 以上的情况下,需要药物纱条填塞耳道(例如,1/4 in 的扁平纱布或压缩纤维素),确保抗生素直接贴在皮肤上。
- 不要用棉花球,因为它可能会散开,从而阻塞腔道。
- 耳道水肿减轻后该纱条自动脱落,或由医生取出。
- 保持耳道干燥,治疗期间忌游泳,至少维持到症状消失。
- 症状消失前避免使用助听器。

■ 转诊问题

转诊耳鼻喉科医生:症状较严重的、治疗无效,或怀疑恶性外耳道炎的需要耳道清理。

 ## 后续治疗与护理

■ 随访推荐

- 如果治疗 48 h 后症状没有改善或加重,或一开始就症状严重应重新评估。
- 应密切关注疫功能低下的患者,因为可能发展为恶性外耳道炎。

■ 预后

- 简单的外耳道炎在 2~3 天症状改善,6 天

症状消失。
- 如果不解决诱发因素很容易复发。

■ 并发症

- 耳道狭窄、蜂窝织炎、淋巴结炎、慢性炎症、腮腺炎、慢性外耳道炎(在儿童中少见)。
- 恶性外耳道炎见于免疫功能低下的患者(也少见于儿童)。
- 抗生素制剂过敏(皮肤瘙痒、局部反应、皮疹、不适、耳痛、头晕、眼花)。

 ## 疾病编码

ICD10

- H60.90 未特指的外耳炎,未指定的耳朵。
- H60.339 游泳性耳炎,未指定的耳朵。
- H60.509 未特指的急性非感染性外耳道炎,未指定的耳朵。

 ## 常见问题与解答

- 问:我应该如何清洗孩子的耳朵?
- 答:外耳可以用毛巾擦拭清洁。不应用棉签或其他尖锐物插入耳道中,因为它们可能导致创伤或耳垢嵌塞。如果出现耳垢造成的症状,如耳闷、疼痛或听力损失,那么去医生处征询去除方法。
- 问:口服抗生素对外耳道炎是否有作用?
- 答:非复杂性的外耳道炎,一般感染仅限于外耳道,局部应用抗生素就足够了。如果感染范围超出外耳道(如中耳炎或蜂窝组织炎),建议口服抗生素。
- 问:如果由于分泌物耳道栓塞和(或)耳道水肿导致鼓膜不可见时,应如何治疗外耳道炎?
- 答:当鼓膜无法窥及时,不应进行灌洗。耳道栓塞物可在医生诊疗室中用刮匙取出或由耳鼻喉科医师在显微镜下去除。应选择非氨基糖苷类的局部抗菌剂治疗,因为氨基糖苷类具有耳毒性。明确诊断外耳道炎后,考虑是否伴发共存的急性中耳炎来决定治疗是否需要口服抗生素。

弯曲菌感染 Campylobacter Infections

Matthew P. Kronman　王小娜 译／王建设 审校

基础知识

描述
- 弯曲菌是活动的、形态弯曲的革兰阴性菌,是禽类、猪和牛等共生菌类,常引起人类细菌性胃肠炎。

流行病学
- 弯曲菌感染是全球肠炎的最常见原因之一,4 岁以下的儿童发病率最高。
- 有 30%～100% 的禽类、火鸡、水禽无症状感染,其他宿主包括猪、牛、羊、马、啮齿动物和家养宠物(尤其是幼小宠物)。
- 污染的水和未经高温消毒的牛奶是其他感染源。
- 感染通常为散在性流行,不是爆发性流行。

发病率
- 弯曲菌感染的发病率全球差别很大,在美国,2012 年总体发病率为 14.3/100 000,比 2006～2008 年高出 14%(Cl 95%,7%～21%)。
- <5 岁儿童发病率最高,占总人口的 24.08/100 000。
  美国的感染患者有 15% 住院,0.1% 死亡。
  发病季节性,全球发病率高峰在夏季。

患病率
- 据有限的监测数据显示资源贫乏地区的弯曲菌感染最高发。
- 弯曲菌感染是东南亚旅行者腹泻最常见的病因,占所有的感染的 1/3。

危险因素
- 大约 40% 弯曲菌肠炎是由于食用未煮熟的鸡肉导致,感染比值比(OR 值)为 3.4(Cl 95%,2.2～4.5)。
- 弯曲菌肠炎风险因素还包括国际旅行(OR 4.9,95% Cl,2.9～8.2)、与农场动物的直接接触(OR 2.6,95% Cl,2.0～3.4)、慢性疾病、食品准备卫生差、食用在户外准备的鸡肉和使用抑酸药物。
- 儿童相对于成人发病风险高。
- 经常暴露于空肠弯曲菌环境下(如食品加工和屠宰场工人)可抵抗疾病。
- 报告表明空肠弯曲菌在人与人间传播,先症患者为年幼儿童间的粪便传播或母婴垂直传播。
- 无症状的医务人员或食品操作人员不被认为是污染来源。

一般预防
- 接触动物或动物产品后洗手,接触生家禽后清洗厨具和砧板,适当的冷却和储存食物,牛奶巴氏灭菌和水供应氯化,可以减少感染的风险。
- 有感染症状的婴儿应该隔离护理直到解除腹泻危险。
- 目前没有获批准的疫苗,正在开发的空肠弯曲菌株的荚膜多糖耦合疫苗可减少继发的吉兰-巴雷综合征(GBS)。

病理生理
- 该病为粪口传播,通过被污染的食物和水或接触感染的人或动物的粪便而感染。
- 500 个病原菌就可以致病。
- 弯曲菌体有 1～2 个鞭毛提供生物体的活动性,促进其肠道定植。
- 空肠弯曲菌黏附在上皮细胞和黏液中,分泌细胞毒素致水样腹泻,可以通过微管入口系统侵入肠上皮细胞,并诱发回肠结肠炎。
- 空肠弯曲菌可引起一系列临床表现,包括肠炎和罕见的局部肠外感染。
- 菌血症罕见,可以出现在新生儿和免疫功能低下的宿主,胎儿弯曲菌体(c. fetus)是最常被分离到的菌株,同时也可以引起新生儿脑膜炎。
- 已被证实乌普萨拉弯曲菌、红嘴鸥弯曲菌、豚弯曲菌在自体免疫功能不全的人中被识别,通常与自限性肠炎相关,但偶尔也能引起全身性疾病。

病因
- 弯曲菌是活动的、弯曲的、微需氧的革兰阴性菌,不分解糖,氧化酶阳性,需要氧气和二氧化碳为最佳生长条件。
- 人类感染的三种主要的弯曲菌种类包括:空肠弯曲菌、结肠弯曲菌(可以引起肠炎)和胎儿弯曲菌(在新生儿和免疫缺陷者中引起的系统性疾病)。少见的人类病原体包括简明弯曲菌(C. concisus)、屈曲弯曲菌(C. curves)、猪肠炎弯曲菌(C. hyointestinalis)、海鸥弯曲菌(C. lari)、直肠弯曲菌(C. rectus)、唾液弯曲菌(C. sputorum)、乌普萨拉弯曲菌(C. Upsaliensis)。

常见相关疾病
- 弯曲菌病可以发生在健康和免疫力低下的人。

诊断

病史
- 肠炎可伴有发热、腹痛和血便。
- 症状可以延长 24 h 出现,很难区分病毒性胃肠炎或阑尾炎,可以复发,表现为炎症性肠炎。
- 部分患者症状严重,像痢疾。
- 潜伏期通常 2～5 天,5～7 天后自限。

体格检查
- 腹痛、腹泻、乏力、发热都是常见的感染症状和体征。
- 肉眼血便或大便隐血阳性。
- 在儿童中炎症性回肠结肠炎是最常见的表现。
- 20% 的感染者进入慢性阶段,症状类似炎症性肠病及其他免疫反应的并发症。

> **注意**
> 不是所有细菌结肠炎大便中都有血或黏液,如果腹泻迁延或患者有适当的暴露,就要高度怀疑是细菌性结肠炎。

诊断检查与说明

实验室检查
- 大便培养需要使用选择性培养基(Skirrow 培养基,Butzler 培养基或 campy-BAP 培养基),微需氧和孵化温度为 42 ℃ 的条件才能分离出重要的弯曲菌菌种。
- 由于菌体对药物敏感度高,胎儿弯曲菌、猪肠炎弯曲菌(C. hyointestinalis)、乌普萨拉弯曲菌(C. Upsaliensis)可能不会从弯曲菌选择性培养基中分离出。

影像学检查
不常用于该疾病的诊断。

诊断步骤与其他
已经开发的快速 DNA 检测,在其他肠道细菌体中检测和鉴别出弯曲菌，与诊断金标准的大便培养相比有中度的敏感性。

病理

通过暗视野或相差显微镜检查患者 2 h 内的粪便标本中有快速运动的弯曲菌，可以初步诊断。

■ 鉴别诊断

- 腹泻患者都要考虑空肠弯曲菌感染可能，尤其是大便中有血或黏液、复发性胃炎或免疫抑制宿主。
- 症状与阑尾炎或炎症性肠疾病重叠。
- 另外的肠道致病菌包括气单胞菌属、弯曲菌、梭状芽孢杆菌、大肠杆菌李斯特菌、邻单胞菌属、沙门菌、志贺杆菌、弧菌物种和耶尔森菌。
- 其他的病毒和寄生虫病原体包括阿米巴病、腺病毒 40/41 型、隐孢子虫、圆孢子球虫、囊等孢子虫、贾第虫属、诺瓦克病毒和轮状病毒。

 治疗

■ 药物治疗

- 大部分患者感染有自限性。
- 早期治疗获益人群：艾滋病患者、孕妇、其他免疫低下者。
- 病程前 3 天用红霉素（5 天）或阿奇霉素（3 天）可以 2～3 天内有效地从粪便清除病原体，并且可以缩短腹泻病程。
- 如果耐药或菌血症菌株存在，可用环丙沙星、四环素、氨基苷类抗生素替代。氟喹诺酮类药物的耐药性越来越普遍，被认为与人体和农用抗生素的使用有关。
- 大环内酯类药物的抗药率大概是 5%。
- 肠炎的治疗时间为 3～5 天。
- 合理的菌血症治疗应该在药敏的基础上。

■ 其他治疗

一般措施

免疫功能正常的儿童腹泻通常只需补液

支持治疗。

■ 转诊问题

无需专科随诊。

■ 其他疗法

抗能动药物抗胃肠动力药物可以延长症状，但应该避免使用。

■ 住院事项

初始治疗

纠正初始脱水。

入院指征

接纳那些需要静脉输液的患者。

静脉输液

使用生理盐水来纠正脱水，维持治疗应包含葡萄糖。

护理

谨慎处理感染的婴儿、儿童的不受控制的大便，直至他们接受了 48 h 的有效抗生素治疗。

出院指征

患者可以口服治疗。

 后续治疗与护理

■ 随访推荐

患者监测

在未经治疗的患者中，病原菌中位排菌时间为 2～3 周，长者可达 3 个月，无症状携带者不常见。

■ 饮食事项

避免吃未煮熟的家禽及未经高温消毒的牛奶，如果可耐受，就恢复正常饮食。

■ 患者教育

大多数人症状可在一周改善。

■ 预后

肠炎患者的预后很好，不管是否用抗生素治疗。

■ 并发症

- 感染后免疫的并发症包括反应性关节炎、吉兰-巴雷综合征（GBS）、Miller-Fisher 综合征（GBS 变体主要影响眼球运动），反应性关节炎和结节性红斑。
- 据估计，1/1 000 的弯曲菌感染患者发生 GBS。
- 空肠弯曲菌（O∶19 和 O∶41 型）感染是确诊吉兰-巴雷综合征的最常见原因，在美国的吉兰-巴雷综合征病例中达到 40%。
- HLA - B27 抗原与反应性关节炎相关，估计弯曲菌感染后发生反应性关节炎的发病率的范围为 0～7%。
- 伴有发热的儿童可能会发展为癫痫。
- 有些研究表明弯曲菌感染与肠易激综合征和炎症性肠炎之间有关联。
- 自然流产与溶血性尿毒症综合征有报道是乌普萨拉弯曲菌引起的。

疾病编码

ICD10

- A04.5 弯曲杆菌肠炎。

常见问题与解答

- 问：弯曲菌为肠炎病原体，但无症状表现的儿童是否有必要治疗？
- 答：在这种情况下是没有必要治疗的。
- 问：弯曲菌感染后是否可以产生免疫？
- 答：空肠弯曲菌感染一次或更多次后可以获取免疫力，对于生活在流行地区的儿童，有效的天然免疫力是早期多次暴露的结果。
- 问：空肠弯曲菌和吉兰-巴雷综合征间有怎样的联系？
- 答：空肠弯曲菌表面的糖脂类似于遍布于中枢和周围神经系统的神经节苷脂。抗弯曲菌抗体通过分子模拟与神经节苷脂结合，导致吉兰-巴雷综合征脱髓鞘的过程。

微小病毒 **B19** Parvovirus B19（Erythema Infectiosum，Fifth Disease）

Julia Shaklee Sammons 沈军 译 / 王建设 审校

 基础知识

■ 描述

微小病毒 B19 属微小病毒科，是一种单链 DNA 小病毒。它有 3 种主要的基因变异型（1～3）。B19 是一种常见的感染人类的病毒，通常与幼儿皮疹、传染性红斑或第五类疾病相关。

■ 流行病学

- B19 在全世界范围普遍感染，最常发生于学龄期儿童。
- 人是唯一的宿主。
- 潜伏期通常为 4～14 天，最长可达 21 天。
- 传播方式。
- 接触呼吸道分泌物。
- 皮肤接触血液或血制品（遗传性溶血性贫血患者血清中有 1 011 个病毒粒子/ml）。
- 母婴垂直传播。
  发病率
  感染率：15%～60% 的易感率（如血清阴性）在暴露后会被感染。
  患病率
- B19 IgG 抗体的血清阳性率。
- >5 岁：2%～9%。
- 5～18 岁：15%～35%。
- 成人：30%～60%。
- 老年人：90%。

■ 一般预防

- B19 的感染可以通过常规感染控制措施来减少，诸如勤洗手和清洁被 B19 污染的皮肤。
- 对于高度怀疑有再生障碍性贫血的住院患儿，有慢性疾病的免疫缺陷患儿，贫血者和丘疹-紫癜性手套袜套综合征的 B19 感染患儿，除一般标准化的预防措施之外，采取飞沫传播预防措施。
- 正常的出疹患者无需额外的预防措施。
- 由于胎儿有潜在感染 B19 的危险，孕期监护的医务工作者应严格遵守感染控制规程，需避免接触感染 B19 的免疫缺陷患儿或再生障碍性贫血患者。
- 由于 B19 在社区中的高流行率，不推荐在那些高度怀疑有 B19 感染的地方（如学校、日托机构）对孕妇进行隔离。

■ 病理生理

- 微小病毒 B19 通过在骨髓中破坏红细胞前体来抑制红细胞的生成。
- 它与一系列临床表现相关，从良性到恶性。

■ 常见相关疾病

- 引起传染性红斑或者第五类疾病，最常见的原因为 B19 感染，超过 35% 的学龄期患儿有感染。
- 无症状感染可以在约 0～20% 的儿童和成人中发生。
- 在遗传性溶血性贫血患者或者其他红细胞寿命缩短的疾病患者中（如镰状红细胞病或球形红细胞病），由 B19 引起的短暂的再生障碍性贫血往往会造成严重贫血。
- 超过 80% 的成人患者，尤其是女性，可有多关节症状（对称的关节疼痛肿胀，典型关节如手部、膝部和足部）。儿童中不常见关节痛和关节炎。如在儿童中出现，最常见累及膝关节。
- 孕妇感染 B19 后通过宫内感染导致胎儿水肿（特别是在孕期的前 20 周）。
- 在免疫缺陷的患者中，有报道慢性贫血/纯红细胞再生障碍性贫血可由 B19 引起。
- 丘疹-紫癜性手套袜套综合征（PPGSS）的症状往往有手足疼痛、瘙痒性丘疹和手足瘀点瘀斑，且往往伴随发热。
- B19 是最常见引起心肌炎的病毒之一，其致病机制目前尚不明确。
- 神经系统的临床症状（包括脑炎、脑膜炎和外周神经病变）、噬血细胞综合征、肝炎和过敏性紫癜都与 B19 感染相关。

诊断

诊断主要通过典型临床症状及实验室结果来确诊。

■ 病史

- 传染性红斑（第五类疾病）。
- 典型的面部红斑，犹如"被掌掴的颊部"，伴有口周苍白圈。
- 躯干部对称的环状红斑，可蔓延至肢端。皮疹往往伴有瘙痒，暴露于日光、气温过高或运动后皮疹会增多。皮疹偶见于手掌及

足底部。极少数皮疹会表现为丘疹、水泡样或紫癜样的。皮疹可持续 0～7 天，也可超过 20 天。
- 短暂轻微的全身症状包括头痛、咽痛、肌痛和低热，常于皮疹前 7～10 天出现。
- 患儿常无病容，精神活动亦可。
- 再生障碍性危象。
- 镰状红细胞病或其他遗传性溶血性贫血的患儿感染 B19 后，一般无特异性的前驱症状，仅表现为发热、不适和头痛，往往不伴有皮疹。
- 症状往往是自限性的，持续 7～10 天。
- 严重的贫血、慢性心力衰竭、中风和急性脾栓塞均与其相关。
- 慢性贫血/纯红细胞再生障碍性贫血。
- 在免疫缺陷患者中，B19 感染会持续数月，并导致慢性贫血伴 B19 病毒血症。
- 低热和白细胞减少会伴随贫血出现。

■ 体格检查

第五类疾病。

- 面部红斑犹如"被掌掴的颊部"，常伴有口周苍白圈。
- 躯干环形红斑可蔓延至手臂、臀部及大腿：
- 常伴有瘙痒，且皮疹随运动或温度过高而可能增多。
- 皮疹偶见于手掌及足底部，极少数皮疹表现为丘疹、水泡样或紫癜样皮疹。

■ 诊断检查与说明

实验室检查
- 在体外试验中，目前尚无可用的方法来分离或培养该病毒。
- 抗体。
- 通过酶联免疫吸附法或放射免疫测定法来检测微小病毒 B19 特异性抗体 IgM 或 IgG。
- 在传染性红斑或再生障碍性贫血危象的患者中，检测出 B19 特异性抗体 IgM 是有诊断价值的。90% 的上述患者在病程的 3～7 天可检测出特异性抗体 IgM 和 IgG。
- B19 特异性抗体 IgG 可持续终身，而特异性抗体 IgM 在病程 30～60 天后可逐步下降。
- 聚合酶链反应（PCR）技术。

W

- 通过 PCR 方法可以从发病初期病毒血症至之后 9 个月,均可检测到血清中的 B19 DNA。从病初原发感染起,即使是正常人群中,B19 DNA 均可持续在病变组织存在。所以,检测到 B19 DNA 并不一定提示为急性感染。
- 免疫缺陷且有骨髓移植的患者体内也许不能产生 B19 特异性抗体 IgG 或 IgM。在这些患者中,PCR 方法检测 B19 病毒 DNA 是可选择的诊断方法。
- PCR 方法也可用于检测胎儿中的病毒。
• 再生障碍性贫血危象患者的红细胞压积、网织红细胞计数。
- 实验室研究显示该类患者网织红细胞减少,通常计数<1%。患病期间,患者的红细胞压积可降至 15%。

■ 鉴别诊断

患有所有关节炎或病毒性红斑的患者中,若其病史与体格检查均提示 B19 感染,均需考虑 B19 感染。

 治疗

■ 一般措施

• B19 感染尚无特异性抗病毒治疗方法。
• 大多数患者仅需对症支持治疗。然而,对有再生障碍性贫血危象的严重贫血患者进行输血是必需的。
• 有使用静脉免疫球蛋白(IVIG)成功治疗

继发于 B19 感染的慢性骨髓抑制患者的案例。
• 被感染胎儿的治疗时机主要在分娩期间,宫内输血通常可挽救生命。

 后续治疗与护理

■ 随访推荐

预期病程。

• 儿童或成人的传染性红斑一般可维持 20 天。随暴露日光时间的长短、运动或体表温度的变化(如淋浴),皮疹可减退或加剧。
• 再生障碍性贫血患者感染 B19 后,其网织红细胞计数通常在自愈之前,持续偏低 0～8 天(<1%)。

■ 预后

• B19 的预后通常良好。
• 大多数患者可自愈,仅需对症支持治疗。

■ 并发症

• 孕期感染微小病毒 B19。
- 30%～50%的孕妇对 B19 易感。
- 孕期 B19 感染会导致流产、宫内发育迟缓或胎儿水肿。这些患儿的死亡率为 2%～6%。
- B19 感染尚未被证实会导致先天发育异常。
- 孕期前 20 周是胎儿最易感染 B19 的时期。

- 在未知母亲抗体状态的情况下,感染胎儿的死亡率一般<1.5%。
- 目前尚未证实孕期感染可导致选择性流产。
• 关节炎/关节病。
- 尽管大部分多关节炎在 2 周内可缓解,有报道症状会持续数月、甚至数年(罕见)。

疾病编码

ICD10

• B08.3 传染性红斑(第五病)。

 常见问题与解答

• 问:感染 B19 的儿童何时可以复学?
• 答:感染儿童仅在未被识别出的前驱症状期具有传染性。一旦出现皮疹,这些儿童已无传染性,故可继续上学。
• 问:如何可降低胎儿感染 B19 的危险?
• 答:孕期感染 B19 会导致胎儿死亡,且 B19 常会在社区中暴发感染,故孕妇已接触感染 B19 的患者后,其胎儿的危险性时常被关注。孕期前 20 周是胎儿最易感染 B19 的时期。在未知母亲抗体状态的情况下,感染 B19 胎儿的死亡率一般<1.5%。由于孕妇对 B19 易感而将其从工作单位隔离是不推荐的。然而,对于易感的怀孕教师来说,在社区暴发 B19 感染后可以考虑离开。

围生期臂丛神经麻痹 Perinatal Brachial Plexus Palsy

Jonathan A. Zelken · Richard J. Redett 王达辉 宋君 译 / 王达辉 审校

基础知识

■ 描述

• 臂丛神经包括上肢的感觉和运动神经,发自于颈胸髓(通常是 C_5～T_1 神经根)。
• 臂丛神经包含神经的一贯的模式即对可以预知的肌肉和皮肤区域进行神经支配。
• 臂丛神经产时的麻痹是近侧的拉长、撕裂或破裂类型的损伤,通常包括。
- C_5～C_6(Erb 瘫)最常见,预后良好。
- C_5～C_7 不常见,预后较差。
- C_5～T_1 最少见,连枷肢体,预后最差。

■ 流行病学

• 没有性别的优势,但是在临床护理,预防措施和出生体重的变化通常可以解释(0.4～4)/1 000 活胎的发病率。
• 经阴道分娩的 0.2%的发病率在剖腹产后下降到 0.02%,可能存在神经病理的基础机制。
• Erb 麻痹是通常最常见的臂丛神经损伤。

■ 危险因素

• 相对胎龄的体型大,多胎,产程延长,胎位,难产——尤其在产钳和负压助产时。

■ 一般预防

• 在儿童出生时或者有必要改变为剖腹产时把胎儿上肢放在合适的位置。
• 预防长期功能障碍和挛缩可以通过在出生后 3 周开始,每天对儿童关节和肌肉进行功能锻炼,而使其减至最轻。

■ 病理生理

• Seddon 和 Sunderland 定义了分类系统描述损伤的程度。
- 神经失用症。
• 最轻的类型,传导和轴突连续性障碍。

◇ 预后良好。

－ 轴索断裂。

◇ 失去轴突连续性导致的轴突退变。

◇ 神经完整。神经外膜和神经束膜完整。

－ 神经断伤。

◇ 最严重的类型，神经完全挫伤，轴突不连续。

◇ 神经可能大致上是连续的，但是神经外膜、束膜和轴突断裂，恢复程度很难预测。

■ 病因

◇ 在难产时作用在肩部向下的力能够导致逐步牵拉损伤，导致暂时的或永久的损伤或者神经根的完全撕裂。

◇ 在面部分娩中，向上的力可以导致 $C_8 \sim T_1$ 损伤(Klumpke)。

◇ 撕裂性损伤预后最差，尤其是如果近身体中央的运动神经(神经节前的)撕裂，这种损伤不能自发的恢复。

■ 相关损伤

霍纳综合征、膈神经损伤、胸长神经损伤(翼状肩胛)可以被观察到，并且与神经节前损伤有关，预后差。

℞ 诊断

■ 病史

◇ 新生儿期：产科病史包括出生体重，助产方式的应用，多胎，围生期困难，之前的难产史等。

◇ 尽管在肩难产和新生儿臂丛神经损伤间有明显的相关性，但有些损伤也会出现在没有任何肩难产的情况下。

◇ 在年长儿：认为近期的感染过程(病毒)、破伤风注射、创伤和肿瘤。

■ 体格检查

◇ 系列的检查是评价预后的关键。

◇ 主动和被动活动范围的检查、体积，深部腱反射(DTRs)、自主的功能，对膈神经损伤和椎旁肌肉无力的评价是重要的附加检查。

◇ 因为年龄和皮肤皱褶的原因，感觉检查通常更具有挑战性。

◇ 由于臂丛神经解剖学上的不变性，损伤的模式可预测功能丧失。

◇ Erb 瘫。

－ 与在分娩中对头和颈部向下的力有关，导致上干损伤。

－ 肩部无力，内收，向内旋转。

－ 肘关节伸展，前臂旋前，腕和手指屈曲(侍者小费姿势)。

－ 手抓握和内在肌功能通常存在。肩和肘关节屈曲减弱。

－ DTRs：二头肌和肱桡肌反射缺失，Moro反射不对称。

◇ Klumpke 瘫。

－ 婴儿在产道内被拉出时是通过头上方伸展的手臂，由于对外展的上肢进行牵拉导致的下臂丛神经损伤的风险。

－ 肩关节未受损伤，肘关节屈曲位，前臂旋后，腕和手伸直位。

－ 手的握力减弱，同时肩和肘的功能可能正常。Horner 综合征可能出现。

－ DTRs：三头肌反射消失；霍纳征提示身体同侧的 T1 损伤。

◇ 全臂丛损伤("连枷")。

－ 整个肢体和肩胛带无力，麻木和反射消失。

■ 诊断检查与说明

◇ X 线平片可以证实锁骨损伤和肩、肘关节的半脱位和脱位。

◇ 与 CT 脊髓造影和肌电图学(EMG)相比，MRI 神经成像因较少的有创性更受喜爱。

◇ 早期的病例通过 EMG 数据证实损伤是否出现在子宫内已经被调查研究；所有这些特征的解释可能导致假阳性和阴性结果。

◇ 由于躯体感觉和运动唤醒潜力通常是体格检查发现的证据，所以他们的用处很小。

■ 随访

◇ 新生儿应该密切随访，以证实损伤是否可以自发消失或者需要进一步的治疗。

◇ 患者应该由具有丰富经验的多学科的臂丛神经团队进行随访，包括物理治疗师、儿科医师和儿童外科的亚专业专家。

■ 鉴别诊断

◇ 重要的是排除由于锁骨、肩、肘和肱骨损伤为最初原因引起的肢体轻度瘫痪或无力。

◇ 需要考虑由于肿瘤和中风引起的中枢损害，包括脊髓损害。

◇ 先天性挛缩和肢体畸形的症状类似于臂丛神经损伤。

◇ 中枢性麻痹通常是痉挛的，外周性(例如，臂丛神经或下位运动神经元)是迟缓性的。

◇ 霍纳综合征与远端的损伤相关。

◇ Parsonage-Turner 综合征可能导致神经丛炎症和症状，而没有明显的损伤。

治疗

■ 康复

◇ 最高要求是治疗神经丛病的症状。

◇ 目的包括舒适的、最优化的康复和持续评定改进。

◇ 拉伸练习，使用夹板防止挛缩，关节带稳定肩关节和感觉意识活动是常用的方法。

一般措施

◇ 在出生的最初几周和几个月内必须观察瘫痪的状态。

－ 在非常早期的阶段对无力的肢体固定可促进对疼痛的控制。

－ 固定 3 周之后并且已排除骨折和脱位，需要开始 ROM 训练以预防畸形和挛缩。

◇ 大部分产伤性臂丛神经损伤的新生儿会有自发地恢复。

◇ 典型的 Erb 瘫预后最好。

◇ 大部分上部的臂丛神经出生时损伤是暂时性的。

◇ 完全性瘫通过非手术治疗预后不佳。

◇ 在 3～6 个月的年龄段仍没有恢复二头肌的抗重力功能是预后不佳的指征。

◇ $C_5 \sim C_6$ 或 $C_5 \sim C_7$ 损伤的婴儿可以持续、自发地改善直到 9 个月，而不需要早期的外科手术。

■ 预后

75%～85%的患者可以重新获得非常好的预后，全部恢复力量和功能，其中 1/2 速度非常快(轻微症状组)，另外 1/2 较慢些(中等程度组)。

■ 手术与其他治疗

◇ 早期外科干预的指征。

－ 全神经丛损害("连枷")，通常认为如果在 3 个月时没有进步建议早期干预。

－ 全臂丛损伤需要在 3、6、9 个月时进行多学科团队的评价。每次检查时如果没有进步通常就是外科治疗的指征。存在很多不同的分级系统，可以用来评价婴儿的恢复进程。

◇ 非手术措施。

－ 神经肌肉电刺激可以用于婴儿复杂治疗过程，帮助改善血流量，保持肌肉体积和减少萎缩。

－ 肉毒杆菌毒素 A 治疗受损的被保存下来的肌群，能使弱的肌群变得更加强壮。

◇ 最初的手术。

－ 如果在 6～12 个月实施手术的结果是最

好的,如果在 24 个月后进行手术可能没有作用;不间断的护理。

- 探索通常证实临床和放射学的发现。
- 损伤的神经通常表现为神经瘤。
  - 神经松解术将未损伤的神经从瘢痕组织中解放出来。
  - 整个神经瘤切除,并进行中间神经移植。
  - 当跨越损伤部位的神经传导明显的减弱(<50%)或消失时,更倾向进行切除,早期对无力的肢体进行固定以帮助进行疼痛控制。
- 自体腓肠神经是良好的供体,当它被植入时能保持与中枢神经系统间最大的信号。
- 当没有充足的神经移植物,神经移植术——连接有功能的运动神经到远端的受体神经——是有效的辅助手段。
- 通常供体神经包括脊髓的附件,对侧 C7 神经根和肋间神经。
- 神经导管和附加的神经营养因子的应用还在研究中。

后续治疗与护理

■ 再次手术

肌腱移位(通常等待 2～4 年以评价长期的神经恢复)改善受累关节的柔韧性和功能活动。

- 肩关节:转移有功能的内旋肌至受损的外展肌和外旋肌。
- 肘关节:肱三头肌至肱二头肌修复,胸肌至肱二头肌修复,背阔肌至肱二头肌修复。
- 前臂:肱二头肌改变路径和旋前肌延长能够改善旋前和旋后挛缩。
- 肩胛骨:对侧的菱形肌、斜方肌和阔肌转移固定改善翼状肩胛。
- 截骨术(晚期描述)。
- 肱骨的外侧旋转截骨提高稳定的上肢功能,内旋肩关节。
- 桡骨的旋转截骨改善旋前旋后畸形。
- 软组织(晚期描述)。
- 在麻醉下关节囊切开术和关节手术能够改善挛缩关节的活动。
- 局部皮瓣和组织转移能够扩大已经挛缩的屈肌或伸肌的区域。

疾病编码

ICD10

- P14.3 其他臂丛神经出生时损伤。

常见问题与解答

- 问:我的孩子被诊断为臂丛神经损伤,她

完全恢复的概率有多大?

- 答:大部分(约 80%)的儿童可以完全恢复。神经被拉伸并且出现发炎,但是这是可以恢复的。有明显损伤的婴儿导致轴索断伤和神经断伤可能不能完全恢复或完全不恢复。
- 问:我的最小的孩子在出生时发生了臂丛神经损伤,但已经好转。我下一个孩子出现同样问题的概率有多大?
- 答:您的孩子与普通人群相比出现臂丛神经损伤的风险提高 14 倍。
- 问:我的孩子 3 月大,不能活动他的左臂?我需要去找谁就诊?
- 答:去臂丛神经损伤治疗中心是明智的。一个组织良好的团队包括物理治疗师和康复治疗师、神经科专科医生和外科医生(神经外科医生、整形外科医生、矫形外科医生或者是几者的结合)。
- 问:我的产科医生能防止它的发生吗?
- 答:有可能,也可能不行。尽管在一些妇女可能因为肩难产增加危险因素,但这不是一个可诊断的问题。对有风险的妇女进行预先的剖腹产术可能对母亲和胎儿都是不必要的冒险。

胃食管反流 Gastroesophageal Reflux

Peter D. Ngo　叶孜清 译 / 黄瑛 审校

基础知识

■ 描述

- 胃内容物不受控制地反流。生理性反流可发生于任何年龄,持续短暂无伴随症状。
- 可分为生理性与病理性反流。
- 任何年龄发生一定程度的胃食管反流(GER)都属正常情况。
- 婴儿生理性反流(正常婴儿胃食管反流十分常见),4 个月时症状达到高峰,至 1 岁时逐渐缓解。
- 若有症状或出现并发症,则提示为病理性反流或胃食管反流病(GERD)。
- 并发症包括:反流性食管炎、出血、食管狭窄、生长迟缓、慢性/复发性呼吸道疾病、呕吐。

■ 流行病学

病理性胃食管反流病:见于 10% 的成年人、2%～8% 的儿童。

■ 危险因素

- 神经系统疾病(脑瘫/四肢瘫)。
- 食管闭锁。
- 气管食管瘘。
- 囊性纤维化。
- 哮喘。
- 胃轻瘫。
- 食管裂孔疝。

■ 病理生理

当腹内压及胃内压增高时,食管下段括约

肌一过性松弛。胃食管反流病与诸多因素相关,包括反流、酸过多、食管清除、胃排空、黏膜屏障、内脏高敏性、气道反应性。

诊断

■ 病史

- 胃食管反流病的一般症状。
- 呕吐。
- 易激惹。
- 胸痛、腹痛。
- 烧心。
- 呕血、黑便。
- 失血。
- 吞咽困难。
- 拒食。
- 咳嗽、哮鸣。

－阻塞性呼吸停止。

－发声困难。

－吸入性肺炎。

－间歇性斜颈(Sandifer 综合征)。

• 尽管胃食管反流病可无症状,存在并发症风险。

• 婴儿。

－婴儿胃食管反流病症状可与生理性反流、婴儿肠痉挛、牛奶蛋白过敏、多因素相关喂养困难、厌恶症状相似,应当详细询问病史以鉴别。

－需注意喂养量、频率,出现反流后是否有体重增加、生长迟缓、易激惹。

－明确肺炎、阻塞性呼吸停止、慢性咳嗽、喘鸣、哮鸣发作史。

－明确其他提示食物蛋白过敏的有关体征与症状(例如血便、皮疹、腹泻、易激惹、生长迟缓)。

－评估是否存在肠梗阻(剧烈呕吐、孕期羊水过多)。

－若呕吐症状不典型或伴随有其他症状或体征,则应当排除感染、代谢性疾病、解剖结构异常、神经系统疾病。

－特殊问题。

◇妊娠期是否存在羊水过多? 患儿是否有胆汁性呕吐?

◇是否有代谢性疾病家族史?

◇是否有过敏或特异性疾病家族史?

◇是否有围生期窒息史(和其他神经系统疾病)?

◇是否有早产史?

• 年长儿童。

－识别典型的成人胃食管反流病症状(胸痛、烧心、反流、吞咽困难)。但需要认识到儿童描述不适症状的能力有限(常描述为单纯腹痛)。

－识别肺炎、噎塞、慢性咳嗽、喉炎、喘鸣、哮鸣病史(可由此评价患儿吞咽功能)。

－评估是否存在固体性食物吞咽困难(更常见于嗜酸性粒细胞性食管炎)。

－评估夜间是否存在胃食管反流病症状。

－特殊问题。

◇是否有胃食管反流病家族史?

◇是否有过敏或特异性疾病家族史?

◇是否有慢性消化系统疾病,如嗜酸性粒胞性食管炎、乳糜泻、炎症性肠病家族史?

■ **体格检查**

• 通常正常。

• 生长迟缓。

• 气道反应性疾病,并有其他肺部并发症的表现。

• 贫血或粪便中带血(不常见)。

• 牙质腐蚀(可能与胃食管反流病存在联系,但通常是无关发现)。

■ **诊断检查与说明**

• 胃食管反流病通常是一个临床诊断。

• 仅当有其他需评估情况、有疑问的病例、潜在病因、并发症或症状与反流关联时,进行检查。检查项目如下。

－一般实验室检查(血常规、常规生化、转氨酶)。

－过敏原检查(例如,牛奶、大豆、鸡蛋等)。

－乳糜泻血清学检查。

－粪隐血。

－粪便幽门螺杆菌抗原。

　　影像学检查

• 上消化道造影评估解剖结构。

• 胸片:若有呼吸道症状时,评估是否存在反复发作的肺炎。

• 改良钡餐造影:评估吞咽功能,以及是否存在误吸。

• 胃排空试验(胃闪烁扫描):评估胃动力和(或)误吸入肺。

　　诊断步骤与其他

• 经验性药物治疗(推荐进行四周试验性治疗)。

• pH 动态监测:进行 24 h 动态监测,量化酸反流,能反映反流与症状之间的关系(行该试验时应停止抑酸治疗):

－结合 pH 动态测定/多通道腔内阻抗测定(MII)。

－可检测酸反流与非酸反流。相比单用 pH 值动态监测,联用两种方法可检测到更多病理性反流(行抑酸治疗时亦可进行测定)。

－无线 pH 动态监测(内镜下将一次性探针置于食管黏膜上)。

• 上消化道内镜检查并取活检。

• 喉镜。

• 支气管镜。

• 食管测压。

• 胃窦十二指肠测压。

　　病理性改变

　　证据提示反流性食管炎、过敏性食管炎、Barrett 食管、腺癌、狭窄。

■ **鉴别诊断**

• 毒素。

－铅。

－铁。

－药物。

• 肾脏源性。

－尿路梗阻。

－尿毒症。

• 感染。

－胃肠炎。

－幽门螺杆菌。

－尿路感染。

－脓毒症。

－肺炎。

－肝炎。

－中耳炎。

－胰腺炎。

－胆囊炎。

• 神经系统。

－脑膜炎、脑炎;颅内损伤。

－脑肿瘤。

－脑积水。

－硬膜下血肿。

• 代谢性。

－尿素循环障碍。

－氨基酸疾病(苯丙酮尿症、枫糖尿病)。

－肾上腺皮质增生症。

－半乳糖血症,果糖血症。

• 过敏/食物不耐受。

－牛奶/大豆蛋白过敏。

－嗜酸性粒细胞性食管炎。

－乳糜泻。

－遗传性果糖不耐受。

• 解剖结构异常。

－膈疝。

－胃出口梗阻。

－食管闭锁。

－幽门狭窄。

－胃窦/十二指肠蹼。

－肠扭转/旋转不良。

－胎粪肠梗阻。

－肠重复畸形。

－肠套叠。

－毛石。

－异物。

－绞窄疝。

• 影响食管下段括约肌压力的药物。

－硝酸盐。

－尼古丁。

－麻醉剂。

－咖啡因。

－茶碱。

－抗胆碱能药物。

- 雌激素。
- 生长抑素。
- 前列腺素。
• 其他。
- 妊娠。
- 周期性呕吐综合征。

 ## 治疗

治疗应个体化,需考虑效价比。

▪ 药物治疗

一线药物

H_2 受体阻断剂:可间断用药或按需用药。可用于慢性胃食管反流病患者的维持治疗,和(或)促进黏膜修复。

• 雷尼替丁(口服)。
- 1 个月以下:0～6 mg/(kg·d),分 3 次服用。
- 1 个月～16 岁:5～10 mg/(kg·d),分 2～3 次服用。最大剂量 300 mg/d。
- 成人:150 mg bid 或 300 mg 夜间服用。
• 法莫替丁(口服)。
• 3 个月以下:0.5 mg/(kg·d)。
• 3 个月～1 岁:0.5 mg/kg bid。
• 1～12 岁:1～6 mg/(kg·d),分 2 次服用。最大剂量 80 mg/d。
• 12 岁～成人:20 mg bid。

二线药物

质子泵抑制剂(PPI)。
• 相比 H_2 受体阻断剂,质子泵抑制剂抑制胃酸效果更加强。使用 H_2 受体阻断剂无效时,可用质子泵抑制剂控制症状及促黏膜修复。可短期作为经验性试验治疗:
- 奥美拉唑(口服)。
○ 1 岁以下:1～2 mg/(kg·d)(qd 或 bid),多数研究表明用药后症状无改善(哭闹、激惹)。
○ 1 岁以上:1～2 mg/(kg·d)(qd 或分 2 次服用)至成人用药剂量。
○ 体重 20 kg 以上者:20 mg qd 或 bid。
○ 也有使用 3.5 mg/(kg·d)。
- 兰索拉唑(口服)。
○ 1 岁以下:0.4～1.8 mg/(kg·d)(qd 或分 2 次服用),多数研究表明用药后症状无改善(哭闹、激惹)。
○ 1～11 岁:体重＜10 kg,7.5 mg/d。
○ 体重 10～30 kg:每次 15 mg,每天 1 次或 2 次。
- 体重 30 kg 以上:每次 30 mg,每天 1 次或

2 次。
- 另有多种其他质子泵抑制剂可供选择。
- 质子泵抑制剂不良反应包括头痛、腹痛、腹泻。
- 近期报道质子泵抑制剂可增加儿童患急性胃肠炎、艰难梭菌感染、肺炎风险。成人研究显示长期大剂量服用质子泵抑制剂,可增加骨质减少、骨折的风险。尤其长期使用,益处大于风险。
• 促动力药物:可作为严重胃食管反流病并发症及动力低下的辅助治疗。
- 并无单一药物可达到理想的促动力作用,同时无明显的不良反应。
- 并不推荐作为常规治疗。
- 红霉素(口服)。
○ 每次 3～4 mg/kg,bid～tid,作为促动力药物,其使用剂量低于抗生素。
○ 可致 QT 间期延长。
○ 可致快速抗药反应。
○ 感染后胃轻瘫伴随的胃食管反流症状,可短期使用红霉素治疗,症状通常自行缓解。
- 甲氧氯普胺(Reglan)。
○ 抗胃食管反流的剂量低于其作为止吐药剂量。
○ 不良反应:可导致肌张力障碍或动眼神经危象。美国食品和药物管理局发布黑框警告,甲氧氯普胺可致迟发性运动障碍。
• 含钙、铝/镁的抑酸药物。
- 症状缓解时间短,需多次服药。
- 不良反应:有发生腹泻、铝中毒的风险。
- 相互作用:可导致其他药物吸收不良。
• 黏膜保护剂量:糜烂性食管炎可选用硫糖铝。pH 为 4 时,作用于黏膜病灶药效最大。

▪ 其他治疗

一般措施

• 安慰家长并进行健康教育,尤其当患儿表现为生理性胃食管反流时。
• 少食多餐。
• 鼓励婴儿打嗝。
• 告知患儿家长,婴儿胃食管反流/胃食管反流病与婴儿猝死综合征并无关联,让他们放心。
• 给予黏稠食物(2～3 茶匙谷类食物混合 1 oz 11 配方奶):有助于减轻反流,但不能使其完全消失。
• 体位:在喂食过程中保持正直体位,年长儿童睡眠时抬高头部位置;不推荐采用前倾俯卧位。

▪ 手术与其他治疗

• 胃底折叠术(开放手术或腹腔镜)。
- 通过折叠下段食管周围的胃底部分,提高下段食管括约肌的张力。
- 手术,包括增加一个促胃排空操作(例如幽门成形术)。
- 指征:积极药物治疗无效,和(或)持续性威胁生命的并发症(例如,食管狭窄、Barrett 食管中肠化生),大食管裂孔疝,气道保护性差致胃内容物误吸(如严重神经发育迟缓)。
• 胃底折叠术并发症如下。
- 胀气综合征。
- 难治性恶心。
- 肠梗阻。
- 倾倒综合征。
- 吞咽困难。
- 食管旁疝。
- 折叠术失败导致胃食管反流病复发(术后 48 个月失败率为 6%)。
- 长期临床有效性有限。
• 若患儿有严重身体或精神残疾,接受胃底折叠术后,发生并发症概率更高。

后续治疗与护理

▪ 随访推荐

推荐重复胃镜检查寻找食管病理性改变的依据。

▪ 饮食事项

年长患儿饮食调整:避免高脂饮食,尤其睡前。避免摄入咖啡因、巧克力、酸/辣味食物、薄荷油,但近期成人研究显示结果因人而异。

疾病编码

ICD10

• K21.9 胃食管反流病不伴食管炎。
• K21.0 胃食管反流病伴食管炎。
• P78.83 新生儿食管反流。

常见问题与解答

• 问:我的孩子胃食管反流病大约会持续多长时间?
• 答:大多数婴儿反流症状在 9～12 月龄时缓解,但是也可持续至 24 月龄。若胃食管反流病持续至 2～3 岁以后,则其临床表现

与成人胃食管反流病更相似,需要进行相应治疗。

• 问:所有胃食管反流患儿都需要药物治疗吗?

• 答:不是。婴儿反流通常是生理性的,所以只需要进行健康教育即可。可先尝试保守治疗:给予黏稠食物、少食多餐、喂食后保持正直体位。目前证据不支持给予1岁以下患儿抑酸治疗。通常生理性反流在1～3个月时加重,而到6～7个月,孩子能够坐直时,症状开始缓解。向家长解释会有所帮助。

胃炎 Gas

Richard Lirio 叶孜清 译 / 黄瑛 审校

基础知识

■ 描述

显微镜下胃黏膜炎症。

■ 流行病学

• 为大龄儿童上消化道出血最常见原因。
• 据估计胃炎的患病率为8/1 000。
• 因胃炎继发严重出血的ICU患儿超过2%。

■ 病因

• 生理性应激(如慢性疾病、中枢神经系统疾病、严重败血症、ICU患者)。
• 溃疡性疾病。
• 药物诱发〔如非甾体消炎药(NSAID)、激素、丙戊酸,更少见的情况为铁剂、钙盐、氯化钾、抗生素〕。
• 感染(例如,结核分枝杆菌、幽门螺杆菌、巨细胞病毒、寄生虫)。
• 幽门螺杆菌(儿童更易发展为严重胃炎,炎症主要集中于胃窦部)。
• 乳糜泻:淋巴细胞性胃炎。
• 大手术、严重烧伤、肾脏、肝脏、呼吸衰竭、严重创伤。
• 吞食腐蚀剂(例如,碱液、强酸、松树油)。
• 蛋白过敏(例如,牛奶蛋白过敏),过敏性肠病。
• 嗜酸性粒细胞性胃肠炎。
• 克罗恩病:40%患者累及胃十二指肠。
• 胃克罗恩病表现为高度局灶性病灶,幽门螺杆菌阴性、非肉芽肿性胃炎。
• 直接损伤(鼻胃管)。
• 乙醇。
• 特发性。
• 较少见原因。
  - 放射。
  - 肥厚性胃病(Menetrier病)。

  - 自身免疫性胃炎。
  - 胶原性胃炎。
  - Zollinger-Ellison综合征。
  - 血管损伤。

诊断

■ 病史

• 中上腹痛。
• 腹型消化不良。
• 恶心。
• 餐后呕吐。
• 呕血或呕吐物呈咖啡色。
• 腹泻。
• 粪便颜色深或为黑便(若出血量小、肠道通过时间短,则出血呈鲜红色)。
• 易激惹。
• 喂养困难、体重下降。
• 少见症状:胸痛、呕血、黑便。

■ 体格检查

• 中上腹压痛与内镜检查所示胃炎相关性最高。
• 肠鸣音正常。

■ 诊断检查与说明

实验室检查

• 血常规。
  - 存在其他慢性失血体征时,评估是否存在贫血(例如,小红细胞血症、低网织红计数)。
• 粪血红素检测有助于诊断。
• 幽门螺杆菌检查。
  - 非侵入性检查:抗体(血清、全血、唾液、尿液),粪便抗原,尿素呼气试验(UBT)。
  - ^{13}C-尿素呼气试验和粪便抗原试验更为可靠、敏感。不推荐行血清学检查。但是,尿素呼气试验应用并不普遍,且主要用于成年人。

  - 胃活检组织可行快速尿素酶试验检测幽门螺杆菌。

影像学检查

• 内镜检查无法进行时,行上消化道造影替代。
• 胸片可示胃穿孔后腹腔游离气体。

内镜检查

上消化道内镜及活检。
• 胃炎诊断方法中敏感性最高。
• 大体发现。
  - 红肿、颗粒状、水肿、小溃疡。
  - 黏膜水肿增厚。
  - 黏膜萎缩。
  - 幽门螺杆菌患儿常可见胃窦部小结节(淋巴滤泡)。
  - 胃窦、幽门前水肿,胃液潴留。
• 活检可示慢性和(或)活动性炎症。
  - 活检组织可进行特殊染色检查(Warthin-Starry银染色、Genta染色、改良Giemsa染色、甲酚紫染色)。
  - 幽门螺杆菌培养(仅用于科研)。

■ 鉴别诊断

• 胃食管反流伴食管炎。
• 消化性溃疡。
• 胆道疾病。
• 胰腺炎。
• 炎症性肠病。
• 泌尿系统疾病(肾结石、感染)。
• 非溃疡性消化不良。
• 功能性疼痛。
• 过敏性肠病。

治疗

■ 药物治疗

• 首选治疗:质子泵抑制剂。亦可选择抗酸药或H_2受体阻滞剂,以维持胃液pH＞4～5。

W

- 雷尼替丁:2~3 mg/kg/剂 bid~tid,用于儿童。
- 法莫替丁:0.5~2 mg/(kg·d),分两次服用。
- 奥美拉唑、兰索拉唑、雷贝拉唑、埃索美拉唑:1~2 mg/(kg·d)分两次服用。
- 药物相互作用:西咪替丁药效稍弱,若患儿服用其他经细胞色素 P450 代谢药物时(如茶碱),可能增加药物毒性。质子泵抑制剂亦影响其他药物的吸收,与经特定细胞色素 P450 同工酶代谢药物产生相互作用。
• 米索前列醇。
- 人工合成前列腺素 E1。
- 可降低服用 NSADI 患者胃炎发展为溃疡风险。
- 成人服用时,可能存在发生心血管事件的风险。
• 停用 NSAID。
• 幽门螺杆菌治疗。
- 三联疗法:质子泵抑制剂,抗生素(例如奥美拉唑、阿莫西林、克拉霉素)。
- 若根除失败,推荐使用四联疗法 7~14 天,包括以下药物。
  ○ 铋剂(注意使用次枸橼酸铋而非次水杨酸铋)。
  ○ 甲硝唑。
  ○ 一种质子泵抑制剂。
  ○ 其他抗生素(可选用阿莫西林、克拉霉素、四环素中任一种)。
  ○ 治疗方案经常变化,克拉霉素耐药性日益成为问题。

注意

• 抗酸药对于儿童口感欠佳,且可能导致腹泻或便秘。长期大剂量使用含氢氧化铝抗酸药可能导致磷缺乏、铝相关性中枢神经系统中毒(尤其是肾脏疾病患者)。
• 进行幽门螺杆菌根除治疗时,使用经测试的治疗方案十分重要。应避免使用未经测试的药物替代三联或四联治疗方案。

后续治疗与护理

■ 随访推荐

患者监测

• 应激性胃炎伴出血,需注意给予支持治疗,密切观察血流动力学、水和电解质。
• 监测是否有粪隐血阳性。
• 随访血常规。
• 严重病例可考虑重复内镜检查。

■ 饮食事项

• 关于饮食调整的益处尚不一致。
• 避免酒精、烟草、咖啡因及非甾体消炎药。

■ 预后

幽门螺杆菌患儿胃炎复发率高。

■ 并发症

• 出血(轻度至出血性)。
• 若胃炎由误食酸/碱引起,则幽门前区狭窄可引起出口梗阻(通常发生于误食 4~8 周后)。

疾病编码

ICD10

• K29.70 胃炎、未指明的、不伴出血。
• K29.70 胃炎、未指明的、伴出血。
• K29.70 其他类型胃炎不伴出血。

常见问题与解答

• 问:清淡饮食有助于胃炎恢复吗?
• 答:饮食调整对于胃炎的自然病程无影响。
• 问:什么是幽门螺杆菌?
• 答:这是一种常见于胃炎与消化性溃疡患者胃黏膜中的细菌。诊断方法很多,包括上消化道内镜与尿素呼气试验。未经治疗者,幽门螺杆菌引起胃炎的复发率很高。
• 问:抗生素治疗非幽门螺杆菌相关性胃炎是否恰当?
• 答:不恰当。只有明确幽门螺杆菌感染,才可进行治疗。由于抗生素耐药性问题日益加剧,不宜对疑似感染病例进行治疗。
• 问:若患者接受幽门螺杆菌根除治疗,但症状仍持续,且粪便幽门螺杆菌抗原阳性,则如何进行进一步治疗?
• 答:由于克拉霉素耐药常致治疗失败,考虑使用一种质子泵抑制剂、阿莫西林、甲硝唑再次治疗。
• 问:新近确认的质子泵抑制剂并发症包括哪些?
• 答:部分成人研究报道,质子泵抑制剂与低镁血症、肺炎风险升高、髋部骨折、艰难梭菌感染相关。

喂养障碍 Feeding Disorders

Elizabeth J. Hait 李春阳 译 / 董萍 审校

基础知识

■ 描述

• 喂养障碍:无法通过口腔摄取儿童生长发育所需营养的质量或数量。
• 吞咽困难:吞咽困难指对于吞咽前的口腔准备或者将食物或流质从口腔转送至胃中有困难。
• 误吸:食物或流质进入气管并经过声带进入肺部。
• 侵入:食物或流质进入气管但停留在声带

以上并且可通过患者的咳嗽反射被清除从而避免误吸。
• 口腔运动障碍:无法处理与年龄相适宜的饮食,常与面部肌肉和(或)舌头不协调相关。
• 咽性吞咽困难:在吞咽时无法保护气道,可能是由于解剖学异常或神经功能障碍。
• 进餐时的互动良会导致自发性食物或流质抗拒:食物或其质地超越了无机能障碍的儿童在发育上或医学上能够吞咽的水平,将

引起儿童习得性恐惧,进而发生自发性食物或流质抗拒。

■ 危险因素

• 先天性心脏病。
• 囊性纤维化。
• 代谢障碍。
• 孤独症谱系障碍。
• 发育迟滞、脑性瘫痪。
• 持续较久的管饲(>4 周)。
• 早产儿。

- 神经运动功能障碍。
- 解剖学畸形(如 Pierre Robin 综合征、喉软骨软化病、气管切开、腭裂)。
- 胃肠道疾病:胃食管反流、嗜酸细胞性食管炎、乳糜泻。
- 呼吸急促(呼吸频率>40 次/分)。

■ 一般预防

- 定期随访体重、身高、头围、身高别体重和 BMI 百分数以早期识别营养状况的变化情况,尤其是对于高危人群。
- 有选择性地进食:指导家长了解与儿童年龄相适应的饮食分量和食物。
- 当患儿有营养缺乏的风险时应补充维生素和矿物质或者请营养师进行全面的评估。
- 发育迟滞:评估饮食及喂养技巧以进一步改善营养供给。
- 确保提供的食物与儿童实际发育水平相匹配,而并不是单纯与其年龄相符。

诊断

■ 病史

- 既往和当前的医学诊断。
- 既往和当前进行的治疗手段或操作,尤其是对于脸部和上半身进行的有创操作(如吸痰、气管切开、插管)。
- 24 h 膳食:回顾 24 h 食物和流质的摄入情况。
- 早先的住院经历,尤其是涉及呼吸系统的疾病。
- 过敏或食物不耐受。
- 生长史。
- 发育史。
- 打鼾或睡眠呼吸暂停史(可能预示着腺样体或扁桃体肥大)。
- 胃肠道疾病史:大便形态、呕吐、恶心、反流、疼痛。
- 家族史:胃肠道疾病、过敏、发育迟滞、遗传学异常。
- 生长迟缓。
- 线性生长不佳。
- 吸吮与吞咽不协调:当吸吮母乳或奶瓶时婴儿应表现出吸吮、吞咽、呼吸为 1∶1∶1 的模式。
- 反复发作的肺炎。
- 喂养中或喂养后咳嗽。
- 难治性哮喘。
- 流涎。
- 拒绝进食或喝水。

- 挑食。
- 食物质地的转变有困难。

■ 体格检查

- 五官:面部畸形特征、头型及骨缝、面部色泽、软腭及硬腭的完整性、下颌骨形态、扁桃体大小、鼻孔的通气性、嘴唇和舌头的运动、喘鸣、口腔的闭合、出牙、流涎。
- 肺部:呼吸频率、使用辅助呼吸肌群进行呼吸、啰音。
- 心脏:心脏杂音、心率和心律。
- 胃肠道:肠鸣音、肿块、可扪及的粪块、压痛、腹胀。
- 神经系统:语调、位置觉、脑神经、步态、情感、头部控制。
- 四肢:皮下储备、肌肉发育、脂肪组织。
- 皮肤:皮疹、脱发。

■ 诊断检查与说明

进行喂养观察:观察养育者喂养儿童情况,最好通过单向的观察镜。监测儿童被置于喂养椅中的行为表现及其对于奶瓶、乳房或杯子以及各种类型及质地食物的表现;观察父母对儿童行为的反应以及儿童处理食物和流质的能力。

实验室检查
- 实验室检查基于对营养和(或)发育的关注,包括以下方面。
- 生长迟缓:乳糜泻全套试验,全血细胞计数,代谢功能全套试验,铅,尿液分析,甲状腺功能,怀疑维生素或矿物质缺乏的其他检查(如锌、铁)。
- 发育和(或)遗传方面问题:染色体,荧光原位杂交技术检测 22q11 缺失,荧光原位杂交技术检测 Prader-Willi 综合征,脆性 X 综合征(男性),血清及尿液有机酸,乳酸,丙酮酸,肌酸磷酸激酶。
- 怀疑囊性纤维化时进行汗液检查:生长迟缓、腹泻和(或)反复肺部感染。

影像学检查
- 根据病史及体格检查选择检查。
- 怀疑咽性吞咽困难:改良钡餐造影检查(MBSS)(视频吞咽造影检查)评估吞咽功能并且能够显示吞咽过程中的误吸,常由放射科医师或语言治疗师完成。咽部肌肉的功能及结构的可视化检查如下:
- 上消化道系列(包括食管 X 线摄片)确认食管、胃和十二指肠解剖结构正常(评估气管食管瘘和旋转不良)。
- 胸部 X 线检查:检查是否有浸润以及肺不

张的情况;右上和(或)中叶的改变提示着潜在的误吸。
- 胃排空扫描:评估胃排空功能并检查是否存在胃轻瘫。
- 唾液吸入显像:用放射性同位素研究评估患者是否吸入口腔分泌物。
- 胸部 CT 扫描:用于发现隐匿误吸后肺部体格检查及胸部 X 线无法检测到的轻微变化。

■ 诊断步骤与其他

- MBSS。
- 语言治疗师给儿童各种质地的食物:淡的及较浓的蜂蜜水和黏稠的花蜜、稀薄和黏稠的泥状食物、可咀嚼的食物,以确保口腔喂食的安全性。
- 使得吞咽过程中口咽阶段可视化。
- 可以明确婴儿奶瓶和杯子的适宜位置和形式,以降低误吸的风险。
- 估测误吸的时间以帮助确定是否因食物量和疲劳而导致误吸;患者在吞咽不协调导致误吸之前的短时间内进食或饮水是安全的。
- 吞咽纤维内镜检查(FEES)。
- 常由耳鼻喉科医生完成,直接观察气道结构及吞咽途径。
- 为吞咽过程中咽部的阶段提供信息,但无法观察到口腔的阶段。当怀疑咽部或喉部异常时推荐使用,适当的时候进行气管切开,此时处理分泌物是难点。
- 可以观察到食物或流质进入声带以下(误吸)。
- 支气管镜检。
- 直接观察气管支气管树和肺部结构,肺活检标本中若有富含脂质的巨噬细胞则意味着误吸。
- 内镜检查。
- 进行食管、胃以及小肠的活组织检查以检测是否患有嗜酸细胞性食管炎、乳糜泻(乳糜泻检查阳性或不确定)或胃食管反流病(GERD)。

■ 鉴别诊断

- 心肺。
- 先天性心脏病。
- 感染性肺炎。
- 支气管肺发育不良。
- 神经。
- 间脑综合征。
- 先天性肌病。

- Arnold-Chiari 畸形。
- 缺血缺氧性脑病。
- 胃肠道、营养性。
  - GERD。
  - 胃轻瘫。
  - 嗜酸细胞性食管炎。
  - 生长迟缓。
  - 乳糜泻。
- 代谢综合征。
- 心理障碍。
  - 行为拒绝。
  - 社会心理剥夺。
  - 焦虑障碍。
- 食物过敏。
- 解剖结构。
  - 喉裂。
  - 气管-食管瘘。
- 遗传学异常。
- 发育障碍。
  - 孤独症谱系障碍。
  - 感觉统合障碍。

治疗

- 咽性吞咽困难:转诊至肺科,口腔刺激训练,临床体检及检查有指征时需要禁食,使用管饲;由语言治疗师监测。
- 喂养障碍是很复杂的,应该由包括医学、营养学、心理学、作业疗法和语言治疗等的多学科小组综合评估与处理。

▪ 药物治疗

当有潜在的医学状况(如 GERD)时给予药物治疗;由喂养障碍引起的特定医学问题转诊至相应部门进行治疗。

▪ 其他治疗

一般措施
- 卡路里计数。
- 确保足够的水合。

▪ 其他疗法

- 获取父母提供给患者的所有补充剂(包括维生素、矿物质、中草药等)的列表。
- 调查父母是否遵循任何特殊膳食(例如给孤独症谱系障碍儿童给予无酪蛋白、谷蛋白饮食)。

▪ 补充与替代疗法

- 语言治疗:评估口腔运动功能和吞咽途径的安全性,必要时进行 MBSS 检查。
- 作业疗法:评估精细运动技能、感觉处理和支持喂养的姿势。
- 心理学:可能会帮助识别某些行为,这些行为干扰了对食物的接受和改善经口喂养的推荐策略。
- 营养:进行完整的营养评估,包括评价生长指标,了解患儿的营养需求,评价目前饮食的营养是否足够。营养学家可以建立一个住院治疗期间的照护计划以追踪患者的营养需求并监测其摄入量和体重增长。

▪ 手术与其他治疗

- 若预期管饲时间>3 个月,则应考虑胃造口术置管。
- 对于药物治疗无效的 GERD,考虑绕过胃通过空肠造口术置管或胃造口术置管结合 Nissen 胃底折叠术进行喂养。

▪ 住院治疗

初始治疗
- 在进行行为治疗之前,确保充足的体重增长及生长发育。
- 评估及治疗维生素及矿物质缺乏。
- 如果身高别体重或 BMI<第 5 百分位,体重增长小于生长曲线的第 2 百分位数或者体重降低,考虑通过鼻胃管补充营养。
- 如果怀疑吸入性肺炎需进行血培养、胸部 X 线检查;禁食并开始静脉输液及使用抗生素;监测血氧饱和度,当其<95% 给予吸氧。

后续治疗与护理

▪ 随访推荐

设置多学科喂养小组,如果在合适的地理范围之内可行。

患者监测
- 出院 2 周内测量患者体重。
- 在患者稳定前儿科医生应每隔 2 周监测患者与误吸相关的呼吸困难。

▪ 饮食事项

- 怀疑误吸时应持续禁食直到完成后续评估(MBSS)。
- 要求给予患者符合其现阶段摄取能力的饮食(例如接受婴儿食品、试验性的泥状食物)。
- 如果营养摄入不足;提供营养补充,监测卡路里摄入;如果不能达到营养需求应开始鼻胃管喂养。
- 向照料者传授实施管饲喂养的知识。

▪ 预后

- 患者如果得到严密的监测,其营养状况可通过管饲得以恢复。
- 咽性吞咽困难导致误吸的患者随着时间的推移状况会得到改善。
- 导致误吸的神经系统静息性或退行性病变一般很难恢复。
- 疾病情况下表现出吞咽困难的患者在恢复健康时吞咽困难会得到改善。

疾病编码

ICD10
- R63.3 喂养困难。
- R13.10 吞咽困难。
- T17.928A 呼吸道内食物,造成其他伤害的部分特指,初始。

常见问题与解答

- 问:在吞咽困难中误吸与侵入的区别是什么?
- 答:当食物或流质进入气管但停留在声带上方并且可以被患者自行清除时,称为侵入;当食物和流质落入声带下方进入到肺部时称为误吸。
- 问:MBSS 是如何评估吞咽困难的?
- 答:语言治疗师与放射科医生合作,给予患者不同质地的食物,包括稀薄的和稠厚的液体,稀的蜂蜜及花蜜,黏稠的泥状食物,如果需要还可给予食物碎块,观察食物是否安全进入食管而非进入气道。语言治疗师也会尝试给予治疗,例如调整患者姿势以判断是否可以消除误吸。

无脾、脾功能不全 Asplenia Hyposplenia

Joseph A. Picoraro • Sarah S. Lusman 俞懿 译 / 瞿晓文 审校

基础知识

描述

• 无脾是由于先天性异常或者外科手术引起脾缺如。

• 脾功能不全是脾功能的减退或是缺失,减弱了防止细菌感染的能力。

流行病学

• 确切的发病率不清楚。

• 无脾发生在大约3%的伴有结构性心脏病的新生儿。

• 孤立的无脾最常见于尸体解剖中。

病理生理

• 脾脏是网状内皮系统的主要组成;对于抗体合成和噬菌作用清除调理素微生物都很重要。

• 抗体介导的噬菌作用是破坏荚膜内细菌的基本机制,比如肺炎球菌、脑膜炎球菌和嗜血杆菌。

• 在脾脏吞噬细菌通路缺失的情况下,这些细菌富含多糖的囊膜保护它们免于破坏,使它们产生全身细菌感染,可能导致致命性的败血症。

• 小于4岁的患者几乎没有其他的细菌清除方式存在,减弱的脾功能会引起显著的病理改变。

病因

• 外科脾切除。

• 先天性无脾。

• 与特定的疾病或状况相关(见"鉴别诊断")。

常见相关疾病

• 除脾切除外的无脾,应考虑有特定疾病的患者的无脾或者脾功能不全(见"鉴别诊断")。

• 在荚膜微生物所致致命性感染的患者,应该怀疑无脾或脾功能不全。

诊断

病史

• 任何患者有与无脾或脾功能不全相关的已知状况(见"鉴别诊断")需要进行脾功能评估。

• 在表面上健康的儿童没有明确的危险因素存在荚膜微生物所致致命感染,血涂片应该检查来寻找脾功能减退症的征象(见"实验室检查")。

体格检查

• 脾脏可能正常、增大或是未触及。所以,脾脏大小不能作为脾功能的指标。

• 脾脏大小与潜在的病因最密切相关。

• 门静脉高压或因囊肿、肿瘤或淀粉样变完全的脾替换引起脾大。

• 镰状细胞病和疟疾细胞碎片阻塞脾脏也可能导致脾脏增大。

• 镰状细胞疾病患者通常生命早期就有脾大,因为脾脏会潴留异常红细胞。随着时间,脾脏慢慢地自体梗死,最终变得不能触及。

诊断检查与说明

实验室检查

• 脾功能的减退或缺失可以通过血涂片上可检测的特殊血液学改变来明确。

- 正常情况下,脾脏清除细胞间碎片,如豪-周小体(核残留)、海因茨小体(变性血红蛋白)和帕彭海默小体(铁颗粒)。

- 目标细胞的发现(伴牛眼中心的红细胞,其膜过度与铁和血红蛋白的数量有关),豪-周小体,海因茨小体,帕彭海默小体和凹陷的(或痘痕的)红细胞提示脾功能不全或无脾。

• 当看到>12%的红细胞表面凹陷,凹下或痘痕时,是脾功能不全的最敏感指标。这些都是膜下气泡,只能在1%戊二醛浸湿的红细胞中用直接干涉相差显微镜见到。

影像学检查

• 多普勒超声:评估脾脏大小和脾静脉和门脉血管的血流方向。

• CT或MRI:发现多脾症。

• 放射性同位素肝或脾扫描:发现有功能的网状内皮细胞。

鉴别诊断

脾功能减退与以下疾病相关。

• 先天性疾病。

- 单纯先天性无脾。

- 内脏异位综合征。

• 血液疾病。

- 隔离危机(如:镰状细胞性血红蛋白病、原发性血小板增多症和疟疾)。

• 自身免疫性疾病。

- 肾小球肾炎。

- 系统性红斑狼疮。

- 风湿性关节炎。

- 肉状瘤病。

- 干燥综合征。

- 甲状腺功能亢进。

- 移植物抗宿主病。

• 消化道或肝脏疾病。

- 乳糜泻。

- 炎症性肠病。

- 慢性肝脏疾病/门脉高压。

• 占位性病变。

- 肿瘤,如淋巴瘤。

- 淀粉样变。

- 囊肿。

• 脾切除术后。

- 外伤。

- β-珠蛋白生成障碍性贫血。

- 遗传性球形红细胞增多症。

• 血管性疾病。

- 脾动脉闭塞。

- 脾静脉栓塞。

• 其他。

- 正常婴儿。

- 老年人。

- 骨髓移植。

- HIV感染。

• 脾照射。

治疗

一般措施

• 对所有无脾或脾功能不全的患者应该接种肺炎球菌、脑膜炎球菌和嗜血杆菌疫苗进行免疫。

• 对于准备接受脾切除择期手术的患者,至少术前14天接种肺炎球菌、脑膜炎球菌和嗜血杆菌疫苗。

• 所有6周到5岁的儿童都应该接受4剂13价肺炎球菌联合疫苗(PCV13)。

- 在2～5岁无脾或脾功能不全的患儿中,23价肺炎球菌多糖疫苗(PPSV23)应该在4

针 PCV13 后执行接种。

- 首剂后 5 年应该复种 PPSV23。

• 6 周至 18 个月无脾或脾功能不全的婴儿应该接受 4 剂脑膜炎球菌 C 和 Y 组,以及流感嗜血杆菌 b,破伤风类毒素联合疫苗(Hib-MenCY-TT)。

- 19 个月以上的幼儿应该等到 2 岁再接种 2 剂 4 价脑膜炎球菌联合疫苗(MenACWY)。

- 推荐每隔 5 年再次接种。

• 如上所述,如果没有完成,儿童也应该接种流感嗜血杆菌 b 疫苗。

• 在所有无脾或脾功能不全儿童中,抗生素预防应该积极推荐的。

- 青霉素或阿莫西林是最常用的;然而,随着青霉素耐药增长,它可能会被阿莫西林克拉维酸、氟喹诺酮和头孢呋辛替代。

• 在疾病所有阶段镰状细胞患者会有脾功能受损,应该接受抗生素预防。

▪ 住院事项

任何无脾或脾功能不全患者伴发热应该评估为全身细菌感染。血培养及广谱抗生素覆盖应该强烈建议。

后续治疗与护理

▪ 患者教育

• 患者应该按照细菌感染的风险和控制发热的考虑提出治疗建议。

• 医疗报警手镯或项链可以用来提示脾功能和败血症风险。

▪ 并发症

• 菌血症。

- 对于无脾或脾功能不全的患者,菌血症风险在小年龄儿童和脾切除术后最初的几年最高。

- 引起菌血症最常见的病原体是有荚膜的微生物、肺炎链球菌、流感嗜血杆菌和脑膜炎双球菌。

- 微小巴贝虫、恶性疟原虫(红细胞内寄生虫)和犬咬嗜二氧化碳纤维菌(通过狗咬)感染风险也增大。

> **注意**
> 总体来说,4 岁以下的患者由于有发生细菌感染的危险,脾切除术是禁忌的。

 疾病编码

ICD10

• Q89.01 无脾(先天性)。

• Z90.81 获得性脾缺如。

• D73.89 其他脾脏疾病。

常见问题与解答

• 问:如果孩子发热,应该做些什么?

• 答:所有无脾或脾功能不全的患者应该评估是否有严重细菌感染并适当治疗。

• 问:在哪些特殊情况下需要特别注意防止感染?

• 答:对于无脾或脾功能不全的患者接受牙科治疗或消化道内镜时应该考虑视个体情况而定。对接受高危内镜检查(如:硬化疗法或狭窄扩张)的患者,预防性抗生素治疗应该强烈推荐。

西尼罗河病毒
(和其他虫媒病毒性脑炎)

West Nile Virus
(and Other Arbovirus Encephalitis)

Jessica Newman • Jason Newland

张琰 译 / 谢新宝 审校

基础知识

■ 描述

- 该疾病通过节肢动物传播,可以引起中枢神经系统感染、不明原因发热、急性多关节病和出血热。
- 多数虫媒病毒感染无症状。
- 西尼罗河病毒(WNV)是黄病毒家族中的一种虫媒病毒。
- WNV 是在 1999 年美国纽约一次暴发性脑炎中被发现的。
- 目前已知 150 多种虫媒病毒可以使人患病。
- 其他虫媒病毒也可以导致类似症状或急性出血热。

■ 流行病学

- 虫媒病毒通过蚊子、蜱和白蛉飞进行传播。在美国 WNV 主要通过东方库蚊传播。WNV 通过输血和器官移植也可进行传播,很少宫内传播。
- 虫媒病毒在自然界中主要在鸟类、马和小动物进行传播。人类和当地的动物通过死亡的宿主偶然感染。
- 鸟类中的患病情况成为美国人群感染 WNV 的一个标志,曾经作为人群感染 WNV 情况的敏感性指标。
- 北美每一种虫媒病毒都有特定的地理分布,症状性感染和无症状感染有不同比例。所以不同地区疾病的严重程度不同,年龄分布不同,WNV 目前除在美国发现外,在欧洲、非洲和亚洲也被发现。

发病率

- 夏末和秋初为虫媒脑炎的发病高峰。季节性取决于节肢动物宿主的繁殖和饲养季节。
- 西尼罗河病毒是引起虫媒病毒中枢神经系统感染的主要病原。其引起的脑炎常见于老年人,一般为 60 岁以上人群,在儿童中不常见。
- 国际上每年报道的东方马型脑炎和西方马型脑炎不超过 10 例。东方马型脑炎往往比西方马型脑炎更易呈暴发性表现。

■ 一般预防

- 公共卫生部门主要通过监测病毒活动来

预测和预防该病的暴发:
- 积极监测动鸟类感染病毒情况,了解 WNV 的活动。
- 积极监测蚊子中病毒情况,检测病毒的活动。
- 兽医和卫生护理人员监测具有脑炎症状的动物或人群患病情况。
- 对献血者和器官捐献者进行筛查。
- 个人预防措施来避免蚊子叮咬,包括驱蚊剂、防护服和屏风,避开蚊子觅食的高峰时间(黎明和黄昏),安装空调。
- 在流行感染区域调整控制蚊子方案。
- 多数情况下没有疫苗可预防虫媒病毒感染。对于要到日本脑炎和黄热病流行区长住的旅行者来说,接种相关疫苗能有效预防这些疾病。
- 控制感染的措施。
- 给住院患者提供标准预防措施。
- 当有媒介蚊虫存在时,推荐进行呼吸道防护。
- 登革热和黄热病患者存在病毒血症,应防止蚊媒传播,以避免潜在的传播。

■ 病理生理

- WNV 及其他虫媒病毒性脑炎的潜伏期为 2～14 天(免疫缺陷人群可达 21 天以上)。
- 潜伏期是病毒复制、病毒血症以及病毒侵入中枢神经系统所需要的时间。
- 病毒复制是从蚊子叮咬的部位开始的,短暂的病毒血症即可导致病毒播散到到肝脏、脾脏、淋巴结。持续的病毒复制和病毒血症,病毒可播散到其他器官包括中枢神经系统。
- 起病后第一周内病毒很难从血中被清除,但是在中枢神经系统出现症状之后可被清除。

■ 病因

- 根据主要的临床症状虫媒病毒可以分为 2 组。
- 在美国,有 7 种虫媒病毒是脑炎的主要病原:WNV,加利福尼亚脑炎病毒(LaCrosse strain),东方马型脑炎,西方马型脑炎,圣·路易斯脑炎,波瓦生脑炎和委内瑞拉马脑炎。

- 虫媒病毒如黄热病和登革热、科罗拉多蜱热主要表现为急性发热性疾病、出血热,不表现脑炎。
- WNV 的主要临床表现。
- 无症状感染:最常见。
- 自限性发热性疾病:67%症状性感染者。
- 神经系统侵袭性疾病:无菌性脑膜炎、脑炎或迟缓性麻痹见于<1%的患者。

诊断

■ 病史

- 中枢神经系统虫媒病毒感染的诊断比较困难。
- 能够提示一定病因的特征性的流行病学病史是病史中的重要部分。
- 患病的季节、社区内疾病的流行情况和动物的接触史可以为疾病的诊断提供线索:
- 在温带气候温暖的月份(夏季和初秋)肠道病毒感染多见。
- 在潮湿的气候蚊子叮咬或夏季站在水里都可能会增加节肢动物传播病毒的危险。
- 动物咬伤史或接触蝙蝠可以提示狂犬病的可能。
- WNV(症状性感染)突然起病,表现为发热、头痛、肌痛、肌无力和胃肠道症状(恶心、呕吐或腹泻)。
- WNV 神经系统感染表现为颈抵抗、头痛、精神状态改变、运动障碍及迟缓性麻痹。
- 几乎所有的虫媒病毒脑炎患者都是以急性发热和头痛突然起病的。相关的症状包括抽搐、意识状态改变、定向障碍和行为障碍。

■ 体格检查

- 神经系统症状通常是弥散性的,但也可以是局限性的,临床表现可以和脑膜炎鉴别,因为脑膜炎可有颈抵抗、发热,而没有神志改变。
- WNV 感染可能的其他体征。
- 0～50%的患者可以看到皮疹,表现为胸部、背部和手臂上出现玫瑰疹或斑丘疹,皮疹无瘙痒,持续 1 周。
- 弥漫性的淋巴结肿大也很常见。
- WNV 感染者的神经系统检查可以显示

X

肌无力或迟缓性麻痹,深部肌腱反射和伸肌反射亢进,四肢震颤或异常运动。

■ 诊断检查与说明

虫媒病毒脑炎根据流行病学,典型的临床症状、体征,以及实验室与影像学检查结果来诊断。

实验室检查

• 实验室常规检查。
- 全血细胞计数显示轻度的白细胞升高。
- 红细胞沉降率轻度升高。
- 脑脊液细胞数轻到中度升高,单核细胞占多数。
- 脑脊液蛋白升高。
- 脑脊液葡萄糖正常。
• 血清学。
- 酶联免疫吸附测定法或间接荧光抗体法检测 WNV 或其他病毒的 IgG 和 IgM 抗体。
- 符合下列条件之一可诊断虫媒病毒脑炎。
  ○ 检测到病毒特异性 IgM 抗体。
  ○ 恢复期血清病毒抗体滴度 4 倍以上升高。检测急性期血清病毒抗体滴度时血标本应在发病后 0～8 天内采取。恢复期血标本应该在发病后采取急性期标本后 14～21 天。急性期一次血标本检测阴性不能除外诊断,但阳性结果提示近期感染。
- 从组织、血液和脑脊液中分离出病毒。
- 聚合酶链反应(PCR)检测到病毒 RNA。

影像学检查

• 影像学如 MRI 或 CT 有助于排除其他引起脑炎或脑病的可能病因。
• MRI 已经被证明可以用于从急性病毒性脑炎中鉴别出急性感染后脑脊髓膜炎。急性感染后脑脊髓膜炎头增强 MRI 可见多灶性白质病变。

诊断步骤与其他

• 脑电图。
- 弥漫的、广泛的慢波。
- 周期性的、高波幅的、起源于颞叶的 2～3 s 的棘慢复合波提示单纯疱疹病毒感染。

■ 鉴别诊断

感染性。
• 病毒性感染。
- 单纯疱疹病毒。
- 肠道病毒。

- HIV。
- 人疱疹病毒 6 型。
- EB 病毒。
- 巨细胞病毒。
- 淋巴细胞性脉络丛脑膜炎病毒。
- 狂犬病毒。
- 流行性腮腺炎病毒。
- 流感病毒。
- 腺病毒毒。
• 非病毒性感染。
- 猫抓病(巴尔通体)。
- 肺炎支原体。
- 感染后脑脊髓膜炎:通常上呼吸道不明原因病毒感染后数天到数周。
- 胀肿或硬膜下积脓。
- 脑膜炎。
- 结核性。
- 隐球菌或其他真菌(组织胞浆菌、球孢菌、芽生菌)。
- 细菌性。
- 李斯特菌。
- 弓形虫。
- 恶性疟原虫感染(疟疾)。
- 寄生虫(猪囊虫病、包虫病、阿米巴病、锥虫病)。

非感染性:肿瘤、癌性脑膜炎、系统性红斑狼疮、结节病、血管炎、出血、中毒性脑病、代谢紊乱。

 ## 治疗

■ 一般措施

• 无特异性的抗病毒药物。
• 保护心肺功能,维持液体和电解质平衡,控制惊厥发作,降颅压等措施是很重要的。
• 合并吉兰-巴雷综合征的患者可以考虑输注静脉丙种球蛋白或血浆置换,静脉丙种球蛋白已应用于发生迟缓性麻痹的病例,有一定的效果。
• 长时间昏迷后可以恢复。

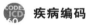 ## 后续治疗与护理

■ 随访推荐

患者监测

• 病情严重的或有并发症的患儿应考虑后

续的神经行为随访。
• 如果是在怀孕期间查出有 WNV 感染,在起病后的 2～4 周后建议做胎儿超声检查评估有无先天性的异常和神经缺损。
• 婴儿在出生时和 6 个月时应行血清检测 WNV 的 IgM 抗体,6 个月时检测 WNV 的 IgG 抗体。

■ 预后

• 恢复情况取决于特定的感染因素和宿主因素,如年龄及有无基础疾病。
• 东部马型脑炎和日本脑炎的预后最差,死亡率 30%。

■ 并发症

• 视神经炎。
• 癫痫。
• 昏迷。
• 死亡。
• 吉兰-巴雷综合征。
• 严重的神经系统后遗症。
• 心肌炎。
• 胰腺炎。
• 肝炎。

疾病编码

ICD10

• A92.30 西尼罗河病毒,非特异性。
• A92.31 西尼罗河病毒脑炎。
• A85.2 节肢动物传染的病毒性脑炎,非特异性。

常见问题与解答

• 问:脑炎患者需要检测虫媒病毒包括 WNV 吗?
• 答:虫媒病毒检测不推荐于所有的脑炎患者。虫媒病毒脑炎的患病率较低,应首先检测儿童脑炎更常见的病原(例如单纯疱疹病毒),如果常见病原检测阴性,患儿有流行病学危险因素如地理位置、季节和接触史,应该进行虫媒病毒的检测。无菌性脑膜炎或吉兰-巴雷综合征的患儿虫媒病毒的检出率较低。

吸收不良 Malabsorption

Sabina Sabharwal　叶孜清 译 / 黄瑛 审校

 基础知识

■ 描述

- 吸收不良是一类综合征,不是一种疾病。任何情况下,肠道消化和(或)吸收营养素的功能发生紊乱,即为吸收不良。
- 典型症状包括:慢性腹泻、腹胀、生长迟缓。

■ 流行病学

取决于病因。

■ 病因

发达国家吸收不良的常见病因如下。

- 肠炎后综合征。
- 牛奶蛋白不耐受。
- 贾第虫病。
- 乳糜泻。
- 囊性纤维化。
- 炎症性肠病。

■ 病理生理

- 取决于受影响的营养素。
- 碳水化合物
- 单糖:先天性葡萄糖-半乳糖酶缺乏,果糖不耐受。
- 双糖:乳糖酶缺乏(先天或获得性)、蔗糖-异麦芽糖酶缺乏。
- 多糖:胰酶缺乏(先天或获得性)。
- 脂肪。
- 胆盐缺乏:胆汁淤积、末端回肠切除。
- 胰腺外分泌功能不全:囊性纤维化、慢性胰腺炎。
- 肠道表面积不足:乳糜泻、绒毛扁平。
- 蛋白质。
- 蛋白丢失性肠病:肠道淋巴管扩张、先天性心脏衰竭。
- 胰腺外分泌功能不全:囊性纤维化、Shwachman-Diamond 综合征。
- 肠道表面积不足:乳糜泻。
- 根据吸收不良发生部位。
- 黏膜异常。
- 解剖性:肠炎后综合征、乳糜泻、炎症性肠病。
- 功能性:双糖酶缺乏。
- 管腔异常。

- 胰腺外分泌功能不全:囊性纤维化、Shwachman-Diamond 综合征。
- 胆盐缺乏:胆道胆汁淤积性肝病、回肠切除。
- 解剖结构异常。
- 短肠:手术切除。
- 动力紊乱:假性肠梗阻。

诊断

■ 病史

- 消化道症状。
- 常见于消化不良患者。
- 症状可由轻度腹胀至严重腹痛、呕吐。
- 最常见症状是慢性或复发性腹泻。
- 碳水化合物吸收不良综合征特征为腹胀、水样泻,伴或不伴轻微腹痛。由于酸性粪便刺激,肛周皮肤不适。
- 脂肪吸收不良表现为大块、油腻粪便、恶臭,漂浮于水面。腹胀、排气过多、体重下降、食欲增加亦可见。
- 周期性恶心、腹胀、腹痛、腹泻是慢性贾第鞭毛虫感染的症状。
- 蛋白敏感综合征的表现为呕吐、中重度腹痛、血便。
- 腹痛或易激惹尤其见于乳糜泻。
- 粪便特征。
- 经常出现粪便松散、水样泻提示糖不耐受。
- 粪便大块、油腻、松软、恶臭提示脂肪吸收不良。
- 蛋白质吸收不良者粪便可正常或松散。
- 血便常见于牛奶蛋白过敏、感染、炎症性肠病。
- 其他症状。
- 糖、脂肪、蛋白质吸收不良可导致生长迟缓。
- 由于维生素 B_{12}、铁、叶酸吸收不足导致贫血,伴乏力与疲劳。
- 蛋白吸收减少及低白蛋白血症可致水肿。
- 维生素 D 缺乏致低钙、低磷,出现肌肉痉挛。

■ 体格检查

- 对于生长迟缓、营养不良、体重增加少、青春期延迟患儿,需考虑吸收不良综合征可能。
- 体重下降、出生后体重增加慢的婴儿、低

体重且体重-身高百分位数低者,尤其应当怀疑吸收不良。

- 出现营养不良的体征,包括皮下脂肪减少、苍白、口角干裂、肌肉无力。
- 腹部膨隆、肠鸣音增强。
- 常见口周和(或)肛周皮疹。

■ 诊断检查与说明

实验室检查

- 粪便检查。
- 粪便还原糖阳性、pH<5.5 提示存在未吸收的糖。
- 在进行监测的 3 天内,记录摄入脂肪量,同时通过特殊染色方法定量测定粪便中脂肪量。脂肪吸收指数计算公式如下:

$$\frac{摄入脂肪(g) - 粪便脂肪(g)}{摄入脂肪(g)} \times 100\%$$

- 正常脂肪吸收指数:儿童及成人>93%;婴儿>85%;早产儿>67%。
- 中度脂肪吸收不良 60%~80%。
- 指数<50% 提示重度吸收不良。
- 粪便中大分子量血清蛋白阳性,如抗胰蛋白 α,提示血清蛋白渗漏。筛查蛋白质丢失性肠病可行 24 h 粪便抗胰蛋白 α 定量,同时进行血清测定。
- 粪便中找寄生虫及虫卵、粪便抗原检查可证实是否存在贾第鞭毛虫感染。
- 若怀疑胆汁酸吸收不良,定量测定粪便中结合、未结合胆汁酸。但该试验通常无法进行或不被使用。
- 其他实验室检查。
- 血常规。
- 若存在铁、叶酸、维生素 B_{12} 吸收不良,可见贫血。
- Shwachman-Diamond 综合征患者常见中性粒细胞减少。
- 总蛋白及白蛋白水平。
- 蛋白丢失或不被吸收,尤其是蛋白丢失性肠病、胰腺功能不全者,可见总蛋白及白蛋白低于正常参考范围。
- 脂肪吸收不良或回肠切除,血清可溶性维生素水平降低。
- 胆汁酸吸收不良时,血 LDL、胆固醇水平降低。
- 由于维生素 D 及氨基酸吸收不良,血钙水平降低。

X

- 胆盐缺乏和脂肪吸收受损，可导致血清维生素 A、E、胡萝卜素水平低下。
- 若怀疑某种特定疾病时，进行相应的检查（例如，怀疑乳糜泻时行黏膜活检，怀疑囊性纤维化进行汗液检测，怀疑炎症性肠病行相应检查）。
- 低白蛋白者应行尿液检查以排除蛋白尿。
- 肠道细菌过度生长导致小肠扩张，可由上消化道造影或乳果糖呼气试验证实。
- 可进行遗传检测以明确遗传性吸收不良综合征。
- 活检获得组织样本，可通过电子显微镜行超微结构分析。

■ 鉴别诊断

• 胰腺疾病。
- 囊性纤维化。
- Shwachman-Diamond 综合征。
- Johanson-Blizzard 综合征。
• 慢性胆汁淤积。
- 胆道闭锁。
- 维生素 E 缺乏。
- Alagille 综合征。
• 感染性腹泻。
- 贾第虫病。

- 隐孢子虫病。
• 黏膜缺陷。
- 乳糜泻。
- 克罗恩病。
- 感染后腹泻。
• 先天性刷状缘酶缺乏。
- 葡萄糖-半乳糖转运体缺乏。
- 蔗糖-异麦芽糖缺乏。
- 微绒毛包涵体疾病。
• 肠道淋巴引流异常。
- 原发性肠道淋巴管扩张。
- 继发性肠道淋巴管扩张。

 治疗

• 总体而言，营养支持最为重要。
• 特定治疗取决于病因。如乳糜泻采用无麸质饮食；贾第鞭毛虫予甲硝唑治疗；回避不耐受食物。

 后续治疗与护理

■ 并发症

• 吸收不良的并发症因不同病因而各异。但是若不明确病因进行恰当治疗，营养不良

及其并发症会逐渐恶化。

• 吸收不良及营养不良常见并发症包括：生长迟缓，维生素微量营养素缺乏（锌、镁、钙），骨骼疾病，低蛋白血症及水肿，必需脂肪酸缺乏，肛周皮炎，免疫功能失调，贫血。

疾病编码

ICD10

• K90.9 肠道吸收不良，未指明的。
• K90.4 不耐受所致吸收不良，不纳入其他分类。
• K90.9 乳糜泻。

常见问题与解答

• 问：为何吸收不良患者会出现贫血？
• 答：由于维生素 B_{12}、铁、叶酸吸收不良，故会出现贫血。
• 问：乳糜泻患者为何会出现吸收不良症状？
• 答：乳糜泻会导致小肠黏膜炎症及绒毛萎缩。故肠道吸收能力减弱。

膝痛·前/髌股紊乱综合征 Knee Pain，Anterior/Patellofemoral Malalignment Syndrome

Theodore J. Ganley · Matthew Grady　王达辉　夏天 译/王达辉 审校

 基础知识

■ 描述

• 以膝前方不适为特点，通常与运动相关，特别是跑、跳和爬楼。
• 曾被称作"痛苦紊乱综合征"。

■ 病理生理

• 髌股紊乱综合征的诱发因素。
- 股骨前倾。
- 膝外翻。
- 扁平足。
• 这 3 个解剖特点被普遍称为造成膝前疼痛恐怖三联征。因为整个运动力学链在功能上相连，一个区域的紊乱可导致远处的继发应力。
• 过度的股骨前倾以及显著的扁平足会导

致髌骨外侧拉力增加，并导致髌股关节疼痛。
• 进一步的诱因包括更宽的骨盆和更偏外的胫骨结节，它们都导致膝关节生物力学改变。
• 髋外展肌和股四头肌无力以及腘绳肌、髂胫束、跟腱和股四头肌紧张会导致跨越髌股关节力增大。

诊断

■ 病史

• 髌骨下和髌骨周围的疼痛出现在以下活动时：下蹲、长时间屈膝坐、上下楼梯或爬山。这些活动增加髌股关节接触应力。
• 近期髌骨直接创伤病史：髌骨钝性创伤

可导致软组织或软骨下挫伤，可能加重症状。

■ 体格检查

• 评估髋外展肌肌力弱者单腿下蹲——膝将出现外翻。
• 触诊髌骨内外侧关节面处，因接触力增加导致疼痛。
• 屈伸膝时，膝前出现破裂声。
- 破裂声可能是髌骨下表面软化的征象。
- 髌骨软化症是髌骨关节软骨病理性改变，表现为从软化导致的轻微的破裂声到软骨破裂导致的交锁和黏滞感。
• 所有膝前疼痛患者普遍没有单纯的成角或旋转，但是许多患者有股骨前倾、膝外翻和扁平足。也可发现髋外展肌无力和腘绳肌或股四头肌紧张。

■ 诊断检查与说明

影像学检查

• 膝关节前后位、侧位和髌骨轴位（Merchant 位）摄片。
- Merchant 位可显示髌骨在滑车内的形状。
- 患者常被发现有髌骨外侧倾斜，也有异常形态的髌骨，伴有过度延长的髌骨外侧部或外侧髌骨关节面。
• MRI 不作为髌股紊乱综合征的首选检查，但是它能够排除顽固性疼痛和少见临床表现患者病理改变。

■ 鉴别诊断

• Osgood-Schlatter 病。
- 压痛不在髌骨而在胫骨结节前。
- 隆起部的自限性炎症，倾向于发生在青少年期和青春期前的儿童。
- 从侧位片上发现隆起部不规则和碎裂。
- 半月板撕裂。
- 临近胫骨和股骨关节面的新月形纤维软骨组织的破坏。
- 大多数表现为后内侧或后外侧半关节压痛伴膝过屈和旋转。
• 髂胫束远端肌腱炎。
- 因髂胫束在到达其胫骨外侧止点（Gerdy 结节）前在胫骨外侧髁上摩擦造成的髂胫束远端激惹。

- 通常出现在跑步者或髋外展肌无力者。
• 髌前滑囊炎。
- 为皮下组织下充满液体的黏液囊的炎症，就在髌骨的正前方。
- 通常在长期下跪者出现，被称为"铺地毯者膝"。
- 髌骨正前方的肿胀和压痛，不表现为髌股关节综合征患者髌骨内外侧区的深压痛。

> **注意**
> 伴有创伤性积液、交锁、黏滞感、韧带应力试验不稳、多关节积液或梦游的患者应考虑其他创伤性或非创伤性疾病。

治疗

■ 一般措施

• 渐进性运动训练计划是治疗的主要方面。
• 力量和屈曲活动练习可增强髌股关节的力学结构。
• 力量增强训练需包括髋外展肌、腘绳肌和股四头肌：
- 这种力量增强训练可作为家庭锻炼项目每天进行数次，或对顽固性病例进行正规物理治疗。
• 拉伸训练包括股四头肌、腘绳肌、髂胫束和跟腱拉伸，由体格检查评估。

• 患者可从如游泳、固定脚踏车和漫步机的低阻力活动提高到进行跑步的高级别活动。
• 在急性症状期因制动，避免高强度运动，特别是涉及跑跳的运动。

疾病编码

ICD10
• M25.569 未特指的膝痛。
• M22.2X9 髌股关节疾病，未特指膝。
• M22.40 髌骨软骨软化，未特指膝。

常见问题与解答

• 问：可以进行运动吗？这种疾病危险吗？
• 答：重获良好力量和屈曲度的髌股关节综合征患者被允许恢复活动，但活动不应引起疼痛、跛行。黏滞感、交锁或积液可提示需要处理的更严重关节内生物力学病变。
• 问：需要支具吗？
• 答：一些膝前疼痛患儿应使用氯丁橡胶护膝，其对髌骨外侧支持有益于伴有髌骨外移的患者，但支具不能替代力量和调节训练。
• 问：髌骨软骨软化症和髌骨关节综合征等同吗？
• 答：髌骨软骨软化症是一类髌骨下表面的解剖病理改变。髌股关节综合征是包含病史、查体、放射学等要素的前膝疼痛疾病。

细菌性肺炎 Pneumonia, Bacterial

Erica S. Pan · Shannon Thyne　代佳佳 译/张明智 审校

基础知识

■ 描述

肺炎是肺部包括肺泡和远端气道的感染。

■ 流行病学

发病率

• <5 岁儿童多发（发病率 3%～4%）。
• 病毒性肺炎仍占儿童肺炎的大部分。

■ 危险因素

• 免疫缺陷。
- 免疫力低下。
- 镰刀状红细胞贫血。
• 吸入性。

- 精神状态改变。
- 气管食管瘘。
- 脑性瘫痪。
- 癫痫发作。
• 肺功能异常及解剖异常。
- 囊性纤维化。
- 先天性肺畸形。
- 支气管肺发育不良。
- 哮喘。

■ 病因

• 根据年龄，病原学存在差异。
- 新生儿：B 型链球菌、肠道革兰阴性杆菌（如大肠杆菌）、李斯特菌、流感嗜血杆菌、百日咳杆菌。

- 1～3 个月：新生儿病菌＋金黄色葡萄球菌、肺炎链球菌、衣原体。
- 4 个月～4 岁：肺炎链球菌、金黄色葡萄球菌、流感嗜血杆菌。
- >5 岁：肺炎链球菌、金黄色葡萄球菌、流感嗜血杆菌、支原体、结核分支杆菌。
• 根据危险因素的不同，病原学存在差异。
- 肺吸入引起的病原学：口腔定植菌包括厌氧菌，如拟杆菌、消化链球菌感染的可能性大。
- 呼吸机依赖的患者：铜绿假单胞菌和克雷伯杆菌及其他革兰阴性杆菌感染的可能性大。
- 囊性纤维化患者铜绿假单胞菌及其他不常见病原菌感染可能性大。

💊 诊断

■ 病史

- 发热、寒颤。
- 呼吸增快：在细菌性肺炎患者中敏感，但并不特异存在。
- 呼吸困难及呼吸气促普遍存在（可能和婴儿喂养困难相关）。
- 小婴儿存在喂养困难和呼吸困难。
- 细菌性肺炎常出现咳嗽；百日咳肺炎在卡他期常出现阵咳和咳后呕吐。
- 胸痛。
- 腹痛、呕吐：常见于下叶肺炎。
- 兴奋、嗜睡、萎靡。
- 出生史，包括母孕期感染（如沙眼衣原体可在分娩时通过母体生殖道传播）。
- 免疫状态：流感嗜血杆菌、百日咳、肺炎链球菌感染不常见。
- 近期的上呼吸道感染或呼吸道合胞病毒可继发细菌性肺炎。
- 反复的细菌感染提示免疫缺陷或囊性纤维化（均为细菌性肺炎的危险因素）。
- 接触百日咳、结核或近期旅游史。
- 旅行者、医务人员、监狱或收容所工作人员易感染结核。

■ 体格检查

- 主要表现：氧饱和度<95%，呼吸频率升高，鼻翼扇动、发热、疾病面容。
- 一般检查可从轻度疾病貌到中毒表现。
- 婴儿体格检查发现面容与呼吸急促不成比例。
- 患儿可表现为脱水或休克。
- 细菌性肺炎的儿童可伴随发热。
- 不典型细菌和百日咳导致的肺炎可不出现发热。
- 呼吸急促或呼吸做功增加表现为鼻翼扇动、鼾音、吸气音。
- 氧饱和度下降：呼吸急促或其他窘迫表现的儿童需要心电监护。
- 固定干湿啰音、鼾音、呼吸音低、哮鸣音。
- 扣诊出现肺部实音或浊音增加及呼吸音降低需引起注意。
- 当哮鸣音明显时，很难分辨出湿啰音。

■ 诊断检查与说明

- 不明确的普通型肺炎。
- 中毒症状明显的婴儿：血、尿、脑脊液培养需考虑。

- 病毒检测：呼吸道合胞病毒、流感病毒、其他呼吸道病毒可以排除病毒感染的诊断，指导门诊患者的治疗。

实验室检查

- 血培养。
- 健康的、已经免疫的普通肺炎患儿不明确病因。
- 不易鉴别病原学的肺炎。
- 对抗生素不敏感、中度到重度需要住院治疗的肺炎。
- 肺炎链球菌肺炎患者30%可出现菌血症。
- 外周血白细胞在 15 000～40 000/mm³ 之间与细菌性肺炎相关，百日咳患者白细胞甚至更高，但不能鉴别是何种病原体导致的肺炎。
- 存在不典型细菌感染的症状和体征时，可以考虑肺炎支原体检测，以指导抗生素的使用。
- 急性期指标如血沉、CRP可为严重疾病临床决策提供指导，但不能鉴别是细菌还是病毒感染。
- 怀疑结核分枝杆菌感染可做 PPD 纯蛋白衍化物检测和 Γ 干扰素释放试验。

影像学检查

- 胸片，正位。
- 普通型肺炎，临床症状和检查结果一致的诊断可不行胸片检查。
- 怀疑肺炎，但临床表现不典型的患者；存在低氧血症、有呼吸窘迫表现；怀疑胸腔积液或对治疗不敏感的患者推荐拍胸片。
- 特征性的胸片表现包括："肺泡或肺叶存在渗出物"的支气管影像、圆形渗出可见于链球菌肺炎。弥漫性间质渗出和肺气肿可见于不典型肺炎，如支原体肺炎和衣原体肺炎。
- 胸片不能鉴别细菌性还是病毒性肺炎。
- 早期诊断病例或者存在脱水的患者可没有渗出（胸片表现阴性）。
- 在鉴别胸腔积液与异物吸入时，正侧位片较正位片敏感。
- CT 扫描：对于怀疑肺炎的患者不是首选的影像学检查，CT用于治疗不见好转或恶化或存在并发症的患者。

诊断步骤与其他

诊断不明确，考虑如下。
- 如果需进行气管插管，从气管中抽取分泌物进行革兰染色及培养。
- 初始检查不能诊断的严重肺炎可以考虑气管镜、肺泡灌洗液、经皮肺穿刺、肺活检。

■ 鉴别诊断

- 感染。
- 败血症。
- 病毒性肺炎：
- 婴儿：CMV、HSV、偏肺病毒。
  ◦ 1～3 个月：CMV、RSV、偏肺病毒。
  ◦ 4 个月～4 岁：RSV、腺病毒、流感病毒、偏肺病毒。
- 支气管炎。
- 尿路感染。
- 咽喉炎（喉气管支气管炎）。
- 真菌感染（免疫缺陷或有暴露史）。
- 寄生虫感染（免疫缺陷或有暴露史）。
- 肺部疾病。
- 哮喘。
- 肺萎陷。
- 肺炎（化学性）。
- 气胸。
- 肺水肿。
- 肺出血。
- 肺栓塞。
- 先天性。
- 隔离肺。
- 先天性肺气道畸形。
- 基因相关：囊性纤维化。
- 肿瘤。
- 淋巴瘤。
- 原发性肺癌。
- 转移癌。
- 心脏：充血性心衰。
- 胃肠道：胃食管反流。
- 其他：异物吸入、肉瘤。

💉 治疗

■ 药物治疗

门诊经验性用药。
- 非中毒性，没有并发症的，大于3～6个月的肺炎患儿，预先使用过抗生素治疗的可以考虑门诊治疗。
- 婴儿和学龄前儿童（<5 岁）：
- 阿莫西林 80～100 mg/(kg·24 h)，最大 3 g/24 h，口服，q8～q12 h。
- 学龄期儿童（≥5 岁）：
- 阿莫西林 80～100 mg/(kg·24 h)，最大 3 g/24 h，口服，q8～q12 h。
- 考虑有其他非典型病原感染者：
- 阿奇霉素 10 mg/kg 最大 250 mg，口服，1 天后 5 mg/kg，最大 250 mg 口服 4 天。

－＞7 岁患儿,可以考虑使用克拉霉素 15 mg/kg,最大 1 g/24 h 口服,q12 h 或多西环素 4.4 mg/kg,最大 200 mg/24 h,口服,q12 h。

- 病原学明确或者可疑者,选用合适的抗生素。
- 病情严重者,考虑联合使用 β-内酰胺酶类和大环内酯类抗生素。

■ **住院事项**

- 中重度肺炎定义为:存在呼吸窘迫、低氧血症(＜90%),小于 3～6 个月,在原有病原学引起的肺炎基础上新增毒力强的病原菌感染(如社区获得性肺炎伴随 MASA),门诊治疗失败的患者考虑住院治疗。
- 有临床指征者,使用气管插管或持续正压通气。
- 经验性使用抗生素。
- 所有年龄。
－阿莫西林 200～400 mg/(kg·24 h),最大 12 g/24 h,静滴,q6 h[或青霉素 250 000 U/(kg·24 h),最大 240 万单位,静滴,q8 h]。
－头孢曲松 50～100 mg/(kg·24 h),最大 2 g/24 h,静滴,q12～24 h 或头孢噻肟 200 mg/(kg·24 h),最大 12 g/24 h,静滴,q8 h。
- 怀疑非典型病原学的,加大环内酯或阿奇霉素,静滴或口服,与之前经验性使用相同剂量。
- 危重患者,加用万古霉素 15 mg/kg,静滴,q6～8 h。
- 为覆盖葡萄球菌,加用万古霉素 15 mg/kg,静滴,q6～8 h 或克林霉素 30 mg/(kg·24 h),静脉/口服,q8 h。
- 头孢过敏者可考虑使用大环内酯类或克林霉素。

 后续治疗与护理

■ **随访推荐**

患者监测

- 合理治疗的患儿应该在 48～72 h 内得到改善。
- 如果病情恶化或治疗不敏感,考虑复查或增加检查,如持续存在的发热考虑存在包裹性胸腔积液或者脓胸。
- 使用联合抗生素未得到改善的患儿,考虑儿科感染会诊。
- 经过治疗好转后 10 周,胸片恢复正常,假如病情严重、临床进展或怀疑出现并发症时考虑胸片随访(如胸腔积液、脓胸)。
- 对于细菌性肺炎复发的儿童,考虑存在解剖学和免疫学疾病(如异常抗体生成、囊性纤维化、气管食管瘘、隔离肺)。

■ **并发症**

- 胸腔积液。
- 脓胸。
- 肺脓肿。
- 肺囊肿。
- 气胸。
- 菌血症及败血症。

疾病编码

ICD10
- J15.9 未特指的细菌性肺炎。
- J15.3 B 族链球菌性肺炎。
- J15.5 大肠杆菌性肺炎。

 常见问题与解答

- 问:儿童肺炎住院治疗的指征是什么?
- 答:门诊治疗失败,存在呼吸窘迫、低氧血症或年龄小于 3～6 个月的中重度肺炎患儿,在毒力强的病原学引起的肺炎(如社区获得性的 MRSA 感染)。
- 问:细菌性肺炎的疗程?
- 答:经验性治疗 10 天,尽管短疗程的治疗对无并发症的肺炎是有效的,部分病原菌感染(如 MRSA)需要更长疗程。
- 问:肺脓肿最常见的病原体是什么? 如何治疗?
- 答:金黄色葡萄球菌是肺脓肿最常见的病原菌。治疗方案包括静脉使用万古霉素或口服克林霉素、利奈唑胺。如果是 MSSA 感染,可使用头孢唑林、萘夫西林、头孢呋辛等。
- 问:社区获得性肺炎在哪些孩子中容易导致全身性并发症及局部并发症?
- 答:一项 1997～2006 年儿科医院的门诊调查资料分析表明＜1 岁儿童容易导致全身性并发症如:脓毒症及急性呼吸衰竭,而 1～5 岁儿童容易导致局部并发症如肺气肿及肺脓肿。
- 问:弥漫性肺炎链球菌感染性疾病危险因素是什么?
- 答:导致弥漫性肺炎链球菌感染性疾病的危险因素包括:先天性免疫功能缺陷(如 B 或 T 淋巴细胞功能缺陷),无脾症或脾脏功能缺陷,补体功能缺陷,使用免疫抑制剂或放疗(包括恶性肿瘤),器官移植或慢性心脏病。

细支气管炎
(参阅:呼吸道合胞病毒)
Bronchiolitis
(See Also: Respiratory Syncytial Virus)

Alan R. Schroeder
张聪聪 译 / 冯海燕 审校

 基础知识

■ **描述**

婴幼儿常见的急性下呼吸道感染,表现为细支气管上皮单核细胞浸润,引起小气道水肿和黏液栓。

■ **流行病学**

- 在美国发病高峰为每年 11 月至次年 4 月,各州之间略有不同(东南地区开始更早)。
- 婴幼儿住院的最常见原因。
－在美国约 150 000 次住院/年。

－1980—1997 年间住院率增长了 3 倍,但过去的 10 年已开始下降。
- 最新估计＜2 岁儿童的住院率,每年约 15 次住院/1 000 人。
- 大约 1/3 的儿童在生后 2 年内患过一次细支气管炎。

■ 病因

• 最常见的病原为呼吸道合胞病毒(RSV),其他病原如下。
- 人鼻病毒。
- 腺病毒。
- 人类偏肺病毒。
- 肠道病毒。
- 冠状病毒。
- 流感病毒。
- 副流感病毒。
- 肺炎支原体。
• 大部分细支气管炎由一种病毒感染引起,但是在~1/4患者中存在病毒(2种或多种)同时感染。

■ 常见相关疾病

• 患严重细支气管炎的危险因素。
- 早产儿(胎龄<36周)。
- 小婴儿(<2~3月龄)。
- 先天性心脏病。
- 慢性肺病[包括支气管肺发育不良(BPD)]。
- 低出生体重。
- 囊性纤维化。
- 免疫缺陷病。
- 神经肌肉病。
- 21三体综合征。
• 烟草环境暴露是更严重疾病发生的危险因素。

 # 诊断

■ 病史

• 病初通常表现为流涕或上呼吸道感染,但在2~3天内进展为下呼吸道感染。
• 经常家中有多个患者。
• 症状随时间而变化。病毒同时感染可能是该疾病病程不可预测的因素之一。
• 喂养困难和不显性失水增加可导致脱水及小便量减少。
• 大约50%患者出现发热。
• 烦躁不安或嗜睡无力提示存在潜在的呼吸衰竭[低氧血症和(或)CO_2潴留]。
• 在很小的婴儿中,呼吸暂停可能是唯一的临床表现。

■ 体格检查

• 总体外貌。
- 与疾病表现相互作用。

- 常见阵发性咳嗽。
• 五官科查体。
- 鼻腔充血并伴有大量分泌物。
- 常常合并中耳炎。
• 肺部查体。
- 呼吸模式:呼吸暂停或周期性呼吸。
- 呼吸过速:>70次/分与严重疾病发生相关。
- 呻吟、鼻翼煽动、辅助呼吸肌做功(肋外肌、肋间肌、肋下肌肌肉收缩)均是疾病进展的表现。
- 胸腹不同步("腹式呼吸")。
- 叩诊过清音。
- 听诊:弥漫性、高调复音喘息;呼气相延长;吸气性啰音;弥漫性干啰音。
- 肺部体征变化迅速。
• 其他体征。
- 脱水表现。
- 外周循环灌注差(毛细血管再充盈时间延长,四肢末端冰冷,外周脉搏弱,皮肤发花)。
- 肝脾因肺过度膨胀而发生下移。

■ 诊断检查与说明

实验室检查

• 大多数细支气管炎没有共同的实验室检查特征。
• 血气分析。
- 对于重症患者,可以明确酸碱平衡状态和评估通气的有效性;然而,亦可通过临床评估做出进一步治疗的决定。
- 动脉PO_2提供的信息不会比脉搏氧饱和度仪提供的更多。
• CBC+/-变化:意义不大,RSV感染常见中性粒细胞增多症。
• 血清电解质:有时可以协助评价水合作用(尿素、肌酐);由于抗利尿激素的释放,低钠血症极少见。
• 病毒检测。
- 极少改变治疗方案。
- 有的医院用于队列研究,但可被大量的潜在致病病毒和高发的病毒同时感染所误导。
- 标本最佳来源为鼻咽抽吸物,也可通过鼻拭子获得。
- 病毒培养结果准确,但获得结果需要多达14天。

影像学检查

• 胸部X线在大多数细支气管炎诊断中没有什么应用价值,并且最近很多人致力于减

少不必要的X线检查。
• 一旦获得,可能存在以下征象。
- 过度通气,横膈低平。
- 支气管周围增厚。
- 片状或更广泛的肺不张。
- 肺段或肺叶萎陷。
- 肺纹理弥漫增多。

■ 鉴别诊断

• 肺炎(病毒性或细菌性)。
• 异物吸入。
• 哮喘。
• 胃食管反流(GER)。
• 肺水肿(如充血性心力衰竭)。
• 囊性纤维化。
• 气道畸形(气管软化或支气管软化)。

 # 治疗

■ 一般措施

• 细支气管炎在诊断实验、住院指征和治疗方面存在较大差异,但其为自限性疾病,没有干预措施也可普遍恢复。
• 大多数病例症状轻微,可以居家治疗。
- 保证充足的液体摄入。
- 退热剂可用于缓解症状—考虑到应用对乙酰氨基酚与哮喘的关系,建议将布洛芬作为6月龄以上婴幼儿的首选用药。
- 流涕患者,可以应用鼻腔冲洗球经鼻吸引。
• 辅助供氧。
- 通过鼻套管、高流量鼻套管、面罩、非侵入性正压通气或气管插管湿化后给氧。
- 根据呼吸窘迫和(或)氧饱和度逐渐增加用氧量。
- 家庭用氧可以作为备选方案,已有研究显示家庭用氧可以有效并安全地减少急诊科患者的住院率。
• 脉搏血氧饱和度。
- 通过连续血氧饱和度监测可以有效地调整用氧量,但这可能引起低氧血症的过度诊断(例如:暂时血氧不饱和而其他表现均正常的婴幼儿)而延长住院时间。
- 在不需要氧疗的婴幼儿进行间断脉搏氧饱和度监测。
• 细支气管炎患儿应用以下药物、治疗无效,应予以避免。
- 糖皮质激素(全身性或吸入性)。
- 异丙托溴铵。
- 白三烯调节剂。

▪ 住院事项

- 常见住院指征如下。
- 因脱水而需要静脉补液。
- 需要反复抽吸分泌物。
- 中重度呼吸窘迫(呼吸频率>60~70次/分,辅助呼吸肌做功,烦躁不安,发绀,循环灌注差)。
- 呼吸暂停。
- 尽管低氧血症常用作住院指征,但具体的氧饱和度阈值尚不明确。美国儿科学会(AAP)推荐氧饱和度<90%时进行氧疗。
- 脱水。
- 有灌注不良的婴幼儿,应予以10~20 ml/kg晶体液静脉推注。
- 对于不能保证经口充分摄入的婴幼儿,可以通过鼻胃管喂养或持续静脉输液治疗脱水。低张液体存在发生低钠血症的风险,应避免使用。
- 抽吸。
- 经鼻抽吸可以改善呼吸做功和喂养。非侵入性抽吸(例如:放置于鼻孔的吸鼻器)优于深部吸引,深部吸引可能引起鼻咽部损伤而进一步加重水肿。
- 喷雾剂。
- β肾上腺素能受体激动剂对于细支气管炎治疗无明确效果。尽管有些研究报道显示应用这类药物可暂时改善呼吸评分,但没有证据表明可改变具有临床意义的结果,例如住院率或住院天数。
- 消旋肾上腺素,具有α肾上腺素能作用,比沙丁胺醇更有临床应用价值,因为细支气管炎除了存在支气管痉挛,更多为气道水肿。数项研究表明,与安慰剂相比,消旋肾上腺素可以降低住院率;与沙丁胺醇相比,可以减少住院天数。
- 美国儿科学会不推荐将β或α肾上腺素能受体激动剂作为常规治疗。
- 雾化吸入高渗盐水(HTS)的初步研究表明,这可能减少住院天数。尽管大多数研究为HTS与沙丁胺醇或消旋肾上腺素联合应用,但至少一项大的研究提示,没有必要应用这些辅助药物。

- 如果应用喷雾剂治疗细支气管炎,为了更好的支持后续进行的临床应用,需要在治疗前后进行临床评估(最好应用呼吸评分)。
- 抗菌药物。
- 在细支气管炎治疗中,抗生素被过度使用;在大多数情况下应避免应用。
- 以下情况应予以使用。
  ○ 呼吸衰竭需要气管插管者,因为相当一部分患者的呼吸道分泌物培养可以分离出细菌。
  ○ 泌尿道感染。
  ○ 中耳炎。
- 关于应用利巴韦林和呼吸道合胞病毒(RSV)免疫预防,详见RSV章节。
- 细支气管炎住院患儿应用以下药物及治疗无效,应予以避免。
- 糖皮质激素(全身性或吸入性)。
- 异丙托溴铵。
- 白三烯调节剂。
- 甲基黄嘌呤(茶碱、氨茶碱)。
- 重组人脱氧核糖核酸酶。
- N-乙酰半胱氨酸。
- 胸部理疗。

🔄 后续治疗与护理

▪ 随访推荐

患者监测

- 大多数没有基础疾病的婴幼儿,症状在1周内得到改善。
- 一部分婴幼儿(~20%)的症状将持续3周及以上。
- 更小的婴儿(<6月龄)和有共患病的患者病程延长。

▪ 预后

- 大多数病前健康的婴幼儿预后良好。
- 一小部分婴幼儿,尤其是很小或患有慢性病的,需要在ICU接受正压通气治疗。
- 死亡率非常低(<0.1%)。
- 具有慢性基础疾病的婴幼儿病程可能延长,并且反复住院的风险增加。

- 尽管高至50%的细支气管炎婴幼儿之后出现发作性喘息,但细支气管炎与哮喘的因果关系尚不明确。

▪ 并发症

> **注意**
> 几乎所有患细支气管炎的婴幼儿均预后良好,不需要检查或治疗。
> 当心病毒同时感染:~1/4的细支气管炎住院患者有至少2种病毒感染的证据。

🔵 疾病编码

ICD10

- J21.9 未特指的急性细支气管炎。
- J21.0 呼吸道合胞体病毒急性细支气管炎。
- J21.8 其他特指病原体引起的急性细支气管炎。

❓ 常见问题与解答

- 问:我的孩子怎么会得细支气管炎?
- 答:病毒性细支气管炎是一种常见的、季节性的、容易传播的呼吸道感染。可以通过如感冒一样的方式获得。
- 问:我的孩子会再次感染吗?
- 答:儿童可以再次感染RSV细支气管炎,并且在同一季节感染可以发生一次以上,甚至一些患者可以同时感染两种病毒。
- 问:细支气管炎患者需要隔离吗?
- 答:理论上,所有细支气管炎患者均应与其他细支气管炎患者或者非细支气管炎患者隔离。如果必须进行队列研究,同一病毒感染患者可以居住同一间病房,但仍需实施接触预防措施。
- 问:我的孩子可能发展成哮喘吗?
- 答:细支气管炎患者有~50%的概率再次发生喘息。然而,尚不明确到底是病毒感染引起的哮喘,还是易患哮喘的婴幼儿更容易患细支气管炎。

下消化道出血 Lower GI bleeding

Michael A. Manfredi 万柔 译 / 郑珊 审校

 基础知识

■ 描述

• 下消化道出血(LGIB)定义为屈氏韧带远端部位的出血。

• 小肠出血可以看到黑便和茶色大便,而便血在结肠出血中表现典型。

• 重要的是,严重的上消化道出血(UGIB)也可以有便血表现。

■ 流行病学

• 在一项4万住院患者的人口研究中,三级医院的儿科急诊中,LGIB占所有收入院的患者的0.3%。

• 4.2%的LGIB患者符合严重危及生命出血的标准。

■ 病因

LGIB的病因因年龄不同而不同。

• 新生儿期(出生到1个月)。

- 过敏性结肠炎。

- 肛门直肠瘘。

- 坏死性小肠结肠炎。

- 肠道感染。

- 上消化道来源。

- 重复畸形囊肿。

- 巨结肠小肠结肠炎。

- 梅克尔憩室。

- 肠发育不良合并肠扭转。

- 新生儿出血性疾病。

• 婴儿期(1个月到2岁)。

- 过敏性结肠炎。

- 肛门直肠瘘。

- 肠道感染。

- 肠套叠。

- 梅克尔憩室。

- 肠发育不良合并肠扭转。

- 淋巴结节增生。

- 上消化道来源。

- 重复畸形囊肿。

- 巨结肠小肠结肠炎。

- 血管发育不良。

• 学龄前阶段(2~5岁)。

- 肛门直肠瘘。

- 肠道感染。

- 息肉。

- 寄生虫。

- 梅克尔憩室。

- 肠套叠。

- 淋巴结节增生。

- 炎症性肠病。

- 巨结肠小肠结肠炎。

- 溶血性尿毒综合征。

- 过敏性紫癜(HSP)。

- 血管发育不良。

- 肠扭转。

- 直肠脱垂或直肠溃疡。

- 虐待儿童。

- 肛周链球菌感染蜂窝织炎。

• 小学阶段(5~13岁)。

- 肛门直肠瘘。

- 肠道感染。

- 炎症性肠病。

- 肠扭转。

- 梅克尔憩室。

- 息肉。

- 过敏性紫癜。

- 充血性尿毒综合征。

- 小肠缺血。

- 白细胞减少性结肠炎(盲肠炎)。

- 寄生虫。

- 虐待儿童。

- 血管发育不良。

- 肛周链球菌感染蜂窝织炎。

• 青少年(>13岁)。

- 肛门直肠瘘。

- 肠道感染。

- 溶血性尿毒综合征。

- 肠套叠。

- 中肠扭转。

- 小肠缺血。

- 白细胞减少性结肠炎(盲肠炎)。

- 息肉。

- 血管发育不良。

- 淋巴结节增生。

- 寄生虫。

- 痔治疗患者。

◆ 诊断

一般初次处理目标:明确患者是否为活动性出血、出血的大概位置和病因,以及血流动力学不稳定是否存在,若存在血流动力学问题则需要急诊临床复苏。

• 第一阶段:明确是血液还是其他导致粪便变红或者变黑。

• 第二阶段:评估患者,明确病因;跟踪病史、体格检查和实验室检测结果。

• 第三阶段:评估患者和使其病情稳定,决定是否需要急诊治疗,或者需要转诊治疗。

■ 病史

• 获得详尽病史,记录近期摄入的任何可以模拟血液的食物。

• 评估血液的颜色。

- 亮红色:出血部位可能是左侧结肠、乙状结肠或肛门道。

- 深红色:右侧结肠。

- 黑便或茶色:出血可能是回盲瓣近端。

• 大便出血的位置。

- 结肠炎:血液会和粪便混合。

- 肛门瘘或便秘:粪便的外层会看到血条。

• 粪便质地。

- 腹泻:暗示结肠炎。

- 硬便:可能是瘘和便秘的指示。

• 其他诊断线索。

- 排便疼痛:可能有肛门瘘、局部直肠炎或缺血性肠病。

- 无痛出血:和息肉、梅克尔憩室、结肠结节性淋巴结增生、肠重复畸形、肠黏膜下包块(GIST)或血管畸形有关。

- 腹痛:炎症性肠病、其他原因导致的结肠炎或者腹部手术后。

• 获得既往有关消化道疾病或者其他潜在疾病的病史(例如,胃肠道手术史、既往结肠炎史、巨结肠、坏死性小肠结肠炎)。

• 评估黄疸、肝炎、肝病、新生儿时期病史:和门静脉栓塞(败血症、晕厥、输血交换、脐炎和静脉置管)、门静脉高压、静脉曲张出血有关。

• 家族史。

- 炎症性肠病、肠息肉和出血因素(例如,Von Willebrand病、血友病)。

• 个人用药史:尤其是非甾体消炎药物、肝素或华法林。另外,家里的药物情况也应了解,有的年幼儿童可能意外地摄入家中药物。

• 相关症状。

- 口腔溃疡。

- 体重减轻。
- 关节疼痛。
- 发热。
- 红疹。
- 瘀点。
- 肾功能不全。
- 未烧熟肉类的摄入〔溶血性尿毒综合征（HUS）〕。
- 紫癜性皮疹。

■ 体格检查

- 血流动力学稳态应即刻评估。
- 心跳：心跳加快是早期血管内容量不足的表现。
- 血压：低血压是较迟发的体征，很严重的失血由于血管收缩来维持血压直至失代偿阶段，可能也不会有低血压表现。
- 如果血压正常，检测直立血压。
- 毛细血管充盈：延迟的毛细血管充盈表明血管内容量减退。
- 氧饱和度：可能由于下降的携氧能力而下降。
- 休克的体征评估。
- 之前罗列的生命体征。
- 湿冷的四肢。
- 精神心理状况不佳。
- 皮肤。
- 瘀点或紫癜：HSP 或凝血功能障碍。
- 瘀斑：凝血功能障碍。
- 血管瘤：血管畸形。
- 蜘蛛痣：肝病或门静脉高压。
- 海蛇头：肝病或门静脉高压。
- 红掌：肝病或门静脉高压。
- 黄疸：肝病或门静脉高压。
- 头、眼、耳、鼻及咽喉。
- 口腔黏膜上的斑点：PJ 综合征。
- 口腔黏膜上的血管扩张：Osler-Weber-Rendu 综合征。
- 口腔溃疡：克罗恩病。
- 巩膜黄染：门静脉高压。
- 腹部。
- 肝脾大、腹水：肝病或门静脉高压。
- 单独的脾大：门静脉海绵窦状畸形。
- 直肠检查。
- 肛周疾病证据：炎症性肠病。
- 息肉：直肠息肉通过直肠指检可以发现。
- 痔：慢性便秘、门静脉高压诊断检查和方法可以发现。
- 鼻胃管灌洗。
- 怀疑上消化道或下消化道出血的患者，不推荐使用鼻胃管灌洗来诊断、判断预后、可视化或者评估治疗效果。
- 粪隐血检查。
- 可以帮助区分粪便染色是血液的原因还是其他物质染色（例如，食物染色）。

■ 诊断检查与说明

实验室检查

- 全血细胞计数应进行连续测定。
- 由于血液稀释效应可能迟滞，导致错误的近乎正常值的数值，最初的血红蛋白值不可靠。
- 缺铁性贫血：可能是慢性病导致的贫血。
- 白细胞减少、贫血和血小板减少：考虑慢性肝病以及门静脉高压。
- 有正常红细胞指数的贫血：出血往往是急性病因。
- 红细胞指数表明缺铁性贫血：考虑黏膜病灶，慢性失血。
- 血小板减少：考虑溶血性尿毒综合征。
- 凝血功能。
- 如果 PT 和 PTT 异常，考虑肝病或者 DIC 合并败血症。
- 肝功能检查：慢性肝病时异常。
- 肾功能检查（BUN、肌酐、尿液分析）：在溶血性尿毒综合征、过敏性紫癜、急性出血中异常。
- 红细胞沉降率或者 C 反应蛋白：在炎症性疾病或感染性结肠炎中异常。
- 粪便检查。
- 粪便培养（沙门菌、志贺菌、空肠弯曲菌、耶尔森鼠疫杆菌、气单胞菌、大肠埃希菌、克雷伯杆菌）。
- 粪便检测艰难梭菌的 A 毒素和 B 毒素。
- 虫卵和寄生虫（阿米巴）。
- 粪便涂片检测白细胞（在结肠炎中并不总是阳性）以及嗜酸性粒细胞（在过敏性结肠炎中并不总是阳性）。
- 粪便巨细胞：在免疫缺陷患者中考虑。

影像学诊断

- 腹部 X 线片。
- 在评估手术后的腹部有帮助（扩张的肠管、气液平和穿孔）、便秘（大量粪便表现）、结肠炎（肠管水肿、指压症状）、肠气肿以及中毒性巨结肠。
- 超声检查。
- 可以表现为炎症性肠病的肠壁增厚、梅克尔憩室、肠套叠。
- 钡剂检查。
- 空气灌肠对诊断和治疗肠套叠有意义，诊断黏膜病灶（息肉）有意义。
- 上消化道和小肠系列检查有助于评估解剖结构和炎症性肠病。
- CT 扫描可以帮助显示肠炎和肠道梗阻。
- 核医学。
- 梅克尔憩室扫描：当有胃黏膜组织时，99m-锝核素扫描能够检测梅克尔憩室。
- 出血扫描：在大量出血的患者中很有用，这类患者不能使用内镜检查或者内镜检查也并没有诊断意义。99m-锝核素扫描标志红细胞扫描检测速率为 0.1～0.5 ml/min 的快速出血；可以 24 h 中进行每间隔 30 min 的检测。

其他诊断方法

- 内镜检查。
- 上消化道内镜和结肠镜检查是上下消化道出血最主要的诊断和治疗工具。
- 内镜可以用于精确地描绘出血的部位和（或）明确特异性病因。出血部位的定位有 90%～95% 的敏感性。
- 上消化道内镜在诊断有黑便或便血的大量 UGIB 时有意义。
- 当高度怀疑炎症性肠病时应进行上消化道内镜和结肠镜检查。
- 怀疑有息肉的时候应进行结肠镜检查。
- 录像胶囊内镜。
- 胶囊内镜已成为诊断儿童和成人不明病因的小肠出血的一线方法。
- 胶囊内镜可能受到患者吞咽胶囊能力的限制。
- 在年幼的儿童中胶囊可以通过内镜放在小肠内。
- 小肠镜。
- 包括特殊内镜的通过（推进、单球囊或双球囊）来检查小肠。
- 可用于当胶囊内镜检查发现小肠有病灶可以用内镜治疗的情况下。
- 血管造影术。
- 检测 UGIB 血管病因时有效；也可以治疗；血流速度需达到 0.5～1 ml/min。

 ## 治疗

■ 一般措施

- 初步处理。
- 患者禁食。
- 获得稳定的血管评估（例如，静脉通道）。
- 获得血型和红细胞交叉配血。
- 必要时进行静脉输液输血稳定病情（目标血红蛋白≥7 g/dl）。

- 目标 INR<2.5。
- 咨询专家[儿外科和(或)儿科胃肠道专家]。
• 疾病特异性治疗。
- 肛瘘。
  ○ 治疗潜在的便秘(矿物油、乳果糖、聚乙二醇、高纤维饮食、增加饮水量)。
  ○ 局部治疗包括坐浴、局部润滑乳膏和类固醇肛塞。
- 息肉:结肠镜进行息肉切除。
- 肠套叠:空气灌肠以确诊以及降低静水压。
- 寄生虫:抗寄生虫药物。
- 炎症性肠病:转诊去儿科胃肠道专家进行治疗。

■ 转诊问题

将以下患者转诊去其他专家处。
• 任何在初步稳定病情后,有严重的急性下消化道出血的患者。
• 出血亚急性但是始终不能明确病因或者慢性或持续不断下消化道出血的患者。

■ 手术与其他治疗

大量或持续出血而无法明确部位,需要进行剖腹探查和术中内镜评估全肠来明确黏膜病灶。

● 住院患者

初始治疗

急诊处理。
• 如果患者很危急,静脉输血和输液来稳定病情。
• 进行实验室检查:CBC、PT 或 PTT、DIC 凝血功能筛查、肝功能检查、血型检测和交叉配血。
• 监测患者生命体征和血红蛋白。
• 做出合适的诊断和制订合适的治疗方案。

● 后续治疗与护理

■ 患者监测

• 院内监测血红蛋白直到患者病情稳定。
• 送粪便检查。
• 慢性下消化道出血患者和血流动力学稳定的患者转诊去其他科室进行进一步检查。

■ 饮食事项

• 有过敏性结肠炎的母乳喂养的婴儿,推荐乳母限制饮食[牛奶和(或)豆浆、鸡蛋、小麦、其他事物]。
• 怀疑牛奶蛋白过敏的配方奶粉喂养的婴

儿,使用水解蛋白配方奶粉。

● 疾病编码

ICD10
• K92.2 未特指的胃肠出血。
• K92.1 黑粪。
• K52.2 变应性及饮食性胃肠炎和结肠炎。

● 常见问题与解答

• 问:什么是下消化道出血最常见的原因?
• 答:在所有年龄群体中,肛裂是首要原因,接下来是感染。
• 问:什么是婴儿粪便中有血最常见的原因?
• 答:过敏性结肠炎。这是建议低过敏源性饮食的指征(母乳喂养婴儿的母亲需要饮食限制,配方奶粉喂养婴儿需要水解蛋白配方奶粉)。
• 问:什么样的食物常常导致粪便变红?变黑?
• 答:蔓越莓、树莓、饮料、早餐谷物里的人造色素可致粪便变红。铋、菠菜、蓝莓、甘草可致粪便变黑。

先天性肠旋转不良

Jeffrey R. Lukish 万柔 译 / 郑珊 审校

 基础知识

■ 描述

扭转表现为内脏异常的旋转(扭转)而导致缺血。胃、盲肠和中肠都可以发生扭转。中肠扭转是婴儿和儿童中最常见的形式。

■ 流行病学

• 每 6 000 个存活出生婴儿中就有 1 例中肠旋转不良。
• 男孩中略常见。
• 大部分中肠扭转儿童在出生前 1 个月有表现。

■ 危险因素

• 有旋转不良的儿童往往肠系膜根部附着很狭窄,容易发生扭转。
• 家族性聚集可能发生。

• 旋转不良的患儿发生肠扭转的风险不会随着年龄下降而下降。

■ 病因

肠扭转的发生是由于胎儿胃肠道在子宫内旋转和固定不良(旋转不良),导致狭窄的肠系膜根部附着。

■ 常见的相关问题

高达 30% 的旋转不良患儿有先天性心脏病。另外 30%~60% 的旋转不良患儿有其他先天性胃肠道畸形(腹裂、腹膨出、肠闭锁、巨结肠)。

● 诊断

■ 病史

• 最初的表现体征为突然的胆汁性呕吐。

注意
有胆汁性呕吐的婴儿和儿童需要评估排除旋转不良和肠扭转。

• 反复出现腹痛。
• 喂养困难。
• 淋巴管阻塞和细菌过度生长导致的乳糜样腹水和(或)蛋白质丢失性肠病。
• 在较大的儿童中,反复的腹痛、呕吐和便秘。
• 血性粪便或经直肠黏膜带血可能发生,迟发的缺血性肠管表现。

■ 体格检查

• 肠扭转的婴儿可能有严重的疼痛但是体格检查没有明显的发现(和体格检查不相称)。
• 腹部压痛(轻微至严重)。

- 激惹、昏睡。
- 可触及的腹部包块。
- 腹壁水肿（迟发症状）。
- 腿部屈曲。
- 心跳加速以及呼吸加速。
- 低血压（迟发症状）。

注意

处理的一些失误如下。
- 诊断延迟。
- 忽略最关键的胆汁性呕吐的体征。
- 没有发现腹部疼痛（婴儿）或循环的胆汁性呕吐（较大的儿童），这些可能是旋转不良的表现。
- 没有进行十二指肠检查（只是局限在上消化道的一系列检查）。

■ **诊断检查与说明**

实验室检查

实验室分析是不能推测疾病的。可能会有上升的急性期反应物、白细胞增多、代谢性酸中毒和血小板减少。

影像学检查
- 没有哪种影像学检查有 100% 的敏感性。
- 目标是勾画出十二指肠是否延伸至空肠过右侧脊椎。
- 十二指肠第三部分穿过肠系膜上动脉后面，到左侧 L_1 水平椎体。
- 放射平片。
- 可以是正常的或表现为少量肠内气体。
- 可以出现扩张的胃和十二指肠（双泡）。
- 腹部超声检查。
- 可能表现为肠系膜上动脉和肠系膜上静脉的位置倒置。
- 如果肠系膜上动脉是在肠系膜上静脉右面，可能有旋转不良。
- 超声检查的敏感度是 80%。
- 上消化道（造影剂）检查。
- 如果有肠扭转，会有屈氏韧带的位置异常、中肠螺丝状的外观。
- 上消化道检查明确旋转不良的敏感度大约为 95%。
- 假阳性可能发生在有扩张的胃或肠梗阻的儿童中。在某些病例中，屈氏韧带被推到异常的位置。
- 钡剂灌肠（BE）。
- 可以有效评估结直肠的位置。
- BE 对诊断旋转不良和肠扭转的敏感度为 75%。

- 盲肠、乙状结肠或横结肠扭转的情况中，造影剂灌肠在扭转处显示鸟嘴样改变。

■ **鉴别诊断**

- 肠梗阻。
- 小肠闭锁。
- 内脏穿孔。
- 坏死性小肠结肠炎。
- 胎粪性肠梗阻或胎粪充塞综合征。
- 巨结肠性小肠结肠炎。
- 阑尾炎。
- 肠套叠。
- 肾盂肾炎。

 治疗

■ **一般措施**

- 任何有胆汁呕吐的儿童和急性腹痛的情况都需要进行畸形手术探查。首先考虑中肠扭转，延迟手术而进行进一步检查是不允许的。
- 静脉输液复苏是需要的，直到有正常尿液排出量。
- 鼻胃管减压和静脉抗生素治疗是需要的。

■ **手术与其他治疗**

- 腹腔镜来松解扭转和检查肠坏死或肠缺血。
- Ladd 手术包括以下四个部分。
- 360°逆时针扭转松解肠扭转。
- 分离十二指肠上方固定在盲肠的异常粘连的部分。
- 分离并打开肠系膜根部附着的连接，为中肠和阑尾切除提供更宽的血管底部。
- 切除阑尾：阑尾必须切除，因为它在一个不寻常的位置，发生阑尾炎后很难做出诊断。
- 很多外科医师用腹腔镜做 Ladd 手术。
- 如果中肠有较大部分缺血，则可以做二次手术；在 12～24 h 的再次探查可能可以减少肠切除。
- 在少有的情况下，需要做肠切除和造瘘。

 后续治疗与护理

- 预后基于肠缺血累及的范围和程度。
- 这些儿童大部分有严重的肠梗阻需要术后肠外营养支持数天或数周。
- 第三间隙容量丢失在术后很常见。监测

摄入和排出对维持正常容量很重要。
- 术后小肠梗阻，甚至复发肠扭转都可能发生。

■ **并发症**

- 复发肠扭转（发生在 2% 的患儿中）。
- 短肠综合征。
- 肠粘连性梗阻。
- 伤口感染和腹部脓肿。

疾病编码

ICD10
- K56.2 肠扭转。
- K31.89 胃和十二指肠的其他疾病。
- Q43.8 肠的其他特指先天性畸形。

常见问题与解答

- 问：什么时候需要开始肠旋转不良的检查？
- 答：任何有胆汁性呕吐的儿童。
- 问：什么是确诊的最佳检查？
- 答：限制性上消化道检查评估十二指肠框部和屈氏韧带的位置。
- 问：肠扭转最常见的发病年龄是多少？
- 答：出生 1 个月内，然而任何年龄都能发生。
- 问：其他报道过的儿童肠扭转类型有什么？
- 答：胃、小肠、结肠扭转都会在儿童中发生。胃扭转常常表现为腹痛和呕吐。有两种类型：器官轴型旋转（沿着胃的纵轴旋转）和网膜轴型旋转（沿着胃大弯和胃小弯旋转）。大部分儿童都有胃结构异常，诸如无脾或食管异常固定。小肠和结肠扭转表现和中肠扭转相似，高级别胃梗阻、腹痛和胆汁性呕吐。
- 问：肠扭转会在青少年和年轻成人中发生吗？
- 答：会。年龄不是肠扭转发病的决定因素，可能在大一点儿童或成人中发生。婴儿可能会有很惨重的后果，包括全中肠丢失。
- 问：谁发明了 Ladd 手术？
- 答：威廉姆斯·爱德华·赖德医学博士（MD）首先在 1936 年描述了此手术。他是儿外科领域的先驱，是波士顿儿科医院第一位外科主任，并且联合撰写了第一本小儿外科学教材。

先天性肝纤维化 Congenital Hepatic Fibrosis

Mansi D. Amin · Eric H. chiou · Kristin L. Van Buren 颜艳燕 译 / 王建设 审校

🫁 基础知识

■ 描述

• 先天性肝纤维化(CHF)是一组遗传性、不伴肝硬化表现的肝脏疾病。

• 主要临床特征如下。

- 门静脉高压。

- 反流性胆管炎的风险增加。

• 肝活检提示存在典型的胆管板畸形。

• 大多数 CHF 患者合并有常染色体隐性遗传多囊肾(ARPKD),然而,其他遗传病也可导致 CHF。

■ 流行病学

• ARPKD 的发病率:活产婴儿数的 1/(20 000～40 000)。

• 一般人群的 PKHD1 突变携带率约为 1/70。

■ 危险因素

遗传学

• 多为常染色体隐性遗传模式,但也存在 X 连锁及常染色体显性遗传模式。

• 外显率为 100%,但同一家庭内临床症状严重程度存在明显差异。

• PKHD1 是 ARPKD/CHF 的致病基因,位于 6 号染色体长臂(6p12)。

- 该基因很大,含至少 86 个外显子,cDNA 长度超过 469 kb。

- 该基因在胎儿和成人肾脏高表达,在肝脏和胰腺有少量表达。

• 目前已有超过 300 种 PKHD1 突变被报道;不同患者肝/肾疾病严重程度及疾病进展情况存在差异,即使是携带相同 PKHD1 突变的患者亦然,提示存在修饰基因。

• PKHD1 基因突变类型包括移码突变、无义突变和编码区外剪切位点突变,导致蛋白功能丧失。

- 携带 2 个截短突变者表型最为严重,可于新生儿期死亡。

• PKHD1 基因编码一种称为纤囊素(polyductin 或 fibrocystin)的蛋白。

- 跨膜蛋白。

- 大多数位于初级纤毛结构中,以及肾小管细胞和胆管细胞的顶面。

- 它与多囊蛋白 1 和多囊蛋白 2 共同形成复合体。这两种蛋白突变会导致常染色体显性遗传多囊肾(ADPKD)。

- 目前认为该蛋白复合体的功能是检测尿液和胆汁流剪切力的动力传导装置。需要进一步研究明确纤囊素的生物功能以及突变蛋白是如何致病的。

■ 病理生理

• 胆管板发育畸形是特征性的肝脏组织学改变,它提示胆道在正常发育过程中受到干扰。

• 病理特征。

- 胆管形态不规则,扩张、增生,常被形容为"鹿角/珊瑚样"。

- 门管区周围非炎症性纤维化。

- 肝细胞及肝小叶结构正常。

• ARPKD 的主要病变可能与纤毛功能障碍有关。

- ARPKD 患者的肾小管上皮细胞及胆管细胞的纤毛结构是异常的。

• 发育过程中受累的器官包括肝脏、肾脏、累及血管系统及心脏的情况不常见。

• 目前认为门静脉高压由门管区纤维化导致,其中部分病例由门静脉畸形引起。

■ 常见相关疾病

• 门脉高压可导致静脉曲张及脾功能亢进。

• 肝大。

• 全身性高血压。

• 肾功能不全。

• 胆管炎。

• 与胆管板畸形/CHF 有关的疾病。

- ARPKD,最常见。

- ADPKD,少见。

- 先天性肝内胆管扩张,即 Caroli 综合征(CHF 合并肝内胆管扩张)。

- 青少年肾消耗病。

- 先天性糖基化障碍 1b 型(磷酸甘露糖异构酶缺陷)。

- 先天性畸形综合征。

  ◦ Meckel Gruber 综合征。

  ◦ Joubert 综合征。

  ◦ Jeune 综合征。

  ◦ Bardet-Biedl 综合征。

💊 诊断

■ 病史

• 严重受累的患儿通常因巨大囊性肾在出生前或出生后不久即被诊断。

- 出生前肾功能不全可导致患儿肺发育不良。

• 年长患儿可表现为全身性高血压或门静脉高压相关症状体征,以及食管-胃底静脉破裂出血。

• 患儿可以发热伴黄疸的表现(胆管炎)起病;偶尔以肝功能衰竭起病。

■ 体格检查

• 肝脏体积增大,质地硬,肝左叶更为显著。

• 脾大。

• 腹部查体可能触及增大的肾脏。

■ 诊断检查与说明

实验室检查

• 与脾功能亢进相关的血小板减少和白细胞减少。

• 通常肝酶和胆红素是正常的,部分患儿转氨酶可轻度升高。

• 通常肝脏合成功能(清蛋白、凝血酶原时间)是正常的。

• 肾脏受累时可有血尿素氮和肌酐升高。

• 推荐患者进行致病基因检测及遗传咨询。

影像学检查

• 全腹多普勒超声。

- 肝脏回声增强。

- 脾大。

- 门静脉高压征象,门静脉通畅但不同程度血流速率下降。

- 囊性肾。

• 磁共振胰胆管成像(MRCP)可进一步显现 Caroli 综合征的胆管系统特征。

诊断步骤与其他

• 肝活检。

- 组织学特征为胆管板畸形。

- 若临床怀疑胆管炎,标本送检细菌培养。

■ 鉴别诊断

• 临床表现多样,通常需与早期肝硬化和特发性门静脉高压鉴别。

治疗

■ 药物治疗

• 利胆药,例如熊去氧胆酸等,常用于有胆汁淤积时。

■ 其他治疗

一般性措施

• 监测生长发育,体重增长,营养状态和维生素 A、D、E、K 的吸收情况。

• 怀疑胆管炎者应进行血培养,给予的抗生素应覆盖革兰阴性菌,可做肝活检。部分合并慢性胆管炎的患者可能需要预防性应用抗生素。

• 内镜下曲张静脉套扎和(或)硬化治疗可预防和治疗多数食管-胃底静脉曲张破裂出血的患者。

• 活动。

– 脾大时避免有身体接触的运动。

– 可应用脾脏防护装置防止脾脏在腹部创伤时受到损伤。

手术与其他治疗

• 部分患者可能需要进行门体分流手术,但必须考虑肾功能情况,因为血氨也在肾脏清除。

• 慢性胆管炎、反复性出血、肝病进行性加重可考虑接受肝移植。

• 需要接受移植的患儿,应考虑是否进行肝肾联合移植。

⊕ 后续治疗与护理

■ 随访推荐

患者监测

• 在 ICU,急性上消化道出血或便血需急诊

行内镜下止血,密切监测血红蛋白/血细胞比积,静脉使用质子泵抑制剂、抗生素,可能还需要应用奥曲肽。

• 血小板计数是预测肺血压严重度的最好指标,血小板计数骤然下降可能提示肝肾综合征。

• 静脉曲张破裂出血和胆管炎是发病与致死的主要原因。

• 必须监测全身高血压情况和肾功能。

• 新生儿期起病者,尽早转诊至肝脏病医生、肾脏病医生处或移植中心就诊。

■ 饮食事项

• 无特殊限制,除非伴有肾脏疾病。

■ 预后

• 根据患者的临床表现、严重程度及疾病进展速度不同,存在显著差异。

• 静脉曲张破裂出血是发病与致死的主要原因。

• 反流性胆管炎和继发脓毒症是发病与致死的主要原因。

• 儿童期起病者的预后比婴儿期起病者好。

• 最后可能需要考虑肝移植或肝肾联合移植。

■ 并发症

• 门静脉高压合并脾功能亢进,静脉曲张破裂出血(慢性,常见)。

• 胆管炎:急性或反复性的,是 Caroli 综合

征发病的重要原因。

• 肾功能衰竭和(或)肝功能衰竭。

• 合并肝或脑血管异常。

• 成人患肝癌或胆管癌的风险增加,儿童期筛查并非必须。

• 累及肾脏时可有全身性高血压。

疾病编码

ICD10

• P78.89 其他特殊的围生期消化系统疾病。

• K76.6 门静脉高压。

• K83.0 胆管炎。

❓ 常见问题与解答

• 问:我的其他孩子会发病吗?

• 答:可能会,本病遗传模式是常染色体隐性遗传,若父母为携带者,则孩子有 1/4 的患病概率。

• 问:如果我的孩子患病毒性肝炎,是否会增加疾病的危险性?

• 答:是的,基础性肝病会增加疾病的危险性。因此患儿需要接种甲肝及乙肝疫苗。

• 问:如果我的孩子发烧了,需要去看医生吗?

• 答:是的。CHF 患儿无明显原因发热应评估有无发生胆管炎,至少需要做血培养和检测肝脏酶学指标。

先天性甲状腺功能减退症 Hypothyroidism, Congenital

Adda Grimberg 郑章乾 译/赵诸慧 审校

🧠 基础知识

■ 描述

生后即发病的原发性甲状腺功能减退。

■ 流行病学

• 在美国呈上升趋势。

– 病因学不明。

– 美国和全球的发病率分别为 1/4 000~1/3 000。

– 2007 年,美国的发病率为 1/2 370。

• 男女患者性别比例为 1:(2~3)。

• 80% 是甲状腺发育不良或者甲状腺缺如,20% 为激素合成障碍。

• 人种差异:美国非裔婴儿发病率约是白人的 1/3。

• 低体重新生儿(<2 000 g)以及巨大儿(>4 500 g)发病率更高。

■ 危险因素

遗传学

• 甲状腺发育不良通常是散发性的。

– 家族遗传的发生率为 2%。

– 在 TSH 受体基因以及转录因子 PAX-

8、TTF-1 以及 TTF-2(FOXE1)中的突变已证实与之相关。

• 激素合成障碍是常染色体隐性遗传方式,常见的有:

– 2 号染色体短臂:甲状腺过氧化物酶基因突变导致部分或完全性碘有机化缺陷。

– 19 号染色体短臂:钠-碘转运子基因突变可导致机体不能维持正常的甲状腺-血浆碘浓度差。

• Pendren 综合征(7 号染色体长臂):PDS 基因突变导致的最常见的综合征,包括耳聋;轻度碘有机化缺陷导致的突眼,通常在

儿童期发病。

■ 病因

- 甲状腺发育不良。
- 甲状腺不发育：甲状腺缺如。
- 甲状腺发育不良：异位或形态异常。
- 激素合成障碍。
- 15种已知的甲状腺素合成缺陷,包括碘转运以及碘有机化。
- 一过性甲状腺功能减退。
- 母亲服用抗甲状腺药物。
- 经胎盘获得母体抗甲状腺抗体(一过性或永久性损害)。
- 新生儿期高浓度的碘-聚维酮暴露。

■ 常见相关疾病

- 唐氏综合征新生儿存在较低水平的 T_4(正常分布曲线左移)以及轻度升高的 TSH,提示轻度的甲状腺功能减退状态。
- 先天性甲状腺功能减退的新生儿有更高的先天性心脏病风险,反之亦然。

诊断

■ 病史

- 甲状腺功能减退相关症状。
- 黄疸消退延迟。
- 喂养困难。
- 便秘。
- 活动少、反应慢。
- 生长障碍。
- 甲状腺疾病家族史。
- 自身免疫性甲状腺疾病。
- 模糊的"轻度甲减"病史不需治疗,通常在家族中发现甲状腺素结合球蛋白缺陷。
- 母亲用药史。
- 出生史。
- 新生儿筛查结果。
- 症状和体征。
- 大部分患儿经由新生儿筛查诊断。
  - 5%～10%假阴性。
  - 新生儿筛查流程各地不同。
  - 在病重患儿从一家医院转到另一家医院时,需要保证已做过筛查。如果漏做了,可能在1～2月龄时出现症状。

■ 体格检查

- 可能与甲状腺功能减退有关的体征。
- 低体温。
- 囟门大、颅缝宽。

- 面容粗糙,包括巨舌。
- 哭声沙哑。
- 肌张力低下。
- 腱反射延迟。
- 脐疝。
- 检查可能伴随的甲状腺肿、结节。
- 检查舌根部是否存在异位甲状腺。
- 当支撑颈后部及枕部是,让患儿的头靠在家长的手臂上或者检查床上,可以最大程度地伸展颈部使前部视野暴露充分。

■ 诊断检查与说明

实验室检查

- 新生儿筛查项目(滤纸片)。
- 方法不尽相同。
- 出现异常结果需要立即做确诊检查。
- 由于 TSH 升高会滞后,极低出生体重儿及先天性心脏病患儿需要重新筛查。
- 确诊试验。
- T_4 和 TSH 指标测定较重复筛查好,后者可能延误诊断和治疗。
- 如果疑似结合异常,还需要做甲状腺素结合球蛋白和游离 T_4 水平或者 T_3 树脂摄取试验。
- 游离 T_4 是继发性或三发性甲状腺功能减退最敏感的指标。
- 产前检查。
- 胎儿甲状腺肿可以经产前超声检查发现。
- 妊娠晚期的 TSH、总 T_4 和游离 T_4 的正常值范围已经可以帮助诊断胎儿甲状腺功能减退症。

影像学检查

- ^{123}I 或锝甲状腺显像可以明确腺体的形态。
- ^{123}I 与高氯酸盐洗脱扫描可以帮助诊断激素合成异常。
- ^{123}I 显像必须在甲状腺素替代治疗前进行,如果该检查可能延误治疗,则可推迟到脑发育完成后(2岁)且停药一段时间较为安全时再做检查。
- 超声检查可以评估甲状腺形态(但是不能发现激素合成障碍)并且不会延误治疗。

■ 鉴别诊断

- 发育性问题。
- 过性甲状腺功能减退一般发生在早产儿出生后第1周。
- 代谢性问题。
- 在严重疾病新生儿中的正常甲状腺功能病态综合征。

- 继发性或三发性。
- 泛垂体功能低下。
- 先天性单纯中枢性甲状腺功能低下($TSH-B$ 基因的热点突变)。
- 因母亲孕期 Graves 病导致中枢性先天性甲状腺功能减退。
- 遗传性因素。
- 甲状腺结合球蛋白缺陷(X 连锁隐性遗传)。
- 环境因素。
- 碘暴露(剖腹产、新生儿期手术)。
- 母亲碘缺乏。
- 母亲使用抗甲状腺药物或锂剂。
- 免疫性因素。
- 母亲抗甲状腺药物和 TSH 受体阻断抗体传输。

> **注意**
>
> 假阳性。
>
> - X 连锁甲状腺结合球蛋白缺乏：总 T_4 低,TSH 正常以及 fT_4 正常。诊断主要依据甲状腺结合球蛋白水平较低或 T_3 树脂摄取率增高。无需任何治疗。
> - 泛垂体功能低下：T_4 降低,TSH 水平降低或正常。筛查 fT_4 使用左旋甲状腺素治疗并且检测其他垂体激素缺乏。
> - 出生后 48 小时内采集的血标本可能导致 TSH 升高。
>
> 假阴性。
>
> - 正常新生儿筛查可能漏诊先天性垂体性甲状腺功能减退的患儿。

治疗

■ 药物治疗

甲状腺素。

- 初始剂量为 $10～15~\mu g/(kg \cdot d)$ 口服,每天 1 次。调整剂量至 T_4 水平达到正常高限。
- TSH 水平可能在 T_4 浓度达到正常后数周内才能恢复正常。
- 初始剂量为 50 mg 每天口服可能达到更快的缓解(fT_4 在 3 天内恢复正常,TSH 在 2 周内恢复正常)。
- 少数患儿存在垂体-甲状腺抵抗,TSH 水平相对 fT_4 而言轻度升高。
- 疗程：终身。
- 如果用药前没有行影像学检查且诊断不明确,在脑发育完成前不要停药。在实验性停药 6 周后重新评估。

后续护理与治疗

■ 随访推荐

• 何时能改善。

- 大部分患儿在诊断时没有症状。

- 父母可能注意到活动的增加,饮食的进步以及小便和肠道活动增加。

• 需要观察的症状:生长缓慢以及低 T₄,高TSH 提示依从性差或者治疗不当。

• 神经心理症状。

- IQ 分数在正常范围内,但是可能存在语言和运动技能轻微损害并且特定的学习障碍可能在治疗早期出现。

- 需要神经心理评估和康复。

- 孕早期母亲甲状腺功能减退如果不及时纠正可能导致神经发育延迟。

■ 饮食事项

• 无限制。

• 豆奶和铁剂会减少胃肠道对甲状腺素的吸收。

• 近期药房会推荐空腹服用甲状腺素。药物和治疗委员会推荐治疗的持续性以及根据甲状腺功能调整药量较限制空腹服用重要。

■ 患者教育

• 患儿的学习障碍是否与甲减有关取决于何时明确诊断并且治疗是否及时。即使在生后 1 个月内就开始治疗,其学习障碍可能比同胞也要多。

• 如果甲状腺素漏服了,应该在想起来时马上服用。如果已经是第 2 天,则服用 2 倍的剂量。

• 甲状腺素有片剂,片剂应该捣碎然后溶于奶粉或母乳中服用。

• 药物本身没有副作用。片剂仅含少量患儿不能合成的激素。是人工合成的,也没有感染风险。

■ 预后

• 如果在生后 2 周内开始治疗,预后非常好。

• 出生时 T₄ 的水平是长期预后的预测因素。

■ 并发症

• 如果未治疗。

- 严重智力低下(克丁病)。

- 严重运动发育落后。

- 严重矮小。

• 垂体功能低下引起的甲状腺功能减退的患儿并没有原发性甲状腺功能减退患儿那么严重。

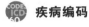 疾病编码

ICD10

• E03.1 先天性甲状腺功能减退症不伴有甲状腺肿。

• E03.0 先天性甲状腺功能减退症伴有弥漫性甲状腺肿。

常见问题与解答

• 问:正常的新生儿在筛查时出现结果异常的原因有哪些?

• 答:48 h 内的血样检查可能出现 TSH 升高;有些地方会要求进行一定比例的复查,即使检查结果正常。

先天性巨结肠 Hirschsprung Disease

Lusine Ambartsumyan   万柔 译 / 郑珊 审校

基础知识

■ 描述

• 肠道先天性动力异常,特征是在远端肠管缺乏神经节细胞,从肛门外缘开始,延伸到近端,长短不一。

• 肛门内括约肌(IAS)无法松弛,无神经节细胞节段蠕动时无法放松,导致功能性肠梗阻。

■ 流行病学

发病率

• 新生儿低位肠道梗阻最常见的原因,发病率为 1/5 000。

• 直肠和乙状结肠部位 75%、降结肠部位 14%、全结肠 8%,很罕见的小肠部位 3%。

• 在全结肠巨结肠(15%～21%)和全小肠无神经节病(50%)中,存在家族聚集性发病。

患病率

• 短段型在男性中多发,和女性的比例是 (3～4):1。

• 长段型发病率男女比例小于 1:1。

■ 危险因素

基因遗传

• 与疾病相关的基因包括染色体 3p21、10q11、5p13、22q13、1p36 和 19q12。

• RET 原癌基因是主要的易感基因,在 50% 家族性和 20% 散发性的病例中,RET 发生变异。

• 大于 5% 的巨结肠患者有内皮素信号通路变异。

■ 病理生理

• 尾部神经嵴细胞迁移失败导致的先天性远端肠道神经系统(ENS)异常。

• 基本组织学表现是 Meissner 和 Auerbach 神经丛神经节细胞缺失,并且在环形肌和纵形肌中间以及黏膜下层有增生的神经束。

■ 常见相关疾病

• 只有巨结肠一种情况(占 70%)。

• 伴有其他相关畸形(占 30%)。

- 染色体异常(12%):最常见的是 21 三体 (2%～10% 的 21 三体患者有 HD)。

- 先天性出生畸形(18%):心脏、四肢、感觉神经性失聪、中枢神经系统、生殖泌尿系统和胃肠道畸形(肛门狭窄、无肛和小肠或大肠闭锁)。

• 其他相关综合征:4 型 Waardenburg 综合征、先天性中枢性低通气综合征、MEN2 和 Smith-Lemli Opitz、家族性自主神经异常。

诊断

■ 病史

• 80% 的患者在新生儿阶段有表现。

• 15% 的患者在出生第 1 个月被确诊,40%～50% 的患者在出生 3 个月内被确诊,

60%在1年内,85%在4年内。

• 人群中有2%的比例在成人阶段被诊断出HD。

• 临床表现随着年龄不同而不同。

- 新生儿阶段:胎粪排出延迟(>出生后48 h);胆汁性呕吐物、腹胀、完全性肠梗阻、盲肠或阑尾穿孔。

- 婴儿期:便秘和粪便嵌塞和(或)阶段性肠炎有关。

- 婴儿期至成人期:轻微到严重的便秘,反复粪便嵌塞,难治性便秘。

• 新生儿常常体重正常,但是病情严重时会发生生长障碍。

• HD的儿童粪便体积和直径都偏小。有一些可能也会有稀便溢出。

• 小肠结肠炎(结肠慢性感染性炎症)常常在16.6%的患者中作为主要表现。

■ **体格检查**

• 直肠检查时,括约肌张力往往是正常的或者增加的。手指拿出时会有突然的粪便冲出。在大部分病例中,尤其是较年长的儿童中,直肠是空的。

• 患儿可能由于慢性出血(继发于小肠结肠炎)而贫血。

■ **诊断检查与说明**

实验室检查

全血细胞计数:贫血、白细胞增多症(小肠结肠炎)。

影像学检查

• 腹部平片。

- 可能表现为扩张的肠襻。

- 在罕见的报道病例中会有表现弥漫性肠段气肿。

• 钡剂灌肠。

- 可以提供诊断支持意见但不能确诊。

- 正常钡剂灌肠检查结果不能排除HD。

- 过渡区域是漏斗形的,近端是正常肠段,近端肠段扩张。

- 肠道黏膜增多、增厚,有明显的褶皱,继发于溃疡的不规则边缘。

- 钡剂非常缓慢地通过肠道排出,高度怀疑HD。

- 在新生儿会有正常的钡剂灌肠检查结果。

诊断步骤与其他

• 肛门直肠测压。

- 是诊断HD安全又无创的方法,适用于3个月以上的患者。

- 直肠球囊扩张时肛门内括约肌不能放松，

意味着HD。

- 检查结果异常的患者必须进行直肠活检进行确诊。

• 直肠抽吸活检。

- 在齿状线上缘2~4 cm处进行,具体位置取决于患儿年龄。

- 必须取到完整的黏膜下组织。

- 神经节细胞如果存在则排除HD。

- 如果抽吸活检不能明确诊断,则必须进行直肠全层活检(金标准)。

组织学表现

• 无神经节细胞。

• 前神经节细胞增生。

• 固有层乙酰胆碱酯酶染色增加。

• 肠壁内无髓鞘神经纤维增生。

■ **鉴别诊断**

• 机械性肠梗阻。

• 胎粪性肠梗阻。

• 胎粪栓塞综合征。

• 新生儿左半小结肠综合征。

• 旋转不良伴肠扭转。

• 肠闭锁。

• 肠套叠。

• 坏死性小肠结肠炎。

• 功能性肠梗阻。

• 肠神经元发育异常。

• 败血症。

• 代谢性异常(如尿毒症、甲状腺功能减退症)

• 内源性肠神经异常(糖尿病或家族性自主神经异常)。

• 平滑肌功能异常。

• 电解质紊乱。

• 慢性便秘。

注意

尽早发现能最大限度地减轻死亡率和致残率。

 治疗

手术切除无神经节肠段,将有神经节肠段拖至肛门处。

■ **一般措施**

如果儿童有可能的小肠结肠炎或梗阻表现,需要稳定病情治疗。

• 液体和电解质复苏。

• 鼻胃管减压。

• 广谱抗生素。

• 用直肠管进行直肠减压,并用盐水灌肠刺激。

■ **手术与其他治疗**

• 初次手术。

- 全结肠无神经节细胞病或者患儿有梗阻表现无法缓解,进行结肠或回肠造口。

- 避免小肠结肠炎损害。

• 根治性手术。

- 初次结肠造口6个月至1年后进行。

- 在稳定的无梗阻的儿童中可以作为最初的手术治疗。

目前有很多种手术方法。

• 最常见的手术方法是Swenson术(经肛门乙直肠切除术)、Duhamel术(经肛门直肠后拖出)和Soave术(直肠内拖出)。

• 目前的治疗进展。

- 完全经肛门手术技术被引入。

- 更多地使用腹腔镜技术合并其他不同方法。

- 从多次手术到一次根治性手术的过渡。

注意

在根治性拖出手术前,临床医师都必须高度警惕小肠结肠炎。

后续治疗与护理

■ **随访推荐**

大部分儿童在术后头10年内进行常规随访。

■ **并发症**

• 小肠结肠炎(结肠慢性感染性炎症)是最初的表现。

- 死亡率在20%~50%。

- 发生在15%~50%的患者中。

• 早期(术后<4周,常常和手术技术有关)。

- 肠连接口漏。

- 拖出肠段回缩。

- 大小便失禁。

- 伤口感染、腹内粘连。

• 晚期。

- 排泄障碍:小便失禁。

- 性功能障碍:由于盆腔神经丛受损。

- 大便障碍在50%的患者中出现。

- 68.7%的患者拥有正常的肠功能。

- 梗阻症状(11%~42%):便秘、腹胀、排便困难。

○ 解剖结构性(肛门狭窄、连接口狭窄、残余的无神经节病)。

○ 功能性(肛门内括约肌功能障碍、结肠动力不足)。

- 大便失禁(3%～53%)。

- 小肠结肠炎(术前:15%～32%,术后:2%～42%)。

- 小肠结肠炎是致死和致残的主要原因。

- 继发于肠梗阻,导致肠管内压力增加和肠管内毛细血管血流减少。

- 影响保护性黏膜屏障,使得粪便分解产物、细菌和毒素进入血道。

- 常常表现为腹胀、喷射性排便、发热和呕吐。

- 术前、术后都会发生。

- 临床医师必须高度怀疑肠炎,进展非常快且会致命。

疾病编码

ICD10

- Q43.1 先天无神经节性巨结肠(赫希施斯普龙病)。

常见问题与解答

- 问:当手术以后,确诊 HD 的患儿肠功能正常的可能性有多大?

- 答:可能性很大,但是可能需要用好几年的时间;在一项为期 29 年的 259 名患者的回顾性研究中,30.3% 的患者在 5 岁的时候获得正常的肠功能,43.9% 在 10 岁的时候,18.9% 在 15 岁的时候,6.8% 在 15 岁以后。

- 问:手术后,随着时间推移肠道活动会如何变化?

- 答:拖出手术后患儿每天排便 3～5 次,随着时间推移,通过长期随访,排便次数降至每天 1～3 次。

- 问:术后需要使用泻药吗?

- 答:在 20% 的儿童中,适量使用泻药或者刺激直肠是需要的。

先天性肾上腺皮质增生症 Congenital Adrenal Hyperplasia

Erica A. Eugster 程若倩 译 / 罗飞宏 审校

基础知识

■ 描述

先天性肾上腺皮质增生(CAH)是一组导致皮质醇生物合成缺陷的常染色体隐性遗传疾病。本病的临床表现多样,从"经典"(严重)的到"非经典"(轻)型皆有。

- CAH 的病因有五种。

- 21 羟化酶(21OHase)缺陷。

- 11 羟化酶缺陷。

- 3β羟基类固醇脱氢酶缺陷。

- 17α羟化酶缺陷。

- 先天性类脂质性肾上腺皮质增生症(stAR 突变)。

- 绝大多数的 CAH(约 95%)是由于 21 羟化酶缺陷导致的。本节将侧重于此缺陷。21 羟化酶是糖皮质激素和盐皮质激素合成中重要的酶。

■ 流行病学

- 经典型 CAH 的发病率为 1:(10 000～20 000)(活产婴儿)。

- 在某些种族和偏远地区常见。

- 约 75% 的病例有因盐皮质激素不足导致的明显失盐,剩下的患者被称为单纯男性化型。

- 非经典 CAH(也称为迟发型)的患病率约为 1:1 000。

在某些种族,如德系犹太人、意大利人和南斯拉夫人中更常见,发病可达 1:50。

■ 危险因素

遗传学

- CAH 是由于 CYP21A2 基因突变导致的,该基因编码 21 羟化酶、位于染色体 6p21.3 处。此区域有很多重复转录本,并且有较高的基因重组率。

- 多数突变是大段删除及有丝分裂中重组了临近假基因 CYP21A1P 的序列导致。目前已经知道超过 100 种 CYP21A2 突变。多数患者为复合杂合,症状反应两条染色体突变中较温和的一个。大约有 1% 的突变为新发突变,也有单亲二体型报道。

- 尽管 CAH 的遗传-表型相关性通常较好,CAH 遗传的复杂性使得此病有时非常复杂。

■ 病理生理

- 皮质醇生物合成酶的阻断导致下丘脑和垂体负反馈减弱,表现为过量的 CRH 和 ACTH。前体副产物的堆积导致肾上腺雄激素分泌过多。可出现不同程度的盐皮质激素缺乏导致失盐或肾上腺皮质危象。临床表现会根据性别和 CAH 的严重性而不同。

- 经典 CAH;遗传学女性。

- 胎儿早期(孕前 1/3)雄激素过量会导致性发育异常,典型表现有尿道增长、出现尿生

殖窦、阴蒂肥大。

- 内部生殖系统的发育没有异常。

- 如果未得到早期的诊断和治疗,出生后可继续发生雄性化,失盐型女性患儿有肾上腺危象风险。

- 经典 CAH;遗传学男性。

- 男性 CAH 患儿的胎儿期雄激素暴露可不出现临床表现。失盐型男性患儿有肾上腺危象风险。

- 同女性患儿一样,男性患儿未得到合理诊断和治疗在出生后可进一步发生雄性化。

- 非经典 CAH;女性。

- 非经典 CAH 中相对轻度的雄激素暴露可不表现出胎儿期的症状,可在儿童、青春期或成人期出现高雄激素表现。

- 非经典 CAH;男性。

- 雄激素过量的症状可在儿童、青春期或成人期出现。

诊断

■ 病史

- 应详细了解是否有 CAH 家族史、有无性激素暴露史和(或)孕母雄性化病史。婴儿期喂养困难、呕吐可能是肾上腺危象的前驱表现。

- 未诊断 CAH 的儿童多表现为雄激素过量而导致的性早熟。经典 CAH 的典型症状有成人体味、痤疮、阴毛腋毛早现、男孩阴茎增

大、女孩阴蒂肥大、生长加速。儿童期非经典 CAH 通常仅表现为成人体味及阴毛腋毛早现。

• 青春期女孩 CAH 可表现为月经不调、多毛和痤疮。

■ 体格检查

• 经典 CAH；遗传学女性。

– 经典 CAH 女婴两性畸形程度可根据 Prader 评分。Prader 分期 1 期为典型女性，而 5 期表示已出现高度男性化（尿道在阴蒂开口处伴阴蒂完全融合）。5 期儿童通常被认为是男童。由于存在这种可能性，教条"绝不对双侧睾丸未及的男童进行环切"是非常有理论依据的。

– 多数经典 CAH 女孩都是在 Prader 分期 3～4 期。有明显肿大的阴蒂伴阴唇/阴囊结构的皱褶及色素增多，但无可触及的性腺。阴唇后融合甚至会阴部单通道也较为常见。

– 失盐型 CAH 通常在体格检查中无特殊表现，可出现脱水表现，如低体重、皮肤浮肿、黏膜干燥以及生命体征变化。

– 有小部分经典 CAH 女孩在新生儿期不会被发现。这些儿童其后外生殖器将保持婴儿期状态。其他高雄激素症状可表现为阴毛出现，生长速度加快导致的身高过高。尿生殖窦的出现及阴唇后融合常提示妊娠前 1/3 雄激素过量，而孕后期的雄激素过量常仅出现阴蒂肥大。

• 经典 CAH；遗传学男性。

– 尽管多数经典 CAH 男童在出生时存在阴茎增大，但是他们外生殖器通常正常，因此 CAH 多被忽视。如女性患儿一样，失盐型 CAH 在男性患儿也无特殊体格检查发现，可出现脱水表现如低体重、皮肤浮肿、黏膜干燥以及生命体征变化。

– 在婴儿期未得到诊断的经典型 CAH 男孩可出现第二性征早现。可出现成人体味、痤疮、阴毛腋毛，以及阴茎增大。有助于鉴别 CAH，外周性性早熟的体征是睾丸容积在这些疾病中通常为青春前期水平，提示 HPG 轴外来源的性激素。

• 非经典 CAH；女性。

– 非经典 CAH 女孩可出现阴毛和（或）腋毛、成人体味和痤疮。青少年期女童有雄性化表现，可见轻度阴蒂肥大。

– 念珠菌性阴道炎和龟头炎在 1 型糖尿病青少年中常见。

• 非经典 CAH；男性。

– 非经典 CAH 男孩常表现为轻度的雄激素过量，如阴毛腋毛、成人体味和痤疮。

■ 诊断检查与说明

实验室检查

• CAH 在美国各州均已纳入出生缺陷筛查项目。典型表现为 17 - OHP 的升高。应根据 17 - OHP 的浓度重复新生儿筛查或查血清浓度。在疑似病例中，应尽快进行血清电解质检查以明确有无肾上腺危象。早产儿和新生儿病儿中常见假阳性结果。血浆肾素水平有助于诊断失盐。

• 应非常重视 CAH 新生儿筛查异常，特别是足月男婴。

• 血清 17 - OHP 是新生儿筛查阴性的经典 CAH 及非经典 CAH 的确诊试验。同时也应检测睾酮、双氢睾酮硫酸脂（DHEAS）以及雄烯二酮。

影像学检查

• 在两性畸形的患儿中应常规进行盆腔及生殖器超声检查。CAH 女孩超声检查可见子宫、尿生殖窦、男性型尿道。宫颈压缩为常见的表现。男性 CAH 中多无常规影像检查，应定期进行睾丸超声以明确是否出现常在青春期出现的肾上腺残余瘤。该肿瘤多出现在以慢性 17 - OHP 升高为表现的 CAH 治疗不良患者中。

• 骨龄 X 线片是重要的性早熟评估内容。在未诊断的经典型 CAH 中，骨多超前成熟。

诊断步骤与其他

• 在模棱两可的患者中，ACTH 激发试验可鉴别经典型 CAH 和非经典型、患者和杂合携带者以及 21 羟化酶缺陷和其他类型的 CAH。

• 基因型分析可进一步明确诊断，进行遗传咨询。由于 CAH 中多种基因突变时有报道，遗传特点复杂，应进行 CYP21A2 全基因测序（而非定点基因型分析）以明确基因突变的类型。

■ 鉴别诊断

• CAH 是最常见的 46，XX 性发育异常。其他种类的两性畸形不在此章节叙述。

• 经典 CAH 的鉴别诊断包括对其他可引起雄激素过量的病因鉴别，如分泌雄激素的肿瘤、雄激素外源性摄入。对男孩应鉴别分泌 β - hCG 肿瘤、McCune-Albright 综合征、家族性男性性早熟。

• 儿童时期的非经典型 CAH 和肾上腺功能早现常难以鉴别。对青少年期女性应鉴别

PCOS，PCOS 和非经典型 CAH 有很多相似之处。

 治疗

■ 药物治疗

• CAH 的药物治疗包括应用大剂量糖皮质激素以抑制肾上腺源雄激素过量分泌。一般给 10～15 mg/m² /24 h 氢化可的松或等量激素。

• 无论是否出现失盐状态，目前建议经典 CAH 患者均应使用盐皮质激素治疗，一般给予氟氢可的松 0.05～0.2 mg/24 h。

• 婴儿期应补盐（NaCl 3～5 mmol/kg/ 24 h）。

■ 其他治疗

患 CAH 的女孩通常需要行女性化外阴手术，但目前手术合适的时机尚存争议。

一般措施

注意
疾病或外伤等应激期足量糖皮质激素的应用在 CAH 患者中非常重要。

后续治疗与护理

应定期就诊随访监测生长、性发育，以及性激素水平（包括 17 - OHP）。还应定期给予心理支持和教育。

■ 预后

• 经治疗的 CAH 患者成人身高多正常。

• 经典 CAH 女孩性别为女性但可有男性化性格。

• 经典 CAH 女性的生育能力降低。

• CAH 男性合并睾丸肾上腺残余瘤者生育能力降低。

• 儿童向成人期的过渡应在多学科参与的情况下进行。

疾病编码

ICD10

• E25.0 先天性肾上腺性征疾患伴酶缺失。

常见问题与解答

• 问：CAH 婴儿的失盐危象通常在何时发生？

• 答:最常见的发生时间为生后 5～10 天。也可在生后 1 天就出现,或 1 月及以后出现。

• 问:何时应该给予 CAH 患儿应激剂量,应给多大剂量?

• 答:应激剂量为日常剂量的 2 倍或 3 倍动态。此剂量应在患病时或心理应激时应用。

呕吐患者应立即注射氢化可的松琥珀酸钠。手术前应常规静脉应用 100 mg/m² 氢化可的松。

• 问:治疗 CAH 患儿最好的糖皮质激素是哪种?

• 答:氢化可的松被认为是治疗 CAH 较好的糖皮质激素。这一观点目前仍有争议,也

确有些患者对泼尼松或地塞米松反应良好。

• 问:出现严重雄性化的 CAH 女孩应被设定为男孩么?

• 答:由于 CAH 女孩的生育率和性别认知可达正常,目前认为应无视女孩外生殖器男性化程度,保持女孩的性别。

腺病毒感染 Adenovirus Infection

Jason Newland • Jessica Newman　张聪聪 译 / 王立波 审校

基础知识

■ 描述

腺病毒是一种分布广泛、无包膜的双链 DNA 病毒,可以引起呼吸道疾病和胃肠炎。

■ 流行病学

• 5 岁之前感染常见,以上呼吸道疾病为主。

• 入伍新兵容易感染,可能是因为居住环境拥挤。

• 全年均可出现呼吸道和肠道感染。在温带气候地区,感染高峰常出现在冬季。

• 是大约 5% 儿童呼吸道感染和 5%～10% 肺炎的病因。

• 通过感染者的飞沫传播呼吸道疾病。

- 肠道腺病毒感染是通过粪口途径。

- 极少数通过直接接触感染者而感染结膜炎。

• 咽结膜热的暴发与游泳池氯浓度低和共用浴巾有关。

• 是儿童和成人病毒性心肌炎最常见的病因之一。

发病率

2 岁以内是发病高峰。

■ 危险因素

接触腺病毒感染者。

■ 一般预防

住院患者的预防措施	
症状	预防措施类型
呼吸道疾病	接触和飞沫
胃肠道	接触
结膜炎	接触

军队人员口服活疫苗,预防急性呼吸道感染。

■ 病理生理

腺病毒可能引起细胞膜裂解性感染或慢性/隐形感染。此外,它们可以诱导细胞癌变,尽管这一现象的临床意义仍不清楚。

■ 病因

腺病毒有至少 57 种人血清型,可以分为 7 个亚型(A 到 G)。

■ 常见相关疾病

• 呼吸道感染。

- 上呼吸道感染:中耳炎、感冒、咽炎。

- 下呼吸道感染:肺炎、类百日咳综合征、哮吼、坏死性支气管炎、细支气管炎(腺病毒肺炎多由 3、7 和 21 型引起)。

• 咽结膜热。

- 低热并伴有结膜炎、咽炎、鼻炎及颈淋巴结炎。

- 15% 的患者可能存在假性脑膜炎。

- 夏季发病率增高。

- 暴发流行常由 3 型腺病毒引起。

• 流行性角膜结膜炎。

- 双侧结膜炎和耳前淋巴结炎。

- 可持续至 4 周以上。

- 角膜浑浊可持续数月。

- 一般由 8、19 和 37 型腺病毒引起。

• 病毒感染后心肌炎。

- 表现为心血管功能衰竭、充血性心力衰竭、呼吸窘迫或者室性心动过速。

- 预后差。

- 死亡率高,大多数患者需要心脏移植,部分患者进展成扩张型心肌病。

• 出血性膀胱炎可引起镜下血尿或者肉眼

血尿。

- 肉眼血尿持续时间平均约 3 天。

- 通常伴有排尿困难和尿频。

- 男性患者更多见。

- 由腺病毒 11、21 型引起。

- 免疫功能正常和免疫功能低下人群均可发生。

• 婴幼儿腹泻。

- 水样泻,合并发热。

- 症状可持续 1～2 周。

- 常由腺病毒 40、41 型引起,其次为 31 型。

• 可引起流行性中枢神经系统(CNS)感染(常伴有呼吸道疾病暴发)和散发性脑炎及脑膜炎,常伴有肺炎。

• 免疫功能低下者。

- 可引起肺炎、肝炎和胃肠炎等播散性疾病。

- 常见于移植患者;多达 40% 的儿童人干细胞移植受者和 5%～10% 实体器官移植受者感染腺病毒。

- 死亡非常高,在造血干细胞移植患者中腺病毒感染死亡率高达 30%～75%。

• 其他:肠套叠(多达 40% 的患者为独立发生)和致命的先天感染。

诊断

■ 病史

• 发热。

- 非特异性。

• 鼻炎。

- 上呼吸道感染(URI)。

• 喉炎、咽喉痛。

- URI。

• 干咳或哮吼性咳嗽。

- 呼吸道感染。

- 头痛、肌痛。
- CNS 感染。
- 血尿(肉眼或镜下)、排尿困难、尿频。
- 出血性膀胱炎。
- 水样泻。
- 肠道腺病毒感染。
- 结膜炎、鼻炎、渗出性咽炎以及假性脑膜炎。
- 腺病毒感染典型表现。

■ **体格检查**

- 肺源性气促、喘息、啰音。
- 肺炎。
- 心动过速、气促、奔马律、肝大。
- 心肌炎。
- 腹部压痛、腹胀。
- 胃肠炎。

■ **诊断检查与说明**

实验室检查

- 全血细胞计数(CBC)。
- 白细胞增多或减少,通常伴有核细胞分类计数左移。
- 红细胞沉降率(ESR)。
- 通常升高。
- 病毒分离。
- 标本取自鼻咽分泌物、尿液、结膜或大便。
- 病毒鉴定。
- 通过免疫荧光法观察感染细胞中的病毒抗原,通过聚合酶链反应(PCR)扩增基因组。
- 通过酶联免疫测定(EIA)试验检测大便抗原。
- 鼻咽拭子或大便的检出率最高。
- 腺病毒 PCR 在缩小鉴别诊断方面可能有效,尤其是在免疫功能低下者,可用于评估预后。
- ECG。
- QRS 低电压。
- T 波低平或倒置。
- V_5 及 V_6 导联小 Q 波或 Q 波消失。

影像学检查

- 怀疑心肌炎者行心超检查。
- 射血分数降低。
- 胸部 X 线。
- 双侧片状肺间质渗出(下叶)或心影增大。
- 心脏扩大。

■ **鉴别诊断**

- 呼吸道感染。
- 流感病毒。
- 副流感病毒。
- 人类偏肺病毒。
- 百日咳。
- 支原体肺炎。
- 细菌性肺炎。
- 博卡病毒。
- 咽结膜热。
- A 组链球菌感染。
- Epstein-Barr 病毒。
- 副流感病毒。
- 肠道病毒。
- 麻疹。
- 川崎病。
- 流行性角膜结膜炎。
- 单纯疱疹病毒。
- 衣原体。
- 肠道病毒。
- 心肌炎。
- 肠道病毒。
- 单纯疱疹病毒。
- Epstein-Barr 病毒。
- 流感病毒。
- 细菌性心肌炎。
- 出血性膀胱炎。
- 肾小球肾炎。
- 血管炎。
- 肾结核。
- 婴幼儿腹泻。
- 轮状病毒。
- 杯状病毒(包括诺如病毒)。
- 星状病毒。
- 沙门菌。
- 志贺菌。
- 弯曲菌。
- CNS 感染。
- 肠道病毒。
- 单纯疱疹病毒。
- 支原体。
- 细菌性脑膜炎。

 治疗

■ **一般措施**

- 支持治疗。

- 处理继发细菌感染。
- 避免应用含激素的眼膏。

■ **药物治疗**

一线药物

- 西多福韦。
- 在伴有播散性疾病的免疫功能低下患者,尤其是造血干细胞移植(HSCT)患者中,应用西多福韦有效。与既往研究报道相比,可以减少腺病毒感染相关死亡率。
- 然而,该药物存在剂量相关肾毒性的风险,最佳应用剂量不详。
- 在合并腺病毒感染的移植患者中,应考虑减少免疫抑制用药。
- 输注 Adv 特定细胞毒性 T 细胞或免疫球蛋白(IVIG)对免疫功能低下者,尤其是 HSCT 患者可能有益。

后续治疗与护理

■ **预后**

对于免疫功能正常人群,大部分症状具有自限性。

■ **并发症**

- 闭塞性细支气管炎(少见)。
- 角膜混浊和视力障碍(通常自行好转)。
- 充血性心力衰竭。
- 扩张型心肌病。

疾病编码

ICD10

- B34.0 腺病毒感染,未指明的。
- A08.2 腺病毒肠炎。
- B97.0 腺病毒作为分类于其他类疾病的原因。

常见问题与解答

- 问:预防这些感染我们可以做什么?
- 答:通过洗手以及避免接触感染患者可以减少这些疾病的传播。

小肠结肠炎耶尔森菌 Yersinia Enterocolitica

Julia Shaklee Sammons　常海岭 译／曾玫 审校

 基础知识

■ 描述

小肠结肠炎耶尔森菌是革兰阴性杆菌,能引起肠道感染,临床特征性表现有发热、腹泻和类似急性阑尾炎的腹痛。

■ 流行病学

• 据估计,小肠结肠炎耶尔森菌在美国每年引起 116 716 人感染。

- 根据美国食源性疾病主动监测网络(FoodNet)的监测,1996—2009 年,每年小肠结肠炎耶尔森菌感染的发生率为 0.5/10 万人,随着时间推移已有明显下降。

- 小肠结肠炎耶尔森菌感染多发于婴幼儿;47% 的患者为 5 岁以下儿童,32% 的患者为小于 1 岁的婴儿。

- 发病率最高的年龄组为 1 岁以下婴儿,为 12.3/10 万人。

• 小肠结肠炎耶尔森菌的传播。

- 人可以通过摄入被污染的食物和水(尤其是生的或未煮熟的猪肉和未灭菌的牛奶制品)或者接触被感染的动物(猪是其主要的宿主)而感染。

- 也可由粪-口及人-人传播。

- 在美国,大部分的流行与对生猪肠的不正确处理有关,最常见于冬季节假日的南部美籍非裔家庭。

- 儿童感染发生于与处理过猪肠的成年人接触时。

• 通过输入被污染的血制品传播也有可能。美国食品及药物管理局(FDA)已报道虽然细菌污染血制品的情况罕见,但其中最常见的细菌污染是小肠结肠炎耶尔森菌。

• 潜伏期 1～14 天(平均 4～6 天)。患者平均排菌期为 42 天,而无症状带菌者的排菌时间甚至更长。

• 系统性疾病和菌血症更常见于小婴儿或有易感情况的人(临床上铁过载或使用去铁胺治疗、免疫低下、糖尿病、营养不良、肝硬化或其他肝脏疾病)。

■ 一般预防

• 感染控制。

- 小肠结肠炎的患者应采取接触隔离直至腹泻缓解。

• 一般措施。

- 清除细菌储存库,减少食用被污染的食物和饮料的频次。

- 避免食用未煮熟的肉类,特别是猪肉和未灭菌的牛奶。

- 在处理生鲜肉制品前后进行仔细的洗手,避免在处理肉类前后清洗婴儿的奶瓶。

■ 病理生理

• 小肠结肠炎耶尔森菌的入口是胃肠道。

• 小肠结肠炎耶尔森菌附着于肠黏膜上皮细胞和黏液性细胞,产生的热稳定肠毒素在发生水样泻中起作用。

- 另外一种细胞毒素直接损伤远端小肠和大肠,引起特征性的含有血丝和黏液的粪便。

- 这些毒素的释放导致小肠结肠炎发生,最常见于年龄较小的儿童。

• 肠系膜淋巴结炎和(或)末端回肠炎可导致假性阑尾炎综合征,典型发生在年龄较大的儿童和年青成人。

• 菌血症可导致肺、肝、脾、肾等器官的局部脓肿。

■ 病因

• 耶尔森菌属有 11 个菌种,其中小肠结肠炎耶尔森菌、假结核耶尔森菌、鼠疫耶尔森菌是最常见的菌种。

• 小肠结肠炎耶尔森菌是兼性厌氧菌,不能发酵乳糖,脲酶阳性,革兰染色阴性。

• 小肠结肠炎耶尔森菌有 60 多种血清型,6 种生物型。从患者中分离到的以 0:3、0:5.27、0:8 和 0:9 血清型和 2、3 和 4 生物型最常见。0:3 血清型在美国最常见。

诊断

诊断主要依据确切的暴露史、典型的症状和实验室检查。

■ 病史

• 小肠结肠炎是幼儿感染小肠结肠炎耶尔森菌后最常见的表现,特征表现是发热、腹痛、血便或黏液便。

- 25% 的患者有便血。

- 典型的病程为 1～3 周,有时甚至更长,最长可达数月。

- 病史采集应询问有无暴露于未灭菌的奶制品、生猪肉或家禽尤其是猪肠的处理。

• 假性阑尾炎综合征是由于肠系膜淋巴结炎和(或)回肠末端炎,主要发生在年龄较大儿童和成人,有发热、右下腹疼痛、白细胞增多。

• 耶尔森菌菌血症最常见于<1 岁婴儿或在某些易感性的人,特别是当铁过载状态(如镰刀细胞贫血病、地中海贫血病)。

• 小肠结肠炎耶尔森菌感染后的肠道外表现不常见,包括咽炎、化脓性淋巴结炎、化脓性肌炎、骨髓炎、脓肿、尿路感染、肺炎、心内膜炎、脑膜炎、腹膜炎、全眼球炎、结膜炎和化脓性关节炎。

■ 体格检查

由于患者的临床症状变化较大,包括肠道外症状,因此体格检查不具有特异性。

■ 诊断检查与说明

实验室检查

• 小肠结肠炎耶尔森菌能从患者的血液、痰、脑脊液、尿液和胆汁中分离,这些样本并不需要特殊的选择性培养基。

- 粪便样本应置于选择性培养基上,如 CTN(cefsulodin-triclosan-novobiocin)琼脂。

- 若使用普通的肠道细菌培养基(MacConkey 琼脂),冷增菌技术将增加细菌的复苏。

- 如果耶尔森菌不是常规检测,实验室应被告知怀疑耶尔森菌。

• 在出现症状 1 周后抗体滴度升高时和疾病 2 周时抗体滴度到达峰值时,可以使用血清学方法[试管凝集试验、酶联免疫吸附试验(ELISA)]。血清学实验是检测小肠结肠炎耶尔森菌的抗体 IgM、IgG 和 IgA。

• 由于小肠结肠炎耶尔森菌与牛布鲁杆菌、立克次体、摩根菌、沙门菌属和甲状腺组织抗原有交叉反应,因此血清诊断方法的使用受到限制。

影像学检查

腹部超声根据末端回肠和盲肠肠壁水肿的程度,可用于区分假性阑尾炎和急性阑尾炎。

X

■ 鉴别诊断

• 所有发热、腹痛、粪便中有血丝或黏液以及肠道外临床表现的患者,都应考虑小肠结肠炎耶尔森菌感染的可能。

• 误区。

- 并非所有细菌性肠炎患者都会出现血丝或黏液性腹泻。因此,如果腹泻迁延持续或者环境暴露具有发生感染的危险,都应怀疑小肠结肠炎耶尔森菌感染。

- 对输血相关性疾病、地中海贫血病或有肝脏疾病的患者,应考虑到小肠结肠炎耶尔森菌菌血症的可能。

 治疗

■ 一般治疗

• 对于免疫力正常的患者,治疗无并发症的小肠结肠炎、肠系膜淋巴结炎或假性阑尾炎的免疫正常患者的益处尚未建立。

• 免疫低下患者伴有全身感染、肠外感染灶和小肠结肠炎时,使用抗生素治疗是有益的。

• 对于大多数菌株,使用复方磺胺甲噁唑〔磺胺甲噁唑(SMZ)与甲氧苄啶(TMP)的复方制剂〕、氯霉素、氨基糖苷类、四环素、多西环素、氟喹诺酮类和第三代头孢菌素是有效的治疗药物。

• 小肠结肠炎耶尔森菌通常对大多数青霉素类和第一代头孢菌素耐药。

后续治疗与护理

■ 随访推荐

• 小肠结肠炎的症状通常在起病 2 周后消失。

• 在诊断后,患者粪便的排菌期可长达 6 周以上。

• 肠道外感染的病程取决于所涉及的特异的器官系统。

■ 预后

• 小肠结肠炎耶尔森菌感染的预后通常很好,大多数为胃肠道感染。

• 全身性疾病(如继发播散引起的败血症)有较高的发病率和死亡率,败血症有关的死亡率可高达 50%。

■ 并发症

• 感染后后遗症可发生于胃肠道症状出现后 1～2 周,包括结节性红斑以及涉及负重关节的反应性关节炎。这些并发症最常见于成人,尤其是 HLA - B27 抗原阳性的患者。

• 也有报道反应性关节炎综合征、心肌炎、肾小球肾炎、丹毒、持续数月的慢性腹泻和溶血性贫血等并发症。

• 肠穿孔和回肠结肠型肠套叠也可能会发生。

疾病编码

ICD10

• A04.6 小肠结肠炎耶尔森菌性小肠炎。

• A05.8 其他特指的细菌性食源性中毒。

常见问题与解答

• 问:感染小肠结肠炎耶尔森菌后,孩子的传染性有多久?

• 答:虽然小肠结肠炎典型的病程是 14 天,但粪便排菌时间可达 6 周甚至更久。患儿父母或照顾者应严格遵守手卫生,尤其对于大小便失禁或使用尿布的儿童,以保证感染控制。

• 问:对于腹泻儿童,如果粪便中未出现过血丝或黏液,能够排除小肠结肠炎耶尔森菌感染吗?

• 答:不能。事实上,在疾病早期由于细菌产出肠毒素,患儿粪便更可能呈水样。

• 问:如果临床样本中未分离到小肠结肠炎耶尔森菌,如何诊断感染?

• 答:若不能在急性感染期或感染后并发症期做出诊断,则可根据血清抗体滴度诊断,若滴度＞1：128 表明之前有小肠结肠炎耶尔森菌感染。但要考虑到布鲁菌、立克次体、摩根菌、沙门菌属和甲状腺抗原与小肠结肠炎耶尔森菌有交叉反应的可能。

小细胞性贫血 Microcytic Anemia

Tannie Huang • James Huang　朱晓华 译 / 翟晓文 审校

 基础知识

■ 描述

小细胞性贫血指血红蛋白低于平均值两个标准差,同时血细胞比容低于平均值。使用基于年龄的正常值十分重要。

■ 流行病学

• 儿童中小细胞性贫血最常见的原因是缺铁性贫血(IDA)。

• 不同年龄 IDA 发病率。

- 1～2 岁,14%。

- 青少年女性,9%。

• 血红蛋白病导致的小细胞性贫血发生于地中海国家、东南亚、中国、非洲和印度。由于移民增加,美国发病率最近增加。

■ 危险因素

早产儿,母乳喂养,社会经济地位低,超重婴儿容易患 IDA。特定种族,如非裔美国人和西班牙裔人铁缺乏患病率更高。这些人群血红蛋白病发病率更高,这使得临床表现更加复杂。

■ 病理生理

• 机体铁平衡首先是通过铁吸收机制调节的。

• 铁是通过十二指肠吸收,在肝脏内转运。铁调素在肝脏内合成,是铁吸收的主要调节物质。饮食中铁的含量吸收很低,根据个人的铁储存不同。

• 机体每天通过小肠上皮细胞丢失 1～2 mg 铁,在月经期女性丢失更多。

• IDA 病情通常由于机体铁吸收不能满足机体生长发育需要引起的障碍而进展。

• 血红蛋白由两个 α 珠蛋白链和两个 β 珠蛋白链组成。蛋白链合成异常可导致小细胞性贫血。任何一种珠蛋白链合成量异常或由于异常结构蛋白红细胞清除增加均可导致贫血。

■ 病因

• 小细胞性贫血最常见的原因是铁缺乏。

• 血红蛋白病是儿童第二常见病因,其中,血红蛋白 E、α 和 β 珠蛋白异常是最常见原因。

• 少见的,有亚铁血红素异常,如铁幼粒细胞性贫血等也是引起小细胞性贫血的原因。

• 慢性病贫血业偶可引起小细胞性贫血,尽管前者大多表现为正细胞性贫血。

诊断

■ 病史

• 发病年龄:铁缺乏是婴儿和月经期女性贫血最常见原因。学龄期男性儿童缺铁性贫血是一个危险信号。

• 种族背景。

• 饮食史,包括如下因素。

- 婴儿期母乳,而非配方奶喂养。

- 每天牛奶消耗超过 24oz 与 IDA 相关。

- 少食红肉。

- 异食癖。

• 铅暴露(通常在老式房屋中绘画,百叶窗和瓷砖清洗或做玩具)。

• 胃肠道症状,包括腹泻、呕吐。

• 失血(包括胃肠道、尿道失血、鼻出血、月经及少见的肺部原因)。

• 体重减轻、发热、乏力或其他系统疾病症状。

• 家族成员需要输血。在孕妇中,经期病史可能有提示作用。

• 特殊问题:有行为问题儿童,包括呼吸闭止发作,铁缺乏发生率更高。

■ 体格检查

• 大部分铁缺乏儿童体格检查是正常的,有时患者表现为易怒。

• 前额隆起或牙齿咬合不正可见于珠蛋白生成障碍性贫血患儿,主要是由于骨髓造血代偿。

• 苍白是最常见的症状。

- 评估面部、结膜、牙龈和甲床,血红蛋白低于 70 g/L(7 g/dl)可致掌纹苍白。

• 青色巩膜可偶见于铁缺乏,巩膜黄染可见于血红蛋白病患者。

• 舌炎可见于慢性缺铁疾病。

• 心血管检查。

- 听诊可发现心动过速或血流颤音,然而,慢性 IDA 儿童通常可有心动过速。

- 心功能不稳定少见,但有时发生。

• 脾大:在某些珠蛋白生成障碍性贫血患者中可有脾大,提示髓外造血。在 IDA 中很少见,尽管已有报道。

• 指甲畸形:匙状指甲可见于长期铁缺乏。

■ 诊断检查与说明

• 没有单项实验室检查可以查明小细胞性贫血的所有病因。儿童经常通过常规筛查明确病因。

• CBC:血红蛋白水平低,血细胞比积较同年龄平均值低(70 岁以上患者正常平均值较低)。

- IDA 患者红细胞分布宽度(RDW)增高,珠蛋白生成障碍性贫血患者正常。

- 珠蛋白生成障碍性贫血患者红细胞计数升高;Mentzer 指数:MCV/RBC 计数,<13 提示珠蛋白生成障碍性贫血,>13 提示 IDA、血红蛋白病网织红细胞增生症。

- 网织红细胞计数:IDA 患者网织红细胞减少,血红蛋白病患者则增高。

- IDA 患者通常伴有血小板增高,可在小细胞性贫血出现之前,严重、长期的铁缺乏最终导致血小板减少。

- 外周血涂片。

○ IDA 中可见低色素,形态模糊。

○ 珠蛋白生成障碍性贫血患者可见靶细胞。

○ 铅中毒可见嗜碱点彩。

• 铁检测:铁蛋白,血清铁,转铁饱和度,总铁结合力必须综合考虑。在缺铁性贫血中,计提铁储存首先是平衡的。当铁储存减少,才会表现小细胞性贫血。

- 铁蛋白。

○ 在铁缺乏中减少。

○ 铁缺乏中比较敏感的指标。铁蛋白< 30 g/L 敏感性和特异度超过 90%。

○ 可用于估测肝脏中铁储量,可能是 IDA 最早改变的指标之一。

○ 是急性期反应蛋白,在感染、炎症、肿瘤和肝脏疾病中增高,因而可能与铁储存程度不符。

○ 在输血的珠蛋白生成障碍性贫血患者中可能增高,由于无效的红细胞增多可导致肠道铁吸收增多。

- 血清铁。

○ 监测铁蛋白相关铁离子,随着每日铁摄入而波动。

○ 珠蛋白生成障碍性贫血正常(尽管因定期输血会有血清铁增高)。

○ 在感染或炎症状态下正常或减少。

- TIBC。

○ 在 IDA 中升高,但在慢性疾病贫血中也可正常或减少。

○ 口服避孕药可导致 TIBC 升高。

○ 肝脏疾病以及营养不良可使 TIBC 降低。

- 铁蛋白饱和度。

○ 计算公式:血清铁/TIBC×100。

○ 在 IDA 中降低。

- 可溶性铁蛋白受体。

○ 最新方法可用于检测铁饱和度。在缺铁性贫血和珠蛋白生成障碍性贫血中增加,在慢性疾病贫血中并不增加。

○ 与铁蛋白不同,受体不是急性期反应物,因而不会在炎症或感染中增加。

○ 在 IDA 患者评估监测中不应常规应用,但对于因其他疾病导致铁蛋白检测困难的贫血患者可以应用。

• 铅浓度和游离红细胞卟啉在铅中毒患者均可升高,铅中毒和 IDA 可同时存在。

• 血红蛋白电泳定量检测。

> **注意**
>
> 血红蛋白电泳检测结果在铁储存正常的患者中是可信的。如果患者铁检测异常,在适当的铁补充治疗后重复血红蛋白电泳检查。
>
> - 在 β 珠蛋白生成障碍性贫血中血红蛋白 A 减少,血红蛋白 A2 增高。
>
> - 携带一个(沉默携带者)或两个(特征)α 珠蛋白生成障碍性贫血基因变异者血红蛋白电泳结果可正常。
>
> - 由 β 珠蛋白链四聚体组成的血红蛋白 H 可见于伴三个 α 珠蛋白基因变异患者。
>
> - 如患者已输血,或不能行此项检查,患者父母检查也有所帮助。外周全血细胞计数、外周血涂片和血红蛋白电泳检查通常足够。

诊断步骤与其他

• 很少有指征行骨髓涂片检查。如怀疑肿瘤或亚铁血红蛋白合成障碍应行骨穿鉴别。

• 治疗后仍反复发作的铁缺乏应怀疑持续失血。粪便隐血试验寻找有无隐性的胃肠道失血,儿童常见原因是牛奶蛋白过敏。尿液分析可明确有无肾脏红细胞丢失。肺铁血黄素沉着可表现为反复发作肺炎。

■ 鉴别诊断

• 铁缺乏。

• 血红蛋白病。

• 慢性铅中毒。

• 慢性疾病贫血。

• 铁粒幼红细胞性贫血。

 治疗

■ 药物治疗

• 硫酸亚铁或葡萄糖亚铁口服,含元素铁每天 6 mg/kg。应与橙汁同时口服以增加吸收。不可与牛奶同服。牛奶应完全停止服用。服用质子泵抑制剂可减少吸收。

• 静脉铁剂适用于吸收障碍患者。蔗糖铁、葡萄糖亚铁和右旋糖酐铁可在美国获得使用。过敏是主要副作用,蔗糖铁和葡萄糖亚铁的过敏反应发生率低。

■ 一般方法

• 许多患者是在儿童健康体检时发现该病。如根据病史怀疑该病,可考虑补铁行诊断性治疗。

• 口服补铁治疗,如每天改变用药剂量,大部分贫血患者会加重。

• 患儿父母应能看见患儿粪便中黑褐色铁剂。铁剂可引起呕吐、胃肠道不适以及便秘。可用药帮助软化大便。

• 很少需要输红细胞悬液,仅在患儿心血管不稳定时需要输血。

• 铅中毒治疗可行螯合疗法和环境暴露脱离。

• 由于血红蛋白病所致小细胞性贫血,但铁指标正常患者,不需行铁剂治疗。

🔄 后续治疗与护理

• 每月行一次实验室检查评估。网织红细胞计数是第一项出现改变的实验室指标,在铁剂开始治疗一周后升高。血红蛋白水平在 2～3 周后好转,MCV 是最后一项改善的指标。

• 治疗依从性差是治疗失败最常见的原因。

• IDA 患儿容易出现学习障碍和行为问题。

• 其他血红蛋白病患儿应咨询血液病专家。这些患者不需要后续的铁剂治疗。

📋 疾病编码

ICD10

• D50.9 缺铁性贫血,非特异性。

• D58.2 其他血红蛋白病。

• D50.8 其他缺铁性贫血。

哮喘 Asthma   Lee J. Brooks 黄剑峰 译 / 王立波 审校

 基本知识

■ 描述

• 3 个方面特征。

- 可逆性的气流阻塞。

- 气道炎症。

- 针对多种刺激物的气道高反应。

• 诊断(3R)。

- 反复性(Recurrence):症状反复发作。

- 反应性(Reactivity):症状可由某一事件或暴露触发。

- 有效性(Responsive):症状可经支气管扩张剂或抗炎药物治疗后改善。

> **注意**
> 误区。
> • 未认识到哮喘可仅表现为慢性咳嗽,喘息可以不明显。
> • 不愿正视患儿哮喘诊断,而使用气道反应性疾病或支气管炎等诊断。
> • 频繁使用抗生素或咳嗽药物治疗哮喘症状。
> • "反复肺炎"往往就是哮喘急性发作,胸部影像学中的亚节段肺不张被误诊为渗出。
> • 被低估的哮喘症状:若患儿表现为不喜欢运动须警惕哮喘,可能已经经历过运动诱发的呼吸困难。
> • 哮喘症状控制后治疗依从性差。
> • 未能正确使用吸入药物:吸药技术须被教会,并在每次随访时评估。无论患儿年龄如

何,当使用压力定量吸入器时均建议使用固定容量的储雾罐。压力定量吸入器须根据使用剂量数量决定是否用完,而不是根据摇晃瓶身或喷射评价还有多少药量。压力定量吸入器最好配备剂量计数装置。

■ 流行病学

发病率

• 儿童中最常见的慢性疾病。

• 20 岁前,大约有 20% 的儿童在某段时期内被诊断为哮喘。

• 从 1996 年到 1979 年,死于哮喘的儿童数量增加了将近 3 倍多,但从那时起逐渐减少,可能归因于对疾病认识的深入和有效抗炎药物使用。哮喘致死率似乎并不与其严重性有关。

患病率

• 儿童喘息症状在工业化国家中相当普遍(累积患病率 30%～60%)。

• 年幼儿喘息发作大多数由病毒感染诱发。

• >50% 的年幼儿喘息在 6 岁前终止发作。

• 14% 的年幼患儿(40% 在婴儿期)会持续喘息。

■ 危险因素

遗传学

• 哮喘患者的子女有更高的哮喘发生率。

- 若父母均无哮喘,孩子有 6%～7% 的罹患风险。

- 若父母之一有哮喘,孩子有 20% 的罹患风险。

- 若父母均有哮喘,孩子有 60% 的罹患风险。

• 一些基因被发现与过敏的发展和支气管平滑肌的反应性有关。

■ 一般预防

• 患儿和监护人健康教育中须包括医患伙伴关系的建立,确保治疗计划执行的依从性。

• 每个患者和监护人须经过教育,内容包括:哮喘是一种慢性气道炎症性疾病,经过正确治疗后会被控制。

• 对所有使用药物须进行说明,评价其潜在风险(不良反应)和受益。

• 须提供一份书面的哮喘管理方案,罗列出日常治疗和哮喘急性发作时的措施。

• 环境控制。

- 避免吸入刺激物(烟草、燃柴、雾霾)。

- 尽可能减少尘螨暴露。

- 避免绒毛玩具、被褥、书本和杂乱环境中致敏原的刺激。

- 使用防尘螨的被套、床套、枕套。

- 用热水清洗枕头、毯子、被单。

- 降低相对湿度至<50% 以减少霉菌。

- 移除儿童卧室中的宠物,如对动物过敏,屋内勿进入。

■ 病理生理

- 由一系列环境致敏原,理化刺激物或感染诱发气道免疫和炎症反应。
- 过敏与哮喘相关。
- 抗原所致的嗜酸粒细胞增多和 IgE 增高与气道反应性增高有关。
- 哮喘在患有过敏性鼻炎和湿疹的患儿中更普遍。
- 婴幼儿期呼吸道病毒感染,特别是呼吸道合胞病毒感染,在哮喘的形成发展中扮演重要角色,并能改变哮喘的病情严重度。
- 烟草暴露和其他气道刺激因素影响哮喘的进程和严重程度。
- 气道受刺激后释放炎症介质。
- 气道炎症细胞浸润(如肥大细胞、嗜碱粒细胞、嗜酸粒细胞、巨噬细胞、中性粒细胞、B 和 T 淋巴细胞)。
- 炎症细胞起反应并释放各种炎症介质(细胞因子、白细胞素、淋巴因子),从而放大炎症反应。
- 气道上皮黏膜水肿,上皮脱落,基底膜增厚。
- 气道平滑肌反应过强,支气管痉挛。
- 气道平滑肌肥大和气道上皮增生是哮喘未控制患儿的特征性慢性气道改变。

℞ 诊断

■ 病史

- 询问如下症状:咳嗽、喘息、胸闷、气促。
- 症状发生频率界定严重性。
- 诱发因素。
- 对支气管扩张剂或抗炎药物治疗的反应。
- 家族哮喘史或过敏史。
- 症状特点。
- 终年发作或是季节性发作。
- 持续性发作或是急性发作。
- 发作持续时间和频率。
- 昼夜变化或夜间症状。
- 以下任何一项是否引起呼吸困难?
- 感染(上呼吸道、鼻窦炎)。
- 暴露于灰尘(螨)、动物皮毛、污染、霉菌。
- 冷空气或天气变化。
- 运动或比赛。
- 环境刺激(烟草、刺鼻气味、污染物等)。
- 情感因素(大笑、大哭、恐惧)。
- 药物摄入(阿司匹林、非甾体消炎药、β 受体阻滞剂)。
- 食物添加剂。

- 内分泌因素(月经期、怀孕、甲状腺功能失调)。
- 系统回顾。
- 伴随症状(胃食管反流、鼻窦炎、过敏)。
- 消化不良,反酸(胃食管反流);清嗓、鼻腔脓性分泌物、口臭、头痛或面部疼痛(鼻窦炎);鼻痒、眨眼、喷嚏、清水涕。
- 哮喘的影响。
- 住院及 ICU 入住次数。
- 就医次数及急诊室就医次数。
- 哮喘急性发作频率。
- 因病误学日数或家长误工日数。
- 活动受限。
- 需全身应用激素的发作次数。
- 环境史。
- 家庭类型。
- 家庭所处区域(城市、郊区、农村)。
- 供暖系统/空气条件。
- 使用加湿器。
- 是否有霉变、蟑螂、鼠类。
- 壁炉/柴炉。
- 地毯。
- 绒毛玩具。
- 宠物。
- 烟草暴露。

■ 体格检查

- 在无症状期,肺部体格检查可以正常。
- 呼吸评估。
- 呼吸窘迫的程度。
- 肋间和锁骨上吸凹。
- 胸廓形态(正常或桶状胸。)
- 肺部听诊。
- 哮鸣音。
- 呼气末下意识的咳嗽。
- 呼气相延长。
- 粗湿啰音。
- 喘鸣(提示胸腔外气道阻塞)。
- 头、眼、耳、鼻和咽喉检查;过敏及鼻窦炎的体征。
- 眼痒,流泪。
- 过敏性眼影。
- 丹尼线。
- 鼻充血。
- 沼泽样鼻甲。
- 鼻息肉。
- 鼻后滴。
- 全身体格检查。
- 血压(奇脉)。
- 呼吸频率(气促)。

- 皮肤:湿疹证据。
- 肢端:杵状指(在哮喘中罕见,提示其他疾病)。
- 体格检查重点:观察喘息和阵发性咳嗽患儿的用力呼吸动作。

■ 诊断检查与说明

实验室检查

- 肺功能检测。
- 敏感度高,甚至在体检正常时也能检测出气道阻塞。
- 哮喘患儿必做的评估及随访项目。
- 肺通气功能测定可评估气道阻塞程度和对支气管舒张剂的反应。
- 系列检测指标能够获得气道阻塞程度的参数。
- 随访指标可以提示疾病的预后和对治疗的反应。
- 4～5 岁的患儿在指导下可以进行肺通气功能测定。
- 激发试验。
- 运动激发试验:确认运动诱发气道阻塞的影响。
- 冷空气激发试验:间接测定气道高反应。
- 乙酰甲胆碱激发试验:阳性结果支持哮喘诊断(通常用在病史不典型和肺功能正常的病例),测定气道反应性强度。
- 过敏评价。
- 血液检查(嗜酸粒细胞计数、IgE 水平)。
- 皮肤点刺试验(评价过敏原敏感性的最佳检测项目)。
- 放射过敏原吸附试验(RAST),准确性不如皮肤点刺试验。
- 痰液或鼻分泌物检测嗜酸粒细胞增多。
- 呼出气一氧化氮检测。
- 确认 Th2 介导的气道炎症。
- 识别/除外激素反应性的气道炎症。
- 其他评估。
- 胃食管反流评价。
- pH 探针。
- 牛奶过敏筛查。
- 吞钡检查(确认正常的解剖结构)。
- 峰流速(家庭监测)。
- 测定呼气峰值流量。
- 需用力呼吸。
- 评价大气道阻塞而非外周气道。
- 用于对症状不确定和不稳定的哮喘。
- 呼气峰值流量的下降先于哮喘症状发作。
- 风流速测定至少每天 1 次。
- 呼气峰值流速分为以下 3 个区间。

绿色：≥80％预测值。

黄色：50％～80％预测值。

红色：≤50％。

- 运用呼气峰流速测定对疾病的评估应该个体化，以患儿稳定期内 14 天获得的最佳测定值作为预测值。

影像学检查

- 胸部影像学。

可在诊断不明或治疗效果欠佳时行检查，或行检查除外先天性肺发育畸形及明显的血管畸形。

检查结果可能是正常的。

常见的影像学表现有支气管周围增厚、亚节段性肺不张和肺气肿。

- 当怀疑合并有鼻窦炎时可行鼻窦 CT。
- 当怀疑有支气管扩张或解剖结构异常可行胸部 CT。

诊断步骤与其他

支气管镜检查可以除外气道解剖畸形、异物、黏液堵塞、声带功能失调和吸入（充满脂质的巨噬细胞）。

■ 鉴别诊断

- 感染。
- 肺炎。
- 细支气管炎。
- 衣原体感染。
- 喉气管支气管炎。
- 鼻窦炎。
- 免疫缺陷。
- 机械因素。
- 气道外压迫。
- 血管环压迫。
- 异物。
- 声带功能失调。
- 气管支气管炎软化。
- 其他。
- 囊性纤维化。
- 支气管肺发育不良。
- 肺水肿。
- 胃食管反流。
- 反复吸入。
- 闭塞性细支气管炎。

 治疗

■ 药物治疗

- 激素（抗炎药物）。
- 最有效的抗炎药物。
- 吸入：减少气道炎症和降低气道高反应性

效果优于其他吸入药物；抑制细胞因子和花生四烯酸代谢相关产物的产生和释放，增强 β 肾上腺素受体反应性。

副作用包括鹅口疮；中高剂量可能对生长曲线产生微小的影响。每个患儿剂量应个体化（见附录图 5 哮喘长期管理的阶梯治疗方案）。药物在局部作用和全身生物利用度方面有差异。可用压力定量气雾剂，干粉吸入器或雾化吸入。氟替卡松 44、110、220 μg/撳（气雾剂）；和 50、100、250 μg（干粉剂）；布地奈德 90、180 μg/喷（干粉剂）和 250、500、1 000 μg/瓶（雾化剂）；倍氯米松 40、80 μg/喷；氟尼索龙 80 μg/喷；环索奈德 80、160 μg/喷；糠酸莫米松 100 μg/喷（气雾剂）和 110、220 μg（干粉剂）（见附录中表 14）。

- 口服：使用在哮喘急性发作或严重哮喘未被控制。

急性发作：泼尼松或泼尼松龙 1～2 mg/（kg · d）用 3～7 天或者更长；若因治疗需要使用大于 7 天或频繁全身使用激素则须逐渐减量。2 天短程口服地塞米松也在临床试验中被提及。

维持治疗：0.5～1 mg/（kg · d）或隔天用于严重哮喘患儿。

不良副作用简介。若每天服用，须每年检查骨密度和白内障。

- 静脉滴注：甲基强的松龙 1～2 mg/（kg · d）每 6～12 h 一次，直至缓解后改口服。

- 白三烯调节剂（抗炎药物）。
- 阻止白三烯的合成和作用。
- 5-脂氧化酶抑制剂（Zileuton），可致肝功能失调。
- 白三烯受体拮抗剂：扎鲁司特（10 mg Accolate）和孟鲁司特（4、5 和 10 mg Singular）。
- 可单独用于轻度哮喘或运动所致哮喘，与吸入糖皮质激素联用可更有效地控制症状或减少吸入激素剂量。

- 肥大细胞稳定剂。
- 较弱的抗炎药物。
- 制剂有色甘酸钠、奈多罗米钠。
- 降低气管高反应性。
- 可在运动之前应用预防运动所致哮喘。
- 没有明显的副作用。
- 吸入方式：雾化、MDI。

- β₂ 受体激动剂（支气管扩张剂）。
- 作用是缓解急性支气管痉挛（快速缓解药物）；哮喘患儿症状发作时按需使用；在运动前使用预防运动诱发的支气管痉挛。

- 经常使用或过度使用与哮喘控制不佳有关。
- 用药途径包括定量雾化吸入和雾化吸入。
- 短效制剂（4～6 h）包括沙丁胺醇、特布它林、异丙肾上腺素；沙丁胺醇的单异构体有更长的作用时间和更少的不良反应。
- 长效制剂（>12 h）包括沙美特罗和福莫特罗，通过气雾剂或干粉剂途径与抗炎药物联用缓解哮喘症状。
- 有吸入糖皮质激素和长效 β 受体激动剂复合干粉剂和气雾剂。
- 在使用长效 β 受体激动剂患儿中存在着增加的哮喘相关死亡的风险；建议长效 β 受体激动剂仅在其他哮喘药物不足以控制，或哮喘严重需要两种药物联用的起始治疗。

- 茶碱（支气管扩张剂）。
- 二线药物，当常规治疗效果欠佳时使用。
- 可在慢性、难以控制的哮喘和夜间哮喘（非胃食管反流）；用 β₂ 受体激动剂和激素的住院患儿的辅助治疗；用药途径（口服或静滴）；血药浓度需常规检测（治疗窗 10～20 mg/dl）。
- 血药浓度增加易导致副作用。
- 许多因素影响茶碱浓度。合并用红霉素、环丙沙星、西咪替丁及病毒感染和发热时会增加其血药浓度，苯巴比妥、苯妥英钠、利福平会降低其血药浓度。
- 缓释片服用时勿碾碎。

- 抗胆碱能药物（支气管扩张剂）：对 β 受体激动剂部有效的患儿中联合使用；制剂包括溴化异丙托铵干粉剂和雾化液。

- 对 IgE 明显增高的严重哮喘患儿，每月皮下注射 IgE 单克隆抗体。

■ 转诊问题

- 患儿有大于每年 1 次的需要住院治疗的哮喘发作，或需要重症监护。
- 患儿频繁急性发作，需要全身用激素。
- 患儿的气道阻塞不易被逆转。
- 患儿临床特征提示其他肺部疾患。

■ 补充与替代疗法

- 在严重病例中运用多种药物治疗。
- 激素助减剂。
- 三乙酰竹桃霉素：大环内酯类抗生素用于降低激素的清除率，延长激素对肺部的作用；使激素用量减少。
- 甲氨蝶呤：免疫抑制剂在哮喘患儿中应用须进一步研究。

- 环孢素:可以哮喘患者的激素用量,但副作用明显而被限制使用。
- 硫酸镁:在重度哮喘急性发作时,作为平滑肌解痉剂静脉给药。
• 氦气。
- 用于治疗重度哮喘的气流阻塞。
- 能改善通气功能和促进氧合。
• 免疫治疗。
- 在哮喘治疗中有效性是有争议的。
- 最为有效的是治疗单一致敏原过敏。
- 建议仅在一般药物治疗和环境控制不佳时应用。

🔄 后续治疗与护理

▪ 随访推荐

必须长期随访以保持正常的活动能力和肺功能。使用压力定量气雾剂的所有患儿建议使用储雾罐,吸入药物的用药技术需定期复查。

患者监测

提示病情变化的征象:症状增多(早晚咳嗽、喘息),运动受限或运动诱发症状,呼气峰流速降低,吸入性支气管扩张剂使用增多。对于需要每日哮喘控制药物治疗的患儿,须应用标准化工具(如儿童哮喘控制量表、儿童和青少年哮喘治疗评价问卷)定期评价患儿的哮喘控制水平。若没有达到控制,应考虑调整控制药物剂量。

▪ 饮食事项

• 避免致敏食物或致敏食物添加剂(如果过敏)。
• 食物过敏所致哮喘并不普遍。

▪ 患者教育

活动。
• 通过紧密随访,大多数哮喘患儿能够参与体育运动,甚至是高强度的运动。在运动前可予沙丁胺醇或色甘酸。所有运动员须身上常备快速缓解药物。
• 患哮喘的运动员须向其运动主管部门通报其用药情况。

▪ 预后

通过正确的治疗和按治疗方案坚持治疗的患儿,预后良好。

▪ 并发症

发病造成频繁住院和误学。慢性疾病对患儿心理上有影响。疾病致肺功能下降。

🏷 疾病编码

ICD10
• J45.909 未特别指定的哮喘,非危重。
• J45.901 未特别指定的哮喘(急性)急性发作。
• J45.990 运动诱发支气管痉挛。

❓ 常见问题与解答

• 问:我孩子的哮喘长大了会不会好?
• 答:家族史和过敏影响最终的结果。在3岁以前发生喘息相当普遍,40%～50%的孩子此期间曾经喘过。大多数孩子不再发展为哮喘或者到学龄期"自愈了",但一些患儿到青年期发展为哮喘。
• 问:我的孩子会不会对哮喘治疗药物产生依赖?
• 答:孩子不会对哮喘治疗药物产生像类似于麻醉药品的依赖性。哮喘控制药物是用来维持气道功能和控制气道炎症。
• 问:这些哮喘药物我孩子一直要用下去吗?
• 答:是否继续用药是根据哮喘的严重性。病程中用药的类型、剂量和频率会进行调整。

哮吼(喉-气管-支气管炎) Group (Laryngotracheobronchitis)

Daniel Walmsley 谭乐恬 译 / 许政敏 审校

基础知识

▪ 描述

• 哮吼(喉-气管-支气管炎)是一种儿童常见的呼吸道疾病,主要表现为声嘶、特征性犬吠样咳嗽、流涕以及发热。
• 痉挛性喉炎(过敏性声门下水肿)是指夜间突然发作的喉喘鸣,之后迅速缓解,有时伴有轻微上呼吸道感染症状。患儿通常在同一晚上多次发作,或连续几晚发作。

▪ 流行病学

• 可见于15%的呼吸道疾病患儿。
• 最好发于6个月至3岁的儿童。
- 虽然也有6岁的病例,但是6岁以上非常少见。
- 平均年龄为18个月。
• 最好发于秋季与早冬:副流感病毒在10月最常见。
• 男孩较女孩多发,男女比例为1.4:1。
• 就诊的高峰时间为晚上10点至凌晨4点。

▪ 危险因素

• 解剖学异常,如声门下狭窄,或唐氏综合征。
• 既往哮吼病史。
• 气道高反应。
• 气道水肿。

▪ 病因

在儿童,声门下区域是上气道最为狭窄的部分,稍有水肿就会导致明显的气道梗阻,因此儿童好发该病。主要的致病病毒包括。
• 副流感病毒1～3型,最常见,占65%。
• 腺病毒。
• 呼吸道胞病毒,见于部分患儿,通常伴有喘息。
• 流感病毒甲型、乙型。
• 鼻病毒。
• 肠病毒。
• 偏肺病毒。
• 埃可病毒。
• 人冠状病毒 NL63。
• 麻疹病毒,见于麻疹流行区。
• 肺炎支原体,伴有轻微急性喉炎。
• 继发性细菌感染,包括金黄色葡萄球菌、化脓性链球菌及肺炎链球菌。

🔬 诊断

▪ 病史

• 初期多以流涕、咳嗽、鼻塞起病。
• 短期内(12～48 h)出现上呼吸道梗阻导

致的声嘶、犬吠样咳嗽及吸气性喉喘鸣。

- 常伴有发热。
- 在 6 岁以上儿童及成人主要表现为声嘶。

注意
> 突发的吸气性喉喘鸣不伴有其他上呼吸道感染症状或发热,需考虑吸入性异物或上气道占位的可能。

- 反复发作的喉喘鸣需考虑痉挛性喉炎,解剖学异常,或一些潜在的病因,如过敏。
- 有躯干或多发血管瘤的患儿,出现突发的喉喘鸣,不伴发热或上呼吸道感染症状,应考虑呼吸道血管瘤的可能。
- 有轻微哮吼症状的患儿,持续发热 5～7 天并加重,应考虑细菌性气管炎的可能。

■ 体格检查

- 使患儿以舒适的体位接受检查,并努力消除患儿的焦虑情绪,以免加重病情。
- 观察患儿在平静时、激动时及疲倦时的喉喘鸣情况。
- 重要的体征。
- 可能出现发热及呼吸过快。
- 急性喉炎的患儿通常不伴有缺氧,因为该病只影响上气道。
- 缺氧只有在气道完全梗阻时才会出现。
- 急性喉炎患儿可能出现声嘶、急性鼻炎症状、咽部红肿及不同程度的呼吸困难。
- 呼吸困难程度的评估包括呼吸过快、鼻翼煽动、吸凹、呻吟以及使用辅助呼吸肌呼吸。
- 上气道梗阻的患儿坐姿可呈现"嗅花位",即颈部微曲,头部微伸。
- 与"嗅花位"相反的是"三脚架位",即下颌用力前伸,可见于会厌炎的患儿。
- 喉喘鸣的评估。
- 喉喘鸣在平静状态下出现还是在激惹时出现,治疗对策不同。
- 平静状态下的喉喘鸣是上气道明显梗阻的征象,需要紧急使用消旋肾上腺素治疗。
- 体液状态评估。
- 急性喉炎的患儿不伴有流涎。
- 流涎的患儿可能患有会厌炎或扁桃体周脓肿。
- 急性喉炎的严重程度可用修改后的 Westley 喉炎评分系统(modified Westley Croup Score)进行评估。
- <3 分为轻度。
- 3～6 分为中度。
- >6 分为重度。

■ 诊断检查与说明

实验室检查
- 急性喉炎是临床诊断,无需实验室检查。
- 抽血导致的焦虑会加重患儿的病情。
- 快速病毒抗原检测明确病原可用于症状不典型的患儿,或需要控制感染的患儿。

影像学检查
- X 线片可以排除同样能够造成喉喘鸣的疾病,当患儿临床过程不典型、反复发作、对治疗无效,或怀疑气道异物时,需考虑进行放射科检查。
- 胸片正位颈部的"倒三角"征象提示声门下区域的狭窄。

表　Westley 喉炎评分系统

症状或体征	分值
吸气性喉喘鸣	
无	0
平静状态,使用听诊器	1
平静状态,使用或不用听诊器	2
吸气性凹陷	
无	0
轻度	1
中度	2
重度	3
气流	
正常	0
减少	1
明显减少	2
发绀	
无	0
激惹时出现	4
平静时出现	5
意识水平	
正常	0
改变	5

诊断步骤与手术
- 检测脉搏血氧饱和度。
- 对反复发作的急性喉炎患儿,通过支气管镜或纤维喉镜检查气道,排除解剖学异常。痉挛性喉炎的患儿,观察到非炎症性水肿提示过敏可能。

病理发现
- 大体:声门下气管内水肿和充血,有时可见伪膜及渗出。
- 镜下:水肿的黏膜中布满中性粒细胞、组织细胞、浆细胞及淋巴细胞。

■ 鉴别诊断

注意
> 会厌炎会出现在未接受免疫和免疫低下的儿童,因此,明确患儿的免疫状态非常重要。

其他需要鉴别的疾病包括如下。
- 感染性疾病。
- 急性会厌炎。
- 细菌性气管炎。
- 咽后脓肿。
- 腺样体炎。
- 白喉。
- 肺炎。
- 溃疡性喉炎。
- 过敏性/炎症性疾病。
- 哮喘。
- 过敏。
- 血管神经源性水肿。
- 胃食管反流或肌力减退引起的继发性误吸。
- 环境因素。
- 异物误吸。
- 碱摄入或灼伤。
- 百草枯中毒。
- 外伤。
- 插管造成的声门下水肿或狭窄。
- 喉或声门下血肿。
- 喉断裂。
- 占位性疾病。
- 乳头状瘤。
- 血管瘤。
- 囊性水瘤。
- 淋巴瘤。
- 横纹肌肉瘤。
- 胸腺瘤。
- 畸胎瘤。
- 甲状舌管囊肿。
- 鳃裂囊肿。
- 上气道的先天性异常。
- 气管软化/喉软化。
- 血管环。
- 喉蹼。
- 基因/代谢异常。
- 低钙血症。

治疗

■ 初始治疗

- 消旋肾上腺素。
- 糖皮质激素。
- 吸氧(必要时)。
- 极少数病例需要气管插管,约占 1%。

■ 一般措施

- 症状轻微的患儿可在家治疗,包括增加空气湿度、口服退热药及饮水。但是,随机对照实验表明,增加空气湿度无明显疗效。

- 短时间内的急性喉喘鸣可通过吸入冷雾治疗:浴室内使用喷头充满水蒸气或放入寒冷的空气。如果喉喘鸣持续、加重,或平静时出现,应将患儿送诊。
- 保持患儿平静非常重要,因为激惹或焦虑都会加重症状及增加呼吸做功。

> **注意**
> 如果患儿即将发生呼吸衰竭,尽快插管以及直视下呼吸道的检查势在必行,不必等待X线报告。

■ 药物治疗

- 糖皮质激素和消旋肾上腺素雾化是急性喉炎最主要的治疗,可明显降低患儿的入院率和缩短住院时间。
- 地塞米松(口服或静脉滴注,半衰期36~54 h,每次 0.6 mg/kg,最大量 10 mg)对缓解中重度症状有效:
  - 口服地塞米松是最经济的口服类固醇。
  - 口服后 30 min 内起效。
- 泼尼松龙也可用于治疗急性喉炎,每天剂量 1~2 mg/kg,分 1~3 次,但这种治疗方法缺乏随机对照试验证据。一项近期双盲随机试验表明,单次使用 1 mg/kg 泼尼松龙不如 0.15 mg/kg 地塞米松效果好。
- 根据最新的研究报道,与地塞米松相比,雾化吸入 2 mg 布地奈德每 12 h 一次疗效相当,且全身副作用较小。虽然布地奈德已被广泛接受,但由于价格较高,使用率仍低于地塞米松。

- 消旋肾上腺素:可迅速减轻喉水肿,缓解呼吸困难。剂量为 2.25% 的溶液 0.5 ml 加入 2.5 ml 生理盐水中进行雾化。
- 若无肾上腺素,可将 5 ml 去甲肾上腺素 1∶1000 稀释后雾化。

■ 住院治疗

入院指征
- 重度呼吸困难(评分>3)。
- 经类固醇及消旋肾上腺素治疗后仍持续缺氧。
- 消旋肾上腺素疗效持续时间少于 3~4 h。
- 脱水或有脱水的危险。
- 对于既往有典型发作就诊超过 1 次的患儿,以及在发病当日就有明显喉喘鸣的患儿,需考虑入院治疗。

出院指征
- 经 1~3 h 观察,喉炎评分<3。
- 连续 3~4 h 不需要消旋肾上腺素治疗。
- 可以进食流质。

■ 转诊问题

- 绝大多数急性喉炎患儿预后良好。但是,如果患儿对治疗反应不佳或呼吸困难持续加重,必须考虑将患儿转至能处理儿童气道问题的机构。
- 一项最新研究表明,在转运重度急性喉炎患儿的过程中使用氦氧混合气体以改善预后。

■ 预后

- 绝大多数患儿不需要住院治疗。

- 几乎所有患儿都可痊愈。

■ 并发症

- 纳差/脱水。
- 缺氧。
- 上呼吸道梗阻。
- 呼吸衰竭(极少)。

🔄 后续治疗与护理

■ 随访推荐

患儿监测
- 在大多数病例,疾病呈现"自限性",持续 3~5 天。
- 在一些病例会出现"反跳现象",使用消旋肾上腺素治疗后 2 h 左右,患儿由最初的症状缓解转为喉喘鸣和呼吸困难加重。
- 地塞米松的半衰期是 36~54 h,因此,必须告知患儿家长,2 天后有可能出现症状加重。
- 一些研究表明,经消旋肾上腺素治疗后 3~4 h,患儿可安全出院。

> **注意**
> 哮吼反复发作提示可能存在潜在的解剖学异常,需进一步评估。

疾病编码

ICD10
- J05.0 急性梗阻性喉炎[哮吼]。
- J40 支气管炎,未特指为急性或慢性。

斜视 Strabismus

Leah G. Reznick　王佳颖 译 / 杨晨皓 审校

🔬 基础知识

■ 描述

- 斜视是指任何类型的眼位不正,它来源于希腊语 *strabismos*(意为斜看)。
- 斜视症状既可以间歇性出现,也可以持续出现。
- 根据视线偏斜的方向,斜视可分为不同的类型。
  - 外斜视:眼球向外偏斜。
  - 内斜视:眼球向内偏斜。
  - 上斜视:一眼位置高于另一眼。

- 斜视可以是共同性(在向任何方向注视时的偏斜角度一致),也可以是非共同性的(向不同方向注视时,偏斜角度不一致)。
  - 共同性斜视是斜视中最常见的,这些儿童发育通常正常。
  - 非共同性斜视较少见,它是由麻痹性斜视比如脑神经麻痹或像 Brown 综合征这样的限制性斜视造成。
- 斜视可以造成立体视觉的永久性丧失、弱视(视力下降)和(或)斜颈。
- 斜视可以对儿童造成显著的社会心理问题,这个值得关注。

- 间歇性斜视患者也可以发展成终身深度觉和视力丧失。这些儿童需要对斜视进行评估和进行可能性的治疗。

■ 流行病学

患病率
- <6 岁的儿童,斜视患病率是 4%~5%。

■ 危险因素

- 低出生体重。
- 产妇吸烟史。
- 早产儿视网膜病变。

- 屈光不正：高度远视和屈光参差。
- 先天性或获得性的视力丧失。
- 脑瘫。
- 颅面综合征。
- 癫痫。
- 发育迟缓。
- 脑积水。

遗传学

- 对一个有斜视家族史的儿童来说，患斜视风险增加 4 倍以上。
- 对共同性斜视的遗传方式了解甚少，似乎是多基因遗传，但是 *STBMS1* 基因作为一个特定的遗传位点在部分个体中已经被分离出。

病理生理

- 对大多数共同性斜视，其病理生理了解甚少。他们的脑神经、眼外肌或眼眶没有特异性的病理异常。因此，"紧"或"弱"的肌肉不是引起斜视问题的原因。
- 调节性内斜视是幼儿常见的斜视类型。它与高度远视和屈光参差（见"屈光不正"章节）相关。当高度远视儿童试图聚焦任何距离的物体时，他或她需要眼内晶状体调焦（调节）。这种聚焦过程可以诱发眼睛的过度集合（内斜视）。
- 麻痹性斜视由脑神经和它支配的眼外肌功能减弱造成。这种病例类型包括第三、四和六对脑神经麻痹，Mobius 综合征或 Duane 综合征。
- 伴随眼外肌功能下降的神经肌肉疾病，如重症肌无力可以造成斜视。
- 限制性斜视是由于肌肉紧张造成眼球运动受限制。这类斜视包括 Graves 病、Brown 综合征或眼外肌外伤。
- 知觉性斜视由一眼视力差造成。

常见相关疾病

- 斜视可为危及视力或生命的神经系统疾病的一个体征。
  - 对于初发斜视，医师需要考虑到视网膜母细胞瘤、脑肿瘤、白内障和其他疾病的可能性。
- 其他与斜视共存的眼部问题包括弱视、眼球震颤和屈光不正。

诊断

- 对于小于 2 个月的婴儿出现间歇性斜视而非恒定性斜视是正常的。
- 4 个月以上婴儿，任何斜视都是异常的并

需要眼科检查。

- 儿童的斜视通常不会自愈。
- 对斜视诊断和治疗耽误会使正常视觉发育预后不良。

症状和体征

- 儿童通常无自觉症状。因为在儿童期发生的斜视，大脑对一侧眼产生抑制，患儿通常无复视并且也不会意识到眼位偏斜。
- 斜视需要筛查，通常由初级保健医师和家庭成员首先发现。

病史

- 眼位偏斜的发病时间。
- 斜视频率、持续时间、和偏斜方向。
- 斜颈。
- 眼部或头部外伤史。
- 关注早产儿出生和发育史、癫痫或神经系统的异常。
- 戴镜、遮盖或其他视力治疗病史。
- 斜视、弱视、屈光不正或儿童期间视觉问题的家族史。

体格检查

- 患者的视力需要用与年龄相适应方法对每一眼进行视力评估（见"弱视"和"屈光不正"章节）。
- 斜颈的存在暗示可能有斜视。
- 眼位检查。
  - 角膜映光（Hirschberg 试验）：当患者注视点光源时，观察反光点在角膜上的位置。反射光点必须对称聚焦在每一眼瞳孔中央。如果反光点不在瞳孔中央并且不对称，则可能有斜视。如果反光点位于瞳孔中央外侧，该儿童患有内斜视，如果反光点位于瞳孔中央内侧，该儿童患有外斜视。
  - 红光反射试验（Brückner 试验）：在昏暗光线房间里，检查者在离患者 2～3 ft（1 ft＝0.304 8 m）处用直接眼底镜同时观察双眼红光反射。正常情况下，瞳孔应该是呈红色，并且瞳孔区需对称充满红光。如果亮度不对称，对光反射迟钝，或反射区内有黑色或白色区域，这些情况可能有眼部问题，可以是斜视。
  - 交替遮盖试验：检查者需要确定患者固视于单个视标。当患者保持固视时，检查者需短暂遮盖每一眼。检查者需观察眼睛去遮盖后重新固视时的运动。如果当检查者交替遮盖每一眼时，眼球仍保持原位不动，则没有斜视。如果眼球从内向外运动，该患儿

有内斜视。如果眼球从外向内运动，该患儿有外斜视。

- 眼球旋转。
  - 需对每一眼水平和垂直方向充分运动进行评估。如果眼球在某一特定方向运动不到位，可能是麻痹性或限制性斜视。如果有眼球运动限制，患者需要由眼科医师及时进行评估。
- 每当基于病史、筛选测试或体格检查而怀疑有斜视或视力异常者意味着需要完整的眼科检查。

诊断检查与说明

对常规斜视患者，很少行血清学和影像学检查去查找病因。

实验室检查

对于部分患者，医师可能会对重症肌无力患者行乙酰胆碱受体抗体检测或者为甲状腺眼病患者行甲状腺功能检测。

影像学检查

如果怀疑眼眶或神经病变，可行 MRI 或 CT 检查来评估是否存在限制性或麻痹性斜视。

鉴别诊断

- 在初步评估中需区分是真性斜视还是假性斜视。
  - 具有较宽内眦赘皮的儿童由于在内眦区暴露少量的结膜，通常造成内斜视的假象。
  - 与其观察暴露的白色结膜的量，医师不如用角膜映光反射（Hirschberg 试验）观察反光点是否位于瞳孔中央和进行交替遮盖试验。
  - 如果对斜视的存在有任何怀疑，有必要转诊给眼科医师。
- 眼球运动异常的儿童（非共同性斜视），鉴别诊断包括以下内容：
  - 脑神经麻痹（Ⅲ、Ⅳ、Ⅵ）。
  - 颅面部畸形。
  - 眼眶骨折。
  - 全身或局部运动异常如重症肌无力。
  - 眼眶炎性假瘤。
  - 甲状腺眼病（Graves 病）。
  - 斜视综合征。
- 斜视综合征包括以下。
  - Duane 综合征：第三对脑神经先天性异常支配。
  - Möbius 综合征：第六和第七对脑神经先天性缺失。
  - Brown 综合征：滑车上斜肌肌腱异常造成

单眼上转不足。

• 知觉性斜视是由于任何形式的视力下降造成。这种斜视可以是内斜视也可以是外斜视。如果儿童患有知觉性斜视,查找引起视力下降的原因很重要,因为它有可能威胁生命(比如视网膜母细胞瘤或者颅内肿瘤)。

■ 其他治疗

一般措施

• 如果患儿斜视较长时间,有可能造成不可逆的深度知觉和视力的下降(弱视)。因此患儿接受及时的评估和治疗是很重要的。

• 治疗方案包括框架眼镜、遮盖治疗、视轴矫正训练、手术或者综合治疗。

• 对于调节性内斜视,眼镜是初步的治疗方案。

• 遮盖治疗通常用于弱视治疗而非斜视。如果遮盖治疗提高视力,少数情况下,斜视可能好转,但更重要的是,良好的视力能提高斜视治疗的预后。

• 眼球运功(视轴矫正训练)对集合不足的患者有用,但没有证据显示有利于典型的儿童内斜视或外斜视的治疗。

■ 手术与其他治疗

• 如果遮盖治疗和框架眼镜对斜视治疗没

有帮助,通常建议手术提高双眼视。

• 在斜视手术中,眼球肌肉既可以做肌肉后退减弱其力量,也可与去除一小块肌肉组织加强其作用力。

• 对大多数的患者来说,由于相对低风险,斜视手术通常在门诊进行。

• 大样本显示,手术成功率为80%,并且再次手术风险是20%。

后续治疗与护理

长期随访至少到10岁,对监测患儿的视觉发育很重要。即使手术成功,弱视和斜视仍有复发的风险。

疾病编码

ICD10

• H50.9 未特定类型的斜视。
• H50.10 未特定类型的外斜视。
• H50.00 未特定类型的内斜视。

常见问题与解答

• 问:斜视会自愈吗?
• 答:对大多数患儿来说,斜视不会自愈。

诊断和治疗都不能延误。

• 问:能等到孩子年龄大点再手术吗?
• 答:如果儿童患有斜视,大脑会产生解剖学的改变来防止复视产生。患儿斜视的病程越长,越容易适应,也就越难恢复正常深度觉。因此,及时诊断和治疗很重要。积极的治疗能提高斜视预后。

• 问:斜视会造成学习困难吗?
• 答:没有证据显示斜视和学习障碍有联系。如果患儿有学习障碍和斜视,需排查是否存在斜视以外的问题影响学习。

• 问:深度觉的丧失对儿童有什么影响?
• 答:儿童在精细运动、视觉-空间感、运动能力方面都可能有的细微变化。

• 问:对大龄儿童和成年人手术会提高其视功能吗?
• 答:通过手术,大龄儿童和成年人可能扩大视野范围和重建双眼视功能。斜视的心理社会效应对个人自身和社会行为产生显著的相互作用。因此,斜视手术能明显改善生活质量。

• 问:何时对斜视患者开始视觉治疗?
• 答:为斜视患者行视觉治疗作用有限。眼球运功仅对集合不足的内斜视有效。对其他儿童斜视,没有证据显示视觉治疗能治愈斜视。

心包炎 Pericarditis

Meryl S. Cohen　马晓静 译 / 刘芳 审校

基础知识

■ 描述

心包的炎症,常导致心包脏层(与心肌紧密相关的浆膜组织)和壁层(由弹性纤维和胶原组成的纤维层)之间心包腔的液体积聚。心包炎可能是浆液性的、纤维性的、化脓性的、出血性的或乳糜性的。

■ 流行病学

• 感染性心包炎更常见于13岁以下的儿童,并以2岁以下儿童为主。

• 心包切开综合征发生于约5%~10%接受简单的心脏手术之后的儿童,特别是心房切开者。

■ 病理生理

• 纤维蛋白沉积在大血管旁,导致心包膜的

功能改变,包括肿胀和静水压的变化,随后心包腔内液体积聚。

• 积液定义为继发于炎症、出血、渗出物、空气和脓液的心包内容物的过度增加。

• 在心包切开综合征中,可能是对于外科手术直接进入心包腔的一种非特异性的高敏反应。

■ 病因

• 感染。
- 病毒:柯萨奇病毒、埃可病毒、腮腺炎病毒、水痘病毒、EB病毒、腺病毒、流感病毒、人类免疫缺陷病毒。
- 细菌:链球菌、肺炎球菌、金黄色葡萄球菌、脑膜炎球菌、支原体、兔热病、流感嗜血杆菌B型、铜绿假单胞菌、李斯特菌、巴氏杆菌、大肠杆菌。

- 结核:非典型分枝杆菌。
- 真菌:念珠菌、组织胞浆菌、放线菌病。
- 寄生虫:弓形虫病、细粒棘球绦虫、组织阿米巴、立克次体。
• 风湿性/炎性。
- 急性风湿热。
- 类风湿性关节炎。
- 系统性红斑狼疮。
- 系统性硬化。
- 结节病。
- 皮肌炎。
- 川崎病。
- 家族性地中海热。
- 炎症性肠病。
• 代谢性/内分泌性。
- 甲状腺功能减低。
- 尿毒症(化学刺激)。

- 痛风。
- 坏血病。
• 肿瘤性疾病。
- 淋巴瘤。
- 淋巴肉瘤。
- 白血病。
- 肉瘤。
- 转移至心包的疾病。
- 放疗诱发。
• 手术后。
- 心包切开综合征（心脏手术后）。
- 乳糜性心包积液。
• 其他。
- 创伤。
- 药物诱发（肼屈嗪、异烟肼、普鲁卡因胺）。
- 主动脉夹层。
- 心肌梗死后。
- 特发性。

诊断

▪ 病史

• 取决于病因。
• 症状和体征。
- 最常见的症状体征。
◦ 心前区痛。
◦ 发热。
◦ 咳嗽。
◦ 随体位变动而加剧的肩痛。
- 快速增加的液体可能导致以下表现。
◦ 呼吸窘迫/呼吸困难。
◦ 低血压的症状。
◦ 精神状态的变化/意识丧失。
- 疼痛：患儿前倾坐位通常可以缓解。
- 缓慢的、长期的液体积聚在心包填塞之前可能毫无症状。
- 其他症状取决于心包炎的病因。
- 近期上呼吸道感染或胃肠炎（病毒性心包炎）。
• 败血症或其他的细菌性感染。
• 风湿性疾病的症状。
• 已知的胸部肿瘤。

▪ 体格检查

• 心包摩擦音（典型摩擦音只有心包腔内少量液体时才能听到）。
• 安静的心前区，心动过速，低血压，当有大量的液体和（或）心脏压塞时可能闻及低钝的心音。
• 右心衰竭的证据。

- 外周水肿，颈静脉怒张以及肝大。
• 肺水肿：罕见，因为心脏充盈不足，尽管左心房压力升高但并不超过右心房压力。
• 奇脉：吸气时收缩压过度下降。
• Kussmaul 征：吸气时颈静脉压矛盾性升高，常需要考虑心脏压塞的诊断。

▪ 诊断检查与说明

实验室检查

心电图。
• 非特异性，常显示 QRS 波群低电压，继发于心包积液所致的信号传导减弱。
• 也可见到弥漫性 ST 段抬高，伴或不伴 T 波倒置。
• 这些表现也可继发于心肌炎症。
• 大量积液时可见电交替。

影像学检查

• 胸部 X 线平片。
- 常显示心影增大（"烧瓶征"），肺血管影一般正常。然而，急性心包炎时，心脏大小可正常。
- 缩窄性心包炎时可见到钙化。
• 计算机断层显像（CT）。
- CT 也可显示心包钙化，敏感性很好。
• 超声心动图。
- 是显示心包增厚和心包腔内液体最敏感和特异的检查方法。
- 当大量积液存在时，心脏像是在心包腔内摇摆。
- 在心脏压塞时，可见到右心房舒张期塌陷。在严重病例，可有左心房和右心室塌陷。
- 可采用三尖瓣和二尖瓣的流入道多普勒频谱诊断心脏压塞。在心脏压塞时，吸气时二尖瓣流入道 E 峰流速减低 30% 以上，而吸气时三尖瓣流入道 E 波流速增加 50% 以上。

诊断步骤与其他

• 当需明确积液的病因或进展至心脏压塞时需行心包穿刺术。
- 穿刺抽液送检细胞计数，细胞学检测和培养（包括细菌、病毒、结核分枝杆菌和真菌）。
- 并发症包括刺伤心肌、冠状动脉/静脉破裂、心包积血和气胸。
- 超声心动图或透视引导有助于心包穿刺术，但如果要发生心血管衰竭时并不需要等待这些引导。
• 心包开窗。
- 在慢性心包积液时，可以去除部分或全部心包（心包开窗）。

▪ 鉴别诊断

• 急性心肌炎。
- 急性心包炎的病史、体格检查以及实验室检查可能与急性心肌炎非常相似。
- 此外，心肌炎可能合并心包疾病，反之亦然。
- 超声心动图是鉴别两者的很好的工具。
• 限制性心肌病。
• 其他原因导致的胸痛。
• 心肌梗死。

治疗

▪ 一般措施

• 治疗应针对病因。然而，无论什么原因，若积液导致了血流动力学紊乱，心包穿刺术是必需的。在细菌性心包炎患儿，这可能是挽救生命的。
• 病毒性心包炎通过卧床休息和应用镇痛药（NSAID）可以在 3～4 周内自愈。
• 细菌性心包炎可能有潜在的生命危险，需要立即心包减压（常通过开放引流和心包开窗），至少 4 周的静脉抗生素治疗以及支持疗法（如扩容、正性肌力药物）。
- 金黄色葡萄球菌是细菌性心包炎最常见的病原体。
• 风湿导致的心包炎通常对糖皮质激素和（或）水杨酸酯有效，很少需要心包穿刺术。
• 尿毒症性心包炎对透析有效，但是在慢性病例中可能需要心包切开（外科去除心包）。
• 肿瘤性心包炎需要治疗原发病，若出于诊断和（或）稳定血流动力学目的，可采用心包穿刺术。
• 继发于创伤的出血性心包炎应该引流，因为有发展为缩窄性心包炎的危险。
• 缩窄性心包炎采用完全剥离心包（心包切除术）的方法治疗。由于已经有心肌损伤，通常临床不会即刻改善，但最终会完全康复。
• 心包切开综合征发生于心脏手术后的 1～4 周。
- 应用抗炎药物、卧床休息治疗，偶尔也应用类固醇。
- 若发生心脏压塞，应进行心包穿刺术。

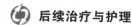 后续治疗与护理

• 大多数心包炎经过几周会自愈或通过抗炎药物治愈。

- 必须随访以确保积液消失并评价有无复发（高达15%复发）。
- 细菌性心包炎患者需要长期抗生素治疗，并密切随访以评估有无发生缩窄性心包炎。
• 需要注意的征象包括。
- 心包切开综合征：所有的心脏手术患者需要在术后2～4周评估有无心包切开综合征，若需要的话予以治疗和随访。
- 心排血量降低和右心衰竭征象提示要发生心脏压塞。
- 缩窄性心包炎可能在胸片上表现为快速减小的心影和钙化，以及右心衰竭的症状和体征。

▪ 预后
• 大多数心包炎儿童可以完全恢复，即使是细菌性的。
- 然而，相关的死亡率和病死率仍很显著，特别是在小婴儿，当延误诊断和（或）致病因素是金黄色葡萄球菌时。
• 心包炎可能在15%的患者中复发。
• 预后随心包炎的病因而异，大多数与原发病直接相关。

▪ 并发症
• 心脏压塞。
- 继发于心包膜顺应性降低的心包腔内压

力快速升高，导致心室充盈受限，最终导致搏出量和心排血量减少。
- 心包的顺应性受疾病病程本身的影响（如在细菌性和结核性心包炎中心包增厚和僵硬）。
- 在心脏压塞时，心室舒张末压、心房压及静脉压都是相等的。
- 在急性心包炎中，由于心包内压力的快速增加，少量的液体也会出现压塞。与之相反，若液体长期地、缓慢地积聚，大量的液体也可能被耐受。
• 缩窄性心包炎。
- 可见到增厚的、纤维性的和钙化的心包，通常是化脓性或结核性心包炎的晚期结局，可在最初感染的数月至数年之后出现。也可见于肿瘤患者，肿瘤直接侵犯心包或在胸部大量放疗之后出现。
- 心包的顺应性差导致心室舒张期充盈减少。患者可能有活动耐量减低和疲劳的主诉。此外，可能有右心衰竭的体征。
- 可能与限制性心肌病难以鉴别。

🔳 疾病编码

ICD10
• I31.9 心包疾病，非特异性。
• I30.9 急性心包炎，非特异性。

• I30.1 感染性心包炎。

❓ 常见问题与解答

• 问：心脏压塞的表现是什么？
• 答：即将出现压塞的患者表现十分不适，伴有心动过速、胸痛，右心衰竭的体征包括颈静脉怒张、肝脏增大、腹水和外周性水肿。也可有继发于低心排血量的体循环灌注不良的体征。胸部X线可能有或没有心影增大，取决于病情进展的速度。与病情进展缓慢的病例相比较，在急速进展的病例中很少量的液体即可表现为压塞。超声心动图是标准的诊断工具，而治疗需进行心包穿刺术。
• 问：什么是奇脉？如何测量？
• 答：奇脉是收缩期血压对正常呼吸周期的一种过度反应。正常情况下，吸气时，体静脉回流增加而导致肺静脉容量增加，因此，收缩期血压下降≤5 mmHg。当压塞时，这种反应变得更强（>10 mmHg），最可能继发于左心充盈降低。奇脉也见于哮喘和肺气肿合并的严重呼吸窘迫患者。
　评价奇脉的方法是，首先在呼气时测量收缩压，然后使水银柱下降到在吸气和呼气时同样可以清楚听到脉搏跳动的位置。差异>10 mmHg为异常。

心肌病 Cardiomyopathy

Kimberly Molina · Nelangi Pinto　储晨 译／刘芳 审校

X

 基础知识

▪ 描述
　心肌病（CM）是心肌的一种病变，可导致心功能受损（收缩、舒张或两者均累及）。根据结构和功能异常可进行分型。
• 扩张型心肌病（DCM）：主要病变为心室收缩功能受损合并心脏扩大。主要累及左心室，表现为充血性心力衰竭（CHF）。
• 肥厚型心肌病（HCM）：左心室壁异常增厚，非继发于负荷状态如主动脉狭窄或高血压。20%～25%的患者可出现左室流出道梗阻。
• 限制型心肌病（RCM）：由于心室僵硬增加使得心室舒张（或松弛）功能受损的一种心肌病，导致心室充盈降低，而收缩功能

通常保持正常。
• 左室致密化不全（LVNC）：左室心肌未完全致密化，使得肌小梁持续存在、心肌功能不全。

▪ 流行病学

　发病率
• 心肌病总体发病率为每年（1～2）/100 000名儿童。出生后一年内为发病高峰期，第二个高峰期为青少年期。
- 扩张型心肌病：每年（0.3～2.6）/100 000名儿童
- 肥厚型心肌病：每年（0.3～0.5）/100 000名儿童

　患病率
• 扩张型心肌病：36/100 000人群。

• 肥厚型心肌病：约（10～20）/100 000人群。
• 限制型心肌病：心肌病中最少见（<5%）。
• 左室致密化不全：约占所有心肌病的9%。

▪ 危险因素

　遗传学
• 扩张型心肌病：家族性扩张型心肌病约占20%。
- 最常见的为常染色体显性遗传。尽管尚未发现可导致家族性扩张型心肌病的特定基因，已有6个基因被定位于不同的家族队列中。
- 扩张型心肌病亦被发现与X连锁遗传病相关联，如Duchenne和Becker肌营养不良及Barth综合征。
- 也可能通过线粒体DNA遗传，具有不同

的外显率。

• 肥厚型心肌病:已报道的病例中约60%为遗传性。通常认为肥厚型心肌病为常染色体显性遗传,伴不完全外显率。

• 限制型心肌病:特发性病例可有家族性,可能与一种骨骼肌病有关。本病的一种具有不同外显率的常染色体显性遗传形式与Noonan综合征相关。

• 左室致密化不全:20%~30%具有家族性。可能为X连锁、线粒体、常染色体隐性或显性遗传。

■ 病因学

• 扩张型心肌病:有很多病因,但目前仅30%的病例可找到确切的病因。

– 在已知的病因中,最常见的是心肌炎(柯萨奇病毒B、埃可病毒、腺病毒)。扩张型心肌病也可发生于毒素暴露(蒽环类药物),冠状动脉缺血性疾病(左冠状动脉异常起源于肺动脉、冠状动脉动脉瘤),以及慢性快速性心律失常。

– 可与其他疾病或综合征合并发生,包括X连锁肌营养不良、先天性脂肪酸氧化异常、线粒体氧化磷酸化障碍、营养缺乏、原发性和继发性左旋肉碱缺乏。

– 可能为家族性和基因遗传性。

– 扩张型心肌病大多为特发性。

• 肥厚型心肌病:目前25%的病例可找到病因,通常为基因遗传,由于心肌肥厚和原纤维蛋白排列紊乱导致。

• 限制型心肌病:大部分为特发性,部分已知的病因包括。

– 系统性疾病,如红斑狼疮、结节病、浸润性疾病(戈谢病、Hurler综合征)、贮积症(Fabry病)、类癌综合征,以及放射诱导的纤维化。

– 家族性限制型心肌病。

诊断

在三种心肌病的早期,症状均为非特异性,与其他疾病过程类似。心脏检查可完全正常。因此,对于那些由于家族史或临床表现怀疑该病的患者应进行详细评估。

■ 病史

• 扩张型心肌病:症状通常缓慢进展,但也可能突然发作。

– 易激惹。

– 呼吸窘迫。

– 劳力性呼吸困难。

– 厌食,腹痛,恶心。

– 生长延迟。

– 晕厥。

– 心悸。

• 肥厚型心肌病:患儿通常无症状,第一次就诊是由于家族史或心脏杂音评估。在那些有症状的患儿中,可能存在以下表现。

– 劳力性胸痛。

– 眩晕。

– 晕厥。

– 心悸。

• 限制型心肌病:通常是由于心房压力升高导致的体、肺循环充血而出现症状,常在疾病晚期更为明显。

– 劳力性呼吸困难。

– 腹痛。

– 胸痛。

– 心悸。

■ 体格检查

• 心脏。

– 扩张型心肌病:心动过速,心脏扩大,肝肿大,第三或第四心音奔马律;充血性心力衰竭和心排血量降低表现。

– 肥厚型心肌病:可正常,或由于二尖瓣反流和(或)左室流出道梗阻产生的收缩期杂音。流出道梗阻产生与梗阻程度相关的不同强度的收缩期喷射性杂音;Valsalva动作时杂音增强,下蹲时杂音减轻。可能有胸骨旁或颈动脉震颤或第四心音奔马律。

– 限制型心肌病:吸气时颈静脉搏动不能减弱或增强(Kussmaul征);存在第三心音或第四心音。疾病进展时可能出现外周搏动减弱,为心排血量降低的表现。

• 呼吸(扩张型心肌病和限制型心肌病):气促、啰音、喘息。

• 腹部(扩张型心肌病和限制型心肌病):肝大、腹水、触痛。

■ 诊断检查与说明

初步实验室检查。

扩张型心肌病:除了常规的炎症标记物外,应做一些特定检查以明确病因。

• 代谢性:左旋肉碱水平、血清有机酸、尿有机酸、氨基酸、丙酮酸、乳酸、甲状腺功能。

• 基因:染色体分析及营养不良基因突变。

• 感染:肠道病毒、柯萨奇病毒A/B、肝炎病毒、巨细胞病毒、EB病毒、腺病毒、细小病毒、单纯疱疹病毒,以及人类免疫缺陷病毒。

• 脑钠肽(BNP):通常用来随访心肌病患者的心力衰竭情况。

超声心动图。

• 可评价收缩功能,心室直径,流出道梗阻,以及舒张期充盈特征。

• 扩张型心肌病:左心室(和右心室)明显增大伴有收缩功能降低。

• 肥厚型心肌病:诊断金标准:左心室肥大,心室内压力阶差,收缩期二尖瓣前向运动。

• 限制型心肌病:心房不成比例的增大,多普勒测得舒张期充盈受损。除非到晚期,左心室功能一般正常。

• 左室致密化不全:左心室肌小梁和小梁间隐窝增深,心室肥大,收缩功能不全。

• 非特异检查。

– 胸部摄片:心脏增大,肺静脉淤血,肺水肿,胸腔积液,支气管压迫导致的节段性肺不张。

– 心电图:可见室上性或室性心律失常。

○ 扩张型心肌病:窦性心动过速,非特异性ST段和T波改变。

○ 肥厚型心肌病:心室肥大,深Q波。

○ 限制型心肌病:心房增大,非特异性ST段和T波改变。

○ 左室致密化不全:显著的心室肥大,T波倒置。

• 心导管检查。

– 扩张型心肌病:很少作为初始的诊断方法;做该检查的目的是明确冠状动脉解剖和做心内膜活检。

– 肥厚型心肌病:明确是否存在左室流出道梗阻,评价舒张功能不全,典型主动脉尖峰圆顶状的频谱,Brockenbrough现象(一次室性期前收缩之后的心搏表现出动脉压力小于正常心搏时)。

– 限制型心肌病:由于左心室和右心室舒张末期压力增加,心房压力上升。心室压力表现为舒张期开始时早期快速而深的下降,随即舒张早期迅速上升至平台期(倾角和高原征,或平方根征)。

■ 鉴别诊断

• 扩张型心肌病:表现可能与其他疾病类似。

– 腹胀,右上腹痛,恶心,厌食,提示有右心衰竭,但可能误认为肝脏或胆囊疾病。

– 喘息,气促,劳力性呼吸困难,可能被诊断为哮喘。

- 胸片示心脏扩大可能被误认为大量心包积液。
- 肥厚型心肌病:该病需与在训练有素的运动员中看到的左心室肥厚相鉴别。
- 限制型心肌病:需与缩窄性心包炎鉴别,因为后者是可治疗的。结核、创伤或心脏手术的病史提示可能有缩窄性心包炎。

治疗

■ 一般措施

- 扩张型心肌病。
- 一旦诊断,可试用静脉 γ 球蛋白和(或)其他免疫调节剂(泼尼松、硫唑嘌呤)治疗可能的心肌炎,但其对于预后的作用尚不明确。
- 利尿。
- 减轻后负荷(依那普利、卡托普利)。
- 正性肌力药物(米力农、多巴胺、地高辛)。
- 螺内酯(改善纽约心脏协会心功能分级)。
- 抗凝药预防栓塞并发症。
- 如需要,用抗心律失常药。
- β受体阻滞剂(美托洛尔、卡维地洛)。
- 心室辅助装置已被用于晚期心衰的患者,作为等待康复或心脏移植的桥梁。
- 肥厚型心肌病:β受体阻滞剂仍然是一线用药。一些钙通道阻滞剂或异搏定也可用。抗心律失常也是治疗方案的一部分。没有证据表明预防性药物治疗可降低猝死的风险。
- 如果药物治疗无效,其他选择包括间隔心肌切除术(对于严重流出道梗阻)和房室顺序起搏。
- 可考虑放置植入式心律转复除颤器(ICD)。
- 限制型心肌病:药物治疗主要是对症治疗。
- 利尿剂可慎重选择用于治疗静脉淤血而不降低心室充盈压力。
- 抗心律失常药用于治疗发生率高的房性心律失常。
- ICD 用于治疗危及生命的室性心律失常。

- 应用抗凝药是由于心房扩大导致的血栓形成和栓塞并发症的高风险。
- 由于疾病的自然史,大部分患者最终需要心脏移植。
- 由于心源性猝死的风险增加,心肌病患者通常被限制做剧烈运动。

■ 手术治疗与其他

- 扩张型心肌病或限制型心肌病:心脏或心肺(如果肺血管阻力升高)移植;如果所有的治疗均无效可能需要移植。
- 肥厚型心肌病:如果有指征可行间隔心肌切除术。

■ 住院事项

初始稳定治疗

扩张型心肌病患者可能表现为病情极端严重,需要插管和正性肌力药物支持。

后续治疗与护理

■ 预后

- 扩张型心肌病:死亡或移植的比例一年随访约30%,5 年随访 40%。年龄(<1 个月和>6 岁)、心室功能和诊断时心力衰竭的症状是预后不良的危险因素。活检证实心肌炎预后较好。
- 肥厚型心肌病:儿童和青少年中猝死的总体发生率为 4%~6%,成人中低至 1%。在12~35 岁年龄段以及年轻运动员中,肥厚型心肌病是最常见的导致猝死的原因。梗阻可能缓慢进展或恶化。心力衰竭的症状通常到成年才出现。1 岁以内即被诊断的患儿生存率较低(82%)。
- 限制型心肌病:据报道儿童限制型心肌病的中位生存率是 1.4 年,5 年随访尚存活或不需要移植的比例小于 20%。
- 左室致密化不全:5 年随访存活或不需要移植的比例为 75%。

■ 并发症

- 所有类型的心肌病中都可能发生心力衰竭。
- 可见心律失常,心室来源较常见。
- 由于血液瘀滞在扩张的心腔内以及心室收缩力减弱,可见血栓形成。因此,可能发生体循环或肺循环栓塞。

疾病编码

ICD10

- 142.9 心肌病,非特异性。
- 142.0 扩张型心肌病。
- 142.5 其他限制型心肌病。

常见问题与解答

- 问:一旦心肌病在直系亲属中被诊断,是否需要评估家庭成员?
- 答:是。在一些类型的心肌病中,有明显的遗传因素,应该对家庭成员进行评估。如果心肌病已知是获得性的,就不需要对亲属进行评估。
- 问:糖尿病母亲婴儿的心肌病的临床病程和预后与肥厚性心肌病患儿相同吗?
- 答:否。无症状的室间隔肥厚伴或不伴左室流出道梗阻,这些病理生理起初是相似的,但这些婴儿的心肌病的临床病程是良性的,在生后 6 个月内可恢复。
- 问:肥厚型心肌病和运动员心脏的良性生理性肥厚的鉴别点是什么?
- 答:几点可予鉴别。例如,肥厚型心肌病的家族史可提高对该病的怀疑。研究建议用特异性的心超测量的左室直径鉴别良性肥厚和肥厚型心肌病(例如,室壁厚度≥15 mm 或左室腔直径<45 mm 更符合肥厚型心肌病)。异常的二尖瓣血流也提示肥厚型心肌病。

心肌炎 carditis

Bradley S. Marino · John L. Jefferies　赵趣鸣 译 / 刘芳 审校

基础知识

■ 描述

心肌炎的定义是组织学检查发现心肌的

炎症反应。心血管并发症可能很严重,包括心肌功能不全、心律失常、传导异常和心脏停搏。

■ 流行病学

- 由于临床严重程度变化大、病因各种各样和未能做出诊断的原因,真正急性心肌炎的发病率很难估计。

• 超过 50% 的儿科心肌炎病例发生在 <1 岁的婴儿中。

• 病毒性心肌炎有季节分布性,根据病毒种类不同而变化。

■ 危险因素

• 暴露于感染因素、药物、毒物和全身性疾病。

• 药物暴露。

• 自身免疫性疾病。

• 全身性疾病。

■ 病理生理

• 心肌炎的病理生理可能因病因不同而不同(见"病因")。

• 病毒性心肌炎最具特征,涉及病毒、宿主免疫反应和环境因素的复杂相互作用。三个阶段包括:①病毒损伤和固有免疫反应;②获得性宿主免疫反应;③恢复或慢性心肌病。

• 固有和获得性免疫反应导致的炎症反应可引起心肌和传导系统严重损害。

• 自身抗体的形成在急性和慢性心肌损害过程中也起到关键作用。

• 病毒可直接损害心肌而不依赖于炎症反应,继发于结构蛋白的裂解。

• 非病毒性心肌炎的病理过程尚不清楚。

• 无论病因是什么,心室功能恶化和(或)心律失常加重会增加临床严重程度。

• 暴发性心肌炎的特征是严重的收缩和舒张功能障碍。

• 进行性加重的左心室收缩功能不全会导致低血压、酸中毒和终末脏器功能障碍。

• 左心室舒张功能障碍会使左心室舒张末压升高,导致肺静脉和动脉高压,同时合并肺水肿和右心衰。

■ 病因

• 病因包括感染、中毒、药物、自身免疫疾病和全身性疾病。

• 感染病因包括病毒、细菌、立克次体、真菌、寄生虫、螺旋体和原虫感染。

• 病毒感染在发达国家中最常见,包括肠道病毒、红病毒属、腺病毒和单纯疱疹病毒。RNA 和 DNA 病毒都可见。既往,肠道病毒尤其是柯萨奇病毒 B 常见,但现在病毒谱发生了变化。目前,微小病毒 B19 最常见。也有越来越多的关于特定单纯疱疹病毒,尤其是 HHV6 的报道。

• 非病毒性感染相比之下很少见,但也要考虑到,尤其在流行地区,例如中美洲和南美洲的美洲锥虫病很常见。

• 非病毒感染性心肌炎可继发于化学药物(砒霜和碳氢化合物)、酒精、辐射、药物(化疗药)、药物高敏性、自身免疫疾病如系统性红斑狼疮,或全身疾病如变应性肉芽肿血管炎或结节病。

• 巨细胞性心肌炎在儿童心肌炎中很罕见,与自身免疫疾病和药物高敏性有关。这类患者对一般治疗反应欠佳,常需要心脏移植。

℞ 诊断

■ 症状和体征

• 前驱症状。

- 前期流感样症状。
- 肠胃炎。
- 风湿病症状。
- 发热。
- 左心衰。
- 运动不耐受。
- 易疲劳。
- 呼吸困难。
- 端坐呼吸。
- 厌食、食欲减退/喂养困难、早饱。
- 呕吐(尤其儿童)。
- 右心衰。
- 腹痛/痉挛。
- 腹部膨隆/下肢水肿。
- 稀便。

■ 病史

• 症状持续时间。

• 旅行史。

• 家族史。

■ 体格检查

以下表现都可能出现。

• 肺部。

- 啰音。
- 呼吸增快。
- 吸凹。

• 心血管。

- 颈静脉怒张。
- 心前区正常或高动力性,伴或不伴右心室抬举。
- 最强搏动点外移。
- 心动过速:心律失常,可能出现房性和(或)室性异位心律。
- 心音:第二心音增强(继发于肺动脉高压),杂音(二尖瓣和[或]三尖瓣关闭不全),奔马律和(或)摩擦音。

• 腹部:肝大、脾大、腹水。

• 肢端。

- 脉搏细弱。
- 毛细血管再充盈减弱。
- 肢端发凉。

■ 诊断检查与说明

• 尽管灵敏度和特异度有限,根据 Dallas 组织病理学分类标准,心内膜心肌活检(EMB)仍是确诊急性心肌炎的金标准。

- 这些标准的局限性在于它们提供了炎症反应的证据,但没有评估病毒性病原体的存在。
- 目前的方法表明用聚合酶链反应(PCR)分析组织中的病毒 DNA 有助诊断。
- EMB 本身也存在问题,包括取样偏差,因为只能从右心室心内膜获取组织,而且有创性操作也存在致死和致病的风险。

• 心电图表现能支持诊断。

- 心电图表现差异很大,包括窦性心动过速,QRS 低电压,ST 段压低/抬高,T 波低平或倒置,传导系统病变包括完全性心脏阻滞,QT 间期延长和心律失常(房性期前收缩/室上性心动过速,或室性期前收缩/室性心动过速)。

实验室检查

• 红细胞沉降率和 C 反应蛋白水平可能升高。

• CKMB 分数和 CTnT 以及 CtnI 会增高。

• 可考虑血、尿、粪便和鼻咽部拭子培养(细菌、病毒、真菌)。

• 可进行心肌、血液或痰的病毒 PCR 分析。

• 可考虑急性期和恢复期血清学的选择性抗体分析。

影像学检查

• 胸片。

- 心脏增大和不同程度的肺水肿。
- 可能有胸腔积液。

• 超声心动图。

- 收缩功能低下(可能是双心室伴正常到轻度心腔扩大)。
- 舒张功能低下。
- 局部心室壁运动异常。
- 瓣膜关闭不全。
- 心包积液。

• 心脏 MRI。

- 评估心腔大小和收缩功能。
- 延迟强化发现心肌纤维化。
- 延迟强化异常和 T2 加权像显示水肿。

■ 鉴别诊断

- 严重的左心梗阻性病变。
- 二尖瓣狭窄。
- 主动脉瓣狭窄。
- 主动脉缩窄。
- 先天性冠状动脉畸形。
- 左冠状动脉异常起源于肺动脉和其他冠状动脉变异。
- 无休止的心动过速。
- 无休止的室上性心动过速。
- 室性心动过速。
- 代谢性疾病包括线粒体病。
- 药物使用。
- 可卡因或其他兴奋剂。
- 获得性疾病。
- 川崎病。
- 冠状动脉疾病。
- 遗传综合征。
- 神经肌肉疾病。
- 遗传性心肌病。

 治疗

- 初始治疗根据临床表现,包括卧床休息和限制活动(急性期)。
- 急性期的标准药物治疗应该基于合理的心衰治疗,可包括以下方面。
- 正性肌力药物应用于低心排患者。药物输注包括米力农、多巴胺和多巴酚丁胺。若需要肾上腺素,要考虑机械辅助。
- 利尿剂。
- 若存在容量负荷过重且心排量尚属正常,可以考虑降低后负荷(如硝酸甘油和硝普钠)。
- 有明显血流动力学意义的心律失常应考

虑抗心律失常治疗。
- 继发于心衰的呼吸衰竭应该机械通气辅助。
- 机械辅助(迅速恶化、严重心衰患者;作为移植前过渡):左室或双心室辅助装置,体外膜肺(ECMO)。
- 挽救治疗:心脏移植。
- 慢性期的标准药物治疗应该基于合理的心衰治疗,可包括以下方面。
- 血管紧张素转化酶抑制剂(ACEI)。
- β受体阻滞剂。
- 血管紧张素受体阻滞剂。
- 利尿剂(如螺内酯用于缓解心室肌重构)。
- 急性期用肝素或低分子肝素抗凝,慢性期有严重心功能不全和心室扩大的患者用阿司匹林和(或)香豆素抗凝。
- 有传导系统疾病(起搏器)和有心源性猝死风险(植入式复律除颤器)的患者可考虑植入器械。

■ 药物治疗

- 免疫抑制剂:急性期大剂量 γ 球蛋白(2 g/kg 免疫球蛋白 24 h 输入)有助于左室功能恢复并能提高发病起 1 年内的预后。
- 类固醇、硫唑嘌呤、磷酸酶抑制剂、环孢素、环磷酰胺和其他免疫抑制药物都能作为选择性药物,虽然目前缺少足够证据支持常规应用。
- 抗病毒治疗目前在心肌炎治疗中并没有被接受。
- 干扰素治疗正在被广泛研究,但仍缺少明确的益处。

 后续治疗与护理

■ 随访推荐

患者监测
- 收缩和舒张功能的临床变化。

- 监测危及生命的心律失常。
- 疾病对其他系统的影响。
- 营养状态。
- 生长。
- 发育。
- 并发症。

■ 预后

- 由于很难确诊所有急性心肌炎病例,预后数据有限。许多患者可能表现轻微,会自愈。
- 预后受临床表现和基础病因的影响。但是如果在病程早期合理治疗,预后是良好的。
- 暴发性淋巴细胞性心肌炎患者预后差,有严重的血流动力学衰竭。若缺少积极的治疗策略,>40% 的成人和 0~75% 儿童会死亡。
- 新生儿期发病的儿童死亡率更高。
- 巨细胞性心肌炎是一个独特的亚组,除非心脏移植,否则预后极差。

■ 并发症

- 酸中毒。
- 终末器官灌注不足和功能不全。
- 肺静脉和肺动脉高压。
- 肺水肿。
- 不良的心室肌重构。
- 传导系统疾病包括心脏阻滞。
- 心律失常。

 疾病编码

ICD10

- I51.4 心肌炎,非特异性。
- B33.22 病毒性心肌炎。
- I40.9 急性心肌炎,非特异性。

心内膜炎 Endocarditis

Jenifer A. Glatz　赵璐 译 / 刘芳 审校

基础知识

■ 描述
- 感染性心内膜炎(IE)是微生物感染心脏内膜。

■ 流行病学

发病率
- IE 相对少见,估测发病率每年约 0.3/10 万。

- 随着抗生素的应用,心内膜炎的总体发病率降低。但是随着先天性心脏病生存率的提高及中心静脉置管的广泛和长期应用,IE 的发生率近来有所增加,尤其在早产儿中。

▪ 危险因素

- 既往有心脏疾病(先天性或获得性)。
- 既往有心内膜炎病史。
- 心脏手术。
- 心内起搏器和植入性心脏复律除颤仪。
- 人工瓣膜或管道。
- 中心置管/静脉用药。

▪ 一般预防

- 牙齿保健。
- 尽量减少使用中心静脉。
- 通过外科手术或者导管介入治疗的方法纠正心血管畸形。
- 亚急性细菌感染性心内膜炎(SBE)的预防遵从 2007 年美国心脏病协会建议。操作前 30～60 min 给予单剂抗生素。
  - 口服:阿莫西林(50 mg/kg,最大 2 g)。
  - 静脉或肌内注射:氨苄西林(50 mg/kg,最大 2 g)或头孢曲松/头孢唑啉(50 mg/kg,最大 1 g)。
  - 青霉素过敏者口服药物:头孢氨苄,如果没有荨麻疹、血管性水肿病史或过敏反应(50 mg/kg,最大 2 g);克林霉素(20 mg/kg,口服或静脉,最大 600 mg);或者阿奇霉素/克拉霉素(15 mg/kg 口服,最大 500 mg)。
  - 青霉素过敏者静脉/肌内注射药物:头孢唑啉,头孢曲松或克林霉素(剂量同上)。
- 美国心脏病协会推荐只有在以下情况可以行 SBE 的预防性用药。
  - 使用人工生物瓣膜或人工材料修补心脏瓣膜。
  - 有 IE 的病史。
  - 未纠治的青紫型先天性心脏病,包括行姑息分流或管道手术者。
  - 用人工材料或堵闭器修补的先天性心脏病术后头 6 个月。
  - 先天性心脏病术后在人工材料或堵闭器附近的残余畸形。
  - 有心脏瓣膜病的心脏移植术后患者。
  - 只有在以下操作时建议行 SBE 的预防治疗。
  - 牙科手术包括牙龈或牙周组织的处理或口腔黏膜破损的处理。
  - 侵入性的呼吸道操作包括扁桃体或腺样体的切除术或脓肿引流。
  - 心脏或血管内有人工材料的外科手术,包括心脏瓣膜。
- 以下情况不需要行 SBE 的预防治疗。
  - 植入可活动的义齿或牙齿矫正器。

  - 口唇、口腔黏膜或牙齿脱落导致的出血。
  - 通过无感染的口腔黏膜组织进行常规麻醉注射时。
  - 无组织活检的气管镜检查。
  - 行胃肠道或泌尿系操作时:并不推荐单纯预防 IE 的预防性性治疗。

▪ 病理生理

- 感染性心内膜炎主要发生在有基础性心脏病患者(先天性或获得性)患有易发生感染的微生物的菌血症时。
- 静脉药物的滥用及中心静脉置管也可导致既往无心脏疾病的患者发展成心内膜炎。
- 心血管系统异常导致局部形成湍流可引起心内膜表面损伤,引起血小板和纤维聚集,从而细菌隐藏在此形成感染。
- 菌血症可能是局部感染的一种并发症(如肺炎、蜂窝织炎或者尿路感染),或者与各种牙科和外科操作有关。菌血症在日常行为中也可发生,如咀嚼、剔牙或刷牙。
- 慢性心内膜炎的外周表现是通过复杂的免疫反应介导的。

▪ 病因学

- 革兰阳性球菌占心内膜炎阳性培养菌的 90%。近年来致病微生物有所改变,与更多的急性症状相一致。
  - 草绿色链球菌和金黄色普通球菌是最常见的病原体。
  - 其他引起心内膜炎的病原学有:凝固酶阴性的葡萄球菌、β 溶血性链球菌、肠球菌、HACEK 菌群(嗜沫嗜血杆菌、副嗜沫嗜血杆菌、副流感嗜血杆菌、伴放线杆菌、人心杆菌、啮蚀艾肯菌、金氏金菌)、念珠菌属、曲霉菌属、单孢菌属、肺炎链球菌及奈瑟菌属。
  - 据报道＜20% 的心内膜炎患者血培养阴性。

 诊断

- 修订版 Duke 标准依据主要标准和次要标准分类诊断(心内膜炎、可疑心内膜炎、排除诊断)。
- 诊断标准。
  - 主要标准:血培养或组织标本培养阳性且为 IE 特异性微生物,或心脏超声有绝对证据。
  - 次要标准:基础心脏病、发热、血管免疫征象或不符合主要标准的微生物学证据。
- 心内膜炎诊断:主要指标 2 项,或 1 项主

要指标加 3 项次要指标,或 5 条次要指标。
- 许多研究已经验证了该标准高的敏感性和特异性。

▪ 病史

- 发热。
- 萎靡。
- 厌食。
- 体重减轻。
- 心衰症状。
- 关节疼痛/肌痛。
- 神经系统症状。
- 胃肠症状。
- 胸痛。
- 偶尔会证实近期有感染、看过牙科或外科手术。
- 急性心内膜炎进展迅速,呈暴发性。

▪ 体格检查

- 一般情况。
  - 发热(α 溶血性链球菌感染常为低热,化脓性链球菌感染为高热)。
  - 瘀点(1/3 的病例发生)。
- 血栓或免疫现象。
  - 肾脏:肾小球肾炎、梗死。
  - 甲下出血。
  - 视网膜出血(Roth 斑)。
  - Osler 小结(疼痛)。
  - 脾大(大约 50% 的患者发生)。
  - 关节疼痛/肌痛。
  - 神经系统:脑栓塞、血栓或出血,还可发生霉菌性动脉瘤。
- 心脏/瓣膜。
  - 出现新的心脏杂音或心脏杂音改变。
  - 充血性心衰症状。
- 新生儿 IE 可表现为喂养困难、呼吸窘迫、心动过速、低血压、惊厥、呼吸暂停和败血症性血栓。

▪ 诊断检查与说明

- 血培养。
  - 心内膜炎的最重要诊断方法。
  - 报道病例中阳性率为 80%～95%。
  - 怀疑心内膜炎患者,在 24 h 内,从不同穿刺点进行 3～5 次血培养。
  - 临床合适情况下取最大量血标本。
  - 心内膜炎的菌血症是持续性的,因此不需要等发热高峰再做血培养。
- 非特异性指标。
  - 血沉(80%)和 C 反应蛋白升高。

－贫血(44%)。

－类风湿因子阳性(38%)。

－血尿(35%)和镜下血尿。

－白细胞增多。

－补体降低。

影像学检查

• 经胸超声心动图。

－有价值的无创性检查赘生物手段。

－特异度为98%,但敏感度小于60%,故超声心动图阴性不能除外心内膜炎。

－非常重要的随访手段,包括评估潜在的心脏并发症。

• 经食管超声心动图。

－尤其适用于大的或肥胖患儿,更好观察较小的赘生物,敏感度76%～100%。

－适用于经胸超声无法排除,但又高度怀疑感染性心内膜炎的患者。

> **注意**
>
> • 超声心动图未发现赘生物并不能除外心内膜炎。
>
> • 人工瓣膜植入患者人工瓣膜常有伪影,超声心动图常常帮助不大。瓣叶异常活动可提示有赘生物。
>
> • 即使菌血症消失,血沉升高仍会持续一段时间。

■ 诊断步骤与其他

心电图:新出现的异常如房室传导阻滞(即使是一度房室传导阻滞)可能提示传导系统和心肌组织受累。

■ 鉴别诊断

• 其他感染。

• 急性风湿热。

• 恶性肿瘤。

• 结缔组织病。

治疗

■ 药物治疗

抗生素。

• 延长静脉用药时间(至少4周)。

• 抗生素选择及治疗时间根据感染微生物、药物敏感度和患者危险因素。

• 葡萄球菌及真菌性心内膜炎,静脉用药时间至少6～8周。

■ 手术治疗与其他

• 严重的心衰患者或心衰进行性加重者。

• 血流动力学不稳定的瓣膜病变。

• 药物治疗失败。

• 直径大于10 mm的活动性赘生物。

• 发生2次(包括2次)以上严重的栓塞事件。

• 真菌性心内膜炎。

• 脓肿形成/延及瓣周。

• 人工瓣膜心内膜炎。

■ 住院事项

初步治疗

• 休息。

• 退热药。

• 积极营养和补液。

• 注意口腔卫生。

后续治疗与护理

■ 随访

患者管理

• 抗生素或抗真菌治疗结束后数天重复血培养,确保病原菌被清除。

• 抗生素足疗程治疗后2个月重复血培养检查。

■ 预后

金黄色葡萄球菌心内膜炎及时诊断并适当治疗预后良好。真菌性心内膜炎致病率和病死率都较高。

■ 并发症

尽管诊断和治疗水平有明显提升,IE仍然有较高的致病率和病死率(10%～20%)。

• 心脏:瓣膜破坏和穿孔导致瓣膜关闭不全、脓肿和瘘道形成、心衰或传导异常。

• 栓塞事件(22%～50%)可累积多器官(中枢神经、肠道、冠脉、肾脏、脾脏、皮肤和肺脏)。

疾病编码

ICD10

• I38 心内膜炎,瓣膜非特异性。

• I33.0 急性和亚急性感染性心内膜炎。

常见问题与解答

• 问:我在术前忘记给孩子使用抗生素,术后是否应该补充?

• 答:可以在术后2 h内补用相同量。

• 问:医师建议我孩子预防SBE,但是她已经在使用推荐预防用的抗生素很长一段时间了,术前是否需要加用另一种抗生素或增加现有抗生素的剂量?

• 答:应选用一种不同级别的抗生素。

• 问:我孩子有先天性心脏病,他是否需要预防SBE?

• 答:需要根据先天性心脏病的类型及需要的干预手段来决定。患儿的内科医师应该注意考虑预防的需求。

新生儿持续性肺动脉高压　Persistent Pulmonary Hypertension of the Newborn

Jessica Howlett　•　Jenny Yu　殷荣 译／曹云 审校

基础知识

■ 描述

新生儿持续性肺动脉高压(PPHN)是新生儿严重呼吸衰竭和低氧临床综合征,主要因生后肺血管阻力未能正常下降,该病特征是肺动脉高压、三尖瓣反流和心内右向左分流。

■ 流行病学

• 足月活产新生儿中发病率为2‰～6‰,发病率随着大于41周新生儿出生数的减少而下降。

• 足月儿易感,原因是肺小动脉存在肌层,子宫胎盘功能不全,宫内胎粪排出;但也可是早产儿慢性肺病后期合并肺动脉高压。

- 胎粪吸入是新生儿持续肺动脉高压的首要病因。
- PPHN 患儿 10% 合并呼吸衰竭。

危险因素

遗传学
- 散发。
- 肺泡毛细血管发育不良是 PPHN 的罕见病因。遗传性尚不明确，有家族倾向。
- 肺泡表面活性物质 B 缺乏是罕见、致死性的常染色体隐性遗传疾病。

病理生理

- 新生儿生后第一口呼吸后，肺血管阻力下降，心排血量的 50% 进入肺循环。肺血管阻力未能正常下降导致 PPHN 的发生，因此 PPHN 以前也称为"持续性胎儿循环"。
- 肺血管阻力升高，右心室后负荷增加，导致血流到右心存在反流，引起右心压力升高（三尖瓣反流），导致右心衰。
- 肺动脉高压导致心内分流增加，主要经卵圆孔、动脉导管或房间隔缺损或室间隔缺损。右向左分流增加，造成更多未氧合的血进入左心并泵入全身。动脉导管后氧饱和度低于动脉导管前。
- 左心循环未氧合血增加造成心肌缺血，导致右心室或左心室功能衰竭。
- 如果持续性胎儿循环通道关闭，血不能从右向左分流，导致体循环灌注减少，严重酸中毒，右心衰竭甚至死亡。
- 出生后任何缺氧、酸中毒或是应激都可进一步增加肺血管阻力。

病因

- 出生后因基础疾病如感染、肺炎或胎粪吸入使肺血管异常持续收缩。
- 因为疾病造成的解剖学异常，肺血管发育不全，如先天性膈疝、羊水过少、肺发育不良或肺泡毛细血管发育不良。
- 特发性：宫内慢性缺氧或应激导致肺血管重塑，或母亲孕期近足月时服用非甾体消炎药（NSAIDS）。孕中期服用选择性 5-羟色胺再摄取抑制剂（SSRI）和肺动脉高压的关系尚不明确。

常见相关疾病

基础疾病或与治疗相关。
- 气胸或气漏综合征。
- 慢性肺损伤。
- 长期发育迟缓。

- 脑瘫。
- 感音性耳聋。

诊断

病史

- 妊娠史。
- 产前 B 超诊断：先天性膈疝，先天性肺气道发育异常，先天性心脏病。
- 羊水过少，常与新生儿期肺发育不良相关。
- 围生期问题。
- 围生期窒息和（或）缺氧：绒毛膜羊膜炎，B 族链球菌感染，难产或胎粪吸入综合征。
- 生后病程。
- PPHN 患儿常在生后表现为轻度的呼吸窘迫，随后数分钟或数小时进行性加重，进展为呼吸衰竭，导管前后的氧饱和度差值超过 5%，缺氧和灌注不足。
- 先天性心脏病、先天性肺和气道发育异常和膈疝的患儿生后即出现严重窒息，表现为重度发绀。

体格检查

- 以下体格检查发现提示 PPHN 诊断。
- 明显呼吸窘迫，表现呼吸急促、鼻翼煽动、呻吟、吸凹和发绀。
- 呼吸音清或粗糙。
- 灌注差，皮肤苍白或灰。
- 胸骨左下缘可闻及三尖瓣反流杂音或第二心音亢进。
- 以下体格检查发现提示非特发性 PPHN 诊断。
- 桶状胸提示气胸或胎粪吸入。
- 舟状腹提示先天性膈疝。

诊断检查与说明

实验室检查
- 血常规和分类：白细胞增多，白细胞减少，杆状核粒细胞增多或中性粒细胞减少提示细菌感染。
- 血培养：所有 PPHN 的患儿都需要行血培养排除感染。
- 多次动脉血气。
- 决定低氧的程度，高碳酸血症和疾病严重程度。
- 有助于呼吸机管理。
- 计算氧合指数（OI）决定是否需要体外膜肺支持（ECMO）。
- 氧合指数（OI）。
- OI =（平均气道压×吸入氧浓度/氧分

压）×100。
- 衡量呼吸窘迫的程度，决定是否需要 ECMO 支持。
- 每次血气分析都需要计算 OI：不同血气中 3 个 OI 值>40 则需要 ECMO 治疗。

影像学检查
- 胸片。
- 特发性肺动脉高压，肺纹理清。
- 诊断气胸，过度通气，胎粪吸入和肺不张。
- 评估心影和肺纹理，排除先天性心脏病。
- 心脏超声（非常重要）。
- 排除先天性心脏病。
- 诊断 PPHN：动脉导管（PDA）水平的右向左分流，根据室间隔水平和三尖瓣反流压差估算肺动脉压力。
- 评估心排血量和功能。

鉴别诊断

- 先天性。
- 发绀型先天性心脏病。
- 完全肺静脉异位引流。
- 先天性膈疝。
- 先天性肺气道异常。
- 肺泡毛细血管发育不良。
- 感染。
- 肺炎。
- 败血症。
- 肺部疾病。
- 胎粪吸入综合征。
- 血或羊水吸入。
- 气胸或气漏综合征。
- 肺表面活性物质缺乏（呼吸窘迫综合征 RDS）。
- 肺发育不良。
- 特发性肺动脉高压。

治疗

一般措施

- 所有的患儿需要转运至三级新生儿重症监护室，监护室需要配备高频呼吸机（HFV）和吸入性一氧化氮（iNO）。如果达到 ECMO 的标准（三个不同血气氧合指数 OI>40），需将患儿转入具备 ECMO 的医院。
- 呼吸支持。
- 常频通气或高频通气，改善氧合和通气，避免气压伤。
- 呼吸机的管理并无设定的标准。
- 大多数中心应用高频通气（HFV）降低肺损伤，尤其是平均气道压 MAP>15 cm

H_2O。

- 持续监测 PaO_2，维持在 60～90 mmHg，PCO_2＞35～45 mmHg，OI 低于 ECMO 的标准（OI＞40 三次）。

- 避免过度通气，过度通气可能和神经发育预后差相关。

• 降低肺血管阻力，提高肺血流。

- 100%氧气。

- 呼吸机调整，血气 pH 7.3～7.4，P_{CO_2}＞35～45 mmHg。

- 扩容，输血或血管活性药物，提高体循环血压（平均动脉压＞40～50 mmHg）。

- 纠正酸中毒，扩容，输血或是碳酸氢钠纠酸。

• 提高氧饱和度和组织供氧。

- 可以从 100%氧气开始，使 PO_2＞60～90 mmHg 和氧饱和度＞97%；吸入氧浓度缓慢下调，每小时下降 2%。

- 吸入 iNO，NO 是肺血管的扩张剂，如果患儿吸入 100%氧气，两个血气 OI＞20，需考虑吸入 NO。

  ○ iNO 降低 PPHN 低氧血症足月患儿 ECMO 使用率，但是对膈疝的患儿效果不大。

  ○ iNO 需要缓慢下调，如果氧气和 iNO 下调过快，患儿症状会有反跳。

  ○ 30% PPHN 的患儿对 iNO 无反应，仍需要 ECMO 治疗。

• 降低氧耗。

- 使用镇静剂和肌松剂以免氧合过度波动。尽量减少肌松剂的应用，研究显示可能提高死亡率。

- 尽量减少操作。

• 治疗原发病。

- 抗生素。

- 肺泡表面活性物质（尤其在胎粪吸入综合征）。

注意

• PPHN 和发绀型先天性心脏病鉴别困难，患儿如果常规治疗效果不佳需要重新评估原发病。

• PPHN 是非常不稳定的疾病状态，新生儿可能从平稳状态突然恶化，甚至需要紧急行 ECMO 治疗。

• ECMO 可以提高生存率，但也有并发症。副作用包括以下。

- 血制品的重复暴露。

- 出血风险。

- 长期神经系统并发症。

- 仅有一侧颈动脉的长期并发症。

 后续治疗与护理

■ **预后**

• PPHN 常自愈或随着原发肺部疾病治疗而好转。

• PPHN 的存活率高，甚至在需要 ECMO 的患儿中。存活率和长期的并发症的发病率取决于原发病和 PPHN 的严重程度。

• 不论原发病如何，PPHN 在不需要 ECMO 的患儿中生存率均＞90%，10%～20%合并感音性耳聋或随访时发现异常的神经体征。

• 需要 ECMO 治疗的患儿中，原发性 PPHN、胎粪吸入综合征和败血症的存活率分别为 80%、90%和 80%，先天性膈疝存活率仅为 50%～60%。存活者中 20%有感音性耳聋或随访时发现异常的神经体征。

■ **并发症**

• 心肌功能不全。

• 充血性心力衰竭（CHF）。

• 缺氧缺血损伤。

CODE ICD 10 **疾病编码**

ICD10

• P29.3 持续胎儿循环。

❓ **常见问题与解答**

• 问：吸入一氧化氮是否改善严重 PPHN 患儿的预后？

• 答：是的。吸入一氧化氮降低 40% ECMO 应用。推荐起始剂量为 20 ppm，随访发现吸入 NO 和不吸入 NO 组之间长期预后没有明显差异。长期预后主要取决于原发病和 PPHN 的严重程度。

• 问：PPHN 是否有其他治疗措施？

• 答：是的。最近研究发现吸入妥拉唑林，或者其他平滑肌松弛剂（双嘧达莫、扎普司特、E4021），伊洛前列素和波生坦等药物均可增强 iNO 的血管扩张作用。西地那非临床有效，但是由于担心其增加 PPHN 儿童的死亡率，仅在指导下应用于选择性病例中。

新生儿胆汁淤积

Stefany B. Honigbaum · Kathleen B. Schwarz 戴仪 译 / 曹云 审校

 基础知识

■ **描述**

• 新生儿胆汁淤积指在新生儿期出现的结合胆红素增高为主的黄疸。通常提示肝胆系统功能不全。

• 任何婴儿在生后 2 周（母乳喂养儿可延迟至生后 3 周）后黄疸仍未消退，均需进一步检查。

• 生化定义：血清结合胆红素超过总胆红素 20%或直接胆红素＞2 mg/dl。

■ **流行病学**

• 足月儿：生后 1 月内出现胆汁淤积最常见的原因为肝外胆道闭锁（EHBA）、特发性新生儿肝炎、α_1 抗胰蛋白酶缺乏症、进行性家族性肝内胆汁淤积（PFIC）。

• 早产儿：常见原因为败血症和 TPN 相关胆汁淤积。

• 新生儿胆汁淤积发病率为 1/2 500 例活产儿（除外有肠外营养病史的新生儿）。

■ **危险因素**

遗传学

胆道闭锁、新生儿肝炎以及大多数新生儿胆汁淤积的病因仍不清楚。

以下几种疾病有明确的遗传因素存在。

• α_1 抗胰蛋白酶缺乏症。

- 常染色体显性遗传。

- *SERPINA1* 基因突变。

- 10%～15%发生肝脏疾病。

- 与肝脏疾病相关的最常见的 2 个等位基

因位点为 Z 和 M 位点。
- Alagille 综合征。
- 常染色体显性遗传,表达方式多样。
- *JAG1* 和 *NOTCH2* 基因突变。
- PFIC。
- 家族性胆汁淤积分为 3 类:PFIC-1、2 和 3。PFIC-1 和 2 的患者 GGT 值低。
- 常染色体隐性遗传。
- *FIC1*,*ATP8B1*,*ABCB11*,*ABCB4* 基因突变。

■ 病理生理

- 新生儿胆汁淤积是由于结合胆红素增高所致的黄疸。
- 通常在出生时无黄疸,而在生后数天至数周出现胆汁淤积。在宫内,胎盘和母亲肝脏代替胎儿的肝脏发挥作用。肝功能在生后 1 年内逐渐成熟,从而完全发挥肝脏代谢功能。
- 许多导致肝胆系统功能不全的机制均可造成胆汁排泄障碍,从而促使新生儿胆汁淤积发生。新生儿期胆红素的肠肝循环增加亦导致胆红素在体内聚集。

■ 病因

引起 2 月龄以下婴儿胆汁淤积的主要原因为。
- 阻塞性:胆道闭锁,胆结石/胆汁淤积,胆汁浓缩,胆总管囊肿,新生儿硬化性胆管炎,先天性肝纤维化/Caroli 病,Alagille 综合征。
- 特发性:特发性新生儿肝炎。
- 感染:尿路感染(UTI),败血症,巨细胞病毒(CMV)感染,单纯疱疹病毒(HSV)感染,梅毒,微小病毒 B19 感染,腺病毒感染,肠道病毒感染。
- 代谢性/遗传性:α₁ 抗胰蛋白酶缺乏症,酪氨酸血症,PFIC,囊性纤维化(CF),半乳糖血症,脂质贮积症,胆汁酸合成障碍,线粒体肝病,过氧化物酶体病。
- 内分泌:甲状腺功能减低症,全垂体功能减退症。
- 中毒性:肠外营养相关性胆汁淤积,药物性胆汁淤积。
- 其他:低灌注/休克。

■ 常见相关疾病

- 胆道闭锁婴儿中 10% 伴有除侧腹部缺陷(见下文)以外其他主要的先天畸形。
- 胆道闭锁伴脾畸形(BASM):为综合征型胆道闭锁,伴有侧腹部缺陷,包括。
- 内脏反位。
- 多脾或无脾。
- 肠旋转不良。
- 先天性心脏病。
- Alagille 综合征。
- 特殊面容:三角形脸,眼窝深陷,宽鼻子。
- 心脏异常,特征性的改变为周围肺动脉狭窄(PPS)。
- 蝴蝶形椎体。
- 眼睛异常:角膜后胚胎环。

诊断

■ 病史

- 母孕期病史及出生史。
- 父母是否近亲结婚。
- 家族史及种族背景。
- 感染性疾病病史。
- TPN 病史,长期禁食病史。
- 有无肝外疾病表现。
- 症状和体征。
- 黄疸。
- 肝大。
- 大便颜色变浅。
- 尿色深。
- 疾病特异性表现。
  - Alagille 综合征:特殊面容、心脏杂音。
  - 宫内感染:低出生体重、小头畸形、皮疹、脉络膜视网膜炎。
  - 代谢性疾病:易激惹、低血糖、纳差、嗜睡。

■ 体格检查

- 皮肤/巩膜黄染。
- 肝大。
- 脾大。
- 心脏杂音。
- 特殊面容。
- 神经系统异常。
- 大便颜色。

■ 诊断检查与说明

实验室检查
- 总胆红素和结合胆红素。
- ALT,AST,碱性磷酸酶。
- γ 谷氨酰转肽酶(GGT)。
- 血清白蛋白水平。
- 凝血酶原时间(PT)和国际标准化比值(INR)。
- 血糖。

- 血常规。
- 尿培养+/−血培养。
- 尿还原物质测定。
- 血 α₁ 抗胰蛋白酶水平和表型。
- 血清学:CMV,HSV,肠道病毒,甲型和乙型肝炎病毒测定。
- 脂溶性维生素水平:A, D, E。
- 皮质醇,TSH,T4 水平。
- 代谢筛查。
- 血氨基酸,尿有机酸,乳酸/丙氨酸测定。
- 尿琥珀酰丙酮测定(酪氨酸血症)。
- Alagille 综合征,PFIC(1~3)型,α₁ 抗胰蛋白酶缺乏症可进行基因检测。
- 血/尿胆汁酸。

影像学检查
- 腹部超声:可发现胆总管囊肿,明确有无胆囊。
- 胸部 X 线:如存在蝴蝶椎可提示 Alagille 综合征。
- 口服鲁米那 5 天后进行肝胆同位素显像(HIDA 扫描)。
- 头颅及长骨 X 线检查有助于诊断宫内感染和过氧化物酶贮积症。

诊断步骤与其他
- 肝活检进行组织学检查,常规病毒培养,免疫组化,必要时电子显微镜检查。
- 汗液氯化物分析有助于诊断囊性纤维化。
- 磁共振胰胆管造影(MRCP)。
- 眼科检查:可发现 Alagille 综合征患者角膜后胚胎环,或宫内感染患者脉络膜视网膜炎。
- 术中胆管造影。
- 心脏超声:Alagille 综合征患者常伴有周围肺动脉狭窄。

■ 鉴别诊断

- 见"病因"部分。需和生理性黄疸以及母乳性黄疸进行鉴别。

注意
大多数新生儿胆汁淤积需要及时诊断并进行干预,包括。
- 胆道闭锁。
- 总胆管囊肿。
- 感染。
- 代谢性疾病(如半乳糖血症)。
- 内分泌疾病(如甲状腺功能减低症,全垂体功能减退症)。

治疗

■ 药物治疗

• 熊去氧胆酸可改善肝功能并促进脂溶性维生素吸收。

• 抗组胺药和利福平可改善胆汁淤积相关的瘙痒症状。

• 明确感染时使用抗生素或抗病毒药。

• 如存在脂溶性维生素缺乏需补充维生素A/D/E/K。

■ 转诊问题

所有胆汁淤积患儿均需请儿科消化科医师会诊,进行评估并提出治疗方案。如果怀疑胆道闭锁或先天性代谢性疾病需尽早请相关专科医师会诊明确。

■ 其他疗法

• 必要时进行语言治疗、职业师治疗及理疗。

• 营养支持。

■ 手术和其他治疗

• 如怀疑胆道闭锁在术中进行胆道造影。

• 确诊胆道闭锁行Kasai手术(肝门肠吻合术)。

• 胆总管囊肿切除术。

• Alagille综合征和PFIC患者伴有严重瘙痒和进行胆汁酸分流术。

• 肝移植手术。

■ 住院事项

初始治疗

• 诊断和治疗败血症。

• 凝血障碍者(INR延长)补充维生素K。

 后续治疗与护理

■ 饮食事项

• 营养支持。胆汁淤积患儿最好食用富含中链脂肪酸的特殊配方奶,有助于吸收。

• 喂养困难者采用管饲喂养。

• 特殊饮食。

- 囊性纤维化(CF)患儿补充胰酶。

- 半乳糖血症患儿食用不含半乳糖的特殊配方奶。

■ 预后

取决于基础疾病。胆道闭锁仍是儿童肝移植最常见的疾病。

■ 并发症

• 终末期肝病(腹水,凝血功能障碍)和门静脉高压,需肝移植。

• 感染。

• 生长迟缓。

• 骨骼代谢障碍。

• 发育落后。

疾病编码

ICD10

• K83.1 胆道梗阻。

• Q44.2 胆道闭锁。

• P59.20 新生儿黄疸,来源于未分类肝细胞损害。

常见问题与解答

• 问:如果患者肝胆同位素显像(HIDA扫描)异常,是否考虑胆道闭锁?

• 答:除了胆道闭锁,任何导致胆汁排泄障碍的疾病均可表现为肝胆同位素显像(HIDA扫描)异常。剖腹探查,术中胆道造影是明确胆道闭锁的金标准。

• 问:胆汁淤积的患儿易发生哪些维生素缺乏?

• 答:胆汁淤积患儿容易出现脂溶性维生素(包括维生素A/D/E/K)吸收障碍。需要补充脂溶性维生素。

新生儿低血糖相关遗传代谢病 Metabolic Diseases in Hypoglycemic Newborns

Stephan Siebel · Ada Hamosh 杨琳 翻译 / 曹云 审校

 基础

■ 描述

• 在新生儿期,低血糖是常见症状。

• 新生儿出生后12 h血糖水平稳定在45 mg/dl(2.6 mmol/L)。健康状态下,血糖的稳定依赖于降血糖激素(胰岛素)的负调节,和参与糖酵解、糖异生、糖原分解以及其他涉及生物合成、分解代谢、糖脂及氨基酸转运的代谢通路的糖动员激素(皮质醇、生长激素等)调节。

• 因此,很多遗传代谢病在出现代谢应激情况下以低血糖起病,如果未经适当的治疗甚至可威胁生命。

• 遗传代谢病的首次发病可以在任何年龄,大部分是在代谢应激或转换期,如婴儿期、疾病期或饮食改变时。因此,对于患病的新生儿要快速识别疑似病例并立即治疗。

■ 流行病学

• 低血糖在活产儿的发生率约为(1～3)/1 000。

• 在散发人群中,遗传因素所致低血糖在活产儿中的发生率约为1/50 000,在犹太人中可能更高。

• 中链乙酰CoA脱氢酶缺陷(MCAD)者发病率在(1:4 900)～(1:17 000)。

• 家族性高胰岛素血症在活产儿中的发生率约为1/2 500。

■ 遗传学

几乎所有导致低血糖的遗传代谢病都是常染色体隐性遗传。先天性高胰岛素血症可常染色体显性或隐性遗传。甘油激酶缺陷是X连锁遗传。

■ 病理生理

• 通过糖酵解和糖化磷酸化,糖是主要的细胞能量来源(ATP)。低血糖相关的组织损害主要是由于不能产生ATP所致。

• 脑优先使用糖代谢产生能量,所以对于低血糖最为敏感。

• 很多代谢性紊乱通过不同的机制均可以导致低血糖的发生。

• 新生儿发生低血糖的风险更高,因为新生儿利用葡萄糖的速度较成人快,从其他来源(糖原、肌蛋白、脂肪组织)获得能量的能力不成熟。

▪ 病因

• 脂肪、氨基酸和糖代谢通路存在遗传缺陷。
• 参与糖代谢的基因突变,如高胰岛素血症(ABCC8、KCNJ11、GLUD1、CAK、HADH、SLC16A1、HNF4A)和Fanconi-Bichke综合征(GLUT2、SCLA2)。

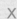 **诊断**

▪ 病史

• 家族史:因为遗传代谢病是遗传性疾病,患儿家族史中可能有不明原因儿童期死亡家族史。需要提供以下信息。
– 败血症(是否明确病原体)。
– 婴儿猝死综合征。
– 心肌病。
– 不能控制的惊厥。
– 昏迷。
– 肝功能衰竭。
• 同胞中有不能解释的发育落后和低血糖。
• 添加不同食物后(如牛奶、水果等)首次出现低血糖。
• 母孕期合并疾病。
– 母亲糖尿病。
– 与脂肪酸氧化障碍相关的孕期脂肪肝或HELLP综合征(高血压、肝酶异常、血小板减低)。
– 小于胎龄/宫内发育迟缓/早产:可能出现暂时性低血糖。
• 新生儿筛查结果:通过新生儿筛查项目可以进行不同的代谢性缺陷的检测。其中一些疾病容易出现低血糖表现并有特定的治疗方案。
• 饮食治疗方案:低血糖发生的时间可以帮助协助诊断。
• 进食后很快(0~4 h)发生低血糖提示高胰岛素血症或糖类不能正常代谢(先天性乳糖不耐受)。
• 餐后2~10 h后发生低血糖提示糖原储存障碍、糖异生障碍、负调节激素缺陷。
• 禁食(大于餐后6 h)后发生低血糖提示酮症性低血糖、糖异生障碍、脂肪酸氧化障碍。

▪ 体格检查

• 生命体征:低血糖时常见心动过速、易激惹、反应差。

• 面容:瞳孔间径减少或其他中线发育异常与垂体异常相关。
• 皮肤:低血糖时儿茶酚胺增加可以导致多汗。
• 心血管系统:心肌病(脂肪酸氧化障碍、糖原储存障碍、有机酸血症)。
• 呼吸系统:代谢性中毒或高氨血症的呼吸代偿可以出现呼吸急促。
• 肝大:很多可引起低血糖的遗传代谢病有肝大,具有鉴别诊断意义。可能是由于脂类或糖原的异常堆积所致(如脂肪酸氧化障碍、糖原储存障碍)。
• 肾脏:肾病/肾小管病(有机酸血症、Fanconi-Bickel综合征)。
• 泌尿生殖系统。
– 先天性肾上腺皮质增生时出现女性男性化。
– 垂体机能减退时出现阴茎短小。
• 神经系统:怀疑代谢性疾病的新生儿均要进行完整的神经系统评估,包括意识状态、肌张力、异常活动、条件反射。神经系统低血糖症的表现包括。
– 抖动。
– 多食症。
– 惊厥。
– 易激惹。
– 反应差。
– 肌张力低下。
– 低血糖不能纠正时出现昏迷。
• 生长发育指标。
– Beckwith-Wiedemann综合征患儿、家族性高胰岛素血症、糖尿病母亲新生儿可为大于胎龄儿。
– Beckwith-Wiedemann综合征患儿还可能出现其他体征(偏侧肥大、内脏肥大、巨舌、腹壁缺陷)和高胰岛素血症。

▪ 诊断检查与说明

实验室检查

初步实验室评估的目标是建立假设诊断。很多病例的确诊需进行专业且耗时的检查。
• 低血糖患儿的初步实验室评估。
– 纸片法血糖检测。
– 尿液试纸(葡萄糖载体缺陷)。
– 电解质、BUN、肌酐、阴离子间隙。
– 全血细胞分类计数,血培养。
– 血清、尿酮体。
– 动脉血气和乳酸。
– 肝功能,PT/PTT。
– 尿液还原物分析:乳糖不耐受,半乳糖血症时阳性。
– 血氨水平(新鲜流动血样本):样本置于冰

水混合,立即送检。
– 回顾新生儿筛查结果。
• 疑似疾病的后续检测。
– 家族性高胰岛素血症:高胰岛素水平,血清/尿酮体减低/缺乏。
– 肾上腺功能不全,垂体机能减退:皮质醇、生长激素、肾上腺素/去甲肾上腺素水平降低。
– 脂肪酸氧化或酮体生成障碍:血浆酰基肉碱谱,游离脂肪酸+3-羧基丁酸/酮体降低。
– 有机酸血症:尿有机酸,酰基肉碱谱。
– 假性低血糖/Munchausen综合征:C肽水平增高,毒物筛查:黄脲类药物,酒精。
– 尿素循环障碍:血浆氨基酸、乳清酸。
– 半乳糖血症:尿半乳糖,红细胞半乳糖-1-磷酸盐,尿苷酰转移酶(GALT)活性,总半乳糖水平。
– 糖异生障碍/糖原储存障碍:动脉血气及乳酸,肌酸激酶增加,特定的酶学及基因突变检测。
– 延长禁食:游离脂肪酸及3羧基丁酸增加。
– 特定疾病的基因检测(如 Beckwith-Wiedemann综合征)。

▪ 鉴别诊断

低血糖是由于葡萄糖消耗增加或可利用的糖不足。可引起低血糖的疾病包括:
• 葡萄糖消耗增加。
– 败血症增加代谢需求,是导致新生儿低血糖的主要原因。
– 家族性高胰岛素血症:葡萄糖输注速度(GIR)>10~20 mg/(kg·min)才能维持血糖时考虑。
– 胰岛素产生增加:Beckwith-Wiedemann综合征。
• 可利用的葡萄糖不足。
– 糖尿病母亲的新生儿。
– 小于胎龄儿:能量储存不足,葡萄糖调节通路不成熟。
– 糖吸收障碍导致肝功能异常/衰竭:半乳糖血症、先天性果糖不耐受。
– 糖原累积症。
– 甘油激酶缺陷,甘油不耐受。
– 糖异生降低:磷酸烯醇式丙酮酸羧基酶缺陷,1,6-二磷酸果糖缺陷,丙酮酸羧化酶缺陷。
– 产生替代能量来源的途径效率不足:有机酸血症、脂肪酸氧化障碍。
• 葡萄糖载体异常。
– GLUT1或2缺陷。
– SGLT1或2缺陷。

- 各种毒物或药物的影响:涉及维持血糖稳定的通路,包括水杨酸类、2-丙基戊酸钠、β受体阻滞剂、酒精和外源性胰岛素。

治疗

在确诊前可以进行诊断性治疗,但是要依据临床表现及实验室初步检查结果。

■ 一般措施

- 状态良好的新生儿,出现纸片法低血糖需要立即开始喂养。如果不能喂养或不能耐受,需要建立静脉通路。
- 有相关体征或实验室检查提示代谢性疾病或其他严重疾病(如生命体征不稳定、昏迷、酸中毒),应该建立静脉通路。
- 在多数病例中,采用葡萄糖(如10%葡萄糖5 ml/kg)快速纠正低血糖。如果怀疑高胰岛素血症,则需要更高的葡萄糖输注速度来维持血糖在正常水平。

■ 其他疗法

- 根据诊断的不同,需要代谢病专科医师进

特殊治疗。
- 高胰岛素血症:
- 可能需要 $7 \sim 10$ mg/(kg·min)的速度持续静脉输注(静脉或持续肠道喂养)。
- 药物治疗包括二氮嗪和生长抑素。
- 胰腺切除术。
- 负调节激素不足:激素替代治疗。
- 半乳糖血症、先天性果糖不耐受:饮食中去除不耐受物质。
- 脂肪酸氧化障碍、糖原累积症 I 型、糖异生障碍:多餐喂养、避免禁食、在应激时增加热卡摄入。一些患儿睡前采用玉米淀粉补充可以防止夜间发生低血糖。

后续治疗与护理

反复、严重的低血糖发作可影响认知发育。

疾病编码

ICD10

- P70.4 其他新生儿低血糖。
- E88.9 代谢紊乱,未特指。

- E88.89 其他特指的代谢紊乱。

常见问题与解答

- 问:为什么低血糖很危险?
- 答:因为葡萄糖是许多组织,特别是脑部的重要能量来源。长期低血糖会导致神经系统损伤。
- 问:为什么在低血糖时做实验室检查很重要?
- 答:因为在许多代谢性疾病,只有低血糖发作时,才会出现明显的生化紊乱。因此在发作时进行实验室检查会增加确诊的概率。
- 问:如果患儿在确诊前死亡,还能做些什么帮助家长进行未来生育的指导?
- 答:尸检可能有帮助。皮肤活检可以获得成纤维细胞进行基因和生化分析帮助识别特殊通路缺陷。肌肉活检可帮助识别线粒体疾病。根据特殊方案,进行尸检。

新生儿高氨血症相关遗传代谢病　Metabolic Diseases in Hyperammonemic Newborns

Stephan Siebel · Ada Hamosh　杨琳 翻译 / 曹云 审校

基础知识

■ 描述

- 遗传代谢病是机体的生物合成、分解代谢,或脂类、氨基酸及糖类转运中的遗传缺陷。首次发病可以在任何年龄,大多数发生于分解代谢状态和(或)不能代谢的物质摄入增加时。
- 临床表现可从危及生命急性表现到轻度无特异性的不适、呕吐、疲倦、厌食甚至神经精神症状。
- 某些遗传代谢病表现为血氨升高($>100 \mu$M/L)。氨具有很强的神经毒性,过高可以导致脑病甚至死亡。重要的是临床上需要对疾病新生儿高度警惕。

■ 流行病学

- 不同类型的遗传代谢病在发病率和患病

率上差异很大。总体上约每500个新生儿中有1个患有不同类型的遗传代谢病。
- 尿素循环障碍的发病率估计为1:18 000,有机酸血症的发病率为1:1 000,MCAD(中链乙酰辅酶A脱氢酶缺陷)发病率在(1:4 900)~(1:17 000)。

■ 危险因素

遗传学

多数代谢性疾病的遗传方式为常染色体隐性遗传。鸟氨酸转氨甲酰酶缺陷(最常见的尿素循环障碍)为X连锁遗传。

■ 病理生理

- 氨是合成氨基酸所必需的,其主要的来源为蛋白质代谢。氨具有很强的毒性,尤其对于中枢神经系统。氨解毒主要依靠尿素循环,可以把肝脏中的氨转化为水溶性的尿

素,然后从肾脏排出体外。
- 遗传代谢病导致的高血氨干扰了尿素循环,可以是直接由于尿素循环中酶的缺陷,或间接由于肝功能衰竭、产物减少、需要增加,或者尿素循环中转运障碍,如氨基酸代谢缺陷、有机酸血症、脂肪酸氧化障碍和糖代谢异常。

■ 病因

任何影响血氨水平或氨解毒的代谢缺陷。

诊断

■ 病史

- 全身疾病的表现:很多新生儿全身疾病,包括败血症,可因继发性高血氨的症状而使病情复杂化。
- 家族史包括不明原因的儿童期死亡、发育

障碍、神经精神疾病,均支持代谢性出生缺陷等遗传代谢病的可能,询问的诊断要点:

- 败血症或反复感染(机会感染或不能辨别的病原体)。
- 婴儿猝死综合征。
- 心肌病。
- 不能控制的惊厥。
- 昏迷。
- 肝功能衰竭。

• 当前的饮食和喂养情况:在尿素循环障碍中,蛋白质摄入可以加重高血氨。

• 新生儿期不能唤醒和不能自主进食是神经系统功能障碍的表现。

• 围生期缺氧可以导致暂时性肝功能异常,尿素循环能力下降。在早产儿中,尿素循环功能不成熟也可以导致高血氨。

■ 体格检查

• ABCs 和生命体征:Cushing 三联征(呼吸暂停、心动过缓、高血压)提示需要立即评估颅内压力,这也是高氨血症的并发症之一。

• 头、眼、耳、鼻、喉:大头畸形,囟门膨出(颅内压增高)。

• 心血管系统:部分有机酸血症、脂肪酸氧化障碍会出现扩张型或肥厚型心肌病。

• 呼吸系统:喘息(深快呼吸可以导致呼吸性碱中毒,这与新生儿暂时性呼吸困难出现的浅快呼吸可以鉴别)。

• 消化系统:部分疾病可以出现肝大(琥珀色裂解酶缺陷、脂肪酸氧化障碍、半乳糖血症)。

• 皮肤:在尿素循环障碍中黄疸并不是典型表现,但是可以发生在其他肝脏毒性相关的遗传代谢病。

• 神经系统:椎体外系症状、脑病、肌阵挛、肌张力过高/低、昏迷。

■ 诊断检查与说明

实验室检查

• 高血氨患儿初步实验室检查。
- 血糖。
- 电解质,BUN,肌酐。
- 全血细胞计数及分类,血培养,血清酮体。
- 血气分析及乳酸。
- 肝功能,PT/PTT。
- 尿酮体,还原性物质检测。
- 频繁检测血氨(q4~12 h),新鲜样本置于冰水上立即送检。
- 回顾新生儿筛查结果。
• 疑似疾病的后续检测。

- 尿素循环障碍:血浆氨基酸和尿乳清酸。
- 有机酸血症:尿有机酸、血浆氨基酸、酰基肉碱谱。
- 脂肪酸氧化障碍:肌酸磷酸激酶、尿有机酸、血浆酰基肉碱谱。
- 半乳糖血症:尿乳糖、红细胞葡糖糖-1-磷酸尿苷酰转移膜(GALT)活性。
- 开放静脉导管:低的尿素和谷氨酸盐。
- 确诊试验需要酶学检测或突变检测。

影像学检查

头颅 MRI/CT 可显示脱髓鞘改变;脑萎缩;小脑发育不全,是否对称;脑干、基底节、丘脑和(或)下丘脑异常,尤其是"脑"有机酸尿症。

■ 鉴别诊断

• 引起新生儿高氨血症的非遗传代谢病。
- 败血症或其他严重疾病。
- 肝功能衰竭(药物、毒物及其他)。
- 暂时性新生儿高氨血症(如动脉导管开放时)。
- 围生期窒息/缺氧。
- 医源性(丙戊酸,天冬酰胺酶)。
• 遗传代谢病。
- 尿素循环障碍(N-乙酰谷氨酸合成障碍、氨甲酰磷酸合成障碍、鸟氨酸转氨甲酰酶缺陷、精氨基琥珀酸合成酶合成缺陷、精氨基琥珀酸裂解酶缺陷)。
- 有机酸血症(异戊酸血症、丙酸血症、甲基丙二酸血症等)。
- 脂肪酸氧化障碍(中链乙酰 CoA 脱氢酶缺陷等)。
- 高鸟氨酸血症-高氨血症-同型瓜氨酸尿症(HHH)综合征。
- 丙酮酸羧化酶缺陷。
- 肝病(由于半乳糖血症,遗传学果糖不耐受)。
- 高胰岛素-高血氨综合征(HIHA,谷氨酸脱氢酶缺陷)。

治疗

依据临床表现及实验室初步检查结果,在确诊前可以进行诊断性治疗。治疗延迟会导致脑损害甚至死亡。

■ 一般措施

• 很多患者需要转入重症监护室,可能需要机械通气。
• 开放静脉通路。

• 增加维持液量,以促进氨从肾脏排出。
• 立即停止外源性蛋白质摄入,因可增加氨的产生。
• 高糖[10 mg/(kg · min)]联合胰岛素[0.1~1 U/(kg · h)]和脂肪乳[0.5~1 g/(kg · 24 h)]输注,提高合成代谢水平(除外长链脂肪酸障碍)。
• 在急性期采用全肠道外营养,或半合成氨基酸配方奶。
• 促进氨排出药物可以使氨与氨基酸结合,并通过肾脏排出。
- 苯甲酸钠 250 mg/(kg · 24 h)。
- 苯乙酸钠 250 mg/(kg · 24 h)静脉或。
- 苯丁酸钠 400~600 mg/(kg · 24 h)口服。
注意:大量(或血清浓度)的苯甲酸钠和苯丁酸钠,分别为>2 mmol/L 和>4 mmol/L,可以导致中毒。使用上述药物时需要监测钠、钾水平。
• 精氨酸(180~360 mg/kg)或瓜氨酸治疗,以补充残存的尿素循环功能。
• L-肉毒碱补充治疗[100~200 mg/(kg · 24 h)],维持线粒体代谢(除外尿素循环障碍)。
• N-氨基甲酰-L-谷氨酸(Carbaglu)[100~200 mg/(kg · 24 h)]治疗,在 NAG 综合征、CPS1 缺陷和有机酸血症中可以降低氨的水平。
• 止吐药(如 ondansetron)。
• 甲硝唑[10~20 mg/(kg · 24 h)],每个月 10 天]减少肠道细菌,其为氨和丙酸盐的主要来源。
• 如果静脉清除治疗无效,在严重高氨血症(>250 μmol/L)时可以采用透析治疗。
• 在急性期,严密监测血氨、电解质、神经系统状态。

后续治疗与护理

特殊治疗最好在代谢病专科医师和代谢病营养师的监测下进行。每项长期治疗的目标是采用优化的饮食方案,获得蛋白质节俭的合成效应,从而减少急性发作和促进生长。

在代谢缺陷的情况下,调整饮食以控制谢物的产生,优于特定酶的阻断和(或)从饮食中去除代谢前体,例如。
• 尿素循环障碍。
- 限制蛋白摄入;在疾病/应激状态下蛋白的清除;避免进食。
- 采用氨清除药物进行慢性治疗。

－氨基酸的补充(如鸟氨酸转氨甲酰酶缺陷时补充瓜氨酸;瓜氨酸血症、精氨基琥珀酸裂解酶缺陷时补充精氨酸)。

－长期的治疗可能包括原位肝移植。

• 脂肪酸氧化障碍。

－低脂、高糖饮食,少食多餐;避免禁食。

• 有机酸血症。

－限制蛋白质摄入,去除不可代谢氨基酸的半合成氨基酸配方;在疾病/应激状态下蛋白的清除;避免禁食;在丙酸血症时间断使用甲硝唑以清除肠道产生的丙酸盐产物;肝

脏或肾脏移植。

• 根据推荐每天供给量(Recommended Daily Allowance,RDA)补充维生素、矿物质、微量元素、辅助因子和热量,以促进适当的生长和合成代谢状态。因分解代谢可导致急性发作,尤其是在尿素循环障碍、有机酸血症中;评估身高、体重、头围;检测血常规,血浆蛋白和清蛋白,血浆氨基酸,铁及铁蛋白,脂类谱,肝肾功能,钙磷水平。

• 在家中间隙发病时的饮食方案。

• 急症治疗方案。

• 感染的早期治疗。

• 常规预防接种。

■ 并发症

• 反复发生高氨血症。

• 营养不良-生长发育迟缓,骨质疏松。

• 颅内压增高。

• 智力低下。

• 由于视神经病导致的视力损失。

• 昏迷、代谢性卒中、早亡。

新生儿呼吸暂停

Kalpashri Kesavan • Zankhana Master • Estelle B. Gauda 周建国 译 / 曹云 审校

基本知识

■ 描述

• 婴儿呼吸暂停指难以解释的呼吸停止,持续时间 20 s 以上,或持续时间小于 20 s,但合并心动过缓、青紫、苍白和(或)足月儿肌张力低下等。

• 早产儿呼吸暂停(AOP)指出生胎龄<37周的早产儿,呼吸停止大于 15～20 s,或合并血氧饱和度下降(血氧饱和度<80%,持续≥4 s)以及心动过缓(心率<2/3 基线水平,持续≥4 s)。

• 呼吸暂停的机制。

－中枢性呼吸暂停。

◇ 中枢神经系统对呼吸肌的刺激减弱。

◇ 无气道梗阻证据,但缺乏呼吸动作,无胸廓起伏。

－梗阻性呼吸暂停。

◇ 咽部稳定性差,颈部屈曲,鼻咽部梗阻等因素造成。

◇ 特点:无呼吸气流,但有呼吸动作及胸廓起伏。

－混合性呼吸暂停。

◇ 多种病因,表现为梗阻性呼吸暂停进展(多见)或继发的中枢性呼吸暂停。

■ 流行病学

• 约 2% 的健康足月儿可发生呼吸暂停和心动过缓。

• 早产儿呼吸暂停与胎龄呈负相关。胎龄34～35 周的早产儿发生率<10%;胎龄<28周的早产儿,发生率几乎 100%。

■ 危险因素

• 早产是呼吸暂停最常见的危险因素。

• 其他引起早产儿及婴儿呼吸暂停的危险因素。

－年龄(<30 天的婴儿)。

－上呼吸道感染。

－胃食管反流。

－贫血。

－心律失常。

－神经系统损伤(出血、惊厥、肿瘤等)。

－免疫反应(百白破疫苗接种后)。

－母亲服用药物:硫酸镁、前列腺素类、止痛药物等。

■ 病理生理

• 新生儿呼吸控制不成熟。

－脑干及外周(颈动脉体)化学感受器不成熟,造成呼吸动力不足和呼吸暂停。

• 缺氧通气抑制。

－新生儿呼吸控制系统对抑制呼吸的化学物质(如 GABA,腺苷,5-羟色胺,前列腺素等)敏感性高,容易导致呼吸暂停。

• 对高碳酸血症的通气反应降低。

－发生高碳酸血症时,呼气时间延长(但非增加呼吸频率或潮气量)引起分钟通气量不足以及呼吸肌反常运动,导致呼吸暂停。

• 喉部化学反射。

－喉部化学感受器激活,见于胃食管反流,导致呼吸暂停、心动过缓、低血压等。

• 睡眠状态。

－新生儿绝大部分时间处于睡眠状态。睡眠

状态时呼吸节律不规整,易发生呼吸暂停。

－睡眠期间,神经调节异常及肌肉收缩功能抑制也是呼吸暂停的重要原因。

• 先天性中枢低通气综合征。

－ PHOX2B 基因突变,引起化学感受器信息整合障碍,从而导致肺泡低通气。

诊断

■ 病史

• 完整且经过适当整理的病史是评估呼吸暂停最重要的内容。

• 具体包括呼吸暂停的发生时间、持续时间、周围环境、与喂养的关系、皮肤颜色以及是否需要刺激或复苏等。

• 过去史包括产前、产时、产后病史、早产病史、肺部疾病及既往威胁生命的事件等。

• 现病史包括感染接触史、喂养困难及药物和疫苗应用等。

• 家族史包括烟雾暴露、既往婴儿死亡事件、基因缺陷以及心肺疾病等。

• 是否有虐待儿童证据。

■ 体格检查

• 细致的体格检查,包括生命体征,尤其注意心肺部查体及神经系统查体,以便发现潜在病因。

• 检查儿童是否有被虐的体征表现。

■ 诊断检查与说明

> **注意**
> 如果有威胁生命的事件发生,最初的诊断

检查应该包括血常规,细胞分类,CRP,血糖,电解质,血气分析,尿培养,尿毒物检测,超声心动图,呼吸道病毒检测(RSV、流感、腺病毒等)。

- 常规筛查应建立在细致病史、危险因素分析基础上,否则效率很低。
- 进一步检查应该由临床医生根据病史及体格检查的结果决定。

实验室检查

如果怀疑代谢性疾病,应检查血氨、乳酸及丙酮酸等。

影像学检查

- 胸片评估感染及心脏疾病。
- 如果怀疑儿童被虐,应进行骨 X 线检查。
- 如果怀疑创伤及颅内压增高,应做头颅 CT 或头颅 B 超(<6 个月的婴儿)。
- 头颅 MRI 评估先天性脑发育异常。

诊断步骤与其他

- 心电图/24 h 动态心电图评估心律失常或心电传导异常。
- 如果怀疑败血症/脑膜炎,行腰穿检查。
- 脑电图检查排除惊厥发作,尤其是反复发生威胁生命事件的患儿。
- 如果怀疑威胁生命事件的发生与喂养相关,可以做食管下段 pH 监测或上消化道钡餐。
- 睡眠测试评估不同形式的呼吸暂停。
- 如果怀疑患儿被虐,行眼科检查排除视网膜出血。

▪ 鉴别诊断

呼吸控制不成熟是早产儿呼吸暂停发生的根本原因,但可同时存在引起或加重呼吸暂停的其他因素。婴儿呼吸暂停少见,所有患儿应进行详细评估。

- 感染。
- 呼吸道感染:RSV、百日咳或肺炎。
- 败血症,尿路感染,坏死性小肠结肠炎,以及中枢感染。
- 环境因素。
- 窒息,头部外伤。
- 儿童受虐。
- 低体温或发热等。
- 神经系统。
- 惊厥。
- 颅内出血,神经系统发育不良。
- 脑积水。
- 神经肌肉疾病。
- 中枢神经系统肿瘤。
- 全麻后。
- 呼吸系统。

- 阻塞性睡眠呼吸暂停。
- 鼻部梗阻。
- 异物吸入。
- 屏气发作。
- 声带异常,喉软骨发育不良。
- 胸部肿块/畸形。
- 肺炎。
- 上呼吸道感染。
- 代谢。
- 遗产代谢性疾病。
- 低血糖,电解质紊乱。
- 心血管。
- 先天性心脏病,动脉导管未闭。
- 心律失常:长 QT 综合征,Wolff-Parkinson-White 综合征。
- 心肌病。
- 心肌炎。
- 胃肠道。
- 胃食管反流,喂养相关性低氧血症。
- 吞咽障碍,肠套叠。
- 毒物/药物。
- 药物过量:镇静剂,抗惊厥药物,止痛药。
- 血液系统。
- 贫血。
- 遗传性。
- 先天性中枢低通气综合征(CCHS)。
- 头颅面部畸形(Pierre Robin 综合征)。
- 21 三体综合征。
- Prader-Willi 综合征。

注意

频繁呼吸暂停伴有慢性间歇性缺氧,需要长期呼吸支持的早产儿,ROP 风险增高,神经系统不良预后的发生率增高。

 治疗

▪ 药物治疗

- 早产儿呼吸暂停:咖啡因及氨茶碱是常用的药物。咖啡因吸收好,毒性小,治疗窗口宽,半衰期长,优于氨茶碱,可以每天一次用药。
- 枸橼酸咖啡因(静脉或口服)剂量:负荷量 20 mg/kg,维持量 5~8 mg/kg。副作用包括:心率增快,心律失常,喂养不耐受,惊厥,多尿等。
- 一般情况下,早产儿呼吸暂停在纠正胎龄 36~40 周缓解,但是对于胎龄小于 28 周的极早产儿,呼吸暂停可能会持续到 40~43 周。停用咖啡因后,应密切监测 5~7 天。

▪ 其他治疗

一般措施

- CPAP 可以通过开放气道、增加功能残气量改善氧合。用于治疗阻塞性或混合性呼吸暂停。重症及持续性呼吸暂停患儿,可能需要正压通气。
- 出现危险事件的患儿,应在医院内密切监测至少 23 h。
- 出现危险事件的患儿,一旦发现潜在病因,应及时到内科或外科处理该病因。
- 出院后患儿在 48 h 内应该由家庭医生随访一次。

 后续治疗与护理

▪ 随访推荐

- 出生胎龄<37 周的早产儿,在出院前应该完善汽车安全座椅测试。
- 家属出院宣教包括:仰卧睡眠,婴儿床安全措施,避免香烟暴露,培训心肺复苏抢救等。
- 家庭心电监护对于有慢性肺病的患儿可能有益(尤其是需要家庭氧疗、CPAP、机械通气的患儿)。对于气管切开以及合并神经、遗传、代谢等影响呼吸的疾病患儿,建议家庭监护。应该为父母提供诸如监护目的、终止时间,合理应用等方面的咨询。但是应告知父母:家庭监护并不能减少婴儿猝死的发生。

▪ 预后

- 早产儿较足月儿婴儿猝死综合征的发病率高 3%~5%。
- 早产儿呼吸暂停并不增加婴儿猝死综合征的发病率,但是危险事件的发生可能会增加婴儿猝死综合征的发生。

 疾病编码

ICD10

- P28.4 新生儿其他呼吸暂停。
- P28.3 新生儿睡眠呼吸暂停。
- G47.31 中枢睡眠呼吸暂停。

常见问题与解答

- 问:正在应用咖啡因的发生呼吸暂停的早产儿是否可以出院?
- 答:一般情况下不出院,在停用咖啡因后,观察 5~7 天无再发呼吸暂停,然后出院。
- 问:家庭监护何时可以停止?

• 答:早产儿呼吸暂停患儿,未发生过危险事件,且纠正胎龄>43周,呼吸刺激药物应用已停7天。对于出生胎龄23~25周的早产儿,监护应持续到纠正胎龄>43周。对

于其他类型的患者,应根据呼吸暂停的发生频率及严重程度决定。

• 问:抗胃食管反流药物是否可以用来治疗早产儿呼吸暂停?

• 答:不明确,反流引起呼吸暂停更常见于足月儿;但是如果呼吸暂停和反流有明确的相关性,可以考虑试验性治疗;如果临床无好转,则应该及时停用。

新生儿脑病 Neonatal Encephalopathy

Jennifer C. Burnsed · Frances J. Northington 邓英平 译/曹云 审校

基础知识

■ 描述

新生儿意识水平受抑制伴或不伴惊厥,这一新生儿神经系统疾病的诊断非特异性,伴有多种病因,缺氧缺血性脑病(hypoxic ischemic encephalopathy, HIE)最常见。

■ 病因

• 多见于足月儿。
• 发达国家发病率2.5‰。
• 50%~80%病例继发于HIE。

■ 危险因素

• 因病因不同而异。
• HIE。
- 前哨事件(胎盘早剥、子宫破裂、脐血管意外等)。
- 抵达医院患者死亡率80%。
- 母体因素:高龄产妇、肥胖、糖尿病、严重子痫、接受不育治疗、母亲甲状腺疾病和胎盘异常等。

■ 病理生理

• 缺氧缺血导致脑损伤伴有能量衰竭以及继发性损害,导致脑病,可能引起惊厥发作。
• 进行性损伤包括兴奋性毒性谷氨酸积聚于突触中,细胞内钙离子浓度的改变,自由基的生成和硝化/氧化损伤,线粒体能量衰竭,蛋白酶激活和其他死亡相关级联反应,细胞死亡,伴有急性和迟发性细胞因子生成和炎症反应。
• 其他病因包括多种代谢性疾病,低血糖,核黄疸,非酮症性高血糖,颅内感染,围生期动脉缺血性卒中(PAIS),和静脉窦血栓。

诊断

■ 病史

• 前哨事件(子宫破裂、胎盘早剥、脐血管意

外、产房呼吸心跳骤停)。
• 低Apgar评分。
• 在产房进行高级复苏(气管插管、胸外按压、药物)。

■ 体格检查

• 意识水平改变(激惹或嗜睡/反应差)。
• 肌张力低。
• 原始反射减弱或消失。
• 去大脑姿势。
• 远端屈曲或完全性强直。
• 神经系统异常自发性体征。
- 瞳孔缩小或对光反应消失。
- 瞳孔扩大/形态不规则。
- 心动过缓。
- 周期性呼吸/呼吸暂停。
- 可能的惊厥发作:需要注意使用负荷量抗惊厥药物(AED)以后,惊厥可能仅表现为持续性的亚临床发作(脑电图痫样放电)。

■ 诊断检查与说明

实验室检查

• 脐血血气分析(HIE)。
• 血糖(低血糖)。
• 电解质(代谢性疾病)。
• 胆红素(核黄疸)。
• 乳酸和血氨(HIE和代谢性疾病)。
• 血氨基酸和尿有机酸水平(代谢性疾病)。

影像学检查

• 头颅B超(HIE相关脑水肿,颅内出血)。
• MRI和DWI(结构异常,不同脑部病变的特征,卒中,颅内出血)。

诊断步骤与其他

• EEG(惊厥,背景电活动-特异性不连续,爆发抑制模式)。
• 振幅整合脑电图(如果可能)。
• 腰椎穿刺(细胞计数除外感染性疾病,代谢产物分析包括神经递质)。

■ 鉴别诊断

• HIE。
• 代谢性疾病。
• 颅内出血或PAIS。
• 低血糖。
• 核黄疸。
• 非酮症性高血糖。
• 癫痫综合征/惊厥性疾病。
• 感染(脑膜炎、脑炎)。

治疗

■ 药物治疗

• 抗癫痫药物控制惊厥发作。
- 苯巴比妥或左乙拉西坦,以及多种AED可根据临床表现不同来选择。
- 目前尚无确凿证据以指导AED的选择,建议新生儿医生和神经科医生共同制定统一的治疗方案。

■ 其他治疗

• 中重度HIE可行亚低温治疗(HT)(可显著减少死亡或中重度残疾的发生风险)。
• 新生儿HT治疗的纳入标准。
- 年龄<6 h,胎龄≥35周,以及出生体重≥1 800 g。
- 出生1 h内脐带血或婴儿血气分析pH≤7.0或碱缺≥16 mmol/L且存在中重度脑病。
- 出生1 h内脐带血或婴儿血气分析pH为7.01~7.15或剩余碱10~15.9 mmol/L伴有:
  ○ 10 min Apgar评分<5分或出生时即生后需要辅助通气且存在中重度脑病。
- 中重度脑病(新生儿出现以下临床表现中1~3条)。
  ○ 反应差。
  ○ 昏迷。

- 活动减少或消失。
  - 远端屈曲，完全性强直。
  - 去大脑姿势。
  - 肌张力减低或松弛。
  - 原始反射异常：moro 反射减弱/消失/不完全。
  - 神经系统异常自发性体征（瞳孔缩小或对光反应消失，瞳孔形态不规则/扩大，心动过缓，周期性呼吸/呼吸暂停）。
- 代谢性紊乱或电解质/糖代谢异常的特异性治疗。
  - 出现临床症状的时间和围生期前哨事件的有无是诊断代谢性疾病的重要线索。
  - 快速识别和治疗低血糖、低钠血症和低钙血症，进行相关实验室检查明确病因防止反复发生。
  - 警惕并识别高氨血症。
  - 乳酸/丙酮酸比例，血氨基酸，尿有机酸，可能的 csf 神经递质水平通常有益于诊断。
  - EEG，维生素 B₆ 试验也具有诊断意义。
  - DW-MRI 对代谢性脑病可提供重要的诊断线索。

后续治疗与护理

■ 随访推荐
- 儿童生长发育科医师。
- 儿童神经内科医师。
- 遗传代谢科医师（有条件的话）。

■ 预后
- 根据病因，严重程度（HIE）和治疗不同，预后有很大的差异。
- 中重度 HIE 行亚低温治疗：6～7 岁死亡或 IQ<70 发生率 47%，死亡率 28%，死亡或伴有重度残疾的发生率 41%，中重度残疾的发生率 35%，注意缺陷和执行困难的发生率 4%，视觉功能不良发生率 4%。
- 围生期动脉缺血性卒中：脑瘫（58%），癫痫（39%），语言发育迟缓（25%）和行为异常（22%）。

疾病编码

ICD10
- P91.60 缺氧缺血性脑病（HIE），非特异性。

- P91.61 轻度缺氧缺血性脑病（HIE）。
- P91.62 中度缺氧缺血性脑病（HIE）。

常见问题与解答
- 问：继发于 HIE 的新生儿脑病通常伴有急性围生期的不良事件吗？
- 答：不。新生儿脑病可能继发于胎儿期持续性的不良事件不伴有围生期异常。产前可能有征兆例如胎儿活动减少或胎心监护异常。
- 问：适合亚低温治疗新生儿必须要日龄小于 6 h 吗？
- 答：是的。目前研究显示为了防止继发性能量衰竭和进一步脑损伤，亚低温必须在生后 6 h 内尽早进行。如果在产房中即考虑新生儿脑病的存在，根据新生儿复苏流程，可以关闭辐射加热器使患儿被动降温直至能实行进一步的评估。有条件者，尽快与能够实施亚低温治疗的转诊中心联系。进行更多的临床试验可以明确是否可以延迟实施亚低温治疗。

新生儿溶血病　Hemolytic Disease of the Newborn

Janice E. Hobbs · Maureen M. Gilmore　蒋思远　翻译 / 曹云　审校

基础知识

■ 描述
新生儿溶血性贫血是由于被动转运通过胎盘的母亲抗体破坏胎儿及新生儿红细胞引起，主要与 ABO 和 Rh 血型不合相关。

■ 流行病学
- ABO 血型不合。
- 首次妊娠发生率 12%。
- 仅 10%～20% 出现明显黄疸，需要光疗。
- Rh 血型不合。
- Rh 溶血病发病率：(6～7)/1 000 活产儿。
- RhD 阴性（RhD−）母亲的 RhD 阳性（RhD+）胎儿患病率：15%。
- RhD 阴性血型比例：白人 15%，黑人或拉美裔 7%～8%，亚洲裔 2%。
- 48%～55% 为杂合血型（Dd）。
- 35%～45% 为纯合血型（DD）。

- 所有 Rh 致敏的妊娠。
- 9% 需要宫内输血。
- 10% 需要提前分娩和新生儿换血治疗。
- 31% 足月分娩后需要治疗。
- 50% 不需要治疗。

■ 风险因素
- 母亲血型 O 型，胎儿血型 A 型、B 型或 AB 型。
- RhD(−)母亲和 RhD(+)胎儿，D 抗原从父亲遗传。
- 未进行 Rh 免疫球蛋白（抗 D）预防或预防失败。
- 只有部分存在风险因素的女性将产生抗体。

■ 预防
- Rh 血型不合：RhD(−)女性暴露于 RhD(+)血后需接受 Rh 免疫球蛋白预防：

- Rh 免疫球蛋白的商品名为 RhoGAM 和 HyperRHO。
- 在妊娠 28 周、34 周（预防性）以及出生后 72 h 使用，如有下列情况也需使用：羊水穿刺、流产、产前出血等。
- 其他类型的血型不合引起的新生儿溶血病无预防措施。

■ 病理生理
- 同种免疫（总体原则）。
- 无症状胎母输血造成胎儿红细胞进入母亲血液循环。
- 胎母输血引起的首次母亲致敏可由胎盘早剥、宫外孕或操作（CVS、羊膜穿刺、后穹窿穿刺）引起。
- 暴露刺激母亲免疫反应（抗 D 抗体）。
- 母亲 IgG 抗体通过胎盘与胎儿红细胞结合。表面覆盖抗体的红细胞在以脾脏为主的网状内皮系统中被破坏。

- 同种免疫可导致高胆红素血症、严重贫血和胎儿水肿。
- 严重胎儿贫血可引起肝脏和脾脏髓外造血,导致肝脾大。
• ABO 同种免疫。
- 发生在 O 型母亲和 A 型或 B 型胎儿,临床溶血程度较 Rh 血型不合轻,很少需要干预。
- 1% O 型母亲同时有高滴度抗 A 和抗 B IgG 抗体,这些抗体可通过胎盘造成新生儿溶血病。
- 抗 A 抗体引起的溶血更常见。
- 抗 B 抗体引起的溶血可更加严重且可能需要换血治疗。
• Rh 同种免疫。
- RhD(+)胎儿红细胞通过胎盘进入 RhD(−)母亲的血液循环。
- RhD(−)是指红细胞上没有 D 抗原。
- 如果同时合并 ABO 血型不合,母亲 RhD 致敏的风险降低。
- Rh 同种免疫性溶血很少发生在首次妊娠。

■ 病因
• 胎母输血(常为无症状性),胎儿红细胞抗原导致母亲免疫反应。
• 常见血型系统:ABO 血型抗原,造成轻度新生儿溶血病;Rh 血型抗原,造成较严重新生儿溶血病。
• 1% 病例由其他红细胞抗原引起,如 Kell、Kidd、Duffy 或 MNS 血型。

 诊断

■ 病史
• 母亲暴露于不同血型的血制品。
• 死产和(或)流产病史。
• 同胞有需要换血治疗的新生儿高胆红素血症病史。
• 上次妊娠或流产后未接受 Rh 免疫球蛋白。

■ 体检
• 轻症病例:仅有高胆红素血症。
• 出生时轻度黄疸,但 24 h 内明显加重。
• 重度贫血继发心力衰竭所导致的苍白、心率增快、气促。
• 严重贫血和胎儿水肿导致的全身水肿和严重肝脾大。

■ 诊断检查与说明

实验室检查
• 产前。
- 所有母亲在首次产检时检测 ABO 和 Rh 血型。
- 间接 Coombs 试验:母血中检测抗 D 抗体。
- 父亲 ABO 和 Rh 血型以及杂合情况(D/D 或 D/d)。
- 羊水或胎儿脐带血检测胎儿血型。
- 严重病例采集胎儿血样评估贫血程度。
• 新生儿期。
- 脐血或新生儿红细胞检测 ABO 和 Rh 血型。
- 血红蛋白、红细胞压积、胆红素(直接和间接)、网织红细胞计数。
- 直接 Coombs 试验:检测结合在胎儿/新生儿红细胞上的母亲抗 D 抗体。
- Kleihauer-Betke 试验或流式细胞仪检测:估计进入母亲循环中的胎儿红细胞比例。
- 外周血涂片:有核红细胞(球形红细胞或 ABO 溶血)。

影像学检查
• 胎儿超声(估计胎儿大小、体重、脏器肿大)。
• 胎儿大脑中动脉多普勒超声:收缩峰流速。

诊断步骤与其他
• 胎儿脐带穿刺(胎儿贫血)。
• 羊膜穿刺。

病理学发现
• 核黄疸。
• 髓外造血。
• 肝脾大。

■ 鉴别诊断
• 胎儿水肿。
- 血液系统:α 地中海贫血,严重 G6PD 缺乏,胎胎输血。
- 循环系统:左心发育不良综合征,心肌炎,心内膜弹性纤维增生症,传导阻滞。
- 先天性感染:微小病毒,梅毒,巨细胞病毒,风疹病毒。
- 泌尿系统:肾血管栓塞,泌尿系统梗阻,肾病。
- 胎盘:脐血管栓塞,脐带真结。
- 基因:13、18、21 三体,三倍体,非整倍体。
- 其他:膈疝。

 治疗

■ 辅助治疗

一般措施
• 产前。
- 规律胎儿监测。
- 宫内输血:不能早期分娩的严重胎儿(胎儿红细胞压积<25%~30%),通常在 20 孕周以后进行。
- 严重溶血病的患儿可能需要早期分娩以及新生儿窒息复苏。
  ○ 适用于羊膜穿刺确认的高危胎儿或之前有死产或胎儿水肿病史。
• 新生儿期。
- 立即开始光疗,静脉补液以及胆红素监测。
- 换血治疗:去除致敏的胎儿红细胞、胆红素,同时。
  ○ 在严重贫血病例中纠正贫血。
  ○ 去除循环中的抗体。
• 早期换血的指征。
- 脐血胆红素>3 mg/dl 同时血红蛋白<13 g/dl。
- 恰当光疗下胆红素上升速度>1 mg/(dl•h)。
- 间接胆红素≥20~25 mg/dl 或接近此水平并且呈上升趋势。
- 血红蛋白 11~13 g/dl,同时恰当光疗下胆红素上升速度>0.5 mg/(dl•h)。
- 早产或高危新生儿换血治疗的胆红素阈值相应下降。
• 胎儿水肿患儿可能需要立即部分换血以纠正贫血和心力衰竭。
• 高胆红素血症患儿进行双倍血量换血。
• 换血的血液选择。
- 新鲜、洗涤、去白、辐照、血红蛋白 S 阴性。
- Rh 溶血病:O 型,Rh 阴性并与母血交叉配血。
- ABO 溶血病:O 型,Rh 阴性或与母血或患儿血浆交叉配血。
- 其他抗体:选择抗原阴性红细胞以避免造成临床症状的抗体。如果患儿的血型明确,可以应用相应的 ABO 血型的血液。
• 换血治疗的风险包括:中性粒细胞减少症、血小板减少症、迟发性贫血、代谢紊乱、心律不齐、血栓形成以及死亡。
• 大部分 ABO 血型不合引起的溶血不需要治疗或仅需光疗。
• 一些轻度的 Rh 溶血患儿仅在 8~12 周出现明显的生理性贫血。

• 避免使用影响胆红素代谢或影响其与清蛋白结合的药物（如磺胺类、咖啡因、苯甲酸钠）。

■ 转诊问题

迟发性贫血：新生儿溶血病患儿循环中母亲抗体滴度持续较高，导致网织红细胞减少，易发生晚发性贫血。可能需要小剂量输血。

■ 其他疗法

• 静脉丙种球蛋白：一些研究显示能减少溶血，并预防换血。
• 口服铁剂。
• 晚发性贫血的高危患儿可联合应用促红细胞生成素和铁剂。

 后续治疗与护理

■ 随访推荐

患者监测

• 由于8～12周发生晚发性贫血的风险，生后2～3个月内每1～2周检查红细胞压积

和网织红细胞计数，尤其是接受换血治疗的患儿。
• 评估神经发育落后和神经系统损害。

■ 预后

• 0～50％的患儿只有轻度的贫血和高胆红素血症，不需要治疗或只需光疗。
• 0～25％的严重新生儿溶血病患儿需要换血治疗。
• 胎儿水肿患儿的死亡率约30％。

■ 并发症

• 胎儿水肿。
• 死产。
• 胆红素脑病（核黄疸）。

疾病编码

ICD10

• P55.1 新生儿 ABO 溶血症。
• P55.0 新生儿 Rh 溶血症。
• P55.8 胎儿和新生儿特指溶血性疾病。

常见问题与解答

• 问：为何 Rh 同型免疫的严重程度随怀孕次数的增加而增加？
• 答：大部分胎母输血发生在分娩时。在首次暴露时，母亲产生不能通过胎盘的 IgM 抗体；IgG 抗体缓慢产生。在第二次或后续妊娠时，胎儿 RhD 的小剂量重复暴露即可导致抗 D IgG 的迅速生成，这些抗体可通过胎盘并破坏胎儿红细胞。其他抗体，如 Kell，可在首次妊娠时即导致严重溶血。
• 问：母亲的血可以输给患儿吗？
• 答：洗涤的母血可以使用，但是必须遵守献血者传染性疾病检测规定，这些检测可能不能在紧急情况下常规进行。
• 问：IVIG 如何起效，是否能减少换血？
• 答：新生儿溶血病起病是由于新生儿网状内皮系统 Fc 受体介导的抗体依赖型细胞毒性机制破坏红细胞引起。IVIG 非特异性阻滞这些 Fc 受体，减少溶血。2009 年一篇 Cochrane 系统综述显示，IVIG 治疗的新生儿溶血病患儿换血风险显著降低。

新生儿酸中毒相关遗传代谢病 Metabolic Disease in Acidotic Newborns

Leah Fleming • Hilary Vernon 杨琳 翻译／曹云 审校

 基础知识

■ 描述

• 代谢性酸中毒是先天性代谢性疾病（inborn error metabolism，IEM）常见的急性表现，尤其是伴有阴离子间隙升高时。酸中毒也可见于循环灌注不足、先天性心脏病、败血症、肝功能衰竭、中毒和糖尿病酮症酸中毒。
• IEM 通常是由于蛋白、脂肪、糖代谢，或线粒体呼吸链的缺陷导致代谢物蓄积或不足。
• 对于存在代谢性酸中毒的患儿应早期考虑 IEM 可能，以期在造成永久性神经后遗症前进行诊断和治疗。后遗症的发生与代谢紊乱暴露的时间和严重程度相关。IEM 的基础评估应该与其他诊断性评估一起同时进行。

注意

IEM 患儿在感染、发热、禁食以及其他引起分解代谢增加的情况下，发生失代偿和出现急性表现的危险增高。

■ 危险因素

遗传学

除丙酮酸脱氢酶缺陷（X 连锁显性）、鸟氨酸转氨甲酰酶（X 连锁）和一些线粒体基因组疾病（母源遗传）外，多为常染色体隐性遗传。

■ 预防

• 尽可能避免异丙酚（胰腺炎时增加）。
• 避免长时间禁食和营养不足。
• 尽可能避免全身性类固醇激素的应用。

■ 病理生理

代谢性酸中毒常继发于原发疾病的代谢异常。正常代谢途径受阻可以导致线粒体呼吸链功能不足、毒性中间代谢产物的蓄积、能量产生减少或障碍、以氨和特殊氨基酸形式存在的氮蓄积、通过酸与肉毒碱的结

合导致肉毒碱消耗，从而导致多器官功能损害，包括：

• 中枢神经系统毒性：水肿、低血糖性神经损害、中毒性脑病。
• 心血管：心律失常、左心室致密化不全、心肌病。
• 肝脏：肝脾大、肝功能异常、高胆红素血症时间延长。
• 血液：骨髓抑制。
• 肾脏：近端小管功能受损，肾功能衰竭（后期表现）。

■ 病因

多因素疾病。基础代谢性疾病通常是由于遗传缺陷导致代谢途径受阻，造成毒性中间产物的蓄积或下游必需产物的减少或缺乏。

■ 常见相关疾病

• 母亲 HELLP、孕期脂肪肝、子痫前期：与

特定的胎儿脂肪酸氧化障碍相关。
- 代谢性卒中:卒中影响基底节(非缺血或出血)。

诊断

▪ 病史

- 孕产史:母孕期高血压,肝酶异常,血小板降低(HELLP)综合征;孕期急性脂肪肝;子痫前期;胎动减少;IUGR;胎儿心动过缓。
- 近亲婚配家族史,同胞中有不明原因严重儿童期疾病病史,婴儿猝死综合征(SIDS),发育迟缓,Reye 综合征,或死亡。
- 无症状期后病情加重(毒性代谢物蓄积通常需要至少几天时间)。
- 典型的表现为喂养困难,呕吐,神经系统状态改变(易激惹、肌张力低下、脑病)。
- 如未治疗,可进展为嗜睡,体温不稳定,惊厥,昏迷甚至死亡。
- 喂养史包括喂养频率、活力、母乳或配方奶。如果为配方奶,询问配方奶类型(低蛋白配方奶可延缓发病时间)。
- 抽搐、踏车样运动。
- 与 IEMs 相关的临床表现。
- 革兰阴性菌败血症(半乳糖血症)。
- 脑或肺出血(尿素循环障碍)。
- 足月儿出现严重、持续、不能解释的低血糖(提示有机酸血症或糖异生障碍)。
- 轻度呼吸性碱中毒(高血氨)。
- 酮症(有机酸血症,先天性乳酸血症)。
- 凝血障碍,黄疸(线粒体疾病、色素沉着、脂肪酸氧化障碍、先天性乳糖不耐受、酪氨酸血症、半乳糖血症)。

▪ 体格检查

- 生命体征:呼吸急促,低血压,有无 Cushing 三联征表现。
- 一般情况。
- 畸形表型(可以出现在线粒体疾病和过氧化物酶体疾病,以及某些脂肪酸氧化障碍性疾病)。
- HEENT:前囟隆起(脑水肿),枫糖尿病(MSUD)。
- 眼睛:白内障,晶状体异位,角膜混浊,视网膜改变。
- 皮肤:黄疸,皮疹。
- 心脏。
- 心肌病(脂肪酸氧化障碍、丙酸血症),心包积液(先天性糖基化异常),心脏扩大。
- 呼吸:呼吸急促,Kussmaul 呼吸,呼吸

暂停。
- 肝脾大(糖异生障碍、累积病、半乳糖血症)。
- 神经系统:反射,肌张力,惊厥。
- 气味。
- 甜味:MSUD(尿、耳垢)。
- 汗脚味:异戊酸血症。
- 果味:甲基丙二酸血症、丙酸血症。
- "Tom 猫"尿味:多种羧化酶缺陷。
- 生长指标。
- 新生儿期多为正常,但可表现 IUGR 或恢复出生体重时间延长。

▪ 诊断检查与说明

实验室检查
- 初步评估(与败血症评估同时进行)。
- 全血细胞计数及分类。
- 血气分析,包括 pH 和乳酸。
- 血清尿素、肌酐、糖、电解质(阴离子间隙)、AST、ALT。
- 血氨(置于冰水混合中,立即送检)。
- 肌酸激酶。
- CRP。
- 尿液分析,尿浓缩物。
- 新生儿筛查报告。
- CSF:如果可能,在败血症评估中进行。
- 冻存一管备用。
- 乳酸,乳酸-丙酮酸比例。
- 用于明确诊断。
- 血浆氨基酸(PAA),酰基肉碱,尿氨基酸,尿乳清酸(如果氨增高),尿酮体。
- 如果怀疑 IEM 应立即治疗。
- 对于死亡病例,应采集。
- 尿:深度冻存。
- 血:EDTA 抗凝用于 DNA 分析。
- 皮肤:无菌,用于成纤维细胞培养,4~8 ℃保存。
- 肝脏、肌肉:冻存。
- CSF:如果可能,用于氨基酸和神经递质检测。
- 血浆:肝素化。
- 血涂片:酰基肉碱谱。

影像学检查
- 超声心动评估心脏结构及心功能。
- 头颅超声(丙酮酸脱氢酶复合体缺陷可以出现脑室扩大)。

诊断步骤与其他
- 血氨(>200 μmol/L)强高度提示代谢性疾病。65~100 μmol/L 在健康新生儿为正常。
- 计算阴离子间隙:阴离子间隙增高提示酸

性物质生成或滞留过多。
- 如果之前没有进行,随后检测需要包括酰基肉碱谱、游离脂肪酸、3-羟基丁酸、渗透压、血浆氨基酸、乳酸和丙酮酸比例、尿氨基酸。
- 眼科检查。
- 确诊试验为特定的酶学检测或遗传学检测。

▪ 鉴别诊断

在新生儿,代谢性疾病具有相似的表型,且常与其他严重疾病相混淆。
- 败血症。
- 出生窒息。
- 动脉导管依赖性的先天性心脏病。
- 新生儿戒断综合征。
- 内分泌疾病(肾上腺功能不全)。
- IEM 导致的代谢性酸中毒可以分为乳酸酸中毒、酮症酸中毒及有机酸异常。
- 乳酸酸中毒。
 - 丙酮酸脱氢酶缺陷。
 - 丙酮酸羧化酶缺陷。
 - 磷酸烯醇式丙酮酸羧化酶缺陷。
 - 三羧酸循环中酶的缺陷。
 - 线粒体疾病或其他影响氧化磷酸化的疾病。
 - 严重糖异生障碍(葡糖糖-6-磷酸酶缺陷)。
 - 多重羧化酶缺陷,生物酶缺乏。
 - 脂肪酸氧化障碍。
- 酮症酸中毒。
 - 酮体利用障碍(如 β 铜硫解酶缺乏)。
 - 乳酸酸中毒、有机酸中毒时也可生成酮症。
- 其他有机酸异常。
 - MSUD。
 - 支链有机酸尿症(甲基丙二酸血症,丙酸血症,异戊酸血症)。
 - 其他:其他疾病也可导致严重酸中毒(昏迷,高血氨症)。

 ## 治疗

▪ 一般措施

- 停止喂养。
- 提供 6~10 mg/(kg·min)葡萄糖(通常用 10%葡萄糖维持)。
- 如果怀疑丙酮酸脱氢酶缺陷,采用较低的糖速维持。
- 转入重症监护病房。

• 遗传代谢科会诊。

• 早期持续静脉-静脉血液透析去除毒性物质降低血氨。腹膜透析效率较低但也可使用。

• 纠正低体温、脱水、电解质紊乱。

• 使用碳酸氢钠。

- 开始计量 1 mEq/kg。

- 由于持续存在酸性产物，患儿多需要大剂量。

• 如出现医源性高血糖需使用胰岛素。

• 在遗传代谢专业人员指导下，尽可能恢复喂养。可能需要特殊的 iTPN 或配方奶。

▪ 其他疗法

• 尿素循环障碍时，采用苯甲酸钠、苯乙酸钠清除氮。

• 肉毒碱可以促进有机酸的排出。每 6 h 静脉注射 50 mg/kg。该药物在脂肪酸氧化障碍时的使用有争议；在 LCHAD 时不使用（理论上有发生心律失常的风险）。

• 特殊补充治疗。

- 生物素（羧化酶缺陷）10 mg PO/NG。

- 维生素 B_{12} a（维生素 B_{12} 有效的甲基丙二酸血症）1 mg IM。

- 维生素 B_6（维生素 B6 依赖的惊厥）。

- 磷酸吡哆醛（吡哆醛-5-磷酸盐氧化障碍）。

- 甘氨酸（异戊酸血症）。

- 尼替西农（酪氨酸血症）。

- 精氨酸（尿素循环障碍）。

- 维生素 B_1（MSUD，某些先天性乳酸血症）50 mg PO/NG 每天 1～2 次。

后续治疗与护理

▪ 随诊推荐

患者监测

• 转至遗传代谢专业进行持续评估和治疗。

• 通常，患者从新生儿期开始终身需要频繁监测；但是，根据疾病的不同而有所差异。

• 基于正确的 IEM 诊断而采用特定的治疗。

▪ 并发症

• 不同疾病预后不同。

• 一部分疾病，适当的治疗可以显著降低死亡率（尤其是脂肪酸氧化障碍、维生素有效类疾病）；还有一部分，可以提高生存率但是仍有较高的损害发生率。

• 随着生存时间的延长，有利于长期并发症的观察（如支链尿酸发生胰腺炎、肾功能衰竭的危险性）。同糖尿病等慢性儿科疾病相同，在青少年时期、应激、不规律治疗及疾病情况下，会有反复发作。

• 神经系统后遗症的严重程度随着发作频次、代谢失代偿持续时间和血氨增高的次数

和持续时间的增加而增加。神经系统后遗症包括代谢性中风（基底节）、脑疝、惊厥及智力受损。

• 可能出现进行性心、肝、肾功能受损；慢性骨髓抑制；也会出现营养不良及低血糖的影响。

疾病编码

ICD10

• P74.0 新生儿晚期代谢性酸中毒。

• E88.89 其他特指的代谢紊乱。

• E72.29 其他尿素循环代谢紊乱。

常见问题与解答

• 问：哪些因素决定遗传代的疾病患儿的预后？

• 答：特殊诊断和家长的基因突变、适合治疗的快速采用、失代偿的频率和对慢性治疗的依丛性均会影响预后。

• 问：新生儿筛查正常是否就不会发生先天性代谢病？

• 答：许多先天性代谢疾病（IEM）并不涵盖在新生儿筛查中，且筛查会存在假阴性。

• 问：IEM 是否只会发生在婴儿期？

• 答：不是。IEM 可发生在任何时期，取决于酶缺陷的程度和分解代谢压力的阈值。

新生儿同种免疫性血小板减少症 Neonatal Alloimmune Thrombocytopenia

Anne M. Marsh · Alison T. Matsunaga　胡黎园 译 / 曹云 审校

 基础知识

▪ 描述

　　新生儿同种免疫性血小板减少症（NAIT）是导致新生儿期发生严重血小板减少的主要原因。

• 类似于 ABO/Rh 血型不合溶血病，主要累及血小板而非红细胞。

• 临床症状包括瘀点、瘀斑、黏膜出血、宫内即发生的颅内出血等出血性表现。

▪ 流行病学

　　发病率为 1 : 1 000～1 : 2 000 活产儿。

▪ 一般预防

　　该疾病不能预防。

▪ 病理生理

　　抗体介导的血小板破坏。

▪ 病因

　　母体 IgG 抗体（Ab）与胎儿由父系遗传获得的血小板特异性抗原不相容，抗体通过胎盘进入胎儿循环后直接破坏胎儿血小板。

• HPA-1a（曾为 PLA-1）不相容是白种人 NAIT 的最常见原因，约占 75%。多见于母亲 HPA-1a 阴性（HPA 1b/1b）、父亲

HPA-1a 阳性（HPA 1a/1a 或 1a/1b）。胎儿由父系遗传获得的 HPA-1a 使母体在孕期暴露于 HPA-1a 阳性的胎儿血小板，导致母体产生抗 HPA-1a 的 IgG 抗体，该抗体能通过胎盘、破坏胎儿血小板。

• 导致 NAIT 发生的其他常见抗原包括 HPA-2、HPA-3、HPA-9 和 HPA-15。

• HPA-4 不相容是亚洲人发生 NAIT 的最常见原因。

• 此外，小部分病例报告已报道至少存在其他 23 种抗原。

• HPA-1a 阴性、HLA-DRB3*0101 阳性母亲较 DRB3 阴性者更易产生抗体。

• HLA 血小板抗原在 NAIT 中的作用尚未

明确。

诊断

■ 病史

- 当新生儿出生后很快出现出血症状、血小板减少但无明显疾病外貌时需怀疑有无 NAIT。
- 母亲既往有无分娩过血小板减少、NAIT、颅内出血（ICH）新生儿或流产病史？
- 母亲有无血小板减少或 ITP 病史？
- 母亲现在的血小板计数是否正常？
- 是否有血小板减少或出血性疾病的家族史？
- 母亲或新生儿是否有感染的表现？
- 孕期或新生儿期的药物应用情况？

> **注意**
> NAIT 病例中，母亲的血小板计数应正常。母亲血小板减少，伴或不伴母亲 ITP 病史需考虑其他诊断，如自身免疫性血小板减少症（即抗体直接作用于母体血小板，主动转运至胎儿循环，继而破坏胎儿血小板）。

■ 体格检查

- 大多数患 NAIT 的新生儿外观健康、无疾病面容。
- 易发生瘀斑或出血症状。
- 重症者可发生 ICH。
- 需记录如下体格检查发现。
- 一般情况：有无先天性疾病的证据（例如特殊面容）。
- 头/颈：有无前囟饱满或头颅血肿。
- 腹部：有无脏器肿大或腹部包块。
- 肢体：有无桡骨-拇指缺陷。
- 神经系统：有无激惹、反应差、抽搐或局灶性神经受损表现。
- 皮肤：有无肤色苍白、瘀点、瘀斑、血管瘤、血管病变。采血处、足跟、包皮环切处、脐带根部有无出血不止。
- 若存在先天畸形、肝脾大、腹部包块或骨骼畸形，需考虑其他诊断。

■ 诊断检查与说明

实验室检查

- 全血细胞计数。
- 单纯血小板减少：出生时血小板计数 < 50 000/µl。
- 若存在严重的出血性并发症，可发生贫血。

- 凝血功能。
- PT、PTT、凝血酶时间、纤维蛋白原正常。
- 母亲血小板计数正常。
- NAIT 检测：需明确有无母婴之间 HPA 不合。为了避免从婴儿处采集大量血样，该检测亦可通过采集父母血样明确诊断。
  - 血清学检测：利用含 HPA-1a 的血小板糖蛋白试剂盒检测母亲血样是否含有抗血小板抗体。
  - 血小板交叉配型：利用洗涤的父亲血小板检测母亲血清是否含有抗血小板抗体。
  - 利用洗涤的母亲血小板也可以检测有无自身免疫性抗体存在，详见 ITP 章节。
  - 血小板抗原基因型：仅少部分实验室可以利用基于 DNA 的技术检测父母亲血小板的糖蛋白基因型，能揭示是否存在不相容的可能（如 HPA-1 ～ HPA-6，HPA-9 和 HPA-15）。

影像学检查

头颅 B 超检查排除颅内出血。

■ 鉴别诊断

- 感染。
- 细菌或病毒（如风疹病毒、巨细胞病毒）。
- 先天性疾病。
- 桡骨缺失伴血小板减少。
- 无巨核细胞血小板减少。
- Wiskott-Aldrich 综合征（WAS）：X 连锁免疫缺陷、湿疹、血小板减少（血小板体积小）。
- May-Heglin 畸形：白细胞中可见多勒小体（血小板体积大）。
- 免疫系统。
- 自身免疫性血小板减少（例如母亲 ITP），该类型的血小板减少严重度较 NAIT 轻。
- 血液系统。
- DIC：血小板消耗增多（例如败血症，NEC）。
- 血栓：如肾静脉血栓、导管相关性血栓。
- Kasabach-Merritt 综合征并血管瘤。
- 肿瘤。
- 白血病。
- 神经母细胞瘤。
- 唐氏综合征（21 三体）。
- 代谢性。
- 甲基丙二酸血症。
- 异戊酸血症。

治疗

■ 一般措施

- 每天监测血小板计数，直至未治疗或干预时血小板计数出现改善。
- 密切监测有无出血性并发症的表现，尤其是 ICH。
- 在血小板计数稳定之前避免任何有创操作（例如动脉穿刺、腰椎穿刺）。
- 血小板计数 < 30 000/µl 为开始治疗的阈值，但若存在 ICH，阈值需更高。
- 治疗：输注血小板（10 ml/kg）。

> **注意**
> 所有应用于新生儿的血制品需进行适当的预处理，即 γ 照射、CMV 阴性、ABO 血型相合、浓缩或洗涤。

- 可用于治疗的血小板类型。
- HPA-1b/1b（如 HPA-1a 阴性）血小板。
  - 最佳的首选方案，但往往难以获得。
  - 当患儿临床出血严重，不宜长时间等待 HPA 匹配的血小板制品。
- 随机供者的血小板。
  - 易于获得但并不理想，因为 98% 的人群为 HPA 阳性。
  - 可暂时提高血小板计数，以争取时间获得更适合的血制品。
- 母血单采血小板。
  - 为理想的血小板来源，但需耗费数天采集。
  - 当患儿临床出血严重，不宜长时间等待母血单采血小板。
  - 重点：母血血小板必须经过洗涤及浓缩处理，去除含抗体的母血血浆。
  - 若无法洗涤或浓缩母血血小板可导致患儿 NAIT 迁延不愈。
- HPA 特异性血小板。
  - 若存在非 HPA-1a 不相容导致的血小板减少，可咨询当地血库了解有无 HPA 特异性的血小板。
- IVIG 也可用于治疗。
- 当血小板计数 < 30 000/µl，尤其是临床有出血症状时，可反复输注 IVIG。
- 当血小板计数 30 000～50 000/µl 时，单剂 IVIG 用量为 1 g/kg。有时需多次输注。

后续治疗与护理

■ 随访推荐

- 基于再次妊娠考虑，一旦新生儿出现血小

X

板减少(＜50 000/μl),即使可能存在其他病因,均应进行 NAIT 检测。

• 若确诊 NAIT,强烈建议再次妊娠前至高危产科、围产科医师处进行咨询并采取预防措施。

■ 预后

• 总体预后良好,死亡率低。多数患儿无并发症。若发生 ICH,致残率或死亡率则显著升高。

• 大多数生后 1～4 周可缓解。

■ 并发症

• ICH:发生率约 20%,多发生于产前。

• 脐根部、静脉穿刺处和/或包皮环切处发生出血。

• 瘀点或瘀斑。

• 头颅血肿。

• 消化道或泌尿道出血。

疾病编码

ICD10

• P61.0 暂时性新生儿血小板减少症。

• D69.42 先天性和遗传性血小板减少性紫癜。

常见问题与解答

• 问:NAIT 婴儿可以母乳喂养吗?

• 答:初乳或母乳(MBM)富含免疫球蛋白,可以被动转运至婴儿。当妊娠合并 NAIT,可存在抗血小板抗体。母乳中该抗体的含量往往微乎其微,尚无报道表明母乳喂养儿出现严重不良反应。可见,NAIT 婴儿进行母乳喂养是安全的,不该被制止。

• 问:HPA-1a 阴性(纯合子 HPA-1b/1b)母亲再次分娩 NAIT 新生儿的风险是多少?

• 答:依赖于父亲的基因型。

- 若父亲为 HPA-1a 阳性的纯合子(HPA1a/1a),所有后代为 HPA1a 阳性的杂合子 HPA1a/1b,发生 NAIT 的风险极高。

- 若父亲为 HPA-1a 阳性的杂合子(HPA1a/1b),50% 后代有发生 NAIT 的风险。

• 问:NAIT 会发生在首次妊娠吗?

• 答:不同于 Rh 血型不合引起的新生儿溶血病,NAIT 可发生于首次妊娠。更为重要的是,NAIT 的严重度随着分娩次数的增加而增加。

新生儿暂时性呼吸困难　Transient Tachypnea of the Newborn

Colleen A. Hughes Driscoll · Bernadette A. Hillman　殷荣 译／曹云 审校

基础知识

■ 描述

• 简称 TTN,产程无异常,新生儿表现为早发型呼吸急促(呼吸频率＞60 次/分)

• 呼吸窘迫症状包括:轻度吸凹,呻吟,可能有鼻翼煽动,很少合并发绀。

■ 流行病学

发病率

• 活产新生儿中发病率为 4‰～6‰。

• 发病率可能被低估。

• 新生儿最常见的呼吸疾病。

• 男性患儿多见。

■ 危险因素

• 胎龄小。

• 剖宫产(产程发动或未发动)。

• 男性。

• 妊娠糖尿病。

• 巨大儿。

• 低出生体重儿。

• 母亲哮喘病史。

• TTN 具有家族聚集性,遗传倾向。

■ 预防

• 如果没有母亲和婴儿剖宫产指征,推荐经阴道分娩。

• 避免孕 39 周前选择性剖宫产。

■ 病因

• 胎儿期肺泡上皮细胞分泌氯离子进入肺泡。

• 钠离子和水随着氯离子进入肺泡,维持胎儿肺的液体量。

• 分娩时胎儿肺中的液体通过以下机制吸收。

- 分娩时随着循环中肾上腺素水平的升高,肺上皮细胞从分泌型细胞转化为吸收型细胞,肺上皮的钠离子通道开放(ENaC)。

- 子宫收缩和经产道挤压,胎儿胸腔受到压迫,肺中的液体通过肺循环清除。

- 前列腺素介导的淋巴管扩张,肺间质液体进入淋巴系统。

- TTN 发生常和肺中液体清除不充分相关。

- 肺间质液体积聚降低肺的顺应性。

诊断

■ 病史

• 呼吸急促发生在出生后几小时内。

• 家族高危因素。

- 妊娠糖尿病。

- 母亲哮喘。

- 家族性 TTN。

• 围生期。

- 围生期窒息。

• 如果无其他高危因素,可能为感染或是代谢性疾病或解剖异常,包括以下疾病。

- 母亲绒毛膜羊膜炎或未经治疗的母亲感染。

- 羊水胎粪污染或血性羊水。

- 胎膜早破时间过长。

- 羊水过少或无羊水。

- 出生时需要积极复苏。

■ 体格检查

• 呼吸频率＞60 次/分。

• 呻吟,鼻翼煽动,轻到中吸凹,发绀较为少见。

• 听诊呼吸音对称。

• 双侧胸腔对称,因为肺通气过度,可表现为桶状胸。

• 听诊呼吸音清,但也可听到湿啰音。

• 很少听到哮鸣音。

• 其他器官系统很少出现症状和体征。

■ 诊断检查与说明

• TTN 是排除性诊断。

• 根据母亲和患儿的临床表现和危险因素决定诊断性检查的项目。

- 血常规和细胞分类:白细胞减少或白细胞增多,未成熟中性粒细胞增多提示细菌感染。
- C 反应蛋白:感染时在最初 24 h 内升高。
- 如果上述实验室检查异常,需要排除感染,进行血培养和胸片检查。
- 动脉血气。
- 呼吸性酸中毒(尤其是 $PCO_2 > 60$ mmHg),代谢性酸中毒,代谢性碱中毒提示呼吸窘迫可能有其他病因。
- 显著的 A-a 差值增大,提示肺外和肺内的右向左分流。
- 脉搏氧饱和度。
- 导管前氧饱和度常在空气下 >95%。
- 常不需要吸氧,如果吸入氧浓度 >40% 提示其他病因。
- 心脏超声。
- 呼吸衰竭和发绀可能提示先天性心脏病。

影像学检查

- 胸片。
- 检查结果不一,常包括肺纹理增粗和肺间裂积液。
- 膈肌下压,肋间隙增宽。
- TTN 的临床表现和胸片表现常常不一致。

■ 鉴别诊断

- 呼吸性。
- 新生儿延迟适应表现。
- 胎粪/血/羊水吸入。
- 呼吸窘迫综合征。
- 肺发育不良。
- 持续性肺动脉高压。
- 气胸。
- 纵隔气肿。
- 感染。
- 肺炎。
- 败血症。
- 神经性。

- 脑缺氧损伤。
- 中枢性肌张力减低。
- 心源性。
- 发绀性先天性心脏病。
- 心血管解剖结构异常导致肺血管充血。
- 代谢性。
- 代谢性酸中毒或高氨血症。
- 其他。
- 胚胎期肺发育异常性疾病(如先天性膈疝、先天性囊腺瘤病、先天性肺气肿)。
- 先天性气道发育异常(如 Pierre Robin 综合征、后鼻道闭锁)。

> **注意**
>
> TTN 是排除性诊断,需要详细询问孕产史、出生史和体格检查排除其他严重的疾病。

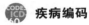 治疗

■ 一般治疗

- TTN 症状常在生后 2 天内缓解。
- 治疗。
- 将患儿置于远红外保暖台观察呼吸困难/窘迫或其他异常生命体征。
- 最初观察期间暂禁食。
- 监测低血糖。
- 持续心肺及氧饱和度监测,保持导管前氧饱和度 >95%。
- 如果怀疑感染性疾病或代谢性疾病,完善相关检查,给予抗生素治疗。

后续治疗与护理

■ 随访推荐

患者监测

- 收入新生儿特殊治疗病房或是新生儿监护室,如果出现以下症状需要行胸片检查。
- 症状持续超过 2 h。

- 症状加重或出现其他症状。
- 怀疑感染。
- 持续需要吸氧。
- 胸片异常。
- 需要静脉输液维持营养和水化。

■ 患者教育

下述情况患儿可以转入普通病房。

- 观察期间症状持续改善。
- 呼吸频率下降可以给予经口喂养。
- 不需要氧气可维持正常氧饱和度。

■ 预后

- TTN 常常自限,很少有远期不良预后。
- 近期研究发现 TTN 和学龄儿童的哮喘可能相关。

■ 并发症

- 低氧血症需要吸氧。
- 偶尔需要机械通气,如果发展为持续性肺动脉高压,可能需要体外膜肺。

疾病编码

ICD10

- P22.1 新生儿暂时性呼吸困难。

常见问题与解答

- 问:呼吸困难常常什么时候缓解?
- 答:大多数患儿在 72 h 内缓解,在某些情况下可能时间更长。
- 问:呼吸频率小于多少可以安全地给予口服?
- 答:<70 次/分,没有呼吸系统症状的加重。
- 问:呼吸频率小于多少可以出院?
- 答:<60 次/分,且超过 12 h,诊断明确为 TTN 的患儿可以出院。

猩红热 Scarlet Fever

Emily C. Borman-Shoap · John S. Andrews   姚玮蕾 译 / 曾玫 审校

基础知识

■ 描述

- 猩红热是由化脓性链球菌(A 组 β 溶血性

链球菌)感染引起的以红色砂纸样皮疹为特点的疾病,是由化脓性链球菌产生的链球菌致热外毒素(SPE)所致。
- 典型发生于链球菌咽炎,也可发生于皮肤

或伤口感染 A 组链球菌。
- 与 SPE A、SPE B、SPE C 和 SPE F 相关,SPE A 与毒力更强的疾病有关。
- 某些产肠毒素的金黄色葡萄球菌感染也

可以导致相似的症状,称为葡萄球菌性猩红热。

■ **一般预防**

• 及时治疗可以减少链球菌疾病的继发病例。
• 一些专家建议对短期内反复发作的儿童给予青霉素预防。
• 在一个学校发生暴发时,有效的控制措施包括卫生建议和对感染的学生隔离至青霉素治疗后 24 h。

■ **流行病学**

• 男女发病率相当。
• 好发年龄为 3～15 岁,可能与易感性和对特异毒素的免疫力有关。
• 季节性有些许的差异,冬春季较为多见。
• 链球菌咽炎的潜伏期为 2～5 天,链球菌皮肤感染的潜伏期可以延长至 10 天。

发病率

• 发病的高峰在入学的最初几年。

患病率

• 至 10 岁的儿童,80% 有特异性的抗体。

■ **病理生理**

• 易感的个体可能缺乏毒素特异的免疫力。Dick 实验支持这一观点,对易感者皮内注射少量毒素,可产生局部红斑,而对毒素有特异性免疫力的人没有反应。
• 猩红热的皮疹和其他中毒表现与对毒素的超敏反应发生有关,这需要之前暴露于毒素。
• 毒素的产生依赖于一种温和噬菌体作用下使感染的链球菌发生溶原现象。
• 感染皮肤的组织学检查显示血管和淋巴管扩张以及充血的毛细血管,以毛囊周围最为显著。
• 通过显微镜观察感染皮肤的组织,可以看到急性水肿性的多形核白细胞炎症反应。
• 表皮的炎症反应之后通常伴随过度角化,引起退烧期间的脱皮。

诊断

■ **病史**

• 突起发热,体温可高达 40.5 ℃、咽痛、头痛、恶心、呕吐,以及中毒症状是 A 组链球菌感染的典型临床表现。
• 皮疹的形态(如感觉像砂纸)比皮疹的出现更为重要。
• 特异性的皮疹通常出现在发热后 12～

48 h。

• 父母可能会主诉患儿在皮疹出现前有腹痛或肌肉痛,以及四肢末端痛或背痛。
• 可能有链球菌感染的密切接触史。

■ **体格检查**

• 细小的斑丘疹(砂纸样),疹间皮肤充血,皮疹通常先在躯干出现并可在数小时或数天内蔓延至全身。虽然猩红热的皮疹通常为细小并么砂纸样,但有时也能见到更大一点的丘疹和瘀斑。
• 触诊比视诊更能检查到皮疹。
• 帕氏线:曲肌折痕处(肘前、腋窝、腹股沟)红疹加深。
• 口周苍白圈:口周的区域与发红的面颊相比显得苍白。
• 皮疹压之褪色,最后脱皮,脱皮发生于起病后 7～21 天。
• 全身中毒症状:提示可能诊断错误。
• 舌背:疾病早期表面覆盖白色舌苔伴舌乳头红肿突起,白色舌苔脱落后暴露出水肿、红色、斑驳的草莓舌。
• 其他表现。
  - 咽及扁桃体红肿并可伴渗出物。
  - 扁桃体内部及软腭见出血点。
  - 颈前淋巴结肿大,质地软。

■ **诊断检查与说明**

• 快速链球菌抗原检测:作为有效的筛选实验;敏感度 70%～90%,特异度＞95%。快速实验阳性者无需培养确认。
• 咽拭子培养:A 组 β 溶血性链球菌感染诊断的金标准,敏感度＞90%。快速实验阴性者需行咽拭子培养。
• 白细胞计数:通常计数升高,虽然病毒性咽炎也可能升高。计数减低少见。
• 嗜酸性粒细胞增多(高达 30%):恢复期常见。
• Dick 实验:有历史价值,但临床上已不再使用。
• 误区。
  - 一些急性咽炎的阳性咽拭子培养结果可能只是提示病原携带,而实际上是急性病毒性感染(如 EB 病毒)。
  - 轻症越来越常见,并且容易漏诊。皮疹可能仅涉及鼻梁、面部、肩膀及上胸部。口周苍白圈及严重的渗出性咽炎已经不常见。

■ **鉴别诊断**

• 病毒疹(麻疹、风疹、感染性红斑)。

• 药物疹。
• 葡萄球菌性烫伤样皮肤综合征。
• 中毒性表皮坏死松解症。
• 中毒性休克综合征(链球菌或葡萄球菌)。
• 川崎病。
• 少见情况。
  - 溶血隐秘杆菌感染。
  - 汞中毒(肢痛症)。
  - 阿托品中毒。
  - 硼酸中毒。
  - 利福平过量。

 治疗

■ **一般治疗**

• 与链球菌咽炎一样治疗。
• 起病后 9 天内开始治疗可以有效预防风湿热。
• 咽拭子培养结果获得之前可以不治疗。
• 立即治疗可能缩短症状持续时间。

■ **药物治疗**

青霉素和阿莫西林仍然是治疗链球菌咽炎的选择药物。美国没有发现过对青霉素耐药的菌株。

• 口服青霉素 V 钾(10 天)。
  - 儿童:每次 250 mg,每天 2～3 次。
  - 青少年:250 mg 每次,每天 4 次,或 500 mg 每次,每天 2 次。
• 口服阿莫西林(10 天)。
  - 50 mg/kg(最大剂量 1 000 mg),每天 1 次。
  - 可以选择每次 25 mg/kg(最大剂量 500 mg),每天 2 次。
• 肌内注射苄星青霉素。
  - 等同于口服青霉素的效果。
  - 剂量:儿童体重＜14 kg, 60 万 U;儿童体重 14～27 kg, 90 万 U;儿童体重＞27 kg 及成人,120 万 U。
  - 确保依从性(只需要一剂)。
  - 苄星青霉素和普鲁卡因联合可以减少疼痛。

青霉素过敏者可选用以下药物:

• 口服头孢氨苄(10 天)。
  - 每次 20 mg/kg(最大剂量 500 mg),每天 2 次。
• 口服头孢羟氨苄(10 天)。
  - 每次 30 mg/kg(最大剂量 2 g),每天 1 次。
• 口服阿奇霉素(5 天)。
  - 每次 12 mg/kg(最大剂量 500 mg),每天

1次。

- 口服克拉霉素(10 天)。
- 每次 7.5 mg/kg(最大剂量 500 mg),每天 2 次。

四环素和磺胺类药物对 A 组链球菌耐药,所有不推荐使用。

后续治疗与护理

- 通常在抗生素治疗 24～48 h 内发热及其他症状得以改善。
- 非化脓性并发症发生在急性链球菌感染缓解后。
- 急性风湿热发生于未治疗的感染后平均 18 天,治疗必须在起病 9 天内开始以预防这一并发症。
- 急性感染后肾小球肾炎发生于感染后平均 10 天,肾小球肾炎的风险并没有因为抗生素的使用而减少。

■ 预后

总体预后好。
- 少数患者有化脓性并发症。
- 在流行情况下,约 3% 未治疗的链球菌感染有并发急性风湿热的风险(地方性流行情况下约 0.3%)。
- 急性感染后肾小球肾炎并不常见,感染某些致肾炎菌株后患急性肾小球肾炎的风险可高达 10%～15%。

■ 并发症

- 猩红热患者可并发过度角化,急性感染后 2 周受累的皮肤可发生蜕皮。
- 其他值得注意的并发症可发生在任何 A 组链球菌原发感染后,并不是猩红热所特有的。
- 链球菌中毒性休克综合征是链球菌感染后的一种毒素介导的并发症,可危及生命。
- 链球菌咽炎的化脓性并发症包括以下几种。
  ○ 颈淋巴结炎。
  ○ 扁桃体周围脓肿。
  ○ 咽后壁脓肿。
  ○ 鼻窦炎。
  ○ 中耳炎。
  ○ 乳突炎。
  ○ 脑膜炎。
  ○ 脑脓肿。
  ○ 颅内静脉窦血栓形成。
- 非化脓性并发症包括急性风湿热和感染后肾小球肾炎。

疾病编码

ICD10

- A38.9 猩红热。
- J02.0 链球菌性咽峡炎。

❓ 常见问题与解答

- 问:家庭接触者需要进行咽拭子培养吗?
- 答:只需对有症状的接触者进行培养。
- 问:对无症状个体有没有进行咽拭子培养的指征(如家庭接触者或治疗过的个体)?
- 答:无,对于与高易感个体(复发性风湿热)的密切接触者可以做咽拭子培养。
- 问:链球菌感染的培养确诊对于猩红热的诊断是不是必需的?
- 答:不是,虽然实验室证实链球菌感染可支持诊断,但猩红热是临床诊断。
- 问:治疗后做咽拭子培养是不是必需的?
- 答:只需对有症状的个体及发生急性风湿热的危险患者做培养。
- 问:在没有咽炎的情况下会发生猩红热吗?
- 答:会,有报道猩红热可继发于皮肤感染 A 组链球菌。
- 问:猩红热会复发吗?
- 答:会,有报道猩红热复发的情况。
- 问:有没有幼托机构暴发猩红热的情况?
- 答:有,这些机构的暴发病例已经追溯到一种菌株。
- 问:儿童需要多久才能返回学校或幼托机构?
- 答:当患儿无发热,而且至少使用抗生素治疗 24 h 后。

性虐待 Sexual Abuse

Mitchell A. Goldstein   庄利恺 译 / 毕允力 审校

基础知识

■ 描述

性虐待是一种涉及儿童所不能理解的性行为,因为他们的身心尚未发育完全,也不是完全行为能力人,这些都违反了社会规范。
- 范围包括经口、外生殖器、肛门接触、抚摸,儿童色情作品,卖淫,裸露癖和窥阴癖。
- 25% 的性虐待实施人为父母,还有 30% 为没有亲属关系者。
- 大多数的儿童性虐待没有可识别的肢体伤害。

■ 流行病学

- 每年大约有 150 000 例发生;该发生率是被低估的,因为这仅仅是被报道出来的部分。
- 发生率为 10%～30%。美国国家暴力调查报道 27% 的成年女性和 16% 成年男性曾在儿童期遭遇性虐待。

■ 危险因素

- 受虐待高发年龄:7～13 岁。
- 尽管对男孩性虐待被低估了,女孩仍然比男孩更易受到性虐待。
- 单亲家庭、家庭暴力、父母的药物滥用及精神疾病。
- 遭受过其他形式虐待的儿童更有可能被性侵犯。
- 种族和经济状况似乎不是儿童性虐待的危险因素。
- 反复受虐待的危险因素有:年纪更小的儿童,更严重的打骂,有精神疾病问题、药物滥用或有家庭暴力史的家庭。

℞ 诊断

■ 病史

- 诊断主要基于儿童的描述,因为一般罕有阳性体征或实验室检查的发现。
- 限制进行询问的人数。
- 询问需要滞后到能确定是否需要向儿童保护组织报告或者司法组织的介入。
- 如果医务人员是受害儿童的首次发现者,其就成为了"抗议证人",该发现可以被用于法庭证言。

• 从医学诊断和治疗中得到受害儿童的回答可以作用证据使用。

• 询问时受害儿童时应当回避其他家庭成员。

• 提开放性、非引导性问题。

• 使用适当的语言沟通。

• 一些很重要用来给受害儿童分类的问题包括。

– 确定所谓的嫌疑人。

– 案发时间。

– 性侵犯的类型。

– 系统的调查包括外生殖器的疼痛、出血、排尿困难、便秘、痛性排便和行为的改变。

■ **体格检查**

• 必须确保经受虐待儿童的整体健康并记录任何损伤或者法庭制证相关证据。

• 大多数体检都是正常的。

• 如果最近一次侵犯发生在72 h内或者受害者主诉疼痛，排尿困难或者出血，必须进行紧急检查，可以由当地儿童保护部门安排。

• 青春前期的性虐待检查不应使用窥镜检查，除非有急性出血必须找出源头。

– 有技巧地使用阴唇分离和牵拉技术（轻柔地抓住大阴唇并从两侧向下推开并朝向检查者）能最清楚观察到处女膜的边缘。

– 正常处女膜的结构：环形的，新月形的，毛边样。

– 新生儿处女膜：增厚的、苍白的、有皱褶的。

– 青春期前的处女膜：薄的，少量皱褶，有明显锐利边缘。

– 青春期后的处女膜：厚的、苍白的、有皱褶的。

• 一些可帮助诊断虐待的查体依据。

– 受害者身上发现精液或精斑。

– 怀孕。

– 急性的、不能用意外事故充分解释的外生殖器、肛门损伤（擦伤，撕裂伤，沿着处女膜环、在4点和8点位置完全的裂伤）。

– 梅毒和淋球菌感染（排除围生期感染）。

– 大于3周岁的衣原体感染。

– 大于1周岁的滴虫病。

• 许多外生殖器表现是和性虐待无关的。

– 常见的变异，包括阴道内的脊、处女膜褶皱、线状前庭、肛门松弛。

– 会阴部发红。

– 阴唇粘连。

– 肛裂。

– 会阴部静脉淤积。

任何异常或者有助诊断性虐待的查体发现都应当由一名性虐待处理专家来确认。

实验室检查与说明

• 法庭证据收集。

– 使用标准判断强奸套装，如果末次接触在72 h之内。

– 获得知情同意。

– 对于青春前期的受害人，超过24 h以上很难获得有用的法医证据。

– 有些专家支持对于青春期受害人，法医证据可以留存至5天。

– 大多数法医证据来自衣物和床单。

• 性传播疾病筛查：全面筛查没有必要，除非受害者是有性行为的青少年。

– 疾控中心指南建议如下情况时应进行性病筛查。

  ◦ 受害者提示虐待时可能有体液接触。

  ◦ 受害者体征或体检提示性传播疾病的迹象。

  ◦ 施虐者被认为有感染性传播疾病的风险。

  ◦ 当地社会流行学提示性传播疾病高发。

  ◦ 家庭成员已感染性传播疾病。

  ◦ 受害者或家庭成员要求检测。

– 淋病和沙眼衣原体的检测可以通过阴道及尿道分泌物培养或者核酸扩增技术获得（NAATs）。

– 培养阳性是诊断青春前期儿童感染性传播疾病的金标准，NAATs技术具有很高的敏感度和精确度。

  ◦ NAATs不用于直肠和咽喉来源的样本。

  ◦ NAATs比培养的敏感性还要高。

  ◦ 如果NAATs检测已完成，不要立刻给予经验性治疗，因为如果NAAT检测阳性，临床医师会重做另一个NAAT或者培养来再次确认。

• 滴虫感染在>1周岁的儿童中可以作用性虐待的诊断依据；可以通过培养或者PCR确诊。

• 任何病例都需要检测梅毒和乙肝。

• 同时应当考虑HIV病毒检测。

■ **特别考虑**

• 外生殖器疣不是诊断儿童性虐待的依据。母婴传播导致感染很常见，而且人类乳头状病毒（HPV）可以潜伏多年。3～5岁后的患儿如果发现外生殖器疣应当进行全套性虐待的医学评估。

• 外生殖器区域的单纯性疱疹感染大多数但不全是由于性接触感染的。大多数口腔感染是由HSV-1引起的，生殖器感染是由HSV-2感染引起的，但此区分也不是绝对的。

■ **随访期的实验室检查**

• 任何NAAT阳性结果都需要复查，以确认先前的经验性治疗的正确性。

• 任何梅毒阳性结果都需要用螺旋体检测再次确认。

• 如果HIV、HBV、梅毒血清学检测都是明确阴性，应当在6周后、3个月后、6个月后复查。

■ **鉴别诊断**

• 性相关行为。

– 特定年龄段见活动（如自慰）。

– 接触到性行为相关内容（如媒体途径）。

• 外生殖器异常检查。

– 正常的处女膜变异（如分离、筛状、闭锁等）。

– 正常的会阴部变异（如处女膜褶皱、阴道内脊、前庭带等）。

– 线状前庭：一条自处女膜下缘至后联合的白色凹陷。

– 中线融合缺陷：舟状窝和肛门之间的存在的黏膜表面，通常到青春期会自动分离。

– 刺激性的、接触性的和脂溢性皮炎。

– 小阴唇粘连。

– 硬化性苔藓病，如萎缩病：8字形的薄层萎缩的白色皮肤外观，可能是擦伤或者出血点。

– 输尿管囊肿。

– 尿道脱垂。

– 男性珍珠粉丘疹。

– 男性包皮龟头炎。

– 男性包茎或者嵌顿性包茎

– 外伤，包括会阴骑跨伤和穿刺伤。

– 外生殖器被体毛缠绕。

• 肛门异常检查。

– 直肠脱垂：肛门外括约肌中部缺乏肌纤维。

– 肛周皮赘。

– 镇静或便秘导致的肛门扩张。

– A组溶血链球菌导致的会阴蜂窝织炎。

• 尿道分泌物或出血。

– 异物。

– 尿路感染。

– 非特异性外阴阴道炎。

– A组溶血链球菌感染。

– 流感嗜血杆菌感染。

- 金黄色葡萄球菌感染。
- 解脲支原体感染。
- 加德纳菌感染。
- 弗氏志贺菌感染(通常为血性分泌物)。
• 生殖器溃疡。
- 人疱疹病毒、生殖器单纯疱疹感染。
- 白塞病(眼-口-生殖器三联征)。
- 炎症性肠病。
• 生殖器刺激。
- 蛲虫病。
- 疥疮。
- 白色念珠菌感染。
- 外伤。

💉 治疗

■ 药物治疗

• 预防性抗生素。
- 建议青春后期或者成年人遭受性虐待或侵犯的受害者使用抗生素,防治淋病、沙眼衣原体和阴道滴虫感染。
- 不建议青春期前的受害者使用抗生素,因为性传播感染率低,而且有利于诊断。
• HIV暴露后预防(PEP)。
- 建议在启动PEP之前咨询儿童感染科专家。
- 高危暴露:被已知确定HIV感染者经阴茎-肛门或阴茎-阴道实施无保护措施的直接的侵犯。
- 中危暴露:被未知未确定HIV感染者经阴茎-肛门或阴茎-阴道实施无保护措施的直接的侵犯,没有肛门外生殖器的损伤,但被多人侵犯;侵犯者来自HIV感染高风险人群;或者在侵犯者或者受害者有共存的感染。
- 对于未涉及肛门、阴道、口腔的侵犯以及经口侵犯未射精的情况,不建议采用PEP。
• 淋病治疗的疾病控制中心指南。
- 青春后期受害者:头孢曲松钠125 mg肌内注射1次或者头孢克肟400 mg口服1次。
• 衣原体治疗的疾病控制中心指南。
- 青春后期受害者:阿奇霉素1 g口服1次或者四环霉素100 mg每天2次口服,连服

7天。
- 青春期前儿童。
  ○ 体质量<45 kg:红霉素50 mg/(kg · d),分4次,共14天。
  ○ 体质量>45 kg但年龄<8岁:阿奇霉素1 g口服1次;年龄>8岁:阿奇霉素1 g口服一次或者四环霉素100 mg口服每天2次,共7天。
• 梅毒治疗的疾病控制中心指南。
- 使用非口服途径的青霉素G;剂量根据疾病的分期和患儿的年龄。
• 阴道滴虫感染的治疗:甲硝唑2 g口服1次。
• 对乙肝非免疫受害者注射乙肝疫苗。
• 对近期明确与乙肝感染者有性接触的患者采用乙肝免疫球蛋白。
• 对于青春后期受害者确认未怀孕之后,考虑避孕措施(如紧急激素类避孕药)。
• 对于急性严重外生殖器或者其他外伤的患者使用破伤风疫苗。

■ 其他治疗

总体治疗

儿童性虐待案件需要多学科的参与,包括医疗、社会服务、执法部门和律师等。

入院标准

• 需要手术治疗的有外伤的患儿。
• 临床医师认为需要保护以及有外力威胁存在的情况下。
• 有明显精神状况的病例。

🔄 后续治疗与护理

■ 随访建议

患者监护

大多数儿童需要心理医师随访跟踪。

■ 预后

根据虐待的方式、种类和持续时间,以及治疗的方式不同,结果是多种多样的。

■ 并发症

• 创伤后精神紧张性精神障碍。
• 抑郁。

• 家庭暴力和再次受害。
• 物质滥用。
• 慢性骨盆疼痛。
• 男性受害者更担心性取向的变化。

疾病编码

ICD10
• T74.22XA 儿童性虐待,确诊,首发。
• T76.22XA 儿童性虐待,疑似,首发。

❓ 常见问题与解答

• 问:如何通过常规体格检查找到突破点?
• 答:绝大多数遭受性虐待的儿童的体格检查是完全正常的,即使长期遭受虐待。外生殖器的恢复是快速而完全的;既往的外伤经常很难通过体格检查发现。
• 问:在体检是如果发现了组织上的异常,我考虑与性虐待有关,但患者没有被性虐待的历史,我该怎么办?
• 答:找儿童性虐待专家确认,因为体检的细微差别可能会很难辨认。
• 问:如果性虐待的评估几乎没有发现任何异常,为什么我应该对患儿进行侵袭性检查?
• 绝大多数性虐待的医学评估都正常,但有很小比例的异常,此类信息来源可能对治疗和司法鉴定很重要。因为这些检查能帮助检测其他未被注意的健康状况,也有助于再次确认家庭和儿童的健康。
• 问:在青春期前患儿发现性传播疾病,是否常提示着性虐待?
• 回答:不是。所有的性传播疾病都可以通过母婴传播(从母体到婴儿)。不同感染的潜伏期变化很大,分别在不同年龄发病。淋病和梅毒的先天感染不应考虑性虐待。沙眼衣原体2型单纯性疱疹病毒和阴道滴虫可能是由于性虐待导致的,应该进一步评估。尖锐湿疣很有可能和性虐待有关,尤其是在学龄期及更年长的患儿中,不过在年幼患儿中感染可能是通过如厕和换尿布引起的。

性早熟 Precocious Puberty

Jennifer C. Kelley · Andrew C. Calabria　倪锦文 译／罗飞宏 审校

基础知识

■ 描述

• 在普通人群中，开始发育的平均年龄为女孩 10.5 岁，男孩 11.5 岁。

• 女孩最早出现的发育征象为乳房发育，后开始出现阴毛，最后出现初潮，通常整个过程出现在乳房发育开始后 2～3 年间；男孩最先开始出现睾丸增大，后出现阴毛和阴茎增长。

• 性早熟通常定义为女孩 8 岁前出现第二性征发育，男孩 9 岁前出现第二性征发育（较第二性征发育平均年龄提前 2～3 个标准差）。

• 近期有些临床指南提出黑种人女性开始出现第二性征的年龄应降低至 6 岁，白人女性降低至 7 岁，这些新指南尚未被普遍采纳。

• 在评估性早熟时，应综合考虑患儿病情，包括评估患儿性早熟进展速度及有无神经系统症状等都应予以考量。

■ 流行病学

• 发病率约为 1：5 000。

• 性早熟在女性中发病率比男性高出 10 倍。

• 女性发病率在各种人群中有差异：黑人女性比白人女性早一年开始第二性征发育。在男性性早熟发病中尚未观察到明显种族差异。

• 跨国领养儿童、早产儿及小于胎龄儿中发病率较高。

－ 女性中 80％～90％中枢性性早熟为特发性。

－ 男性中性早熟很可能有其他病因。

－ 50％性早熟男性为特发性中枢性性早熟。

■ 遗传学

• 遗传学因素包括以下方面。

－ 家族性男性性早熟（睾酮中毒症）：男性常染色体显性遗传促黄体生成素受体激活突变引起。

－ McCune-Albright 综合征：散发合子形成后 G 蛋白偶联受体 G 蛋白 α 亚基体细胞突变引起，其引起的性早熟多见于女性。

■ 病理生理

• 中枢性性早熟可与中枢性疾病有关。

• 外周性性早熟。

－ 可因外周性性激素增多引起，包括性腺肾上腺疾病、腹部盆腔肿瘤或外源性性激素引起。

－ 性激素引起下丘脑-垂体轴成熟后由外周性性早熟进展为中枢性性早熟。

■ 病因

• 中枢性性早熟（促性腺激素释放激素依赖性）。

－ 促性腺激素［促黄体生成素和（或）促卵泡生成激素］水平增高超过发育前正常水平。是下丘脑-垂体-性腺轴激活后的结果。

－ 体格改变通常为该性别儿童正常第二性征发育后的改变。

• 外周性性早熟（外周性青春期发育过早或促性腺激素释放激素非依赖性，不常见）。

－ 促性腺激素释放激素非依赖性性激素水平升高。

○ 性腺或肾上腺分泌。

○ 促性腺激素释放激素非依赖性机制刺激性腺。

○ 外源性摄入。

－ 体格改变主要表现与主要过量存在的性激素相关（雌激素或雄激素），通常与正常第二性征发育不相符。

诊断

■ 症状和体征

• 仔细记录发育情况：体态改变、生长加速情况、月经来潮情况。

• 有无神经系统、视觉或行为改变提示中枢性疾病。

■ 病史

• 早发育家族史（如 10 岁前月经初潮）或高雄激素血症（如先天性肾上腺皮质增生症）。

• 在家使用过外源性性激素药物或软膏。

■ 体格检查

• 精确测量身高（通常使用身高测量仪）、体重及生长速度。一年内身高增长加速可作为第二性征发育的有力证据。

• 仔细评估早期雌激素及雄激素的作用。

• 雌激素的作用。

－ 女性：仔细评估乳房发育分期及阴道黏膜

色素沉积程度。

－ 男性：在青春期前儿童男性乳房发育（在青春期男孩男性乳房发育是正常现象，也是男性青春期发育的一部分）。

• 雄激素作用。

－ 女性：仔细评估阴毛发育分期和阴蒂增大情况。

－ 男性：仔细评估睾丸体积（使用睾丸体积测量器或测量睾丸长度）、阴茎长度及阴毛发育情况。

• 检查皮肤有无痤疮及咖啡牛奶斑。

• 行全面神经系统查体以评估有无中枢神经系统疾病可能。

■ 诊断检查与说明

实验室检查

• 实验室检查因选择雌激素和（或）雄激素的相关检查，并于早晨抽血检查。

• 雌激素检查。

－ 女性：促黄体生成素（较促卵泡生成激素更加准确）、促卵泡生成激素（灵敏，适用于儿科的免疫组化方法检查或电化学发光法检查）及雌二醇。

－ 男性：促黄体生成素及促卵泡生成激素，雌二醇及人绒毛膜促性腺激素。

• 雄激素检查。

－ 可以检测较低浓度激素的方法查睾酮和肾上腺激素，包括 17 -羟孕酮，评估晚发天性肾上腺皮质增生症及脱氢表雄酮硫酸盐以除外或明确肾上腺功能及促黄体生成素，借此评估有无中枢性性早熟。

• 其他检查。

－ 泌乳素：在中枢神经系统肿瘤发生时可升高。

－ 促甲状腺激素及游离甲状腺素 T_4。

－ 避免难以判读结果的检查（如雌激素检查）以及用非灵敏方法查促黄体生成素、游离睾酮（在青春期女孩睾酮大于 30 ng/dl 时更有意义）和其他肾上腺激素检查（如 17 -羟孕烯醇酮、脱氢表雄酮）。

• 在上述检查结果异常或难以辅助明确病情时应行相应激发试验。

－ 促性腺激素释放激素激发试验（通常使用亮丙瑞林）检查中枢性性早熟；发育前促性腺激素释放激素激发试验通常以促卵泡生成激素升高为主，而发育启动后以促黄体生成素升高为主。

- 促肾上腺皮质激素激发试验以检查有无肾上腺功能异常为主。外源性皮质类固醇药物治疗会干扰促肾上腺皮质激素激发试验结果但对促性腺激素释放激素激发试验评价垂体-性腺轴结果无影响。

影像学检查

- 左手及手腕 X 线检查骨龄：如果骨龄提前，结合病史及查体，完善进一步检查，需警惕性早熟；如骨龄无提前，或仅有早期乳房或阴毛发育（两者非同时出现），分别出现乳房早发育或肾上腺功能早现，也需考虑性早熟。
- 头颅磁共振检查：在无明确中枢神经系统疾病依据时，评估是否由颅内异常病变引起需结合第二性征发育起病年龄及第二性征发育进展过程及患儿性别综合考虑。男性患儿相比女性患儿出现特发性性早熟可能性较低，应行磁共振检查以协助诊断。
- 性腺或肾上腺超声检查：按检查结果明确病情。在男性患儿和女性患儿中都可评估有无肿瘤，女性患儿可用超声明确卵巢及子宫的成熟度。

> **注意**
> - 肥胖儿童可有骨龄提前。
> - 肥胖可能会导致查体时乳腺触诊不清。

■ 鉴别诊断

- 中枢性性早熟病因。
- 通常为特发性（女性多于男性）。
- 可继发于外周性性早熟。
- 中枢神经系统肿瘤。
  - 下丘脑错构瘤：引起性早熟最常见的中枢神经系统占位性病变，良性（非进展性）先天性分泌促性腺激素释放激素神经元畸形。
  - 下丘脑-视交叉胶质瘤：通常伴有神经纤维瘤。
  - 星形细胞瘤。
  - 室管膜瘤。
- 中枢神经系统外伤或损伤。
  - 手术。
  - 射线：可发生在 18 Gy 照射后。
- 脑积水或其他中枢神经系统畸形。

- 感染：脑脓肿、脑膜炎、脑炎、肉芽肿。病损可刺激或使下丘脑促性腺激素释放激素分泌区域缺乏抑制机制，引起垂体早期激活。
- 拟似中枢性性早熟。
- 人绒毛膜促性腺激素分泌性肿瘤（松果体或肝脏）：异位人绒毛膜促性腺激素激活睾丸 LH 受体。
- 严重获得性甲状腺功能减退：升高的 TSH 可交叉刺激性腺 FSH 和（或）LH 受体。
- 外周性激素导致。
- 肿瘤（性腺及肾上腺）。
- 环境因素：外源性雌激素（乳膏或口服制剂）和（或）外源性雄激素（合成代谢类固醇或睾酮制剂）。
- 先天性肾上腺皮质增生症：男性患儿或女性患儿患先天性肾上腺皮质增生症病情控制不佳可激活下丘脑-垂体-性腺轴。
- McCune-Albright 综合征：性早熟、咖啡牛奶斑及多发性骨纤维发育不良。
- 家族性男性性早熟（睾酮中毒症）。
- 幼年严重营养不良后再喂养综合征（如患有恶性营养不良的领养儿童）。
- 第二性征发育不全。
- 乳房早发育。
- 肾上腺功能早现。
- 初潮过早。

🔧 治疗

- 中枢性性早熟：促性腺激素释放激素拮抗剂是治疗首选。除外可予生长激素改善最终成年后身高。
- 在予促性腺激素释放激素拮抗剂治疗时可予钙剂补充促进骨质增生。
- 外周性激素：先天性肾上腺皮质增生症可予芳香化酶抑制剂及雄激素拮抗剂（安体舒通或酮康唑）、糖皮质激素。

📋 后续治疗与护理

- 病情好转的时间。
- 取决于病因，如 McCune-Albright 综合征引起的第二性征改变是由卵巢囊肿引起的，病情好转的具体时间不定。
- 促性腺激素释放激素拮抗剂治疗中枢性

性早熟可在 2 个月内停止月经，在 4～6 个月内缓解或使病情不再进展，在 12 个月内使骨龄增长速度减慢。

- 通常，促性腺激素释放激素拮抗剂如亮丙瑞林（抑那通）每 28 天注射一次。某些患儿因其对第二性征发育抑制作用有限需缩短注射间隔时间。一种亮丙瑞林长效制剂可每 3 个月注射一次。另有一种皮下植入制剂可维持 12 个月以供选择。
- 疗程据个体差异而不同，但通常在正常青春期发育年限终止治疗。

■ 预后

- 经治疗，患儿可改善其成年身高。早期治疗效果更明显，但大多数患儿都不能达到其父母遗传身高。
- 治疗可减轻患儿的社会心理压力。
- 长期使用促性腺激素释放激素拮抗剂治疗中枢性性早熟对生育的影响目前尚未明确。

■ 并发症

- 身材矮小。
- 早发育后的社会心理压力增大。

🔲 疾病编码

ICD10
- E30.1 性早熟。
- E22.8 其他的垂体功能亢进。
- E30.8 其他青春期疾病。

❓ 常见问题与解答

- 问：如果我孩子使用促性腺激素释放激素拮抗剂治疗，在停药后会开始发育吗？
- 答：是的。使用促性腺激素释放激素拮抗剂治疗的患儿在停药可会开始第二性征发育。长期使用对生育的影响目前尚未明确。
- 问：如果我的孩子已经有发育征象了，能逆转吗？
- 答：如果使用了促性腺激素释放激素拮抗剂，月经会停止，乳房和阴毛会部分或完全消退。

胸廓发育不全综合征 Thoracic Insufficiency Syndrome

Stamatia Alexiou · Robert Campbell · Oscar H. Mayer 陈纲 译 / 王达辉 审校

 基础知识

▪ 描述

• 胸廓发育不全综合征(TIS)是指胸廓无法维持正常呼吸功能或肺的生长。

• 患者未成熟骨骼发育有多种解剖畸形,通常有以下类型。

- 连枷胸综合征:由于先天畸形或胸壁肿瘤切除术后肋骨缺如,大脑-肋-下颌综合征中肋骨不稳定以及其他等。

- 胸廓缩窄综合征,包括肋骨融合和脊柱侧弯:VACTERL 相关,放疗后胸壁瘢痕形成,进展性脊柱侧弯引起的胸壁吹风样畸形以及其他。

- 胸廓发育不良综合征包括 Jeune 综合征、Ellis-van Creveld 综合征、Jarcho-Levi 综合征或脊柱胸廓发育不良(STD)。

- 脊柱侧弯(不合并肋骨畸形)或神经肌性脊柱侧弯。

• 发现解剖畸形多在呼吸功能不全之前,因为患者多通过增加呼吸频率,以代偿低肺活量和降低的呼吸动力学。

• 随之发生的活动量减低和慢性呼吸功能不全。

▪ 病理生理

• 胸廓是呼吸的泵,需要充分的膈肌(腹部)和胸壁的运动。静息状态肺功能[功能残气量(FRC)]和(或)肋骨架呼吸时扩张的能力的限制能显著影响呼吸功能而导致 TIS。

• 快速肺生长期和肺泡发育期的窗口期是出生后 3 年内。

- 虽然肺泡发育常被认为能持续到 5~8 岁,但最近有证据显示,发育能持续到儿童和青少年期。

- 然而没有相应的胸廓发育,肺也不能正常生长。

• 胸廓泵功能的发育也是非常重要的,这样呼吸功能才能满足患者代谢需求。

- 胸椎高度(TSH)直接反映了胸廓容量和肺容量。

- 出生时,TSH 正常值 13 cm,出生后前 5 年内,胸椎每年长 1.4 cm,5~10 岁每年长 0.6 cm,10~18 岁每年长 1.2 cm。

- 骨骼发育成熟时,胸廓高度为 22 cm,10

岁孩子的正常 TSH 值,是维持正常呼吸功能最小胸廓高度。

• 合并脊柱旋转和前凸引起半侧胸廓侧凸的复杂脊柱侧弯,胸廓吹风样畸形可以进一步限制肺容量。

• 在神经肌肉疾病中,单侧的肋骨尾端的旋转,称之为"折叠伞畸形",通常典型发生在脊柱侧弯的凸侧,引起胸腔严重变窄,降低胸廓活动,从而进一步增加呼吸频率。

▪ 病因

• TIS 的病因可以根据胸腔的容量减少畸形程度(VDD)分为单侧还是双侧分类。VDD 会减少合并部分少见综合征的患者肺容量。这将引起原发 TIS 或者由于脊柱侧凸引起胸廓畸形。

- Ⅰ型:肋骨缺如合并脊柱侧凸。

- Ⅱ型:肋骨融合合并脊柱侧凸。

- Ⅲ型:胸廓发育不良。

- Ⅲa 型:前后径缩短(Jarcho-Levin)。

- Ⅲb 型:横径缩短(Jeune)。

• 此外,不合并肋骨畸形的进展型先天性脊柱侧凸由于变异的 Ⅱ 型胸腔 VDD 也能导致 TIS。

• 神经源性脊柱侧凸也可能出现 Ⅲ B 型的胸腔 VDD,因为其往往存在脊柱肌肉发育不良和显著的肋间肌薄弱。

• 脊柱畸形,如脊柱裂患者中腰椎后凸,躯干进入盆腔,腹压升高引起膈肌活动减弱,引起继发性 TIS。

▪ 常见相关疾病

• 25%~30%的先天性脊柱侧凸患儿伴有先天性肾脏异常。

• 颈椎畸形导致椎管狭窄和近端不稳定。

• 脊髓畸形,包括脊髓空洞和脊髓栓系,常见于脊髓脊膜膨出。

• Jeune 综合征。

- 先天性肾脏畸形。

- 肝脏纤维化。

- 60%病例有颈椎狭窄。

- 视网膜营养不良。

• Ellis-van Creveld 综合征:气管软化。

• STD:先天性膈疝。

• 大脑-肋-下颌综合征、Pierre Robin 序列:小颌畸形。

• 严重气管受压和狭窄可以在进展的脊柱侧凸和严重胸廓前后径狭窄的病例中出现。

诊断

▪ 病史

• 产前超声提示胸腔发育不良。

• 临床出现脊柱侧凸。

• 出现呼吸系统症状:

- 相对活动不耐受。

- 咳嗽无力导致反复呼吸道感染。

- 需要吸氧或者无创性通气支持[双相气道正压通气(BLPAP)或者持续正压通气(CPAP)]。

• 脊柱或胸壁畸形进展。

• 症状和体征。

- 与年龄和整体运动能力有关的活动受限。

- 反复呼吸道疾病。

- 平衡问题。

- 背痛。

▪ 体格检查

• 全面呼吸系统检查。

- 评价呼吸运动,包括辅助肌的使用和胸腹不同步。

- 定性评价胸壁顺应性和运动。

- 听诊呼吸音的对称性。

• 出生时胸部周长多小于头部周长的 75%。

• 拇指偏移试验:双手手掌松松地放在两侧胸廓的背侧,双手大拇指按在同侧脊柱旁,拇指移动时能评估到相对偏移量。

• 通过患者直立时前屈,评估肋骨突起。

• 测量肝脏大小评价肝大情况和可能的肺心病。

▪ 诊断检查与说明

实验室检查

• 血清碳酸氢根可以间接评价慢性通气不足。

• 考虑急性呼吸衰竭时进行动脉血气分析。

• 肝功能测试评价可能并存的肝功能衰竭。

• 脑钠肽检测评价心脏应变或者衰竭。

• 在怀疑潜在疾病时进行基因检测。

影像学检查

• 标准前后位和侧位片,矢状面和冠状面评价脊柱侧凸严重程度,弯曲位片评价脊柱曲线的灵活度。

• 5 mm 层面胸部 CT 平扫,设置儿童模式减少放射剂量,重建脊柱和胸壁评价三维解剖。

• 脊柱和脊髓 MRI 评价有无脊髓异常。

• 动态 MRI 评价胸壁、膈肌和腹部运动。

• 特定病例需要额外的放射学检查,如肺通气灌注扫描,定量评价左右肺功能性灌注不对称性。

• 心脏超声评价肺心病和肺高压情况。

诊断步骤与其他

• 肺功能测试:基础状态测试及以后每次就诊时进行肺功能测定。

- 动态肺容量和流量。

- 用力肺活量(FVC)。

- 定时呼气量(0.5 s 或 1 s 用力呼气量)和与 FVC 的比值。

- 25%～75% 肺活量间的用力呼气流量(FEV25%～75%)。

- 静态肺容积评价。

- 肺总量(TLC)、功能残气量(FRC)、残气量(RV)和 RV/TLC 比。

- 测量最大吸气压力(MIP)和呼气压力(MEP)。

• 呼吸系统顺应性的专业测试(刚性)和胸壁及肺顺应性的节段测试。

• 脉搏氧饱和度和呼气末二氧化碳测试。

• 整夜多导联睡眠图评价潜在呼吸功能不全的程度和吸氧或无创通气的需求。

• 与患者能力相适应的运动测试(6 min 步行实验)用于评价体力劳动的限制。

• 如有明显的胸廓脊柱畸形和明确有其他畸形,遗传学检测对于全面评价其他合并症和预期未来问题将非常有帮助。

 治疗

■ **其他治疗**

一般措施

• 支撑和环状总理牵引可以作为临时的治疗方法,充其量可以控制某些形式的脊柱侧凸和部分改善脊柱侧凸(而不是纠正)。

• 物理和康复治疗。

■ **外科及其他**

• 外科治疗的目的是稳定胸廓和脊柱以维持正常的发育直至骨骼成熟,就这一点而言,脊柱融合手术也是可以考虑的。

• 立式可延长钛合金肋骨(VEPTR)扩张胸廓成形技术提供了 5 种胸廓重建方法用于应对不同亚型的 TIS。

- 该术式可以早至 4～6 个月龄进行,以使肺的生长潜力得到发挥和提供额外的胸廓容量和代偿性肺生长。

- 内固定植入重建胸廓脊柱稳定性术后,每 6 个月对植入物进行延长以适应患者生长直至骨骼成熟。

后续治疗与护理

■ **随访推荐**

• TIS 术后,患儿需规律随访 X 线片。

• 肺部情况随访必须包括呼吸功能不全的评估。

• 肺功能和生长的纵向比较,以评估呼吸状态和肺功能的改善,或至少在非常严重的病例中降低斜率的减低。

■ **预后**

• 预后根据潜在的 TIS 的原因、呼吸功能不

全的严重程度、患儿接受外科手术的年龄而不同。

- 在婴儿和幼儿中,存在肺继续生长的潜力,但是没有证据表明受损的肺功能能得到改善。

- 婴儿期与术前相比由于有生长的潜力,会有一定可预测百分比的肺活量的增加。患者手术年龄和 VEPTR 植入对于肺功能的改善之间存在负相关。

- 在学龄期及更年长的儿童中,肺活量相对固定。

- 对于骨骼接近发育成熟的儿童中,需关注胸壁的重建、脊柱的稳定性和维护肺功能。

• Jeune 综合征是 TIS 严重类型之一,60%～70% 的患儿由于呼吸衰竭在婴儿早期死亡。VEPTR 植入手术能减少 50% 的死亡率。

• 由于 STD 引起的 TIS 患者中,47% 由于呼吸系统并发症或者肺动脉高压在婴儿期死亡。VEPTR 治疗 STD 仍然有争议。

• VEPTR 植入术能改善生活质量。

■ **并发症**

• 术后即刻:伤口感染、皮肤游离、出血。

• 植入物相关并发症如植入物断裂、移位不常见。

• 胸壁顺应性降低。

• 神经并发症罕见。

疾病编码

ICD10

• Q76.8 其他先天性胸腔骨性畸形。

• Q76.6 其他先天性肋骨畸形。

• Q77.2 短肋综合征。

胸腔积液 Pleural Effusion

Richard M. Kravitz　张惠锋 译 / 刘芳 审校

 基础知识

■ **描述**

胸膜腔内积聚过多的液体。

■ **病理生理**

• 正常生理状况下胸膜腔内存在 1～15 ml

的液体。

• 胸腔内液体生成和吸收这一交替循环功能的异常导致了液体的积聚。

• 影响胸腔积液形成的机制。

- 毛细血管静脉压力升高(如充血性心功能衰竭,水钠潴留等)。

- 胸膜腔内压力降低(如胸腔穿刺术后,肺

不张等)。

- 血浆胶体渗透压降低(如低白蛋白血症,肾病综合征等)。

- 毛细血管渗透压升高(如感染、中毒、结缔组织病、恶性肿瘤等)。

- 胸腔的淋巴回流受损(如胸导管破裂等)。

- 腹水穿过膈肌进入胸膜腔(如肝硬化伴有

腹水)。

• 胸腔积液分为 2 类。

- 漏出液:某些因素促使静脉压和胶体渗透压的改变,促进液体漏出,形成胸腔积液。

- 渗出液:胸膜损伤后,促使其分泌渗出;淋巴液回流障碍,形成胸腔积液。

• 类肺炎性胸腔积液的分期(炎性渗出液)。

- 见附录表Ⅳ-3。

- 渗出期。

◦ 游离液体。

◦ 胸腔积液内糖、蛋白、乳酸脱氢酶水平,pH 值均在正常范围内。

- 纤维溶期。

◦ 空腔形成。

◦ 纤维素渗出,多核细胞,细菌侵袭胸膜腔。

◦ 胸腔积液糖含量,pH 降低,蛋白和乳酸脱氢酶升高。

- 机化期(脓胸)。

◦ 成纤维细胞生长。

◦ 胸膜形成分隔。

◦ 胸腔积液内各指标参数加重。

诊断

■ 病史

• 基础疾病决定了大多数患者的全身表现。

• 患者早期无任何症状,直到胸腔积液增多,压迫心脏和肺组织,出现心肺功能不全症状。

• 大量胸腔积液可以引起咳嗽和呼吸困难。

• 发热(如果合并感染)。

• 胸痛(肺炎可以刺激壁层胸膜,导致胸痛;但是当积液继续增多,隔离了胸膜,胸痛反而会消失)。

■ 体格检查

• 胸腔积液同侧胸廓呼吸活动减低。

• 胸腔积液同侧肋间隙增宽。

• 气管和心尖位置移向对侧(造成纵隔移位,静脉回流减少,心排血量下降)。

• 同侧叩诊呈浊音或者实音(提示胸腔积液凝结,实变征象)。

• 同侧触觉语颤降低。

• 同侧语音降低。

• 早期可闻及胸膜摩擦音(随着积液量的增加而消失)。

• 同侧呼吸音降低。

■ 诊断检查与说明

• 胸腔积液的细胞学检查。

- 新鲜的标本必须肝素化,并保存在 4 ℃的冰箱,等待检测。

- 不能添加任何固定剂。

• 以下胸腔积液的参数必须常规检测(见附录表Ⅳ-4)。

- pH 值。

- 乳酸脱氢酶。

- 蛋白。

- 糖。

◦ 注:如果糖含量<40 mg/dl,提示可能为类肺炎性、结核、恶性肿瘤或者风湿性疾病引起的积液。

实验室检查

初步实验室检查

血清学指标可以初步判断炎症的程度和治疗效果。

• 红细胞沉降率。

• C 反应蛋白。

影像学检查

• 胸部放射学检查。

- 胸部前后位平片可以显示>400 ml 的胸腔积液。

- 胸部侧位片可以显示<200 ml 的胸腔积液。

- 胸部侧卧位片可以发现少至 50 ml 的游离胸腔积液。

• 超声检查。

- 可以发现少量(3～5 ml)包裹性的胸腔积液。

- 可以在超声引导下进行胸腔穿刺。

- 可以帮助区分胸膜增厚还是胸腔积液。

• CT 扫描。

- 清晰显示胸腔积液、脓胸、肺脓肿,或者肺不张。

- 显示胸腔积液包裹的程度。

诊断步骤与其他

• 胸腔穿刺。

- 当积液引起相应症状(如持续发热、呼吸困难),但是病因不明时,应进行胸腔穿刺。

• 胸膜活检。

- 胸腔穿刺仍无法明确病因。

- 对于累及胸膜的疾病(如结核、恶性肿瘤等),最有帮助。

- 确定 40%～70%的肿瘤病例。

■ 鉴别诊断

• 漏出液。

- 心血管。

◦ 充血性心功能衰竭。

◦ 限制性心包炎。

- 伴有低白蛋白血症的肾病综合征。

- 肝硬化。

- 肺不张。

• 渗出液。

- 感染。

◦ 金黄色葡萄球菌(增加了甲氧西林耐药的发生率)。

◦ 肺炎链球菌(增加了青霉素耐药的发生率)。

◦ 流感嗜血杆菌(H 型流感 b 型疫苗的接种降低了其发病率)。

◦ A 型链球菌。

◦ 厌氧菌。

◦ 革兰阴性的肠道杆菌。

◦ 无法检测的微生物(所有培养均为阴性)。

◦ 结核性积液。

◦ 病毒性积液(腺病毒、流感病毒)。

◦ 真菌性积液(多数不合并积液;最常见于诺卡菌和放线菌)。

◦ 寄生虫性积液。

- 肿瘤:多见于白血病和淋巴瘤;儿童并不常见。

- 结缔组织病。

◦ 风湿性关节炎。

◦ 系统性红斑狼疮。

◦ Wegener 肉芽肿。

- 肺动脉栓塞。

- 腹腔内疾病。

◦ 膈下脓肿。

◦ 胰腺炎。

- 结节病。

- 食管破裂。

- 血胸。

- 乳糜胸。

- 药物。

- 化学损伤。

- 放射性辐射后积液。

治疗

■ 药物治疗

• 抗生素。

- 应用于细菌感染引起的胸腔积液。

- 特殊抗生素应在明确微生物后应用。

- 如果积液培养结果阴性,广谱抗生素也应推荐使用,覆盖常见细菌感染。

- 通常在治疗 48～72 h 后,临床症状开始改善。

- 继续应用静脉抗生素直到体温平稳正常。

- 体温正常后改用口服抗生素。

- 抗生素的疗程取决于感染的微生物和病变的严重程度。
- 总的疗程存在争议。
- 通常静脉和口服抗生素疗程至少需要2～4周。

■ 其他治疗

一般措施

- 支持治疗。
- 尽量维持。
- 氧合情况。
- 液体平衡。
- 营养平衡。
- 退热处理。
- 缓解疼痛。
- 治疗相应疾病。
- 抗生素治疗感染性疾病。
- 心脏药物治疗充血性心功能衰竭。
- 化疗治疗恶性肿瘤。
- 抗炎药物(如激素)治疗结缔组织病。
- 中链甘油三酯和低脂饮食治疗乳糜胸。
- 有效的胸腔积液引流。
- 胸腔穿刺抽液。
- 胸腔引流管引流。
- 外科手术引流。
- 胸腔引流持续时间。
- 临床症状消失(体温正常,无呼吸困难),引流量<50 ml/h,可以去除引流管。
- 对于液体稠厚、诊断为脓胸的患者,需要长时间的胸腔引流(一旦胸腔积液无好转,可考虑胸腔镜手术治疗)。

■ 补充与替代疗法

- 胸腔穿刺。
- 用于诊断。
- 鉴别漏出液和渗出液。
- 用于培养(怀疑感染)。
- 细胞学检测(怀疑恶性肿瘤)。
- 缓解呼吸困难或者心肺功能不全。

- 胸腔置管引流。
- 减少液体再积聚。
- 类肺炎胸腔积液引流(在形成分隔前引流,否则将引流不出)。
- 胸膜腔内纤溶药物的应用。
- 辅助复杂性胸腔积液的引流(如多房性脓胸)。
- 可以选择链激酶,尿激酶和组织型纤溶酶原激活物(tPA)。

■ 手术与其他治疗

- 电视辅助胸腔镜。
- 作为其他创伤性手术(开胸手术/剥离术)的替代治疗。
- 在胸腔镜下进行清创,松解粘连和分隔。
- 出现以下情况时,推荐应用胸腔镜。
- 早期胸腔引流被延误。
- 分隔使单纯置管引流不畅。
- 保守治疗无效。
- 胸膜切除术。
- 乳糜胸。
- 恶性胸水。
- 胸膜黏合术。
- 针对反复的胸腔积液。
- 经常应用一些化学药物包括滑石粉、四环素、强力霉素、阿的平(一种抗疟药)。
- 手术方法。
- 机械性磨损。
- 胸腔镜下胸膜切除术。
- 开胸手术。
- 一旦诊断为恶性胸水。
- 硬化剂黏合手术通常是无效的。
- 因为肺脏被肿瘤累及,胸腔引流管引流可以引起气胸。

🔄 后续治疗与护理

■ 随访推荐

- 通常1～2周内临床症状改善。

- 对于脓胸,部分患儿甚至发热2～3周后,症状才开始好转。

■ 饮食事项

当诊断为乳糜胸时,饮食应为。
- 中链甘油三酯。
- 营养替代治疗。
- 至少需要4～5周。

■ 预后

取决于原发疾病的病变进程。
- 及时治疗的感染性病变:预后良好。
- 恶性肿瘤:预后差。

■ 并发症

- 低氧。
- 呼吸困难。
- 持续性发热。
- 心功能减低。
- 营养不良(见于乳糜胸)。
- 休克(大量失血,见于血胸)。
- 限制性肺功能不全。

🔤 疾病编码

ICD10

- J90 胸腔积液,未分类。
- J86.9 不伴有窦道的脓胸。
- J91.0 恶性胸腔积液。

❓ 常见问题与解答

- 问:什么时候胸片能恢复至正常?
- 答:可能需要6个月甚至更长时间。
- 问:什么时候肺功能检测恢复正常?
- 答:取决于胸腔积液的程度,可能需要6～12个月。

 胸痛 Chest Pain

Steven M. Selbst 储晨 译 / 刘芳 审校

👣 基础知识

■ 描述

胸痛是儿童期一种常见的疼痛综合征,比

腹痛和头痛少见。常见病因不是心脏疾病,肌肉骨骼原因最常见。男孩和女孩发病相等。病因经常不明(特发性)。

■ 相关疾病

- 哮喘。
- 囊性纤维化。

- 糖尿病（长期）。
- 肥厚型心肌病。
- 川崎病。
- 马方综合征。
- 镰状细胞病。
- 系统性红斑狼疮。

诊断

鉴别诊断

- 肌肉骨骼疾病。
  - 胸壁拉伤。
  - 肋软骨炎。
  - 胸部直接创伤。
  - 滑肋综合征。
- 心脏疾病。
  - 心律失常（室上性心动过速，室性期前收缩）。
  - 冠状动脉畸形。
  - 冠状动脉瘤（川崎病）。
  - 感染（心肌炎，心包炎）。
  - 心肌梗死/缺血。
  - 结构异常：肥厚型。
  - 心肌病。
- 胃肠道疾病。
  - 碱摄入。
  - 食管异物。
  - 食管炎（有时为四环素或"药丸"诱发）。
- 精神因素。
  - 焦虑/应激。
  - 过度通气。
- 呼吸系统疾病。
  - 哮喘。
  - 咳嗽（迁延性）。
  - 胸腔积液。
  - 肺炎。
  - 气胸：自发性、创伤相关、药物相关（可卡因）。
  - 纵隔气肿。
  - 肺栓塞。
- 其他。
  - 乳腺肿块。
  - 吸烟。
  - 胸膜痛。
  - 心前抓综合征（PCS）。
  - 带状疱疹。
  - 镰刀状细胞危象-急性胸腔综合征。
  - 胸部肿瘤。

诊断思路

识别少见的由于严重疾病导致胸痛的患

儿[见"体格检查"中的讨论——（胸痛患儿一般检查中重要的体格检查发现）]。

- 第一步：这个患者是急性起病么？如果是，开始急诊处置并迅速找出原因。
- 第二步：对于大多数情况稳定的胸痛患儿，决定是否需要做实验室检查以帮助找到原因。
- 第三步：适当处理特定的情况。开始用镇痛药，安抚家属，安排随访。

筛查问题提示

做全面的病史询问和仔细的体格检查。最后检查胸部——并不局限于这个区域。有所保留的应用实验室检查，仅仅为了证实临床怀疑。

病史

- 问题：疼痛多严重，多频繁？
- 要点：持续的、频繁严重的疼痛更令人痛苦，并干扰日常活动。但严重的病因与频繁严重的疼痛并无明显相关性。
- 问题：疼痛的类型是什么？在什么部位？
- 要点：烧灼痛与食管炎相关。坐位或前倾位可缓解的尖锐刺痛是心包炎的典型表现。低年龄儿童不能很好描述或定位疼痛。
- 问题：疼痛何时发生？
- 要点：急性疼痛（<48 h）更可能是有器质性原因。慢性疼痛（>6 个月）更可能是心因性的或特发性的。对于年长孩子突发胸痛，可考虑心律失常、气胸或肌肉骨骼损伤。对于年幼幼儿突发胸痛，考虑食管异物（硬币）或损伤。
- 问题：疼痛可由活动诱发么？
- 要点：活动诱发的胸痛可能与严重心脏疾病或哮喘相关。
- 问题：近期有创伤、剧烈活动或肌肉过度劳累么？
- 要点：肌肉骨骼性疼痛（胸壁）。
- 问题：吃过辛辣食物么？服用过四环素或其他药物么？
- 要点：食管炎。青少年往往喝很少的水服用药片，随即躺下，未溶解的药片可能留在食管里并导致疼痛。
- 问题：近期用过"街头毒品"例如可卡因么？
- 要点：高血压，心动过速，心肌缺血或气胸。
- 问题：用过口服避孕药，有凝血障碍，或最近腿部受伤过么？
- 要点：肺栓塞。这在儿科人群里很少见。

- 问题：近期有明显的应激事件（例如搬家，至亲去世，患重病）？
- 要点：心因性疼痛。儿童可能出现与应激相关的头痛和腹痛。胸痛也可能与不常见的应激相关。
- 问题：相关主诉？
- 要点：发热可能提示肺炎（常见）、心肌炎和心包炎（较少见但是很严重）。晕厥和心悸可能提示心律失常或严重的贫血。关节痛或皮疹可能提示胸痛与胶原性血管疾病相关联。父母关注即可缓解的疼痛提示为情绪性疼痛。
- 问题：阳性家族史？
- 要点：肥厚型心肌病通常是家族性的，该病患者可能有猝死的家族史。当有心脏疾病或胸痛的家族史时，父母可能非同寻常地关注孩子的症状，儿童通常为非器质性原因。
- 问题：既往病史？
- 要点：既往川崎病史、长期胰岛素依赖型糖尿病、镰状细胞病可能发生严重的心脏和肺部并发症从而导致胸痛。马方综合征发生主动脉夹层和气胸的危险升高。哮喘患者肺炎和气胸的危险升高。胶原性血管病中心包积液和心包炎的危险增加。大部分的结构性心脏病很少导致胸痛。肥厚型心肌病是高风险状况。

体格检查

- 胸痛患儿一般体格检查中重要的发现。
  - 严重疼痛。
  - 慢性病容。
  - 发热。
  - 皮疹或擦伤。
  - 腹部异常。
  - 关节炎表现。
  - 明显焦虑。
- 发现：孩子是处于明显疼痛状态么？
- 要点：需要急诊处置；稳定病情。考虑气胸或心律失常。
- 发现：孩子表现出慢性病容么？
- 要点：胸痛可能在一些严重疾病中出现，例如恶性肿瘤（霍奇金淋巴瘤）或系统性红斑狼疮。
- 发现：发热么？
- 要点：考虑肺炎，心肌炎或心包炎。
- 发现：有皮肤擦伤么？
- 要点：胸痛可能与未意识到的创伤有关。肋骨骨髓炎是罕见原因。
- 发现：有腹部异常吗？

- 要点:疼痛可能转移到胸部。
- 发现:有关节炎么?
- 要点:胶原性血管疾病可出现心包积液或胸痛。
- 发现:孩子有不寻常的焦虑么?
- 要点:已发生的应激可能导致疼痛。
- 胸痛患儿胸部体格检查中重要的发现。
- 乳腺异常。
- 皮下气肿。
- 心脏杂音,摩擦音,心律失常。
- 胸壁触痛。
- 发现:乳房增大,不对称,有点疼?
- 要点:青少年中生理性乳房变化可能引起疼痛。在少女中需考虑怀孕。
- 发现:有呼吸音减低,喘鸣么?
- 要点:可能提示肺炎、哮喘,胸壁肌肉过度使用。
- 发现:胸部或颈部可触及的皮下气肿。
- 要点:气胸,纵隔气肿。
- 发现:心脏杂音,摩擦音,心律失常?
- 要点:先天性心脏病,肥厚型心肌病,心脏感染如心肌炎、心包炎,室上性心动过速,室性心动过速。
- 发现:胸壁,肋软骨连接处有点痛?
- 要点:肌肉骨骼性疼痛。

注意

导致急诊胸痛的因素包括以下方面:

- 气胸:可能表现为严重的突发胸痛,呼吸窘迫,发绀,低血压。
- 心律失常:年长儿室性或室上性心动过速可能进展为心力衰竭或致命节律。
- 可卡因中毒:可能表现为气胸,心律失常,高血压。
- 直接胸部创伤:可能导致心脏挫伤和心律失常。
- 碱摄入或食管异物需要提高警惕。

■ **诊断检查与说明**

- 检查:心电图。
- 要点。
- 如病史提示有心脏疾病需做[例如,急性发作疼痛,劳力性疼痛,与以下相关的疼痛:晕厥、眩晕、心悸、先天性心脏病病史、严重的相关疾病(川崎病和糖尿病)、用可卡因史]。

- 如体格检查异常需做,例如,呼吸窘迫、心脏异常、发热、明显的创伤。
- 检查:Holter 监测。
- 要点:如果怀疑心律失常需做。心电图可能检测不出间断发作的心律失常。
- 检查:运动负荷试验。
- 要点:如疼痛由劳累诱发需做。其作用仍有争议,但是可能会鉴别出心源性或哮喘导致胸痛。
- 检查:药物筛查。
- 要点:如怀疑用过可卡因可做。

影像学检查

胸部 X 线片。

- 同心电图。
- 如果病史提示心脏或肺部异常,肿瘤,马方综合征,或异物(吞入硬币)需检查。
- 如果体格检查提示呼吸音减低或扪及皮下气肿需检查。

 治疗

■ **其他治疗**

一般措施

儿童胸痛很少与心脏疾病相关。然而,不是所有胸痛患儿都是良性病因;与劳累、晕厥、眩晕相关的胸痛应考虑有心脏问题;如果患儿有发热,应考虑肺炎或病毒性心肌炎。如发现特定的病因就进行病因治疗。非处方类镇痛药对大多数疼痛均有效(对乙酰氨基酚每次 15 mg/kg,布洛芬每次 10 mg/kg)。制酸剂对于食管炎性疼痛可有诊断和治疗作用。休息、保暖和放松疗法可能有效。对于体检正常或良性病史的慢性疼痛应避免过多的昂贵的、侵入性的实验室检查。

■ **转诊问题**

- 急性严重疼痛。
- 明显的创伤。
- 心脏疾病或相关的严重疾病的病史。
- 与运动、晕厥、心悸、眩晕相关的疼痛。
- 严重的情绪障碍。
- 食管异物、碱摄入。
- 肺炎,胸腔积液。
- 心脏(有时为肺部)检查异常。

- 心电图异常。

 随访

■ **预后**

40%的患者会有 6～24 个月的持续胸痛。随诊观察很重要。如果一开始就没诊断,后面不太会发现严重的疾病。但是,要注意观察活动诱发的哮喘症状或情绪问题,这在一开始可能表现不明显。如果评估都是阴性的,鼓励回归正常活动。大部分患者预后都很好。

 疾病编码

ICD10

- R07.9 胸痛,非特异性。
- R07.89 其他胸痛。
- J45.909 非特异性哮喘,无合并症的。

常见问题与解答

- 问:胸痛在儿童中有多常见?
- 答:胸痛是一种常见的疼痛综合征,据报道在城市急诊就诊的儿童中占 6/1 000。以胸痛为主诉的比腹痛或头痛少。尽管所有年龄的儿童都可能主诉胸痛,但平均年龄是大约 12 岁。
- 问:病史中哪些表现是令人担忧的?
- 答:急性发作疼痛,运动时发生,同时发生晕厥、眩晕或心悸、心脏疾病,或是可能影响心脏的慢性状况,创伤,发热,药物使用(例如可卡因)。
- 问:体检中哪些发现是最令人担忧的?
- 答:呼吸窘迫,呼吸音减低/异常,心脏异常,发热,创伤,皮下气肿,马方综合征表现。
- 问:哪些胸痛儿童不需要进一步的实验室检查评估?
- 答:那些慢性胸痛(>6 个月),之前没有提示严重表现的病史。个体化治疗——镇痛药、安慰疗法和随访足以。
- 问:为什么临床医师需要关注儿童胸痛?
- 答:心脏病是不常见的原因,但是在一些病例中可发现严重病因。父母的担忧也必须解决。

旋毛虫病 Trichinosis

Carolyn A. Paris · George Anthony Woodward 沈军 译／王建设 审校

基础知识

■ 描述
- 因食用未煮熟的含有旋毛虫幼虫囊包的肉所引起的感染。
- 人类感染的临床病例以肠期为首发表现随后出现肌内症状。
- 宿主范围和地理分布极其广泛。

■ 流行病学
- 历史上,大部分美国感染者是由商品猪肉所含的旋毛虫引起。
- 目前,更多的美国感染者与野生动物肉(尤其是熊)或由野生动物传染给驯养动物有关。
- 偶尔有群体暴发(如有共同暴露的家庭和社区)。
- 寄生宿主包括啮齿目类,驯养动物(如猫、狗),浣熊,负鼠,臭鼬等。

发病率
- 全世界每年大概 10 000 例,在主要的 55 个曾有报道该病的国家中该病的死亡率为 0.2%。
- 2002—2007 年,美国平均每年 11 例。
- 报告病例数下降,与旋毛虫在商品猪中的流行性下降有关(1900 年为 1.41%, 1966 年为 0.125%, 1995 年为 0.013%),联邦法干预商品生猪肉类的消费,同时关于合理运送和加工肉制品的公众意识也在不断增强。
- 可能未完全报道,尤其在疾病控制力度并不太大的发展中国家。

患病率
- 1970 年研究表明 0~4% 的尸检提示有既往感染(额外估算患病率为 10%~20%)。

■ 危险因素
- 食用不完全煮熟的肉类,即便很少量。
- 食用进口肉类(如法国马肉、中国狗肉),或是野生肉类(如熊、美洲狮、美洲豹、狐狸、马、海豹、海象)。
- 暴露于掺假的食物(如猪肉混在牛肉中)。
- 去不发达国家旅游。
- 宿主免疫力低下。

■ 一般预防
- 只吃完全熟透的肉类,包括猪肉和野生肉

类,肉的内部温度应 > 145 ℉(译者注: 145 ℉＝62.78 ℃),无粉红色。
- 冷冻可杀死猪肉中(<6 英尺厚,即 1.83 m)的旋毛线虫,在 −20 ℉条件下 6 天即可, −10 ℉条件下 10 天,−5 ℉条件下 20 天。
- 冷冻不能完全杀死其他类型的旋毛虫类,尤其是野味肉类。
- 食物加工、熏制、腌制、风干肉类(包括肉干)并非可靠的杀菌方法。
- 常规清洗肉类设备。
- 放射虽不能完全杀死旋毛线虫,但却可以阻断其复制。
- 避免喂食猪类不熟的碎肉。
- 积极控制寄存宿主(如啮齿目类动物)。

■ 病理生理
- 旋毛线虫是一种可感染温血动物的专性胞内寄生虫。
- 至少有 8 种毛形线虫:旋毛形线虫(最常见)、布氏旋毛虫、伪旋毛虫、巴布亚旋毛虫、乡土旋毛虫、纳氏旋毛虫、穆氏旋毛虫、津巴布韦旋毛虫。
- 所有种类的毛形线虫在同一宿主(种类广泛,哺乳动物、鸟类、爬行动物)的生命周期为 2 个阶段,但只有人类宿主可出现临床症状。
- 该病不会出现人际传播。
- 患者进食含有幼虫的不熟的肉类后,囊壁被消化酶消化,到达小肠,浸润肠黏膜,然后发育为成虫。
- 潜伏期约 1~2 周。
- 已受精的雌虫在 2~3 周内会释放出幼虫(0~500 只),成虫在人类宿主内不复制,通过粪便排出。
- 新生蚴经血循环到达骨骼肌,并在此处长大 10 倍,卷曲,形成包囊,从而引起肌纤维拉长、水肿。非骨骼肌可出现肉芽肿反应,但幼虫只出现在骨骼肌中。
- 包囊(透明包囊)数月至数年后可钙化。
- 越来越多的人开始研究关于寄生虫对免疫系统的调节作用及其对免疫介导性疾病的意义。

■ 病因
引起旋毛虫病的微生物是旋毛形线虫,由生食或半生食含有旋毛虫的肉类引起。

■ 常见相关疾病
- 风湿性综合征:结节性多动脉炎,如系统性坏死性血管炎、系统性多动脉炎、肾小球肾炎。
- 免疫系统受损的宿主有严重感染及长期感染的风险。

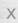 诊断

■ 病史
- 食用未熟的肉类(商品和非商品猪肉、野生动物、进口肉类)。
- 其他人有类似症状和同样的饮食暴露史。
- 症状和体征。
- 临床严重度呈多样性,从无症状(最常见)到致命性(少见),取决于旋毛虫种类和接触数量。
- 与成人相比,儿童通常症状少而轻。
- 许多症状和体征(如眶周和肌肉水肿、嗜酸性粒细胞增多)与寄生虫抗原引起的过敏反应有关。
- 非特异性症状和体征可与其他疾病类似。
- 肠期(感染后 24 h 到 7 天内):由成虫浸润肠黏膜引起的肠道溃疡所致的症状。
  ◦ 腹泻、腹痛、恶心、呕吐、纳差等。
  ◦ 可持续数周。
- 肠外期(感染后 1~8 周):由系统浸润引起的症状。
  ◦ 一般症状:发热(始于起病第 2 周,4 周后达高峰,夜间峰值可大 40~41 ℃),乏力,精神萎靡,肌肉痛。
  ◦ 眼:眶周水肿、结膜下出血、结膜炎、视力下降、眶周疼痛、结膜水肿。
  ◦ 肌肉:肌痛、肌炎(通常由眼外肌到咀嚼肌、舌肌、颈肌、下肢屈肌、肋间肌、膈肌),伴随呼吸困难、咳嗽、声嘶。
  ◦ 神经系统:头痛、局灶性麻痹、谵妄、精神错乱。
  ◦ 皮肤:荨麻疹、指甲下出血。
  ◦ 肠外期症状通常在高峰期即感染后 2~3 周。
  ◦ 精神萎靡、乏力等可持续数周。
  ◦ 心脏:心肌炎、心肌炎性心律失常。
- 恢复期:起病 2 个月开始,可持续数月至数年,表现为肌痛、乏力。

▪ 体格检查

发热、眶周和全身性水肿、肌痛、荨麻疹、以及在"病史"中提及的有关神经和心脏累及后的其他表现。

▪ 诊断检查与说明

实验室检查

- 大便虫卵和寄生虫检查。
- 外周血白细胞及分类：白细胞升高（轻度），伴嗜酸性粒细胞增多（可达 70%，峰值在感染后 10～21 天，但早于临床症状出现）。
- 肌酶升高[乳酸脱氢酶（LDH）、肌酸磷酸激酶（CPK）、醛缩酶]。
- 特异性抗旋毛虫抗体检查。
- 美国各地都有血清学检测。
- 在美国疾病防控中心和一些私立实验室。
- 通过聚合酶链反应检测旋毛虫特异性 DNA（部分地方开展）。
- 旋毛虫血清学。
- 要求 2 项试验以确保诊断正确：首先检测抗原（酶联免疫吸附试验即 ELISA），其后抗体检测寄生虫表面抗原（FA）。
- 皂土絮凝试验（1∶5 或者 4 倍升高）、乳胶凝集试验、ELISA、免疫荧光法。

影像学检查

- X 线：可显示肌内钙化的囊壁（感染后 6～24 个月）及增大心影。
- 心电图：心肌炎可引起心脏期前收缩，PR 间期延长，小 QRS 波伴室内传导阻滞和（或）T 波低平或倒置。
- CT：中枢神经系统小病灶，静脉增强可见环状钙化灶。
- 肌电图：结果类似多发性肌炎和炎症性肌病。

诊断步骤与其他

- 骨骼肌活检（尤其感染＞17 天的患者的三角肌和腓肠肌）。
- 炎症细胞包裹浸润坏死肌纤维中的旋毛虫幼虫。
- 非骨骼肌中的肉芽肿性炎并非旋毛幼虫引起。
- 感染患者的阴性结果可能是采样错误导致。

▪ 鉴别诊断

- 感染性：病毒综合征，寄生虫，螺旋体，胃肠炎，流感，鼻窦炎，伤寒，麻疹，斑疹伤寒，脑膜炎，风湿热，脑炎，脑脊髓炎，脊髓灰质炎，破伤风，血吸虫病，钩虫病，类圆线虫或蛲虫感染。
- 其他：不明原因发热，皮肌炎，心肌炎，炎症性肠病，血管神经性水肿，风湿性关节炎，肾小球肾炎、多神经炎，嗜酸性粒细胞性白血病，结节性多动脉炎，吸收障碍症候群。

💉 治疗

▪ 药物治疗

一线药物

- 重症时用全身性皮质类固醇（不推荐作为单独治疗，可能会延长成虫在肠道内的存活时间），加上以下药物。
- 阿苯达唑：15 mg/(kg·d)，bid，15 天。
- 最大剂量 800 mg/d。
- 鼠体内试验有致畸/胚胎毒性。
- 批准用于＜2 岁患儿。
- 甲苯达唑和阿苯达唑在肠期最有效（对肠内寄生虫有活性，对肌内包裹的幼虫作用弱）。

二线药物

双羟萘酸噻吩嘧啶（噻嘧啶）。

- 可用于孕妇，未批准用于＜2 岁患儿。
- 只对成虫有效，而对包囊内幼虫无效。

▪ 其他治疗

一般措施

- 多数患者无需特殊治疗可自愈。
- 对症治疗：对乙酰氨基酚、非甾体消炎药、卧床休息。

▪ 转诊问题

伴有心脏、神经系统、肺部并发症。

▪ 住院事项

入院指征

伴有心脏、神经方面、肺部并发症，提示疾病严重。

出院指征

心脏症状得到缓解。

⏱ 后续治疗与护理

▪ 随访推荐

- 数周后疾病应有好转。
- 3～4 周后，如果症状持续或粪便有虫卵建议重新治疗。

患者监测

心肺监测。

▪ 饮食事项

- 避免再次暴露。
- 可继续母乳喂养，首例停止奶制品喂养的报道和注射甲苯达唑有关。

▪ 患者教育

如果担心旋毛虫暴露史或有症状，及早就医。感染 1 周内治疗最有效。

▪ 预后

- 轻中度疾病通常能自然恢复，少有后遗症。肌肉肿胀、身体虚弱可持续存在。
- 有心脏、中枢神经系统、肺部并发症者预后较差（可暴发或者致命）。
- 儿童一般少有症状，并发症少，恢复较快。

▪ 并发症

- 心脏：心肌炎（可导致感染后 4～8 周内死亡）、继发性心律失常、低血压、心包积液。
- 神经系统：脑膜脑炎、中枢神经系统肉芽肿、头痛。
- 肺部：肺炎、胸腔积液、肺栓塞或肺梗死。
- 肾脏：肾小球肾炎。
- 肝脏：脂肪改变。
- 肌肉：长时间疼痛。
- 眼：视网膜出血。
- 并发症很少为永久性。

🔢 疾病编码

ICD10

- B75 旋毛虫病。
- M63.80 肌肉疾病。

❓ 常见问题与解答

- 问：旋毛虫病能人际传播吗？
- 答：不会，除非通过感染的母乳。
- 问：和感染旋毛虫的患者接触后是否需要特别的预防措施？
- 答：只需洗手即可，无需隔离。
- 问：对进食污染肉类后的患者有什么建议？
- 答：可以考虑用甲苯达唑或阿苯达唑治疗。
- 问：哪些典型症状提示旋毛虫病？
- 答：腹泻、腹痛、眶周水肿、肌炎、发热、嗜酸细胞增多，尤其是结合进食可能未煮熟肉类的病史。

学习障碍 Learning Disabilities

Monica D. Dowling · Jeffrey P. Brosco 李慧萍 译／张凯峰 审校

 基础知识

■ 描述

学习障碍（LD）是指一组表现为非预期性的、持续性的在获得及使用学习技能方面的障碍，这些方面包括阅读准确性、阅读流利性、阅读理解、写作表达、数学计算、数学问题解决等。

- 《精神障碍诊断及统计手册》第 5 版（DSM-V，2013）及《国际疾病分类编码手册 10》（ICD-10，2013）中将 LD 划分入神经发育性障碍（NDD）。
- LD 患儿学业成绩必须持续低于该年龄段应有的水平，并且不能用智力残疾（ID）、神经或运动障碍、缺乏学校教育、心理因素、经济困难或严重感知觉异常来解释。
- LD 具有神经生物及遗传背景。
- 阅读困难是最常见的 LD 类型，典型表现为语音信息处理和（或）拼写编码技能缺陷。计算障碍的孩子表现为程序、提取、数字感觉缺陷。
- 儿科医生的作用是帮助患有 LD 的孩子，发现在孩子发育及病史中的诱发因素，并提供科学的相关理论解释及干预措施。
- 早期干预可改善预后。

■ 流行病学

- 2009—2010 年，根据美国国家教育中心统计数据，3～21 岁全部公立学校入学者中有 240 万（5%）的孩子确诊为 LD，需要接受特殊教育。
- 美国国家健康委员会（NIH）估计大约 15%～20% 美国人受到 LD 影响。

■ 危险因素

- LD 具有家族性及一定的遗传性。
- 已明确一些高危基因位点及基因与阅读及语言障碍有关。
- 异常神经迁移假说被认为是主要的病理生理机制。
- 遗传的作用随着父母教育水平增高而增高（生物学的基因与环境因素相互作用）。
- 环境因素包括早产、低出生体重、围生期尼古丁或酒精暴露、感染、创伤性脑损伤。

■ 常见的相关疾病

- 语言障碍。
- 语音障碍。
- 听觉处理障碍。
- 发育协调性障碍。
- 注意缺陷障碍（伴多动）（ADHD）执行功能缺陷。

■ 一般预防

- 高质量、与发育水平相适应的学前教育。
- 早期识字倡议（如指读）。
- 对于语言、言语、运动障碍的早期干预。
- 从幼儿园开始进行具有循证依据的阅读课程并对学业进度进行监控。
- 对早期表现出学习问题的孩子给予补充辅导。

 诊断

■ 鉴别诊断

- 智力残疾（ID）。
- 边缘及轻度的智力残疾在儿童早期不一定能被发现。
- ADHD。
- 尤其是注意力分散症状明显于多动症状的 ADHD。
- LD 病例中大约一半都合并 ADHD。
- 感觉障碍。
- 听力或视力损害。
- 对于学业有问题的孩子，除学校筛查以外，儿科医生应该再次确定检查结果。
- 神经疾病。
- 无抽搐表现的癫痫。
- 神经起源的疾病，如尼曼匹克病、肾上腺脑白质营养不良、蜡样脂褐质沉积、亚急性硬化性全脑炎，也是导致学龄期学习问题的罕见原因。
- 中枢创伤。
- 遗传综合征。
- 一些遗传综合征仅表现微小的畸形，直到学习问题突显的时候才被注意。
  - 性染色体非整倍体。
  - 脆性 X 综合征。
  - 多发性神经纤维瘤。
  - 结节性硬化。
  - 腭心面、DiGeorge 综合征。
- 甲状腺功能减低。
- 人类免疫缺陷病毒（HIV）感染。
- 铅中毒。

- 慢性营养不良。
- 缺铁性贫血。
- 医源性治疗。
- 一些药物（如抗癫痫药物）影响认知。
- 肿瘤治疗。
- 心理社会问题。
- 家庭压力、同伴关系、疾病、旷课或青春期都可能表现为学业困难。
- 反之，家里或学校的行为问题经常可以促使对学校功能进行评估。
- 心理合并症状。
- 适应障碍、焦虑、情绪问题、对立违抗障碍、品行障碍、滥用药物以及其他行为问题可能在 LD 前已经出现，也可能继发于 LD。

■ 处置步骤

- 适当的教育干预对大部分的学习障碍都是有效的，不管具体病因，对于干预没有反应是特定 LD 诊断的一部分。
- 教育工作者的作用：①监测所有学生的学习情况；②提供教育干预，对努力的学生增加监测频率；③对于基本干预效果不好的学生，增加心理教育评估。
- 一旦孩子表现出学习问题，儿科医生需要做以下事情。
- 帮助孩子的家庭获得及时、有循证依据的教育干预措施。LD 指南（http://www.ncld.org）可以给保健专业人员提供资料。
- 明确并治疗潜在的医学问题。
- 明确并帮助治疗潜在的心理社会问题。
  - 心理社会压力可加剧学习困难，也可能是原发病因。
  - 学校出勤率对于学习来说是尤其重要的因素。
- 明确并治疗合并精神疾病。

■ 病史

- 问题：从什么时候开始孩子的日常学习出现问题？是如何开始的？
- 意义。
- LD 典型的损害仅仅在学校的活动中，并且常常局限于一个方面的技能，如阅读、数学等。
- ADHD 孩子典型表现为多场景（学校、家里、课外活动、同伴玩耍时）问题。
- LD 孩子一般有发育相关的病史。

- 问题:学校表现下降是近期出现的,还是突然出现的?
- 意义:如果是突然出现的,需要考虑病理生理过程,如视力与听力损害、药物副作用、神经源性疾病(罕见)或近期的心理社会问题。
- 问题:既往病史、用药史、系统性回顾、心理社会压力?
- 意义。
- 学校出勤情况(生病与逃课相比较)。
- 早期的发育及行为。
- 学习问题的家族史。
- 睡眠模式(呼吸暂停、失眠)。

体格检查

- 发现:有微小的畸形么?
- 意义:更有可能是遗传综合征或者是一组由于胚胎期致畸因素暴露造成的畸形(如酒精、可卡因)。
- 发现:有皮肤病变么?
- 意义:可能是一种潜在的遗传综合征如结节性硬化。
- 发现:有肿大的扁桃体么?
- 意义:可能是由于睡眠影响学习及(或)行为。
- 发现:神经学检测异常吗?
- 意义:任何局部的症状都需要额外的评估检查。LD儿童常常发现有快慢交替的手指运动,但是对临床并没有很大的意义。

诊断检查与说明

- 医生。
- 听力、视力筛查。
- 标准的行为问卷(如范德比尔特教师及父母问卷)。
- 运用抑郁、焦虑、家庭功能障碍、父母抑郁、物质滥用等筛查工具。
- 结合病史或体检资料,必要时行遗传、神经学评估。
- 教师。
- 用由老师进行的测试或电脑进行的测试来监测进展。标准化的成绩检测可以每年开展一次,以评估近期的功能及回顾进展情况。

- 心理医生。
- 测试必须是个体化的,评估智力及学业能力。
- 联邦法律规定,如果父母要求,学校必须提供书面的综合评估结果。每个州的具体信息可以从国家残疾儿童传播中心(800-695-0285;http://www.nichcy.org)获得。
- 学校外一些以大学或医院为背景的中心也可以开展LD评估。
- 对教育干预反应不佳或心理教育评估无明确结论的孩子,神经心理学测试有助于确定特殊认知因素,对制订有效的教育计划非常有帮助。

治疗

- 不建议继观病情变化。
- 问题被发现后要尽快开始采用有循证依据支持的干预措施;对干预无效的孩子更需要病因学检测。
- 学业困难或注意困难可逐渐导致抑郁、自信心损害、行为障碍、辍学等心理问题。

一般措施

- 医生。
- 治疗潜在的医学问题。
- 确保心理问题获得适当治疗,包括药物治疗,行为治疗(家庭治疗、社交技能练习、认知行为治疗)。
- 学校。
- 教育干预需随孩子年龄以及受教育水平而不断调整,应当随着需要不断增加强度。
  - 等级1:对于出现学业表现差的孩子,开始时在普通教育(文化和语言适当的教育)基础上给予额外的支持(如家庭作业、辅导)。
  - 等级2:如果学习问题影响到课堂参与及妨碍进步,参考以学校为基础的儿童研究团队,并且提供深入的帮助作为常规课程的一部分,如暑期学校或特殊教学材料等。
  - 等级3:如果孩子的症状已经超过1年,并且对等级2的干预效果不佳,需参考综合心理教育评估来进一步确定在特殊教育

体系下的特殊干预方法。
- 特殊指导是治疗的核心,通常是在常规课堂中增加特教老师或资源教室。
- 孩子们也可以从优先挑选座位、测试时增加额外时间、文字处理器、计算机、文字-语音转换系统、计算器、笔记、调整后的指令等方面获得益处。
- 当父母、老师及治疗师为一个团队参与干预,治疗效果是最好的。
- 留级没有什么作用。

后续治疗与护理

LD患儿需要持续监测学业情况。即使最初的学习问题解决了,但以后在书写、记笔记、作文、组织或其他更需要抽象思维的学科中还会碰到问题。

预后

- 大部分病例虽然LD持续存在,但治疗后预后很不错。
- 预后与干预的强度、时机、方法是否恰当有关。
- 早期诊断和早期治疗对减少影响至关重要,并且有利于孩子恢复典型的发育进程。
- 目前,大脑影像研究发现,如果在重要的发育窗口(8~10岁前)给予矫正阅读指导,可以改变大脑功能。

疾病编码

ICD10
- F81.9 未特指的学习技能发育障碍。
- F81.0 特定性阅读障碍。
- F81.2 计算障碍。

常见问题与解答

- 问:有没有证据表明视觉训练可以改善阅读?
- 答:尽管有一些报道认为视觉训练有效,但是更多的证据表明视觉功能障碍不是阅读障碍的原因;没有充分的证据推荐视觉治疗。

血管瘤和其他血管病变 Hemangiomas and Other Vascular Lesions

Katherine B. Püttgen 宋玮 译 / 王榴慧 审校

 基础知识

■ 描述

- 血管性肿瘤:血管所构成的肿瘤。
  - 婴儿血管瘤(IH)。
  - 先天性血管瘤:无消退性先天性血管瘤(NICH)和快速消退性先天性血管瘤(RICH)。
  - 丛状血管瘤(TA)。
  - 卡波西样血管内皮瘤(KHE)。
  - 化脓性肉芽肿。
  - 血管外皮细胞瘤。
- 血管畸形(VaM):不伴有血管内皮细胞增殖的异常血管。
  - 毛细血管畸形(CM)(如鲑鱼色斑、葡萄酒色斑、鲜红斑痣)。
  - 静脉畸形(VM)。
  - 动脉畸形:动静脉畸形(AVM)或动静脉瘘(AVF)。
- 淋巴管畸形(LM)(大囊型和微囊型)。
- 混合畸形(例如毛细血管-静脉-淋巴管畸形)。
- 其他类型的血管畸形可以发生在机体的任何部位,也许和受累部位的软组织异常增生有关。

■ 流行病学

发病率
婴儿血管瘤。
- 4%~5%的婴儿。
- <10%的12月龄内的白色人种婴儿。
- 低出生体重和早产儿发病率增高。
- 其他人群高危因素包括非西班牙裔白种人、女性、多胎妊娠、高龄产妇、妊娠期绒毛膜取样术和阳性家族史。

■ 常见相关疾病

- 婴儿血管瘤。
  - PHACES综合征。
  - 节段性血管瘤(通常位于面部)与其他器官发育异常有关[颅后窝畸形、血管瘤、动脉异常、心脏异常(包括主动脉狭窄)、眼部异常、胸骨缺陷或脐上裂]。
  ◦ 大脑畸形发生率>50%,脑血管畸形发生率33%。
  - 腰骶部。

◦ 可能存在潜在的脊柱裂。
◦ 躯干下部的PHACE样综合征伴有消化道和泌尿生殖道畸形。
  - 节段性。
  ◦ 通常位于面部并累及发育单位(节段),通常有合并症,即时还不符合所有PHACES综合征的标准。
  ◦ 节段性婴儿血管瘤比局限性血管瘤更容易伴有合并症且更需要治疗。
- 卡波西样血管内皮瘤。
  - 卡萨巴奇-梅里特现象(消耗性凝血功能障碍,严重的血小板减少症)。
- 血管畸形。
  - 毛细血管畸形可能作为综合征的一部分出现(例如,斯特奇-韦伯综合征、*RASA-1*基因突变相关性高流量血管畸形、冯·希佩尔-林道综合征、鲁宾斯坦-泰必综合征、贝克威斯韦德曼症、科布综合征)。
  - 静脉畸形可能是*TIE2/TEK*基因突变的常染色体显性遗传。
  - 毛细血管畸形-动静脉畸形:由于*RASA-1*基因突变且和高流量血管畸形相关。
  - 广义淋巴管畸形和淋巴水肿与*VEGFR3*基因突变有关。

 诊断

■ 病史

- 最初病变出现的时间以及何时病变出现变化。
- 婴儿血管瘤常在出生时并不明显或者最初表现为毛细血管扩张斑,继而进入快速增生期。
  - 增殖期:出生后最初的2个月,几乎所有的婴儿血管瘤都成倍增大。
  - 大部分快速增生阶段发生在出生后5.5~7.5周这段时间内;大部分快速增生期在出生后的8周内。
  - 大部分婴儿血管瘤在3~5月龄时增生到最终体积的80%。
- 节段型和深部型血管瘤增生期更长。
- 先天性血管瘤(RICH和NICH)在出生时就表现为已充分增生。
- 血管畸形在出生时即已存在(尽管可能并没有被注意到),大部分随着时间的推移缓慢增大。
- 婴儿血管瘤的既往病史。

  - 低出生体重、双胞胎或其他多胎妊娠、早产儿。
- 家族史。
  - 15%婴儿血管瘤患儿伴有家族史。
  - 毛细血管畸形-动静脉畸形是常染色体显性遗传。

■ 体格检查

- 婴儿血管瘤。
  - 新生儿:扁平的苍白斑、浅表毛细血管扩张伴有苍白环状边缘。
  - 浅表型婴儿血管瘤:高出皮面的边界清晰、红色、柔软、无触痛的斑块或结节。皮损的表皮完整,尽管有时会出现溃疡。
  - 深部型婴儿血管瘤:高出皮面的紫蓝色柔软的肿块,表皮完整光滑。
  - 混合型婴儿血管瘤:皮损包含浅表和深部两个部分。
  - 形态学可分为局限性(最常见)、节段性、不确定性(看上去像"亚"节段型)或多发性(婴儿血管瘤数目>5个)。
  - 一家转诊医疗机构发现溃疡发生率高达25%,溃疡发生的高峰期在4月龄。
  - 消退期:扁平的、萎缩性苍白色或灰白色的中心绕以高出皮面的点状红色边界。
  - 出现大量的小至中等大小婴儿血管瘤可能提示一种罕见情况,称为弥漫性新生儿血管瘤病,内脏器官可能受累(肝、肺、消化道、中枢神经系统)。
- 血管畸形。
  - 鲑鱼色斑(痣单纯形)。
  ◦ 大部分典型表现为出生时粉红偏红色斑,压之易褪色,大部分好发于颈背部、眉间和上眼睑。
  ◦ 常见同一个新生儿同时存在上述三处皮损。
  - 葡萄酒色斑(鲜红斑痣)。
  ◦ 出生时很容易发现,表现为深粉红色或紫红色斑,压之不易退色,边界清晰。
  ◦ 最常见于面部且常累及较大范围。
  ◦ 成熟的葡萄酒色斑的色泽更深,经常发展成高出皮面的结节和血管疱。
  ◦ 如果一侧肢端严重受累,可能其下的骨骼和软组织过度增生伴有肢端肥大。
  - 动静脉畸形。
  ◦ 高出皮面的波动性皮损,如果体积较大使用听诊器可听见杂音。

○ 较小的皮损可能外观有差异，可表现为黄红斑，甚至薄的血管斑块。

○ 心脏受损的征象（例如心动过速、奔马律、气促、肝大）可能和巨大的动静脉畸形有关。

− 静脉畸形。

○ 皮内的深蓝偏紫色的、柔软的、饱满可压缩的结节；可能绕以浅表微静脉。

○ 一般引流模式需要检查。

○ 成熟的皮损可能含有小钙化灶（静脉石）。

− 淋巴管畸形。

○ 根据大小不同临床表现不同。

○ 较大的皮损表现为橡胶样、肤色大结节，边界不清，大部分常见于面部、颈部、腋部或胸部（水囊状淋巴管瘤见于年长者）。

○ 位于颈部的皮损如果压迫气道，可能会影响呼吸系统。

○ 微囊型淋巴管畸形表现为结节或斑块，有时成簇分布，表皮色素减退。复合性病变可能出血或流出半透明的淋巴液。

■ 诊断检查与说明

诊断通常依赖于典型的体格检查发现。

影像学检查

• 偶尔有助于区分血管性肿瘤如婴儿血管瘤和血管畸形，但主要用于确定血管畸形亚型和范围从而有助于制订治疗方案。

• 对于多发性婴儿血管瘤，应行腹部超声检查以排除肝脏受累。

• 术前 MRI 或 MRA、CT 血管造影或静脉造影有助于制订血管畸形治疗方案。

诊断步骤与其他

• 组织活检：极少需要，但可能有助于区分可疑的恶性病变；如果病变已高度怀疑为血管性的，应尽量避免组织活检，因为活检后会出现严重的出血。

• 如果怀疑综合征或其他合并症（例如心脏或呼吸系统受累）存在时应进行其他诊断检测。

治疗

■ 一般措施

• 婴儿血管瘤。

− 大部分患儿不需要治疗，因为无合并症的皮损会自然消退。

− 当病变影响器官功能时应考虑治疗，例如影响视力或呼吸功能，或者病变严重影响外观，例如病变位于面部。

− 婴儿血管瘤的手术治疗时机需要谨慎决定，以尽量减小外观受损的风险。在婴儿血管瘤增殖期进行手术是极罕见的，大部分手术在 3～6 岁进行。

− 普萘洛尔已作为婴儿血管瘤的一线治疗方案取得了共识，2 mg/(kg·24 h) 分次口服[剂量范围可在 1～3 mg/(kg·24 h)]。

− 口服糖皮质激素[一般给予泼尼松龙 2～3 mg/(kg·24 h)]现在作为二线治疗方案。

− 外用 0.5% 马来酸噻吗洛尔凝胶或溶液（眼科外用药剂型）可用于较小的浅表婴儿血管瘤。

− 干扰素可用于难治性或严重的病变。已知其并发症为痉挛性双侧瘫痪，在使用该药进行治疗的婴儿中发生率高达 20%（最高风险人群是 <12 月龄的婴儿）。现在这类治疗已被彻底限制。

− 长春新碱作为三线用药很少被使用。

− 对于发生溃疡的婴儿血管瘤，可使用凡士林、氧化锌糊剂和局部敷料，脉冲染料激光也可使用。普萘洛尔被证明能加速溃疡的愈合。

• 血管畸形。

− 脉冲染料激光。

○ 葡萄酒色斑或其他浅表血管畸形的可选治疗选择方案。

○ 可能需要数年期间多次治疗，较大的病变可能不能完全有效。

○ 在婴儿期或幼儿期进行治疗可以取得更佳的治疗效果。

− 硬化剂治疗或手术治疗适用于复杂性、系统性血管畸形。

■ 转诊问题

如果出现以下情况请考虑咨询专业服务机构。

• 病变出现在可能影响功能的部位，例如眶周、耳道、鼻尖、唇、肛门或生殖器区域。

• 病变分布呈"胡须样"，即可能会影响气管的婴儿血管瘤。

• 大量的皮损增生可能会有内脏受累（包括消化道、肝、中枢神经系统、肺）。

• 病变会导致或可能会导致明显的毁容。

• 病变位于腰骶脊柱区可能和脊柱裂有关。

• 病变呈节段性分布于头面部。

• 较大的动静脉畸形影响循环系统和心脏功能（例如高输出量型心功能不全）。

• 有畸形特征伴有血管病变。

• 病变出现溃疡或出血。

• 怀疑未知类型或范围的血管畸形。

 后续治疗与护理

■ 患者教育

血管性胎记基金会（www. birthmark. org）。

■ 预后

• 婴儿血管瘤。

− 所有的婴儿血管瘤都会自然消退。

患儿到 9～10 岁，90% 将会完全消退，大于 85% 将会缓解而无需治疗。

− 残余部分的皮肤萎缩和（或）色素减退发生率达 50%。

− 复杂性病变出现溃疡会留有瘢痕。

• 静脉畸形。

− 静脉畸形一般不会消退或缓解。

− 鲑鱼色斑随着时间推移会消退，一般不存在美观问题。

− 葡萄酒色斑可能会随着年龄增长而加深或出现结节；可能会出现出血现象。

− 更大的病变可能和受累机体部分过度增长有关从而导致肥大。

− 恶变发生罕见。

■ 并发症

• 婴儿血管瘤。

− 出血、溃疡、反复感染。

− 重要器官功能受损（包括视力、气道、消化道、中枢神经系统）。

− 毁容。

− 巨大血管瘤可能出现甲状腺功能减退，因为巨大血管瘤可能会加剧甲状腺激素的分解。

− 卡波西样血管内皮细胞病和丛状血管瘤可能出现卡萨巴奇-梅里特现象，伴有严重的血小板减少（由血小板捕获、消耗性凝血功能障碍和微血管性溶血性贫血导致）。

• 血管畸形。

− 高输出量心功能不全是因为动静脉畸形对循环血液的"盗流"。

− 肢端骨肥大会影响外观并发生骨科并发症。

− 局部缺血会导致活动受限和疼痛。

− 淋巴水肿相关问题。

− 较大的颈部病变会压迫气道。

疾病编码

ICD10

• D18.00 未特指的血管瘤。

• Q27.9 外周血管系统未特指的先天性畸形。

• Q27.30 未特指的动静脉畸形。

 常见问题与解答

• 问:婴儿血管瘤什么时候消失?

• 答:几乎所有的婴儿血管瘤在 12 月龄时停止生长。消退需要数年时间,大部分病变组织消退发生在最初的 3 年里,进一步的消退大概要持续到十几岁。

• 问:婴幼儿血管瘤出血的风险高吗?

• 答:不高。出血的风险低于 1%。即使出现溃疡,出血仅表现为渗血。

血管性脑病变(先天性) ascular Brain Lesions (Congenital) Daphne M. Hasbani · Sabrina E. Smith 万柔 李昊 译/李昊 审校

 基础知识

▪ 描述

• 发育性静脉畸形(DVA)是大脑最常见的血管畸形,占中枢神经系统血管畸形的 60%,也称为静脉血管瘤,由一丛静脉根组成,流入集合静脉。在总人群中 DVA 的发生率是 2.5%~3%。

• 8%~40% 的 DVA 和海绵状血管畸形相关,20% 的头部和颈部黏膜皮肤静脉畸形的患者有 DVA。其还和颅骨膜窦有关,颅骨膜窦连接颅内和颅外静脉回流路,血液能够其中双向循环。

• 海绵状血管畸形(CM),也称为海绵状血管瘤或海绵状瘤,是多分叶的、低压的和低流速的血管结构,内有血液、血栓或两者皆有,不包含弹性蛋白或平滑肌。除了病损局部外,没有受牵连的大脑组织。

• 动静脉畸形(AVM)是一丛异常的没有真正毛细血管床的连接动脉和静脉的血管,有相关的胶质细胞增生大脑组织。

• 静脉 Galen 畸形(VOGM)是先天性 AVM 的一种特殊形式,包括回收脑内静脉和基底静脉后流入直窦的 Galen 静脉。

• 斯特奇-韦伯综合征(SWS),也称为脑三叉神经血管瘤,特征是软脑膜血管瘤病、面部葡萄酒色斑(毛细血管畸形)和青光眼。一些患者 3 种表现都有,其他只有 1 种或 2 种表现。

▪ 病理生理

• DVA 是正常静脉发育的极端变异。通常,静脉回流在大脑表面和深部发生。而 DVA 是深面的静脉回流区域汇入表面或表面的静脉回流区域汇入深面静脉系统,而非汇入应有的方向。受影响的脑组织是正常的。动静脉畸形的形成机制不明。

• CM 的发病机制不明,然而一些新发的和

DVA 有关的海绵状血管畸形暗示 DVS 可能导致 CM 形成。大部分 CM 为偶发,也有家族综合征存在的情况。有些基因和家族性 CM 有关联。

• AVM 形成的原因不明。有可能是正常毛细血管发育失败,而在原始动静脉连接之间形成发育不良的血管。

• VOGM 是胎儿的 AVM,包含流入 Galen 静脉前体的脉络膜动脉。在胎儿 6~11 周发育。

• SWS 也是偶发,发病率为 1/(40 000~50 000)出生婴儿,和 G 蛋白 α 亚基的体细胞突变有关。病理生理认为是静脉发育不全,原始静脉丛正常情况下在 5~8 孕周出现,没能成功退化。静脉丛的位置在神经管的头端和外胚层下,以形成皮肤,临床特征来源于此。正常皮质静脉结构的缺失导致静脉淤滞的发生,大脑组织的低灌注因此发生。这些表现大多数是单侧的,20% 的病例可以是双侧。

 诊断

▪ 病史

• DVA 常常是良性的,没有症状,是在神经影像学检查中偶尔发现才引起临床注意的。

• 头痛、癫痫和脑内出血在 CM 和 AVM 的患者中常见。脑内出血或血管畸形压迫潜在大脑结构可能导致局部神经损害。

• 95% 的 VOGM 新生儿有先天性心脏病。其他表现有脑积水、蛛网膜下腔出血、脑室内出血或生长发育迟缓。

• 婴儿和较大的儿童常常表现为脑水肿、头痛、癫痫和运动引起的昏厥或蛛网膜出血。

• 面部葡萄酒色斑、癫痫和青光眼在 SWS 中很常见。其他神经系统症状包括偏瘫、发育迟缓、精神发育迟滞,以及类似卒中发作的偏瘫和视野障碍。

▪ 体格检查

• 没有血管破裂的 DVA 和 CM 的患儿体格检查结果是正常的。局部神经障碍可能持续,并发生 CM 或 AVM 相关的脑内出血。

• 在 VOGM 的新生儿中,先天性心脏病的体征诸如心跳加快、呼吸窘迫和肝大可能发生。在后颅骨上方能听到持续的颅内血管杂音,以及可能有颈动脉脉搏冲击跳动和周围血管搏动。头皮静脉可能扩张。

• 较大的有 VOGM 的婴儿和儿童可能也会有先天性心脏病,但更常见的是增大的头围、局部神经体征和生长困难。眼球突出可能比较明显。

• SWS 的儿童常常有面部葡萄酒色斑,最常见的是三叉神经 V1 分布的区域。青光眼也很常见。偏瘫或者癫痫可能发生。

▪ 诊断检查与说明

常规血液检查一般是正常的。VOGM 患儿胸部 X 线片检查和心电图可能有常规高排量先天性心脏病的改变。

影像学检查

• 确诊需要神经影像学检查。

• DVA 能够在增强 CT 或者 MRI 上看见。看到"水母头"表现的静脉血辐射状流入集合静脉能够诊断,可以看到线性或曲线的扩张;也可以通过传统的血管造影看见,然而只有急性出血表现患者才需要做造影。

• MRI 比 CT 更好地展现 CM,MRI 会有桑葚表现。在 MRI 上,在 T_1 和 T_2 加权图像上有边界清晰的混合密度信号。增强对比度不同。在梯度回波 T_2 加权图像或磁敏感加权图像对含铁血黄素或脱氧血红蛋白敏感,看得最清楚。

• AVM 可以通过 CT/CTA、MR/MRA 及传统的血管造影看清。输入和输出血管的

解剖结构特征需要动态序列检查。传统的血管造影是金标准。

- 胎儿超声检查或 MRI 能够诊断 VOGM，头颅超声显示在 Galen 静脉的区域有一个较大的低回声的结构。CT 增强显像高密度影。MRI 显现一块信号密度下降的区域，或由于畸形内部的高流速显示信号缺失。CT 和 MRI 还会显示大脑缺血或出血区域。介入治疗前需进行传统血管造影。
- 在 SWS 患者中，CT 可以显示钙化或萎缩。钆增强 MRI 是最敏感的检查，能够显示由于软脑膜血管病引起的软脑膜扩大。最初的 CT 和 MRI 常常在新生儿时期正常，所以必须要随访进行影像学检查。

▪ 鉴别诊断

- 头痛、癫痫发作和脑血管畸形的常见症状非常广。中枢神经感染、血管畸形、脑积水、头部肿块都可以有类似症状。其他癫痫发作的原因包括脑发育不良和远处脑损伤，都是遗传性和特发性的。其他头痛的病因包括早期偏头痛、张力性头痛和先天性结构异常。
- 任何不能解释的新生儿心力衰竭(尤其是高排出量心力衰竭)、脑积水或颅内出血，都应该考虑大脑大静脉畸形的可能。其他新生儿高排出量心力衰竭的原因包括贫血、甲状腺功能亢进症或其他动静脉畸形疾病。
- 颅内出血的原因可能是动静脉畸形、血管瘤、外伤、凝血功能障碍等。在年龄较大的儿童中可考虑为镰状细胞病血管炎、血管病导致的出血。

 ## 治疗

▪ 一般治疗

- 脑发育性静脉血管畸形一般不需要治疗。
- 如果有癫痫发作，需要使用抗癫痫药物。
- Chiari 畸形的唯一治疗方法是手术切除。但如果手术风险大于手术收益，则可选择保守治疗。

- 动静脉畸形的治疗选择包括微创切除、栓塞、立体定向放射外科和保守治疗。
- 任何年龄阶段的脑大静脉畸形都可以选择血管内栓塞。直接手术治疗有不可避免的风险，现在已经不推荐使用。在一小部分病情稳定的患者中可使用放射外科手术。新生儿难治性心力衰竭提示干预性治疗。在较大年龄的孩子中治疗重点在于防止脑缺血(来自动脉盗血或静脉栓)以及脑积水。当心力衰竭控制几个月之后可以进行栓塞治疗。
- 由于 Chiari 畸形、动静脉畸形或脑大静脉畸形导致的颅内出血后有脑积水的患者可以使用 VP 分流。
- 脑颜面血管瘤综合征的治疗主要是对症治疗，用抗癫痫药物治疗癫痫发作，用滴眼液或者眼部分流治疗青光眼。由于脑血管供血不良而导致的进一步脑损伤可以用诊断初期就开始使用低级量阿司匹林预防。由于癫痫导致的脑部增加的代谢对于基础灌注本来就异常的大脑很容易造成损伤，因此必须积极地治疗癫痫。一些难治性癫痫的孩子可以手术治疗癫痫。

▪ 后续治疗与护理

- 一般来说，脑发育性静脉畸形不需要特别的随访。
- CM、AVM、SWS 和 VOGM 需要神经科随访。
- CM、AVM 和 VOGM 需要神经外科会诊。
- 有新发的神经科症状和体征的人需要进行 CT 和 MRI 随访。
- SWS 和大部分 VOGM 患者，尤其是治疗前有脑积水发生的患者，需要眼科随访。

▪ 预后

- 单纯发育性脑静脉畸形的患者预后良好。
- CM 和 AVM 患者的预后与位置、大小、表现症状和畸形部位特异性特征有关。有颅内出血的患者比没有出血的患者预后差。
- VOGM 患者发病越早，预后越差。有症状的患者死亡率是 36%。在一项最近的

meta 分析报告中，2001—2010 年 337 个患者用血管内栓塞治疗有较好的效果，死亡率为 16%。
- SWS 患者的预后和疾病及的位置和程度有关。大部分(约 85%)都会有癫痫，约 35% 的患者智商低于正常人。

▪ 并发症

- 颅内出血可能导致患者死亡。
- VOGM 患者如果不治疗，死亡率为 100%。
- 在严重的 VOGM 患者中，80% 的心排血量能送到头部，这是由于畸形引起的血管阻力降低。心脏表现可能由于冠脉流量不足而引起。
- 颅内出血可能因为疾病本身或是治疗并发症。
- CM、AVM 和 VOGM 的长期并发症包括癫痫、智力低下、脑积水和运动障碍。
- SWS 患者可能由于不能控制的青光眼而导致视力障碍。

▪ 患者监测

- CM、AVM 和 VOGM 患者需要神经影像学指导治疗和监测治疗效果。
- 可以通过关注头围来监测脑积水。

🔲 疾病编码

ICD10

- Q28.3 大脑血管的其他畸形。
- Q85.8 其他斑痣性错构瘤病，不可归类在他处者。
- D18.02 颅内结构的血管瘤。

❓ 常见问题与解答

- 问：AVM 治疗后会复发吗？
- 答：AVM 有复发的倾向，可进行影像学监测。
- 问：血管畸形是怎么导致癫痫的？
- 答：畸形引起的缺血、出血或急性脑积水可以导致癫痫。

血管性血友病 Von Willebrand Disease

Char Witmer 俞懿 译 / 翟晓文 审校

 基础知识

■ **描述**

• 是一种遗传性出血性疾病,由血管性血友病蛋白的量或质的缺陷引起的。

• 以皮肤黏膜出血或外科手术后出血为特点。

■ **流行病学**

患病率

在普通儿童人口中血管性血友病的患病率估计达到1%。

■ **危险因素**

遗传学

• 血管性血友病因子的基因发现在12号染色体上。

• 1型(见"病理生理")属于常染色体显性遗传,伴可变的外显率。

• 2型可以是常染色体显性或隐性遗传。

• 3型符合常染色体隐性遗传。

■ **一般预防**

• 避免接触性运动。

• 对反复鼻出血的患者应采取措施避免黏膜干燥,可通过涂抹凡士林、湿化空气,以及剪短指甲和少挖鼻孔来减少对鼻孔黏膜的损伤。

• 建议患者佩戴急诊身份手环,如果遭到意外使他们失去意识时提示他们患有血管性血友病。

• 避免用影响血小板功能的药物治疗(如布洛芬、阿司匹林)。

• 联合口服避孕药对一些月经过多的患者非常有效。

• 牙科或外科手术前需要适当的止血治疗来防止出血。

■ **病理生理**

• 血管性血友病因子是一种大型多聚体蛋白,使血小板黏附于内皮损伤部位,开始止血第一步——血小板栓子的形成。

• 血管性血友病因子也作为在外周循环中凝血因子Ⅷ的载体,防止降解。血管性血友病因子的缺乏导致凝血因子Ⅷ半衰期缩短,引起循环中凝血因子Ⅷ水平下降。

• 当血管性血友病因子缺乏或缺陷时,初步止血受累导致出血素质,以易瘀斑、频繁鼻出

血、月经过多和外科或牙科手术后出血延长。

• 获得性血管性血友病也可见于甲状腺功能减退、肾母细胞瘤、其他肿瘤、伴剪切应力增加的心血管病(主动脉狭窄)、骨髓增生性疾病、尿毒症和药物治疗,包括环丙沙星、灰黄霉素和丙戊酸治疗。

• 分型:主要有三类血管性血友病。

– 1型。

◦ 轻度到中度数量的缺乏。

◦ 最常见类型,占70%～80%患者。

◦ 通常来说,是轻度的出血性疾病。

– 2型。

◦ 血管性血友病因子的质量缺陷。

◦ 在15%～20%患者中诊断。

◦ 倾向于比1型有更严重的出血症状。

◦ 2型血管性血友病进一步分成四种亚型。

◦ 2A型:缺乏中间和高分子量多聚体。这一缺乏继发于多聚体聚合或分泌异常,或蛋白质降解增加。多聚体缺陷导致血小板结合减少。

◦ 2B型:异常的血管性血友病因子自发性地结合到正常血小板,引起加速清除这些血小板和高分子量多聚体减少。这导致轻度的血小板减少症。

◦ 2N型:异常的血管性血友病因子与凝血因子Ⅷ结合不良。这种结合减少导致凝血因子Ⅷ血浆半衰期缩短,引起血浆凝血因子Ⅷ水平下降。2N型可能与轻型血友病混淆。

◦ 2M型:异常的血管性血友病因子不能正常地与血小板结合。正常的多聚体。

– 3型。

◦ 血管性血友病因子几乎完全缺乏,也导致凝血因子Ⅷ继发性缺乏。

◦ 占<5%的患者,引起严重出血性疾病。

诊断

■ **病史**

• 血管性血友病或出血倾向的家族史是血管性血友病评估的重要问题。然而,需要注意的是出血症状的频率和严重程度可因人而异,甚至在同一受累家族中。

• 瘀斑常见,数量增加、大小增大(>5 cm)和经常最小外伤后在不常见部位出现。

• 鼻出血反复和(或)延长。

• 70%～90%患血管性血友病的女性发生

月经过多。

• 外伤后或手术后出血过多。

■ **体格检查**

• 瘀斑:数量增加、大小增大和(或)不常见部位。

• 可能完全正常。

■ **诊断检查与说明**

实验室检查

• 出血性疾病的筛查试验。

– 血管性血友病中凝血酶时间(PT)正常。

– 如果凝血因子Ⅷ水平下降,部分凝血活酶时间(aPTT)可能延长,但是也可以正常。

– 除了2B型患者可能有轻度血小板减少症,血小板计数正常。出血时间通常延长,但是在轻度1型血管性血友病患者可能正常(不推荐作为一项筛查试验)。

– 血小板功能分析(PFA)—100常常延长,但是在轻度1型血管性血友病患者可能正常(不推荐作为一项筛查试验)。

• 针对血管性血友病的特殊检查包括以下项目。

– 血管性血友病因子抗原:免疫分析血管性血友病因子数量。

– 血管性血友病因子活性(瑞斯托霉素辅子):用抗生素瑞斯托霉素评估血管性血友病因子功能,有血管性血友病因子存在时会诱导血小板聚集。

– 凝血因子Ⅷ:凝血因子Ⅷ凝血活性。

– 血管性血友病因子多聚体:在琼脂凝胶上评估血管性血友病因子的多种分子量形式。

◦ 多聚体分析在划分血管性血友病类型上很重要。不要作为血管性血友病初步筛查的一部分。

■ **鉴别诊断**

• 原发性凝血功能紊乱。

– 血小板功能异常,先天性血小板减少症。

– 轻度遗传性凝血因子缺乏。

– 血友病A。

• 获得性和继发性凝血功能紊乱。

– 肝脏疾病。

– 尿毒症。

– 获得性血小板减少症。

– 影响血小板功能的药物。

- 获得性凝血因子抑制物（儿童中极其少见）。
• 结缔组织疾病。
- 埃勒斯-当洛斯综合征。
- 坏血病。
• aPTT 延长但是无出血症状。
- 抑制物。
- 凝血因子ⅩⅡ缺乏。

注意

• 血管性血友病的诊断不是总是简单的。
• 因为血浆中血管性血友病因子水平的正常生理变异，随时间重复检测对确立诊断非常必要。
• 可能升高血管性血友病因子水平的情况。
- 新生儿时期。
- 手术。
- 肝脏疾病。
- 甲状腺功能减退。
- 高压力状态。
- 怀孕。
- 炎症性或传染性疾病。
- 糖皮质激素。
- 口服避孕药（大剂量）。
- 其他雌激素。

 治疗

■ **一般措施**

• 血管性血友病患者出血管理有几种选择。浅表出血通常可以通过局部加压、冰敷或局部用凝血酶来止住，特别是 1 型。
• 血管性血友病系统性治疗有两种主要方法：增加内源性血管性血友病因子的释放或血管性血友病外源性替代治疗。适宜疗法取决于血管性血友病分型和临床病情。

■ **药物治疗**

• 去氨加压素（DDAVP）是血管加压素的合成类似物，刺激内皮细胞血管性血友病因子

的释放。在有功能性血管性血友病因子的患者中有效，如 1 型血管性血友病。可能被用于一些 2 型血管性血友病，但是在 3 型中无效：

- 可通过静脉或经鼻给药。
- 0.3 μg/kg 的输注会使血管性血友病因子和凝血因子Ⅷ升高 3～5 倍；经鼻给药效果稍微差些。
- 副反应包括面部潮红、头晕或恶心。
- 在外科处理前使用，患者应该做试验来确定有适当效果（10％患者无效）。
- 可能加重 2B 型的血小板减少症；不推荐使用。
- 当需要延长止血时，DDAVP 可能没有用。在 24～48 h 后，储存的血管性血友病因子清除，引起失效（快速抗药反应）。
- 记住 DDAVP 也会引起液体潴留，并且一些病例，会低钠血症，这点很重要。治疗后 24 h 限制液体可以避免发生。
• 凝血因子浓缩剂。
- 精制灭菌冻干人抗血友病因子或抗血友病因子/血管性血友病因子复合物。
- 血源性媒介纯化的Ⅷ因子浓缩产品，有足够水平的血管性血友病因子（特别是大型多聚体）。
- 是一些 2 型血管性血友病患者和所有 3 型血管性血友病的特别疗法。
- 当有必要延长止血时在 1 型血管性血友病有用。
• 抗纤溶药物：氨基己酸或氨甲环酸。
- 通过抑制血块溶解的生理过程来稳定纤维蛋白凝块。
- 对口腔黏膜出血最好。

 随访

■ **预后**

• 1 型血管性血友病通常是非常轻微的出

血疾病，并可能未被发现。
• 大部分血管性血友病患者有正常的预期寿命和适当的教育和治疗下，永久残疾的风险最小。
• 3 型血管性血友病是重度出血性疾病，并且会发生危及生命的出血。

■ **并发症**

• 可以发生严重的围术期出血，特别是扁桃体切除术，但是最常见的并发症是反复鼻出血、受伤和擦伤后出血延长和月经过多。
• 3 型血管性血友病患者有更严重的出血，可以有与血友病相似的出血并发症，如关节出血和颅内出血。

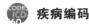 **疾病编码**

ICD10

• D68.0 血管性血友病。

? 常见问题与解答

• 问：什么体育运动是血管性血友病患者可以安全参加的？
• 答：1 型血管性血友病可以参加大部分运动，虽然常常建议避免会发生重大创伤的情况，像接触性运动，如足球或拳击。3 型血管性血友病患者应该避免中度创伤的运动。对 2 型患者，出血风险各不相同。
• 问：血管性血友病患者预期寿命缩短？
• 答：对于大部分血管性血友病患者，预期寿命和生活质量是正常的。
• 问：血管性血友病患者有无药物禁忌？
• 答：阿司匹林不应使用，因为会影响血小板功能。非甾体消炎药对血小板作用较轻，也应该尽可能避免使用。患者应该用对乙酰氨基酚退热或缓解疼痛。

血尿 Hematuria

Stephanie Nguyen · Jennifer Yang 董焕 译 / 沈茜 审校

 基础知识

■ **描述**

• 通过标准尿液离心检测，每高倍视野≥

3～5 个红细胞称为血尿。
• 持续性血尿：>2 次不同尿液检查均显示血尿。
• 肉眼可见血尿：血尿可以由肉眼直接

看见。
• 显微镜下血尿：血尿仅可由尿液分析查到或显微镜看到。

■ 流行病学

- 无症状显微镜下血尿（>1 个样本）：见于 0.5%～2% 的学龄儿童。
- 肉眼血尿：见于非预约门诊儿童的 0.13%。
- 肉眼血尿在男孩中更常见。

■ 危险因素

血尿，高血钙血症，肾结石，肾炎可以遗传。

■ 病理生理

出血可发生在从尿道到肾脏的任何部位。在肾小球血尿中，红细胞可出现在肾小球基底膜到肾小囊腔的任何部位。

Dx 诊断

在大部分（将近 80%）没有症状的显微镜下血尿的儿童和将近 30% 仅有肉眼血尿的儿童中未发现任何可以辨明的原因。

■ 鉴别诊断

血尿可以起源于泌尿道的任何部位。非肾小球原因较肾小球原因更常见。
- 人为因素：尿液呈血性，但是看不到红细胞。
- 内源性色素。
  ○ 肌红蛋白（横纹肌溶解引起）。
  ○ 血红蛋白（溶血引起）。
  ○ 卟啉症。
  ○ 胆色素。
  ○ 尿酸盐结晶（粉红色尿布综合征）。
  ○ 甜菜、黑莓。
- 外源性色素。
  ○ 食物和饮料色素。
  ○ 引起尿液变色的药物。
  ▪ 非那吡啶（马洛芬）。
  ▪ 番泻叶（泻药）。
  ▪ 利福平。
  ▪ 磺胺类药物。
  ▪ 其他药物。
- 黏质沙门菌。
- 肾小球因素。
- 常见因素。
  ○ 剧烈体力活动。
  ○ 急性感染后肾小球肾炎（GN）。
  ○ IgA 肾病。
  ○ 薄基底膜肾病（良性家族性血尿）。
- 罕见因素。
  ○ Alport 综合征，遗传性肾炎。

○ 膜增生性肾小球肾炎。
○ 系统性疾病引起的肾炎［过敏性紫癜（HSP）、系统性红斑狼疮、其他血管炎］。
- 非肾小球因素。
- 上尿路因素。
- 常见因素。
  ○ 肾盂肾炎。
  ○ 高钙血症/肾结石/肾钙质沉着症。
  ○ 肾损伤（挫伤），尤其损伤发生在肾盂积水或结晶的肾。
  ○ 肾盂输尿管连接处梗阻。
  ○ 血红蛋白病（镰状细胞病，镰状细胞贫血特质）。
- 非常见因素。
  ○ 药物引起的间质性肾炎（青霉素、头孢菌素、NSAID、苯妥英类药物、西咪替丁、奥美拉唑等药物可引起）。
  ○ 囊肿疾病（单纯囊肿、多囊肾）。
  ○ 肿瘤：Wilms 瘤。
  ○ 凝血障碍。
  ○ 肾动静脉血栓形成。
  ○ 胡桃夹现象。
- 下尿路因素。
- 常见因素。
  ○ 膀胱导管插入，弗利导管。
  ○ 膀胱炎（细菌性、病毒性，有时是化学性的）。
  ○ 会阴损伤或刺激。
  ○ 尿道出血。
  ○ 尿道口狭窄。
  ○ 尿道炎。
  ○ "终末血尿"综合征（膀胱三角区炎）。
  ○ 附睾炎。
- 罕见因素。
  膀胱肿瘤。
  ○ 动静脉畸形。
  ○ 息肉。
  ○ 尿道或膀胱损伤。
  ○ 膀胱或尿道中异物或结石。
  ○ 吸虫病。
- 血尿的外部因素。
- 经血污染。
- 尿布疹，会阴刺激。

■ 诊断步骤与其他

对数周内连续数次取样证实的肉眼血尿和显微镜下血尿的儿童进行评价。
- 第一步：确定尿中的色素是来自红细胞还是其他因素？红细胞在镜下能否看到？
- 第二步：确定出血原因：肾小球源性还是

非肾小球源性，肾脏还是泌尿道因素？
- 第三步：选出那些需要转诊和只需要随访的患者。

■ 病史

- 问题：排尿带血吗？
- 要点：肾小球和肾脏来源的血尿会出现全程血尿，尿道出血很可能在尿流的起始段或终末段。
- 问题：既往有肉眼血尿史或异常尿检吗？
- 要点：慢性或急性过程。
- 问题：前驱感染，链球菌感染后咽炎或脓疱病？
- 要点：提示感染后肾小球肾炎。
- 问题：并发上呼吸道感染或胃肠炎吗？
- 要点：提示 IgA 肾病。
- 问题：有任何诱发因素（外伤，体力活动）吗？
- 要点：肾挫伤，体力活动后血尿，或肌红蛋白尿。
- 问题：排尿症状，有排尿困难、尿急、尿频吗？
- 要点：提示细菌或病毒（腺病毒）引起的出血性膀胱炎。
- 问题：有肾绞痛或其他疼痛吗？
- 要点：提示结石或其他部位梗阻。
- 问题：青春期男孩在排尿中滴血或在内衣中发现几滴血？
- 要点：提示尿道出血。
- 问题：有发热，皮疹或关节炎吗？
- 要点：系统性疾病或免疫介导的疾病的症状？
- 问题：有其他来源的血尿（牙龈或胃肠道）吗？
- 要点：提示凝血障碍。
- 问题：有无明显症状的终末血尿吗？
- 要点：提示膀胱三角区或出血性膀胱。
- 问题：药物和饮食史如何？
- 要点：食物或药物色素，药物肾毒性。
- 问题：性生活？性传播疾病（STD）？
- 要点：尿道炎或附睾炎。
- 问题：家族史？
- 要点。
- 家族成员血尿：遗传性血尿，肾衰竭，或过早耳聋提示 Alport 综合征。
- 家族成员或儿童出现镰状细胞病或特征：提示镰状细胞肾病，肾乳头坏死，或血红蛋白尿。
- 家族成员肾结石：提示肾结石，高钙血症，或代谢性疾病。

- 家族成员囊性肾疾病:常染色体隐性或常染色体显性的多囊肾疾病。

■ 体格检查

- 发现:头、耳、眼、鼻、喉(五官)检查(眶周性水肿)?
- 要点:肾小球肾炎,肾衰竭,容量超负荷。
- 发现:下腹检查(腹水,器官巨大症,压痛,或包块)?
- 要点:容量超负荷,肿瘤,多囊肾,肾盂积水,静脉血栓形成。
- 发现:背部检查(侧面压痛)?
- 要点:肾盂肾炎,肾结石,较大的囊肿。
- 发现:生殖器检查(尿道口出血,正常尿道口)。
- 要点:尿道口损伤,尿道口狭窄。
- 发现:会阴检查(皮肤裂开,会阴刺激)。
- 要点:出血的外部因素或感染?
- 发现:四肢(眶周性水肿,关节炎)?
- 要点:肾小球肾炎,容量超负荷,系统性疾病。
- 发现:皮肤和黏膜损伤(瘀斑、皮疹、溃疡)?
- 要点:系统性疾病(红斑狼疮,过敏性紫癜)。

■ 诊断检查与说明

血尿试纸的检查阳性可能是由于肌红蛋白尿或血红蛋白尿。如果尿沉积物未显示红细胞,需要寻找其他原因,比如横纹肌溶解[升高的肌酐磷酸激酶(CPK)]或溶血。

- 检查:反复尿分析确认持续性显微镜下血尿。
- 要点。
- 患者在尿液收集之前不应进行体力活动。
- "健康"儿童数周内3次检查2次阳性者,在实施诊断检查前需予以记录。
- 检查:肉眼血尿和显微镜下血尿需要新鲜的尿液样本。
- 要点。
- 没有红细胞提示人为因素。
- 畸形红细胞提示肾小球源性血尿。
- 正常形态红细胞提示非肾小球源性血尿或全身性因素。
- 红细胞管型:对肾小球肾炎具有诊断意义。
- 白细胞提示膀胱炎。
- 白细胞管型提示肾盂肾炎。
- 检查:家族性不明原因的血尿的筛选。
- 要点:良性遗传性血尿或Alport综合征。
- 检查:高钙血症的检查(>6岁儿童随机尿钙/肌酐比值>0.2 mg/mg,6~12个月

龄儿童>0.6,<6月龄儿童>0.8)。

- 要点:如果>2岁儿童24 h尿钙定量>4 mg/kg:高钙血症。
- 检查:病原培养。
- 要点:细菌性或病毒性膀胱炎,黏质沙门菌,腺病毒。
- 检查:血清电解质,BUN和肌酐水平。
- 要点:受损的肾脏功能提示过敏、感染或梗阻。
- 检查:GN的评估。
- 要点。
- 血尿和红细胞管型常与蛋白尿、水肿、高血压和(或)肾功能损伤合并出现。
- 链球菌血清学检查(ASO效价,链球菌酶):急性感染后肾小球肾炎。
- 补体检查(C3、C4):补体下降的GN-免疫复合物介导(狼疮肾病、感染后肾小球肾炎、膜增生性肾小球肾炎)。
- 如果补体降低或有全身性血管炎体征,检查抗核抗体(ANA)效价或抗双链抗体效价,提示血管炎(红斑狼疮)。
- 蛋白尿和血清白蛋白浓度定量分析:
- 蛋白尿(3~4)+,尿蛋白/肌酐比率>2 mg/mg和低蛋白血症提示肾小球疾病或肾病。
- 24 h尿蛋白定量≥1 g/d。
- 检查:CBC和血小板数目,凝血时间。
- 要点:可能提示溶血、凝血障碍,或系统性疾病。
- 检查:黑种人患者中可以考虑进行血红蛋白电泳。
- 要点:镰状细胞疾病或镰状细胞贫血特质可以导致溶血。

其他极少做的检查,例如排泄性膀胱尿路造影、肾血管造影、膀胱镜检查、肾活检等,在合适的转诊至泌尿科或肾脏科的患儿中进行。

对于表现为遗传性血尿的男孩,如果怀疑遗传性肾炎(如Alport综合征)可以进行听力和眼科检查。

影像学检查

每个肉眼血尿的儿童都应该进行肾脏和尿路的影像学检查。对于显微镜下血尿的儿童,影像学检查并不是必需的。

- 肾脏和膀胱的超声检查:可以发现尿路梗阻、先天性畸形、囊肿、结石、肾钙质沉着症、恶性肿瘤。
- 腹部CT:创伤后如果RBC>50/HPF;或即使RBC<50/HPF但有机械性因素(减速伤、多器官损伤)或症状体征(腹痛或瘀斑)

严重。

- 没有加对比剂的螺旋CT:可以清晰显示结石的一种可选的检查。然而,必须考虑射线暴露的风险。超声通常作为结石的首选检查。

治疗

■ 其他治疗

一般措施

- 对于肉眼血尿的患儿,在没有进行其他临床、实验室或影像学检查之前,不给予其他特殊治疗,规律随诊的患儿除外。
- 对于肾小球源性血尿的患儿,治疗方案取决于疾病的组织病理学诊断、临床特征、肾功能和蛋白尿程度。
- 对于有解剖学病因的患儿,应采取解决解剖学异常治疗方案。

转诊问题

- 肾内科:主要针对反复发作的肉眼血尿、蛋白尿、红细胞管型、肾病、水肿、低补体血症、高血压、氮质血症、囊肿、家族肾衰竭病史、遗传性肾炎、耳聋,或囊性肾病。
- 泌尿外科:主要针对先天性尿路异常,无法控制的外伤后出血,反复发作的、剧痛的或巨大结石,复发的尿路感染。
- 血液科:主要针对由凝血障碍引发的二次出血,或镰状细胞病肾乳头坏死。

⟳ 后续治疗与护理

■ 随访推荐

患者监测

无症状的仅有血尿但检查阴性的患者,应每年随访,做完整的体格检查,进行血压测量和尿液分析。如果血尿持续,也应该定期进行肾功能检查。如果有蛋白尿显著进展,血压升高,肌酐升高,肾脏衰竭家族史,或其他危险因素都应及时到儿科肾病医生处就诊。

■ 预后

- 大部分经过详细检查确定仅表现为血尿,且不伴有蛋白尿、高血压或氮质血症的患儿,不会有潜在的严重病理改变,只需要长期随诊。
- 大部分血尿患儿没有发现确定的病因,长期预后也仍然是很好的。
- 有结石病史或高钙尿的患儿,在未来有发展成肾结石的高风险。

• 家族性血尿诊断为薄基底膜肾病是一种排除性诊断。尽管患儿通常预后较好,但是一些患儿还是会最终发展成慢性肾脏病。患儿应每年检查蛋白尿和血压情况。

疾病编码

ICD10

• R31.9 血尿,非特指的。

• R31.1 良性镜下血尿。
• R31.0 肉眼血尿。

血清病 Serum Sickness

Denise A. Salerno 孙利 译 / 审校

基础知识

描述

• 血清病。
- 注射异体蛋白或血清后 7～21 天发生Ⅲ型超敏反应(通常是抗血清)。
- 免疫复合物沉积于皮肤、关节和其他脏器。
- 临床综合征包括皮疹、皮肤瘙痒、发热、不适、蛋白尿、淋巴结肿大和关节痛。
• 血清病样反应:
- 表现为发热、皮疹、淋巴结肿大和关节痛。
• 没有免疫复合物,血管炎和低补体血症。
• 这种类型的反应通常与药物相关,也被称为血清病。
• 临床上,这两种疾病都存在且以相同的方式治疗。

流行病学

• 根据儿童药物不良反应的发生率,可获得信息是有限的;一般认为儿童发生的频率比成人要少。
• >90%的血清病是药物诱导性的。
• <5%的血清病是致命的。

危险因素

基因
存在产生 IgE 基因倾向的患者更易感。

一般预防
• 无已知方法可防止疾病的第一次发生。
• 详细采集既往过敏反应的病史。
• 皮肤测试在抗血清治疗前可以预防过敏症,但不能预防血清病。
• 当需要抗血清时,可考虑用抗组胺药物预防。

病理生理

• 血清病:Ⅲ型免疫复合物,抗原抗体复合物反应。

- 抗体一般在外来物质进入体内后 6～10 天形成。
- 抗体与抗原反应,形成免疫复合物,扩散穿透整个血管壁。
- 它们在组织中固定,活化补体,产生级联反应。
- C3a 和 C5a 的产生导致血管的渗透性增加,炎症细胞活化。
- 多核细胞和单核细胞导致弥漫的血管炎。
• 血清病样反应。
- 针对药物副产物代谢缺陷的异常炎症反应。

病因

• 常见的病原体。
- 马抗胸腺细胞球蛋白。
- 人二倍体细胞狂犬病疫苗。
- 链激酶。
- 膜翅目毒液。
- 青霉素。
- 头孢菌素类抗生素(特别是头孢克洛)。
- 磺胺类药物。
- 肼屈嗪。
- 硫氧嘧啶类。
- 甲硝唑。
- 萘普生。
- 右旋糖酐。
• 个例报道的病原。
- 米诺环素。
- 阿莫西林。
- 英夫利昔单抗。
- 安非拉酮(丁基丙酸苯)。
- H1N1 疫苗。

诊断

病史

• 对于任何在过去 2 个月内使用过新药的患者,以及不能解释的血管炎样皮疹的患者

都需要怀疑本病。
• 皮疹的演变和发展。
- 典型的表现为皮疹首先出现在手指、手和足,最后演变为广泛的。
• 既往类似皮疹的病史。
- 是否与既往的任何药物相关? 血清病的皮疹和症状会在重复暴露后迅速发生。
• 暴露史。
- 在过去数月有无任何药物和抗毒素的暴露史?
- 特别是青霉素、头孢菌素、磺胺类药物、肼屈嗪、硫氧嘧啶类、链激酶、甲硝唑、萘普生、单克隆抗体或右旋糖酐?
• 出现皮疹和暴露之间的时间。
- 尝试与简单的药物疹鉴别;暴露后出现皮疹的时间对鉴别这两种疾病是非常重要的。
- 超敏反应发生的时间非常接近于接触刺激物。
• 皮肤瘙痒经常发生。
• 发热。
- 10%～20%的患者出现。
- 通常是轻度的。
• 关节炎或关节痛。
- >50%会出现。
- 经常累及掌指关节和膝关节。
• 相关的腹痛。
- 有些患者有内脏受累。
• 血尿的病史。
- 有些会肾脏受累,通常表现为蛋白尿和镜下血尿;
- 个例报道会出现肾功能衰竭。
• 神经系统症状。
- 周围神经病、臂丛损伤、吉兰-巴雷综合征已报道相关。

体格检查

• 红色、紫癜样的皮疹,始于足、足趾、手、手指,然后遍及全身。
• 红斑是多形的,斑丘疹,紫癜样的,或荨

麻疹。
• 轻到重度的发热。
• 一般会有淋巴结肿大,可以局限于感染部位的引流区域。
• 偶然脾大。
• 面部和颈部水肿。
• 关节肿胀和压痛。

■ 诊断检查与说明

实验室检查

• 因为没有一种异常是普遍表现,所以对于建立诊断并没有特别的帮助。依靠典型的临床发现和异体蛋白或药物的接触史,诊断通常显而易见。
- 尿液检查:可见蛋白尿和(或)血尿。
- 补体的水平是可变的,在恢复至正常前是降低的。
- 白细胞增多或白细胞降低,伴或不伴嗜酸粒细胞增多。
- 血沉可轻度升高。
- 皮疹处的皮肤活检,进行直接免疫荧光(并不是推荐常规检测的一部分)可显示毛细血管壁 IgM 和 C3 的沉积。

■ 鉴别诊断

• 多形红斑。
• 单核细胞增多症。
• 系统性红斑狼疮。
• 落基山斑点热。
• 过敏性紫癜。
• 超敏综合征反应。
• 药物诱导的假卟啉症。
• 急性泛发性发疹性脓疱病。
• 肉芽肿性多血管炎(韦格纳肉芽肿)。
• 误区
- 发热、皮疹和关节痛是儿童许多感染性疾病通常可见的症状。我们必须考虑一系列的鉴别诊断。
- 有些患者的症状非常轻微,以至于没有去就医。
- 经常会被误诊为简单的药物过敏。

 治疗

■ 一般措施

• 立即停止使用怀疑的药物或抗原。
• 外用类固醇激素可以缓解瘙痒。
• 抗组胺药物可以抑制血管活性介质。
• 解热镇痛药物。
• NASID 可缓解关节疼痛。
• 口服糖皮质激素可用于严重的病例。

- 推荐给予,并逐渐减量共 10～14 天。
- 短疗程会造成复发,症状若反复则较难缓解。
• 如果症状严重或诊断不明,则可拟诊。
• 如果明确了诱发疾病的抗原,将来需要避免。

后续治疗与护理

■ 随访推荐

何时期待改进。

• 通常是自限性的疾病,在数天至数周内疾病缓解。
• 如果症状持续超过 1 个月,需重新考虑诊断是否准确。

■ 患者教育

- 血清病的首次发作不能避免。
- 可以通过避免接触已明确致病的药物(和药物类别)来预防。

■ 预后

非常好。许多病例表现为轻微的、一过性的,无长期的后遗症。

■ 并发症

• 休克。
• 手指坏死。
• 吉兰-巴雷综合征(罕见)。
• 全身性血管炎(罕见)。
• 周围神经病变(罕见)。
• 肾小球肾炎(罕见)。
• 急性迟缓性麻痹(个例报道)。
• 如果重新暴露于沉淀物质,增加过敏的风险。
• 致命(罕见,通常由于持续的给予抗原)。

疾病编码

ICD10
• T80.69XA 其他血清导致的其他血清学反应,初次遇到。
• T80.62XA 病毒导致的其他血清学反应,初次遇到。
• T80.61XA 血制品管理导致的其他血清反应,初次。

常见问题与解答

• 问:孩子在服用头孢克洛后几天出现全身

暴发瘙痒的皮疹和荨麻疹。这是不是血清病?
• 答:这更可能是对头孢克洛过敏。区别是,药物过敏是 I 型 IgE 介导的超敏反应,发生非常迅速,药物暴露于既往已致敏的个体。血清病是 III 型抗体-抗原复合物和补体扩大的超敏反应,发生在暴露后 1～3 周。
• 问:如果我的孩子已经得过血清病,再次患病是否有危险?
• 答:是的,如果她再次接受了同样药物或其他相关药物,症状发生非常迅速,通常在 2～4 天后即出现,可以非常严重。
• 问:医生推荐给孩子用的疫苗会使孩子得血清病吗?
• 答:可能,但非常罕见。在已提交疫苗不良反应事件报告系统后,发现一些血清病样的反应发生于接受疫苗接种后。
• 问:有没有任何方法可以预防孩子患血清病?
• 答:不幸的是,没有一种方法可以预测是否某个孩子对于某种特殊药物是否会发生血清病样反应。确保知道孩子确切的过敏药物和保证照看孩子的健康看护机构获得相应的信息,是非常重要的。
• 问:我家大孩子服用了头孢克洛后就患了血清病。我所有的孩子现在都应该避免服用头孢克洛吗?
• 答:不是的。目前血清病没有已知的基因倾向。你的其他孩子不需要避免服用造成血清病的药物。
• 问:过敏反应如何与血清病相区别?
• 答:过敏反应也是 III 型超敏反应,但是仅引起局部反应。这一现象首次在 1903 年,被法国生理学家 Nicolas Maurice Arthus 发现。这种过敏反应在局部血管壁形成抗原抗体复合物从而导致局部血管炎,然后激活炎症并进展。这个反应发生在皮内注射已主动免疫的抗原后数小时内。
• 问:我的孩子一年前诊断为血清病。他仍然经常有皮疹、发热和关节痛。这些如何痊愈?
• 答:血清病是自限性的疾病,只要停止接触抗原,孩子就会完全恢复。但如果有持续的症状,孩子也没有接触过敏原,然后其他的引起症状的原因需要被考虑。
• 问:我孩子最好的朋友最近被诊断为血清病。我需要担忧吗?
• 答:不需要。血清病是不传染的。

血栓 Thrombosis

Char Witmer 俞懿 译 / 翟晓文 审校

🎯 基础知识

■ 描述

继发于异常的病理性动脉或静脉血管内闭塞。

常见血栓形成事件如下。

- 深静脉血栓形成(DVT):涉及除中枢神经系统(CNS)外的全身大静脉。
- 硬膜窦血栓形成(CSVT):涉及颅内静脉窦。
- 缺血性卒中:CNS 动脉闭塞伴脑组织梗死。
- 心内血栓形成:心内壁、瓣膜或异物相关。
- 股动脉血栓形成:可与静脉置管相关。
- 肾静脉血栓形成:常见于新生儿期,可以是单侧或双侧。
- 心肌梗死:川崎病、抗磷脂抗体综合征或有严重的家族性高胆固醇血症。
- 布-加综合征:肝静脉的血栓形成。
- 门静脉血栓形成。

■ 流行病学

- 儿童静脉血栓形成的发病率估计在每年4.9/100 000。
- 年龄分布是呈双峰的;发现峰值在新生儿和青春期年龄组。
- 儿童中很少有特发性血栓形成。
- >90%儿童静脉血栓形成与额外危险因素相关。
- 中心静脉置管是儿童静脉血栓形成最常见的危险因素。

■ 危险因素

- 新生儿。
- 早产。
- 母亲糖尿病。
- 脐静脉置管或其他中心静脉置管。
- 脓毒症。
- 红细胞增多症。
- 围生期窒息。
- 恶性肿瘤或骨髓疾病。
- 白血病(高白细胞血症、急性早幼粒细胞白血病)。
- 骨髓增生性疾病。
- 阵发性睡眠性血红蛋白尿。
- 药物。

- 左旋门冬酰胺酶。
- 肝素诱导的血小板减少症。
- 激素。
- 解剖学。
- 留置导管。
- 先天性心脏病。
- 人工心脏瓣膜。
- 心内堵闭。
- 肿瘤压迫。
- 下腔静脉闭锁。
- 胸廓出口梗阻(腋静脉创伤性血栓形成综合征)。
- 髂静脉压迫综合征(右髂动脉压迫左髂静脉)。
- 其他。
- 感染。
- 外伤。
- 手术。
- 肥胖。
- 长期制动或瘫痪。
- 脱水。
- 抗磷脂综合征。
- 遗传性血栓前状态。
- 危险因素或动脉性疾病的特定状态。
- 川崎病。
- 大动脉炎。
- 高脂血症。
- 抗磷脂综合征。

■ 常见相关疾病

- 肾病综合征。
- 炎症性疾病。
- 肝脏疾病。
- 镰状细胞病。
- 糖尿病。

🔬 诊断

■ 鉴别诊断

- 其他引起肢体肿胀的疾病。
- 白蛋白低。
- 不伴血栓形成的置管阻塞静脉血流。
- 偏身肥大。
- 新生儿红细胞压积高,可以在头部 CT 上使脑静脉呈"高密度",并被误认为是血栓形成。
- 类似动脉性卒中:复杂性偏头痛、脱髓鞘

疾病、代谢性疾病、肿瘤。

> **注意**
> - 凝血功能检查的正常范围依年龄而定:在新生儿期很难诊断任何一种凝血蛋白的遗传性缺陷。在生后 6~12 个月复查是很有必要的。
> - 在急性血栓形成时凝血因子消耗;因此,抗凝血蛋白水平低必须复查。
> - 华法林会降低蛋白 C、蛋白 S 和凝血因子 Ⅱ、Ⅶ、Ⅸ 和 Ⅹ 的水平。

■ 处置步骤

- 第一步。
- 询问完整病史和体格检查。
- 采用适宜的影像学检查确定诊断。
- 第二步。
- 送初步的实验室检查(血常规、PT/aPTT、D-二聚体、月经过后女性查 β 绒毛膜促性腺激素)。
- 如果认为安全,开始用普通肝素或低分子肝素抗凝治疗。
- 有危及生命或肢体风险的血栓形成患者需要溶栓治疗。
- 第三步。
- 如果可能的话,考虑送高凝状态的、完整的实验室检查;门诊患者抗凝治疗;影像学上随访血栓形成。

■ 病史

- 列出既往危险因素。
- 血栓形成的家族史。
- 血栓形成的个人史。
- 新生儿癫痫:常见,并常常是新生儿硬膜窦血栓形成或动脉缺血性卒中的唯一表现体征。

■ 体格检查

- 肢体深静脉血栓形成:肢体单侧肿胀、水肿。
- 下腔静脉血栓形成:双下肢远端水肿。
- 上腔静脉综合征:头颈部充血、肿胀。
- 动脉血栓形成:肢端苍白伴灌注,搏动减弱。
- 肾静脉血栓形成:新生儿腹部肿块伴血尿。

- 肺栓塞:呼吸急促、呼吸浅表。
- 外周静脉曲张形成:表面扩大的皮下静脉。
- 血栓形成后综合征:皮肤慢性颜色改变(变暗)、溃疡、疼痛、间歇性肿胀。

■ 诊断检查与说明

- 以下检查可用于研究血栓前状态。
- 凝血因子 V Leiden 突变分析。
- 凝血酶原 20210A 突变分析。
- 狼疮抗凝剂筛查(稀释 Russell 蛇毒时间、aPTT)。
- 抗心磷脂抗体(IgG、IgM)。
- 抗-β2-糖蛋白抗体(IgG、IgM)。
- 蛋白 C 活性。
- 蛋白 S 活性。
- 抗凝血酶活性。
- 同型半胱氨酸。
- 脂质蛋白(a)。
- 凝血因子 Ⅷ 活性。

影像学检查

应请放射科医生会诊,选择最佳的用于诊断和随访的影像学检查。

- 血管造影:金标准,但是侵入性的,并且有时技术上很难在小年龄儿童中进行。
- 超声:最常用的影像学检查,非侵入性、无辐射,能在床旁操作。
- 在上肢相关的深静脉血栓形成的诊断中,经常有必要结合超声和静脉造影。
- 上中心静脉的加压超声可能被锁骨远端妨碍。
- 静脉造影对于诊断颈内静脉血栓形成敏感性差。
- 诊断上肢远端的血栓形成推荐方法是开始用超声检查,如果超声正常且临床高度怀疑血栓形成,继续用静脉造影检查。
- 心脏超声在评估动脉血栓可能有用,后者可能是由中央静脉置管导致的。
- 肺血管造影、通气-灌注扫描和螺旋 CT 扫描是用于肺栓塞诊断的影像学检查,虽然这些检查都不能在儿童中做。
- 在肺栓塞患者中,在上肢和下肢肢端寻找血栓形成来源很重要。
- 其他诊断性影像学检查选择包括 CT 或 MRV。
- 非侵入性。
- 敏感性和特异性未知。
- 在评估近端血栓形成上可能有效。
- 对脑静脉窦血栓形成的诊断,最敏感的影像学检查是脑部 MRI 伴静脉造影。

治疗

- 普通肝素。
- 给予大剂量然后静脉注射,调整来维持 aPTT 在 1.5～2.5 倍的基线水平。
- 年幼儿童需要更高的肝素剂量来达到治疗水平,继发于生理性抗凝血酶水平降低。
- 低分子肝素。
- 剂量反应更可预测。
- 每天两次皮下注射给药。
- 在无并发症的深静脉血栓形成的急性处理中效果与普通肝素相同。
- 通过肾脏清除。
- 溶栓治疗。
- 重组组织纤溶酶原激活剂。
- 可全身或局部给药。
- 出血风险高。
- 华法林。
- 口服抗凝剂。
- 当患者已经接受一种肝素治疗时,最初开始使用。当华法林达到治疗剂量,肝素停用。
- 对深静脉血栓形成的治疗,调整华法林来维持 2～3 倍国际标准化比值 INR。
- 用于门诊患者的处理。
- 阿司匹林。
- 在卒中和其他动脉血栓中有用。
- 不可逆地抑制血小板功能。

■ 一般措施

- 急性血栓形成和长期管理的治疗是个体化的。
- 在儿童抗凝治疗上请儿科血液科医生或专家会诊。

后续治疗与护理

■ 并发症

- 下腔静脉滤器用于预防肺栓塞。儿科很少用。只有考虑处理有抗凝禁忌证的下肢深静脉血栓形成(如最近行大的外科手术或活动性出血),或当抗凝治疗时,患者发生肺栓塞。临时滤器应该尽快安放和移除,因为它会是进一步血栓形成的源头。风险/效益比需要个体化考虑。
- 因血栓形成的位置和严重程度而不同。
- 在急性深静脉血栓形成,肺栓塞是最严重的并发症。
- 反复血栓形成和血栓形成后综合征是常见的慢性并发症。
- 在动脉性血栓栓塞性疾病,受累器官的缺血性损伤决定急性和长期并发症。

> **注意**
> - 尽管对静脉系统有大的损害,但是中心静脉置管相关血栓形成可能是不易察觉的。反复管道感染、管路阻塞和胸部显著的静脉曲张提示上肢深静脉血栓形成。长期结果未知。
> - 如果在没有肝素化的患者中开始使用华法林,可引起暴发性紫癜。

疾病编码

ICD10

- I82.90 急性栓塞和未指明静脉的血栓形成。
- I82.409 急性栓塞和未指明下肢未指明深静脉的血栓形成。
- G08 颅内和脊柱内静脉炎和血栓性静脉炎。

常见问题与解答

- 问:什么时候适合用低分子肝素而不是普通肝素?
- 答:低分子肝素有几个优点。药代动力学可预测和不必频繁监测。皮下注射用药,不是静脉注射的。另外,低分子肝素不能被鱼精蛋白完全替换,而且是肾脏清除的。
- 问:什么时候适合用溶栓治疗?
- 答:如果一个血栓是高危的(如危及肢体的),可以用溶栓治疗。颅内出血、其他活动性的出血和 7 天内做过外科手术,是溶栓治疗的禁忌证。对于动脉性血栓形成事件,溶栓治疗经常是首选治疗方法,因为血块很快能溶解和血流很快恢复。
- 问:当患者正在进行抗凝治疗时,对侵入性操作和运动,应该注意些什么?
- 答:应避免腰穿、动脉穿刺和手术操作。如果这些操作是必需的,那么在手术操作前应该减量或停用抗凝剂。在抗凝治疗过程中,不应参加接触性运动,如足球、空手道和拳击。

血友病 Hemophilia

Char Witmer　俞懿 译 / 瞿晓文 审校

 基础知识

■ 描述

• 血友病 A 是凝血因子Ⅷ缺乏,而血友病 B 是凝血因子Ⅸ缺乏。

• 凝血因子Ⅷ或凝血因子Ⅸ缺乏或缺失导致血液凝结延迟和中断,造成出血延长。

• 出血的严重性取决于凝血活性的基线比率。

■ 流行病学

• 是最常见的严重遗传性出血性疾病。

• 分布。

- 血友病 A:80%～85%。

- 血友病 B:10%～15%。

• 无地域或种族相关性。

发病率

• 血友病 A:1/5 000 男性新生儿。

• 血友病 B:1/30 000 男性新生儿。

■ 危险因素

遗传学

• X 连锁隐性遗传性疾病。

• 父亲是血友病患者,其女儿必定是血友病基因突变的携带者。一个肯定的携带者有 50% 的概率将血友病突变基因传给她的后代。

• 可以进行携带者状态和孕前检查。

• 血友病 A。

- 在 40%～50% 重型血友病 A 患者中发现凝血因子Ⅷ基因内含子 22 异位突变。

• 血友病 B。

- 大部分凝血因子Ⅸ基因缺陷是单纯碱基对改变导致错义、移码或无义突变。已经检测过凝血因子Ⅸ基因所有区域的突变。

■ 一般预防

• 预防:以预防出血事件为目标的规律浓缩凝血因子输注;重型疾病应重点关注。

• 预期指导和预防。

• 良好的口腔卫生。

- 免疫接种:不进行肌内注射;给予小规格针头皮下注射,并且直接加压。

- 关节积血尽快治疗以防止慢性关节损伤。

- 避免接触性运动(如足球、曲棍球、英式橄榄球)。

- 鼓励体育健身来保证强壮肌肉来保持关节健康和防止关节出血。

- 头部外伤的预防。

■ 病理生理

• 凝血因子Ⅷ和Ⅸ都是通过内源性途径正常凝血酶形成是关键。无论是哪种蛋白活性的缺失和减低,严重损害产生凝血酶和纤维蛋白的能力。

• 血友病患者不是出血更快;确切地说,是异常凝血的延迟形成导致出血延长。

诊断

■ 病史

• 家族史。

- 只有 70% 的病例是女性血缘亲属的男性后代。

- 男性后代有血友病的家族史。

• 男性新生儿出血过多。

- 包皮环切术出血过多可能是血友病的最初症状,虽然只有 50% 的血友病患者会在包皮环切术中出血。

- 肌内注射引起肌肉出血(如:维生素 K 或免疫接种);表现为注射部位持续肿胀。

- 可以看到系带撕裂、静脉穿刺或是足跟采血时出血不止。

- 3.5%～4% 的血友病新生儿可以表现为颅内出血。

• 重型血友病出血机制。

- 主要特点是正常活动下易出血、出血多和可触及的瘀斑,自发性关节和肌肉出血,以及外伤或手术后出血不止。

• 出血发生年龄。

- 出血事件通常发生在孩子开始爬和走或者出牙时。

- 轻型血友病患者可能不会有症状直到长大一点。

• 关节出血部位。

- 大的承重关节最常受累:膝关节、踝关节和髋关节。

- 其他非承重关节可能会受累,包括肘关节和肩关节。

• 关节出血的早期症状。

- 刺痛或皮温高、肉眼可见的肿胀的预兆。

- 接着是疼痛加重和活动范围减小(ROM)和不能负重。

■ 体格检查

• 关节检查。

• 急性关节出血:活动范围受限和伴疼痛、皮温高、肿胀、触痛。

• 慢性关节改变:捻发音、活动范围减小、滑膜肥大、骨骼异常和近端肌肉无力。

• 肌肉内出血:可能没有外部瘀青;活动伴疼痛和肿胀;肢体周长差异。

• 肢体末梢神经血管危害可以是前臂出血筋膜间隙综合征的征象。

■ 诊断检查与说明

注意

• 新生儿有正常的维生素 K 依赖性凝血因子的生理性减少,包括凝血因子Ⅸ,使得在新生儿时期确定凝血因子Ⅸ缺乏的程度很困难。凝血因子Ⅸ水平必须在 6 月龄后才能确定。

• 当解读新生儿凝血功能结果时,PT 和 aPTT 新生儿正常值与成人是不同的。

实验室检查

血友病 A 或 B 患者会有正常的 PT 和 aPTT 延长。测定凝血因子Ⅷ和Ⅸ水平:

• <1%:重型血友病,以自发性出血、关节出血和深部组织出血。

• 1%～5%:中型血友病;轻度到中度外伤后出血;很少自发性出血。

• 5%～30%:轻型血友病;只有外伤后出血。

■ 鉴别诊断

• 单纯 aPTT 延长与出血倾向增加相关。

- 血管性血友病。

- "继发性血友病",由于对凝血因子Ⅷ或Ⅸ的抑制物抗体造成(儿童中极其少见)。

- 凝血因子Ⅷ、Ⅸ或Ⅹ的遗传性凝血因子缺乏。

• aPTT 延长不伴出血倾向增加。

- 凝血因子Ⅻ缺乏。

- 高分子量激肽原缺乏。

- 激肽释放酶原缺乏。

- 抗磷脂抗体。

- 肝素影响。

- 样本不足。

治疗

■ 药物治疗

急性出血事件。
- 因子替代治疗。
- 凝血因子Ⅷ替代制品。
- 重组非血源性凝血因子Ⅷ。
- 单克隆抗体纯化的血源性浓缩Ⅷ因子;加热或去污处理后使病毒失活。
- 冷沉淀(很少使用)。
- 凝血因子Ⅸ替代制品。
- 重组非血源性凝血因子Ⅸ。
- 免疫亲和纯化的血源性浓缩Ⅸ因子;加热或去污处理后使病毒失活。
- 新鲜冰冻血浆(很少使用)。
- 儿科剂量计算。
- 重组Ⅷ因子剂量(单位)=½血浆Ⅷ因子水平期望提升值×体重(kg)×0.5。
- 重组Ⅸ因子剂量(单位)=½血浆Ⅸ因子水平期望提升值×体重(kg)×1.4。
- 目标凝血因子水平。
- 关节出血:30%～50%维持24～48小时。
- 大量肌肉出血:70%～100%维持24～48 h。
- 颅内出血:80%～100%维持10～14天。
- 去氨加压素(DDAVP)。
- 合成的血管加压素类似物可刺激内源性凝血因子Ⅷ和血管性血友病因子的释放。
- 仅适合于轻度或中度凝血因子Ⅷ缺乏的患者,显示在临床试验中对 DDAVP 有效者。
- 低钠血症可能也会发生,每一剂后推荐液体限制,新生儿中不应使用。
- 抗纤溶治疗(氨基己酸或氨甲环酸)。
- 抗纤溶治疗用于通过纤溶系统抑制血块溶解正常过程,稳定凝血。
- 用于口腔出血及使拔牙和一些手术治疗出血减到最少。

■ 其他治疗

一般措施
- 关节出血。
- 因子替代治疗。
- 固定:夹板、石膏、拐杖和(或)卧床休息(24～48 h)。
- 长期固定可能减少关节活动范围的恢复。

- 最初用凝血因子替代的内科治疗是推荐的,特别是关节手术后。
- 特殊出血情况。
- 颅内出血。
- 尽管轻微的头部外伤且没有外部瘀青,明显出血仍可发生。
- 在重型血友病,自发性颅内出血会发生。
- 诊断性评估后立即用因子替代治疗至100%。
- 重大手术。
- 术前和术后因子替代治疗至100%。
- 术后常规剂量的凝血因子至少维持1周,甚至是在轻型血友病中。
- 筋膜间隙综合征。
- 肌肉筋膜间隙内出血。
- 最常发生于前臂。
- 神经血管危害可导致前臂肌肉挛缩和手爪样畸形(福尔克曼挛缩)。
- 髂腰肌出血。
- 下腹部或大腿上部疼痛可能是首发症状。
- 检查时可发现髋关节不能伸展,但仍可内外旋转(可以与髋关节出血相鉴别)。
- 通过超声或 CT 扫描确定诊断。
- 凝血因子替代治疗和卧床休息。
- 口腔出血、鼻出血。
- 持续压迫 15～20 min。
- 氨基己酸或氨甲环酸治疗。
- 直接在出血部位局部应用凝血酶。
- 如果这些措施无效,行凝血因子替代治疗。
- 牙科护理。
- 重大牙科手术如拔牙或要求下颌神经阻滞的手术,需要凝血因子替代治疗。
- 常规牙齿清洁不要求凝血因子替代治疗。
- 撕裂伤。
- 在缝合和拆线时有必要行凝血因子替代治疗。
- 血尿。
- 最初治疗是增加液体摄入和卧床休息。
- 如果血尿持续 24～48 h,30%～40%凝血因子替代治疗。
- 抗纤溶药物是血尿处理中禁用的,因为考虑到凝血形成过度会导致阻塞性尿路梗阻。
- 患者应该在综合性的血友病治疗中心定期随访。

■ 住院事项

初始治疗
危及生命的出血。
- 凝血因子浓缩剂迅速治疗应该立即开始,并在任何诊断步骤之前。
- 颅内出血。
- 气道内和周围出血。
- 放血术出血。

后续治疗与护理

■ 并发症

- 疾病并发症。
- 血友病性关节病:反复关节出血导致滑膜增厚和关节软骨侵蚀。关节腔变窄,最终融合。患者可发展成关节挛缩、活动范围受限和慢性疼痛。
- 治疗并发症。
- 抑制物:凝血Ⅷ或Ⅸ因子抗体可以使输注的凝血因子失活。这是目前血友病最严重的并发症,并与高发病率和生活质量下降相关。出血事件用不太有效的旁路药物治疗(活化的凝血原酶复合物浓缩剂或活化重组Ⅶa凝血因子)。
- 过敏反应:主要见于凝血Ⅸ因子输注。

疾病编码

ICD10
- D66 遗传性凝血因子Ⅷ缺乏。
- D67 遗传性凝血因子Ⅸ缺乏。
- D68.1 遗传性凝血因子Ⅺ缺乏。

常见问题与解答

- 问:血友病患儿有无禁忌使用的药物?
- 答:阿司匹林不应使用,因为它可妨碍血小板功能。非甾体消炎药物对血小板作用较轻,也应该尽可能避免使用。血友病患者应该用对乙酰氨基酚退热或缓解疼痛。
- 问:血友病患儿可以接受免疫接种吗?
- 答:为防止免疫接种出血,可以用最小的针头给予皮下注射(SQ,取代肌内注射)。应该在注射区域用冰块或冷敷来使血肿形成最小化。

荨麻疹 Urticaria

Christopher P. Raab 高珊 译 / 王榴慧 审校

基础知识

■ 描述

• 荨麻疹的皮损表现最好被描述为突起的、瘙痒的、局限性的红斑丘疹。
- 单发的皮损可以扩大融合,形成泛发全身的、突起的红斑区域。
- 它们是此起彼伏的,典型者持续数小时。
- 也可称为"风疹块"。
- 急性:持续期<6 周。
- 慢性:持续期>6 周。
• 其他类似,但不是荨麻疹的情况。
- 血管性水肿。
◦ 荨麻疹样皮损。
◦ 在表皮深处、皮下以及黏膜下层形成。
- 过敏反应。
◦ 在暴露于某种特定的抗原后引起的超敏反应。
◦ 表现为乏力、由于气道水肿所致的呼吸道痉挛、荨麻疹样皮疹、瘙痒以及低血压,可导致休克。

■ 流行病学

• 性别比:女:男为 3:2。
• 种族之间无差异。

发病率

生命周期的发病率为 15%～25%。

■ 一般预防

当一种触发因素已被明确时,避免接触是主要的预防措施。

■ 病理生理

• 免疫介导的。
- 抗原通过交联 IgE 呈递给肥大细胞。
- 导致其激活释放血管活性介质,例如组胺、白三烯类、前列腺素 D2、血小板活化因子以及其他血管活性物质。
- 正是这些血管活性介质造成的瘙痒、血管扩张以及毛细血管渗漏导致荨麻疹的特征性临床表现。
- 常见的触发因素包括药物(如青霉素)、食物(如牛奶或鸡蛋)以及昆虫叮咬。
• 非免疫介导。
- 物理改变、化合物、某些包含 β-内酰胺和磺胺的药物以及部分食物通过非 IgE 介导的反应导致肥大细胞脱颗粒。
• 自身免疫介导。
- 交联 IgE 通过 IgG 或肥大细胞表面高亲和力的 IgE 受体(FcεRI)作用导致肥大细胞脱颗粒。

■ 病因

急性荨麻疹。
• 病毒感染被认为占儿童所有急性荨麻疹病因的 80%,最常见的单独的病因包括下列病毒。
- Epstein-Barr 病毒。
- 柯萨奇病毒 A、B。
- 肝炎病毒 A、B、C。
• 寄生虫感染。
• 细菌感染(特别是 A 组溶血性链球菌)。
• 药物:最常报道的如下。
- 非甾体消炎药。
- 阿片类。
- 万古霉素。
• 放射性对照。
• 食物。
• 输注血制品。
• 食品添加剂和着色剂。
• 自然疗法中包括的蔓越莓、甘菊、葡糖胺和生姜。
• 昆虫毒素,包括蜜蜂、马蜂和黄蜂。
慢性荨麻疹。
• 特发性:大多数病因不明,但多数学者认为可能与自身免疫机制相关。
• 物理性(约 20%～30%)。
- 皮肤划痕症(9%):轻触皮肤导致接触部位的线形风团。
- 胆碱能性荨麻疹(5%):弥漫性红斑和突起但苍白的风团样皮损,伴剧烈瘙痒。与出汗反射存在关联,因此经常在过热和用力后诱发,可能在特定组合情况下与其他触发因素共同作用加重症状。
- 寒冷性荨麻疹(3%):荨麻疹的皮损呈现于暴露在低温的皮肤区域,有家族性和非遗传性两种形式。
- 水源性:当患者与水接触时(例如澡盆、游泳池)出现荨麻疹的皮损。
- 迟发型压力性/振动性荨麻疹:在皮肤上深入或持久的压力造成明显的荨麻疹并经常表现为血管性水肿。振动性荨麻疹由重复性震动导致(例如使用手提钻),是迟发型压力性荨麻疹的一种表现形式。
• 肥大细胞疾病。
- 色素性荨麻疹:过多数量的肥大细胞位于皮肤、骨髓、淋巴结和其他组织。发病以瘙痒、潮红、心动过速、恶心和呕吐为特征表现。
- 系统性肥大细胞增生症。
• 全身性疾病。
- 风湿性疾病。
◦ 荨麻疹性血管炎:红斑风团呈现荨麻疹表现但组织病理显示白细胞碎裂性血管炎,通常伴随全身症状并持续>24 h。
◦ 冷吡啉相关周期性综合征可以呈现荨麻疹表现(例如 Muckle-Wells 综合征),包括慢性复发性荨麻疹、耳聋、淀粉样变性和关节炎。
- 肿瘤。
- 感染:寄生虫可导致慢性荨麻疹。
- 自身免疫:针对 IgE 或 IgE 受体(FcεRI)的抗体。

诊断

■ 病史

• 皮疹的描述:由于其反复发作的特点,在检查时皮损可能并不出现,数码照片经常有帮助。
• 症状持续的时间,急性与慢性荨麻疹。
- 如果属于急性荨麻疹(<6 周),需要询问下列情况。
◦ 病毒感染的症状包括流涕、咳嗽、发热、充血和乏力感。
◦ 任何药物(处方或在 OTC 购买的)或任何草药方剂。
◦ 任何新的食物和饮料。
◦ 任何新的香水、化合物或其他皮肤制品的暴露接触。
- 如果属于慢性荨麻疹(>6 周)。
◦ 前次发作的病史包括时间、暴露情况,任何荨麻疹和血管性水肿的既往史。
◦ 其他症状或临床表现的变化。
◦ 系统性疾病的症状,例如甲状腺功能亢进,系统性红斑狼疮(SLE)、风湿性关节炎、多发性肌炎、淀粉样变性、感染和淋巴瘤。
◦ 皮损持续时间。

■ 体格检查

- 皮疹表现：具有经典的风团和潮红的表观。
- 呼吸系统：寻找喘鸣、哮鸣或呼吸困难的依据。如果以上症状存在，应该考虑因过敏反应导致的呼吸道阻塞和下呼吸道水肿。
- 面部或颈部水肿：应警惕可能引起的呼吸道阻塞。
- 应该进行一个全面的体格检查以寻找系统性疾病和恶性肿瘤的依据。
  - 上呼吸道感染。
  - 甲状腺肿大。
  - 提示淋巴瘤的淋巴结肿大和脾大。
  - 关节检查用来发现任何与结缔组织疾病、风湿性关节炎或红斑狼疮有关的依据。

■ 诊断检查与说明

实验室检查

- 除非病史和体检有所提示，否则检查往往是无结果的。
- 如果考虑一种或数种食物是致病因素，可以进行皮肤测试。
- 如果症状难以处理或持续＞3 个月，应考虑。
  - 全血检查并分类计数。
  - 血沉。
  - 甲状腺功能：［促甲状腺素（TSH）、游离 T_4、抗甲状腺球蛋白以及抗过氧化氢酶体的抗体］。
  - 如果症状不典型，持续时间＞1 年，或提示存在荨麻疹性血管炎。
  - 补体。
  - ANA 滴度。
  - 肝功能检查。
  - 皮肤钻取活检。

■ 鉴别诊断

- 病毒性红斑。
- 特应性皮炎。
- 接触性皮炎。
- 昆虫叮咬。
- 斑丘疹型药疹。
- 多形红斑。
- 植物诱发的皮疹。
- 过敏性紫癜。
- 系统性红斑狼疮。
- 自身炎症性疾病。
  - 系统性起病的幼年特应性关节炎。
  - 冷吡啉相关周期性综合征：家族性寒冷性

自身炎症性综合征、Muckle-Wells 综合征、新生儿期起病的多系统炎症性疾病（NOMID）。
  - 甲羟戊酸激酶缺乏。
  - 肿瘤坏死因子受体相关的周期性综合征（TRAPS）。

治疗

急诊处理：如果存在任何呼吸困难、喘鸣或哮鸣，或有其他过敏性反应的症状，给予肾上腺素 0.01 ml/kg，以 1∶1 000 溶液稀释皮下或肌注。

■ 药物治疗

- 急性荨麻疹
- 通常自行缓解但可以使用 2 代无镇静作用的抗组胺药物治疗。
- 1 代抗组胺药物：苯海拉明每剂 1 mg/kg 或总量 5 mg/(kg·d) q6 h 分次口服或羟嗪 2 mg/(kg·d) q6 h 分次口服治疗瘙痒。
- 慢性荨麻疹：见下文。

一线药物

- 抗组胺药或 H1 受体拮抗剂。
- 更轻的镇静作用，更长的作用时间并且应该成为治疗的主要药物。
  - 西替利嗪（仙特明）：剂量随年龄变化，每天 2.5～10 mg。
  - 氯雷他定（克敏能）：每天 5 mg。
  - 非索非那定（Allegra）：＜6 岁的患儿无指征使用；＞6 岁者可以使用 30 mg，每天 2 次。1 代抗组胺药物有效但有较强的镇静作用。
  - 苯海拉明（Benadryl）：每天 q6 h 5 mg/kg。
  - 羟嗪（Atarax）：每剂 q6 h 0.6 mg/kg。
  - 赛庚啶（Periactin）：2 mg，每天可以多至使用 3 次。是寒冷性荨麻疹主要的治疗方案。

二线药物

增加 2 代 H1 拮抗剂药物至年龄允许的最大剂量。在成人的治疗指南中，最大增加 4 倍剂量更有效果。

三线药物

- 增加另一种 2 代 H1 拮抗剂药物。
- 白三烯抑制剂：在临床研究中发现微弱的协同作用。
  - 孟鲁司特（顺尔宁）：每天 5 mg。
- 联合使用 H1 和 H2 拮抗剂。
  - H2 拮抗剂：增加第二种药物，因为皮肤细胞同时有 H1 与 H2 受体，增加抑制 H2

受体的作用，具有协同效应。
  - 雷尼他定（善卫得）：每天 2～4 mg/kg，每天分为 2 次使用。
- 多塞平（多虑平）：一种三环类抗抑郁药物。＞12 岁患儿，每天 10～50 mg，能逐步加量至每天 100 mg。强效的抗组胺药物由于镇静作用、低血压、抗胆碱能药物作用以及大量体重增加的副作用而耐受性差。
- 其他免疫调节药物可用于慢性荨麻疹。
  - 其他非常规治疗方案已试用于少数病例研究：环孢素、秋水仙碱、氨苯砜、静脉丙球（IVIG）、血浆置换术、甲氨蝶呤、环磷酰胺、钙拮抗剂、麻黄碱。
  - 皮质激素：使用最小有效剂量。开始使用标准剂量，泼尼松每天 0.5～1 mg/kg；通常因为其包括高血压、免疫抑制、高血糖、性格改变在内的严重副作用而耐受性差。
  - 奥马珠单抗：抗 IgE 抗体，对于慢性荨麻疹已使用最强标准治疗方案者，显示减轻症状和体征。

后续治疗与护理

■ 随访推荐

患者监测

- 关注呼吸困难的症状和体征，这是主要的并发症。
- 慢性荨麻疹患者应该定期至医师处随访，监测症状和对治疗的反应。

■ 预后

- 慢性荨麻疹。
- 50% 在 12 个月内缓解。
- 并另有 20% 在 5 年内缓解。
- 10%～20% 的病例病程＞20 年，多数症状持续反复者被认为有自身免疫的病因。
- 可能复发，物理性荨麻疹的亚型更有可能复发。

■ 并发症

因上呼吸道水肿引起的呼吸困难是主要威胁生命的并发症，这样的患者应该立即寻求医疗帮助。

疾病编码

ICD10

- L50.9 荨麻疹。
- L50.0 变应性荨麻疹。
- L50.6 接触性荨麻疹。

常见问题与解答

•问:在什么情况下应该把患者转诊给专家,转诊至什么科室?

•答:通常情况下,当认为是食物或药物诱发的疾病而过敏原无法确定和(或)症状持续＞6周时需要转诊。建议转诊给在评估随访荨麻疹方面有经验的皮肤科医师或过敏-免疫学家。

•问:在何时应该使用皮质激素或其他非常规疗法治疗慢性荨麻疹?

•答:通常情况下,这些药物的副作用显著,应仅在荨麻疹明显影响患者的日常生活和行为时才使用。

•问:在什么情况下患者需要住院或在荨麻疹发作期进行医学观察?

•答:值得注意的症状包括严重的血管性水肿、呼吸系统症状(例如喘鸣或哮鸣),或恶心(呕吐)。出现过敏性反应的症状应该使用肾上腺素治疗,而且患者应该被观察数小时以确保症状不再复发。

牙齿创伤 Dental Trauma

Ray J. Jurado 杜钰 译／陈红娟 审校

基础知识

▪ 描述

牙齿创伤包括乳牙或恒牙的折断、移位、脱出。

▪ 流行病学

- 30％的孩子发生乳牙列的创伤,2～3岁为高发年龄。
- 22％的孩子发生恒牙列的创伤,继发于摔伤、交通事故、骑车、暴力、运动、虐待。
- 70％的病例发生在上颌切牙,移位最常见。

▪ 危险因素

- 性别:在乳牙列中,男孩发生外伤的概率为31％～40％,女孩发生外伤的概率为16％～30％。恒牙列中,男孩的概率为12％～33％,女孩为4％～19％。
- 年龄:乳牙发生外伤的最常见年龄为1.5～2.5岁,孩子刚刚学会走路的时候。恒牙外伤的高发年龄为8～10岁。
- 季节:根据人口统计数据,夏天比冬天高发。
- 咬合:深覆盖(上切牙前突)以及唇闭合不良易发生外伤。

▪ 病理生理

- 牙齿结构:釉质(白色外层),牙本质(黄色内层),牙髓(神经、血管、结缔组织),牙骨质(牙根外层),牙周韧带(固定牙齿于牙槽窝)。
- 外伤类型。
- 牙釉质裂纹:牙齿无实质性缺损,釉质表面出现裂纹。
- 单纯冠折:牙釉质或者牙本质的实质缺损,不累及牙髓。
- 复杂冠折:牙釉质和牙本质的折断,牙髓暴露。
- 冠及根折:累及牙釉质、牙本质和牙骨质。
- 根折:牙本质和牙骨质的折断同时累及牙髓。
- 牙震荡:牙齿支持组织损伤,没有明显的松动和移位。
- 亚脱臼:牙齿支持组织损伤,有松动但是没有移位。

- 侧方脱臼:牙齿在牙槽窝内的侧方移位,同时伴有牙槽骨板的折裂。
- 牙齿嵌入:牙齿向牙槽窝方向的移位,同时嵌顿在牙槽骨里。
- 脱出:牙齿半脱位于牙槽窝。
- 全脱出:牙齿完全脱出牙槽窝。
- 牙槽突骨折:牙槽骨的骨折同时累及牙齿。

诊断

▪ 病史

- 既往史:过敏史,出血性疾病。
- 外伤发生的地点:污染可能,破伤风预防。
- 外伤怎么发生的:外伤的表现应该与伤害的性质相吻合。
- 外伤发生的时间:影响治疗和预后(如全脱出)。
- 意识丧失:需要评估其他外伤。
- 咬合紊乱:可能发生了脱位或者颌骨骨折。
- 冷热敏感:提示冠折可能。

> **注意**
> - 缺失牙必须被找到,如果找不到,考虑是否被吸入、吞咽或者进入窦腔。
> - 需要排查出由于暴力虐待导致的外伤。

▪ 体格检查

- 如果存在生命危险,需要行儿童高级生命支持(ABCD、颈部评估等)。
- 用水或者生理盐水来清洁面部和口腔。
- 口腔外检查:评估面部和嘴唇的软组织外伤,触诊上下颌骨以发现可能的颌骨骨折。
- 口腔内检查:评估口腔内软组织外伤,牙齿折断,异常的牙齿位置,牙齿松动度。

> **注意**
> 为了利于确定牙齿是乳牙还是恒牙,根据年龄来定义牙列:乳牙列(<6岁),混合牙列(6～12岁),恒牙列(>12岁)。上颌乳切牙在6岁左右开始松动和脱落。

▪ 诊断检查与说明

实验室检查

无。

影像学检查

- 软组织放射线检查可以排除异物。牙片放置于前庭的位置,上下唇之间,曝光时间为一般情况的25％。
- 口内放射线检查(根尖片和咬合片)帮助确诊根折和移位的范围。
- 曲面断层片帮助确诊颌骨骨折。
- CT检查帮助确定牙折和周围骨组织的关系,以及精确确定牙槽骨骨折的位置和形态。

其他

- 叩诊帮助确定牙震荡的严重程度。
- 冷热测评估牙齿活力。

诊断步骤与其他

无。

▪ 鉴别诊断

软组织的创伤应该对应其病史和创伤过程,以排除躯体虐待。

治疗

▪ 药物治疗

- 应用对乙酰氨基酚进行疼痛控制。
- 存在感染风险的严重外伤病例需要应用抗生素治疗(亚急性细菌性心内膜炎风险、免疫抑制等)。

▪ 其他治疗

一般治疗

- 乳牙列。
- 牙釉质裂纹:不需要治疗。
- 冠折:牙齿结构修复(牙色充填物充填),如有必要进行牙髓治疗。
- 根折:牙冠和牙根的拔除。
- 脱臼:轻度脱位1周之内进食软食,如果为重度或者干扰咬合,建议拔牙。
- 嵌入:根据口内X线片表现,如果不影响恒牙胚,可以保留待再萌出,如果影响恒牙胚,建议拔除。
- 脱出:轻度的建议自行矫正位置,重度建议拔牙。
- 全脱出:不建议再植,以保护恒牙胚。
- 牙槽骨折断:骨折片复位和牙齿夹板。
- 恒牙列。
- 牙釉质裂纹:隐裂沟封闭。

Y

– 冠折:牙齿结构修复(牙色充填物充填),如有必要进行牙髓治疗。

– 根折:复位,牙齿夹板。

– 脱臼:复位,牙齿夹板。

– 嵌入:即刻复位或者等待自行再萌出。

– 脱出:复位,牙齿夹板。

– 牙槽骨折断:骨折片复位和牙齿夹板。

• 全脱出。

– 如果存在污染,用冷水冲洗并立刻放回牙槽窝,用手指固定。立刻就诊以评估病情和实施夹板固定。

– 如果即刻放回牙槽窝已没有可能,把牙齿放在生理性的介质里,如牛奶、生理盐水、Hanks 平衡液(避免接触牙根)。

– 立即就诊,再植、牙齿夹板、根管治疗。

– 治疗方案的选择和预后取决于牙齿的发育阶段,脱出的时间以及储存介质。

• 下颌骨骨折。

– 需要口腔外科医生立即介入,确定治疗方案。

> **注意**
> • 时间很重要!恒牙全脱出需要立即再植,脱出时间越长预后越差。

后续治疗与护理

■ 随访推荐

• 大部分的牙齿创伤,需要儿童牙科医生尽早地评估和治疗,定期随访也很重要。

• 大部分的创伤都很难以避免,建议不要穿刺舌体和嘴唇。

• 大部分的运动创伤可以通过使用口腔防护器来预防。美国运动牙科学会推荐了 40 种需要戴用口腔防护器的运动项目,如杂技、棒球、篮球、自行车、铁饼、铅球、骑马、体操、手球、美式壁球、壁球、柔道、空手道、旱冰、橄榄球、摩托车赛、跳伞、滑雪、足球、冲浪、滑板、滑冰、蹦床、网球、排球、摔跤、举重、水球。

• 牙齿创伤的社会影响是心理方面(学校生活、照片、社会)的和经济方面的。修复一颗缺失牙所需要的费用 20 倍于一个专门定制的预防性的口腔防护器。

■ 预后

• 根据创伤的严重程度不同有不同的预后,小的创伤可以通过及时的治疗得到良好的疗效,严重创伤的预后取决于及时专业的治疗和孩子的愈合能力。

• 对于任何乳牙的创伤,告知家长可能出现的牙髓反应,如前庭窦道的出现,牙冠颜色的改变伴有窦道的出现,需要及时的治疗。

• 乳牙移位可能会导致恒牙的发育异常,如釉质发育不全、钙化不全、冠根弯曲或者萌出方式和顺序的异常。

常见问题与解答

• 问:为什么不对乳牙进行复位或者再植?

• 答:对于乳牙创伤的治疗,首先要考虑是否影响继承恒牙胚。如果移位的乳牙侵犯到了恒牙胚,那么建议拔牙来减小损害,再植可能会损害恒牙胚。

疾病编码

ICD10

• S02.5XXA 牙折断(外伤),首发闭合。

• S02.5XXB 牙折断(外伤),首发开放。

• K08.119 外伤所致牙完全缺失,未指定类别。

牙齿感染 Dental Infections

Johnny I. Kuttab 杜钰 译 / 陈红娟 审校

基础知识

■ 描述

牙齿感染是继发于龋齿或者创伤,由于细菌侵入而产生的急性或慢性的牙髓组织的炎症反应(牙髓炎)。牙髓感染可能导致牙髓组织的坏死以及脓肿形成(局部脓肿)。

• 可逆性牙髓炎是指通过牙齿的充填治疗可以逆转的牙髓炎。

• 不可逆性牙髓炎是指牙髓的炎症状态不能被逆转,最终导致牙髓坏死以及脓肿形成。

■ 流行病学

• 在美国,根尖脓肿占儿童牙科急症的 47%。

■ 危险因素

• 饮食习惯不良(高糖饮食)。

• 口腔卫生不佳(牙面上可见菌斑)。

• 龋齿。

• 社会经济地位低下。

• 缺乏牙科档案的建立。

■ 病理生理

• 大部分的牙齿感染是由于牙釉质龋坏进展到牙本质,再进展到牙髓组织造成的。

– 病变的进展是由于细菌代谢食物中的糖产生酸。

– 更多的酸产生,口腔中的 pH 降低,加快了病变的进展。

– 牙齿开始脱矿,随着病变进展,细菌侵犯牙髓,炎性反应开启。

– 牙髓组织坏死,根尖脓肿形成,导致骨组织破坏。

– 根据不同的宿主因素,感染可能是局限性的,或者形成窦道,或者蔓延至骨髓,穿透皮质骨,侵犯周围组织或者面部。

– 一旦牙神经完全坏死,疼痛就会减轻,同时脓肿形成。

– 脓肿可能局限在根尖部位,或者蔓延至肌肉、血管、面部软组织间隙,导致严重的并发症甚至生命危险。

– 然而,大部分为自限性的,形成口内局部的引流。

诊断

■ 病史

• 夜间痛。

– 痛醒。

• 疼痛不能进食。

• 冷刺激敏感。

• 发热。

• 肿胀。

• 典型的可逆性牙髓炎症状包括对冷、热、甜食、空气、刷牙敏感,疼痛为急性发作,刺激去除,疼痛消失,牙齿充填完成后,疼痛不再出现。
- 不可逆性牙髓炎症状包括刺激和非刺激状态下持续性的钝痛,大部分前来就诊的患者为不可逆性牙髓炎或者脓肿。

■ 体格检查

- 淋巴结病。
- 肿胀引起的面部不对称。
- 口内肿胀。
- 患牙邻近的舌下、下颌骨、口腔前庭、腭部肿胀。
- 窦道或者瘘管形成。
- 张口受限。
- 触诊柔软。
- 低热。
- 脱水。

■ 诊断检查与说明

影像学检查

- 根尖片或者全景片。
- 局部骨组织破坏或者牙周膜间隙增宽。
- 严重面部肿胀的需要进行 CT 检查。

诊断步骤与其他

　　进行牙髓活力测试来判断牙神经的状态,以指导治疗。通过牙神经对冷、电、叩诊的反应,可以得到一个相应的诊断。
- 叩诊(叩击牙齿产生疼痛)。
- 活力测。
- 冷测。
- 电活力测。
- 牙齿松动度检查。

■ 鉴别诊断

- 可逆性牙髓炎。
- 由异物引起的牙龈脓肿。
- 溃疡(疱疹性、阿弗他)。
- 恒牙萌出。

 治疗

■ 药物治疗

　　出现夜间痛、发热、淋巴结肿大、面部肿胀的情况下,需要考虑抗生素的应用。

一线药物

- 阿莫西林每天 20～40 mg/kg。
- 阿莫西林克拉维酸钾每天 25～45 mg/kg。
- 泰诺每 4～6 h 10～15 mg/kg。
- 布洛芬每 6～8 h 4～10 mg/kg。

二线药物

- 克林霉素每天 8～20 mg/kg。

- 阿奇霉素每天 5～12 mg/kg。

■ 其他治疗

- 乳牙不可逆性牙髓炎的治疗包括拔牙和牙髓切除术(乳牙根管治疗)2 种,倾向于拔牙。目标是给恒牙的生长发育提供一个良好的环境,因为长期的慢性炎症会导致恒牙受损。
- 恒牙不可逆性牙髓炎的治疗包括根管治疗(去除牙髓,代替以合成的充填物)以及后续的冠修复。

■ 一般措施

- 间隙保持。
- 间隙保持有利于恒牙的生长和发育。
- 乳牙是最好的间隙保持器。
- 乳牙缺失后,邻接和对颌的乳牙会向缺牙间隙倾斜,导致错颌畸形的发生。
- 需要间隙保持器来保持间隙。

■ 住院治疗

入院指征

- 由于脓肿造成口内或口外严重肿胀。
- 异常的嗜睡、头痛、颈强直、虚弱或者眩晕。
- 吞咽和呼吸困难。
- 严重眼睑肿胀。
- 持续性体温升高、脱水、不能进食。
- 尽管少见,牙齿感染会扩散至面部平面造成面部蜂窝织炎。
- 颊间隙的感染会导致眶下、颧骨、颊部的肿胀,常常由于上颌磨牙的感染引起。
- 下颌切牙的炎症会造成颏下间隙感染以及肿胀。
- 下颌磨牙的感染会造成下颌下间隙的感染以及肿胀。
- 牙齿感染通过面部平面的扩散,终止在咽旁间隙和咽后间隙。
- 牙齿感染也可以通过淋巴系统,动静脉扩散。海绵窦的血管由于缺乏逆向静脉瓣容易造成牙齿感染的颅内扩散,形成海绵窦的血栓。

> **注意**
> 　　颏下、舌下、双侧下颌下间隙的感染也被称为路德维希咽峡炎。感染可向下通过颈前三角扩散至锁骨,严重影响语言、吞咽和呼吸。这是一种急症,需要建立安全气道(气管插管)。

 后续治疗与护理

■ 随访推荐

- 儿童牙科医生治疗。
- 拔牙、根管治疗、修复治疗。
- 彻底的口腔检查以发现其他存在的龋齿。
- 脓肿及肿胀的治疗。
- 拔牙后间隙的管理。
- 饮食指导和口腔卫生宣教。

■ 预后

　　经过系统治疗后牙齿感染的预后是非常良好的。

 疾病编码

ICD10

- K04.0 牙髓炎。
- K04.1 牙髓坏死。
- K04.7 根尖周脓肿不伴有窦道。

 常见问题与解答

- 问:不过是乳牙而已,会掉牙的对吗?
- 答:牙齿疼痛会影响孩子的日常活动,导致生长发育迟缓和学习能力下降。牙齿感染如果不及时治疗,会造成恒牙的损害或者面部的蜂窝织炎。由于感染和拔牙导致的乳牙早失,会造成恒牙列的萌出障碍和拥挤问题。
- 问:我的牙齿很不好,是遗传的吗?
- 答:基因问题是易患龋齿的危险因素,但是研究表明,饮食习惯和口腔卫生的作用更大。
- 问:我的孩子牙龈上出现了一个小脓疱,但是不痛也不影响睡眠,这个需要治疗吗?
- 答:无论是乳牙还是恒牙的感染都需要进行治疗。如果感染被局限,会出现无痛的引流。然而,感染源存在可能会导致继承恒牙的损害和炎症的扩散。
- 问:我的孩子已经开始服用抗生素而且感觉好多了,有必要吃完一个疗程吗?
- 答:除非发生了过敏反应,否则建议抗生素吃满一个疗程。疼痛和肿胀的消失不表示感染已经彻底控制,一般建议在症状消失后,继续服用至少 5 天的抗生素。

牙齿健康与预防 Dental Health and Prevention

Johnny I. Kuttab 杜钰 译 / 陈红娟 审校

 基础知识

■ 描述

• 牙齿的预防保健就是保持牙齿健康,预防口腔疾病的发生和进展。其中包括有效的口腔卫生保持,健康的饮食习惯,氟化物的应用,建立牙科档案。

• 龋齿是一种可以预防的疾病。早期的危险因素评估可以筛查出高危低龄儿童龋的家庭,从而进行有效的早期预防干预。早期评估的最终目的是为了向龋齿高危人群及时宣教以避免后续牙科治疗。

■ 流行病学

• 2~11 岁的儿童中,42%存在乳牙龋齿。

• 2~11 岁的儿童中,23%存在未治疗的龋齿。

• 2~11 岁的儿童中,平均存在 1.6 颗乳牙龋齿,3.6 个乳牙龋面。

• 6~11 岁的儿童中,21%存在恒牙龋齿。

• 龋齿的发生率 5 倍于哮喘,7 倍于花粉症。

• 每年因为牙齿相关的疾病损失 5 100 万个小时的学习时间。

■ 危险因素

• 口腔卫生不良。

• 饮食习惯不良。

- 夜间奶瓶喂养牛奶和果汁的频率过高。

- 12 月龄后每天母乳喂养的频率>7 次。

- 添加辅食以后随意的母乳喂养。

- 高糖饮食习惯。

- 每餐之间过高频率的高糖分零食摄取。

• 牙科档案的延迟建立。

• 龋齿既往史。

• 缺乏氟化物的使用。

• 社会经济地位低下。

• 新移民。

• 唾液流量不足。

• 需要特殊的口腔护理或者慢性疾病状态。

■ 一般预防

最晚于 1 岁建立牙科档案有助于牙医们进行饮食指导和口腔卫生宣教以预防龋齿的发生。

• 美国儿科医师学会(The American Academy of Pediatrics, AAP)推荐 1~6 岁儿童每天摄入不超过 4~6 oz 的果汁。

• 以下为饮食指导。

- 进食种类丰富的高营养食物或者饮料。

- 进食和运动平衡以达到一个健康的 BMI 指数。

- 保持足够的热量摄取以维持正常的生长发育。

- 选择足够蔬菜、水果、全麦的低脂饮食。

- 适量摄入糖分和盐分。

> **注意**
> • 54%的美国学龄前儿童在服用非处方药,大部分是抗过敏药、退热药、治疗咳嗽和感冒的药物。很多口服药水为了提高儿童的接受程度添加有大量糖分。患慢性疾病的儿童频繁服用此类药物,龋病患病率会高于一般人群。
> • 为了使儿童更加乐于服用维生素,很多公司制造了维生素软糖。有报道过度摄取维生素 A 的病例。AAP 推荐的最佳摄取充足维生素的方法是保持健康平衡的饮食习惯。

• 在第一颗乳牙萌出之后就应该注意到口腔卫生的保持问题。

- 婴儿萌牙后刷牙能帮助减少细菌密度,家长应该每天给孩子刷 2 次牙齿。

- 当相邻牙齿的邻面产生接触之后就应该使用牙线。家长在儿童年满 8 周岁以前应该帮助或者监督孩子刷牙。

• 适当的应用氟化物也是一项有效的预防措施,氟化物作为一项预防和控制龋齿的手段被证明是安全有效的。

- 确定氟化物的风险收益比时,我们应该尽量权衡轻度的氟中毒和预防严重牙齿疾病之间的关系。两岁以下患龋中高风险的儿童,可以使用一薄层含氟牙膏,2~5 岁的儿童,可以使用豌豆大小的量。

- 对于存在患龋风险的孩子,门诊医生在牙齿表面应用氟化物,如氟保护漆。饮用含氟化物浓度低的水的孩子(<0.6 ppm),在评估了所有其他食物来源的氟化物含量后,可以考虑系统性的应用氟化物。

> **注意**
> 龋齿是一种常见的慢性感染性的可传播疾病,主要由变形链球菌代谢产生酸,引起牙釉质的脱矿和龋洞形成。婴儿口腔的变形链球菌定植可以来源于母婴垂直传播,母亲唾液中变形链球菌的浓度越高,婴儿口腔定植的风险就越大,患龋齿的风险也更大。除此之外,母亲的口腔卫生习惯、牙周疾病的情况、进食频率以及社会经济地位也与婴儿口腔细菌定植有关。变形链球菌最初定植发生的年龄平均为 26 个月,这期间被称为窗口期。母亲应该尽量减少或者避免与婴儿共享餐具。

■ 病理生理

口腔内存在一些可以维持正常生理环境的正常菌群,细菌代谢糖产生乳酸。乳酸造成牙齿结构的脱矿,进一步导致龋洞的形成和进展。乳酸使口腔环境偏酸性,从而造成口腔细菌的菌群失调,致病菌的量增多,加速了病变的进展。

 诊断

■ 病史

• 不良口腔卫生。

• 不良饮食习惯。

- 夜间奶瓶进食牛奶和果汁频率过高。

- 12 月龄后每天母乳喂养的频率>7 次。

- 添加辅食后随意的母乳喂养。

- 高糖饮食习惯。

- 每餐之间过高频率的高糖分零食摄取。

• 牙科档案的延迟建立。

• 龋病既往史。

• 缺乏氟化物的使用。

• 社会经济地位低下。

• 移民状态。

• 唾液流量低。

• 需要特殊的口腔护理或者存在慢性疾病者。

• 母亲患龋。

• 牙齿疼痛。

■ 体格检查

• 可见菌斑堆积。

• 牙面白垩色。

- 龋洞形成。
- 牙龈炎。
- 牙龈红肿。
- 自发出血。
- 牙齿脓肿。
- 淋巴结病。
- 疼痛。

注意

- 患龋风险评估是预防龋齿的关键,目的是通过鉴别和去除致病因子,增加保护因子来达到预防疾病的目的。
- 致病因子包括母亲患龋,社会经济地位低下,过度摄取甜食,夜间奶瓶喂养,需要特殊护理的人群。
- 保护性因子包括使用含氟牙膏每天刷牙2次,健康饮食,定期口腔检查。然而,既往的龋齿病史是判断未来龋齿的最佳预测方式。

■ **诊断检查与说明**

- 口腔拭子检查变形链球菌。
- 菌斑指数。
- 用显色药片来显示菌斑给牙齿计分。
- 患龋危险因素评估。

　影像学检查

- 牙科 X 线检查。

在儿童牙科医师的慎重选择后做检查。

■ **鉴别诊断**

- 病毒感染,如原发性疱疹性龈口炎、手足口病、疱疹性咽峡炎。
- 牙龈炎。

- 牙周病。

 治疗

■ **药物治疗**

龋齿的治疗是通过龋洞充填和牙科档案的建立,而非药物治疗。同时对患者和家长进行口腔卫生宣教和饮食指导。

■ **其他治疗**

- 益生菌。
- 益生菌是适当应用有利于宿主的活的微生物,牙科益生菌通过各种不同的机制可以作为一种对抗致病菌的拮抗剂,恢复平衡的口腔环境,对于龋齿的预防和口腔健康的维持有积极作用。
- 增加氟暴露。
- 如果使用得当,氟化物在预防和控制龋齿方面是安全和有效的。
- 唾液和菌斑中低浓度的氟化物可以抑制正常牙釉质的脱矿,同时促进脱矿牙釉质的再矿化。
- 窝沟封闭。
- 窝沟封闭是一种有效的预防窝沟点隙发生龋齿的方法。窝沟点隙比较深的存在易患龋齿倾向的乳牙和恒牙应该尽早实施窝沟封闭。
- 木糖醇口香糖。
- 木糖醇是一种五碳糖醇,最早来源于一些植物原料。木糖醇降低菌斑形成和细菌黏附(抗菌),抑制牙釉质脱矿(减少产酸),同时对于变形链球菌有直接的抑制作用。

 后续治疗与护理

■ **随访推荐**

一般建议 6 个月复诊一次,但是实际要根据患者的病史、临床症状、放射线表现来确定复诊周期。

■ **预后**

预防是儿童牙科的基础,应该尽早建立牙科档案,儿童牙科医生对儿童和家长开展口腔卫生宣教和饮食指导,减少龋齿发生的可能性。

CODE ICD 10 **疾病编码**

ICD10

- K02.9 未特指的龋(牙)。
- K05.10 菌斑导致的慢性龈炎。
- K05.6 未特指的牙周病。

❓ **常见问题与解答**

- 问:乳牙是会换掉的,需要进行治疗吗?
- 答:儿童未经治疗的龋齿会产生疼痛和感染,从而影响语言和交流、进食和营养、睡眠、学习、玩耍、生活质量,甚至会持续到成年。
- 问:我的孩子还不会吐水,会把牙膏吞下去,我能使用不含氟的可吞咽牙膏吗?
- 答:最新研究明确证明,儿童使用含氟牙膏是安全和有效的。氟化物的益处远远大于任何潜在的毒性,然而,氟化物的使用还是要根据具体情况而定,2 岁以下患龋中高风险的儿童,可以使用一薄层含氟牙膏,2~5 岁的儿童,可以使用豌豆大小的量。

Y

牙龈炎 Gingivitis

Daniel Walmsley　杜钰 译 / 陈红娟 审校

🧫 **基础知识**

■ **描述**

牙龈炎是一种菌斑介导的牙龈组织的可逆性炎症。牙龈炎通常症状很轻微或者没有症状,但是可能会出现牙龈出血、肿胀、溃疡或者疼痛。

■ **流行病学**

- 4~13 岁的孩子有 90% 可能会发生牙龈炎,其中大部分为轻度的牙龈炎。
- 6~36 月的孩子有 13%~40% 可能会发生萌出性的龈炎,在牙齿萌出后会自行缓解。
- 随着年龄的增长牙龈炎发生的概率会增加,青春期的孩子,几乎 100% 会发生牙龈炎,

原因可能是激素水平和不良的口腔卫生。

- 青春期后,牙龈炎的发生率约为 50%。

■ **危险因素**

- 行为因素:吸烟、压力、饮酒。
- 药物:抗癫痫药、环孢素、钙通道阻滞剂。
- 激素水平改变:青春期、孕期。
- 慢性疾病:糖尿病、慢性肾衰竭、组织细胞

增多症 X、硬皮病、继发性甲状旁腺功能亢进。

• 免疫缺陷:HIV、Chediak-Higashi 综合征、周期性中性粒细胞减少症。

• 神经系统疾病:脑瘫、智力缺陷、癫痫或者其他口腔卫生难以维持的疾病。

• 其他:慢性口呼吸、营养不良、病毒感染。

■ 一般预防

• 根据年龄不同每天的口腔清洁描述如下。

- 婴儿:牙龈按摩,用毛巾去除菌斑,用婴儿牙膏(酶制剂、不含氟化物)刷牙。

- 低龄儿童:在协助下使用少量含氟牙膏来刷牙。

- 学龄儿童:监督刷牙或者适当协助。

- 青少年:用含氟牙膏每天刷牙 2 次,每天应用牙线。一些牙医推荐孩子在 4 岁就可以开始使用牙线。

- 口内有固定矫治器的儿童:小心谨慎地刷牙和使用牙线。

• 氟化物:如果饮水没有加氟,那么应该适当地补充氟制剂,但是量要适当以避免氟中毒。

• 窝沟封闭:对恒牙的窝沟点隙进行封闭以提供机械性的屏障。

• 美国儿科医学会(AAP)推荐易患龋儿童应该在 1 岁建立常规的口腔保健习惯,至少 6 个月进行一次常规检查。

■ 病因

• 口腔卫生不良。

• 钙化和非钙化的菌斑。

• 龋齿。

• 正畸矫治器。

• 错合畸形。

• 牙列拥挤。

• 张口呼吸。

• 萌牙。

• 营养不良。

- 维生素缺乏(如维生素 C 缺乏)。

- 缺乏具有自洁作用的饮食(如胡萝卜、芹菜、苹果)。

- 厌氧菌群。

• 感染。

- 单纯疱疹病毒 1 型感染。

- 白色念珠菌。

- HIV。

- 细菌性病原体。

• 药物。

- 苯妥英钠。

- 环孢素。

- 硝苯地平。

- 口服避孕药。

• 创伤。

诊断

■ 病史

• 回顾牙科就诊记录和日常口腔卫生保健。

• 回顾药物治疗史,是否有慢性疾病、出血性疾病、免疫缺陷。

• 评估饮食以排除营养不良。

• 口腔矫治器。

- 口腔矫治器的存在使得牙龈很难彻底清洁,反应性的牙龈增生也很常见。

• 日常用药。

- 苯妥英钠会导致牙龈增生,化疗药物、外源性的激素治疗、钙离子通道阻滞剂都有可能会导致牙龈炎。

• 症状和体征。

- 牙龈红肿。

- 牙龈边缘出血。

- 牙龈缘疼痛。

■ 体格检查

• 牙龈组织是否有红肿、溃疡、波动感,以及瘘管。牙龈炎最常见的症状是红肿。

• 严重病例,由于龈沟内溃疡的存在牙龈组织会自发出血,牙龈会明显肿胀。

• 疱疹性龈口炎的患者,会出现明显的牙龈肿胀和溃疡,同时出现系统性的症状如发热和乏力。

• 检查牙齿的龋坏、折裂、松动、错合、疼痛以及菌斑的情况。

• 对于感染扩散的患者,要检查面部和颈部是否有红肿、皮温升高、淋巴结肿大。

• 青春期发育阶段:青春期会导致牙龈炎症加重,所以判断患者是否进入青春期很重要。

• 评估患者的口腔卫生状况,这是导致牙龈炎的最重要因素。

■ 诊断检查与说明

实验室检查

• 大多数患者不需要做实验室检查。

• 如果有异常出血的情况,那么需要检测血常规、PT、PTT 以排除血小板减少症、全血细胞减少症或者凝血障碍。

• 血培养:可疑败血症。

• 直接荧光抗体检测 HSV-1:如果怀疑病毒感染(口炎表现),用拭子涂抹疱疹破溃面于涂片上做检测。HSV 培养是金标准。

• 一般不需要活检。

影像学检查

全景片或个别牙齿 X 线片有助于评估骨结构,以判断重度牙龈炎是否进展到牙周组织。

■ 鉴别诊断

• 感染性。

- 脓肿。

- 疱疹性龈口炎,牙龈和口腔黏膜的溃疡病损。

• 创伤性。

- 食物嵌塞。

- 正畸矫治器。

- 自伤。

• 出血性。

- 血友病(Ⅷ、Ⅸ因子缺陷)。

- 血小板减少症。

• 免疫性。

- 中性粒细胞异常。

- 白血病。

- HIV。

- 移植物抗宿主病(浸润性牙龈炎)。

• 其他。

- 药物性牙龈增生(如苯妥英钠和硝苯地平)。

- 牙周炎。

- 阿弗他口炎。

- 维生素 C 缺乏。

- 白塞病。

- 急性坏死性龈口炎(ANUG),牙龈疼痛以及组织溃疡和坏死。

○ 青春期和青年常见。

○ 与梭型杆菌和中间普氏菌有关。

治疗

■ 药物治疗

应用抑制菌斑的漱口水来加强日常口腔卫生。最常用的漱口水包括 0.12% 洗必泰和 0.075% 或者 0.1% 的氯化十六烷吡啶。

■ 其他治疗

一般措施

日常口腔卫生保健,包括刷牙和使用牙线,对于预防牙龈炎的发生很重要。

• 轻度牙龈炎。

- 日常口腔卫生保持,包括认真刷牙和使用牙线。

－通过洁治和刮治来去除菌斑和牙石,每隔3～6个月洗牙1次。

• 中到重度牙龈炎。

－遵循轻度牙龈炎相同的治疗方法。

－需要牙周科医生介入。

－应用漱口水进行菌斑控制。0.12%洗必泰和0.075%或者0.1%的氯化十六烷吡啶。

－冲牙器。

－超声波牙刷。

－牙龈增生的病例行牙龈切除术。

－严重病例需要应用抗生素。

▪ 转诊问题

• 应该对所有儿童的口腔健康进行评估,如果发现有牙龈发炎的现象,那么建议去牙科就诊。

• 所有的儿童和成人都应该进行定期的口腔健康检查,以及洗牙治疗。

• 如果病变复杂需要进一步治疗,建议咨询专业的牙周科医生。

• 如果牙龈炎在口腔卫生状况改善后得不到缓解,需要考虑如白血病、维生素 C 缺乏或者其他慢性疾病。

▪ 外科及其他治疗

极少数严重病例需要牙龈切除术。

后续治疗与护理

▪ 随访推荐

• 所有的儿童和成人都应该进行定期洗牙。

• 患有牙龈炎的儿童应该缩短口腔定期检查的时间间隔,大部分牙医推荐 3 个月一次。

患者监测

每半年进行一次常规的牙科检查和洗牙,监测牙龈的炎症状况。

▪ 饮食

• 避免高糖的食物和饮料。

• 木糖醇口香糖有助于减少菌斑黏附牙龈缘从而改善口腔卫生状况。

患者教育

• 建立日常口腔卫生习惯。

• 早晚刷牙和使用牙线以减少菌斑形成。

• 漱口水也能减少菌斑形成,在牙医推荐下使用。

• 孩子从 1 周岁开始,每 6 个月进行一次常规的口腔检查以及洗牙。

▪ 预后

• 轻到中度的牙龈炎在几个月之内通过口腔卫生的改善可以得到治愈。

• 牙周炎是不可逆的,所以预防是关键。

▪ 并发症

• 牙周病。

• 骨髓炎。

• 龋齿。

疾病编码

ICD10

• K05.10 菌斑导致的慢性龈炎。

• K05.00 菌斑导致的急性龈炎。

• A69.1 其他急性坏死溃疡性龈炎。

常见问题与解答

• 问:不同的牙膏在预防牙龈炎方面有区别吗?

• 答:是的。研究表明含氟化亚锡的牙膏在预防牙龈炎方面是有效的。添加精油的漱口水(如李施德林),对预防牙龈炎也有效果。

• 问:什么样的膳食能提高牙周健康?

• 答:避免高频率的碳水化合物摄取。碳酸饮料、含糖口香糖,糖果容易粘在牙齿表面。如果日常口腔卫生不到位,菌斑容易形成,从而增加了牙龈炎的可能性。

• 问:为什么儿童不会发生像成人一样的重度牙周炎?

• 答:目前原因不清楚。乳牙的牙龈比较圆钝,血管丰富,结缔组织相对恒牙列较少,但是这些区别的相关性目前未知。

• 问:口腔内穿刺物对于牙龈健康的影响?

• 答:除了牙齿容易折断,口内异物创伤也会引起牙龈萎缩和牙龈炎的并发症。

• 问:为什么吸烟和牙龈疾病相关?

• 答:尼古丁抑制巨噬细胞和中性粒细胞活性,降低骨组织矿化,损伤血管新生,减少抗体产生。吸烟者对于外科治疗和非外科治疗的反应也不如不吸烟者。

芽生菌病 Blastomycosis

Evan J. Anderson　沈军 译／王建设 审校

Y

基础知识

▪ 描述

• 土壤里的二态性皮炎芽生菌可引起全身感染。

• 二态性的特征是在室温下以真菌形式(菌丝)生长,在体温下以酵母形式生长。

• 估计潜伏期在 30～45 天。

▪ 流行病学

• 与其他二态性真菌类似,皮炎芽生菌是一种土壤腐生菌(菌丝形式)。

• 很少发生先天性感染。

• 感染普遍存在于美国中西部和南部,特别是在树木繁茂的密西西比河、俄亥俄河流域和大湖。发病率最高的在美国威斯康星州、密西西比州和田纳西,其次是明尼苏达州、伊利诺伊州、北达科他州、亚拉巴马州和路易斯安那州。

• 实质性疾病发生在加拿大的曼尼托巴省和西北部的安大略省。其他有感染报告的包括非洲、印度和南美。

• 儿童占芽生菌所有病例的 3%～11%。

• 即使在流行地区,芽生菌病也是一种非常罕见的诊断。

▪ 危险因素

• 芽生菌病在男性更常见。这被认为是由于男性的职业或娱乐活动增加了暴露的风险。

• 在芽生菌感染的儿童中很少见到存在基础性免疫缺陷。

▪ 一般预防

• 住院患者没有特别预防措施。

• 自然宿主尚不明确。

■ **病理生理**

• 真菌吸入肺部后,中性粒细胞和巨噬细胞参与了炎症反应。

• 芽生菌病最常表现为亚急性肺部疾病,但该疾病可从亚临床感染到播散性疾病,可累及肺、皮肤、骨和中枢神经系统(CNS)。

• 50%的感染是亚临床感染。

■ **病因**

• 感染基本上是由吸入皮炎芽生菌孢子引起的。

• 芽生菌病很少通过意外接种、狗咬伤、性交、宫内传播发生。

• 点源暴发发生在有潮湿的土壤和腐烂的植物区域进行职业和娱乐活动,如沿溪流或河道区域。

• 自然感染发生在人和狗。

■ **常见相关疾病**

• 肺芽生菌病。

– 是芽生菌病在儿童感染中最常见的形式。

– 可以是急性、亚急性或慢性的疾病。严重程度可以相差很大,从亚临床感染到上呼吸道感染、支气管炎、胸膜炎、肺炎或严重的呼吸窘迫。

• 皮肤芽生菌病。

– 皮肤表现是多样的,包括结节、疣状病灶、皮下脓肿或溃疡。

– 皮肤疾病通常发生在肺部感染传播到皮肤后,很少发生于直接接种后。

• 骨骼芽生菌病。

– 骨骼疾病通常发生在肺部感染传播到骨骼后,可造成骨髓炎和骨质破坏。

• 播散性芽生菌病。

– 最近的一系列研究表明,这发生在不到1/2的感染儿童中。

– 通常开始于肺部感染,并随后播散到皮肤、骨、泌尿生殖道和(或)中枢神经系统。

– 几乎可以播散到所有器官。

– 经典的三个器官即肺、骨、皮肤感染发生在≤15%的感染儿童中。

诊断

■ **病史**

• 居住在疫区或到疫区旅行的病史是十分重要的。

• 对于儿童急性肺芽生菌病,最常见的临床症状有以下几种。

– 咳嗽(可能是咳痰性的)。

– 发热。

– 胸痛。

– 不适。

• 存在慢性肺部疾病的儿童有以下表现。

– 慢性(>2周)干咳。

– 胸膜炎性胸痛。

– 纳差。

– 也可见发热、寒战、体重减轻、疲劳、盗汗或比较罕见的如咯血。

■ **体格检查**

• 最初的肺部感染在体格检查上可能与其他细菌性肺炎表现类似。

• 在皮肤表现比较明显时肺部的体征和症状可能已经消失。

• 皮肤受累表现为结节,结节可伴有溃疡或肉芽肿病变。

• 骨骼受累常表现为进行性局灶性疼痛和压痛点。

■ **诊断检查与说明**

诊断步骤与其他

• 确诊要求在临床标本中发现芽生菌生长。在实验室中,真菌培养在一个冷却器中进行,通常皮炎芽生菌会转换为菌丝形式。

• 酵母形式的芽生菌可直接在痰液、尿液、脑脊液、支气管肺泡灌洗或组织活检标本看到。

• 虽然最准确的血清学检测是酶联免疫试验,但所有的血清学检测敏感性和特异性都较差。

• 一种可以在尿液中检测到芽生菌抗原的检查敏感度约为93%,可与患有组织胞浆菌病、副球孢子菌病、马尔尼菲青霉菌感染的患者发生交叉反应。

• 胸片通常显示肺实变、空洞、纤维结节、肿块、肿块反应。

■ **鉴别诊断**

• 急性细菌感染。

• 肿瘤。

• 结核。

• 结节病。

• 其他真菌感染引起的肺炎(如组织胞浆菌)。

治疗

■ **药物治疗**

• 虽然急性肺部感染不需要治疗可自愈,但由于发展为肺外疾病的概率高,许多专家推荐对所有类型的芽生菌病进行治疗。

• 轻或中度的肺或肺外疾病。

– 口服伊曲康唑。

– 替代剂包括氟康唑或伏立康唑。

• 严重的肺部感染,其他严重疾病或免疫抑制:

– 静脉使用两性霉素B;许多专家倾向于使用两性霉素B脂质体,而非两性霉素B。

– 使用两性霉素B达到临床稳定后,转为口服伊曲康唑。

• 中枢神经系统芽生菌病。

– 使用两性霉素B脂质体5 mg/(kg·d)4~6周,之后改为口服唑类抗真菌药。

• 孕期。

– 静脉使用两性霉素B。

– 由于潜在的致畸风险,避免使用唑类抗真菌药。

• 治疗时间取决于感染部位。

– 肺部感染要≥6个月或更长。

– 骨骼或中枢神经系统感染≥12个月或更长。

• 对于免疫抑制的患者和虽然经过合理治疗但复发的患者需要终身口服伊曲康唑治疗。

• 伏立康唑是一种新的唑类,具有体外抗皮炎芽生菌活性,并较两性霉素B能更好穿过脑脊液,有报道指出其可作为中枢神经系统感染的降阶梯治疗的选择。

■ **手术与其他治疗**

有时,脓肿和骨清创引流是必要的。

后续治疗与护理

■ **随访推荐**

患者监测

• 所有唑类可引起肝炎。因此,应该在开始治疗之前检测肝酶,开始治疗后2~4周检测一次,在治疗过程中每3个月检测一次。

• 所有唑类可与P450酶的相互作用。当患者正在服用其他药物时应考虑药物与药物之间的相互作用。

• 伊曲康唑胶囊吸收较差,口服制剂由于口感较差很难忍受。坚持治疗是很重要的,许多人建议监测伊曲康唑的水平。

• 两性霉素B通常还会导致急性肾损伤和电解质的紊乱(特别是钾和镁)。输注相关的毒性也很常见。类脂制剂通常比脱氧胆制剂具有更好的耐受性。

■ 预后

• 在抗真菌药物使用之前,芽生菌相关的死亡率高达 90% 以上。

• 适当使用抗真菌药物治疗会达到较好的治愈率,且死亡率<10%。

• 出现症状至明确诊断间隔延迟的病例往往预后较差。

■ 并发症

• 播散是感染的主要并发症,<50% 的儿童芽生菌感染发生播散。

• 骨骼受累会长期影响儿童。

• 全身感染在出现症状前会顺利进展,因此需要长期的治疗和随访。

 疾病编码

ICD10

• B40.9 芽生菌病,非特异性。

• B40.2 肺芽生菌病,非特异性。

• B40.7 播散性芽生菌病。

❓ 常见问题与解答

• 问:什么时候应该怀疑有芽生菌病?

• 答:对于暴露于芽生菌病流行地区,表现有亚急性到慢性肺炎的儿童要考虑芽生菌病。通常,这些孩子之前已使用多种抗生素,仍有持续或渐进性肺炎或出现皮肤或骨骼病变。

• 问:想要鉴别芽生菌的最好检测方法是什么?

• 答:尿抗原检查是最敏感的检测方法,但存在假阳性。通常,建立诊断要获得临床样本。

• 问:我有一个患儿因患有芽生菌病在住院,我应该开始使用伊曲康唑还是两性霉素 B 治疗?

• 答:如果孩子不是在重症监护病房,病情没有急性恶化,并能经口服用伊曲康唑,开始使用伊曲康唑治疗是合理的。伊曲康唑一般是比两性霉素 B 制剂具有更好的耐受性。

咽后脓肿 Retropharyngeal Abscess

Camille Sabella　李琪 译／许政敏 审校

 基础知识

■ 描述

在咽后壁和椎前筋膜之间的潜在间隙出现的比较少见、但可能危及生命的感染。

■ 流行病学

6 岁以下儿童高发,50% 的病例发生于 48 月龄以下的幼儿。

发病率

大部分大型儿童医疗中心报道每年 1～5 例。

■ 病理生理

• 大多数感染起源于咽炎或声门上喉炎,并由咽后淋巴结化脓引发,咽后淋巴结沿颈部两侧呈链状排列,收集鼻、鼻旁窦、鼻咽部等处的淋巴。

• 这些淋巴结链在童年消失;因此,咽后脓肿最常见于婴儿和幼儿。

• 咽后区的蜂窝织炎导致形成蜂窝织炎,它成熟后形成脓肿。

• 咽后间隙的其他感染因素,包括咽后壁的贯穿伤(例如异物吸入、牙科手术、尝试气管插管),常出现于年龄较大的儿童和青少年。

• 椎体骨髓炎或牙科脓肿可扩散感染到咽后间隙。

■ 病因

• 传染性:培养经常提示多种微生物。

• 其中分离出的主要微生物包括以下几个。

- 链球菌(A 组和其他分型)。

- 金黄色葡萄球菌。

- 各种厌氧菌种(例如类杆菌、消化链球菌、梭杆菌)。

• 许多被分离出来的菌株都能产生 β-内酰胺酶。

℞ 诊断

■ 病史

• 在正确诊断前,症状可能已经持续数小时到数天。很多患者会因为怀疑是咽炎或鼻窦炎而已经口服抗生素。

• 询问颈部外伤,尤其是穿透伤、近期手术(尤其是牙)和有无异物吸入病史。

• 医生必须保持高度警觉。咽后脓肿的表现可以是微妙的,最常见的初步诊断是会厌炎或严重的咽炎。

• 体征和症状。

- 大部分常见的症状包括咽喉痛、进食少、声音低沉、流口水、颈部僵硬或疼痛、发热、吞咽困难并喘鸣。

- 发热。

- 喘鸣(一项研究表明高达 50% 的儿童会有喘鸣症状,但是,更近的一项研究表明只有 5% 的儿童会有喘鸣)。

- 流口水。

- 颈部肿块及活动受限。

- 咽后壁隆起作为一个典型的临床表现,患病时不一定表现出来或者难以观察到,尤其是儿童。

■ 查体

• 典型临床表现是幼儿出现发热、颈强直、斜颈、颈部包块和急性颈淋巴结炎。

• 婴儿和儿童经常出现不适,但表现为亚急性,可能是轻微的。

• 其他的临床表现可能包括以下内容。

- 声音低沉。

- 流口水。

- 发热。

- 吞咽困难。

- 喘鸣。

■ 诊断检查与说明

实验室检查

全血细胞计数(CBC)可以显示白细胞总数升高,并且明显核左移。

影像学检查

• 颈侧 X 线摄片。

- 咽后间隙增宽,有时有液平。

- 颈部平片阴性不能排除咽后脓肿。

• 颈部 CT 扫描(增强)。

- 比平片有优势。

- 通常能区分脓肿及局部的蜂窝织炎或淋巴结炎,但本项检查用于区分脓肿与蜂窝织炎的灵敏度和特异性都小于 70%。

Y

■ **鉴别诊断**

• 咽炎。

• 扁桃体或侧壁脓肿。

• 会厌炎或声门上区喉炎。

• 异物贯穿。

• 颈椎骨髓炎。

 治疗

■ **药物治疗**

• 开始时可经验性使用广谱抗生素,对金黄色葡萄球菌、化脓性链球菌、其他非 A 组链球菌和厌氧菌有效。

• 氨苄西林-舒巴坦或克林霉素是很好的初始选择用药。严重感染的儿童,怀疑耐甲氧西林金黄色葡萄球菌感染的,可加用万古霉素。

• 可以基于微生物培养和药物敏感试验结果有针对性地选择抗生素。

■ **其他治疗**

一般措施

• 有必要与耳鼻咽喉科手术团队紧急磋商

有关气道管理和可能进行的引流手术,拥有一个在小儿气道管理方面经验丰富的团队是至关重要的。

• 最近的数据表明,高达 50% 的患者不需要手术就可以治愈。

• 入院时 CT 检查有明确脓肿的患者最有可能需要手术干预。

• 只用抗生素治疗的患者必须密切随访有无临床症状恶化的迹象。

■ **转诊问题**

确诊后,必须请在小儿气道管理方面经验丰富的手术医生紧急会诊。

■ **住院事项**

初始治疗

紧急治疗需要保持呼吸道通畅;警惕脓肿突然自发破溃排出,引起灾难性的误吸。

 后续治疗与护理

■ **预后**

应用适当的抗生素,精准的护理,必要时手术治疗,患者一般预后很好。

■ **并发症**

• 脓肿自发性破裂及吸入感染性物质,随后窒息或严重的肺部感染。

• 侵犯动脉导致出血和(或)颈部大血管受累导致静脉血栓形成。

• 感染在体内扩散可导致纵隔炎,一侧膈下或腰大肌脓肿。

疾病编码

ICD10

• J39.0 咽后和咽旁脓肿。

常见问题与解答

• 问:什么年龄组罹患咽后脓肿的风险最高?

• 答:最常见于学龄前儿童;咽后区的成链状分布的淋巴结在童年和青少年时萎缩,因此,在它们萎缩之前,这些过滤从鼻咽部、副鼻窦来源的淋巴液的淋巴结,受到感染后形成咽后脓肿。

咽痛 Sore Throat

Daniel E. Felten 谭乐恬 译 / 许政敏 审校

基础知识

■ **描述**

伴或不伴吞咽的咽痛可作为单独的主诉,也可能是某些疾病的伴随症状。大部分疾病具有自限性,但需要排除可能危及生命的病因。

■ **流行病学**

• 咽痛全年好发,但是病因随季节及年龄不同。

• 在冬季,病毒更为多见。

• 在春秋季,变应性鼻炎导致的鼻后滴漏是造成咽喉不适的主要原因。

■ **一般预防**

• 勤洗手和避免接触呼吸道分泌物是减少感染性病原体传播的主要方式。

• 非感染性疾病的发作通常与特异性暴露

有关,因此,避免诱因可以控制症状。

■ **病因**

• 感染。

- 急性:会厌炎、扁桃体周炎/脓肿、咽后脓肿、Lemierre 综合征。

- 病毒:腺病毒、流感病毒、柯萨奇病毒、副流感病毒、EB 病毒、巨细胞病毒、单纯疱疹病毒、人免疫缺陷病毒。

- 细菌:A 组乙型溶血性链球菌(GAS)、肺炎支原体、C 组和 G 组链球菌、白喉棒状杆菌、淋病奈瑟菌、厌氧菌、土拉菌、溶血隐秘杆菌。

- 真菌:念珠菌。

• 环境。

- 烟草或烟雾刺激。

• 外伤。

- 异物:咽后壁残留或割裂。

- 烫伤:热饮/食物。

- 碱烧伤。

- 过度用嗓。

• 肿瘤。

- 极少数急性淋巴细胞白血病或 T 细胞淋巴瘤可出现咽痛和发热。

• 变应性/炎性。

- 变应性鼻炎导致的鼻后滴漏。

• 其他。

- 川崎病。

- PFAPA:周期性发热、口疮性口炎、咽炎、颈淋巴结炎。

- GERD。

- 嗜酸性食管炎。

- 心因性痛。

- 牵涉痛。

诊断

■ **病史**

• 流涎、不能吞咽、病情进展迅速,或出现呼吸困难提示急性疾病可能:会厌炎、扁桃体周脓肿(尤以单侧症状显著)或咽后脓肿。

- 暴露、误食异物:需追问是否有接触可导致病情加重的物质。
- 碱摄入烧伤可致病程进展迅速,需要转入更高级别的护理。
- 误食异物需要取出异物或内镜检查。
- 幼托机构或学校爆发:GAS、流感、柯萨奇病毒快速传播。
- 性行为或性侵犯:口交是淋病奈瑟菌感染的危险因素。
- 免疫缺陷的患儿或长期吸入类固醇的患儿是食管念珠菌感染的危险因素。该病导致的咽痛通常是慢性的,且对治疗反应差。
- 合并症状。
- 发热、头痛、胃痛:考虑 A 组链球菌感染。
- 发热、头痛、流涕、肌痛、疲乏:考虑流感。
- 流涕、咳嗽、结合膜炎:考虑病毒感染。
- 流涕、鼻痒、鼻塞:考虑变应性鼻炎导致的涕倒流。

▪ 体格检查

> **注意**
> - B 组流感嗜血杆菌疫苗可能引起极少数会厌炎。
> - 注意有发热及全身毒性症状的患儿,伴有分泌物增多和呼吸困难。如果怀疑会厌炎,在患儿情况稳定、可建立通畅气道之前避免进行体格检查及影像学检查。

- 全身情况。
- 呼吸困难表现:会厌炎,咽后脓肿。
- 咽部及口腔。
- 渗出性扁桃体炎:通常是 GAS 感染,也可能是 EB 病毒、淋病奈瑟菌、溶血隐秘杆菌、单纯疱疹病毒、腺病毒持续感染。
- 扁桃体及扁桃体弓、颊黏膜的疱疹或溃疡,牙龈炎:单纯疱疹病毒、柯萨奇病毒、埃可病毒。
- 咽后壁淋巴增生:变应性鼻炎导致的涕倒流。
- 双侧扁桃体不对称或悬雍垂偏移:扁桃体周脓肿。
- 唇舌灼伤:热饮或碱误食。
- 眼、耳、鼻。
- 结合膜炎伴咽痛:腺病毒。
- 流涕:病毒感染最常见。
- 鼻甲肥大、过敏性黑眼圈:变应性鼻炎导致的涕倒流。
- 淋巴结。

- 颈前淋巴结压痛:通常是 GAS 感染。
- 弥漫性淋巴结病变伴或不伴肿大:EB 病毒,巨细胞病毒少见。
- 皮肤。
- 猩红热样疹(弥散的、红色细疹,砂纸样疹):猩红热源自 A 组链球菌导致的咽炎,也可见于 GAS 感染及川崎病。
- 位于手掌、足底和(或)臀部的疱疹:柯萨奇病毒。

▪ 诊断检查与说明

实验室检查

- 快速抗原检测。
- 怀疑 A 组链球菌咽炎的早期检查。
- 特异性高(≥95%),敏感性不一(55%~90%)。
- GAS 阴性结果需细菌培养或 DNA 探针检测确认。
- 异嗜性抗体检测。
- 可用于诊断 EB 病毒感染。
- 4 岁以下可靠性不高。
- 其他菌的培养(如淋病奈瑟菌、A 组溶血隐秘杆菌)需要特殊的方法和培养基。

影像学检查

- 颈部侧位片。
- 拇指征:肿大的会厌。情况不稳定的患儿不宜行 X 线检查。
- 椎前软组织间隙增宽提示咽后脓肿。
- 如果怀疑异物需行胸部 X 线检查。
- 必须确认有异物穿过食管。
- 观察是否有游离气体,提示穿孔。
- 颈部 CT。
- 颈部侧位片提示有咽后脓肿的患儿或体格检查发现扁桃体周脓肿的患儿需进行颈部 CT 检查。

💉 治疗

咽痛的治疗以基础支持为主,包括补液及疼痛控制。其他治疗由病因决定。

▪ 药物治疗

- 镇痛药,如布洛芬或对乙酰氨基酚,通常足以控制疼痛。
- 极少数情况下,对疼痛剧烈不能经口饮食的患儿可使用可待因或其他鸦片类镇痛药。
- 细胞色素 P450CYP2D6 的个体差异可造成可待因在体内代谢差异,因此使用需十分谨慎。"超速代谢"的患儿可将 15%(正常为3%)的可待因转化为吗啡,造成中毒。

- 此外,对不太严重的咽痛可以使用局部治疗,如含片、喷雾,也可缓解症状,且副作用小。
- GAS 咽炎:肌注苄星青霉素 G(60 万 U<27 kg,120 万 U>27 kg),或口服青霉素 V钾(250 mg 每天 2 次<27 kg,500 mg 每天2 次>27 kg,连续 10 天),或阿莫西林(每天50 mg/kg,最大量 1 000 mg)。
- 第一代头孢菌素用于青霉素过敏的患儿。
- 克林霉素用于对青霉素 I 型过敏反应的患儿。
- 大环内酯类也可酌情使用。
- 一些研究表明,肌注或口服类固醇对重症患儿有益。但是,必须严格控制用药指征。
- 食管念珠菌病:氟康唑(首剂 6 mg/kg,之后每天 3 mg/kg,最大量 400 mg/d),或伊曲康唑(每天 5~10 mg/kg,分为 1 次或 2 次用,最大量 600 mg/d)连续使用 14~21 天至症状缓解。

▪ 住院治疗

初始治疗

- 有困难气道或呼吸困难的患儿需尽快建立通畅的气道。
- 怀疑会厌炎的患儿在其他治疗或检查之前必须先通畅气道。
- 如果没有紧急的气道梗阻,可以进一步检查和治疗,包括静脉留置针用以补充液体,抗生素治疗脓肿或蜂窝织炎,或为需要气管插管的患儿麻醉。
- 需要时予以吸氧。
- 如果需要手术,术前需禁食。

入院指征

- 有导致困难气道的因素存在、需要监护的患儿,直至治疗起效。
- 疼痛控制或补液:咽痛剧烈,不能经口摄入足够水分的患儿。

📋 疾病编码

ICD10
- J02.9 未特指的急性咽炎。
- R07.0 咽痛。
- J02.0 链球菌性咽炎。

❓ 常见问题与解答

- 问:类固醇是咽痛的有效辅助治疗吗?
- 答:大量有效的研究表明,类固醇治疗GAS 咽炎后症状改善的时间平均减少5.2 h。但是,在 24 h 后疼痛改善无明显差异。对于非 GAS 咽炎导致的咽痛,结果不一。有一项研究表明,重度患者症状改善的时间缩短。

• 问:类固醇治疗咽痛的风险有哪些?

• 答:没有研究明确指出类固醇治疗急性咽痛的副作用。有一些报道使用抗生素导致的胃肠道反应。然而,有极少数急性淋巴瘤(ALL)表现为咽痛和发热,使用类固醇治疗可能造成患儿在明确诊断之前就已经完全缓解。目前的 COG 协议可能将在明确诊断之前就接受类固醇治疗的 ALL 患儿编入需要更密切治疗的组中,具体取决于类固醇治疗的时间长短。

• 问:体格检查提示 GAS 咽炎可以作为抗生素使用的依据吗?

• 答:不可以。大多数儿童咽痛的病因是病毒感染,而且快速抗原检测(RADT)是一项广泛使用、易于开展的检查项目。该检查具有很高的特异性,结果阳性的患儿可以使用抗生素治疗。阴性结果应再次行细菌培养或 DNA 探针检测,可能使治疗推迟 24～48 h。抗生素治疗 GAS 咽炎最根本的目的是预防风湿热,在起病 10 天内使用抗生素都可以达到效果。

咽炎 *Pharyngitis*

Daniel E. Felten 李琪 译 / 许政敏 审校

基础知识

▪ 描述

咽炎专指咽部感染,以口腔后部结构充血肿胀为特征,包括扁桃弓、扁桃体、软腭游离缘、悬雍垂和咽后壁。咽炎通常是由病毒或细菌感染引起的。

▪ 流行病学

• 咽炎的发病率和病因随患者的年龄及一年中不同的时间而有所不同。

• 在学龄前儿童,病毒是最常见的,病毒种类呈季节性变化。

• A 组链球菌(GAS)咽炎最常见于 5～15 岁的孩子,年龄小于 3 岁的儿童非常少见,GAS 咽炎可以暴发,高达 20% 的儿童有患病风险。

• 淋球菌所致咽炎主要发生在性活跃的青少年。

▪ 病因

• 病毒。

- 常见病因:腺病毒、Epstein-Barr 病毒(EBV)、甲型和 BF 肠道病毒(尤其是柯萨奇病毒 A)、单纯疱疹病毒(尤其是在青少年)和艾柯病毒。

- 不常见病因:麻疹病毒、风疹病毒、巨细胞病毒、人类免疫缺陷病毒(HIV)。

- 鼻病毒、冠状病毒、副流感病毒和呼吸道合胞病毒(RSV)可能引起咽喉痛但通常不引起咽炎。

• 细菌。

- 常见细菌:化脓性链球菌(A 组 β 溶血性链球菌)。

- 不常见细菌:肺炎支原体、C 组或 G 组链球菌、淋球菌(更可能在性活跃的青少年)、溶血隐秘杆菌、坏死梭杆菌(勒米埃综合征)、白喉棒状杆菌(白喉)、肺炎衣原体、鹦鹉热衣原体、小肠结肠炎耶尔森菌、梅毒螺旋体(梅毒)、土拉弗朗西斯菌(兔热病)、口腔厌氧菌(Vincent 龈炎或战壕口)。

• 真菌:念珠菌(鹅口疮)。

▪ 一般预防

• 大多数传染性病原体引起咽炎是通过呼吸道飞沫或其他体液接触传播,尽管很多病原体能在体外存活一段时间。

• 仔细洗手,避免呼吸道分泌物是减少传播的关键。

• 返回到学校/儿童护理。

- 儿童确诊为 GAS 咽炎在开始抗生素治疗后应留在家里 24 h。

- 儿童咽炎考虑病毒感染引起的应该在持续 24 h 没有发热、临床症状控制后再返回学校。

▪ 危险因素

• 免疫力低下的儿童和长期慢性吸入糖皮质激素治疗的儿童有罹患咽部念珠菌病的风险。

• 青少年或受到性侵犯的儿童因参与口交增加了罹患咽炎的风险,因为口交导致淋病或 HSV 的传播。

• 来自某些地区未接种疫苗的患者和旅客有罹患某些疫苗可预防疾病的风险,如白喉和麻疹。

诊断

▪ 病史

• 典型临床表现:咽喉痛、发热。

• 不典型临床表现。

- 头痛、恶心、呕吐、腹痛(提示 GAS 咽炎)。

- 流鼻涕、咳嗽、声音嘶哑、喘鸣、结膜炎(提示病毒感染)。

• 皮疹:猩红热或非特异性病毒。

• 突然发热和咽喉疼痛伴吞咽困难、头痛、胃痛、恶心、呕吐或伴猩红热皮疹,支持 GAS 咽炎诊断。

• 咽炎伴有流鼻涕、咳嗽、声音嘶哑、结膜炎、腹泻、非特异性皮疹更可能是病毒感染引起。

• 显著的全身性的主诉,如发热、全身乏力是 EBV 或 HIV(急性逆转录病毒综合征)感染的特征。

• 口交史提示淋球菌感染的可能性。

▪ 体格检查

• 咽和口腔。

- 渗出性扁桃体炎提示 GAS,但也存在于 EB 病毒、淋球菌、溶血隐秘杆菌、单纯疱疹病毒、腺病毒感染时。

- 腭出血点提示 GAS。

- 在扁桃体或腭弓看到溃疡时提示柯萨奇病毒、单纯疱疹病毒、埃可病毒感染。

- 口腔黏膜或牙龈的溃疡或炎症可见于出现在 HSV、柯萨奇病毒感染。

• 淋巴结。

- 颈前淋巴结肿大在 GAS 咽炎更常见。

- 全身淋巴结肿大、脾大提示 EB 病毒。

• 皮疹。

- 猩红热样皮疹(弥漫性、红斑、细丘疹性、砂纸样皮疹)是 GAS 咽炎相关猩红热的主要特征,但是也可见于溶血隐秘杆菌感染和川崎病。

- 非特异性的弥漫性皮疹,可伴随病毒感

染;如果潜在的病因是 EB 病毒感染的话,可能在开始使用抗生素不久后观察到。

- 手、脚和(或)臀部的水疱样病变是柯萨奇病毒的特征。

■ 诊断检查与说明

• 快速抗原检测试验(RADT)。

- GAS 咽炎不能仅仅根据临床特征做出诊断,应该经过实验室检查确认。

- 由于所采集标本的质量不同,灵敏度变化很大(55%～90%)。特异度在 95%～98%。因此,快速抗原检测试验是一种很好的检验方法,用于明确 GAS。快速抗原检测试验结果阴性应该进行标本培养或 DNA 探针进一步确认。快速抗原检测试验结果阳性则不需要确认。

- 当患者表现出明显的病毒感染症状时(咳嗽、流鼻涕、声音嘶哑、口腔溃疡),不建议进行 RADT。

- <3 岁的儿童不考虑 RADT,因为这些儿童患急性风湿热(ARF)的概率非常低。如果存在其他危险因素,例如有一个哥哥或姐姐有 GAS 感染,可能要考虑 RADT。

- 不推荐对无症状的家庭接触者进行 RADT。

• 单滴(嗜异性抗体)检测。

- 检测到 EBV - IgM 的存在,EBV - IgM 在疾病最初两周开始出现,6 个月后逐渐消失。

- 在 EB 病毒感染的第二周,白细胞分类可能看到异型淋巴细胞。>10% 异型淋巴细胞加上嗜异性抗体试验阳性可以诊断急性感染。

- <4 岁的儿童感染 EBV 时嗜异性抗体常为阴性,所以不应该在这个年龄组中使用这种检测方法。

• 检测某些细菌(淋球菌、溶血隐秘杆菌、坏死梭杆菌)需要特殊处理和加工,因此,如果怀疑上述病原感染时,必须确定适当的采集标本手段并通知实验室进行检验。

■ 鉴别诊断

• 感染。

- 扁桃体或咽后脓肿或蜂窝织炎。

- Lemierre 综合征(咽峡后脓毒症)。

- 会厌炎。

- Kawasaki 病(川崎病)。

- Tularemia(兔热病)。

• 摄入物。

- 摄取腐蚀性或刺激性物质。

- 吸入刺激性物质。

• 肿瘤。

- 白血病。

- 淋巴瘤。

- 横纹肌肉瘤。

• 损伤:大声喊叫。

• 过敏:过敏性鼻炎引起的鼻涕倒流。

• 其他。

- PFAPA 综合征(周期性发热、口腔溃疡、咽炎、颈椎和淋巴结炎)。

- 精神性疼痛(梅核气)。

- 维生素缺乏症(A、B 群、C)。

- 脱水。

治疗

■ 一般措施

治疗主要是针对病毒性咽炎的支持治疗,包括止痛和输液。

■ 药物治疗

一线药物

• 耐青霉素 A 组链球菌(GAS)从未有报道。显然治疗失败(急性咽炎反复发作,并且 GAS 实验室检查阳性)最有可能提示 GAS 携带者反复并发病毒感染。

• 口服青霉素 V。

- 儿童 40 万 U(250 mg),每天 2 次或 3 次,10 天。

- 青少年/成人:80 万 U(500 mg),每天 2 次,或 40 万 U(250 mg),每天 3～4 次,10 天。

• 阿莫西林:50 mg/kg(最大剂量 1 g),每天 2 次,10 天。

- 每天一次给药可提高依从性。

• 肌内注射(IM)苄星青霉素:确保合规性,在疾病暴发时有用。

- 儿童(>1 个月,< 27 kg):60 万 U IM×1。

- 儿童(>27 kg)和成人:120 U　IM×1。

- 肌注普鲁卡因青霉素结合会减少疼痛感。

二线药物

• 口服 1 代头孢菌素 10 天 1 疗程适用于大多数青霉素过敏的患者。然而,5%～10% 青霉素过敏患者也可能对头孢菌素过敏,所以对青霉素 Ⅰ 型超敏反应的患者不应该给予头孢菌素。

• 口服克林霉素 20 mg/(kg·24 h)(最大值 1.8 g/24 h),每天 3 次,可给予对青霉素 Ⅰ 型超敏反应的患者。

• 口服阿奇霉素、克拉霉素、红霉素也是青霉素过敏的患者可接受的替代药品,尽管在

这些药物治疗后已经有一些 ARF(急性肾功能衰竭)的报告。

- 阿奇霉素 12 mg/kg(最大 500 mg),每天 1 次,5 天。

- 克拉霉素,15 mg/(kg·24 h),每 12 h 一次,10 天,或者每天一次,500 mg 缓释片,5 天(研究人群为≥12 岁的青少年)。

- 红霉素,40～50 mg/(kg·24 h),分 2～4 次口服。耐药性在美国罕见(耐药菌株<5%)。

• 由于耐药率高,不要使用四环素磺胺。

• 淋球菌感染患者。

- 250 mg 头孢曲松 IM(>45 kg);125 mg 头孢三嗪 IM(<45 千克)。

- 淋球菌咽炎合并沙眼衣原体感染比较少见;处理建议:阿奇霉素,青少年 1 g 口服。对年龄较小的儿童,应先确认感染。

• EBV 感染患者。

- 不应给予抗生素;特别注意,如果给予阿莫西林或氨苄青霉素治疗,很大一部分患者会出现一种非过敏性皮疹。

- 短程皮质类固醇可能是有益的,但也可以有显著的不利影响;只应在患者扁桃体明显有炎症和即将发生的呼吸道阻塞时被使用。通常泼尼松剂量为 7 天,1 mg/(kg·24 h),随后减量。

■ 手术与其他治疗

复发性咽喉炎不建议扁桃体切除术治疗,但对于少数症状频繁发作、没办法解释为 GAS 咽炎的患者(例如,GAS 携带者反复病毒感染)可以考虑。效果是比较短暂的。

后续治疗与护理

■ 患者监测

• 大多数情况下咽炎是自限性的;但要注意,如果患者因为疼痛减少口服饮水量,就会有脱水的风险。

• 照顾者应注意监测患者的液体摄入量和尿量,如果口服液体量和(或)尿量显著下降要回来复诊。

■ 并发症

• 链球菌性咽炎。

- 化脓性并发症包括扁桃体周围脓肿、颈淋巴结炎及乳突炎。

- 常见的严重非化脓性并发症是急性肾功能衰竭(ARF)。如果在 10 天内应用足量的抗生素治疗可以防止 ARF 发生。

- 另外一种非化脓性并发症是链球菌感染

后肾炎。

- 勒米埃综合征:来源于扁桃体周围脓肿(A组链球菌感染引起)的坏死梭杆菌波散到颈静脉造成血栓性静脉炎、菌血症和血栓栓塞。
- 与链球菌感染(PANDAS)相关的小儿自身免疫性神经精神障碍:仍有争议,前瞻性研究还没有证明两者的相关性。

疾病编码

ICD10

- J02.9 未特指的急性咽炎。
- J02.0 链球菌性咽炎。

- B08.5 肠病毒性水疱性咽炎。

常见问题与解答

- 问:等待培养结果的同时开始治疗是否有好处?
- 答:立即治疗可能缩短症状期。然而,等待培养是可行的,因为治疗目标是减少疾病进展到 ARF 的发生可能性,而且在出现 ARF 症状 10 天内开始治疗都是有效的。
- 问:是否所有咽痛患者均要行咽拭子做 RADT 和(或)链球菌培养?
- 答:不是。大多数情况下,咽痛并不是由

链球菌引起。然而,单凭临床检查不足以诊断链球菌性咽喉炎。当患者的症状高度提示病毒感染(鼻漏、充血、咳嗽、结膜炎)时不宜进行链球菌检测,因为阳性结果很有可能是因为携带链球菌,而不是 GAS 咽炎。

- 问:如果与确诊 GAS 咽炎的患者有过接触,要做 GAS 检测吗?
- 答:接触过最近或目前有 GAS 感染临床症状的人应该接受必要检测。但是,接触者的 GAS 携带相当高,兄弟姐妹高达 50%,其他人 20%,所以一般不建议无症状的接触者进行常规检测,除非在疾病暴发期间,或者当接触者罹患感染后遗症的风险增加时。

严重过敏反应

Benjamin T. Prince · Rachel G. Robison   孙金峤 译 / 王晓川 审校

基础知识

描述

- 严重过敏反应是一种严重的、威胁生命的、全身过敏反应,快速发作,是肥大细胞和嗜碱性粒细胞活化和脱颗粒的结果。
- 80%~90%严重过敏反应的患者出现皮肤和黏膜的症状,如潮红、痒、荨麻疹和血管性水肿。然而,没有皮肤症状并不能排除严重过敏反应。
- 在致命性的严重过敏反应中,初始症状和体征可能包括没有荨麻疹的呼吸窘迫,导致诊断和治疗的延迟。

流行病学

- 0.05%~2%的发生率。
- 发生率呈上升趋势。
- 估计的致死率为 0.7%~2%。

危险因素

遗传学

有数个关于人类严重过敏反应遗传因素的研究。然而,有严重过敏反应病史或特应性病史的个体将来发生严重过敏反应的危险性增加。

病理生理

- 在严重过敏反应中,肥大细胞和嗜碱性粒细胞通过 IgE 介导(最常见)和非 IgE 介导的机制活化,并释放新产生的炎症介质。

- 炎症介质包括:组胺、胰蛋白酶、蛋白多糖、白三烯、前列腺素、血小板活化因子和细胞因子。
- 局部和全身效应包括:增加血管通透性、血管扩张、平滑肌收缩、补体活化和凝血。
- 过敏原暴露(致敏)的反应,使 IgE 合成,与肥大细胞和嗜碱性粒细胞表面的高亲和力 IgE 受体结合,发生 IgE 介导的严重过敏反应。随后的过敏原暴露,导致受体结合的 IgE 聚合和细胞活化。
- 非 IgE 介导的严重过敏反应通常是由于肥大细胞和嗜碱性粒细胞的非免疫刺激。罕见的是,IgG 和补体可能涉及。

病因

- IgE 介导。
- 食物(花生、树坚果、鱼、贝壳类、牛奶、鸡蛋、小麦、大豆)。
- 药物(抗生素,尤其是 β-类酰胺类、非甾类消炎药、生物制剂)。
- 毒素(通常来自昆虫叮咬,包括火蚂蚁)。
- 橡胶(直接暴露与天然橡胶或摄入交叉反应的食物)。
- 其他(疫苗、职业性过敏原、罕见吸入性过敏原)。
- 非 IgE 介导。
- 放射性造影剂(也可以激发 IgE 介导的严重过敏反应)。
- 药物(阿片类药物、非甾体消炎药、右旋糖酐、万古霉素、多黏菌素 B)。

- 物理性刺激(运动、冷、热、阳光/紫外线照射)。
- 乙醇。

诊断

严重过敏反应是一种临床诊断,满足以下 3 点中的任何一点,即应当高度考虑严重过敏反应的可能。

- 急性发生的疾病(数分钟至数小时),累及皮肤和(或)黏膜,并至少有以下 1 项:a. 呼吸系统症状;b. 血压降低或器官功能障碍的相关症状。
- 暴露于可能的过敏原后,很快出现(数分钟至数小时)下述的 2 种或更多症状:a. 累及皮肤-黏膜组织;b. 呼吸系统症状(呼吸困难、喘鸣、喘息、低氧血症);c. 血压降低或器官功能障碍的相关症状;d. 持续的胃肠道症状(腹部绞痛、呕吐)。
- 暴露于已知的过敏原后,收缩压急性下降(数分钟至数小时),低于年龄匹配的正常值或患者基础值的 30%。

病史

- 开始治疗后,应当详细询问在症状发生前数分钟至数小时的暴露史。
- 任何既往的严重过敏反应史。
- 有助于获得直接病史和患者教育,尤其是建议应用自动肾上腺素注射笔,但未应用,或未识别出已知的过敏原。
- 食物刺激物。

- 最常见的是：花生、树坚果、鱼、贝壳类、牛奶、鸡蛋、小麦、大豆、芝麻、添加剂（香料、色素、污染物）。
- 食物需要吸收才能发生反应,非常罕见的情况是吸入烹饪食物(鱼、贝壳类)时的雾化蒸汽引起严重过敏反应。
- 胃肠道症状比其他病因所致的更突出。
- 药物。
- 特别应询问非甾体消炎药、补充剂、草药。
- β受体阻滞剂和血管紧张素抑制剂可增加严重程度,和(或)使严重过敏反应的治疗更加困难。

> **注意**
> 对于正在服用β受体阻滞剂和血管紧张素抑制剂,而且给予肾上腺素后仍然存在持续性低血压和心动过缓的严重过敏反应患者,应当考虑给予胰高血糖素。

- 昆虫叮咬。
- 如果可能,识别出叮咬部位(蜜蜂可以在叮咬部位留下刺)。
- 所有患者均应转诊至过敏专科医师,免疫疗法可以有效预防98%的将来发生严重过敏反应。
- 天然橡胶。
- 橡胶过敏的患者在摄入交叉反应的食物后,可能发生严重过敏反应,包括香蕉、猕猴桃、木瓜、鳄梨、土豆、西红柿。

■ **体格检查**

- 皮肤和黏膜。
- 潮红、痒、结膜红斑、荨麻疹、血管性水肿。
- 呼吸系统。
- 上呼吸道:鼻痒、鼻塞、流涕、喷嚏、发声困难、声嘶、喘鸣、流口水(可以是血管性水肿或梗阻的体征)。
- 下呼吸道:呼吸困难、咳嗽、喘鸣或支气管痉挛、呼气峰流速降低。
- 发绀、呼吸骤停。
- 心血管系统。
- 心动过速或心动过缓(不常见)、低血压、心律失常、休克、尿或大便失禁、心脏骤停。
- 胃肠道系统。
- 腹痛或绞痛、呕吐、腹泻、吞咽困难。
- 中枢神经系统。
- 患者可能出现不安或濒死感。
- 精神状态改变、意识混乱、视野狭窄。

■ **诊断检查与说明**

严重过敏反应是一种临床诊断,然而特定

的检测可以帮助证实该诊断。如果患者出现与严重过敏反应一致的临床特征,应立即开始治疗。

实验室检查

- 血清总胰蛋白酶。
- 发生严重过敏反应 15 min 至 3 h 增高。
- 由于注射药物、昆虫叮咬所致的严重过敏反应患者出现增高,当低血压时出现。
- 由于食物引起的严重过敏反应或血压正常时,可以正常。
- 血清总胰蛋白酶正常不能排除严重过敏反应。
- 是临床的常规检测项目。
- 血浆组胺。
- 由于半衰期短,在发生严重过敏反应 15～60 min 内检测,可能检测到增高。
- 血液样本需要特殊处理。
- 正常不能排除严重过敏反应。
- 尿组胺和甲基组胺。
- 在发生严重过敏反应时,24 h 尿组胺和甲基组胺可以增高。

影像学检查

胸部 X 片:有助于帮助排除异物吸入、呼吸道或消化道先天性畸形。

■ **鉴别诊断**

- 过敏性和特应性。
- 急性荨麻疹。
- 急性哮喘。
- 花粉-食物综合征。
- 心血管。
- 心肌梗死。
- 肺栓塞。
- 遗传性或代谢性。
- 遗传性或获得性血管性水肿。
- 感染。
- 感染性休克。
- 肿瘤。
- 肥大细胞增多症和肥大细胞增殖异常。
- 类癌。
- 嗜碱性粒细胞白血病。
- 嗜铬细胞瘤。
- 非器质性疾病。
- 惊恐发作。
- 声带功能障碍。
- Munchausen 综合征。
- 其他。
- 异物吸入。
- Scombroidosis(摄入含有高水平组胺的鱼)。

- 红人综合征。

 治疗

■ **药物治疗**

一线药物

- 肌内注射 1:1 000 稀释的肾上腺素。
- 0.01 mg/kg,最大量 0.3 mg(儿童)或 0.5 mg(成人),必要时可 5～15 min 重复 1 次(大多数 1～2 min 起效)。
- 多数严重过敏反应所致的死亡与肾上腺素的应用延迟有关。

二线药物

- 静脉注射或口服苯海拉明(或等同的H1-抗组胺药物)。
- 1 mg/kg,最大量 50 mg,每 4～6 h。
- 沙丁胺醇 2.5 mg/3 ml 溶液。
- 通过面罩雾化吸入。
- 静脉注射雷尼替丁。
- 1 mg/kg,最大量 50 mg。
- 静脉注射甲基强的松(或等同的糖皮质激素)。
- 1～2 mg/kg,最大量 60 mg(可以持续口服,每天 1 次,1～3 天)。
- 用于预防双相或迟发的严重过敏反应,但是在严重过敏反应的最初几分钟没有帮助。

■ **其他治疗**

一般措施

- 保持气道。
- 增加供氧。
- 需要时,可气囊面罩或气管插管。
- 保持循环。
- 如果可能,将患者放置仰卧位,并抬高下肢。
- 0.9%的生理盐水容量复苏。
- 对难治性低血压或休克的患者,可能需要静脉给予升压药物。

 后续治疗与护理

■ **随访推荐**

绝大多数诊断为严重过敏反应的患者,转诊至过敏或免疫专科医师,进一步评估、建议和管理,将从中获益。

患者监测

双向严重过敏反应,可能在某些综合征的初始症状消退后 1～72 h(通常 8～10 h)再次发生,在成人的发生率可高达 23%,在儿童的发生率可高达 11%。

• 对于任何诊断为严重过敏反应的患者,在出院时应开具自动肾上腺素注射笔。

• 口服 1～3 天激素,可以预防或减少双相性或延迟性严重过敏反应。

• 医学监测的时间应当个体化,根据症状的严重程度和其他危险因素决定:

- 有中度呼吸道症状的患者,应当至少监测 4 h 或更长时间(尤其是年幼儿或有合并症的患者)。

■ 患者教育

所有的患者应当指导过敏原回避,并提供书面的个体化的详细的急症治疗计划,以对将来可能发生的严重过敏反应进行管理。

■ 预后

识别并回避刺激物,预后良好。

■ 并发症

• 喉头水肿和气道阻塞。

• 肺水肿、肺出血和气胸。

• 心肌缺血和梗死。

• 终末器官缺血和损伤。

• 继发于气道梗阻(窒息)和(或)休克的死亡。

疾病编码

ICD10

• T78.2XXA 过敏性休克,非特异性,初次遇到。

• T78.00XA 由于非特异性食物引起的严重过敏反应,初次遇到。

• T63.891A 与动物毒素有关的中毒反应,意外(无意),初次遇到。

常见问题与解答

• 问:患者初次暴露过敏原,可能发生严重过敏反应吗?

• 答:IgE 介导的严重过敏反应,患者必须是既往暴露于过敏原并致敏,然后再次暴露导致严重过敏反应。但是需要记住的是,没有既往暴露于某种过敏原的病史并不能排除该过敏原致病的可能性,因为既往的致敏有可能发生在不知道的情况下(通过皮肤接触、母乳、宫内)。非 IgE 介导的严重过敏反应,可以发生在过敏原初次暴露时。

• 问:有严重过敏反应的患者应当携带 1 支以上的自动肾上腺素注射笔吗?

• 答:是的,有报道高达 20% 的严重过敏反应患者,需要第二次肾上腺素注射,可能是因为症状进展或双相性严重过敏反应。

• 问:患者有可能对既往耐受的过敏原发生严重过敏反应吗?

• 答:是的,通常发生在药物或食物过敏原(尤其是花生、坚果、鱼和贝壳类),尤其是两次暴露的时间间隔较长时。

严重急性呼吸综合征(SARS) Severe Acute Respiratory Syndrome(SARS) Nicholas Tsarouhas 王培培 译 / 陆国平 审校

基础知识

■ 描述

• 世界卫生组织(简称 WHO)临床诊断标准(2003)。

- 可疑的严重急性呼吸综合征(简称 SARS)的病例。

○ 患者自 2002 年 9 月 1 日后即表现为高热(>38 ℃)。

○ 伴有咳嗽或呼吸困难。

○ 与 SARS 患者密切接触或到过 SARS 流行区(见"病史")。

- 疑似 SARS 病例。

○ 可疑病例有影像学肺炎改变或呼吸窘迫综合征。

○ 可疑病例有确定的实验室检查数据(见"实验室检查")。

○ 可疑病例有尸体解剖学依据。

• 疾病预防控制中心(简称 CDC)临床诊断标准(2003)。

- 早期疾患。

○ 2 个或 2 个以上全身症状——发热、畏寒、寒战、肌肉酸痛、头痛、腹泻、咽痛或流涕。

- 轻度到中度疾患。

○ 体温大于 100.4 ℉(>38 ℃)。

○ 1 个或 1 个以上下呼吸道表现——咳嗽、气促或呼吸困难。

- 严重疾患。

○ 符合轻度到中度疾患的诊断标准。

○ 并有 1 个或 1 个以上表现——影像学证据,急性呼吸窘迫综合征或尸体解剖学依据。

• SARS 的临床诊断标准的解读必须建立在 WHO 及 CDC 发布的流行病学实验室诊断标准的基础上。

■ 流行病学

• SARS 时间轴。

- 2002 年 9 月:一系列严重的特发的呼吸系统疾病开始在东南亚国家流行起来(中国内地和中国香港、越南及新加坡)。

- 2003 年 2 月。

○ 中国卫生部报告世界卫生组织在中国南方的广东省发现 305 例不明原因的急性呼吸窘迫症。

○ SARS 在多伦多暴发。

- 2003 年 3 月。

○ CDC 在 SARS 患者第一例确认死亡时启动突发事件应急中心。

○ CDC 推测 SARS 的病原体可能是一种冠状病毒。

- 2003 年 5 月:死亡人数急剧上升——31 个国家有 7 761 例患者,其中 623 死亡。

- 2003 年 6 月:报道的病例数在减少——32 个国家有超过 8 000 例患者,其中 770 多人死亡。

- 2003 年 7 月:WHO 宣布 SARS 的流行结束。

- 自 2003 年 7 月后,SARS 没有再进一步流行,但 2003 年底和 2004 年初在新加坡和中国台湾、北京由于偶然的实验室职业暴露及在广州反复的人畜接触传播仍有短暂的再发。

• 21 世纪首次出现的一种重要的人类病原体。

• 疫情的最终统计。

- 全球:>8 000 例患者,近 800 人死亡,30 个国家受到影响。

- 美国:134 例疑似病例,19 例可能病例,8

例确诊病例,没有死亡,17 个州受到影响。

■ 危险因素

- 传播。
- 通过黏膜直接或间接接触具有传染性的呼吸道飞沫或污染物,因此简易口罩和良好的手卫生是很重要的。
- 传染期:期间最有可能表现为活动症状(发热、咳嗽)。
- 潜伏期 2~14 天,但最长可至 21 天;平均 6 天。
- 所有的病例均可追溯到与来自亚洲国家的个人或群体的接触,而由个体传播,此个体疾患起源于亚洲。
- 与美国患者日常接触不会有疑似 SARS 患者。
- 许多医疗服务工作者在治疗照顾 SARS 患者后被传染。
- 没有证据证明 SARS 可由无症状个体传播。
- 然而,在疾病早期,即症状较轻或没有被认定为 SARS 的时候,研究 SARS 的医务工作者可成为传染源,并通过医疗设备传播。
- 没有证据证明 SARS 在疾病恢复后仍可传播。
- 儿童群体。
  - 儿童造成的传染性远低于成人;仅有 1 例 SARS 由儿童患者传播报道。
  - SARS 冠状病毒(简称 SARS-CoV)由患病母亲到婴儿的垂直传播尚未被发现。
  - 尚无临床、实验室或影像学证据证实新生儿感染 SARS-CoV。

■ 一般预防

- 由于没有特异治疗方法,公共卫生及感染控制措施包括接触者检查及密切接触者检疫隔离仍是最主要的。
- 院内感染控制预防。
- 与明确的 SARS 患者接触的住院患者应被安置在负压、可单独检查的房间。
- 除了眼部保护,适用于预防接触和空气传播的保护性装备措施(如手卫生、隔离衣、手套和 N95 型口罩)被推荐用于医务工作者以防止 SARS 在医疗工作环境内的传播。
- 有潜在 SARS 暴露风险的儿童患者。
- 儿童如果接触过怀疑有 SARS 的患者或到过 SARS 流行的地区,应该基于以下几点来评估儿童病情。
  - 如果一般情况好,父母需自我监测儿童的发热或呼吸道疾病等情况。去托儿所或

学校是不受限制的。
  - 如果一般情况较差,父母需联系医生,儿童需居家隔离。
  - 如果一般情况较差且有呼吸困难表现,则需住院治疗。住院前需提前告知医务工作者,以便 SARS 预防系统的启动。
- 儿童如果接触没有患病但到过 SARS 流行地区的个体不需要被隔离。
- 疫苗。
- 尚未研制出有效的人用疫苗。
- 疫苗研究者需考虑安全性问题。

■ 病理生理

病毒接触到人类受体细胞,然后启动非特异急性肺损伤反应导致弥漫的严重肺泡损伤。

■ 病因

- SARS-CoV 是一个以前没有被认识到的单链 RNA 冠状病毒。
- 冠状病毒是一种常见的引起人类轻到中度上呼吸道感染的病原体,偶尔可引起肺炎。
- 许多人认为这种病毒源于中国的一种动物,以一种特定方式突变使自身可结合到人类受体细胞。

诊断

■ 病史

- 近期旅行史。
- 近 10 天内旅游(包括乘坐飞机)到过明确或怀疑有 SARS 传播的地区后开始出现症状,这是一条重要的流行病学诊断标准。
- 在 SARS 流行的高峰期,这些地区包括中国(包括内地、香港、台湾),以及新加坡、多伦多及河内。
- 近期与 SARS 患者接触。
- 近 10 天内与明确或怀疑有 SARS 传染的患者密切接触后开始出现症状是另一重要的流行病学诊断标准。
- SARS 在 12 岁以上的儿童中的临床表现类似于成人。
- 全身症状如发热、畏寒、寒战、头痛、萎靡不振、肌肉酸痛及腹泻等是老年患者的常见表现。
- 一个关于 135 例患者中 6 例儿童患者的 Meta 分析(Stockman 等)显示以下症状的发生率:发热(98%)、咳嗽(60%)、恶心或呕吐(41%)。

- 呼吸系统症状。
- 在疾病早期,大部分患者都有轻度的呼吸系统症状。
- 3~7 天后,开始出现干咳,经常伴有呼吸困难。

■ 体格检查

- 发热通常预示着疾病的开始。
- 呼吸急促、呼吸做功增加或肺部啰音在成人中常见。
- 成人患者通常会有一些呼吸窘迫或低氧血症的表现。
- 然而重要的是,尽管一些儿童表现为咳嗽或呼吸困难,大部分患者仍有非常正常的检查结果。

■ 诊断检查与说明

实验室检查

- SARS 冠状病毒的检测:SARS 诊断的金标准:
- 酶联免疫吸附测定法(ELISA)或间接免疫荧光测定法(IFA)测定抗体。
- 反转录酶-聚合酶链式反应(RT-PCR)测定法测定 RNA。
- 病毒分离培养。
- 血液、咽喉部、鼻咽分泌物和粪便中可检测到 SARS 病毒。
- 血常规:血液学异常在 SARS 儿童患者中是常见的。
- 白细胞减少(淋巴细胞减少或中性粒细胞减少)。
- 血小板减少。
- 肝酶:转氨酶升高。
- 血清乳酸脱氢酶升高。

影像学检查

- SARS-CoV 肺部感染的特征性表现是肺实变,主要位于肺外带及两下肺。
- 胸片可为正常表现。

■ 鉴别诊断

- 细菌感染。
- 肺炎链球菌。
- 金黄色葡萄球菌。
- 军团菌。
- 支原体。
- 肺炎衣原体。
- 病毒感染。
- 中东呼吸综合征(MERS)。
- A 型禽流感病毒(H7N9)感染(禽流感)。
- 甲型流感和乙型流感。

Y

- 呼吸道合胞病毒感染。
- 埃博拉病毒感染。

注意

- 即使在 SARS 流行期间,也需考虑其他疾病。
- 仍需要微生物检查来确诊或排除其他疾病。

治疗

■ 入院指征

初始治疗

- 没有已证实的有效治疗方法。
- CDC 目前推荐 SARS 患者所接受的相同支持等治疗可用于各种原因不明的严重获得性非典型肺炎患者。
- 激素、干扰素、恢复期血浆治疗、利巴韦林、奥司他韦及其他抗病毒治疗均被应用,

但都没有获得持久的疗效。

后续治疗与护理

■ 预后

- 12 岁及 12 岁以下患者。
- 症状较轻。
- 极少需重症监护。
- 极少需吸氧。
- 尚未报导儿童死亡病例。
- 整体死亡率:9.5%(所有成人患者)。
- 最高死亡率:27%(台湾)。
- 最低死亡率:0(美国)。

■ 并发症

- 总体来说,10%～20%的患者呼吸道症状足以严重到需机械辅助通气。
- 在儿童患者中,仅有 5%的患者需重症监护,不到 1%的患者需机械辅助通气。

疾病编码

ICD10

- J12.81 冠状病毒肺炎。
- B97.21 冠状病毒感染引起的相关疾病。

常见问题与解答

- 问:儿童是否会有不同的临床表现与病程?
- 答:年幼儿童往往有更短更温和的病程,主要包括低热、咳嗽、流涕。相反,青少年类似于成人,会有更严重的病程。
- 问:什么情况算是与 SARS 患者密切接触?
- 答:密切接触包括护理明确患有 SARS 的患者或与其同住,或有很高的可能性直接接触明确的 SARS 患者的呼吸道分泌物和(或)体液。

言语迟缓 Speech Delay

Maureen C. McMahon 　王燕娜 译／杨红 审校

基础知识

■ 描述

- 言语迟缓是在口头语言获得方面的迟缓。
- 语言是人类沟通想法、感觉和主意的一种符号系统。它由接收性语言、表达性语言和视觉语言 3 个部分组成。
- 接收性语言是处理和理解语言的能力。
- 表达性语言是通过言语、书写或正规的手势语言来沟通的能力。
- 视觉元素包括眼神接触、指指点点以及肢体语言。
- 言语迟缓主要是特定性语言障碍(SLI)或发育性语言障碍(DLD),或者继发于其他状况,如一种综合征或神经障碍。SLI 是在其他缺乏征兆或特征的情况下正常发育的儿童出现言语或语言的损伤。
- 本质上的语言迟缓,追溯诊断,是在学龄阶段与最终正常言语和语言里程碑相关的语言迟缓。在学会阅读或书写方面没有后续的困难。
- 表达性语言障碍包括如下几点。
- 口语失用症:在付出巨大努力下仅能发出几乎很少的言语,极其不通顺,通常是单

个词。
- 言语程序编制缺乏障碍:组织较差、言语很难被理解。
- 混合性接收和表达障碍。
- 口语听觉失认症:解码言语的能力受损,导致严重的表达性障碍。能够经常通过视觉来学习言语。
- 音韵或语法缺乏障碍:多常见于 DLD。理解能力优于口说能力。言语是非流畅的,在简短的表达方式下语法也是不正确的。
- 大部分言语迟缓的常见原因。
  ◦ 听力损失。
  ◦ 特定性语言障碍。
  ◦ 孤独症谱系障碍。
  ◦ 智力障碍(精神迟滞)。

■ 流行病学

- 15%的 2 岁儿童具有言语和语言迟缓。
- 5%的学龄儿童具有言语和语言迟缓。
- DLD 的男女比例 3:1。

■ 危险因素

- 语言迟缓或障碍的家族史。
- 男性。

- 母亲教育程度低。
- 母亲抑郁。
- 早产儿。
- 出生体重<1 000 g。

诊断

■ 鉴别诊断

- 听力损失。
- 单独遗传听力损失。
- 继发于宫内巨细胞病毒(CMV)感染的听力损失:进行性听力损失的迟缓发作,在出生时呈现完全综合征或无症状感染。
- 获得性听力损失:继发于头部外、相关肿瘤、细菌性脑膜炎的并发症、频繁急性中耳炎或慢性中耳炎渗出的最终结果。
- 智力障碍。
- 孤独症谱系障碍。
- 特定性语言障碍。
- 本质上语言迟缓。
- 选择性缄默症。
- 环境因素。
- 缺乏刺激和(或)较差的语言环境。
- 虐待或忽视儿童。

- 铅中毒。
- 先天因素。
 - 脑瘫。
 - 脑积水。
 - 唐氏综合征。
 - 脆性 X 染色体综合征。
 - 22q11 微缺失综合征。
 - 胎儿乙醇综合征。
 - 特纳综合征。
 - 先天性睾丸发育不全综合征。
 - Prader-Willi 综合征。
 - Angelman 综合征。
 - 肌肉萎缩症。
 - 结节性脑硬化。
 - 神经纤维瘤。
 - Williams 综合征。
 - 腮-耳-肾(BOR)综合征。
 - 颅颌面畸形如 Treacher Collins 和 Goldenhar 综合征。
- 营养因素。
 - 营养不良。
 - 铁元素缺乏。
- 感染因素。
 - 艾滋病脑病。
 - 其他宫内病毒感染。
 - 先天性弓形虫病。
 - 先天性梅毒。

注意
- 避免对先天性听力损失的延迟治疗:6 个月大前,增多治疗会导致语言的获得接近正常比率。
- 本质上语言迟缓是回顾性诊断。不管是否以为迟缓的幼儿是"大器晚成",都不要错过语言障碍的诊断。
- 避免忽视粗大或精细运动的迟缓。
- 避免错过遗传或神经性诊断。

■ 病史

这样的家庭注意到言语迟缓或听力损伤的问题了吗?
- 问题:围产史?
- 意义:产前护理、母亲患病、进入新生儿重症监护病房、要求换血的高胆红素血症、耳毒性药物的治疗如庆大霉素、新生儿听力筛查结果。
- 问题:全面发育史?
- 意义:为了确定是整体发展迟缓,还是单独的言语和语言发展迟缓。
- 问题:父母关心语言表达的迟缓?

- 意义:经常是孤独症的表现。
- 问题:进食、吞咽困难史,或者对有质地食物的接受度较差?
- 意义:可能预示有神经问题的运动功能障碍征兆。
- 问题:言语迟缓、听力损失、神经障碍或症状的家族史?
- 意义:可以指引进一步的评估。
- 问题:有任何语言里程碑的倒退或损伤吗?
- 意义:应该促进神经和代谢病情的检查。
- 问题:孩子的社交互动怎样?
- 意义:缺乏对游戏的兴趣是孤独症的危险信号。
- 问题:关注到虐待、忽视孩子或心理社会剥夺了吗?
- 意义:可能是亲代、遗传或发展障碍、滥用药物或酒精、贫困、儿童营养不良或环境中毒如铅等导致的。
- 问题:频繁的急性中耳炎史或中耳炎伴渗出以及传导性听力损伤?
- 意义:可能发生在言语迟缓之前。
- 问题:视觉损伤?
- 意义:可以影响言语发展,因为面部表情和手势的解读是婴幼儿接收性语言发展的组成部分。
- 问题:脑外伤史?
- 意义:癫痫发作时可能会发生言语迟缓。

■ 体格检查

寻找可能与言语迟缓相关症状的全面检查。
- 发现:小头畸形?
- 意义:与智力障碍、宫内巨细胞病毒感染或异形特征有关。
- 发现:巨颅畸形?
- 意义:与脑积水、各种综合征有关。
- 发现:畸形特征?
- 意义:可能是一种综合征。
- 发现:流涎过多并呈现张嘴姿势?
- 意义:标志着控制言语输出的肌肉部分,口部运动控制力量较弱。
- 发现:颜面部畸形?
- 意义:见于未修复的唇裂或腭裂的出血不足导致的构音障碍。
- 发现:瘢痕鼓膜或中耳渗出?
- 意义:可能提示有获得性间歇或慢性传导性听力损伤。
- 发现:大睾丸症?
- 意义:脆性 X 染色体综合征。
- 发现:神经检查——肌张力过高或过低、

异常反射、其他病灶?
- 意义:怀疑有神经损伤。
- 发现:皮肤咖啡牛奶斑、色素减退斑、鲨革斑、腋窝或腹股沟雀斑?
- 意义:怀疑有神经皮肤的综合征。

■ 诊断检查与说明

- 美国儿科学会推荐一种特定的发展性筛查工具,用在 9、18、24 或 30 个月以上的健康儿童身上执行,以及一种用在 18 和 24 个月以上的孤独症儿童身上的特定工具。
- 官方发展性筛查工具——Denver 发展评估Ⅱ。
- 早期语言里程碑量表(ELMS)。
- 临床语言和听觉里程碑量表(CLAMS)。
- 听力评估。
 - 大部分地区已经授权执行通用新生儿听力筛查项目。
 - 筛查测试:自动化听觉脑干反应(AABR)和短暂诱发耳声发射(OAEs)。
 - 所有言语迟缓的儿童都应该进行听力测试,即使新生儿听力筛查是正常的。
 - <6 个月:规定的测试是脑干听觉诱发反应。
 - 神经系统正常的 6 个月以上儿童:规定的测试是行为听力测定,如视觉加强听力测定(VRA),由经过培训的听力师执行。
- 选定的言语及语言里程碑。
 - 2 个月:发出咕咕声,对声音有回应。
 - 6 个月:发出咿呀声。
 - 4~9 个月:转向声音,对名字有回应。
 - 9 个月:非特定情况下发出爸爸或妈妈声,开始理解"不"的含义。
 - 9~12 个月:乱语。
 - 12 个月:特定情况下叫爸爸妈妈、1 个附加词、复杂的乱语、指点的姿势、遵循 1 步指令。
 - 18 个月:10 个词汇,理解身体部位。
 - 2 岁:50 个词汇,2 词短语,50%可被人理解。人称代词,能在图片中指向特定的物体,可能理解 1 种颜色,遵循 2 步指令。
 - 3 岁:300~500 个词汇,能讲故事,75%可被人理解。
 - 4 岁:语法正确的句子,100%可被人理解。
- 对于代谢性疾病,例行的头颅影像或筛查测试是不被推荐的。
- 测试:完整的言语和语言评估。
- 意义:为了描述障碍并决定治疗。
- 测试:残疾教育法案的个体(IDEA)要求

Y

从出生到 3 岁之间执行早期干预服务。

• 意义:如果孩子被证实有充分的迟缓,则能获得完整的发育评估以及合适的治疗。

• 测试:脑电图。

• 意义:预示着对癫痫发作的关注。

• 测试:基因评估。

• 意义:应该可以测得先天性听力损失或关注到一种综合征或遗传诊断。

• 测试:长期睡眠脑电图。

• 意义:预示着语言里程碑的损失(考虑 Landau-Kleffner 综合征)。

 ## 治疗

■ 一般措施

• 先天性听力损失是由包括耳鼻喉科医生、听力师以及个体化管理的言语/语言治疗师组成的团队来管理的。选择是扩增的,严重损失则可以选择耳蜗植入,或者使用手势语。

• 可以通过医生或父母转介到早期干预项目来提供言语和语言治疗。

• 当孩子学会口语技能时,手势语能被用作是提升沟通的桥梁,并且不会妨碍或延迟言语的发展。

• 扩大性的沟通装置如图片板或带有声音合成器的程序计算机能被身体障碍的孩子来使用,如脑瘫。

• DLD 儿童经常在学龄阶段可以适当说话,其中一部分儿童将继续在阅读和书写方面有困难。

• 对于没有阅读障碍或其他学习问题的原发性语言迟缓的儿童,在入学前将会达到正常的里程碑。

疾病编码

ICD10

• F80.9 非特指的言语和语言发音障碍。

• F80.4 听力损伤导致的言语和语言发展迟缓。

• F80.1 表达性语言障碍。

常见问题与解答

• 问:第二胎和第三胎儿童说话会比第一胎儿童说话更晚吗?

• 答:不。预期言语及语言发展的词汇与出生顺序无关,第二胎和第三胎儿童应该与他们第一胎的兄弟姐妹有相同程度的动机讲话。

• 问:什么时候我应该考虑让孩子进行言语及语言评估?

• 答:如果家长或医生关注到言语迟缓,那么转介去评估是明智的。一些言语迟缓的孩子最终将趋于正常化,并发展到所有里程碑。很难在其他障碍类别中区分本质上的迟缓。对于立即转介有以下几点需注意:1 岁还没有指指点点或咿呀声,16 个月无单字,2 岁无 2 词短语,3 岁无句子,与同龄人相比理解能力较差,孩子在努力沟通方面有行为"回炉"或突然发怒,或者在语言技能方面衰退。

• 问:在双语家庭长大的孩子会有表达语言的迟缓吗?

• 答:不。居住在双语家庭并不是表达语言迟缓的原因。然而,在学习 2 种语言的幼儿可能在两种语言之间交替使用单词。在这些 2~3 岁的孩子中,整体词汇和句长一般是正常的。

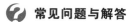

言语问题 Speech Problems

Helen M. Sharp · Kathryn Hillenbrand   王燕娜 译 / 杨红 审校

 ## 基础知识

■ 描述

• 沟通是两个或更多个体之间想法的交换。

• 语言是一种系统的沟通方式,有赖于符号以及组合那些符号的规则的社会一致性。语言包括理解、表达和社会实际规则(如眼神接触和话语轮替)。

• 言语是使用呼吸、发声、构音的神经运动控制来产生气流和声音,从而形成词汇和词组。

• 构音涉及口咽部结构(唇、舌、上腭、牙齿)的使用,从而使声音和气流塑形变成可辨识的言语。

• 听觉是将声音通过外耳、中耳、内耳系统从环境转换到大脑的过程。

• 言语障碍一般有 3 点原因:神经、结构、功能。功能障碍与神经或结构障碍无关。1 种以上的原因可能在同一个孩子身上呈现。

• 言语障碍能被分类并如下描述。

- 构音或语音障碍。

  。孩子说一种或多种声音的方式中断。

  。复杂成人语的简单化在超早期的言语发展阶段经常是正常的,但如果这些改变缓慢消失或是不规则的,则应该被评估。

- 流畅障碍。

  。产生言语的气流中断,并包括口吃和语言错乱的状况。

  。口吃的例子包括声音、音节、单词或短语的重复、停顿、阻塞或犹豫。

  。简单的重复在 2~4 岁儿童身上是常见的,并通常被快速解决。执拗、可见的困难,或避免谈话,则需要转介。

- 运动性言语障碍。

  。言语运动计划的时机、协调性或执行的中断。

  。被分为两大主要类别:①运动性构音障碍,通常与神经运动衰弱或瘫痪有关;②失用症,一种在神经运动衰弱或瘫痪缺失的状况下发生的运动计划障碍。

- 嗓音障碍。

  。听上去像不规则的喉音质量,如嘶哑声(发声困难)或完全性失声(无声)。

- 共鸣障碍。

  。言语质量经常被描述成鼻音。

  。鼻音亢进(过度的鼻音)与腭咽机制的功能障碍和不规则有关。

  。鼻音不足(不适当的鼻音)常见于急性上呼吸系统感染或腺样体肥大的幼儿。

• 语言障碍可以发生在这些领域的接收、表达、语用或一些组合方面。语言障碍可以同时发生在其他发展、感觉、神经或结构方面,但也可能独立在迟缓的领域(见"语言迟缓"和"自闭症"章节)。

■ 流行病学

• 美国言语语言听力协会表明,沟通障碍的人口比例为 1/8。

- 新生儿筛查鉴别听力损失儿童或聋儿的比例为新生儿的 1‰~6‰,在加强照护的新生儿中有更高的比例。

- 言语声音障碍包括构音障碍、语音障碍以及发展性言语失用症，被认为是在10%～15%的学龄前儿童和6%的学龄儿童中诊断的最常见的沟通障碍。
- 流畅障碍影响11%的4岁前儿童。超过4岁的儿童中，男孩几乎有3倍的比例会发生口吃。
- 每年500个新生儿中会有1个脑瘫，包括中重度运动性言语障碍，并具有其他沟通障碍的风险。
- 嗓音障碍如慢性声音嘶哑被报道有6%～23%的儿童。

Ⓡ 诊断

▪ 病史

- 产前史。
- 产前接触酒精、处方或非处方药物或感染，被认为与发展性迟缓和/或听力损失有关。
- 药物史。
- 早产、外伤、癫痫发作、主要外科手术以及系统性感染都是沟通障碍的危险因素。
- 多发性异常可能与潜在的综合征有关。
- 喂养史。
- 在早期喂养史中要注意神经运动和结构障碍。
- 询问关于未能长大、频繁肺炎、喂养时间延长或慢性鼻反流。
- 家族史。
- 遗传可能是与口吃、特定性语言障碍、孤独症谱系障碍、腭裂、发展性言语失用症、听力损失、耳聋和其他言语语言障碍相关的一个因素。
- 社会史。
- 评估虐待、外伤或忽略史。
- 在家吸烟是中耳感染的一种已知风险。
- 频繁的口语社交和阅读提升言语和语言技能。
- 言语和语言史。
- 言语和语言里程碑的例行筛查帮助早期鉴定。
- 持续的嗓音和共鸣障碍症状可区别急性感染和真正的障碍。
- 言语或语言技能的衰退可能与自闭症谱系障碍或外伤有关。
- 关键里程碑。
- 1岁前。
  - 指向(或看向)认识的人或物体名字(妈妈在哪里?)。
  - 产生至少一个真实词汇;可能不能被所有人辨识出来，但是是连续的。
- 2岁前。
  - 识别身体部分，遵循单元素指令(拿你的书)。
  - 使用大约50个表达性词汇，并开始一起组合2字词(上大大)。
- 3岁前。
  - 遵循2～3元素指令，组合3词短句，并使用简短的问句(如:为什么?)。
  - 大部分时间言语都可以被家庭成员所理解。
- 4岁前。
  - 使用更长的句子，并可以告知简短的故事和事件的顺序。
  - 回答谁、什么、哪里以及什么时候的相关问题。
  - 言语几乎总是可以被不熟悉的听众理解。
- 身体和社会发展。
- 错过的身体或社交里程碑对于整体迟缓具有指示意义。迟缓的或消失的社交里程碑可以帮助孤独症谱系障碍的早期鉴定。

▪ 体格检查

- 脸面部。脸面部在休息时(组织结构上的)和运动期间(神经上的)对称性的评估。在早期婴幼儿时期，流涎由于长牙，因此是正常的，但应该在18～24个月之前解决。
- 眼睛颜色。虹膜斜视伴随白额，经常与瓦尔登布尔综合征的听力损失有关。
- 皮肤。咖啡牛奶斑与神经纤维瘤和听力损失有关。
- 头部形状和尺寸。小头畸形、巨头畸形、斜头畸形或其他头颅不对称可能与发展迟缓、肌张力低下或颅缝早闭状况有关。
- 耳朵的对称性、结构和高度。耳标、耳道闭锁以及低耳郭与听力损失有高度相关性，应该立即进行听力学和耳鼻喉科评估。
- 口腔检查。牙齿健康、上腭形状和下颌关系应该被注意到。发"啊"时软腭的上升应该是对称的。在硬腭和软腭的边缘有两半的悬雍垂、浅蓝色软腭或V形缺口象征着黏膜下的腭裂。呕吐反射的消失并不是喂养的禁忌证，但应该被注意到。
- 发声。聆听持续发"啊"时的声音质量。湿润的嗓音可能意味着吞咽障碍。粗糙、嘶哑或紧张的声音质量是非典型的，应该要求评估。

Ⓡ 诊断检查与说明

▪ 筛查程序

- 言语语言筛查。
- 沟通领域的简要检查，用来确定孩子是否需要转介到完整的言语语言评估。
- 结果通常被记成"通过/转介"，用最简短的说明或无任何说明。
- 可以由言语语言病理学家、听力师、老师或其他专业人员实施。
- 听力筛查。
- 对于新生儿或稍大儿童可以实施简要评估，用来观察在不同频率下听觉水平对声音反应的出现或消失。
- 结果通常被记成"通过/转介"，用最简短的说明或无任何说明。
- 筛查可以由听力师、言语语言病理学家、护士或经过训练的辅助专业人员实施。

▪ 诊断步骤与其他

- 言语语言评估。
- 研究和推荐说明下的接收、表达和(或)语用的语言技能的测试;构音、发音的发展;口部结构和生理的检查。
- 由言语语言病理学家实施。
- 听觉评估。
- 通过双耳的声音频率(Hz)，测试来获得听阈(dB)。
- 如果听力损失被鉴定，则需要进一步的测试，来确定原因是在中耳(传导性)或内耳(感觉性)或混合性(兼并传导性和感觉性)。
- 很小的幼儿可以使用听觉脑干反应(ABR)或耳声发射(OAE)进行测试。
- 由听力师实施。
- 认知评估。
- 通过口语和非口语领域来评估整体认知发展，合并对干预和(或)学校安置的推荐建议及解释说明。
- 通常由心理师实施。
- 遗传评估和测试。
- 了解家庭史、身体检查、代谢和(或)细胞遗传测试，经常可以鉴别或排除特殊诊断(如脆性X染色体综合征、22q11微缺失综合征、神经纤维瘤病或与遗传性听觉障碍相关的遗传疾病)。
- 研究发现的解释包括对携带者状态的家庭和复发风险的解释。
- 通常由临床遗传学家或跨学科遗传学诊

Y

所实施。

• 放射科或其他影像学研究：很少用来评估潜在的言语或语言障碍的原因，但可以被用来排除或辨别其他相关的状况，如脑室出血或吞咽及共鸣障碍。

■ 鉴别诊断

沟通障碍可能与其他潜在的状况有关。言语或语言迟缓的诊断应该包括评估孩子潜在原因的过程，这可以改变治疗方法：

• 听力损失。评估家族或先天性损失、慢性中耳感染或获得性损失（例如：耳毒性药物、系统性感染、潜在的综合征或噪音暴露）。

• 发展迟缓或自闭症谱系障碍。在没有听力损失的情况下，未能发展出口语语言，应该进行生理和社交行为里程碑的检查，进而排除整体迟缓和（或）自闭症谱系障碍。

• 神经运动障碍。神经运动障碍可能会有低的面部及口部张力、无力或偏瘫，会降低言语的可理解性。发展性言语失用症要求评估，并且可以与肢体失用症一致。

• 嗓音过度使用或外伤。评估习惯性尖叫、唱歌技巧过差以及带领啦啦队而造成的过度使用模式。

• 结构和牙齿的变化。牙齿咬合不正或口腔结构异常可以降低对特定言语声的言语理解度。

• 睡眠呼吸暂停。较差的睡眠可能是行为和学习问题的原因。

• 选择性缄默症。在并无明显的言语或语言障碍下，孩子会在特定状况下不说话。可以与社交撤回、害羞、社交焦虑一致。

• 社交隔离、忽略或营养不良应该被排除，因为这些可能与迟缓或沟通技能的缺失有关。

• 癫痫发作障碍如 Landau-Kleffner 综合征可以与语言技能的缺失有关。

 治疗

• 直接服务。
- 在家的服务。
○ 对高风险婴幼儿以家庭为中心、在自然环境下，并对家庭的具有最低消费的评估与治疗。
- 临床基础服务。通过医院、私立或大学的言语语言听力诊所来评估，并进行个人或小组治疗。
○ 可能需要专门的服务。
- 学校基础服务。
○ 通过特殊的教育服务进行评估、个人或团体治疗，称为个性化的教育计划（IEP）。
○ 服务传递经常有些状况限制，会影响孩子的教育表现。
• 相关的服务。
- 跨学科的团队照护。
○ 具有复杂医疗需求的孩子应该被跨学科团队服务，如腭裂或颅面部裂、脊柱裂、自闭症、喂养或多发性障碍诊所。
○ 在与基础照顾提供者的合作下，提供孩子和家庭全面的身体、功能和心理社会照护。
- 耳鼻喉科。对喉部结构、气道、上腭结构、肿大的扁桃体的详细检查，和（或）耳部的管理。

 后续治疗与护理

• 听力、言语或语言问题的早期鉴别是关键的，并导致更好的结果。
• 未经治疗具有听力、言语和语言障碍的孩

子具有学习障碍的风险。

• 许多言语问题能被短期治疗解决。一些状况下可以要求延长至青少年期的长期管理。

• 腺样体切除术经常是腭裂孩子的禁忌证，包括黏膜下腭裂。气道和呼吸暂停的管理可以是要求跨学科决策制定的例外。

疾病编码

ICD10

• R47.9 非特定言语失调。
• F80.81 儿童流畅障碍发作。
• R48.2 失用。

常见问题与解答

• 问：对舌系带短缩的否定会影响言语的输出吗？
• 答：舌尖被用来发 t、d、n、l、s、z 的音。如果孩子能发出这些音中的一个或多个，则舌系带短缩可以继续不被治疗。
• 问："幼儿语"可以帮助或延迟言语和语言的获得吗？
• 答：研究显示，教导手势沟通与 24 个月之前轻微的高级听觉口语语言技能有关，并可以降低幼儿和家长的挫败感。到 30～36 个月为止，使用幼儿语和不使用幼儿语的孩子之间并无显著差异。
• 问：慢性中耳炎会减慢言语或语言的获得吗？
• 答：在出现中耳炎时，早期的言语和语言可能会延迟。如果及时治疗，语言技能的差异一般会在学龄前被解决。

厌氧菌感染 Anaerobic Infections

Hamid Bassiri 沈军 译 / 王建设 审校

 基础知识

■ 描述

• 厌氧菌是一种能在缺氧环境下生存的微生物，包括只能在缺氧环境下生存的（专性厌氧菌）和可以在有氧环境下生存的（兼性厌氧菌）。
• 厌氧菌可引起症状严重的侵袭性疾病。

• 厌氧菌往往参与到包括其他厌氧菌和需氧菌在内的多种微生物感染中。

■ 流行病学

• 虽然厌氧菌血症在儿童中没有成人多见，但其他厌氧菌感染，如慢性鼻窦炎和慢性化脓性中耳炎在儿童中还是比较常见的。
• 由于厌氧菌的特点，微生物实验室识别厌

氧菌的能力高度依赖于适当地收集和转运培养标本，因而厌氧菌血症经常被遗漏和低估。

■ 危险因素

• 免疫缺陷。
- 恶性肿瘤。
- 脾功能障碍。

- 低丙种球蛋白血症。
- 坏死组织。
- 手术、创伤。
- 血管功能不全。
- 糖尿病控制不佳。
- 存在异物。
- 结肠炎。

▪ 病理生理

- 厌氧菌是口咽、皮肤、肠道和女性生殖道的正常黏膜菌群,因此,当这些部位的解剖完整性或上皮屏障受到破坏时就会发生厌氧菌感染。
- 毒素包括外毒素(例如梭菌属),内毒素(例如梭杆菌属)以及吞噬抑制因子(例如拟杆菌属)。

▪ 病因

- 最常见的几种临床相关的厌氧菌如下。
- 革兰阴性杆菌(拟杆菌、普氏菌、卟啉单胞菌、梭杆菌)。
- 革兰阳性球菌(消化链球菌、消化球菌)。
- 产孢子革兰阳性杆菌(梭状芽胞杆菌)。
- 不产孢子革兰阳性杆菌(真杆菌、双歧杆菌、丙酸杆菌、放线菌、乳酸杆菌)。
- 革兰阴性球菌(韦荣球菌、氨基酸球菌)。
- 螺旋体(许多都是厌氧菌)。

▪ 常见相关疾病

- 中枢神经系统感染。
- 因菌血症导致的脑脓肿。
- 硬膜下积脓。
- 硬膜外脓肿(大多由鼻窦炎的并发症引起)。
- 头、颈部感染。
- 鼻窦炎(一般多种微生物)。
- 慢性中耳炎。
- 路德维格咽峡炎(下颌下间隙的感染)。
- 颈部淋巴结炎。
- 扁桃体脓肿。
- 牙脓肿。
- 牙龈炎。
- 下颌放线菌病。
- 勒米埃病(由厌氧菌引起的颈静脉化脓性血栓性静脉炎,多数由梭杆菌属引起,常导致肺脓肿形成)。
- 胸膜感染。
- 新生儿吸入感染的羊膜或阴道分泌物。
- 儿童吸入口腔或胃肠道液体(严重的牙龈或牙周病可能是危险因素)。

- 肺炎,由于吸入异物引起的脓肿。
- 放线菌病。
- 腹膜炎/腹膜脓肿。
- 阑尾脓肿。
- 内脏穿孔。
- 术后并发症。
- 创伤相关。
- 放线菌病。
- 胆管炎。
- 胆管手术的上行性感染(例如 Kasai 术)。
- 软组织感染。
- 甲沟炎。
- 藏毛囊肿。
- 化脓性汗腺炎。
- 蜂窝织炎。
- 坏死性筋膜炎。
- 气性坏疽(梭菌属)。
- 感染的褥疮(可能导致连续骨髓炎)。
- 贯通性创伤(可导致破伤风)。
- 女性生殖道感染。
- 子宫内膜炎。
- 输卵管炎。
- 输卵管-卵巢或附件脓肿。
- 骨盆脓肿。
- 巴托兰腺、外阴、会阴脓肿。
- 细菌性阴道病。
- 咬伤感染。
- 50％的人类或动物咬伤可分离出厌氧菌。
- 菌血症。
- 常与原发感染灶相关(胃肠道感染,脓肿)。
- 新生儿感染。
- 在胎儿监护部位的蜂窝织炎。
- 吸入性肺炎。
- 脐炎。
- 结膜炎。
- 婴儿肉毒中毒。

🅡 诊断

在有化脓、恶臭气味、脓肿形成、组织坏死、患者存在系统疾病或免疫缺陷的感染时要怀疑厌氧菌感染存在。

▪ 病史

- 精神状态异常。
- 误吸的风险增加。
- 吸吮拇指史。
- 甲沟炎中常分离出厌氧菌。
- 动物或人咬伤史。
- 近期手术或创伤。

- 引流不畅或坏死组织相关的厌氧菌感染。
- 潜在的免疫缺陷或慢性疾病。
- 受损的吞噬功能。
- 无培养结果的脓液(常规培养无细菌生长)。

▪ 体格检查

- 感染部位。
- 见"常见相关疾病"。
- 牙列不齐。
- 增加口咽厌氧菌的定植。
- 坏死组织。
- 气性坏疽的捻发音。
- "洗碗水"样脓液或排出恶臭气体。
- 厌氧菌感染的特征。
- 与呼吸抑制并存的侧颈部疼痛。
- 勒米埃病所致颈静化脓性血栓性静脉炎和肺脓肿形成;未治疗或未诊断的勒米埃病常导致很高的死亡率。

▪ 诊断检查与说明

实验室检查

- 确定的厌氧菌在革兰染色上有独特的形态学表现。
- 拟杆菌属:小,多形性革兰阴性杆状。
- 梭菌属:大的革兰阳性菌群成"车厢"状。
- 厌氧菌培养。
- 应使用无菌方法直接从感染的部位获取组织或吸入液体。
- 厌氧获得的标本应迅速转运到实验室。
- 拭子不应放入培养基中。

影像学检查

- X线可显示以下情况。
- 气-液水平。
- 空洞形成。
- 组织中的气体。
- CT 和(或)MRI。
- 对确定病灶的解剖部位和范围,引流或清创的手术方式很重要。

💉 治疗

▪ 药物治疗

对厌氧菌感染的经验性使用抗生素如下。

- 甲硝唑。
- 碳青霉烯类(如美罗培南或亚胺培南)。
- 氯霉素(在美国可能没有供应)。
- β-内酰胺酶抑制剂(阿莫西林-克拉维酸,氨苄西林-舒巴坦,替卡西林-克拉维酸,或哌拉西林-他唑巴坦）。
• 克林霉素。
• 头霉素类（如头孢西丁或头孢替坦）。
• 万古霉素对革兰阳性厌氧菌有效,对革兰阴性厌氧菌无效。
• 青霉素类,头孢菌素类,四环素类,大环内酯类,氨基糖苷类,复方磺胺甲恶唑和单环β内酰胺类对厌氧菌有易变的或较差的抗菌活性,不应经验性使用。
• 大多数喹诺酮类存在易变的活性,但也有例外（如莫西沙星）。
• 在一些厌氧菌中抗生素耐药性在增加,特别是拟杆菌属;并不是所有的微生物实验室都常规检测厌氧菌的抗生素敏感性。
- 如果记录到某个患者的某种厌氧菌感染对经验性抗生素治疗无反应,应向感染病专家咨询进一步的治疗意见。

经验性抗生素治疗反映了厌氧菌在多种微生物感染中是主要的。
• 中枢神经系统感染。
- 万古霉素＋第三代或第四代头孢菌素（如头孢曲松）＋甲硝唑。
- 对脑脓肿避免使用β内酰胺酶抑制剂,因为β内酰胺酶穿透血脑屏障的能力欠佳。
• 头、颈部感染。
- 如果革兰阴性厌氧菌可能性不大,氨苄西林舒巴坦、阿莫西林克拉维酸或克林霉素可单独使用。
• 吸入引起的胸膜感染。
- 氨苄西林舒巴坦,阿莫西林克拉维酸或克林霉素。

• 腹膜炎/腹膜脓肿
- 氨苄西林舒巴坦,替卡西林克拉维酸,哌拉西林他唑巴坦,头孢西丁,美罗培南或亚胺培南。
• 胆管炎。
- 哌拉西林他唑巴坦,美罗培南或亚胺培南。
• 软组织感染。
- 克林霉素、氨苄西林克拉维酸。
• 女性生殖道感染。
- 氨苄西林舒巴坦,替卡西林克拉维酸,哌拉西林他唑巴坦,头孢西丁,美罗培南或亚胺培南。
• 咬伤感染。
- 氨苄西林舒巴坦,哌拉西林他唑巴坦,阿莫西林克拉维酸。
• 菌血症。
- 单独隔离,但建议开始使用万古霉素＋第三代或第四代头孢菌素（如头孢曲松）＋甲硝唑,直到指定隔离或菌血症被证明为厌氧菌引起的。

补充治疗和其他疗法
• 中和毒素,特别是肉毒素和破伤风是十分重要的。
• 高压氧治疗,有时仍被使用（例如梭状芽胞杆菌感染）,虽然可以用来确定和划分失活组织的界限,并未证明有效。

手术与其他治疗
• 有效的引流脓肿和对失活组织的清创是至关重要的。
• 培养应该用无菌注射器吸入液体,封闭好并迅速转运到实验室。
• 培养也可以从完整的组织获得并迅速转运到实验室。
• 拭子不应放入厌氧菌培养基中。

后续治疗与护理
预后
• 取决于感染经过有效的抗生素和(或)引流治疗的速度。
• 未治疗的厌氧菌败血症相关的高发病率和死亡率。
• 具体的预后取决于感染的病菌和患者的免疫状态。
• 尽管采取积极的治疗,由梭菌感染引起的软组织感染、坏死性筋膜炎、气性坏疽也可导致20%的死亡率。

并发症
• 因感染不同而多种多样,但都包括感染扩散导致的周围组织感染。
• 进展为菌血症。

疾病编码
ICD10
• A49.9 细菌感染,未分类。
• A49.8 未指定部位的其他细菌感染。
• J32.9 慢性鼻窦炎,未分类。

耶氏肺孢子菌（以前称为卡氏肺孢子虫肺炎）
Pneumocystis Jiroveci (Previously Known as Pneumocystis Carinii Pneumonia)

Danna Tauber
胡姚 译
谢新宝 审校

基础知识
描述
是由耶氏肺孢子虫（Pneumocystis Jiroveci,PJ）引起的机会致病性肺部感染。通过核酸序列分析,目前认为肺孢子虫是一种原生真菌。它有两种不同的发育形态,即包囊、滋养体。包囊内含孢子小体,孢子小体脱囊后发育为滋养体。
• 以前该病称为卡氏肺孢子虫肺炎（PCP）,

目前缩略词PCP仍在沿用,并特指肺孢子虫病。
• PCP几乎只发生在免疫功能缺陷的人群。
• 艾滋病患者常常发生PCP。对于围生期感染艾滋病毒的婴儿而言,PCP是最常见的机会致命性肺部感染。
• PJ引起弥漫性肺炎,典型表现有发热、安静状态下呼吸困难、呼吸急促、低氧血症、干咳、胸片示双侧肺组织弥漫性渗出影,患者常常发生呼吸衰竭,以致需要气管插管和机

械通气。
• 已证实药物可成功预防肺孢子虫感染。因此及早筛查出HIV感染的母亲成为关键。
• 虽然治疗已取得了很大的进展,但是该病仍有很高的发病率和死亡率。

流行病学
• 普遍存在于哺乳动物,尤其是啮齿类动物。

- 在呼吸道表层生长。
- 传播途径尚不清楚。
- 人与人之间可能通过空气传播,但几乎没有通过接触传播的病例。
- 从环境中感染。
- 无症状感染发生于幼年时期;70%以上的健康个体在 4 岁时存在抗体。
- 婴儿期原发感染 PJ。免疫低下时潜伏的 PJ 被激活,被认为是后来儿童期患该病的原因,但是 PCP 动物模型并不支持该观点。
- 艾滋病患者任何时候都可发生 PCP,围生期艾滋病患者多在 1 岁内发生 PCP,发病高峰年龄在 3~6 个月。

■ 危险因素

- 免疫功能缺陷人群。
- 先天性或获得性免疫功能缺陷综合征(AIDS)和恶性肿瘤接受免疫抑制剂治疗或器官移植术后的患儿。
- 白血病患者 PCP 的发病率与化疗后免疫功能抑制程度直接相关。
- 生活在资源缺乏的国家和饥荒年代的儿童以及早产和营养不良的婴幼儿中有 PCP 流行的报道。

■ 病理生理

- 在免疫功能缺陷的儿童,病理改变主要发生在肺泡。可见包囊和滋养体黏附于肺泡上皮细胞或存在于巨噬细胞的胞质内。
- 随着疾病进展,肺泡被粉红色泡沫状纤维渗出液填充,肺泡内富含脱落细胞和肺孢子菌。单核细胞浸润,肺泡间隔增厚。

诊断

■ 病史

- 营养不良患者。
- 亚急性起病患者非特异性表现。
  ○ 胃纳差,体重下降,烦躁。
  ○ 慢性腹泻。
  ○ 多无发热。
  ○ 1~2 周后,病情进展,出现呼吸急促、呼吸窘迫和咳嗽。
- 散发或免疫功能缺陷者。
- 该类患者起病较急,有时甚至为暴发性。
  ○ 发热(>38.5 ℃)。
  ○ 干咳。
  ○ 安静时呼吸困难。
- 这些亚型是根据整体临床表现分类的,症状可能同时出现,可见于小婴儿、儿童及青少年。

■ 体格检查

- 发热和明显的呼吸急促为典型特征。
- 低氧血症:病程早期即可出现,并与听诊体征不相符。
- 病情快速进展出现呼吸窘迫伴发绀:病程早期出现呼吸衰竭。
- 一般早期肺部无湿啰音。
- 胸部听诊可闻及呼吸音减弱、破裂音、干啰音。
- 有很少报道患者有卡他症状和哮喘音症状。

■ 诊断检查与说明

诊断步骤与其他

- 动脉血气。
- pH 常升高。
- 在室内空气环境中,PaO_2 降低(<70 mmHg)。
- 肺泡-动脉氧梯度(>35 mmHg)。
- 胸部影像学检查。
- 大多数表现为双侧肺部弥漫性渗出影。
  ○ 起初分布在肺门周围,逐渐扩散到肺边缘。
  ○ 肺尖极少受累。
  ○ 肺间质浸润,可见支气管充气征。
  ○ 快速进展致全肺实变。
- 出现肺门或纵隔肿大可能提示其他疾病,如结核分枝杆菌、鸟胞内型分枝杆菌、真菌等感染,巨细胞病毒感染或淋巴瘤。
- 其他检查。
- 在有 AIDS 和 PCP 的患者,乳酸脱氢酶(LDH)可升高,但为非特异性。
- WBC 计数多正常。

病理

- 在肺部的标本中检出 PJ 可以确诊。
- 痰液。
- 经纤支镜支气管肺泡灌洗液(BAL)(灵敏度 90%)。
- 开胸或经支气管肺活检。
- 染色。
- 采用环六亚甲基四胺银、甲苯安益染料、卡尔科弗卢尔荧光增白剂及荧光单克隆抗体进行包囊染色。
- 吉姆萨染色、改良的瑞姬染色和荧光结合单克隆抗体染色可分辨孢子小体和滋养体。
- 对支气管肺泡灌洗或痰液可进行聚合酶链反应(PCR)分析,较显微镜检测 PJ 更为灵敏,但尚未获美国 FDA 批准用于该病诊断。

■ 鉴别诊断

- 病毒感染。
- 常见的呼吸道病毒。
- 巨细胞病毒。
- EB 病毒。
- 细菌性感染。
- 结核分枝杆菌。
- 鸟胞内型分枝杆菌。
- 其他。
- 淋巴细胞性间质性肺炎。

 治疗

■ 药物治疗

一线药物

免疫抑制患者疗程为 2 周,AIDS 患者推荐疗程为 3 周。

- 抗生素。
- 首选甲氧苄啶磺胺甲异噁唑合剂(复方新诺明,TMP - SMX)。
  ○ TMP[15~20 mg/(kg·24 h)]和 SMX[75~100 mg/(kg·24 h)]静注/口服,分次给药,每 6 h 一次。
  ○ 无吸收不良或轻症腹泻患者可选用口服给药方案。

二线药物

免疫抑制患者疗程为 2 周;AIDS 患者推荐疗程为 3 周。

- 羟乙磺酸喷他脒(羟乙磺酸丙氧苯脒)。
- 每剂 3~4 mg/kg,静脉滴注(肌内注射),每天单剂给药。
- 适用于对 TMP - SMX 不能耐受或给药 5~7 天后无效患者。
- 若静脉注射羟乙磺酸喷他脒 7~10 天后,临床症状有改善,可考虑口服给药来完成 21 天疗程。
- 阿托伐醌。
- 1~3 个月和 24 个月以上的患儿:30 mg/(kg·d),分 2 次口服。
- 4~24 个月患儿:45 mg/(kg·d),分 2 次口服。
- 最大剂量:750 mg/d,每天 2 次。
- 氨苯砜联合甲氧苄氨嘧啶。
- 氨苯砜:2 mg/kg,口服,最大量 100 mg/d。
- 甲氧苄氨嘧啶:15 mg/(kg·d),分 3 次口服。
- 伯氨喹联合克林霉素。
- 伯氨喹:0.3 mg/kg,口服,最大量 30 mg/d。
- 克林霉素:40 mg/(kg·d),分 4 次口服,

最大量为每次 600 mg,每 6 h 一次。

■ 其他治疗

一般措施

- 吸氧以维持 $PaO_2 > 70$ mmHg。若 $PaO_2 < 60$ mmHg,$FiO_2 = 0.5$ 时,要考虑机械通气。
- 糖皮质激素。
  - 对 HIV 患者伴中重度 PCP 者可能有用。
  - 对儿童患者的疗效尚无系统评估。
  - 当 $PaO_2 < 70$ mmHg 或肺泡-动脉氧梯度 > 35 mmHg 时,可考虑使用。
  - 当患者年龄 > 13 岁时,泼尼松推荐用量:第 1~5 天,40 mg 口服,每天 2 次;第 6~10 天,40 mg 口服,每天 1 次;第 11~21 天,20 mg 口服,每天 1 次;逐渐减量。也有推荐甲泼尼龙或泼尼松 1 mg/kg,每天 2~4 次,5~7 天;之后 5 天逐渐减量。

■ 其他疗法

- 药物预防指征:在以下高危期情况,免疫缺陷者可通过药物预防 PCP。
  - 接触 HIV 者药物预防 4~6 周或至 4 个月。
  - HIV 感染或未确诊药物预防 4~12 个月。
  - HIV 感染:若 $CD4^+T$ 细胞计数 < 500 个/ml 或 $< 5\%$ 药物预防 1~5 年。
  - HIV 感染:若 $CD4^+T$ 细胞计数 < 200 个/ml 或 $< 15\%$ 药物预防 ≥ 6 年。
  - 有严重症状或伴有 $CD4^+T$ 细胞计数快速下降的 HIV 患者。
  - 以往患过 PCP 的 HIV 患者。
  - 接受过造血干细胞移植(HSCTs)的患儿。
  - 有恶性造血系统疾病(如白血病、淋巴瘤)的所有 HSCT 受者。

  - 接受加强免疫抑制方案或移植操作的所有 HSCT 受者。
  ○ 在移植时就开始进行药物预防并给药 6 个月;对于接受免疫抑制治疗方案或伴有慢性移植物排斥反应的患儿,药物预防时间应长于 6 个月。
- 预防给药方案。
  - TMP - SMX 为首选药物。
  ○ 每天 TMP 150 mg/m² 或每天 SMX 750 mg/m²,分 2 次口服,每周连续 3 天。
  ○ 为了预防其他细菌感染,可考虑 TMP - SMX 一周连续 7 天的给药方案。
  - 对于不能耐受 TMP - SMX 的患者。
  ○ 氨苯砜(< 1 月以上患儿):2 mg/kg(最大量 100 mg)口服,每天 1 次,或 4 mg/kg(最大量 200 mg)口服,每周 1 次。
  ○ 喷他脒气雾剂(> 5 岁患儿):300 mg,通过喷雾器吸入,每月 1 次。
  ○ 阿托伐醌:1~3 个月和 24 个月以上患儿,30 mg/kg(最大量为每次 1 500 mg),口服,每天 1 次;4~24 个月患儿,45 mg/kg(最大量每次 1 500 mg),口服,每天 1 次。

后续治疗与护理

■ 随访推荐

- 治疗 5~7 天后。
- 若无改善,将 TMP - SMX 换成喷他脒。
- 要采取标准的预防方案,患者治疗时建议与其他免疫缺陷患者隔离。

■ 预后

- 接受治疗的患者死亡率为 5%~40%。

- 未接受治疗的患者死亡率近 100%。
- 除非进行终身预防,否则约 35% 的患者将复发。

■ 并发症

- 呼吸衰竭发生率较高(约 60%),有时必须进行气管插管和机械通气。
- 与普遍人群相比,HIV 感染者 TMP - SMX 的不良反应发生率更高(40%),皮疹最常见,发热、中性粒细胞减少症、贫血、肾功能不全、恶心、呕吐、腹泻等均有发生。
- 预防用药期间对患者有保护作用,但并不能清除 PJ。

疾病编码

ICD10

- B59 肺孢子虫病。

常见问题与解答

- 问:喷他脒最常见的副作用是什么?
- 答:包括低血糖、肝肾功能损害、贫血、血小板减少、中性粒细胞减少、低血压和皮疹。50% 的用药患者会有这些副作用。
- 问:药物预防失败的概率是多少?
- 答:足量 TMP - SMX 预防失败率约为 3%。
- 问:PCP 应用 TMP - SMX 治疗出现不良反应如何处理?
- 答:若不良反应不严重,建议继续治疗。

一氧化碳中毒 Carbon Monoxide Poisoning

Kevin C. Osterhoudt 孙立波 译 / 陆国平 审校

基础知识

■ 描述

- 一氧化碳(CO)是含碳燃料不完全燃烧产生的无气味的气体。
- CO 中毒发生在碳氧血红蛋白和 CO 积聚导致生理功能出现损坏时。

■ 流行病学

CO 中毒是美国中毒引起死亡的首要

原因。

发病率

- 2011 年美国毒物控制中心共有 13 000 多例 CO 中毒报告,大于 1/3 发生于儿童。
- 寒冷季节和自然灾害期间 CO 中毒发生增加。

■ 一般预防

- 火炉应该有专业技师定期维修。
- 汽车、天然气驱动的机器、非电力驱动的

空间加热器应该通风良好。
- 居处应该配备 CO 检测仪。

■ 病理生理

- 吸入的 CO 可以和血红蛋白结合形成碳氧血红蛋白。
- 碳氧血红蛋白不能携带氧气。
- 碳氧血红蛋白可以使得氧合血红蛋白解离曲线左移。
- 碳氧血红蛋白的半衰期。

– 室内 4 h。

– 在 100％氧气中 1～2 h。

– 在 3 个大气压力的 100％氧气中是 20 min。

• CO 和细胞蛋白相互作用导致线粒体功能障碍。

• CO 是氧化应激的源头，CO 中毒引起中枢神经系统和心脏的炎症性血管炎。

■ 病因

• 常见的 CO 暴露包括以下。

– 汽车和船舶排出。

– 房间生火时的烟雾吸入。

– 油、气或煤油空间加热器或厨灶。

– 便携式发电机和建筑设备。

– 不合格的家庭火炉。

• 在食入、吸入或皮肤吸收的溶剂型二氯甲烷在肝脏代谢为 CO。

• CO 是吸烟和环境空气污染的成分之一。

• CO 是亚铁血红素生物合成途径的伴随产物。

■ 常见相关疾病

房屋火灾受害人可同时遭受热损伤和（或）氰化物中毒。

诊断

医学急救人员需要携带 CO 检测仪。

■ 病史

• 家庭其他人员是否健康？

– CO 是环境中的气体，可损害家庭多个成员。

• 是否使用火炉或空间加热器？

– 可能提供暴露源。

• 何时暴露？

– 碳氧血红蛋白水平和暴露时间相关。

• 暴露持续时间？

– 毒性和暴露的量和持续的时间有关。

• 意识是否丧失？

– 晕厥是迟发性神经系统后遗症的最佳临床预测因子。

• 症状和体征。

– 轻度 CO 中毒。

◦ 心神不安。

◦ 恶心。

◦ 轻度头痛。

◦ 头痛。

◦ 呕吐。

– 中到重度 CO 中毒。

◦ 意识混乱。

◦ 晕厥。

◦ 无力。

◦ 心绞痛。

■ 体格检查

• 鼻黏膜发现煤烟：提示肺部热损伤的可能性。

• 低血压：提示严重的 CO 中毒。

• 皮肤樱桃红：这种典型的症状常在死后发现。

■ 诊断检查与说明

• CO - 血氧定量法：可以定量检测碳氧血红蛋白。

• 动脉血气：可以准确评估氧合情况。

• 血红蛋白定量：碳氧血红蛋白浓度百分比必须和总血红蛋白相关。

• 血清碳酸氢盐：阴离子间隙增宽的代谢性酸中毒提示乳酸堆积，可能是源于严重 CO 中毒或伴随的氰化物中毒。

• 肌酸激酶：CO 中毒患者容易发生横纹肌溶解。

• 肌钙蛋白：CO 中毒可以导致心肌损害。

• 心电图：血氧不足和代谢性中毒可以导致心肌缺血。

• 经皮碳氧血红蛋白检测仪器目前正在市场推广。

影像学检查

• 神经影像。

– 在急性期常无明显改变。

• 严重或慢性 CO 中毒可出现苍白球和皮层下白质改变。

> **注意**
>
> 注意以下误区。
>
> • 脉搏氧饱和度监测高估了氧合血红蛋白水平。
>
> • 吸烟者的碳氧血红蛋白水平较不吸烟者高 10％。
>
> • 溶血或者存在胎儿血红蛋白可能会导致轻度的碳氧血红蛋白升高。
>
> • 住院期间监测的碳氧血红蛋白水平并不能预测迟发型神经系统后遗症的发生风险。

■ 鉴别诊断

• 流行性感冒。

• 胃肠炎。

• 血管运动失调性晕厥。

• 窒息。

• 卒中。

治疗

■ 一般措施

• 识别 CO 暴露。

• 让患者脱离 CO 环境。

初始治疗

给予患者 100％的氧气直到症状消失和碳氧血红蛋白水平<5％或 10％。

■ 其他治疗

• 给予高压氧舱治疗预防迟发型神经系统后遗症。

• 相对的适应证。

– 意识丧失。

– 惊厥。

– 怀孕。

– 持续性的神经系统症状。

– CO 浓度>25％。

• 禁忌证。

– 并发的疾病或损伤需要急性持续性治疗。

– 未排气的气胸。

– 无高压氧舱。

• 并发症。

– 气压损伤性中耳炎。

– 鼓膜破裂。

– 幽闭恐怖症导致的焦虑。

– 惊厥。

– 气胸。

> **注意**
>
> 注意以下误区。
>
> • 将 CO 中毒误认为冬季病毒性疾病。
>
> • 年幼儿的晕厥很难识别。
>
> • 高压氧舱治疗过于延迟，在 CO 中毒最初 6 h 内给予高压氧舱最有效。

■ 转诊问题

• 如果患者存在神经感知障碍，进行神经心理学测试将有益于患者。

• 如果患者有心肌缺血，需要进行心脏功能评估。

■ 住院事项

入院指征

• 需要高压氧治疗。

• 神经系统症状持续存在。

• 有心肌缺血的表现。

• 相关的其他损害需要住院治疗。

出院指征

• 高压氧治疗结束。

• 清除了过多的碳氧血红蛋白后心血管和神经功能稳定。

后续治疗与护理

■ 随访推荐

在 CO 中毒发生后 2～40 天可能会发生迟发型神经系统后遗症。

■ 预后

• CO 中毒引起的急性死亡是由于碳氧血红蛋白的形成和缺血性室性心律失常。

• CO 中毒患者接受医疗治疗前的临床表现比较稳定,则预后良好,可以痊愈。

• 伴有晕厥的 CO 中毒患者有 10％～40％会发生迟发型神经系统后遗症。

■ 并发症

• 死亡。

• 迟发型神经系统后遗症。

- 神经认知功能障碍。

- 性格改变。

- 震颤麻痹(帕金森病)。

疾病编码

ICD10

• T58.91XA 急性意外的由不明原因引起的一氧化碳中毒。

• T58.8X1A 急性意外的其他原因引起的一氧化碳中毒。

• T58.01XA 急性意外的机动车辆排出的一氧化碳中毒。

常见问题与解答

• 问:碳氧血红蛋白水平多高时需要给予高压氧治疗?

• 答:在实际临床工作中,大部分患者在给予普通压力的氧气治疗后碳氧血红蛋白即可分离。高压氧舱治疗的价值是减少脑缺血再灌注损伤,以减轻迟发型神经系统后遗症。碳氧血红蛋白水平可能和危险程度并无直接关系,并发晕厥或惊厥可以作为替代的危险预测因素。目前推荐患者碳氧血红蛋白浓度>25％可以考虑给予高压氧治疗。

• 问:在家庭环境下,家庭中哪些成员 CO 中毒风险比较大?

• 答:年龄较小的儿童呼吸频率更快,在相同的 CO 暴露情况下可能会发生更高的碳氧血红蛋白浓度。正在发育中的脑组织很可能更易受到 CO 中毒的损害。

衣原体(肺炎衣原体)感染 Chlamydophila (Formerly Chlamydia Pneumoniae Infection)

Amanda C. Schondelmeyer · Angela M. Statile 沈军 译/王建设 审校

基础知识

■ 描述

衣原体是一种专性、胞内寄生微生物,归属细菌的范畴,但是具有细菌和病毒的双重特性,可引起呼吸系统及泌尿生殖系统的一系列感染。可分为沙眼衣原体、肺炎衣原体及鹦鹉热衣原体三种类型。这三种类型的衣原体都能感染人类。

• 沙眼衣原体:是美国性接触传播疾病的一种重要病原,也可发生于分娩时垂直传播。

• 肺炎衣原体:是学龄期儿童呼吸道传播的一种重要病原。

• 鹦鹉热衣原体:是一种人畜共患病原,主要在鸟类之间传播,人类暴露于此病原下可引起鹦鹉热。

■ 流行病学

• 人与人之间通过呼吸道飞沫进行传播,无特殊的季节性。

• 可以表现为无症状携带,而后由于鼻咽部细胞脱落感染。

• 高发年龄为 5～15 岁。

• 常伴有呼吸道其他病原的感染。

• 年龄 20 岁的成人中约有 50％血清学抗体检测阳性。

■ 危险因素

学龄期儿童是该病高危人群。

■ 一般预防

规范咳嗽(低头或用纸巾遮挡后咳嗽)和手卫生是重要的预防措施。

■ 病理生理

• 衣原体以两种形式存在。

- 原体(EB),具有高度传染性。

- 网状体(RB),具有再生繁殖能力。

• 发育周期。

- EB 通过胞饮作用进入胞内,EB 发育为RB 以便繁殖。

- 繁殖后,RB 转为 EB,通过胞吐或细胞溶解而被释放。

- 整个发育周期需要 2～3 天,故而治疗时间需要延长。

诊断

■ 病史

• 肺炎衣原体的潜伏期约 21 天。

• 常见的表现形式为长时间的咳嗽(约 2～6周),后进展为非典型肺炎。

• 咳嗽出现前常有咽痛表现。

• 患者表现为轻-中度疾病;可以表现为亚临床感染。

• 免疫低下者可出现重症表现。

■ 体格检查

• 流涕。

• 非渗出性咽炎。

• 喉炎、中耳炎、鼻窦炎。

• 肺部体检哮鸣音及啰音比较明显。

■ 诊断检查与说明

实验室检查

• 可用 PCR 检测,但未获 FDA 的批准。

• 可通过血清学检测或培养,但推荐经验性治疗。

- 其他一些非特异性实验室检查。
- 肝酶升高。
- 外周血非中性粒细胞的白细胞核左移。

影像学检查

胸片。

- 可表现为局灶性或广泛性肺泡浸润。
- 可伴有胸腔积液。

■ **鉴别诊断**

- 肺炎支原体导致的非典型肺炎。
- 病毒性肺炎。
- 流感病毒。
- 副流感病毒。
- 腺病毒。
- 呼吸道合胞病毒(RSV)。
- 其他少见病原。
- 立克次体。
- 嗜肺军团菌。

治疗

■ **药物治疗**

当高度怀疑为非典型病原感染时,国际指南推荐病初即给予经验性抗生素治疗作为一线治疗;肺炎衣原体也有替代治疗的方法。

- 一线药物。
- 阿奇霉素,首日 10 mg/kg(最大量 500 mg),次日起 5 mg/kg(最大量 250 mg)连用 4 天。
- 对于住院患者,若临床考虑合并有常见病原感染时,可以加用氨苄青霉素 IV 150～200 mg/(kg·24 h),每 6 h 静脉给予 1 次,或者阿莫西林 90 mg/(kg·24 h)(最大量 4 000 mg/d),每 12 h 口服 1 次。
- 替代治疗。
- 年龄>8 岁者用多西环素。
- 不能耐受大环内酯类者可用左氧氟沙星。
- 肺炎衣原体感染抗生素恰当的疗程不明确。

后续治疗与护理

■ **预后**

一般来说,肺炎衣原体感染均能痊愈。

■ **并发症**

对于患有囊性纤维化和镰状细胞病等免疫抑制人群,能导致暴发性感染。

疾病编码

ICD10

- A70 鹦鹉热衣原体感染。

胰腺假性囊肿 Pancreatitic Pseudocyst Pancreatitis

Amit S. Grover · Menno Verhave 万柔 译 / 郑珊 审校

基础知识

- 胰腺假性囊肿是胰腺周围(或者胰腺内)和胰腺炎病史有关的胰液积聚,有分界明确的炎性壁,没有固体成分。
- 用"假性囊肿"这个名称定义胰腺炎相关的各种类型的液体积聚往往不正确。因此,医学文献中关于假性囊肿的描述或者表现都不统一。
- 鉴别胰腺炎有关的只包含液体的"液体积聚"和那些还包含胰腺实质坏死成分和(或)胰腺周围组织的囊肿十分重要。后者的液体成分中有固体成分(液体量不同),以此可以和假性囊肿区别。
- 液体聚集的类型。
- 急性胰周液体积聚(APFC)。
  ◦ 在早期阶段间质水肿的急性胰腺炎(往往轻度),产生的液体积聚。
  ◦ CT 扫描上缺少边界明确完整的壁。
  ◦ 和坏死性胰腺炎无关。
  ◦ 保持无菌,常常不需要干预自愈。
  ◦ 如果 APFC 持续 4 周以上,可能发展成胰腺假性囊肿;但是这是很少见的结局。
- 胰腺假性囊肿。
  ◦ 特指胰腺周围(或者比较少见,胰腺内)的液体积聚。

- 有边界明确良好的周围炎性壁,没有实体性成分。
- 胰腺假性囊肿在间质性胰腺炎发生后四周以上形成。
- 急性坏死性液体积聚。
  ◦ 胰腺和(或)胰腺周围有关的不同量的液体和固体(坏死)组织积聚。
  ◦ 在疾病发生的头 4 周内发生,在急性胰腺炎的头几天可以模拟急性胰周液体积聚。
  ◦ 当坏死性胰腺炎继续发展,固体成分变成疾病的证据。
  ◦ 可能是多处的也可能是仅仅只包括胰腺实质,或者仅仅胰腺周围组织或者常常是两者都包括。
  ◦ 可能有感染或者无菌的。
  ◦ 常常和急性胰腺炎更严重的结局有关。
- 包裹性坏死(WON)。
  ◦ 不同量的液体和固体成分积聚,周围是成熟的由反应组织形成的加强壁。
  ◦ 表现为一个成熟的有包膜的急性坏死物积聚。
  ◦ 发生不会早于坏死性胰腺炎发生后 4 周。
  ◦ 可能是多处的,可以是在离胰腺较远的地方出现。
  ◦ 可能无菌或者感染。

■ **病理生理**

- 当胰腺导管系统或者其胰腺内分支有破坏时发生假性囊肿,没有任何胰腺或者胰腺周围坏死的证据。
- 会有急剧上升的胰酶引起炎症反应。
- 炎症反应导致富含胰酶的液体积聚(APFC)。
- 如果液体积聚>4 周,变成局限性的(胰腺内或者胰腺外),形成纤维包裹,就成为假性囊肿。
- 一个假性囊肿没有真正的上皮层。
- 如果胰腺导管和假性囊肿之间有沟通,液体中的酶水平保持升高;如果没有沟通,酶的水平随着时间下降。

诊断

■ **病史**

- 在急性胰腺炎康复或者有反复或持续腹痛、能触摸到的包块或持续上升的血清胰酶的慢性胰腺炎患者中,高度怀疑胰腺假性囊肿。

■ **体格检查**

- 腹部压痛。

- 腹部包块。
- 恶心和呕吐。
- 体重下降。
- 黄疸。
- 腹胀。
- 在很多情况下,没有临床表现。
- 临床体征可能继发于并发症。
  - 肝胆系统阻塞引起黄疸。
  - 下腔静脉压迫导致下肢水肿。
  - 腹膜炎时产生腹水。
  - 胸膜积液。

■ 诊断检查与说明

实验室检查

血液胰酶水平。
- 血液中胰酶的持续升高是一个线索,但不是绝对的指征。
- 胰腺周围或者胰腺内液体积聚中液体内的酶升高,而没有固体成分是和胰腺假性囊肿一致的。

影像学检查

- CT 扫描。
- 显示胰腺假性囊肿,也可以用于测量假性囊肿的尺寸以及和周围相连器官的关系。
- 超声检查。
- 呈现胰腺假性囊肿图像。
- 可以一直用于随访囊肿的大小。
- 内镜超声(EUS)。
- 成人中很常用的检查方式,在儿童中也逐渐在增加使用。
- 可以用于检查假性囊肿的存在和大小,也可以用于指导经口液体抽吸和引流。
- 经内镜逆行性胰胆管造影术(ERCP)。
- 在一些病例中用于引流前描绘胰腺导管系统,来鉴别导管狭窄、破坏、结石和其他阻塞。

■ 鉴别诊断

- 先天性或基因遗传。
- 先天性囊肿。
- 多囊病。
- Von Hippel-Lindau 病。
- 囊性纤维化。
- 感染。
- 胰腺脓肿。
- 肝包虫囊肿。

- 猪肉绦虫囊肿。
- 肿瘤。
- 浆液性卵巢囊腺瘤。
- 黏液性卵巢囊腺瘤。
- 畸胎瘤。
- 囊性胰岛细胞肿瘤。
- 胰母细胞瘤。
- 囊腺癌。
- Franz 瘤。
- 血管性囊性肿瘤。
- 淋巴管瘤。
- 血管内皮瘤。
- 其他。
- 脾囊肿。
- 肾上腺囊肿。
- 肠源性囊肿。
- 重复畸形囊肿。
- 子宫内膜异位症。

 治疗

■ 一般措施

- 药物治疗。
- 大部分病例包括支持治疗。
- 如果进食导致疼痛,可能需要短期的鼻饲或者肠外营养。
- 用超声或者 CT 扫描随访来明确有无并发症。
- >60％的病例在 1 年后能完全康复。
- 一般假性囊肿治疗不需要药物。
- 生长抑素类似物(奥曲肽)外加引流被报道可以用于减少液体积聚。
- 抗生素用于感染性假性囊肿的情况。
- 引流。
- 指征:感染、囊肿破裂伴随心血管功能破坏、胆道和胃排出道阻塞、持续的临床症状、快速增大、6 周以后大型假性囊肿(>6 cm)没有缩小。
- 方式。
- 经皮引流(抽吸或置管引流)被用于假性囊肿壁不是很成熟的病例。
- 经皮抽吸有很高的复发率,高达 63％,失败率达 54％。
- 持续的引流导致复发的概率是 8％,失败率是 19％。

- 内镜方法作为引流的一线方法,因为它比手术的侵袭性小。
- 内镜方法包括透壁胆肠吻合术和穿过乳头的方法,如在交通主胰管的假性囊肿放置支架。
- 内镜方法由很有经验的人操作,成功率报道是 82％～89％,并发症率是 10％～20％,复发率是 6％～18％。

■ 手术与其他治疗

- 如果内镜治疗失败,考虑手术。
- 包括内引流(胆囊胃吻合引流术、胆囊十二指肠吻合引流术以及 Roux-en-Y 胆总管空肠吻合术)、切除和外引流。
- 成功率是 85％～90％。
- 复发率是 0～17％。
- 死亡率在 3％～5％。

后续治疗与护理

大部分假性囊肿不需要干预可以消退。

■ 并发症

- 穿孔或破裂。
- 继发于胸膜积液和腹水的心肺功能损害。
- 腹膜炎和腹水,可能是致命的。
- 出血。
- 侵蚀的血管作为囊肿的上皮导致囊肿内出血和囊肿大小快速增加。
- 出血可以直接进入胃、十二指肠(临床表现是消化道出血)或者腹腔内。
- 阻塞。
- 胆道阻塞:黄疸。
- 门静脉阻塞:门静脉高压。
- 胃排出道阻塞。
- 下腔静脉阻塞:周围水肿。
- 尿道梗阻。
- 结肠梗阻。
- 儿童的假性囊肿感染比成人罕见得多。
- 有较高的死亡率。
- 往往需要手术引流治疗。

疾病编码

ICD10

- K86.3 胰腺假性囊肿。

胰腺炎 Pancreatitis

Amit S. Grover • Menno Verhave 万柔 译／郑珊 审校

 基础知识

■ 描述

- 特征有三个阶段：早期在胰腺腺细胞内蛋白酶激活；接着周围胰腺内炎症；最后胰腺外的炎症合并系统性炎症反应。
- 分为急性和慢性。
- 急性胰腺炎（AP）。
  - 表现不同，然而最常见的特征性表现有急性腹痛、恶心、呕吐和升高的胰蛋白酶。
  - 不会用语言表达的儿童可能表现有激惹；婴儿可能有昏睡和发热。
  - 常常是自限性的，改变可逆，处理治疗得当能够改善。
  - 严重的急性胰腺炎在儿童中很少见。然而，总是应该提高警惕，因为严重的胰腺炎可以进展很快，导致很高的死亡率和伤残率。
- 慢性胰腺炎（CP）。
  - 特征是不可逆的形态学改变和胰腺纤维组织替代实质。
  - 临床表现特征是反复的腹痛或内分泌和（或）外分泌不足。
  - 常常继发于急性发作的长期持续的胰腺炎症。

■ 病因

- 胆道疾病。
- 胆结石。
- 药物。
- 左旋门冬氨酸、咪唑硫嘌呤或6-巯基嘌呤、马沙拉嗪、磺胺药、噻嗪类、四环素类、丙戊酸、糖皮质激素、雌激素、普鲁卡因胺、甲基丙烯酸及其他。
- 毒素。
- 乙醇、有机磷、蝎毒、蛇毒。
- 外伤。
- 自行车把手伤。
- 机动车撞击伤。
- 虐待儿童。
- 手术后。
- 经内镜逆行性胰胆管造影术（ERCP）。
- 系统性疾病。
- 休克、低氧血症、败血症。
- 炎症性肠病（IBD）。
- 囊性纤维化。

- 特发性。
- 少见情况。
- 感染。
- 细菌性：伤寒、支原体。
- 病毒性：麻疹、腮腺炎、EB病毒、柯萨奇B病毒、风疹、流感、埃可病毒、甲型肝炎和乙型肝炎病毒。
- 寄生虫：蛔虫、蛲虫、小球隐孢子虫、疟原虫。
- 代谢性疾病。
- 高脂血症。
- 高钙血症。
- 酮症酸中毒。
- 尿毒症。
- 先天性代谢障碍。
- 系统性疾病。
- 溶血性尿毒综合征。
- 乳糜泻。
- 糖尿病。
- 血管炎：系统性红斑狼疮（SLE）、过敏性紫癜、川崎病。
- 罕见的病因。
- 自身免疫性胰腺炎：罕见的情况分为两种亚型。
  - Ⅰ型：常常是IgG4相关疾病和系统性现象。
  - Ⅱ型：和IgG4不相关，然而在年轻人和IBD相关情况下更常见。
- 先天性异常。
  - 胰腺分裂症。
  - 环状胰腺。
  - 异常胰胆管连结。
  - 胆道畸形。
  - 十二指肠或胆总管囊性重复畸形。

诊断

■ 病史

- 疼痛。
- 发生、位置和严重程度在儿童中各不同。
- 进食加重。
- 不会说话的患儿（如年幼、发育迟缓）可能表现为激惹。
- 呕吐。
- 可能经常发生或不是。
- 可能有胆汁。
- 可能发生喂养困难。

- 外伤。
- 即使是轻微的腹部伤也应该引起重视。
- 评估虐待儿童的证据。
- 家族史。
- 遗传性胰腺炎。
- 高三酰甘油血症（Ⅰ、Ⅳ或者Ⅴ）。
- 囊性纤维化中囊性纤维化跨膜传导调节因子突变。
- 胆囊结石的既往史或者危险因素。
- 毒物暴露（如乙醇、杀虫剂）。
- 系统回顾。
- 相关的发热可能代表感染病因。
- 下降的尿液排出考虑第三间隙失水。
- 呼吸短促考虑肺部累及（如胸腔积液）。

■ 体格检查

- 一般检查。
- 生长参数（体重和身高）、生命体征、毛细血管再灌注、苍白、脉搏血氧饱和度、黄疸、水肿和杵状指。
- 异常生命体征（心率、呼吸频率和血压）能够代表系统性炎症反应综合征（SIRS），是预后差的体征。
- 杵状指可以是囊性纤维化的一个指示。
- 消化道。
- 口腔：口疮的存在增加克罗恩病的可能性。
- 腹部。
  - 视诊：腹胀或双侧饱满（腹水或胰腺假性囊肿），两侧（格雷特纳征）和脐周区域（卡伦征）蓝染。
  - 触诊：肝、胆囊、脾和包块。患者会有肌卫、压痛和反跳痛，尤其是上腹部区域和（或）上腹部，能够触及的包块可能是胰腺假性囊肿。
  - 叩诊：腹水可以伴有浊音和液波震颤。
  - 听诊：肠鸣音在腹水时减弱或者在麻痹性肠梗阻时消失。
- 直肠检查。
  - 肛门周围区域的皮赘、瘘管、脓肿或愈合的伤疤可以预示IBD；直肠周围检查有无包块、黑粪或粪隐血。
- 泌尿生殖系统。
- 尿排出量检查。
- 尿比重高可能是血管内容量下降，是由第三间隙失血引起的。

• 呼吸系统。
- 胸膜积液和急性呼吸窘迫综合征(ARDS)。
- 弥散性的呼吸系统体征表明是囊性纤维化。
• 中枢神经系统。
- 昏迷或呆滞。

■ 诊断检查与说明

实验室检查

• 全血细胞计数。
- 出血性胰腺炎可能出现血红蛋白下降。
- 感染性胰腺炎可能会出现白细胞增多。
- 血液浓缩:上升的 HCT。
• 基础代谢检查。
- 第三间隙失水和血管内流失(上升的血浆尿素氮、肌酐)导致血管浓缩。
- 钙可能上升(病因)或者下降(结果)。
- 葡萄糖可能短暂升高。
- 碳酸氢根可能变低(继发于酸中毒)。
• 肝功能检查。
- 转氨酶水平上升,可能是胆道原因。
- 上升的胆红素水平、谷氨酰转肽酶、碱性磷酸酶表明是胆结石胰腺炎。
• 淀粉酶水平。
- 淀粉酶水平上升 3 倍,胰腺炎诊断特异性增加。
- 损伤 2~12 h 后开始上升,3~5 天保持升高。
- 升高的程度和疾病的严重程度或者进程没有任何关联。
- 其他淀粉酶水平升高的原因包括肠道阻塞、急性阑尾炎、胆道阻塞、唾液管阻塞、糖尿病酮症酸中毒、囊性纤维化、肺炎、输卵管炎、破裂的异位妊娠、卵巢囊肿、大脑损伤、烧伤、肾衰竭以及巨大淀粉酶血症。
• 脂肪酶水平。
- 对于胰腺炎的诊断脂肪酶比淀粉酶更有特异性。
- 损伤后 4~8 h 开始上升,保持升高 8~14 天。
- 升高 3 倍对于胰腺炎诊断很敏感和特异。
- 水平和严重程度及临床结局无关。
- 其他原因导致的脂肪酶水平上升包括肠穿孔、肠管阻塞、阑尾炎、肠系膜梗塞、胆囊炎、糖尿病酮症酸中毒、肾衰竭和巨大淀粉酶血症。
• 尿液分析。
- 尿比重是血管内容量的简单指示。
- 上升表示第三间隙失水,是病情严重的预兆。

影像学检查

• 腹部 X 线。
- 岗哨肠襻:胰腺周围扩张的小肠襻。
- 结肠截断征:横结肠远端结肠没有气体阴影。
- 麻痹性肠梗阻多处液平。
- 胰腺或胆囊里有钙化或结石。
- 朦胧感弥散:腹水。
• 胸部 X 线。
- 胸膜积液或者 ARDS。
- 累及膈膜。
• 腹部超声。
- 最佳初步检查。
- 能展现胰腺尺寸;产生回声;相关脂肪线;胰导管破坏或钙化,胆结石,胆总管扩张、腹水和腹腔内游离液体。
- 肥胖和肠内气体会影响效果。
- 内镜超声(EUS)比经腹部超声检查更有效,但是在儿童中比较难进行,如果需要可进行胰腺活检。
• CT 扫描。
- 如果有外伤史需要观察受伤范围以及其他腹腔内结构,可以使用 CT 扫描。
- 展示任何原因的急性胰腺炎导致胰腺坏死的证据最佳,然而在头 48 h 敏感度不高。
- 大部分情况下揭露胰胆系统的病理。
- 会有放射性暴露。
• 磁共振胰胆管造影(MRCP)。
- 观察胆管视野很好(尤其是分泌素刺激下)。
- 能够显示解剖结构异常或阻塞部位,也就是胰腺分裂症。
- 能够减缓对 ERCP 的需求,除非担心患有胆总管结石病伴有或不伴有上升性胆管炎。
- 对于鉴别胰腺假性囊肿和包裹性坏死很有用。
- 不会有放射性接触。
• 经内镜逆行性胰胆管造影术(ERCP)。
- 用于持续的、慢性胰腺炎胰腺导管的描述和治疗干预(如括约肌切开术或放置支架)。
- 10%~20%的病例有 ERCP 后胰腺炎的风险。
  ○ 在成年人中,使用直肠吲哚美辛可以降低此风险。

🔧 治疗

■ 液体复苏

• 用等渗溶液进行侵袭性容量复苏是急性胰腺炎治疗的基础。
• 复苏不佳和上升的急性胰腺炎死亡率有关。
• 目标方法包括 20 ml/kg,接着使用持续注入(1.5~2)×维持量,持续监测 q6~8 h(如果有液体敏感性心脏病,是禁忌使用此治疗的)。

■ 药物治疗

• 抗生素。
- 没有证据支持急性坏死性胰腺炎时需要常规抗生素使用,除非。
  ○ 怀疑败血症。
  ○ 有胰腺外感染(菌血症、肺炎、尿路感染)出血。
  ○ 化疗患者和(或)白细胞减少。
• 疼痛处理。
- 有效阵痛应该有限进行。
- 间断性的静脉麻醉药可用或不用自控止痛泵。

■ 其他治疗

营养治疗

• 起初,患者应该禁食使胰腺休息。
• 新的证据表明早期进食可能没有好处。
• 如果起初肠道喂养尝试失败,可以考虑幽门后进食。
• 如果需要延长禁食,而幽门后喂养失败,考虑肠外营养。

■ 手术与其他治疗

• 如果胆总管结石嵌顿,应该考虑 ERCP＋括约肌切开＋支架。
• 严重的第三间隙异常可以导致腹部间隔综合征,需要手术减压。
• 有持续疼痛的隔开的坏死可通过坏死切除(手术或内镜下)获益。

🔄 后续治疗与护理

■ 预后

急性胰腺炎在儿童中往往是自限性的。

■ 并发症

• 胰腺水肿。
• 胰腺周围脂肪坏死。
• 急性胰液积聚。
• 胰腺坏死。
• 胰腺假性囊肿或包裹性坏死。
• 胰导管狭窄。

- 胰导管扩张。
- 系统性并发症。
- 休克和多器官衰竭。
- 消化道和肝胆系统。
- 麻痹性肠梗阻。
- 腹水、腹膜炎。
- 压力性溃疡。
- 肠出血。

- 门静脉血栓、脾静脉血栓、阻塞。
- 胆道梗阻。
- 肺部。
- 肺不张、胸膜积液、肺炎、ARDS。
- 心血管。
- 低血压、循环衰竭。
- 心包炎、心包积液。
- 心电图改变。

- 猝死。

 疾病编码

ICD10

- K85.9 未特指的急性胰腺炎。
- K86.1 其他的慢性胰腺炎。
- K85.8 其他的急性胰腺炎。

移植物抗宿主病 Graft-versus-host Disease

Valerie I. Brown 钱晓文 译 / 翟晓文 审校

🔬 基础知识

■ 描述

移植物抗宿主病(GVHD)是当有免疫活性T淋巴细胞从组织不相容供者输注入一个组织不相容而不能排斥它们的宿主时,发生的一种多器官的炎症过程。分为急性和慢性,历史上根据发生的时间区分,但最佳方式是依据病理表现。
- 急性:发生于异基因造血干细胞移植(HSCT)后100天内,累及皮肤、胃肠道和(或)肝脏。
- 慢性:发生于异基因HSCT 100天后;表现为与自身免疫综合征相似的多种特征。
- 慢性亚型。
- 进展型:急性GVHD的延续。
- 静止型:急性GVHD治疗后。
- 新发型:之前无急性GVHD。

■ 流行病学

- 急性GVHD(Ⅱ-Ⅳ级):接受T细胞未去除HSCT患者发生率10%~80%。
- 人类白细胞抗原(HLA)相合亲缘供者骨髓移植发生率为35%~45%。
- 1个HLA抗原不相合非亲缘供者骨髓或外周血干细胞移植发生率为60%~80%。
- 2个HLA抗原不相合非亲缘脐血移植发生率35%~65%。
- 慢性GVHD:异基因HSCT的晚期患病和死亡最常见原因:
- HLA相合亲缘骨髓移植发生率15%~25%。
- HLA相合非亲缘骨髓移植发生率40%~60%。
- HLA相合非亲缘外周血干细胞移植发生

率54%~70%。
- 非亲缘脐血移植发生率20%。
- 感染可诱发(常为病毒感染):

■ 危险因素

- HLA不相合(包括主要和次要抗原)。
- 供者或受者年龄大。
- 干细胞来源和剂量。
- 最高危:外周血干细胞。
- 最低危:脐血。
- 供者白细胞输注。
- 病毒活化(如HHV-6,CMV)。
- 去除T细胞降低发生率。
- 急性GVHD特殊危险因素。
- 高强度预处理。
- 有怀孕史的女性供者。
- 性别不合。
- 慢性GVHD特殊危险因素。
- 严重急性GVHD。
- 移植指征为恶性疾病。
- 应用全身放疗。
- 免疫抑制预防的类型。

■ 遗传学

- HLA基因复合体在6号染色体上;以单体型遗传。
- 同胞:25%概率HLA全相合。
- 次要组织相容性抗原不合可能是HLA相合同胞干细胞移植发生GVHD的原因。

■ 一般预防

- 输血:所有具细胞成分的血制品需要照射后用于危险患者。
- 干细胞移植。
- 组织相容性供者的选择。

- 免疫抑制(金标准):环孢素或他克莫司伴短程的甲氨蝶呤。
- 其他选项:肾上腺皮质激素,西罗莫司,霉酚酸酯和小剂量环磷酰胺。
- 体外移植物或体内受者用抗T细胞抗体去除供者T细胞。

■ 病理生理

- 急性GVHD:供者和宿主固有和适应性免疫反应的相互作用。
- 严重度与HLA不合程度相关。
- "细胞因子风暴"的3个阶段。
○ 预处理造成的组织损伤。
○ 供者T细胞的启动和激活。
○ 活化T细胞浸润至皮肤,胃肠道和肝脏导致细胞凋亡。
- 慢性GVHD:发现与自身免疫病相似:供者T细胞直接对抗宿主原,供者T细胞自身反应性,B细胞功能失调,调理T细胞缺乏;靶器官中胶原沉积和缺乏T细胞浸润。

■ 病因

- 造血干细胞移植。
- 免疫缺陷宿主接受非照射血制品输注:活性供者淋巴细胞在受者内植入引起。
- 输注1个存在受者HLA单倍型之一相合纯合子的供者非照射血(第1或第2级亲属)。
- 宫内母胎输血和新生儿换血。
- 实体器官移植物:包含具免疫活性T细胞,移植给免疫抑制受者。

🩺 诊断

■ 病史

- 急性GVHD。

Y

- 皮疹:常为首发表现;瘙痒或烧灼感可先于皮疹出现。
- 腹泻,腹痛和肠道出血:常先于皮肤疾病。
- 厌食,恶心,呕吐和消化不良。
- 黄疸(肝脏受累)。
• 慢性 GVHD。
- 干眼和(或)口干,视物模糊,眼部刺激,畏光,眼痛。
- 吞咽困难或胸骨后痛。
- 薄荷、辛辣食物或番茄过敏。
- 体重减轻,生长落后,厌食,恶心,呕吐,腹泻。
- 呼吸困难,喘息,咳嗽。
- 伤口愈合差,特别是外伤后。
- 关节挛缩,肌肉痉挛。
• 感染:肺炎球菌败血症,卡氏肺囊虫,真菌感染。

■ **体格检查**

• 急性或输血相关 GVHD。
- 皮肤(最常见部位)。
 ◦ 手掌,足底斑丘疹;可融合形成红皮病。
 ◦ 严重:水疱形成,甚至全层坏死。
- 胃肠道:体重减轻;大量,水样,常为绿色和血样腹泻。
- 肝脏:黄疸;不典型表现有疼痛性肝大,腹水,体重快速增加。
• 慢性 GVHD。
- 皮肤(几乎每个患者受累)。
 ◦ 色素沉着或不足,干燥症(皮肤干燥),瘙痒,脱发,斑片状红斑,皮肤异色病,皮肤萎缩;苔藓样,湿疹性和(或)硬皮病样改变。
 ◦ 晚期硬皮病:增厚的、紧的和易碎的皮肤。
- 毛发:薄的,易碎的;过早变灰白。
- 头皮:干或皮脂溢的。
- 指甲:营养障碍,易碎;全指甲脱落。
- 口腔:口腔干燥,黏膜炎,溃疡,鹅口疮;舌头和两颊表面花斑,可伴疼痛,张口困难。
- 食管缩窄、狭窄、粘连。
- 血液:血小板减少,贫血,嗜酸性粒细胞增多,自身抗体,低或高丙种球蛋白血症。
- 关节:僵硬,挛缩,肿胀。
- 肌肉:嗜酸性筋膜炎,肌炎。
- 肺:闭塞性细支气管炎(闭塞),闭塞性支气管炎肺炎(限制),胸腔积液。
- 其他:心包积液,心包炎,心肌病,肾病综合征,周围神经病变,生殖器溃疡。

■ **诊断检查与说明**

诊断常依据临床。

■ **实验室检查**

• 全血细胞计数伴分类和 Coombs 试验:自身免疫性血小板减少(最常见),溶血性贫血和中性粒细胞减少;嗜酸性粒细胞增多,治疗后消退。
• 血涂片:慢性 GVHD 的功能性无脾引起的 Howell-Jolly 小体。
• ALT 或 AST 增高而无高胆红素血症。
• 维生素 D:常低,易发骨质疏松。
• 尿液分析:可能出现蛋白尿、尿糖、血尿。
• 泪液分泌试验:眼泪产生减少。
• 肺功能。
• 心电图和心脏超声。
• 荧光显微镜:点状角膜病变。

■ **影像学检查**

• 高分辨率胸部 CT:闭塞性细支气管炎。
• 钡餐:缩窄,粘连。

■ **诊断步骤与其他**

• 内镜或结肠镜检查活检:绒毛凋亡与缺失;胃肠道 GVHD。
• 皮肤活检:局部表皮萎缩。
• 肝活检:原发性胆汁性肝硬化胆管损伤。
• 排除病毒或真菌感染。
• 胸腔积液,心包积液分析。

■ **鉴别诊断**

• 急性 GVHD。
- 皮肤:药物反应,化、放疗,病毒疹,植入综合征;IV 级皮肤 GVHD 中毒性表皮融解坏死。
- 肝脏:肝静脉闭塞病,全胃肠外营养,药物毒性,细菌性败血症,或病毒感染。
- 胃肠道:移植预处理继发性腹泻,感染原因(如艰难梭菌、CMV、腺病毒)或阿片戒断。
• 慢性 GVHD。
- 皮肤:毛周角化病,湿疹,银屑病。

注意
• 慢性 GVHD 时,不能应用活疫苗;可能会导致症状性感染。
• 突发高热提示细菌感染可能性最大。慢性 GVHD 患者常有功能性无脾;存在深度的免疫功能损害。

 治疗

■ **药物治疗**

• 急性 GVHD(II～IV 级)。

- 一线:全身激素每 24 h 2 mg/kg 用 7～14 天后快速减量;环孢素或他克莫司如果未作为预防应用加用。
- 二线:霉酚酸酯,西罗莫司(雷帕霉素),抗胸腺球蛋白和依那西普(试验性)。
- 英利昔单抗:激素抵抗胃肠道疾病。
- 体内脏器累及需要尽快开始二线治疗。
- 孤立性的,轻度皮肤 GVHD,局部应用他克莫司软膏或曲安西龙。
• 慢性 GVHD。
- 单用激素或并用环孢素,西罗莫司,他克莫司或霉酚酸酯。
- 目标:激素<0.5 mg/kg 隔日;并用环孢素或他克莫司。
• 激素抵抗 GVHD。
- 霉酚酸酯,西罗莫司,喷司他丁(待研究)。
- 其他非适应证性药物:抗胸腺球蛋白;英利昔单抗;低剂量甲氨蝶呤用于肝脏 GVHD;沙利度胺,羟氯喹,伊马替尼;低量环磷酰胺;依那西普;阿来西普;阿仑珠单抗:感染风险高。
- 地塞米松口腔冲洗:口腔 GVHD。
- 熊去氧胆酸:肝脏 GVHD。

■ **其他治疗**

一般措施
• 预防卡氏肺囊虫和肺炎链球菌感染。
• 多种免疫抑制剂联合应用时抗真菌治疗。
• 低丙种球蛋白血症:IVIG。
• 密切监测病毒活化。
• 皮肤护理:用凡士林润滑干燥的皮肤,保护皮肤免受外伤,避免晒伤。
• 纠正电解质紊乱所致肌肉疼痛和痉挛。
• 营养不良和消耗的营养咨询。
• 如慢性 GVHD 持续 2～3 个月或需要持续应用泼尼松每天 1 mg/kg,应该考虑更改治疗。
• 需要水化,营养支持,静脉用药,监护,抗感染治疗和其他支持治疗时住院。

■ **其他疗法**

• 体外光放射:对慢性皮肤 GVHD 非常有效;体内脏器受累反应率低。
• 补充骨脂素加紫外线 A 对部分皮肤 GVHD 有效(苔藓样,而非硬化型)。
• 间充质干细胞(试验性)。
• 人造泪液用于干燥综合征。
• 物理治疗和运动训练预防挛缩。
• 吸入激素和阿奇霉素(试验性)用于闭塞性细支气管炎。

后续治疗与护理

■ **随访**

患者监测
- 激素:骨质疏松,糖尿病。
- 钙神经素抑制剂:高血压,肾功能损害,低镁血症。
- 霉酚酸酯:胃肠道不适,腹泻,白细胞减少。

■ **预后**

GVHD 的预后取决于严重度。
- 急性 GVHD:基于脏器受累情况的 Ⅰ～Ⅳ级分级,体表受累面积百分比(皮肤),腹泻量(肠道)和(或)血清胆红素增高程度(肝脏)。分级越高,长期生存率越低。Ⅰ级生存率与无 GVHD 患者相同;Ⅱ级,60%;Ⅲ级,25%;Ⅳ级,5%～15%。

- 急性 GVHD:50%～60%患者对激素加环孢素或他克莫司有反应。
- 预后差:严重的皮肤受累,逐渐进展,胃肠道累及,血小板减少,体重减轻,和卡诺夫斯基能力状态低(生存率 40%～60%)。
- 50%的患者诊断慢性 GVHD 后 5 年仍需要治疗。

■ **并发症**
- HSCT 后 GVHD 死亡率常与感染相关。
- 罕见,患者死于肝功能衰竭或腹部病变。
- 输血相关 GVHD,死亡常由于宿主骨髓被供者淋巴细胞破坏导致的骨髓衰竭。

疾病编码

ICD10
- D89.813 移植物抗宿主病,非特异性。

- D89.810 急性移植物抗宿主病。
- D89.811 慢性移植物抗宿主病。

常见问题与解答

- 问:是否所有急性 GVHD 的患者都会发生慢性 GVHD?
- 答:不是。30%的＜10 岁接受 HLA 相合同胞 HSCT 患者发生急性 GVHD,而仅 13%会发生慢性 GVHD。慢性 GVHD 可以发生于无急性 GVHD 的患者;预后比进展型好很多。
- 问:是否所有严重慢性 GVHD 患者都会死亡?
- 答:不是,偶尔发生的 GVHD 是"毁灭性的",这种情况非常罕见,而为何会发生目前还不清楚。

遗传性球形红细胞增多症 Hereditary Spherocytosis

Michele P. Lambert 朱晓华 译 / 翟晓文 审校

基础知识

■ **描述**
- 由于遗传性红细胞膜缺陷,使红细胞被脾脏破坏,红细胞寿命缩短所致溶血性贫血。
- 病理生理学与遗传性椭圆形红细胞增多症和卵形红细胞增多症相关。
- 疾病严重程度与红细胞膜缺陷程度相关。
- 轻度(20%患者)。
  ○ 血红蛋白接近正常。
  ○ 网织红细胞轻度升高(＜6%)。
  ○ 可代偿溶血,轻度脾大。
  ○ 通常直至成年后由于胆结石诊断。
- 中度(60%患者)。
  ○ 血红蛋白 80～100 mg/L(8～10 mg/dl)。
  ○ 网织红细胞＞8%。
  ○ 超过 50%患者脾大。
- 重度(10%患者)。
  ○ 血红蛋白 60～80 mg/L(6～8 mg/dl)。
  ○ 网织红细胞＞15%。
  ○ 定期输血。
- 极重度(3%～5%)。
  ○ 危及生命的贫血,需要频繁输血。

- 大部分隐性发病。

■ **流行病学**

大多常见于北欧血统人群(约 1∶3 000)。

■ **危险因素**

遗传学
- 约 75%患者常染色体显性遗传。
- 其余 25%病例为常染色体隐性遗传或外显率减少,或新突变所致。

■ **病理生理**
- 最常见异常为红细胞膜骨架的主要蛋白。锚蛋白缺乏,血影蛋白减少(50%～60%北欧人群,5%～10%日本人群)。
  - 20% HS 为锚蛋白缺乏。
  - 其他红细胞表面蛋白突变有。
  ○ β锚蛋白(轻至中度溶血),α锚蛋白(重度溶血)。
  ○ 蛋白 4.2(＜5% HS,隐性遗传,几乎都为完全缺乏)。
  ○ 条带 3(15%～20%轻度至重度严重)。
  ○ Rh 抗原(＜10%轻至中度溶血性贫血)。
- 膜骨架蛋白缺乏导致红细胞膜脆性增加,最终导致膜缺失。

- 后果如下。
  - 与细胞容量相关的表面面积减少(球形)导致细胞变形能力下降。
  - 脾脏获得并处理变形的球形红细胞。
  - 细胞处理包括腺苷-5-ATP 缺失,糖酵解增加,钠内流外流增加,膜液体缺失。
- 最终导致未成熟红细胞破坏。

诊断

■ **病史**
- 疲乏(贫血表现)。
- 黄疸,核黄疸,茶色尿(溶血表现)。
- 新生儿期需要光疗治疗(50%病例):由于溶血引起的高胆红素血症。
- 阳性家族史(疾病,胆结石,脾大)非常重要,由于常染色体显性遗传特性。

■ **体格检查**
- 大部分年长患者表现为脾大,并且随着疾病间期发作恶化。
- 核黄疸、黄疸和苍白在逐渐加重的溶血中表现明显。
- 生长发育、体重增加和性发育有可能被延迟。发育延迟通常提示脾大。

■ **诊断检查与说明**

实验室检查

• 全血细胞计数。

– 轻至中度贫血。

– 平均血细胞压积(MCV)正常。

– 平均血红蛋白浓度(MCHC)上升(筛查检查,有意义,特异性高)。

– 网织红细胞计数:可能仅有轻度上升。

– 通常伴有红细胞分布宽度(RDW)上升。

– 间接胆红素血症:50%～60%患者。

– 外周血涂片:小球性红细胞,多形红细胞。

• Coombs 试验:阴性。对溶血性贫血和球形红细胞是重要的鉴别试验。

• 尿液分析:血红蛋白尿,尿胆原升高。

• 特殊检查

– 渗透脆性试验:确诊最有用的检查之一,在 10%～20%患者中可正常。

• 球形红细胞脆性最高,抗渗透压耐性低,因而在高浓度溶液中较正常红细胞更易溶解。

◦ 可能有假阴性结果,特别在新生儿期红细胞内胎儿血红蛋白含量高。

◦ 尽可能使用年龄匹配的正常对照非常重要。

◦ 任何导致球形红细胞的贫血疾病均可表现为渗透脆性高(特别自身免疫性溶血性贫血),必须除外。

– 曙红-5-马来酰亚胺(EMA)结合试验。

◦ 红细胞流式细胞分析检查对球形红细胞敏感性、特异性更高。

◦ 现在已作为确诊试验检查之一,但不是在所有中心均可提供。

■ **鉴别诊断**

• 继发于内源性红细胞缺陷的溶血疾病。

– 继发于遗传性膜骨架异常的膜缺陷疾病(球形红细胞和棘形红细胞增多症)和红细胞阳离子渗透、容积异常疾病(口型红细胞和干瘪细胞增多症)。

– 酶缺陷:糖酵解途径和戊糖磷酸途径。

– 血红蛋白疾病:先天性红细胞生成朴咐症,血红蛋白 S(镰状血红蛋白),HgbC,HgbH,HgbM。

– 先天性无促红细胞素贫血。

• 继发于外源性红细胞缺陷的溶血疾病。

– 免疫介导(在鉴别诊断中非常重要,球形红细胞在外周血涂片中可见,渗透脆性增加):异体免疫(新生儿溶血疾病,血型不相合)和自身免疫(凝集素病,温抗体自身免疫

溶血性贫血)介导。

– 非免疫介导:特发性;继发于潜在疾病,例如溶血尿毒综合征、血栓性血小板减少性紫癜。

> **注意**
>
> • HS 患者在发生再障危象、高溶血、叶酸缺乏时可表现为极重度贫血,需要输血支持。
>
> • 渗透脆性试验会有假阴性结果,因而以下情况需怀疑并重复检查:新生儿,巨核增生危象、输血后从再障危象恢复,此时细胞偏幼稚且球形红细胞最少。
>
> • 20%～25% HS 患者未孵育渗透脆性结果可能正常,孵育后渗透脆性结果阳性,因而需要同时行以上两项渗透脆性试验检查。
>
> • 球形红细胞也可在免疫介导溶血疾病中出现。

💉 **治疗**

■ **一般方法**

• 叶酸补充。

• 青霉素预防(如脾切除)。

• 肺炎链球菌、脑膜炎球菌和流感嗜血杆菌B疫苗接种(在脾切除之前)。

■ **外科治疗与其他**

• 脾切除:高反应率,大部分患者血细胞计数正常。

• 指征:中度至重度贫血,溶血明显,依赖输血,活动耐力降低,骨骼畸形,或生长发育延迟。

• 并发症:切脾后脓毒血症发生风险,晚期肺动脉高压和血栓发生风险增加。

胆囊切除:

• 指征:症状性胆囊疾病,有时与脾切除同时进行当术中超声发现胆囊结石。

• 并发症:外科手术和术后患病率。

🔄 **随访**

• 体格检查。

– 脾脏检查有无脾大。

– 密切随访生长曲线。

• 外周全血细胞计数,网织红细胞计数:如患者出现疲乏、苍白或黄疸增加,特别是存在病毒感染疾病时。

• 脾切除后青霉素预防。

■ **预后**

疾病严重程度非常不同,从成人偶发病例

到依赖输血支持的严重贫血。

■ **并发症**

• 胆囊结石。

– HS 最常见的并发症之一。

– 色素结石可导致胆囊炎和(或)胆道梗阻。

– HS 患者在 20～30 岁时发生胆石症。

• 再障危象。

– 可导致严重的危及生命的贫血,通常由于微小病毒 B19 感染引起。

– EB 病毒、流感病毒和巨细胞病毒感染可使贫血加重,网织红细胞减少。

• 高溶血症。

– 红细胞破坏增加。

– 通常感染加重病情。

• 脾切除后脓毒血症。

– 如手术延迟至患者 4～5 岁以后,并接种肺炎链球菌疫苗后,感染概率低。

– 50%～70%感染是由于肺炎链球菌引起。

• 叶酸缺乏。

– 由于饮食不均衡缺乏叶酸摄入,骨髓需求同时增加。

– 可导致巨核增生危象。

• 肺高压。

– 脾切除的长期并发症,由于肺小血管血栓生成引起(可引起局部血栓或血栓阻塞)。

– 对轻度或可代偿疾病患者需慎重考虑脾切除必要性。

• 其他少见并发症。

– 痛风。

– 无痛性腿部溃疡。

– 腿部慢性红斑性皮炎。

🔖 **疾病编码**

ICD10

• D58.0 遗传性球形红细胞增多症。

❓ **常见问题与解答**

• 问:我的孩子需要输血治疗吗?

• 答:取决于疾病临床的严重程度。

• 问:如果父母一方患有 HS,新生儿如何随访?

• 答:婴儿有 50%的概率患 HS。患有 HS 的婴儿,出生后 72 h 内外周全血细胞计数正常,之后下降,因为随着红细胞破坏增多促红素缺乏恰当的反应。因而高危新生儿应在出生后 72 h 后检测全血细胞计数和网织红细胞。这些婴儿也应严密监测高胆红素

血症的发生。

• 问:脾切除的优点和缺点是什么?

• 答:脾切除是一种有效的治疗方法,但同时增加了感染、肺高压、血栓和心脏事件发生的风险。手术利弊必须仔细权衡,对于轻度可代偿溶血的患者,脾切除无指征。

遗传性血管性水肿　Hereditary Angioedema

Barry Pelz • Anna B. Fishbein　孙金峤 译 / 王晓川 审校

基础知识

■ 描述

遗传性血管性水肿是一种常染色体显性疾病,主要特征为反复发生的、不可预期的,而且可发生潜在威胁生命的水肿性疾病。C1 酯酶抑制剂的缺乏或功能障碍,导致补体非可调节的激活,以及血浆激酶形成通路的激活,导致血管性血肿。HAE 主要有 3 大类。

• Ⅰ型 HAE:C1 - NIH 缺陷(约 85% 的患者)。

• Ⅱ型 HAE:C1 - NIH 功能障碍(约 15% 的患者)。

• HAE 合并正常 C1 - NIH(既往称为Ⅲ型 HAE):机制不明(非常罕见)。

• 获得性或者血管紧张素转换酶抑制剂(ACEI)导致血管性水肿(并非 HAE,本章节讨论极少)。

■ 流行病学

• Ⅰ型或者Ⅱ型 HAE。

- 患病率介于 1/10 000 和 1/150 000 之间。

- 所有性别和种族受影响程度均等。

- 大约 50% 患者在青春发育前起病。

- 在青春期症状倾向于加重,并且持续至成人时期。

• HAE 合并正常 C1 - INH。

- 仅有少数家庭被描述,绝大部分为适龄女性。

■ 病因

遗传学

• Ⅰ型或者Ⅱ型 HAE。

- 常染色体显性遗传,高外显率。

- 25% 为自发突变。

- 11 号染色体上编码 C1 - INH 的 SERPING1 基因突变所致。

• HAE 合并正常 C1 - INH。

- 常染色体显性遗传,低外显率。

- 部分患者凝血因子Ⅻ基因突变。

■ 病理生理

• C1 - INH 缺乏或者功能不全导致经典补体途径的不可控的激活,以及前激肽释放酶转换为激肽释放酶。

• 激肽释放酶增加缓激肽的形成,缓激肽能导致血管性水肿。

• 组胺或者肥大细胞的其他介质不参与其中。

■ 常见相关疾病

轻度增加自身免疫性疾病的风险。

诊断

判断症状是否和 HAE 相符,如果相符,实验室检查应该用于确定诊断(C4 + C1INH 抗原和功能为确证性诊断实验)。

■ 症状和体征

如下任一症状可能出现。

• 反复血管性水肿发作,在起初 24 h 内恶化,持续约 2～5 天。

• 前驱症状为麻木感。

• 腹痛(可能合并恶心、呕吐、腹泻),甚至不合并血管性水肿。

• 喉头水肿(喉头紧缩、呼吸困难为晚期症状)。

■ 病史

• 询问可能的发作诱因:轻度创伤、情绪悲伤、外伤、感染、应激、月经周期和(或)妊娠。

• 探索症状的反复发作特性可能是间断或者更加慢性化。

• 家族血管性水肿病史。

■ 体格检查

• 血管性水肿、非瘙痒性、非凹陷性。

• 30% 合并有短暂匐行疹、边缘性红斑,在躯干或者内侧端。

• 面部、口唇、喉部、胃肠道、生殖器和(或)肢端水肿。

• 腹部压痛。

> **注意**
>
> 应意识到在缺少面部水肿的情况下可能发生喉部水肿,甚至可导致严重过敏反应发生。

■ 诊断检查与说明

HAE Ⅰ型或者Ⅱ型。

• C4(C1 - INH 的天然底物)和 CH50(补体的初筛)可作为筛查试验。

- 可很低或者缺失。

- CH50 需要被放置冰上,因为可能被降解,导致假性低水平。

• C1 - INH 抗原(蛋白)水平。

- Ⅰ型≤50% 正常水平。

- Ⅱ型 = 正常水平。

• C1 - INH 功能。

- Ⅰ型≤50% 正常水平。

- Ⅱ型≤50% 正常水平。

• 有可用的基因检测,不需要用于确定诊断,对 1 岁内儿童有帮助。

• 实验室检查需要重复进行以确定结果(理想情况下在 1 个月之后)。

• 检查经常在发作时进行,但是在多次发作之间也经常异常。

HAE 合并正常 C1 - INH。

• 有血管性水肿家族史。

• 正常的 C4、C1 - INH 水平和功能(当在发作时抽血)。

• 考虑凝血因子Ⅻ基因突变分析。

获得性血管性水肿。

• 无血管性水肿家族史。

• 低 C4、C1 - INH 水平,功能经常偏低。

• 低 C1q 水平(<50% 水平)。

影像学检查

• 非常少的情况下需要影像检查。

• 腹部 CT 或者腹部 B 超检查可能发现在腹部症状发作时肠壁的水肿。

■ 鉴别诊断

• 过敏反应以及严重过敏反应。

- IgE 介导的过敏反应:药物、食物,以及昆虫过敏反应。
- 输血反应。
- 不典型严重过敏反应。
- 运动诱导的严重过敏反应。
• 药物诱导的血管性水肿(尤其是 ACEI 或者 NSAIDs 导致)。
• 不典型血管性水肿:特别涉及风团,不累及咽后壁。
• 过敏性接触性皮炎。
• 风湿性疾病(低 C3 和低 C4)。
• 上腔静脉综合征。
• 肿瘤性疾病,如头颈肿瘤或者淋巴瘤。
• 物理性荨麻疹,如寒冷导致荨麻疹,胆碱能性荨麻疹,水源性荨麻疹,阳光源性荨麻疹,压力性荨麻疹(或者血管性水肿)或者震动性血管性水肿。
• 心理因素。
- 惊恐发作。
- 球状感觉。
- 声带功能异常。
• 存在 C4 无效等位基因可导致低 C4 水平。

🩺 治疗

■ 药物治疗

一线药物

• C1-INH 替代蛋白(C1INHRP),从合并的人血浆中提取,罕见血栓风险。
- Berinert。
  FDA 批准用于急性发作时。
  6 岁以上静脉剂量:20 mg/kg 或者体质量 ≤50 kg 用 1 000 U,50~100 kg 用 1 500 U,>100 kg 用 2 000 U,最多每次发作时使用 3 剂。
- Cinryze 用于预防。
  大于 6 岁:1 000 U 静脉输入,每 3~4 天。
• 缓激肽受体拮抗剂。
- Icatibant (Firazyr)。
  ≥18 岁:30 mg SQ q6 h,24 h 内最多 3 剂。
• 重组血浆激肽释放酶抑制剂。
- Ecallantide (Kalbitor)。
  罕见严重过敏反应。
  ≥16 岁(新研究使用于 >9 岁儿童):30 mg/d SQ×1;如果发作持续,额外的剂量在 24 h 内可再次使用。

二线药物

• 血浆:溶剂洗涤剂处理血浆或者新鲜冰冻血浆(FFP)可用于紧急情况下,如果无上述药物可用时。
• 稀释的雄激素(danazol 或者 stanozolol)。
- 明显增加 C1-INH 的产生。
- 雄性激素的不良反应。
- 不再首选于儿童患者。
• 血纤维蛋白溶酶抑制剂(β 氨基己酸或者氨甲环酸)。
• 重组 C1-INH:RUconest (RHucin)。
- 一种兔源性蛋白,仅在欧洲市场批准使用。
- 在不久的将来可能在美国使用。
• HAE 的症状对于肾上腺素、激素或者抗组胺药物无反应。

■ 短期预防

• 药物可用于牙科操作前、插管前或者其他可预计的创伤或者应激源。
• 没有一种治疗方法可完全保护 HAE 的发作,因此,在紧急情况下应该及时进行插管。

■ 长期预防

• 可能对于如下一些患者需要。
- 经常和严重的发作。
- 发作时病情进展快。
- 急性发作时缺乏需要的治疗。
- 曾因为 HAE 有插管病史。
- 过度缺席工作或者学校。
- 由于 HAE 导致生活质量明显下降。

■ 转诊问题

• 任何血管性水肿患者均需要转诊给一位拥有丰富经验的医师。
• 过敏免疫科医师可以帮助评估、治疗和管理这些患者。

后续治疗与护理

■ 随访

• 患者应该每年至少随访一次。
• 应该给患者及家庭成员提供关于该病的教育。
• 对于家庭成员应该进行测试。
• 照护应该包括识别和尽可能避免诱发因素,并且在一次急性发作时如何处置。

- 医疗识别带或者能够置于钱包中的卡片。
- 手写的关于紧急发作时的急救行动步骤。
• 随访应该包括如下一些项目。
- 识别诱发因素。
- 前瞻性的遗传咨询。
- 回顾去年 1 年发作的情况。
- 重新考虑是否需要预防性用药。
- 重新评估急救计划。
• 对于需要雄激素治疗的患者需要内分泌科医师的常规随访。

■ 患者教育

• 医师提供整体的教育。
• 支持小组,传单以及医疗识别带。
• www.haea.org。
• www.haei.org。

■ 预后

不尽相同,尽管目前的一些治疗方法可以明显改善发作的频率和严重程度,但一旦发作开始,将持续于患者的一生。

■ 并发症

• 上气道梗阻可能为致死性或者导致窒息。
• 严重的腹痛可能被误认为外科急腹症。
• 诊断可能被延误。
• 患者可能被频繁的发作所困扰,明显影响生活质量。

🔖 疾病编码

ICD10
• D84.1 补体系统中的缺陷。

❓ 常见问题与解答

• 问:HAE 的好的筛查方法是什么?
• 答:C4 是一项好的筛查方法。C1 抑制剂功能和定量方法在部分商业实验室中已经具备,为 HAE 的确证性方法。
• 问:HAE 的遗传方式如何?
• 答:常染色体显性遗传。
• 问:预防性雄激素治疗的不良反应。
• 答:不良反应包括男性化、月经不规则、加速骨骺生长板的愈合、体重增加、水潴留、高血压、淤胆性肝炎、肝癌、精子生成下降和男子女性型乳房发育。

遗尿 Enuresis

Eugene R. Hershorin · Marissa Janel DeFreitas 孙玉 译 / 沈茜 审校

基础知识

■ 描述

- 在达到预期的膀胱能够控制排尿的年龄之后的无意识的尿失禁;通常指年龄≥5岁的儿童。可能是。
  - 原发:从来没有干床6个月(80%)。
  - 继发:患者以前无尿床6个月或者更长时间。
- 分类。
  - 单一症状夜遗尿。
  - 非单一症状夜遗尿,并有下尿路疾病的证据(例如,延迟排尿、尿频、尿急、憋尿)。

■ 流行病学

- 男＞女(3:1)。
- 5岁孩子的患病率是10%～15%,7岁孩子的患病率是7%～15%,10岁孩子患病率是5%,青少年和成人的患病率是0.5%～1%。

遗传学

- 60%～70%有遗尿阳性家族史。
- 母系遗尿史比父系遗尿史患重症遗尿的风险更大(比值比3.6对1.8)。
- 单卵双生比双卵双生的风险高两倍。
- 常染色体遗传模式占50%,然而30%的情况是散发的。
- 在染色体13q,12q和22q上的一些基因位点与夜遗尿的表型有关,但是没有候选基因被鉴定。

■ 危险因素

- 便秘。
- 下尿路功能障碍。
- 睡眠障碍。
- 神经精神疾病。

■ 病因

- 原发性夜遗尿:一个或多个因素的相互影响。
  - 夜间多尿。
  - 功能性膀胱容积降低。
  - 增加睡眠状态的唤醒阈。
- 日间尿失禁和白天或晚上遗尿。
  - 同上,更应更多地关注于潜在的泌尿道和神经功能障碍。
  - 尿液反流入阴道伴随排尿后的渗漏。
  - 阴道或尿道插入输尿管。
  - 伴随腹部压力增高的压力性尿失禁(大笑、咳嗽、增加膀胱压力)。
- 继发性尿失禁。
  - 任何情况导致的尿失禁。
  - 尿路感染。
  - 大便失禁。
  - 精神紧张或外伤包括身体和性虐待、父母离异、抑郁、新同胞、搬家、新学校。

■ 常见相关疾病

神经并发症:注意缺陷多动障碍,焦虑,反抗行为与继发性夜遗尿的联系更普遍。

诊断

■ 病史

- 发病。
  - 夜间与白天。
  - 无尿床(即使仅仅数周)。
  - 伴随近期烦渴(有时伴随念珠菌感染)提示新发多尿症。
  - 频率。
  - 一个频率量表可以提供关于日液体摄入量和排尿时间的信息;识别隐蔽的下尿路症状并且能够帮助治疗。
  - 排尿方式。
  - 频繁的湿裤子(滴尿)。
  - 频繁的少量尿液。
  - 存在尿流弱。
  - 排尿困难。
  - 尿频。
  - 迟疑。
  - 憋尿姿势(例如将脚后跟顶住会阴部等)。
  - 夜尿。
- 既往史。
  - 顽固性便秘/便秘/排便失禁(大便失禁)。
  - 尿路感染史。
  - 行为/发育史。
  - 如厕训练。
  - 药物治疗。
  - 神经症状。
  - 其他医疗问题。
- 家族史。
  - 父亲(或母亲)或者父母双方。
- 社会史。
  - 这个问题是谁的问题:孩子或父母?
  - 对孩子的影响。
  - 对离开家在外睡眠不感到窘迫。
  - 在学校被嘲笑。
  - 情感影响。
- 社会改变。
  - 离婚。
  - 新的另一半的父母。
  - 新的兄弟姐妹。
  - 家庭搬迁。
  - 新学校。

■ 体格检查

- 生命体征。
- 生长指标和模式。
- 神经系统检查。
  - 步态,音色,感觉,运动,深腱反射,提睾反射。
  - 眼底镜检查:排除颅内压增高。
  - 腹部检查:排除包块,尤其是肾脏肿块、粪便嵌塞、膀胱膨胀。
  - 生殖器:排除粘连、外阴阴道炎、龟头炎、狭窄、异物。
  - 尿流。
  - 直肠指检:强度、肛周波动感、肛门紧张度。
  - 脊柱:骨缺损,下脊柱缺损的皮肤表现。

■ 诊断检查与说明

实验室检查

- 尿分析。
  - 比重(晨尿)。
  - 葡萄糖。
  - 蛋白质。
  - 血。
- 尿培养:如果当时没有症状则没有必要做此项检查。

影像学检查

- 对于原发性遗尿很少有必要。
- 如果有泌尿生殖道的结构或功能的异常,建议进行。
- 超声是侵袭性最小的检查方式。
- 肾/膀胱的超声和排尿前后的膀胱的显像来评估残余尿量和看膀胱轮廓。
- 小儿泌尿科医师做的无创尿流率和盆底肌电图。

> **注意**
> 实验室评价很难确定诊断。平衡风险和成本与不可信诊断结果之间的风险。评估通常仅限于尿液检查。

Y

■ 鉴别诊断

- 尿路感染/尿路炎。
- 顽固性便秘/便秘。
- 水中毒。
- 1 型或 2 型糖尿病。
- 尿崩症。
- 镰刀细胞贫血。
- 肾炎/肾病。
- 尿路解剖学异常。
- 睡眠障碍。
- 抑郁。
- 焦虑。
- 行为障碍。
- 药物(镇静剂、催眠药、抗组胺药、利尿剂、咖啡因、甲基黄嘌呤)。
- 脊髓疾病。
- 认知障碍。
- 痉挛疾病。
- 合法的安全问题:儿童将独自去浴室?
- 不合格的生活条件(冷的浴室、不好的设备)。

治疗

■ 一般措施

- 如果这个问题仅仅影响父母而没有影响孩子,应该对父母提供教育和支持。
- 避免消极干预。
- 夜间最少液体摄入量。
- 成功率:低。
- 鼓励孩子白天有规律排尿和睡觉前及时排尿。
- 警报器治疗。
- 最有效地激励患者及其家庭。
- 提高觉醒和夜间膀胱功能像一个可以调节的水库。
- 使用至少 2～3 个月,直到连续 14 天无尿床。
- 如果用这个方案无尿床保持一个月,"过度学习"(在无尿床实现后,让孩子在睡前 1 小时饮适度的水)降低复发的风险。
- 高复发率;再次引入警报系统再次缓解是非常常见的;再复发率是很少的。

■ 药物治疗

- 在 6～8 岁之前避免使用药物。
- 去氨加压素(去氨基精氨酸加压素)。
- 剂量不依赖年龄或体重。
- 标准剂量 0.2～0.4 mg,睡前 1 h 口服。

- 只用口服制剂(鼻喷雾与增加低钠血症和癫痫的风险有关)。
- 告诫不要过多的液体量摄入。
- 可以间断或持续地应用。
- 建议停药评估症状缓解。
- 抗胆碱能类药物(例如,奥昔布宁)。
- 经常与去氨基精氨酸加压素联合。
- 常用剂量:睡眠时 5 mg。
- 排尿后膀胱残余量。
- 副作用:便秘、唾液分泌减少(因此强调正确的口腔卫生)、幻觉或激动。
- 丙咪嗪。
- 三环抗抑郁药。
- 80% 有效。
- 对于良性的情况,不再选择一线或二线药物,因为有 QT 间期延长的风险、心脏性猝死的有争议的风险和被兄弟姐妹摄入的风险。

■ 其他治疗

- 尿疗法:目的是通过教放松的排尿技巧(例如,生物反馈程序)使膀胱排空和储存规范化。
- 认知行为的介入。
- 儿童心理学家正式开发和使用的项目:成功率高;涉及"过矫正技术"即频繁的练习和奖赏伴随遗尿警报器的排尿过程。
- 积极强化无尿床夜。
- 使用表扬:贴纸、令牌?
- 催眠。
- 通过增加睡眠时潜意识膀胱内压的意识,增加睡眠时血管内压的意识。

■ 住院事项

初期稳定

- 对特定的解剖、感染或功能性泌尿生殖器的问题的特定治疗。
- 解决便秘和下尿路功能障碍,它们都能导致治疗失败,然而解决这些问题可能导致自发遗尿的解决。

注意
    决定治疗以平衡不治疗对孩子的影响(社会、心理)和潜在的药物副作用。

后续治疗与护理

■ 预后

- 99% 的患者未经治疗可解决。

- 5 岁以后每年 0～15% 自发解决。

■ 并发症

- 身体。
- 外阴阴道炎。
- 尿布皮炎。
- 情感。
- 窘迫。
- 自信心不足。
- 不愿意和同龄人或非直系亲属睡觉。
- 抑郁。

疾病编码

ICD10

- R32 非特指的尿失禁。
- N39.44 夜遗尿。

常见问题与解答

- 问:药物能治愈遗尿吗?
- 答:没有药物可以治愈这个难题。去氨基精氨酸加压素能够增加肾脏对水的重吸收,引起膀胱容量的减少。三环抗抑郁药引起尿潴留,是由于去甲肾上腺素能影响膀胱的收缩功能和逼尿肌的舒张。奥昔布宁减少逼尿肌的兴奋性,导致排尿前更大的膀胱容量。药物能使睡眠时膀胱非排空,但不能解决根本问题。在停止药物治疗之后的任何结果可能是随着年龄增长的自然归结。
- 问:当父母把遗尿看成一个问题来治时,治疗遗尿是不重要的吗?
- 答:夜遗尿随着发育可在一个年龄范围内并在几乎所有的病例中自发缓解。重要的是引起遗尿对谁来说是一个问题。如果儿童没有被遗尿影响,他仅仅影响了想要治愈疾病的父母,主要干预是教育父母遗尿的自然病程并让父母知道有效的干预和当孩子渴望治愈时他们的成功率。
- 问:有对仅仅发生在外面的夜晚的遗尿有效的干预吗?
- 答:一个有效的建议是当儿童在外面睡觉时带上自己的睡袋。放一个纸尿裤在睡袋里。当儿童进入睡袋,可以换上纸尿裤而没有任何人知道。在清晨,儿童穿上内衣,将潮湿的纸尿裤留在睡袋里;儿童回家后,父母可以把它取出来。

异常出血　Abnormal Bleeding

Char Witmer　俞懿 译／翟晓文 审校

基础知识

■ 描述

异常出血可以表现如下。

• 频繁或者显著的皮肤黏膜出血（鼻出血、瘀斑、牙龈出血或者是月经过多）。

• 不常见部位如：肌肉、关节或内部脏器出血。

• 术后出血过多。

■ 病因

异常出血可以是由凝血因子缺乏，血小板数量或功能的获得性或是先天性疾病，或先天性或获得性胶原血管疾病所导致。

诊断

■ 鉴别诊断

血小板疾病可以是数量上或是质量上的异常，胶原血管疾病可以是获得性的或遗传性的，凝血因子障碍可以是先天性或获得性的。

• 血小板减少症：生成缺陷。

- 先天性/遗传性。
○ 血小板减少桡骨缺失综合征。
○ 低巨核细胞性血小板减少症。
○ 范科尼贫血。
○ 代谢障碍。
○ 威斯科特-奥尔德里奇综合征。
○ 巨大血小板综合征。
○ 其他罕见的家族性综合征（如：MYH9－相关疾病，RUNX1 突变等）。

- 获得性。
○ 再生障碍性贫血。
○ 药物相关性骨髓抑制。
○ 病毒相关性骨髓抑制。
○ 化疗。
○ 辐射损伤。
○ 营养不良（如：维生素 B$_{12}$ 和叶酸）。

- 骨髓浸润。
○ 肿瘤（如：白血病、实体瘤）。
○ 组织细胞增多症。
○ 骨硬化病。
○ 骨髓纤维化。
○ 噬血细胞综合征。
○ 贮积症。

• 血小板减少症：破坏增多。

- 特发性血小板减少症。
- 新生儿同种免疫血小板减少症。
- 母体自身免疫性血小板减少症。
- 药物诱发（肝素、磺胺类、地高辛、氯喹）。
- 弥散性血管内凝血。
- 感染：病毒、细菌、真菌、立克次体。
- 微血管病变过程（如：血栓性血小板减少性紫癜或溶血尿毒综合征）。
- 卡-梅综合征。

• 血小板减少症：吞噬/隔离。

- 脾功能亢进。
- 低体温。

• 血小板功能异常。

- 贮存池障碍（如：致密颗粒缺陷，赫曼斯基-普德拉克综合征或契东尼综合征）。
- 血小板受体异常（如：血小板无力症，腺苷酸受体缺陷）。
- 药物（如：阿司匹林、非甾体消炎药、愈创甘油醚、抗组胺药、吩噻嗪类、抗痉挛药）。
- 尿毒症。
- 异常蛋白血症。

• 凝血障碍。

- aPTT 延长。
○ 凝血因子Ⅷ、Ⅸ、Ⅺ或Ⅻ，激肽释放酶原或高分子量激肽原缺乏。
○ 获得性抑制剂或狼疮抗凝。

- PT 延长。
○ 凝血因子Ⅶ缺乏。
○ 轻微的维生素 K 缺乏。
○ 肝脏疾病，轻度到中度。

- PT 和 aPTT 延长。
○ 重度肝脏疾病。
○ 弥散性血管内凝血。
○ 重度维生素 K 缺乏。
○ 新生儿出血性疾病。
○ 凝血因子Ⅱ、Ⅴ、Ⅹ或纤维蛋白原缺乏。
○ 纤维蛋白原异常血症。
○ 与狼疮抗凝相关的低凝血酶原血症。

- 实验室筛查试验（PT、aPTT）正常。
○ 血管性血友病。
○ 凝血因子ⅩⅢ缺乏。
○ α$_2$-抗纤维蛋白溶解酶缺乏。
○ 纤溶酶原激活物抑制剂－1 缺乏。

• 血管壁疾病。

- 先天性：
○ 遗传性出血性毛细血管扩张症。

○ 埃勒斯-马洛斯综合征。
○ 马方综合征。

- 获得性。
○ 血管炎（系统性红斑狼疮、过敏性紫癜和其他）。
○ 坏血病（维生素 C 缺乏症）。

注意
一定要想到非意外伤害是瘀斑增多的病因之一。

■ 处置步骤

• 第一步。
- 包括详细的病史和体格检查。
- 特别是出血或近亲的家族史。
- 标准的实验室筛查包括 PT、aPTT 和血小板计数。

• 第二步。
- 如果怀疑出血性疾病但是最初的筛查试验是阴性的，针对血管性血友病，血小板质量的疾病，纤维蛋白原异常血症，或者是因子ⅩⅢ缺乏的检查是很有必要的。

• 第三步。
- 任何异常的筛查都需要进一步评估，采用额外检查来明确特殊疾病（如因子定量测定）。

■ 病史

考虑到患儿年龄、性别、临床表现、既往史和家族史，出血的最可能病因通常可以确定。

• 血友病是 X 连锁的，男性中最常见。

• 有出血的家族史提示是一种遗传性的出血性疾病。

• 没有显著外伤的不常见部位出血（颅内、关节）提示严重的出血性疾病。

• 持续的明显瘀斑高度提示出血性疾病。

• 几次外科手术都不伴出血不太可能是遗传性出血性疾病。

• 皮肤黏膜出血（牙龈出血、瘀斑、鼻出血、反复瘀点、月经过多）可能提示血小板减少症、血小板疾病或血管性血友病。

• 阿司匹林和非甾体消炎药（如布洛芬）的应用会影响血小板的功能，并且会导致获得性的出血性疾病。

■ 体格检查

• 伴有出血性疾病的儿童更可能有大片瘀斑（＞5 cm），明显的瘀斑和超过 1 个身体部分的瘀斑。

• 各个年龄不常见部位的瘀斑包括后背、臀部、手臂和腹部。

• 发现：皮肤和黏膜出血点？

• 意义：血小板数量或功能异常，血管性血友病或血管炎。

• 发现：不常见部位的瘀斑？

• 意义：可能是血小板疾病或血管性血友病。

• 发现：大片瘀斑或是明显瘀斑？

• 意义：凝血因子缺乏，严重的血小板疾病或是血管性血友病。

• 发现：伤口延迟愈合？

• 意义：凝血因子ⅩⅢ缺乏或是纤维蛋白原异常血症。

• 发现：位于下肢的紫癜（臀部、腿部、踝关节）？

• 意义：过敏性紫癜。

■ 诊断检查与说明

• 在接触因子缺乏的患者中（激肽释放酶原、高分子量激肽酶、凝血因子ⅩⅡ），aPTT 极度延长。这些缺乏不会导致出血。

• 不正确的标本采集包括肝素污染或标本量不足，可能导致人为地延长凝血时间。

• 检验：第一步：初步的实验室筛查。

– 血小板计数。

– PT 和 aPTT。

• 检验：第二步。

• 针对血管性血友病的检查。

– 因子Ⅷ：C。

– 血管假性血友病因子 vWF 抗原（Ⅷ R：Ag）。

– 血管假性血友病因子 vWF 活性（瑞斯托霉素辅助因子）。

– 血管假性血友病因子 vWF 多聚体琼脂糖电泳分析法——只在血管性假性血友病诊断成立后采用。

– 凝血酶时间和纤维蛋白原分析来筛查无纤维蛋白原血症和纤维蛋白原异常血症。

– 确切的血小板检查包括使用特殊兴奋剂进行血小板聚集和分泌试验。

– 怀疑凝血因子ⅩⅢ缺乏：凝血因子ⅩⅢ分析（尿素凝集溶解试验是一项筛查试验）。

• 检验：第三步：针对异常第一或第二步检验的鉴别实验室检查。

• 当存在血小板减少症时。

– 血涂片的检查。

– 平均血小板体积（在破坏性病因中可能正常或升高，在先天性巨血小板减少症中升高，在威斯科特-奥尔德里奇综合征中降低）。

– 骨髓穿刺（很少有必要）。

• aPTT 延长。

– 抑制物筛查（50∶50 混合患者和正常人的血浆）。

– 如果 aPTT 被混合血浆完全纠正，这就存在因子缺乏。

– 针对特殊因子缺乏：凝血因子Ⅷ、Ⅸ、Ⅺ或Ⅻ，激肽释放酶原和高分子量激肽酶。

– 如果混合血浆部分纠正或者未纠正。

– 抑制物存在。

– 针对狼疮抗凝剂存在的血小板中和试验或者稀释 Russel 蛇毒时间（DRVVT）来证实。

• PT 延长。

– 对于 PT 延长，抑制物筛查也应该考虑。

– 特殊因子水平（凝血因子Ⅶ）。

• PT 和 aPTT 延长。

– 因子鉴定：凝血因子Ⅱ（凝血素）、Ⅴ、Ⅹ和纤维蛋白原。

– 可能的其他病因：如前所述，弥散性血管内凝血、肝脏疾病和纤维蛋白原疾病。

– 中度到重度维生素 K 缺乏。

注意

检查缺陷：

• PFA－100。

– 低特异性和敏感性。

– 受药物影响（NSAIDs）。

– 不推荐作为一项筛查试验。

• 出血时间。

– 当血小板＜100×10⁹/L（100 000/mm³）时延长。

– 受药物影响，如阿司匹林、NSAIDs、抗组胺药物。

– 与出血风险无相关性。

– 高度依赖操作者。

– 不推荐作为一项筛查试验。

• PT 和 aPTT。

– 正常范围是依赖年龄的。

– 红细胞增多症（血细胞比容 65%）或标本管样本量不够可能导致假阳性。

– 肝素污染导致假阳性。

• 血管性血友病检查。

– 随时间数值波动，并且在受累个体会偶尔正常。

– 可能需要重复检测来做出诊断。

■ 急救护理

• 对于绝大多数出血性疾病存在活动性出血时，加压、抬高和冰敷通常是有效的。

– 更确切的护理是由根本的止血缺陷决定的。

– 血小板输注对由生成减少引起的血小板减少症和自身血小板质量异常是有效的，但是对于免疫性血小板疾病无效。

– 当怀疑凝血缺陷但还不能确切诊断时，冰冻血浆应该只用于重型病例。

• 血小板减少症或血友病患者头部外伤要求立即就医。

 治疗

■ 一般措施

• 按压伤口。

• 抬高。

• 局部应用凝血酶。

• 局部应用凝血激活聚合物。

 疾病编码

ICD10

• D68.9 非特异的凝血缺陷。

• R04.0 鼻出血。

• T14.8 其他未指明身体部位的伤害。

常见问题与解答

• 问：什么是择期手术如扁桃腺切除术合适的术前出血性疾病筛查试验？

• 答：全面的个人既往史、家族史和体格检查是至今为止最重要的筛查试验。出血时间或 PFA－100 不推荐。血常规、PT 和 aPTT 通常是外科医生要求的，但是结果正常并不能保证出血并发症不会发生。总的来说，这些筛查试验的敏感性和特异性差。

• 问：瘀斑在儿童中常见。怎样判断一个孩子瘀斑"太多"？

• 答：身体前面骨头突出处小的瘀斑在儿童中常见，并且更可能反应外伤而不是出血性疾病。伴有出血性疾病的儿童更可能出现大的瘀斑（＞5 cm），可触及（高出皮肤的）瘀斑和多于一个身体部分的瘀斑。不同年龄不常见部位的瘀斑包括背部。

抑郁症 Depression

John I. Takayama · Renee Marquardt 韩晶晶 译 / 高鸿云 审校

基础知识

■ 描述

• 广义上包括重性抑郁障碍（MDD）、心境恶劣、双相障碍-抑郁发作和伴抑郁心境的适应障碍。

• 表现为持续的悲伤或易激惹以及其他多种症状组成的综合征，导致以下功能损害。

- 人际关系（家庭、朋友）。
- 健康（躯体不适、不健康习惯）。
- 工作或学习表现（完成任务、成绩）。
- 安全（高风险行为包括自杀）。

■ 流行病学

• 时点患病率：青少年（13~18 岁）6%~11%，儿童 3%~4%。

• 终身患病率：截止青少年期，各种类型的抑郁诊断可高达 20%。

• 男女性别比：学龄期儿童 1：1，青少年（2~3）：1。

• 常为高复发率的慢性化病程。

• 常难被识别：高达 80% 的患病青少年未得到有效治疗。

■ 危险因素

• 抑郁症、双相障碍家族史，1 级亲属有自杀行为。

• 既往抑郁发作。

• 焦虑障碍、ADHD、学习障碍和早期丧失的病史。

• 抚养者-儿童冲突或家庭功能失调。

• 对生活事件和压力的消极解释和应对。

• 物质滥用。

• 创伤史（如受虐待、欺凌）。

• 慢性疾病（包括肥胖）。

■ 常见相关疾病

• 40%~70% 儿童和青少年抑郁共患其他精神障碍。

- 焦虑障碍。
- 躯体形式障碍。
- 破坏性行为障碍（如注意缺陷多动障碍，对立违抗性障碍和品行障碍）。
- 进食障碍。
- 物质滥用。
- 躯体或性虐待。

诊断

■ 筛查

• 美国预防服务工作组推荐在临床中对青少年进行抑郁筛查，以确保正确诊断和恰当处理及随访，并且整体监测年幼儿童。

• 如果筛查识别出抑郁，诊断需要经过正式的评估，以及自杀行为风险评估。

• 筛查工具包括青少年患者健康问卷（PHQ - A；灵敏度 73%，特异度 94%），Beck 抑郁量表-初级保健（BDI - PC，灵敏度 91%，特异度 91%），以及长处和困难问卷（SDQ，灵敏度 33%~63%）用于识别青少年抑郁症。

• 其他工具：Kutcher 青少年抑郁量表、Reynolds 青少年抑郁筛查量表、情感和感受量表。

■ 病史

• 获取儿童在家庭和学校中与父母、兄弟姐妹、老师和同伴相处时的情感和功能表现的详细病史。

• 确定抑郁症状的起始和持续时间，相关的诱因和个人影响（痛苦或损害）。

• MDD 诊断在 DSM - IV - TR（精神障碍诊断和统计手册）中和最新发布的 DSM - 5 中区别不大；要求满足症状 1 或 2 至少持续 2 周，并且存在 4 项或更多其他症状。

　1. 情绪低落或易激惹：大部分时间低落、悲伤或者忧郁，或者被各种事情和人"烦躁"或"困扰"。

　2. 兴趣减退或在既往喜欢的活动中愉快感降低（事件、爱好、兴趣）。

　3. 胃口或者体质量改变。

　4. 睡眠改变：休息不好，早晨醒来或者晚上入睡困难，半夜或者早晨过早醒来，白天打瞌睡或嗜睡，以及夜间惊醒。

　5. 精神运动性迟滞或激越：比平时讲话或者运动变慢、话少，或者反应时间更长；没办法安静坐着、工作、书写，突然暴怒、哭喊、大叫和讲话滔滔不绝。

　6. 疲劳或缺少能量：感到慢性疲劳、精疲力倦、无精打采和没有精力或者动力（父母可能会解释为懒）。

　7. 感到无价值或者自责导致不愿意做事、过度自责，不能进行积极的自我认知，"我不关心"态度，嫉妒其他人的职业成就，对很多不是他们错误的事件归因于自己。

　8. 注意力集中困难或犹豫不定：注意和专心有困难，思考和加工信息变慢，犹豫不决以及拖拖拉拉，行动时无助或者无力。

　9. 反复想到死亡或者自杀意念或尝试自杀。

• 诊断应该包括临床痛苦和功能损害的评估。

• 患者没有躁狂或轻躁狂表现，症状与物质滥用或者其他疾病无关。

• 症状如果不满足 MDD 的诊断，可以考虑心境恶劣或未特定的抑郁障碍诊断（DSM IV - TR）。

• 心境恶劣：症状较轻，但是持续时间更长，抑郁或易激惹至少 1 年，至少有以下 2 种表现：胃口改变、睡眠不佳、疲劳、低自尊、注意力不集中、做出决定困难或感到无助。

• 未特定的抑郁障碍：有临床意义的抑郁症状，但不满足 MDD 或者心境恶劣诊断标准。

• 在 DSM - 5 中，心境恶劣和慢性 MDD 联合作为一个新的诊断类别，持续抑郁障碍。

• 在特定应激源环境下出现的抑郁症状诊断为伴抑郁心境的适应障碍。评估以下症状很重要。

- 躁狂症状。
- 询问是否有某个时间段表现出情绪高涨或易激惹，精力和活动增加，睡眠需求减少，思维奔逸，以及冲动行为。
- 躁狂症状病史提示双相障碍。
- 经前期表现。
- 如果抑郁情绪总是出现在经期前，诊断可能是经前期综合征。
- 精神病性症状。
- 询问是否有听幻觉或者视幻觉，妄想和怪异想法，提示更严重的抑郁或者独立的精神障碍诊断。
- 如果家人报告患者表现孤僻，动力不足，没有明显的悲伤或者易激惹情绪，可能提示精神病性障碍。

■ 体格检查

　体质量减轻或者增加可能和抑郁情绪相关。躯体不适（如头痛、腹痛）在抑郁症中很常见。体格检查应该关注识别可能会引起抑郁症状的内科疾病（甲状腺功能减退、神经系统疾病和潜在的慢性疾病）以及评估是否存在共病的表现，如进食障碍：

- 重要体征：体质量减轻或者增加。
- 甲状腺肿大（甲状腺功能减退）。
- 淋巴结肿大（慢性疾病、感染）。
- 性征发育（青春期推迟可能和甲状腺功能减退、神经性厌食相关）。
- 四肢：关节炎（风湿性疾病）。
- 神经系统检查（脑震荡后遗症表现）。
- 皮肤：苍白、冰冷、干燥（甲状腺功能减退）；自伤行为证据（如反复割腕的伤疤）。
- 精神检查。
  - 外表，意识，言语，行为。
  - 对环境的感受（定向力）。
  - 情绪和行为评估。
  - 记忆，判断和推理能力。
  - 动作迟缓提示严重抑郁。
  - 异常思维内容，如现有自杀意念或者精神病性观念，应该立即转诊。

■ 诊断检查与说明

实验室检查

- 维生素 B_{12}、游离 T_4、TSH 或者根据病史和检查进行其他实验室检查明确是否存在相关躯体疾病。
- 当提示有可能时，进行物质滥用筛查。

■ 鉴别诊断

- 医学。
  - 情感障碍和躯体疾病相关。
  - 内分泌：甲状腺功能减退，Addison 病。
  - 代谢：维生素 B_{12} 缺乏。
  - 自身免疫：系统性红斑狼疮。
  - 感染：单核细胞增多症，HIV 及 AIDS。
- 行为。
  - 物质引起情感障碍。
- 精神障碍。
- 伴随抑郁表现的适应障碍。
  - 双相障碍。

治疗

- 评估抑郁症的严重程度。
  - 通过症状表现的数量、思维内容和过程，自杀行为风险和对功能影响确定严重程度。
  - 轻度抑郁：存在 5 或者 6 个症状表现，功能轻度受损。
  - 中度抑郁：存在 6～8 个症状，功能轻到中度受损。

- 严重抑郁：存在全部 9 个症状，或者 5 个及以上症状，并存在自杀计划，明确的意向，或者近期自杀未遂；精神病性表现；功能严重受损（如不能离开家）。
- 安全性评估和计划。
  - 告知家属去除危害生命的工具，监测自杀行为的风险因素。
  - 当自杀行为风险增加时，为患者和家属提供紧急联络。
  - 建立明确的随访计划。
- 对轻度抑郁的首次治疗。
  - 支持性治疗包括对患者和家属关于抑郁症和减轻压力的教育，临床和社区支持，以及对已识别出压力的管理。
  - 和初级保健医生每周定期会面或者是每两周 1 次，进行 6～8 周监测。
  - 如果抑郁表现加重或者在 4～6 周内没有改善，需要其他干预。
- 中度抑郁或持续抑郁（持续超过 6～8 周）的管理。
  - 教育、支持和减轻压力。
  - 社会心理干预（咨询、治疗），抗抑郁药物治疗，或者两种方式联合。
  - 在青少年中，社会心理以及药物干预同样有效，二者合用可轻微的提高疗效。干预方式选择取决于资源，患者及家属的偏好，和个人临床因素（如年龄、抑郁严重程度、治疗反应的家族史）。
  - 青少年中，一线药物选择是选择性五羟色胺再摄取抑制剂（SSRIs）。
  - 青春前期儿童，抗抑郁药物有效性证据不足，而发生严重不良反应的风险提高，如果必须使用抗抑郁药物治疗需转介儿童精神科医生。
  - 在儿童青少年和年轻人中使用抗抑郁剂时有轻微增加自杀想法和行为的风险。然而，只要进行恰当的患者教育和监测，这些药物可以安全使用并具有良好的疗效风险比。
  - 补充 $\Omega-3$ 脂肪酸（1 000 mg/d）可能对儿童和青少年有效。
  - 如果患者转介接受心理治疗，仍需要持续的监测直到抑郁缓解。
  - 多种心理治疗方法可以用于抑郁症。对于青少年，证据支持有效的有：认知行为治疗（CBT）和人际关系心理治疗（IPT）。
    - 特殊类型。
  - 经前期烦躁综合征：SSRIs 可以作为一线治疗。
  - 适应障碍：当抑郁情绪和特定的应激源相

关，推荐社会心理干预，而不是药物。

■ 转诊问题

初级保健医生可以胜任抑郁症患者的处理。但当出现以下情况时建议转诊到精神专科医生。

- 有急性自杀行为风险：转诊到急诊（儿童危机）。
- 自杀未遂史。
- 存在物质滥用。
- 6～8 周治疗后无明显改善。
- 复发性或者慢性抑郁。
- 严重功能受损。
- 共病精神障碍。
- 复杂的社会心理因素，如家庭动态功能失调。
- 当患者被转诊到精神专科医生那里之后，初级保健医生均应该自始至终继续随访患者。

后续治疗与护理

■ 随访推荐

- 在起始阶段（6～9 个月或更久），初级保健医生应该发现和抑郁相关的躯体疾病，提供支持和资源，评估患者的安全性，回顾安全计划，并且监测心理社会干预和药物治疗的反应。
- 在持续阶段（6～12 个月），患者在急性期继续心理社会或药物治疗至少 6 个月达到缓解，如果达到缓解困难、存在抑郁复发病史或持续存在危险因素，需持续治疗 12 个月。根据临床表现、功能、支持系统、压力、治疗动机和共患精神障碍或内科疾病的情况，决定患者每 2 周或者每月和精神科医生会面。
- 当 6～12 个月无症状时，推荐患者进入维持期或者停止治疗。

■ 预后

- 30%～40% 的 MDD 患者在 6 个月内康复，70%～80% 的患者在 12 个月内康复；5%～10% 患者病程发作超过 2 年。
- 康复所需时间受到起病年龄、严重程度、共患病以及父母的抑郁史等因素的影响。
- 诊断时病程较短提示预后更好，因此，推荐早期诊断。
- 重症抑郁发作康复后复发的可能性 2 年内接近 40%，5 年内达到 70%。

疾病编码

ICD10

- F32.9 未特指的抑郁发作。
- F33.9 未特指的复发性抑郁障碍。
- F34.1 恶劣心境。

 常见问题与解答

- 问:什么是 PHQ-9?
- 答:PHQ-9 是由 9 个问题组成的关于抑郁症状频率的自我筛查问卷。当患者报告在过去 2 周内超过一半时间存在 5 个或更多症状时,医生需要考虑 MDD 诊断。
- 问:医生应该怎么解释 SSRIs 药物的"黑框警告"?
- 答:2004 年,FDA 提出了黑框警告,是药物说明书中最严重警告的形式,为了告知公众在儿童青少年接受 SSRIs 药物治疗时自杀意念和行为风险可能会增加。考虑到 SSRI 类药物可以明显改善抑郁的证据,医生需要和患者及家属共同权衡获益和风险决定治疗;青少年采用 SSRIs 药物治疗需要严密监测是否存在抑郁加重,出现自杀意念和行为,以及不寻常行为,如失眠、激越,或者不参加正常的社会活动。
- 问:什么是认知行为治疗?
- 答:在认知行为治疗中,治疗师引导以及帮助患者理解和修正功能失调性思维,情感和行为。如果患者认为自己是无价值的,治疗师可能会鼓励他通过了解与此信念相关的思维方式,来挑战此消极的非理性的信念。

疫苗不良反应 Vaccine Adverse Events

Kristen A. Feemster   侯佳 译 / 王晓川 审校

基础知识

注意
免疫接种后不良反应可能是真实的疫苗相关反应,也可能是没有免疫接种也会出现的巧合反应。流行病学调查对明确因果关系很重要。

描述

- 疫苗接种后发生的临床严重反应,与疫苗存在因果关系。
- 所有可疑不良反应都应该报告;然而报告并不意味着存在因果关系。
- 免疫接种禁忌证:引起严重不良反应的风险增加的情况。
- 免疫接种的预警:存在可能引起不良反应发生风险增加的情况,或可能因免疫应答而降低疫苗接种有效性的情况。
  - 通常为暂时情况。
  - 免疫接种提示存在利益大于风险的预警。

流行病学

- 在疫苗获得许可证前,监测疫苗不良反应以确定其安全性;在获得许可证后,监测疫苗不良反应,以识别罕见的不良反应,这些罕见的不良反应不易在获得许可前的研究中发现。报告的依据如下。
  - 国家儿童疫苗伤害的补偿计划。
    - 1986 年的《全国儿童疫苗损害法案》建立无过错机制,管理民法体系之外的疫苗伤害和提供补偿。
    - 请愿者可以根据该计划的疫苗损害列表(见"患者教育")提出申请或者尝试对列表之外的损害证明与疫苗存在因果关系。
    - 该计划也授权医疗专业人员报告疫苗不良反应并创建疫苗信息资料。
  - 疫苗不良反应报告系统(VAERS)。
    - 被动监测系统用于监测所有在美国获得许可证的疫苗。
    - FDA 医疗人员复核的所有报告。
    - 能检测到的可能未被识别的不良反应,但明确与疫苗确切的因果关系的能力有限。
    - 报告给国家儿童疫苗伤害补偿计划授权的 VAERS。
  - 疫苗安全性数据链。
    - CDC 成立的主动调查体系与管理式医疗机构合作可覆盖 900 万人口。
    - 可以完成更好的观察性研究以有助于确定因果关系。
  - 临床免疫安全评估(CISA)网络。
    - 2001 年 CDC 创立的 7 家学术中心网络就不良反应的诊断、评估和管理达成研究协议。
    - 对疫苗接种后出现严重不良反应的免疫接种人群建立以循证为基础的指南。

发病率

- 基于目前的不良反应报告体系,估量其发生率存在困难。
- 每年近 30 000 例报告至 VAERS。
  - 13% 考虑为严重不良反应。
  - 截至 2013 年 7 月,自 1988 年起国家儿童疫苗伤害补偿行动收到近 15 000 例申请,其中近 3 400 个家庭得到补偿。

诊断

病史

- 疫苗接种后常见的轻微不良反应如下。
  - 发热。
  - 局部红斑、肿胀、和(或)压痛。
  - 嗜睡和食欲下降。
  - 易激惹。
  - 轻微皮疹:水痘疫苗接种的 1 个月约有 1/25 人出现。
- 目前推荐的疫苗发生中至重度不良反应很罕见,可包括。
  - 晕厥,尤其见于青少年。
  - 热性惊厥(MMR、水痘,以及百白破疫苗)。
  - 暂时性关节疼痛或僵硬(MMR)。
  - 暂时性血小板减少症。
  - 高热。
  - 疫苗相关的肩部损伤。
- 将发生疫苗不良反应的可能性最小化,同时将疫苗有效性最大化,应遵循以下禁忌证和预防措施。

鉴别诊断

无相关暴露的过敏反应。
中间发生的疾病。

后续治疗与护理

方法

- 疫苗接种前。

- 讨论疫苗接种的益处和潜在的不良反应以让每个家庭知道会发生什么。
- 积极审查疫苗信息表。
- 征求问题以便解决。
  疫苗接种的一般禁忌证包括。
• 对某种疫苗成分有过敏反应史。
- 鸡蛋过敏史不再是流感疫苗的禁忌证,除非记录到的过敏反应。
• 妊娠期接种活病毒疫苗,除非母亲对疫苗可预防的疾病存在高风险。
• 原发性 T 细胞免疫缺陷病(如重症联合免疫缺陷病)。
- 禁忌活疫苗。
- 灭活疫苗接种安全,但不能产生足够的免疫应答。
• 原发性 B 细胞免疫缺陷病。
- 如果为重症(例如:X 连锁无丙种球蛋白血症),禁忌活细菌疫苗、减毒活流感疫苗(LAIV),或黄热病疫苗。
- 轻型的抗体缺陷病可以接种活疫苗,但 OPV 除外。
• 吞噬细胞功能缺陷。
- 禁忌活细菌疫苗。
- 所有活病毒和灭活疫苗可能安全有效。
• 继发性免疫抑制(移植、恶性肿瘤、自身免疫性疾病)。
- 禁忌活疫苗,视免疫抑制的程度而定。
- 停止免疫抑制治疗后 3 个月至 1 年内可以对疫苗接种获得足够的免疫应答。
• HIV 或 AIDS。
- 可以接种 MMR 和水痘疫苗,除非严重免疫低下。
- 禁忌 OPV 或 LAIV。
• 大剂量激素>14 天。
- 禁忌活病毒疫苗直到停止治疗至少 1 个月。
• 特定疫苗禁忌证。
- DTaP 或 Tdap。
  ◦ 接种 DTP、DTaP 或 Tdap 后 7 天内不能用其他原因解释的脑病。
- 轮状病毒疫苗。
  ◦ 重症联合免疫缺陷。
  ◦ 肠套叠史。
- Hib 结合疫苗在<6 周的婴儿不应接种。
- LAIV:免疫接种咨询委员会(ACIP)建议禁用于多组人群(详见"流行性感冒"章节)。
  接种疫苗的一般预警信号包括伴或不伴发热的中至重症急性疾病。
  特定疫苗的预警信号包括。
• DTaP/DTP。

- DTaP/DTP 接种前 48 h 内发热≥104 ℉或休克样状态。
- DTaP/DTP 接种前 48 h 内持续、极为伤心的哭吵>3 h。
- DTaP/DTP 接种前 3 天内惊厥。
• 任何含破伤风类毒素疫苗。
- 含破伤风类毒素疫苗接种前 6 周内患吉兰-巴雷综合征。
- 进展性神经系统疾病(婴儿痉挛症、控制不佳的癫痫)。
- 患状态稳定的神经系统疾病的儿童可以接种疫苗。
- 接种含破伤风类毒素疫苗后发生 Arthus 超敏反应病史。
  ◦ 再接种含破伤风类毒素疫苗需等待 10 年。
• 乙型肝炎疫苗。
- 体质量<2 000 g 的婴儿。
• 甲型肝炎、IPV 及 HPV 疫苗。
- 怀孕。
• 灭活流感疫苗和 LAIV。
- 含破伤风类毒素疫苗接种前 6 周内患吉兰-巴雷综合征。
- 仅 LAIV:接种前 48 h 内接受抗病毒药物(避免抗病毒药物 14 天)。
• 水痘疫苗。
- 过去 11 个月内接受过含抗体的血制品。
- 免疫功能不全的家庭接触者不是禁忌证或预警信号,但如果接种后 7~25 天出现皮疹,应避免直接接触免疫功能不全家庭成员。
- 接种 24 h 内接受抗病毒治疗(避免抗病毒药物 14 天)。
• MMR。
- 过去 11 个月内接受过含抗体的血制品。
- 血小板减少性紫癜史。
- 需做结核菌素皮肤试验。
• 轮状病毒疫苗。
- 免疫功能不全。
- 过去 6 周内接受过含抗体的血制品。
- 慢性胃肠道疾病。
- 既往有肠套叠史。
• 下列不是疫苗接种的预警信号或禁忌证。
- 轻症或最近生病。
- 对疫苗轻至中度的局部反应史。
- 并发抗生素治疗。
- 近期有感染性疾病暴露。
- 母乳喂养。
- 其他非疫苗过敏史。
- 稳定的神经系统疾病(例如:脑性瘫痪、发育迟缓)。

• 如果患者出现潜在的不良反应。
- 采集详细的病史、进行体检,描述症状并确定症状出现的时间。
- 评估症状出现的其他潜在病因。
- 确定因果关系的可能性。
- 向 VAERS 报告所有不良反应。
- 如果该家庭提出申请,可参考国家儿童疫苗伤害补偿计划。
• 解决安全问题。
- >10% 家长推迟或拒绝给孩子接种某个疫苗。
- 越来越流行的关于疫苗的错误信息挑战着提供者与父母之间的沟通。
- 尽管关于疫苗安全性关注的信息增多,健康保健专业人员是提供疫苗信息最可靠的来源之一。
- 提供个体化信息,强调疫苗接种的益处和不接种疫苗潜在的后果。
- 提供风险沟通的原则。
- 疫苗接种前主动征求意见。
- 如果家长有特别的担忧,可提供额外的可靠准备的疫苗信息(参见"患者教育")。
- 对疫苗讨论建立文档。
• 报告不良反应。
- VAERS 是可疑不良反应的重要报告部门。健康保健提供者、疫苗接种者、疫苗接种者的父母和疫苗制造者都可以报告。
- 健康保健提供者被要求报告。
  ◦ 由疫苗制造商列为禁忌接种额外剂量的疫苗的任何不良反应。
  ◦ 发生在特定时间段内,包含在 VAERS 可报告事件表中的任何不良反应。
• 疫苗伤害赔偿计划。
- 覆盖所有 ACIP 推荐的儿童常规接种的疫苗。
- 为确定有获得赔偿的资格,必须证明这种伤害发生在特定时间段内且在疫苗伤害列表中,证明某种疫苗造成不在列表之内的伤害,或证明疫苗加重了现有的病情。
- 疫苗接种后的伤害效应持续>6 个月,导致住院、手术或死亡。

• 疫苗不良反应报告系统:http://vaers.hhs.gov。
• 疫苗安全数据链接项目:www.cdc.gov/od/science/iso/vsd。
• 临床免疫接种安全评估网络:http://

www. cdc. gov/vaccinesafety/Activities/CISA. html。

• 疫苗伤害赔偿计划：http://www. hrsa. gov/vaccinecompensation/。

• 疫苗伤害列表：http://www. hrsa. gov/vaccinecompensation/vaccinetable/html。

• 费城儿童医院疫苗教育中心：http://www. chop. edu/service/vaccine-education-center/home. html。

• 疫苗接种信息国家网络：www. immunizationinfo. org。

– 与家庭交流的资源。

• 疫苗接种行动联盟：www. immunize. org。

• 患感染性疾病儿童的家长：www. pkids. org。

• AAP 免疫接种计划网站：http://www2.

aap. org/immunization/。

– 拒绝放弃接种疫苗。

疾病编码

ICD10

• T88.1XXA 疫苗接种后并发症，NEC，初次发生。

• T80.62XA 疫苗接种的其他血清反应，初次发生。

• T80.52XA 疫苗接种的过敏反应，初次发生。

常见问题与解答

• 问：许多家长要求间隔接种疫苗。是否有

证据表明在同一时间接种多个疫苗对儿童的免疫系统而言过多了？

• 答：与自然感染相比较，推荐接种的疫苗包含的抗原量非常少，疫苗激活免疫系统记忆的一小部分。另外，所有同时接种的疫苗都经过测试，以确保它们在同一时间接种是安全有效的。

• 问：关于自闭症和疫苗的关系是什么？

• 答：多项研究包括一份医学研究所（IOM）最近的报告都显示，含硫柳汞的疫苗与自闭症或者 MMR 与自闭症没有任何致病关系。另外，最近美国法院系统通过综合自闭症程序裁定，没有足够的证据表明含硫柳汞疫苗或 MMR 与自闭症之间存在致病关系。

益生菌　Probiotics

Andi L. Shane · Dan Merenstein　叶孜清 译／黄瑛 审校

基础知识

▪ 描述

• 世界卫生组织（WHO）将益生菌定义为：给予一定数量的、能够对宿主健康有益的活的微生物。

• 但是"活的微生物"并不一定是益生菌。适量摄入这种微生物，能够发挥对健康有益的作用，作用大小取决于微生物种类。适宜剂量因不同种类的益生菌、适应证、宿主不同而不同。

• 特定菌株的益生菌被认为是安全的。食品安全与应用营养中心（CFSAN）发布有关益生菌产品生产的指南，但临床医生必须对使用的益生菌进行仔细评估。

• 支持使用益生菌的证据水平取决于配方，适应证（食物、补充剂、药物）及消费者（临床医生、患者、健康人、监管机构）。

• 有多种可供使用的益生菌配方，包括单一菌株或多种菌株。

– 益生菌剂型包括：发酵乳制品或补充剂（胶囊、片剂、口服液、干粉）。

• 常用益生菌补充剂含单一一种菌株，具体如下：

– 分叉双歧杆菌 Bifidobacteriumbifidum YIT 4002。

– 鼠李糖乳杆菌 ATCC53103。

– 保加利亚乳杆菌。

– 嗜热链球菌。

– 酵母菌，包括布拉酵母菌，是另一种真菌性益生菌。

– 微生物以不同数量混合形成多菌株益生菌。

▪ 病理生理

• 假定益生菌通过重建肠道微生态平衡、竞争肠道受体位点、与致病原竞争营养素，发挥对于肠道的有益作用。

• 研究者推断益生菌的免疫调节作用包括：强化肠细胞间紧密连接以增强宿主免疫反应，促进免疫球蛋白 A 产生，促进细胞因子产生，产生保护性作用的营养素（精氨酸、谷氨酸、短链脂肪酸）。

诊断

• 在单一菌株或多种菌株、细菌或酵母菌中进行选择益生菌产品时，需考虑适应证、宿主因素，以及使用的目的（治疗或预防）。

• 下列益生菌被证实对于消化道疾患的治疗和（或）预防有效。

• 一种益生菌菌株或菌种有效，并不意味着其他菌株是同等有效的。进行配方推荐时，必须考虑到宿主因素，适应证与指征。

益生菌	适应证
鼠李糖乳杆菌 LGG	感染性腹泻，尤其是病毒性腹泻
布拉酵母菌	抗生素相关性腹泻
联合使用乳杆菌、双歧杆菌、链球菌、布拉酵母菌	艰难梭菌相关性腹泻
罗伊乳杆菌 DSM17938	肠痉挛

治疗

▪ 剂量指南

• 口服益生菌补充剂的单位为细菌菌落数（CFU）。

• 目前，对于儿童使用益生菌剂量并无基于药物代谢动力学的数据。

• 研究中口服剂量范围为：每次 1～（100亿）CFU，服用频率：每天 3 次～每周 1 次。

• 平均体重的儿童剂量为成人的 1/2；婴儿剂量为成人的 1/4。

• 目前尚不知何时使用抗生素和益生菌最为合适。现有的证据表明，分开服用益生菌及抗生素并不能发挥其效果。

后续治疗与护理

▪ 随访推荐

• 美国儿科学会（AAP）发布临床报告，对使

用益生菌的证据作出总结。若儿童可从益生菌补充中获益,则支持此个案的使用。

• 随机、双盲、安慰剂对照研究已证实益生菌在下列情形使用时的有效性。

‐ 缩短感染性腹泻病程,包括住院患儿、幼托班患儿、资源匮乏地区病毒性肠道感染患儿。

‐ 坏死性小肠结肠炎通常对新生儿造成毁灭性打击,益生菌可降低其致病致残率。

‐ 降低因口服或静脉使用抗生素导致抗生素相关性腹泻。

‐ 多菌株益生菌可防治儿童与成人直肠袋炎、手术所致远端小肠贮袋炎症、肠易激综合征。

‐ 儿童与成人同时使用抗生素与益生菌时,后者可降低艰难梭菌相关性腹泻的发生风险并缓解症状。

• 如下益生菌使用正处于评估过程中。

‐ 溃疡性结肠炎患者缓解维持。

‐ 特应性疾病包括鼻炎与哮喘的防治。

‐ 增加幽门螺杆菌根除治疗的耐受性。

‐ 预防生殖泌尿系统感染,包括尿路感染与白念珠菌病。

‐ 预防龋齿。

• 未来研究应包括:评估益生菌有效性及安全性大规模多中心研究;益生菌配方的效能与组分的监控;建立体外与体内模型进行分子机制研究;感染、免疫、益生菌如何达到平衡。

• 为选取适于儿童的益生菌,需理解适应证、适宜的配方(单菌株 vs. 多菌株)、运送系统、宿主。

患者监测

• 目前可用的益生菌配方为活菌产品,故黏膜上皮受损者有发生侵袭性感染的可能。

• 高危因素及多个低危因素患儿应慎用益生菌。

‐ 高危包括免疫抑制或早产儿。

‐ 低危因素为:中心静脉导管,肠道上皮屏障受损,经空肠造瘘口输注益生菌,同时使用广谱抗生素(可降低益生菌的有效性),心脏瓣膜疾病。

‐ 芬兰成人研究表明广泛使用益生菌可能导致菌血症发生,但发病率极低。

• 目前有关妊娠期服用益生菌以预防远期的婴儿特应性皮炎的研究中,未发现任何不良反应。

• 人免疫缺陷病毒(HIV)成人患者使用益生菌预防腹泻、增强对于抗逆转录病毒药物耐受性的研究中,未发现相关不良反应。

❓ 常见问题与解答

• 问:摄入益生菌最佳途径是什么?

• 答:益生菌存在于发酵食物和酸奶制品中。一些患者可从摄入含有益生菌食物获益。补充剂和上述食物都可提供一定剂量的益生菌,对人体发挥有益作用。

• 问:益生元与益生菌的区别是什么?

• 答:益生菌含有活菌,而益生元则为促进益生菌繁殖生长的物质。最常见的益生元为低聚糖、低聚半乳糖,见于母乳和其他天然食品中。

• 问:推荐益生菌时医生应当考虑哪些因素?

• 答:剂量、疗程、途径、宿主、适应证。益生菌治疗与抗生素治疗相似,应针对个体特点选取剂量、制定疗程。

• 问:益生菌使用的标准剂量为多少?

• 答:目前对于益生菌推荐使用剂量并未达成一致。适宜剂量取决于适应证、宿主、使用益生菌的菌株及菌种。多数益生菌的推荐剂量可见包装标示所示。

益生元 Prebiotics

Gigi Veereman · Andi L. Shane 叶孜清 译 / 黄瑛 审校

基础知识

▪ 描述

• 益生元是能够通过选择性发酵促进肠道有益菌繁殖的非消化性糖类。益生元可为天然产品或人工生产获得。天然食物中的益生元包括母乳低聚糖,其可作为双歧杆菌底物。人工生产的益生元效果类似,故被称为"双歧生长因子"。

• 将人工合成的非消化性糖类加入婴儿配方奶中,可促进婴儿肠道双歧杆菌生长。具体如下。

‐ 低聚半乳糖(GOS)和长链低聚果糖(lc‐FOS源自植物或蔗糖),也称为果聚糖。

‐ 菊苣、谷物、龙舌兰、牛奶等食物中可提取到益生元。但是其中含量不足以促进发酵,从而对宿主肠道微生态产生影响。需要进行加工或合成,使其能够达到促进益生菌繁殖的作用。

‐ 候选的益生元包括:乳果糖、多糖、寡糖、多元醇。

▪ 病理生理

• 低聚果糖(FOS)和低聚半乳糖(GOS)可选择性发酵,使得肠道菌群组成或活性发生改变。益生元结肠中发酵→肠道细菌增加→水结合增加→粪便量增加→软化粪便→排便次数增加。丁酸盐可以促进肠蠕动,缩短肠道通过时间,减轻腹胀、排气,缓解便秘。

• 益生元可直接影响免疫系统。

• 体外试验。

‐ 益生元发挥间接作用的可能机制包括:促进肠道气体、短链脂肪酸产生、影响pH值、促进粪便细菌繁殖。益生元与微生物受体结合,可产生直接作用。

• 动物试验。

‐ 益生元增强肠道屏障功能,从而发挥作用。益生元通过产生乳酸、降低肠道pH值,促进回肠内乳杆菌繁殖。

‐ 益生元增加钙、镁、铁的吸收,促生长,促进大鼠、猪的骨量。

• 临床研究。

‐ 益生元在结肠中发挥作用。在通过肠道过程中,以及胃肠道pH变化时,益生元必须保持活性。绝大多数益生元可与双歧杆菌和乳酸杆菌相互作用,而不改变其他细菌。

‐ 粪便体积、肠道通过时间是衡量益生元效果的常用临床指标。

‐ 免疫功能包括细胞因子水平及抗体功能是衡量益生元效果的常用生化指标。

‐ 低聚果糖和长链菊粉(50/50)可以增强青少年骨骼矿物密度及含量。

• 针对效果的临床研究。

‐ 评价结果时,应考虑对象年龄、营养、健康状况的差异性。

‐ 益生元临床研究中评价的健康结果为:症

状缓解、感染减少、免疫反应增强。

－为评估肠道微生态变化,进行人工喂养试验时监测受试者摄入益生元后反应。

•将研究成果运用于临床实践中所面临的挑战。

－一些临床效果的证据存在很大变异。

－益生元的效果限于某一特点产品或产品组合。

－最终效果由宿主菌群、益生元对免疫系统的直接作用而调控。

－益生元的效果取决于基础状况和宿主,故汇总结果较为困难。

 ## 治疗

▪ 剂量

•益生元理想摄入量为 2～20 g/d,取决于希望达到的效果和益生元组分。

•益生元成分可加入其他食物或包含于谷类、面包、酸奶、调味汁、饮料中。

•需常用益生元或含益生元食品以维持效果。

•益生元制剂。

－低聚半乳糖(GOS)。

◦作为单用益生元,目前研究并不广泛。

◦是复合产品的主要组分。

◦安全性未知。

－短链低聚果糖(sc-FOS)。

◦属单一益生元,目前研究并不广泛。

◦存在安全问题,效果存疑。

－短链低聚果糖(sc-FOS):长链低聚果糖

(lc-FOS)。

◦属复合益生元,目前研究并不广泛。

◦无安全问题。

－低聚半乳糖(GOS):长链低聚果糖(lc-FOS)(9:1)。

◦研究最为详尽的益生元混合配方。

◦初期安全性问题关联性不强。

◦长期安全使用史,益处存疑。

－低聚半乳糖(GOS):短链低聚果糖(sc-FOS)(9:1)。

◦属益生元混合配方,目前研究并不广泛。

◦无安全问题。

－低聚半乳糖(GOS):葡聚糖(PDX)(1:1)。

◦若干研究涉及该益生元混合配方。

◦初期安全性问题已经得以解决。

◦良好的长期安全使用史。

•安全性、对生长影响、耐受。

－在婴儿奶粉中加入益生元可能产生渗透效果,从而导致软便。

－使用常规剂量时,理论上存在脱水的风险,但实际使用中并未观察到。

－增加益生元的摄入可能导致腹胀、腹泻,减量后症状可改善。

▪ 临床应用

•炎症性肠病。

－炎症性肠病患者,摄入益生性聚果糖后,炎症指标降低。

•肠易激综合征。

－低剂量摄入益生元可缓解症状。

•粪便黏稠度。

－人工喂养的婴儿,配方奶中补充益生元促双歧因子(例如低聚半乳糖、聚果糖、寡糖),肠道微生态和排便习惯与母乳喂养的婴儿相似。

•其他效果。

－每日摄入益生元,尤其是聚果糖,可降低食欲、增加肠道多肽含量,增强对于乳糖的耐受。

－肠道微生态改变显著。

 ## 常见问题与解答

•问:益生元与益生菌的区别是什么?

•答:益生菌是外源性微生物,摄入后达到促进健康目的。益生元可以补充益生菌作用,两者效果不同。益生元发酵后,刺激微生物的繁殖与活动,达到促进健康的效果。

•问:合生元是什么?

•答:合生元是益生元与益生菌的混合制剂,可兼具两者的益处。益生菌对于益生元的发酵起作用。益生元可为益生菌的繁殖提供有利的环境。

•问:在哪里可以购买到益生元?

•答:天然益生元存在于菊苣、谷物、龙舌兰、牛奶中。但是,选择标示含低聚果糖(FOS)、菊粉(一种低聚果糖)、低聚半乳糖(GOS)或转半乳寡糖(TOS)的食物,是摄入益生元更加理想的方式。

阴道炎 Vaginitis

Sara M. Buckelew 高珊 译 / 王榴慧 审校

基础知识

▪ 描述

•阴道炎是阴道的炎症或刺激导致阴道分泌物、烧灼感和瘙痒的典型症状。

－可能由于毛滴虫、念珠菌感染或细菌性阴道病(BV)等引起。(见附录Ⅳ的表Ⅳ-7)。

－非感染因素包括异物或暴露于刺激物或过敏原。

•外阴阴道炎是外阴和阴道的刺激或炎症;最常见于白色念珠菌感染。

•青春后期女性,BV是阴道分泌物最常见的病因,典型者导致腥臭气味。

•生理性白带(又称生理性分泌物)通常与青春期的开始相关,经常在月经之前,典型者是稀薄、白色、黏液样的。

▪ 流行病学

•阴道炎影响所有年龄的女性。

•青春前期女孩,25%～75%阴道炎的病因是非特异性的。

•大约75%女性在其一生中至少有一次白念珠菌感染导致的外阴阴道炎。

•青春后期阴道炎的最常见病因如下。

－细菌性阴道炎(22%～50%)。

－念珠菌性外阴阴道炎(17%～39%)。

－滴虫性阴道炎(4%～35%)。

▪ 危险因素

•对于青春前期女性,不卫生是常见的危险因素。

•细菌性阴道炎:阴道冲洗、吸烟、使用宫内装置、非白色人种、早孕、无保护性交、使用杀精剂、同性关系。

•滴虫性阴道炎:多个性伴侣、其他性传播感染、缺乏避孕套使用、吸烟。

•念珠菌性外阴阴道炎:全身使用抗生素、糖尿病未控制、高精制糖饮食。

•刺激的危险因素常常包括肥皂、卫生棉、

外用制品和药物、极度清洁、衣物以及冲洗。

■ **病理生理**

• 青春前期女性，在青春期前的激素作用下，阴道是 pH 中性、萎缩的黏膜腔道，是一个容易导致细菌过度生长的温暖环境。

• 生理性白带。

- 雌激素水平：分泌物量随月经周期变化，在排卵期尤其明显。

• 念珠菌性外阴阴道炎。

- 使用抗生素通过消灭竞争性微生物导致念珠菌感染的发生率增加。

• 细菌性阴道炎。

- 由阴道菌群改变导致。

- 正常的乳酸杆菌属减少并且细菌过度增生，包括阴道加德纳菌属、人型支原体以及普氏菌和不动杆菌等厌氧菌。

■ **病因**

• 所有年龄。

- 化合物、刺激物、过敏原。

- 非特异性阴道炎（可能与过度清洁有关）。

- 异物（例如厕所手纸卷）。

- 与抗生素使用相关的念珠菌感染。

- 创伤，机械性刺激。

- 性虐待。

• 在青春期前的女性中更为常见。

- A 组 β 溶血性链球菌。

- 嗜血性流感菌。

- 志贺菌属。

- 蛲虫或疥疮。

- 先天性畸形。

• 在青春期后的女性中更为常见。

- 生理性白带（可能导致分泌物而不是刺激）。

- 滴虫病。

- BV。

- 性传播感染（例如性病和衣原体）。

- 阴虱。

📋 诊断

■ **病史**

• 对于多数青春期女性而言，阴道症状可能是难以启齿的。因此与青春期患者单独交谈是很重要的。

• 单凭症状不能区分不同病因导致的阴道炎但可协助医师做诊断。

• 描述分泌物包括颜色（白色、绿-黄色、灰色）、稠度（有泡沫的、黏稠的）、量、气味以及

症状的持续时间。

• 有无疼痛、性交痛、有无烧灼感。

• 膀胱症状：排尿困难、尿频、尿急。

• 有无瘙痒，在夜间是否加重。其他家庭成员中有无类似症状。

• 暴露于任何新的可能刺激物（例如新的肥皂、杀精剂、清洗）。

• 任何可以使症状改善或加重的情况。

• 类似症状的既往病史及既往阴道炎的治疗情况。

• 性生活史，包括性伙伴、保护措施的使用、性传播疾病（STI）的病史。

• 任何用药史，例如全身抗生素使用史。

• STI 的危险因素。

• 任何慢性疾病（例如糖尿病或免疫抑制状态）。

■ **体格检查**

• 重要体征，包括身高、体重、BMI 以及体温。

• 检查阴毛判断性成熟评分（Tanner 评分），以及感染和刺激的证据。

• 外生殖器或阴道的红斑、抓痕以及分泌物的证据。在年幼的儿童，可以使用"蛙腿位"进行检查。

• 分泌物应该进行培养。

• 检查刺激或炎症的其他证据（例如疣、外伤和溃疡）。

• 分泌物的黏稠度和颜色。

• 如果患者性活跃，可能需要阴道镜检查宫颈。"草莓样宫颈"可以是滴虫病感染的体征之一。

• 症状提示盆腔炎症疾病的风险应该考虑双合诊。

■ **诊断检查与说明**

为了更好地明确病因，应该由临床医生或患者收集分泌物的样本，通常使用棉拭子获得。

• 异味："吹气"或"胺"试验。

- 10% KOH 制备载玻片。

- 检查者应该轻吹载玻片侧面，如有腥臭味提示 BV，同样见于滴虫病、念珠菌感染者阴性。

• 阴道分泌物混合生理盐水湿涂片镜检。

- 载玻片检查滴虫、线索细胞以及霉菌的证据。

- 线索细胞是湿涂片中所见附着球杆菌的阴道上皮细胞，当＞20％的上皮细胞属于线索细胞提示细菌性阴道炎。

• 10% KOH 制备湿涂片。

- 可能发现发芽的霉菌（"意大利面和肉丸"外观）提示念珠菌感染。

• 硝嗪纸。

- 测量分泌物样本的 pH。

- BV 的阴道 pH＞5；滴虫病的阴道 pH＞5.4；念珠菌病的阴道 pH＜4.9。

• 如果患者主诉排尿困难，尿液检查可能有帮助。

• 依据危险因素进行 STI 的检查。衣原体 PCR 可以通过宫颈或阴道拭子或尿液获得；淋病 PCR 或培养（宫颈或阴道拭子）。

• 有指征考虑孕检。

■ **鉴别诊断**

• 生理性白带。

• 念珠菌病。

• 细菌病阴道炎。

• 毛滴虫病。

• 其他性传播感染包括衣原体、淋病、单纯疱疹病毒感染、人类乳头状病毒。

• 基础皮肤疾病包括银屑病。

• 硬化性萎缩性苔藓（外阴萎缩性营养不良）。

• 先天性畸形，例如输尿管异位。

• 性虐待。

• 缺少润滑、创伤所致的机械性刺激。

• 蛲虫感染。

💉 治疗

■ **药物治疗**

• 药物使用依据病因学检查结果。

• 念珠菌性外阴阴道炎。

- 外用抗真菌药物克霉唑、布康唑、咪康唑或特康唑均可在药店柜台买到。

- 氟康唑 6 mg/kg，最大剂量至 150 mg，一次性口服给药。

- 复发或严重的感染可能需要更长的治疗时间。

• 细菌性阴道炎。

- 选择抗生素确定治疗方案。

- 口服甲硝唑 500 mg，每天 2 次，使用 7 天；或者使用阴道内甲硝唑凝胶 5 天或克林霉素凝胶（使用 7 天）或栓剂（100 mg 单位的药膏，使用 3 天）。

- 单剂药物治疗 BV 有较高的复发率。

- 复发可能需要更长的疗程。

• 毛滴虫病。

- 甲硝唑 2 g，一次口服。

- 为避免再次感染，性伴侣应该在可能情况

下自行治疗。

• 衣原体。

- 阿奇霉素 1 g，一次口服；或多西环素 100 mg，每天 2 次，使用 7 天。

• 淋病。

- 头孢曲松 125 mg，一次肌注。

- 或者加用阿奇霉素 1 g，一次口服；或多西环素 100 mg，每天 2 次，使用 7 天。

• 人类疱疹病毒感染。

- 首次发病：阿昔洛韦 400 mg，每天 3 次，使用 7～10 天；或 200 mg，每天 5 次，7～10 天；可以使用伐昔洛韦或泛昔洛韦替代。

- 防止反复感染的抑制疗法可以使用阿昔洛韦、伐昔洛韦或泛昔洛韦。

• 硬化萎缩性苔藓。

- 轻度的瘙痒考虑温和的润肤剂。

- 较为严重的症状考虑外用皮质激素。

• A 组 β 溶血性链球菌和流感嗜血杆菌。

- 阿莫西林 40 mg/(kg·d)，最大剂量 500 mg，分为每天 2 次，持续 7 天。

• 志贺杆菌。

- 甲氧苄啶/磺胺。

• 蠕虫感染。

- 甲苯咪唑 100 mg 口服，2 周后重复剂量。

- 考虑全家接受治疗。

■ 其他治疗

一般措施

• 良好的个人卫生并避免/去除刺激物包括以下措施：便后洗手、提倡便后从前向后擦洗、使用轻柔无香味的肥皂或乳液、穿棉质内裤并且避免有刺激的沐浴露。

• 温水洗浴/坐浴，随后以流动空气干燥。

• 使用外用润肤剂、含锌软膏或外用弱效激素以帮助减轻瘙痒和(或)炎症。

■ 补充与替代疗法

益生菌对于防止细菌性阴道炎和念珠菌性外阴阴道炎的复发有帮助。

 后续治疗与护理

■ 随访推荐

患者监测

• 如果依据上述或其他治疗方法症状持续，可能另有病因，患者需要由内科医师重新评估。

• 罹患 STI 的患者(例如滴虫病、淋病或衣原体)应该确保其性伴侣同样接受治疗以防复发。

> **注意**
> 服用甲硝唑治疗滴虫病或 BV 的患者应该被明确告知避免饮酒。

■ 患者教育

• 对于青春前期女性：鼓励培养良好的卫生习惯以防止复发。

• 对于性活跃的青年：鼓励常规使用避孕套并考虑与之讨论避孕措施。

■ 预后

在治疗后，阴道炎通常快速缓解，不伴并发症。

■ 并发症

• BV 与早产和未足月生产、胎膜早破以及获得 STI 的风险增加有关系。

• 毛滴虫病。

• 未治疗的淋病和衣原体感染可以导致盆腔炎症性疾病。

疾病编码

ICD10

• N76.0 急性阴道炎。

• N89.8 阴道特指非炎性疾病。

• B37.3 外阴和阴道念珠菌病。

常见问题与解答

• 问：如何诊断 BV？

• 答：BV 是一个临床诊断，下列 4 项实验室检查指标中符合 3 项就可确诊。

- 稀薄的、均质的阴道分泌物。

- 阴道 pH>4.5。

- "吹气"试验阳性。

- 湿涂片或吉姆染色发现>20%线索细胞。

• 问：患者的性伴侣应该接受治疗吗？

• 答：依据阴道炎的病因决定。对于 BV 和念珠菌病而言，性伴侣没有治疗的推荐。对于毛滴虫病患者，性伴侣需要治疗，为减少复发，性伴侣双方在接受治疗直至无临床症状之前应该避免性交。

• 问：在青春前期女性，培养阳性可以确定是感染吗？

• 答：如何区分正常的阴道寄生菌株和潜在致病菌是青春前期女性的一个普遍困惑。有症状的青春期女性培养正常病原菌生长不能作为诊断依据。

阴茎和包皮问题

Benjamin M. Whittam · Mark P. Cain · Richard C. Rink 张斌 译 / 毕允力 审校

 基础知识

■ 描述

阴茎问题。

• 埋藏阴茎。

- 阴茎阴囊处或阴茎耻骨结处的皮肤附着差，易导致阴茎隐匿或者埋藏。

- 耻骨弓上有较厚脂肪垫的肥胖小孩有埋藏阴茎，可以是正常的。

• 阴茎弯曲(下弯)。

- 阴茎勃起时弯曲，可以是侧弯、下弯(最常见)或者背曲。

- 阴茎下弯通常伴有包皮异常。

• 蹼状阴茎。

- 阴茎阴囊处呈蹼状，皮肤分离差，阴茎阴囊角不明显。

• 龟头炎。

- 龟头的炎症。

- 因为那些有生理性包皮垢，或者排尿训练期因排尿时包皮不上翻引起皮炎的男孩，很可能被过度诊断。

- 当感染时，可以引起发热、严重的阴茎蜂窝织炎和水肿。

- 最常见的致病菌是革兰阳性菌，酵母菌是另一种致病菌。

包皮问题。

• 龟头包皮炎。

- 龟头和包皮的炎症。
- 4％的 2～5 岁的未行包皮环切术的男孩。
- 见龟头炎。
• 包茎及包皮粘连。
- 包皮和龟头生理性的附着，保护龟头，并逐渐分离上翻。
- 具有疤痕纤维环阻止包皮上翻。
• 包皮嵌顿。
- 当狭窄的包皮上翻至龟头后方，压迫阴茎导致龟头和包皮水肿，包皮无法复位覆盖龟头。
包皮环切术后问题。
• 包皮粘连。
- 环切后包皮附着于龟头后方。
- 严重的疤痕粘连形成皮桥，不易分离。
• 尿道口狭窄。
- 尿道口缩小。
- 严重的尿道口狭窄可导致尿流向上偏转，排尿费力，排尿时间延长。
• 表皮囊肿。
- 沿着环切疤痕的皮下逐渐增大的小的白色病变。

■ **危险因素**

遗传学

表皮囊肿是皮肤细胞生长过程中被埋藏在皮下所致，但这少见而且一般发生在阴茎或阴囊中缝。

■ **预防**

一些阴茎和包皮问题是可以通过正确的保健和教育而避免。

■ **病因**

• 埋藏及蹼状阴茎。
- 阴囊不同程度的与腹侧阴茎表面融合。
- 阴茎被异常的肉膜组织附着物牵拉。
- 阴茎弯曲（下弯）。
- 阴茎海绵体不对称。
• 龟头包皮炎及龟头炎。
- 病因不明：可能是感染、外伤、接触性刺激和接触性过敏。
• 包茎。
- 可能是不正确的卫生习惯使包皮反复刺激的结果，比如通过包皮排尿或者反复暴力上翻包皮。
• 包皮粘连。
- 生理性粘连：包皮环切后包皮黏附于龟头。
- 外科手术粘连（皮桥）：环切后的疤痕与龟

头黏附，是由于包皮去除后的伤口与龟头之间愈合。
• 尿道口狭窄。
- 尿道口的狭窄继发于反复的尿道口刺激，像与尿不湿反复摩擦，最多见于包皮环切的男孩。
• 表皮囊肿。
- 脱落的上皮细胞在皮肤下方逐渐积累所致。

 诊断

■ **病史**

• 新生儿割礼问题。
• 包皮上翻的能力。
• 未行包皮环切术的男性排尿是否上翻包皮。
• 阴茎勃起时的伸直情况。
• 尿线特征。
• 排尿时包皮是否鼓泡。
• 是否排尿费力。
• 是否有发热。
• 阴茎分泌物。
• 对于大男孩需询问性行为。

■ **体格检查**

• 包皮环切的男性。
- 尿道口大小和位置。
- 包皮皮肤有无多余。
- 包皮与龟头粘连情况，在包皮内外板之间是否有疤痕。
- 龟头或阴茎体是否有损伤或红疹。
- 观察患者排尿，如果有尿流向上偏转，需怀疑有无尿道口狭窄。
• 未行包皮环切的男性。
- 通过适当的力度上翻包皮检查包皮上翻能力。
- 是否有包皮狭窄环。
- 包皮是否有损伤或红疹。

> **注意**
> • 婴儿或幼儿不要暴力上翻包皮，可以持续 3～5 年翻开包皮。
> • 对于埋藏或蹼状阴茎、包皮不对称、明显阴茎中缝偏离的婴儿不要行包皮环切术。
> • 对于尿道口位置异常的婴儿绝对不可行包皮环切术（尿道下裂、尿道上裂）。
> • 包皮上翻后需复位（清洗时、排尿时或检查时），避免包皮嵌顿。
> • 包皮嵌顿属于急诊。越早诊断，越容易治疗和减少手术。

■ **诊断检查与说明**

实验室检查

• 在龟头炎的病例中，扩张包皮（通过血管钳）后排尿，留取尿培养。
• 青春期男性如果有尿道分泌物，做淋球菌和衣原体培养。

💉 **治疗**

■ **药物治疗**

龟头炎及龟头包皮炎。
• 如果无发热，口服一代头孢类抗生素作为首选治疗。
• 如果有发热或进展成蜂窝织炎，可以用四代抗生素（头孢唑啉、克林霉素）。

■ **其他治疗**

一般措施

• 包茎。
- 生理性：无需干预。
- 鼓励良好习惯，比如排尿时上翻包皮至暴露尿道口，避免排尿时通过包皮。在排尿后（或上翻包皮后）需复位包皮，避免包皮嵌顿。
- 给患者宣传未行包皮环切术的阴茎护理的小册子或网站，很有帮助。
- 如果有疤痕纤维阻止包皮上翻，可以用 0.01％～0.05％的倍他米松乳膏涂抹包皮，每天 3 次，持续 4～6 周，可软化疤痕以至于解决包茎问题。根据 Orsola 等的研究，软膏只需小剂量涂在狭窄环上，而且不需要敷料。
- 保守治疗失败的病例，需行包皮环切术。
• 包皮粘连。
- 生理性：以往使用麻醉软膏（利丙双卡因）练习包皮分离。对于婴儿，如果有包皮过长或者明显耻骨弓上脂肪垫易导致阴茎埋藏的，粘连会经常复发，需持续使用护肤膏或油膏，以及家长帮助上翻过长的包皮以避免粘连复发。
○ 许多病例无需治疗，几年后粘连会分离。
○ 广泛粘连伴有包皮过长，如果需治疗，可考虑行包皮环切术。
- 外科手术性粘连（皮桥）。
○ 是由于包皮去除后的切割边缘与龟头之间形成疤痕组织。
○ 这是真正的疤痕，而不是两层表皮粘在一起，所以不像包皮粘连一样很简单的就能分开。随着时间推移也不会解决，如果留有空间，随着生长，阴茎皮肤会转变成龟头颜色,特别是在深色皮肤的患者。

○ 这些粘连可以在治疗室使用利丙双卡因乳膏局麻后进行锐性分离。如果粘连广泛,也可在全身麻醉下进行。

• 尿道口狭窄。

○ 当尿道口狭窄并发尿流向上偏转、尿线偏细(上厕所困难)、排尿费力、排尿时间延长等时,需要治疗。

○ 在治疗室使用利丙双卡因局麻下或者门诊手术行尿道口切开术。

• 表皮囊肿。

○ 这些皮下的皮肤细胞碎片会随着时间逐渐增大。

○ 完整切除是常规治疗手段。

• 龟头炎。

○ 如果是慢性湿气和尿液引起的感染和刺激,可以使用护肤膏或者油膏治疗。

○ 保持局部清洁干燥可以阻止进展。

○ 如果是小的红白斑点(不是包皮垢),可能存在酵母菌感染,需要用抗真菌药,如1%克霉唑加速康复。

○ 需要用抗生素(见"药物治疗")。

○ 如果阴茎蜂窝织炎伴脓性分泌物,往往超过24 h会快速传播,推荐使用抗生素。

○ 对待这类生殖器感染需谨慎,如果在门诊治疗此类患者,需密切随访(24~48 h复查)。

后续治疗与护理

■ 患者教育

• 教育所有未行包皮环切术的男孩在排尿训练期养成良好习惯是非常重要的。

• 患者指导。

- 不要用力上翻包皮。

- 洗澡时用温水轻柔清洗包皮并擦干。

- 教育排尿训练的男孩排尿时上翻包皮。

- 排尿后或者上翻包皮后要复位包皮。

疾病编码

ICD10

• Q55.64 隐匿性阴茎。

• Q54.4 先天性痛性阴茎勃起。

• Q55.69 其他先天性阴茎畸形。

常见问题与解答

• 问:我儿子的包皮和龟头粘在一起,是否需要做包皮环切术?

答:不需要。如果包皮稍微冗长和小的生理性粘连,是不需要治疗的。

• 问:我儿子没有做过包皮环切术,包皮下方有白色黏稠分泌物,是不是包皮感染了?

答:一般不是。这些白色黏稠物质一般是包皮逐渐与龟头分离时脱落的皮肤细胞,也叫包皮垢(Greek for soap)。

银屑病 Psoriasis

Leslie Castelo-Soccio 高珊 译 / 王榴慧 审校

基础知识

■ 描述

皮肤疾病以慢性、复发性为主要特征,最常见的临床表现为鳞屑性、红斑丘疹和伴随增厚白色鳞屑的斑块,通常包括肘部、膝盖和头皮(例如寻常型银屑病)。其他临床类型包括点滴型、红皮病型和脓疱型银屑病。

■ 流行病学

• 没有性别差异。

• 银屑病的起病是双峰式的,通常在20~30岁,较小的第二峰在50~60岁;然而,在任何年龄均可发病,儿童平均的起病年龄为8.1岁。

• 早期起病者与更严重的疾病有关联。

发病率

银屑病全世界普遍发病,但在不同人群中患病率各不相同。在美国的平均患病率据估计为1%~3%。

■ 危险因素

遗传学

• 虽然银屑病具有强烈的遗传倾向,其传播模式未被确定。相较单一基因,更可能由多种遗传因素共同参与并受到环境因素的影响。

• 1/3 的银屑病患者报告有亲戚罹患该病。

• 在家系研究中,当一方家长患银屑病时,8.1%的儿童将受累。

• 当双方家长同时患银屑病时,第二代患病的百分比增至41%。

• 在双胞胎研究中,65%的单卵双生胎儿会同患该病,然而仅有30%的异卵双生胎儿符合上述情况。

■ 病理生理

• 斑块型银屑病以增厚的表皮角化不全,伴随真皮乳头层内扩张扭曲的毛细血管,其上缺少颗粒层为特征。

• 多型核白细胞聚合从真皮乳头层延伸至表皮角质层(例如 Munro 微脓肿)。

• 真皮乳突旁有血管周围的混合浸润。

■ 病因

该病的发病机制尚未明确。目前已经明确的诱发因素包括如下。

• 正常皮肤的创伤,产生局部区域的银屑病(例如同形反应,有时称为 Koebner 现象)。

• 感染(例如上呼吸道感染、化脓性链球菌、人类免疫缺陷病毒)。

• 应激。

• 北半球寒带气候的冬季。

• 某些药物(例如系统激素治疗、锂剂、非甾体类解热镇痛药物和抗疟疾药物)。

■ 常见相关疾病

• 白细胞增多和低血钙症与脓疱型银屑病相关联。

诊断

■ 病史

• 皮疹的第一外观表现。

• 受累区域。

• 最近的疾病,尤其是咽喉疼痛。

• 近来用药史,尤其是系统使用激素。

• 任何与皮肤外伤相关的皮损形态。

• 关节痛。

• 以往的治疗和反应。

• 日光照射后加重。

• 银屑病家族史。

• 症状和体征。

- 皮肤表面增厚的鳞屑。
- 寻常型银屑病。
  ○ 寻常型银屑病表现为边界清楚的红色斑块附以白色鳞屑,皮损最常见于肘部、膝盖、头皮、腰骶部和脐周,但可发生在身体的任何表面和大片区域。
  ○ 间擦部位经常受累,但没有鳞屑。
- 点滴型银屑病。
  ○ 经常表现为儿童和青年人的类型,小型丘疹(0.5～1.5 cm),伴随有限的鳞屑,分布于躯干部和肢体远端。
  ○ 通常与链球菌感染有关。
- 红皮病型银屑病。
  ○ 红斑以及不同程度的鳞屑累及身体的主要部分,伴随寒战是红皮病型银屑病的特征性表现。
- 全身泛发脓疱型银屑病。
  ○ 最严重的类型。
  ○ 在红斑上散发无菌性脓疱可大至23 mm,覆盖身体的大部分。通常情况下,这样的临床表现伴随高热。
- 一种慢性、局限性脓疱病的变异型。
  ○ 注意:经典的斑块型银屑病容易被诊断,但是变异型和临床较轻的病例需要仔细地检查寻找身体上的依据。
- 甲面通常受累,伴随针眼状凹点、角化过度和油斑。
- 头皮耳后和肛周是疾病隐藏的区域。
- 肿胀或变形的关节提示与银屑病性关节炎相关。

■ **体格检查**

- 一次完整的皮肤检查是必需的。
- 去除斑块表面的鳞屑导致出血点,这一特征被称为 Auspitz 征。
- Koebner 现象可能在受到创伤的区域产生线状或几何图形的皮损。

■ **诊断检查与说明**

实验室检查

- 尿酸水平升高是常见的检查发现。
- 金黄色葡萄球菌感染在点滴型疾病中常见,咽拭子培养是恰当的检查方式。
- 其他实验室检查值通常在正常范围内。然而,在更为严重的病例中可以发现贫血,血沉升高以及白蛋白水平降低。

■ **鉴别诊断**

- 经典的斑块型银屑病诊断不难。银屑病的其他类型,包括点滴型、红皮型以及脓疱型,相较之更难识别。
- 鉴别诊断依据银屑病类型的不同包括下列疾病。
  - 钱币状湿疹。
  - 皮肤 T 细胞淋巴瘤。
  - 体癣。
  - 玫瑰糠疹。
  - 急性苔藓痘疮样糠疹。
  - 二期梅毒。
  - 药物疹。
  - 念珠菌病。
  - 脂溢性皮炎。

治疗

■ **一般措施**

- 光疗。
- UVB。
  ○ 在隔离间使用能发射合适的紫外线辐射波长的灯泡,平均每周治疗2～3次。
  ○ 对于点滴型和斑块型银屑病有效。
  ○ 平均治疗时间:3个月,逐步增加暴露时间,在面部应该使用防晒霜。
  ○ 窄波 UVB 代表一种单一波段的 UVB,使用 311 nm 波长;利用幕布或手提设备提供 UVB 光疗,可能在某种程度上更为有效。
- PUVA(补骨脂素和 UVB)。
  ○ PUVA 和口服药物(例如甲氨蝶呤、阿维A)应该仅用于严重的病例并由皮肤科专科医师仔细监测。

注意

可能与其他药物互相禁忌:光敏感药物(例如四环素类、磺胺衍生物、吩噻嗪类、灰黄霉素以及其他)应该在光疗中避免使用。

- 局部外用药物。
- 局部外用皮质激素。
  ○ 使用中至强效外用皮质激素软膏,每天2次。
  ○ 中效剂型(例如0.025%肤轻松软膏、0.1%曲安奈德)更适用于儿童。
  ○ 弱效激素(例如1%和2.5%氢化可的松)应用于面部和间擦区域,以防止萎缩。
  ○ 制剂可以包括油剂和溶液。
- 地蒽酚。
  ○ 地蒽酚,外用30 min后并小心洗去。
  ○ 局部刺激和染色常见,因此面部和间擦部位不能使用该方法。
- 卡泊三烯。

○ 卡泊三烯软膏是一种维生素 D_3 衍生物。
○ 每天使用2次,避免面部和间擦部位。
○ 成人每周的最大剂量是100 g。
○ 有罕见病例发生高钙血症的报道。
○ 有皮质激素/卡泊三烯的联合制剂。
- 他扎罗汀凝胶。
  ○ 一种局部外用类维生素 A。
  ○ 单用可以导致轻至中度刺激。
  ○ 通常作为辅助疗法,与外用皮质激素联合应用,每天1～2次。
- 煤焦油。
  ○ 一种单独使用疗效较弱的制剂。
  ○ 当与 UVB 光疗联合使用时,更为有效。
  ○ 用于不同的洗发水剂型,同样有溶液可以在沐浴时添加使用。
- 系统药物。
  ○ 银屑病尤其严重或当以关节症状为主时可以考虑使用。
  ○ 甲氨蝶呤。
  ○ 异维 A 酸或阿维 A。
  ○ 环孢霉素。
  ○ 生物制剂例如依那西普。
  ○ 由于激素的撤药反应可能伴随脓疱型银屑病的发作,系统性使用皮质激素应该避免。

■ **转诊问题**

- 脓疱程度的显著增加、红斑面积的扩大,或发热可能需要住院接受系统治疗。
- 红皮病型银屑病可能需要住院治疗。
- 成人和儿童银屑病例的心血管疾病和代谢综合征的发病率增加。应该监测患者的血压、血糖、体重和血脂以降低风险。

初始治疗

- 治疗通过局部外用药物、光疗或系统用药实现。
- 局限化的病灶通过局部外用药物治疗,更弥散的疾病使用光疗。
- 系统用药适用于耐药病例。
- 除严重病例,治疗儿童银屑病应该限于外用药物和 UVB 光疗。

后续治疗与护理

■ **随访推荐**

- 局部外用药物治疗需要长期使用,时有间断以最小化其副作用。
- 在夏季,疾病复发可能与日光暴露有关。
- UVB 治疗的平均疗程是3个月,随访可能复发的平均时间是5个月。

预后

• 一旦银屑病出现,通常持续终身。

• 会有不同时段和频率的自发缓解但难以预测。

• 治疗反应依赖于药物的强度和治疗的频率。

• 局部外用药物的改善在 2 周时明显,通常在 2 个月到达顶峰。

• 患者沐浴洗澡去除鳞屑同样刺激疾病。

• 疾病心理学方面,尤其是儿童患者应予以重视。

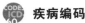 **疾病编码**

ICD10

• L40.9 未特指的银屑病。

• L40.0 寻常性银屑病。

• L40.4 滴状银屑病。

 常见问题与解答

• 问:我的病会变得更严重吗?

• 答:去预测任何患者的自然病程是不可能的,因为它同时受到遗传和每天外界环境因素的影响。尽管没有根治方案,通过治疗可以使疾病处于可控状态。复发的确会发生并且可能持续一段时间。

• 问:当我的疾病处于缓解期时,我能做什么以防止其复发?

• 答:避免创伤并保持皮肤湿润很重要。在夏天,控制日光暴露有帮助。你可能必须在较短的间隔继续其他治疗。任何情况下发

生咽喉痛需要咽拭子培养,如果链球菌感染的情况存在需积极治疗。然而,通常不可能预防疾病复发。

• 问:我的其他孩子会得银屑病吗?

• 答:如果父母双方均未罹患银屑病,另一个孩子患病的概率＜10％;如果一方家长患病,可能性增加至 15％;如果双方家长均患病,概率达到 50％。因此,除非双方家长均患病,其他子女罹患银屑病的可能性不大。

• 问:应激是否导致银屑病加重?

• 答:一些研究提示银屑病的发作反复与增加的应激有关。难以评价应激是疾病的病因或是结果。尽你所能合理缓解应激,但不要纠结于此,把它当做是银屑病的病因。

隐孢子虫病 Cryptosporidiosis

Michelle W. Parker　张雪媛 译 / 王建设 审校

基础知识

描述

隐孢子虫病是一种原虫感染,引起以非血性水样腹泻为特征的自限性的急性胃肠炎。

• 当出现症状时,有腹痛,发热,疲劳,体重减轻,呕吐,头痛,关节痛,通常持续 1～2 周。

• 在免疫受损的患者,胃肠道症状可以是慢性的、反复的、严重的,引起重大的甚至威胁生命的消耗及吸收不良。

• 肠外表现:免疫功能低下的患者偶有肺或胆道(硬化性胆管炎、胆囊炎、胰腺炎),或播散性感染。

流行病学

• 感染的宿主(人、牛和其他哺乳动物)粪便排出隐孢子虫卵囊,并通过粪-口途径传播。

• 疾病通常与饮用及玩耍受污染的水源而感染。传播也可见于儿童保健中心或牲畜之间。

• 隐孢子虫在世界各地均已发现,是旅行者腹泻的原因。

• 因为夏季娱乐用水,隐孢子虫病发病率最高的是儿童,典型的发病高峰在夏季至初秋。

发病率

2005 年发病率开始上升,2007 年达到峰值,共计 11 500 例以上。2010 年,美国报告了近 9 000 名新发病例。

危险因素

• 感染的高危人群是参加日托机构的儿童,照顾患隐孢子虫病的人员(包括儿童抚育工作者、患儿父母、医务人员),在污染水源如溪流中游泳或饮用未保护的井水的人,以及接触到家畜的人,包括在宠物动物园参观的人。

• 因隐孢子虫耐氯,在经氯消毒的泳池中游泳不降低感染风险。

一般预防

→ 为了确保去除隐孢子虫的卵囊,饮用水应充分过滤的颗粒大小为 1 μm 或更小。

→ 如果某个娱乐供水受到污染,应将其关闭,并采取适当的净化措施。

→ 为了其他人,隐孢子虫病患者应在腹泻停止后的 2 周内不能游泳。

→ 接触动物或粪便后的关键是良好的手卫生,用肥皂和水冲洗至少 20 s。

→ 腹泻儿童应直到腹泻好转才参加日托机构。

→ 暴发流行期间,推荐日托机构里在每次使用后对尿布区域消毒,并要经常消毒玩具、

桌面、高脚椅。

• 卵囊能存活相当长时间,并能抵抗多种消毒剂包括氯、碘以及稀释的漂白剂。而煮沸的水或全浓度的漂白剂是最有效的。

• 依据住院患者住院时间的长短推荐接触性预防措施。

• 免疫受损的人应避免接触任何与隐孢子虫病有关的人或动物。

病理生理

• 卵囊通过食物、水、污染的手经粪-口途径传播。

• 潜伏期通常为 3～14 天,平均 7 天。症状缓解后数周或数月卵囊仍可能发生脱落。在大多数人,卵囊的排泄 2 周后停止,免疫功能低下的患者,可以达数月。

• 侵袭小肠和近端结肠的肠上皮细胞导致分泌性腹泻。

• 肠内破坏伴随肠绒毛的萎缩和继发的吸收不良以及肠通透性增加。

 诊断

病史

• 症状的急性发作结合暴露于上述的任一传染源时应及时想到。发热和呕吐是儿童常见的症状,可误诊为病毒性胃肠炎。

• 免疫功能低下的患者如艾滋病患者可能存在慢性严重的消耗性症状。

▪ 体格检查

• 体重的急剧下降。
• 发热。
• 腹部触诊有压痛。
• 脱水。
• 免疫功能低下的患者可能偶有呼吸道症状(呼吸困难)或胆道症状(右上腹疼痛)。

▪ 诊断检查与说明

实验室检查

• 粪便标本中微生物的检测可诊断。卵囊小,大便常规光镜检查可能会漏掉,改良的抗酸染色有助于诊断。
- 荧光染料如金胺 O 检测快速,但有较高的假阳性率。
- 免疫荧光法和酶联免疫吸附测定法也可对抗原进行检测。
- 直接免疫荧光染色法是可选的诊断性实验。
• 不常规进行隐孢子虫检测,需要特别的要求。

▪ 鉴别诊断

• 其他感染性腹泻疾病的病因。
- 病毒性胃肠炎包括轮状病毒、腺病毒、星状病毒;杯状病毒包括诺如病毒、巨细胞病毒。
- 细菌性胃肠炎包括沙门菌、志贺菌、耶尔森菌、弯曲菌、肠毒性大肠杆菌、霍乱弧菌。
- 难辨梭菌性小肠结肠炎。

- 寄生虫性胃肠炎包括贾第鞭毛虫、阿米巴、环孢子虫、等孢子球虫属、微孢子。
• 非感染性腹泻性疾病的病因。
- 过敏性结肠炎,炎症性肠病,肠易激综合征,阑尾炎,肠套叠,肠旋转不良/扭转,乳糜泻或其他吸收不良。

💉 治疗

▪ 药物治疗

• 对于免疫功能正常的患者,该病通常是自限性的,没有必要治疗。
• 营养不良的患者首选硝唑尼特口服治疗 3 天。
• 1~3 岁儿童剂量为 100 mg,每天 2 次;4~11 岁为 200 mg,每天 2 次;成人为 500 mg,每天 2 次。
• 对于免疫抑制患者,抗逆转录病毒疗法可提高 CD4 计数并缩短病程。硝唑尼特、巴龙霉素和牛免疫球蛋白也被试过,但没有强有力的数据支持其疗效。

▪ 其他治疗

一般措施

液体和电解质可通过口服或静脉途径替代。

🔄 后续治疗与护理

▪ 随访推荐

患者教育

• 因为卵囊可在临床症状消失后数周随大

便排出,应注意到无症状的患者仍可在家庭和日常接触中传播感染的重要性。
• 要求患者大便隐孢子虫检查阴性方可入日托机构并不是疫情控制的措施。重复化验是昂贵的。

▪ 预后

• 对于免疫功能正常的宿主,胃肠疾病是自限性的,通常持续约 10 天。通常需要的只是支持疗法。
• 对于免疫功能低下的患者,腹泻可致严重衰弱,常常危及生命。通常需要积极的支持疗法联合抗菌药物治疗和免疫重建。

ICD 疾病编码

ICD10

• A07.2 隐孢子虫病。

❓ 常见问题与解答

• 问:隐孢子虫病应被认为是哪些疾病的鉴别诊断?
• 答:任何以水样泻起病的具备上述任一危险因素的患者。
• 问:何时为隐孢子虫病患儿回归日托机构的安全时期?
• 答:当腹泻症状消失。
• 问:免疫健全的隐孢子虫感染者传染期为多久?
• 答:健康的人可能会在腹泻控制后持续数周至数月排出卵囊。

隐睾 Cryptorchidism

His-Yang Wu 陆良生 译 / 毕允力 审校

🧬 基础知识

▪ 描述

隐睾是指一侧或双侧睾丸未下降至阴囊。未降的睾丸在提睾肌过度牵拉下无法保持在阴囊的底部。隐睾通常会和回缩睾混淆。回缩的睾丸并不总在阴囊内,但是在牵拉提睾肌后总是能够位于阴囊底部。

▪ 流行病学

3%的足月新生儿伴有隐睾。

3 个月后该比例将至 1%。

发现隐睾的两个高峰:出生后以及 5~7 岁。后一组可能代表了低位隐睾的患者,在其生长期变得明显。

双侧隐睾占隐睾患者的 10%。

5%的隐睾患者被发现是单侧无睾症。

▪ 遗传学

隐睾的男孩中,4%的父亲和 6%~10%的兄弟也患隐睾。隐睾的家庭成员中隐睾患病率为 23%,而对照的亲戚中是 7.5%。雄

激素受体基因突变和孤立性隐睾没有关联。隐睾患者 HOXA10、HOXA11、HOXD13、ESR1、INSL3 和 LGR8/GREAT 受体基因的异常正在研究中。

▪ 病理生理

正常睾丸下降发生在孕 7 个月时。

大部分在生后未降的睾丸会在生后 3 个月内自行下降,可能和使生殖细胞成熟有关的促性腺激素刺激有关。

未降的睾丸在年龄 3 个月和 5 岁时同样

显示不够成熟。

- 在 3 个月时,胎儿性腺母细胞转化成为成人精原细胞。

- 5 周岁时,成人精原细胞变成初级精母细胞。

- 这两个阶段在未降睾丸出现异常,对侧已经下降的睾丸程度要轻一些。

- 既往认为未降睾丸在生后至 1 周岁之间是正常的观念是不正确的,因为这源于全部生殖细胞计数而未考虑是否成熟。

- 5 周岁以后,对于异常部位睾丸的热效应开始独立于内分泌效应存在。

■ **病因**

• 有多重机制包含于 2 种假说中。

- 低促性腺激素性性腺功能减退症。

- 异常的机械因素(引带、附睾、生殖股神经支配、腹内压)。

• 尽管隐睾的男孩确有引带附着的异常,机械理论并不能解释隐睾中的组织学改变。

- 许多隐睾的男孩晨尿中黄体生成素偏低,黄体生成素及卵泡刺激素对促性腺激素释放激素的反应下降,反映了未降睾丸和对侧已降睾丸生殖细胞的发育异常。

- 正常的生后 60～90 天的促性腺激素分泌高峰在有些隐睾的患者缺如或不足。没有这一高峰,Leydig 细胞不能增殖,睾酮不能增加,生殖细胞不能成熟,可能导致不育。这提示与轻度内分泌异常有关,隐睾可能是低促性腺激素性性腺功能减退症的一类变异。

- 继发性隐睾发生于腹股沟手术后,与局部瘢痕组织或伴有斜疝的小男孩隐睾诊断困难有关。

■ **常见伴发疾病**

• Prune Belly 综合征、Klinefelter、Noonan 和 Prader-Willi 综合征患隐睾风险增加。

• 隐睾伴尿道下裂患者性发育异常疾病(DSD)的概率增加,发生于 30%～40% 的患者,主要与促性腺激素缺乏或睾酮合成缺陷有关。

诊断

■ **病史**

• 外源性母体激素(不育症治疗中使用)。

• 母亲口服避孕药。

• 近亲。

• 泌尿系统畸形或新生儿死亡家族史。

• 早产。

• 中枢神经系统疾病。

• 既往腹股沟手术史。

• 早熟。

• 不育。

■ **体格检查**

• 隐睾可能位于阴囊上方,会阴浅袋或腹股沟管内。区别睾丸能否触及对于治疗非常重要。

• 患者检查时蛙式位端坐。

- 用温暖的手检查对侧已降睾丸的大小、部位、质地。

- 在髂前上棘检查未降睾丸。

- 由外侧向中线触摸。

- 一旦触及睾丸,一只手抓住睾丸,另一只手将睾丸向阴囊方向推。

- 结合触摸和牵拉,有时睾丸能送入阴囊。

- 将睾丸保持在阴囊内 1 min 使提睾肌过度牵拉。

- 松开睾丸,如果保持在原位,诊断为回缩性睾丸。

- 假如睾丸立即回缩,诊断为隐睾。

• 对于检查困难的患者(6 个月或青春期肥胖儿),让他们足跟并拢双膝外展的坐位可以帮助提睾肌松弛。用肥皂或润滑剂打湿手指可以增加手指触诊小的、移动的睾丸的敏感性。

■ **诊断检查与说明**

实验室检查

• 对于典型的单侧可触及或不可触及睾丸,不需要进一步检查。

• 对于双侧隐睾,一侧睾丸触及,不需要进一步检查。

• 对于单侧或双侧隐睾伴尿道下裂的患者,双侧不可触及的隐睾需要查染色体,并评估内分泌。

• 如果患者有双侧未触及隐睾,年龄<3 个月,血清 LH、FSH、T、AMH 激素水平需要检测明确是否有睾丸存在。

• ≥3 个月的儿童,假如睾丸存在,HCG 激发试验会检测到睾酮。激发试验无反应结合高 LH/FSH 要考虑无睾症。

影像学检查

超声、CT 和 MRI 可以发现腹股沟隐睾,但是这类隐睾通常可以触及。对于腹内睾,影像学检查仅有 50% 的准确率。术前的影像学检查不是必需的,因为手术方案

的制定建立在临床和麻醉下的体格检查上。

■ **鉴别诊断**

• 回缩性睾丸和隐睾容易混淆。鉴别的关键是体格检查。

- 所有的回缩睾和许多隐睾可以送入阴囊。

- 回缩睾在提睾肌过度牵拉后睾丸保持在阴囊。

- 低位隐睾在牵拉后迅速回缩至原位。

• 萎缩或消失的睾丸可以位于正常睾丸下降路径至阴囊的任何部位。

- 它们被认为是新生儿血管缺血造成。

- 对侧睾丸可以代偿性肥大,但是这不是一个可靠的诊断线索。

• 无睾症或 DSD。

- 80% 的未触及睾丸出现在腹腔或腹股沟管。

- 双侧未触及睾丸者需要内分泌评估,以排除无睾症或 DSD。

 治疗

■ **其他治疗**

一般措施

• 隐睾患者应该在 3 个月内接受外科评估。

• 激素治疗。

- 激素治疗在欧洲广泛应用以诱导睾丸下降。促性腺激素释放激素和 HCG 都有使用,长期成功率在 20%。

• 大部分低位隐睾治疗有效,但是有 25% 的复发率。

• 最近的来自欧洲小儿内分泌医师推荐外科手术是更好的选择。

- 由于这些原因以及促性腺激素释放激素和在美国不应用 HCG,美国大多数的治疗是外科手术(睾丸固定术)。

- 睾丸固定术后的激素治疗在高危患者可以帮助提高精液分析结果,这在欧洲和美国已经进入初期研究阶段。

■ **手术与其他治疗**

目的是将睾丸下降至阴囊内。

• 避免睾丸的持续热损伤。

• 治疗伴发的疝囊。

• 避免睾丸扭转及损伤。

• 获得良好整形外观并避免阴囊空虚的心理影响。

• 能够使大龄儿童睾丸肿瘤自检。

后续治疗与护理

■ **随访推荐**

患者监测

成功的睾丸固定手术以后,患者在 6～12 个月时检查睾丸大小和位置。在青春期再次检查评估手术效果,同时需要每月睾丸自检以早期发现睾丸肿瘤。回缩睾患者每年检查一次,直至 7 周岁,因为有 0～5% 的患者最终发现睾丸位于阴囊外。

■ **预后**

• 外科手术不能逆转隐睾成熟异常,但是能避免热损伤。

• 父母常常关注远期生育。

- 对于早期接受手术的患者,90% 的单侧隐睾和 65% 的双侧隐睾会有生育能力。

- 对于担心不育风险的患者,可以在 18 周岁时做精液分析。

• 外科手术如果在 13 周岁前完成,睾丸肿瘤的风险相对会降低。

- 所有患者在青春期应该学会每月睾丸自检。一些隐睾是肿瘤的高危因素(Prune-Belly 综合征、生殖器模棱两可、染色体异常或青春期后的男孩)。

疾病编码

ICD10

• Q53.9 未特指的睾丸未降。

• Q53.10 未特指的睾丸未降,单侧。

• Q53.20 未特指的睾丸未降,双侧。

常见问题与解答

• 问:如果阴囊中只有一个睾丸,会影响生育吗?

• 答:一般来说,只有一个睾丸降入阴囊的患者将来的生育能力是健全的,有双侧睾丸未降病史的人生育能力受影响更明显。

• 问:为什么对睾丸回缩的患儿要随访?

• 答:对某些患儿来说,区别是睾丸回缩还是睾丸未降存在困难。有些患儿长大后会被发现是真性的睾丸未降。应教男孩在青春期每月自查睾丸的方法。

隐球菌感染 Cryptococcus Infections

Eric S. Kirkendall · Samir S. Shah 张琰 译 / 谢新宝 审校

 基础知识

■ **描述**

隐球菌病是一种由新型隐球菌感染所致的机会性真菌感染,可涉及多个器官、系统,包括中枢神经系统、肺脏、骨骼、内脏器官和皮肤。Gattii 隐球菌是一种较少见的病因。

■ **流行病学**

• 儿童感染隐球菌大多数发生于免疫低下人群,包括恶性肿瘤、艾滋病毒、实体器官或骨髓移植者。

• 20% 隐球菌感染住院患者发生在正常人群。

• 人与人之间无传染性。

• HIV 感染者,隐球菌发生率成人为 5%～15%,通常 CD4$^+$ 淋巴细胞计数 <50/mm^3;儿童为 0.8%～2.3%,儿童感染率较低与接触新型隐球菌较少有关。不同年龄人群新型隐球菌血清学阳性率不同,新生儿为 0,学龄期儿童 4.1%,成人 69%。

• 实体器官移植者中新型隐球菌的感染率为 1%～3%,通常在移植后 1 年发生。

■ **一般预防**

• 高强度抗逆转录病毒(HAART)治疗可预防 HIV 感染者感染隐球菌。

• 氟康唑主要预防有 HIV 感染的新发隐球菌感染者,除了个别实施 HAART 治疗和对高级别的抗逆转录病毒耐药的患者,不常规推荐该药。

• HIV 感染者完成抗隐球菌感染治疗后推荐采用氟康唑维持(抑制)治疗。CD4$^+$ 淋巴细胞计数低的 HIV 感染者,如果没有维持治疗,复发率为 100%;如果用两性霉素 B 或伊曲康唑维持治疗,患者复发率为 18%～25%;如果用氟康唑维持治疗,患者复发率为 2%～3%。

• 对于正接受 HAART 治疗的 HIV 感染者,如 CD4$^+$ 淋巴细胞 >100/mm^3 及 HIV 病毒载量低于检测下限可不用药物预防。

• 在 HIV 阴性的免疫功能低下者抗隐球菌病治疗后,氟康唑维持治疗的时间尚未达成共识,多数学者认为在急性期初治疗结束后应至少口服氟康唑[6 mg/(kg·d)]1 年,然后根据免疫抑制的水平重新评估用药。

■ **病理生理**

• 吸入含有酵母的雾状颗粒是主要感染途径,皮肤和胃肠道也是感染的途径。

• 保护性免疫反应需要特异性的 T 细胞介导。

• 中枢神经系统新型隐球菌感染由血行播散引起。

■ **常见相关疾病**

• 在美国,新型隐球菌是真菌性脑膜炎最常见的病原。

• 播散性感染在免疫功能完好的人群中罕见。

• 在隐球菌性脑膜炎的成人患者中有 13% 伴肺囊虫肺炎。

• 高达 50% 的肺部感染患者没有症状,肺感染可以是局灶性也可以是播散性的。

• 在播散性隐球菌感染的患者中 10% 有骨骼受累。

• 皮肤受累表现为急性起病,由于血行播散或骨骼感染后蔓延导致皮肤破溃。

诊断

■ **病史**

• 隐球菌脑膜炎可以表现为缓慢或急性疾病。

• 隐球菌性脑膜炎的症状有头痛、精神不振、低热、恶心、呕吐和精神状态改变(包括行为改变),畏光不常见。颈抵抗、局灶的神经系统体征(例如听力下降、面神经麻痹或复视)、惊厥等很少发生。

• 儿童肺部隐球菌原发感染情况没有详细描述的病例,因为很多病例在确诊时已经表现为播散型病例了。50%的成人肺部隐球菌原发感染有咳嗽和胸痛，少部分病例有咳痰、体重下降、发热和咳血。

• 在免疫力低下人群，感染的起病更急，进展快，病情更严重。

■ 体格检查

• 没有什么体征可以将隐球菌感染和其他感染区别开来，尤其是免疫低下人群。

• 中枢神经系统受累：颈抵抗、畏光及局部性神经系统功能障碍。

• 呼吸系统受累：咳嗽、呼吸急促、打鼾、肋下或肋间隙凹陷及呼吸音减弱或叩诊音呈浊音。

• 皮肤表现：红斑或疣状丘疹、结节、脓疱、痤疮样皮损、溃疡、脓肿或肉芽肿。皮损可以发生在任何部位，但是在面部和颈部最多见。

− 10%～15%的播散型患者发生黏膜与皮肤损害。

■ 诊断检查与说明

实验室检查

• 腰椎穿刺：诊断隐球菌性脑膜炎。

− 脑脊液细胞计数和分类，脑脊液蛋白、葡萄糖测定，细菌培养，真菌和病毒检测。发现病原体可能需要较多的脑脊液。

− 脑脊液白细胞 < 500/mm³（通常 < 100/mm³），多核为主，蛋白轻度异常，超过65%的患者脑脊液糖含量<50 mg/dl。

− 印度墨汁染色（不常做）显示50%的患者可发现酵母。

− 约90%的患者脑脊液培养是阳性。

− 隐球菌多糖抗原乳胶凝集试验具有特异性强、敏感而快速。如果有可靠的阴性对照，滴度>1：4提示存在隐球菌感染。

− 合并肺炎的HIV感染者，CD4⁺淋巴细胞计数<200 个/mm³ 应行深真菌培养、血真菌培养和血清隐球菌抗原凝集实验，腰椎穿刺排除隐球菌性脑膜炎的可能。如果任何一个实验提示可能有新型隐球菌感染，应该行腰椎穿刺检查来除外隐球菌性脑膜炎。

− 血培养和血清隐球菌抗原滴度诊断播散型隐球菌感染。90%以上合并脑膜炎的播散型隐球菌感染血清隐球菌抗原阳性。

• 痰培养：诊断隐球菌肺炎。

• 皮肤或骨活检：诊断皮肤或骨关节隐球菌感染。

• HIV实验：所有隐球菌感染的患者都必须进行免疫功能的评估，包括HIV检测。

• 外周血细胞分类：可以显示嗜酸细胞增多（嗜酸细胞绝对值计数>1 500/mm³）。

• 血清电解质：低钠血症，为隐球菌脑膜炎的并发症。

影像学检查

• 胸部X线：隐球菌肺炎患者可见肺部局灶或孤立的结节，弥漫性渗出，胸腔积液。

• 头颅CT或MRI：可以显示肉芽肿性病变（隐球菌性脑瘤；约15%的脑膜炎患者）或颅内高压；头颅MRI显示几乎一半的患者血管周围间隙增大。

■ 鉴别诊断

• 尽管隐球菌感染最常见于伴有CD4⁺淋巴细胞减少的HIV感染者，但所有免疫抑制的患者（如实体器官移植、淋巴瘤）有发热症状都要考虑隐球菌感染的可能。

• 脑膜炎：病毒感染、结核分枝杆菌抗体和其他真菌感染。

• 肺炎：其他肺部真菌感染，包括曲霉菌、组织胞浆菌病、芽生菌；也要考虑肺炎支原体和结核分枝杆菌感染。

• 骨骼：骨肉瘤。

• 皮肤：传染性软疣、单纯疱疹病毒感染、坏疽性脓皮病、蜂窝织炎。

治疗

• 临床治疗措施取决于患者的病情和机体的免疫状态。

• 肺部和肺外疾病（HIV阴性，非器官移植患者）。

− 如果血清隐球菌抗原阴性且无症状，肺部表现为孤立性结节的免疫功能正常患者可不需要治疗。

− 有症状、肺部广泛受累或有证据表明肺外受累需要治疗。

− 轻/中度患者口服氟康唑6～12 mg/（kg·24 h）（最大剂量400 mg），6～12个月；替代方案：口服伊曲康唑5～10 mg/（kg·24 h）（最大剂量400 mg），6～12个月（药物浓度保持在>1 mg/ml且≤10 mg/ml）或两性霉素B 0.7～1 mg/（kg·24 h）静脉推注，3～6个月。

− 严重疾病：同中枢神经系统感染（见下文）。

− 对于免疫功能低下的患者氟康唑维持治疗（参见一般预防）。

• 肺部和肺外疾病（HIV感染或移植者）。

− 轻或中度患者：氟康唑（口服）6～12个月；同严重情况时的中枢神经系统感染。

− 持续或反复肺部或骨骼疾患考虑手术。

• 中枢神经系统疾病（HIV阴性，非移植者）。

− 诱导/巩固治疗：两性霉素B[0.7～1 mg/（kg·24 h）]联合氟胞嘧啶[100～150 mg/（kg·d）口服，分 q6 h，治疗作用血药物浓度25～100 mg/L]4周；然后氟康唑[10～12 mg/（kg·d）]至少8周，维持治疗氟康唑口服[6 mg/（kg·24 h）]治疗6～12个月。可替代的诱导/巩固治疗方案：两性霉素B联合氟胞嘧啶治疗6～10周。

• 中枢神经系统疾病（HIV感染或移植者）。

− 诱导/巩固治疗：两性霉素B（静脉用药）联合氟胞嘧啶（口服）至少2周，然后氟康唑口服[10～12 mg/（kg·d）]至少8周；氟康唑口服[6 mg/（kg·24 h）]维持治疗。

− 鞘内注射两性霉素B毒性很大，难治性患者可以应用。

− HIV感染者隐球菌感染的复发率较高，需长期应用抗真菌药。

− 两性霉素脂质体[5 mg/（kg·24 h）]或者两性霉素B脂质体复合物[5 mg/（kg·24 h）]静脉用药可以替代两性霉素B，尤其是有肾功能不全和那些接受神经钙蛋白抑制剂的患者。

− 因氟胞嘧啶单药治疗会迅速产生耐药，因此仅用于和两性霉素B联合应用。

• 伏立康唑是一种三环类抗真菌药，在体外被证明对新型隐球菌有很好的抗菌活性，但还需要临床研究。卡泊芬净是一种棘白素类抗真菌药，对新型隐球菌的抗菌效果不是很好。

后续治疗与护理

■ 随访推荐

患者监测

• 因为隐球菌感染有复发的危险，患者在12～18个月内每隔3个月应定期随访1次，免疫功能低下的患者应每2～3个月接受1次评估，即使是维持治疗阶段，也应临床监测防止复发。

• 腰椎穿刺脑脊液复查隐球菌抗原滴度逐渐降低及培养阴性，说明治疗是有效的。急性脑膜炎治疗阶段，脑脊液隐球菌抗原滴度未降低或升高说明治疗无效。

• 血清学抗原滴度不能预测治疗效果。

• 评估隐球菌脑膜炎患者的后遗症。

• HIV感染者需要维持抗真菌治疗（见一般预防）。

预后

- 孤立的肺部或皮肤受累患者很少死亡。
- 隐球菌脑膜炎住院患者死亡率约 20%，无中枢神经系统感染的患者死亡率约 8%。
- 免疫功能正常的脑膜炎患者，不良的预后因素包括血清或脑脊液隐球菌抗原滴度＞1:32 或脑脊液白细胞＜20/mm³。
- HIV 感染的脑膜炎患者，不良预后因素包括低钠血症合并其他部位隐球菌感染、颅内压增高、精神异常。
- 隐球菌脑膜炎患者神经系统功能后遗症高达 40%。
- 在 HIV 感染者的隐球菌感染复发率很高（见一般预防）。

并发症

- 脑膜炎患者颅内压增高。
- 肺、皮肤和骨骼可能受累（见常见相关疾病）。
- 实体器官移植患者接受他克莫司治疗时很少有中枢神经系统受累，而更容易有皮肤、软组织或骨骼受累。
- 当患者的免疫功能不全好转后，隐球菌免疫重建炎症综合征(C-IRIS) 可能导致出现新的临床症状和(或)原临床表现加重。

疾病编码

ICD10

- B45.9 隐球菌病，非特异性。
- B45.0 肺隐球菌病。
- B45.1 脑隐球菌病。

常见问题与解答

- 问：隐球菌感染源是什么？
- 答：鸽子粪和土壤。通常较低等的哺乳动物如猫会感染。但动物传播给人或人传播给动物的情况尚无报道。
- 问：所有感染隐球菌的儿童都有免疫缺陷吗？
- 答：是的。

婴儿猝死综合征 Sudden Infant Death Syndrome

Katherine Deye · Rachel Moon 　王培培 译 / 陆国平 审校

基础知识

描述

- 婴儿猝死综合征（简称 SIDS）是指 1 岁以内的婴儿突然意外死亡，此致命的事件几乎都发生在睡眠中，而经彻底调查仍无法解释死因，包括全面的尸体解剖、死亡周围环境的检查以及临床病史的回顾。
- SIDS 是死亡的一个亚类，被描述为"婴儿的突发意外死亡"（简称 SUDI）或"突发意外婴儿死亡"（简称 SUID）。SUID 可同时包括意料之中的死亡，其包括窒息、诱骗、外伤（车祸伤或非车祸伤）、心律失常、感染、代谢紊乱，以及意外死亡，包括 SIDS 和那些未确定的或不明原因的死亡。

流行病学

- 是新生儿后（＞1 个月）婴儿最常见的死亡原因。
- 意外的高发年龄：2～4 个月；2 周以内或 6 个月以后均不常见。
- 意外在持续增长。
- 20 世纪 70 年代：每 1 000 个活产婴儿中有 2.5 个 SIDS 死亡者；SIDS 当时定义较笼统。
- 20 世纪 80 年代：每 1 000 个活产婴儿中有 1.4 个。
- 20 世纪 90 年代：每 1 000 个活产婴儿中有 1.2 个(1992)，每 1 000 活产婴儿中有 0.7

个(1999)；1994 年鼓励仰卧位睡觉的"仰卧睡眠"运动与死亡率的稳步下降有关。
- 2000 年以后：从 2001 年起，SIDS 发生率基本保持恒定(0.5/1 000 活产婴儿)。
- SUID（窒息等）或其他死亡原因不明或无特殊死亡原因的发生率正在增加。
- 例如，近几年在床上的意外窒息（简称 ASSB）死亡率成 4 倍以上增长。
- 主要是因为死亡现场调查的改进增加，以前被定义为 SIDS 的许多死亡病例现在被归类为由其他死亡因素导致的死亡。

危险因素

- 男性。
- 早产儿或低出生体重儿。
- 不适当的产前护理。
- 贫穷。
- 母亲的教育水平低。
- 产前、妊娠期、生后暴露于二手烟环境。
- 妊娠期及婴儿出生后酗酒及使用违禁药物。
- 母亲药物滥用。
- 母亲年龄小。
- 俯卧位睡眠和侧睡。
- 过热和包得过紧。
- 非裔美国人血统或美洲印第安人或阿拉斯加原住民。
- 睡眠处表面太软。
- 软的和宽松的床上用品。

- 同床，特别是和一个或多个吸烟者同床；或婴儿年龄小于 11 周（即使父母没有吸烟者）；或睡在床上用品太过柔软的表面；或同床的成人饮酒或服用药物；或者同床的并非婴儿的父母；或睡眠处表面太过柔软（沙发、扶手椅、水床等）。

潜在的保护因素包括以下几方面。
- 母乳喂养。
- 午休和睡眠时使用奶嘴。
- 预防接种。
- 同房睡觉但不同床。

遗传学

- 最有可能代表一个异质群体的死因。
- 遗传因素在一些这样的死亡中起一定的作用。候选基因包括编码离子通道的蛋白、血清素转运蛋白、尼古丁代谢酶以及调节自主神经系统发展、炎症反应、能量代谢、低血糖和体温调节的基因。
- 表现为复杂的基因与环境之间的相互作用。
- 父母可以放心，在未来的孩子中复发的概率是很小的，而且将在 SIDS 死亡调查期间接受检查。

预防

- 每次睡觉都把婴儿放在背上直到 1 岁以后。
- 床面硬一些。
- 在婴儿睡觉区域内不要放置毛毯、枕头、婴儿床围垫、皮草,以及其他床上用品等。
- 妊娠期及出生后避免接触二手烟。
- 推荐同房睡觉但不同床。
- 尽可能母乳喂养。
- 在午休和睡眠期间可考虑提供安慰奶嘴。如果是母乳喂养,可等到母乳喂养的习惯建立(约3~4周)后再行提供奶嘴。
- 妊娠期间或出生后不要饮酒及使用违禁药物。
- 避免过热。
- 在睡眠时不要盖住头部。
- 进行预防接种。
- 不要把家庭心电监护仪作为减少SIDS风险的手段。

■ 病理生理
- SIDS"三重风险"的模式描述了可能导致这些死亡的三个因素间的相互作用:脆弱的婴儿、关键的发展时期、有压力的环境挑战。
- 个人特征影响SIDS婴儿的弱点被描述为内在危险因素。例子包括在SIDS尸检婴儿的髓质腹侧发现5-羟色胺受体异常,这暗示着负责唤醒及心肺功能的神经回路的功能紊乱。解剖研究表明5-羟色胺转运基因(简称5-HTT)的突变最终导致神经突触间5-羟色胺的浓度。
- 从出生到6月龄是大脑快速发育成熟的阶段,同样也是运动技能习得的关键阶段,如在威胁生命的换气或窒息情况下抬头或转头的能力。
- 外在风险因素如柔软的床上用品、二手烟、侧睡或俯卧位睡姿、过热,将脆弱的婴儿置于窒息或其他身体伤害的危险中。
- 在面对窒息或其他身体伤害时,觉醒系统的唤醒失败可能是最终导致婴儿死亡的原因。已知的SIDS危险因素与觉醒系统和心肺反应有关。
- 早产儿拥有不成熟的中枢呼吸反应。
- 与仰卧位睡眠的婴儿相比,俯卧位睡眠婴儿的兴奋阈值较高。
- 产前和生后暴露于二手烟环境使对缺氧的反应变迟钝。

 诊断

■ 病史
- SIDS是排他性诊断。
- 应该做全面的后期评估,如死亡环境调查、全面尸体解剖以及婴儿临床病史的回顾。
- 对于环境和导致死亡的因素的采集及

SUID病案的报道,疾病预防控制中心制定了规范化的形式,并在网站 www. cdc. gov/sids/SUIDRFdownload. htm 可查询到。
- 询问父母或其他看护者时,应以一种变通灵活的方式,这样不会使他们感到自责。以下几项应特别查明。
 - 提示在急性或慢性疾病状态的症状和体征(如发热、咳嗽、激惹、乏力和嗜睡)可能导致死亡。
 - 猝死,或与心律失常、癫痫或遗传代谢性疾病有关的家族史。
 - 已知的SIDS和其他SUID危险因素,包括睡姿、睡眠环境、同床、早产、父母吸烟史以及母亲药物滥用史。
 - 提示有意外窒息、扼杀或诱骗的证据。
 - 提示有非意外性外伤、虐待(包括儿童药物滥用,也被称之为"代理性孟乔森症候群")的证据。

■ 体格检查
- 没有明显死亡原因的表现正常的婴儿。
- 可有尸斑和(或)口腔或鼻腔内的粉红色泡沫样分泌物。
- 可有最终的运动活动(拳头紧握、牙关紧闭或大便失禁)。
- 无受伤害或受忽视的症状(营养不良、脱水、消瘦)。
- 死者的尸体需被好好看管:只有医生和验尸者有法律权威来确定死因。

　宣布死亡后尸体的处理或检查可能会违反适用的法律。在复苏过程中使用的所有医疗用品必须留在原处。

■ 诊断检查与说明
　　实验室检查
- 全面解剖,包括颅骨和颅内容物,在所有突然意外死亡的婴儿中必须进行。
- 应进行毒物检测;细菌、病毒和真菌感染的微生物学检测;尿液和血清学检查来明确代谢性疾病——在当地资源和协议的指示下是否在医院或由医生进行检查。
　　影像学检查
- 骨骼检查。
- 在当地资源和协议的指示下是否在医院或由医生进行检查。
　　病理
- 经过详细的死亡环境调查、临床病史以及全面尸检的回顾,当没有其他可确定的死因时,病理学家可对SIDS做出诊断。
- 尚无病理学表现可明确诊断。约80%~

85%的SIDS婴儿在检查时发现有胸腔积血。其他常见的尸检发现包括肺充血和肺水肿以及小气道炎症。

■ 鉴别诊断
- 在近10%~15%的疑似SIDS病例中,一个可能的死因被明确。包括以下几点。
 - 环境因素:窒息(由于覆盖太多、挤压、噎住、堵塞鼻腔或口腔、换气、扼颈、浸在水里等所致);高热,低体温、毒物暴露。
 - 感染因素:脓毒症(细菌、病毒),肺炎,支气管炎,脑膜炎,心肌炎,百日咳。
 - 创伤:意外和非意外性的创伤(脑外伤、腹部外伤、非意外性窒息以及溺水)。
 - 代谢紊乱:电解质紊乱,遗传代谢缺陷、特别是涉及能量代谢与毒物代谢(例如中链酰基辅酶A脱氢酶缺乏症,糖原分解缺陷、氧化磷酸化缺陷、尿素循环缺陷、氨基酸代谢缺陷、糖原累积症)。
 - 先天性或解剖学因素:先天性心脏病、小脑扁桃体下疝畸形、肠旋转不良、肠扭转。
 - 其他:肾上腺功能不全、心律失常(通道疾病)。

💉 治疗

■ 其他治疗
　　一般措施
- 目的是预防而不是治疗。所有的婴儿看护者都要接受减少SIDS危险的方法的宣教,最好是在婴儿出生前。
- 对于经历过SIDS死亡的家庭,悲伤疏导是有帮助的。
- 应给考虑随后妊娠的家庭提供基因和代谢筛查来除外任何可导致SIDS的遗传条件。应强调避免危险因素。然而,讨论需变通灵活,因为讨论危险因素可能带来负罪感,尤其是危险因素与婴儿死亡相关时。

🔖 疾病编码

ICD10
- R99 定义不清和原因不明的死亡。

❓ 常见问题与解答
- 问:SIDS和死因未明之间的区别是什么?
- 答:SIDS是SUID的一个亚类,通常最常被定义为"1岁以内的婴儿突然意外死亡,而经彻底调查仍无法解释死因,包括全面的尸体解剖、死亡周围环境的检查以及临床病史的回顾"(Willinger 等,1991)。当死因不能明确(例如,表现同 SIDS,但死亡发生在意外窒息不能除外的睡眠环境),死因可能"定义不清"或"未明确的"。

• 问:给婴儿安慰奶嘴是否干扰母乳喂养?
• 答:如果婴儿是母乳喂养,那么他将面对一个"乳头混淆"的理论风险。Cochrane 协作网最近关于此主题的调查称"对于被鼓励母乳喂养的母亲来说,在母乳喂养建立前或母乳喂养建立后使用安慰奶嘴并没有明显影响 4 月龄内婴儿全母乳和部分母乳喂养的流行或持续时间"。然而,缺乏 4 月龄以上婴幼儿的长期随访数据。如果在意的话,父母可以等到母乳喂养建立之后再使用安慰奶嘴,通常有 3~4 周时间。

• 问:当孩子趴在父母怀里时是否可以小睡一会?
• 答:不可以。父母经常会在无意中睡着,这样会造成一个危险的处境。同孩子一起在睡椅或沙发上睡觉也是很危险的。

婴儿痉挛 Infantile Spasms

John R. Mytinger 周渊峰 译 / 周水珍 审校

 基础知识

■ 描述

• 婴儿痉挛是癫痫发作,通常与 West 综合征相关——一种严重婴儿癫痫性脑病且经常伴随发育不良。
- 婴儿痉挛以突然的头颈、躯干、上肢和(或)下肢屈曲、伸展或混合屈曲-伸展为特征。
- 婴儿痉挛可以表现轻微,例如腹部肌肉轻微的收缩,或者头、肩或眼睛微小的动作。
- 婴儿痉挛可以单次发生,但成串出现(多在觉醒时发作)是关键的诊断特征。
• 婴儿痉挛经常被忽略为"正常"动作或误诊为胃食管反流或肠绞痛。
• West 综合征有经典三联征:①婴儿痉挛。②发育落后。③高峰失律:一种混乱的、高波幅的脑电图背景夹杂典型的多灶棘波。

■ 流行病学

• >90%的婴儿痉挛在生后第一年发病,典型的在 3~9 个月发病(发病高峰年龄为 4~8 个月,平均 6 个月)。
• 很少在 18 个月后发病。

发病率
发病率为(2~3.5)/10 000 活产婴儿。

■ 病理生理

• 发病机制未明。
• 70%~80%的婴儿痉挛病例有特定的相关疾病,但是这不必然意味着病因和结果之间有直接的关系。

■ 常见相关疾病

• 缺氧缺血性脑病。
• 染色体疾病例如 21 三体综合征。
• 大脑结构畸形,如无脑裂畸形、皮层发育畸形[如巨脑回畸形、无脑回畸形(包括伴染色体 17p13.3 缺失的 Miller-Dieker 综合征)、半侧巨脑回畸形、脑裂畸形、灰质异位和局部皮层发育不良]。
• 卒中。
• 脑室内或脑实质出血。
• 脑室周围白质软化。
• 结节性硬化(TSC)。
• 其他神经皮肤综合征,如神经纤维瘤病 1 型(NF1)、脱色性色素失禁症。
• X 染色体连锁遗传疾病,例如 Aicardi 综合征(女孩发病伴胼胝体发育不全和视网膜脉络膜病)。
• 各种原因导致的脑积水。
• 婴儿痉挛相关的基因扩展列表:*ARX*、*CDLK5*、*FOXG1*、*GRIN1*、*GIN2A*、*MAGI2*、*SPTAN*1、*MEF2C*、*SLC25A22*、*STXBP1*、*SCN1A*、*SCN2A*、*GABRB3* 和 *ALG*13。
• 创伤(通常为非意外创伤)。
• 进行性脑病伴脑水肿、高峰失律和视神经萎缩。
• 感染:脑膜炎,脑炎,TORCH 感染。
• 先天性代谢障碍例如 Menkes 病、氨基酸代谢疾病(如苯丙酮尿症和枫糖尿症)、丙酮酸脱氢酶复合体缺陷、线粒体病(如 Leigh 综合征)、维生素 B6 依赖性癫痫、葡萄糖转移蛋白 1 型缺陷和少见的有机酸尿症(甲基丙二酸尿症)。

诊断

■ 病史

• 描述临床表现,包括首次发作的时间(孤立痉挛发作可以出现在成串痉挛之前)。
• 产前和产时的病史,包括怀孕和分娩的并发症,孕龄和母亲的年龄,出生地(为了追溯新生儿筛查)。
• 缺氧缺血性脑病的病史(产时,心跳停止,溺水,濒于猝死综合征)。
• 流产的病史,婴儿早期死亡,家族成员有胎记或癫痫发作(家族性婴儿痉挛虽很罕见但也可发生)。
• 发育史包括任何技能的丧失(视觉追踪或社交性微笑能力的丧失)。

■ 体格检查

• 头围,先天性畸形(例如唐氏综合征或 Miller-Dieker 综合征),心脏杂音(TSC 的心脏横纹肌瘤),皮肤异常[色素减退斑(TSC 患者出生时可能就会出现,在伍德灯下照射下更加显著)和牛奶咖啡斑(见于 NF1)],肝大(先天性代谢障碍)。
• 眼底视网膜评估(代谢性疾病和 Aicardi 综合征的视网膜脉络膜缺损)。
• 社交性微笑,视觉追踪,肌力(垂直体位,扶持小儿腋下,出现头后垂和躯干摆动),肌张力和反射。

■ 诊断检查与说明

• 虽然几乎所有的婴儿痉挛的儿童脑电图背景活动都不正常,但是只有 60%表现为高峰失律(或为变异型高峰失律),因此对诊断或治疗婴儿痉挛来说,脑电图呈现高峰失律不是必需的。
• 诊断需要通过视频脑电图来判断临床发作表型和背景活动。
• 推荐常规进行头颅 MRI 检查来确定病因。
• 早期诊断和有效的治疗能改善预后。
• 诊断和治疗后脑电图检查应当包括睡眠状态,因为不正常的背景通常出现于非快速眼动睡眠期。

－婴儿痉挛起始的位相性收缩持续 1~2 s，有时可以紧随强直收缩持续 2~10 s。

－多数婴儿痉挛临床发作是对称的，但是不对称痉挛也可发生且提示局部脑损伤。

－脑电图背景活动呈现典型的高波幅慢波和杂乱多灶棘波。

－婴儿痉挛发作期脑电图通常表现为慢波或尖慢波紧随电活动抑制（例如电压衰减）。

• 在脑电图监测下，100 mg 维生素 B_6 静脉输注，出现脑电图背景改善可以帮助诊断维生素 B_6 依赖性癫痫。

实验室检查

• 实验室检查应当重点检查以下可以进行特定治疗的疾病。

－血氨水平。

－血清乳酸水平。

－生物素酶分析（评价新生儿筛查）。

－血清氨基酸（评价新生儿筛查）。

－铜或血浆铜蓝蛋白（Menkes 病）。

－腰椎穿刺诊断葡萄糖转移蛋白 1 型缺陷（比较脑脊液葡萄糖与血清葡萄糖）。

－尿有机酸（少见病因，评价新生儿筛查）。

－任何代谢性、染色体、基因和脑脊液检查必须基于个体而进行；染色体核型和（或）微列阵分析（特别是先天性畸形），IS 相关基因与基因面板检测，全外显子测序。

影像学检查

• 癫痫诊疗常规，推荐选择头颅 MRI 检查。

• 如果可能适合手术治疗，考虑头颅 PET 检查来评估或更好地确定病灶。

其他检查

腰椎穿刺检测神经递质、叶酸代谢产物、四氢生物蝶呤和乳酸。

■ 鉴别诊断

• 易与婴儿痉挛混淆的正常运动：拥抱反射和类似的惊跳反应、觉醒反应；正常睡眠肌阵挛和入睡抽动。

• 易与婴儿痉挛混淆的非癫痫性运动障碍：婴儿早期良性肌阵挛；姿势；过度惊恐；腹绞痛和胃食管反流（Sandifer 综合征①）。

• 易与婴儿痉挛混淆的癫痫综合征：婴儿良性肌阵挛癫痫。

• 新生儿起病的癫痫性脑病可能包括或转变为婴儿痉挛：婴儿早期癫痫性脑病（Ohtahara 综合征）；早期肌阵挛癫痫。

• 儿童癫痫性脑病可能包括或由婴儿痉挛转变而来：Lennox-Gastaut 综合征。

治疗

■ 药物治疗

一线药物

• 普遍接受的一线治疗药物包括促肾上腺皮质激素，大剂量口服皮质激素（HOC）和氨己烯酸。

• 病因可能决定了初始治疗方案：癫痫手术（例如肿瘤、脑积水），生酮饮食（例如葡萄糖转移蛋白 1 型缺陷和丙酮酸脱氢酶复合体缺陷），氨己烯酸（TSC）。

• 所有的方法着重于尽早达到"全部或没有"的电-临床缓解，否则需要及早改变治疗方案。

－如果临床发作治疗在 2 周时无缓解，考虑改变治疗方案。

－如果临床发作缓解，通过脑电图（在不同时程）检查来确定痉挛发作消失。

－如果在脑电图上记录到痉挛发作，考虑修改治疗方案。

• ACTH：

－已有报道大剂量治疗方案，其电-临床缓解率也高（参见 Baram 等 1996 年发表的方案）。

－然而，一项研究发现，大剂量［150 U/（m^2·d）］与低剂量（20~30 U/d）相比，两者电-临床缓解率无差别。

－短疗程 ACTH 副作用也少。

　○常见副作用：体重增加（胃口增加、液体潴留），易激惹，睡眠不安，高血压。

　○少见副作用：高血糖，电解质代谢紊乱（低钾血症），肥厚性心肌病，免疫抑制，胃炎、胃溃疡，骨密度降低，肾上腺皮质功能不全或衰竭。

　○罕见副作用：死亡通常由于免疫抑制后感染所致。

－住院是为了起始治疗和监护人教育的标准执行方案。

　○抑制胃酸产生，避免胃炎、胃溃疡。

　○治疗期间每周 1 次或以上测量血压、尿糖和大便隐血检查。

　○治疗期间每周 1 次电解质检查。

　○如有高血压也需治疗：依那普利或减少 ACTH 的剂量。

• 大剂量口服皮质激素。

－推荐大剂量皮质激素治疗方案（参见 Lux 等 2004 年发表的方案）。

－副作用：起始的住院治疗和监测方案同 ACTH。

• 氨己烯酸。

－起始剂量 50 mg/（kg·d）（每天 2 次），每 3 天增加 50 mg/（kg·d），直至最大剂量 150~200 mg/（kg·d）（每天 2 次）。

－ 2 周内无效，选择其他替代治疗并逐渐减停氨己烯酸。

－如电-临床缓解，维持剂量持续 6 个月，然后逐渐减量。

－警惕发生周边视野缺失的风险。

－短程应用氨己烯酸（例如 6 个月）出现视网膜损伤发生率和程度尚不清楚，但是很少发生。

－就短期临床缓解率来说，激素治疗（ACTH 或 HOC）优于氨己烯酸，因此可能会影响随后的发育结果（至少对那些病因不明确患者来说是这样的）。

二线药物

• 生酮饮食：是一些疾病的治疗选择，对其他疾病也是有效的。

• 唑尼沙胺［5~15 mg/（kg·d），每天 2 次］。

• 丙戊酸：开始治疗前考虑分析 POLG 基因突变［15~45 mg/（kg·d），每天 2~3 次］。

• 口服维生素 B_6：一些维生素 B_6 依赖型癫痫患儿需要长期治疗［例如 10 mg/（kg·d），维持数周］。

• 托吡酯：非一线用药，因为反应率低，但是使用普遍且偶尔有效［10~30 mg/（kg·d），每天 1 次或 2 次］。

■ 手术与其他治疗

• 可能是有效的而且需早期进行（通常在一线药物治疗失败后）。

－例子：中风或半侧巨脑回畸形进行功能性半球切除术，脑积水分流术，肿瘤或局部皮层发育不良切除。

■ 住院事项

初始治疗

按流程治疗后，需要考虑保持代谢稳定和婴儿痉挛出现惊厥性癫痫发作时给予相应治疗。

---

① Sandifer 综合征病理性胃食管反流的患儿呈现斜颈样的一种特殊"公鸡头样"的姿势，其实为一种保护性机制，以保持气道通畅或减轻酸反流所致的疼痛，可同时伴有杵状指、蛋白丢失性肠病及贫血等（译者注）。

后续治疗与护理

▪ 预后

- 预后取决于潜在的病因和相关的疾病。
- 诊断前病因不明和发育正常的患儿预后良好。
- 大约 1/3 患儿早期死亡(多数与潜在疾病相关,罕见治疗相关)。
- 不管是否治疗,婴儿痉挛也会缓解(仅 8% 患儿痉挛发作持续存在超过 7 岁)。
- 早期、成功和持续的电-临床缓解以及治疗间隔短是获得良好结果是必需的。
- 大约 1/3 电-临床缓解的婴儿痉挛会复发而需要重新治疗。
- 大约 1/2 会有其他癫痫发作类型(在婴儿痉挛出现前、以后或同时)。

- 1/5 ～ 1/2 的患儿会演变成 Lennox-Gastaut 综合征。
- 1/5～1/4 预后良好(智力正常或轻度损伤)。
- 大约 1/3 会合并自闭症(常见于 TSC)。
- 大约 2/5 会合并脑瘫。

▪ 并发症

对于激素治疗:坚持 2 个月后接种非活疫苗和 6 个月后接种活疫苗。

疾病编码

ICD10

- G40.822 癫痫性痉挛,非难治性,无癫痫持续状态。
- G40.824 癫痫性痉挛,难治性,无癫痫持续状态。

常见问题与解答

- 问:对于长程的成串痉挛发作,我是否应当用药物终止发作?
- 答:一般来说不需要。婴儿痉挛发作对苯二氮䓬类药物无反应。
- 问:我的患者有婴儿痉挛和不正常脑电图,但脑电图无高峰失律改变,我应当治疗他吗?
- 答:应当治疗,使用一线药物治疗;仅 60% 的婴儿痉挛脑电图有高峰失律。
- 问:监护人认为治疗后婴儿痉挛发作已控制,我还需要对他进行脑电图检查吗?
- 答:是的,婴儿痉挛发作可能很轻微,很难察觉。此外,必须取得脑电图背景改善的证据。

婴儿期功能性腹泻 (幼儿性腹泻)
Functional Diarrhea of Infancy (Toddler's Diarrhea)

Roberto Gugig

叶孜清 译 / 黄瑛 审校

基础知识

▪ 描述

- 幼儿或学龄前儿童活泼好动、身体健康、苗壮成长,除外全身性疾病、感染、吸收不良、营养不良,表现为良性腹泻,病程为慢性。
- 也被称为儿童慢性非特异性腹泻、幼儿性腹泻、儿童肠易激。

▪ 危险因素

遗传学

家庭常有非特异性消化道症状或功能性肠道疾病。

▪ 一般预防

- 限制婴儿摄入富含山梨醇或果糖的果汁,同时推迟引入该类果汁。
- 应指导家长给予急性胃肠炎患儿口服补液(ORS),同时早期恢复正常喂养,避免饮食限制。
- 避免因饮食限制导致热量缺乏。

▪ 病理生理

- 糖吸收不良。
- 急性胃肠炎或其他病毒感染后发生腹泻,

从而进行饮食限制。为弥补粪便中水分丢失,并预防脱水,应当增加经口摄入液体量,包括果汁。
  - 小肠吸收果糖的能力是有限的。由于存在葡萄糖-果糖协同转运,含有等量果糖和葡萄糖的食物,更易被吸收。
  - 过量摄入山梨醇含量高的果汁(其可抑制果糖吸收),或是果糖/葡萄糖比例较高的果汁,可导致果糖吸收障碍;并且由于糖在肠道内发酵,使产气增多。最终导致腹胀、胃肠胀气、腹泻。
  - 结肠功能障碍时,无法将未吸收的糖类发酵为短链脂肪酸(SCFA)。而短链脂肪酸是维持结肠功能、预防结肠相关性腹泻的重要物质。
- 动力障碍:口腔-肛门通过时间短。
  - 肠道动力模式发育未全,进餐后胃无法正常地延迟排空。
  - 低脂肪饮食:高脂肪饮食会延迟胃排空。
  - 过量摄入液体:对于儿童,大量液体会到达盲肠,故婴儿结肠高效运转。过量摄入液体会导致腹泻。
  - 低纤维饮食:膳食纤维是一种促膨胀剂。
  - 粪便中胆汁酸过量:过快通过使过量的结合胆盐进入结肠。细菌降解产生了非结合

胆盐,降低了结肠对纯水的吸收。

▪ 病因

- 营养因素:摄入过量的果汁、高糖、低脂、低纤维饮食。
- 肠道动力障碍(变异性婴儿肠道易激综合征),肠道通过速度快。

诊断

- 典型发病年龄为 12～36 月龄,但亦可出现于 6 个月～5 岁。
- 诊断标准(罗马Ⅲ)。
  - 每天无痛、反复排便 3 次或以上,粪便量大且不成形。
  - 症状持续超过 4 周。
  - 起病于 6～36 月龄。
  - 排便发生于清醒时。
  - 若热量摄入充足,无生长迟缓。
  - 无确切的诊断性检查。根据起病年龄、病史、症状、临床病程及有限的实验室检查,即可作出明确的临床诊断。通常是一个较为明显的情况而不是排除性诊断。

▪ 病史

- 营养史十分重要,需注意"4F"(fiber 纤

维、fluid 液体、fat 脂肪、fruit juices 果汁)以及饮食习惯改变。

• 腹泻。

- 幼儿一天排便次数超过 3 次,或是偶尔一天粪便松软混有食物残渣,属正常情况。

- 儿童症状间歇性发作,通常诊断为反复发作的病毒性胃肠炎。

• 粪便特征。

- 粪便气味难闻且含有未消化的食物残渣。若混有血液或黏液则提示其他诊断可能。

• 腹泻发生的时间。

- 无夜间排便。通常每天第一次排便量大,黏稠度高于之后的排便。

• 近期的肠道感染。

- 家庭成员亦受影响、旅游史、幼托班、感染接触史提示感染的可能。

• 症状与体征。

- 若不能及时明确诊断,鉴别诊断中的任一疾病都可导致严重后果,所以需要详细询问病史。

▪ 体格检查

• 正常:患儿外表健康、进食正常,根据生长曲线可知其生长情况正常。

• 无营养不良或吸收不良表现。饮食调整可能影响体重。

• 腹部触诊若及粪块提示便秘。

▪ 诊断检查与说明

• 仅当病史及体格检查发现相应指征时,进行下列检查有助于诊断。

- 囊性纤维化:汗液测试、粪便胰酶测定、遗传学检测。

- 乳糜泻较为常见,需行血清学检查(项目包括抗肌内膜抗体、组织抗谷氨酰胺酶抗体、血清 IgA 水平)。

- 血常规、铁代谢、维生素水平、血清蛋白。

- 可疑食物过敏原检测(牛奶、大豆、鸡蛋、小麦较常见)。

- 炎症指标。

• 正常生长儿童,腹泻一般不是吸收不良的唯一症状。

实验室检查

• 粪便检查及培养:无白细胞,无血液,无脂肪,无病原体(虫卵、寄生虫、贾第鞭毛虫抗原)。

• 血电解质正常:无脱水。

• 乳糜泻相关血清检查阴性。

• 血常规正常:无贫血。

• 食物过敏原检测:阴性。

影像学检查

通常不需要。腹部平片可示结肠粪便潴留。

诊断步骤与其他

• 尝试补充乳糖酶或回避果汁,可行且具诊断性。

• 呼气氢试验价值有限,而尝试回避牛奶更有益。

• 除非有强有力证据支持其他病因(乳糜泻相关血清检查阳性),极少行小肠活检。

▪ 鉴别诊断

• 需考虑引起慢性腹泻的所有可能病因。

• 感染:细菌,病毒,寄生虫(贾第鞭毛虫、隐孢子虫)。

• 乳糜泻。

• 吸收不良:碳水化合物类:感染后继发性乳糖不耐受、蔗糖-异麦芽糖酶缺乏。

• 胰腺:囊性纤维化、Shwachman-Diamond 综合征、Johannson-Blizzard 综合征、慢性胰腺炎。

• 胆汁酸疾病:慢性胆汁淤积、末端回肠疾病、小肠细菌过度生长。

• 免疫性:牛奶、大豆蛋白不耐受,食物过敏,免疫缺陷。

• 食物过敏。

• 其他:抗生素相关性腹泻、泻药使用、便秘粪便潴留、泌尿道感染、无 β 脂蛋白血症、炎症性肠病、短肠综合征、激素分泌型性肿瘤、人为因素。

• 常见腹泻不伴有生长迟缓的常见病因:便秘、乳糖不耐受、迁移性感染性腹泻。

• 常易忽视便秘相关性腹泻。若腹泻与粪便坚硬交替出现,考虑该诊断可能。

 ## 治疗

▪ 药物治疗

• 如果主要是由于食物因素所致,且腹泻不影响正常生长,则无需药物治疗。

• 甲硝唑可能对未被诊断的贾第鞭毛虫感染有帮助。

• 洛派丁胺有助于恢复正常排便,但问题是治疗疗程。

• 研究表明特定的微生态制剂,如鼠李糖乳杆菌、布拉酵母菌有助于减轻症状。

▪ 其他治疗

一般措施

记录每天饮食及排便情况,有助于找到导致腹泻的特定食物。

▪ 其他疗法

宽慰家长,患儿并无潜在消化道疾病、感染或炎症。

▪ 转诊问题

• 饮食治疗后症状无改善。

• 摄入量充足,仍发生体重下降。

• 出现其他症状(例如,食欲不振、易激惹、发热、呕吐)。

• 脂肪泻、血便、黏液便。

⊕ 后续治疗与护理

▪ 随访推荐

• 若饮食调整后症状改善,则幼儿性腹泻诊断明确,可使家长放心。

• 在调整饮食数日内,应对患儿家长进行电话随访。若饮食调整两周内,患儿症状仍无改善,应重新考虑诊断。进行更多诊断性检查并转诊至专科医生处。

患者监测

• 随访生长指标。

• 随访非功能性疾病相关的症状。

▪ 饮食事项

• 需根据"4F"原则,对于患儿喂养进行调整:

- 应避免过量摄入山梨醇含量高或果糖/葡萄糖比例较高的果汁,如苹果汁、梨汁。

- 选用熟苹果汁或是白葡萄汁更为安全。

- 摄入全麦面包及水果可提供足够的纤维。

- 饮食脂肪摄入量至少占总能量摄入的 35%～40%。全脂牛奶替代低脂牛奶可提供充足的脂肪摄入。

- 有明显液体摄入过量病史者[>150 ml/(kg·d)],液体摄入量应控制在 90 ml/(kg·d) 以下。

• 在开始上述治疗后的数日至数周内,可见症状改善。

▪ 预后

• 预后好。

• 学龄期症状缓解。

• 长期低糖饮食的益处:保持营养均衡、预防肥胖发生。

▪ 并发症

尽管患儿不为症状所困,但家长通常忧心忡忡、深感挫败,需医生经常安慰。

疾病编码

ICD10

• K59.1 功能性腹泻。

• K90.4 不耐受所致吸收不良,不纳入其他分类。

常见问题与解答

• 问:我的孩子得了幼儿性腹泻,哪些方面可证明情况并不严重?

• 答:若您的孩子一般情况正常,看起来健康,感觉良好。孩子的活动与发育并未受腹泻影响。饮食调整后症状即可改善。

• 问:成功的治疗方案包括哪些方面?

• 答:注意饮食中"4F":降低果汁摄入、提高脂肪摄入、降低液体摄入、提高纤维摄入。

• 问:益生菌对于幼儿性腹泻有效吗?

• 答:并无足够证据支持该推荐,但是现有证据表明益生菌可能有助于改善"肠易激综合征的腹泻、腹胀"。

• 问:什么时候应当就诊于儿科胃肠专科医生?

• 答:若严格饮食治疗 2 周后,症状无改善、生长迟缓、存在其他消化道或全身症状,需就诊于儿科胃肠专科医生处。

• 问:我的孩子上了幼托班,或是孩子不注重个人卫生,所以才患了幼儿性腹泻吗?

• 答:不是。功能性腹泻并非感染所引起。

婴儿松弛综合征 Floppy Infant Syndrome

Mayada A. Helal · Ronald D. Cohn 胡超平 译 / 李西华 审校

基础知识

▪ 描述

• "松软婴儿"是指出生时或婴儿早期即出现肌张力低下的一类婴儿,该综合征表现为骨骼肌的肌张力下降,肌肉被动屈伸时抵抗力差。

• 肌张力低下可由中枢神经系统异常(中枢性肌张力低下)、周围神经肌肉接头病变(外周性肌张力低下)或两者混合导致(混合性肌张力低下)。

• 非特异性一过性肌张力低下也可在非神经系统疾病出现,此时多提示为胃肠道、心脏、肺部、感染、肾脏或内分泌疾病。

▪ 流行病学

由于肌张力低下是很多不同性质疾病的共同特征,所以目前尚无综合性的流行病学数据;但总体而言,中枢性肌张力低下较周围性更常见。

▪ 危险因素

遗传背景

大部分婴儿松弛综合征(>50%)与遗传代谢因素相关。

▪ 病因

按病因不同,该疾病分类如下。

• 中枢性:肌张力低下伴警醒力下降,发育迟滞,轻度肌力下降,由上运动神经元损伤导致。

• 周围性:肌张力低下伴肌力明显下降,抗重力运动差,深部腱反射减弱或消失,警醒力正常,由下运动神经元损伤导致(如前角细胞、周围神经、神经肌肉接头或骨骼肌受损)。

▪ 常见相关问题

• 呼吸问题(呼吸暂停/肺通气功能下降)。

• 喂养、吞咽障碍。

• 髋关节脱位、关节挛缩、关节过伸。

• 惊厥发作。

• 认知障碍、发育迟滞。

• 嗜睡。

诊断

病史和体格检查可将患者进行分类:中枢性、周围性或混合性。

▪ 病史

• 孕期和出生史。

- 孕期。

○ 孕母疾病史。

○ 毒物或致畸剂暴露史。

○ 产前超声异常。

○ 羊水过多(产前吞咽功能差)。

○ 胎动减少(神经肌肉接头疾病)。

- 出生史。

○ 胎龄和临床表现。

○ 产伤、缺氧或并发症。

○ 脐带过短。

○ 阿普加评分低。

○ 孕母围生期感染。

• 现病史。

- 癫痫。

- 呼吸暂停。

- 喂养困难。

- 相关畸形或健康问题的系统回顾。

- 运动里程碑延迟。

- 指向中枢障碍的社会交往、精细运动或语言发育里程碑延迟。

• 肌张力低下病程。

- 发病年龄。

- 改善或加重。

• 家族史。

- 近亲结婚。

- 三代以内的家族史,注意询问神经肌肉病、智力低下或反复婴儿死亡等病史。

▪ 体格检查

体格检查有助于区分肌张力低下是上运动还是下运动神经元疾病所致,或两者皆有。操作如下。

• 一般查体。

- 特殊畸形(某些特殊综合征的特征)。

- 警醒状态(神经肌肉接头疾病通常都是警醒的)。

- 自主活动减少。

- 头围大小或形态异常。

- 高腭弓(神经肌肉接头疾病)。

- 舌肌纤颤(前角细胞)。

- 巨舌(糖原累积病)。

- 眼部检查:白内障(过氧化酶疾病)、视网膜色素变性(过氧化酶疾病)、樱桃红斑(糖原累积病)、晶状体异位(亚硫酸盐氧化酶或钼辅助因子缺乏)。

- 脂肪垫异常,乳头内陷(先天性糖基化疾病)。

- 心脏增大和心力衰竭体征(庞贝病)。

- 内脏增大(糖原累积病)。
- 关节挛缩(中枢性、神经肌肉接头或结缔组织病)。
- 髋关节脱位(宫内低肌张力)。
- 关节松弛(结缔组织疾病)。
● 神经系统查体。
- 肌力。
○ 哭声低或进行性减低。
○ 吸吮力差。
○ 面部表情减少(肌病面容)提示面肌无力(强直性肌营养不良,先天性肌营养不良,先天性肌病)。
○ 眼睑下垂和眼外肌麻痹(先天性肌无力综合征,先天性肌病和先天性肌营养不良)。
○ 局部肌力异常:脊肌萎缩症累及膈肌、面肌、盆腔括约肌;神经病表现为远端肌无力,近端回避;肌无力综合征累及延髓和眼外肌。
- 肌张力。
○ 姿势异常(外展,腿外旋,上肢松软无力),拉起身体时头部后仰。
○ 握拳提示痉挛状态。
○ 卧位、俯卧位、水平悬挂以及牵拉下姿势和肌张力异常。
○ 肘部轻松越过胸骨体(围巾征)。
○ 整体肌张力低下,而拇收肌、腕部旋前肌和臀收肌肌张力增高:脑瘫早期。
○ 易疲劳:肌无力综合征的主要特征,但也可出现在其他神经肌肉接头疾病中。
- 腱反射。
○ 腱反射亢进提示中枢性。
○ 腱反射减弱与一定程度的肌力下降在肌病中常见。
○ 腱反射消失、肌力轻度下降是神经源性疾病的典型特征。
● 母亲查体。
- 强直体征(强直性肌营养不良)。
○ 握拳后肌强直(握拳后无法快速松开)。
○ 敲击后肌强直(叩诊锤敲击后肌球无法放松),包括舌肌强直,一种较握拳后强直更有可重复性的肌强直。
○ 运动后肌强直(肌肉自主收缩后放松延迟)。

■ 诊断检查与说明

● 初步检查包括以下几项。
- 电解质(包括钙和镁)。
- 甲状腺功能。
- 肌酶(中枢性多正常,周围或混合性可能升高)。

- 动脉血气。
● 弓形虫、风疹、巨细胞及疱疹病毒等(TORCH)筛查,血、尿、脑脊液培养(感染)。
● 新生儿代谢病筛查。
- 血氨(尿素循环障碍、有机酸血症及脂肪酸氧化障碍时升高)。
- 血、尿和脑脊液乳酸(糖代谢或线粒体疾病时升高)。
- 血、尿氨基酸定量分析(氨基酸病)。
- 血乙酰肉碱和尿有机酸分析(有机酸血症、脂肪酸氧化障碍)。
- 血极长链脂肪酸(过氧化物酶疾病)。
- 尿酸(钼因子缺乏时尿酸低)。
- 转铁蛋白等电聚焦(先天性糖基化异常疾病中异常)。
- 7 - 脱氢胆固醇(Smith-Lemli-Opitz 综合征时升高)。
- 白细胞过氧化物酶分析(溶酶体酶测定)。
- 尿 GAA、GMT(肌酸缺乏)。
- 尿嘌呤、嘧啶(嘌呤、嘧啶代谢性疾病)。
- 脑脊液神经递质。
- 当怀疑肉毒杆菌中毒时检测粪便梭菌毒素(尤其在宾夕法尼亚州,或其他西北地区)。
● 分子诊断。
- 染色体核型分析(先天愚型综合征)。
- 基因芯片、单核苷酸多态性分析(微缺失、重复综合征)。
- DNA 甲基化、MS - MLPA 分析(普拉德-威利、安格尔曼综合征)。
- DNA 基础上的分子检测。
- 外显子测序。

影像学检查

● MRI 观察大脑结构异常;CT 观察颅内钙化灶。
● MRS:评估神经元的完整性(N - 乙酰天门冬氨酸,即 NAA 峰)、脑内异常代谢物的沉积(乳酸、甘氨酸)或重要代谢物的缺乏(肌酸)。
● 肌肉影像:在某些中心被用于描述神经肌病。
● 腹部、盆腔 B 超:评估其他受累器官。

诊断步骤与其他

● 视力、听力评估。
● 心超。
● 怀疑重症肌无力时摄入抗胆碱酯酶。
● 肌电图和神经传导速度测定:评估下运动神经元和定位诊断的有力工具。
● 脑电图:怀疑癫痫时进行。
● 皮肤活检:对成纤维细胞进行溶酶体酶活

性分析,电镜检查观察异常细胞器、包涵体或异常沉积的物质(如庞贝病)。
● 肌肉活检:组织病理学检测、电镜和呼吸链研究[先天性肌病、沉积类疾病(如庞贝病)或肌营养不良]。

■ 鉴别诊断

系统性非神经科疾病如下。
● 急性系统性疾病。
- 败血症。
- 肿瘤。
- 营养不良。
- 胃肠道梗阻或出血。
- 中毒(高胆红素血症,母亲使用镇静剂、止痛药或麻醉剂)。
● 慢性系统性疾病。
- 先天性心脏病。
- 内分泌疾病(甲状腺功能减退症,佝偻病,高钙血症)。
- 肾小管酸中毒。
- 囊性纤维化。
- 营养吸收不良。
- 结缔组织疾病。
○ Ehlers-Danlos 综合征。
○ 马方综合征。
○ Loeys-Dietz 综合征。
○ 成骨不全。
○ 软骨发育不良。
○ 良性关节松弛。
神经科疾病诊断如下。
● 中枢性肌张力低下。
- 累及皮质、小脑和脑干的此类疾病。
○ 脑结构异常(无脑回,前脑无裂畸形)。
○ 缺氧缺血性脑病。
○ 颅内出血。
○ 感染(脑膜炎,脑炎)。
- 染色体疾病。
○ 先天愚型综合征。
○ 威廉综合征。
○ 布拉德-威力综合征。
○ 安格尔曼综合征。
- 单基因疾病。
○ 脆性 X 综合征。
○ 瑞氏综合征,类瑞氏综合征。
○ PTEN 基因相关疾病。
○ Smith-Lemli-Optiz 综合征。
○ 过氧化物酶体病(脑肝肾综合征,婴儿 Refsum,新生儿肾上腺脑白质营养不良)。
○ 先天性糖基化相关疾病。
○ 肌酸缺乏症。

○ 嘌呤、嘧啶代谢病。
- 脊髓相关疾病。
○ 骨髓增生异常综合征（脊髓脊膜突出，双干脊髓，脊髓纵裂）。
- 良性先天性肌张力低下：轻度一过性肌张力低下，而不伴畸形、肌无力或其他神经系统、查体或实验室检查异常。
• 外周性肌张力低下。
- 前角细胞损害。
○ 脊肌萎缩症（SMA）。
○ 伴呼吸窘迫的脊肌萎缩症（SMARD）。
○ 先天性多关节挛缩。
○ 庞贝病（糖原累积病Ⅱ型）。
○ 新生儿脊髓灰质炎。
- 周围神经损害。
○ Dejerine-Sottas 病。
○ 吉兰-巴雷综合征。
○ Charcot-Marie-Tooth 病（CMT）。
○ 家族性自主神经异常。
- 神经肌肉接头异常。
○ 重症肌无力（先天性，一过性）。
○ 婴儿肉毒杆菌中毒。
○ 中毒［高镁血症，抗生素（尤其是氨基糖苷类），非去极化神经肌肉阻滞剂］。
- 肌肉疾病。
○ 先天性强直性肌营养不良。
○ 先天性肌营养不良。
○ 先天性肌病：中央轴空、杆状体、中央核肌病。
○ 代谢性肌病：线粒体和代谢类沉积型肌病。
○ 有机酸血症（巴氏症候群）。
○ 脂肪酸氧化障碍。
• 混合性肌张力低下。
- Dystroglycan 病。
- 脑白质营养不良（卡纳万病，Pelizaeus-Merzbacher 病）。
- Marinesco-Sjoren 综合征。

- 线粒体脑肌病。

治疗

■ 药物治疗
• 抗胆碱酯酶抑制剂和 3,4-二氨基吡啶可用于先天性肌无力综合征。
• 婴儿吉兰-巴雷综合征可用静脉丙球或血浆置换。

■ 其他治疗方法
一般措施
• 在呼吸暂停、通气不足或低氧血症时。
- 气管插管或正压通气可能需要。
- 胸部理疗、抗生素、支气管扩张剂、氧疗可能需要。
- 高镁血症可能导致呼吸暂停。
- 无力的婴儿在汽车座椅上发生急性呼吸问题的风险较大。
• 中毒或代谢性疾病时对应治疗需采取。

■ 补充与替代疗法
• 理疗。
- 有助于维持最大的肌肉功能，减少继发畸形发生。
- 整形科会诊评估髋关节和挛缩的状况。
• 职业治疗。
• 语言疗法。

■ 手术或其他方法
儿童后期手术介入可纠正原发或继发畸形。

■ 住院治疗
住院指征
呼吸困难，喂养不耐受，存活困难或代谢异常。

后续治疗与护理

■ 随访
个体化的多学科护理包括神经科、肺科、整形外科、发育科、理疗科和营养科的介入，关注视力和听力，同时关注监护人或家庭成员的精神心理健康。

■ 饮食
喂养和吞咽障碍可能要求营养补充和（或）胃管鼻饲。

■ 预后
很多肌张力低下的患儿在临床病程上是区别很大的。疾病的严重程度和原发病密切相关，与呼吸、营养因素也息息相关。

■ 并发症
• 呼吸困难或反复肺炎。
• 外表畸形。
• 营养不良。

疾病编码
ICD10
• P94.2 先天性肌张力低下。

问题与解答
• 问：多大年龄以内可以怀疑轻度肌张力低下？
• 答：此种肌张力低下一般在幼儿行走的年龄内存在，即最晚在 18 月龄以内。
• 问：什么临床特征可以帮助鉴别脊肌萎缩症和婴儿肉毒中毒？
• 答：舌肌纤颤在脊肌萎缩症中常见，而瞳孔对光反射减弱可见于肉毒中毒。

鹦鹉热 Psittacosis

Nicholas Tsarouhas 李丽 译 / 陆怡 审校

基础知识

■ 描述
• 具有肺炎和其他系统症状的急性发热。
• 名字来源于希腊语鹦鹉；因此鹦鹉热常被称作"鹦鹉病"。
• 也被称作饲鸟病。

■ 流行病学
• 鸟类是鹦鹉热病原体的主要传染源。

• 几乎所有的驯养或野生鸟类均可以传播该病。
• 在美国，鹦形目的鸟类（长尾小鹦鹉、鹦鹉、金刚鹦鹉）是主要的传染源，但鸽子和火鸡也是常见的元凶。

- 病原体存在于鸟的鼻分泌物、尿液、粪便、羽毛、内脏及肌肉中。
- 最常见的感染途径是感染鸟类的排泄物、尿、分泌物气溶胶的吸入。
- 处理羽毛、被鸟啄伤、嘴与喙的接触可传播感染,且已为人所熟知。
- 鸟可以是健康的,也可以是已发病状态。
- 绝大多数报道的病例(70%)有笼养的宠物鸟(尤其是鹦鹉和长尾小鹦鹉)暴露史。
- 最常见的哺乳类的传染源是羊。
- 进行家禽养殖、宠物贩卖、动物园、农场工作等具有感染危险的职业。
- 很少有人与人之间的传播。

发病率
- 在美国每年仅有 100～200 例的报道。
- 年幼儿童罕见。

■ **危险因素**

与鸟的密切接触,在某些病例是与羊的密切接触。

■ **一般预防**
- 所有的疑似病例均进行流行病学调查。
- 可能感染的鸟类均应捕杀、转运,并由合格的专家进行分析。
- 潜在感染的鸟类居留地应进行消毒和通风。
- 病原体对绝大多数家用消毒剂敏感(外用酒精、来苏尔、漂白剂)。

■ **病理生理**
- 病原体吸入呼吸道。
- 病原潜伏期 5～14 天或更长。
- 通过血流播散到肺、肝、脾脏。
- 肺泡的淋巴细胞性炎症反应。

■ **病因**
- 感染是由鹦鹉热衣原体引起,它是一种寄生在细胞内的病原体。
- 在形态学、抗原学及遗传学上与其他衣原体不同。

■ **常见相关疾病**

肺炎(伴有严重的头痛)是常见的表现。

诊断

■ **病史**
- 必须向父母询问关于鸟类的暴露史,不论是家养还是野生鸟类。
- 症状和体征。

- 突然出现的症状。
- 发热、头痛、咳嗽、乏力、寒战、肌肉痛、关节痛。
- 干咳。
- 呕吐、意识错乱、畏光很少出现。

■ **体格检查**
- 急性病面容、呼吸急促、水泡音、脾大常见,心动过速可见于某些患者。
- 不常见的表现。
- 皮疹。
- 假性脑膜炎。
- 咽部充血。
- 颈部淋巴结病变。
- 肝大。
- 精神状态改变。

■ **诊断检查与说明**

实验室检查
- 常规实验室检查很少有帮助。
- 微生物的特异性检查有诊断意义。
- 补体结合滴定法(见"常见问题与解答")。
- 显微免疫荧光法和多聚酶链反应比补体结合法特异性高。
- 补体免疫结合滴定法不能区分衣原体感染和各种各样的衣原体属感染(鹦鹉热衣原体、肺炎衣原体、兽类衣原体)。

影像学检查
- 90%以上的住院患者胸部 X 线片异常。
- 胸部 X 线通常表现为弥漫的肺间质改变,也可以是单侧下叶实变。

■ **鉴别诊断**
- 出现不明原因发热或非典型肺炎时需考虑鹦鹉热。
- 鉴别诊断应包括以下疾病。
- 肺炎衣原体感染。
- 肺炎链球菌肺炎。
- 军团杆菌类感染。
- 伯纳特立克次体(即 Q 热)。
- 结核。
- 病毒性肺炎。
- 真菌性肺炎。
- 肺炎球菌性肺炎。

治疗

■ **药物治疗**

一线药物
- 四环素[40 mg/(kg・24 h)]或者在≥8 岁时用强力霉素(100 mg, bid)。

- 红霉素[40 mg/(kg・24 h)]在<8 岁的儿童。
- 抗生素必须持续到退热后 10～14 天。

二线药物
阿奇霉素是二线用药。

后续治疗与护理

■ **预后**
- 尽管通常情况下可以完全康复(即使不用抗生素),但仍报道有 15%～20%的致死率。
- 应用抗生素 48 h 有望控制体温和其他绝大多数症状。
- 未经治疗的患者严重的肺炎症状可持续1～3 周。

■ **并发症**
- 肝炎。
- 贫血。
- 血栓性静脉炎。
- 肺栓塞。
- 成人呼吸窘迫综合征。
- 关节炎。
- 角膜结膜炎。
- 心内膜炎。
- 心肌炎。
- 心包炎。
- 脑膜炎:烦躁、谵妄、意识模糊、昏迷。

疾病编码

ICD10
- A70 鹦鹉热衣原体感染。

常见问题与解答

- 问:什么是临床确诊病例?
- 答:临床症状包括发热、寒战、头痛、咳嗽和肌痛,并具备以下条件:①在呼吸道或血液标本中只发现鹦鹉热衣原体。或②急性期与恢复期至少相差 2～4 周的血清相对比,在补体结合实验中或显微免疫荧光法 IgG 4 倍或以上上升高。临床疑似病例具有临床症状和以下中的一条:①血清学结果的支持(在起病后的血清中至少一次测定的 IgM≥32)或②在呼吸道标本中通过聚合酶链式反应检查到鹦鹉热衣原体 DNA。
- 问:作为传染源的鸟类都有疾病表现吗?
- 答:不是。鸟类常常无症状;但也可以有一些症状(即厌食、羽毛不整、精神不振、绿色的水样便)。

硬膜下血肿 Subdural Hematoma

Daphne M. Hasbani · Sabrina E. Smith　万柔　李昊 译

基础知识

■ 描述

硬膜下血肿（SDH）是指血液积聚在硬脑膜下隙、蛛网膜外。尽管可能是皮质动脉或桥静脉撕裂，但出血常常是静脉来源。

■ 流行病学

• 病因多种多样，在所有年龄群都发生。

• ＜1 岁的婴儿的发病率在（20～25）/100 000。

■ 危险因素

• 在婴儿和年幼的儿童中，SDH 常常是虐待时的头部外伤导致的。

• 在较大的儿童中，SDH 常常是由车祸碰撞导致的。

• 新生儿 SDH 发生在自然分娩时，产钳的使用和胎头吸引术可能使发病率更高。出生分娩相关的 SDH 常常能自愈。

• 虐待性头部外伤的危险因素包括残疾或早产的儿童、不稳定的家庭氛围、父母年轻和较低的社会经济水平。

• 有一项研究发现父亲是最常见的元凶，接着是男友、女性临时照顾者和母亲，按降序排列。

• 意外伤害。

遗传基因

除了遗传性凝血功能障碍或代谢性疾病与 SDH 密切相关，没有其他明确的基因遗传倾向。

■ 一般预防

• 家长应接受建议，以合适的方法向孩子传达沮丧和愤怒。当家长生气的时候摇晃婴儿是绝不合适的。

• 自行车头盔、汽车安全座椅、座椅安全带都在预防儿童头部外伤时很有价值。

■ 病理生理

• SDH 可能是急性的或慢性的。

■ 动脉性 SDH 发展迅速，而静脉性 SDH 可慢慢累积，几周或几个月都发现不了。

■ 急性 SDH 包含血液，而慢性 SDH 包含蛋白质渗出液和血液降解物质。

■ 很多慢性 SDH 的潜在病因都是再次出血。

• 一般 SDH 的发生都需要很大的外力，除非有其他基础疾病和情况；SDH 在普通的或极小的外伤时是很少发生的。然而，SDH 在有凝血功能障碍、慢性透析和扩大的脑外间隙或皮质萎缩的儿童中，即使很小的外伤后都可能发生。

• 虐待性头部外伤后的 SDH，往往是由于婴儿的头部对着某个表面撞击（如床垫）。

• 冲击后突然的减速度可能撕裂穿行于硬脑膜下间隙的桥静脉。

• 摇晃-撞击综合征这个名称可能比摇晃婴儿综合征更确切。

■ 病因

• 请见"危险因素"。

• SDH 也可发生在脑室分流和体外膜肺氧合（ECMO）以后。

■ 常见的相关问题

• 一些代谢性疾病，诸如Ⅰ型戊二酸尿症和门克斯病可能与急性和慢性 SDH 有关。

• 车祸撞击受害者的 SDH 可能有其他颅内外伤（如弥散性轴索损伤）有关。

• 外伤性 SDH 常常和大脑钝挫伤有关。其他相关的外伤包括头颅骨折、弥散性轴索损伤和穿透性外伤。

• 后遗症：癫痫、发育迟缓、大脑性瘫痪。

诊断

仔细的病史询问和详尽的体格检查对发现 SDH 可能的病因很重要，获得儿童的神经状态，寻找其他外伤的证据。及时的神经影像学检查很关键。

■ 病史

• 新生儿：因产伤而导致的 SDH 可能表现为昏睡、苍白、喂养困难、呼吸暂停和癫痫。然而，很多有轻度 SDH 的足月新生儿没有症状。

• 婴儿和年幼儿童：SDH 也可能没有特异性昏睡、激惹、呕吐、喂养困难、呼吸暂停和癫痫的病史。

• 年长儿童：外伤史和意识改变。

• 注意事项

－ 如果陈述的病史与外伤的性质或严重程度不符，需引起怀疑。

－ 如果怀疑是虐待，医师和其他有虐待儿童保护经验的保健专业人员应尽早介入。

■ 体格检查

• 新生儿可能表现为反应性下降、隆起的囟门、肌张力减退或肌张力过高。由于 40% 的新生儿是经阴道分娩，视网膜出血在这个年龄段不特异。

• 婴儿和年幼的儿童可能还表现有非特异性的体征，但是局部神经体征也会有表现。视网膜出血最常和虐待性头部外伤有关，但也有报道意外伤害可造成 SDH。双侧视网膜出血合并视网膜脱落尤其和虐待性头部外伤有关。

• 其他儿童虐待的体征包括在不同的愈合时期出现烧灼伤、割痕和淤青，以及皮带印子、咬痕和多处不同时的骨折。

• 较大的儿童体征往往表现为头部外伤、下降的反应能力和局部神经症状。

• SDH 的非特异性体征有呕吐、激惹、昏睡、生长失败、贫血和癫痫。

■ 诊断检查与说明

影像学检查

• CT 扫描是有神经症状体征的急性头部外伤的影像学检查选择。

－ SDH 表现为超轴向区域密度增加、新月形，常常和大脑钝挫伤或包块效应有关。

－ CT 也可能有大脑水肿证据，灰质与白质的区别消失和缩小的脑室。

－ 亚急性 SDH 可能很难与相邻灰质在 CT 扫描上相区分。

－ 灰质与白质的区别可能消失。

－ 慢性 SDH 在 CT 扫描上表现为低密度，常常是双侧的。

• MRI 对明确亚急性和慢性 SDH 很有帮助，以及明确 CT 检查遗漏的小 SDH 出血灶。

• 超声检查很难分辨硬膜下间隙和蛛网膜下隙，因此价值较小。

• 如果怀疑虐待儿童，头颅检查或骨扫描对发现不同年龄的骨折很有用。

• 意外性 SDH 可能在新生儿神经影像学检查中发现，常常不需要干预，密切随访即可。

■ 鉴别诊断

• SDH 常常是外伤性的，但是把意外伤害和虐待性头部外伤区分开来可能比较困难；婴儿坠落可能导致线性头颅骨折但是很少会有 SDH。在非增强头部 CT 上，均匀致密的 SDH 在意外伤害后更常见，而混合密度的 SDH 在虐待后更常见。

• 大头畸形或其他出生以后的症状与体征可能可以帮助确定 SDH 来源的日期，判断是围生期还是新生儿时期。

• 硬膜外血肿、蛛网膜下腔出血和急性 SDH 无法通过临床鉴别。

− 在成年人硬膜外血肿时，有时候会有清醒的间隔，但不是可靠的依据。

− 头颅 CT 用于鉴别不同的占位。

• 慢性 SDH 必须和良性蛛网膜下隙扩大相鉴别，后者是进展性巨颅和超轴索脑脊液密度的液体堆积的自愈性疾病。

− MRI 可以鉴别蛛网膜下隙良性扩大和 SDH。

− 很罕见地，良性蛛网膜下隙扩大的儿童也会发生 SDH。

 治疗

■ 药物治疗

癫痫

• 苯妥英和左乙拉西坦是静脉用药的好选择，苯巴比妥（鲁米那）是合理的替代药，尤其对于新生儿。

• 使用几周预防性抗癫痫药在减少早期创伤后癫痫很有效，但是可能对长期癫痫风险没有影响。

■ 其他治疗

一般措施

• 较大的急性的 SDH 治疗靠手术去除。更小的 SDH 可能可以保守治疗，小心地监测神经系统恶化的体征。

• 当等待手术的时候，注意气道情况、呼吸情况和循环情况（ACB）很关键。如果儿童 Glasgow 昏迷评分<8 或者气道保护性反射功能异常，则应进行气管插管。

• 控制颅内压（ICP）的方法包括升高头部床位 30° 来促进静脉回流以及甘露醇渗透压治疗。

− 应考虑颅内压监测。

− 轻度过通气（PCO_2 30～35 mmHg）可能有帮助，但是不应用于预防。

− 这些方法目前并没有证实会改善较大的

SDH 的长期预后。轻度低温和高渗盐水被用于某些成人脑外伤病例，但是并没有证明其适用于儿童。

• 癫痫发作应及时治疗。

• 慢性 SDH 的治疗有争议性。

− 如果没有颅内压升高体征，可用保守治疗，大部分都能好转。

− 如果颅内压升高可以硬膜下穿刺。

− 如果穿刺不成功，可以放置硬膜下腹膜分流。

• 放置 VP 分流后的 SDH 治疗特别有挑战性。

■ 转诊问题

社会工作服务应该干涉已知的或怀疑的虐待儿童病例。

■ 手术与其他治疗

较大的急性 SDH 选择手术去除。

■ 住院事项

初始治疗

• SDH 的儿童可能表现得特别病态、虚弱。

• 侵略性的急性处理取决于孩子的临床情况。

• 如果需要，进行神经影像学检查，还应及时进行神经外科会诊。

静脉补液

由于低渗液体会恶化大脑水肿，应该给予等渗的液体。

 后续治疗与护理

■ 随访推荐

有头部外伤后神经系统后遗症的儿童应在康复医院治疗以获得好处。

■ 预后

• 总体来说，长期结果和孩子的临床表现状态有关。治疗前长期的颅内压评估、共存的脑部缺血性损伤或显著的大脑水肿是令人担忧的，意味着预后不良。

• 儿童往往比成人有更好的预后，但是<7 岁的儿童比更年长的儿童预后差，尤其是当 SDH 是虐待导致时。

■ 并发症

• SDH 可能导致包块压迫效应、局部神经

体征和昏迷。

• 上升的颅内压和癫痫是其他严重的并发症。

• 因为和大脑钝挫伤有关，SDH 的神经系统后遗症比硬膜外血肿更严重。

• 长期问题包括头痛、癫痫、脑水肿、大脑麻痹、注意力难集中、学校表现差、固定神经功能缺损和神经行为问题。

• 严重的头部外伤后，最终在 10%～15% 的患者中发展为癫痫：这个风险也并不是预防性使用抗癫痫类药物的依据。

疾病编码

ICD10

• S06.5XOA 创伤性硬膜下血肿伴或不伴有意识丧失。

• P52.8 胎儿和新生儿其他颅内（非创伤性）出血。

• P10.0 产伤引起的硬膜下出血。

常见问题与解答

• 问：出血是什么时候发生的？

• 答：对于慢性 SDH，外伤的时间和类型可能很难确立，有时根本没有发现外伤或者外伤在几周甚至几个月前发生。神经系统影像学检查有时可以给出外伤发生的时间。

• 问：在急性 SDH 后应限制做什么？

• 答：由于 SDH 可能在很小的外伤后复发，因此在几周到几个月内小心地避免任何可能有很大坠落风险或者头部撞击的活动，或者直到神经放射学检查证明血肿吸收。

• 问：为什么抗癫痫药不用来预防 SDH 后的癫痫？

• 答：在 SDH 后可能会使用抗癫痫类药物几周来预防早期癫痫。几周之后，药物的风险和副作用超过了癫痫发生的风险。如果癫痫发生时间与受伤时间间隔较长，可以重新开始使用抗癫痫类药物。

• 问：我的孩子从我手臂中挣扎出去，头先落在了地砖上，头部受伤，很痛苦。我会被当作虐待儿童被举报吗？

• 答：如果伤势情况和你描述的病史相符，则不会被举报。在此案例中，最可能的伤势是现行颅骨骨折。如果有其他更严重的颅内伤发生，则可能和视网膜出血无关，可能是其他外伤如不同愈合阶段的陈旧性骨折。

硬皮病 Scleroderma　　　　　　　　　　　Peter Weiser • Randy Q. Cron　孙利 译 / 审校

 基础知识

■ **描述**

- 硬皮病意味着"硬的皮肤"。可以是系统性的或局限性的。
- 系统性硬化症（SSc）或进展性的系统性硬化症（PSS）。
- 弥漫的皮肤系统性硬化：影响皮肤和内脏（肺和消化道）。
- 局限的皮肤系统性硬化，也称 CREST 综合征：是系统性硬化的变异型，表现为钙质沉着、雷诺现象、食管运动功能障碍、硬皮病、毛细血管扩张。
- 局限性。
- 硬斑病。
- 线状硬皮病。
- 刀砍状/帕里布朗伯格综合征。

■ **流行病学**

- 系统性。
- 发病年龄：30～50 岁，在儿童中非常罕见。
- 性别比。
  - <7 岁，男女比相当。
  - >7 岁，女多于男（3：1）。
  - 15～44 岁，女多于男（15：1）。
- CREST。
- 起病年龄小于系统性硬化。
- 几乎在儿童中看不到。
- 女性多于男性。

发病率

- 系统性硬化：每年每百万人口中 0.27 人发病。
- CREST：<1/2 的系统性硬化患者受影响。
- 局限性硬皮病：在儿童期，大约是系统性硬化的 10 倍。

■ **病理生理**

- 系统受累。
- 血管病：基于与雷诺现象的高度相关性，血管损伤导致纤维化改变，是过度矫正的一部分。
- 血清因子：过度表达内皮素，一种有效的血管收缩物质，有促纤维活性。
- 免疫功能失调：自身免疫直接针对结缔组织，如层粘连蛋白或Ⅳ型胶原，血小板源性生长因子受体刺激纤维化。
- 局部表现。
- 改变正常的胶原糖基化和羟基化。
- 可以代表不同的早期和晚期过程。
- 早期：亲水性糖氨聚糖增加，T 细胞增多，巨噬细胞、浆细胞、肥大细胞增生。
- 晚期：胶原含量增加，胶原是初期的、窄的原纤维和不成熟的交叉带，钉突萎缩，上皮组织投射到潜在的结缔组织。

 诊断

■ **病史**

- 皮肤增厚。
- 关节僵硬。
- 皮肤色素脱失。
- 起病隐匿。
- 晨僵。
- 灼心感、吞咽困难、反流、吞咽时咳嗽。
  症状和体征。
- 系统性硬化。
- 诊断标准（需要 1 个主要标准或 2 个次要标准）
- 主要：硬皮病的改变（紧密、厚、硬结），在掌指关节和指趾关节近端。
- 次要：硬皮病的硬皮改变局限于手指（不能捏起手指上的皮肤），指端浅在性溃疡，肺部的双侧基底纤维化与原发性的肺病无关。
- CREST。
  - 非常严重的钙化。
  - 手指的症状较为严重。
  - 与抗着丝点抗体有关。
  - 偶尔演变成其他结缔组织疾病，如混合结缔组织病（MCTD）或系统性红斑狼疮（SLE）。
- 局限性硬皮病。
- 纤维化局限于皮肤、皮下组织和肌肉。
- 系统症状：雷诺现象和内脏受累是非常罕见的，除非出现帕里布朗伯格综合征。
- 类型。
  - 硬斑病：≥1 个椭圆形或圆形的硬结变硬和发白，早期边界有活动性炎症处发紫。变异型：斑块或点状（皮损的数目有限）；泛发型（广泛的）；结节（皮下）。
  - 线样：≥1 处线状区域影响皮下组织、肌肉和骨；可以跨越关节线，也可影响下肢生长。

- 刀砍状：影响面部和头皮，可能与癫痫相关。
- 帕布朗伯格综合征：线状硬皮病表现；皮下组织先天发育不良；神经系统改变，比如脑实质病变致一过性缺血发作，没有直接延伸到头骨。

■ **体格检查**

- 系统性硬化症的表现。
- 皮肤。
  - 阶段 1：水肿——紧张，非凹陷性，可能暖和或有压痛，但经常没有症状。
  - 阶段 2：硬化——蜡样，质地坚硬，皮下组织的结构、手指背部和面部绷紧（前额纹消失、张嘴受限）。
  - 阶段 3：萎缩——外观发亮，色素脱失或色素沉着，皮下组织钙质沉着。
  - 毛细血管扩张：黄斑扩张缓慢充盈，不像蜘蛛样的毛细血管扩张。
  - 手指的皮下组织浆消失和系统性硬化患者指端溃疡愈合延迟。
- 雷诺现象。
  - 原发现象或雷诺病：与基础疾病无关，轻度，75% 为女性。
  - 继发雷诺现象：与基础疾病有关，如 SSc、SLE、干燥综合征、混合结缔组织病、皮肌炎和多肌炎；较为严重。见于 90% 的系统性硬化症患儿。
  - 三相：指端发白处与正常颜色皮肤（动脉血管收缩）边界清晰；然后为发绀（静脉瘀滞）、红斑；手指感觉刺痛/麻木（血管舒张反射性充血）。
  - 经常为手指，也可以是足趾、鼻、耳朵和舌头；经常见于拇指。
- 钙化：特别是关节伸侧表面，仅见于系统性硬化型。
- 误区。
  - 没有认识到系统性硬化中的张口受限。
  - 没有评估雷诺现象的甲周甲襞的改变，毛细血管脱落、袢扩张，偶尔有多余的角质和指端浅在性溃疡。
- 肌肉骨骼。
  - 增厚筋腱膜的"咯吱声"。
  - 挛缩，特别是近端指间关节和肘关节。
  - 相关的关节炎。
  - 不到 30% 的患者存在肌肉炎症。

－胃肠道。

○ 口腔周围的黏膜毛细血管扩张。

○ 张口距离减少,继发于唇部皮肤的紧绷。

○ 干燥综合征,合并腮腺炎。

○ 牙齿脱落,继发于牙周膜病。

○ 食管疾病:食管炎,偶尔有溃疡或狭窄。

○ 大肠病变较为少见。

－心脏。

○ 原发病。

○ 可能由于冠状动脉和肺动脉高压的雷诺现象。

○ 心肌炎可能。

－肺部。

○ 间质纤维化,伴随逐渐消失的血管床,并导致肺心病。

○ 器质性疾病是普遍的;通常是无症状的,可能出现干咳、运动性呼吸困难和胸腔摩擦。

○ 既有肺血管病变,又有肺实质病变。

○ 原发的肺血管病变合并右心衰。

－肾脏:由于肾血浆流量下降,出现蛋白尿、高血压、肾危象。

－中枢神经系统:脑神经受累,特别是三叉神经感觉分支。

－干燥综合征。

○ 口干症(口干)。

○ 干燥性角结膜炎(眼干)。

■ 诊断检查与说明

实验室检查

无特殊的检查。

－系统性硬化。

○ 抗核抗体(ANA):经常阳性。

○ 血红蛋白:25% 的患者合并贫血,由于慢性疾病或硬皮病肠道吸收不良,导致维生素 B_{12} 和叶酸缺乏。

○ 嗜酸细胞增多:50% 的患者可出现。

○ Sclero-70 抗体(scl-70 或拓扑异构酶1):26% 的成人患者阳性,与周围血管病变的患者相比,在弥漫疾病的患者中较为多见。

○ 抗着丝粒抗体:22% 的患者阳性,几乎仅见于 CREST 综合征的患者。

－肌肉活检。

－局限性硬皮病。

○ 嗜酸细胞增多:25%～50% 的患者在疾病活动期出现。

○ ANA:37%～67% 的患者阳性。

影像学检查

• 胸部放射学检查。

－双侧基底肺纤维化。

－肋骨切迹。

－钙化(在 CREST 综合征中)。

• 高分辨胸部 CT。

－毛玻璃改变。

－蜂窝肺。

• 骨放射学检查。

－肢端骨质溶解:从远端指骨丛吸收,特别是严重的雷诺现象的患者。

－关节周围或皮下钙化(15%～25% 的患者)。

－骨侵蚀。

诊断步骤与其他

• 对于干燥综合征。

－眼睛干燥可进行泪液分泌试验。

－唇腺活检。

－孟加拉玫瑰红染色。

• 心电图。

－一度房室传导阻滞。

－右束支和左束支传导阻滞。

－房性期前收缩,室性期前收缩,非特异性的 T 波改变,心室肥厚。

• 肺功能检测。

－限制性肺病:34% 的系统性硬化症的患者有表现。

－双侧基底改变,用力肺活量减少,小气道病变。

－一氧化碳的肺弥漫弥散能力下降:18% 的系统性硬化患者在诊断时存在。

病理

• 组织学。

－皮肤:皮下脂肪消失,成纤维细胞数量增多。

－肌肉:胶原和脂肪增加;免疫荧光阴性。

－食管:纤维组织替代了萎缩的肌肉,通常会影响食管上 2/3 的平滑肌。

• 食管测压和 PH 探针:远端食管蠕动减缓或消失——远端扩张、食管裂孔疝、狭窄。

• 十二指肠和近端空肠第二和第三部分扩张。

■ 鉴别诊断

• 移植物抗宿主病。

• 苯丙酮尿症。

• 伯氏疏螺旋体感染:慢性萎缩性肢端皮炎。

• 迟发性皮肤卟啉病。

• 硬肿症。

• 僵硬性皮综合征:真皮黏蛋白沉积,外观正常的表皮下皮下组织硬化。

• 嗜酸性筋膜炎。

💉 治疗

■ 药物治疗

疾病缓解:许多药物已被尝试,但几乎没有对照研究,没有已被证实的治疗。药物包括以下:

• 局部用药。

－咪喹莫特、骨化三醇软膏、补骨脂素紫外线 A 疗法、甲氨蝶呤、霉酚酸酯、环孢素。

• 全身用药。

－秋水仙碱:抑制纤维增生的进程。

－免疫抑制剂:激素、苯丁酸氮芥、甲氨蝶呤、霉酚酸酯、环孢素、环磷酰胺和利妥昔单抗。

• 误区:避免过度运用免疫抑制剂,处于疾病晚期的患者,炎症过程已经缓解。

■ 其他治疗

一般措施

• 护理支持:避免创伤和过度寒冷,保持肢端温暖和干燥。

• 管理雷诺现象。

－避免 β 受体阻滞剂、咖啡因和诱发注意力缺陷多动障碍的药物。

■ 其他疗法

• 物理治疗。

－帮助延缓挛缩和肌肉萎缩的进展。

－误区:不充分的物理治疗会导致永久性关节挛缩。

🔄 后续治疗与护理

■ 随访推荐

患者监测

• 局限性硬皮病。

－检查患者的关节活动度、肌肉块和生长。

－很难随访缓慢的疾病进展,因此建议每 3～6 个月拍照记录皮损。

• 系统性硬化症。

－检查手指的溃疡、关节的活动度、肌肉块和生长。

－每年进行肺功能检测。

－每年进行钡餐检查。

－超声心动图。

■ 预后

• 对于局限性硬皮病,自然病程包括以下各期。

- 初期:炎症。
- 晚期:硬化。
- 临床活动经过 3～5 年基本静止。
- 在线状硬斑病患者中,挛缩和肢体大小的差异可持续。
- 系统性硬化症的患者呈进展性,最终的预后取决于皮肤紧张的严重度、关节的挛缩和内脏的损害。
- 系统性硬化症的死亡率。
- 男性大于女性。
- 非白种人大于白种人。
- 儿童系统性硬化症患者的常见的死亡原因为继发于心脏、肾脏和肺部的并发症。

▪ 并发症

- 局限的。
- 皮肤变厚。
- 关节挛缩。
- 下肢不等长。
- 中枢神经系统出血可见于帕里布朗伯格(Parry-Romberg)综合征。

▪ 疾病编码

ICD10

- M34.9 非特异性系统性硬化症。

- M34.1 CR(E)ST 综合征。
- L94.0 局部硬皮病[硬斑病]。

▪ 常见问题与解答

- 问:活检是必需的吗?
- 答:活检通常有助于诊断的确认和炎症程度的评估。
- 问:Scler-70 抗体有用吗?
- 答:对于诊断并无用处。结果阳性仅见于系统性硬化症患者,有助于预测疾病的严重程度。

幽门狭窄 Pyloric Stenosis

Pradeep P. Nazare 万柔 译 / 郑珊 审校

基础知识

▪ 描述

幽门部肌肉层增生,变长和变厚,导致喷射性无胆汁呕吐和胃出口阻塞。

▪ 流行病学

- 常常在 3～10 周龄发现。
- 发病率男孩:女孩为 4:1,第一胎男孩更容易受影响。
- 在西方人群中白人的发病率更高,(2～4)/1 000 存活婴儿。

▪ 病理生理

- 明显肌肉增长和增生,主要包括环形层和上面黏膜的增生。
- 异常扭曲的增厚的神经纤维生长和(或)没有神经成分。
- 最终结局是完全或不完全幽门通道阻塞。

▪ 病因

- 没有明确的致病因素,但有很多相关研究。
- 基因易感性,不同人种发病率不同,男性多发,遗传综合征合并幽门狭窄。
- 患病父亲的孩子有 3％～5％也患病,然而患病母亲的孩子发病率是 7％～20％。
- 几种生长因子和胃肠多肽,包括促胃液素(胃泌素)和上升的胃酸水平,还有物质 P、EFG、TGF-α 和 IGF-1 的增加,都密切相关。

- 无味红霉素用于暴露后的百日咳预防,因为百日咳可能导致很强的胃和幽门收缩诱发其过度肥大。接触过红霉素的哺乳期母亲显示孩子的幽门狭窄发病率升高。
- 神经分化减退,神经元密度下降,一氧化氮诱导的肌肉松弛也都密切相关。

▪ 常见的相关问题

上升的食管闭锁和旋转不良发生率,在 5％的幽门狭窄婴儿中会发生。

诊断

▪ 病史

- 呕吐。
- 其他状况都健康的足月儿,开始不间断地呕吐。
- 随着时间推移(大约 2 周),频率减慢至接近每次喂养就呕吐。
- 呕吐是很有力的或喷射状的。
- 呕吐物的颜色保留喂养物原色,而且没有胆汁。
- 看上去情况良好但是总是饿。
- 可能有使用抗反流药物或改变奶粉配方,但是无济于事。
- 父母描述尿布变湿的频率减慢。
- 当脱水严重时,婴儿会变得没有生机,昏睡症状增加。

▪ 体格检查

- 脱水。

- 婴儿可能皮肤饱满度下降、囟门平平以及黏膜干燥。
- 婴儿常常有心跳加速和低血压。
- 腹部检查。
- 婴儿喂养后可能有可见的蠕动,表现为从左上腹的波形直到右上腹的幽门。
- 在上腹部中线右侧,有一个能触及的、坚硬的、活动的和没有压痛的包块,被称为一个"橄榄"(45％～75％的病例能够触及)。
- 触诊需要在胃排空后进行,婴儿需要安静和舒适地躺着,完成触诊需要花一定的时间。

▪ 诊断检查与说明

实验室检查

- 低氯血症和代谢性碱中毒。
- 低钾血症。
- 2％～5％的婴儿有与血液中间接胆红素增高相关的黄疸。

影像学检查

- 超声检查。
- 是诊断最主要的形式。
- 超声能够明确增生的幽门部肌肉和幽门处胃壁厚度和通道长度。
- 可以看到"肩样征",是增生的肌肉膨入胃窦腔内。
- 确诊需要肌肉厚度>3 mm,幽门长度>15 mm。
- 胃肠道检查。
- 如果合格的超声检查不可得,上消化道检查是辅助的。
- 可以看到造影剂"线样"通过狭窄的幽门管道。

■ **鉴别诊断**

- 胃食管反流。
- 胃肠炎。
- 牛奶蛋白过敏。
- 解剖关联问题。
 - 旋转不良。
 - 幽门闭锁。
 - 重复畸形。

 治疗

■ **一般措施**

- 电解质紊乱的早期坚定和静脉补液适当纠正。
- 10～20 ml/kg 的生理盐水。
 - 一开始液体维持量半张糖盐水 ＋ 2mEq①KCl/100 ml。
 - 目标尿排出量是＞2 ml/(kg・h)。
- 手术室根治疗，但是不是急诊或非常紧迫要进行。电解质紊乱和碱中毒必须在手术前纠正。
- 手术后进食常常在术后 4～6 h 开始，呕吐，呕出食物很常见。

- 1～2 天可出院。

■ **手术与其他治疗**

- 幽门肌切开术（Ramstedt 法）：纵向切开，从脐切口或右上腹切口暴露窦幽门的肌肉。
- 腹腔镜幽门肌切开术：是安全、可行的，越来越受欢迎。相比较开放手术，很多外科医师都更喜欢腹腔镜手术。

 后续治疗与护理

■ **随访推荐**

呕吐在术后可能持续几天。

> **注意**
> - 手术前一定要纠正碱中毒，预防拔管困难和术后呼吸暂停及死亡。
> - 婴儿应该进行积极液体复苏。

■ **预后**

死亡率和患病率都很低，手术治疗几乎没有复发情况。

■ **并发症**

- 脱水。
- 电解质紊乱，主要是来自持久呕吐造成的

盐酸和液体丢失，导致低氯血症、低钾血症、代谢性碱中毒。
- 术后并发症。
 - 不完全性幽门肌切开术。
 - 术后呼吸暂停。
 - 黏膜损伤；如果不马上识别和修复可以导致胃漏和败血症。

疾病编码

ICD10

- Q40.0 先天性肥大性幽门狭窄。

常见问题与解答

- 问：为帮助诊断首选的影像学检查是什么？
- 答：腹部超声是最好的检查，能够最清楚地看到幽门。
- 问：为什么氯丢失那么多？
- 答：氯的丢失来源于胃酸的丢失，胃酸的成分是盐酸。
- 问：当我纠正电解质紊乱的时候需要怎么计划？
- 答：纠正液体缺失用(1.5～2)×维持量的液体。用一般生理盐水纠正氯的丢失，用氯化钾纠正钾丢失。

尤因肉瘤 Ewing Sarcoma

Erin E. Karski · Steven G. DuBois　万柔 译 / 董尚然 审校

基础知识

■ **描述**

- 病理类型。
 - 骨尤因肉瘤。
 - 骨外尤因肉瘤（发生在与骨相连的软组织）。
 - 骨或软组织的原始神经外胚层瘤(PNET)。
 - 阿斯金肿瘤（胸壁尤因肉瘤）。
- 最常见的原发肿瘤位置如下。
 - 盆骨(26%)。
 - 股骨(20%)。
 - 胸壁(16%)。
- 流行病学。

 - 儿童和年轻人第二大常见的原发性骨肿瘤，仅次于骨肉瘤。
 - 诊断发现的中位数是 15 岁，然而在各个年龄段都会发生。
 - 男性略微高发。
- 发病率。
 - 美国每年诊断出大约 200～250 个新病例。
 - 美国的年发病率是 2.7 例每 100 万个 15 岁以下的儿童。
 - 大部分（约 65%）发生在 20 多岁。
 - 在撒哈拉以南的非洲和美籍非裔的人群中发病率显著更低。
- 危险因素。

 - 大部分是偶发。
 - 和家族性癌症综合征无关。
 - 很少被报道是继发恶性肿瘤。
 - 一项全基因组相关研究表明，某几个单核苷酸多态性(SNPs)和更高的风险有关。
 - 流行病学研究显示有腹股沟疝或脐疝的患者更高发。
- 预防措施。
  没有已知的预防措施。
- 病理生理。
 - 在 95% 的病例中发现 22 号染色体上 *EWSR1* 基因重排。
  ○ 85% 的病例有 t(11;22) 转位，从而导致 EWS－FLI1 蛋白融合。

---

① 1 mEq＝1 mmol/L×原子价。

○ 10% 的病例有 t(21;22)EWS 和 ERG 之间的转位。

○ 其他转位模式发生在 <1% 的病例中,包括其他 ETS 转录因子家族的成员,例如 ETV1。

- 融合蛋白被认为起到了异常转录因子的作用。

诊断

病史

· 疼痛是最常见的症状。

· 疼痛常常被认为是相应年龄段常见的小型受伤。

· 其他表现症状如下。

○ 能够触及的包块。

○ 发热。

○ 跛行。

- 有转移的患者和骨肉瘤的患者更常见系统性症状(发热、体重下降)。

体格检查

- 可触及的包块(35%)。

- 局部压痛(70%)。

- 关节活动疼痛(35%)。

- 发热(30%)。

- 一般不累及区域淋巴结,但是软组织起源的肿瘤比较多见区域淋巴结影响。

诊断检查与说明

实验室检查

· 全血细胞计数作为骨髓累及的筛查。

· 血清乳酸脱氢酶(LDH)常常在诊断时升高,可以作为预后的参考。

· 化疗前的实验室检查包括肝功能和肾功能测试。

影像学检查

· 评估原发性位置。

- 放射平片显示如下。

○ 受到破坏的病损显示虫蚀样表现。

○ 一层层反应性骨质的骨膜反应表现为"洋葱皮"样改变。

○ 隆起的骨膜形成 Codman 三角。

○ 当在长骨中形成的时候,更倾向于在骨干形成而非干骺端。

· CT 或 MRI 以及平片对于完整地明确原发肿瘤的大小、位置等很重要。

· 25% 的患者在诊断明确时已经发生了转移。

- 肺。

- 骨头。

- 骨髓。

· 评估远处转移。

- 胸部 CT 扫描。

- ^{18}F-代脱氧葡萄糖正电子断层成像(FDG PET)或 ^{99}Tc-二磷酸盐骨扫描。

诊断步骤与其他

· 活检。

- 在活检前向儿科肿瘤学专家和整形外科肿瘤学专家咨询很重要。

- 应该由经验充足的整形外科医生操作。

- 避免污染周围组织。

- EWSR1 转位测试,用荧光原位杂交(FISH)或逆转录 PCR 进行。

- 小蓝细胞癌的细胞膜几乎全都表达 CD99。

- 周围神经上皮瘤(PNET)会有神经分化证明。

· 通过双侧骨髓抽吸和活检来完成转移分期。

· 化疗前做超声心动图检查。

· 鉴别诊断。

- 恶性肿瘤。

- 骨肉瘤。

- 神经母细胞瘤。

- 非霍奇金淋巴瘤。

- 横纹肌肉瘤。

- 其他软组织肉瘤。

- 其他恶性肿瘤的骨转移。

- 良性肿瘤。

- 骨髓炎。

- 腱鞘炎。

- 外伤。

- 朗格汉斯细胞组织细胞增生症。

- 其他良性骨肿瘤。

治疗

化疗

· 化疗对治疗来说很重要。

- 在使用化疗治疗以前,只有 10% 的患者存活。

- 没有转移的患者如使用化疗和适当的局部控制,存活率可达 79%。

- 现代技术无法发现少量隐形微骨转移。

- 在北美,传统标准化疗包括长春新碱、阿霉素和环磷酰胺,每两周为一个疗程,与依托泊苷、异环磷酰胺交替使用。

· 其他正在研究的药物包括喜树碱(伊立替康和托泊替康)、胰岛素样生长因子-1 受体(IGF-1R)抑制剂。

其他治疗

一般措施

· 除了系统性化疗,患者需要肿瘤原发部位和转移处(如果有转移)的局部控制治疗,包括手术、放疗或两者联合应用。

· 局部控制的种类取决于肿瘤的位置和范围、切除术相关并发症以及手术患者切除范围内存在的肿瘤细胞。

· 常见的治疗次序。

- 新辅助化疗。

- 局部控制。

- 辅助化疗。

· 大部分儿童依据大型合作性临床试验治疗或上述临床试验治疗。

· 化疗后常常给予髓系生长因子(例如:粒细胞集落刺激因子)来缩短中性粒细胞减少的时间。

手术治疗与其他

· 如果做局部手术控制,手术目标是移除整个肿瘤以及清除组织边缘肿瘤细胞阴性。

· 保留四肢的手术常常是可以做的,但是某些病例中不是最好的选择。

· 由于尤因肉瘤放疗敏感,所以很少会进行截肢。

化疗

· 如果手术没有有效控制,根治性化疗起到了很好地控制局部转移的作用。

· 化疗还用于以下情况。

- 手术切除前边界肿瘤细胞阳性患者的治疗。

- 胸壁肿瘤细胞学证实胸膜积液恶性肿瘤细胞阳性患者的治疗。

- 转移瘤的治疗,包括肺部转移患者的全肺化疗。

- 有继发恶性肿瘤风险其他疗法。

其他治疗方法

· 物理疗法。

- 所有手术患者术后都应做物理疗法治疗。

- 患者无论有没有手术,治疗相关功能失调的都需要进行物理治疗。

· 生殖内分泌学。

- 由于烷基化化疗在尤因肉瘤治疗中的重要作用,所有患者都应建议做生殖内分泌学门诊咨询,在初始治疗前讨论保留生育能力的措施。

后续治疗与护理

预后

- 所有患者的五年总体生存率大约 60%。
- 是否有转移是预后最重要的因素。
- 确诊时有转移情况的患者,估计五年总体生存率小于 30%。
- 其他不良预后的特征。
- 年龄较大(>18 岁)。
- 盆腔原发肿瘤。
- 较大的原发肿瘤。
- 其他影响的预后因素。
- LDH。
- 人种。
- $p53/p16$ 变异。
- EWSR1/FLI1 转位的亚型不决定预后情况。

并发症

- 化疗急性毒性反应。
- 脱发。
- 骨髓抑制。
- 常常需要血小板和红细胞输注。
- 中性粒细胞减少:增加细菌和真菌感染风险。
- 胃肠道副反应。
- 恶心和呕吐。

- 黏膜炎。
- 肾脏和膀胱副反应。
- 电解质损耗。
- 出血性膀胱炎。
- 放疗并发症。
- 皮肤脱落和红肿。
- 骨髓抑制。
- 手术并发症。
- 伤口裂开。
- 感染延迟效应。
- 心脏毒性(参见"癌症治疗的延迟效应"):
- 蒽环类抗生素(阿霉素)能够导致心脏病变和心衰。
- 风险取决于阿霉素使用的积累剂量。
- 放疗对心脏的放射性增加心脏毒性的风险。
- 患者应每年进行心超评估。
- 生育能力下降。
- 继发性恶性肿瘤。
- 肉瘤可能发生在放疗野。
- 骨髓增生异常综合征和急性髓系白血病可能继发于化疗。

疾病编码

ICD10EM

- L52 尤因肉瘤。

- A18.4 皮肤和皮下组织结核。

常见问题与解答

- 问:什么情况下,尤因肉瘤患儿可以考虑是治愈了?
- 答:大部分尤因肉瘤复发的情况在初次诊断后两年内发生。然而初次诊断后 5 年后迟发性复发也有发现。
- 问:诊断时,尤因肉瘤是不是必须全部切除?
- 答:尤因肉瘤在初诊时往往就很大。标准步骤是先使用化疗以缩小肿瘤尺寸和治疗任何远处的肿瘤细胞。
- 问:手术或放疗哪个对于原发性尤因肉瘤的局部控制更好?
- 答:这个问题有争议。大部分专家更倾向于手术切除,手术能够看清楚病灶也不会造成功能损害。放疗用于手术治疗不佳或不适合手术的患者。
- 问:为什么非洲人和美籍非裔发病率很低?
- 答:尽管基因组成可能影响疾病发生的风险,但是具体机制未知。目前对此的研究正在进行。

疣 Warts
Prina P. Amin · Erika Abramson 高珊 译 / 王榴慧 审校

基础知识

描述

- 疣是常见的、良性的并常有自限性的上皮增生,由人类乳头状病毒(HPV)感染角质上皮细胞所致。
- 疣的种类。
- 表皮的。
- 寻常性疣(寻常疣)。
- 扁平疣(扁平疣)。
- 跖疣(负重部位)。
- 肛门生殖器的。
- 喉部的(喉乳头状疣)。

流行病学

发病率

寻常疣。

- 好发于儿童和青少年。
- 女性比男性更易受累。
- 6～15 岁年龄段的发病率为 5.3%。
- 总计 33% 的学龄期儿童曾患过疣。
- 肛门生殖器疣。
- 在儿童和青少年中的确切发病率未知。
- 大约 1% 性活跃的成年人有外生殖器疣。
- 喉乳头状疣。
- 罕见,没有已知的治愈方法,在宫内或通过生殖道发生传播。

危险因素

- 直接或间接接触。
- 自身接种导致持续感染和扩散。
- 使用公用泳池、浴室以及淋浴室增加感染风险。
- 皮肤创伤和破损增加 HPV 的易感性。

- 时常赤足户外行走同样增加感染风险。
- 足部出汗过多。
- 免疫抑制患者,尤其是移植患者高度易感。
- 在 HPV 暴露后,个体罹患疣的易感因素尚不明确。

一般预防

- 皮肤疣。
- 在温暖潮湿的环境中和公共区域使用保护性鞋类。
- 穿棉袜,每天换 2 次,尤其是在出汗明显时。
- 避免共用剪指甲刀。
- 避免搔抓和咬甲以防止自体种植。
- 肛门生殖器疣。
- 避免与多个伴侣性接触。

- 避孕套可能有保护作用。
- HPV 四价疫苗保护 HPV6、11、16 和 18 亚型感染。
- 年龄在 9～26 岁的男性女性,推荐广泛接种。

■ **病理生理**

- 疣系 HPV 感染上皮细胞所致。
- HPV 病毒复制导致细胞增生排列形成典型皮损。

■ **病因**

- 有超过 150 个 HPV 亚型存在。
- 某些亚型对身体特定部位具有易感性并产生特征性皮损。
- 跖疣和掌寻常疣通常由 HPV1 和 2 感染引起。
- 肛门生殖器疣通常由 HPV6、11、16、18、31 和 45 感染引起。
- 喉乳头瘤样增生与 HPV6 和 11 感染有关联。

诊断

■ **病史**

- 询问疣发病的危险因素。
- 评估亲密接触人(看护者)患疣的病史。
- 评估免疫抑制状态。
- 对于肛门生殖器疣:详细记录性接触史并评估被性虐待的风险。
- 评估症状:疣通常是无症状的,跖疣或近甲旁的疣是例外,可能会有疼痛。
- 评估病程:未干预情况下,疣可能存在数月至数年。

■ **体格检查**

- 普通疣(寻常疣)。
- 粗糙角化丘疹和结节,可以单发或成簇。
- 常常是半球形的。
- 可以全身散发但最常见好发于手指、手、膝盖和肘部。
- 扁平疣(扁平疣)。
- 通常 2～4 mm,轻度突起、顶端扁平的皮损伴随轻微脱屑。
- 跖疣(承重疣)。
- 增厚伴角化过度的皮损,可能触之柔软。
- 倾向好发于足部脚趾的压力点上。
- 可能有明显的小黑点,代表毛细血管栓塞。
- 干扰正常的皮肤纹路。

- 肛门生殖器疣。
- 通常多发,成簇分布的粉色或灰色柔软皮损。
- 四种形态类型:尖锐湿疣(花椰菜的形状)、光滑的丘疹(半球形、肉色)、角化的丘疹(代表寻常疣)、扁平疣。
- 喉疣(喉乳头瘤样增生)。
- 仅在直接呼吸道检查下可见。
- 儿童可能表现为喘鸣、嘶哑以及气道梗阻体征。
- 儿童喉疣通常在 2～3 岁被诊断,绝大多数儿童在 5 岁前出现临床表现。

■ **诊断检查与说明**

- 依据所见的皮损确定诊断。
- 当诊断不明确或疣对治疗不敏感可能是活检的指征。
- 肛门生殖器疣,推荐检查其他的性传播感染疾病。

■ **鉴别诊断**

- 寻常疣。
- 传染性软疣。
- 痣。
- 皮赘。
- 鳞状细胞癌或黑色素瘤。
- 扁平疣。
- 扁平苔藓。
- 苔藓样角化病。
- 跖疣。
- 骨痂。
- 鸡眼。
- 鳞状细胞癌或黑色素瘤。
- 异物。
- 肛门生殖器疣。
- 珍珠样阴茎丘疹。
- 传染性软疣。
- 扁平湿疣(2 期梅毒皮损)。
- 外阴癌。
- 扁平苔藓。
- 鳞状细胞癌。

注意
- 任何罹患肛门生殖器疣的儿童或青少年应该考虑到性虐待,有必要咨询处理儿童虐待专家。
- 任何肛门生殖器疣的儿童患者应该检查其他的性传播感染疾病。
- 任何泛发 HPV 感染的患者,必须考虑潜在的免疫缺陷(包括 HIV)。

治疗

- 概述。
- 疣通常有自限性,可以不治自愈。
- 67% 的疣不需治疗,将会在 2 年之内自行好转。
- 疣伴随疼痛或导致严重社交障碍需要早期治疗。
- 皮肤疣。
- 水杨酸。
- 皮肤疣的一线治疗方案。
- 药店柜台有售(OTC)的配方包含 5%～27% 的水杨酸,每天外用 1～2 次,疗程 12 周。
- 含 40% 强效的黏附药膏是处方药,外用 24～48 h,对跖疣尤其有效。
- 反复使用指甲砂锉、浮石或金属锉刀修理疣体并在治疗前 10～20 min 浸泡疣体可能提高外用水杨酸的疗效。
- 在疣体周围使用薄薄一层凡士林油可以保护旁边健康的组织,防止治疗时产生的疼痛。
- 管带和鼹鼠皮。
- 作为一线治疗。
- 可能有用,尽管有效性的研究结果不一。
- 使用时,将管带或鼹鼠皮切割比疣体大 1/4 in 左右,覆盖 6 天。
- 6 天后去除,浸泡疣体,使用指甲砂锉、浮石或金属锉刀修理;不覆盖过夜。
- 重复 6 天的治疗周期直至疣体消退。
- 冷冻疗法。
- 二线治疗。
- 包含数种方法冷冻疣体,最常使用的是液氮。
- 疼痛,而且比一线药物昂贵。
- 与水杨酸比较,仅有较少数据支持其有效性。
- 最常见在诊室使用,然而更新的冷冻治疗产品 OTC 已有售。
- 三线疗法通常需要由儿童皮肤科医师共同参与实施。
- 光疗。
- 免疫疗法。
- 病损内(注射)治疗。
- 抗有丝分裂疗法。
- 刮除术。
- 激光切削术。
- 肛门生殖器疣。
- 治疗要点。

- 主要的治疗目标是去除有症状的疣体。
- 大多数疣会在治疗开始后 3 个月内清除。
- 治疗并不清除 HPV 感染，防止复发或降低致癌风险。
- 普达非洛（0.5% 凝胶）或咪喹莫特（5% 凝胶）是一线治疗方案（避免在怀孕期使用）。
  - 普达非洛凝胶每 12 h 外用，3 天；随后 4 天不治疗，重复循环直到疣体消失；由于可能的刺激效应，在治疗期避免没有保护措施的性活动。
  - 咪喹莫特：12 岁或以上患者使用，每周 3 次在睡前使用，在 6～10 h 后洗净，持续治疗直至消退。
- 冷冻疗法治疗肛门生殖器疣对于有经验的操作者而言是一种选择。
- 二线治疗选择包括鬼臼树脂、病损内治疗、三氯乙酸、外科切除、激光治疗和光动力疗法。

 后续治疗与护理

■ **随访推荐**

患者监测

患者应该定期随访以评估病损的清除以及监测副反应。

转诊问题

存在下列情况考虑转诊至儿童皮肤专科。

- 皮损不典型或面积广泛。
- 在治疗过程中病变进展。
- 多种治疗方法失败。
- 皮损在面部。
- 经常或持续复发。
- 疣体色素沉着、硬化、溃疡或固定于下方组织结构。
- 单个疣大于 1 cm。
- 免疫抑制的患者。

存在肛门生殖器疣合并下列情况考虑转诊至处理儿童虐待的专家。

- 看护者可疑性虐待。
- 有性侵害者可以接近儿童。
- 儿童揭露其被虐待。
- 儿童大于 4 岁。
- 检测到任何其他性传播感染。
- 体格检查提示任何种类的虐待。
- 在评估性虐待时提供信息者感到不安。

■ **预后**

- 67% 的疣在 2 年之内不治自愈。
- 虽可自愈，仍推荐在疣体较小、数量较少时行早期治疗以防止其增大扩散。

■ **并发症**

- 如果患者抠挖疣，可能发生细菌感染（例如蜂窝织炎或脓肿）。

- 其他并发症通常与治疗相关（包括疼痛和瘢痕形成）。
- 皮肤疣和肛门生殖器疣恶变成为鳞状细胞癌均罕见发生，但在免疫抑制患者中常见。

疾病编码

ICD10

- B07.9 未特指的病毒疣。
- B07.0 跖疣。
- A63.0 肛门生殖器（性病性）疣。

常见问题与解答

- 问：避孕套能够防止 HPV 感染吗？
- 答：避孕套可以降低 HPV 感染的风险。然而，HPV 能够感染避孕套不能覆盖的区域，因此其并不能提供完全的保护。
- 问：皮肤疣患者需要隔离吗？
- 答：不需要。隔离并不完全有效，因为无症状的传染可以发生，加之传播风险很低。
- 问：如何区分胼胝和疣？
- 答：小心使用 15 号手术刀片切削胼胝显示保留的皮肤纹路，不会出血。切削疣通常显露出小黑点，实际是栓塞的小血管。

幼儿急疹 Roseola

Ross Newman · Jason Newland　高珊 译 / 审校

基础知识

■ **描述**

幼儿急疹是一种学龄前儿童的常见疾病，以发热持续 3～7 天，随后快速退热并出现为时短暂的斑丘疹（通常在疾病的第 4 天），仅持续 1～2 天为疾病特点。

■ **流行病学**

- 幼儿急疹影响年龄在 3 个月至 4 岁之间的儿童。发病高峰期是 7～13 个月。
- 90% 的病例发生在出生后的前 2 年。
- 没有性别差异。
- 幼儿急疹可以全年发病，所有季节均可暴发流行。

■ **一般预防**

- 与幼儿急疹相关的病毒通常通过呼吸道分泌物或粪-口途径传播。推荐良好的手卫生习惯。
- 在医院内的暴发流行曾有报道，推荐标准的感染控制警示。

■ **病理生理**

- 潜伏期 5～15 天。
- 典型的当发热消退出现皮疹的模式可能表示在皮肤中的病毒中和作用。

■ **病因**

- 引起幼儿急疹的主要病因是人类疱疹病毒 6 型和 7 型（HHV-6 和 HHV-7）。
- HHV-6 在 1988 年首次被证实与幼儿急疹相关联。
- 6 个月至 2 岁之间到急诊室就医的发热婴儿中，20%～40% 不能解释的发热性疾病与 HHV-6 和 HHV-7 有关。
- 几乎所有儿童会获得首次感染并在 4 岁时 HHV-6 血清学检查阳性。
- 约 30% 感染 HHV-6 的儿童将会呈现经典幼儿急疹的临床表现。
- 幼儿急疹样疾病与多种不同的病毒相关联，包括肠道病毒（柯萨奇病毒 A 和 B、埃可病毒）、腺病毒（1、2、3 型）、副流感病毒以及麻疹减毒活疫苗。

Y

诊断

■ 病史

- 诊断依据典型的临床表现。
- 罹患儿童看上去并不像有病。
- 发热,典型者>39.5℃,持续3～7天。
- 可能伴随轻微咳嗽和急性鼻炎。

■ 体格检查

- 皮疹。
- 红斑性、短暂的斑丘疹。
- 首先出现在躯干,传播到面部和四肢端。
- 在热退后1～2天出现。
- 其他发现。
- 淋巴结肿大。
- 眼睑水肿。
- 有时发生前囟门鼓起。

■ 诊断检查与说明

- 对诊断没有帮助。
- 可以通过聚合酶链反应(PCR)检测HHV-6和HHV-7,但通常并不需要。
- 血常规检查。
- 偶尔会发现白细胞减少症伴随淋巴细胞

增生。
- 血小板减少症可能继发于病毒骨髓抑制。

■ 鉴别诊断

- 幼儿急疹有特征性的临床表现,但的确与其他病毒性皮疹相似。
- 抗生素相关的皮疹是儿童口服抗生素在退热后发生的皮疹。
- 风疹和肠道病毒感染。
- 在学龄前儿童的病毒性皮疹有时与发热同时发生,也称为幼儿玫瑰疹。

后续治疗与护理

■ 预后

绝大多数幼儿急疹患儿会痊愈,不遗留后遗症。

■ 并发症

- 惊厥。
- 幼儿急疹最常见的并发症。
- 约10％～15％的儿童会发生与发热相关的全身强直性抽搐。
- 有报道<200个细胞的无菌性脑膜炎,主要是单核细胞。

- 脑炎。
- 血小板减少性紫癜。

疾病编码

ICD10

- B08.20 幼儿急疹(第6号),未分类。
- B08.21 幼儿急疹(第6号),由人类疱疹病毒6型引起。
- B08.22 幼儿急疹(第6号),由人类疱疹病毒7型引起。

常见问题与解答

- 问:幼儿急疹患儿什么时候可以回到日常护理?
- 答:只要发热消退,就没有播散传染的风险。甚至在有可见皮疹的情况下,患儿也可以回到日常护理。
- 问:发生惊厥的幼儿急疹患儿是否存在长期的后遗症?
- 答:总体而言,这种惊厥是典型的热性惊厥,与正常人群相比,发生神经系统后遗症(例如癫痫)的风险仅轻度升高。

瘀斑 Bruise

Julie W. Stern 俞懿 译 / 翟晓文 审校

基础知识

■ 描述

- 瘀斑是血液外渗到皮肤的结果。按照惯例,经常把瘀点和瘀斑(或瘀青)一起归为一类"紫癜",并定义如下。
- 瘀点:扁平、红色或紫红色;1～3 mm;无变白。
- 瘀斑:比瘀点大,血液局部外渗形成,无搏动,有时可触及,颜色随损害时间长短而异。

诊断

■ 鉴别诊断

- 先天性/解剖性。
- 凝血因子异常:血友病、血管性血友病。
- 血小板缺陷:巨血小板综合征、血小板无力症和储存池缺陷。
- 先天性同种免疫或异种免疫血小板减

少症。
- 新生儿髓外造血。
- 遗传性出血性毛细血管扩张症。
- 感染性。
- 脑膜炎球菌血症。
- 病毒感染(柯萨奇病毒、埃可病毒)。
- 落基山斑点热。
- 梅毒。
- 百日咳:继发于严重咳嗽。
- 化脓性或脂肪栓子。
- 弥散性血管内凝血(DIC):获得性凝血因子缺乏。
- 中毒性、环境性、药物性。
- 华法林:获得性凝血因子缺乏。
- 糖皮质激素:毛细血管脆性增高引起皮纹。
- 阿司匹林和布洛芬:引起血小板质量异常。

- 磺胺类药物。
- 铋剂。
- 氯霉素。
- 外伤性。
- 正常活动。
- 虐待儿童。
- 咽鼓管充气检查、哭闹、用力咳嗽。
- 拔火罐伤或硬币擦伤。
- 衣服过紧。
- 肿瘤性(血小板数量异常)。
- 骨髓受累:白血病、骨髓纤维化或(很少)转移性实体肿瘤。
- 遗传性/代谢性。
- 尿毒症。
- 维生素C缺乏症。
- 维生素K缺乏症:由于使用抗生素、胆道闭锁、吸收障碍(获得性凝血因子缺乏)。
- 过敏性/炎症性/血管炎性。

- 过敏性紫癜。
- 骨髓衰竭：再生障碍性贫血（包括范科尼贫血、阵发性睡眠性血红蛋白尿）。
- 破坏增加：特发性血小板减少性紫癜、Evans综合征、狼疮。
- 肾病综合征。
- 胶原血管病。
- 埃勒斯-当洛斯综合征，其他关节运动过度综合征。
- 蛇咬伤（铜头蛇）。
- 其他（与瘀斑类似疾病）。
- 共济失调-毛细血管扩张症。
- 樱桃色血管瘤。
- 卡波西肉瘤。

▪ 诊断

一般目标是确定瘀斑的病因是否是血小板减少症、凝血功能障碍或是外源性因素（如外伤、感染）。

- 第一步：确定瘀斑和（或）瘀点的病史是急性的或慢性发病，以及是否有已知的外伤与自发性损伤（见下表）。

怎样估计瘀斑存在时间

时间	颜色
1. 新发	紫色、暗红色
2. 1～4天	深蓝色到棕色
3. 5～7天	绿色到黄色
4. ＞7天	黄色

- 伴不同时间瘀斑的弥散性皮下出血急性发病可能提示严重的血小板减少症。
- 一般来说，直到血小板计数＜$20×10^9$/L（20 000/mm³）时，儿童才会发生自发性瘀斑或形成瘀点。
- 特发性血小板减少性紫癜、白血病、再生障碍性贫血等会导致这种出血。
- 因为有潜在的威胁生命的出血，应该请血液病医生会诊。
- 反复出血的慢性病史可能提示遗传性凝血功能缺陷，如血管性血友病。家族史可能阳性，然而如果没有意外发生如手术，血管性血友病经常到成年还不能确诊。
- 各种各样的出血评分是不完全适用于儿科，可能对指导病史采集有帮助。
- 第二步：进行出血性疾病的筛查试验对异常情况进行分类。
- 血小板计数来评估血小板减少程度。
- PT/PTT：任何一项或两项延长有助于血管性血友病、凝血因子缺乏、肝脏疾病和维生素K缺乏的诊断。

- 出血时间和PFA-100：两个试验都是有争议的，并很少在儿科中应用。

▪ 病史

- 问题：新生儿时期显著的瘀斑？
- 意义：可能提示新生儿血小板减少症、先天性感染和伴有弥散性血管内凝血的脓毒症。
- 问题：新生儿时期的出血？
- 意义：血友病。其他遗传性凝血障碍可能要到孩子大一点才能诊断；倾向于轻度的；可能在术前检查或术后出血并发症时发现。特发性血小板减少性紫癜可以在任何年龄发生。
- 问题：瘀斑的形式？
- 意义：在年幼儿，可能提示正常学步期活动、虐待儿童等。
- 问题：阿司匹林、布洛芬、含有愈创甘油醚的咳嗽糖浆和（或）抗组胺药物的应用？
- 意义：血小板功能不良。这些药物的应用也可能提示另一种轻度的遗传性出血性疾病。
- 问题：瘀斑或瘀点？
- 意义：感染如脑膜炎球菌血症或病毒和胶原血管病可以有这些表现。
- 问题：家族史？
- 意义：凝血因子的遗传性疾病或血小板聚集的阳性家族史有助于指导诊断检查。阴性家族史不能除外所有这些疾病。

▪ 体格检查

- 发现：外表健康伴有前驱病毒性疾病史？
- 意义：那些有特发性血小板减少性紫癜的患者经常看上去健康，虽然经常伴有前驱病毒性疾病的病史。
- 发现：外表不健康？
- 意义：应该引起关注有肿瘤、感染（特别是脑膜炎球菌血症）或其他获得性凝血因子缺乏，如肝功能衰竭。
- 发现：不常见部位的瘀斑（后背、会阴部、胸部）？
- 意义：应该引起对虐待儿童的怀疑，特别是如果损害是在愈合的不同阶段或提示手或腰带图案时。
- 发现：紫癜大部分局限于腿部？
- 意义：是过敏性紫癜的典型特征。

注意
- 瘀斑的数量可能与已经发生的内部出血量不相关。

- 血友病患者在大腿或腰大肌出血不伴有很多瘀斑时，可以血红蛋白显著下降。
- 表现为特发性血小板减少性紫癜的患儿可能从头到脚有瘀斑和瘀点，根本不伴有血红蛋白很多改变。

- 发现：胫骨前区域许多瘀斑？
- 意义：这是典型的正常学步期活动。
- 发现：瘀点完全在乳头连线以上？
- 意义：与瓦尔萨尔瓦动作、严重咳嗽和病毒感染相关。
- 发现：肌肉和关节较深部位的出血？
- 意义：血友病。
- 发现：黏膜出血？
- 意义：重度血小板减少症、链球菌咽炎、水痘、麻疹和其他病毒感染可以引起。
- 发现：牙龈和（或）黏膜出血？
- 意义：血管性血友病可以有这种表现。重度血小板减少症和特发性血小板减少性紫癜可能也表现为口腔出血。
- 发现：网状内皮系统参与？
- 意义：可以发现有恶性肿瘤如白血病或伴病毒或细菌感染，显示肝脾肿大或淋巴结肿大。
- 发现：上肢畸形和瘀斑？
- 意义：可能表现为综合征如范科尼贫血和桡骨缺失综合征（TAR）。

注意
造成急症的因素包括：
- 低于$(10～20)×10^9$/L（10 000～20 000/mm³）的严重血小板减少症，提示有自发性内出血的较高风险，包括颅内出血。
- 出血或瘀斑伴有白血病或其他恶性肿瘤的依据。
- 脓毒症（弥散性血管内凝血）或脑膜炎球菌血症的依据。

▪ 诊断检查与说明

- 检验：血常规。
- 意义：血小板计数是最重要的；白细胞或血红蛋白的异常有助于诊断骨髓浸润或衰竭。
- 检验：PT。
- 意义：升高可提示服用华法林或凝血因子Ⅶ和/或维生素K缺乏。
- 检验：aPTT。
- 意义：延长可见于血友病，并可能见于血管性血友病。
- 检验：PT和PTT。
- 意义：在弥散性血管内凝血、肝脏疾病和重度维生素 K 缺乏,两者均延长。

- 检验:出血时间。
- 意义:在血小板聚集障碍和药物作用中延长。
- 检验:纤维蛋白原。
- 意义:在肝脏疾病、弥散性血管内凝血减低。
- 检验:尿液分析。
- 意义:血尿和(或)蛋白尿可提示过敏性紫癜、肾病综合征或其他血管炎。

 治疗

■ **一般措施**

- 对于血小板<$(20\sim50)\times10^9$/L(20 000～50 000/mm³)的血小板减少症的预防措施:学步期幼儿可能需要头盔直到血小板计数恢复;血友病患者需要制动,一般来说血管性血友病不需要。取决于根本病因。
- 对血友病进行凝血因子替代治疗。
- 由于血小板减少症血小板产生减少,输注血小板。
- 静脉丙种球蛋白、糖皮质激素、Rh 免疫球蛋白、促血小板生成素(TPO)治疗特发性血小板减少性紫癜。

■ **转诊问题**

- 门诊患者评估瘀斑不伴有显著血小板减少症、出血疾病家族史。
- 怀疑虐待儿童。

■ **住院指征**

重度血小板减少症、怀疑儿童虐待、明显出血、重大头部外伤。

 后续治疗与护理

■ **随访推荐**

患者监测

可能复发和慢性的特发性血小板减少性紫癜。

■ **并发症**

伴出血性疾病、血小板减少症的明显出血。

疾病编码

ICD10

- T14.8 其他未指明身体部位的伤害。
- R23.3 自发性瘀斑。
- D68.9 凝血功能缺陷,未指明。

 常见问题与解答

- 问:血友病总是能在新生儿期诊断吗?
- 答:不能。家族史可以提供一些线索,但是相当多的患者表现为自发性突变。此外,并不是所有的患血友病男孩都会包皮环切术时出血,而且可能只有在婴儿活动范围更大时才能确诊。
- 问:女孩瘀斑的常见原因是什么?
- 答:女孩在月经初潮时第一次注意到,并在那个时候得诊断出血管性血友病。极少见父亲患血友病的女孩可能存在不利的莱昂化表现,因此,凝血因子水平降低到与轻型血友病一致。
- 问:有血管性血友病家族史的男孩可以行包皮环切术吗?
- 答:可以,但是仅限于生后最初的数天,并且不需要在术前完成检查。如果新生儿期没有完成手术,检查可延迟直到 6 个月或以后。

原发肾上腺皮质功能减退症　Primary Adrenal Insufficiency

Jennifer M. Barker　徐丹丹 译　罗飞宏 审校

基础知识

■ **描述**

肾上腺分泌皮质醇和(或)醛固酮缺乏。

■ **流行病学**

- 年龄。
- 新生儿期出现的肾上腺皮质增生可导致肾上腺皮质功能不全。
- 先天性肾上腺皮质增生在婴儿期或儿童早期发病。
- 促肾上腺皮质激素受体缺陷病常出现在婴儿后期或幼儿期。
- 典型的肾上腺脑白质发育不良症出现在 10 岁前后,同时伴有神经系统的症状,而肾上腺皮质功能不全可能作为首发症状出现在任何年龄。
- 艾迪生病发病年龄通常在 20～50 岁,在儿童中较为罕见,其发病年龄通常在儿童后期和青少年期。

- 性别。
- 先天性肾上腺皮质增生和促肾上腺皮质激素受体缺陷病对男性和女性的影响没有区别。
- 肾上腺皮质发育不全是一种 X 连锁疾病,主要是男性发病。
- 肾上腺脑白质发育不良症是一种 X 连锁疾病,主要为男性发病。
- 艾迪生病在女性中更为常见。

■ **危险因素**

遗传学

- 先天性肾上腺皮质增生:常染色体隐性遗传,类固醇生成酶的其中一种发生基因缺陷,通常为合成 21 -羟化酶的 CYP21A2 基因。

- 肾上腺发育不全:X 连锁疾病,DAX1 基因突变。
- 促肾上腺皮质激素受体缺陷病:常染色体隐性遗传,促肾上腺皮质激素受体缺陷。
- 肾上腺脑白质发育不良症。
- X 连锁隐性遗传,ABCD1 基因突变导致的长链脂肪酸代谢紊乱。
- 常染色体隐性遗传也同样存在,通常在婴儿期发病。
- 艾迪生病:自身免疫性肾上腺功能不全被认为是 1 型或 2 型自身免疫性多腺体综合征(APS)的一种,AIRE1 基因突变则被认为是造成 1 型 APS 的病因。自发型艾迪生病与人白细胞抗原(HLA)B8 和 DR3 相关。

■ **病理生理**

- 先天性肾上腺皮质增生:一组与类固醇代谢相关的酶代谢紊乱,主要为 21 -羟化酶缺陷(见附录Ⅳ表Ⅳ-13)。
- 肾上腺发育不全:肾上腺器官形成缺陷。
- 促肾上腺皮质激素受体缺陷病:先天性促肾上腺皮质激素受体缺陷,导致游离糖皮质激素缺乏,同时伴有婴儿期低血糖症和色素过度沉着综合征。
- 肾上腺脑白质发育不良症:先天性长链脂肪酸过氧化物酶受损,导致肾上腺功能减退及进行性神经系统退化。
- 艾迪生病:双侧肾上腺皮质受损导致原发性肾上腺功能减退,病因可能有自身免疫损害(特发的或 APS 相关性的)、结核病、出血、真菌感染、肿瘤浸润或艾滋病。
- 沃-弗综合征:暴发性脑膜炎球菌败血症造成的双侧肾上腺出血,也有报道称病原菌可能是金黄色葡萄球菌或肺炎链球菌。

■ 常见相关疾病
- 其他激素的缺乏,包括醛固酮和肾上腺性类固醇。
- 肾上腺发育不全可能由低促性腺素性功能减退症造成。
- APS 与其他自身免疫紊乱的联系。
- 1型 APS:黏膜皮肤念珠菌病、甲状旁腺功能减退。
- 2型 APS:甲状腺自身免疫疾病、1型糖尿病。
- 两种类型 APS 的发病也可能与其他多种自身免疫疾病相关(如原发性卵巢或睾丸功能减退、腹部疾病、恶性贫血、白癜风、自身免疫性肝炎)。

Ⓡ 诊断

■ 病史

　原发肾上腺皮质功能不全并没有特征性的症状和体征,常常与其他疾病的进展过程相似,一些症状可能在确诊前就已经出现。肾功能紊乱、梗阻性尿道疾病和单一性醛固酮缺乏症患者可见与肾上腺皮质功能不全相似的电解质谱。
- 虚弱疲劳。
- 厌食,体重减轻。
- 头痛。
- 恶心,呕吐,腹泻,腹痛。
- 立位症状。
- 肌肉关节痛。
- 情绪不稳。
- 渴盐。
- 色素过度沉着综合征。

- 肾上腺雄激素缺乏导致女性腋毛和阴毛减少。
- 女性闭经。
- 1型糖尿病患者出现不明原因的低血糖,胰岛素需要量减少及 HgbA1c 下降。

■ 体格检查
- 色素过度沉着综合征的好发部位为唇周、颊黏膜、乳头和皮肤褶皱处(与促肾上腺皮质激素的增高有关)。
- 体重减轻。
- 低血压或直立位低血压。
- 评估自身免疫疾病的其他特征(如甲状腺肿、白癜风)。
- 青春期的发育阶段。
- 女性男性化的迹象。

■ 诊断检查与说明

诊断步骤与其他
- 特异性。
- 21-羟化酶的新生儿筛查可在肾上腺危象出现前诊断先天性肾上腺皮质增生。新生儿筛查结果异常需进行血清 17-羟孕酮、血浆肾素活性和(或)基于临床症状的电解质检查。
- 随机的促肾上腺皮质激素增多伴有皮质醇的降低足以诊断原发性肾上腺功能不全。
- 促肾上腺皮质激素刺激试验:静脉注射 250 μg 促皮质激素(合成的促肾上腺皮质激素),分别测量基础状态、30 min、60 min 的皮质醇水平(正常人皮质醇水平>18 μg/dl,阴性反应是诊断肾上腺皮质功能不全的依据)。ACTH 的基础水平>200 pg/ml 且皮质醇水平与之不对应常见于原发性肾上腺功能不全。
- 自身免疫性疾病艾迪生病可出现血清肾上腺抗体阳性。
- 肾上腺白质发育不良症需评估极长链脂肪酸水平。
- 先天性肾上腺皮质增生症需评估肾上腺类固醇前体水平。
- 非特异性。
　电解质。
- 低钠血症:盐皮质激素和糖皮质激素缺乏的结果,肾脏失钠和排水减少的共同作用。
- 高钾血症和酸中毒:慢性盐皮质激素缺乏及排钾排酸障碍。
- 高钙血症:可能是糖皮质缺乏导致的肠道钙吸收过多的结果。
- 低血糖:糖皮质激素对糖异生的允许作用。

- 盐皮质激素缺乏时需检测肾素水平。

■ 鉴别诊断
- 先天性肾上腺增生症(CAH)。
- 肾上腺发育不全。
- 促肾上腺皮质激素受体缺陷病。
- 肾上腺脑白质发育不良。
- 自身免疫性肾上腺皮质损伤。
- 感染性肾上腺皮质损伤:结核菌、真菌、HIV。
- 肾上腺出血。
- 恶性肿瘤肾上腺浸润。

注意
- 上述鉴别诊断仅包括原发性肾上腺皮质功能不全,继发性肾上腺皮质功能不全也需考虑在范围之内(ACTH/CRH 缺陷)。对于患儿还需评估其他垂体激素紊乱的情况(见于全垂体功能减退)。
- 未治疗的肾上腺功能不全患儿应用甲状腺激素可诱发肾上腺危象。

 治疗

■ 药物治疗
- 急性肾上腺危象。
- 氢化可的松(HC):冲击治疗,100 mg/m² 氢化可的松静脉注射或肌内注射,其后每隔 4~6 小时共注射 100 mg/m²·24 h。在急症缓解后可降至生理需要量。
- 盐皮质激素替代疗法:每天口服 0.1 mg 9α-氟氢可的松。
- 慢性肾上腺皮质功能不全。
- 氢化可的松 10~12 mg/m²·24 h,一天 3 次口服。如合并发热、疾病或呕吐应加大剂量至 30~50 mg/(m²·24 h)。相对于 CAH 来说,小剂量更多应用于肾上腺功能不全。
- 对于特殊情况(手术、重大疾病)应用 50~100 mg/m² 氢化可的松静脉注射或肌内注射,其后每隔 4~6 h 共注射 50~100 mg/m²·24 h。肌内注射也是突发状况时在家使用的推荐用法。有些情况下,等价剂量的强的松或地塞米松也可应用。
- 9α-氟氢可的松每天口服 0.1 μg。
- 需补充钠元素,特别是婴儿。

■ 住院事项

初始治疗
- 急性肾上腺危象。
- 并发的疾病或手术可能激发高血压、心率

Y

过快和休克。

－电解质检查可表现血钠降低、血钾升高、代谢性酸中毒、血糖降低或正常。

－血清需留存以进行诊断,同时进行紧急治疗,其后才可进行诊断性 ACTH 激发实验。

• 治疗。

－生理盐溶液(D5NS)中加入 5 ％葡萄糖以恢复血容量、补充盐类和治疗低血糖。

－氢化可的松或其他糖皮质激素。

－盐皮质激素替代疗法。

静脉补液

D5NS 用于恢复血容量及治疗盐类流失。

后续治疗与护理

■ 随访推荐

急性肾上腺危象通常在注射液体或糖皮质激素后迅速发生,一旦急性期结束需将类固醇恢复至生理需要量。

■ 患者监测

• 临床状态。

• 色素过多沉着综合征是否缓解。

• 电解质、ACTH 及肾素水平。

• 多自身免疫紊乱的筛查。

• 生长状况。

• 肾上腺脑白质发育不良症的极长链脂肪酸的水平及神经系统功能。

• 青春期的评估发育。

■ 患者教育

• 氢化可的松的负荷剂量。

• 出现严重疾病、持续呕吐或不能进水应及时就诊。

• 医疗警示腕带。

■ 预后

• 单发肾上腺皮质功能不全及时应用足量的氢化可的松治疗长期预后较好。

• 肾上腺危象的不当治疗可能导致早期死亡率增加。

• 肾上腺脑白质发育不良患者预后较差。

■ 并发症

• 若没有诊断并进行正确的治疗,手术或重病后应激可能会造成致命性的肾上腺危象。

• CAH 可造成女性婴儿男性化或外阴性别不明,还可引起男性和女性婴儿盐消耗危象。

• 由于 *DAX1* 突变造成肾上腺发育不全患者可出现青春期延迟或低促性腺素性功能

减退症。

• 未诊断的 ACTH 无反应性常出现反复性的低血糖、癫痫、智力缺陷或死亡。

• 肾上腺脑白质发育不良可导致严重的神经系统损伤和死亡。

• 自身免疫性肾上腺皮质功能不全常与其他自身免疫性疾病并发,治疗也较为复杂。

疾病编码

ICD10

• E27.1 原发性肾上腺皮质功能减退症。

• Q89.1 肾上腺先天性畸形。

• E71.529 X 连锁肾上腺脑白质发育不良,未分类。

常见问题与解答

• 问:冲击剂量应用的指征是什么,何时逐步减少氢化可的松的负荷剂量?

• 答:一般患者在术后、发热(＞37.7 ℃)、呕吐、腹泻和剧烈运动后应用冲击剂量。冲击剂量仅应用 24 h,其后应逐步减小剂量。有时冲击剂量也可延长,患者临床状态一旦有所恢复可迅速降至生理需要量。

晕厥 Syncope

Nancy Drucker 王新华 译／周渊峰 审校

基础知识

■ 描述

由于一过性脑灌注压下降,导致的一过性意识障碍,典型的不超过 1～2 min。

■ 一般预防

• 避免诱发因素,晕厥最常见的形式是血管迷走神经性晕厥。

• 出现征兆时,坐下或躺下。

• 保证充足的液体摄入,尤其是生病或劳累时。

■ 病理生理

最常见的发病机制是血管迷走神经性或神经源性晕厥,多种刺激因素(如疼痛、脱水、情绪失常、压迫颈动脉)导致迷走张力增高,迷走神经张力增高导致心率减慢,毛细血管扩张,以及脑灌注压下降。

诊断

■ 鉴别诊断

• 心源性。

－先天性心脏病,心肌炎,心肌病,先天性冠

状动脉异常,传导阻滞(先天性或获得性完全传导阻滞,心脏手术后状态),继发于长 Q－T 综合征的心律失常,Brugada 综合征[①],致心律失常性右心室发育不良,儿茶酚胺敏感性各种心动过速,预激综合征。心律失常引起的晕厥具有家族倾向,可能表现为无诱因的晕厥或运动诱发晕厥,与癫痫发作相似。

• 神经源性。

－偏头痛(直立不耐受);动静脉畸形;肺动脉高压;由于脑积水、肿瘤、假性肿瘤导致的颅内压增高。

• 肺源性。

---

① Brugada 综合征是一种编码离子通道基因异常导致的家族性原发心电疾病。患者的心脏结构多正常,心电图具有特征性的"三联征":右束支传导阻滞、右胸导联 ST 段呈下斜形或马鞍形抬高、T 波倒置,临床常因室颤或多形性室速而引起反复晕厥甚至猝死(译者注)。

- 肺动脉高压。
- 其他:
  - 药物、毒物。
- 其他与年龄相关的晕厥的原因:
  - 幼儿期。
    - 屏气伴苍白或发绀;常常由于疼痛、恐惧、兴奋或失望引起,尽管可能不表现为喘息,但开始时常出现深大的吸气或呼气(可能与铁缺乏相关)。青少年血管迷走神经性晕厥很少见屏气。
  - 儿童。
    - 情境性晕厥:静脉穿刺,大便,洗头,伸懒腰。
    - 家族性自主神经失调综合征,直立性低血压。
    - 脱水。
    - 肾上腺功能不全。
- 儿童晕厥发作可能伴有抽搐(非癫痫性),持续时间<1 min(脑电图正常或稍慢,没有癫痫性放电)。
- 其他引起意识障碍的非晕厥性原因。
  - 头部外伤。
  - 癫痫(颞叶晕厥)。
  - 心因性。
  - 卒中。
  - 低血糖(除某些代谢障碍之外很少见)。

■ 病史

- 问题:晕厥的详细情况(主要是事件发生前的症状和体征)?
- 意义:与惊厥或头部外伤鉴别的重要信息。
- 问题:儿童或旁观者是否能想起晕厥前的体征?
- 意义:良性晕厥在意识丧失前常出现发热、出汗、头晕目眩、恶心、心悸、听力或视力改变等,常常只持续几秒钟。
- 问题:家族史?
- 意义:获得详细的病史很重要。不明原因突然死亡、惊厥、晕厥、心肌病或心律失常尤其年轻时发生,或者需要起搏器或内置除颤器,如果有以上家族史,则应进一步检查。
- 问题:晕厥发生在运动时还是毫无先兆?
- 意义:可能提示潜在的心律失常。
- 问题:是否全面性强直-阵挛发作?
- 意义:晕厥时可以存在强直-阵挛发作,晕厥前体征提示非癫痫性发作。
- 问题:意识障碍持续时间延长?
- 意义:提示为癫痫发作,而非晕厥。

- 注意:有癫痫病史的患者发生晕厥时可能出现抽搐。
- 癫痫很少出现表现为晕厥或晕厥前症状;颞叶晕厥似乎主要发生在成人或青少年。
- 问题:身体处于何种姿势?眼球运动及呼吸类型如何?
- 意义:有助于确定病因。
- 问题:一氧化碳中毒?
- 意义:可能表现为晕厥样发作,注意询问可能的暴露史。

■ 体格检查

通过查体发现重要线索,包括如下。
- 体位性脉搏和血压变化是重要的体征。
- 四肢末端血压。
- 上肢和下肢脉搏。
- 眼底镜:有无视乳头水肿。
- 颅内血管杂音。
- 心前区震颤。
- 心脏听诊(奔马律、咔嗒音、摩擦音、有意义的杂音)。

■ 诊断检查与说明

通常,如果考虑血管迷走神经性晕厥,只需要仔细的体格检查、详细的病史及家族史。
- 检查:心电图和心脏科会诊。
- 意义:如果怀疑事件为心脏疾病的症状,或有相关病史、家族史,需要做心电图和心脏科会诊。
- 检查:运动心电图,Holter 监测,心超,脑电图,MRI(Chiari 畸形)。
- 意义:儿童不明原因的晕厥需要进一步检查。
- 检查:血糖,血常规,血气,腰穿。
- 意义:根据临床可能病因选择合适的临床检查。

> **注意**
> 陷阱:由于长 QT 间期引起的复发性晕厥,常常心电图可能漏诊;长 QT 间期可能只能通过运动试验或心电监护发现。

🏹 治疗

■ 药物治疗

- 通常不需要药物治疗;但某些特殊情况

下,患者可从下列措施中获益。
- 甲氧胺福林(盐酸甲氧胺福林):成人剂量每次 10 mg,口服,每天 3 次。当患者需要保持直立位以进行日间活动时,应服药。推荐每间隔 4 h 服药一次:早上起床之前或起床后立即服用、正午、傍晚时(不要在下午 6 点之后)。

■ 其他治疗

一般措施

- 临床干预的目的重在预防。
  - 避免诱发因素,尤其是最常见的血管迷走神经性晕厥的诱发因素。
  - 有先兆时及时坐下或躺下。
  - 保持充足的液体,尤其是生病或劳累时。
  - 弹力袜可能是有益的。
- 根据不同病因选择不同的治疗方法。
- 运动中发生的晕厥一定要进行心血管评估,首先进行心电图检查。

🔄 后续治疗与护理

- 很多儿童都经历过一段时期内频繁发生的不明原因的血管迷走神经性晕厥。最常见的年龄段是青少年期;然而,晕厥可能在成人后持续存在。
- 晕厥持续存在或频繁发作,提示需要进行如上所述的进一步实验室检查。

🏷 疾病编码

ICD10
- R55 晕厥和虚脱。

❓ 常见问题与解答

- 问:对于心脏结构和功能正常,但仍反复晕厥的儿童来说,应当限制哪些日常活动?
- 答:预防措施与同龄儿童癫痫的预防措施相同,如水中玩耍时需密切监督、限制攀爬等;多数反复晕厥的儿童在剧烈运动中发作后不能回忆,的确需要限制活动。
- 问:屏气发作会导致脑损伤吗?
- 答:苍白屏气发作一般是良性的;在很少的情况下,大年龄儿童的青紫屏气发作因为反复缺氧会产生神经系统后遗症。

再生障碍性贫血

Craig M. Forester · James N. Huang 朱晓华 译 / 翟晓文 审校

基础知识

■ 描述

再生障碍性贫血(简称再障)是一组表现为外周血全血细胞减少和骨髓低增生的异质性疾病。

■ 流行病学

发病率

• 在西半球和欧洲估计发病率为每年 2/1 000 000,在远东和亚裔人群中发病率增加至每年(5~7)/1 000 000。

• 儿童中发病最常见的年龄是 15~25 岁。

■ 危险因素

遗传学

遗传性骨髓衰竭综合征患者发生再生障碍性贫血风险高,但获得性再生障碍性贫血并无与已知基因突变相关。

■ 一般预防

获得性再生障碍性贫血无预防措施。

■ 病理生理

• 大部分获得性再生障碍性贫血认为与 T 细胞依赖性自身免疫过程相关,后者导致造血干细胞、祖细胞凋亡。

• 另外,暴露于某些特定毒素、化学物质、药物(典型如氯酚)以及高剂量放射物也可导致骨髓增生不良。

■ 病因

• 获得性。

- 特发性(70%)。

- 毒素:砷剂,苯,放射物,有机磷,有机氯。

- 药物:氯酚、大量化疗药物。

- 放射。

- 阵发性睡眠性血红蛋白尿。

- 血清反应阴性肝炎(非 A,非 B,非 C)。

- HIV-1,EB 病毒,人疱疹病毒 HHV-6,巨细胞病毒 CMV。

- 营养不良。

- 怀孕。

■ 常见相关疾病

• 先天性或遗传性骨髓衰竭综合征。

- 范科尼贫血,Shwachman-Diamond 综合征,Diamond-Blackfan 综合征,先天性角质不良,先天性无巨核细胞血小板减少性紫癜,肌肉磷酸化酶缺乏综合征。

• 获得性。

- 与儿童难治性血细胞减少症(RCC)相鉴别非常重要,后者由于骨髓红系发育失衡和原始红细胞增生导致的血小板减少和中性粒细胞减少症。

- 鉴别再生障碍性贫血与 RCC 比较困难,但非常重要,RCC 被认为是骨髓异常增生综合征的一种形式,需要考虑行造血干细胞移植。

诊断

■ 病史

• 详细病史,包括出生史、发育史、家族疾病、感染、环境暴露。

• 综合系统性回顾,重点为神经系统疾病(包括发育迟缓、学习障碍)、皮肤病变、心脏疾病、肺部疾病、内分泌(性腺功能减退、生长迟缓)、血液系统疾病。

• 家族史,包括肿瘤倾向、化疗过度毒副作用、不能解释的流产、贫血或先天性畸形。

■ 体格检查

• 完整的体格检查与生长曲线。

• 头部:眼,内眦赘皮,下颌,上颚畸形,口腔黏膜缺损/出血,鹅口疮。

• 心脏系统:心脏畸形,呼吸困难,通气减少,不对称。

• 胃肠道:肝脾大,触及肿块。

• 泌尿系统:肾脏、输尿管畸形,性腺畸形,隐睾。

• 骨骼:畸形,前臂,拇指,脊柱畸形,骨骼缺损。

• 皮肤:色素改变,皮疹,指甲畸形,瘀伤,苍白。

• 淋巴结肿大。

■ 诊断检查与说明

实验室检查

确诊检查。

• 需除外其他表现为全血细胞减少的疾病:

- 骨髓增生低下或衰竭。

- 三系中至少两系:中性粒$<1.5 \times 10^9$/L,血小板 50×10^9/L,血红蛋白 100 g/L。

• 重型再生障碍性贫血。

- 骨髓细胞增生$<25\%$。

- 三系中中性粒细胞 500×10^6/L,血小板 20×10^9/L,网织红细胞 20×10^9/L。

• 极重型再生障碍性贫血:与重型再障相同,除外中性粒细胞 200×10^6/L。

除外其他病因。

• 全血细胞计数+网织红细胞计数。

• 外周血涂片。

• 胎儿血红蛋白百分比。

• 肝功能,乳酸脱氢酶(LDH),尿酸。

• 直接/间接 Coombs 试验。

• 血清铁,转铁蛋白,总铁结合力。

• 流式检测 GPI—锚定蛋白 CD55、CD59。

• 维生素 B_{12},叶酸,铜。

• 病毒:肝炎病毒 A、B、C,EB 病毒,巨细胞病毒,HIV、HHV-6、VZV、乳头病毒。

• 抗核抗体,抗双链 DNA。

• 骨髓涂片,抗酸杆菌染色。

• 患者及亲属 HLA 分型。

• 除外遗传性骨髓衰竭综合征:

- 染色体断裂:Fanconi 贫血。

- 端粒长度:先天性角化不良。

- 胰腺外分泌试验:血清胰蛋白酶,胰淀粉同工酶:Shwachman-Diamond 综合征。

- 红细胞腺苷脱氢酶:Diamond-Blackfan 综合征。

- c-MPL 突变检测:先天性无巨核细胞血小板减少。

影像学检查

• 胸部 X 线摄片。

• 腹部 B 超。

• 心脏超声。

诊断步骤与其他

• 骨髓涂片和活检。

• 骨髓细胞遗传学:FISH 测 5、7、8 号染色体单倍体。

■ 病理表现

送检骨髓段发现细胞低增生,脂肪组织增多,红系、巨核、粒系减少,淋系、巨噬、浆细胞或肥大细胞显著。其他表现如巨核细胞或粒系增生不良、幼稚细胞、细胞增生多、网状细胞染色增多与再障不符合。

■ 鉴别诊断

• 继发于持续感染的骨髓抑制(病毒、结核)。

- MDS(包括 RCC)。
- 血液肿瘤。
- 营养缺乏：维生素、矿物质、饥饿/厌食。
- 自身免疫疾病：SLE、甲状腺疾病、风湿性关节炎。
- PNH。
- 转移性肿瘤。
- 嗜血细胞组织细胞增生症。

 治疗

非重型或非极重型再障由于部分患者可自发性好转，其治疗方法是个体化的，仍有争议。重型和极重型再障由于感染风险高，应立即治疗。

▪ 药物治疗

一线治疗

重型再障，<40 岁，无显著共存性疾病，可选用相合亲源性供体(MSD)造血干细胞移植。MSD 移植，CTX/ATG 是首选预处理方案。及时治疗和 HLA 配型对治疗有效性及持续性十分重要。

二线治疗

对无 MSD 或存在显著共存疾病的患者。
- 免疫抑制治疗(IST)：包括重组马 ATG 与 CsA，之后 CsA 逐渐减量。
- 如患者在 3～6 个月中未能获得临床改善，可考虑相合非亲源性(MUD)供体造血干细胞移植，或行第二次 IST 治疗。

支持治疗

患者应输注去白照射红细胞悬液和血小板。输血应注意异基因骨髓移植同种免疫、移植物排异反应。但大部分机构输血支持使血红蛋白维持在>(70～80)g/L(7～8 g/dl)，血小板维持 10×10^9/L(10 000/mm²)以上。

▪ 转诊问题

儿童血液/肿瘤/骨髓衰竭疾病：罕见疾病。患者通常应由有血液学专业经验和移植能力的机构管理。

▪ 其他治疗

- 移植前预防卡氏肺孢子虫病治疗推荐使用戊烷脒(二线治疗阿托伐醌或氨苯砜)，避免使用硫唑嘌呤，由于后者的骨髓抑制可能。
- 抗真菌预防治疗也在许多机构中使用。
- 粒系集落刺激因子支持可用于急性感染，但并未显示出其增加总体生存率或缓解率的作用。

- 支持护理、雄激素、CsA 或生长因子单药治疗均无肯定疗效，可的松单药治疗未被证实有效，反而可能增加真菌感染易感性。

▪ 住院事项

起始稳定

- 患者应开始时缓慢输注红细胞悬液 5 ml/kg，超过 4 h，以避免肺部液体过量。
- 对有出血表现应输注血小板。
- 如有发热，应行血培养、尿培养，在等待培养结果时应用广谱抗生素。

管理标准

表现为贫血、发热、严重血小板减少，或有活动性出血应住院行支持治疗及监测。

液体输注

除非患者近期摄入不足或丢失，否则无需液体补液。牢记患者可能因输液导致额外容量负荷过载。

护理

尽可能单间隔离患者。

 后续治疗与护理

▪ 随访

无论 IST 或 BMT 治疗，随访都应终身，主要是由于再障有复发或演变为 MDS、肿瘤的风险。长期回顾性研究显示，在行 IST 患者中，复发率可高达 38%，克隆畸变率 10%～25%。

患者监测

行 HSCT 治疗患者在植入后应有血液学重建表现。IST 治疗患者血液学恢复可能需数月，90% 患者需 3 个月，但有部分患者从 ATG 用药到骨髓功能恢复需 6 个月。

恢复参数

- 总体血液学好转表现为数月内输血依赖次数减少，不再符合重型再障标准。中性粒细胞恢复可能是第一项好转的指标。
- 复发或克隆演变通常发生于 IST 治疗后 2～4 年。一些医疗中心机构建议 IST 治疗后第一年每 6 个月随访一次，骨髓涂片、活检，之后每年一次。

▪ 患者教育

- NIH 网站：http://www.nhlbi.nih.gov/healthtopics/topic/aplastic/。
- 再障和 MDS 国际组织：http://www.aamds.org/about/aplastic-anemia。

▪ 饮食

推荐清洁低含菌量饮食。

▪ 预后

- 再障如不治疗，患者死亡率高。死亡原因通常为感染、出血。如仅使用抗生素、输血支持，2 年内死亡率为 80%。
- 一线治疗。
- MSD：小于 20 岁患者骨髓移植预测 6 年存活率 80%～91%。
- 二线治疗。
- IST：儿童有效率 75%。
- 复发/挽救治疗：再障患者 IST 治 6 个月后无效者可考虑挽救治疗，年轻患者行 MUD 造血干细胞移植，年长患者和存在显著并发症患者可行第二次 IST 治疗。
- MUD：最近临床试验表明重型再障患儿行 MUD 移植，生存率可增加到超过 60%，儿童中可高达 94%。
- 重复 IST：对第一次 IST 治疗无效患者，第二次 ATG/CsA 治疗 6 个月后有效率可达 30%～40%。

▪ 并发症

- 感染。
- 出血。
- 铁负荷过高。
- 对血制品同种致敏。

 疾病编码

ICD10
- D61.9 再生障碍性贫血，非特异性。
- D61.89 其他再生障碍性贫血和其他骨髓衰竭综合征。
- D61.3 特发性再生障碍性贫血。

 常见问题与解答

- 问：当进行 IST 治疗时，需要选择马 ATG 或兔 ATG 作为 ATG/环孢素/泼尼松方案的一部分吗？
- 答：一项对马 ATG 和兔 ATG 的研究表明，对重型再障患者在第一次 IST 使用兔 ATG 效果较好(Scheinberg, NEJM 2011)。
- 问：当诊断再障时，患儿及其家属应何时行 HLA 配型？
- 答：一旦明确外周全血细胞减少和骨髓细胞低增生时，就应对患者和家属行 HLA 配型。
- 问：IST 方案的常见副作用有哪些？
- 答：ATG 有高致敏性，环孢素可致高血压、电解质紊乱、肾病和多毛症。

Z

暂时性滑膜炎 Synovitis Transient

David D. Sherry　王达辉　夏天 译 / 王达辉 审校

 基础知识

描述

暂时性炎症过程导致关节疼痛关节炎(尤其累及髋关节)和偶尔因暴露于感染因素下导致的皮疹。

流行病学

- 任何年龄都有患病风险。
- 3～10 岁常见。
- 男性发病高 1.5 倍。

危险因素

遗传学

无特异性相关基因。

病理生理

一种由皮肤和关节内的免疫调节复合物调节的Ⅲ型超敏反应。

病因

常为病毒(特别是上呼吸道病毒,也有肠病毒)。

诊断

病史

- 之前的病毒综合征。
- 日间托儿所。
- 在非毒性表现患儿中相关症状起病迅速,拒绝负重。
- 近期非特异性上呼吸道或肠道感染。

体格检查

- 一般检查常无异常。
- 偶尔低度发热。
- 患儿拒绝负重,但可忍受关节受限的活动。
- 关节肿胀少见,常轻微短暂肿胀。
- 误区:
  - 暂时性滑膜炎和化脓性关节炎是可鉴别。
  - 剧烈疼痛和被动活动抵抗应怀疑感染性关节炎。

诊断检查与说明

实验室检查
- 全血细胞计数。

- 常有轻度白细胞增高。
- 血沉(ESR)。
- 常有中度升高(35～50 mm/h)。

影像学检查
- X 线。
- 常无异常或轻度肿胀。
- 无骨膜改变表现。
- 超声。
- 受累髋关节可表现为积液。
- MRI。
- 正常信号强度有助于鉴别暂时性滑膜炎与感染性髋关节炎。

诊断步骤与其他
- 常无需关节穿刺抽吸培养。
- 警惕关节穿刺抽吸培养污染。
- 至少 50% 感染膝关节培养为阴性。

鉴别诊断

- 感染。
- 莱姆病。
- 感染性关节炎。
- 结核。
- 淋病。
- 环境。
- 创伤(骨折或软组织损伤)。
- 股骨头骨骺滑脱。
- 缺血性坏死。
- 肿瘤。
- 骨样骨瘤。
- 免疫性疾病。
- 青少年特发性关节炎。
- 脊柱关节病。
- 心理性疾病。
- 心理性跛行。
- 模仿性跛行。
- 混合。
- 甲状腺功能减退。

治疗

药物治疗

- 常对如布洛芬(最大每次 10 mg/kg,4 次/天)等 NSAIDs 有效。
- 极少需要短程口服类固醇。

- 通常 1～3 周的 NSAIDs 渐变治疗是有效的。

其他治疗

一般措施

误区。
- 漏诊感染性髋关节炎或使用有创检查过度诊断暂时性滑膜炎。
- 避免治疗直至感染性关节炎被排除。

后续治疗与护理

随访推荐

通常在 24～48 h 显著改善。

患者监测

在已使用治疗剂量的 NSAIDs,仍持续存在滑膜炎,或有任何骨性改变,需考虑更换诊断。

预后

预后极佳,但如是患儿有病毒综合征或有脊柱关节基础疾病,偶有复发。

并发症

疑似与股骨头缺血坏死和股骨头增大相关联。

疾病编码

ICD10
- M67.30 暂时性滑膜炎,未特指部位。
- M67.359 暂时性滑膜炎,未特指的髋。
- M67.351 暂时性滑膜炎,右髋。

常见问题与解答

- 问:暂时性滑膜炎有任何慢性后遗症吗?
- 答:通常没有。该病大体上是良性病变,但是可疑与股骨头缺血坏死有关。
- 问:与慢性关节炎相关吗?
- 答:不相关。除非第一临床表现为脊柱关节病患儿,在患儿中未发现增加慢性关节炎风险。

早产儿视网膜病变 Retinopathy of Prematurity

Michael X. Repka 周晓红 译 / 杨晨皓 审校

基础知识

■ 描述

早产儿视网膜病变（ROP）是早产儿视网膜异常血管化导致某些患儿视力永久下降、致盲以及其他眼部问题。

■ 流行病学

- ROP 是发达国家儿童致盲的首要原因。
- 美国所有新生儿中发病率为 0.2%。
- 出生体重低于 1 500 g 的新生儿发生率为 20%。
- 在美国每年约 1 300 例严重病例需要治疗。
- 出生体重和 ROP 关系（1 期及 1 期以上病变的发病率）。
  - <750 g：90%。
  - 750 g～1 000 g：78%。
  - 1 000～1 250 g：47%。
  - >1 250 g：<1%。
- 胎龄和 ROP 关系（出生体重<1 251 g 的 1 期及 1 期以上 ROP 的发生率）。
  - ≤27 周：83%。
  - 27～31 周：55%。
  - ≥31 周：29%。

■ 危险因素

- 孕周。
- 高氧。
- 低氧。
- 酸中毒。
- 高碳酸血症。
- 窒息。
- 心动过缓。
- 营养不良。
- 环境光照。
- 脑室出血。
- 低出生体重。
- 低胎龄。
- 多胎。
- 出生在其他机构经过转运。

■ 病理生理

- 正常视网膜血管化从视盘开始，始于胎龄 16 周时，出生时完成。
- 提前分娩使得生长活跃的血管暴露于异常环境中。这些异常环境导致血管内皮生长因子产生。某些病例中，血管新生停止，然后又恢复正常，然而在另外一些病例中，视网膜血管离开视网膜表面异常生长。
- 急性 ROP 的发生时间与胎龄有关而不是与实际年龄或者出生体重有关。胎龄 32 周之前很少见到任何病变。出生体重低于 1 250 g 的婴儿中不足 10% 的患儿病变严重需要治疗。

诊断

■ 病史

- 出生体重低于 1 500 g 或者胎龄低于 30 周均为高危儿。
- 显著暴露于高氧的孩子也需要行视网膜筛查。
- 每一个护理单元都需要有识别和记录需要检查的患儿情况的计划，包括起始和随访。推迟筛查的原因也应该包括在医疗记录里。

> **注意**
>
> 在 ROP 处理过程中一个普通的失误就将导致检查不能按照规定的时间进行。这种失误最易发生在患儿从一个病区转到另外一个病区或者转到其他机构或者出院回家时。

■ 体格检查

- 视网膜的检查需要扩瞳、双目间接眼底镜、开睑器和巩膜压迫器。
  - 使用表面麻醉。
  - 扩瞳使用 1% 的新福林或 0.2% 的环戊酮，每只眼睛滴一滴，5～10 min 再滴一次：
    - 至少检查前半小时，最好提前 1 h 开始使用。
    - 扩瞳滴眼液可导致胃排空延迟。
    - 滴完散瞳药后和检查时需要密切监测。
    - 滴完散瞳药后和检查时经常会出现心动过缓和呕吐。
- 检查结果应该按照国际 ROP 分类标准进行记录，建议配一视网膜图示。
  - Ⅰ区：以视盘为中心，视盘到黄斑距离的两倍为半径画圆所形成的后极部圆形区。
  - Ⅱ区：以视盘为中心，视盘到鼻侧缘为半径画圆所形成的Ⅰ区外的周边环形区。
  - Ⅲ区：Ⅱ区外的颞侧视网膜。
- 视网膜检查和（或）眼底照相开始时间，婴儿全身情况不稳定的除外。
  - 孕 26 周及以前出生的孩子在生后 31 周开始检查。
  - 孕 26～30 周以上出生的孩子在生后 4 周开始筛查。
- 检查通常每 2 周进行一次。
- 在体重和孕周筛查标准外的新生儿需要检查则由新生儿医生申请。
- 随后的检查则由眼科医生来决定。
  - 检查通常每 2 周进行一次。
  - 当达到阈值前病变时，每周甚至更短的时间检查一次。
  - 当病变位于Ⅲ区时，检查间隔可以延长。
  - 当应用 VEGF 抑制剂进行治疗时，随访应该延长到足月后。直到Ⅲ区视网膜血管化完成才能停止检查。
- ROP 通常是对称的：双眼对称发病率约 85%。
- 在办公室进行的眼科检查根据患儿的医疗状况可能需要进行监护。

■ 诊断检查与说明

影像学检查

- 广域数字照相机可以对视网膜后极部、上方、下方、鼻侧、颞侧成像，可用于进行记录、结果回顾和会诊。
- 图像可以进行实时回顾，也可以在 ROP 转诊时利用储存转发技术进行回顾，此时必须进行间接眼底镜检查确定是否达到治疗点还是继续观察。
- 有些机构用远程会诊来代替临床检查，而不是作为临床检查的补充：
  - 需要熟练的护理人员来操作照相机，获取实用的图像。
  - 需要紧急治疗转诊时可进行图像回顾。

诊断步骤与其他

- 眼部超声检查。
  - 如果很难进行充分的间接眼底镜检查，眼部 B 超对确定 ROP 是否进展为视网膜脱离和随访视网膜脱离比较有用。

■ 鉴别诊断

- Norrie 病。
- 色素失调症。

- 家族渗出性玻璃体视网膜病变。
- 外伤。
- Stickler 综合征。
- 极少数发绀性先天性心脏病。
- 特发性。

 治疗

■ 手术与其他治疗

- 每一个护理单元需要有一个指南说明在什么地方以及如何进行治疗。
- 如果可能的话所有治疗应在 48 h 内完成。
- 当疾病发展到一个特定的阶段即Ⅰ型病变时应进行治疗。Ⅰ型 ROP 包括Ⅰ或Ⅱ区伴有附加病变(视网膜动脉和静脉的扩张和迂曲),Ⅰ区的任何期病变,和Ⅱ区 2 或 3 期。理想情况下,治疗应在 48 h 内完成,取决于患儿全身情况是否稳定。
- ROP 的标准治疗是用连接在间接眼底镜上的激光对视网膜周边无血管区进行消融(破坏)。
- 需要气道处理,表面麻醉滴眼液,在镇静或全麻下进行。
- 随访 6 年有 25% 视力结果不佳。
- 随访 6 年有 9% 结构结果不佳。
- 孕周≤27 周的有 83% 需要治疗。
- 有结果显示,与仅仅观察相比对周边无血管化的视网膜进行冷凝治疗是有效的。
- 由于疼痛、组织破坏和很难治疗后极部病变,因此冷凝目前应用不多。
- 15 岁时,进行冷凝治疗后结构结果良好的概率从 48% 提高到 70%。
- 玻璃体视网膜手术包括玻璃体切割术,一般在视网膜消融或玻璃体腔内注射失败后和进展为 4 或 5 期(视网膜脱离)时进行。

- 很少视力结果能达到 0.1 或更好(16%)。
- 大约 30% 发生视网膜再脱离。

■ 药物治疗

- 限制用氧:吸氧使动脉氧饱和度限制在 85%~89%,可以降低严重 ROP 的发生率,但增加了死亡率。
- 补充用氧:在 Stop-ROP 试验组中,对有阈值前病变的患儿补充用氧可以降低 ROP 的进展,但增加了肺部疾病的发生率。
- 血管内皮生长因子(VEGF)抑制剂(例如贝伐单抗)。
- 小剂量玻璃体腔内注射是目前的热点。
- 临床试验中,单一剂量贝伐单抗对Ⅰ区病变的治疗效果优于激光。

 后续治疗与护理

■ 随访推荐

- 已进行治疗的 ROP 患儿和患有更严重 ROP 而未行治疗的患儿通常需要长期眼科随访。
- 发生以下眼部多种疾病的风险增高。
  - 视网膜脱离。
  - 斜视。
  - 弱视。
  - 近视。
  - 青光眼。
  - 视神经萎缩。
  - 视觉中枢损伤。
- 患有阈值前 ROP 的患儿患上述疾病的风险略低,典型的病变进行转诊处理。
- 通过 Wee-FIM(儿童功能性独立性量表)测量,发现有过 ROP 治疗史与运动、社会交流、自我照顾以及自制力能力不足密切

相关。

■ 预后

- 进行过治疗的 ROP 患儿,随访至 15 岁时的视力。
  - 25%:20/20~20/40。
  - 50%:20/20~20/200。
  - 33%:<20/200。

疾病编码

ICD10

- H53.009 早产儿视网膜病变,非特定眼别。
- H35.119 早产儿视网膜病变 0 期,非特定眼别。
- H35.129 早产儿视网膜病变 1 期,非特定眼别。

常见问题与解答

- 问:宫内生长迟缓(IUGR)会影响 ROP 发生的机会吗?
- 答:一个宫内发育迟缓的婴儿发生 ROP 的概率与出生时胎龄更相关,而不是出生体重。然而因为 IUGR 婴儿多患病,与同出生胎龄的婴儿相比这也增加了其风险。
- 问:什么时候可以弥补错过的一次检查?
- 答:在大多数病例中,等一周是安全的,除非近期发生 2 期或 2 期以上的病变,此时应在患儿全身稳定时尽快行扩瞳检查。
- 问:急进性 ROP 是否需要再次治疗?
- 答:消融治疗中大约 10% 眼睛 PLUS 病变没有消退,需要再次治疗视网膜未治疗区,通常发生在治疗后 10~14 天。VEGF 抑制剂治疗后的再治疗率目前还不清楚。

支气管肺发育不良(BPD) Bronchopulmonary Dysplasia(BPD)

Vineet Bhandari · Anita Bhandari 袁琳 译/曹云 审校

 基础知识

■ 描述

- 早产儿慢性肺病(CLD)定义为持续吸氧 28 天和纠正胎龄 36 周仍需吸氧和(或)需要正压通气。
- 根据纠正胎龄 36 周或出院时(以先到为准)情况分为轻度、中度和重度。

- 轻度:吸空气。
- 中度:吸入氧浓度小于 30%。
- 重度:吸入氧浓度大于 30%,需要或不需要正压通气或持续气道正压通气。

■ 流行病学

支气管肺发育不良(BPD)是婴儿最常见的慢性肺病。97% 的 BPD 患儿出生体重<

1 250 g。基于出生体重的发病率如下。

- 501~750 g:42%。
- 751~1 000 g:25%。
- 1 001~1 250 g:11%。
- 1 251~1 500 g:5%。

■ 危险因素

- 胎龄<28 周和出生体重<1 000 g。

- 有创机械通气。
- 高氧暴露。
- 感染(宫内和生后感染;局部/全身性)。
- 基因易感性。

一般预防

- 避免早产。
- 无创通气策略。
- 避免高氧暴露。
- 降低围生期感染。

病理生理

- 基因-环境协同的多因素相互作用。
- 产前-绒毛膜羊膜炎。
- 产后-呼吸机相关损伤、高氧和感染。
- 产前和产后各因素作用于基因易感的未成熟肺,导致多种炎症介质的分泌,激活细胞死亡通路,继而发生修复。
- 受损的发育中的肺修复导致肺泡化受阻以及肺血管发育的失调,从而产生 BPD 典型的病理改变。

Dx 诊断

病史

- 家族史:早产、哮喘。
- 产前:妊娠高血压综合征、胎膜早破、绒毛膜羊膜炎、激素使用。
- 围生期:出生时复苏。
- 产后:胎龄、出生体重、小于胎龄儿(SGA)、呼吸窘迫综合征(RDS)、肺表面活性物质使用、有创或无创通气时间、吸氧。

体格检查

- 早期(生后 1 周内):正常或严重 RDS(如气促、呼吸困难)。
- 进展期(1 周后至纠正胎龄 36 周):进行性加重的呼吸窘迫和吸入氧浓度不断提高。
- 确立期(大于纠正胎龄 36 周):气促、呼吸困难、肺部啰音、喘鸣(声门下狭窄)、哮鸣音、"BPD 发作"(支气管气管软化)、肺动脉高压(PH)的证据、胃食管反流(GER)、生长指标落后。

诊断检查与说明

实验室检查:初始实验室检测

血气分析:监测酸碱平衡、低氧/高氧、低/高碳酸血症。

实验室检查:随访检测和特别考虑

- 心超:肺动脉高压的证据——三尖瓣反

流、室间隔摆动、肺动脉反流流速加快、右心房肥大、右心室肥厚和扩张。
- 心导管:特定患儿,为明确肺动脉高压。
- 肺功能检测:大部分患儿存在一秒用力呼气容积(FEV1)降低、小气道呼气流速(FEF25%～75%)降低以及弥散功能受损。大部分研究显示早产儿运动能力不会降低,但每个患儿对运动的反应性不尽相同。

影像学检查:初始检测

胸片:早期为网状颗粒影伴支气管充气征(RDS);进展期有肺水肿、肺不张;确立期有充气过度、间质肺纹理增加、囊泡影。

影像学检查:随访和特别考虑

CT 扫描:持续表现为条索状密度增高影、胸膜下三角密度影和肺间质气肿。

诊断步骤与其他

- 支气管镜:声门下狭窄、气管/支气管软化。
- 睡眠试验:持续低氧血症和可疑中枢或阻塞性呼吸暂停。
- 食管下段 pH 检测:胃食管反流。

鉴别诊断

- 肺炎。
- 吸入。
- 先天性心脏病。
- Wilson-Mikity 综合征。
- 肺间质病变。
- 肺表面活性物质蛋白缺乏。
- 肺淋巴扩张症。

治疗

药物治疗

- 氧气。
- 防止低氧血症,同时作为肺动脉扩张剂。
- 早期/进展期:调整吸入氧浓度,维持经皮氧饱和度(SaO₂)88%～92%,通常在85%～95%。
- 确立期:维持 SaO₂95%左右,以避免肺动脉高压。
- 甲基黄嘌呤。
- 作为呼吸兴奋剂,增加膈肌收缩,作用较小的支气管扩张剂和利尿剂。
- 咖啡因可降低 BPD 发生,改善神经系统预后。
- 早期/进展期:枸橼酸咖啡因(静脉/口服)负荷量 20 mg/kg,维持量 5 mg/(kg·d)。
- 副作用包括喂养不耐受、心动过速。
- 维生素 A。
- 有利于维持气道上皮细胞完整性。

- 早期/进展期:5 000 U 肌内注射,每周 3 次,持续 4 周。
- 激素。
- 降低炎症、肺水肿。
- 进展期:地塞米松[静脉/口服,0.5 mg/(kg·d)×2 天,0.25 mg/(kg·d)×2 天,0.15 mg/(kg·d)×1 天]有助于拔管,生后 3～4 周后使用。
- 确立期:泼尼松龙[口服,2 mg/(kg·d)× 5 天,1 mg/(kg·d)×3 天,1 mg/(kg·d)隔天×3 剂]有助于撤氧。
- 近期副作用包括高血糖、高血压。
- 利尿剂。
- 进展期/确立期:呋塞米[口服/静脉,1～2 mg/(kg·d)或隔天];氯噻嗪[口服/静脉,20～40 mg/(kg·d)]单独使用或联合螺内酯[口服,2～4 mg/(kg·d)],可暂时性改善肺功能。
- 副作用包括电解质紊乱、肾钙质沉着、早产儿骨质疏松。
- 支气管扩张剂。
- 进展期/确立期:吸入β受体激动剂[例如,沙丁胺醇 1.25～2.5 mg 雾化吸入或定量吸入器 2 喷(180 mcg),必要时每 3～4 h],能有效治疗可逆性的支气管痉挛,但长期使用的安全性和有效性有待明确。
- 毒蕈碱拮抗剂(例如,异丙托溴铵 250～500 mcg 雾化吸入或定量吸入器 18 mcg/喷,必要时每 6～8 h)是有效的辅助治疗,特别是对沙丁胺醇治疗不敏感的患儿。相比沙丁胺醇,严重气管软化的患儿更易耐受该药物治疗。
- 色甘酸。尽管不是支气管扩张剂,但常用于抗炎症反应,副作用小。没有预防 BPD 的作用。

注意
- 许多患儿存在经口喂养困难;建议密切监测生长和营养情况。
- 小于 2 岁的患儿需要接种呼吸道合胞病毒免疫球蛋白(Palivizumab; Synagis);6 个月以上的患儿需要接种流感疫苗。
- 儿童期的免疫接种基于实际年龄,而不是纠正年龄。
- BPD 患儿中利尿剂的使用和撤氧方法尚缺乏循证指南。

其他治疗

- 通气策略。
- 早期:避免气管插管;如果气管插管,早使用肺表面活性物质(生后 2 h 内),采用短吸气时间(0.24~0.4 s)、高频率(40~60次/分)、低吸气峰压(14~20 cmH$_2$O)、呼气末正压(4~6 cmH$_2$O)、潮气量(3~6 ml/kg),血气分析目标 pH 7.25~7.35,PaO$_2$ 40~60 mmHg,PaCO$_2$ 45~55 mmHg;"抢救性"高频通气;第 1 周内尝试拔管到经鼻间歇正压通气(NIPPV)或经鼻持续正压通气(NCPAP)。

－进展期:使用无创通气,血气分析目标 pH 7.25~7.35,PaO$_2$ 50~70 mmHg,PaCO$_2$ 50~65 mmHg。

－确立期:使用无创通气,血气分析目标 pH 7.35~7.45,PaO$_2$ 60~80 mmHg,PaCO$_2$ 45~60 mmHg。

■ 一般治疗

液体/营养

• 早期:限液 140 ml/(kg·d),可降低 BPD 发生。

• 早期/进展期/确立期:目标热量为 120~140 kcal/(kg·d)。

后续治疗与护理

■ 随访推荐

• 多学科团队:主管医师、呼吸科医师、心内科医师、营养师、语言和呼吸治疗师、物理治疗师和社工。

• 监测线性生长和营养状况。

• 预防接种:预防呼吸道合胞病毒(10 月到次年 4 月,每月接种 Palivizumab)和流感病毒感染。

• 神经发育随访。

■ 预后

• BPD 患儿生后 1 年内再住院率高(高达 50%)。

• 呼吸系统远期不良预后将持续到成人期,包括气道阻塞、气道高反应性,随着年龄增长会发展成慢性阻塞性肺疾病(COPD)。

• BPD 患儿的远期神经系统不良预后并非某种特异的神经心理损伤,而更多是整体的功能不足。

• 无创通气策略(NIPPV 和 NCPAP)在降低 BPD 方面十分有前景。

■ 并发症

• 长期气管插管可导致声门下狭窄,气管支气管软化。

• 肺动脉高压可导致肺心病。

疾病编码

ICD10

• P27.1 起源于围生期的支气管肺发育不良。

常见问题与解答

• 问:BPD 患儿是否可以接种流感疫苗?

• 答:可以。6 个月以上 BPD 患儿和与其密切接触者应考虑接种流感疫苗。

• 问:美国儿科协会感染性疾病委员会建议

BPD 患儿 2 岁内在呼吸道合胞病毒季节开始前每月预防性免疫接种,持续 6 个月。如果患儿在接种 2 个月后,达 2 岁,我该怎么办?

• 答:一旦开始接种,即使患儿达 2 岁,也需完成整个预防性免疫接种计划,直至流行季节结束。

• 问:如果患儿在免疫接种(Palivizumab,Synagis)过程中感染了呼吸道合胞病毒,需要停止免疫接种吗?

• 答:根据美国儿科协会 2014 年声明,在同一个流行季节中,再次呼吸道合胞病毒感染导致住院的概率极低,可以停止免疫接种。

• 问:BPD 患儿是否会持续存在呼吸系统问题?

• 答:BPD 存活患儿在 2 岁内经常因呼吸系统疾病再次住院,2 岁后住院率下降,14 岁后基本不再住院。与同龄儿相比,BPD 患儿易于发生哮喘,肺功能检测异常以及需要使用呼吸药物。随着年龄增长可能发展为慢性阻塞性肺疾病。

• 问:如果 BPD 患者反复喉喘鸣,是否需要转诊至呼吸科完善哮喘的评估?

• 答:BPD 存活者相比足月儿,容易发生哮喘。同时上气道和大气道问题(如声门下狭窄和气管软化)也十分常见。反复喉喘鸣可能由于上气道狭窄导致,因此也要考虑转诊至五官科排除声门下狭窄。

• 问:BPD 患儿是否容易发生神经系统问题?

• 答:是的。BPD 患儿容易发生语言发育落后、视觉-运动整合障碍和行为问题、IQ 低于平均水平、记忆和学习障碍和注意力问题。

脂溢性皮炎 Seborrheic Dermatitis

Jennifer DiPace · Saskia Gex 宋玮 译 / 王榴慧 审校

基础知识

■ 描述

• 脂溢性皮炎(SD)是一种多因素性皮肤病,包括患者自身因素和环境因素。

• 受累机体皮脂腺分布区域。

－包括头皮、面部、背部、胸部和皱褶部位。

－临床特点是油腻、黄色、红斑鳞屑性皮损。

• 通常在婴儿为自限性疾病,但在青少年和成人通常也可为慢性、易复发性病程。

■ 流行病学

• 三峰年龄分布:婴儿、青少年和>50 岁的成人。

• 在出生后最初的 3 个月发病率最高。

• 大约 10% 的人群会发病,高达 70% 的婴儿在出生后最初的 3 个月会发病。

• 在婴儿期没有性别差异;然而,在青少年和成人中,男性发病率普遍高于女性。

• 季节性模式:在冬季发病率增加。

• 脂溢性皮炎和马拉色菌属有强相关性,后

者为一种常见的共生菌。

■ 危险因素

• 本病无已知的遗传学因素。

• 激素作用:婴儿在母体雌激素的影响下和青春期的雄激素剧增。

• 免疫功能不全的状态。

－细胞免疫受损可能和该病的发病机制有关。

－免疫功能不全的患者的脂溢性皮炎的发病率显著高于一般人群。

■ 一般预防

目前无已知的预防措施。

■ 病理生理

- 雄激素刺激皮脂腺,导致过多的皮脂产生。
- 马拉色菌。
- 一种嗜脂酵母菌,正常存在于皮脂丰富的皮肤上。
- 能分解皮脂脂质结构,可能产生炎症性脂肪酸。
- 对炎症性脂肪酸应答,角质形成细胞产生前炎症性细胞因子。

■ 病因

病因尚不清楚,尽管已知酵母菌、雄激素和局部宿主免疫应答在脂溢性皮炎的发病机制中起作用。

Dx 诊断

■ 病史

- 较年长的儿童或青少年:询问青春期症状最早出现的情况。
- 无明显瘙痒。
- 儿童和青少年:询问免疫功能不全的症状和征象,例如经常感染、生长发育不良和慢性腹泻。
- HIV 和结核病(TB)史。

■ 体格检查

- 婴儿"乳痂"。
- 黄色、油腻黏附性头垢。
- 皮损也可能发生在额部、眉毛、眼睑、耳后区域和鼻唇沟处。
- 无抓痕。
- 无肝脾大。
- 青少年和成人。
- 轻度:头皮或面部毛发区干燥、脱屑;周围无炎症。
- 更严重的脂溢性皮炎:分布不均匀的、橙色或黄色、油腻斑块,位于头皮、鼻唇沟、耳后区、皮肤皱褶区或其他皮脂腺活跃的区域。
- 睑缘也可能发生伴有红斑鳞屑的睑炎。
- 无抓痕。
- 无肝脾大。

■ 诊断检查与说明

实验室检查

主要依赖临床诊断,皮脂溢出无特殊的实验室检查。

诊断步骤与手术

皮肤活检术应谨慎采用,仅在特殊或难治的脂溢性皮炎病例时使用。

病理表现

- 病理表现。
- 毛囊口边缘的鳞屑痂中有中性粒细胞大量浸润。
- 酵母菌细胞有时可见于特殊斑点上的角质形成细胞内,菌丝并不出现在脂溢性皮炎中。

■ 鉴别诊断

- 脂溢性皮炎可能和感染性皮肤病、恶性肿瘤或炎症性疾病相混淆。
- 皮肤真菌感染。
- 头癣、面癣和体癣也有鳞屑性皮损。这些皮损虽然有鳞屑,但没有典型的油腻样或斑块样。
- 皮损的显微镜检能通过在皮肤感染区域找到菌丝来区分皮肤真菌感染和脂溢性皮炎。
- 恶性肿瘤/朗格汉斯细胞组织细胞增生症(LCH)。
- LCH 可能表现为像脂溢性皮炎一样分布的红斑鳞屑性皮损。
- 与脂溢性皮炎不同,LCH 也可出现小的红棕色外壳的丘疹或水疱。
- 此外,也会有系统性损害如肝脾大。
- 对 LCH 采用经典的脂溢性皮炎治疗方法无效。
- 免疫学。
- 特应性皮炎。
- 可能出现在婴儿面部,但鼻唇沟不受累是其典型表现。
- 也可能累及肢体伸侧。
- 通常瘙痒。
- 寻常型银屑病。
- 典型表现是边界清晰的伴有银色鳞屑的亮红色的斑块。
- 与脂溢性皮炎不同,银屑病患儿可能有指甲改变,如甲凹点和甲分离。

治疗

- 治疗方法根据患者的临床表现和年龄。
- 对于婴儿患者,脂溢性皮炎通常是良性的和自限性的。婴儿脂溢性皮炎可能不需药物治疗。
- 物理疗法,例如在用梳子去除头垢后外用润肤剂可能改善症状。
- 润肤剂包括:矿物油、婴儿油或凡士林。
- 有研究表明使用有机油如橄榄油或菜籽油可能显著有助于马拉色菌的过度生长,潜在加重脂溢性皮炎。
- 经常使用非药用香波洗发也可能有助于缓解病情。

■ 药物治疗

- 对保守治疗无效的婴儿或较年长的儿童及成人,可能有必要使用药物治疗。
- 应考虑使用的药物种类有角质剥脱剂、抗真菌药和抗炎药。近来,无证据支持使用这其中一种药物会拮抗另一种药物。
- 角质剥脱剂:每周使用角质剥脱剂按摩头皮 2~3 次,保留 5 min 后洗净。
- 水杨酸。
- 香波或洗剂。
- 煤焦油。
- 香波。
- 减少皮脂分泌。
- 吡硫翁锌。
- 通常作为香波使用。
- 也具有抗真菌作用。
- 抗真菌药。
- 二硫化硒。
- 抗真菌和角质剥脱作用。
- 香波:使用 5~10 ml 香波在湿头皮上按摩,停留在头皮上 2~3 min 后彻底洗净。
- 通常每周使用 2 次,持续 2 周将控制病情。
- 唑类:酮康唑。
- 1% 或 2% 的凝胶、洗剂或香波。
- 每周应使用 2 次香波(间隔至少 3 天)持续 8 周。注意事项:可能有眼部刺激。
- 凝胶或洗剂应每天使用 2 次,持续 2~4 周。
- 环吡酮胺:1% 香波。
- >16 岁的儿童可以使用。
- 使用环吡酮胺按摩头皮,然后洗净。
- 每周使用 2 次(间隔至少 3 天)持续 4 周。
- 抗炎治疗。
- 糖皮质激素。
- 香波、泡沫剂、软膏、霜剂或洗剂。
- 有多种选择方案;治疗方法根据患者的年龄和炎症程度来决定。
- 软膏应考虑用于较严重的病例,因为皮肤吸收会更好。
- 泡沫剂可使用于头发区域,因为操作

方便。

- 钙调磷酸酶抑制剂:他克莫司软膏。
  - ◦ 可用于＞2 岁的儿童。
  - ◦ 具有抗真菌和抗炎作用。
  - ◦ 每天 2 次于患处外用薄薄一层 0.03% 他克莫司软膏直到症状消失或持续 6 周。

■ 补充与替代疗法

- 5% 茶树精油已被验证可以有效治疗头皮皮脂溢出。
- 其他可选性营养疗法有益生菌、ω-3 必需脂肪酸。然而,没有足够的数据证实在儿童中使用它们的有效性或安全性。

后续治疗与护理

■ 患者教育

- 可能在最初的 2 周就出现治疗反应;然而

也许需要长期的间歇性治疗。成人脂溢性皮炎可能是一个慢性病程。

- 间歇性使用抗真菌香波能预防复发。

■ 预后

- 婴儿型将在 1 周岁时明显自行缓解。
- 较年长的儿童或青少年可能病程更慢,易复发。
- 如果脂溢性皮炎治疗近 6 周无效,需考虑其他诊断或潜在性疾病,如免疫功能不全。

疾病编码

ICD10

- L21.9 未特指的脂溢性皮炎。
- L21.0 头皮皮脂溢。

- L21.1 婴儿脂溢性皮炎。

常见问题与解答

- 问:有实验室检查能诊断脂溢性皮炎吗?
- 答:没有特异性实验室检查能诊断脂溢性皮炎。脂溢性皮炎是根据临床诊断的,如果诊断不明或属于难治病例,应考虑皮肤活检。
- 问:脂溢性皮炎的病情有季节性变化吗?
- 答:一些患者诉说在冬季症状会加重。阳光可改善患者症状,对于泛发性脂溢性皮炎可选择紫外线光疗。
- 问:脂溢性皮炎会造成永久性脱发吗?
- 答:脂溢性皮炎可能会造成急性脱发。然而,患者可以放心,它不会造成永久性脱发。

直肠脱垂 Rectal Prolapse

Joel Friedlander　万柔 译 / 郑珊 审校

基础知识

■ 描述

有三种类型的直肠脱垂。

- 完全性:直肠全层从肛门脱垂(2 层直肠以及其间的腹膜囊,当中可以包含小肠)。
- 不完全性或黏膜性:脱垂局限于 2 层黏膜。
- 隐匿性:直肠上段向内套叠进入下段,没有突出肛门的部分。

■ 流行病学

- 大部分病例发生在进行厕所训练的＜4 岁的儿童中,男女发生比例一样。
- 在较大的儿童和成人中,女性发病率更高,高 6 倍。
- 在发展中国家很常见,可能是因为营养状况差或者寄生虫感染;在西方国家更少发生。

■ 危险因素

- 囊性纤维化。
- 囊性纤维化患者在 6 个月到 3 岁的时候发生脱垂。发病率是 20%。
- 囊性纤维化患者＞5 岁后才发生脱垂的很少见。

■ 病因

明确的病因不明,但是以下是常见的相关表现和易感性状态。

- 便秘、厕所训练(髋关节和膝关节屈曲)导致大量的肠蠕动和牵拉,在西方国家是最常见的原因。
- 腹泻:更多见于热带和亚热带国家。
- 感染:钩虫和其他寄生虫感染。
- 营养不良,坐骨直肠脂肪垫丢失。
- 过去手术的并发症,如肛门闭锁的修复。
- 完全脱垂在儿童中很罕见,但是一旦发生,可能会导致直肠和骶骨固定连接不佳,而削弱盆腔和肛门肌肉组织力量。
- 囊性纤维化。
- 溃疡性结肠炎。
- 巨结肠。
- 先天性结缔组织发育不全综合征。
- 脊膜脊髓膨出。
- 百日咳。
- 直肠息肉。
- 肺炎。
- 厌食症。
- 直肠肿瘤基因遗传。
- 遗传模式取决于潜在的病因。

- 特发性直肠脱垂没有已知的遗传模式。

诊断

■ 病史

- 症状和体征。
- 直肠层从肛门脱出,常常在排便或想要排便的时候发现。
- 尽管直肠脱垂病史可以是证据,但是常常很难在体检的时候诱导出。当患者在家里看到脱垂后,可能已经自发性恢复了。因此,诊断假设基本上靠父母的描述。
- 通常是良性的,但直肠脱垂对于家长和孩子来说都是痛苦的。
- 囊性纤维化的症状、危险因素或者其他有关的问题(感染、营养不良等)。
- 当发生脱垂时拍的照片。
- 常常自发恢复;如果不是,可以指导家长尝试用手将其恢复。
- 直肠脱垂可能导致肠蠕动的时候感到不适。
- 反复发生的脱垂可以损伤黏膜,导致溃疡和黏膜分泌物。

■ 体格检查

- 通常脱垂在体检患者处于休息状态的时

候不会发现,除非是不能回纳的(黑色或亮红色的包块从儿童的肛门中脱出,但没有不舒服)。

• 可以看到不良的肛门张力和(或)扩大的肛门,尤其是在脱垂发生几小时后。

• 完全性直肠脱垂时,能够看到向心性黏膜环,而不完全(黏膜)脱垂时,看到径向褶皱。

‑ 如果临床医师看到>5 cm的直肠突出物,最有可能是完全性脱垂。

‑ 让患者用力可能会有黏膜脱垂,然而在青年患者中比较难。

• 如果能看到脱垂黏膜,插入一根手指进入脱垂顶部的套叠,在此处和肛门管上皮之间。

• 和息肉表现不一样,息肉往往酱红色而且不累及肛门周围。

■ **诊断检查与说明**

实验室检查

• 汗液测试。

‑ 所有的直肠脱垂的儿童应该做汗液试验来排除囊性纤维化。

‑ 可以考虑完全性囊性纤维化的基因测试,但是会很贵。

• 粪便细菌和寄生虫培养。

• 临床上其他上述问题的检查。

影像学检查

• 排粪造影术。

‑ 需要给予钡剂灌肠,钡剂的活动靠荧光透视在排便的时候观察。

‑ 能够发现体检不容易发现的内部脱垂。

‑ 在儿童中很少使用,因为配合很重要。

• 考虑前后位或侧位腰骶部影像学检查来评估脊柱融合畸形。

■ **鉴别诊断**

• 肿瘤。

• 脱垂直肠肿瘤。

• 创伤。

• 性侵犯(如肛门插入)。

• 代谢性的。

• 囊性纤维化:10%~50%确诊为囊性纤维化的患者>4 岁时都有直肠脱垂经历(有时在诊断的时候或者在诊断后发生)。但是很少有直肠脱垂的患者患囊性纤维化。

• 解剖畸形(如婴儿中的 Houston 瓣缺失)。

• 孤立性直肠溃疡综合征:常常影响较大年龄的儿童,不常见的良性状态,在排便时有直肠出血是很常见的。

• 脱垂息肉。

• 大型痔。

• 结肠套叠。

• 便秘。

• 先天性结缔组织发育不全综合征。

• 巨结肠。

• 肛门闭锁史。

• 百日咳或肺炎。

• 脊膜脊髓膨出。

 治疗

■ **药物治疗**

• 大便软化剂(如多库酯钠、开塞露)可以缓解便秘。

• 有囊性纤维化的患者中,治疗胰腺酶不足,使用补充剂。和此人群中大大改善直肠脱垂情况有关。

■ **其他治疗**

一般措施

• <4 岁的儿童中直肠脱垂有很强的自愈倾向(90%)。

• >4 岁的儿童中直肠脱垂预后比较差。

• 有直肠脱垂者应该进行俯卧位用手的回纳。

‑ 应该教家长戴着手套使用润滑剂来还纳脱垂。

‑ 脱垂的肠管由润滑的戴着手套的手指抓住,用稳定的轻轻的压力推入。

‑ 如果肠管水肿,需要用坚实稳定的压力按住肠管几分钟来缓解水肿,然后才能成功还纳。

‑ 这些操作后应该做直肠指检来完成完整的还纳过程。

‑ 如果脱垂立刻复发,可以再次还纳,然后把两侧臀部用胶带黏在一起数小时。

• 如果患者治疗便秘则脱垂可以恢复得更成功和快速。

‑ 这应该包括膳食改善(如增加的纤维素、水)以及改善排便的方法。

‑ 也需要使用辅助剂,如泻药(开塞露)。

• 年龄小者应该尝试和髋关节成 90°排便,臀部在马桶座水平,马桶的尺寸要合适。

• 有一些很少见的病例是由腹泻引起的粪便感染导致的,需要进行合适的抗感染治疗。

■ **手术与其他治疗**

很多方法(大约 130 种)被使用,但是获得的评价和认可程度不一样,没有最完美的方法。以下方法在年纪更大的患者中(>4 岁)效果更好。

• 肛周缝合:预后不好,而且有很高的并发症发病率。

• Delorme 手术方法:直肠黏膜切除,其下的直肠黏膜翻折缝合。

• 腹腔镜缝合直肠固定术:直肠壁暴露,缝合至骶骨胛的筋膜;5%的全层复发率。

• 腹部直肠固定术:直肠移位然后用假体材料将其附着于骶骨。尽管这个方法有良好的结局,但有很高的便秘发病率(>50%)。

• 经腹骶直肠切除术直肠固定术:切除乙状结肠环合直肠上段,结局好但是有很高的并发症发生率。

• 会阴部切除术:会阴直肠乙状结肠切除术和结肠肛管吻合术,结局良好。

• 肛周注射法(90%~100%的成功率):注射苯酚、油、高渗盐水、50%葡萄糖溶液(500 g/L),或者乙醇来促进直肠的黏合和稳定。

• Lockhart-Mummery 手术(将近 100%的成功率):网状片暂时放在直肠后空间(8~10 天)来促进粘连,稳定直肠。

■ **住院事项**

初始治疗

• 再次和患者以及家属确认。

• 教授用手还纳的技术。

• 知会手术的优势和劣势,手术可能是最根治的解决方法,但并不是没有风险,可能会有更多并发症。在很多案例中,需要更多时间和医疗处理来解决这些问题。

⑤ 后续治疗与护理

■ **随访推荐**

持续治疗

• 便秘的治疗应该是永久的、持续的,或者直到儿童在自己进食高纤维饮食时表现出常规的肠道习惯,几个月都没有脱垂症状。

• 家长间歇性、规律地观察确保儿童避免排便用力过度。

■ **饮食事项**

• 增加液体饮用。

• 加入大量膳食纤维(目标:5 g+年龄=总 g/d 纤维摄入)。

■ **预后**

• 良好合适的医疗处理后,可有很好的预

后,可以不用手术就痊愈。

• 可能需要很长一段时间,几个月至几年保持良好的饮食习惯和行为习惯。

■ 并发症

• 在一些年纪较大的患者中,他们的外括约肌可能还有过度活跃的情况,所以排便时需要发出更高的对直肠的压力,以及合并直肠脱垂,可能导致静脉淤滞和孤立性直肠溃疡综合征。

• 对黏膜重复的创伤可以导致直肠炎。

• 修补的手术并发症。

• 复发常见。

 疾病编码

ICD10

• K62.3 直肠脱垂。

 常见问题与解答

• 问:如果我的孩子有直肠脱垂,而我无法回纳它,我该怎么做?

• 答:你应该把脱垂物包在潮湿的毛巾里然后带你的孩子来急诊。急诊医师会尝试回纳它。如果脱垂无法纳入,一段时间后可能导致肠缺血,可能需要手术,但这种情况很少见。

• 问:我的孩子有直肠脱垂,现在他需要做汗液测试来排除囊性纤维化。他很有可能是囊性纤维化吗?

• 答:不是。此病的排除诊断很重要,但大部分患者不是囊性纤维化。然而很多囊性纤维化的孩子会有直肠脱垂。

• 问:我的孩子有直肠脱垂,平时在幼儿园。我怎么知道他有没有发生脱垂?

• 答:你应该告诉学校的老师或监护人孩子的情况,让他在肠活动后检查孩子的脱垂情况。如果存在,脱垂往往也可自行缓解,但是老师应该通知你,必要的话,你能进行用手还纳的操作。

直肠周围脓肿 Perirectal Abscess

Naamah Zitomersky   万柔 译 / 郑珊 审校

 基础知识

■ 描述

• 直肠周围区域的脓肿。

• 可能和肛门瘘有关。

• 脓肿的分类基于盆腔壁肛提肌和括约肌和脓肿的位置关系。

• 以下分类按发病率降序排列:肛门周围、坐骨肛周、括约肌间和上提肌。

■ 流行病学

• 可能在任何年龄发生。

- 在男性中更常见,男女比例为2:1。

- 在儿童中,尤其是小于2岁者更常见。

■ 病理生理和病因

• 最常从堵塞的肛腺发源,堵塞的肛腺继发细菌过度生长和脓肿形成。

• 细菌来自肛腺内,穿过内括约肌,在括约肌间结束。

• 慢性感染和严重感染可能导致肛门瘘形成。其可发生在50%的患儿中,是长期肛门性败血症或者上皮样变瘘道的结局。

■ 常见相关疾病

• 非特异性肛腺感染。

• 克罗恩病。

• 免疫缺陷(如白细胞减少、糖尿病、AIDS)。

• 异物导致穿孔。

• 外伤。

• 结核。

• 慢性肉芽肿病(CGD)。

• 肿瘤(如癌症、横纹肌肉瘤)。

诊断

■ 症状和体征

• 全身。

- 在局部表现发生前,经常性肛门痛或肛周痛。

- 局部红肿和波动感。

- 排便痛或下床活动痛。

- 全身症状(如发热或疲劳)。

• 肛周脓肿。

- 感染远处垂直传播至肛门周围的结局。

- 表现为压痛、有液波感的肿块。

- 最常见的类型是肛周脓肿。

• 坐骨直肠脓肿。

- 继发于感染水平传播,穿过肛门外括约肌进入坐骨直肠窝。

- 感染可能穿过内括约肌进入肛管。

- 表现有弥散的、压痛的、硬结的区域。

- 在出现肿胀前患儿可能有疼痛和发热。

• 括约肌间脓肿。

- 局限在括约肌间区域,在内外括约肌之间。因此,常常不会导致肛周皮肤改变。

- 和排便疼痛有关。

- 只占所有肛门直肠脓肿的2%~5%。

• 上提肌脓肿。

- 可能来自两个不同的源头。

- 感染从腺体近端垂直穿过括约肌间隙直

至上提肌间隙。

○ 盆腔炎或者感染(如克罗恩病)。

- 表现为盆腔或者肛门直肠痛、发热和间歇的尿潴留。

- 直肠检查常常发现在直肠肛门环上肿胀的硬结。

- 明确诊断可能需要影像学检查。

• 马蹄形脓肿。

- 继发于在肛管中线之后位置的腺体脓肿。

- 由于肛尾韧带的存在,感染被迫从两侧进入坐骨直肠窝,因此被称为"马蹄形"。

- 可以单侧或者双侧。

- 表现为疼痛。

■ 诊断检查与说明

实验室检查

• 全血细胞计数。

• 脓肿培养。

影像学检查

• 磁共振成像(MRI)。

- 是受到青睐的方式,能够提供出色的空间和强度现象。

- 能够综合评价整个腹膜和低位盆腔情况。

• CT扫描。

- 软组织对比度有限,使得会阴肌肉和瘘道比较难鉴别,尽管常常可以看到积液。

- 这个方式也能使用电离辐射,但是在儿童中很少用。

• 超声检查(US)。

- 内镜和经阴道超声可作为检查,但是常常不能显示炎症的全部范围。

- 由于缺少声波传入，更深的组织可能看不到。

- 内镜超声检查可用于诊断、明确特征和检测直肠脓肿。

■ 鉴别诊断

- 膀胱感染。
- 前庭大腺脓肿。
- 骶骨前上皮包裹囊肿。
- 化脓性汗腺炎。

 治疗

一般措施

- 缺少波动感时不应该推迟治疗。
- 脓肿应该放置引流管引流。
- 脓肿应该在引流的时候立刻培养，排除若需要抗生素治疗时的影响。
- 如果感染不能很好地对引流产生反应或者有合并的蜂窝织炎，或者病患儿是免疫缺陷的或心脏瓣膜异常的都应使用抗生素。培养出肠细菌或者克罗恩病患儿也应考虑抗生素的使用。
- 坐浴对引流有帮助。

■ 手术与其他治疗

- 引流可能是保守切开，或者谨慎地穿刺置管引流。
- 对于引流伴随的瘘管，应该进行瘘管切开术还是瘘管切除术，目前是有争议的。

后续治疗与护理

- 如果脓肿复发，考虑其他相关问题（如白细胞减少、HIV感染、糖尿病、克罗恩病、直肠重复畸形囊肿）。
- 建议探查肛门瘘来预防复发。

■ 预后

- 如果尽早发现并且引流脓肿，预后是良好的。
- 患儿往往在手术引流后恢复很好，不需要抗生素治疗。

■ 并发症

- 败血症。
- 瘘管形成。
- 直肠周围脓肿伴随或者不伴随肛门瘘的患儿应考虑克罗恩病。

 疾病编码

ICD10

- K61.1 直肠脓肿。
- K60.3 肛瘘。
- K61.3 坐骨直肠窝脓肿。

常见问题与解答

- 问：肛周脓肿的并发症是什么？
- 答：50%的患者会有瘘管形成，以慢性为主。
- 问：脓肿最常见的致病菌是什么？
- 答：葡萄球菌菌属。
- 问：其他什么疾病可能会发生相关的直肠周围脓肿？
- 答：克罗恩病。如果有暴露史，也应排除结核。
- 问：除了手术还有什么其他治疗？
- 答：坐浴和温敷可能会帮助较小的表面的脓肿恢复。

智力残疾 Intellectual Disability

Rita Panoscha 李春阳 译 / 董萍 审校

 基础知识

■ 描述

- 智力残疾（以前被称为智力低下）以学习能力或认知处理能力低下为特点。按照定义，儿童时期首先有明显的认知和适应性障碍。明显的认知障碍定义为低于人群的标准认知或智商（IQ）测验均数2个标准差。
- 常指IQ分数<70～75。
- 适应能力是每个人生活中的功能性技能，包括交流、社会技能、生活自理与自我照顾能力、在家庭及社区安全往返的能力。
- 智力残疾一般根据严重程度分为轻、中、重和极重度。美国智力低下协会（AAMR）提出的新定义更强调功能的水平和患者所需支持的量。

注意

- 儿童的行为问题可能会掩饰其认知障碍。

- 听力损害可能表现为发育迟缓。
- 轻度智力残疾的儿童可能直到其无法跟上小学的教育时才可得到诊断。

■ 流行病学

发生于任何性别、人种及社会经济学地位的人群中。

患病率

- 智力残疾的发病率一般被列为人口数目的2%～3%。
- 智力残疾的各个类别中，轻度发病率最高，占总数的85%。
- 极重度智力残疾发病率最低，占总数的0～1%。

■ 一般预防

- 没有特殊的预防措施，但是可预防一些潜在的病因。

- 免疫接种项目、早期发现代谢障碍、关于头部损伤、窒息预防的教育项目等，在某种情况下是有效的。
- 孕期避免接触酒精和某些药物可降低某些特定脑损伤发生的可能性。

■ 病因

- 智力残疾的病因通常是脑损伤或中枢神经系统（CNS）发育异常，但在很多病例中并不明显，以下为潜在的病因。
- 遗传性、家族性、代谢性。
- 脆性X综合征。
- 21三体综合征（唐氏综合征）和其他染色体异常。
- 结节硬化症。
- 多发性神经纤维瘤。
- 苯丙酮尿症（PKU）。
- 其他先天性代谢障碍。
- 神经系统异常。

Z

- 脑积水。
- 无脑回畸形。
- 癫痫。
• 内分泌性。
- 先天性甲状旁腺功能减低。
• 感染。
- 产前巨细胞病毒,风疹,弓形虫,人类免疫缺陷病毒(HIV)。
- 生后细菌性脑膜炎,新生儿单纯疱疹。
• 环境毒物。
- 重金属中毒如铅中毒。
- 子宫中的药物或酒精暴露,包括胎儿酒精综合征。
• 外伤。
- 靠近头部的损伤。
- 窒息。

■ **常见相关疾病**

• 智力残疾的程度越严重,出现相关疾病的情况越普遍。
• 智力残疾有很多相关疾病,包括癫痫、孤独症、脑瘫、交流障碍、生长迟缓、感觉损伤和精神疾病。
• 也可观察到行为障碍,包括注意力缺陷与多动障碍、自伤行为和自我刺激行为。
• 抚养智力残疾儿童的家庭常常会面临额外的压力。

℞ 诊断

■ **病史**

完整的信息涉及如下方面。
• 孕史。
- 受孕年龄及产次。
- 孕期并发症(包括感染和暴露)。
- 药物、毒品的使用。
- 烟草和酒精的使用及数量。
- 胎儿活动度。
• 出生史。
- 孕周。
- 出生体重。
- 分娩方式。
- 孕妇或胎儿并发症、窘迫。
- Apgar 评分。
• 一般健康情况。
- 重大疾病、住院或手术史。
- 意外或受伤。
- 听觉及视觉状况。
- 药物使用。
- 已知的毒物暴露。

- 任何新发或异常症状。
• 发育史。
- 各方面的发育水平。
- 达到每一发育里程碑的年龄。
- 任何技能的丧失。
- 父母认为孩子功能发育所处的阶段。
• 教育史。
- 如果有,接受学校教育或服务的类型。
- 任何先前的教育与发育评估。
• 行为史。
- 任何持续的或一成不变的行为。
- 互动能力。
- 注意力和活动水平。
• 家族史。
- 发育障碍、神经系统病变、综合征、遗传性疾病或近亲结婚的家族史。

■ **体格检查**

完整的体格检查包括生长发育指标,其对于寻找病因是必要的。主要包括以下几点。
• 互动及行为的观察。
- 不典型行为及总体印象。
• 头围。
- 巨头畸形或小头畸形。
• 皮肤检查。
- 神经皮肤病变。
• 主要或次要的畸形特征。
- 提示某一综合征或解剖畸形。
• 神经系统检查。
- 评估脑神经损伤、神经肌肉状态、反射、平衡性和协调能力和任何神经系统软体征。

■ **诊断检查与说明**

初始实验室检查
• 智力残疾没有特异性的实验室检查。
• 基于患者的病史及体格检查确定患者的个人情况并施行适宜的测试。对高度怀疑智力残疾的患者应跟踪随访其各个发育层面相关检查的结果及发育迟缓情况。以下列出的是常见的测试方法。
• 遗传学检测。
- 尽管比较基因组杂交(CGH)芯片检查越来越多地被推荐为遗传学检测的一线检查,但有畸形特征及遗传性或发育性疾病家族史的患者应考虑先进行染色体核型分析及脆弱 X DNA 检测,尤其是对于严重的认知迟缓患者。
• 代谢检查。
- 如果有技能退化或提示代谢障碍应行血浆氨基酸定量检查、尿有机酸定量、乳酸、丙

酮酸或氨的水平检查。
- 根据具体症状进行其他代谢检查。
• 甲状腺功能检查。
- 大部分婴儿生后不久将行甲状腺功能减低筛查,如果出现症状需进行复查。

影像学检查
头颅 MRI:考虑头部异常、严重的神经系统异常、功能退化,或诊断特定疾病(如创伤或脑白质营养不良)时进行。

诊断步骤与其他
• 当患者表现出发育迟缓、怀疑智力残疾时,需要进行更多的发育筛查或评估。
• 儿科医生可以进行一些诊室内的发育筛查,但是确认诊断需要进行标准化的测试,常由临床心理学家完成。标准化测试包括Stanford-Binet 智力量表、Wechsler 智力量表和 Vineland 适应性行为量表。
• 听力检查。
- 语言和(或)认知障碍患者应行听力检查。
• 脑电图。
- 与癫痫发作有关的患者应行脑电图检查。

■ **鉴别诊断**

需与其他发育障碍鉴别,包括如下。

• 边缘的认知能力。
• 语言发展障碍。
• 孤独症。
• 学习障碍。
• 脑瘫。
• 明显的视觉或听觉损伤。
• 退行性疾病。

治疗

■ **一般措施**

• 智力残疾没有特定的治疗方式,所有治疗的最终目标是帮助儿童发掘其所有的潜能。
• 治疗应包括对于潜在或相关的医疗状况的处理。
• 早期干预和特殊教育项目适用于基于儿童需求和能力的个体化教育项目。
• 行为管理和选择性的使用药物适用于有严重行为问题的患者。

■ **转诊问题**

• 转诊至临床心理学家,进行正式诊断。
• 专科医师。
- 也可转诊至其他医学专科。
- 这些专科包括发育儿科学、神经学、遗传

学或眼科学。

 后续治疗与护理

■ **随访推荐**

患者监测

• 智力残疾儿童需进行定期的预防保健,此外还应针对潜在的医疗状况进行处理。

• 随访监测教育项目,确保其达到儿童的需求是很重要的。

• 在对待有特殊需求的儿童方面,其家庭也需要得到持续的咨询与支持。

■ **预后**

• 寿命的预后取决于相关检查结果和整体健康状况,但智力残疾儿童可存活至成年及晚年。

• 个体的功能水平不同,取决于智力低下的程度、个体的特定技能和家庭或社区的支持。一般来说符合以下几点:

－轻度智力残疾(IQ 55～70):以前称为可

教育的。可在额外帮助的情况下进入学校,阅读和数学能力可能达到大约 4～6 年级水平;可从事无需技能至需半技能的工作;可在教养院生活或独立生活。

－中度智力残疾(IQ 40～54):可以学会识别基本的字符、掌握基本技能。可在庇护工厂工作或在一定的支持下从事无需技能的工作;可在家庭或教养院生活,基本能够自理。

－重度智力残疾(IQ 25～39):可在家庭或教养院或机构生活。一些可在庇护工厂工作;在监护人的照看下日常生活可部分自理或做一些杂务。

－极重度智力残疾(IQ<25):在家庭或教养院或机构生活。通常需要全程照看。

 疾病编码

ICD10

• F79 未特指的精神发育迟缓。

• F70 轻度精神发育迟缓。

• F71 中度精神发育迟缓。

常见问题与解答

• 问:我的孩子成年后会变"正常"吗?

• 答:一般来说,智力残疾被认为是终身疾病。一些轻度智力残疾的患者可有良好的社区功能,尤其是在给予额外支持的情况下。

• 问:我的孩子能够学习吗?

• 答:除了非常严重的智力残疾外其他孩子是可以学习的,但无法像正常发育儿童那样快速和广泛地学习。

• 问:但是我的孩子看起来很好并且有正常的运动能力,他怎么能是智力低下呢?

答:智力低下或智力残疾是指认知发展缓慢,许多智力残疾儿童没有明显的畸形特征,其他方面的发育如大动作能力正常或接近正常,而认知发展方面却明显迟滞。

中毒性休克综合征

Amanda C. Schondelmeyer • Erin E. Shaughnessy 毛鹏亮 译 / 陆国平 审校

 基础知识

■ **描述**

中毒性休克综合征(TSS)是一种急性发热性疾病,以低血压,胃肠道和呼吸功能障碍向多器官功能衰竭发展为特征。多由以下因素产生的细菌外毒素引起。

• TSS 毒素-1(TSST-1)由金黄色葡萄球菌菌株产生,简称 TSS。

• A 组乙型溶血性链球菌(GAS,即化脓性链球菌),简称链球菌中毒性休克综合征(STSS)。

• 也有报道与 B、C 和 G1 组链球菌和轻型链球菌有关。

■ **流行病学**

• 20 世纪 80 年代,多与高吸收性卫生棉条使用有关;随后,这些产品退出市场,月经相关葡萄球菌 TSS 减少。

• 发展中国家 STSS 多见。

• 目前,50%病例非月经相关。

发病率

• TSS:3.4/10 万(2003 年)。

• 月经性 TSS 发病率:月经期妇女每年(1～5)/10 万。

• STSS:发达国家(2～4)/10 万,发展中国家>10/10 万。

• STSS 发病率最高的人群是儿童,且与局灶性感染、肺炎、败血症相关。

■ **危险因素**

• 高吸收性卫生棉条、子宫帽或避孕海绵的使用;定植或侵入性葡萄球菌或链球菌感染。

• 近期妇科手术。

• 局灶性感染包括外科手术或产伤、窦道、软组织和骨骼肌感染,以及呼吸道感染。

• STSS 最常继发于皮肤和软组织感染。

• 前期水痘感染亦增加风险。

■ **预防**

• 加强创伤护理。

• 限制阴道内的异物(如卫生棉条等)的使用和严格遵守制造商的使用说明。

• 对感染的早期识别与处理。

■ **病理生理**

• 金黄色葡萄球菌及化脓性链球菌可产生外毒素。

• 一些外毒素具超抗原性,可与免疫细胞相互作用,诱导生成大量细胞因子,从而产生主要临床症状。

• 细胞因子可致发热、毛细血管渗漏、低血压、终末器官衰竭。

诊断

■ **病史**

• 患者有使用卫生棉条、避孕海绵或子宫帽病史。TSS 可发生于月经期任何时间。

• 询问近期创伤或手术操作史,包括导管使用情况(如静脉穿刺、腹膜透析等)。术后 TSS 的潜伏期可短至 12 h。

• 有近期分娩或流产史。

－突发高热,寒战,全身不适,头痛,咽炎,红皮病,头晕甚至晕厥。

－胃肠道症状,包括大量水样泻、呕吐及腹痛。

■ 体格检查

- 初步检查应评估软组织或骨骼肌的局灶性感染，或残留异物。
- 典型病例可出现红皮病，但严重低血压者不明显。
- 生命体征：发热、心动过速、气促，体位性低血压或低血压。早期可见血压正常的心动过速。
- 皮肤：可见红皮病、外周性发绀和水肿。
- 蜕皮：症状发生5～7天后始于躯干和四肢。
- 可伴水疱或紫癜形成。
- 黏膜：球结膜充血和口腔黏膜充血。
- 精神异常，如嗜睡、烦躁、神志不清或迟钝，可加重疾病进展。
- 注意：患者可能不存在以上所有症状体征。

■ 诊断检查与说明

- 美国疾病控制和预防中心（U.S. CDC）对于葡萄球菌TSS的诊断有6条确诊标准及5条辅助标准。
- 发热38.9℃（102 ℉）或以上。
- 弥漫性黄斑红皮病。
- 发病1～2周后出现蜕皮，尤其见于手掌、足底。
- 低血压：收缩压低于儿童正常值5个百分点，体位相关性改变大于15 mmHg，或直立性晕厥或头晕。
- 累及3个或3个以上器官，如胃肠道、肌肉、黏膜、肾脏、肝脏、血液或神经系统。
- 血、咽拭子或脑脊液培养阴性（血金黄色葡萄球菌可有阳性），和（或）落基山斑点热（RMSF）、钩端螺旋体病或麻疹滴度阴性。
- U.S. CDC关于链球菌TSS的诊断标准：从正常无菌部位分离出GAS者可临床确诊；非无菌部位分离出GAS者为疑似病例。
- 上述低血压者。
- 任何以下2条：肾功能损害、凝血障碍、肝功能损害、急性呼吸窘迫综合征（ARDS），可伴有蜕皮的黄斑红皮病或软组织坏死。

实验室检查

初期实验室评估应着眼于诊断器官功能障碍以指导支持疗法，并识别潜在病原来指导抗菌治疗。
- 培养。
- 血培养：理想的血培养应在抗感染治疗前，但通常患者已在门诊获得治疗。
- STSS病例有60%阳性率，但金黄色葡萄球菌TSS小于5%。
- 其他培养。
- 应结合临床情况完善其他体液培养（如脓肿、胸腔积液、脑脊液）。
- 对于月经性TSS，金黄色葡萄球菌可从阴道或宫颈分离，虽然存在无症状携带者。
- 尽管不能确诊，但从咽喉或其他非无菌部位培养GAS有助于STSS的诊断。
- 抗体（Ab）。
- TSST-1 Ab仅用于参考或研究。
- 抗链球菌溶血素O（ASO），抗脱氧核糖核酸酶B或其他链球菌胞外产物。
- 在链球菌相关感染后4～6周可升高。
- 这在疾病急性期没有意义。
- 动脉血气。
- 在呼吸窘迫或灌注不良时，有助于指导通气策略。
- 全血细胞计数。
- 白细胞增多伴核左移（中性粒细胞减少症预示不良）。
- 血小板减少提示存在弥散性血管内凝血（DIC）。
- 肾功能：肌酐升高可反应急性肾功能损伤。
- 肝功能：肝酶升高，或存在纤维蛋白原和凝血因子水平降低等肝合成功能障碍的证据。
- 凝血功能检测。
- 可有凝血酶原时间，部分凝血活酶时间（PT/PTT）延长，有或无DIC证据；低纤维蛋白原，高纤维蛋白降解产物。
- 尿检。
- 可有无菌性脓尿。
- 腰椎穿刺。
- 提示脑脊液细胞增多。
- 革兰染色阳性或明显异常的提示脑膜炎，不支持STSS或TSS。
- 磷酸肌酸激酶（CPK）升高提示骨骼肌受累。

影像学检查

存在呼吸窘迫或需氧时需完善胸片；ARDS可及两肺弥漫浸润。

■ 鉴别诊断

- 其他细菌或病毒引起的感染性休克。
- 链球菌性猩红热样皮疹。
- 钩端螺旋体病。
- RMSF和埃立克体病，如旅行或居住于疫区。
- 川崎病：川崎病可与TSS并存，已有报道冠状动脉扩张合并TSS病例。
- 中毒性表皮坏死松解症（TEN）。
- 药物性过敏反应。

治疗

■ 特殊疗法

- 清除异物。
- 对于脓肿、肌炎、坏死性筋膜炎，应切开引流或手术清创。

■ 药物治疗

一线药物治疗应尽早，并参考耐甲氧西林金黄色葡萄球菌（MRSA）的局部发病率。
- 如考虑MRSA感染，首先予万古霉素静滴（15 mg/kg，q6 h，每天最大剂量4 000 mg）。
- 肾毒性是已知的不良反应。
- 应监测肾功能损害和血清肌酐水平，以调整剂量。
- 在有经验的药剂师指导下，参考第四剂用药前的谷浓度调整剂量。
- 除一线用药，也可予克林霉素静滴（每天40 mg/kg，分3或4次，日最大剂量2 700 mg）治疗抑制细菌毒素生成。
- 联合头孢曲松（每天100 mg/kg，分1或2次，日最大剂量2 000 mg）经验性治疗，以覆盖革兰阴性菌，直到明确病原体。
- 如果局部MRSA发病率低，可考虑以抗葡萄球菌青霉素（即萘夫西林、苯唑西林、双氯西林）代替万古霉素。
- 丙种球蛋白（IVIG）常辅助抗生素疗法，但其疗效尚不清楚。其机制目前可能是通过中和外毒素抗体和抑制T细胞活化。
- 连续抗生素治疗至少10～14天，总疗程可参考原发感染病。
- 诊断不明时，请咨询感染病专家。
- 经口喂养耐受时可改口服用药治疗。

■ 初始治疗

疑似TSS或STSS的治疗应在具有儿科重症监护病房（PICU）通道的三级医疗中心进行。
- 初始复苏应迅速进行，以支持足够的组织灌注和氧合。
- 应根据灌注情况和生命体征选择静脉滴注，推注和加压给药。液体复苏时，要考虑到潜在的心功能不全。
- 如果呼吸窘迫应保持气道通畅。
- 应尽快给予抗生素治疗。

Z

后续治疗与护理

抗生素治疗外,对于器官功能障碍的支持治疗很关键。

- 如有效治疗,体温可在 2 天内恢复正常。
- 胃肠道、肝脏和骨骼肌病变可迅速好转,除了肌无力,罕见永久性后遗症。
- 发病 10~12 天后可有手指、脚趾、手掌和脚掌全层蜕皮。
- 毛发和指甲的脱落可在发病后 4~16 周,5~6 个月缓解。
- 脑病常见,但很少引起癫痫发作;通常 4~5 天内缓解。
- 肺水肿发展和心脏功能恶化提示预后不良:
  - 心肺功能衰竭是最常见的致死原因。
  - 毒素相关性心肌病可通过有效治疗缓解。

▪ 预后

- 1987—1996 年,非月经性 TSS 病死率为 5%,月经性 TSS 病死率约 1.8%。
- STSS 病死率超过 50%。
- 复发与治疗或关注不充分相关。
- 死亡通常发生在最初几天,但也可在发病 2 周后。

▪ 并发症

多系统器官功能衰竭继发于分布性休克/低血压,包括如下。

- 肺水肿。
- DIC。
- 急性肾功能衰竭(少尿型和非少尿型)。
- 肝衰竭。
- 心肌功能障碍,可有心律失常。
- 中毒性脑水肿,或缺血性脑病。
- 代谢紊乱。
- 组织坏死和潜在截肢可能。
- 神经心理障碍包括记忆丧失;脑电图异常罕见。

疾病编码

ICD10

- A48.3 中毒性休克综合征。
- B95.61 可疑甲氧西林敏感葡萄球菌感染性疾病。
- B95.0 A 组链球菌感染。

常见问题与解答

- 问:TSS 会复发吗?
- 答:是的。未充分根除或不恰当治疗的感染灶可能导致复发。免疫功能缺乏也可致复发。
- 问:没有危险因素的患者能否诊断 TSS?
- 答:是的。已经有符合病例定义的报道,没有任何已知的相关因素危险因素。
- 问:抗生素治疗之前,应等待确诊吗?
- 答:任何疑似 TSS 患者均应尽早尽快应用抗生素治疗。

中耳炎 Otitis Media

C. Matt Stewart · Rosalyn W. Stewart   段博 译 / 许政敏 审校

基础知识

▪ 定义

中耳炎是累及中耳的炎性病变,有症状或无症状,表现为急性或慢性中耳炎。

- 2 种特异的诊断。
- 积液型中耳炎或中耳积液(MEE)。
- 急性中耳炎(AOM)。
  - 无并发症/非重症。
  - 重症的。
  - 复发的。

▪ 流行病学

- 美国在应用抗生素的儿童中多见。
- 6~12 月龄婴儿发生率最高。
- 50%~85% 的儿童在 3 岁之前发生过中耳炎。

▪ 危险因素

- 年龄<2 岁。
- 性别:男>女。
- 有急性中耳炎家族史。
- 解剖变异:颅面部畸形。
- 被动吸烟(暴露于吸烟环境)。
- 环境中儿童聚集。
- 托儿所日托。
- 家庭兄弟姐妹多。

▪ 预防措施

- 生后至少 3~6 个月母乳喂养。
- 6 月龄后减少使用奶嘴。
- 接种疫苗:
- 肺炎球菌结合疫苗。
- 流感疫苗。
- 减少吸入二手烟。
- 减少托儿所日间护理拥挤。

▪ 病理生理

- 咽鼓管功能障碍导致中耳积液。如果积液不能被纤毛系统清除,将成为细菌和病毒良好的生长环境。
- 学龄期儿童上呼吸道感染过程中有 66% 发生严重的咽鼓管功能障碍,学龄前幼儿(3~6 岁)上呼吸道感染过程中有 75% 发生严重的咽鼓管功能障碍。

▪ 病因

- 分型不明的流感嗜血杆菌:35%~50%。
- 肺炎链球菌:25%~40%。
- 卡通莫拉菌:5%~10%。
- 病毒:40%~75%。
- 多与细菌合并感染。
- 5%~22% 不合并细菌感染。
- 链球菌 A 组(3%)。
- 化脓性金黄色葡萄球菌(2%)。
- 革兰阴性杆菌如铜绿假单胞菌为 1%~2%。
- 多见于新生儿急性中耳炎。

诊断

▪ 病史

- 近期突然出现中耳炎和中耳积液的症状和体征。
- 耳痛持续时间<48 h。
- 新发的耳漏,急性外耳道炎除外。
- 发热。
- 烦躁。

Z

- 既往史,包括基础疾病(例如腭裂、唐氏综合征),免疫缺陷和既往中耳炎病史。
- 近期抗生素治疗史。
- 暴露于儿童聚集的环境(学校、幼儿园、家庭人数多)。

■ 体格检查

- 寻找引起儿童发热和烦躁的其他原因,比如急性上呼吸道感染、咽炎、淋巴结炎、脑膜炎、尿路感染、骨和关节感染。
- 最好进行耳镜检查。
- 如果患儿不配合,则需要充分镇静。
- 如果鼓膜暴露不充分,需要清除耵聍。
- 静息状态下,通过耳镜观察鼓膜是正压或负压。
- 从鼓膜的特征判断是否存在中耳积液。
- 轮廓:正常、紧张(收缩)、饱满或喇叭状,鼓膜大疱。
- 颜色:灰色、粉色、黄色、白色或红色,出血性的。
- 半透明:半透明的或不透明。
- 运动性:正常、降低或消失。
- 以下特征提示存在中耳炎症。
- 鼓膜充血。
- 耳痛。
- 以下特征提示存在中耳积液。
- 鼓膜喇叭状。
- 鼓膜运动性降低或消失。
- 鼓膜后存在气液平面。
- 耳漏。
- 中耳积液持续存在,并且伴随耳痛,发热、鼓膜充血、饱满或呈喇叭状,则提示为急性中耳炎。
- 伴随结膜炎(中耳炎-结膜炎综合征)提示流感嗜血杆菌或病毒为致病原。
- 如果耳镜或声导抗测试提示无中耳积液,则急性中耳炎诊断不成立。

■ 诊断检查与说明

诊断步骤与其他

- 声导抗测试。
- 技术人员易实施。
- 提供中耳的压力及鼓膜顺应性。
- 检测中耳积液的敏感性好,但阳性率低。
- 鼓膜穿刺术。
- 抗生素治疗无效的急性中耳炎发作期,鼓膜穿刺和中耳积液的培养和药敏实验有助于指导抗生素治疗。
- 鼓膜穿刺和鼓膜切开是化脓性并发症的部分治疗措施。

■ 鉴别诊断

- 中耳积液:鼓膜可因反光弥散而色暗,可能看到液体泡,鼓膜运动性减弱。
- 外耳道炎。
- 耳病变,例如疖或裂伤。
- 其他原因引起的发热,包括病毒性上呼吸道感染、咽炎、肺炎、脑膜炎、尿路感染、骨和关节感染。
- 咽炎和牙痛可能误认为耳痛。

 治疗

■ 药物治疗

注意:急性中耳炎管理应该包括疼痛评估和治疗。

- 对于年龄≥6个月的急性中耳炎患儿,症状严重或体征明显的(中度或重度耳痛,或耳痛48 h,或体温≥39 ℃),应给予抗生素治疗。
- 对于年龄6~23个月的急性双侧中耳炎患儿,即使症状不严重的,也需要抗生素治疗。
- 对于年龄6~23个月的急性单侧中耳炎患儿,症状不严重的,可给予抗生素治疗,或经过照顾者共同决定,也可密切观察随访。
- 观察和随访的患儿如果病情加重或48~72 h病情无好转,应给予抗生素治疗。
- 初始治疗。
- 阿莫西林80~90 mg/(kg·24 h),口服,每天2次。
- 在过去30天患儿未服用阿莫西林。
- 没有并发化脓性结膜炎。
- 青霉素不过敏。
- 抗生素治疗48~72 h后无改善。
- 阿莫西林-克拉维酸[90 mg/(kg·24 h)阿莫西林和12.8 mg/(kg·24 h)克拉维酸分成2次口服]。
- 在过去30天使用过阿莫西林。
- 并发化脓性结膜炎。
- 复发性急性中耳炎史,阿莫西林治疗无反应。
- 青霉素过敏者,最初的口服抗生素治疗。
- 头孢地尼14 mg/(kg·24 h),每天1次或分成每天2次。
- 头孢呋辛30 mg/(kg·24 h),分为每天2次。
- 头孢泊肟10 mg/(kg·24 h),分成每天2次。
- 头孢曲松50 mg肌内注射或静脉点滴,每天使用,持续1天或3天。

- 48~72 h后无改善,治疗。
- 头孢曲松50 mg肌内注射或静脉点滴,每天使用,持续1天或3天。
- 克林霉素30~40 mg/(kg·24 h),分次口服,联合或不联合第三代头孢菌素。

■ 其他治疗

一般措施

- 不要预防性应用抗生素,可减少儿童反复急性中耳炎发作的频率。
- 辅助治疗。
- 对乙酰氨基酚或布洛芬退热。
- 疼痛可以用对乙酰氨基酚、布洛芬或外用麻醉药滴剂进行治疗。

■ 转诊问题

- 转诊耳鼻喉科专科。
- 鼓膜置管治疗复发性急性中耳炎,如果发生下列情况。
- 6个月3次发作。
- 1年发作4次,1次发生在前6月。
- 持久性和(或)复发性中耳炎,听力减退和(或)言语障碍。

 后续治疗与护理

■ 随访推荐

- 治疗48~72 h症状加重,可能需要应用抗生素和(或)评估并发症。
- 抗生素治疗完成后应随访3~4周,确保AOM治愈。
- 如果积液存在,应每月随访。对于>3个月的持续性积液,建议听力检查。

■ 预后

- 大部分患者急性感染症状(发热、耳痛)在48~72 h后缓解。
- 治疗失败更可能与疾病的严重程度和低龄有关。
- 30天之内再次感染通常意味着不同细菌感染导致再发,而不是简单复发。
- 初次发作严重可能会复发频繁,在幼儿比较常见。
- 治疗的儿童中30%~70%渗出液要持续2周。
- MEE可能会持续数周至数月。

■ 并发症

- 听力减退。
- 急性传导性耳聋最常见,通常在积液后

出现。

- 长期中耳积液可导致永久性传导性听力损失。
- 感染扩散入迷路可能会导致神经性听力损失。
- 鼓膜穿孔。
- 慢性化脓性中耳炎。
- 鼓室硬化。
- 胆脂瘤。
- 急性乳突炎。
- 岩锥炎。
- 迷路炎。
- 面神经麻痹。
- 细菌性脑膜炎。

- 硬膜外脓肿。
- 硬膜下脓肿。
- 脑脓肿。
- 侧窦血栓形成。

 疾病编码

ICD10

- H66.90 未特指的中耳炎,未指定的耳朵。
- H65.199 其他急性非化脓性中耳炎,未指定的耳朵。
- H65.499 其他慢性非化脓性中耳炎,未指定的耳朵。

❓ **常见问题与解答**

- 问:什么样的急性中耳炎需要治疗?
- 答:儿童急性中耳炎＞6月龄且具有严重的症状和体征需要抗生素治疗。双侧急性中耳炎6～23个月的婴儿,无严重症状或体征,也需要抗生素治疗。
- 问:急性中耳炎初始治疗首选抗生素吗?
- 答:阿莫西林。48～72 h后无改善的患儿使用阿莫西林-克拉维酸。
- 问:如何防止急性中耳炎发生?
- 答:肺炎球菌疫苗。每年给予流感疫苗。鼓励母乳喂养至少6个月。鼓励避免接触烟草烟雾。

中暑及相关疾病　Heat Stroke and Related Illness

Patrick B. Solari · George Aathony Woodward　陶金好 译 / 陆国平 审校

 基础知识

■ **描述**

- 中暑往往发生在产热、吸收及散热不平衡时。可能原因有身体产热及储存热量过多而没有有效散热,外周温度过高,低辐射或对流散热、蒸发减少,或者经汗液或胃肠道丢失大量体液后未补充足够的液体及电解质。
- 两种类型中暑。
- 劳累性中暑,发生在高强度劳动期间。
- 非劳累性中暑,在外周温度升高的情况下机体无法进行代偿,常见于处于热浪中的年轻人及幼儿。

■ **危险因素**

- 环境因素。
- 湿热无风,热浪,室内过热环境,缺乏空调;与室外隔绝,无自理能力或被困于密闭空间(如汽车、衣柜;日照情况下通风差的汽车内温度可达131～172 ℉;在最初的15 min内温度急剧上升到高峰)。
- 医疗。
- 肥胖,健康状况差,心脏疾病,糖尿病及尿崩症,腹泻,甲亢,脱水,血管疾病,汗腺功能障碍,晒伤,病毒感染性疾病。
- 药物。
- 抗胆碱药。
- 抗组胺药。

- 兴奋剂。
- β受体阻滞剂。
- 利尿剂。
- 精神病药物。
- 毒品及酒精。
- 行为。
- 对危险警示信号缺乏认知。
- 重体力劳动或无充足液体摄入。
- 着装不合适:厚重紧绷衣物。
- 对气候环境不适应。
- 儿童置于汽车的密闭环境。

■ **一般预防**

- 避免呆在密闭空间(如把儿童放在车里)。
- 减少活动量,呆在树荫下保持凉爽,逐渐适应较热的气候,可以每天或者隔天在高温环境中待8～10次,每次30～45 min。
- 在高热天气使用空调或者风扇。
- 冷水或者温水洗澡。
- 液体摄入。
- 在锻炼或高强度运动之前、运动期间及运动后增加液体摄入。
- 每10～20 min饮水200～300 ml。
- 不要等到有口渴的感觉才饮水。
- 高温下进行耐力训练前用冷水浸泡背心或者喝冷冻饮料。
- 适当着装。
- 宽松、浅色衣服。
- 遮阳帽。

- 用10～14天逐渐适应高温环境。
- 饮食补钠。
- 避免NaCl药片(可能引起高钠性脱水、消耗钾、胃刺激、胃排空延迟等)。
- 长时间站立时经常按摩腿部肌肉。
- 避免在高温环境下长时间站立。
- 避免摄入咖啡因及酒精。

■ **病理生理**

- 高强度运动产热增加10～20倍。
- 当环境温度高于体温时,人体通过传导和辐射吸收热量,通过蒸发和对流散热。
- 相比于成人,儿童体表面积比例较大,基础代谢率较高,不能增加心排血量及减少汗液产生,不能独自因环境改变而改变。
- 脱水使汗液减少,因而蒸发减少。
- 超过40 ℃,细胞体积、细胞膜的完整性、代谢率及酸碱平衡都被破坏。
- 核心温度超过极端42 ℃,不能进行氧化磷酸化,以及酶的功能丧失。

■ **常见相关疾病**

- 红痱(痱子)。
- 热疹,常因汗腺被衣物或护肤品堵塞。
- 红色斑丘疹,往往具有自限性。
- 热性痉挛或抽搐。
- 与未经过专门培训的人进行体育锻炼或者不能适应轻度脱水相关。
- 与水钠消耗相关。

Z

- 热性手足抽搐。
- 感觉异常及腕足疼痉帮助区分手足抽搐与热性痉挛。
- 热性晕厥。
- 在劳累或站立后意识改变(即头晕眼花、晕厥)。
- 热性浮肿。
- 足踝肿胀(即血管渗漏,重力作用)。
- 中暑衰竭。
- 相对发生较慢。
- 水和(或)盐消耗。
- 头痛大汗,恶心,呕吐,萎靡不振,肌痛,面色苍白,头昏眼花,视力障碍,晕厥,体温38～40℃,脱水,电解质紊乱,血液浓缩。
- 可演变为中暑。
- 热休克。
- 核心体温超过40℃意识状态变化:头昏、定向障碍、谵妄、语无伦次、去大脑姿势、昏迷。
- 可能会突然急性发作(80%)或慢性进展(数分钟至数小时,20%)。
- 典型的热休克与皮肤干燥及长时间暴露于高温环境静止不动相关。
- 劳累性热休克可表现为无汗或大汗淋漓。

诊断

■ 病史

- 中暑衰竭。
- 无力、嗜睡、口渴、乏力,工作或娱乐能力下降,头痛、恶心、呕吐、肌痛、皮肤苍白,头晕等。
- 中暑。
- 与环境一致的中枢神经系统功能障碍的病史或有诱发因素,进展为热相关疾病,都应诊断为中暑。

■ 体格检查

- 中暑衰竭。
- 视觉障碍、晕厥、轻度中枢神经系统功能障碍,缺乏判断力、痉挛、眩晕、低血压、心动过速,通气过度,感觉异常,躁动,共济失调,精神错乱,温度<40℃,出汗,环境暴露和活动,没有昏迷或癫痫发作。
- 中暑。
- 体温>40℃(在送医院之前进行干预处理可能会下降)。
- 意识状态改变(混乱、困倦、易怒、神经功能受损、欣快感、好斗、反应迟钝),共济失调,摆各种姿态,尿失禁,癫痫,昏迷,紫癜。

出血点。
- 2/3 的人有瞳孔缩小。
- 可能会有肌肉僵硬强直性收缩和肌张力障碍。
- 休克:心动过速、低血压、脉压差增大、呼吸急促。
- 热,干燥(典型),或者湿冷(运动相关)皮肤,潮红或者苍白。
- 乏力,恶心,呕吐,食欲不振,头痛,头晕。
- 监测温度(最好连续监测)。
- 食管温度最佳。
- 直肠深部温度检测最接近于核心体温。
- 耳温、口腔、腋窝及颞动脉温度对核心体温来说精确性差一些。

■ 诊断检查与说明

初步实验室检查

检查只是为了明确诊断,评估损伤范围,排除其他疾病可能性,治疗还是需要依靠经验。

- 热痉挛:血清及尿钠和氯下降,尿素氮水平正常或轻度升高。
- 中暑衰竭:可出现低钠血症、高钠血症、低氯血症、低钠尿及高氯血症等,肝功能可正常。
- 中暑。
- 电解质失衡:钠、氯水平正常或升高,低钾,尿素氮/肌酐升高,低血糖。
- 血液:血液浓缩,白细胞增高,血小板减少。
- 肾前性氮质血症。
- AST/ALT 升高。
- 代谢性酸中毒:乳酸升高,尤其是劳累性中暑。
- 凝血功能障碍。
- 动脉血气(经典中暑:早期呼吸性碱中毒及低血钾;后期乳酸性酸中毒;劳累性中暑:乳酸性酸中毒)。
- 其他:肌酸磷酸激酶(横纹肌溶解),尿检(管型、褐色蛋白尿、镜下血尿、肌红蛋白尿),脑脊液,心电图,胸部 X 线片。

■ 鉴别诊断

- 热性痉挛:横纹肌溶解,手足抽搐。
- 水肿:血栓性静脉炎,淋巴性水肿,充血性心力衰竭。
- 中暑:发热引起中枢神经系统功能障碍(卒中、脑膜炎、脑炎),其他感染,抗胆碱能药物中毒(瞳孔散大),毒品/药物诱导,体温升高,严重脱水。寒战意味着感染性疾病非

中暑。
- 神经阻滞剂恶性综合征。
- 血清综合征。
- 恶性高热。

治疗

■ 药物治疗

- 退烧药不作为常规使用,因为未受损的下丘脑会正常反馈起作用。
- 避免使用抗胆碱能药物,因其可抑制出汗。
- 可能需要强心剂。
- 氯丙嗪可以扩张外周血管张力及防止颤抖。
- 苯二氮草类用于镇静睡眠和(或)抽搐发作。
- 丹西洛林没有被证实有效。

■ 其他治疗

一般措施

- 中暑:经验性治疗,排除其他具有相同表现的病因。主要是气道,呼吸及循环系统包括固定气道以便输送氧气。
- 降温是主要措施,外部、内部或两者同时。
- 液体补充:静脉滴注 0.9%生理盐水或林格液。除外低血糖。
- 多种治疗方法。
  ○ 弗勒导尿管导尿。
  ○ 鼻饲管。
  ○ 肌红蛋白尿治疗(甘露醇、碳酸氢钠,必要时透析)。
  ○ 低钾或低钙有症状时进行电解质补充。
  ○ 出现弥散性血管内凝血时应用新鲜冰冻血浆。

■ 住院事项

初始治疗

- 快速识别并且紧急降温。
- 特殊治疗。
- 热痉挛:休息,水盐补充。
- 热性晕厥:有自限性,平躺,休息并且补充含盐液体。
- 中暑衰竭:有临床症状就应治疗(如心率、血压、直立位置及尿量改变)。对于门诊患者主要治疗是迅速降温。轻症患者:口服电解质溶液;如果有恶心呕吐不能饮水,静脉应用 0.45%～0.9%生理盐水(类似于汗液丢失成分);避免快速纠正高钠血症(治疗同高钠性脱水);如果有低钠血症,用 3%盐溶液滴注 5 ml/kg。
- 中暑:迅速降温及心血管系统支持。衣物

移除,使患者脱离高温环境;使用空调,如果可能,用车辆转移患者;食管或直肠温度监测(持续温度监测);降温达到 0.1~0.2 ℃;当温度在 38.5~39 ℃时需慢慢降温,以免温度降低过快。

- 降温选择:对于劳力性中暑冷水浸泡(15~16 ℃)与冰水浴同样有效,但病残率及死亡率最低,且没有不适感、寒战或血管收缩。

  ◦ 此外,冰袋应放在颈部、腹股沟、腋窝;浸湿的毯子盖在患者身上;水喷雾湿润皮肤,增加空气对流(用扇子)可以提高蒸汽冷却;冷水或冰水灌洗(腹膜、直肠、胃);降低室内温度;冰块按摩(减少颤抖反应)。

■ 入院指征

- 有中暑症状的患者需要及时降温及密切观察。
- 如果患者有多系统疾病的表现(精神状态改变、电解质失衡、血液指标异常),治疗至

这些问题解决。
- 血流动力学不稳定的患者可能需要加强监护。

后续治疗与护理

■ 预后

- 热相关疾病(如热疹、水肿、痉挛、手足抽搐、晕厥、筋疲力尽)给予支持治疗可快速恢复。
- 中暑:如果没有及时发现并治疗,预后较差;病残率及死亡率与核心温度快速下降速度成比例。

疾病编码

ICD10

- T67.0XXA 中暑及日射病,初次发作。
- T67.1XXA 热性晕厥,初次发作。
- L74.0 红痱。

常见问题与解答

- 问:如何区分中暑衰竭及中暑?
- 答:中暑体温>40 ℃,伴有中枢神经系统功能及 LFT 不正常,同时中暑衰竭与不能继续运动相关。
- 问:什么时候应该怀疑中暑?
- 答:当患者无汗或者大汗状态时,有中枢神经系统功能改变则应怀疑中暑。
- 问:患者多汗对区分中暑衰竭或中暑的诊断有无帮助?
- 答:没有。中暑衰竭患者表现出汗,但中暑患者可能无汗也可能大汗淋漓。
- 问:儿童出现热相关疾病的风险是否较高?
- 答:是的。儿童相比于成人有一些易发因素:较大的体表面积比例、更高的代谢率、较成人出汗较慢、在更高的温度下才会出汗、在特定的代谢率的情况下心排血量较成人低、口渴反应迟钝、获得液体的能力受限。

中性粒细胞减少症 *Neutropenia*

Kristin A. Shimano 钱晓文 译 / 翟晓文 审校

基础知识

■ 描述

循环中中性粒细胞的数量减少(包括分叶核和杆状核),严格的定义为中性粒细胞(ANC)绝对计数 1 岁以上<1 500/μl,1 岁以内<1 000/μl,出生 1 周以内<5 000/μl。
- 通过分叶核中性粒细胞和杆状核中性粒细胞占全部 WBC 计数的百分比来计算 ANC。
- 举例:WBC 计数 5 200/μl 其中 15%分叶核,4%杆状核,76%淋巴细胞,5%单核细胞:ANC=5 200×(0.15+0.04)=988。
- 严重中性粒细胞减少定义是 ANC<500/μl。

■ 流行病学

- 总 WBC 和 ANC 正常值在不同年龄和种族中不同。
- 一些种族的儿童,包括非洲和中东,总 WBC 和 ANC 计数较白人儿童更低。
- 30%非洲裔美国人 ANC 正常值下限可为 800/μl 而并无易发生感染的表现。

- 婴儿总 WBC 计数更高,分类中淋巴细胞百分比更高。
- 美国先天性和特发性中性粒细胞减少患病率为 2.1/1 000 000。

■ 危险因素

遗传学
- 已明确很多基因突变会导致严重先天性中性粒细胞减少。
- 常染色体隐性遗传:科斯特曼综合征(*HAX1*)。
- 常染色体显性遗传:*ELA2*,*GFL1*,*GATA2*,其他。
- X 连锁:*WASP*。
- 周期性中性粒细胞减少:常染色体显性遗传或散发(*ELA2*)。

■ 病因学

- 中性粒细胞产生减少。
- 病毒抑制。
- 药物、化疗或放疗引起的骨髓抑制。
- 营养缺乏。
- 原发于骨髓造血异常病。

- 中性粒细胞破坏增加。
- 免疫介导的破坏。
- 利用增加(常见于无法抵抗的感染)。
- 脾脏滞留。

诊断

■ 病史

- 近期或当前病毒感染。
- 当时或最近发热,皮肤脓肿,感染或口腔溃疡。
- 症状的持续方式。
- 吸收不良的症状,如腹泻或生长迟缓。
- 延迟断脐。
- 药物应用或毒物暴露。
- 饮食:营养缺乏的证据。
- 生长发育史。
- 种族。
- 中性粒细胞减少,反复感染,或早期死亡的家族史;近亲。
- 既往全血细胞计数(CBC)和分类结果:以往 WBC 和 ANC 正常可排除严重先天性中性粒细胞减少。

Z

■ **体格检查**

• 生长曲线。
• 口腔溃疡和牙龈刺激。
• 表型异常(拇指异常、侏儒症、白化病)。
• 肝脾大或淋巴结肿大。
• 瘀点,瘀斑,苍白。
• 胎记(牛奶咖啡斑)。
• 神经系统检查。
• 感染征象。
  - 发热(不应该从直肠测体温)。
  - 心动过速或低血压。
  - 咽炎或鹅口疮。
  - 蜂窝织炎,肛周或口唇脓肿。
  - 局部感染的征象(如红肿,流脓)可能由于缺乏中性粒细胞而减少。

■ **诊断检查与说明**

实验室检查

• 重复检查 CBC 和分类。
  - 病毒抑制导致的中性粒细胞减少非常常见,重复检查可能正常。
  - 血红蛋白和血小板也同样重要:能帮助明确是单纯中性粒细胞减少还是全血细胞减少。
• 连续 CBC 检查,每周 2 次,检查 6 周,排除周期性中性粒细胞减少。
• 如考虑中性粒细胞减少伴胰腺功能不全综合征做胰腺外分泌功能的评估。
• 免疫功能评估(免疫球蛋白,淋巴细胞亚型)除外免疫缺陷病。
• 抗中性粒细胞抗体:自身免疫性中性粒细胞减少采用多种方法检查常可检测到;应用尚不清楚,并无很好的敏感度和特异度。
• 交叉型母源性血清和父源性中性粒细胞评估新生儿同种免疫性中性粒细胞减少。
• 特定疾病的基因检测。

■ **诊断步骤与其他**

• 骨髓穿刺和活检指征为严重慢性中性粒细胞减少,全血细胞减少,或其他涉及骨髓异常的情况。
• 活检可能正常,或提示髓系前体细胞数量减少或髓系造血停滞(通常在晚期),取决于造成中性粒细胞减少的原因。

■ **鉴别诊断**

• 感染相关的中性粒细胞减少。
  - 病毒抑制是造成暂时性中性粒细胞减少非常常见的原因。
  - 病毒:肝炎病毒 A 和 B,细小病毒 B19,呼吸道合胞病毒,流感病毒 A 和 B,麻疹,风疹,水痘,CMV,EBV,HIV。
  - 细菌:B 组溶血性链球菌,结核,布鲁杆菌,兔热病,伤寒,副伤寒。
  - 其他:疟疾,利什曼病,斑疹伤寒,白蛉热。
• 药物性。
  - 抗生素:磺胺类药(复方新诺明),青霉素,氯霉素(可能为不可逆性)。
  - 化疗药:烷化剂,抗代谢类药物,蒽环类。
  - 退热药:阿司匹林,醋氨酚(不常用)。
  - 镇静药:巴比妥类,苯二氮䓬类。
  - 吩噻嗪:氯丙嗪,异丙嗪。
  - 抗风湿药:金,青霉胺,保泰松。
• 免疫性。
  - 儿童良性中性粒细胞减少:慢性中性粒细胞减少的很常见原因;免疫介导;常发生于<2 岁;典型表现为持续数年自行好转的良性病程。
  - 同种免疫性新生儿中性粒细胞减少:由于母亲的抗体经胎盘输入抵抗父源性的抗原。
  - 某种自身免疫病的表现:系统性红斑狼疮,自身免疫性淋巴组织增生性疾病,费尔蒂综合征(中性粒细胞减少,脾脏大和类风湿性关节炎),其他。
• 先天性。
  - 严重先天性中性粒细胞减少。
  - 周期性中性粒细胞减少:中性粒细胞数量周期性波动(每 7～36 天为一周期;中性粒细胞减少持续 3～10 天)。
• 骨髓衰竭综合征。
  - 中性粒细胞减少伴胰腺功能不全综合征:中性粒细胞减少和胰腺外分泌功能不足。
  - 再生障碍性贫血:获得性(特发性),范科尼贫血,先天性角化不良,先天性纯红再障。
• 原发免疫缺陷病。
  - 软骨或毛发发育不良:中性粒细胞减少,矮小,细胞免疫异常。
  - 网状细胞发育不全:
  - 契东尼综合征:眼皮肤白化,血小板功能障碍,白细胞包涵体。
  - 其他 T 和 B 淋巴细胞异常。
• 骨髓纤维化。
• 恶性:白血病或实体瘤侵犯骨髓。
• 骨硬化症。
• 戈谢病(溶酶体贮存异常)。
• 代谢性。
  - 营养性:营养不良,铜缺乏,锌缺乏,叶酸或维生素 B_2 缺乏继发的巨幼红细胞性贫血。
  - 代谢出生缺陷:Barth 综合征(骨骼肌病,扩张性心肌病,中性粒细胞减少),糖原贮积症 I,其他。
• 混合性。
  - 脾功能亢进。
  - 放射损伤。

 治疗

■ **药物治疗**

• 粒细胞集落刺激因子(G-CSF)。
  - 指征为严重先天性中性粒细胞减少和周期性中性粒细胞减少(降低感染发生率和死亡率)。
  - 可能用于其他原因导致的一些中性粒细胞减少患者。

■ **其他治疗**

一般措施

• 住院患者隔离:谨慎隔离直至明确中性粒细胞减少原因。
• "中性粒细胞减少预防":标准手卫生措施(无需口罩、隔离衣、手套)。
• 纠正潜在的中性粒细胞减少原因(中断药物,治疗感染,纠正营养缺乏)。
• 中性粒细胞减少时发热和可疑感染的治疗:有指征立即应用广谱抗生素;诊断应经明确的患者可能不是必要用药(如慢性良性中性粒细胞减少患者)。
• 预防应用抗生素常无益,可能诱发全身性真菌感染。
• 软化大便对深度中性粒细胞减少患者有帮助,能减少便秘预防肛周脓肿发生。
• 如果中性粒细胞减少不严重和无严重或反复感染者无需治疗(常为慢性良性中性粒细胞减少病例)。

■ **其他疗法**

• 药物性中性粒细胞减少患者停用相关药物。
• 很多获得性中性粒细胞减少患者潜在疾病的治疗。
• 一些严重中性粒细胞减少或其他原因(如骨髓衰竭性疾病)患者有干细胞移植指征。

■ **转诊问题**

• 慢性或深度中性粒细胞减少。
• 反复不常见或严重感染史。
• 骨髓检查提示异常。

 后续治疗与护理

■ **随访**

发热治疗(依据中性粒细胞减少病因)。

- 医生快速评估。
- CBC 及分类检查和血培养。
- Ⅳ级抗生素治疗。
- 有高危因素或急性病症住院治疗。
- 每日 CBC 及分类监测。

患者监测

- 患者中性粒细胞减少时常规 CBCs 和体格检查。
- 依据中性粒细胞减少病因,白血病或 MDS 每年骨髓活检监测。

■ 预后

- 中性粒细胞减少持续时间有诊断相关:
- 感染或药物相关骨髓抑制所致中性粒细胞减少通常持续时间短暂。
- 自身免疫性中性粒细胞减少(儿童良性中性粒细胞减少)典型病例 2 年内恢复。
- 先天性中性粒细胞减少综合征可导致慢性终身中性粒细胞减少。

- 感染发生可能性与中性粒细胞减少严重度(<500/μl 高危)及中性粒细胞减少病因(中性粒细胞产生减少高危)相关。

■ 并发症

- 全身感染,包括肺炎和败血症。
- 局部感染如蜂窝织炎,肛周脓肿,口唇脓肿,口腔黏膜溃疡,鹅口疮,中耳炎,口腔炎或牙龈炎。
- 典型病原:
- 细菌:葡萄球菌,链球菌,肠球菌,假单胞菌,革兰阴性杆菌。
- 真菌:念珠菌或曲霉菌。
- 转变为白血病或 MDS。

■ 疾病编码

ICD10

- D70.9 中性粒细胞减少,非特异性。

- D70.0 先天性粒细胞缺乏症。
- D70.4 周期性中性粒细胞减少。

常见问题与解答

- 问:所有中性粒细胞减少的患者都需要 G-CSF吗?
- 答:否。严重先天性中性粒细胞减少患者应用 G-CSF 治疗能减少感染。良性中性粒细胞减少患者通常不需要 G-CSF。
- 问:一个中性粒细胞减少患者能接受免疫接种吗?
- 答:能,如果中性粒细胞减少是唯一的免疫功能异常。
- 问:一个中性粒细胞减少的儿童是否需要持续隔离?
- 答:否。中性粒细胞减少的患者可以上学而且不必要戴口罩。

重症肌无力 Myasthenia Gravis

Diana X. Bharucha-Goebel 李文辉 译 / 周水珍 审校

基础知识

■ 描述

- 以波动性的肌无力为表现的神经肌肉疾病,在活动后加重和休息后好转。
- 在儿童中可见 3 种类型的重症肌无力。
- 新生儿期的暂时性:自身免疫性重症肌无力的母亲娩出的 10%～20% 的婴儿。
- 先天性肌无力:罕见,在所有儿童肌无力中不到 10%。肌无力通常在出生后的 2 年内出现。由于神经肌肉传导的遗传性疾病所导致。根据突变位置或者分子遗传学进行分类(突触前,突触后)。
- 青少年肌无力:同成人起病的自身免疫性疾病类似,自身免疫性重症肌无力;大多数由于针对乙酰胆碱受体(AChR)产生的抗体导致。相对少见:每年每 100 万人中 1 例新诊断;平均发病年龄 10～13 岁,女性为主,女:男为 2:1 或 4:1。

■ 流行病学

- 少见:发病率为每年每 100 万中 4～6 例。
- 患病率:每 100 万 40～80 例。
- 每年重症肌无力病例中儿童占 10%～

15%。

■ 危险因素

遗传学

- 先天性:常染色体隐性遗传(检查同源性)。
- 偶尔具有家族史。

■ 病理生理

- 由于运动神经元到肌肉的信号传导的破坏所导致。不伴有感觉或者认知症状。
- 运动神经末梢位于终板的近端——一个具有高浓度 AChR 的肌肉细胞膜的区域。
- 正常情况下,当刺激时,运动神经末梢释放连接受体的乙酰胆碱,导致肌肉收缩。突触间隙包括乙酰胆碱酯酶(AChE)——一种水解乙酰胆碱和有助于终止肌肉收缩的酶。
- 自身免疫类型(青少年或者青少年重症肌无力)。
- 自身抗体阻滞乙酰胆碱受体活性→受体破坏速率的增加→存在更少的受体→导致肌肉收缩的减少。
- 85% 的青少年重症肌无力具有 AChR

抗体。
- 胸腺病理被认为是自身免疫性重症肌无力的病理学的核心。然而,在胸腺切除后儿童中不超过 1/3 的胸腺病理(例如胸腺增生)结果是异常的。
- 在 AChR 抗体不升高的青少年重症肌无力患者中,部分肌肉特异性激酶抗体阳性。
- 少部分的自身免疫性青少年重症肌无力没有确认的抗体。
- 新生儿(暂时性)肌无力:出生时具有肌无力和肌张力低下的婴儿。
- 由于母体-胎儿的针对 AChR 的抗体传递所致。
- 母亲症状的严重性并不能预测婴儿是否会被影响。少见的关节挛缩表现为子宫中胎儿运动减少。
- 针对胎儿型 AChR 的高水平的母亲抗体增加了疾病的危险度。
- 在既往的孕产史中有暂时性肌无力的婴儿,随后的子女出现暂时性肌无力的可能性更大。
- 在罕见病例中,尽管由胎盘传递抗体,母亲却无症状。
- 先天性肌无力综合征:神经肌肉接头处的

遗传性疾病群;根据神经肌肉传导缺陷的位置和最新的分子遗传学进行分类。

- 包括突触前缺陷、突触缺陷(由于终板 AChE 缺陷)、突触后缺陷(AChR 缺乏,AChR 动力性异常,或者突触前骨骼肌钠通道突变)。

■ **常见相关疾病**

• 在青少年重症肌无力中,可能合并其他自身免疫性疾病。
- 3%～9%的患者合并甲状腺功能亢进。
- 小幅提高了青少年特发性关节炎和糖尿病的发病率。
• 一些报道表明在自身免疫性重症肌无力中惊厥的发病率升高。
• 在最初诊断确立时进行胸部 CT 或者 MRI 扫描筛查胸腺瘤是正确的。
- 相对于成人自身免疫性重症肌无力,儿童具有较低的胸腺肿瘤或者病理异常发生率。

诊断

大多数患者仅表现为上睑下垂和复视,或者伴随吞咽困难、发音障碍或全身无力。

■ **病史**

• 新生儿暂时性:母亲有自身免疫性重症肌无力或者肌无力、眼睑下垂或吞咽困难病史。
• 先天性肌无力。
- 通常在出生后 1～2 年内(2 岁之后发病罕见)出现发音障碍,喂养困难,上睑下垂和运动发育里程延迟。
- 可能有相似的肌无力家族史。
- 对胸腺切除或者免疫抑制药物无效。
• 青少年肌无力。
- 在数周、数月甚至数年中逐渐出现疲劳性肌无力。
- 在活动时间过长或者一天中的晚间症状的加重。
- 最常见的是间断的上睑下垂、复视、吞咽困难和发音障碍。
- 眼肌型重症肌无力:约 10%～15%的重症肌无力患者,通常具有孤立的上睑下垂和眼外肌麻痹(眼外肌无力),缺乏系统性或者球部症状。

■ **体格检查**

• 新生儿暂时性:出生后吸吮无力、哭声微弱和眼睑下垂的肌张力低下婴儿。

• 先天性和青少年肌无力综合征。
- 颈部屈曲无力。
- 通常反射存在。
- 上睑下垂、眼外肌麻痹和多变的喂养问题通常是最早的表现。
- 全面性肢体无力可能是非对称性的,肌无力在耐力任务中更为显著。
- 吞咽、呼吸增快和(或)肺活量小于预测肺活量的 50%(在更大的儿童中)表明即将出现的呼吸衰竭。
- 硬化症的检查。

■ **诊断检查与说明**

• 青少年重症肌无力。
- 神经传导和肌电图的:重复电刺激提示由于 AChR 减少而产生的诊断性衰减反应。在部分患者中结果可能是正常的,结果正常不能排除诊断。
- 单纤维肌电图:同一运动神经元的不同分支支配的 2 个肌肉纤维的爆发率是多变的。
- 依酚氯铵(滕喜龙)是一种快速起效的乙酰胆碱酯酶抑制剂(在美国已经不再被广泛应用)。
  ○ 在静脉注射后重症肌无力患者通常表现迅速的、短暂的肌肉力量的好转。
  ○ 在试验前,应当具有可以测量的肌无力,且在试验初应给予盐水作为安慰剂。
  ○ 尽管发生肌无力和心动过缓等胆碱能过度反应的危险性很低,仍需备好阿托品。试验中应当密切观察关键征象。心脏疾病的患者禁止做。
  ○ 可测量的脑神经功能障碍(例如眼睑下垂)常常对滕喜龙是有反应的。
  ○ 儿童在 1 分钟内应用 20%的 0.2 mg/kg 剂量的滕喜龙(即 0.04 mg/kg);如果在 45 s 后无反应,剩余的剂量(0.16 mg/kg)随后应用,直到最大剂量 10 mg 为止。阿托品和肾上腺素备用。

实验室检查

• 乙酰胆碱受体抗体水平(多数特异性):在约 80%的全身型重症肌无力患者和约 50%的孤立性眼肌型重症肌无力患者中是升高的。
• 第二个常见的抗体是肌肉特异性受体酪氨酸激酶(MuSK-Ab)。横纹肌蛋白抗体和低密度脂蛋白受体相关蛋白抗体也被描述过但很少见。

■ **鉴别诊断**

• 全身性肉毒杆菌中毒。
- 在某些地域,可能导致婴儿全身无力;梭

菌毒素阻滞神经末梢释放乙酰胆碱。
• 吉兰-巴雷综合征或急性炎症性脱髓鞘性多发性神经病。
- 是快速进展的全身无力的常见原因。
- 同重症肌无力不同,患者通常具有感觉症状,以及由于轻度无力导致的反射消失。
• 急性脊髓轴索受压。
- 可表现为全面性(但不是变化的)末梢无力。
- 面肌和眼外肌不受累,检查感觉平面,肠道或者膀胱功能障碍和反射亢进。
• 有机磷摄入:溴吡斯的明。
- 可以导致显著的无力。
- 副交感神经高反应性的体征:唾液增多、瞳孔缩小、腹泻和心动过缓。
- 过去应用于治疗自身免疫性疾病的青霉胺可能导致结合 AChR 的自身抗体,产生重症肌无力。

 治疗

■ **初始治疗**

治疗呼吸衰竭——一种少见但是严重的青少年重症肌无力的并发症。

■ **一般措施**

• 新生儿肌无力。
- 残疾的严重程度被用于指导治疗的激进程度。
- 呼吸或者吞咽困难:溴吡斯的明糖浆,60 mg/5 ml,每次 1 mg/kg q4 h,直到最大剂量 7 mg/(kg·24 h),分成 5～6 次;肌注 1 mg 相当于口服 30 mg。
• 青少年重症肌无力。
- 每天 3～4 次应用溴吡斯的明能够让大多数患者受益。在睡前应用长效剂型可减轻睡眠中的阻塞性低通气。
- 通常起始剂量为～1 mg/(kg·d)。剂量依症状逐渐缓慢增加,在几天中增加到最大剂量 7～8 mg/(kg·d)。对于大年龄的儿童而言,绝对最大每日剂量为 300 mg/d。通常的副作用为:唾液过多、视物模糊和腹泻。
- 格隆溴胺(1 mg 口服)可能减少腹泻。
- 泼尼松。
  ○ 在具有残疾症状和对溴吡斯的明疗效不完全的患者中。
  ○ 注意观察高达 50%的患者在治疗初的持续数周的暂时性加重。
  ○ 开始的每日剂量为 2 mg/kg,观察 3～6 周内的缓解情况,逐步减至隔日 1.5 mg/

（kg·24 h），维持 4 个月，此后以每周 5 mg 的速度缓慢减量。

○ 监测副作用，包括生长迟缓。

○ 隔日给予钙剂可能减轻慢性激素导致的骨质流失。

– 利妥昔单抗。

○ MuSK 抗体阳性的患者通常是难治的，对其他治疗（溴吡斯的明、激素、IVIG）的疗效不完全或者仅有短时间的疗效。

○ 在难治性 MuSK 抗体阳性的患者中，利妥昔单抗通过 B 细胞的耗竭而诱导出持久的疗效。然而，现在还没有该人群中进行的大型对照研究。

– 硫唑嘌呤。

○ 在 30% 患者中诱导缓解；在另外的 25% ～ 60% 的患者中有明显好转。

○ 通常联合激素和胸腺切除术；然而，疗效产生需要 3～12 个月。

• 具有显著无力和呼吸衰竭的青少年重症肌无力（肌无力危象）应当立即治疗以减少循环中的抗体数量。

– 血浆置换或者静脉丙种球蛋白可以减少 AChR 抗体而在数天内有帮助。

– 激素在数周到数月间减少抗体的产生。

■ **手术与其他治疗**

胸腺切除术

• 在成人中，20% ～ 60% 缓解；另有 15% ～ 30% 的患者有显著的改善（儿童患者比例较低）。

• 疾病早期行胸腺切除术缓解率更高。

 后续治疗与护理

• 以下药物可能加重重症肌无力。
– 糖皮质激素可能恶化症状。
– 氨基糖苷类。
– 环丙沙星。
– β 受体阻滞剂，包括滴眼液。
– 锂剂。
– 普鲁卡因胺。
– 奎尼丁。
– 苯妥英。

• 暴露于非极性神经肌肉阻滞剂后疾病恢复延长。

• 开始新药应用应谨慎。

■ **预后**

• 新生儿暂时性。

– 当母体抗体消失后，在出生之后的数周或者数月后自发缓解，为自限性疾病。

– 在生后最初的数月内婴儿可能需要呼吸机和营养支持。

– 具有先天性多发性关节挛缩的婴儿（胎儿的母亲具有针对胎儿型 AChR 的抗体）通过被动运动治疗，可慢慢获得一些运动能力。

• 先天性肌无力。

– 预后取决于具体的缺陷。

– 常染色体隐性遗传疾病通常较显性遗传疾病更严重。肌无力对胆碱酯酶抑制剂表

现出不同的反应。

– 免疫抑制剂无效。总之，这些是慢性进展的疾病。

– 上睑下垂和疲劳性同青少年类型相似，但是随着时间，更加稳定。

• 青少年重症肌无力。

– 大多数患者治疗效果极好；早期手术患者的选择需要经验并且可能改善结局。

– 纵向研究表明自发缓解率约为每年 2%。

– 全身性肌无力的缓解率轻度降低。

– 重症肌无力的死亡率与 50 岁以下的总体人群接近。

患者监测

• 注意暂时性的症状加重。

• 监测糖皮质激素的副作用，包括生长迟缓。

• 药物反应：由于乙酰胆碱酯酶抑制剂导致的胃肠道不适。

■ **并发症**

呼吸衰竭，夜间低通气，视觉障碍，胸腺肿瘤（在成人中更为常见，在儿童中罕见），其他自身免疫性疾病。

 疾病编码

ICD10

• G70.00 不伴急性恶化的重症肌无力。

• P94.0 短暂性新生儿重症肌无力。

• G70.01 伴急性恶化的重症肌无力。

重症联合免疫缺陷病

Severe Combined Immunodeficiency M. Elizabeth M. Younger · Howard M. Lederman 周钦华 译／王晓川 审校

 基础知识

■ **描述**

重症联合免疫缺陷病（SCID）是一类免疫缺陷病，主要表现为体液免疫和细胞免疫缺陷。绝大部分儿童表现为淋巴细胞减少症，即使是疑似重症联合免疫缺陷病也属于儿童急诊。未经治疗，SCID 绝大部分为致死性，经常于 1 岁内死亡。

■ **流行病学**

绝大部分患者在 1 岁内起病，随着母体来源的抗体逐渐消退。

发病率

• 估计为 1/100 000，但是也可能被低估，因为存在患病婴儿的早期死亡。

• 在近亲结婚地区发病率高。

• 由 Artemis 缺陷导致的 SCID 在 Navajo 和 Apache 人群中患病率为 1/2 500，存在一个原始突变。

■ **遗传学**

• 至少有已知 13 个基因可以导致 SCID。

• 大概 50% 病例为 X 连锁（IL2γ 链突变）；其他的为常染色体隐性遗传或者新发突变。

• 依据受累淋巴细胞亚群分类（如 T - B +

NK +、T - B - NK +等）。

■ **病因**

主要由于如下一些基因出现突变所致，包括 T 细胞生长和发育、嘌呤核苷酸补救途径（如腺苷脱氨酶），以及组织相容性抗原的表达过程所需。

 诊断

■ **病史**

• 生长发育迟滞。

• 慢性腹泻。

Z

• 慢性鹅口疮或者念珠菌尿布性皮炎。
• 常见致病菌导致的频繁和（或）严重的感染。
• 预防接种后的轮状病毒感染。
• 机会性感染。
• 近亲结婚。
• 有 SCID 家族史或者不明原因的婴儿死亡。

■ **体格检查**

• 消瘦或者面容憔悴。
• 不典型麻疹样皮疹。
• 淋巴组织缺损（扁桃体和淋巴结小或者缺如）。
• 感染评估。
  - 鹅口疮或者尿布皮炎。
  - 移植物抗宿主病表现（皮疹、结膜炎、肝炎、腹泻）继发于跨胎盘转运同种异体性母体 T 细胞或者来源于未照射血制品中的 T 细胞。

■ **诊断检查与说明**

• 分类血常规检查评估淋巴细胞减少：如果淋巴细胞新生儿期绝对数 < 3 000/μl，或者小于 3 岁儿童淋巴细胞绝对计数 < 1 000/μl。
• 淋巴亚群分析：各群细胞均减少，但是 T 细胞总数严重减少。
• 血清免疫球蛋白（IgG、IgA、IgM）：总是低或者缺失，但是出生后 4 个月内可能正常，因为通过胎盘传播。
• T 细胞受体切割环（TRECs）为格思里卡新生儿筛查中的一部分（目前美国许多州强制性执行）。
  - 发现新生儿时期淋巴细胞减少。
  - SCID 婴儿 TRECs 缺失。
  - 早产儿 TRECs 可能减少。
• 淋巴细胞增殖实验：抗原刺激后淋巴细胞不能增殖。
• 适当的培养识别病原体。
• 确定致病突变对于遗传咨询非常有必要。

■ **鉴别诊断**

• HIV 感染。
• Digeorge(22q11 缺失)综合征。
• 医源性淋巴细胞减少（如使用激素）。

• 其他的原发性免疫缺陷病（如 X 连锁无丙种球蛋白血症、毛细血管扩张性共济失调）。

 治疗

• 唯一的治愈方法为干细胞移植。
  - 曾报道成功率 > 70%，当移植在 3 个半月前完成时成功率达到 96%。
  - 因为缺乏 T 细胞，不需要进行预处理，但可以通过减轻强度的预处理来预防排异。
• 在腺苷脱氨酶缺陷 SCID 患者，对于无合适配型患者，可以给予 ADA 治疗。

■ **持续治疗与护理**

• 移植前的支持治疗。
  - 复方新诺明预防卡氏肺囊虫。
  - 免疫球蛋白替代治疗（静脉途径每 3～4 周，皮下途径每 1～2 周）。
  - 早期并且积极的抗感染治疗。
  - 营养支持。
  - 避免接触人群及有感染症状的人（发热、咳嗽等）。
  - 因为患者不能产生抗体反应，不需要进行常规预防接种。
  - 活疫苗是绝对禁忌。
  - 如果需要输血治疗，仅能使用照射，CMV 阴性血制品进行。
• 非移植治疗。
  - 对于 ADA 缺陷和 X 连锁 SCID 正在进行基因治疗临床试验。
• 移植后治疗。
  - 密切注意有无移植物抗宿主疾病，移植失败或者感染。
  - 如果 B 细胞重建失败或者受损，仍需要免疫球蛋白替代治疗。
  - 对于父母需要进行基因咨询。

■ **并发症**

• 移植前、后的移植物抗宿主病。
• 植入失败。
• 由克隆性自身反应性 T 细胞导致的 Omen 综合征和 RAG1 或者 RAG2 突变的移植物抗宿主病表现相同。
• 淋巴网状组织肿瘤的发生概率增加。
• DNA 修复综合征（Artemis、连接酶-4、DNA-PKcs、Cernunnos）所致 SCID 患者存在射线敏感性特征。

• ADA 缺陷 SCID 患儿有生长发育迟缓和听力损害表现。

 疾病编码

ICD10

• D81.9 未特指的联合免疫缺陷。
• D81.1 重症联合免疫缺陷病[SCID]伴有低数量的 T 和 B 细胞。
• D81.2 重症联合免疫缺陷病[SCID]伴有低或者正常数量的 B 细胞。

常见问题与解答

• 问：当我发现一个新生儿筛查 TRECs 数量低的结果，我应该怎么办？
• 答：作为预防，对这个患儿进行评估时，应该避免患儿接触患病者和公共场所或者人流拥挤的地方（日托机构、购物中心、教堂或者大的家庭聚会）。考虑可能需要预防卡氏肺囊虫和可能需要免疫球蛋白替代治疗。当进行评估时，送血进行检测 T 淋巴细胞亚群计数（CD4 和 CD8），B 细胞（CD19），NK 细胞（CD16/56），并且将患儿转诊至临床免疫科医生。
• 问：对于 SCID 或疑似 SCID 患者应该接种哪些疫苗？
• 答：SCID 儿童并不能从预防接种中获益，并且任何一种活的病毒接种（轮状病毒、MMR、水痘以及 BCG）均为绝对禁忌。
• 问：家庭中另外一个儿童患 SCID 的概率为多少？
• 答：这个问题的答案取决于 SCID 的病因。如果儿童为 X 连锁的 SCID，那么母亲所生的任何一个男孩有 50% 概率患 SCID。其他形式的 SCID，任何男孩或者女孩患 SCID 的概率为 25%。对 SCID 患儿进行基因检测很有必要，以便家庭获得再次发生概率的精确信息，能够接受产前检测，并且患儿可以在出生后尽快被识别。
• 问：对于 SCID 有基因治疗的方法吗？
• 答：对于 X 连锁 SCID 和 ADA 缺陷所致 SCID，目前有有正在进行的研究方案。这些方案目前仍为探索性的，还不是标准的治疗手段。骨髓移植目前仍为这类疾病的标准治疗方案。

周期性呼吸 Periodic Breathing

Richard M. Kravitz　王元 译／张明智 审校

基础知识

■ 描述

- 是一种呼吸波幅有规则波动的呼吸形式。
- 其典型表现是,包含 3 次以上(包括 3 次)呼吸暂停,每次呼吸暂停持续时间≥3 s,期间间隔<20 s。

> **注意**
> 不要把周期性呼吸、阻塞性和(或)中枢性呼吸暂停混淆起来。

■ 流行病学

- 通常不存在于出生后的最初 48 h 内。
- 相对于非快动眼睡眠期(non-REM),更常发生于快动眼睡眠期(REM)。
- 相对于仰卧位,更少见于俯卧位。
- 在足月婴儿中。
- 周期性呼吸的总时间通常小于总睡眠时间的 4%。
- 在生后第 1 年中,周期性呼吸总的时间逐渐减少。
- 到了 1 岁时,周期性呼吸总时间的平均值小于总睡眠时间的 1%。
- 在早产儿中。
- 周期性呼吸的总时间要高于足月儿。
- 周期性呼吸的总时间与胎龄呈负相关。

■ 病理生理

- 通常没有病理学方面的发现。
- 如果存在异常情况,通常与导致周期性呼吸的潜在病因相关。

■ 病因

- 周期性呼吸可见于健康的婴儿、儿童及成人。
- 呼吸控制系统任何组分的异常情况均可导致周期性呼吸时间的增加。
- 可能的病因:
- 化学感受器探测血气值变化发生了延迟。
- 化学感受器的阈值增加。

■ 常见相关疾病

- 婴儿周期性呼吸与以下情况相关。
- 早产儿或婴儿呼吸暂停。
- 有婴儿猝死综合征(SIDS)的家族史。
- 早产儿贫血。
- 低氧血症。
- 低氯性碱中毒。
- 成人周期性呼吸与以下情况有关。
- 心功能异常,尤其是充血性心衰(CHF)。
- 神经系统功能障碍(脑脊髓膜炎、脑炎、脑干功能障碍)。
- 暴露于高海拔环境中。

诊断

■ 病史

- 在绝大多数病例中,父母发现孩子的呼吸形式呈现周期性。
- 一次危及生命的偶发事件(ALTE)可能会诱发对其进行评估,从而记录下周期性呼吸。
- 对于健康的早产儿或足月儿,可以没有其他症状。

■ 体格检查

对于健康的早产儿或足月儿,体格检查是正常的。

■ 诊断检查与说明

影像学检查
胸部 X 光片:通常正常。

诊断步骤与其他

- 多导睡眠描记术。
- 评估周期性呼吸发作的程度。
- 监测是否伴随有低氧血症、高碳酸血症,或与之相关的心动过缓。
- 鉴别周期性呼吸,阻塞性和(或)中枢性呼吸暂停。
- 对治疗反应有用(即多导睡眠描记术常态化)。
- pH 探测术联合多导睡眠描记术一起使用(如果怀疑胃食管反流):至少记录 6 h。
- 双通道呼吸描记图:
- 提供的信息少于多道睡眠描记术。
- 能够记录周期性呼吸,但可能遗漏阻塞性呼吸发作。
- 监测心率和呼吸(如果想监测氧饱和度,需要增加一条通道)。

■ 鉴别诊断

- 其他形式的呼吸暂停。
- 中枢性呼吸暂停。
- 混合性呼吸暂停。
- 阻塞性呼吸暂停(或者呼吸过慢、过浅)。
- 其他形式的周期性呼吸。
- 陈-施呼吸。
- 比奥呼吸。
- 库斯曼呼吸。
- 可见于婴儿的正常不规则呼吸。

治疗

■ 药物治疗

- 兴奋剂。
- 静脉或口服咖啡因(根据咖啡因的剂量计算;使用枸橼酸咖啡因盐要加倍剂量)。
- 负荷量:10 mg/kg。
- 维持量:2.5 mg/(kg·24 h)。
- 治疗浓度:5～20 mg/L。
- 口服茶碱(如果静脉用氨茶碱,只用 0.79 药量)。
- 负荷量:4～5 mg/kg。
- 维持量:3～5 mg/(kg·24 h),分成每日 3 次服用。
- 治疗浓度:6～10 mg/L。

■ 其他治疗

一般措施

- 目的在于治疗潜在的首要病因。
- 如果周期性呼吸与呼吸暂停、低氧血症和(或)其他睡眠问题有关,应根据潜在病因进行合适的治疗。
- 对于继发于充血性心衰(CHF)的病例,需要进行适当的心脏治疗。
- 对于高海拔相关的病例,治疗方法包括如下。
- 适应环境(如果可以耐受的话)。
- 下降到较低海拔,然后逐渐升高海拔。
- 药物疗法(最常使用乙酰唑胺)。
- 治疗持续时间。
- 根据导致周期性呼吸的潜在病因而定。
- 治疗不改变健康婴儿周期性呼吸的自然过程。
- 治疗应持续到周期性呼吸消失或者临床上表现不明显。

■ 其他疗法

- 补充氧气:对于继发于低氧血症的周期性呼吸有用。

• 经鼻持续正压通气(CPAP):对于消除周期性呼吸非常有效。

• 对于以下病例可以考虑家庭监测(虽然不是绝对指征)。

- 周期性呼吸的总时间非常长。

- 伴随有呼吸暂停。

- 与缺氧和(或)心动过缓相关。

- 有明确的危及生命的偶发事件(ALTE)病史。

- 父母亲的焦虑。

后续治疗与护理

▪ 随访推荐

• 得到改善的时间取决于周期性呼吸的潜在病因。

• 在婴儿期就能得到改善。

• 一旦治疗开始,应该能立即看到周期性呼吸的总时间减少。

▪ 预后

• 健康的早产儿和足月儿的预后非常好。

• 对于有潜在心脏或神经系统疾病的患者,取决于首发病因。

▪ 并发症

周期性呼吸和婴儿猝死综合征(SIDS)的关系有争议。

疾病编码

ICD10

• R06.3 周期性呼吸。

常见问题与解答

• 问:死于 SIDS 的患者风险因素是什么?

• 答:周期性呼吸和婴儿猝死综合征(SIDS)的关系还不清楚,尽管目前大多数研究并未发现有周期性呼吸的患者发生 SIDS 的概率更高。

周期性呕吐综合征 Cyclic Vomiting Syndrome

Desale Yacob 叶孜清 译 / 黄瑛 审校

基础知识

▪ 描述

• 周期性呕吐(CVS)是一种特发性疾病,特点为反复发作的刻板性呕吐,而间歇期完全正常。

• 主要临床特征为:3 次或以上类似的呕吐、间歇期完全正常、刻板性发作,即每次发作时间、症状、持续时间相同,且无器质性病因。

▪ 流行病学

• CVS 通常发病于幼年期。

• 报道发病率为 1.9%~2.3%。

• 更常见于白种人。

▪ 常见相关疾病

• 2/3 患者有肠易激综合征(IBS)症状。

• 11% 的患者有偏头痛;约 1/3 患者后期发生偏头痛。

诊断

• 北美儿童胃肠病、肝病与营养学会(NASPGHAN)专家共识指出,诊断 CVS 需满足下列标准。

- 6 个月间至少发作 3 次,或任意时间内至少发作 5 次。

- 严重恶心、呕吐发作持续 1 h~10 天,每次发作间歇期至少为 1 周。

- 患者发作形式及症状均为刻板性。

- 发作时呕吐次数超过每小时 4 次,至少持续 1 h。

- 发作间期恢复到常态健康水平。

- 非其他疾病造成。

• 若满足上列标准,CVS 可能性极大,可仅进行下列检查。

- 血电解质、血糖、BUN、肌酐。

- 上消化道钡餐造影以排除肠旋转不良。

• 提示非 CVS 的警报症状如下。

- 呕吐时伴随下列症状。

 · 混有胆汁。

 · 严重腹痛、压痛。

 · 呕血。

• 若呕吐发作由其他并发疾病、禁食或高蛋白摄入引起,则在进行静脉补液之前,需行下列实验室检查。

- 血糖、阴离子间隙、尿酮、血乳酸、血氨、血氨基酸、尿有机酸。可选代谢性检查包括血浆肉碱、酰基肉碱。

• 若呕吐发作时,神经系统检查结果异常,如神志严重不清、视乳头水肿、眼球运动异常、运动不对称、步态异常,需寻求神经科会诊,并行头颅 MRI 检查。

- 随时进行下列检查。

 · 腹部、盆腔超声检查。

 · 上消化道钡餐造影。

 · 淀粉酶、脂酶。

 · 上消化道内镜检查。

- 发作时,可进行肝功能、脂酶、淀粉酶(视情况而定)检查。

▪ 病史

• 周期性呕吐患儿表现为刻板性呕吐发作,发作时间、持续时间、伴随症状始终一致。

• 呕吐频率很高,每小时呕吐次数的中位数为 6 次。呕吐伴胆汁,且患儿有剧烈恶心感。

• 剧烈呕吐导致脱水,需静脉补液。

• 伴随症状包括恶心、干呕、头痛、腹痛、苍白、精神萎靡、厌食、畏光。

• 生理、心理压力是常见的诱因。

• 呕吐最常于清晨开始发作。

▪ 体格检查

体格检查常见脱水体征,幼儿可见精神萎靡。

▪ 诊断检查与说明

诊断周期性呕吐,参照诊断标准十分重要。需进行详尽的检查以排除可能引起类似症状的其他病因。根据患儿的病史及体格检查结果选择相应的血液、尿液检查、影像学检查。

实验室检查

• 代谢相关检查:Na^+、K^+、Cl^-、HCO_3^-、血糖、BUN、肌酐。

• 肝脏、胰腺检查:ALT、GGT、脂酶、淀粉酶(依情况而定)。

- 其他：尿酮、乳酸、血氨、血氨基酸、尿有机酸、血肉碱、血酰基肉碱。

影像学检查

- 上消化道造影。
- 所有呕吐物伴胆汁患儿,怀疑周期性呕吐都需进行上消化道造影。
- 腹部超声检查。
- 有助于评估肝胆系统、泌尿系统情况。
- 头颅 MRI。
- 当患儿呕吐时伴有进行性或急性、弥漫性或局灶性神经系统体征或症状时,应行头颅 MRI 检查。对于后颅窝检查,头颅 MRI 优于 CT 或头颅平片。

■ **诊断步骤与手术**

上消化道内镜检查指征。

- 周期性呕吐患儿多次呕吐后出现呕血。
- 周期性呕吐患儿出现呕血最常见病因为轻度食管炎、Mallory-Weiss 撕裂、脱垂性胃病。
- 若患者在发作间期持续出现症状,提示有消化性溃疡、细菌感染、过敏性疾病、炎症疾病、乳糜泻,大量呕血需行内镜下止血。

■ **鉴别诊断**

- 肠旋转不良。
- 输尿管肾盂连接处(UPJ)梗阻。
- 反刍综合征。
- 胃轻瘫。
- 假性梗阻。
- 中枢神经系统占位。
- 颅内压增高。
- 感染性疾病。
- 胰腺炎。
- 线粒体疾病。
- 大麻剧吐综合征。

 治疗

- 治疗方案应个体化。
- 呕吐发作的频率及剧烈程度,及对患儿的影响。
- 需考虑治疗可能带来的不良反应。
- 治疗方案如下。
- 预防性措施。
- 顿挫性治疗及支持性治疗。

■ **一般措施**

进行生活方式的调整,不必每天服用药物便可预防周期性呕吐的发作。通过仔细回顾呕吐发作,寻找诱因,有针对性地调整生活方式最为有效。通常有效措施如下。

- 宽慰患者及家属,并告知他们有关周期性呕吐的相关知识,以减轻压力。
- 避免诱因,包括长时间禁食,不良睡眠习惯,摄入巧克力、奶酪、味精及含有抗原的食物,剧烈运动。
- 若禁食引起呕吐发作,患儿需在三餐间、劳累前、睡前加食点心,以补充能量。
- 由于周期性呕吐属于偏头痛类疾病,可进行偏头痛生活方式调整,如经常性有氧锻炼、三餐规律、节制咖啡因摄入。

■ **药物治疗**

- 5 岁以上患儿。
- 已证实三环类抗抑郁药阿米替林十分有效。
- 推荐初期使用方法为睡前给予 0.25～0.5 mg/kg 口服。
- 若症状持续,可每周增加剂量 5～10 mg,以达到最大剂量 1～1.5 mg/kg。
- 开始用药前及达到最大剂量 10 天后,需行心电图检查,以排除 QTc 异常。
- 不良反应包括心律失常(QT 间期延长)、镇静、行为改变、便秘。
- 去甲替林是另一种可作为替代使用的三环类抗抑郁药。
- β 受体阻滞剂普萘洛尔可作为二线药物。
- 起始剂量为 0.25～1 mg/(kg·d)PO,最大剂量为 10 mg bid 或 tid
- 用药时需监测心率,保持心率>60 bpm。
- 不良反应包括精神萎靡、活动不耐受。
- 普萘洛尔禁用于哮喘、糖尿病、心脏病及抑郁患儿。停药时需在 1～2 周内缓慢减量。
- 5 岁及以下患儿可使用下列药物。
- 首选抗组胺药赛庚定。
- 使用剂量:0.25～0.5 mg/(kg·d)口服,bid 或 tid。如上述,可使用普萘洛尔作为二线药物。
- 营养补充剂如下。
- 左旋肉碱:50～100 mg/(kg·d)口服,bid 或 tid(不良反应包括腹泻、臭鱼体味)。
- 辅酶 Q_{10}:10 mg/(kg·d)口服,bid 或 tid(最大剂量为 100 mg,tid)。
- 其他用于防治周期性呕吐的药物及补充剂包括苯巴比妥、其他抗惊厥药物、托吡酯、加巴喷丁、左乙拉西坦。
- 应当进行生活方式调整,同时慎重选择药物治疗,需要考虑使用剂量及不良反应,并将患儿转诊至专科医生处。同时应和患儿与家长进行沟通,阐明治疗的方案。

■ **其他疗法**

当患儿急性发作时,需要同时给予支持性治疗及顿挫性治疗。

- 将患儿置于安静暗处以减少外界刺激。
- 补液治疗以补充电解质及热量,并予止吐剂、解热镇痛药。
- 关注下述指标以明确可能存在的代谢紊乱。
- 阴离子间隙、乳酸性酸中毒、高血糖。
- 使用较高浓度如 10% 葡萄糖溶液可获益。
- 顿挫性治疗。
- 抗偏头痛药物舒马曲坦,可于症状发作时给予鼻内吸入 20 mg。
- 可能不良反应包括:颈部疼痛或烧灼感、冠脉痉挛。
- 伴有基底动脉性偏头痛为使用禁忌证。
- 支持性治疗。
- 补液:D10 1/2 NS 加或不加 KCl,维持量的 1.5 倍。
- 若患者 3～5 日无法经口摄食,则需行外周静脉肠外营养支持。
- 止吐剂。
- 昂丹司琼每次 0.15 mg/kg(最大用量 16 mg)IV,每 4～6 h 给药 1 次。
- 镇静剂。
- 苯海拉明每次 1～1.25 mg/kg(最大剂量 50 mg)IV,每 6 h 给药 1 次。
- 劳拉西泮每次 0.05～0.1 mg/kg(最大剂量 2 mg)IV,每 6 h 给药 1 次。
- 止痛药。
- 酮咯酸 0.4～1 mg/kg IV,每 6 h 给药 1 次。每天最大剂量 120 mg。连续使用不得超过 3～5 天。
- 应同时治疗伴随的腹痛、腹泻、高血压,以及因持续性呕吐所致并发症,如脱水、体重下降、呕血、代谢性酸中毒、抗利尿激素异常分泌综合征。
- 一旦呕吐停止,患儿可开放饮食。

■ **随访推荐**

应将疑似周期性呕吐患儿转诊至儿科胃肠专科医生或神经科专科医生处。

■ **患者教育**

应指导患儿与家长访问下述网站:

- 周期性呕吐综合征协会网址:http://www.cvsaonline.org。
- 国际功能性胃肠病基金会网站:http://www.aboutkidsgi.org/site/about-gi-health-

Z

in-kids/functional-gi-and-motilitydisorders/cydic-vomiting-syndrome。

疾病编码

ICD10

• G43. A0 非难治周期性呕吐。

• G43. A1 难治性周期性呕吐。

常见问题与解答

• 问:若疑似周期性呕吐患儿出现进行性或局灶性神经系统异常体征,应当如何处理?

• 答:应寻找是否有颅内压增高、代谢性疾病证据。

• 问:对于急诊患儿,如何对脑病与周期性呕吐所致萎靡进行鉴别诊断?

• 答:由于严重恶心,周期性呕吐患儿虽然精神萎靡,但其能够听从指挥并且定向力正常;而代谢性脑病患儿通常意识模糊、定向力丧失无法唤醒。

珠蛋白生成障碍性贫血 Thalassemia

Irina Pateva · Peter de Blank   钱晓文 译 / 翟晓文 审校

基础知识

描述

• 珠蛋白生成障碍性贫血综合征是由基因突变使得珠蛋白合成数量减少而导致的遗传性小细胞性贫血。

• 正常血红蛋白是由 2α 和 2β 链组成的四聚体。

- α 珠蛋白生成障碍性贫血:α 珠蛋白产生减少或缺如。

- β 珠蛋白生成障碍性贫血:β 珠蛋白产生减少或缺如。

一般预防

珠蛋白生成障碍性贫血可以通过对可能会生育珠蛋白生成障碍性贫血儿童的父母进行遗传学的鉴定和建议来预防。在孕早期可以通过绒毛膜绒毛样本明确诊断。

流行病学

• α 珠蛋白生成障碍性贫血:多见于中国次大陆,马来西亚,印度尼西亚,非洲及非洲裔美国人。

• β 珠蛋白生成障碍性贫血:地中海国家,非洲,印度,巴基斯坦,中东和中国。

基因

• α 珠蛋白生成障碍性贫血。

- 正常有 4 个 α 珠蛋白基因,每条 16 号染色体有 2 个。

- α 珠蛋白生成障碍性贫血中最多的突变是大片段的缺失。

- 缺失可以是反式构象(每条染色体上 1 个缺失,常见于非洲裔美国人)或顺式构象(同一条染色体上 2 个缺失,常见于亚洲人)。

- 血红蛋白康斯坦特斯普瑞变变(Constant Spring)是一种 α-珠蛋白基因点突变可使得 α 珠蛋白产生减少或消失,导致更严重的表型。

- 4α 珠蛋白生成障碍性贫血综合征是与 1,2,3,或 4α 基因的输出有关的分子生物学缺陷的遗传性反映。

• β 珠蛋白生成障碍性贫血。

- 正常有 2 个 β 珠蛋白基因,每条 11 号染色体有 1 个。

- β 珠蛋白生成障碍性贫血中最多的突变是点突变。

- 很多突变为表达完全缺如(β⁰)和其他不同程度的表达减少(β⁺)。

- β 珠蛋白突变杂合子产生 β 珠蛋白生成障碍性贫血轻型。

- 纯合子产生 β 珠蛋白生成障碍性贫血重型或中型。

- 注意:罕见显性 β 珠蛋白生成障碍性贫血突变存在,即由一个单突变导致无效红细胞生成(因为不稳定型 β 珠蛋白变异的产生)。

基因型	名称	贫血程度
α 珠蛋白生成障碍性贫血		
αα/α−	隐性携带	无症状
α−/α− 或 αα/−−	α 珠蛋白生成障碍性贫血轻型	无症状
α−/−−	α 珠蛋白生成障碍性贫血中型 HbH 病	中度或严重
−−/−−	α 珠蛋白生成障碍性贫血重型	胎儿水肿
β 珠蛋白生成障碍性贫血		
β/β⁺ 或 β/β⁰	β 珠蛋白生成障碍性贫血轻型	无症状
β/β⁰ 或 β+/β+	β 珠蛋白生成障碍性贫血中型	多样,间断或长期输血
β⁰/β⁺ 或 β⁰/β⁰	β 珠蛋白生成障碍性贫血重型	严重,长期输血

病理生理

• α 或 β 珠蛋白合成减少使得每个红细胞很少生产完整的 $α_2$ - $β_2$ 四聚体,导致细胞内血红蛋白减少和小红细胞。

• 不成对的珠蛋白链产物导致红细胞前体细胞凋亡(无效红细胞生成)并破坏红细胞膜导致溶血。

• 无效红细胞生成引起肝脾大和骨改变。

• 溶血和脾脏作用使红细胞的生存时间缩短。

• 贫血的程度取决于特异性的基因缺陷。

• 长期输血治疗和很少一部分食物中铁的吸收增加导致重型珠蛋白生成障碍性贫血患者铁蓄积。

• 食物中铁吸收增加和间断输血导致中度珠蛋白生成障碍性贫血患者铁蓄积。

• 铁过度负荷引起心律失常和可能致命的充血性心力衰竭(CHF)、肝脏炎性反应和纤维化和内分泌疾病(如糖尿病、甲状腺功能减低、性腺功能不全、骨质疏松症)。

诊断

病史

• 严重的 α 珠蛋白生成障碍性贫血(4 个基因缺陷)表现为出生前 B 超显示或出生时胎儿水肿和严重贫血。

• 严重的 β 珠蛋白生成障碍性贫血常 3～12 月龄,正常胎儿血红蛋白减少时起病。

• α 珠蛋白生成障碍性贫血综合征婴儿期出现小细胞表现,血红蛋白 H 病可起病较晚,表现为筛查或感染并发较重溶血后发现轻至中度贫血。

• 地中海人、非洲人或亚洲人的种族背景常有珠蛋白生成障碍性贫血。

- 贫血家族史,长期输血,假定缺铁性贫血反复铁剂治疗或脾大。
- 新生儿筛查美国每个州不同,但都可对诊断 α 珠蛋白生成障碍性贫血或 β 珠蛋白生成障碍性贫血重型提供线索。异常表现包括 Barts 血红蛋白的发现(符合 α 珠蛋白生成障碍性贫血)或游离 HbF(符合 β 珠蛋白生成障碍性贫血重型)。早产和输血可能影响结果,需要确证实验。

■ 体格检查

- 苍白表明贫血。
- 心脏杂音:显著贫血者常可听到血流杂音。严重贫血患者可能出现 CHF。
- 不同程度的黄疸:溶血导致胆红素产物增加。
- 异常面容(前额隆起和上颌骨增生):很少输血的 β 珠蛋白生成障碍性贫血患者骨髓过度增生导致的面部骨骼膨大。
- 生长迟缓:贫血相关和无效红细胞生成能量消耗。
- 髓外造血导致的不同程度的肝脾大(或CHF)。

■ 诊断检查与说明

实验室检查
- CBC 和 RBC 指标。
- α 和 β 珠蛋白生成障碍性贫血患者平均红细胞容积(MCV)、平均血红蛋白量(MCHC)和平均血红蛋白浓度(MCHC)均减低。
- RBC 容积分布宽度(RDW)常正常。
- 外周血涂片显示小细胞,低色素,红细胞大小不均,异形红细胞,靶形红细胞,有核红细胞和(或)多染色性。
- α 和 β 珠蛋白生成障碍性贫血轻型患者血红蛋白为(90~120)g/L(9~12 g/dl)。
- HbH 病血红蛋白常为(70~100)g/L(7~10 g/dl)。
- β 珠蛋白生成障碍性贫血中型血红蛋白常为(70~100)g/L(7~10 g/dl)。
- 重型珠蛋白生成障碍性贫血患者(不输血)血红蛋白<70 g/L(7 g/dl)。
- 网织红细胞计数:HbH 病和 β 珠蛋白生成障碍性贫血中型和重型常轻度增高。
- 间接胆红素:严重珠蛋白生成障碍性贫血有显著的红细胞破坏可能增高。
- 血红蛋白电泳。
- α 珠蛋白生成障碍性贫血轻型(2 个基因缺陷)出生时有 5%~10% 的 Barts 血红蛋

白(一个 4γ 链的四聚体),在新生儿筛查中就可检出。1~2 个月后消失,随后 α 珠蛋白生成障碍性贫血轻型的电泳结果将是正常的。
- β 珠蛋白生成障碍性贫血轻型:HbF 1%~5%,HbA2 3.5%~8%,其余 HbA。HbA2 增高可区别轻型 α 和 β 珠蛋白生成障碍性贫血。
- HbH 病(3 个 α 基因缺陷):5%~30% HbH(β4),其余 HbA。
- 胎儿水肿(4 个 α 基因缺陷):主要为 Barts 血红蛋白(γ4)。
- β 珠蛋白生成障碍性贫血重型(2 个 β 基因缺陷):HbF 20%~100%,HbA2 2%~7%。大多数患者如果最近没输血检测到 HbA 少或无。
- 铁检测,铁蛋白:帮助区别珠蛋白生成障碍性贫血或铁缺乏。
- Mentzer 指数:MCV/RBC<13 更可能是珠蛋白生成障碍性贫血,>13 更可能是铁缺乏。

■ 鉴别诊断

- 缺铁性贫血可通过铁检测区分。
- 慢性炎症性贫血(可通过可溶性转铁蛋白受体检测区分)。
- 铅中毒。

💉 治疗

- 隐性携带者(α 基因单个缺陷)和 α 和 β 珠蛋白生成障碍性贫血轻型。
- 仅遗传学咨询。
- 与铁缺乏小细胞改变鉴别避免过度补铁。
- HbH 病。
- 每日叶酸。
- 必要时输血(再生障碍性发作,感染)。
- 如有脾亢证据切脾。
- 必要时胆囊切除术。
- β 珠蛋白生成障碍性贫血中型。
- 每日叶酸。
- 不补铁。
- 必要时输血(再生障碍性发作,感染,急性并发症)。
- 不常实施脾切除因为增加血栓和肺动脉高压风险。
- 必要时胆囊切除术。
- HbF 相关药物如羟基脲可能有效。
- 铁过度负荷的监测和治疗。
- β 珠蛋白生成障碍性贫血重型。

- 干细胞移植(脐带血或骨髓)组织相容性相合同胞供者能治愈本病,正被更频繁的应用。
- 每 3~4 周定期输注红细胞维持血红蛋白(90~10)g/L(9~10 g/dl)。
- 螯合治疗:平衡铁过度负荷治疗和过度螯合的危险(耳、眼、骨毒性)非常重要。
- 螯合治疗包括以下几种。
○ 去铁胺(皮下注射或静脉注射大于 8~24 小时)。
○ 地拉罗司(每日 1 次口服祛铁)。副作用包括胃肠道不适,皮疹,肾功能损害±蛋白尿,肝功能损害。
○ 去铁酮(tid 口服祛铁),FDA 批准用于珠蛋白生成障碍性贫血综合征铁过度负荷治疗。特别用于心脏铁的祛除。副作用包括关节病、胃肠道不适和粒细胞缺乏。
○ 每日叶酸。
○ 脾切除患者青霉素 V 钾口服预防(125~250 mg bid)。
○ 肺炎链球菌,脑膜炎球菌和流感嗜血杆菌疫苗在脾切除前接种并每年接种 A 型流感疫苗。
○ 如有指征胆囊切除。
○ 不补铁。
○ 对所有珠蛋白生成障碍性贫血综合征患者进行遗传学咨询。

注意
轻型珠蛋白生成障碍性贫血常被不正确的按照缺铁性贫血治疗。如几周铁剂治疗后血红蛋白水平没有提高应该进行铁检测以验证诊断。

🔄 后续治疗与护理

重型和中型珠蛋白生成障碍性贫血患者。
- 应该监测血清铁蛋白,血生化和肝功能检验。
- 推荐每年监测心脏并发症(心超,EKG)和内分泌功能。
- 活检、MRI 或其他技术间歇检测肝铁量对于精确评估铁负荷状态是很有必要的。
- 心脏 T_2* MRI 能评估心脏铁负荷程度,有助于降低心脏并发症发生风险。
- 接受螯合治疗患者推荐每年听力和视力筛查(监测祛铁药物毒性)。
- 每年双能量 X 线吸收测定法(DEXA)扫描或骨外周定量 CT(PQCT)。

预后

- 因为定期输血和去铁治疗 β 珠蛋白生成障碍性贫血重型患者预期寿命已经提高很多年。
- 来自组织相容性相合同胞供者的骨髓移植可能治愈。

并发症

β 珠蛋白生成障碍性贫血中型或重型患者最常出现并发症,可分成两大类:

- 贫血/无效红细胞生成和溶血相关并发症(最多见于珠蛋白生成障碍性贫血中型)。
  - 继发于骨髓过度增生的骨骼异常。
  - 骨质减少,骨质疏松和骨折。
  - 生长迟缓。
  - 髓外造血。
  - 腿部溃疡。
  - 严重贫血导致的 CHF。
  - 血栓形成,特别是中度珠蛋白生成障碍性贫血脾切除后。
  - 高凝状态:DVT,PE。
  - 溶血引起的胆石症。
  - 肺动脉高压。
  - 红细胞抗体引起的异体或自身免疫反应。
- 铁过度负荷并发症。
  - 心脏异常:心包炎,心律失常,CHF。
  - 肝脏异常:肝硬化和肝功能衰竭(通常 20 岁后出现)。
  - 内分泌异常:青春期延迟,生长迟缓,糖尿病,甲状腺功能减低,甲状旁腺功能减低。
  - 感染:特别是耶尔森菌属败血症。

疾病编码

ICD10
- D56.9 珠蛋白生成障碍性贫血,非特异性。
- D56.0 α 型珠蛋白生成障碍性贫血。
- D56.1 β 型珠蛋白生成障碍性贫血。

常见问题与解答

- 问:是否需要父母检测?
- 答:是的。
- 问:什么时候一位输血患者的铁负荷成问题,何时需要开始去铁治疗?
- 答:常在 3～4 岁后。
- 问:β 珠蛋白生成障碍性贫血重型何时应该开始检测心脏铁负荷?
- 答:6～10 岁。

主动脉缩窄 Coarctation of the Aorta

Luz Natal-Hernandez 张璟 译 / 刘芳 审校

基础知识

描述

- 胸主动脉上段局限性狭窄,通常位于动脉导管与主动脉连接处的对侧(近导管型)。一段管型发育不良和(或)残留的导管组织形成一个突出的后折叠(后隔板)。
- 有血流动力学病变的通常是局限性的,但也可能是一段型或扭曲。通常为近导管型,也可位于其他部位(如腹主动脉)。合并其他畸形(二叶式主动脉瓣)和远期并发症(高血压)的发生表明这一病变可能是广谱动脉病变和(或)内皮障碍的一部分。

流行病学

发病率
- 约 6%～8% 先天性心脏病患者合并主动脉缩窄。
- 男性＞女性[(1.5～4.0):1]。

危险因素

遗传学
- 多因素:35% 的 Turner 综合征患者合并主动脉缩窄。
- 同卵双胞胎中报道过。
- 许多研究报道在主动脉弓畸形合并室间隔缺损的患者中普遍存在 22q11 微缺失。

病理生理

- 动脉导管关闭后,下半身的体循环血流量减少。
- 左心室后负荷加重导致左心室肥厚。肾血管相对低灌注、压力感受器和多种其他机制相结合导致代偿性高血压。
- 如果缩窄严重,导致左心室功能不全和充血性心力衰竭(CHF),伴低心排和左心室舒张末压增加。
- 在心排血量非常低的病例中会出现心肌灌注减少。

诊断

病史

主动脉缩窄有两种典型的临床表现。
- 婴儿出现 CHF 或休克:动脉导管关闭后的这一典型表现在主动脉缩窄合并其他心内畸形的婴儿中更常见(20%～30%)。
  - 呼吸窘迫(呼吸困难/气促)。
  - 喂养困难。
  - 苍白。
  - 多汗。
  - 体重增长困难。
  - 少尿。
- 表现为收缩压升高和(或)心脏杂音的无症状儿童或青少年(70%～80%)。
  - 下肢跛行。
  - 头痛。

体格检查

- 气促和心率增快。
- 上下肢动脉搏动和收缩压有差异。
- 弱、"纤细"脉搏。
- (2～3)/6 级收缩期喷射性杂音。
- CHF 婴儿出现奔马律。
- 二叶式主动脉瓣喷射性喀喇音。
- 最重要的表现为下肢搏动减弱或消失。搏动存在否? 手臂动脉和股动脉搏动之间有无延迟?
- 心脏杂音:胸骨左缘上方和心底部听诊最清楚,向后方左肩胛骨区域传导。
- 严重缩窄合并动脉导管未闭的患儿可出现"差异性发绀",这是由于右心室血流通过动脉导管供应降主动脉导致下半身出现青紫(检查导管后氧饱和度)。

> **注意**
> • 诊断先天性、残余或复发主动脉缩窄最可靠的临床表现是上下肢血压差别以及股动脉

搏动减弱或消失。可以触及搏动并不能排除主动脉缩窄。可以触及的是脉搏压力而不是绝对收缩期压力。

• 四肢血压测量对于评价合并先天性心脏病婴儿和儿童是十分重要的。必须使用合适的袖带。

• 严重病例可以出现肠道缺血，呕吐或喂养困难是标志性症状。

■ 诊断检查与说明

实验室检查

• 心电图：有症状婴儿通常表现右心室肥大，儿童的心电图通常为正常。左心室肥大出现于比较严重缩窄或长期缩窄的病例中，特别是年长儿童。

• 血液检查：紧急情况下，患者处理、初始治疗和外科手术时机可以根据动脉血气分析和靶器官功能不全表现决定。

影像学检查

• 胸部 X 线片：婴儿中，中至重度心影增大伴有肺血管纹理增多。在无症状儿童中，心影大小通常正常，肺血管纹理正常。在年长儿童可以见到由扩张的肋间侧支血管引起的肋骨切迹。

• 超声心动图：缩窄的部位、程度和合并畸形（动脉导管未闭、主动脉弓发育不良、其他缺损）；评价合并的左半心梗阻性病变：二尖瓣畸形，左心室流出道梗阻和主动脉瓣狭窄（二叶式主动脉瓣）。

• 核磁共振：清晰地显示缩窄的部位和严重程度，用于术后的系列随访中（特别是动脉瘤）。

■ 诊断步骤与其他

心导管和造影：通常不进行，除非有其他疑问需要解决和（或）计划介入治疗。

■ 鉴别诊断

• 其他左半心梗阻性病变。

• 左心发育不良综合征。

• 心肌病和（或）心肌炎。

• 极重度主动脉狭窄（主动脉梗阻到需要依赖动脉导管供应体循环灌注）。

• 持续性快速性心律失常。

• 败血症、代谢性疾病和其他原因导致的休克。

 治疗

■ 一般措施

• 合并严重 CHF 或休克的危重新生儿（动

脉导管依赖的体循环血流）。

– 前列地尔（PGE1）输注：0.05～0.1 mcg/(kg·min)（可能有副作用，包括呼吸暂停）。

– 正性肌力药物：多巴胺 3～5 mcg/(kg·min)。

– 利尿剂：肺静脉高压或肺水肿。

– 尽快进行外科手术干预。

• 对于无症状的儿童，择期手术并评估体循环高压。但外科术前不建议非常积极的应用抗高血压药物。

• 其他。

– 心脏介入治疗。

○ 一些中心进行婴儿和儿童的经皮球囊扩张成形治疗先天性主动脉缩窄。其他中心考虑到再缩窄发生率、高血压、动脉瘤形成和髂股动脉损伤，不进行。

○ 血管支架植入缓解缩窄区域提供了除外科手术外的另一种治疗方式，特别是对于年长儿童和青少年。与外科手术相比，可能增加了将来再干预的需求。

■ 手术与其他治疗

• 婴幼儿。

– 手术修补严重的缩窄和合并的其他心内畸形。

– 缩窄合并大型室间隔缺损婴幼儿的外科手术死亡率达 5%～15%，在合并其他更复杂的心内畸形的儿童中更高。

• 儿童。

– 无症状不伴有严重上肢高血压的儿童在生后 8 个月至 3 岁可择期进行手术修补主动脉缩窄，延期手术可能会增加持续高血压和其他远期并发症的发生。

• 外科手术类型：端端吻合，锁骨下动脉皮片主动脉成形术，人工补片主动脉成形术，旁路移植。

后续治疗与护理

■ 随访推荐

患者监测

• 每 12 个月重复测量评估四肢脉搏和血压。

• 婴儿早期修补的主动脉缩窄最常发生残余缩窄和再缩窄，可能还取决于干预方式（如人工补片主动脉成形术和缩窄处嵴样突起切除术后的发生率高）。许多中心将经皮球囊扩张残余缩窄和再缩窄延迟到术后 2 个月进行。

• 持续体循环高血压：最常发生在缩窄手术延迟至儿童晚期后进行。

• 主动脉动脉瘤形成。

• 颅内动脉瘤和（或）脑血管意外。

• 即使静息状态下血压正常，可在运动时出现高血压。

• 不伴有解剖狭窄的运动诱发高血压，可对 β 受体阻滞剂治疗有效。

■ 预后

• 未经治疗的主动脉缩窄自然转归差，会发生 CHF，特别是合并其他心内畸形者。之前未被发现主动脉缩窄的年长儿童容易出现跛行。一般而言，婴幼儿或儿童单纯的主动脉缩窄成功干预后，短期预后好，现代报道治疗相关的死亡率几乎为零。

• 主动脉缩窄修补术后影响远期预后的临床状况包括如下。

– 残余缩窄或再缩窄。

– 高血压（安静和运动）。

– 主动脉动脉瘤（与修补技术有关）。

– 合并的心内畸形。

– 颅内动脉瘤。

– 主动脉瓣疾病的发生或进展。

– 早发的冠状动脉和脑血管疾病。

• 合并畸形。

– 二叶式主动脉瓣。

– 室间隔缺损。

– 主动脉瓣或瓣上狭窄。

– 二尖瓣狭窄：通常合并二尖瓣结构畸形（例如二尖瓣瓣上环、瓣叶增厚、单组乳头肌伴降落伞样畸形，或短而发育不良的腱索）。

– Shone 综合征：多发左半心系统梗阻性病变，包括二尖瓣上环、降落伞二尖瓣、主动脉瓣上梗阻和主动脉缩窄。

– Willis 环上的 Berry 动脉瘤。

– 肾动脉狭窄合并腹主动脉缩窄。

– 先天性膈疝。

■ 并发症

• 休克：如果严重梗阻未治疗。

• 充血性心力衰竭：如果严重梗阻未治疗。

• 体循环高血压：术前和术后。

• 颅内动脉瘤。

• 肠系膜缺血。

• 截瘫。

• 术后并发症。

– 出血。

– 缩窄成形术后综合征/肠系膜缺血。

– 反向高血压。

– 脊髓缺血（0.4%）。

– 残余缩窄。

- 乳糜胸。
- 喘鸣。
- 膈肌麻痹。
- 主动脉瘤或夹层。
- 肌无力。

 疾病编码

ICD10

- Q25.1 主动脉缩窄。

 常见问题与解答

- 问：单纯主动脉缩窄的最佳手术时机是何时？
- 答：无症状儿童（不合并严重上肢高血压）依据年龄不同，进行干预的时机不同。技术的发展不再要求患儿需要长到临界大小或体重，而且越来越多的研究表明远期并发症严重程度和发生率直接与手术时间太晚有关。虽然一些学者建议 3～5 岁进行，其他一些专家推荐可早在 18 个月～2 岁进行。

- 问：主动脉缩窄外科手术后体循环高血压的发生率如何？
- 答：很大程度取决于手术时的年龄、手术方式或技术、随访间期以及如何定义或测量高血压。任何情况下答案都不是零，因此患者需要终身详尽随访。在儿童早期进行切除及端端吻合技术完美修复主动脉缩窄手术的患儿，术后 1 年不会发生安静时高血压。然而，20 年或更久以后，在较大年龄进行手术的患者进行运动负荷试验时会出现明显的高血压。

注意缺陷障碍（伴多动）Attention-Deficit/Hyperactivity Disorder

D. David O'Banion · Mark Wolraich 顾晓星 译 / 朱大倩 审校

 基础知识

■ 描述

- 注意缺陷障碍（伴多动）(attention-deficit/hyperactivity disorder, ADHD)是一种慢性疾病，表现为和发育水平不相符的注意力不集中和（或）多动-冲动的行为。
- DSM-5 诊断因素。
- 在 9 项注意缺陷行为中满足 6 项和（或）在 9 项多动-冲动行为中满足 6 项。
- 适应不良的行为表现至少持续 6 个月以上。
- 症状存在于 2 个或更多的场合（家、学校、日托、课外活动）。
- 有些症状在 12 岁以前就已存在。
- 可以分为 3 种亚型。
- 多动-冲动型。
- 注意缺陷型。
- 混合型。
- 这些症状不能被其他精神障碍更好地解释，但孤独谱系障碍已不再作为排除因素。

■ 流行病学

- 患病男女比率为 2∶1。
- 学龄期儿童患病率为 3%～10%。
- 女性多为注意缺陷型。

■ 危险因素

遗传学

- 一级亲属中遗传可能性约为 25%。
- 同卵双胞胎的一致性为 59%～81%；异卵双胞胎为 33%。

■ 常见相关疾病

- 学习障碍。
- 语言障碍。
- 焦虑障碍。
- 情感障碍。
- 睡眠障碍。
- 抽动障碍（可能影响治疗选择）。
- 对立违抗性障碍和行为障碍。
- 社交技能差。

 诊断

- 对于所有 4～8 岁表现为行为和（或）学习问题的儿童，初级保健医生都应该考虑进一步评估 ADHD。
- 为了做出诊断，医生应该确保症状符合 DSM-5 诊断标准，并且记录下在 1 个以上的场合中儿童存在的不适应行为，如果可能，这些资料应该由 1 个以上的照料者（如抚养人和教师）来提供。
- 如有共患病，应转诊给专科医生。
- 通常 ADHD 的诊断不需要进行特定的心理测试、心脏检查、实验室检查，或者转诊。
- 不推荐采用观察等待的手段。有证据表明，即使是幼儿也能通过治疗得到显著改善。

■ 病史

- 儿童在家中，学校中，和与同伴相处时的详细行为表现。
- 相关行为出现和持续的时间——对于突然出现的行为应该考虑其他可能性（情感障碍、创伤、虐待、物质滥用等）。
- 儿童行为与预期相符的时间点。
- 在执行适龄任务和遵守常规时需要频繁或过多的指导和重复指令。
- 不遵守规则或要求——敌对和（或）"健忘"（忘记或转变）。
- 在完成特定学科科目上的困难和行为表现。
- 恶劣的同伴关系。
- 生长发育史（发育迟缓不是 ADHD 的特征）。
- 睡眠史——充足的时间和深度。
- 参加适龄的有组织的活动（如童子军、野营、团体运动）。
- 辍学，ADHD 或者学习障碍的家族史。
- 早期心脏病的家族史，包括心律失常、肥大性心肌病、猝死或儿童青少年非预期死亡。
- 生活史：和患者生活在一起，近期家庭纠纷，分离，近期家中有丧事，近期转学。
- 既往医疗和用药史。
- 孕期或产时异常史。

注意

经常有人会提到儿童能够长时间集中于电子游戏，但这并不能排除 ADHD 的诊断。

■ 体格检查

- 进行全面的身体和神经系统检查，根据病史信息进行重点检查。
- 生命特征：体质量、身高、脉搏、血压、视力和听力。
- 关注各种畸形。

■ 诊断检查与说明

• 有效的行为评定量表能够帮助医师根据DSM-5的诊断标准来进行评估。在考虑ADHD诊断后，可以在进行预约的评估前让家人填写这些量表并予以评分。
- Connor's评定量表、Vanderbilt多动症评定量表、SNAP、多动症评定量表。
- 让父母和老师填写这些量表。
- 有一些量表只针对ADHD；另一些包括了合并症的评估，如焦虑、对立违抗性障碍、抑郁（Vanderbilt）。
- 大多数医生会选择一个工具并熟练应用。
- 大多数量表可以评估疗效。
- 有一些量表需要购买（conner's），而另一些是免费的（Vanderbilt）。
• 智商和成就测验。
- 不是必需的，但存在特定障碍时应采取该测验。
- 家长需要向校方提出书面申请以获得个人教育计划（individual educational program，IEP）或者504计划的评估。

实验室检查

不是必需的，但可根据病史和体检结果选择需要的实验室检查。不推荐常规心电图检查，检查前需考虑成本效益问题。

■ 鉴别诊断

• 发育性障碍。
- 学习障碍。
- 智力残疾。
- 孤独谱系障碍。
- 语言或语言障碍。
• 精神障碍。
- 焦虑障碍。
- 抑郁。
- 强迫性障碍。
- 对立违抗性障碍或行为障碍。
- 适应障碍。
• 医疗问题。
- 遗传性疾病。
- 睡眠障碍。
- 感官损害（视觉、听觉）。
- 药物不良反应。
- 中毒（铅）。
- 缺铁性贫血。
- 脑震荡后综合征。
• 教育问题。
- 不适合的学校环境。
- 不符合儿童发育阶段的预期。

• 社会。
- 混乱的家庭环境。
- 儿童虐待和忽视，或性虐待。
- 心理社会应激。

 治疗

■ 一般措施

• ADHD是需要通过医疗家庭合作模式接受长期治疗的慢性疾病。家庭成员间需合作并共同讨论治疗策略，有时还需要学校的合作。
• 家庭和患者需要选定一些靶目标，并且共同参与评估/监测这些目标的进展情况。
• 3种治疗形式。
- 行为治疗（有循证依据的）。
- 教育支持。
- 药物治疗。

■ 非药物治疗

• 4～5岁儿童：行为治疗。
• 通过多样化的设置减少ADHD核心症状。通常为期10～16周的父母教育、父母培训课程和行为治疗较个人谈话及游戏治疗有效。这些治疗通过利用奖励来增加期望行为，通过忽视和有效的约束来消除消极行为。
• 认知行为治疗对年长儿和成人有一定的疗效。
• 教育支持项目。
- 通过患者的学校申请504计划并获得相应帮助（和个人教育计划不同）。
- 小班化教学是明智的选择。
- 学校和家庭之间保持良好的沟通（如日常行为记录卡）。
- 由老师和父母来监督回家作业记录本。
• 心理支持对下列情况有效：
- 同伴关系差的患者，如同伴小组或社交集体训练。
- 有共患病的患者。
- 对于日常教养ADHD儿童有困难的家庭。

■ 药物治疗

需要考虑家庭倾向性，其他家庭成员对于某些药物的反应，药物作用时间（越小的儿童在校时间越短），吞咽药品的能力和依从性差（或滥用）。

一线药物

• 兴奋剂：由FDA认证。哌甲酯或苯异丙胺类衍生物。
• 功效：大量研究证明该类药物对ADHD

有效并且安全。80%的ADHD儿童服药后有明显改善。
• 药物动力学：个体间差异明显。服药后几小时内即可观察到疗效和不良反应。有效时长取决于缓释水平。孩子年龄越小，对兴奋剂的代谢越慢，导致速释剂型的持续时间比预期长。不会在体内蓄积，所以没有远期效应，如需症状缓解必须每日服药。
• 剂量：由于代谢和反应的个体差异性，根据体质量来确定剂量并不适宜。从最小剂量开始，每周根据需要逐步滴定增量。增量取决于等计量表结果的变化和目标行为的完成程度。要权衡疗效和副反应的比重。7岁以下的儿童从短效药物开始。对于一些小年龄的儿童，速释剂的作用时间已经可以完全覆盖他们的在校时间了。对于大年龄儿童可以考虑选择长效或缓释的药物，选择父母可以监督不良反应和治疗持续时间的日子开始药物治疗（通常在周末）。医师应与父母保持紧密联系，要求他们到学校去了解儿童的行为表现，直至药物有效剂量被确定。这一过程可能需要1～2月才能完成。如果已经采用最高剂量还未得到很好的疗效，或者在低剂量时已经产生了严重不良反应，那么就换成其他类别的兴奋剂，仍然从最小剂量开始逐步滴定。
• 不良反应：不良反应不会持续超过24h。家庭成员应当知晓任何不能接受的不良反应都会随着停药消失。大多数不良反应都是可控的。
• 纳差是最常见的不良反应，但体质量并不会持续下降。
• 腹痛，抽动，头痛，入睡困难和神经过敏。
• 太高剂量用药会导致注意力转移困难和注意力过度集中（"僵尸效应"）。
• 严重的运动障碍，刻板想法，或者精神病性症状是极少出现的不良反应，停药后都会消失。
• 生长发育会变慢，但总体来说，最终的成年期身高只是轻度降低。
• 禁忌证：青光眼、症状性心血管疾病（需专科就诊）、甲状腺机能亢进、高血压。

二线药物

• 托莫西汀：选择性去甲肾上腺素摄取抑制剂。每日1次或2次。连续服药4周才能达到最大效应。不良反应与兴奋剂相似，但会增加自杀意念。循证依据和有效性不如兴奋剂。从0.5 mg/(kg·24 h)开始，用药一周如果没有不良反应（通常表现为腹部不适），则加量至1.2 mg/(kg·24 h)，最大剂

Z

量为 1.4 mg/(kg·24 h)或者当体重＞70 kg 时,最大剂量为 100 mg/24 h。

• 辅助剂:延长释放肾上腺素受体激动剂(可乐定、胍法新),每日服药。通常会产生镇静作用,但能随时间而改善。

▪ 转诊问题

• 当怀疑存在共患病,或者出现治疗禁忌证的时候。

• 如果两种兴奋剂对患者都不起作用。

• 如果患者不能耐受兴奋剂,或产生了未预期到的严重不良反应。

🔄 后续治疗与护理

▪ 随访推荐

• 最初,每 1～2 周进行一次电话随访,直到最佳剂量。门诊随访每月 1 次。成功滴定后,患者应该每 3～6 个月到 ADHD 专科门诊随访。

• 对有困难的家庭,在得到纸质处方后,考虑邮寄滴定补充物。

• 监测体重、身高、血压和心率。

• 体重通常不会持续下降。

• 即使晚于家庭晚餐时间,如果患者感到饥饿也应鼓励进食。

• 评估生长发育的变化。

• 评估家庭和伙伴关系。

• 评估学校表现。

• 评估持续服药的需要。

📋 疾病编码

ICD10

• F90.9 注意缺陷障碍(伴多动),未指定类型。

• F90.1 注意缺陷障碍(伴多动),多动占优势。

• F90.0 注意缺陷障碍(伴多动),注意缺陷占优势。

❓ 常见问题与解答

• 问:膳食或补充与替代疗法扮演了什么角色?

• 答:以前曾认为特定的食物和添加剂会引发 ADHD,但目前研究没有发现膳食疗法具有疗效。家长经常希望运用补充与替代疗法联合或替代兴奋剂。在安全性有保证,并且

最终能帮助患者的前提下,可以允许他们尝试这种疗法。如果补充与替代疗法失败了,那么父母就会更加愿意尝试兴奋剂药物。

• 问:是否每日都需要服药?

• 答:这取决于患者的需要和药物的种类。一些患者需要每日服药来更好地适应伙伴关系或结构化的环境,如团队运动或周末学校。其他患者只需要药物帮助他们在学习时间集中注意力(上学)。一些患者在暑假或学期中休假时不用服药。

• 问:我的孩子需要持续服药多长时间?

• 答:大多数 ADHD 儿童在成年后依然存留有 ADHD 的症状。虽然有个体差异,但他们在学习期间都需要服药(高中和大学)。在这期间,他们需要学习各种应对策略以使多动造成的影响最小化。如果完成治疗目标,那么可以尝试停药,并观察 ADHD 症状表现是否还会持续存在(有时被称为药物假期)。

• 问:有支持性的团体吗?

• 答:有一个被广泛认可支持的有组织团体,叫 ADHD 儿童和成人(www.chadd.org)。使用网络资源时需慎重;有很多药物公司赞助的在线网站,其他一些网站支持药物治疗,反对使用当下主流推荐的治疗。

撞头 Head Banging

Ana Catarina Garnecho · Yvette E. Yatchmink 张敏 译/柴毅明 审校

🧠 基础知识

▪ 描述

• 撞头的定义为头部撞击到坚硬的物体,如墙壁、婴儿床侧面、床垫或地板。

• 往往撞击到头的前部和侧面。

• 通常持续 15 min,但也可超过 1 h。

• 通常节律为 60～80 次/分。

• 可伴随身体摇摆或头部转动。

▪ 流行病学

• 平均起病年龄为 9 个月;通常在 3 岁以前被识别。年长的撞头患者更容易出现发育落后和其他医学问题。

• 男性多见,男:女为 3:1。

• 可发生于 3%～15% 的正常发育儿童。

• 估计 2%～3% 的智障儿童伴刻板运动障碍(SMD)(HB),5% 的抽动-秒语综合征患者伴随刻板运动障碍(SMD)(HB)。

▪ 病因

• 可能是感觉舒适的表现,或是身体摇摆或头部转动的伴随动作。

• 因无奈或生气发脾气后可出现。

• 也可见于正常发育儿童表达开心或自我激励的方法(有时继发于感觉剥夺)。

• 需排除医学原因,尤其是撞头突然发生或与其他症状相关。

• 可能是被称为睡前摇头的睡眠节律紊乱的一部分(有光线时部分觉醒,非快速动眼睡眠),撞头症出现在昏昏欲睡时或入睡后。

• 被描述为刻板运动障碍(SMD),表现为反复、有节律、无目的的运动或活动;常导致自我伤害或严重干扰日常活动。SMD 最常见于青春期儿童,往往产生成簇的症状群。明确诊断需要病程超过 4 周。

▪ 常见相关疾病

• 医学原因:出牙(痛)、耳部感染、抽搐、脑膜炎、头痛、药物滥用(可卡因、安非他明)。

• SMD 相关性脑瘫、智力低下、精神分裂症、自闭症谱系障碍、唐氏综合征、莱-尼综合征、失明、耳聋。

• 抽动障碍或抽动-秒语综合征。

• 若出现明显的头皮裂伤、颅骨骨折,颅内或硬膜下出血等症状,需排除虐待儿童。

🔍 诊断

• 取决于多种因素。

• 决定因素与行为、年龄、父母的关注程度、行为定位、相关行为、患者的动机、患者的获益等有关。

• 决定于是否存在医学原因,尤其是突然出现的医学原因。

• 决定于是否有心理因素参与。

■ 诊断检查与说明

• 通常,诊断不需要实验室检查。
• 体格检查查找有无皮肤淤血、肿胀、划痕、轻微的裂伤等。
• 如果有肿胀或失血,必须行头颅影像学检查以除外头颅损伤。
• 如果撞头症状严重且为持续性,必须行眼科检查以排除眼科并发症。
• 完善发育筛查除外可能的发育落后。
• 如果怀疑发育落后,推荐给予正规的心理教育测试。

 治疗

• 正常发育的儿童通常可在3岁时改变这种习惯。
• 年长儿童需要行心理、发育随访,以确定发育落后、认知状态和确定行为矫正疗法是否有利于减少症状。
• 严重的撞头可导致眼科并发症,包括白内障、青光眼和视网膜脱落。建议转诊给眼科医生。
• 睡前摇头的患者如果暴力行为严重,试验性给予氯硝西泮和西酞普兰治疗已取得一定的成功。
• 刻板运动障碍的患者,药物治疗可能有效,包括抗精神病药、三环类抗抑郁药、选择性血清素再吸收抑制剂(SSRI)和苯二氮䓬类药物,需密切监测。

 后续治疗与护理

■ 预后

• 通常在3~4岁时消失。
• 夜间摇头通常是良性的,在5岁时可消失。
• 刻板运动障碍通常在青春期达到高峰,随后下降。

CODE ICD **疾病编码**

ICD10

• F98.4 刻板性运动障碍。

• G47.69 其他睡眠相关运动障碍。

？ **常见问题与解答**

• 问:撞头会导致严重头部受伤或神经系统损害吗?
• 答:正常情况下,发育中的儿童极少会撞伤致出血或骨折。
• 问:为预防撞头的伤害和降低撞头行为父母可以做什么?
• 答:拿走儿童生活环境中的坚硬或易碎的物品以避免意外伤害。
- 在地板上铺上橡胶垫或厚地毯。
- 将婴儿床固定在墙上以减少噪音并减少对儿童的前庭觉输入。
- 婴儿床下垫缓冲器。
- 如果撞头行为发生在发脾气的时候,在保证安全的前提下忽视这种行为。如果孩子行为适当,可给予奖励。

椎间盘炎 Diskitis

Melissa L. Mannion • Randy Q. Cron 王达辉 郑一鸣 译 / 王达辉 审校

 基础知识

■ 描述

椎间盘的炎症,通常为良性、自限性。

■ 流行病学

>50%的病例在4岁以前发病。

发病率
• 发病最高峰为0~2岁。
• 第二发病高峰:>10岁。

患病率
罕见。

■ 病理生理

• 可能与某种生长不活跃微生物的感染有关。
• 通常不确定;偶尔可培养出金黄色葡萄球菌、莫拉克斯菌属或肠杆菌。

■ 病因

特发性、感染性或创伤性。

Dx **诊断**

■ 病史

• 不适、易激惹。
• 拒走。
• 发热。
• 背痛或腹痛。
• 短暂的前驱症状。

■ 体格检查

• 通常姿势僵硬、活动时疼痛(三脚架位坐姿)。
• 腰椎前凸减少。
• 局部触诊疼痛。
• 最常见部位:L_4~L_5 和 L_3~L_4。

■ 诊断检查与说明

实验室检查
• PPD试验。
• 白细胞计数。
• 血沉。
• C反应蛋白。

• 血培养。

影像学检查
• X线平片。
- 通常表现为正常,随着疾病进展会出现椎间隙变窄。
• MRI。
- 对于明确诊断和确定病变位置有重要作用。
- 分辨椎间盘水肿。
• 骨扫描。
- 受累区域摄取增高。
- 可用于筛查其余部位感染。

■ 鉴别诊断

• 感染。
- 脊椎骨髓炎(如葡萄球菌、沙门菌)。
- 脊柱结核。
- 肾盂肾炎。
- 盲肠后位阑尾炎。
- 腰大肌或硬膜外脓肿。
• 创伤。
- 骨折。
- 椎间盘突出。

Z

- 肿瘤。
- 骨样骨瘤。
- 脊柱朗格汉斯细胞增多症。
- 血管性:椎体缺血性坏死。
- 先天性:腰椎滑脱。
- 免疫性。
- 强直性脊柱炎。
- 无菌性骨炎。
- 其他:休门病(椎体骨软骨炎)。

注意
早期椎体骨髓炎与椎间盘炎难以鉴别。

治疗

▪ 药物治疗

- 通常对非甾体消炎药反应良好。
- 学步期幼儿通常使用抗葡萄球菌的抗生素治疗。

▪ 补充与替代疗法

- 物理治疗。

- 急性期对患儿进行制动。
- 可能需要使用石膏外固定。

▪ 住院事项

早期固定
病程中。
- 随访全血细胞计数、C 反应蛋白和血沉。
- 持续治疗至患儿症状消失。

后续治疗与护理

▪ 随访推荐

患者监测
- 何时可以期望发现症状改善:大部分患儿在 6～8 周内症状消失。
- 观察如下征象:
- 因疾病复发而出现症状再现。
- 椎间盘高度进行性丢失。
- 相邻椎体的破坏。

▪ 预后

- 通常良好。
- 可能发生脊柱侧凸。

- 大部分患者会在影像学检查中残留椎间隙狭窄。

▪ 并发症

- 偶有脊柱侧凸或后凸。
- 可能发生邻近节段脊柱的僵硬。

疾病编码

ICD10
- M46.40 椎间盘炎,未特指,部位未特指。
- M46.46 椎间盘炎,未特指,腰椎。
- M46.42 椎间盘炎,未特指,颈椎。

常见问题与解答

- 问:何时需要进行活检和组织培养?
- 答:发生邻近椎体的骨破坏、症状迁延不愈、复发。
- 问:何时需要使用抗生素?
- 答:当有阳性的培养结果、明确的感染现象、症状不典型或迁延不愈时考虑使用抗生素。

子宫颈炎 Cervicitis

Elizabeth M. Wallis · Sarah E. Winters 奚立 译 / 李晓静 审校

基础知识

▪ 描述

炎症导致子宫颈内膜感染,造成黏液脓性宫颈分泌物、水肿、红斑、出血以及宫颈和子宫颈内管的易出血性。

▪ 流行病学

- 子宫颈炎确切的发病率尚未明了;然而,其主要的病因(淋球菌、衣原体)在青少年和青年成人中与其他年龄组比较更为普遍。
- 因为许多患者无临床表现,其临床症状的呈现和解读差异很大,故不少病例未被诊断。

▪ 危险因素

- 早年性行为。
- 多个性伴侣。
- 不适用或不能正确使用避孕套。

▪ 病因

在绝大多数的子宫颈炎病例中不能发现

病原,通常病因如下。
- 沙眼衣原体。
- 淋病奈瑟菌。
- 人疱疹病毒。
- 阴道毛滴虫。
- 生殖器支原体。

▪ 常见相关疾病

其他性传播疾病(STI)的存在必须纳入考虑,包括如下。
- 梅毒。
- 乙型肝炎。
- 艾滋病。
- 细菌性阴道病。

诊断

▪ 病史

- 通常无症状。
- 如果有症状:症状符合子宫颈炎但不具有诊断价值。

- 异常的阴道出血和(或)分泌物:发炎的宫颈可能在性交中自行或在性交后出血。
- 排尿困难:可能提示输尿管炎或膀胱感染。
- 外阴瘙痒:可能与宫颈炎症的分泌物或同时存在阴道炎症有关。
- 性交痛:敏感子宫颈的常见主诉。
- 既往病史——对于评价性健康的危险因素重要,但对于子宫颈炎不具有诊断价值。
- 既往 STI:提示患者再次感染的风险增加。
- 末次月经周期:有症状的感染通常发生于末次月经周期的 7 天之内,因为失去了宫颈内膜黏液栓的保护。
- 生育控制方法:避孕套具有保护作用。
- 暴露于感染的性伴侣:提示患者患病风险增加。
- 严重程度。
- 产次。

▪ 体格检查

- 腹部检查。

- 腹部触诊没有压痛提示感染局限于宫颈。
- 阴道检查。
- 评估由单纯疱疹病毒导致的阴道及外阴病变。
- 盆腔检查。
- 子宫颈外口的黏液脓性分泌物或棉拭子在子宫颈内管获得黄色渗出性分泌物:子宫颈感染的临床依据。
- 没有宫颈移动、附件压痛或包块:病变并未扩散超越宫颈至上生殖道。
- 外子宫颈的易出血性:宫颈管易诱导出血,不应与正常宫颈异位相混淆(子宫颈外口环绕的柱状上皮细胞区域呈现为一个不连续的、不易出血的红色环)。

> **注意**
>
> 陷阱如下。
> - 在青春后期女性,当出现排尿困难、阴道分泌物或不正常经血的临床表现时,未能认识到通过体检评估腹内盆腔器官的重要性。
> - 切记不要将青少年正常的宫颈异位与子宫颈炎相混淆。

■ **诊断检查和说明**

实验室检查

- 通过患者尿液进行核酸扩增检测是检查衣原体、淋球菌和毛滴虫感染最无创的方法。如果局部没有出血的情况下,宫颈或阴道拭子同样可以用于核酸扩增检测。
- 医护人员取得的宫颈拭子、阴道拭子与尿液具有同样的敏感度和特异性。
- 宫颈衣原体和淋球菌的培养也能检出病原,但需要使用阴道窥器。
- 明确病原对于患者和性伴侣的治疗和疾病监测的重要性。
- 如果存在水疱或溃疡需要进行人疱疹病毒培养:对于明确溃疡的病因、制订治疗方案和解答病患咨询非常重要。
- 制备湿涂片和阴道 pH 检测可能对于诊断细菌性阴道病有帮助。

■ **鉴别诊断**

- 在评估过程中将子宫颈炎/阴道炎考虑视为同一疾病是有帮助的,因为两者的症状是一样的。
- 外阴、尿道和(或)膀胱,以及阴道炎症。
- 表现异常经血的患者,这些感染性病因是普遍的。
- 妊娠是一个常见的导致异常阴道流血的原因。

- 阴道内异物可以同时与分泌物和出血有关系。
- 多囊卵巢综合征(PCOS)、甲状腺功能不全以及高泌乳血症均可表现为异常阴道出血。
- 非感染性子宫颈炎确有发生,主要原因是机械或化学刺激(异物、乳胶、阴道灌洗、避孕乳膏)。

治疗

■ **药物治疗**

- 淋球菌。
- 头孢曲松 250 mg 肌注,或加阿奇霉素 1 g,1 次口服;或多西环素 100 mg,每天 2 次口服,连续 7 天。口服头孢克肟由于其耐药性不再作为一线推荐用药。如果没有头孢曲松而使用头孢克肟替代,实验性治疗是必要的。
- 最近在美国,疾病控制中心发现荧光喹诺酮类药物耐药,所以不再将这类药物列为治疗淋球菌子宫颈炎的一线推荐用药。
- 如果使用荧光喹诺酮类药物,实验性治疗是必要的。
- 沙眼衣原体。
- 阿奇霉素 1 g,1 次口服。
- 多西环素 100 mg,每天 2 次口服,连续 7 天。
- 红霉素 500 mg,每天 3 次口服,连续 7 天。
- 阴道毛滴虫。
- 甲硝唑 2 g,1 次口服。
- 甲硝唑 500 mg,每天 2 次口服,连续 7 天。
- 替硝唑 2 g,1 次口服。
- 人类疱疹病毒。
- 阿昔洛韦 400 mg,每天 3 次口服,连续 7~10 天或直至症状缓解。
- 阿昔洛韦 200 mg,每天 5 次口服,连续 7~10 天或直至症状缓解。
- 泛昔洛韦 250 mg,每天 3 次口服,连续 7~10 天或直至症状缓解。
- 伐昔洛韦 1 g,每天 3 次口服,连续 7~10 天或直至症状缓解。

■ **住院事项**

初始治疗

符合临床诊断子宫颈炎诊断标准或高度疑似感染的患者应该接受对奈瑟淋球菌和沙眼衣原体有效的经验性治疗,如果临床提示其他或实验室检出其他病原则进行针对性治疗。

后续治疗与护理

■ **随访推荐**

- 以上的推荐治疗方案有很好的治愈率。
- 患者在起始治疗后的 3~5 天内症状会得到缓解。
- 患者应该禁欲直至性伴侣双方都已经接受治疗 7 天以防止再次感染。
- 常规随访培养没有必要,除非患者仍有症状或妊娠。
- 由于死亡的有机体持续存在,治疗后<6周之内进行的核酸扩增检查可能仍呈现假阳性结果。
- 在随访中检出一种 STI,最有可能是再次暴露和再次感染所致。

患者监测

- 如果实验室检查诊断淋球菌、衣原体或毛滴虫感染成立,患者的性伴侣应该接受检查和治疗。
- 淋病或衣原体感染是应该报告的 STI。

■ **预后**

如果治疗恰当,患者可被治愈且该感染不留后遗症。

■ **并发症**

子宫颈内感染患者有发生下列情况的风险。

- 再次感染。
- 其他 STI。
- 妊娠。
- 有症状或无症状的上生殖道疾病(盆腔炎症疾病),且可伴随其所有的后遗症。
- 输卵管卵巢囊肿。
- 不育。
- 异位妊娠。
- 慢性骨盆痛。

疾病编码

ICD10

- N72 子宫颈炎性疾病。
- A54.03 淋球菌性子宫颈炎,非特定的。
- A56.09 其他下生殖泌尿道衣原体感染。

常见问题与解答

- 问:子宫颈炎患者中表现为宫颈移动疼痛的有多少?

• 答:没有。子宫颈炎患者仅有宫颈的炎症和感染。患者在体检时不会表现出任何腹膜炎症的证据；因此，当患者出现疼痛时应依据疾病控制中心推荐的盆腔炎症疾病治疗方案进行治疗（不包括单次使用阿奇霉素）。

• 问:哪些性伴侣应该接受治疗？

• 答:在（明确诊断）60 天之内患者的性伴侣应该接受检查和治疗。依据已确定的或假设的病原制订治疗方案。

• 问:尿道支原体的合适治疗方案是什么？

• 答:尿道支原体已明确涉及男性尿道炎的发病机制并且被认为在女性宫颈炎的疾病发展中扮演部分角色（尽管该作用尚未完全

明确）。数据提示阿奇霉素可能是这种感染的最理想治疗选择。

• 问:无症状的性活跃青年应该多久进行一次 STI 筛查？

• 答:25 岁以下性活跃的男性女性应该每年进行一次 STI 筛查。

自杀 Suicide

Leonard J. Levine · Jonathan R. Pletcher　韩晶晶 译 / 高鸿云 审校

基础知识

■ 描述

• 自杀行为是自主的以终结生命为目的的自伤行为。

• 自杀未遂发生在行为没有导致死亡时（以及失败或者接近自杀）。

• 自杀意念是指任何想法,有或者没有特定的计划,想要终结自身的生命。

• 自杀包括自杀意念,准备行为和（或）自杀未遂。

■ 流行病学

• 自杀是青少年和成人初期(10～26 岁)的第 3 大主要原因。自杀也是美国人群所有死亡原因中的第 10 位。

• 青少年自杀死亡率在 20 世纪 50 年代和 20 世纪 90 年代之间翻了 3 倍,并且在 20 世纪 90 年代有所下降后维持稳定,但在过去的十年间又有上升。

• 女性自杀未遂的人数是男性的 2～4 倍,大多数自杀未遂都采用口服自杀途径。

• 15～24 岁男性自杀死亡率是女性的 5 倍,大多数都采用更加致命性手段。

• 自杀完成率在非西班牙裔白人(13. 9/100 000)和印第安人中（10. 6/100 000）最高。10～19 岁黑人男性自杀率在 1980 和 1995 年之间翻了 2 倍。

• 男同性恋、女同性恋、双性恋、变性人和问题青少年,与异性恋的同伴相比,被报告有非常高的自杀想法和尝试率。

• 在美国,自杀死亡案例中超过一半与枪支有关。

发病率

• 在美国每年有多达 2 000 名青少年自杀死亡,超过 100 万自杀未遂者需要医疗处理,

而自杀未遂者是死亡者的 11 倍。

• 总的来说,2011 年在 15～24 岁的青少年中因自杀导致死亡的人数约为 10.9/100 000。

• 2013 年,9～12 年级青少年中 17% 报告在过去一年中曾经认真考虑过自杀；>8% 报告在过去一年中曾尝试自杀。

■ 危险因素

• 自杀未遂史。

• 社会孤立。

• 物质及酒精滥用。

• 自杀家族史。

• 严重精神障碍或者物质滥用家族史。

• 过去或者正在经历性虐待或躯体虐待。

• 家庭矛盾或家庭破裂。

• 家中有枪支存在。

■ 一般预防

• 应该在初级和急诊医疗单位,对全部青少年进行自杀筛查。

• 医疗场所都应该具备简单而有效的筛查工具。

• 有充分的证据支持直接询问,纸质问卷调查,和电脑辅助的筛查可提高识别率。

• 除明显的情绪低落外,预警症状包括以下。

- 慢性躯体症状,伴随或者不伴随相关的生理性病因(如慢性头痛、腹痛)。

- 学校、工作或者家庭的功能变化。

- 情绪或者情感变化。

• 如果自杀意念已经报告,风险评估的因子包括以下内容。

- 想法出现的频率和时间。

- 行动计划。

- 取得致死性手段的途径,如枪支。

- 既往自杀未遂史。

- 精神健康问题病史,包括物质滥用和治疗。

- 紧急或者预期的心理社会诱因。

- 自杀家族史。

- 家庭暴力。

- 了解其应对策略和社会支持系统。

• 当有自杀企图的任何疑问或者风险时,需要及时转诊或咨询心理学家或者精神科医生。

■ 病理生理

• 中枢神经系统 5 -羟色胺活性下降可能会导致攻击性或者冲动行为,可能针对自己。

• 潜在的精神疾病或者人格障碍会因压力性生活事件而急速加重,从而成为自杀行为的扳机。

• 孤立感或者缺乏外界支持可能会导致出现绝望感,限制了被关怀的机会。

• 自杀可能是表达挫折失意或者愤怒的冲动行为。

■ 病因

青少年的自杀行为起源于长期存在的个体及家庭因素、社会环境和急性应激的交互作用。

• 精神障碍的诊断标准包括有自杀行为,如重性抑郁障碍和边缘性人格障碍(DSM-5)。

• 强烈的情绪状态,尤其是羞愧或者耻辱,可以作为自杀行为的"扳机事件"。

• 个性和社会因素,如反社会行为、攻击或者冲动行为、社交孤立,也可能有作用。

诊断

■ 病史

• 应该建立一个安静的环境,对保密和限制

进行明确的讨论之后,再询问关于自杀想法和尝试的内容。

• 如果筛查阳性,由接受过培训的精神卫生专业人员进行全面的病史询问和回顾很重要,应包括以下内容。

– 敏锐查明任何自杀计划,包括自杀方法和时间。

– 询问可能提高自杀致死性的因素(如药片吞服的数量)。

– 未遂自杀的地点(如偏远地点、公开演示)。

– 既往自杀未遂的情况。

– 目前的心理状态[如感受和(或)抑郁的程度、绝望感、冲动性、自我评价]。

– 家庭的牢固性和关系。

– 家庭中药物的可获得性,什么不见了。

– 人际关系的冲突或者损失的情况。

– 自杀的家族史。

– 物质滥用家族史。

– 精神疾病家族史。

– 虐待、忽视或者乱伦。

– 社会支持系统和应对策略。

– 感到懊悔或者有持续自伤想法。

■ 体格检查

• 无论有无服毒史,密切观察生命体征、皮肤、黏膜和瞳孔,寻找中毒的迹象。

• 检查皮肤是否有虐待或者自我损伤的迹象,包括四肢和躯干。

• 完整的神经系统查体对颅内情况、急性精神状态变化和毒物摄入的诊断都非常重要。

■ 诊断测查与说明

不同的实验室对毒物检测的范围和敏感度也不同。

实验室检查

• 血清和尿液毒物筛查。

• 尿妊娠试验:妊娠状态可能是促发因素,如果阳性,可能会影响治疗选择。

• 对乙酰氨基酚水平,它具有高度肝脏毒性,经常被青少年使用。

• 毒物摄入需要心电图检查,包括抗抑郁剂和苯二氮䓬类药物。

影像学检查

腹部平片:如果有铁或者维生素摄入或者严重创伤时。

 治疗

■ 药物治疗

• 近期服毒,用活性炭,或者其他相关解药

进行胃肠清洗可能比较合适(纳洛酮对应阿片类药物,氮-乙酰半胱氨酸对应扑热息痛)。

• 尽管心理治疗是自杀意念的基本治疗方法,但抗抑郁剂药物治疗也同样起作用。

• SSRIs(氟西汀,舍曲林和西酞普兰)已证实能有效治疗青少年抑郁症。对有潜在自杀行为的患者使用 SSRIs 类药物需要密切监测。一般来说,SSRIs 可能会使抑郁状态的青少年短期增加 1%～2% 的自杀风险。

• 三环类抗抑郁剂有高致死性风险,不适合治疗儿童和青少年抑郁症。

■ 其他治疗

一般措施

• 父母和专业人士应该避免缩小自杀未遂的意义,如"不太严重"或"只是寻求注意"。

• 精神科处置应该由精神卫生专业人士决定或参与。以下情形需考虑住院。

– 有反复自杀未遂的高危因素。

– 现有持续的自杀意念和(或)计划。

– 家庭不稳定以及缺乏支持。

– 精神状态改变。

– 缺乏可替代的干预(如强化的精神科随访,日间治疗项目)。

– 起始治疗的药物有增加自杀意念的风险(如 SSRIs)。

• 当考虑出院交给抚养人时,至少需满足以下出院标准。

– 患者确切表达后悔,并不再有自杀意念。

– 患者病情稳定。

– 患者的成年抚养者表示理解自杀未遂的严重性,以及随访的重要性。

– 患者和父母同意当自杀意念再次发生时,联系医生或者到急诊室就诊。患者和家人应该能 24 h 联系到精神科医生或内科医生。

– 患者必须没有精神状态严重损伤(如精神病性状态、谵妄)。

– 患者不可能立即获得致命性自伤方式。

– 已经妥善安排对潜在精神健康问题的随访,包括对接触行为为保健人员转告主要病情,明确沟通随访的地点和频率。

– 已经解决急性诱因和危机。

– 抚养者和患者同意出院计划。

– 已经消除了阻碍获得随访治疗的障碍,尤其是保险和社交歧视,并使后续治疗能顺利进行。

■ 其他疗法

除了药物治疗,重要的精神科干预包括紧

急的,短期的精神科住院治疗,部分住院(强化治疗和支持),门诊治疗。

■ 住院事项

初始稳定措施

• 气道、呼吸、循环。

• 在正式的精神评估完成之前需要一对一监护。

• 消化道清洗和气道清洗很少需要。

• 如果条件允许的话,毒物控制中心或者毒理学家对服用药物者的评估和治疗有帮助。

后续治疗与护理

■ 推荐随访

自杀未遂的青少年通常需要进行长程心理治疗(个体和家庭治疗)。改善可能缓慢并且因一些阻碍而波动。

■ 预后

• 20%～50% 自杀未遂者会再次尝试。

• 多个报告显示大部分自杀未遂的青少年和青年人由于一些系统和社会因素的影响,在几次访谈后不再参与治疗。

■ 并发症

• 由于自杀采用的方法,造成的长期的器官损伤或身体残疾。

• 幸存者出现长期的情绪后遗症,导致迷茫,愤怒和愧疚。

• 反复自杀未遂或完成自杀。

疾病编码

ICD10

• R45.851 自杀观念。

• T14.91 自杀企图。

• Z91.5 自我伤害个人史。

常见问题与解答

• 问:我是不是应该对自杀未遂或者计划保密?

• 答:不是,隐私保密的界限应该在患者和家庭第一次来访时明确告知,或者在青少年患者来访时就告知。这些限制包括任何可能直接将患者的生命置于危险的事情,如自杀意念,持续或者新近虐待或者杀人狂倾向。

• 问:如果我直接问患者关于自杀的问题,

是不是会让他们产生这样的想法?

• 答:不会,大多数情况中,患者会感觉释放,因为终于有专业的人可以讨论自杀了。唯一的风险是在知道答案后未予处理。转诊到精神卫生服务中心或者咨询将挽救患者的生命。

• 问:正在进行自我伤害行为的青少年是不是会否认他们真实的自杀意念?

• 答:任何青少年用自我伤害的方式应对情绪的压力都存在发展其他不健康应对行为

的风险。此外,他们可能患有情感障碍,而将他们置于自杀的风险中。没有任何证据支持当患者存在秘密自杀计划时他们会管理自己的自我伤害行为。

自身免疫性溶血性贫血 Autoimmune Hemolytic Anemia

Michele P. Lambert 朱晓华 译 / 翟晓文 审校

基础知识

■ 描述

• 自身免疫性溶血性贫血(AIHA)由于自身抗体在有或没有红细胞膜上补体参与下,破坏红细胞导致红细胞寿命减短。

• 自然过程。

- 急性起病。
○ 在数小时到数日内血红蛋白快速下降。
○ 通常 3～6 个月内病程结束。
○ 更多见于 2～12 岁儿童。

- 慢性起病。
○ 贫血可缓慢发生,进展超过数周或月,可持续存在溶血或间歇发生。
○ 可能与潜在慢性疾病有关。
○ 多见于成人,<2 岁儿童或>12 岁儿童。

■ 流行病学

• 儿童、青少年比成人发病率低。
• 种族、性别无差异(儿童中)。

发病率

• 每年约(1～3):100 000 人。
• <4 岁儿童温抗体 AIHA 发病率高。

■ 病理生理

• 温抗体(约 80% 病例)。
- 体内红细胞自身抗体 37 ℃结合力最高。
- 通常为 IgG 类自身抗体。
- IgG 包裹红细胞,在脾脏内被巨噬细胞大量清除。

• 冷抗体(冷凝集素)(7%～25%)。
- 体外红细胞自身抗体结合力 0～30 ℃结合力最高。
- 几乎由 IgM 抗体所致,对红细胞上的 i/I 系统抗原特异。
- 抗 I 抗体以支原体肺炎相关溶血为特征。
- 抗 i 抗体通常在传染性单核细胞增多症中发现。

- 溶血为补体依赖性。
• 阵发性冷血红蛋白尿。
- IgG 自身抗体结合红细胞,在肢体较凉的部位(例如肢端)形成不可逆的 C3、C4 补体复合物。当包被的红细胞进入稍暖的身体其他部位,IgG 从复合物中脱离,引起溶血(Donath-Landsteiner 双相溶血)。
- 少见的有 IgG 抗体与抗 P 特异性结合。
- 大多数发生于病毒感染儿童(30%)。

■ 病因

• 特发性。
• 母体抗体被动转移。
• 继发于下列疾病。
- 感染:病毒(如支原体、EBV、CMV、肝炎病毒、HIV),或细菌(链球菌、伤寒热、大肠杆菌败血症)。
- 药物:抗疟疾药,退热药,磺胺类药,青霉素,利福平。
- 血液系统疾病:白血病、淋巴瘤。
- 自身免疫疾病:狼疮,混合结缔组织疾病,WAS,溃疡性结肠炎,风湿性关节炎,普通变异型免疫缺陷病,硬皮病,Evans 病,ALPS,22q11.2 缺失综合征。
- 肿瘤:卵巢癌,肠癌,胸腺瘤,皮样囊肿。
• 其他失血病因,包括围生期失血、出血、肺含铁血黄素沉着和血尿。

诊断

■ 病史

• 苍白。
• 黄疸。
• 尿色深。
• 发热。
• 虚弱。
• 眩晕。
• 晕厥。

• 运动不耐受。

■ 体格检查

• 苍白。
• 黄疸。
• 脾大。
• 肝大。
• 心动过速,收缩期血流颤音,S3 奔马律。
• 急性起病时体位性低血压。

■ 诊断检查与说明

实验室检查

外周全血细胞计数。

• 血红蛋白水平下降(在 Evans 综合征时偶可见血小板下降)。
• 平均血细胞压积可能正常。
• 网织红细胞计数上升(尽管可能因网织红细胞包被目标抗原而减少)。
• 外周血涂片可见球形红细胞、多形红细胞、巨噬细胞、冷凝集素。
• 直接抗体试验(Coomds)阳性(通常)。
- 是最重要的单项试验。
- 温性 AIHA 可游 IgG±C3 阳性。
- 冷性 AIHA 和阵发性冷血红红蛋白尿可有 C3 阳性。
• 结合珠蛋白水平下降。
• 间接高胆红素血症。
• 乳酸脱氢酶升高。
• 尿液分析:血红蛋白尿,尿胆原增加。
• 骨髓涂片:红细胞增生活跃,以排除伴 AHIA 的白血病、淋巴瘤。
• 冷凝集素:阳性(通常>1:64)。
• Donath-Landsteiner 试验可用于怀疑阵发性冷血红蛋白尿。

注意

• Coombs 试验阴性可见于红细胞膜表面结合少量 IgG 或 C3 分子,或因大部分被包被的红细胞已从循环中清除(例如,在溶血不明显,低亲和力抗体,或非常严重、快速清除情况下)。
- 放射性标记 Coombs 试验或酶联免疫分析法在这些病例中更敏感。
- 网织红细胞减少可见于网织红细胞被抗体包被且被清除的病例中。

■ 鉴别诊断

- 红细胞自身缺陷。
- 膜缺陷,例如遗传性球形红细胞增多症。
- 酶缺陷,包括 G6PD 缺陷所致溶血。
- 血红蛋白缺陷。
- 先天性促红细胞减少性贫血。
- 阵发性夜间血红蛋白尿。
- 红细胞外在缺陷。
- 同种免疫:新生儿血型不相容性溶血疾病。
- 自身免疫(见"病因")。
- 药物依赖性红细胞抗体。
- 溶血性输血反应。
- 非免疫相关。
- 特发性。
- 继发于以下疾病:溶血尿毒综合征,血栓性血小板减少性紫癜。
- 机械性:行军性血红蛋白尿,心脏瓣膜。

 治疗

■ 药物治疗

一线治疗
糖皮质激素。
- 指征。
- 在 IgG 介导疾病中,类固醇药物抑制巨噬细胞 Fc 和 C3 b 受体破坏红细胞。另外,类固醇可清除红细胞表面上的 IgG 抗体,增加红细胞寿命。
- 在慢性温抗体 AIHA 中,脉冲式大剂量地塞米松在某些疾病中有关。
- 并发症。
- 均有短期、长期副作用。
- 在冷凝集素疾病中通常无效。
- 剂量。
- 起始泼尼松口服或甲泼尼龙每 24 小时 2 mg/kg 静脉用药。
- 类固醇减量应在已达到治疗反应后开始(可能需数日或数周)。
- 目标。
- 初始目标是使血红蛋白水平恢复至正常,在激素用耐受剂量或完全撤离激素情况下。
- 在某些患者中,目标是减少溶血,临床症

状消失,且在激素用药最小副作用下。
- 如患者对激素治疗无反应,或需要大剂量激素才能维持血红蛋白水平,应考虑其他治疗方法。

二线治疗
- 静注免疫球蛋白。
- 指征。
- 在某些激素无效的免疫性溶血性贫血中可能有效。
- 作用机制尚未完全阐明。
- 作用通常是暂时的,需 3～4 周重复使用。
- 并发症。
- 红细胞抗体与药物沉淀可能形成复合物。
- 无菌性脑膜炎。
- 理论上存在输血相关病毒感染风险。
- 昂贵。
- 剂量:每 24 小时 1 g/kg,连用 5 天,可获得有利效果。
- 大剂量免疫球蛋白可能与溶血性贫血相关。
- 血浆分离/置换法。
- 指征。
- 在严重疾病,特别是 IgM 介导疾病中,可延缓溶血速度。
- 如血栓性血小板减少性紫癜诊断不能除外,可适用。
- 并发症。
- 仅短期获益。
- 昂贵。
- 利妥昔:抗 CD20 单抗,通过清除 B 细胞起作用。
- 适用于难治性 AHIA(375 mg/m², 每周 1 次,2～4 周)。
- 有效率 40%～100%。
- 在温性 AIHA 中特别有效。
- 副作用:发热,寒战,高血压,支气管痉挛,罕见病毒感染风险。
- 免疫抑制治疗(抗代谢剂和烷化剂)。
- 指征。
- 存在对激素无且脾切除后,临床上溶血难以控制。
- 对冷凝集素疾病有效。
- 并发症。
- 剂量依赖性副作用,因此临床指征应严格,药物使用应限制。
- 剂量。
- 调整至红细胞维持在 $2×10^9/L$(2 000/mm³)以上,绝对中性粒细胞计数 $>1×10^9/L$(1 000/mm³),血小板计数(50～100)× $10^9/L$(50 000～100 000/mm³)。
- 阿仑单抗(抗 CD52 抗体):对难治性

AIHA 可能有效,特别是对继发于 B 细胞慢性淋巴细胞白血病。

■ 其他治疗

一般方法
输血:应当仅在血红蛋白极低或溶血严重情况下应用,因为合适血型配型存在困难。
- 指征:纠正贫血(通常仅在严重急性起病时)。
- 并发症。
- 血库可能找不到相合血型。在 IgG 介导疾病中,自身抗体通常是泛反应性的,因而必须使用最小不相合配型成分输血。
- 在冷凝集素疾病中,应用温性孵育输血,以减少 IgM 结合,并在输血中监测急性溶血进展。

■ 手术与其他治疗

脾切除
- 适应证。
- 对药物治疗无效,需要中等到大剂量激素维持,或对激素不耐受。
- 对冷凝集素疾病治疗无效。
- 有效率 50%～70%,许多患者部分缓解。

 后续治疗与护理

■ 随访

患者监测
- 每 4～12 小时监测血红蛋白水平,直至稳定(依赖于严重程度)。
- 每天监测网织红细胞计数。
- 每天监测脾脏大小。
- 每天监测血红蛋白尿。
- 每周复查 Coombs 试验。

■ 预后
- 依赖于年龄,潜在疾病和对治疗的反应。
- 儿童中死亡率 9%～19%。

■ 并发症
- AIHA 患者可能有静脉血栓风险增加。
- 可能与淋巴增生性疾病相关。
- 慢性溶血与胆囊结石相关。

疾病编码

ICD10
- D59.1 其他自身免疫性溶血性贫血
- D59.0 药物诱导自身免疫性溶血贫血

常见问题与解答

• 问:贫血会消失吗?

• 答:冷性自身抗体疾病短,温性自身抗体临床病程慢性,表现为间歇性缓解和复发。
• 问:疾病是自发性的吗?

• 答:不是。可能虽然同一病毒在不同个体上表现相同,但是机体产生自身抗体依赖于个体差异。

纵隔肿块 Mediastinal Mass

Michelle L. Hermiston 张惠锋 译 / 刘芳 审校

基础知识

描述

纵隔划分如下。
• 前纵隔:包含胸腺和心包前方的其他组织。
• 中纵隔:包含心脏、大血管、升主动脉、主动脉弓和淋巴结。
• 后纵隔:包含气管、食管、降主动脉和神经组织。

病理生理

病死率主要取决于肿瘤对于周围正常脏器的压迫程度,特别是对于大气道、心脏、大血管的压迫。

诊断

鉴别诊断

• 先天性/解剖性。
– 新生儿期巨大的胸腺(前纵隔)。
– 支气管、心包或者肠源性囊肿(中纵隔)。
– 主动脉瘤或其他血管畸形(中纵隔)。
– 胸椎脊膜膨出(后纵隔)。
• 感染性[可以引起淋巴结肿大和(或)肺部结节](中纵隔/后纵隔):
– 结核。
– 组织胞浆菌病。
– 曲霉菌病。
– 球孢子菌病。
– 芽生菌病。
• 气管或者食管异物。
• 结节性肉芽肿。
• 肿瘤。
– 良性。
◦ 胸腺瘤(前纵隔)。
◦ 畸胎瘤/皮样囊肿(前纵隔)。
◦ 淋巴管瘤/囊状水瘤(中纵隔)。
◦ 血管瘤(中/后纵隔)。
◦ 神经节细胞瘤(后纵隔)。
◦ 神经纤维瘤(后纵隔)。

– 恶性。
◦ 恶性胚胎细胞肿瘤(前纵隔)。
◦ 霍奇金淋巴瘤(前/中纵隔)。
◦ 非霍奇金淋巴瘤或者白血病(前/中纵隔)。
◦ 神经母细胞瘤(后纵隔)。
◦ 神经节母细胞瘤(后纵隔)。
◦ 尤因肉瘤或者骨肉瘤(前/后纵隔)。
◦ 嗜铬细胞瘤(后纵隔)。
◦ 神经纤维母细胞瘤(后纵隔)。
◦ 横纹肌肉瘤或者胸膜肺母细胞瘤(任意纵隔)。

诊断思路

鉴于纵隔肿瘤患者病情变化快,甚至危及生命,应尽早诊断明确,开始相应的治疗。一旦考虑为恶性肿瘤,应立即转诊至肿瘤科医生。

病史

• 问题:有无全身症状(发热,体重减轻,夜间盗汗,易疲劳)?
• 要点:可能为感染或者恶性肿瘤。
• 问题:有无咳嗽,喘憋,呼吸困难,端坐呼吸?
• 要点:早期气道压迫。
• 问题:有无颜面部、颈部浮肿表现?
• 要点:可能为上腔静脉综合征。

体格检查

重点关注有无呼吸道梗阻或者心血管受压的临床体征,检查以下是重要的体征和症状。
• 发现:颈面部浮肿,颈静脉怒张,眼结膜充血,头痛,精神状态变化。
• 要点:上腔静脉综合征。
• 发现:咳嗽(干咳),端坐呼吸或者呼吸困难,喘鸣或者喘憋。
• 要点:气道受压。
• 发现:心音减低,低血压,脉压变窄或奇脉。
• 要点:心脏压塞或者心脏舒张功能不全

(源于肿瘤影响)。
• 发现:淋巴结肿大或者肝脾大。
• 要点:恶性肿瘤或者感染。颈部下方、颈后或者锁骨上淋巴结肿大强烈提示恶性肿瘤。
• 发现:皮肤苍白,瘀斑,出血点和(或)黏膜出血。
• 要点:贫血和血小板减少,见于恶性肿瘤骨髓转移。
• 发现:Horner综合征。
• 要点:后纵隔肿瘤,最常见的是神经母细胞瘤。

诊断检查与说明

• 检查:血常规和细胞分型。
• 要点:恶性肿瘤骨髓转移引起的贫血、血小板减少症、嗜中性白细胞减少症。循环幼稚细胞多见于白血病和淋巴瘤;白细胞增多通常见于感染。
• 检查:乳酸脱氢酶、尿酸、电解质、钙、磷酸盐、肌酐。
• 要点:肿瘤相关。
• 检查:PPD皮肤试验。
• 要点:结核感染。
• 检查:尿香草苦杏仁酸(VMA)和高香草酸(HVA)。
• 要点:90%神经母细胞瘤患儿会升高。
• 检查:甲胎蛋白和β人体绒毛促性腺激素。
• 要点:胚胎细胞瘤患者会明显升高。
• 检查:根据病史,针对特殊病因的检测。
• 要点:对于巨大肿瘤或者潜在心血管压迫的患者,尽可能在非镇静或者非麻醉下,应用最小创伤的手段,快速明确诊断。
• 检查:肺功能。
• 要点:检测肺功能储备。
• 检查:骨髓穿刺活检。
• 要点:如果血常规提示三系异常,骨髓穿刺检查是最简单的方法,来明确是否存在骨髓转移。
• 检查:淋巴结活检。
• 要点:如果淋巴结肿大,且容易获取。

- 检查:纵隔肿瘤活检。
- 要点:可考虑在放射引导下进行细针穿刺活检。
- 检查:胸膜穿刺、心包穿刺或者孤立肿块切除术。
- 要点:既是检查诊断又是治疗。
- 检查:腰椎穿刺。
- 要点:如果怀疑合并脑膜炎或者血液系统恶性肿瘤,必须结合腰椎穿刺检查。

> **注意**
> 　　对于存在肿瘤部分压迫气道或者大血管的患者,平躺体位、镇静或者正压通气都可以导致严重的呼吸和心脏功能衰竭。
> - 在实施任何镇静前,必须进行气道的影像学检查,并同麻醉医生、外科医生和重症监护医生共同讨论。
> - 某些操作可能需要垂直坐位、局麻下完成。

影像学检查
- 胸部平片(需要侧位片)可以了解肿块的大小和位置。
- 胸部CT(如果患者能够耐受半卧位):
- 明确肿块的大小、位置和密度。
- 评估大血管和气道情况。
- 心脏超声可以评估心脏舒张功能和血管通畅情况。

 治疗

- 一线药物。
- 当血液系统恶性肿瘤诊断成立或者为减轻水肿和炎症反应时,可给予激素治疗。
- 如果是白血病或者淋巴瘤,诊断性骨椎穿刺尽可能在激素应用前完成。
- 其他治疗必须根据诊断来施行(如化疗、抗生素)。

■ **特殊疗法**

- 放疗。

- 适合恶性肿瘤的紧急治疗。

■ **其他治疗**

一般措施
- 密切心肺监护。
- 对于伴有心脏和气道受压的患者,病情相对稳定的条件下,尽可能避免机械通气。
- 根据诊断来进行相应治疗。

> **注意**
> - 对于有喘鸣症状而无哮喘病史的患者,在胸部放射学检查明确是否存在纵隔肿块之前,不要应用激素治疗。
> - 如果症状进展迅速,或者存在明显的上腔静脉综合征、气管受压、脊髓受压,应紧急给予激素或者放射治疗,紧接着可能的话尽早施行诊断性操作。

■ **手术与其他治疗**

- 诊断性活检。
- 切除肿块可以缓解压迫症状,对于孤立性的良性肿块是主要的治疗手段。

 后续治疗与护理

入院指征
- 纵隔肿瘤并有明确心肺风险患者。
- 伴有气管和血管受压。
- 存在显著肿瘤溶解症状。

出院指征
肿瘤被完整切除,或者心肺功能稳定,能够胜任日常活动,包括睡眠良好。

■ **并发症**

- 上腔静脉综合征。
- 气管受压。
- 脊髓压迫。
- 胸腔和心包积液。

- 继发感染。
- Horner综合征:眼睑下垂,瞳孔缩小,一侧无汗,源于颈部交感神经干的压迫。
- 食管狭窄或者糜烂:可以导致进食困难或者出血。
- 肿瘤溶解综合征:电解质紊乱,肾功能衰竭。

疾病编码

ICD10
- R22.2 局部肿胀,肿物,肿块。
- Q34.1 先天性纵隔囊肿。
- D15.2 纵隔良性肿瘤。

常见问题与解答

- 问:如果孩子没有症状,胸片偶然发现纵隔肿块,该怎么办?
- 答:细致询问病史和体格检查,特别注意呼吸循环系统和血液系统。
- 生命体征,包括体温、脉搏氧饱和度。
- 血常规,血沉,肿瘤溶解等实验室指标。
- PPD试验,如果存在结核感染的高风险或初次评估阴性需做无反应性panel检测。
- 胸部CT。
- 根据上述检查结果,咨询肿瘤科医生、外科医生和感染科医生,共同制定治疗方案。
- 问:什么时候应该咨询肿瘤科医生?
- 答:出现下列任何情况时。
- 肿块快速增大。
- 气管受压、上腔静脉综合征或脊髓压迫的症状和体征。
- 体格检查发现肝脾大,淋巴结肿大,皮肤瘀点或瘀斑。
- 贫血、血小板减少或白细胞增多,提示累及骨髓。
- 活检提示恶性肿瘤组织。
- 需要协助明确诊断。

Z

足内收-胫骨扭转 ~~Metatarsus Adductus-Tibial Torsion~~ 　　George D. Gantsoudes　王达辉　徐平 译 / 王达辉 审校

基础知识

■ **描述**

- 很多患者以足内收作为一种推测性诊断

来骨科就诊。
- 引起足内收的常见原因包括跖内收、胫骨内旋、股骨前倾。
- 定义。

- 正常扭转:力线改变在正常变异范围内。
- 扭转畸形:任何超过2个标准差的变异。
- 明确区分生理性变异和病理解剖异常有助于医师有效地处理。

■ 流行病学

常见,是正常儿童就诊骨科的最常见原因。

■ 危险因素

遗传学

没有强有力的证据支持家族性。

■ 病理生理

- 大多数为自限性,但当双侧同时出现时可能引发问题。

多数股骨前倾和胫骨内旋可导致所谓"糟糕的对线异常",引起明显的髋股异常。

■ 病因

- 在宫内,胎儿足和胫骨因外力被迫分别处于外展和内旋位。
- 多数儿童出生时股骨前倾明显增加(接近 45°)。
- 随着儿童的成长,趋向好转。
- 经常在 8～10 岁时好转,至成人 10°～20°的前倾角。

诊断

■ 病史

- 根据不同年龄而存在差异。
- 在学步儿童最常见的就诊原因是力线异常,要么是跖内收引起的足内收,要么是所有儿童都存在的髋关节外旋引起的强迫性或生理性足外翻。
- 学步期儿童常因足内收或者小腿内弯就诊。
- 小腿内弯多数为生理性的或者来源于膝内翻。为防止因足内收而绊倒,儿童外旋髋关节。
- 大龄儿童足内收常由股骨前倾引起,该异常纠正较缓慢。
- 最常见的主诉如下。
- 经常绊倒。
- 运动能力较同龄人延迟。
- 家庭成员观察(例如一个年长的家庭成员坚持"肯定有问题")。
- 家庭成员有相似的表现,没有随年龄好转而早期就诊。

注意

功能受限(如常绊倒或摔倒)可能有其他异常,如轻度脑瘫,尤其有异常出生史、异常发育史、临床查体支持脑瘫诊断。

■ 体格检查

- 目的是排除主诉相对温和的明显病变。
- 男童表现笨拙需行 Gower 征和深肌腱检查,排除肌营养不良。
- 如果可能,在检查前观察患儿在诊室中的行走表现,可以收集到比其他检查更多的信息。
- 观察儿童在走廊里走或跑。
- 让儿童用脚尖、脚跟走路,走猫步(走直线,一足脚跟紧贴另一足脚尖走),观察患儿协调及功能水平。
- 观察足前进角(行走时足的方向和行走方向形成的角度),正常外旋 6°～10°。不正常的角度可通过滚差步行走部分下肢的旋转来解释(髋关节扭转股足角和足畸形);如无法确定,让患儿再走一遍。
- 步态非常复杂,很难一次观察到全部。如果可能,每次观察一个平面(髋、膝、足),让患儿来回走动几次。
- 在评估膝关节时快速扫描髌骨,其应该和足大致在一水平线上。
- 所有儿童都需要详细检查,以排除髋关节发育不良。
- 所有儿童都需外展髋关节检查,如有肢体不对称则需行骨盆 X 片检查。
- 2 岁以下患儿需行 Barlow 试验和 Ortolani 试验,明确髋关节稳定性。

Barlow:内收髋关节(大腿朝向中线)在膝关节处轻柔施加一个直接向后的力量,股骨头脱位为阳性。

Ortolani:屈髋 90°,置于大转子施加一个向前的力量,同时拇指将腿外展股骨头复位入髋臼,并伴有"卡啦"声为阳性。

- 俯卧位髋关节旋转试验远比仰卧位试验重要。
- 当检查胫骨旋转时有很多方法来评估角度。
- 股足角。
- 患者俯卧位,屈膝 90°,来评估足力线和大腿力线的夹角。
- 正常足因外旋 15°左右。
- 经踝力线。
- 髌骨朝向天花板,测量地板和经踝线之间的角度。
- 正常在 20°。
- 第 2 趾试验。
- 患者俯卧位,旋转第二趾垂直地板。
- 固定股骨在此位置,屈膝 90°。
- 此时胫骨和垂直线的角度大致在 20°。

- 跖内收是通过观察足底,在足跟远端中线画一平分线。该线应该通过第 2～3 趾间。平分线在足外侧越多,说明跖内收越严重。
- 足内收自发性的矫正是一个阳性征,通过轻柔足外侧来评估。
- 评估肢体长度差异。
- 评估深肌腱反射。

■ 诊断检查与说明

实验室检查

对单纯扭转无用。

影像学检查

- 对于一般的旋转试验不需要检查。
- 高度怀疑髋关节发育不良需行骨盆前后位及蛙式侧位片。
- 站立位(或仰卧位)肢体力线片是评估额状位畸形的有效手段,需从骨盆至踝关节。
- 所有摄片都需要体位标准化,髌骨应朝向射线。
- 对于有明显扭转畸形的患者,需要进一步检查(如 CT、MRI)来明确真实的解剖走线,这常是术前需要进行的排除检查。

■ 鉴别诊断

- 诊断常是生理性力线异常。
- 需要排除脑瘫、肌肉发育不良、髋关节发育不良等。

治疗

- 年幼儿童(<8 岁)轻度的股骨、胫骨内旋常常自行矫正。
- 矫正鞋、Denis-Brown 鞋、旋转绳、牵伸和常规的物理治疗并不比观察有效。此外,穿戴支具的患者自尊心将受损。
- 原则是观察。
- 不需要限制活动,相反应该鼓励孩子活动。
- 对于顽固旋转畸形的年长患儿可能需要行截骨矫形,但很少需要这样。
- 关键是处理好家长的期望。
- 给家长发宣传资料可能有帮助,这样既可以解释病情,还可以告知这种疾病的常见性。
- 告知这是一种正常生理现象可以使家长感到舒适,解释时尽量用容易理解的术语。
- 还可以告知足内收和短跑健将之间的正相关。

后续治疗与护理

■ 预后

- 大部分患者建议回家观察,对于 2 年内没有好转或进一步加重的患者需要复查。

• 由于数年后肢体症状解除,很多患者欢欣鼓舞。

• 总体预后良好。

- 很少需要进行骨科随访,罕见需要手术治疗。

■ 并发症

很多患者是就诊于足病医生、理疗师、脊柱按摩师、矫形器师,并被告知扭转会引起退行性关节炎及肢体近端疾病(如脊柱和髋

关节),但几乎没有证据可以证明有并发症。

 疾病编码

ICD10

• Q68.4 先天性胫-腓骨内弯。

 常见问题与解答

• 问:对胫骨内弯需要穿特殊鞋子或支具吗?

• 答:几乎从不需要。没有证据表明该治疗可以改变这种状态的自然病史,大部分儿童可以改善这种状态。

• 问:为什么有旋转畸形的患者常常出现膝关节疼痛?

• 答:儿童可能出现股骨前倾增加,同时伴有胫骨外旋(例如匹配的内旋的胫骨其实与内旋的股骨相平衡)。此时可以通过外观上测量逐渐增大的 Q 角来诊断。这种状态有时引起膝关节痛。

组织胞浆菌病 Histoplasmosis

John Arnold · Dylan Kann 吴霞 译 / 谢新宝 审校

 基础知识

■ 描述

• 组织胞浆菌病(又称俄亥俄河谷病、洞穴肺病、洞穴病、达林病、阿巴拉契亚山病、网状内皮细胞真菌病)是美国最流行的地方性霉菌病。

• 在美国,为双相性真菌组织胞浆菌变型荚膜(在非洲是杜波变型,可影响皮肤、淋巴结、骨骼)。

• 发病形式包括急性、慢性、原发性、再活化、发生病变部位不同(肺部、肺外、播散性)。

■ 流行病学

• 地方性流行多在美国中部及东南部各州,尤其是俄亥俄州及密西西比河流域;在中美洲流行性也较强,但是在欧洲、亚洲和非洲较少流行。

• 该菌适宜生长最佳土壤环境:<35 ℃(而酵母最佳生长温度为 37 ℃以上),温暖,湿润,富含氮(鸟/蝙蝠粪便);多生长于山洞、树木下、废弃的建筑物中。

• 偶尔出现聚集性感染,通常发生于土壤遭到破坏时(洞穴探索、建筑物拆除)。

• 某些活动也会导致散在发病:园艺,屋顶补修,安装空调/暖气,打扫老房子,在树洞中玩耍。

• 只有哺乳动物会被感染(鸟类不携带病原体)。

• 除曾有一例合并 HIV 感染的婴儿母婴垂直传播病例报道外,一般不会发生人与人之间相互传播或动物传染给人。

• 潜伏期一般为 3～17 天,最长可达 5 个月。

发病率

• 总的感染情况:每年大约有 50 万人感染。

• 慢性肺病变:占病例的 1/(10 万)。

• 播散性病变:占病例的 1/2 000。

患病率

在最流行的地区,18 岁以内儿童皮肤试验阳性率高达 50%～80%。

■ 危险因素

• 男性发病率略高于女性。

• 易感年龄为 30～40 岁,但各年龄人群均可被感染。

• 播散型疾病的高危因素包括:细胞免疫未成熟(<2 岁)、感染菌量大、获得性免疫缺陷(包括 TNF-α 抑制剂)、营养不良。

■ 一般预防

• 避免接触可能存在霉菌的地区/灰尘。

• 对存在灰尘/污垢工作区域,使用喷水、油,或者 3%福尔马林液进行处理。

• 穿防护服或带能够过滤>1 nm 粒子的面罩(如 N95 口罩)。

• 对于某些特定人群进行预防。

■ 病理生理

• 吸入的霉菌孢子在肺部出芽形成酵母;较少通过皮肤感染。

• 即使是自限性疾病,一旦孢子出芽后,也会通过淋巴和血液播散。

• 免疫系统需要经过数周时间完成应答,包

括 T 淋巴细胞、IL-12、IFN-α 以及巨噬细胞杀灭真菌。

■ 病因

感染性霉菌孢子是 H 荚膜的分生孢子。

 诊断

■ 病史

• 5% 有症状的患者中,大多数(60%～90%)都有肺部症状和(或)流感样症状,急性期可持续 2 周。

- 最常见主诉:头痛、乏力、发热、咳嗽、肌痛、胸痛,可有胸膜炎表现。

- 咽炎、流涕、鼻塞不常见。

• 5% 有症状的患者中,病程迁延,>2 周,表现为厌食、体重减轻、关节痛、盗汗。

- 严重症状:呼吸困难,低氧血症。

- 空洞形成可有结核样症状(例如咯血),但在儿童少见。

• 播散型组织胞浆病(PDH),多见于 2 岁以下儿童或免疫功能低下者,症状包括:发热、体重减轻、肝脾大、生长迟滞(婴儿)。

■ 体格检查

• 对于急性肺部病变患者,除了发热及偶尔闻及肺部啰音或呼吸音减弱外,体格检查通常无明显异常。

• 更严重者或弥漫性肺疾病可有体重下降、低氧血症、呼吸困难。

• 结节性红斑(尤其是青少年患者)。

• 播散型患者表现:肝脾大,肺外淋巴结肿

Z

大和(或)肉芽肿,口腔或皮肤损害,肾上腺或肠道包块,多灶性脉络膜炎,脑膜炎(60%的婴儿 PDH 表现),心内膜炎,腮腺炎,关节炎,播散性血管内凝血(DIC)表现。

- 其他表现如下。
- 心包积液(10%的有症状儿童患者),可能出现心包摩擦音。
- 胸腔积液。
- 乳糜胸。
- 胆道梗阻。
- 上腔静脉综合征。

■ **诊断检查与说明**

- 培养是确诊性检查。
- 无菌部位标本:血液、骨髓、脑脊液。
- 培养时间:细菌生长需 1~6 周。
- 因取样部位及宿主情况不同,培养阳性率有所差异(急性肺病患者痰培养阳性率 10%;肺部空洞患者痰培养阳性率为 60%;合并 HIV 感染者肺泡灌洗液培养阳性率为 90%)。
- 采用定量酶免疫抗原检测(常常作为首选)。
- 可以检测尿液及血液等常见标本(阳性率较低,但是也可用于检测肺泡灌洗液及脑脊液标本)。
- 敏感度 92%:播散型感染。
- 敏感度 80%:严重的肺部疾病。
- 敏感度 34%:自限性肺部疾病。
- 敏感度 14%:慢性肺部疾病。
- 可以用于监测机体感染的真菌载量。
- 很少与以下病原体发生交叉反应:巴西副球孢子菌、皮炎芽生菌、粗球孢子菌、非加利福尼亚粗球孢子菌、马尔尼菲青霉菌。
- 血清免疫扩散(ID)和补体结合(CF)抗体实验。
- 该方法是局灶性肺疾病最常用的检测方法,但是在急性期常为阴性。
- 为慢性脑膜炎的最佳检测方法。
- 对免疫功能低下患者较不敏感。
- 抗体在感染后 4~6 周出现,在 12~18 个月后转为阴性。
- 免疫扩散法常被作为一线血清学检查(该检查仅有 5%的交叉反应,但是其敏感度只有 80%)。
  - 可检测 M 带及 H 带;H 带阳性更提示急性感染。
  - 在急性肺部病变患者中,23%患者 H 带阳性,而 76%患者 M 带阳性。
- 补体结合法常被作为二线血清学检测方

法,更加敏感,但特异性较差(18%交叉反应)。
  - 可与芽生菌、副球孢子菌、球孢子菌有交叉反应。
  - 如有效价升高 4 倍,或滴度达到 1∶32 及以上者,可推断存在近期活动性感染。
  - 滴度为 1∶8 及 1∶16 时,诊断意义不明显。
- 显微镜检查。
- 干酪样肉芽肿。
- 在组织、血液、骨髓、支气管肺泡灌洗液中可发现细胞内酵母。
- 常通过银染色检测。
- 其他实验室检查。
- 轻度贫血,铁蛋白升高,高血钙,血沉增快,CRP 升高。
- PDH:全血细胞减少,凝血功能障碍,肝酶升高。
- 脑膜炎:脑脊液淋巴细胞数增多,蛋白升高,葡萄糖降低。
- 皮肤试验:不用于临床应用,仅用于流行病学研究。

影像学检查

- CXR。
- 在自限性疾病患者中,多数无异常发现;40%~50%PDH 患者无异常。
- 阳性结果包括:肺门淋巴结肿大、浸润,胸腔积液(5%儿童病例),心包炎(10%儿童病例),纵隔肉芽肿,纵隔纤维化(儿童少见),占位,钙化。
- 胸部 CT。
- 更易发现粟粒样结节和钙化。
- 可见弥漫性实变。
- 中枢神经系统影像学检查。
- 软脑膜强化(通常基底部),局灶性脑/脊髓损伤,脑梗死,脑炎。

■ **鉴别诊断**

- 肺组织胞浆病。
- 肺结核及其他分枝杆菌感染。
- 肺炎(非典型)。
- 其他肺部真菌感染(芽生菌、分枝孢子病、球孢子菌病)。
- 卡氏肺囊虫感染(可类似于 PDH 症状)。
- 诺卡菌及放线菌。
- 纵隔淋巴结肿大。
- 恶性肿瘤。
- 肉状瘤病。
- PDH。
- 恶性肿瘤。

- 败血症。
- 机会性感染(在免疫功能低下患者常见多重感染)。
- 嗜血细胞综合征或巨噬细胞活化综合征(PDH 也可并发)。
- 布鲁菌、Q 热病、利什曼病。

> **注意**
> - 大多数儿童并不能需要针对荚膜组织胞浆菌肺部病变进行治疗。
> - 关节炎、心包炎以及结节性红斑并不是必须抗真菌药治疗。
> - PDH 患儿需要筛查是否有 HIV 感染及是否存在免疫功能低下。
> - 怀疑组织胞浆菌病患者的任何标本均需谨慎处理(如果培养阳性,将会污染实验室)。

 治疗

■ **药物治疗**

- 对于免疫功能正常的急性单纯性初次感染患者(非严重病例),如果肺组织胞浆菌病病程少于 4 周,不需治疗。
- 对于严重/复杂性肺部病变患者,以及感染菌量高、PDH、免疫功能低下患者需要治疗。
- 肺部疾病(中度,但病程>1 个月)。
- 口服伊曲康唑,5~10 mg/(kg·d),每天 2 次,6~12 周(最大量 400 mg/d)。
- 肺部疾病(严重)。
- 两性霉素脂质体(除外肾脏受累),3~5 mg/(kg·d),依据不同制剂调整剂量(脂质复合体与脂质体)或脱氧胆酸盐 1 mg/(kg·d),静脉滴注,1~2 周,后继续口服伊曲康唑,5~10 mg/(kg·d),每天 2 次(最大剂量 400 mg/d),12 周。
- 对于由于病变导致低氧血症或病痛逐渐加重的患者,可在早期 1~2 周应用甲泼尼龙(儿童用药尚存在争议),1~2 mg/(kg·d),静脉滴注。
- 播散型(不合并 HIV 感染)。
- 两性霉素 B 脂质制剂(用法同前),疗程 4~6 周。其他治疗:两性霉素 B 脂质制剂治疗 2~4 周,后继续口服伊曲康唑,5~10 mg/(kg·d),每天分 2 次,3~6 个月,直到尿抗原浓度小于 2 mcg/ml。
- 播散型(合并 HIV 感染)。
- 两性霉素 B 脂质体,5 mg/(kg·d),静脉滴注,2~6 周,后继续口服伊曲康唑至少一年或是终身服用,5~10 mg/(kg·d),每天 2

次,最大剂量 400 mg/d。

- 如果已予 HAART(高效抗逆转录病毒治疗)治疗 6 月,CD4 细胞数>150 cells/mm³,已抗真菌治疗 1 年,且抗原水平较低,则可以考虑停止二级预防。
- 脑膜炎。
- 两性霉素 B 脂质体,5 mg/(kg·d),静脉滴注,4~6 周,然后继续口服伊曲康唑,5~10 mg/(kg·d),每天 2 次,疗程 12 个月,直到脑脊液检测正常;监测抗原水平。
- 纵隔炎(罕见)。
- 两性霉素 B,1~2 周,后口服伊曲康唑 6 个月。
- 纤维化纵隔炎(罕见)。
- 伊曲康唑治疗 3 个月。
- 对于纤维化可能无效。
- 心包炎/风湿病表现。
- 如有严重心包填塞表现,需行心包穿刺。
- 非甾体消炎药(常用消炎痛),2~12 周。
- 可以口服泼尼松,1 mg/(kg·d)。
- 肉芽肿性疾病局部压迫。
- 考虑手术治疗,糖皮质激素与伊曲康唑联用。
- 新生儿垂直传播感染。
- 两性霉素 B(脂质制剂)。
- 因为非脂质制剂容易耐受,美国感染性疾病学会(2007)指南规定两性霉素脂质制剂不是儿童首选(HIV 患者除外),但由于脂质制剂整体副作用更少,目前是最常用治疗用药。
- 抢救治疗可用泊沙康唑和(或)伏立康唑;氟康唑效果比伊曲康唑效果差。
- 对于以下高危人群:CD4 细胞数<150 cells/μl,流行区域人群,实体器官移

植受者,计划接受 TNF 抑制剂治疗,以及过去 2 年曾患组织胞浆菌病而目前正在接受强化治疗的患者,口服伊曲康唑预防治疗,5 mg/(kg·d),每天 2 次(最大剂量 200 mg/24 h)。

■ 一般措施

标准预防措施适用于医院隔离。

■ 住院事项

接受两性霉素治疗患者可能需要长期静脉用药。

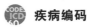 后续治疗与护理

■ 随访推荐

- 患者监测。
- 对于 PDH 患者,在治疗期间及治疗后 12 个月内,需每月随访抗原水平。
- 在治疗 2 周后,需检测伊曲康唑血药浓度(目标血清水平>1 mcg/ml)。

■ 预后

- 除了未经治疗的 PDH 疾病死率高,总体预后良好。
- 自限性肺部病变患者一般 2~3 周恢复。
- 大多数 PDH 病例经过抗真菌药静脉治疗 2 周后可显著改善。

■ 并发症

- 淋巴系统、胃肠道、食管、血管以及胆道梗阻。
- 肾结石。

- 多灶性脉络膜炎。
- 结节钙化。
- 纤维化。
- 胸腔积液。
- 心包炎。
- 乳糜胸。
- 上腔静脉综合征。
- 巨噬细胞活化综合征(MAS)。

疾病编码

ICD10

- B39.9 组织胞浆菌病,非特异性。
- B39.4 组织胞浆菌病孢子,非特异性。
- B39.4 肺组织胞浆菌病孢子,非特异性。

常见问题与解答

- 问:组织胞浆菌病最常见的临床表现是什么?
- 答:无症状及轻度的原发性肺部病变。中度及重度肺部病变、播散型及空洞型病变少见。
- 问:怎样诊断组织胞浆菌病?
- 答:培养或找到病原体可确诊,尿或血液抗原检查可用于急性感染期,特别是严重的感染。血清抗体检查有一定的帮助,但敏感度及特异度不高。皮肤试验对诊断没有帮助。
- 问:组织胞浆菌病需要抗真菌治疗吗?
- 答:对免疫功能正常人群,轻度原发病不需治疗,病情严重或播散型病例需要治疗。
- 问:组织胞浆菌病患者需要隔离吗?
- 答:感染患者不需要隔离。

组织细胞增生症

Michelle L. Hermiston　王宏胜 译 / 翟晓文 审校

基础知识

■ 描述

- 组织细胞疾病来源于单核吞噬细胞和树突状细胞,分为三类。
- 树突状细胞疾病[如:朗格汉斯细胞组织细胞增生症(LCH)、幼年型黄色肉芽肿(JXG)、Erdheim-Chester 病]。
- 巨噬细胞相关疾病[如:噬血细胞淋巴组织细胞增生症(HLH)、巨噬细胞活化综合

征(MAS)、Rosai-Dorfman 病]。
- 恶性组织细胞增生症(淋巴瘤的一种亚型)。
- LCH(本章节重点)是由于未成熟骨髓树突状细胞克隆性增生,这些细胞有着类似于皮肤 LCH 细胞的形态学表现。
- 其他名称如下。
- 组织细胞增生症 X、汉-许-克病、莱特勒-西韦病、嗜酸性细胞肉芽肿。
- Hashimoto-Pritzker 综合征:婴儿皮肤受

累,常具有自限性。

■ 流行病学

- 每百万儿童 2~10 例。
- LCH 可发生于任何年龄,平均年龄 30 个月。
- 单系统病变占患者的 55%;多系统病变更常见于 1~3 岁儿童。
- 男女比例约为 1∶1。
- 可能北欧血统的白人比美国黑人更常见。

■ 危险因素

遗传学

- 没有证据表明 LCH 患者亲属患病的风险会增加。
- 家族内反复发生的报道罕见。
- 一些病例系列研究中显示特异性 HLA 等位基因与疾病表型有关。

■ 病理生理

- 单系统 LCH：局限于一个器官系统；最常见于骨骼，其次是皮肤。
- 多系统 LCH 累及两个或更多器官/系统伴或不伴有危险器官受累。
- 危险器官包括血液系统、肝和（或）脾，提示预后较差。肺不再认为是危险器官。
- 可危及 CNS 的病变：病变位于面部、颅前窝或颅中窝骨骼时，CNS 受累风险增加 3 倍。
- CNS 病变可包括肿块、垂体柄受累或神经退行性病变。

■ 病因学

LCH 病因并不完全清楚。在大约 60% 的病例中可发现 *BRAFV600E* 突变，但和预后无关。无论是否有 *BRAF* 突变，RAS/MAPK 通路激活常见。病变组织中炎性浸润和异常细胞因子产物常见，但是其在疾病中的作用还不清楚。

Dx 诊断

■ 病史

- 症状和体征。
- 症状和体征多变，取决于受影响的器官系统。
- 单系统骨骼病变可以没有症状，由于其他原因行放射影像学检查时偶然发现（如外伤）。
- 软组织或骨骼损害处肿胀、疼痛或病理性骨折。
- 眼球突出。
- 持续耳朵流脓。
- 牙齿提早脱落；持续口腔溃疡。
- 红色或棕色丘疹。
- 持续脂溢性皮炎。
- 步态不稳。
- 生长迟缓。
- 腹泻，可能血便。
- 不明原因发热。

- 头痛。
- 腹痛。
- 黄疸。
- 多饮或多尿［尿崩症（DI）］。
- 学习/认知问题。
- 呼吸困难或持续咳嗽。
- 自发性气胸病史。

■ 体格检查

- 生长或青春期延迟。
- 皮肤：往往在擦烂的区域有棕红色皮疹、脂溢性皮炎（乳痂）、紫癜、出血性皮疹，特别是在皮肤接触部位（如尿布的顶部）；皮疹可变为溃疡、结痂或脱屑。
- 耳：耳流脓、听力丧失。
- 骨骼：肿胀或肿块；可以无痛性或触诊时剧烈疼痛；颅骨、躯干骨、长骨比手或足更容易受影响。
- 牙齿：牙龈炎、"浮齿"、口腔溃疡。
- 眼：眼眶肿胀、脑神经麻痹。
- 肺：呼吸急促、三凹症。
- 消化系统：肝脾大、腹水、水肿、黄疸，大便带血或黏液。
- 神经系统：共济失调、认知困难。

■ 诊断检查与说明

实验室检查

- 常规诊断评估。
- 全血细胞计数和分类评估骨髓受累。
- 肝功能检查（LFTs）、凝血酶原时间（PT）、部分凝血活酶时间（PTT）评估肝功能。
- 晨尿比重；尿和血渗透压评估 DI。
- 其他检查。
- 肺受累：肺功能检查。
- 怀疑尿崩症（多饮/多尿）：内分泌检查包括禁水试验和垂体后叶激素。
- 骨骼受累：病变部位活检，除非 LCH 诊断已明确。

影像学检查

- 胸片和全身骨骼检查（对于多数患者骨扫描不是一项敏感检查但可能对婴儿较好；全身 MRI 也可使用）。
- 肝/脾超声。
- 如果怀疑肺受累，胸部高分辨率 CT。
- 如果神经系统受累或 DI 症状，脑部增强 MRI 包括蝶鞍部详细检查。
- 如果牙齿受累行牙齿平片。
- 诊断前常因为 CT、MRI 检查除外可能恶性肿瘤时发现溶骨性病变，平片上有典型"凿孔样"病变时并不需要再进行其他影像

学诊断。

诊断步骤与其他

- 病变部位活检以明确诊断。
- 血细胞减少或高危器官受累行骨髓穿刺和活检。
- 肝衰竭：肝活检除外硬化性胆管炎。
- 消化道受累：小肠和大肠内镜检查和活检。
- 肺受累：如果 LCH 诊断未明确或 CT 表现不典型行支气管肺泡灌洗（BAL）或肺活检除外感染。

病理学

- 未成熟髓系树突状细胞增殖伴周围炎性浸润。
- LCH 细胞 CD1a 和 CD207 阳性；电镜下含有 Birbeck 颗粒。

■ 鉴别诊断

- 差异很大，有赖于出现的症状类型。
- 骨骼/软组织病变。
- 肉瘤（特别是骨肉瘤、尤因肉瘤或横纹肌肉瘤）。
- 良性骨病变（如：骨瘤、骨囊肿）。
- 感染。
- 转移瘤（如神经母细胞瘤、白血病或淋巴瘤）。
- 皮肤病变。
- 脂溢性皮炎。
- 外耳道炎。
- 皮肤真菌感染。
- 病毒疹［特别是新生儿的单纯疱疹病毒（HSV）］。
- 中枢神经系统病变。
- 畸胎瘤或恶性生殖细胞瘤。
- 颅咽管瘤。
- 原发神经系统肿瘤。
- 神经退行性病变。
- 肺受累。
- 感染。
- 肺气肿（如：α_1-抗胰蛋白酶缺乏症）。
- 发热、淋巴结肿大（无触痛、无红斑）。
- 淋巴瘤。
- 淋巴结炎。
- 肉芽肿性（真菌、猫抓病）感染。
- Rosai-Dorfman 或 Castleman 病。
- 风湿性疾病。
- HLH。
- 肝受累。
- 感染。
- 先天性肝或贮积性疾病。

- HLH。
- 肿瘤浸润(白血病)。
- 原发性硬化性胆管炎。
• 血细胞减少。
- 白血病或其他肿瘤浸润。
- 再生障碍性贫血。
- HLH。
- 骨髓纤维化或贮积性疾病。

 ## 治疗

■ 一般治疗

• 病变部位和疾病范围决定治疗。
• 需要多学科手段来保证最好的治疗。患者应尽可能纳入临床试验。
• 疗程:12 个月的治疗使复发率从 50% 降至 30%。
• 治疗方式主要根据:
- 受影响器官系统数目。
- 如为单系统,病变骨骼的数目。
- "危险器官"受累与并发症或死亡率相关:肝、脾和骨骼。
• 单系统 LCH(最常见骨骼、皮肤)。
- 孤立性病变予观察;经常保持稳定或自发缓解。
- 局部治疗。
 ○ 孤立骨或淋巴结:切除或活检常能治愈。
 ○ 明确的仅皮肤受累 LCH:外用激素、氮芥或他克莫司。
- 如果多发或难治性病变予系统性治疗。
 ○ 一些多发骨病变或多次复发单一骨病变予低剂量化疗,多药方案疗效更好。
 ○ 颅骨、椎骨或 CNS 病变患者可降低后期尿崩症风险。
• 多系统 LCH。
- 化疗。
 ○ 根据病变范围和受累危险受累情况应用,激素、长春碱、加上抗代谢药物。
 ○ 6 周反应不良宜加强治疗(如:6MP、2-CdA＋Ara-C)。
 ○ 极高危难治病例异基因干细胞移植经验有限。
• 疾病相关并发症治疗。
- 治疗尿崩症经常需要终身鼻内使用醋酸去氨加压素。
- 高危患者伴器官衰竭可能需要器官移植。

■ 药物治疗

• 一线药物:类固醇皮质激素和长春碱;如果多系统病变和危险器官受累加抗代谢药物[6-巯嘌呤(6-MP)、甲氨蝶呤]。
• 克拉屈滨(2-CDA)已用于 CNS 肿块病变病例。对于神经退行性病变,地塞米松、阿糖胞苷、克拉屈滨、长春新碱、IVIg 和视黄酸的病例报道反应不一,但总体基本稳定。
• 双磷酸酶已用于孤立骨病变的试验。
• 明确的单纯皮肤病变:外用激素、他克莫司、氮芥;全身应用复方磺胺甲噁唑。
• 难治性病例:克拉屈滨(2-CDA)±阿糖胞苷、氯法拉滨、依托泊苷。

■ 其他治疗

很少使用放射治疗;仅用于难治性或关键部位骨病变(如:脊髓压迫症状)。

■ 转诊问题

多学科治疗涉及多个专业,可能需要协作化疗和处理骨科、内分泌、肝脏、血液和肺部并发症。

■ 手术与其他治疗

• 初次诊断性活检:即使没有清晰的边界也常常根治孤立性骨病变。
• 切除孤立骨或淋巴结病变。

后续治疗与护理

■ 随访

• 常规定期监测病变复发或出现新的高危器官。
• 由于病程不一,患者应当在中心的 LCH 专家处密切随访。
• CNS 风险病变患者应当行详细神经系统检查监测神经退行性病变,评估学校表现,并且诊断后 10 年每年 MRI 检查。

患者监测
• 实验室和影像学随访在初始评估已描述,关注以往病变的情况和高危器官。
• 常规随访主要包括病史、体格检查、全血细胞计数、LFTs 和骨骼影像学。

■ 饮食

如果出现尿崩症,维持液体和电解质摄入。

■ 预后

• 预后与病变的范围和部位相关。单系统或骨/皮肤病变并发发生率低。患者总体生存率是 84%。
• 疾病在儿童期末常常会"自行消失"。成年人约 5% 的患者会继续加重。
• 新生儿和小年龄儿童伴有高危器官者生存率低。治疗 6 周时反应是最重要的预后因素。

■ 并发症

• 最常见的远期并发症包括骨科问题、尿崩症和神经退行性病变。
• LCH 患者吸烟与肺部病变发展高度相关。
• 多系统病变的慢性并发症包括肺纤维化、肝纤维化、听力损失、骨科问题、身材矮小、永久性共济失调、神经认知缺陷和牙列不齐。

疾病编码

ICD10
• C96.6 单灶性朗格汉斯细胞组织细胞增生症。
• C96.0 多灶性和多系统朗格汉斯细胞组织细胞增生症。

常见问题与解答

• 问:LCH 是癌症吗?
• 答:LCH 不是严格意义的癌症。它是正常情况下抵抗感染的白细胞不正常生长。过度增生并形成肿瘤损害机体。*BRAF* 突变与数种肿瘤相关,在大约半数 LCH 病例中有发现。与真正的癌症相似,治疗经常需要化疗。
• 问:LCH 有传染性吗?
• 答:没有证据表明 LCH 是感染引起的或具有传染性。

左冠状动脉异常起源于肺动脉 Anomalous Left Coronary Artery From the Pulmonary Artery（ALCAPA）

Shelie M. Kendall 梁雪村 译 / 刘芳 审校

 基础知识

■ 描述

冠状动脉异常起源于肺动脉而不是主动脉，最常见的是左冠状动脉异常起源于肺动脉，又称为 ALCAPA 或 Bland-White-Garland 综合征。

■ 流行病学

发病率

非常罕见，占先天性心脏病的 0.25%。

患病率

大部分患儿在大约 2 月龄时出现症状（肺血管阻力下降的时候），也有报道 40～70 岁才出现症状的。

■ 病理生理

- 在胎儿和新生儿时期，肺血管阻力高肺动脉压力亦高。增高的肺动脉压力使肺动脉向异常起源的冠状动脉供血。
- 随着肺血管阻力下降，肺动脉压力亦下降。当肺动脉舒张压低于心肌灌注压（或主动脉舒张压）时，肺动脉自心肌"窃血"，导致左室前侧壁心肌缺血和二尖瓣乳头肌功能障碍。
- 对比心肌氧耗和血供，心肌的整体灌注失衡比由非氧合血供血更重要。

■ 病因

- 动脉圆锥隔在主动脉和肺动脉之间的异常分隔。
- 最终形成冠状动脉的主动脉芽退化，而肺动脉芽持续存在。
- 遗传倾向尚不明确。

 诊断

■ 病史

- 典型表现是喂养困难、苍白、气促、呼吸困难和多汗。
- 易激惹、哭吵，表现痛苦（尤其是餐后）。
- 可以无症状。
- 可以在婴儿期出现症状而后渐改善（当足够冠状动脉侧支循环建立后）。

- 年长儿和成人可出现呼吸困难、晕厥和心绞痛。
- 猝死。

■ 体格检查

- 恶病质、心动过速、气促、嗜睡和多汗等 CHF 表现。
- 苍白、外周脉搏及灌注减弱等低心排血量表现。
- 奔马律。
- S_2 中的 P_2 成分响亮（如果左心衰导致肺动脉高压）。
- 二尖瓣反流的杂音或冠状动静脉瘘样连续性杂音。
- 对任何表现心脏增大或无法解释的心脏呼吸系统症状的婴儿均应考虑本病可能。

■ 诊断检查与说明

影像学检查

- 胸片：心影增大、肺水肿。
- 心电图：婴儿期表现前侧壁心梗图形（I，aVL，V_4－V_6 导联出现 Q 波），心前导联 R 波变化异常。
- 超声心动图：二维超声心动图显示冠状动脉连接于肺动脉。多普勒显像显示冠状血流注入大动脉而不是大动脉注入冠状动脉（如果肺血管阻力已经下降）。
  - 右冠状动脉扩张。
  - 左心室功能障碍，室壁运动异常和左心室扩张。
  - 二尖瓣反流。
  - 乳头肌回声增强。
- 冠状动脉 CT 造影：
  - 心率较慢的年长儿可以获得分辨率高的图像，是年长儿极佳的诊断手段。
  - 辐射量较低、分辨率较高的新的 CT 技术可以应用于婴儿。
- 核素显像：铊心肌灌注显示缺血区域铊摄入降低。
- 心导管检查：造影和血流动力学参数应与心血管功能障碍程度一致。
  - 低心排血量。
  - 左心房充盈压升高。
  - 肺动脉高压。

- 主动脉根部造影显示造影剂从正常的右冠状动脉注入左冠状动脉系统后注入肺动脉。
- 肺动脉造影显示造影剂逆向注入左冠状动脉和（或）从左冠状动脉注入肺动脉的血流形成的"负性显影"。

■ 鉴别诊断

- 心肌病。
- 心肌炎。
- 冠状动脉瘘。
- 其他原因所致的左心衰。
- 二尖瓣反流。
- 其他原因所致呼吸窘迫。
- 心绞痛。

 治疗

一般措施

首先要给予安全的支持治疗，同时尽快安排手术。

■ 外科治疗与其他

- 应用肺动脉组织纽扣法直接把左冠状动脉移植到主动脉，和（或）将肺动脉前壁与后壁做成管状延伸物，缝成一窄圆柱状以避免张力、扭曲和冠状动脉狭窄。
- 在主-肺动脉间开窗并建立隧道，将主动脉血流直接导入左冠状动脉（Takeuchi 术）。
- 在开口处结扎左冠状动脉，并通过大隐静脉或乳内动脉进行搭桥重建血流，此手术方法现在很少应用。
- 单纯在开口处结扎左冠状动脉（阻止血流注入肺动脉或"窃血"），即使是在非常危重的婴儿，临床上也很少应用。

住院事项

■ 最初稳定治疗

- 基本生命支持措施（气道、呼吸和循环），一旦出现症状立即转至小儿心脏中心。
- 传统心衰治疗措施如氧疗、降低后负荷和强心治疗下心肌缺血可能会加重，需向小儿心脏中心咨询。

• 这类危重症患儿对过度的操作、干预和处理耐受极差。

 后续治疗与护理

■ 预后

• 如不治疗,在婴儿期有症状的患儿90%不满1岁死亡,且通常在生后1~2个月(肺血管阻力下降时)。

• 极少数患儿在生后不久出现症状后会自然改善。

• 很多中心本病的术后远期疗效好,在较大

的中心这些极重患者的住院死亡率不超过5%,后期问题很少。

• 当建立通畅的双冠状动脉循环后二尖瓣反流常逐渐改善,但可能需要6~12个月时间。但即使手术后二尖瓣反流也会逐渐加重,以后可能需要瓣膜成形术。

疾病编码

ICD10

• Q24.5 冠脉血管畸形。

常见问题与解答

• 问:如何区分哭吵是由心肌梗死还是急腹症所致?

• 答:这不太容易,心肌梗死临床表现为CHF、休克和低心排血量,而通常的急腹症一般无这些表现。如果患者仍在喂养,本病患儿一般在餐后当血液流到肝脏和肠道后出现哭吵。但这并不敏感,后续需要进一步的客观评估。

左心发育不良综合征 Hypoplastic Left Heart Syndrome

Laura Mercer-Rosa 何岚 译 / 刘芳 审校

基础知识

■ 描述

左心发育不良综合征(HLHS)是先天性左半心(左心房、二尖瓣、左心室、主动脉瓣和升主动脉)结构重度发育不良导致的一组综合征。

■ 流行病学

• (0.16~0.36)/1 000例活产婴儿。
• 占先天性心脏病(CHD)的8%;新生儿极重度CHD的第三位病因。
• 占新生儿CHD死亡的23%。
• 男孩占多数(67%)。

■ 危险因素

遗传学
• 家族遗传:同胞兄妹再发率在8%~21%之间,当父母双方有一方存在心血管畸形,发病率增高。此外,罕有亲属间存在常染色体显性遗传。

常见相关疾病
• 合并已知的遗传性疾病会增加死亡率,HLHS大约有10%~28%合并如下疾病。
– Turner综合征、Noonan综合征、Smith-Lemli-Opitz(脑肝肾)综合征、Holt-Oram(心手)综合征。
– 13、18、21三体或微缺失综合征。
• 重要的心外畸形(膈疝、脐膨出)。

■ 病理生理

• 病因为多元性因素,主要原因是由于宫内

左心室流入或流出道减少(推测机制包括卵圆孔过早闭合和胎儿心肌病)。

• 结果,患儿出生前后,右心室必须通过动脉导管同时承担肺循环和体循环。

• 出生后,随着肺膨胀,肺血管阻力降低,右室血流输出到体循环血流部分减少。如果动脉导管关闭,就会发生休克。

诊断

病史
• 现在,HLHS经常在产前诊断。
• 出生后体征和症状。
– 呼吸窘迫(气促、呻吟、鼻翼煽动、吸凹)。
– 发绀。
– 动脉导管关闭后循环衰竭和严重的代谢性酸中毒。

体格检查
• 继发于肺循环增加的CHF(例如气促、肝大、奔马律)。
• S₁正常,S₂单一(A₂缺失);三尖瓣反流的杂音。
• 不同程度的发绀。
• 灌注降低,外周脉搏减弱。

■ 诊断检查与说明

实验室检查
• 胸片:不同程度的心脏扩大伴肺血管影增粗(如果房间隔完整或缺损很小,可出现肺静脉梗阻型毛玻璃状肺)。
• 心电图:电轴右偏(+90°~+210°),右心室增大(右心前导联qR波型),左心室电压

减低(左心前区导联rS波型)。
• 超声心动图:不同程度的二尖瓣、左心室、主动脉瓣、升主动脉和主动脉弓发育不良或闭锁;动脉导管未闭,收缩期和舒张期都为右向左分流;房间隔缺损为左向右分流。
• 心导管检查:不再常规进行,与心超表现一致。

■ 鉴别诊断

• 心源性:引起新生儿循环衰竭的其他原因包括极重度主动脉瓣狭窄和主动脉缩窄,心肌病(感染性、代谢性或缺氧性),持续室上性心动过速,梗阻性心脏肿瘤和粗大的动静脉瘘。
• 非心源性:新生儿败血症,呼吸窘迫综合征,先天性代谢障碍。

 治疗

■ 初始治疗

在对新诊断的婴儿进行复苏及稳定时进行。

• 尽早应用前列腺素E1以维持动脉导管开放。
• 即使氧饱和度很低也尽量避免使用氧气。FiO₂增高会降低肺血管阻力,让心脏搏出的血流更易进入肺循环而不是体循环,加重体循环灌注降低。
• 进行有创机械通气,以避免过度通气。
– 允许的高碳酸血症可以用于增加肺血管阻力,继而提高体循环灌注。

- 维持二氧化碳分压水平轻度升高(40～50 mmHg)。

■ 支持治疗

- 虽然外科干预已经是治疗标准,但是当合并多系统心外先天性畸形或严重多器官功能损害时,需给予支持性措施。
- 手术前的治疗目标是平衡来自右心室的体肺循环血流 Qp/Qs 在 1∶1 左右,通常通过维持搏氧饱和度达到 75%。
- 前列腺素 E_1 滴注:0.05～0.1 $\mu g/(kg \cdot min)$。
- 静推钙剂积极治疗低钙血症,通过补液避免代谢性酸中毒,可应用碳酸氢钠。
- 0.21FiO_2,目标氧分压 35～40 mmHg。
- 谨慎使用小剂量正性肌力药物(主要用于脓毒血症或右心衰竭患儿)。过度使用正性肌力药物(α 效应)会使体循环灌注进一步减少。

■ 手术与其他治疗

- 姑息手术通常分三个阶段完成。
- 第一期 Norwood 姑息手术(在出生后头几天或出现症状后进行):横断肺动脉主干与剖开的主动脉弓进行吻合至肺动脉瓣残端,建立新的主动脉瓣和弓,并建立主动脉至肺动脉的分流(改良 B-T 分流),通常同时行房间隔切开。右心室同时承担体循环和肺循环,术后维持氧饱和度 75% 左右。
- 第一期 Sano 改良术:2003 年提出替代 Norwood 手术的方法,Sano 改良用右心室-肺动脉分流管道替代 B-T 分流,使右心室持续供应肺循环与体循环。
- 镶嵌手术:Norwood 手术的另外一种替代疗法,联合使用正中胸骨切开术(肺动脉环缩术)和心导管介入治疗(PDA 支架)供应体循环与肺循环血流,避免体外循环。
- 第二期/半 Fontan 或双向 Glenn(腔肺分流)手术:将上腔静脉与肺动脉吻合,减轻右心室负荷。通常之前所有分流被拆除,术后氧饱和度可达 85%～90%。
- 第三期/改良 Fontan 手术:将下腔静脉与肺动脉通过板障连接,并在板障上开一小窗,允许少量右向左分流。右心室仅承担体循环血流。术后氧饱和度在可达 90%～95%。
- 有这三个手术的许多改良方法,而且这些手术根据不同医疗中心的经验在不同年龄进行。我们中心是 4～6 个月进行半 Fontan手术,18 个月至 2 岁进行 Fontan 手术。

- 心脏移植手术可以作为首选治疗,也可以在一期姑息手术后进行。

🔟 后续治疗与护理

■ 随访推荐

入院指征

出生后第一次手术住院时间一般为 3～4 周。监护患儿保持稳定的血氧饱和度和体重增加。常需要鼻饲胃管喂养提供营养。

■ 预后

- 如果不治疗会死亡(出生后第一个月死亡率 95%)。
- 早期诊断可提高治疗效果,避免出现新生儿休克。
- 在有经验机构及时行一期姑息手术可以有 90% 早期生存率。
- 二期半 Fontan 手术(双向腔肺分流术)死亡率 5%。
- 近期,Fantan 手术(伴开窗术允许右向左分流)死亡率 1%。
- 不包括等待捐献器官的死亡患儿,姑息手术(Fontan)和心脏移植的五年实际存活率相似,约 75%。

■ 并发症

新生儿表现如下。

- 循环衰竭伴代谢性酸中毒。
- 多器官功能衰竭(如坏死性小肠结肠炎、肾功能衰竭、肝功能衰竭、中枢神经系统受损等)。

■ 患者监测

定期评估患儿生长指数、心血管系统症状和生长发育节点。体格检查需要关注发绀、水肿、胸腔积液、腹泻、腹水和心律失常的有无。
- 分期姑息术后需经常复查心超并定期行心导管检查以评估以下问题。
- 右心功能不全。
- 残余或再发主动脉弓梗阻。
- 肺动脉分支狭窄。
- 静脉侧支形成导致发绀加重。
- 蛋白丢失性肠病。
- 窦房结功能不全。
- 房性心律失常。
- 接受心脏移植的患儿,需终身关注以下

问题。
- 移植排异反应和(或)冠状动脉病变。
- 感染。
- 高血压。
- 淋巴组织增生病。
- 随访期药物治疗。
- 终身预防感染性心内膜炎。
- 半 Fontan 手术之前通常服用利尿剂。
- 在各期都要减轻心脏后负荷(如血管紧张素转化酶抑制剂)。
- 大多数医生在一期手术和腔肺分流术后开始使用抗血小板药物(阿司匹林)和抗凝药物(华法林)。
- 对于移植患者,根据不同机构的治疗常规选用免疫抑制剂。

🔠 疾病编码

ICD10
- Q24.8 其他特定的先天性心脏畸形。
- Q96.9Turner 综合征,非特异性。
- Q87.1 先天性畸形综合征合并短身材。

❓ 常见问题与解答

- 问:当 HLHS 婴儿接受一期姑息手术后出现发绀和呼吸困难需要考虑什么鉴别诊断?
- 答:改良 B-T 分流术后栓塞、贫血、并发下呼吸道感染导致通气血流比例失衡、低心排、脓毒血症。
- HLHS 婴儿一期姑息手术后肺动脉血流仅依靠改良 B-T 分流术。这种人工管道直径 3.5～4 mm,存在栓塞倾向,特别在引起脱水(肠胃炎)、营养不良或系统炎症的疾病期。
- 问:HLHS 患儿接受三期 Fontan 手术后出现腹泻、痉挛性腹痛、腹水和周围性水肿是否需要特别关注?
- 答:是。蛋白丢失性肠病是一种知之甚少的疾病,好发于单心室患者 Fontan 术后,发病率和病死率均很高。蛋白丢失性肠病定义为血清蛋白异常丢失至胃肠道腔内,高达 11%Fontan 术后的患儿可发生。利尿剂和营养支持治疗常起不到充分效果,通常需要补充生长抑素(奥曲肽)、西地那非和(或)Fontan 循环开窗以缓解潜在升高的 Fontan 压力。

附录Ⅰ　5 分钟教员　The 5-Minute Educator

Terry Kind　张澜 译 / 审校

第一部分:带教　　　　　　　　　　　　　　　　　　　　　Cara Lichtenstein

描述

带教是指在临床诊治环境下对学员的培训和教学。

看诊前使用的技巧

学习者在轮转开始前进行岗前培训。

- 收集学员的背景资料,包括其强项和弱项。
- 传达轮转的目标并设定期望。
- 讨论带教将给出的反馈方式和频率。
- 给学员介绍在轮转期间将一起工作的办公室人员。
- 使学员熟悉记录保存使用方法(电子病例记录、纸质病例记录等)。

■ 波浪式时间表

在不减少患者总数的基础上建立带教时间。

时间(上午)	诊室 1	诊室 2
8:30～8:50	学生看患者 A	导师看患者 B
8:50～9:10	导师和学生一起看患者 A	—
9:10～9:30	学生记录患者 A	导师看患者 C
9:30～9:50	学生看患者 D	导师看患者 E
9:50～10:10	导师和学生一起看患者 D	—
10:10～10:30	学生记录患者 D	导师看患者 F

学员在进入诊室之前提前告知。

- 提醒学员回顾所掌握的知识并准备即刻使用。
- 把患者或可能的医学问题介绍给学员。
- 例如:主诉耳朵牵拉痛:什么可以帮助判断引起耳朵牵拉痛的原因?
- 例如:主诉语言发育迟缓:正常的 2 岁儿童语言发育如何?
- 例如:2 周大的健康婴儿来诊:你认为这

次来诊的原因是什么?

- 给学员一个任务和目标。
- 例如:主诉"第一次喘息":任务可以是收集主要病史,目标可以是宽泛掌握喘息病因的鉴别诊断。
- 计划碰面时间并讨论病例。

看诊中使用的技巧

■ 反思模式

- 允许学员观察导师如何与患者互动和体检。
- 导师在看诊时大声向患者及学员解释病情,所考虑的诊断或进一步诊疗计划,以及为什么不考虑其他诊断。

■ 主动演示

- 目的是为了学员可以在观察导师与患者互动的过程中学习。
- 提前简要提示他们要观察什么。
- 设置观察。
- 确定学员的相关知识。
- 明确学员要在观察中学习什么:
  ○ 观察导师检查耳朵和暴露口咽的技巧等。
  ○ 观察导师如何争取家长的帮助。
  ○ 观察导师如何诱导并说服父母从诊室离开,使导师能够与青少年(患者)私下交谈。
- 学员在观察时该做些什么应给予清晰的指导。
  ○ 例如:安静的观察;记录观察笔记。

■ 学员临床观察导师(SCOOP)

- 允许学员观察导师与父母和家庭的互动。
- 学员使用工具或记录下 3 项所观察到的事情。
- 记录各项内容随后一起讨论。

■ 简单结构性临床观察(SCO)

- 允许通过直接观察来评估学员的技能水平。
- 导师花费短时间(5 min)来观察部分看诊

过程(可以是病史采集、体格检查或信息交流)。

- 利用工具对于学员直接观察的表现给予立刻反馈。

■ 诊室里表述

- 在确保没有敏感问题时,学员在家庭成员面前表述。
- 为了节约时间,当学员在表述时导师可以进行体格检查。
- 家庭成员可以纠正任何错误信息或就某些问题进行澄清。
- 患者因此有更多的时间与医生沟通,得到更好的诊疗和对问题更充分的解释。

看诊后使用的技巧

■ 1 分钟导师

- 一个可以让导师有效地评估学员、教学病例要点和给予有效反馈的结构,使用 5 个"小技巧"。
- 有一个确认的诊断或治疗。
- 探讨支持该诊断或治疗的依据。
- 教授关于该病例或诊断的诊疗常规。
- 通过正面反馈来强化什么是正确的。
- 通过对经后需改进的建议来纠正错误。

■ SNAPPS

- 是一种陈述的方法,它主要着重于临床推理和学员驱动的自主学习。
- 导师可以要求学员用 SNAPPS 方式进行陈述。
- **S**ummarize:总结病史和发现。
- **N**arrow:缩小鉴别诊断。
- **A**nalyze:分析鉴别诊断,通过比较/对比其可能性来进行。
- **P**robe:为了更深入的理解(学生向导师探究),可通过对于一些不确定领域的提问来实现。
- **P**lan:对患者的诊疗计划。
- **S**elf(自主学习):选择(Select)一个问题进

行深入学习。

一般教学技巧

- 提问后等待 3 s。
- 每次教学只着眼于 1～2 个教学要点。

- 如果不知道,就说不知道。
- 举例胜于说教。

需要避免的陷阱

- "接管"病例时给予答案而不是提问。

- 开展冗长、深奥或者没有互动的讲座。
- 不要等待太长时间来获得答案。
- 提前准备答案。
- 不主张学生及教师教学水平超出他们的能力范围。

第二部分:直接观察 Direct Observation

Sandra Cuzzi

基础知识

- 定义:在患者实际就诊过程中对学员(如学生或住院医师)进行观察,目的在于评估其临床技能。
- 目标:为了帮助导师收集学员在现实临床情境下所表现的准确信息。
- 评估:沟通技巧、病史采集、体格检查技能、信息提供、专业性和能力评价。

准备开始

▪ 主要目的

确定直接观察的主要目的,这对于选择什么样的工具、环境、范围和所要观察的技能来说是非常重要的。

- 框架式:在开始讨论和促进反思时给予及时反馈,以提高临床技能和改善行为为目标。
- 总结性:有计划地总结性评估,给予等级或排名,以评估整体表现为目标。
- 文件合格:评审机构对医学生还有住院医师培训都要求有直接观察。

▪ 利用观察工具

- 利用工具的优点。
- 对所有相关人员都阐明要求。
- 标准化导师所要观察的内容。
- 指导反馈,使其更有针对性。
- 符合文件要求。
- 框架式评估:该工具最主要的关键在于方便进行反馈,所以可靠性和有效性并不是那么重要。
- 总结性评估:该工具要求必须经研究是很好证实的、有效的和可靠的。
- 可利用一个现有工具来进行直接观察,但需满足其主要目的。
- 最简化临床评估练习(mini-CEX)。
- 是经研究证实具有良好有效性的最佳

工具。

- 可用作框架式评估或总结性评估。
- 需要观察超过 10～20 min,这一点在很繁忙的临床单位可能很难做到。
- 结构性临床观察(SCO)。
- 在儿科中经常被用作框架性评估。
- 分为 3～4 个特定模块,临床看诊的每个部分作为一个模块,自带一行行为量表来指导反馈。
- 3～5 min 的观察;仅完成观察患者看诊这一部分。

▪ 决定观察的环境、范围和技能

- 寻找各种机会,最好在临床看诊中就已经有观察者存在。
- 例如,在婴儿室工作的医生可以在一旁观察学员对新生儿体格检查的技能或是学员在主导一场家庭讨论会议时,可以使在场的社会工作者进行直接观察。
- 机会合适时,可以自行缩短观察的时间(如住院患者或门诊患者看诊)或延长观察(如咨询会诊)。
- 短时观察更适合框架性反馈;长时间观察可作为总结性评估。

实施

▪ 直接观察中的潜在障碍

- 时间不够。
- 培训不充分、不舒服或观察和(或)反馈有困难。
- 霍索恩效应:因观察者的存在而改变了被观察者的表现。
- 家庭对于观察的认可度。
- 逻辑性障碍(时间表、患者流向、空间配置)。

▪ 对导师和学员的简介

- 一旦确定观察的环境、范围和技能,需清

晰地说明期望表现。

- 了解导师和学员对于直接观察的态度、经验和相关知识。
- 如果要建立直接观察项目的制度,则需要确定哪些内容应该被涵盖,并提供给导师以便教师自身能力的提高。
- 介绍所有的过程和逻辑性问题。

▪ 观察的次数

- 只要与反馈相结合,那么每个观察对学员来说都是一次框架性评估。
- 至少需要 4～5 次的观察才能大致判断学员最基本的能力。
- 理想状态下,整个过程需要 10～12 次观察才能可靠地评判学员的能力作出总结性评估。

▪ 实践的技巧

- 多次短时观察可以减少时间上的局限性,可在不同临床环境中观察,且能随着时间推移观察到学员的进步。
- 在临床部分,导师可能会对第一个患者(如下午的第一个患者)设立常规的直接观察。
- 为学员和家庭成员提前设立特殊的观察。
- 简短观察 3～5 min。
- 观察时做记录:设计 2 列,一列是"做得好",另一列是"需要改进",或者考虑在观察时填写一个工具量表。
- 做一个"未被察觉的观察者":坐在患者的视线之外,避免中断。
- 偶尔导师可以在过程中某个提前设定的环节介入(如体格检查后,导师确认发现并对技能提出建议)。
- 在观察后及时给出有针对性的反馈意见。

▪ 营造一个观察的氛围

- 目标:营造一种氛围,即观察行为对每个

人包括患者、家长、学员和导师都是被理解的、期望的、不害怕的和常规的。
- 对参与者进行简介并设立期望值。
- 使之成为学员和导师之间连带责任的

关系。
- 观察周期要有规律，使之成为一种常规。
- 坚持在观察后给予反馈意见。

- 评出直接观察的"冠军"作为榜样和指导者。
- 同时也鼓励导师被学员观察。

第三部分：反馈 Feedback

Terry kind · Dewesh Agrawal

基础知识

▪ 描述

反馈

- 规范的、非评估性的对表现的客观考评，旨在改进和提高临床技能，改正缺点，提高未来的表现。
- 目的在于对学员表现针对性地提出好的和需要改进的地方。
- 是及时的和框架性的，而不是总结性的。
- 陈述信息，而不是评判。
- 可以是正面的（需鼓励的）或负面的（建设性或需改正的），或是两者皆有之。
- 反馈是涉及一个特定的事件或事情而不只是表扬/批评，后者太空泛。
- 像评估一样，应该基于客观的观察。

评估

- 总结性评价。
- 相当于进行分级和（或）给予轮转的最终等级评判。
- 目的是为了告诉学员他们表现如何。
- 像反馈一样，也应该基于客观的观察。

赞扬与批评

- 赞扬：一种表示赞成或钦佩的礼貌表达。
- 批评：基于觉察的故障或错误所做的不赞同表达。
- 这些常常是笼统的、评判性的，而不是目标指向或基于特殊观察所得的。

屏障

- 阻碍有效反馈的潜在屏障。
- 时间不充分，与需求冲突。
- 观察不充分，必要信息收集很困难。
- 没有必要的技能，没有很好的角色典范。
- 很难给出负面反馈，希望"受欢迎"。
- 害怕学生报复或不能给予专业性的反馈。
- 不是我的责任，觉得不重要。
- 不知道怎么开始。

- 缺乏有效的框架。
- 防御性学员或不能认识到他/她自己的缺陷。
- 缺乏明确的，双方认同的目标。
- 促进适当反馈的条件。
- 反馈是制度的一部分并经常进行。
- 充足的时间和时机（及时）。
- 私人设置。
- 学员知道什么时候/在哪里进行反馈。
- 基于针对性的、观察到的并可以改进的行为。
- 基于直接观察，而不是对学员的动机进行解释。
- 与明确的学习目的相一致。
- 非评判性的语言。

> **注意**
> 请记住反馈的目的是提高表现。

模式

▪ Fast

- **F**＝（Frequently）频繁给予反馈并且不断消化。
- **A**＝（Accurate）准确，在观察基础上。
- **S**＝（Specific）有针对性，着重于可改进的行为。
- **T**＝（Timely）及时的。

▪ Insight

- **I**＝（Inquiry）探究：住院医生/学生/学员是怎么思考的？
- **N**＝（Needs）需求：学习过程中的需求住院医生/学生/学员是否识别出？
- **S**＝（Specific）有针对性：反馈是否有针对性？
- **I**＝（Interchange）相互交流：是否有讨论？
- **G**＝（Goals）目标：下一步是什么？

- **H**＝（Help）帮助：哪些可以帮助到（学员）？
- **T**＝（Timing）时机：什么时候跟进？

▪ 反馈用语（Walsh, 2006）

- 继续做：评论学生在表现中做得有效或在将来应该做的那部分。
- 开始做或做更多：评论学生在表现中知道该怎么做并且应该开始做或做更多的那部分。
- 考虑做：评论对学生将来成长具有可行性挑战的那部分。
- 不要或少做：评论观察中发现的学生无效或有害的举措。

▪ Pears（Milan, 2006）

- P＝（Partnership）：合作共同解决问题。
- E＝（Empathic）：同理心。
- A＝（Apology）：对影响学员成功的障碍表示抱歉。
- R＝（Respect）：对学员的价值观和选择表示尊重。
- L＝（Legitimation）：感受和意图合理化。
- S＝（Support）：对努力改正给予支持。

▪ 三明治式

- 给予赞扬或一些需强化的反馈，然后给予一些建设性反馈，再紧跟一个赞扬或其他需强化的反馈。
- 负面反馈夹在两个正面反馈中。

▪ SOAP 模式

- S＝学员主观自我评价；问学员自己他/她觉得进行的怎么样。
- O＝客观平衡；给予描述性反馈。
- A＝评估并总结；要求学员总结 2 个要点。
- P＝计划下一步引入新的目标。

第四部分：临床推理

Mary Ottolini · Terry Kind

基础知识

■ 描述

• 获得并解释临床资料，以确定患者主诉病因的过程。

• 包括需要具备一个有效储存和组织医学知识的框架，这对避免误诊非常重要。

• 有经验的临床医师使用问题重现，搜寻相关疾病脚本来做出诊断，并使用策略来避免认知偏差。

■ 发展进程

临床教师同时对患者进行诊断并对学员的临床推理水平做出判断：

• **分析推理**：通过基础的病理生理学，对"孤立的"或"脱离的"与患者无关信息的考量做出鉴别诊断。

• **疾病脚本的形成**：当前患者的体征及症状与之前相似患者的体征及症状相比较，过滤并将数据集中形成疾病脚本。

• **问题再现**：根据以往经验的认知反馈，通过对信息进行综合转变成"语义限定"而为当前患者建立一个细致的疾病脚本。

■ 临床推理过程

患者讲述
↑ ↓
获得数据
↓
问题再现
↓
生成假设
↓
寻找疾病脚本
↓
诊断

■ 问题再现

患者心理模型的汇总：

• 现病史/查体的主要特点。

• 语义限定（形容词）。

■ 疾病脚本

原型病例陈述要求如下：

• 流行病学：谁会得病？（年龄、暴露因素、旅行等）。

• 时间：起病和病情发展时间。

• 经典/排他性发现。

• 病理生理学/解剖学解释。

根据方式和经验，问题再现和疾病脚本促进信息的"分类"，或分析信息得到一种临床综合征。

■ "纵向与横向比较"

建立刻意比较/对比关于一种临床综合征 2～3 种诊断的疾病脚本（纵向），比同时只有 1 种诊断的要好（横向）。

■ 1 型与 2 型推理的比较

专家依靠之前疾病表现的经验可在不同类型（两种推理过程）之间来回转换：

• **1 型**：如果体征及症状和疾病脚本已被认识，可用试探法或经验法则作为思维捷径。

• **2 型**：当表现不典型时，可使用分析/演绎推理方法；慢慢推敲。

导致诊断错误的因素

■ 认知偏差

• 是在推理过程中尤其是在 1 型（试探法）中容易出现的可预见性错误；会使必要信息的采集和临床推理变得困难。

• 常规偏差：

- 提早结束：依赖最初的诊断印象而不在意随后给出的相反信息。

- 固定偏差：对某条信息依赖性太重。

- 确认偏差：搜寻，解释，记住信息来确认他的先入之见。

- 诊断冲动：频繁重复坚持一个诊断。

> **注意**
> 诊断错误是目前导致严重医疗差错的一个主要原因。加强临床推理可以作为减少误诊的一个策略。

- 实用性偏差：过分依赖先入之见。

- 忽视基率：无视疾病真正的发病率。

■ 克服偏差的策略

• 元认知①：在"行动时"刻意反思并一再思考：

- 这样得出诊断是不是太简单？

- 是不是有些信息不太符合？

- 我是不是在某个发现上检查太多？

- 我是不是不喜欢这个患者/家长？

• 使用"诊断暂停"：

- 要认识到如果碍于时间的压力可能会导致提早结束而造成错误诊断。

■ 口头陈述框架

鼓励学生在他们的陈述中包含临床推理部分：

• P：(Problem representation)问题陈述：评估驱动的陈述。

• BE：(Background Evidence)背景证据：着重于相关的支持和不支持的证据。

• A：(Analysis)分析：比较/对比 2 个相似的疾病脚本。

• R：(Recommendation)建议：基于问题的诊疗计划而不是基于系统。

---

① 元认知是指一个人所具有的关于自己思维活动和学习活动的认知和监控。其核心是对认知的认知(译者注)。

附录Ⅱ 心血管实验室检查 Cardiology Laboratory

Gurumurthy Hiremath · Laura Robertson 赵趣鸣 译 / 刘芳 审校

血压测量

- 血压测量应该作为所有＞3 岁儿童体格检查的一部分。
- 如果＜3 岁,若有高血压伴随症状,应该测量血压。
- 测量右上肢血压,以保持测值的一致性及与标准值的可比性,以及避免主动脉缩窄时的假性测值。
- 推荐优先使用听诊法测量血压。
- 示波法测定的异常血压应该通过听诊法确认。
- 合适的血压袖带大小(表Ⅱ-1):
  - 袖带气囊长度为上臂周长的 80% ~ 100%。
  - 袖带气囊宽度为上臂周长的 40%。
- 根据性别、年龄和体重参考血压标准,目前分为第 50、90、95 和 99 百分位(表Ⅱ-2和Ⅱ-3)。

表Ⅱ-1 推荐的血压袖带气囊尺寸

年龄范围	宽度 (cm)	长度 (cm)	最大臂周长(cm*)
新生儿	4	8	10
婴儿	6	12	15
儿童	9	18	22
个子小的成人	10	24	26
成人	13	30	34
个子大的成人	16	38	44
大腿	20	42	52

* 通过计算使得气囊至少能环绕上臂 80%。摘自美国国家高血压教育项目工作组中的儿童和青少年高血压。关于儿童和青少年高血压的诊断,评估和治疗的第四次报告。Pediatrics. 2004; 114(2)(Suppl): 555 - 576.

- 高血压定义为平均收缩压(SBP)和(或)舒张压(DBP)三次测量值均大于或等于相应性别、年龄和身高的 95 百分位。
- 高血压前期:SBP 或 DBP≥90 百分位且＜95 百分位。

- 主动脉缩窄:若上肢血压超过下肢血压 10 mmHg 以上为病理情况,提示主动脉缩窄、主动脉弓发育不良或主动脉离断。若怀疑以上情况,需测量四肢血压。

脉搏血氧饱和度测量

体动脉血氧含量是与血红蛋白结合的氧气加上游离氧气含量。计算公式:

- 血氧含量＝(Hb[g/dl]×1.36 ml O_2/(每克 Hb)×%O_2 饱和度)+(PaO_2×0.003O_2/dl 每 mmHg)。
- 动脉血氧含量降低称为"低氧血症",会导致"低氧",即组织水平氧合不足(表现为代谢性酸中毒)。"发绀"是低氧血症导致皮肤和黏膜变蓝的临床表现。
- 体动脉血氧饱和度减低的病因:
  - 肺静脉血氧饱和度减低(肺部疾病)。
  - 右向左分流(心脏疾病)。
  - 血红蛋白疾病。

表Ⅱ-2 不同年龄和身高百分位男孩的血压水平

年龄(岁)	血压百分位	收缩压(mmHg) 身高百分位							舒张压(mmHg) 身高百分位						
		5th	10th	25th	50th	75th	90th	95th	5th	10th	25th	50th	75th	90th	95th
1	50th	80	81	83	85	87	88	89	34	35	36	37	38	39	39
	90th	94	95	97	99	100	102	103	49	50	51	52	53	53	54
	95th	98	99	101	103	104	106	106	54	54	55	56	57	58	58
	99th	105	106	108	110	112	113	114	61	62	63	64	65	66	66
2	50th	84	85	87	88	90	92	92	39	40	41	42	43	44	44
	90th	97	99	100	102	104	105	106	54	55	56	57	58	58	59
	95th	101	102	104	106	108	109	110	59	59	60	61	62	63	63
	99th	109	110	111	113	115	117	117	66	67	68	69	70	71	71
3	50th	86	87	89	91	93	94	95	44	44	45	46	47	48	48
	90th	100	101	103	105	107	108	109	59	59	60	61	62	63	63
	95th	104	105	107	109	110	112	113	63	63	64	65	66	67	67
	99th	111	112	114	116	118	119	120	71	71	72	73	74	75	75
4	50th	88	89	91	93	95	96	97	47	48	49	50	51	51	52
	90th	102	103	105	107	109	110	111	62	63	64	65	66	66	67
	95th	106	107	109	111	112	114	115	66	67	68	69	70	71	71
	99th	113	114	116	118	120	121	122	74	75	76	77	78	78	79
5	50th	90	91	93	95	96	98	98	50	51	52	53	54	55	55
	90th	104	105	106	108	110	111	112	65	66	67	68	69	69	70
	95th	108	109	110	112	114	115	116	69	70	71	72	73	74	74
	99th	115	116	118	120	121	123	123	77	78	79	80	81	81	82
6	50th	91	92	94	96	98	99	100	53	53	54	55	56	57	57
	90th	105	106	108	110	111	113	113	68	68	69	70	71	72	72
	95th	109	110	112	114	115	117	117	72	72	73	74	75	76	76
	99th	116	117	119	121	123	124	125	80	80	81	82	83	84	84

(续表)

年龄(岁)	血压百分位	收缩压(mmHg)							舒张压(mmHg)						
		身高百分位							身高百分位						
		5th	10th	25th	50th	75th	90th	95th	5th	10th	25th	50th	75th	90th	95th
7	50th	92	94	95	97	99	100	101	55	55	56	57	58	59	59
	90th	106	107	109	111	113	114	115	70	70	71	72	73	74	74
	95th	110	111	113	115	117	118	119	74	74	75	76	77	78	78
	99th	117	118	120	122	124	125	126	82	82	83	84	85	86	86
8	50th	94	95	97	99	100	102	102	56	57	58	59	60	60	61
	90th	107	109	110	112	114	115	116	71	72	72	73	74	75	76
	95th	111	112	114	116	118	119	120	75	76	77	78	79	79	80
	99th	119	120	122	123	125	127	127	83	84	85	86	87	87	88
9	50th	95	96	98	100	102	103	104	57	58	59	60	61	61	62
	90th	109	110	112	114	115	117	118	72	73	74	75	76	76	77
	95th	113	114	116	118	119	121	121	76	77	78	79	80	81	81
	99th	120	121	123	125	127	128	129	84	85	86	87	88	88	89
10	50th	97	98	100	102	103	105	106	58	59	60	61	61	62	63
	90th	111	112	114	115	117	119	119	73	73	74	75	76	77	78
	95th	115	116	117	119	121	122	123	77	78	79	80	81	81	82
	99th	122	123	125	127	128	130	130	85	86	86	88	88	89	90
11	50th	99	100	102	104	105	107	107	59	59	60	61	62	63	63
	90th	113	114	115	117	119	120	121	74	74	75	76	77	78	78
	95th	117	118	119	121	123	124	125	78	78	79	80	81	82	82
	99th	124	125	127	129	130	132	132	86	86	87	88	89	90	90
12	50th	101	102	104	106	108	109	110	59	60	61	62	63	63	64
	90th	115	116	118	120	121	123	123	74	75	75	76	77	78	79
	95th	119	120	122	123	125	127	127	78	79	80	81	82	82	83
	99th	126	127	129	131	133	134	135	86	87	88	89	90	90	91
13	50th	104	105	106	108	110	111	112	60	60	61	62	63	64	64
	90th	117	118	120	122	124	125	126	75	75	76	77	78	79	79
	95th	121	122	124	126	128	129	130	79	79	80	81	82	83	83
	99th	128	130	131	133	135	136	137	87	87	88	89	90	91	91
14	50th	106	107	109	111	113	114	115	60	61	62	63	64	65	65
	90th	120	121	123	125	126	128	128	75	76	77	78	79	79	80
	95th	124	125	127	128	130	132	132	80	80	81	82	83	84	84
	99th	131	132	134	136	138	139	140	87	88	89	90	91	92	92
15	50th	109	110	112	113	115	117	117	61	62	63	64	65	66	66
	90th	122	124	125	127	129	130	131	76	77	78	79	80	80	81
	95th	126	127	129	131	133	134	135	81	81	82	83	84	85	85
	99th	134	135	136	138	140	142	142	88	89	90	91	92	93	93
16	50th	111	112	114	116	118	119	120	63	63	64	65	66	67	67
	90th	125	126	128	130	131	133	134	78	78	79	80	81	82	82
	95th	129	130	132	134	135	137	137	82	83	83	84	85	86	87
	99th	136	137	139	141	143	144	145	90	90	91	92	93	94	94
17	50th	114	115	116	118	120	121	122	65	66	66	67	68	69	70
	90th	127	128	130	132	134	135	136	80	80	81	82	83	84	84
	95th	131	132	134	136	138	139	140	84	85	86	87	87	88	89
	99th	139	140	141	143	145	146	147	92	93	93	94	95	96	97

BP,血压;DBP,舒张压;SBP,收缩压
摘自美国国家高血压教育项目工作组中的儿童和青少年高血压。关于儿童和青少年高血压的诊断,评估和治疗的第四次报告。Pediatrics. 2004;114(2)(Suppl):555-576.

表Ⅱ-3 不同年龄和身高百分位女孩的血压水平

年龄(岁)	血压百分位	收缩压(mmHg)							舒张压(mmHg)						
		身高百分位							身高百分位						
		5th	10th	25th	50th	75th	90th	95th	5th	10th	25th	50th	75th	90th	95th
1	50th	83	84	85	86	88	89	90	38	39	39	40	41	41	42
	90th	97	97	98	100	101	102	103	52	53	53	54	55	55	56
	95th	100	101	102	104	105	106	107	56	57	57	58	59	59	60
	99th	108	108	109	111	112	113	114	64	64	65	65	66	67	67

（续表）

年龄(岁)	血压百分位	收缩压(mmHg) 身高百分位							舒张压(mmHg) 身高百分位						
		5th	10th	25th	50th	75th	90th	95th	5th	10th	25th	50th	75th	90th	95th
2	50th	85	85	87	88	89	91	91	43	44	44	45	46	46	47
	90th	98	99	100	101	103	104	105	57	58	58	59	60	61	61
	95th	102	103	104	105	107	108	109	61	62	62	63	64	65	65
	99th	109	110	111	112	114	115	116	69	69	70	70	71	72	72
3	50th	86	87	88	89	91	92	93	47	48	48	49	50	50	51
	90th	100	100	102	103	104	106	106	61	62	62	63	64	64	65
	95th	104	104	105	107	108	109	110	65	66	66	67	68	68	69
	99th	111	111	113	114	115	116	117	73	73	74	74	75	76	76
4	50th	88	88	90	91	92	94	94	50	50	51	52	52	53	54
	90th	101	102	103	104	106	107	108	62	64	64	65	66	67	68
	95th	105	106	107	108	110	111	112	68	68	69	70	71	71	72
	99th	112	113	114	115	117	118	119	76	76	76	77	78	79	79
5	50th	89	90	91	93	94	95	96	52	53	53	54	55	55	56
	90th	103	103	105	106	107	109	109	66	67	67	68	69	69	70
	95th	107	107	108	110	111	112	113	70	71	71	72	73	73	74
	99th	114	114	116	117	118	120	120	78	78	79	79	80	81	81
6	50th	91	92	93	94	96	97	98	54	54	55	56	56	57	58
	90th	104	105	106	108	109	110	111	68	68	69	70	70	71	72
	95th	108	109	110	111	113	114	115	72	72	73	74	74	75	76
	99th	115	116	117	119	120	121	122	80	80	80	81	82	83	83
7	50th	93	93	95	96	97	99	99	55	56	56	57	58	58	59
	90th	106	107	108	109	111	112	113	69	70	70	71	72	72	73
	95th	110	111	112	113	115	116	116	73	74	74	75	76	76	77
	99th	117	118	119	120	122	123	124	81	81	82	82	83	84	84
8	50th	95	95	96	98	99	100	101	57	57	57	58	59	60	60
	90th	108	109	110	111	113	114	114	71	71	71	72	73	74	74
	95th	112	112	114	115	116	118	118	75	75	75	76	77	78	78
	99th	119	120	121	122	123	125	125	82	82	83	83	84	85	86
9	50th	96	97	98	100	101	102	103	58	58	58	59	60	61	61
	90th	110	110	112	113	114	116	116	72	72	72	73	74	75	75
	95th	114	114	115	117	118	119	120	76	76	76	77	78	79	79
	99th	121	121	123	124	125	127	127	83	83	84	84	85	86	87
10	50th	98	99	100	102	103	104	105	59	59	59	60	61	62	62
	90th	112	112	114	115	116	118	118	73	73	73	74	75	76	76
	95th	116	116	117	119	120	121	122	77	77	77	78	79	80	80
	99th	123	123	125	126	127	129	129	84	84	85	86	86	87	88
11	50th	100	101	102	103	105	106	107	60	60	60	61	62	63	63
	90th	114	114	116	117	118	119	120	74	74	74	75	76	77	77
	95th	118	118	119	121	122	123	124	78	78	78	79	80	81	81
	99th	125	125	126	128	129	130	131	85	85	86	87	87	88	89
12	50th	102	103	104	105	107	108	109	61	61	61	62	63	64	64
	90th	116	116	117	119	120	121	122	75	75	75	76	77	78	78
	95th	119	120	121	123	1 234	125	126	79	79	79	80	81	82	82
	99th	127	127	128	130	131	132	133	86	86	87	88	88	89	90
13	50th	104	105	106	107	109	110	110	62	62	62	63	64	65	65
	90th	117	118	119	121	122	123	124	76	76	76	77	78	79	79
	95th	121	122	123	124	126	127	128	80	80	80	81	82	83	83
	99th	128	129	130	132	133	134	735	87	87	88	89	89	90	91
14	50th	106	106	107	109	110	111	112	63	63	63	64	65	66	66
	90th	119	120	121	122	124	125	125	77	77	77	78	79	80	80
	95th	123	123	125	126	127	129	129	81	81	81	82	83	84	84
	99th	130	131	132	133	135	136	136	88	88	89	90	90	91	92
15	50th	107	108	109	110	111	113	113	64	64	64	65	66	67	67
	90th	120	121	122	123	125	126	127	78	78	78	79	80	81	81
	95th	124	125	126	127	129	130	131	82	82	82	83	84	85	85
	99th	131	132	133	134	136	137	138	89	89	90	91	91	92	93

（续表）

年龄(岁)	血压百分位	收缩压(mmHg)							舒张压(mmHg)						
		身高百分位							身高百分位						
		5th	10th	25th	50th	75th	90th	95th	5th	10th	25th	50th	75th	90th	95th
16	50th	108	108	110	111	112	114	114	64	64	65	66	66	67	68
	90th	121	122	123	124	126	127	128	78	78	79	80	81	81	82
	95th	125	126	127	128	130	131	132	82	82	83	84	85	85	86
	99th	132	133	134	135	137	138	139	90	90	90	91	92	93	93
17	50th	108	109	110	111	113	114	115	64	65	65	66	67	67	68
	90th	122	122	123	125	126	127	128	78	79	79	80	81	81	82
	95th	125	126	127	129	130	131	132	82	83	83	84	85	85	86
	99th	133	133	134	136	137	138	139	90	90	91	91	92	93	93

BP,血压;DBP,舒张压;SBP,收缩压。
摘自美国国家高血压教育项目工作组中的儿童和青少年高血压。关于儿童和青少年高血压的诊断,评估和治疗的第四次报告。Pediatrics. 2004;114(2)(Suppl):555-576.

当还原血红蛋白浓度＞3 g/dl 时,会出现肉眼可见的中央型青紫:
• 红细胞增多的新生儿(Hb＝20 g/dl),动脉血氧饱和度为80％时,还原血红蛋白为4 g/dl,将会出现青紫。
• 贫血的新生儿(Hb＝10 g/dl),动脉血氧饱和度为80％时,还原血红蛋白为2 g/dl,不会出现青紫。

■ 如何正确测量血氧饱和度

• 脉搏血氧饱和度仪是新生儿危重先天性心脏病的确定筛查工具(见图Ⅱ-1):
  - 动脉导管前:测量右耳垂或右上肢。
  - 动脉导管后:测量任一下肢。

■ 差异性血氧饱和度的判定

• 动脉导管后的血氧饱和度降低提示主动脉缩窄、肺动脉高压、危重左心梗阻型病变或心下型肺静脉异位引流。
• 动脉导管后的血氧饱和度高提示大动脉转位或心上型肺静脉异位引流。

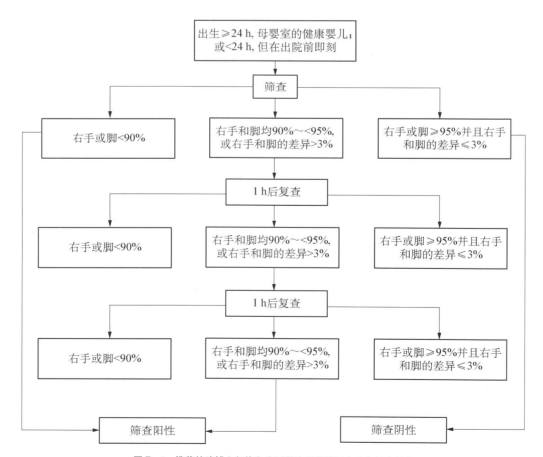

图Ⅱ-1　推荐的脉搏血氧饱和度测量流程是基于右手和任意侧脚

摘自 Kemper AR, Mahle WT, Martin GR,等. 危重先天性心脏病筛查策略的建立. Pediatrics. 2011;128(51;e1259-e1267).

▪ 高氧试验

• 对于发绀婴儿,高氧试验结合动脉血气分析可鉴别青紫型先心病和其他病因的低氧。若在 100% FiO_2 吸氧下,右侧桡动脉 $PaO_2 < 150$ mmHg,可能为青紫型先心病(表Ⅱ-4)。

▪ 心电图

• 标准 ECG 包括 12 导联,其中 3 个肢体导联(Ⅰ、Ⅱ、Ⅲ),3 个加压肢体导联(aVR、aVL、aVF)和 6 个胸导联($V_1 \sim V_6$)。儿童常需要其他胸导联,共 15 导联 ECG(V_{3R}、V_{4R} 和 V_7)。

• 标准 ECG 走纸速度为 25 mm/s,振幅为 0.1 mV/mm(图 2)。每小格是 40 ms,每大格 200 ms。

• 儿童 ECG 参数为年龄依赖性。表Ⅱ-5 为正常儿童心电图的标准值。

▪ 心率和节律

• 心率可通过 60 000 ms/min 除以测量的心动周期计算。若每个 QRS 波前都有 P 波,且 P 波在Ⅰ、Ⅱ和 aVF 导联直立,则为窦性节律。

▪ 心电轴

• ECG 三个波的心电轴均可通过六轴平面系统计算。

• P 波电轴代表节律起自窦房结还是其他起搏点。

• QRS 波电轴随着年龄变化。新生儿期的平均除极方向向右,说明婴儿早期右室优势。当左室心肌增长逐渐超过右室,QRS 轴偏向左侧。

• 向上的 QRS(左上象限)提示心内膜垫缺损或三尖瓣闭锁。

表Ⅱ-4　发绀的诊断检查

检查	肺实质疾病	肺内或肺外右向左分流	中央低通气	大动脉转位生理	血红蛋白疾病
呼吸窘迫	有;可有发热	无	无;呼吸暂停/低通气	轻度窘迫,常因肺血流增加而气促	无
心脏检查	正常	可有 S_2 单一,右心室抬举、震颤和杂音	正常	S_2 单一,血流杂音,右心室抬举	正常
胸片	肺部病变	心脏轮廓不一;肺野常清晰	正常	蛋型外观,肺静脉淤血±	正常
差异性血氧饱和度(导管前 vs. 导管后)	无	当导管水平有右向左分流时;导管后<导管前	无	导管后>导管前	无
血常规	白细胞升高	若为慢性,则红细胞增多	正常	若为慢性则红细胞增多	正常
FiO_2 100% 时的动脉血气	$PaO_2 > 150$ mmHg,$PaCO_2$ 不定	$PaO_2 < 150$ mmHg,$PaCO_2$ 正常	$PaO_2 > 150$ mmHg,常更高;$PaCO_2$ 升高	$PaO_2 < 150$ mmHg,常 < 50 mmHg;$PaCO_2$ 正常	正常的 PaO_2 和 $PaCO_2$

摘自 Hiremath G,Kamat D. 婴儿和儿童发绀的诊断思路. PediatrAnn. 2015;44(2):76-80.

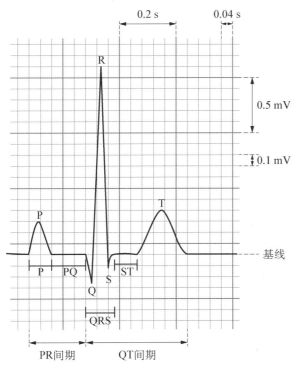

图Ⅱ-2　正常心电图的波型和间期

标准心电图纸走速 25 mm/s;因此,一个 1 mm 小方格等于 0.04 s,1 个 5 mm 大方格等于 0.2 s。

• T 波代表心室复极。在生后 72 h 内,V_1 导联的 T 波倒置。生后 7 天至青春期 T 波持续直立是右心室压力增高的敏感指标。随着左心室逐渐变为优势,T 波电轴与 QRS 轴平行。因此,在青春期,V_1 导联的 T 波直立,T 波电轴左偏。

• QRS-T 角应≤90°。异常宽的 QRS-T 角代表心室肥厚伴劳损或心室传导紊乱。

▪ 房室传导和间期

• PR 间期的测量从 P 波起始至 QRS 波起始,反映了心房除极和房室结传导延迟的时间。总体来说,随着年龄增长,心率减慢,PR 间期延长。

• 短 PR 间期出现在 Wolff-Parkinson-White 综合征、Lown-Ganong-Levine 综合征、糖原累积病或低位心房起搏。

▪ 房室传导异常

• 一度房室传导阻滞是对应年龄和心率的 PR 间期延长。

• 二度房室传导阻滞可以是莫式Ⅰ型(文式),即 PR 间期逐渐延长至脱落。也可是莫式Ⅱ型,即房室结传导突然中断,但之前的

表Ⅱ-5 不同年龄儿童的正常心电图标准

	0~1天	1~3天	3~7天	7~30天	1~3个月	3~6个月	6~12个月	1~3岁	3~5岁	5~8岁	8~12岁	12~16岁
心率(次/分)	94~155 (122)	91~158 (122)	90~166 (128)	106~182 (149)	120~179 (149)	105~185 (141)	108~169 (131)	89~152 (119)	73~137 (109)	65~133 (100)	62~130 (91)	60~120 (80)
额面QRS轴(°)	59~189 (135)	64~197 (134)	76~191 (133)	70~160 (109)	30~115 (75)	7~105 (60)	6~98 (55)	7~102 (55)	6~104 (56)	10~139 (65)	6~116 (60)	9~128 (59)
Ⅱ导联PR间期(s)	0.08~0.16 (0.107)	0.08~0.14 (0.108)	0.07~0.15 (0.102)	0.07~0.14 (0.100)	0.07~0.13 (0.098)	0.07~0.15 (0.105)	0.07~0.16 (0.106)	0.08~0.15 (0.113)	0.08~0.15 (0.119)	0.09~0.16 (0.123)	0.09~0.17 (0.128)	0.09~0.18 (0.135)
QRS时限,V_5(s)	0.02~0.07 (0.05)	0.02~0.07 (0.05)	0.02~0.07 (0.05)	0.02~0.08 (0.05)	0.02~0.08 (0.05)	0.02~0.08 (0.05)	0.03~0.08 (0.05)	0.03~0.08 (0.06)	0.03~0.07 (0.06)	0.03~0.08 (0.06)	0.04~0.09 (0.06)	0.04~0.09 (0.07)
P波Ⅱ导联振幅	0.5~2.8 (1.6)	0.3~2.8 (1.6)	0.7~2.9 (1.7)	0.7~3.0 (1.9)	0.7~2.6 (1.5)	0.4~2.7 (1.6)	0.6~2.5 (1.6)	0.7~2.5 (1.5)	0.3~2.5 (1.4)	0.4~2.5 (1.4)	0.3~2.5 (1.4)	0.3~2.5 (1.4)
Q波振幅,aVF	0.1~3.4 (1.0)	0.1~3.3 (1.0)	0.1~3.5 (1.1)	0.1~3.5 (1.2)	0.1~3.4 (0.9)	0~3.2 (0.9)	0~3.3 (1.0)	0~3.2 (0.9)	0~2.9 (0.6)	0~2.5 (0.6)	0~2.7 (0.5)	0~2.4 (0.4)
R波振幅,V_1	5~26 (13)	5~27 (15)	3~25 (12)	3~12 (10)	3~19 (10)	3~22 (10)	2~20 (9)	2~18 (8)	1~18 (8)	1~14 (7)	1~12 (5)	1~10 (4)
S波振幅,V_1	1~23 (8)	1~20 (9)	1~17 (7)	0~11 (4)	0~13 (5)	0~17 (6)	1~18 (7)	1~21 (8)	2~22 (10)	3~23 (12)	3~25 (12)	3~22 (11)
R波振幅,V_6	0~12 (4)	0~12 (5)	1~12 (5)	3~16 (8)	5~21 (12)	6~22 (13)	6~23 (13)	6~23 (13)	8~25 (15)	8~26 (16)	9~25 (16)	7~23 (14)
S波振幅,V_6	0~10 (4)	0~9 (3)	0~10 (4)	0~10 (3)	0~7 (3)	0~10 (3)	0~8 (2)	0~7 (2)	0~6 (2)	0~4 (1)	0~4 (1)	0~4 (1)
R/S比率,V_1	0.1~9.9 (2.2)	0~1.6 (2.0)	0.1~9.8 (2.8)	1.0~7.0 (2.9)	0.3~7.4 (2.2)	0.1~6.0 (2.3)	0.1~4.0 (1.8)	0.1~4.3 (1.4)	0.03~2.7 (0.9)	0.02~2.0 (0.8)	0.02~1.9 (0.6)	0.02~1.8 (0.5)
R/S比率,V_6	0.1~9 (2)	0.1~12 (3)	0.1~10 (2)	0.1~12 (4)	0.2~14 (5)	0.2~18 (7)	0.2~22 (8)	0.3~27 (10)	0.6~30 (11)	0.9~30 (12)	1.5~33 (14)	1.4~39 (15)

摘自 Van Hare GF, Dubin AM. 正常心电图. In: Allen HD, Driscoll DJ, Shaddy RE, et al, eds. Moss 和 Adam 婴儿, 儿童和青少年心脏病: 包括胎儿, 儿童和青少年. 第7版. 费城. 利平科特·威廉斯·威尔金斯出版公司. 2008:253-268.

PR 间期正常。

- 三度房室传导阻滞即心房冲动均不传导至心室。
- QRS 增宽见于束支阻滞、预激(如 Wolff-Parkinson-White 综合征)、心室内传导阻滞、室性心律失常和心室起搏心律。
- 左束支传导阻滞表现为左侧胸前导联 (V_6) 宽大粗钝的 R 波和右侧胸前导联 (V_1) 宽大粗钝的 S 波。
- 右束支传导阻滞表现为 V_1 和 V_6 宽大粗钝的 S 波,V_1 粗钝 R 波(rSR' 型或 M 型 QRS 波)。当电轴左偏合并右束支传导阻滞时可诊断左前束支传导阻滞。
- QT 间期代表心室除极和复极时间,从 Q 波起始至 T 波终点的时间。由于心率增快时 QT 间期缩短,QT 测量应该用 Bazett 公式根据心率调整:

$$QTc = \frac{测量的\ QT}{RR\ 间期的平方根}$$

- <6 个月的婴儿 QTc<0.45 s,儿童的 QTc<0.44 s。
- 长 QT 间期综合征是 QTc 延长,是一种心脏钾离子或钠离子通道异常的遗传性疾病。其他 QTc 间期延长的情况包括头部损伤,心肌炎,药物(如普鲁卡因胺、胺碘酮、奎尼丁)和电解质异常(如低钙血症、低镁血症、低钾血症)。

▪ 波形

- 当Ⅱ或 V_1 导联的 P 波振幅>3 mm,为右心房增大。若Ⅱ导联 P 波时限>0.1s 或 V_1 导联双相伴明显负向成分,为左心房增大。
- 异常情况下,V_1 导联高 R 波或 V_5 和 V_6 导联深 S 波代表右心室肥厚。类似,V_5 和 V_6 导联高 R 波或 V_1 导联深 S 波代表左心室肥厚。
- QRS 低电压提示心肌炎、心包炎、心包积液或甲状腺功能减退。
- 高尖 T 波见于心室肥厚伴劳损、心肌梗死或高钾血症。
- T 波低电压、扁平与电解质异常(低钾血症、低血糖),甲状腺功能减退,心肌炎,心包炎、缺血或药物(如地高辛)有关。

▪ 胸部 X 线摄片

胸部平片经济、方便、易行,怀疑心脏疾病时这项检查总能为临床医师提供重要信息。前后位和侧位胸片的正常心脏轮廓见图Ⅱ-3。

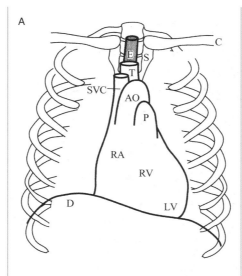

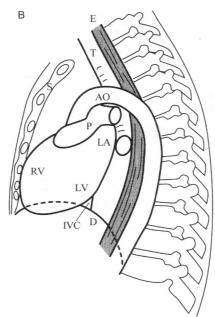

图Ⅱ-3 正常心脏轮廓

摘自 Sapire DW. 理解和诊断儿童心脏病. East Norwalk, CT: Appleton & Lange; 1991:64.
注:AO,主动脉;P,肺动脉;RV,右心室;LV,左心室;IVC,下腔静脉;T,气管;D,膈肌;SVC,上腔静脉;E,食管;S,胸骨;C,锁骨。

▪ 心脏大小

- 心脏增大可因心腔扩大或心包积液引起。心脏大小定量评估应在吸气相,即第九至第十肋位于膈面上。
- 心胸比为心脏横径和胸腔宽度的比值。若心胸比超过 60% 认为是心脏增大。

▪ 肺血管影

- 当怀疑先天性心脏病时,肺血管影在判断病理生理时起重要作用。

- 肺血管影增多见于大量左向右分流(如房间隔缺损、室间隔缺损、动脉导管未闭)。肺动脉血流增多使肺血管显示更加锐利和明显。
- 肺血管影减少见于使肺血流减少的右心梗阻性病变或艾森曼格综合征。
- 肺静脉淤血表现为支气管袖套征和柯氏 B 线(肺外带可见水平线提示液体填充于小叶间隔),提示肺静脉梗阻性疾病或充血性心力衰竭。

▪ 特定的心脏疾病

- 特征性的心脏轮廓与特定的心脏疾病相关:
  - 法洛四联症:"靴型"心。
  - 完全型肺静脉异位引流(心上型):"雪人征"或"8 字征"。
  - 主动脉缩窄:"3 字征"。
  - D 型大动脉转位:"悬挂的蛋"。
  - L 型大动脉转位:"盒型心"。
  - Ebstein 畸形:"壁-壁"心(心脏巨大)。

▪ 超声心动图

- 超声心动图利用超声技术显像心脏,是提供心脏解剖、功能和生理的有价值工具。
- 超声心动图能在床旁完成,对于紧急情况下除外心包积液和评价心室功能方面很有价值。
- 经食管超声是将探头伸入食管,用于指导心脏手术或心导管检查从而获取更详细的信息。
- 瓣膜和心腔大小的正常值随年龄/体格大小变化,可参考文献报道的正常值进行比较。
- 射血分数(EF)通过双平面获取的左室舒张末期和收缩末期容积计算。正常左室 EF 为 56%~75%。
- 缩短分数(SF)也是左室收缩力的测量指标,通过 M 型超声获得。正常左室 SF 为 28%~38%。

▪ 心导管检查

- 诊断性心导管检查能直接测量血氧和血流动力学。同时可行心血管造影,能提供心脏解剖和生理的全面资料。
- 正常儿童的压力和血氧饱和度见图Ⅱ-4。
- 介入性导管起治疗作用:包括房间隔缺损、室间隔缺损和动脉导管未闭的封堵;肺动脉成形和支架植入;主动脉瓣狭窄和肺动脉瓣狭窄的球囊扩张;经导管肺动脉瓣置换。

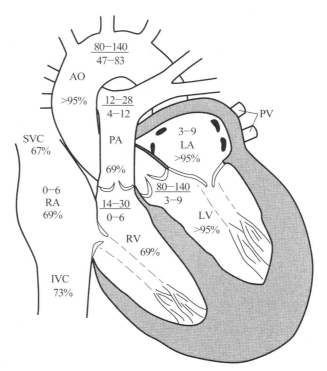

图Ⅱ-4 儿童心导管检查的正常压力（收缩压/舒张压，mmHg），平均压和血氧饱和度

数据基于年龄 2 个月到 20 岁的健康患者。AO，主动脉；IVC，下腔静脉；LA，左心房；LV，左心室；PA，肺动脉；PV，肺静脉；RA，右心房；RV，右心室；SVC，上腔静脉。

■ 流量、分流量和阻力的计算

• 心排血量通过热稀释法或 Fick 法计算。当用 Fick 法时，氧气作为一个指标，血流量通过氧耗量（测量或假定）除以动静脉氧含量差值计算。

$$Qs（心排血量）=\frac{氧耗量}{体动脉氧含量-体静脉氧含量}$$

• 多数情况下，游离氧在总氧含量中的比例可忽略不计。可简化心排血量公式：

$$Qs（体循环血流量 L/min）=\frac{氧耗量（L/min）}{（1.36）\times（10）\times（Hb[g/dl]）\times（主动脉血氧饱和度-上腔静脉血氧饱和度）}$$

类似，

$$Qp（肺循环血流量 L/min）=\frac{氧耗量（L/min）}{（1.36）\times（10）\times（Hb[g/dl]）\times（肺静脉血氧饱和度-肺动脉血氧饱和度）}$$

• 正常心排血量 = 3～4.5 L/（min·m²）。

• 从数学上，肺动脉流量与体动脉流量的比值计算更方便：

$$Qp/Qs（心排血量）=\frac{主动脉血氧饱和度-上腔静脉血氧饱和度}{肺静脉血氧饱和度-肺动脉血氧饱和度}$$

• 用混合静脉血氧饱和度，体循环血氧饱和度和 Hb，在有中心静脉通路患者可用相同的方法计算心输出量。

■ 阻力

• 体循环和肺循环阻力（SVR 和 PVR）也可通过导管数据计算。该算法基于 Ohm 法则（阻力等于通过血管床的压力变化除以血流量）：

SVR=（AO－RA）/Qs

PVR=（PA－LA）/Qp

其中：

AO=体循环（主动脉）平均压

RA=右心房平均压

PA=肺动脉平均压

LA=左心房平均压

• 正常肺血管阻力（PVR）= 1～3 Wood 单位/m²。

附录 Ⅲ 综合征 Syndromes Glossary

Angela Scheuerle 常卓 译 / 杨琳 审校

4p 微缺失综合征(Wolf-Hirschhorn 综合征;4p16-3 缺失)——主要特征为宫内生长发育迟滞,小头畸形,"希腊头盔"型脸型(高额头、眉骨突出、弯眉毛、鼻梁直),眼距宽,肌张力低下,精神认知功能障碍,癫痫,脊柱侧突。

5p 微缺失综合征(Cri du chat 综合征;5p 缺失)——主要特征为婴儿哭声异常高尖如猫叫,宫内生长发育迟滞,小头畸形,精神认知功能障碍,肌张力低下,圆脸,眼距宽。

13q 缺失综合征(13q 缺失;13q14)——以宫内生长发育缓慢,小头畸形为主要特征,通常伴有脑部、心脏、肾脏及指趾畸形,常为致死性的,但其临床表现的严重程度视缺失片段大小而定,如果缺失片段累及视网膜母细胞瘤基因,则患视网膜母细胞瘤风险较高。

22q11.2 缺失综合征(22q11.2 微缺失)——临床表现多样,可仅有轻度学习障碍及语言障碍,也可有 DiGeorge 综合征表型。常见临床表型包括软腭或硬腭腭裂,圆锥动脉干畸形,肾脏畸形,身材矮小,手指长及特殊面容。DiGeorge 综合征表型包括胸腺发育不全,细胞免疫功能低下,甲状旁腺异常,低钙血症及主动脉弓离断。

Aagenaes-SCOTT 综合征——常染色体隐性遗传;以反复发作的肝内胆汁淤积,随年龄增大发作次数减少,伴有淋巴性水肿为主要特征。挪威人发病率较高。

Aarskog 综合征——X 连锁隐性遗传;FGD1 基因突变所致;主要特征为身材矮小,1/3 患者有轻度至中度智力障碍,骨骼肌及生殖器畸形,眼距宽,鼻子小,鼻孔前倾,人中及鼻梁宽,外耳畸形,额头中央顶部头发呈 V 形,小指弯曲,拇指宽,足宽,足趾末端增大,通贯掌,眼睑下垂,并指畸形,阴茎阴囊转位,隐睾,腹股沟疝,远视散光,角膜大,眼肌麻痹,斜视,青春期发育迟滞,轻中度漏斗胸,突脐,骨龄延迟。

β脂蛋白缺乏症——常染色体隐性遗传;MTTP 基因突变所致;主要临床症状包括低胆固醇血症及脂溶性维生素吸收障碍。可继发视网膜变性,神经性病变,凝血功能障碍;早期症状包括生长发育迟缓、腹泻及棘形红细胞;儿童期症状包括肌力下降,共济失调,进行性视网膜色素沉着;成年期症状包括小脑共济失调;脂蛋白减少或缺如及胡萝卜素、维生素 A、胆固醇减少。德系犹太人中发病率较高。

软骨发育不全——常染色体显性遗传;FGFR3 基因突变所致;90% 病例源于新发突变,通常为父源性;主要临床症状包括非匀称性矮小,四肢短小,近端肢体受累明显,大头畸形,枕骨大孔狭窄(有压迫脊髓风险),骶尾部椎管狭小,轻度肌张力下降,智力正常,糖耐量异常。

肠源性肢端皮炎综合征——常染色体隐性遗传;SLC39A4 基因突变所致;主要临床症状为锌在肠道吸收不良,导致缺锌。继发临床表现包括口周、脸颊、膝盖、肘部及会阴部大疱性表皮松解症;畏光,结膜炎,角膜营养不良;慢性腹泻;舌炎;指甲营养不良;生长发育迟滞;多重感觉及念珠菌感染;治疗上需终身服用锌剂。

胼胝体发育不全——多因素致病;完全性或部分性缺乏连接大脑左右半球的集合体。可与脑积水、癫痫、精神运动发育迟滞、痉挛及眼距宽有关;伴或不伴其他大脑畸形,可与多发畸形及染色体相关综合征有关。

Aicardi 综合征——X 连锁显性遗传;致病基因尚不明确;男性发病可致死亡;主要临床症状为小头畸形,多重大脑畸形,包括脑实质内囊性病变及灰质异位,婴儿痉挛,脉络膜视网膜空窝,以及肋骨椎骨异常。

Alagille 综合征(先天性肝内胆管发育不良症)——常染色体显性遗传;JAG1 基因突变所致;主要临床症状为门管区无胆管或胆管发育不良,伴进行性门管区纤维化及 5 项异常临床表现:胆汁淤积,心血管疾病,特殊面容(前额突出、眼窝深、眼距宽且发育不全、下颏小而尖),骨骼畸形及眼部异常。39% 病例常累及肾脏。

Albright 综合征——见"McCune-Albright 综合征"。

Alexander 病——常染色体显性遗传;GFAP 基因突变所致;有 3 种亚型:婴儿型、青年型及成年型;主要临床症状为婴儿巨脑症,精神认知发育迟滞,婴儿痉挛;儿童期癫痫;年长患者表现为延髓麻痹或假性球麻痹症状及痉挛。软脑膜及脑室膜下星形细胞足板有透明嗜酸性细胞包涵体;进行性退行性病变,大多数患者在起病 10 年后死亡;临床特征与 Canavan 综合征相似。

Alport 综合征——X 连锁显性遗传,COL4A5 基因突变所致;主要临床症状为肾小球性肾病,继发肾功能衰竭,感音性听力损害及多种眼部异常。婴儿期常见血尿,伴蛋白尿,后可发现听力损害。携带者母亲可及镜下血尿。

Andermann 综合征(Charlevoix 病)——常染色体隐性遗传;SLC12A6 基因突变所致;主要临床症状为胼胝体发育不全,进行性运动感觉神经性病变及神经认知功能障碍。有特殊面容。

Andersen 病——见"糖原累积症 4 型"。

Angelman 综合征——母源性 15q11.2-q13 染色体片段缺失,包含 UBE3A 基因。发病机制包括母源性染色体缺失或父源性单亲二倍体。罕见基因突变所致。主要临床特征为共济失调步态(步基宽、双手上举),癫痫,阵发性笑,智力障碍,语言功能丧失或严重语言功能障碍,小头畸形;在染色体缺失病例中可见黄头发蓝眼睛,特殊面容,伴上颌骨发育不全,大嘴,巨舌及凸颌。

Apert 综合征(尖颅并指畸形 1 型)——常染色体显性遗传;FGFR2 基因突变所致;主要临床症状为颅缝早闭(通常为冠状缝),尖颅,面中部发育不全,眼距宽及眼球突出;颚弓过高过窄;鼻短窄;多样并指畸形。其他异常包括肠旋转不良及肠闭锁。可有神经认知功能障碍,多数患者无严重智力低下。

毛细血管扩张性共济失调综合征——常染色体隐性遗传;ATM 基因突变所致;主要临床症状为生后第一年内进行性共济失调,后期表现为 8 岁前可见毛细血管扩张。中枢神经系统功能退行性病变,淋巴细胞减少症,免疫缺陷(IgA 及 IgE 减少或缺乏),生长发育迟缓及智力障碍。患者及携带者双亲患淋巴瘤及白血病风险增加。对包括医疗 X 线检查在内的放射敏感度增高。患者血清甲胎蛋白水平增高。

常染色体显性遗传性营养不良型大疱性表皮松解症（Bart 综合征）——*COL7A1* 基因突变所致；主要临床症状为先天性腿部及足部皮肤发育不全；指甲缺损；皮肤及黏膜层反复发作性水疱。

Axenfeld-Rieger 综合征Ⅰ型——常染色体显性遗传；*PITX2* 基因突变所致；主要临床症状为眼部 Rieger 畸形（眼前段周边部的异常合伴虹膜改变），青光眼，牙发育不全，上颌骨发育不全及脐带异常。

Bardet-Biedl 综合征——多数为常染色体隐性遗传，多种基因突变所致，非运动纤毛异常（纤毛疾病）引起；主要临床症状为，视网膜色素变性，肥胖，多指畸形，肾脏畸形，性腺功能减退及神经认知功能障碍（临床表现与 Prader-Willi 综合征并多指畸形相似）

Bart 综合征——见"显性遗传性营养不良型大疱性表皮松解症"。

Bartter 综合征——一组多数为常染色体隐性遗传性疾病，包含肾脏电解质重吸收障碍、耗盐、代谢性低钾血症性碱中毒及高钙尿症疾病。多种基因突变所致。患者血压正常，但肾素水平高，全身性肌力下降。

基底细胞痣综合征——常染色体显性遗传；*PTCH1*、*PTCH2* 或 *SUFU* 基因突变所致；主要临床症状为基底细胞癌，大头畸形，下颌牙源性角化囊肿，分叉肋，手掌、足底凹陷，大脑镰钙化。

Beckwith-Wiedemann 综合征（脐疝-巨舌-巨肢综合征）——为 11p15.5 区域内印迹基因突变或缺乏所致，主要临床症状为宫内过度生长，脐膨出，巨舌，半边肢体肥大及特殊面容。半边肢体肥大患者患 Wilms 肿瘤及肝母细胞风险明显升高。新生儿期低血糖未检出或血糖控制不佳可引起神经认知功能受损。

Behçet 综合征——常染色体隐性遗传可能；致病基因未明确；发病机制未明确。炎症性病损反复发作，包括口腔、生殖器溃疡，多种皮肤眼部疾病。

Bloch-Sulzberger 综合征——见"色素失调症"。

Bloom 综合征——常染色体隐性遗传，*RECQ2* 基因突变，胎儿期即身材矮小，有发生恶性肿瘤的高风险，小头畸形伴长头，颜面部毛细血管扩张性红斑，皮肤色素沉着，认知障碍，染色体不稳定综合征。

Blue diaper 综合征——常染色体隐性遗传可能，致病基因未知。因肠道色氨酸转运障碍，细菌将色氨酸分解为水溶性物质经尿液排出，遇空气被氧化为蓝色。目前仅有两兄弟色氨酸转运障碍的报道，其他原因仍需要进一步研究。

Byler 病——见"进行性家族性肝内胆汁淤积"。

Canavan 综合征——常染色体隐性遗传，*ASPA* 基因突变引起，进行性、退行性脱髓鞘，脑白质营养不良。常发生于大头畸形、肌张力低、发育倒退婴幼儿。临床表现与 Alexander 综合征相似，德系犹太人中发病率高。

Caroli 综合征——遗传方式不明，致病基因未知。多与多囊肾并存。临床表现为肝内胆管囊性扩张，反复发作性胆管炎、胆道脓肿继发于胆汁淤积、胆结石。

Cat-eye 综合征（22 四体）——22 号染色体三体或者四体改变，临床表现为虹膜缺损，眼睑下垂，肛门闭锁，心脏疾病，肾脏发育不良，轻度认知障碍。生长发育多正常。

Charcot-Marie-Tooth 综合征（遗传性运动感觉神经病，腓骨肌萎缩症）——外周感觉神经多神经病变、慢性外周性神经病变的常见病因，临床表现为隐匿性、进展性肌无力，远端肌肉萎缩，感觉障碍。

CHARGE 综合征——常染色体显性遗传，*CHD7* 基因突变引起，表现为眼缺损、心脏畸形、后鼻孔闭锁，生长和（或）发育迟缓、性腺功能低下、外生殖器畸形、耳畸形和（或）耳聋。耳畸形是主要诊断标准，内耳半规管发育不良合并其他不典型症状可诊断。

Chediak-Higashi 综合征——常染色体隐性遗传，*LYST* 基因突变引起，临床表现为眼皮肤白化病，NK 细胞缺乏，中性细胞、单核细胞迁移能力减退，贫血，神经退行性变，肝脾大。

Cockayne 综合征——常染色体隐性遗传，*ERCC6*、*ERCC8* 基因突变引起，临床表现为身材矮小，小脑畸形，认知障碍，共济失调，听力障碍，惊厥，特殊面容，高血压，肾功能不全，光敏感。

先天性风疹综合征——见胎儿风疹综合征。

Cornelia de Lange 综合征（Brachmann-De Lange 综合征，de Lange 综合征）——常染色体显性遗传，*NIPBL* 基因突变引起，临床表现为身材矮小，小头畸形，多毛症，常见尺

侧掌指缺如，神经认知障碍，特殊面容。

Crigler-Najjar 综合征Ⅰ型（葡萄糖醛酸转移酶缺乏症）——常染色体隐性遗传，*UGT1A1* 基因突变引起。肝脏中尿苷 5-磷酸葡萄糖醛酸转移酶缺乏，导致非结合胆红素增多。患儿对苯巴比妥治疗无效。

Crigler-Najjar 综合征Ⅱ型——常染色体隐性遗传，尿苷 5-磷酸葡萄糖醛酸转移酶部分失活，临床症状较Ⅰ型轻。核黄疸发生率低于Ⅰ型。苯巴比妥减轻黄疸治疗方法有效。

Crouzon 综合征（颅面骨发育不良）——常染色体显性遗传，*FGFR2* 基因突变引起，临床表现为颅面骨发育异常，眼眶短显得眼球突出，高颚弓，上颌骨发育不全，常合并阻塞性睡眠呼吸暂停综合征。

周期性中性粒细胞减少症——常染色体显性遗传，*ELANE* 基因突变引起，粒细胞-巨噬细胞集落刺激因子缺乏，临床表现为发热，口腔溃疡，颈部淋巴结肿大，胃肠炎，每 3 周发作一次的粒细胞减少。

De Sanctis-Cacchione 综合征——见"着色性干皮症"。

Diamond-Blackfan 综合征（先天性纯红细胞发育不全）——常染色体显性遗传，*RPS19* 基因突变引起，红细胞生成障碍，正色素大细胞性贫血，生长迟缓，颜面、四肢、心脏、泌尿系发育不良占 30%～50%。核糖体疾病的一种。

DiGeorge 综合征——见"22q11.2 缺失综合征"。

Down 综合征——见"21 三体综合征"。

Dubin-Johnson 综合征——常染色体隐性遗传，*ABCC2* 基因突变引起，临床表现为结合胆红素升高，尿中粪卟啉升高，肝细胞溶酶体脂质黑色素沉积，肝功能正常。

Dubowitz 综合征——致病基因不明，出生前后生长发育迟缓，小颅，湿疹样皮肤，短指，眼部异常，神经认知障碍，特殊面容与婴儿酒精综合征类似。

Eagle-Barrett 综合征——见"梅干腹综合征"。

外胚层发育不良：多种遗传方式；一组外胚层发育缺损的先天性疾患，临床表现为牙齿、指甲、头发、汗腺缺乏或发育不全。

Edwards 综合征——见"18 三体综合征"。

Ehlers-Danlos 综合征——常染色体显性遗传，具有多种表型，临床表现为关节活动过大，皮肤弹性过强，不同类型之间典型症状不一。Ⅰ型由 *COL5A1* 或 *COL5A2* 基因

突变引起。Ⅳ型表现为血管异常，由 COL3A1 基因突变引起。

Fabry 综合征——X 连锁遗传，GLA 基因突变引起，α 半乳糖苷酶 A 缺乏引起溶酶体鞘糖脂储积。累积血管引起手、足疼痛，臀部、腹股沟、手指甲、嘴唇部位斑丘疹，出汗减少。肾脏损伤包括蛋白尿，进行性肾功能减退。女性携带者多有临床症状。可用酶替代疗法进行治疗。

家族性腺瘤性息肉病——常染色体显性遗传，APC 基因突变引起，临床表现为胃肠道息肉，易发生癌变，皮肤囊样改变，多牙，多发骨瘤。Gardner 综合征包括硬纤维瘤，结肠赘生物，直肠腺瘤。

家族性自主神经异常（遗传性感觉、自主神经病）——常染色体隐性遗传，IKBKAP 基因突变引起，临床表现为感觉、自主神经功能异常，渐进性生长落后、无泪、味觉丢失、体位性低血压，多汗，肌张力减退，痛觉减退。德系犹太人高发。

Farber 脂肪肉芽肿病——常染色体隐性遗传，ASAH1 基因突变引起，酸性酰胺酶缺乏，表现为皮下结节，疼痛，关节变形，喉头嘶哑。

胎儿酒精症候群（FASD）——宫内发育迟缓，小头畸形，心脏畸形，发育迟缓，神经认知障碍，有母孕期酗酒史。具有典型面容。广泛影响包括神经认知问题（尤其是执行功能异常）即使在没有物理特征的情况下。最严重的症状构成了胎儿酒精综合征。CDC 已发布诊断指南。

胎儿酒精症综合征——见"胎儿酒精症候群"。

胎儿乙内酰脲综合征——以宫内生长发育迟缓为特征，伴特征性面容、神经认知缺陷及指甲发育不全，可有唇裂或腭裂及心脏缺陷。

胎儿风疹综合征——有宫内风疹病毒暴露史（尤其在妊娠头 3 个月），以精神发育迟滞、小头畸形、耳聋、白内障、青光眼、动脉导管未闭、心间隔缺损、肝脾大、贫血及血小板减少为特征。

胎儿丙戊酸盐综合征——以神经认知缺陷、神经管缺陷、心血管异常及特征性面容为主要特征。

胎儿华法林综合征——6～9 周的暴露以软骨发育异常为主要表现，如胎儿鼻骨发育不全、点状骺、远端趾骨发育不全。14～20 周时暴露主要以中枢神经系统受损为主要特征，如眼发育异常、宫内生长发育迟滞。

胎儿于妊娠后 3 个月暴露无明显异常。

进行性骨化性纤维发育不良（FOP）——常染色特显性遗传，由 ACVR1 基因突变引起，以短趾、进行性肌肉及皮下组织骨化和失聪为主要特征，任何损伤（包括医源性）均可造成异位骨化。

局灶性真皮发育不全——X 连锁显性遗传，由 PORCN 基因突变引起，以线性皮肤萎缩伴真皮脂肪疝、线性色素异常及乳突瘤为主要特征，可有眼、口腔或者手指或足趾异常。

脆性 X 综合征——X 连锁，由 FMR1 基因三联短重复序列突变引起，以精神发育异常、自闭症谱系障碍、大头畸形、凸颌畸形、大耳、轻度结缔组织发育异常及青春发育后大睾丸为主要临床特征。女性携带者可以有明显临床表型，女性前突变携带者患卵巢功能早衰危险增高。前突变携带者不论男女成年时患脆性 X 连锁的震颤性共济失调危险增加。

Friedreich 共济失调——常染色体隐性遗传，由 FXN 基因三联短重复序列突变引起。主要病症是进行性外周有髓神经纤维丧失，其症状多在儿童期晚期或青少年期出现。以进行性的小脑、脊髓功能受损为主要表现。患儿常足弓过高、锤状趾或心功能衰竭。

加德纳综合征——见"家族性腺瘤性息肉病"。

戈谢病——常染色体隐性遗传，由 GBA 基因突变引起。由于缺乏葡萄糖脑苷脂酶，导致葡萄糖脑苷脂在网状内皮组织蓄积。有 3 种类型：①成年期或者慢性发病。②婴儿期发病或者急性神经损伤。③亚急性神经损伤或者青少年发病。以脾大、肝大、发育迟缓、斜视、吞咽困难、喉痉挛、角弓反张及骨痛为主要表现。

Gilbert 综合征——常为常染色体隐性遗传，但携带者可有临床表现。由 UGT1A1 基因突变引起。由于葡萄糖醛酸转移酶活性降低，导致轻度高未结合胆红素血症，使机体在应激状态下功能低下，如禁食时。

抽动秽语综合征——可能有多个基因与该病相关。主要为神经行为的异常，以 18 岁前的多种发声抽动为主要特征。各种精神障碍，如强迫症、多动症、情绪控制不良及社交能力低下。

血小板无力症——常染色体隐性遗传，由 ITGA2B 及 ITGB3 基因突变引起，出现原发性血小板聚集障碍（血小板体积、数量正

常）。表现为流血不止。

糖原贮积症 1A 型（GSD1A，von Gierke）——常染色体隐性遗传，由 G6PC 基因突变引起。葡萄糖-6-磷酸酶缺陷导致糖原累积及糖异生异常。主要特征是禁食后易低血糖、生长迟缓、肝大、乳酸中毒、高脂血症及高尿酸血症。

糖原贮积症 Ⅳ 型（GSD4，Andersen 病）——常染色体隐性遗传，由 GBE1 基因突变引起。糖原分支酶缺陷，经典的表现为肝大、生后头几个月生长缓慢、进行性肝硬化、脾大。神经肌肉症状可在任何年龄出现。

戈尔登哈综合征——见"眼耳脊椎发育不良"。

戈尔茨综合征——见"局灶性真皮发育不全"。

戈兰综合征——见"基底细胞痣综合征"。

韩-薛-柯病——见"组织细胞增多病 X"。

Hartnup 病——常染色体隐性遗传，由 SLC6A19 基因突变引起。肠黏膜及肾小管单胺元羧酸氨基酸运输缺陷。以糙皮病样皮损、小脑性共济失调、情绪不稳定及胺酸尿为主要特征。

遗传性果糖不耐症——常染色体隐性遗传，由 ALDOB 基因突变引起。果糖-1-磷酸醛缩酶或果糖-1,6-二磷酸酶功能缺陷，以摄入果糖或蔗糖后的呕吐、腹泻、低血糖、癫痫发作及黄疸为特征。

Holt-Oram 综合征——常染色体显性遗传，由 TBX5 基因突变引起。以上肢异常、径向线缺陷及心脏缺陷为特征。最常伴随的症状是拇指缺失或发育不全及房间隔缺损。

高胱氨酸尿症——常染色体隐性遗传，由 CBS 基因突变引起。脱硫醚合成酶功能缺陷，导致马方综合征样外形、神经认知障碍、血栓形成、全身性的色素减退肌腱进行性的癫痫。

亨特综合征——见"黏多糖病Ⅱ型"。

赫尔利综合征——见"黏多糖病Ⅰ型"。

Hutchinson-Gilford 早衰症综合征——常染色体显性/隐性遗传，由 LMNA 基因突变引起。目前为止所有病例均有新发突变。以早衰面容、严重的生长迟滞、动脉粥样硬化、脂肪营养障碍、脱毛症、关节活动性减低为主要特征。先天发育正常。

高 IgE 综合征（Job 综合征）——常染色体显性遗传，由 STAT3 基因突变引起。以反复性的深组织及皮肤葡萄球菌感染为主要

特征。患儿嗜曙红细胞增多且 IgE 水平高于正常 10 倍以上。

低促性腺素性功能减退症伴或不伴有嗅觉丧失——X 连锁或常染色体显性遗传,有些为二基因遗传,多个基因与该病发病相关。所有患儿均有不同程度的性腺机能减退及因嗅叶发育不全导致的嗅觉改变或丧失、双手联带运动。患儿可具有生育能力。

色素失禁症(IP)——X 连锁显性遗传,由 IKBKG 基因突变引起。以 4 期进行性的皮损及皮肤附属物损伤、嗜曙红细胞增多、新生儿脑卒中。中枢神经系统异常或者脑卒中患儿常有神经认知功能异常,但大多数患儿神经认知功能正常。深部脏器畸形并不是 IP 的特征。

Jeune 胸廓萎缩——见"前胸肋骨发育不良伴或不伴多指(趾)"。

Job 综合征——见"高 IgE 综合征"。

歌舞伎综合征——常染色体显性遗传,由 KMT2D 基因突变引起。生后生长发育迟缓,精神发育异常,张力减退及特征性歌舞伎妆容面容(长睑裂伴侧睑外翻、下垂及拱状眉毛),骨骼异常,心脏缺陷及神经认知功能异常。

Kallmann 综合征——见"低促性腺素性功能减退症伴或不伴有嗅觉丧失"。

卡塔格纳综合征——见"原发性纤毛运动障碍"。

Kleine-Levin 冬眠综合征——以发作性的强迫性食欲亢进、嗜睡及行为异常(男性患者常见)为主要特征。

Klinefelter 综合征——核型为 47 XXY,父辈精子减数分裂异常。患者性腺机能减退,身材高,四肢长,轻度神经认知功能障碍。虽然患者有多重先天畸形,但常常有生育能力。

Klippel-Feil 畸形——常为散发,多因素致病。患者常有不同程度的颈椎融合,以短颈、头活动障碍、低发际线为主要特征。病症可单发,也可出现多系统的综合征的一部分出现。

Krabbe 白质营养不良——常染色体隐性遗传,由 GALC 基因突变引起。半乳糖脑苷脂酶缺乏导致溶酶体储积异常,主要影响中枢神经系统白质及外周神经系统。经典表现为婴儿型,即严重的神经退行性变导致患儿 2 岁前死亡。也有其他晚发类型。

Larsen 综合征——常染色体隐性遗传,由 B3GAT3 基因突变引起。以关节松弛、先天性多发性脱位、矮小、心脏缺陷及特征面容为主要表现。

劳穆比综合征——见"巴德-毕德综合征"。

Leopard 综合征——多数为常染色体显性遗传病;PTPN11、RAF1 或 BRAF 基因突变;以小雀斑、心电图异常、眼距增宽、肺动脉狭窄、生殖器异常、生长停滞以及感觉神经性聋为主要特征。

Lesch-Nythan 综合征——X 连锁的隐性遗传病;HPRT1 基因突变;嘌呤代谢障碍;次黄嘌呤鸟嘌呤磷酸核糖转移酶(HPRT)减少或缺乏,导致高尿酸血症;痉挛性大脑性麻痹、手足徐动症、尿酸性输尿管结石;强迫性自残和神经认知障碍。

赖特勒-雪维病——见"组织细胞增多病 X"。

Lowe 综合征(眼脑肾综合征)——X 连锁隐性遗传病;OCRL 基因突变;主要症状为先天性白内障、小眼畸形、维生素 D 抵抗性佝偻病、氨基酸尿、反射减退、肌张力降低、范科尼综合征以及神经认知障碍。

溶酶体酸性脂酶缺乏症(Wolman 病)——常染色体隐性遗传病;LIPA 基因突变;溶酶体酸性脂酶缺乏导致胆固醇酯和三酰甘油沉积在内脏器官;婴儿期致死;主要症状为难治性呕吐、早夭、腹胀、脂肪泻、肝脾肿大以及肾上腺钙化。

软骨营养障碍综合征——见"多发性内生软骨瘤病,Maffucci 型"。

马方综合征——常染色体显性遗传病;FBN1 基因突变;主要症状为异位晶状体、主动脉扩张、脊柱侧突、气胸、畸形胸、四肢修长。诊断标准已经发表。

多发性骨纤维不良综合征——常染色体显性遗传病;GNAS 基因突变;幸存病例是体细胞嵌合体,预测非嵌合体是胚胎致死的;主要症状为多骨性纤维性结构不良、咖啡牛奶斑以及周围性性早熟。需注意:诊断需要受累组织的活检。

脑病病症候群——线粒体或常染色体隐性遗传;突变在数个线粒体基因,最常见于 MTTL1 基因;主要症状是线粒体肌病、脑病、乳酸酸中毒和卒中样发作;癫痫、偏瘫、偏盲或皮质盲、间断呕吐。

Menkes 症候群(卷发病)——X 连锁隐性遗传病;ATP7A 基因突变;胃肠道上皮细胞膜转运铜障碍导致铜缺乏;主要症状是血铜和铜蓝蛋白低,头发短而脆弱、发色淡伴头皮剥脱,出生后生长障碍,小头畸形,进行性神经认知障碍。通常 3 岁前夭折。

Lynch 综合征——遗传性癌症综合征;突变等位基因显性遗传伴其他体细胞突变;4 个独立基因任意突变;主要症状是结肠多发性腺瘤伴恶性脑肿瘤,特别是成神经管细胞瘤和恶性胶质瘤。

Moebius 综合征——散发病例;经典症状为脑神经功能障碍导致双侧面肌功能障碍、喂养困难、眼外展困难;基本囊括了第七对脑神经麻痹的症状。

莫基奥综合征——见"黏多糖症Ⅳ型"。

黏多糖症Ⅰ型(施艾症)——常染色体隐性遗传病;IDUA 基因突变;硫酸乙酰肝素和硫酸皮肤素堆积,α-L-艾杜糖醛酸酶缺乏;主要症状为粗糙面容、生长停滞、骨骼发育障碍、青光眼、关节炎、心瓣膜疾病以及神经认知障碍。症状有重(Hurler 型)有轻(Sheie 型),并且两种表型可以在同一家族出现。可用酶替代治疗。

黏多糖症Ⅱ型(亨特综合征)——X 连锁隐性遗传病;IDS 基因突变;硫酸乙酰肝素和硫酸皮肤素堆积,L-艾杜糖醛酸硫酸酯酶缺乏;主要症状为巨头、粗糙面容、内脏器官过度增大、骨发育障碍和神经认知障碍。可用酶替代治疗。

黏多糖症Ⅲ型(沙费利波综合征)——常染色体隐性遗传病;由 4 种酶缺其一造成,但临床表现相近;溶酶体贮积病,以硫酸乙酰肝素堆积和进行性神经认知障碍伴轻型体征为主要特点。

A 型——SGSH 基因突变,缺乏乙酰肝素-N-硫酸酯酶。

B 型——NAGLU 基因突变,缺乏 α-N-乙酰葡糖胺糖苷酶。

C 型——HGSNAT 基因突变,缺乏乙酰辅酶 A:α-氨基葡糖苷-N-乙酰转移酶。

D 型——GNS 基因突变,缺乏 N-乙酰氨基葡萄糖-6-硫酸酯酶。

黏多糖症Ⅳ型(莫基奥综合征)——常染色体隐性遗传病;GALNS 基因突变;硫酸角蛋白和软骨素-6-硫酸酯酶堆积,氨基半乳糖-6-硫酸酯酶缺乏导致;主要症状为骨骼发育不良伴矮躯干侏儒、角膜混浊、小关节过度松弛以及心脏瓣膜疾病;患者伴齿突松弛,有致命的寰枢椎半脱位风险。可用酶替代治疗。

多发性内生软骨瘤病,马富西型——目前所报道病例均为散发;推测为未明确基因的体细胞嵌合体突变;主要症状为骨组织的多发内生软骨瘤以及软组织的血管瘤;患者伴矮身材、骨畸形、脊柱侧凸,伴高风险恶变。

多发性外生骨疣，Ⅰ型——常染色体显性遗传病；*EXT1* 基因突变；主要症状为多见于长骨干后端的多发骨软骨瘤（外生骨疣），但是除头盖骨外的任何骨都可累及。可出现特征性的腿、前臂和手的继发畸形。

多发性遗传性外生骨疣——见"多发性外生骨疣，Ⅰ型"。

甲髌综合征——常染色体显性遗传病；*LMX1B* 基因突变；主要症状为指甲营养不良和发育不全，髌骨发育不全，髂骨角、桡骨头畸形以及肾病综合征。

尼曼-匹克病——常染色体隐性遗传病；*SMPD1* 基因突变引起 A 型和 B 型；酸性鞘磷脂酶缺乏导致鞘磷脂堆积在 RES 细胞以及其他细胞内；主要症状为夭折、器官巨大、樱桃红斑疹、快速进展的神经退行性变；作为最严重的一型，患者出生到六月龄正常，接着出现发育迟滞并且缺乏发育的标志事件，往往在 3 岁左右夭折；德裔犹太人发病率高。

努南综合征——多为常染色体显性遗传病；多个基因突变导致，最常见的是 *PTPN11* 基因；临床表现与特纳综合征相似（但努南综合征男女均发病）；主要症状为矮身材、心脏受累（最常见肺动脉狭窄和肥大型心肌病）、出血倾向和特征性面容。神经认知功能有不同表现，通常正常。

眼耳脊椎畸形谱（OAV，半侧面部肢体发育不良，Goldenhar 综合征）——散发；原因多样；主要症状为颅面畸形，典型的为单侧畸形，先出现小耳畸形并累及同侧颅面骨、眼球和面部软组织结构。严重病例可能累及脊椎。认知正常。

遗传性出血性毛细血管扩张症——常染色体显性遗传病；*ENG* 基因突变；血管发育异常；主要症状为毛细血管扩张和皮肤，黏膜，内脏（肺、肝、脑）的动静脉畸形。

成骨不全症——常染色体显性遗传病；*COL1A1* 或 *COL1A2* 基因突变导致 Ⅰ～Ⅳ型；临床表现不同分为不同类型，所有类型均伴软骨或脆骨受累；其他一些症状包括听力损失（听小骨骨折）、薄巩膜（呈现蓝色或灰色），牙本质发育不全。

Ⅰ型——经常骨折继发畸形；正常预期寿命。

Ⅱ型——所有新发突变，或者未发病的嵌合体患者；严重的产前骨折；典型的婴儿期致死。

Ⅲ型——介于Ⅰ型和Ⅱ型之间。

Ⅳ型——相对于骨折，更多见骨变形。

骨硬化病——多种遗传方式，涉及多基因，多类型。患者伴有密质骨容易骨折，伴轻度贫血和颅面部不对称；放射线可见变化包括皮质骨骨密度增加、长骨末端可见纵向和横向的密质骨沉积线、脊椎骨可见透明和致密的条带结构、颅骨基质增厚。

巴特综合征——见"13 三体综合征"。

家族性中叶性硬化——X 连锁遗传病；*PLP1* 突变；中枢神经系统髓鞘形成障碍为主要特征；眼球震颤、痉挛性四肢瘫痪，共济失调，神经认知障碍；患者也可能出现视神经萎缩及癫痫；分为婴儿期和成人后发病亚型。

黑斑息肉病——常染色体显性遗传病；*STK11* 突变；以唇及黏膜黑色素斑点形成、肠息肉及恶性肿瘤发病率增高为主要特点。

皮埃尔罗宾序列征——以小颌畸形、舌下垂和软腭裂为主要特征。可为单独发病或多系统综合征，最常见的为 22q11.2 缺失综合征和斯蒂克勒综合征。

波兰症候群——其特征为单侧胸肌缺失或发育不全，伴有同侧乳房发育不全，有时会出现上肢畸形。可为单独发病或多系统综合征。

普达-威利综合征——为包括 *SNRPN* 基因的父系等位基因的 15q11.2 - q13 缺失。发病机制包括父系染色体缺失或母系基因二体。基因本身的突变较为少见，主要特征为张力减退及早期发育不良，随后出现暴饮暴食导致的肥胖；其他特点包括智力低下、性腺功能减退，手脚较小及矮身材。适当的生长激素及饮食控制治疗可改善肥胖，增加肌肉量及增加身高。

原发性纤毛运动障碍——常染色体隐性遗传；涉及多个基因；主要特征为呼吸道黏膜纤毛功能异常，精子动力不足导致的男性不育及脑积水。卡塔格内综合征包括内脏异位，主要是 *DNAI1* 突变造成。

儿童早衰症——见"哈钦森吉尔福德早衰症综合征"

进行性家族性肝内胆汁淤积（Byler 病）——常染色体隐性遗传；*ATP8B1*、*PFIC2* 和 *PFIC3* 突变；主要特征为肝内胆汁淤积导致肝硬化，在成人前出现终末期肝病，预期出现肝衰竭；矮身材，生长迟缓，巨脾。

梅干腹综合征——以腹肌发育缺陷为主要特征；常常由于膀胱流出道梗阻导致严重的泌尿系统膨胀。即使是泌尿系统，主要的缺陷也是多种多样的。其他内脏的梗阻和膨胀，或肿块生成可导致继发性腹部青紫。有些病例也表明肌肉形成障碍为首发症状。

Rieger 综合征——见于"Axenfeld-Rieger 综合征"。

Rieger-Day 综合征——见于"家族性自主神经异常"。

Rotor 综合征——为 *SLCO1B1* 和 *SLCO1B3* 双基因遗传；主要特征为轻度的胆红素血症联合黄疸，可能由于感染、手术、妊娠或药物等恶化；通常无症状且有正常的寿命；临床上与 Dubin-Johnson 类似；但 Rotor 综合征的患者肝细胞形态正常。

Rubinstein-Taybi 综合征——常染色体显性遗传；*CREBBP* 突变；主要特征为产后出现的生长发育障碍，小头畸形，宽拇指和宽拇趾；神经认知障碍及特殊面容；瘤发生的风险增加。

原始性侏儒症——20%～60% 是由于 11 号染色体遗传印记异常导致，10% 是由于母系 7 号染色体单亲双体；主要特征为生长发育迟缓，矮身材，产前头颅异常（相对的但不是绝对的巨大头颅）以及特殊面容。还可出现第五指弯曲，偏身肥大及色素过度沉着。

Sandhoff 病（Ⅱ型 GM2 神经节苷脂贮积症）——常染色体隐性遗传；*HEXB* 突变；己糖胺酶 B 缺陷导致的 GM2 神经节苷脂贮积，尤其是在神经元中；进行性的神经系统退行性病；前 6 个月张力减退，惊吓反应，黄斑樱桃红点，巨头，器官肥大及进行性神经认知功能障碍；临床症状与 Tay-Sachs 病相似。无种族差异。

圣菲利波症候群，A、B、C 和 D 型——见于"Ⅲ型黏多糖病"。

黏多糖贮积症——见"Ⅰ型黏多糖病"。

Seckel 综合征——常染色体隐性遗传；根据涉及的不同基因可分为多种亚型；主要特征为出生前的生长发育障碍，极度矮身材，巨头，神经认知功能障碍及特殊面容。

伴或不伴多指趾短肋骨胸廓发育不全——常染色体隐性遗传；多个基因突变；这是由于不动纤毛异常导致的一系列症状；主要特征为骨骼发育异常；短肋骨；多指趾畸形；唇腭裂；脑、眼、心脏、肾脏、肝脏、胰腺、肠道及生殖器异常。包括 Jenue、Ellis-van Creveld、Hydrolethalus 及其他。

髓增生异常综合征——常染色体隐性遗传；*SBDS* 突变；主要特征为胰腺外分泌功能异常，有恶变风险的骨髓异常，骨骼异常导致的不成比例的矮身材。

Smith-Lemli-Opitz 综合征——常染色体

隐性遗传,*DHCR7* 突变;胆固醇合成异常;主要特征为生长阻滞,巨头,伴有隐睾的尿道下裂,典型的 2～3 个 Y 型并趾,光敏,神经认知功能障碍及特殊面容。膳食中补充胆固醇可提高神经认知功能水平。

Sotos 综合征(脑性巨人征)——常染色体显性遗传;*NSD1* 突变;主要特征为巨头,身材发育快(最终身高通常为家族的平均身高),手脚偏大,神经认知功能障碍较轻,有特殊面容。

斯蒂克勒综合征——常染色体显性遗传;*COL2A1*,*COL11A1* 或 *COL11A2* 突变;Pierre Robin 发现其特征为出生异常且有轻微的骨骼特点,随着年龄的增大出现更明显的问题;典型的玻璃体和视网膜异常;有较大的可能失去听觉,40 岁前出现骨关节炎;通常有正常的认知能力。

斯特格-韦伯综合征——多因素引起的疾病,可为体细胞 *GNAQ* 突变导致的常染色体显性遗传;主要特征为三叉神经的第一个分支控制的面部出现葡萄酒色痣;患病同侧出现伴有颅内钙化的软脑膜血管瘤病,可导致癫痫及智力缺陷,也可能导致眼部并发症,如青光眼。

Tay-Sachs 病(Ⅰ型 GM2 神经节苷脂贮积症)——常染色体隐性遗传;*HEXA* 突变;主要特征为己糖胺酶活性缺陷导致中枢神经系统 GM2 神经节苷脂贮积;患者运动技能缺失,癫痫,黄斑樱桃红点及进行性神经退行性变导致的失明,瘫痪甚至在 2 岁或 3 岁时死亡。在犹太人中发病率更高。

睾丸退化综合征——主要特征为双侧性腺缺失,核型为 46XY;表型主要取决于早期睾丸组织的存在的数量和活力;从出现表型的女性到无表型的男性。

22 四体综合征——见于"猫眼综合征"。

图雷特综合征——见于"抽动秽语综合征"。

特-柯二氏综合征——常染色体显性遗传;*TCOF1* 突变;主要特征为下颌骨颜面发育不全,颧骨弓和下颌骨发育不全,小颌畸形,向下倾斜的睑裂,下睑缺损,小耳畸形及相关性的传导性听觉缺陷,伴或不伴有腭裂;认知功能正常。

13 三体综合征(帕韬综合征)——主要特征为前脑无裂畸形,先天性表皮发育不全,唇裂或腭裂,小眼畸形,多指趾畸形;80% 有心血管异常;大多数自发流产;中位生存期为 7 天。

18 三体综合征(爱德华综合征)——主要特征为严重的神经认知功能障碍,产前出现生长发育迟缓,枕骨突出的特殊面容,小颌畸形;其他常见的特征有手掌紧握,胸骨较小,摇篮底足,50% 出现心脏和肾脏异常;大多数自发流产;中位生存期为 2 周。

21 三体综合征(唐氏综合征)——主要特征为神经认知功能障碍及特殊面容;40% 有先天性心脏病(特别是房室通道畸形);其他常见的发现有胃肠疾病(先天性巨结肠病、十二指肠闭锁),肌肉骨骼异常,白血病,失聪及甲状腺疾病。大多数自发流产。存活情况取决于不同的缺陷的存在。

结节性硬化症——常染色体显性遗传,*TSC1* 或 *TSC2* 突变,是涉及 *TSC2* 的连续基因缺失综合征,典型特征为发生在脑、皮肤、心脏、肾脏、肺等的继发性错构瘤,癫痫,认知障碍,肾损害,肺损害,特征性皮损(包括色素减退斑、灰斑病),结缔组织痣(绿色颗粒状皮斑),皮脂腺腺瘤,甲下或甲周纤维瘤。

Turcot 综合征——见林奇综合征。

特纳综合征(单 X)——45X 核型,父源细胞减数分裂错误所致,典型临床表现为性腺发育不全,不孕症,原发性闭经,矮身材,心脏畸形,先天性下肢淋巴水肿,特殊面容和躯体特征。

亚瑟综合征——常染色体隐性遗传,任一基因突变,临床表现为视网膜色素变性、前庭功能障碍、感音神经性耳聋。

睾丸遗失综合征——见睾丸退化综合征。

VATER 联合征——椎体缺损、肛门闭锁,伴食管闭锁的食管气管瘘、肾脏异常。也可以扩展为 VACTERL,包括先天性心脏病或其他肢体缺陷。必须至少两条非心脏成分诊断依据。需考虑在临床表现上可能与其他遗传疾病有重叠。VATER 是排除其他疾病后的诊断。

糖原贮积症Ⅰa型——见糖原累积症。

希佩尔-林道综合征(VHL)——常染色体显性遗传,*VHL* 或 *CCND1* 突变,是家族性肿瘤综合征,为良恶性肿瘤,常发生视网膜、小脑、脊椎血管母细胞瘤,肾细胞癌,嗜铬细胞瘤,胰腺肿瘤。

Waardenburg 综合征——常染色体显性遗传,多种类型和亚型,几乎均是 *PAX3* 突变,临床表现为头发、皮肤、眼睛色素减退(白额、虹膜异色、少年白头),先天性感音神经性耳聋,特殊面容。

韦格纳肉芽肿病——复杂遗传因素,坏死性肉芽肿可发生于:①气道:鼻漏、慢性鼻窦炎、鼻部溃疡。②肺脏:咯血、呼吸困难、咳嗽。③肾脏:血尿、蛋白尿表现的肾小球肾炎,其他症状有发热、乏力不适、体重下降、肌肉痛、关节痛,眼部受累,神经病变,皮下结节或溃疡。

Werner 综合征——常染色体隐性遗传,*RECQL2* 突变,临床表现为硬皮病样皮肤改变,过早动脉硬化,糖尿病,过早老化面貌,矮身材,四肢细长,躯干粗大。

Williams 综合征——常染色体显性遗传,7q11.23 缺失,临床表现为婴儿期高钙血症,主动脉瓣上狭窄,外周肺动脉狭窄,矮小,认知障碍,尤其是数学、音乐天赋,听觉过敏,特殊面容。

Wiskott-Aldrich 综合征——X 连锁隐性遗传,*WAS* 基因突变,临床表现为免疫功能缺陷,血小板减少,严重湿疹,反复感染。

Wolff-Parkinson-White 综合征(预激综合征)——在 25% 室上性心动过速患者中发现传导通路途径。经典心脏电生理特点:短 PR 间期,QRS 波群起始部分粗顿(delta 波)。预激综合征可以为唯一临床表现,也可伴心脏结构畸形。可能是遗传的或获得的。

沃尔曼病——见溶酶体酸性脂酶缺乏症。

着色性干皮病——常染色体隐性遗传,临床表现为严重光过敏,缓慢进展智力低下,畏光,皮肤、眼部恶性肿瘤,暴露紫外线后皮肤不能自行修复,可能有雀斑、进展皮肤萎缩、红斑、大疱、结痂、毛细血管扩张。

Zellweger syndrome(脑肝肾综合征)——常染色体隐性遗传,*PEX1* 突变,导致过氧化物酶体合成减少,临床表现为严重神经功能障碍,肝硬化,特殊面容。大多数 1 年内死亡。

附录Ⅳ　常用图表　Tables and Figures

Michael D. Cabana　徐琼　杨晨皓　陈红娟　陆国平　王立波　王榴慧　朱琳　郑章乾 译 / 徐秀　杨晨皓　陈红娟　陆国平　王立波　王榴慧　李智平　罗飞宏 审校

智力残疾　Developmental Disabilities

表Ⅳ-1　从出生到5岁的发育里程碑

年龄(月)	适应性/精细动作	语言	粗大运动	个人-社会
1	握持反射(手握拳)	对声音有面部反应	俯卧位抬头	注视人脸
2	眼睛追物能过中线	咕咕地叫(元音)	俯卧位抬头到45°	逗引会微笑
4	握持反射消失;把东西放入口中	大笑与尖叫;头转向声源	倚坐时竖头稳;翻转至仰卧	自发性微笑
6	全掌抓握东西	呀呀学语(辅音)	独立坐;扶着可站立	伸手抓玩具;分辨陌生人
9	指尖抓握	无意识地叫"妈妈""爸爸",理解"不"	能够拉得站起来	自己给自己喂食;挥手再见
12	尝试书本翻页	2~4个词语;服从带有手势的命令	独立站;牵着一只手走	手指向需要
15	乱涂乱画	4~6个词语;服从没有手势的命令	独立走	用杯子喝水;模仿动作
18	书本翻页	10~20个词语;指对身体的4个部位	走上台阶	用勺子给自己喂食
24	完成单片拼图	能说2~3个词的短句;会使用"我"和"你"	跳跃;踢球	脱掉外套;用言语表述需要
30	模仿画水平和垂直的线条	说出身体的每个部位	骑带有踏板的三轮车	把裤子提上;洗手,把手擦干
36	模仿画圆;画出人像的3个部分	说出全名、年龄和性别;说出2种颜色	过肩扔球;交替脚上楼梯	如厕训练;穿上衬衫,知道区分前后
42	模仿画十字	理解"冷"、"累"和"饿了"	单脚站立2~3 s	参与合作性游戏
48	数4件物体;认识一些数字和字母	理解介词(下面、上面、后面、前面);问"怎样"和"为什么"	单脚跳跃	稍微帮助下穿好衣服;穿鞋区分左右脚
54	模仿画正方形;画出人像的6个部分	理解反义词	跳远24 in	发号施令和指责;炫耀与卖弄
60	能拼出自己的名字;数十件物体	问词语的含义	跳绳(交替脚)	系鞋带

注:1 in=2.54 cm。

屈光不正 Refractive Error

A 正视眼

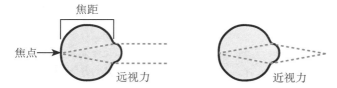

B 远视眼

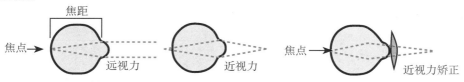

C 近视眼

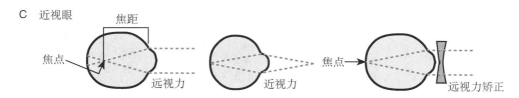

D 散光

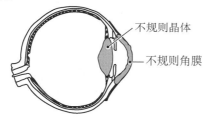

图Ⅳ-1 屈光正常眼、常见屈光不正及其矫正方法

A:在正视眼,远点或近点发出的光线通过适当的折射后,使得光线可以直接聚焦在视网膜上,从而形成清晰的像。B:在远视眼,近点发出的像成像在视网膜后。这种情况可用凸透镜进行矫正。C:在近视眼,远点发出的像成像在视网膜前。这种屈光情况可用凹透镜进行矫正。D:散光是由于角膜和(或)晶状体的曲率不规则所致。视野中的水平及垂直的点会在视网膜形成两个焦点从而引起视物模糊。

乳牙列和恒牙列 Primary and Permanent Dentition

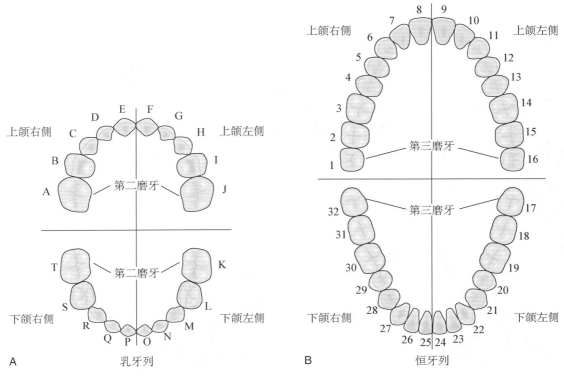

图Ⅳ-2　通用编号系统 A：乳牙列，B：恒牙列

Lippincott Williams & Wilkins. Lippincott Williams & Wilkins' Comprehensive Dental Assisting. Philadelphia：Lippincott Williams & Wilkins；2011.

牙周组织 Periodontal Structure

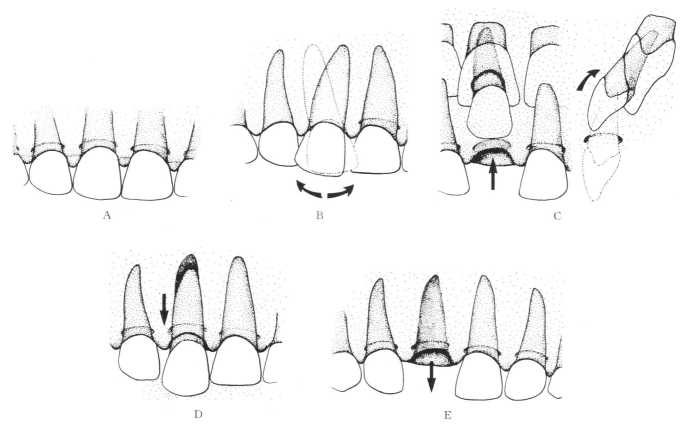

图Ⅳ-3 牙周组织创伤的不同类型

A:牙震荡/亚脱臼。B:侧方脱臼。C:牙齿嵌入(如果乳牙挫入,需要注意发育中的恒牙胚)。D:脱出。E:全脱出。B到E型需要牙科紧急就诊(Fleisher GR, Ludwig, S, Henretig FM, et al. Textbook of Pediatric Emergency Medicine. 5th ed. Philadelphia: Lippincott Williams & Wilkins; 2005)。

脱水 Dehydration

表Ⅳ-2 儿童脱水的临床表现

参数	轻度	中度	重度
行为	正常	易激惹	易激惹到昏迷
皮肤颜色	苍白	发灰	湿冷有花纹
尿量	下降[<2~3 ml/(kg·h)]	少尿[<1 ml/(kg·h)]	无尿
前囟	平坦	囟门压低	凹陷
黏膜	干燥	非常干燥	干裂
皮肤弹性	轻度下降	明显下降	干瘪
脉搏	正常至增快	增快	严重心动过速
血压	正常	正常	下降
体重丢失	5%	10%	15%

注:高渗性脱水可能伴有中等程度的临床表现。

胸腔积液　Pleural Effusion

表Ⅳ-3　类肺炎性胸腔积液的三个阶段的特征

	渗出期	纤维溶解期	组织化期
外观	非脓性,不浑浊	非脓性,不浑浊	脓性,浑浊
液体黏稠度	自由流动	包裹性	组织化
革兰染色和细菌培养	阴性	过渡期	阳性(抗生素治疗前)
葡萄糖	>100 mg/dl	<50 mg/dl	<50 mg/dl
蛋白质	<3 g/dl	>3 g/dl	>3 g/dl
pH	>7.30	<7.30	<7.30
白细胞	很少	多形核中性粒细胞	多形核中性粒细胞

表Ⅳ-4　胸水诊断研究

研究	漏出液	渗出液
生物化学		
胸水 LDH	<200 U	≥200 U
胸水/血清 LDH 比值[a]	<0.6	≥0.6
胸水/血清蛋白质比值[a]	<0.5	≥0.5
比重	<1.016	≥1.016
蛋白质水平	<3.0 g/dl	≥3.0 g/dl
其他研究		
葡萄糖	通常>40 mg/dl	典型地<40 mg/dl
淀粉酶	可能在一些肿瘤、胃肠道损伤或外伤时升高	
类风湿因子,LE prep,ANA	如果胶原血管疾病需要鉴别,偶尔有助于鉴别诊断	
血液学		
白细胞计数	尽管计数高(>100/mm³)提示为渗出液,但结果变异很大	
白细胞分类	可能实际上能提供更多有用的信息	
淋巴细胞计数	可能在肿瘤、结核和一些真菌感染时升高	
分叶中性粒细胞	可能在细菌感染、结缔组织病、胰腺炎或肺梗死时升高	
嗜酸性粒细胞计数	可能在细菌感染、肿瘤和结缔组织病时升高	
红细胞计数	如果>100 000/mm³,提示外伤、肿瘤或肺梗死	
细胞学和染色体研究	可能显示恶性肿瘤细胞或染色体异常的证据	
微生物学		
革兰染色		
需氧菌和厌氧菌液体培养		
抗酸染色(如果结核杆菌需要鉴别诊断)		
真菌培养		
病毒培养		
对流免疫电泳可能有助于细菌感染的检测		

注:LDH,乳酸脱氢酶;LE prep,红斑狼疮细胞制剂;ANA,抗核抗体。
a 这些检查在鉴别渗出液和漏出液方面比蛋白质水平或比重更可靠。

昏迷 Coma

表Ⅳ-5 Glasgow 昏迷评分

反应	评分	反应	评分
睁眼		最佳运动反应	
自发睁眼	4	服从指令	6
呼唤后睁眼	3	对疼痛刺激能定位	5
疼痛刺激后睁眼	2	疼痛刺激后回缩	4
无睁眼	1	疼痛刺激后屈曲	3
最佳语言反应		疼痛刺激后伸直	2
定位明确	5	无运动反应	1
时有混淆	4		
词不达意	3		
不能理解	2		
无语言反应	1		

表Ⅳ-6 成人和儿童的 Glasgow 评分和修正的婴儿评分

反应	Glasgow 昏迷评分（成人/年长儿童）		修正 Glasgow 昏迷评分（婴儿）
睁眼	自动睁眼	4	自发
	呼唤睁眼	3	呼唤后睁眼
	刺痛睁眼	2	疼痛刺激后睁眼
	无	1	无
最佳语言反应	定位明确	5	咿咿呀呀
	时有混淆	4	易激惹，哭泣
	词不达意	3	疼痛刺激后哭泣
	不能理解	2	疼痛刺激后呻吟
	无语言反应	1	无语言反应
最佳运动反应	服从指令	6	正常自发运动
	对疼痛刺激能定位	5	碰触后回缩
	疼痛刺激后回缩	4	疼痛刺激后回缩
	疼痛刺激后屈曲	3	异常屈曲
	疼痛刺激后伸直	2	异常伸直
	无运动反应	1	无运动反应

阴道炎:体格检查 Vaginitis: Physical Exam

表Ⅳ-7 阴道分泌物的关键特征

阴道炎	临床表现	分泌物	非月经期阴道 pH	"胺"/"吹气"试验	阴道涂片	治疗
非特异性阴道炎	恶臭的分泌物,瘙痒	从少到多,颜色从棕色到绿色	有变异	阴性	白细胞,细菌和其他碎片	改善外阴卫生
生理性白带	无	差异较大,少量到中等量,白色	<4.5	阴性	正常上皮细胞,乳酸杆菌占主导地位	无
细菌性阴道病	恶臭的分泌物	灰白	>4.7	阳性	上皮细胞合并细菌,"线索"细胞,革兰阴性杆菌	甲硝唑,克林霉素
念珠菌病	严重瘙痒,外阴炎症	白色,豆渣样	<4.5	阴性	真菌菌丝和孢子	外用或阴道内使用咪唑或三唑类抗真菌药物
滴虫性阴道炎	大量分泌物	大量的,黄绿色,有恶臭	5.0~6.0	偶尔存在	带鞭毛,能活动的微生物	口服酮康唑或甲硝唑
阴道异物	恶臭的分泌物	化脓性,深棕色	有变异(通常>4.7)	偶尔存在	白细胞,上皮细胞合并细菌和其他碎片	去除异物、阴道冲洗
接触性外阴阴道炎	外阴炎症,瘙痒,水肿	少量,白色到黄色	有变异(通常<4.5)	阴性	白细胞,上皮细胞	去除刺激物、外用激素

食物中毒 Food Poisoning: Foodborne Illness

表Ⅳ-8 食物中毒的流行病学

病原微生物	致病机制	来源	预防
沙门菌	感染	肉食,禽类,鸡蛋,乳制品	合适的烹调和食物加工方法,巴氏灭菌法
葡萄球菌	预先形成的肠毒素	肉食,禽类,土豆沙拉,奶油糕点,乳酪,香肠	合格的食物加工,快速冷藏
产气荚膜梭菌	肠毒素	肉食,禽类	避免久置食物,避免冷藏后复温食物
肉毒梭菌	预先形成的神经毒素	蜂蜜,自制罐装食品,未加热的食物	合适的冷藏方法(见原文)
副溶血性弧菌	感染肠毒素	海鱼,海水,贝类	合适的冷藏方法
蜡样芽孢杆菌			
腹泻型	产孢肠毒素	许多成品食物	合适的冷藏方法
呕吐型	预先形成的毒素	熟米饭或炒米饭,蔬菜,肉类,谷物,布丁	将熟米饭和其他食物正确冷藏
出血性大肠杆菌包括 STECO157-H7	细胞毒素	牛奶,牛肉	彻底煮熟牛肉,食用巴氏灭菌后的奶制品
产毒素大肠埃希菌(旅行者腹泻)	肠毒素	食物或水	旅行者应只饮用瓶装或罐装饮料或水,避免摄入生冷食物包括色拉和去皮水果。熟食应加热后食用。

注:STEC,产志贺毒素的大肠埃希菌。

表Ⅳ-9 食物中毒的临床表现

病原微生物	潜伏期	症状	持续时间
蜡样芽孢杆菌	呕吐型毒素 1～6 h 腹泻型毒素 6～24 h	呕吐和(或)腹泻;发热少见	8～24 h
布鲁菌	几天到几月;通常＞30 天	虚弱,发热,头痛,寒战,关节痛,体重下降;脾大	
空肠弯曲菌	2～10 天;通常 2～5 天	腹泻(常有血便),腹痛,发热	
肉毒梭菌	2 h 到 8 天;通常 12～48 h	喂养困难,哭声弱,便秘,复视,视力模糊,呼吸困难;对称性下行性麻痹	
产气荚膜梭菌	6～24 h	腹泻,肠绞痛和呕吐;发热少见	＜24 h
大肠埃希菌	→	→	
大肠埃希菌 O157∶H7	1～10 天;通常 3～4 天	腹泻(常为血便),肠绞痛,低热或不发热。可导致溶血尿毒症综合征	5～10 天
ETEC	6～48 h	腹泻,肠绞痛,恶心,发热和呕吐;少见	5～10 天
单核细胞增生李斯特菌	2～6 周	化脓性脑膜炎,新生儿败血症,发热	因人而异
非伤寒沙门菌	6～72 h	腹泻常伴有发热和肠绞痛	＜7 天
伤寒沙门菌	3～60 天;通常 7～14 天	发热,食欲减退;乏力,头痛;肌肉疼痛和(或)腹泻或便秘	3～4 周
志贺菌	12 h 到 6 天;通常 2～4 天	腹泻(常为血便),频繁发热,肠绞痛	1 天到 1 个月
金黄色葡萄球菌	30 min 到 8 h;通常 2～4 h	呕吐,腹泻	＜24 h
弧菌属	4～30 h	腹泻,肠绞痛,恶心,呕吐	自限性
小肠结肠炎耶尔森菌	1～10 天;通常 4～6 天	腹泻,腹痛(常严重),肠系膜淋巴结炎,假性阑尾综合征	1～3 周

注:ETEC,产毒素性大肠杆菌;HUS,溶血尿毒症综合征。

妊娠期用药安全分级标准

表Ⅳ-10 美国食品药品管理局(FDA)妊娠期用药安全分级标准

A 级	在有对照组的人类研究中,妊娠初 3 个月内未见到危害胎儿的迹象(并在其后的 6 个月也没有造成危害的证据)
B 级	在动物生殖试验中未显示对动物胎儿有危害,但未进行孕妇的对照研究;或在动物生殖试验中显示出副作用,但在有对照组的孕妇研究中,妊娠初 3 个月内未得到证实(并在其后的 6 个月也没有造成危害的证据)
C 级	在动物生殖试验中证实对动物胎儿有危害,但未在妊娠妇女中进行对照研究。尽管有风险,考虑其潜在收益,可以使用
D 级	通过人类研究或药品上市后经验已证实对胎儿存在风险,但尽管有风险,考虑其潜在收益,可以使用
X 级	在动物和人体试验中已证实可使胎儿发育异常,且该药物对孕妇的危险性明显大于任何潜在收益

佝偻病

Rickets

表Ⅳ-11 基于实验室检查的佝偻病病因的评估

疾病	Ca	Phos	Alk phos	iPTH	25-(OH)D	1,25-(OH)₂D	尿 Ca/Cr	TRP
营养性/缺乏日照	N 或 ↓	↓	↑	↑	↓	↑	↓	↑
吸收不良	N 或 ↓	↓	↑	↑	↓	↑	↓	↑
肾小管缺陷	N 或 ↓	↓	↑	↑	N	↑	↓	N 或 ↓
维生素 D 代谢改变	N 或 ↓	↓	↑	↑	↓	↑	↓	↑
遗传性佝偻病								
X 连锁、AD 及 AR 低磷酸盐佝偻病	N	↓	↑	N 或 ↑	N	N 或 ↑	N 或 ↓	↓
1α-羟化酶缺乏	↓	↓	↑	↑	N	↓	↓	↑
维生素 D 受体突变(维生素 D 抵抗)	↓	↓	↑	↑	N	↑	↓	↑
伴有高尿钙的遗传性低磷酸盐佝偻病	N 或 ↓	↓	↑	↓	N	↑	↑	↑
低磷酸酯酶症	N 或 ↑	N 或 ↑	↓	N 或 ↓	N	N 或 ↓	N 或 ↑	N

注:AD,常染色体显性遗传;Alk phos,碱性磷酸酶;AR,常染色体隐性遗传;Ca,钙;Ca/Cr,钙/肌酐比值;iPTH,全段甲状旁腺激素;N,正常;1,25-(OH)₂D, 1,25-二羟基维生素 D;Phos,磷;TRP,肾小管磷重吸收率,[1-(尿磷×血肌酐/尿肌酐×血清磷)]×100,正常 85%～95%;25-(OH)D, 25-羟基维生素 D。

表Ⅳ-12 钙和维生素 D 的膳食参考摄入量

年龄	钙			维生素 D		
	平均需要量(mg/d)	推荐摄入量(mg/d)	最高摄入量(mg/d)	平均需要量(U/d)	推荐摄入量(U/d)	最高摄入量(U/d)
0～6 个月	200	200	1 000	400	400	1 000
6～12 个月	260	260	1 500	400	400	1 500
1～3 岁	500	700	2 500	400	600	2 500
4～8 岁	800	1 000	2 500	400	600	3 000
9～18 岁	1 100	1 300	3 000	400	600	4 000
19～30 岁	800	1 000	2 500	400	600	4 000

注:摘自 Ross AC, Abrams SA, Aloia JF, et al. Dietary reference intakes f 或 calcium and vitamin D. http://www/iom. edu/～/media/Files/Rep 或 t%20Files/2010/Dietary-Reference-Intakes-f 或-Calcium-and-Vitamin D/Vitamin%20D%20Calcium%202010%20Rep 或 t%20Brief. pdf. Accessed March 1, 2015.

先天性肾上腺皮质增生

Congenital Adrenal Hyperplasia

表Ⅳ-13 先天性肾上腺皮质增生的临床和生化表现

缺陷酶	性征异常		其他临床表现	主要类固醇激素
	女	男		
碳链裂解酶	−	+	失盐	−
3-β 羟脱氢酶	+	+	失盐	17-羟孕酮、脱氢表雄酮
21-羟化酶	+	−	失盐	17-羟孕酮、雄烯二酮
11-羟化酶	+	−	高血压	11-脱氧可的松
17-羟化酶	−	+	高血压	11-脱氧可的松、皮质酮

对乙酰氨基酚的肝毒性　Acetaminophen Poisoning

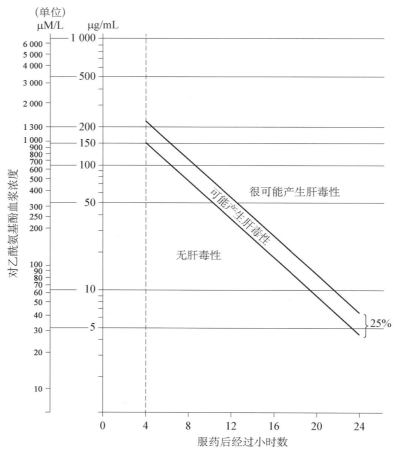

图Ⅳ-4　对乙酰氨基酚引起急性肝毒性发生程度的预估表

获权并摘自 Rumack BH，Matthew H. Acetaminophen poisoning and toxicity. *Pediatrics*. 1975；55(6)：871 - 876.

哮喘 Asthma

哮喘长期管理的阶梯式方法

这个阶梯式方法根据哮喘严重程度或哮喘控制水平调整药物选择。

这个阶梯式方法旨在帮助（而非取代）做出能够满足患者个体需求的医疗决定。

评估控制：　**在需要时升级**（首先，检查药物治疗依从性、吸入器技术、环境控制和共患病）

在可能时降级（至少3个月哮喘控制良好）

		第1级	第2级	第3级	第4级	第5级	第6级
		在每一步中：患者教育、环境控制和共患病的管理					

0～4岁

	间歇性哮喘	持续性哮喘：每日用药　如果需要第3级或更高级别的治疗，要咨询哮喘专科医师。在第2级时就要考虑咨询医师				
首选治疗	按需使用 SABA*	低剂量 ICS*	中剂量 ICS*	中剂量 ICS* ＋ LABA* 或孟鲁司特	高剂量 ICS* ＋ LABA* 或孟鲁司特	高剂量 ICS* ＋ LABA* 或孟鲁司特钠＋口服糖皮质激素
替代治疗††		色甘酸或孟鲁司特				

如果4～6周的治疗没有观察到明显的益处，并且吸入器技术和药物依从性没有问题，要考虑调整治疗或替代诊断

快速缓解药物
- 按需使用 SABA* 用于控制症状，治疗的强度依据症状的严重程度。
- 伴有呼吸道病毒感染症状：SABA 从每4～6 h 使用一次升级至 24 h 持续使用（延长使用时要向医师咨询）。如果哮喘急剧恶化或患者有急剧恶化的病史，应考虑短期系统性口服糖皮质激素。
- 注意：频繁使用 SABA 可能提示需要升级治疗方法

5～11岁

	间歇性哮喘	持续性哮喘：每日用药　如果需要第4级或更高级别的治疗，要咨询哮喘专科医师。在第3级时就要考虑咨询医师。				
首选治疗	按需使用 SABA*	低剂量 ICS*	低剂量 ICS* ＋ LABA*、LTRA* 或茶碱三，或中剂量 ICS*	中剂量 ICS* ＋LABA*	高剂量 ICS* ＋LABA*	高剂量 ICS* ＋ LABA* ＋口服糖皮质激素
替代治疗††		色甘酸，LTRA* 或茶碱§		中剂量 ICS* ＋ LABA* 或茶碱§	高剂量 ICS* ＋ LABA* 或茶碱§	高剂量 ICS* ＋ LTRA* 或茶碱§ ＋口服糖皮质激素
		对于那些持续性的过敏性哮喘患者，可以考虑皮下过敏原免疫疗法**				

快速缓解药物
- 按需使用 SABA* 用于控制症状，治疗的强度依据症状的严重程度；最高达每20 min 需要使用3次。可能需要短期系统性口服糖皮质激素。
- 注意：为了缓解症状增加 SABA 剂量或每周使用超过2天（不是为了预防 EIB*），一般提示控制不完善并且需要升级治疗方法。

>12岁

	间歇性哮喘	持续性哮喘：每日用药　如果需要第4级或更高级别的治疗，要咨询哮喘专科医师。在第3级时就要考虑咨询医师。				
首选治疗	按需使用 SABA*	低剂量 ICS*	低剂量 ICS* ＋ LABA* 或中剂量 ICS*	中剂量 ICS* ＋LABA*	高剂量 ICS* ＋ LABA* 并考虑对那些有过敏的患者使用奥马珠单抗††	高剂量 ICS* ＋ LABA* ＋口服糖皮质激素§§ 并考虑对那些有过敏的患者使用奥马珠单抗††
替代治疗††		色甘酸，LTRA*，或茶碱§	低剂量 ICS* ＋ LTRA*，茶碱§，或齐留通††	中剂量 ICS* ＋ LABA*，茶碱§，或齐留通††		
		对于那些持续性的过敏性哮喘患者，可以考虑皮下过敏原免疫疗法**				

快速缓解药物
- 按需使用 SABA* 用于控制症状，治疗的强度依据症状的严重程度；最高达每20 min 需要使用3次。可能需要短期系统性口服糖皮质激素。
- 注意：为了缓解症状每周使用 SABA 超过2天（不是为了预防 EIB），一般提示控制不完善并且需要升级治疗方法。

图 Ⅳ-5　美国国家心肺和血液研究所，美国国家卫生研究院，哮喘管理快速参考：http://www. nhlbi. nih. gov/files/docs/guidelines/asthma_qrg. pdf. Accessed March 1,2015

注：*EIB，运动诱发性支气管痉挛；ICS，吸入性糖皮质激素；LABA，吸入性长效β受体激动剂；LTRA，白三烯受体拮抗剂；SABA，吸入性短效β受体激动剂。

† 如果治疗选项超过两种，按照字母顺序排列。

‡ 如果使用了替代疗法效果不佳，在升级治疗方法前停用替代治疗使用首选治疗。

§ 茶碱在使用时需要检测血清浓度，所以它不是特别令人满意的替代治疗方法。

** 证据表明过敏性哮喘的过敏原主要是尘螨、动物皮屑和花粉，对霉菌和蟑螂过敏的证据则较弱或缺乏。单一过敏原的哮喘免疫治疗效果最好。过敏在儿童哮喘中起的作用比成人哮喘要大。

†† 执行免疫疗法或奥马珠单抗治疗的医师要准备对可能发生的过敏性反应的治疗。

‡‡ 齐留通用作辅助治疗的研究有限，而且使用时需要检测肝功能，所以不是特别令人满意的治疗选择。

§§ 虽然还没有开展临床试验，在应用口服糖皮质激素前，应该考虑高剂量 ICS＋LABA＋（LTRA 或茶碱或齐留通）。

表Ⅳ-14 预计每日用药剂量相对值:用于哮喘长期控制的吸入性糖皮质激素

每日剂量 药物	0~4岁 低	0~4岁 中	0~4岁 高	5~11岁 低	5~11岁 中	5~11岁 高	>12岁 低	>12岁 中	>12岁 高
倍氯米松 MDI									
40 mcg/喷	N/A	N/A	N/A	80~160 mcg 1~2喷,2次/天	>160~320 mcg 3~4喷,2次/天	>320 mcg ≥3喷,2次/天	80~240 mcg 1~3喷,2次/天	>240~480 mcg 4~6喷,2次/天	>480 mg ≥4喷,2次/天
80 mcg/喷				1喷,2次/天	2喷,2次/天		1喷上午,2喷下午	2~3喷,2次/天	
布地奈德 DPI									
90 mcg/吸	N/A	N/A	N/A	180~360 mcg 1~2吸,2次/天	>360~720 mcg 3~4吸,2次/天	>720 mcg	180~540 mcg 1~3吸,2次/天	>540~1 080 mcg 2~3吸,2次/天	>1 080 mg
180 mcg/吸					2吸,2次/天	≥3吸,2次/天	1吸/上午,2吸/下午		≥4吸,2次/天
布地奈德雾化									
0.25 mg	0.25~0.5 mg 1~2雾化/天	>0.5~1.0 mg 2雾化/天	>1.0 mg 3雾化/天	0.5 mg 1雾化,2次/天	1.0 mg 1雾化,2次/天	2.0 mg 1雾化,2次/天	N/A	N/A	N/A
0.25 mg	1次/天	1雾化/天	2雾化/天	1雾化/天	1雾化/天				
1.0 mg									
环索奈德 MDI									
80 mcg/喷	N/A	N/A	N/A	80~160 mcg 1~2喷/天	>160~320 mcg 1喷/上午,2喷/下午或2喷,2次/天	>320 mcg ≥3喷,2次/天	160~320 mcg 1~2喷,2次/天	>320~640 mcg 3~4喷,2次/天	>640 mcg
160 mcg/喷				1喷/天	1喷,2次/天	≥2喷,2次/天		2喷,2次/天	≥3喷,2次/天
氟尼缩松 MDI									
80 mcg/喷	N/A	N/A	N/A	160 mcg 1喷,2次/天	320~480 mcg 2~3喷,2次/天	>480 mcg ≥4喷,2次/天	320 mcg 2喷,2次/天	>320~640 mcg 3~4喷,2次/喷	>640 mg ≥5喷,2次/天
氟替卡松 MDI									
44 mcg/喷	176 mcg 2喷,2次/天	>176~352 mcg 3~4喷,2次/天	>352 mcg ≥2喷,2次/天	88~176 mcg 1~2喷,2次/天	>176~352 mcg 3~4喷,2次/天	>352 mcg 2喷,2次/天	88~264 mcg 1~3喷,2次/天	>264~440 mcg 3~4喷,2次/天	>440 mcg 3喷,2次/天
110 mcg/喷		1喷,2次/天			1喷,2次/天			1喷,2次/天	
220 mcg/喷									
氟替卡松 DPI									
50 mcg/吸	N/A	N/A	N/A	100~200 mcg 1~2吸,2次/天	>200~400 mcg 3~4吸,2次/天	>400 mcg 2吸,2次/天	100~300 mcg 1~3吸,2次/天	>300~500 mcg 2吸,2次/天	>500 mcg ≥2吸,2次/天
100 mcg/吸				1吸/天	2吸/天	1吸/天		1吸,2次/天	
250 mcg/吸									
莫米松 DPI									
110 mcg/吸	N/A	N/A	N/A	110 mcg 1吸/天	220~440 mcg 1~2吸,2次/天	>400 mcg ≥3吸,2次/天	110~220 mcg 1~2吸/下午	>220~440 mcg 3~4吸,下午或2吸,2次/天	≥440 mcg ≥3吸,2次/天
220 mcg/吸				1~2吸/天		2吸,2次/天	1吸/下午	1吸,2次/天或2吸,下午	≥3吸,分为两次吸入

注:增加每次喷入或每次吸入的剂量以达到尽量减少喷入或吸入次数是更可取的方法。
DPI,干粉吸入器;MDI,定量吸入器;定量雾化吸入器;N/A,不适用;mcg,微克(μg)。